Repertorium der

homöopathischen Arzneimittel

Repertorium der homöopathischen Arzneimittel

James Tyler Kent

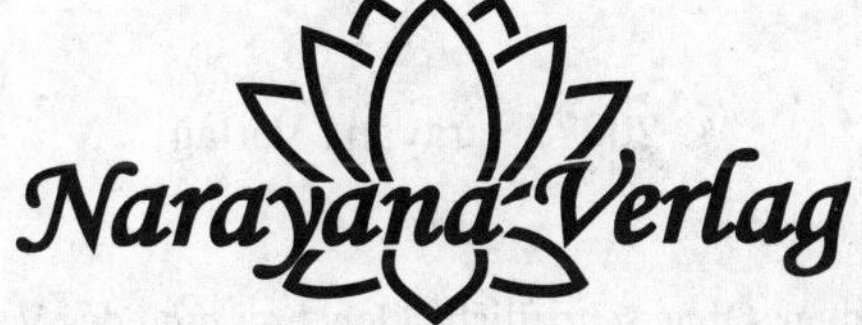

Repertorium der
homöopathischen Arzneimittel

James Tyler Kent

1. deutsche Ausgabe 2007
2. korrigierte Ausgabe 2008
3. korrigierte Ausgabe 2009
4. korrigierte Ausgabe 2023
Lexikonausgabe

ISBN 978-3-939931-22-5

Titel der englischen Original-Ausgabe:
Repertory of the Homoeopathic
Materia Medica
1924

Übersetzt von Andreas Maier
Bearbeitet von Dr. med. Klaus Holzapfel

Herausgeber:
Narayana Verlag, Blumenplatz 2, 79400 Kandern
Tel.: +49 7626 9749700
E-Mail: info@narayana-verlag.de
www.narayana-verlag.de

Inhaltsverzeichnis

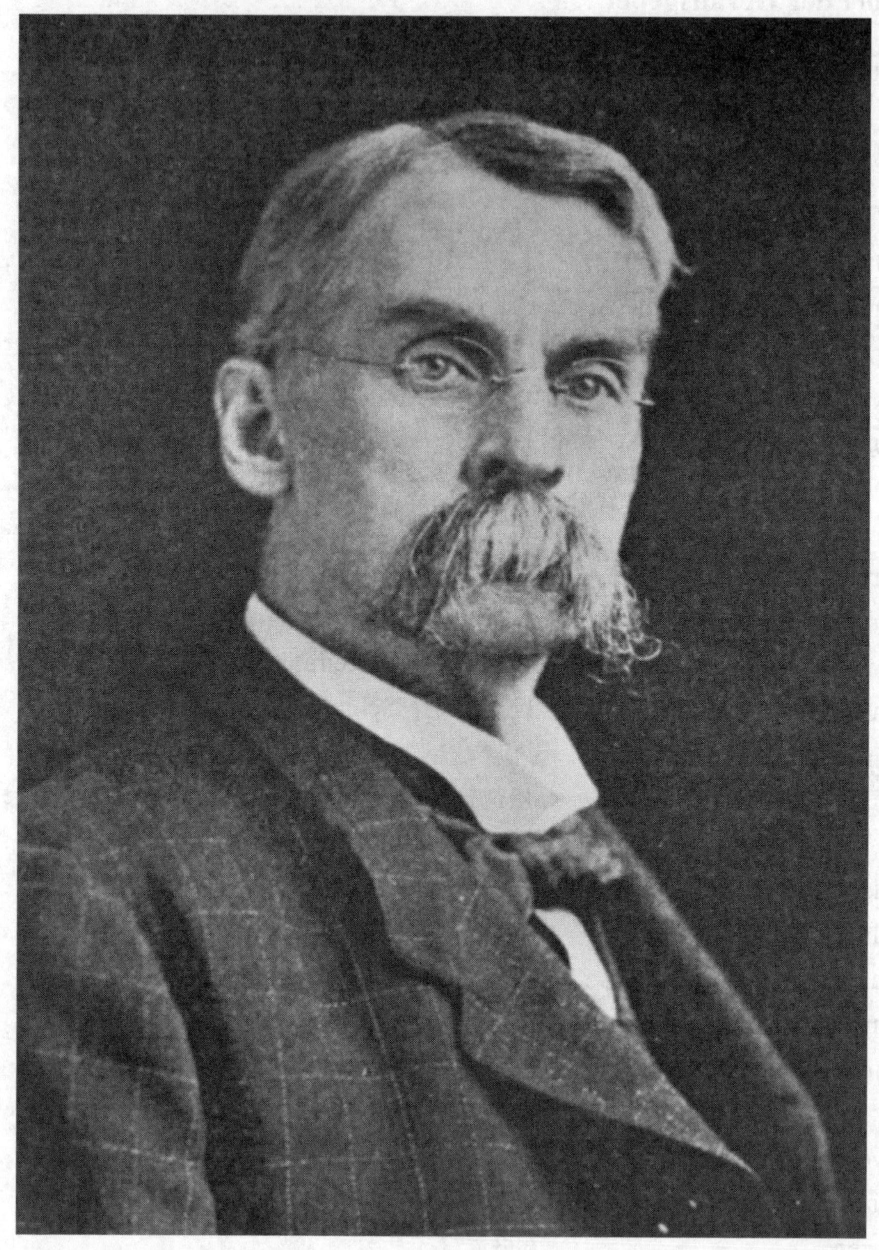

James Tyler Kent 1849-1916

Vorwort der Herausgeber

Das Kent'sche Repertorium war das Hauptwerkzeug von Generationen klassischer Homöopathen und ist wegen seiner klaren Gliederung zum Strukturgeber der gängigsten neueren Repertorien geworden. Als Basis für solide Repertorisation ist es unverändert gut geeignet. Besonders wegen seiner Verlässlichkeit wird es auch heute noch von vielen Homöopathen benutzt. Das Repertorium war das Lebenswerk von James Tyler Kent. Er arbeitete daran jahrzehntelang bis zu seinem Lebensende, wobei er es beständig mit Arzneimittelprüfungen und klinischen Erfahrungen ergänzte.

Das vorliegende Werk ist eine originalgetreue Neuübersetzung des bewährten Klassikers, wobei die Mittelbezeichnungen aktualisiert wurden. Das Werk umfasst neben dem Repertorium eine 40-seitige Einführung in die Repertorisation von Glen Irving Bidwell. Kent bezeichnete diese Einführung als „hervorragend" und schrieb dazu selbst das Vorwort.

In der vorliegenden zweiten Auflage wurden die bisher in der „Zeitschrift für Klassische Homöopathie"[1] veröffentlichten Fehlernachweise korrigiert. Wir möchten an dieser Stelle Herrn Dr. Klaus Holzapfel für seine Ergänzungen und Korrekturen danken.

Wir hoffen, dass die vorliegende Ausgabe im Sinne Kents weiterhin vielen Homöopathen helfen wird, das richtige Mittel zu finden.

Kandern, Januar 2008 *Die Herausgeber*

1 ZKH Zeitschrift für Klassische Homöopathie, Haug Verlag Stuttgart, Ausgaben bis einschließlich 4/2007

Kents Vorwort zur 1. Auflage

Dieses Werk wird hiermit unserem Beruf als allgemeines Repertorium der homöopathischen Materia Medica zur Verfügung gestellt. Es wurde aus sämtlichen Quellen aufgebaut und ist eine Zusammenstellung aller nützlichen Symptome der fundamentalen Werke unserer Materia Medica unter Einbeziehung der Aufzeichnungen unserer fähigsten Praktiker. Viele unbestätigte Symptome wurden ausgelassen, doch nur wenn entschiedene Zweifel an ihrer Gültigkeit bestanden. Andererseits wurden klinische Beobachtungen aufgenommen, wenn sie mit der Natur des Mittels übereinstimmten.

Der *Plan* des Repertoriums ist durchgehend einheitlich und lässt eine unbegrenzte Erweiterung jedes Abschnitts zu, so dass Arzneimittel von Zeit zu Zeit hinzugefügt werden können, wie es sich durch die Praxis ergibt und wie sie sich in ihrer Anwendung bestätigen. Es wurde versucht, jedes Mal von den *Allgemeinsymptomen* zu den *Lokalsymptomen* vorzugehen, und zwar so, dass zunächst eine *Allgemeinrubrik* angegeben wird, die alle Mittel beinhaltet, die das Symptom erzeugt haben, gefolgt von den dazugehörigen Besonderheiten wie der *Zeit* ihres Auftretens, den *Umständen* und schließlich den *Ausdehnungen* der Beschwerden. Dazu ist zu sagen, dass das Symptom dort zu finden ist, *von wo* es sich ausbreitet und nicht dort, *wohin* es sich erstreckt.

Wie erfahrene ältere Praktiker wissen, ist die Methode der Ausarbeitung eines Falles von den Allgemeinsymptomen zu den Lokalsymptomen am zufriedenstellendsten. Wenn ein Fall nur aus den Lokalsymptomen angegangen wird, wird das Mittel sehr oft nicht erkannt, und häufig wird das Ergebnis ein Fehlschlag sein. Das liegt vor allem daran, dass die ganzen Verästelungen der Arzneien aus den allgemeinen Rubriken in ihre Einzelaspekte noch nicht vollständig bekannt sind. Wenn man sich allein auf die kleine Zahl von Mitteln verlässt, die man in einer Unterrubrik gefunden hat, so schließt man andere wichtige Mittel aus, die dieses Symptom ebenfalls haben könnten, auch wenn es bei ihnen noch nicht beobachtet wurde. Wenn man jedoch in die andere Richtung vorgeht und sich vom Allgemeinen zum Besonderen bewegt, enthält die Allgemeinrubrik alle Arzneien, die einen Bezug zu den Symptomen des Patienten haben. Wenn man danach erst die Unterrubriken und Lokalsymptome durchgeht und ein Mittel findet, das in den Allgemeinrubriken auftaucht und dann auch noch die Besonderheiten des Falles aufweist, so wird man dieses Mittel mit gutem Gewissen verordnen können. Eine Aufgabe dieses Repertoriums war daher, gute Allgemeinrubriken zu finden, wobei mit allgemeinen Gruppen und Rubriken wohlverstanden nicht das übliche Allerweltsverständnis der Arzneien gemeint ist. Wenn die Namen von Krankheitsdiagnosen verwendet werden, so werden in dieser Rubrik nur die führenden Mittel für diesen Zustand aufgeführt.

Wer mit Bönninghausens „Therapeutischem Taschenbuch" gearbeitet hat, ist mit der Methode der Fallausarbeitung von den Allgemeinsymptomen her bereits vertraut. Als Unterstützung für die jüngeren Therapeuten werden folgende Vorschläge angeboten, die sich als nützlich erweisen können:
Nach der Fallaufnahme entsprechend den Ausführungen im Organon (§§ 83-140), *schreiben Sie alle Gemütssymptome und alle Symptome und Zustände auf, die sich auf den Patienten selbst beziehen, und suchen Sie dann im Repertorium nach Symptomen, die zu dieser Persönlichkeit passen.* Dann suchen Sie nach körperlichen Symptomen, die sich auf das Blut, die Farbe der Absonderungen und auf körperliche Verschlimmerungen und Besserungen beziehen, die den gesamten Menschen betreffen, ebenso wie ein Verlangen nach frischer Luft, Verlangen nach Wärme, kalter Luft, nach Ruhe oder nach Bewegung. Bei diesen Dingen kann es sich sowohl um ein Verlangen als auch um ein Gefühl der allgemeinen Besserung handeln, die sich aus ihnen ergibt. Es muss betont werden, dass einem Umstand, bei dem es dem gesamten Menschen besser oder schlechter geht, eine viel größere Bedeutung zukommt, als wenn der gleiche Umstand nur den schmerzhaften Teil beeinflusst, und oft sind diese beiden Reaktionen sogar gegensätzlich. Individualisieren Sie danach noch weiter und verwenden sie die Symptome, die sich auf die Organe, Funktionen und Empfindungen beziehen. Räumen Sie dabei der Zeit des Auftretens des Symptoms stets einen wichtigen Platz ein und untersuchen Sie jedes Detail. Dann betrachten Sie das Symptomenbild nochmals als Ganzes und im Einzelnen, und zum Schluss studieren Sie die Materia Medica des Mittels oder der Mittel, die sich durch die Symptome des Falles durchziehen, bis der letzte Zweifel ausgeräumt ist, welches das ähnlichste Mittel ist.

Querverweise wurden eingefügt, wo immer sie für nötig gehalten wurden, und man mag bestimmt noch weitere mit Gewinn hinzufügen. Viele fleißige Therapeuten werden Arzneigruppen unter anderen Rubriken finden, als sie es gewohnt sind. Wenn sie dann einen Querverweis machen, wird er ihnen in Zukunft den Weg zur gewohnten Rubrik weisen. Und wenn sie dann diese Querverweise dem Autor zukommen lassen, so helfen sie ihm dabei, spätere Auflagen zu vervollständigen. Die Ärzte werden gebeten, verifizierte und klinische Symptome zuzusenden und auf alle Fehler, die sie im Text entdecken, aufmerksam zu machen. Nur so können wir erwarten, schließlich ein vollständiges und korrektes Repertorium in Händen zu halten. Mein Vorschlag zum Einstieg in das Repertorium wäre, dass man zunächst alle Überschriften der Allgemeinrubriken von Anfang bis Ende durchliest und sich so mit seinem Plan vertraut macht, nach dem es aufgebaut ist. Schließlich kann jedes Repertorium nur durch fortwährenden Gebrauch zu einem echten Begleiter und Helfer werden.

J. T. Kent

Der Gebrauch des Repertoriums

von Glen Irving Bidwell

Mit einer Einleitung von James Tyler Kent:

Die Vitalität der Homöopathie spiegelt sich stets in den Methoden ihrer Anhänger und Verfechter wider, und das nicht nur durch die Stichhaltigkeit ihrer Lehren, sondern auch durch die Sorgfalt und Genauigkeit ihrer Anwendung. Ich kenne keinen besseren Gradmesser für diese Vitalität als das große Interesse und die Arbeit mit dem Repertorium, denn das Repertorium ist unser wichtigstes Präzisionsinstrument. Sicherlich leisten manche Therapeuten auch ohne das Repertorium gute Arbeit, aber sie leisten eben auch schlechte Arbeit – und zwar öfter, als sie dies mit Repertorium tun würden. Ein selbsterlernter Handwerker kann sehr nützliche Arbeit leisten, selbst wenn er die Theorie und die fortschrittlichen Methoden seines Arbeitsbereichs nicht beherrscht; aber er kann sich niemals mit jemandem messen, der durch Ausbildung und methodische Gründlichkeit zum Experten wurde. Die absolute Unfehlbarkeit bei der Verordnung wird niemals erreicht werden, aber wer sein Repertorium gewissenhaft und klug einsetzt – und niemand kann dies, ohne gleichermaßen gewissenhaft und klug die Arzneimittellehre zu studieren – wird unweigerlich belohnt, und zwar mit dem Erfolg und dem inneren Frieden, der sich nur bei einem reinen Gewissen einstellt. Es ist daher ermutigend festzustellen, dass es einige gibt, die dem besseren Weg folgen möchten, dass es eine Nachfrage nach Werken wie diesem von Dr. Bidwell gibt, das sich zur Einführung in den effektiven Gebrauch des Repertoriums hervorragend eignet. Dies zeigt, dass unter der von der ultra-wissenschaftlichen, aber im Wesentlichen chaotischen modernen Medizin aufgehäuften Asche, hier und da noch die Glut der Liebe für eine therapeutische Wahrheit brennt. Diese Glut wird am Ende zu einer beständig wachsenden Flamme auflodern und der Menschheit viel Gutes bringen.

J. T. Kent

Vorwort

von Glen Irving Bidwell

Der Ruf der Anhänger unserer Lehre nach einem Verzeichnis der Symptome unserer Materia Medica besteht seit der ersten Auflage der *Reinen Arzneimittellehre.* Dieser Ruf hat zur Veröffentlichung mehrerer Repertorien geführt, von den frühesten Werken, die nur wenige, damals geprüfte Arzneimittel abdeckten, bis hin zur letzten Ausgabe des Kentschen Repertoriums, das ein Verzeichnis aller Arzneien darstellt, die bis zum heutigen Tage homöopathisch geprüft oder klinisch bestätigt worden sind.

Wenn sich die Anhänger unserer Lehre Hilfe suchend diesem gewaltigen Werk zuwenden, sehen sie sich mit einer unüberschaubaren Menge an Material konfrontiert, das für den Ungeübten verwirrender ist als die Materia Medica (Arzneimittellehre) selbst.

Diese kleine Abhandlung wurde veröffentlicht, um den Anhängern unserer Lehre zu helfen, die das Repertorium beherrschen und anwenden wollen. Das Repertorium, dessen Aufbau und Gebrauch ich erläutern möchte, und aus dem die Fallbeispiele stammen, ist das Repertorium von Kent (zweite Auflage), denn es ist das einzige ungekürzte Werk, das wir zur Verfügung haben, und es ist in seiner Anwendung höchst einfach und zufrieden stellend. Die allgemeine Vorgehensweise der hier dargestellten Arbeit mit dem Repertorium lässt sich ebenso gut auf jedes andere Repertorium anwenden, mit dem einzigen Unterschied, dass Sie den Aufbau Ihres Lieblingswerkes beherrschen müssen. Bönninghausens *Therapeutisches Taschenbuch*, von dem nahezu jeder Homöopath ein Exemplar besitzt, kann ebenfalls mit Hilfe dieser Vorgehensweise benutzt werden, obwohl es aufgrund seiner Knappheit und der Tatsache, dass die Modalitäten einzelner Körperteile und die Allgemeine Rubrik zusammengelegt sind, schwer sein dürfte, Ihren Fall bis hin zu einem einzigen Mittel auszuarbeiten. Am Ende werden Sie Ihre Materia Medica konsultieren, um zwischen den letzten drei, vier oder mehr Arzneien Ihrer Analyse zu differenzieren.

Beim Gebrauch von Allens *Slip Repertory* ist dahingehend Vorsicht geboten, dass man den Nosoden kein allzu großes Gewicht beimisst, denn ansonsten werden die Ergebnisse mit großer Wahrscheinlichkeit auf *Psorinum* oder *Tuberkulinum* weisen.

Das Repertorium war nie dafür gedacht, an die Stelle der Materia Medica zu treten; ich kann nicht oft genug betonen, dass das Repertorium niemals unser beständiges Studium und die Verwendung der durch die Mittel erzeugten Symptome ersetzen darf. Es soll als Verzeichnis dienen, das uns die Gedächtnisarbeit beim Speichern der riesigen Symptomatologie unserer Arzneimittel erleichtert.

Nachdem das Repertorium uns zu dem Arzneimittel geführt hat, von dem wir glauben, dass es unser Symptomenbild abdeckt, sollte die Wahl dieses Mittels durch das Studieren seines Arzneimittelbilds in einer vollständigen Arzneimittellehre bestätigt werden. Dies dient nicht nur zur Bestätigung der Ergebnisse, sondern auch zur Kontrolle im

Hinblick auf eine voreilige, gedankenlose Arbeit. Gleichzeitig verbessert es kontinuierlich unsere Kenntnisse der Materia Medica.

Die Anwendung des Repertoriums ist eines der höheren Fachgebiete unserer Kunst, und bevor wir sie beherrschen können, müssen die Gesetze der homöopathischen Behandlung und der Heilung von Krankheiten, wie sie im *Organon* und in den *Chronischen Krankheiten* beschrieben werden, gelernt werden. Die Philosophie ist eher der Versuch, jemandem, der mit Arithmetik nicht umgehen kann, ein kompliziertes geometrisches Problem zu erklären; oder jemandem den Gebrauch des Repertoriums zu lehren, der die homöopathische Philosophie nicht versteht.

Aus diesem Grund habe ich diese Arbeit mit einem kurzen Überblick über das *Organon* begonnen, da es die Arbeit mit dem Repertorium betrifft, in der Hoffnung, dass dieser Überblick den Wunsch nach weiterem und kontinuierlichem Studium dieses ersten und größten Lehrbuches der Homöopathie weckt. Ich bin der festen Überzeugung, dass die Homöopathie in diesem Zeitalter des therapeutischen Nihilismus, in dem so viele unsachgemäße Praktiken als „homöopathisch" deklariert werden, nur durch das eingehende Studium des Organons überleben kann. Constantin Hering sagte: „Wenn unsere Schule jemals die streng induktive Methode Hahnemanns aufgibt, sind wir verloren und verdienen es nur noch, als eine Karikatur in der Geschichte der Medizin Erwähnung zu finden."

Homöopathie ist von Anfang bis Ende eine Kunst der Individualisierung. Wir müssen Arzneimittel und Patienten individualisieren. Wie bequem und großartig es auch immer erscheinen mag, an unsere Heilmittel im Zusammenhang mit Krankheiten zu denken, bei denen sie häufig angewendet werden, dürfen wir doch niemals vergessen: wenn wir uns im Verständnis der Arznei-Konzepte von Krankheitsbegriffen einschränken lassen, wird uns dies daran hindern, von ihnen in vollstem Umfang Gebrauch zu machen. Um den größten Nutzen aus unserer Arzneimittellehre zu ziehen, müssen wir unsere Arzneien als mächtige Heilmittel erkennen, die uns in jedem Krankheitsfall dienlich sein können, ganz egal wie die Krankheit heißen mag oder was die Laboruntersuchungen zeigen.

Nicht allein das, was der Autor dem Leser zu bieten hat, zählt, sondern auch das, was der Leser aus dem Autor herausholt. Letztendlich muss jeder Homöopath sein eigener Materia Medica-Autor sein. Ich denke, dass Sie für die Zeit, die Sie dem eingehenden Studium dieser Analyse widmen, reichlich entlohnt werden: nicht nur mit dem nützlichen Wissen um die Arzneimittel, das Sie erhalten, sondern auch – und das ist wahrscheinlich das Wichtigste – mit der Hilfe, die es Ihnen beim Ausbauen und Erstellen Ihrer eigenen Materia Medica sein wird.

Ich möchte diese Gelegenheit nutzen, um Dr. G. G. Starkey aus Chicago für die großartige Unterstützung zu danken, die er mir bei der Korrektur und Überarbeitung dieses Werkes zukommen ließ.

Der Gebrauch des Repertoriums

Drei Dinge erfordern die größte Aufmerksamkeit des Homöopathen: die Fallaufnahme, die Auswahl und die Verabreichung des Heilmittels. Diese drei Schritte sind so eng miteinander verwoben, und das Ergebnis des einen hängt so sehr von der Sorgfalt und Genauigkeit der vorhergehenden Schritte ab, dass ich mir erlaubt habe, sie als die „homöopathische Dreifaltigkeit" zu bezeichnen.

Die Fallaufnahme

Wenden wir uns einen Augenblick lang dem ersten Teil zu: der Fallaufnahme. Wenn wir hoffen, auch nur den geringsten Erfolg mit unseren Arzneien zu erzielen, müssen wir diesen ersten Schritt sorgfältig ausführen und den Anweisungen des Organons (§ 84-104) genauestens Folge leisten. Wenn unser Fall nur mittelmäßig aufgenommen oder die falschen Symptome erfasst wurden, können wir mit Sicherheit nicht mit dem zweiten Schritt fortfahren. Ganz egal, welchem Verfahren wir folgen, um zum Heilmittel zu gelangen: solange wir unseren Fall nicht gut aufgenommen haben, werden unsere Bemühungen fehlschlagen.

Lassen Sie uns den wichtigsten Schritt näher betrachten. Was bedeutet es, den Fall aufzunehmen? Ich höre viele Antworten auf diese Frage: dass jeder weiß, wie man einen Fall aufnimmt, zumal es sich nur darum handelt, die beim Patienten gefundenen Symptome aufzuzeichnen. Das stimmt, aber nach welchen Symptomen sollten Sie Ausschau halten und welche schreiben Sie nieder? Ich sage aus tiefster Überzeugung, dass weniger als einer von hundert praktizierenden Homöopathen heutzutage weiß, wie man einen Fall richtig aufnimmt. Sie werden denken, dass dies eine ziemlich gewagte Behauptung ist. Aber aus meiner Erfahrung heraus glaube ich, wenn hier ein Fehler vorliegt, dann der, dass ich die Zahl zu hoch angesetzt habe.

Mir wurden oft Fälle zur Repertorisation zugesandt, mit seitenlangen Auflistungen von Symptomen, die bei dem entsprechenden Patienten gefunden wurden. Und in dieser gewaltigen Sammlung von Symptomen war nicht eines, an dem man eine Verordnung hätte aufhängen können; nicht eines, um diesen Fall von Hunderten anderer zu unterscheiden, bei denen der Patient an derselben Krankheit litt. Und genau da liegt der Hase im Pfeffer, das ist der Stolperstein. Alle erstellten sie eine Diagnose, und viele der mir zugeschickten Fälle wären gute, lehrbuchhafte Beschreibungen der Krankheit. Doch es ist nicht die Krankheit, die wir beschreiben wollen; es ist der individuelle, erkrankte Patient. Niemand kann eine homöopathische Verordnung aufgrund von diagnostischen oder pathognomonischen Symptomen machen. Das oberste Ziel des Arztes ist es, die Sprache der Natur zu verstehen. Es ist notwendig, eine Krankheit nicht

aufgrund ihrer Pathologie oder der physischen Diagnose zu kennen, ganz egal, wie wichtig diese Bereiche sind, sondern anhand der Symptome, der Sprache der Natur.
Beim Studium der homöopathischen Philosophie, wie sie im *Organon*, den *Chronischen Krankheiten* und den *Prinzipien der Homöopathie* von Kent dargelegt ist, fällt auf, dass viele der Hauptpunkte dadurch betont werden, dass die Gedanken in Dreiergruppen zusammengefasst sind, die an dieser Stelle noch einmal kurz erläutert werden sollen.

Drei Anweisungen

Beim Betrachten der ersten beiden Paragraphen des Organon finden wir die drei Anweisungen, nämlich rasch, sanft und dauerhaft zu heilen. Somit benennt Hahnemann als höchstes Ideal der Heilung die „schnelle, sanfte und dauerhafte Wiederherstellung der Gesundheit, oder Hebung und Vernichtung der Krankheit in ihrem ganzen Umfange auf dem kürzesten, zuverlässigsten, unnachtheiligsten Wege, nach deutlich einzusehenden Gründen". Lassen Sie uns einmal darüber nachdenken, was wir unter Heilung verstehen.
Der Arzt, der nicht in homöopathischer Philosophie unterrichtet wurde, wird antworten, dass eine Heilung darin besteht, den pathologischen Zustand zu beseitigen. Stimmt das? Wir glauben das nicht. Bedeutet zum Beispiel die Entfernung von Hämorrhoiden auch die Heilung des Patienten? Wenn ja, warum kommt es dann bei so vielen Patienten wieder zu einem Rückfall? Wird eine Patientin durch die Entfernung ihrer karzinomatösen Brust geheilt? Wenn ja, warum erscheint die Erkrankung häufig erneut? Ist das Beseitigen eines Hautausschlages gleichbedeutend mit Heilung? Wenn ja, warum kommt es danach zu verschiedenen inneren Beschwerden, die durch lokale Anwendungen nicht gelindert werden können? Nein, dies sind keine Heilungen. Es sind einfach nur Beseitigungen sichtbarer Symptome, und ein einzelnes Symptom ergibt noch kein Bild des kranken Patienten. Wir müssen hinter dieses offenkundige Symptom zur Gesamtheit der Symptome des Patienten gelangen und dies bei unserer Verordnung in Betracht ziehen, und die Gesundheit wieder herstellen, indem wir diese Symptome beseitigen. Dann wird auch die äußerliche Manifestation verschwinden. Es sollte immer zu einer Besserung des inneren Zustandes kommen, wenn ein äußeres Symptom zum Verschwinden gebracht wurde. Wenn der Beseitigung von Symptomen nicht die Wiederherstellung der Gesundheit folgt, kann man nicht von Heilung sprechen.
In Paragraph 70 steht, „dass alles, was der Arzt wirklich Krankhaftes und zu Heilendes an Krankheiten finden kann, bloß in dem Zustande und den Beschwerden des Kranken und den an ihm sinnlich wahrnehmbaren Veränderungen seines Befindens, mit einem Wort, bloß in der Gesamtheit derjenigen Symptome bestehe, durch welche

die Krankheit die zu ihrer Hilfe geeignete Arznei fordert, hingegen jede ihr angedichtete innere Ursache, verborgene Beschaffenheit, oder ein eingebildeter, materieller Krankheits-Stoff, ein nichtiger Traum sei…"

Drei Richtungen der Heilung

Eine weitere Frage ist: Wie können wir zeigen, dass wir den Patienten geheilt haben, und woher können wir wissen, dass unser Mittel heilend wirkt? Wir müssen die drei Richtungen der Heilung berücksichtigen. Wir sehen, dass bei einer dauerhaften Heilung die Symptome von oben nach unten, von innen nach außen und in umgekehrter Reihenfolge ihres Auftretens verschwinden müssen. Alle Homöopathen, die ihre Kunst verstehen, wissen, dass für eine dauerhafte Heilung die Symptome in diesen Richtungen abklingen müssen. Daran müssen wir denken, wenn wir einen Hautausschlag behandeln und die Symptome von der Haut auf das Gehirn übergehen; denn wenn es diesen Weg nimmt, wissen wir, dass ein Fehler gemacht wurde. Wenn dann nichts unternommen wird, um die Symptome in den richtigen Verlauf zu bringen, vom Gehirn (Zentrum) zur Haut (Peripherie), werden wir einen Totenschein ausstellen müssen. Wenn wir einen Fall von Endokarditis behandeln, nach der Mittelverordnung eine rheumatische Schwellung des Kniegelenks oder des Knöchels beobachten, und der Patient uns sagt: „Das ist dieselbe Erkrankung, die ich hatte, als Dr. So-und-so mich wegen Rheuma behandelte, bevor diese Herzbeschwerden begannen", dann können Sie sicher sein, dass Sie den Patienten heilen werden. Denn die Richtung, die die Symptome eingeschlagen haben, entspricht dem homöopathischen Gesetz: die Symptome haben die inneren Organe verlassen und sind auf die äußeren Körperteile übergegangen. Wenn wir die Verordnung weiterlaufen lassen, wird es zur Heilung kommen.

Im Paragraph 3 finden wir Hahnemanns Aussage bezüglich der drei Regeln, die ich als die „Dreifaltigkeit" bezeichnet habe. Der Arzt muss erkennen, was an der Krankheit zu heilen ist und was an den Arzneien das Heilende ist, sowie die Anwendung des letzteren auf das erstere. Ich kann an dieser Stelle nur Paragraph 3 des Organons zitieren: „Sieht der Arzt deutlich ein, was an Krankheiten, das ist, was an jedem einzelnen Krankheitsfalle insbesondere zu heilen ist (Krankheits-Erkenntniss, Indication), sieht er deutlich ein, was an den Arzneien, das ist, an jeder Arznei insbesondere, das Heilende ist (Kenntniss der Arzneikräfte), und weiß er nach deutlichen Gründen das Heilende der Arzneien auf das, was er an dem Kranken unbezweifelt Krankhaftes erkannt hat, so anzupassen, dass Genesung erfolgen muss, anzupassen sowohl in Hinsicht der Angemessenheit der für den Fall nach ihrer Wirkungsart geeignetsten Arznei (Wahl des Heilmittels, Indicat), als auch in Hinsicht der genau erforderlichen Zubereitung und Menge derselben (rechte Gabe) und der gehörigen Wiederholungszeit der Gabe: - kennt er endlich die Hindernisse der Genesung in jedem Falle und weiss sie hinwegzuräumen, damit die Herstellung von Dauer sey: so versteht er zweckmässig und gründlich zu handeln und er ist ein ächter Heilkünstler."

In der englischen Übersetzung von Dr. Dudgeon finden wir den Begriff „perceive", was soviel bedeutet wie „begreifen". Wir sehen etwas, aber begreifen es nicht. Wollen wir etwas begreifen, dann müssen wir es verstehen. An dieser Stelle kommen uns Pathologie und Diagnose zu Hilfe. Wir wissen, dass wenn wir strukturelle Veränderungen im Gewebe feststellen, die zu einer organischen Zerstörung geführt haben, unser Mittel das derart zerstörte Gewebe nicht ersetzen kann. In diesen Fällen können wir nur noch die Symptome palliativ behandeln; doch um wie vieles sanfter und sicherer können wir dies mit unseren Arzneien tun, als es Opiate und dergleichen vermögen. Wenn es etwas gibt, was eine Familie zur Homöopathie bekehrt, dann dass sie sehen, wie die Todesqualen eines Verwandten oder Freundes so gelindert werden, dass er bis zuletzt bei klarem Verstand bleibt. Wer von uns, der schon einmal beobachten konnte, wie *Arsenicum* die Furcht vor dem Tod und die geistigen Qualen der letzten Stunden beseitigt, hat kein stilles Gebet an unseren Schöpfer geschickt dafür, dass er uns ein solch segensreiches Geschenk gegen die Leiden der Menschheit anvertraut hat.

Wir müssen begreifen, was das Heilende an den Arzneien ist. Wie erreichen wir das? In Paragraph 21 steht: „Da nun, was Niemand leugnen kann, das heilende Wesen in Arzneien nicht an sich erkennbar ist, und in reinen Versuchen selbst vom scharfsinnigsten Beobachter an Arzneien sonst nichts, was sie zu Arzneien oder Heilmitteln machen könnte, wahrgenommen werden kann, als jene Kraft, im menschlichen Körper deutliche Veränderungen seines Befindens hervorzubringen, besonders aber den gesunden Menschen in seinem Befinden umzustimmen und mehrere, bestimmte Krankheitssymptome in und an demselben zu erregen; so folgt, dass wenn die Arzneien als Heilmittel wirken, sie ebenfalls nur durch diese ihre Kraft Menschenbefinden mittels Erzeugung eigenthümlicher Symptome umzustimmen, ihr Heilvermögen in Ausübung bringen können, und dass wir uns daher einzig an die krankhaften Zufälle, die die Arzneien im gesunden Körper erzeugen, als an die einzig mögliche Offenbarung ihrer inwohnenden Heilkraft, zu halten haben, um zu erfahren, welche Krankheits-Erzeugungskraft jede einzelne Arznei, das ist zugleich, welche Krankheits-Heilungskraft jede besitze."

In diesem Zeitalter der Isopathie und Serum-Therapie sind viele durch die Irrlichter der allopathischen Lehren vom Weg abgekommen. Heutzutage gibt es fast täglich neue Seren oder Impfstoffe und am nächsten Tag kommt schon jemand mit einem neuen Gegenmitel, um die gefährlichen Folgezustände zu behandeln. Diese Arzneien werden denselben Weg aller vorangegangenen Spezifika und Allheilmittel gehen, die von der Schulmedizin durch Laborexperimente hervorgebracht wurden.

Warum kommen und gehen ihre Heilmittel fast so schnell wie ein Frosteinbruch im Juni? Ganz einfach deshalb, weil sie nicht auf einem Gesetz basieren. Wo können wir in der Schulmedizin irgendetwas finden, das die überdauernde Kraft der Arzneimittel hat, die von Hahnemann vor über 100 Jahren geprüft wurden? Diese werden noch immer für die gleichen Symptome und mit dem gleichen Erfolg eingesetzt wie zu der Zeit, als sie erstmals eingeführt wurden. Erst wenn die alteingesessene Schulmedizin sieht, was an ihren Arzneien den Methoden Hahnemanns entsprechend - anstelle von Laborexperimenten - das Heilende ist, dann wird sie etwas haben, was dauerhaft und von Wert ist.

Auf die Anwendung eines Heilmittels entsprechend den Symptomen wird im Abschnitt über die Repertorisation des individualisierten Symptomenbildes in diesem Artikel weiter unten ausführlich eingegangen.

Die drei Miasmen

Die drei chronischen Miasmen sind der nächste Gedanke, mit dem wir uns beschäftigen. In den Paragraphen 78-80 sind die drei chronischen Miasmen Hahnemanns erwähnt, nämlich Psora, Syphilis und Sycosis. Hahnemann schreibt hier, dass wenn irgendeines dieser drei Miasmen sich selbst überlassen wird, es nur mit dem Tod erlischt. Natürlich wird bei dieser Bemerkung kein vernünftig denkender Arzt die Chronizität irgendeines dieser Miasmen abstreiten. In seinen *Chronischen Krankheiten* geht Hahnemann umfassender auf diese drei Miasmen ein. Erst nach elf Jahren beharrlichen Studiums veröffentlichte er die Theorien über die Miasmen. Vieles wurde gegen die Theorie des psorischen Miasmas geschrieben, und es wurde viel darüber gespottet. Diejenigen jedoch, die seinen Lehren treu gefolgt sind, glauben daran; und aufgrund des Wissens, das sie daraus zogen, waren sie in der Lage, gesicherte Ergebnisse bei der Behandlung chronischer Krankheiten zu erlangen, die von niemandem erzielt werden können, der nicht daran glaubt und Hahnemanns Miasmen-Theorie verspottet. Ob das psorische Miasma nun das Ergebnis einer unterdrückten Krätzerkrankung darstellt oder nicht, wie dem auch sei: verschwenden Sie Ihre Zeit nicht damit, es in Verruf zu bringen. Aber wenn Sie einen Fall haben, der nicht auf das anscheinend angezeigte Mittel reagiert, schauen Sie sich den Fall daraufhin genau an, ob Sie darin nicht eines der drei Miasmen erkennen können. Oftmals werden Sie Hinweise finden, und dann wird die Gabe des indizierten Antipsorikums eine Reaktion hervorrufen, die zur Heilung führt.

In der dynamischen, geistgleichen Lebenskraft finden wir die *drei Parallelen* Hahnemanns. Hier zeigen sich wiederum die weit reichende Scharfsicht und der knappe, präzise Ausdruck von Hahnemanns Logik. Wo finden wir seit der Veröffentlichung des Organon etwas, das den Zustand oder das Wesen ausdrückt, das unsere Lebenskräfte kontrolliert und ihre Harmonie erhält? In Paragraph 11 heißt es, „dass nur diese Lebenskraft allein, die den Organismus im Zustand von Krankheit und Gesundheit belebt, ihm die Möglichkeit der Empfindungen verleiht und die Lebensfunktionen kontrolliert." Und in Paragraph 12: „Krankheiten werden nur durch die krankhaft verstimmte Lebenskraft hervorgebracht".

Bei meinen anfänglichen Versuchen, die Homöopathie zu beherrschen, nachdem ich an einer Hochschule der alten Schulmedizin eine verkehrte Blickweise erhalten hatte, war das Verständnis dieser Lebenskraft eine der schwierigsten Aufgaben für mich. Bei Diskussionen jagte ich aufgrund meines Standpunktes als Pathologe und Bakteriologe meine Gegenüber immer an diese steinerne Wand – die Lebenskraft. Aber sie sprangen einfach darüber hinweg und verschanzten sich hinter dieser Deckung, und ich konnte meine Argumente nur noch gegen diese Wand schleudern, konnte sie aber niemals dahinter vertreiben.

Angesichts der fortgeschrittenen Entdeckungen unserer bakteriologischen Labore bin ich geneigt zu glauben, dass so manche von uns dies etwas zu weit treiben. Während alle unvoreingenommenen Ärzte zugeben werden, dass die prädisponierende Ursache aller Erkrankungen die Störung der Lebenskraft ist, können wir wohl nicht abstreiten, dass zweifelsfrei bewiesen wurde, dass zumindest in der auslösenden Ursache ein bakterieller Faktor eine Rolle spielt. Durch die gestörte Lebenskraft wird der Boden für die krankmachende Wirkung dieser winzigen Erreger bereitet. Wir dürfen die Tatsache nicht außer Acht lassen, dass bei dieser prädisponierenden Ursache die pathogenen Bakterien den auslösenden Faktor für zahlreiche Krankheiten darstellen.

In den Paragraphen 9-22 finden wir die Erklärung der drei parallelen Kräfte. Diese sind wie folgt: (a) die Lebenskraft des Organismus, (b) die Krankheitsursache, (c) die Arzneisubstanzen.

In Paragraph 83 gibt uns Hahnemann *drei Voraussetzungen* oder drei Qualifikationen, die wir benötigen, bevor wir einen Fall ordentlich analysieren können. Diese sind „Unbefangenheit und gesunde Sinne, Aufmerksamkeit im Beobachten und Treue im Aufzeichnen des Bildes der Krankheit". In den darauf folgenden Absätzen stellt er diese Punkte noch weiter in den Vordergrund, indem er uns sagt, dass wir sehen, hören und beobachten müssen. Wir müssen die Arbeit der Fallaufnahme mit Unbefangenheit und gesundem Menschenverstand aufnehmen. Dies zu befolgen ist für uns alle die schwierigste Grundvoraussetzung, und eine, die uns die strengste Selbstkontrolle abverlangt. Wie oft passiert es uns beim Hören der Symptome eines Krankheitsfalles, dass uns das Bild eines Arzneimittels in den Sinn kommt. Und wenn wir nicht unseren gesunden Menschenverstand benutzen, sind wir von diesem Mittel voreingenommen, fragen nicht weiter und bringen nicht das gesamte Bild des kranken Patienten zum Vorschein. Es kann aber auch geschehen, dass wir unsere Unbefangenheit beibehalten, bis der Fall vollständig aufgenommen ist, und dann erst unseren gesunden Menschenverstand in der Argumentation verlieren, indem wir sagen, dass dieser oder jener Fall genauso war und durch ein bestimmtes Mittel geheilt wurde, und „daher gebe ich dieses

Mittel, ohne weiter nachzuforschen“. Bei jüngeren Therapeuten wiederum kommt oft das Verlangen nach raschen Resultaten auf. Sie wollen sich einen Ruf machen, indem sie Schmerzen schlagartig lindern, und geben aus diesem Grund so etwas wie ein Opiat, um den Schmerz abzutöten. Oder sie wählen äußere Anwendungen, um den Juckreiz zu lindern, oder trocknen einen Hautausschlag aus, obwohl ihnen der gesunde Menschenverstand sagt, dass es mit dieser Vorgehensweise niemals zu einer Heilung kommen wird. So müssen wir vielerlei Versuchungen widerstehen, unseren gesunden Menschenverstand einsetzen und unbefangen sein.

Lassen Sie den Patienten reden

Die nächste, höchst wichtige Voraussetzung ist „Aufmerksamkeit beim Beobachten“. Wenn wir zur Wahrheit gelangen wollen, müssen wir nicht nur aufmerksam gegenüber dem sein, was uns der Patient erzählt und was die Pflegerin oder die Familienmitglieder berichten, sondern wir müssen auch genau die Erscheinung des Patienten selbst beobachten. Oftmals wird das Symptom, das uns zum Heilmittel führt, eines sein, das wir durch Beobachtung erhalten. Die Art und Weise, wie der Patient liegt, sitzt, geht, spricht, sich insgesamt verhält, das Aussehen seiner Ausscheidungen, die Farbe seiner Augen, Haare, Zunge, Haut usw. haben alle ihren Stellenwert und sind von größter Wichtigkeit bei unserer Fallaufzeichnung. Von Ihren Beobachtungsfähigkeiten hängt nicht nur der erste Eindruck des Falles ab, sondern auch Ihr Erfolg in der Weiterführung des Falles, nachdem die erste Verordnung gemacht wurde.

Drei Fehler

Die letzte der drei Gruppen, die sich auf die Fallaufnahme beziehen, betrifft die drei Fehler, die bei der Untersuchung des Falles gemacht werden: den Patienten zu unterbrechen, direkte Fragen zu stellen und die Antworten entsprechend einem Mittel anzupassen, das wir im Kopf haben. Von größter Wichtigkeit bei der Sicherstellung eines Krankheitsbildes ist es, in einfachster Form festzuhalten, was Ihnen der Patient berichtet. Lassen Sie ihn alles in seinen eigenen Worten erzählen, und sofern er nicht allzu weit vom Thema abschweift, unterbrechen Sie ihn nicht; denn dadurch könnten Sie ihn von einem Gedankengang ablenken, zu dem Sie ihn nicht mehr zurückführen können. Stellen Sie auch keine direkten Fragen. Sie dürfen Ihren Patienten die Antworten nie in den Mund legen. Sie müssen sämtliche Besonderheiten wissen, ohne sie jedoch direkt abzufragen. Neun von zehn Antworten auf direkte Fragen lauten entweder „ja“ oder „nein“; diese Antworten sind wertlos und sollten nicht in die Fallaufzeichnung aufgenommen werden. Auch Fragen, die eine Auswahl an Antworten vorgeben, sind fehlerbehaftet.

Wir dürfen auch nicht die Antworten einem Mittel anpassen, das wir im Kopf haben: ein Patient betritt das Sprechzimmer und erzählt uns ein paar Symptome; wir denken sofort an ein Mittel und fangen an, Fragen zu stellen und zu sehen, ob wir nicht genug Beweise zusammen bekommen, um ihn im Sinne von *Belladonna, Arsenicum* oder einem anderen beliebigen Mittel schuldig zu sprechen. Es ist erstaunlich, wie leicht man einen Patienten dazu bringen kann, uns die Symptome zu liefern, nach denen wir suchen; ebenso erstaunlich ist es auch, wie wenig Beweise so manche von uns benötigen, um einen „Schuldspruch“ zu fällen und eine Verordnung zu machen. Uns wird in dieser Richtung eher ein grober Fehler unterlaufen, wenn wir unseren Fall nicht dokumentieren. Schon allein das Niederschreiben der Symptome hilft uns dabei, einen kühlen Kopf zu bewahren und keine voreiligen Schlüsse zu ziehen. In den *Chronischen Krankheiten* heißt es: „Überhaupt kann der Arzt, nächst der unhomöopathischen Wahl des Arzneimittels, keinen größern Fehler begehen, als erstens, die nach vielfältigen Versuchen bis soweit (durch die Erfahrung genöthigt) von mir gemäßigten, bei jeder antipsorischen Arznei angezeigten Gaben für zu klein zu halten, zweitens, die unrichtige Wahl des Mittels und drittens, die Übereilung, jede Gabe nicht hinlänglich auswirken zu lassen.“

Als Anmerkung zur Ursache des zweiten Fehlers zitieren wir aus derselben Quelle wie folgt: „Mit dem zweiten Haupt-Fehler bei der Kur chronischer Krankheiten, mit der unhomöopathischen Wahl der Arznei versündigt sich der angehende Homöopathiker (Viele bleiben, leider, lebenslang solche Anfänger!) am meisten durch Ungenauigkeit, Leichtsinn und Bequemlichkeit.“

Eine Schwierigkeit kann bei jenen verworrenen Fällen auftreten, bei denen die Symptome durch Arzneigaben (homöopathische und andere), Operationen usw. maskiert sind, sodass sich nur wenige unspezifische Symptome zeigen, die uns wiederum nur zu einer Gruppe von Arzneimitteln führen, unter denen das Simillimum nach eingehendem Studium der Materia Medica gefunden werden muss.

Um irgendeinen Fortschritt zu erzielen, müssen wir in diesen Fällen oftmals die Lebensgeschichte des Patienten bis in die Kindheit zurückverfolgen und alle Symptome aufschreiben, die der pathologischen Veränderung vorausgingen und nun das Bild der Erkrankung verschleiern. „Symptome, die in der Kindheit existierten und diejenigen, die sich zeigten, bevor irgendeine Pathologie auftrat, sind die entsprechenden kausalen Symptome; denn alle Ursachen gehen stetig in Wirkungen über. Sie vermitteln uns ein Bild des Falles von den Ursachen zu den pathologischen Endstadien. Diese Symptome, die von der Kindheit bis zum heutigen Tage reichen, sind überaus wichtig und beschreiben das Fortschreiten der Erkrankung.“

Das Finden des Heilmittels

Nachdem wir in einer kurzen Ausführung die homöopathische Philosophie des ersten Abschnitts unserer Dreifaltigkeit soweit umrissen haben, kommen wir nun zum zweiten: wie man das homöopathisch indizierte Arzneimittel findet.

Wir sind davon überzeugt, dass die Homöopathie in jedem heilbaren Krankheitsfall anwendbar ist; das Wichtigste ist es, zu wissen, wie man das Heilmittel findet und richtig anwendet.

Wenn wir nur die riesige Menge an Symptomen, die in unserer Materia Medica aufgeführt ist, zur Suche des einzelnen Heilmittels zur Verfügung hätten, das die Totalität eines komplizierten chronischen Falles abdecken soll, dann würde dies in der Tat einen gigantischen Aufwand bedeuten. Die Ausrede zahlreicher Therapeuten, sie hätten nicht genügend Zeit, um getreue Homöopathie auszuüben, wäre verständlich. Aber mit dem Repertorium haben wir eine wertvolle Hilfe bei dieser Aufgabe, sodass das Mittel bei ausreichender Übung und Studium erstaunlich schnell gefunden werden kann.

Dass Operationstechniken wunderbare Ergebnisse liefern, wenn sie sorgsam und sachgemäß angewendet werden, wird von allen Ärzten anerkannt. Dass es eine ebenso wunderbare Technik der wissenschaftlichen Homöopathie gibt, muss ebenfalls anerkannt werden, denn ansonsten gibt es keine Rechtfertigung unseres Daseins als Homöopathen. Dass die Wissenschaft der Homöopathie sehr genau ist, wenn sie durch Anwendung eines Repertoriums praktiziert wird, wurde häufig bewiesen. Mein Ziel ist es, nicht allein diese Wahrheit zu demonstrieren, sondern Ihnen einen Einblick in die angewandten Methoden zu vermitteln, sodass Sie leicht und rasch genaue wissenschaftliche Ergebnisse erzielen können.

Viele vollständige Repertorien sind mittlerweile veröffentlicht, und jedes von ihnen wird von unermesslichem Nutzen beim Finden des richtigen Heilmittels sein. Wenn man sich mit dem Aufbau der Repertorien vertraut gemacht hat, dann besteht der einzige Zeitaufwand noch in der Fallaufnahme.

Wenn Sie sich für ein Repertorium entschieden haben, das Sie verwenden möchten, beschränken Sie sich auf dieses eine, und beherrschen Sie seinen Aufbau von Grund auf. Denn nur durch das genaue Studium und das Wissen um den Umgang mit einem Repertorium kann man die schnellste Arbeit und die besten Ergebnisse erzielen. Ich persönlich arbeite am besten und schnellsten mit dem großartigen Werk von Kent, und meine Ausführungen werden sich auf das Kentsche *Repertorium* beziehen. Bevor Sie versuchen, das Repertorium in Ihrer Praxis anzuwenden, lesen Sie die Überschriften der einzelnen Rubriken von Anfang bis Ende, und machen Sie sich so mit dem Aufbau des Werkes vertraut, sodass Sie keine Zeit mehr damit verlieren, nach Ihren Symptomen zu suchen. Nur dadurch und durch den fortwährenden Gebrauch kann das Repertorium ein Begleiter und Helfer sein.

Index zum Aufbau von Kent's Repertorium

Das Repertorium ist in die folgenden 32 Kapitel aufgeteilt, die in der dargestellten Reihenfolge zu finden sind:

1) Gemüt
2) Schwindel
3) Kopf
4) Augen
   a) Augen
   b) Sehen
5) Ohren
   a) Ohren
   b) Hören
6) Nase (mit Schnupfen, Nasenbluten, Absonderungen, Geruch)
7) Gesicht
8) Mund (die Zunge ist in vielen Lokalrubriken aufgeführt, ebenso wie Zahnfleisch, Geschmack, Sprache)
9) Zähne
10) Hals
    a) Hals, innerer
    b) Hals, äußerer (enthält auch Drüsen, Schmerz usw.)
11) Magen (Allgemeinsymptome, die hierin enthalten sind: Appetit, Abneigung, Verlangen, Durst; Lokalsymptome wie Übelkeit, Aufstoßen, Erbrechen)
12) Abdomen
13) Rektum (Verstopfung; Durchfall)
14) Stuhl
15) Harnwege
    a) Blase, Urinieren
    b) Nieren
    c) Prostata
    d) Harnröhre
16) Urin
17) Genitalien, männlich
18) Genitalien, weiblich (Abort, Jucken, Klimakterium, Leukorrhö, Menses, Metrorrhagie, sexuelles Verlangen und Wucherungen sind alle in dieser Rubrik in alphabetischer Reihenfolge aufgeführt)
19) Kehlkopf und Trachea (hier finden sich Krupp, Reizungen und Stimme)
20) Atmung

21) Husten
22) Auswurf
23) Brust (Blutung, Geräusche, Herz, Herzklopfen, Mammae, Eigenschaften der Muttermilch sind hier aufgeführt)
24) Rücken
25) Extremitäten
26) Schlaf (Erwachen, Gähnen und komatöser Schlaf stehen hier)
27) Träume
28) Frost
29) Fieber (Fieberarten in alphabetischer Reihenfolge)
30) Schweiß
31) Haut
32) Allgemeines

Die wichtigsten Kapitel stehen an erster (Gemüt) und letzter (Allgemeines) Stelle, sie bilden sozusagen das Alpha und Omega, den Anfang und das Ende. Viele unserer chronischen Fälle können wahrscheinlich anhand dieser beiden Kapitel – Gemüt und Allgemeines – repertorisiert werden; denn wenn diese beiden durch ein Mittel abgedeckt werden, dann werden die beobachteten Lokalsymptome und viele der krankheitsspezifischen Symptome ebenfalls perfekt ins Bild passen.
Die einzelnen Kapitel haben stets den gleichen Aufbau, sodass es einfach ist, eine Rubrik zu finden, wenn man die Einteilung einmal verstanden hat.

Erstens: Zeit

Zweitens: Umstände (Modalitäten), in alphabetischer Reihenfolge

Drittens: Wenn es Schmerzzustände gibt, sind diese wie folgt untergliedert:

a) Lokalität
b) Charakter
c) Ausdehnung

Um dies zu verdeutlichen, nehmen wir das Gemütssymptom „Ruhelosigkeit" - eine allgemeine Ruhelosigkeit - worunter sämtliche Mittel aufgeführt sind, die bei den Prüfpersonen eine Ruhelosigkeit erzeugt haben, oder mit denen das Symptom klinisch beseitigt wurde.
Anschließend betrachten wir die verschiedenen Tageszeiten: tagsüber, morgens, vormittags, nachmittags, abends, nachts, um Mitternacht und zu bestimmten Uhrzeiten.
Dann betrachten wir die Umstände, unter welchen die Ruhelosigkeit beobachtet wurde (in alphabetischer Reihenfolge): Verschlimmerung beim Erwachen, im Freien, beim Frieren, bei geistiger Anstrengung, während des Hitzestadiums im Fieber, vor, während oder nach der Menses, beim Schwitzen, im Sitzen und viele mehr. All diese

„Modalitäten" sind, sofern sie in einem Fall ausgeprägt vorhanden sind, sehr wertvoll bei der Mittelwahl.

Lassen Sie uns nun das Kapitel „Allgemeines" untersuchen. Hier finden wir Verschlimmerungen (agg.), Besserungen (amel.), Empfindungen und Reaktionen des Patienten insgesamt, unter bestimmten physischen Umständen, sowie bei Schmerz im Allgemeinen. Unter diesen Rubriken versteht man – sofern nichts spezifiziert ist – eine Verschlimmerung (agg.). Der Aufbau des Kapitels „Allgemeines" ist derselbe wie bei den anderen.

Zunächst einmal die Zeit: morgens, mittags, nachts, zu einem bestimmten Abschnitt davon, und zu einer bestimmten Stunde.

Nach der Zeit folgt eine Auflistung der allgemeinen Umstände des Patienten in alphabetischer Reihenfolge (Verschlimmerungen und Besserungen bei verschiedenen Körperteilen wie Kopf, Auge, Ohr, Nase, Gesicht, Magen, Brust, Rücken, Extremitäten, Haut usw. stehen alle in den entsprechenden Lokalrubriken).

Die allgemeinen Modalitäten in dieser letzten Rubrik sind wie folgt aufgeführt: Besserung oder Verschlimmerung durch Baden, Bewegung und Ruhe, Druck, Kälte, Lage, Nässe, Reiben, Steigen (von Treppen) usw.

Unter der Rubrik „Verschlimmerung durch Kälte" haben wir die folgenden Unterrubriken: Kälte im Allgemeinen, Abkühlung, Eintritt in ein kaltes Zimmer, Erkältungsneigung, kalte Luft, Gefühl von Kälte in Blutgefäßen, Knochen und inneren Organen.

Bei Verschlimmerungen durch Nässe und Trockenheit finden wir unter Nässe: Anwendungen, Nasswerden der Füße / des Kopfes, beim Schwitzen.

Verschlimmerungen und Besserungen in Bezug auf das Wetter und die Jahreszeiten finden wir unter: Wetter (Gewitter – beim Herannahen und währenddessen –, kaltes, nasses, trockenes, warmes, windiges Wetter) Jahreszeiten (Frühling, Sommer, Herbst und Winter), Wind (kalter, warmer Südwind).

In diesem Kapitel finden wir auch den allgemeinen Schmerzcharakter in Bezug auf das Einsetzen und Verschwinden (allmählich oder plötzlich), dann den Charakter des Schmerzes wie brennend, drückend, reißend, ruckend, stechend, wühlend, ziehend, zusammenschnürend, zwickend usw., und die Ausbreitung des Schmerzes wie: nach innen, diagonal, nach oben, nach unten.

Im Kapitel „Allgemeines" ist in alphabetischer Reihenfolge nahezu die gesamte Nomenklatur der Pathologie aufgeführt, die in diesem Buch zu finden ist. Es sind auch Rubriken angegeben wie: Anämie, Arsenvergiftung, Atrophie, Chinin-Missbrauch, Chlorose, Fettleibigkeit, Karies, Konvulsionen (verschiedene Arten), Krebsleiden, Masern, Ohnmacht (ohnmächtig werden), Quecksilber-Missbrauch, Rotzkrankheit, Scharlach, Syphilis, Wassersucht usw.

Der Charakter und die Frequenz des Pulses sind ebenfalls in diesem Kapitel zu finden, und zwar auch in alphabetischer Reihenfolge, wie beispielsweise: abnormal, beschleunigt, gespannt, hart, intermittierend, klein, langsam, schwach, voll, weich usw.
Schweiß als allgemeine Krankheitsfolge findet sich hier unter anderem in folgender Rubrik: Verschlimmerung oder Besserung nach Schweiß, Unterdrückung, Schweiß verschafft keine Linderung.
Die Charakteristika und Besonderheiten des Schweißes finden sich in dieser Rubrik.
Verschlimmerung durch Essen und Trinken und durch verschiedene Speisen und Getränke wie Bier, Brot, Butter, Fleisch, Gebäck, Milch, Obst, Schinken, Tee, etc.; außerdem die Arten und die Eigenschaften der Speisen: gefrorene, gehaltvolle, scharfe, salzige, saure, süße, trockene und warme Speisen sowie Getränke. Sie alle stehen unter „Speisen", während Verlangen und Abneigung gegen verschiedene Speisen und Getränke, Hunger und Durst (ausgedrückt als Empfindungen des Magens) unter „Verlangen" und „Abneigungen" im Kapitel „Magen" zu finden sind.
Die allgemeinen Verschlimmerungen und Besserungen vor, während und nach der Menses sind ebenfalls im Kapitel „Allgemeines" aufgeführt; alle wichtigen Lokalsymptome und die spezifischen Menstruationssymptome stehen hingegen im Kapitel „Genitalien, weibliche".
Viele Lokalsymptome mit Modalitäten, die sich auf die Menses beziehen, sind über sämtliche Kapitel dieses Repertoriums verstreut. Z. B. sind Kopfschmerzen, die sich entsprechend der Menses verbessern oder verschlimmern, im Kapitel „Kopf" zu finden. Bauchbeschwerden, die durch die Menses hervorgerufen werden, finden wir im Kapitel „Abdomen", und Rückenschmerzen mit Bezug zur Menses unter „Rücken". Das Gleiche gilt für sämtliche Beschwerden.
Derselbe Aufbau zieht sich durch das gesamte Werk. Allgemeine Verschlimmerung und Besserung des Patienten findet sich unter „Allgemeines". Doch wenn sich die Verschlimmerung oder Besserung nur auf einen Körperteil oder ein einzelnes Organ bezieht, dann ist dies immer in dem Kapitel zu finden, das dieses spezielle Organ abdeckt.
Schmerz: Eines der häufigsten Symptome, die der Arzt beseitigen soll, ist der Schmerz. Das spezielle Schmerzsymptom im Repertorium zu finden, ist allerdings höchst verwirrend, solange wir mit dem Aufbau des Repertoriums nicht vertraut sind. Die Vorgehensweise ist hier dieselbe wie an anderer Stelle; es führt uns immer von den allgemeineren Symptomen hin zu den speziellen Eigenheiten der Lokalsymptome. Die erste Aufzählung von Arzneien betrifft die Zeit des Auftretens der Schmerzen. An zweiter Stelle kommen die Umstände, unter denen der Schmerz beobachtet wird, und zwar alphabetisch geordnet, sodass jede besondere Modalität rasch gefunden werden kann. An dritter Stelle kommt die Schmerzlokalisation. Der vierte Punkt betrifft den Schmerzcharakter, und zuletzt folgt schließlich die Richtung, in welche sich der

Schmerz ausbreitet. Behalten Sie diesen Aufbau stets im Kopf, und Sie werden keine Probleme haben, zu finden, wonach Sie suchen.

Um dies zu verdeutlichen, lassen Sie uns einmal die Rubrik „Schmerz in den Extremitäten“ untersuchen, die längste und komplizierteste aller Schmerzrubriken. Zunächst finden wir eine Auflistung derjenigen Arzneien, bei denen ein Bezug zu Schmerzsymptomen in den Extremitäten festgestellt wurde. Danach kommen zwei kurze Rubriken: „Links, dann rechts“ und „Rechts, dann links“. Anschließend werden die Modalitäten entsprechend der Zeit aufgeführt, und schließlich folgt eine lange Auflistung von Umständen in alphabetischer Reihenfolge, bei denen Gliederschmerzen festgestellt wurden, z. B. nach geringer Anstrengung, bei Bewegung, vor und während des Froststadiums im Fieber, während der Menses, rheumatisch, syphilitisch, wandernd usw.

Darauf folgt eine Auflistung der allgemeinen Lokalisationen der Gliederschmerzen, z. B. Schmerzen in Knochen, Beugemuskeln, Gelenken, Nägeln, Armen, Schultern, Oberarm, Ellbogen, Unterarm, Handgelenk, Hand, Finger und Daumen. Diese Unterrubriken von „Oberarm“ sind alle nach demselben Schema ausgearbeitet, entsprechend der Zeit, den Umständen und der Ausbreitung des Schmerzes in verschiedene Körperteile. Kälte, Wärme, Wetter, Feuchtigkeit, Trockenheit, Lage und Bewegung, welche den lokalen Schmerz verschlimmern oder bessern, stehen alle in alphabetischer Abfolge.

Danach kommen die unteren Extremitäten, die in die entsprechenden Teilbereiche untergliedert sind und - genau wie die oberen Extremitäten - auch entsprechend Zeit, Umstände usw. abgehandelt werden. Somit haben wir die Lokalitäten der Gliederschmerzen allgemein abgedeckt, und kommen nun zum Schmerzcharakter in seinen verschiedenen Unterteilungen.

Hier wiederum werden die gesamten Extremitäten analysiert, wie z. B. unter „Schmerz, brennend“ oder „Brennen allgemein“, gegliedert nach Zeit und anderen Umständen.

Brennen in Gelenken und Nägeln.

Brennen der oberen Extremitäten allgemein, mit Zeit, Umständen und Ausbreitung des Schmerzes.

Brennen in allen Teillokalisationen der oberen Extremitäten, überall mit Zeit, Modalitäten, Umständen und Ausbreitung. Danach folgen die brennenden Schmerzen der unteren Extremitäten, die auf dieselbe Art untergliedert sind.

Nachdem ein Schmerzcharakteristikum vollständig abgehandelt wurde, geht es in alphabetischer Reihenfolge weiter zur nächsten Schmerzart.

Schmerzen, ob sie nun den Kopf, Magen, Abdomen, Brust oder andere Körperteile betreffen, werden alle auf dieselbe allgemeine Art bis ins letzte Detail abgehandelt.

Dieser Aufbau ist von solcher Wichtigkeit, dass eine Wiederholung nicht schadet:

Erstens: Schmerz im Allgemeinen, entsprechend der Zeit und den Umständen des Auftretens – *Stets in alphabetischer Reihenfolge*

Zweitens: Schmerzlokalisationen in bezug auf Zeit, Umstände und Ausbreitung.

Drittens: Schmerzcharakter allgemein hinsichtlich Zeit, Umständen und Ausbreitung.

Viertens: Schmerzcharakter im Zusammenhang mit jeder einzelnen Lokalisation der Reihe nach (alphabetisch), weiterhin mit entsprechendem Bezug hinsichtlich Zeit, Umständen und Ausbreitung.

Sie sollten sich immer an Folgendes erinnern, wenn Sie im Repertorium nach Symptomen suchen: wenn Sie die Symptome nicht im Wortlaut des Patienten finden können, verzweifeln Sie nicht und werfen Sie das Buch nicht widerwillig hin. Schauen Sie stattdessen nach Synonymen, bis Sie schließlich das finden, wonach Sie suchen. Dann machen Sie einen Querverweis in Ihr Repertorium, damit Ihnen die Suche beim nächsten Mal leichter fällt.
Viele scheitern auch deshalb bei der Anwendung des Repertoriums, weil sie an Symptomen im pathologischen Sinne denken. Symptome sind in der Materia Medica im Wortlaut der Prüfer aufgeführt, die zumeist Laien waren. Und da das Repertorium nichts anderes als ein Verzeichnis zur Materia Medica darstellt, müssen die Rubriken in einfacher Sprache gehalten sein.

Von Allgemeinsymptomen zu besonderen Symptomen

Warum arbeiten wir vom Allgemeinen zum Besonderen? Wenn ein Fall nur anhand von Lokalsymptomen ausgearbeitet wird, ist es mehr als wahrscheinlich, dass das Heilmittel nicht erkannt wird und es häufig zu Fehlschlägen kommt. Dies liegt daran, dass die besonderen Merkmale, die aus aus den Allgemeinrubriken entstehen, oft noch nicht bekannt sind. Wenn man sich daher auf eine kleine Gruppe von Arzneien verlässt, die zu einem Lokalsymptom gehören, schließt man damit die anderen Heilmittel aus, die dieses Symptom durchaus auch haben können, wenn man sie genauer kennen würde. Geht man anders herum vor und arbeitet sich von den Allgemeinsymptomen zu den Lokalsymptomen vor, dann beinhaltet die allgemeine Rubrik sämtliche Mittel, die einen Bezug zu diesem Symptom haben.
Bevor der Arzt eine passende homöopathische Verordnung machen kann, muss der Fall ordentlich aufgenommen werden – ganz egal, ob ein Repertorium verwendet wird oder nicht; jedoch ist dies von besonderer Wichtigkeit, wenn ein Repertorium benutzt wird. Hahnemann gibt klare und knappe Anweisungen für die Fallaufnahme in seinem *Organon*, Paragraph 83-104. Schreiben Sie alle Gemütssymptome auf sowie alle

Symptome und Umstände, die den individuellen Patienten als Ganzes betreffen; suchen Sie dann im Repertorium nach Symptomen, die diesen entsprechen. Individualisieren Sie anschließend den Fall weiter, indem Sie die Lokalsymptome verwenden, die sich auf die Organe, Empfindungen und Funktionen beziehen. Geben Sie dabei dem Zeitpunkt des Auftretens jedes einzelnen Symptoms immer einen besonderen Stellenwert. Auf diese Art werden wir vor uns ein individualisiertes Symptomenbild sehen – nicht von der Erkrankung, die wir behandeln möchten, sondern von dem erkrankten Patienten, den wir heilen wollen.

Die Individualisierung des Symptomenbildes und die Kenntnis, welchen Symptomen die meiste Beachtung zu schenken ist, bilden den schwierigsten Teil des Rüstzeugs, das sich der Verordner aneignen muss; und dieser Prozess der Logik, des Verstandes - oder wie auch immer man es nennen möchte - kann nur durch Studium und Anwendung erlangt werden. Der homöopathische Arzt muss unterscheiden, er muss Dinge individualisieren, die einerseits unähnlich, andererseits aber wiederum ähnlich sind. Dies tut er anhand der Allgemeinsymptome, denn ohne Allgemeinsymptome eines Falles kann niemand die Homöopathie ausüben. Nur auf dieser Basis wird er in der Lage sein, zu individualisieren und die Unterschiede zu erkennen. Nachdem alle besonderen, eigenheitlichen Symptome eines Falles herangezogen wurden, kann ein starkes Allgemeinsymptom ein Mittel ausschließen und ein anderes hereinbringen. Wenn Sie Ihre Materia Medica kennen, werden Sie augenblicklich sehen, wie Sie an die Allgemeinsymptome kommen, und dies wird Sie dazu befähigen, das Heilmittel, das am besten zur Konstitution des Patienten passt, auszuwählen, wenn zwei oder mehr Mittel ein Symptom mit gleichem Wertigkeitsgrad haben. Es kann auch sein, dass ein Patient besondere Symptome aufweist, die so eigentümlich sind, dass sie bei dem Heilmittel noch niemals beobachtet wurden; aber wenn die Arznei die Allgemeinsymptome des Patienten wiedergibt, wird es nicht nur diese besonderen Symptome lindern, sondern Ihren Fall heilen.

Bedenken Sie diese große Wahrheit, dass die Gesamtheit der Symptome, wie sie sich dem homöopathischen Verordner zeigen, völlig anders sein wird als das Bild, das sich ein Chirurg, Diagnostiker oder Pathologe macht. Niemand, der nur die krankhaft veränderte Anatomie und die pathognomonischen Symptome versteht, kann eine homöopathische Verordnung machen. Es liegt an diesem Unterschied in der Interpretation der Symptome durch die verschiedenen Spezialisten, dass die Heilungsberichte so viel Unzufriedenheit hervorrufen. Denn die Spezialisten wollen den exakten pathologischen Zustand eines jeden Organs kennen, welches die Symptome hervorgerufen hat, die durch die Arznei geheilt wurden. Doch dem Verordner hilft die Krankheit an sich nur in der Auswahl der richtigen Wertigkeitsgrade der Symptome.

Nachdem wir nun unser individualisiertes Symptomenbild vor uns haben, sind wir bereit, das Bild für die Arbeit mit dem Repertorium vorzubereiten. Um unseren Fall rasch analysieren zu können, müssen wir logisch vorgehen. Wir brauchen einen Ausgangspunkt und einen Zielpunkt. Am Anfang stehen die Allgemeinsymptome, die Lokalsymptome kommen zum Schluss.

Über die Wertigkeit der Symptome

Wenn wir die Werke Kents studieren, sehen wir, dass er eine dreiteilige Klassifizierung in Allgemeinsymptome, Lokalsymptome und gewöhnliche Symptome vornimmt. In seinem Repertorium unterteilt er diese wiederum in drei Wertigkeitsgrade: den ersten, zweiten und dritten Wertigkeitsgrad. Denken Sie daran, dass Allgemeinsymptome und Lokalsymptome bei Ihrer Verordnung von größter Bedeutung sind.

Lassen Sie uns an dieser Stelle sehen, welche Erklärung er für diese Klassifizierung gibt. In seinen *Prinzipien der Homöopathie* steht, dass er in die Allgemeinsymptome alles mit einbezieht, was den Patienten insgesamt betrifft. Umstände, die alle Teile des Organismus betreffen, gehören zum Allgemeinzustand. Je größer der Bezug zum Innern ist und somit den gesamten Menschen betreffend, desto eher werden sie zum Allgemeinsymptom. Viele nicht spezifische Symptome können somit zu Allgemeinsymptomen oder Lokalsymptomen werden.

Symptome, die sich um die eigene Person drehen, sind immer Allgemeinsymptome. Ein Patient sagt beispielsweise: „Herr Doktor, ich bin so durstig“, „Ich brenne“, „Mir ist so kalt“ usw.. Was er über seine Empfindungen sagt, gilt stets als Allgemeinsymptom. Sein Verlangen und seine Abneigungen sind Allgemeinsymptome; Beschwerden bei der Menstruation sind Allgemeinsymptome, denn wenn eine Frau sagt, dass sie sich während der Monatsblutung so-und-so fühlt, dann bezieht sie dies nicht auf den Uterus oder die Eierstöcke; sondern ihr Zustand ist während der Menstruation insgesamt verändert (vgl. *Prinzipien der Homöopathie*, S. 327).

Allgemeinsymptome werden vom Patienten oftmals nicht genannt, oder sie werden nicht immer gleich am Anfang als solche erkannt. Aber bei der Untersuchung einer Gruppe von einzelnen Organen stoßen wir auf eine bestimmte Modalität oder ein Merkmal, das sich so stark durchzieht, dass es den Patienten als Ganzes beschreibt. Hier haben wir ein Allgemeinsymptom, das sich aus einer Reihe von Lokalsymptomen zusammensetzt. Dies geschieht häufig bei verschiedenen Schmerzcharakteristika wie beispielsweise krampfend, brennend usw., oder aber bei Zuständen, die mit Schmerzen assoziiert werden, wie Schweregefühl, Empfindungslosigkeit usw. Hier kann ein Symptom von einem Lokalsymptom oder sogar einem gewöhnlichen Symptom zu einem Allgemeinsymptom aufgewertet werden.

Einteilung der Allgemeinsymptome in drei Gruppen

1) **Gemütssymptome**
2) **körperliche Symptome**
3) **Dinge, welchen den gesamten Körper beeinflussen**

Gruppe 1: Gemütssymptome

Die erste Gruppe von Allgemeinsymptomen, welche von höchstem Wert sind, sind Geistes- und Gemütssymptome. Diese werden in drei Grade eingeteilt: Wille, Beeinträchtigung des Verstandes, Beeinträchtigung des Gedächtnisses.

a) Die Symptomengruppe, die den Willen betrifft, ist von höchster Bedeutung beim Individualisieren eines Falles, um ihn darauf repertorisieren zu können. Diese Symptome zeigen sich durch eine krankhafte Veränderung der Vorlieben, die mit verschiedenen Ängsten einhergehen. Im Krankheitsfall verändert sich oftmals das Wesen der Patienten; geistige Symptome sind offenkundig. Die Patienten können streitsüchtig sein, zornig, reizbar, weinerlich, sie können ihre Liebsten hassen, aber auch ängstlich sein oder Mitgefühl nicht ertragen. Diese Symptome sind oftmals am schwierigsten zu erkennen, da sie meist vor allen, vor Freunden und dem Arzt verborgen werden. Unter Symptomen dieser Gruppe finden wir Beschwerden durch Zorn, schlechte Nachrichten, Kummer, Liebe, Vergnügen, Vorwürfe, sexuelle Exzesse, Eigensinnigkeit, Fluchen, Feigheit, Hass, Reizbarkeit, Eifersucht, Geschwätzigkeit, Streitsucht, Gleichgültigkeit, Traurigkeit usw.

b) Verzerrungen bis zu krankhaften Veränderungen der Wahrnehmung zeigen sich durch Wahnideen, Halluzinationen, Illusionen usw. Diese sind von zweitgrößter Bedeutung bei der Repertorisation. Unter den Symptomen dieser Gruppe, die sich aus dem Obengesagten nicht von selbst ergeben, finden wir u.a.: Ekstase, Erregung, in Gedanken versunken, geistige Aktivität, Hellsehen, Imbezillität, Verwirrung, Stumpfheit, leichtes und schweres Verstehen, Beschwerden durch geistige Anstrengung usw.

c) Gemütssymptome von niedrigstem Wert sind Beeinträchtigungen des Gedächtnisses. Symptome wie Geistesabwesenheit, fehlerhaftes Beantworten von Fragen, Fehler beim Schreiben und Sprechen, Störungen der Sprache usw. gehören zu dieser Gruppe.

<u>Bemerkung</u>: *Wenn Gemütssymptome deutlich ausgeprägt sind, insbesondere wenn es sich um eine Abweichung vom Normalzustand handelt, sind sie für den Fall von äußerster Wichtigkeit. Arbeiten Sie diese Symptome deutlich heraus, und räumen Sie ihnen den höchsten Rang in derRepertorisation ein. Die Arznei, die diese Symptome mit einschließt, wird das Heilmittel sein.*

Gruppe 2: Körperliche Symptome

Die nächsten wichtigen Symptome unter den Allgemeinsymptomen sind körperliche Allgemeinsymptome, die sich auf die physischen Vorlieben und Empfindungen des Körpers als Ganzes beziehen. Diese wiederum können in zwei Gruppen unterteilt werden:

a) Die größte Bedeutung sollte den Beeinträchtigungen des sexuellen Bereiches beigemessen werden, einschließlich allgemeiner Symptome, die sich auf die Menstruation beziehen. Zu den Symptomen dieser Gruppe gehören die allgemeine Verschlimmerung vor, während und nach den Menses, allgemeine Folgen des Koitus oder der Miktion, und allgemein auftretende Eigenarten von Absonderungen (z.B. alle dickflüssig gelb).

b) Hinsichtlich der Wichtigkeit kommen an nächster Stelle Symptome, die den Appetit betreffen, Verlangen und Abneigung gegen bestimmte Speisen, sowie Durst. Essen und Trinken gelten - sofern sie den Magen betreffen - als Lokalsymptome; wenn sie jedoch den gesamten Körper beeinträchtigen, handelt es sich um Allgemeinsymptome (wie z. B. das Verlangen nach Salz bei *Natrium muriaticum*).

Gruppe 3: Umstände, die den gesamten Körper betreffen

Wetter und klimatische Einflüsse, Speisen, die verschlimmern, extreme Temperaturen, Stellungen, Bewegungen usw., sofern sie den Körper als Ganzes beeinträchtigen (die Verschlimmerung durch Stehen bei *Sulphur* und *Valeriana* beispielsweise ist ein ausgeprägtes Allgemeinsymptom dieser Mittel), sind allesamt Allgemeinsymptome, wie wir sie in dieser Gruppe finden.

Die Auswirkungen von Wetter, Klima und extremen Temperaturen sind sehr wertvoll. Häufig ist es jedoch schwer, sie klar und deutlich zu erkennen. Wir müssen sehr vorsichtig beim Hervorbringen dieser Symptome sein, wenn wir damit Arzneimittel ausschließen möchten.

Oftmals erzählen uns Patienten, dass sie keine Wärme ertragen, aber bei genauerem Nachfragen stellen wir fest, dass sie Kälte hassen, jedoch eine Abneigung gegen warme, geschlossene und stickige Räume haben. Oder es kann sein, dass es ihnen im Sommer schlechter geht.

Unter vielen Umständen, beispielsweise bei Rheuma, würden wir eine Verschlimmerung durch Wetterwechsel erwarten. Das Fehlen dieser Modalitäten, oder wenn es dem Patienten bei nassem, feuchtem Wetter besser geht, würde dieses Symptom von einem Allgemeinsymptom in ein außergewöhnliches, besonderes oder charakteristisches Symptom verwandeln.

Symptome, die eine Verschlimmerung oder Besserung durch Baden, Nasswerden, Druck, Berührung, Reiben, Erschütterung, Stuhlentleerung, Schlaf, Träume, Tageszeiten, Zeit, Monate oder Jahreszeiten aufweisen, sind allesamt Allgemeinsymptome.
Körperseite wie links und rechts, halbseitig, diagonal (das Auftreten von Symptomen wie beispielsweise bei *Agaricus* und *Asclepias*), wechselnde Seiten, Wechsel von einer Seite zur anderen oder zu verschiedenen anderen Körperteilen, Kongestionen, Kontraktionen, Verfärbungen von Teilen, Atrophie, Chlorose usw. gehören alle zu dieser Gruppe von Allgemeinsymptomen.
Die Sinnesorgane haben oftmals einen so engen Bezug zum Menschen als Ganzes, dass viele Symptome in diesem Bereich zu den Allgemeinsymptomen zählen. Wenn beispielsweise verschiedene Gerüche den Patienten krank machen, der Geruch gekochter Speisen Übelkeit erzeugt, der Anblick oder Geruch von Speisen nicht ertragen wird, eine Überempfindlichkeit gegen Geräusche, Lärm, Licht usw. besteht, gehören die Symptome in diese Gruppe.

Lokalsymptome und gewöhnliche Symptome

Ein Allgemeinsymptom überstimmt immer ein Lokalsymptom. Unter Lokalsymptomen verstehen wir:
„Symptome, die sich auf ein bestimmtes Organ beziehen. Diejenigen Symptome, die nicht erklärt werden können, sind oftmals eigentümlich. Je mehr sie aber nur zur Anatomie eines Körperteils gehören, umso mehr handelt es sich um äußerliche Symptome; je mehr sie jedoch ein ganzes Gewebe betreffen, um so besonderer sind sie, obwohl viele Lokalsymptome sowohl allgemein als auch besonders sein können. Der Übergang bei der Einteilung der Symptome ist mehr oder weniger fließend. Was bei dem einen Mittel auffallend ist, muss es bei einem anderen keinesfalls sein. So wäre es zum Beispiel nichts außergewöhnliches, wenn ein Patient bei Fieber Durst hat. Es ist ganz normal, dass er etwas trinken möchte. Auffallend wäre jedoch, wenn ein Patient ohne Fieber die ganze Zeit etwas trinken will, wie wir es manchmal bei chronischen Fällen vorfinden." (s. hierzu *Prinzipien der Homöopathie*, „Der Wert der Symptome")
Zu den gewöhnlichen Symptomen zählen alle Symptome: „die sowohl für die Krankheit als auch für die Arznei gelten. Krankheitstypische Symptome sind immer gewöhnliche Symptome. Wenn wir z. B. einen Patienten mit Pleuritis haben, dann ist es ganz normal, dass er den Brustkorb stillhalten möchte und es durch Bewegung schlimmer wird, – ein Leitsymptom („Keynote") von *Bryonia*. Sofern aber keine anderen Symptome von *Bryonia* vorhanden sind, können wir keine Verordnung nur mit dieser Rubrik allein begründen. Es ist auch völlig normal, dass ein Abszess empfindlich ist und Eiter bildet, es kommt zu klopfenden Schmerzen und Rötung. Aber aufgrund dieser Symptome allein können wir *Belladonna* nicht geben, wenn keine weiteren

Belladonna-Symptome vorliegen. Daran können Sie sehen, dass die gewöhnlichen Symptome keinen Platz in unserer Repertorisation einnehmen. Sie müssen sich mit diesen Symptomen nicht abmühen, denn wenn Sie den Fall von den Allgemein- und Lokalsymptomen her ausgearbeitet haben und dann in der Materia Medica nachschauen, werden Sie feststellen, dass Ihre Arznei auch die meisten gewöhnlichen Symptome abdeckt.“ (s. *Prinzipien der Homöopathie*).

Wertigkeitsgrade von Lokalsymptomen und gewöhnlichen Symptomen

Nachdem wir die Allgemeinsymptome näher betrachtet haben, beschäftigen wir uns nun mit Symptomen, die sich auf verschiedene Körperteile oder Organe beziehen. Diese werden als Lokalsymptome bezeichnet und sind bei der Repertorisation von geringerem Wert als die Allgemeinsymptome. Alle Symptome von innen nach außen, vom Gemüt zur Haut, von den Allgemeinsymptomen zu den Lokalsymptomen, werden in zwei Gruppen untergliedert:

a) Die auffallenden, seltenen, absonderlichen und ungewöhnlichen Symptome
b) Die gewöhnlichen Symptome

Egal ob es sich um allgemeine oder lokale, psychische oder physische Symptome handelt, die gewöhnlichen Symptome müssen bei der Repertorisation in jedem Fall zuletzt berücksichtigt werden. Zunächst einmal müssen wir uns mit den Symptomen vertraut machen, die für die Krankheit üblich sind, danach wird es ein Leichtes sein, zu wissen, was ungewöhnlich, absonderlich und auffallend ist.

Symptome, die zu vielen Arzneimittelbildern gehören, sind in den Hauptrubriken des Repertoriums unter „Verstopfung“, „Reizbarkeit“, „Frost“, „Fieber“, „Schweiß“, „Schwäche“ usw. zu finden. Gewöhnliche Symptome können auffallend werden, wenn ihre Modalitäten auffallend sind, wie Zittern beim Stuhlgang, vor einem Gewitter, während des Urinierens usw. Frostigkeit ist, falls andauernd, ein starkes, gewöhnliches Allgemeinsymptom, da es den ganzen Patienten betrifft. Wenn diese Frostigkeit jedoch nur im Bett auftritt, vor dem Urinieren, vor, während oder nach dem Stuhlgang, im Zusammenhang mit der Menses, nur nachts oder beim Essen, dann wird daraus auf einmal ein auffallendes, absonderliches, ungewöhnliches oder charakteristisches Symptom.

Schwäche ist ebenfalls ein gewöhnliches Symptom, sofern sie andauernd besteht; sie kann aber zum ungewöhnlichen, auffallenden, absonderlichen, seltenen Symptom werden, wenn sie nur beim Essen auftritt, oder bei Gewitter, nach dem Stuhlgang oder beim Frieren.

Keine dieser Modalitäten ist für eine übliche Erkrankung typisch, und dadurch werden sie hervorstechend und auffallend und helfen dabei, das Krankheitsbild für die Arbeit mit dem Repertorium zu individualisieren.
Die Pathologie hilft uns insoweit, als sie uns zeigt, was für eine Erkrankung gewöhnlich ist; daher ist es wichtig, eine Diagnose zu stellen – nicht, damit wir für die Krankheit an sich ein Mittel verordnen, sondern damit wir wissen, welche Symptome gewöhnlich und daher nutzlos für die Individualisierung sind.
Die gewöhnlichen diagnostischen Symptome des Typhus abdominalis sind das allgemeine Krankheitsgefühl, Nasenbluten, die eigentümlichen Fieberwellen, Gurgeln und Empfindlichkeit in der rechten Fossa iliaca, Roseolen, dikrotischer Puls, vergrößerte Milz, Gruber-Widal-Reaktion des Blutes, Diazo-Reaktion des Urins. Diese Symptome werden zur Diagnose verwendet; man erwartet, sie in jedem Typhusfall zu finden, aber darunter sind keine Symptome, die uns zu einem Arzneimittel führen.
Durch die Diagnose hilft uns die Pathologie, viele Symptome als Ergebnis einer Krankheit auszuschließen. Steifigkeit kann für Ihren Patienten ein sehr beschwerliches Symptom sein; wenn es sich jedoch um die Folge einer Ankylose des Gelenks handelt, dann wissen Sie, dass die Arzneien dieses Symptom nicht heilen werden. Es würde daher aus der Repertorisation ausgeschlossen.
Schmerzen aufgrund des Drucks von Geschwulsten oder Wucherungen im Abdomen beeinträchtigen den Patienten sehr. Aber wir wissen, wenn ein solches Endprodukt einer Erkrankung besteht, es außerhalb der Möglichkeiten unserer Heilmittel liegt, ohne die operative Entfernung des schmerzauslösenden Gewebes Heilung herbeizuführen. Daher müssen alle Symptome, die durch den Druck der Geschwulst ausgelöst werden, von dem Symptomenbild, das wir zur Repertorisation heranziehen, ausgeschlossen werden.
Laut Kent dürfen wir nicht erwarten, dass ein Heilmittel, das die Allgemeinsymptome abdeckt, auch alle kleinen Lokalsymptome beinhaltet. Es ist Zeitverschwendung, alle kleinen Symptome durchzuarbeiten, wenn das Mittel die Allgemeinsymptome abdeckt. Lernen Sie, die nutzlosen, gewöhnlichen Lokalsymptome zu übergehen. Gewöhnliche Lokalsymptome sind immer nutzlos. Erarbeiten Sie sich die starken, eigentümlichen, auffallenden Symptome, und achten Sie dann darauf, dass es in dem Fall keine Allgemeinsymptome gibt, die diesen entgegengesetzt sind oder ihnen widersprechen.

Leitsymptome

Unter den auffallenden Symptomen finden wir auch die sogenannten „Leitsymptome“, die von vielen Verordnern benutzt werden. Sie ziehen drei (viele geben sich auch mit einem zufrieden) charakteristische, hervorstechende Symptome heran, ignorieren dabei alle anderen und übersehen die Tatsache, dass es eine allgemeine Beziehung zwischen den Symptomen des Patienten und denen des Heilmittels geben muss.

Die Verordnung nach Leitsymptomen ist für viele höchst attraktiv, denn es sieht so einfach aus und macht Schluss mit all den ermüdenden Vergleichen von Arzneimitteln; zudem wurden mit Hilfe der Leitsymptome so viele brillante Heilungen durch Lippe, Allen und andere Befürworter dieses Systems vollbracht. Man darf jedoch nicht vergessen, dass diese Therapeuten, ebenso wie all die anderen, die mit den Leitsymptom-Verordnungen erfolgreich waren, ein so scharfes Wahrnehmungsvermögen für die Totalität und die Pathogenese der Arzneimittel besaßen, dass sie nur diejenigen Keynotes verwendeten, die nicht im Widerspruch zu den Allgemeinsymptomen des Patienten standen.

Bei vielen der sogenannten Leitsymptome handelt es sich sowohl um Allgemein- als auch Lokalsymptome, beispielsweise die „Verschlimmerung durch Bewegung" bei *Bryonia* oder das „wunde, zerschlagene Gefühl" bei *Arnica*.

Das große Problem bei den Leitsymptomen ist, dass sie sehr häufig falsch angewendet werden. Leitsymptome sind oftmals wertvolle, charakteristische Symptome. Aber wenn die Leitsymptome als einziges Entscheidungsmerkmal benützt werden und die Allgemeinsymptome sich nicht mit ihnen decken, kommt es zu Misserfolgen.

Wertigkeiten von Arzneisymptomen

Die Wertigkeiten von Arzneisymptomen werden im Repertorium durch Verwendung unterschiedlicher Schrifttypen angezeigt. Kent verwendet drei Wertigkeiten, Bönninghausen hingegen hatte vier; jedoch sind Bönninghausens Mittel vierten Wertigkeitsgrades in der Kentschen Unterteilung des dritten Wertigkeitsgrades enthalten. Die Unterscheidung der Arzneisymptome erfolgt durch verschiedene Schriftarten: Symptome des ersten [höchsten] Wertigkeitsgrades erscheinen fettgedruckt, Symptome des zweiten Wertigkeitsgrades sind in Kursivschrift angegeben, und die Symptome des dritten Wertigkeitsgrades schließlich sind in Normalschrift gedruckt. Symptome ersten Wertigkeitsgrades enthalten all diejenigen Symptome, die bei jedem Prüfer hervorgebracht wurden, und die seither in der Klinik bestätigt wurden. Die Symptome zweiten Wertigkeitsgrades umfassen die Symptome, die bei der überwiegenden Mehrzahl der Prüfer auftraten und die ebenfalls bestätigt wurden. Symptome dritten Wertigkeitsgrades sind schließlich die Symptome, die nur bei wenigen Prüfern hervorgebracht wurden; es handelt sich um klinische Symptome, die außerdem bestätigt wurden.

Repertorisation, Dosierung und Wiederholung der Gabe

Nachdem der längste und schwierigste Teil Ihrer Arbeit, die Individualisierung der Symptome, vollbracht ist, ist der verbleibende Teil, nämlich die Auswahl des Heilmittels mit Hilfe des Repertoriums, schnell erledigt und stellt nunmehr ein einfaches mathematisches Unterfangen dar. Wie bei allen anderen mathematischen Problemen müssen wir auch hier von den richtigen Voraussetzungen ausgehen und bestimmten Grundsätzen folgen, wenn wir zur richtigen Lösung gelangen wollen. Wenn daher die Logik unserer Symptomanalyse korrekt ist, wenn die Technik der Auswahl fehlerfrei ist, dann muss die Wahl des Heilmittels mathematisch sicher sein.

Bevor ich Ihnen Arbeitsbeispiele mit dem Repertorium gebe, möchte ich - nachdem wir das Mittel, das unser individualisiertes Symptomenbild abdeckt - gefunden haben, etwas zur Verabreichung des Mittels sagen. Eine der schwierigsten Fragen ist die, wann die Mittelgabe wiederholt werden soll. Bei einem Akutfall gilt generell: wenn es innerhalb kurzer Zeit zu einer leichten Verschlimmerung der Symptome kommt, brauchen Sie nicht über eine Gabenwiederholung nachdenken, denn der Patient wird sich ohne weitere Arznei erholen. Es gibt jedoch Situationen, in denen eine Wiederholung des Mittels notwendig ist. Bloß gibt es hierfür keine eindeutige Regel. Es ist sehr schwierig, diesen Punkt zu vermitteln und zu verstehen. Genauer gesagt kann man dies nur durch Erfahrung und gute Beobachtung erlernen. Der gesicherte Grundsatz, den man befolgen sollte, ist, niemals ein Mittel zu wiederholen, nachdem eine Reaktion eingetreten ist.[1]

Wenn wir unser Heilmittel gegeben haben, können wir bestimmte Reaktionen erwarten. Bei allen heilbaren Fällen werden wir erwarten, dass die Genesung erfolgt oder zumindest beginnt. Anhand bestimmter Zeichen der Natur, die uns durch die Symptome des Patienten mitgeteilt werden, können wir erkennen, dass die Heilung einsetzt. Und die Reihenfolge, in der diese Symptome verschwinden, zeigt uns, ob wir den Patienten in Richtung Heilung voranbringen. Sollten wir ihn heilen, dann müssen die Symptome von oben nach unten, von innen nach außen und in der umgekehrten Reihenfolge ihres Erscheinens verschwinden.

Durch das Studium des *Organons* und der *Chronischen Krankheiten* lernen wir, dass es gewisse andere Reaktionen gibt, die wir nach der Verabreichung des Mittels erwarten können. Kent führt hierbei elf Beobachtungen auf. Ich werde diese ohne weiteren Kommentar auflisten, da Sie weitere Erläuterungen hierzu in Kents *Prinzipien der Homöopathie* oder in einem Artikel von mir, der im *North American Journal of Homoeopathy* veröffentlicht wurde, nachlesen können.

---

1 Anmerkung des Herausgebers: Bidwell bezog sich in seinen Ausführungen zur Gabenwiederholung noch auf die 5. Auflage des Organon. Hahnemann selbst hat durch seine Entdeckung der LM-oder Q-Potenzen seine Ansichten zur häufigen Gabenwiederholung in der 6. Auflage revidiert, die Bidwell durch ihr verspätetes Erscheinen aber noch nicht bekannt war. Die Q-Potenzen lassen sich durchaus häufiger wiederholen als die hohen C-Potenzen, mit denen die Kent'sche Schule arbeitete. Damit relativieren sich Bidwells Aussagen. Mehr dazu findet man bei Luc de Schepper: „Der Weg zum Simillimum".

Nach der Gabe des Heilmittels kann eine der folgenden Reaktionen erwartet werden:

1) Eine rasche Heilung, ohne dass sich Symptome verschlimmern.
2) Eine rasche, kurze und heftige Verschlimmerung, gefolgt von einer schnellen Besserung des Patienten.
3) Eine lang anhaltende Verschlimmerung, der schließlich eine langsame Besserung des Patienten folgt.
4) Eine lang anhaltende Verschlimmerung und schließlich der Verfall des Patienten.
5) Die völlige Besserung der Symptome, ohne dass es dem Patienten besser geht.
6) Zuerst kommt es zu einer Besserung, anschließend zu einer Verschlimmerung.
7) Eine zu kurz anhaltende Besserung der Symptome.
8) Das Auftauchen alter Symptome.
9) Neue Symptome erscheinen, nachdem das Mittel verabreicht wurde.
10) Patienten prüfen jedes eingenommene Arzneimittel.
11) Symptome nehmen den falschen Verlauf.

Der erste angeführte Fall stellt eine Illustration der Arbeit mit dem Repertorium dar, bei der das Mittel anhand der zwei Abschnitte „psychische und physische Allgemeinsymptome“ ausgearbeitet wird. (Viele haben eine Vorliebe für diese Methode, und es ist gut, gleich hiermit zu beginnen, da es Ihnen den Aufbau des Repertoriums näher bringt.)

Wie die weiteren Fälle zeigen, folgen meine Beispiele nicht dieser Methode, weshalb ich (von mancher Seite) der Kritik ausgesetzt bin, ich sei bei meinen Methoden zu mathematisch und würde fehlerhafte Ergebnisse hervorbringen. Diese Kritik könnte aufrechterhalten werden, wenn man vom Repertorium als abschließendem, entscheidendem Faktor zur Bestimmung des Heilmittels abhängig ist. Wenn man jedoch die Pathogenese der Arznei, wie sie in einer vollständigen Materia Medica angegeben ist, als Richter der letzten Instanz hinzunimmt, dann frage ich mich, wo diese Kritik ihre Berechtigung findet. Meine Methode, das hervorstechendste Allgemeinsymptom – egal ob es sich dabei um ein körperliches Symptom oder ein Gemütssymptom handelt – als Ausgangspunkt heranzuziehen, und dann Mittel aus der so erhaltenen Gruppe auszuschließen, ist zumindest für mich verständlicher und leichter nachzuvollziehen. Wenn ich für diese Methode eintrete, gehe ich davon aus, dass der Arzt mit dem Aufbau seines Repertoriums vertraut ist und die Kunst der Individualisierung eines Krankheitsfalles beherrscht.

Fälle zur Darstellung der Arbeit mit dem Repertorium

Fall 1:

Frau C. F., 35 Jahre alt. Die Aufzeichnung beinhaltet folgende Symptome:

Gemüt: Denkt an nichts anderes als an den Tod. Heimweh und Sorgen um ihr Zuhause, sobald sie weg von daheim ist. Verärgert und reizbar. Sehr schlechtes Gedächtnis. Vergesslich, was sie sehr beeinträchtigt. In Gesellschaft wird sie nervös; sie möchte nicht mit Freunden zusammen sein, die zu Besuch vorbeikommen oder den Abend mit ihr verbringen wollen. Bildet sich ein, es wären Personen im Zimmer. Es fällt ihr schwer, sich lange genug auf eine Sache zu konzentrieren, um sie beenden zu können.

Kopf: Die meiste Zeit über Kopfschmerzen, heftiger Druck an der Schädelbasis. Schmerz in der rechten Kopfseite, erstreckt sich zum Nacken. Verschlimmerung durch Bettwärme, durch geistige Anstrengung. Besserung im Liegen. Jucken der Kopfhaut, mit vielen Schuppen, Haarausfall. Schwindel im warmen Zimmer und beim Aufstehen vom Sitzen.

Magen: Immer hungrig, aber satt nach wenigen Bissen. Viel Aufstoßen von geschmackloser Luft. Verlangen nach Süßigkeiten, die nicht vertragen werden.

Abdomen: Empfindlich gegen Druck der Kleider. Viel Rumoren von Blähungen, mit Drücken sowohl nach oben als auch nach unten.

Harnwege: Reichlicher, blasser und alkalischer Urin. Zuweilen Brennen in der Blase nach dem Urinieren.

Menses: Reichlich. Unregelmäßig. Dunkel, mit dunklen Klumpen. Sehr niedergeschlagen und weinerlich vor der Menses. Reichliche Leukorrhö ein paar Tage lang nach der Menses – wundfressend.

Schlaf: Gut, aber nicht erholsam. Erwacht müde und erschöpft. Sehr schläfrig nach dem Abendessen (nachts). Schreckliche Träume, meist vom Ertrinken.

Allgemeine Verschlimmerung und Besserung: Besser im Freien. Schlimmer durch Druck der Kleider an Abdomen und Hals. Hohe Geräuschempfindlichkeit.

Repertorisation

Gemüt > Wahnideen > Bilder, Phantome [S. 79]: *Ambr., Apis, Arg-m., Ars., Bell., Carbo-v., Caust., Crot-h., Hep., Hyos., Lach, Lyc., Merc., Nat. m., Op., Phos., Samb., Stram., Thuj., Sulph., Zinc.*

Empfindlich gegen Geräusche (Gemüt > Empfindlich > Geräusche [S. 19]): Apis, Ars., Bell., Carbo-v., Caust., Lach., Lyc., Merc., Nat-m., Op., Phos., Zinc.

Abneigung gegen Gesellschaft (Gemüt > Gesellschaft > Abneigung, gegen [S. 37/38]): Bell., Lach., Lyc., Nat-m.

Körperliche Allgemeinsymptome – Besserung im Freien (Allgemeines > Freien, im > amel. [S. 1370]): Lach., Lyc., Nat-m.

Menses dunkel (Genitalien weiblich > Menses > dunkel [S. 745]): Lach., Lyc.

Menses unregelmäßig (Genitalien > Menses > unregelmäßig [S. 748]): Lach., Lyc.

Menses klumpig, dunkel (Genitalien > Menses > geronnen, klumpig [S 745]): Lyc.

Falls unsere Analyse korrekt war, sollte folglich *Lycopodium* diesen Fall in seiner Gesamtheit abdecken. Wenn wir uns dann unserer Materia Medica zuwenden, finden wir nicht nur die Allgemeinsymptome des Falles, die wir in unserer Analyse verwendet haben, sondern auch all die anderen Symptome, die in unserer Fallaufnahme aufgezeichnet sind. Deshalb wissen wir, dass es sich bei dem Mittel um das Simillimum des Falles handelt, und es bei richtiger Verordnung heilen wird.

Der zweite Fall, den ich anführen werde, zeigt, wie man das Repertorium nicht anwenden sollte. Diese Vorgehensweise, nämlich ein Mittel zu suchen, das jedes einzelne Symptom des Patienten abdeckt, wird wohl am meisten benutzt. Sie ist nicht nur deshalb frustrierend, weil man dafür sehr viel Zeit benötigt, sondern auch aufgrund der Tatsache, dass das Repertorium oftmals nicht die spezielle Rubrik beinhaltet, nach der man sucht. Ich habe diesen Fall ausgewählt, weil jedes genannte Symptom im Repertorium gefunden werden kann, und weil alle Symptome von einem einzigen Mittel abgedeckt werden.

Fall 2:

Frau H. S. kam am 12.2.1907 mit folgenden Symptomen zu mir in die Praxis, die ich in ihrem eigenen Wortlaut wiedergeben möchte: „Ich bin so nervös; ich befürchte, dass ich meine Familienangehörigen umbringen werde, da ich fast durchdrehe und mich nicht beherrschen kann. Ich denke ans Töten und träume davon, meine kleine Tochter zu töten. Wenn es mir nicht bald besser geht, verübe ich noch einen Mord. Jeden Nachmittag habe ich Schmerzen über den Augen, es fühlt sich wie verbrannt an. Ich kann nachts nicht lesen, weil mir scharfe Schmerzen durch die Augen gehen; wenn ich dennoch lese, erscheinen dunkle Punkte auf den Buchseiten, sodass ich die Schrift nicht mehr erkennen kann. Die meiste Zeit über bin ich hungrig. Morgens beim Aufwachen habe ich einen brennenden Schmerz im Magen, der schlimmer wird, bis ich aufstehe; dann verschwindet er wieder. Ich muss ständig Tabletten wegen meiner Darmträgheit einnehmen; vor dem Stuhlgang habe ich einen scharf schneidenden Schmerz im Rektum, und oftmals tritt beim Stuhlgang ein Teil vom Darm mit hervor. Wenn ich Bier trinke, bekomme ich zwei oder drei Tage lang Hämorrhoiden. Meine Menstruation ist seit der Geburt meines letzten Kindes vor drei Jahren zu häufig, und eine Woche bevor die Monatsblutung einsetzt bin ich krank und habe jeden Morgen Ausfluss, der beim Gehen sehr viel schlimmer wird. Die Monatsblutung ist sehr schwach, dauert nur zwei oder drei Tage und riecht sauer wie Essig. Seit einigen Monaten kann ich nicht mehr nähen, denn ich bekomme stechende Schmerzen im Nacken, wenn ich meinen Kopf nach vorn beuge. Meine Füße sind jeden Nachmittag eiskalt, und Wadenkrämpfe halten mich fast die ganze Nacht über wach. Allgemein geht es mir besser im Freien. Ich gehe nicht einkaufen, denn ich fühle mich sehr schlecht, wenn ich lange Zeit stehen muss."

Repertorisation:

Furcht, Menschen zu töten (Gemüt > Furcht > töten, davor zu [S. 32]): *Absin, Ars., Nux-v., Rhus-t., Sulph.*

Träume, einen Mord zu begehen (Träume > Mord [S. 1273]): *Rhus-t., Sulph.*

Brennender Schmerz über den Augen, schlimmer nachmittags (Kopf > Schmerz > brennend > Stirn > Augen, über den [S. 190]): *Sulph.*

Scharfer, schießender Schmerz, beim Lesen (Augen > Schmerz > stechend > nachts > lesen [S. 277]): *Phyt., Sulph.*

Gefolgt von dunklen Punkten (Sehen > Farben > dunkel > Flecken [S. 289]): *Con., Sulph.*

Brennender Schmerz im Magen beim Erwachen, besser beim Aufstehen (Magen > Schmerz > brennend > Aufstehen [S. 535]): *Sulph.*

Schneidender Schmerz im Rektum vor dem Stuhlgang (Rektum > Schmerz > schneidend > Stuhlgang, vor [S. 645]): *Asar., Sep., Sulph.*

Prolaps des Rektums während des Stuhlgangs (Rektum > Prolaps > Stuhlgang, während [S. 641]): *Ign., Lyc., Podo., Rhus-t., Sulph.*

Leukorrhö morgens, schlimmer beim Gehen (Genitalien, weiblich > Fluor > Gehen [S. 739]): *Nat-m., Bov., Sars, Sep., Sulph.*

Menses spärlich (Genitalien, weiblich > Menses > spärlich [S. 748]), dauern nur kurz (Genitalien, weiblich > Menses > kurz [S. 746]): *Am-c., Lach., Puls., Sulph.*

Menses riecht sauer (Genitalien, weiblich > Menses > übelriechend > sauer [S. 748]): *Carbo-v., Sulph.*

Stechender Schmerz im Nacken beim Beugen des Kopfes nach vorn (Rücken > Schmerz > stechend > Zervikalregion > Bewegung bei > im Sitzen > vorgebeugt [S. 953]): *Sulph.*

Füße kalt am Nachmittag (Extremitäten > Kälte > Fuß > nachmittags [S. 1043]): *Nux-v., Sulph.*

Wadenkrämpfe im Bett (Extremitäten > Krämpfe > Wade > Bett, im [S.1054]): *Ars., Caust., Ign., Sulph.*

Schlimmer beim Stehen (Allgemeines > Stehen [S. 1424]): *Con., Cycl., Li-t., Puls., Sep., Sulph., Valer.*

Wir sehen, dass *Sulphur* jedes Symptom abdeckt, aber trotz guter Kenntnisse des Aufbaus des Repertoriums brauchte ich einige Zeit, um den Fall auszuarbeiten. Um Ihnen nun zu zeigen, um wie viel schneller wir zum gleichen Ergebnis kommen können, wenn wir uns von den Allgemeinsymptomen zu den Lokalsymptomen vorarbeiten, beginnen wir mit einer Allgemeinrubrik:

Menses spärlich, von kurzer Dauer: Wir finden die folgenden 19 Mittel, die dieses Symptom im ersten und zweiten Wertigkeitsgrad aufweisen: *Alum., Amc., Asaf., Bar-c., Cocc., Con., Dulc., Graph., Lach., Mang., Merc., Nat-m., Nux-v., Phos., Plat., Puls., Sepia., Sulph., Thuj.*

Unter dieser Gruppe von 19 Arzneien wird sich nun ein Mittel befinden, das die Totalität unseres Falles abdeckt. Wenn wir ein Mittel nur auf dieses eine Symptom hin verordnen sollten, könnten wir irgendeines der o. g. Mittel geben, denn sie alle zeigen dieses Symptom in hoher Wertigkeit; wenn wir jedoch nicht das richtige Mittel geben, können wir den Fall nicht heilen. Wir müssen unseren Fall weiter individualisieren, daher verwenden wir ein weiteres Allgemeinsymptom:

Verschlimmerung beim Stehen: Wenn wir hierzu das Repertorium zur Hand nehmen, stellen wir fest, dass von den ersten 19 Mitteln nur die nachfolgenden 7 das Symptom im ersten und zweiten Wertigkeitsgrad aufweisen, nämlich: *Con., Cocc., Phos., Plat., Puls., Sepia., Sulph.*

Wir haben es jetzt immer noch mit 7 Arzneien zu tun, von denen jedes das Heilmittel sein kann, und wir müssen mit Hilfe eines weiteren Symptoms weiter individualisieren. Wir nehmen das Allgemeinsymptom „**Besser im Freien**“ (Allgemeines > Freien, im [S. 1370] hinzu. Hier stellen wir nun fest, dass nur 4 Arzneien unserer vorhergehenden Gruppe dieses Symptom im ersten oder zweiten Wertigkeitsgrad aufweisen: *Con., Phos., Puls., Sulph.*

Wir haben unsere Liste nun bis auf 4 Arzneien reduziert, und wir individualisieren noch weiter, indem wir ein weiteres Allgemeinsymptom hinzunehmen, nämlich „**Furcht, einen Mord zu begehen**“. Dies bringt uns zu Sulphur, dem einzigen Mittel, das alle Symptome abdeckt, die wir bis hierhin verwendet haben. Wenn die Logik unserer Beweisführung nun richtig ist und unsere Auswahltechnik fehlerfrei war, dann muss *Sulphur* mathematisch gesehen das richtige Mittel sein. Zudem zeigt die Pathogenese des Mittels, dass *Sulphur* nicht nur die vier Symptome abdeckt, die wir verwendet haben, sondern auch all die anderen lokalen und gewöhnlichen Symptome des Falles beinhaltet. Die Richtigkeit der Mittelwahl zeigt sich allerdings erst anhand der Reaktion auf das Mittel. Die weitere Fallaufzeichnung zeigt, dass die Patientin am 7.7.1907 entlassen wurde; all ihre Symptome waren verschwunden, die Darmtätigkeit ist wieder normal. Sie sagt, dass sie sich niemals im Leben besser gefühlt hat.

Fall 3:

Ein 14-jähriger Junge; epileptische Anfälle seit 3 Jahren. Der erste Anfall wurde ausgelöst durch Furcht, als andere Jungs ihm drohten, sie würden ihn aufhängen. Die Häufigkeit der Anfälle nahm zu, bis sie derzeit alle zwei Wochen auftreten. Folgende Symptome wurden angegeben: Die Anfälle beginnen damit, dass der Junge im Kreis läuft, dann fällt er bewusstlos zu Boden. Die Anfälle treten häufiger bei kaltem, trokkenem Wetter und bei Neumond auf. Unwillkürliches Wasserlassen während des Anfalls. Der Junge klagt, dass er immer friert; er möchte es sowohl im Sommer als auch im Winter warm haben. Er ist sehr empfindlich; bei jeder Kleinigkeit weint er; er scheint die ganze Zeit über niedergeschlagen zu sein. Er hat entweder einen Wolfshunger oder leidet an Appetitlosigkeit. Abneigung gegen alle Arten von Süßigkeiten, die er früher sehr gemocht hatte.

Repertorisation:

Unter der Rubrik „Beschwerden durch Furcht" Gemüt, finden wir 36 Arzneien (Gemüt > Schreck, Beschwerden durch [S. 57]). Die folgenden 21 Mittel haben das Symptom im ersten oder zweiten Wertigkeitsgrad: *Acon., Apis, Arg-n., Art-v., Aur., Bell., Caust., Coff., Cupr., Gels., Glon., Hyos., Ign., Lach., Lyc., Nat-m., Nux v., Op., Plat., Puls., Rhus-t.*

Traurig und niedergeschlagen (Gemüt > Traurigkeit [S. 67]): Acon., Arg-n., Aur., Bell., Caust., Gels., Ign., Lach., Nat-m., Plat., Puls.

Schlimmer durch kaltes, trockenes Wetter (Allgemeines > Wetter > trocken kaltes Wetter [S. 1429]): Acon., Caust.

Abneigung gegen Süßigkeiten (Magen > Abneigungen > Süßigkeiten [S. 498]): Causticum.

In nur vier Schritten sind wir bei der Lösung des Falles angelangt und haben dabei nur Allgemeinsymptome verwendet. Sie werden sich vielleicht fragen, warum wir mit der Rubrik „Beschwerden durch Furcht" begonnen haben. Erstens handelt es sich hierbei um ein Allgemeinsymptom, und wir arbeiten uns von den Allgemeinsymptomen zu den Lokalsymptomen vor. Zweitens wurde der krankhafte Zustand bei diesem Jungen durch Schreck ausgelöst. Dieser emotionale Schock war so tiefgehend, dass sich dadurch der gesamte Zustand dieses Patienten verändert hat. Er hat nicht nur die epileptischen Anfälle ausgelöst, sondern auch sein Nahrungsmittelverlangen beeinträchtigt. Eine der Arzneien, die in dieser Rubrik aufgeführt ist, wird daher dasjenige Mittel sein, dass die Totalität des Falles abdeckt. Das zweite Symptom, das wir verwenden, ist ein weiteres Allgemeinsymptom – Traurigkeit und Niedergeschlagenheit. Wir wählen diese Rubrik aufgrund der Tatsache, dass es sich um einen psychischen Zustand handelt, der durch eine Störung der innersten Natur des Patienten hervorgerufen wurde, nämlich des Gemüts. Wenn wir nun also darauf hoffen, diesen Jungen zu heilen, dann benötigen wir eine Arznei, die dieses Symptom bei Prüfern hervorgerufen hat; unter unseren ersten 21 Mitteln finden sich 11, die dieses Symptom im ersten oder zweiten Wertigkeitsgrad aufweisen. Ein weiterer allgemeiner Umstand ist die Modalität, dass die Anfälle sich bei kaltem, trockenem Wetter verschlimmern. Unter den 11 Mitteln, die wir in den ersten beiden Rubriken gefunden haben, sind nur zwei, bei denen eine Verschlimmerung bei kaltem, trockenem Wetter vorliegt. Um zu entscheiden, welches von diesen beiden Mitteln unseren Fall abdeckt, nehmen wir das Allgemeinsymptom „Abneigung gegen Süßigkeiten“. Hier stellen wir nun fest, dass *Causticum* mathematisch gesehen das richtige Mittel sein muss; und wenn wir uns unserer Materia Medica zuwenden, dann sehen wir, dass die Pathogenese von *Causticum* nicht nur die Rubriken beinhaltet, die wir in unserer Analyse verwendet haben, sondern auch die verbleibenden Symptome unseres Falles. Daher ist *Causticum* das Mittel, das wir verordnen. Unsere Fallaufzeichnung zeigt, dass zwei Gaben des Mittels verabreicht wurden, mit folgenden Ergebnissen: Die Anfälle gingen innerhalb des ersten Monats auf einen zurück; der zweite Anfall – ein sehr leichter – folgte erst nach weiteren sieben Wochen; und nach einem anfallsfreien Intervall von jetzt anderthalb Jahren, gibt es keine Anzeichen für einen Rückfall, sodass wir mit einiger Sicherheit sagen können, dass der Junge geheilt ist.

Fall 4:

Frau A. S., 28 Jahre alt; seit vier Jahren verheiratet; die Menses ist immer unregelmäßig gewesen, nur im ersten Ehejahr trat sie regelmäßiger auf, war jedoch immer reichlich. Im dritten Ehejahr brachte sie ein 3.500 g schweres Kind zur Welt; die Wehen waren normal, es kam nicht zu einem Dammriss. Seit der Entbindung fühlt sie sich nicht mehr wohl; die Menses tritt alle zwei Wochen ein, dann wiederum alle fünf oder sechs Wochen, ohne Regelmäßigkeit. Die Blutung ist reichlich und schwächt die Patientin. Sie bekam Kürettagen und verschiedene andere Therapien, die keine Besserung brachten. Der Zustand der Patientin vor der ersten Verordnung war wie folgt: Menses unregelmäßig und reichlich; große Schwäche beim Gehen; der Weg vom Auto ins Büro erschöpft sie völlig. Sie kann nicht schlafen; falls sie schläft, ist der Schlaf nicht erholsam. Appetitlosigkeit; sie möchte nicht an Essen denken. Verlangen nach Bier, das sie zuvor nur ein einziges Mal getrunken hatte, was ihr damals nicht geschmeckt hatte. Sie schwitzt leicht, fast andauernd, und muss sehr vorsichtig sein bei Luftzug denn Frösteln (Kälte) erzeugt bei ihr Übelkeit.

Repertorisation:

Menses unregelmäßig (Genitalien, weiblich > Menses > unregelmäßig [S. 748]) und reichlich (Genitalien, weiblich > Menses > reichlich [S. 746]): *Apis, Arg-n., Art-v., Calc., Carb-ac., Caust., Cimi., Cocc., Con., Dig., Ign., Iod., Ip., Iris., Kreos., Lyc., Murx, Nux-v., Nux-m., Sec, Sepia, Staph., Sulph., Tub.*

Schlimmer durch Wärme (Allgemeines > Wärme [S. 1427]): *Arg. n., Calc., Cocc., Con., Ign., Iod., Ip., Lyc., Sulph.*

Extreme Schwäche durch Gehen (Allgemeines > Schwäche > Gehen, durch [S. 1414]): *Calc, Cocc., Con., Iod., Lyc., Sulph.*

Großes Verlangen nach Bier (Magen > Verlangen nach > Bier [S. 553]): *Calc., Cocc., Sulph.*

Übelkeit, wenn ihr kalt ist (Magen > Übelkeit > kalt ist, wenn [S. 549]): *Cocculus.*

Nur ein Wort zur Auswahl der Rubriken in diesem Fall. Warum haben wir mit dem Symptom „Menses unregelmäßig und reichlich" begonnen? Zunächst einmal, weil es sich um ein Allgemeinsymptom handelt. Und schließlich handelt es sich um das Symptom, das vor allen anderen die Veränderung des Allgemeinzustandes der Patientin herbeiführte. Wenn wir diesen Fall heilen wollen, dann brauchen wir ein Mittel, das diesen Zustand in seiner Symptomatologie aufweist. Wenn wir andererseits irgendeines der Heilmittel nehmen, die wir in dieser Rubrik im ersten oder zweiten Wertigkeitsgrad finden, so haben wir nur ein Mittel für diese lokale Beschwerde, gegen die viele verschiedene Behandlungsarten erfolglos angewendet wurden. Wir dürfen nicht nur dieses Symptom allein verwenden, sondern auch die anderen, die diesen Krankheitsfall mit unregelmäßiger und reichlicher Menstruation von allen anderen Fällen mit gleichen Beschwerden unterscheidet – oder mit anderen Worten ausgedrückt, die daraus einen individuellen Fall machen. Daher fahren wir mit den anderen Symptomen fort.

Noch ein Wort zu unserer vierten Rubrik, dem starken Verlangen nach Bier. Normalerweise wäre dieses Symptom nur von geringem Wert. Aber wir haben hier eine Patientin vor uns, die bevor sie krank wurde und sich ihr innerer Zustand veränderte, kein Bier mochte. Tatsächlich hatte sie nur einmal Bier getrunken und es überhaupt nicht gemocht. Aber jetzt ist sie krank, und durch die Änderung ihres Verlangens kam es zu einem Zustand in ihrem Organismus, weshalb sie jetzt ein Verlangen nach Bier hat. Ihr Zustand hat sich verändert, und ein Symptom, das in anderen Fällen nur von geringem oder überhaupt keinem Wert wäre, nimmt eine wichtige Stellung in unserer Fallanalyse ein.

Dieser Fall weist noch eine weitere Besonderheit auf. Hätte man nach Leitsymptomen repertorisiert, wäre man vielleicht zur richtigen Lösung gekommen. Denn hier finden wir das absonderliche Symptom „Übelkeit bei Kälte", für das *Cocculus* das Heilmittel ist.

Unsere Wahl des Mittels *Cocculus* wurde diesem Fall gerecht, denn die Patientin wurde geheilt. Die Menses wurden regelmäßig und normalisierten sich; die Schwäche legte sich; das Verlangen nach Bier verschwand; das reichliche Schwitzen und die Übelkeit verschwanden ebenfalls. Vier Monate später konnte die Patientin aus der Behandlung entlassen werden; sie sagte, dass sie sich in ihrem Leben noch nie so wohl gefühlt habe.

Fall 5:

Es gibt Fälle, bei denen wir nicht ausreichend individualisieren können, um die Arzneiwahl bis auf weniger als zwei oder drei Mittel eingrenzen zu können. Wenn dies geschieht, dann wählen wir das Mittel, das die Symptome im höchsten Wertigkeitsgrad abdeckt – sofern auch die Pathogenese der Arznei ihre Verordnung rechtfertigt. Um dies zu verdeutlichen, gebe ich Ihnen die Analyse eines Falles ohne Fallgeschichte.

Menses reichlich und dunkel: *Am-c., Am-m., Ant-c., Ars., Bell., Bism., Bov., Bry., Calc., Calc-p., Carb-ac., Cham., China, Cimic., Cocc., Croc., Cycl., Ferr., Graph., Ign. Kal- n., Kreos., Lach., Lil-t., Mag-c., Nit-ac., Nux-m., Nux-v., Phos., Plat., Puls., Sabin., Sec., Sep., Sulph.*

Schlimmer beim Fahren im Wagen (Allgemeines > Fahren im Auto oder Zug [S. 1370]): *Cocc., Ign., Nux-m., Sep., Sulph.*

Schlimmer vor der Menses (Allgemeines > Menses, vor [S. 1387]): *Nux-m., Sep., Sulph.*

Abneigung gegen Milch (Magen > Abneigung > Milch [S. 498]): *Sep., Sulph.*
Traurigkeit abends Gemüt > Traurigkeit > **abends** [S. 68]): *Sep., Sulph.*

Schwindel beim nach unten Blicken (Schwindel > unten > blicken, nach [S. 103]): *Sep., Sulph.*

Wenn wir hier den Wertigkeitsgraden einen numerischen Wert geben – zwei für den ersten Wertigkeitsgrad und eins für den zweiten –, dann sehen wir, dass *Sepia* auf einen Gesamtwert von 9 kommt und *Sulphur* auf 8.

Man kann sich nicht vollkommen auf die zahlenmäßige Überlegenheit eines Mittels verlassen, d. h. eine Arznei, die auf weniger Punkte kommt als eine andere kann dennoch besser mit den vitalen Merkmalen des Symptomenbildes übereinstimmen und somit das passende Heilmittel sein. Die Auswahl muss aufgrund eines abschließenden Vergleichs der durch die Mittel hervorgerufenen Symptome, wie sie in einer ausführlichen Materia Medica angegeben sind, erfolgen.

Fall 6:

Bevor ich die Fallanalysen beende, möchte ich abschließend den folgenden Fall besprechen, um zwei Punkte zu verdeutlichen:

1) Eine Diagnose hat hinsichtlich unserer Verordnung nur wenig oder gar keine Bedeutung.
2) Wenn wir während der Fallaufnahme die Diagnose vergessen könnten, wären wir in der Lage, besser zu verordnen.

Dieser Fall wurde von einer jungen Dame aufgenommen, die nie Medizin studiert hat; alles was sie über das Gebiet wusste war: wenn sie oder ihre Freunde krank waren, sie ein homöopathisches Heilmittel bekommen wollten. Ich habe diesen Fall nie persönlich zu Gesicht bekommen, weiß aber anhand von Berichten, die ich per Post erhalten habe, dass es der Patientin gut geht.

Frau H. C., 42 Jahre alt, Witwe. Sie hat einen Hautausschlag an den Beinen, der brennt und juckt, und der durch Bettwärme schlimmer wird. Nachts kann sie ihre Beine nicht still halten. Ofenwärme verschlimmert; sie führt zu einem kribbelnden Gefühl am ganzen Körper. Ihre Füße sind tagsüber eiskalt, aber die Fußsohlen brennen nachts im Bett. Lahmheit der linken Schulter seit einem Rheumatismus vor vier Jahren, der sich beim Liegen auf der Schulter verschlimmert. Die Hände schlafen ein und fühlen sich taub an, insbesondere die linke Hand. Beim Erwachen schmerzt das Handgelenk, als sei es verstaucht. Alle Schmerzen sind von brennendem Charakter und wechseln plötzlich und häufig die Lokalität.

Manchmal kommt es zu kleinen Geschwüren an der Innenseite des linken Oberschenkels, aus denen eine dünne, übel riechende Absonderung herausläuft; beim Gehen schmerzen die Geschwüre, sie werden rot und aufgedunsen. Steifigkeit im unteren Rücken beim Beugen oder zu Beginn der Bewegung. Die Schmerzen strahlen in die Oberschenkel aus. Die Patientin hat einen trockenen Husten, der nach dem Schlaf schlimmer ist und durch ein Kitzeln im Hals ausgelöst wird. Dieser Husten trat stets Ende März oder Anfang April auf und dauerte an, bis das Wetter sehr heiß wurde; zeitgleich mit dem Husten ist sie sehr heiser und hat das Gefühl eines Kloßes im Hals. Die Menstruation ist dunkel, spärlich und übel riechend; seit der Geburt des letzten Kindes vor 12 Jahren ist sie nicht mehr regelmäßig gewesen. Die Patientin sagt, dass all

ihre Leiden und Schmerzen während der Blutung besser seien, und sie fühle sich nur dann wohl, wenn die Menses ungehindert fließen kann, obwohl sie dabei manchmal schmerzhafte Diarrhö hat. Ansonsten leidet sie immer an Verstopfung; sie muss mehrmals zur Toilette gehen, bis es zur Stuhlentleerung kommt. Sie hat das Gefühl von Gewicht und Druck in den Eingeweiden, mit starkem Blähungskollern. Das Abdomen ist morgens beim Aufwachen empfindlich. Brennende, stechende Schmerzen im linken Eierstock bei Verstopfung. Der Appetit ist mal gut, dann wiederum besteht völlige Appetitlosigkeit. Sie sagt, dass sie nicht genug trinken kann; sie hat andauernd Durst und trinkt große Mengen Kaffee. Mund und Zunge sind trocken; sie hat das Gefühl, als ob sich die Haut vom Gaumen abschälen würde. Permanent saurer Mundgeschmack; die Zunge ist rissig, in der Mitte braun, und die Spitze ist rot.
Die Patientin schläft nicht gut; sie hat Probleme, vor Mitternacht einzuschlafen, und dann erwacht sie häufig mit Stößen in der Magengrube und einem Enge- und Erstikkungsgefühl in der Brust. In letzter Zeit hat sie darüber geklagt, dass sich ihr Herz zu groß für die Brust anfühlt, wenn sie schnell geht. Dieser beklemmende Schmerz bessert sich manchmal durch Aufstoßen. Seit ein paar Wochen sind Gesicht und Lippen bläulich verfärbt; sie hat Hitzewallungen, wobei jedoch nur eine Wange rot wird; die andere ist blass. Seit einem Jahr ist ihr Gehör beeinträchtigt; sie klagt über Ohrgeräusche wie dem Pfeifen eines Teekessels. Sie hat kaum Ohrschmalz, und das was vorhanden ist, ist hart und weiß. Fahren in der Kälte verursacht ihr immer Ohrenschmerzen. Beim letzten Anfall fürchtete sie sich davor, ins Bett zu gehen, weil sie dachte, sie könnte sterben; sie fürchtet sich sehr vor dem Tod. Sie leidet schon immer mehr oder weniger unter Kopfschmerzen, zu unterschiedlichen Zeiten; der beschwerlichste Kopfschmerz jedoch beginnt auf der rechten Kopfseite und geht dann durch den Kopf auf die linke Seite über, bis schließlich der ganze Kopf wehtut. Gleichzeitig kommt es zu einem Ziehen im Nacken und brennenden Schmerzen hinter den Augen; leichter Schwindel mit einem Gefühl, als ob sie auf die linke Seite fallen würde. Sie ist leicht reizbar, und alles scheint morgens beim Erwachen schlimmer zu sein.
Wie sieht nun also die Diagnose dieses Falles aus? Ich weiß es nicht, ich habe keine gestellt. Wir kümmern uns nicht um die Diagnose, da es nicht eine Krankheit ist, die wir behandeln wollen. Es geht um eine kranke Frau, die wir zu heilen versuchen. Wir haben einen gut aufgenommenen Fall, und aus dieser riesigen Menge an Symptomen müssen wir ein paar aussuchen, die diesen Fall individualisieren und ihn von allen anderen unterscheiden. Schauen wir uns den Fallbericht an und entscheiden dann, welche Symptome wir für unsere Arbeit mit dem Repertorium auswählen.

Zunächst finden wir folgende Allgemeinsymptome: Verschlimmerung nach dem Schlaf, Durst, brennende Schmerzen, linksseitige Beschwerden und Besserung während der Monatsblutung.

Verschlimmerung nach dem Schlaf (Allgemeines > Schlaf, nach [S. 1398]): *Acon., Apis, Arn., Ars., Camph., Carb-s., Carb-v., Caust., Chel., Cocc., Con., Euph., Ferr., Hep., Lach., Lyc., Op., Phos., Puls., Rheum, Sabad., Sel., Sep., Spong., Staph., Stram., Sulph., Verat.*

Durst (Magen > Durst [S. 512]): *Acon., Arn., Ars., Camph., Carb-v., Chel., Cocc., Con., Hep., Lach., Op., Phos., Stram., Sulph.*

Brennende Schmerzen (Allgemeines > Schmerz > brennend [S. 1400]): *Acon., Arn., Ars., Carb-v., Con., Lach., Op., Phos., Sulph.*

Linksseitige Beschwerden (Allgemeines > Seite > links (S. 1420]): *Arn., Lach., Phos., Sulph.*

Besserung während der Monatsblutung: *Lachesis.*

Wie Sie sehen, haben wir unseren langen Fall mit Hilfe von fünf Rubriken auf eine Arznei heruntergearbeitet. Wir wenden uns nun der Pathogenese von *Lachesis* zu, um zu sehen, ob unsere Mittelwahl gerechtfertigt ist. In den *Leitsymptomen unserer Materia Medica* finden wir unter *Lachesis* nicht nur die fünf Symptome, die wir verwendet haben, sondern auch jedes einzelne der anderen Symptome. Daher muss dieses Mittel dem Fall *homöopathisch entsprechen.*

Zwei Gaben *Lachesis*, wurden der Patientin zugeschickt und brachten folgendes Ergebnis: Die ersten 36 Stunden nach der Einnahme des Mittels brachten eine Verschlimmerung sämtlicher Symptome, gefolgt von einer raschen Besserung. Die Besserung hielt bis zum letzten Bericht an, in dem die Patientin schrieb, dass jedes einzelne Symptom verschwunden sei und dass sie sich so gut fühle wie noch nie in ihrem Leben.

Fall 7:

Lassen Sie uns die Analyse des Symptoms „Verstopfung" betrachten, dem großen Schreckgespenst derjenigen Verordner, die behaupten, eine Verstopfung könne nicht durch ein homöopathisches Mittel beeinflusst werden. Der Grund für diese Behauptung liegt darin, dass die Verstopfung an sich normalerweise nicht geheilt werden kann – denn wir haben nicht ein einzelnes Mittel für diesen krankhaften Zustand.

Selbst wenn wir unseren Fall durch nur einen Individualisierungsschritt weiterbringen, sind wir kaum besser dran. Nehmen wir als Beispiel eine Verstopfung mit hartem Stuhl. In der Rubrik dieses gewöhnlichen Symptoms finden wir 83 Mittel, und jedes einzelne dieser Mittel könnte bei einem so allgemeinen Zustand heilend wirken. Aber wenn wir nichts haben, womit wir unseren Fall weiter individualisieren können, sind wir verloren. Nehmen wir einmal folgende Stuhleigenschaften:

Stuhl trocken (Stuhl > trocken [S. 661]): Hiermit grenzen wir unsere Liste von Arzneien auf 31 ein, nämlich auf folgende: Aesc., Am-c., Arg-m., Arg-n., Bry., Calc.,

Cimex., Con., Cupr., Ham., Hep., Kali- bi., Kali-c., Kali-s., Lac-d., Lyc., Nat-m., Nit-ac., Nux-v., Op., Phos., Plat., Plb., Podo., Prun-s., Sanic., Sil., Stann., Sulph., Zinc.

Dieses Symptom geht oft mit Inaktivität des Rektums einher, d. h. es besteht drei oder vier Tage lang kein Stuhldrang.

Inaktivität des Rektums (Rektum > Untätigkeit [S. 651]): Wir finden 14 der o. g. 31 Mittel, entweder im ersten oder zweiten Wertigkeitsgrad. Dies erlaubt uns, die Gruppe der Heilmittel auf die folgenden einzugrenzen: Bry., Calc., Kali-c., Lyc., Nat-m., Nux-v., Op., Phos., Plat., Plb., Podo., Sanic., Sil., Sulph.

Der Stuhl kann bröckelig sein, und wenn das der Fall ist, dann hilft uns dies, die 14 Mittel weiter einzugrenzen, damit wir das eine Heilmittel für diesen individuellen Fall finden.

Bröckelig (Stuhl > Bröckelig [S. 655]): Diese Rubrik gibt an, dass nur fünf der o. g. 14 Mittel einen bröckeligen Stuhl beinhalten. Dies sind: *Nat-m., Op., Plat., Podo., Sulph.*

Das Beste, was wir aus den Symptomen machen konnten, die zu der „Verstopfung" an sich gehören, bestand darin, die Mittelwahl auf fünf Arzneien einzugrenzen, und eines dieser Mittel wird das Heilmittel sein. Sie werden sagen, dass wir alle fünf Mittel auf einmal als eine Art „Schrotschuss-Verordnung" verabreichen könnten. Das ist genau das, was so mancher Therapeut tut, und anschließend behauptet, dass man mit Homöopathie keine Verstopfung heilen kann. Wir könnten aber auch zunächst ein Mittel geben und die anderen abwechselnd nacheinander. Aber wir würden den Fall auf diese Weise niemals heilen, obwohl eines dieser fünf Mittel das Heilmittel ist, sofern es alleine verabreicht wird. Wir müssen nach anderen Symptomen des Patienten schauen, und wir werden in jedem Fall welche finden, die uns helfen, den Patienten zu individualisieren, um das eine Heilmittel zu finden.

Stellen wir uns einmal vor, der Patient würde ein „**Brennen nach dem Stuhlgang**" (Rektum > Schmerz > brennend > Stuhlgang, nach [S. 643]) angeben. Wir stellen fest, dass diese Rubrik von unseren o. g. fünf Arzneimitteln nur noch *Natrium muriaticum* und *Sulphur* enthält. Nun haben wir uns bis auf zwei Mittel vorgearbeitet, von denen jedes das richtige Heilmittel sein könnte. Sehen Sie sich die Zunge des Patienten an, und schauen Sie, ob Sie hier nicht ein Symptom finden können, die Ihnen weiterhilft. Gehen wir einmal davon aus, dass dieser Patient eine stark belegte Zunge hat, die aber fleckweise Stellen ohne Belag aufweist. Dies wäre eine so genannte „**Landkartenzunge**" (Mund > Landkartenzunge [S. 435]). Beim Nachschlagen der Rubrik „Landkartenzunge" stellen wir fest, dass von unseren beiden Mitteln nur *Natrium muriaticum* dieses Symptom hat. Wenn Sie also kein ausgeprägtes Allgemeinsymptom haben, das *Natrium muriaticum* ausschließt, ist dies das Heilmittel des Falles – sofern es keine Gewebeveränderung oder Wucherungen gibt, die aufgrund des ausgeübten Drucks zu einer Darmverstopfung führen. Gehen Sie bei diesen chronischen Fällen von Verstopfung nicht davon aus, dass Sie eine Gabe benötigen, oder ein Dutzend Gaben in rascher Abfolge, und die Verstopfung danach über Nacht oder innerhalb einer Woche verschwindet. Diese Fälle sind gewöhnlich lang andauernd, die Patienten leiden an habitueller Verstopfung, und die meisten nehmen auch gewohnheitsmäßig Abführmittel. Sie müssen lange Zeit mit dem Heilmittel in ständigen Wiederholungen begleitet werden, vielleicht über mehrere Monate hinweg, bis eine Heilung eintritt.

Um Ihren Fall heilen zu können, müssen sie darauf bestehen, dass die Abführmittel sofort abgesetzt werden, und bis ihre Arznei den Zustand geändert und den Stuhlgang normalisiert hat, müssen Sie für die Einhaltung einer Diät und für Einläufe mit warmem Wasser sorgen, damit der untere Darmabschnitt entleert wird.

Schematische Vorlage für einen Fallbericht

Gemüt: Führen Sie alle Geistes- und Gemütssymptome unter dieser Überschrift auf; lassen Sie genügend Platz für Symptome, die Sie vielleicht bei weiteren Sitzungen mit Ihrem Patienten entdecken.

Kopf: An dieser Stelle notieren Sie Kopfschmerzen, Symptome der Haare, Bewegungen des Kopfes usw.

Magen: Diese Gruppe umfasst Magenschmerzen, Verlangen und Abneigungen gegen Speisen und Getränke, Ess- und Trinkgewohnheiten, Appetit, Durst, Übelkeit, Erbrechen, Aufstoßen und Empfindungen.

Abdomen: Unter dieser Überschrift führen Sie Symptome wie Verstopfung, Durchfall, Empfindungen wie Schmerz, Drücken usw., Symptome beim Wasserlassen, Stuhlgang, Beschwerden der Blase und der männlichen Genitalien auf.

Menses: Diese Symptome sind bei Frauen von derart großer Bedeutung, dass wir sie unter eine eigene Überschrift stellen sollten. Führen Sie sämtliche Symptome mit Bezug zu den weiblichen Fortpflanzungsorganen, Schwangerschaft und Entbindung, Blutungen usw. hier an.

Brust: Symptome mit Bezug zu Husten, Schmerzen und Empfindungen, Auswurf, Atmung, Herz, Puls, Brüsten usw. gehören hierher.

Rücken: Empfindungen, Schmerzen usw.

Extremitäten: Sämtliche Symptome der oberen und unteren Extremitäten.

Schlaf: Alle Symptome, die zu Schlaf, Träumen usw. gehören.

Allgemein: Notieren Sie hier alle Symptome, die mit den Umständen (den Modalitäten) in Verbindung stehen, die den gesamten Patienten betreffen, und die nicht bereits durch Gemütssymptome abgedeckt sind.

Wenn Sie die Symptome in dieser Reihenfolge aufgenommen haben, vom Gemüt zu den Allgemeinsymptomen, erhalten Sie einen Fallbericht, mit dem man gut arbeiten kann und mit dem es einfach ist, den Fall für die Repertorisation zu individualisieren.

auf, dass sie eine Uhr, [illegible] bemerken, oder ein Pendel, [illegible] welcher Abhilfe sind die Verantwortung [illegible] Natur [illegible] innerhalb einer Woche [illegible]. Diese Fälle sind gewöhnlich lang und durch die [illegible] handhabbar [illegible] nehmen [illegible] ungewöhnlich [illegible]. Sie müssen Ihnen Zeit mit dem [illegible] Veränderungen [illegible], vielleicht [illegible] ihrer [illegible].

Um Ihren Patienten zu helfen, müssen Sie darauf bestehen, dass die Abhängigkeit [illegible] werden, und dass der Arzt [illegible] und [illegible] müssen Sie für die Einrichtung einer [illegible] Fälle [illegible] der [illegible] umsetzt wird.

Schematische Vorlage für einen Fallbericht

Gemüt: Führen Sie alle Geistes- und Gemütssymptome unter dieser Überschrift auf. Verwenden Sie [illegible] für Symptome, die [illegible] vielleicht [illegible] werden [illegible] Patienten [illegible].

Kopf: An dieser Stelle [illegible] Kopfschmerzen, Symptome [illegible] usw.

Magen: [illegible] Übelkeit, Magenschmerzen, Verlangen und Abneigung gegen Speisen und Getränke, Ess- und Trinkgewohnheiten, Appetit, Durst, [illegible] und [illegible] usw.

Abdomen: Unter dieser Überschrift [illegible] Symptome [illegible] Schmerzen, [illegible] Symptome beim [illegible] und [illegible] Stuhl [illegible].

[illegible]: [illegible] Symptome [illegible] Bedeutung, [illegible] Probleme [illegible] Symptome mit [illegible] Schwangerschaft und Entbindung, Blutungen usw.

Brust: Symptome [illegible] Atemwege, [illegible] Herz, [illegible] usw.

Rücken: Empfindungen [illegible] usw.

Extremitäten: [illegible] Symptome der oberen und unteren Extremitäten.

Schlaf: Alle Symptome [illegible] Träume [illegible].

Allgemeines: [illegible] alle Symptome, die mit dem [illegible] verbunden sind, [illegible] die den gesamten Patienten betreffen und die nicht bereits durch Gemütssymptome angegeben sind.

Wenn Sie [illegible] Symptome [illegible] Patienten [illegible] haben, [illegible] den Allgemeinsymptomen [illegible] Fall [illegible].

Repertorium

GEMÜT

ABERGLÄUBISCH: *Con.*, zinc.

ABNEIGUNG:

Annäherung: Aur., caj., hell., helon., hipp., *iod.*, lil-t., **Lyc.**, sulph.

allem, gegenüber: Alumn., am-m., calc., caps., cupr., hyos., ip., merc., mez., *puls.*, sulph., thuj.

Ehemann, gegen ihren: *Glon.*, kali-p., *nat-c.*, nat-m., **Sep.**, verat.

Familienmitglieder, gegen: *Calc.*, *crot-h.*, *fl-ac.*, *nat-c.*, **Sep.**

Frauen, gegen: Am-c., bapt., *dios.*, *lach.*, nat-m., *puls.*, sulph.

Frauen, bei: Raph.

Fremde (s. GESELLSCHAFT - Abneigung - Fremde)

Freunde, gegen: Cedr., ferr., *led.*

während der Schwangerschaft: *Con.*

Menschen, gegen bestimmte: *Am-m.*, aur., *calc.*, crot-h., **Nat-c.**, sel., stann.

religiöse, gegen das andere Geschlecht: Lyc., *puls.*, sulph.

Umstehenden, gegen die: Ars.

ABSCHEU:

allgemeine: Acon., alum., ang., ant-t., *arg-n.*, arn., asar., bell., benz-ac., bufo, *calc.*, canth., cham., chel., hyos., jatr., kali-bi., kali-c., laur., mag-m., merc., myric., phel., phyt., plat., *puls.*, raph., rat., sec., seneg., stram., sumb., tarent., thea

morgens: Mag-m., phyt.

Erwachen, beim: Phyt.

abends: Alum., *hep.*, raph.

Erwachen, beim: *Lach.*, *lyc.*, nat-c.

Arbeit, vor der: Arg-n., arn., calc., hyos., kali-c., nat-m., petr., *puls.*, ran-b., *sil.*, sulph., *tab.*, tarax.

Geschäften, vor seinen: Ars-h.

Hautausschlag, vor einem: Cop.

Leben, vor dem (vgl. LEBENSÜBERDRUSS, SELBSTMORD, TOD): Act-sp., agn., alum., am-c., *ambr.*, **Ant-c.**, ant-t., **Ars.**, **Aur.**, *aur-m.*, *aur-s.*, *bell.*, berb., bov., *calc.*, calc-s., carb-an., *carb-v.*, caust., **Chin.**, *chin-a.*, cop., dros., grat., hep., hyos., kali-bi., kali-br., *kali-p.*, kreos., *lach.*, laur., led., *lyc.*, **Merc.**, mez., nat-ar., nat-c., **Nat-m.**, *nat-s.*, *nit-ac.*, *nux-v.*, op., **Phos.**, *plat.*, plb., podo., *puls.*, *rhus-t.*, *rhus-v.*, ruta,

ABSCHEU - Leben, vor dem ...

sec., *sep.*, *sil.*, spig., *spong.*, staph., stram., sul-ac., *sulph.*, *ter.*, **Thuj.**, valer., zinc., ziz.

morgens: *Lach.*, **Lyc.**, nat-c.

abends: **Aur.**, dros., hep., kali-chl., rhus-t., spig.

Menses, vor den: Cere-b.

anzutun; muss sich zurückhalten, um sich nichts: **Nat-s.**

Sprechen, vor dem: Anac., dios.

ABWEISEND (s. STIMMUNG - abweisend)

AFFEKTIERT, geziert: *Stram.*

ALBERNES Benehmen (vgl. ANTWORTET, KINDISCHES Benehmen, SPRACHE): Absin., acon., agar., all-c., anac., anan., ant-c., *apis*, arg-n., *ars.*, *bar-m.*, *bell.*, calc., cann-i., canth., carb-an., carb-v., *chin.*, cic., con., croc., cupr., der., **Hyos.**, kali-c., lach., lact., *lyc.*, *merc.*, nux-m., nux-v., op., par., ph-ac., *phos.*, phys., *plb.*, *sec.*, seneg., **Stram.**, tanac., verat.

morgens, beim Erwachen: Aur.

nachts: Cic.

epileptischen Anfällen, vor: Caust.

Freien, im: Nux-m.

Glück und Stolz, zeigt: **Sulph.**

Krämpfen, bei: Sec.

ALKOHOLISMUS: Ars., bufo, *calc.*, caust., con., hep., *lach.*, mag-c., merc., *nux-v.*, op., petr., puls., staph., *sulph.*

heimlicher Trinker: Sulph.

Menses, vor den: **Sel.**

ANGESEHEN zu werden, erträgt es nicht: *Ant-c.*, *ant-t.*, **Ars.**, *cham.*, *chin.*, *cina*, *iod.*, mag-c., nat-m., nux-v., rhus-t., stram., sulph.

ANGESPROCHEN werden, will nicht: Agar., am-c., ant-t., arn., *ars.*, *ars-i.*, aur., caj., camph., *carb-s.*, **Cham.**, con., elaps, fago., *gels.*, *graph.*, ham., hell., helon., *hipp.*, *hyos.*, ign., *iod.*, kali-p., kalm., lil-t., mag-m., myric., nat-m., *nat-s.*, nux-v., plan., plat., puls-n., rhus-t., sil., staph., stram., *sulph.*, *tarent.*, tep., teucr., verat., zinc.

morgens: Ars., nat-s.

allein gelassen werden, möchte: Aur., caj., hell., helon., hipp., *iod.*, lil-t., *sulph.*

Froststadium im Fieber, während: *Hyos.*

ANGST, Bangigkeit, banges Gefühl (ohne konkretes Objekt) (vgl. FURCHT): *Abrot.*, *acet-ac.*, **Acon.**, *acon-f.*, act-sp., *aeth.*, agar.,

GEMÜT

ANGST ...

agn., ail., *all-c.*, aloe, *alum.*, alumn., *am-c.*, am-m., *ambr.*, *anac.*, ang., *ant-c.*, *ant-t.*, apis, *arg-m.*, **Arg-n.**, *arn.*, **Ars.**, *ars-h.*, **Ars-i.**, asaf., *asar.*, aspar., aster., **Aur.**, aur-s., *bar-c.*, *bar-m.*, **Bell.**, benz-ac., berb., **Bism-o.**, *bor.*, *bov.*, **Bry.**, bufo, **Cact.**, cadm., cahin., calad., **Calc.**, **Calc-p.**, **Calc-s.**, **Camph.**, **Cann-i.**, cann-s., *canth.*, caps., *carb-an.*, *carb-o.*, **Carb-s.**, **Carb-v.**, *carl.*, **Caust.**, *cench.*, *cham.*, *chel.*, **Chin.**, *chin-a.*, *chin-s.*, *chlol.*, *cic.*, cimic., *cimx.*, cina, clem., *coc-c.*, *cocc.*, *coch.*, *coff.*, colch., *coloc.*, **Con.**, croc., *crot-c.*, *crot-h.*, crot-t., cub., *cupr.*, cupr-ar., cur., cycl., **Dig.**, *dros.*, dulc., elaps, euon., eup-per., *euph.*, *ferr.*, *ferr-ar.*, *ferr-i.*, ferr-p., *fl-ac.*, *gels.*, glon., *graph.*, grat., *hell.*, *hep.*, hura, *hyos.*, *ign.*, indg., **Iod.**, ip., *jatr.*, **Kali-ar.**, kali-br., **Kali-c.**, kali-chl., *kali-i.*, *kali-n.*, **Kali-p.**, **Kali-s.**, kreos., *lach.*, lact., lat-m., *laur.*, *led.*, *lil-t.*, **Lyc.**, lyss., *mag-c.*, *mag-m.*, *mag-s.*, manc., mang., med., meny., *merc.*, *merc-c.*, **Mez.**, mill., mosch., *mur-ac.*, mygal., naja, **Nat-ar.**, **Nat-c.**, *nat-m.*, *nat-p.*, nicc., **Nit-ac.**, *nux-v.*, olnd., *op.*, ox-ac., paeon., *petr.*, *ph-ac.*, phel., **Phos.**, plan., *plat.*, *plb.*, **Psor.**, **Puls.**, pyrog., ran-b., ran-s., raph., rheum, rhod., **Rhus-t.**, *ruta*, *sabad.*, *sabin.*, *samb.*, sang., sars., **Sec.**, *seneg.*, *sep.*, *sil.*, *spig.*, *spong.*, squil., *stann.*, *staph.*, *stram.*, stront., stry., sul-ac., **Sulph.**, *sumb.*, *tab.*, *tarent.*, *thuj.*, valer., **Verat.**, viol-o., viol-t., xan., *zinc.*

tagsüber: Ambr., ant-c., *bell.*, caust., chin-a., laur., mag-c., mang., merc., nat-c., nit-ac., phyt., plat., psor., puls., ruta, sul-ac., zinc.

5-17 Uhr: Psor.

morgens: *Ail.*, *alum.*, am-c., anac., **Ars.**, canth., carb-an., *carb-s.*, *carb-v.*, *caust.*, *chin.*, cocc., con., **Graph.**, ign., ip., kali-ar., **Lach.**, led., *lyc.*, mag-c., mag-m., mag-s., mez., nat-m., nit-ac., *nux-v.*, **Phos.**, plat., puls., rhus-t., sep., sul-ac., *sulph.*, verat., zinc.

Aufstehen, beim: Arg-n., mag-c., rhus-t.

amel.: Carb-an., cast., fl-ac., nux-v., rhus-t., sep.

Erwachen, beim: *Alum.*, anac., carb-an., *carb-v.*, *caust.*, chel., *chin.*, cocc., **Graph.**, ign., ip., **Lach.**, *lyc.*, mag-c., mag-m., mag-s., nat-m., nit-ac., *nux-v.*, *phos.*, plat., puls., rhus-t., sep., squil.

vormittags: Acon., alum., alumn., am-c., bar-c., calc., canth., clem., *lyc.*, *nat-m.*, paeon., plat., ran-b., sars., sulph.

11 Uhr: Arg-n.

mittags: Bar-c., chin-s., mez.

12-15 Uhr: Aster.

nachmittags: Aeth., am-c., arg-n., bell., bov., cact., calc., carb-an., carb-v., crot-t., cupr., gamb., kali-n., mag-c., mag-m., nat-c., nit-ac., nux-v., ph-ac., phel., phos., puls., rhus-t., ruta, stront., tab., zinc.

15-18 Uhr: Con.

16 Uhr: *Lyc.*, tab.

16-17 Uhr: Thuj.

16-18 Uhr: Carb-v.

17-18 Uhr: Am-c.

abends, bis: Con., kali-n., mag-m.

abends: Acon., agar., *alum.*, am-c., *ambr.*, anac., ant-t., **Ars.**, bar-c., *bar-m.*, bell., *bor.*, bov., bry., cact., calad., **Calc.**, **Calc-s.**, carb-an., *carb-s.*, **Carb-v.**, *caust.*, chel., chin., *chin-a.*, *cina*, cocc., coff., colch., **Dig.**, *dros.*, *fl-ac.*, graph., *hep.*, hipp., hura, kali-ar., kali-c., kali-i., kali-n., kali-p., kali-s., lact., *laur.*, *lyc.*, mag-c., mag-m., *merc.*, mez., mur-ac., nat-ar., nat-c., *nat-m.*, nat-p., *nit-ac.*, nux-m., *nux-v.*, paeon., petr., *phos.*, plat., *puls.*, ran-b., *rhus-t.*, ruta, sabin., **Sep.**, sil., spig., *stann.*, stront., **Sulph.**, tab., verat.

amel.: Am-c., chel., mag-c., sul-ac., verb., zinc.

18 Uhr: *Dig.*

19-20 Uhr: Am-c., dros.

20 Uhr: Mur-ac.

23 Uhr, bis: *Bor.*

Bett, im: Am-c., **Ambr.**, anac., ant-c., **Ars.**, *bar-c.*, *bry.*, calad., *calc.*, *calc-s.*, carb-an., *carb-s.*, **Carb-v.**, *caust.*, *cench.*, cham., *cocc.*, *graph.*, hep., kali-ar., kali-c., kali-n., kali-p., kali-s., laur., lil-t., *lyc.*, *mag-c.*, *mag-m.*, mez., mur-ac., nat-ar., nat-c., nat-m., nit-ac., *nux-v.*, phos., *puls.*, sabin., sep., sil., stront., *sulph.*, ter., verat.

amel.: *Mag-c.*

Körperübungen, durch anstrengende: Ox-ac.

Schließen der Augen, beim: *Mag-m.*

GEMÜT

ANGST - abends - Bett, im ...

Unruhe und qualvoller Angst abdecken, muss sich aus: *Bar-c.*, mag-c., nat-m., *puls.*

Dämmerung, in der: Ambr., *ars.*, *calc.*, *carb-v.*, *caust.*, dig., laur., nux-v., *phos.*, *rhus-t.*, sep.

nachts: *Acon.*, agar., *alum.*, *alumn.*, am-c., am-m., ambr., ant-c., arg-m., arg-n., arn., **Ars.**, *aster.*, *bar-c.*, *bell.*, bor., bov., bry., cact., *calc.*, *calc-s.*, camph., cann-s., canth., *carb-an.*, *carb-s.*, *carb-v.*, cast., *caust.*, *cham.*, *chin.*, chin-a., chin-s., cina, clem., cocc., coff., con., cycl., dig., *dros.*, dulc., *ferr.*, ferr-ar., ferr-p., *graph.*, *haem.*, *hep.*, *hyos.*, *ign.*, jatr., kali-ar., kali-bi., kali-c., kali-p., kali-s., *lach.*, lact., lac-ac., lil-t., lith-c., lyc., *mag-c.*, mag-m., mang., *merc.*, merc-c., nat-ar., nat-c., *nat-m.*, nat-p., *nit-ac.*, nux-v., petr., *phos.*, plan., plat., plb., **Puls.**, ran-b., *rhus-t.*, sabad., *samb.*, sep., sil., spong., squil., stront., *sulph.*, *tab.*, thuj., *verat.*, zinc.

Mitternacht, vor: Am-c., ambr., ars., bar-c., *bry.*, *carb-s.*, *carb-v.*, caust., *cocc.*, gels., *graph.*, *hep.*, kali-c., laur., *lyc.*, *mag-c.*, mag-m., merc., *mur-ac.*, nat-c., *nat-m.*, nat-p., nux-v., phos., *puls.*, sabin., sil., stront., *sulph.*, verat.

23 Uhr: Ruta

Erwachen, besser beim Aufstehen; beim: Sil.

nach: Alum., ant-c., **Ars.**, calc., cast., *cench.*, chin., colch., dulc., graph., hep., lyc., **Nux-v.**, *rhus-t.*, squil.

0-2 Uhr: Carb-an.

1-3 Uhr: Hep.

2 Uhr: Nat-m.

3 Uhr: **Ars.**, sil.

nach: *Ars.*, rhus-t., verat.

4 Uhr: Alum.

Erwachen, beim: Ign., lyc., ph-ac.

Erwachen, beim: *Alum.*, arg-n., *ars.*, carb-v., chel., con., *dros.*, graph., lac-ac., lyc., *nat-m.*, nit-ac., *phos.*, *puls.*, rat., sil., **Sulph.**, zinc.

abwechselnd mit Gleichgültigkeit: Nat-m.

Abendessen, nach dem: Mag-c., *nux-v.*

ANGST ...

allein, wenn: **Ars.**, cadm., *dros.*, *mez.*, **Phos.**, rat., tab., zinc.

andere, um: *Ars.*, bar-c., cocc., *phos.*, *sulph.*

Anfällen, bei: Alum., bell., caust., cocc., cupr., ferr., *hyos.*, ign.

anfallsweise: Nit-ac.

Anstrengung der Augen, bei: *Sep.*

Ärger, Verdruss; nach: Acon., lyc., phos., sep., staph., verat.

Atmen, beim tiefen: Acon., *spig.*

amel.: Agar., rhus-t.

Aufstehen, nach dem: Arg-n., carb-an., chel., mag-c., rhus-t.

Sitzen, vom: Berb., verat.

amel.: Mill.

Aufstoßen amel.: Kali-c., mag-m.

Bett, im: Am-c., *ambr.*, anac., ant-c., **Ars.**, *bar-c.*, berb., *bry.*, calad., *calc.*, *camph.*, carb-an., *carb-v.*, *caust.*, *cench.*, *cham.*, chin-s., *cocc.*, *ferr.*, *graph.*, *hep.*, ign., kali-c., kali-n., laur., *lyc.*, *mag-c.*, mag-m., nat-ar., nat-c., nat-m., nat-p., nit-ac., nux-v., phos., *puls.*, **Rhus-t.**, sabin., sep., sil., stront., *sulph.*, ter., verat.

Bewegung, bei: Acon., aloe, berb., bor., mag-c., nat-c., nicc., rheum, stann.

amel.: Acon., act-sp., *ars.*, naja, ph-ac., *puls.*, seneg., sil., tarax.

Abwärtsbewegung, durch: **Bor.**, *gels.*

Blicken auf einen Punkt, beim: *Sep.*

Bücken, beim: Bell., rheum

amel.: Bar-m.

Denken daran, durch: Alum., ambr., bry., *calc.*, caust., con., *nit-ac.*, staph., tab.

Druckgefühl auf der Brust, durch: **Sulph.**

Dunkelheit, in der: Aeth., nat-m., phos., *puls.*, rhus-t., *stram.*

Eisenbahn, jedoch besser im Zug; bei einer bevorstehenden Fahrt mit der: Ars.

Enthaltsamkeit, durch lange: *Con.*

Erregung, durch: Asaf., *phos.*

Erscheinung, wenn wach; qualvolle Angst durch eine scheußliche: Zinc.

Erwachen, beim: Acon., agar., *alum.*, am-c., am-m., arg-n., *arn.*, **Ars.**, aster., bapt., bell., bism-o., bor., bufo, *cact.*, calc.,

GEMÜT

ANGST - Erwachen, beim ...

calc-s., carb-an., *carb-s.*, *carb-v.*, caust., *chin.*, chin-a., cina, cocc., con., cub., dig., *dros.*, *graph.*, hep., ign., ip., iris., kali-ar., kali-bi., *kali-c.*, kali-p., kali-s., **Lach.**, lepi., lyc., mag-c., nat-ar., nat-c., nat-m., nat-p., nit-ac., *nux-v.*, ph-ac., *phos.*, plat., puls., rat., rhus-t., *samb.*, *sep.*, *sil.*, sol-t-ae., *spong.*, squil., *stram.*, *sulph.*, thuj., zinc.

erwartet wird, wenn etwas von ihm: *Ars.*

Essen, vor: Mez., ran-b.

während: *Carb-v.*, mag-c., mez., sabad., *sep.*

warmen Speisen, von: Mag-c.

nach: Aloe, *ambr.*, *arg-n.*, asaf., bell., canth., carb-an., *carb-v.*, *caust.*, cham., chin., *coc-c.*, con., ferr-m., ferr-p., hyos., kali-c., kali-p., lach., mag-m., merc., *nat-c.*, *nat-m.*, nat-p., *nit-ac.*, **Nux-v.**, ph-ac., phel., *phos.*, psor., ran-b., sep., sil., thuj., verat., viol-t.

amel.: Aur., *iod.*, mez., sulph.

Fahren und Reiten, beim: *Aur.*, *bor.*, *lach.*, psor., sep.

abwärts: **Bor.**, *psor.*

Fieber, während: **Acon.**, *alum.*, am-c., **Ambr.**, anac., arn., **Ars.**, *asaf.*, **Bar-c.**, bell., berb., bov., *bry.*, *calc.*, calc-s., canth., carb-an., casc., cham., chin., chin-a., *chin-s.*, coff., crot-h., cycl., dros., *ferr.*, ferr-ar., ferr-p., fl-ac., graph., grat., guare., hep., hyper., ign., **Ip.**, kali-c., lach., laur., *mag-c.*, mag-m., merc., *mur-ac.*, nat-ar., nat-c., nat-m., nat-p., nicc., nux-v., op., par., *petr.*, ph-ac., *phos.*, plan., plat., plb., *puls.*, rheum, *rhus-t.*, *ruta*, sabin., *sec.*, **Sep.**, spig., *spong.*, stann., stram., sulph., *tub.*, valer., verat., *viol-t.*, *zinc.*

Prodromalstadiums, während des: Ars., chin.

Flatus, durch: Coff., *nux-v.*

Abgang von, amel.: Calc.

Freien, im: Acon., anac., ant-c., arg-m., bar-c., bell., cina, hep., ign., lach., plat., spig., tab.

amel.: Alum., arund., *bry.*, calc., calc-s., **Cann-i.**, carl., grat., **Kali-s.**, laur., *lyc.*, *mag-m.*, *puls.*, *rhus-t.*, spong., *til.*, valer., verat.

Fremden, in Gegenwart von: *Carb-v.*, stram.

ANGST ...

Freunde zu Hause, um: Bar-c., *phos.*, phys., *sulph.*

Froststadium im Fieber, vor: Ars., ars-h., **Chin.**

während: **Acon.**, arn., **Ars.**, ars-h., **Calc.**, **Camph.**, caps., carb-v., chin., chin-a., cimx., *cocc.*, cycl., gels., hura, ign., lam., laur., nat-m., nux-v., phos., plat., **Puls.**, *rhus-t.*, sec., sep., *verat.*

nach: *Chel.*, kali-c.

Frühstück, nach dem: Con., kali-c.

Furcht, mit: **Acon.**, *alum.*, am-c., *am-m.*, **Anac.**, ant-c., ant-t., **Ars.**, *aur.*, *bar-c.*, bell., berb., bry., calad., *calc.*, calc-s., *canth.*, carb-s., **Caust.**, chel., *chin.*, chin-a., *chin-s.*, cic., cina, clem., *cocc.*, *coff.*, *cupr.*, *dig.*, dros., dulc., ferr., ferr-ar., ferr-p., *graph.*, hell., *hep.*, hyos., **Ign.**, *kali-ar.*, *kali-c.*, kali-i., kali-n., *kali-p.*, kali-s., *kreos.*, lach., *lyc.*, *mag-c.*, manc., mang., meny., *merc.*, mez., nat-ar., nat-c., *nat-m.*, nat-p., nicc., *nit-ac.*, nux-m., nux-v., onos., phel., *phos.*, *plat.*, **Psor.**, *puls.*, rat., *rhus-t.*, ruta, sabin., samb., **Sec.**, *sep.*, *spig.*, spong., staph., *stront.*, sulph., tab., thuj., til., *verat.*

Fußbad, nach einem: Nat-c.

Gedanken, durch: Calc.

Gehen, beim: Acon., aloe, *anac.*, ant-c., arg-m., *arg-n.*, bar-c., bell., cina, clem., hep., ign., manc., mang., nux-v., plat., spong., staph., tab.

Freien, im: *Anac.*, arg-m., *arg-n.*, bell., cina, hep., ign., **Lyc.**, nux-v., plat., spong., tab

amel.: *Iod.*, *kali-i.*, *kali-s.*, *puls.*, *rhus-t.*

schnellen, beim: Nit-ac., *staph.*

geht dadurch immer schneller: **Arg-n.**

geistige Anstrengung, durch: Acon., ars., calc., camph., cham., cupr., iod., nat-c., *nit-ac.*, nux-v., phos., plan., puls., rhus-t., sec., verat.

Geräusche, durch: Agar., alum., *aur.*, bar-c., caps., *caust.*, chel., nat-c., petr., puls., **Sil.**

fließendem Wasser, von: **Lyss.**, **Stram.**

Geschäfte, über: Anac., puls.

GEMÜT

ANGST ...

Gesellschaft, in: *Acon.*, *ambr.*, bell., cadm., lyc., *petr.*, plat., stram.

Gespräche, durch: Alum., *ambr.*, plat., stram.

Gesundheit, um die: Acet-ac., acon., alum., *arg-m.*, arg-n., arn., ars., bry., calad., *calc.*, calc-s., cocc., grat., ign., **Kali-ar.**, kali-c., kali-p., lac-c., lach., mag-m., nat-c., nat-p., **Nit-ac.**, nux-m., nux-v., ph-ac., *phos.*, psor., puls., *sep.*, sil., staph., sulph.

Menopause, hauptsächlich während der: Sil.

Gewissensangst (als ob man ein Verbrechen begangen hätte): **Alum.**, *am-c.*, **Ars.**, **Aur.**, cact., canth., carb-s., *carb-v.*, *caust.*, **Chel.**, cina, *cocc.*, coff., *con.*, cupr., cycl., **Dig.**, *ferr.*, ferr-ar., ferr-p., *graph.*, *hyos.*, *ign.*, mag-s., *med.*, *merc.*, *nat-m.*, nit-ac., *nux-v.*, phos., **Psor.**, puls., rheum, *rhus-t.*, ruta, sabad., *sil.*, stront., *sulph.*, *thuj.*, *verat.*, *zinc.*

Gewitter, bei: Gels., *nat-c.*, nat-m., *nit-ac.*, **Phos.**, sep.

Grausamkeiten, nach dem Hören von: *Calc.*

Haus, im: Alum., ars., aster., *bry.*, carl., chel., kali-c., **Lyc.**, *mag-m.*, plat., **Puls.**, **Rhus-t.**, spong., *til.*, valer.

amel.: Ign.

Betreten des Hauses, beim: Alum., rhod.

heißer Luft, wie in: **Puls.**

Hitze, durch: Gamb., **Kali-s.**, *puls.*

amel.: *Graph.*, *phos.*

Hitzewallungen, bei: Ambr., arn., calc., dros., graph., ign., op., phos., plat., puls., *sep.*, spong.

hungrig, wenn: *Iod.*, *kali-c.*

Hustenanfall, vor: Ars., *cupr.*, iod., lach.

Keuchhustenanfall, vor: *Cupr.*

Husten, durch: Arund., merc-c., nit-ac., stram.

hypochondrisch: Am-c., anac., *arn.*, *ars.*, asaf., calad., canth., cham., dros., ferr-p., *grat.*, kali-chl., kali-p., mosch., **Nat-m.**, *nit-ac.*, ph-ac., **Phos.**, valer.

Kaffee, nach: Cham., ign., nux-v., stram.

kalte Getränke amel.: Acon., *agar-em.*, sulph.

ANGST ...

Kaltwerden, durch: Manc.

Kindern, bei: *Bor.*, calc., calc-p., *gels.*, *kali-c.*

gehoben, wenn aus der Wiege: *Calc-p.*

um die eigenen: Acet-ac.

Kirchenglocken, durch Hören der: *Lyss.*

Klavierspiel, beim: *Nat-c.*

Kleinigkeiten, um: Anac., *ars.*, bar-c., bor., calc., caust., *chin.*, *cocc.*, *con.*, *ferr.*, graph., *sil.*

Koitus, nach: Sep.

bei dem Gedanken daran (bei einer Frau): *Kreos.*

körperlicher Arbeit, während: Aloe, anac., *graph.*, iod.

durch: Iod.

Körperübungen amel.: Tarent.

Kopfschmerz, bei: *Acon.*, *ars.*, bell., bov., caust., fl-ac., glon., tub.

Kränkung, Demütigung; nach: Lyc.

Lesen, beim: *Mag-m.*, *sep.*

Liegen, beim: Ars., calc-s., carb-v., *cench.*, nux-v., puls., *sil.*, spong., stann.

amel.: Mang.

Seite, auf der: Bar-c., kali-c., puls.

links: Bar-c., **Phos.**, puls.

rechts, durch Flatulenz: Kali-c.

Menschenmenge, in einer: *Acon.*, *ambr.*, bell., lyc., *petr.*, plat., stram.

Menses, vor: Acon., am-c., carb-an., carb-s., carb-v., *cocc.*, con., *graph.*, *ign.*, kali-bi., mag-arct., mang., merc., *nat-m.*, *nit-ac.*, *nux-v.*, *stann.*, *sulph.*, zinc.

während: Acon., *bell.*, calc., canth., cimic., cina, coff., con., ign., inul., kali-i., merc., *nat-m.*, nit-ac., nux-v., phos., *plat.*, sec., **Sil.**, stann., sulph., zinc.

amel.: Stann., zinc.

nach: *Agar.*, phos., sep.

Schlaf, verhindert den: Agar.

Mittagessen, während: Mag-m.

nach: Ambr., canth., gins., hyos., nat-m., *phos.*, sil., verat.

amel.: Sulph.

ANGST ...

Musik, durch: Dig., *nat-c.*

Nachtwachen, durch: Caust., *cocc.*, cupr., **Nit-ac.**

Nähen, durch: Sep.

periodisch: Arn., *ars.*, *cham.*, cocc., nat-c., nat-m., *phos.*, plat., sep., spong., *sulph.*

plötzlich: Bar-c., *cocc.*, plat., *tab.*, thuj.

Pollutionen, nach: Carb-an., petr.

Rasieren, beim: Calad.

Schaudern, mit: Bell., calc., carb-v., nat-c., plat., puls., tab., verat.

Schlaf, vor: Alum., ambr., berb., *mag-c.*, nat-c., sil.

abends: Berb.

während: Acon., agar., ang., arn., **Ars.**, *bell.*, camph., cast., cham., *cocc.*, con., cycl., dig., dulc., ferr., *graph.*, hep., *kali-c.*, *lyc.*, merc., *nat-m.*, *nit-ac.*, nux-v., op., petr., *phos.*, phys., puls., rhus-t., samb., *spong.*, stram., verat.

Auffahren aus dem Schlaf durch Angst: Clem., samb.

Einschlafen, beim: Acon., *calc.*, *caust.*, cench., hep., *lach.*, *lyc.*, merc., nat-m., *puls.*, rhus-t.

Halbschlaf morgens, im: Junc.

Menses, nach den: Agar., aster., **Cocc.**, *kali-i.*, *merc-c.*, zinc.

Schlafmangel, durch: *Cocc.*, *nit-ac.*

Schließen der Augen, beim: Calc., **Carb-v.**, *mag-m.*

Schmerzen, durch die: *Acon.*, *ars.*, carb-v., caust., *nat-c.*

Schreck, nach einem: Acon., gels., lyc., merc., nat-m., op., rob., *sil.*

Seelenheil, um das: **Ars.**, *aur.*, *calc.*, calc-s., *camph.*, cann-i., carb-s., chel., *graph.*, hura, ign., kali-p., **Lach.**, **Lil-t.**, *lyc.*, *med.*, *mez.*, nat-m., plat., *psor.*, *puls.*, *stram.*, *sulph.*, *thuj.*, **Verat.**

morgens: Psor.

Sitzen, im: Benz-ac., carb-an., *caust.*, dig., *graph.*, nit-ac., ph-ac., phos., puls., sil., tarax.

amel.: Iod.

gebeugt Sitzen, beim: Rhus-t.

sitzende Lebensweise, durch: *Ars.*, graph.

ANGST ...

Sprechen, beim: Alum., *ambr.*, nat-c., plat., stram.

Gesellschaft, in: Plat.

Stehen, im: Aloe, anac., berb., cina, ph-ac., sil., *verat.*

amel.: Calc., phos., tarax.

Stimme, beim Erheben der: Cann-s.

Stuhlgang, vor: Acon., ambr., ant-c., *ars.*, bar-c., berb., *bor.*, cadm., calc., canth., caps., caust., cham., crot-t., kali-ar., kali-c., mag-m., *merc.*, mez., rhus-t., sabin., verat.

während: Acon., ars., camph., canth., caust., cham., mag-c., merc., plat., raph., sec., sep., stram., sulph., tab., *verat.*

nach: Acon., bor., *calc.*, carb-v., *caust.*, coloc., crot-t., jatr., kali-i., laur., merc., *nit-ac.*, nux-v., rhus-t.

Drücken zum Stuhlgang, beim: *Caust.*

vergeblichen Stuhldrang, durch: **Ambr.**

Suizidneigung, mit: *Aur.*, caust., *dros.*, hep., *merc.*, nux-v., plat., *puls.*, *rhus-t.*, staph.

Suppe, nach: *Mag-c.*, ol-an.

Tabakrauchen, durch: Petr., sep.

Träumen, beim Erwachen aus schrecklichen: *Ars.*, chin., graph., *nat-m.*, nicc., puls.

Treppensteigen, beim: *Nit-ac.*

Trinken, nach: *Cimx.*

Urinieren, vor: Alum., dig., ph-ac., sep.

während: Acon., cham.

nach: Dig.

Verabredung, vor einer: **Arg-n.**, gels., med.

verfolgt würde, als ob er beim Gehen: *Anac.*

warmen Bett, jedoch sind die Glieder kalt, wenn sie unbedeckt sind; im: **Mag-c.**

Weinen, gefolgt von: Acon., am-m., carb-v.

amel.: Dig., graph., tab.

Zeit festgesetzt ist, wenn eine: *Arg-n.*, gels., med.

Zorn, bei: Sep.

Zukunft, in Bezug auf die: Acon., agar., alum., *anac.*, ant-c., ant-t., arn., *bar-c.*, *bar-m.*, **Bry.**, calad., **Calc.**, *calc-ar.*, calc-s.,

GEMÜT

ANGST - Zukunft, in Bezug auf die ...

carb-s., *caust.*, cham., chel., *chin.*, **Chin-s.**, **Cic.**, cocc., con., cycl., *dig.*, dirc., *dros.*, *dulc.*, euph., ferr-ac., *ferr-p.*, fl-ac., *gels.*, gins., *graph.*, grat., hipp., *iod.*, kali-c., kali-p., kalm., *lach.*, lil-t., mang., *mur-ac.*, nat-ar., *nat-c.*, *nat-m.*, nat-p., *nux-v.*, petr., *ph-ac.*, **Phos.**, psor., *puls.*, ran-b., *rhus-t.*, *sabin.*, spig., *spong.*, stann., *staph.*, stram., sulph., tarent., thuj., verat., xan.

ANMASSEND: Lyc.

ANSTRENGUNG amel., körperliche: *Iod.*

geistige (s. GEISTIGE Anstrengung)

ANTHROPOPHOBIE (s. FURCHT - Menschen, vor)

ANTWORTEN:

Abneigung zu Antworten: *Agar.*, alum., am-c., am-m., ambr., anac., *arn.*, ars., ars-i., atro., bell., cact., calc-s., carb-h., caust., chin., chin-s., cimic., cocc., coff., *coloc.*, con., cupr., euphr., **Glon.**, **Hyos.**, iod., kali-ar., *kali-p.*, lil-t., lyss., mag-m., merc., mosch., *nat-m.*, **Nux-v.**, op., ph-ac., phos., *puls.*, rhus-t., sabad., *sec.*, spong., *stann.*, stram., *stry.*, *sul-ac.*, *sulph.*, tab., tarent., verat., vib.

morgens: Mag-m.

redselig zu anderer Zeit: Cimic.

singt, redet, beantwortet jedoch keine Fragen: Agar.

albern: Ars., bell.

angesprochen, erkennt aber niemanden; antwortet wenn: *Cic.*

denkt lange nach: *Anac.*, *cocc.*, *cupr.*, grat., **Hell.**, *nux-m.*, *ph-ac.*, *phos.*

eingebildete Fragen, auf: Atro., *hyos.*, plb., stram., tarent.

einsilbig: Carb-h., carb-s., gels., kali-br., *ph-ac.*, plb., puls., sep.

„Nein" auf alle Fragen: Crot-c., hyos., kali-br.

falsch, unrichtig: *Bell.*, carb-v., *cham.*, *hyos.*, merc., *nux-v.*, ph-ac., *phos.*

hastig, überstürzt: Ars., bell., bry., cimic., cocc., hep., lach., *lyc.*, rhus-t., stry.

irrelevant, ohne Bezug zur Frage: Bell., carb-v., cimic., *hyos.*, led., lyss., nux-m., nux-v., petr., ph-ac., **Phos.**, sabad., sec., *stram.*, sul-ac., **Sulph.**, tarent., valer.

ANTWORTEN ...

kurz angebunden (= barsch, schroff): Ars., ars-h., *cic.*, coff., gels., *hyos.*, jatr., mur-ac., *ph-ac.*, phos., plb., rhus-t., sec., sin-a., *stann.*, *sulph.*, *tarent.*

langsam: Agar-ph., *anac.*, ars., carb-h., *carb-v.*, *cocc.*, *con.*, cupr., *hell.*, *kali-br.*, **Merc.**, *nux-m.*, op., ox-ac., **Ph-ac.**, **Phos.**, plb., *rhus-t.*, sep., sul-ac., *sulph.*, *thuj.*, zinc.

schwierig, Antworten ist: Chlol., *phos.*, *sul-ac.*, sulph., verat.

Stupor kehrt nach der Antwort schnell wieder: *Arn.*, bapt., **Hyos.**, plb.

undeutlich, unverständlich: *Chin.*, coff-t., *hyos.*, *phos.*

unzusammenhängend: Bell., cann-i., chlol., coff-t., cycl., hyos., phos., valer.

verworren, als ob er an etwas anderes denkt: Bar-m., *hell.*, mosch.

weigert sich zu antworten: *Agar.*, ambr., *arn.*, ars., bell., *camph.*, caust., *chin.*, chin-a., *cimic.*, *hell.*, *hyos.*, led., lyss., nux-m., nux-v., petr., ph-ac., **Phos.**, sabad., sec., *stram.*, *sul-ac.*, **Sulph.**, tarent., verat.

wiederholt erst die Frage: Ambr., *caust.*, kali-br., sulph., *zinc.*

zusammenhanglos: Coff., *crot-h.*, kali-br., phos., stram., stry.

APATHIE (s. GLEICHGÜLTIGKEIT)

APHASIE: *Both.*, *chen-a.*, *glon.*, *kali-br.*

ARGWÖHNISCH (= misstrauisch): **Acon.**, ambr., *anac.*, anan., ang., ant-c., *arn.*, **Ars.**, *aur.*, *bapt.*, **Bar-c.**, *bar-m.*, *bell.*, *bor.*, **Bry.**, *cact.*, *calc-p.*, calc-s., **Cann-i.**, canth., carb-s., **Caust.**, **Cench.**, cham., chin., chin-a., **Cic.**, *cimic.*, coca, *cocc.*, con., *crot-h.*, *cupr.*, **Dig.**, *dros.*, graph., *hell.*, *hyos.*, ip., **Kali-ar.**, kali-br., *kali-p.*, **Lach.**, **Lyc.**, meli., meny., *merc.*, mez., mur-ac., *nat-ar.*, *nat-c.*, nat-p., *nit-ac.*, *nux-v.*, *op.*, *phos.*, *plb.*, **Puls.**, **Rhus-t.**, ruta, sanic., sarr., **Sec.**, sel., *sep.*, sil., *stann.*, staph., **Stram.**, *sul-ac.*, sul-i., **Sulph.**, thuj., *verat.*, viol-t.

tagsüber: *Merc.*

nachmittags: *Lach.*, nux-v.

15-20 Uhr: Cench.

abends: Cench., *lach.*

Gehen, beim: *Anac.*

reden, Menschen würden über sie: *Bar-c.*

ARROGANT (s. HOCHMÜTIG)

AUFFAHREN, zusammenfahren: *Acon.*, alum., ambr., ang., ant-c., ant-t., *arn.*, **Ars.**, *ars-h.*, *ars-i.*, aur-m., *bar-c.*, bar-m., **Bell.**, benz-ac., berb., bism-o., *bor.*, brom., **Bry.**, *bufo*, calad., *calc.*, calc-s., camph., cann-s., **Caps.**, carb-ac., *carb-an.*, *carb-s.*, *carb-v.*, card-m., *caust.*, cham., chel., chin-a., *cic.*, *cocc.*, *con.*, cupr., *cur.*, ferr-i., graph., hep., hura, **Hyos.**, hyper., *ign.*, inul., *kali-ar.*, *kali-c.*, *kali-i.*, *kali-p.*, *kali-s.*, **Lac-c.**, lach., led., lil-t., *lyc.*, *med.*, merc., mur-ac., **Nat-ar.**, *nat-c.*, **Nat-m.**, *nat-p.*, *nit-ac.*, *nux-m.*, *nux-v.*, *op.*, *petr.*, *phos.*, plat., psor., ptel., rhus-t., sabad., samb., *sep.*, *sil.*, sol-n., spong., **Stram.**, **Stront.**, stry., sul-ac., *sulph.*, tab., *ther.*, verat., zinc.

morgens, aus dem Schlaf: Chin-s., clem., sabad., spong.

abends, beim Einschlafen: Am-m., ambr., arn., **Ars.**, bar-c., *bell.*, bry., dulc., kali-bi., lach., merc-c., nat-c., sars., *sel.*, stront., *sulph.*

Rucken und Zucken, hört auf beim Einschlafen: *Agar.*, hell.

Schlaf, im: Calc., kali-i.

nachts: Alum., am-c., carb-v., euph., indg., lyc., mag-c., merc-c., morph., nat-s., sil., spong., staph., stram., sulph.

Menses, während den: Zinc.

anfallsweise: Ars., rhus-t.

angesprochen, wenn: Carb-ac., sulph.

ängstlich: Aloe, apis, lyc., *sulph.*

Abwärtsbewegung, bei: *Bor.*

Berührung, bei: *Bell.*, *cocc.*, **Kali-c.**, *kali-p.*, mag-c., ruta, *sil.*

Bett, im: Cic., hura, tab.

Wach liegen, beim: Anac., bry., euph.

Bewusstsein wiedererlangt, wenn er das: *Nux-m.*, phys.

elektrisiert, wie: Agar., cann-s., euph.

Schläge durch den ganzen Körper, wenn er hellwach ist; elektrische: Mag-m., nat-p.

Schlaf, im: *Arg-m.*, *ars.*, *nat-m.*, *nux-m.*

wird dadurch geweckt: *Arg-m.*, *ars.*, *nat-m.*, nux-m.

Erwachen, beim: Anac., *bell.*, *kali-c.*, *lach.*, led., lyc., nit-ac., pall., sul-i.

ersticken; als würde er: Aur-m., *lach.*, *op.*

AUFFAHREN ...

fallen würde, als ob er: Bell., bism-o., mez.

Fieberhitze, in der: Caps., ign., nat-m., op.

Füßen, als käme es von den: Lyc.

Geräusche, durch: Aloe, alum., ant-c., apis, ars., aur., *bar-c.*, **Bor.**, bufo, calad., *calc.*, camph., cann-s., carb-v., *caust.*, chel., *cic.*, *cocc.*, *con.*, cub., hipp., hura, kali-ar., **Kali-c.**, *kali-i.*, *kali-p.*, *lach.*, *lyc.*, lyss., mag-c., *med.*, *merc.*, mosch., *nat-ar.*, **Nat-c.**, **Nat-m.**, **Nat-p.**, **Nat-s.**, nit-ac., **Nux-v.**, *op.*, ox-ac., ptel., rhus-t., sabad., sabin., **Sil.**, spong., sulph., tab.

gerufen wird; wenn er beim Namen: Sulph.

Kleinigkeiten, durch: *Arn.*, *bor.*, calc., cham., *cocc.*, hura, *lyc.*, *nat-c.*, *nat-m.*, nux-m., *nux-v.*, *petr.*, psor., sabad., *sil.*, *spong.*, sul-ac., *sulph.*, zinc.

konvulsivisch: Ars., calc-p., hyos., stry.

leicht: Am-c., am-m., ant-t., bar-c., **Bor.**, *bufo*, calc., calc-s., *camph.*, carb-v., cic., *cocc.*, helon., hura, hyper., **Kali-c.**, kali-i., **Kali-p.**, kali-s., merc., mez., **Nat-c.**, **Nat-m.**, **Nat-p.**, *nit-ac.*, nux-m., *nux-v.*, op., **Phos.**, phys., *sep.*, *sil.*, spong., *sulph.*, sumb., tab., *ther.*, verat., zinc.

Liegen, im: Lyc.

Rücken, auf dem: Calc-p., mag-c.

Menses, vor den: Calc.

während: Bor., zinc.

niest, wenn jemand: **Bor.**

räuspert, wenn sich jemand: **Bor.**

Schlaf, vor dem: Alum.

während: Acon., agn., *alum.*, ant-c., *apis*, *arg-m.*, arn., *ars.*, *ars-h.*, ars-i., arum-t., atro., *aur.*, *bell.*, bism-o., brom., bry., calad., *calc.*, calc-p., *camph.*, canth., carb-s., cast., *caust.*, *cham.*, *colch.*, *crot-c.*, crot-h., *cupr.*, cur., cycl., graph., guaj., hura, **Hyos.**, hyper., iod., *ip.*, iris., kali-ar., kali-bi., **Kali-c.**, kali-i., kali-p., *kali-s.*, *kreos.*, laur., lyc., mag-c., mag-m., *merc.*, merc-c., mez., *morph.*, nat-c., *nat-m.*, nat-p., *nux-m.*, *nux-v.*, *op.*, ox-ac., petr., ph-ac., *phos.*, *puls.*, *rat.*, rheum, sars., seneg., sep., sil., spig., spong., stann., stram., *sulph.*, *tab.*, thuj., *zinc.*

aus dem Schlaf: Abrot., *acon.*, *agn.*, *alum.*, *am-c.*, *ant-c.*, ant-t., *apis*, *ars.*,

GEMÜT

AUFFAHREN - leicht - aus dem Schlaf ...

aur., aur-m., *bar-c.*, **Bell.**, benz-ac., *bism-o.*, **Bor.**, bry., *cact.*, *calad.*, caps., carb-s., carb-v., cast., **Caust.**, chel., *chin.*, chin-s., cimic., *cina*, *cinnb.*, clem., *cocc.*, *coff.*, con., cor-r., cycl., *dig.*, dros., *euphr.*, ferr-i., gins., graph., guaj., *hep.*, **Hyos.**, ign., kali-i., led., lup., lyc., mag-c., mag-m., *med.*, *menis.*, *merc.*, *merc-c.*, mur-ac., murx., nat-ar., *nat-c.*, *nit-ac.*, *nux-v.*, *ph-ac.*, *phos.*, plb., *puls.*, *rat.*, ruta, sabad., *samb.*, sang., *sars.*, scut., *sep.*, *sil.*, **Spong.**, *stram.*, sul-ac., *sulph.*, tarent., thea, zinc.

Berührung, durch die leiseste: *Ruta*

Menses, während der: *Zinc.*

Einschlafen, beim: Agar., *alum.*, am-m., ambr., arn., **Ars.**, bar-c., **Bell.**, bry., *carb-an.*, carb-v., *caust.*, chin., chin-a., *cina*, *coff.*, cor-r., daph., *dulc.*, **Hep.**, ign., ip., kali-ar., kali-bi., *kali-c.*, kali-s., kreos., *lach.*, **Lyc.**, mag-c., merc., *merc-c.*, *nat-ar.*, *nat-c.*, *nat-m.*, nat-p., *nat-s.*, *nit-ac.*, *nux-v.*, op., paeon., *phos.*, plb., sars., *sel.*, sep., *sil.*, stront., stry., **Sulph.**, *tab.*, tub.

Schreck, durch: *Acon.*, *am-c.*, anac., *apis*, arn., *bar-c.*, **Bell.**, **Bor.**, bry., bufo, *cact.*, calc-p., *carb-v.*, *caust.*, chin., *cic.*, coff., *con.*, dig., euphr., **Hyos.**, hyper., *kali-br.*, **Kali-c.**, **Kali-p.**, kali-s., *kreos.*, *lyc.*, mag-c., *merc.*, merc-c., mosch., nat-ar., **Nat-c.**, **Nat-m.**, nat-p., **Nat-s.**, **Nit-ac.**, op., *phos.*, plb., psor., sabad., sars., *sep.*, *spong.*, stann., staph., **Stram.**, stront., *sulph.*, verat.

Schweiß, beim: Caust., cham., sabad., samb., spong.

Stich mit einer Nadel; bei einem: Calc.

Umherwerfen der Arme, durch: Merc.

Unbehaglichkeit, durch: Mur-ac.

zittrig: Bar-c., cham.

zuckend: Con.

AUFREGUNG (s. ERREGUNG)

AUFZUHETZEN, anzustacheln; andere: Hyos.

AUSDAUER, hat keine (vgl. UNBESTÄNDIGKEIT; UNTERNIMMT - vieles): Lac-c., lach., plan.

AUSGEHEN, Abneigung gegen: Am-c., anth., clem., *cycl.*, hydr.

AUSSCHWEIFUNG (s. ZÜGELLOSIGKEIT)

BEDAUERT sich selbst: Agar., nit-ac.

BEISSEN - Neigung zum: Acon., ant-t., anthr., aster., **Bell.**, bufo, *calc.*, *camph.*, cann-i., *canth.*, *carb-s.*, carb-v., cic., croc., cub., *cupr.*, cur., hura, hydr-ac., *hyos.*, *lach.*, *lyss.*, op., phos., *phyt.*, plb., sec., **Stram.**, *verat.*

nachts: Bell.

Finger: *Arum-t.*, op., plb.

Glas, beißt in sein: Ars.

Hände: Hura, op.

Kissen: Lyss., phos.

Konvulsionen, bei den: Lyss.

Löffel etc.: Ars., *bell.*, cupr., lyss.

sich selbst: Acon., hura, lyss., op., plb., tarent.

BELEIDIGT, leicht (= nimmt alles übel; sieht alles von der schlechten Seite) (vgl. EMPFINDLICH): Acon., agar., *alum.*, anac., ang., *apis*, arn., *ars.*, *aur.*, bor., *bov.*, *calc.*, calc-s., camph., cann-s., *caps.*, carb-s., *carb-v.*, *caust.*, cham., *chel.*, chin., chin-a., *cina*, cinnb., *cocc.*, *coloc.*, *croc.*, *cycl.*, dros., *graph.*, *lyc.*, lyss., merc., *nat-m.*, **Nux-v.**, *pall.*, *petr.*, phos., *plat.*, *puls.*, ran-b., *sars.*, *sep.*, *spig.*, *staph.*, stram., *sulph.*, *verat.*, *zinc.*

BELLEN: *Bell.*, calc., *canth.*, stram.

brüllend: Bell., *canth.*, *cupr.*

BERUHIGT werden, kann nicht: **Cina**

getragen wird, nur wenn er: **Cham.**

BERÜHREN, muss alles: Lycps.

BERÜHRT werden, will nicht: *Acon.*, *agar.*, **Ant-c.**, *ant-t.*, *arn.*, ars., *bell.*, *bry.*, calc., camph., **Cham.**, *chin.*, *cina*, cocc., *coff.*, colch., cupr., iod., **Kali-c.**, *kali-i.*, *lach.*, mag-c., *med.*, merc., mez., nux-v., plb., sanic., *sil.*, stram., **Tarent.**, *thuj.*, verat.

geliebkost werden, will nicht: *Cina*

BESCHÄFTIGUNG amel.: Agar., alum., aur., bar-c., calc., chin., *con.*, croc., *cupr.*, *ferr.*, *hell.*, *helon.*, *ign.*, *iod.*, *kali-br.*, *lil-t.*, lyc., *merc-i-f.*, mez., *nat-c.*, *nux-v.*, *pip-m.*, **Sep.**, sil., stram., thuj., verat.

Abneigung gegen (s. GESCHÄFT - Abneigung)

BESCHIMPFEN, beleidigen, schmähen (vgl. STREITSÜCHTIG): Am-c., am-m., *anac.*, *bell.*, bor., caust., con., dulc., *hyos.*, ip., lyc., *lyss.*, mosch., nit-ac., *nux-v.*, *petr.*, plb., ran-b., *seneg.*, *sep.*, spong., stram., tub., *verat.*, viol-t.

vormittags: Ran-b.

abends: Am-c.

GEMÜT

BESCHIMPFEN ...

schimpft, bis die Lippen blau sind und Augen starr werden und sie in Ohnmacht fällt: *Mosch.*

Schmerzen, bei: Cor-r.

zornig zu sein, ohne: Dulc.

BESTIMMTHEIT, Rechthaberei (vgl. EIGENSINNIG): Camph., caust., ferr., lach., merc.

BETÄUBUNG, Benommenheit (= wie berauscht) (vgl. EMPFINDUNGSLOS, SINNE, TEILNAHMSLOSIGKEIT, TRÄGHEIT, TRAUM, VERWIRRUNG): Absin., acet-ac., acon., aesc., aeth., agar., alum., amyg., anan., ant-t., **Apis**, arg-n., *ars.*, ars-i., asaf., asar. **Bapt.**, **Bell.**, bism-o., *bov.*, **Bry.**, *calc.*, calc-s., *camph.*, carb-an., carb-h., carb-s., caust., cham., chel., chin., chin-a., chin-s., chlor., *cic.*, cina, clem., cob., *coc-c.*, **Cocc.**, coloc., *con.*, cori-r., croc., *crot-h.*, *cupr.*, cycl., *dulc.*, ferr., ferr-ar., ferr-i., ferr-p., *gels.*, gran., graph., **Hell.**, helon., **Hyos.**, iod., ip., jatr., kali-br., kali-n., kali-p., kreos., lach., laur., *lyc.*, *mag-m.*, *merc-c.*, nat-c., *nat-h.*, nat-m., nat-p., nat-s., nicc., *nux-m.*, **Nux-v.**, olnd., **Op.**, *petr.*, **Ph-ac.**, **Phos.**, phys., plan., plat., *plb.*, psor., *puls.*, raph., *rheum*, rhod., **Rhus-t.**, rhus-v., sars., sec., sel., seneg., sep., sil., spig., squil., *stann.*, staph., **Stram.**, *sulph.*, tab., *ter.*, *thuj.*, valer., **Verat.**, verb., vip., *visc.*, *zinc.*

morgens: Acet-ac., agar., bar-c., chin., cob., graph., sars., squil., *thuj.*

Aufstehen, nach dem: Rhod., sabad., *thuj.*

Erwachen, beim: Cham., chel., nat-c., phos.

vormittags, 11-18 Uhr: Ars.

nachmittags: Calc., lyc., phys.

abends: Bov., dulc., *sulph.*, zinc.

nachts: Calc.

Erwachen aufstehen, muss beim: Psor.

abwechselnd mit Konvulsionen: *Aur.*

Heftigkeit, mit: Absin.

Aufstehen, beim: Sil.

nach dem Aufstehen amel.: Phos.

Bewegung, durch: *Staph.*, thuj.

bleibt starr an einer Stelle: Nux-m.

Bücken, beim: Nicc., valer.

Erwachen, beim: Chel., nat-c., phos.

BETÄUBUNG ...

Essen agg., nach dem: *Cocc.*, morph.

Freien, im: Cina, *nux-v.*

amel.: Bell., merc.

Froststadium im Fieber, während: Bor., con., hell., *nux-m.*, stram.

Gehen, beim: Alum., **Ars.**, ip.

Freien, im: Ars., cina

geistiger Anstrengung, nach: Petr.

Hautausschläge, durch unterdrückte: **Cupr.**

Hitzestadium im Fieber, im: *Apis*, *camph.*, *sep.*, stram.

Konvulsionen, zwischen: *Aur.*, *bufo*, *cic.*, *hell.*, *hyos.*, lach., *oena.*, **Op.**, *plb.*, *sec.*, tarent.

Lesen, beim: Lyc.

Menses, während: *Nux-m.*

Mittagessen, nach dem: Coloc., nat-m., nux-v., plan.

Nasenbluten, nach: Zinc.

Pollutionen, nach: Caust.

Schreiben, beim: Arg-n.

Schweiß, beim: Stram.

Schwindel, bei: Acon., aeth., agar., arn., *aur.*, bar-c., bell., bov., *calc.*, clem., dulc., gels., graph., hell., hydr., hydr-ac., kreos., laur., mill., mosch., mur-ac., op., phos., phyt., psor., sabin., sec., sil., stann., staph., sulph.

sitzt bewegungslos wie eine Statue: Hyos., stram.

Sonne, in der: *Nux-v.*

wacht schwer auf: Hell., lyc., **Op.**, sel., sul-ac.

warmen Zimmer, im: Phos.

Füße warm werden amel., wenn die: *Lach.*

Wein, nach: Cor-r.

weiß nicht, wo er ist: Merc., ran-b., thuj.

BETEN: Arn., *ars.*, **Aur.**, *bell.*, cere-b., euph., hyos., nat-s., op., plat., **Puls.**, *stram.*, sul-ac., **Verat.**

nachts: Stram.

BETT:

Abneigung gegen das Bett, meidet es: *Acon.*, ars., bapt., calc., camph., cann-s.,

GEMÜT

BETT - Abneigung gegen das Bett ...

canth., caust., *cedr.*, cench., cupr., kali-ar., lach., lyc., merc., nat-c., squil.

bleiben, möchte im Bett: Alum., alumn., *arg-n.*, con., *hyos.*, merc., psor., rob., verat-v.

springt aus dem Bett, will sich umbringen, hat aber nicht den Mut dazu: Chin.

läuft rücksichtslos umher, und: Sabad.

BEWEGUNG; Gemütssymptome amel. durch körperliche: Calc.

BEWUSSTLOSIGKEIT (= Koma, Stupor): Absin., acet-ac., **Acon.**, aesc., aeth., agar., *ail.*, *alum.*, am-c., am-m., ambr., amyg., *anac.*, ant-c., ant-t., anthr., *apis*, apoc., *arg-n.*, *arn.*, *ars.*, ars-h., *arum-t.*, asar., *aster.*, *bapt.*, **Bar-c.**, *bar-m.*, **Bell.**, bism-o., bov., *bry.*, bufo, *cact.*, cadm., *calad.*, calc., *camph.*, **Cann-i.**, cann-s., *canth.*, carb-ac., *carb-h.*, *carb-o.*, *carb-s.*, *carb-v.*, *caust.*, *cham.*, *chel.*, *chin.*, chin-s., chlol., *cic.*, cimic., *cina*, **Cocc.**, *coff.*, *colch.*, *con.*, cor-r., croc., *crot-c.*, *crot-h.*, *cupr.*, *cycl.*, *dig.*, dulc., elaps, ether, euph., ferr., ferr-ar., fl-ac., *gels.*, *glon.*, graph., guaj., ham., **Hell.**, *hep.*, **Hydr-ac.**, **Hyos.**, **Ign.**, ip., kali-bi., *kali-br.*, *kali-c.*, kali-i., kali-n., kreos., *lac-d.*, **Lach.**, lact., *laur.*, *led.*, *lyc.*, mag-m., manc., merc., *merc-c.*, mez., **Mosch.**, *mur-ac.*, naja, nat-c., *nat-m.*, nat-p., nit-ac., **Nux-m.**, *nux-v.*, *oena.*, *ol-an.*, *olnd.*, **Op.**, ox-ac., *petr.*, **Ph-ac.**, *phos.*, *plat.*, *plb.*, **Puls.**, ran-b., rheum, rhod., *rhus-t.*, ruta, sabad., sabin., sars., *sec.*, sel., sep., *sil.*, *sol-n.*, spig., squil., stann., staph., *stram.*, sul-ac., *sulph.*, tab., tanac., tarax., tax., *ter.*, valer., *verat.*, verat-v., verb., vesp., viol-o., vip., visc., *zinc.*

morgens: Agar., bov., **Bry.**, carb-an., chel., glon., lyc., nat-c., nat-m., **Nux-v.**, ph-ac., phos., psor., stry., sulph.

allein, wenn: *Ph-ac.*

Aufstehen, beim: **Bry.**

Erwachen, beim: Chel., nat-c.

mittags: Zinc.

abends: Acon., ars., calc., caust., coloc., lyc., merl., nux-m., ol-an., puls., stry., zinc.

Hinlegen, beim: Mag-c., mag-m.

nachts: Arg-n., bell., cann-i., chel., nat-m.

Erwachen, beim: Canth., con., hep., mag-c., phos.

abwechselnd mit Konvulsionen: Agar.

Gewalttätigkeit, mit gefährlicher: Absin.

BEWUSSTLOSIGKEIT - abwechselnd mit Konvulsionen ...

Ruhelosigkeit im Fieber, mit: Ars.

allein, wenn: Ph-ac.

Anstrengung, nach: *Ars.*, calc., calc-ar., *caust.*, cocc., hyper., *senec.*, *ther.*, *verat.*

antwortet richtig, wenn er angesprochen wird, aber Delirium und Bewusstlosigkeit kommen sofort wieder: *Arn.*, *bapt.*, *hyos.*

aufrechter Haltung bleibt, wenn er in: Chin.

Aufstehen, beim: *Arn.*, **Bry.**, *carb-v.*, *verat.*

Augen, mit starren: Aeth., ars., bov., camph., canth., *caust.*, cupr., stram.

Druck in den Augen und Unfähigkeit zu sehen, mit: Seneg.

öffnen, kann sie nicht: Gels.

Bewegung, bei der geringsten: **Ars.**, *verat.*

Bewegungen, automatische (vgl. Empfindungslosigkeit, geistige): Calc-sil., camph., cann-i., caust., cic., con., cur., elaps, hyos., lach., lyc., *nat-m.*, *nux-m.*, oena., *phos.*, *sil.*, *vesp.*, *visc.*

bleibt starr an einer Stelle: Nux-m.

bewegungslos wie eine Statue: Hyos., stram.

blicken nach unten, beim: Salam.

oben, nach: Lach.

Blut, beim Anblick von: Nux-m.

Bücken, beim: Calc., hell.

Delirium, nach: Atro., bry., phos.

Diarrhö, nach: Ars.

Empfindungslosigkeit, geistige (vgl. automatische Bewegungen): Con., cycl., hell., *hyos.*, laur., *nux-m.*, oena., op., ph-ac., phos., sabad., sec., stram.

Entbindung, während der: *Cimic.*, *coff.*, **Nux-v.**, *puls.*, *sec.*

epileptischen Anfällen, nach: **Bufo**, **Op.**, plb.

Erbrechen amel.: Acon., tab., tanac.

Erregung, nach: Nux-m.

Erwachen, beim: Aesc., aster., chel., chin., mag-c., mez., nat-c., phos.

nach: Con., kali-br., sel., stram.

Essen, nach dem: Caust., *mag-m.*, *nux-v.*, *ph-ac.*

BEWUSSTLOSIGKEIT ...

Fahren und Reiten, beim: Berb., grat., *sep.*, sil.

Fieber, im: *Acon.*, aeth., **Apis**, **Arn.**, *bapt.*, *bell.*, bor., bry., *cact.*, calc., *colch.*, *dulc.*, eup-per., *hyos.*, *lach.*, *laur.*, **Mur-ac.**, **Nat-m.**, nux-v., **Op.**, *phos.*, *puls.*, sol-n., sulph.

Freien, im: Mosch., nux-v.

amel.: Tarax.

Froststadium im Fieber, vor: *Ars.*, *lach.*

während: *Ars.*, *bell.*, camph., caps., cic., *con.*, *hep.*, kali-c., **Nat-m.**, nux-v., op., puls., stram., valer.

Gehen, beim: Calc., carb-an., grat.

Freien, im: Canth., caust., hep., sulph.

Gemütsbewegung, nach: *Acon.*, am-c., camph., caust., *cham.*, **Coff.**, **Ign.**, **Lach.**, nux-m., op., *ph-ac.*, verat.

Gerüche, durch: **Nux-v.**, *phos.*

häufige Anfälle von Bewusstlosigkeit: **Ars.**, *bapt.*, *hyos.*, ign., merc-cy., *nat-m.*, *phos.*

Hautausschläge langsam erscheinen, wenn: **Zinc.**

Unterdrückung von Hautausschlägen, nach: Zinc.

Heben der Arme über den Kopf, beim: *Lac-d.*, lach.

Hustenanfällen, zwischen den: *Ant-t.*, cadm.

kalt:

Erkältung, nach: *Sil.*

Gießen von kaltem Wasser über den Kopf amel.: Tab.

kennt niemand, aber antwortet richtig, wenn er berührt und/oder angesprochen wird: Cic.

Kerzenlicht, durch: Cann-i.

Kleinigkeiten, wegen: *Sep.*

Knien in der Kirche, beim: **Sep.**

Koitus, nach: *Agar.*, asaf., *dig.*

Konvulsionen, nach: **Bufo**, canth., carb-ac., *cic.*, *oena.*, sec.

Kopfschmerzen, mit (vgl. KOPF - SCHMERZ - Bewusstlosigkeit)

Kopfbewegung, bei: Calc., carb-an., nat-m., rhus-t.

BEWUSSTLOSIGKEIT ...

Lesen, durch: Asaf., cycl., tarax.

Liegen, im: *Carb-v.*, colch., mag-c., *mag-m.*

Armen, schreit und wirft sich umher mit ausgestreckten: *Canth.*

liegt wie tot: Arn.

Menses, vor: *Murx.*, *nux-m.*

während: Apis, cocc., *ign.*, **Lach.**, *nux-m.*, nux-v., plb., puls., *sars.*, sep., sulph., verat.

nach: Chin., *lach.*, *lyc.*

unterdrückt, wenn: Acon., cham., chin., con., lyc., **Nux-m.**, nux-v., verat.

Mittagessen, nach dem: Cast., til.

Musik, durch: Cann-i., sumb.

periodisch: *Cic.*, fl-ac., lyc.

plötzlich: Absin., cann-i., *canth.*, carb-h., *carb-o.*, *cocc.*, kali-c., plb.

Reiben der Fußsohlen amel.: Chel.

Schlafsucht ohne Schnarchen, mit geschlossenen Augen: Ph-ac.

Schmerzen, durch: *Hep.*, *nux-m.*, phyt., *valer.*

Schwangerschaft, in der: *Nux-m.*, *nux-v.*, *sec.*

Schwindel, bei: Acon., aeth., agar., arg-n., arn., ars., bell., bor., bov., canth., carb-an., chel., chin-s., cocc., ferr., grat., iod., jatr., kreos., lach., laur., lyc., mag-c., merc., mez., mill., mosch., nat-m., nux-m., nux-v., op., ran-s., sec., sep., sil., stram., tab., zinc.

Schweiß, beim: Samb.

Sitzen, im: Asaf., bell., carb-an., *caust.*, mosch., nat-m., sil., tarax.

Sprechen, beim: Lyc.

Stehen, im: Ant-t., aur., bov., lyc., nux-m., rhus-r., sars.

Anpassen eines Kleidungsstückes, beim: Nux-m.

Stuhlgang, vor: *Ars.*, dig.

während: Aloe, ox-ac., *sulph.*

nach: Calc., cocc., *phos.*, *ter.*

Trancezustand, wie in einem: **Lach.**, *laur.*, tab.

Traum, wie im: Ambr., anac., cann-i., carb-an., con., **Nux-m.**, phos., rheum, stram., valer., *verat.*

BEWUSSTLOSIGKEIT -Traum , wie im ...

Erwachen, beim: Aesc.

weiß nicht, wo er ist: *Glon.*, merc., *nux-m.*, *petr.*, ran-b.

überfüllten Zimmer, in einem mit Menschen: Ambr., ars., bar-c., con., ign., *lyc.*, nat-c., nat-m., *nux-m.*, *phos.*, **Puls.**, sulph.

unterbrochen durch Schreien: Bell.

unvollständig, nicht völlig bewusstlos: Ars., carb-ac., chlor., crot-h., cupr., cupr-ar., morph., sec., stram., sul-ac.

vorübergehend; schnell: Asaf., bov., bufo, calad., calc., cann-i., canth., carb-an., chel., hep., **Ign.**, lyss., med., *mosch.*, *nat-m.*, ol-an., **Puls.**, rhus-r., sec., sil., zinc.

morgens beim Aufstehen mit Benommenheit im Kopf: Rhod.

nachmittags, im warmen Zimmer: **Puls.**

warmen Zimmer, im: *Acon.*, *lach.*, *lyc.*, **Puls.**, tab.

BITTEN, Flehen: Ars., stram.

Schlaf, im: Stann.

BITTET um nichts (vgl. VERLANGEN): Bry., *op.*, puls., rheum

BLINDHEIT, vorgetäuschte: Verat.

BLUT oder Messer sehen, kann kein: **Alum.**

BOSHAFT, heimtückisch, mutwillig, rachsüchtig (vgl. MUTWILLIG): Abrot., *acon.*, agar., aloe, am-c., am-m., ambr., *anac.*, arn., *ars.*, *aur.*, bar-c., *bell.*, berb., *bor.*, bufo, *calc.*, calc-s., cann-s., canth., caps., carb-an., caust., chin., cic., clem., cocc., coloc., com., con., croc., *cupr.*, glon., guaj., *hep.*, hydr., *hyos.*, ign., kali-i., *lac-c.*, *lach.*, *led.*, *lyc.*, mang., merc., mosch., nat-c., *nat-m.*, nicc., *nit-ac.*, **Nux-v.**, op., par., petr., phos., plat., sec., squil., stann., **Stram.**, stront., sulph., verat., zinc.

BRÜTEN, grübeln (vgl. ANGST; TRAURIGKEIT): Alum., arn., aur., bell., calc-s., canth., caps., caust., cham., cocc., cycl., euphr., *gels.*, hell., **Ign.**, ip., kali-p., mez., mur-ac., *naja*, nux-v., olnd., op., *ph-ac.*, sulph., **Verat.**

abends: **Verat.**

CHAOTISCH (vgl. VERWIRRUNG): Agar., am-c., anac., *ars.*, *bell.*, *bov.*, kali-c., mag-m., *merc.*, mez., nat-c., *ph-ac.*, *phos.*, *rhod.*, *seneg.*, thuj., zinc.

DELIRIUM: Absin., acet-ac., *acon.*, *act-sp.*, aesc., *aeth.*, **Agar.**, ail., am-c., anac., anan., ant-c., ant-t., anthr., apis, arg-m., arn., **Ars.**, **Arum-t.**, *aur.*, *bapt.*, bar-c., **Bell.**, bism-o., **Bry.**, bufo, cact., calad., *calc.*, *camph.*, **Cann-i.**, cann-s., *canth.*, caps., carb-ac., *carb-s.*, carb-v., *cham.*, **Chel.**, chin., chin-a., chin-s., chlol., *cic.*, cimic., *cina*, clem., coff., *colch.*, coloc., *con.*, cop., cor-r., *crot-c.*, *crot-h.*, *cupr.*, *dig.*, dor., *dulc.*, *gels.*, glon., graph., hell., hep., hipp., **Hyos.**, hyper., ign., iod., *ip.*, jatr., kali-ar., kali-br., kali-c., kali-n., kali-p., **Lach.**, lachn., lact., lil-t., lob., **Lyc.**, lyss., *meli.*, meny., *merc.*, merc-cy., merl., mez., mur-ac., mygal., naja, nat-m., **Nit-ac.**, *nux-m.*, *nux-v.*, *oena.*, **Op.**, ox-ac., par., *petr.*, ph-ac., *phos.*, phyt., plat., *plb.*, podo., psor., *puls.*, ran-b., ran-s., rheum, rhod., **Rhus-t.**, sabad., sabin., sal-ac., samb., sarr., **Sec.**, sil., sol-n., **Stram.**, stry., sul-ac., *sulph.*, tab., tarax., tarent., tax., *ter.*, thea, valer., **Verat.**, **Verat-v.**, vesp., vip., zinc.

morgens: Ambr., bry., con., dulc., hell., hep., merc., nat-c.

Erwachen, beim: Ambr., dulc., hell., hep., nat-m.

Sonnenaufgang, bei: **Bry.**, con.

abends: *Bell.*, bry., canth., croc., lach., lyc., phos., plb., sulph.

Dunkeln, im: *Calc-ar.*, cupr.

Schlummers, während des: Nux-v.

nachts: **Acon.**, *apis*, **Ars.**, ars-i., **Bapt.**, *bell.*, *bry.*, *cact.*, calc., camph., cann-i., *canth.*, *carb-s.*, carb-v., *chel.*, chin-a., chin-s., cod., coff., colch., cor-r., *crot-h.*, dig., dulc., ether, graph., hep., jab., *kali-ar.*, *kali-c.*, kali-p., **Lach.**, lyc., *lyss.*, *merc.*, merc-c., merc-sul., nux-v., op., *plb.*, *puls.*, rheum, sec., sep., sil., *stram.*, sul-ac., sulph., verat.

1-2 Uhr: *Lach.*

abwechselnd mit Koliken im Abdomen: Plb.

Koma und Schlafsucht, mit: Plb., stram.

Sopor, mit: Acet-ac., cocc., *coloc.*, plb., vip.

tetanischen Konvulsionen, liegt auf dem Rücken, Knie und Hüften gebeugt, Hände gefaltet; mit: Stram.

Abort, nach: Ruta

absurde Dinge, tut: Sec.

Aderlass, nach: *Chin.*

DELIRIUM ...

albern, töricht: Acon., aeth., bell., hyos., merc., *op.*, *stram.*

Alkoholikern (s. DELIRIUM tremens)

ängstlich: *Acon.*, anac., *bell.*, camph., hep., *hyos.*, nux-v., *op.*, phos., plb., sil., *stram.*, *verat.*

anfallsweise: *Bell.*, con., *gels.*, phos., plb.

anhaltend: Bapt., con., *lach.*

apathisch: Ph-ac., verat.

Armen, fuchtelt mit den: Bell.

aufgeweckt wird, wenn er: Hep., phos.

besinnungslos, mit offenen Augen: Anac., ars., bapt., *canth.*, cham., coll., coloc., crot-h., *hyos.*, op., *stram.*, tarent., **Verat.**

Bett zu verlassen, versucht (s. FLIEHEN – springt)

kriecht darin umher: Stram.

Blick auf einen Punkt fixiert (= Starren): Art-v., bov., camph., canth., cupr., *ign.*, ran-b., stram.

gerunzelter Stirn, mit: Stram.

blökt wie ein Kalb: Cupr.

Blutung, nach: Arn., ars., chin., ign., lach., lyc., ph-ac., phos., sep., squil., sulph., verat.

brummt, murmelt: *Ail.*, *apis*, *arn.*, ars., *bapt.*, *bell.*, **Bry.**, calad., chel., *colch.*, *crot-h.*, dor., gels., hell., *hep.*, **Hyos.**, kali-br., *lach.*, *lyc.*, *merc.*, *mur-ac.*, nat-m., nux-v., *op.*, ph-ac., **Phos.**, *rhus-t.*, *sec.*, **Stram.**, *tab.*, *tarax.*, *ter.*, *verat.*

langsam: Ph-ac.

Schlaf, im: Ant-t., ars., bry., sulph.

sich selbst, zu: Bell., hyos., rhus-t., tab.

dasselbe Thema, spricht immer über: Petr.

Dunkelheit, in der: *Calc-ar.*, *carb-v.*, *cupr.*, *stram.*

Epilepsie, während: Op.

nach: *Arg-m.*, plb.

erkennt niemanden: Bell., calad., hyos., merc., nux-v., op., stram., tab., verat.

Ermüdung, Überanstrengung, Studieren etc., durch: Lach.

erotisch: Camph., cann-i., *canth.*, kali-br., *lach.*, *phos.*, *stram.*

DELIRIUM ...

Erwachen, beim: Aur., bell., bry., cact., carb-v., chel., coff., colch., cur., dulc., *hyos.*, *lach.*, lob., merc., nat-c., par., sep., stram.

Essen amel.: Anac., bell.

fantastisch: *Bell.*, carb-s., cham., con., dulc., graph., hyos., op., sep., sil., spong., *stram.*, *sulph.*

Feuer, spricht von: *Calc.*

flüstert: Arn., calad., *hyos.*, *lyc.*, ph-ac., *phos.*, rhus-t., *stram.*, tab.

langsam: Ph-ac.

sich selbst, zu: Hyos., tab.

fremden Ländern, spricht von: Cann-i.

Sprache, in fremder: *Stram.*

Froststadium im Fieber, während: *Arn.*, ars., *bell.*, cham., **Nat-m.**, nux-v., puls., *sep.*, stram., sulph., *verat.*

Furcht vor Menschen, mit: Bell., *plat.*

geistige Anstrengung, durch: *Lach.*

geschäftig: Bapt., bell., *bry.*, camph., *hyos.*, rhus-t., *stram.*, sulph.

gesund; sagt, sie sei: Apis, *arn.*, *ars.*

greift Menschen mit einem Messer an: Hyos.

greift nach Flocken in der Luft (s. GESTEN - Hände - Greifen)

heftig, gewalttätig: *Acon.*, agar., *apis*, **Ars.**, atro., **Bell.**, camph., canth., con., *cupr.*, **Hyos.**, *lach.*, *op.*, phos., plb., puls., *sec.*, **Stram.**, verat., zinc.

zurückgehalten und beruhigt werden, kann nur schwer: Zinc.

heftig, grimmig: Agar., bell., hyos., *stram.*

heiter, fröhlich: Agar., aur., *bell.*, cann-s., con., hyos., lact., *stram.*

abwechselnd mit Lachen, Singen, Pfeifen, Schreien etc.: Stram.

Melancholie, mit: Agar.

Herumtollen mit Kindern: Agar.

Hitze agg.: Stram.

Hochzeit vor; bereitet sich auf die: *Hyos.*

hüllt sich im Sommer in Pelz ein: Hyos.

hysterisch, beinahe: Bell., ign., tarent., verat.

intermittierend: Con.

Kälte, mit: *Verat.*

DELIRIUM ...

komisch: *Hyos.*, *stram.*, verat.

Konvulsionen, vor: Op.

während: Ars., crot-h.

nach: Absin., bell., kali-c., sec.

Kopfschmerz, während: Acon., agar., ars., colch., glon., mag-c., mosch., sec., tarent., verat.

lachen: Acon., *bell.*, colch., con., *hyos.*, *ign.*, lach., lact., op., plb., sec., sep., *stram.*, sulph., thea, verat., zinc.

lärmend: *Bell.*, *camph.*, *hyos.*, **Stram.**

lebhaft: Bell., *stram.*

Lippen wie beim Sprechen, bewegt die: Bell.

manisch: Acon., *aeth.*, ail., ant-c., ars., **Bell.**, *camph.*, cann-i., *canth.*, carb-s., chin-s., *coff.*, colch., con., cori-r., crot-h., *cupr.*, *hell.*, **Hyos.**, indg., led., lob., lyc., merc., merc-c., nat-m., nux-m., *oena.*, *op.*, plb., rhod., *sec.*, **Stram.**, tarent., ter., *verat.*, zinc.

Menses, vor: Ars., bell., hyos., lyc.

während: Acon., apis, bell., cocc., hyos., lyc., nux-m., puls., stram., verat.

Mund, steckt Steine in den: Merc.

periodisch: Samb.

Possen, spielt: Bell., cupr., **Hyos.**, lact., op., phos., plb., stram.

rasend, toll (= tobend): *Acon.*, *act-sp.*, *aeth.*, **Agar.**, anac., ant-s., *ant-t.*, arg-m., arg-n., ars., **Bell.**, bry., calc., *camph.*, cann-i., **Canth.**, *carb-s.*, chel., chin., chin-s., cic., *cimic.*, cina, colch., coloc., *cupr.*, dig., dulc., ether, glon., graph., *hell.*, hep., **Hyos.**, hyper., jatr., lob., **Lyc.**, *merc.*, merc-cy., mosch., nat-m., **Nit-ac.**, nux-m., *oena.*, **Op.**, par., phos., *plb.*, *puls.*, rheum, **Sec.**, *sol-n.*, **Stram.**, sul-ac., sulph., *tab.*, tarent., **Verat.**, vip., zinc.

redselig, geschwätzig: Agar., aur., bapt., bar-c., *bell.*, bry., camph., **Cimic.**, *crot-h.*, *cupr.*, gels., *hyos.*, **Lach.**, **Lachn.**, lyss., naja, oena., *op.*, par., petr., *phos.*, *plat.*, plb., *rhus-t.*, **Stram.**, *verat.*

undeutlich: Apis, *hyos.*

religiös: Aur., lach., *verat.*

rollt auf dem Fußboden herum: *Op.*

DELIRIUM ...

ruhelos: Acon., atro., plb.

ruhig: **Bry.**, *carb-v.*, *chel.*, chin., *chlor.*, croc., cupr., **Hyos.**, op., *ph-ac.*, phos., plb., rhus-t., sec., tab., valer., verat.

Säfteverlust, durch: *Chin.*, *lach.*

sammeln, versucht Gegenstände von der Wand zu: Bell., hyos.

Schimpfen: Hyos., merc., stram.

Schlaf, während: Acon., **Apis**, ars., **Bell.**, *cact.*, cham., cina, cupr., *gels.*, hyper., lach., merc., mur-ac., *op.*, rheum, santin., spong., stram., verat.

nach Schlaf amel.: Bell., *cact.*

aufgeweckt wird, wenn er: Hep., phos., sec.

Einschlafen, beim: *Bell.*, *bry.*, cact., calc., camph., caust., *chin.*, *gels.*, gins., guaj., ign., merc., ph-ac., *phos.*, rhus-t., *spong.*, *sulph.*

Schläfrigkeit, mit: Acon., arn., *bry.*, calc-p., coloc., lach., **Puls.**

Schließen der Augen, beim: Bapt., *bell.*, *bry.*, calc., graph., *lach.*, led., pyrog., sulph.

Schmerzen, mit: Dulc., *verat.*

schrecklich: *Acon.*, anac., *atro.*, **Bell.**, calc., canth., cic., colch., coloc., dig., *hyos.*, nat-m., nux-v., *op.*, *phos.*, plb., *puls.*, sec., sil., **Stram.**, *verat.*, zinc.

Schreien, mit: Bell., *caust.*, *cina*

Hilfe, um: *Canth.*

Schuld für seine Narrheit, gibt sich selbst die: Op.

Schwitzen amel.: Aeth.

sorgenvoll: Acon., bell., dulc., lyc., puls.

Steigerung der Kräfte, mit: *Agar.*, *aur.*, hyos., stram.

still: Agar., sec.

Tollwut, bei: Bell., canth., lyss., *stram.*

tremens (s. DELIRIUM tremens)

umarmt den Ofen: Hyos.

Umherstreifen: Atro., *bell.*, hyos., plb.

Unrecht, wegen eingebildetem: Hyos.

urinieren, versucht auf den Fußboden zu: Plb.

Topf vorbei, uriniert am: Bell.

DELIRIUM ...

vergnügt: Acon., *bell.*, cact., con., op., sulph., verat.

verlässt ihre Verwandten: Sec.

vorwurfsvoll: Hyos., lyc.

Wasser, springt ins: Bell., sec.

wechselt andauernd das Thema: **Lach.**

wiederholt denselben Satz: Camph.

wiegt sich hin und her: Bell., hyos.

wild: **Bell.**, camph., canth., chlol., colch., cupr., hydr-ac., *hyos.*, lach., *op.*, **Plb.**, **Stram.**, *verat.*

nachts: Plb.

Zittern, mit: Valer.

zornig: *Cocc.*

Zupfen an Nase oder Lippen, mit: *Arum-t.*

DELIRIUM tremens: Acon., **Agar.**, ant-c., *arn.*, **Ars.**, *bell.*, bism-o., calc., calc-s., *cann-i.*, carb-v., chin., chlol., cimic., *coff.*, *crot-h.*, dig., ferr-p., gels., grat., hell., *hyos.*, ign., *kali-br.*, kali-p., **Lach.**, led., lyc., *merc.*, nat-c., **Nat-m.**, **Nux-m.**, **Nux-v.**, oena., **Op.**, *phos.*, puls., *ran-b.*, rhod., rhus-t., ruta, sel., sep., sil., spig., **Stram.**, **Stry.**, sul-ac., sulph., verat., zinc.

DEMÜTIGUNG, Beschwerden nach: *Arg-n.*, *aur.*, *aur-m.*, bell., *bry.*, *cham.*, **Coloc.**, **Ign.**, **Lyc.**, *lyss.*, merc., **Nat-m.**, nux-v., *op.*, **Pall.**, **Ph-ac.**, plat., *puls.*, rhus-t., *seneg.*, sep., **Staph.**, stram., *sulph.*, verat.

DENKEN:

Abneigung gegen: Agar., *bapt.*, bry., caps., *carb-v.*, casc., *chin.*, corn., *echi.*, ferr., ferr-p., *gels.*, hyos., lac-ac., **Lec.**, *lyc.*, nat-ar., nat-m., **Ph-ac.**, **Phos.**, plan., ptel., rumx., squil., stram., verat.

morgens: Kali-n.

nachmittags: Lyc.

Gehen in Freien, nach: Arn.

abends: Lyc.

Beschwerden agg., Denken an seine: Agar., *alum.*, am-c., ambr., arg-m., arn., ars., aur., aur-m., *bapt.*, *bar-c.*, bry., calc., *calc-p.*, *caust.*, chin-a., con., dros., *gels.*, graph., *hell.*, *helon.*, hura, *lach.*, mag-s., *med.*, mosch., nat-m., *nit-ac.*, *nux-v.*, olnd., **Ox-ac.**, *oxyt.*, phos., *pip-m.*, plb., *ran-b.*, *sabad.*, sars., sep., spig., *spong.*, staph., thuj.

amel.: *Camph.*, cic., *hell.*, mag-c., pall., prun-s.

DENKEN ...

schwieriges Denken (s. STUMPFHEIT)

DIKTATORISCH, herrschsüchtig, dogmatisch, despotisch: Aur., *camph.*, caust., cham., con., ferr., lach., *lyc.*, *merc.*

DROHEN: *Hep.*, *stram.*, **Tarent.**

DUNKELHEIT agg. (vgl. ANGST, FURCHT, LICHT): Acon., *aeth.*, ars., bapt., berb., *calc.*, camph., *carb-an.*, *carb-v.*, *caust.*, cupr., graph., *lyc.*, nat-m., *phos.*, plat., *puls.*, rhus-t., sanic., **Stram.**, *valer.*

EHRFURCHT, Bewunderung: Coff.

EHRGEFÜHL, Beschwerden durch verletztes: Ign., nux-v., staph.

EIFERSUCHT: Anan., *apis*, calc-p., *calc-s.*, camph., *cench.*, coff., gall-ac., **Hyos.**, ign., **Lach.**, *nux-v.*, op., ph-ac., *puls.*, raph., staph., stram.

unwiderstehlich, so töricht sie auch ist: *Lach.*

EIGENSINNIG, starrköpfig, dickköpfig: *Acon.*, act-sp., *agar.*, aloe, **Alum.**, alumn., am-c., **Anac.**, ant-t., apis, **Arg-n.**, arn., *ars.*, aur., **Bell.**, bry., **Calc.**, calc-s., camph., canth., *caps.*, carb-an., carb-v., caust., **Cham.**, chel., *chin.*, chin-s., *cina*, croc., cycl., dig., dros., ferr., ferr-ar., ferr-p., guaj., *hep.*, hura, hyos., *ign.*, ip., *kali-c.*, kali-i., *kali-p.*, kali-s., kalm., kreos., lach., lyc., *mag-m.*, merc., mur-ac., *nit-ac.*, **Nux-v.**, *pall.*, *ph-ac.*, phos., plb., *psor.*, sanic., sec., *sil.*, *spong.*, stram., *sulph.*, **Tarent.**, thuj., viol-o., zinc.

nichts; erklärt, ihm fehle: Apis, **Arn.**

Menses, zu Beginn der: *Cham.*

Kinder weinen jedoch, wenn man freundlich mit ihnen spricht: Sil.

Dick werden; mit Neigung zum: **Calc.**

fröstelig, widerspenstig und ungeschickt: *Caps.*

unsinnigsten Einwände, gegen jeden Vorschlag findet er die: **Arg-n.**

EKSTASE (vgl. HOCHGEFÜHL): **Acon.**, *agar.*, agn., am-c., ang., *ant-c.*, arn., bell., bry., camph., cann-i., carb-h., cham., *cic.*, *cocc.*, *coff.*, crot-h., cupr., cur., cypr., hyos., jatr., *lach.*, nux-m., olnd., *op.*, ph-ac., **Phos.**, plat., plb., stram., thea, valer.

nachts: Cur.

Erwachen, beim: *Cypr.*

EKSTASE - nachts ...

Gehen im Mondschein: **Ant-c.**

abwechselnd mit Traurigkeit: Senec.

erotisch: Op., pic-ac.

Schlaf, im: Phos.

Hitzestadium im Fieber, während: Chin., coff., laur., puls., sabad.

Schweiß, beim: Carb-v., iod., nit-ac., sulph.

EMPFINDLICH, überempfindlich (vgl. BELEIDIGT): *Acon.*, *aesc.*, aeth., alum., am-c., anac., ang., ant-c., apis, **Arg-n.**, *arn.*, *ars.*, *ars-i.*, asaf., *asar.*, *aur.*, *bar-c.*, **Bell.**, **Bor.**, *bov.*, bry., *calc.*, calc-p., *calc-s.*, camph., cann-s., *canth.*, carb-an., *carb-s.*, *carb-v.*, cast., *caust.*, *cham.*, **Chin.**, **Chin-a.**, **Chin-s.**, cic., cina, clem., *cocc.*, **Coff.**, colch., coloc., con., *crot-h.*, cupr., daph., dig., dros., *ferr.*, ferr-ar., ferr-p., *fl-ac.*, **Gels.**, gran., hep., *hyos.*, **Ign.**, *iod.*, *kali-ar.*, *kali-c.*, *kali-i.*, kali-n., *kali-p.*, *kali-s.*, kreos., *lac-c.*, *lach.*, laur., **Lyc.**, **Lyss.**, *mag-m.*, *med.*, meph., *merc.*, mez., *mosch.*, *nat-ar.*, *nat-c.*, **Nat-m.**, *nat-p.*, *nat-s.*, **Nit-ac.**, **Nux-v.**, ph-ac., **Phos.**, *plat.*, **Plb.**, psor., **Puls.**, **Ran-b.**, sabad., *sabin.*, samb., sanic., sars., *seneg.*, *sep.*, **Sil.**, spig., stann., *staph.*, **Sulph.**, tab., *teucr.*, **Ther.**, thuj., **Valer.**, verat., viol-t., *zinc.*

tagsüber: Carb-v.

morgens: Calc., graph., nat-s., *thuj.*

abends: *Calc.*

äußerlichen Eindrücke, gegen alle: Arn., clem., *cocc.*, *colch.*, iod., *nit-ac.*, *nux-v.*, ph-ac., *phos.*, *staph.*

Beschwerden, gegen die geringsten: Nux-v.

bestimmte Personen, gegen: Am-m., aur., calc., crot-h., **Nat-c.**, sel., stann.

Eisenspitzen, gegen auf sie gerichtete: Apis, sil., *spig.*

Froststadium im Fieber, während: Bry., *caps.*, chin., colch., hep., nat-c., petr., phos., verat.

geistige Eindrücke, gegen: Phos., zinc.

Geräusche, gegen: **Acon.**, aloe, alum., am-c., ambr., ant-c., ant-t., apis, *arg-n.*, *arn.*, *ars.*, *ars-i.*, **Asar.**, *aur.*, bapt., *bar-c.*, **Bell.**, **Bor.**, *bry.*, bufo, cact., *calc.*, camph., cann-s., caps., carb-an., *carb-s.*, *carb-v.*, card-m., *caust.*, *cham.*, chel., **Chin.**, **Chin-a.**, cic., cimic., cinnb., *cocc.*, **Coff.**, colch., **Con.**, *ferr.*, *ferr-ar.*, *ferr-p.*, *fl-ac.*, gels., *hell.*, hura, hyos., *ign.*, iod., *ip.*, kali-ar., **Kali-c.**, kali-i., *kali-p.*, kali-s., *lac-c.*, *lach.*, *lyc.*, *lyss.*, *mag-m.*, manc., mang., *med.*, *merc.*, mosch., nat-ar., *nat-c.*, *nat-m.*, nat-p., *nat-s.*, **Nit-ac.**, **Nux-v.**, **Op.**, ox-ac., ph-ac., *phos.*, *plat.*, ptel., *puls.*, rhus-t., sabad., **Sep.**, **Sil.**, *spig.*, stann., tanac., **Ther.**, **Zinc.**

abends: *Calc.*

Einschlafen, beim: *Calc.*

Entbindung, bei der: Bell., bor., *chin.*, cimic., *coff.*

Froststadium im Fieber, während: Bell., **Caps.**, gels., *hyos.*

Geräusch, gegen das geringste: Acon., aloe, ant-c., arg-n., **Asar.**, bar-c., *bor.*, cinnb., **Coff.**, *ferr.*, *lyc.*, nat-s., **Nux-v.**, **Op.**, *phos.*, *sabin.*, **Sil.**, **Ther.**

Menses, während: Kali-p.

Musik amel.: **Aur.**, **Tarent.**

schrille Töne, gegen: *Calc.*, *nit-ac.*

Schritten, gegen das Geräusch von: **Coff.**, *nit-ac.*, **Nux-v.**, sang.

Stimmen, gegen: *Ars.*, aur., *cocc.*, *con.*, kali-ar., *kali-c.*, *mag-m.*, *nit-ac.*, **Nux-v.**, *sil.*, *teucr.*, **Zinc.**

Männerstimmen: Bar-c., *nit-ac.*

Wasser, gegen das Geräusch von plätscherndem: **Lyss.**, **Nit-ac.**, stram.

Grausamkeiten, beim Hören von: **Calc.**

Grobheit, gegen: *Calc.*, *cocc.*, colch., nat-m., nux-v., ph-ac., **Staph.**

Hitzestadium im Fieber, während: Bell., carb-v., lyc., nat-m., nit-ac., **Puls.**, teucr., valer.

Kaffee, nach: **Cham.**

Kinder, gegen: *Acon.*, ant-s., ant-t., *bell.*, calc., *cham.*, *kali-p.*, *phos.*, *puls.*, *staph.*, *teucr.*

Lesen, gegen: Crot-h., lach., mag-m., merc.

Licht, gegen: *Acon.*, *ars.*, **Bell.**, *colch.*, *kali-p.*, lac-c., **Nux-v.**, **Phos.**

Mangel an Empfindlichkeit: Bell., chin., con., cupr., cycl., daph., euphr., *ph-ac.*, phos., ran-b., rheum, rhod., sabin., staph., stram.

Menses, vor: Nit-ac., *nux-v.*, *sep.*

moralische Eindrücke, gegen: All-s., dig., ign., psor.

EMPFINDLICH ...

Musik, gegen: *Acon.*, *ambr.*, bufo, cact., carb-an., caust., *cham.*, coff., dig., *graph.*, *kreos.*, *lyc.*, merc., **Nat-c.**, *nat-m.*, nat-p., *nat-s.*, **Nux-v.**, *ph-ac.*, *phos.*, *sabin.*, **Sep.**, stann., *tarent.*, thuj., viol-o., zinc.

Schweiß, beim: Bar-c., bell., chin.

Singen, gegen: Nux-v.

Sinneseindrücke, gegen: *Am-c.*, ars., ars-i., *aur.*, bar-c., calc., chin., dig., *graph.*, hep., iod., *lyc.*, mag-c., *nat-c.*, *nit-ac.*, nux-v., *phos.*, *sep.*, sil., thuj., *zinc.*

Späße, gegen (s. BELEIDIGT)

traurige Geschichten, gegen: Cic.

Unterhaltung (s. GESPRÄCHE)

Weinen von Kindern, gegen das: Caust., phos.

ENTFERNUNGEN, falsche Einschätzung von (vgl. GRÖSSEN - falsche): *Cann-i.*, *stram.*

vergrößert; scheinen: *Cann-i.*, glon.

ENTFREMDET:

Ehefrau, von seiner: Ars., nat-c., plat., staph.

Familie, von seiner: Anac., ars., con., hep., *nat-c.*, *nat-m.*, nat-s., *nit-ac.*, phos., plat., *sep.*

Gesellschaft, von der: Anac.

Kindern, flüchtet vor den eigenen: Lyc.

ENTHÜLLT Geheimnisse: Agar., hyos.

Schlaf, im: Am-c., *ars.*

ENTMUTIGT: *Acon.*, agar., agn., aloe, alum., ambr., *anac.*, ang., ant-c., ant-t., *apis*, arg-m., arn., *ars.*, ars-i., aur., bar-c., bell., bry., bufo-s., calad., calc., camph., canth., carb-an., carb-s., carb-v., *carl.*, caust., cham., *chin.*, chin-a., *chin-s.*, *cocc.*, coff., colch., coloc., con., conv-d., cupr., der., dig., *dros.*, gran., graph., hell., hep., hipp., hydr-ac., hyos., ign., iod., ip., iris., kali-bi., kali-c., kali-n., kali-p., kali-s., *lach.*, lac-ac., laur., *lyc.*, mag-m., mang., merc., merc-c., mur-ac., nat-ar., nat-c., nat-m., nat-p., nat-s., nit-ac., nux-v., olnd., op., *petr.*, ph-ac., phos., plat., plb., podo., *psor.*, *puls.*, pyrus., ran-b., *rhus-t.*, sabin., sec., *sep.*, sil., spig., *stann.*, stram., sul-ac., *sulph.*, tab., *tarent.*, ther., thuj., valer., *verat.*, verb., viol-t., zinc.

morgens: Hipp., plat., sep., sulph.

nachmittags: Con.

abends: Calc., ferr-p., *puls.*, ran-s., *rhus-t.*

Essen amel.: Tarent.

ENTMUTIGT ...

abwechselnd mit Hochmut: Agn.

Erwachen, beim: *Graph.*, *puls.*

Freien, im: *Ph-ac.*

Gehen, beim: Am-c., ph-ac.

Koitus, nach: Sep.

Menses, vor: Carl.

Weinen amel.: Nit-ac.

ENTRÜSTUNG, Empörung: Ambr., *ars.*, aur., *calc-p.*, caps., chin., cocc., *coloc.*, croc., ign., nat-c., **Staph.**

morgens: Ars.

Folgen, hat üble: *Coloc.*, ip., nux-v., plat., **Staph.**

Schwangerschaft, in der: Nat-m.

Träume, über unangenehme: Calc-p.

Unbehagen, durch allgemeines: Op.

ERKENNT seine eigenen Verwandten nicht: Acet-ac., agar., *anac.*, **Bell.**, calad., cic., cupr., *glon.*, **Hyos.**, kali-bi., *lach.*, meli., *merc.*, oena., *op.*, phos., plb., *stram.*, sul-ac., tab., valer., *verat.*, *zinc.*

alles, aber kann sich nicht bewegen; erkennt: Cocc., sang.

Haus nicht, erkennt sein eigenes: Meli., merc., psor.

Straßen nicht, erkennt bekannte: Cann-i., **Glon.**, lach., **Nux-m.**, **Petr.**

ERMAHNUNG agg.: *Bell.*, *plat.*

ERNST (vgl. TRAURIGKEIT): Aeth., *alum.*, am-c., am-m., ambr., anac., ang., ant-c., arg-m., ars., aur., bar-c., bell., bor., calc., cann-s., caust., cham., chin., *cina*, *cocc.*, coff., con., cycl., euphr., ferr., ferr-ar., grat., ign., iod., *led.*, lyc., *merc.*, mur-ac., naja, nat-c., nat-p., nux-m., olnd., op., ph-ac., plat., plb., puls., rhus-t., seneg., spig., staph., *sul-ac.*, sulph., thuj., til., verat.

abends: Seneg.

Lächerlichem, beim Anblick von: Anac.

ERREGUNG (= Erregbarkeit): Abrot., acet-ac., **Acon.**, aeth., agar., agn., alum., alumn., am-c., ambr., *anac.*, ang., ant-c., ant-t., *apis*, **Arg-n.**, *arn.*, *ars.*, *ars-h.*, *ars-i.*, art-v., *asaf.*, *asar.*, aster., **Aur.**, *aur-m.*, **Bell.**, benz-ac., *bry.*, calad., *calc.*, calc-ar., *calc-p.*, *calc-s.*, *camph.*, *cann-i.*, canth., *carb-s.*, carb-v., *carl.*, *caust.*, **Cham.**, *chel.*, *chin.*, chin-a., chin-s., *cic.*, clem., *cob.*, *cocc.*, **Coff.**, **Coll.**, coloc., con., croc., crot-h., cub., *cupr.*, cycl., *daph.*, *dig.*, elaps, eucal., eup-per.,

ERREGUNG ...

ferr., ferr-ar., ferr-i., *ferr-p.*, fl-ac., form., *gels.*, *glon.*, gran., **Graph.**, hell., hipp., hura, **Hyos.**, hyper., *ign.*, *iod.*, jug-r., *kali-ar.*, kali-bi., **Kali-br.**, kali-c., **Kali-i.**, *kali-p.*, *kali-s.*, kreos., **Lac-c.**, **Lach.**, lachn., laur., *lec.*, lil-t., *lith-c.*, *lyc.*, *lycps.*, lyss., *mag-m.*, mag-s., meph., *merc.*, merc-c., merl., mill., **Mosch.**, mur-ac., *naja*, nat-ar., *nat-c.*, **Nat-m.**, nat-p., **Nit-ac.**, **Nux-v.**, ol-j., **Op.**, ox-ac., paeon., pall., par., *petr.*, **Ph-ac.**, **Phos.**, plan., *plat.*, *podo.*, *psor.*, **Puls.**, raph., rheum, rhus-t., sabad., sal-ac., samb., sang., sec., sel., seneg., *sep.*, *sil.*, *spong.*, *stann.*, *stram.*, **Stry.**, *sul-ac.*, *sulph.*, sumb., tab., *tarent.*, tell., *teucr.*, *thea*, *thuj.*, tril., tub., *valer.*, *verat.*, verb., viol-o., vip., ziz.

amel.: Aur., lil-t., merc-i-f., *pip-m.*

morgens: Aeth., ars., calc., canth., chin., chin-s., con., cop., kalm., lach., *lyc.*, mang., nat-c., nat-m., nat-s., *nux-v.*, sep., spong.

nachmittags: Aloe, ang., cann-i., iod., lyc.

abends: Agar., am-c., anac., *calc.*, carb-v., chel., chin., daph., ferr., ferr-p., fl-ac., hyper., *lach.*, lyc., lycps., mez., *nux-v.*, ox-ac., phel., phos., *puls.*, sumb., teucr., ther., valer., zinc.

Bett, im: Ant-c., arn., *aur.*, bor., *calc.*, *carb-an.*, carb-v., lach., laur., *merc.*, mez., *nat-m.*, *nit-ac.*, **Nux-v.**, *phos.*, *puls.*, ran-b., ran-s., rhus-t., *sep.*, sil., spig., staph., sul-ac., *sulph.*, zinc.

Gedanken an Dinge, die andere getan haben, um sie zu ärgern; bei: Am-c.

nachts: Am-c., ambr., *apis*, arg-n., *aster.*, berb., calc., carb-s., *coff.*, dig., *ferr.*, *graph.*, hura, *lach.*, lyc., nat-m., nit-ac., *nux-v.*, *puls.*, sep., *sulph.*, thuj., zinc.

Erwachen, beim: Coc-c., thuj.

Schlaf, im: Lyc.

abwechselnd mit Konvulsionen: Stram.

Delirium: Agar.

Stumpfsinn: Anac.

Schwermut: *Con.*

abwesende Personen, über: Aur.

Arbeiten, beim: Mur-ac., olnd.

Bier, nach: Coc-c.

Debatte, während einer: *Caust.*, *nit-ac.*

epileptischen Anfällen, vor: *Art-v.*

Erwachen, beim: Coc-c., nat-m., sep., thuj.

ERREGUNG ...

Erwarten von Ereignissen, beim: *Arg-n.*, *gels.*, med.

fieberhaft: Ant-t., chlor., colch., cub., merc., merc-c., phos., sec., seneg., sul-i.

abends: Merc-c.

nachts: Sulph.

Menses, während: Rhod.

Mittagessen, nach dem: Sep.

Froststadium im Fieber, vor: *Cedr.*

während: **Acon.**, ars., aur., calc., canth., caps., carb-v., caust., **Cham.**, **Coff.**, *hep.*, lach., lyc., *nat-m.*, *nux-v.*, phos., puls., spig., sulph., verat.

Beschwerden durch Erregung der Gefühle, Gemütsbewegungen: Acet-ac., *arg-n.*, *arn.*, aster., *aur.*, *calc.*, calc-ar., calc-p., **Caps.**, *caust.*, *cist.*, *cob.*, *cocc.*, coch., **Coff.**, **Coll.**, *con.*, **Gels.**, *glon.*, ign., *kali-br.*, *kali-p.*, kreos., lyc., *lyss.*, nat-c., *nat-m.*, nit-ac., nux-m., *nux-v.*, *pall.*, **Ph-ac.**, *phos.*, *psor.*, **Puls.**, sep., **Staph.**, *verat.*, *zinc.*

Gehen, nach: Caust., fl-ac., nat-m.

Freien, im: Ant-c., sulph.

gehetzt, wie: Carb-v., coff.

geistige Anstrengung, durch: Ind., kali-p., med.

Gesellschaft, in: *Lec.*, *pall.*, *sep.*

Gesprächen, beim Zuhören von: *Lyss.*

Hitzegefühl im Kopf, mit: Meph.

Hitzestadium im Fieber, während: Alum., *apis*, chin-s., *ferr.*, kali-c., mag-c., mosch., op., *petr.*, *rhus-t.*, *sars.*, stram., sulph., tarent., valer., verat.

Hören von Schrecklichem, nach: *Calc.*, **Cic.**, cocc., gels., ign., *lach.*, nat-c., nux-v., *teucr.*, *zinc.*

hungrig, wenn: Kali-c.

Kleinigkeiten, über: Carl., chin-a., cinnb., lachn., med., nit-ac., phos., zinc.

Koitus, nach: *Calc.*

konvulsivisch: Canth., *lyss.*

Lesen, beim: *Coff.*, med., ph-ac.

Menses, vor: Alum-sil., croc., *kreos.*, *lyc.*, mag-c., mag-m., *nux-v.*, rob., thuj.

während: Cimic., cop., ferr., *mag-m.*, puls., rhod., senec., *tarent.*

nach: Ferr.

ERREGUNG ...

Musik, durch: *Kreos.*, sumb., *tarent.*

nervös: **Acon.**, arg-n., cinnb., phos., stry., sul-ac., tarent., thea, valer.

religiös: *Aur.*

Schlaf, vor dem: Nat-m., psor.

schlechten Nachrichten, nach: *Apis*, *calc.*, calc-p., chin., cinnb., cupr., form., **Gels.**, *ign.*, kali-c., kali-p., lach., nat-c., nat-m., phos., puls., stram., *sulph.*

schluckt andauernd beim Sprechen: Staph.

Schmerzen, bei: Aur.

Schreiben, beim: Med.

Schweiß, beim: *Acon.*, *bell.*, **Cham.**, *cocc.*, **Coff.**, *con.*, *lyc.*, nux-v., ph-ac., *sep.*, **Teucr.**

Sprechen, beim: Am-c., am-m., ambr., graph., merc.

stammelt, sobald er mit Fremden spricht: Dig.

Tee, nach: Sulph.

Traurigsein, nach: *Spig.*

Urinieren, beim: Aloe

Verwirrung, wie durch: Nux-m.

Wasser, das ausgegossen wird; durch Hören von: **Lyss.**, **Stram.**

Wein, wie durch: Kali-i., lyc., mosch., naja

ERSCHÖPFUNG, geistige (= geistige Übermüdung, Neurasthenie): Abrot., agar., *alum.*, ambr., *anac.*, apis, **Arg-m.**, *arg-n.*, ars., ars-i., aster., **Aur.**, *bar-c.*, *bry.*, calad., *calc.*, calc-p., calc-s., cann-i., carb-an., *carb-s.*, *carb-v.*, cham., cic., cinnb., *cocc.*, *colch.*, **Con.**, **Cupr.**, dig., **Ferr-pic.**, *gels.*, *graph.*, *hep.*, hyper., iod., **Kali-p.**, **Lach.**, laur., **Lec.**, *led.*, **Lyc.**, meli., merc., naja, nat-ar., **Nat-c.**, *nat-m.*, **Nat-p.**, **Nit-ac.**, *nux-m.*, **Nux-v.**, op., petr., **Ph-ac.**, **Phos.**, **Pic-ac.**, *plan.*, plat., podo., *puls.*, rhus-t., *sars.*, *sel.*, seneg., **Sep.**, **Sil.**, *spig.*, spong., stann., *staph.*, *sul-ac.*, **Sulph.**, teucr., thuj., valer., *zinc.*

mittags: Carb-v., phos.

abends: Cham.

Essen, nach dem: Lach.

Kleinigkeiten, durch: *Phos.*

Lesen, durch: Aur., *sil.*

Menses, nach den: **Alum.**

Pollutionen, nach: Carb-an., *sel.*

Schreiben, nach: *Sil.*

ERSCHÖPFUNG, geistige ...

Sprechen, durch: *Calc-p.*

ERSCHRECKT leicht (vgl. AUFFAHREN): *Acon.*, alum., alumn., am-c., am-m., ang., ant-c., ant-t., **Arg-n.**, *arn.*, **Ars.**, aur., **Bar-c.**, *bell.*, benz-ac., berb., **Bor.**, *bry.*, bufo, calad., *calc.*, cann-i., canth., *caps.*, *carb-an.*, *carb-v.*, *caust.*, cham., cic., clem., cocc., coff., con., cupr., *dig.*, **Graph.**, guaj., *hyos.*, hyper., *ign.*, kali-ar., *kali-c.*, kali-i., *kali-p.*, kali-s., *lach.*, led., **Lyc.**, *merc.*, mez., mosch., **Nat-ar.**, **Nat-c.**, *nat-m.*, nat-p., *nit-ac.*, *nux-v.*, *op.*, *petr.*, ph-ac., *phos.*, plat., *puls.*, rhus-t., *sabad.*, *samb.*, sarr., **Sep.**, *sil.*, spong., **Stram.**, sul-ac., *sulph.*, sumb., *ther.*, verat.

nachts: *Nat-m.*, *spong.*

Erwachen um 3 Uhr, beim: **Ars.**

Berührung, durch: *Kali-c.*

Einschlafen, beim: *Aur.*, *nit-ac.*, nux-v., phos.

Erwachen, beim: *Am-m.*, *ars.*, *bell.*, *cact.*, *caps.*, *cina*, eupi., hep., *lach.*, led., lyc., nit-ac., nux-v., spong., sul-i., verat., zinc.

entsetzt, kennt niemand, schreit, klammert sich an die Umstehenden an: *Stram.*

Geräusch erschreckt auf, wacht durch das geringste: Nux-v.

Froststadium im Fieber, während: Verat.

Geräusch, bei (s. AUFFAHREN - Geräusche)

geweckt wird, wenn er: *Calc.*

Kleinigkeiten, durch: Am-c., am-m., ang., ant-t., arn., bar-c., bor., bufo, calc., caust., hyper., kali-ar., **Kali-c.**, kali-i., kali-s., *lach.*, *lyc.*, merc., mez., *nit-ac.*, nux-v., *phos.*, rhus-t., sep., sumb.

Menses, am Tag vor den: Calc.

Menses, vor den: *Calc.*

Niesen, beim: *Bor.*

Pollutionen, nach: Aloe

Weinen amel.: Phos.

ERWARTUNGSSPANNUNG, Vorfreude; Beschwerden durch: *Arg-n.*, ars., *gels.*, lyc., med., ph-ac.

ERZÄHLEN der Symptome agg. (vgl. WEINEN - erzählt): **Calc.**, cic., ign., *puls.*, teucr.

ESSEN, weigert sich zu: Ars., bell., caust., cocc., croc., grat., **Hyos.**, *ign.*, **Kali-chl.**, kali-p.,

ESSEN - weigert sich zu ...

op., **Ph-ac.**, *phyt.*, plat., puls., sep., **Tarent.**, **Verat.**, **Viol-o.**

EXTRAVAGANZ: Am-c., *bell.*, *caust.*, chin., con., croc., iod., petr., ph-ac., phel., plat., stram., verat.

EXZENTRIZITÄT, Überspanntheit: Verat.

FAHREN im Wagen, Abneigung gegen: Psor.

FALSCH, nichts ist recht; alles erscheint: Coloc., eug., hep., *naja*, nux-v.

FANATISMUS: Caust., rob., sel., sulph., *thuj.*

FANTASIEN, Einbildungen:

abstoßend, wenn allein: Fl-ac., sel., tarent.

angenehm: **Cann-i.**, coca, cycl., lach., **Op.**, stram.

Erwachen, beim: Calc., *lach.*, puls., sep., sulph.

lasziv, wollüstig: Am-c., *ambr.*, anac., arund., aur., bell., *calc.*, carb-v., *chin.*, dig., *graph.*, hipp., ign., lil-t., *lyc.*, *op.*, sang., thuj., verb.

lebhaft: Carb-an., cham., croc., cycl., hell., hyos., *lach.*, lact., *lyc.*, meph., naja, nat-m., op., phos., puls., **Stram.**

Mitternacht, nach: Puls.

Einschlafen, beim: Nat-m.

Hitze, gefolgt von: Phos.

Lesen, beim: *Mag-m.*

periodisch wiederkehrend: Ars.

Schlaf, verhindern den: *Arg-n.*, phos.

Einschlafen, beim: Arg-n., *calc.*, sulph.

Schweiß, beim: Carb-v., iod., nit-ac., sulph.

übertrieben, hochfliegend, Luftschlösser: *Absin.*, *acon.*, *agar.*, agn., alum., *am-c.*, *ambr.*, *anac.*, *ang.*, ant-c., apoc., arg-n., arn., *ars.*, *asaf.*, aur., **Bell.**, *bry.*, bufo, calc., **Cann-i.**, *canth.*, *carb-s.*, carb-v., caust., *cham.*, *chel.*, *chin.*, coca, *coff.*, con., conv-d., croc., *crot-c.*, cycl., dig., elaps, fl-ac., *graph.*, hell., **Hyos.**, ign., kali-ar., kali-c., kali-p., **Lach.**, lact., *lyc.*, mag-m., meph., *merc.*, mur-ac., naja, nit-ac., *nux-m.*, nux-v., olnd., op., ox-ac., *petr.*, ph-ac., *phos.*, pip-m., plan., *plb.*, psor., puls., sabad., sep., *sil.*, spong., staph., **Stram.**, *sulph.*, thuj., valer., verb., viol-o., *zinc.*, *ziz.*

morgens: Con.

nachmittags: Lyc.

FANTASIEN - übertrieben ...

abends: Am-c., anac., *caust.*, chel., cycl., naja, *phos.*, sulph.

Dämmerung, in der: *Caust.*

nachts: Ars., aur., *bar-c.*, **Calc.**, canth., carb-an., carb-v., caust., *cham.*, coff., hipp., hydr., ign., *nit-ac.*, petr., phos., plb., puls., sep., sil.

Hitzestadium im Fieber, während: Chin., coff., puls., sabad.

Schließen der Augen im Bett, beim: *Calc.*, led., lyc., sep.

schrecklich: **Calc.**, *caust.*, hydr., hydr-ac., *lac-c.*, merc., *op.*, *sil.*, **Stram.**

Zubett gehen, nach dem: Chin., hell., ign., *phos.*

versunken in: Arn., cupr., sil., stram.

verworren: **Hyos.**, phos., *stram.*

FARBEN; Abneigung gegen rote, gelbe, grüne und schwarze: Tarent.

FASSUNG gebracht, verwirrt; aus der: Brom., ign.

FAULHEIT (= Abneigung gegen Arbeit): Abrot., acon., aesc., *agar.*, ail., aloe, *alum.*, am-c., am-m., *anac.*, ant-c., ant-t., *apis*, apoc., *arg-n.*, *arn.*, ars., ars-h., ars-i., asaf., asar., *aur.*, *aur-m.*, bapt., bar-c., bell., bor., brom., bry., bufo, *calc.*, *calc-p.*, camph., *caps.*, carb-ac., **Carb-s.**, *carb-v.*, *caust.*, cham., **Chel.**, **Chin.**, chin-a., chin-s., cic., cinnb., cob., coc-c., *coca*, cocc., colch., con., croc., crot-h., crot-t., *cycl.*, dig., dios., dirc., dulc., erig., euphr., ferr-p., gamb., **Graph.**, grat., guaj., helon., *hep.*, hura, hyos., ign., indg., *iod.*, ip., jug-r., kali-ar., kali-br., *kali-c.*, kali-p., kali-s., *lac-c.*, lac-d., **Lach.**, lac-ac., laur., *lyc.*, mag-c., *mag-m.*, mag-s., manc., meli., *meph.*, merc., *mez.*, mill., nat-ar., nat-c., **Nat-m.**, nat-p., **Nit-ac.**, **Nux-v.**, olnd., op., osm., petr., *ph-ac.*, *phos.*, *pic-ac.*, plat., plb., *psor.*, *puls.*, ran-s., rheum, rhus-t., rob., ruta, sabad., *sabin.*, sang., sars., sec., **Sep.**, spig., spong., squil., stann., stram., stront., **Sulph.**, tab., tarent., *teucr.*, *ther.*, *thuj.*, verb., *zinc.*, zing.

morgens: All-c., aloe, alum., am-c., am-m., anac., ant-t., canth., carb-an., carb-s., *carb-v.*, chel., clem., *cocc.*, hep., hipp., indg., kali-n., mag-c., *nat-m.*, nat-s., nux-v., ox-ac., pall., phyt., plat., ran-b., ran-s., rhus-t., rumx., sabin., squil., sulph., tarax., verb.

Aufstehen, beim: Dig., nat-c., op., verb.

FAULHEIT - morgens ...

Erwachen, beim: Chin-s.

vormittags: *Alum.*, anac., mag-c., nat-m.

mittags: Aloe

nachmittags: Aloe, *bor.*, bufo, chel., erig., gels., hyos., lyc., mag-c., mag-s., nat-m., petr., sep., sil., viol-t.

14 Uhr: Chel.

abends: Agar., calc-p., cann-s., carb-v., coca, dios., erig., ferr-i., mag-c., mag-m., pall., plb., puls., ran-s., sphing., **Sulph.**, viol-t.

amel.: Aloe, bism-o., clem., sulph.

Essen, nach dem: Agar., ant-c., asar., bar-c., bov., cann-i., chel., *chin.*, lach., mag-c., nux-v., *phos.*, plb., thuj., zinc.

Freien, im: Arn.

amel.: Calc., graph.

Froststadium im Fieber, während: Camph.

Frühstück, nach dem: Nat-s.

Gehen, beim: Arn., chin-s., nit-ac., sabin.

Hausarbeit, Abneigung gegen die gewohnte: *Cit-ac.*

Kindern, bei: Bar-c., lach.

Mittagessen, nach dem: Agar., ant-c., bar-c., *chin.*, mag-c., zinc.

Mittagsschlaf, nach dem: Anac., bor.

Pollutionen, nach: Sep.

Schlaf, nach: Bor., chin-s., mez., pip-m.

Sitzen, im: Nat-c., nit-ac., ruta

Stuhlgang, vor: *Bor.*

nach: Colch.

Wetter, bei feuchtem: Sang.

FÄZES:

leckt Kuhdung, Schlamm, Speichel: Merc.

schluckt seinen eigenen: Verat.

setzt Fäzes auf dem Boden ab: Cupr.

FEHLER, macht:

Arbeit, bei der: Acet-ac., all-c., bell., chin-s., meli., nat-c., phos., sep.

Buchstabieren, beim: All-c., am-c., crot-h., fl-ac., helod., hyper., *lach.*, lac-ac., *lyc.*, *med.*, nux-m., nux-v., stram., sulph.

Lesen, beim: Cham., *hyos.*, *lyc.*, merc., sil., stann.

FEHLER - macht ...

Maßen und Gewichten, beim Abschätzen von: Nux-v.

Namen, nennt Dinge beim falschen: Am-c., calc., *dios.*, lac-c., sep., *stram.*, sulph.

Orte, in Bezug auf: Aesc., atro., bell., bov., bry., cann-i., cham., cic., **Glon.**, hura, lach., merc., nat-m., **Nux-m.**, par., **Petr.**, phos., psor., stram., sulph., valer., verat.

Rechnen, beim: Ail., *am-c.*, chin-s., con., *crot-h.*, *lyc.*, merc., *nux-v.*, rhus-t., *sumb.*, *syph.*

Schreiben, beim: Alum., *am-c.*, benz-ac., bov., *calc-p.*, cann-i., *cann-s.*, carb-an., carb-s., *cham.*, *chin.*, chin-s., chr-ac., colch., croc., crot-h., dios., fl-ac., graph., hep., hydr., hyper., ign., iris-foe., *kali-br.*, *kali-p.*, kali-s., *lac-c.*, **Lach.**, lac-ac., lil-t., **Lyc.**, mag-c., nat-c., *nat-m.*, *nux-m.*, nux-v., onos., phos., ptel., puls., rhod., rhus-t., *samb.*, sep., sil., stram., sulph., **Thuj.**

lässt Buchstaben aus: *Hyper.*, kali-br., *lac-c.*, *lyc.*, meli., *nux-m.*, nux-v., onos., puls., stram., *thuj.*, zinc.

Silben: Bov., *cham.*, colch., kali-br., nux-v., *thuj.*

Wörter: Benz-ac., *cann-s.*, *cham.*, hyper., kali-br., lachn., lac-ac., *lyc.*, meli., nux-v., *rhod.*, *thuj.*

stellt Buchstaben um: Caust., *chin.*, *lyc.*, stram.

verwechselt Buchstaben: Lyc.

wiederholt Wörter: *Calc-p.*, *cann-s.*, kali-br., lac-c., sulph.

Sprechen, beim: Acet-ac., *agar.*, *alum.*, *am-c.*, am-m., arg-n., *arn.*, bov., bufo, *calc.*, calc-p., calc-s., cann-s., canth., carb-s., caust., *cham.*, *chin.*, chin-s., coca, *cocc.*, con., crot-h., cupr., cycl., dios., dirc., *dulc.*, graph., haem., ham., hep., hyos., hyper., ign., kali-br., *kali-c.*, kali-p., *lac-c.*, lach., lil-t., *lyc.*, mang., *merc.*, murx., **Nat-m.**, nux-m., nux-v., onos., osm., ph-ac., *puls.*, rhus-r., sec., sel., sep., sil., stram., sul-ac., sulph., *thuj.*, *zinc.*

Anstrengung agg.: Agar.

Antworten, gibt falsche: Cann-s., nat-m., nux-v., phos.

beabsichtigt hat; sagt, was er nicht: *Nat-m.*

FEHLER - macht - Sprechen, beim ...

Laute um, betont falsch; stellt: Caust.

Silben, gebraucht falsche: Caust., **Lyc.**, sel.

Worte, benutzt die falschen: Agar., *alum.*, *am-c.*, *arn.*, *both.*, bov., bufo, *calc.*, *calc-p.*, cann-s., canth., caust., *chen-a.*, **Chin.**, cocc., con., crot-h., cupr., dirc., *dulc.*, graph., hep., *kali-br.*, kali-c., lac-c., **Lyc.**, lyss., **Nux-m.**, sep., *thuj.*, zinc.

dreht Worte um: Calc., caust., *chin.*, cycl., kali-br., osm., stram., sulph.

entgegengesetzte Worte, z. B. heiß für kalt: *Kali-br.*, nux-m.

Pflaumen, wenn er Birnen meint; sagt: Dios., lyc., *stram.*

Seite statt linke oder umgekehrt; sagt rechte: *Chin-s.*, *dios.*, *fl-ac.*, hyper., iris-foe.

sieht, statt den er wünscht; benutzt den Namen des Gegenstandes, den er: Am-c., calc., *lac-c.*, sep., sulph., tub.

spricht Worte falsch aus: *Caust.*

stellt sie falsch: All-c., alum., am-c., *arn.*, bov., bufo, *calc.*, calc-s., cann-s., carb-s., caust., cham., **Chin.**, cocc., con., crot-h., cycl., fl-ac., graph., hep., hyos., hyper., kali-br., kali-c., kali-p., kali-s., *lac-c.*, *lach.*, *lyc.*, merc., nat-c., *nat-m.*, *nux-m.*, *nux-v.*, osm., puls., rhod., sep., sil., *stram.*, *sulph.*, thuj.

Zeit, in der: Acon., alum., anac., atro., bad., bor., camph., cann-i., cere-b., cic., cocc., con., croc., dirc., elaps, fl-ac., glon., hura, *lach.*, med., nux-m., nux-v., op., pall., petr., plb., sulph., ther.

Nachmittag; glaubt immer, es sei: *Lach.*, stann.

verwechselt Gegenwart mit Zukunft: Anac.

Gegenwart mit der Vergangenheit: *Cic.*, croc., med., nux-m., staph.

FEIGHEIT: *Acon.*, agar., agn., alum., anac., ang., aur., *bar-c.*, bar-m., bell., *bry.*, calc., calc-s., camph., canth., carb-an., carb-v., caust., *chin.*, cocc., coloc., con., cupr., dig., dros., **Gels.**, graph., ign., iod., ip., kali-c., kali-n., kali-p., laur., led., **Lyc.**, merc., mur-ac., nat-ac., nat-m., op., ph-ac., phos., plat., plb., *puls.*, *ran-b.*, ruta, sabin., sec., sep., *sil.*, spig., stann., sul-ac., sulph., tab., thuj., *verat.*, verb., viol-t.

FEUER anlegen, will: *Hep.*

wirft Gegenstände ins Feuer: Staph.

FEURIG, inbrünstig: Nux-v.

FLEISSIG, arbeitsam, Arbeitswut: Agar., arn., ars., **Aur.**, *bar-c.*, bell., bry., calc., calc-p., caps., cere-b., chin., clem., *croc.*, dig., *hyos.*, *ign.*, indg., ip., kreos., *lach.*, led., mag-c., mez., mosch., mur-ac., nat-c., nat-s., *op.*, phos., pip-m., plb., rhus-t., *sep.*, stann., sul-ac., **Tarent.**, verat.

abends: *Lach.*

Hitzestadium im Fieber, während: Op., sars., *thuj.*, verb.

Koitus, nach: Calc-p.

FLIEHEN, versucht zu: Acon., aesc., *agar.*, all-s., *ars.*, ars-m., arum-t., bapt., bar-c., **Bell.**, *bry.*, camph., caust., cham., chin., chlor., cic., *cocc.*, coloc., *crot-h.*, *cupr.*, *dig.*, *glon.*, hell., **Hyos.**, ign., lach., lil-t., meli., merc., merc-c., *nux-v.*, *oena.*, *op.*, phos., plb., puls., ran-b., rhus-t., samb., sol-n., *stram.*, sul-ac., sulph., tub., *verat.*, zinc.

besuchen, will die Tochter: Ars.

Familie und den Kindern zu fliehen; versucht vor ihrer: Lyc.

Fenster, aus dem: *Aesc.*, *bell.*, bry., glon., valer.

springt plötzlich aus dem Bett: Bell., chin., glon., nux-v.

Betten zu wechseln, um die: **Ars.**, hyos.

wegzulaufen, um: *Bell.*, bry., *cupr.*, dig., glon., hyos., nux-v., op., rhus-t., *verat.*

zurückgehalten, wird nur schwer: Zinc.

FLOCKENLESEN (s. GESTEN - Hände - zupft)

FLUCHEN, Neigung zum: Aloe, am-c., **Anac.**, *ars.*, bell., bor., bov., cann-i., canth., cor-r., gall-ac., *hyos.*, ip., *lac-ac.*, *lil-t.*, *lyc.*, lyss., nat-m., **Nit-ac.**, *nux-v.*, oena., op., pall., petr., plb., puls., stram., *tub.*, *verat.*

nachts und klagt über ein Gefühl von Dummheit: Verat.

Konvulsionen, während: Ars.

FRAGEN, spricht andauernd in: *Aur.*

FREMDER; Gefühl, man sei ein: Valer.

Anwesenheit von Fremden agg.: *Ambr.*, *bar-c.*, *bry.*, bufo, con., lyc., petr., *sep.*, *stram.*, *thuj.*

FREUDE, Beschwerden durch übermäßige: *Acon.*, caust., *coff.*, croc., cycl., nat-c., *op.*, *puls.*

FREUDE ...

Unglück anderer, Freude über das: Ars.

FRIVOL, leichtsinnig: Arn., bar-c., merc., par., spong.

FROH, heiter, guten Mutes: Abrot., *acon.*, aesc., aeth., agar., aloe, anac., ang., ant-c., apis, apoc., *arg-m.*, ars., asaf., asar., *aur.*, aur-m., *bell.*, bor., bov., brom., bry., cact., calc-p., **Cann-i.**, cann-s., canth., caps., carb-ac., *carb-an.*, carb-s., carb-v., caust., chin., chlor., *cic.*, cinnb., cob., coca, cocc., **Coff.**, colch., coloc., con., **Croc.**, cupr., cycl., dros., eucal., eupi., fago., ferr., ferr-p., *fl-ac.*, gamb., gels., glon., graph., hura, hydr., **Hyos.**, *ign.*, iod., kali-bi., kali-br., **Lach.**, laur., *lyc.*, mag-s., manc., merc., mosch., **Nat-c.**, nat-m., nat-p., nat-s., *nit-ac.*, *nux-m.*, *nux-v.*, ol-an., *op.*, ox-ac., petr., ph-ac., *phos.*, phys., pip-m., *plat.*, plb., psor., rhod., rhus-v., ruta, sabad., sarr., *sars.*, sec., seneg., sep., spig., spong., squil., stann., staph., stram., *sul-ac.*, *sulph.*, tab., *tarax.*, *tarent.*, teucr., ther., thuj., *tub.*, valer., *verat.*, verb., viol-o., *zinc.*, zing.

tagsüber: Anac., arg-m., aur., caust., mag-m., mur-ac., sars.

morgens: Bor., calc-s., carb-s., caust., cinnb., con., fl-ac., graph., hep., hura, lach., nat-s., *plat.*, psor., spig., sulph.

8 Uhr: Hura

Aufstehen, beim: Hydr.

Erwachen, beim: Aloe, clem., hydr., nux-m., tarent.

vormittags: Aeth., bor., caust., clem., com., graph., nat-m., nat-s., phos., plb., zinc.

nachmittags: Anac., ang., arg-m., aur-m., calc, calc-s., mag-c., nat-s., ox-ac., phos., plb., sars., thuj.

abends: Agar., *aloe*, alum., aster., bell., bism-o., bufo, calc., carb-ac., cast., chin., chin-s., cist., clem., cupr., cycl., ferr., graph., *lach.*, lachn., lyss., mag-c., med., merc-i-f., merc-i-r., nat-c., *nat-m.*, nux-m., ol-an., phel., plat., sulph., sumb., teucr., valer., verb., viol-t., zinc.

nachts: Alum., bell., caust., croc., cupr., hyos., kreos., lyc., op., ph-ac., sep., sil., stram., sulph., verat.

Abendessen, nach: Cist.

abwechselnd mit Abneigung gegen Arbeit: Spong.

Heftigkeit, Gewalttätigkeit: Aur., croc., stram.

körperlichen Beschwerden: Plat.

FROH - abwechselnd mit ...

Mitleid, Mitgefühl; Mangel an: Merc.

Manie: Bell., cann-s., croc.

schlechter Laune (s. REIZBARKEIT - abwechselnd - Fröhlichkeit)

Schmerz: Plat.

Traurigkeit, Schwermut: Acon., agar., asar., canth., carb-an., caust., *chin.*, cimic., clem., croc., ferr., fl-ac., gels., hell., ign., iod., *kali-chl.*, lyc., med., nat-c., *nat-m.*, nit-ac., *nux-m.*, *phos.*, plat., psor., senec., sep., spig., tarent., zinc., ziz.

Weinen (s. WEINEN)

Wutausbrüchen, mit: *Aur.*, caps., croc., ign., stram.

Bett, im: *Hep.*

donnert und blitzt, wenn es: *Sep.*

Erwachen, beim: Tarent.

Essen, beim: Anac., bell., carb-ac., cist.

nach: Carb-v., mez.

Freien, im: Merc-i-f., *plat.*, plb., *tarent.*, teucr.

Froststadium im Fieber, während: *Cann-s.*, nux-m., phos., *puls.*, rhus-t., verat.

gefolgt von Reizbarkeit: Clem., hyos., nat-s., ol-an., op., seneg., tarax.

Entkräftung: Clem., spong.

Melancholie: Gels., graph., petr., plat., ziz.

Schläfrigkeit: Bell., calc.

Gehen im Freien und danach; beim: Alum., ang., cinnb., fl-ac., plb., tarent.

Gesellschaft, in: Bov.

Hitzestadium im Fieber, während: Acon., *op.*

Koitus, nach: Nat-m.

Konvulsionen, nach: Sulph.

Menses, vor: Acon., fl-ac., hyos.

während: *Fl-ac.*, stram.

Schmerzen, trotz der: Spig.

Schweiß, beim: Apis, ars., bell., clem.

Stuhlgang, nach: *Bor.*, nat-c., **Nat-s.**, ox-ac.

Tod, beim Denken an den: Aur.

Urinieren, nach: Eug., hyos.

Verstopfung, bei: *Calc.*, *psor.*

FROH ...

Zimmer amel., im.: Tarent.

FRÖMMIGKEIT, nächtliche: Stram.

FRÜHREIF: Merc.

FURCHT (= Befürchtungen, Scheu vor): Absin., acet-ac., **Acon.**, aeth., agar., agn., aloe, *alum.*, am-c., anac., ang., ant-c., ant-t., **Arg-n.**, *ars.*, ars-i., asaf., **Aur.**, bapt., *bar-c.*, bar-m., **Bell.**, **Bor.**, *bry.*, bufo, *cact.*, calad., **Calc.**, **Calc-p.**, *calc-s.*, camph., cann-i., cann-s., *caps.*, carb-an., **Carb-s.**, *carb-v.*, cast., *caust.*, cham., chin., chin-a., chlor., **Cic.**, cimic., coc-c., *coca*, *cocc.*, coff., coloc., *con.*, croc., *crot-h.*, *cupr.*, daph., **Dig.**, dros., dulc., echi., elaps, euph., ferr., ferr-ar., ferr-p., *form.*, *gels.*, gent-c., glon., **Graph.**, hell., *hep.*, hydr-ac., *hyos.*, hyper., **Ign.**, *iod.*, ip., **Kali-ar.**, *kali-br.*, *kali-c.*, kali-i., kali-n., kali-p., kali-s., lach., *lil-t.*, lob., **Lyc.**, **Lyss.**, mag-c., *mag-m.*, manc., *meli.*, *merc.*, merc-i-r., mez., *mosch.*, mur-ac., murx., *nat-ar.*, **Nat-c.**, *nat-m.*, *nat-p.*, nat-s., nicc., nit-ac., *nux-v.*, *onos.*, *op.*, *petr.*, **Phos.**, *phyt.*, pip-m., **Plat.**, **Psor.**, *puls.*, ran-b., raph., rheum, rhod., *rhus-t.*, rhus-v., ruta, sec., **Sep.**, sil., spig., *spong.*, squil., *stann.*, staph., **Stram.**, *stront.*, stry., *sul-ac.*, *sulph.*, *tab.*, tarent., thuj., til., valer., *verat.*, *zinc.*

tagsüber, nur: Lac-c., mur-ac., sul-ac.

morgens: Arg-n., carb-s., caust., *graph.*, *lyc.*, mag-s., mur-ac., nicc., *nux-v.*, puls., sul-ac.

Aufstehen, beim: Arg-n.

bis abends: Sul-ac.

Erwachen, beim: Puls.

vormittags: Am-c.

mittags, 12-15 Uhr: Aster.

nachmittags: Aeth., am-c., ant-t., berb., carb-an., carb-v., cast., dig., mag-c., nat-c., nicc., *nux-v.*, stront., *sulph.*, *tab.*

16 Uhr: Tab.

17 Uhr: Nux-v.

abends: Alum., *am-c.*, anac., ant-t., *ars.*, bar-c., brom., calad., **Calc.**, carb-an., *carb-v.*, **Caust.**, coc-c., *cupr.*, dig., *dros.*, form., hep., hipp., *kali-ar.*, *kali-c.*, kali-i., kali-p., lach., *lyc.*, *mag-c.*, mag-m., merc., nat-ar., nat-c., nat-m., nit-ac., nux-v., paeon., petr., *phos.*, plat., **Puls.**, ran-b., *rhus-t.*, stront., tab., valer., verat., *zinc.*

amel.: Mag-c.

Bett, im: *Ars.*, calc., *graph.*, *kali-c.*, mag-c., merc., nat-ar.

FURCHT - abends - Bett, im ...

amel.: Mag-c.

Dämmerung, in der: Berb., *calc.*, *caust.*, kali-i., *phos.*, **Puls.**, rhus-t.

Gehen, beim: *Nux-v.*

nachts: Am-c., arn., *ars.*, *bell.*, *calc.*, *calc-s.*, **Camph.**, carb-an., *carb-s.*, *carb-v.*, *caust.*, cham., *chin.*, chin-a., cocc., colch., con., *crot-c.*, dros., dulc., eup-per., graph., hep., ign., ip., *kali-ar.*, kali-c., *lach.*, lyc., mag-c., manc., *merc.*, nat-c., *nat-m.*, *nat-p.*, nit-ac., ph-ac., phos., *puls.*, **Rhus-t.**, rob., sil., spong., stann., stram., *sulph.*, tab., thea, zinc.

Erwachen, nach dem: Con.

Mitternacht: Con., manc.

nach: Ign.

3 Uhr: Kali-c.

abwechselnd mit Manie: *Bell.*

Abdomen aufsteigend, vom: Asaf.

Abendessen, nach dem: Caust.

abergläubische: Rhus-t.

Abwärtsbewegungen, vor: *Bor.*, gels.

Ärger, nach: Cham.

Alleinsein, vor dem (vgl. GESELLSCHAFT): Act-sp., all-s., ant-t., *apis*, **Arg-n.**, **Ars.**, asaf., bell., bism-o., brom., bry., bufo, cadm., calc., *camph.*, *clem.*, *con.*, **Crot-c.**, dros., *elaps*, *gels.*, hep., **Hyos.**, kali-ar., kali-br., **Kali-c.**, *kali-p.*, *lac-c.*, **Lyc.**, *lyss.*, merc., mez., nux-v., **Phos.**, plb., *puls.*, ran-b., rat., *sep.*, *stram.*, tab., tarent., verat.

abends: Brom., dros., kali-c., puls., ran-b., tab.

nachts: *Camph.*, *caust.*, **Stram.**

Furcht zu sterben, aus: *Arg-n.*, *ars.*, *kali-c.*, *phos.*

verletzen, sich selbst zu: Ars.

Anfall zu bekommen, einen: Agar., alum., *arg-n.*, cann-i., carb-an., nux-m., phos., puls.

angesprochen zu werden: Kali-br., sep.

Anstrengung, vor: Calad., guaj., mez., ph-ac., phos., phyt., sul-i., tab., thea

Anthropophobie (s. Menschen)

Apoplexie, vor: Apis, *arg-m.*, arg-n., arn., *aster.*, bell., carb-v., cench., *coff.*, elaps,

FURCHT - Apoplexie, vor ...

ferr., ferr-p., fl-ac., lach., nat-c., phos., ter., thuj., verat.

nachts, mit dem Gefühl, als ob der Kopf platzen würde: *Aster.*

Erwachen, beim: Glon.

Herzklopfen, mit: Arg-m.

Stuhlgang, während: Verat.

Arbeit, vor der (= Arbeitsscheu): *Arg-n.*, cadm., calc., cham., hyos., ind., *kali-c.*, kali-p., kali-s., nat-m., petr., *puls.*, ran-b., sanic., sel., *sil.*, *sulph.*, tab., tarax., tong.

Kopfschmerz, bei: Gran.

literarischer Arbeit, vor: Nux-v., *sil.*, sulph.

Armut, vor: Ambr., **Bry.**, *calc.*, *calc-f.*, chlor., meli., nux-v., *psor.*, puls., *sep.*, sulph.

Arzt nicht sehen, er scheint sie zu erschrecken; will den: Iod., thuj., verat-v.

auftreten, sonst würde er sich verletzen; muss leicht: Cupr.

bemerken, man würde ihren Zustand: Atro., calc., chel.

Berührung, vor: *Arn.*, coff., kali-c., lach., tell.

Beschäftigung, vor: Sel.

Beschwerden, vor eingebildeten: Hydr-ac.

Besinnung zu verlieren; die: Alum., calc., cann-i., carb-an., chlor., stram.

Bett, vor dem: *Acon.*, *ars.*, bapt., *camph.*, cann-s., canth., *caust.*, cedr., cent., kali-ar., kali-c., *lach.*, lyc., merc., nat-c., squil.

Bettnässen; Furcht vor dem: Alum.

Cholera, vor: *Lach.*, **Nit-ac.**

Denken an Unangenehmes, beim: Phos.

Trauriges: Rhus-t.

Dunkelheit, vor der: *Acon.*, am-m., bapt., brom., *calc.*, calc-p., calc-s., *camph.*, **Cann-i.**, *carb-an.*, *carb-v.*, *caust.*, *cupr.*, *lyc.*, *med.*, *phos.*, *puls.*, rhus-t., sanic., **Stram.**, *stront.*, valer.

Ecken vorbeizugehen; Furcht, an bestimmten: *Arg-n.*, *kali-br.*

Ehemann nicht mehr zurückkommt und dass ihm etwas zustößt; dass ihr: *Plat.*

Eile gefolgt von Furcht: Benz-ac.

eingebildeten Dingen, vor: Ars., **Bell.**, iod., laur., lyc., merc., *phos.*

FURCHT - eingebildeten Dingen, vor ...

Tieren: **Bell.**

engen Räumen, in (= Klaustrophobie): Acon., *arg-n.*, stram., valer.

Entblößen nachts im Bett, vor dem: Mag-c.

Epilepsie, vor: Alum., arg-n.

morgens: Alum.

erkälten, sich zu: Nat-c., sulph.

ermordet zu werden: Absin., *cimic.*, op., phos., plb., stram.

ernsten Gedanken, vor: Crot-h., plat.

Ersticken, vor dem: *Acon.*, carb-an., merc., *phos.*, rob., spong., *stram.*

nachts: Agar., arn., ars., cact.

Liegen, im: Carb-an., mosch.

Schließen der Augen, beim: Carb-an.

Ertrinken, vor dem: Cann-i.

Erwachen, beim: *Agn.*, alum., am-c., aster., *bell.*, bism-o., *bor.*, bufo, *cact.*, carb-an., cocc., con., hep., ign., iris., lach., lept., *lyc.*, mag-s., nat-c., *nat-m.*, nat-p., nit-ac., *nux-v.*, ph-ac., *puls.*, rat., *sil.*, *spong.*, *stram.*, *sulph.*, zinc.

Traum, aus einem: Alum., bov., cina, *lyc.*, ph-ac., phos., sil.

unter dem Bett, vor etwas: Bell.

Essen, vor dem: Caust., grat., op., puls., tarent.

nach dem: Canth., lach., mag-m., phel., tab.

Extravaganz, vor: Op.

Fahren im Wagen, beim: *Bor.*, *lach.*, *psor.*, *sep.*

fallen, zu stürzen; zu: Acon., alum., alumn., *bor.*, *cupr.*, cur., *gels.*, kali-s., *lac-c.*, *lil-t.*, nux-v., stram.

nachmittags: Nux-v.

abends: Lyss.

Dinge fallen zu lassen: Coca

Drehen des Kopfes, beim: Der.

Einschlafen, beim: Coff.

Gehen, beim: Coca, nat-m.

Zimmer agg., im: Lil-t.

Falsches zu sagen, etwas: *Lil-t.*

fasten, zu: Kreos.

Feuer fangen, dass Gegenstände: Cupr.

FURCHT ...

Fieber, vor:

friert, während er: Sulph.

Flecktyphus, vor: Tarent.

Zubettgehen, beim: Hura

finanziellem Ruin, vor (s. Armut)

Flüssigkeiten, vor (s. Wasser)

Frauen, vor: Puls.

Freien, im: Anac., *hep.*, nux-v.

amel.: Plat., *valer.*

Fremden, vor: Ambr., *bar-c.*, *carb-v.*, *caust.*, *cupr.*, lach., stram., *thuj.*

Freunden, vor seinen: Cedr.

Froststadium im Fieber, während: Calc., carb-an.

Galgen, vor dem: *Bell.*

gebissen zu werden: *Hyos.*, *lyss.*

Gedanken, vor seinen eigenen: Camph.

Gefahr, vor drohender (vgl. Unheil): Cimic., ether

Einschlafen, beim: Coff.

gefressen zu werden, von Tieren: Stram.

Gehen, vor dem: Nat-m.

beim: Alum., anac., bar-c., cina, hep., *lyc.*, nux-v., staph.

Straße, über eine belebte: *Acon.*

Dunkelheit; in der: *Carb-s.*

Freien, im: Anac., lyc.

Gehirnerweichung, Furcht vor: Abrot., asaf.

Geisteskrankheit, vor einer: Acon., agar., *alum.*, ambr., arg-n., ars., ars-i., bov., bry., **Calc.**, calc-s., **Cann-i.**, carb-an., carb-s., *chel.*, chlor., *cimic.*, cupr., *dig.*, gels., *graph.*, ign., iod., kali-bi., *kali-br.*, *lac-c.*, lach., laur., *lil-t.*, mag-c., **Manc.**, merc., merl., mosch., *nat-m.*, *nux-v.*, *phos.*, phys., plat., **Puls.**, rhod., *sep.*, *stram.*, sulph., syph., tarent., thuj.

nachts: *Merc.*, phys.

Gelenke schwach seien, dass seine: Sep.

Geräusche, durch: Aloe, alum., *ant-c.*, *aur.*, bar-c., *bor.*, cann-s., *caust.*, chel., cic., *cocc.*, coff., hipp., hura, lyc., mosch., nat-c., *nat-s.*, nux-v., sabad., tab.

nachts: Bar-c., *caust.*, *nat-s.*

FURCHT - Geräusche, durch ...

plötzlichen Geräuschen, vor: *Bor.*, *cocc.*

Straße, auf der: Bar-c., *caust.*

Tür, an der: *Aur.*, cic., *lyc.*

strömendes Wasser: **Lyss.**, **Stram.**

geschäftlichem Misserfolg, Bankrott; vor: *Psor.*

geschehen, etwas werde: Alum., *ars.*, bufo, cact., *calc.*, *carb-v.*, **Caust.**, crot-t., elaps, fl-ac., gels., graph., *iod.*, *kali-ar.*, *kali-br.*, kali-p., *lil-t.*, lyc., lyss., mag-c., mang., nat-ar., *nat-m.*, *nat-p.*, nicc., *onos.*, *ph-ac.*, **Phos.**, pyrus., stry., tab., thea, *tub.*, xan.

alleine, amel. durch Unterhaltung; wenn: Rat.

Bettwärme amel.: *Caust.*, mag-c.

gesellschaftliche Stellung, um seine: Verat.

Gespenstern, vor: *Acon.*, *ars.*, bell., brom., cann-i., *carb-v.*, *caust.*, chin., chin-a., cocc., dros., kali-c., *lyc.*, *manc.*, *phos.*, *plat.*, *puls.*, ran-b., rhus-t., sep., spong., stram., *sulph.*, zinc.

abends: Brom., lyc., *puls.*, ran-b.

nachts: *Acon.*, ars., *carb-v.*, chin., *lyc.*, *puls.*, ran-b., *sulph.*

Gesundheit ruiniert habe, dass sie ihre: Chel.

Gewitter, vor: Bry., gels., hep., lach., *nat-c.*, *nat-m.*, *nit-ac.*, **Phos.**, *rhod.*, *sep.*, sulph.

glänzenden Gegenständen oder kann sie nicht ertragen, Furcht vor (vgl. Spiegeln): Stram.

Grausamkeiten, durch Erzählung von: Calc.

Halses, durch Gefühl von Schwellung des: *Glon.*

Haus zu verlassen, das: Anth.

Hauses, beim Betreten des (s. Zimmer)

Herz:

aufhören zu schlagen, wenn er nicht dauernd in Bewegung bleibt; das Herz werde: *Gels.*

aufsteigend vom Herz: Aur., lyc., meny., merc-c., mez.

Herzerkrankung, vor: *Aur.*, bapt., cact., calc., lac-c., lach., *lil-t.*, *spong.*

FURCHT ...

hinblickt, wenn sie vor sich: Sulph.

hinter ihm ist, dass jemand: Anac., brom., crot-c., lach., med.

Hitzestadium im Fieber, während: Acon., *ars.*, nux-m., spong.

hochgelegenen Orten, an: *Arg-n.*, puls., staph., sulph.

hochgezogen zu werden: Camph.

Hunden, vor: **Bell.**, *caust.*, **Chin.**, *hyos.*, *stram.*, *tub.*

hungrig; wenn: Grat.

Imbezillität, vor: Stram.

Infektion, vor: *Bor.*, bufo, calad., calc., lach.

Katastrophe (= Unheil), vor einer: Elat., lil-t., psor., *puls.*

Kirche oder Oper zu gehen; wenn fertig, um zur: **Arg-n.**, *gels.*

Klavier sitzt, wenn er am: *Phos.*

Kleinigkeiten, vor: *Ars.*, bor., ign., *kali-c.*, *lyc.*, *nat-c.*, *nat-m.*

Kohleneimer, vor dem: Cann-i.

Koitus (bei einer Frau), beim Gedanken an: *Kreos.*

körperlicher Arbeit, nach: Iod.

Krankheit, vor drohender: Acon., agar., alum., am-c., *arg-n.*, ars., *bor.*, bry., bufo, calad., *calc.*, carb-ac., carb-an., cic., elaps, ether, eup-per., hep., hydr., ign., iris., **Kali-c.**, kali-p., kreos., *lac-c.*, lach., *lec.*, *lil-t.*, merc., nat-ar., nat-c., nat-m., nat-p., *nit-ac.*, *nux-v.*, paull., *ph-ac.*, **Phos.**, podo., *sep.*, sulph., tarent., thuj., tril.

nachts, im Bett: Carb-ac.

Gehen im Freien agg.: Hep.

kriecht; vor etwas, das aus jedem Winkel: Med., *phos.*

Kummer, wie durch einen: Phos.

Lähmung, vor: *Anac.*, arn., asaf., bell., syph.

Last zu werden, zu einer: Raph.

lautes Sprechen sie umbringen werde, als ob: Meli.

FURCHT ...

Leiden, vor: Bry., calc., cor-r., der., eup-per., lil-t., pip-m.

Liegen im Bett, beim: Kali-c.

Männern, vor (vgl. Menschen): Aloe, *aur.*, bar-c., bar-m., con., ign., lach., **Lyc.**, **Nat-c.**, nat-m., phos., *plat.*, *puls.*, sep., stann., sulph.

Magen, aufsteigend vom: Asaf., *aur.*, bry., *calc.*, *cann-s.*, canth., *dig.*, *kali-c.*, *lyc.*, **Mez.**, *phos.*, thuj.

Magengeschwüren, vor: Ign.

Medizin einnehmen; Furcht, er könne zu viel: All-s., iber.

Menschen, vor: Acet-ac., *acon.*, aloe, alum., am-m., ambr., *anac.*, ars., ars-i., *aur.*, *bar-c.*, bell., bufo-s., calc., carb-an., carb-s., *carb-v.*, chin., cic., *con.*, crot-h., crot-t., cupr., dios., ferr., ferr-ar., ferr-p., graph., hep., **Hyos.**, ign., *iod.*, *kali-ar.*, kali-bi., kali-br., *kali-c.*, kali-p., kali-s., lach., *led.*, **Lyc.**, merc., *nat-ar.*, **Nat-c.**, *nat-m.*, phos., *plat.*, *puls.*, **Rhus-t.**, sel., sep., stann., sulph., tab., til.

Kindern, bei: **Bar-c.**, *lyc.*

Menschenmenge, in einer: **Acon.**, aloe, am-m., *arg-n.*, ars., *aur.*, bar-c., bufo, calc., carb-an., caust., cic., con., dios., ferr., ferr-ar., ferr-p., graph., hep., hydr-ac., *kali-ar.*, kali-bi., kali-c., kali-p., led., *lyc.*, nat-ar., nat-c., *nat-m.*, *nux-v.*, phos., plb., *puls.*, rhus-t., sel., stann., sulph., tab., til.

öffentlichen Plätzen, vor (= Agoraphobie): Acon., *arg-n.*, *arn.*, **Gels.**

Menses, vor: *Acon.*, bor., calc., hep., kali-br., mang., plat., sec., sulph., xan.

während: Acon., con., mag-c., *nat-m.*, phos., plat., sec.

Dysmenorrhö, bei: Ant-t.

Mittagessen, nach dem: Mag-m., phel.

moralischer Entgleisung, abwechselnd mit sexueller Erregung; vor: Lil-t.

Musik, durch: Dig., *nat-c.*

Nadeln, vor (= spitzen Gegenständen): *Sil.*, *spig.*

Näherkommen, Annäherung; vor:

anderen, von: Acet-ac., *ambr.*, anac., **Arn.**, *bell.*, cadm., cann-i., con., *cupr.*, *ign.*, iod., *lyc.*, op., *stram.*, *thuj.*

berührt zu werden, aus Furcht: **Arn.**

FURCHT - Näherkommen, vor ...

Delirium, im: Cupr., stram., *thuj.*

Kinder können es nicht ertragen, dass ihnen jemand nahe kommt: *Cina*, *cupr.*

Fahrzeugen, vor: Anth., hydr-ac., phos.

offenen Plätzen, vor (s. Menschenmenge)

ohnmächtig zu werden: *Arg-n.*, aster., carb-an., **Lac-c.**

Platzangst, Agoraphobie (s. offenen Plätzen)

Pneumonie, vor: Chel.

Pollutionen, nach: Aloe, carb-an.

Räubern, vor: Alum., *arg-n.*, **Ars.**, aur., bell., *con.*, elaps, *ign.*, *lach.*, *mag-c.*, mag-m., *merc.*, nat-c., *nat-m.*, *phos.*, sanic., sil., sol-t-ae., sulph., verat., *zinc.*

Mitternacht

beim Erwachen, um: Sulph.

beim Wachen, nach: *Ign.*

Regen, vor: Elaps

Schaden anrichten, er könnte nachts beim Aufwachen: *Phys.*

Schlaf, vor dem (zeitlich): Acon., arg-n., calad., calc., carb-v., gels., nat-c., rhus-t., sars.

einzuschlafen: Camph., *lach.*, led., merc., nat-m., *nux-m.*, nux-v., *rhus-t.*

nie wieder schlafen wird; Furcht, dass er: *Ign.*

schließen, aus Furcht, er könnte nie wieder aufwachen; Furcht, die Augen zu: *Aeth.*

schlechte Nachrichten zu erhalten, Furcht: *Calc-p.*, dros., lyss., nat-p.

Schließen der Augen, beim: Aeth., *carb-an.*, *caust.*

Schmerzen, vor (s. Leiden)

schneiden, er könne sich beim Rasieren: Calad.

Schwangerschaft, in der: *Cimic.*, lyss., stann.

Schwarzen, vor allem: Rob.

Schwindel, vor: Sumb.

Selbstkontrolle zu verlieren; die: *Arg-n.*, *gels.*, *staph.*

Selbstmord, vor: *Alum.*, arg-n., *ars.*, *merc.*, *nat-s.*, rhus-t., sep.

Sitzen amel.: Iod.

FURCHT ...

Speisen, nach festen (vgl. Essen - nach): Canth., caust., mag-m., phel., tab.

Spiegeln im Zimmer, vor: Bufo, camph., cann-i., *canth.*, *lyss.*, *stram.*

sprechen, zu: Sep.

springt aus dem Bett vor Furcht: *Ars.*

springt aus dem Bett vor Furcht

Berührung, bei: Bell.

Fenster, aus dem: Ars.

Stimme zu gebrauchen, die: Cann-i.

stürzen; Furcht, dass hohe Mauern und Gebäude auf ihn: *Arg-n.*, *arn.*

Syphilis, vor: *Hyos.*

Tadel, vor: Caps.

Tagesanbruch, vor dem: Kali-i.

Teufel geholt zu werden, vom: Manc.

Tieren, vor: Bufo, caust., **Chin.**, hyos., *stram.*

Tod, vor dem: **Acon.**, act-sp., *agn.*, all-s., aloe, alum., am-c., anac., anan., ant-c., ant-t., *apis*, *arg-n.*, **Ars.**, asaf., aur., bapt., bar-c., *bell.*, *bry.*, bufo, *cact.*, calad., **Calc.**, calc-s., camph., *cann-i.*, canth., caps., carb-s., *caust.*, chel., **Cimic.**, *cocc.*, *coff.*, con., cop., croc., *crot-c.*, *cupr.*, cur., *cycl.*, *dig.*, ferr., ferr-ar., *ferr-p.*, *fl-ac.*, **Gels.**, glon., graph., *hell.*, *hep.*, hyos., ign., ip., iris., kali-ar., *kali-c.*, *kali-i.*, *kali-n.*, kali-p., kali-s., **Lac-c.**, *lach.*, led., lob., *lyc.*, mag-s., med., *mosch.*, mygal., nat-m., **Nit-ac.**, nux-m., *nux-v.*, *op.*, ox-ac., petr., *ph-ac.*, **Phos.**, phyt., **Plat.**, podo., *psor.*, *puls.*, raph., rheum, *rhus-t.*, rob., *sec.*, sep., *spong.*, squil., stram., sulph., tab., tarax., tarent., tril., *verat.*, verat-v., vinc., zinc.

morgens: Con., lyc.

abends: *Calc.*, *phos.*

nachts: Act-sp., chel., *phos.*

Alleinsein, beim: *Arg-n.*, **Ars.**, ars-h., bell., kali-c., *phos.*

abends im Bett: *Ars.*, kali-c., *phos.*

Ärger, nach: Ars.

bald sterben wird, dass sie: *Agn.*

Entbindung, bei der: **Acon.**, *coff.*, plat.

Erbrechen, beim: *Ars.*

Erwachen, beim: Alum.

Gehen, beim: *Dig.*

FURCHT - Tod, vor dem ...

Herzbeschwerden, bei: Asaf.

Hitzestadium im Fieber, während: Calc., cocc., ip., mosch., *nit-ac.*, **Ruta**

Menses, vor: Acon., kali-bi., plat., sec., sulph., xan.

während: Acon., plat., verat.

plötzlichem Tod, vor: *Arn.*, *ars.*, thea

sagt den Todeszeitpunkt voraus: **Acon.**, *arg-n.*

Schmerzen, durch: **Coff.**

Schwangerschaft, in der: **Acon.**

Schweiß, beim: Kali-n.

sterben, falls er einschläft; nach einem Alptraum Furcht, er werde: Led.

töten, davor zu: Absin., alumn., am-m., *ars.*, der., nux-v., *rhus-t.*, sulph., thea

Messer, mit einem: Ars., der., *nux-v.*

treibt ihn von einer Stelle zur andern: Meny.

Trinken, vor dem (s. Wasser)

Tuberkulose, vor: *Calc.*, lac-c., paull., sep., tarent.

Übelkeit, nach: Tab.

überfahren zu werden, beim Gehen ins Freie: Anth., hydr-ac., lyss., phos.

Überraschungen, durch angenehme: *Coff.*

Umstehenden, vor den: Bell.

unerklärbar, unbestimmt: Alco., *ars.*

Unfall zugestoßen sei, dass einem Freund ein: Ars.

Unfällen, vor: Acon., *carb-v.*, cupr., gins.

Unglück ereignen könnte, dass sich ein: Acon., agar., alum., am-c., *anac.*, ant-c., arn., aster., atro., bufo, cact., calad., *calc.*, calc-f., calc-s., carb-s., **Chin-s.**, cic., *clem.*, colch., crot-t., cupr., cycl., dig., dros., ferr., ferr-p., fl-ac., gins., glon., *graph.*, hura, hydr-ac., *iod.*, kali-i., lach., lil-t., lyss., mag-c., mag-s., meny., merc-c., mez., nat-m., nat-p., nat-s., nicc., nux-v., phel., phos., **Psor.**, *puls.*, rhus-t., rumx., stram., sulph., tab., tarent., valer., vinc.

tagsüber: Phel.

morgens: Am-c., mag-s.

vormittags: Am-c.

nachmittags: Cast., hura

FURCHT - Unglück ereignen könnte, dass sich ein - nachmittags ...

14 Uhr: Hura

abends: Ferr., nat-m.

Bett amel., im: Mag-c.

Frösteln, beim: Cycl.

Hitzestadium im Fieber, während: Atro.

Unheil, Übel; Furcht vor: Acon., agar., alum., am-c., anac., ant-c., *arg-n.*, arn., *ars.*, ars-i., aster., aur., bar-c., bar-m., bry., calad., **Calc.**, calc-s., carb-an., *carb-v.*, cast., *caust.*, *chin.*, chin-a., **Chin-s.**, cina, *cocc.*, *coff.*, colch., cycl., dig., dros., dulc., euph., ferr., ferr-ar., ferr-p., graph., hell., hyos., *iod.*, *kali-ar.*, kali-c., kali-i., kali-p., kalm., *lach.*, *laur.*, *lil-t.*, *lyss.*, mag-c., meny., merc., mosch., mur-ac., nat-ar., *nat-c.*, *nat-m.*, nit-ac., nux-v., *onos.*, *pall.*, petr., *phos.*, **Psor.**, puls., rhus-t., ruta, sabin., sec., *sep.*, spig., spong., squil., staph., stront., sul-ac., sulph., tarent., thuj., verat.

morgens beim Erwachen: Mag-s.

nachmittags: Chin-s.

abends: **Alum.**, graph., sulph.

Gehen im Freien, beim: Cina

unternehmen, etwas zu: *Arg-n.*, *ars.*, *lyc.*

vergiftet zu werden: All-s., apis, ars-m., *bell.*, bry., cimic., glon., *hyos.*, *kali-br.*, *lach.*, phos., plb., *rhus-t.*, verat-v.

nachts: Ars-m.

vergiftet worden zu sein: Glon.

Verhungern, vor dem: Calc., sulph.

verkauft zu werden: *Hyos.*

verletzt zu werden: Calad., cann-i., hyos., **Stram.**, *stry.*

verraten zu werden: Hyos.

verwesen wird, dass der Körper: Bell.

Verwirrung bemerkt werden könnte, dass ihre: *Calc.*

warmen Zimmer, vor einem: Valer.

Wasser, vor: Acet-ac., *bell.*, cann-i., canth., cupr., gels., **Hyos.**, iod., *lach.*, **Lyss.**, nux-v., *phos.*, plb., ruta, sabad., **Stram.**, tarent.

Wehen, während der: Acon., ars., coff., plat.

nach: Iod.

Weinen amel.: Dig., graph., tab.

FURCHT ...

Wind, vor dem: *Cham.*

Ziel nicht zu erreichen, sein: Lyc.

Zimmer, beim Eintritt in ein: Alum., lyc., plat., til., *valer.*

Zukunft, vor der (s. ANGST - Zukunft)

GEDÄCHTNIS, gutes: Acon., *agar.*, *aloe*, alum., anac., ang., ant-c., arn., ars., asaf., *aur.*, bad., **Bell.**, bov., brom., calc-p., camph., cann-i., cann-s., caps., carb-v., chin., cimic., cob., coc-c., coca, cocc., **Coff.**, croc., cub., cupr., cycl., dig., fl-ac., *gels.*, glon., grat., hipp., **Hyos.**, kali-p., **Lach.**, lyss., manc., meph., nat-p., *nux-m.*, *nux-v.*, **Op.**, ox-ac., *phos.*, phys., pip-m., plat., plb., puls., raph., rhus-t., seneg., sil., spig., *stry.*, *sul-ac.*, sulph., ter., thuj., valer., verat., verb., viol-o., zinc., ziz.

abends: Agar., **Lach.**

Mitternacht, bis: **Coff.**

abwechselnd mit Stumpfheit: Rhus-t.

Gedächtnisschwäche: Cycl.

Mattigkeit: *Aloe*

sexuelles Verlangen, durch unterdrücktes: Lach.

GEDÄCHTNISSCHWÄCHE (vgl. FEHLER; VERGESSLICH): Abrot., *acon.*, act-sp., aesc., aeth., agar., *agn.*, ail., *alum.*, am-c., am-m., **Ambr.**, *anac.*, anan., *apis*, **Arg-n.**, *arn.*, **Ars.**, arum-t., *aur.*, **Bar-c.**, **Bell.**, berb., bor., *bov.*, brom., *bry.*, **Bufo**, **Bufo-s.**, calad., calc., calc-p., calc-s., camph., *cann-i.*, cann-s., carb-ac., *carb-an.*, **Carb-s.**, *carb-v.*, card-m., **Caust.**, cham., chel., *chin.*, *chin-a.*, *chlol.*, chlor., *cic.*, cimic., *clem.*, **Cocc.**, coff., **Colch.**, coloc., **Con.**, cop., cori-r., *corn.*, croc., crot-c., *crot-h.*, crot-t., cub., *cupr.*, *cycl.*, *dig.*, elaps, euphr., ferr., ferr-p., *fl-ac.*, *form.*, *gels.*, **Glon.**, *graph.*, *guaj.*, **Hell.**, *helod.*, *helon.*, **Hep.**, hipp., *hydr.*, **Hyos.**, hyper., *ign.*, ip., iris., kali-ar., kali-bi., *kali-br.*, kali-c., **Kali-p.**, kali-s., kalm., kreos., *lac-c.*, lac-d., **Lach.**, *lac-ac.*, *laur.*, led., lil-t., **Lyc.**, lyss., mag-c., manc., mang., **Med.**, meli., **Merc.**, *merc-c.*, *mez.*, mill., mosch., murx., naja, *nat-ar.*, *nat-c.*, *nat-m.*, *nat-p.*, **Nit-ac.**, **Nux-m.**, *nux-v.*, *olnd.*, *op.*, *petr.*, **Ph-ac.**, **Phos.**, *pic-ac.*, plan., **Plat.**, **Plb.**, psor., ptel., *puls.*, rhod., *rhus-t.*, ruta, sabad., sabin., sanic., sarr., sec., *sel.*, seneg., **Sep.**, *sil.*, *spig.*, spong., *stann.*, *staph.*, *stram.*, stront., stry., *sul-ac.*, *sulph.*, *syph.*, *tarent.*, *thuj.*, *tub.*, valer., **Verat.**, verat-v., verb., *viol-o.*, viol-t., zinc. *tub.*, valer., **Verat.**, verat-v., verb., *viol-o.*, viol-t., zinc.

GEDÄCHTNISSCHWÄCHE ...

auszudrücken, sich: Agar., arg-n., bell., cann-s., cocc., dulc., *kali-c.*, lac-c., lach., *lyc.*, *nat-m.*, *nux-v.*, **Plb.**, puls., thuj.

Buchstaben, für die Bezeichnung der: *Lyc.*

Ereignisse des Tages, für die: Nat-m., *ph-ac.*, plb., *rhus-t.*

gedacht hat; für das, was er gerade: Acon., agar., alum., anac., bell., *cann-i.*, *cocc.*, colch., fl-ac., *hyos.*, *med.*, nat-m., ran-s., rob., staph., stram., verb.

gehört hat; für das, was er: Agar., calc., cann-i., carb-v., **Hell.**, **Hyos.**, *lach.*, mez., nat-m., *nux-m.*, plat., psor., sulph.

geistige Anstrengung, für (vgl. STUMPFHEIT): Acon., aloe, asar., con., cycl., gels., graph., laur., lyc., naja, **Nat-c.**, **Nat-m.**, ph-ac., pic-ac., sel., sep., sil., sol-n., spig., spong., staph., ther., thuj.

Ermüdung, durch: Calc., colch., gels., nat-c., nat-m., nux-v., ph-ac., plat., puls., sep., sil.

gelesen hat, für das, was er: Ambr., anac., arn., ars-m., bell., cann-i., carb-ac., chlor., coff., colch., corn., guaj., ham., **Hell.**, hipp., hydr., *hyos.*, jug-c., lac-c., lac-d., **Lach.**, *lyc.*, *med.*, *merc.*, nat-c., *nat-m.*, *nux-m.*, olnd., *onos.*, *op.*, *ph-ac.*, phos., psor., **Staph.**, tep., viol-o.

gesagt hat; für das, was er: *Arn.*, *bar-c.*, *cann-i.*, carb-an., *carb-v.*, colch., croc., **Hell.**, hep., **Hyos.**, kali-n., lach., *med.*, merc., *mez.*, *mur-ac.*, nux-m., *psor.*, rhod., stram., sulph., tep., verat.

Geschäfte, für: Agn., chel., fl-ac., hyos., kali-c., kreos., phos., sabin., sel., sulph., tell., tep.

geschehen ist; für das, was: Bufo-s., graph., *lach.*, *nat-m.*, *nux-m.*, rhus-t., sulph.

geschrieben hat; für das, was er: Calad., cann-i., nux-m.

getan hat; für das, was er gerade: Absin., *acon.*, agar., aster., *bar-c.*, bor., bov., bufo, calad., *calc-p.*, camph., chel., fl-ac., graph., *hyos.*, lac-c., lach., laur., lyc., *nux-m.*, *onos.*, rhus-t., sabin., thuj.

Namen, für: *Anac.*, bell., cann-i., chin-s., chlor., croc., *crot-h.*, fl-ac., glon., *guaj.*, kali-br., lach., lith-c., *lyc.*, *med.*, merc., nat-ar., olnd., ptel., puls., *rhus-t.*, sec., spig., stram., *sulph.*, syph.

GEDÄCHTNISSCHWÄCHE ...

Orte, für: Merc., nux-m., psor.

periodisch: Carb-v., nat-m.

Personen, für: Acet-ac., agar., ail., anac., bell., cedr., cham., chlor., croc., hyos., merc., nux-v., op., stram., thuj., verat.

plötzlich und periodisch: Calc-s., *carb-v.*

sagen will; für das, was er gerade: Am-c., *arg-n.*, *arn.*, atro., bar-c., *cann-i.*, cann-s., carb-an., card-m., colch., **Hell.**, hydr., hyper., lil-t., *med.*, merc., *mez.*, *nat-m.*, nux-m., *onos.*, podo., rhod., stram., *sulph.*, thuj., verat.

schreiben will; für das, was er gerade: **Cann-i.**, colch., *croc.*, dirc., *nat-m.*, *nux-m.*, rhus-t.

Termine, für das Datum; für: Acon., *con.*, crot-h., fl-ac., kali-bi., kali-br., merc., syph.

tun wollte; für das, was er gerade: Agn., *bar-c.*, bell., calc-p., calc-s., cann-s., carb-ac., *card-m.*, *chel.*, cinnb., fl-ac., gran., hydr., jug-c., kreos., manc., *nux-m.*, *onos.*, *sulph.*

Worte, für: Agar., *anac.*, *arg-n.*, *arn.*, **Bar-c.**, cact., cann-i., *carb-s.*, cham., cimic., *cocc.*, con., crot-h., cupr., *dulc.*, ham., *hell.*, *kali-br.*, *kali-c.*, *kali-p.*, *lach.*, lil-t., *lyc.*, lyss., med., *nat-m.*, *nux-v.*, *ph-ac.*, **Plb.**, puls., *sulph.*, thuj.

Zeit, für die: Merc.

GEDANKEN (vgl. IDEE ZURÜCKKOMMEN)

abscheuliche, widerliche Gedanken mit Übelkeit: Sang.

drängen sich auf und schwirren durcheinander: Acon., ars., *cann-i.*, canth., lach., mur-ac., ph-ac., *sulph.*

Arbeit, bei der: Mur-ac., *sulph.*

sexuelle: Aloe, con., *graph.*, *phos.*, pic-ac., *plat.*, *staph.*

gedankenvoll: Acon., am-m., arn., bar-c., bell., brom., calc., cann-s., canth., *carb-an.*, cham., chin., cic., clem., *cocc.*, cycl., euph., euphr., grat., hyos., *ign.*, ip., *lach.*, lyc., mag-m., manc., mang., mez., nat-c., nit-ac., nux-v., *phos.*, plb., ran-b., rhus-t., sabad., *sep.*, spig., *staph.*, stront., sulph., thea, thuj., til., viol-o.

hartnäckig (vgl. WAHNIDEEN): Acon., aeth., alum., am-c., *ambr.*, anac., *arg-n.*, *ars.*, ars-i., benz-ac., *calc.*, calc-s., **Cann-i.**, canth., carb-s., *carb-v.*, caust., cham., chel., *chin.*, chin-a., *graph.*, hell., hyos., *ign.*, *iod.*,

GEDANKEN - hartnäckig ...

kali-ar., kali-c., kali-i., lam., laur., meli., merc., mez., mur-ac., **Nat-m.**, nit-ac., nux-m., *nux-v.*, olnd., op., osm., petr., *ph-ac.*, phos., phys., plat., *psor.*, *puls.*, *rhus-t.*, sec., sep., stann., staph., *stram.*, *sulph.*, tab., tarent., thea, *thuj.*, tub., verb., viol-o.

abends: Caust., graph., ign., kali-c., *nat-m.*

nachts: Ant-c., calc., graph., kali-ar., kali-c., *puls.*, tub.

allein, wenn: Ars., kali-c., zinc.

Böses, Unheil; an: *Lach.*

Gehen, beim: Acon., bry., ign., plat., *psor.*, sil.

Gehen im Freien amel.: Graph.

getrennt; denkt, Körper und Geist seien: Anac., thuj.

humorvoll: Nux-m.

Kleid, das sie am Tage vorher gemacht hat; an ein: Aeth.

Liegen, im: Caust., graph., kali-c., lac-c.

Mord, an: Calc., iod., op., phos., stram.

Mord, Feuer und Ratten; an nichts anderes als: *Calc.*

Musik, abends; an: Ign.

Traum erschienen sind; denkt an Gedanken, die zuerst im: *Psor.*

unangenehmen Themen verfolgt, von: *Ambr.*, caust., graph., kali-c., **Nat-m.**, rhus-t.

wieder in den Kopf, gehörte Ausdrücke und Worte kommen: *Sulph.*

Krankheit, an: Alum., ars., chel., lepi., murx., nat-m., nat-p., ph-ac., phos., sep., sulph.

quälend (vgl. ANGST, REUE): Alum., am-c., ant-c., arg-n., *ars.*, *caust.*, con., lac-c., *lach.*, lac-ac., *lyc.*, mez., **Nat-m.**, *nit-ac.*, phos., *rhus-t.*, sep., *sulph.*, thea

abends: *Caust.*, graph., kali-c.

nachts: Ant-c., kali-c.

sexuelle: Con., graph., *staph.*

schnell, überstürzend etc.: Acon., aesc., ang., caj., cann-i., caust., cob., *coff.*, *hyos.*, ign., kalm., *lach.*, onos., *op.*, *ox-ac.*, sabad., valer., verat., viol-o.

GEDANKEN ...

schrecklich: Calc., *caust.*, lac-ac., lyss., phos., phys., *rhus-t.*, thea, *visc.*

abends: *Caust.*

Bett, im: Lac-c.

nachts beim Erwachen: *Visc.*

Anblick von Blut oder eines Messers; beim: *Alum.*

tiefschürfend: Bell., cycl., grat., mur-ac.

Zukunft, über seine: Cycl., spig.

unangenehm: *Ambr.*, bar-c., calc., lyc., nit-ac., sec., sulph.

Vergehen, Schwinden der Gedanken: *Anac.*, apis, apoc., *asar.*, bapt., bell., bor., *bry.*, *calc.*, calc-s., *camph.*, *cann-i.*, *cann-s.*, canth., carb-an., cham., chel., cic., coff., cupr., euon., *gels.*, guaj., hell., hep., iod., kali-bi., kali-c., kali-p., kreos., lac-c., *lach.*, laur., *lyc.*, *manc.*, med., *merc.*, *mez.*, *nat-m.*, *nit-ac.*, **Nux-m.**, nux-v., ol-an., op., ph-ac., plan., *psor.*, *puls.*, ran-b., rhod., rhus-t., staph., sulph., viol-o., zinc.

morgens: *Ph-ac.*

angesprochen, wenn: Sep.

Froststadium im Fieber, während: Bell., bry., lach., rhus-t.

geistiger Anstrengung, bei: *Asar.*, canth., caust., cham., *gels.*, hep., mez., nat-m., *nit-ac.*, olnd., ran-b., staph.

Kopfschmerz, bei: Bell.

Lesen, beim: Bry., *cann-i.*, *lach.*, *nux-m.*, *ph-ac.*

Schreiben, beim: *Cann-i.*, *lach.*, *nux-m.*, rhus-t.

Sprechen, beim: *Cann-i.*, *lach.*, *mez.*, *nux-m.*, staph., *thuj.*

Stehen, im: Rhus-t.

Überheben, nach: *Psor.*

unterbrochen wird, wenn er: Berb.

wandernd: *Acon.*, all-s., *aloe*, am-c., anac., ang., anth., apoc., *arn.*, atro., *bapt.*, bell., cann-i., cann-s., caust., chlol., cic., colch., coloc., corn., crot-h., cupr., dig., ferr., glon., *graph.*, ign., iod., kali-br., lach., lyc., manc., merc., merc-c., naja, nat-c., nat-m., nat-p., nit-ac., olnd., op., ph-ac., phys., pic-ac., plb., plect., *puls.*, sanic., staph., tab., valer., viol-o., *zinc.*

nachts: Bell.

GEDANKEN - wandernd ...

Lernen, Studieren; beim: Ham., phys.

Menses, während: Calc.

Schreiben, beim: Iris., *nux-m.*

Sprechen, beim: Merc-c.

wiederholen sich: Stram.

Zukunft, über die: Cycl., iod., senec., sep., spig.

zwei Gedankenrichtungen: Anac., lyss.

GEDANKEN versunken, in: Acon., aloe, am-m., ant-c., *arn.*, bell., bov., calc., cann-i., canth., *caps.*, *carl.*, caust., cham., chin., cic., clem., *cocc.*, con., cupr., cycl., elaps, grat., ham., **Hell.**, ign., ip., lil-t., mang., merc., **Mez.**, mosch., mur-ac., nat-c., *nat-m.*, nat-p., nit-ac., **Nux-m.**, ol-an., *onos.*, *op.*, phel., phos., *puls.*, rheum, sabad., sars., spig., stann., stram., **Sulph.**

tagsüber: Elaps

morgens: *Nat-c.*, nux-v.

nachmittags: Mang.

abends: Am-m., *sulph.*

abwechselnd mit Übermut, Leichtfertigkeit: Arg-n.

Essen, nach dem: Aloe

Menses, während: Mur-ac.

werden soll, was aus ihm: Nat-m.

GEDICHTE, macht: Agar., *ant-c.*, cann-i., stram., thea

Einschlafen, nach dem: Nat-m.

GEFÜHLLOS, hartherzig (vgl. GRAUSAMKEIT, MORALISCHEM Empfinden): **Anac.**

GEHT schnell, vor Angst: Arg-n.

langsam und würdevoll: Caj.

GEISTESABWESEND (vgl. KONZENTRATION - schwierig, VERGESSLICH; ZERSTREUT): Alum., aml-n., camph., *cann-i.*, carb-ac., caust., cic., con., cycl., elaps, guaj., *hell.*, *hyos.*, *kreos.*, laur., lyc., lyss., mez., *nat-m.*, **Nux-m.**, *oena.*, *onos.*, op., ph-ac., **Phos.**, plat., sabad., sec., sil., stram., *sulph.*, vesp., *visc.*

morgens: Guaj.

GEISTESKRANKHEIT (vgl. WAHNSINN): Absin., acon., aeth., *agar.*, ail., all-c., *alum.*, *am-c.*, *anac.*, ant-c., ant-t., *apis*, *arg-m.*, arg-n., *arn.*, **Ars.**, ars-i., arum-t., *aur.*, bar-c., *bar-m.*, **Bell.**, bov., brom., bufo, cact., calad., *calc.*,

GEISTESKRANKHEIT ...

carb-s., *caust.*, chin-s., chlol., *cic.*, *cimic.*, *cocc.*, coff., colch., coloc., *con.*, *croc.*, *crot-c.*, crot-h., *cupr.*, cur., *cycl.*, dig., *dulc.*, euph., fl-ac., *glon.*, *hell.*, *hep.*, **Hyos.**, *ign.*, indg., iod., kali-ar., *kali-br.*, kali-c., *kali-chl.*, kali-i., kali-ox., *kali-p.*, *lach.*, led., *lil-t.*, **Lyc.**, *manc.*, **Merc.**, merc-c., mez., naja, nat-c., *nat-m.*, nat-s., *nux-m.*, **Nux-v.**, oena., olnd., *op.*, *ox-ac.*, par., ph-ac., *phos.*, phys., *plat.*, plb., *psor.*, *puls.*, raph., rhod., *rhus-t.*, sabad., sec., seneg., sep., sil., squil., **Stram.**, sulph., **Tarent.**, *ter.*, thuj., **Verat.**, verat-v., zinc.

abwechselnd mit Metrorrhagie: Crot-c.

Benommenheit, Stupor: Op.

Gemütssymptomen, mit anderen: *Con.*, sabad.

körperlichen Symptomen, mit: *Croc.*, hyos., *lil-t.*, *plat.*

Alkoholikern, bei: *Ars.*, bell., calc., cann-i., carb-v., chin., *coff.*, crot-h., dig., hell., hep., *hyos.*, *lach.*, merc., nat-c., **Nux-v.**, *op.*, puls., *stram.*, sulph.

anfallsweise: *Bell.*, *dig.*, gels., kali-i., nat-s., phos., *tarent.*

benimmt sich wie ein Geisteskranker: Kali-ar.

berührt werden, will nicht: *Thuj.*

besteht darauf, sein Gebet am Schwanz seines Pferdes zu sagen: Euph.

Blutung, nach: Carb-v., *chin.*, *cupr.*, kreos., ph-ac., *sep.*, staph., verat.

boshaft, bösartig, tückisch: *Cupr.*

defäkiert auf den Boden: Cupr.

droht mit Zerstörung und Tod: *Tarent.*

Einkäufe, macht nutzlose: Con.

erotisch: **Apis**, **Bar-m.**, *hyos.*, kali-br., lyss., orig., *phos.*, **Plat.**, *puls.*, *sulph.*, *tarent.*, **Verat.**

Frösteln, mit: Calc.

Kälte der Haut, und: Crot-h.

geistige Anstrengung, durch: Hyos., *kali-p.*, *lach.*, nux-v., *phos.*

geschäftig: **Apis**, kali-br.

Hautausschlägen, nach unterdrückten: Bell., *caust.*, stram., *sulph.*, *zinc.*

Hitze, mit: Bell., stram., verat.

GEISTESKRANKHEIT ...

isst nur Abfälle: Meli.

Kopfverletzungen, durch: Nat-s.

Kraft, mit vermehrter körperlicher: Agar., *bell.*, canth., cori-r., hyos., *stram.*, **Tarent.**

kriecht auf dem Boden: Lach.

Masturbation, durch: Bufo, *cocc.*, *hyos.*

Menopause, in der: Aster., *lach.*, *puls.*, *sep.*, ther.

Menses, bei starken: Sep.

unterdrückten, bei: Ign., *puls.*

Mutwilligkeit, Ausgelassenheit; mit: Cupr., *hyos.*, stram., verat.

Neuralgie, bei Verschwinden der: Cimic., *nat-m.*

periodisch: *Con.*, nat-s., *plat.*, tarent.

Schreck oder Zorn, durch: *Ign.*, plat.

Schweißausbruch, mit nachfolgendem: Cupr.

stampft mit den Füßen: Ant-c., verat.

Wochenbett, im: *Aur.*, bar-c., *bell.*, *camph.*, *cimic.*, crot-h., *cupr.*, *hyos.*, kali-br., kali-c., *lyc.*, *plat.*, *puls.*, *stram.*, *verat.*, verat-v., zinc.

zerbricht Nadeln, sitzt da und: Bell., calc.

zieht seine besten Kleider an: Con.

GEISTIGE Anstrengung agg.: Abrot., *agar.*, *aloe*, am-c., ambr., *anac.*, ang., **Arg-m.**, **Arg-n.**, arn., ars., ars-i., asar., **Aur.**, bell., bor., calad., **Calc.**, **Calc-p.**, *carb-ac.*, *carb-v.*, *caust.*, cham., *chin.*, cina, cist., *cocc.*, coff., *colch.*, *con.*, *cupr.*, dig., *gels.*, hell., **Ign.**, iod., kali-ar., *kali-br.*, kali-c., **Kali-p.**, kali-s., **Lach.**, laur., **Lec.**, **Lyc.**, mag-c., mag-m., mang., med., meny., *nat-ar.*, **Nat-c.**, **Nat-m.**, *nat-s.*, *nit-ac.*, *nux-m.*, **Nux-v.**, *olnd.*, *op.*, par., *petr.*, *ph-ac.*, *phos.*, **Pic-ac.**, plan., plat., *psor.*, *puls.*, ran-b., *sabad.*, **Sel.**, **Sep.**, **Sil.**, stann., **Staph.**, *sulph.*, tarax., vip., zinc.

amel.: Calc., croc., *ferr.*, *helon.*, *nat-c.*

Abneigung gegen geistige Arbeit: Acet-ac., *acon.*, aesc., agar., **Aloe**, alum., alumn., anac., atro., aur., aur-m., **Bapt.**, bar-c., bell., brom., bufo-s., cadm., cahin., *calc.*, calc-p., calc-s., cann-i., *carb-ac.*, carb-an., carb-v., *carl.*, cham., **Chel.**, **Chin.**, *chin-a.*, chin-s., cinnb., clem., cob., *colch.*, coloc., con., corn., cycl., dulc., echi., fago., *ferr.*, ferr-p., *gels.*, grat., *ham.*, hep., hipp., hydr., hyos., hyper., ind., ip., *kali-bi.*, kali-n., kali-s.,

GEISTIGE Anstrengung - **Abneigung** gegen geistige Arbeit ...

kalm., lac-d., *lach.*, **Lec.**, *lil-t.*, *lyc.*, mag-m., mag-p., med., meph., merl., mur-ac., nat-ar., *nat-m.*, *nit-ac.*, **Nux-v.**, olnd., op., pall., par., petr., *ph-ac.*, **Phos.**, *phyt.*, *pic-ac.*, plan., plat., plb., ptel., *puls.*, ran-s., raph., *rhus-t.*, rumx., sanic., scut., *sep.*, *sil.*, sol-n., spig., squil., *staph.*, *sulph.*, teucr., thea, *thuj.*, tub., valer., viol-o., viol-t.

nachmittags: Hyos.

Beschwerden durch: Lyc., nat-m., nux-v., phos.

Symptome wechseln mit körperlichen, geistige: Arn., *cimic.*, *croc.*, *lil-t.*, *plat.*

unmöglich: Asar., *calc.*, chin-s., cop., cycl., dig., *ferr.*, *gels.*, glon., gymn., ham., hyos., kalm., lyc., *med.*, *mill.*, morph., **Nat-c.**, nat-s., nux-v., *phos.*, pic-ac., ptel., *sumb.*, vib.

Verlangen nach geistiger Arbeit: Aloe, anth., arn., bad., *brom.*, carb-ac., chin., clem., cob., coca, gels., laur., naja, rhus-t., seneg., sulph., **Tarent.**, ther.

abends: Cic., *lach.*, puls.

Wahnsinn zu treiben, seine geistige Unfähigkeit scheint ihn zum: Ind., *kali-p.*, med.

GEIZ: **Ars.**, bry., calc., calc-f., cina, coloc., *lyc.*, meli., nat-c., *puls.*, rheum, *sep.*

GELASSENHEIT, Seelenruhe: Aesc., aloe, arg-m., arn., *ars.*, aur., bell., caps., caust., *cham.*, *chel.*, *chin.*, chin-s., chlor., *cic.*, clem., coca, cocc., *coff.*, croc., cycl., dros., euph., ferr., ferr-ar., fl-ac., gins., gran., hydr-ac., *hyos.*, ign., ip., kali-br., lach., laur., led., lil-t., lyc., mag-s., manc., meny., merl., mez., mosch., mur-ac., naja, nat-c., nat-m., nat-p., op., petr., **Ph-ac.**, phos., *plat.*, plb., seneg., sil., spig., stann., staph., tarax., tell., verat., viol-t., zinc.

morgens beim Erwachen: Chel., manc.

Stuhlgang, nach: Bor.

unbegreiflich, unverständlich: Morph.

Zorn, nach: Ip.

GELINGT nichts, es: Am-c., asar., aur., canth., mur-ac., nat-c., nat-s., nux-v.

GESCHÄFT; Abneigung gegen das: Agar., am-c., anac., ars., ars-h., aur-m., *brom.*, chin-s., cimic., *con.*, cop., fl-ac., graph., hipp., kali-ar., kali-bi., kali-br., kali-c., kali-i., kali-s., *lach.*, lac-ac., laur., lil-t., mag-s., ph-ac., *phyt.*, *puls.*, **Sep.**, *sulph.*

GESCHÄFT ...

spricht davon: Ars., bell., **Bry.**, canth., cimic., dor., *hyos.*, mygal., op., phos., plb., stram., sulph.

unfähig zu: Agn., kali-bi., sul-i.

GESCHÄFTIG (vgl. BESCHÄFTIGUNG - amel.; DELIRIUM - geschäftig): *Apis*, *bry.*, calad., calc., caps., cocc., ign., rhus-t., stram., sulph., *verat.*

fruchtlos, ergebnislos: Stann.

GESCHWÄTZIGKEIT, Redseligkeit (vgl. ENTHÜLLT Geheimnisse, INDISKRET, KLATSCHSUCHT, SPRACHE - Schwatzen): Abrot., acon., aeth., agar., agn., aloe, ambr., anac., ant-t., apis, *arg-m.*, arn., ars., ars-h., ars-i., *aur.*, bapt., bar-c., *bell.*, bor., bov., calad., calc., *camph.*, cann-i., canth., carb-s., *carl.*, caust., chel., *cimic.*, coc-c., *cocc.*, coff., *croc.*, *crot-c.*, crot-h., *cupr.*, dulc., eug., eup-pur., ferr-m., ferr-p., gamb., *gels.*, glon., grat., guare., hydrc., **Hyos.**, iod., ip., *kali-i.*, **Lach.**, *lachn.*, lil-t., lyss., mag-c., meph., merc-i-f., *mur-ac.*, nat-ar., *nat-c.*, nat-m., nicc., nux-m., nux-v., oena., onos., *op.*, par., petr., *phos.*, *plb.*, *podo.*, psor., *pyrog.*, rhus-t., sec., *sel.*, stann., staph., stict., **Stram.**, sulph., tab., tarax., tarent., teucr., thea, ther., thuj., trom., *verat.*, viol-o., *zinc.*

tagsüber: Arg-m.

vormittags: Caust.

abends: Calc., **Lach.**, nux-v., sel., sol-t-ae., sulph., verat-v.

nachts: *Aur.*, lyss., plb.

1-2 Uhr: *Lachn.*

abwechselnd mit Lachen: Bell., carb-s.

beantwortet keine Fragen, aber: *Agar.*

Froststadium im Fieber, während: *Podo.*, teucr.

Hitzestadium im Fieber, während: Coff., *lach.*, *podo.*, stram., **Teucr.**, *tub.*

Menses, während: *Bar-c.*, *lach.*, *stram.*

Reden, hält: Arn., cham., *lach.*

Schlaf, im: Ambr., cupr., ign., op.

Schweiß, beim: Ars., bell., *calad.*, cocc., hyos., *sel.*, tarax.

springt schnell von einem Thema zum andern: Agar., *cimic.*, **Lach.**, lyc., par.

GESELLSCHAFT:

Abneigung gegen: Acon., aloe, alum., *ambr.*, **Anac.**, anan., ant-c., ant-t., atro.,

GESELLSCHAFT - Abneigung - gegen ... *aur.*, *aur-s.*, **Bar-c.**, bar-m., *bell.*, *bry.*, bufo, bufo-s., *cact.*, calc., *calc-p.*, calc-s., cann-i., **Carb-an.**, carb-s., *carb-v.*, cedr., **Cham.**, *chin.*, **Cic.**, cimic., cinnb., clem., coca, *coloc.*, con., cop., *cupr.*, cur., *cycl.*, dig., dios., elaps, eug., *ferr.*, ferr-i., ferr-p., fl-ac., **Gels.**, graph., grat., ham., *hell.*, helon., *hep.*, *hipp.*, hydr., *hyos.*, **Ign.**, *iod.*, jug-c., kali-bi., kali-br., kali-c., kali-p., kali-s., *lac-d.*, *lach.*, *led.*, *lyc.*, mag-m., mang., meny., *nat-c.*, **Nat-m.**, nat-p., nicc., **Nux-v.**, *oxyt.*, petr., phos., pic-ac., *plat.*, psor., ptel., *puls.*, *rhus-t.*, sec., *sel.*, *sep.*, *stann.*, sul-ac., *sulph.*, tarent., tep., *thuj.*, til., ust., verat.

morgens: Alum.
vormittags: Alum.

abwechselnd mit Ausbrüchen von Scherzhaftigkeit und Sarkasmus: Rhus-t.

Alleinsein amel.: Ambr., *bar-c.*, bov., carb-an., con., cycl., ferr., ferr-p., hell., *lyc.*, mag-s., *nat-c.*, *nat-m.*, petr., phos., *plb.*, **Sep.**, stann., staph., stram., sulph.

Anblick von Menschen; meidet den: Acon., **Cic.**, *cupr.*, ferr., *gels.*, *iod.*, *led.*, *nat-c.*, *sep.*, *thuj.*

Land, möchte von allen Leuten weg aufs: Calc., elaps

liegt mit geschlossenen Augen, und: Sep.

schließt sich ein: Cur.

Fremder, Abneigung gegen die Anwesenheit: **Ambr.**, *bar-c.*, *bry.*, bufo, *carb-v.*, **Cic.**, *con.*, *iod.*, lyc., petr., *sep.*, *stram.*, *thuj.*

Leute sind ihr unerträglich beim Stuhlgang: **Ambr.**

Urinieren, beim: **Nat-m.**

Freunden, von intimen: Bell., coloc., *ferr.*, *iod.*, *nat-c.*, *sel.*

Furcht vor dem Alleinsein, jedoch: Bufo, *clem.*, *con.*, elaps, kali-br., lyc., *nat-c.*, *sep.*

Gehen, wünscht alleine zu sein beim: Caj.

Hitzestadium im Fieber, während: Con., hyos., *puls.*

lächelnde Gesichter, Abneigung gegen: *Ambr.*

Menses, während den: *Con.*, plat., sep.

GESELLSCHAFT - Abneigung - gegen - Menses, während den ...

alleine gelassen werden, will: Cic., nux-v.

Schweiß, beim: Ars., *bell.*, lach., lyc., puls., sep.

Schwangerschaft, in der: Lach.

wünscht allein zu sein, um zu masturbieren: Bufo, ust.

geschlossenen Augen zu liegen, um mit: Sep.

nachzuhängen, ihren Phantasien: *Lach.*

treffen, die er beleidigt zu haben glaubt; dagegen Freunde zu: Ars.

Verlangen nach: Act-sp., aeth., all-s., ant-t., *apis*, **Arg-n.**, **Ars.**, asaf., aur-m., bell., **Bism-o.**, bov., brom., bry., bufo, cadm., *calc.*, calc-p., *camph.*, carb-v., caust., cench., *clem.*, coloc., *con.*, crot-h., der., dros., *elaps*, *gels.*, hep., **Hyos.**, *ign.*, *kali-ar.*, kali-br., **Kali-c.**, *kali-p.*, **Lac-c.**, *lil-t.*, **Lyc.**, manc., merc., *mez.*, *nux-v.*, *pall.*, **Phos.**, plb., *puls.*, ran-b., rat., *sep.*, *stram.*, *stry.*, tab., tarent., verat., verb., zinc.

abends: Brom., dros., kali-c., plb., puls., ran-b., tab.

nachts: *Camph.*, **Stram.**, tab.

Alleinsein agg.: Ambr., **Ars.**, bov., brom., cadm., calc., *camph.*, con., *dros.*, elaps, *kali-c.*, *lyc.*, *mez.*, *pall.*, **Phos.**, rat., sil., *stram.*, tab., zinc.

behandelt sie trotzdem abscheulich: *Kali-c.*

Freund, nach einem: Plb.

Menses, während der: Stram.

GESPRÄCHE agg. (vgl. SPRECHEN - agg.): Acon., alum., am-c., **Ambr.**, aur., calc., cann-s., canth., chin., cocc., coff., dios., ferr., *fl-ac.*, graph., **Ign.**, iod., kali-c., mag-m., mang., mez., **Nat-m.**, nat-p., *nux-m.*, *nux-v.*, ph-ac., plat., puls., *rhus-t.*, sars., sep., *sil.*, spig., sulph., thuj.

GESTEN, Gebärden; macht: Ars., *bell.*, camph., cann-i., cic., *cocc.*, *hyos.*, mosch., nux-m., nux-v., plat., plb., puls., sep., *stram.*, *tarent.*, verat.

berauscht, betrunken; wie: **Hyos.**

dreht sich schnell auf dem Fuß herum: Cann-s.

GESTEN, Gebärden, macht ...

gewohnten Beschäftigung, in seiner: Ars., bell., plb., stram.

Fingern, spielt mit den: Bell., calc., crot-c., *hyos.*, kali-br.

Hände, unwillkürliche Bewegungen der: Ars., bell., cann-i., caust., cic., coca, *hyos.*, kali-br., merc., mosch., nat-m., puls., sil., stram., sulph., verat.

aufwickelt, als ob sie ein Wollknäuel: Agar., stram.

fährt mit den Händen durch die Luft: Bry., op., stram.

faltet die Hände: Puls.

entfaltet die Decke, und: Plb.

Gesicht, zum: Stry.

gießt, als ob er aus einer Hand in die andere: Bell.

Greifen (= nach etwas Haschen; nach Flocken greifen): Arn., ars., *bell.*, *bor.*, calc-p., *cham.*, cina, cocc., *hyos.*, *lyc.*, mosch., oena., op., *ph-ac.*, phos., plat., *psor.*, rhus-t., *sol-n.*, **Stram.**, sulph., zinc.

Genitalien während Krämpfen, nach den: Sec., stram.

Kauen und Schlucken, beim: *Sol-n.*

schnell: *Stram.*

Seiten des Bettes, nach den: Nux-v.

Umstehenden, nach den: Phos.

hastig: *Bell.*

Hochheben der Hände: Ars.

klatscht: *Bell.*, cic., *stram.*, verat.

Kopf, zum: Plb., *stram.*, verat.

reibt sie: Cann-i.

ringt die Hände: Aur., kali-br., *kali-p.*, *phos.*, plat., *psor.*, puls., *stram.*, *sulph.*, *tarent.*

spinnt und webt: *Stram.*

strickt, als ob sie: Tarent.

übereinander, legt sie: Mosch.

wegwischen, als würde er sich übers Gesicht wischen oder etwas: Hyos.

wild: Acon.

wirft sie umher: Atro., bell., bry., canth., carb-an., mosch., nat-c., phos., sil., stram.

GESTEN - Hände - wirft sie umher ...

Kopf, über den: Ars., bell., hydr-ac., mosch., stram.

heftige: Agar., *bell.*, *camph.*, *hep.*, *hyos.*, *stram.*

konvulsivische: Apis, bell., cann-s., plb.

Getränken, beim Anblick von: Bell.

lächerliche oder alberne: *Bell.*, cic., croc., *cupr.*, **Hyos.**, ign., kali-p., *lach.*, merc., *mosch.*, *nux-m.*, op., *sep.*, *stram.*, verat.

Freien, im: Nux-m.

Stehen auf der Straße, beim: *Nux-m.*

Spinnen, imitiert die Bewegungen beim: Hyos.

stampft mit den Füssen auf: Ant-c., *stram.*, *verat.*

zeigt seine Wünsche an durch Gesten: *Stram.*

zieht die Umherstehenden an den Haaren: Bell.

zornige, wütende: Cann-i., *hep.*, sep.

zupft an der Bettdecke: Acon., ant-c., *arn.*, *ars.*, atro., *bell.*, cham., chin., *cina*, cocc., *colch.*, con., dulc., *hell.*, hep., **Hyos.**, *iod.*, *kali-ar.*, *lyc.*, *mur-ac.*, *nat-m.*, *op.*, *ph-ac.*, *phos.*, *psor.*, *rhus-t.*, sol-n., **Stram.**, sulph., verat-v., *zinc.*, zinc-m.

GESUND, wenn er sehr krank ist; sagt, er sei: *Apis*, **Arn.**, ars., cinnb., hyos., kreos., merc., puls.

GETÖTET zu werden, Verlangen: *Ars.*, bell., coff-t., stram.

GETRAGEN zu werden, Verlangen: Acet-ac., acon., ant-t., *ars.*, benz-ac., brom., carb-v., **Cham.**, *cina*, ign., *kali-c.*, *lyc.*, puls., *rhus-t.*, sanic., staph., sulph., *verat.*

Krupp, bei: Brom.

langsam: *Puls.*

schnell: **Ars.**, bell., brom., rhus-t., verat.

GEWISSENHAFT, peinlich genau in Bezug auf Kleinigkeiten (vgl. KLEINIGKEITEN; SORGSAMKEIT): Apis, *ars.*, aur., *bar-c.*, bry., carb-s., cham., chin., chin-a., cycl., ferr., ferr-ar., ferr-i., graph., hep., hyos., **Ign.**, iod., lac-d., *lyc.*, mez., *mur-ac.*, nat-ar., *nat-c.*, *nux-v.*, puls., sarr., sec., sep., **Sil.**, spig., *stram.*, *sulph.*, *thuj.*, verat.

nachmittags, 16-20 Uhr: *Lyc.*

Essen, nach dem: Ign.

GEWITTER, Gemütssymptome vor einem: Bry., hyper., **Rhod.**

während: Bry., caust., lach., nat-c., nat-m., nit-ac., petr., *phos.*, *rhod.*, sep., *sil.*

GLÄNZENDE Gegenstände agg.: **Bell.**, bufo, camph., cann-i., *canth.*, *hyos.*, lach., **Lyss.**, phos., *stram.*

Wasseroberfläche: **Lyss.**

GLEICHGÜLTIGKEIT, Teilnahmslosigkeit, Apathie, Indifferenz etc.: Absin., *acon.*, *agar.*, *agn.*, ail., alum., am-m., ambr., *anac.*, ant-t., **Apis**, *arg-n.*, *arn.*, *ars.*, ars-i., asaf., asar., aster., bapt., *bar-c.*, bar-m., *bell.*, berb., bism-o., *bov.*, brom., bufo, *calc.*, *calc-p.*, calc-s., camph., cann-i., cann-s., caps., *carb-an.*, *carb-s.*, **Carb-v.**, caust., *cham.*, *chel.*, **Chin.**, chin-a., *chin-s.*, cic., *cimic.*, cina, clem., *cocc.*, *con.*, corn., croc., **Crot-c.**, *crot-h.*, cupr., *cycl.*, cypr., dig., elaps, euphr., ferr., ferr-ar., ferr-i., ferr-p., fl-ac., *gels.*, glon., *graph.*, guaj., gymn., **Hell.**, helod., hep., hura, *hyos.*, *ign.*, iod., ip., jatr., *kali-ar.*, kali-bi., kali-br., *kali-c.*, *kali-p.*, kali-s., lac-c., *lach.*, laur., lepi., **Lil-t.**, *lyc.*, mag-m., manc., *meli.*, meny., *merc.*, **Mez.**, mur-ac., naja, **Nat-c.**, **Nat-m.**, **Nat-p.**, *nit-ac.*, *nux-m.*, nux-v., olnd., **Onos.**, **Op.**, petr., **Ph-ac.**, **Phos.**, *phyt.*, *pic-ac.*, **Plat.**, plb., prun-s., *psor.*, **Puls.**, raph., rheum, rhod., rhus-t., rumx., ruta, sabad., sabin., sars., *sec.*, sel., seneg., **Sep.**, *sil.*, spong., squil., stann., **Staph.**, stram., *sulph.*, tarent., ther., *thuj.*, *verat.*, verb., *viol-t.*, xan., zinc., ziz.

tagsüber: Anac., dig., merc., verat.

morgens, beim Erwachen: Hep., mag-m., manc., petr., *ph-ac.*, phyt.

vormittags: Alum., sars.

nachmittags: Con.

abends: Aloe, dig., kali-chl., phos., tarent.

abwechselnd mit Angst und Ruhelosigkeit: Nat-m.

Ärger: Cham., chin.

Fröhlichkeit, Heiterkeit: Agn., tarent.

Reizbarkeit (s. REIZBARKEIT - abwechselnd - Gleichgültigkeit)

Weinen: Phos.

allem, gegenüber: Acet-ac., *acon.*, agar., ail., anac., arn., bell., bov., cann-s., canth., caps., **Carb-v.**, *cina*, croc., cypr., dig., *hell.*, hydr., ign., kali-ar., lepi., *merc.*, merl., mez., nux-m., **Ph-ac.**, *phos.*, sec., *sep.*, staph., sulph., ziz.

andere Personen, gegen: Sulph.

GLEICHGÜLTIGKEIT ...

Angenehmes, gegen: Ambr., anac., cina, corn., op., rhod., staph., stram.

Aufregendes, Unangenehmes; gegen: Ambr., anac., bor., cina, coc-c., coff., op., rhod.

äußere Dinge, gegen: Agn., cann-i., cham., cic., lyc., merl., op., rumx., stann., staph., **Sulph.**, tarent., verat.

Entblößung ihres Körpers, gegen die: *Hyos.*, *phos.*, *phyt.*, *sec.*, stram., verat.

Erscheinung, sein Äußeres; gegen die persönliche: **Sulph.**

Essen, nach dem: Aloe

Fieber, im: *Arn.*, chin., **Con.**, **Op.**, **Ph-ac.**, phos., *puls.*, *sep.*, stram., verat., viol-t.

Freien, im: Con., mur-ac., plat.

Froststadium im Fieber, während: Arn., con., ign., **Op.**, **Ph-ac.**, **Phos.**, puls., sil., verat.

Gehen im Freien, beim: *Con.*

geistiger Anstrengung, nach: Nat-m.

geliebte Personen, gegen: *Acon.*, ars., *fl-ac.*, **Hell.**, merc., nat-p., **Phos.**, plat., **Sep.**

Genesung, um seine: *Calc.*

geschäftliche Angelegenheiten, gegen: Agar., *arg-n.*, *fl-ac.*, *kali-bi.*, myris., nat-ar., *ph-ac.*, phys., *puls.*, *sep.*, *stram.*, *sulph.*

Geschlecht, gegen das andere: Thuj.

Gesellschaft, in: **Arg-n.**, bov., *kali-c.*, nat-c., nat-m., *plat.*, rhus-t.

amel.: Bov.

Gewissens, gegen die Stimme des guten: Cann-i.

Kinder, gegen die eigenen: Kali-i., *lyc.*, nat-c., **Phos.**, **Sep.**

klagt nicht: *Hyos.*, **Op.**, **Stram.**

außer wenn er gefragt wird, sagt aber nichts über seinen Zustand: Colch.

Leiden, gegen: *Hell.*, **Op.**, **Stram.**

Liebkosungen, gegen: **Cina**

liegt mit geschlossenen Augen: Arg-n., cocc., *sep.*

Masturbation, nach: **Staph.**

Musik, die er liebt; gegen: *Carb-v.*

Religion, gegen seine: Anac., coloc.

GLEICHGÜLTIGKEIT ...

Schweiß, beim: *Ars.*, bell., *calc.*, *lach.*

Typhus, bei: *Arn.*, chin., *ph-ac.*

Vergnügen, gegen: Alum., anac., *arg-n.*, *ars.*, *cham.*, *chin-s.*, cocc., croc., ferr-p., graph., **Hell.**, hep., hura, ip., kali-ar., kali-c., mag-m., mez., mur-ac., nat-ar., nat-c., **Nat-m.**, nit-ac., **Op.**, petr., prun-s., *puls.*, sars., *sep.*, spig., stann., staph., stram., **Sulph.**, tab., ther.

Verwandte, gegen: *Fl-ac.*, **Hell.**, hep., nat-c., **Phos.**, plat., **Sep.**

wichtige Dinge, gegen: Calc., fl-ac.

Wohlergehen anderer, gegen das: **Sulph.**

Wünsche noch irgendwelchen Willen, hat keine: Hell.

GOTTLOS, Mangel an religiösem Empfinden: Anac., coloc., croc.

GRAUSAMKEIT, Unmenschlichkeit (vgl. BOSHAFT, MORALISCHEM Empfinden): Abrot., absin., **Anac.**, croc., cur., nux-v., op., *plat.*

GRIMASSEN, sonderbare Gesichter; schneidet: Bell., cina, *cupr.*, hell., hyos., nux-m., olnd., pall., plat., *stram.*, verat-v.

GROBHEIT (vgl. UNVERSCHÄMTHEIT): Ambr., arn., aur., bell., canth., eug., gall-ac., graph., hell., *hyos.*, *lac-c.*, **Lyc.**, lyss., nit-ac., nux-m., *nux-v.*, op., pall., par., phos., *stram.*, **Verat.**

Beschwerden durch Grobheiten anderer: *Calc.*, cocc., *colch.*, nat-m., nux-v., ph-ac., **Staph.**

GRÖSSEN, Ausmaße:

falsche Einschätzung von (vgl. ENTFERNUNGEN - falsche): Agar., stram.

Rahmens scheint vermindert, die Größe des: Phys.

GRÜBELN (s. BRÜTEN)

GRUNZEN: Bell., hell., ign., puls.

Schlaf, im: Ign.

HALTUNGEN an, nimmt wunderliche: Plb.

HANDARBEIT, feine Arbeit; Gemütssymptome durch: Graph., iod.

HARTNÄCKTIGKEIT, Beharrlichkeit (vgl. EIGENSINNIG): Caps., dros., stram.

HASS (vgl. BOSHAFT, MENSCHENFEINDLICHKEIT): Acon., *agar.*, aloe, am-c., **Anac.**, *aur.*, *calc.*, cic., cupr., kali-i., *lac-c.*, *lach.*, *led.*, mang., *nat-m.*, nit-ac., phos., rhus-t., stann., sulph.

abwesende Personen, amel. wenn er sie sieht; auf: Fl-ac.

Frauen, auf: *Puls.*

Männer, auf: Bar-c., ign., led., lyc., phos., stann.

Menschen, die ihn beleidigt haben, auf: *Aur.*, mang., *nat-m.*, nit-ac., sulph.

einer Meinung mit ihm sind, die nicht: Calc-s.

ungerührt durch Entschuldigungen: **Nit-ac.**

Verbitterung, bittere Gefühle wegen geringer Beleidigungen: Ang.

HAST, Eile: *Acon.*, aloe, alum., ambr., anan., apis, *arg-n.*, *ars.*, *ars-i.*, aur., *bar-c.*, *bell.*, benz-ac., bov., *bry.*, cact., calad., calc., calc-s., *camph.*, cann-i., canth., caps., carb-an., *carb-s.*, carb-v., cocc., *coff.*, con., *crot-c.*, dig., dulc., graph., grat., *hep.*, hyos., *ign.*, *iod.*, kali-ar., *kali-c.*, kali-p., kali-s., *lach.*, laur., **Lil-t.**, lyc., **Med.**, meny., **Merc.**, merl., morph., mosch., nat-ar., nat-c., **Nat-m.**, nat-p., *nux-v.*, op., ox-ac., *ph-ac.*, phos., ptel., *puls.*, sep., *stram.*, **Sul-ac.**, **Sulph.**, sumb., **Tarent.**, *thuj.*, verat., viol-t.

nachts: Lach.

Beschäftigung, bei: Acon., aur., camph., carb-v., *kali-c.*, **Lil-t.**, op., puls., sep., **Sul-ac.**, *thuj.*, viol-t.

Verlangen, mehrere Dinge auf einmal zu tun: Aur., **Lil-t.**, plan.

Bewegungen, in den: Acon., ars., *bell.*, camph., cann-i., coca, coff., con., gins., *hyos.*, kali-c., meny., merc., merl., **Stram.**, **Sul-ac.**, *sulph.*, **Tarent.**, *thuj.*, viol-t.

schnell genug machen, kann nichts: Aur., **Sul-ac.**

Essen, beim: Calad., **Caust.**, coff., **Hep.**, *lach.*, pip-m., **Sul-ac.**

Froststadium im Fieber, während: Cann-s.

Gehen, beim: Acon., **Arg-n.**, canth., iod., mosch., prun-s., stram., **Sul-ac.**, *sulph.*, **Tarent.**, *thuj.*

geistiger Anstrengung, bei: Ambr., aur., ign., *kali-c.*, laur., op., *sul-ac.*, *thuj.*

jeder soll sich beeilen: **Tarent.**

Schreiben, beim: Ptel., **Sul-ac.**

Sprechen, beim (s. SPRACHE - hastig)

HAST ...

Trinken, beim: *Coff.*, *hep.*

Zeit anzukommen; hastet, um zur verabredeten: **Arg-n.**

HAUSE gehen; will nach: Bell., **Bry.**, *calc.*, calc-p., chlol., cic., cupr., hyos., *lach.*, *op.*, plan., rhus-t., verat., vip.

spricht von daheim: Bell., *bry.*

verlassen, möchte das Zuhause: Elat.

HEFTIG, vehement, hitzig, auch Impuls zur Heftigkeit (vgl. RASEREI, REIZBARKEIT, WILDHEIT, ZERSTÖRUNGSSUCHT, ZORN): Abrot., acon., aesc., am-c., ambr., *anac.*, ang., apis, arn., ars., **Aur.**, bar-c., **Bell.**, bor., *bry.*, calc., calc-p., camph., canth., *carb-s.*, *carb-v.*, caust., *cham.*, **Cic.**, coloc., corn., croc., cupr., dros., dulc., ferr., graph., hep., **Hyos.**, kali-c., *kali-p.*, lach., *led.*, *lyc.*, mang., merc., merl., mez., mosch., nat-c., *nat-m.*, nit-ac., **Nux-v.**, olnd., *petr.*, *phos.*, plat., ran-b., sabad., seneg., *sep.*, stann., **Stram.**, stront., *sulph.*, *tarent.*, *verat.*, *visc.*

morgens: Calc., carb-v., gamb., graph., petr., psor.

vormittags: Carb-v.

abends: Mill.

Abendessen, nach dem: Mill.

Kleinigkeiten, um: Hep., *nat-m.*

Schlummer, nach einem: Caust.

Gewalttaten; Wut führt zu: Anac., bar-c., *bell.*, chin., cocc., con., *hep.*, hyos., *ign.*, lach., lyc., mosch., nat-c., *nux-v.*, plat., stram., tarent., zinc.

Schmerz, durch: **Aur.**, **Cham.**, **Hep.**

HEIMWEH: *Aur.*, bell., calc-p., **Caps.**, **Carb-an.**, carl., *caust.*, cent., *clem.*, dros., elaps, eup-pur., hell., hipp., hyos., *ign.*, *kali-p.*, lach., mag-c., mag-m., manc., *merc.*, *nat-m.*, nit-ac., petr., **Ph-ac.**, plan., puls., sac-l., senec., sep., *sil.*, *staph.*, verat.

morgens: Carb-an.

abends: Hipp.

Beschwerden durch Heimweh: *Caps.*, *clem.*

roten Wangen, mit: *Caps.*

stiller, schlechter Laune; mit: Nit-ac., *ph-ac.*

HEIRAT scheint unerträglich, der Gedanke an: *Lach.*, pic-ac., puls.

HELLSEHEN: Acon., anac., arn., calc., cann-i., *crot-c.*, hyos., lach., *lyss.*, med., *nux-m.*, op., *phos.*, pyrus., sil., stann., stram., tarent.

HERAUSFORDERND: Acon., anac., *arn.*, canth., caust., guaj., *lyc.*, nux-v., spong.

HEUCHELEI: Phos.

HILFLOSIGKEIT, Gefühl der: Hell., kali-br., petr., phos., stram., tax.

nachmittags: Kali-br.

HINTERHÄLTIG, hinterlistig: Arg-n., bufo, chlol., coca, dros.

HOCHGEFÜHL: Acon., *agar.*, agn., alum., am-c., anag., ant-c., arg-m., ars-h., asar., *bell.*, camph., **Cann-i.**, carb-ac., *carb-s.*, chel., chin-a., chin-s., *cinnb.*, clem., cob., *coca*, cocc., **Coff.**, colch., cupr., *fl-ac.*, *form.*, gels., *graph.*, iod., **Lach.**, lyss., med., myric., **Op.**, *ox-ac.*, phel., phos., *pip-m.*, sec., *senec.*, *stram.*, sul-ac., sumb., **Tarent.**, teucr., thea, thuj., valer.

morgens: Bov., cinnb.

nachmittags: Arg-n.

abends: Anac., chin., cycl., phos., teucr.

nachts: *Med.*

abwechselnd mit Traurigkeit, Schwermut: Agn.

Diarrhö, bei: Ox-ac.

erinnern, kann sich an lang vergessene Dinge: *Gels.*

Freien, im: Phel.

Gehen im Freien, beim: Cinnb.

Koitus, nach: Bor.

Schwitzen, beim: Op.

HOCHGELEGENE Orte agg.: *Arg-n.*, *aur.*, gels., puls., staph., *sulph.*

HOCHMÜTIG, arrogant (vgl. ANMASSEND, VERÄCHTLICH): Agar., alum., anac., arn., aur., cann-i., *caust.*, chin., cic., con., cupr., dulc., ferr., ferr-ma., guaj., ham., *hyos.*, ign., *ip.*, *lach.*, **Lyc.**, merc., nux-v., *pall.*, par., phos., **Plat.**, rob., sabad., sec., squil., *staph.*, *stram.*, stront., **Sulph.**, thuj., **Verat.**

HOFFNUNG, voller: Acon., ferr-ma., hydr., seneg., *tub.*

abwechselnd mit Traurigkeit, Schwermut: Acon., raph.

HYSTERIE: Abrot., absin., *acet-ac.*, *acon.*, *agar.*, agn., *aloe*, am-c., *ambr.*, *anac.*, *apis*, *arg-n.*, *ars.*, arund., **Asaf.**, asar., aster., **Aur.**, *bar-c.*, bell., benz-ac., brom., bry., *cact.*, *calc.*,

HYSTERIE ...

calc-s., *camph.*, cann-s., *canth.*, *carb-s.*, *caul.*, **Caust.**, cedr., *cham.*, *chen-a.*, chin-s., *chlol.*, cic., *cimic.*, **Cocc.**, *coff.*, **Con.**, cop., cor-r., *croc.*, crot-t., cypr., *elaps*, eup-pur., *ferr.*, ferr-ar., ferr-i., ferr-p., **Gels.**, *graph.*, *grat.*, *hyos.*, **Ign.**, iod., ip., kali-ar., *kali-c.*, **Kali-p.**, kali-s., **Lach.**, lact., *lil-t.*, *lyc.*, *mag-c.*, **Mag-m.**, *merc.*, *mill.*, morph., *mosch.*, mygal., nat-ar., *nat-c.*, **Nat-m.**, nat-p., **Nit-ac.**, **Nux-m.**, **Nux-v.**, op., *pall.*, *ph-ac.*, *phos.*, **Plat.**, *plb.*, **Puls.**, *raph.*, *rhus-t.*, sabin., sang., *sec.*, senec., **Sep.**, **Sil.**, stann., staph., *stict.*, stram., *sulph.*, sumb., **Tarent.**, *ther.*, ust., **Valer.**, **Verat.**, *viol-o.*, zinc.

Absonderungen, nach Unterdrückung von: **Asaf.**, *lach.*

lasziv, erotisch: Mosch., *plat.*, *tarent.*

Menses, vor: Cocc., con., elaps, *hyos.*, *mosch.*, nux-m., *plat.*

während: *Cimic.*

amel.: *Zinc.*

ersten Tag, am: Raph.

Musik amel.: **Tarent.**

Ohnmacht, hysterische: Ars., *cham.*, cimic., **Cocc.**, **Ign.**, lac-d., *mosch.*, *nat-m.*, *nux-m.*, *nux-v.*, puls., samb., ter.

sexuellen Exzessen, nach: Agar., anac., con., lach., *ph-ac.*, sep.

Stöhnen agg., durch Seufzen amel.: Tarent.

ICHBEZOGENHEIT, Selbstsucht, spricht immer von sich selbst: *Calc.*, *lach.*, med., merc., *pall.*, **Plat.**, *sil.*, *sulph.*

Beschwerden durch Ichbezogenheit: *Calc.*, *lyc.*, merc., *pall.*, sil., *sulph.*

IDEEN, Einfälle:

geisteskranke, wahnsinnige: *Lyss.*

lächerliche: Cann-i., kali-p., **Lach.**, *stram.*

Mangel an: Acet-ac., *acon.*, agn., alum., *am-c.*, *anac.*, arg-n., asaf., asar., atro., aur., bar-c., bell., bov., caj., calc., *calc-p.*, camph., cann-s., canth., *carb-v.*, *caust.*, cham., *chin.*, cic., clem., cocc., coff., corn., croc., cupr., cycl., dig., glon., guaj., **Hell.**, *hyos.*, ign., iod., ip., *kali-br.*, kreos., *lach.*, laur., lepi., lil-t., **Lyc.**, meny., *merc.*, merc-c., *mez.*, nat-c., *nat-m.*, nat-p., *nit-ac.*, *nux-m.*, olnd., **Op.**, petr., **Ph-ac.**, **Phos.**, *plb.*, rhus-t., sep., sil., **Staph.**, sulph., *tarent.*, thuj., valer., verat., *zinc.*

Erbrechen amel.: Asar.

IDEEN - Mangel an ...

Überanstrengung, durch: Olnd.

Unterbrechung, durch irgendeine: Colch.

Reichtum an, Gedankenzündung, Geistesklarheit: Acon., aesc., agar., alum., am-c., ambr., anac., ang., arg-n., *ars.*, asar., aur., *bell.*, bor., *bry.*, caj., *calc.*, calc-p., cann-i., cann-s., canth., carb-s., caust., cham., **Chin.**, chin-a., *chin-s.*, cimic., cob., coc-c., coca, **Coff.**, colch., coloc., der., eupi., ferr-p., gels., glon., graph., hell., hep., hyos., ign., kali-c., kali-n., kali-s., **Lach.**, laur., *lyc.*, lyss., merc., mez., morph., mur-ac., nat-ar., nat-c., nat-p., nit-ac., *nux-v.*, olnd., op., ph-ac., **Phos.**, pic-ac., plat., *puls.*, rhus-t., sabad., sep., sil., spig., spong., staph., stram., *stry.*, *sulph.*, sumb., tab., ter., thea, thuj., *tub.*, valer., verat., verb., viol-o., viol-t., zinc.

vormittags: Ox-ac.

abends: Anac., arg-n., **Chin.**, *coff.*, **Lach.**, lyc., nat-p., *nux-v.*, phos., *puls.*, sabad., sil., *staph.*, *sumb.*, *valer.*, viol-t.

Bett, im: Agar., bry., *calc.*, caust., chin., cocc., graph., kali-c., *lyc.*, **Nux-v.**, *puls.*, rhus-t., sil., sulph.

nachts: Aloe, bor., *calc.*, *chin.*, chin-a., *chin-s.*, coca, *coff.*, colch., graph., hep., kali-c., *lyc.*, *nux-v.*, *op.*, pic-ac., puls., sabad., sep., sil., *staph.*, sulph., tab., viol-t.

beharrliche: *Ph-ac.*

Froststadium im Fieber, während: Phys., spig.

Hitzestadium im Fieber, während: Stram.

Schließen der Augen, beim: Led., spong.

Schweiß, beim: Valer., viol-o.

Urinieren, amel. nach dem: Cann-i.

IDIOTIE: Absin., *aeth.*, agar., anac., anan., ant-c., *bar-c.*, *bar-m.*, bell., bufo, *calc-p.*, caps., *carb-s.*, cent., cham., chlol., *hell.*, hyos., merc., nux-m., *phos.*, plb., sarr., tab., *tub.*

idiotische Handlungen: Ant-c.

epileptischen Anfall, vor einem: Caust.

IMBEZILLITÄT, (s. SCHWACHSINN)

IMPERTINENZ, Unverschämtheit (vgl. GROBHEIT; UNVERSCHÄMTHEIT): Canth., graph., nit-ac., pall., phos., verat.

IMPULS zu laufen: *Iod.*

springen, zu (s. SPRINGEN)

stechen, sich mit dem Messer, das er hält, ins Fleisch zu: *Lyss.*

töten; zu (s. TÖTEN)

sich zu töten (s. SELBSTMORDNEIGUNG)

IMPULSIV, spontan: **Arg-n.**, *ars.*, *aur.*, camph., *cic.*, gins., merc., nux-v., rhus-t., staph., thea

INDISKRETION, Taktlosigkeit: Acon., bry., calad., camph., caps., hyos., ign., laur., meny., nat-m., *nux-v.*, puls., stram.

JAGT

Gegenstände, eingebildete: Stram.

Personen, eingebildete: Cur.

JAMMERN, lamentieren (vgl. WEINEN): *Acet-ac.*, *acon.*, act-sp., alum., am-c., ambr., anac., arg-n., arn., *ars.*, asaf., **Aur.**, *bell.*, *bism-o.*, brom., *bry.*, bufo, calad., *calc.*, camph., *canth.*, caps., *cham.*, *chin.*, *cic.*, *cina*, cocc., *coff.*, *coloc.*, *cor-r.*, cupr., cycl., dig., dulc., hell., hyos., ign., ip., kali-ar., kali-br., kali-i., kali-p., *lach.*, **Lyc.**, merc., *mosch.*, nat-ar., *nat-c.*, nat-m., nit-ac., nux-m., *nux-v.*, *op.*, petr., ph-ac., phos., plat., plb., *puls.*, ran-b., rheum, rhus-t., rob., sec., sep., sil., stann., stram., stry., *sulph.*, tarent., **Verat.**, **Verat-v.**, viol-t., zinc.

abends: **Verat.**

nachts: Verat.

abwechselnd mit Delirium: Bell.

Weinen, mit: Bufo

andere, um: Merc.

anerkannt, geschätzt wird; weil er nicht: Calc-s.

Erwachen, beim: Cina

Kleinigkeiten, um: *Coff.*

Konvulsionen, bei: Ars.

Krankheit, über seine: Arg-n., ph-ac.

Schlaf, im: Alum., arn., *cham.*, *cina*, phos., stram., sulph.

Schweiß, beim: Ign.

Zukunft, um die: Lyc.

KÄMPFEN, möchte (vgl. STREITSÜCHTIG): Bell., bov., hipp., hyos., merc., sec.

KICHERN: Cann-i.

KINDER ...

Abneigung gegen: Plat.

eigenen Kinder nicht leiden, kann ihre: Glon., *lyc.*, plat., verat.

kleine Mädchen (bei einer Frau), besonders gegen: Raph.

flieht vor ihren eigenen Kindern, lässt sie im Stich: Lyc.

schlagen, möchte sie: Chel.

zeugen und zu haben; Verlangen, Kinder zu: Ox-ac.

KINDISCHES Benehmen (vgl. ALBERNES Benehmen): Acon., alum., anac., *apis*, *arg-n.*, **Bar-c.**, *bar-m.*, bufo, calad., carb-an., *carb-s.*, carb-v., chlol., **Cic.**, *croc.*, crot-c., *ign.*, kali-br., *nux-m.*, par., puls., rhus-t., seneg., *stram.*, viol-o.

KLAGEN (vgl. JAMMERN; STÖHNEN): Acon., *alum.*, ambr., arn., ars., *aur.*, *bism-o.*, *bry.*, *bufo*, calc., *canth.*, *cham.*, chin., chin-a., *cina*, cocc., *coff.*, *coloc.*, *cor-r.*, dig., dulc., hell., ign., kali-i., *lach.*, *lyc.*, *mosch.*, *nux-v.*, op., petr., ph-ac., plat., puls., sep., *sulph.*, tarent.

Beleidigungen, über längst vergangene: Calc.

Erwachen, beim: Cina

Schlaf, im: Bell., ign.

Verletzung, über eine eingebildete: *Hyos.*

KLAMMERT sich an Personen oder Möbel: Coff., gels., stram.

Kind wacht entsetzt auf, erkennt niemanden, schreit und klammert sich an die Umstehenden: Stram.

KLATSCHSÜCHTIG: *Hyos.*, stram., verat.

KLEINER, Gegenstände erscheinen (vgl. ENTFERNUNGEN, GRÖSSE, WAHNIDEEN): Carb-v., phys., **Plat.**, stram.

KLEINIGKEITEN erscheinen wichtig: Ferr., ip.

tändelt mit allem: Agar.

KLEPTOMANIE: *Absin.*, ars., *art-v.*, bry., caust., *cur.*, kali-c., lyc., *nux-v.*, puls., sep., staph., stram., sulph., tarent.

Geld, stiehlt: Calc.

Schleckereien, Naschwerk; stiehlt: Mag-m., nat-c.

KNIET und betet: *Ars.*, nat-s., *stram.*, verat.

KNURREN wie ein Hund: Alum., *bell.*, hell., lyc., lyss., mag-m.

KONZENTRATION

gut, fällt leicht: Coff., ox-ac., thea

schwierig: *Acon.*, *aesc.*, *aeth.*, *agar.*, *agn.*, ail., alet., all-c., *alum.*, *am-c.*, *ambr.*, **Anac.**, ang., ant-c., *apis*, arn., ars., ars-i., asaf., asar., bapt., **Bar-c.**, *bar-m.*, bell., berb., *bov.*, brom., bry., camph., *cann-i.*, cann-s., *canth.*, carb-ac., *carb-an.*, **Carb-s.**, **Carb-v.**, **Caust.**, cent., cham., chel., chin., chin-s., chlol., *cimic.*, cinnb., *cocc.*, coff., colch., coloc., *con.*, *corn.*, croc., *cupr.*, cycl., *dros.*, *dulc.*, elaps, ery-a., euphr., fago., ferr., ferr-ar., ferr-i., ferr-p., fl-ac., *gels.*, **Glon.**, **Graph.**, grat., ham., **Hell.**, helon., hura, hydr., *hydr-ac.*, *hyos.*, ign., iod., iris., jug-c., jug-r., kali-ar., kali-br., *kali-c.*, kali-i., kali-p., kali-s., kalm., *lac-c.*, **Lach.**, lact., lam., laur., **Lec.**, led., *lil-t.*, **Lyc.**, lycps., mag-c., mag-m., mang., *med.*, *merc.*, merc-c., merl., *mez.*, mosch., **Nat-ar.**, *nat-c.*, *nat-m.*, nat-p., *nit-ac.*, **Nux-m.**, **Nux-v.**, ol-an., olnd., op., orig., ox-ac., petr., **Ph-ac.**, **Phos.**, phys., pic-ac., *plat.*, plect., poth., ptel., *puls.*, ran-s., raph., rhod., rhus-r., rhus-t., *rhus-v.*, sabad., sang., sarr., sars., sec., *sel.*, senec., seneg., **Sep.**, **Sil.**, spig., *spong.*, squil., stann., staph., stict., *stram.*, sul-ac., *sulph.*, *tab.*, *ter.*, *thuj.*, til., verat., verb., viol-o., zinc.

morgens: *Anac.*, canth., phos.

abwechselnd mit Schmerzen im Uterus: Gels.

Gespräches, während eines: Lyc.

Kindern, bei: *Aeth.*, *bar-c.*

Lernen, Lesen, Studieren etc.; beim: Acon., *aeth.*, *agn.*, alum., asar., *bar-c.*, bar-m., bell., carb-s., caust., cham., coff., corn., *dros.*, fago., **Hell.**, kali-c., lach., nat-c., **Nux-v.**, ox-ac., spig., sulph.

Rechnen, beim: **Nux-v.**

Schreiben, beim: Acon., mag-c.

Sprechen, beim: Merc-c., *nat-m.*

unterbrochen wird, wenn er: Berb.

verrücktes Gefühl auf dem Scheitel, wildes Gefühl im Kopf mit Gedankenverwirrung: Lil-t.

Versuch sich zu konzentrieren wird ihm schwarz vor den Augen, beim: Arg-n.

KONZENTRATION - schwierig - Versuch sich zu konzentrieren wird ihm schwarz vor den Augen, beim ...

Gefühl der Leere, hat er ein: *Asar.*, *gels.*, mez., nat-m., *nit-ac.*, olnd., *ran-b.*, *staph.*

KRÄCHZEN: Cina, cupr.

Schlaf, im: Bell.

KRATZT mit den Händen: Stram., tarent.

Kalk von den Wänden, den: Canth.

KRIECHT auf dem Boden: Lach.

KÜHN, hochsinnig: Hydr., hyos., op., spig., spong., verat., verb.

KUMMER: Acet-ac., acon., agar., alum., am-c., am-m., ant-c., ars., **Aur.**, bar-c., calc., carb-an., **Caust.**, *coloc.*, cycl., *graph.*, hyos., **Ign.**, *lach.*, lact., *lyc.*, *merc.*, **Nat-m.**, *nux-v.*, op., *ph-ac.*, **Puls.**, sep., *staph.*, sul-ac., *tarent.*, verat.

tagsüber: Staph.

morgens: Phos., puls.

nachmittags: *Tarent.*

behält ihn für sich: Cycl., *ign.*

Beschwerden durch Kummer: Am-m., anac., ant-c., *apis*, arg-n., arn., ars., art-v., **Aur.**, *calc-p.*, **Caust.**, clem., **Cocc.**, colch., *coloc.*, con., cycl., *gels.*, *graph.*, *hyos.*, **Ign.**, kali-p., **Lach.**, lob-c., lyc., naja, **Nat-m.**, nit-ac., *nux-v.*, **Ph-ac.**, phos., phys., *plat.*, *puls.*, samb., **Staph.**, tarent., verat., zinc.

weinen, kann nicht: *Gels.*, **Nat-m.**

Kleinigkeiten, um: Bar-c.

still: **Ign.**, **Nat-m.**, *puls.*

sucht etwas, worüber er sich grämen kann: Lil-t.

Zukunft, um die: Nat-c., *nat-m.*

Zustand, über seinen: Staph.

KURZ angebunden, barsch: Nat-m., *tarent.*

KÜSST (vgl. MANNSTOLL, SCHAMLOS, UMARMT, UNZÜCHTIG, WOLLÜSTIG)

Hände seines Begleiters, die: Agar., anac.

jeden: Caps., *croc.*, phos., stram., *verat.*

Menses, vor den: *Verat.*, zinc.

LÄCHELN:

albernes: Bell., lyss., merc., verat.

niemals: Alum.

sardonisch: Bell.

LÄCHELN ...

Schlaf, im: Cadm.

unwillkürlich: Aur., bell., lyc.

Sprechen, beim: Aur.

LACHEN: Acon., agar., aloe, alum., am-c., ambr., anac., anan., apis, arg-m., arn., ars., arund., asaf., *aur.*, *bell.*, *bor.*, *bufo*, *calc.*, **Cann-i.**, cann-s., caps., carb-v., cast-eq., caust., cic., coff., con., cori-r., *croc.*, crot-h., *cupr.*, *ferr.*, ferr-ar., graph., hell., hura, *hyos.*, **Ign.**, kali-bi., kali-p., kreos., *lach.*, lepi., lil-t., *lyc.*, merl., nat-ar., nat-c., *nat-m.*, *nux-m.*, nux-v., op., *phos.*, *plat.*, plb., puls., ran-s., rob., sabad., sarr., sec., *sep.*, sil., spong., **Stram.**, stry., sulph., sumb., tab., tarax., *tarent.*, valer., verat., verb., zinc., zinc-s.

morgens: Graph., hura, lach., phos., plat., psor.

vormittags: Nux-m.

abends: Cupr., nat-m., valer., zinc.

nachts: Alum., ambr., caust., cic., kreos., lyc., op., sep., sil., sulph., verat.

abwechselnd mit Raserei, Wut, Tobsucht: Stram.

Ernsthaftigkeit: Nux-m., plat.

Heftigkeit: Croc., stram.

Lebensüberdruss: *Aur.*

Metrorrhagie: Crot-c.

Seufzen: Bell., crot-c., stram., verat.

Traurigkeit, Schwermut: Canth., caust., nat-c., *phos.*, stram., zinc.

Verdrießlichkeit, schlechter Laune: Croc., sanic., stram.

Weinen (s. WEINEN - abwechselnd - Lachen)

Wimmern, Stöhnen: Hyos., verat.

Abneigung gegen: Ambr.

albernes: Bell., cic., crot-c., ether, **Hyos.**, *lach.*, lyc., merc., stram., stry.

andauerndes: **Cann-i.**, verat.

anfallsweise: Stram.

angesehen wird, wenn er: Lyc.

Angst, während: Lyc.

Delirium, im: Stram.

ernste Angelegenheiten, über: *Anac.*, apis, arg-n., cann-i., cast-eq., ign., lil-t., lyc., *nat-m.*, nux-m., *plat.*, sulph.

LACHEN - ernste Angelegenheiten, über ...

Freien, im: *Plat.*

Freien, im: *Nux-m.*, *plat.*

Frösteln, gefolgt von: Hura

Froststadium im Fieber, während: Calc.

Gesellschaft, in: Tarent.

gezwungen: Hyos.

Handlungen, über seine eigenen: Iris., stram.

Kleinigkeiten, über: Am-c., ars., *cann-i.*, graph., zinc.

Konvulsionen, vor, während oder nach: *Caust.*, stram., zinc.

lächerlich, alles erscheint: Hyos., lyc., *nux-m.*, sabad.

lästig, ist: Bell.

laut: **Bell.**, cann-s., croc., hydr-ac., hyos., op., *stram.*

Menses, vor: *Hyos.*, *nux-m.*

sardonisch: **Bell.**, *caust.*, *colch.*, con., *hyos.*, ign., nux-m., *oena.*, plb., ran-s., *sec.*, sol-n., *stram.*, stry., tarent., verat., zinc.

Schlaf, im: Alum., caust., croc., *hyos.*, kreos., **Lyc.**, ph-ac., sep., *sil.*, *stram.*, sulph.

Schmerzanfall erregt ein nervöses Lachen, jeder: Hura

spasmodisch: *Acon.*, *alum.*, alumn., am-c., anac., asaf., **Aur.**, *bell.*, *calc.*, *caust.*, cic., colch., *con.*, croc., cupr., ether, hyos., **Ign.**, lyc., nat-m., nux-m., op., *phos.*, plat., sec., sil., *stram.*, sumb., thuj., valer., verat., zinc.

epileptischen Anfall; vor, während oder nach einem: Caust.

Sprechen, beim: Aur., bell.

traurig, wenn: Phos.

Traurigkeit, Schwermut; gefolgt von: Plat.

Unglück, über: Apis

unmäßig: Am-c., **Cann-i.**, carb-v., cupr., ferr., graph., *nat-m.*, *nux-m.*, *nux-v.*, stram., *stry.*, tarent., zinc.

unwillkürlich: Agar., bell., *bor.*, *cann-i.*, carb-s., con., croc., **Ign.**, lyc., *nat-m.*, nit-ac., op., phos., plb., sep., *tarent.*

Essen, nach dem: Puls.

verächtlich: Alum.

Vorwürfen, bei: Graph.

wild: Calc.

LÄCHERLICH, Dinge erscheinen (vgl. ALBERNES Benehmen): Cann-s., nat-m., *nux-m.*, stram., tarent.

Lächerliche ziehen, will alles ins: Acon., hyos., lach., nux-v., verat.

LANGEWEILE (vgl. ZEIT - vergeudet): *Alum.*, alumn., aur., bar-c., bor., cahin., camph., chin., con., cupr., cur., elaps, ferr., hura, hydr., hydrc., ign., kali-bi., kali-n., lach., laur., *lyc.*, mag-m., manc., mez., *nat-c.*, *nux-v.*, petr., pip-m., plat., plb., rhus-t., tarent., zinc.

vormittags: Alum.

nachmittags: Plb.

Zerstreuung amel.: Aur., lil-t., *pip-m.*

LANGSAMKEIT: Ammc., *anac.*, ars., asar., bell., cact., *calc.*, *carb-v.*, caust., chin., **Con.**, cupr., *graph.*, **Hell.**, ign., ip., mag-arct., nux-m., *op.*, ox-ac., **Phos.**, *puls.*, rhus-t., ruta, *sep.*, thuj., verat.

Arbeit, bei der: Cact., mag-arct.

Bewegungen, der: *Anac.*, *calc.*, *con.*, **Phos.**, sep.

Entschlusses, des: Graph.

Rechnen, beim: Calc.

spät, immer zu: *Cact.*

LÄSTIG, geht auf die Nerven: Acon., aeth., alum., am-m., anac., ant-c., arg-n., arn., ars., asar., bell., bism-o., bov., bry., calc., *calc-s.*, cann-s., caps., carb-an., caust., cham., chin., clem., cocc., colch., coloc., con., cupr., cycl., dig., *euon.*, graph., *grat.*, guaj., hep., ign., indg., ip., kali-c., kreos., lach., led., lyc., *mang.*, merc., mez., mur-ac., nat-c., nat-m., nat-s., nit-ac., nux-v., olnd., petr., *ph-ac.*, phos., plat., puls., ran-b., rat., rheum, rhus-t., sabin., samb., sars., sep., spong., squil., *staph.*, *stront.*, *sul-ac.*, sulph., teucr., thuj., verb., viol-t., *zinc.*

morgens: Am-c.

abends: Mag-c., puls., *zinc.*

Freien, im: Aeth., sabin.

LASZIV, wollüstig, lüstern: Agar., aloe, *ambr.*, *apis*, arund., aur., bor., *calad.*, *calc.*, calc-s., *canth.*, *carb-v.*, *chin.*, coc-c., *con.*, cop., *dig.*, *fl-ac.*, *graph.*, **Hyos.**, hyper., ign., **Lach.** **Lil-t.**, lyc., lyss., merc., mosch., nat-m., nit-ac., op., **Orig.**, **Phos.**, **Pic-ac.**, **Plat.**, *puls.*, raph. *sel.*, *sep.*, *sil.*, spig., **Staph.**, *stram.*, *tarent.*, *verat.*, zinc.

LÄUFT umher (vgl. FLIEHEN): Agar., ars., *bell.*, bufo, *calc.*, canth., *chin.*, con., *cupr.*, cupr-ar., glon., hell., **Hyos.**, iod., plb., **Stram.**, *sulph.*, tarent., **Verat.**

LAUNENHAFTIGKEIT, kapriziös (vgl. STIMMUNG - veränderlich; UNBESTÄNDIGKEIT): Acon., agar., alum., am-c., arn., *ars.*, asaf., aur-m., bar-c., *bell.*, brom., **Bry.**, calc., calc-s., cann-i., canth., caps., carb-an., carb-s., **Cham.**, chin., chin-a., cimic., **Cina**, *coff.*, croc., dig., dros., *dulc.*, grat., hep., ign., **Ip.**, kali-ar., **Kali-c.**, kreos., lach., led., lyc., mag-m., merc., nit-ac., nux-m., nux-v., op., par., phos., *puls.*, raph., *rheum*, rhod., sarr., sec., sil., spong., **Staph.**, stram., *sulph.*, thuj., viol-t., zinc.

morgens: Staph.

abends: Ign.

LEBENSÜBERDRUSS, Lebensmüde (vgl. ABSCHEU - Leben; TOD - wünscht den): Agn., am-c., ambr., ant-c., apis, **Ars.**, **Aur.**, *bell.*, berb., bov., calc., carb-v., caust., **Chin.**, chin-a., grat., hep., hipp., hyos., *kali-p.*, kreos., lach., laur., led., lyc., manc., merc., mez., mur-ac., nat-c., *nat-m.*, *nit-ac.*, *nux-v.*, **Phos.**, phyt., plat., plb., *puls.*, *rhus-t.*, rhus-v., ruta, sep., *sil.*, spong., staph., stram., sul-ac., sulph., thuj., valer., verat.

morgens im Bett: Lyc.

Erwachen, beim: Nat-c., phyt.

vormittags: Apis

nachmittags: Mur-ac., ruta

abends: **Aur.**, dros., hep., kali-chl., rhus-t., ruta, spig.

nachts: Ant-c., nux-v.

Freien, im: Mur-ac.

Gehen im Freien, beim: Bell.

Hitzestadium im Fieber, während: Bell., chin., lach., stram., valer.

Menses, während: Berb.

Schweiß, beim: Alum., *aur.*, **Calc.**, hep., *merc.*, sil.

LEBHAFT, munter (vgl. FROH, HOCHGEFÜHL; SPASSEN): Aloe, alum., ang., arg-m., cann-s., chin., cob., cocc., *coff.*, crot-h., cupr., cycl., gels., glon., hipp., *hyos.*, **Lach.**, nat-c., nux-v., par., petr., ph-ac., sabad., sul-ac., valer., verat.

abwechselnd mit Traurigkeit: Tarent.

LESEN, Abneigung gegen: *Acon.*, bar-c., brom., carb-ac., *carl.*, clem., coca, corn., cycl., hydr., kali-bi., lac-ac., lil-t., nat-ar., *nux-v.*, ox-ac., phys., pyrus., *sil.*

Gehen im Freien amel.: Ox-ac.

wünscht, dass ihm vorgelesen wird: Chin., clem.

LICHT, Verlangen nach (vgl. ANGST, DUNKELHEIT): *Acon.*, *am-m.*, **Bell.**, *calc.*, **Gels.**, lac-c., nat-m., ruta, **Stram.**, valer.

meidet das Licht: Ambr., **Con.**, hyos., zinc.

LIEBE:

Beschwerden durch enttäuschte Liebe: Ant-c., *aur.*, *calc-p.*, caust., *cimic.*, *coff.*, *hell.*, **Hyos.**, **Ign.**, kali-c., *lach.*, **Nat-m.**, nux-m., nux-v., **Ph-ac.**, sep., *staph.*, tarent.

Eifersucht, Zorn und unzusammenhängenden Reden, mit: Hyos.

liebeskrank: *Ant-c.*, til.

Geschlecht; um jemanden aus dem eigenen (= Homosexualität): Calc-p., *lach.*, nat-m., phos., plat., *sulph.*

Kummer, mit stillem: **Ign.**, **Nat-m.**, **Ph-ac.**, phos.

LIEBEVOLL, voller Zuneigung, herzlich: Acon., anac., ant-c., bor., carb-an., carb-v., coff., *croc.*, hura, *ign.*, *nat-m.*, *nux-v.*, ox-ac., par., phos., plat., *puls.*, seneg., verat.

LÜGT, spricht nie die Wahrheit, weiß nicht, was sie sagt: Op., verat.

Lüge; glaubt, alles was sie sagt, sei eine: Lac-ac.

LUSTIG, fröhlich, ausgelassen: Acon., aeth., *agar.*, aloe, alum., am-c., *anac.*, anag., anan., ang., ant-t., apis, arg-m., arn., ars., ars-i., arund., asaf., asar., asc-t., *aur.*, bar-c., *bell.*, brom., *calc.*, calc-s., camph., **Cann-i.**, cann-s., caps., carb-an., *carb-s.*, carb-v., caust., cham., chin., chin-s., chlor., cic., cimic., clem., cob., coc-c., cocc., **Coff.**, con., *croc.*, cupr., cycl., dros., eupi., *ferr.*, ferr-ar., ferr-i., ferr-p., *fl-ac.*, form., gamb., gels., graph., **Hyos.**, ign., iod., ip., kali-c., kali-p., kreos., **Lach.**, lachn., laur., led., *lyc.*, mag-c., mag-s., meny., merc., merc-c., merc-i-f., merc-i-r., merl., mez., naja, nat-ar., **Nat-c.**, nat-m., nat-p., nit-ac., *nux-m.*, **Op.**, ox-ac., par., petr., *ph-ac.*, phel., *phos.*, *plat.*, plb., psor., puls., rhus-t., sabad., sars., seneg., sep., spig., spong., squil., stann., staph., *stram.*, sul-ac., sulph., sumb., tab., *tarax.*, *tarent.*, ther., thuj., valer., verat., verb., *zinc.*

tagsüber: Ant-t.

LUSTIG ...

morgens: Con., *fl-ac.*, graph., mag-m., sulph.

Erwachen, beim: Chin.

vormittags: Graph., nat-m., zinc.

nachmittags: Ang., *ant-t.*, arg-m., cann-s., lyc., merc-i-f., phos., *staph.*, verb.

abends: Aloe, alum., am-c., anac., aster., bell., bufo-s., calc., calc-s., carb-v., cast., chel., *chin.*, coc-c., cupr., cycl., ferr., **Lach.**, lachn., laur., mag-c., *nat-m.*, phel., pip-m., sars., *sulph.*, valer., viol-t., *zinc.*

Bett, im: Alum.

schlechte Laune am Tage: Sulph., viol-t.

nachts: Alum., bell., caust., *chin.*, croc., kreos., lyc., naja, ph-ac., sep., sil., stram., sulph., verat.

2 Uhr, bis: *Chin.*

abwechselnd mit weinerlicher Stimmung: Plb., psor., sep., spong., sumb.

Entrüstung, Ausbrüchen von plötzlicher: Aur., caps., croc., ign.

Ernsthaftigkeit: Plat.

Herzklopfen: Spig.

Manie: Bell., *cann-i.*, croc.

Reizbarkeit: Caust., cocc., croc., nat-m., spong.

Traurigkeit: Cann-i., caust., croc., ferr., hell., nat-c., nit-ac., petr., *phos.*, plat., sep., tarent., zinc.

Weinen: Arg-m., carb-an., iod., spong.

albern: Acon., agar., bell., calc., carb-v., merc., par., seneg.

Freien, im: Phel., plb., teucr.

Froststadium im Fieber, während: Nux-m.

Hitzestadium im Fieber, während: Acon.

Samenabgang, nach: Pip-m.

Schlaf, im: Alum., bell., caust., croc., hyos., kreos., lyc., ph-ac., sil., sulph.

Stuhlgang, nach: *Bor.*, *nat-s.*

MACHTLIEBEND: Lyc.

MAGNETISIERT (= mesmerisiert) werden, will: **Calc.**, *lach.*, nat-c., **Phos.**, **Sil.**

Gefühl wie mesmerisiert: Oena.

MANIE (s. WAHNSINN)

MÄNNERN, Scheu vor (vgl. GESELLSCHAFT): Aloe, *aur.*, *bar-c.*, bar-m., *cic.*, con., dios., ign., lach., *led.*, *lyc.*, *nat-c.*, *nat-m.*, phos., plat., *puls.*, raph., sep., stann., sulph.

MENSCHEN; verachtet die Torheiten der: Cic.

MENSCHENFEINDLICHKEIT, Misanthropie (vgl. HASS): Acon., all-c., *am-m.*, *ambr.*, *anac.*, *ant-c.*, *aur.*, bar-c., bell., *calc.*, cic., con., cop., crot-h., cupr., grat., guaj., hydrc., *hyos.*, iod., kali-bi., lach., *led.*, *lyc.*, merc., *nat-c.*, nat-m., nit-ac., *phos.*, plat., *puls.*, rhus-t., *stann.*, sulph., tab.

MILDE: *Acon.*, ambr., anac., **Arn.**, **Ars.**, *ars-i.*, asar., aur., bell., **Bor.**, bov., *cact.*, *calad.*, *calc.*, *cann-i.*, caps., carb-an., caust., cedr., chel., cic., *cina*, clem., **Cocc.**, *croc.*, *cupr.*, cycl., euph., euphr., hell., *ign.*, *indg.*, iod., kali-c., kali-p., *lil-t.*, *lyc.*, mang., mosch., mur-ac., nat-ar., nat-c., **Nat-m.**, *nit-ac.*, op., ph-ac., *phos.*, plb., **Puls.**, **Rhus-t.**, *sep.*, **Sil.**, *spong.*, stann., *stram.*, *sulph.*, *thuj.*, *verat.*, viol-o., zinc.

MITGEFÜHL, Mitleid: Carl., *caust.*, *cic.*, croc., *ign.*, iod., lyc., manc., *nat-c.*, *nat-m.*, *nit-ac.*, nuph., *nux-v.*, **Phos.**, puls.

MONDSCHEIN; Gemütssymptome vom: *Ant-c.*, bell., thuj.

MONOMANIE: Acon., anan., camph., carb-v., hell., *ign.*, nux-m., puls., *sil.*, stram., sulph., thuj.

grotesken Weise auf einem öffentlichen Platz zu erscheinen; in einer: Anan.

MORALISCHEM Empfinden; Mangel an: *Anac.*, bism-o., cocc., coloc., con., croc., cur., hyos., *kali-br.*, lac-c., *laur.*, op., sabad.

MURMELN (vgl. Delirium): Ail., alum., *apis*, arn., ars., *bell.*, calad., cann-s., cham., chel., *cocc.*, colch., crot-h., dulc., *hep.*, **Hyos.**, iris., **Lach.**, *lyc.*, *merc.*, nat-m., nux-v., *op.*, ph-ac., *phos.*, plb., *rhus-t.*, *sec.*, sil., stann., **Stram.**, sul-ac., tab., tarax., *verat.*, vip.

abends: Bell., *phos.*, plb.

Bett, im: Sil.

nachts beim Erwachen: Sil.

Schlaf, im: Alum., ars., camph., con., *hyos.*, indg., merc., *rhus-t.*

MÜRRISCH, missmutig, schlecht gelaunt (vgl. LÄSTIG, UNZUFRIEDEN, VERDRIESSLICH): Aeth., *agar.*, *aloe*, alum., am-c., **Anac.**, *aran.*, *arn.*, *art-v.*, **Aur.**, bell., bism-o., **Bry.**, *calc.*, calc-s., canth., carb-ac., carb-an., *carb-s.*, carb-v., caust., chel., chin-s., chlol., cina, cinnb.,

MÜRRISCH ...

clem., cocc., *colch.*, *coloc.*, *con.*, cop., *crot-t.*, cupr., *cycl.*, *dig.*, ferr., ferr-p., form., guaj., ign., *ip.*, kali-ar., *kali-p.*, kreos., *led.*, *lyc.*, lyss., *mag-c.*, manc., mang., *merc.*, *merl.*, *mez.*, *mur-ac.*, **Nux-v.**, *ph-ac.*, *phos.*, *plan.*, *plat.*, *plb.*, **Puls.**, rheum, ruta, sang., sars., **Sil.**, stann., *stry.*, *sulph.*, thuj., uran, valer., verb., *zinc.*

tagsüber: *Cina*, merc.

morgens: Am-m., con., hep., hipp., mag-m., mang., nat-s., nit-ac., phos., sulph., zinc.

vormittags: Am-c., caust., colch.

nachmittags: Aeth., alum., bor., cann-s., canth., cinnb., colch., kali-c., laur., mag-s., mang., mur-ac., nat-c., puls., sars., zinc.

abends: Zinc.

Essen, nach dem: Carb-v., cham., kali-c., merc-sul., nat-c., phos., puls., thuj.

Freien amel., im: Calc., stann.

Froststadium im Fieber, während: Caust., puls.

Kind am Tage: *Cina*

Menses, vor den: *Lyc.*

nach: Ferr.

Schweiß, beim: Mag-c.

MUSIK, Abneigung gegen (s. EMPFINDLICH - Musik)

MUTIG (vgl. KÜHN; VERWEGENHEIT): Acon., agar., alum., ant-t., berb., bov., calad., dros., gins., *ign.*, merc., mez., nat-c., *op.*, phos., puls., squil., sulph., tab., tarax., valer., verat.

MUTWILLIG, boshaft (vgl. BOSHAFT): *Agar.*, *aloe*, **Anac.**, arn., *ars.*, bar-c., *calc.*, **Cann-i.**, *cupr.*, *hyos.*, *lach.*, *merc.*, **Nux-v.**, *stram.*, *tarent.*, *verat.*

NACHDENKEN, Meditieren (vgl. BRÜTEN; GEDANKEN versunken; SELBSTBETRACHTUNG, SITZEN – Neigung – nachzudenken): Am-m., ant-c., aur., cann-s., canth., **Carb-an.**, chin., cic., clem., cocc., con., cycl., eug., ham., hell., *hyos.*, ign., ip., kali-n., *lach.*, manc., mez., mur-ac., nat-c., phel., phos., plb., ran-b., rhus-t., sabad., sep., spig., staph., *sulph.*, thuj.

NACKT sein, möchte: *Bell.*, camph., cham., **Hyos.**, merc., merc-c., *phos.*, phyt., *sec.*, *stram.*

Delirium, im: *Bell.*, **Hyos.**, merc., *phos.*, phyt., *sec.*

NEID: Ars., bry., calc., cub., cur., hell., lach., lil-t., lyc., nat-c., *puls.*, sarr., sep., *staph.*

NEU, alles ist (s. WAHNIDEE - neu)

NEUGIERIG (= wissbegierig): Agar., lach.

NEURASTHENIE (s. ERSCHÖPFUNG, geistige)

NIEDERTRÄCHTIG, bösartig (vgl. BOSHAFT; HINTERHÄLTIG): Cocc., cur.

NYMPHOMANIE: Agar., ambr., *ant-c.*, *apis*, *bar-m.*, *bell.*, calad., calc., *calc-p.*, camph., *cann-i.*, *cann-s.*, *canth.*, carb-v., *cedr.*, *chin.*, *coff.*, *dig.*, *dulc.*, *fl-ac.*, graph., **Grat.**, **Hyos.**, *kali-br.*, **Lach.**, *lil-t.*, *lyc.*, *merc.*, mosch., *murx.*, nat-c., nat-m., *nux-v.*, *op.*, **Orig.**, *phos.*, **Plat.**, plb., *puls.*, *raph.*, rob., *sabad.*, sabin., sil., *staph.*, **Stram.**, sulph., *tarent.*, *verat.*, *zinc.*

Menses, vor: Calc-p., *phos.*, stram., *verat.*

während: *Hyos.*, kali-br., *plat.*, *sec.*, *verat.*

unterdrückten, bei: Ant-c., canth., chin., cocc., hyos., *murx.*, phos., *plat.*, sil., stram., sulph., verat., zinc.

Metrorrhagie, während: Mosch., murx., plat., sec.

Schwangerschaft, in der: Zinc.

Wochenbett, im: *Chin.*, kali-br., *plat.*, verat.

PELZ ein, hüllt sich im Sommer in: Hyos.

PFEIFEN: Bell., cann-i., cann-s., caps., carb-an., *croc.*, *lach.*, lachn., lyc., merc-i-f., *plat.*, *stram.*

Fieber, während: Caps.

unwillkürlich: Carb-an., lyc.

PLÄNE, schmiedet viele: Anac., ang., arg-n., *chin.*, *chin-s.*, *coff.*, nux-v., olnd., op., sep., *sulph.*

abends: *Chin.*, *chin-s.*

gigantische Pläne: Op.

rachsüchtige Pläne; plant Racheakte: Agar.

POSSEN, spielt: *Bell.*, cupr., hyos., lact., merc., op., phos., plb., stram.

PROPHEZEIEN (vgl. HELLSEHEN): *Acon.*, agar., camph., con., stram.

Todesstunde voraus, sagt die: **Acon.**, arg-n.

QUÄLT jeden mit seinen Beschwerden: **Zinc.**

QUALVOLLE Angst: Acet-ac., **Acon.**, aeth., aloe, alum., ambr., *anac.*, ant-t., *apis*, *arg-n.*, *arn.*, **Ars.**, *aur.*, **Bell.**, *bism-o.*, bov., bufo, **Calc.**, camph., **Cann-i.**, *carb-v.*, **Caust.**, cedr., *coff.*, coloc., *crot-c.*, crot-h., *cupr.*, der., **Dig.**, graph.,

QUALVOLLE Angst ...

Hep., *hyos.*, *kali-ar.*, kali-i., *mag-c.*, mur-ac., naja, nat-ar., nat-c., *phos.*, **Plat.**, *psor.*, puls., sep., tarent., tril., verat., vip.

tagsüber: Graph., mag-c., merc., murx., nat-c., psor., puls., stann.

5-17 Uhr: Psor.

morgens: *Alum.*, calc., nux-v., puls., verat.

vormittags: Nicc., ran-b., rhus-t.

abends: Ambr., carb-v., mur-ac., *phos.*

nachts: Ambr., arn., nat-s., nux-v., plan.

4 Uhr: Alum.

Essen, beim: Sep.

Freien amel., im: **Cann-i.**

Froststadium im Fieber, während: *Arn.*

Gehen in frischer Luft: Arg-m., arg-n., bell., canth., cina, plat., tab.

hinlegen, muss sich vor Qual: Mez., ph-ac., phel.

Hitzestadium im Fieber, während: *Arn.*

Menses, vor: *Graph.*

während: *Bell.*, calc., coff., ign., merc., nit-ac., phos., *plat.*, stann., xan.

Schweiß, beim: *Arn.*

Stuhlgang, vor: Acon., merc., poth., verat.

während: Merc., *verat.*

treibt ihn von einer Stelle zur anderen: **Ars.**

RASEREI, Tobsucht, Wut: *Acon.*, *aeth.*, **Agar.**, alumn., *anac.*, ant-t., arg-n., *arn.*, *ars.*, bar-c., **Bell.**, bry., bufo, calc., *camph.*, cann-i., cann-s., **Canth.**, *carb-s.*, cham., chel., chin., chin-s., cic., cimic., cina, *colch.*, coloc., cori-r., croc., crot-h., *cupr.*, dig., dros., dulc., fl-ac., glon., graph., *hell.*, hep., **Hyos.**, hyper., jatr., kali-c., **Lac-c.**, *lach.*, lob., **Lyc.**, *merc.*, **Mosch.**, *nat-m.*, *nit-ac.*, nux-m., oena., **Op.**, par., *phos.*, plb., *puls.*, ruta, sabad., *sec.*, seneg., *sol-n.*, **Stram.**, sul-ac., *sulph.*, *tab.*, tarent., **Verat.**, vip., zinc.

abends: Acon., anac., ars., bell., *hyos.*, *lach.*, merc., nit-ac., phos., plat., puls., zinc.

nachts: Acon., ars., *bell.*, con., *hyos.*, lyc., merc., nat-c., nat-m., nit-ac., plb., puls., *verat.*

abwechselnd mit liebevollem Wesen: Croc.

Bewusstlosigkeit: Acon.

Konvulsionen: Stram.

religiöser Erregung: Agar.

RASEREI ...

allein, wenn: Bufo

anhaltend: *Agar.*

aufgeweckt, wenn: Phos.

Beleidigungen, nach: Sang., stram.

Berührung, erneuert durch: *Bell.*, *op.*, *stram.*

epileptischen Anfällen, nach: *Arg-m.*

bei: Bell., cupr., hyos., nux-v., op., plb.

erkennt seine Angehörigen nicht: *Bell.*

glänzende Gegenstände, durch: Bell., canth., hyos., *stram.*

heftig: Agar., **Bell.**, **Hyos.**, **Stram.**

kalte Umschläge am Kopf amel.: Sabad.

Konvulsionen, mit: Ars., *bell.*, *stram.*

Kopfschmerzen, bei: *Ars.*, **Bell.**, croc., *lyc.*, nat-m., puls., **Stram.**, *verat.*

Körperkraft, mit vermehrter: *Agar.*, **Bell.**

Menses, während: Acon., bell., hyos.

mutwillig, boshaft: Agar.

starrem Blick, mit: Bell.

töten; versucht, Menschen zu: Hep., **Hyos.**, sec., *stram.*

Trinken, beim: *Stram.*

Versuch zu trinken oder beim Berühren des Kehlkopfes, beim: Canth.

Wasser, beim Anblick von: *Bell.*, *canth.*, cupr., hyos., lach., *stram.*

zieht Umstehende an den Haaren: *Bell.*

REISEN, will: Anan., aur., **Calc-p.**, cimic., cur., elaps, *hipp.*, *iod.*, lach., merc., sanic., *tub.*

REISST sich selbst: Ars., bell., cur., plb., sec., **Stram.**

Genitalien, an den: Sec.

Haaren, an den: *Bell.*, *lil-t.*, tarent.

REIZBARKEIT (vgl. MÜRRISCH; RASEREI; WIDERSPENSTIG; WILDHEIT; ZORN): Abies-c., abrot., *acet-ac.*, **Acon.**, act-sp., *aesc.*, *aeth.*, *agar.*, *ail.*, *aloe*, **Alum.**, am-c., am-m., ambr., *anac.*, anan., ang., **Ant-c.**, *ant-t.*, **Apis**, *arg-m.*, *arg-n.*, *arn.*, *ars.*, *ars-i.*, *art-v.*, arum-t., *asaf.*, *asar.*, aspar., aster., **Aur.**, aur-m., *bar-c.*, bar-m., **Bell.**, berb., *bism-o.*, *bor.*, **Bov.**, brom., **Bry.**, bufo, cact., cadm., calad., **Calc.**, *calc-p.*, **Calc-s.**, camph., cann-s., *canth.*, *caps.*, *carb-ac.*,

REIZBARKEIT ...

carb-an., ***Carb-s.***, ***Carb-v.***, *card-m.*, *carl.*, *cast.*, *caul.*, **Caust.**, **Cham.**, chel., *chin.*, *chin-a.*, chin-s., chlol., chlor., cic., cimic., cimx., *cina*, cinnb., *clem.*, coc-c., coca, *cocc.*, *coff.*, *colch.*, *coloc.*, *con.*, *cop.*, cor-r., corn., *croc.*, *crot-h.*, crot-t., *cupr.*, cupr-s., *cycl.*, daph., der., *dig.*, dios., dros., *dulc.*, elaps, euon., euphr., eupi., fago., *ferr.*, ferr-ar., ferr-i., ferr-p., fl-ac., *gamb.*, *gels.*, *gran.*, **Graph.**, grat., guaj., ham., hell., *helon.*, **Hep.**, hipp., *hydr.*, hydr-ac., hyper., ign., *indg.*, *iod.*, *ip.*, iris., jatr., kali-ar., *kali-bi.*, **Kali-c.**, **Kali-i.**, kali-n., *kali-p.*, **Kali-s.**, kalm., kreos., *lac-c.*, lac-d., *lach.*, lachn., lact., laur., *lec.*, *led.*, **Lil-t.**, **Lyc.**, lyss., **Mag-c.**, mag-m., manc., *mang.*, *med.*, meli., meph., *merc.*, *merc-c.*, *merc-i-r.*, merl., *mez.*, mosch., *mur-ac.*, *murx.*, myric., naja, nat-ar., **Nat-c.**, **Nat-m.**, nat-p., *nat-s.*, nicc., **Nit-ac.**, nux-m., **Nux-v.**, ol-an., *olnd.*, *op.*, osm., *pall.*, par., **Petr.**, **Ph-ac.**, phel., **Phos.**, *phyt.*, pic-ac., plan., **Plat.**, plect., prun-s., *psor.*, ptel., **Puls.**, **Ran-b.**, ran-s., rat., rheum, rhod., **Rhus-t.**, rhus-v., rumx., *ruta*, *sabad.*, sabin., *samb.*, sang., sanic., *sars.*, sel.;seneg., **Sep.**, **Sil.**, sin-n., *spig.*, *spong.*, squil., *stann.*, **Staph.**, *stram.*, stront., **Stry.**, **Sul-ac.**, **Sulph.**, tab., tarax., *tarent.*, tell., tep., teucr., thea, **Thuj.**, til., tril., tub., uran, ust., vac., valer., *verat.*, **Verat-v.**, *verb.*, vib., vinc., viol-o., viol-t., **Zinc.**

tagsüber: Am-c., anac., ant-c., bism-o., calc., carb-v., caust., cycl., dulc., ip., iris., kreos., lyc., mag-c., merc., *merc-c.*, nat-c., nat-m., petr., phel., phos., plat., puls., sars., sep., stann., staph., sul-ac., sulph., verb., viol-t., zinc.

morgens: Am-c., am-m., ant-c., ant-t., bov., calad., *calc.*, canth., carb-an., *carb-s.*, carb-v., cast., cham., chin., chlol., cocc., con., cycl., graph., grat., hipp., kali-ar., kali-c., kali-p., kali-s., kalm., kreos., *lach.*, mag-c., mag-m., *mang.*, *merc-i-r.*, *nat-m.*, nat-p., *nat-s.*, nicc., nit-ac., nux-v., *petr.*, phos., plat., psor., sabad., sang., sars., seneg., sep., sil., **Staph.**, stram., sul-ac., sulph., tarax., thuj., *til.*, verat., zinc.

Aufstehen, nach dem: Calc., canth., coff., hep., mag-m., nat-s., phos., sulph.

Erwachen, beim: Agar., ant-t., arg-n., ars., *bell.*, bov., bry., bufo, camph., carb-an., cham., coca, con., cupr., gamb., iris., jatr., kali-ar., *kali-c.*, kali-p., kali-s., lil-t., **Lyc.**, *mag-m.*, *merc-i-r.*, mez., nat-m., nat-s., nit-ac., nux-v., petr., ph-ac., plat., plb., *puls.*,

REIZBARKEIT - morgens - Erwachen, beim ...

rhus-t., sul-ac., *sulph.*, thuj.

7 Uhr: Calad., sep.

vormittags: Aeth., am-c., am-m., ant-t., arg-m., carb-an., carb-v., caust., cinnb., grat., hipp., mag-c., mag-m., *mang.*, nat-m., nat-p., nicc., phos., ran-b., seneg., sil., verat.

mittags: Am-m., kali-c., nat-m., rumx., teucr., zinc.

amel.: Aeth.

nachmittags: Aeth., aloe, alum., anac., ant-t., *bor.*, bov., cann-s., cast., chel., colch., *con.*, cycl., elaps, graph., hydr-ac., ign., iod., lil-t., mag-c., mang., merc-c., mur-ac., nat-m., nit-ac., op., ox-ac., plb., ruta, sang., sars., sumb., thuj., zinc.

16 Uhr: Bor.

17-18 Uhr: *Con.*

abends: Aesc., aloe, am-c., am-m., ant-c., ant-t., bar-c., bar-m., bov., cahin., *calc.*, *calc-s.*, canth., carb-s., *cast.*, *con.*, cycl., dios., fago., ign., indg., jug-r., *kali-c.*, kali-p., *kali-s.*, kalm., lil-t., *lyc.*, lyss., mag-c., mag-m., mur-ac., *nat-c.*, nat-m., nicc., ox-ac., pall., phos., plan., *puls.*, ran-b., sil., spig., **Sulph.**, sumb., **Zinc.**

amel.: Aloe, am-c., bism-o., calc., mag-c., nat-m., nicc., verb., viol-t., zinc.

nachts: Anac., anthr., bor., camph., cham., chin., lyc., phos., **Rhus-t.**, sabad.

Erwachen, beim: Lyc., *psor.*

Zubettgehen, nach dem: Bufo, cinnb.

abwechselnd mit Fröhlichkeit: Ant-t., ars., *aur.*, bor., caust., chin., cocc., croc., cycl., lyc., merc., merc-c., nat-c., nat-m., plat., sanic., spig., spong., zinc.

Gleichgültigkeit: Asaf., bell., carb-an., sep.

Hypochondrie am Tage, abends vergnügt: Sulph., viol-t.

Traurigkeit, Schwermut: Ambr., zinc.

Weinen: Bell.

Zärtlichkeit: Plat.

Abendessen, nach dem: Arn., nat-c.

abwesende Personen, über: Aur., fl-ac., kali-cy., lyc.

allein, wenn: Phos.

REIZBARKEIT ...

angesprochen wird, wenn er: Ars., aur., carb-s., **Cham.**, elaps, gels., *graph.*, hyos., *kali-p.*, nat-m., nat-s., *nit-ac.*, nux-v., rhus-t., *sep.*, sil., staph., stram., *sulph.*, tep., ust., verat.

Anstrengung, durch: *Sep.*, sulph.

aufgeweckt, wenn: Nux-m., op.

erregt, wenn: Arg-n., chin.

Erwachen, beim: Agar., anac., ant-t., arg-n., *ars.*, *bell.*, berb., bov., brom., bry., bufo, camph., carb-an., cast., caust., cham., chel., chin., chin-a., chin-s., clem., coca, cupr., *cycl.*, gamb., iris., jatr., *kali-c.*, kali-p., *lach.*, lil-t., **Lyc.**, mag-aust., mag-m., *merc-i-r.*, mez., nat-m., nat-s., nit-ac., nux-v., pall., petr., *ph-ac.*, plat., plb., *psor.*, puls., rhus-t., sep., sul-ac., sulph., thuj.

amel.: Caps.

Essen, nach: Aeth., *am-c.*, ambr., arn., ars., *bor.*, *bry.*, carb-v., cham., chlor., con., graph., iod., *kali-c.*, kali-i., merc., merc-sul., *nat-c.*, *nat-m.*, *nux-v.*, plat., *puls.*, teucr., thuj.

amel.: Am-c., am-m., kali-bi., nat-s., phos.

Freien, im: Aeth., am-c., arn., bor., calc., *con.*, kali-c., mur-ac., nux-v., plat., puls., rhus-t.

amel.: Anac., calc., coff., ign., mag-c., *rhus-t.*, stann.

Froststadium im Fieber, während: Acon., alum., anac., arn., *ars.*, aur., bell., bor., bry., **Calc.**, calen., camph., **Caps.**, carb-v., cast., *caust.*, cham., chin., chin-a., cimx., cocc., coff., **Con.**, cycl., gels., hep., hyos., *ign.*, kali-ar., kreos., **Lyc.**, mag-aust., mag-c., merc., mez., nat-c., *nat-m.*, *nit-ac.*, *nux-v.*, *petr.*, phos., plan., **Plat.**, *puls.*, **Rheum**, *rhus-t.*, *sabad.*, sep., sil., *spig.*, staph., *sulph.*, teucr., thuj., verat.

Frühstück, vor dem: Nat-p.

nach: Con.

gefragt wird, wenn er: Apis, *arn.*, *cham.*, coloc., nat-m., **Nux-v.**, *ph-ac.*, puls., ust.

Gehen, beim: Berb., *bor.*, clem., con., thuj.

Freien amel., im: Mag-c., **Rhus-t.**

Geräusche, durch: Ant-t., ars., bell., caust., cinnb., cocc., *ferr.*, iod., ip., kali-c., phos., pip-m., plect., ptel., puls-n.

Rascheln der Zeitung bringt ihn zur Verzweiflung, selbst das: *Ferr.*

REIZBARKEIT ...

Geschäft, in Bezug auf das: Ip., nat-m.

wichtigen Geschäft, bei einem: Bor.

Gespräche, durch: *Ambr.*

Hitzestadium im Fieber, während: Acon., anac., *ars.*, *bry.*, carb-v., caust., *cham.*, *ferr.*, lach., mosch., **Nat-c.**, *nat-m.*, *nux-v.*, petr., ph-ac., phos., plan., *psor.*, puls., *rheum*, staph.

nach: Am-c., hipp.

Kaffee, nach: Calc-p.

Kindern, bei: Abrot., ant-c., ant-t., ars., benz-ac., bor., *calc-p.*, **Cham.**, **Cina**, graph., *iod.*, lyc., **Mag-c.**, puls., sanic., sep., *sil.*, zinc.

Koitus, nach: Agar., bov., calad., **Calc.**, calc-s., *chin.*, dig., graph., *kali-c.*, kali-p., mag-m., *nat-c.*, nat-m., nit-ac., nux-v., *petr.*, ph-ac., *phos.*, sel., **Sep.**, **Sil.**, staph.

Konvulsionen, vor: Art-v., *aster.*, *lach.*

Kopfschmerz, bei: Acet-ac., acon., aeth., *am-c.*, am-m., *anac.*, ant-c., *ars.*, bell., bov., bry., calc., calc-p., chin-s., coca, con., cycl., dulc., graph., helon., hipp., ind., iod., kali-ar., kali-c., kali-p., *kreos.*, *lac-c.*, lach., dulc., graph., helon., hipp., ind., iod., kali-ar., kali-c., kali-p., *kreos.*, *lac-c.*, lach., lachn., laur., lyss., mag-m., *mag-p.*, mang., meph., merc., *mez.*, nat-m., *nicc.*, *nux-v.*, op., pall., *phos.*, plat., sil., spong., stann., **Syph.**, thuj., vip., zinc.

Lesen, beim: Med., nat-c.

Menses, vor: Berb., calc., *caust.*, *cham.*, kali-c., kreos., *lyc.*, mag-m., *nat-m.*, *nux-v.*, *sep.*

während: Aeth., am-c., aran., asaf., bell., berb., bry., calc., cast., caust., *cham.*, cimic., cina, con., eupi., ferr., ind., kali-c., kali-p., kali-s., kreos., lyc., mag-c., mag-m., mag-s., nat-c., nat-m., nat-p., *nux-v.*, petr., ph-ac., plat., puls., sars., sep., stram., *sulph.*, tarent., zinc., zing.

nach: Berb., bufo, ferr., nat-m.

Aussetzen der Menses, beim: Eupi.

Mittagessen, vor dem: Phos.

während: Teucr.

nach: Am-c., coc-c., *hydr.*, mill., *nat-c.*, teucr., til.

REIZBARKEIT ...

Musik, während: Caust., *mang.*

nimmt alles übel, sieht alles von der schlechten Seite: Bov., caust., *croc.*, nat-m., *pall.*, puls.

Pollutionen, nach: Coff., dig., *lil-t.*, nat-c., *nux-v.*, sel., **Staph.**, ust.

Schaukeln amel., heftiges: Cina

schickt den Arzt nach Hause und sagt, er wäre nicht krank: Apis, **Arn.**, **Cham.**

Krankenschwester nach Hause, die: *Fl-ac.*

Zimmer, aus dem: **Cham.**

Schlaf durch Geräusche geweckt wird, wenn er im: Calad.

Schmerz, bei: Hep., ign.

Schweiß, beim: Ang., bry., *calc.*, calc-p., *cham.*, clem., hep., mag-c., merc., nat-m., **Rheum**, sep., *sulph.*, thuj.

Sitzen, im: Aeth., calc., mang., nat-m.

Sprechen, beim: Alum., ambr., cham., mang., nicc., psor., staph., sul-ac., teucr., zinc.

Stuhlgang, vor: Aloe, *bor.*, *calc.*

nach: Nat-c., *nit-ac.*

Trost agg.: *Bell.*, *cact.*, calc., *calc-p.*, chin., hell., **Ign.**, kali-c., lil-t., lyc., merc., **Nat-m.**, *nit-ac.*, nux-v., *plat.*, **Sep.**, **Sil.**, staph.

Untätigkeit, Müßiggang; bei: Calc.

warmen Zimmer, im: Anac., calc., ign., *puls.*

Wasser, beim Hören oder Sehen von: **Lyss.**

Wetter, bei regnerischem oder bedecktem: Aloe, am-c.

Widerspruch, durch (s. ZORN - Widerspruch)

Zahnung, bei der: Calc., calc-p., cham., cina, kreos.

REIZLOS, alles erscheint: Chin.

RELIGIÖSE Affektionen (vgl. ANGST - Seelenheil; FURCHT, VERZWEIFLUNG - religiös; ZWEIFELT - Seelenheil): Alum., am-c., *arg-n.*, *ars.*, *aur.*, bar-c., *bell.*, *calc.*, camph., carb-s., *carb-v.*, caust., *cham.*, *chel.*, cina, coff., con., croc., cycl., dig., ferr., ferr-ar., *graph.*, hura, **Hyos.**, *ign.*, kali-br., *kali-p.*, **Lach.**, **Lil-t.**, *lyc.*, *med.*, *meli.*, merc., *mez.*, nat-m.,

RELIGIÖSE Affektionen ...

nux-v., *plat.*, *psor.*, *puls.*, rhus-t., rob., ruta, sabad., sel., *sep.*, sil., stann., *stram.*, **Sulph.**, thuj., **Verat.**, **Zinc.**

abwechselnd mit sexueller Erregung: Lil-t., *plat.*

Fanatismus, religiöser: Rob., sel., sulph., thuj.

Geschlecht; Abscheu vor dem andern: Lyc., *puls.*, sulph.

Kindern, bei: *Ars.*, *calc.*, *lach.*, *sulph.*

Mangel an religiösem Empfinden (vgl. GLEICHGÜLTIGKEIT - Religion; MORALISCHEM Empfinden): Anac., coloc.

RESPEKT, Ehrfurcht vor seiner Umgebung: Ham.

Mangel an: Anac., coloc.

REUE: Alum., am-c., *ars.*, *aur.*, *bell.*, carb-v., caust., cham., chel., cina, *cocc.*, **Coff.**, con., *cupr.*, cycl., *dig.*, ferr., ferr-ar., graph., *hyos.*, *ign.*, lach., *med.*, merc., nat-c., nat-m., nit-ac., nux-v., plat., *puls.*, ruta, sabad., sel., *sil.*, stram., stront., sulph., *verat.*, *zinc.*

nachmittags: Am-c., carb-v.

abends: *Puls.*

nachts: Puls.

Erwachen, beim: Puls.

Kleinigkeiten, über: *Sil.*

schnell, bereut: Croc., olnd.

ROLLT auf dem Boden herum: Acet-ac., *calc.*, **Op.**

RUHELOSIGKEIT, Nervosität: Abies-c., abies-n., abrot., **Acon.**, acon-c., act-sp., aeth., *agar.*, ail., all-c., aloe, alum., alumn., am-c., ambr., aml-n., ammc., **Anac.**, anan., ant-c., ant-s., *ant-t.*, anthr., *apis*, apoc., *arg-m.*, **Arg-n.**, arn., **Ars.**, *ars-h.*, **Ars-i.**, *art-v.*, arum-t., *asaf.*, asar., asc-t., aster., atro., *aur.*, *aur-m.*, bad., **Bapt.**, bar-c., **Bell.**, bism-o., bor., *bov.*, bry., cact., cadm., calad., **Calc.**, **Calc-p.**, *calc-s.*, calo., **Camph.**, cann-i., *cann-s.*, canth., caps., carb-an., *carb-s.*, *carb-v.*, cast., caul., *caust.*, cedr., *cham.*, *chel.*, chim., *chin.*, chin-a., chin-s., chlor., **Cimic.**, *cina*, cinnb., cist., **Cit-v.**, clem., cob., coc-c., coca, *cocc.*, *coff.*, coff-t., *colch.*, coll., **Coloc.**, com., con., *cop.*, cor-r., corn., croc., *crot-c.*, crot-t., cub., **Cupr.**, **Cupr-ar.**, cupr-s., cur., cycl., *dig.*, dios., dirc., dor., dros., *dulc.*, elaps, erig., ery-a., eug., euphr., eupi., **Ferr.**, **Ferr-ar.**, *ferr-i.*, ferr-m., ferr-p., fl-ac., gels., gent-c., gins., *graph.*, guaj., haem., ham.,

RUHELOSIGKEIT ...

hell., helon., hipp., hydr-ac., **Hyos.**, hyper., *ign.*, ind., *iod.*, *ip.*, iris., jab., jatr., kali-ar., *kali-br.*, *kali-c.*, kali-chl., kali-i., *kali-n.*, *kali-p.*, *kali-s.*, kalm., kreos., *lac-c.*, *lach.*, lachn., lact., lac-ac., laur., *lec.*, *led.*, lepi., *lil-t.*, lob., **Lyc.**, lyss., mag-c., mag-m., mag-s., manc., *mang.*, *med.*, meph., **Merc.**, *merc-c.*, merc-d., merc-i-r., merl., *mez.*, mill., morph., *mosch.*, mur-ac., myric., naja, *nat-ar.*, *nat-c.*, *nat-m.*, nat-p., nat-s., nicc., *nit-ac.*, nux-m., *nux-v.*, oena., olnd., onos., *op.*, osm., ox-ac., petr., *ph-ac.*, phos., phys., phyt., plan., *plat.*, **Plb.**, prun-s., *psor.*, ptel., **Puls.**, ran-b., rat., rheum, rhod., **Rhus-t.**, *rhus-v.*, *rumx.*, *ruta*, sabad., sabin., *samb.*, sanic., sarr., scut., **Sec.**, **Sep.**, **Sil.**, sol-n., spig., *stann.*, **Staph.**, **Stram.**, sul-ac., **Sulph.**, sumb., *tab.*, tarax., **Tarent.**, tax., *tell.*, *thuj.*, trom., *valer.*, verat., vinc., viol-o., vip., **Zinc.**, zing.

tagsüber: Ambr., kali-br., nat-c., nat-m., plan., *rhus-t.*, staph., sulph.

morgens: Ail., dulc., fago., gamb., *gels.*, hyos., hyper., iod., iris-foe., kali-br., *lyc.*, myric., nat-m., ph-ac., phys., sulph., thuj., zinc.

Bett, im: Ph-ac.

Erwachen, beim: Cina, dulc., hyper.

vormittags: Am-m., anac., calad., cimic., fago., lyss., nat-c., phos., sil., thuj.

mittags: Bell., lyss.

nachmittags: Anac., apis, aur., calc-s., *carb-v.*, caul., cimic., coloc., dios., fago., hyos., jug-c., merc., naja, nicc., ruta, staph., tab., thuj.

16-18 Uhr: Carb-v., lyc.

abends: Acon., agar., *alum.*, *am-c.*, *ars.*, bov., *calc.*, calc-s., *carb-v.*, caul., **Caust.**, chin-s., clem., dios., equis., fago., ferr., hep., jab., kali-ar., lach., laur., lyc., lycps., mag-c., mag-m., meph., *merc.*, mur-ac., *nat-c.*, nat-p., nicc., nux-v., ph-ac., phos., phys., *rumx.*, ruta, sabin., scut., sep., sulph., thuj., zinc.

18-6 Uhr: **Kreos.**

20 Uhr: Calc., **Merc.**

Bett, im: Lyc., **Mag-m.**, nux-v., phos., sabin., sep., thuj.

nachts: Abies-c., abies-n., abrot., acon., acon-c., alum., am-caust., am-m., anac., ang., ant-t., anthr., *apis*, apoc., *arg-m.*, *arg-n.*, **Ars.**, *ars-i.*, asaf., asc-t., aster., atro., aur., bad., *bapt.*, *bell.*, bism-o., bov., bry., cact., cahin., *calc.*, calc-caust., camph., canth., carb-ac., carb-an., carb-s., *carb-v.*, card-m., cast., *cast-v.*, *caul.*, **Caust.**, cedr., *cham.*, chin., chin-a., cic., cimic., cina, cinnb., *cist.*, *cit-v.*, clem., coc-c., coca, coloc., com., cor-r., corn., crot-t., cupr., cupr-s., *cycl.*, dig., dios., dirc., dulc., erig., euphr., eupi., fago., *ferr.*, ferr-ar., ferr-i., ferr-p., fl-ac., form., gels., glon., gnaph., *graph.*, *guaj.*, hell., hura, hydr., **Hyos.**, hyper., *ign.*, ind., indg., iod., *iris.*, jac., jatr., jug-c., **Kali-ar.**, *kali-br.*, kali-c., **Kreos.**, *lac-c.*, lach., led., **Lyc.**, lyss., mag-c., *mag-m.*, mang., *med.*, **Merc.**, *merc-c.*, merc-cy., morph., mosch., *mur-ac.*, myric., *nat-ar.*, nat-c., nat-m., nat-p., nat-s., nicc., nit-ac., nux-m., nux-v., op., osm., ox-ac., par., petr., ph-ac., *phos.*, phys., phyt., plan., plb., *podo.*, ptel., **Puls.**, *ran-b.*, *ran-s.*, **Rhus-t.**, rhus-v., rumx., ruta, sang., senec., *sep.*, sil., spong., stram., stry., sul-ac., sul-i., **Sulph.**, tab., tarax., *teucr.*, thea, thuj., ust., *valer.*, verat., verat-v., verb., vesp., vip., zinc.

Mitternacht, um: Nat-m.

Erwachen, beim: Plat.

vor: Alum., cot., *ferr.*, *mag-m.*, sars., senec.

nach: **Ars.**, *dios.*, lyc., merc-i-r., *nit-ac.*, rhus-v., sil., sulph., zinc.

1 Uhr: Get., nat-ar., phos.

2 Uhr: Ambr., com., ferr., graph., mag-m., myric., zing.

3 Uhr: Agar., calc-ar., *chin-a.*, cimic., coc-c., *kreos.*, nat-ar., nat-m.

alles scheint wund, muss sich umherbewegen: Nicc.

4 Uhr: Clem., kreos., nit-ac., trom.

5 Uhr: Tarent.

abwechselnd mit Schläfrigkeit und Benommenheit, im Fieber: *Ars.*

ängstlich: *Acon.*, *aeth.*, alum., ambr., anac., arg-n., **Ars.**, *ars-i.*, asaf., aspar., *aur.*, *bell.*, bism-o., bov., *bry.*, *calc.*, calc-p., camph., canth., caps., carb-an., *carb-v.*, *caust.*, *cham.*, chel., chin., chin-a., chin-s., cimic., clem., coff., croc., crot-h., *cupr.*, dros., *ferr.*, *graph.*, *hell.*, *hep.*, iod., **Kali-ar.**, **Kali-c.**, kali-i., lact., mag-m., meny., *merc.*, **Nat-ar.**, **Nat-c.**, *nat-m.*, nat-p., *nit-ac.*, nux-v., op.,

ph-ac., *phos.*, plat., plb., *puls.*, *rhus-t.*, ruta, *sabad.*, sanic., sep., *sil.*, spig., spong., staph., *sulph.*, *tab.*, **Tarent.**, valer., *verat.*, zinc.

epileptischen Anfällen, zwischen den: *Arg-n.*

Gehen, zwingt zu schnellem: *Arg-n.*, **Ars.**, lil-t., sul-ac., **Tarent.**

allein, wenn: All-s., mez., *phos.*

Anfällen, während: Plb.

Arbeit, bei der: Cit-v., **Graph.**

Aufstehen, beim: Atro., fago., ptel.

Sitzen, vom: Caust.

Bett:

aus einem Bett ins andere gehen, will: **Ars.**, *bell.*, *calc.*, cham., cina, *ferr.*, *hyos.*, merc., mez., *plb.*, *rhus-t.*, sep., stram., verat.

Bettwärme, durch die: Op.

Herumwerfen im: *Acon.*, alum., alumn., ant-t., apis, *arg-n.*, **Ars.**, *arum-t.*, asaf., bapt., *bell.*, bor., *bry.*, *calc.*, *camph.*, canth., carb-an., *cast.*, *caust.*, *cham.*, cic., *cina*, cist., clem., cocc., cor-r., crot-t., **Cupr.**, cur., dulc., **Ferr.**, ferr-ar., ferr-m., ferr-p., guaj., hell., ign., *kali-ar.*, kreos., *lach.*, led., *lyc.*, mag-m., *merc.*, *mur-ac.*, nat-c., nat-m., op., par., phos., *puls.*, *ran-s.*, rheum, **Rhus-t.**, senn., *sep.*, squil., *staph.*, *stram.*, *stry.*, *sulph.*, ***Tarent.***, *thuj.*, *valer.*, *verat.*

treibt aus dem: **Ars.**, *ars-i.*, *bell.*, **Bism-o.**, bry., carb-an., *carb-v.*, caust., *cham.*, chin., chin-a., chin-s., con., **Ferr.**, ferr-ar., ferr-p., *graph.*, *hep.*, hyos., *lyc.*, *mag-c.*, mag-m., merc., nat-c., nat-m., nicc., nit-ac., nux-v., puls., **Rhus-t.**, sep., sil., ther.

Brust, durch Kongestionen in der: Sep.

Hitze, die aus der Brust aufsteigt in den Mund; durch: Nux-v.

Erwachen, beim: Am-c., ambr., bell., canth., cedr., chin., cina, dulc., hyper., ph-ac., phos., sep., *sil.*, squil., stann., tarax.

Essen, beim: Bor., petr.

nach: Am-m., bar-c., chin., cinnb., lach., nux-m., nux-v., petr., ph-ac., phos., rhod., rhus-t., sulph., verat.

Freien amel., im: *Aur-m.*, graph., lach., laur., lyc., valer.

RUHELOSIGKEIT ...

Froststadium im Fieber, während: Acon., anac., **Ars.**, asaf., bell., bor., cann-s., caps., carb-v., eup-per., kali-ar., kreos., mez., nat-c., nat-m., petr., plan., plat., rhus-t., spig.

Beginn, zu: *Lach.*, phos.

Gehen, beim: Ambr., caust., merc., paeon., ran-b., thuj.

amel.: Dios., nat-m., nicc.

Freien amel., im: Aur-m., graph., **Lyc.**, **Puls.**

geistiger Anstrengung, während: Bor., fago., ind., *kali-p.*

amel.: *Nat-c.*

Gesellschaft, in: *Carb-v.*

Gespräche, durch: *Ambr.*

Getränken, beim Anblick von: Bell.

hin und her gehen, muss: Plan.

Hitzestadium im Fieber, während: *Acon.*, am-c., ant-t., *arn.*, **Ars.**, atro., bapt., *bar-c.*, *bell.*, calc., caps., *carb-v.*, *cham.*, chin. Chin-a., *chin-s.*, cina, con., cub., *ferr.*, *ferr-ac.*, ferr-p., *gels.*, hyper., *ip.*, kali-ar., lachn., *lyc.*, mag-c., mag-m., merc-c., mosch., *mur-ac.*, op., plan., **Puls.**, rheum, **Rhus-t.**, rhus-v., sabin., sec., spong., staph., stram., *sulph.*, thuj., valer.

nach: Ph-ac., puls., sep.

innerlich: Acon., agar., **Ars.**, atro., carb-an., carl., chel., dros., eupi., gins., lob., lyc., mag-c., mag-m., mag-s., meph., nat-m., op., par., ph-ac., phos., plb., ran-b., rheum, **Rhus-t.**, sep., **Sil.**

morgens beim Erwachen: Sep.

abends im Bett: Eupi.

nachts, beim Erwachen mit Kopfschmerzen: Par.

schlagen, als würde etwas mit Händen und Füßen: Lyc.

Kindern, bei: Ant-t., bor., cham., *jal.*, rheum

Herumtragen der Kinder amel.: Ant-t., ars., *cham.*, cina, kali-c.

Koitus, nach: **Calc.**, cop., dig., petr., *sep.*

Konvulsionen, vor: **Arg-n.**, bufo

nach: Oena.

Kopfschmerzen, bei: Anac., arg-n., *ars.*, *bell.*, bry., cadm., calad., canth., cham., chin., daph., gent-c., ign., kali-i., *lach.*, *lyc.*,

RUHELOSIGKEIT - **Kopfschmerzen**, bei ...

morph., naja, nux-m., ran-b., ruta, sil., syph., vip.

Schmerz in der Stirn, nachts; durch: Cycl.

Lernen, beim Versuch zu: Fago., ind.

Lesen, beim: Dros., *nat-c.*, sumb.

Liegen, im: Aur., cit-v., mag-m., nux-v.

Rückenlage agg., Seitenlage amel.: Calc-p.

Menses, vor: Acon., coloc., con., kali-c., *kreos.*, lyc., mag-aust., mag-c., mang., *nux-v.*, puls., **Sulph.**

während: *Acon.*, am-c., ant-t., apis, *ars.*, bell., bor., *calc.*, *cham.*, cocc., *coff.*, croc., *cycl.*, gels., hyos., ign., ip., kali-ar., kali-c., kali-p., kali-s., mag-m., merc., nat-c., nit-ac., *nux-v.*, op., phos., plat., *puls.*, *rhus-t.*, sec., *sep.*, *stram.*, sulph., tarent., thuj., vib.

nach: Mag-c.

unterdrückten, bei: Ars., cimic., kali-c., nicc., nux-v., rhus-t., sep., zinc.

Metrorrhagie, bei: *Acon.*, *apis*, cham., hyos., stram.

Mittagessen, nach dem: Am-m., nat-c., ruta, thuj.

amel.: Thuj.

Musik, durch: Nat-c., tarent.

Ohnmacht, gefolgt von: Calc.

periodisch: *Ars.*

dritten Tag, jeden: Anac.

Raserei, Wutanfall; endet mit: Canth.

Rauchen, nach: Calad.

Rücken, bei müdem Schmerz im: Calc-f.

Schlaf, vor dem: Phos., thuj.

Schließen der Augen in der Nacht agg.: **Mag-m.**, sep.

Schwangerschaft, in der: Acon., verat.

Schweiß, beim: Bry., graph., lachn., samb.

amel.: *Sulph.*

Sitzen, beim: Alum., cact., *caust.*, *ferr.*, *iod.*, **Lyc.**, mag-c., nat-m., plan., *sep.*, *sil.*, sulph.

Arbeit, bei der: **Graph.**

RUHELOSIGKEIT ...

Sonnenlicht agg.: Cadm.

Sprechen, nach: Ambr., bor.

Strecken nach hinten amel.: Bor.

Stuhlgang, während: Bell.

Sturm, vor: *Psor.*

während: Gels., nat-c., *nat-m.*, *phos.*, psor.

Trinken agg.: *Crot-c.*

Urinieren, vor dem: Ph-ac.

warmen Bett, im: *Ars-i.*, *ferr.*, *iod.*, *kali-s.*, *lach.*, nat-m., *puls.*

Zimmer, im: *Iod.*, *kali-s.*, **Lyc.**

zittrig: Arn., *plat.*

RUHEN, wenn nicht jeder Gegenstand an seinem Platz ist; kann nicht: Anac., *ars.*

SCHAMLOS: Bell., calc., canth., cub., cupr., hell., **Hyos.**, merc-c., mosch., nat-m., nux-m., nux-v., op., **Phos.**, phyt., **Sec.**, *stram.*, *tarent.*, *verat.*

Bett, im: Nat-m.

entblößt den Körper: **Hyos.**, *phos.*, phyt., *sec.*, *tarent.*

Wochenbett, im: Verat.

SCHAUKELN amel.: Acon., cham., cina, puls., rhus-t.

SCHLACHTEN, Gefechten; spricht von: Bell., hyos.

SCHLAFWANDELN: **Acon.**, agar., alum., *anac.*, ant-c., *art-v.*, bell., *bry.*, cic., croc., cycl., hyos., ign., kali-br., kali-c., kali-p., kali-s., kalm., lach., lyc., meph., mosch., **Nat-m.**, **Op.**, petr., **Phos.**, plat., rheum, sep., *sil.*, spig., *spong.*, stann., *stram.*, *sulph.*, teucr., verat., zinc.

Gemütsbewegungen, nach unterdrückten: *Zinc.*

SCHLAGEN: *Arg-m.*, **Bell.**, bov., camph., *canth.*, carb-v., cub., *cupr.*, der., elaps, *glon.*, hell., hydr., **Hyos.**, *ign.*, *kali-c.*, lil-t., *lyc.*, lyss., mosch., nat-c., *nux-v.*, phos., plat., *plb.*, staph., *stram.*, *stront.*, stry., *tarent.*, *verat.*

eingebildeten Gegenständen, schlägt um sich nach: *Bell.*, canth., cupr., *hyos.*, *kali-c.*, lyc., mosch., nat-c., nux-v., op., phos., plat., *stram.*, stront.

Kindern, bei: **Cham.**, **Cina**

sich selbst, schlägt: Ars., bell., camph., cur., *tarent.*, *verat-v.*

SCHLAGEN - sich selbst, schlägt ...

Bauch, seinen: Bell.

Brust, die: Camph., verat-v.

Gesicht, sein: Bell.

Kopf, seinen: Ars., stram., tarent.

schlägt mit dem Kopf gegen die Wand: Apis, ars., bell., con., hyos., mag-c., mill., rhus-t.

Verlangen zu schlagen: Bell., bufo, carb-s., elaps, hydr., **Hyos.**, lil-t., nat-c., *staph.*

Wand, gegen die: Canth.

SCHLECHTE Nachrichten, Beschwerden durch: *Apis*, **Calc.**, calc-p., chin., cinnb., cupr., dros., form., **Gels.**, *ign.*, kali-c., kali-p., lach., lyss., *med.*, *nat-m.*, nat-p., paeon., *pall.*, phos., puls., stram., *sulph.*

Schließen der Augen amel.: Kali-c., zinc.

SCHMEICHELEIEN, verlangt: *Pall.*

SCHMOLLEN, verdrießlich (vgl. BELEIDIGT; MÜRRISCH; REIZBAR; UNZUFRIEDEN): *Agar.*, **Ant-c.**, ars., aur., bov., calc., canth., carb-an., carb-s., carl., *caust.*, chel., *con.*, dulc., hura, kali-br., *kali-c.*, kali-n., mag-c., mag-m., mang., mur-ac., *nux-v.*, op., petr., ph-ac., *plat.*, sars., stann., stront., sul-ac., sulph., zinc.

SCHNEIDEN, verstümmeln oder aufschlitzen; möchte andere: Lyss.

SCHNELL im Handeln (vgl. HAST): *Coff.*, *lach.*

SCHRECK, Beschwerden durch (vgl. ERSCHRECKT): **Acon.**, anac., *apis*, *arg-n.*, arn., ars., *art-v.*, *aur.*, aur-m., *bell.*, bry., calc., carb-s., *caust.*, cham., *coff.*, *cupr.*, *gels.*, *glon.*, *graph.*, *hyos.*, *hyper.*, **Ign.**, iod., *lach.*, **Lyc.**, mag-c., merc., nat-c., **Nat-m.**, nit-ac., *nux-v.*, **Op.**, **Ph-ac.**, **Phos.**, *plat.*, **Puls.**, *rhus-t.*, sabad., samb., sec., *sep.*, **Sil.**, stram., verat., zinc.

SCHRECKLICHE Dinge, traurige Geschichten ergreifen sie tief: **Calc.**, **Cic.**, cocc., gels., ign., *lach.*, nat-c., *nux-v.*, *teucr.*, *zinc.*

SCHREIBEN, Abneigung gegen: Hydr., squil., thea

Schwierigkeiten, die Ideen durch Schreiben auszudrücken: Cact., carb-an.

Unfähigkeit zu: Ign., lyc.

schreibt unzusammenhängend: Colch.

Verlangen zu: Chin., sphing.

SCHREIEN, Kreischen, Brüllen: Acon., agar., alum., *anac.*, ant-c., **Apis**, arg-m., arn., ars., arum-t., atro., *aur.*, *aur-m.*, *bell.*, *bor.*, bry., calad., *calc.*, *calc-p.*, **Camph.**, *canth.*, carb-ac., carb-an., carb-o., carb-s., carb-v., *caust.*, *cedr.*, *cham.*, *chin.*, **Cic.**, *cina*, cocc., coff., croc., crot-c., **Cupr.**, cupr-ar., dulc., elaps, *gels.*, *glon.*, *hell.*, *hyos.*, *ign.*, *ip.*, kali-ar., kali-bi., **Kali-c.**, kali-p., kali-s., lat-m., laur., **Lyc.**, mag-c., merc., nit-ac., nux-v., olnd., *phos.*, **Plat.**, plb., puls., ran-s., *rheum*, samb., seneg., sep., sil., sol-n., **Stram.**, stry., *sulph.*, tanac., tarent., *tub.*, **Verat.** *zinc.*

Cri encéphalique: **Apis**, arn., ars., bell., *carb-ac.*, cic., cupr., dig., dulc., *glon.*, *hell.* *hyos.*, *kali-i.*, *lyc.*, merc-c., phos., *rhus-t.*, sol-n., stram., sulph., *zinc.*

Erwachen, beim: Apis, *cham.*, *cina*, con., gels., guaj., *hyos.*, *ign.*, kali-s., *lyc.*, sep., stram., sulph., **Zinc.**

festhält, falls sie sich nicht an etwas: **Sep.**

Gewitter, bei: Gels.

Hilfe, um: Plat.

Kindern, bei: Anac., *apis*, bell., benz-ac., **Bor.**, calc., *calc-p.*, *cham.*, *cina*, coff., cupr., dor., dulc., *hell.*, *ign.*, ip., *jal.*, kali-br., *kreos.*, **Lac-c.**, lyc., *rheum*, *senn.*, stram.

Berührung, bei: Ant-t.

Stuhlgang, während: *Kreos.*

Kleinigkeiten, über: **Kali-c.**

Konvulsionen, vor: *Aml-n.*, *apis*, art-v., *bell.*, *bufo*, calc., camph., canth., cedr., **Cic.**, *cina*, crot-c., **Cupr.**, hyos., *ip.*, *kali-br.*, *lach.*, laur., *lyc.*, nit-ac., nux-v., *oena.*, *op.*, phos., plb., sil., *stram.*, stry., *sulph.*, verat-v., *zinc.*

puerperal: *Hyos.*, *iod.*

Krämpfen im Abdomen, während: Cupr.

Menses, vor: *Sep.*

während: Cupr.

muss; hat das Gefühl, als ob sie schreien: *Anac.*, apis, aur., *calc.*, calc-p., cic., cina, *elaps*, hell., *lil-t.*, nux-v., *sep.*, sil., stann.

Raserei, Wahnsinn, Manie; bei: Stram.

Schlaf, im: Am-c., anac., *apis*, *arg-m.*, arn., *aur.*, bell., **Bor.**, *bry.*, calc., *calc-p.*, *caps.*, carb-ac., caust., *cham.*, chel., *cina*, cocc., dulc., euph., *fl-ac.*, *guaj.*, *hell.*, hep., ip., kali-br., kreos., **Lyc.**, *mag-c.*, *mag-m.*, nat-m., nit-ac., op., phos., **Puls.**, sep., sil., stram., stront., *sulph.*, thuj., **Zinc.**

SCHREIEN - Schlaf, im ...

Menses, vor: Carb-v., sep., sul-ac., *zinc.*

Schmerzen, bei: **Acon.**, *ars.*, **Bell.**, **Cact.**, **Cham.**, **Coff.**, *coloc.*, op., *plat.*, puls.

Trinken, beim: Nux-v.

Urinieren, vor dem: **Bor.**, lach., **Lyc.**, nux-v., *sars.*

SCHÜCHTERNHEIT, Zaghaftigkeit (vgl. SELBSTVERTRAUEN - Mangel; UNENTSCHLOSSENHEIT): *Acon.*, aloe, *alum.*, am-c., *am-m.*, ambr., anac., ang., arn., *ars.*, ars-i., *aur.*, **Bar-c.**, bell., *bor.*, bry., **Calc.**, **Calc-s.**, canth., carb-an., *carb-s.*, *carb-v.*, *caust.*, *chin.*, chin-a., *coca*, cocc., coff., *con.*, croc., crot-h., *cupr.*, daph., **Gels.**, *graph.*, hyos., *ign.*, iod., ip., *kali-ar.*, kali-br., **Kali-c.**, kali-n., kali-p., *kali-s.*, laur., lil-t., **Lyc.**, mag-c., manc., *merc.*, mur-ac., *nat-ar.*, **Nat-c.**, *nat-m.*, nat-p., nit-ac., *nux-v.*, op., **Petr.**, **Phos.**, plat., **Plb.**, *puls.*, ran-b., *rhus-t.*, sec., **Sep.**, *sil.*, spig., *spong.*, staph., *stram.*, sul-ac., **Sulph.**, tab., verat., zinc.

tagsüber: Carb-an., nat-m., verb.

nachmittags: Carb-an., con., ran-b.

abends, im Bett: Kali-c.

Zubettgehen, beim: Acon., ars., bapt., camph., cann-i., *caust.*, cench., lach., lyc., nat-c., squil.

nachts: *Caust.*, *kali-c.*, **Rhus-t.**

abwechselnd mit Zuversicht: *Alum.*

Öffentlichkeit, beim Auftreten in der: *Carb-v.*, **Gels.**, plb., **Sil.**

schamhaft: Aloe, *ambr.*, anac., arg-n., aur., *bar-c.*, bell., *calc.*, *carb-an.*, carb-v., *chin.*, **Coca**, coff., con., *cupr.*, hyos., *ign.*, iod., kali-br., kali-p., manc., mang., merc., mez., *nat-c.*, nit-ac., nux-v., *petr.*, phos., **Puls.**, *stram.*, *sulph.*, tab., *zinc.*

SCHWACHSINN, Imbezillität: Acon., agar., **Aloe**, *alum.*, *am-c.*, **Ambr.**, **Anac.**, ant-c., ant-t., apis, *arg-n.*, *ars.*, art-v., asar., *aur.*, **Bar-c.**, **Bar-m.**, **Bell.**, bov., **Bufo**, **Bufo-s.**, *calc.*, calc-p., calc-s., camph., *cann-s.*, *caps.*, carb-an., **Carb-s.**, carb-v., *caust.*, cham., *chel.*, chin., chlol., *cocc.*, **Con.**, croc., *crot-h.*, cupr., cycl., dig., *dios.*, dulc., *fl-ac.*, *hell.*, **Hyos.**, *ign.*, *kali-br.*, kali-c., *kali-p.*, **Lach.**, *laur.*, **Lyc.**, *med.*, meli., *merc.*, *merc-c.*, mez., mosch., mur-ac., nat-ar., *nat-c.*, *nat-m.*, *nat-p.*, nit-ac., **Nux-m.**, **Nux-v.**, olnd., **Op.**, *oxyt.*, *par.*, *petr.*, **Ph-ac.**, *phos.*, **Pic-ac.**, *plat.*, *plb.*, *puls.*, ran-b., rheum, *rhus-t.*, ruta, *sabad.*, *sabin.*, sec., sel., seneg.,

SCHWACHSINN ...

sep., **Sil.**, *spig.*, spong., stann., *staph.*, **Stram.**, sul-ac., **Sulph.**, *ther.*, thuj., **Verat.**, *verb.*, viol-o., zinc.

epileptischen Anfall, vor einem: *Caust.*

Lumpen erscheinen so schön wie Seide, alte: **Sulph.**

SCHWARZ und dunkel ist, Abneigung gegen alles, was: Rob., stram., *tarent.*

SCHWEIGSAMKEIT, Abneigung gegen Reden, wünscht still zu sein, wortkarg: Abrot., *acon.*, aeth., *agar.*, aloe, alum., alum-sil., am-c., am-m., ambr., anac., *ant-c.*, *arg-m.*, *arg-n.*, *arn.*, *ars.*, aster., atro., **Aur.**, bapt., *bar-c.*, bar-m., *bell.*, berb., bism-o., bor., bov., brom., bry., bufo, cact., *calc.*, calc-p., calc-s., camph., cann-i., cann-s., canth., *caps.*, carb-ac., **Carb-an.**, carb-s., *carb-v.*, carl., cast., *caust.*, cham., chel., *chin.*, chin-a., cic., *cimic.*, cina, clem., **Cocc.**, coff., colch., *coloc.*, con., crot-c., crot-t., cupr., cycl., dig., dirc., euphr., fago., *ferr.*, ferr-ar., ferr-p., *gels.*, **Glon.**, graph., grat., guaj., *hell.*, helon., *hep.*, *hipp.*, hydr., *hyos.*, *ign.*, iod., ip., jatr., kali-ar., kali-bi., kali-c., kali-p., kali-s., lac-d., lach., led., lil-t., *lyc.*, mag-c., *mag-m.*, mag-s., manc., *mang.*, meny., merc., mez., *mur-ac.*, murx., myric., nat-ar., nat-c., *nat-m.*, nat-p., *nat-s.*, nicc., *nit-ac.*, nux-j., nux-m., *nux-v.*, ol-an., onos., op., ox-ac., oxyt., petr., **Ph-ac.**, **Phos.**, pip-m., **Plat.**, plb., ptel., **Puls.**, rheum, *rhus-t.*, sabad., sabin., sars., sep., sil., spig., spong., squil., *stann.*, *staph.*, *stram.*, stront., sul-ac., **Sulph.**, tab., tarax., *tarent.*, *thuj.*, ust., **Verat.**, viol-o., viol-t., **Zinc.**

morgens: Cocc., hep., mag-m., nat-s., sabin., tarax.

Erwachen, beim: Cocc., thuj.

Gehen, beim: Sabin., thuj.

vormittags: Aeth., hipp., nat-m.

nachmittags: Fago., grat., hell., mag-s., nat-ar., nat-m., sep.

13 Uhr: Grat.

abends: Am-m., *ph-ac.*, *plat.*, **Zinc.**

amel.: Clem.

abwechselnd mit Streitsucht: *Con.*

Essen, nach dem: Aloe, arg-n., ferr-ma., mez., plb.

Freien, im: Plat.

Gehen im Freien, nach: Arn.

Hitzestadium im Fieber, während: Cham., lyc., nux-v., *puls.*

SCHWEIGSAMKEIT ...

Kopfschmerz, bei: Con., nat-ar.

lautes Sprechen, Abneigung gegen: Sil.

Menses, während den: *Am-c.*, cast., elaps, mur-ac., *senec.*

Schweiß, beim: Ars., bry., calc., chin., merc., mur-ac.

SELBSTBETRACHTUNG (vgl. BRÜTET; GEDANKEN versunken, in; NACHDENKEN): Alum., *aur.*, bell., bov., carb-an., caust., cham., chin., clem., **Cocc.**, cycl., dig., euph., hell., **Ign.**, *ip.*, mag-m., mez., mur-ac., nux-v., **Puls.**, sars., stann., *sulph.*

vormittags: Phos.

nachmittags: Hell.

SELBSTMORDNEIGUNG, Neigung zum Suizid (vgl. ABSCHEU, LEBENSÜBERDRUSS, LEID, TOD): Alum., am-c., ambr., *anac.*, anan., *ant-c.*, *ant-t.*, arg-n., *ars.*, asaf., **Aur.**, **Aur-m.**, bell., *calc.*, *caps.*, carb-v., caust., *chin.*, chin-a., cic., *cimic.*, clem., crot-h., cur., der., dros., gels., grat., hell., *hep.*, hipp., *hyos.*, iod., kali-ar., *kali-br.*, kreos., *lac-d.*, *lach.*, lil-t., med., meli., *merc.*, mez., morph., naja, **Nat-s.**, nit-ac., *nux-v.*, orig., phos., plat., *plb.*, *psor.*, *puls.*, rhus-t., rumx., sarr., sec., *sep.*, sil., *spig.*, *stram.*, sulph., tab., tarent., ter., thea, thuj., verat., *zinc.*

morgens: Lyc., nat-c.

abends: Aur., chin., dros., hep., kali-chl., rhus-t., spig.

nachts: Ant-c., *ars.*, chin., nux-v.

Bett, im: Ant-c.

Dämmerung, in der: Rhus-t.

Mitternacht, nach: *Ars.*, nux-v.

Anblick von Blut oder einem Messer, bekommt sie gräuliche Selbstmordgedanken, obgleich sie den Gedanken verabscheut; beim: *Alum.*

scharfen Gegenständen, von: *Merc.*

Axt, mit einer: Naja

Erhängen, durch: *Ars.*, bell., nat-s., ter.

Erschießen, durch: Anac., *ant-c.*, aur., carb-v., hep., med., nat-s., nux-v., puls.

Ertränken, durch: Ant-c., arg-n., *bell.*, *dros.*, *hell.*, *hyos.*, ign., *lach.*, *puls.*, *rhus-t.*, sec., *sil.*, sulph., verat.

Erwachen, beim: Lyc., nat-c.

SELBSTMORDNEIGUNG ...

Furcht vor einem offenen Fenster oder einem Messer, mit: Arg-n., camph., chin., merc.

Gedanken an Selbstmord: Alum., *ant-c.*, arg-n., **Aur.**, dros., *hep.*, *ign.*, kali-br., lil-t., *merc.*, **Nat-s.**, **Psor.**, *puls.*, *rhus-t.*, thuj.

treiben ihn aus dem Bett: *Ant-c.*

Gehen im Freien, beim: Bell.

Gift, durch: Lil-t.

Hitzestadium im Fieber, während: Ars., bell., nux-v., puls., rhus-t., stram.

Menses, während: *Merc.*, sil.

Messer, mit einem: Alum., *ars.*, bell., *calc.*, *merc.*, stram.

Mut fehlt jedoch, der: Alum., **Chin.**, nit-ac., **Nux-v.**, phos., plat., rhus-t., tab.

Schmerzen, durch: **Aur.**, bell., lach., *nux-v.*, sep.

Schreck, nach: *Ars.*

Schweiß, beim: Alum., *ars.*, *aur.*, **Calc.**, hep., *merc.*, sil., *spong.*

stürzen, durch sich in die Tiefe: Anac., *arg-n.*, ars., **Aur.**, *bell.*, camph., crot-h., gels., *nux-v.*, orig., stram.

Fenster, aus dem: *Aeth.*, ars., **Aur.**, bell., camph., *carb-s.*, chin., crot-c., gels., *glon.*, thea, thuj., verat.

Wechselfieber, bei: *Ars.*, chin., lach., *spong.*, stram., valer.

Weinen amel.: Phos.

SELBSTSUCHT, Egoismus: Agar., asaf., crot-t., ign., med., mosch., *puls.*, pyrus., *sulph.*, valer.

SELBSTVERTRAUEN, Mangel an: Agn., alum., **Anac.**, anan., ang., arg-n., *aur.*, *bar-c.*, bell., *bry.*, calc., canth., carb-an., carb-v., caust., *chin.*, chlor., dros., gels., hyos., ign., iod., *kali-c.*, kali-n., kali-s., *lac-c.*, lach., *lyc.*, merc., mur-ac., nat-c., nat-m., nit-ac., nux-v., olnd., op., pall., phos., plb., *puls.*, ran-b., rhus-t., ruta, *sil.*, stram., sul-ac., sulph., tab., ther., verb., viol-t., zinc.

andere würden kein Vertrauen in sie setzen, das macht sie unglücklich; und glaubt: *Aur.*

SENTIMENTALE, schwärmerische, rührselige Stimmung: Acon., **Ant-c.**, ars., calc., *calc-p.*, canth., cast., chin., chin-a., *cocc.*, *coff.*, con., *cupr.*, hydr-ac., **Ign.**, lach., lyc., manc., nux-v., *phos.*, plat., *psor.*, sabad., staph., *sulph.*

SENTIMENTALE Stimmung ...

Diarrhö, während: *Ant-c.*

Menses, vor: *Ant-c.*

Mondschein, bei: **Ant-c.**

SEUFZEN (vgl. STÖHNEN): Acon., act-sp., agar., ail., alum., am-c., anac., ang., arg-n., atro., bell., *bry.*, **Calc-p.**, camph., carb-ac., cench., *cham.*, chin., **Cimic.**, cocc., colch., cupr., cur., dig., graph., hura, **Ign.**, *ip.*, kali-p., lach., mill., mur-ac., nat-c., nit-ac., op., plat., plb., puls., ran-s., *rhus-t.*, *sec.*, *stram.*, sulph., tab.

Hitzestadium im Fieber, während: Acon., *arn.*, ars., bell., bry., *cham.*, cocc., *coff.*, *ign.*, ip., nux-v., *puls.*, rhus-t., sep., thuj.

Menses, vor den: *Ign.*, lyc.

während: Ars., cimic., cocc., graph., ign., plat.

nach: Stram.

Schweiß, beim: Acon., ars., **Bry.**, *cham.*, chin., *cocc.*, cupr., *ign.*, *ip.*, nux-v., phos., *rhus-t.*, *sep.*, stram., thuj., verat.

SEXUELLE Exzesse, Gemütssymptome durch: Agar., alum., ars., asaf., aur., *bov.*, calad., **Calc.**, *carb-v.*, *chin.*, chin-a., cocc., *con.*, *iod.*, *kali-c.*, kali-p., kali-s., lil-t., **Lyc.**, mag-m., *merc.*, *nat-c.*, nat-m., nit-ac., **Nux-v.**, petr., **Ph-ac.**, **Phos.**, *puls.*, sel., **Sep.**, *sil.*, spig., **Staph.**, sulph., thuj., zinc.

SIMULIERT krank zu sein (vgl. BLINDHEIT, TAUBHEIT): Arg-n., bell., *tarent.*, verat.

Schwangerschaft: Verat.

SINGEN: Acon., agar., apis, *bell.*, cann-i., cann-s., caps., *carb-s.*, chlf., *cic.*, *cocc.*, *croc.*, cupr., der., gels., hipp., hydr., *hyos.*, kali-c., *lach.*, lachn., lact., lob-s., lyc., lyss., mag-c., manc., merc-i-f., merl., mez., nat-c., nat-m., nux-m., op., ph-ac., phos., *plat.*, sars., sep., *spong.*, *stram.*, sul-ac., tab., tarent., *teucr.*, ther., *verat.*

abwechselnd mit Ärger: Croc.

Hass, Abscheu für die Arbeit: Spong.

Reizbarkeit: Agar., croc.

Stöhnen: *Bell.*

Verwirrung: Spong.

Weinen: *Acon.*, bell., der., stram.

Fieber, im: Bell., stram., verat.

heiter, freudig; nachts: Verat.

Schlaf, im: Bell., *croc.*, ph-ac.

unwillkürlich: *Croc.*, lyc., lyss., teucr.

SINGEN ...

unzüchtige, schlüpfrige Lieder: *Hyos.*, op., stram.

SINNE:

abgestumpft: Acon., agar., agn., alum., am-c., ambr., anac., ant-t., *arn.*, ars., ars-i., asar., aur., *bell.*, bov., bry., calc., *camph.*, canth., caps., carb-v., caust., cedr., chel., *cic.*, con., *cycl.*, dig., dulc., **Hell.**, *hyos.*, ign., indg., iod., kali-c., *kali-p.*, lach., lact., laur., led., *lyc.*, mag-c., mang., meny., merc., mez., mosch., *nat-m.*, nit-ac., **Nux-m.**, nux-v., ol-an., olnd., **Op.**, petr., *ph-ac.*, *phos.*, plb., ran-b., ran-s., rhod., rhus-t., sabad., *sec.*, sel., sil., stann., staph., stram., *sulph.*, tab., ther., verat., zinc.

scharf: Anac., *arn.*, **Ars.**, bar-c., **Bell.**, cann-i., caps., *chin.*, clem., **Coff.**, hydr-ac., *ign.*, *lyss.*, **Nux-v.**, **Op.**, **Phos.**, thea

Vergehen, Schwinden der Sinne: Anac., ant-t., ars., asar., bell., bor., bov., bry., bufo calc., *camph.*, cann-s., canth., carb-an., carb-o., cham., *chel.*, cic., coff., croc., crot-h., cupr., glon., graph., hep., hyos., kali-c., kreos., *lach.*, laur., *nux-v.*, *puls.*, ran-b., rhod., stann., staph., stram.

verwirrt: Arg-n., bell., lil-t., mang.

SITZEN:

Abneigung gegen: Iod., lach.

Neigung zu sitzen: Acon., *agar.*, alum., am-c., *am-m.*, *anac.*, ant-c., ant-t., arg-m., arg-n., *arn.*, *ars.*, *ars-i.*, asar., *aur.*, bar-c., bar-m., *bell.*, bor., brom., bry., calc., camph., *cann-s.*, canth., *carb-s.*, *carb-v.*, caust., *cham.*, *chel.*, **Chin.**, chin-a., *cocc.*, colch., **Con.**, croc., cupr., cycl., dulc., *euphr.*, *ferr.*, **Graph.**, **Guaj.**, hell., *hep.*, **Hipp.**, *hyos.*, ign., *iod.*, ip., kali-ar., kali-c., kali-p., lac-c., lach., laur., lyc., mag-c., mag-m., merc., mez., mur-ac., nat-c., *nat-m.*, nat-p., *nit-ac.*, **Nux-v.**, olnd., op., petr., *ph-ac.*, **Phos.**, *pic-ac.*, plat., plb., **Puls.**, ran-b., *ran-s.*, rheum, rhod., rhus-t., ruta, *sec.*, *sep.*, sil., *spong.*, **Squil.**, stann., stront., *sulph.*, *tarax.*, *teucr.*, *verat.*, verb., viol-t., *zinc.*

SITZT:

Stelle, 3-4 Tage lang bei Kopfschmerz auf einer: Con.

denkt nach: Calc-s.

Kopf in den Händen und Ellbogen auf den Knien, mit dem: Glon., iod.

steif, ganz: *Cham.*, *hyos.*, puls., *sep.*, *stram.*

SITZT ...

still: Arn., aur., brom., cham., chin-a., *cocc.*, elaps, *gels.*, hell., *hep.*, **Hipp.**, *plat.*, **Puls.**, *sep.*, stram., *verat.*

versunken und bemerkt nichts, als ob in tiefe, traurige Gedanken: Aur., *cocc.*, elaps, *hipp.*, *puls.*, *verat.*

weinend da: *Ambr.*

zerbricht Nadeln, und: **Bell.**

SONDERBAR, fremd, merkwürdig; alles erscheint: *Bar-m.*, *graph.*, kali-p., plat., tub.

Impuls, sonderbare Dinge zu tun: Cact.

Stimmen erscheinen: **Cann-s.**

SORGEN, voller: Caust., *chin.*, coff., puls.

Beschwerden durch Sorgen: *Ph-ac.*

häusliche Angelegenheiten, um: Bar-c., *puls.*, sep.

Kleinigkeiten, um: *Ars.*

SORGSAMKEIT, Sorgfalt (vgl. VORSICHTIG): Ars., bar-c., *iod.*, *nux-v.*, puls., ran-b.

SPASSEN, Scherzen (vgl. FRÖHLICH, FROHSINN, HEITERKEIT, MUNTERKEIT, VERGNÜGEN): Aeth., aloe, arg-m., ars., bar-c., bell., bry., calc., cann-i., *caps.*, carb-v., *cic.*, *cocc.*, croc., cupr., glon., hyos., *ign.*, ip., *kali-i.*, lach., lyc., merc., merl., nat-m., *nux-m.*, op., plat., rhus-r., sars., sec., spong., *stram.*, sul-ac., tab., *tarent.*

Abneigung gegen: *Acon.*, am-c., ang., apis, ars., bor., bov., caps., carb-an., *cina*, cocc., cycl., merc., nat-m., nux-v., puls., sabin., sil., spig., sulph., thuj.

boshaftes, bösartiges: Ars.

Ernsthaftigkeit, nach: Plat.

Gleichgültigkeit, nach: Meny.

lächerliches oder albernes: Bell., *cic.*, croc., hyos., *stram.*, tanac., *verat.*

Wortspiele, macht: Cann-i.

SPIELEN:

Abneigung zum Spielen bei Kindern: *Bar-c.*, bar-m., *cina*, *hep.*, *lyc.*, **Rheum**, *sulph.*

Gras spielen, will im: Elaps

Knöpfen an der Kleidung, spielt mit den: Mosch.

SPOTTEN: Ars., chin., ip., *lach.*, par., plat., tarent.

SPOTTEN ...

Verwandten, über seine: Sec.

SPRACHE:

albern: Aur., *bell.*, **Hyos.**, *lach.*, merl., *nux-m.*, par., phos., *stram.*, tab.

betrunken, wie: Amyg., carb-an., *gels.*, **Hyos.**, *lyc.*, meph., nat-m., *nux-v.*, vip.

einsilbig: Ars., meli., merc., *nux-v.*, *ph-ac.*, *sul-ac.*, *thuj.*

faselt, nachts: Plb.

fein: Hyos.

fremdartig, sonderbar: Cham., ether, gall-ac.

fremder Sprache, in: Lach., *stram.*

fröhlich: Agar., mur-ac.

Schlaf, im: Mur-ac.

hastig: Acon., ambr., arn., ars., *bell.*, bry., *camph.*, cann-i., cann-s., chlol., cimic., cina, cocc., **Hep.**, **Hyos.**, *ign.*, **Lach.**, lyc., lyss., **Merc.**, *mosch.*, nux-v., *ph-ac.*, plb., *sep.*, *stram.*, *thuj.*, verat.

kindisch: Acon., *arg-n.*

langsam: Aeth., ant-c., *arg-n.*, ars., atro., bell., carb-an., chin-s., cocc., **Hell.**, *kali-br.*, **Lach.**, merc., morph., nat-c., nux-m., *op.*, petr., *ph-ac.*, *phos.*, phys., *plb.*, rhus-t., *sec.*, *sep.*, syph., *thuj.*

laut: Arn., ars., atro., aur., *bell.*, *hyos.*, nux-m., stram.

Schwatzen: Aloe, *anac.*, **Bry.**, calad., **Hyos.**, nux-v., op., plb., *stram.*, tarax.

liegt nackt im Bett und schwatzt: **Hyos.**

Schlaf, im: *Nux-v.*

stammelnd: *Hyos.*, plb.

übertrieben, extravagant: *Cann-i.*, ether, *nux-m.*, plb., stram.

unklar, unverständlich: Acon., ars., **Bell.**, euph., **Hyos.**, lyc., *merc.*, naja, nux-v., *ph-ac.*, *sec.*, sil., **Stram.**, tab.

Schlaf, im: Arn., atro., cast., cham., mur-ac.

unsinnig: Acon., *anac.*, atro., aur., *bell.*, camph., *cann-i.*, canth., chlf., chlol., ether, **Hyos.**, kali-br., merc., nux-m., plb., *stram.*, sulph., tub.

Auffahren aus dem Schlaf, beim: Kali-c.

SPRACHE ...

unzusammenhängend: Absin., *agar.*, amyg., *anac.*, *arg-n.*, ars., bapt., *bell.*, **Bry.**, cact., calad., *camph.*, **Cann-i.**, carb-s., cham., chel., chlol., *crot-h.*, cub., cupr., cycl., dulc., ether, *gels.*, hep., hydr-ac., **Hyos.**, kali-bi., kali-br., kali-c., kali-p., **Lach.**, merc., *morph.*, *nux-m.*, op., par., *ph-ac.*, **Phos.**, plb., **Rhus-t.**, **Stram.**, *sulph.*, tanac., vip., visc., zinc.

nachts: Gels., kali-bi.

Erwachen, beim: Cact., ign., op.

Schlaf, im: Cub., *gels.*, kali-bi., phos.

Schlummer, nach: Op.

verlegen: Atro., carb-s., merc., pall.

verworren: Bell., bry., calc., *cann-s.*, *caust.*, *crot-c.*, crot-h., *gels.*, *hyos.*, *lach.*, lyc., med., mosch., *nat-m.*, nux-m., sec., stram., thuj.

nachts: Cham.

zögernd: Absin., carb-s., kali-br., merc., morph., *nux-m.*, ph-ac., vip.

SPRECHEN:

agg. alle Beschwerden: *Ambr.*, arn., cocc., ferr., mag-c., *sulph.*

anderen agg.; Sprechen der: Agar., alum., am-c., **Ars.**, aur., *cact.*, chin., *cocc.*, colch., *con.*, elaps, ferr., ferr-ar., *hell.*, **Hyos.**, *kali-c.*, kalm., mag-m., mang., nat-ar., *nat-c.*, *nat-s.*, *nit-ac.*, **Nux-v.**, rhus-t., *sep.*, sil., *stram.*, teucr., verat., *zinc.*

langsam, lernt: Agar., bar-c., calc-p., **Nat-m.**, nux-m., sanic.

Schlaf, im: Acon., alum., am-c., ambr., ant-t., apis, arg-n., *arn.*, ars., bar-c., bar-m., **Bell.**, bry., bufo, *cact.*, calc., camph., *cann-i.*, *carb-an.*, carb-s., carb-v., cast., caust., *cham.*, cinnb., coff., com., con., cupr., graph., *hyos.*, hyper., ign., indg., kali-ar., kali-bi., **Kali-c.**, kali-p., kali-s., kalm., lyc., mag-c., mag-m., merc., *mur-ac.*, *nat-m.*, nit-ac., *nux-v.*, *op.*, ph-ac., phos., plb., *puls.*, raph., *rhus-t.*, sabin., *sel.*, *sep.*, *sil.*, *stann.*, *sulph.*, thuj., zinc.

ängstlich: Alum.

dachte, an was er beim Wachsein: Am-c.

enthüllt Geheimnisse im Schlaf: Am-c., ars.

SPRECHEN - Schlaf, im ...

erregt: Alum., cast., graph., nux-v., sulph.

Geschäften, von: Com., rhus-t., sulph.

unangenehmen Dingen agg.; von: *Calc.*, *cic.*, ign., *teucr.*

Vergnügen; sein Sprechen bereitet ihm: Nat-m., par., stram.

Verlangen mit jemandem zu sprechen: *Arg-m.*, *arg-n.*, caust., lil-t., petr.

vormittags: Caust.

SPRICHT:

ein Thema, nur über: *Arg-n.*, cann-i., lyc., petr., stram.

Krieg, von: Agar., bell., hyos.

Mord, Feuer und Ratten; nur von: *Calc.*

schweift von einem Thema zum anderen ab: Acon., aeth., *anac.*, arn., *ars.*, aur., **Bell.**, *bry.*, calc., *camph.*, canth., cham., chin., chin-a., cic., cina, coloc., cupr., dulc., **Hyos.**, ign., kali-c., **Lach.**, **Lyc.**, merc., **Nux-m.**, nux-v., *op.*, *phos.*, *plat.*, plb., *puls.*, rheum, *rhus-t.*, sabin., sec., spong., **Stram.**, *sulph.*, verat.

nachts: Aur., bell., bry., coloc., dig., op., rheum, sep., sulph.

sich selbst, zu: *Ant-t.*, apis, *aur.*, bell., chlol., *hyos.*, *kali-bi.*, mag-p., merc., mosch., mur-ac., nux-m., oena., op., ph-ac., plb., pyrog., ran-b., rhus-t., stram., tab., tarax., vip.

Verstorbenen, mit: Bell., **Calc-sil.**, canth., hell., *hyos.*, nat-m., stram.

Zukunft, über die: Hyos.

SPRINGEN: Agar., bell., cic., *croc.*, grat., hyos., lact., stram.

Bett, aus dem: *Acon.*, *arg-n.*, *ars.*, **Bell.**, bry., camph., **Chin.**, chin-a., *chin-s.*, chlol., cic., *cupr.*, gall-ac., *glon.*, **Hyos.**, lach., lyss., *merc.*, **Op.**, phos., puls., rumx., sabad., **Stram.**

Fieber, im: Chin-a.

Impuls zu springen (vgl. SELBSTMORDNEIGUNG):

Fenster, aus dem: Aeth., ars., **Aur.**, bell., camph., *carb-s.*, *chin.*, crot-c., gels., *glon.*, thea, thuj., verat.

Fluss, in einen: *Arg-n.*, sec., sil.

Höhe, von großer: Anac., *arg-n.*, **Aur.**, gels., staph.

SPUCKT den Leuten ins Gesicht: Ars., **Bell.**, *calc.*, cann-i., *cupr.*, hyos., merc., phos., plb., *stram.*, *verat.*

Fußboden und leckt es auf, auf den: Merc.

STILL sein, seine Ruhe haben; möchte: Bell., **Bry.**, cann-i., coca, cupr-s., dios., euph., **Gels.**, sal-ac.

Froststadium im Fieber, während: Ars., **Bry.**, *kali-c.*

Gehen in Freien, beim: Arn., bor., calc-p., sabin.

Ruhe und Stille, wünscht: Nux-v.

STILLE Natur: Abies-c., aloe, *alum.*, asar., *bell.*, caps., *cic.*, clem., cocc., euph., *gels.*, *hyos.*, *ign.*, *lach.*, lyc., mang., mur-ac., nux-v., petr., **Ph-ac.**, plat., *plb.*, puls., sars., sep., sil., stann., viol-t., zinc.

Hitzestadium im Fieber, während: *Bry.*, *gels.*

STIMMUNG angenehm: Abrot., ant-t., croc., ign., lach., meny., plat., sul-ac., zing.

abweisend: Acon., alum., ambr., ant-c., arn., ars., aur., bell., camph., caps., caust., con., croc., *hep.*, ign., ip., kali-c., lact., laur., led., lyc., mag-c., mag-m., *merc.*, nit-ac., nux-v., petr., phos., plb., *puls.*, samb., sars., sil., spong., sulph., thuj.

veränderlich, unbeständig: *Acon.*, agn., aloe, *alum.*, ambr., anac., ant-t., *apis*, arg-m., *arg-n.*, arn., *ars.*, ars-i., asaf., asar., *aur.*, aur-m., *bar-c.*, *bell.*, bism-o., *bor.*, bov., bry., bufo, *calc.*, calc-s., cann-s., caps., carb-an., carb-s., carl., caust., *chin.*, *cocc.*, con., *croc.*, *cupr.*, cycl., *dig.*, dros., *ferr.*, ferr-ar., *gels.*, graph., hyos., **Ign.**, iod., *kali-c.*, kali-p., kali-s., lac-c., lach., lachn., **Lyc.**, *mag-c.*, meny., *merc.*, mez., morph., nat-c., nat-m., nit-ac., **Nux-m.**, op., *petr.*, phel., phos., plan., *plat.*, *psor.*, **Puls.**, ran-b., rat., sabad., sanic., **Sars.**, seneg., *sep.*, sil., spig., spong., stann., staph., *stram.*, *sul-ac.*, sulph., tarent., thuj., *tub.*, *valer.*, verat., verb., **Zinc.**

abends: Aur., croc.

Hitzestadium im Fieber, während: *Nux-m.*

Mittagessen, nach dem: Aloe

Schweiß, beim: *Aur.*, croc., *stram.*, **Sul-ac.**, zinc.

wechselnd, wechselhaft: *Acon.*, agn., **Alum.**, ant-t., arn., ars., ars-i., asaf., asar., aur., *bar-c.*, **Bell.**, bism-o., bor., **Bov.**, calc.,

STIMMUNG - wechselnd ...

cann-s., caps., *carb-an.*, caust., *chin.*, con., *croc.*, *cupr.*, cycl., *dros.*, **Ferr.**, ferr-ar., ferr-i., *ferr-p.*, *graph.*, hyos., **Ign.**, **Iod.**, *kali-c.*, kali-s., **Lyc.**, med., merc., *naja*, nat-c., nat-m., *nux-m.*, op., phos., **Plat.**, *puls.*, **Sars.**, seneg., sep., stann., staph., **Sul-ac.**, *sulph.*, tarent., tub., valer., verb., **Zinc.**

STIRNRUNZELN, Neigung zum: Hell., lyc., mang., nux-v., stram.

STÖHNEN, Ächzen, Wehklagen, Wimmern (vgl. BEKLAGT SICH, JAMMERN, SEUFZEN, WEINEN): **Acon.**, alum., am-c., ang., ant-t., *apis*, *ars.*, *bar-c.*, **Bell.**, *bry.*, *calad.*, calc., *camph.*, **Cann-i.**, canth., *carb-ac.*, carb-o., carb-s., carb-v., caust., *cham.*, chin., chin-a., *cic.*, *cina*, *cocc.*, coff., *colch.*, *crot-c.*, crot-h., *cupr.*, dig., dulc., eup-per., gels., graph., hell., hydr-ac., *hyos.*, *ign.*, *ip.*, *kali-br.*, **Kali-c.**, kali-p., kreos., lach., laur., mag-c., mang., merc., merc-c., *mur-ac.*, naja, nat-c., nit-ac., *nux-v.*, op., ox-ac., *phos.*, phyt., plb., podo., psor., *puls.*, rheum, rhus-t., sars., sec., squil., *stram.*, sul-ac., sulph., tab., tanac., tarent., verat., **Zinc.**

tagsüber: Zinc.

nachmittags: Cina

abends: Ars.

Schlaf, im: Ars.

nachts: *Ars.*, cupr., hep., sec., *tarent.*, zinc.

3 Uhr: **Kali-c.**

Alter, im: *Bar-c.*

Froststadium im Fieber, während: Arn., chin-a., cupr., *eup-per.*, *nat-m.*

Hitzestadium im Fieber, während: Acon., *arn.*, bell., cham., chin-a., coff., eup-per., ip., lach., nux-v., **Puls.**, thuj., verat.

Husten, beim: Bell., cina, podo.

Menses, während: *Ars.*, lyc., plat.

Migräne, bei: Cop.

Schlaf, im: *Ail.*, aloe, *alum.*, am-c., *ars.*, **Aur.**, *bell.*, bry., bufo, cadm., calad., *cham.*, clem., cocc., coff., con., *crot-c.*, graph., hyos., *ign.*, *ip.*, kali-p., lach., *lyc.*, *mur-ac.*, nat-m., *nux-v.*, *op.*, ph-ac., *podo.*, *puls.*, sep., sil., stann., *sulph.*

Schwäche, aus: Raph.

Schweiß, beim: Acon., bar-c., bry., camph., chin., cupr., *merc.*, phos., stram., verat.

STÖHNEN ...

ständiges Stöhnen und Schnappen nach Luft: Phyt.

Widerspruch, bei: Tarent.

STÖRUNG, gestört sein; Abneigung gegen: *Bry.*, gels.

STÖSST, tritt: *Bell.*, carb-v., *lyc.*, *stram.*, stry., tarent., verat-v.

gereizt, stößt und schimpft; das Kind erwacht: Lyc.

getragen wird; das Kind wird steif und stößt, wenn es: *Cham.*

Schlaf, im: **Bell.**, cina, *sulph.*

STREITSÜCHTIG (TADELSÜCHTIG, WIDERSPRUCH - Neigung): Acon., agar., alum., am-c., ambr., *anac.*, anan., ant-t., *arn.*, *ars.*, aster., **Aur.**, bar-c., *bell.*, bor., *bov.*, *brom.*, *bry.*, calc., calc-s., *camph.*, canth., caps., *caust.*, cench., *cham.*, chel., chin., *con.*, cor-r., *croc.*, crot-h., *cupr.*, dig., *dulc.*, elaps, ferr., ferr-ar., fl-ac., hipp., *hyos.*, **Ign.**, ip., kali-ar., *kali-c.*, kali-i., *lach.*, lepi., *lyc.*, lyss., *merc.*, merl., mez., *mosch.*, nat-ar., *nat-c.*, *nat-m.*, nat-s., nicc., *nit-ac.*, **Nux-v.**, olnd., pall., **Petr.**, *ph-ac.*, *phos.*, *plat.*, plb., *psor.*, *ran-b.*, rat., rheum, ruta, seneg., *sep.*, spong., stann., *staph.*, *stram.*, stront., sul-ac., **Sulph.**, **Tarent.**, thea, *thuj.*, til., *verat.*, *verat-v.*, viol-t., zinc.

morgens: Petr., psor., ran-b.

mittags, 12-14 Uhr: Aster.

nachmittags: Alum., dulc.

16 Uhr: Lyss.

abends: Ant-c., nat-m., nicc., psor., sil.

nachts: Verat.

abwechselnd mit Heiterkeit und Lachen: Croc., spong.

Singen: Croc.

Sorgen und Unzufriedenheit: Ran-b.

stillem Kummer: *Con.*

abwesenden Personen, streitet mit: Lyc.

betrunken, wenn: *Petr.*

Eifersucht, durch: *Cench.*, *lach.*, nux-v.

Erwachen, beim: Lyc.

Menses, während: Am-c.

Schlaf, im: Ars., *bell.*, cupr., rheum

Zorn, ohne: Bell., *dulc.*

STUMPFHEIT, Geistesträgheit, Schwerfälligkeit, schwer von Begriff, Stumpfsinn: Abies-n., abrot., acet-ac., *acon.*, aesc., aeth., *agar.*, agn., *alum.*, am-c., *ambr.*, *anac.*, ant-c., *apis*, *arg-m.*, **Arg-n.**, arn., ars., ars-i., asar., aster., aur., **Bapt.**, **Bar-c.**, **Bar-m.**, **Bell.**, berb., bism-o., *bov.*, **Bry.**, bufo, cact., **Calc.**, calc-ar., **Calc-p.**, **Calc-s.**, camph., cann-i., *cann-s.*, canth., caps., carb-ac., carb-o., *carb-s.*, **Carb-v.**, carl., *caust.*, *cham.*, *chel.*, *chin.*, chin-a., *chin-s.*, *cic.*, cimic., cimx., *clem.*, coc-c., *cocc.*, *colch.*, *coloc.*, *con.*, *cop.*, corn., croc., *crot-h.*, crot-t., cupr., cupr-ar., cycl., *dig.*, dros., dulc., echi., **Gels.**, gins., *glon.*, **Graph.**, **Guaj.**, **Hell.**, helon., *hep.*, hipp., *hydr-ac.*, **Hyos.**, ign., ind., indg., iod., ip., iris., **Kali-br.**, **Kali-c.**, kali-i., kali-n., kali-p., *kali-s.*, *kreos.*, lac-c., **Lach.**, lact., **Laur.**, led., lepi., lil-t., **Lyc.**, *lyss.*, *mag-m.*, med., *meli.*, *merc.*, *merc-c.*, merl., *mez.*, mosch., mur-ac., myric., naja, **Nat-ar.**, **Nat-c.**, **Nat-m.**, *nat-p.*, *nat-s.*, nicc., *nit-ac.*, **Nux-m.**, *nux-v.*, *olnd.*, **Op.**, par., *petr.*, **Ph-ac.**, **Phos.**, phys., **Pic-ac.**, pip-m., plat., **Plb.**, *psor.*, ptel., **Puls.**, ran-b., ran-s., rheum, *rhod.*, *rhus-t.*, rhus-v., ruta, sabad., sal-ac., sang., *sars.*, *sec.*, *sel.*, **Seneg.**, **Sep.**, **Sil.**, *spig.*, *spong.*, *stann.*, **Staph.**, still., *stram.*, sul-ac., **Sulph.**, sumb., *tab.*, tarax., *tarent.*, teucr., ther., *thuj.*, til., **Tub.**, valer., *verat.*, verb., viol-o., **Zinc.**

morgens: Aesc., agar., *ambr.*, **Anac.**, arn., bar-c., berb., bor., canth., caps., carb-an., carb-s., **Chin.**, *graph.*, guaj., ign., kali-c., kali-n., kali-p., laur., merc., mez., nat-ar., nat-c., ox-ac., *ph-ac.*, phos., phys., plat., puls., rhod., sil., staph., sul-ac., sulph., *sumb.*, *thuj.*

Aufstehen, beim: Mag-m., phos., stram.

Erwachen, beim: *Aesc.*, anac., arn., berb., caps., carb-an., carb-v., **Chin.**, ign., kali-c., kali-n., merc., plat., puls., sil., stann., staph., thuj.

mittags: Ars., con., zinc.

vormittags: *Anac.*, ars., bism-o., lach., mag-c., mur-ac., nat-m., psor., sars., sep., sil., sulph.

nachmittags: All-c., anac., ang., arg-n., atro., caj., cann-s., con., dios., graph., ham., *hell.*, hyos., laur., lil-t., nat-m., pip-m., plan., puls., rhus-r., *sep.*, *sil.*

abends: Calc-s., cann-s., coca, dig., dulc., hipp., ign., kali-c., lach., lyc., mill., nat-m., pip-m., rhus-t., sep., *sulph.*

amel.: Bufo, cic., puls., sil.

nachts, beim Erwachen: Aesc., phos., plat., verat.

STUMPFHEIT, nachts ...

22 Uhr, nach: Anac.

abwechselnd mit Heiterkeit: Jab.

allein, wenn: Ph-ac.

alten Menschen, bei: **Ambr.**, **Bar-c.**

Ärger, durch: Ign., lach.

Aufstehen aus dem Bett, beim: Ox-ac.

Bewegung amel.: Rhus-t.

Bier, nach: Coloc.

denken; unfähig, lange zu: Anac., cham., cinnb., con., ery-a., *gels.*, *ph-ac.*, **Phos.**, *pic-ac.*, stram.

epileptischen Anfällen, vor: *Caust.*

Erwachen, beim: Alum., anac., arn., bar-c., bell., berb., caps., chel., chin., clem., cocc., con., cur., **Lach.**, nat-c., op., **Phos.**, pic-ac., plat., psor., sil., stann., stram., verat.

Essen, nach dem: Calc-s., graph., *rhus-t.*, tab.

amel.: *Iod.*, *mez.*, *nat-c.*, *phos.*, sep., sil.

feuchte Luft, durch: *Calc.*, *carb-v.*, puls., *rhus-t.*, sil., verat.

Freien, im: Hyos., plat.

amel.: Cinnb., **Lyc.**, mag-m., meny.

Froststadium im Fieber, während: Bell., bry., *caps.*, *cham.*, cic., cimx., *hell.*, *lach.*, led., nux-m., phos., plb., rhus-t., stann.

Gehen, beim: Ph-ac., phys., rhus-t.

Freien amel., im: Bor., **Lyc.**, nat-ar., plan.

geistige Anstrengung, durch: *Anac.*, aur., calc., *calc-p.*, cocc., graph., hep., hura, ign., lach., lyc., mag-c., **Nat-c.**, nat-m., *nux-v.*, *olnd.*, pic-ac., puls., ran-b., *sil.*, *sulph.*

Gemütsbewegungen, durch: Acon., op., ph-ac., staph.

Gesellschaft, in: *Plat.*

Gespräche, durch: Sil., staph.

Hitzestadium im Fieber, während: *Arg-n.*, caps., carb-v., *cham.*, chin-s., *ign.*, *puls.*, sil.

Kindern, bei: **Arg-n.**, **Bar-c.**, bar-m., *calc.*, **Calc-p.**, *carb-s.*, iod., *lyc.*, *med.*, merc., *sil.*, **Sulph.**, zinc.

Koitus, nach: *Sep.*

STUMPFHEIT ...

Kopfverletzungen, nach: Arn., cic., hyper., merc., rhus-t.

Kränkung, nach: *Staph.*

künstlichen Lichts, nach schädlichen Wirkungen des: *Caust.*, **Glon.**

Lesen, beim: Acon., agn., alum., ambr., bism-o., *carb-v.*, coff., **Con.**, dros., ferr-i., *glon.*, hipp., ind., lac-c., *lach.*, *lyc.*, mez., *nat-c.*, nat-p., nux-m., *nux-v.*, olnd., **Op.**, *ph-ac.*, sil., *sulph.*

Liegen, im: Bry.

amel.: Zinc.

Menses, während: Calc., lyc., lycps.

Mittagessen, nach dem: Carb-an.

Mittagsschlaf, nach dem: *Graph.*

Nachrichten, durch unangenehme: Calc-p.

periodisch: Chin.

Pollutionen, nach: Caust.

Rauchen, durch: Acon.

Säfteverlust, nach: *Chin.*, *nux-v.*, sulph.

Schlaf, nach einem tiefen: Mez.

Schließen der Augen, beim: Zinc.

amel.: Kali-c.

Schreiben, beim: Acon., arg-n., cann-s., chin-s., glon., mag-c., nux-m., rhus-t., *sil.*

Schweiß, beim: Ars., caps., chin., graph., hyos., sabad., sulph., thuj.

Sprechen, beim: Am-c., kali-c., *lyc.*, mez.

Stehen, beim: Bov., bry., guaj.

Stuhlgang, nach: Cycl.

Träumen, nach: Arn., bell., caps., chin., cocc., sil.

Urinabgang amel., reichlicher: *Gels.*

versteht Fragen erst nach Wiederholung: Ambr., *caust.*, cocc., kali-br., *phos.*, *sulph.*, *zinc.*

warmes Zimmer, beim Eintritt in ein: Acon., *puls.*

Wein, nach: Acon., all-c., mill., zinc.

Zimmer, im: Meny.

Zustand denken, konnte nicht an ihren: Chel.

STUPOR (s. BEWUSSTLOSIGKEIT)

SUCHEN auf dem Boden: Ign., plb., stram.

nachts nach Dieben: Ars.

nachdem er von ihnen geträumt hatte: Nat-m.

TADEL, Beschwerden nach: Coloc., *ign.*, **Op.**, ph-ac., *staph.*

TADELSÜCHTIG (vgl. TADELT): Acon., alum., am-c., *arn.*, **Ars.**, aur., *bar-c.*, bell., benz., bor., calc., calc-p., caps., carl., *caust.*, cench., cham., chin., chin-a., cic., cocc., cycl., der., dulc., gran., guaj., helon., hyos., ign., *ip.*, iris., lac-c., *lach.*, *lyc.*, merc., *mez.*, mosch., myric., nat-m., *nux-v.*, par., petr., *plat.*, plb., ran-b., rhus-t., *sep.*, sil., sol-t-ae., staph., **Sulph.**, til., *verat.*

nachmittags: Dulc.

besten Freunden gegenüber; den: Chin-a., der.

still, findet Fehler bei anderen oder ist: *Verat.*

TADELT andere: *Acon.*, alum., **Ars.**, aur., calc-p., caps., cham., **Chin.**, cic., gran., *hyos.*, ign., *lach.*, *lyc.*, merc., mez., nat-ar., *nat-m.*, *nux-v.*, par., rhus-t., sep., staph., verat.

16 Uhr: Bor.

sich selbst: *Acon.*, *ars.*, *aur.*, calc-p., cob., cycl., *dig.*, hell., hura, *hyos.*, *ign.*, lyc., merc., nat-ar., *nat-m.*, *op.*, ph-ac., *puls.*, *sarr.*, *thuj.*

TANZEN: Acon., agar., apis, *bell.*, cann-i., chlol., *cic.*, *cocc.*, con., *croc.*, crot-t., grat., *hyos.*, merc., nat-m., ph-ac., plat., rob., *stram.*, tab., **Tarent.**

abwechselnd mit Seufzen: Bell.

bewusstlos: Ph-ac.

grotesk: Agar., *cic.*

wild: *Bell.*, camph., tarent.

TASTET wie im Dunkeln umher: Croc., hyos., op., plb.

TATEN vollbringen könnte; Gefühl, als ob er große: Hell.

TAUBHEIT, vorgetäuschte: Verat.

THEORETISIEREN (vgl. PLÄNE - macht): Ang., arg-n., ars., *aur.*, **Cann-i.**, *chin.*, *coff.*, lach., lyc., *sel.*, *sep.*, sil., *sulph.*

abends: *Chin.*

TOD:

Gedanken an den Tod: **Acon.**, agn., am-c., *apis*, *ars.*, camph., cann-i., carb-an., caust., chel., con., *crot-c.*, *crot-h.*, cupr., ferr., ferr-ar., **Graph.**, hura, kali-ar., kali-c., op., *psor.*, rob., stram., tarent., verat., zinc.

morgens: Con.

nachmittags: Tarent.

allein, wenn: *Crot-c.*

Vorahnung des Todes: **Acon.**, *agn.*, *aloe*, alum., anac., **Apis**, *arg-n.*, arn., ars., bapt., bar-m., *bell.*, bry., calc., cann-i., canth., *cench.*, *chel.*, cimic., cupr., *graph.*, *hep.*, kali-ar., kali-c., kali-n., lac-d., *lach.*, *lyc.*, *med.*, merc., mosch., nat-m., *nit-ac.*, *nux-v.*, petr., *phos.*, *plat.*, podo., puls., rhus-t., sep., staph., stram., verat., vip., zinc.

bald sterben und ihr könne nicht geholfen werden; glaubt, sie werde: *Agn.*

gelassen an den Tod, denkt: Zinc.

sagt den Todeszeitpunkt voraus: *Acon.*, *arg-n.*

Gefühl von Tod: Aesc., *agn.*, *ars.*, camph., cann-i., cench., cic., *graph.*, kali-br., kali-n., nux-v., op., *phos.*, *plat.*, sil., verat.

Froststadium im Fieber, während: Cann-i.

Krämpfen, während: Nux-v.

wünscht sich den Tod, möchte sterben (vgl. ABSCHEU - Leben; LEBENSÜBERDRUSS; SELBSTMORDNEIGUNG): Agn., apis, aran., ars-m., **Aur.**, aur-s., bell., caps., carb-v., caust., chel., *chin.*, clem., der., hura, hydr., kali-bi., kali-br., kreos., **Lac-c.**, *lach.*, led., lil-t., lyc., *merc.*, mez., nat-c., *nat-m.*, nat-s., nit-ac., nux-v., op., phos., phyt., plat., plb., psor., *rhus-t.*, sep., *sil.*, spong., staph., sul-ac., *sulph.*, thuj., verat., vip.

morgens, beim Erwachen: Nat-c., phyt.

vormittags: Apis

nachmittags: Ruta

abends: **Aur.**, ruta

Froststadium im Fieber, während: Kali-chl., spig.

Gehen im Freien, beim: Bell.

Menses, während: Berb.

Rekonvaleszenz, während der: Absin., *aur.*, lac-c., sep.

TOLLWUT, Hydrophobie: Acet-ac., arg-n., ars., *bell.*, calc., cann-i., *canth.*, chlol., crot-h., cupr., *cur.*, *hyos.*, iod., *lach.*, **Lyss.**, merc., *phel.*, phos., ran-s., sabad., **Stram.**, ter., verat.

TORPOR (= empfindungslos, regungslos): Apis, berb., *cic.*, *crot-h.*, *gels.*, kali-br., *lyc.*, **Nat-m.**, **Nux-m.**, **Op.**, *plb.*, sang., *stram.*

TÖTEN, Verlangen zu: Agar., anac., *ars.*, *ars-i.*, bell., calc., camph., chin., cupr., cur., *hep.*, **Hyos.**, *iod.*, lach., lyss., merc., *nux-v.*, *op.*, petr., *phos.*, *plat.*, sec., *stram.*, thea

dachte, er müsste jemanden töten: Camph.

droht zu: *Hep.*, *tarent.*

etwas treibt sie, ihren Mann, den sie zärtlich liebt, zu töten: *Merc.*, *nux-v.*, *plat.*

Friseur will seinen Kunden töten: *Ars.*, *hep.*

fürchtet, dass sie das Verlangen bekommen könnte, jemanden zu töten (s. FURCHT - töten)

Gehen im Freien, beim: Camph.

Messers, beim Anblick eines: Plat.

Gewehrs, oder eines: *Alum.*

plötzlicher Impuls zu töten: *Ars.*, *ars-i.*, *hep.*, iod., kali-ar., *nux-v.*, *plat.*, thea

Kind ins Feuer zu werfen: Lyss., *nux-v.*, thea

sich selbst zu töten: *Nat-s.*, thuj.

Beleidigung; wegen einer unbedeutenden: *Hep.*, *merc.*, *nux-v.*

Ruhe, in der: Iod.

widerspricht; die Person, die ihr: *Merc.*

TRAUM, wie im: Absin., acon., ail., alum., *ambr.*, aml-n., *anac.*, ang., *apis*, arn., ars., atro., *bell.*, *calc.*, *cann-i.*, *cann-s.*, carb-ac., carb-an., *carb-v.*, cham., *con.*, cupr., *glon.*, *hell.*, hep., *hyos.*, *lach.*, lil-t., med., merc., *nat-m.*, **Nux-m.**, oena., ol-an., **Op.**, *ph-ac.*, *phos.*, phys., sil., squil., **Stram.**, *sulph.*, thuj., valer., *verat.*, *visc.*

tagsüber: Ars., elaps

nachts: Nat-c.

Zukunft, poetischer Traum von der: Olnd.

TRAURIGKEIT, Niedergeschlagenheit, Depression, Schwermut, Melancholie (vgl. ENTMUTIGT; UNTRÖSTLICH): *Abies-n.*, abrot., acal., acet-ac., **Acon.**, act-sp., *aesc.*, agar., *agn.*, ail., all-c., aloe, *alum.*, alumn., *am-c.*,

TRAURIGKEIT ...

am-m., *ambr.*, ammc., *anac.*, anan., *ant-c.*, apis, apoc., aran., *arg-m.*, *arg-n.*, *arn.*, **Ars.**, **Ars-i.**, arum-t., *asaf.*, asar., aster., **Aur.**, **Aur-m.**, aur-s., bapt., *bar-c.*, *bar-m.*, *bell.*, benz-ac., berb., bol., bov., *brom.*, *bry.*, *bufo*, *cact.*, calad., **Calc.**, **Calc-ar.**, *calc-f.*, *calc-p.*, **Calc-s.**, *camph.*, cann-i., *cann-s.*, *canth.*, *caps.*, **Carb-an.**, **Carb-s.**, *carb-v.*, card-m., carl., cast., **Caust.**, **Cham.**, *chel.*, **Chin.**, *chin-a.*, *chin-s.*, *cic.*, **Cimic.**, cina, cinnb., *clem.*, cob., coca, *cocc.*, coch., *coff.*, *colch.*, *coloc.*, *con.*, *corn.*, *croc.*, **Crot-c.**, *crot-h.*, crot-t., *cupr.*, *cur.*, *cycl.*, *dig.*, *dros.*, *dulc.*, echi., elaps, eug., eup-per., eup-pur., euph., euphr., **Ferr.**, *ferr-ar.*, **Ferr-i.**, *ferr-p.*, fl-ac., gamb., **Gels.**, glon., **Graph.**, *grat.*, guaj., haem., ham., **Hell.**, *helon.*, *hep.*, **Hipp.**, *hura*, *hydr.*, hydrc., *hyos.*, hyper., **Ign.**, ind., *indg.*, **Iod.**, *ip.*, iris., *kali-ar.*, kali-bi., **Kali-br.**, *kali-c.*, kali-chl., *kali-i.*, kali-n., **Kali-p.**, kali-s., kalm., kreos., **Lac-c.**, *lac-d.*, **Lach.**, lachn., lact., lam., *laur.*, *lec.*, **Lept.**, **Lil-t.**, lob., **Lyc.**, lycps., mag-c., mag-m., mag-s., *manc.*, *mang.*, med., meny., **Merc.**, *merc-c.*, *merc-i-r.*, merl., **Mez.**, mosch., *mur-ac.*, **Murx.**, *mygal.*, myric., *naja*, **Nat-ar.**, **Nat-c.**, **Nat-m.**, *nat-p.*, **Nat-s.**, nicc., **Nit-ac.**, nux-m., *nux-v.*, *ol-an.*, olnd., op., oxyt., *petr.*, *ph-ac.*, phel., *phos.*, *phyt.*, pic-ac., plan., **Plat.**, *plb.*, podo., prun-s., **Psor.**, ptel., **Puls.**, ran-s., raph., rheum, rhod., **Rhus-t.**, *rhus-v.*, rob., rumx., *ruta*, sabad., sabin., sang., sanic., sarr., sars., sec., senec., seneg., **Sep.**, *sil.*, *spig.*, *spong.*, **Stann.**, *staph.*, *still.*, *stram.*, stront., *stry.*, *sul-ac.*, **Sulph.**, *tab.*, tarent., tell., ter., **Thuj.**, til., tril., uran, ust., valer., **Verat.**, *verat-v.*, verb., vib., viol-t., *visc.*, xan., **Zinc.**, zing., ziz.

tagsüber: Agn., ant-c., dros., nat-m., phel., stann., sul-ac., sulph., zinc.

Tag und Nacht, mit Weinen: *Caust.*

Diarrhö morgens, mit: Lil-t.

morgens: Agar., aloe, *alum.*, alumn., am-c., anac., ant-c., apis, arg-m., arg-n., *aur.*, bar-c., bar-m., calad., calc., cann-i., canth., *carb-an.*, cast., caust., con., cop., dulc., graph., hep., hura, hyper., kali-c., kali-p., kali-s., kreos., **Lach.**, *lyc.*, mag-m., mag-p., mag-s., manc., mur-ac., naja, *nat-s.*, nicc., *nit-ac.*, *nux-v.*, ol-an., op., *petr.*, *phos.*, *plat.*, plb., *puls.*, rhus-t., sarr., sars., sep., sil., sul-ac., sulph., tarax., zinc.

amel.: Carb-an., graph.

abwechselnd mit Fröhlichkeit abends: Calc-s.

Aufstehen amel., nach dem: Sep.

TRAURIGKEIT - morgens ...

Erwachen, beim: **Alum.**, ars., bar-c., carb-an., cop., ign., kali-c., kali-p., **Lach.**, *lyc.*, nit-ac., ph-ac., phos., *sep.*, tarax., tarent., verat., xan.

nach: Anac., ant-c., cop., hipp., nit-ac., nux-m., phel., ptel., thuj.

vormittags: Alum., am-c., ant-c., apis, arg-m., *cann-s.*, nux-m., thuj.

amel.: Raph., sars.

9-12 Uhr: Alumn.

mittags: Canth., caust., sarr., *zinc.*

lebhaft, abends schwermütig, oder umgekehrt: *Zinc.*

nachmittags: Aeth., alum., ant-t., calc-s., carb-an., carl., cast., *chin-s.*, cimic., coc-c., *cocc.*, con., cop., dig., echi., *graph.*, grat., hydr-ac., ign., mang., mur-ac., myric., nicc., ol-an., op., *phos.*, plat., puls-n., rhus-r., ruta, sulph., thuj., *zinc.*

amel.: Agar., *cann-s.*

abends: Aeth., agar., alum., am-c., *ant-c.*, ant-t., *ars.*, **Aur.**, bar-c., bov., *calc.*, *calc-s.*, carb-an., *carb-s.*, *carb-v.*, cast., caust., con., cycl., dig., ferr., ferr-ar., ferr-p., fl-ac., *graph.*, *hep.*, hyper., ign., kali-ar., kali-bi., kali-c., kali-p., kali-s., kreos., lact., *lyc.*, mag-c., murx., naja, nat-ar., nat-c., nat-m., nat-p., **Nit-ac.**, *phos.*, *plat.*, **Puls.**, ran-s., rhus-t., *ruta*, *senec.*, seneg., *sep.*, spig., stram., *sulph.*, ther., *verat.*, zinc.

amel.: Aloe, am-c., bism-o., calc., cann-s., carb-v., coca, ham., mag-c., nicc., sulph., viol-t., *zinc.*

Bett, im: *Ars.*, *graph.*, *stram.*, *sulph.*

Dämmerung, in der: *Ars.*, ign., *phos.*, rhus-t.

nachts: Alum., am-c., arn., *ars.*, calc., camph., carb-an., *caust.*, dulc., *graph.*, kali-p., lach., lil-t., nat-c., *nat-m.*, *phos.*, plat., rhus-t.

amel.: Am-c., tarent.

Bett, im: *Ars.*, graph., kali-c., lil-t., *nat-m.*, stram., sulph.

Mitternacht: Plat.

nach: Manc., rhus-t.

abwechselnd mit Fröhlichkeit (s. FROH - abwechselnd - Traurigkeit)

Heftigkeit: Ambr.

Heiterkeit (s. LUSTIG)

TRAURIGKEIT - abwechselnd mit Fröhlichkeit ...

Energie, physischer: *Aur.*

Reizbarkeit: Ambr.

sexueller Erregung: Lil-t.

Abendessen, nach dem: Nux-v.

amel.: Am-c., clem., tarent.

Abkühlung, Kaltwerden; durch: *Phos.*, teucr.

allein, wenn: Aeth., all-s., **Ars.**, aur., bov., *calc.*, con., *dros.*, ferr., *ferr-ac.*, kali-ar., kali-c., kali-n., lyc., *mez.*, *nat-m.*, phos., sil., *stram.*, valer., zinc.

Anstrengung, nach: Agar., *ars.*, *calc.*

amel.: Ferr.

Ärger, Verdruss; nach: Kali-bi.

Atmung, mit erschwerter: Ant-c., lach., laur., sep., tab.

Beleidigung, wie durch eine: *Cocc.*

Blumengeruch, durch: Hyos.

Diätfehlern, nach: **Nat-c.**

Druck auf der Brust, durch: Graph.

Dunkelheit, in der: Calc., camph., *phos.*, plat., rhus-t., stram.

Enthaltsamkeit, durch: Bell., **Con.**, hyos., stram.

Erwachen, beim: *Alum.*, bell., bufo, calc-p., kali-c., *kali-p.*, *lach.*, lepi., lyc., nit-ac., op., *ph-ac.*, plat., plb., raph., tarent.

Essen, vor dem: Mag-m.

beim: Sep.

nach: Alum., *anac.*, arg-n., *ars.*, asaf., bar-c., canth., caust., cham., *chin.*, *cinnb.*, con., hyos., iod., mosch., *nat-c.*, **Nux-v.**, ol-an., podo., *puls.*, til., zinc.

amel.: Am-c., am-m., clem., kali-bi., mag-m., tarent.

Freien, im: Aeth., con., cupr., hep., *kali-c.*, mur-ac., petr., *ph-ac.*, sabin., sep., sul-ac., sulph.

amel.: Arg-n., **Plat.**, **Puls.**, rhus-t., tarent.

Froststadium im Fieber, vor: *Ant-c.*

während: **Acon.**, am-c., *apis*, **Ars.**, calc., cann-s., carb-s., cham., **Chin.** chin-a., cocc., **Con.**, cupr., *cycl.*, *graph.*, hep., **Ign.**, lach., *lyc.*, merc.,

TRAURIGKEIT - Froststadium im Fieber, während ...

Nat-m., nit-ac., nux-v., phos., plat., *puls.*, rhus-t., sel., sep., spig., staph., verat.

Gehen, beim: Acon., con., tab., ther., thuj.

amel.: Cop.

Freien, im: Ant-c., calc., coff., con., *cupr.*, hep., kali-c., nux-v., petr., *ph-ac.*, *sep.*, sulph., tab.

amel.: Plat., *puls.*, *rhus-t.*

nur beim Gehen, je länger er geht, umso schlechter wird es: *Ph-ac.*

stillstehen oder sich hinsetzen, muss: Cupr.

Geräusch, durch: Ant-c., phos.

Geringschätzung, durch unverdiente: Arg-n.

Geschäfte denkt, wenn er an Geschäfte: *Puls.*

Geschichten, durch traurige: **Cic.**

Gesellschaft, in: Euph.

amel.: Bov.

Gewitter amel.: Sep.

glücklich sieht, wenn er andere: Helon.

grundlos: Phos., tarent.

Hitzestadium im Fieber, während: **Acon.**, aesc., apis, arg-n., **Ars.**, *bell.*, bry., *calc.*, carb-s., chin., chin-a., coca, cocc., *con.*, *dig.*, *eup-per.*, graph., hipp., ign., kali-ar., lyc., nat-ar., *nat-c.*, **Nat-m.**, nat-p., nat-s., *nux-m.*, op., *petr.*, ph-ac., *phos.*, plat., puls., *rhus-t.*, sep., *sil.*, *spong.*, stann., staph., stram., sulph., tarent., vip.

Husten, nach: Iod., sep.

Jucken, durch: **Psor.**

Kindern, bei: *Ars.*, *calc.*, caust., *lach.*, rhus-t., sulph.

Klagen amel.: Tab.

Kleinigkeiten, um: Agar., bar-c., cocc., *dig.*, *graph.*, mez.

Koitus, nach: Calc., con., *nat-m.*, *sep.*, staph.

Kopfschmerzen, während: Cimic., crot-h., naja, phos., ther.

Kopfverletzungen, durch: Arn., *cic.*, con., *nat-s.*, puls., *rhus-t.*, sulph.

TRAURIGKEIT ...

Mädchen vor der Pubertät, bei: *Ars.*, calc-p., *hell.*, *lach.*

Masturbation, durch: Agar., calad., cocc., *con.*, gels., ham., *nat-m.*, nat-p., nux-v., **Ph-ac.**, *plat.*, sars., sil., staph., sulph.

Menses, vor: Am-c., bell., berb., brom., *calc.*, *caust.*, *con.*, cycl., ferr., ferr-p., hell., lac-c., lac-d., *lyc.*, manc., *murx.*, **Nat-m.**, *nit-ac.*, phos., **Puls.**, *sep.*, **Stann.**, stram., *verat.*, vesp., xan.

während: Am-c., aur., berb., brom., cact., calc., *caust.*, cimic., cop., cur., ferr., graph., ign., lac-d., mag-m., merc., mur-ac., nat-c., *nat-m.*, nit-ac., *petr.*, plat., plb., *puls.*, senec., *sep.*, sil., tab., thuj., zinc.

amel.: *Cycl.*, *lach.*, *stann.*, *zinc.*

Menarche: Hell.

nach: Alum., chin., *ferr.*, sil., ust.

Unterdrückung der Menses, bei: Ars., aur., calc., cimic., *con.*, croc., cycl., nat-m., nux-m., nux-v., ph-ac., phos., puls., sep., sil., staph., sulph.

Mittagessen, nach dem: *Ars.*, *nux-v.*, til.

Musik, durch: *Acon.*, cham., *dig.*, *graph.*, *kreos.*, lyc., *nat-c.*, nat-p., *nat-s.*, nux-v., phos., *sabin.*, sep., tarent., thuj.

schwermütige Musik amel.: Mang.

Nasenbluten, nach: Puls.

periodisch: *Ars.*, *aur.*, *con.*, cop.

14 Tage, alle: *Con.*

Pollutionen, durch: Aur., dig., dios., ham., nat-p., **Nux-v.**, ph-ac., *puls.*, sang., ust.

Quecksilber-Missbrauch, durch: **Aur.**, **Aur-m.**, *hep.*, *nit-ac.*, staph.

schlechten Nachrichten, nach: Calc-p., puls.

Schweiß, beim: *Acon.*, *apis*, ars., *aur.*, bell., bry., *calc.*, calc-s., carb-s., *chin.*, chin-a., **Con.**, graph., ign., lyc., *nat-m.*, nit-ac., nux-v., puls., *rhus-t.*, sel., *sep.*, spig., *sulph.*, thuj.

Schwangerschaft, in der: Cimic., lach., *nat-m.*

sexueller Erregung, nach: Tarent.

Sonnenschein, im: *Stram.*

amel.: Plat.

stille Traurigkeit: Ign., nux-v.

Trost agg.. (s. TROST - agg.)

TRAURIGKEIT ...

Unglück, wie durch ein: *Calc.*, chin-s., cycl., ph-ac., phel., phos., puls., rhus-t., staph., sulph.

Urinieren amel.: Eug., hyos.

warmen Zimmer, im: Calc., *plat.*, **Puls.**, rhus-t., tarent.

Wehen, während der: Cimic., *ign.*, lach., nat-m., puls., rhus-t., sulph., *verat.*, zinc.

Weinen amel.: Dig., med., phos.

kann nicht: *Gels.*, **Nat-m.**

Wetter, bei schwülem: Sep.

wolkigem: Am-c.

Zorn, nach: Apis, ars., bell., nux-v., phos., plat., puls., sep.

Zukunft, um die (s. ANGST - Zukunft)

TRINKEN, Gemütssymptome nach: *Bell.*, con., *lyss.*, *stram.*

TROST agg.: Arn., *ars.*, *bell.*, cact., calc., *calc-p.*, cham., chin., *hell.*, **Ign.**, kali-c., *lil-t.*, lyc., merc., **Nat-m.**, nit-ac., nux-v., *plat.*, **Sep.**, **Sil.**, staph., tarent., thuj.

amel.: *Puls.*

TRUNKSUCHT (s. ALKOHOLISMUS)

ÜBEREILT, vorschnell: *Aur.*, caps., meny., puls.

ÜBERRASCHUNGEN, Beschwerden nach angenehmen: **Coff.**

UMARMT, seine Gefährten: Agar., plat.

alles am Morgen, im Freien agg.: Plat.

UMHERSTREIFEN, Streunen:

besinnungslos, geisteskrank: Bell., canth., coff., hyos., *nux-v.*, sabad., stram., verat.

nackt: Hyos.

Pelze gehüllt, im Sommer in: Hyos.

UNAUFMERKSAM (vgl. ZERSTREUT): Alum., asar., bar-c., *caust.*, kali-c., merc., nat-c., petr., ph-ac., plat., sep., sulph., thuj.

UNAUFRICHTIG: Alco., *op.*, *verat.*

UNBARMHERZIG, mitleidslos: *Dig.*

UNBESONNEN, achtlos: Abies-c., agar., agn., ail., alum., am-c., am-m., ambr., *anac.*, asaf., aur-m., bar-c., bell., bov., cann-s., canth., carl., *caust.*, *cham.*, cic., clem., coff., *con.*, croc., cupr., daph., euon., *gels.*, guaj., *hell.*, hep., hyos., ign., kali-c., kreos., *lach.*, *lyc.*, *merc.*, mez., nat-c., *nat-m.*, nat-p., nit-ac., *nux-m.*, *olnd.*, *op.*, ph-ac.,

UNBESONNEN ...

phos., plat., rhod., rhus-t., ruta, sep., sil., spig., thuj., valer., verat., zinc.

UNBESTÄNDIGKEIT (vgl. AUSDAUER; STIMMUNG - veränderlich; UNTERNIMMT - vieles): Act-sp., agar., ars., asaf., bism-o., canth., cimic., coff., dros., **Ign.**, lac-c., lach., led., nat-c., op., plan., sil., sphing., thuj., zinc.

UNENTSCHLOSSENHEIT: Act-sp., *agar.*, *alum.*, alumn., am-c., *anac.*, ang., apis, *arg-n.*, arn., *ars.*, ars-i., asaf., aur., **Bar-c.**, *bar-m.*, bism-o., bry., bufo-s., cact., *calc.*, calc-f., calc-p., calc-s., camph., cann-i., cann-s., canth., *carb-s.*, caust., cham., chel., chin., chin-s., *chlol.*, cina, clem., coca, *cocc.*, coff., coll., *con.*, cupr., *cur.*, daph., dig., dros., dulc., ferr., ferr-ar., ferr-i., ferr-ma., *graph.*, grat., guare., **Hell.**, hyos., **Ign.**, iod., *ip.*, kali-ar., kali-br., kali-c., kali-p., kali-s., lac-d., **Lach.**, laur., led., *lyc.*, lyss., mag-m., mang., *merc.*, *mez.*, mur-ac., *naja*, nat-c., *nat-m.*, nit-ac., *nux-m.*, *nux-v.*, **Onos.**, **Op.**, pall., *petr.*, *phos.*, pic-ac., plat., plb., *psor.*, *puls.*, rheum, rhus-r., ruta, sanic., seneg., *sep.*, *sil.*, spig., *sulph.*, tab., tarax., tarent., thuj., zinc.

morgens: Pall.

nachmittags: Hyos.

abends: Calc., *puls.*

Entschlüsse, ändert dauernd: **Bar-c.**, bufo-s., cact., cham., rhus-r.

Gedanken, in: Nat-m., sulph., tarent.

Handlungen, in: **Bar-c.**, chin., lyc., nat-c., nux-m., **Onos.**, tarent.

Kleinigkeiten, in: **Bar-c.**, lyc., lyss.

UNFREUNDLICHE Stimmung: Am-c., mag-m., plat.

UNGEDULD (vgl. HAST; UNGESTÜM): *Acon.*, act-sp., all-s., ambr., anac., *apis*, *ars.*, *ars-h.*, *ars-i.*, aster., aur., aur-m-n., bar-c., bell., *bry.*, bufo, *calc.*, calc-s., carb-v., **Cham.**, chin., chin-a., cimic., colch., *coloc.*, cub., dros., *dulc.*, gels., hell., *hep.*, hura, *hyos.*, **Ign.**, *iod.*, *ip.*, kali-ar., *kali-bi.*, *kali-c.*, kali-p., kali-s., *lach.*, lil-t., *lyc.*, lyss., manc., *med.*, merc., nat-ar., nat-c., *nat-m.*, nat-p., nicc., nit-ac., **Nux-v.**, onos., op., osm., pall., ph-ac., *plan.*, *plat.*, *psor.*, *puls.*, rheum, *rhus-t.*, sang., sars., **Sep.**, *sil.*, spig., spong., stann., staph., *sul-ac.*, **Sulph.**, tarent., tax., thuj., vac., viol-t., zinc.

morgens: Dulc., sulph.

vormittags, 11 Uhr: Sulph.

nachmittags: Nit-ac., sang.

UNGEDULD ...

Abendessen, nach dem: Nit-ac.

Fieberhitze, mit: Ars., bell., *ip.*, lyc., *nat-m.*, *nux-v.*, *puls.*, *viol-t.*

Gehen, beim: Lyc.

Hause, im: Aster.

Jucken, durch: Osm.

Kleinigkeiten, um: Kali-p., *med.*, merc., nat-m., *sul-ac.*, *sulph.*

Kopfschmerzen, bei: Lyss., manc., pall., *sulph.*

Lesen, beim: Nat-c.

Mittagessen, während: Sulph.

Schmerzen, durch: *Cham.*, hura

Schweiß, beim: Aur., mez., sul-ac., zinc.

Sitzen, beim: *Sep.*

Spielen, Kinder beim: Anac.

Sprechen anderer, beim: Zinc.

Urinieren, vor dem: Sulph.

Wechselfieber, bei: Chin-a.

UNGEHORSAM (vgl. EIGENSINNIG): Acon., agn., *am-c.*, am-m., arn., canth., caps., caust., *chin.*, *dig.*, guaj., *lyc.*, nit-ac., nux-v., phos., spig., sulph., **Tarent.**, *viol-t.*

UNGESTÜM (vgl. HAST; UNBESONNEN; UNGEDULD): Acon., *anac.*, *bry.*, *carb-v.*, caust., *cham.*, croc., ferr-p., **Hep.**, *kali-c.*, kali-i., kali-p., laur., led., nat-c., *nat-m.*, **Nit-ac.**, **Nux-v.**, olnd., phos., rheum, **Sep.**, *staph.*, stront., *sulph.*, *zinc.*

tagsüber: Nit-ac.

morgens: Staph.

nachmittags: Caust.

abends: Ferr-p.

Fieberhitze, in der: Sep.

Schweiß, bei: *Acon.*, *ars.*, *bry.*, carb-v., ferr., *hep.*, hyos., nat-m., stram., sulph., thuj.

UNGESTÜM

Urinieren, vor dem: Sulph.

UNGLÜCKLICH, bedauernswert, fühlt sich: Bry., *chin.*, cub., hura, ip., lyc., sep., verat.

UNTERNIMMT:

Dinge, entgegen seinen Absichten: Sep.

nichts, aus Furcht vor Misserfolg: *Arg-n.*, sil.

UNTERNIMMT ...

unternimmt vieles, vollendet nichts: *Acon.*, *lac-c.*, *lach.*, plan.

Willenskraft fehlt, etwas zu unternehmen; die: Phos., *pic-ac.*

UNTRÖSTLICH (vgl. TRAURIGKEIT; TROST - agg.; VERZWEIFLUNG): *Acon.*, ambr., *ars.*, *cham.*, *chin.*, coff., lyc., nat-c., *nat-m.*, *nux-v.*, *petr.*, phos., *puls.*, *spong.*, stram., sulph., *verat.*

Alleinsein und Dunkelheit agg.: Stram.

Unglück, über eingebildetes: **Verat.**

UNVERSCHÄMTHEIT (vgl. GROBHEIT, IMPERTINENZ): Bell., *canth.*, *graph.*, *hyos.*, *lac-c.*, **Lyc.**, lyss., nit-ac., *nux-v.*, pall., *petr.*, phos., **Plat.**, *psor.*, stram., **Verat.**

nachmittags: *Canth.*

UNWIRKLICH, alles erscheint: Ail., *alum.*, cann-i., cann-s., lac-c., lil-t., *med.*, staph.

UNZÜCHTIG (vgl. LASZIV; SCHAMLOS): Agn., apis, bell., *camph.*, *canth.*, *cub.*, *hyos.*, *lach.*, lyss., nux-v., op., *phos.*, *pic-ac.*, plat., rob., stram., tarent., verat.

Lieder: *Hyos.*, op., *stram.*

Sprechen: Aur., *bell.*, camph., cub., *hyos.*, *lil-t.*, *nux-v.*, phos., plat., *stram.*, verat.

UNZUFRIEDEN, missvergnügt, unbefriedigt etc.: Acon., aeth., agar., agn., alet., all-c., aloe, alum., am-c., *am-m.*, **Anac.**, ang., apis, arn., *ars.*, ars-i., asar., *aur.*, aur-m., bar-c., bell., berb., *bism-o.*, *bor.*, bov., brom., *bry.*, calc., **Calc-p.**, calc-s., cann-s., canth., caps., carb-an., carb-s., caust., *cham.*, *chel.*, *chin.*, chin-a., cic., *cina*, cinnb., clem., cocc., coff., *colch.*, coloc., con., crot-t., *cupr.*, dulc., ferr., ferr-ar., ferr-p., fl-ac., graph., grat., ham., hell., *hep.*, hipp., hura, ign., indg., iod., ip., kali-ar., *kali-c.*, kali-n., kali-p., kali-s., kreos., lach., laur., led., lepi., lil-t., *lyc.*, mag-c., mag-m., mag-s., manc., mang., meny., **Merc.**, mez., mur-ac., nat-ar., nat-c., **Nat-m.**, nat-p., *nit-ac.*, *nux-v.*, ol-an., op., orig., *pall.*, par., petr., ph-ac., phos., *plat.*, plb., prun-s., *puls.*, ran-b., rhod., *rhus-t.*, rob., ruta, samb., sars., *sep.*, *sil.*, sin-n., spong., *stann.*, *staph.*, stram., **Sulph.**, tarent., ther., *thuj.*, til., viol-t.

tagsüber: Ars., led.

morgens: Hipp., plb., puls.

nachmittags: Grat., mur-ac., nat-m., op., zinc.

Stuhlgang, vor: *Bor.*

UNZUFRIEDEN ...

abends: Calc., fl-ac., hipp., ign., *puls.*, ran-b., *rhus-t.*

amel.: Aloe

allem, mit: Alum., am-c., anac., apis, arn., ars., bism-o., cann-s., cham., chin-a., cocc., coff., colch., eug., graph., grat., *hep.*, hipp., hura, ign., iod., ip., kali-c., mag-c., meny., mez., mur-ac., nat-c., **Nat-m.**, nit-ac., *pall.*, petr., *puls.*, samb., sars., sep., spong., stann., staph., *sulph.*, thea

Essen, nach dem: Bov., fl-ac.

Freien, im: Mur-ac.

Koitus, nach: *Calc.*

leblosen Gegenständen, mit: Caps.

Menses, während: Cast., tarent.

sich selbst, mit: *Agn.*, aloe, ars., aur., bell., bry., calc-p., caust., cham., cinnb., cob., cocc., *hep.*, kali-c., lyc., mang., meny., merc., mez., mur-ac., *nit-ac.*, *ph-ac.*, puls., ruta, *sulph.*, tarent., ther., viol-t.

Stuhlgang, vor: *Bor.*

Weinen amel.: *Nit-ac.*, ziz.

Wetter, bei regnerischem: Aloe

VERACHTUNG, verachtet zu werden; Beschwerden durch (dadurch, dass man verachtet wird) (vgl. ANMASSEND, HOCHMÜTIG): Acon., *aur.*, bell., **Bry.**, **Cham.**, coff., *coloc.*, ferr., hyos., ip., lyc., *nat-m.*, **Nux-v.**, olnd., *par.*, *phos.*, *plat.*, sep., *staph.*, stront., sulph., verat.

VERACHTUNGSVOLL, verächtlich (vgl. ANMASSEND, GERINGSCHÄTZUNG, HOCHMÜTIG): Alum., *ars.*, canth., cham., *chin.*, **Cic.**, cycl., guaj., hyos., ign., *ip.*, lach., lac-ac., *lyc.*, nat-m., nit-ac., *nux-v.*, par., **Plat.**, puls., sec., sil.

allem, gegenüber: *Chin.*, cina, ip., **Plat.**

Ausbrüche gegen ihren Willen: *Plat.*

Freien oder wenn die Sonne ins Zimmer scheint, im: Plat.

sich selbst, gegenüber: Agn., cop.

VERGESSEN:

etwas vergessen; hat ständig das Gefühl, als habe er: Caust., *iod.*

Schlaf fallen ihm vergessene Dinge wieder ein, im: Calad., sel.

VERGESSLICH (vgl. GEDÄCHTNISSCHWÄCHE): Abrot., acet-ac., *acon.*, aeth., agar., *agn.*, alum., am-c., **Ambr.**, *anac.*, apis, *arg-n.*, *arn.*, ars., arum-t., *aur.*, **Bar-c.**, *bell.*, bov., brom., bry., cahin., calad., *calc.*, *calc-p.*, calc-s., camph., cann-i., cann-s., *canth.*, caps., carb-ac., *carb-an.*, **Carb-s.**, *carb-v.*, card-m., *caust.*, cham., *chel.*, chin., chin-a., *cic.*, cimic., cinnb., clem., **Cocc.**, coff., **Colch.**, coloc., *con.*, *corn.*, *croc.*, crot-h., cupr., cycl., *dig.*, elaps, ferr., ferr-ar., *ferr-p.*, *fl-ac.*, form., *gels.*, *glon.*, *graph.*, *guaj.*, gymn., ham., hell., hep., hipp., hydr., hydr-ac., hyos., ign., ip., kali-bi., *kali-br.*, kali-c., kali-i., kali-n., *kali-p.*, kali-s., kalm., kreos., *lac-c.*, *lach.*, laur., lec., led., lil-t., **Lyc.**, lyss., mag-c., manc., meli., **Merc.**, mez., *mill.*, morph., mosch., naja, nat-ar., *nat-m.*, *nat-p.*, nit-ac., nux-m., nux-v., olnd., op., **Petr.**, **Ph-ac.**, **Phos.**, pic-ac., plan., **Plat.**, plb., psor., ptel., puls., ran-b., raph., rheum, rhod., *rhus-t.*, rhus-v., ruta, sabin., sal-ac., sanic., sarr., sec., sel., sep., sil., spig., stann., staph., stram., stront., *sulph.*, tab., tarax., tell., *thuj.*, trom., *tub.*, verat., verat-v., verb., viol-o., *zinc.*, zing.

morgens: **Anac.**, bufo-s., ph-ac., phos., stram., *thuj.*

amel.: Fl-ac.

Erwachen, beim: *Kali-br.*, stann., *thuj.*

nachmittags: Graph., sep.

amel.: *Anac.*

abends: Fl-ac., *form.*, laur., lyc., naja, nat-m., rhus-t., sep.

nachts: Chin., sil., sulph.

alles, was sich in den letzten sechs Jahren ereignete: *Lach.*

alten Menschen, bei: *Ambr.*, *bar-c.*, *lyc.*, *ph-ac.*

Bewegung, bei: Laur.

Einkäufe stehen, geht fort und lässt seine: Agn., bell., iod., *lac-c.*

epileptischen Anfällen, vor: *Caust.*

Erwachen, beim: Chin., kali-br., ptel., sil., stann., thuj.

Essen, nach dem: Calc-s., ferr., mag-c., nat-m., rhus-t.

amel.: Sil.

Froststadium im Fieber, während: Bell., con., hyos., rhus-t.

Gehen nach dem Essen, beim: Rhus-t.

geistige Anstrengung, durch: Anac., nat-m.

VERGESSLICH ...

Haus steht, auf welcher Straßenseite sein: **Glon.**, *nux-m.*, *petr.*

Koitus, nach: *Sec.*

Kopfschmerzen, während: Apis, calc., glon.

Menses, während: Raph.

Namen, seinen eigenen (vgl. VERWIRRUNG): Alum., kali-br., *med.*, sulph., valer.

periodisch: Carb-v.

rasieren oder anzuziehen, sich zu: Chel.

Schlaf erinnert er sich an alles, was er vergessen hatte, im: Calad., sel.

sexuellen Exzessen, nach: Calad., *nat-p.*, *ph-ac.*

Straßen, vergisst wohlbekannte: **Glon.**, *nux-m.*, *petr.*

Uhr aufzuziehen, seine: Fl-ac.

Worte beim Sprechen, vergisst: Agar., *arg-n.*, **Arn.**, bar-c., benz-ac., both., cact., **Cann-i.**, carb-an., carb-s., carb-v., *chin-a.*, colch., dulc., ham., hydr., *kali-br.*, kali-p., *lach.*, lil-t., *lyc.*, *med.*, *nat-m.*, *nux-v.*, *onos.*, **Ph-ac.**, podo., rhod., sulph., verat.

VERGNÜGT, heiter, munter (vgl. FRÖHLICH, FROHSINN, HEITERKEIT, MUNTERKEIT, SPASSEN): Ang., cann-i., til.

Abneigung gegen Vergnügen: Bar-c., lil-t., meny., olnd., sulph.

Erwachen aus einem Traum über Mord, beim: Thea

nichts, an (s. GLEICHGÜLTIGKEIT - allem; UNZUFRIEDEN - allem)

Schlaflosigkeit, während: Sec.

Verlangen nach: *Lach.*, pip-m.

wollüstigen Gedanken, nur an: Bell.

Worten, an seinen eigenen (s. SPRECHEN)

VERLANGEN, Wunsch nach:

Dingen, die er ablehnt, wenn man sie ihm anbietet (s. LAUNENHAFTIGKEIT)

guten Meinung anderer, nach der: *Pall.*

mehr als sie braucht: Ars.

nichts: Bry., *op.*, puls., rheum

Ruhe und Frieden, nach: Nux-v.

Sonnenschein, Licht und Gesellschaft; nach: Grin., stram.

VERLASSENES Gefühl: Alum., *arg-n.*, **Aur.**, bar-c., calc., camph., cann-i., carb-an., carb-v., chin., *cycl.*, hura, kali-br., kali-c., lac-d., *lach.*, lact., lam., lil-t., lith-c., lyss., mag-aust., mag-m., nat-c., pall., *plat.*, **Psor.**, **Puls.**, rhus-t., *stram.*, valer., verat.

morgens: Carb-an., carb-v., *lach.*

abends: Bar-c., *puls.*

Erwachen, beim: *Arg-n.*, *lach.*

Freien amel., im: Rhus-t.

Vereinsamung; Gefühl der: *Anac.*, *arg-n.*, camph., cann-i., coca, hura, plat., stram.

VERLÄSST die eigenen Kinder: Lyc.

Angehörige: Sec.

VERLEGENHEIT nach Beschwerden (vgl. VERWIRRUNG, ZAGHAFTIGKEIT): Coloc., *ign.*, *op.*, ph-ac., plat., sep., staph., **Sulph.**

VERLETZEN:

erschießen; muss sich beherrschen, um sich nicht zu: *Nat-s.*

fürchtet sich davor, allein zu bleiben, aus Angst, sie könnte sich verletzen (vgl. SELBSTMORDNEIGUNG): Alum., arg-n., ars., *merc.*, *nat-s.*, sep.

leicht ein Leid antun könnte; fühlt, dass sie sich: Sep.

Wahnsinn veranlasst ihn, sich selbst ein Leid anzutun: Agar.

VERLEUMDEN, Neigung zum: Am-c., anac., ars., bell., bor., hyos., ip., lyc., nit-ac., *nux-v.*, petr., sep., stram., verat.

VERSCHWENDET Geld: Verat.

VERSCHWIEGEN, verschlossen, geheimnistuerisch: Dig., *ign.*

VERSPIELT: Aloe, cimic., cocc., elaps, lach., meny., naja, ox-ac., seneg., tarent.

abwechselnd mit Melancholie: Psor.

VERSTECKEN; Verlangen, sich zu: Ars., **Bell.**, camph., chlol., cupr., *hell.*, hyos., lach., *puls.*, *stram.*, tarent.

Furcht, aus: *Ars.*, *bell.*, cupr.

Kind glaubt, alle Besucher lachen es aus und versteckt sich hinter den Möbeln: *Bar-c.*

VERSTECKT Gegenstände: Bell.

VERSTÜMMELT seinen Körper: Ars.

VERTRAUENSVOLL: Hydrc., mur-ac., spig.

VERWECHSELT Dinge und Ideen: Calc., cann-s., hyos., nux-v., plat., *sulph.*

VERWEGENHEIT: Acon., agar., merc., op.

VERWEILEN und Beharren auf vergangenen, unangenehmen Dingen: Am-c., *ambr.*, arg-n., *benz-ac.*, *cham.*, *chin.*, *cocc.*, *con.*, cop., form., glon., hep., kreos., lyc., meny., mez., **Nat-m.**, nit-ac., *plat.*, rhus-t., *sep.*, *sulph.*

nachts: Caust., chin., graph., kali-c., lyc., *plat.*, *rhus-t.*, *sulph.*

Mitternacht, nach: **Rhus-t.**

erinnert sich an alten Kummer: Glon.

VERWIRRUNG, geistige: Absin., acet-ac., *acon.*, *act-sp.*, *aesc.*, *aeth.*, *agar.*, agn., ail., all-c., aloe, *alum.*, am-c., am-m., ambr., *anac.*, anac-oc., *ant-t.*, apis, *apoc.*, aran., arg-m., *arg-n.*, *arn.*, *ars.*, ars-i., asaf., *asar.*, aspar., *aur.*, aur-m., *bapt.*, *bar-c.*, *bar-m.*, **Bell.**, benz-ac., berb., *bism-o.*, *bor.*, *bov.*, brom., **Bry.**, *bufo*, calad., **Calc.**, *calc-p.*, calc-s., *camph.*, **Cann-i.**, *cann-s.*, *canth.*, *caps.*, carb-ac., *carb-an.*, carb-o., *carb-s.*, **Carb-v.**, carl., caust., cham., *chel.*, *chin.*, chin-a., chin-s., chlol., chlor., cic., cimx., cina, cinnb., clem., *coc-c.*, **Cocc.**, *coff.*, colch., *coloc.*, com., *con.*, cop., corn., *croc.*, *crot-c.*, *crot-h.*, crot-t., *cupr.*, cupr-ar., cur., cycl., dig., dios., *dros.*, *dulc.*, echi., ery-a., eug., eup-pur., euphr., eupi., *fago.*, *ferr.*, ferr-ar., ferr-p., fl-ac., *gels.*, gent-l., gins., **Glon.**, gran., *graph.*, grat., *hell.*, hep., hipp., hura, hydr., hydr-ac., *hyos.*, *hyper.*, ign., indg., iod., ip., jab., jatr., jug-c., kali-ar., kali-bi., kali-br., *kali-c.*, *kali-i.*, kali-n., kali-p., kali-s., kalm., *kreos.*, *lac-c.*, **Lach.**, lact., lac-ac., *laur.*, *lec.*, led., lil-t., lob., *lyc.*, *mag-c.*, mag-m., mag-s., *med.*, meli., **Merc.**, merc-c., *mez.*, morph., *mosch.*, murx., myric., naja, nat-ar., *nat-c.*, **Nat-m.**, nat-p., nat-s., nicc., nit-ac., **Nux-m.**, **Nux-v.**, olnd., **Onos.**, **Op.**, osm., par., **Petr.**, *ph-ac.*, phel., *phos.*, phys., plan., plat., *plb.*, *psor.*, ptel., *puls.*, ran-b., raph., rheum, rhod., **Rhus-t.**, ruta, *sabad.*, sabin., sal-ac., samb., sang., sars., *sec.*, *seneg.*, **Sep.**, **Sil.**, *spig.*, spong., squil., stann., *staph.*, *stram.*, **Stry.**, *sulph.*, syph., *tab.*, tarax., ter., teucr., ther., *thuj.*, trom., valer., *verat.*, verb., viol-o., vip., xan., *zinc.*

morgens: Acon., agar., aloe, alum., am-m., ambr., *anac.*, ant-t., arg-n., arn., ars., ars-i., arum-t., asaf., asar., aur., *bar-c.*, bell., bism-o., bov., *bry.*, bufo, *calc.*, *calc-s.*, canth., caps., *carb-an.*, carb-s., *carb-v.*, caust., cham., chel., *chin.*, chin-a., chin-s., cic., clem., cob., cocc., *colch.*, coloc., con., crot-h., euphr., ferr-ar., ferr-p., *graph.*,

VERWIRRUNG - morgens ...

hyos., hyper., ign., iod., jug-r., kali-ar., kali-c., kali-n., kali-p., kali-s., **Lach.**, lact., lyc., mag-c., mag-m., mag-s., merc., mill., mosch., murx., *nat-c.*, nat-m., nat-s., nicc., nux-j., nux-v., op., ox-ac., petr., ph-ac., phos., podo., ran-b., ran-s., *rhod.*, *rhus-t.*, ruta, samb., sars., seneg., sep., sil., squil., stann., staph., stry., sul-ac., **Sulph.**, sumb., *thuj.*, til., ust., verat., zinc.

Aufstehen, beim: Anac., arg-n., asar., aur., bell., bry., calc., *carb-v.*, cham., chel., cic., cina, clem., coc-c., corn., graph., ign., kali-c., lact., mag-c., mag-m., mag-s., merc., merl., ph-ac., *phos.*, plb., raph., rhod., rhus-t., sabad., samb., sep., sil., sulph.

nach dem, amel.: Ant-t., mag-s., phos., rhus-t.

Erwachen, beim: Acon., aesc., agar., *anac.*, ant-t., arg-n., ars., *bar-c.*, *bry.*, calc., calc-p., calc-s., cann-s., carb-an., carb-s., *carb-v.*, chin-a., cimic., clem., coc-c., euphr., ferr., ferr-ar., hyper., ign., **Lach.**, *lyc.*, mag-s., merc., merc-i-f., *naja*, nat-m., *phos.*, puls., rhod., ruta, *sil.*, sulph., thuj., til., zinc.

nachmittags: Agar., alumn., asaf., bry., calc., carb-v., cham., chel., chin., clem., coloc., crot-t., ferr., graph., hell., hyos., kali-bi., kali-c., lac-ac., laur., nat-m., nux-v., op., petr., phel., sabin., sep., sulph., verat-v., zinc.

abends: Aloe, am-c., aran., ars., ars-i., bar-c., bell., bor., bov., calc., calc-s., cann-s., carb-an., *carb-v.*, cedr., cham., chin-s., coc-c., coloc., corn., cycl., dig., dros., dulc., euphr., ferr., ferr-ar., ferr-i., ferr-p., graph., hipp., iod., ip., kali-ar., kali-c., kali-n., kali-p., kali-s., kalm., *lyc.*, mag-s., mez., murx., nat-ar., nat-c., nat-m., nat-p., *nux-m.*, nux-v., ph-ac., phos., ptel., puls., rhus-t., ruta, sars., sep., sil., spig., stann., sul-ac., sulph., thuj., valer., zinc.

nachts: Anac., arg-n., calc., cedr., corn., crot-t., fl-ac., mur-ac., phos., psor., ptel., raph., ruta, sec., sep., *sulph.*, til.

Erwachen, beim: *Chel.*, *glon.*, merc-i-f., mez., phos., plat., psor., sil.

Hinlegen, beim: Brom., lil-t., rhus-r.

alkoholische Getränke, durch: *Alum.*, bell., bov., con., cor-r., **Nux-v.**, *petr.*, stront.

angesprochen wird, wenn er: *Sep.*

Ärger, nach: Nux-v.

VERWIRRUNG ...

aufrütteln, muss sich: **Carb-v.**, sulph.

Aufstehen, nach dem: *Alum.*, aur., bell., bov., bry., kali-c., laur., merc., nat-m., nat-s., phos., rhod.

Aufstoßen amel., nach: Bry., gent-c., sang.

berauscht, wie: *Acon.*, amyg., anan., asar., **Bapt.**, bell., bufo, *carb-o.*, **Carb-s.**, *carb-v.*, chin-s., *dig.*, *glon.*, graph., grat., ign., kali-n., laur., lyc., *nux-m.*, nux-v., ph-ac., phel., rhus-t., sabad., *sil.*, spong., tong.

Rausch, wie nach einem: Acon., agar., am-m., ang., arg-m., bell., *bry.*, camph., *carb-v.*, *chin.*, clem., cocc., coloc., cor-r., croc., **Dig.**, *glon.*, kali-c., lam., laur., mosch., nat-m., *nux-v.*, op., *ph-ac.*, psor., puls., rheum, sabin., squil., valer.

Bett, im: Ambr., calc., phos., rhod.

amel.: Nat-c.

Bewegung, durch: Acon., ambr., bell., bry., calc-p., cob., ign., indg., lob., mosch., nat-c., nux-v., phos., *puls.*, tab.

amel.: Arg-n., ferr., ferr-p.

Bier, durch: Bell., calc., chin., *coloc.*, con., cor-r., crot-t., ign.

Brot agg.: Crot-t.

Bücken, beim: Bov., calc., caust., coloc., corn., hell., nat-m., nit-ac., phos., spig., valer., vinc.

amel.: Verat.

Denken daran agg.: Hell., olnd.

Einhüllen des Kopfes amel.: Mag-m.

Erwachen, beim: Acon., *aesc.*, agar., ambr., anac., ant-t., arg-n., ars., bar-c., berb., bry., calad., calc., calc-p., caps., *carb-v.*, cham., chel., chin., clem., coc-c., cocc., con., euphr., glon., graph., grat., hep., hyper., ign., kali-br., *lach.*, *lyc.*, mag-s., merc., merc-i-f., mez., naja, nat-c., nat-p., nux-m., op., *ph-ac.*, **Phos.**, *plat.*, psor., *puls.*, rhod., rhus-t., ruta, *sep.*, *sil.*, squil., stann., staph., *stram.*, *sulph.*, til., *zinc.*

Essen, nach dem: Agar., ambr., apis, aran., arg-n., bell., bufo, *calc.*, *carb-v.*, caust., coc-c., **Cocc.**, coloc., croc., cycl., euphr., ferr., ferr-p., grat., hyos., lach., led., lob., *lyc.*, mag-m., meny., *merc.*, *mez.*, mill., nat-c., *nat-m.*, nat-p., nit-ac., *nux-v.*, olnd.,

VERWIRRUNG - Essen, nach dem ...

op., petr., *ph-ac.*, *phos.*, plan., **Puls.**, sabad., sabin., *sep.*, *sil.*, *sulph.*, tab., thuj., zinc.

amel.: Agar., apis, caust., fago., jug-r., lach., mez., phos.

Fahren und Reiten, beim: Bry., sil.

Freien, im: Agar., caust., colch., con., crot-t., hyos., nit-ac., nux-v., rhod., spig., sulph.

amel.: Acon., am-m., ant-t., ars., aur-m., bar-c., bell., bry., calc-s., clem., coc-c., croc., dulc., glon., hydr-ac., kali-s., mag-m., mag-s., mang., meny., merc., nat-c., par., phos., phyt., *psor.*, rat., sulph.

Froststadium im Fieber, während: Acon., aloe, *caps.*, *cham.*, cic., coff., con., dros., hell., hyos., kali-c., nat-c., nux-m., plb., rhus-t., ruta, stram., verat., viol-t.

Frühstück, vor dem: Calc., fl-ac.

nach: Calad., coc-c.

amel.: Bov., mag-c.

Gähnen amel.: *Bry.*

Gehen, beim: Agar., ang., arg-n., asar., bell., bor., *bry.*, calc., camph., carb-an., carb-v., cic., coc-c., coff., coloc., con., dros., ferr., *glon.*, grat., kali-c., *lach.*, nat-c., nat-m., nit-ac., *nux-m.*, *petr.*, rhus-t., *sabad.*, sep., spong., sulph., tarax., thea, thuj., viol-t.

amel.: Agar., ferr-p., sulph.

Freien, im: Acon., agar., carb-v., caust., coff., **Glon.**, kali-chl., lyc., nat-m., **Nux-m.**, **Petr.**, sep., spig., sulph., tub.

amel.: Bry., *carl.*, graph., **Lyc.**, merc-i-f., merc-i-r., nat-c., par., **Puls.**, rhod., sulph.

geistige Anstrengung, durch: Ang., ant-t., apis, aran., *aur.*, *calc.*, *calc-p.*, *calc-s.*, canth., *carb-v.*, *caust.*, cham., *cocc.*, euon., *gels.*, hep., iod., laur., *lyc.*, mag-c., mag-m., mez., **Nat-c.**, *nat-m.*, *nat-p.*, *nit-ac.*, *nux-m.*, *nux-v.*, olnd., ox-ac., petr., *ph-ac.*, *phos.*, *pic-ac.*, *puls.*, ran-b., *sep.*, *sil.*, *staph.*, *sulph.*, thuj.

amel.: Carb-v.

Gespräche agg.: *Sil.*

Hitzestadium im Fieber, während: Alum., arg-m., *bapt.*, bry., camph., cham., chin., coc-c., coloc., dros., *hyos.*, ign., ip., laur., nat-c., op., phos., puls., sep., thuj., valer., verat.

VERWIRRUNG ...

Hustenanfall, vor einem: Cina

Hutes agg.; das Aufsetzen eines: Calc-p., ferr-i.

Identität, in Bezug auf seine: **Alum.**, ant-c., bapt., cann-s., kali-br., lach., med., petr., phos., plb., pyrus., stram., sulph., thuj., valer.

Kaffee, nach: All-c., arg-n., calc-p., mill.

amel.: Coca, hipp.

kaltes Bad amel.: Calc-p., euphr., *phos.*

Koitus, nach dem: Bov., calc., caust., mez., *ph-ac.*, phos., rhod., sel., sep.

konzentrieren, beim Versuch sich zu: Asar., gels., mez., nat-m., nit-ac., olnd., ran-b., staph.

Kopfverletzung, nach einer: **Nat-s.**

Lachen agg.: Ther.

Lesen, beim: Agar., agn., *alum.*, ambr., ang., *apis*, *calc.*, cocc., ferr-i., lil-t., *lyc.*, nat-m., nux-m., *ph-ac.*

begreifen; beim Versuch, es zu: *Olnd.*

Liegen, beim: Brom., bry., *carb-v.*, cham., *grat.*, lil-t., mag-m., merc., rhus-r., sep.

Menses, vor: Cimic., *sep.*

während: Am-c., cimic., cocc., lyc., phos.

nach: Graph., nat-m.

Mittagessen, nach dem: Arg-n., carb-v., euphr., mag-m., nux-v., phos., plan., tab., thuj.

Nachtschwärmerei, nach einer: Gran., **Nux-v.**

Nasenbluten amel.: Carb-an., cham.

periodisch: Staph.

Pollutionen, durch: *Sel.*

Rauchen, nach: Alum., bell., ferr-i., gels., petr., thuj.

Rechnen, beim: Nat-m., *nux-v.*

Schlaf, nach: Ambr., anac., ars., bry., calc., carb-v., *con.*, graph., hep., lach., op., squil.

Mittagsschlaf, nach dem: Calc., carb-v., **Con.**, phos.

Schmerzanfällen, während: *Acon.*, apoc., *cham.*, *coff.*, verat.

Schreiben, beim: Arg-n., brom., croc., ferr-i., gent-l., laur., lil-t., nat-c., vinc.

VERWIRRUNG ...

Schwangerschaft, in der: *Nux-m.*

Schweiß, beim: *Chin.*, samb., *stram.*

Sitzen, im: Am-c., asaf., asar., bar-c., bell., calc., carb-an., caust., cic., colch., kali-c., mang., merc., nat-c., nat-m., nit-ac., op., phos., phyt., puls., *rhus-t.*, sabad., sars., sep., sil., spig., sul-ac., thuj., valer., verat.

Sonne, in der: *Nat-c.*, nux-v.

Sprechen, beim: *Nat-m.*, staph., *thuj.*

Stehen, beim: Bov., bry., cic., grat., lith-c., plb., staph., thuj., valer., verat.

Steigen agg.: Ptel., *sulph.*

Stuhlgang amel., nach: *Bor.*, mag-s., *nat-s.*

Traum, wie im: Arn., bell., *cann-i.*, cann-s., *carb-v.*, cham., chin., grat., guaj., ign., *lec.*, mez., *phos.*, rhus-t., sep., spig., squil., sulph., thuj., zinc.

Trinken, nach: Bell., bry., **Cocc.**, con., croc.

Unterbrechung, durch: Berb., *mez.*

Urinieren amel.: Ter.

verläuft sich in bekannten Straßen: **Glon.**, *merc.*, *nux-m.*, *petr.*, ran-b., thuj.

warmen Zimmer, im: Acon., bell., *iod.*, kali-s., **Lyc.**, merc-i-f., nat-m., ph-ac., phos., **Puls.**, *sulph.*

Waschen des Gesichts amel.: *Ars.*, calc-p., coca, cycl., euphr., ferr., *phos.*

Wein, nach: All-c., *alum.*, bov., coloc., con., kali-chl., mill., ox-ac., *zinc.*

Weinen amel.: *Sep.*

Willensanstrengung amel.: Glon.

VERZWEIFLUNG: *Acon.*, agar., agn., all-c., aloe, alum., am-c., *ambr.*, ant-t., *arg-n.*, arn., **Ars.**, *ars-i.*, aster., **Aur.**, bad., bell., bov., brom., bry., **Calc.**, calc-s., *cann-i.*, canth., carb-an., carb-s., carb-v., *caust.*, cham., chel., chin., chin-a., clem., *cocc.*, **Coff.**, colch., *con.*, *crot-t.*, cupr., cur., der., dig., eup-per., gamb., *graph.*, **Hell.**, helon., hep., hura, hydr-ac., hyos., **Ign.**, iod., kali-ar., kali-br., kali-n., *kali-p.*, *lach.*, *lil-t.*, lith-c., *lyc.*, *merc.*, *mez.*, morph., naja, *nat-ar.*, *nat-c.*, *nat-m.*, nat-s., *nit-ac.*, nux-v., orig., petr., plat., plb., podo., **Psor.**, *puls.*, *rhus-t.*, sec., sep., sil., stann., *stram.*, *sulph.*, sumb., ther., thuj., tub., valer., *verat.*, verb.

andere, um: *Aur.*

VERZWEIFLUNG ...

Froststadium im Fieber, während: *Acon.*, ant-t., **Ars.**, *aur.*, bell., bry., *calc.*, *cham.*, chin-a., cupr., graph., hep., **Ign.**, merc., nux-v., rhus-t., *sep.*, *verat.*

Genesung, in Bezug auf die: *Acon.*, **Ars.**, bapt., bar-c., *bry.*, **Calc.**, calc-s., cann-i., cham., chlol., *hell.*, hura, ign., kali-ar., kali-br., kali-c., kreos., nat-s., nux-v., *psor.*, *sep.*, sil., ther., zinc.

Rekonvaleszenz, während der: *Psor.*

gesellschaftliche Stellung, um die: **Verat.**

Gesundheit, um die: Calc., staph.

Hitzestadium im Fieber, während: *Acon.*, *ars.*, bell., calc-s., *carb-v.*, cham., chel., chin-a., con., graph., ign., puls., rhus-t., sep., *spong.*, stann., stram., sulph., verat.

Jucken der Haut, durch: **Psor.**

Kleinigkeiten, über: *Graph.*

Menses, vor: Verat.

periodisch: *Ars.*, *aur.*

religiöse (Seelenheil usw.): *Arg-n.*, **Ars.**, **Aur.**, *calc.*, *camph.*, *chel.*, hell., hura, ign., *kali-p.*, **Lach.**, **Lil-t.**, *lyc.*, med., *mez.*, nat-m., plat., plb., podo., *psor.*, *puls.*, *stram.*, *sulph.*, *thuj.*, **Verat.**

abwechselnd mit sexueller Erregung: *Lil-t.*

Menses, bei unterdrückter: **Verat.**

Schmerzen, bei den: Acon., *ars.*, **Aur.**, carb-v., *cham.*, *chin.*, chin-a., *coff.*, colch., hyper., lach., lil-t., mag-c., nux-v., *verat.*

Magen, im: Ant-c., *coff.*

Schweiß, beim: **Ars.**, calc., *carb-v.*, *cham.*, *graph.*, lyc., *sep.*, stann., verat.

VORSCHLÄGE annehmen, will keine: Helon.

VORSICHTIG: Caust., graph., ip., mag-arct.

ängstlich: Caust.

WÄHLERISCH: *Ars.*, *nux-v.*

WAHNIDEEN, Einbildungen, Halluzinationen, Illusionen: Absin., *acon.*, *aeth.*, agar., *ambr.*, anac., anan., ant-c., apis, arg-m., **Arg-n.**, *ars.*, ars-i., *aur.*, *aur-m.*, *bapt.*, bar-c., **Bell.**, bry., *calc.*, calc-s., *camph.*, **Cann-i.**, *cann-s.*, canth., carb-an., carb-v., caust., cench., chin., chin-a., cic., cimic., cina, **Cocc.**, *coff.*, colch., con., croc., crot-h., dulc., elaps, eup-pur., fl-ac., *glon.*, gran., *hell.*, hura, **Hyos.**, **Ign.**, iod., *kali-ar.*, kali-p., lac-c., **Lach.**, led., *lyc.*, *lyss.*, mag-m., med.,

WAHNIDEEN ...

merc., mur-ac., nat-p., *nit-ac.*, nux-v., *op.*, **Petr.**, **Ph-ac.**, *phos.*, *plat.*, plb., *psor.*, *puls.*, *rhus-t.*, **Sabad.**, samb., *sec.*, sep., *sil.*, spong., stann., *staph.*, **Stram.**, **Sulph.**, tarent., ther., thuj., *valer.*, verat., verb., viol-o., *zinc.*

nachts: Chin-a., *merc.*

Abdomen sei eingefallen, der Magen angefressen, der Hoden geschwollen; das: **Sabad.**

abgeschieden ist, dass sie von der Welt: *Anac.*

Abmagerung, von: Sulph., *thuj.*

abstoßende, fantastische Ideen: *Fl-ac.*

absurd, lächerlich: Cann-i.

Gestalten seien anwesend: Ambr., arg-m., camph., cann-i., caust., cic., op., tarent.

adlig, glaubt er sei: Phos.

Aktivität, mit: *Bell.*, *hyos.*, *stram.*

allein, sie sei immer: Puls., stram.

Friedhof, sei allein auf einem: Lepi., sep.

Welt, allein auf der: Camph., hura, *plat.*, *puls.*

Wildnis; allein in einer: Stram.

alte Männer, sieht: Laur.

Ameisen, das Bett scheint voller: Plb.

anders geworden; Gegenstände erscheinen: Staph.

Anfall zu bekommen und geht schneller; glaubt einen: *Arg-n.*

angegriffen, wird: Tarent.

angeklagt, glaubt sie sei: Laur., zinc.

angenehme: Atro., cann-i., op., stram.

morgens nach dem Schlaf: Bell.

ansieht, dass jeder sie: Meli., rhus-t.

Anstalt, ins Irrenhaus geschickt; sie werde in eine: Cench.

anwesend, jemand ist (vgl. Gestalten, Personen): Hyos., lyc., thuj.

arbeitet hart: Rhus-t., verat.

Arbeit werde ihm schaden: *Arg-n.*

gehindert, er würde an der Arbeit: *Chin.*

WAHNIDEEN ...

arm, glaubt er sei: Bell., calc-f., hep., mez., nux-v., *sep.*, stram., valer.

Arme sind an den Körper gebunden: Cimic.

drei, glaubt sie habe: Petr.

gehören ihr nicht: Agar.

reichen bis zu den Wolken, beim Einschlafen: Pic-ac.

Ärzte, dachte es kämen drei: Sep.

Äther, umgeben von undurchdringlichem: Cann-i.

Augen fallen heraus: Crot-c.

ausdehnen, die Vorübergehenden würden sich: Cann-i.

Bahre, liegt auf einer: Anac., cann-i.

Bäume erscheinen als Menschen in fantastischen Kostümen, nachmittags beim Reiten: Bell.

Bausteinen, Erscheinen von: Thuj.

Bediensteten entlassen, er müsse die: Fl-ac.

Bein sei eine Blechbüchse gefüllt mit Treppen-Schienen; das: Cann-i.

Beine:

drei, er habe: Petr.

gehören ihr nicht: Agar.

lang, sind zu: Cann-i.

unterhalten sich: Bapt.

beleidigt, er habe Leute: Ars.

beobachtet wird, dass sie: **Ars.**, *bar-c.*, *hyos.*, rhus-t.

Berggrat zu sein, glaubt auf einem: Cann-i.

berühren, alles zu: Bell.

beschäftigt mit einer Tätigkeit; er sei: Acon., ars., atro., bell., cann-i., cupr., hyos., lyss., plb., rhus-t., stram., verat.

Beruf, in seinem: Ars., atro., bell., plb., stram.

beschimpft worden, er sei: Bell., cham., ign., kali-br., lac-c., lyss., nux-v., *pall.*, puls., tarent.

besessen, er sei: Anac., bell., hyos.

besser als andere, glaubt er sei: Myric.

Bett:

bewegen, es würde sich: Lac-c.

WAHNIDEEN - Bett ...

abends, als ob jemand hinein will und kein Platz sei oder als hätte es jemand verkauft: Nux-v.

hochgehoben, würde: Canth.

jemand:

mit ihm im Bett wäre, als ob noch: Anac., apis, *bapt.*, carb-v., nux-v., op., petr., *puls.*, rhus-t., sec., stram., valer.

wirft sie auf und ab: Bell., canth.

zwei Personen mit ihr im Bett wären: Cycl.

über dem Bett: Calc.

unter dem Bett: Am-m., ars., bell., calc., canth., colch.

klopfen, und würde: Canth.

steht am Fußende und bedroht ihn, jemand: Chlol.

treibt ihn aus dem Bett: Rhus-t.

wegzuziehen; jemand würde versuchen, Bettdecken: Bell.

liegen, er würde beim Aufwachen um 4 Uhr nicht im Bett: Hyper.

nackter Mann sei mir ihr in die Betttücher gewickelt; ein: *Puls.*

sinken; das Bett würde: *Bell.*, bry., calc-p., chin-s., dulc., kali-c., *lach.*, rhus-t., sacc.

weggezogen, das Bett würde unter ihr: Stram.

bewegen, sieht Dinge außerhalb seines Gesichtskreises sich: Ph-ac.

Beweis, führt einen beredten: Cann-i.

Bewusstsein an, gehört einem anderen: Alum.

Bienen, sieht: Puls.

Bilder, Phantome (vgl. Gegenstände, Fantasiegebilde, Visionen): Acon., *ambr.*, *apis*, *arg-n.*, *ars.*, bar-c., **Bell.**, berb., brom., calc., calc-s., camph., canth., carb-an., *carb-v.*, caust., cham., chin., chin-a., cic., coca, *crot-h.*, cupr., dros., dulc., graph., hell., *hep.*, *hyos.*, ign., kali-ar., kali-br., kali-c., kali-p., **Lach.**, led., *lyc.*, *merc.*, nat-c., *nat-m.*, nat-p., nit-ac., nux-v., *op.*, ph-ac., *phos.*, plat., puls., rhus-t., *samb.*, sep., sil., spong., *stram.*, sulph., tab., *tarent.*, *thuj.*, verat., *zinc.*

WAHNIDEEN - Bilder ...

mittags: Lyc.

abends: Calc., lyc., nit-ac.

Bett, im: Nit-ac.

nachts: Acon., ambr., arg-n., arn., bell., berb., calc., *camph.*, canth., carb-an., carb-v., cham., chin., crot-h., cupr., cur., graph., ign., *kali-br.*, kali-c., led., lyc., *merc.*, nat-m., nit-ac., nux-v., op., phos., puls., *sep.*, sil., spong., tab., *thuj.*, valer., zinc.

Alleinsein, beim: Fl-ac., lach.

angenehme: Cann-i., cycl., *lach.*

aufsteigen, aus der Erde: Stram.

denkt dauernd daran: Arn., nux-m., sil.

Dunkeln, im: *Bell.*, *carb-v.*, hell., petr., puls., stram.

neben sich: Stram.

Schlaf, vor dem: Carb-an., merc., nit-ac., sep.

Einschlafen, beim: Chin.

im Schlaf: Lyc.

verhindern den Schlaf: Alum., arg-n., lyc., op., tab.

Schließen der Augen, beim: *Arg-n.*, bell., **Calc.**, *caust.*, graph., puls., samb., sep., sil., sulph., *tarent.*, *thuj.*

Bett, im: Cupr., samb., sulph.

schreckliche: *Ambr.*, anac., arg-n., arn., ars., atro., bar-c., *bell.*, **Calc.**, calc-s., camph., *carb-an.*, *carb-v.*, *caust.*, chin., chin-a., coca, con., croc., gels., graph., *hep.*, hyos., ign., kali-ar., *kali-br.*, kali-c., *kali-p.*, *lac-c.*, *lach.*, laur., lyc., mang., *merc.*, mur-ac., nat-c., nat-p., nit-ac., nux-v., *op.*, petr., ph-ac., *phos.*, puls., rhod., rhus-t., samb., sars., sec., sil., spong., *stram.*, sulph., tab., tarent.

nachts, beim Versuch zu schlafen: Calc-s.

schwarze: Arn., ars., *bell.*, caust., op., plat., puls., **Stram.**

überall, sieht sie: Merc., *sil.*

Wand, auf der: Lyc., samb.

wechseln dauernd: Carb-o.

Vergangenheit in die Gegenwart, aus der: Mur-ac.

blind, er sei: Mosch., verat.

WAHNIDEEN ....

Blut würde durch die Adern rauschen wie das Getöse von vielen Gewässern: Cann-i.

Blutung, nach: Chin-a.

Bruder fiel vor ihren Augen über Bord: Kali-br.

Brummen wie von einem Bär, hört: Mag-m.

Christus, er wäre: Cann-i.

Debatte, er befände sich in einer: Hyos.

delirös zu werden, nachts: Bry.

sei delirös, er: Cann-i.

Diebe, sieht: Alum., ars., aur., bell., cupr., kali-c., mag-c., mag-m., merc., nat-c., *nat-m.*, petr., phos., sil., verat., zinc.

nachts: *Ars.*

angeklagt sei, dass er wegen Diebstahls: Kali-br.

Haus, im: Ars., cann-i., *lach.*, merc., *nat-m.*, sil., sol-t-ae.

Bett sei es voll von Dieben, im Haus und unterm: *Ars.*

träumt von Räubern, ängstigt sich beim Erwachen und hält den Traum für wahr: Verat.

glaubt nicht das Gegenteil, bis nachgesucht wird: Nat-m.

doppelt, er sei (vgl. geteilt): Alum., *anac.*, *bapt.*, cann-i., glon., lach., lil-t., mosch., *nux-m.*, *petr.*, sec., *stram.*, thuj.

Glied sei doppelt, ein: Petr.

Empfindungen treten doppelt auf: Cann-i.

Drahtkäfig gefangen. er sei in einem: *Cimic.*

dreckig (s. schmutzig)

drei Personen, hält sich für: Nux-m.

drollig: Cann-i., *nux-m.*

dünn, er werde: Sulph.

Körper sei dünn, sein: Thuj.

durchgeschnitten, er sei: *Stram.*

zwei Teile, in: Plat.

durchsichtig, er sei: Cann-i.

Kopf und Nase seien: Bell.

Ecke kommen, sieht etwas aus der: *Phos.*

Ehe lösen, er muss seine: Fl-ac.

WAHNIDEEN ....

Ehefrau sei untreu: Hyos., stram.

fortlaufen; will von ihm: Staph.

Ehemann; er sei nicht ihr: *Anac.*

Einfluss, er stehe unter einem mächtigen: Cere-b., *lach.*

eingeschlossen in einen Drahtkäfig, er sei: *Cimic.*

eingesperrt werden, er solle: Arn., ars., bell., cupr., kali-br., meli., plb., *zinc.*

Einkäufe mit der Schwester, macht: Atro.

Eisenbahn wegfahren, er müsse mit der: Atro.

Empfindungen falsch dar, stellt seine: Bell.

eng, alles erscheint zu: Guaj., plat.

Epilepsie leiden, er würde an: Atro.

erlebt zu haben; glaubt, schon einmal alles: Kali-br.

ermorden, sie würde den Ehemann und die Kinder: Kali-br.

Familie mit einem Beil ermorden, ihre: Jab.

jemanden ermorden, er müsse: Ars.

ermordet, er würde: Am-m., *bell.*, *calc.*, *hyos.*, ign., kali-c., lact., lyc., mag-c., merc., *op.*, phos., *rhus-t.*, *stram.*, verat., zinc.

bestochen, um ihn zu ermorden; Personen wären: Cann-i.

getötet, gebraten und gegessen, er würde: Stram.

Mutter wäre ermordet worden, ihre: Nux-v.

sieht, wie jemand ermordet wird: Calc.

verschwören, um ihn zu ermorden; andere würden sich: Ars., plb.

erniedrigt und klein, während er groß ist; andere seien: Plat., staph.

erregt, wie: Coff.

erstochen; er habe jemanden, der auf der Straße an ihm vorbeiging: *Bell.*

erwürgt, er würde nachts beim Aufwachen: Cann-i.

eiskalten Händen erwürgt, er werde von: Canth.

Ewigkeit sei, dass er in der: Cann-i.

existiert; zweifelt, ob irgendetwas: Agn.

WAHNIDEEN - existiert ...

eigene Existenz, bezweifelt seine: Cann-i.

fallen, er würde: Stram.

vorn, nach: Elaps

Dinge würden fallen: Hyos., stram.

Wände: Arg-n., cann-i.

epileptischen Anfall nach innen fallen, die Zimmerwände würden vor einem: Carb-v.

Familie, sie gehöre nicht zu ihrer eigenen: Plat.

Fantasiegebilde, Illusionen (vgl. Bilder, Gegenstände, Visionen): *Acon.*, aeth., agar., *ambr.*, anac., ang., ant-c., ant-t., apis, arn., *ars.*, ars-i., *aur.*, bar-c., *bell.*, berb., bism-o., bry., bufo, calc., calc-p., camph., **Cann-i.**, cann-s., canth., carb-an., carb-v., caust., cham., chin., chin-a., chin-s., cic., *cina*, *cocc.*, coff., colch., coloc., con., croc., *crot-c.*, cupr., dig., dros., dulc., euphr., *fl-ac.*, graph., hell., hep., **Hyos.**, **Ign.**, indg., iod., kali-ar., *kali-br.*, kali-c., *kali-p.*, lac-c., **Lach.**, led., lyc., *lyss.*, *mag-m.*, mag-s., *merc.*, nat-c., *nit-ac.*, *nux-m.*, nux-v., *op.*, par., ph-ac., phos., *plat.*, plb., puls., rheum, rhod., *rhus-t.*, *sabad.*, samb., sec., sep., sil., spong., stann., *staph.*, **Stram.**, **Sulph.**, *tarent.*, thuj., valer., verat., verb., viol-o., visc., zinc.

Froststadium im Fieber, während: Kali-c., nit-ac., phos., sulph.

Hitzestadium im Fieber, während: Carb-v., hyos., mag-m., merc., phos., samb., stram.

Freien amel., im: *Plat.*

faulig, alles scheint: Cur.

fehlschlagen, versagen; alles würde: Act-sp., *arg-n.*, *aur.*, merc., nux-v., sil.

Feiglinge; Menschen, die ihn verlassen, seien: Cann-i.

Feind, jeder sei ein: *Merc.*, plat.

verfolgt von Feinden (s. verfolgt Feinden)

umgeben von Feinden: *Anac.*, carb-s., *crot-h.*, *merc.*

unterm Bett ist ein Feind: Am-m.

Feuer, sieht: Alum., am-m., anac., ant-t., ars., *bell.*, *calc.*, calc-p., clem., croc., daph., *hep.*, kali-n., kreos., laur., lyss., mag-m., nat-m., phos., plat., *puls.*, rhod., rhus-t., spig., spong., stann., stram., sulph., zinc.

WAHNIDEEN - Feuer, sieht ...

Flamme scheint durch den Körper zu gehen, eine: Phos.

Geräusch hält sie für Feueralarm und zittert, jedes: Bar-c.

Haus brennt: Bell., hep., stram.

Kopf sei von Feuer umgeben: Am-m.

Nachbarhaus brennt, erwacht morgens voller Schrecken: Hep.

Welt brennt: *Hep.*

Zimmer brennt: Stram.

Zuhause brennt, sein weit entferntes: Bell.

Finger seien abgeschnitten: Mosch.

Fingernägel erscheinen tellergroß bei Schläfrigkeit: Cann-i.

Fische, Fliegen etc.; sieht: Bell., *stram.*

Flasche Sodawasser, er sei eine: *Arg-n.*

fliegen, er würde: Asar., camph., *cann-i.*, lach., oena., op.

Abgrund, er fliege von einem Felsen in einen dunklen: Cann-i.

Frauen:

alten und verhutzelten Frauen, von: Calc-sil., cann-i.

böse und werden seiner Seele schaden, Frauen seien: Puls.

schamlosen, unzüchtigen Frauen; das Haus seiner Mutter sei erfüllt von: Kali-br.

Fremde scheinen im Zimmer zu sein: *Tarent.*, *thuj.*

Freunde scheinen Fremde: Bry., stram.

Kontrolle von Fremden, sei unter der: Aster., bry.

sehen über die Schulter: Brom.

sieht; er: Cann-i., mag-s., nux-v., stram., *thuj.*

Stricken, sieht Fremde beim: Mag-s.

Freund verlieren, sie werde bald einen: Hura

beleidigt, er habe seinen: Ars.

Unfall gehabt, sein Freund habe einen: Ars.

WAHNIDEEN ...

fürchterlich, entsetzlich; alles erscheint: *Plat.*

Galgen und fürchtet sich, sieht den: *Bell.*

Gans, er sei eine: Con.

sieht: Hyos.

wirft sich ins Wasser, weil er sich für eine Gans hält: Con.

geboren und ist starr vor Staunen über das Ungewohnte seiner Umgebung, fühlt sich von neuem: Cor-r.

Gefahr, Empfindung einer: Fl-ac., kali-br., *stram.*, valer.

Familie, von Seiten seiner: Kali-br.

Leben, für sein: Plb.

Gefährten seien halb Menschen, halb Pflanzen: Cann-i.

gefangengenommen, er würde: Bell.

gefoltert; glaubt, er wird: *Chin.*, lyss.

gefressen, wurde von Tieren: *Hyos.*

Gegenständen, von:

dick, manchmal dünn, im Halbschlaf beim Augenschließen; Gegenstände erscheinen manchmal: Camph.

Freien, im: Atro.

gekrümmt: Glon.

glänzende: Bell.

helle Gegenstände, Wahnideen durch: **Stram.**

verändert, erscheinen: Nat-m.

zu viele im Zimmer: Phys.

Geheimnis, alles um ihn erscheint ein schreckliches: Cann-i.

gehen:

kann nicht gehen, muss laufen oder hüpfen: Apis, hell.

glaubt, er kann nicht gehen: Ign.

jemand gehe neben ihm: Calc.

hinter ihm: Crot-c.

Knien, er gehe auf den: Bar-c., bar-m.

Gehirnerweichung, er habe: Abrot., arg-n.

WAHNIDEEN ...

Geist, er sei ein: Cann-i.

Geist und Körper seien getrennt: Anac., thuj.

geisteskrank, er würde: *Acon.*, calc., cann-i., *chel.*, **Cimic.**, lil-t., *manc.*, med., merc., nat-m., tanac.

Leute glaubten, er sei: **Calc.**

Geld, er zählt: Alum., bell., cycl., mag-c., zinc.

eingenäht in Kleider, sei: Kali-br.

spricht von: Calc., carb-s.

gelingt nichts, er macht alles falsch; es: Anac., *arg-n.*, nat-c.

Gelübde brechen; sie würde ihr: Ign.

Gemüse zu führen; glaubt, eine Existenz als: Cann-i.

verkaufen, grünes Gemüse zu: Cupr.

General sei, dass er ein: Cupr.

gepackt, wie: Canth.

Geräusche zu hören: Bell., calc., carb-v., cham., colch., con., hyos., mag-m.

Klappern über dem Bett beim Einschlafen: Calc.

Klopfen unter dem Bett: Calc., canth.

Wagen, hört den Lärm von: Cann-i.

Geschäfte machen, er würde: Bell., *bry.*, canth., cupr., *phos.*

gewöhnlichen Beschäftigung nach; er gehe seinen: Ars., atro., bell., plb., stram.

unfähig dazu sei, dass er: *Croc.*

geschehen, etwas Schreckliches werde: *Lyss.*

geschlagen, er würde: Elaps

geschwollen (vgl. vergrößert): *Cann-i.*, carb-s.

Gesichter, sieht: *Ambr.*, apis, arg-n., ars., aur., **Bell.**, *calc.*, calc-sil., cann-i., carb-an., carb-v., caust., cham., *cupr.*, *lac-c.*, laur., med., merc., *nux-v.*, **Op.**, phos., samb., stry., *sulph.*, *tarent.*

Bücken, beim: Nat-m.

Dunkeln, im: Chin., **Lac-c.**

größer, werden: Acon., aur.

WAHNIDEEN - Gesichter, sieht ...

hässliche: *Ambr.*, *bell.*, **Calc.**, calc-sil., cann-i., carb-an., caust., lac-c., merc., nux-v., **Op.**, stry., *tarent.*

scheinen angenehm: Cann-i.

lächerliche: Cann-i.

Schließen der Augen, beim: Aeth., *arg-n.*, ars., **Bell.**, *bry.*, **Calc.**, carb-v., caust., chin., euphr., *op.*, samb., sulph., *tarent.*

teuflische Gesichter, drängen sich um ihn: *Ambr.*, carb-an., caust., *tarent.*

verzerrte, beim Hinlegen am Tage: Ambr., arg-n., cupr., laur.

verlängerte: Stram.

vornehmen Leuten, von: Cann-i.

wohin er auch sieht, oder sehen aus den Ecken: Aur., med., *phos.*

Gespenster, Geister, Dämonen; sieht: Agar., alum., am-c., ambr., ant-t., ars., atro., aur., **Bell.**, bov., *camph.*, carb-v., cocc., *cupr.*, dulc., hell., hep., hura, *hyos.*, hyper., ign., kali-c., lach., lepi., lyc., merc., *nat-c.*, *nat-m.*, nit-ac., op., phys., plat., puls., sars., sep., sil., spig., *stram.*, *sulph.*, tarent., thuj., zinc.

Tag und Nacht: *Ars.*

morgens beim Erwachen, wird immer größer, bis es verschwindet: Dulc.

abends erscheinen, ein Gespenst würde: Brom.

Dämmerung, in der: Berb.

Erwachen, beim: Dulc., zinc.

Feuer, im: Bell.

Froststadium im Fieber, während: Nit-ac.

greift nach ihnen: Hyos.

Schließen der Augen, beim: Apis, arg-n., bell., *bry.*, *calc.*, chin., ign., *lach.*, led., nat-m., samb., sep., spong., stram., *sulph.*, *thuj.*

schwarze Gestalten im Traum: Arn., ars., puls.

schweben in der Luft: Aur.

Tod erscheint als ein riesiges, schwarzes Skelett: Crot-c.

verfolgt, wird von ihnen: Lepi., stram.

Gestalten, sieht (vgl. Personen): *Bell.*, *calc.*, carb-v., coca, cupr., hell., kali-c., kali-p.,

WAHNIDEEN - Gestalten, sieht ...

nat-c., nit-ac., nux-m., ph-ac., plb., santin., spong., tarent.

gigantische: Atro.

große, schwarze würden auf ihn springen: Mosch.

marschieren durch die Luft, abends im Halbschlaf: Nat-c.

wirft mit der Flasche nach: Chlol.

gesund, er sei: *Apis*, **Arn.**, ars., cinnb., hyos., kreos., merc., puls.

Gesundheit ruiniert, er habe seine: Chel.

geteilt in zwei Teile: *Bapt.*, cann-i., petr., puls., sil., stram., thuj.

zerschnitten in zwei Teile, oder: Plat.

kann nicht sagen, welchen Teil er beim Erwachen besitzt, und: Thuj.

Gewalttätigkeit, von: Kali-br.

Gewicht, er habe kein: Cann-i., op.

gezerrt, er würde aus dem tiefsten Abgrund nach oben: Thea

Giraffe, hält sich für eine: Cann-i.

Glas sei, dass sie aus: Thuj.

Globus, er sei ein: Cann-i.

Glocken läuten, hört: Cann-i., ph-ac., thea

Begräbnisglocken, seine: Ether

Türglocke: Thea

ungezählte, lieblich tönende: Cann-i.

glücklich sein, kann in seinem Haus nicht mehr: Ars.

Gott in Verbindung stehe, dass er mit: Stram., verat.

Rache, er sei das Objekt göttlicher: **Kali-br.**

göttlich, hält sich für: Cann-i., stram.

Grab, er sei in seinem: Lepi., stram.

groß:

er selbst erscheint zu groß: Pyrog., stram.

Eintritt ins Haus nach einem Spaziergang, beim: Plat.

Menschen erscheinen zu groß, bei einem Schwindelanfall (vgl. vergrößert): Caust.

Teile des Körpers erscheinen zu groß: Alum., *hyos.*, op., pic-ac., stram.

WAHNIDEEN - groß ...

Umgebung erscheint zu groß: Ferr.

groß gewachsen, er sei: Cop., stram.

Gehen gewachsen, er sei beim: Pall.

Gegenstände würden größer werden: Camph., dros., kreos., nit-ac., sulph.

Gurken auf dem Bett, sieht: *Bell.*

Hälfte gehört ihr nicht, die linke: Sil.

Halle, sieht eine riesige: Cann-i.

Hals sei zu groß, der äußere: Kali-c.

Hand:

ergreifen; mitternächtliche Vision, etwas würde ihre Hand: Canth.

Vision einer weißen, gespreizten Hand, die sich ihrem Gesicht in der Dunkelheit nähert: Benz.

streichelt; fühlte eine zarte Hand, die über ihren Kopf: Med.

hängen, sieht Menschen: Ars.

einen Meter vom Boden, beim Einschlafen: Hura

stehen; hat das Gefühl, zu hängen oder hoch zu: Phos.

Harlekin, er sei ein: Hyos.

Haus sei voller Menschen, das: Ars., cann-i., con., lach., lyc., merc., nat-m., nux-v., sil., stram.

beweglich, das Haus scheint: Cann-i.

Ort, beim Gehen auf der Straße, nach Kopfschmerz; das Haus steht nicht am richtigen: Glon.

umzingelt, das Haus sei: Stram.

zerquetschen, die Häuser auf beiden Seiten würden näher kommen und ihn: Arg-n.

Hause, obwohl er es nicht ist; meint, er wäre zu: Cann-i., hyos.

verändert, alles habe sich zu Hause: Arg-n.

weg von zu Hause, er sei: Acon., bell., **Bry.**, calc., cic., *coff.*, *hyos.*, lach., meli., *op.*, *rhus-t.*, valer., verat., vip.

Häuserecken stehen weit hervor, so dass er befürchtet, er werde beim Gehen auf der Straße dagegen laufen: *Arg-n.*

Henker, Visionen von einem: Stram.

WAHNIDEEN ...

Herz, drehen, würde sich: Aur.

groß, zu: Lach.

herzkrank und sterben; er werde: Lac-c.

Hilfe, ruft um: Plat.

Himmel, er sei im: Cann-i., op.

hinter ihm sei, dass jemand (s. Personen)

Hitze; er habe eine vom Epigastrium ausstrahlende, fürchterliche: Cann-i.

hochgehoben in die Luft: Nitro-o.

getragen zu einer Erhöhung: Oena.

Bett wird gehoben: Canth.

hochgestellte Persönlichkeit, er sei eine: Aeth., *agar.*, bell., *cann-i.*, cupr., lyss., phos., *plat.*, sulph., verat.

Hodensack sei geschwollen, sein: Sabad.

Hölle; er sei in der: Camph., cann-i., merc.

Höllenpforte bekennen, er müsse seine Sünden an der: Agar.

Höllenqualen, ohne sie erklären zu können; er erdulde: Merc.

Schatten der Hölle um Mitternacht, beim Erwachen; im: Cann-i.

Holz, er sei aus: Kali-n.

hören, er könne nicht: Mosch., verat.

Hühner, sieht: Stram.

Hunde, sieht: *Aeth.*, arn., **Bell.**, *calc.*, lyc., merc., puls., sil., *stram.*, sulph., verat., zinc.

angreifen, würden ihn: **Stram.**

beißen, sie würden ihm in die Brust: Stram.

schwarze: *Bell.*

umschwärmen, würden ihn: Bell., stram.

Hut sei eine Hose, die er versucht anzuziehen: Stram.

hypnotisiert, sie sei durch ihren abwesenden Pfarrer: Meli.

Identität, irrt sich in ihrer: Alum., ant-c., bapt., cann-s., lac-c., lach., petr., phos., plb., pyrus., stram., thuj., valer.

hält sich für jemand anderes: Cann-s., gels., lach., phos., plb., valer.

Insekten, sieht (vgl. Bienen, Küchenschaben, Spinnen, Ungeziefer):

WAHNIDEEN - Insekten, sieht ...

Ars., Bell., caust., dig., hyos., *lac-c.*, merc., phos., plb., puls., *stram.*, tarent.

leuchtende: Bell.

Insel, er sei auf einer entfernten: Phos.

Jäger, er sei ein: Cann-i., verat.

Jod-Dämpfen, Einbildung von: Iod.

Jongleur, hält sich für einen: Bell.

Jungfrau Maria, hält sich für die: Cann-i.

Kaiser, er sei ein: Cann-i.

spricht von einem: Carb-s.

kämpfen, dass Leute: Op., stram.

Kaninchen, sieht: Stram.

Kathedrale zu sein; beim Hören von Chormusik glaubt sie, in einer: Cann-i.

Katzen, sieht: Absin., *aeth.*, arn., *bell.*, *calc.*, daph., hyos., puls., *stram.*

schwarze: Bell., puls.

Kehle, jemand mit eiskalten Händen packte ihn an der: Canth.

kindliche Phantasien, hat: Lyc.

Kind, er sei wieder ein: *Cic.*

gehöre ihr nicht, ihr Kind: Anac.

zusammen mit seinen Jugendgespielen, er sei: Ether

Kinder aus dem Haus treiben, er müsse die: Fl-ac.

Kinn sei zu lang, das: Glon.

Kirchhof, besucht einen: Anac., arn., *bell.*, stram.

tanzen im Kirchhof; er würde: Stram.

Klängen, lauscht eingebildeten: Hyos.

Kleider wunderschön, findet ihre: Aeth., *sulph.*

Lumpen gehüllt, sei in: *Cann-i.*

wegfliegen und Wandelsterne werden beim Ausziehen, die Kleider würden: Cann-i.

klein, Gegenstände erscheinen (vgl. verkleinert): Aur., *plat.*, stram.

Gegenstände werden kleiner: Camph., carb-v., nit-ac.

Körper sei kleiner, der: Acon., agar., calc., carb-v., sabad., tarent.

epileptischen Anfall, vor einem: Carb-v.

WAHNIDEEN ...

Klopfen unter dem Bett (s. Geräusch)

Kloster gehen; glaubt, sie müsse ins: Lac-d.

Knien, geht auf den: *Bar-c.*

Königin, hält sich für eine: Cann-i.

Körper:

bedeckt die ganze Erde: Cann-i.

das ganze Bett: Pyrog.

braun gefleckt, als ob: Bell.

dreiteiligen, habe einen: Ars., petr.

dünn, sei: Thuj.

Faser ihrer rechten Seite, spürt jede: Sep.

geschrumpft wie bei Toten, der Körper sei: *Sabad.*

geteilt, sei: Cann-i., *petr.*, sil.

klebt an einen wollenen Sack, nachts, im Halbschlaf: Coc-c.

lebendig auf der einen Seite, begraben auf der anderen; der Körper sei: Stram.

leichter als Luft, der Körper sei (vgl. Fliegen, Luft - in der, schweben - Luft): Lach., *op.*, thuj.

schwarz, er sei: Sulph.

Süßigkeiten, der Körper bestehe aus: Merc.

vergrößert, sei: *Cann-i.*, *plat.*, staph.

verstreut über das Bett, wirft sich umher, die Stücke zusammenzusuchen: *Bapt.*, petr., *phos.*

verwesen, werde: *Ars.*, bell.

zart: Thuj.

zerbrechlich: *Thuj.*

zusammensinken zwischen den Oberschenkeln; der Körper werde: Bell.

Zustand seines Körpers; falsche Ideen in Bezug auf den: **Sabad.**

Kopf sei durchsichtig und braun gefleckt: Bell.

abheben, er könne ihn: Ther.

Freundes aus einer Flasche ragen, sieht den Kopf eines: Bell.

gehöre einem anderen: Ther.

groß, scheint zu: Acon.

WAHNIDEEN - Kopf ...

große Köpfe schneiden Grimassen, abends beim Schließen der Augen: Euphr.

kalter Wind würde auf den Kopf blasen, ein: Petr.

Krankheit werde ausbrechen am Kopf, eine: Stram.

Pendel; der Kopf sei ein umgedrehtes, schwingendes: Cann-i.

riesengroßer Kopf an der entfernten Zimmerwand: Cann-i.

schüttelt den: Bell., cham.

schwer, sein eigener Kopf scheint zu: Bry.

verstorbenen Bekannten, ohne Körper, nachts; von: Nux-v.

zwei Köpfe, er habe: Nux-m.

krank zu sein: Arg-n., *ars.*, bar-c., bell., *calc.*, graph., *iod.*, *kali-c.*, *lyc.*, murx., nat-c., nat-m., nit-ac., petr., phos., podo., psor., *sabad.*, *sep.*, stram.

Familienmitglieder seien krank: Hep.

geliebter Freund sei sterbenskrank, ein: Bar-c.

würde krank werden, er: Nat-p., podo.

zwei kranke Leute seien im Bett gewesen, einer wurde gesund, der andere nicht: Sec.

Krankheit, er habe jede: *Aur-m.*, stram.

taubstumm und habe Krebs; er sei: Verat.

unerkannte Krankheit, er habe eine: Raph.

unheilbare Krankheit; er habe eine: *Arg-n.*, cact., chel., plb., *sabad.*

Kränkungen und Beleidigungen, von: Cham., chin., dros.

Kräuter, sammelt: Bell., cupr.

kratzen, jemand würde über Leinen oder ähnlichen Stoff: Asar.

Krebs, er habe: Verat.

Krebsen, von: Hyos.

kritisiert, er werde: *Bar-c.*, laur., plb., rhus-r.

Kropf zu haben, einen: Indg.

hinwegsehen beim Sitzen, kann nicht über ihn: Zinc.

WAHNIDEEN ...

Küchenschaben wimmelten im Zimmer: Bell.

Kugel sitzen, er würde auf einer: Cann-i.

Kummer; jeder, den er trifft, habe einen geheimen: Cann-i.

lachen und spotten, man würde über ihn: *Bar-c.*

lächerlich: Cann-i., *nux-m.*

länger, Gegenstände erscheinen: Berb., camph., dros., kreos., nit-ac., sulph.

Umstehenden scheinen länger, so dass sie auf sie herabsehen; die: *Lac-c.*

Bein ist zu lang, ein: Cann-i.

Leben sei in Gefahr, sein: Kali-br.

leben, er würde nicht in normalen Verhältnissen: Cic.

Lebens, alle vergangenen Begebenheiten drehen sich rasch auf Rädern als Symbole des: Cann-i.

lebhaft: Bell., *calc.*, cham., hyos., lach., lyc., op., plb., puls., spong., *stram.*

leblose Gegenstände seien Personen: Bell., calc., nat-p., stram.

Leichen (s. tote Personen)

Licht im Zimmer, beim Einschlafen; es sei zu viel: Ambr.

liegen, jemand würde neben ihm: Petr.

quer: Stram.

liest ihr nach, weshalb sie immer schneller liest; jemand: Mag-m.

Loch erscheint wie ein fürchterlicher Abgrund, ein kleines: Agar.

Lokomotive, er sei eine: Cann-i.

Luft zu schweben, wie ein Geist in der (vgl. Fliegen, schweben - Luft - Geist): Asar.

Lüge; alles was er sagt, sei eine: Lac-c.

Lumpen seien schön wie Seide, alte: **Sulph.**

Magen würde angefressen, sein: Ign., sabad.

Magier, er sei ein: Bell.

Mandarin, hielt seinen Freund für einen: Cann-i.

Mann sei im Zimmer, der ihm den Hals mit einem Bohrer durchbohren will; ein: Merc-i-f.

WAHNIDEEN - Mann ...

alte Männer mit langen Bärten und verzerrten Gesichtern, sieht: Laur.

aufgehängt hat; sieht einen Mann, der sich: Ars.

derselbe Mann geht vor ihm her, der hinter ihm geht: Euph.

macht genau dasselbe, was er macht; ein Mann: Ars.

Männer seien nachts auf dem Bett: Merc.

nackter Mann im Bett: *Puls.*

verhüllter Mann kommt aus der Mauer, beim Gehen auf der Straße: Cann-i.

Marmorstatue, er sei eine: Cann-i.

Maschine bedienen, er würde eine: Plb.

Masken, sieht: Bell., kali-a., *op.*

Mauern, er sei umgeben von hohen: Cann-i.

Mäuse, sieht: Bell., *calc.*, *cimic.*, colch., lac-c., mag-s., op.

melancholisch: Alum.

halbwachen Zustand nachts, im: Nux-v.

Menschen (s. Personen)

minderwertig, beim Eintritt ins Haus nach einem Spaziergang erscheinen die Menschen geistig und körperlich: Plat.

Möbel seien Personen, in der Nacht beim Erwachen: Nat-p.

Mörder, jeder um ihn herum sei ein: *Plb.*

Mund kriechen, nachts würden lebende Wesen in den: Merc.

Musik zu hören, glaubt: **Cann-i.**, croc., *lach.*, lyc., plb., puls., sal-ac., *stram.*, thuj.

entzückende: Lach., plb., puls.

abends hört er die Musik, die er am Tage gehört hat: Lyc.

süßeste und erhabenste Melodie: Cann-i., *lach.*

überirdische: Ether

nachgestellt, ihm würde (vgl. verfolgt): **Chin.**, cycl., **Dros.**, hyos., kali-br., stram.

Nachmittag, es sei immer: Lach., stann.

nackt, er sei: Stram.

Nadeln, sieht: Merc., *sil.*

näht, sie: Atro.

Nase, er habe eine durchsichtige: Bell.

WAHNIDEEN - Nase ...

anderen, er habe die Nase eines: Lac-c.

fasst Personen an die Nase: Merc.

neu, alles sei: *Hell.*, stram.

nicht vorhandene Dinge, über: Tarent.

Not geraten, er werde in (vgl. arm): Calc-f., sulph.

sei in Not geraten: Cann-i.

obszön: Stram.

Handlungen, die sie nicht begangen hat; bezichtigt sich: *Phos.*

Ofen für einen Baum, hält den: Hyos.

Offizier, er sei ein: Agar., bell., cann-i., *cupr.*

Orten, sei an verschiedenen: Cann-i., *lyc.*, plb., raph.

falschen Ort, er sei am: Hyos.

fremden und einsamen Ort, findet sich nachts beim Erwachen an einem: Par.

kann nicht an bestimmten Orten vorbeigehen; er: *Arg-n.*, kali-br.

zwei Orten gleichzeitig, er sei an: *Cench.*, *lyc.*, *sil.*

Paradies, er sah das: Coff.

Personen, sieht (vgl. anwesend, Gestalten): *Ars.*, atro., *bell.*, *bry.*, chin., con., *hyos.*, kali-c., lyc., lyss., mag-s., med., nat-m., op., plb., *puls.*, rheum, sep., *stram.*, sulph., thuj., valer., verat.

andere Person, sie sei eine: Cann-s., *lach.*, phos., plb., valer.

Gegenstand sei eine Person, die da sitzt; ein über den Stuhl hängender: Calc.

hinter ihm, jemand sei: Anac., brom., calc., casc., cench., crot-c., lach., med., ruta, sil., staph.

Gehen im Dunkeln, beim: Ferr., sanic.

kommen nachts ins Haus: Con.

neben ihm, seien: Anac., apis, *ars.*, bell., calc., camph., carb-v., cench., nux-v., petr., thuj., valer.

machen dasselbe wie er: *Ars.*

Schließen der Augen, beim: Ars., *bell.*, bry., **Chin.**, nat-m.

sehen ihn an: Rhus-t.

WAHNIDEEN - Personen ...

unterhält sich mit Abwesenden: Agar., aur., bell., crot-c., dig., hyos., lach., op., *stram.*, thuj.

Zimmer, eine andere Person sei im: Cann-i.

zwei Personen, er sei (s. doppelt)

Pfauen, jagt: Hyos.

Pferde, sieht: Bell., mag-m., zinc.

reitet: Cann-i.

Pilz aufschlitzen; er müsse auf die Knie fallen, seine Sünden bekennen und sich den Bauch mit einem: Agar.

Polizisten ins Haus kommen, sieht einen: Hyos., kali-br.

Arzt sei ein Polizist; der: Bell.

Prinz, er sei ein: Verat.

Puppen, Menschen scheinen wie: Plb.

Rache, göttliche (s. Gott – Rache)

Rang, er sei eine Persönlichkeit von: Cupr., phos., verat.

Ratten, sieht: *Aeth.*, *ars.*, bell., calc., cimic., med., stram.

Farben, in allen: Absin.

laufen im Zimmer umher: *Aeth.*, *ail.*, ars., cimic., med.

Raum:

Ausdehnung des Raumes: Cann-i.

getragen, er würde beim Liegen in den Weltraum: Coca, *lach.*

leerer Raum zwischen Gehirn und Schädel, es sei ein: Caust.

Regen gewesen, weil er ein nasses Tuch auf dem Kopf hat; er sei draußen im: Atro.

Reichtum, von: Agn., alco., bell., calc., cann-i., kali-br., *pyrog.*, *sulph.*, verat.

Reise, er befände sich auf einer: Bell., brom., cann-i., crot-h., hyos., lach., mag-m., nat-c., op., sang., sil.

Reisen, von: Cann-i.

Welten, durch: Ether

reitet auf einem Ochsen: Bell.

Pferd: Cann-i.

richtig machen, er würde nichts: Anac., arg-n., *aur.*, nat-c.

Riesen, sieht: Bell.

WAHNIDEEN ...

ruft jemanden: Anac., ant-c., cann-i., dros., kali-c., *plb.*, thuj.

abwesenden Personen, nach: Hyos.

Erwachen, jemand ruft beim: Ant-c., ars., rhus-t., sep.

Rußwolke sei auf ihn herabgefallen, eine: Cann-i.

Säge, die auf und ab läuft; hält sich für eine riesengroße Säge: Cann-i.

Säuglinge, im Bett seien zwei: Petr.

Schafe, sieht: *Cimic.*

Schande, sie sei in: Plat., sarr., sulph.

schätzt, dass man sie nicht richtig: *Pall.*, plat.

schießen versucht, mit einem Stock zu: Merc.

Schiff, sie seien bei Sturm auf einem: Alco.

Schildkröten, sieht im Zimmer große: Bell.

schläft, obwohl er wach war; besteht darauf, dass er: Acon.

Schlaganfall, fürchtet sich vor einem: Arg-m.

Schlange würde sich um seinen Hals legen, eine scharlachrote: Bell.

Schlangen seien in und um ihr: Arg-n., bell., calc., *hyos.*, *lac-c.*, lach., op.

schlecht aus, wenn sie in den Spiegel sieht; sie sehe: Nat-m.

Schlösser und Paläste, sieht: Plb.

schmelzen, amel. im Liegen, agg. durch Lagewechsel; zu: Sumb.

Schmetterlingen, von: Bell., cann-i.

Schmutz, isst: Verat.

schmutzig, er sei: *Lac-c.*, lycps., rhus-t.

alles sei: Cur.

schön: Bell., *cann-i.*, coca, *lach.*, *sulph.*

Landschaft: *Coff.*, *lach.*

Lumpen erscheinen, selbst: *Sulph.*

Urinieren, alles erscheint schöner nach dem: Eug.

schöpferische Gaben, hat: Cann-i.

schreien, laut zu: Cann-i.

Schritte, hört: Canth., carb-v., crot-c., nat-p.

hinter sich: Crot-c.

Nebenzimmer, im: Nat-p.

WAHNIDEEN ...

Schulter blicken, Leute würden ihm über die: Brom.

schwanger, sie sei: Ing., *sabad.*, thuj., *verat.*

schwarze Gegenstände und Menschen, sieht: Stram.

schweben:

Bett, schwebt im: Bell., stram.

liegt nicht im: *Lach.*, stict.

Luft, in der (vgl. Fliegen, Körper - leichter): Asar., Cann-i., canth., hura, kali-br., *lach.*, *nux-m.*, phos.

abends: Bell.

Gehen, beim: Asar.

Schweine, Menschen seien: Hyos.

schwer, er sei: Nat-c., thuj.

Schwert würde über seinem Kopf hängen, ein: Am-m.

schwimmen, er würde: Cann-i., rhus-t.

seekrank, er sei: Der.

Seele und Körper seien getrennt; der Körper wäre zu klein für die Seele, oder: Anac., cann-i., thuj.

Sehen und Hören, in Bezug auf das: Eup-pur.

Seite begraben zu sein; auf der einen Seite lebendig, auf der andern: Stram.

linke Seite würde nicht ihr gehören: Sil.

seziert, er werde: Cann-i.

sieht für ihn, jemand anders: Alum.

singen, er würde: Cann-i.

Skelette, sieht: Crot-c., op.

Skorpione, sieht: Op.

Soldaten, sieht: Bar-c., *bell.*, bry., op.

Bett, auf seinem: Lact.

marschieren still vorbei: Cann-i.

stechen ihn nieder, amel. bei Abkühlung: Bry.

sonderbar, merkwürdig; alles sei: Bar-m., carb-an., cic., *graph.*, *nux-m.*, *plat.*, staph., stram.

Eindrücke: *Lyss.*

Land, wie in einem fremden Land: Bry., par., plat., verat.

Orte scheinen fremd: Cic., rhus-r.

WAHNIDEEN - sonderbar, merkwürdig; alles sei ...

Kopfschmerz, nach: Glon.

Stimme erscheint fremd, die eigene: *Cann-i.*

vertraute Dinge erscheinen fremd: Arg-n., atro., bar-m., bell., calc., *cann-i.*, carb-an., cic., croc., glon., *graph.*, hyos., lyss., mag-m., med., mosch., op., *plat.*, rhus-t., staph., stram., valer., verat.

komisch: Cann-i., hyos., nux-m.

schrecklich: Plat.

Sorgen, grübelt über eingebildete: Naja

Spielzeug, spielt mit: Atro.

Gegenstand erscheint so anziehend wie ein: Cic.

Spinnen, sieht: *Lac-c.*

spinnt, sie: Hyos., stram.

sprechen, sie würde: Raph.

Geistern, mit: Stram.

Personen, als seien sie in der Nähe, um Mitternacht; mit: Sep.

Toten, wie mit: Bell., *calc-sil.*, canth., hell., *hyos.*, nat-m., stram.

springen vor ihr vom Boden auf, alle möglichen Dinge: Brom.

Stecknadeln, von (vgl. Nadeln): *Sil.*, spig.

sterben, er müsse (vgl. stirbt): **Acon.**, *arg-n.*, bar-c., cann-i., *chel.*, *croc.*, cupr., kali-c., lac-d., *nit-ac.*, nux-v., petr., podo., rhus-t., stram., *thuj.*

Anfall zu bekommen oder zu sterben, wodurch er immer schneller geht; beim Gehen denkt er, einen: *Arg-n.*

seziert werden, werde sterben und gleich: Cann-i.

Zeit sei gekommen zum Sterben: Ars., bell., lach., sabad., thuj.

Sterne in seinem Teller, sieht: Cann-i.

stillen, sie würde ihr Kind: Atro.

Stimme klingt fremd und hallt wie Donner; seine eigene: Cann-i.

Stimmen, hört: Abrot., agar., anac., aster., bell., benz-ac., cann-i., carb-s., cench., *cham.*, chlol., coca, *coff.*, *crot-c.*, crot-h., *elaps*, hyos., *kali-br.*, lac-c., lach., lyc., manc., med., nat-m., petr., *phos.*, plb., sol-n., stram.

WAHNIDEEN - Stimmen, hört ...

nachts: Cham.

Bauch seien Stimmen, in seinem: Thuj.

Bett, hören auf, sobald er scharf hinhört; im: Abrot.

entfernte Stimmen: Bell., cham., nat-m., stram.

folgen, er müsse ihnen: Crot-c.

rufen seinen Namen: Anac.

Toten, von: *Bell.*, nat-m., stram.

verworren, undeutlich; agg. beim Schlucken oder Gehen im Freien: Benz-ac., petr., phos.

stirbt, er (vgl. sterben): Cann-i., nux-v., rhus-t., stram.

Stöhnen, hört: *Crot-c.*

stolz: Plat., stram., verat.

Stuhl würde sich heben, der: Phos.

Stühle reparieren, er würde alte: Cupr.

stumm, er sei: Verat.

tanzende Satyr und nickende Mandarin: Cann-i.

taubstumm: Verat.

Teufel, sieht: Ambr., *anac.*, ars., *bell.*, cann-i., cupr., dulc., *hell.*, hyos., kali-c., lach., nat-c., op., *plat.*, *puls.*, stram., sulph., *zinc.*

alle Menschen seien Teufel: **Plat.**

anwesend, sei: Anac., cann-i., op., phos., **Plat.**

besessen vom Teufel, er sei: Hyos.

jeder sei: Meli.

er sei ein Teufel: Anac., camph., cann-i., kali-br., stram.

geholt, er werde vom Teufel: Manc.

Tieren, von: Absin., aeth., *ars.*, aur., *bell.*, *calc.*, cham., *cimic.*, cina, colch., con., *crot-h.*, *hyos.*, lac-c., lyss., med., **Op.**, puls., santin., sec., *stram.*, sulph., tarent., thuj., valer.

Abdomen, seien im: *Thuj.*

Bett, auf dem: Colch., plb., stram., valer.

tanzen auf dem: Con.

dunkel gefärbt: Bell.

Feuer, im: Bell.

WAHNIDEEN - Tieren, von ...

gehen an ihr vorbei: Thuj.

groteske: Absin.

Käfer, Würmer etc.: Ars., bell., *stram.*

kriechende: Lac-c.

in ihr umher: Stram.

Menschen seien Tiere: Hyos., stram.

Ratten, Mäuse, Insekten usw.: *Aeth.*, bell., *cimic.*, *med.*, stram.

unsaubere: Bell.

schreckliche: *Bell.*, *op.*, *stram.*, tarent.

schwarze Tier auf Möbeln und an den Wänden, sieht: Bell.

springen aus dem Boden: Stram.

springen sie an: Merc.

Tasse, bewegen sich in einer: Hyos.

Tintenfass, er sei ein: Cann-i.

sieht eines auf dem Bett: Lact.

tot, alles sei: Mez.

er selbst sei tot: Anac., apis, camph., cann-i., *lach.*, phos., stram.

Freunde seien tot und sie müsse in ein Kloster gehen, all ihre: *Lac-d.*

Kind sei tot, ihr: Kali-br.

Mutter sei tot, seine: Lach.

tote Personen, sieht: Agar., alum., am-c., *anac.*, arg-n., arn., *ars.*, ars-i., bar-c., bell., brom., bry., calc., canth., caust., cocc., con., fl-ac., graph., *hep.*, hura, *hyos.*, iod., kali-ar., *kali-br.*, *kali-c.*, kali-p., *lach.*, laur., *mag-c.*, mag-m., nat-c., nat-m., nat-p., nit-ac., nux-v., op., *ph-ac.*, *phos.*, *plat.*, plb., ran-s., sars., sil., stry., sul-ac., sulph., thuj., verb., zinc.

morgens beim Erwachen, geängstigt durch Bilder von Toten: Hep.

Mitternacht, beim Erwachen: Cann-i.

Leiche auf einer Bahre: Anac., cann-i.

abwesendem Bekannten auf dem Sofa, wovor sie sich fürchtet; von einem: *Ars.*

Bruders und des Kindes, Leiche des: Con., plb.

Ehemannes, Leiche des: Plb.

große gelbe Leiche würde versuchen, zu ihm ins Bett zu

WAHNIDEEN - tote Personen; sieht ...

kommen und würde sogleich hinausgeworfen; eine: Bell.

Schwester, Leiche der: Agar.

verstümmelte Leiche: Ant-c., arn., con., mag-m., merc., nux-v., sep.

träumen; glaubt, im wachen Zustand zu: **Bell.**

trinken, er würde: Bell.

treibt Schafe: Acon.

Pfauen: Hyos.

Tür herein, jemand käme nachts zur: Con.

Typhus bekommen, er werde: Nat-p.

Überlegenheit: *Plat.*

übermenschlich, er sei: Cann-i.

Kontrolle, er sei unter übermenschlicher: Agar., anac., *lach.*, *naja*, *thuj.*

Uhr schlagen, hört die: Ph-ac.

umgeben von Freunden, er sei: Bell., cann-i.

Umgebung sei weit ausgedehnt: Ferr.

Umherstreifen in den Feldern: Rhus-t.

unangenehm: Bell.

getrennt von umgebenden Gegenständen: Bell.

unfähig zur Arbeit, sie sei: Cit-v.

Ungeheuern, Visionen von (vgl. Visionen; Gespenster)

Ungeziefer herumkriechen, sieht: Alum., am-c., *ars.*, bov., kali-c., mur-ac., *nux-v.*, phos., ran-s., sil.

Bett sei mit Ungeziefer bedeckt, sein: Ars.

Unglück, untröstlich über eingebildetes: *Verat.*

unglücklich, er sei: Bry., *chin.*, cub., hura, ip., lyc., sep., verat.

Unrecht begangen, er habe: *Ars.*, *aur.*, cycl., dig., *hell.*, *ign.*, lyc., merc., nat-ar., puls., thuj.

erlitten, er habe Unrecht: **Hyos.**, lach., *lyss.*, naja

Unterlippe sei geschwollen, seine: Glon.

unwirklich, alles erscheint: Ail., *alum.*, cann-i., cann-s., lac-c., lil-t., *med.*, staph.

WAHNIDEEN ...

Vagina kriechen, lebende Wesen würden nachts in die: Merc.

verachtet, er werde: **Arg-n.**, hura, lac-c.

verändert, alles sei (vgl. sonderbar – alles): Arg-n., bar-m., carb-an., *plat.*

Verbrechen, will ein V. verüben: Kali-br.

als hätte er eins verübt: Alum., anac., carb-v., cycl., kali-br., sabad.

Verbrecher, dass er ein V. sei: Cob., cycl., dig., hyos., *ign.*, *merc.*, op., phos., sarr., thuj.

und andere wissen es: Cob.

verfolgt, er würde (vgl. nachgestellt): Absin., anac., ars., bell., bry., *kali-br.*, plb., rhus-t., staph., stram.

Feinden, von: Absin., anac., ars., aur., *bell.*, *chin.*, cic., con., crot-h., cupr., dros., hell., *hyos.*, kali-br., *lach.*, lepi., lyc., meli., merc., nat-c., plb., *puls.*, rhus-t., sil., stram., stry., zinc.

Geistern, von: Lepi., plat., stram.

Mördern, Räubern, von: Alco.

Polizei, von der: Bell., *cupr.*, *hyos.*, *kali-br.*, meli., phos., plb., zinc.

schrecklichen Wesen, von einem: Anac.

Soldaten, von: Absin., bell., bry., plb.

Teufeln, von: Plb.

Verbrechern, von: Alum., am-c., *ars.*, bell., carb-v., caust., *chel.*, cina, *cocc.*, coff., dig., *ferr.*, graph., *hyos.*, merc., nat-c., nit-ac., nux-v., puls., ruta, sil., stront., sulph., verat.

vergangenen Ereignissen, von lange: Atro.

vergehen, alles werde: Lyc.

vergiftet worden, er sei: Cimic., *hyos.*, plat-m.

würde vergiftet werden, er: Kali-br., plb., *rhus-t.*

Medikamente sind vergiftet: Lach.

vergrößert (vgl. groß; groß gewachsen): Acon., alum., bell., berb., **Cann-i.**, coc-c., euph., glon., laur., nat-c., nux-v., *op.*, pic-ac., *plat.*, sabad., stram., zinc.

Augen sind: Bell., op.

ein Bein ist länger: Cann-i.

Entfernungen sind: Camph., **Cann-i.**, cann-s., glon., nux-m., stann.

Gegenstände sind: **Cann-i.**

WAHNIDEEN - vergrößert ...

groß, ist sehr: Op., pall., plat., stram.

Hoden ist geschwollen: Sabad.

Kinn: Glon.

Körperteile: Alum., hyos., op., pic-ac., stram.

Kopf ist: Acon., cann-i., kali-ar., zinc.

Personen sind: Cann-i., caust.

Wimpern: Cann-i.

verheiratet, er sei: Ign.

werde heiraten, er: Hyos.

verhext glaubt, er sei: Cann-i.

verhungern, seine Familie werde (vgl. arm): Ars., *sep.*, staph.

er müsse: Kali-chl.

verkauft, er werde: Hyos.

Bett verkauft, jemand habe sein: Nux-v.

verkleinert, alles sei: Cann-i., cinnam., grat., lac-c., sabad., sulph.

Abdomen sei eingefallen, das: Sabad.

alles im Zimmer sei verkleinert, während sie groß und erhaben ist: Plat.

dünn, er sei zu: Thuj.

geschrumpft, Körperteile seien: *Sabad.*

klein: Grat.

Körper sei verkleinert, der ganze: Agar.

kurz: Lac-c.

linke Körperseite sei kleiner: Cinnam.

verlassen, im Stich gelassen; er sei: **Arg-n.**, bar-c., camph., cann-i., carb-an., carb-v., chin., *cycl.*, hura, hyos., *kali-br.*, lil-t., lyss., nat-c., pall., *plat.*, puls., *stram.*

verlegt in ein anderes Zimmer, er werde: Coloc.

Welt, in eine andere: Cann-i.

verletzt, er werde gleich: Ars., cann-i., carb-s., con., lach., lyc., merc., nux-v., sil., stram., sulph.

Finger und Zehen seien abgeschnitten, seine: Mosch.

worden, er sei verletzt: Bry., cact., canth., elaps, kali-br., lach., lyss., phos., rhus-t., stram., sulph.

Umgebung, durch seine: *Hyos.*, *lach.*, naja

Verlobung muss aufgelöst werden: Fl-ac.

WAHNIDEEN ...

verloren, sie sei: *Aur.*, hura, plb.

Erwachen, beim: Aesc.

Vermögen verlieren, er werde sein: Psor., staph.

vernachlässigt, er habe seine Pflichten: **Aur.**, cycl., hyos., ign., *lyc.*, nat-ar., puls.

er würde vernachlässigt: *Arg-n.*, naja, **Pall.**

Vernichtung anheimfallen, würde der: Cann-i., carb-h.

Verschwörungen gegen ihn im Gange, es seien: Ars., lach., plb.

gegen ihren Vater, die Rechnungen des Hauswirts seien Verschwörungen: Kali-br.

verstoßen von den Verwandten, er sei: Arg-n., hura

verstümmelte Körper, sieht: Ant-c., arn., con., mag-m., merc., *nux-v.*, sep.

Vertrauen in ihn verloren, seine Freunde hätten ihr ganzes: Aur., hura

verunreinigen, was sie anfasst; sie würde alles: Ars.

Verwirrung, andere bemerkten ihre: *Calc.*

Visionen, hat (vgl. Bilder; Erscheinungen; Fantasiegebilde): Absin., alum., ambr., arg-n., *bell.*, calc., *calc-s.*, **Cann-i.**, canth., *carb-s.*, cench., cham., chlol., cic., cimic., con., *crot-c.*, graph., *hep.*, *hyos.*, *lach.*, lyc., *nat-m.*, nit-ac., nux-m., *op.*, plat., *puls.*, rhod., rhus-t., sep., *sil.*, spong., *stram.*, *sulph.*, valer.

tagsüber: Bell., lac-c., lyc., nat-m., stram.

abends: Brom., carb-an., carb-v., chin., cupr., ign., phos., puls.

nachts: Canth., cham., spong.

eingebildeter Macht, von: Cann-i.

Erhabenheit, von großartiger: Carb-s., coff.

Farbwolken: Lach.

fantastisch: Ars., hyos., lach., nit-ac., op.

Feuer (vgl. Feuer)

Schließen der Augen, beim: Apis, *arg-n.*, ars., *bell.*, *bry.*, **Calc.**, camph., caust., *chin.*, cocc., cupr., graph., hell., *ign.*, *lach.*, led., lyc., nat-m., plb., *puls.*,

WAHNIDEEN - Schließen der Augen; beim ...

samb., sec., sep., spong., stram., *sulph.*, tarent., thuj.

schön: Bell., *cann-i.*, coca, lac-c., lach., olnd., **Op.**

schrecklich: Absin., **Bell.**, *calc.*, camph., carb-an., carb-v., *caust.*, *kali-br.*, lac-c., lyc., merc., op., phos., *puls.*, samb., sil., *stram.*, sulph., tarent.

Dunkeln, im: *Bell.*, *carb-v.*, hell., petr., puls., stram.

Erwachen, beim: Zinc.

Ungeheuern, von: *Bell.*, camph., cann-i., cic., lac-c., samb., *stram.*, tarent.

Einschlafen und beim Erwachen, beim: Ign.

Ratten und merkwürdigen Dingen, von: Cimic.

wundervoll: Calc., camph., cann-i., lach.

Vögel, sieht: Bell., kali-c., lac-c.

dass er ihnen die Federn ausrupft: Hyos.

vornehm, er sei: Stram., verat.

Vorwürfe, er habe seine Pflichten verletzt und verdiene: *Aur.*

Warzen, er habe: Mez.

Waschen, vom: Bell.

Wasser, Einbildungen von blauem: Cann-i.

fließendes Wasser, sieht: *Merc.*

Löffel voll Wasser erscheint wie ein See: Agar.

Unglück durch Wasser, von: Cann-i.

wohlschmeckenden Nektar, hält das Wasser beim Trinken für: Cann-i.

wechseln plötzlich: Cann-i.

Wehen zu haben oder glaubt, sie werde entbinden: Verat.

Wind, der im Kamin heult, klingt wie das Sausen eines gewaltigen Rades und wie der Widerhall eines Donnerschlages auf einer großen Orgel: Cann-i.

Wirbel hinuntergetragen, er würde einen seelischen: Cann-i.

Wirbelsäule sei ein Barometer, seine: Cann-i.

Wissen, er besäße unbegrenztes: Cann-i.

WAHNIDEEN ...

Wölfen, von: Bell., stram.

Wolken lassen sich auf Patienten herab oder tanzen um die Sonne, merkwürdige: Cann-i.

schwere schwarze Wolken würden sie einhüllen: *Cimic.*

sieht: Hep., mag-m., rhus-t.

Wolken und Felsen hinwegblicken, er würde über: Mag-m.

Würmer, das Erbrochene sei ein Haufen: Cann-i.

bedeckt mit Würmern; er sei: Cocain.

Zehen seien abgeschnitten; seine: Mosch.

Zeit erscheint viel länger (vgl. ZEIT - langsam): **Cann-i.**, cann-s., nux-m., onos.

früher, erscheint: Sulph.

Zeitungen, sieht: Atro.

Ziffern, sieht: *Ph-ac.*, phos., sulph.

23 cm lang, nachts beim Erwachen, amel. beim Liegen auf der anderen Seite; scheinen: Sulph.

Zimmer sei ein Garten, das: Calc.

Gischt eines aufgewühlten Meeres, sei wie die: Sec.

Menschen im Zimmer neben dem Bett, sieht: Atro., con.

Eintreten, beim: Lyc.

Wände würde ihn erdrücken: *Arg-n.*

schreckliche Dinge an den Wänden, sieht: Bell., cann-i., hyos., samb.

zusammengleiten, die Wände würden: Cann-i.

zittern, alles würde an ihm nachts im Halbschlaf: Sulph.

Zuneigung des Freundes verloren, er habe die: *Aur.*, hura

Zunge sei aus Holz: Apis

herausgerissen, würde: Bell.

lang, zu: Aeth.

scheint bis in die Wolken zu reichen beim Einschlafen: Pic-ac.

Zylinder, hielt sich für einen: Cann-i.

WAHNSINN, Manie (vgl. DELIRIUM, GEISTESKRANKHEIT, RASEREI etc.): Absin., acon., aeth., ail., *alum.*, *anac.*, ant-c., *apis*, *arg-m.*, *arn.*, **Ars.**, *arum-t.*, *aur.*, bar-c.,

WAHNSINN ...

bar-m., **Bell.**, *brom.*, bufo, cact., *calad.*, *calc.*, *camph.*, *cann-i.*, *canth.*, chel., *chin.*, chin-s., *chlol.*, cic., *cimic.*, coca, cocc., coff., colch., *con.*, crot-c., crot-h., *cupr.*, *cycl.*, dig., glon., *hell.*, *hep.*, **Hyos.**, *ign.*, indg., *iod.*, **Kali-br.**, **Kali-chl.**, kali-i., *kali-p.*, *lach.*, led., **Lyc.**, *manc.*, **Merc.**, merc-c., nat-m., *nux-m.*, **Nux-v.**, oena., *op.*, *ox-ac.*, *phos.*, plb., *psor.*, puls., raph., rhod., sabad., sec., *sep.*, **Stram.**, *sulph.*, *tarent.*, ter., **Verat.**, verat-v., zinc.

anfallsweise: *Tarent.*

gehalten werden, will: **Ars.**

geistiger Anstrengung, nach: Lach.

Menses, vor den: Sep.

periodisch: Arg-n., *nat-s.*, *tarent.*

Hautausschläge, nach unterdrückten: *Zinc.*

Menses, nach unterdrückten: **Puls.**

WANDERN, will (vgl. RUHELOSIGKEIT): *Calc-p.*, cimic., merc., verat.

WÄSCHT sich andauernd die Hände: Syph.

WEIGERT sich, die Medizin einzunehmen: Hyos.

WEINEN, zu Tränen geneigt etc.: *Acon.*, ail., *alum.*, am-c., *am-m.*, ambr., amyg., anan., ang., *ant-c.*, *ant-t.*, **Apis**, arg-m., *arg-n.*, ars., ars-i., arum-m., asar., aster., *aur.*, aur-m., bar-c., *bell.*, benz., berb., bor., *bry.*, bufo, *cact.*, **Calc.**, *calc-p.*, **Calc-s.**, camph., cann-i., cann-s., canth., caps., carb-an., **Carb-s.**, *carb-v.*, card-m., carl., cast., **Caust.**, cedr., *cham.*, *chel.*, chen-a., chin., chin-a., *chin-s.*, **Cic.**, *cimic.*, *cina*, clem., *cocc.*, *coff.*, colch., coloc., *con.*, cop., croc., *crot-h.*, *cupr.*, cur., cycl., der., *dig.*, dros., dulc., eup-pur., *ferr.*, ferr-ar., ferr-i., ferr-p., gels., gent-c., glon., **Graph.**, *hell.*, *hep.*, hura, hyos., **Ign.**, *iod.*, ip., kali-ar., *kali-bi.*, **Kali-br.**, *kali-c.*, kali-i., kali-n., *kali-p.*, kali-s., **Lac-c.**, lach., lachn., lact., laur., led., *lil-t.*, lith-c., lob., lob-s., **Lyc.**, lyss., *mag-m.*, mag-p., mag-s., *mang.*, *med.*, *meli.*, meny., merc., *merc-i-r.*, merl., mez., mosch., naja, nat-ar., nat-c., **Nat-m.**, *nat-p.*, *nat-s.*, nicc., *nit-ac.*, *nux-m.*, *nux-v.*, op., **Pall.**, *petr.*, *ph-ac.*, *phel.*, *phos.*, **Plat.**, plb., psor., **Puls.**, ran-b., rheum, **Rhus-t.**, ruta, sabin., sars., sec., **Sep.**, sil., sol-n., spig., *spong.*, squil., stann., *staph.*, stram., *stry.*, *sul-ac.*, **Sulph.**, tab., *tarent.*, thuj., til., ust., **Verat.**, *viol-o.*, viol-t., zinc.

amel.: *Anac.*, colch., cycl., *dig.*, *graph.*, ign., *lyc.*, *med.*, merc., nit-ac., phos., *plat.*, sep., tab.

WEINEN ...

agg.: Ant-t., *arn.*, *bell.*, bor., canth., cham., *croc.*, *cupr.*, hep., lach., nit-ac., *stann.*, *teucr.*, *verat.*

tagsüber: Alum., bry., lyc., mez.

morgens: Alumn., am-c., bell., bor., canth., carb-an., dulc., kreos., phos., plat., prun-s., puls., rhus-t., sars., sil., spong., stram., sulph., tarent.

11 Uhr: **Sulph.**

nachmittags: Carb-v., cast., cop., dig., phos., *sil.*, tarent.

16 Uhr: Puls.

16-20 Uhr: **Lyc.**

abends: Acon., alum., am-c., am-m., *calc.*, carb-an., clem., coca, *graph.*, hyper., kali-c., kali-i., mez., nat-m., *plat.*, *ran-b.*, *rhus-t.*, sil., stram., sulph., *verat.*

amel.: Am-c., cast.

nachts: Alum., am-c., anac., arn., ars., aur., bar-c., bell., *bor.*, bry., calc., carb-an., caust., cham., chel., *chin.*, chin-s., *cina*, con., hipp., hyos., ign., indg., ip., kali-ar., kali-c., kali-i., lac-c., *lach.*, lyc., *mag-c.*, merc., *nat-m.*, nit-ac., *nux-v.*, op., ph-ac., phos., *phyt.*, *psor.*, *puls.*, rheum, rhus-t., sil., spong., stann., *stram.*, sulph., tab., tarent., thuj., verat.

Erwachen, beim: Chin-s., sil.

Schlaf, im: Alum., carb-an., caust., cham., con., ign., lach., lyc., nit-ac., *nux-v.*, thuj.

weint die ganze Nacht, lacht den ganzen Tag: Stram.

abwechselnd mit Heiterkeit: Acon., arg-m., bell., bor., cann-s., carb-an., ign., iod., plat., spong.

Lachen: *Acon.*, alum., *aur.*, bell., bor., *calc.*, cann-s., caps., *coff.*, con., graph., *hyos.*, *ign.*, kali-p., *lyc.*, **Merc.**, nat-m., **Nux-m.**, nux-v., *phos.*, *plat.*, *puls.*, samb., sep., *stram.*, sulph., sumb., tarent., verat., ziz.

merkwürdigen Spielereien: Cupr.

Reizbarkeit und Gelächter bei Kleinigkeiten: Graph.

schlechter Laune: Bell., kali-i.

Alleinsein, beim: *Con.*, *nat-m.*

Alptraum, nach einem: Guaj.

Anekdoten, beim Zuhören von: *Lach.*

WEINEN ...

anfallsweise: Phos., stry.

angesehen, wenn: *Nat-m.*

angesprochen, wenn: Ign., *med.*, *nat-m.*, *plat.*, sil., *staph.*, thuj.

Ärger, durch: Calad., cham., ign., nux-v., petr., sulph., tarent., *zinc.*

Aufstehen, nach dem: Am-c.

bemitleidet; wenn er glaubt, er würde: *Nat-m.*

Berührung, bei: Ant-c., ant-t., cina

Delirium, nach: Nat-s.

Dunkeln, im: Stram.

Ermahnungen, durch: Bell., *calc.*, chin., ign., *kali-c.*, *lyc.*, nat-m., nit-ac., plat., staph.

erzählt, wenn sie von ihrer Krankheit (vgl. ERZÄHLEN): *Kali-c.*, *med.*, **Puls.**, **Sep.**

Erwachen, beim: Alum., am-c., am-m., bell., bufo, carb-an., chin-s., cina, hyos., ign., kali-i., lach., lyc., merc., nicc., nux-v., op., phos., plan., puls., raph., sil., sulph.

Essen, beim: Carb-an.

nach dem: Arg-n., arn., iod., mag-m., puls.

Freien, im: Carb-v., hura

amel.: Coff., *nat-s.*, *plat.*, **Puls.**

Freude, vor: *Coff.*, lach., *plat.*

Froststadium im Fieber, während: Acon., ars., *aur.*, **Bell.**, **Calc.**, cann-s., *carb-v.*, **Cham.**, con., hep., ign., kali-c., **Lyc.**, merc., nat-m., *petr.*, plat., **Puls.**, sel., sil., stram., sulph., verat., **Viol-o.**

gedankt wird, wenn ihm: **Lyc.**

Gedichten, bei zärtlichen: Lach.

Gehen in Freien, beim: Bell., calc., coff., *sep.*

amel.: *Puls.*, *rhus-t.*

geht allein und weint, als habe sie keinen Freund auf der Welt: Bar-c.

Gemütsbewegung, nach einer leichten: Aster., kreos., naja

Geräusch, bei einem: Aeth., ign., kreos., *lach.*

gestört, wenn bei der Arbeit: *Puls.*

getragen, wenn: Chel.

erbärmlich, wenn es festgehalten oder getragen wird; Kind schreit: *Cina*

WEINEN ...

ruhig, wenn es getragen wird; Kind ist nur: **Cham.**, cina

Glocken, beim Läuten der: Ant-c.

grundlos: **Apis**, ars., bell., camph., *cina*, *graph.*, hura, kali-ar., kali-br., kali-c., kreos., *lyc.*, *nat-m.*, nit-ac., **Puls.**, staph., **Sulph.**, tarent., viol-o., *zinc.*

ohne zu wissen, warum: Kali-c., **Rhus-t.**, sep.

heftig: Hydr-ac., stram.

Herzklopfen, bei: Phos.

Hitzestadium im Fieber, während: **Acon.**, apis, **Bell.**, bry., calc., *caps.*, cham., coff., cupr., graph., ign., ip., *lyc.*, *petr.*, plat., **Puls.**, *spig.*, **Spong.**, *stram.*, sulph., til., verat.

Husten, vor: Ant-t., *arn.*, **Bell.**, bor., **Bry.**, **Hep.**

während: Ant-t., arn., ars., *bell.*, *cahin.*, cham., chin., *cina*, **Hep.**, ip., lyc., osm., ph-ac., samb., sep., sil., spong., sulph., verat.

nach: Arn., bell., caps., cina, hep., op.

Kleinigkeiten, um: Ant-c., arg-m., bufo, calc., *caust.*, cina, cocc., con., nat-m., petr., puls., sil., stram.

Kinder bei der geringsten Unannehmlichkeit: **Caust.**, lyc., nit-ac.

Konvulsionen, bei: Absin., cham., plb.

nach: Caust.

konvulsivisches: *Mag-p.*

Kopfschmerzen, bei: *Coff.*, coloc., *kali-c.*, kreos., lyss., phos., plat., ran-b., sep.

Krämpfen, nach: *Caust.*

Krankheit, während: Calad.

Kränkung, nach: Coloc., puls.

laut: Alum., cham., cic., coff., hyos., **Lyc.**, nat-c., nat-m., nux-v., phos., plat., plect., puls., sabin., staph., sulph.

Lesen, beim: *Crot-h.*, lach.

Liebkosungen, durch: Chin., ign.

Liegen, im: Euphr.

Menses, vor den: *Cact.*, con., *lyc.*, *phos.*, *puls.*, sep., *zinc.*

während: *Ars.*, cact., calc., caust., *cocc.*, *coff.*, con., cycl., graph., hyos., *ign.*, ind., lach., lyc., *nat-m.*, *petr.*, phos.,

WEINEN - Menses, während ...

phyt., *plat.*, *puls.*, sec., sep., *stram.*, thuj., verat., zinc.

verschafft ihr keine Erleichterung: Cycl.

nach: Alum., con., lyc., phos., *stram.*

Mitleid mit anderen, aus: Carl., caust.

Musik, durch: Dig., **Graph.**, kali-n., *kreos.*, *nat-c.*, nat-s., nux-v., *thuj.*

Glocken, von: Ant-c.

Klavier: Cop., *nat-c.*

nervös:

den ganzen Tag: Bry., caust., lac-c., lyc., stram.

fühlt sich so nervös, dass sie schreien würde, wenn sie sich nicht an irgend etwas festhalten könnte: *Sep.*

agg. danach; möchte die ganze Zeit weinen, doch fühlt sich immer: Stann.

Not, über eine einbildete: Chin.

Pollutionen, nach: Hipp.

Schlaf, im: All-s., *alum.*, ant-t., ars., *aur.*, bar-c., bell., bufo, calc., camph., carb-an., carb-s., *caust.*, **Cham.**, chin., chin-s., cina, *con.*, cur., fl-ac., glon., graph., *hyos.*, ign., ip., kali-ar., *kali-c.*, kali-i., kreos., *lach.*, lyc., mag-c., mag-m., *merc.*, *nat-m.*, nicc., *nit-ac.*, nux-v., *op.*, phos., *puls.*, rheum, rhus-t., rob., *samb.*, sarr., *sil.*, *spong.*, stann., sulph., tab., tarent., thuj.

Kind ist artig am Tag, die ganze Nacht schreit es und ist unruhig: *Jal.*

Schmerzen, während: *Coff.*, mez., *plat.*, puls.

schmerzfreien Intervalls; während eines: Glon.

Schwangerschaft, in der: Apis, ign., *mag-c.*, nat-m., puls., stann.

Schweiß, beim: Acon., arn., aur., **Bell.**, bry., *calc.*, calc-s., *camph.*, *cham.*, chin., **Cupr.**, graph., **Lyc.**, nux-v., **Op.**, *petr.*, phos., *puls.*, rheum, rhus-t., sep., *spong.*, *stram.*, sulph., verat.

Singen, beim: Hura

Stillen, beim: *Lac-c.*, **Puls.**

Stuhlgang, vor: Phos., puls., rhus-t.

während: *Aeth.*, *bor.*, *cham.*, cina, phos., rhus-t., sil., sulph.

WEINEN ...

traurigen Gedanken, bei: Alum., carb-v., cina, kali-c., phel., plat., stram.

obwohl er traurig ist, kann er nicht weinen: *Nux-v.*

trifft, wenn sie Menschen: *Aur.*

Trost agg.: Bell., cact., calc., *calc-p.*, chin., hell., ign., kali-c., lil-t., lyc., merc., **Nat-m.**, nit-ac., nux-v., *plat.*, **Sep.**, **Sil.**, staph., sulph., tarent., thuj.

unterbrochen wird wenn er: *Puls.*

unwillkürlich: *Alum.*, *aur.*, *bell.*, *cann-i.*, *caust.*, cina, coff., cupr., **Ign.**, lach., merc., mosch., **Nat-m.**, phos., **Plat.**, plb., **Puls.**, **Rhus-t.**, **Sep.**, stann., stram., verat., viol-o.

Essig amel.: Stram.

Urinieren, vor: *Bor.*, *lyc.*, *sars.*

während: Erig., *sars.*

vergangene Begebenheiten, beim Denken an: *Nat-m.*

verweigert wird, wenn etwas: Bell., cham., ign.

Vorhaltungen gemacht werden, wenn ihm: Bell., calc., ign., *kali-c.*, nit-ac., plat., staph.

Wahnideen, Halluzination; nach: Dulc.

Widerspruch, bei: Ign., nux-v., stram., tarent.

Widerstand, beim geringsten: Nux-v.

Wimmern, Winseln: *Aur.*, *cham.*, hyos., ign., *merc.*, nit-ac., nux-v., verat.

Zimmer, im: *Plat.*

Zorn, nach: Arn., bell., *nux-v.*, *plat.*

Zukunft, um die: Lyc.

WERTLOS, Dinge erscheinen: *Chin.*

WIDERSPENSTIG (vgl. EIGENSINNIG; REIZBARKEIT): Acon., **Alum.**, ambr., **Anac.**, anan., ant-c., **Arg-n.**, *arn.*, ars., aur., bar-c., bell., calad., calc., calc-s., camph., caps., carb-an., caust., *cocc.*, con., croc., *hep.*, ign., ip., *kali-c.*, kali-p., lact., laur., led., lyc., mag-c., mag-m., *merc.*, *nit-ac.*, *nux-v.*, petr., phos., plb., *puls.*, samb., sars., sil., spong., *sulph.*, **Tarent.**, *thuj.*, trom.

WIDERSPRECHEN, Neigung zum: Anac., arn., *aur.*, camph., *canth.*, *caust.*, ferr., grat., **Hep.**, hyos., ign., lach., *lyc.*, merc., nat-c., nicc., nit-ac., nux-v., *olnd.*, poth., ruta

nachmittags: *Canth.*

WIDERSPRUCH, verträgt keinen: Acon., aloe, alum., am-c., anac., ars., aster., **Aur.**, *bry.*, cact., calc-p., cann-i., *cocc.*, con., echi., *ferr.*, grat., *helon.*, hura, **Ign.**, **Lyc.**, merc., nat-c., nicc., *nux-v.*, olnd., op., petr., plan., **Sep.**, *sil.*, stram., tarent., thuj., til.

zurückhalten, um nicht gewalttätig zu werden; muss sich: Aloe, sil.

WIDERSTREIT mit sich selbst, im: *Anac.*, aur., *kali-c.*, lac-c.

WIDERWILLEN (vgl. ABSCHEU): Ars., cimx., coloc., *merc.*, mez., phos., **Puls.**, **Sulph.**

WILDES Gefühl im Kopf: Bapt., lil-t., *med.*

WILDHEIT: Acon., ant-t., bapt., bell., calc-p., camph., canth., croc., cupr., hyos., med., mosch., op., petr., ph-ac., phos., *stram.*, *verat.*

abends: Croc.

Ärger, durch: Ph-ac.

helles Licht, Gerüche etc.: *Colch.*

Kleinigkeiten, um: Ign.

Kopfschmerz, bei: Bapt.

unangenehme Nachrichten, über: Calc-p.

WILLE:

Muskeln gehorchen dem Willen nicht, sobald die Aufmerksamkeit abgelenkt ist: *Hell.*

Widerspruch im Willen: Acon., **Anac.**, caps., naja, sep.

Willensschwäche (s. UNENTSCHLOSSENHEIT)

zwei Willen; Gefühl, er habe: **Anac.**, *lach.*, naja

WIRFT mit Gegenstände um sich: Ars., bry., camph., cham., *cina*, coff., coloc., dulc., *kreos.*, **Staph.**, tarent., thea

morgens: Dulc., **Staph.**

Personen, nach: Agar., bell.

beleidigen, die ihn: **Staph.**

WITZIG: Caps., cocc., *coff.*, croc., *lach.*, *op.*, spong., sumb., thea

WOHLWOLLEN, Güte: Coff.

ZÄHLT andauernd: Phys.

ZEIT:

Fehler in Bezug auf die Zeit (s. FEHLER - Zeit)

ZEIT ...

langsam, vergeht zu: Aloe, *alum.*, *arg-n.*, bar-c., camph., **Cann-i.**, *cann-s.*, *cench.*, con., dirc., **Glon.**, lach., lyc., mag-m., *med.*, *merc.*, nat-c., *nux-m.*, *nux-v.*, onos., pall., petr., plb.

einige Sekunden scheinen unendlich: Cann-i.

schnell, vergeht zu: Atro., coca, **Cocc.**, elaps, op., sulph., *ther.*, thuj.

vertrödelt die (vgl. LANGEWEILE): Cocc., nux-v.

ZERBRECHEN, möchte Dinge (vgl. ZERSTÖRUNGSSUCHT): *Apis*, hura, *stram.*, *tub.*

ZERREISST Dinge im Allgemeinen: **Bell.**, *camph.*, canth., cupr., hyos., ign., iod., *kali-p.*, merc., op., phos., *stram.*, sulph., *verat.*

Kissen mit den Zähnen, das: Phos., **Stram.**

ZERSTÖRUNGSSUCHT: Agar., anan., apis, *bell.*, bufo, calc., *camph.*, canth., carb-s., *cupr.*, cur., hura, *hyos.*, lach., laur., merc-i-f., mosch., op., phos., plat., plb., sol-t-ae., staph., *stram.*, stront., sulph., *tarent.*, *tub.*, *verat.*

Kleider: *Bell.*, *camph.*, *ign.*, *stram.*, *sulph.*, **Tarent.**, *verat.*

zerschneidet sie: *Verat.*

hinterlistiger Weise, in (vgl. BOSHAFT; MUTWILLIG): *Tarent.*

ZERSTREUT (vgl. GEISTESABWESEND; KONZENTRATION - schwierig; VERGESSLICH): *Acon.*, act-sp., aesc., agar., *agn.*, all-c., *alum.*, *am-c.*, am-m., *anac.*, ang., **Apis**, arg-m., *arn.*, ars., arum-t., asar., *aur.*, *bar-c.*, *bell.*, *bov.*, *bufo*, *calad.*, calc., calc-s., **Cann-i.**, cann-s., caps., carb-ac., carb-s., *carl.*, **Caust.**, cench., **Cham.**, chel., chin., *cic.*, clem., *cocc.*, coff., *colch.*, coloc., con., croc., crot-h., *cupr.*, cycl., daph., dirc., dulc., elaps, *graph.*, guaj., ham., **Hell.**, hep., hura, *hyos.*, *ign.*, jug-c., *kali-br.*, *kali-c.*, *kali-p.*, kali-s., *kreos.*, *lac-c.*, **Lach.**, led., *lyc.*, lyss., *mag-c.*, manc., mang., *merc.*, **Mez.**, *mosch.*, naja, nat-c., **Nat-m.**, nat-p., nit-ac., **Nux-m.**, *nux-v.*, *olnd.*, *onos.*, *op.*, *petr.*, *ph-ac.*, *phos.*, **Plat.**, *plb.*, **Puls.**, rhod., *rhus-t.*, rhus-v., ruta, sars., **Sep.**, *sil.*, spong., stann., stram., sul-ac., *sulph.*, tarent., thuj., **Verat.**, verb., viol-o., viol-t., zinc.

vormittags, 11-16 Uhr: Kali-n.

morgens: Guaj., nat-c., ph-ac., phos.

mittags: Mosch.

fährt auf, wenn angesprochen: Carb-ac.

ZERSTREUT ...

Lesen, beim: Agn., lach., *nux-m.*, ph-ac.

Menses, während: Calc.

periodische Anfälle, dauern nicht lange: Fl-ac., *nux-m.*

Schreiben, beim: Mag-c.

ZIEHEN:

Haaren zu ziehen; Verlangen, sich oder anderen an den: **Bell.**, lach., *lil-t.*, tarent.

Nase zu ziehen; Verlangen, jemandem auf der Straße an der: *Merc.*

Zähnen, an den: Bell.

ZORN, Ärger: **Acon.**, act-sp., aesc., agar., agn., all-c., aloe, am-c., ambr., **Anac.**, *apis*, arg-m., arg-n., arn., **Ars.**, *ars-i.*, asar., aster., atro., **Aur.**, bar-c., bar-m., *bell.*, **Bry.**, bufo, cact., calad., *calc.*, *calc-p.*, *calc-s.*, cann-s., canth., *caps.*, *carb-an.*, *carb-s.*, *carb-v.*, carl., *caust.*, **Cham.**, chel., chin., chin-a., chlor., cimic., cinnb., clem., *cocc.*, *coff.*, *coloc.*, *con.*, cop., *croc.*, crot-t., cur., cycl., cypr., dig., dros., *dulc.*, elaps, eupi., ferr., ferr-ar., ferr-i., ferr-p., fl-ac., gels., gran., *graph.*, ham., hell., **Hep.**, hydr., *hyos.*, **Ign.**, *iod.*, *ip.*, kali-ar., **Kali-c.**, kali-n., *kali-p.*, **Kali-s.**, lach., *led.*, **Lyc.**, mag-s., mang., meph., merc., merl., *mez.*, *mosch.*, *mur-ac.*, myric., nat-ar., nat-c., **Nat-m.**, nat-p., *nat-s.*, nicc., **Nit-ac.**, nux-m., **Nux-v.**, olnd., op., osm., *pall.*, **Petr.**, *ph-ac.*, *phos.*, plat., *psor.*, puls., ran-b., rat., *rhus-t.*, ruta, sabad., sang., seneg., **Sep.**, sil., spig., squil., *stann.*, **Staph.**, stram., *stront.*, sul-ac., **Sulph.**, *tarent.*, tell., *thuj.*, tril., valer., verat., *zinc.*

morgens: *Kali-c.*, *nux-v.*, *petr.*, *sep.*, *sulph.*

Erwachen, beim: Carb-an., *kali-c.*, petr.

vormittags: Carb-v.

11 Uhr: Sulph.

abends: *Am-c.*, *bry.*, *cahin.*, *croc.*, *kali-c.*, **Lyc.**, *nicc.*, *op.*, *petr.*

abwechselnd mit Heiterkeit: Aur., caps., croc., ign., stram.

Reue, mit schneller: Croc., mez., sulph.

abwesende Personen, über: *Aur.*, kali-c., lyc.

antworten muss, wenn er: *Arn.*, coloc., nat-m., **Nux-v.**, *ph-ac.*, puls.

Berührung, bei: *Ant-c.*, iod., **Tarent.**

Beschwerden nach Zorn, Ärger usw.: **Acon.**, agar., alum., am-c., *ant-t.*, *apis*, arg-n., arn., *ars.*, *aur.*, *aur-m.*, *bell.*, *bry.*, cadm., calc., *calc-p.*, calc-s., caust., **Cham.**,

ZORN - Beschwerden nach Zorn ...

chin., cimic., cist., **Cocc.**, *coff.*, **Coloc.**, croc., cupr., ferr., ferr-p., *gels.*, hyos., **Ign.**, **Ip.**, *kali-p.*, *lach.*, *lyc.*, mag-c., mag-m., manc., mez., nat-c., *nat-m.*, nat-p., nat-s., nux-m., **Nux-v.**, **Op.**, petr., *ph-ac.*, *phos.*, **Plat.**, *puls.*, *ran-b.*, rhus-t., samb., sec., sel., sep., sil., stann., **Staph.**, stram., sulph., *tarent.*, verat., zinc.

Zorn mit Angst, nach: **Acon.**, alum., **Ars.**, aur., *bell.*, bry., calc., *cham.*, cocc., coff., *cupr.*, hyos., **Ign.**, lyc., nat-c., nat-m., **Nux-v.**, *op.*, petr., phos., *plat.*, *puls.*, rhus-t., samb., sep., stann., stram., sulph., verat.

Schreck, mit: **Acon.**, *aur.*, *bell.*, calc., cocc., cupr., **Ign.**, nat-c., *nux-v.*, *op.*, *petr.*, *phos.*, *plat.*, *puls.*, samb., sep., sulph., zinc.

Entrüstung, mit: *Aur.*, **Coloc.**, ip., lyc., merc., mur-ac., nat-m., *nux-v.*, plat., **Staph.**

stillem Kummer, mit: Alum., ars., aur., bell., *cocc.*, *coloc.*, hyos., **Ign.**, **Lyc.**, nat-c., *nat-m.*, nux-v., *ph-ac.*, phos., plat., puls., **Staph.**, verat.

Denken an seine Beschwerden, beim: *Aur-m.*

erstechen könnte; so wütend, dass er jemanden: Chin., **Hep.**, merc., nux-v.

falsch verstanden, wenn: Bufo

Fehler, über seine: *Nit-ac.*, *staph.*, *sulph.*

getröstet, wenn: Ars., cham., *nat-m.*

Husten, vor: Asar., bell.

Konvulsionen, vor: *Bufo*

Liebkosungen, durch: Chin.

Stimmen, durch menschliche: Con., teucr., zinc.

Unterbrechung, durch: *Cham.*, *cocc.*, *nux-v.*

unterdrückten Zorn, durch: Aur., cham., *ign.*, sep., **Staph.**

vergangene Ereignisse, über: Calc., carb-an., sep.

Widerspruch, durch: Aloe, am-c., anac., ars., **Aur.**, *bry.*, cact., calc-p., cocc., *ferr.*, *ferr-ar.*, grat., helon., hura, **Ign.**, **Lyc.**, merc., nat-ar., nat-c., *nicc.*, *nux-v.*, olnd., op., petr., **Sep.**, *sil.*, stram., tarent., *thuj.*, til.

ZORN ...

wirft mit Gegenständen: Staph.

Zittern, mit: Ambr., arg-n., *aur.*, chel., cop., daph., ferr-p., *nit-ac.*, pall., phos., sep.

violent: **Acon.**, **Anac.**, *apis*, *ars.*, **Aur.**, bar-c., bell., *bry.*, cahin., *calc.*, carb-s., *carb-v.*, **Cham.**, coff., ferr., ferr-p., *graph.*, grat., **Hep.**, hyos., ign., kali-i., *lyc.*, nat-m., **Nit-ac.**, **Nux-v.**, pall., *petr.*, phos., sep., **Staph.**, sulph., **Tarent.**, verat., zinc.

ZUDRINGLICH, aufdringlich: Atro., hyos.

ZÜGELLOSIGKEIT, sexuelle Ausschweifung: *Nux-v.*, pic-ac., *plat.*, *staph.*

ZURÜCKHALTEND, reserviert: Aeth., alum., arg-n., ars., aur., bell., bism-o., *calc.*, caps., carb-an., caust., cham., chin., clem., coloc., cycl., dros., euph., euphr., grat., *hell.*, *hyos.*, *ign.*, indg., ip., lach., lyc., mag-c., *mang.*, *mur-ac.*, nat-m., nit-ac., nux-v., olnd., op., petr., ph-ac., phos., *plat.*, plb., *puls.*, rheum, sabad., sabin., spong., *stann.*, verat.

morgens: Cocc., hep., petr.

Bett, im: Cocc.

nachmittags: Anac., mang.

abends: Am-m.

Essen, nach dem: Plb.

Freien, im: Stram.

Gehen im Freien, beim: Bor., ph-ac., sabin.

nach: Arn., calc.

Menses, während: Am-c., mur-ac.

Schlaf, nach dem: Anac.

ZWEIFELT an der Genesung: *Acon.*, agn., bry., calc., ign., kali-c., lach., nux-v., *ph-ac.*, phos., psor., puls., sep., sulph.

Seelenheil, am: **Ars.**, **Aur.**, bell., calc., chel., croc., dig., hyos., **Lach.**, *lil-t.*, lyc., nux-v., **Puls.**, sel., stram., *verat.*

SCHWINDEL im Allgemeinen: Abies-c., abies-n., absin., acet-ac., **Acon.**, act-sp., *aesc.*, *aeth.*, **Agar.**, agn., **Ail.**, alet., all-c., *aloe*, *alum.*, alumn., *am-c.*, am-m., *ambr.*, aml-n., anac., anan., *ant-c.*, ant-t., **Apis**, apoc., **Arg-m.**, *arg-n.*, *arn.*, *ars.*, *ars-h.*, ars-i., arum-t., arund., asaf., asar., asc-c., asc-t., aspar., *aster.*, *aur.*, *aur-m.*, bad., **Bapt.**, *bar-c.*, bar-m., **Bell.**, benz-ac., *berb.*, bism-o., bor., both., bov., brach., brom., **Bry.**, bufo, *cact.*, cahin., calad., **Calc.**, calc-ar., calc-f., *calc-p.*, **Calc-s.**, *camph.*, **Cann-i.**, *cann-s.*, *canth.*, caps., carb-ac., *carb-an.*, carb-h., carb-o., **Carb-s.**, *carb-v.*, carl., cast-eq., caul., *caust.*, *cedr.*, *cham.*, **Chel.**, chen-a., chim., *chin.*, chin-a., **Chin-s.**, chlf., chlol., chlor., *cic.*, *cimic.*, cina, cinnb., cist., clem., cob., coc-c., coca, **Cocc.**, *coff.*, colch., *coloc.*, com., **Con.**, *cop.*, corn., croc., *crot-c.*, crot-h., crot-t., *cupr.*, cupr-ar., **Cycl.**, daph., **Dig.**, dios., dirc., dros., **Dulc.**, echi., *elaps*, equis., euon., eup-per., eup-pur., euph., euphr., eupi., fago., *ferr.*, *ferr-ar.*, ferr-i., ferr-ma., *ferr-p.*, fl-ac., form., gamb., **Gels.**, *glon.*, gran., *graph.*, grat., *guare.*, ham., hell., helon., *hep.*, hura, hydr-ac., *hydrc.*, *hyos.*, hyper., ign., ill., indg., *iod.*, ip., iris., jab., jatr., jug-c., jug-r., kali-ar., *kali-bi.*, *kali-br.*, *kali-c.*, *kali-i.*, *kali-n.*, kali-p., *kali-s.*, *kalm.*, kreos., lac-c., *lac-d.*, *lach.*, lachn., lact., laur., *led.*, lept., lil-t., lob., **Lyc.**, lycps., lyss., mag-c., mag-m., mag-s., *manc.*, mang., med., meny., *merc.*, *merc-c.*, merc-i-f., merc-i-r., *mez.*, mill., *mosch.*, *mur-ac.*, murx., *mygal.*, naja, *nat-ar.*, *nat-c.*, *nat-h.*, **Nat-m.**, *nat-p.*, *nat-s.*, nicc., *nit-ac.*, *nux-m.*, **Nux-v.**, olnd., **Onos.**, **Op.**, ox-ac., par., **Petr.**, *ph-ac.*, phel., **Phos.**, *phyt.*, pic-ac., plan., *plat.*, plb., *podo.*, *psor.*, ptel., **Puls.**, *ran-b.*, ran-s., raph., rheum, *rhod.*, **Rhus-t.**, *rhus-v.*, rumx., ruta, sabad., *sabin.*, samb., **Sang.**, sanic., sars., **Sec.**, sel., senec., *seneg.*, *sep.*, **Sil.**, *spig.*, *spong.*, squil., *stann.*, staph., *stram.*, *stront.*, *stry.*, sul-ac., **Sulph.**, sumb., **Tab.**, tarax., tarent., tell., *ter.*, teucr., *ther.*, *thuj.*, uran, *urt-u.*, ust., *valer.*, *verat.*, *verat-v.*, *vesp.*, vib., *zinc.*, zing.

morgens: Acon., *agar.*, ail., *alum.*, *am-c.*, am-m., *arg-n.*, bell., bism-o., *bov.*, *bry.*, bufo, calad., *calc.*, calc-s., **Carb-an.**, *carb-s.*, *cast-eq.*, caust., cham., *chel.*, *chin.*, chin-s., *cinnb.*, coc-c., dig., dios., *dulc.*, eup-per., eup-pur., form., *gels.*, glon., *graph.*, *hep.*, hyper., iod., kali-bi., *kali-c.*, kali-n., kali-p., kali-s., kreos., **Lach.**, lact., **Lyc.**, lyss., *mag-c.*, *mag-m.*, mag-s., manc., *nat-m.*, *nat-p.*, nicc., *nit-ac.*, *nux-v.*, olnd., ox-ac., *petr.*, *ph-ac.*, *phos.*, psor., *puls.*, ran-b., rhus-t., ruta, sabin., sang., sars., sel., seneg., sep., *sil.*, sol-n., squil., stront., *sulph.*, tell., verat., verat-v., *zinc.*

Aufstehen, beim: Acon., am-c., *ambr.*, aml-n., asar., atro., **Bell.**, bov., **Bry.**, calc.,

SCHWINDEL - morgens - Aufstehen, beim ...

carb-s., caul., *caust.*, cham., cimic., *con.*, *dulc.*, fl-ac., *gamb.*, glon., gran., graph., guaj., hell., iod., kali-bi., lach., **Lyc.**, mag-c., *mag-m.*, mag-s., manc., **Nat-m.**, nat-s., nicc., *nit-ac.*, ph-ac., **Phos.**, **Puls.**, **Rhus-t.**, ruta, sabad., samb., sep., sil., sol-n., *spig.*, squil., sulph., thuj., tril., verat., verat-v.

amel.: Caust., rhus-t.

nach: Am-c., bar-c., calc., chel., hep., lach., **Lyc.**, mag-c., mag-m., nat-m., *nit-ac.*, **Phos.**, sabad., sil., stram., sulph., **Tell.**

Bett, im: Alum., bor., *calc.*, *carb-v.*, chel., con., form., gels., graph., lach., lyc., nat-m., ol-an., ph-ac., phos., pip-m., sep., sil., *zinc.*

Erwachen, beim: Acon., atro., brom., bry., calc., caps., *carb-v.*, *chin.*, *dulc.*, euphr., fago., fl-ac., *graph.*, hell., hyper., iris., *kali-bi.*, **Lach.**, merc-i-f., myris., *nat-m.*, rhus-t., stann., tarent., til.

Frühstück amel.: *Alum.*, calc., cinnb.

vor: Alum., *calc.*

während: Con., *sil.*

nach: Bufo, coc-c., gels., lyc., phos., sel., tarent.

hinlegen, muss sich: *Nit-ac.*, **Puls.**

vormittags: Acon., agar., ambr., atro., bry., calc., camph., carb-v., *caust.*, cham., chin-s., eup-pur., fl-ac., *lach.*, lact., *lyc.*, lycps., *nat-m.*, *phos.*, samb., sars., stann., *sulph.*, viol-t., *zinc.*

mittags: Aeth., arn., *calc-p.*, *caust.*, chin., dulc., ham., kalm., lyc., mag-m., mag-s., manc., merc., nat-s., nux-v., *phos.*, stram., stront., sulph., zinc.

nachmittags: *Aesc.*, agar., alum., *ambr.*, benz-ac., *bry.*, carb-s., chel., chin., crot-t., cupr., cycl., dios., eupi., ferr., ferr-p., glon., hura, kali-c., kali-p., lyc., merc., nat-m., nicc., nux-v., ph-ac., phos., puls., rhus-t., sabad., sars., *sep.*, sil., staph., stront., sul-ac., sulph., thuj.

abends: Alum., alumn., *am-c.*, *apis*, arn., **Ars.**, asaf., bor., *calc.*, calc-s., carb-an., *carb-s.*, carb-v., caust., cham., chel., chin., chin-a., coloc., *cycl.*, dios., eug., *graph.*, *hep.*, hydr., iris., *kali-ar.*, kali-bi., *kali-c.*, *kali-p.*, kali-s., *lach.*, laur., lyc., lycps., mag-c., meph., merc., nat-m., nat-s., nicc., *nit-ac.*, nux-m., *nux-v.*, petr., *ph-ac.*, *phos.*, phys., pic-ac., plat., **Puls.**, raph., *rhod.*,

SCHWINDEL - abends ...

rhus-t., rhus-v., sabad., sel., sep., *sil.*, spong., staph., stront., *sulph.*, tarent., thuj., til., zinc.

Bett, im: Brom., lach., *mag-c.*, nit-ac., nux-m., *nux-v.*, *petr.*, *phos.*, rhus-t., sep., staph., sulph.

nachts: *Am-c.*, bar-c., bell., calc., caust., chin., clem., croc., cycl., dig., fago., ham., hyper., lac-c., lach., nat-c., nux-v., phos., phys., pic-ac., rhod., sang., sarr., sil., *spong.*, stram., sulph., tarent., ther., *thuj.*, zinc.

Bett, im: Am-c., *arg-m.*, bar-c., *caust.*, ind.

Zubettgehen amel.: Aur-m., carb-an.

Erwachen, beim: *Chin.*, dig., lac-c., lyc., phos., sabad., sil., *spong.*, stront., sulph., thuj.

weckt aus dem Schlaf: **Nux-v.**

Abwärtsbewegung, bei: **Bor.**, coff., con., **Ferr.**, gels., mag-m., merl., sanic., stann.

Alkoholische Getränke, durch: Caust., **Coloc.**, **Nat-m.**, **Nux-v.**, verat.

alten Menschen, bei: *Ambr.*, *bar-c.*, calc-p., *cupr.*, *rhus-t.*, *sin-n.*

anfallsweise: Agar., aloe, ant-t., *arg-m.*, calc., caul., cupr., kali-bi., morph., *nat-m.*, *nux-v.*, plat., ptel., tab., til.

anhaltend: Bor., olnd., phos., psor., sil.

Angst, bei: Acon., aloe, alum., arn., asar., bell., *cact.*, *caust.*, coff., *dig.*, ign., merc., nux-m., nux-v., *op.*, rhod., rhus-t., *sulph.*

Anlehnen, Lehnen; beim: Cycl., *dig.*

Kopfes, des: Verb.

Wange auf die Hand, der linken: Verb.

Anstrengung, bei: Ars., cact., cop., nit-ac., sol-n.

Augen; bei Anstrengung der: All-s., *cur.*, *graph.*, *mag-p.*, **Nat-m.**, **Phos.**, *sil.*

Ärger, nach: Calc., ign., nux-v.

Atmen agg., tiefes: *Cact.*

amel.: Acon.

Auflehnen des Kopfes auf den Tisch amel.: Sabad.

Aufrichten vom Bücken, beim: Acon., *anac.*, apoc., *arn.*, ars., bar-c., **Bell.**, berb., bov., *bry.*, *calc.*, *carb-an.*, cic., con., **Ferr.**, *graph.*, ham., hell., laur., lyss., meny., merc., nat-m., nicc.,

SCHWINDEL - Aufrichten vom Bücken, beim ...

nit-ac., nux-v., phos., pic-ac., *puls.*, *sang.*, sanic., sep., sil., sulph., zinc.

nach: Laur., zinc.

amel.: Aur., *hell.*

schnell Aufrichten: *Ferr.*, sang.

Aufsetzen im Bett, beim: Ars., *bry.*, caust., **Chel.**, chin-s., **Cocc.**, croc., *cupr.*, euph., eupi., ind., kali-br., merc., nat-m., nit-ac., op., *phos.*, *phyt.*, *puls.*, sep., *sil.*, thuj., *zinc.*

amel.: Hell., *lac-d.*, phos.

Aufstehen, beim: Absin., **Acon.**, acon-c., aeth., *ail.*, aml-n., apoc., *arn.*, ars., arund., atro., *bar-c.*, *bell.*, berb., bov., **Bry.**, *calc.*, *cann-i.*, *carb-an.*, carb-o., *caust.*, cedr., chel., *chin.*, chin-s., *cic.*, cina, cocc., colch., con., cupr., *dig.*, **Ferr.**, ferr-ar., *ferr-p.*, form., genist., *glon.*, grat., *guaj.*, *ham.*, hell., hep., hyos., ind., kali-bi., kali-c., kali-p., kali-s., *lac-d.*, *lach.*, lac-ac., laur., lyss., manc., meny., merc., morph., **Nat-m.**, nat-s., nux-v., olnd., op., *petr.*, **Phos.**, pic-ac., plat., ptel., *puls.*, **Rhus-t.**, sabin., seneg., sil., sul-ac., sulph., **Tab.**, thuj., trom., *verat-v.*, vib., zinc.

nach: Apoc., bar-c., *bell.*, bry., calc., cocc., dig., eug., *form.*, graph., *lyc.*, lyss., *mag-c.*, ph-ac., *phos.*, sabad., stann.

amel.: Ars., *aur.*, caust., hell., mosch., nat-m., phos., *rhus-t.*

Bett, vom: *Agar.*, *arn.*, bar-c., *bell.*, *bry.*, *cact.*, caust., cham., **Chel.**, *chin.*, chin-s., cic., *cimic.*, cinnb., **Cocc.**, con., cupr., dulc., **Ferr.**, *ferr-p.*, *fl-ac.*, *glon.*, graph., ind., iod., kali-bi., kali-s., lach., lyc., mag-m., mag-s., *merc-c.*, **Nat-m.**, nat-s., nicc., *nit-ac.*, **Nux-v.**, olnd., *op.*, *petr.*, *ph-ac.*, **Phos.**, **Phyt.**, *pic-ac.*, puls., *rhus-t.*, ruta, sabin., *sep.*, *sil.*, *stram.*, sul-ac., *sulph.*, verat-v.

Knien, vom: Cere-b.

Liegen auf dem Rücken, vom: Croc., merc-c., olnd., petr., puls., sel., sil.

Sitzen, vom: *Acon.*, aesc., aeth., all-s., asar., bov., **Bry.**, *calc.*, *calc-p.*, *carb-an.*, cham., coca, *con.*, *dig.*, **Ferr.**, grat., hell., ind., iod., kali-bi., kali-c., kali-s., kalm., laur., *lyc.*, lyss., merc., merc-i-f., nicc., nit-ac., **Nux-v.**, ox-ac., *petr.*, ph-ac., **Phos.**, pic-ac., ptel., **Puls.**, **Rhus-t.**, sabad., *sang.*, sel., sep., spig., staph., *sulph.*, sumb., thuj., verat., verat-v.

nach: Apoc., bry., cocc., dig., phos.

SCHWINDEL - Aufstehen - Sitzen, nach ....

gebeugtem Sitzen: Merc.

lange Zeit, für: Cham., laur., ph-ac.

Aufstoßen, während: Gymn., nat-m., nux-v., *puls.*, sars.

nach: Hep., nux-v.

Baden, nach: Phys., sumb.

balancieren, Gefühl zu: Calad., ferr., lact., merc., thuj., zinc.

berauscht, wie: Acet-ac., *acon.*, act-sp., agar., ail., *alum.*, am-c., *anac.*, anan., *arg-m.*, *arg-n.*, asar., *aur.*, *bell.*, berb., *bry.*, caj., *camph.*, cann-i., *carb-ac.*, carb-s., caust., *cham.*, chel., *chin.*, chin-s., *cic.*, clem., **Cocc.**, *con.*, cori-r., croc., crot-h., cur., dig., *ferr.*, ferr-p., *gels.*, glon., *graph.*, grat., ham., *hydr.*, *hyos.*, *kali-br.*, kali-c., kreos., lach., laur., led., *lil-t.*, lyc., *med.*, merc., merl., *mez.*, mosch., nat-m., *nux-m.*, **Nux-v.**, oena., *op.*, petr., *ph-ac.*, phel., phos., **Puls.**, rhod., *rhus-t.*, sabad., sars., *sec.*, sel., sep., *sil.*, *spig.*, *spong.*, stram., *tab.*, tarax., tep., *thuj.*, til., valer.

Berührung agg.: Cupr.

Bett auf- und abgeworfen würde, als ob er im: Bell.

Zubettgehen, beim (s. ZUBETTGEHEN)

Beugen des Kopfes nach hinten, beim: Glon., seneg.

vorn: Clem., mag-m., merc., pic-ac., *sulph.*

Bewegung: *Agar.*, ail., aloe, *am-c.*, am-m., arn., *aur.*, aur-m., bar-c., *bell.*, **Bry.**, *calc-p.*, carb-ac., *carb-v.*, *chin.*, *cocc.*, *coff.*, *con.*, crot-h., crot-t., cupr., ferr-i., fl-ac., gels., *glon.*, *graph.*, grat., *hep.*, hydr-ac., *kalm.*, laur., lycps., *mag-c.*, *med.*, nat-ar., nat-c., nat-m., nux-v., paeon., phel., *phos.*, phys., *puls.*, sabad., sang., sec., sel., *sil.*, sin-n., sol-n., spong., staph., sumb., tab., tell., ther.

amel.: Coff., cycl., mag-m., rhod.

Arme, der: Bar-c., berb., sep.

Augen, der: Bell., chel., cocc., *con.*, mur-ac., petr., plat., puls., spig.

plötzliche, durch: Ferr., gels., lact., ptel., sumb.

Übelkeit und Erbrechen, mit: Sel., *ther.*

Kopfes, des: Acon., *agar.*, aloe, am-c., *arn.*, *atro.*, aur., *bar-c.*, *bell.*, **Bry.**, *calc.*, calc-ar., carb-an., *carb-v.*, caust., clem., cocc., **Con.**, cupr., echi., *glon.*, *hep.*, *ign.*, ip., kali-bi., kali-c., lac-d., meph., mosch., nat-m.,

SCHWINDEL - Bewegung - Kopfes, des ...

paeon., *phos.*, *ptel.*, rhus-t., samb., sang., sel., sep., spig., tell., ther., thuj.

schneller Kopfbewegung, bei: Am-c., atro., bar-c., *bry.*, **Calc.**, calc-s., *carb-v.*, *coloc.*, *gels.*, helod., *kali-c.*, lac-ac., sang., spig., *staph.*, sulph., verat.

amel.: Agar.

Lider: Alum., mosch.

Bier, nach: Kali-n., merc., sulph.

Blicken, bei angestrengtem: All-s., am-c., ars., *caust.*, colch., *cur.*, *kali-c.*, *lach.*, manc., **Nat-m.**, olnd., *phos.*, sars., *sil.*, **Spig.**, sulph., tarent.

amel.: *Dig.*, sabad.

bewegende Gegenstände, auf sich: *Agar.*, anac., *con.*, *cur.*, graph., *jab.*, laur., mosch., nat-m., olnd., sep., *sulph.*

drehende Gegenstände, auf sich: Lyc.

Ebene, auf eine große: Sep.

Fenster, aus dem: Camph., *carb-v.*, **Nat-m.**, ox-ac.

geradeaus amel.: Olnd.

Licht, in farbiges (s. LICHT - farbig)

oben, nach: *Calc.*, carb-v., *caust.*, chin-a., crot-t., *cupr.*, dig., *graph.*, iod., kali-p., kali-s., *lach.*, mur-ac., nat-h., *nux-v.*, *petr.*, **Phos.**, plat., plb., **Puls.**, *sang.*, sep., *sil.*, stram., *tab.*, *thuj.*

Gehen im Freien, beim: *Arg-n.*, ox-ac., *sep.*

hohe Gebäude, auf: *Arg-n.*

Licht, auf ein: Cupr., plb., thuj., zinc.

rechts, nach: Lec.

Seite, nach rechts oder links; auf die: *Con.*, lec., olnd., op., sabad., *spig.*, sulph., sumb., thuj.

Spiegel (s. SPIEGEL)

unten, nach: Alumn., ars., calad., calc., camph., cham., cina, con., ferr., ferr-ar., ferr-p., graph., *kalm.*, mag-m., merc., nat-c., nit-ac., nux-v., olnd., ox-ac., petr., **Phos.**, puls., rhod., rhus-t., salam., sep., **Spig.**, staph., **Sulph.**, thuj.

wie: Phos.

verdrehten Augen, mit: **Spig.**

Blitz, durch: Crot-h.

Brot, nach: Manc., sec.

SCHWINDEL ...

Bücken, beim: Acon., act-sp., ail., *alum.*, *anac.*, aran-s., *arg-n.*, *aur.*, aur-m., bapt., *bar-c.*, **Bell.**, berb., *bry.*, *cact.*, *calc.*, *calc-p.*, calc-s., *camph.*, cann-i., carb-s., *carb-v.*, *caust.*, *cham.*, chin., chin-s., cic., cimic., cinnb., coff., con., corn., dig., *glon.*, *graph.*, *guare.*, *ham.*, *hell.*, helon., *ign.*, ind., *iod.*, *kali-bi.*, *kali-c.*, kali-n., kali-p., kali-s., *kalm.*, *lach.*, lac-ac., led., *lyc.*, mang-m., med., meny., meph., *merc.*, *merc-c.*, merl., mill., mosch., myric., nat-m., nat-c., nicc., *nit-ac.*, **Nux-v.**, ol-an., op., *petr.*, ph-ac., *phos.*, pic-ac., plb., ptel., **Puls.**, rhus-t., santin., sep., sil., sol-n., *staph.*, **Sulph.**, sumb., ther., thuj., valer., verat.

Abendessen, nach dem: Sep.

amel.: Carb-an.

langem Bücken, nach: Cham.

chronisch: Nat-m., *nux-v.*, **Phos.**, *sec.*

Kopfschmerzen, mit einseitigen: *Nat-m.*

Denken daran, beim: Pip-m.

Diplopie (Doppeltsehen), mit: Gels., olnd.

Blick nach unten, beim: Olnd.

Drehen, beim: *Agar.*, am-c., calc., *con.*, genist., glon., ind., ip., *kali-c.*, merc., nat-m., phos., rhus-t., tell., ther.

links, nach: Bor., calc-p.

rechts amel., nach: *Alumn.*

Bett; beim Umdrehen im: **Bell.**, *cact.*, carb-v., **Con.**, *graph.*, ind., kalm., *lac-d.*, meph., phos., rhus-t., sulph.

Blicken auf sich drehende Gegenstände, beim: Lyc.

er dreht sich im Kreis: Bell., berb., *calc.*, caust.

links, nach: Bell.

rechts, nach: Berb., *caust.*

Kopfes, beim Drehen oder Bewegen des: Acon., *agar.*, aloe, am-c., *arn.*, atro., aur., *bell.*, **Bry.**, *calc.*, calc-ar., carb-an., *carb-v.*, caust., clem., cocc., **Con.**, cupr., echi., *glon.*, *graph.*, hep., *ign.*, ip., kali-bi., *kali-c.*, kali-p., kalm., lec., meph., mosch., nat-c., nat-m., paeon., *phos.*, ptel., rhus-t., samb., sang., sel., sep., spig., tell., ther., thuj.

schnell: Aloe, am-c., atro., bar-c., *bry.*, **Calc.**, *carb-v.*, *coloc.*, **Con.**, *gels.*, *kali-c.*, kreos., lac-ac., merc., *phos.*, *sang.*, spig., *staph.*, *verat.*

SCHWINDEL - Kopfes, beim Drehen oder Bewegen des - schnell ...

amel.: Agar.

Kreis drehen, als würde er sich im: Acon., aloe, *alum.*, am-c., anac., *arg-n.*, arn., asaf., *aur.*, bar-m., *bell.*, berb., *bism-o.*, **Bry.**, calad., *calc.*, camph., chel., *chin-s.*, *cic.*, cocc., **Con.**, cupr., **Cycl.**, euon., eup-per., eup-pur., euph., ferr., grat., hell., hep., hydr-ac., kali-bi., kreos., lact., laur., *lyc.*, mosch., mur-ac., nat-c., nat-m., *nux-v.*, olnd., op., par., *phos.*, **Puls.**, ran-b., rhod., rhus-t., ruta, sabad., spig., staph., tab., til., valer., verat., viol-o.

dunkles Zimmer, beim Eintritt in ein: Agar., *arg-n.*, *stram.*

Einatmen, bei tiefem: *Cact.*

Eintritt ins Haus, beim: Acon., ars., carb-ac., merc., pall., *phos.*, plat., *puls.*, ran-b., sil., tab.

Spaziergang, nach einem: Arg-m., plat., tab.

Entspannung, nach: Calc., lach.

epileptisch: *Apis*, art-v., bufo, *calc-ar.*, calc-s., *caust.*, crot-h., *cur.*, ign., *nat-m.*, *nux-m.*, plb., *sil.*, thuj., *visc.*

epileptischen Anfall, vor einem: Ars., *calc-ar.*, *caust.*, **Hyos.**, *lach.*, *plb.*, *sulph.*, *tarent.*

Erbrechen, vor: Nat-s.

mit: Ail., *ars.*, calc., *canth.*, *chel.*, cimic., crot-h., crot-t., *glon.*, gran., *graph.*, *hell.*, kali-bi., kali-c., *lach.*, mag-c., *merc.*, mosch., *nat-s.*, *nux-v.*, oena., *petr.*, *puls.*, sabad., *sang.*, sars., sel., sep., tell., ther., **Verat.**, *verat-v.*, vip.

nach, amel.: Op.

Erektionen während des Schwindels: Tarent.

erweiterten Pupillen, mit: *Bell.*, hell., teucr.

Essen, beim: Am-c., arn., calc., chel., con., dios., form., **Grat.**, hep., mag-c., mag-m., merc., nat-c., *nux-v.*, olnd., *phos.*, sel., sil.

nach: Aloe, *alum.*, ambr., aran., bell., bry., bufo, *cham.*, chel., chin., coc-c., *cocc.*, cor-r., cycl., gels., **Grat.**, *kali-bi.*, *kali-c.*, kali-i., kali-p., kali-s., *lach.*, lyc., mag-s., merc., nat-m., *nat-s.*, **Nux-v.**, *petr.*, ph-ac., *phos.*, plb., **Puls.**, *rhus-t.*, sanic., scut., sel., sep., *sulph.*, *tarent.*, zinc.

amel.: Alum., arg-n., cinnb., cocc., dulc., sabad.

Fahren, beim: Ant-t., dig., grat.

Wagen, im: Acon., calc., *hep.*, lyc., sel., *sil.*
amel.: Glon., sil.

wie durch Fahren im Wagen: Cycl., ferr., grat., hep.

fallen, stürzen; Neigung zu: *Acon.*, agar., alum., am-c., ang., apis, arn., *ars.*, bar-c., *bell.*, berb., bov., *calc.*, calc-s., carb-ac., *carb-an.*, carb-s., *carb-v.*, caust., chin., *cic.*, *cocc.*, coloc., *con.*, crot-h., cupr., dros., euphr., *ferr.*, ferr-ar., gels., *glon.*, graph., ham., hell., *hyos.*, kali-c., kali-p., kali-s., kreos., lach., lact., laur., led., *lyc.*, mag-c., *mag-m.*, mag-s., merc., mez., nat-c., nat-h., nat-m., *nat-n.*, nat-p., nit-ac., nux-m., ph-ac., *phel.*, phyt., plb., *psor.*, *puls.*, *ran-b.*, rheum, rhod., *rhus-t.*, ruta, sabad., *sabin.*, sars., *sil.*, spig., *spong.*, squil., *stram.*, *sulph.*, tab., tarent., *ter.*, *zinc.*

morgens beim Erwachen: *Graph.*, phos.

Aufstehen aus dem Bett, beim: **Rhus-t.**

Bewegung, bei: Sec.

Blicken nach unten, beim: **Spig.**

Bücken, beim: Merl.

Dunkelheit, in der: *Stram.*

Fieber, im: Sep.

Gegenstände vorneigen und auf ihn stürzen würden, als ob sich hohe: Arn., sabad.

hinten, nach: Agar., anan., bell., bov., brom., *bry.*, *calc.*, *carb-an.*, *caust.*, *chin.*, dios., helon., *kali-c.*, kali-n., kali-s., led., merc., mill., *nux-v.*, oena., *ph-ac.*, phel., **Rhus-t.**, sars., *sil.*, *spong.*, stram., sulph.

Bücken, beim: Caust.

Gehen, beim: Stram.

links, nach: Anac., *aur.*, *bell.*, *bor.*, *calc.*, *caust.*, cic., dirc., dros., *eup-per.*, eup-pur., euph., *iris-foe.*, *lach.*, lycps., merl., mez., nat-c., **Nat-m.**, nux-m., sal-ac., spig., stram., *sulph.*, vib., vip., *zinc.*

morgens: Zinc.

Blicken nach oben, beim: *Caust.*

Gehen im Freien, beim: Aur., dros.

Sitzem, im: Anac.

rechts, nach: *Acon.*, ars., *calc.*, camph., carb-an., *caust.*, eup-pur., euph., ferr., kali-n., lycps., lyss., mill., nat-s., rhus-t., ruta, *sil.*, *zinc.*

Sitzen, im: Stram.

Schlaf, nach: Ferr.

seitwärts: Acon., am-m., arg-n., ars., *benz-ac.*, bov., **Calc.**, cann-s., *caust.*, **Cocc.**, *con.*, dros., euph., led., mez., **Nux-v.**, phel., puls., rheum, sil., squil., staph., sulph., valer., zinc.

Gehen, beim: Sul-ac.

vorne, nach: Agar., *alum.*, arn., bov., *calc-p.*, *camph.*, carb-s., card-m., *caust.*, chel., *cic.*, cupr., *elaps*, *ferr.*, ferr-p., *graph.*, hell., hyos., iod., kali-n., kali-p., *lach.*, led., lyc., lycps., mag-c., mag-m., mag-s., mang., **Nat-m.**, *nux-v.*, petr., *ph-ac.*, phel., phos., *podo.*, puls., *ran-b.*, **Rhus-t.**, *sabin.*, sars., sec., senec., *sil.*, spig., stry., *sulph.*, tarax., vip.

Wände auf ihn stürzen würden; als ob hohe (vgl. Hauswände): Arg-n., sabad.

farbiges Glas fällt; durch Licht, das durch: Art-v.

Freien, im: Acon., act-sp., aeth., *agar.*, ambr., anac., anag., ars., aur., bry., calc., canth., *caust.*, cocc., crot-t., dros., euph., gins., *glon.*, grat., kali-ar., kali-c., *kreos.*, lach., laur., manc., merc-c., *mur-ac.*, nicc., ol-an., *phel.*, podo., psor., *ran-b.*, ruta, sars., senec., *sep.*, sil., sulph., tarax.

amel.: *Aeth.*, agar., *am-m.*, aur-m., bell., calc-s., *camph.*, carb-s., carl., *caust.*, clem., croc., genist., graph., *grat.*, hell., hydr-ac., hyos., kali-bi., *kali-c.*, kali-p., *kali-s.*, lil-t., *mag-m.*, mag-s., manc., merc., mosch., mur-ac., *nat-s.*, nicc., oena., ph-ac., *phel.*, phos., plb., *puls.*, *sanic.*, sol-n., staph., *sul-ac.*, *sulph.*, **Tab.**

Froststadium im Fieber, vor: *Ars.*, *bry.*, nat-m.

während: Alum., ant-t., **Calc.**, caps., *chin.*, cocc., *ferr.*, ferr-p., *glon.*, kali-bi., laur., lyss., nat-m., **Nux-v.**, phos., plb., puls., *rhus-t.*, sulph., verat., viol-t.

nach: Colch., sec.

Frösteln, beim: Gels., merc-c., rhus-t.

Frühling, Schwindelanfälle im: Apis

Frühstück, während dem: Con., *sil.*

amel.: *Alum.*, calc., cinnb.

nach: Bufo, coc-c., gels., lyc., phos., sel., tarent.

Gehen, nach schnellem: Coloc.

SCHWINDEL ...

Gähnen, beim: Agar., apoc., petr.

Gegenstände scheinen sich zu bewegen: *Cocc.*, hydr-ac., kali-c., mosch., sep., thuj.

links und nach unten, nach: Tab.

rechts, nach: *Lac-d.*, nat-s., sal-ac.

Stuhl, auf dem er sitzt; der: Zinc.

drehen, scheinen sich im Kreis zu: *Agar.*, agn., *alum.*, am-c., anac., arn., bar-c., bar-m., bov., *bry.*, cadm., **Chel.**, *cic.*, coca, cocc., colch., con., **Cycl.**, hell., kali-c., kali-p., kali-s., laur., *lyc.*, mag-c., merc., merc-i-r., morph., mosch., *mur-ac.*, **Nat-m.**, nat-p., nat-s., *nux-v.*, olnd., op., ph-ac., *psor.*, rhus-t., sabad., sel., sep., sil., sol-n., sul-ac.

Blicken auf fließendes Wasser, beim: Ferr.

Zimmer dreht sich, das: *Calc.*, cann-s., *caust.*, cod., dub., grat., kali-bi., **Nux-m.**, *phos.*, tab.

groß, scheinen: Caust.

laufen, scheinen ineinander zu: Iris-fl.

näher zu kommen und dann zurück zu weichen, scheinen: Cic.

schwanken, scheinen zu: Anac., *bell.*, *bry.*, glon.

umgedreht, scheinen: Bufo

vibrieren, zu zittern; scheinen zu: *Carb-v.*

weit weg zu sein, scheinen zu: Anac., **Puls.**, stann., stram.

Gehen, beim: Acon., agar., agn., aloe, alum., am-m., anac., ant-t., *apis*, *arg-n.*, *arn.*, *ars.*, ars-i., asar., aster., atro., aur-m., bar-c., bar-m., *bell.*, berb., bism-o., bor., *bry.*, calad., *calc.*, calc-p., calc-s., camph., cann-i., cann-s., carb-an., carb-s., *carb-v.*, caust., *chin.*, chin-a., *cic.*, coca, cocc., coff., colch., *con.*, cop., cycl., daph., dig., dirc., *dulc.*, *ferr.*, *ferr-i.*, fl-ac., *gels.*, graph., *hell.*, hura, hyos., hyper., ign., iod., ip., kali-ar., kali-bi., kali-br., kali-c., kali-n., kali-p., kali-s., lac-c., laur., led., lil-t., lycps., mag-m., merc., merl., mill., *mur-ac.*, nat-ar., *nat-c.*, **Nat-m.**, nat-p., *nat-s.*, *nit-ac.*, *nux-m.*, **Nux-v.**, op., ox-ac., paeon., *petr.*, *ph-ac.*, *phel.*, **Phos.**, phys., *phyt.*, pic-ac., *psor.*, ptel., **Puls.**, ran-b., *rhus-t.*, ruta, sars., *sec.*, sel., *sep.*, *sil.*, *spig.*, stann., staph., *stram.*, sul-ac., *sulph.*, sumb., tab., tarax., tarent., tell., thuj., valer., verat., viol-t., *zinc.*

SCHWINDEL - Gehen, beim ...

amel.: *Acon.*, am-c., bry., lil-t., mag-c., sil., *staph.*, sulph., *zinc.*

nach: Acon., arg-m., bry., calad., *calc.*, caust., colch., laur., lyss., phos.

langem Gehen, nach: Merl., nat-m.

Abhangs, nahe eines: Sulph.

engen Pfad, entlang einem: Bar-c.

Essen, nach dem: *Nux-v.*

Freien, im: Acon., *agar.*, *ambr.*, ang., arn., *ars.*, *aur.*, aur-m., bry., *calc.*, calc-ar., *calc-p.*, canth., carb-s., *chin.*, chin-a., clem., coff., crot-t., *cycl.*, *dros.*, euph., gels., graph., ip., kali-ar., *kali-c.*, kali-p., kreos., *lach.*, laur., *led.*, *lyc.*, merc., *mur-ac.*, nicc., *nux-m.*, *nux-v.*, olnd., phel., *phos.*, phys., **Puls.**, rhod., rhus-t., ruta, sars., senec., *sep.*, sil., spig., stann., stram., stry., **Sulph.**, tab., tarax., tell., thea, thuj., til.

amel.: *Carb-ac.*, crot-h., kali-c., mag-c., mag-m., *nat-c.*, par., *puls.*, rhod.

Anhöhe, auf eine: **Sulph.**

gleiten, schweben, und mit einem Gefühl, als würden die Füße den Boden nicht berühren; mit einem Gefühl, als würde er in der Luft: Agar., asar., **Calc-ar.**, *camph.*, *chin.*, coff., cop., hura, **Lac-c.**, nat-m., nux-m., op., *rhus-t.*, sep., *spig.*, stram., *thuj.*, valer.

langsamen Gehen, aber nicht bei heftiger Anstrengung; beim: Mill.

schnell: *Ferr.*, grat., *puls.*, sulph.

seitwärts: Kali-c.

über eine hohe Brücke: Puls., staph., *sulph.*

schmale Brücke: Bar-c., ferr., sulph.

Überqueren eines offenen, freien Platzes; beim: *Ars.*

Wasser, nahe am: Ang.

über: Ang., brom., *ferr.*, *sulph.*

fließendes Wasser (vgl. ÜBERSCHREITEN; WASSER): *Arg-m.*, *brom.*, *ferr.*, *sulph.*

Zimmer, im: Iris., mag-m., manc., merc., nat-c., nit-ac., paeon.

Gehirnerschütterung, durch: Acon., *arn.*

geistige Anstrengung, durch: *Agar.*, agn., am-c., arg-m., *arg-n.*, arn., bar-c., *bor.*, calc., cham., coff., cupr., gran., grat., kalm., merc-i-f., **Nat-c.**,

SCHWINDEL - geistige Anstrengung, durch ...

Nat-m., nat-p., **Nux-v.**, *ph-ac.*, pic-ac., *puls.*, sep., sil., *staph.*

amel.: Phos.

Geruch von Blumen, durch den: *Hyos.*, **Nux-v.**, **Phos.**

Geräusche, durch: *Ther.*

Gurgeln, beim: Carb-v.

Haus, im: Agar., am-m., arg-m., bell., *croc.*, crot-t., *lyc.*, *mag-m.*, merc., mur-ac., nat-c., par., phos., *puls.*, sil., stann., staph., sul-ac.

amel.: *Agar.*, caust., *cycl.*, grat., kreos., merc., sulph.

Eintritt, beim (s. EINTRITT)

Hauswände scheinen auf sie zu stürzen: Arg-n., sabad.

Hautausschlägen, vor: Cop.

unterdrückt: Bell., bry., calc., carb-v., cham., hep., ip., lach., phos., rhus-t., *sulph.*

Heben des Kopfes, beim: Acon., aeth., ant-t., *arn.*, bar-c., **Bry.**, cact., *calc.*, carb-an., *carb-v.*, *chin.*, clem., coloc., croc., hell., jatr., laur., mag-s., merc., merc-c., *nux-v.*, op., *phos.*, pic-ac., sel., stann., stram.

Heben einer Last, beim: Ant-t., **Puls.**

Herabsteigen von Treppen, beim: **Bor.**, carb-ac., chr-ac., *con.*, gins., merc., merl., phys., *plat.*, tarent.

Herumdrehen, als würde sich das Bett: **Con.**, nux-v., plb., *puls.*, sol-n.

herumwirbeln, erneuert beim Denken daran; und: Plb.

Hinterkopf, im: Ang., carb-v., chin., fl-ac., **Gels.**, glon., med., petr., ran-b., senec., **Sil.**, sphing., *zinc.*

Hitze, durch: Con., ptel.

Zimmers, durch die Hitze des (s. WARM - Zimmer)

Hitzestadium im Fieberr, während: Acon., arg-m., bry., *carb-v.*, chin., *cocc.*, croc., ign., *kali-c.*, laur., led., mag-m., merc., mosch., nux-v., phos., *puls.*, sep., stram., verat.

Hitzegefühl in der Brust und am Herzen, mit: Lachn.

hochgehoben, wie: Aloe, calc., cann-i., hyper., mosch., phos., rhus-t., sil.

abends: Phos.

SCHWINDEL - hochgehoben, wie ...

Essen, nach dem: Aloe

hochgelegenen Orten, an: Arg-n., aur., **Calc.**, gels., *nat-m.*, phos., puls., staph., **Sulph.**, *zinc.*

Hochlangen mit den Händen, beim: Bar-c., lac-d., *lach.*, sulph.

Hunger, bei: Dulc., *kali-c.*

Husten, beim: Acon., ant-t., calc., *coff.*, cupr., *kali-bi.*, led., *mosch.*, naja, nux-v.

Kaffee, nach: Arg-n., *cham.*, mosch., **Nat-m.**, *nux-v.*, phos.

amel.: Cann-i.

kalte Anwendungen amel.: Nat-m.

Wasser bei Überhitzung, durch kaltes: *Ars.*, *kali-c.*

klammert sich an die Krankenschwester, wenn es getragen wird; das Kind: Bor., *gels.*

Kneten von Teig oder bei ähnlichen Bewegungen, beim: Sanic.

Knien, im: Mag-c., **Sep.**, stram.

Koitus, nach: Ph-ac., sep.

Kolik, abwechselnd mit: Verat.

Kopfschmerz, während: Acet-ac., *acon.*, aeth., agar., ail., alumn., anac., ant-t., anthr., **Apis**, *arg-n.*, *arn.*, *ars.*, asaf., *aur.*, bar-c., **Bell.**, *bov.*, brom., bry., **Calc.**, *calc-p.*, carb-s., carb-v., *caust.*, *chel.*, cimic., coca, *cocc.*, *coff.*, **Con.**, crot-h., *cupr.*, cycl., eug., ferr., ferr-ar., ferr-p., fl-ac., form., *gels.*, *glon.*, grat., *hep.*, kali-ar., kali-bi., *kali-br.*, *kali-c.*, kali-p., kali-s., *kalm.*, *lach.*, laur., lob., mag-c., mag-m., *merc.*, nat-c., *nat-m.*, *nat-s.*, *nux-m.*, **Nux-v.**, ox-ac., *phos.*, pic-ac., *plb.*, *psor.*, *puls.*, *sang.*, sec., sep., **Sil.**, *spig.*, *stront.*, sulph., *tab.*, *verat-v.*, xan., *zinc.*

Kopfverletzungen, nach: Cic., *nat-s.*

Körperübungen, bei: Ars., berb., bism-o., *cact.*, chin., cycl., kali-c., nat-c., sol-n.

amel.: Phos.

Arme, die: Berb., sep.

Freien, im: Coff., *nat-c.*

Lesen, beim: *Am-c.*, ang., arg-m., arn., cupr., *cur.*, gran., *graph.*, grat., ham., merc-i-f., merl., par., phys., stann.

Gehen amel.: Am-c.

langem Lesen, bei: Arn.

lautem Lesen, bei: Manc., par.

nach dem: Kali-c., ph-ac.

SCHWINDEL ...

Licht, durch künstliches (Gaslicht): *Caust.*

Lichtern, durch Aufenthalt in einem Raum mit vielen: Nux-v.

Liegen, beim: Alumn., am-c., *apis*, ars., aur., bar-c., brom., calad., calc., *carb-v.*, *caust.*, *cham.*, coca, **Con.**, *crot-c.*, cycl., dig., ham., iod., lac-d., *lach.*, lact., mag-c., merc., merl., nat-c., *nit-ac.*, nux-v., ox-ac., petr., phel., phos., pic-ac., *puls.*, rhod., *rhus-t.*, sang., sep., sil., spig., staph., stry., sulph., *sumb.*, *thuj.*

amel.: Acon., alum., alumn., *arn.*, aur-m., *carb-an.*, *chin.*, cic., *cina*, cocc., crot-h., cupr., grat., ham., kalm., lach., nat-m., nit-ac., olnd., op., petr., phel., phos., rhus-t., sil., stann., sul-ac., tell., thuj.

berühren, als würde er das Bett nicht: **Lac-c.**

Füße sich nach oben bewegen würden, als ob die: *Ph-ac.*, stict.

Kopf amel., durch hochgelagerten: Nat-m., *petr.*

sinken, als würde er durch das Bett hindurch oder mit diesem nach unten: Bell., benz-ac., **Bry.**, *calc-p.*, chin-s., dulc., kali-c., *lach.*, *lyc.*, mosch., nat-c., rhus-t., sacc.

Gesicht, auf dem: Phos.

amel.: *Coca*

Hinlegen (während er dabei ist, sich hinzulegen), beim: *Bell.*, brom., ferr., kalm., nit-ac., nux-v., olnd., ox-ac., rhus-t., sabad., sang.

muss sich hinlegen: *Ambr.*, ant-t., *aran.*, asaf., *aur.*, chel., **Cocc.**, crot-h., cupr., *graph.*, *kali-c.*, kali-p., kali-s., kalm., kreos., laur., merc., mosch., nat-c., nat-m., *nit-ac.*, op., **Phos.**, **Puls.**, sabin., sec., *sil.*, *sul-ac.*, zinc.

Rücken, auf dem: *Alumn.*, anan., *merc.*, merc-sul., mur-ac., nux-v., *puls.*, *sil.*, sulph.

amel.: Stram.

im kühlen Zimmer: Cast-v.

Seite, auf der: Stram.

amel.: Merc.

linken Seite agg., auf der: Alumn., *iod.*, *phos.*, sil.

rechten Seite agg., auf der: *Mur-ac.*

Magen, kommt vom: *Kali-c.*

SCHWINDEL ...

Menschenmenge, in einer: Nux-v.

Menses, vor: Acon., agn., bor., bov., bry., calc., *calc-p.*, *caul.*, chel., *con.*, *lach.*, nux-m., phos., *puls.*, *verat.*, *zinc.*

während: *Acon.*, am-c., ant-t., arg-n., bor., bov., brom., cact., *calc.*, calc-p., carb-s., carb-v., caul., *caust.*, *con.*, *croc.*, cub., *cycl.*, elaps, ferr., *ferr-p.*, *gels.*, graph., *iod.*, *kali-bi.*, *lach.*, lyc., mosch., nux-v., *ph-ac.*, plat., **Puls.**, *sec.*, *sulph.*, thuj., tril., uran, ust.

amel.: All-s., lach.

Bücken, beim: Calc., caust.

Aufrichten vom Bücken, und beim: *Calc.*

Gehen, beim: Phos.

nach: Agar., ant-t., con., nat-m., puls., ust.

unterdrückt: *Acon.*, bry., calc., cimic., con., **Cycl.**, gels., lach., nux-v., phos., plat., **Puls.**, sabin., sep., sil., sulph., verat., zinc.

Mittagessen, während: Arn., calc-p., chel., *hep.*, *mag-c.*, *mag-m.*, mag-s., olnd., sil.

nach: Acon., aloe, bell., bufo, coloc., ery-a., ferr., *hep.*, mag-s., *nat-s.*, **Nux-v.**, petr., phos., *puls.*, sel., *sulph.*, thuj., *zinc.*

amel.: *Arg-n.*, dulc., sabad.

Aufstehen vom Mittagessen, beim: Phos., phys.

Gehen, nach dem: *Cocc.*

Nachdenken, beim: Agar., arg-m., coff., gran., *ph-ac.*, *puls.*, sil.

amel.: Phos.

Denken an etwas anderes amel.: Agar., pip-m., sep.

Gehen im Freien, beim: Agar., sil.

Nachtwachen, durch (s. SCHLAF - Schlafmangel)

Nähen, beim: Graph., lac-d., lact., mag-c., phel., sul-ac.

Niesen, durch: Bar-c., benz-ac., nux-v., *seneg.*

Obstipation, bei: Aloe, *calc-p.*, chin., crot-h., nat-s., sulph.

Öffnen der Augen (s. Schließen der Augen)

Ohnmacht (Synkope), mit: Alum., ars., berb., bry., canth., *carb-v.*, *cham.*, croc., glon., hep., hipp., lach., mag-c., mosch., **Nux-v.**, paeon., phos., sabad., sulph.

SCHWINDEL ...

periodisch: Agar., ang., *arg-m.*, *camph.*, *cocc.*, cycl., *ign.*, *kali-c.*, **Nat-m.**, **Phos.**, *tab.*, ust.

alle zwei Wochen: Cocc.

plötzlich: Aeth., agar., apoc., *arg-m.*, aster., *bov.*, bry., calc-ar., camph., carb-s., chin-a., coloc., iris., kali-bi., meph., mosch., sec., senec., sep., stann., stram., sulph., tarent., thuj., verb.

Rasieren, nach dem: *Carb-an.*

Rauchen, durch: Alum., asc-t., bor., brom., clem., *gels.*, **Nat-m.**, **Nux-v.**, op., sil., *tab.*, zinc.

Reiben der Augen amel.: Alum.

Reiten, beim: Cop., rhus-t.

amel.: Tarent.

Rücken herauf, kommt den: *Sil.*

Ruhe, in der: Acon., bell., *calc.*, cycl., *lach.*, manc., nat-c., puls., rhus-t., sil.

amel.: Cann-i., coca, *con.*, eupi., nat-m., nux-m., nux-v.

Säfteverlust, bei: *Chin.*, **Phos.**, *sep.*

Samenabgang, nach: Bov., calc., caust., nat-c., sars.

Schaukeln, durch: Bor., *coff.*

amel.: Sec.

Schaukeln

wie: Bell., calad.

Schaukeln, Schwingen; wie ein: Calad., ferr., *merc.*, *sulph.*, thuj., zinc.

Scheitel, ausgehend vom: Calc.

Schlaf, im: Aeth., crot-h., *lyc.*, *sang.*, **Sep.**, *sil.*, ther.

amel.: Bell., ferr., grat., pall.

nach agg.: Ambr., ant-t., apis, ars., atro., *calc.*, *carb-v.*, *chin.*, cimic., *dulc.*, *graph.*, hep., *kali-c.*, kali-i., **Lach.**, *lact.*, *med.*, merc., nat-m., **Nux-v.**, op., *sep.*, *spong.*, stann., stict., stram., stront., tarent., *ther.*, thuj., zinc.

Einschlafen, beim: Arg-n., nat-m., tell., *ther.*

Halbschlaf, im: Arg-m., *sil.*

Schlafmangel und Nachtwachen, durch: **Cocc.**, **Nux-v.**

Schläfrigkeit, bei: Aeth., arg-m., crot-t., laur., *nit-ac.*, nux-m., puls., sarr., *sil.*

SCHWINDEL - Schläfrigkeit ...

abwechselnd mit: *Ant-t.*

Schließen der Augen, beim: *Alum.*, *alumn.*, aml-n., *ant-t.*, *apis*, *arg-n.*, **Arn.**, *ars.*, calad., cham., **Chel.**, cycl., ferr., ferr-p., grat., *hep.*, **Lach.**, mag-s., pen., petr., *ph-ac.*, phos., *pip-m.*, rhus-t., sabad., **Sep.**, *sil.*, *stram.*, **Ther.**, *thuj.*, vib., zinc.

amel.: Alum., *con.*, dig., ferr., *gels.*, graph., phel., *pip-m.*, sel., sulph., tab., verat-v.

Liegen, im: *Lac-d.*

Sitzen, im: Thuj.

Übelkeit, mit: *Lach.*, *ther.*

schmerzhaft: Phos., tab., tarent.

Schnäuzen der Nase, beim: Culx., sep.

Schnupfen amel., nach: Aloe

Schreck, nach: *Acon.*, crot-h., *op.*

Schreiben, beim: Arg-m., form., *graph.*, *kali-bi.*, kali-c., merc., ph-ac., ptel., rhod., *sep.*, stram., thuj.

Schütteln des Kopfes, beim: Acon., corn., genist., glon., hep., sep., spig.

schnell: Sep.

Schwangerschaft, in der: Ars., *gels.*, **Nat-m.**, phos.

Schwanken nach links: Anac., arg-n., *aur.*, bell., *bor.*, calc., cic., dirc., dros., *eup-per.*, eup-pur., euph., iris-foe., lycps., merl., mez., myris., nat-c., nux-m., sol-n., spig., *sulph.*, *zinc.*

morgens beim Erwachen: Myris.

abends: Nux-m.

Gehen im Freien, beim: Aur., nux-m., sol-n., sulph.

Liegen, beim: Merl., ox-ac.

Sitzen, im: Anac., merl.

Stehen, im: Merl.

rechts, nach: **Acon.**, ars., berb., calc., carb-an., caust., dios., euph., ferr., grat., kali-n., lac-d., lycps., lyss., mill., nat-s., rhus-t., ruta, sars., sil., *zinc.*

Kreis, im: Berb., *caust.*

schweben, als würde er: Asar., bell., *calc-ar.*, camph., cocc., *hyper.*, *lac-c.*, *lach.*, lact., *manc.*, *mez.*, mosch., *nux-m.*, *op.*, phos., *sep.*, stram., *valer.*

schwimmen, als würde er (s. SCHWEBEN)

Schwinden, Vergehen der Sinne, mit: Ant-t., *camph.*, *nat-m.*, *nux-m.*, *stram.*, verat.

SCHWINDEL - Schwinden, Vergehen der Sinne; mit ...

Hindernis zwischen den Sinnesorganen und den äußeren Gegenständen; als sei ein: Aeth.

sinken, als würde er: Lach., *lyc.*, nat-m., ph-ac.

Sitzen, im: Aeth., aloe, alum., am-c., anac., *apis*, arg-m., ars., bell., calc., *camph.*, carb-ac., *carb-an.*, *carb-s.*, *carb-v.*, *caust.*, *cham.*, chin., cic., coca, *cocc.*, colch., coloc., cop., crot-h., crot-t., *cupr.*, dig., eug., euon., fl-ac., *glon.*, grat., hell., ind., kali-bi., *kali-c.*, kali-s., lach., lycps., mang., meph., *merc.*, merc-cy., nat-c., nat-p., nit-ac., par., *petr.*, ph-ac., phel., **Phos.**, pic-ac., *plat.*, **Puls.**, ran-s., rhod., *rhus-t.*, ruta, sabad., sabin., sanic., sars., *sep.*, *sil.*, *spig.*, *spong.*, stann., staph., stram., sul-ac., *sulph.*, tab., tell., *thuj.*, *viol-o.*, *zinc.*

amel.: *Acon.*, aur., bry., *cycl.*, form., lach., puls., *sil.*

aufrechten Sitzen, beim: *Cham.*, *hydr.*

hoch sitzen würde, als ob er zu: Aloe, *phos.*

Essen, vor dem: Kali-c.

Schreiben, beim: Kali-bi., merc.

Spaziergang, nach einem: Colch., lach.

Sommer, Schwindelanfälle im: Phos., *psor.*

Sonnenschein und Sonnenhitze, durch: Acon., *agar.*, brom., *glon.*, *nat-c.*, nux-v.

Spiegel, nach Blick in einen: Kali-c.

Sprechen, beim: Bor., cham., cocc., par., sol-n.

langem Sprechen, bei: Thuj.

lebhaftem Sprechen, nach: Bor., cham., lyc., nat-c., par., thuj.

Stehen, im: *Acon.*, aeth., aloe, am-c., apis, arg-m., *arn.*, aur., bar-c., bor., *bov.*, *bry.*, *calc.*, *cann-s.*, *caust.*, cham., *cocc.*, coff., cop., crot-t., cycl., euph., euphr., fl-ac., gels., glon., kali-bi., kali-br., kali-c., kali-n., kali-p., kali-s., *lach.*, laur., led., lyc., mag-c., mang., *merc.*, merc-sul., merl., nux-m., *olnd.*, petr., *ph-ac.*, *phos.*, phyt., plat., *puls.*, rheum, rhus-t., *sabin.*, sars., sec., sel., sil., sol-n., *spig.*, stram., *sulph.*, ter., valer., zinc.

amel.: Calc., nux-v., phos.

angelehnt, an etwas: Dig.

Freien, im: *Podo.*

Gehen, nach dem: *Calc.*

Höhe, auf einer: *Zinc.*

SCHWINDEL - Stehen, im ...

Zimmer, in einem: Cupr., stram.

Steigen, beim: Bor., dirc., sulph.

Anhöhe, auf eine: Bor., **Calc.**, dig., phos., *sulph.*

Gefühl aufzusteigen: Am-m., *asaf.*, asar., bor., hep., laur., lyc., *merc.*, nat-c., nux-v., *phos.*, *plat.*, ran-b., *spig.*, sul-ac., valer., *verat.*

Treppensteigen, beim: Aloe, ant-c., apoc., ars-h., bor., cahin., **Calc.**, carb-ac., coca, glon., *kali-bi.*, merc., par., pic-ac., sulph.

Sterne vor den Augen, weiße: Alum.

Strecken, beim: Apoc.

Stuhlgang, vor: Alum., lach., oena.

während: *Caust.*, cham., cob., *cocc.*, colch., ptel., stram., zinc.

nach: Apoc., carb-an., *caust.*, cupr., gran., lach., *nat-m.*, petr., phos., zinc.

amel.: *Cupr.*

stürzen, als würde er aus großer Höhe: *Caust.*, *gels.*, mosch.

Syphilis, bei: **Aur.**

Taumeln, Drehen wie im Kreis: Acon., agar., *ail.*, am-c., anan., *arg-n.*, atro., *aur.*, bry., *calc.*, *camph.*, caps., carb-ac., *carb-an.*, *carb-v.*, *cham.*, *chin.*, *cic.*, coloc., *con.*, cupr-ar., *ferr.*, ferr-ar., ferr-p., fl-ac., **Gels.**, hydr-ac., ign., ip., kali-br., kali-c., kali-s., kreos., lil-t., lyc., lyss., med., merc., mur-ac., nicc., *nux-m.*, **Nux-v.**, olnd., paeon., petr., **Phos.**, *phyt.*, sars., sec., *sep.*, *stram.*, sulph., tarax., thuj., til.

Taumeln, Wanken; mit: Acon., *agar.*, *alum.*, anac., *ars.*, *bell.*, bry., camph., *caps.*, *caust.*, *cic.*, cimic., croc., cupr., ferr., *glon.*, hydr-ac., kali-i., lach., *lyc.*, mag-c., mag-m., nat-c., nat-m., *nux-m.*, *nux-v.*, ol-an., paeon., ph-ac., puls., sanic., *sec.*, seneg., spong., *stram.*, sulph., tab., tarax., ter., thuj., verat., viol-t.

Tee, nach: **Nat-m.**, **Sep.**

amel.: Glon.

Trinken, beim: *Lyc.*, mang., *sep.*

Wasser amel.: Op.

Übelkeit, mit: **Acon.**, agar., ail., *alum.*, *alumn.*, *am-c.*, aml-n., amyg., *ant-c.*, ant-t., apis, arg-n., *arn.*, ars., *bapt.*, *bar-c.*, *bell.*, bor., brom., *bry.*, cahin., calad., *calc.*, *calc-p.*, *calc-s.*, *camph.*, *carb-an.*, *carb-v.*, *caust.*, *cham.*, *chel.*, chin., chin-a., **Chin-s.**, cimic., *cinnb.*, coca, **Cocc.**, coloc., *con.*, crot-h., crot-t., *cycl.*, **Ferr.**, *ferr-ar.*,

SCHWINDEL - Übelkeit, mit ...

ferr-p., fl-ac., gels., *glon.*, *graph.*, gymn., *ham.*, *hell.*, *hep.*, *ind.*, kali-ar., *kali-bi.*, kali-br., kali-c., kali-p., kali-s., *kalm.*, *lac-c.*, *lach.*, *lob.*, *lyc.*, *lyss.*, mag-c., *merc.*, mill., *mosch.*, mur-ac., myric., *nat-m.*, *nat-s.*, nicc., *nit-ac.*, *nux-m.*, *nux-v.*, **Petr.**, *phos.*, pic-ac., *puls.*, *rhus-t.*, rumx., sabad., *sang.*, sanic., sars., sel., senec., *sep.*, *sil.*, *spig.*, spong., squil., *staph.*, stram., stront., *sulph.*, *tab.*, tarent., tell., *ter.*, *ther.*, *verat.*, *verat-v.*, vip., *zinc.*

morgens: *Calc.*, sabad., squil., stront.

nachher: Calc., cimic., gran., lyss., *zinc.*

Aufsitzen im Bett, beim: Bry., **Cocc.**, *verat-v.*

Bewegung, bei: Sel.

Brust, in der Mitte der: Bry., phos.

Bücken amel.: *Petr.*

Erwachen, beim: *Spong.*

Heben des Kopfes, beim: *Merc.*

Liegen, im: Ars.

Kopf tief, mit dem: *Petr.*

rechten Seite oder Rücken, auf der: *Mur-ac.*

periodisch: **Nat-m.**

Schließen der Augen, beim: *Lach.*, *ther.*

sehen, durch lange auf einen Gegenstand: Sars.

Überschreiten einer Brücke, beim: Bar-c., brom.

fließendes Wassers: *Ang.*, *arg-m.*, brom., ferr., sulph.

Urinieren, während: Acon.

Harndrang, bei: *Hyper.*

reichliches Urinieren amel.: Gels.

Verdunkelung des Gesichtsfeldes, mit: *Acon.*, act-sp., agar., amyg., *anac.*, ant-t., apis, arg-m., arg-n., ars., asaf., *bell.*, calc., *camph.*, canth., carb-an., cham., cic., cimic., *cupr.*, **Cycl.**, dulc., euon., **Ferr.**, *ferr-ar.*, ferr-p., **Gels.**, gins., *glon.*, gran., graph., gymn., hell., hep., hyos., *kali-bi.*, kalm., lach., lact., laur., *merc.*, mosch., *nit-ac.*, **Nux-v.**, olnd., par., phos., *phyt.*, puls., raph., sabad., *sabin.*, seneg., *stram.*, *stront.*, *sulph.*, tep., ter., til., zinc.

Völlegefühl und Drücken im Scheitel, mit: **Cimic.**

warmem Bett amel., im: Cocc.

SCHWINDEL ...

Sonne, Wärme der: *Agar.*, cast-v., gels., glon., nat-c.

Suppe amel., warme: Kali-bi.

Zimmer, im warmen: Acon., brom., *croc.*, *grat.*, kali-s., lact., lil-t., *lyc.*, *merc.*, **Nat-c.**, paeon., ph-ac., phos., *ptel.*, *puls.*, *sanic.*, sars., tab.

Eintritt in ein warmes Zimmer, beim: Arg-m., *phos.*, plat., tab.

Wärme von der Brust zum Hals aufsteigen; Gefühl, als würde: Merc.

Waschen der Füße, beim: Merc.

warmem Wasser, in: Sumb.

Wasser, beim Überschreiten von fließendem: Ang., *arg-m.*, *bell.*, brom., *ferr.*, *hyos.*, stram., *sulph.*

Wein, nach: *Alum.*, bell., bov., cocc., *con.*, *nat-c.*, nat-m., *nux-v.*, petr., sumb., *zinc.*

amel.: Arg-n., coca, gels., phos.

Wetter, bei nassem: Brom., sars.

kaltem Wetter, bei: *Sang.*

windigem Wetter, bei: *Calc-p.*

Willensanstrengung amel.: Pip-m.

Wischen der Augen amel.: *Alum.*

Zittern, mit: Am-c., ars., bell., *camph.*, carb-v., crot-h., *dig.*, *dulc.*, *glon.*, nat-m., puls.

Zorn, nach: Acon., calc.

Zubettgehen, beim: Nat-m., sabad., stram.

KOPF

ABSZESS: *Calc.*, *hep.*, lyc., *merc.*, *sil.*

AMEISENLAUFEN: *Acon.*, aesc., *agar.*, alum., am-c., am-m., *ant-c.*, **Arg-n.**, ars., arund., bar-c., *calc.*, *calc-p.*, calc-s., cann-s., carb-v., cast-eq., chel., coc-c., colch., cupr., *cycl.*, dulc., fago., *ferr.*, hyos., kali-bi., lach., laur., mez., nat-s., nit-ac., nux-v., *pic-ac.*, psor., puls., ran-b., rhod., *rhus-t.*, sep., sil., *sulph.*, thuj.

morgens: Arg-n., thuj.

abends: Bar-c., calc.

Bett, im: Ran-b.

Gehen, beim: *Coc-c.*

Freien, im: Lyc., rhus-t.

Hitze amel.: *Acon.*

kratzt, bis die Stelle blutet: Alum.

Hinterkopf: Ars., brom., *sep.*, thuj.

Scheitel: Calc-p., cann-i., *cupr.*, lil-t., *nat-s.*

Stirn: Apis, arn., arund., benz-ac., chel., cic., *colch.*, glon., kali-c., laur., manc., nux-v., ph-ac., rhus-t., rhus-v., tarax., *zinc.*

über der Stirn: Kali-c.

ANÄMIE des Gehirns: *Alum.*, ambr., *calc.*, *calc-p.*, *calc-s.*, *chin.*, chin-s., con., *dulc.*, **Ferr.**, fl-ac., *hell.*, *kali-c.*, *lyc.*, *mag-c.*, mosch., mur-ac., nat-c., *nat-m.*, *nit-ac.*, *nux-v.*, petr., **Ph-ac.**, **Phos.**, sang., *sel.*, *sep.*, *sil.*, *stry.*, sulph., *zinc.*

ANSTOSSEN; stößt mit dem Kopf an Gegenstände an: Apis, ars., bell., con., hyos., mag-c., mill., rhus-t.

ANZULEHNEN; Verlangen, den Kopf: *Bell.*, gymn.

ATHEROM: Agar., bar-c., calc., **Graph.**, hep., *kali-c.*, lob., lyc., nat-c., sil.

AUFSTEIGEN würde; Gefühl, als ob etwas: Glon., lac-d., nat-c., nux-v., rhus-t., thuj.

Biertrinken, beim: Rhus-t.

Gehen, beim schnellen: Nux-v.

Gehirn mehrmals hintereinander aufsteigen würde; als ob etwas vom: Thuj.

Scheitel, als ob etwas vom Scheitel nach der Stirn hochsteigt: Glon.

sinken würde, und: **Bell.**, cob.

AUFTREIBUNG der Blutgefäße: Acet-ac., *ars.*, **Chin.**, *chin-s.*, *ferr.*, *glon.*, sang., stry., thuj., xan.

Menses, während den: *Croc.*

AUSGEDEHNT, Gefühl wie (vgl. SCHWELLUNGSGEFÜHL, VERGRÖSSERUNGSGEFÜHL): *Arg-n.*, bell., cann-i., carb-ac., dulc., euph., nux-m., sol-n., stront.

aufgeblasen, wie: Kali-i.

Ring, wie ein: Merc.

Schütteln des Kopfes agg.: Carb-ac.

Stuhlgang, beim: Cob.

Stirn: *Nux-m.*

abwechselnd entspannt und ausgedehnt: *Lac-c.*

BALANCIEREN; Aufrechthalten des Kopfes fällt schwer: Glon.

Bewegung, bei: Crot-h., fl-ac., lyc., rhus-t.

Gefühl wie: Aesc., bell., *glon.*, lyc.

Pendel, wie ein: Cann-i.

BAND (s. ZUSAMMENSCHNÜRUNG)

BEBEN, Wackeln; Gefühl von: Bov., cann-s., lact.

Gehirn wackeln würde, als ob das: Rhod.

Laufen und Gehen, beim: Nux-v.

Schütteln des Kopfes, beim: Xan.

BEUGEN des Kopfes:

geht mit nach hinten geworfenem Kopf (BEWEGUNGEN des Kopfes - Werfen - hinten; FALLEN - hinten - Gehen): *Arn.*

hinten beugen, muss den Kopf nach (GEZOGEN - hinten): Arn., *cham.*, kali-n.

BEWEGUNGEN des Kopfes: Aloe, ars., aur., aur-m., bell., benz-ac., bry., bufo, *calc-p.*, cann-i., caust., *cic.*, crot-h., mez., nux-m., sec., sep., stram., tarent.

Drehen nach hinten: Laur.

Seite, zur: Op.

links: Lyc., tarent.

rechts: Plb.

falsche Seite, wenn angesprochen; auf die: *Atro.*

Heben vom Kissen, krampfartig: Bell., stram.

Herumwerfen des Kopfes: *Acon.*, *cocc.*, *cupr.*, ign., ph-ac., *tarent.*

hin und her: Ars., op., *stram.*

konvulsivisch: **Agar.**, *calc.*, *camph.*, *caust.*, *cocc.*, *cupr.*, *nux-m.*, stram., tarent.

BEWEGUNGEN des Kopfes - **konvulsivisch** ...

Sprechen und Schlucken unmöglich sind, so dass: Nux-m.

Nicken mit dem Kopf: Aur-m., aur-s., calc., caust., cham., kali-bi., lyc., *mosch.*, *nat-m.*, ph-ac., *verat-v.*

Schreiben, beim: *Caust.*, ph-ac.

Pendel, wie ein: Cann-i., sec.

reibt den Kopf an etwas: Tarent.

Rollen des Kopfes (vgl. Drehen): *Agar.*, *apis*, *arn.*, ars., **Bell.**, *bry.*, caust., *cic.*, *cina*, clem., colch., cor-r., *crot-t.*, *cupr.*, dig., *hell.*, *hyos.*, kali-br., kali-i., *lyc.*, *med.*, *merc.*, naja, *nux-m.*, oena., *op.*, ph-ac., phos., *podo.*, pyrog., sec., *sil.*, spong., *stram.*, sulph., *tarent.*, **Tub.**, verat., verat-v., zinc.

anfallsweise: Merc.

schwach ist, den Körper zu bewegen; wenn er zu: *Ars.*

Sitzen, im: *Nux-m.*

Tag und Nacht, mit Jammern: *Hell.*, *lyc.*

Schmerzen zu lindern; bewegt den Kopf, um: Chin., *kali-i.*, sec.

Schütteln des Kopfes, wodurch ihm schwindelig wird; unwillkürliches: **Lyc.**

schwierig: Colch., hipp., kali-i., stann.

seitwärts: Aur., bell., caust., clem., hell., lyc., *med.*, nat-s., nux-m., tarent.

wiegt den Kopf von einer Seite auf die andere, um die Schmerzen zu lindern: Kali-i., *med.*, tarent.

ständig: Ars., cocc., op.

unmöglich: Sphing., spig., tarent., zinc.

unwillkürlich: Agar., alum., caust., hell., lyc., merc., nat-m., zinc.

vor und zurück: Agar., aur., *cham.*, *cina*, lam., *lyc.*, *nux-m.*, *ph-ac.*, sep., *verat-v.*

vorne, nach: Merc., nat-m., sep., stry.

Wackeln mit dem Kopf: Bell., cham.

Werfen des Kopfes; Herumwerfen: *Bell.*, caust., merc., phos., *tarent.*

hinten, nach (BEUGEN - geht; FALLEN - hinten - Gehen): Acet-ac., camph., cina, *glon.*, hell., kali-n., lob., merc., mygal., phyt., *stram.*, tab., tanac.

BEWEGUNGEN im Kopf (vgl. SCHÜTTELN; SCHWAPPEN; WALLEN; WOGENDES GEFÜHL): *Acon.*, aloe, alum., am-c., anan., ang., ant-t., *ars.*, *bar-c.*, bar-m., **Bell.**, *bry.*, calc., carb-an., carb-s., caust., **Chin.**, chin-a., cic., cob., cocc., con., croc., *crot-c.*, crot-h., cycl., dig., elaps, eug., **Glon.**, graph., guaj., *hep.*, *hyos.*, indg., *kali-c.*, kali-n., kali-p., kali-s., kalm., lach., lact., *laur.*, *lyc.*, mag-s., mez., mosch., mur-ac., nat-m., nat-s., nicc., *nux-m.*, *nux-v.*, phel., phos., plat., rheum, *rhus-t.*, **Sep.**, *sil.*, sol-n., spig., stann., staph., stront., sul-ac., *sulph.*, tab., tell., verat, xan.

morgens: Cic., grat., guaj., hyos., indg., lact., nat-s., spig., tab.

Aufstehen, beim: Bar-c.

Erwachen, beim: Cic.

nachmittags: Graph., mag-m., mez., nat-m., sulph.

amel.: Bar-c.

abends: Eug., mag-m., nat-m., plat., stront., sulph.

nachts: Anan., hyper., puls.

Erwachen, beim: Par.

Anlehnen, beim: Cycl.

Aufstehen, beim: Cham., indg., lyc., phos.

amel.: Alum., laur., mill.

Auftreten, beim: Bar-c., guaj., led., lyc., **Rhus-t.**, sep., *sil.*, *spig.*, thuj.

Beugen des Kopfes, durch: Asar., dig.

amel.: Spig.

bewegen würde, als ob sich etwas vom Nacken hoch zum Kopf: Glon.

Bewegen des Kopfes, durch: Am-c., *ars.*, bar-c., calc., chin-a., cocc., con., croc., glon., kali-c., kali-s., lach., lact., mang., mez., nat-m., *nux-m.*, *rhus-t.*, sep., sol-n., spig., squil., stann., sul-ac., *sulph.*, thuj., xan.

Bewegung, durch: Acon., *ars.*, bry., calc., carb-an., *caust.*, cic., cob., croc., led., lyc., mag-c., mag-s., mang., nat-m., nux-m., nux-v., spig., staph., *sulph.*, tab., tell.

amel.: Lach., petr., staph.

Bücken, beim: Alum., am-c., ant-t., berb., bry., carb-an., coff., dig., hydr-ac., kali-c., laur., mag-s., mill., nat-s., nux-v., rheum, rhus-t.

Denken daran amel.: Cic.

KOPF

BEWEGUNGEN im Kopf ...

Drehen des Kopfes, beim: Cham., *glon.*, kali-c., kalm., spig.

schnellem Drehen, bei: Nat-ar.

Druck amel.: Bell.

Erwachen, beim: Cic., par., phos.

Essen, nach: Alum., mag-s.

amel.: Aloe

Freien, im: Laur.

amel.: Indg., mag-m.

Gehen, beim: Acon., bar-c., bell., carb-an., cic., cob., cocc., crot-h., guaj., hyos., indg., led., lyc., mag-c., mag-s., nuph., nux-m., nux-v., rhod., *rhus-t.*, sep., *sil.*, *spig.*, staph., *sulph.*, verat., verb., viol-t.

Freien, im: Aloe, caust., plat., *rhus-t.*, sul-ac.

Husten, beim: *Bry.*, carb-an., con., lact., mag-s., sep., sul-ac.

Liegen auf der rechten Seite, beim: Anan.

Menses, während: Mag-m.

Nicken mit dem Kopf, beim: *Sulph.*

Sitzen, beim: Grat., sil.

amel.: Spig.

Sprechen, beim: Acon., cocc., zinc.

Stehen, im: Mang.

Stolpern, durch: Bar-c., led., sep., sil., thuj.

Stuhlgang, beim: Spig.

Tragen einer Last, beim: Lyc.

Treppensteigen, beim: Bell., crot-t., lyc., nat-m., par.

Trinken, beim: Acon., bry.

warmen Zimmer, im: Lact.

Wurm, wie ein (s. AMEISENLAUFEN)

Ziehen einer Last, beim: Mur-ac.

Zimmer, im: Indg., mag-m.

BLUTANDRANG zum Kopf (= Hyperämie, Kongestion, etc.) (vgl. VÖLLEGEFÜHL): Acet-ac., *acon.*, aesc., aeth., agar., aloe, alum., alumn., am-c., am-m., *ambr.*, aml-n., *anac.*, *ant-c.*, **Apis**, arg-m., *arg-n.*, **Arn.**, ars-h., ars-i., asaf., aster., *aur.*, aur-s., bar-c., **Bell.**, *bor.*, bov., brom., **Bry.**, *bufo*, **Cact.**, **Calc.**, *calc-p.*, *calc-s.*, *camph.*, cann-i., *cann-s.*, *canth.*, carb-ac., *carb-an.*, **Carb-s.**, **Carb-v.**, caust., *cedr.*, *cham.*, chel., *chin.*, chin-a., chlor., cic., *cimic.*, *cinnb.*, clem., coc-c., *cocc.*, *coff.*, colch., coloc., *con.*,

BLUTANDRANG ...

cop., cor-r., corn., *croc.*, crot-h., crot-t., **Cupr.**, cur., *cycl.*, dig., *dulc.*, elaps, eug., eup-per., **Ferr.**, ferr-ar., ferr-i., *ferr-p.*, *fl-ac.*, form., gamb., **Gels.**, **Glon.**, gran., *graph.*, *grat.*, **Hell.**, hura, hydr., hydr-ac., *hyos.*, ign., indg., *iod.*, jatr., kali-ar., *kali-bi.*, *kali-br.*, *kali-c.*, kali-chl., *kali-i.*, kali-n., kali-p., kali-s., kalm., kreos., **Lach.**, lact., lac-ac., *laur.*, lil-t., **Lyc.**, lyss., *mag-c.*, mag-m., *mag-s.*, *mang.*, **Meli.**, *merc.*, merc-c., merc-i-f., *mill.*, mosch., naja, nat-ar., *nat-c.*, *nat-m.*, nat-p., *nat-s.*, *nit-ac.*, nux-m., *nux-v.*, ol-an., *op.*, paeon., *par.*, petr., *ph-ac.*, phel., **Phos.**, *pic-ac.*, plat., *plb.*, *psor.*, *puls.*, *ran-b.*, *rhus-t.*, sabin., sal-ac., **Sang.**, sec., seneg., *sep.*, *sil.*, *spong.*, staph., *stram.*, *stry.*, *sul-ac.*, **Sulph.**, *tab.*, tarax., tarent., tell., thea, thuj., urt-u., valer., *verat.*, verat-v., viol-o., *zinc.*, zing., ziz.

morgens: Calc., cham., chin-s., glon., lach., lac-ac., *lyc.*, mag-c., mag-s., naja, raph., tell.

Aufstehen, beim: Eug., lyc.

Erwachen, beim: *Calc.*, *lyc.*, *ph-ac.*

vormittags: Mag-c., mag-s.

mittags: Cham., naja

agg. gegen Mittag, hört gegen Abend allmählich auf, mit schrecklichen Schmerzen, presst den Kopf gegen die Wand, fürchtet, verrückt zu werden: Stram.

nachmittags: Am-c., cham., chin-s., graph., lach., nat-m., paeon., ran-b., sil.

von 17 Uhr bis Mitternacht: Glon.

abends: Calc., caust., chin-s., croc., fl-ac., hyos., indg., mag-m., mill., nat-c., nat-p., nux-v., phos., puls., rhus-t., trom.

nachts: Am-c., anac., *aster.*, berb., *calc.*, *calc-s.*, carb-v., cycl., kali-c., mill., **Psor.**, puls., sil., *sulph.*

Strom von der Brust zum Kopf, wie ein Windstoß, mit Nasenbluten; ein: *Mill.*

abwechselnd mit eisiger Kälte, Gefühl von: *Calc.*

Herzen, Blutandrang zum: *Glon.*

Alkohol agg.: *Calc.*, calc-s., *glon.*, *lach.*, *zinc.*

angesprochen wird; wenn er barsch: Ign.

Angst, mit: *Acon.*, *aur.*, cycl.

aufsetzen, muss sich: Aloe

Aufstehen, beim: Eug., mag-s., nat-c., sil., sulph.

amel.: Aur., mill.

KOPF

BLUTANDRANG ...

Auftreten, durch kräftiges: Bar-c.

beginnt im Abdomen: Crot-t.

Brust: *Glon.*, lyss., mill., sulph.

Rücken: *Phos.*

Bett, im: Anac., kali-c., lyc., mill., *sulph.*

Beugen des Kopfes; hinten, nach: Bell.

vorne, nach: Lac-c.

Bewegung, durch: Glon., grat., kali-chl., mang., nux-v., petr., sulph.

schnelle Bewegung, durch: *Petr.*

blassem Gesicht, mit: *Ferr.*, *glon.*

Brust, bei Schlägen in der: Tab.

Bücken, beim: Acon., am-c., aur., *bell.*, *calc-p.*, canth., *cor-r.*, elaps, lach., lyc., mill., myric., nat-c., nit-ac., *puls.*, rhus-t., seneg., sep., *sulph.*, tell., *verat.*

Eintritt in ein Zimmer, beim: Ol-an.

epileptischen Anfällen, vor: Calc-ar.

Erregung, bei: Asaf., *phos.*

Überraschung; nach einer angenehmen: **Coff.**

Erwachen, beim: Am-c., bell., *calc.*, carb-v.

Essen, vor dem: Uran

nach: Calc., cinnb., cop., cycl., glon., nux-m., petr., sulph.

schwelgerische Lebensweise, durch: Verat-v.

Fahren oder Reiten, durch: Grat., sulph.

Freien, im: Lil-t., nat-c., ran-b., *sulph.*

amel.: **Apis**, *ars.*, camph., caust., *coc-c.*, grat., hell., mag-m., mosch.

Gehen, beim: Caust., lach., mang., ran-b.

Freien, im: Caust., ran-b.

amel.: Cham.

schnellen Gehen, beim: *Phos.*

geistige Anstrengung, durch: Agar., *aur.*, **Cact.**, *calc.*, cham., nux-v., *phos.*, psor.

Heben des Kopfes, beim: Lyc.

Heben, nach: Nat-c.

Herzen, zum Kopf strömen würde, als ob Blut vom: Nux-m.

Herzschlag, bei jedem: Cimic., *glon.*

Hitze des Gesichts, mit: Acon., asaf., canth., cham., chin-s., coff., cop., ferr., *ferr-p.*, hell., kalm., mang., phos., rhus-t., sil., *sulph.*, valer.

Husten, beim: Acon., ambr., anac., bell., calc., calc-s., carb-v., caust., cham., chin., dulc., ferr., hyos., iod., kali-c., kali-p., kali-s., lach., laur., lyc., mag-c., mag-m., merc., mosch., nit-ac., nux-v., phos., rhus-t., samb., seneg., sep., sil., spong., stram., sulph.

Kaffee, durch: Am-c., *cact.*, mill., *rumx.*

Konvulsionen, vor: **Glon.**

während: **Bell.**, canth., crot-h., **Gels.**

Körperübungen, Sport usw., bei: Sulph.

Liegen: Cycl., lac-c., lyss., mang., naja

amel.: Nat-c.

Rücken, auf dem: *Sulph.*

Schläfe, auf der: Mur-ac.

Lochien, durch unterdrückte: Acon., bell., bry., cimic.

Menses, vor: *Acon.*, **Apis**, *bell.*, bry., cupr., gels., *glon.*, hep., hyper., iod., *kali-c.*, lyc., manc., *meli.*, *merc.*, tril.

während: Acon., **Apis**, *bell.*, *bry.*, cact., *calc.*, calc-p., calc-s., caust., cham., *chin.*, cinnb., con., elaps, *ferr-p.*, gels., *glon.*, iod., mag-c., mag-m., manc., merc., mosch., nat-m., *nux-m.*, *nux-v.*, *phos.*, sang., **Sulph.**, verat., verat-v.

nach: Chin., ign., *nat-m.*, sulph., thuj.

unterdrückte, durch: *Acon.*, *apis*, arn., **Bell.**, *bry.*, *calc.*, calc-s., cham., *chin.*, **Cimic.**, coc-c., *cocc.*, **Ferr.**, **Gels.**, **Glon.**, *graph.*, **Lach.**, merc., op., stram., sulph.

Mittagessen, nach dem: Cycl., nux-m., psor.

Musik, durch: *Ambr.*

Nasenbluten, mit: Ant-c., bell., bry., carb-v., croc., lach., lil-t., meli., nux-v., pic-ac., *psor.*

einsetzen würde, als ob Nasenbluten: Ign., lac-ac.

Nasswerden der Füße, durch: Dulc.

Obstipation, bei: Aster., crot-h., *nux-v.*

periodisch: *Cycl.*, ferr.

Raserei, Tobsuchtsanfall; bei: Acon., **Bell.**, hyos., lach., nux-v., *op.*, phos., *stram.*, verat.

KOPF

BLUTANDRANG ...

Rauchen, durch: *Bell.*, *mag-c.*

Röte des Gesichts, mit: Acon., **Bell.**, canth., coff., cop., cor-r., *glon.*, *graph.*, meli., merc-c., phos., sil., sol-n.

Schlaf, während: Glon., sil.

nach Schlaf amel.: Grat.

Schmerzen plötzlich aufhören, wenn: Cimic.

Schnäuzen der Nase, beim: Nit-ac.

Schreck oder Kummer, durch: *Ph-ac.*

Schreiben, beim: Cann-s.

Schütteln des Kopfes, beim: Nit-ac., nux-v.

Schweiß, während: Thuj.

nicht erscheint, wenn bei Malaria der Schweiß: **Cact.**

Sitzen, beim: Lac-ac., mag-c., mang., nat-c., *phos.*, thuj.

Sonne, durch Aufenthalt in der: *Acon.*, *bell.*, *cact.*, *gels.*, *glon.*, verat-v.

Sprechen: Coff.

beim: Coff., sulph.

Stehen, durch: Kali-c., mang.

strömen, als würde Blut von unten nach oben oder von innen nach außen: Ox-ac.

Stuhlgang, vor: Aloe

während: Aloe, *bry.*, *nux-v.*, *sulph.*

nach: Lach., sulph.

Urämie, bei: Am-c., apis, *bell.*, con., *cupr.*, *gels.*, *glon.*, merc-c., *stram.*, tab., ter., verat-v.

warmen Zimmer, im: **Apis**, calc-s., *carb-v.*, *coc-c.*, *kali-s.*, **Puls.**, **Sulph.**

Wein, nach: Sil.

Zorn, nach: *Bry.*, *cham.*, staph.

erstreckt sich zum Kopf vom Abdomen: Crot-t.

Brust, von der: *Glon.*, lyss., mill., sulph.

Rücken, vom: *Phos.*

Hinterkopf: Aloe, bor., *chel.*, *dulc.*, *gels.*, *glon.*, ol-an., pip-m., staph., *sulph.*, thuj., *verat-v.*

Scheitel: Absin., cann-i., **Cinnb.**, phos., ran-b., sil.

Schläfen: Chel., glon., sil., zing.

BLUTANDRANG ...

Stirn: Aloe, bad., bell., cimic., *cinnb.*, *fl-ac.*, glon., lac-ac., mag-s., nat-c., ran-b., *sil.*, spong., stann., viol-t.

BOHRT den Kopf in die Kissen: **Apis**, *arn.*, **Bell.**, *bry.*, camph., crot-t., dig., *hell.*, hyper., *med.*, *stram.*, sulph., tarent., **Tub.**

Schlaf, im: Hyper.

BRETTES oder Balkens vor dem Kopf, Gefühl eines: Acon., aesc., calc., *carb-an.*, cocc., *dulc.*, eug., helon., kreos., lyc., olnd., op., plat., plb., *rhus-t.*, *sulph.*, zing.

vormittags, 11 Uhr: Zing.

DREHEN und Winden, Gefühl von: Aeth., bell., bry., calc., indg., iris., **Kali-c.**, petr., rhus-t., sabad., sil.

DRUCK, Gefühl von: Croc., *nat-m.*, ph-ac., phos.

Druck, amel.: *Arg-n.*

DÜNN, der Schädel erscheint zu: *Bell.*, *calc-p.*, puls.

EINGESCHLAFEN, Gefühl wie (vgl. GEFÜHLLOSIGKEIT): Alum., apis, calad., carb-an., con., cupr., merc., mur-ac., nat-m., nit-ac., op., sep.

linke Seite: Calad.

Ausschweifung, nach: *Op.*

Essen, amel. nach dem: Con.

Liegen, im: Merc.

Stirn, in der: Mur-ac.

linke Hälfte: Calad.

EMPFINDLICHKEIT:

Auftreten, gegen das (EMPFINDLICHKEIT - Erschütterung; SCHMERZ - Erschütterung - jegliche): **Bell.**, *calc.*, calc-p., *carb-v.*, chin., dros., gels., **Glon.**, *ip.*, *led.*, lyc., *nat-m.*, *nit-ac.*, raph., rhus-t., *spig.*, stann., *sulph.*

Steigen, beim: *Rhus-t.*

Berührung nach Zorn, gegen die zarteste: Mez.

Erschütterung, gegen die geringste (vgl. Auftreten, SCHMERZ - Erschütterung - jegliche): **Bell.**, calc., cob., ferr-p., *glon.*, hep., ip., kali-p., lac-d., lyc., *mag-m.*, mang., nat-ar., **Nit-ac.**, ph-ac., phyt., raph., *sil.*, spig., stram., *sulph.*, *ther.*, vib.

EMPFINDLICHKEIT ...

Geräusche, gegen (s. GEMÜT - EMPFINDLICH - Geräusche)

Kämmen, Bürsten der Haare, gegen: **Arn.**, *bell.*, *bry.*, carb-s., *carb-v.*, cina, coff., *ip.*, *kreos.*, *nit-ac.*, *rhus-t.*, *sep.*, **Sil.**, *sulph.*

Menses, vor den: **Calc.**, *carb-v.*, *con.*, *hyos.*, *nat-m.*, *phos.*, sil., zinc.

während: Bell., *calc.*, carb-v., con., gels., *hyos.*, ip., *kali-c.*, *mag-m.*, *phos.*, *sil.*, *zinc.*

Gehirns, des: **Bell.**, *bov.*, brom., *bry.*, calc., *carb-v.*, **Chin.**, *con.*, crot-t., dros., **Gels.**, gent-c., **Glon.**, hyos., iod., **Ip.**, kali-c., kali-p., *lach.*, lact., led., lyc., *mag-m.*, **Mez.**, *nat-m.*, **Nit-ac.**, **Phos.**, *phyt.*, raph., *sil.*, *spig.*, *staph.*, stram., zinc.

ENGE (s. ZUSAMMENSCHNÜRUNG)

ENTBLÖSSEN des Kopfes agg.: Acon., agar., ant-c., arg-m., arn., *ars.*, *aur.*, *bar-c.*, **Bell.**, benz-ac., bor., *calc.*, camph., canth., *carb-v.*, cham., chin., chin-a., cic., clem., cocc., coff., *colch.*, *con.*, *graph.*, **Hep.**, *hyos.*, ign., kali-ar., *kali-c.*, kali-p., kreos., *lach.*, led., mag-c., mag-m., *merc.*, *mez.*, naja, nat-c., *nat-m.*, nat-p., *nit-ac.*, *nux-m.*, **Nux-v.**, ph-ac., *phos.*, *psor.*, puls., rhod., **Rhus-t.**, *rumx.*, sabad., samb., *sep.*, **Sil.**, *squil.*, staph., stram., *stront.*, *thuj.*, til.

ENTFERNT worden sei, als ob die Schädeldecke: Arum-t., cann-i.

ERSCHÜTTERUNG im Kopf, schmerzlose: Caust.

ERWEITERT (s. AUSGEDEHNT)

ERYSIPEL: Ant-t., *anthr.*, **Apis**, apoc., *ars.*, carb-s., *chel.*, *chin.*, cupr., dor., *euph.*, **Graph.**, *lach.*, *ph-ac.*, *phyt.*, *rhus-t.*, *ruta*, sulph., ter., verat-v.

links: Samb.

rechts, nach: *Rhus-t.*

erstreckt sich zum Gesicht: *Apis*

Hinterkopf: *Ph-ac.*, rhus-t.

Stirn: Apis, kali-i., ruta, sulph.

Stellen, an einzelnen: Kali-i., sulph.

EXOSTOSEN: **Arg-m.**, **Aur.**, *calc.*, **Calc-f.**, *fl-ac.*, *kali-i.*, **Merc.**, *mez.*, **Phos.**, phyt.

schmerzhaft: *Aur.*, *kali-i.*, **Merc.**

FALLEN des Kopfes (SCHWEREGEFÜHL - Fallen)

Gehen im Freien, beim: Sul-ac.

FALLEN des Kopfes ...

hinten, nach: Aeth., *agar.*, ant-t., bov., camph., cham., chin., cic., *colch.*, *dig.*, dios., glon., *ign.*, kali-c., laur., *led.*, mur-ac., oena., *op.*, *phel.*, samb., *spig.*, tarent.

Gehen, beim: *Chin.*, *dig.*, phel.

Schwindel, bei: *Spig.*

Sitzen, im: Chin., *dig.*, oena., op.

hin und her: Bar-c., bell., *cupr.*, *nux-m.*, phel.

seitwärts: Am-c., ang., arn., ars., cann-s., *cina*, dios., eup-per., ferr., fl-ac., hyos., kali-i., *mygal.*, nux-m., op., prun-s., stram., sulph., tarax.

links, nach: Nux-m.

rechts, nach: Am-c., ferr.

anlehnt, immer wenn das Kind den Kopf: Cina

bückt, zur Seite auf die er sich: Am-c.

Erwachen, beim: Sulph.

Gehen, beim: Dios., ferr.

vorne, nach: Agn., calc., cham., clem., *cupr.*, elaps, gels., glon., hipp., hydr-ac., hyos., *ign.*, kali-c., kali-p., laur., lyc., *merc.*, *nat-m.*, nux-m., *op.*, par., phos., phys., pic-ac., plat., plb., *puls.*, ran-b., sars., sec., sil., *staph.*, sulph., verat.

Aufstehen, beim: Hipp.

Blicken auf etwas, Sinken des Kopfes nach vorne beim: *Cic.*

Bücken, beim: Cist., *puls.*

Gehen, beim: Carb-s., hipp.

Sitzen, im: *Nux-m.*, oena., staph.

Stirnrunzeln und im Freien amel.: Phos.

Gehirn fallen würde, als ob das:

Bücken, beim; als würde das Gehirn beim Bücken zur linken Schläfe fallen: Nat-s.

Seite zur andern, von einer: Nicc., sul-ac.

vorne, nach (vgl. LOSE): *Alum.*, am-c., ant-t., bar-c., berb., bry., carb-an., cham., coff., *dig.*, grat., hipp., kali-c., kreos., laur., mag-s., nux-v., *rhus-t.*, sabad., sul-ac

Bücken, beim: Alum., ant-t., bar-c., *carb-an.*, chel., coff., dig., kali-c.,

FALLEN des Kopfes - **Gehirn** fallen würde, als ob das - vorne, nach - Bücken, beim ...

laur., mag-s., nat-m., *nat-s.*, *nux-v.*, rhus-t.

Heben des Kopfes amel.: Alum.

hochkommen; ein Schmerz, als würde das Gehirn nach vorne fallen und wieder: Sul-ac.

FESTGEBUNDEN, Gefühl, als wäre der Kopf: Colch.

FESTKLEBEN der Stirnhaut, Gefühl von: Sabin.

FONTANELLEN (s. OFFENE)

FREMDKÖRPER in der rechten Seite des Gehirns, als sei ein: Con.

FUNGUS: *Apis*, *calc-p.*, *phos.*

GEDREHT, bei Konvulsionen nach links: Mygal., plb.

GEFÜHLLOSIGKEIT, Taubheitsgefühl (vgl. EINGESCHLAFEN): Acon., all-c., aloe, alum., am-c., ambr., anac., ant-t., apis, ars., arund., asaf., asar., aur., aur-m., aur-m-n., bapt., bell., bor., *bry.*, calc., calc-p., carb-ac., carb-an., carb-v., chel., coff., colch., coloc., con., dig., dios., *fl-ac.*, glon., **Graph.**, ham., hura, jatr., *lach.*, lil-t., lyc., mag-m., meny., meph., merc., merc-i-f., *merl.*, mez., mur-ac., nat-m., **Nit-ac.**, nux-v., ol-an., olnd., op., *petr.*, phos., phys., *plat.*, sep., sil., stram., thuj.

morgens: Carb-v.

Wundheit, dann Gefühllosigkeit, die sich über den Körper erstreckt: Ambr.

Gehen im Freien amel.: Mang., *plat.*

Liegen, im: Merc.

Menses, während: Plat.

Mittagessen, nach dem: Carb-v.

Gehirn: Apis, bufo, *con.*, kali-br., mag-c., *plat.*

Hinterkopf: *Agar.*, ammc., bry., *calc-p.*, carb-v., caust., fl-ac., gels., kali-c., *lach.*, merc-i-f., merl., nat-c., plat., raph., tell.

gebunden, wie zu eng: *Carb-v.*, *plat.*

Scheitel: Carb-s., *mez.*, pall., phos., *plat.*

vorangehendem Gefühl, als seien Kopf und Gehirn zusammengezogen; Bewegung und im Freien amel.: Plat.

Schläfen: Aur., myric., phos., phys., **Plat.**, zing.

Seiten: *Aur.*, *calc.*, *chel.*, cina, *con.*, hura, *lach.*, lyss., ol-an., tarax., thuj.

GEFÜHLLOSIGKEIT - *Seiten* ...

links: Lyss., ol-an., stram.

rechts: *Chel.*

dann links: Anac.

Stirn: Bapt., bar-c., brom., coll., dig., *fl-ac.*, ham., *mag-m.*, merc., *mur-ac.*, nat-ar., *phos.*, **Plat.**, sil., valer.

morgens; beim Gehen und Liegen, amel. durch Körperübungen und warmes Einhüllen des Kopfes: Mag-m.

abends: Nat-ar.

Brett davor wäre, als ob ein: Acon.

Schlag, wie von einem: Plat.

warmen Zimmer, im: Plat.

erstreckt sich zum Nasenbein: *Plat.*

GEHIRNBLUTUNG: **Acon.**, *arn.*, *aur.*, *bar-c.*, **Bell.**, *camph.*, carb-v., *chin.*, *coff.*, **Colch.**, con., *crot-h.*, *cupr.*, *ferr.*, **Gels.**, *hyos.*, **Ip.**, **Lach.**, laur., *lyc.*, merc., *nat-m.*, nit-ac., *nux-m.*, *nux-v.*, **Op.**, *phos.*, plb., *puls.*, stram.

GEHIRNENTZÜNDUNG: *Acon.*, apis, **Bell.**, *bry.*, cadm., *camph.*, canth., cham., cina, *con.*, crot-h., *cupr.*, glon., *hell.*, *hyos.*, lach., *merc.*, nux-v., *op.*, par., *phos.*, phys., plb., puls., rhus-t., stram., sulph., verat-v.

Hirnhaut, der (= Meningitis): Acon., *apis*, arg-n., *arn.*, **Bell.**, *bry.*, *calc.*, *calc-p.*, canth., *cina*, *cocc.*, *cupr.*, *gels.*, *glon.*, **Hell.**, *hippoz.*, *hyos.*, *kali-br.*, *lach.*, *merc.*, *nat-m.*, *op.*, *phos.*, *plb.*, *rhus-t.*, *sil.*, **Stram.**, *sulph.*, **Zinc.**

Prozessus mastoideus (s. OHR - Karies)

Sopor, mit: Bor.

tuberkulös: *Calc.*, *iod.*, *lyc.*, *merc.*, nat-m., *sil.*, *sulph.*, *tub.*, *zinc.*

Periosts, des: *Aur.*, *aur-m.*, **Fl-ac.**, *kali-i.*, led., *mang.*, *merc.*, *merc-c.*, **Mez.**, *nit-ac.*, **Ph-ac.**, *phos.*, puls., *rhod.*, *rhus-t.*, *ruta*, *sil.*, *staph.*

GEHIRNERSCHÜTTERUNG: **Arn.**, bell., **Cic.**, *hell.*, hep., *hyos.*, **Hyper.**, kali-p., led., merc., nat-s., ph-ac., rhus-t., sep., sul-ac., zinc.

GEHIRNERWEICHUNG: Ambr., *caust.*, fl-ac., kali-p., lach., nux-m., **Phos.**, sulph.

GERÜHRT, als würde das Gehirn mit einem Löffel: Arg-n., iod.

GESCHWÜRE: *Anan.*, *ars.*, *bar-m.*, *calc-p.*, chel., nit-ac., *phos.*, ruta, *sil.*, tarent., thuj.

Hinterkopf, am: **Sil.**

GESTOSSEN:

Stirn gestoßen würde; Gefühl, als ob eine Last vom Hinterkopf zur: Pall.

vorne gestoßen, wie nach: *Canth.*, ferr-p., grat., nit-ac., nux-m., nux-v., rhus-t.

GETRENNT, auseinander, abgetrennt; als wäre der Kopf vom Körper: Cocc., *daph.*, **Psor.**, ther.

nachts: *Daph.*

Gehirn vom Schädel abgetrennt: Staph.

Knochen, als seien die: Arg-n., ther.

Scheitel, als sei der: *Ther.*

GEZOGEN; der Kopf wird:

hinten, nach (vgl. BEUGEN - hinten; FALLEN - hinten): Acet-ac., *acon.*, *ant-t.*, *apis*, *bell.*, camph., cann-i., *carb-ac.*, cedr., *cham.*, *chin.*, **Cic.**, *cimic.*, *cina*, *cupr.*, cur., *eup-per.*, *gels.*, *glon.*, *hell.*, *hep.*, *ign.*, ip., kreos., *lyc.*, *mag-c.*, *med.*, mur-ac., nat-c., *nat-m.*, nit-ac., *nux-v.*, *op.*, *phel.*, samb., *stram.*, stry., verat-v., viol-t., zinc.

Konvulsionen, in: **Cic.**, *ign.*, mosch., *nux-v.*, *op.*, tab.

Menses, während: Zinc.

Schlaf, im: Alum., *hep.*

seitwärts: Ars., *bar-c.*, bell., calc., camph., caul., *caust.*, chel., cic., cina, colch., cupr., dulc., eup-pur., gels., hura, kali-ar., lac-c., *lach.*, *lachn.*, **Lyc.**, merc., *nux-v.*, plb., puls., *rhus-t.*, sabad., sil., stram., sulph., tax.

epileptischem Anfall, vor: Bufo, *caust.*, **Lyc.**

links, dann nach rechts; erst nach: *Stram.*

rechts, nach: *Caust.*, *ferr.*, **Lyc.**, *nux-m.*

Schultern, auf die: *Agar.*, hydr-ac.

rechts, dann nach links; erst nach: Ang., *nux-m.*

vorne, nach: Bar-m., hydr-ac., merc., mur-ac., par., plb., sang.

GLUCKERN, Glucksen; Gefühl von (vgl. GURGELN; WALLEN): Acon., asaf., bell., berb., bry., indg., kali-c., kreos., nux-v., par., *puls.*, rob., *spig.*, sulph.

nachts: Par., puls.

Gehen, beim: Nux-v., spig.

Lehnen nach hinten beim Sitzen amel.: Spig.

Hinterkopf, im: Indg., sumb.

GLUCKERN ...

Stirn platzen, als würde eine Luftblase in der: Form.

GLUCKSEN im Kopf: Sulph.

GROSS (vgl. VERGRÖSSERUNGSGEFÜHL): Caj., *calc.*, *calc-p.*, cor-r., merc., *sil.*

Gehirn groß, als sei das: Arg-n., berb., chin., cimic., clem., echi., form., *glon.*, hell.

GURGELN, Gluckern (vgl. GLUCKERN): Asaf., bry., sep.

Schläfen: Bry.

HAAR:

Farbe ändert sich: Kali-i.

fettig: *Bry.*, lyss., *ph-ac.*

glanzlos: Fl-ac., kali-n., *med.*, *psor.*, *thuj.*, tub.

grau, wird: *Ars.*, graph., hipp., *kali-i.*, kali-n., **Lyc.**, op., *ph-ac.*, sec., *sil.*, sul-ac.

Stellen, an kleinen: Psor.

Haarausfall: Alum., am-c., *am-m.*, *ambr.*, *ant-c.*, ant-t., apis, *ars.*, ars-i., *arund.*, asc-t., **Aur.**, *aur-m.*, aur-m-n., aur-s., *bar-c.*, bell., bov., bry., bufo, *calc.*, *calc-p.*, calc-s., *canth.*, *carb-an.*, **Carb-s.**, **Carb-v.**, carl., caust., chel., chin., chlol., colch., *con.*, cop., *elaps*, *ferr.*, ferr-ar., ferr-m., ferr-p., **Fl-ac.**, *form.*, glon., **Graph.**, hell., *hep.*, iod., kali-ar., *kali-bi.*, **Kali-c.**, kali-i., kali-n., kali-p., **Kali-s.**, kreos., **Lach.**, **Lyc.**, *mag-c.*, manc., *merc.*, *merc-c.*, *mez.*, naja, nat-c., **Nat-m.**, nat-p., **Nit-ac.**, nuph., oena., op., osm., *petr.*, *ph-ac.*, **Phos.**, plb., psor., rhus-v., sanic., sars., sec., *sel.*, **Sep.**, **Sil.**, *staph.*, sul-ac., **Sulph.**, syph., tab., tep., **Thuj.**, tub., ust., vesp., *zinc.*

büschelweise: Lyc., *mez.*, **Phos.**, sulph.

Entbindung, nach: *Calc.*, *canth.*, *carb-v.*, **Lyc.**, *nat-m.*, *nit-ac.*, *sep.*, **Sulph.**

Kummer, durch: *Ph-ac.*

Menopause, in der: *Sep.*

Schwangerschaft, während: **Lach.**

Stellen, an kleinen: *Apis*, *ars.*, *calc.*, calc-p., carb-an., **Fl-ac.**, *hep.*, *phos.*, *psor.*

graues Haar ersetzt, und wird durch: Vinc.

Hinterkopf, am: *Carb-v.*, *chel.*, *petr.*, sil., staph.

HAAR - Haarausfall ...

Schläfen: Calc., *kali-c.*, lyc., merc., *nat-m.*, par., sabin.

Seiten: Bov., *graph.*, kali-c., ph-ac., *staph.*, zinc.

Stirn: Ars., bell., *hep.*, *merc.*, *nat-m.*, *phos.*, *sil.*

Kahlköpfigkeit: *Anac.*, *apis*, **Bar-c.**, *fl-ac.*, *graph.*, hep., *lyc.*, *phos.*, *sep.*, *sil.*, *zinc.*

Flecken, in: *Apis*, *calc.*, *graph.*, *hep.*, lyc., *phos.*, sep.

jungen Menschen, bei: *Bar-c.*, *sil.*

klebt zusammen: Bor., **Mez.**, *nat-m.*, *psor.*

Spitzen, an den: *Bor.*

lockig, wird: Mez.

schmerzhaft bei Berührung: Alum., *am-c.*, ambr., *ars.*, *asar.*, *bell.*, calc., *carb-v.*, *carl.*, chel., *chin.*, chin-s., *cinnb.*, *coloc.*, *ferr.*, fl-ac., *hep.*, *kali-i.*, lac-c., nat-m., nat-s., nit-ac., *nux-v.*, phos., *puls.*, **Sel.**, *sep.*, spira., stann., *sulph.*, zinc.

Sprödigkeit: Ars., bell., fl-ac., *kali-c.*

Sträuben der Haare: Acet-ac., *acon.*, am-c., arn., bar-c., calc., carb-v., carl., *cham.*, *chel.*, cina, coc-c., dulc., lachn., lyc., mag-m., mang., merc., *mur-ac.*, nit-ac., nux-v., puls., seneg., sil., spong., tarent., verat., *zinc.*

Eintritt aus dem Freien; beim: Am-c.

Trockenheit: Aloe, alum., *ambr.*, bad., *calc.*, chel., *fl-ac.*, hipp., *kali-c.*, med., *phos.*, *plb.*, *psor.*, sec., *sulph.*, **Thuj.**

verwirrt, verheddert sich leicht: *Bor.*, *fl-ac.*, graph., psor., verat., vinc.

HALTEN:

hochhalten, kann den Kopf nicht: *Aeth.*, ant-t., atro., bapt., *calc-p.*, cham., con., croc., cupr., **Gels.**, glon., hipp., lil-t., lyc., *mang.*, mez., nux-m., nux-v., olnd., *op.*, petr., phel., *puls.*, rhus-t., sabad., *sil.*, tab., *verat.*, zinc.

stillhalten, kann den Kopf nicht: Squil.

HÄMATOM am Kopf: *Calc-f.*, *merc.*, *sil.*

HÄNDEN, hält den Kopf mit den: Glon., hyos.

Husten, beim: **Bry.**, nicc., **Nux-v.**, sulph.

reibt den Kopf mit den Händen: Verat.

stützt den Kopf auf die Hände: Iod.

HAUTAUSSCHLÄGE: Agar., **Ars.**, ars-i., arund., *bar-c.*, *bar-m.*, *bov.*, cadm., **Calc.**, *calc-s.*, *carb-an.*, **Carb-s.**, *carb-v.*, *caust.*, cic., *clem.*, crot-t., cupr., cycl., dulc., **Graph.**, *hep.*, *jug-c.*, kali-ar., *kali-bi.*, kali-br., kali-c., kali-p., *kali-s.*, *lyc.*, *mag-c.*, **Merc.**, **Mez.**, naja, *nat-m.*, nat-p., *nit-ac.*, **Olnd.**, *petr.*, *phos.*, phyt., plan., *psor.*, **Rhus-t.**, *rhus-v.*, *ruta*, **Sep.**, sil., **Staph.**, **Sul-ac.**, **Sulph.**, tell., zinc.

abschilfernd: *Calc.*, lach., merc., merc-c., mez., nat-m., **Olnd.**, phos., staph.

ausbreitend: *Calc.*, *clem.*, *psor.*, *sars.*

Bläschen: *Ars.*, bov., clem., crot-h., kali-bi., olnd., psor., sep., *sulph.*, tell., tep.

blutet nach Kratzen: Alum., *ars.*, *bov.*, *calc.*, cupr-ar., *dulc.*, lach., *lyc.*, *merc.*, *nat-ar.*, petr., *psor.*, staph., **Sulph.**

brennend: *Ars.*, bar-c., cic., *graph.*, kali-bi., *nit-ac.*, petr., *sars.*, **Sulph.**

eiternd: Ars., *bar-m.*, *calc-s.*, cic., clem., graph., hep., lyc., *mez.*, *psor.*, *rhus-t.*, *sep.*, staph., **Sulph.**, vinc.

Ekzem: *Agar.*, *ant-t.*, **Ars.**, *arum-t.*, *aur.*, *bar-c.*, *bar-m.*, brom., **Calc.**, calc-s., **Carb-s.**, *caust.*, *cic.*, *cocc.*, *dulc.*, *fl-ac.*, **Graph.**, **Hep.**, iris., kali-ar., *kali-bi.*, *kali-s.*, *kreos.*, **Lyc.**, *mez.*, nat-m., nat-p., **Petr.**, *phyt.*, **Psor.**, *rhus-t.*, *sars.*, *sil.*, staph., **Sulph.**, ust., *vinc.*, *viol-t.*

Haaransatz; am Hinterkopf von Ohr zu Ohr: *Nat-m.*, nit-ac., petr., **Sulph.**

Hinterkopf: *Caust.*, *lyc.*, *petr.*, *sil.*, *staph.*, sulph.

empfindlich, extrem: **Hep.**, *nit-ac.*, **Staph.**

feucht: Alum., *anan.*, *ars.*, **Bar-c.**, *bar-m.*, *calc.*, **Carb-s.**, *cham.*, *cic.*, **Graph.**, **Hep.**, *hydr.*, kali-ar., *kali-bi.*, kali-s., *lyc.*, *merc.*, *mez.*, *nat-m.*, *nit-ac.*, *petr.*, *phyt.*, **Psor.**, *rhus-t.*, *sars.*, *sil.*, *staph.*, **Sulph.**, *thuj.*, ust., vinc., *viol-t.*

gelb: *Clem.*, *iris.*, **Kali-s.**, *psor.*, staph., *viol-t.*

klebrige Feuchtigkeit: **Graph.**, *nat-m.*, *sulph.*

zerfrisst das Haar: Ars., *kali-bi.*, merc., *nat-m.*, *rhus-t.*

Hinterkopf: *Clem.*, olnd., *petr.*, **Sil.**, *staph.*, *thuj.*

Flecken: Ars., kali-c., mosch., zinc.

feucht: *Psor.*

Flecken, entzündete: *Apis*, arg-n., *sep.*

KOPF

HAUTAUSSCHLÄGE ...

Furunkel: Anac., *arn.*, *ars.*, bar-c., bell., *calc.*, *hep.*, kali-bi., *kali-c.*, **Kali-i.**, led., mag-m., mez., mur-ac., nit-ac., *psor.*, rhus-t., *sulph.*

Hinterkopf: *Kali-bi.*, *lyc.*, *nat-c.*

Schläfe, rechte: Mur-ac.

Stirn (s. GESICHT – Hautausschläge – Furunkel – Stirn)

hart: Ant-c., carb-an., nat-m.

Herpes: Agar., *anan.*, bad., bar-c., *caps.*, cupr., kali-c., *lyc.*, mag-c., petr., *psor.*, ran-b., rhus-t., *thuj.*

circinatus (ringförmig): **Calc.**, **Dulc.**, *phyt.*, *sep.*, tell., tub.

Hinterkopf: *Arg-n.*, *petr.*

Schläfen: Alum., cadm., *psor.*

Impetigo: Bar-c., calc-p., *caust.*, con., *iris.*, **Merc.**, *petr.*, rhus-t., rhus-v., sil., sulph., *viol-t.*

Haaransatz, am: *Nat-m.*

juckend: Ars., *bar-c.*, *carb-s.*, *cic.*, ferr-m., fl-ac., *graph.*, *hep.*, hipp., led., *lyc.*, mag-c., **Merc.**, *mez.*, nat-m., *nit-ac.*, *olnd.*, *phyt.*, *psor.*, rhus-t., *sep.*, *sil.*, staph., **Sulph.**, zinc.

morgens: *Hep.*

nachts agg.: *Mag-m.*, merc-i-f., rhus-t., vinc.

feucht, wenn: *Psor.*

Menses, vor den: *Mag-m.*

warmen Abenden agg., an: *Lyc.*, *sulph.*

warmen Zimmer agg., im: *Clem.*, *mag-m.*

Wetter, bei regnerischem: *Mag-c.*

Karbunkel: *Anthr.*, *ars.*, *hep.*, *lach.*, *sil.*, *sulph.*

Knoten: Asaf., caust., *chin.*, con., hep., *kali-i.*, mag-c., nat-s., nit-ac., *phyt.*, rhus-t., **Sil.**, thuj.

Hinterkopf: *Mag-m.*

Krusten, Schorfe: Acet-ac., agar., alum., anan., ant-c., *ant-t.*, **Ars.**, *ars-i.*, arum-t., astac., *aur.*, *bar-c.*, bar-m., brom., *calc.*, *calc-s.*, *caps.*, carb-ac., carb-s., carb-v., *caust.*, *chel.*, chin., *cic.*, **Clem.**, **Crot-t.**, **Dulc.**, *eup-per.*, *fl-ac.*, **Graph.**, hell., *hep.*, *hydr.*, iod., *iris.*, *kali-ar.*, kali-bi., kali-c., kali-chl., kali-p., *kali-s.*, *kreos.*, lith-c., *lyc.*, **Merc.**, *merc-i-f.*, **Mez.**, mur-ac., **Nat-m.**, nat-p., *nat-s.*, *nit-ac.*, ol-j., *olnd.*, *petr.*,

HAUTAUSSCHLÄGE - Krusten, Schorfe ...

phos., *phyt.*, **Psor.**, *rhus-t.*, ruta, *sars.*, *sep.*, *sil.*, *staph.*, sul-ac., **Sulph.**, ust., *vinc.*, *viol-t.*

ausbreitend, sich: *Psor.*, *sars.*

blutig: *Calc.*

bösartig: *Brom.*, *phos.*

braun: **Dulc.**

feucht: *Anan.*, *bar-c.*, *calc.*, *graph.*, **Psor.**, ruta, staph.

gelb: Calc., calc-s., dulc., kali-bi., **Kali-s.**, merc., nat-p., petr., psor., spong., staph., sulph., viol-t.

geschwürig: Ars., *mez.*, **Psor.**

grünlich: *Kali-bi.*, petr., sulph.

Ungeziefer, mit: Carb-ac., lyc., *mez.*, staph., vinc.

weiß: Alum., calc., *mez.*, **Nat-m.**, tell., *thuj.*

Eiter darunter, mit dickem, weißem: **Mez.**

Hinterkopf: **Caust.**, *clem.*, *lyc.*, *nat-m.*, *sil.*

Schläfen: *Dulc.*, *mur-ac.*

kupferfarben: *Carb-an.*, lyc., sulph.

Pickel: Act-sp., agar., alum., ambr., anac., **Ars.**, aur., bar-c., bar-m., *bov.*, calc., calc-s., carb-s., *con.*, crot-c., cund., cycl., **Hep.**, kali-bi., kali-c., kali-p., *kali-s.*, **Led.**, merc-i-r., mez., *mur-ac.*, nat-c., *nat-m.*, nux-v., olnd., petr., *phos.*, sec., *sil.*, spig., **Sulph.**, tarent., *zinc.*

Haaransatz, vorderer: Nit-ac.

Hinterkopf, am: Am-m., bufo-s., clem., cycl., kali-bi., kali-n., lyc., merc., **Sulph.**

Pusteln: Ammc., *ars.*, arund., bov., *calc.*, *hep.*, *iris.*, kali-br., *merc.*, merc-i-r., mur-ac., *psor.*, puls., rhus-t., sep., *sil.*, **Sulph.**

Hinterkopf: Ammc., puls., **Sil.**

Risse: *Graph.*, *petr.*

schmerzhaft: Cann-s., clem., ferr-ma., **Graph.**, **Hep.**, kali-c., mag-c., merc., par., sulph.

schmutzig: *Psor.*, sulph., thuj.

Schuppen: Alum., *ars.*, arund., bell., *calc.*, carb-s., *cic.*, *fl-ac.*, **Graph.**, *kali-bi.*, kali-n., *kali-s.*, *kreos.*, *lyc.*, merc., mez., naja, nat-m., **Olnd.**, phos., phyt., *sep.*, *sil.*, *staph.*, sulph., *thuj.*

HAUTAUSSCHLÄGE - Schuppen ...

blutet nach Kratzen: Lyc.

fein: Clem., par.

Fischschuppen, wie: Mez.

Flecken: Graph., kali-n., lyc., phos., *sil.*

trocken: Ars., *calc.*, mez., *ph-ac.*, *sil.*, staph.

übel riechend: *Nit-ac.*

Waschen amel.: **Graph.**

weiß: Alum., calc., *mez.*, **Nat-m.**, tell., *thuj.*

Winter agg.: *Sil.*

schuppig: Alum., ars., ars-i., *bar-c.*, *calc.*, com., con., **Graph.**, hep., iod., *merc.*, nat-m., **Olnd.**, *psor.*, *staph.*, *viol-t.*

feucht: Alum., *anan.*, *bar-c.*, *calc.*, *graph.*

schwarz: *Calc-p.*

trocken: *Bar-c.*

weiß: Nat-m.

trocken: Ars., *calc.*, *fl-ac.*, kali-ar., merc., *mez.*, **Psor.**, sep., *sil.*, **Sulph.**

übel riechend: Merc., *sep.*, *sulph.*

Tuberkel (Knötchen) auf der Kopfhaut: Anac., ant-c., bar-c., **Calc.**, carb-an., kali-c., *lyc.*, nat-m., ph-ac., phos., *phyt.*, *psor.*, sil.

übel riechend: Bar-m., brom., calc., graph., *hep.*, lyc., merc., mez., nit-ac., psor., rhus-t., sep., sil., staph., sulph., vinc.

Urtikaria: *Agar.*

wund: *Hep.*, nat-m.

wundfressend: *Calc.*, *graph.*, *hep.*, **Merc.**, *nat-m.*, *nit-ac.*, **Petr.**, *ph-ac.*, *psor.*, rhus-t., *sep.*, **Sulph.**, *viol-t.*

Haaransatz, am: Calc., *nat-m.*, nit-ac., petr., sep., **Sulph.**, tell.

Hinterkopf: Arg-n., bufo, **Caust.**, *clem.*, cycl., *graph.*, kali-bi., kali-n., *lyc.*, merc., nat-c., nat-m., olnd., *petr.*, *psor.*, puls., **Sil.**, *staph.*, **Sulph.**

HEBEN des Kopfes:

häufiges Heben des Kopfes vom Kissen: Stram.

schwierig, nachts: Chel.

unmöglich: Bell., chel., *lach.*, laur., nux-v., *op.*, *puls.*

morgens, beim Erwachen: *Lach.*

HEBEN des Kopfes - **unmöglich** ...

Bücken, nach: Bell., rhus-t.

Liegen auf dem Rücken, beim: Chel., nux-v.

HEBEN und Senken im Kopf, Gefühl von: Bell., con., lyc.

HERAUSFALLEN würde, als ob alles zur Stirn: *Acon.*, all-c., bar-c., bell., brom., bry., canth., carb-an., caust., cham., chel., colch., coloc., hell., hep., kali-c., kreos., mag-m., mag-s., mez., nux-v., plat., puls., rat., rhod., sabad., sep., spig., spong., stann., staph., stront., tab., *thuj.*, verb.

Bewegen der Augen, beim: Puls.

Bücken, beim: Bar-c., hell., mag-s.

Husten, beim: Hep.

Stuhlgang, beim: Rat.

HITZE: Abies-n., acet-ac., **Acon.**, aesc., aeth., agar., *all-c.*, *aloe*, *alum.*, *alumn.*, am-c., am-m., *ambr.*, anac., ang., ant-c., *ant-t.*, **Apis**, arg-n., arn., **Ars.**, ars-i., asaf., asar., aster., *aur.*, *aur-m.*, bad., bapt., bar-c., **Bell.**, benz-ac., berb., bism-o., **Bor.**, brom., *bry.*, **Cact.**, calad., **Calc.**, calc-ar., *calc-p.*, *calc-s.*, camph., cann-i., cann-s., canth., carb-ac., carb-an., *carb-s.*, *carb-v.*, caust., cham., *chel.*, chin., chin-a., chin-s., cimic., *cina*, cinnb., clem., *cocc.*, coff., colch., *coloc.*, *con.*, corn., croc., *crot-t.*, cupr., *cur.*, *cycl.*, daph., dig., dios., dros., dulc., euph., euphr., eupi., *ferr.*, *ferr-ar.*, ferr-i., ferr-p., *fl-ac.*, *form.*, *gamb.*, *gels.*, gins., **Glon.**, gran., **Graph.**, grat., gymn., haem., *hell.*, helod., hura, hydr., hydr-ac., hyos., hyper., *ign.*, ind., indg., iod., *ip.*, iris., jatr., kali-ar., kali-bi., kali-br., kali-c., *kali-chl.*, kali-i., kali-n., kali-p., kali-s., kalm., *lac-d.*, **Lach.**, lact., *laur.*, led., lyc., lyss., *mag-c.*, *mag-m.*, mag-s., manc., *mang.*, meny., merc., merc-c., merl., *mez.*, morph., *mosch.*, naja, nat-ar., *nat-c.*, *nat-m.*, nat-p., nicc., *nit-ac.*, *nux-m.*, *nux-v.*, ol-an., *op.*, paeon., petr., ph-ac., phel., **Phos.**, phys., *phyt.*, pic-ac., plat., *plb.*, *podo.*, psor., puls., ran-b., ran-s., rat., rheum, rhus-t., ruta, sabad., sabin., sarr., sec., senec., *sep.*, *sil.*, spig., spong., squil., *stann.*, staph., *stram.*, *stront.*, *sulph.*, tab., tarent., tax., tell., ther., thuj., til., valer., *verat.*, verb., vinc., viol-o., *xan.*, zinc.

morgens: Alum., am-m., ant-c., ant-t., *bry.*, calc., calc-s., carb-an., chin., clem., cycl., dios., euphr., hipp., hyper., indg., kali-n., *kalm.*, lyc., *merc-i-r.*, *mez.*, nat-ar., *nat-c.*, **Nux-v.**, petr., phos., *podo.*, sep., *sulph.*, til., zinc., zing.

Aufstehen, beim: Agar., am-m., bar-c., calc., corn., cycl., dulc.

HITZE - morgens, Aufstehen, beim ...

amel.: Sulph.

Erwachen, beim: Berb., calc., lyc., nat-m., sil., stann., **Sulph.**

vormittags: Bry., lyc.

mittags: Ant-c., bell., jatr.

nachmittags: Anac., arg-n., *arum-t.*, bad., berb., bry., cann-s., *carb-an.*, carb-s., chin-s., dios., fago., graph., *hyper.*, ip., lyc., mag-c., mag-m., mag-s., mang., nat-ar., nat-m., nicc., ol-an., phos., phys., *puls.*, santin., sep., spong., stront., sulph.

16 Uhr: *Mang.*

abends: *Acon.*, alum., am-m., bor., calc., calc-s., canth., chel., coc-c., cycl., grat., indg., kali-c., laur., lil-t., lob., lyc., mag-c., mag-m., merc-i-r., nat-c., nat-p., nux-v., ol-an., ph-ac., phys., puls., ran-b., *rhus-t.*, *sep.*, *sil.*, sulph., thuj., zinc.

nachts: Am-m., ang., arg-n., camph., cann-s., lyc., meph., nat-c., rhus-r., ruta, *sil.*, staph., til.

Bett, im: Carb-an., lyc., nat-m., **Sulph.**

Erwachen, beim: Til.

Mitternacht: Aur-m., lyc.

abwechselnd mit Diarrhö: *Bell.*

Frösteln: Asaf., sep.

Rücken, mit Rigor (Schaudern) im: Spong.

Abdomen, durch Schmerz im: Grat.

absteigend zu den Zehen: *Calc-p.*

angenehm: Camph., cann-s., nicc., thuj.

Angst, mit: Canth., coff., stront.

Anstrengung, durch: Berb., con.

Aufstehen, beim: Bar-c., calc., mag-s.

amel.: Carb-an., kali-c., sulph.

Bücken, vom: Grat., nat-c.

aufsteigend: Aeth., calad., canth., cycl., gamb., kali-c., *lil-t.*, *mang.*, nat-s., plb., rheum, rhus-t.

Abdomen, vom: Alum., indg., kali-c., mag-m., nat-s., plb.

Brust, von der: Acon., glon., *lil-t.*, lyss., mill., *phos.*, sulph.

Rücken, vom: Phos.

Bett, im: Ang., arg-n., carb-an., cycl., lyc., nat-c., *nux-v.*, staph.

HITZE - Bett, im ...

amel.: Kali-c.

Bier, nach: Chel., sulph.

blassem Gesicht, mit: Ambr., puls.

brennend: Ail., *apis*, aster., aur-s., bry., camph., hell., *phos.*, plan., sil., verat.

Bücken, beim: Kali-c., petr., valer.

Dampf, wie durch heißen: Ol-an.

Denken daran agg.: Hell.

Diarrhö, bei: *Apis*, *arn.*, **Bell.**, bor., *bry.*, hell., kali-br., ox-ac., rhus-t.

Druck amel.: Arg-n., hydr., nux-v.

Hände amel., der: Nux-v.

epileptischen Anfällen, vor: *Caust.*

Erwachen, vor: Hyper.

beim: Calc., chel., lyc., nat-m., phos., sil., stann., **Sulph.**, tarent., til.

Essen, nach dem: Alum., bell., berb., canth., carb-v., caust., clem., cycl., graph., *hyos.*, *kali-c.*, laur., *lyc.*, mag-m., *petr.*, phel., phos.

heiße Speisen: Mag-c.

Fahren oder Reiten, beim: Lyc.

Freien, im: Verat.

amel.: **Apis**, *ars.*, clem., con., grat., kali-i., kali-s., laur., mag-m., mang., mosch., nat-c., phel., **Phos.**, sulph.

Froststadium im Fieber, vor: Stram.

während: Acon., alum., *apis*, **Arn.**, *ars.*, asar., *bell.*, berb., *bry.*, cedr., chin., cina, eup-per., gels., lachn., nat-s., nux-v., **Op.**, rhod., stram., verat.

nach: Berb., caust.

Frösteln, während: Ant-c., asaf., *bor.*, **Bry.**, *cocc.*, colch., hell., mag-m., *merc.*

Frühstück, nach dem: Laur.

Gehen, beim: Bor., glon., indg., mez., nit-ac., *phos.*, sep., stront.

Freien amel., im: *Phos.*, *sulph.*

geistige Anstrengung, durch: Anac., aur., berb., **Cact.**, *con.*, *sil.*

Gewitters, bei Herannahen eines: Nat-c.

heiß:

Eisenband um den Kopf herum, wie durch ein heißes: *Acon.*

HITZE - heiß ...

Körper nach vorne fallen würde, als ob ein heißer: Kali-c.

Wasser, heißes: All-c., indg.

gespritzt und bis zum Gehirn durchdringen würde, als ob heißes Wasser auf die Kopfhaut: Peti.

Herzbeklemmung, bei: Glon.

Herzklopfen, mit: Coloc., iod.

Hitze des Gesichts, mit: Aeth., arg-n., berb., bry., calc-p., cann-s., canth., clem., corn., glon., hura, iris., jatr., kali-c., kali-i., kali-n., nat-m., op., phos., sabad., sep., stront., sulph.

Hände, der: Canth., lach., laur., mag-c., ol-an., phel., phos.

Handflächen, der: Bor., tarent.

Hitzewallungen: Aesc., aeth., alumn., am-m., ant-t., arn., ars., aur., calc-p., calc-s., cic., cocc., colch., corn., dig., *ferr.*, *ferr-ar.*, ferr-p., *glon.*, *graph.*, hell., hep., *kali-c.*, kali-p., kali-s., lact., laur., led., mag-c., mag-s., nat-m., nat-p., oena., phos., ptel., *sep.*, *sulph.*, tab., xan., ziz.

Frösteln, nach: **Sang.**, **Sil.**

erstrecken sich vom Kopf zum Magen: *Sang.*

Husten, beim: Am-c., ant-t., arn., *ars.*, carb-v., ip., *sulph.*

kalt beim Anfassen, obgleich: Hydr.

kaltes Bad amel.: Euphr., ind., mez., nat-m., sep.

Wasser amel., kaltes: *Apis*, *con.*

Kälte:

Extremitäten, mit Kälte der: *Arn.*, aur., **Bell.**, bufo, *cact.*, cadm., camph., cann-i., cann-s., chel., com., *ferr.*, glon., jug-r., led., stram.

Finger, mit Kälte der: Hell.

Füße, mit Kälte der: Alum., am-c., anac., *arn.*, ars., bar-c., *bell.*, *cact.*, *calc.*, con., *ferr.*, ferr-ar., *gels.*, *ip.*, laur., *nat-c.*, sep., squil., *sulph.*, thuj.

Gesichts, mit Kälte des: Thuj.

Hände, mit Kälte der: Asaf., asar., bar-c., bell., calo., hell., iod., *ip.*, lact., lyc., nat-c., ph-ac., sep., sumb.

Körpers, mit Kälte des: *Acon.*, agar., **Arn.**, *ars.*, asaf., *bufo*, *cact.*, calc., chin., chin-s., clem., gels., hell., hipp.,

HITZE - Kälte - Körpers; mit Kälte des ...

hyos., *lachn.*, mag-s., nux-v., plb., ran-b., stram., sulph., verat.

Kummer, nach: *Ph-ac.*

Lachen agg.: Ther.

Lesen, beim: Nat-s.

Liegen, im: Arn., ars., jug-r.

amel.: Kali-c., nat-c., *phos.*, *rhus-t.*

Luft umgeben, wie von heißer: Aster.

Menses, vor: Apis, bell., *calc.*, *con.*, *crot-h.*, *ign.*, *iod.*, ip., *lyc.*, petr., *thuj.*

während: *Apis*, *arn.*, *bell.*, **Calc.**, carb-an., caust., cham., *ferr-p.*, *ign.*, ip., *kali-i.*, lach., lyc., mag-c., mag-m., mag-s., nat-m., nat-s., nux-m., petr., sulph.

nach: Ferr-i., iod.

Mittagessen, während: Grat., nat-c., nux-v., sars.

nach: Alum., berb., caust., cycl., graph., mag-m., phel.

Mittagsschlaf, nach dem: Clem., cycl., rhus-t.

Musik, durch: **Ambr.**

Nähen, beim: Petr.

Nasenbluten amel.: Bufo, *psor.*

Niesen amel.: Lil-t.

Ofenhitze agg.: *Glon.*, *phos.*

periodisch: Calad.

Röte des Gesichts, mit: Aeth., aster., bry., cact., cann-s., kali-i., mag-c., mag-m., mag-s., merl., nat-c., phel., plb., stront., sulph., tarent., zinc.

Rückens, mit Kälte des: Thuj.

Schlaf, vor: Alum., coc-c., sulph.

amel.: Laur.

Schläfrigkeit, mit: Kreos., stann., stront.

Schnupfen, beim: **Arum-t.**, calc., jatr., lach., mag-m.

Schreck, nach einem: *Ph-ac.*

Schreiben, beim: Aran., bor., kali-c., ran-b.

Sitzen, im: Canth., merc., nat-c., ph-ac., spong.

Sprechen, durch: Ph-ac., phos.

Stehen agg.: Alum., canth.

amel.: Phos.

HITZE ...

Stelle, an einer kleinen: Carb-v., mez.

Stuhldrang, bei: Clem., mag-m., ox-ac.

Stuhlgang, nach: Bell., lyc., nat-c.

Suppe, beim Essen der: Phos.

Urinieren, beim: *Sep.*

vorübergehend: Agar., arn., cann-i., mag-m., sulph., tab., valer.

warmen Zimmer, im: **Apis**, *ars.*, *calc-s.*, *carb-v.*, caust., *coc-c.*, indg., *kali-s.*, lyss., mag-m., nat-c., nicc., *phos.*, **Puls.**, ran-s., **Sulph.**

Waschen der Hände in kaltem Wasser amel.: Rhus-v.

Wein, nach: Lyc., nux-v., petr.

wie durch: Rhus-r., sabad.

Widerspruch, durch: Cop.

Hinterkopf: Aesc., aur-m-n., bell., brom., camph., cann-i., cann-s., cic., cinnb., coc-c., *con.*, dig., fl-ac., glon., indg., jatr., kalm., lob., manc., med., merc-i-f., *nat-m.*, nat-s., nux-m., ph-ac., puls., rhus-r., *sulph.*, sumb., tarent., thuj., verat-v., *zinc.*

morgens: Sulph.

abends: Sumb.

Diarrhö, während: Bell., *zinc.*

Erregung agg.: *Con.*

Gehen im Freien amel.: Sulph.

Hitzewallungen: Aesc., lach., sumb.

warmen Zimmer, im: Sulph.

Scheitel: *Acon.*, *aur.*, *benz-ac.*, *calc.*, calc-s., camph., carb-an., carb-s., cham., chel., coc-c., *con.*, corn., *crot-c.*, *daph.*, *eup-per.*, eupi., *ferr-p.*, *glon.*, **Graph.**, grat., helod., hep., *hyper.*, **Lach.**, laur., lepi., mag-s., *med.*, *merc-i-r.*, *mez.*, *mur-ac.*, nat-c., nat-m., nat-p., *nat-s.*, *nux-m.*, *ph-ac.*, *phos.*, podo., rhus-r., **Sulph.**, tarent., thea

morgens: Podo.

nachts, 23 Uhr: **Merc-i-r.**

Denken, beim: *Nat-s.*

Druck amel.: Eup-per.

Kummer, nach: *Calc.*, *ph-ac.*, *phos.*

Menopause, in der: **Lach.**

Menses, während: *Nat-s.*, *sulph.*

Stellen, an kleinen: *Arn.*, *graph.*, *mez.*

warme Anwendungen amel.: *Kali-i.*

HITZE ...

Schläfen: Berb., euph., glon., hura, ign., lyc., merl., ol-an., phel., podo.

kalten Wangen, mit: Berb.

Seiten: Am-m., calc., caust., cinnb., cycl., kali-bi., petr., phel., pic-ac., tarent., til.

rechts, abends: Am-m.

Hitzewallungen: Kali-bi.

Stirn: *Acon.*, aeth., *alum.*, am-m., ang., ant-t., **Apis**, *ars.*, asaf., asar., bad., bapt., **Bell.**, brom., calc., calc-s., camph., canth., carb-an., carb-s., *carb-v.*, caust., chel., chin., chin-a., cimic., cinnb., clem., coc-c., cocc., colch., coloc., croc., crot-h., cupr., cycl., euph., euphr., eupi., fl-ac., gels., gins., *glon.*, gran., graph., grat., gymn., hell., hep., hydr., hyos., ind., indg., jatr., kali-ar., kali-bi., kali-c., kali-n., kali-p., *kali-s.*, kreos., *lach.*, lact., laur., led., lyc., mag-m., mag-s., manc., merc., merc-c., *mez.*, nat-ar., *nat-c.*, nat-m., nat-p., nicc., *nux-m.*, **Nux-v.**, ol-an., op., petr., ph-ac., phel., *phos.*, phys., pic-ac., *puls.*, ran-b., rat., rhus-r., *sabad.*, senec., sep., sil., spong., *stann.*, staph., *stram.*, *sulph.*, tarax., tarent., tax., tell., thuj., til., verat., viol-o., zinc.

morgens: Am-m., ant-c., ant-t., cycl., indg.

vormittags: Calc., carb-an., nat-c., thuj.

mittags: Zinc.

nachmittags: Chin-s., ip., nicc., sep., spong.

abends: Canth., gran., lyc., mag-m., nat-c., ran-b.

Schreiben, beim: *Ran-b.*

nachts: Ph-ac., staph., til.

abwechselnd in einem der Stirnhöcker: Lact.

Frösteln, bei: Asaf., sep.

Gehen, beim: Mez.

Luft, kalte amel.: Alum., **Apis**, *phos.*

Mittagessen, nach dem: Alum.

Schreiben, beim: Kali-c.

warmes Wasser innen herabrinnen würde, als ob: Glon.

Wärmegefühl in der Mitte der Stirn, dann Kühle wie durch Zugluft: Laur.

HOHL, wie (s. LEEREGEFÜHL)

HUT, Abneigung gegen einen (vgl. WARME Bedeckungen): Carb-an., *iod.*, *led.*, *lyc.*

HYDROZEPHALUS: Acon., am-c., **Apis**, apoc., *ars.*, *aur.*, bell., *bry.*, **Calc.**, *calc-p.*, carb-ac., *con.*, *dig.*, *ferr.*, ferr-i., *hell.*, *hyos.*, indg., *iod.*, *kali-i.*, kali-p., lach., *lyc.*, mag-m., *merc.*, *nat-m.*, *op.*, ph-ac., *phos.*, plat., *puls.*, samb., **Sil.**, *stram.*, *sulph.*, tub., zinc.

liegt mit tief gelagertem: Apis, merc., sulph., zinc.

Schweiß, mit: Merc.

JUCKEN der Kopfhaut: Abrot., acon., *agar.*, agn., *alum.*, *am-c.*, *am-m.*, anac., anag., anan., *ant-c.*, *apis*, *arg-n.*, ars., ars-i., arund., aur., aur-s., bad., **Bar-c.**, benz-ac., berb., *bov.*, bry., **Calc.**, **Calc-s.**, caps., *carb-ac.*, *carb-an.*, **Carb-s.**, *carb-v.*, *caust.*, *clem.*, cob., coff., coloc., com., con., corn., *crot-h.*, cupr-ar., *cycl.*, daph., dig., *dros.*, elaps, eup-pur., fago., ferr., ferr-ar., ferr-i., ferr-p., *fl-ac.*, *form.*, **Graph.**, *hep.*, hura, ind., iod., jug-c., jug-r., *kali-ar.*, kali-bi., kali-c., kali-chl., kali-i., kali-p., *kali-s.*, lach., *laur.*, **Lyc.**, mag-c., mag-m., manc., *med.*, meph., *merc.*, merc-c., *merc-i-f.*, merc-sul., **Mez.**, **Nat-m.**, nit-ac., nux-v., *olnd.*, paeon., par., *petr.*, ph-ac., *phos.*, ran-s., rat., rhod., rhus-t., *ruta*, *sabad.*, sarr., *sars.*, sel., *sep.*, *sil.*, *spong.*, *staph.*, stry., *sul-ac.*, **Sulph.**, tab., tarax., *tarent.*, *tell.*, thuj., til., verat., vinc., zinc.

tagsüber: Hydr., **Olnd.**

morgens: *Agar.*, bov., *kali-c.*, kali-p., kali-s., lyc., lyss., mag-c., meph., ol-an., plan., seneg., staph., *sulph.*, zinc.

vormittags: Mag-c., sabad.

nachmittags: Sep.

14 Uhr: *Chel.*

abends: Agn., calc., calc-p., *carb-v.*, chin-s., *cycl.*, mag-c., rhod., sel., staph., *sulph.*, ther.

nachts: Agar., ars., aur-s., *calc.*, cob., cupr-ar., hyper., kali-p., *mez.*, **Olnd.**

3-5 Uhr: Kali-p.

Abkühlung, bei: Ars.

beißend: Agar., agn., *mez.*, puls., rhus-t., staph., thuj., vinc.

blutet, muss kratzen bis es: Alum., bov., carb-an., mur-ac., *sabad.*

brennend: Ars., berb., *calc.*, caps., dros., *hep.*, kali-c., *mez.*, *ruta*, sabad., *sil.*, vinc.

Einschlafen, beim: Agn.

Entkleiden, beim: Ars.

Gehen im Freien, beim: Calc.

Kratzen agg.: *Calc.*, *lyc.*, **Phos.**, *sil.*

JUCKEN der Kopfhaut - **Kratzen** ...

amel.: Agar., bar-c., caps., caust., mag-c., mez., nat-m., ol-an., *olnd.*, ph-ac., ran-s., sabad., sars., thuj.

nicht amel. nach Kratzen: Bov., calc., carb-an.

wechselt den Ort nach Kratzen: *Cycl.*, *mez.*, sars., staph.

kriechend: *Arg-n.*, lach., sil.

Liegen, beim: Mez.

plötzlich: Ph-ac.

Reiben amel.: *Dros.*, nat-m.

schmerzhaft: Ars.

Schwitzen, beim: Sabad.

Stellen, an einzelnen: Sil.

wandernd: Bar-c., mag-c., mosch.

warm:

Bettwärme agg.: Bov., *calc.*, *carb-v.*, lyc., *mez.*, *sil.*, staph., *sulph.*

Körperübungen, bei Erwärmung durch: **Lyc.**, sabad.

Warmwerden des Kopfes, beim: *Bov.*, mez., sabad., *sanic.*, staph.

Wetter, bei nassem Wetter: *Mag-c.*

Regenwetter, bei: *Mag-c.*

Hinterkopf: *Am-c.*, calc., *chel.*, cinnb., fago., kali-c., mez., sars., *sep.*, **Sil.**, *staph.*, **Sulph.**, tell., thuj.

morgens: *Sulph.*

abends: Sep., *staph.*, stront.

Kratzen agg.: *Staph.*

amel.: Chel., ruta

warmen Zimmer agg., im: Fago., sulph.

Stirn: Agar., alum., am-m., ambr., anac., ars., aur-m., bell., berb., bov., canth., caps., carb-an., carb-v., caust., cham., chel., clem., con., fl-ac., gamb., gran., hura, hyper., kali-bi., lach., laur., led., lyc., mag-c., merc., nat-m., ol-an., olnd., pall., petr., phos., *rhus-t.*, samb., sars., sil., spig., squil., *sulph.*, tab., verat.

abends: *Sulph.*, zinc.

brennend: *Kali-bi.*

Freien amel., im: Gamb.

Kratzen amel.: Bov., mag-c., squil.

Menses, juckender Ausschlag vor den: Sars.

JUCKEN der Kopfhaut - *Stirn* ...

Mittagessen, beim: Hep., mag-c., sulph.

Reiben amel.: Ol-an., samb., tab.

KÄLTE, Frösteln etc.: Abrot., acon., **Agar.**, agn., alum., alumn., am-c., ambr., anan., ant-c., apis, *arn.*, *ars.*, ars-i., asaf., asar., *aur.*, bar-c., **Bell.**, benz-ac., bor., **Calc.**, calc-p., calc-s., *cann-s.*, caps., carb-an., carb-s., *carb-v.*, chel., chin-a., chlor., cimic., cist., coca, cocc., *colch.*, *con.*, *croc.*, cupr., dios., dulc., eup-per., ferr., ferr-ar., ferr-i., ferr-p., gels., gins., glon., *graph.*, grat., ham., hura, ind., iod., kali-ar., *kali-c.*, kali-p., kali-s., kreos., *lach.*, lachn., lact., *laur.*, *lyc.*, mag-m., mag-s., mang., *meny.*, *merc.*, **Merc-c.**, merc-i-r., morph., mosch., naja, *nat-m.*, *nit-ac.*, nux-v., olnd., ph-ac., phel., *phos.*, phyt., raph., **Rhus-t.**, rhus-v., rumx., *ruta*, sabad., *sanic.*, *sep.*, *sil.*, **Stann.**, staph., **Stront.**, stry., *sulph.*, sumb., *tarent.*, thea, til., valer., *verat.*, verb., vip., zing.

morgens: Cedr., dios., lact., sumb., *tarent.*

nachmittags: *Arum-t.*, gamb., gels., ol-an., valer.

abends: Alum., ars-i., dulc., hyper., kreos., merc., stry., *sulph.*, zinc.

nachts: Cimic., lyc., *phos.*, sang., *sep.*, stront.

abwechselnd mit Hitze: Bell., calc., merc., *phos.*, verat.

Bedecken amel.: *Aur.*, grat., kali-i., nat-m., sanic.

selbst wenn bedeckt: Mang.

beginnt im Kopf: *Bar-c.*, nat-m., stann.

breitet sich vom Kopf aus: Mosch., valer.

Bewegung, bei: Chel., sep.

Blutandrang, mit: Glon.

brennender Hitze, nach: Sulph.

Bücken agg.: Alum., sep.

Druck des Hutes, durch: Valer.

eisige Kälte: *Agar.*, *ars.*, bar-c., **Calc.**, calc-p., ind., laur., nux-v., phos., *sep.*, valer.

Erhitzung, durch: **Carb-v.**

Fahren oder Reiten, nach: Lyc.

Freien, im: *Ars.*, phos.

amel.: *Laur.*, sep.

Frühstück, nach: Arn.

Gehen amel.: Gins.

Hitze, mit: Chin., puls.

KÄLTE ...

innerlich: Arn., bell., **Calc.**

kalt:

Luft über das Gehirn strömen würde, als ob kalte: Anan., meny., *petr.*, *sanic.*

wie durch kalte Luft: Acon., arg-n., *laur.*, nat-m., petr.

Tuch um das Gehirn, wie ein kaltes: Glon., *sanic.*

Kopfschmerzen, bei: *Ars.*, sulph.

Kratzen, nach: *Agar.*

Liegen amel.: Calc.

Menses, während: Ant-t., calc., mag-s., sep., sulph., *verat.*

Schmerzen, mit: *Gels.*, *phos.*

schmerzhafte Teile: *Kali-i.*

Schweiß, mit: Merc-c.

Sitzen, im: Mez.

Stelle, wie eine kalte: Sulph.

Stuhlgang, vor: Carb-an.

nach: Plat.

warmen Zimmer, im: *Laur.*, merc-i-r., tarent.

Wasser, wie durch kaltes: *Cann-s.*, croc., cupr., glon., sabad., *tarent.*

Hinterkopf: Acon., agar., aloe, alum., berb., *calc.*, **Calc-p.**, cann-i., **Chel.**, chin-s., coc-c., *dulc.*, echi., gels., gins., *kali-n.*, nux-m., *phos.*, plat., podo., sep., sil., tarent., thea, verat.

rechte Seite: *Form.*

abends: Alum., *dulc.*

erfroren, wie: Gels., nux-v., *sep.*

Luft, wie kühle: Acon.

steigt wie kalte Luft vom Hals hoch: **Chel.**, sep.

Wetter, bei nasskaltem: *Dulc.*

Scheitel: Agar., am-c., arn., *arum-t.*, aur-m., *bry.*, calc., **Calc-p.**, calc-s., ferr-p., grat., kali-c., kali-i., kali-s., *laur.*, mang., myric., *nat-m.*, plat., psor., *sep.*, *sil.*, sulph., tarent., valer., **Verat.**

nachmittags: *Arum-t.*

bedeckt, selbst wenn: Mang.

Bewegung, während: Sep.

Bücken, beim: Sep.

KÄLTE - *Scheitel* ...

eisige Kälte: Agar., arn., *laur.*, valer., *verat.*

bedeckt, wenn: Valer.

Menses, während: *Sep.*, sulph., *verat.*

Stellen, an einzelnen: Mang., *sulph.*

kleinen: Mang.

unbedeckt, als sei der obere Teil: Arum-t.

warmen Zimmer, im: *Laur.*

Wasser, wie durch kaltes: Tarent.

erstreckt sich zum Sakrum: Acon.

Schläfen: Bell., *berb.*, gamb., merc-c., ol-an., ph-ac., plat., rhod., tarent.

rechts: Berb., tarent.

Seiten: *Asar.*, bar-c., *calc.*, cann-s., *con.*, croc., kali-bi., lach., lob., phos., tarent., verat.

links: Lach., phos.

rechts: Bar-c., *calc.*, verat.

abends: Alum., *dulc.*

fühlt sich jedoch brennend heiß an: Bar-c., *calc.*

einseitig: *Calc.*, con., lach.

Stellen, an kleinen: Croc.

über dem Ohr: Asar.

Wärme amel.: Lach.

Stirn: Acon., *agar.*, anac., arn., *ars.*, bell., *camph.*, carb-s., cedr., cham., chin., chin-a., cimic., cinnb., cist., coff., colch., gels., glon., *graph.*, *hep.*, hydr-ac., hyper., *lachn.*, *laur.*, lyc., mag-m., merc., mez., mosch., oena., ph-ac., phel., puls., ran-s., staph., sul-ac., sulph., tarent., verat., *zinc.*

morgens: Cedr.

nachmittags: Nat-ar.

abends: Hyper., sulph., zinc.

nachts: Lyc.

äußerlich: Cinnb., cist., gels., laur., sulph.

Eis, wie durch: Agar., glon., laur.

Hitze, während: Chin., puls.

äußerlicher Hitze, mit: Agar.

Luft durchdringt die Stirn schmerzhaft; kalte: Zinc.

Luftzug, wie durch einen: *Laur.*

KÄLTE - *Stirn* ...

Menses, während: Sulph.

Stellen, wie kalte Finger an kleinen: *Arn.*

Zimmer, im warmen: Cist., *laur.*

KALTE Luft, Kopf empfindlich gegen: Ant-c., *ars.*, *bar-c.*, *bell.*, benz-ac., bor., brom., *carb-an.*, *carb-v.*, card-m., **Chin.**, eup-per., ferr-p., *graph.*, grat., **Hep.**, hyos., kali-ar., *kali-c.*, kali-p., *lach.*, *lyc.*, *mag-m.*, *merc.*, *mez.*, *nat-m.*, nux-m., **Nux-v.**, *phos.*, *psor.*, *rhus-t.*, sanic., *sep.*, **Sil.**, squil., *stront.*, thuj., zinc.

morgens: Carb-v.

abends: Ant-c.

nachts: *Phos.*

Gehen in kalter Luft, beim: **Carb-v.**

KAPPE, Gefühl einer über den Schädel gezogenen: Apis, *arg-n.*, asaf., *berb.*, **Carb-v.**, chin-a., coc-c., *crot-c.*, **Cycl.**, **Graph.**, hell., ip., *lil-t.*, *lyss.*, petr., pyrog., stry., sulph., zinc.

16 Uhr: Calc-s.

KARIES: Arg-m., asaf., **Aur.**, caps., *fl-ac.*, *hep.*, hippoz., *nat-m.*, **Nit-ac.**, *ph-ac.*, **Phos.**, **Sil.**, *staph.*

Processus mastoideus (s. OHR - KARIES - Processus mastoideus)

KITZELN: Ferr., phos.

Gehirn: Laur., phos.

nachts: Hyper.

Stirn: Brom., ferr.

KLEINER, scheint: Acon., coff., *grat.*, pic-ac.

Gehirn scheint kleiner als der Schädel: Acon., glon.

entfernt, zu weit vom Schädel: Staph.

KLOPFEN, Schlagen im Kopf (vgl. PULSIEREN): Am-c., ang.

Gehirn gegen den Schädel schlagen würde, als ob das: Ars., chin., daph., glon., hydr-ac., laur., mez., nat-m., nux-m., rheum, stann., sul-ac., sulph.

Bewegung, bei: Nux-m., *rhus-t.*

Kugel an den Schädel schlagen, als würde eine: Plat.

KLUMPENS, Knotens im Kopf; Gefühl eines: Ant-t., arn., cham., chel., *con.*, staph.

Stirn: Cham., pip-m., staph.

KNISTERNDES, knackendes Gefühl: Acon., ars., calc., carb-v., cham., con., dig., glon., kalm., puls., sep., spig.

abends: Acon.

Bewegung agg.: Acon.

Drehen des Kopfes, beim: Sep.

Mittagsschlaf, beim: Dig.

Schaudern, mit: Kalm.

Schnäuzen der Nase, nach: Hep.

Sitzen, im Sitzen: Carb-v., coff.

amel.: Acon.

zerbrechen, als würde etwas: Sep.

Hinterkopf: *Calc.*, carb-v., *sep.*

Scheitel: *Coff.*, con.

Seite: Acon., arn., calc., cham., coff., *hep.*

Stirn: Acon., spig.

KONVULSIONEN der rechten Seite des Kopfes: Mygal.

KOPFLOS zu sein, Gefühl: Asar., calc-i., nit-ac.

KRIBBELN: Acet-ac., acon., am-c., apis, arg-m., arn., bar-c., cadm., caust., chel., cic., cocc., *colch.*, *cupr.*, hyos., laur., nux-m., ph-ac., phos., plat., puls., rheum, *rhus-t.*, sec., sulph., tarax., thuj., verb.

Gehen, beim: Verb.

Glocke geschlagen würde, als ob eine große: Sars.

Sprechen, bei lautem: Zinc.

Hinterkopf: Rhus-t.

betäubend, beim Auftreten: Sulph.

Scheitel: Aesc., calc., colch., *cupr.*, hyos., lac-c., sulph.

Menses, bei aussetzenden: Cupr.

Schläfen: Bor., plat., rheum, stront., sulph.

Kälte an einer Stelle, mit: Plat.

Stirn: Arn., aur., chel., cic., *colch.*, indg., ph-ac., puls., sabad., stram., tarax., verat., viol-o., viol-t., zinc.

KUGEL, Gefühl einer:

aufsteigenden Kugel, einer: Acon., cimic., lach., plat., plb., sep., staph.

Liegen auf der rechten Seite, beim: Anan.

rollt, die im Gehirn: Anan., bufo, hura, lyss.

schlägt zu Beginn des Gehens gegen den Schädel: Plat.

KUGEL, Gefühl einer ...

Gehirn, fest im: Staph.

Stirn, in: Lac-d., *staph.*

LÄHMUNG des Gehirns, beginnende: Am-c., ars., carb-v., hyos., **Lyc.**, op., phos., plb., zinc.

Ejakulation, Gefühl einer Gehirnlähmung nach: Sil.

LÄUSE: Am-c., apis, ars., *carb-ac.*, lach., lyc., *merc.*, nit-ac., olnd., *psor.*, sulph., tub., vinc.

LEBENDIGEM im Kopf, Gefühl von etwas: Ant-t., asar., croc., crot-c., hyper., *petr.*, *sil.*, sulph.

nachts: Hyper.

Bett, im: Hyper.

alles im Kopf lebendig, als sei: Petr.

Ameisenhügel, als sei das Gehirn ein: Agar.

drückender, kribbelnder Schmerz, der sich von der Mitte ausbreitet, wie von etwas Lebendigem: Tarax.

Gehen, beim: Sil.

kriechen, als würde ein Wurm in der Stirn: Alum.

LEERE, Gedankenlosigkeit; Gefühl von (vgl. LEEREGEFÜHL): Sec., sulph.

Stirn, morgens nach dem Erwachen: Sulph.

LEEREGEFÜHL, wie hohl (vgl. LEERE): Alum., am-c., anac., ant-c., *arg-m.*, arn., *ars.*, asaf., aster., bar-c., bell., berb., bov., cact., calc., camph., caps., carb-s., *carb-v.*, caust., chin-s., *cina*, clem., *cocc.*, *cor-r.*, *cupr.*, cycl., dulc., euphr., ferr., ferr-ar., ferr-p., glon., gran., *graph.*, hipp., hyos., ign., jab., lyc., *manc.*, mang., myric., naja, nat-ar., nat-c., nat-m., nat-p., nux-v., ox-ac., **Phos.**, pic-ac., plan., *puls.*, *sec.*, *seneg.*, sep., spig., staph., stram., *sulph.*, zing.

morgens: Anac., bov., chin-s., euphr., sulph., verat.

nachmittags: Nux-m.

nachts beim Liegen auf dem Hinterkopf agg., amel. durch Drücken mit der Hand: Sep.

Bett, amel. beim Warmwerden im: Cocc.

Druck mit der Hand amel.: Mang., sep.

Essen, nach dem: Cocc., graph., meny.

Fahren und Reiten amel.: Euphr.

Freien, im: Cocc., sulph.

Rausch, wie nach einem: Acon., agar., ambr., spig.

KOPF

LEEREGEFÜHL ...

Schlaf, nach einem unruhigen: Hipp.

Sitzen, im: Spig.

Sprechen, beim: Lyc., spig., *sulph.*

warmen Bett amel., im: Cocc.

Hinterkopf: Mang., nat-c., sep., *staph.*, *sulph.*

Gehirn vorne zu groß erscheint, während das: Hell.

Schläfe: Cycl.

Stirn, in der: Alum., **Caust.**, croc., spig., sul-ac., sulph.

zwischen Stirn und Gehirn, wie: Caust.

LEICHTIGKEIT, Gefühl von (vgl. SCHWINDEL)

Hinterkopf, im: Sec.

LIEGEN:

Hartem liegen würde, als ob er mit dem Kopf auf etwas: *Manc.*, ph-ac.

tief liegen würde, als ob er zu: Phos.

unbequemer Lage liegen würde, als ob er in: Cimx., clem., lyc.

LOSE, locker; Gefühl, als sei das Gehirn (vgl. FALLEN - Gehirn - vorne): Acon., am-c., *ars.*, *bar-c.*, bar-m., bell., *carb-an.*, caust., **Chin.**, cic., cocc., con., croc., dig., elaps, genist., glon., graph., guaj., *hep.*, *hyos.*, *kali-c.*, kali-n., kali-s., kalm., lach., lact., laur., *lyc.*, mag-s., mur-ac., *nat-m.*, nat-s., nicc., *nux-m.*, nux-v., phys., *rhus-t.*, rob., sep., sol-n., **Spig.**, stann., staph., sul-ac., tell., verat., xan.

morgens: Cic., guaj.

Erwachen, beim: Cic.

Aufrichten vom Bücken, beim: Phos.

Auftreten, beim: Bar-c., guaj., led., lyc., **Rhus-t.**, sep., **Spig.**, stann., sul-ac.

Bewegung, bei: Am-c., ars., carb-an., *caust.*, croc., mag-s., tell.

Bücken, beim: Bry., kali-c., laur., nat-s.

diagonal über den Scheitel hinweg, beim Drehen: Kalm.

Drehen des Kopfes, beim: Kali-c., kalm., **Spig.**

Erwachen, beim: Cic.

fallen würde, auf die er sich lehnt; Gefühl, als ob das Gehirn auf die Seite: Am-c.

LOSE, locker; Gefühl, als sei das Gehirn ...

Gehen, beim: Acon., bar-c., carb-an., cob., croc., guaj., led., lyc., mag-s., nux-m., nux-v., *rhus-t.*, sep., **Spig.**, staph., sul-ac., verat.

Freien, im: Caust., sul-ac.

Husten, bei: Acon., bry., carb-an., sep., sul-ac.

Schütteln des Kopfes, beim: Ars., bar-c., con., glon., nat-m., *nux-m.*, *rhus-t.*, stann., sul-ac., xan.

Stuhl, beim Pressen zum: Spig.

Tragen einer Last, beim: Mur-ac.

Treppensteigen, beim: Lyc.

Wetter, bei heißem: *Nux-m.*

Hinterkopf: Staph.

Schläfen: Sul-ac.

Bücken nach links fallen würde, als ob das Gehirn beim: Nat-s.

Stirn: Chel., con., laur., nat-m., *sul-ac.*

LUFT oder Wind:

empfindlich gegen Luftzug: *Acon.*, *ars.*, **Bell.**, benz-ac., bor., cadm., *calc.*, *calc-ar.*, *calc-p.*, *caps.*, **Chin.**, coloc., gels., *hep.*, kali-ar., *kali-c.*, kali-n., kali-s., lac-c., *merc.*, *nux-m.*, *nux-v.*, phos., *sanic.*, *sel.*, **Sil.**, stront., *sulph.*, valer., verb.

Gefühl eines Luftzugs:

über den Augen: Bor.

Scheitel: *Carb-an.*

strömen würde, als ob Luft oder Wind durch den Kopf: Anan., aur., benz-ac., colch., *cor-r.*, meny., mill., nat-m., petr., puls., sabin., sanic.

Schaukeln, beim: **Cor-r.**

erstreckt sich zum Abdomen: Aloe

LUPUS: Calc., lyc.

MAGEN aufsteigend, wie vom: Alum., carb-v., con., mag-m.

MARMOR verwandelt, als habe sich das Gehirn in: Cann-i.

MÜDIGKEITSGEFÜHL, müdes Gefühl: Apis, con., iris., lach., nat-m., nux-m., **Phos.**, *psor.*

NICKEN mit dem Kopf (s. BEWEGUNGEN des Kopfes - Nicken)

ÖDEM der Kopfhaut: *Apis*, *ars.*

ÖDEM der Kopfhaut ...

Glabella: Kali-c.

OFFENE Fontanellen: *Apis*, **Calc.**, **Calc-p.**, *ip.*, *merc.*, *sep.*, **Sil.**, *sulph.*, *syph.*

eingesunken: *Apis*, calc.

Gefühl wie geöffnet und als würde kalte Luft eindringen können: *Cimic.*

ÖLIGE Stirn: *Hydr.*, *psor.*

PLATSCHEN im Kopf (vgl. SCHWAPPEN; WOGENDES Gefühl): Asaf., bell., *carb-an.*, hep., hyos., nux-v., rhus-t., spig., squil.

Gehen, beim schnellen: Carb-an.

POCHEN (s. PULSIEREN)

PRICKELN, Kribbeln: Alum., am-m., apis, arg-n., aur., bar-c., calad., carb-an., cham., chin-s., con., cupr., hydr-ac., lachn., merc., mur-ac., nat-m., nit-ac., op., ph-ac., sabad., sep., tarent., thuj., verb., viol-o.

links: Calad.

Ausschweifung, nach: *Op.*

Essen, nach: Con.

Liegen, im: Merc.

Nadeln, wie durch: Con., eug., rhus-t., thuj.

Scheitel: Carb-ac.

Schläfen: Ail., ant-c., apis, cocc., cupr., euphr., rhus-r., tarax., tarent., thuj., verb.

abends: Lachn.

Nadeln, wie mit: Nicc., zinc.

Stirn: Apis, aur., chin-s., ferr., lil-t., *mur-ac.*, sabad., sep., thuj., verat., *viol-o.*

links: Calad.

intermittierend: Verb.

Nadeln, wie: Agar., all-c., am-c., asaf., caul., hep., kali-c., mang., nat-m., sep.

Stellen, an kleinen: Apis

über der Nasenwurzel: Kali-bi.

PULSIEREN, Klopfen, Stoßen (vgl. KLOPFEN): *Acon.*, aeth., agar., ail., aloe, alum., am-c., am-m., *aml-n.*, anac., anan., ant-t., apis, *arn.*, *ars.*, *ars-i.*, *asaf.* asar., aster., aur., bar-c., bar-m., **Bell.**, *bor.*, bov., brach., *bry.*, *cact.*, cadm., calc., calc-ar., calc-p., calc-s., *camph.*, *cann-i.*, cann-s., canth., *caps.*, carb-an., carb-s., *carb-v.*, *cast.*, *caust.*, cedr., *cham.*, chel., **Chin.**, **Chin-s.**, cimic., cinnb., clem., cob., cocc., coff., colch., con., *croc.*, *crot-h.*, crot-t., cupr., cur., cycl., daph., dig., dros., eug., *eup-per.*, euphr., eupi., *ferr.*, *ferr-ar.*, ferr-i., ferr-p., *gels.*, **Glon.**,

PULSIEREN ...

graph., grat., guaj., hell., hep., hipp., hyos., *ign.*, ind., indg., *iod.*, *ip.*, *kali-ar.*, kali-bi., *kali-c.*, kali-i., *kali-n.*, kali-p., *kali-s.*, *kalm.*, *kreos.*, **Lach.**, lachn., lact., lam., *laur.*, led., *lith-c.*, **Lyc.**, mag-c., mag-m., mag-s., manc., mang., merc., mez., mill., mur-ac., myric., nat-ar., nat-c., nat-m., nat-p., nicc., *nit-ac.*, *nux-m.*, nux-v., ol-an., olnd., *op.*, par., *petr.*, ph-ac., phel., *phos.*, pic-ac., plb., psor., *puls.*, *pyrog.*, *rheum*, rhod., *rhus-t.*, ruta, sabad., sabin., **Sang.**, *sars.*, sec., *seneg.*, *sep.*, **Sil.**, sol-n., *spong.*, squil., stann., *stram.*, **Sulph.**, tab., ter., ther., thuj., til., verat., *verat-v.*, zinc.

morgens: Alum., asar., aur., bov., *calc.*, canth., cedr., *cob.*, gamb., glon., graph., grat., indg., kali-bi., lact., lyc., nat-c., *nat-m.*, nicc., *nit-ac.*, *nux-v.*, plb., podo., sars., sep., sil., spig., *sulph.*

Aufstehen, beim: *Asar.*, caust., nat-m.

erscheint allmählich und verschwindet um die Frühstückszeit: *Nit-ac.*

Erwachen, beim: Alum., *bry.*, kreos., lach., *nat-m.*, phos., ruta, *sulph.*

steigt bis abends an: Eup-pur., sang., sep.

vormittags: Alum.

nachmittags: Aeth., alum., cast., caust., coca, glon., graph., grat., hura, ind., lyc., mag-s., mang., *merc-i-r.*, nat-m., phel., phys., sil.

abends: Acon., am-m., bov., calc., canth., carb-v., cast., cic., clem., *cocc.*, con., cycl., fl-ac., glon., indg., *iris.*, kali-i., lac-ac., lyc., mag-s., *nat-m.*, nit-ac., ox-ac., *puls.*, ruta, stram., zinc.

Bett, im: Cycl., lyc.

Schlafengehen, bis zum: Cast.

nachts: Aloe, arg-n., ars., *cact.*, carb-v., chel., ferr., glon., hura, hyos., lyc., sars., sil., *sulph.*

Mitternacht, agg. nach: Ferr.

Bett, vor dem Einschlafen; im: Chel.

erscheint nachts, mit Übelkeit und Erbrechen: Sil.

Erwachen, beim: Carb-v., sulph.

treibt aus dem Bett: Arg-n.

abwechselnd Pulsieren von Kopf und Brust: Bell.

anfallsweise: Caust., glon.

Anstrengung, durch: Gins., glon.

PULSIEREN ...

Atmung, mit erschwerter: *Carb-v.*, glon.

Aufrichten im Bett, beim: Ars.

Bücken, vom: Mag-m.

Aufstehen, beim: Chin-s., dirc., glon., phos.

amel.: Nat-c.

Aufstützen des Kopfes amel.: Kali-bi.

Auftreten, beim: Alum., *phos.*

Ausstrecken der Glieder, beim: Phos.

Baden, nach: Cast.

kalt Baden amel.: Ars., ind., phos.

Bett, im: Chel., con., cycl., graph., sep.

Beugen des Kopfes, beim:

amel.: *Bell.*, *nat-m.*, *sil.*

hinten, nach: Aur., glon., **Lyc.**

vorn, nach (s. Bücken)

Bewegen des Kopfes agg.: *Sulph.*

Bewegung agg.: Acon., *anac.*, *apis*, ars., *bell.*, *bry.*, calc-p., caust., chin., cimic., *cocc.*, colch., dirc., eupi., ferr., ferr-p., *gels.*, *glon.*, grat., *iod.*, kali-bi., *lach.*, *lyc.*, *nat-m.*, nit-ac., nux-m., *sep.*, *stram.*, *sulph.*

amel.: Aloe, lact.

mäßige Bewegung amel.: Iris., vib.

plötzliche Bewegung, durch: Calc-p., ferr.

Binden des Kopfes amel.: Pic-ac., sil.

Blutverlust, nach: *Chin.*

brennend: Apis, coff., *rhus-t.*

Bücken, beim: Alum., *apis*, asar., bar-c., **Bell.**, colch., ferr., ferr-p., *glon.*, hydr-ac., kali-bi., lach., *laur.*, nat-c., nat-m., *nux-v.*, phos., *puls.*, *sulph.*

Denken daran amel.: Ant-c.

Drehen:

Augen agg., der: Sep.

Herumdrehen agg.: Glon.

Druck amel.: Aeth., *am-c.*, bell., bry., ferr., glon., kali-bi., kali-n., nat-m., *puls.*, pyrog.

Händen amel., mit den: Apis, guaj.

Stirn verursacht Klopfen, auf die: Mag-m.

Dunkelheit amel.: Sep.

Einatmen, beim: *Carb-v.*

Einhüllen des Kopfes amel.: *Sil.*

PULSIEREN ...

endet in Stechen: **Bell.**

Erkältung vorausgehend, einer: Lach.

Erregung, bei: *Sulph.*

Erschütterung, bei jeder: *Bell.*, glon., *ther.*

Erwachen, beim: Aur., carb-v., cinnb., lach., lyc., nat-m., phos., podo., ruta, sulph.

Essen, vor: Cocc.

nach: Am-c., ars., carb-v., clem., cocc., sel.

Fahren oder Reiten, beim: Cocc., *glon.*, phos.

Fieber, bei: *Bell.*, *eup-per.*

Freien, im agg.: Carb-an., cocc., eup-pur., iris.

amel.: Kali-bi., kali-i., mang., nicc., phos., *pic-ac.*

Frösteln, mit: Sil.

Froststadium im Fieber, während: Cann-i., *eup-per.*

nach: Bor.

Frühstück amel.: Nat-m., nit-ac.

Gähnen, nach: Calc.

Gehen, beim: Alum., aster., *bell.*, calc., *glon.*, kali-bi., *nat-m.*, nat-s., nux-v., plb., sars., sil., *sulph.*

Freien, im: *Am-c.*, mag-s.

amel.: Ars., eup-pur., *guaj.*

schnellem Gehen, bei: Ferr., nux-v., *puls.*

geistige Anstrengung, durch: Agar., *nat-m.*, *pic-ac.*, psor., *puls.*, *raph.*, sil., vib.

geschwürig: Am-c., bov., cast., mang.

Hämmer, erwacht jeden Morgen; wie durch kleine: *Nat-m.*, psor.

Heben des Kopfes, plötzliches: Nat-p., squil.

hier und da: Acon., aeth., indg.

Hitzestadium im Fieber, während: Eup-per., glon., rhus-t.

Husten, durch: Arn., aur., dirc., ferr., hep., hipp., *ip.*, iris., kali-c., led., **Lyc.**, *nat-m.*, nit-ac., ph-ac., phos., seneg., sep., sil., spong., sulph.

intermittierend: Ferr-ma., verat.

Kauen, beim: Phos.

PULSIEREN ...

Lachen, durch: Lyc., phos.

Lehnen des Kopfes nach hinten, beim: **Lyc.**

Lesen im Sitzen, beim: Lyc., *nat-m.*

Liegen, beim: Aloe, calc-ar., glon., lachn., lyc., naja, phos.

amel.: Anac., calc., kali-bi.

Kopf, amel. mit hoch gelagertem: Nat-m., *spig.*

muss sich hinlegen: *Bell.*, sang.

Rücken, auf dem: Sep.

Seite amel., auf der: Nat-m., sep.

Stelle, auf der er liegt: *Petr.*

liegt besinnungslos mit geschlossenen Augen da: Arg-n.

Menses, vor: *Bell.*, *bor.*, chin., *crot-h.*, gels., *glon.*, *lach.*, nat-m., *petr.*, sulph.

während: Acon., bell., *bor.*, bry., cact., *calc.*, calc-p., *chin.*, croc., *glon.*, ign., lac-d., *lach.*, mag-c., *nat-c.*, nux-m., puls., sang., verat-v.

schmerzloses Pochen: Eupi.

nach: Calc-p., carb-an., ferr., glon., nat-m.

unterdrückten, bei: *Puls.*

Milch, durch: Brom.

Mittagessen, nach dem: Alum., *am-c.*, carb-an., kali-bi., mag-c., nat-c., ol-an., plb., zinc.

nagend: Par.

Nasenbluten, nach: Bor.

periodisch: Ars., ferr.

dauert den ganzen Tag: *Calc.*

Reiben amel.: Aeth.

ruckend: Bry., ign., phos.

Schlaf amel.: Sang.

Schließen der Augen agg.: Sep.

schmerzlos, mit Furcht vor dem Einschlafen: *Nux-m.*

Schnäuzen der Nase, beim: Aster.

Schreiben, beim: Kali-c., manc.

Schütteln des Kopfes agg.: *Glon.*

Schweiß amel.: *Nat-m.*

Schwindel, bei: Glon., sec.

PULSIEREN ...

Sitzen, im: Am-m., cast., guaj., indg., lyc., ol-an.

amel.: Mag-m.

Sonnenlicht agg.: Acon., sulph.

Sprechen agg.: Acon., aur., *cocc.*, *nat-m.*, sil., *sulph.*

Stehen, beim: Cast., guaj., plb.

amel.: Camph.

Steigen, beim: Alum., aster., *bry.*, glon., nat-p., *sep.*

schnellem Steigen, beim: Glon.

Stellen, an kleinen: Nux-m.

Stuhl, beim Pressen zum: Ign.

Tee amel.; warmer: Glon.

tiefsitzend: Cic.

Trinken agg.: Acon.

vorübergehend, in einer Hälfte: Cham.

warm:

Speisen agg., warme: Sulph.

Zimmer; im warmen: Iod., *puls.*, sulph.

amel.: Am-c., cocc.

Wein, nach: Ox-ac.

ziehend: Ars.

Zimmer, beim Eintritt in ein: Aeth., mag-m., mang.

erstreckt sich zum Hals oder zur Brust: Nat-m.

Zähne: Mez.

Gehirn, im: *Bell.*, *chin.*, cycl., dig., glon., hyos., *lyc.*, nit-ac., op., rhus-t.

Lehnen des Kopfes nach hinten, beim: **Lyc.**

Gehirnhälfte, vorübergehendes Pulsieren in einer: Cham.

Stechen, endet in: *Bell.*

tiefsitzend: Cic.

gegen den Schädel: *Ars.*, *bell.*, **Chin.**, daph., *glon.*, hydr-ac., laur., mez., nat-m., nux-m., psor., rheum, stann., sul-ac., *sulph.*

Hämmern, wie kleine: **Nat-m.**, **Psor.**

Mitte des Gehirns, jeden Morgen, dauert den ganzen Tag; pochender Schmerz in der: Calc.

Wellen, wie in: **Chin.**, dig.

Hinterkopf: Aeth., agar., ail., aloe, *alum.*, am-c., anac., asar., bar-c., **Bell.**, berb., bor., **Bry.**, *calc.*, *camph.*, *cann-i.*, cann-s., *carb-an.*, carb-s., *carb-v.*, caust., *chel.*, con., cop., *crot-h.*, *dros.*, eup-per., *eup-pur.*, *ferr.*, *ferr-ar.*, ferr-p., *gels.*, *glon.*, hep., hura, ign., indg., kali-bi., *kali-c.*, *kali-n.*, kali-s., lac-c., *lach.*, laur., lyc., lyss., *mag-m.*, mang., *nat-m.*, *nit-ac.*, *petr.*, **Phos.**, phys., pic-ac., plb., *psor.*, *puls.*, ran-b., rhus-t., ruta, **Sep.**, spig., *stram.*, *sulph.*

tagsüber: Petr.

morgens, nach Aufstehen während Menses: Mag-m.

nachmittags: Nat-m.

abends: Bar-c., kali-n., puls.

nachts: Aloe, lyc.

anfallsweise: *Glon.*

Aufstehen, beim: Gels., phos.

Bücken, vom: Mag-m.

Bewegung, bei: **Bell.**, **Bry.**, *eup-per.*, *ferr.*, *ip.*, *lach.*, **Stram.**

amel.: Aloe

Bücken, beim: *Ferr.*

Druck amel.: Alum., cast., kali-n.

Gehen agg.: Kali-br.

Freien amel., im: Dig.

Hammerschläge, wie: Camph., *nat-m.*, psor.

Husten, beim: *Ferr.*, ferr-p., sep.

Liegen auf dem Rücken, beim: *Petr.*

Schütteln des Kopfes, beim: Kali-br.

Sitzen, im: Kali-br., ran-b.

amel.: Mag-m.

Stehen amel.: **Camph.**

Stuhlgang, beim: *Ign.*

warmen Zimmer, im: Mag-m.

erstreckt sich zu:

ganzen Kopf, über den: Mag-m.

Scheitel: Hura

Seiten und Stirn: Ferr.

Stirn: Carb-v., sil., *spig.*

Stirnhöcker: Bar-c.

vorn, nach: Bar-c., lac-c., op., sulph.

Seiten: *Alum.*, am-c., cast., caust., *eup-pur.*, indg., kali-n., laur., plb., ran-b., stram., *sulph.*

abends im Bett: Kali-n.

Aufstehen, beim: Gels.

Scheitel: Aeth., agar., *alum.*, anac., ars., bry., calc., cann-i., carb-an., *caust.*, *cham.*, *chel.*, *chin-s.*, cinnb., cocc., corn., *ferr.*, *ferr-ar.*, ferr-p., *glon.*, grat., ham., hura, *hyper.*, kali-c., kali-s., kreos., *lac-d.*, lach., *lyc.*, lyss., manc., *merc-i-r.*, nat-ar., *nat-c.*, *nat-m.*, nat-p., *nux-v.*, petr., phel., phos., pic-ac., plan., puls., sars., *sep.*, *sil.*, *stram.*, *sulph.*, *ter.*, thea, verat.

morgens: Alum., bry., caust., nat-c., *sep.*

vormittags: Alum., glon.

nachmittags: *Hyper.*

Beugen des Kopfes nach hinten amel.: **Sil.**

Bewegung, bei: *Bry.*, *calc.*, *cocc.*, ferr., glon., lach., sep., *verat.*

Augen, der: Cocc.

Erwachen, beim: Bry., *lyc.*

Gehen, beim: Carb-an., *sars.*

schnellem Gehen, bei: Ferr., puls.

geistiger Anstrengung, bei: Nux-v.

Konzentration, durch: Nux-v.

Menses, nach: Ferr., *lach.*

Mittagessen, nach dem: Nat-c.

Treppensteigen agg.: Carl., ferr.

Schläfen: Acon., aesc., aeth., agar., all-s., *alum.*, am-c., am-m., ant-c., ant-t., arg-n., *ars.*, *ars-i.*, *asaf.*, aur-m-n., bar-c., **Bell.**, bor., *bry.*, cact., cadm., calc., calc-p., calc-s., camph., *caps.*, carb-s., carb-v., cast., *cedr.*, cham., *chel.*, chin., chin-s., cic., cocc., coloc., cupr-ar., daph., ferr., *ferr-ar.*, ferr-p., fl-ac., *gels.*, gins., **Glon.**, *grat.*, gymn., hell., hep., hura, hyper., *iod.*, kali-c., kali-i., kali-n., kali-p., kali-s., kreos., *lac-c.*, lac-d., *lach.*, lac-ac., laur., lyss., med., nat-ar., nat-c., nat-m., nat-p., nat-s., *nit-ac.*, *phos.*, phys., plb., podo., rhus-t., sabad., *sang.*, sars., *spig.*, spong., *stann.*, *staph.*, stram., sul-i., *sulph.*, tab., thea, thuj., verat., verat-v.

links: Chin-s., *coloc.*, nit-ac., *phos.*

PULSIEREN - *Schläfen ...*

rechts: Aesc., alum., *cupr-ar.*, *hep.*

morgens: Bov., lach., *podo.*, stry.

Erwachen, beim: Lach.

vormittags: Carl.

mittags: Ars., thuj.

nachmittags: Alum., glon.

abends: Am-m., bry., fl-ac., glon., kali-i., lac-ac.

Gehen: Glon.

Sitzen, im: Am-m.

nachts: *Cact.*, chel.

Mitternacht: Sars.

anfallsweise: Glon.

Bewegung, bei: Caust., **Chin.**, *gels.*, *glon.*

Bücken, beim: Sul-i.

Erwachen, beim: Carb-v.

Froststadium im Fieber, vor: Carb-v.

Gehen, beim: Aeth., bar-c., *glon.*, nat-s., sulph.

Hitze, in der: Glon.

Husten, beim: Hep.

Liegen, beim: Naja

Menses, vor den: *Lach.*

Treppensteigen, beim: Glon.

Seiten: Aeth., agar., alum., am-c., ant-t., arg-n., ars., aur., bar-c., bell., bov., bry., calc., calc-p., canth., *cham.*, chin., coca, con., croc., dirc., eup-per., glon., *graph.*, hura, indg., iris., kali-c., kali-i., kali-s., kalm., laur., lyc., mag-c., mag-m., mag-s., nat-c., nit-ac., ol-an., petr., *phos.*, plb., rhod., rhus-t., sars., sep., spong., sul-ac., verat., zinc.

links: Am-c., bar-c., calc., hura, mag-m., nat-c., *nit-ac.*, phos.

nach rechts: Nux-m.

rechts: Aeth., agar., alum., aur., con., graph., kali-c., mag-c., *phos.*, rhod., sul-ac., zinc.

nach links: Bov.

morgens: Aur., bov., *nit-ac.*

vormittags: Plb., sars.

nachmittags: Alum., graph., lyc.

15 Uhr: Hura

PULSIEREN - *Seiten ...*

abends: Canth., con., phos.

Aufstehen, nach dem: Glon.

Beugen des Kopfes nach hinten, beim: Aur.

Bewegung agg.: *Calc-p.*

Bücken, beim: Glon., laur.

Gehen, beim: Kali-c.

Freien, im: Mag-s.

Haus amel., im: Mag-s.

Husten agg.: Aur., dirc.

Liegen auf der Seite, beim: Sep.

Menses, während: Nat-c.

Mittagessen, nach dem: Kali-c., mag-c., ol-an.

Schütteln des Kopfes, beim: Glon.

Seite, auf der er liegt: Sep.

Stehen, im: Kali-c.

tiefsitzend: Sars.

Stirn: Acon., aeth., aloe, alum., *am-c.*, am-m., ang., ant-t., apis, apoc., arg-n., *ars.*, *ars-i.*, asaf., asar., aur., aur-m., bapt., bar-c., **Bell.**, bor., brach., bry., *calc.*, calc-p., *camph.*, *cann-i.*, cann-s., canth., *caps.*, carb-v., cast., *caust.*, cic., cinnb., clem., cocc., corn., croc., *dig.*, dulc., euph., eupi., *ferr.*, *ferr-ar.*, *ferr-p.*, gamb., **Glon.**, graph., grat., hell., ign., iod., **Iris.**, kali-ar., kali-c., *kali-i.*, kali-p., *kalm.*, *kreos.*, **Lac-d.**, laur., *lyc.*, lyss., mag-c., *mag-m.*, mag-s., meli., *merc.*, *merc-i-f.*, mez., nat-c., *nat-m.*, nat-p., nit-ac., *nux-m.*, olnd., op., ox-ac., par., *petr.*, phos., **Puls.**, ran-b., rheum, rhod., rhus-t., ruta, sabad., sars., seneg., sep., *sil.*, spig., *spong.*, stann., *stram.*, ther., thuj., verb., vib., zinc.

links: Acon., *arg-n.*, cimic., cocc., kali-c., *kreos.*, nux-m., par., spig., verat.

rechts: *Ant-t.*, sars., *sep.*

morgens: Asar., *canth.*, grat., *nat-m.*, sil.

Aufstehen, beim: Asar., *nat-m.*

Erwachen, beim: *Nat-m.*, ruta

vormittags: Gamb., lyc.

mittags: Lyc.

nachmittags: Alumn., caust., lyc., mag-s., sil.

PULSIEREN - *Stirn - nachmittags ...*

14 Uhr: Nat-m.

15 Uhr: Lyc.

abends: Am-m., cic., cocc., lyc., mag-s., ruta, stram.

21 Uhr: Calc., caust.

nachts: Fago., hura, *merc.*, nat-m.

Aufsetzen im Bett, beim: Ars., glon.

Beugen des Kopfes nach vorne, beim: Nat-m.

Bewegung, bei: Ars., *gels.*, *glon.*, merc., pic-ac.

amel.: *Puls.*

Bücken, beim: Asar., bar-c.

Druck amel.: Aeth., am-c., nat-m.

Essen, nach dem: *Am-c.*, cocc.

Fahren oder Reiten, beim: *Glon.*, grat.

kalter Luft, in: *Am-c.*, cocc.

Freien amel., im: Aeth., *am-c.*, kali-i., **Puls.**

Gehen, beim: *Aeth.*, kali-c., sars.

Freien, im: Am-c., sars.

Husten, beim: Hep., phos., spong.

Lesen, beim: Lyc.

Menses, während: Acon., *bell.*, bor., bry., cact., *calc.*, calc-p., *chin.*, *glon.*, *ign.*, *lach.*, mag-c., *nat-c.*, **Puls.**, sang., tarent.

Mittagessen, nach dem: *Am-c.*, kali-c., zinc.

Sprechen agg.: Cocc.

Stehen, im: Kali-c.

Treppensteigen, beim: Nat-p., par.

warmen Zimmer amel., im: *Am-c.*, cocc.

erstreckt sich zum Hinterkopf: Bry., *con.*, ther.

Augen, über den: *Bell.*, *gels.*, glon., gymn., ign., *kali-bi.*, *lac-c.*, *lach.*, lyss., *nat-m.*, *nux-m.*, ptel., *sep.*, spig., stram., ther., vib.

eine Seite: Aur., kali-bi., ptel.

Nasenwurzel, über der: *Ars.*, camph., gamb., mez., puls.

vormittags: Gamb.

Gehen amel.: Puls.

PULSIEREN - *Stirn ...*

Stirnhöcker: Aesc., *arg-n.*, calc., cocc., hyos., iris., lyc., mez., nit-ac., ran-b.

links: *Arg-n.*, cocc.

rechts: Aesc., calc., lyc., mez.

nachmittags, 4 p.m.: Nit-ac.

abends: *Iris.*, *lyc.*

18 Uhr: Lyc.

20 Uhr: Iris-fl.

RAUSCH, wie durch einen (vgl. GEMÜT - VERWIRRUNG): Aesc., *agar.*, am-c., ars., berb., bry., carb-an., *carb-v.*, caust., chel., croc., crot-t., cycl., euphr., eupi., *glon.*, graph., hydr-ac., iod., kali-n., kreos., laur., mag-m., mez., *nat-m.*, nit-ac., **Nux-v.**, par., ph-ac., ptel., *puls.*, rhod., *rhus-t.*, samb., spig., sul-ac., tarax., valer.

REIBEN des Kopfes: Camph., con., hyos., tarent.

gegen etwas: Tarent.

Hand, mit der: Verat.

Stirn zu reiben; Neigung, die: Glon.

ROLLEN des Kopfes (s. BEWEGUNGEN - Rollen)

ROLLEN würde; Gefühl, als ob etwas: Cupr-ar., eug., graph., hura, phys., sep.

Bleikugel herumrollen würde, als ob eine (vgl. KUGEL): Lyss.

Erbrechen agg.: Eug.

Schwindel, bei: Sep.

Studieren, nach: Cupr-ar.

Gehirn zu einem kleinen Klumpen zusammengerollt, als sei das: Arn., *cocc.*

RUCKEN des Kopfes: *Agar.*, alum., caust., *cic.*, cina, *hyos.*, ign., mygal., *nat-m.*, *nux-m.*, *sep.*, *stram.*, stry., sumb., verat-v.

tagsüber: *Sep.*

Gehen oder Treppensteigen, bei schnellem: **Bell.**

hier und da: Chel., stram., stront.

hinten, nach: Alum., atro., bov., *cic.*, cina, hyper., merc., nux-v., sep., stry.

und nach vorne: Ars., nux-m., sep., stry.

hinten nach vorne, von: Kali-c., *nux-m.*, ph-ac., spong., *stram.*, stry.

Liegen auf dem Rücken, beim: *Cic.*, *hyper.*

RUCKEN des Kopfes - Liegen auf dem Rücken, beim ...

hoch, der Kopf ruckt vom Kissen: **Stram.**

rechts, nach: *Nat-s.*

Schlaf, im: *Arn.*

hinten, Kopf ruckt nach: *Hyper.*

Seite zur andern, von einer: Kali-c., nat-s., nux-m., plb., samb.

Sitzen, im: Sep.

Sprechen, beim: *Cic.*

unwillkürlich nach hinten und vorne, beim Sitzen: Sep.

vorne und Knie nach oben beim Husten: Ther.

RUHELOSIGKEIT: Ambr., bell., caust., jab., merc., phos., pip-m., ruta, sec., sil.

vormittags: Phos., sil.

rollt den Kopf von einer Seite auf die andere, während er zu schwach ist, den Körper zu bewegen: *Ars.*

SCHLÄGE (= Schocks, Stöße, Rucke) (vgl. PULSIEREN; SCHMERZ - Nagel; SCHMERZ - Pflock; RUCKEN): Acon., aeth., agar., *all-c.*, alum., ars., asaf., aster., bapt., bar-c., bar-m., *bell.*, benz-ac., bov., calc., camph., **Cann-i.**, carb-s., carb-v., caust., *cic.*, clem., *coca*, *croc.*, *crot-c.*, ferr., ferr-ar., ferr-p., fl-ac., *glon.*, graph., *hell.*, hydr-ac., indg., ip., *kali-ar.*, kali-c., kali-p., *kali-s.*, lach., laur., led., lob., *lyc.*, lyss., mag-s., *mang.*, merc., mill., mur-ac., nat-c., *nat-m.*, nat-p., nat-s., nit-ac., nux-v., olnd., ph-ac., phos., plb., psor., puls., ran-b., raph., rhus-t., sabad., samb., sang., seneg., *sep.*, *sil.*, *spig.*, stann., *sul-ac.*, sulph., tarent., thea, thuj., valer., verat-v., zinc.

morgens im Bett: Nux-v., sul-ac.

Aufstehen, beim: Tarent.

amel.: Nux-v.

abends: Sul-ac.

nachts, weckt ihn um 1 Uhr: Psor.

außen, nach: Clem.

Bewegung, durch: *Am-c.*, *cic.*, *lyc.*, merc., prun-s.

Bewusstseins, beim Wiedererlangen des: Cann-i.

Bücken, beim: Merc., nit-ac., thuj.

Druck amel.: Bell., thuj.

Einschlafen, beim: Nat-c., phos.

SCHLÄGE ...

elektrischer Schlag, wie ein: Agar., ail., *all-c.*, *alum.*, arn., carb-v., *cic.*, hipp., lob., nat-s., nux-m., op., *phos.*

Einschlafen im Sitzen, beim: Alum.

Essen, nach: Lyc.

Gehen, beim: Bell., mang.

Freien, im: Spig.

schnellen Gehen, beim: Ant-c., arn., **Bell.**, par., ph-ac.

geistiger Anstrengung, nach: Phos.

Geräusche, durch: Nit-ac.

hier und da: Zinc.

Husten, beim: Ars., *calc.*, *ip.*, *lach.*, lyc., mag-s., mang., *nat-m.*, rhus-t., seneg., spig., sul-ac.

kalter Luft, in: *Cic.*

Laufen, beim: Nat-m.

Lesen, durch: Carb-v.

Liegen, im: Nit-ac.

Menses, während: Bor.

Mittagsschlaf, nach: Sep.

Sitzen, im: Alum.

Niesen, beim: Bar-c.

plötzlich: *Cic.*, *kali-i.*

Puls, synchron mit dem: *Cimic.*, **Glon.**

Räuspern, beim: Raph.

Schreiben, beim: Raph.

Schütteln des Kopfes, beim: Mang.

Sitzen nach einem schweren Mahl, beim: Lyc.

Sprechen, beim: Nat-m.

Steigen, beim: Ant-c., arn., bell., meny., par., ph-ac.

Stuhlgang, bei: Phos.

Trinken von kaltem Wasser, beim: Thea

wecken ihn auf: Psor.

erstreckt sich vom Ellbogen zum Kopf: Agar.

Extremitäten: *Ail.*, **Cic.**, nux-m.

hier und da: Zinc.

Wange: Puls.

Hinterkopf: Arn., cann-i., hell., lyc., mang., *phos.*, plb., ran-b., sabad.

SCHLÄGE - *Hinterkopf*...

dumpfer, schwerer, pochender Schmerz im Kopf, mit dem Gefühl wie von einem kräftigen Schlag auf Hinterkopf und Hals: Cann-i.

geistiger Anstrengung, bei: *Phos.*

Knall; genau im Moment des Einschlafens, wie ein lauter: Phos.

erstreckt sich zur Stirn: Clem., sabad.

Scheitel: Calc., lyc., lyss., mang., nat-c., phos.

Bolzen vom Hals zum Scheitel, agg. bei jedem Herzschlag; wie durch einen: Cimic.

Einschlafen, beim: Nat-c.

elektrischer Schlag, wie ein: Carb-ac., nat-s.

Schläfen: Agn., am-c., bar-c., camph., croc., *iris.*, lach., **Lyc.**, olnd., ph-ac., *plat.*, spig., sul-ac., thuj.

Husten, beim: **Lyc.**

Pflock tief hineingetrieben wird, als ob ein: Sul-ac.

plötzlicher Schlag tief innen, lässt ihn auffahren: Croc.

schmerzhaft: Sul-ac.

Seiten: Alum., am-c., bov., chel., graph., kali-c., kali-s., laur., mag-m., nat-s., phos., plat., plb., puls., sars., spig., sulph.

rechts: Graph.

Stirn: Acon., am-c., ang., camph., caust., croc., glon., hipp., kali-c., laur., mag-s., nat-m., olnd., plat., psor., rhus-t., sang., seneg., spig., stann., sul-ac., thuj., zinc.

Axt, wie mit einer: Nux-v.

Finger, wie mit einem: Nat-m.

Schlaf, im: Dig.

schmerzhaft: Sul-ac.

SCHLÄGT (vgl. BEWEGUNGEN; WERFEN):

Bett, mit dem Kopf gegen das: *Apis*, con., hyos., mill., rhus-t.

Gefühl, er könne den Kopf in Stücke schlagen: Nit-ac.

Wand, im Schlaf mit dem Kopf gegen die (vgl. SCHLAGEN - Wand): Mag-c.

SCHLAGEN:

gegen den Schädel schlagen würde, als ob das Gehirn (vgl. LOSE; KLOPFEN - Gehirn): *Ars.*, **Chin.**, laur., *nux-m.*, plat., *rhus-t.*, rob., *sep.*, stann., sul-ac., *sulph.*

Nicken mit dem Kopf, beim: *Sulph.*

Wand; schlägt mit dem Kopf gegen die Wand; mit Zucken der Lider und der Muskeln der Stirn (SCHLÄGT - Wand): Mill.

SCHMERZ: Abrot., absin., acet-ac., acon., act-sp., aesc., aeth., agar., ail., all-c., aloe, *alum.*, *alumn.*, *am-c.*, am-m., ambr., ammc., anac., ang., *ant-c.*, ant-t., **Anthr.**, ap-g., **Apis**, apoc., **Arg-m.**, *arg-n.*, *arn.*, **Ars.**, ars-i., arum-t., asaf., asar., *aur.*, bad., *bapt.*, bar-c., bar-m., **Bell.**, benz-ac., berb., bism-o., *bor.*, bov., brom., **Bry.**, bufo, *cact.*, calad., **Calc.**, calc-p., **Calc-s.**, camph., cann-i., cann-s., canth., carb-an., carb-s., *carb-v.*, cast., caul., *caust.*, *cham.*, chel., **Chin.**, chin-a., **Chin-s.**, *cimic.*, cina, *cinnb.*, clem., cob., coc-c., coca, **Cocc.**, *coff.*, colch., *coloc.*, com., con., conv., corn., croc., **Crot-c.**, *crot-h.*, crot-t., cund., *cupr.*, cupr-ar., cur., cycl., daph., *dig.*, *dios.*, *dros.*, *dulc.*, elaps, elat., eug., eup-per., euph., euphr., eupi., *ferr.*, ferr-ar., *ferr-i.*, *ferr-p.*, fl-ac., gamb., **Gels.**, gent-c., gins., **Glon.**, gran., *graph.*, grat., guaj., gymn., ham., *hell.*, *hep.*, hipp., hura, hydr., hydr-ac., *hyos.*, hyper., *ign.*, ind., indg., *iod.*, ip., **Iris.**, jal., jatr., jug-r., *kali-ar.*, *kali-bi.*, *kali-c.*, kali-chl., **Kali-i.**, *kali-n.*, *kali-p.*, *kali-s.*, *kalm.*, *kreos.*, *lac-d.*, **Lach.**, lachn., lact., lac-ac., laur., *lec.*, *led.*, lil-t., lob., *lyc.*, lyss., mag-c., *mag-m.*, **Mag-p.**, mag-s., *manc.*, mang., *med.*, *meli.*, meph., **Merc.**, merc-c., merc-i-f., merl., *mez.*, mill., morph., mosch., mur-ac., murx., naja, *nat-ar.*, *nat-c.*, **Nat-m.**, nat-p., *nat-s.*, nicc., **Nit-ac.**, *nux-m.*, **Nux-v.**, oena., ol-j., osm., ox-ac., pall., *par.*, *petr.*, *ph-ac.*, phel., **Phos.**, phys., phyt., pic-ac., plan., plat., *plb.*, *podo.*, poth., prun-s., **Psor.**, ptel., **Puls.**, ran-b., ran-s., raph., rheum, rhod., *rhus-t.*, rhus-v., rumx., sabad., sang., sec., sel., seneg., **Sep.**, **Sil.**, sol-n., *spig.*, spong., stann., *staph.*, stram., stry., sul-ac., **Sulph.**, tab., tanac., tarax., tarent., tax., tell., *ter.*, thea, *ther.*, *thuj.*, til., tril., trom., urt-u., ust., valer., verat., viol-o., viol-t., vip., xan., *zinc.*, zinc-s., zing., ziz.

tagsüber: Agar., am-c., aur., bry., calc., cann-s., caust., chel., chin-s., cina, cist., cob., coca, crot-t., eup-per., ferr., fl-ac., ham., jac., kali-c., lyc., lyss., merc-i-r., *nat-m.*, nicc., petr., phos., rumx., sep., stann., staph.

SCHMERZ ...

morgens: Acon., **Agar.**, alet., all-s., *alum.*, alumn., am-c., am-m., ambr., *anac.*, ang., ant-t., arg-m., arg-n., *arn.*, ars., ars-i., asaf., asar., *aur.*, *bar-c.*, bar-m., *bell.*, benz-ac., berb., bor., *bov.*, *bry.*, *cact.*, cadm., *calc.*, *calc-p.*, calc-s., camph., cann-s., canth., *carb-an.*, *carb-s.*, *carb-v.*, cast-eq., caust., cham., *chel.*, chin., chin-a., chin-s., cic., cina, clem., cob., coc-c., coca, coff., *coloc.*, *con.*, croc., *crot-t.*, cund., cupr., cycl., dios., dulc., *eup-per.*, euphr., ferr., ferr-ar., ferr-i., ferr-p., *fl-ac.*, form., glon., *graph.*, grat., guaj., hell., *hep.*, hipp., ign., ind., iod., ip., iris., jatr., *jug-c.*, jug-r., kali-bi., *kali-c.*, kali-i., *kali-n.*, kali-p., *kali-s.*, kalm., kreos., lac-c., lac-d., *lach.*, lachn., lact., led., lil-t., lith-c., mag-c., mag-m., manc., *mang.*, merc., merc-i-f., merc-sul., *mez.*, mur-ac., *murx.*, nat-ar., nat-c., *nat-m.*, nat-p., nicc., *nit-ac.*, nux-m., **Nux-v.**, ol-an., paeon., pall., *petr.*, *ph-ac.*, *phos.*, phyt., *podo.*, *psor.*, puls., ran-b., rheum, *rhod.*, *rhus-t.*, rumx., ruta, sabad., samb., sang., sars., scut., *seneg.*, *sep.*, *sil.*, *spig.*, *squil.*, *stann.*, *staph.*, stram., stront., stry., sul-ac., *sulph.*, tab., *thuj.*, verat., zinc.

mittags, bis: Ars., conv., ip., *nat-m.*, nicc., phos., sep., *tab.*

6 Uhr, bis abends: Crot-t.

8 Uhr: Bov.

10 Uhr, bis: *Arn.*, lachn., mag-c.

15 Uhr, bis: Aur.

17 Uhr, bis: Mang.

22 Uhr, bis: Phys.

amel.: Bov., caust., kreos., nat-m., verat.

Aufstehen, beim: *Agar.*, am-c., am-m., apis, arg-n., asc-t., aur-m., bar-c., bar-m., **Bry.**, camph., chel., chin-s., cob., colch., crot-t., **Cycl.**, dig., dulc., fago., glon., ham., hep., hydr., ind., iod., ip., jug-c., *kali-p.*, kalm., lac-d., *lach.*, lyc., mag-c., mag-m., merc., mur-ac., nicc., nux-v., petr., phos., *psor.*, ptel., puls., rhus-t., rumx., ruta, *sep.*, squil., staph., stront., **Sulph.**, tarent.

amel.: *Alum.*, ars., cham., coc-c., crot-h., *graph.*, *hep.*, ign., jug-c., **Kali-i.**, merc-i-r., murx., nat-m., *nit-ac.*, **Nux-v.**, ph-ac., phos., **Rhod.**

SCHMERZ - morgens ...

Bett, im: *Agar.*, alum., am-c., anac., ant-t., aur., bar-c., *bell.*, berb., bov., *bry.*, calc., calc-p., carb-an., *carb-s.*, *cham.*, chin., chin-s., cic., coc-c., coff., con., dig., dulc., ferr., ferr-p., *graph.*, hell., *hep.*, ign., ip., jug-c., *kali-c.*, kali-i., *kali-p.*, kali-s., kreos., *lac-d.*, *lach.*, lact., laur., lyc., mag-c., mag-m., mag-s., mang., merc., mez., murx., *nat-m.*, *nit-ac.*, **Nux-v.**, petr., *phos.*, *psor.*, ptel., ran-b., rheum, *rhod.*, rhus-t., ruta, squil., staph., sul-ac., sulph., thuj., verat., zinc.

Bewegung, bei der ersten: **Bry.**

Übelkeit, mit: Calc., cob., *eup-per.*, graph., nat-m., nux-v., sep., sil., sulph.

Erwachen, beim: Agar., ail., *alum.*, *alumn.*, *arg-n.*, *arn.*, ars., benz-ac., bov., **Bry.**, bufo, calc., calc-p., calc-s., cann-i., carb-an., carb-s., caust., cham., *chel.*, chin., chin-a., cic., cob., coc-c., coff., colch., con., *croc.*, crot-h., crot-t., cupr-ar., dig., elaps, erig., *eup-per.*, euphr., fago., form., **Graph.**, hell., *hep.*, hipp., ign., ind., jug-c., *kali-bi.*, *kali-c.*, kali-n., kali-p., kali-s., *kalm.*, kreos., *lac-c.*, **Lach.**, lil-t., lob., *lyc.*, mag-c., merc-i-f., morph., mur-ac., murx., myric., *naja*, **Nat-m.**, nicc., **Nit-ac.**, **Nux-v.**, ol-an., op., peti., *ph-ac.*, *phos.*, phys., pip-m., plan., plat., *psor.*, puls., rhus-r., rumx., *sep.*, squil., stann., staph., sul-ac., *sulph.*, **Tarent.**, *thuj.*

10 Uhr, bis: *Arn.*

Öffnen der Augen, beim ersten: *Bry.*, ign., kalm., *nux-v.*

Träumen; mit vorangehenden, unangenehmen: Murx.

Frühstück sich verzögert, wenn das: Calc.

hört gegen Abend auf: *Bry.*, calc., *kali-bi.*, kalm., *nat-m.*, plat., sang., spig., sulph.

kommt und geht mit der Sonne: Cact., kali-bi., *kalm.*, lac-d., *nat-m.*, *sang.*, *spig.*, sulph., tab.

steigt bis mittags oder etwas später, sinkt dann allmählich: Phos., sulph.

steigt im Verlauf des Tages: Cact.

SCHMERZ - morgens ...

steigt und sinkt mit der Sonne: Acon., **Glon.**, *kalm.*, *nat-m.*, *phos.*, *sang.*, *spig.*, *stann.*, stram.

vormittags: Aeth., alum., alumn., ant-c., *aur.*, *bar-c.*, bry., *calc.*, canth., carb-s., caust., chel., chin-s., cimic., cinnb., clem., cob., coc-c., cocc., *con.*, cop., cupr-ar., gamb., genist., ham., hydr., ind., indg., iod., jab., jac., *kali-c.*, kali-s., kalm., lach., lachn., lact., merc-i-f., *nat-c.*, *nat-m.*, nicc., phel., phyt., polyg-h., ptel., ran-b., rhod., rhus-t., rumx., *sars.*, *sep.*, sol-n., sul-ac., sulph., trom.

9-12 Uhr: *Meli.*

9-13 Uhr: Mur-ac.

9-16 Uhr: Caust.

10 Uhr: Apis, ars., **Bor.**, cimic., *gels.*, **Nat-m.**, thuj.

10-14 Uhr: Alum.

10-15 Uhr: **Nat-m.**

10-16 Uhr: *Stann.*

10-18 Uhr: Apis

11 Uhr: Ip., sol-n., spig., sulph.

mittags: Aeth., agar., alum., ant-c., arg-m., arg-n., asar., bell., bov., calc-ar., calc-p., cann-i., carb-v., *cedr.*, cham., chel., chin-s., cic., cob., graph., gymn., ign., indg., jab., kali-bi., kali-n., kalm., lyc., lycps., lyss., mag-c., mang., merc., mur-ac., *naja*, nat-c., *nat-m.*, phos., puls., rhus-t., spong., *sulph.*, *zinc.*, zing.

abends, bis: Sil.

Mitternacht, bis: *Caul.*, *sulph.*

nachmittags: *Acon.*, aeth., *agar.*, *alum.*, *am-c.*, am-m., ambr., anac., ant-t., arn., ars., ars-i., asar., aur., *bad.*, bar-c., bar-m., **Bell.**, berb., bov., bry., bufo, calad., calc., calc-ar., calc-f., calc-p., calc-s., canth., carb-an., carb-s., *carb-v.*, caust., chel., chin., chin-a., chin-s., cic., cimic., cob., coca, cocc., colch., coloc., con., *cupr.*, cycl., dig., dios., dros., equis., euphr., fago., ferr., ferr-ar., ferr-i., ferr-p., form., gamb., gels., genist., glon., *graph.*, grat., ham., hell., iber., ign., ind., indg., iod., iris., kali-ar., kali-c., *kali-n.*, kali-p., kali-s., kalm., kreos., *lac-c.*, lach., lact., laur., *lyc.*, lycps., lyss., mag-c., mag-m., mag-s., *mang.*, merc-i-r., *mez.*, *mur-ac.*, nat-ar., *nat-c.*, nat-m., nat-p., *nit-ac.*, nux-m., nux-v., op., pall., petr., *ph-ac.*, phos., phyt., pic-ac., *plat.*, plb., polyg-h., ptel., puls., ran-b., rhus-r., ruta, sabin., *sars.*, sec., **Sel.**, seneg., sep., *sil.*, spong., stram., *stront.*, sul-ac., *sulph.*, tab., tell., valer., *verat.*, *zinc.*

13 Uhr: Ail., coca, lyc., mag-c., phys., pic-ac., ptel.

13-15 Uhr: Chin-s., plan.

13-17 Uhr: Lac-ac., mag-c.

13-22 Uhr: Mag-c., plat., sil., spig.

14 Uhr: *Ars.*, *chel.*, grat., laur., lyss., phys., ptel.

14-7 Uhr: *Bad.*

abends, bis spät: Bad., chel.

15 Uhr: Apis, **Bell.**, fago., *fl-ac.*, guaj., hura, iber., lycps., lyss., nat-ar., sep., sil., thuj., verat-v.

15-16 Uhr: Brom., clem.

15-21 Uhr: Arn., lyss., nat-ar., tarent.

16 Uhr: Arg-mur., arg-n., caust., chin-s., dios., helon., meli., nat-m., phys., pic-ac., stry., *sulph.*, verat-v.

16-20 Uhr: Caust., hell., **Lyc.**

16-3 Uhr: **Bell.**

17 Uhr: Bufo, equis., helon., nat-m., paeon., pic-ac., ptel., *puls.*, sulph.

17-18 Uhr: Chin-s., lil-t., sep.

17-21 Uhr: Plat.

17-22 Uhr: *Puls.*

amel.: Ip., ol-an.

anhaltend, die ganze Nacht: Colch., cupr., verat.

bis zum nächsten Abend: Cist., kali-n.

abends: Acon., agar., **All-c.**, alum., am-c., *ambr.*, *anac.*, ang., ant-c., ant-t., apis, arg-m., ars., asaf., aur., bad., bar-c., bar-m., **Bell.**, bor., bov., brom., bry., calc., *calc-s.*, camph., canth., caps., *carb-an.*, *carb-s.*, *carb-v.*, *caust.*, cedr., cham., chel., chin., chin-s., cic., cimic., coloc., croc., crot-t., cupr., cupr-ar., cycl., *dig.*, dios., *dulc.*, echi., elaps, elat., eug., euphr., ferr., ferr-ar., ferr-p., form., glon., graph., hell., hep., hipp., hydr., hyper., ind., indg., iris., jug-c., jug-r., kali-ar., *kali-bi.*, *kali-c.*, kali-chl., kali-i., *kali-n.*, kali-p., **Kali-s.**, kalm., lach., lachn., lac-ac., laur., led., lepi., lil-t., lob., *lyc.*, lycps., lyss., *mag-c.*, *mag-m.*, mag-s.,

SCHMERZ - abends ...

mang., meny., meph., *merc.*, merc-i-f., merc-i-r., **Mez.**, mosch., *mur-ac.*, murx., *nat-ar.*, *nat-c.*, *nat-m.*, nat-p., nit-ac., nux-v., par., petr., *ph-ac.*, *phos.*, phys., plan., *plat.*, plb., psor., **Puls.**, ran-b., rat., rhod., rhus-t., ruta, sabad., sabin., sang., sars., sel., *seneg.*, *sep.*, *sil.*, spig., *stann.*, staph., stram., *stront.*, *sul-ac.*, **Sulph.**, tell., ter., teucr., ther., thuj., til., valer., *zinc.*

18 Uhr: Cob., gels., nat-s., paeon., ptel., puls., rhus-t., sep.

19 Uhr: Bad., *cedr.*, chin-s., cocc., elaps, lyc., mag-c., nat-m., rhod., rhus-t., sep., *sulph.*, verat-v.

20 Uhr: Gymn., lac-ac., merc-i-r., phys., sol-n., stry., sulph.

20-21 Uhr: Helon., indg.

21 Uhr: Coca, dios., eupi., gels., lyss., osm., pic-ac., ptel.

amel.: *Bry.*, calc-f., ham., kali-bi., lach., mang., nat-ar., *nat-m.*, phys., pic-ac., sang., spig., ter.

anhaltend; die ganze Nacht: Alum.

Bett, im: Arg-m., ars., carb-v., cycl., hipp., laur., lyc., nat-m., phos., *puls.*, sep., **Sulph.**, zinc.

amel.: Mag-c., **Nux-v.**, sulph.

Dämmerung, in der: Ang., caj., puls.

nachts: Act-sp., *alum.*, alumn., am-c., am-m., ambr., anac., ang., *ant-t.*, arg-n., arn., *ars.*, arum-t., aster., *aur.*, *bell.*, berb., bor., bov., bufo, cact., *calc.*, *calc-p.*, *calc-s.*, camph., canth., *carb-an.*, carb-s., carb-v., *caust.*, *cedr.*, cham., chel., *chin.*, *chin-a.*, chin-s., cic., clem., *cocc.*, colch., con., *crot-c.*, cupr-ar., cycl., dig., dulc., elaps, eug., glon., graph., grat., guaj., ham., *hep.*, hydr-ac., hyos., ign., ind., *kali-c.*, *kali-i.*, kali-n., *kali-p.*, *kali-s.*, kreos., lac-c., lach., lact., lac-ac., *laur.*, led., lob., **Lyc.**, *mag-c.*, mag-m., **Merc.**, *merc-c.*, *mez.*, mill., nat-ar., nat-c., nat-m., nat-p., **Nit-ac.**, nux-m., nux-v., op., par., ph-ac., *phos.*, *phyt.*, plat., puls., raph., rhus-r., rhus-t., sars., sep., *sil.*, sol-n., spig., stram., stront., *sulph.*, **Syph.**, tarent., *thuj.*, verat., zinc.

Mitternacht, vor: Am-m., anac., caust., chin., dulc., *lach.*, puls., rhus-t., sep.

22 Uhr: Carb-s., dios., ham., laur., mag-p., myric., phys.

SCHMERZ - nachts ...

23 Uhr: **Cact.**, cast., dios., indg., merc-i-r., pip-m., stram., valer.

gegen: Agar., all-s., arn., ars., elaps, hep., *kali-c.*, mag-s., myric., plat., puls., sep.

Morgen, bis zum: Hep.

nach Mitternacht: Agar., *ars.*, bufo, carb-an., cham., ferr., hep., ign., kali-ar., kali-c., nat-s., ph-ac., psor., rhus-t., sep., *sil.*, spig., *thuj.*

1 Uhr: Pall.

1-10 Uhr: Chin., elaps

2 Uhr: Cimic., sulph.

3 Uhr: *Agar.*, bov., chin-s., nat-m., thuj.

4 Uhr: Chel., raph., stram.

5 Uhr: Calc., dios., kali-bi., **Kali-i.**, stann.

amel.: Bufo, ham., mag-c., sol-t-ae., spira.

Bett, im: Aloe, *alum.*, alumn., fago., hipp., hyper., merc-i-f., *sulph.*, *thuj.*

treibt ihn aus dem Bett: *Thuj.*

Erwachen, beim: *Agar.*, alumn., ambr., ant-t., aster., bufo, canth., cinnb., coloc., ferr., gels., gins., glon., hyper., lac-ac., mag-c., mang., merc-i-f., mez., nat-ar., ph-ac., *psor.*, rumx.

Lichtes amel.; Anzünden des (Gas-): *Lac-c.*, sil.

Schlaf amel.: Agar.

abwechselnd mit abdominalen und Gebärmuttersymptomen: Aloe

Aftervorfall: *Arn.*

Asthma: Ang., glon., kali-br.

Brustbeklemmung: Glon.

Diarrhö: *Podo.*, sec.

Hämorrhoiden: Abrot., aloe

Husten: Lach., psor.

schrecklichen Träumen: Chin.

Lumbago: Aloe, lycps., meli.

rotem Sand im Urin: *Lyc.*

Schmerz im Abdomen: Aesc., *ars.*, cina, *gels.*, *iris.*, plb., rhus-r.

Becken, im: *Gels.*

SCHMERZ - abwechselnd mit - Schmerz ...

Brust: Lachn.

Gelenken: *Lyc.*, sulph.

Halsmuskulatur: Hyos.

Lenden: Aloe, lycps.

Lumbosakralgegend: Meli.

Magen: Ars., bism-o.

Rücken: Aloe, brom., meli.

Zähne: *Lycps.*, psor.

Stichen im Hypochondrium: Aesc.

Übelkeit: Squil.

Abendessen amel. (vgl. ESSEN): Am-c., colch., lachn.

Abwärtsbewegung, bei: **Bell.**, *ferr.*, meny., merc-i-f., *rhus-t.*

alkoholische Getränke, durch: Acet-ac., **Agar.**, alum., *ant-c.*, *ars.*, asaf., *bell.*, bry., bufo, *calc.*, calc-s., cann-i., carb-v., *chel.*, *chin.*, chlor., cimic., *coff.*, coloc., con., *gels.*, hell., hydr., *ign.*, ip., **Lach.**, *led.*, lob., *lyc.*, merc., *nat-m.*, nit-ac., *nux-m.*, **Nux-v.**, *op.*, *phos.*, *puls.*, **Ran-b.**, *rhod.*, *rhus-t.*, *ruta*, sabad., *sel.*, *sil.*, *spig.*, spong., *stram.*, *sulph.*, *verat.*, *zinc.*

amel.: Arg-n., bufo, cast., hell., *ign.*, *kreos.*, naja, phos., sep.

allmählich (s. steigt)

alten Menschen, bei: Am-c., ambr., iod.

anfallsweise erscheinende Schmerzen: Acon., agar., ambr., ant-t., arn., *ars.*, asaf., **Bell.**, bufo, calc., carb-v., *cedr.*, *cham.*, chin., chin-a., cocc., colch., *coloc.*, crot-t., cupr., dig., ferr., ferr-ar., ferr-p., ign., *kali-ar.*, kali-c., kali-n., kali-p., *kalm.*, **Lach.**, lyc., *mag-p.*, mosch., mur-ac., murx., nat-ar., nat-c., nat-p., nicc., nit-ac., nux-m., petr., ph-ac., plat., psor., ran-b., **Sang.**, sars., sep., *sil.*, *spig.*, spong., squil., stann., *stram.*, stront., thuj., valer., *verat.*, viol-t., zinc.

anhaltender Schmerz: Arg-m., cann-s., carb-v., *chin-s.*, *cimic.*, cupr., dulc., **Ferr.**, *gels.*, *glon.*, hep., hydr., indg., lept., lob., nat-m., phos., rhod., rhus-r., sep., still., ter.

dauert Wochen, Monate, sogar Jahre mit seltenen Unterbrechungen: Ter.

zwei oder drei Tage: Croc., **Ferr.**

Anstrengung agg., körperliche: Acet-ac., anac., arn., berb., *cact.*, **Calc.**, *calc-p.*, gins., glon., kali-p., lact., merc., mez., nat-c., *nat-m.*, rhus-r., sil., spong., *valer.*, zing.

SCHMERZ - Anstrengung, körperliche ...

amel.: Agar., apis, mag-m., merc-i-f., *rhod.*, rhus-g., *sep.*

Augen, der (s. Überanstrengung der Augen)

Arbeit agg.: Anac., bufo

amel.: Merc-i-f.

unangenehmer Arbeit, bei: Chin.

Ärger, nach (vgl. Zorn): Acon., *bry.*, cast., *cham.*, cocc., *coff.*, ign., ip., lyc., *mag-c.*, **Mez.**, *nat-m.*, nux-v., *petr.*, phos., ran-b., rhus-t., **Staph.**, verat.

arthritisch (s. rheumatisch)

Arzneimitteln, nach Missbrauch von: Nux-v.

Atmen, beim tiefen: Anac., rat.

Atem anhalten, beim: Agar.

Auflegen des Kopfes bewegungslos auf ein Kissen amel.: Alum.

Arm agg., auf den: Nat-m.

amel.: Dros., seneg., staph.

Hand, auf die: Bell., chin.

Aufmerksamkeit, durch zu anstrengende (vgl. geistige Anstrengung): Anac., *ign.*, nux-v., sabad.

Aufrechthalten des Kopfes, beim: Bar-c.

Aufrichten, beim: Acon., ang., arn., ars., asar., bell., bov., bry., caps., caust., cham., cic., dros., hell., hep., ign., *kali-c.*, lac-d., laur., lyc., mag-m., *mang.*, *mur-ac.*, spong., sul-ac., tarax., verat., viol-t.

amel.: Ant-t., cic., mag-c., rhus-t., sabin.

gebückter Stellung, aus: Acon., asar., colch., cor-r., daph., hep., *kali-c.*, lam., lyc., mag-m., mag-s., mang., mur-ac., nux-v., sul-ac., viol-t.

amel.: Calc-ac., con., ign., indg.

Aufstehen, nach: Arn., glon., laur., nat-m., ox-ac., phos., stram., tarent.

amel.: Asaf., hep., ign., kali-i., merc., nat-c., nat-s., nit-ac., rhus-r.

Liegen, vom: Aesc., am-m., anac., ang., apis, arn., ars., asar., aur-m., bapt., **Bell.**, bov., bry., *calc.*, calc-s., camph., caps., carb-an., cham., chel., cinnb., clem., coca, coloc., con., cor-r., *dulc.*, fago., glon., graph., hep., iod., ip., kali-n., mur-ac., nat-c., *nat-p.*, nux-v.,

SCHMERZ - Aufstehen - Liegen, vom ...

olnd., **Ph-ac.**, *phos.*, puls., rhod., ruta, sep., **Sil.**, squil., staph., sulph., ust.

amel.: Aloe, am-c., ambr., ars., aur., **Bell.**, calad., carb-an., carb-v., cham., chin., cic., cupr., ferr., gels., hep., ign., *kali-c.*, kali-n., laur., lith-c., mag-c., nat-m., nit-ac., nux-v., ph-ac., **Phos.**, phys., plb., puls., ran-b., rhod., rhus-t., sabin., spig., verat.

Sitzen, vom: Aesc., apis, *bell.*, chin., cob., ferr., grat., lam., laur., lyc., mang., mur-ac., ox-ac., puls., sil., spong., verat.

amel.: Arg-m., phys., spig., spong.

Stehen amel., zum: *Alum.*, ang., aur., bar-c., bry., calc., canth., carb-v., chin., con., dig., *kali-c.*, laur., mag-c., nat-c., olnd., puls., rhus-t., spig., stann., teucr.

Aufstoßen amel.: Bry., cinnb., gent-c., lach., sang.

Auftreten, beim: **Coff.**, **Nux-v.**, *sil.*

hart auftreten agg.: Aloe, alum., am-c., ambr., *ant-c.*, bar-c., **Bell.**, **Bry.**, *calc.*, calc-p., *carb-s.*, *caust.*, chel., *chin.*, coc-c., cocc., coloc., **Con.**, dros., **Glon.**, hell., hydr., ign., kali-c., kali-p., kali-s., *lach.*, *led.*, *lyc.*, *mag-m.*, meny., mez., nat-ar., *nat-m.*, **Nit-ac.**, nuph., *nux-v.*, ph-ac., *phos.*, *phyt.*, *psor.*, **Rhus-t.**, *sep.*, **Sil.**, *spig.*, spong., sulph., thuj.

Vertreten, Stolpern: Anac., bar-c., bry., cob., hep., led., puls., **Sil.**, sol-n., spig., thuj., vib.

Augen zugedrückt würden; Gefühl, als ob die: *Cocc.*, sulph.

Baden, nach (vgl. Waschen): **Ant-c.**, *bell.*, *calc.*, canth., caust., kreos., *nit-ac.*, puls., *rhus-t.*, sep., sil.

amel.: Lac-ac.

kaltem Bad, bei: **Ant-c.**, *bell.*, *caps.*, *nit-ac.*, phos., *rhus-t.*, sars., sep.

Meer, im: *Ars.*, *rhus-t.*, sep.

Berührung agg.: *Acon.*, *agar.*, all-c., alum., ang., *arg-m.*, bar-c., *bell.*, bor., bov., bry., calc., camph., carb-an., carb-v., casc., cast., chel., *chin.*, chin-a., cinnb., con., cupr., daph., *gels.*, grat., *ign.*, ip., kali-bi., *kali-c.*, kali-n., kali-p., *kalm.*, lact., laur., led., lyc., lyss., mag-s., *merc.*, **Mez.**, mur-ac., nat-m., nit-ac., nux-m., par., *ph-ac.*, phos., rhod., sabin., *sars.*, sep., *sil.*, spig., staph., *sul-ac.*, tarent.

SCHMERZ - Berührung ...

amel.: Ars., asaf., bell., bry., *calc.*, coloc., con., cycl., kali-n., *mang.*, meny., *mur-ac.*, *phos.*, sars., thuj., viol-t.

Haare, der: Agar., carb-v.

Scheitels, des: Sabin.

Betäubungsmitteln, nach Missbrauch von: Bell., cham., coff., dig., graph., hyos., lach., lyc., nux-v., op., puls., sep., valer.

Bett amel., im: *Alum.*, colch., mag-c., rhus-t., sep.

Einschlafen agg., beim: Alum., ars., *lyc.*, mag-m., *merc.*, puls., sabad., sep., sulph., zinc.

verlassen; muss das Bett: Coloc., *thuj.*

Beugen des Kopfes nach hinten agg.: Anac., aur., *bell.*, bry., carb-ac., *carb-v.*, caust., chin., cic., *clem.*, cob., colch., cupr., cycl., dig., dros., elaps, glon., ign., kali-c., kali-s., lyc., mang., osm., *puls.*, sep., spig., spong., stann., valer., viol-o.

amel.: Apis, arg-n., bell., *cact.*, *cham.*, cocc., gels., *glon.*, *hep.*, lec., ph-ac., rhus-t., thuj., verat.

geht mit dem Kopf nach hinten gebeugt: *Arn.*, *ars.*

Seite, auf eine: Chin., kali-s., meny., spong.

amel.: Meny., *puls.*, sep., stann.

schmerzhaften Seite agg.: Mez., tab.

vorn agg., nach (vgl. Bücken): Carb-an., cimic., *cob.*, rat., *rhus-t.*, viol-o.

Bewegen der Arme, beim: Bar-c., berb., caust., coc-c., lept., nat-s., ptel., rhus-t., spong.

Augen, der: Acon., agn., am-c., arn., bad., bapt., bar-c., bar-m., **Bell.**, **Bry.**, *caps.*, chel., *chin.*, chin-s., cinnb., *colch.*, *coloc.*, con., crot-t., cupr., dig., dros., gels., hell., *hep.*, ign., ind., jug-r., kali-c., mag-s., mur-ac., *nat-m.*, **Nux-v.**, *op.*, plat., puls., rhus-t., sang., *sep.*, *sil.*, *spig.*, sulph., valer.

Augenlider, der: **Bell.**, *bry.*, *chin.*, *coff.*, coloc., *ign.*, *nux-v.*, rhus-t.

Kopfes, des: Acon., alum., *am-c.*, *arn.*, *ars.*, *asar.*, bar-c., **Bell.**, berb., *bry.*, *calc.*, calc-s., camph., cann-s., canth., *caps.*, *carb-s.*, *carb-v.*, caust., *chin.*,

SCHMERZ - Bewegen - Kopfes, des ...

cic., *cimic.*, clem., coc-c., cocc., colch., con., cor-r., corn., cupr., dros., euph., **Ferr.**, *ferr-ar.*, ferr-i., ferr-p., fl-ac., **Gels.**, genist., gent-c., *glon.*, graph., *hell.*, hep., ind., iod., ip., kali-ar., kali-c., kali-s., lac-c., lach., lact., lyc., mag-c., mang., **Mez.**, *mosch.*, nat-ar., nat-c., *nat-m.*, nat-p., *nux-m.*, *nux-v.*, ph-ac., plat., puls., rhod., samb., sang., sars., sec., sep., *sil.*, sol-n., *spig.*, spong., staph., sulph., ther., verat., vib., viol-o.

amel.: *Agar.*, *chin.*, cina, con., gels., kali-p., plan.

Bewegung, durch: Acon., agn., aloe, am-c., am-m., ambr., *anac.*, anan., *ant-c.*, ant-t., *apis*, arg-m., *arg-n.*, arn., ars-i., *aur.*, bapt., **Bell.**, benz-ac., berb., bism-o., bov., **Bry.**, bufo, cact., calc., *calc-p.*, calc-s., camph., cann-s., canth., *caps.*, *carb-s.*, **Carb-v.**, caust., cham., chel., *chin.*, chin-s., chion., chlor., cic., *cimic.*, cinnb., cob., *cocc.*, *coff.*, colch., coloc., *con.*, croc., *crot-h.*, *crot-t.*, cupr., cycl., dulc., eupi., fago., *ferr-p.*, fl-ac., *gels.*, gent-c., *glon.*, graph., grat., hell., *hep.*, hipp., ign., iod., kali-ar., kali-bi., kali-c., kali-n., kali-s., kalm., *kreos.*, lac-c., lac-d., *lach.*, laur., **Led.**, lob., *lyc.*, lyss., *mag-c.*, mag-m., *mag-p.*, *mang.*, *meli.*, merc., **Mez.**, *mosch.*, naja, nat-ar., nat-c., *nat-m.*, nat-p., nicc., **Nit-ac.**, *nux-m.*, *nux-v.*, olnd., petr., *ph-ac.*, *phos.*, phys., pic-ac., plat., podo., psor., ptel., rat., rheum, rhod., rumx., sabad., samb., *sang.*, sanic., *sars.*, *sep.*, *sil.*, sol-n., *spig.*, spong., squil., *stann.*, *staph.*, sulph., thea, *ther.*, thuj., verat., verat-v., zing.

amel.: *Agar.*, am-m., ant-t., arg-m., *ars.*, asaf., asar., benz-ac., calc., *caps.*, cedr., cham., cic., cina, coff., coloc., com., con., dros., euph., ferr., guaj., hipp., hyos., ign., indg., iod., *iris.*, kali-i., kali-n., kali-p., *lyc.*, mag-c., mag-m., mang., meny., merc-i-f., mosch., *mur-ac.*, nat-c., *nux-m.*, op., petr., phos., psor., *puls.*, *rhod.*, **Rhus-t.**, *ruta*, samb., seneg., stann., staph., sulph., tarax., *valer.*, *verb.*

Auf- und Ab-Bewegung amel.: *Chin.*

Beginn der Bewegung agg., zu: Iris., *sep.*, ther.

amel.: Valer.

heftige Bewegung, durch: Calc., cocc., dros., *iris.*, mez.

SCHMERZ - Bewegung - heftige Bewegung, durch ...

amel.: *Sep.*

Schmerzen zwingen zur Bewegung: Chin., ph-ac.

schnelle Bewegung, durch: Cor-r., iod., nat-c., nat-m., *petr.*

Bewusstlosigkeit bei Kopfschmerz: Acon., aeth., agar., ambr., arg-n., arn., aur., bell., *bov.*, cann-i., carb-v., cast., cocc., *crot-h.*, cycl., ferr., glon., hep., iod., kali-c., laur., mag-c., mang., *mosch.*, **Nat-m.**, nux-m., *nux-v.*, *petr.*, phos., prun-s., puls., rhus-t., sabin., *sil.*, stann., stram., tarax., *verat.*

und nachher: Bov.

sobald er sich bewegt: Calc., carb-an., rhus-t.

Bier, durch: All-c., bell., calc-caust., *coc-c.*, coloc., ferr., kali-chl., merc., *rhus-t.*, verat.

Brot agg., und: Crot-t.

Binden des Kopfes agg. (vgl. Druck): Calc., cham., lach., rhus-t., thuj.

amel.: Apis, *arg-m.*, **Arg-n.**, arn., bell., bry., *calc.*, carb-ac., *hep.*, *mag-m.*, nux-v., pic-ac., psor., **Puls.**, rhod., **Sil.**, spig.

Blicken, beim:

oben, durch Sehen nach: Acon., aeth., arn., arum-t., bapt., bell., *calc.*, calc-s., caps., caust., coca, colch., cupr., glon., gran., graph., *ign.*, *lac-c.*, lach., plat., plb., **Puls.**, sep., sil., stram., *sulph.*, *thuj.*

amel.: Thuj.

Seite, durch Sehen zur: Acon., dig., sil.

amel.: Olnd.

starres Sehen auf etwas, durch: Anac., *aur.*, cadm., calc., caust., cina, gent-c., glon., helon., *ign.*, lac-c., lith-c., mur-ac., *nat-m.*, nux-v., olnd., **Onos.**, par., *puls.*, *ruta*, sabad., sars., *spig.*, *spong.*, sulph., tarent.

amel.: Agn., sabad., sars.

unten, durch Sehen nach: Alum., kalm., nat-m., olnd., phyt., spig., sulph.

aus dem Fenster verursacht Schwindel, Angst, Kopfschmerz und Schweiß: Ox-ac.

Blindheit, mit vorübergehender: Asar., aster., *bell.*, *caust.*, **Cycl.**, ferr-p., *gels.*, **Iris.**, lac-d., *lil-t.*, *nat-m.*, *petr.*, *phos.*, *psor.*, *sil.*, *stram.*, *sulph.*

SCHMERZ - Blindheit, mit vorübergehender ...

Blindheit, gefolgt von heftigem Kopfschmerz; die Sehfähigkeit kommt wieder, wenn der Kopfschmerz zunimmt: *Kali-bi.*

Blinzeln, beim: *All-c.*

Brot, durch Genuss von: Manc., zing.

und Bier: Crot-t.

Bücken, durch: Acet-ac., acon., aesc., aloe, *alum.*, am-m., ang., ant-t., *apis*, arg-mur., arn., asar., bapt., *bar-c.*, bar-m., **Bell.**, berb., bor., bov., **Bry.**, *calc.*, calc-p., calc-s., camph., canth., caps., carb-ac., carb-v., caust., cham., *chel.*, chin., chin-s., cic., cob., *cocc.*, *coff.*, colch., *coloc.*, com., con., corn., cupr., cycl., *dig.*, dros., *dulc.*, *ferr.*, ferr-i., ferr-ma., ferr-p., form., gels., *glon.*, ham., hell., *helon.*, *hep.*, hydr., hydr-ac., hyos., *ign.*, kali-bi., *kali-c.*, *kali-n.*, kali-p., *kali-s.*, kreos., lach., laur., *led.*, lyc., lyss., mag-m., manc., **Mang.**, med., meny., **Merc.**, merc-i-r., mill., mur-ac., nat-ar., nat-c., *nat-m.*, nat-p., nat-s., nicc., *nit-ac.*, *nux-m.*, *nux-v.*, par., *petr.*, *phos.*, phys., phyt., pic-ac., plat., plect., ptel., **Puls.**, rheum, rhus-r., *rhus-t.*, samb., *sang.*, *seneg.*, senn., **Sep.**, *sil.*, sol-n., **Spig.**, spong., *stann.*, staph., stry., sul-ac., **Sulph.**, teucr., *thuj.*, **Valer.**, *verat.*, vib., zing.

amel.: Ang., bar-c., caust., *cina*, con., dig., elaps, fago., *hyos.*, ign., indg., laur., mang., mez., nux-v., phos., tarax., verb., viol-t.

Bügeln, beim: **Bry.**

Chorea leiden; bei Personen, die an: *Agar.*

chronischer Schmerz: Am-c., *ars.*, *caust.*, con., *sil.*, *sulph.*

alten Menschen, bei: Iod.

Delirium, mit: Chin-s., sil., stram.

Denken an den Kopfschmerz, beim: Ant-c., calc-p., cham., chin., con., ferr-p., *hell.*, helon., hydr., ign., nat-s., ol-an., ox-ac., pip-m., sabad., sin-n., staph.

amel.: Agar., camph., *cic.*, pall., prun-s.

Diarrhö, mit: Aeth., agar., aloe, ambr., apis, con., glon., graph., ind., jatr., kali-n., stram., verat.

amel.: Agar., alum., apis, lachn.

Drehen des Kopfes, beim: Ars., canth., chin-s., clem., cocc., coloc., gels., genist., glon., graph., hyos., ign., kali-n., lyc., nat-c., nat-m., ph-ac., phos., phys., pic-ac., rhod., sil., spong.

SCHMERZ - Drehen des Kopfes, beim ...

schnellem Drehen, bei: Genist., ign., nat-c.

Druck von außen agg.: *Agar.*, am-c., ant-c., *arg-m.*, *bar-c.*, bar-m., bell., bism-o., bov., calc., camph., cast., chin., *cina*, cinnb., *cupr.*, glon., *kali-c.*, kali-p., kali-s., lach., lact., lyc., *mag-c.*, mag-m., merc-i-f., mez., mur-ac., nat-ar., nat-c., ph-ac., *prun-s.*, sabin., sars., sulph., teucr., valer., verb.

kann den Druck nicht ertragen, obwohl er nicht agg.: Seneg.

Nacken agg., auf den: Sec.

amel.: Agar., alum., *alumn.*, **Am-c.**, *anac.*, ant-c., *apis*, aran., *arg-m.*, *arg-n.*, **Bell.**, **Bry.**, cact., *calc.*, calc-s., camph., carb-ac., carb-an., carb-v., chel., *chin.*, chion., cimic., *cinnb.*, clem., *coloc.*, con., dros., **Ferr.**, *ferr-i.*, ferr-p., *glon.*, guaj., hell., hep., hydr., ind., ip., *kali-bi.*, kali-n., kalm., lac-d., **Lach.**, laur., lil-t., *lyc.*, mag-c., **Mag-m.**, **Mag-p.**, meny., merc., merc-i-f., mez., mur-ac., nat-c., **Nat-m.**, nat-p., *nat-s.*, *nicc.*, nux-v., olnd., par., phos., *pic-ac.*, podo., **Puls.**, *pyrog.*, ran-s., rhus-t., sabad., sabin., *sang.*, *sep.*, *sil.*, *spig.*, **Stann.**, staph., sul-ac., sulph., tarent., thuj., verat., *zinc.*

kalten Hand amel.; mit der: *Calc.*

starker Druck amel.: Anac., arg-n., *bell.*, carb-an., **Chin.**, *mag-m.*, **Mag-p.**, meny., nux-m., *sang.*, *zinc.*

Dunkeln agg., im: Aloe, carb-an., *carb-v.*, lac-c., onos., *sil.*

amel.: Acon., arn., *bell.*, brom., chin., hipp., lac-d., mag-p., mez., *sang.*, sep., *sil.*, *stram.*, zinc.

Einatmen, beim: *Anac.*, brom., carb-v., rat.

tiefen Einatmen, beim: *Cact.*

Einhüllen des Kopfes agg.: *Acon.*, *apis*, *arum-t.*, *bor.*, bry., *calc.*, *carb-v.*, cham., *cob.*, ferr., *ferr-i.*, ferr-p., gels., *glon.*, ign., **Iod.**, lach., *led.*, **Lyc.**, merc., nit-ac., op., **Phos.**, plat., **Puls.**, sec., seneg., sep., *spig.*, staph., *sulph.*, thuj., *verat.*

amel.: Agar., apis, arg-m., *arg-n.*, *ars.*, *aur.*, *bell.*, benz-ac., bry., *colch.*, *con.*, *cupr.*, *gels.*, **Hep.**, hyos., kali-ar., kali-c., kali-i., kali-p., *lach.*, mag-c.,

SCHMERZ - Einhüllen des Kopfes amel. ...

mag-m., *mag-p.*, meny., mez., mur-ac., nat-m., *nit-ac.*, *nux-m.*, **Nux-v.**, ph-ac., *phos.*, pic-ac., *psor.*, **Rhod.**, **Rhus-t.**, *sanic.*, *sep.*, **Sil.**, *squil.*, *stront.*, *thuj.*

Einkaufen, beim: *Sep.*

Einschlafen, vor dem: Agar., nux-m.

beim Einschlafen amel.: Anac., ang., nit-ac.

Eiscreme, nach Genuss von: *Ars.*, **Puls.**

Eisenpräparaten, durch Missbrauch von: Puls., *zinc.*

Entblößen des Körpers agg.: Benz-ac.

amel.: Cor-r.

epileptischen Anfall, nach einem: *Caust.*, cina, cupr.

Erbrechen, mit: Ars., asar., bar-m., con., eug., ferr-p., glon., **Iris.**, lach., lyc., mez., nux-v., phyt., sec., sep., verat.

amel.: Arg-n., asar., calc., cycl., gels., glon., kali-bi., lac-d., lach., manc., op., raph., *sang.*, sep., sil., stann., sul-ac., tab.

nach, agg.: Cham., cocc., ferr., nat-c., nux-v.

Erhitzung, durch: *Acon.*, *aloe*, am-c., **Ant-c.**, *apis*, arg-n., arn., *arum-t.*, bar-c., **Bell.**, *bry.*, calc., calc-s., camph., caps., *carb-s.*, **Carb-v.**, con., dig., dros., form., **Glon.**, grat., ign., *ip.*, *kali-c.*, kali-p., *kali-s.*, *kalm.*, **Lyc.**, nat-ar., *nat-m.*, nux-m., *op.*, phos., ptel., *sep.*, *sil.*, staph., *stram.*, *sulph.*, *thuj.*, zinc.

Bett, im: *Lyc.*, nux-m.

Feuer oder Ofen, am: **Ant-c.**, *apis*, *arn.*, *arum-t.*, *bar-c.*, bry., cimic., com., euph., **Glon.**, lac-d., *mang.*, merc., nux-v., *phos.*, *puls.*, rhus-t., *sanic.*, *zinc.*

Gehen agg. Kopfschmerz und amel. Schmerz in den Gliedern: Lyc.

Erkältung, durch eine: *Acon.*, ant-c., arn., *bell.*, *bry.*, *calc.*, carb-s., *carb-v.*, caust., *cham.*, chin., coff., coloc., con., dulc., graph., hep., hyos., *kali-bi.*, *kali-c.*, *kali-p.*, kali-s., lach., merc., *nit-ac.*, nit-m-ac., *nux-v.*, petr., *phos.*, *puls.*, rhus-t., samb., sep., *sil.*, *sulph.*, verat.

Erregung des Gemüts, nach: *Acon.*, arg-m., *arg-n.*, *arn.*, *aur.*, *bell.*, benz-ac., bry., *cact.*, cham., chin., *chin-a.*, chin-s., *cocc.*, *coff.*, con., cycl., ery-a., *ferr-p.*, *gels.*, ign., kali-p.,

SCHMERZ - Erregung des Gemüts, nach ...

kreos., *lach.*, *lyc.*, *lyss.*, **Nat-m.**, **Nux-v.**, *op.*, par., petr., **Ph-ac.**, *phos.*, *pic-ac.*, **Puls.**, rhus-t., scut., **Staph.**, sulph., tub., *verat.*

bedrückenden oder traurigen Nachrichten, nach: Cocc., ign., nux-v., op., staph.

Erschütterung, durch jede (vgl. Auftreten; Fahren; Gehen; Husten; Lachen; EMPFINDLICHKEIT - Erschütterung): Am-c., am-m., arn., bar-c., **Bell.**, **Bry.**, *calc.*, calc-s., *carb-s.*, *carb-v.*, chel., *chin.*, chin-a., cina, cob., *cocc.*, con., crot-h., *ferr-p.*, *gels.*, **Glon.**, grat., *hep.*, ind., *kali-c.*, kali-p., *kali-s.*, lac-c., lac-d., lach., **Led.**, *lyc.*, *mag-m.*, mang., merc., nat-ar., *nat-m.*, **Nit-ac.**, *nux-v.*, onos., petr., *ph-ac.*, *phos.*, phyt., *psor.*, *rhus-t.*, sabad., sang., *sep.*, **Sil.**, *spig.*, *sulph.*, *ther.*, *thuj.*, vib.

Essen, vor: Am-m., cann-s., carb-an., nux-v., ran-b., sabad., *sil.*

während: Am-c., chel., *cocc.*, con., dulc., gels., *graph.*, ind., mag-m., manc., nat-m., nit-ac., nux-v., *ph-ac.*, puls., ran-b., rhus-t., sabin., sec., sul-ac., tab., verb., zinc.

amel.: Alum., *anac.*, ap-g., bov., chel., *chin.*, coca, ign., iod., *lach.*, *lith-c.*, *lyc.*, phel., phos., psor., sep., sil., sin-n., sulph., zinc.

nach: Agar., **Alum.**, am-c., ambr., ant-c., arn., ars., bar-c., bar-m., bell., bov., *bry.*, bufo, *calc.*, *calc-p.*, *calc-s.*, canth., caps., carb-an., carb-s., *carb-v.*, cast., caust., *cham.*, chel., chin., chin-a., chin-s., cina, cinnb., *cocc.*, *coff.*, *con.*, crot-t., dios., euon., ferr., ferr-ar., ferr-p., gels., glon., *graph.*, grat., *hyos.*, ign., ind., kali-ar., kali-c., kali-n., kali-s., lach., *lith-c.*, lob., *lyc.*, mag-c., mag-m., meny., merc., merc-i-f., mur-ac., *nat-ar.*, **Nat-c.**, **Nat-m.**, nat-p., nat-s., nit-ac., nux-m., **Nux-v.**, paeon., *petr.*, *ph-ac.*, phel., *phos.*, plat., prun-s., **Puls.**, ran-b., *rhus-t.*, rumx., ruta, sars., seneg., sep., *sil.*, staph., **Sulph.**, valer., verat., *zinc.*

Überessen, nach: Coff., **Nux-m.**, **Puls.**

amel.: Aloe, *anac.*, arg-n., ars-i., arum-t., caj., carb-ac., carb-an., card-m., caust., chel., chin., cist., coca, con., gels., genist., ind., iod., *kali-bi.*, kali-p., lachn., laur., lyc., mag-c., mez., petr., phos., phyt.,

SCHMERZ - Essen - Überessen, nach, amel. ...

psor., rhus-t., sabad., scut., **Sep.**, spig., tell., *thuj.*

Essig agg.: Teucr.

Anwendung von Essig amel.: Meli., op.

Fahren mit dem Boot, beim: *Cocc.*, colch., ferr., *tab.*

Straßenbahn, beim Fahren mit der S. (auf dem Perron) agg.: Arg-n., **Cocc.**, coloc., kali-c., *med.*, sulph.

amel.: *Nit-ac.*

Wagen, im: Ars., asaf., chin., **Cocc.**, colch., ferr., ferr-ac., ferr-p., *graph.*, *hep.*, *ign.*, iod., *kali-c.*, kali-p., lach., *lyc.*, meph., naja, *nux-m.*, phos., phyt., raph., **Sep.**, *sil.*, sulph., thuj.

nachher agg.: Nat-m., *nit-ac.*, plat., **Sil.**

amel.: Brom., graph., kali-n., merc., *nit-ac.*, *sanic.*

Lärm und Erschütterung beim Fahren agg.: **Nit-ac.**

fettem Essen, nach: *Carb-v.*, colch., cycl., ip., nat-c., nat-m., *puls.*, sang., sep., thuj.

feuchten Häusern, durch Wohnen in: *Ars.*, calc., *carb-v.*, *dulc.*, nat-s., phys., puls., rhod., *rhus-t.*, *sil.*, *verat.*

Flatulenz, wie durch: Carb-v., chin-s., mag-c., nat-ac., sulph.

Flatus amel., Abgang von: Aeth., cic.

Fleisch, nach Genuss von: Caust., *puls.*, staph.

Kalbfleisch: Kali-n.

Flüssigkeitsverlust (s. Körpersäfte)

Freien, im: Alum., ang., *arg-n.*, bar-c., bar-m., *bell.*, bov., bry., cadm., *calc.*, calc-ar., calc-p., *carb-an.*, *caust.*, cedr., cham., *chel.*, **Chin.**, cimic., cina, *cocc.*, coff., colch., *con.*, cycl., eup-per., euphr., ferr., glon., grat., *hep.*, hipp., ign., iod., ip., *kali-c.*, kalm., lach., laur., *lil-t.*, lyc., *mang.*, meny., **Merc.**, *mez.*, mur-ac., nat-m., *nux-v.*, petr., phos., ran-b., rhus-t., spig., staph., sulph., valer., zinc.

amel.: Acon., all-c., aloe, *alum.*, am-c., ambr., ang., *ant-c.*, ap-g., *apis*, *aran.*, arg-n., arn., *ars.*, ars-i., asar., aur., bar-c., bell., berb., bov., calc., calc-s., camph., cann-i., cann-s., *carb-ac.*, carb-s., *carb-v.*, caust., *cimic.*, clem., cob., coc-c., *coff.*, coloc., com., con.,

SCHMERZ - Freien, im, amel. ...

croc., dulc., fago., *ferr.*, ferr-ar., ferr-i., *glon.*, grat., ham., *hell.*, hydr., hydr-ac., hyos., iod., jatr., *kali-bi.*, kali-c., *kali-i.*, kali-n., *kali-p.*, *kali-s.*, lac-c., lach., laur., *led.*, lith-c., **Lyc.**, lyss., *mag-m.*, mag-s., **Mang.**, meny., merc-i-f., mez., mosch., nat-ar., nat-c., *nat-m.*, nat-p., *nicc.*, olnd., op., petr., ph-ac., phel., **Phos.**, pic-ac., plat., **Puls.**, ran-b., rhod., sang., sars., sel., **Seneg.**, **Sep.**, sin-n., sol-n., spong., stann., sul-ac., sulph., *tab.*, tarent., thuj., viol-t., **Zinc.**

Freude, durch übermäßige: *Coff.*, cycl., op., puls., scut.

Frösteln, mit: *Sil.*

Froststadium im Fieber, vor: Aesc., ars., bell., *bry.*, calc., carb-v., cedr., chin., corn-f., elat., *eup-per.*, *eup-pur.*, ip., kali-n., lach., nat-c., *nat-m.*, plan., puls., rhus-t., spong., thuj.

während: Acon., agar., am-c., anac., ang., ant-t., *aran.*, *arg-n.*, arn., *ars.*, bapt., **Bell.**, bor., *bry.*, *calc.*, camph., caps., carb-an., *carb-s.*, carb-v., **Cast.**, cham., *chin.*, chin-a., chin-s., cimic., cina, coca, coff., coloc., con., cor-r., crot-h., *cupr.*, daph., dros., dulc., elat., *eup-per.*, *eup-pur.*, eupi., ferr., ferr-ar., ferr-p., gels., *graph.*, hell., hep., hipp., ign., ip., kali-ar., kali-c., *kali-s.*, kreos., lach., lact., led., lyc., mag-c., mang., mez., **Nat-m.**, **Nux-v.**, *petr.*, phos., podo., puls., rhod., rhus-t., ruta, sang., seneg., **Sep.**, spig., *spong.*, stram., *sulph.*, tarax., thuj., verat.

nach: Acon., alumn., ant-t., arn., berb., bor., bov., caust., cedr., *cimx.*, cob., dros., mang., **Nat-m.**

Frühstück, vor: Calc., cimic., ind., rumx.

nach: Agar., bufo, *carb-s.*, cham., *hydr.*, hyper., indg., *iris.*, *lyc.*, *naja*, nat-m., nit-ac., nux-m., *nux-v.*, par., ph-ac., phos., plb., sul-ac.

amel.: Am-m., ap-g., arum-t., bov., caj., canth., carb-ac., cimic., cinnb., con., croc., eup-per., fl-ac., ind., nat-p., petr.

Gähnen agg.: Agar., bar-c., chin., cycl., mag-c., nux-v., phyt.

amel.: Mur-ac., nat-m., staph.

gastrischer Schmerz: Acet-ac., acon., aesc., ail., alum., am-c., *anac.*, **Ant-c.**, apis, *arg-n.*, *arn.*, ars., asar., atro., bell., berb.,

SCHMERZ - gastrischer Schmerz ...

bism-o., **Bry.**, *calc.*, *calc-p.*, calc-s., caps., *carb-v.*, caul., *caust.*, cham., cic., cina, cocc., *coff.*, *coll.*, *eup-per.*, form., gamb., gels., glon., *hydr.*, ign., indg., **Ip.**, **Iris.**, kali-ar., kali-bi., kali-c., kali-p., kali-s., lach., lept., *lyc.*, naja, **Nux-v.**, op., par., *phos.*, phyt., plat., **Puls.**, rob., **Sang.**, *sep.*, *sil.*, stict., **Sulph.**, *tab.*, tarent., verat.

Gehen, beim (vgl. AUFTRETEN, BEWEGUNG, LAUFEN): Acon., act-sp., aloe, *alum.*, anac., ang., ant-t., arn., ars., ars-i., asar., aster., bar-c., bar-m., **Bell.**, **Bry.**, cadm., calc., calc-s., *caps.*, carb-an., *carb-s.*, *carb-v.*, caust., *chin.*, chin-a., chion., cic., clem., cob., *cocc.*, coloc., con., corn., dig., dros., ferr., ferr-i., ferr-p., **Glon.**, gran., guaj., hell., hipp., hura, hyos., ign., iod., *kali-c.*, *kali-n.*, kali-p., *lach.*, laur., *led.*, **Lyc.**, mag-c., mang., meny., merc., merc-i-f., mur-ac., nat-ar., nat-c., nat-p., *nat-s.*, *nit-ac.*, nux-v., olnd., par., *petr.*, *ph-ac.*, *phos.*, phyt., plat., ptel., *puls.*, ran-b., raph., rheum, rhod., *rhus-t.*, sabad., *sars.*, *sep.*, *sil.*, spig., spong., staph., stront., sulph., tab., tarax., tarent., thea, *ther.*, ust., verat., verb., viol-t., zinc.

amel.: Am-c., ant-c., aran., asar., bor., calc., canth., caps., carb-ac., cham., chin., coca, coloc., *cycl.*, dros., fago., gels., glon., *guaj.*, ham., *hyos.*, **Lyc.**, mag-c., mang., *mur-ac.*, nat-c., nat-m., **Phos.**, puls., ran-b., **Rhod.**, **Rhus-t.**, seneg., sep., sin-n., spig., staph., sulph., *tarax.*, *thuj.*

muss stehen oder gehen: Chin.

Freien, im: Acon., alum., am-c., ant-c., *arn.*, atro., *bell.*, bor., bov., bry., *calc.*, caust., *chin.*, chin-s., *cina*, coff., *con.*, dulc., euphr., ferr., grat., hell., *hep.*, ign., kali-c., lam., laur., lil-t., *lyc.*, mang., merc., *mur-ac.*, nat-m., nicc., nux-m., *nux-v.*, par., petr., plat., puls., ran-b., *rhus-t.*, sabad., *sars.*, sel., sep., spig., *spong.*, staph., stront., sul-ac., *sulph.*, tarax., thuj., zinc.

amel.: Aeth., *agar.*, am-c., ambr., ang., **Ant-c.**, **Apis**, aral., aran., **Ars.**, asar., bar-c., bor., canth., carb-an., caust., chin-s., cimic., cina, coff., coloc., cor-r., *croc.*, crot-t., eup-pur., fago., genist., glon., *hyos.*, *iris.*, **Kali-s.**, *lach.*, laur., lith-c., **Lyc.**, mag-c., *mag-m.*, mang., merc-i-f., mosch., *nat-m.*,

SCHMERZ - Gehen, beim - Freien, im; amel. ...

olnd., phel., **Phos.**, *plat.*, **Puls.**, ran-b., **Rhod.**, *rhus-t.*, sang., sars., *seneg.*, *sep.*, sol-n., **Sulph.**, *thuj.*, viol-t.

nach: *Am-c.*, bell., *bov.*, calc., caust., chel., chin., coca, coff., ferr., *hep.*, kali-bi., mez., mur-ac., nicc., nux-v., pall., petr., puls., ran-b., ran-s., rhus-t., *sabad.*, spig., spong., **Sulph.**, zinc.

erhobenem Kopf amel.; mit: *Nux-m.*

langsamem Gehen, beim: Hipp.

amel., Agar., coc-c., eup-per., ferr., lyc., **Puls.**, sep., visc.

schnellem Gehen, beim: **Bell.**, **Bry.**, *calc.*, chel., ferr-i., *iod.*, mang., nat-c., **Puls.**, tab.

Wind, durch Gehen im: Chin., mur-ac., nux-v.

Gehirnerschütterung, durch: Arn., *bell.*, calc-s., cocc., ferr-p., hep., lac-c., merc., phos.

geistige Anstrengung, durch: Acon., agar., agn., am-c., ambr., *anac.*, apis, aran., arg-m., *arg-n.*, arn., ars-i., asaf., asar., **Aur.**, bell., benz-ac., *bry.*, cadm., cahin., **Calc.**, calc-ar., **Calc-p.**, calc-s., *carb-ac.*, carb-an., carb-s., *carb-v.*, cham., *chin.*, chin-a., cimic., cina, cinnb., *cist.*, coc-c., *cocc.*, coff., *colch.*, coloc., *con.*, crot-h., daph., *dig.*, elaps, fago., *gels.*, gins., **Glon.**, graph., hell., hipp., *ign.*, *iris.*, kali-ar., *kali-p.*, kalm., *lac-c.*, *lach.*, lact., **Lyc.**, *lyss.*, *mag-c.*, *mag-m.*, merc., morph., naja, *nat-ar.*, **Nat-c.**, **Nat-m.**, **Nat-p.**, *nat-s.*, *nit-ac.*, *nux-m.*, **Nux-v.**, ol-an., olnd., op., ox-ac., *par.*, *petr.*, **Ph-ac.**, *phos.*, **Pic-ac.**, plat., *psor.*, ptel., **Puls.**, *sabad.*, sel., *sep.*, **Sil.**, *spig.*, *staph.*, stram., *sulph.*, ter., ther., zinc.

amel.: Am-c., ars., calc-ac., calc-p., ham., helon., ign., merc-i-f., nat-m., nit-ac., par., phos., phys., pip-m., psor., sabad.

Geräusch, durch: Acon., agar., anac., anan., ang., arg-n., arn., *ars.*, ars-i., bapt., bar-c., bar-m., **Bell.**, bor., *bry.*, bufo, *cact.*, calad., **Calc.**, *calc-s.*, cann-s., caps., carb-an., carb-v., caust., *chin.*, *chin-a.*, cic., *cocc.*, *coff.*, colch., *con.*, *ferr-p.*, gels., graph., hell., hyos., ign., iod., kali-ar., kali-bi., kali-p.,

SCHMERZ - Geräusch, durch ...

kali-s., *lac-c.*, *lac-d.*, *lach.*, lyc., *lyss.*, mag-m., manc., merc., merc-i-f., mur-ac., **Nat-ar.**, *nat-c.*, nat-p., **Nit-ac.**, *nux-v.*, *ph-ac.*, *phos.*, ptel., sang., sanic., *sil.*, *sol-n.*, *spig.*, *stann.*, stict., tab., **Ther.**, yuc., zinc.

entferntes Gespräch, durch ein: Mur-ac.

fließendem Wasser, von: *Lyss.*

Hammer auf dem Amboss, von einem: Manc.

herabstürzendem Wasser, von: **Lyss.**, nit-ac.

Schritten, von: Bell., bry., **Coff.**, gels., *nux-v.*

Stimmen, hauptsächlich von: Bar-c., lyss.

Wagenrasseln, von: **Nit-ac.**, *ther.*

Gerüche, durch starke: Acon., anac., arg-n., *aur.*, *bell.*, cham., chin., *coff.*, *colch.*, graph., *ign.*, *lyc.*, nux-v., *phos.*, sel., *sil.*, *sulph.*

Alkohol, von: Sol-t-ae.

Kaffee, von: Lach.

schmutzigen Kleidern, von: Carb-an.

starken, jedoch angenehmen: Arg-n.

Gesellschaft oder Menschenmenge, wenn in einer: Mag-c., plat., *plb.*, staph.

Gesichts, beim Bewegen des: Apis, spig.

Gewitter, vor: Bry., lach., *nat-c.*, **Phos.**, *rhod.*, *sep.*, *sil.*

während: *Nat-p.*

Haarekämmen, beim: Ars., *bry.*, carb-v., chin., chin-a., cina, hell., ign., kreos., lac-c., *mez.*, sel., sep.

amel.: Form.

vorn nach hinten, von: Puls., rhus-t.

Haareschneiden, nach: **Bell.**, glon., led., puls., sabad., *sep.*

Hals, mit Schmerzen im äußeren: Acon., ail., *alum.*, anac., arg-n., arn., asar., bar-c., *bell.*, bor., bry., bufo, *calc-p.*, cann-i., cann-s., canth., *carb-s.*, *carb-v.*, caust., chel., chin., clem., con., elaps, euph., fago., gall-ac., **Gels.**, *glon.*, graph., *hell.*, hura, hydr-ac., hyos., jac., kali-c., kali-i., *kalm.*, lach., laur., lil-t., lyc., lyss., mag-c., mag-s., manc., merc., merc-i-f., mosch., myric., *nat-m.*, peti., *pic-ac.*, plb., psor., ptel., ran-b., rhus-r., sars., serp., spong., stry., sulph., tep., ziz.

SCHMERZ - Hals, mit Schmerzen im äußeren ...

Nacken, im: Aeth., alum., am-c., ambr., anac., asar., bar-c., *bell.*, berb., bor., bry., *calc.*, *calc-p.*, cann-s., carb-an., carb-v., caust., chel., cinnb., clem., **Cocc.**, con., corn., crot-t., **Gels.**, *glon.*, graph., *hell.*, hydr-ac., hyos., iod., ip., kali-c., kali-n., *kalm.*, lac-c., lil-t., lyc., mag-c., manc., merc., mez., mosch., mur-ac., nat-c., *nat-m.*, op., paeon., par., **Ph-ac.**, *phyt.*, **Pic-ac.**, plb., plect., *puls.*, ran-b., rhus-t., sabin., sars., sil., spong., *stry.*, sulph., tarax., tarent., verat.

hämmernd: *Am-c.*, *ars.*, aur., **Bell.**, cadm., calc., chel., *chin.*, chin-a., *chin-s.*, cic., cimic., clem., *cocc.*, *coff.*, *cur.*, dros., **Ferr.**, **Ferr-ar.**, ferr-p., **Glon.**, *hep.*, indg., iris., kali-i., *lach.*, mag-s., manc., mez., **Nat-m.**, nicc., nit-ac., ph-ac., *psor.*, puls., rheum, rhus-t., **Sil.**, **Sulph.**, *tarent.*

morgens: **Nat-m.**

abends, beim Liegen: Clem.

lebhaftes Sprechen, durch: **Sulph.**

Hängenlassen der Füßc, bcim: *Puls.*

Hautausschlag, bei unterdrücktem: *Ant-c.*, bry., lyc., *mez.*, nux-m., *psor.*, sulph.

Heben, durch schwer: Ambr., *arn.*, bar-c., *bry.*, *calc.*, cocc., *graph.*, *lyc.*, *nat-c.*, nux-v., *ph-ac.*, **Rhus-t.**, *sil.*, sulph., valer.

Heben der Arme zum Kopf, beim: Sulph.

Heben des Kopfes, beim: Ang., ars., bar-c., bov., cact., calc., caps., chin-s., cinnb., coca, dros., ign., lach., *nux-m.*, seneg., spong., squil., sulph., tarax., *thuj.*, verat., viol-t.

amel.: Ang., carb-v., ign., kali-c., mag-c., nat-m., rhus-t., spig.

heftiger Schmerz: Acon., aeth., am-m., *apis*, *arg-n.*, *ars.*, *bar-c.*, **Bell.**, **Bry.**, **Cact.**, cann-s., canth., **Carb-s.**, cimx., cina, cinnb., coc-c., *cocc.*, *coff.*, colch., coloc., croc., *crot-h.*, cupr., euphr., *gels.*, **Glon.**, grat., *hell.*, *hyos.*, *ip.*, kali-ar., kali-bi., *kali-br.*, kali-c., *kali-i.*, kali-p., kali-s., lac-d., **Lach.**, laur., led., **Lil-t.**, *lyc.*, lyss., mag-c., manc., **Meli.**, *merc.*, *mez.*, *morph.*, mosch., *nat-m.*, *op.*, *phos.*, plb., *rhus-t.*, *sang.*, *sep.*, **Sil.**, *sol-n.*, *stram.*, *sulph.*, tarax., ther., thuj.

Menopause, in der: Ther.

rotem Gesicht, Erbrechen und Durchfall; mit: **Bell.**

heiße Getränke agg.: *Arum-t.*, **Phos.**, **Puls.**, *sulph.*

SCHMERZ - heiße Getränke ...

Suppe amel.: Kali-bi.

Hinlegen, muss sich: Alum., am-c., anac., bell., *bry.*, *calc.*, calc-p., calc-s., chin., *con.*, croc., crot-h., euphr., **Ferr.**, ferr-ac., ferr-i., gels., graph., iod., kali-bi., kali-c., kali-p., kali-s., lach., lyc., mag-m., mosch., nat-c., *nat-m.*, nat-p., nit-ac., *nux-v.*, olnd., op., petr., ph-ac., phos., psor., puls., *rhus-t.*, sang., sars., *sel.*, *sep.*, sil., stann., stict., sulph., zinc.

Hitze amel.: *Arg-n.*, ars., *aur.*, *bell.*, *bry.*, caps., *caust.*, *chin.*, cinnb., cocc., colch., *coloc.*, *gels.*, hyos., *ign.*, iris., *kali-c.*, kali-i., lach., *mag-m.*, **Mag-p.**, *nit-ac.*, *nux-m.*, *nux-v.*, *psor.*, rhod., *rhus-t.*, **Sil.**, stann., staph., *stram.*, stront., sulph., sumb.

Hände amel., der: Cinnb., iris.

heiße Anwendungen amel.: *Arg-n.*, ars., *aur.*, *bry.*, chin., cinnb., colch., coloc., *gels.*, glon., iris., *kali-c.*, kali-i., lach., mag-m., **Mag-p.**, nux-m., **Sil.**

Hitzestadium im Fieber, vor: Bry., chin., puls., rhus-t., spong.

während: Acon., aesc., agar., am-c., *ang.*, ant-t., **Apis**, **Arn.**, *ars.*, asaf., **Bell.**, berb., bor., bry., cact., calc., camph., caps., carb-s., carb-v., **Chin.**, chin-a., chin-s., cina, *cocc.*, coloc., corn-f., *crot-h.*, cupr., dros., dulc., elat., **Eup-per.**, graph., *hep.*, hipp., hyos., *ign.*, kali-ar., kali-bi., kali-c., *lach.*, lob., lyc., **Nat-m.**, *nux-v.*, *op.*, plan., *podo.*, *puls.*, *rhus-t.*, ruta, *sabad.*, sep., **Sil.**, spig., sulph., *thuj.*, valer., verat.

nach: *Ars.*, calc., *carb-v.*, **Eup-per.**, **Nat-m.**

Hochbinden der Haare, beim: Acon., alum., am-c., ambr., *arg-n.*, arn., ars., aur., bar-c., bar-m., **Bell.**, bry., calc., canth., carb-an., carb-s., *carb-v.*, carl., chel., *chin.*, chin-a., *cina*, cinnb., coloc., *glon.*, *hep.*, indg., iod., kali-c., *kali-n.*, kali-p., kreos., lach., laur., lyc., mag-c., mag-m., *mez.*, mosch., mur-ac., nat-c., nat-p., *nit-ac.*, *nux-v.*, petr., ph-ac., *phos.*, psor., *puls.*, rhus-t., sep., *sil.*, stann., *sulph.*, zinc.

hochgelegenen Orten, an: *Coca*

Hunger, durch (s. Essen – vor; nüchtern)

Husten, beim: Acon., aeth., alum., am-c., ambr., *anac.*, ang., ant-t., apis, *arn.*, ars., asim., aur., bad., bar-c., **Bell.**, brom., **Bry.**, cact., *calc.*, *calc-s.*, **Caps.**, *carb-v.*, caust., *chel.*, *chin.*, chin-a., chion., cimx., *cina*, coc-c., *coloc.*, **Con.**, *cupr.*, dios., eup-per., ferr., ferr-ar., ferr-i., ferr-p., ham., hep., hydr., hyos., ign., *ip.*, *iris.*, *kali-ar.*, kali-bi., *kali-c.*, kali-n., kali-p., kali-s., **Lac-d.**, *lach.*, lac-ac., led., *lob.*, *lyc.*, mag-s., mang., med., *merc.*, mez., mur-ac., naja, **Nat-m.**, *nicc.*, *nit-ac.*, *nux-v.*, oena., ol-an., ol-j., *petr.*, *ph-ac.*, **Phos.**, **Psor.**, *puls.*, rhus-t., rumx., ruta, *sabad.*, *sang.*, sars., seneg., *sep.*, sil., *spig.*, *spong.*, **Squil.**, *stann.*, staph., stict., sul-ac., **Sulph.**, tarent., tax., tril., verat., zinc., ziz.

amel.: Arg-mur.

Hutes, durch den Druck des: *Agar.*, alum., arg-m., *calc-p.*, carb-an., **Carb-v.**, caust., *crot-t.*, ferr-i., *glon.*, hep., kali-n., *lach.*, laur., led., lyc., mez., **Nit-ac.**, sep., *sil.*, staph., sulph., *valer.*

hysterischer Schmerz: *Arg-n.*, arn., **Asaf.**, *aur.*, bell., bry., cann-s., caps., cham., cimic., *cocc.*, *coff.*, gels., hell., hep., hyos., *ign.*, iris., kali-bi., lach., lact., mag-c., mag-m., *mosch.*, nit-ac., *nux-m.*, nux-v., ph-ac., phos., *plat.*, rhus-t., ruta, scut., *sep.*, stict., stram., tarent., valer., verat.

intermittierend: Agar., alumn., anac., arg-m., *ars.*, cann-i., caul., cina, cupr., ferr., *gels.*, ign., iod., iris., kalm., mill., nit-ac., plan., plat., psor., sang., sep., stann., ter., valer., verat.

Kaffee, durch Genuss von: Acet-ac., am-c., arg-n., arn., arum-t., *bell.*, *bry.*, calc-p., caust., *cham.*, *cocc.*, form., glon., *guar.*, hep., *ign.*, kali-n., lach., lyc., merc., mill., nat-s., *nux-v.*, pall., *puls.*

amel.: Cann-i., chin., coloc., glon., hyos., til.

Geruch des Kaffees agg.: Lach.

kalte Anwendungen amel.: *Acon.*, **Aloe**, alumn., *am-c.*, *ant-c.*, ant-t., *ars.*, asar., aur-m., *bell.*, bism-o., *bry.*, bufo, *calc.*, *calc-p.*, caust., cedr., cham., chin-s., cinnb., cycl., *euph.*, euphr., ferr., ferr-ar., ferr-p., *glon.*, ind., iod., kali-bi., kalm., lac-c., *lac-d.*, *lach.*, *led.*, meny., merc-c., merl., mosch., myric., *nat-m.*, *phos.*, plan., *psor.*, *puls.*, seneg., *spig.*, *stram.*, *sulph.*, *zinc.*

Kaltwerden, durch: Acon., agar., ant-c., *ars.*, **Bell.**, **Bry.**, cadm., *calc.*, carb-an., *carb-v.*, **Cham.**, *chin.*, chin-a., clem., colch., *con.*, **Dulc.**, grat., *hep.*, lach., *lyc.*, **Mag-p.**, *merc.*, *mez.*, mosch., *nat-m.*, *nit-ac.*, **Nux-v.**,

SCHMERZ - Kaltwerden, durch ...

petr., **Phos.**, *puls.*, *rhus-t.*, **Sil.**, *spig.*, *stram.*, *stront.*, sul-ac., *sulph.*, *verat.*, verb.

Füße, der: *Bar-c.*, cham., kali-c., phos., *puls.*, **Sil.**

Kopfes, des: *Aur.*, **Bell.**, *calc.*, *carb-v.*, hep., hyos., kali-c., *led.*, nat-m., *nux-v.*, puls., **Sep.**, **Sil.**

Katarrh, bei unterdrücktem (s. Schnupfen - unterdrücktem)

katarrhalischer Schmerz: Acon., aesc., *all-c.*, *alum.*, am-m., ambr., *ars.*, *ars-i.*, *aur.*, bell., *bry.*, *calc.*, **Calc-s.**, camph., carb-s., *carb-v.*, caul., cham., chin., chin-a., *chlor.*, cic., cimic., cina, **Dulc.**, **Euphr.**, *ferr.*, *ferr-ar.*, ferr-p., *gels.*, **Graph.**, gymn., hell., **Hep.**, *hydr.*, ign., *iod.*, *kali-ar.*, *kali-bi.*, *kali-c.*, **Kali-i.**, *kali-s.*, kalm., *lach.*, laur., *lyc.*, *mang.*, **Merc.**, merc-i-f., mez., nat-ar., *nat-m.*, **Nux-v.**, *phos.*, *puls.*, ran-b., rumx., sabad., samb., sang., sil., staph., *stict.*, still., *sulph.*, teucr.

Kauen, beim: Ind., kali-c., olnd., phos., sulph.

Keller, Gewölbe etc.; in einem: **Ars.**, bry., carb-an., **Puls.**, *sep.*, *stram.*

Klimakterium, im: *Carb-v.*, croc., glon., **Lach.**, *sang.*, *sep.*, *ther.*, ust.

Klopfen auf das Rückgrat, beim: Cina

Koitus, nach (vgl. sexuell): Agar., arg-n., arn., bov., calad., **Calc.**, chin., dig., graph., **Kali-c.**, *lyc.*, *nat-c.*, nat-m., *petr.*, *phos.*, puls., **Sep.**, **Sil.**, staph.

Körpersäften, durch den Verlust von (vgl. SEXUELLES VERLANGEN): Ars., *calc.*, *carb-v.*, *chin.*, cina, cocc., con., kali-c., lach., merc., *nat-m.*, *nux-v.*, *ph-ac.*, phos., *puls.*, *sep.*, *sil.*, *staph.*, *sulph.*, verat.

profusen Gebärmutterblutungen, nach: *Glon.*

Kränkung, durch: Lyc., op.

Kratzen amel.: Mang.

Kugel zu Beginn des Gehens gegen die Schädeldecke schlagen würde, als ob eine: Plat.

Kummer, durch: **Ign.**, nat-m., op., *ph-ac.*, *puls.*, **Staph.**

Kupfer, durch Missbrauch von: Hep.

Lachen, durch: Ars., chion., cocc., ip., iris., mang., *nat-m.*, phos., ther., zinc., zing.

SCHMERZ ...

Last auf den Schultern, beim Tragen einer: Mag-s.

Laufen, beim: *Bry.*, *ign.*, nat-c., *nat-m.*, *nux-v.*, **Puls.**, tarent.

Lehnen an etwas, beim: Ang., bell., cycl., nat-m.

amel.: Anac., aral., aran., arn., **Bell.**, brom., cann-s., con., dros., gels., gymn., kali-bi., meny., merc., nux-v., rhod., sabad., sabin., sang., seneg., spig., sulph.

Lesen, beim: Agn., apis, arg-m., arn., asaf., aur., bor., bov., bry., *calc.*, calc-s., carb-s., carb-v., caust., cham., chel., chin-s., cimic., cina, cinnb., clem., coca, cocc., coff., crot-t., ery-a., ferr-i., glon., helon., ign., lach., lyc., lyss., merc., mez., **Nat-m.**, nat-s., nux-v., olnd., op., par., ph-ac., *plat.*, ptel., ruta, sabad., *sep.*, sil., sulph., *tub.*

amel.: Ham., ign.

Licht im Allgemeinen agg.: Acon., agar., aloe, anan., *ant-t.*, arg-n., arn., *ars.*, **Bell.**, *bov.*, *bry.*, bufo, cact., **Calc.**, *chin.*, *cocc.*, *coff.*, euphr., *ferr-p.*, *gels.*, *ign.*, kali-bi., kali-p., lac-c., *lac-d.*, *lyc.*, nat-ar., *nat-c.*, nat-m., nat-p., nux-v., *ph-ac.*, *phos.*, podo., *sang.*, sanic., *sep.*, *sil.*, sol-n., stict., *stram.*, *sulph.*, tab., *tarent.*, ziz.

amel.: Lac-c., sil.

Gaslicht, durch Arbeiten unter: Bell., **Glon.**, nat-c., nat-s.

künstliches Licht agg.: Bufo, croc., *glon.*, mang., nat-c., *sang.*, **Sep.**, *sil.*, *stram.*, zinc.

Tageslicht agg.: *Calc.*, *hep.*, nat-m., **Phos.**, **Sil.**

Liegen, beim: Agar., *am-c.*, ambr., anac., ant-t., ars., asaf., *aur.*, bar-c., bar-m., *bell.*, bov., cadm., calc., camph., **Carb-v.**, cham., chel., cimic., clem., *coloc.*, con., cupr., dios., *dulc.*, euph., euphr., eupi., *gels.*, *glon.*, hep., ign., kali-ar., kali-c., lac-c., lach., led., lith-c., *lyc.*, mag-c., mag-m., mang., *meny.*, *merc.*, mez., mur-ac., nat-p., nat-s., nit-ac., nux-v., onos., *op.*, ox-ac., petr., *ph-ac.*, *phos.*, phys., *plat.*, puls., ran-b., rhod., *rhus-t.*, sanic., sep., spig., stann., staph., stront., sulph., ther., thuj., zinc.

amel.: *Alum.*, am-m., ambr., anac., arn., asar., *bell.*, benz-ac., *bry.*, bufo, *cact.*, *calc.*, calc-p., calc-s., camph., canth., chel., *chin.*, chin-s., *chion.*, cocc., colch., con., dig., *dulc.*, ferr., ferr-i.,

SCHMERZ - Liegen, beim; amel. ...

ferr-p., fl-ac., gels., ham., *hell.*, hipp., ign., kali-bi., *kali-c.*, kali-s., *lac-d.*, lach., *lyc.*, *mag-c.*, merc., mosch., mur-ac., nat-c., *nat-m.*, *nit-ac.*, *nux-v.*, olnd., petr., *ph-ac.*, *phos.*, sabad., sang., *sil.*, spig., spong., sulph., tab., zinc., ziz.

Bauch, Hinterkopfschmerz amel. beim Liegen auf dem: Grat.

dunklen Zimmer, im: Onos.

amel.: Acon., **Bell.**, brom., *bry.*, *lac-d.*, podo., *sang.*, sep., **Sil.**

Rücken, auf dem: Ail., bry., cact., cinnb., *cocc.*, coloc., ign., lac-c., nux-v., petr., phos., plect., *sep.*, spig.

amel.: Bry., cast-v., ign., kali-p., nux-v., par., petr., puls., spong., verat.

Seite, auf der: Bell., calad., graph., ign., *kreos.*, nux-v., psor., stann.

amel.: Cact., *cocc.*, ign., meny., merc., sep.

links: Cinnb., cycl., nux-v.

amel.: Nux-v.

rechts: Alum., brom., carb-v., mang., merc., nux-v., phos., staph.

amel.: Brom., cinnb., nux-v.

schmerzhaften Seite: *Ars.*, calad., calc., carb-v., chel., chin., graph., *kali-bi.*, mag-c., *nux-v.*, petr., ph-ac., puls., rhus-t., *spong.*, stann., staph.

amel.: Anac., arn., bry., hipp., ign., nux-v., plan., puls., sep.

schmerzlosen Seite: Mag-c., *nux-v.*

liegt mit dem Kopf hoch: Arg-m., **Ars.**, bry., carb-v., *con.*, *gels.*, nat-m., *phos.*, **Puls.**, *spig.*, stront.

lange hingeworfen, den Kopf über dem Bettrand herunterhängend: Zinc.

tief, mit dem Kopf: Absin., arn., cadm., *hell.*, ign., mosch., *nux-v.*, phys., *spong.*, thuj.

Limonade, durch den Genuss von: *Sel.*

Luft, durch kalte: Am-c., **Ars.**, **Aur.**, **Bell.**, bov., *bry.*, *calc.*, *camph.*, carb-an., *carb-v.*, **Caust.**, **Chin.**, *chin-a.*, *cocc.*, *coff.*, **Dulc.**, ferr., ferr-ar., grat., *hep.*, ign., *iris.*, *kali-ar.*, *kali-bi.*, **Kali-c.**, kali-chl., kali-p., *lac-c.*, *lach.*, *lyc.*, mag-m., *mang.*, nat-m., *nit-ac.*, **Nux-m.**, **Nux-v.**, *phos.*, plat., *psor.*, *puls.*,

SCHMERZ - Luft, durch kalte ...

Rhod., **Rhus-t.**, *ruta*, sep., **Sil.**, *sulph.*, *verat.*

amel.: Aloe, arg-n., ars., bufo, caust., cimic., croc., dros., euphr., ferr-p., *glon.*, iod., kali-s., *lyc.*, lyss., **Phos.**, *puls.*, seneg., sin-n.

Gehen in kalter Luft, beim: Caps.

Luftzug, durch: *Acon.*, *ars.*, *bell.*, benz-ac., cadm., *calc.*, caps., caust., *chin.*, coloc., gels., *hep.*, kali-ar., *kali-c.*, kali-p., kali-s., lac-c., *merc.*, nux-m., *nux-v.*, phos., *rhus-t.*, *sanic.*, *sel.*, **Sil.**, stront., *sulph.*, valer., verb.

Männerstimme verursacht Schmerzen: Bar-c.

Masern, nach: Bell., *carb-v.*, dulc., hell., hyos., *puls.*, rhus-t., *sulph.*

Menses, vor: *Acon.*, agn., alum., *am-c.*, arg-n., ars., *asar.*, *bell.*, *bor.*, *bov.*, *brom.*, *bry.*, bufo, *calc.*, calc-p., calc-s., carb-an., *carb-v.*, caust., *cimic.*, *cinnb.*, cupr., ferr., ferr-ar., ferr-i., *gels.*, glon., graph., hep., hyper., iod., kali-p., **Kreos.**, *lac-c.*, lac-d., *lach.*, laur., lil-t., *lyc.*, manc., *meli.*, merc., nat-ar., *nat-c.*, *nat-m.*, nit-ac., *nux-m.*, nux-v., ol-an., petr., phos., *plat.*, *puls.*, sep., sil., stann., *sulph.*, thuj., verat., vib., *xan.*, zinc.

Beginn der Menses agg., zu: Ant-t., berb., brom., carb-an., graph., hyos., iod., *kali-c.*, lach., laur., *nat-m.*, nit-ac., plat., rhod.

amel., wenn die Blutung beginnt: All-s., alum., kali-p., *lach.*, *meli.*, verat., zinc.

während: Acon., agar., aloe, alum., am-c., am-m., ant-c., apis, *arg-n.*, ars., asar., **Bell.**, berb., bor., *bov.*, brom., *bry.*, bufo, cact., *calc.*, calc-p., calc-s., canth., carb-an., *carb-v.*, cast., *caust.*, cham., chin., chin-a., cic., cimic., *cocc.*, coff., coloc., con., cub., cupr., cur., cycl., dulc., eupi., ferr., ferr-ar., ferr-p., *gels.*, gent-c., **Glon.**, **Graph.**, hep., *hyos.*, hyper., *ign.*, kali-ar., kali-bi., *kali-c.*, kali-n., kali-p., kali-s., kalm., **Kreos.**, *lac-d.*, *lach.*, *laur.*, **Lyc.**, *mag-c.*, mag-m., mag-s., med., *murx.*, nat-ar., nat-c., **Nat-m.**, nat-p., *nit-ac.*, *nux-m.*, *nux-v.*, *phos.*, *plat.*, *puls.*, rat., rhod., *sang.*, **Sep.**, sil., stann., *sulph.*, verat., xan., zinc.

amel.: All-c., bell., *verat.*, *zinc.*

unterdrückt: Acon., alum., *bry.*, *carb-s.*, **Puls.**

nach: Agar., asar., *bry.*, *calc.*, calc-p., carb-ac., carb-an., *chin.*, eupi., *ferr.*, ferr-p., glon., kali-br., *lach.*, *lith-c.*, lyc., mosch., naja, *nat-m.*, *nat-p.*, ol-an., plat., *puls.*, *sep.*, thuj.

morgens, beim Erwachen nach plötzlichem Aussetzen der Menses: *Lith-c.*

Aussetzen der Menses, beim: Bry., *carb-v.*, glon., naja, nit-ac., **Puls.**

Schädeldecke wegfliegen wollte, als ob die: Ust.

metallischen Substanzen, durch Missbrauch von: Sulph.

Milch, nach: Brom., lac-d., phys.

Mittagessen, vor: Indg., nux-v.

nach: Am-c., bell., *calc-p.*, *calc-s.*, carb-s., cast., chin-s., cimic., con., dios., gent-c., gins., glon., hyper., jug-r., kali-bi., kali-n., lob-s., mag-m., merc-i-f., *nat-m.*, nat p., nux-v., phel., phos., phyt., raph., stram., *sulph.*, thuj., valer., zinc.

amel.: Arg-n., arum-t., genist., phos., ptel., zing.

verspätetes Mittagessen, durch: Cact., cist., lyc.

Musik, durch: Acon., ambr., cact., **Coff.**, nux-v., *ph-ac.*, *phos.*, podo., viol-o.

Nachtwachen, durch (s. Schlaf - Schlafmangel)

Nähen, durch: Lac-c.

Nasenbluten, nach: *Bor.*

amel.: Ant-c., bufo, carb-an., cham., dig., ferr-p., ham., hyos., kali-bi., mag-s., *meli.*, mill., petr., *psor.*, tab.

Nasswerden, durch: *Ars.*, *bell.*, bry., **Calc.**, *colch.*, *dulc.*, hep., kali-c., *led.*, lyc., *nat-m.*, nux-m., phos., *puls.*, **Rhus-t.**, *sep.*

Füsse, durch nasse: Gels., phos., *puls.*, *rhus-t.*, sep., *sil.*

Kopf, durch nassen: Bar-c., *bell.*, led., phos., puls., sep.

Schwitzen, beim: Acon., calc., *colch.*, dulc., *rhus-t.*, sep.

nervöser Schmerz: Acet-ac., acon., **Agar.**, agn., ail., anac., apis, *arg-m.*, **Arg-n.**, arn.,

ars., **Asaf.**, *asar.*, asc-t., atro., aur., bell., bry., *cact.*, calad., *calc.*, camph., cann-s., caul., caust., cedr., *cham.*, **Chin.**, chin-a., chlor., cic., cimic., cina, coca, cocc., **Coff.**, coloc., croc., crot-t., form., **Gels.**, glon., graph., hydr., **Ign.**, *ip.*, iris., *kali-p.*, lact., **Nat-m.**, **Nux-v.**, op., *petr.*, *ph-ac.*, **Phos.**, *plat.*, **Puls.**, rhus-r., rhus-t., sang., scut., *sep.*, sil., spig., stict., *stram.*, sulph., tarent., ter., *ther.*, **Thuj.**, ust., *valer.*, *verat.*, verat-v., **Zinc.**

Nicken mit dem Kopf, beim: *Sulph.*

Niesen, beim: Am-m., apis, arn., *bell.*, benz-ac., bor., *bry.*, *carb-v.*, cina, grat., hydr., *kali-c.*, kali-p., kali-s., *nat-m.*, *nit-ac.*, nux-v., **Phos.**, sabad., *spig.*, **Sulph.**

amel.: Calc., lil-t., mur-ac.

nüchtern, wenn: Ars-i., caust., *cist.*, elaps, ind., iod., *kali-c.*, kali-s., *lyc.*, nux-v., *phos.*, ptel., ran-b., *sang.*, *sil.*, spig., *sulph.*, thuj., uran

Hunger nicht sofort gestillt wird, wenn der: Cact., cist., elaps, *lyc.*, *sang.*, *sulph.*

Obstipation, bei: *Aloe*, alum., **Bry.**, *calc-p.*, coff., *coll.*, con., crot-h., ign., *lac-d.*, lach., mag-c., merc., *nat-m.*, *nat-s.*, *nux-v.*, op., petr., *plb.*, *podo.*, *puls.*, verat., zinc.

Öffnen des Mundes, beim: Fago., spig.

Öffnen der Augen (vgl. Bewegen - Augen; Licht; morgens - Erwachen - Öffnen; Schließen der Augen)

Ohnmacht, nach einer: Mosch.

Opiaten, durch Missbrauch von (vgl. Betäubungsmitteln): Acet-ac., cham.

periodischer Schmerz: Act-sp., *aeth.*, aloe, **Alum.**, ambr., ammc., *anac.*, *apis*, aran., arn., **Ars.**, *ars-i.*, asaf., bell., benz-ac., *cact.*, *calc.*, calc-s., *carb-v.*, **Cedr.**, cham., **Chin.**, *chin-a.*, **Chin-s.**, **Coloc.**, cupr., eup-per., *ferr.*, *ferr-ar.*, *ign.*, *kali-ar.*, kali-bi., *kreos.*, lac-d., *lach.*, laur., lob., *lyc.*, mur-ac., *nat-ar.*, nat-c., **Nat-m.**, nat-p., nat-s., nicc., **Nit-ac.**, *nux-v.*, *phos.*, plat., prun-s., *puls.*, *rhus-t.*, **Sang.**, sel., **Sep.**, **Sil.**, *spig.*, *stram.*, *sulph.*, tab., *tub.*, zinc.

Morgen, jeden: *Chin.*, hep.

7 Uhr: *Ars.*

9-13 Uhr: Mur-ac.

Erwachen mit Schwindel und Übelkeit, ebenso abends, amel.

SCHMERZ - periodischer Schmerz - Morgen, jeden ...

durch Druck, im Freien oder durch Essen; beim: Kali-bi.

zweiten Morgen beim Erwachen, jeden: *Chin.*, eup-per.

mittags bis 22 Uhr: Form.

nachmittags, nimmt zu bis Mitternacht; jeder dritte Anfall ist abwechselnd mehr oder weniger heftig: *Lob.*

14 Uhr bis zum Zubettgehen: Sep.

16-3 Uhr: Bell.

Stunde, zur einer bestimmten: Nat-c.

gleichen Stunde, immer zur: Kali-bi.

Tag und Nacht: Bor., caust., kreos., led., rhus-t., sul-ac., viol-t.

jeden Tag: *Ars.*, *bell.*, calc., cedr., coloc., con., eup-per., form., hep., lach., lyc., mag-c., mag-m., mang., merc-i-r., mur-ac., *nat-m.*, *nux-m.*, *nux-v.*, petr., phos., sabad., seneg., sep., *sil.*, spig., stann., sulph., zinc.

anhaltend, zwei oder drei Tage: Croc.

früher, jeden Tag: Form.

Stunde, zur gleichen: Ars., cimic., gels., **Kali-bi.**, mur-ac., spig.

zweiten Tag, jeden: Alum., ambr., ars., cact., *cedr.*, chin., cimic., eup-per., merc-c., nat-m., nux-v., *phos.*, psor., sang., sulph.

dritten oder vierten Tag: Aur.

zehnten Tag, jeden: *Lach.*

Woche, jede: Ars., calc-ar., gels., *iris.*, *lac-d.*, lyc., nux-m., *phos.*, phyt., psor., *sang.*, *sil.*, *sulph.*, *tub.*

zwei Wochen, alle: *Ars.*, calc., *chel.*, chin., chin-a., ign., nicc., phyt., psor., puls., sang., *sulph.*, *tub.*

anhaltend, zwei oder drei Tage: **Ferr.**

sechs Wochen, alle: *Mag-m.*

pulsierend: *Acon.*, aeth., alum., *am-c.*, am-m., anac., ang., *apis*, *ars.*, *asar.*, aur-m., **Bell.**, *bor.*, bry., bufo, *calc.*, *calc-p.*, *calc-s.*, camph., canth., caps., carb-an., **Carb-s.**, **Carb-v.**, caust., *cham.*, *chel.*, **Chin.**, chin-a., **Chin-s.**, clem., cob., cocc., cupr., cupr-s., eug., *eup-per.*, *euphr.*, **Ferr.**, *ferr-ar.*,

SCHMERZ - pulsierend ...

ferr-i., ferr-m., ferr-p., *gels.*, **Glon.**, ham., *hep.*, hydr., hyos., hyper., *ign.*, indg., *ip.*, kali-ar., kali-bi., *kali-c.*, kali-i., kali-p., kali-s., *lach.*, *led.*, **Lyc.**, *lyss.*, manc., meli., mez., *morph.*, nat-ar., **Nat-m.**, nat-p., nat-s., nicc., nit-ac., nux-m., *nux-v.*, *op.*, petr., ph-ac., *phos.*, plat., **Psor.**, ptel., **Puls.**, rhod., *rhus-t.*, *ruta*, *sang.*, sec., *sep.*, *sil.*, sol-n., *stram.*, stry., **Sulph.**, tarent., upa., verat., xan.

Quecksilber, durch Missbrauch von: Arg-n., *asaf.*, *aur.*, carb-v., chin., clem., fl-ac., **Hep.**, *iod.*, *kali-i.*, led., mez., **Nit-ac.**, podo., puls., *sars.*, staph., still., sulph.

Rauchen (s. Tabakrauchen)

Rausch, nach einem: *Ant-c.*, bell., *bry.*, *carb-v.*, cocc., coff., glon., laur., **Nux-v.**, *puls.*, spong., stram., sulph., tarax.

Reiben agg.: Alum., calc-p., caust., dios., nit-ac.

amel.: Ars., canth., carb-ac., chin-a., form., ham., indg., laur., ol-an., op., phos., phys.

Reiten amel.: Calc.

rheumatischer Schmerz: Acon., am-m., *ars.*, *asar.*, asc-t., *aur.*, *bell.*, benz-ac., berb., **Bry.**, cact., *calc-p.*, *caps.*, *carb-s.*, caul., *caust.*, cham., chin., *cimic.*, **Coloc.**, cycl., **Dulc.**, *eug.*, graph., *guaj.*, ign., kali-ar., kali-bi., kali-s., *kalm.*, *lach.*, led., lyc., mag-m., mang., **Merc.**, *nat-m.*, *nit-ac.*, nux-v., petr., *phos.*, *phyt.*, plat., podo., *puls.*, *ran-b.*, **Rhus-r.**, **Rhus-t.**, *sang.*, **Sep.**, *sil.*, spig., stict., stram., sulph., *verat.*

Rollen des Kopfes von einer Seite auf die andere amel.: *Agar.*, kali-i., med., ph-ac.

Rücken gegen etwas Hartes drücken amel., den: Sang.

Rückenschmerzen, mit: Ail., benz-ac., cina, cob., daph., fl-ac., graph., hydr., menis., merc., myric., ol-an., op., sabad., sabin., *sil.*, verat., ziz.

Wirbelsäule entlang, die: Apoc., cob., lac-c., sil.

sauren Sachen, durch Genuss von: Bell., morph., *sel.*

Scharlach, nach: Am-c., bell., *bry.*, carb-v., cham., dulc., hell., hep., lach., *merc.*, rhus-t.

Schlaf, im: Agn., ars., camph., cham., colch., dig., ferr., graph., hyos., led., mag-c., petr., thuj.

SCHMERZ - Schlaf, im ...

morgens nach nochmaligem Einschlafen agg.: Ham.

durch Schlaf amel.: Acon., bad., glon., hell., ign., pall., sep., sil.

nach: Aesc., aeth., *agar.*, ail., alum., ambr., *anac.*, *ant-t.*, arg-n., arn., ars., *aur.*, bad., bar-c., *bell.*, *bov.*, *bry.*, cadm., calad., *calc.*, calc-s., carb-an., **Carb-s.**, *carb-v.*, caust., cham., chin., chin-s., chion., cic., cimic., cina, cinnb., clem., *cocc.*, coff., *con.*, croc., crot-h., dig., dros., erig., eup-per., euphr., gels., *graph.*, ham., hell., hep., ign., ip., kali-ar., *kali-bi.*, *kali-c.*, kali-n., kali-p., kali-s., **Lach.**, lact., *lyc.*, *mag-c.*, mag-m., meny., merc., mill., morph., *naja*, nat-ar., nat-c., **Nat-m.**, nat-p., nat-s., nit-ac., nux-m., *nux-v.*, op., ox-ac., pall., par., peti., petr., ph-ac., *phos.*, plb., psor., ptel., puls., raph., rheum, rhus-r., rhus-t., rumx., ruta, sabad., sel., sep., *sil.*, squil., staph., stram., sul-ac., *sulph.*, *tarent.*, *thuj.*

amel.: Bell., camph., chel., colch., ferr., *gels.*, *glon.*, graph., ham., hyos., kali-n., lac-c., laur., *pall.*, **Phos.**, pic-ac., puls., *sang.*, *sep.*

ausgedehnten Schlaf amel., nach: *Phos.*, *sep.*

unruhigem Schlaf agg., nach: Crot-c., stram.

Gewecktwerden, beim: *Arn.*, *cocc.*, phos.

langes Aufbleiben abends, durch zu: Ant-c., arg-m., *carb-v.*, *cocc.*, coff., colch., *laur.*, *nux-v.*, rhus-t., sulph.

Nachtwachen, durch: Ambr., bry., carb-v., **Cocc.**, colch., *nux-v.*, *puls.*, sulph.

Mittagsschlaf, nach: Bov., calad., calc-s., carb-v., coff., ign., merc-i-f., nux-m., rhus-t., sep., sulph.

amel.: Kali-n., pall.

Schläge, durch (vgl. Verletzungen): *Arn.*, *calc-s.*, hyper., *nat-m.*, *nat-s.*

Schließen der Augen, beim: **All-c.**, aloe, alumn., ant-t., apis, ars., *chin.*, ferr., ferr-p., grat., hep., ip., lac-c., lach., nux-v., op., ph-ac., sabin., *sil.*, *ther.*, thuj.

amel.: *Acon.*, agar., aloe, *bell.*, *bry.*, *calc.*, *chel.*, coff., con., hell., hyos., ign.,

SCHMERZ - Schließen der Augen, beim; amel. ...

iod., ip., nat-m., nux-v., plan., plat., rhus-t., *sep.*, **Sil.**, *spig.*, *sulph.*, zinc.

muss die Augen schließen: *Agar.*, aloe, arn., *bell.*, calc., *carb-v.*, chin-s., euph., mez., nat-m., *sil.*

Schlucken, beim: Gels., kali-c., mag-c.

Schnäuzen der Nase, vom: Ambr., aster., **Aur.**, *bell.*, calc., *chel.*, ferr., **Hep.**, mur-ac., nit-ac., **Puls.**, **Sulph.**

Schnupfen, bei: **Acon.**, *aesc.*, *agar.*, **All-c.**, anan., ant-c., *arg-n.*, arn., *ars.*, ars-i., *aur.*, bad., **Bell.**, bov., **Bry.**, *calc.*, carb-v., caust., cham., *chin.*, *chin-a.*, **Chlor.**, cic., cimic., cina, coff., coloc., con., cor-r., croc., dios., dulc., euphr., *ferr.*, ferr-ar., ferr-i., ferr-p., *gels.*, graph., hell., hep., hyos., ign., *iod.*, jac., kali-ar., *kali-bi.*, *kali-c.*, *kali-i.*, kali-p., kali-s., kalm., *lach.*, **Lyc.**, mag-m., **Merc.**, *merc-i-r.*, naja, nat-ar., nat-c., nit-ac., **Nux-v.**, petr., *phos.*, phyt., psor., *puls.*, rhod., rhus-t., rumx., sabad., samb., *sang.*, senec., *sep.*, *sil.*, *spig.*, *sulph.*, *thuj.*, verat.

Stockschnupfen, bei: Croc., *sep.*

unterdrückten Schnupfen, durch: *Acon.*, am-c., ars., bell., bry., *calc.*, carb-v., cham., chin., cina, kali-bi., kali-c., lach., lyc., *nux-v.*, puls., sep., sil.

Schreck, nach einem: **Acon.**, *arg-n.*, calc., *chin-a.*, *coff.*, *cupr.*, hipp., hyos., **Ign.**, *nux-v.*, *op.*, ph-ac., *plat.*, **Puls.**, samb.

Schreiben, durch: Aran., arg-n., ars., asaf., *aur.*, bor., *calc.*, carb-an., caust., clem., dros., *ferr.*, ferr-i., gent-l., glon., ign., *kali-c.*, kali-p., lyc., *lyss.*, manc., meph., **Nat-m.**, phos., ran-b., rhus-r., *rhus-t.*, *sil.*

Schreien, muss vor Schmerz: Anac., *ars.*, bov., cact., *coloc.*, cupr., kali-c., lyss., mag-m., petr., *sep.*, sil., stann., stram., tarent.

Schulmädchen, bei: Acon., bell., *calc.*, **Calc-p.**, *lac-c.*, *nat-m.*, **Ph-ac.**, *puls.*

Schütteln des Kopfes, beim: Acon., *arn.*, ars., bar-c., **Bell.**, bor., *bry.*, calad., *calc.*, calc-s., carb-an., *carb-s.*, *carb-v.*, *caust.*, chin., *colch.*, coloc., con., *cor-r.*, *ferr.*, ferr-ar., ferr-p., **Glon.**, *hep.*, kali-n., kali-s., lact., *led.*, lyc., mang., merc., *mosch.*, *nat-m.*, *nit-ac.*, *nux-m.*, **Nux-v.**, petr., *ph-ac.*, *phos.*, *rhus-t.*, ruta, sang., *sep.*, sil., sol-n., *spig.*, squil., stann., staph., stram., sul-ac., sulph.

amel.: Cina, gels., hyos.

SCHMERZ ...

Schwangerschaft, in der: *Bell.*, bry., calc., caps., caust., *cham.*, cocc., hyos., nux-m., plat., *puls.*, rhus-t., *sep.*, sulph.

Schweiß, mit: Ant-c., apis, arg-m., arn., ars., *bry.*, canth., caust., chin-s., glon., hyos., kali-n., lachn., lyc., mag-s., nat-s., op., ox-ac., plat., puls., tarent.

amel. durch Schwitzen: Bov., carb-s., chin-a., clem., graph., mag-m., *nat-m.*, nat-s., nux-v., psor., spong., *sulph.*, tarent., thuj.

unterdrückten, durch: *Ars.*, *bell.*, bry., *calc.*, **Carb-v.**, *cham.*, *chin.*, lyc., merc., *nux-v.*, phos., *puls.*, rhus-t., sep., *sulph.*

vorangehenden Kopfschmerzen, mit: Ferr.

Schweißstadium im Fieber, während: Arn., ars., eup-per., nat-m., rhus-t., thuj.

nach: Calc., *chin.*, merc., puls., *sep.*, staph., sulph.

Schwindel, nach: *Calc.*

senken, muss Kopf und Augen: Apis

sexuellen Verlangens, nach Unterdrückung des: *Con.*, *puls.*

Exzessen, nach: **Agar.**, arn., *bov.*, **Calc.**, carb-v., *chin.*, con., kali-c., lach., merc., *nat-c.*, nat-m., nat-p., *nux-v.*, ph-ac., phos., pip-m., *puls.*, **Sep.**, **Sil.**, spig., *staph.*, *sulph.*, *thuj.*

Masturbation, nach: *Calc.*, carb-v., *chin.*, *con.*, lyc., merc., nat-m., nux-v., phos., puls., *sep.*, spig., *staph.*, sulph.

Pollutionen, nach reichlichen: Alum., bov., *calc.*, caust., cob., con., ham., kali-c., lach., lyc., nat-c., *nux-v.*, sel., sep., staph., viol-o.

Singen, durch: Alum., ptel.

Sitzen agg.: *Agar.*, alum., am-m., ang., aral., arn., ars., asaf., asar., bism-o., bor., bry., bufo, *calc.*, canth., carb-an., *caust.*, cham., *chin.*, cic., coff., con., cycl., dros., euph., ferr., ferr-ar., ferr-p., gent-c., grat., guaj., indg., lac-d., lach., led., lyc., mag-c., meny., merc., merc-i-r., mez., *mosch.*, mur-ac., nat-ar., *nat-c.*, *phos.*, plat., puls., ran-b., rat., rhod., rhus-t., ruta, sabad., seneg., sil., spong., squil., *staph.*, *sul-ac.*, sulph., tarax., verat., zing.

amel.: Ant-t., arn., ars., asar., *bell.*, calad., calc., cic., cocc., coff., *con.*, gels., glon., *guaj.*, hipp., ign., kali-ar.,

SCHMERZ - **Sitzen,** amel....

kali-c., *kreos.*, lam., lith-c., mag-c., mag-m., mang., merc., nat-m., nux-v., phos., rhus-t., sep., sulph., verat.

Aufsitzen oder gerade sitzen amel.: Ant-t., *cic.*, *gels.*, kali-c., merc., phos.

Sommer, im: *Ant-c.*, bar-c., **Bell.**, *bry.*, **Carb-v.**, **Glon.**, graph., lyc., **Nat-c.**, *nat-m.*, *nat-s.*, **Puls.**, sulph., thuj.

Sonne, durch Aufenthalt in der: *Acon.*, act-sp., *agar.*, aloe, **Ant-c.**, *arum-t.*, *bar-c.*, **Bell.**, brom., bruc., **Bry.**, cadm., *calc.*, calc-s., *camph.*, cann-i., *carb-v.*, cast-v., *chin.*, chin-s., *cocc.*, euphr., *gels.*, genist., **Glon.**, hipp., hyos., ign., **Lach.**, manc., nat-ar., **Nat-c.**, *nat-m.*, *nux-v.*, **Puls.**, *sel.*, *stram.*, *sulph.*, syph., *ther.*, valer., zinc.

amel.: Graph., stront.

Spinnen, durch: Carb-an.

Sprechen, beim: *Acon.*, agar., *aran.*, arg-n., *aur.*, *bell.*, bry., cact., *calc.*, *calc-s.*, canth., chin., cic., *cocc.*, coff., con., dros., dulc., euphr., fl-ac., *gels.*, glon., hyos., *ign.*, iod., jug-r., *lac-c.*, lac-d., led., *mag-m.*, meli., merc., *mez.*, **Nat-m.**, nux-v., par., ph-ac., phos., psor., puls., rhus-t., sang., sars., *sil.*, spig., spong., **Sulph.**, zinc.

amel.: Dulc., eup-per., ham., lac-d., sil.

anderen, von: Aran., bar-c., ign., mag-m., merc.

entferntes Sprechen agg.: Mur-ac.

Stehen, beim: Agar., alum., arg-m., arn., ars., calc., calc-s., canth., chin., dig., guaj., ip., kali-ar., kali-c., kali-s., *mag-c.*, mang., *nat-m.*, **Puls.**, ran-b., rheum, rhus-t., spong., staph., *sulph.*, tarax., verat., zinc.

amel.: Calc., camph., ran-b., tarax.

steigert sich allmählich: Acon., bry., carb-v., caust., con., lact., lob., sars.

hört plötzlich auf, und: Arg-m., caust., *ign.*, *sul-ac.*

lässt allmählich nach, und: Arn., ars., bar-c., bufo, crot-h., glon., jab., mez., nat-m., op., pic-ac., *plat.*, psor., sabin., sars., spig., **Stann.**, staph., stront., sulph., verb.

lässt schnell nach, und: *Arg-n.*, **Bell.**, coca, merc-c., *spig.*, *sulph.*

plötzlich, Schmerzen beginnen: Agar., *arg-n.*, aster., *bell.*, berb., camph., cimic., croc., ferr., *gels.*, mez., morph., phys., *sabin.*, *tab.*, valer.

SCHMERZ - plötzlich; Schmerzen beginnen...

lassen allmählich, und: Asaf., calc., fl-ac., puls., ran-s., sabin.

lassen plötzlich nach, und: Asaf., aster., *bell.*, *cedr.*, fl-ac., *ign.*, kali-bi., mag-p., merc-c., *sulph.*

Stelle, Schmerz an einer kleinen: Bor., carb-v., caust., colch., eupi., ferr-ma., graph., helon., hep., hydr-ac., *kali-bi.*, *kalm.*, lach., lact., lith-c., nux-m., ox-ac., phos., plan., psor., ran-s., rat., sang., sol-n., spig., sul-ac., sulph., tell., thuj., vinc., zinc.

Stillen, nach dem: Bell., bry., *calc.*, cham., chin., dulc., phos., *puls.*, *sep.*, sil., staph.

Stimulanzien (s. alkoholische Getränke)

Stirnrunzeln, beim: Ars., mang., nat-m.

amel.: Calc-caust., caust., phos., sulph.

Stuhlgang, vor: Aloe, merc., ox-ac., *puls.*

nach: Am-c., ambr., apoc., bell., bufo, carb-an., *carb-s.*, caust., chel., cupr., ign., lach., lyc., nat-c., ox-ac., petr., phos., podo., sabad., sep., sil., spig., ther., zinc.

amel.: Aeth., agar., aloe, apis, asaf., bor., corn., cupr., lachn., ox-ac., ptel., thuj., verat-v.

Pressen zum Stuhl, durch: Bell., *bry.*, calc-p., cob., coloc., *con.*, glon., ham., hell., ign., *ind.*, iod., *lyc.*, nat-m., *nux-m.*, ox-ac., phos., psor., *puls.*, rat., *sil.*, spig., *sulph.*, thuj., vib.

Sturz, nach einem: Arn., hyper., rhus-t.

Süßigkeiten, nach Genuss von: Ant-c.

syphilitischer Schmerz: Asaf., *aur.*, fl-ac., hep., *kali-i.*, led., *merc.*, mez., *nit-ac.*, phyt., *syph.*, **Thuj.**

Tabak rauchen, durch: Acet-ac., acon., alum., *ant-t.*, *bell.*, brom., calad., calc., caust., clem., coc-c., cocc., ferr., ferr-i., *gels.*, glon., *ign.*, *lob.*, mag-c., **Nat-ar.**, nat-m., nux-v., op., par., petr., plan., *puls.*, sil., spig., thuj., zinc.

amel.: Am-c., *aran.*, calc-p., *carb-ac.*, naja

Tanzen, durch: *Arg-n.*

Tee agg.: Chin., lach., sel., sep., *thuj.*, verat.

amel.: Cimic., ferr-p., kali-bi.

starker Tee amel.: *Carb-ac.*, glon.

Träumen, nach unangenehmen: Cob.

SCHMERZ ...

Treppensteigen, beim: Alum., ant-c., arn., aster., **Bell.**, **Bry.**, cadm., **Calc.**, carb-s., *carb-v.*, cimic., crot-h., *cupr.*, ferr., ferr-p., *gels.*, *glon.*, hydr., ign., *kalm.*, lac-c., *lach.*, lob., *lyc.*, meny., meph., *mosch.*, nat-ar., *nux-v.*, par., *ph-ac.*, *phos.*, *psor.*, ptel., *rhus-t.*, sang., *sep.*, **Sil.**, **Spong.**, staph., *sulph.*, *tab.*, thuj., zinc.

Trinken, durch: Acon., bry., *cimx.*, *cocc.*, crot-t., lyc., merc., sep.

kalte Getränke, durch: Con., dig.

amel.: Alumn., bism-o., kali-c.

schnellem Trinken, nach: Nat-m.

Tuch um den Hals agg.: Arg-n., *bell.*, crot-c., *glon.*, *lach.*, sep.

Überanstrengung der Augen, durch: *Agar.*, arg-n., *aur.*, bell., *bor.*, *cact.*, *calc.*, *carb-v.*, *caust.*, *cimic.*, *cina*, gels., *ham.*, jab., **Kali-c.**, kali-p., kali-s., **Lyc.**, mag-p., mur-ac., *nat-c.*, **Nat-m.**, *nat-p.*, *onos.*, par., **Ph-ac.**, *phos.*, phys., **Rhod.**, *rhus-t.*, **Ruta**, sep., **Sil.**, *spong.*, staph., sulph., *tub.*, valer., zinc.

Umdrehen im Stehen, beim: Cham., glon., graph., lyc., merc-i-f., nat-c., nat-m., plan., *sil.*

Bett, im: Crot-h., meph.

Urinieren, während: Acon., coloc., *tab.*

vor dem Urinieren, wenn dem Drang nicht nachgegeben wird: Fl-ac., sep.

nach: Caust.

amel.: Fl-ac.

reichlicher Urinabgang amel.: *Acon.*, ferr-p., **Gels.**, *ign.*, *kalm.*, *meli.*, sang., *sil.*, ter., verat.

Verletzungen, nach mechanischen: *Arn.*, *bell.*, calc., *cic.*, con., dulc., *hep.*, *hyper.*, lach., merc., *nat-m.*, **Nat-s.**, nit-ac., petr., *phos.*, puls., *rhus-t.*, *staph.*, sul-ac., sulph.

Verwirrung, mit geistiger: *Aur.*, *glon.*, nat-ar., petr., stram.

Gedanken zu sammeln; unfähig, seine: Carb-v., chin., crot-h., cycl., kreos., *mang.*, mez., nit-ac., rhus-t., sars., sil., stann., sulph.

Verstand zu verlieren; glaubt, den: *Acon.*, agar., chin., stram., tarent., verat.

wach zu bleiben, bei dem Bemühen: Phys.

SCHMERZ ...

wahnsinnig machender Schmerz: *Acon.*, ambr., *ars.*, **Bell.**, bry., cact., *calc.*, *chin.*, **Gels.**, ign., ind., *ip.*, *lyss.*, mag-c., *nat-m.*, *nit-ac.*, psor., puls., *stram.*, *tarent.*

Gefühl im Gehirn: Plan.

wandernder Schmerz: Alumn., am-c., calc., chin., colch., kali-bi., led., lyc., mag-p., nat-s., plan., podo., *puls.*, *sang.*, *spig.*

Schleier vor den Augen, dann wandernde Schmerzen, besonders an den Hinterhauptshöckern, den Hals und die Schulter hinunter, amel. durch Schlaf und durch ruhig Liegen im Dunkeln: Podo.

Wärme:

Bett, im warmen: **Bell.**, *carb-v.*, **Lyc.**, *mez.*

Speisen agg., warme: *Arum-t.*, mez., *phos.*, *puls.*, *sulph.*

Zimmer agg., im warmen: Acon., aeth., **All-c.**, aloe, *alum.*, am-m., ant-c., **Apis**, *arn.*, *ars.*, ars-i., *arum-t.*, asaf., bar-c., *bell.*, *bov.*, bry., bufo, calc., cann-i., *carb-s.*, **Carb-v.**, *caust.*, cham., *chel.*, *cimic.*, cob., coc-c., coca, coff., colch., com., *croc.*, euph., ferr-i., ham., hydr., hyos., *iod.*, ip., kali-i., *kali-n.*, **Kali-s.**, lact., laur., *led.*, lil-t., *lyc.*, *lyss.*, mag-c., mag-m., *mang.*, mez., *mosch.*, *nat-ar.*, nat-c., *nat-m.*, nat-p., nicc., ph-ac., **Phos.**, **Plat.**, plb., **Puls.**, ran-s., rhod., sang., sel., **Seneg.**, sep., sin-n., sol-n., *spong.*, *stram.*, *sulph.*, tab., tell., *verat.*, verb., *zinc.*

amel.: *Am-c.*, *aur.*, bell., bov., bry., cham., chel., **Chin.**, cocc., *coff.*, eup-per., ferr., hep., kali-c., *lac-c.*, mag-c., **Mang.**, *merc.*, nux-m., *nux-v.*, rhus-t., *sil.*, spig., staph., sul-ac., **Sulph.**, thuj., valer., zing.

Waschen der Füße amel.; der: Nat-s.

Kopfes agg., des: *Am-c.*, *ant-c.*, bar-c., bell., bry., *calc.*, calc-s., canth., carb-v., cham., glon., lyc., merc., nit-ac., *nux-m.*, phos., puls., *rhus-t.*, *sep.*, spig., stront., *sulph.*

kaltem Wasser amel., mit: Acon., aloe, ant-t., *ars.*, asar., aur-m., *bry.*, calc., calc-p., caust., cham., cinnb., cycl., euph., *glon.*, ind., iod., kalm., lac-c., myric., nat-s., *phos.*, plan., psor., zinc.

SCHMERZ - Waschen ...

Hände agg., der: Rhus-r.

Wein, durch: Ant-c., arn., *ars.*, bell., *calc.*, *carb-an.*, *carb-v.*, cast., coff., con., **Gels.**, glon., ign., kali-chl., lach., *led.*, lyc., nat-ar., *nat-c.*, nat-m., nux-m., *nux-v.*, *ox-ac.*, petr., *ran-b.*, *rhod.*, rhus-t., sabad., *sel.*, *sil.*, stront., ter., verat., **Zinc.**

amel.: Arg-n., calc., coca

sauren Wein, durch: *Ant-c.*, ars., ferr., sulph.

Wellen, Schmerz in (vgl. anfallsweise): Ant-t., asaf., bell., chin., cocc., ferr., plat., **Sep.**, spig., viol-t., zinc.

Wetter, bei bedecktem: Bry., *calc.*, *cham.*, *chin.*, *dulc.*, *mang.*, merc., *nux-m.*, **Rhus-t.**, *sep.*, sulph.

kaltem Wetter, bei: Acon., *agar.*, *am-c.*, *ars.*, *aur.*, *bell.*, **Bry.**, *calc.*, calc-s., *camph.*, *caps.*, carb-v., *caust.*, cocc., *colch.*, con., **Dulc.**, *hell.*, **Hep.**, hyos., ign., kali-c., *kali-i.*, lyc., *merc.*, *mosch.*, nat-m., *nux-m.*, **Nux-v.**, *ph-ac.*, phos., rhod., **Rhus-t.**, *sabad.*, sep., *spig.*, *stront.*, *sulph.*, verat.

nasskaltem Wetter, bei: *Am-c.*, ars., brom., **Bry.**, **Calc.**, carb-an., *carb-v.*, cimic., colch., **Dulc.**, **Glon.**, *lach.*, *lyc.*, *mang.*, **Merc.**, *mez.*, mosch., nat-c., **Nux-m.**, **Nux-v.**, phyt., **Rhod.**, **Rhus-t.**, **Sil.**, *spig.*, stront., **Sulph.**, tub., *verat.*, zing.

Regen amel.: Cham.

trockener Kälte, bei: Acon., *asar.*, bry., *caust.*, **Hep.**, *nux-v.*, sabad., *spong.*

warmem Wetter, Kopfschmerzen beginnen bei: Glon., **Nat-c.**, nat-s.

amel.: Calc.

Wetterwechsel, bei: *Ars.*, *bry.*, *calc.*, *calc-p.*, *carb-v.*, lach., mez., *nux-m.*, *ph-ac.*, *phos.*, *psor.*, *ran-b.*, *rhod.*, **Rhus-t.**, *sil.*, verb., vip.

windigem, stürmischem Wetter, bei: Asar., *aur.*, bry., cham., chin., lach., mur-ac., *nux-m.*, nux-v., phos., puls., *rhod.*, *rhus-t.*, *spig.*

Widerspruch, nach: *Aur.*, *bry.*, *coff.*, lyc., mag-c., nat-m., petr., phos., rhus-t.

Wind, durch Aufenthalt im: Acon., bry., cham., chin., ham., mur-ac., nux-v., *phos.*, *sanic.*, *sep.*

SCHMERZ - Wind ...

kaltem Wind, in: *Acon.*, *aur.*, *bry.*, **Hep.**, *ign.*, *lac-c.*, *mez.*, *mur-ac.*, **Nux-v.**, *psor.*, **Rhus-t.**, *sanic.*, *sep.*

Fahrtwind, durch: *Ars-i.*, bry., *calc-i.*, *carb-v.*, glon., *kali-c.*, *kali-i.*, lyc., **Rhus-t.**, *sanic.*

Winter, im: *Aur-m-n.*, *bism-o.*, *sil.*, **Sulph.**

Wurmbeschwerden: *Calc.*, chin., *cina*, graph., nux-v., plat., sabad., *sil.*, spig., *sulph.*

Zahnung, während der: *Acon.*, bell., calc-p., *cham.*, *cocc.*, coff., hep., hyos., ign., merc., nit-ac., nux-v., rhus-t., sil.

Zimmer, im überfüllten: *Lyc.*, mag-c., **Plat.**, plb.

Eintritt ins Zimmer, beim: Caust., chel., laur., mez., nat-m., *nicc.*, *ran-b.*, ran-s., rhus-t., sabad., spong.

kalten Luft, aus der: Colch., con., puls.

Kopfschmerz im Zimmer wird amel. im Freien und umgekehrt: Mang., ran-b.

Zorn, durch: Acon., arg-n., *bry.*, cast., *cham.*, coff., coloc., dulc., ign., kali-c., *lyc.*, mag-c., mez., *nat-m.*, *nux-v.*, *petr.*, *phos.*, *plat.*, ran-b., rhus-t., sep., *staph.*

Zuhören beim Lesen und Sprechen agg.: *Mag-m.*

erstreckt sich zu den Augen: *Arg-n.*, asaf., brom., *calc.*, caust., croc., *crot-h.*, ign., *kali-c.*, kali-s., *lach.*, *lyss.*, mag-m., merc., nat-m., nicc., **Nit-ac.**, **Puls.**, rhus-t., *seneg.*, *spig.*, **Sulph.**

Brust: Con., nat-m.

Fingerspitzen: Camph.

Gesicht: Am-m., anac., ant-t., aran., arg-m., *bry.*, graph., guaj., indg., lyc., mag-m., nat-m., phos., puls., rhus-t., sars., seneg., sil., spig., tarent., thuj.

Glieder, durch die: Acet-ac.

Hals, zum äußeren: Anac., bar-c., berb., *bry.*, chel., chin., guaj., jac., kali-c., kali-n., *lach.*, lyc., merc., mosch., nat-m., nux-m., sabin.

inneren: Anac., merc., tarent.

Hinterkopf: Bell., calc., carb-v., chel., glon., helon., nat-c., op., pip-m., **Prun-s.**, puls., *sep.*, **Thuj.**, til.

linke Seite: Calc-ac.

SCHMERZ - *erstreckt sich* - Hinterkopf ...

rechte Seite: Phos., **Prun-s.**

Jochbein: *Hyper.*

Kiefer: *Arg-n.*, bell., calc-p., kali-chl., mez., spig.

Kopf herum, um den: Calc-s.

linke Seite: Camph., cann-s., *spig.*, staph.

Nase: Agar., ant-t., ars., bism-o., bor., colch., *glon.*, guaj., **Lach.**, lyc., lyss., nat-c., nux-v., phos.

Nasenwurzel: Agar., *bism-o.*, kali-c., kali-n., *lach.*

Ohren: Agar., lach., merc., nux-v., puls., rhus-t.

rechte Seite: Anac., asaf., cast., eupi., hell.

Rücken: Aloe, anac., bell., calc., caust., dig., kali-n., lyc., mag-c., mosch., nat-m., nit-ac., petr., phos., prun-s., *puls.*, rhod., rhus-t., samb., sep., sil., spig., spong., stann., stront., sul-ac., thuj.

Schädelbasis: Ambr., cina, laur., mang., phos., senn.

Schläfen: Asar.

Schulter: Glon., graph.

Schulterblatt: Puls.

Stirn: Aloe, bar-c., **Bell.**, bor., bry., carb-v., chin., cupr., dios., ferr., gran., kali-c., kali-s., lact., olnd., ph-ac., prun-s., stann., staph., sulph., til., viol-t.

Wange: Hep., *hyper.*, indg., rhus-t.

Wirbelsäule nach unten; die: *Cocc.*

Zähne: **Chin.**, crot-h., graph., ign., kalm., kreos., lach., lyc., lycps., lyss., merc., mez., puls., sep., sil., staph.

Zunge: *Ip.*

Scheitel: Glon., par., sep., spig., staph.

Gehirn, Kopfschmerz wie tief im: *Acon.*, aloe, alum., am-c., anac., arg-m., arg-n., *ars.*, asaf., asar., aur., bar-c., bell., bov., calc., camph., canth., carb-v., caust., cham., *chin.*, *chin-s.*, cina, coc-c., *coloc.*, con., corn., croc., daph., dros., *dulc.*, glon., graph., hyos., ign., kali-n., lach., laur., lyc., mag-c., mang., *med.*, merc., *mosch.*, mur-ac., nat-m., *nit-ac.*, nux-v., olnd., petr., *ph-ac.*, phos., phys., prun-s., *psor.*, ran-b., rhod., ruta, sabad., sars., sil., *spig.*, stann., *staph.*, sul-ac., sulph., ther., thuj., zinc.

SCHMERZ - Gehirn, Kopfschmerz wie tief im ...

morgens: Kali-bi., lach., ruta, spig.

Aufstehen, nach dem: Ruta, staph.

vormittags: Fl-ac., indg., ran-b.

nachmittags: Bar-c., hell., iris., lact., mag-s., merc-i-f., uran

abends: Agn., all-c., nat-m., par., phos., ran-b., zinc.

Aufrichten nach Bücken agg.: Lam.

Berührung agg.: All-c., arg-m., bry., chin., cinnb., grat., kali-bi., lact., laur., mag-s., merc., merc-i-f., mez., mur-ac., nat-m., par., sabin., sars., staph., sulph., viol-t.

amel.: Sars.

Bewegung des Oberlids agg.: *Coloc.*

Denken agg.: Daph.

Erwachen, beim: *Chin.*, mang., phys.

Essen, nach dem: Canth., ign., ran-b.

Gehen, beim: Gran.

Kopfschütteln agg.: *Caust.*, *spig.*

Körperübungen, Bewegung, bei: Merc.

Liegen, im: Ther.

wandernder Schmerz: Am-c., chin.

erstreckt sich nach außen über die Stirn: Viol-t.

Hinterkopf: *Acon.*, *aesc.*, *aeth.*, *agar.*, ail., *all-s.*, aloe, alum., alumn., *am-c.*, am-m., *ambr.*, ammc., *anac.*, ant-t., **Apis**, *arg-m.*, **Arn.**, *ars.*, *ars-i.*, arund., asaf., asar., aur., aur-m-n., bapt., bar-c., bar-m., **Bell.**, *benz-ac.*, berb., bism-o., bor., bov., *brom.*, **Bry.**, cact., calad., *calc.*, *calc-p.*, calc-s., camph., cann-i., cann-s., canth., caps., *carb-ac.*, *carb-an.*, **Carb-s.**, **Carb-v.**, card-m., **Caust.**, cedr., cham., *chel.*, **Chin.**, *chin-a.*, chin-s., *cic.*, **Cimic.**, *cinnb.*, clem., cob., coc-c., coca, **Cocc.**, *colch.*, coloc., con., conv., *cop.*, corn., croc., *crot-c.*, *crot-h.*, *crot-t.*, *cupr-ar.*, cycl., daph., dig., dios., *dulc.*, *echi.*, *elaps*, *eup-per.*, euph., ferr., ferr-ar., ferr-i., ferr-p., **Fl-ac.**, form., **Gels.**, **Glon.**, gnaph., *graph.*, grat., guaj., ham., *hell.*, *helon.*, hep., hura, hydr., hydr-ac., hyos., *hyper.*, *ign.*, ind., indg., *iod.*, *ip.*, *iris.*, jatr., **Jug-c.**, kali-ar., *kali-bi.*, *kali-br.*, *kali-c.*, *kali-chl.*, *kali-i.*, *kali-n.*, kali-p., *kali-s.*, *kreos.*, **Lac-c.**, *lach.*, lachn., lact., lac-ac., laur., *lec.*, led., lil-t., lith-c., lob., *lyc.*, *lycps.*, lyss., mag-c., *mag-m.*, mag-s., manc., mang., *med.*, meph., merc., merc-i-f., *merc-i-r.*, *mez.*, mill., *morph.*, *mosch.*, *mur-ac.*, murx., myric., *naja*, *nat-ar.*, *nat-c.*, nat-m., *nat-p.*, *nat-s.*, nicc., *nit-ac.*, nux-m., **Nux-v.**, ol-j., **Onos.**, *op.*, osm., ox-ac., paeon., pall., par., **Petr.**, **Ph-ac.**, *phos.*, phys., *phyt.*, **Pic-ac.**, pip-m., plan., plat., *plb.*, prun-s., psor., ptel., *puls.*, *pyrog.*, ran-b., ran-s., raph., rhod., *rhus-r.*, *rhus-t.*, rumx., sabad., *sabin.*, sang., sanic., *sars.*, sec., *seneg.*, **Sep.**, **Sil.**, *spig.*, *spong.*, squil., stann., *staph.*, stram., stront., *stry.*, sul-ac., *sulph.*, *tab.*, tarax., *tarent.*, teucr., *thuj.*, til., trom., urt-u., valer., verat., *verat-v.*, verb., xan., *zinc.*, zinc-m., zing.

tagsüber: Carb-v., ign., mag-c., petr., ph-ac., plan., seneg., stry.

morgens: Agar., *all-s.*, arum-t., bov., *bry.*, cedr., chin-s., cob., colch., cop., dios., euph., gels., *helon.*, *jug-c.*, junc., **Lac-c.**, *lach.*, lob., lyc., mag-c., mag-s., morph., *nat-m.*, nit-ac., nux-m., *nux-v.*, op., petr., *ph-ac.*, puls., *ran-b.*, raph., rhod., rhus-r., rhus-t., sabin., sanic., *sep.*, *sil.*, spig., sulph.

14 Uhr, bis: Clem.

15 Uhr, bis: Cob.

17 Uhr, bis: Rhus-t.

Aufstehen, beim: Cimic., cinnb., gels., kali-bi., mag-m., merc-i-f., *nux-v.*

amel.: Jug-c., kali-p., spig.

Bett, im: Agar., eupi., *jug-c.*, *nux-v.*, *ph-ac.*, sep.

Liegen auf dem Rücken, beim: *All-s.*, *bry.*, sep.

Erwachen, beim: Arg-m., arn., *bry.*, con., fl-ac., grat., hell., kali-bi., **Lac-c.**, *lach.*, mill., *morph.*, *nat-m.*, op., ox-ac., *petr.*, *ph-ac.*, rhus-t., sanic., *sulph.*, uran

mittags amel.: *Bry.*

Zimmer amel., im: Bov.

vormittags: Agar., all-c., alum., *bry.*, chel., *chin.*, *cob.*, cop., dios., gels., indg., lact., lyc., nat-c., op., phys., phyt., psor., rhus-t., *sep.*, spong., sulph.

11 Uhr: Gels.

SCHMERZ - Hinterkopf - vormittags ...

geistiger Anstrengung, nach: Rhus-t.

Kopfschütteln agg.: Cann-i.

Sitzen, im: Rhod.

mittags: Cob., murx., nat-c., sulph.

nachmittags: Aeth., agar., ang., bov., canth., cast., chel., chin-s., cimic., clem., coca, dios., dirc., fago., hydr., ind., iod., iris., kali-n., mang., ol-an., osm., ph-ac., phos., rhus-r., rhus-t., rumx., sars., sep., sulph.

13 Uhr: Ptel.

15-18 Uhr: Phos.

16 Uhr: Gels.

abends: All-c., alum., ambr., bar-c., bell., bov., brom., canth., carb-an., carb-s., chin-s., cimic., colch., dios., form., gels., graph., hyper., indg., jab., kali-br., kali-chl., kali-n., lob., lyc., mag-c., mez., mur-ac., nit-ac., ol-an., op., ptel., ran-b., ran-s., rhus-r., seneg., sep., stann., staph., stront., sulph., thuj., uran, zinc.

amel.: Coca, sep.

Bett, im: Dulc., kali-n., sarr.

künstliches Licht agg.: Zinc.

nachts: Bor., carb-s., carb-v., cedr., *chel.*, clem., hipp., kali-n., *kali-p.*, lyc., *mez.*, osm., sep., stront., *sulph.*, *thuj.*

Mitternacht, um: Sep.

1 Uhr: Bry., rhus-t.

2 Uhr: Sulph.

3 Uhr: Chin-s.

3-4 Uhr: Spig.

abwechselnd mit Schmerzen in der Stirn: Mosch.

Gelenken, Schmerzen in den: Sulph.

Sakrum, Schmerzen im: Alum., carb-v., *nit-ac.*

Schläfen, Schmerzen in den: Zinc.

Anfächeln amel.: *Carb-v.*

anfallsweise: *Aesc.*, *bell.*, chen-v., cimic., *gels.*, **Lach.**, *stram.*

Anstrengung, nach: *Gels.*, nit-ac., *ox-ac.*

Ärger, nach: Alum., ip., petr., *ran-b.*, staph.

SCHMERZ - Hinterkopf ...

Aufstehen, nach: Gels., lyss., mur-ac.

amel.: Chin., eup-per., grat., jug-c., kali-p., puls.

Bett agg., vom: *Mur-ac.*

Augen zusammen, zieht die: Nat-m.

Bandagieren des Kopfes agg.: Calc., gels.

amel.: Plb.

Berührung agg.: Cupr., gels., *kali-n.*, *nit-ac.*, op.

amel.: Mang.

der Haare agg.: *Carb-v.*, *kali-n.*, *nit-ac.*

Beugen des Kopfes nach hinten, beim: *Anac.*, *carb-v.*, colch., ip., osm., staph., tarent.

amel.: Aeth., bar-c., cact., chin., fago., murx., raph., *rhus-t.*, spig.

Bewegung agg.: Am-c., aur., *bell.*, bism-o., *bry.*, calc., *carb-v.*, chin., chin-a., coc-c., cupr., elaps, eup-per., *ferr.*, *gels.*, glon., *hell.*, *hyper.*, iod., *ip.*, kali-c., kali-n., lac-c., *lach.*, lac-ac., lyc., mag-p., manc., mang., *mez.*, mosch., nit-ac., *nux-v.*, *ox-ac.*, petr., ph-ac., *sel.*, *sep.*, spig., spong., staph., *stram.*, thuj.

amel.: *Agar.*, carl., euph., pip-m., *rhus-t.*, stann.

Augenlider agg., der: Bry., *carb-v.*

Kopfes agg., des: Cact., *carb-v.*, *gels.*, petr., staph., *stram.*

Blindheit, mit: *Petr.*

Bücken agg.: Acon., aesc., aloe, alum., ant-t., *calc.*, camph., carb-ac., *carb-v.*, chin., cob., colch., con., cupr., elaps, fago., *ferr.*, *gels.*, *hell.*, helon., kali-c., *kali-n.*, lyc., mag-s., mang., nit-ac., nux-m., ph-ac., *phos.*, prun-s., rhus-r., *spig.*, staph., sulph.

amel.: Ign., ol-an., verat.

Schmerz wandert beim Bücken in die Stirn: Carb-an.

Denken agg.: Ign., nit-ac.

Drehen des Kopfes, beim: *Carb-v.*, mang., *op.*

Augen, der: Sep.

oben, nach: **Lac-c.**

SCHMERZ - Hinterkopf ...

Druck agg.: Am-c., calc., camph., dios., ph-ac., sulph.

amel.: *Bry.*, calc., *carb-v.*, *cast.*, colch., dios., gels., grat., hydr., hyos., kali-n., mag-c., *mag-m.*, *mag-p.*, mang., *nux-m.*, **Nux-v.**, *plb.*, sabin., sep., spig., tarent., *zinc.*

Dunkelheit agg.: Carb-an., *carb-v.*, lac-c., onos.

amel.: Mag-p., *sep.*, *stram.*

Eiterung, wie durch: Mang.

Erschütterung agg.: Anac., **Bell.**, *bry.*, *calc.*, *carb-v.*, ferr-p., *gels.*, **Glon.**, *ip.*, kali-n., **Led.**, *mag-m.*, mag-s., **Nit-ac.**, staph., *stram.*, ther.

Essen, nach dem: Agar., alum., canth., carb-v., dios., gels., *kali-bi.*, mill., nat-m., ol-an., pip-m.

Fahren oder Reiten agg.: Petr., phyt.

Fieber, bei: **Nux-v.**, *verat-v.*

Freien, im: Bov., cob., hydr-ac., iod., lob., nux-m.

amel.: All-c., alum., *apis*, carb-an., *cimic.*, glon., hydr., *kali-c.*, mag-m., mag-s., mosch., pic-ac., sep.

Fremdkörper, wie durch einen: Arg-m.

Froststadium im Fieber, während: Petr.

Frühstück, nach dem: Aster., gels.

Gähnen amel.: Staph.

Gehen agg.: Asar., bell., *bry.*, *calc.*, *carb-v.*, *chin.*, con., *glon.*, *graph.*, *ip.*, kali-br., kali-c., **Led.**, mur-ac., nit-ac., phys., *spig.*, staph., *stram.*, sulph., tarax.

Freien, im: Bov., *calc.*, *caust.*, cina, ferr-p., mang., spig., staph., zinc.

amel.: Cimic., mang., rhus-t., *seneg.*, sulph., tab.

langsam Gehen amel.: Plb.

geistige Arbeit agg.: Anac., aster., calc., *carb-ac.*, carb-an., *carb-v.*, *cimic.*, *coc-c.*, *colch.*, *elaps*, *gels.*, ign., kali-n., lob., *nat-c.*, nat-s., nit-ac., *par.*, *pic-ac.*, psor., rhus-r., rhus-t.

amel.: Cact., calc.

Gemütsbewegungen, durch: Benz-ac., petr.

SCHMERZ - Hinterkopf ...

hämmernder Schmerz: Act-sp., camph., ferr-p., nat-m., psor.

Harndrang nicht nachgekommen wird, wenn dem: Sep.

heiße Anwendungen amel.: *Gels.*, *ign.*

Hitze agg.: *Euph.*, *gels.*, ip., *phos.*, *puls.*

Ofenhitze: *Carb-v.*, puls.

Hochbinden der Haare, beim: Alum., bell., *carb-v.*, *kali-n.*, *nit-ac.*

Husten, beim: Alum., anac., carb-an., carb-v., *coca*, coloc., *ferr.*, *ferr-m.*, *ferr-p.*, *glon.*, *lach.*, mag-c., merc., mosch., nat-m., nit-ac., pyrog., sang., sep., sil., *sulph.*, tarent.

Hutes agg., Druck des: **Carb-v.**, *kali-n.*, lob., *nit-ac.*, petr., sil.

kalte Anwendungen amel.: *Acon.*, aloe, alumn., ant-t., *ars.*, asar., *bell.*, bism-o., *bry.*, *calc.*, *calc-p.*, *caust.*, cham., chin-s., cinnb., euph., ferr., *glon.*, ind., *lac-c.*, *lach.*, mag-s., *mosch.*, myric., *nat-m.*, *phos.*, psor., *puls.*, *seneg.*, *spig.*, *stram.*, *sulph.*, zinc.

Luft agg.; kalte: *Ign.*

amel.: *Carb-v.*, euph., *lac-c.*

Koitus, nach: Agar., bov., calad., calc., chin., graph., kali-c., nat-m., petr., sep., sil., staph.

Körperübungen amel.: Cact.

Kummer, nach: **Ph-ac.**

Lärm agg.: *Bry.*, calc., carb-v., cimic., *gels.*, ign., ip., *nit-ac.*, ph-ac., plb., spig., *stram.*

Lachen agg.: Zinc.

Lehnen des Kopfes nach hinten agg.: Tarent.

amel.: Spig.

Licht amel.: Lac-c.

Liegen, im: Agar., camph., canth., chel., **Chin.**, *eup-per.*, euph., *gels.*, ip., lachn., lyss., mag-s., nux-v., *onos.*, *op.*, pip-m., puls., sep., spig., spong., staph.

amel.: Alum., *graph.*, *hell.*, iod., *kali-s.*, nit-ac., ph-ac., spig., tab.

Bauch amel., auf dem: Grat.

Hinterkopf, auf dem: Agar., cact., *petr.*, *sep.*

amel.: *Kali-p.*, ph-ac.

SCHMERZ - Hinterkopf - Liegen, im ...

Kopf amel., mit erhöhtem: *Gels.*, *spig.*

niedrig amel.: *Mosch.*

Seite, auf der: *Carb-v.*

links amel.: Ars.

rechts agg.: *Carb-v.*, petr., staph.

Seite des Kopfes amel., auf einer: Cact., *sep.*

Menses, vor den: Calc., nat-c., nit-ac.

während: *Bell.*, *bry.*, *calc.*, *carb-an.*, *carb-v.*, *kali-n.*, *lac-c.*, mag-c., mag-m., nit-ac., nux-v., *phos.*

zieht die Augen zusammen: *Carb-v.*

spärlicher Blutung, bei: Alum., *carb-v.*

nach: *Carb-v.*

Niesen, beim: Grat., lach.

pulsierend: Act-sp., agn., alum., am-c., asar., **Bell.**, bor., *calc.*, camph., *carb-v.*, caust., *chel.*, cimic., con., *crot-h.*, dros., **Eup-per.**, *ferr.*, *gels.*, *glon.*, ign., kali-br., *kali-n.*, *kali-s.*, **Lach.**, *led.*, lyss., mag-m., mang., *nat-m.*, nit-ac., *petr.*, *phos.*, psor., puls., *sep.*, stram., valer.

Reiben amel.: Canth., carb-v., laur., ol-an., ph-ac., tarent.

rheumatischer Schmerz: Bar-c.

Schlaf, nach: Aesc., aeth., agar., ail., alum., ambr., *ars.*, bov., bry., *calc.*, *carb-v.*, caust., *chel.*, chin., chin-a., *cimic.*, cinnb., cocc., *con.*, eup-per., *gels.*, *graph.*, hep., *ip.*, *kali-bi.*, *kali-c.*, *kali-n.*, **Lach.**, *lyc.*, mang., *nat-s.*, nit-ac., nux-v., *op.*, ox-ac., *pall.*, petr., ph-ac., *phos.*, prun-s., ptel., puls., *rhus-t.*, sep., sil.

amel.: Nit-ac.

Schließen der Augen, beim: *Calc.*, ip., *lach.*, op., *stram.*

amel.: *Hell.*, *sep.*

Schlucken agg.: Gels., kali-c.

Schreiben, durch: Carb-an., cocc., gels.

Schütteln des Kopfes agg.: Apis, calc., cann-i., **Carb-v.**, *con.*, glon., *ip.*, *kali-br.*, mosch., *nit-ac.*, *petr.*, staph.

SCHMERZ - Hinterkopf - Schütteln des Kopfes ...

amel.: Gels.

Schwitzen amel.: Clem.

Sehen auf helle Gegenstände, durch: Plb., *stram.*

sexuellen Exzessen, nach: *Calc.*, **Chin.**, **Phos.**

Sitzen, im: *Agar.*, cast., caust., chin., euph., indg., *kali-br.*, *kali-s.*, meny., *mosch.*, ph-ac., ran-b., rhod., spig., squil., zinc.

amel.: Asar., gels., ign., mag-c., mag-m., nux-m.

Sonnenhitze, in der: **Acon.**, **Bell.**, brom., **Bry.**, camph., carb-v., *gels.*, **Glon.**, *nat-c.*, *ther.*

Stehen, im: *Carb-v.*, cast., *hell.*, *ip.*, kali-c., kali-n., lac-c., mag-c., mosch., ph-ac., staph., tab.

amel.: *Chin.*, nux-v., plb., tarax.

lange Stehen in einer Stellung agg.: Cham.

Stuhlgang, beim Pressen zum: *Ign.*

Treppensteigen, beim: *Bell.*, *carb-v.*, carl., ip., mosch., pic-ac.

Urinieren amel., reichliches: *Gels.*

Verdauungsstörung, nach: Cann-s., *ip.*, petr., ran-b., *staph.*

Verdruss, nach: Petr., ran-b.

wandernder Schmerz: Nat-s.

warmes Einhüllen amel.: *Gels.*, ign., *nux-v.*, **Rhus-t.**, **Sil.**

Kleidung agg., warme: Ip., nit-ac., staph., *stram.*

Speisen, durch warme: Ip., mez., puls., sulph.

Zimmer, im warmen: *All-c.*, *apis*, bov., *bry.*, carb-v., *cimic.*, *mag-m.*, *mez.*, mosch., *puls.*, *seneg.*, *stram.*, sulph.

amel.: Bov.

Warmwerden, Erhitzung, durch: *Carb-v.*, ip., kali-c., lac-c., *stram.*

Wein agg.: Zinc.

amel.: Gels.

Wetter, bei feuchtem: *Bar-c.*, brom., **Calc.**, *calc-p.*, **Dulc.**, lyss., *rhus-t.*

SCHMERZ - Hinterkopf ...

Zorn, durch: Ip., petr., *staph.*

zusammengeschraubt, Schmerz wie: Grat., mag-c., merc.

erstreckt sich nach oben: All-c., berb., **Calc.**, caust., **Gels.**, glon., ol-an., ph-ac., *puls.*, *sang.*, sars., sep., **Sil.**

Augen, zu den: Atro., chin., ery-a., gels., *glon.*, **Lach.**, nat-s., *petr.*, pic-ac., **Sang.**, sanic., sars., *sep.*, *sil.*, **Spig.**, stry., *verat.*, zinc.

Brust, zur: Graph.

Hals, zum äußeren: Ambr., *bell.*, *bry.*, *carb-v.*, **Cocc.**, glon., hell., hep., kali-c., laur., *lil-t.*, phyt., podo., sulph.

innern: Laur.

Kiefer: Bar-c., kali-chl., nit-ac.

Unterkiefer, zum: Cham.

Kopf, zum übrigen: Canth., carb-v., caust., **Chin.**, **Gels.**, *glon.*, kalm., mag-p., merc., mez., pic-ac., *puls.*, sabad., sang., *sil.*, **Stram.**

über den ganzen Kopf: Chin.

Nacken hinunter, den: Arg-n., bell., berb., *bry.*, cimic., *cocc.*, com., *graph.*, hell., *hep.*, *hydr-ac.*, *kali-c.*, *kali-n.*, laur., lil-t., lob., mang., merc., mur-ac., nat-c., **Nux-m.**, **Nux-v.**, pic-ac., podo., ran-b., sabin., sep., sulph., tarent.

Nase, zur: Corn.

Ohren, zu den: Aesc., bar-c., cann-s., chel., colch., plan., plb., puls., stry.

Rücken hinunter, den: *Aeth.*, cimic., *cocc.*, crot-h., graph., lil-t., lyss., nat-m., pic-ac., podo., sang., sep., *stry.*, thuj.

Scheitel, zum: Ambr., bov., *calc.*, cann-i., *caust.*, **Cimic.**, dig., *dulc.*, glon., hell., hura, lac-c., lac-ac., lyc., mag-m., nat-c., phel., rat., sep., **Sil.**

Schläfen: Anac., arn., cann-i., coca, *glon.*, plb., seneg., *spig.*

Schultern: *Bry.*, caust., dios., *gels.*, hep., *ip.*, kali-c., kali-n., podo.

Liegen auf dem Rücken, beim: *Bry.*

SCHMERZ - Hinterkopf - *erstreckt sich ...*

Stirn: Ambr., *arg-n.*, aur., bov., brom., *calc.*, *carb-v.*, *chel.*, chin., clem., con., dios., dirc., ferr., fl-ac., **Gels.**, *glon.*, *kali-bi.*, kali-c., **Lac-c.**, *lach.*, mang., merc., mosch., mur-ac., *nat-m.*, nat-s., ol-j., op., *petr.*, *ph-ac.*, plb., ptel., *rhus-t.*, **Sang.**, sanic., *sars.*, *sil.*, sulph., tarent., ter.

Wellen; in: *Sil.*

vorn, nach: Aeth., ambr., anac., aur., chin., mag-m., merc., *ph-ac.*, rat., sanic., *sil.*

Hinterhauptshöckern, in den: **Bry.**, *calc-p.*, colch., dig., mur-ac., *rhus-t.*, *sil.*, uran

nachmittags: Chin-s.

Bewegung agg.: **Bry.**

Druck des Hutes agg.: *Sil.*

Gehen im Wind agg.: Mur-ac.

Hitze, durch: *Sil.*

Seiten des Hinterkopfes: Aesc., all-c., aster., cann-s., cham., *chel.*, colch., elaps, **Fl-ac.**, glon., guaj., hyos., ign., ind., kali-bi., kali-n., led., mag-c., mag-s., meph., mez., ol-an., ph-ac., phys., ptel., sep., *sil.*, **Stram.**, sulph.

links: Agar., am-c., cham., *chel.*, guaj., led., nuph., ol-an., phys., ptel., puls.

nach rechts: Squil.

Sitzen, im: *Agar.*

rechts: Aesc., aster., cann-s., colch., hep., ign., ind., *iris.*, kali-bi., myric., sep., stram.

nach links: Dig., *mez.*, staph.

Auge, zum linken: Iod.

tagsüber: Ph-ac.

morgens: Dios., puls.

vormittags: All-c., dios.

abends, 20 Uhr: Stram.

Beugen des Kopfes nach hinten, beim: Colch.

Druck amel.: Hyos.

Erwachen, nach dem: *Sulph.*

Gehen, beim: Aster.

Schütteln des Kopfes, beim: Glon.

SCHMERZ - Hinterkopf ...

Hinterkopf und Stirn: Aeth., *alum.*, ambr., anac., aphis., arn., asaf., aur., bell., bry., calc., camph., cann-i., canth., caps., carb-v., chel., chin., chin-s., cimic., cina, clem., colch., con., corn., dig., dios., eup-per., ferr., gels., glon., graph., grat., guaj., hydr-ac., hyos., ign., iod., iris., kali-bi., kali-c., kali-n., lach., lachn., laur., lyc., mag-c., mag-m., mang., merc., mez., mosch., mur-ac., nat-m., ol-j., onos., op., petr., ph-ac., prun-s., ptel., raph., rhus-t., sabad., sabin., sars., seneg., sep., serp., spig., spong., squil., stry., sul-ac., sulph., tab., thuj.

morgens, beim Erwachen: Kali-bi., *lach.*, **Onos.**

Knochen: *Ant-c.*, *arg-m.*, **Aur.**, bar-c., *bell.*, bry., *calc.*, canth., carb-v., caust., cham., **Chin.**, cocc., cupr., graph., guaj., **Hep.**, ign., ip., lyc., mang., **Merc.**, *mez.*, nat-c., **Nit-ac.**, nux-v., *ph-ac.*, *phos.*, puls., rhod., rhus-t., *ruta*, sabad., sabin., samb., **Sep.**, *sil.*, spig., staph., sulph., verat., viol-t., zinc.

Knochennähte, entlang der: **Calc-p.**, **Fl-ac.**

Scheitel: Acet-ac., acon., aeth., agar., agn., *alum.*, *alumn.*, am-c., ambr., *anac.*, ant-c., ant-t., **Apis**, arn., ars., ars-i., arum-t., aur-m-n., bad., bell., *benz-ac.*, bor., bov., **Brom.**, bry., *bufo*, **Cact.**, cadm., calc., *calc-p.*, calc-s., *cann-s.*, **Carb-an.**, *carb-s.*, *carb-v.*, cast., *caust.*, cedr., cham., *chel.*, chen-a., *chin.*, chin-a., **Cimic.**, *cinnb.*, cob., coc-c., coca, cocc., coff., colch., *con.*, conv., *corn.*, crot-c., *crot-h.*, *cupr.*, *cur.*, daph., dig., dios., dros., dulc., echi., *elaps*, *eup-per.*, euph., *ferr.*, *ferr-ar.*, ferr-i., *ferr-p.*, ferr-pic., *form.*, *gels.*, gent-c., glon., gran., graph., hell., *hep.*, hura, *hydr.*, *hyper.*, *ind.*, iod., iris., kali-bi., kalm., kreos., lac-c., lac-d., *lach.*, lact., lac-ac., laur., *lil-t.*, lith-c., *lyc.*, lyss., *meny.*, *merc.*, merc-c., *merc-i-f.*, *merc-i-r.*, *mez.*, mosch., mur-ac., naja, nat-ar., *nat-c.*, nat-m., nat-p., *nit-ac.*, *nux-m.*, *nux-v.*, ol-j., ox-ac., pall., par., *ph-ac.*, *phos.*, phys., *phyt.*, pic-ac., podo., ptel., puls., *ran-b.*, **Ran-s.**, rheum, rhod., rumx., sabad., sang., sanic., *sep.*, *sil.*, sol-n., *spig.*, spong., squil., stann., staph., stram., sul-i., **Sulph.**, syph., tab., tell., ther., *thuj.*, ust., valer., **Verat.**, verb., xan., *zinc.*

tagsüber: Sep., sulph., tab.

morgens: Agar., ambr., aster., bar-c., bov., carb-ac., graph., hydr., hyper., iris., lac-c., merc., nat-c., nat-p., ox-ac., pall., ran-b., staph., **Sulph.**, thuj.

5 Uhr: Calc.

amel.: Laur.

Aufstehen, beim: Bar-ac., caust., cimic., kali-n., nicc., podo., *sep.*, *sulph.*

amel.: Ol-an.

Bett, im: Carb-v., hell.

Erwachen, beim: Alum., bar-ac., *bry.*, bufo, calc., carb-an., caust., cedr., croc., hyper., *kali-bi.*, nat-p., puls., *sulph.*, tab., verat.

vormittags: *Alum.*, bar-c., bov., bry., calc., fl-ac., gamb., glon., kali-cy., mag-s., nat-ar., nicc., nux-m., pic-ac., rhus-t., sulph.

10 Uhr: Hydr., lac-ac.

11 Uhr: Hydr.

mittags: *Puls-n.*, *sulph.*, thuj.

nachmittags: Alum., alumn., ambr., ars., bufo, calc-s., carb-v., *cimic.*, crot-h., graph., helon., hura, hyper., indg., iris-foe., kali-n., lac-ac., lyc., lyss., mang., merc-i-r., mur-ac., nat-ar., nit-ac., osm., phel., phos., phys., sulph.

abends: Acon., ambr., apis, bor., canth., carb-an., cimic., crot-h., cycl., dulc., fago., form., glon., *hep.*, hyper., kali-c., kali-i., lach., lith-c., lyc., merc., mur-ac., nit-ac., ol-an., petr., *ran-b.*, rhus-t., sep., sil., stann., stront., *sulph.*, thuj., zinc.

Bett, im: Carb-v., stann.

nachts: Acon., agar., aster., carb-an., ferr., glon., hipp., iris-foe., kali-n., laur., lyc., mez., ol-an., rat., sulph.

amel.: Mag-c.

Einschlafen amel., beim: Phyt.

anfallsweise: Chel., *chin.*, cimic., hydr.

Aufstehen vom Sitzen, beim: Cob.

Berühren der Haare agg.: *Carb-v.*

Berührung agg.: Bov., chel., cinnb., kali-bi., mez., peti., phos.

Auflegen der Hand amel.: Kali-n.

Bewegung, bei: Alum., alumn., aur., *bell.*, calc-p., canth., *chin.*, echi., *ferr.*, glon., ip., iris., lach., lob., lyss., mez.,

SCHMERZ - Scheitel - Bewegung, bei ...

ox-ac., ph-ac., phyt., sep., spig., thuj., verat.

Augen, der: Sep.

Kopfes, des: Alum.

Bücken agg., beim: Acon., alum., alumn., am-m., berb., calc., calc-p., coloc., elaps, glon., helon., iris., kreos., lyc., lyss., meny., nux-m.

amel.: Laur., verat.

Druck agg.: Bell., cast., *chin.*, cina, kali-c., kali-n., *lach.*, nat-c.

amel.: Alum., alumn., *arg-n.*, *cact.*, dirc., eup-per., ferr., *meny.*, ph-ac., phys., stann., *verat.*

Einatmen, beim tief: *Anac.*

Erschütterung agg.: Bell., cob.

Erwachen, beim: Kali-bi., thuj.

Essen, nach dem: Bad., calc-s., cast., dirc., kali-bi., lyc., mag-c., nat-c., phel., rhus-t., sulph., tab.

Fahren im Wagen, beim: Lyc.

Freien, im: Ferr., iris., sulph.

amel.: Carb-an., cimic., ferr., gamb., glon., ind., kali-n., puls., rat., tarent.

Gehen, beim: Calc., carb-an., cedr., con., glon., hura, peti., phyt., spong., sulph.

amel.: Peti., sang.

Freien, im: Calc.

amel.: Acon., aster., thuj.

schnell Gehen agg.: Chel.

Sonne, in der: Bar-c.

geistiger Anstrengung, bei: Aster., carb-v., con., *ferr-pic.*, gent-c., nat-m., *nux-v.*, ph-ac., *pic-ac.*, ran-b., *sep.*

Geräusch, durch: *Cact.*, calc., ferr-p., *ferr-pic.*, iod., spig.

hämmernder Schmerz: Hyper., phos.

Hitzestadium im Fieber, während: Graph.

Husten, beim: Alum., *anac.*, apis, caust., con., cupr., kali-c., sabad., squil., sulph.

kalte Anwendungen amel.: *Acon.*, *alumn.*

SCHMERZ - Scheitel - kalte Anwendungen ...

Luft amel., kalte: Ind.

Lesen, beim: Carb-v., helon., lyc., lyss., nat-m.

Liegen, im: Carb-v., chel., hipp., stann.

amel.: Calc-p., phos., spig.

Seite, auf der linken: *Cinnb.*

Menses, während: Calc., carb-an., cast., ferr-p., lach., laur., lyc., mag-c., nat-m., nat-s., nux-v., ol-an., phos., rat., sulph.

Mittagessen, nach dem: Con., nat-m., thuj.

Nachdenken, beim: *Lyss.*

Niesen, beim: Apis, bar-c., nux-v., sulph.

periodisch auftretende Schmerzen: *Sil.*

Tag, jeden zweiten: Hydr.

pulsierend: Agar., alum., ars., bell., *bry.*, canth., carb-an., *ferr.*, *glon.*, hyper., kreos., *lach.*, *lyc.*, lyss., nat-c., *nux-v.*, phos., *sep.*, *sil.*, *stram.*, sulph., *verat.*

Reiben amel.: Carb-ac., phos.

Schlaf amel.: Calc.

Schreiben, durch: Gels., nat-m., ran-b.

Sitzen agg.: Cast., lyc., peti., phos., verat., viol-t.

amel.: Con., gels.

Stehen, im: Alum., mang., ran-b., sul-ac., verat.

Stellen, an kleinen: Nux-v., psor., sol-n., spig.

Stimmen agg., beim Hören von: *Ferr-pic.*, *lyc.*

Stuhlgang, beim: Ind., lyc.

Treppensteigen, beim: Ant-c., cimic., ferr., lob., meny.

Urinieren, nach: Caust.

Wetter, bei nassem: *Carb-an.*

Zimmer, beim Eintritt in ein: *Ran-b.*

erstreckt sich zu den Augen: Ign., nux-m.

Gaumen: Nat-m.

Hals, zum äußeren: Calc-p., *chel.*, glon., kalm.

inneren: Cham.

hinten, nach: Chel., kali-bi., kali-n.

SCHMERZ - Scheitel - *erstreckt sich ...*

Hinterkopf: Calc-p., *chel.*, gels., indg.

Jochbein: Phos.

Nase, beim Essen: Dulc.

Ohr: Agar., phos.

andern, von einem Ohr zum: Pall.

Schläfen: Carb-v., caust., cham., chel., hipp., kalm., phos.

Schulter: Lyc.

Stirn: Caps., *caust.*, cham., *cocc.*, led., mez., nicc., nux-m.

Wangenknochen: Tarent.

Scheitel und Stirn: Acet-ac., acon., all-c., aloe, ambr., anac., ant-c., ant-t., arg-n., bar-c., bell., berb., bor., bry., bufo, calc., cann-i., carb-an., cast., caust., cinnb., corn., crot-t., dig., dios., glon., graph., grat., helon., hura, hydr-ac., ign., indg., kali-bi., laur., lyss., mag-c., mang., meny., merc., mez., mosch., mur-ac., myric., naja, nat-c., nat-m., nat-p., nux-v., ol-an., ol-j., ox-ac., phel., ptel., puls., rhus-r., *sep.*, sil., sol-n., stann., valer., zinc.

Schläfen: Acon., act-sp., aesc., aeth., agar., ail., *all-c.*, aloe, *alum.*, ambr., **Anac.**, anan., *apis*, apoc., **Arg-m.**, arg-n., *arn.*, ars., *ars-i.*, arum-t., asar., aspar., aster., *atro.*, aur., *bad.*, *bapt.*, bar-c., bar-m., **Bell.**, benz-ac., berb., bor., brom., bry., calc., calc-p., camph., cann-i., cann-s., caps., **Carb-ac.**, carb-an., carb-s., caust., cedr., *cham.*, *chel.*, **Chin.**, chin-s., chol., cic., cina, *cinnb.*, clem., cob., coc-c., *cocc.*, coff., colch., coloc., con., cor-r., corn., crot-h., crot-t., cupr., cupr-ar., **Cycl.**, *daph.*, dios., dros., echi., elaps, elat., eup-per., euphr., eupi., *ferr.*, ferr-ar., ferr-i., *ferr-m.*, ferr-p., *fl-ac.*, form., *gels.*, gent-c., gent-l., glon., graph., gymn., ham., hell., hep., *hipp.*, hura, hydr., hydr-ac., hyos., hyper., ign., *ind.*, iod., *ip.*, *iris.*, *jatr.*, *jug-c.*, *kali-bi.*, **Kali-c.**, kali-chl., kali-p., kali-s., kalm., **Kreos.**, **Lac-c.**, lac-d., *lach.*, lachn., laur., lec., led., lept., lith-c., lob., **Lyc.**, lycps., *lyss.*, *mag-c.*, *mag-m.*, manc., *mang.*, med., meli., *merc.*, merc-c., merc-i-f., merl., *mez.*, mosch., mur-ac., murx., myric., *naja*, nat-ar., nat-c., nat-m., nat-p., nat-s., nit-ac., nuph., **Nux-m.**, *nux-v.*, ol-j., onos., *op.*, osm., ox-ac., pall., **Par.**, *petr.*, *ph-ac.*, phos., phys., phyt., pic-ac., plan., **Plat.**, *plb.*, podo., psor., ptel., **Puls.**, ran-b., raph., rheum, rhod., *rhus-t.*, rob., rumx., *ruta*, *sabad.*, **Sabin.**, *sang.*, sec., sel., *sep.*, sil., sol-n., spig., *stann.*, staph., stram., stry., *sul-ac.*, sulph., sumb., tab., **Tarax.**, *tarent.*, **Thuj.**, uran, verat-v., **Verb.**, viol-t., xan., *zinc.*

abwechselnde Seiten: Hyper., **Lac-c.**

links: Aesc., agar., *arn.*, asar., aspar., aur-m., bar-ac., *cimic.*, dig., *kali-chl.*, *merc.*, mur-ac., nuph., nux-m., onos., ox-ac., rhod., sang., sil., *spig.*, *staph.*, sumb., viol-t.

abwechselnd mit Schmerzen im rechten Knie: Meli.

nach rechts: Aur-m., calc., hipp., merc-i-f., ol-j., ptel., sulph.

periodisch: Spig.

pulsierend: Spig.

rechts: Aloe, apis, ars., ars-i., bell., cact., *caust.*, *chel.*, *coloc.*, dros., ferr-ar., *ferr-m.*, *gels.*, *jug-c.*, meli., mosch., *nat-ar.*, *nux-v.*, pall., puls., rhus-t., *tarax.*, thuj., trom., verb., ziz.

abwechselnd mit Schmerzen im rechten Knie: Meli.

nach links: Glon., lil-t., pall., plat., ptel., sep.

Liegen darauf, beim: Stann.

tagsüber: Ars., calc., hell., hep., hydr., jatr., kali-n., lyss., mez., stann.

morgens: All-c., am-c., apis, bar-c., cact., camph., carb-s., clem., cob., coloc., cop., cund., dios., dirc., equis., *gels.*, graph., ham., ign., jac., kali-n., lil-t., lith-c., lyss., nat-ar., nat-p., phos., podo., psor., rhus-r., rhus-t., rumx., sang., sep., sulph., tarent., thuj.

amel.: Mag-s.

Aufstehen, beim: Aur-m., coca, *lach.*, lil-t., nat-ar., nit-ac., sulph.

Erwachen, beim: Ail., anac., asim., atro., calad., calc., camph., carb-s., cast-eq., coff., graph., ind., *lach.*, lith-c., med., naja, nat-ar., nat-p., nit-ac., tab., zinc.

vormittags: Alum., ars., asar., *caust.*, *cham.*, clem., cob., dios., fago., genist., hipp., hydr., indg., *jug-c.*, kali-c., lach., lil-t., lycps., mag-s., nat-ar., peti., phyt., podo., rhus-t., seneg., sulph.

mittags: Ars., dios., dirc., fago., pall., ptel., sulph.

nachmittags: Aloe, alum., bell., bov., bry., canth., carb-s., caust., chin-s., coca, cod., coloc., corn., dios., dirc., dulc., equis., fago., gamb., grat., guaj., hipp., iber., iod., kali-bi., lac-c., laur., lyc., mag-s., myric., nat-ar., nat-ac., ol-an., peti., plat., ptel., rumx., sang., sil., stront., sulph., zing.

17 Uhr: Bry., nat-ar.

abends: Acon., aloe, alum., am-c., ang., apis, aran., calc-s., camph., cast., caust., chin., cinnb., colch., cop., crot-h., dig., dios., equis., fl-ac., hydr., hyper., inul., jac., kali-c., kali-i., kali-n., kreos., lach., lac-ac., lith-c., *mag-m.*, mez., nat-m., nit-ac., nux-m., nux-v., ph-ac., psor., **Puls.**, ran-b., rhus-r., sep., stram., stront., sul-ac., sulph., tab., tarent., thuj., zing.

Bett, im: Chel., glon., *mag-m.*, ol-an., ph-ac., rhus-t.

nachts: Arn., ars., arum-t., bry., cact., cop., dig., ferr., grat., kali-c., lyc., mag-s., merc-i-f., rhus-r., sang., tarent., thuj.

abwechselnd mit Hitze im Gesicht: Coc-c.

anfallsweise: Aesc., cact., lil-t.

Anstrengung, nach: Cact., hell., psor.

Aufstehen, nach: Fago., lycps., verat.

amel.: Calc-ac., rhus-t., stann.

Auftreten, beim: Carb-s., coloc., hell., lyc., sol-n.

Berührung agg.: Aur., berb., cast., chel., *chin.*, con., cupr., daph., led., *mez.*, nux-m., peti., staph.

amel.: Ars., calc-ac., cycl.

Beugen des Kopfes nach hinten, beim: *Anac.*, *chin.*, mang., thuj.

vorn, nach (s. Bücken)

Bewegen der Augen agg.: *Bad.*, chin., coloc., sulph.

Bewegung agg.: Agn., cact., caust., **Chin.**, cinnb., cob., cupr., dirc., *echi.*, gels., glon., hipp., hydr., kali-bi., *mez.*, ph-ac., phos., phys., rhod., thuj., zinc.

amel.: Carl., com., lil-t., *mez.*

Blicken nach oben, beim: Puls.

nach der Seite: Raph.

Blinzeln agg.: All-c.

SCHMERZ - Schläfen ...

Bücken agg.: Am-m., bov., *brom.*, calc-ac., carb-ac., chin., coff., coloc., cycl., dios., dros., fago., fl-ac., glon., guaj., hep., kali-bi., kali-c., lach., lyss., mur-ac., nat-ar., nat-s., phos., plat., *puls.*, sol-n., sulph., thuj., verat.

amel.: Ang., mang., verat.

Druck agg.: Aspar., bism-o., cast., cina, cop., daph., kali-n., lil-t., mur-ac., nat-ar., nat-m., *prun-s.*, verb.

amel.: Aeth., alum., ant-c., aral., *cact.*, calad., calc-ac., *chin.*, coc-c., cop., dios., dirc., echi., *glon.*, guaj., hydr., iod., kali-i., kalm., lil-t., mag-c., **Mag-m.**, meny., nat-c., par., phos., plan., podo., stann., thuj., verat.

entgegengesetzte Seite amel., auf die: Jac.

Dunkelheit, in der: Onos.

Einhüllen amel.: Mur-ac.

Essen, nach dem: Alum., aran., canth., cast., clem., con., dios., hydr., hyos., indg., kali-bi., kali-n., mag-c., ol-an., phos., zing.

Fahren im Wagen: Lith-c., lyc.

Freien, im: Aur., *chin.*, coff., coloc., equis., hyos., jac., kali-bi., mang., naja, ol-an.

amel.: Asar., atro., camph., cast., coloc., com., crot-t., glon., hell., hydr., hyos., jatr., lith-c., nuph., olnd., phos., **Puls.**

Froststadium im Fieber, nach: Bor.

Gehen agg.: Agn., alum., ant-t., ars., asar., bry., bufo, cast., chin., cocc., coloc., con., cupr., dios., genist., glon., hell., kali-bi., lil-t., lyss., mang., mez., nat-m., nat-s., phos., ran-b., rhod., spig., sulph.

amel.: Chin., guaj., staph., tarax.

Freien, im: Arn., bry., coff., hyos., mang., nat-m., rhod., spig., tarax., zing.

amel.: Psor., rhod.

geistige Anstrengung agg.: Anac., *chin.*, dig., gent-c., hell., kalm., manc., mez., nat-c., nat-m., nux-v., ph-ac., pip-m., *psor.*, *puls.*, *sulph.*

amel.: Calc-ac.

SCHMERZ - Schläfen ...

Geräusche agg.: Cact., cann-s., cimic.

hämmernder Schmerz: Ars., benz-ac., chel., chin., *ferr.*, hep., psor.

Hitze amel.: Mur-ac., nux-m., *syph.*

Husten, beim: Alum., ambr., ant-t., *bry.*, caust., *chin.*, cina, coca, kali-c., kreos., **Lyc.**, mang., *puls.*, rhus-t., sulph., tarent., tax., verb.

intermittierend: Atro., bad., clem., iod., murx., nat-m., nat-p., pic-ac., *stann.*, stict., sulph.

kalte Luft: Hyos., kali-bi., *spig.*

Wasser amel., kaltes: Aur-m., coc-c., kalm.

Lesen, beim: Calc-ac., carb-ac., clem., coca, mez., nat-m., phys., pip-m., sulph.

Liegen, beim: Camph., clem., graph., lith-c., *mag-m.*, spong.

amel.: Asar., benz-ac., chel., chin-s., colch., ferr., gels., *lach.*, mag-c., nux-v.

Menses, vor den: Lach.

während: Am-m., berb., calc., cast., lac-c., **Lyc.**, nat-c., nat-s., sang.

Mittagessen, nach dem: Dios., kali-bi., pall., sulph.

verspätetem Mittagessen, bei: *Cact.*

Niesen, beim: Am-c., cina

Oper, durch Besuch der: Cact.

pulsierender, klopfender Schmerz: Alum., am-c., anan., apis, *arg-n.*, arn., aur-m., *bell.*, benz-ac., bor., camph., *caps.*, *carb-s.*, caust., cedr., chel., *chin.*, *chin-s.*, coc-c., coloc., corn., *echi.*, ferr., **Glon.**, hep., jug-r., kali-n., lac-c., lac-d., **Lach.**, merc-i-f., nat-s., nit-ac., *phos.*, *podo.*, *puls.*, sol-n., spig., *stann.*, *stram.*, sulph., thuj.

Processus mastoideus, am: Iris.

Reiben amel.: Canth., ol-an., phos., plat.

Schlaf, im: Mag-c.

Schütteln des Kopfes, beim: Carb-s., glon.

Seite, auf der er liegt: Puls., stann.

nicht liegt: Graph.

Sitzen, im: Am-m., arg-m., chin., lil-t., mang., mez., nicc., phos., staph., sul-ac., tarax., verat.

amel.: Ars., asar., calc-ac., coff., coloc., lith-c., mang.

Sonne, durch Aufenthalt in der: Nat-ar.

Sprechen, beim: Mez.

Stehen, im: Ars., cast., chin., coloc., glon., guaj., staph., verat.

amel.: Tarax., zing.

Stuhlgang, beim Pressen zum: *Bell.*, nux-v., *puls.*, thuj.

Treppensteigen, beim: *Glon.*, kalm., sulph.

wandernder Schmerz: Acon., *aesc.*, carb-s., *cham.*, merl., plan., spig., verat-v.

Wein, durch: *Cact.*, zinc.

Wetter, bei nasskaltem: Nux-m.

Wind, beim Fahren oder Reiten gegen den: Calc-i.

Zimmer, im: Jatr., laur., phos., ran-b., rhod., sabad.

amel.: *Chin.*, coff., hyos., ol-an., zing.

erstreckt sich zum Auge: Aloe, ant-c., asim., berb., cedr., coc-c., gels., nat-p., phos., pip-m.

Augenbrauen: Pic-ac.

Gesicht: Am-m., ant-t., arg-n., *bry.*, kali-c., lachn., puls., rhus-t., seneg.

Hals, zum äußeren: Bry., kali-i., pic-ac., puls.

hinten über die Ohren, nach: Arg-m., cedr., gymn., nat-p.

Hinterkopf: Cham., cinnb., coff., iod., iris., kali-bi., kalm., lil-t., lycps., pic-ac., puls., rhus-v.

Jochbein: Coc-c., kali-c., phos.

Kiefer, in die: Arg-n., calc-p., glon., kali-c., lob., rhod., stann.

Mitte des Kopfes, zur: Dirc.

Nase: Glon.

oben, nach: Am-m., laur., rhus-v.

Ohr: Aur., bov., gels., puls.

Scheitel: Am-m., coc-c., cycl., kali-bi., laur., phos.

SCHMERZ - Schläfen - *erstreckt sich* ...

Schläfe zur andern, von einer: Alum., asc-c., **Bell.**, *cedr.*, chel., *chin.*, con., glon., ham., hydr., lac-c., lil-t., lob., lyss., manc., mez., naja, nat-ar., *phos.*, plan., rhod., sep., *sulph.*

und wieder zurück: Hydr., *lac-c.*, lil-t.

Schulter, Gesicht dabei verzerrt: Graph.

Stirn, über die: *All-c.*, anac., berb., bor., ferr., glon., hep., lil-t., lyc., mez., ph-ac., phos., sil., squil., tab.

Zähne: Bry., carb-v., lachn., sars., sulph., *verb.*

letzten Backenzahn: Hydr.

Schläfen und Stirn: Agar., agn., ant-c., ant-t., aran., arn., *ars.*, arum-t., atro., aur., bar-c., *bell.*, berb., bov., bry., *camph.*, canth., cedr., chel., chin., chin-a., chin-s., clem., coloc., cor-r., crot-t., cycl., dig., dios., dulc., elat., ferr., ferr-ar., fl-ac., gels., glon., gran., hell., hipp., hura, hydr-ac., ind., iris., kali-bi., kalm., lachn., lil-t., lyc., lycps., mag-m., mag-s., mang., merc-i-f., merl., mez., mur-ac., myric., naja, nat-ar., nat-m., nat-p., op., ph-ac., phos., phys., phyt., pip-m., psor., rhod., sabad., sabin., sel., seneg., **Sep.**, spig., stann., sulph., tab., tanac., verat., zinc.

Schläfen und Hinterkopf: Acon., aesc., *alum.*, bov., cann-s., nux-v., rhus-r., spig.

Seiten: All-c., *alum.*, asar., bov., *calc-p.*, calc-s., carb-an., chin., cor-r., cupr., cycl., dig., dios., euphr., glon., kali-bi., **Kali-i.**, lyc., mag-c., mag-m., *merc-c.*, merc-i-f., mez., ol-an., phos., plat., squil., til.

eine Seite: Acon., aesc., aeth., *agar.*, agn., **Alum.**, am-c., am-m., ambr., *anac.*, ang., ant-c., ant-t., *apis*, *arg-m.*, **Arg-n.**, *arn.*, *ars.*, ars-i., arund., *asaf.*, *asar.*, aur., *bar-c.*, bar-m., *bell.*, *bism-o.*, bor., *bov.*, *bry.*, *bufo*, *cact.*, *calc.*, calc-p., camph., cann-i., cann-s., *canth.*, *caps.*, carb-an., carb-s., carb-v., caust., *cham.*, *chel.*, *chin.*, chin-a., chin-s., *cic.*, cina, cinnb., clem., cocc., **Coff.**, colch., *coloc.*, con., cop., *corn.*, croc., crot-h., cupr., cycl., dig., dios., dros., dulc., elaps, elat., eug., eup-per., euph., euphr., *ferr.*, ferr-ar., ferr-i., ferr-p., *gels.*, *glon.*, *graph.*, *guaj.*, hell., hyos.,

SCHMERZ - Seiten - eine Seite ...

ign., ind., iod., ip., iris., *kali-ar.*, *kali-bi.*, *kali-br.*, **Kali-c.**, **Kali-i.**, kali-n., **Kali-p.**, *kali-s.*, kalm., kreos., *lac-d.*, *lach.*, lact., *laur.*, led., *lyc.*, mag-c., mag-m., manc., mang., meny., *merc.*, *mez.*, mill., mosch., mur-ac., murx., nat-ar., nat-c., nat-m., nat-p., nicc., nit-ac., nux-m., *nux-v.*, olnd., par., petr., **Ph-ac.**, *phos.*, *phyt.*, **Plat.**, plb., *psor.*, **Puls.**, ran-b., ran-s., rheum, rhod., *rhus-t.*, *rob.*, ruta, sabad., sabin., samb., *sang.*, **Sars.**, sel., seneg., *sep.*, *sil.*, **Spig.**, spong., squil., stann., staph., stict., stram., stront., **Sul-ac.**, *sulph.*, *syph.*, tab., tarax., tarent., teucr., *thuj.*, ust., valer., *verat.*, **Verb.**, viol-o., viol-t., **Zinc.**, zing.

abwechselnd von einer Seite zur andern: Agar., bell., calc., calc-ar., cedr., chin., colch., cupr., dros., euon., hell., hydr., hyper., *iris.*, kali-bi., **Lac-c.**, lil-t., lyc., nat-m., nat-p., nicc., *nux-v.*, phos., plan., sep., sil., valer.

Schmerz im linken Arm, mit: Ptel.

hört auf einer Seite auf, wird heftiger auf der anderen: *Lac-c.*, *nat-m.*

Kaffeegenuss, durch übermäßigen: Nux-v.

Ohren, hinter den: Asar., calc-p., caust., chel., onos., sang.

Bewegung agg.: Kali-p.

Freien, im: Kali-p.

hinter dem linken: Ambr., kali-p., sang.

Seite, auf der man liegt (s. Liegen - Seite)

Stellen, an einzelnen: Kali-bi., kalm.

erstreckt sich zum Auge: *Asaf.*, brom., caust., croc., mag-m., nat-m.

Hals, äußerer: Guaj., *lach.*, lyc., merc.

Hals und Schultern, mit steifem Nacken: Lach.

Seite zur anderen, durch die Schläfen; von einer: Alum., chin., phos., plan., sang.

Taille: Lyss.

links: Aloe, alum., *ambr.*, *ant-c.*, *ars.*, *ars-i.*, *asaf.*, *asar.*, *bell.*, bism-o., *bov.*, **Brom.**, bry., calad., *calc.*, calc-p., cann-s., canth., carb-s., carb-v., caust., *cham.*, *chin.*, chin-a., chin-s., cimic., cina, *coloc.*, con., conv., *croc.*, crot-h., cupr., *cycl.*, eup-pur., *euph.*, *ferr.*, *ferr-i.*, fl-ac., *graph.*, *guaj.*, gymn., ham., hydr., ign., *iod.*, *kali-c.*, lac-c., *lach.*, lac-ac., lil-t., lith-c., *lob.*, lyc., *mag-c.*, med., *merc.*, merc-i-f., merc-i-r., murx., nat-m., *nit-ac.*, *nux-m.*, *olnd.*, pall., *par.*, phel., *phos.*, plan., *plat.*, plb., ptel., ran-b., ran-s., *rhod.*, *rhus-t.*, sabad., *samb.*, sec., *sel.*, **Sep.**, **Spig.**, *sulph.*, tab., *tarax.*, *thuj.*, trom., verat-v., viol-o., viol-t., xan., *zinc.*, zing., ziz.

dann rechts: Arn., eup-per., glon., *nux-m.*, squil., sulph.

Kopf- und Gesichtsschmerz, erstreckt sich zum Hals: Guaj.

Liegen auf der rechten Seite amel.: Brom.

linken Seite agg., auf der: Ars., calad., kali-bi.

rechts: *Alum.*, arg-m., ars., asaf., **Bell.**, *bism-o.*, bov., *bry.*, bufo, *cact.*, **Calc.**, carb-an., **Carb-v.**, *caust.*, cham., *chel.*, cimic., *cina*, cist., coc-c., coca, coff., *con.*, croc., *crot-c.*, crot-h., cycl., euph., ferr-ar., gels., gins., gran., graph., grat., guaj., *hep.*, **Ign.**, iod., **Iris.**, jac., kali-c., lach., *lyc.*, mag-c., meny., merc., merc-i-r., *mez.*, mill., *mosch.*, *nat-m.*, nit-ac., nux-m., ol-an., plat., *plb.*, *ran-b.*, *rat.*, rheum, rhod., *rhus-t.*, *ruta*, **Sabad.**, *sang.*, **Sep.**, sil., spong., sulph., tarax., tarent., thuj., urt-u., verat., zinc.

morgens, abends links: Bov.

abends im Bett: Con.

Augenflimmern vor dem Anfall: **Iris.**

dann links: Arn., bry., colch., cupr., dig., merc-i-r., staph., tax.

Fremdkörpers, Gefühl eines: *Con.*

Liegen auf der schmerzhaft Seite amel.: Hipp.

rechten Seite agg., auf der: Mag-c.

periodisch: *Cact.*

Schlag auf einen Amboss, wie ein: Manc.

Trübsichtigkeit im linken Auge, mit: Arg-n.

warmes Zimmer, beim Eintritt in ein: *Spig.*

tagsüber: Cact., ferr., hydr., mag-m.

morgens: Aloe, alum., *ars.*, bell., bov., chin-s., chr-ac., dios., euphr., fl-ac., gels., *graph.*, ham., hipp., hydr., jug-c., mag-c., mang., sars., **Spig.**, tab.

Aufstehen, beim: Ars., cact., calc., gels., mag-s., puls., spig.

amel.: Graph., merc-i-r.

Bett, im: Graph., nicc., nux-v., scut., **Spig.**

Erwachen, beim: Arum-t., aur., cina, merc-i-r., mur-ac., phos., puls., tab.

7-17 Uhr: *Puls.*

vormittags: Alum., cact., carb-an., cast., euphr., fl-ac., hydr., indg., jug-c., kalm., lach., nat-m., nux-j., peti., plb., sars., stront., verat.

mittags: Calc-p.

nachmittags: Aeth., alum., bry., canth., cast., chin-s., coca, colch., ferr., graph., indg., lach., laur., mag-s., merc-i-r., nat-m., nicc., nit-ac., nux-v., ol-an., *sep.*, valer., zinc.

abends: Aloe, arg-m., *ars.*, bar-c., calc-s., canth., caust., chin., chin-a., dios., elaps, fl-ac., graph., ham., ind., indg., kali-c., kali-n., lyc., lyss., mag-c., mag-m., merc-i-r., mez., nicc., nux-v., pall., phos., *puls.*, *sep.*, sil., spig., sulph., tab., zinc., zing.

amel.: Phos., ptel., sep.

Bett, im: Arg-m., ars., con., plat.

nachts agg.: Acon., cact., *caust.*, *graph.*, kali-n., mag-c., mez., nat-m., nicc., ol-an., plb., staph., tarent.

amel.: Mag-c.

Mitternacht, nach: *Thuj.*

Abendessen amel., nach dem: Sulph.

anfallsweise: Acon., *ars.*, kali-c., puls., *sep.*

Aufrichten vom Bücken, beim: Kali-c., mang., sul-ac.

SCHMERZ - Seiten ...

Aufstehen, nach: Chin., graph., *spig.*

amel.: Carb-v., dig., graph., indg., ol-an., rhod., tab.

Auftreten, beim: Calc-p., *lyc.*, **Spig.**

Berührung agg.: Agar., ang., bor., cupr., dirc., laur., merc-i-f., nit-ac.

amel.: Bry., thuj.

Bett, im: Ars., iod.

amel.: Tab.

Bücken agg.: Alum., ang., calc-ac., caps., chin-s., cor-r., dig., euphr., glon., hep., hipp., indg., laur., phos., puls.

amel.: Dig., iris.

Druck agg.: Agar., stram.

amel.: Mez., sulph.

erscheint allmählich: Con.

Erschütterung agg.: **Bell.**, *lyc.*, **Spig.**

Essen, nach dem: *Ars.*, bar-c., bell., calc-s., coc-c., form., ham., kali-c., lach., mag-c., nux-v., paeon., phos., zinc.

amel.: Calc-p., colch., form., nat-m.

Fahren oder Reiten, beim: Naja

Freien, im: Fago., fl-ac., mang., mez., **Sep.**, trom.

amel.: Am-c., carb-an., fago., kali-c., mang., nat-m., phos., rat., *sep.*, sulph.

Fremdkörper, wie von einem: *Con.*

Frühstück, beim: Gels.

Gehen agg.: Arg-m., arg-n., ars., bell., calc., clem., con., kali-c., *lyc.*, mez., nat-m., plb., **Spig.**, trom.

Freien, im: Alum., chin-s., grat., ign., mag-s., **Spig.**

amel.: *Iris.*, mang., merc-i-r., **Phos.**

schnell Gehen agg.: Sep.

geistiger Anstrengung, bei: Hyper., ign., phos.

Geräusch von Stimmen, beim: Cact.

hämmernder Schmerz: Iris.

Heben des Kopfes, beim: Cact.

hellem Licht, bei: Cact.

SCHMERZ - Seiten ...

Husten, beim: Apis, aur., cimic., dirc., mang., vib.

Kämmen der Haare, beim: Merc-i-f.

kalte Anwendungen amel.: Acon., caust.

Lärm, durch: Cact., manc., phys.

Lehnen auf die schmerzhafte Seite, beim: *Ars.*, chin.

Liegen, im: Carb-v., petr., rhod., sep., spong.

amel.: Dig.

Seite amel., auf der schmerzlosen: Mag-c., *nux-v.*

schmerzhaften Seite amel.: Anac., arn., bry., hipp., ign., plan., puls., sep.

rechten Seite mit den Händen über dem Kopf amel., auf der: Brom.

Seite, auf der er liegt: *Ars.*, calad., calc., carb-v., chel., *chin.*, mag-c., nit-ac., *nux-m.*, nux-v., ph-ac., puls., *spong.*, stann., staph.

nicht liegt: Calc-ar., *graph.*, puls.

Menses, vor den: Calc-p., cinnb., puls.

während: Am-m., ars., berb., calc., calc-p., cast., chin., cic., colch., cycl., lob., lyc., mag-c., mag-m., nat-c., nux-v., puls., *sang.*, sep., verat.

nach: *Ferr.*

Milch, nach: *Brom.*

Mittagessen, nach dem: *Form.*, nit-ac., paeon.

Niesen agg.: Am-m., arn., **Bell.**, grat., *spig.*

periodisch: *Graph.*, kali-bi.

pulsierend: Arg-n., *ars.*, bell., *brom.*, *cact.*, calc-p., carb-ac., con., hura, laur., *nit-ac.*, puls., sec., zinc.

Reiben amel.: Chin-a.

Schreiben, beim: Gels.

Kopf nach links geneigt, mit: Chin-s.

Schütteln des Kopfes, beim: Trom.

Sehen, nach der Seite, beim: Raph.

SCHMERZ - Seiten - Sehen, nach der Seite, beim ...

nach der schmerzhaften Seite: Con.

beim angestrengten Sehen: Thuj.

Sitzen agg.: Am-m., canth., chin-s., fago., indg., mag-c., nicc., phos., rat., rhod., sulph.

amel.: Ars., calad., con.

Sprechen agg.: Ign.

Stehen, im: Calc., canth., dig., kali-c., mag-c., mang., plb., zinc.

Stelle, an einer kleinen: *Kali-bi.*

Stuhlgang, während: **Spig.**

Treppensteigen, beim: Hydr.

wandernde Schmerzen: Nat-s.

warme Anwendungen amel.: Lach., *nux-v.*

Zimmer, beim Eintreten vom Freien in ein: Spong.

Zimmer, im: Am-m., *bov.*, euphr., *fl-ac.*, **Phos.**, sabad.

amel.: Mag-s.

erstreckt sich zum Arm: Cimx., fago.

Auge: Ars., *asaf.*, brom., calc., caust., crot-h., mag-m., nat-m.

Augenbraue: Chin-s.

Gesicht: Kali-bi.

Hals: Chel., cupr., *lach.*, lyc., *merc.*

hinten, nach: Mag-c., mag-s., verat-v.

Hinterkopf: Lach., nux-m., phos., tab.

Nacken: Elaps, sars.

Ohr: Ars-m., chin-s., grat., *merc.*

hinter das: Pic-ac.

Schläfen: Bell., kali-bi.

Schulterblatt: *Chel.*

Schultern: Caust., *lach.*

Seite zur anderen, von einer: Carb-v., clem., *nat-m.*, plan., rhus-t.

Stirn: Iod., sil.

Taille: Lyss.

vorn, nach: Ant-c., con., guaj., kali-c., mang.

SCHMERZ - Seiten - *erstreckt sich* ...

Zähne: Crot-h., graph., *merc.*

Stirn, in der: Acet-ac., **Acon.**, *aesc.*, *aeth.*, *agar.*, *ail.*, *all-c.*, *aloe*, *alum.*, alumn., **Am-c.**, **Am-m.**, ammc., anac., ang., *ant-c.*, *ant-t.*, *apis*, apoc., aran., *arg-m.*, *arg-n.*, **Arn.**, **Ars.**, ars-i., arum-t., arund., *asaf.*, *asar.*, aster., *aur.*, *bapt.*, bar-c., bar-m., **Bell.**, berb., **Bism-o.**, bor., bov., brom., **Bry.**, bufo, cact., caj., calad., *calc.*, *calc-p.*, *calc-s.*, *camph.*, cann-s., canth., **Caps.**, *carb-ac.*, carb-an., *carb-s.*, *carb-v.*, card-m., caul., *caust.*, *cedr.*, *cham.*, *chel.*, chim., *chin.*, chin-a., *chin-s.*, chlol., *cic.*, cimic., cina, *cinnb.*, cist., clem., cob., coc-c., coca, **Cocc.**, colch., *coll.*, *coloc.*, con., corn., croc., crot-c., crot-h., crot-t., *cupr.*, cupr-ar., *cur.*, *cycl.*, *dig.*, *dios.*, **Dros.**, *dulc.*, echi., elaps, elat., euph., *euphr.*, *ferr.*, *ferr-ar.*, ferr-i., *ferr-p.*, fl-ac., form., *gels.*, gins., *glon.*, gran., *graph.*, grat., guaj., gymn., *ham.*, hell., helon., **Hep.**, hipp., hura, *hydr.*, hydr-ac., **Hyos.**, **Ign.**, ind., iod., *ip.*, *iris.*, jug-c., kali-ar., kali-bi., *kali-c.*, kali-chl., *kali-i.*, kali-n., kali-p., **Kali-s.**, *kalm.*, kreos., **Lac-c.**, *lac-d.*, *lach.*, lachn., lact., lac-ac., **Laur.**, lec., led., *lept.*, lil-t., lith-c., *lyc.*, lycps., lyss., *mag-c.*, *mag-m.*, mag-s., manc., mang., *med.*, *meli.*, *meny.*, **Merc.**, merc-c., *merc-i-f.*, merc-i-r., merl., mez., mosch., *mur-ac.*, *mygal.*, *naja*, **Nat-ar.**, **Nat-c.**, **Nat-m.**, nat-p., nat-s., *nit-ac.*, *nux-m.*, **Nux-v.**, ol-j., *olnd.*, op., osm., *ox-ac.*, *par.*, *petr.*, ph-ac., phel., **Phos.**, phys., *phyt.*, pic-ac., pip-m., plan., *plat.*, *plb.*, podo., *psor.*, ptel., **Puls.**, *ran-b.*, raph., rheum, rhod., *rhus-t.*, *rhus-v.*, *rumx.*, ruta, samb., *sang.*, *sars.*, sec., *sel.*, seneg., *sep.*, **Sil.**, *sol-n.*, **Spig.**, *spong.*, **Stann.**, *staph.*, stict., stram., stront., stry., sul-ac., **Sulph.**, *syph.*, tab., tarax., *tarent.*, tell., teucr., thea, *ther.*, *thuj.*, til., tril., trom., uran, ust., *valer.*, verat., verat-v., verb., vib., viol-t., xan., zinc., zing.

abwechselnde Seiten: *Iris.*, **Lac-c.**, lil-t.

linke Seite: Acet-ac., acon., aeth., agar., ant-c., ant-t., apis, arg-m., *arg-n.*, arn., asaf., *asar.*, aur., aur-m., bell., bov., bry., cact., camph., carb-an., caust., chel., chin., chin-s., cic., cina, clem., coca, cocc., colch., coloc., cund., cupr., dulc., euon., euph., fl-ac., glon., gran., grat., haem., ham., hipp., hyos., iod., ip., kali-bi., kali-n., kalm., kreos., *lac-c.*, laur., lil-t., lith-c., lyc., lyss., mag-c., mag-m., meny., merc., mez., mur-ac., nat-c., nat-m., nat-s., ol-an.,

SCHMERZ - **Stirn** - linke Seite ...

op., par., ph-ac., phel., phys., pip-m., plan., plat., prun-s., psor., ptel., rhod., rhus-t., sabin., sars., sel., seneg., sep., sil., spig., spong., stann., staph., sul-ac., sulph., tab., tarax., **Thuj.**, valer., verb., zinc.

erstreckt sich zur rechten Seite: Agar., chin., haem., *iris.*, lycps., rhus-r., squil.

Hinterkopf, zum: Nat-c.

rechte Seite: Acet-ac., *acon.*, agar., aloe, anac., ant-t., apis, arg-n., arn., *ars.*, arum-t., asaf., bar-c., bell., berb., bov., brom., bufo, canth., carb-ac., cast., *chel.*, chin., chin-a., cimx., cinnb., coc-c., cocc., colch., crot-h., cupr-ar., cycl., dig., dios., dros., euphr., ferr., ferr-ar., ferr-i., ferr-p., fl-ac., glon., grat., hell., *hep.*, *ign.*, indg., iod., *iris.*, kali-bi., kalm., kreos., lach., *laur.*, lyss., meny., merc., merc-i-f., *mez.*, mosch., nat-m., nat-s., nicc., ol-an., op., osm., phel., phos., *phyt.*, pic-ac., **Prun-s.**, psor., *ran-b.*, rat., rhod., rhus-r., rumx., ruta, sabad., sabin., sang., sars., seneg., sep., sil., spig., spong., squil., stann., staph., stram., sul-ac., sulph., tarent., teucr., thuj., urt-u., valer., verb., zinc.

morgens beim Erwachen: Colch., phyt.

vormittags: Dig., fl-ac.

nachmittags: Agar., stram.

abends: Ant-t., apis, merc-i-r., nat-m., sang.

nachts: Sulph.

erstreckt sich zur linken Seite: Acet-ac., aesc., aeth., cycl., ign., iris., nat-m., **Sabad.**, sanic.

Hinterkopf, durch den Kopf zum: **Prun-s.**

Wange: Lachn.

tagsüber: *Calc.*, caust., chel., con., cund., kali-c., lach., lil-t., lyc., mag-c., nat-m., nuph., petr., phos., ptel., ran-b., sep., sil., sol-t-ae., tarent., zinc.

morgens: Agar., alumn., am-m., arn., aster., aur-m., bapt., bell., bov., brom., bry., *calc.*, *calc-s.*, canth., carb-s., chel., chin-s., cimic., coca, crot-h., crot-t., cycl., dios., equis., euphr., ferr., form., hydr., *kali-bi.*, kali-c., *kali-s.*, kreos., *lac-c.*, **Lach.**, lact., lil-t., lyc., lyss., mag-c., mag-s., med., merl., mez., murx., naja, nat-ar., nat-c., nicc., nit-ac., nux-m., *nux-v.*, ol-an., ox-ac., paeon., phos., psor., raph., rhod., rhus-r., scut., seneg., sep., sil., stram., stry., **Sulph.**, tarent., thuj., ust., zinc.

6 Uhr: Sulph.

amel.: Mag-s., ox-ac., petr.

Aufstehen, beim: Am-m., asar., bar-c., bry., carb-an., cob., con., dulc., ferr., ham., iber., kali-bi., kali-n., kalm., lac-d., *lach.*, lil-t., lyc., mag-c., nat-c., nat-m., psor., raph., sep., sil.

amel.: Graph., hep., **Nux-v.**, phos., ran-b., rhod., *sulph.*

Bett, im: Anac., dulc., graph., inul., mez., nux-v., ran-b., rhod.

jeden zweiten Tag, morgens, dauert den ganzen Tag: *Calc.*

Erwachen, beim: Acon., agar., alum., alumn., anac., ant-t., arg-m., arg-n., arn., bell., berb., *bry.*, calc., calc-s., carb-ac., carb-an., carb-s., chin-s., cina, cinnb., coc-c., coff., colch., coloc., *crot-h.*, dig., erig., euphr., fago., ferr., ferr-p., fl-ac., gels., glon., graph., hep., hydr., ign., ind., *kali-bi.*, kalm., kreos., lac-c., lact., lac-ac., lyc., lyss., mag-c., mag-m., morph., myric., naja, nat-ar., **Nux-v.**, ol-an., ox-ac., petr., ph-ac., phos., raph., rhus-t., rumx., ruta, sang., sol-n., staph., *sulph.*, tell., ther., thuj.

vormittags: Arn., ars-i., brom., bry., calc-s., chin., clem., coc-c., coloc., con., dig., euphr., fl-ac., gamb., gels., ign., kali-c., lach., lyc., mag-c., mag-s., meli., merc-i-r., myric., nat-ar., petr., rhus-t., sars., sel., seneg., sep., sol-n., *sulph.*, ust., zinc.

10 Uhr: *Gels.*, **Nat-m.**

amel.: Ind., lact.

mittags: Chel., dirc., fago., ign., puls-n., **Sulph.**, verat., zinc.

nachmittags: Ail., *aloe*, alum., ambr., anac., arg-n., bad., bor., bov., bry., bufo, calc-s., cann-i., cast., caust., chin., chin-s., cic., cimic., coca, colch., con., cycl., dios., dirc., fago., form., gels., glon., graph., hipp., ign., ind., iris-foe., jab., *kali-c.*, kali-cy., kali-n., kali-s.,

SCHMERZ - Stirn - nachmittags ...

kreos., lac-c., lact., laur., lil-t., lyc., lyss., mag-c., mag-s., mang., merc-i-r., mur-ac., myric., naja, nat-ar., nat-m., nit-ac., op., peti., ph-ac., phos., pip-m., puls., ran-b., rhus-r., sang., senec., serp., sil., sol-t-ae., stront., sulph., tab., tarent., valer.

15 Uhr: Hura, lyc., lycps., sep., verat-v.

15-19 Uhr: Tarent.

15-20 Uhr: Arn.

16 Uhr: Arg-mur., chin-s., phys., pic-ac., *sulph.*

17 Uhr: Paeon., stram.

Erwachen, beim: Sulph.

Fahren im Wagen, beim: Lyc.

Gehen, beim: *Kali-c.*

abends: Acon., agar., alum., alumn., anac., ang., ant-t., aran., arg-m., arg-n., ars., ars-i., arum-t., bad., bapt., bar-c., bism-o., bor., bov., brom., bry., cact., calc-s., camph., cast., caust., chel., chin., chin-s., cimic., cina, cinnb., cocc., crot-h., *cycl.*, dig., dios., dulc., erig., fago., ferr., ferr-ar., ferr-i., ferr-p., fl-ac., graph., ham., hell., hipp., hura, iber., ind., indg., iod., iris-foe., *iris.*, jug-r., kali-c., kali-i., kali-n., *kali-s.*, *kalm.*, lach., lac-ac., lepi., lil-t., lyc., lycpr., lyss., mag-c., mag-m., mag-s., merc., merc-i-f., merc-i-r., myric., nat-m., nit-ac., nuph., ol-an., osm., paeon., ped., peti., ph-ac., phos., phys., pic-ac., plat., plb., podo., psor., *puls.*, *ran-b.*, ran-s., rat., rhus-r., rumx., sars., sel., seneg., serp., sil., sin-n., staph., sul-ac., *sulph.*, tab., thuj., uran, ust., valer., zinc.

19 Uhr: Chin-s., nat-m., *sulph.*, verat.

19-20 Uhr: Sep.

19-21 Uhr: Cocc.

20 Uhr: Sol-n.

amel.: Chin., clem., coca, kali-bi., naja, op.

Bett, im: Fl-ac., mag-s., sep.

Singen, nach: Rumx.

nachts: *Acon.*, anac., arg-n., ars., camph., caust., chin-s., cinnb., croc., crot-h., cycl., fago., ham., hep., hura, *kali-c.*, lachn., lac-ac., lyc., mag-s., merc., merc-i-r., naja, pip-m., ptel., puls-n., raph., sang., sil., sin-n., spig., tarent., *thuj.*, til.

amel.: Clem., phys.

Erwachen, beim: Cinnb., merc-i-f., puls-n.

Mitternacht: Hep., mag-s., petr.

bis morgens: Hep.

nach: **Lac-c.**

2 Uhr, nach: Cimic.

abwechselnd mit Schmerz die Wirbelsäule entlang: Brom.

gichtigen Gelenkschmerzen, mit: Sulph.

krampfartigem Schmerz in der Brust, zuletzt reißendem Schmerz in Nase und Schultern; mit: Lachn.

Schmerz im Hinterkopf: Acon., agn., mosch., sulph.

Abwärtsgehen, beim: *Bell.*, *ferr.*

Ablenkung, Zerstreuung, Zeitvertreib; bei: *Pip-m.*

anfallsweise: Aesc., ant-t., ars., berb., *psor.*, **Sep.**, *spig.*

Aufrichten vom Bücken: Asar., *bell.*, mag-s.

Aufstehen, nach: Cob., dulc., glon., iber., kalm., mur-ac., phys., *sang.*, verat.

amel.: Chin-s., *cinnb.*, spong., sulph.

Auftreten, beim: Alum., **Bell.**, ph-ac., *sep.*, *sil.*

Berührung agg.: Am-m., chin., cupr., *ip.*, *kali-c.*, lepi., lyc., mur-ac., nat-m., sil.

amel.: Bell., calc-ac., chin., cycl., mur-ac., viol-t.

Beugen des Kopfes nach hinten agg.: Chin., stann.

amel.: Bell., sanic., thuj., verat.

vorn agg.; nach: Tarent.

Bewegung, bei: Acon., agn., ang., ant-t., *ars.*, atro., aur., aur-m., **Bell.**, bism-o., bov., **Bry.**, *calc.*, canth., *chel.*, cimic., cinnb., cupr., cupr-ar., cycl., dig., dulc., fago., ferr-i., **Glon.**, graph.,

SCHMERZ - Stirn - Bewegung, bei ...

ign., iod., kali-bi., *kali-c.*, *lac-d.*, *lach.*, lyc., mag-c., meli., meny., mosch., nat-c., nat-p., *nux-v.*, ph-ac., phys., rhod., rob., rumx., sabad., *sang.*, sep., *sil.*, sol-n., *spig.*, **Sulph.**, tab., *ther.*

amel.: *Agar.*, hydr., *iris.*, petr., pip-m., *puls.*, *rhod.*

Augen, der: *Bad.*, bapt., bell., bry., chel., chin-s., cimic., dros., gels., *hep.*, ign., jug-r., kali-c., mur-ac., *pic-ac.*, puls., rhus-t., sil., spig., valer.

Augenlider, der: *Bry.*, coloc.

Hände, der: Coc-c.

muss den Kopf hin und her bewegen: *Agar.*

schneller Bewegung, bei: Dros., nat-m.

Binden amel., festes: Lac-d.

Blicken, beim: *Plat.*

angestrengt: Glon.

oben, nach: *Lac-c.*

Bücken agg.: Acon., am-c., am-m., ang., arg-mur., arg-n., arn., asar., atro., aur-m., bar-c., **Bell.**, berb., bor., bov., brom., **Bry.**, *calc.*, *calc-s.*, camph., canth., carb-an., carb-v., caust., chel., cob., coff., *coloc.*, cupr., cycl., dros., dulc., elaps, fago., fl-ac., *gels.*, gran., guaj., haem., *hep.*, hyos., ign., ind., ip., junc., kali-bi., kali-i., kali-n., kreos., lact., laur., lyc., lyss., mag-m., manc., **Mang.**, **Merc.**, merc-c., mur-ac., murx., myric., *nat-m.*, *nux-v.*, phos., pic-ac., plat., ptel., **Puls.**, rat., *rhus-v.*, sanic., *sil.*, sol-n., **Spig.**, stann., staph., **Sulph.**, tarent., teucr., **Valer.**, verat., zing.

amel.: Bar-c., bell., caust., con., verb.

Drehen des Kopfes, beim: Canth., chin-s., coc-c., gels., glon., *nat-m.*, ph-ac., phos., rhod.

rechts, nach: Aeth.

schnell: Ign., **Nat-c.**, ph-ac.

Druck agg.: Calc., camph., dios., mag-m., mur-ac., ph-ac., teucr.

amel.: Ail., am-m., anac., apis, aral., **Bell.**, **Bry.**, cact., *calc.*, carb-ac., *chel.*, *chin.*, cimic., clem., colch., croc., *ferr.*, gels., *glon.*, ham., hell., hydr., ip., kali-i., kalm.,

SCHMERZ - Stirn - Druck, amel. ...

lac-d., lil-t., mang., meny., merc., merl., mur-ac., nat-c., **Nat-m.**, nat-s., *nux-v.*, olnd., op., phys., **Puls.**, sabad., spig., stann., sul-ac., sulph., tarent.

Essen agg.: Alum., am-c., aran., bov., brom., *bry.*, calc-s., calen., *carb-v.*, cham., chel., *chin.*, chin-s., clem., *cocc.*, colch., con., graph., hydr., inul., kali-bi., kali-br., *kali-c.*, kali-n., kali-s., lyc., mag-c., *nat-m.*, nat-s., op., *phos.*, phyt., plat., sars., sulph., tab., valer., zinc.

amel.: Carb-an., chel., *cist.*, genist., phyt., psor., **Sep.**, *thuj.*

Fahren im Wagen agg.: Acon., *cocc.*, glon., *lyc.*, nux-m.

amel.: Kali-n.

kaltem Wind, in: Ars-i., calc-i., *cocc.*, glon., lyc.

Feuers, in der Nähe eines: Nux-v.

Freien, im: Agar., *bell.*, calc., chel., euphr., kali-bi., kalm., lac-c., lachn., lil-t., *mang.*, *nux-v.*, rumx., sil., staph.

amel.: Acon., alum., ang., *apis*, arg-m., aur., aur-m., berb., cact., calc., camph., carb-ac., cimic., colch., coloc., cor-r., crot-t., euphr., *ferr.*, *ferr-i.*, *ferr-p.*, ham., hell., hydr-ac., jac., jug-r., kali-bi., lach., *mag-m.*, mag-s., merc., nuph., *phos.*, pic-ac., sanic., sars., seneg., sep., sulph., tab., tarax., viol-t.

Froststadium im Fieber, während: Eup-pur., **Nat-m.**

nach: Mang.

Gehen, beim: Acon., anac., *arn.*, ars., **Bell.**, **Bry.**, *calc.*, calc-s., chin., clem., coca, cocc., coloc., euphr., gran., ind., kali-bi., *kali-c.*, kali-n., lac-d., lept., mag-c., naja, peti., ph-ac., phys., *puls.*, rat., rhus-v., sabad., sars., *sil.*, spong., sulph., ust., viol-t.

amel.: Calc-ac., chin., coca, dros., *iris.*, puls., ran-b., rhod., sang., staph.

Freien, im: Acon., ant-c., arg-n., asim., **Bell.**, calc, carb-ac., *caust.*, *chin.*, *cina*, coca, coff., hell., hyos., kali-cy., lyss., merc., nat-m., plat., sars., spong., tarax., *thuj.*

SCHMERZ - **Stirn** - Gehen, beim - Freien, im ...

amel.: Bor., camph., chel., cor-r., crot-h., ham., hydr., hyos., *iris.*, *lyc.*, mag-m., phys., *plat.*, scut., sep., sulph., *thuj.*

geistige Anstrengung, durch: Anac., *arg-m.*, arg-n., arn., asar., bor., *calc.*, coff., cop., dig., fago., hydr., *iris.*, kalm., lact., lyss., mang., meli., mez., *nat-c.*, *nat-m.*, **Nat-p.**, nat-s., *nux-v.*, ol-an., ox-ac., petr., *ph-ac.*, *pic-ac.*, pip-m., plb., psor., puls., rhus-r., rob., sep., *sil.*, ter.

Geräusch, durch: Acon., agar., *bell.*, cact., *chin-s.*, cit-v., colch., con., *iod.*, *lac-c.*, lac-d., *sil.*, *spig.*

Gerüche, durch starke: Sel.

Geschäftsleuten, bei: *Arg-m.*

Gesellschaft agg.: *Plb.*

hämmernder Schmerz: Am-m., cic., **Ferr.**, kali-i., kreos., **Lyc.**, mez., nicc., olnd., verb.

Hitze amel.: Cinnb., mag-m., **Sil.**, stann., *sulph.*

Hitzestadium im Fieber, während: Apis, ferr-i., sep., sulph.

Husten agg.: Acon., anac., ant-t., *apis*, arn., *asc-t.*, asim., **Bell.**, brom., **Bry.**, *calc.*, chel., coca, ferr., ferr-i., ferr-p., form., hep., hyos., iod., iris., kali-bi., kreos., lyc., mez., mosch., **Nat-m.**, *ol-j.*, *phos.*, rumx., ruta, seneg., sep., spong., staph., stict., sulph., verb.

amel.: Arg-mur.

Hut, durch den: Hep.

intermittierend: Ant-c., stann.

kalte Anwendungen amel.: Chel., *cycl.*, merl., *phos.*, **Sulph.**

Auflegen der kalten Hand amel.: Carb-ac.

Luft agg.; kalte: *Bell.*, calc., carb-an., caust., ferr., *iris.*, kali-bi., *nux-v.*, rhus-t., sep., sil., zing.

amel.: Lyc., **Phos.**, pip-m.

kalter Stirn, mit: Cimic., *cinnb.*

Körperübungen, durch leichte: *Sang.*

Lachen, beim: Iris., *nat-m.*

Lesen, beim: Arn., bor., bry., *calc.*, caust., chin-s., cocc., coff., ferr-i., lob-s., lyc., lyss., op., phys., pip-m., rob., tarax.

Kerzenlicht, bei: *Spig.*

Liegen, im: Alum., arg-m., bov., bry., camph., chim-m., cinnb., coloc., fl-ac., *gels.*, lachn., mag-s., merc., nat-s., ran-b.

amel.: Anac., *bell.*, calc., con., cupr., glon., ham., kali-bi., *lac-d.*, meli., nat-p., pip-m., rhus-t., sep., spig., tab., *thuj.*

Rücken, auf dem: Cinnb., *coloc.*

amel.: Dig., nux-v., spong.

Seite, auf der: Nat-m.

linken, auf der: *Cinnb.*

rechten amel., auf der: Cinnb.

Kopf tief amel., mit dem: *Spong.*

Menses, vor den: Acon., bell., brom., *calc.*, cimic., cinnb., kali-p., lac-c., sil.

während: Aesc., alum., am-c., am-m., apis, bell., brom., *bry.*, cact., cahin., carb-an., cast., cinnb., cycl., euph., *gels.*, graph., helon., iod., kali-bi., lac-d., lyc., mag-c., merc., nat-c., nat-m., nat-p., nux-v., phos., plat., rat., sang., sep., sil., sulph.

nach: Ferr.

Ende der Menses, zum: Crot-h.

Mittagessen, nach dem: Am-c., calc-s., chin-s., cimic., con., phyt., sulph., thuj.

Nähen, durch: Iris., lac-c.

Vornüberbeugen zum Nähen, beim: *Bor.*

nasse Füße, durch: *Spig.*

Niesen, beim: Apis, arn., echi., *nat-m.*, sabad.

periodisch: Lac-d., laur., mag-m., merc-c., nat-s., nux-v., *sil.*, sulph., teucr., *tub.*

jeden zweiten Tag: Merc-c.

pulsierender, klopfender Schmerz: Alum., *am-c.*, *am-m.*, *ars.*, asar., **Bell.**, *bry.*, *calc.*, cann-i., *caps.*, carb-v., *caust.*, cic., cimic., cocc., coloc., cupr-ar., *dig.*, **Ferr.**, **Glon.**, ign., *iris.*, kali-i., *kalm.*, kreos., **Lac-c.**, **Lac-d.**, laur., **Lyc.**, lyss., mag-c., meli.,

KOPF

SCHMERZ - Stirn - pulsierender, klopfender Schmerz ...

merc-i-f., mez., naja, *nat-m.*, nicc., nux-m., olnd., petr., **Puls.**, ruta, sec., sep., **Sil.**, sol-n., spong., *stram.*, ther., verb., zinc.

Rauchen, durch: Calad., caust., ferr-i.

Reiben amel.: Ars., ham., ol-an., op., *phos.*, phys.

Schlaf, nach: Ant-c., ant-t., calc., cham., cinnb., con., erig., euphr., fago., hell., lyc., myric., nat-ar., sol-n., stram., thuj.

amel.: Kali-bi., **Phos.**, *sep.*

schließen; muss die Augen: *Cocc.*

Schließen der Augen amel.: *Agar.*, aloe, **Bell.**, *bry.*, calc., nat-m.

Schneuzen der Nase, durch: Alum.

Schreiben, beim: Aran., bor., calc., dros., ferr-i., gent-l., kali-c., lyc., op., ran-b., sanic., sil., zinc.

Schritte anderer; durch: **Nux-v.**, **Sil.**

Schütteln des Kopfes, beim: *Carb-s.*, coc-c., con., *glon.*, merc., sep.

Sitzen, im: Aeth., agar., *alum.*, aur-m-n., bism-o., calc-ac., cast., caust., *chin.*, con., glon., ham., *iris.*, *lac-d.*, lach., merc., mez., phos., ruta, seneg., spig., spong., staph., tarax., ter., verat.

amel.: Acon., ars., *bell.*

Sonnenlicht, durch: Ign.

Sprechen, durch: Cocc., iod., nat-m., *sil.*

Stehen, im: Agar., *alum.*, ars., calc-ac., canth., chin., ham., kali-c., mag-c., merc., phel., **Puls.**, ran-b., rheum, sang., spig., spong., staph., tab., tarax.

amel.: Calc., iris., teucr.

steigt allmählich an: Erech.

Stirnrunzeln agg.: Nat-m.

amel.: Phos.

Stuhlgang, während: Apis, *sil.*

nach: Bufo, chel., podo., sep.

Treppensteigen, beim: Alum., *ant-c.*, arn., cimic., ign., meny., sulph.

wandernde Schmerzen: *Aesc.*

Wärme, in der: Calc.

SCHMERZ - Stirn ...

warme Anwendungen amel.: *Ars.*, cinnb., kali-c., mag-m., mag-p., *sil.*, sulph., *thuj.*

Wein, nach: Ran-b., rhod.

Wellen, Schmerz in: **Sep.**

Wetter, bei nasskaltem: *Calc.*, *dulc.*, *rhus-t.*, *spig.*

Wind, durch kalten: Aur., *carb-v.*, lac-c., nux-v., rhus-t.

Zimmer, im: Acon., bry., cact., caust., coca, colch., con., jug-r., lach., plat., ran-b., rhod., rhus-t., sep.

amel.: Bell., mang.

warmen Zimmer; im: Acon., **Apis**, bov., carb-ac., caust., ferr-i., lac-ac., lil-t., merc., mez., *phos.*, plat., **Puls.**, ran-b., *sanic.*, sel., *seneg.*, sin-n., verb.

amel.: Lac-c., sil., sulph.

Zorn, nach: Petr.

erstreckt sich zu den Augen: Agar., ant-t., apis, asar., *bad.*, calc-p., cann-i., cham., chel., *crot-h.*, gins., glon., grat., hep., ign., kali-bi., *kali-c.*, lac-c., lach., lac-ac., lil-t., mur-ac., nit-ac., nux-m., *phos.*, puls., sabin., seneg., *spig.*, thuj.

Augenhöhlen: Chel., gins.

außen, nach: Bar-c., olnd.

Eckzähnen: Kalm.

Gesicht: Brom., chin., lachn., meny., merc., mosch., puls., sang., sep., tab.

Hals: Chel., kali-n., kalm., lil-t., lyc., mosch., onos., viol-t.

hinten, nach: Agar., arn., bry., *crot-c.*, cupr., eup-per., kali-bi., *lach.*, lil-t, onos., *phyt.*, **Prun-s.**, ran-s., spong., tab., ther., **Thuj.**

über den ganzen Kopf: Anac., lach., mur-ac., sel., valer.

Hinterkopf: Ars., **Bell.**, bism-o., *bry.*, calc., camph., *cann-s.*, canth., carb-ac., *cham.*, chel., chin-s., chlol., **Cimic.**, coc-c., colch., con., cupr., dios., eup-per., *form.*, *kali-bi.*, kali-n., kali-p., kalm., kreos., *lac-d.*, lil-t., lycps., merc-i-r., naja, nat-c., nat-m., *nux-v.*, par., phos., phys., pic-ac.,

SCHMERZ - Stirn - *erstreckt sich* - Hinterkopf ...

plat., **Prun-s.**, sabad., sabin., *sep.*, sulph., ther., **Thuj.**, zing.

Nase: *Agar.*, *calc.*, calc-p., cina, croc., dios., dulc., glon., kali-bi., *kali-c.*, **Lach.**, mang., mosch., nat-c., nux-v., op., ph-ac., phos., psor., sep.

Nasenwurzel: Acon., aloe, bapt., glon., *kali-c.*, kali-i., *lach.*, nux-v., phos., ptel., *puls.*

oberen Backenzähnen: *Kalm.*

Ohren: Aur-m., glon., osm., squil., ter.

Scheitel: Cimic., glon., hell., ip., kreos., merc., ruta, sep., sil., valer.

Scheitelbein: Chel.

Schläfen: Arn., bor., canth., cimic., dios., hell., hydr., ign., kali-p., phys., thuj.

Schulter: *Kalm.*

Unterkiefer: Nat-m.

Wangen: Brom., lachn., mosch., puls., sang.

Augen, hinter den: Acon., asc-t., bad., *bell.*, berb., bism-o., cann-i., chel., cimic., cob., cop., daph., dig., fago., *fl-ac.*, gels., glon., kali-n., lach., led., merc-c., pall., *podo.*, poth., rhus-t., *sel.*, seneg., sep., *ther.*, ziz.

Augen, über den: Acon., aesc., aeth., agar., ail., all-c., aloe, alum., am-c., ambr., ang., ant-c., *apis*, arg-m., *arg-n.*, *arn.*, *ars.*, ars-i., asaf., aspar., aur-m., bapt., bar-c., *bell.*, berb., bor., bov., brom., *bry.*, cadm., *calc.*, *calc-p.*, calc-s., cann-i., canth., caps., carb-ac., carb-an., carb-v., caust., **Cedr.**, *chel.*, chim-m., *chin.*, *chin-s.*, chlol., cimic., cina, cinnb., cist., coca, colch., con., cop., *croc.*, crot-h., cupr., dig., dios., dros., echi., elaps, ferr., ferr-ar., ferr-i., ferr-p., fl-ac., *gels.*, *glon.*, gymn., ham., hell., *hep.*, hipp., hura, hydr., hydrc., hyos., hyper., ign., ind., iod., ip., *iris.*, jug-r., kali-ar., kali-bi., **Kali-c.**, kali-n., kali-p., *kali-s.*, kalm., **Lac-c.**, *lac-d.*, **Lach.**, lact., lac-ac., laur., lil-t., lith-c., lob., *lyc.*, lyss., mag-c., mag-p., mang., med., *meph.*, merc., merc-i-r., merl., mez., mosch., naja, nat-ar., nat-c., *nat-m.*, *nat-p.*, nit-ac., nux-m., **Nux-v.**, ol-an., onos., op., osm., ox-ac., *petr.*,

SCHMERZ - Stirn - Augen, über den ..

ph-ac., *phos.*, *phys.*, *phyt.*, pic-ac., plan., plat., plb., *psor.*, ptel., **Puls.**, ran-b., raph., rheum, rhus-r., rhus-t., sabad., *sang.*, *sanic.*, *sel.*, *seneg.*, *sep.*, **Sil.**, *sol-n.*, **Spig.**, spong., *stann.*, staph., sul-i., sulph., tab., tarent., tax., tell., ter., teucr., ther., thuj., urt-u., *valer.*, verat., viol-t., *zinc.*, zing.

abwechselnde Seiten: *Iris.*, **Lac-c.**, *lil-t.*

linken, über dem: Acon., *aesc.*, aeth., ambr., ant-t., arn., *ars.*, arum-t., asaf., bar-c., berb., brom., **Bry.**, caj., calc-p., camph., cann-i., cedr., *chel.*, *colch.*, cupr., echi., euph., ferr., glon., ham., hell., helod., hydr., ign., *ip.*, iris., *kali-bi.*, *kali-c.*, kalm., lac-c., *lach.*, lil-t., lob., lyss., mag-c., mag-s., meny., merc-c., merc-i-r., mosch., mur-ac., naja, nat-p., nit-ac., nux-v., onos., ox-ac., *ph-ac.*, *phos.*, pip-m., psor., ptel., puls., rhus-r., *sep.*, **Spig.**, stann., stram., sul-ac., tell., ter., uran, verat., verat-v., verb.

dann rechts: Kali-bi., *lac-c.*, *lach.*, nit-m-ac., *psor.*, zing.

Koitus, nach: Cedr.

Liegen auf der linken Seite amel.: *Bry.*

periodisch: Sep.

erstreckt sich zum Hinterkopf und schließlich über den ganzen Körper: *Bry.*

Stirn, langsam zu- und abnehmend; über die ganze: *Stann.*

Scheitel: Ferr-i.

rechten, über dem: Acon., aesc., agar., am-m., anac., arg-n., ars., aur-m., bapt., *bell.*, bism-o., *bor-ac.*, bry., **Carb-ac.**, carb-an., **Chel.**, *chin.*, cinnb., cist., coc-c., coca, cocc., com., cycl., daph., dig., dros., dulc., euon., ferr., fl-ac., *gels.*, gins., glon., graph., ham., hyos., *ign.*, iris., kali-n., lac-c., lach., *lyc.*, *mag-p.*, mang., merc-i-f., mez., mur-ac., *nat-m.*, *nux-m.*, *ol-an.*, op., phys., phyt., **Ran-b.**, rhus-t., rumx., **Sang.**, *spig.*, staph., stront., tab., tarent., viol-t., xan., ziz.

SCHMERZ - Stirn - Augen - rechten, über dem ...

dann links: Calc., *lac-c.*, *nat-m.*, ptel., sep., sin-n.

tagsüber: Phos., pic-ac., sulph.

morgens: Agar., alum., alumn., *arg-n.*, *chin.*, chin-s., coc-c., dios., dros., *kali-bi.*, *lac-c.*, *lach.*, *mez.*, nat-ar., nux-m., **Nux-v.**, petr., phos., sol-n., *stann.*

6-12 Uhr: *Glon.*

16 Uhr, bis: *Mez.*

Bett, im: Coc-c., *nux-v.*, sol-n., spig.

vormittags: Chin., glon., mez., rhus-t., sulph., thuj.

Gehen, beim: Thuj.

8 Uhr: Hydr.

9 Uhr: Lyss., petr., pip-m.

9-15 Uhr: *Caust.*

10 Uhr: Crot-c., petr., stram., tell.

10-16 Uhr: *Stann.*

11 Uhr: Mag-p., merc-i-r., myric., verat.

mittags: Form., ham.

nachmittags: Carb-v., cinnb., com., kali-bi., *lac-c.*, lyss., puls., sang., sulph.

13 Uhr: Chin-s., dios., phys.

15 Uhr: Hura, pip-m.

16 Uhr: Com.

Bewegung, bei: Cinnb.

abends: Ars., chel., ferr., iod., kalm., lyss., nat-m., plan., *puls.*, ran-b., *sep.*, stry.

18 Uhr: Colch., dios., lil-t.

20 Uhr: Chin-s.

21 Uhr: Lyss.

Lesen, beim: *Chel.*, lyss.

nachts: Ars., *chel.*, *glon.*, hyper., *kali-bi.*, lyss., *mez.*

Mitternacht: Ambr.

4 Uhr: Spig.

Abendessen, beim: Chlor.

Bewegung, während: *Bry.*, cinnb., cupr., mag-m., *nux-v.*, onos., plb., *sang.*, sol-n., *spig.*, ther.

amel.: Dios., *puls.*

Blicken auf helle Gegenstände, beim: Sol-n.

angestrengt auf etwas: Puls.

unten, nach: *Nat-m.*

Bücken, beim: Dros., *ign.*, kali-bi., lyss., nat-m., petr., *puls.*, sin-n., sol-n., *spig.*

Druck amel.: Chin-s.

Dunkeln, im: Onos.

Erwachen, beim: Bry., *lac-c.*, nat-ar., sol-n., *spig.*

Essen, nach dem: Bry., colch., nit-ac.

amel.: Chin.

Freien, im: Calc., chel., colch., ham.

amel.: Echi., kali-bi., phos., pip-m., *sep.*

Frühstück, nach: Hyper., *lyc.*

Gefühllosigkeit, Taubheit; gefolgt von: *Mez.*

Gehen, beim: Agar., chin., puls., thuj.

amel.: *Ran-b.*

Freien amel., im: Bor., chel., hydr., nux-v., *sep.*

geistiger Anstrengung, bei: Ph-ac., **Pic-ac.**, *puls.*, sep., *spig.*

Geräusch, durch: Chin-s.

Hinlegen, nach dem: Chim-m., *ran-b.*, *sang.*, tell.

Husten, nach: *Ol-j.*, *spig.*

kalter Luft, in: Kali-bi.

Anwendungen amel.: Agn., cedr., chel., kali-bi., lac-d., *lach.*, *spig.*

Koitus, nach: Cast., cedr.

Lesen, beim: Calc., chel., ph-ac.

Licht, durch: Chel., chin-s., mez., nat-m., nux-v., pic-ac., spig.

Liegen amel.: Cupr., kali-bi.

SCHMERZ - Stirn - Augen ...

Menses, vor den: Bell., graph., hyper., nat-p., sil., xan.

während agg.: Cimic., graph., *lach.*, *lyc.*, nat-p., sang.

amel.: Kali-bi.

nach: Mag-m.

Nähen, beim: **Lac-c.**

Niesen, beim: Echi.

Ofenhitze agg.: *Arn.*

periodisch: *Chin-s.*, *tub.*

plötzlich: *Mez.*

pulsierender, klopfender Schmerz: *Bry.*, caust., chel., glon., ham., *kali-bi.*, *lach.*, lyss., mag-m., nat-m., *pic-ac.*, plat., ptel., **Puls.**, sep., *spig.*, ther.

Schlaf amel.: Kali-bi.

schließen, muss die Augen: *Bell.*

schmalen Linie, in einer: Bry.

Sitzen, im: Ter.

Stehen amel.: *Ran-b.*

Wärme, bei: Chel., mez.

warme Anwendungen amel.: *Arg-m.*, **Ars.**, *aur-m.*, *mag-p.*, sang., *thuj.*

Zimmer, im warmen: Mez., *puls.*

Wetter agg., nasskaltes: *Sil.*, *spig.*

Wind; bei kaltem, trockenem: **Acon.**

Zubettgehen, beim: Ferr.

Zusammenziehen der Augenbrauen, beim: *Arn.*

erstreckt sich zu den Augen: Con., lil-t.

außen, nach: Nat-c., sec.

Gesicht: *Mag-p.*

Hinterkopf: Bism-o., chel., cimic., dios., kali-p., kalm., kreos., *lach.*, lyc., naja, sep., zing.

Kopf: Gymn.

Nase: All-c., bov., *calc.*, **Lach.**, phys., ran-b.

Nasenwurzel: **Lach.**

SCHMERZ - Stirn - *erstreckt sich ...*

Ohren: Aur-m., glon., lac-c., osm.

Scheitel: Arg-n., gymn., phos., phys.

Schläfen: *Arn.*, bor., dios., hell., nat-ar., phys.

Augen, zwischen den: **Cupr.**, *hep.*, lach., lyc., poth.

erstreckt sich zum Oberkiefer: *Fl-ac.*

Mitte der Stirn: Agar., ail., *ars.*, atro., calc., *carb-an.*, colch., crot-c., *cupr.*, fl-ac., kali-bi., **Kali-i.**, *lyc.*, **Merc.**, mez., phys., pic-ac., psor., *puls.*, rat., sabad., sang., sel., **Sil.**, *staph.*, verb.

Fußballspielen, beim: Nat-s.

Gehen, beim: Sil.

Freien, im: Tarax.

hämmernder Schmerz: **Lyc.**

Hut agg.: Sel.

Menses, vor den: *Calc.*

Stuhlgang, beim Pressen zum: Rat.

Stirnhöhlen, durch chronischen Schnupfen: *Ars.*, *kali-bi.*, *sang.*, **Sil.**, *thuj.*

Nasenwurzel, über der: *Acon.*, agar., am-m., ant-t., arn., *ars.*, *ars-i.*, aster., *bapt.*, bar-c., *bell.*, *bism-o.*, bor., brom., *calc.*, calc-p., camph., canth., *caps.*, chel., coc-c., coloc., **Cupr.**, dig., dulc., ferr., *glon.*, guaj., ham., *hep.*, *ign.*, kali-bi., *kali-c.*, kali-chl., **Kali-i.**, kreos., *lach.*, merc., *merc-i-f.*, mosch., nux-v., plat., *prun-s.*, puls., raph., *rhus-v.*, **Staph.**, stict., viol-t., xan.

linke Hälfte: Mur-ac.

abends: Ferr.

nachts: Rhus-v.

Menses, während: Arn., hep., *ign.*, kali-bi., *lach.*

pulsierend: **Ars.**

Stirnhöcker: Acon., agar., am-c., ambr., arg-m., *arg-n.*, bar-c., bell., berb., *caust.*, *cina*, clem., cocc., colch., croc., dulc., *ferr.*, gran., grat., hell., hyos., kali-bi., kali-c., *lach.*, laur., lycps., merc-c., mez., naja, nat-c., nit-ac., nux-m., onos., op., pip-m., plan.,

SCHMERZ - Stirn - Stirnhöcker ...

polyg-h., puls-n., sin-a., spong., squil., stann., *thuj.*, verat., verb., xan., zinc.

links: Agar., ambr., *arg-n.*, aur-m., *cina*, dulc., gran., *lach.*, *lycps.*, nat-c., onos., puls-n., squil., **Thuj.**

rechts: Acon., am-c., *arg-m.*, *caust.*, cocc., colch., hell., kali-br., merc-c., mez., sin-a., xan., zinc.

morgens: Agar.

3.30 Uhr: Thuj.

10 Uhr: Thuj.

Erwachen, beim: Agar.

nachmittags: Mag-s., nat-m.

16 Uhr: Ferr.

abends: Fl-ac., lycps., sin-a.

19 Uhr: Thuj.

20 Uhr: Thuj.

abwechselnd mit Schmerzen in der Halswirbelsäule: Thuj.

Blicken, beim angestrengten: Spong.

Bücken, beim: Dulc.

Druck amel.: *Ferr.*, lycps.

Erwachen, beim: Thuj.

Freien amel., im: *Ferr.*

Gehen im Freien, beim: Thuj.

katarrhalischer Kopfschmerz: Kali-bi.

Luftzug, in einem: Verb.

Mittagessen, nach dem: Kali-bi.

pulsierender Schmerz: *Arg-n.*

Ruhe, in der: Thuj.

Schütteln des Kopfes, beim: Sul-ac.

Sitzen, im: Hell.

Treppen, beim Heruntersteigen von: *Ferr.*

warmen Bett agg., im: Arg-n.

Zimmer agg., im warmen: Spong.

erstreckt sich zu den Augen: Calc-ac., thuj.

außen, nach: Verb.

Foramen supraorbitale: Aur-m.

SCHMERZ - Stirn - Stirnhöcker - *erstreckt sich ...*

Hinterkopf: Coc-c., nat-c.

Kiefer: Bell.

Nase: Cina, croc., dulc., op., squil.

Ohren: Bov., nat-c., zinc.

Scheitel: *Ferr.*

Schläfe: Thuj.

über der Stirn: Acon., calc-p., kalm., merc-i-f., naja, *olnd.*, psor., sep., thuj.

geistiger Anstrengung, bei: Psor.

ablösen würde, als ob sich die Schädeldecke: Alum., bapt., cact., cann-s., cham., cimic., cob., cupr-s., lith-c., merc., sang., ther.

Erschütterung, bei jeder: Cob., merc.

Stuhlgang, beim Pressen zum: Ind.

beißend: Arg-m., bar-c., carb-v., cham., grat., kali-bi., kali-i., lyc., mez., phel., ran-s., rhod., sec.

Kratzen amel.: Grat.

Reiben agg.: Staph.

berstend: Aesc., alum., am-c., *am-m.*, ant-c., apis, arg-n., ars., ars-m., asaf., asar., aster., bapt., bar-c., **Bell.**, berb., bov., brom., **Bry.**, cact., calad., **Calc.**, cann-s., *caps.*, carb-an., *caust.*, cham., chel., **Chin.**, chin-a., cimic., clem., cob., coc-c., coff., **Con.**, cupr., dig., dios., dol., euph., *euphr.*, *ferr.*, ferr-ar., ferr-p., **Glon.**, *graph.*, gymn., ham., *hep.*, hydr., ign., *ip.*, kali-ar., kali-bi., kali-c., kali-n., kali-p., kali-s., kalm., kreos., **Lach.**, lachn., lac-ac., *lyc.*, **Lyss.**, mag-m., **Merc.**, mez., mill., mosch., naja, nat-ar., nat-c., **Nat-m.**, nat-p., nat-s., nicc., *nit-ac.*, *nux-m.*, *olnd.*, op., *petr.*, ph-ac., **Phos.**, phys., pic-ac., prun-s., psor., ptel., *puls.*, *rat.*, rhus-t., sabad., *sang.*, **Sep.**, *sil.*, sol-n., *spig.*, *spong.*, stann., stront., sul-ac., *sulph.*, thuj., verat., zinc.

tagsüber: *Sulph.*

morgens: Am-m., dios., ham., lac-c., lach., phos.

Augenöffnen, beim ersten: *Bry.*

Erwachen, beim: Cham., *con.*, hydr., nux-v.

zunehmend bis abends, allmählich: Bry., sang., sep.

abends: Caps., clem., ham., rat.

SCHMERZ - berstend ...

nachts: Cact., carb-an., cedr., *hep.*

Erwachen beim: *Hep.*

Aufstützen des Kopfes amel.: Kali-bi.

Bewegung, durch: Caps., *chin.*, *coff.*, *ferr.*, kali-bi., *lach.*, lyss., mag-m., rhus-t., sep., sil., sol-n., spig.

fortgesetzte, heftige Bewegung amel.: Sep.

Augen agg., der: Chin., ptel., *puls.*

Binden des Kopfes amel.: Lac-d., mag-m., sil.

Bücken, beim: *Ham.*, hep., hydr., kali-bi., lyss., nat-m., ptel., sep., stry.

Drehen des Kopfes, nach: Lyss.

drücken mit den Händen, muss: Carb-an., *glon.*, *mag-m.*

Einhüllen amel., warm: *Mag-m.*

Erschütterung, durch jede: Bell., *chin.*, sil.

Erwachen, beim: Cham., chin., con., ham., hydr., *lach.*, nux-v.

Essen, nach dem: *Graph.*, nat-s., nux-v.

Mittagessen, nach dem: Kali-bi.

Fieber, bei: Aesc., bell.

Freien, im: **Bell.**, glon.

amel.: Kali-bi.

Gehen, beim: Caps., kali-bi., stront.

Freien amel., im: *Sang.*

geistige Anstrengung agg.: Arg-n., ptel.

Lesen oder Schreiben amel.: Ign.

Grippe, bei: Naja

Husten, beim: **Bell.**, **Bry.**, cact., calc., **Caps.**, *chin.*, coc-c., dios., hep., hydr., kali-bi., *lach.*, lac-ac., merc., **Nat-m.**, nux-v., ol-j., *ph-ac.*, *phos.*, puls., rumx., sep., sil., spig., *spong.*, staph., **Sulph.**

Keil gespalten, wie mit einem: Lachn.

Liegen, Hinlegen amel.: *Ferr.*, kali-bi., *lach.*, mag-m., sang.

Menses, vor den: Brom., calc., cham., ham., nat-m.

während: Berb., *bry.*, calc., *glon.*, kreos., lyc., nat-m., nat-s., sang., sep.

anstatt: Nux-m.

Niesen, beim: Nat-m.

SCHMERZ - berstend ...

Öffnen der Augen amel.: *Chin.*

periodisch, jeden Tag: *Sulph.*

alle sechs Wochen: **Mag-m.**

Reiben amel.: **Phos.**

Schädeldecke abgehoben würde, als ob die: **Cann-i.**

Schlaf amel.: *Sang.*, sep.

Schließen der Augen, beim: *Chin.*

Sitzen, im: Phos.

vornüber gebeugt: Rat.

Sprechen, beim lauten: Ign.

steigt und sinkt allmählich: Mez., stront.

Stuhlgang, nach: Rat.

Pressen zum Stuhl, beim: Ind.

Wetter agg., nasses: Carb-an.

zerreißen würde, als ob er: Arg-n., asaf., bar-c., carb-an., caust., graph., hep.

Gehirn herausgetrieben würde, als ob das: Alum., arg-n., cimic., con., *glon.*, sol-n., verat.

Hinterkopf: Aloe, *calc.*, *carb-v.*, ferr., *gels.*, *ip.*, *lach.*, nux-m., *nux-v.*, *op.*, spig., spong., staph., zinc.

Erregung, bei: *Ferr.*

erstreckt sich bis zum Scheitel und ist so heftig, dass sie fürchtet, der Kopf könne platzen und sie könne verrückt werden: **Calc.**

Kopf, zuerst Schmerzen in der oberen Halsregion, dann berstender Schmerz in Hirn und in den Augäpfeln, am schlimmsten um 10 Uhr im Liegen, mit Übelkeit, kaltem Schweiß und kalten Füßen; über den: *Gels.*

Scheitel: *Am-c.*, am-m., bapt., calc., **Carb-an.**, *cimic.*, *ferr.*, graph., *hyper.*, lac-ac., *nat-s.*, nit-ac., **Sil.**, spig., spong., stront., xan.

morgens: Am-m.

nachmittags, beim Gehen: Stront.

nachts: Carb-an.

auseinander getrieben, wie: Kali-i., lac-d., nux-v., *sil.*

SCHMERZ - berstend - *Scheitel* ...

Binden des Kopfes amel.: **Sil.**

Gehen, beim: Stront.

Husten, beim: Sanic.

wegfliegen, als würde er: Cimic.

weggerissen, als würde er: Cham.

Wetter, bei nassem: Carb-an.

Schläfen: Apis, *bell.*, brom., cact., chin-s., cimic., *cina*, glon., hell., ign., ind., ip., kalm., *lach.*, lil-t., merc-i-f., *sang.*, sol-n., staph.

rechts: *Bell.*, sang.

nachmittags: Sang.

Husten, beim: Cina

Gehen im Freien amel.: *Sang.*

Seiten: Asar., brom., *glon.*, nicc., *puls.*, zinc.

Menses, während der: Glon., lach.

Stehen, im: Zinc.

Stirn: *Am-c.*, ant-c., *ars.*, bar-c., *bell.*, calad., *calc.*, caps., chin-s., crot-c., dulc., *ferr.*, *gels.*, *glon.*, *graph.*, hell., hydr., indg., *kali-c.*, kali-n., kali-p., lac-c., lac-d., lyc., *mag-m.*, **Merc.**, nat-ar., *nat-c.*, **Nat-m.**, nat-s., *nux-v.*, *olnd.*, **Puls.**, rat., ruta, *sang.*, sep., sil., sol-n., spig., spong., staph., stry., sulph., thuj., ust., **Zinc.**

morgens: Sulph.

vormittags, 10 Uhr: *Gels.*

abends: Ruta

nachts: *Crot-c.*

anfallsweise: Kali-c.

Bandagieren amel.: Lac-d.

Essen, nach dem: Am-c., *graph.*

Husten, beim: *Nat-m.*, ol-j., staph., stict.

Körperübungen, nach: Nat-c.

Liegen, im: *Gels.*

Menses, während der: Lyc., nat-m.

erstreckt sich zur Nase: *Dulc.*

Augen, über den: Crot-c., kali-bi., mag-m.

betäubend, die Besinnung raubend: Acon., aeth., agar., alum., am-c., anac., ant-c., ant-t., arg-m., *arg-n.*, *arn.*, *ars.*, ars-i., asaf.,

SCHMERZ - betäubend ...

asar., aur., bapt., bar-c., bar-m., *bell.*, bov., bry., *bufo*, **Calc.**, calc-ar., *carb-an.*, **Carb-v.**, caust., chin., chin-s., cic., cimx., cina, cinnb., con., crot-t., cupr., cycl., dros., *dulc.*, fl-ac., glon., gran., **Graph.**, *hell.*, *hyos.*, iod., *iris.*, kali-bi., kali-c., *kali-n.*, kali-p., kali-s., lac-c., *lach.*, *laur.*, *led.*, *lyc.*, *mag-c.*, mang., meny., *mez.*, mosch., *mur-ac.*, *naja*, *nat-ar.*, *nat-c.*, *nat-m.*, nat-p., nit-ac., *nux-m.*, **Nux-v.**, *olnd.*, op., petr., ph-ac., *phos.*, **Psor.**, *puls.*, rheum, rhod., *rhus-t.*, ruta, sabad., sabin., samb., sep., **Sil.**, *stann.*, *staph.*, sulph., tarax., *tarent.*, thuj., valer., verb., *zinc.*

morgens: Agar., arn., **Nat-m.**, **Nux-v.**, rhus-t., *tarent.*, zinc.

Erwachen, wie durch Alkohol; beim: Kali-n., **Nat-m.**, *tarent.*

nachmittags: Cham., hell.

abends: *Puls.*

nachts: Arg-n.

Bewegung amel.: *Meny.*, *puls.*, **Rhus-t.**

Ruhe, und in der: **Calc.**

Druck amel.: Iod., podo.

drückend: *Ant-t.*, arg-m., arn., ars., *asar.*, calc., cic., cina, *crot-t.*, cupr., *dros.*, dulc., *euon.*, hell., *hyos.*, *mez.*, *ruta*, *sabad.*, *stann.*, sulph., verb.

Essen, nach dem: **Nux-v.**

Husten, beim: Aeth., kali-n.

Kälte agg.: Puls., *rhus-t.*

amel.: *Puls.*

Frösteln, mit: *Puls.*

klopfend: Nat-m., sabin.

Lesen, beim: **Calc.**, caust.

periodisch: *Ars.*

Rauchen, beim: Ant-c.

Sitzen, im: Caust., cina

Sonne, in der: Nux-v.

stechend: Verb.

warmen Zimmer agg., im: Nat-c., nat-m., *phos.*, *puls.*

ziehend: Asar.

zusammendrückend: *Mosch.*

zusammenziehend: Asaf., olnd.

Hinterkopf: *Cann-i.*, cina, *dulc.*, *hell.*, *naja*, seneg., sulph., tarent., zinc.

SCHMERZ - betäubend ...

Scheitel: Bov., dulc., phos., rheum, valer.

Schläfen: Acon., ars., asar., cina, iod., podo., rheum, sabad., *verb.*

Seiten: Asaf., daph., dulc., euph., *mez.*, olnd., sul-ac., verb.

rechts: Euph., *mez.*, sul-ac.

Stirn: Agar., anac., *ant-c.*, arg-m., arn., *ars.*, asaf., asar., bapt., *bell.*, **Calc.**, cann-s., carb-an., cic., cina, cycl., dros., *euph.*, fl-ac., gran., *hyos.*, *kali-n.*, laur., led., *mag-c.*, mang., meny., *mur-ac.*, *nat-c.*, nat-p., olnd., par., *ph-ac.*, phos., plat., ruta, sabad., sep., *stann.*, *staph.*, tarax., thuj., valer., *verb.*, *zinc.*

Gehen im Freien; so heftig, dass er vor Angst schwitzt beim: Ant-c.

Augen, über den: Euon.

Nase, über der: *Acon.*, ant-t., asar., mosch.

bohrend, grabend, wühlend, schraubend: Act-sp., agar., am-c., am-m., anac., ang., ant-c., ant-t., *arg-n.*, ars., aur., bar-c., bar-m., *bell.*, bism-o., bor., bov., bry., cadm., calc., camph., cann-s., canth., carb-an., carb-s., **Caust.**, cham., chin., chin-a., chin-s., cimic., clem., *cocc.*, colch., *coloc.*, dros., dulc., graph., hell., *hep.*, hipp., hyper., *ign.*, indg., ip., kali-c., kali-i., kali-p., *kali-s.*, lach., laur., led., lyc., mag-c., mag-m., mang., merc., *mez.*, mosch., mur-ac., nat-m., *nat-s.*, nit-ac., nux-v., ol-an., olnd., op., paeon., petr., ph-ac., phel., phos., *plat.*, puls., ran-s., rhod., rhus-t., ruta, sabad., sabin., samb., seneg., *sep.*, sil., *spig.*, squil., stann., staph., stram., sulph., *tab.*, *thuj.*, valer., zinc.

morgens: Arg-n., camph., cham., dios., hep., hyper., lyss., nicc., nux-v.

Erwachen, nach dem: Apis, arg-m., arum-t., aur., mez.

nachmittags: Aloe, mag-s., nicc., sang., sep.

abends: Aloe, arg-n., coloc., hipp., mag-c., mag-m., nat-s., plan., puls., sep., zinc.

amel.: Nux-v.

Bett, im: Mag-s.

SCHMERZ - bohrend ...

nachts: Am-c., arg-n., carb-v., clem., dulc., lyc., sulph.

Mitternacht, vor: Dulc.

Abkühlung des Kopfes agg.: Carb-an.

Aufstehen, beim: Mang.

Bett, im warmen: Arg-n., puls.

Beugen nach hinten agg.: Aur., mang.

Bewegung agg.: Hep., *sep.*

amel.: Calc.

Sprechen agg., sogar die Bewegung beim: Dulc.

Bücken, beim: Hep., merc., *sep.*

amel.; beim Aufrichten oder Zurückbeugen agg.: Mang.

Erwachen, beim: Cham.

amel. durch ausreichenden Schlaf: Sep.

Essen, nach dem: Nux-v.

Druck agg.: Bell.

amel.: Hell., ip., sep.

Frösteln, bei: *Sang.*

Gehen, beim: Bufo, coloc.

geistige Anstrengung agg.: Nux-v.

Geräusch agg., durch: Nux-v.

Hitze des Gesichts, mit: Puls.

Hitze und Kälte agg.: Grat.

Husten agg.: Aur., bell., bry., *nux-v.*

Kaffee, nach: Nux-v.

kalte Luft amel.: Phos., thuj.

Legen des Kopfes auf den Tisch amel.: Ang.

Licht agg.: Nux-v.

Menses, während den: Calc., mag-c., sep.

Mittagessen, während: Am-c.

nach: Zinc.

Öffnen des Mundes, beim: Spig.

Reiben amel.: Ol-an.

Schlaf amel.: Sep.

Schließen der Augen amel.: Sep.

Schreiben, beim: Dros.

Sitzen, im: Agar.

SCHMERZ - bohrend ...

windender, schraubender Schmerz von der rechten Kopfseite zu beiden Schläfen, nach dem Zubettgehen breitet er sich über den ganzen Kopf aus; kommt täglich wieder, nach einem Spaziergang, beim Betreten eines Raumes: Sabad.

erstreckt sich zur Nase: Phos.

außen, von innen nach: Dulc., puls., sep., zinc.

Hinterkopf: Agar., *arg-n.*, gels., hell., merc., *mez.*, mosch., nat-m., *nat-s.*, nicc., ol-an., ph-ac., plan., ran-s., *rhus-t.*, sabin., spig., stann., stront., zinc.

nachmittags: Nicc.

abends: Zinc.

Bolzen vom Nacken bis zum Scheitel eingetrieben wird, agg. durch jeden Herzschlag; intensiver Schmerz, als ob ein: Cimic.

Stelle, an einer: Stront.

Seiten des Hinterkopfs: Arg-m., aur-m-n., ol-an., sabin., stront.

nachts: Stront.

Scheitel: Agar., ang., *arg-n.*, bar-c., bell., caust., chel., chin., cimic., colch., cycl., *lach.*, led., mag-s., mosch., mur-ac., nit-ac., olnd., ph-ac., phos., puls., samb., spig., *sulph.*

außen, von innen nach: Spig., staph.

Stellen, an kleinen: Bor., colch., sulph.

Schläfen: Acon., agar., aloe, alum., alumn., ang., ant-c., apis, *arg-n.*, *ars.*, aur-m-n., bar-c., bar-m., bell., bov., bufo, calad., calc., *camph.*, carb-an., carb-s., carb-v., cham., clem., *coloc.*, cycl., dios., dulc., *ferr.*, *ferr-ar.*, ferr-p., grat., *hep.*, ip., *kali-i.*, led., mag-m., *mang.*, mez., mur-ac., nat-ar., nat-s., ol-an., paeon., ph-ac., *phos.*, psor., ptel., rhod., sep., sil., stann., stram., sulph., *thuj.*

links: Alum., *arg-n.*, calc., *clem.*, rhod.

rechts: Bell., coloc., *hep.*, nat-s., ptel.

nach links: Nat-ar.

tagsüber: Stann.

SCHMERZ - bohrend - *Schläfen* ...

morgens: Apis, camph., cham., hep., lyss., mez.

Erwachen, beim: Apis

vormittags: Alum.

mittags: *Arg-n.*

nachmittags: Aloe, nat-s.

17 Uhr: Nat-s.

abends: Aloe, alum., coloc., plan.

22 Uhr: Arg-n.

außen, nach: Ant-c., *dulc.*

Berührung amel.: *Coloc.*

Beugen nach hinten agg.: Mang.

Bücken amel.: Mang.

Druck amel.: Calad., ip., stann.

Hitze agg.: Grat.

Husten, beim: Kali-bi.

innen, nach: Hep.

Kälte agg.: Grat.

Menses, vor den: *Ant-c.*

pulsierend: *Ferr.*

reißend: *Rhod.*

Ruhe, in der: Dulc.

Sitzen, bei aufrechtem: Mang.

erstreckt sich zum Kopf: Hep.

Jochbein, zum: Carb-an.

Seiten: Agar., ang., arg-n., arum-t., aur., aur-m-n., bov., bry., chin., clem., coloc., cop., eup-pur., hep., iris., kali-i., laur., led., mag-c., mag-m., mag-s., mang-m., mez., nat-m., nat-s., puls., stann., zinc.

links: Aur., chin., cop., mag-s., nat-m., nat-s., zinc.

rechts: *Arg-n.*, arum-t., bov., bry., clem., coloc., stann., *zinc.*

morgens: Arum-t., aur.

8 Uhr: Arg-n.

nachmittags: Mag-s.

abends: Mag-m., zinc.

stechend, wird: Bell.

außen, nach: Bell.

Beugen des Kopfes nach hinten, beim: Aur.

heftiger Schmerz: *Arg-n.*

SCHMERZ - bohrend - *Seiten ...*

Husten agg.: Aur.

Mittagessen, nach dem: Zinc.

Stellen, an kleinen: Hep.

Stirn: Agar., am-m., anac., ant-c., ant-t., apis, arg-m., *arg-n.*, *ars.*, aur., aur-m-n., bar-c., *bell.*, *bism-o.*, bov., brom., bry., calad., calc., carb-s., carb-v., chel., chin., chin-s., cimic., colch., *coloc.*, cycl., dios., dros., *dulc.*, hell., hep., hydr-ac., ign., ip., iris., kali-c., laur., led., mag-m., mang., *merc.*, mez., mosch., *nat-m.*, *nat-s.*, nicc., ol-an., phel., phos., *plat.*, psor., puls., ruta, sabad., sabin., *sang.*, sep., *sil.*, *spig.*, *spong.*, squil., staph., sul-ac., sulph., zinc.

morgens: *Bell.*, calc., dios., sulph.

Erwachen, beim: *Bell.*, *bry.*

nachmittags: Bism-o.

abends: Calc., nat-s.

nachts: Carb-v., sulph.

außen, nach: Ant-c., bell., bism-o., bov., dros., *dulc.*, ip., sep., spig., spong., *staph.*

Bewegung, bei: Dulc., sep.

amel.: Bism-o.

Bücken agg.: Calc.

Druck agg.: Calc.

amel.: Colch.

Essen, nach dem: Bism-o.

Freien, im: Calc.

Frösteln, bei: Sang.

Gehen, beim: Arg-n., coloc.

Freien, im: Sul-ac.

nach: Calc.

innen, nach: Bell., calc., cocc., kali-c.

intermittierend: Arg-m.

Kälteanwendung amel.: Colch.

Lesen, beim: Led.

Schreiben, beim: Dros.

erstreckt sich zur Nase: Bism-o., mang.

Augen, über den: Agar., arg-n., *ars.*, asaf., aster., aur-m-n., **Bell.**, calc-caust., cimic., colch., cupr-ar.,

SCHMERZ - bohrend - Augen, über den ...

dulc., ip., laur., led., lyc., mag-s., ol-an., sep., spig., sulph.

links: *Arg-n.*, cimic., cupr-ar., lyc., nux-m., spig.

rechts: Colch., sulph.

morgens: Sulph.

vormittags, 10 Uhr: Cimic.

11 Uhr: *Spig.*

nachmittags: Sang.

abends im Bett: Mag-s.

Gehen agg.: Aur-m-n.

amel.: Ars.

Gewitter, während: Sep.

kalter Luft, in: Sep.

Nase, über der: Bism-o., coloc., **Hep.**, mang., nat-m., *sulph.*

Seiten: Arg-m., *arg-n.*, aur., aur-m-n., *bell.*, brom., calc., cimic., colch., *coloc.*, led., mez., nat-s., *puls.*, spong., staph.

links: Arg-m., aur., brom.

rechts: Coloc., *puls.*

morgens: *Bell.*, staph.

8 Uhr: Bor.

abends: Arg-m.

Bewegung, bei: Arg-n.

Gehen im Freien, nach: Calc.

erstreckt sich zum Nacken: Arg-n.

Stirnhöcker: Am-c., arg-m., *bell.*, led., mang., ol-an., *plan.*, sabad., thuj.

links: **Arg-n.**, ol-an., thuj.

rechts: Bell., colch.

Berührung amel.: Thuj.

brennend: **Acon.**, agar., ail., alum., am-c., anan., ant-t., *apis*, arg-m., *arg-n.*, *arn.*, *ars.*, arum-t., aur., aur-m., aur-s., *bar-c.*, bar-m., bell., berb., bism-o., bov., *bry.*, *calc.*, calc-ar., *calc-p.*, *canth.*, carb-ac., carb-an., carb-s., *carb-v.*, *caust.*, chel., chin., cocc., coff., coloc., crot-c., crot-t., cupr., dig., *dros.*, dulc., *eug.*, *form.*, *glon.*, graph., *hell.*, helon., ip., *kali-ar.*, *kali-bi.*, kali-c., kali-p., kali-s., *kreos.*, lachn., lact., lil-t., lith-c., manc., mang., med., **Merc.**, *merc-c.*, merl., **Mez.**, mur-ac., nat-m., nat-s., nit-ac., nux-v.,

SCHMERZ - brennend ...

par., *petr.*, ph-ac., phel., **Phos.**, phys., plat., plb., psor., rhod., rhus-t., rob., sabad., sang., sec., sep., *sil.*, spig., stann., staph., stront., sul-ac., sulph., tab., tarax., tarent., tax., verat., verat-v., zinc-s.

morgens: Arn., canth., glon., *nux-v.*, phos., phys.

Erwachen, beim: Chin., coc-c.

mittags: *Sulph.*

nachmittags: Canth., fago.

abends: Am-c., carb-ac., jug-r., merc-i-r., phys.

Bett, im: Carb-v., *merc.*, nat-c.

nachts: Arn., lyc., *merc.*, *sil.*

abwechselnd mit gewöhnlichem Schmerz: Brom.

Berührung, bei: Ip., nat-m.

Bewegung agg.: *Apis*, arn.

amel.: Helon.

Bücken agg.: *Apis*

Druck mit der Hand amel.: Apis

drückend: Mang.

Einhüllen amel., warmes: Aur., **Sil.**

Erbrechen, nach: Eug., nat-s.

Freien amel., im: *Apis*, mang., myric., **Phos.**

Frösteln, mit: Ant-t., kali-c., sil.

Funken, wie: Nit-ac.

Gehen, beim: Rhus-t.

amel.: Canth.

geistige Anstrengung agg.: *Sil.*

Beschäftigung amel.: Helon.

heißen Eisen um den Kopf oder als sei heißes Wasser im Kopf; Gefühl wie von einem: Acon., coc-c.

kaltes Baden agg.: Form.

Kälte des Körpers, mit: **Arn.**

Kratzen, nach: Cob., kali-n., lach., merc., ol-an., par.

Licht agg.: *Glon.*

Liegen auf dem Rücken agg.: Agar.

amel.: Canth.

Bett agg., im: *Merc.*

Menopause, in der: *Lach.*

SCHMERZ - brennend ...

Menses, während: Nat-m.

Mittagessen, nach dem: *Alum.*, grat.

Niesen amel.: Lil-t.

Reiben amel.: Phos.

reißend: Merc.

Sitzen, beim: Canth., phos.

aufrecht Sitzen amel.: Merc.

Sprechen, durch: Sil.

Stehen, im: Canth.

Stellen, an kleinen: Ars., glon., graph., nit-ac., raph.

Zimmer, im warmen: Apis, **Phos.**

Eintritt in ein Zimmer aus dem Freien, beim: *Caust.*

zusammenziehend: Bism-o.

Gehirn: *Acon.*, arn., bell., *canth.*, carb-ac., *glon.*, hydr-ac., **Phos.**, *verat.*

brennen würde, als ob das Gehirn: *Canth.*, hydr-ac., *phos.*

Sitzen, bei aufrechtem: Hell.

Hinterkopf: Aesc., agar., *apis*, aur., aur-m., chin-a., cupr., *gels.*, indg., kali-c., kali-n., lyc., mag-m., med., nat-c., **Phos.**, pic-ac., rhus-t., sep., *spong.*, staph., sulph.

links: Chin-a.

Kopfbedeckung agg.: Gels.

erstreckt sich den Hals hinunter morgens: Chin-a.

Scheitel: Agar., alumn., arn., ars., *aur.*, bapt., *bry.*, **Calc.**, *calc-p.*, carb-ac., carb-s., *carb-v.*, caust., chin-s., coc-c., *con.*, *crot-c.*, cupr., dulc., *glon.*, **Graph.**, helon., hyper., *lach.*, merl., *nat-m.*, nat-s., *ph-ac.*, *phos.*, podo., ran-s., raph., sabad., sep., stann., **Sulph.**, viol-t., zinc.

morgens: Coc-c.

Erwachen, beim: Coc-c.

mittags: Sulph.

Frösteln, beim: Caust.

Kummer, nach: *Calc.*, *ph-ac.*

Menopause, in der: **Lach.**

Menses, während: *Lach.*, *nat-m.*, *phos.*, *sulph.*

Reiben amel.: Phos.

SCHMERZ - brennend - *Scheitel* ...

Stellen, an kleinen: *Arn.*, ars., *graph.*, raph.

vorübergehend: Nat-c.

erstreckt sich zu den Schläfen: Phos.

Schläfen: Alum., am-m., apis, aur., bar-c., calc., cann-i., carb-ac., carb-an., caust., chel., cimic., cinnb., *coloc.*, con., crot-t., cupr., *merc.*, nit-ac., phel., **Phos.**, phyt., plat., rhus-t., sabad., sars., spig., staph., sul-ac., verb., viol-t.

links: Am-m., chel., cupr., merc., nit-ac., plat., sabad., sars., *spig.*, staph., verb.

rechts: Alum., aur., bar-c., carb-an., caust., cimic., con., mang., rhus-t., viol-t.

erstreckt sich zur Wange: Mez.

Seiten: Bapt., bar-c., bell., calc., canth., mang., **Phos.**

links, morgens beim Erwachen: Lyss.

Stirn: Acon., *alum.*, am-c., ant-t., *ars.*, aur., aur-m., bell., bism-o., bry., carb-ac., carb-an., carb-v., *caust.*, cham., chel., *chin.*, *coloc.*, conv., crot-t., cupr., dulc., eup-per., glon., grat., hyos., ip., kali-c., **Kali-i.**, kali-p., lil-t., *lyc.*, lyss., mag-m., mang., meny., merc., merc-i-r., mez., mur-ac., *nat-c.*, nat-m., nux-m., *nux-v.*, ox-ac., **Phos.**, phys., podo., psor., rhus-t., rhus-v., sabad., sec., *spig.*, stann., staph., stront., sul-ac., tarent., teucr., ther., zinc.

links: Merc., spig.

rechts: Coloc., *mang.*, **Spig.**

morgens: Nux-v., phos., phys.

Aufstehen amel., beim: Nux-v.

abends: Nat-c.

Bett, im: Nat-c.

nachts: Lyc., *merc.*

Tag und Nacht: *Lyc.*

Berührung, bei: Ip., nat-m.

Erwachen, beim: *Nux-v.*

Essen, nach dem: *Nux-v.*

Freien amel., im: Alum., **Phos.**, stann.

Gehen, beim: Rhus-t.

SCHMERZ - brennend - *Stirn* ...

kalte Hand amel.: Carb-ac., *phos.*

Kratzen, nach: Laur.

Mittagessen, nach dem: *Alum.*, grat.

Sitzen, im: Alum.

Stehen, beim: *Alum.*

Stuhlgang, während: Kali-p.

Zimmer, beim Eintritt in ein: *Caust.*

erstreckt sich zu den Augen: *Spig.*

Augen, über den: Acon., agar., **Ars.**, chel., coloc., dig., dros., meny., merc., nux-m., rhus-t., sil., sulph.

nachmittags: Sulph.

abends: Chel.

nachts: **Ars.**

Seite: Aur., caust., coloc., fl-ac., merc., ph-ac., **Spig.**

drückend (vgl. SCHWEREGEFÜHL): *Acon.*, *aesc.*, *aeth.*, *agar.*, agn., all-c., aloe, alum., *alumn.*, *am-br.*, *am-c.*, *am-m.*, ambr., *anac.*, ang., *ant-t.*, apis, aran., arg-m., *arg-n.*, *arn.*, ars., ars-i., arum-t., *asaf.*, *asar.*, aster., aur., *bapt.*, bar-c., bar-m., **Bell.**, benz-ac., berb., *bism-o.*, bor., bov., brom., *bry.*, cadm., calad., *calc.*, calc-p., *calc-s.*, *camph.*, cann-i., cann-s., canth., *caps.*, carb-ac., *carb-an.*, **Carb-s.**, **Carb-v.**, *caust.*, cham., chel., **Chin.**, chin-a., *chin-s.*, *chlol.*, *cic.*, cimic., cina, cinnb., clem., coc-c., *cocc.*, *coff.*, *coloc.*, *con.*, cor-r., croc., crot-c., crot-h., cub., cupr., cycl., daph., *dig.*, *dros.*, dulc., eug., *euon.*, *euph.*, euphr., eupi., ferr., ferr-ar., ferr-i., ferr-p., fl-ac., gamb., gels., **Glon.**, *graph.*, grat., guaj., *hell.*, helon., *hep.*, hipp., hydr-ac., *hyos.*, hyper., *ign.*, indg., iod., *ip.*, iris., kali-ar., kali-bi., *kali-c.*, *kali-i.*, *kali-n.*, kali-p., *kali-s.*, kalm., *kreos.*, **Lac-c.**, **Lach.**, lact., lam., laur., led., *lil-t.*, lob., *lyc.*, *lycps.*, *lyss.*, *mag-c.*, *mag-m.*, mag-s., mang., meli., *meny.*, **Merc.**, merc-c., merc-i-f., merc-i-r., merl., *mez.*, mosch., *mur-ac.*, myric., nat-ar., nat-c., **Nat-m.**, nat-p., nat-s., nicc., **Nit-ac.**, *nux-m.*, **Nux-v.**, ol-an., *olnd.*, *op.*, osm., par., *petr.*, *ph-ac.*, *phos.*, pip-m., *plat.*, *plb.*, prun-s., **Psor.**, **Puls.**, *ran-b.*, *ran-s.*, rheum, *rhod.*, *rhus-t.*, rhus-v., *ruta*, *sabad.*, sabin., *samb.*, sars., *seneg.*, *sep.*, serp., *sil.*, *spig.*, *spong.*, squil., *stann.*, *staph.*, *stront.*, sul-ac., **Sulph.**, tab.,

SCHMERZ - drückend ...

tanac., *tarax.*, *tarent.*, ter., ther., *thuj.*, valer., verat., verb., viol-t., xan., zinc., zing.

morgens: *Acon.*, agar., alumn., ambr., arg-n., asaf., benz-ac., bor., bov., *bry.*, cann-s., caust., cedr., *cham.*, chin., cimic., coloc., *con.*, croc., cycl., gamb., glon., *graph.*, kali-bi., kali-n., **Lach.**, lyc., mez., myric., nat-c., nat-m., nat-s., nicc., *nux-v.*, paeon., *petr.*, ph-ac., phos., pip-m., psor., puls., rhus-t., *sil.*, sulph., thuj.

3-4 Uhr: Thuj.

Aufstehen, beim: Cinnb., graph., **Lach.**, lyc., mag-c., ox-ac., psor., sabin., squil., **Sulph.**

Erwachen, beim: Agar., alumn., anac., arg-n., coc-c., *con.*, ferr., gels., *graph.*, hep., mez., **Nat-m.**, ol-an., ph-ac., zinc.

mittags: Agar., cedr., manc., *sil.*, *sulph.*, zinc.

gegen Mittag amel.: Bry., nat-m.

Schlaf, nach: Calad.

nachmittags: Alum., ang., cann-i., carb-v., cham., coloc., graph., hell., kali-c., lyc., mag-c., naja, nat-c., nit-ac., op., ph-ac., phos., senec., sep., stram.

14 Uhr: Alum.

abends: Acon., agar., alum., ambr., *anac.*, arg-n., ars., cast., cham., chel., coc-c., colch., coloc., dig., dios., dulc., ferr., fl-ac., hell., hydr-ac., hyper., kali-bi., kalm., *lyss.*, mag-m., mag-s., nat-m., nat-s., ol-an., phos., rhod., *rhus-t.*, sep., staph., **Sulph.**, tab., tarent., thuj., valer., *zinc.*

amel.: Ran-b.

Gehen, beim: Dulc.

Hinlegen, nach dem: Stann.

Sonnenuntergang, nach: Nat-s.

nachts: Guaj., hep., lyc., nux-v., *sil.*, sulph.

2 Uhr: Ars.

Erwachen, beim: Canth., *psor.*

Abendessen, nach dem: Carb-v., ran-b.

Abwärtsgehen, beim: Meny.

anfallsweise: Agar., carb-v., cham., ign., **Lach.**, ter.

Anstrengung, bei: **Bell.**, *hell.*, *nat-c.*

SCHMERZ - drückend - Anstrengung ...

Augen, der: Gent-c., helon.

Aufrichten vom Bücken: Lyc.

Aufsitzen im Bett amel.: **Bell.**, canth.

Aufstehen, beim: Apis, asaf., bell., cinnb., glon., mag-s., nit-ac., *spig.*

nach, amel.: Laur., ran-b., stann.

Auftreten agg.: **Bell.**, *bry.*, coc-c., *glon.*, hell., lyc.

auseinanderdrückender Schmerz: Acon., aesc., aloe, ant-c., *arg-n.*, arn., ars., bar-c., *bell.*, bov., *bry.*, calc-p., caps., *carb-an.*, chel., **Chin.**, cocc., con., daph., euph., gels., hell., hyper., ign., kali-bi., kali-i., kali-n., lach., lil-t., *lyc.*, *merc.*, *mez.*, nat-m., nux-m., *nux-v.*, par., *prun-s.*, puls., ran-b., rhus-t., sabad., sabin., samb., *sep.*, *sil.*, spig., *stann.*, *staph.*, stront., tarax., *thuj.*, zinc.

außen drückender Schmerz, von innen nach: *Acon.*, agar., *am-c.*, anac., arg-n., *arn.*, ars., **Asaf.**, asar., *bell.*, berb., *bry.*, camph., carb-ac., *carb-an.*, chel., cimic., cob., coloc., con., *cor-r.*, dros., dulc., euph., ferr., ferr-ar., ferr-p., fl-ac., glon., *hell.*, hep., hyper., ign., indg., kali-ar., kali-c., *kreos.*, **Lach.**, laur., lil-t., lyc., meny., *merc.*, **Nat-m.**, nux-m., *olnd.*, par., *ph-ac.*, phys., phyt., pic-ac., *prun-s.*, psor., ptel., ran-s., rhod., sabad., sabin., samb., *sep.*, *sil.*, spig., spong., stann., staph., sulph., tarax., thuj., zinc.

Gehirn herausgepresst wird; Gefühl, als ob das: Lil-t.

scharfen Instrument, Druck wie von einem: Prun-s.

Band, Reifen; Gefühl wie von einem: *Carb-ac.*, clem., cocc., *gels.*, glon., iod., ip., *merc.*, *mosch.*, *nit-ac.*, op., osm., *spig.*, *stann.*, **Sulph.**

bedeckt ist, sehr unangenehmer Druck; wenn der Kopf: *Led.*

Bett, im: Kalm., nat-s., ol-an., pip-m., ran-b., rhus-t., sulph.

Beugen nach hinten agg.: Mang.

amel.: *Bell.*, ph-ac., thuj.

Kopfes nach vorn agg., Beugen des: Bell., ferr-p., nat-m., ph-ac.

Bewegung, bei: Acon., agn., *arg-n.*, **Bell.**, bism-o., **Bry.**, *calc.*, carb-v.,

SCHMERZ - drückend - Bewegung, bei ...

cocc., cupr., dulc., ferr-p., glon., *hell.*, hyper., lach., mez., nat-s., ph-ac., phos., pic-ac., rhod., *spig.*, sulph., thuj.

amel.: *Agar.*, *ferr.*, op., pip-m., sulph., *valer.*

Arme, der: Rhus-t.

Augen, der: *Bell.*, *chel.*, hep., *puls.*

Freien amel., im: Acon.

Gesichtsmuskeln, der: *Spig.*

Kopfes, des: *Glon.*, nat-s.

Gehen, beim: Ars.

Binden des Kopfes amel.: *Arg-n.*

Blicken, bei angestrengtem: Helon., *puls.*

Blutandrang, wie durch: Apis, chin., merl., nux-m., rhus-v.

brennend: Aloe, alum., lact., mang., nux-m., sep., sul-ac., tarax.

Brettern zuammengepresst würde, als ob der Kopf zwischen zwei: Ip.

Bücken, beim: *Bell.*, *bry.*, *calc.*, canth., carb-v., cham., chel., coloc., fl-ac., hep., lyc., mag-m., merl., merc-c., par., petr., phos., *puls.*, sil., *spig.*, stann., thuj., zing.

amel.: Caust., mang.

muss sich bücken: Cann-i., ign.

Denken daran agg.: Cham., cocc., dig., *helon.*

Drehen der Augen auf die Seite agg.: *Sil.*

schmerzhafte Seite, auf die: Con.

Druck amel.: Alum., alumn., *arg-n.*, asaf., *cact.*, chin., dios., *hell.*, lach., *meny.*, merc., nat-m., nat-s., *nux-v.*, op., *puls.*, pyrog., sang., stann., thuj.

dumpfer Schmerz: Aloe, apis, canth., cimic., con., ferr., hydr-ac., lith-c., op., phys.

Dunkeln, im: Sil.

Einhüllen des Kopfes amel.: Kali-c.

Erbrechen amel.: Stann.

erhitzt, wenn: Am-c.

Erregung, nach: Chin-s.

Essen, nach dem: Alumn., calc., carb-an., carb-v., clem., *cocc.*, con.,

SCHMERZ - drückend - Essen, nach dem ...

graph., hydr., hyos., kali-c., lyc., nat-m., nat-s., ol-an., pip-m., ran-b., ruta, sep., tab., thuj., *zinc.*

amel.: Psor.

Fahren im Wagen, beim: Cocc., *nit-ac.*

Fieber, während: Sep.

Freien, im: Agar., caust., chel., *chin.*, ferr., glon., hep., laur., *merc.*, nux-v., rhus-t.

amel.: Alum., *arg-m.*, bov., cinnb., coloc., *hell.*, hydr-ac., jatr., lach., lyc., mag-m., mang., *phos.*, sabin., seneg.

Froststadium im Fieber, während: Sep., tarent.

Kälte am ganzen Körper, mit: Camph., stann.

Frühstück, nach dem: Chel., hydr., sars.

amel.: Bov., *psor.*

Gehen, beim: Alum., arn., *asar.*, *bell.*, *bry.*, calc., caust., *chin.*, clem., cocc., kali-c., **Lach.**, lyc., nat-m.

Freien, beim Gehen im: Agar., **Bell.**, chin., con., dulc., ferr., glon., hell., lil-t., staph., thuj.

nach: **Bell.**, sep., zinc.

geistige Anstrengung, durch: Anac., *arg-n.*, arn., asar., *cact.*, *calc.*, calc-s., *carb-an.*, cham., *cocc.*, coff., colch., dig., helon., ign., kali-c., *lyc.*, *mag-c.*, mez., **Nat-c.**, nat-s., *nux-v.*, ol-an., par., *ph-ac.*, **Pic-ac.**, *sep.*, sil., *sulph.*, ter.

konzentrierter Aufmerksamkeit, bei: Helon.

Lesen, beim: **Bell.**, *cocc.*, helon., *lyc.*

Geräusch agg.: *Nit-ac.*, ph-ac., spig.

Gesellschaft, in: Lyc., mag-c.

Gewicht, wie durch ein: Agar., alum., alumn., ars., bell., *bism-o.*, cact., cann-s., carb-v., *cina*, cupr., laur., led., **Meny.**, merc-i-r., *mosch.*, *nit-ac.*, *nux-v.*, ph-ac., plat., *rhus-t.*, sars., sil., *spig.*, squil., sulph., *thuj.*, verat.

grabendem Schmerz, mit: Bry., clem.

Heben der Augen agg.: *Bry.*

heiße Sachen, durch: *Arum-t.*

SCHMERZ - drückend ...

Helm, Gefühl wie in einem (vgl. Kappe): Apis, *arg-n.*, asaf., *berb.*, cann-i., *carb-v.*, clem., *cocc.*, *crot-c.*, *cycl.*, *graph.*, hell., *ip.*, *lil-t.*, **Nit-ac.**, peti., pyrog., *spig.*, stry., sulph., zinc.

Heuschnupfen, bei: Sabad.

Husten, beim: Acon., alumn., ambr., anac., *arn.*, brom., **Bry.**, chel., coc-c., con., hep., kreos., nit-ac., petr., phos., ruta, sars., sep., spig., verb.

Hutdruck, durch: *Calc-p.*, *carb-v.*, **Nit-ac.**, phys.

Gefühl wie von einem zu engen Hut: Sulph.

innen drückender Schmerz, von außen nach: *Alum.*, *anac.*, asar., bov., calc., cham., *cocc.*, coff., *dulc.*, graph., *hell.*, ign., merc., nit-ac., olnd., petr., ph-ac., *plat.*, *ran-s.*, sabad., sep., sil., spig., stann., staph., zing.

scharfe Ecken, wie durch: Cham.

kalte Luft agg.: Ferr., *sil.*

Kälteanwendung amel.: *Phos.*

Kaffee, nach: Arum-t., nat-s.

Kappe, Schmerz wie durch eine (vgl. Band, Helm, Schraubstock): Apis, *arg-n.*, asaf., berb., *carb-v.*, coc-c., *cocc.*, crot-c., *cycl.*, *graph.*, hell., ip., *lil-t.*, peti., pyrog., stry., sulph., zinc.

krampfartiger Schmerz: Ars., colch., ph-ac., *plat.*, ran-s., zinc.

langsam zu- und abnehmender Schmerz: *Stann.*

Laufen amel.: Hipp.

Lesen, beim: Agn., bell., *cocc.*, hell., lyc.

Licht agg.: Cann-i.

Liegen, beim: Glon., lach., *lyc.*, merc., nat-s., nux-v., **Tarax.**

amel.: Bell., **Lach.**, nit-ac., spig.

Kopf amel., mit erhöhtem: *Spig.*

Seite, auf der: Bar-c., calad.

Menses, vor den: Bell., cimic., hep., *nat-m.*, nux-v., petr., sep., sil.

während: Acon., bell., berb., *bry.*, cast., *cimic.*, cycl., eupi., *gels.*, *graph.*, iod., **Kreos.**, lyc., merc., *nat-m.*, *nat-s.*, nux-m., nux-v., plat., *sep.*, sil., stann., *sulph.*

SCHMERZ - drückend - Menses ...

nach: Ust.

Mittagessen, während: Pall.

nach: Alumn., calc., carb-an., ol-an., ruta, seneg., tab., thuj., *zinc.*

nagend: *Ran-s.*

Nasenbluten, vor: *Carb-an.*

Niesen, nach: Apis, cina

oben drückender Schmerz, nach: Fl-ac., guaj., meph., ph-ac., spig.

Obstipation, bei: Jatr.

Öffnen der Augen, nach Schlaf: Rhus-t.

pressen, möchte den Kopf auf den Fußboden: Sang.

pulsierend: *Bry.*, *chin.*, **Puls.**, *ruta*

Rauchen, durch: *Calad.*, mag-c.

Reiben amel.: Op., ph-ac., phos.

rhythmischer Schmerz: Ruta

Schlaf agg.: *Arg-n.*, *bry.*, calad., cocc., **Lach.**, merc., nat-m., rhus-t., tarent., thuj., *verat.*

amel.: Thuj.

Mittagsschlaf, nach dem: Calad.

schmerzhaften Seite (linken), beim Schlafen auf der: Caust.

Schließen der Augen amel.: Chel.

Schluckauf, während: *Bry.*

Schnäuzen der Nase agg.: Chel.

Schraubstock, wie in einem: Aeth., agar., *alum.*, am-c., am-m., ant-t., *arg-n.*, aster., atro., *bar-c.*, bov., bry., *cact.*, cadm., carb-v., caust., chel., chin., cina, clem., *cocc.*, daph., euph., *glon.*, graph., grat., hell., lyc., mag-c., mag-s., **Merc.**, *nat-m.*, nicc., **Nit-ac.**, olnd., op., petr., **Plat.**, *puls.*, ran-b., ran-s., rat., rhus-t., sabad., sars., spig., stann., sul-ac., sulph., *tarent.*

Freien amel., im: Caust.

Schreiben, beim: Bor., carb-an., ferr-i., gent-c., ign., kali-c., nat-c.

Schütteln des Kopfes, beim: **Bell.**, **Bry.**, *chin.*, ferr-p., **Glon.**

Schwitzen amel.: Thuj.

Sitzen, im: Agar., alum., benz-ac., *bry.*, fl-ac., **Lach.**

amel.: Asar., **Bell.**, calad., pic-ac.

SCHMERZ - drückend - Sitzen, im ...

aufrecht Sitzen, beim: Mang.

Sonne, vergeht im Schatten; in der: Brom.

Sprechen, durch lautes: Spig.

Stehen, im: Alum.

Stellen, an kleinen: Acon., asar., *bell.*, cic., dig., dulc., glon., ign., meph., nit-ac., nux-v., ox-ac., ph-ac., psor., thuj., zinc.

Stuhlgang, vor: Merc.

während: Coloc., gran., merc.

nach: *Lyc.*, sil., spig.

Tee amel., nach warmem: Glon.

tief innen empfundener Schmerz: Agar., *arg-n.*, *bell.*, caust., cic., con., gins., indg., lach., nat-m., nat-s.

Treppensteigen, beim: Arn., lyc., **Meny.**, *ph-ac.*

Trinken agg.: Cocc., merc.

unten drückender Schmerz, nach: Agar., ambr., ant-t., asar., cic., *cina*, cocc., con., *cupr.*, hura, laur., mang., meny., merc., merc-i-f., mur-ac., nit-ac., nux-v., *ph-ac.*, *phos.*, plat., rhus-t., senn., sil., spig., spong., *sulph.*, verat.

veränderlicher Schmerz: Bell., gins., *ign.*

vorne drückender Schmerz, nach: Asar., *bry.*, nit-ac., sil., sulph.

wandernder Schmerz: Graph., *ign.*

Waschen amel., nach: Ferr., phos., *psor.*

kalt Waschen amel.: Euphr.

Wetter agg., nasses: Sulph.

ziehend: Agar., ang., ant-c., ant-t., arg-m., ars., asaf., aur., carb-v., caust., coff., hell., hep., ign., iod., kali-c., mosch., nat-c., nit-ac., olnd., ran-b., ran-s., *rhod.*, rhus-t., sabad., sars., spig., stann., staph., tarax., thuj.

Zimmer, im: Am-m., coc-c., laur., **Lyc.**, mag-c., *nat-m.*, *nat-s.*, *phos.*, **Puls.**

amel.: *Chin.*, *hep.*, merc., valer.

Betreten, beim: Bov.

überfüllten Zimmer, im: Mag-c.

warmen Zimmer, im: Acon., **Apis**, cann-i., *coc-c.*, **Puls.**

SCHMERZ - drückend ...

zusammenschnürend: *Cocc.*, graph.

Gehirn, Druck auf das: Ars., *cann-i.*, glon., ign., manc., meny., ruta, sep.

außen, nach: Agar., *bell.*, *bry.*, glon., guaj., hep., hydr., indg., laur., lil-t., *nat-m.*, phys., stann.

innen, nach: Asar., cupr., glon.

Schädel auf das Gehirn drücken würde, Gefühl, als ob der: Mez., rhod., rhus-v.

scharfe Ecken gedrückt würde; Gefühl, als ob das Gehirn gegen: Sabad.

vorne, nach: *Acon.*, asar., bell., *bry.*, ip., kali-c.

zusammengebunden wäre; Gefühl, als ob das Gehirn: Acon., aeth., ambr., ant-t., arg-m., asar., **Bry.**, calc., camph., *carb-v.*, cham., cimic., *cocc.*, colch., *crot-c.*, cupr., cycl., gels., graph., guaj., hyper., indg., **Lac-c.**, *lach.*, laur., mag-s., manc., meny., *merc.*, morph., *mosch.*, **Nat-m.**, **Nit-ac.**, *olnd.*, op., par., petr., *ph-ac.*, plat., prun-s., *psor.*, puls., rhus-t., sars., sil., *spig.*, *staph.*

Eisenhelm, von einem: *Crot-c.*

Hirnhäute zu eng wären, als ob die: *Acon.*, carb-v., op., par., psor.

Schädel zu klein wäre, als ob der: *Glon.*, morph., scut.

Tuch, mit einem: Cycl.

Hinterkopf: Acon., *agar.*, all-c., *aloe*, *alum.*, am-m., *ambr.*, ammc., anac., ant-t., apis, *arg-m.*, arn., *ars.*, *ars-i.*, asaf., asar., aur., bapt., bar-c., *bell.*, berb., *bism-o.*, bor., *bov.*, *bry.*, cact., *calc.*, calc-p., camph., cann-i., cann-s., canth., carb-ac., **Carb-s.**, **Carb-v.**, card-m., caust., cedr., cham., *chel.*, *chin.*, chin-a., cic., cinnb., coc-c., cocc., *colch.*, coloc., con., cop., croc., *crot-c.*, cupr., dig., *dulc.*, *euph.*, fl-ac., *gels.*, gent-l., gins., glon., **Graph.**, grat., guaj., *hell.*, *hep.*, hydr-ac., *hyper.*, *ign.*, *iod.*, *ip.*, jatr., kali-bi., *kali-c.*, kali-n., kali-p., lach., laur., lec., lob., *lyc.*, mag-c., *mag-m.*, mag-s., manc., mang., meny., meph., *merc.*, *mez.*, mosch., *nat-ar.*, *nat-m.*, *nat-p.*, *nat-s.*, *nit-ac.*, nux-m., **Nux-v.**, ol-an., *onos.*, *op.*,

SCHMERZ - drückend - *Hinterkopf ...*

ox-ac., paeon., par., **Petr.**, ph-ac., phel., *phos.*, pip-m., plb., puls., ran-b., ran-s., rhod., *rhus-t.*, ruta, sabad., sabin., sars., **Sec.**, sel., seneg., *sep.*, **Sil.**, *spig.*, *spong.*, squil., *stann.*, *staph.*, stram., stront., sul-ac., *sulph.*, tab., *tarax.*, *tarent.*, teucr., *thuj.*, til., valer., verb., zinc., zing.

morgens: Caust., cedr., *graph.*, kali-bi., mag-s., nux-m., *nux-v.*, paeon., *petr.*, sil., *sulph.*

Erwachen, beim: Coc-c., kali-bi., *sulph.*

vormittags: Bov., caust., iod., kali-bi.

nachmittags: Ang., gent-l.

abends: Anac., coc-c., rhod., thuj.

Gehen im Freien: Thuj.

Zimmer, im warmen: Coc-c.

nachts: *Sulph.*

Abendessen, nach dem: *Carb-v.*

anfallsweise: Zinc.

Anstrengung, geistige und körperliche amel.: Cact.

Aufrechthalten des Kopfes amel.: Spong.

Aufstehen vom Bett, beim: Cinnb.

auseinanderdrückender Schmerz: Aloe, *calc.*, nux-v., staph.

außen, nach: Bell., berb., bry., *calc.*, carb-v., chin., *gels.*, mez., ph-ac., prun-s., stann., *staph.*, stront., til.

Band, wie durch ein: Anac., psor., sulph.

Berührung agg.: Cupr., kali-n.

Beugen des Kopfes nach hinten amel.: Ph-ac.

Bewegung, bei: *Bism-o.*, **Bry.**, colch., cupr., *hyper.*, iod., ip., nat-s., ph-ac.

Blicken nach oben, beim: *Graph.*

Bücken, beim: Carb-v., *colch.*, nux-m., ph-ac.

Druck amel.: **Nux-v.**

Einwickeln des Kopfes amel.: **Sil.**

Essen, nach dem: Carb-v.

amel.: Kali-p.

Fieber, im: Rhus-t.

Freien, im: Nux-m., plect.

amel.: *All-c.*, *carb-v.*, kali-c., mag-m., mag-s., mez., puls.

Gehen, beim: *Chin.*

nach: Zinc.

amel.: Nux-m.

Freien amel., im: Staph.

geistiger Anstrengung, bei: *Carb-ac.*, *colch.*, nat-c.

Geräusch agg.: *Carb-v.*, *nit-ac.*, ph-ac., *spig.*

Gewicht oder Stein; wie ein: Anac., asar., *bell.*, cann-s., *carb-v.*, caust., *chel.*, cina, cocc., cupr., graph., hell., kali-n., laur., led., meny., nux-v., **Petr.**, ph-ac., plat., sulph.

Hut, wie durch einen engen: *Alum.*

innen, nach: Bar-c., calc., ign., mag-c., meph., olnd., ox-ac., ph-ac., sep., spig., stann., *staph.*, stront., thuj.

Scheitel und Hinterkopf, zwischen: Ox-ac.

intermittierend: Carb-an., phel.

Lesen, beim: Carb-ac.

Liegen auf dem Rücken amel.: Plect.

Hinlegen, nach dem: **Tarax.**

Menses, während: *Nux-v.*

pulsierend: Kali-n., mosch., petr., sulph., zinc.

Reiben amel.: Ph-ac., *phos.*

Schließen der Augen agg.: Ip.

Schraubstock, wie in einem: Am-m., grat., mag-c., merc.

Schreiben, beim: Carb-an.

Sitzen, beim: Fl-ac.

amel.: Nux-m.

Sprechen, durch: Spig.

Stehen, im: *Ip.*, kali-c., sel.

amel.: Plb.

Stellen, an kleinen: Glon., ol-an., olnd.

SCHMERZ - drückend - *Hinterkopf* ...

Knopf, wie mit einem: Acon., *lyc.*, *thuj.*, zinc.

Stuhlgang, während: Gran.

unten, nach: Hydr-ac., merl.

vorn, nach: Chel., mang., nux-v., ol-an., ph-ac., plb., sabad.

warmes Zimmer agg.: *All-c.*, *carb-v.*, coc-c., mag-m., *mez.*

Zorn, nach: *Petr.*, *staph.*

erstreckt sich in den Rücken und in die Brust, mittags: *Graph.*

Augen, zu den: *Carb-v.*

außen, nach: Mez., ph-ac.

Hals: Calc., *graph.*, hep., laur., nat-c., nux-v.

oben, nach: All-c., onos., puls.

Scheitel: Bov., dig., glon.

Schultern: Hep.

Stirn, zur: *Calc.*, carb-v., fl-ac., mang.

unten, nach: Hep., hydr-ac., laur., nat-c.

vorn, nach: Ant-t., bov., *chel.*, hydr-ac., mang., nat-c., sabad.

Zähne: Ferr.

Seiten des Hinterkopfes: Anac., asar., aur., bov., bry., calc., camph., carb-an., carb-v., cast., caust., *chel.*, colch., con., crot-t., dig., **Fl-ac.**, glon., hydr-ac., ign., *laur.*, mag-s., mez., nat-c., nat-p., *nat-s.*, nux-v., ph-ac., psor., sabin., sep., *sil.*, spig., spong., stann., sul-ac., sulph., zinc.

links: *Chel.*, lyc., stann., sul-ac., sulph., zinc.

rechts: Anac., *calc.*, carb-v., caust., dig., ph-ac., *rhod.*, seneg., spig.

erstreckt sich nach links: Dig.

abends: Nat-s., zing.

Drehen des Kopfes, beim: Ph-ac.

Gehen im Freien, beim: Caust.

Liegen amel.: Mag-s.

pulsierend: Bell., zing.

SCHMERZ - drückend - *Hinterkopf* - Seiten des Hinterkopfes ...

Sitzen, beim: Fl-ac.

erstreckt sich zum Hals: *Chel.*, *laur.*

außen, nach: Ph-ac., stann.

Hinterkopf, unter dem: *Carb-v.*

Scheitel: **Acon.**, act-sp., aesc., *agar.*, agn., all-c., *aloe*, alum., *alumn.*, *am-c.*, *ambr.*, *anac.*, ant-t., apis, *arg-n.*, arn., *ars.*, asaf., aur., bar-c., **Bell.**, benz-ac., bov., brom., bry., bufo, **Cact.**, *calc.*, *calc-ar.*, *calc-p.*, camph., *cann-s.*, canth., **Carb-s.**, **Carb-v.**, cast., *caust.*, cedr., cham., *chel.*, *chen-a.*, chin., chin-s., cic., **Cimic.**, cimx., *cina*, cinnb., clem., coc-c., cocc., colch., coloc., con., croc., crot-h., cupr., *cycl.*, *dig.*, dros., dulc., eug., eup-per., euphr., *ferr.*, *ferr-ar.*, ferr-i., *ferr-p.*, fl-ac., gels., **Glon.**, *graph.*, hell., helon., hep., hipp., hydr., hydr-ac., hyos., *hyper.*, ign., indg., *iod.*, ip., jac-c., *kali-bi.*, *kali-c.*, *kali-i.*, kali-n., *kali-p.*, kalm., kreos., lac-c., **Lach.**, laur., led., lil-t., lith-c., **Lyc.**, *lyss.*, mag-c., mag-m., manc., mang., med., *meny.*, merc-i-r., *mez.*, mosch., *naja*, nat-ar., nat-c., nat-m., *nat-p.*, nat-s., *nicc.*, nit-ac., *nux-m.*, *nux-v.*, ol-an., olnd., op., *ox-ac.*, pall., *petr.*, **Ph-ac.**, *phel.*, *phos.*, *phys.*, *phyt.*, pic-ac., plat., puls., *ran-b.*, ran-s., rheum, rhod., rhus-t., rumx., sabad., sabin., *sars.*, *sep.*, **Sil.**, spig., spong., squil., **Stann.**, *staph.*, stram., sul-ac., **Sulph.**, syph., tab., *thuj.*, valer., *verat.*, verb., viol-t., xan., zinc.

tagsüber: Carb-s., *crot-h.*

morgens: Agar., *alumn.*, ambr., chel., coc-c., ox-ac., rhus-t., squil., **Sulph.**

Erwachen, beim: *Alumn.*, coc-c.

vormittags: *Acon.*, glon.

11 Uhr: Kali-bi.

mittags: Manc.

nachmittags: Alum., carb-v., op.

16-20 Uhr: **Lyc.**

17 Uhr: Stram.

abends: Acon., ambr., chin-s., coloc., kali-c., sil., *sulph.*

SCHMERZ - drückend - *Scheitel* - abends...

18 Uhr: Hyper.

nachts: *Acon.*, agar., lyc., sulph.

4 Uhr: *Alumn.*

5 Uhr: Calc.

anfallsweise: Chel.

auseinanderdrückender Schmerz: Carb-an., hyper., nux-v., ran-b.

außen, nach: *Am-c.*, calc., calc-p., **Carb-an.**, cham., **Cimic.**, *ferr.*, glon., *lach.*, op., ph-ac., phys., **Sil.**, spig.

Band, das fest von einem Ohr zum anderen gezogen ist; wie von einem: Ip.

Berühren der Haare, beim: *Carb-v.*

Binden des Kopfes amel., festes: **Sil.**

Bücken, beim: Calc., cham., indg., *lyc.*, lyss.

Denken daran agg.: **Cham.**

Drehen des Kopfes, beim: Hyos.

Druck agg.: *Bell.*, kali-n.

amel.: *Alumn.*, **Cact.**, *cina*, *meny.*, nat-m., *verat.*

Dunkeln, im: Sil.

Einatmen, beim tiefen: *Anac.*

Essen, nach dem: *Cinnb.*

Fahren im Wagen, beim: Lyc.

Finger, wie mit einem: Nit-ac., thuj.

Freien amel., im: Acon.

gebunden, wie: Acon., cycl., kalm.

Gehen, beim: *Hep.*

Freien, im: Calc.

schnellem Gehen, bei: Chel.

geistiger Anstrengung, nach: *Cham.*, *lyc.*, nat-s., *nux-v.*, *sep.*

Geräusch agg.: *Bell.*, *cact.*

Gesprächen, beim Hören von: *Cact.*

Harndrang nicht gleich nachgegeben wird, wenn dem: *Fl-ac.*

harten Gegenstand, wie von einem: *Ign.*, nux-v., thuj.

SCHMERZ - drückend - *Scheitel* ...

Husten, beim: *Anac.*

innen, nach: *Anac.*, asaf., caust., *dulc.*, ferr., glon., hell., nit-ac., nux-v., ox-ac., **Ph-ac.**, plat., ran-s., sep., sil., stann., staph., *sulph.*, zinc.

intermittierend: Chel., *cina*, stann.

kalte Luft, durch: *Ferr.*

Kummer, nach: *Ph-ac.*

Liegen, beim: *Lyc.*

Menses, während: *Calc.*, cast., ferr-p., *nat-s.*, *nux-v.*

oben, nach: **Cimic.**, *ferr.*, helon.

Pflock, wie durch einen: **Anac.**

Schraubstock eingespannt, wie in einem: Daph.

Sonne, beim Stehen in der: *Bar-c.*

Sprechen, durch: Iod., mez., peti., spig.

Stehen, im: Sul-ac.

steigt und sinkt langsam: Sars., **Stann.**

Stelle, an einer kleinen: Spig.

Stirnrunzeln, zwingt zum: *Sulph.*

Treppensteigen, beim: **Meny.**

zusammenziehen; muss die Augen: *Sulph.*

erstreckt sich zum Auge: Calc., sil.

Hinterkopf: Bar-c., *ph-ac.*

Schulter: Gels.

Stirn: Cham., hydr-ac., ign., nat-m.

Wirbelsäule, ohne Schmerz: Benz-ac.

Schläfen: Acon., aesc., *agar.*, agn., aloe, *alum.*, *am-br.*, ambr., *anac.*, ang., *ant-t.*, apis, *arg-m.*, *arg-n.*, arn., *ars.*, ars-i., *asaf.*, *asar.*, aur., bar-c., *bell.*, benz-ac., berb., *bism-o.*, bov., brom., bry., bufo, calad., *calc.*, camph., cann-i., *cann-s.*, canth., *caps.*, carb-ac., carb-an., carb-s., **Carb-v.**, cast-eq., caust., cedr., *cham.*, *chel.*, *chin.*, chin-a., cimic., cina, cinnb., clem., cob., coc-c., coca, *cocc.*, coff., colch., *coloc.*, con., *crot-c.*, cupr., *cycl.*, *dig.*, dios., dros., dulc., echi., elaps, elat., euon., euph., ferr., ferr-ar., ferr-i., *ferr-p.*, fl-ac., gent-c., gent-l., gins., **Glon.**, gran., graph., *guaj.*, hell., hep., hipp., hura, hydr-ac., hyos, hyper., ign., ind., iod., ip., jatr., kali-bi., *kali-c.*, *kali-i.*, kali-n., kali-p., kalm., kreos., lac-c., **Lach.**, lachn., laur., lec., led., lith-c., lob., **Lyc.**, *mang.*, meny., *merc.*, merl., *mez.*, mosch., naja, *nat-ar.*, nat-c., **Nat-m.**, nat-p., nat-s., *nux-m.*, nux-v., ol-an., olnd., *op.*, osm., *par.*, petr., ph-ac., *phos.*, phys., **Plat.**, plb., podo., *prun-s.*, psor., ptel., *puls.*, ran-b., ran-s., rheum, *rhod.*, rhus-t., *sabad.*, *sabin.*, samb., sil., spig., *squil.*, *stann.*, *staph.*, stront., sul-ac., *sulph.*, tab., tarax., tax., teucr., ther., thuj., verat., *verb.*, viol-t., *zing.*

links: *Asar.*, aur., brom., *chin.*, *coloc.*, lith-c., **Mez.**, *puls.*, *rhod.*, sars., *zing.*

rechts: *Alum.*, *bell.*, caust., cedr., *cham.*, *chel.*, *guaj.*, *kali-c.*, par., *ph-ac.*, *spig.*, *stann.*, verb.

nach links: Apis, lyc.

Liegen darauf, beim: Stann.

tagsüber: Carl., *stann.*

morgens: Apis, bov., cycl., mez., *phos.*, ruta, **Sulph.**

Bett, im: Graph.

Aufstehen, nach: **Sulph.**

Erwachen, beim: Apis, ferr., *nux-v.*, ph-ac.

vormittags: *Cham.*, kali-c., podo., thuj.

mittags: Agar., sil.

nachmittags: *Coloc.*, nat-c., nat-m., sil.

abends: Alum., *cham.*, chel., colch., dig., dios., hell., nat-s., rhus-t., thuj.

amel.: Anac.

nachts: Alum., sep.

abwechselnd mit Ziehen im Hinterkopf: Bry.

anfallsweise: *Kali-c.*

Anstrengung, bei: Nat-c.

Aufstehen, nach: Nit-ac.

amel.: Stann.

SCHMERZ - drückend - *Schläfen ...*

außen, nach: Acon., aloe, anac., asaf., berb., bism-o., bry., calc., canth., carb-v., cast-eq., caust., chin., dros., *fl-ac.*, **Glon.**, ign., indg., ip., kali-c., kreos., **Lach.**, lact., lil-t., lob., *mez.*, mur-ac., nat-c., nat-m., nux-m., op., par., ph-ac., phys., phyt., *prun-s.*, ran-s., rhod., *sabad.*, sabin., samb., senec., *spig.*, spong., stann., stront., sulph., teucr., valer., verb., viol-t.

links: Asaf., carb-v., mez., mur-ac., sabin., verb.

rechts: Caust., dros., kali-c., mur-ac., nat-c., nux-m., ph-ac., sabad., spong., stann., stront.

Hitze des Gesichts und Flimmern vor den Augen, mit: Aloe

Berühren der Haare agg.: Agar.

Beugen nach hinten agg.: Mang.

Bewegung, bei: Cupr., **Lach.**, par., ph-ac., phos., *spig.*

amel.: Ferr., mez., psor.

Bücken, beim: *Lach.*, phos., *spig.*

amel.: Mang.

Denken an den Schmerz agg.: **Cham.**

Druck amel.: Dios., par., *stann.*

Erregung, bei: Par.

Erwachen, beim: Calad., *calc.*, ferr., *nux-v.*

Essen, nach dem: Con., hyos.

Fieber, bei: Sep.

Finger, wie mit einem: Ambr., ant-t., arn., asaf., cham., cocc., dulc., hell., rhus-t., sep.

Freien amel., im: Phos.

Frühstück, nach dem: Hyper.

Gehen, beim: Asar., **Lach.**, nat-m.

Geräusch, durch: *Spig.*

Harndrang nicht bald nachgekommen wird, wenn dem: *Fl-ac.*

Haus, im: Phos.

Husten, beim: Verb.

innen, nach: *Acon.*, *alum.*, *anac.*, ant-c., ant-t., asaf., asar., bell., bov., *calc.*, cocc., con., dulc., fl-ac.,

SCHMERZ - drückend - *Schläfen* - innen, nach ...

hell., jatr., kali-c., *kali-i.*, lith-c., *lyc.*, mez., nat-c., **Nat-m.**, nit-ac., ol-an., *ph-ac.*, *plat.*, *ran-s.*, rhod., sabad., sabin., seneg., sol-n., *spig.*, **Stann.**, staph., *sul-ac.*, *ther.*, *thuj.*, valer., zinc.

Keil, wie mit einem: *Thuj.*

Lehnen nach vorn auf den Tisch amel.: Con.

Lesen, beim: Carb-an., mez., **Nat-m.**, par.

Liegen auf der Seite, beim: Ign.

Kopf amel., mit erhöhtem: *Spig.*

Rücken amel., auf dem: Ign.

Menses, während: *Bry.*, **Lyc.**

Mittagessen, nach dem: Agar., alum., ol-an., thuj.

Nachdenken, beim: *Cham.*, ph-ac., psor., *sulph.*

Niesen, nach: Cina

pulsierend: *Cocc.*, *glon.*, grat., nux-v.

Schlaf, nach: Rhus-t.

schneidend: Bell.

Schrauben, wie mit: Acon., arg-n., **Lyc.**, sabad.

Schraubstock, wie in einem: Anac., cocc., con., dios., ham., *lyc.*, *nat-m.*, *nux-m.*, plat.

Schreiben, beim: **Nat-m.**

Schütteln des Kopfes, beim: *Asar.*

Seite, auf der er liegt: Stann.

nicht liegt: Graph.

Sprechen, durch: Mez.

steigt und sinkt allmählich: **Stann.**

Stellen, an kleinen: Helon., ox-ac., psor.

Stuhlgang, vor: Merc.

während: Merc.

nach: Sil.

vorne, nach: Verb.

zerquetscht, wie: Caul.

SCHMERZ - drückend - *Schläfen* ...

zieht die Augen nach innen, wie beim Schielen: Podo.

erstreckt sich zum Gehirn: Glon.

Augen, über: Alum.

Hals: Bov., chel.

Hinterkopf: Lil-t., sabad.

Jochbein: **Bry.**

Kopf, zum: Ambr., psor.

Ohren: Lach.

Scheitel: Carb-s., chel., kali-bi.

Stirn, quer über die: Alum., bry., seneg., sol-n.

unten, nach: Sabad.

vorn, nach: Verb.

Seiten: Acon., aeth., agar., agn., alum., am-m., anac., ang., arg-m., arn., arum-t., *asaf.*, *asar.*, *bar-c.*, **Bell.**, bov., bry., *cact.*, *calc.*, cann-s., *caps.*, carb-an., caust., cedr., *chel.*, chin., clem., coca, coloc., com., con., cor-r., crot-h., cupr., dig., dios., dros., euph., fl-ac., *glon.*, grat., *hell.*, **Hep.**, hydr-ac., ign., iod., kali-bi., *kali-i.*, kali-n., kalm., kreos., laur., lil-t., lyc., lyss., mag-c., mag-m., mang., meny., mez., mur-ac., **Nat-m.**, nat-s., nux-m., olnd., paeon., ph-ac., phos., pip-m., *psor.*, rheum, rhus-t., sabad., *sabin.*, samb., *sars.*, sep., **Spig.**, spong., squil., stann., staph., stront., sulph., tab., *thuj.*, verat., verb., viol-t., zinc.

beide Seiten: Acon., aeth., alum., arg-m., asar., bar-c., bell., bov., bry., camph., *chin.*, cic., com., gamb., glon., hell., lam., mag-c., mag-m., mag-s., meny., nat-m., prun-s., sabad., sil., tarax.

links: *Asaf.*, bov., crot-h., hell., iod., ph-ac., rhus-t., sars., *stront.*, sulph., *thuj.*

Liegen auf der linken Seite, beim: Caust.

rechts: Agar., agn., arg-m., arg-n., asaf., bar-c., bry., caust., *chel.*, *clem.*, dros., grat., *hep.*, ign., kalm., lil-t., *mez.*, olnd., sabad., spong., tab., zinc.

dann links: Cupr.

allen Seiten, von: *Acon.*, tarax.

SCHMERZ - drückend - *Seiten ...*

Aufstehen vom Bücken, nach: Kali-c.

auseinanderdrückender Schmerz: *Cor-r.*, *spig.*

außen, nach: *Asaf.*, asar., bell., cina, dros., kreos., *merc.*, ph-ac., spig., spong., stann., verb., viol-t.

links: Asaf., bell., calc.

rechts: Cina, dros., ph-ac., spig., spong., stann., verb., viol-t.

Band, wie von einem herumgebundenen: Dios.

betäubend, wie mit einem stumpfen Werkzeug: Olnd., ruta

Brett, wie ein schweres: Eug.

Bücken, beim: Cor-r.

eingeschraubt, amel. im Freien; wie: Bar-c., *kali-i.*

Freien amel., im: *Kali-i.*

Fremdkörper, wie von einem: Con.

Gehen im Freien amel.: *Kali-i.*

Gehirn gegen den Schädel drücken würde, als ob das: Mez.

liegen würde; als ob etwas auf dem Gehirn: Grat.

hinten und vorne; von: Nux-m., spong.

innen, nach: Asaf., bar-c., bell., *bov.*, calc., croc., dulc., kali-c., lyss., mag-c., nat-s., olnd., plat., sars., sul-ac., sulph., zinc.

innerlich, beim Anlehnen des Kopfes gegen eine Wand: Cann-s.

plötzlich, als würde ein stumpfes Werkzeug hineingedrückt: Asaf.

Reifen, wie ein: Ther.

Schädel erscheint kleiner: Grat.

Schraube hinter jedem Ohr, wie durch eine: Ox-ac.

Seite, auf der er liegt: Ph-ac.

Sprechen, durch: Fl-ac., ign., thuj.

unten, nach: Calc., con.

Werkzeug, wie durch ein stumpfes: Asaf., dulc., hep., olnd., ruta

erstreckt sich zu den Augen: *Lyss.*

SCHMERZ - drückend - *Seiten - erstreckt sich ...*

Schläfe hin; zur: Kali-n.

Stirn: Hydr-ac.

Stirn: **Acon.**, *aesc.*, *aeth.*, *agar.*, agn., **Aloe**, alum., alumn., *am-c.*, am-m., ambr., ammc., *anac.*, ang., ant-c., *ant-t.*, **Apis**, *arg-m.*, *arg-n.*, *arn.*, *ars.*, *ars-i.*, **Asaf.**, asar., aster., *aur.*, bapt., *bar-c.*, bar-m., **Bell.**, *berb.*, *bism-o.*, bor., bov., brom., **Bry.**, cact., calad., *calc.*, camph., cann-i., cann-s., canth., caps., carb-an., carb-s., carb-v., cast., *caust.*, *cedr.*, *cham.*, *chel.*, chim-m., *chin.*, chin-a., cic., cimic., cina, *cinnb.*, clem., *coc-c.*, *cocc.*, coff., colch., *coloc.*, con., cop., *cor-r.*, croc., crot-t., cupr., *cycl.*, *dig.*, *dros.*, dulc., elaps, *euph.*, euphr., eupi., *ferr.*, *ferr-ar.*, *ferr-i.*, *ferr-p.*, fl-ac., gels., gent-c.., gent-l., gins., *glon.*, gran., graph., grat., guaj., ham., hell., hura, hydr-ac., *hyos.*, *ign.*, indg., *iod.*, ip., iris., jatr., kali-ar., kali-bi., *kali-c.*, kali-i., *kali-n.*, *kali-p.*, *kalm.*, *kreos.*, *lac-c.*, **Lach.**, lachn., lact., laur., led., lepi., lil-t., *lyc.*, lycps., lyss., *mag-c.*, *mag-m.*, manc., mang., meny., *merc.*, *mez.*, mosch., *mur-ac.*, naja, *nat-ar.*, *nat-c.*, *nat-m.*, *nat-p.*, *nat-s.*, *nit-ac.*, nux-m., **Nux-v.**, *ol-an.*, *olnd.*, *op.*, osm., *ox-ac.*, *par.*, petr., *ph-ac.*, **Phos.**, **Phyt.**, pip-m., *plat.*, plb., plect., prun-s., *psor.*, ptel., *puls.*, *ran-b.*, raph., rheum, *rhod.*, *rhus-t.*, *ruta*, *sabad.*, *sabin.*, *samb.*, *sang.*, *sars.*, *seneg.*, *sep.*, *sil.*, *sol-n.*, *spig.*, *spong.*, *squil.*, *stann.*, *staph.*, *stict.*, *stram.*, *stront.*, *sul-ac.*, **Sulph.**, *tarax.*, *tarent.*, *teucr.*, *thea*, *ther.*, *thuj.*, *til.*, *ust.*, *valer.*, *verat.*, *verb.*, *vinc.*, *viol-t.*, *zinc.*

tagsüber: Mag-c., op., *phos.*, sil., **Stict.**

morgens: Agar., am-m., ambr., ant-t., bor., brom., calc., caust., lyc., mez., nat-c., *nat-m.*, *nat-s.*, *nux-v.*, pic-ac., *psor.*, ran-b., *sabin.*, *sil.*, **Sulph.**, *ther.*, zinc.

Aufstehen, nach dem: Calc-ac., graph., nat-c., psor., spig., sulph.

amel.: *Ran-b.*

Erwachen, beim: Agar., anac., ant-t., arg-n., gels., mag-c., mez., *nat-m.*, ol-an., *ph-ac.*, *spig.*, *sulph.*, zinc.

vormittags: Cocc., mag-c., nat-c., nat-m., nat-s., nicc., sars., sulph.

10 Uhr: Nat-m.

Menses, während: Sulph.

mittags: Gent-c., *sulph.*, zinc.

nachmittags: *Aloe*, carb-v., *kali-c.*, ran-b., senec., sulph.

13 Uhr: Fl-ac.

abends: *Acon.*, alum., anac., cast., coff., coloc., dig., dulc., kali-c., kalm., mag-m., nat-m., *nat-s.*, **Puls.**, ran-b., *sulph.*, tab., thuj., valer., *zinc.*

nachts beim Erwachen: Canth., *sil.*

abwechselnd mit Gefühl von Ausdehnung: Tarax.

Stechen, mit: **Valer.**

Abendessen, nach dem: Ran-b.

anfallsweise: Plat., sep., verat.

Aufstehen, beim: Asaf., *bell.*, mag-s., *spig.*, *stram.*

außen, nach: **Acon.**, all-c., aloe, alum., *am-c.*, anac., ang., arg-n., *arn.*, **Asaf.**, *bar-c.*, bar-m., *bell.*, benz-ac., *berb.*, brom., *bry.*, calc., *camph.*, cann-i., cann-s., canth., *caps.*, carb-v., cast., caust., chel., *chin.*, cic., cimx., cina, colch., *coloc.*, con., *cor-r.*, cupr., *dros.*, dulc., *ferr.*, graph., hell., hep., ip., *kali-c.*, *kali-p.*, *kreos.*, **Lach.**, lact., *lil-t.*, lyc., lyss., mag-m., mag-s., mang., med., meny., merc., mez., mur-ac., nat-c., nat-m., nat-p., *nux-m.*, nux-v., *olnd.*, op., ph-ac., *phos.*, plat., prun-s., *psor.*, ptel., *puls.*, ran-b., rat., rhod., rhus-t., sabad., senec., *sep.*, *sil.*, **Spig.**, *spong.*, *stann.*, staph., *stront.*, sul-ac., *sulph.*, tarax., teucr., thea, thuj., *verb.*, viol-t.

Gefühl, als ob das Gehirn heraustreten wollte: Acon., all-c., am-c., ang., arn., **Bell.**, brom., *bry.*, canth., carb-v., caust., chel., colch., coloc., *kali-c.*, kreos., **Lach.**, mag-m., mag-s., mang., med., mez., nat-c., nux-v., *phos.*, plat., puls., rat., rhod., sabad., sep., *sil.*, spig., spong., thuj., verb.

SCHMERZ - drückend - *Stirn ...*

Band, Druck wie von einem: *Aeth.*, *ant-t.*, *carb-ac.*, cedr., **Chel.**, coca, con., helon., indg., iod., iris., kali-p., *lac-c.*, lil-t., *merc.*, mill., **Sulph.**, tarent.

Augenschließen amel.: *Chel.*

Lachen, beim: Iris.

Bett, im: Ran-b.

Beugen nach hinten agg., Chin., stann.

amel.: *Bell.*, *ign.*

Kopfes nach unten agg.; des: *Coloc.*, nat-m.

Bewegung, bei: Ant-t., **Bell.**, *bism-o.*, *bry.*, carb-v., cocc., cupr., dulc., kali-c., nat-s., par., ph-ac., sep., *spig.*, staph., sulph., *ther.*

amel.: *Cic.*, psor., valer.

Augen, der: *Chel.*, dulc., ph-ac., *puls.*

Kopfes, des: Lyss., plat.

Bücken, beim: Acon., arg-n., *bell.*, bor., **Bry.**, calc., canth., carb-s., carb-v., caust., chel., *coloc.*, cupr., fl-ac., kali-n., kreos., lyss., mag-m., merc., nat-c., *par.*, plat., sep., sil., *spig.*, stann., staph.

amel.: Bar-c., caust., con., verb.

Denken daran, beim: Nat-s.

Druck amel.: Am-c., *arg-n.*, calc., chin., *nat-m.*, *nat-s.*, *spig.*, stann.

eng, wie zu: Gels.

Entblößen des Körpers amel.: Cor-r.

Erregung, durch: Par.

Erschütterung agg.: Acon., *bell.*, *bry.*, glon., *spig.*, *sulph.*

Erwachen, beim: Agar., anac., ant-t., arg-n., cina, gels., mez., *nat-m.*, ol-an., *ph-ac.*, rhus-t., sulph., thuj., zinc.

Essen, nach dem: *Am-c.*, carl., clem., *cocc.*, con., graph., lyc., nat-s.

amel.: Kali-p., psor.

Fahren oder Reiten, beim: **Cocc.**

SCHMERZ - drückend - *Stirn* ...

Fieber, im: Glon., thuj.

Finger, wie von einem: Ol-an., stront.

Freien, im: *Bell.*, calc., caust., *glon.*, laur., rhus-t., valer.

amel.: *Alum.*, **Apis**, brom., ferr-i., *nat-c.*, *phos.*, *sabin.*, seneg., sep.

Froststadium im Fieber, während: *Ars.*, sep.

Gehen, beim: Anac., arg-n., *arn.*, *bry.*, calc., caust., *chin.*, cocc., *kali-c.*, nat-m., *spig.*

Freien, im: Am-c., arg-n., **Bell.**, calc., caust., *chin.*, *cocc.*, dulc., plat.

amel.: Bor., calc., cor-r., *sang.*, *sep.*

schnell Gehen agg.: Caust.

geistige Anstrengung, durch: Anac., arn., asar., bor., cocc., *dig.*, *mag-c.*, mez., *nat-c.*, *nat-s.*, petr., *psor.*, sabad., *sil.*

Geräusch agg.: **Bell.**, cact.

Gesellschaft agg.: *Plb.*

Gewicht oder Stein, wie von einem: Acon., am-m., aur., bell., cham., dig., *glon.*, kali-c., *nat-m.*, *par.*, rhus-t., sep., spig., tarax.

Haus agg., im: *Apis*, cact.

Heben des Kopfes, beim: Bar-ac.

hinten, nach: Dios., spong., tab.

Husten, beim: Acon., alum., arn., bell., brom., bry., chel., con., hep., kreos., nit-ac., phos., ruta, sars., sep., spong., verb.

Hut, wie von einem zu engen: *Alum.*

Gewicht des Hutes, durch das: Carb-v.

innen, nach: Agar., aloe, alum., anac., ant-c., bapt., bell., brom., calc., cocc., croc., ferr., hell., hep., *kali-c.*, laur., mosch., *nux-v.*, olnd., *plat.*, ran-s., rhod., rhus-t., spig., **Stann.**, staph., sulph., verb., zinc.

intermittierend: Arn., hyos., plat.

kalte Luft agg.: *Nux-v.*

SCHMERZ - drückend - *Stirn* - kalte ...

Anwendungen amel.: *Ant-t.*, *apis*, *ars.*, calc., **Phos.**

Keil, wie ein (s. Pflock – Stirn)

Körperübungen, nach: Nat-c.

krampfartig: **Plat.**

Kugel, wie von einer: Bell., con., mag-s., **Staph.**

Lesen, beim: Arn., *calc.*, carb-s., cocc., *nat-m.*

Licht agg.: Cact.

Liegen amel.: *Bell.*, nat-m., nat-s.

Rücken agg., auf dem: *Coloc.*

amel.: *Nux-v.*, *spong.*

Menses, vor den: Ign., *sil.*

während: Cast., lac-c., lyc., nux-v., *sep.*, *sil.*, *sulph.*

nach: *Ferr.*

Mittagessen, nach dem: *Alum.*, calc., kali-bi., plat., sars., seneg., *zinc.*

Niesen, nach: Apis

oben, nach: Glon., valer.

Öffnen der Augen, beim: *Ars.*, ph-ac.

plötzlich auftretender Schmerz: Ther.

Rauchen, durch: Calad., coloc., *mag-c.*

Schließen der Augen amel.: *Chel.*, *nat-m.*

muss die Augen schließen: **Bell.**, calc., *nat-m.*, nux-v., plat.

Schluckauf, durch: *Bry.*

Schreiben, beim: Bor., kali-c., lyc.

Schütteln des Kopfes, beim: Sep.

Sehen, beim scharfen: Puls., spong.

Sitzen, beim: Agar., alum., *spong.*

amel.: *Bell.*

Sprechen, nach: Sil., ther., thuj.

Stehen, im: **Alum.**, sang., staph.

Stellen, an einzelnen: **Nux-m.**, psor., *zinc.*

Stuhlgang, während: *Bry.*, coloc., *nux-v.*, rat., *spig.*

SCHMERZ - drückend - *Stirn* - Stuhlgang ...

nach: Spig.

stumpfen Spitze, wie von einer: Caust.

Treppensteigen, beim: Arn., **Bell.**, meny.

abwärts: *Ferr.*, meny.

unten, nach: *Aloe*, am-m., ambr., ant-t., *asar.*, bell., bry., cina, cocc., *glon.*, mur-ac., *par.*, ph-ac., **Phos.**, rhus-t., sabin.

vorn, nach: Hydr., laur., mag-s., nux-m., rhus-t.

warmes Zimmer agg.: Acon., **Apis**, ferr-i., *plat.*, ran-b.

amel.: Am-c.

Ofenwärme agg.: *Apis*, *arn.*

Zimmer, im: *Acon.*, brom., nat-c.

überfüllten Zimmer, im mit Menschen: *Mag-c.*, *plat.*

erstreckt sich zu den Augen: Asar., bell., carb-s., carb-v., *chel.*, ign., kali-bi., kali-c., kali-n., laur., nux-m., op., *phos.*

außen, nach: Aloe, anac., asaf., bar-c., eupi., hell., lact., prun-s., psor., *spig.*, *stann.*, staph.

Hals: Chel.

Hinterkopf: Anac., bry., *cann-s.*, chel., coc-c., lyc., par.

innen, nach: Agar., laur.

Nase: Agar., aloe, am-m., *calc.*, kali-c., lyc., mez., ph-ac., *phos.*

Scheitel: Glon., kreos., lyc., puls.

Schläfen: *Carb-s.*, chel., gran.

Beugen nach hinten, beim: Chin.

Seiten des Kopfes: Indg.

unten, nach: *Bry.*, chin-s., merc.

Augen, über den: *Acon.*, aeth., agar., **Aloe**, alum., alumn., am-c., *anac.*, ang., ant-c., apis, arg-n., arn., ars, ars-i., asaf., aster., bar-c., *bell.*, *bism-o.*, bor., bov., brom., **Bry.**, *calc-p.*, cann-i., carb-an.,

SCHMERZ - drückend - *Stirn* - Augen, über den ...

carb-s., *carb-v.*, *card-m.*, caust., *chel.*, chin., chin-a., cist., con., *crot-h.*, dulc., euon., euph., eupi., fl-ac., *glon.*, grat., gymn., haem., hep., *ign.*, indg., iod., *kali-ar.*, *kali-c.*, kali-n., kali-p., kalm., kreos., lach., lil-t., lith-c., lyc., lyss., mag-c., merc., merc-c., merc-i-r., merl., morph., **Nat-m.**, *nat-p.*, nat-s., nit-ac., *nux-m.*, *nux-v.*, op., paeon., petr., *phos.*, phyt., pic-ac., plat., plect., **Puls.**, *rhus-t.*, ruta, sabad., santin., seneg., sep., *sil.*, sol-t-ae., staph., stront., *sulph.*, tab., teucr., ther., thuj., urt-u., *valer.*, zinc., zing.

links: Acon., bry., cupr., *nux-v.*, *sep.*, *ther.*

rechts: Ant-c., caust., *chel.*, dulc., *ign.*, *sang.*, spig., urt-u.

oben und innen, nach: Bism-o.

tagsüber: Sep.

morgens: Alumn., kali-n., lach., petr., sulph.

Erwachen, beim: Alumn.

nachmittags: *Acon.*, cann-i.

Augen herausgedrückt würden; als ob die: Cocc., gymn., ign., lachn., nat-m., phos., sabin., seneg., sep., sil., tarent.

Bewegung agg.: **Bry.**, *sep.*

Bücken agg.: Merc-c., teucr.

Druck amel.: Apis

Druckgefühl beim Aufsehen so heftig, dass er die Augen nur halb öffnen und nicht nach oben sehen kann: Stram.

drückender Schmerz über dem linken Auge, gefolgt von einem dumpfen drückenden Schmerz in den Hinterhauptshöckern, der sich von da über den ganzen Körper ausbreitet; bei schneller Bewegung und nach dem Essen wird der Schmerz so heftig, dass er wie ein deutliches Pulsieren im Kopf erscheint: *Bry.*

SCHMERZ - drückend - *Stirn* - Augen ...

Gehen im Freien, beim: *Sep.*

herabdrückendes Gefühl von oben auf die Augen: *Hep.*, *phos.*, sabin.

Menses, während: Lac-c.

Öffnen der Augen agg.: Sil.

schließen, muss die Augen: Nux-v.

erstreckt sich in die Augen: Con.

außen, nach: Sec.

Nase: Bov.

Rändern der Augenhöhlen zu den Schläfen, von den: Cann-s.

Nase, über der: *Acon.*, aesc., aeth., am-m., ambr., ant-t., arn., asar., *bapt.*, bar-c., *bell.*, bism-o., bov., brom., camph., cann-s., **Carb-ac.**, carb-v., chin., *cimic.*, *cist.*, *coloc.*, euphr., glon., ham., helon., hep., hydr., *ign.*, iod., kali-n., manc., merc., mez., mosch., ph-ac., raph., sil., spong., *stict.*, tarax., til., viol-t., zinc., zing.

morgens: Sil.

Kälte amel.: Euphr.

Seiten der Stirn: Agar., alum., chel., chin., cina, ign., lyc., spig.

links: Agn., ambr., ant-t., arg-m., asaf., *aur.*, camph., cann-s., caust., cic., cina, coloc., crot-t., euph., ign., *iod.*, kali-n., mag-c., merc., mur-ac., nat-c., nat-m., nux-m., *nux-v.*, *ph-ac.*, plat., ran-b., *rhod.*, sabin., **Sars.**, seneg., squil., teucr.

rechts: Anac., arg-n., arn., *ars.*, asaf., *bell.*, *caust.*, **Chel.**, *chin.*, coc-c., crot-h., euph., ferr-i., guaj., hell., ign., *kali-c.*, meny., merc., mez., mosch., nat-s., *nux-v.*, par., phos., *plat.*, rhus-t., ruta, sabin., *sars.*, *spig.*, stann., *staph.*, teucr., thuj., valer., verb., viol-t.

dann links: Colch.

erstreckt sich zum Rücken: Spong.

SCHMERZ - drückend ...

Stirnhöcker: Agar., ambr., anac., *arg-n.*, asaf., bar-c., bell., brom., calc., *caust.*, cham., chin., cimx., croc., cupr., dulc., *ferr.*, ferr-p., gins., gran., guaj., olnd., op., osm., par., ph-ac., raph., sabad., *sabin.*, sars., *spig.*, spong., stann., sumb., thuj., verb., zinc.

links: Agar., ambr., gran., *nux-m.*, staph.

rechts: *Caust.*, *sabin.*, spong.

morgens: *Ferr.*

Aufstehen, nach dem: *Ferr.*

nachmittags, 15 Uhr: Bry.

abends: Dulc.

nachts: Anac., calc., *caust.*, ph-ac., spong., zinc.

Mitternacht: Sulph.

Berührung agg.: *Chin.*

Druck amel.: *Ferr.*, op.

Freien, im: Ran-b.

amel.: *Ferr.*

Gehen im Freien, beim: Dulc.

Lernen, Studieren agg.: Cham.

Mittagessen, nach dem: Zinc.

Reiben amel.: Op.

schließen, muss die Augen: Calc.

Sitzen, beim: Spong.

Treppenabsteigen agg.: *Ferr.*

warmes Zimmer, beim Eintritt in ein: Spong., verb.

erstreckt sich zum Auge: Thuj.

rechts: Calc.

außen, nach: Anac., ph-ac., prun-s., spig., spong.

Scheitel: *Ferr.*

Stirn, über der: *Aloe*, arg-n., coloc., dig., dulc., *iod.*, nat-m., *olnd.*, *par.*, *sil.*

dumpf: Aesc., *agar.*, ail., *all-c.*, alum., *anac.*, ant-c., *apis*, arg-m., *arg-n.*, arum-t., *bapt.*, bar-c., bism-o., bov., calc., camph., cann-i., canth., carb-an., *carb-s.*, carb-v.,

SCHMERZ - dumpf ...

caust., cham., chel., *chin.*, *cimic.*, cina, *clem.*, *cocc.*, coff., *coll.*, croc., crot-h., crot-t., cupr., *dios.*, *dulc.*, *echi.*, eup-pur., ferr., glon., *graph.*, ham., hell., hep., hyos., *hyper.*, ign., *ind.*, *kalm.*, *lach.*, lachn., lact., laur., led., *lyc.*, mag-m., mang., meny., meph., *merc.*, mosch., *nat-c.*, nat-m., nat-s., *nit-ac.*, **Nux-v.**, *op.*, petr., *ph-ac.*, plat., *podo.*, **Puls.**, ran-s., rheum, rhod., *rhus-t.*, sabad., *sang.*, sars., sec., *seneg.*, sep., sil., spig., spong., squil., *stry.*, sul-ac., sulph., ter., teucr., thuj., urt-u., verat., verb., viol-o., viol-t.

morgens: Agar., ind., lach.

nachmittags: Bapt.

abends: Carb-s., ind., pall.

bewegen und die Augen schließen, muss den Kopf: Agar.

Druck amel.: *Apis*, cimic.

Essen amel.: Ind.

Hinterkopf: *Aesc.*, alum., ambr., asar., bry., calc., **Carb-v.**, chin., cic., cimic., *crot-h.*, cycl., *echi.*, fl-ac., **Gels.**, indg., *ip.*, *lach.*, med., nat-c., *nat-s.*, ran-s., rhod., rumx., samb., *sec.*, stram., stront., thuj., urt-u.

erstreckt sich zum Scheitel: *Cimic.*

Scheitel: Aeth., agn., ant-c., cimic., gels., lach., mez.

Schläfen: Aesc., *agar.*, **Carb-ac.**, chin., cupr-ar., echi., ind., laur., ph-ac., stront., verat.

erstreckt sich von Schläfe zu Schläfe: Lob.

Seiten: Canth., croc., dros., laur., spong., zinc.

links: *Cinnb.*

Stirn: *Aesc.*, *agar.*, ant-c., ant-t., arn., asar., bapt., calc., camph., cann-i., **Carb-ac.**, *chel.*, cimic., *cinnb.*, cocc., coff., *coll.*, coloc., **Cupr.**, cupr-ar., *dulc.*, euph., *euphr.*, fl-ac., form., *glon.*, hell., hydr., hyos., ign., ind., iris., laur., lept., mygal., nat-m., ph-ac., phos., *plat.*, plb., puls., rheum, sabad., sars., *sep.*, verat., zinc.

Auge, über einem: Apis, cann-i., nat-ar., *sep.*, urt-u., zinc.

Stirnhöcker; Schmerz wandert vom rechten in den linken: Acet-ac.

SCHMERZ - dumpf ...

Fremdkörper, wie von einem: *Con.*, fl-ac., rhod.

geöffnet und geschlossen, als würde der Schädel: **Cann-i.**, *cann-s.*, *cimic.*, *cocc.*, lyc.

Bewegungen des Kopfes oder der Augen, bei: *Cimic.*

Hinterkopf: *Cocc.*, sep.

Freien amel., im: Sep.

Kälteanwendung amel.: Sep.

geschabt, beim Liegen wandert der Schmerz auf die Seite auf der man liegt, Bewegung amel.; wie: *Ph-ac.*

geschwürig: Acon., **Am-c.**, ant-t., bor., *bov.*, bufo, carb-v., cast., caust., *hep.*, kali-c., kreos., mag-c., mang., merc., nux-v., petr., puls., rhod., sep., stann., stront., *sul-ac.*, sulph.

Hinterkopf: Am-c., kreos., mang., nux-v., sep.

links: Mag-c.

Scheitel: Cast., kreos., zinc.

Schläfen: Mur-ac., *puls.*

Stirn: Hep., mur-ac., nux-v.

periodisch, mit Obstipation: Nux-v.

gezogen würde; Gefühl, als ob am Haar: *Acon.*, *aeth.*, *alum.*, ambr., *arg-n.*, arn., aur., bar-c., canth., carb-an., **Chin.**, ferr., indg., iod., *kali-c.*, kali-n., *laur.*, lyc., mag-c., mag-m., mur-ac., petr., ph-ac., *phos.*, psor., *rhus-t.*, sel., sil., stann., *sulph.*

ausgerissen würde, als ob es: Ars., bell., *sulph.*

Hinterkopf: Arn., kali-p., *nux-v.*

Scheitel, vom: *Acon.*, ferr., indg., kali-n., *mag-c.*, mag-m., *sulph.*

grabend, wühlend: Agar., ant-t., bar-ac., cham., clem., coc-c., colch., eupi., *hep.*, *mag-m.*, phos., rat., samb., *spig.*, squil., til.

morgens: Agar., hep.

Aufstehen, nach dem: Bar-ac., junc., squil.

nachmittags: Ant-t.

nachts: Agar.

Beugen des Kopfes nach hinten amel.: Hep.

Bewegung agg.: *Spig.*

Binden amel., festes: Hep.

SCHMERZ - grabend, wühlend ...

Freien, im: Agar., rat.

Gehen im Freien, beim: Agar.

Geräusch, durch: *Spig.*

Liegen amel.: Junc., *spig.*

Mittagessen, nach dem: Agar., kali-c.

Öffnen des Mundes, beim: *Spig.*

Sprechen, beim lauten: Spig.

erstreckt sich zur Nase: *Psor.*

Hinterkopf: Agar., *spig.*

links: Agar.

Liegen amel.: *Spig.*

Schläfen: Agar., bar-c., cham., clem., coloc., mang.

Mitternacht: Agar.

Mittagessen, nach dem: Agar.

Seiten: Agar., carl., clem., phos., rat.

vormittags: Agar.

Freien, im: Rat.

Gehen im Freien, beim: Agar.

erstreckt sich zum Hinterkopf: Clem.

Stirn: Agar., bar-c., cham., coc-c., dulc., eupi., kali-c., mag-m., plat., spig.

links: Agar.

morgens: Bar-c., squil.

Aufstehen, beim: Bar-c., squil.

erstreckt sich bis zum Mund: Eupi.

über den Augen: Dulc., kali-c., plat.

Gehen, beim: Plat.

Seiten der Stirn: Agar., clem., ol-an.

greifend: Arg-n., ars., con., hell., mag-m., nat-s.

Stirn, kaltes Fußbad amel.: Nat-s.

hackend: Am-c., ars., aur., kali-n., lyc., ph-ac.

Kappe, wie durch eine (s. drückend - Kappe)

Keil (s. Pflock)

kneifend: Con., mag-m., mag-s., sep.

krampfartig: *Acon.*, alum., am-m., *ambr.*, anac., ang., *ant-t.*, ars., asaf., calc., carb-v., cina, colch., *coloc.*, croc., eug., gels., *ign.*, kali-c., mag-m., mez., nit-ac., nux-v., olnd.,

SCHMERZ - krampfartig ...

petr., *ph-ac.*, *plat.*, psor., ran-s., rheum, sep., squil., stann., teucr., thuj., verb., zinc.

morgens, früh nach dem Aufstehen: Mag-c.

abends: Alum.

Ärger, nach: Mag-c.

Katarrh, durch unterdrückten: *Acon.*

Lernen und Anstrengung nach Fieberanfall, durch: Gels.

Reiben der Stirn amel.: Thuj.

erstreckt sich zum Kieferknochen: Bell.

Hinterkopf: Am-m., *camph.*, dios.

Bücken: Camph.

Stelle, an einer kleinen: Am-m.

Schläfen: Agar., *calc.*, cann-s., cina, indg., *kali-c.*, nat-m., *petr.*, plat., sil., verb., zinc.

links: Agar., indg., kali-c., sil.

rechts: Nat-m.

nachmittags: *Plat.*

Kitzel, mit: Cann-s.

erstreckt sich in die Zähne: Nat-m.

Seiten: Bell., phos., sars., thuj.

links: Phos., thuj.

kalt, krampfartig: Phos.

rechts: Bell.

Stirn: Aeth., bell., croc., ign., *plat.*

über der Nasenwurzel: Arn., bell., spong.

Besinnung verlieren würde, als ob er die: *Acon.*, *ign.*

lanzinierend (vgl. schneidend): Acon., aesc., alum., am-c., ambr., anan., arn., *ars.*, *bell.*, cadm., calc., *cupr.*, dros., gins., graph., hep., hura, ip., kali-i., mag-c., manc., sang., sphing., squil., tarent.

morgens: Mag-c.

Aufstehen, nach dem: Coloc., mag-c.

abends: *Bell.*, kali-i.

nachts: Tarent.

Anstrengung, bei: Ambr.

Auftreten, beim: Ambr.

Bewegung amel.: Kali-i.

SCHMERZ - lanzinierend ...

Bücken, beim: Arn.

Drehen des Kopfes agg.: Cupr.

Erwachen, beim: Tarent.

Freien amel., im: Am-c.

Gehen, beim schnellen: *Calc.*

Gehen im Freien amel.: Hep.

Hitze agg.: Kali-i.

Kälteanwendung amel.: *Ars.*

kalte Luft agg.: Kali-i., *spig.*

Liegen amel.: Ambr.

Schwindel, mit: Nat-m.

Hinterkopf: Aesc., aster., aur-s., *bufo*, canth., *con.*, *cupr.*, *sang.*, sec., syph.

nachts: Syph.

Pulsschlag, mit jedem: *Con.*

Schädelbasis: Aesc.

Schläfen: Ail., anan., aster., *bell.*, blatta., crot-c., *cupr.*, form., *ham.*, hura, **Kali-i.**, manc., plb., senec., tarent.

links beim Kauen: Am-c.

erstreckt sich von Schläfe zu Schläfe: **Bell.**

Seiten: Bell., *calc.*, cocc., hura, kali-bi., spig., tarent.

morgens: Tarent.

erstreckt sich zum Auge, Ohr, Schläfen und Unterkiefer: Hura

Stirn: *Am-c.*, *bell.*, *calc.*, coloc., *cupr.*, *dros.*, ferr., gins., jug-r., lyc., tarent.

morgens: Viol-t.

Aufstehen, beim: Coloc.

nachmittags: Sol-t-ae.

Bewegen der Augen, beim: *Dros.*

Druck agg.: *Cupr.*

erstreckt sich zum Hinterkopf: *Bell.*

Stirnhöcker: Thuj.

links: Thuj.

mahlend: Agar., anac., aur., myric.

abends: Anac.

Druck amel.: Anac.

Husten agg.: Aur.

Stirn: Agar., anac.

Essen amel.: Anac.

SCHMERZ - mahlend ...

Stirnhöcker, links: Agar.

murrend: Hep., indg., sul-ac.

Nagel, wie von einem: *Agar.*, arn., asaf., carb-v., caust., **Coff.**, dulc., euon., *graph.*, hell., *hep.*, *ign.*, lach., nat-m., *nux-v.*, olnd., ptel., *puls.*, ruta, sang., *sep.*, staph., thea, **Thuj.**

morgens, beim Aufstehen: Ptel.

Alkohol, nach: Ruta

Freien, im: Coff.

Gehen im Freien, beim: *Thuj.*

Menses, während: Arn., *ign.*, *nux-v.*

Hinterkopf: *Cimic.*, *hep.*, *mosch.*, puls., tarent.

einseitig: Puls.

erstreckt sich zum Scheitel: *Cimic.*

Scheitel: Euon., form., hell., hura, manc., nicc., *nux-v.*, staph., **Thuj.**

3-4 Uhr: *Thuj.*

Gehen im Freien, amel.: *Thuj.*

Schläfen: *Am-br.*, *arn.*, cocc., dulc., ham., *hep.*, *ign.*, kali-i., sang., spira.

rechts: Spira.

morgens: Sang.

von Schläfe zu: Ham.

Seiten: Acon., *agar.*, chel., *coff.*, **Hep.**, *ign.*, *nat-m.*, *nux-v.*, ruta, staph., **Thuj.**

rechts: *Agar.*

Druck amel.: **Thuj.**

Herumgehen amel.: *Agar.*

innen nach außen getrieben, amel. durch Liegen darauf; als würde ein Nagel von: **Ign.**

Mittagessen, nach dem: **Thuj.**

Stirn: Caust., hell., *ign.*, lyc., sabin., **Thuj.**

linke Seite: Thuj.

erstreckt sich vom Hinterkopf zur Stirn: Mosch.

Stirnhöcker, links: **Thuj.**

nagend: Calc., canth., *coloc.*, led., lyc., nat-m., paeon., par., phos., ran-s., zinc.

nachts: Merc-i-r.

Auftreten, bei schwerem: Lyc.

SCHMERZ - nagend ...

Ohrenschmerzen, mit: Ran-s.

pulsierend: Par.

Hinterkopf: Calc., dros., glon., led., *nat-s.*, nicc., ol-an., raph.

Scheitel: *Ant-c.*, meny., ran-s.

Schläfen: Led., ran-s., sol-n.

rechts: Sol-n.

Seiten: Phos., *thuj.*

Stirn: Con., merc-i-r., nat-s., sulph., zinc.

Auge, morgens; über dem rechten: Dros.

Nase, über der: Calc-ac., merc., phos., raph.

Stirnhöcker: Bell.

offen wäre, als ob der Schädel: *Carb-an.*, *cimic.*, guano., sil.

Pflock, Bolzen oder Keil; wie von einem: *Anac.*, arg-m., asaf., bov., caust., cocc., con., dulc., hep., jac., kreos., olnd., plat., prun-s., ran-s., rhod., rhus-t., ruta, *sul-ac.*

auseinander gespalten durch einen Keil, der Körper ist kalt, der Kopf heiß, kann nicht warm werden, wimmert vor Schmerz; weit: Lachn.

hineingetrieben würde mit immer heftigeren Schlägen, als ob ein Pflock plötzlich: Sul-ac.

Hinterkopf: *Arg-m.*, bov., canth., con., hep., puls., rhod., tarent.

Scheitel getrieben würde, agg. bei jedem Herzschlag; intensiver Schmerz, als ob ein Bolzen vom Nacken zum: *Cimic.*

Schläfen: *Anac.*, *asaf.*, cocc., dulc., hep., sul-ac., *thuj.*

geistiger Anstrengung, bei: *Anac.*

Seiten: *Asaf.*, dulc., **Hep.**, *plat.*

Stirn: Anac., asaf., caust., jac., sul-ac.

stechend: Carb-an., mosch., nux-v., rhus-t., ruta

Stirn: Carb-an.

reißend: Aesc., aeth., agar., *agn.*, ail., alum., am-c., *am-m.*, ambr., *anac.*, ant-c., *arg-m.*, *ars.*, ars-i., asar., **Aur.**, aur-m., *bell.*, *berb.*, bor., bov., *bry.*, calad., *calc.*, calc-p.,

SCHMERZ - reißend ...

calc-s., camph., cann-s., *canth.*, caps., carb-an., *carb-v.*, cast., caust., *cham.*, *chel.*, *chin.*, chin-a., cina, cinnb., *cocc.*, coff., colch., *coloc.*, *con.*, croc., crot-t., cupr., *cycl.*, dig., dros., eupi., ferr., ferr-ar., ferr-i., ferr-p., graph., *guaj.*, hell., hyos., hyper., *ign.*, indg., iod., *ip.*, kali-ar., kali-bi., *kali-c.*, kali-n., kali-p., *kali-s.*, *kalm.*, *kreos.*, lach., laur., led., lil-t., **Lyc.**, *mag-c.*, *mag-m.*, mag-p., mag-s., manc., *mang.*, **Merc.**, *merc-c.*, mez., mill., *mur-ac.*, nat-ar., nat-c., **Nat-m.**, nat-p., nat-s., nicc., *nux-v.*, *ol-an.*, petr., *ph-ac.*, phos., plat., plb., psor., *puls.*, ran-b., rat., rheum, rhod., *rhus-t.*, ruta, samb., sars., sel., *sep.*, *sil.*, **Spig.**, squil., *stann.*, *staph.*, stram., stront., sul-ac., **Sulph.**, tarax., ter., teucr., thuj., til., viol-t., vip., zinc.

morgens: Alum., arg-n., bor., bov., *coloc.*, con., hyper., indg., mez., nicc., nux-v., phos., ran-s., rhod., sars., sil., staph., verat.

bis Mittag: Ip.

bis zum Abend: Ant-c.

Aufstehen, beim: Ip., staph., stram., stront.

Bett, im: Arg-n.

Erwachen, beim: Graph., *phos.*, puls., staph., verat.

vormittags: Alum., ant-c., *ip.*

mittags: Cham., graph., zinc.

jeden Tag, Druck agg., amel. im Freien: *Arg-m.*

nachmittags: Aeth., calc., cast., caust., chel., graph., grat., guaj., kali-i., kreos., laur., *lyc.*, mag-c., mag-s., nat-c., nicc., ol-an., sil., sulph., zinc.

15-22 Uhr: Calc.

bis abends: Lyc.

abends: Ail., alum., am-c., ambr., calc-p., cocc., coloc., grat., hyper., kali-n., lachn., *lyc.*, mag-c., mag-m., merc., nicc., olnd., petr., *puls.*, sars., sil., *spig.*, staph., sul-ac., sulph.

bis Mitternacht: Lam.

Bett, im: Laur., sil., thuj.

nachts: *Caust.*, cham., hep., laur., *lyc.*, mag-c., merc., *sil.*, thuj.

Erwachen, beim: Arg-n.

anfallsweise: Caust., *coloc.*, nicc.

SCHMERZ - reißend ...

Anstrengung, bei körperlicher: *Anac.*

Atmen, beim tiefen: Rat.

Aufrichten im Bett agg.: *Lyc.*, mur-ac.

Bücken agg., vom: Mang.

Aufstehen, beim: Am-m., kalm.

Aufstützen des Kopfes auf die Hand amel.: Dros.

Tisch amel., auf den: Sulph.

auseinanderreißender Schmerz (vgl. berstend): Agar., am-m., coff., *mur-ac.*, nat-s., op., *puls.*, staph., sul-ac., *verat.*

Berührung agg.: Arg-m., chel., ip., staph.

amel.: Mur-ac.

Bett amel., im: Aur-m., caust.

Beugen des Kopfes nach hinten agg.: Anac.

vorne amel., nach: Ign.

Brennen, Reißen im Kopf dabei: Cupr.

Bewegen der Augen agg.: Dros., *mur-ac.*

Oberlider, der: *Coloc.*

Kopfes, des: *Coloc.*

Bewegung agg.: *Agn.*, *aur.*, calc., canth., carb-s., *carb-v.*, *chin.*, chin-a., *cocc.*, coff., *coloc.*, lith-c., phos., rat., sil., **Spig.**, staph., verat.

amel.: Mur-ac., *rhod.*, *rhus-t.*, sulph.

Binden amel., festes: Sil.

Bücken, beim: Arn., asar., bov., canth., carb-an., *coloc.*, ip., rhus-t., sil.

Drehen des Kopfes, beim: Canth., coloc.

Druck agg.: *Arg-m.*, bism-o., *sil.*

amel.: *Calc.*, carb-an., mag-c., mag-m., mag-p., nat-c., sulph.

drückend: Camph., chel., squil.

drückend, ruckend, schmerzend; intensiv: Phos.

eigenartiges Gefühl läuft den Rücken hinauf, ein sehr: Lil-t.

Einhüllen des Kopfes amel.: *Phos.*, rhod., *rhus-t.*, sil.

Erbrechen, nach: Thuj.

SCHMERZ - reißend ...

Erwachen, beim: Arg-n., graph., phos., thuj., verat.

Essen, beim: Con., sul-ac., zinc.

nach: Carb-an., mag-c., *nux-v.*, ol-an., phel., sep., zinc.

Fehltritt agg., durch einen: **Spig.**

Freien, im: Calc., mang., ol-an.

amel.: Alum., *arg-m.*, aur., carb-s., mag-s., sulph.

Froststadium im Fieber, während: Eupi., hyper.

Frühstück, beim: Sul-ac.

Gähnen, Kopfschmerz geht vorüber mit reichlich: Mur-ac., staph.

Gehen, beim: Cast., *chin.*, con., sars., **Spig.**, tarax.

Freien amel., im: Ant-t., coloc., *thuj.*

geistige Anstrengung, durch: *Anac.*, ran-b.

amel.: Calc-ac.

Geräusch agg.: Coff., **Spig.**

Gewitter, bei: **Rhod.**

grabend: Coloc., spig.

Hitzestadium im Fieber, während: Puls.

amel.: Mag-p., *rhod.*, *rhus-t.*, staph., stram.

Husten, beim: Alum., arn., calc., cupr., mur-ac., puls., sep., verat.

intermittierend: *Coloc.*, ferr., nicc., rheum, *stann.*

kaltes Wasser agg.: Sulph.

Liegen, beim: Mag-c., thuj.

amel.: *Calc.*, *calc-p.*, *calc-s.*, *chin.*, *lyc.*

muss sich hinlegen: Colch., *con.*, *nat-m.*

Rücken amel., auf dem: Ign.

ruhig Liegen gegen Morgen amel.: Merc.

Luft agg., kalte: Bov., caust., grat., ign., rhus-t., stram.

Menses, vor den: Ars., cinnb., glon., laur.

während: Calc., cast., mag-c., *nat-c.*, rat.

nach: Berb.

Mittagessen, beim: Zinc.

nach: Carb-an., mag-c., ol-an., zinc.

Öffnen des Mundes, beim: Spig.

periodisch: Anac., mur-ac.

pulsierend: Ars., carb-an., *cocc.*, mag-m., nat-c., rhus-t., sil., spong., zinc.

Reiben amel.: Calc., laur., phos.

ruckend: Agar., arn., *chin.*, kali-c., mag-c., mur-ac., paeon., puls., rat., teucr., thuj.

rundherum um den Kopf: Calc-p., calc-s.

Säge, wie mit einer: *Sulph.*

schießend: Arg-m., berb., caust., chel., chin., cic., hyos., hyper., phos., sil., sulph., vip., zinc.

schneidend: Bell.

Schreiben, beim: Ran-b.

Sitzen, im: Indg., lith-c., mag-c., mez., nicc., phos., *spig.*

amel.: *Carb-v.*, mag-m.

aufrecht Sitzen agg.: Ign., mur-ac.

Sprechen, beim: Cocc., sars.

stechend: Caps., cocc., hyper., *ign.*, mag-m., *nat-m.*, nicc., ph-ac., puls.

Stehen, im: Lith-c., ran-b., **Spig.**

Stillstehen amel.: *Tarax.*

Stellen, an kleinen: Aloe, *colch.*, lyc., ph-ac.

Stricken, beim: Mag-s.

Überhitzung, bei: *Kali-c.*

wahnsinnig machender Schmerz: Mag-c.

wandernd: Ambr., ant-c., berb., colch., con., nat-s., rhus-t., sel.

Wärme, Bettwärme agg.: Lyc., merc., sulph., thuj.

amel.: Aur-m., caust.

Zimmerwärme amel.: *Carb-v.*

Wellen, Schmerz kommt in: Caust.

Wetter agg., feuchtkaltes: **Calc.**, *rhod.*, *rhus-t.*

amel.: Caust.

Zerschlagenheitsgefühl, mit: Bov., merc.

ziehend: Am-c., calad., canth., caps., cina, guaj., *kali-c.*, lach., *mang.*, nux-v., ol-an., rhus-t., sil.

bohrend, ziehend und reißend: Carb-an.

Zimmer agg., beim Eintritt ins: Mag-m.

amel. im Zimmer: Ol-an.

zuckend: *Chin.*, kali-c., sil.

erstreckt sich zum linken Auge, anfallsweise: Nicc.

Gesicht: Am-m., anac., bry., guaj., lyc., sil., squil., *staph.*, *thuj.*

Hals, zum äußeren: Anac., *chin.*, *kalm.*, *merc.*

Hals, zum inneren: Anac., merc.

Nase: Lyc., nat-c., nux-v.

oben, nach: Am-c.

Ohr: Nux-v.

Schläfe, rechts: Carb-v.

Schulterblätter: Puls.

Zähne: Chin., lyc., *merc.*, *staph.*

Hinterkopf: Acon., aeth., *agar.*, ail., am-m., ambr., *anac.*, arg-m., *ars.*, asaf., *aur.*, bar-c., bar-m., bell., berb., bism-o., bov., calc., camph., canth., carb-an., carb-s., **Carb-v.**, **Caust.**, chel., colch., *con.*, *cupr.*, form., grat., *guaj.*, hyos., *hyper.*, ign., indg., kali-ar., kali-bi., kali-c., kali-n., kali-p., laur., led., *lyc.*, *lyss.*, mag-c., *mag-m.*, mang., *merc.*, *merc-c.*, merl., mur-ac., nat-s., nit-ac., **Nux-m.**, **Nux-v.**, *ph-ac.*, phel., puls., ran-b., sabad., *sep.*, **Sil.**, *spig.*, squil., stann., stront., sulph., *tarax.*, *thuj.*, verat., *zinc.*

morgens: Agar., verat.

Aufstehen, beim: *Lyss.*

Erwachen, beim: Verat.

nachmittags, 14 Uhr: Grat.

abends: Ambr., carb-an., hyper., ran-b., sil.

nachts: Lyc., thuj.

anfallsweise: **Caust.**

Berührung agg.: Mang.

Beugen des Kopfes nach hinten agg.: Anac.

amel.: Bar-c.

Bewegen des Kopfes nach vorn, beim: Cupr.

Bewegung agg.: *Aur.*, *carb-v.*, ph-ac., *sil.*, *spig.*

brennend: Cupr.

Einhüllen des Kopfes amel.: **Sil.**

Erbrechen, beim: Thuj.

Gehen, beim: Con., tarax.

geistige Anstrengung amel.: Calc-ar.

Geräusch agg.: Ph-ac., *spig.*

Haus, beim Eintritt ins: Mag-m.

Hitzestadium im Fieber, während: Puls.

Husten, beim: Cupr.

Lachen, beim: Zinc.

Liegen, im: Ambr.

pulsierend: Kali-c., mag-m.

Reiben amel.: Laur.

Sitzen agg., aufrecht: Ign.

Sitzen amel., im: *Carb-v.*, mag-m.

Stellen, an kleinen: *Colch.*

Stillstehen amel.: *Tarax.*

warmen Zimmer amel., im: *Carb-v.*

erstreckt sich zum Nacken: Berb., **Nux-m.**, **Nux-v.**, ran-b.

Hals, zum inneren: Laur.

oben, nach: Ambr., berb., ol-an., sars., **Sil.**

und nach vorn: Ambr., **Caust.**, mag-m., rat.

Scheitel: Ambr., *caust.*, mag-m., rat.

Schläfe: Anac., arn.

Stirn: Ambr., *aur.*, carb-v., chin., merc.

vorn, nach: Aeth., anac., *aur.*, chin., merc., **Sil.**

SCHMERZ - reißend - *Hinterkopf ...*

Seiten des Hinterkopfes: Agar., aur., bar-c., berb., bov., camph., carb-an., *carb-v.*, *carl.*, caust., colch., con., guaj., kali-bi., kali-c., led., mag-c., mag-m., mur-ac., *nat-s.*, puls., ran-b., rhus-v., sabad., *sil.*, *stann.*, *stront.*, zinc.

links: Con., *stann.*

rechts: *Aur.*, guaj., kali-c., *stront.*

morgens: Puls., *sil.*

abends: Carb-an., nat-s.

anfallsweise: Mur-ac.

Beugen des Kopfes nach hinten amel.: Bar-c.

Bewegen des Kopfes nach links, beim: Mag-c.

Bewegung agg.: *Aur.*

Gehen, beim: Con.

kalten Luftzug, durch: Caust.

Lachen, beim: Zinc.

Ruhe, in der: Nat-s.

schießt vor und zurück: Carb-an.

warmen Bett amel., im: Caust.

Wetter, bei feuchtem: Caust.

zuckend: Bism-o., mag-m.

erstreckt sich zum Hals: Ambr.

Kopf: Canth., sabad., *sil.*
Stirn: Aur., mur-ac.

Scheitel: Act-sp., agar., agn., alum., am-c., *ambr.*, anac., ant-c., arg-n., **Aur.**, bar-c., bar-m., *bell.*, benz-ac., bor., bov., *canth.*, cast., caust., chel., colch., con., dulc., hyper., indg., iod., *kali-c.*, kali-p., kalm., kreos., *lach.*, lachn., laur., *lyc.*, *mag-c.*, mag-s., mang., merc., mez., *mur-ac.*, naja, nat-c., nit-ac., nux-v., ph-ac., phel., phos., ran-b., ran-s., rat., rhus-t., ruta, *sars.*, sil., spig., *stann.*, thuj., vinc., *zinc.*

morgens: Bov., ran-b.
vormittags: Bor.
nachmittags: Kreos.
abends: *Calc.*, hyper., lyc.

19 Uhr: Lyc.

nachts: Laur., *merc.*, thuj.

22.30 Uhr: Alum.

Bewegung agg.: Aur., bell.

Druck agg.: *Bell.*

Essen, nach dem: Inul., phel.

Liegen amel.: *Lyc.*

Menses, während: *Laur.*, mag-c., rat.

Mittagessen, nach dem: Mag-c.

Schreiben, beim: Ran-b.

Sitzen, im: Phos.

Stehen, im: Ran-b.

erstreckt sich zum Hinterkopf: Indg.

Jochbein: Phos.

Ohr: Agar., phos.

Schläfen, über die: Ang.

Schulter: Lyc.

Schläfen: Acon., aeth., agar., *agn.*, ail., alum., am-c., *am-m.*, ambr., *anac.*, ant-c., *arg-m.*, *arg-n.*, *arn.*, arum-t., asaf., *asar.*, aur., aur-m., *bell.*, *berb.*, bism-o., bov., bry., calc., calc-p., camph., canth., carb-s., carb-v., cast., caust., *cham.*, *chel.*, chin., chin-a., chin-s., cic., cina, cocc., colch., coloc., con., cop., cupr., cycl., dig., dulc., gran., grat., guaj., ham., hell., hyper., indg., iod., kali-bi., *kali-c.*, *kali-i.*, kali-n., kali-p., kalm., kreos., lach., lachn., lact., laur., led., lyc., lyss., mag-c., *mag-m.*, mag-s., *mang.*, merc., merl., mez., mur-ac., nat-c., *nat-m.*, nat-s., nicc., *nux-m.*, nux-v., ol-an., olnd., par., petr., ph-ac., phos., plb., *puls.*, ran-b., rat., rhod., rhus-t., ruta, sabad., sabin., samb., seneg., *sep.*, sil., *spig.*, spong., stann., sul-ac., sulph., thuj., til., verb., viol-t., **Zinc.**

links: Acon., agn., *anac.*, *arg-m.*, arn., *asar.*, carb-s., gran., grat., guaj., kali-bi., **Kali-c.**, mag-c., mag-m., *merc.*, *ph-ac.*, *rhod.*, **Sep.**, *spig.*, sulph.

Seite des Kopfes, zur: **Sep.**
nach rechts: Aur-m., iod.

rechts: Agar., alum., am-m., arum-t., asaf., bov., camph., *chel.*, chin-a., dig., lact., laur., mur-ac., nat-s., ran-b., rhus-t., sang.

morgens: Am-c., con.

vormittags: Alum., am-m., arg-n., indg., nicc.

Sitzen, im: Nicc.

nachmittags: Aeth., cast., guaj., mag-c., mag-s., sil., sulph.

13 Uhr: Sil.

16 Uhr: Caust., lyc.

abends: Am-c., kali-c., kali-n., lachn., led., mag-c., olnd., *puls.*, sul-ac., sulph.

18 Uhr: Kali-i.

Hinlegen, beim: Mag-c.

nachts agg.: Thuj.

anfallsweise: *Kali-c.*

Berührung, bei: *Arg-m.*, chel., cupr.

Bettwärme agg.: Puls.

Bewegung, bei: *Agn.*, *chel.*, chin-a., sang.

brennend: Chin-a.

Bücken, beim: Carb-s.

Druck agg.: Bism-o.

amel.: Mag-c., nat-c.

Essen, beim: Con.

nach: Con.

Freien, im: *Mang.*, ol-an.

amel.: Aur., *puls.*

Froststadium im Fieber, während: Hyper.

Frühstück, beim: Sul-ac.

Gähnen amel.: Mur-ac.

Gehen, beim: Cast., sulph.

Freien, im: Arn., mang.

Heben der Augen, beim: Puls.

Hitze agg.: Grat.

Husten, beim: Alum., puls.

intermittierend: Dulc.

Kälte agg.: Grat.

Menses, während: Am-m., nat-c.

Mittagessen, während: Am-c., zinc.

pulsierend: *Sang.*

SCHMERZ - reißend - *Schläfen ...*

Schütteln des Kopfes, beim: *Sang.*

Seite, auf der er liegt: Puls.

Stellen, an kleinen: Carb-v., rat.

zuckend, reißend in der Schläfe, auf der er liegt, wandert beim Umdrehen auf die andere Seite: Puls.

erstreckt sich zum Auge: Gran.

Gehirn, ins: Ambr., anac.

Gesicht: Am-m., arg-n., bry., kali-c., lachn., seneg.

Hals: Bry., kali-i.

Hinterkopf: Kali-bi., rhus-v.

Jochbein: Coc-c.

Kiefer: Arg-n., kali-c.

oben, nach: Am-m., laur., rhus-v., *sep.*

Ohr: Aur-m., bov.

Scheitel: Laur., *mang.*

Stirn, quer über die: Cast., lyc., mez., ph-ac.

unten, nach: Bry., laur.

Zähne: Bry., carb-v., lachn., *verb.*

Seiten: Aesc., aeth., agar., alum., am-c., am-m., ambr., ammc., *anac.*, *arg-m.*, arg-n., ars., aur., aur-m-n., bar-c., bar-m., bor., bov., brom., bry., *canth.*, caps., *carb-an.*, carb-s., *carb-v.*, cast., caust., *cham.*, *chel.*, chin., cic., cina, coc-c., colch., *coloc.*, con., croc., dig., *gran.*, *graph.*, grat., *guaj.*, hell., ign., indg., *kali-c.*, kali-p., laur., led., lith-c., *lyc.*, mag-c., mag-m., *mang.*, *merc.*, *merl.*, mez., mill., *mur-ac.*, nat-ar., nat-c., nat-s., nicc., nux-v., ol-an., phel., phos., plb., *puls.*, rat., rhod., ruta, sars., sel., sep., *sil.*, *spig.*, stann., stront., sul-ac., sulph., teucr., thuj., til., verb., **Zinc.**

links: Ars., aur., *caps.*, *chin-a.*, cina, *coloc.*, graph., *guaj.*, **Kali-c.**, laur., led., *sars.*, *sel.*, *spig.*, tell., thuj.

rechts: Alum., anac., arg-m., bov., *carb-an.*, *chel.*, *con.*, mag-c., mang., *mur-ac.*, *puls.*, sul-ac., sulph., thuj., verb.

morgens: Thuj.

SCHMERZ - reißend - *Seiten ...*

vormittags: Alum.

nachmittags: Nicc., ol-an., zinc.

14 Uhr: Grat., laur.

abends: Graph., lyc., nicc., thuj.

amel.: Ruta

Sitzen, im: Phos.

nachts: Arg-n.

Aufrichten vom Bücken, beim: Mang.

Aufstehen, beim: Lyc.

Auftreten, beim: **Spig.**

Bett, im: Thuj.

Bewegung, bei: **Spig.**

Bücken, beim: Mang., sil.

Gehen, beim: Cast., **Spig.**

Hinlegen, muss sich: *Con.*

intermittierend: Ant-t.

kalte Luft agg.: Bov., caust., ign.

kaltes Wasser agg.: Sulph.

Lesen, beim (im Processus mastoideus): Aesc.

Liegen amel.: Lyc.

Menses, während: Mag-c., nat-c.

Mittagessen, nach dem: Mag-s., ol-an., zinc.

pulsierend: Ars.

Sitzen, im: Am-m., mag-c., phos.

stechend: Sars.

Stellen, an kleinen: Bar-c.

Wetter amel., feuchtes: Caust.

ziehend: Bov., *caps.*, *zinc.*

zuckend: Teucr.

erstreckt sich zum Auge: *Mag-m.*

Gesicht: Kreos.

hinunter, in Gesicht und Zähne; den Hals: Lyc.

innen, nach: Mag-c.

oben, nach: Phos.

Ohr: Lyc., *merc.*

Scheitel: *Mang.*

Seite zur anderen; von einer: Clem., rhus-t.

vorn, nach: Indg.

SCHMERZ - reißend - *Seiten* - *erstreckt sich* ...

Zähne und Halsdrüsen: Graph., merc.

Stirn: Act-sp., aeth., agar., *agn.*, alum., am-c., am-m., ambr., *anac.*, ant-c., ant-t., arg-m., arg-n., ars., arum-t., asaf., asar., *aur.*, aur-m-n., *bell.*, *berb.*, bism-o., bov., brom., *bry.*, cact., calc., calc-p., camph., canth., *caps.*, carb-an., *carb-s.*, *carb-v.*, cast., caust., *cham.*, chel., chin., cina, *cinnb.*, coc-c., cocc., colch., *coloc.*, *con.*, cupr., cycl., dros., euphr., gran., *graph.*, grat., *guaj.*, hell., *hep.*, hyos., *ign.*, indg., ip., kali-ar., kali-bi., *kali-c.*, kali-n., kali-p., kalm., kreos., *lach.*, lachn., laur., led., **Lyc.**, mag-c., mag-m., mag-s., *mang.*, **Merc.**, merc-i-f., merl., *mez.*, mur-ac., nat-ar., nat-c., nat-m., nat-s., nit-ac., nux-v., op., phel., phos., *plb.*, puls., rat., rhod., sabad., samb., *sars.*, *sep.*, **Sil.**, **Spig.**, *stann.*, staph., stront., sul-ac., *sulph.*, thuj., til., zinc.

morgens: *Coloc.*, graph., mez.

Erwachen, beim: Graph.

Sitzen, im: Mez.

vormittags: Alum., sars.

mittags: Graph., zinc.

nachmittags: Alum., chel., graph., laur., sep., sulph.

14 Uhr: Laur., sep.

14-16 Uhr: Mag-s.

14-3 Uhr: Ant-t.

abends: Agn., alum., coloc., hell., lyc., mag-m., *merc.*, *puls.*, sars., sil., staph.

18 Uhr: Brom.

Sitzen, im: Staph.

nachts: Caust., hep., lyc., *merc.*, plb., thuj.

abwechselnd mit Schmerz in den Armen: Sil.

anfallsweise: *Stann.*

Aufstehen, beim: Kalm., lyc.

ausstrahlend: Lyc.

Berührung, bei: Ip.

Bewegung, bei: Agn., aur.

Bücken, beim: Asar., bov., ip., *stann.*, staph., *sulph.*

SCHMERZ - reißend - *Stirn* ...

Erwachen, beim: Thuj.

Essen, nach dem: Sep., sulph.

Fahren im Wagen amel.: Kali-n.

flüchtiger Schmerz: Rat., seneg.

Freien, im: Mang.

amel.: Alum., aur., mag-s.

geistige Anstrengung agg.: Anac.

Hitzestadium im Fieber, während: *Ars.*

Kaffee agg.: Kali-n.

Liegen amel.: Kali-p., *lyc.*

Menses, vor den: *Cinnb.*, kali-p.

während: Cast., *cinnb.*

Einsetzen der Blutung amel., beim: Kali-p.

Mittagessen, nach dem: Mag-c.

periodisch: *Cham.*, plb.

pulsierend: Mag-c.

quer über die Stirn: Bry., kalm., lachn.

Sitzen, beim: Am-m., merc., **Spig.**, staph.

Stehen, im: Merc., **Spig.**

warmen Zimmer, im: Caust.

erstreckt sich zu den Augen: *Kali-c.*, mur-ac., nat-c., nat-m., spig.

Brust: Cham.

Halsmuskeln, von da in den rechten Arm: Bry.

hinunter, in Gesicht und Zähne; den Hals: Lyc.

Hinterkopf: Bov., kali-n.

Nacken: Berb.

Nase: Lyc., nat-c.

Nasenwurzel: Bov., *kali-c.*

Scheitel: Alum., merc., sil.

Schläfe: Caust., gran.

Augen, über den: Agar., agn., *ars.*, aur., aur-m., calc., chel., *chin.*, ferr-i., iod., kali-ar., kali-c., kali-i., lach., laur., lyc., mag-p., mang., merc., mez., phos., sang., sep., sil.

links: Aeth., *iod.*, laur., merc., *merc-c.*

rechts: Agn., anac., **Carb-ac.**, mag-p., mang.

morgens: *Chin.*

nachmittags: Sang.

abends: Agn.

nachts: *Lyc.*

Bewegung agg.: Agn.

Druck amel.: *Anac.*

Freien amel., im: Aur., aur-m., merc.

Herumgehen amel.: *Ars.*

intermittierend: *Ars.*

Mitte der Stirn: Bov., glon., laur., stront., sul-ac.

morgens: Bov.

nachmittags: Mag-c.

Mittagessen, nach dem: Chel.

Nase, über der: Aeth., agar., ambr., lyc., nat-c., nat-m.

Seiten der Stirn: *Agn.*, arg-n., arum-t., aur., bov., camph., *carb-an.*, caust., coloc., euph., grat., kali-i., lachn., *lyc.*, *lyss.*, *mag-m.*, mang., *meny.*, *merc.*, mez., nat-s., nuph., ol-an., *puls.*, seneg., *stann.*, staph., til., zinc.

links: Aur., euph., kali-c., *merc.*, *zinc.*

rechts: *Carb-an.*, *lyc.*, *meny.*, nux-v., puls., *stann.*, zinc.

morgens: Ol-an.

nachmittags, 16 Uhr: Mag-c.

abends: Sul-ac.

Bewegung agg.: Aur., euph.

Menses, während: Nat-c.

Sitzen, beim: Aeth., cast.

erstreckt sich zur Augenbraue: *Lyc.*

Nasenwurzel, zur: *Lyc.*

Schläfen: Kalm., mez.

Wange: Lachn.

Stirnhöcker: Agn., alum., ambr., arg-m., arg-mur., bell., bov., calc.,

chin., cina, cocc., hell., kali-c., lyc., mang., mill., nat-c., sabad., *sep.*, sil., **Spig.**, *thuj.*, verb., *zinc.*

links: Kali-c., mang., sep., *zinc.*

darunter: **Spig.**

erstreckt sich zu den Augen: **Spig.**

rechts: Ambr., *arg-m.*, **Spig.**

nachmittags, 14 Uhr: Lyc.

abends: Alum.

Freien, im: Verb.

Mittagessen, nach dem: *Zinc.*

Sprechen, beim: Mang.

erstreckt sich zum Ohr: Bov., nat-c., zinc.

Schläfe: Arg-m., mang.

ruckend: Acon., aeth., agar., am-c., ambr., anac., ant-t., apis, *arn.*, asaf., bar-c., **Bell.**, bism-o., bor., *bry.*, calc., cann-i., canth., *carb-ac.*, carb-an., *carb-s.*, carb-v., caust., *chin.*, crot-t., cycl., dulc., eupi., glon., graph., *ign.*, indg., kali-c., kali-p., *kali-s.*, kreos., lach., lyc., mag-c., mag-m., meny., merc., mill., *mur-ac.*, nat-c., *nat-m.*, nit-ac., nux-v., paeon., *petr.*, ph-ac., phos., plb., prun-s., *puls.*, rat., sabad., samb., *sep.*, sil., *spig.*, spong., squil., *stann.*, **Sulph.**, teucr., thuj.

abwechselnde Seiten: Samb.

Bewegung agg.: *Chin.*

amel.: Stann.

Drehen, beim plötzlichen: Sil.

Gehen, beim: **Bell.**, *chin.*

Freien, im: *Chin.*, *spig.*

Geräusch agg.: Carb-ac.

Heben der Augen beim: *Ign.*

hinten nach vorn, von: Ph-ac.

Licht agg.: Carb-ac.

Liegen amel.: Chin.

Menses, während: Eupi.

Treppensteigen, beim: **Bell.**, *ign.*

Trinken von kaltem Wasser amel.: Kali-c.

wandernder Schmerz: Chel., stront.

SCHMERZ - ruckend ...

Hinterkopf: Acon., *bell.*, cedr., fl-ac., glon., kali-c., prun-s., rhus-t., *spig.*, stann., sulph., thuj.

Gehen im Freien: *Spig.*

intermittierend: Canth.

erstreckt sich nach vorn: Arg-n.

Nacken, zum: Calc.

Scheitel: Anac., *calc.*, gent-c., kali-i., meny., mur-ac., ran-s., sil., spong.

anfallsweise: *Sil.*

hier und dort: Kali-i.

Schläfen: Acon., apis, arn., calc., carb-ac., cast., *chin.*, glon., kali-c., lact., lil-t., ox-ac., plb., *spig.*, stann., sulph., valer.

links: Stann.

rechts: Sul-ac.

Auftreten, beim: *Spig.*

erstreckt sich nach oben: Am-m., spong.

Oberkiefer, zum: *Chin.*

unten, nach: Anac.

Seiten: Aeth., alum., caust., *chin.*, graph., kreos., nat-m., nicc., nit-ac., sabin., spig.

links: Aeth., spig.

rechts: Graph., kreos., *prun-s.*, sabin.

Stirn: Apis, arn., bor., cann-i., caust., cham., *chin.*, lyc., op., *prun-s.*, *sep.*, *sil.*, *stann.*, *sul-ac.*, sulph., *thuj.*

links: Alumn., caps.

abends: Alumn.

nachts: Sil.

abwechselnd mit dumpfem Drücken: Stann.

Bücken, beim: Sil.

quer über die Stirn: Sabad.

erstreckt sich nach außen: Lyc.

hinten, nach: *Prun-s.*

scharf zupfend, als sei eine Klaviersaite gerissen: Lyc.

schießend: Acet-ac., *acon.*, aeth., agar., *alum.*, am-c., ambr., ant-t., apis, arg-m., bar-c., *bell.*, berb., bry., calc., caps., carb-v., caust., cham., cimic., colch., *con.*, corn.,

SCHMERZ - schießend ...

dulc., *eup-per.*, *ferr.*, gels., gran., *hell.*, hep., hura, hyos., ign., indg., iod., ip., *kali-bi.*, **Kali-c.**, kali-n., lach., lact., laur., *mag-c.*, mag-m., mag-p., manc., mang., merl., mur-ac., naja, nat-c., *nat-m.*, *nit-ac.*, nux-v., petr., plan., ptel., puls., rhus-r., *rhus-t.*, *sep.*, sil., staph., sulph., *ter.*, teucr., thuj., valer.

morgens: Arum-t., caust., ptel.

Aufstehen, nach dem: Mag-c.

vor dem: *Nat-h.*

beginnt morgens, nimmt bis zum Mittag zu und hört gegen Abend auf: Kali-bi.

Erwachen, beim: Caust.

mittags: Calc-p., sep.

nachmittags: *Ferr.*, plan., sulph., tarent.

abends: Bell., tarent.

amel. gegen Abend: Kali-bi.

nachts: Tarent.

Ärger, nach: Mag-c.

Aufsetzen, beim: *Lyc.*

amel.: Acon.

Aufstehen agg.: Phys.

Beugen des Kopfes nach hinten, beim: Anac.

Bewegen des Kopfes amel.: Mag-p., sulph.

Bücken, beim: Bell., indg., kreos., nit-ac., sul-i., sulph.

Drehen der Augen nach oben, beim: Arum-t.

Druck amel.: Bell., cupr-s., mag-p.

Essen agg.: Sulph.

Freien amel., im: Naja

Gähnen, durch: Bar-c.

Gehen, beim: Bell., phys.

Husten, beim: Arn., bry., calc., carb-v., con., mang.

kalte Luft agg.: Iris.

Körperübungen, bei: Nat-c.

Krämpfen, bei: Hell.

Liegen, beim: Cimic., kali-bi., *rhus-t.*

Kopf tief, mit dem: *Rhus-t.*

Menses, vor den: Calc-p., ferr., nat-m., ol-an.

SCHMERZ - schießend - Menses ...

während: Apis

nach: Berb.

Niesen, beim: Am-m., cina

pulsierend: Aeth., **Bell.**, ferr., nux-v.

Schnäuzen der Nase, beim: Kali-c.

schreien vor Schmerz, muss: Sep.

Schritt, bei jedem: Sep.

Singen, beim: Alum., ptel.

Sprechen, durch: Nat-m., thuj.

stärker und schwächer werdend: Bar-c.

Zusammenbeißen der Zähne amel.: Sulph.

erstreckt sich von innen nach außen: Alum., cinnb., nat-c., rhus-t., sulph.

hierhin und dorthin: Am-c., bapt., calc., hydr-ac., mag-c., mag-s., nicc., plb., rat., sul-ac.

flüchtig, vorübergehend: Asar., calc., stront.

oben, nach: Guaj., sep., sil.

Scheitel, zum: Sep.

unten in die Zähne, nach: *Kalm.*, sep.

vorn, nach: Nat-m.

Hinterkopf: Acon., aeth., agar., ail., alum., anac., arum-t., asaf., bell., bov., calc., caps., cedr., *chel.*, *cimic.*, cinnb., con., dig., glon., grat., hep., *hyper.*, indg., iod., **Jug-c.**, kali-c., kali-n., lac-c., laur., lyc., mag-c., mag-m., meny., mur-ac., naja, nat-m., nit-ac., ol-an., phos., *sang.*, sec., *sil.*, *sulph.*, teucr., zinc.

abends: Mag-c.

Drehen der Augen nach oben, beim: Arum-t.

oben, nach: Ambr., sep., sil.

Pulsschlag, bei jedem: *Con.*

schräg über den Hinterkopf: Agar.

vorn, nach: Chel., *cinnb.*

erstreckt sich zu den Augen: Cimic., *sulph.*

Rücken hinunter, den: Cimic.

Scheitel, wie ein Bolzen: *Cann-i.*, *cimic.*, *sil.*

Schläfen: *Cann-i.*

SCHMERZ - schießend - *Hinterkopf - erstreckt sich ...*

Stirn: *Cinnb.*, lac-c.

Wirbelsäule und Arme hinunter: *Crot-h.*

Scheitel: Acon., aeth., agar., alum., am-m., bar-c., bell., berb., bov., bry., calc., caps., carb-an., carb-v., caust., cham., chel., chin., cimic., con., cupr., dig., hura, iod., ip., iris., kali-bi., kalm., lach., laur., lyc., mag-c., mez., mill., nat-m., nit-ac., ph-ac., phel., phos., phyt., spig., stram., sulph., tab., ter., valer., zinc.

durchbohrend: Sil.

Husten, beim: Alum.

innen, nach: Aloe, lach., lyc.

kalte Luft agg.: Iris.

quer über den Scheitel: Lac-ac.

tief innen empfundener Schmerz: Caps., indg., lyc., staph., tab.

vorübergehend: Indg., mill.

zieht den Kopf nach hinten: Phel.

erstreckt sich nach vorn: Cham., nicc.

Schläfen, zu den: Kalm.

Schläfen: Acet-ac., acon., aesc., aeth., agar., alumn., anac., apis, arum-t., bapt., *bell.*, calc-p., caust., chel., cimic., coca, com., cupr-s., dig., echi., *form.*, *gels.*, glon., *iris.*, kali-bi., **Kali-c.**, kalm., lil-t., lyc., merc-i-f., naja, *nit-ac.*, phos., phys., phyt., pic-ac., pip-m., ptel., rhus-t., sang., sep., *spig.*, *stram.*, sul-i., sulph., *tarent.*, thea

links: Aeth., anac., cimic., *merl.*, *nit-ac.*, rhus-t., sep., spig.

rechts: *Bell.*, calc-p., *iris.*, sulph., tarent.

erstreckt sich zur linken Hinterkopfseite: *Iris.*

morgens beim Erwachen: *Alumn.*

vormittags, 10.30 Uhr: Kalm.

mittags: Calc-p., sep.

nachmittags: Sep., sulph.

abends: Nit-ac., tarent.

nachts: Sang., *tarent.*

Beugen des Kopfes nach hinten agg.: Anac.

SCHMERZ - schießend - *Schläfen ...*

breitet sich kreisförmig aus: *Caust.*

Druck amel.: *Calc.*

Freien amel., im: Naja

Hitze agg.: Rhus-t.

Husten, beim: Mang.

kalte Luft agg.: *Spig.*

Liegen agg.: Kali-bi.

pulsierend: Acon.

Stuhlgang, beim: Lyc.

vorübergehend: Iris., tarent.

erstreckt sich zum Hinterkopf: Kalm., *spig.*, *stram.*

außen, nach: Bell., dulc., kali-bi., rhus-t.

und nach innen: Staph.

innen, nach: Arn., berb., canth., dirc., **Kali-c.**, rhus-t.

Jochbein: *Phos.*

oben, nach: Chin-s.

auf und nieder: Ang.

Schläfe zur anderen; von einer: Alumn., asc-c., **Bell.**, chel., *chin.*, phos., plat., sang.

Seiten: Acon., aesc., aeth., agar., aloe, alum., am-c., am-m., anac., arg-n., bar-c., calc., camph., canth., caust., cham., *chel.*, cocc., con., *ferr.*, fl-ac., iris., kali-c., lach., lil-t., mag-c., mag-m., mang., meny., nat-m., phos., phys., plan., *prun-s.*, rumx., sabin., sars., stann., tarent.

links: Canth., *cinnb.*, *ferr.*, tarent.

dann rechts: Aesc.

Sprechen, beim: Canth.

rechts: Lil-t., mag-c., plan., stann.

nachts: Tarent.

Husten, beim: Mang.

liegt; Seite, auf der er: Mag-c.

periodisch: *Chel.*

erstreckt sich zu den Augen: *Prun-s.*

Hand, zu einer Hälfte der rechten: Phos.

Nasenwurzel: Phos.

Stirn: *Acon.*, aesc., agar., ant-t., apis, arn., *bell.*, berb., chin., cinnb., *coloc.*,

SCHMERZ - schießend - *Stirn ...*

Con., cycl., dig., dulc., euph., ferr., fl-ac., *iris.*, kali-bi., *kali-c.*, kali-n., kreos., mag-c., mag-m., mang., merc-i-f., merl., mosch., naja, nat-c., plb., **Prun-s.**, puls., rhod., rhus-t., rumx., sabad., senec., *sep.*, sil., **Spig.**, stram., sulph., tarent., til.

links: *Merl.*, **Sep.**

rechts: **Bell.**, **Prun-s.**, **Spig.**

morgens: Iris.

mittags: Con.

abends: Mag-m.

nachts im Bett: Sulph.

außen schießender Schmerz, nach: Con., lyc., senec.

Bewegung, bei: *Lach.*

schneller Bewegung, bei: Iris.

Bücken, beim: Kreos.

Essen amel.: **Sep.**

flüchtiger Schmerz: Asar., jatr., sep.

Freien, im: Mang.

Gehen, beim: Kali-bi., kali-n.

innen schießender Schmerz, nach: Canth., coloc., gels., lach.

intermittierend: Mag-c.

Menses, während: *Rat.*

quer über die Stirn schießender Schmerz: Chel.

rhythmisch: Kali-n.

erstreckt sich zum Hinterkopf: **Bell.**, cinnb., nat-c., **Prun-s.**, **Sep.**

Augen, über den: *Acon.*, agar., am-c., ant-c., berb., bov., bry., caust., **Cedr.**, *kali-bi.*, kali-p., lyss., nat-ar., nat-m., nit-ac., ph-ac., *prun-s.*, *sep.*, sulph., zinc.

links: *Acon.*, agar., **Cedr.**, nat-ar., pip-m., *sep.*, sulph.

15 Uhr: Pip-m.

erstreckt sich zum Hinterkopf: **Sep.**

Scheitel: Phyt.

rechts: Bry., nat-ar., **Prun-s.**

16 Uhr: Sol-n.

SCHMERZ - schießend - Augen, über den ...

erstreckt sich zum Hinterkopf: **Prun-s.**, sol-n.

morgens beim Erwachen: Agar.

nachmittags: Sulph.

außen schießender Schmerz, nach: Bar-ac., bell., con., ferr., glon., gran., lyc., ph-ac., puls., senec., sep., sulph., verb.

Druck amel.: Kali-p.

heftige schießende Schmerzen von der Nasenwurzel am linken Orbitalbogen entlang bis zum äußeren Augenwinkel, mit Trübsichtigkeit, fängt morgens an, steigt bis mittags und hört gegen Abend auf: Kali-bi.

oben schießender Schmerz, nach: Ph-ac., scut.

Reiben amel.: Kali-p.

Schläge auf den Kopf, wie durch: Aeth., alum., ant-t., arn., bov., caust., chel., hell., indg., led., mang., med., nat-m., nux-v., olnd., ph-ac., plat., ran-b., ruta, sabad., sol-n., spig., sul-ac., valer., zinc.

Hinterkopf, auf den: Hell., *lyss.*, **Naja**

unter den Hinterkopf: Apis

Hinterkopf und Hals, auf: Cann-i.

Scheitel, betäubend wie von einem Schlag auf den: Valer.

Schläfe: *Sul-ac.*

Stirn, erwacht davon um 1 Uhr; auf die: Psor.

morgens beim Erwachen: Sol-n.

schneidend (auch wie von einem Dolch oder Pfeil): Acon., aesc., agar., ail., alum., am-c., ambr., *apis*, arg-m., *arg-n.*, *arn.*, *ars.*, *aur.*, bell., bism-o., cadm., **Calc.**, camph., cann-s., canth., caps., carb-ac., *carb-an.*, carb-s., carb-v., caust., chel., chin., cina, cinnb., cocc., con., croc., cupr., dig., dros., ferr., glon., graph., hell., hep., hura, ip., **Iris.**, *kali-bi.*, kali-chl., *kali-i.*, kreos., *lach.*, lyc., mag-c., manc., merc., mosch., mur-ac., nat-m., nit-ac., par., petr., psor., puls., sang., sep., *sil.*, spig., squil., staph., tarent., til., verat.

morgens: Coloc., mag-c.

nachmittags: Nat-p., ptel.

abends: *Bell.*, kali-i.

nachts: Dig.

Ärger, nach: *Mag-c.*

Anstrengung, durch: Ambr., til.

Aufstützen des Kopfes auf die Hände amel.: Dros., hydr.

Auftreten agg.: Alum., ambr.

Bewegung, bei: Chin., til.

amel.: Kali-i.

Arme, der: Caust.

Augen, der: Dros.

Binden des Kopfes amel.: Carb-ac.

Bücken, beim: Arn., caust., chin., dros., ferr-p., nicc.

Denken daran amel.: Cic.

Drehen des Kopfes, beim: Cupr.

Freien, im: Nat-m.

amel.: Am-c.

Gehen agg.: Calc.

amel.: *Caps.*, hep.

Gehirn in Stücke geschnitten wäre, beim Bücken; als ob das: Nicc.

Geräusch, durch: Carb-ac.

gespalten mit einem Keil, mit eiskaltem Körper und Durst; wie: Lachn.

Hitze agg.: Kali-i.

amel.: *Lach.*

Husten, beim: Asim., bell., ziz.

kalte Luft agg.: Kali-i., *spig.*

kalte Anwendungen amel.: Til.

Licht agg.: Carb-ac.

Liegen amel.: Ambr.

Menses, nach: *Nat-m.*

Messer, wie mit einem: Alum., *arg-n.*, *arn.*, *bell.*, calc., cocc., *con.*, kali-bi., lach., mag-c., mag-s., nat-m.

Kältegefühl, gefolgt von einem: Arn.

Ruhe agg.: Caps.

SCHMERZ - schneidend - Ruhe ...

amel.: Til.

Schlaf, während: Dig.

amel.: Stram.

Schließen der Augen amel.: Til.

Schnäuzen der Nase, beim: Sep.

Stehen, im: Agar., calc.

Sturm, vor einem: *Sil.*

Hinterkopf: Aesc., ail., *arg-n.*, aster., *aur-s.*, *bell.*, *bufo*, *calc.*, canth., *caps.*, carb-an., chin., *con.*, *cupr.*, dig., glon., med., mur-ac., nat-m., sang., sars., **Sulph.**, syph.

nachts: **Syph.**

Bewegung agg.: Chin.

Bücken agg.: Chin.

Gehen, beim: Calc.

Messer, wie mit einem: *Con.*, nat-m.

Pulsschlag, bei jedem: *Con.*

erstreckt sich zu den Augen: Chin.

Stirn: Arg-n.

Scheitel: Acon., *bell.*, calc., carb-an., con., *lach.*, nat-m., senec., **Thuj.**, verat.

Gehen, beim: *Carb-an.*

Schläfen: Acon., agar., ail., alum., apoc., arg-m., *arg-n.*, arum-t., aster., bapt., bar-c., **Bell.**, calc., camph., canth., carb-ac., carb-s., *chel.*, chin., cimic., coc-c., *coloc.*, *croc.*, crot-c., cupr., cupr-ar., cycl., dios., eup-per., euphr., form., genist., glon., graph., guaj., *ham.*, hura, *hydr.*, iris., kali-bi., **Kali-i.**, lac-c., lach., lyc., mag-c., manc., med., nat-p., *nit-ac.*, onos., ph-ac., phos., plb., ptel., *puls.*, *rhus-t.*, sang., senec., stram., stront., sulph., tarent., verb., xan.

links: Bar-c., *coloc.*, genist., guaj., *kali-i.*, onos.

Kauen, beim: Am-c.

rechts: Apoc., *chel.*, ptel., stram., verb.

Druck agg.: Verb.

Messer, wie mit einem: Cycl., ferr., lach., stram.

Stuhlgang, bei schwierigem: *Lyc.*

SCHMERZ - schneidend - *Schläfen ...*

rhythmisch: Calc.

Stuhlgang, beim Stehen zum: *Lyc.*

erstreckt sich zu den Augen: Berb.

Kiefer: Glon.

Schläfe zur anderen; von einer: **Bell.**, *chin.*, *sulph.*

Seiten: Arg-n., *arn.*, aur., *bell.*, *calc.*, *chel.*, cic., cocc., hura, iris., kali-bi., *lach.*, mang., nat-m., nat-p., rumx., spig., tarent.

links: *Arg-n.*

rechts: *Bell.*

morgens: Tarent.

Druck, durch: Aesc.

Husten, beim: Mang.

Messer, wie mit einem: *Arn.*

Treppensteigen, beim: Lach.

warme Anwendungen amel.: Lach.

Stirn: Acon., aesc., agar., am-c., *arg-n.*, *bell.*, bism-o., calc., camph., carb-ac., *caust.*, *chel.*, cinnb., coc-c., coloc., con., *cupr.*, cycl., dios., dros., ferr., jug-r., kali-bi., *lach.*, lyc., lyss., mag-c., mang., nat-m., podo., sabin., seneg., sep., stann., tarent., ter., **Valer.**

morgens: Coloc., viol-t.

Bewegung, durch: Acon., arn., lach.

Bücken, beim: Caust.

Druck agg.: Calc., *cupr.*

Freien, im: Kali-bi.

Gehen agg.: Calc.

Husten, beim: Hyos., ziz.

Menses, während: Apis

Messer, wie mit einem: *Lach.*, mang., nat-m., sabin., ter.

pulsierend: Acon.

Schnäuzen der Nase, beim: Sep.

Stehen, im: Agar.

erstreckt sich zum Hinterkopf: *Bell.*, bism-o.

rechts nach links: *Aesc.*

Augen, über den: *Hydr.*

rechts: Bism-o., *chel.*, nat-ar.

Nasenwurzel, über der: Led.

SCHMERZ - stechend:

stechend: *Acon.*, aeth., *agar.*, agn., aloe, *alum.*, *am-c.*, am-m., ambr., anac., anan., ant-t., apis, arg-m., arg-n., *arn.*, ars., *ars-i.*, asaf., *aur.*, bapt., *bar-c.*, *bar-m.*, *bell.*, *berb.*, *bor.*, *bov.*, *bry.*, *calc.*, *calc-s.*, camph., cann-i., cann-s., canth., *caps.*, carb-ac., carb-an., carb-s., carb-v., cast., *caust.*, cham., *chel.*, **Chin.**, chin-a., *cic.*, cina, coc-c., cocc., *con.*, cop., crot-t., cupr., cycl., daph., dig., dirc., dulc., elaps, eug., *euon.*, *euphr.*, eupi., ferr., ferr-ar., ferr-i., ferr-p., gels., glon., grat., guaj., hell., *hep.*, hipp., hydr-ac., *hyos.*, *ign.*, indg., iod., *ip.*, kali-ar., kali-bi., **Kali-c.**, *kali-i.*, *kali-n.*, **Kali-p.**, **Kali-s.**, lach., lachn., lact., lam., *laur.*, lob., *lyc.*, *mag-c.*, *mag-m.*, mag-p., *mag-s.*, manc., *mang.*, *merc.*, merc-c., merc-i-f., merl., mez., mill., mosch., *mur-ac.*, nat-ar., *nat-c.*, *nat-m.*, *nat-p.*, nat-s., nicc., *nit-ac.*, nux-m., *nux-v.*, ol-an., op., *par.*, *petr.*, *ph-ac.*, *phos.*, plan., plat., plb., **Puls.**, raph., rat., rhod., *rhus-t.*, sabad., *sabin.*, *sars.*, sel., seneg., *sep.*, serp., *sil.*, *spig.*, spong., *squil.*, stann., staph., *stront.*, stry., *sul-ac.*, **Sulph.**, tab., tarax., tarent., teucr., *thuj.*, til., *valer.*, verat., verb., viol-t., zinc.

morgens: Agar., alum., am-m., arg-m., bry., canth., cham., con., glon., grat., hep., indg., lyc., mag-c., mag-s., mang., nicc., petr., plb., sars., sil., stront., thuj., til., verat.

3 Uhr: Ferr.

Aufstehen, nach dem: Bar-c., *mag-c.*, plb., stront.

Erwachen, beim: Petr.

mittags: Con., elaps

Einschlafen, bis zum: Mur-ac.

nachmittags: Aeth., alum., bov., canth., cham., grat., indg., lyc., mag-c., nat-c., nicc., ol-an., phel., puls., sars., sep., stront.

16 Uhr: Asaf., laur.

täglich mit Kältegefühl und Zittern: Asaf.

abends: Ambr., bar-c., bov., calc., canth., carb-an., carb-v., caust., chel., dig., dulc., graph., hyper., indg., kali-i., lyc., mag-c., mang., mur-ac., nat-c., nat-m., nit-ac., petr., phos., plat., puls., rat., sel., sep., *sil.*, staph., stram., stront., sulph., thuj., valer.

Bett, im: Carb-v.

nachts: Am-c., arum-t., dig., hep., *lyc.*, nat-m., sep., spig., *sulph.*

Erwachen, beim: Hep.

abwärts gehen, beim: Merc-i-f.

Anstrengung, bei: Nat-c.

Ärger, nach: Mag-c.

Atmen, beim tiefen: Rat.

Aufrichten vom Bücken, beim: Calc., hep.

Aufstehen, beim: Agar., calc.

amel.: Ol-an., puls.

Sitzen, vom: Mur-ac.

Auftreten, beim: Aloe, alumn., **Bry.**, sep.

Berührung, durch: Hep., ip., spig., staph.

amel.: Ars., *coloc.*

Bett, im: Nat-c., plat., thuj.

Bettwärme, durch: Thuj.

Bewegen des Unterkiefers agg.: Kali-c.

Arme, der: Nat-s.

Augen, der: Caps., hyper., kali-c.

Kopfes, des: Caps., hyper., kali-c., nat-m.

Bewegung, bei: Agn., ant-t., calc., caps., cham., hyper., kali-c., kali-n., mag-p., nat-m., rat., *sep.*, sil., spong.

amel.: Caps., sulph.

andauernde Bewegung amel.: Calc-ac.

plötzliche Bewegung agg.: Petr.

bohrend: Am-c.

brennend: Ph-ac., rhod.

Bücken, beim: Alum., am-m., berb., bry., calc., caps., cycl., ferr-p., glon., *hep.*, kali-c., mag-m., mur-ac., nicc., *par.*, puls., staph., sulph., thuj.

nach dem: Aloe, calc., rhus-t.

Druck amel.: Aeth., calad., guaj., mur-ac., sil., sulph.

dumpfes Stechen: Mag-m., sep., sil.

Erwachen, beim: Canth., hep., petr., thuj.

Essen, nach dem: Alum., ant-t., bar-c., lyc., mag-c., phel., phos., sep., sulph., *zinc.*

SCHMERZ - stechend ...

Freien, im: *Mang.*, sil.

amel.: Am-c., nicc., sars., *sep.*, tab.

Frösteln, bei: Eupi.

Frühstück, nach dem: *Bry.*

Gehen, beim: Alum., bry., calc., carb-an., crot-t., merc., nit-ac., plb., sep., staph., sulph., thuj.

nach dem: Bry., tarax., tell.

umhergehen amel.: Canth., hep.

geistiger Anstrengung, nach: Lyc., pip-m.

Gerüche, durch starke: Sel.

Heben des Kopfes amel.: Kali-c.

Hitze amel.: Kali-c.

Ofenhitze, durch: Bar-c.

Hitzestadium im Fieber, während: Asaf., gels., *nux-v.*, puls.

Husten, beim: Alum., anac., ant-t., arn., *ars.*, *bry.*, calc., calc-s., *carb-v.*, caust., chel., cimic., cina, coloc., con., hep., hyos., kali-ar., *kali-c.*, mez., nit-ac., ph-ac., phos., ruta, sabad., stann., sul-ac., sulph., thuj., verb., zinc.

kalten Hand amel., Berührung mit der: Euphr.

Kratzen amel.: Plat.

Lesen, beim: Carb-v., caust., lyc.

Liegen, im: Canth., nat-c., puls., sep.

amel.: Calc., dulc., nat-m., nit-ac., *sep.*

schmerzhaften Seite amel., auf der: Arn., chel., sep.

schmerzlosen Seite amel., auf der: Mag-c.

Menses, vor den: Calc-p., *ferr.*

während: Acon., berb., calc., lyc., mang., rat.

nach: Berb., *lyc.*, *nat-m.*, ol-an., plat.

Beginn der Menses amel., zu: Cycl.

Mittagessen, während: Zinc.

nach: Ant-t., bar-c., mag-c., phos., *puls.*, *zinc.*

periodisch: Calc., mur-ac.

pulsierend: Calc., ferr., *spig.*

SCHMERZ - stechend ...

Reiben amel.: Canth., phos.

reißend: Berb., coloc., kali-bi., merc., mur-ac., nat-m., phos.

ruckend: *Nat-m.*, nux-v., puls.

Schnäuzen der Nase, beim: Mur-ac.

Schnupfen, beim: Coc-c., kali-c.

unterdrücktem Schnupfen, bei: Croc.

Schreck, durch den kleinsten: Cic.

Sitzen, beim: Caust., chin., indg., mag-c., nit-ac., phos., rat., squil., *tarax.*

Sonne, durch Aufenhalt in der: Bar-c., sel.

Sprechen, nach: Agar., nat-m.

laut: Sulph.

Stehen, im: Mag-c., nit-ac., plb.

Stillstehen amel.: Mang.

tief innen empfundener Schmerz: All-c., lach., tab.

Waschen des Gesichts, beim: Cop.

amel., hinterher agg.; während des Waschens: Spig.

Wetterwechsel, bei: Vip.

ziehend: Kreos., *mang.*, sil., squil.

Zimmer, im: Am-m., bar-c., bov., con., nat-m., nicc., sel., sep.

amel.: Mang.

erstreckt sich zu den Augen: *Calc.*, *kali-c.*, *lach.*, *spig.*, **Sulph.**

außen, nach: Sil.

Brust oder Hals: *Nat-m.*

Gesicht: Rhus-t., sars.

hinten, nach: *Bry.*

Hinterkopf: Carb-v., *lyc.*, mag-c., puls.

Nasenwurzel, to: *Kali-c.*, *lyc.*, rhus-t.

oben, nach: Thuj.

Ohren: Rhus-t.

Stirnhöcker: Guaj.

Wangenknochen: Indg., rhus-t.

Zähne, Ohren und Hals: *Merc.*

Gehirn: *Agn.*, **Alum.**, am-c., bar-c., bell., *bry.*, calc., cham., cina, colch., cycl., dulc., euphr., gran., *guaj.*, hyper.,

SCHMERZ - stechend - *Gehirn ...*

kali-c., laur., lyc., mag-c., mill., nat-m., petr., plb., *puls.*, sabin., sil., thuj.

Hinterkopf: Acon., aesc., aeth., aloe, ambr., ammc., ant-t., arn., *bar-c.*, bar-m., *bell.*, bov., bry., *bufo*, calc., canth., *carb-an.*, carb-v., caust., cham., *chel.*, cimic., coc-c., *con.*, dig., dulc., euphr., ferr-p., gels., glon., grat., hell., *hep.*, *hyper.*, ign., indg., iod., iris., kali-bi., *kali-c.*, kali-i., kali-n., kali-p., *lac-c.*, laur., *lyc.*, mag-c., *mag-m.*, mang., *merc.*, *mur-ac.*, nat-c., *nat-m.*, nit-ac., nux-m., petr., **Phos.**, puls., ran-b., rhus-t., samb., sars., sec., *sep.*, sil., spig., spong., squil., staph., stront., stry., sul-ac., sulph., *tarax.*, teucr., thuj., verat., verb., viol-t., zinc.

morgens: Kali-c., mang., verat.

Erwachen, beim: Arn., mang.

vormittags: Lyc.

abends: Alum., ambr., carb-v., hyper., lyc., mur-ac., sep., thuj.

nachts: Lyc.

Auftreten agg.: Con., kali-c.

Bewegung, bei: *Kali-c.*, kali-n., spong.

brennend: Carb-v., staph.

Bücken, nach: Aloe, kali-c., rhus-t.

Drehen des Kopfes, beim: Mang., *spong.*

Essen, nach dem: Alum.

Hinlegen, beim: Puls.

Husten, beim: Coloc., sulph.

Menses, während: Kali-n.

Mittagessen, nach dem: Ant-t.

pulsierend: *Carb-an.*, *con.*, cop., hep.

reißend: Aeth.

Schlaf amel.: Nit-ac.

Sitzen, im: Indg., squil.

tiefsitzender Schmerz: Canth., cop.

warmen Zimmer, im: Bov.

Zimmer, beim Eintritt ins: Nat-m.

erstreckt sich quer über den Hinterkopf: Agar.

Auge, zum: Sanic.

SCHMERZ - stechend - *Hinterkopf - erstreckt sich ...*

Brustkorbes, zur Rückseite des: Eupi.

Nacken: Mang., mur-ac., stry.

Oberkiefer, links: Cham.

Ohren, durch die: Puls.

Scheitel: Sep.

Stirn: Bov., chel., ferr-p., **Lac-c.**, sanic.

Stirnhöcker: Bar-c.

vorn, nach: Nat-m., sars.

Seiten des Hinterkopfes: Acon., bov., calc., *chel.*, grat., guaj., indg., kali-bi., kali-n., laur., lyc., mag-m., nat-c., phos., sars., spig., sul-ac., sulph., verb., viol-t.

links: Alum., bell., *chel.*, petr., sars., sul-ac.

rechts: *Calc.*, *nat-c.*, *sanic.*, sulph.

erstreckt sich zur Stirn: Sanic.

morgens: Bov., eupi.

7 Uhr: Bov.

nachmittags: Euphr., petr.

abends: Carb-an., nat-c., nit-ac.

Schlaf amel.: Nit-ac.

Frühstück, während: Nit-ac.

Mittagessen, nach dem: Canth., ol-an.

zuckend: Cham., mag-m.

erstreckt sich zur Stirn: *Chel.*

Seite zur anderen, von einer: Agar.

Scheitel: Acon., aesc., aeth., alum., alumn., am-m., anac., *bar-c.*, bell., bor., bov., *bry.*, *calc.*, caps., carb-an., carb-v., *caust.*, chel., chin., cimic., cimx., *con.*, cop., cupr., cycl., dig., eupi., ferr., ferr-i., ferr-p., guaj., hell., hyper., indg., iod., ip., kali-i., kali-n., lach., laur., lith-c., lyc., *mag-c.*, meny., *mez.*, mill., nat-c., *nat-m.*, nicc., nit-ac., ol-an., olnd., petr., *ph-ac.*, phel., *phos.*, puls., raph., rat., ruta, sabad., sars., sep., *spig.*, *stann.*, staph., stront., stry., sulph., tab., thuj., valer., verb., zinc.

morgens: Am-m., phos.

vormittags: Nicc.

10.30 Uhr: Mag-c.

mittags: Mur-ac.

nachmittags: Alum., bov., indg., mur-ac.

15-18 Uhr: Am-m.

abends: *Calc.*, carb-an., nit-ac.

nachts: Chel., lyc.

anfallsweise: *Caust.*, chel.

brennend: Stann.

Bücken, beim: Alumn., am-m.

Gehen, beim: Carb-an.

Husten, beim: Con., *sabad.*

Lesen, beim: Carb-v., lyc.

Menses, nach: Ol-an.

pulsierend: Aeth.

Reiben amel.: Aeth.

Sonne, durch Aufenthalt in der: *Bar-c.*

Stellen, an einzelnen: Chel., kali-bi.

Waschen amel.: Spig.

Wetter, bei nassem: *Calc.*

erstreckt sich zur Stirn: Caps., mez., nicc.

außen, nach: Staph.

Gaumen, in den: Nat-m.

innen nach außen, von: Spig.

Kopf: Lach.

durch den gesamten Kopf: Bar-c.

Rachen: Cham.

Schläfen: Carb-v., phos.

Schläfen: Acon., aesc., aeth., agar., aloe, *alum.*, am-c., am-m., ambr., anac., ang., ant-t., **Apis**, apoc., arg-m., *arn.*, ars., ars-i., arum-t., asaf., bapt., bar-c., bar-m., *bell.*, berb., bor., bov., bry., cadm., calad., *calc.*, calc-s., camph., *cann-i.*, canth., *carb-an.*, carb-s., carb-v., **Caust.**, *cham.*, chel., **Chin.**, cimic., cina, coc-c., cocc., coff., *coloc.*, cop., crot-h., *cupr.*, *cycl.*, daph., dig., dulc., euphr., eupi., *ferr.*, ferr-ar., ferr-i., ferr-p., gamb., *glon.*, gran., graph., grat., *guaj.*, hell., hep., hydr., hyper., ign., iod., iris., kali-bi., *kali-c.*, **Kali-i.**, kali-n., kali-p., kreos., laur., lec., **Lyc.**, lyss., mag-c., mag-m., mag-s., manc., *mang.*, meny., *merc.*, merc-i-f., merl., mez., mur-ac., nat-c., *nat-m.*, nat-p., *nit-ac.*, nux-m., *nux-v.*, ol-an., *par.*, ph-ac., *phos.*, plat., plb., psor., *puls.*, ran-b., ran-s., rheum, rhod., rhus-t., ruta, sabad., sal-ac., sang., *sars.*, sel., sep., *sil.*, sol-n., *spig.*, spong., squil., *stann.*, *staph.*, stram., stront., stry., sul-ac., *sulph.*, tab., tarax., tarent., ther., *thuj.*, verb., viol-t., zinc.

links: Aeth., ambr., asaf., calc., carb-s., *chel.*, coc-c., cocc., crot-h., gent-c., mag-c., pip-m., plat., *sep.*, *spig.*, *staph.*, tarax.

nach rechts: Cocc.

rechts: Agar., *alum.*, bor., *caust.*, coff., coloc., crot-c., grat., *lyc.*, *ph-ac.*, *phos.*, *sars.*, squil., stront.

nach links: Aesc.

morgens: Cham.

vormittags: Am-m., hep., indg., lyc., mag-s.

10 Uhr: Hep.

11 Uhr: Lyc.

nachmittags: Canth., cham., stront.

13 Uhr: Sars., sep.

15 Uhr: *Pip-m.*

abends: *Caust.*, dig., graph., hyper., nat-c., nit-ac., phos., sep., sil., stront.

18 Uhr: Kali-i., sep.

20 Uhr: Stram.

Bett, im: Nat-c., sep.

nachts: Dig., ferr.

3 Uhr: *Ferr.*

Schlaf, im: Dig.

abwechselnd mit Hitze und Kälte: Bor.

Druck: Tab.

anfallsweise: Berb.

Atmen, beim: Anac.

Auftreten agg.: Aloe

Bewegen des Kiefers, beim: Kali-c.

Bewegung, bei: Agn., calc., kali-c., stann.

Berührung agg.: Staph.

amel.: Ars., *coloc.*

Beugen des Kopfes nach vorn, beim: Thuj.

bohrend, amel. bei Berührung: Coloc.

brennend: Ars., bar-c., cupr., staph.

Bücken, beim: Kali-c., mang., *par.*

Druck agg.: Coc-c.

amel.: Aesc., aeth., guaj.

Freien, im: *Mang.*

Gehen, beim: Ptel., sep.

nach: Bry., tarax., tell.

amel.: Staph.

geistiger Anstrengung, bei: Lyc., sil., sulph.

Heben des Kopfes amel.: Kali-c.

Husten, beim: Caust., cina, kali-c.

intermittierend: Stann.

Kälte amel.: *Apis*

Kauen, beim: Am-c., am-m.

Lesen, beim: *Caust.*

Licht, beim Sehen in ein helles: **Nat-m.**

Liegen auf dem schmerzhaften Teil amel.: Chel.

Mittagessen, nach dem: Mag-c.

Nadeln, wie durch glühende: Ars., staph.

reißend: Dig., viol-t.

rheumatisch: Lyc.

rhythmisch: Bor., stann.

Schütteln des Kopfes, beim: Nat-m., *nux-v.*

Singen, beim: Alum.

Sitzen, beim: *Caust.*, nit-ac., *tarax.*

Sprechen, nach: Agar.

Stuhlgang, beim: Lyc.

Treppen, beim Hinabsteigen von: Merc-i-f.

SCHMERZ - stechend - *Schläfen ...*

warme Anwendungen amel.: Kali-c.

warmen Zimmer, im: Sel.

erstreckt sich zu den Augen: Ant-c., berb., lec.

außen, nach: Bar-ac., berb., calc., lyc., nux-m., rhus-t., sil., sulph.

Gehirn, in das: Aloe, croc.

Hinterkopf, zum: Carb-s., *cham.*, *pip-m.*

innen, nach: Acon., arg-m., arn., lach., rhus-t., til.

Jochbein: Kali-c.

Schläfe zur anderen; von einer: **Chin.**

Stirn, quer über die: Anac., berb., bor., *ferr.*, sil., squil., tab.

unten, nach: Ang.

Zähne: Sars.

Seiten: Aeth., alum., am-c., am-m., anac., asaf., aur., bar-c., bar-m., bell., *berb.*, bor., bov., brom., bry., calc., calc-p., camph., cann-s., canth., caps., carb-ac., cast., caust., cham., chel., cic., cinnb., coc-c., cocc., con., crot-h., cupr., cycl., dig., eup-pur., euph., euphr., eupi., ferr., ferr-p., gamb., graph., grat., guaj., hyos., hyper., indg., iod., *kali-bi.*, kali-c., kali-p., **Kali-s.**, lach., laur., *mag-c.*, *mag-m.*, mag-s., mang., meny., merc-c., mez., mill., mur-ac., nat-c., *nat-m.*, nat-p., nat-s., nicc., nit-ac., *nux-v.*, ol-an., petr., ph-ac., phos., plat., plb., puls., rat., rhod., sars., sep., sil., spig., staph., sulph., tarax., *tarent.*, thuj., verb., *zinc.*

abwechselnde Seiten: Agar.

links: Aeth., *bar-c.*, berb., calc., calc-p., cann-s., crot-h., cycl., kali-c., lach., *mang.*, *plat.*, rhod., sars., sil., sulph., tab.

erstreckt sich zum Stirnhöcker: Bar-c.

rechts: Alum., anac., bor., brom., caust., cupr., grat., iod., kali-bi., *mag-c.*, *mur-ac.*, nit-ac., ph-ac., plb., rat., tarent., thuj.

tagsüber: Nicc.

SCHMERZ - stechend - *Seiten ...*

morgens: Alum., mag-s., nat-m., nicc., *nux-v.*, sars.

bis abends: Nat-m.

vormittags: Alum., am-m., nicc., plb.

Gehen, beim: Plb.

Stehen, beim: Plb.

nachmittags: Alum., canth., nicc., sep.

15 Uhr: Mag-c.

abends: Bar-c., canth., carb-v., caust., mag-c., nat-m., plat.

nachts: Nat-m.

Menses, nach: Ol-an.

Anstrengung der Arme, bei: Nat-s.

Augen und des Kopfes, der: Hyper.

Bewegung agg.: Sil.

brennend: Staph.

Bücken, beim: Alum., caps., hep.

Drehen des Kopfes nach rechts, beim: Mag-s.

Erwachen, beim: Thuj.

Husten, beim: *Bry.*, cimx., mang., sulph.

Lesen, beim: Lyc.

Liegen auf der schmerzlosen Seite amel.: Mag-c.

Menses, vor den: Calc-p.

während: *Calc-p.*, mag-m.

Mittagessen, nach dem: Bar-c., mag-c., zinc.

pulsierend: Aeth., calc.

reißend: Sars., spig.

Schreck, durch: Cic.

Sehen nach oben, beim: Caps.

Sitzen, beim: Mag-c.

Hinsetzen, beim: Rat.

Sprechen, beim: Canth.

Stehen, im: Mag-c.

Vorbeugen, beim: Thuj.

wandernder Schmerz: *Kali-bi.*, tarent.

Zimmer, im: Am-m.

SCHMERZ - stechend - *Seiten ...*

erstreckt sich den Arm nach unten: Cimx.

Auge, zum: Calc., mag-m.

außen, nach: Mag-c.

Gehirn, tief ins: Anac., indg.

Gesicht: Kali-bi.

hinten, nach: Mag-c.

Hinterkopf: Phos., tab.

Nacken: Sars.

Seite zur anderen; von einer: Carb-v.

Stirn: Sil.

Stirnknochen: Con., guaj.

vorn, nach: Kali-c., mag-c., mag-m., mang.

Stirn: Acon., aesc., agar., *agn.*, *alum.*, am-c., am-m., anac., anan., ant-t., apis, arg-n., *arn.*, *asaf.*, aur., bar-c., bar-m., **Bell.**, *berb.*, *bov.*, bry., *calc.*, *calc-s.*, camph., canth., caps., carb-v., caust., cham., chel., *chin.*, cic., cina, coc-c., cocc., *coloc.*, *con.*, cupr., cycl., dig., dros., *dulc.*, *elaps*, euph., euphr., ferr., ferr-p., gels., gins., gran., grat., guaj., hell., *hep.*, hyos., ign., ip., *kali-c.*, *kali-n.*, kali-p., *lach.*, lact., laur., led., *lil-t.*, *lyc.*, mag-c., *mag-m.*, *mang.*, meny., *merc.*, *merc-c.*, *mez.*, mosch., *mur-ac.*, nat-c., nat-m., nat-p., *nit-ac.*, nux-v., op., *petr.*, ph-ac., phos., plan., *plat.*, plb., podo., *puls.*, rat., rhod., rhus-t., *ruta*, sabad., sabin., *sars.*, sel., senec., *sep.*, *sil.*, *spig.*, spong., squil., *stann.*, *staph.*, stram., *stront.*, *sul-ac.*, *sulph.*, tarax., ter., til., valer., verat., verb., viol-t., *zinc.*

tagsüber: Sulph.

morgens: Arg-n., con., grat., kali-c., lyc., petr., sil.

Erwachen, beim: Arn., petr.

vormittags: Mang., sars.

mittags: Con., mur-ac.

nachmittags: Aeth., alum., grat., mag-c., mur-ac., nat-c.

14 Uhr: Alum.

abends: Alum., bov., dig., mang., nat-c., nat-m., sil., sulph.

18 Uhr: Mag-c.

20-23 Uhr: *Sil.*

SCHMERZ - stechend - *Stirn* - abends ...

Bett, im: Nat-c.

nachts: Nat-m., spig.

Mitternacht, beim Husten: Hep.

Aufstehen, nach dem: Agar.

äußerlich empfundenes Stechen: Ang., dig., hell., hep., *tarax.*

Berührung, bei: Ip.

Bewegen der Augen, beim: *Dros.*

Bewegung, bei: *Bov.*, *kali-c.*, *sep.*, spong.

brennend: Thuj.

Bücken, beim: Berb., bry., *dros.*, *kali-c.*, mag-m., mur-ac., rat., staph., sulph.

Druck agg.: Mur-ac.

Einschlafen, beim: Alum.

Essen, nach dem: Alum., lyc., sulph.

Freien, im: *Mang.*, sil.

amel.: Sars., *sep.*, tab.

Froststadium im Fieber, während: Arn.

Gehen, beim: Crot-t., mang., merc., sep., sulph.

Freien, im: Merc.

amel.: *Sep.*

Heben der Augen, beim: Arn.

Kopfes amel., des: Kali-c.

Husten, beim: Anac., arn., hep., hyos., mez., sulph.

Lesen, beim: Lyc., *ruta*

Licht, durch: Bov.

Liegen amel.: Calc., *lyc.*, *sep.*

Menses, während: Phos.

nach: Plat.

Mittagessen, nach dem: Ant-t.

Nachdenken, beim: Lyc.

Sitzen, im: Chin.

Sonnenlicht, durch: Bov.

Sprechen, beim lauten: Sulph.

Stehen, im: Alum.

Stillstehen amel.: Mang.

SCHMERZ - stechend - *Stirn* ...

warme Anwendungen amel.: Kali-c.

Zimmer, im: Con., mang.

erstreckt sich zum Auge: *Ant-t.*, mang.

außen, nach: Colch., sep., sulph.

Hinterkopf: *Bell.*, *cedr.*, *cham.*, phos.

Nacken: Anan.

Nase: Coloc., psor.

Ohr: Rhus-t., squil.

Unterkiefer: Brom.

Augen, über den: Agar., aloe, alum., am-c., anac., arum-t., berb., *bov.*, bry., caps., *cedr.*, **Chel.**, cocc., colch., *ferr.*, ferr-p., kali-c., **Kali-i.**, kali-p., lach., *lyc.*, mag-p., mag-s., manc., mang., mez., nat-m., ol-an., paeon., ph-ac., *phos.*, pip-m., rhus-t., sel., *sep.*, *spig.*, tarent., valer.

links: **Kali-i.**, *lac-f.*, ptel., **Sel.**, *sep.*

rechts: *Bov.*, *cur.*, *lyc.*, *mag-p.*, mang., tarent.

morgens: Alum., sep.

nachmittags, 15 Uhr: Pip-m.

abends: Hep., inul., kali-bi., pip-m.

Essen, nach dem: Am-c.

Gehen im Freien amel.: *Phos.*, sep.

Husten, beim: Hyos.

Mittagessen, beim: Am-m., bor.

Mitte der Stirn: Aur., chel., gels., indg., sars., stann., valer.

mittags: Gels.

nachmittags: Gels.

abends: Bov.

Bücken, beim: Gels., rat.

Gehen im Freien, beim: Laur.

erstreckt sich nach außen: Kali-c., phos.

Nase, über der: Agar., berb., camph., chin., kali-bi., kali-c., nat-m., nit-ac., psor., ran-b., rhus-t., sars., sep., sil.

Seiten der Stirn: Agar., anac., ant-c., asaf., berb., bov., bry., calc., calc-ar., canth., cocc., cycl., dig., dros., euphr., grat., hyos., kali-n., kali-s., kreos., lach., mag-m., mang., nat-m., nat-s., *sars.*, staph., tarax., thuj., verat., verb., zinc.

links: *Arg-n.*, *bar-c.*, *calc.*, coloc., *euph.*, mang., *stann.*, **Sulph.**, tarax.

nach rechts: Cocc.

rechts: *Alum.*, bell., *cocc.*, *lyc.*, mag-c., nux-v., *phos.*, sil.

nach links: Aesc.

morgens: Carb-an., mez., nicc., sars.

9 Uhr: Sil.

10 Uhr: Nat-s.

11 Uhr: Calc.

Aufstehen, nach dem: Carb-an.

nachmittags: Am-m., phos.

abends: Chel., lyc., nat-m., phos., sulph.

Bücken, beim: Kali-n.

Freien amel., im: Carb-an.

Lachen, beim: Glon.

Mittagessen, nach dem: Nat-m.

Öffnen der Augen, beim: *Sil.*

Sitzen, im: Calc., merc., ruta

erstreckt sich ins Auge: Psor.

außen, nach: Spong.

Gehirn: Sul-ac.

Gesicht: Cycl.

Kiefer: All-c.

links nach rechts, von: Squil.

Zähnen, zu den: All-c.

Stirnhöcker: Agar., aloe, am-c., arg-n., arn., *asaf.*, bar-c., bov., calc., canth., cham., chel., chin., cocc., croc., euon., grat., guaj.,

lact., laur., lyc., mag-m., meny., mez., mur-ac., nat-c., nit-ac., plb., raph., ruta, sabad., sars., **Spig.**, stann., sul-ac., *thuj.*, verb.

links: *Arg-n.*, arn., asaf., croc., mang., nat-c., sars.

rechts: Bell., bov., kali-p., pip-m., squil.

nachmittags: Arg-n.

14 Uhr: Laur.

16 Uhr: Nit-ac.

abends: Alum., lyc., sars.

18 Uhr: Lyc.

19 Uhr: Sars.

Bewegung amel.: Pip-m.

Bücken, beim: Bar-c., lact.

Erwachen, beim: Thuj.

Freien amel., im: Pip-m.

Geräusch, durch: Agar.

Mittagessen, beim: Am-c.

pulsierend: *Spig.*

Stehen, im: Canth.

Waschen, beim: Bar-c.

erstreckt sich nach außen: Verb.

Gehirn, ins: Sul-ac.

Ohr, ins: Nat-c.

Nase, zur: Squil.

über der Stirn: Aloe, nat-m., ol-an., ruta, sulph.

verrenkt, wie:

Hinterkopf: Psor.

wund beißend (vgl. wund schmerzend): Bapt., camph., canth., chin., euph., glon., ham., rhus-t., sabin.

Stirn: Bapt., canth., carb-an., gels., graph., hydr., lach.

Berührung, bei: Graph.

wund schmerzend, wie zerschlagen, empfindlich etc.: Abrot., acon., aesc., agar., aloe, alum., alumn., am-c., am-m., anac., *apis*, *arg-m.*, *arn.*, *ars.*, ars-i., *aur.*, bad., *bapt.*, bar-c., bar-m., **Bell.**, benz-ac., bor., *bov.*, bry., *calc.*, *calc-p.*, camph., cann-i., *canth.*, *caps.*, *carb-ac.*, *carb-s.*, *carb-v.*, caust., cham., chel., **Chin.**, chin-a., *chin-s.*,

SCHMERZ - wund schmerzend ...

cimic., *cinnb.*, cob., coff., con., cop., corn., *cupr.*, cupr-ar., daph., *eup-per.*, eup-pur., *euph.*, euphr., *ferr.*, *ferr-ar.*, ferr-p., fl-ac., **Gels.**, *glon.*, *graph.*, gymn., ham., *hell.*, **Hep.**, hipp., *ign.*, ind., iod., **Ip.**, kali-bi., kali-n., kali-p., *kreos.*, lac-c., *lac-d.*, *lach.*, lachn., lact., lac-ac., led., *lyc.*, lyss., mag-c., *mag-m.*, manc., mang., med., **Merc.**, **Mez.**, mosch., mur-ac., naja, nat-ar., nat-c., nat-m., *nat-s.*, nicc., **Nit-ac.**, *nux-m.*, **Nux-v.**, olnd., op., *par.*, *petr.*, ph-ac., *phos.*, *phyt.*, pic-ac., plan., plat., prun-s., *puls.*, raph., rat., rhod., *rhus-t.*, *ruta*, *sabad.*, sang., sars., sec., *sep.*, **Sil.**, sol-n., sol-t-ae., *spig.*, stann., *staph.*, stram., *sul-ac.*, *sul-i.*, *sulph.*, *syph.*, *tarent.*, tep., ter., *thuj.*, *verat.*, zinc., zing.

morgens: Aur., bov., caust., cob., con., gymn., hep., hyper., ind., merc., mez., nicc., **Nux-v.**, petr., plan., sul-ac.

Aufstehen, beim: Ars.

Erwachen, beim: Ambr., con., *cupr-ar.*, *ign.*, *plan.*, tarent.

vormittags: Sep.

nachmittags: Alum., bufo, nicc., phos., sang.

abends: Acon., bov., *calc.*, cast., chel., *euphr.*, graph., mag-c., nit-ac., phos., *puls.*, *zinc.*

Bett, im: Plan.

nachts: Cob., coca, phos.

anfallsweise: *Verat.*

Ärger, nach: **Mez.**

Bewegung, bei: Caps., carb-s., chin., **Cimic.**, cupr-ar., glon., iod., mang., merc., nat-ar., nux-v., rumx., *tell.*

amel.: Aur., mur-ac., *ph-ac.*, *puls.*

Bücken, beim: Bapt., *coloc.*, hell., lyc., nicc., rumx.

Drehen der Augen, beim: Cupr., hep., mur-ac.

Druck des Hutes, durch den: Carb-v., **Nit-ac.**, *sil.*

Kissen, durch Druck auf das: Cupr-ar., **Nit-ac.**

Erschütterung agg.: Bar-c., **Bell.**, calc., hell., *led.*, nit-ac., nux-v., phyt., sil.

Erwachen, beim: Ind., plan., tarent.

Fahren in der Straßenbahn agg.: Glon.

Freien, im: Calc., eup-per.

SCHMERZ - wund schmerzend - Freien, im ...

amel.: Ang., *ip.*

Frühstück, nach dem: Merc.

Gehen, beim: **Caps.**, hyos., nit-ac., nux-v., ph-ac., phos., raph., stram.

amel.: *Puls.*

Freien, im: *Chin.*, coff.

geistiger Anstrengung, nach: Anac., *aur.*, **Chin.**, daph., *phos.*, prun-s.

Gespräche amel.: Eup-per.

Haarekämmen, beim: Alum., *ars.*, asar., carb-s., *chin.*, *hep.*, lac-c., mang., nat-s., *rhus-t.*, sars., *sil.*, sulph.

kalte Anwendungen amel.: Euph.

Luft agg., kalte: *Chin.*, ind., thuj.

Lehnen des Kopfes nach rechts amel.: Stram.

Lesen agg.: Aur.

Liegen agg.: Aur., crot-h., euphr., nux-m.

schmerzhaften Seite, auf der: **Nit-ac.**, nux-m., plan., spig.

Menses, während: Gels., mag-c., nux-v.

Mittagessen, nach dem: Mag-m.

amel.: Rumx.

Niesen, beim: Arn., bell., bry., grat.

Reiben amel.: Ars., thuj.

Schließen der Augen amel.: *Chin.*, plan., sil.

Schreiben, beim: Aur.

Schütteln des Kopfes, beim: *Bell.*, *glon.*, mang., nit-ac.

Sonne, durch Aufenthalt in der: Manc., nit-ac.

Sprechen, beim: Aur., *chin.*, spig.

Stelle, an der schmerzhaften: *Spig.*

Stellen, an einzelnen: Ambr., *ox-ac.*, *sil.*

Wärme amel.: *Nux-m.*

Bettwärme agg.: *Calc.*, *carb-v.*

Warmwerden agg., beim: Petr.

Zimmerwärme agg.: *Coff.*, *puls.*

amel.: Eup-per.

Wetter, bei nassem: **Calc.**, *nat-s.*, phyt.

Gehirn: Anac., *arn.*, aur., bar-c., **Chin.**, coff., *cupr.*, **Gels.**, glon., hell., *ign.*,

SCHMERZ - wund schmerzend - *Gehirn*...

ind., iod., *ip.*, merc., mur-ac., *nat-m.*, *nux-v.*, *ph-ac.*, phos., phys., phyt., plan., rumx., stann., tell.

anfallsweise: *Verat.*

Hinterkopf: *Aesc.*, agar., alum., aur., bapt., *bry.*, *calc.*, cann-i., carb-ac., carb-an., chel., cic., **Cimic.**, coff., crot-c., crot-h., dirc., **Eup-per.**, *euph.*, ferr., ferr-p., **Gels.**, *glon.*, grat., *hell.*, hyos., indg., *ip.*, kali-p., mag-s., merc-i-f., mez., *mur-ac.*, nat-m., nat-s., nicc., nit-ac., **Nux-v.**, *ph-ac.*, phyt., pip-m., plan., sabad., sep., spig., **Staph.**, sulph., tab., tarent.

abgetrennt, wie vom übrigen Schädel: Chel.

Bewegung, bei: **Cimic.**, *crot-h.*, *nux-v.*

amel.: Euph., *rhus-t.*

Bücken, beim: Hell.

Druck, bei: Sanic., tab.

Husten, beim: Tarent.

kalte Anwendungen amel.: Euphr.

Liegen amel.: Alum., hell.

schmerzhaften Seite amel., auf der: *Bry.*, plan.

reißend: *Eup-per.*

Wunde gedrückt würde, als ob auf eine: Sabad.

Seiten des Hinterkopfs: Caust., grat.

Scheitel: *Alum.*, ant-c., apis, arg-m., bov., bry., bufo, cast., chel., cimic., cinnb., ferr., ferr-p., glon., hyper., ind., iod., kali-bi., kali-c., kali-n., *lach.*, lac-ac., *mag-c.*, mag-m., nicc., olnd., petr., ph-ac., phos., phyt., rhod., rhus-t., sabin., sep., sil., spig., squil., sul-i., **Sulph.**, thuj., *zinc.*

morgens: Bov., hyper., squil.

vormittags: Nicc.

nachmittags: Nicc.

abends: Mag-c., sulph., *zinc.*

Druck amel.: Hell.

Freien amel., im: Gamb.

Froststadium im Fieber, während: Hell.

geistiger Anstrengung, bei: Ph-ac.

SCHMERZ - wund schmerzend - *Scheitel* ...

Husten, während: Kali-c.

kalte Luft, amel.: Ant-c., thuj.

Liegen auf der schmerzhaften Seite agg.: Nux-m.

Menses, während: Mag-c.

pulsierend: Caust.

Stellen, an kleinen: *Caust.*, vinc.

Schläfen: Aesc., atro., calc-p., cast., cham., cob., coca, cupr-ar., daph., dirc., glon., grat., gymn., haem., merl., *mez.*, nicc., nux-m., ph-ac., phys., plan., plb., *puls.*, *rhus-t.*, sang., tarent., **Verb.**

links: Cham., gymn.

rechts: Calc-p., cop., nicc.

tagsüber: Phys.

morgens: Cob., plan.

vormittags: Nicc.

abends: *Puls.*, rhus-t.

nachts: Cop.

Husten, beim: Tarent.

Seiten: Ambr., ars., benz-ac., bov., *chin.*, con., crot-h., eup-per., grat., kali-i., laur., lil-t., mag-c., merc-i-f., mez., nat-m., nit-ac., **Nux-v.**, petr., phyt., plan., plat., rat., *rhus-t.*, **Ruta**, sil., staph., sulph.

links: Cupr-ar., laur., lil-t., par., sulph.

rechts: Aesc., ambr., merc-i-f., mez., nit-ac., plat.

morgens: Ars.

vormittags: Bov., mag-c.

Bewegung agg.: *Chin.*

Liegen auf der schmerzhaften Seite amel.: Plan.

schmerzlosen Seite amel., auf der: Nux-v.

liegt; Schmerz in der Seite, auf der er: Bar-c., **Nit-ac.**

nicht liegt: *Rhus-t.*

Sehen nach der schmerzhaften Seite, beim: Con.

Stellen, an kleinen: Agar., ambr., ant-c., plat., sulph.

wandernder Schmerz: Ind.

SCHMERZ - wund schmerzend - *Seiten* ...

erstreckt sich zu den Augen: Crot-h.

Ohren: Grat.

Zähnen: Crot-h.

Stirn: Acon., ang., ant-t., apis, *arn.*, ars., bapt., bufo, canth., carb-an., cob., coff., *coloc.*, cupr-ar., *euph.*, gels., glon., *hep.*, hipp., hydr., indg., iod., lach., lil-t., lyc., mag-s., merc., merc-i-f., mur-ac., nat-ar., nat-c., nat-m., *par.*, ph-ac., plan., plat., podo., prun-s., **Puls.**, ran-b., *rumx.*, sang., sarr., **Sil.**, sol-n., spig., spong., stann., sul-ac., sulph., tell., teucr., thuj., zinc., ziz.

tagsüber: Sil.

morgens: Cob., hep., sil.

9-13 Uhr: Mur-ac.

Erwachen, beim: Hep., sol-n.

vormittags: Mag-s.

Mitternacht bis morgens: Hep.

Zerbrechen, Gefühl von Zerbrechen nach dem Mittagessen: Nat-s.

Bewegen der Augen, beim: Hep.

Bewegung agg.: Cupr-ar., hep.

Erwachen, beim: Hep., thuj.

geistiger Anstrengung, bei: Ph-ac., *sil.*

Oberfläche des Gehirns, wie auf der: Ph-ac.

Schlaf amel., nach: Thuj.

Schlag, wie nach einem heftigen: Arn., chel., sol-n., sul-ac.

Stellen, an kleinen: Par.

Augen, über den: Cann-i., gels., *kali-c.*, plan., *sil.*

Öffnen der Augen agg.: *Sil.*

Nase, über der: Carb-an.

Stirnhöcker, im: Arn., lach., plan.

zerrissen, wie (vgl. reißend; wund schmerzend): Agar., alum., am-m., ang., arg-m., ars., aur., bell., bov., camph., **Carb-an.**, caust., cham., *chin.*, *coff.*, con., euphr., ferr., graph., hell., hep., *hyper.*, ign., iod., ip., kali-n., lach., mag-c., merc., mosch., *mur-ac.*, *nicc.*, nit-ac., *nux-v.*, op., ph-ac., phos., plat., puls., *rhus-t.*, sep., stann., *staph.*, stront., sulph., thuj., verat., zinc.

Bewegen der Augen, beim: *Rhus-t.*

Gehirn, morgens beim Aufstehen, agg. durch Bewegung, amel. durch Ruhe und Wärme; geht vorüber mit vielem Gähnen; im: Staph.

gepackt, zerrissen und gedreht; als würde es von einer Hand: Mur-ac.

zerrissen oder zerschmettert, agg. beim Bewegen der Augen oder beim Aufsitzen im Bett, amel. durch leichte Körperübungen; als sei es: Mur-ac.

Hinterkopf: Con.

Scheitel: **Carb-an.**, caust., mur-ac., thuj., zinc.

Schläfen: Mur-ac.

Seiten: Nux-v., sulph.

Stirn: Am-m., asar., coff., graph., hep., mez., nux-v., *puls.*

vormittags: Graph.

zerschlagen (s. wund schmerzend)

zerschmettert, wie in Stücke geschlagen: Acon., aeth., alum., anan., **Arg-m.**, ars., aur., bar-c., bell., bov., calc., camph., caust., cham., *chin.*, *cocc.*, coff., *con.*, euph., graph., hell., hyos., **Ign.**, iod., *ip.*, kali-c., *lach.*, lyss., mang., merc., mur-ac., nat-m., nat-s., nux-v., ph-ac., **Phos.**, puls., rhus-t., **Ruta**, *sep.*, *sil.*, stann., stront., sul-ac., verat.

Ziehen, wie ein: Canth., *lach.*, petr.

erstreckt sich zu den Zähnen: Staph.

Stirn: Plb.

ziehend: *Acon.*, aeth., *agar.*, ail., alum., am-c., ambr., ang., ant-t., apis, aran., arg-m., arg-n., *ars.*, asar., aur., aur-m., bapt., bar-c., bell., berb., bism-o., bor., bov., *bry.*, *calc.*, *calc-p.*, camph., canth., caps., carb-an., *carb-s.*, *carb-v.*, *caust.*, *cham.*, **Chin.**, cimic., cimx., cina, coff., coloc., *con.*, croc., cupr., cycl., dulc., eug., eupi., ferr., ferr-ar., *gels.*, *glon.*, gran., *graph.*, guaj., hell., hipp., hydr., ip., kali-c., *kali-i.*, kali-p., kali-s., kalm., *kreos.*, lach., lil-t., lyc., mag-c., mang., meny., **Merc.**, merc-c., mez., *mosch.*, nat-ar., nat-c., *nat-m.*, nat-p., nit-ac., **Nux-v.**, ol-an., petr., *phos.*, *plat.*, *plb.*, *puls.*, ran-s., rheum, *rhod.*, *rhus-t.*, ruta, sabad., sabin., seneg., *sep.*, *sil.*, squil., stann.,

SCHMERZ - ziehend ...

staph., stront., stry., *sul-ac.*, **Sulph.**, thuj., til., valer., verat., zinc., zing.

morgens: Agar., ang., dros., hell., kali-bi., mag-c., mez., petr., rhod., sulph., zinc.

Aufstehen, beim: Nat-m.

Erwachen, vergeht beim Aufstehen; beim: Am-c.

vormittags: Kali-c.

mittags amel.: **Bry.**

nachmittags: Agar., ant-t., dulc., gins., verat-v., zing.

abends: All-c., aloe, ang., bov., cast., crot-h., dulc., graph., hipp., kali-n., kalm., ol-an., phos., ran-b., stront., valer., zinc.

amel.: Coloc.

nachts: *Kali-c.*, nat-m., phos., rhus-t.

anfallsweise: Thuj.

Atem anhalten, beim: Agar.

Aufstehen, beim: Bry., coloc., nat-m.

Ausstrecken agg.. Agar.

Berührung, bei: Con., **Staph.**

Bett, im: Agar., hell., hipp.

Bewegen des Kopfes, beim: Cact., staph.

Bewegung, bei: Arg-n., bism-o., tab., til.

amel.: Arg-m., bell., eupi., *rhod.*, *rhus-t.*

Bücken, beim tiefen: *Ign.*

Druck agg.: Cina

amel.: Chin.

erhitzt, wenn: Carb-v.

Erwachen, beim: Agar.

Essens, während: Dulc.

nach: Ant-t., bell., chin-a., crot-h., mill., nat-c., phos.

amel.: Con., sulph.

Freien, im: *Con.*, grat., kalm., mang., plect.

amel.: Asar., hell., olnd.

Frösteln, bei: Eupi., *glon.*

Gehen, beim: Chel., coloc.

SCHMERZ - ziehend ...

geistige Anstrengung, durch: Bor., calc., cina, coff., gins., nat-m., sulph.

Gewitter, bei: *Rhod.*

Haus amel., Eintritt ins: Mang., plect.

Husten, während: Iris.

Hutes, durch den Druck des: Carb-v.

kalte Luft agg.: *Caust.*

Anwendungen amel.; kalte: Til.

Kauen, beim: Sulph.

Kirche, in der: Zinc.

Liegen amel., im: Asar.

erhöhtem Kopf amel., mit: Gels.

Menses, während: Berb., mag-c., sang.

Mittagessen, nach dem: Bell., nat-c., phos.

Niesen amel., häufiges: Lil-t.

Periost, wie im: *Merc.*, *merc-c.*

pulsierend: Ars.

rund um den Kopf: Bov., carb-v.

Schließen der Augen, beim: Sabad.

amel.: Til.

Schlucken, beim: Mag-c.

Sitzen, beim: Arg-m., chin., meny., *mur-ac.*, squil.

Sonnenhitze amel.: Stront.

Stehen, im: Agar., mag-c.

amel.: *Tarax.*

Streifen, wie in: Arg-n.

Übelkeit, mit: Croc.

Ziehen in den Achselhöhlen, mit vorangehendem: Petr.

Wärme amel.: Stront.

Bettwärme amel.: Caust.

Wetter, bei nassem: *Rhod.*, *rhus-t.*

amel.: Caust.

Zugluft, durch: Til., valer.

erstreckt sich zu den Augen: **Nit-ac.**

Gesicht: Ant-t., aran., graph., seneg.

Hals: Graph.

hier und dort: Ambr., ip., mosch., nux-v.

Hinterkopf: *Ars.*, glon.

SCHMERZ - ziehend - *erstreckt sich ...*

Nase: Ant-t.

Schläfen: Asar.

vorn, nach: Carb-v., nat-m.

Wirbelsäule: Kali-n., *mosch.*, thuj.

Hinterkopf: *Agar.*, ambr., anac., ant-t., *arg-m.*, arg-n., **Arn.**, asaf., aur-m-n., bell., **Bry.**, cact., calad., calc., *calc-p.*, camph., cann-s., carb-s., *carb-v.*, caust., *chel.*, chin., coc-c., cocc., coloc., corn., cycl., dros., *ferr.*, *gels.*, gins., glon., graph., guaj., hyper., ip., kali-bi., kali-c., *kali-n.*, laur., mag-c., mang., meny., merc., mill., mosch., *mur-ac.*, nat-c., nat-p., nat-s., *nux-v.*, ph-ac., phos., plat., plect., puls., ran-b., raph., rhod., rhus-t., sabin., sel., *sep.*, spig., squil., staph., sulph., valer., *zinc.*

morgens: Kali-bi.

vormittags: Sulph.

mittags amel.: **Bry.**

nachmittags: Agar.

abends im Bett: Graph.

Bett, im: Agar., graph.

Beugen des Kopfes nach hinten amel.: Cact.

Bewegung amel.: Arg-m.

Kopfes agg., des: *Cact.*, staph.

Bücken, beim: Mang.

Druck amel.: Chin., mang.

Essen, nach: Agar., ant-t.

Gehen amel.: Chin.

geistiger Anstrengung, bei: *Calc.*, chin.

Kauen, beim: Sulph.

Schlucken, beim: Mag-c.

Sitzen, im: Chin., meny., squil.

Stehen, im: Mag-c.

wandernder Schmerz: Mez.

erstreckt sich aufwärts vom Nacken: Ambr., carb-v., ferr.

Hals, vor dem Einschlafen; zum: *Bry.*

Halsregion und Schultern, amel. durch Hochlagern des Kopfes auf einem Kissen mit halbgeschlossenen Augen, und

SCHMERZ - ziehend - *Hinterkopf* - erstreckt sich - Halsregion ...

mit Schläfrigkeit, zur oberen: Gels.

Nacken: Merc., nat-c., plect., sulph.

Nase: Corn.

Ohren: Bar-c., cann-s.

Stirn: Chel., chin.

Seiten des Hinterkopfes: Alum., aur-m-n., *carb-v.*, *chel.*, chin., *fl-ac.*, kali-n., kali-s., laur., mez., nat-s., phos., sep., thuj., zinc.

links: Calc., *carb-v.*, *chel.*, zinc.

rechts: Alum., caust., nat-c., rhod.

vormittags: Alum., sulph.

abwechselnd mit ähnlichem Gefühl im Daumenballen: Arg-m.

anfallsweise: Rhod.

Beugen des Kopfes nach hinten amel.: Chin.

drückend: *Chin.*, *spig.*

krampfartig: Kali-n., *sulph.*

rheumatisch: Coff.

warmen Zimmer, im: Zing.

zurückgezogen würde, als ob der Kopf: Nat-c.

erstreckt sich von links nach rechts: *Squil.*

Scheitel: Anac., ant-t., arg-m., *arn.*, ars., bov., *calc.*, *calc-p.*, caust., *chel.*, cinnb., crot-h., dulc., grat., hell., indg., iod., *kali-c.*, kali-p., led., nux-m., nux-v., ol-an., ph-ac., phos., ran-b., ran-s., ruta, sars., spig., spong., stann., til., zinc.

morgens: Hell.

abends: Bov., crot-h., dulc., ol-an.

Zubettgehen, vor dem: Cinnb.

Gehen, beim: Chel.

erstreckt sich zu den Augen: Nux-m.

Halsmuskulatur: Chel.

Nase, beim Essen: Dulc.

Schläfen: Chel.

Stirn: Led.

SCHMERZ - ziehend ...

Schläfen: Acon., *agar.*, ambr., ang., ant-c., *ant-t.*, *arg-m.*, asar., aur-m., bar-c., *bell.*, *bry.*, cact., *calc.*, cann-i., canth., carb-s., casc., caust., chel., chin-s., *cina*, coc-c., coff., colch., *coloc.*, *con.*, croc., cupr., cycl., dulc., eupi., guaj., hep., hipp., indg., kali-bi., kreos., *lach.*, laur., lyc., mang., merc., mez., mosch., nit-ac., *nux-v.*, ol-an., olnd., *petr.*, ph-ac., phos., phyt., plat., ran-b., raph., rhod., rhus-t., ruta, sabad., sabin., sars., seneg., spig., squil., stann., stront., sul-ac., sulph., tab., tarax., thuj., til., zinc., zing.

links: Ant-c., *arg-m.*, caps., colch., cycl., dulc., *lach.*, *petr.*, plat., *spig.*, *tarax.*, thuj., zinc.

rechts: *Bell.*, *calc.*, caust., *cina*, coff., *merc.*, *nit-ac.*, sabad., *sars.*, squil.

nachmittags: Dulc.

abends: Alumn., calc., dig., ran-b., zinc.

aufhörend, plötzlich: Caust.

Berührung, bei: Con.

Bewegung, bei: Tab.

Druck agg.: Cina

Essen, beim: Calc.

Freien amel., im: Olnd.

Frösteln, während: Eupi.

Gehen, beim: Con.

amel.: *Tarax.*

Husten, beim: *Cina*

periodisch, jeden zweiten Tag: Cact.

Schließen der Augen, beim: Sabin.

Sitzen, im: Arg-m., *tarax.*

Stehen amel.: *Tarax.*

Stellen, an einzelnen: Sul-ac.

zunehmend, allmählich: Caust.

erstreckt sich zum Auge: Aloe

Gesicht: Ant-t., arg-m., *bry.*, seneg.

Jochbein: **Bry.**

Kopf: Ambr., dulc.

Oberkiefer: Arg-n.

Scheitel: Aur-m., cycl.

SCHMERZ - ziehend - *Schläfen* - *erstreckt sich* ...

Stirn, quer über die: Chin-s., lach., lact., lyc., sabin.

Seiten: *Acon.*, alum., anac., ang., ant-t., apis, *arg-m.*, arg-n., arn., asaf., bar-ac., bar-c., bell., brom., bry., calc., camph., canth., caps., carb-v., caust., *cham.*, chin., cimx., cina, clem., cocc., colch., coloc., dig., dros., fl-ac., gran., hell., indg., iod., ip., *kali-c.*, kali-n., kali-p., lach., led., lyc., meny., nat-s., nit-ac., nux-v., ph-ac., phos., plat., rhus-t., sars., sep., spong., sul-ac., thuj., valer.

links: Anac., ant-t., apis, arg-m., arn., bar-c., brom., colch., iod., **Kali-c.**, nit-ac., rhus-t., sars., sep.

rechts: Alum., arg-n., asaf., *bell.*, calc., camph., cocc., fl-ac., lach., lyc., *ph-ac.*, phos., spong., sul-ac., thuj., valer.

abends: Phos.

Bewegung agg.: Arg-n.

Freien, im: Grat.

kalte Zugluft, durch: Caust.

reißend: Thuj.

rheumatisch: Sep.

Seite auf der er liegt: Ph-ac.

Stellen, an einzelnen: Phos.

warmes Bett amel.: Caust.

zuckend: Plat.

zunehmend und plötzlich aufhörend, Gefühl, als ob ein Nerv zerrissen würde; allmählich: Arg-m.

erstreckt sich zu den Augenhöhlen: Crot-h.

Gesicht: Cupr.

Halsmuskulatur: *Chel., cupr-ac., lyc.*

hinter die Ohren: Caust.

Schlüsselbein: Ind.

Stirn: Bry.

Zähnen: Crot-h., iod.

Stirn: Acon., **Agar.**, all-c., am-c., anac., ang., ant-c., ant-t., *arg-n.*, *ars.*, asaf., asar., aur-m., aur-m-n., bad., bar-c., *bell.*, benz-ac., bor., bry., calc., cann-i., cann-s., canth., *caps.*, carb-an., carb-s., carb-v., cast., caust., chel., chin., cic.,

SCHMERZ - ziehend - *Stirn ...*

cimic., cina, clem., cocc., colch., *coloc.*, con., *croc.*, cycl., dulc., eupi., ferr., gins., *graph.*, *guaj.*, hell., hipp., *ign.*, **Kali-c.**, kali-n., kali-p., lact., laur., led., lil-t., *lyc.*, *mag-c.*, *mang.*, meny., **Merc.**, mez., mosch., *nat-ar.*, *nat-c.*, *nat-m.*, nat-s., nit-ac., **Nux-v.**, petr., phos., *plat.*, psor., *puls.*, ran-b., rat., rheum, *rhod.*, ruta, sabad., sabin., sel., seneg., *sep.*, sil., squil., *stann.*, staph., *stront.*, *sulph.*, tarax., ter., thuj., valer., verb., viol-o., *zinc.*, zing.

links: Asaf., bar-c., cina, clem., colch., *coloc.*, cycl., dulc., *rhod.*, thuj., verb., viol-o.

rechts: Caps., meny., nit-ac., rat., ruta, sabin., stann.

morgens: Agar., am-c., mez., nat-m., *nux-v.*

Erwachen, beim: Agar., am-c., *nux-v.*, thuj.

vormittags: *Kali-c.*, mag-c., sulph., thuj.

10 Uhr: Thuj.

mittags: Petr., zing.

nachmittags, 14 Uhr: Verat.

abends: Graph., kali-n.

nachts: Nat-m.

Mitternacht: *Kali-c.*

abwechselnd mit Schmerzen im Handgelenk: Sulph.

Anstrengung, bei: *Zing.*

Aufstehen, nach dem: Coloc.

Bücken, beim: Mang.

Drehen der Augen zur Seite, beim: Dig.

Druck amel.: Mang.

Gehen, beim: Arg-n., rat.

geistiger Anstrengung, bei: *Calc.*, sulph.

Heben der Augen: Puls.

intermittierend: Thuj.

Liegen, im: Nat-m.

Menses, während: Mag-c.

Mittagessen, nach dem: Phos.

Öffnen der Augen agg.: Ars.

Sitzen, im: *Aur-m-n.*

SCHMERZ - ziehend - *Stirn ...*

Stehen, im: Agar.

wandernder Schmerz: Chel.

Wein agg.: Rhod.

Wurm hindurchkriechen würde; Gefühl, als ob ein: Sulph.

erstreckt sich zu den Augen: Agar., cann-i., glon., hep., *kali-c.*, lil-t.

Hals: Bor., kali-n., *mosch.*, viol-t.

Hinterkopf: Graph., *sep.*

Nase: **Agar.**, glon., guaj., *kali-c.*, nux-v.

Unterkiefer: Nat-m.

Augen, über den: *Agar.*, asaf., bry., calc., *cann-i.*, carb-an., *chel.*, colch., con., *ign.*, lyss., nat-m., nit-ac., *puls.*, seneg., spig., sulph., thuj., zinc.

links: Chel., nat-m., spig., thuj.

rechts: Aur., dulc., ign., lyss.

geistiger Anstrengung, bei: Calc.

heraustreten würden und als ob ein Faden straff durch den Augapfel nach hinten bis zum Zentrum des Gehirns gespannt wäre, mit Trübsichtigkeit; Gefühl, als ob die Augen: **Par.**

Nasenwurzel, über der: Acon., agar., asar., *carb-v.*, caust., *hep.*, merc., nat-m., rheum, spong., zing.

geistiger Anstrengung, bei: Nat-m.

zuckender Schmerz: Arn., **Bell.**, bry., carb-v., chin., ign., kali-c., lyc., sil., **Sulph.**

13 Uhr: Mag-c.

Bücken, beim: Arn.

Gehen, beim: **Bell.**

zusammenziehend: Asaf., bar-c., cann-i., carb-v., *caust.*, clem., coloc., dig., *graph.*, gymn., hep., kali-chl., lyc., mag-c., mag-m., mang., meny., *mosch.*, nat-c., nat-m., nit-ac., nux-v., olnd., op., par., petr., rhod., sabad., samb., stram., sulph., ther., verb.

zwickend: Alum., bar-c., caust., colch., lyc., mez., nux-v., *petr.*, phos., sil., teucr., verb.

abends: Alum.

Bücken, beim: Alum.

SCHMERZ - zwickend ...

Gehen, beim: Sil.

Schlaf, nach: Rheum

Hinterkopf: Am-m., carb-v., chel., hipp., *petr.*

Schläfen: **Arg-m.**, calc., carb-an., crot-h., *kali-c.*, lec., merc., mez., olnd., *sulph.*, **Verb.**

links: Kali-c., nat-p.

rechts: Crot-h., merc., olnd.

Zange, wie mit einer: Calc., ph-ac., verb.

erstreckt sich zum Ohr: Nat-p.

Seiten: Calc., crot-h., lyc., mez., petr., sep., squil.

Stirn: Acon., anac., calc., eug., mez., nit-ac., nux-m., petr., psor., rheum, staph., verat.

erstreckt sich zur Nasenwurzel: Op.

SCHUPPEN: All-s., alum., *am-m.*, *ars.*, bad., *bry.*, *calc.*, *calc-s.*, **Canth.**, **Carb-s.**, *dulc.*, **Graph.**, kali-c., kali-chl., kali-p., *kali-s.*, lac-c., *lyc.*, mag-c., *med.*, *mez.*, **Nat-m.**, *olnd.*, **Phos.**, *psor.*, sanic., *sep.*, *staph.*, **Sulph.**, *thuj.*

gelb: **Kali-s.**

weiß: *Kali-chl.*, *mez.*, **Nat-m.**, *phos.*, **Thuj.**

SCHÜTTELN, Gefühl von (vgl. LOSE; SCHWAPPEN; WALLEN; WOGENDES Gefühl): Acon., aloe, *am-c.*, anac., ant-c., ant-t., arn., *ars.*, asar., aur., bar-c., bell., benz-ac., bufo, *calc.*, cann-i., carb-v., caust., chel., cic., cinnb., cocc., cop., crot-h., cub., elaps, eupi., fl-ac., glon., graph., grat., *hyos.*, ign., indg., kali-c., kali-p., lact., led., lith-c., *lyc.*, *mag-c.*, mag-p., mag-s., *mang.*, merc., mez., nit-ac., nux-m., nux-v., op., pall., petr., ph-ac., phos., plat., plb., rhod., sars., sep., *sil.*, sol-n., *spig.*, stann., stront., sulph., tab., verat., verb., viol-t., zinc.

Aufrichten aus gebückter Stellung, beim: Lyc.

Aufstampfen, beim: Bar-c.

Auftreten, beim schweren: Led., *lyc.*, nux-v., *sil.*, *spig.*

Anstoßen mit dem Fuß gegen einen Gegenstand; beim: Sep.

Bewegen des Kopfes, beim: Arn., cic., cocc., lact., lyc., mag-c., nux-v., sol-n., *spig.*

Bücken, beim: Berb.

Einhüllen amel.; warm: Nux-v.

SCHÜTTELN ...

Essen, nach dem: Nux-m.

Freien, im: Aloe

Froststadium im Fieber, während: Ars.

Gehen, beim: Anac., *ars.*, cic., cocc., hyos., led., *lyc.*, mang., nux-v., sep., sil., spig., verb., viol-t.

Freien, im: Caust., *nux-v.*

Hinlegen des Kopfes, beim: Aloe

Hitze amel., jedoch nicht Bettwärme: Nux-m.

Husten, bei: Ant-t., chin., hep., *lact.*, mag-s.

Kälte agg.: Nux-m.

Menses, während: Ant-c., cic., cinnb., cub.

Rede halten, beim: Cocc.

Sprechen, beim: Phos., verat.

stählernen Feder, wie von einer: Grat.

Treppensteigen, beim: Lyc.

warmen Zimmer amel., im: Nux-m., nux-v.

Hinterkopf: Sulph.

Schläfe: Cocc., kali-c., stront.

Stirn: *Merc.*

Stirnbein, gegen das: Aur.

SCHWÄCHE: Alum., *ambr.*, ant-t., asaf., aur., bell., bry., canth., carb-v., caust., cham., chin., cinnb., hep., hyper., kali-c., kreos., *merc.*, nat-m., nit-ac., nux-m., op., ph-ac., phos., plan., psor., ran-b., raph., rhus-t., sep., spong., squil., stann., stram., sul-ac., sulph., tab., tanac., tarent., thuj., zinc.

morgens: Cham., phos., ran-b.

Aufstehen, nach dem: Ph-ac.

mittags: Ars.

abends: Plan., raph.

Anstrengung, nach: Hydr-ac.

Arbeiten im heißen Zimmer, durch: Glon.

Atmen, beim tiefen: Carb-v.

Gehen, beim: Sulph.

Sonne, in der: Nat-m.

geistiger Anstrengung, nach: Cinnb.

geistige Schwäche hervor, ruft: Spong.

Hitzestadium im Fieber, nach: Sep.

Husten, nach: Hep.

Kaffee, nach: *Cham.*

SCHWÄCHE ...

Kopfschmerz einsetzen würde, als ob: Ambr., iod., lac-c., phos., stram., thuj.

Liegen auf dem Rücken, beim: Puls.

Mittagessen, beim: Sulph.

Schmerzen, nach: Thea

Schwächegefühl im Magen, bei: Ars.

Seite, auf der er liegt: Mag-m.

Stehen, im: Rhus-t.

erstreckt sich zu den Beinen, als ob sie gelähmt wären: Phys.

Hals, zum: Graph.

SCHWAPPEN, Gefühl von (vgl. WOGENDES Gefühl): Acon., aphis., *ars.*, asaf., *bell.*, carb-ac., *carb-an.*, chin., cimic., dig., *hep.*, *hyos.*, indg., lyc., mag-m., nux-v., ph-ac., *rhus-t.*, samb., *spig.*, squil., sul-ac., viol-t.

Gehen, beim: Nux-v., *spig.*

Schütteln des Kopfes, beim: *Spig.*, squil.

SCHWEISS der Kopfhaut: Aesc., *agar.*, **Anac.**, *ant-t.*, *apis*, ars-i., bar-c., *bar-m.*, *bell.*, benz-ac., bor., bov., bufo, **Calc.**, *calc-p.*, *calc-s.*, camph., carb-s., *carb-v.*, *caust.*, **Cham.** **Chin.**, cimx., clem., cycl., dig., eup-pur., gamb., glon., *graph.*, grat., **Guaj.**, *hep.*, iod., ip., *kali-c.*, *kali-p.*, kali-s., laur., *lyc.*, mag-c., *mag-m.*, **Merc.**, *mez.*, mosch., **Mur-ac.**, nat-m., *nit-ac.*, nux-v., ol-an., olnd., op., *petr.*, ph-ac., phel., **Phos.**, plb., psor., **Puls.**, *pyrog.*, **Rheum**, sabad., *sep.*, **Sil.**, spig., staph., *stram.*, stry., sulph., tab., tarent., thuj., tub., valer., verat-v., zinc.

tagsüber: Ol-an., stram.

morgens: *Calc.*, cann-s., dulc., hep., *mez.*, nat-m., nux-v., *sep.*

Aufstehen, beim: Nat-m.

vormittags: Mag-c.

abends: Anac., *calc.*, sep.

nach dem Hinlegen: Petr.

nachts: Bov., bry., **Calc.**, carb-an., chin., *merc.*, nat-m., rhus-t., *sil.*

Mitternacht: Rhus-t.

außer am Kopf: Bell., merc., nux-v., **Rhus-t.**, **Samb.**, *sep.*, thuj.

Bett, im: Bry.

einseitig: Ambr., bar-c., *nux-v.*, **Puls.**, **Sulph.**

schmerzlosen Seite, auf der: Aur-m-n.

SCHWEISS der Kopfhaut ...

epileptischen Anfällen, vor: *Caust.*

Erwachen, beim: Ph-ac.

Essen, beim: Nux-v., petr.

Frühstück, nach dem: Par.

Gehen, nach: *Calc.*, carb-v., merc.

Freien, im: *Calc.*, **Chin.**, *graph.*, guaj., phos., thuj.

geistiger Anstrengung, bei: Kali-c., kali-p., ph-ac., ran-b.

heiß: *Cham.*, *cimic.*, *glon.*, *op.*, podo.

Honig, riecht wie: Thuj.

Husten, beim: Ant-t., calc., ip., merc., sil., tarent.

kalt: Acon., ant-t., benz-ac., bry., bufo, *calc.*, camph., cina, cocc., con., dig., *hep.*, *lob.*, merc., merc-c., *nux-v.*, *op.*, petr., *phos.*, podo., *verat.*

kalter Luft, in: *Calc.*

klebrig: Cham., merc., nux-v.

Kopfschmerz, bei: Phys.

Lesen, beim: Nat-s.

Menses, während: Cham., merc., phos., verat.

modrig: Nat-m.

Moschus, riecht wie: *Apis*, *sulph.*

nur am Kopf: Acon., *calc.*, cham., phos., *puls.*, sabad., sep., *sil.*, spig., stann.

ölig: *Bry.*, *merc.*

sauer: *Bry.*, *cham.*, *hep.*, *merc.*, rheum, *sep.*, **Sil.**

Schlaf, während: Bry., **Calc.**, *calc-p.*, *cham.*, *cic.*, *lyc.*, *merc.*, *podo.*, sanic., *sep.*, *sil.*

Einschlafen, beim: Graph., sep., *sil.*

Stuhlgang, während: Ptel.

Suppe, nach: Phos., rheum

übel riechend: *Calc.*, *merc.*, puls., *staph.*

eine Seite: *Nux-v.*, *puls.*

unbedeckten Stellen, auf: Thuj.

Waschen, nach dem: **Graph.**

SCHWEISS der Kopfhaut ...

Hinterkopf: Anac., ars., *calc.*, chin., ferr., mag-c., mosch., nit-ac., nux-v., **Ph-ac.**, *sanic.*, *sep.*, *sil.*, spig., stann., **Sulph.**

Gehen, beim: Sulph.

Schlaf, im: *Sanic.*

Stirn: Acet-ac., *acon.*, aeth., agar., aml-n., anag., ant-t., *ars.*, ars-i., asaf., bapt., *brom.*, bry., *cact.*, *calc.*, camph., **Cann-i.**, caps., carb-o., carb-s., *carb-v.*, cham., chel., *chin.*, chin-a., cic., cina, colch., croc., crot-t., cupr., dig., dros., elaps, eup-pur., glon., *guaj.*, hell., *hep.*, iod., *ip.*, jab., kali-ar., *kali-bi.*, *kali-c.*, kali-p., lachn., *laur.*, **Led.**, lyc., **Merc-c.**, mosch., *nat-ar.*, **Nat-c.**, nat-m., nat-p., *nit-ac.*, nux-v., **Op.**, **Phos.**, phyt., ran-a., sabad., **Sars.**, sil., sin-n., *stann.*, staph., stram., sulph., *tab.*, **Verat.**, vesp., *zinc.*

morgens: Ambr., dios., *kali-c.*, nux-v., phys., stann., staph.

6 Uhr: Nux-v.

8 Uhr: Dios.

Bett, im: Staph.

Stuhlgang, beim: Phys.

mittags: Nat-m., valer.

nachmittags: Ferr-i.

abends: Carb-v., chin., ol-an., ran-b., *sars.*, senec.

Gehen, beim: Chin.

Liegen, nach: Carb-v.

Schreiben, beim: Ran-b.

18-30 Uhr: Ol-an.

nachts: Bry., cann-s., chin., crot-t.

4 Uhr: Stann.

Schmerzen im Bauch, bei: Crot-t.

Angst, wie durch: Nux-v., *verat.*

Aufrichten im Bett, beim: Mag-s.

Aufstehen vom Sitzen, beim: *Verat.*

Bewegung, bei: Valer.

Diarrhö, bei: Sulph.

Essen, beim: Carb-v., nit-ac., nux-v., sul-ac., sulph.

fettig: Coloc., *psor.*

Fieber, bei: Ant-t., ip., mag-s., sars., staph., **Verat.**

SCHWEISS der Kopfhaut ...

Froststadium im Fieber, während: *Acon.*, bry., *calc.*, *chin.*, cina, dig., *led.*, *nat-s.*

Gehen im Freien, beim: Merc., nux-v.

häufig: Rheum

Husten, beim: Ant-t., chlor., ip., verat.

kalt: Acet-ac., *acon.*, ant-t., *ars.*, asaf., bapt., bry., bufo, *cact.*, *calc.*, camph., caps., carb-s., **Carb-v.**, *chin.*, *cina*, cocc., *colch.*, croc., cupr., *dros.*, *gels.*, glon., *hell.*, *hep.*, *ip.*, *kali-bi.*, kali-c., kali-p., *lach.*, *laur.*, *merc.*, merc-c., **Op.**, ox-ac., petr., phos., *phyt.*, *plb.*, sabad., *sec.*, *staph.*, sul-ac., *tab.*, **Verat.**, vip., zinc.

Froststadium im Fieber, während: Chin., cina

warmen Zimmer, im: Ambr.

klebrig: Cocc.

klebrig und kalt: Acet-ac., carb-an., cina, colch., *hep.*, *op.*

Kopfschmerz, bei: Glon., *kali-c.*, ph-ac., *phyt.*, sulph.

Menses, während: Phos., verat.

Mittagessen, nach dem: Nat-s., par., sars., sulph.

sauer: Led.

Sitzen, im: Camph., iris-fl.

Stuhlgang, während: Crot-t., **Verat.**

nach: Crot-t., ip., merc., **Verat.**

Sturm, vor einem: Nat-c.

übel riechend: Led., sil.

warm: Acon., act-sp., camph., cham., glon., phys., puls.

SCHWELLUNG:

Lymphknoten: *Bar-c.*, *calc.*, *merc.*, *psor.*, **Sil.**, *sulph.*

Glabella: Kali-c.

Hinterkopf: **Bar-c.**, mag-m.

SCHWELLUNGSGEFÜHL, Gefühl vor Auftreibung: Aeth., agar., am-c., aml-n., anac. ant-t., **Apis**, *arg-n.*, arn., bapt., bar-c., *bell.* berb., bism-o., bov., cann-i., caps., **Cedr.** chin-s., cimic., cina, cob., coc-c., coll., cor-r. cupr-ac., daph., dig., dulc., gels., gins., **Glon.** indg., kali-i., lach., lachn., lact., laur., lil-t. lith-c., mang., meph., merc., merl., nat-m. nux-m., **Nux-v.**, op., par., plan., *ran-b.*, ran-s.,

SCHWELLUNGSGEFÜHL ...

rhus-t., samb., sep., spig., stront., sulph., tarax., ther.

Erwachen, beim: Ars., samb.

Gehen im Freien, beim: Aeth.

Waschen, nach dem: Aeth.

Hinterkopf: Bry., dulc., pip-m., puls.

Scheitel: All-c.

Schläfen: Bufo, calc., cham., euph., par.

links: Cham., euph.

rechts: Bufo, calc., par.

Seiten: Caust., nux-m., par.

Stirn: Acon., agar., ars., cic., dulc., hep., indg., lyc., merc., mez., nux-v., phos., pip-m., rhus-v., ruta, sep.

Ausdehnungsgefühl wechselt mit Zusammenziehen: Tarax.

erscheint breiter und höher: Cund.

SCHWEREGEFÜHL (vgl. SCHMERZ - drückend): Acet-ac., *acon.*, aesc., aeth., *agar.*, agn., ail., all-c., aloe, *alum.*, am-c., *am-m.*, ambr., anac., anan., ang., ant-t., **Apis**, apoc., *arg-n.*, *arn.*, *ars.*, ars-i., arum-t., asaf., asar., asc-t., aur., aur-m-n., bapt., bar-c., bar-m., *bell.*, berb., bism-o., bor., bov., brom., *bry.*, bufo, *cact.*, *calc.*, calc-ar., *calc-s.*, *camph.*, *cann-i.*, *canth.*, *carb-ac.*, *carb-an.*, **Carb-s.**, **Carb-v.**, *card-m.*, cast., caust., cedr., *cham.*, *chel.*, **Chin.**, chin-a., *chin-s.*, cic., cimic., cinnb., *clem.*, coc-c., coca, cocc., coff., *colch.*, coloc., *con.*, cop., *corn.*, croc., *crot-c.*, *crot-h.*, *crot-t.*, *cupr.*, cycl., *dig.*, dios., *dros.*, *dulc.*, *elaps*, euphr., eupi., ferr., ferr-ar., ferr-i., ferr-p., fl-ac., form., *gamb.*, **Gels.**, gins., *glon.*, gran., graph., grat., guare., gymn., haem., *hell.*, hep., hipp., hura, hydr., hydr-ac., *hyos.*, hyper., *ign.*, indg., iod., *ip.*, iris., jatr., kali-ar., *kali-bi.*, kali-c., *kali-i.*, *kali-n.*, *kali-p.*, kali-s., kreos., lac-c., **Lach.**, lachn., *lact.*, *laur.*, led., lil-t., lob., *lyc.*, *mag-c.*, *mag-m.*, *mag-s.*, manc., *mang.*, med., *meny.*, meph., *merc.*, merc-c., merc-i-f., merc-i-r., *merl.*, mez., morph., mosch., **Mur-ac.**, murx., naja, *nat-ar.*, *nat-c.*, **Nat-m.**, *nat-p.*, nat-s., *nicc.*, **Nit-ac.**, nux-m., **Nux-v.**, ol-an., *olnd.*, onos., *op.*, osm., paeon., par., **Petr.**, *ph-ac.*, *phel.*, *phos.*, phys., phyt., **Pic-ac.**, pip-m., plan., plat., *plb.*, prun-s., ptel., *puls.*, ran-b., ran-s., rat., *rheum*, *rhus-t.*, ruta, *sabad.*, *sabin.*, sang., *sars.*, *sec.*, *seneg.*, *sep.*, *sil.*, sol-n., spig., *spong.*, squil., *stann.*, *staph.*, stram., *stront.*, *sul-ac.*, **Sulph.**, *tab.*, *tarax.*, *tarent.*, tell., ter., thea, ther., *thuj.*, til., tust., valer., verat., verat-v., verb., viol-o., *viol-t.*, vip., *zinc.*, zing.

SCHWEREGEFÜHL ...

morgens: Acon., agar., alum., am-m., ars., arum-t., berb., bov., bry., calc., *carb-an.*, cast., chel., chin., chin-a., cimic., clem., coca, com., con., croc., eupi., gamb., hell., hydr., hyper., indg., kali-c., kali-i., kali-n., kali-p., kali-s., kalm., *lach.*, lyc., mag-m., mang., mez., nat-m., nat-s., nicc., **Nux-v.**, op., ox-ac., paeon., pall., *petr.*, phos., phys., phyt., pic-ac., plb., ruta, sabin., sars., sep., sil., spig., sul-ac., sulph., tarent., verat., zinc.

Aufstehen, beim: Am-m., anac., ang., ars., aur., bell., clem., coc-c., coff., hell., hipp., hura, kali-bi., kali-i., kali-p., mag-c., mag-m., nat-m., nicc., phos., rhod., sep., stront., sulph.

nach, amel.: Kali-i., mag-s., *nat-m.*, nicc.

Erwachen, beim: Ant-t., bar-c., bell., bry., calc., calc-p., cann-i., cham., chin., croc., crot-t., euphr., ferr., fl-ac., lach., lil-t., lyc., mag-s., nat-m., nicc., nit-ac., phos., rhus-t., sol-n., squil., *tarent.*, uran, verat.

nachmittags: All-c., alum., am-c., *arg-n.*, bry., bufo, cham., chel., chin-s., ferr., gamb., gels., hyper., indg., jug-r., kali-i., lact., mag-c., mag-m., mang., murx., nicc., pall., puls., sil.

16 Uhr: *Mang.*

abends: Ambr., apoc., arg-n., ars., bar-c., bov., bufo, cedr., chin-s., coloc., ferr., fl-ac., hydr-ac., kali-i., kalm., laur., lith-c., lyc., phos., plan., rumx., sep., *stann.*, sulph., tarent., zinc.

nachts: Arg-n., carb-an., kali-i., lil-t., mez., nit-ac., sil., tarent., til.

Erwachen, beim: Chel., cic., nat-c., til.

abwechselnd mit klarem Verstand: Murx.

Abwärtsgehen, beim: Meny.

Alkohol, wie durch: Acon., agar., cocc., dulc., kali-n., lach., laur., sabin.

anlehnen, möchte sich: *Bell.*, gymn.

Anstrengung der Augen, bei: Mur-ac.

Ärger, nach: Mag-c.

Aufrechthalten des Kopfes, beim: Dros., tarax.

Aufrichten, beim: Con.

Aufstehen, beim: Am-m., ang., aur., bapt., calc., hura, iod., olnd., sulph., tarax., viol-t.

amel.: Calc., con., laur., nicc.

SCHWEREGEFÜHL - **Aufstehen**, beim ...

Bücken, vom: Grat., mag-s., sulph., viol-t.

Bett, beim Liegen im: Am-c.

Beugen des Kopfes nach hinten amel.: *Cocc.*, ph-ac.

vorn agg., nach: Nat-m., ph-ac.

Bewegung, durch: Acon., arg-n., bism-o., bov., *calc.*, canth., colch., fl-ac., lyc., phys., plat., *sars.*, *stann.*, *sulph.*, thuj.

amel.: Mag-c., mosch., stann.

Augen, der: Bry., chin., nux-v., *rhus-t.*

Kopfes, des: Calc., indg., sars., spig.

Bier, nach: Chel.

Blut überfüllt; wie mit: *Glon.*, ign., lil-t.

Bücken, beim: Acon., alum., *berb.*, bov., bry., camph., *carb-an.*, colch., con., fl-ac., grat., hell., hyos., indg., kali-bi., kali-i., laur., nat-m., nicc., nit-ac., *nux-v.*, petr., *ph-ac.*, phos., plat., **Puls.**, rhus-t., senn., spong., sul-ac., *sulph.*, tab.

amel.: Dros., ign., tarax., viol-t.

Denken daran agg.: *Hell.*

Druck amel.: Ail., **Cact.**, camph., cop., mur-ac., nat-m., sabin.

dumpf: Apoc., caj., calc., fl-ac., glon., nat-s., phys., rumx., verb.

Dunkelheit agg.: Sil.

amel.: Brom.

Erkältung, nach: Dulc.

Erwachen, beim: Bar-c., bell., bry., calc., calc-p., cann-i., cham., chel., chin., cic., con., crot-t., euphr., ferr., fl-ac., ign., lach., lil-t., mag-s., nat-c., nat-m., nicc., nit-ac., rhus-t., sep., sol-n., squil., sulph., tarent., til., verat.

Essen, beim: Aeth.

nach: Am-c., bry., cast., cedr., euphr., gins., graph., grat., jug-r., kali-i., mag-c., mag-s., nat-c., *nat-m.*, nux-j., op., *phos.*, tab.

Fahren oder Reiten, beim: Phyt.

fallen würde, als ob das Gehirn nach unten: Alum., bell., berb., hipp.

vorn, nach: Carb-an., laur., rhus-t., sul-ac.

Fallen des Kopfes nach hinten, mit: Ant-t., bor., camph., chin., kali-c., laur., mur-ac., op., phel.

SCHWEREGEFÜHL - **Fallen** des Kopfes ...

Seite fallen würde, als ob der Kopf auf eine: Bry., fl-ac., phel.

vorn fallen würde, als ob der Kopf nach: Agn., alum., bar-c., berb., chel., hipp., nat-m., op., par., phos., plb., rhus-t., sul-ac., sulph., tab., viol-t., zinc.

Freien, im: Laur., lil-t.

amel.: Ant-t., **Apis**, **Ars.**, caust., clem., ferr-i., gamb., hell., hydr., mang., mosch., nicc., phos., *puls.*, tab., zinc.

Froststadium im Fieber, während: Sulph.

nach: Dros.

Frühstück, nach dem: Carb-s.

gedrückt würde, als ob das Gehirn nach vorn: Bry., canth., laur., thuj.

Gewicht auf dem Gehirn, wie ein: Chel., nux-v., sil.

Kopf, auf dem: Cocc., phel.

zusammengedrückt würde, als ob das Gehirn: Hyper.

Gehen, beim: Hell., hipp., kali-bi., laur., puls., rheum, rhus-t., spong., sulph., thea

amel.: Kali-bi., mag-c.

Freien amel., im: Hydr.

nach: Bov.

geistige Anstrengung, durch: *Calc.*, crot-h., ferr-i., lyc., **Nat-c.**, nat-m., **Ph-ac.**, **Phos.**

Heben des Kopfes, beim: Calc., dros., ign., op., spong., sulph.

amel.: Bry.

Hitze, durch: Com., hell.

Sonnenhitze: Brom., nat-c.

Hitzestadium im Fieber, während: Sep., thuj.

nach: Tarent.

Husten, beim: Euphr., tax.

Kaffee amel.; starker: Corn.

Kälte amel.: Chin-s.

Kerzenlicht, durch: Bov.

Körperübungen, durch: Calc.

Lesen, beim: Bry., *calc.*, crot-t.

Licht, durch helles: Cact.

Liegen, beim: Am-c., bov., *glon.*, mag-c. merc., nicc., nux-m., puls., sep., *sulph. tarax.*

SCHWEREGEFÜHL - Liegen, beim ...

amel.: Manc., *nat-m.*, olnd., rhus-t., tell.

Kopf hochgelagert amel.: Sulph.

niedrig gelegen, als wäre er mit dem Kopf zu: *Phos.*

Rücken, auf dem: Cact., mez.

Seite, auf der: Meny.

amel.: Cact.

rechten Seite, auf der: Anan.

Luft, in kalter: Carb-an.

Menses, vor den: Cimic., crot-h., ign.

während: Calc., carb-an., ferr-p., *ign.*, *kali-c.*, *mag-c.*, mag-m., *mag-s.*, nat-m., nux-v., zinc.

nach: All-s., nat-m.

Dysmenorrhö, bei: Ant-t.

Mittagessen, nach dem: Am-c.

amel.: Carb-an.

Mittagsschlaf, nach: Bov., bry., mag-c., rhus-t.

Nähen, beim: Petr.

Nasenbluten amel.: Dig.

Niesen, beim: Seneg.

Rauchen agg.: Ferr-i., gels.

Rücken und Gliedern, mit Schmerz in: Apoc.

Schläfrigkeit und Schmerz in Rücken und Gliedern, mit: Gamb.

Schlaf amel.: Laur.

Schlucken agg.: Kali-c.

schmerzhaft: Gran., hell., nicc., olnd., sabad., verb.

Schreiben, beim: *Calc.*, ferr-i., gent-l., lyc.

Schütteln des Kopfes amel.: Gels.

Schweiß, beim: *Ars.*, caust., eup-per.

Sehen agg., angestrengtes: Mur-ac.

amel.: Sabad.

Seite, auf die: Agn.

Sitzen, beim: Aeth., alum., ang., ars., caust., chin., cic., manc., merc., olnd., squil., *sulph.*

amel.: Sulph.

aufrecht: Alum.

vorgebeugt: *Con.*

Sprechen, durch: *Ambr.*, cact., nat-m., sulph.

SCHWEREGEFÜHL ...

Stehen, im: Alum., ars., bov., caust., kali-c., mag-c., manc., nicc., plb.

Steigen, beim: Meny., rhus-v.

Stirnrunzeln amel.: Phos.

Stuhlgang, nach: Apoc.

täglich: Nat-m., sil.

Urinieren amel., reichliches: Fl-ac., **Gels.**

warmen Zimmer, im: **Apis**, **Ars.**, chin-s., ferr-i., hydr., laur., merc., paeon., *phos.*, rhus-t.

Waschen amel.: Mag-c., phos.

Hinterkopf: *Aesc.*, aeth., *agar.*, alumn., ant-t., apis, aur., aur-m-n., bapt., bar-c., bar-m., *bell.*, bism-o., bov., *bry.*, cact., cahin., caj., calc., *calc-ar.*, calc-s., *cann-i.*, cann-s., *canth.*, *carb-an.*, **Carb-v.**, *carl.*, cham., **Chel.**, chin., clem., colch., *con.*, cop., *crot-h.*, *dulc.*, *eup-per.*, *ferr.*, ferr-p., gels., gins., graph., hell., *ign.*, indg., kali-c., kali-i., kali-n., kali-p., kali-s., kreos., *lach.*, lact., lac-ac., laur., *lyc.*, mag-m., mang., *meph.*, *mez.*, *mur-ac.*, myric., **Nat-m.**, nat-s., nicc., nit-ac., nux-v., *op.*, paeon., **Petr.**, ph-ac., phos., pic-ac., *plb.*, prun-s., psor., ptel., ruta, sabin., sec., sel., sep., spig., spong., stann., *sulph.*, sumb., tarax., thuj., til., tril., zinc.

morgens: Cham., **Lach.**, sep., sulph.

Menses, während: Mag-m.

vormittags: Indg.

nachmittags: Ferr., lact.

abends: Bov., kali-i.

nachts: Chel., mez.

gehoben werden könne, als ob er nicht vom Kissen: *Chel.*

Liegen auf dem Rücken, beim: Mez.

Aufstehen, beim: Aur.

Auftreten ein Schlag, als sei ein Gewicht am Hinterkopf; bei jedem: Bell.

Beugen des Kopfes nach vorn, beim: Colch., con., ph-ac.

Bewegung agg.: Bar-c., colch., lyc., thuj.

Blei, wie voll: Kali-c., *lach.*, mur-ac., op., *petr.*, spong.

Erwachen, beim: Bry., cham., hell., **Lach.**

SCHWEREGEFÜHL - *Hinterkopf* ...

Froststadium im Fieber, während: Cann-i.

Gehen, beim: Spong.

Heben des Kopfes fällt schwer: *Chel.*, *lach.*, op., sep.

Schmerz im Hinterkopf wie von einem Gewicht; muss den Kopf mit den Händen heben: *Eup-per.*, op.

Hinlegen, nach dem: *Tarax.*

Liegen auf dem Rücken, beim: Bry., cact.

Seite amel., auf der: Cact.

Schlucken agg.: Kali-c.

sinken, als würde der Kopf nach hinten: Ign., kali-c., mur-ac., op.

Sitzen, bei gebeugtem: *Con.*

Sonnenhitze, in der: *Brom.*

zieht die Augen zusammen: **Nat-m.**

erstreckt sich die Arme hinunter: Nit-ac.

Nacken, in den: Sulph.

Ohr zum andern, von einem: Ferr.

Schultern, zu den: Bry.

unten, nach: Nit-ac., sep., sulph.

Scheitel (s. SCHMERZ - drückend)

Schläfen: Agar., bell., bism-o., bov., cact., carb-an., cimic., cinnb., clem., ferr., glon., kali-i., led., nit-ac., phyt., rhus-t., sabad., sars., sep., stann., tell.

Gewicht an beiden Seiten hängen würde, als ob ein: Agar., rhus-t.

Seiten: Aeth., am-c., arg-n., bov., *cact.*, cedr., elaps, eug., grat., hydr., kali-c., kali-i., kalm., lyc., mag-m., sabad., sabin., stann., sul-ac., tarent.

rechts: Am-c., bov.

Stirn: *Acon.*, *aesc.*, aeth., agar., ail., all-c., *am-c.*, *am-m.*, ang., *ant-c.*, ant-t., apis, apoc., arg-m., arg-n., arn., ars., arum-t., asaf., asar., aspar., bapt., bar-c., bar-m., *bell.*, berb., *bism-o.*, *bov.*, brom., **Bry.**, bufo, *calc.*, calc-s., camph., cann-i., canth., *carb-an.*, carb-v., *cham.*, chel., chin-s., *cic.*, cinnb., cist., clem., *coloc.*, con., conv., crot-h., crot-t., dulc., elaps, ferr., ferr-ar., ferr-i., ferr-p., fl-ac., gamb., *gels.*, gins., glon., gran., grat., haem., ham., hell., hep., hipp., hura, hydr., hyos., indg., ip., jac., jatr., kali-bi., kali-c., *kali-i.*, kali-n., kali-p., kali-s., kreos., lac-c., lach., laur., led., lil-t., lith-c., lyc., *mag-c.*, *mag-m.*, mag-s., mang., merc., merc-i-r., mur-ac., naja, nat-ar., nat-c., *nat-m.*, nat-p., nicc., nit-ac., nux-m., *nux-v.*, olnd., op., *ox-ac.*, pall., phos., phyt., plb., *puls.*, rhod., *rhus-t.*, ruta, sabin., sars., sep., **Sil.**, sol-n., *stann.*, staph., stront., *sulph.*, tarent., tax., tell., thea, verat., zinc.

morgens: Arum-t., chin., nat-m., nicc., ox-ac., pall., sulph., verat.

Erwachen, beim: Calc., nat-m.

vormittags: Carb-an., gamb., *mang.*, nicc., sarr.

mittags: Sulph.

nachmittags: Am-c., chel., chin-s., kali-i., mang., nicc., pall., sil.

16 Uhr: *Mang.*

abends: Coloc., lith-c., mag-m., nat-m., sulph.

Menses, während: Zinc.

alles herauskommen würde, als ob: Acon., kreos., mag-s.

Bewegung, bei: *Bism-o.*, fl-ac.

Bücken, beim: Acon., *carb-an.*, rhus-t., tell.

Erwachen, beim: Bell., sulph.

Essen, nach dem: Aeth., am-c., mag-c.

Freien amel., im: Mang.

Gehen, beim: Camph., con., sulph.

geistiger Anstrengung, bei: Calc.

Gewicht nach vorn drücken würde, muss den Kopf aufrecht halten; als ob ein: *Acon.*, *rhus-t.*

sinken würde, als ob ein Gewicht nach unten: Nux-v.

Menses, während: Zinc.

Schreiben, beim: *Calc.*

Sonnenhitze, in der: *Brom.*, nat-c.

Stehen, beim: Mag-c.

Stein liegen würde, als ob dort ein Ruta

Stirnhöhlen: Puls.

SINKENDES Gefühl: Glon.

etwas im Hinterkopf beim Bücken sinken würde; Gefühl, als ob: Kali-c.

SONNENSTICH: Arg-n., *bell.*, camph., **Glon.** stram., *ther.*, verat-v.

SONNENSTICH ...

Schlafen in der Sonne, durch: Acon., *bell.*

SPANNUNG, zieht die Kopfhaut nach oben: Carb-an.

STARRE, Rigidität; Gefühl von: *Caust.*, phos., rheum

STEIFHEITSGEFÜHL: Canth., ferr., glon., nat-m., nat-s.

abends, Bett, in: Sil.

beugen, muss den Kopf nach hinten: Kali-n.

Bewegung, bei: Nat-s.

Kopfes agg., des: Colch.

Erwachen, beim: Anac.

Gehirn, im Freien; im: Phos.

Hinterkopf, in: Anac., calc., ferr., gins., kali-n., phos., sil.

erstreckt sich zur Nase: Lach.

STEIN, wie ein (s. SCHWEREGEFÜHL - Stirn - Stein)

STIRNRUNZELN (s. GESICHT - GERUNZELT – Stirn)

TAUBES, pelziges Gefühl (s. GEFÜHLLOSIGKEIT)

UNSICHERES, wackliges Gefühl: Bell., clem., phos., rhus-t., sep., *sulph.*

Lernen agg., nach: Cupr-ar.

VERGRÖSSERUNGSGEFÜHL: **Agar.**, ant-c., apis, apoc., **Arg-n.**, **Arn.**, ars., ars-m., bapt., **Bell.**, *berb.*, **Bov.**, cact., caj., *caps.*, *cimic.*, cob., coll., com., *cor-r.*, daph., *dulc.*, *echi.*, *gels.*, gent-l., gins., **Glon.**, hell., *hyper.*, indg., kali-ar., kali-i., *lac-d.*, lach., lachn., lact., lac-ac., laur., lith-c., *mang.*, meph., merc., merc-c., nat-c., *nat-m.*, **Nux-m.**, **Nux-v.**, *par.*, phel., *plat.*, **Ran-b.**, ran-s., rhus-t., *sil.*, *spig.*, sulph., tarax., ther., til., verat., zing.

nachmittags, 16 Uhr: *Mang.*

Anziehen der Stiefel agg.: Coll.

Aufstehen vom Liegen, beim: Rhus-r.

Bandagieren amel.: *Arg-n.*

erweitert, Gefühl wie: Aloe

Kopfschmerz, bei: Gels.

Liegen amel.: Dulc.

Menses, während den: Arg-n., *glon.*

Schwangerschaft, in der: **Arg-n.**

Stuhlgang, während: Cob.

verlängert: Hyper.

VERGRÖSSERUNGSGEFÜHL ...

Wechselfieber, bei: *Cimic.*

Wetter, bei nasskaltem: Dulc.

Scheitel scheint nach oben hin vergrößert: Lachn.

gespalten durch einen Keil von außen, mit eiskaltem Körper und feuchter und klebriger Haut; kann nicht warm werden, auch nicht unter einem Federbett, Gesichtsfarbe gelb; wimmert vor Schmerzen; Kopf brennt wie Feuer mit Durst; und wie: Lachn.

Hinterkopf: Dulc., med.

VERLÄNGERUNGSGEFÜHL: *Hyper.*

VERLETZUNGEN des Kopfes, Folgen von: **Arn.**, *cic.*, hyper., *nat-m.*, **Nat-s.**

VIBRIEREN (s. SCHÜTTELN)

VÖLLEGEFÜHL (vgl. AUSDEHNUNG, GROSS, SCHWELLUNG, VERGRÖSSERT, **KOPFSCHMERZ** - *Empfindungen*): Abrot., **Acon.**, *aesc.*, agar., ail., all-c., am-c., *am-m.*, ang., **Apis**, *arg-n.*, arn., arum-t., asaf., *aster.*, aur., bapt., *bell.*, berb., *bor.*, bov., *bry.*, **Cact.**, *calc.*, *calc-p.*, calc-s., cann-i., canth., caps., carb-ac., carb-an., carb-s., *carb-v.*, *card-m.*, *carl.*, cast., cham., chin., *chin-a.*, chin-s., chr-ac., cimic., *cinnb.*, clem., cob., coc-c., coff., *con.*, corn., crot-h., crot-t., cupr., cupr-ar., cycl., daph., *dig.*, *dios.*, dulc., echi., elaps, *ferr.*, ferr-ar., ferr-p., fl-ac., form., *gels.*, *gent-c.*, gent-l., gins., **Glon.**, grat., gnaph., guaj., gymn., *ham.*, *hell.*, helod., hydr., *hyos.*, hyper., ign., iris., jac., jug-c., kali-ar., kali-c., kali-i., kali-p., kali-s., kalm., kreos., *lac-d.*, **Lach.**, lact., lac-ac., laur., lil-t., lyc., meph., *merc.*, merc-i-r., mill., naja, nat-ar., nat-c., nat-m., nat-p., *nicc.*, *nit-ac.*, *nux-m.*, nux-v., onos., op., osm., *paeon.*, *petr.*, phel., *phos.*, phys., phyt., pic-ac., plan., *psor.*, puls., *ran-b.*, *ran-s.*, raph., *rhus-t.*, rumx., samb., *sang.*, *sel.*, senec., sep., sil., sol-n., *spong.*, stram., *stry.*, *sul-ac.*, **Sulph.**, tab., tanac., tell., *ter.*, thuj., til., urt-u., ust., valer., verat-v., *xan.*, ziz.

morgens: Am-m., arg-n., arn., bor., cann-i., carl., chin-s., chr-ac., cinnb., cob., *con.*, cop., dulc., hydr., indg., *lach.*, mag-m., nat-p., nicc., petr., pic-ac., rhus-t., sul-ac., tell.

10-22 Uhr: Lac-ac.

Erwachen, beim: Arg-n., con., glon., kalm., lil-t., til.

mittags bis 14 Uhr: Pic-ac.

VÖLLEGEFÜHL ...

nachmittags: Arg-n., coca, ferr., gels., guare., lact., lac-ac., lith-c., mill., nat-p., osm., phys., sang., stry., *sulph.*

nachts, bis: Sil.

Erwachen, beim: Carb-v.

abends: Arg-n., cimic., ferr., guare., ham., naja, nat-m., nat-p., thuj.

nachts: Arg-n., *aster.*, chr-ac.

Abwärtsgehen, beim: **Bor.**

Aufwärtsgehen, beim: Bor.

Aufsetzen agg.: Calc-p.

Aufstehen, beim: Am-m., cinnb., glon., sil.

bersten würde, als ob der Kopf: Am-c., aster., cann-i., daph., **Glon.**, ip., lil-t., merc., nit-ac.

Beugen des Kopfes nach hinten, beim: Osm.

Bewegung agg.: Calc-p.

Bücken, beim: Acon., lac-ac., merl., nicc., petr., pic-ac., rhus-t., spong.

Druck des Hutes agg.: Calc-p.

amel.: Agar., arg-n., cop., hydr.

Erwachen, beim: Agar., asaf., carb-v., guare.

Essen, vor: Uran

während: Con.

nach: Con., gins., hydr., *hyos.*

amel.: Onos.

Freien amel., im: Carl., cinnb., grat., jac.

Frühstück, nach dem: Con., hydr.

Gehen im Freien amel.: *Apis*, *bor.*, hydr., *lyc.*, **Puls.**

geistige Anstrengung, durch: **Cact.**, cinnb., helon., ind., meph., *nat-p.*, phos., *psor.*

Beschäftigung amel., geistige: Helon.

Heben des Kopfes, beim: Sulph.

Hitzestadium im Fieber, während: **Glon.**, lach.

intermittierend: Asaf.

Koitus, nach: Phos.

Lehnen des Kopfes nach links, beim: Chin-s.

Lesen, beim: Cop., helon., indg.

Liegen, beim: Naja

VÖLLEGEFÜHL ...

Menses, zu Beginn der: *Glon.*

vor: Brom.

während: *Apis*, arg-n., *bell.*, *calc.*, eupi., gent-c., *glon.*, puls., *xan.*

Mittagessen, nach dem: Gins.

Mittagsschlaf, nach einem: Mill.

Nähen agg.: Petr.

Niesen, beim: Hydr.

Schlaf, nach: Sulph.

amel.: Onos.

Schreiben, beim: Chin-s.

Schütteln des Kopfes, beim: Carl., glon.

Schwindel, bei: Am-m., bor., bry., chr-ac., con., crot-t., cycl., gymn., helon., lact., lac-ac., merc., nat-m., nat-p., podo., sol-n., til., urt-u.

Sitzen, im: Bor., glon.

Sprechen, nach: Sulph.

Stuhlgang amel., nach: Corn.

Pressen zum Stuhl agg., beim: Ham.

Urinieren amel., reichliches: Gels.

warmen Zimmer, im: *Apis*, hydr., lact.

Wein, nach: Ail.

Hinterkopf: *Acon.*, agar., all-c., apis, bapt., caj., cann-i., cham., cinnb., coca, con., glon., helon., kreos., osm., puls., sulph., sumb., ther., thuj.

abends: Sumb.

Gehen im Freien: Thuj.

Husten, beim: All-c.

Liegen auf dem Gesicht amel.: *Coca*

Scheitel: *Aesc.*, *am-c.*, apis, calc-p., chin-s., chr-ac., cimic., **Cinnb.**, eup-pur., **Glon.**, gymn., ham., helon., hyper., kali-bi., lac-ac., meph., osm., pic-ac., psor.

abends: Cimic.

Aufsetzen agg.: Calc-p.

Bücken, beim: Pic-ac.

Essen, nach dem: *Cinnb.*

Lesen, beim: Hell.

Schläfe: Apis, bell., cic., cinnb., cob., *echi.*, glon., gnaph., jac., lil-t., lith-c., plan., rumx., sep., sumb.

rechts, dann links, dann zum Nacken, wo es verschwindet; erst: Jac.

VÖLLEGEFÜHL ...

Seiten: Arg-n., asaf., cimic., cycl., fl-ac., glon.

Stirn: Acon., aesc., agar., *am-c.*, am-m., ang., *apis*, apoc., arg-n., bapt., *bell.*, berb., bor., *bry.*, cahin., calc., calc-s., cann-i., carb-an., **Carb-s.**, chr-ac., cimic., **Cinnb.**, clem., coca, con., cop., euph., eupi., gels., *glon.*, gymn., *ham.*, hell., *helon.*, hydr., hyos., ind., indg., lac-ac., laur., lil-t., mag-s., meph., naja, *nat-ar.*, nat-p., nicc., ox-ac., pall., *phos.*, phys., phyt., pip-m., podo., psor., ran-s., rhus-t., rumx., sang., sep., staph., stict., sul-ac., *sulph.*, thea, til.

morgens: Arg-n., bor., carl., fago., glon., nat-p., til.

Gehen, beim: Glon., til.

vormittags: Rhus-t., sul-ac.

nachmittags: Phys., sang.

abends: *Bry.*, naja, nat-m., sumb.

Bücken, beim: Acon.

Erwachen, beim: Dig.

Essen amel.: Psor.

Koitus, nach: Phos.

Lesen, beim: Indg.

Schließen der Augen amel.: *Bry.*

Stuhlgang amel.: Fago.

Waschen amel.: Psor.

Augen, über den: Hydr., lil-t., nat-p., ox-ac.

Schwindel, mit: Podo.

Nase, abends; über der: Naja

WALLEN, Brodeln, Kochen, Gefühl von (vgl. GLUCKERN): **Acon.**, alum., cann-i., caust., chin., coff., dig., graph., grat., hell., kali-c., kali-s., laur., lyc., mag-m., mang., med., merc., sars., sil., sulph.

Seite, auf der er liegt: Mag-m.

Wasser, wie von kochendem: Acon., indg., rob.

Scheitels, in der linken Seite des: Lach.

WALLEN, Wogen; Gefühl von (vgl. SCHWAPPEN; WOGENDES Gefühl)

Aufrichten amel., beim: Alum.

Liegen, im: Ox-ac.

Hinterkopf, erstreckt sich zur Stirn: Cann-i., lach.

WALLEN, Wogen; Gefühl von ...

Stirn, als ob Wellen auf- und abrollen würden: *Sep.*

WARME Kopfbedeckungen agg.: *Acon.*, *apis*, asar., aur., *bor.*, bry., *calc.*, carb-an., *carb-v.*, cham., chin., *ferr.*, ign., **Iod.**, lach., *led.*, **Lyc.**, merc., mur-ac., nit-ac., op., **Phos.**, plat., **Puls.**, *sec.*, seneg., sep., *spig.*, staph., sulph., thuj., *verat.*

WASCHEN des Kopfes agg.: *Am-c.*, *ant-c.*, *bar-c.*, *bell.*, bry., *calc.*, *calc-p.*, *calc-s.*, canth., carb-v., cham., *glon.*, led., lyc., merc., nit-ac., *nux-m.*, phos., *puls.*, *rhus-t.*, *sep.*, spig., stront., sulph.

WASSER, Gefühl wie von: Am-c., anan., asaf., bell., cina, dig., ferr., *hep.*, mag-m.

im Kopf: Bufo

kaltes auf den Kopf gegossen: *Cupr.*, tarent.

kochendem Wasser (s. WALLEN)

tropfen würde, als ob Wasser auf den Kopf: Cann-s.

umgeben wie, von Wasser;: All-c.

warmem Wasser im Kopf, Gefühl von: Am-c., peti., santin.

WOGENDES Gefühl (vgl. SCHWAPPEN; WALLEN): Acon., alum., aphis., *bell.*, caust., chel., *chin.*, *cimic.*, cina, coff., cupr-s., dig., dulc., ferr., fl-ac., gels., **Glon.**, graph., *hep.*, *hyos.*, indg., *lach.*, laur., *lyc.*, *mag-m.*, mang., merc., mill., par., petr., sars., sel., seneg., **Sep.**, sulph., thuj.

Aufrichten, beim: Lyc.

Bewegung amel.: Petr.

Bücken, nach: Hyos., lyc.

Drehen des Kopfes agg.: *Glon.*

Stehen agg.: Dig.

Wasser im Kopf wäre, als ob: Asaf., bell., cina, dig., ferr., mag-m.

wellenartige Bewegungen nach oben: *Glon.*, *lach.*

Hinterkopf: Gels., sil.

Stirn: Asaf., **Bell.**, merc., petr., **Sep.**

rechts nach links, von: Glon.

schwerer Körper hin- und herschwanken würde, als ob ein: Op.

ZERFALLEN würde; Gefühl, als ob der Kopf beim Bücken in Stücke: Glon.

ZERREN, Drängen, Schleppen; Gefühl von: Ant-t., calc., canth., crot-h., gels., laur., merl., nat-m., rhus-t.

hochsitzen und gegen ein Kissen lehnen amel.: Gels.

erstreckt sich zu den Schultern: Gels.

ZITTERN des Kopfes: Ambr., anan., ant-c., *ant-t.*, bell., bufo, calc., carb-v., caust., *chel.*, *cic.*, cinnb., *cocc.*, cop., cub., graph., *ign.*, indg., *lith-c.*, *mag-p.*, merc., *op.*, petr., plat., *plb.*, sulph., tab.

Bewegung agg.: Cic.

epileptischen Anfällen, vor: *Caust.*

Gespräche, durch: Ambr.

Husten, beim: Ant-t.

Menses, während: Ant-c., cic., cinnb., cub.

Sprechen, nach: Ambr.

erstreckt sich zur Magengrube: Phys.

ZUCKEN der Kopfmuskeln: *Agar.*, aloe, ambr., apis, arn., bar-c., *bell.*, bry., calc., cann-s., carb-v., caust., cham., chel., chin., *cic.*, crot-t., cycl., eupi., glon., graph., ign., kali-c., laur., lyc., mag-c., merc., mygal., nat-c., nat-p., nat-s., nit-ac., nux-v., *op.*, petr., *ph-ac.*, phos., rat., rhus-t., sabad., *sep.*, sil., stann., staph., stram.

morgens: Cham., glon., nux-v., phos., sep.

mittags: Glon.

nachmittags: Aeth., bor., rhus-t.

abends: Fl-ac., mur-ac., nit-ac., rhus-t., sil.

nachts: Chel., rhus-t., sil.

Auftreten, beim: Spong.

Berührung agg.: Chel.

Bewegung agg.: Eupi., phos.

Arme, der: Chel.

Bücken, beim: Berb., nit-ac., petr.

Essen, nach dem: Cham.

Gehen, beim: Petr., *spig.*

Husten, beim: Lyc., puls.

Liegen, im: Nit-ac.

Rucken mit den Armen, beim: Spong.

Schnäuzen der Nase, beim: Aster.

Stehen, nach: Fl-ac.

Stuhlgang, beim: Phos.

Treppensteigen, beim: Glon.

Gehirn, wie im: Aster., bar-c., bov., bry., calc., cann-s., rat.

ZUCKEN der Kopfmuskeln ...

Hinterkopf: Acon., bism-o., canth., mag-c., *mag-m.*, merc., ph-ac., rhus-t., sars., *spig.*, thuj.

erstreckt sich zur Stirn: Anac.

Scheitel: Chel., gent-c., mag-c., meny., mur-ac., petr., ran-s., sil.

Schläfen: Acon., agar., am-c., am-m., anac., apis, arg-m., bar-c., berb., bov., bry., calc., carb-an., chel., *chin.*, crot-h., cycl., glon., kali-c., lil-t., merc., ox-ac., phos., plb., *spig.*, squil., stann., sul-ac., valer.

links: Am-m., anac., bar-c., bov., chel., kali-c., phos., stann.

rechts: Merc., squil., sul-ac., valer.

Gehen, beim: *Spig.*

Stellen, an kleinen: Rat.

zuckendes Reißen in der Schläfe, auf der er liegt; wechselt beim Umdrehen auf die andere Seite, Heben der Augen agg.: Puls.

erstreckt sich zum Gehirn: Camph.

Kiefer oder Zähne: Rhus-t.

Scheitel: Cycl.

Seiten: Aeth., agar., anac., ang., bar-c., calc., cann-i., caust., cupr., glon., graph., *nit-ac.*, ox-ac., plb., valer., verb.

links: Anac., calc., cann-i., cupr., *nit-ac.*, verb.

rechts: Aeth., agar., bar-c., caust., ox-ac., plb., valer.

erstreckt sich zum Hals: Chin.

Scheitel, beim Rucken mit den Armen und beim Auftreten: Spong.

Seite zu Seite, von: Merc.

Stirn: Acon., *agar.*, alumn., ant-t., arn., berb., bor., bry., caust., cham., chin., kali-chl., lach., mag-m., mez., phos., *prun-s.*, rhod., sabad., *sep.*, sil., spong., stann., sulph., thuj.

nachmittags: Bor.

abends: Alumn., fl-ac.

Bücken, beim: Berb.

erstreckt sich ins Gehirn: Camph.

ZUSAMMENSCHNÜREN, Spannung (vgl. SCHMERZ - drückend; SCHMERZ - ziehend): *Acon.*, aesc., *aeth.*, agar., agn., aloe, alum., am-br., am-c., *anac.*, ang., *ant-t.*, **Apis**, arg-m., *arg-n.*, *arn.*, ars., *asaf.*, *asar.*, bapt., bar-c.,

ZUSAMMENSCHNÜREN ...

bar-m., bell., berb., bov., *bry.*, bufo, calc., calc-s., *camph.*, cann-i., cann-s., carb-ac., carb-an., *carb-s.*, **Carb-v.**, card-m., **Caust.**, cham., *chel.*, chin., chin-a., *chin-s.*, cic., cimic., cina, clem., coc-c., *cocc.*, coff., colch., coloc., *con.*, croc., *crot-c.*, crot-h., *cycl.*, daph., dig., dios., dulc., eug., ferr., ferr-ar., ferr-p., fl-ac., gamb., **Gels.**, gent-c., glon., *graph.*, *grat.*, guare., *hell.*, helon., hep., hydrc., hyos., hyper., ign., indg., *ip.*, iris., kali-ar., kali-bi., *kali-br.*, kali-c., kali-i., kali-n., kali-p., kali-s., kreos., lach., lac-ac., laur., lob., *lyc.*, *lyss.*, mag-c., mag-m., mag-s., manc., mang., med., *meny.*, *merc.*, merc-i-f., merl., *mosch.*, mur-ac., nat-c., *nat-m.*, nat-p., nat-s., **Nit-ac.**, nux-m., *nux-v.*, olnd., op., *par.*, *petr.*, ph-ac., phel., *phos.*, phys., pip-m., *plat.*, plb., prun-s., psor., puls., ran-b., rhod., rhus-t., ruta, sabad., sabin., samb., sel., sep., *sil.*, *spig.*, spong., stann., staph., *stront.*, sul-ac., **Sulph.**, tab., tarax., tarent., ther., thuj., valer., verat., verb., viol-o., vip., *zinc.*

morgens agg.: Agar., bry., cham., con., gamb., graph., kali-bi., nat-m., nux-m., sulph., sumb., tarax.

amel.: Glon.

Aufstehen, nach dem: Lyc.

nachmittags: Graph., mag-c., naja, nit-ac., phos.

abends: Anac., asaf., hyper., kali-bi., merc., mur-ac., murx., phos., *rhus-t.*, sep., stront., sulph., tab., tarent., valer.

Bett, im: Asaf., merc., ol-an.

nachts: Merc., mez., nux-v.

abwechselnd mit Entspannung: Calc., lac-c.

anfallsweise: Crot-c.

Aufstehen amel.: Dig., laur., merc.

Band oder Reifen, wie ein: *Acon.*, aeth., all-c., *am-br.*, anac., ant-t., arg-m., *arg-n.*, asaf., bapt., bell., brom., camph., cann-s., **Carb-ac.**, carb-an., carb-s., *carb-v.*, card-m., *chel.*, clem., *cocc.*, crot-h., *cycl.*, dios., **Gels.**, glon., *graph.*, guaj., *hep.*, hyos., indg., *iod.*, ip., iris., kali-c., kali-s., laur., med., *merc.*, nat-m., **Nit-ac.**, op., osm., petr., phys., plat., rhus-v., sabin., sang., sars., *spig.*, stann., sul-ac., **Sulph.**, *ter.*, teucr., ther., verat., ziz.

heiß: Acon., coc-c.

Mittagessen, nach dem: Kali-c.

Beugen nach hinten amel.: Thuj.

ZUSAMMENSCHNÜREN ...

Bewegung, durch: Asar., *bry.*, carb-v., hipp., iris-foe., mez., par., valer.

amel.: Op., sulph., valer.

Freien amel., im: Acon.

Bücken agg.: Berb., coloc., dig., med., thuj.

Druck amel.: Aeth., anac., lach., meny., thuj.

Entblößen des Kopfes amel.: *Carb-v.*

Erbrechen amel.: Stann.

erhitzt, wenn: **Carb-v.**

Erwachen, beim: Anac., *ant-t.*, bry., graph., naja, nux-v., tarent.

Essen, nach dem: Con., dios., kali-c., lyc., nat-m., sep.

Faden vom Nacken zu den Augen gespannt sei, als ob ein: Lach.

Freien, im: Mang., merc., nat-m., valer.

amel.: Berb., coloc., kali-i., lach., lyc.

Froststadium im Fieber, während: Tarent.

Frühstück amel.: Bov.

Gehen, beim: Ang., *asar.*, *chin.*, hipp., thea

Freien amel., im: Ox-ac.

geistige Anstrengung, durch: Iris., par., *sulph.*

Helm (s. Rüstung)

Husten, beim: Ferr., iris., petr.

Hut, wie durch einen zu engen: Phys.

Druck des Hutes agg.: **Carb-v.**

Kerzenlicht, durch: Cann-i.

Lachen, beim: Iris.

Lesen, beim: Agn.

Liegen amel., im: Nat-m.

Rücken agg., auf dem: Mez.

Menses, vor den: Hep., nat-c., sil.

während: Gels., helon., iod., lyc., merc., plat., sulph.

Mittagessen, nach dem: Bar-c.

Netz, wie in einem: Apis, nat-m.

Niesen, beim: Kali-chl.

periodisch: Phos.

Rüstung, wie in einer: Apis, *arg-n.*, cann-i., **Carb-v.**, clem., cocc., *crot-c.*, *graph.*, nat-m.

ZUSAMMENSCHNÜREN ...

Schlafen agg.: Graph., merc.

erkrankten Seite, auf der: Caust.

Schließen der Augen amel.: *Chel.*, sulph.

Schlucken, beim: Mag-c.

Schnur zusammengeschnürt, wie mit einer (vgl. Faden): Anac., asaf., bell., chin., cycl., **Gels.**, graph., hell., iod., lach., merc., merc-i-r., mosch., nat-c., *nat-m.*, nit-ac., plat., psor., **Sulph.**

Nacken zu den Ohren, vom: Anac.

Schreiben, beim: Gent-l., *lyc.*

Sehen agg., angestrengtes: Par., *puls.*

seitwärts: Dig.

Sitzen, im: Fl-ac.

amel.: Asar., nat-m.

vornüber gebeugt agg.: Asaf.

Sonnenhitze amel.: Stront.

Sprechen, beim: Nat-m.

Stehen agg.: Mag-c.

Stuhlgang, beim: Coloc.

Trinken agg.: Merc.

Wärme amel.: Stront.

warmen Zimmer, im: Acon., *bry.*, cann-i., *carb-v.*, plat.

Waschen, nach dem: *Ant-t.*

Wetter agg., nasses: Sulph.

Zimmer agg., beim Eintritt ins: Bov.

amel.: Hep., valer., verb.

erstreckt sich zu Augen und Nase: Nit-ac.

Hinterkopf: Agar., alum., anac., *asaf.*, bar-c., berb., calc., calc-s., cann-s., **Carb-s.**, *chel.*, chin., *cimic.*, coloc., dulc., euph., glon., **Graph.**, hell., hyos., ip., kali-i., lach., lact., laur., lob., lyc., mag-c., manc., merc., *mez.*, mosch., mur-ac., murx., nat-c., par., psor., ruta, stann., staph., *sulph.*, sumb., thuj., verat., viol-o., ziz.

vormittags: Agar.

abends: Mur-ac., murx., sumb.

nachts, beim Liegen auf dem Rücken: Mez.

Seiten, auf der: Staph.

abwechselnd mit Spannung im Gesicht: *Viol-o.*

Erwachen, beim: Anac., graph.

ZUSAMMENSCHNÜREN - *Hinterkopf* ...

Husten, beim: Mag-c., mosch.

Schlucken, beim: Mag-c.

Schreiben, beim: Lyc.

Stehen, im: Mag-c.

erstreckt sich zu den Fingergelenken: Plect.

Nacken, in den: Nat-c.

oben, unten und bis zu den Ohren; nach: **Glon.**

Scheitel: Ant-t., apis, cact., calc., chel., con., gent-c., kali-i., lyc., meny., mosch., naja, nat-m., phos., rheum, stront., verat., verb.

Augenanstrengung, bei: Gent-c.
geistiger Anstrengung, bei: Gent-c.

Menses, während: Lyc., nat-m., phos.

erstreckt sich zum Kiefer: Stront.

Schläfen: Acon., ail., alum., ambr., *anac.*, ant-t., arn., ars., bar-c., berb., bov., calc., *cann-s.*, *carb-an.*, caust., cinnb., clem., coloc., elaps, elat., glon., hell., hyper., lith-c., lyc., mag-m., merl., mur-ac., naja, nat-m., ol-an., pall., *plat.*, plb., *puls.*, rheum, *squil.*, tab., thuj., verat., verb., zinc.

morgens: Sulph.

Band von Schläfe zu Schläfe, wie ein: Carb-ac.

Husten, beim: Lach., mag-c., merc., mosch., verb.

Seite: Ant-t., apis, asaf., bar-c., calc., caust., chin-s., clem., coloc., dig., fl-ac., *stront.*

erstreckt sich zu den Augenhöhlen und Zähnen: Crot-h.

linken oberen Zähnen, wie Stiche an einzelnen Stellen, beim Bücken, amel. beim Aufrichten; zu den: Dig.

Stirn: *Acon.*, *aesc.*, aeth., agn., ail., aloe, alum., *ambr.*, *anac.*, *ant-t.*, apis, arg-n., arn., ars., asaf., bapt., *bar-c.*, bell., berb., bism-o., bry., calc., *calc-p.*, calc-s., camph., cann-s., *carb-ac.*, carb-an., carb-s., card-m., caust., *cham.*, chel., chin., clem., cocc., coff., colch., coloc., crot-t., *cycl.*, *dig.*, dros., dulc., elat., fl-ac., gels., glon., *graph.*, *grat.*, haem., ham., hell., helon., hep., hyos., ign., ip., iris., kali-ar., kali-c., kali-n., kali-p., kali-s., lac-c., lac-ac., laur., lepi., mag-m., manc., mang., med., meny., **Merc.**, mosch., *naja*, *nat-c.*, *nat-m.*, nat-p., *nit-ac.*, nux-m., nux-v., olnd., osm., par., *phos.*, phys., phyt.,

ZUSAMMENSCHNÜREN - *Stirn* ...

plat., plb., psor., *puls.*, rheum, *rhod.*, rhus-t., *ruta*, sabad., sabin., sep., *sil.*, spig., stann., staph., *sul-ac.*, sul-i., *sulph.*, tarax., ther., valer., verat., verb., zinc.

morgens: Naja

Aufstehen, beim: Sumb.

abwechselnd mit Ausdehnung: Tarax.

Band, wie von einem: Aeth., ant-t., bar-c., **Carb-ac.**, *carb-v.*, cedr., *chel.*, *coca*, *graph.*, helon., indg., iod., iris., lil-t., manc., med., **Merc.**, *merc-c.*, merc-i-r., mill., phos., sang., sul-i., tarent.

mittags: *Chel.*

Lachen, durch: Iod.

Schließen der Augen amel.: *Chel.*

eng, wie zu: Gels.

Essen, nach dem: Bar-c.

Husten, beim: Iris., mosch., verb.

intermittierend: Arn., hyos., plat.

quer über die Stirn: Arn., bar-c., cann-i., iris., laur., lepi., naja, op., par., phys., sabin., sep., verat.

Schnur, wie durch eine: Merc-i-r., nat-c.

erstreckt sich vom Orbitalrand zu den Schläfen: Cann-s.

Druck amel.: Aeth., *anac.*

Augen, über den: Aeth., anag., apis, ars., asaf., bell., bor., *card-m.*, chel., colch., dulc., euphr., *glon.*, iod., merl., nux-m., *puls.*, sang., sil., sul-i.

links: Bor.

Sehen, bei angestrengtem: *Puls.*

Nasenwurzel, über der (s. SCHMERZ - drückend - Stirn - erstreckt sich - Nase)

Stirn, über der: Sumb.

ZUSAMMENZIEHUNG der Kopfhaut, Gefühl der: Aeth., *carb-v.*, lyc., lyss., merc., par., plat., ran-s., rhus-t., sanic., spig., stann.

Stirn: *Cycl.*, lyc., *sanic.*

AUGEN

ABLÖSUNG der Netzhaut: Apis, aur., dig., *gels.*, phos.

ABSONDERUNG (von Schleim oder Eiter): *Agar.*, alum., am-c., ant-c., *apis*, *arg-n.*, ars., aur., bar-m., bism-o., *bry.*, *cadm.*, **Calc.**, **Calc-s.**, *carb-s.*, carb-v., **Caust.**, *cham.*, *chel.*, *chin.*, *chlor.*, clem., *con.*, dig., dulc., ery-a., euph., *euphr.*, *ferr.*, *ferr-ar.*, ferr-p., *graph.*, *hep.*, *hydr.*, *ip.*, kali-ar., kali-bi., *kali-c.*, *kali-i.*, kali-p., kali-s., *kreos.*, lach., lachn., lact., *lith-c.*, *lyc.*, mag-c., mag-m., **Merc.**, merc-n., mez., mill., *nat-ar.*, nat-c., *nat-m.*, nat-s., *nux-v.*, petr., ph-ac., phos., phys., pic-ac., plb., **Puls.**, rhus-t., *sanic.*, seneg., sep., *sil.*, staph., stict., stram., *sulph.*, **Tell.**, *thuj.*

morgens: Arg-n., ars., cinnb., kali-bi., mag-c., plb., sep., sil., staph., *sulph.*

abends: Kali-p.

nachts: Alum.

blutig: Ars., asaf., *carb-s.*, carb-v., *caust.*, cham., *hep.*, *kali-c.*, kreos., lach., lyc., *merc.*, mez., nat-m., petr., ph-ac., phos., *puls.*, rhus-t., sep., *sil.*, sulph., thuj.

dick: Alum., arg-n., calc-s., *chel.*, *euphr.*, *hep.*, *hydr.*, *kali-bi.*, *lyc.*, *nat-m.*, *puls.*, sep., *sil.*, sulph., thuj.

dünn: *Graph.*

eitrig: Ail., alumn., *arg-m.*, **Arg-n.**, **Calc.**, *carb-s.*, *carb-v.*, *caust.*, *cham.*, *chlor.*, ery-a., euph., ferr-i., *graph.*, *grin.*, **Hep.**, *kali-i.*, *lach.*, *led.*, **Lyc.**, *lyss.*, mag-c., mag-m., **Merc.**, nat-c., nit-ac., petr., ph-ac., phos., **Puls.**, rhus-t., *sep.*, spong., *sulph.*, tell.

tagsüber: Phos.

morgens: Bapt.

gelb: *Agar.*, alum., *arg-n.*, ars., aur., *calc.*, *calc-s.*, carb-s., carb-v., caust., chel., *euphr.*, *kali-bi.*, kali-c., kali-chl., kali-s., kreos., *lyc.*, *merc.*, nat-p., **Puls.**, *sep.*, **Sil.**, *sulph.*, *thuj.*

hängen und muss weggewischt werden; Gefühl, Absonderung würde über den Augen: Croc., *puls.*

scharf: Am-c., ars., ars-i., calc., *carb-s.*, *cham.*, coloc., *euphr.*, fl-ac., *graph.*, *hep.*, kali-ar., merc., nit-ac., *sulph.*

wässrig: **Clem.**

weiß: Alum., hydr., lachn., *petr.*, plb.

milchig weiß: Kali-chl.

Canthi: Ant-c., bell., berb., bism-o., dig., euph., kali-bi., nat-c., nat-m., *nux-v.*, pic-ac., psor.

ABSONDERUNG - *Canthi ...*

morgens: Ant-c., calc-p., *cham.*, ruta

Eiter: Cham., *graph.*, *kali-bi.*, kali-c., kali-i., led., **Nux-v.**, *ph-ac.*, ran-b., *zinc.*

harte Absonderung darin: Dig., guaj., *hep.*, *ip.*, nux-v., *petr.*, sabad.

vormittags: Coff.

nachts: Seneg.

trockene Absonderung: Calc., caust., cham., euphr., grat., *hell.*, nit-ac., viol-t.

morgens: Lyc.

Canthi, äußere: Ant-c., bar-c., bry., lyc., mez., nux-v., rhus-t., sep.

morgens: Nux-v., rhus-t., sep.

nachts: Bar-c., *lyc.*

eitrige Absonderung: Nux-v.

harte Absonderung: Euph., *hep.*, *ip.*, nux-v., sabad.

Canthi, innere: Agar., mag-s., nicc., phos., **Puls.**, staph., *stram.*, *verat-v.*, *zinc.*

morgens: Nicc., phos., **Puls.**, staph., zinc.

Menses, während den: Mag-c.

Tränensack, aus dem: Ars., arum-t., *con.*, *hep.*, iod., *merc.*, *nat-m.*, **Petr.**, *puls.*, *sil.*, stann., *sulph.*

AMAUROSIS (s. LÄHMUNG - Sehnerv)

ANÄMIE:

Bindehaut: Dig., plb.

Netzhaut: Agar., chin., dig., lith-c., syph.

ÄNGSTLICH aussehende Augen (s. GESICHT - AUSDRUCK - ängstlich)

ANSTRENGUNG der Muskeln amel.: Aur.

ARCUS senilis (s. TRÜBUNG - Arcus senilis)

ASTIGMATISMUS: *Tub.*

ATROPHIE des Sehnervs: *Nux-v.*, **Phos.**, *tab.*

Tabak, durch: Ars.

BANDES um die Augäpfel, Gefühl eines: *Lac-d.*, laur.

BEBEN: Alum., *am-m.*, *apis*, aran., carb-v., con., fl-ac., *glon.*, *hyos.*, petr., *phos.*, *rat.*, rhus-t., sars., *seneg.*, stann., zinc.

links: Alum.

rechts: Sars.

abends: Alum.

nachts: *Apis*, berb.

BEBEN ...

Blicken nach unten, beim: Alum.

angestrengt: *Seneg.*

Augenbrauen: Alum., caust., kali-c., ol-an., ruta, stront.

Canthi: Phos.

Lider: Aesc., **Agar.**, alum., am-m., asaf., **Bell.**, berb., **Calc.**, carb-an., *carb-s.*, carb-v., *carl.*, *caust.*, **Cic.**, *cocc.*, con., croc., *crot-c.*, crot-h., cupr., *cur.*, grat., *iod.*, merc., *nat-m.*, nat-p., *ol-an.*, par., petr., phel., *phos.*, *plat.*, *rat.*, rhod., rhus-t., sabin., sars., sep., sil., stront., *sulph.*, *verat.*, zinc.

links; Oberlid: **Arum-t.**, berb., *croc.*

rechts: Bell., nat-p., sars.

Oberlid: Alum., bell., calc., nat-m.

Lesen bei Kerzenlicht, beim: Berb.

schmerzhaft: Bell.

BETRUNKENES Aussehen (s. GESICHT - AUSDRUCK)

BEWEGUNG der Augäpfel:

anhaltend: Agar., *bell.*, benz-n., *iod.*, sil., *stram.*

geschlossenen Lidern, unter: Benz-ac.

konvulsivisch: Acon., *agar.*, **Bell.**, bufo, canth., chin-s., coff., ign., kali-cy., *mag-p.*, sulph., verat., zinc.

Erwachen, beim: Coff.

Licht agg.: Bell.

Schlaf, im: Hell., op., ph-ac.

pendelartig, von einer Seite auf die andere (= Nystagmus): **Agar.**, amyg., *ars.*, benz-n., *carb-h.*, cic., *cupr.*, *gels.*, sabad., sulph.

Rollen der Augen (vgl. VERDREHT): Aeth., *agar.*, amyg., arg-n., *bell.*, benz-n., *bufo*, camph., *caust.*, cham., *cic.*, *cocc.*, colch., *cupr.*, *euphr.*, *gels.*, hell., *hyos.*, kali-br., kali-i., lyss., merc., merc-c., nat-ar., op., petr., santin., sec., *stram.*, stry., tarent., ter., tub., ust., *verat.*, *zinc.*

auf und ab: Benz-ac., sulph.

Getränken, beim Anblick von: Bell.

oben, nach (vgl. VERDREHT): *Acon.*, amyg., anan., *apis*, *bufo*, camph., cina, *cupr.*, *lact.*, *laur.*, plat., ter., *verat.*

Schlaf, im: *Apis*, ol-an.

unwillkürlich: *Agar.*, *calc.*, canth., cupr., *mag-p.*, *nux-v.*, sulph.

BEWEGUNG der Augäpfel ...

starren Blick nach vorne, beim: Ph-ac.

BLICKEN, angestrengtes (vgl. SEHEN - ANSTRENGUNG - Augen): Agar., apis, cadm., caust., croc., *merc.*, *ruta*, spong., thuj.

amel.: Petr.

Ferne agg., in die: Dig., euphr., ruta

oben agg., nach: *Ars.*, bell., carb-v., *chel.*, colch., sulph.

weiße Gegenstände agg., auf: Apis

BLINZELN: Agar., am-c., anan., *apis*, arg-n., aster., **Bell.**, *caust.*, chel., chin., con., *croc.*, cycl., **Euphr.**, *fl-ac.*, glon., *ign.*, *mez.*, nit-ac., *nux-v.*, op., petr., plat., *spig.*, sulph., sumb.

amel.: Asaf., croc., *euphr.*, olnd., stann.

Blicken auf helle Gegenstände, beim: Acon., apis

Epilepsie, bei: Kali-bi.

Freien, im: Merl.

Lesen, beim: *Calc.*, *croc.*, merl.

Schreiben, nach: Hep.

Sonnenlicht, im: *Merl.*

BLUTEN aus den Augen: Acon., aloe, am-c., am-caust., *arn.*, bell., **Both.**, *calc.*, camph., *carb-v.*, *cham.*, cor-r., **Crot-h.**, dig., elaps, euphr., *kali-chl.*, **Lach.**, nit-ac., **Nux-v.**, **Phos.**, plb., raph., ruta, *sulph.*

Brennen, mit: Carb-v.

Husten, durch: Carb-v., cham., nux-v.

Keuchhusten, bei: Nux-v.

Schnäuzen der Nase, beim: Nit-ac.

Lider: Arn., bell., *hep.*, *nat-m.*, *nux-v.*, **Sulph.**

Netzhautblutung: Arn., *bell.*, *crot-h.*, glon., ham., **Lach.**, *merc-c.*, *phos.*, *prun-s.*, *sulph.*

BLUTUNTERLAUFEN (s. EKCHYMOSE)

CHALAZION (s. TUMOREN - Knötchen)

CHEMOSE: *Acon.*, am-caust., **Apis**, **Arg-n.**, ars., bell., bry., cadm., *con.*, crot-h., dulc., *euphr.*, *guare.*, *hep.*, *ip.*, *kali-bi.*, **Kali-i.**, *lach.*, merc., merc-i-r., mez., *nat-m.*, phyt., **Rhus-t.**, sil., syph., ter., thuj., *vesp.*

rechts: Syph., vesp.

links: Bell.

abends, bei der Arbeit: Mez.

Froststadium im Fieber, während: Bry.

gelb: Am-caust., *merc-i-r.*

CHEMOSE ...

Star-Operation, nach: Guare., phyt.

Hornhaut: *Hep.*

DEGENERIERTE Hornhaut: *Ars.*

DUNKEL um die Augen (s. GESICHT - FARBE - bläulich - Augen)

EINGESUNKEN: Acet-ac., *aeth.*, agar., am-c., *anac.*, ant-c., **Ant-t.**, arg-n., *arn.*, *ars.*, ars-i., aster., bar-m., bell., *berb.*, *bufo*, cadm., calc., *camph.*, *canth.*, *carb-s.*, *carb-v.*, *cedr.*, chel., **Chin.**, chin-a., chin-s., chlor., cic., cimic., **Cina**, coc-c., coca, *colch.*, *coloc.*, crot-h., *cupr.*, *cur.*, *cycl.*, *dros.*, ferr., ferr-ar., ferr-p., *glon.*, *graph.*, haem., hell., iod., *iris.*, kali-ar., *kali-br.*, *kali-c.*, *kali-i.*, kali-p., *kreos.*, lach., lith-c., *lyc.*, *merc.*, merc-c., morph., naja, nit-ac., nux-v., oena., olnd., *op.*, ox-ac., petr., *ph-ac.*, *phos.*, phyt., *plat.*, plb., podo., **Puls.**, raph., rob., sang., **Sec.**, sep., *spong.*, *stann.*, *staph.*, stram., stry., *sulph.*, tab., ter., teucr., thuj., til., upa., *verat.*, vip., zinc.

morgens: Elaps, zinc.

vormittags: Lyc., ox-ac.

nachmittags agg.: Iod.

Menses, während den: *Cedr.*

EKCHYMOSE: *Acon.*, aeth., am-c., arg-n., **Arn.**, *bell.*, **Cact.**, cham., *chlol.*, *con.*, *crot-h.*, *cupr-ac.*, erig., *glon.*, *ham.*, kali-bi., *kali-chl.*, kreos., *lach.*, **Led.**, *lyc.*, lyss., *nux-v.*, *phos.*, plb., ruta, *sul-ac.*, ter.

rechts: *Con.*

Husten, durch: *Arn.*, bell.

Lider: *Arn.*, led.

EKTROPUM: Alum., *apis*, **Arg-m.**, **Arg-n.**, bell., *calc.*, graph., *ham.*, hep., *lyc.*, *merc.*, *merc-c.*, mez., *nat-m.*, *nit-ac.*, psor., *staph.*, *sulph.*, zinc.

Silbernitrat, nach: *Nat-m.*

Unterlid: *Apis*

EMPFINDLICHKEIT:

Baden, gegen: Clem., *sulph.*

glänzende Gegenstände, gegen: **Bell.**, bufo *canth.*, **Lyss.**, *stram.*

Luft, gegen kalte: **Acon.**, cinnb., clem., *hep.*, *lac-c.*, merc., *sil.*, *thuj.*

Wasser, gegen kaltes: Elaps, *hep.*, *sulph.*

Hitze, gegen: *Apis*, *arg-n.*, caust., clem., con., *merc.*, puls.

Licht, gegen (s. PHOTOPHOBIE)

Lider: **Acon.**

EMPFINDUNGSLOSIGKEIT:
Carb-o., carb-s., crot-h., hyos., kali-br., op., *stram.*

ENTROPIUM: Anan., *bor.*, *calc.*, *graph.*, *merc.*, *nat-m.*, *nit-ac.*, *sulph.*, zinc.

ENTZÜNDUNG: **Acon.**, *act-sp.*, *agar.*, **All-c.**, *alum.*, am-c., *ambr.*, *ant-c.*, *ant-t.*, **Apis**, arg-m., *arg-n.*, **Arn.**, **Ars.**, ars-i., *asaf.*, asar., *aur.*, aur-m., *bad.*, *bar-c.*, *bar-m.*, **Bell.**, benz-ac., *bor.*, brom., *bry.*, cadm., *cahin.*, calad., **Calc.**, *calc-p.*, **Calc-s.**, camph., cann-s., *canth.*, caps., carb-s., *caust.*, *cham.*, *chin.*, chin-a., cimic., *cinnb.*, *clem.*, coff., *colch.*, *coloc.*, *con.*, cop., croc., crot-t., cupr., daph., dig., dulc., elaps, ery-a., eug., *eup-per.*, *euph.*, **Euphr.**, ferr., ferr-ar., ferr-p., *form.*, *gels.*, *glon.*, *graph.*, *grin.*, *ham.*, *hep.*, *hydr.*, hyos., *ign.*, *iod.*, *ip.*, *iris.*, kali-ar., *kali-bi.*, *kali-c.*, *kali-chl.*, *kali-i.*, kali-p., kali-s., *kalm.*, kreos., *lach.*, *led.*, *lith-c.*, **Lyc.**, *lyss.*, *mag-c.*, mag-m., meph., **Merc.**, *merc-c.*, *merc-i-r.*, *merl.*, *mez.*, morph., nat-c., **Nat-m.**, nat-p., *nat-s.*, *nit-ac.*, *nux-v.*, op., *petr.*, ph-ac., *phos.*, *phyt.*, plb., **Psor.**, **Puls.**, ran-b., rat., **Rhus-t.**, sang., **Sep.**, **Sil.**, *spig.*, staph., *stram.*, *sul-ac.*, **Sulph.**, syph., tarax., tarent., *ter.*, teucr., *thuj.*, verat., *zinc.*

16 Uhr: *Ars.*

abwechselnd mit Halsentzündung: Par.

Schwellung der Füße, mit: *Ars.*

akut: *Acon.*, **Apis**, *ars.*, aur-m., *bell.*, *bry.*, **Calc.**, *cham.*, *euphr.*, *ferr-p.*, *hydr.*, *merc.*, *nux-v.*, **Puls.**, *sep.*, **Sulph.**

Verletzungen, nach: *Acon.*, *arn.*

arthritisch (gichtig und rheumatisch): *Ant-c.*, **Ant-t.**, *apis*, *ars.*, arum-m., bell., *bor.*, *bry.*, cact., **Calc.**, *cham.*, *chin.*, *cocc.*, *colch.*, *coloc.*, dig., *euphr.*, **Form.**, *graph.*, *hep.*, *kalm.*, *led.*, **Lyc.**, *merc.*, *mez.*, *nux-v.*, **Phyt.**, *psor.*, *puls.*, **Rhus-t.**, **Sep.**, spig., *staph.*, *sulph.*

Bettwärme agg.: **Merc.**

erysipelatös (s. GESICHT - ERYSIPEL - Augen): *Acon.*, *anac.*, **Apis**, *bell.*, com., *graph.*, *hep.*, *led.*, *merc.*, *merc-c.*, **Rhus-t.**, vesp.

Insektenstiche, durch: Led.

Feuer agg.: **Ant-c.**, *arg-n.*, **Merc.**

Arbeiten über Feuer, durch; kalte Luft und kalte Anwendungen amel.: **Arg-n.**

Fremdkörper: **Acon.**, **Arn.**, *calc.*, *puls.*, **Sil.**, sulph.

Gaslicht, durch: *Merc.*

ENTZÜNDUNG ...

gonorrhoisch: *Ant-t.*, chin., cor-r., cub., med., *merc.*, **Nit-ac.**, **Puls.**, *spig.*, *sulph.*, *thuj.*

Hitze agg.: **Apis**, **Bad.**, **Bell.**, *bry.*, **Glon.**, *kali-i.*, med., *merc.*, still.

Impfung, nach: Thuj.

Kälte agg.: *Ars.*, sil.

amel.: Apis, **Arg-n.**, *asar.*, *bry.*, caust., **Puls.**, *sep.*

katarrhalisch, durch Erkältung: **Acon.**, act-sp., **All-c.**, alum., alumn., ant-c., ant-t., *apis*, *arg-m.*, *ars.*, ars-i., *arund.*, *aur.*, bapt., **Bell.**, *bry.*, **Calc.**, *calc-p.*, *carb-s.*, *cham.*, chel., *chlol.*, com., con., *dig.*, **Dulc.**, **Euphr.**, gamb., *graph.*, *hep.*, *hydr.*, iod., ip., *iris.*, kali-ar., *kali-bi.*, kali-c., *lyc.*, **Merc.**, *merc-c.*, *mez.*, *nux-v.*, *petr.*, *phyt.*, **Psor.**, **Puls.**, *sang.*, *sep.*, *staph.*, *sulph.*, *thuj.*

morgens: Hep., kali-bi., *mez.*

nachts: All-s., *cinnb.*, *dulc.*, **Merc.**, *rhus-t.*

nach 1 Uhr: Chin-a.

Lesen, beim Versuch zu: All-s.

Kindern, bei kleinen: *Acon.*, alumn., **Apis**, *arg-m.*, **Arg-n.**, arn., **Ars.**, arund., *bell.*, bor., *bry.*, **Calc.**, *cham.*, *dulc.*, *euphr.*, *hep.*, *ign.*, *lyc.*, *merc.*, *merc-c.*, **Nit-ac.**, *nux-v.*, **Puls.**, *rhus-t.*, *sulph.*, **Thuj.**, zinc.

Kopfschmerz, mit: Apis, led., verat.

kruppös: Kali-bi.

Masern, nach: Arg-m., *carb-v.*, crot-h., euphr., *puls.*

Menses, während: *Ars.*, **Zinc.**

unterdrückt: *Puls.*

merkurartig: *Asaf.*, *hep.*, *mez.*

Freien amel., im: *Asar.*, **Puls.**

Nässe agg.: *Calc.*, dulc., *rhus-t.*

Füße, Nasswerden der: *Chel.*

Sand und Staub, durch: Sulph.

skrofulös: Alumn., *ant-c.*, *apis*, *arg-m.*, **Ars.**, ars-i., arund., **Aur.**, **Aur-m-n.**, *bad.*, *bar-c.*, **Bar-m.**, *bell.*, *cadm.*, **Calc.**, *calc-p.*, **Calc-s.**, cann-s., **Carb-s.**, **Caust.**, *cham.*, chin., chin-a., *cinnb.*, *cist.*, *con.*, dig., *dulc.*, *euphr.*, ferr., ferr-ar., *fl-ac.*, **Graph.**, **Hep.**, *hyos.*, *iod.*, ip., *kali-bi.*, *kali-i.*, *lith-c.*, *lyc.*, *mag-c.*, **Merc.**, *merc-c.*, *nat-m.*, *nat-p.*, *nat-s.*, **Nit-ac.**, *nux-v.*, ol-j., **Petr.**, **Phyt.**, **Psor.**, **Puls.**, *rhus-t.*, *sars.*, **Sep.**, **Sil.**, *spig.*,

ENTZÜNDUNG - skrofulös ...

sul-ac., **Sulph.**, *tell.*, *viol-t.*, *zinc.*

Sommer, im: *Sep.*

syphilitisch: Arg-m., arg-n., *ars.*, **Asaf.**, *aur.*, aur-m., aur-m-n., *cinnb.*, *clem.*, *graph.*, *hep.*, **Kali-i.**, **Merc.**, **Merc-c.**, *merc-cy.*, *merc-i-f.*, **Nit-ac.**, **Phyt.**, *staph.*, *syph.*, thuj.

Verbrennungen, durch: **Canth.**

Verletzungen, nach: *Arn.*, *ham.*, *hep.*, *puls.*, *sulph.*

warmes Bedecken amel.: *Hep.*

Waschen agg.: **Sulph.**

Wetter, bei nasskaltem: **Dulc.**, **Rhus-t.**, *sil.*

wiederkehrend: Ars., bry., **Calc.**, *sulph.*

Wind, durch kalten, trockenen: **Acon.**

Wunden: Arn., calad., **Staph.**

Bindehaut: **Acon.**, act-sp., ail., **Alum.**, ant-c., ant-t., **Apis**, **Arg-n.**, **Ars.**, ars-i., asc-t., **Bell.**, brom., bry., **Calc.**, *calc-f.*, *calc-p.*, **Calc-s.**, cann-i., *canth.*, **Carb-s.**, cedr., *cham.*, chin., *chol.*, *cinnb.*, *clem.*, coc-c., crot-h., *crot-t.*, *dig.*, **Euphr.**, ferr-i., *ferr-p.*, *ham.*, *hep.*, *hydr.*, *iod.*, *ip.*, *kali-bi.*, kali-chl., kali-p., led., *lyc.*, *merc.*, *nat-ar.*, nat-p., *nat-s.*, *nux-v.*, *petr.*, pic-ac., *puls.*, **Rhus-t.**, *staph.*, **Sulph.**, sumb., tep., *thuj.*, *zinc.*

granulär: *Apis*, **Arg-n.**, *ery-a.*, *euphr.*, *ham.*, *merc.*, nat-s., *petr.*, *phyt.*, psor., rhus-t., sep., *sil.*, *sulph.*, *thuj.*

kalte Anwendungen amel.: *Apis*, asar., *puls.*

kruppös: Acet-ac., kali-bi., merc.

pustulös (einschließlich Hornhaut): *Aeth.*, agar., ant-c., **Apis**, ars., aur., bar-c., **Calc.**, calc-i., *cham.*, *chlol.*, **Clem.**, *con.*, *crot-t.*, *euphr.*, **Graph.**, hep., *ip.*, *kali-bi.*, **Kali-chl.**, *kali-i.*, *lach.*, *merc.*, *merc-c.*, *merc-d.*, *merc-i-f.*, *nat-c.*, *nat-m.*, *nat-s.*, *nit-ac.*, **Petr.**, **Psor.**, **Puls.**, rhus-t., **Sec.**, **Sep.**, *sil.*, **Sulph.**, *syph.*, tell., *thuj.*, zinc.

Canthi: Am-c., apis, **Arg-n.**, *bor.*, bufo, *calc.*, calc-s., clem., *graph.*, kali-c., mag-c., merc., nat-c., sulph., zinc.

morgens agg.: *Nux-v.*

Ulzeration, mit: *Apis*, bufo, *kali-c.*, zinc.

äußere Canthi: *Bor.*, **Graph.**, *kali-c.*

ENTZÜNDUNG - *Canthi* - äußere Canthi ...

Ulzeration, mit: *Calc-ac.*, upa.

innere Canthi: *Agar.*, *bor.*, *clem.*, *nux-v.*, petr.

Choreoidea: *Ars.*, *aur.*, *bell.*, **Bry.**, *cedr.*, *coloc.*, *gels.*, *ip.*, jab., *kali-chl.*, *kali-i.*, *merc.*, *merc-c.*, *merc-d.*, *nux-v.*, phos., *phyt.*, *prun-s.*, psor., puls., ruta, *sil.*, *spig.*, *sulph.*, *thuj.*

Hornhaut: *Apis*, *ars.*, *aur-m.*, *bell.*, **Calc.**, *calc-p.*, *cinnb.*, *con.*, *crot-h.*, crot-t., *euphr.*, *graph.*, *hep.*, *kali-chl.*, *kalm.*, *lyc.*, **Merc.**, *merc-i-f.*, plat., plb., *psor.*, *puls.*, *rhus-t.*, *sep.*, spig., **Sulph.**, **Thuj.**

Iris: *Apis*, *arg-n.*, **Arn.**, *ars.*, *ars-i.*, *asaf.*, *aur.*, *bell.*, calc., *cedr.*, *chin.*, *cinnb.*, *clem.*, *colch.*, *coloc.*, *com.*, crot-h., *crot-t.*, dulc., *euphr.*, *hep.*, iod., *kali-bi.*, *kali-i.*, *merc.*, **Merc-c.**, merc-i-f., mez., *nat-m.*, *nit-ac.*, petr., plb., *puls.*, **Rhus-t.**, *seneg.*, *sil.*, spig., *staph.*, *sulph.*, *syph.*, *ter.*, *thuj.*, zinc.

nachts agg.: *Ars.*, *dulc.*, **Kali-i.**, **Merc.**, **Merc-c.**, *nit-ac.*, *rhus-t.*, *staph.*, *sulph.*, zinc.

Hypopyon, mit: **Hep.**, *merc.*, *merc-c.*, **Sil.**, sulph., *thuj.*

rheumatisch: Arn., *ars.*, *bry.*, *colch.*, coloc., *dulc.*, *euphr.*, *kali-bi.*, kali-i., *kalm.*, **Rhus-t.**, *spig.*, syph., *ter.*

syphilitisch: *Arg-n.*, *ars.*, *asaf.*, *aur.*, *aur-m.*, *cinnb.*, *hep.*, **Kali-i.**, *merc.*, **Merc-c.**, *merc-i-f.*, **Nit-ac.**, petr., *staph.*, syph., *thuj.*, zinc.

berstendem Schmerz im Augapfel, in der Schläfe und in der Seite des Gesichtes; mit: **Staph.**

tuberkulös: Bar-i., tub.

Verwachsungen, mit: *Calc.*, *clem.*, *merc-c.*, *nit-ac.*, sil., spig., staph., *sulph.*, *ter.*

Karunkel, Tränenkarunkel: Bell., berb., cann-i.

Lider: *Acon.*, act-sp., anac., **Ant-c.**, **Apis**, **Arg-m.**, **Arg-n.**, *ars.*, arund., bar-c., bell., berb., **Calc-s.**, *carb-an.*, **Carb-s.**, *cinnb.* *cocc.*, com., con., crot-t., *dig.*, euphr., **Graph.**, *hep.*, *hydr.*, hyos., *iris.*, kali-ar., kali-bi., *kali-c.*, kali-s., kreos., lach., lil-t., **Lyc.**, **Med.**, meph., **Merc.**, *mez.*, nat-ar., *nat-c.*, *nat-m.*, *nit-ac.*, **Petr.**, phos., *psor.*, puls., **Rhus-t.**, *sang.*, *sanic.*, sarr., sars., *seneg.*, *sep.*, *sil.*, *spig.*, stann., **Staph.**, stram., **Sulph.**, **Tell.**, *ter.*, *thuj.*, *uran*, verat., zinc.

Lidränder: *Aeth.*, *arg-m.*, *arg-n.*, ars., *aur-m.*, bell., *bor.*, *bov.*, *cham.*, **Clem.**, *dig.*, euphr., **Graph.**, *hep.*, *hydr.*, lach., merc., *merc-c.*, nat-ar., *nat-m.*, nat-s., nux-v., *puls.*, **Sanic.**, *seneg.*, *staph.*, stram.

Meibomsche Drüsen: Cham., *colch.*, *dig.*, *euphr.*, *hep.*, indg., kreos., phos., puls., *staph.*, stram., sulph.

eitrig: *Con.*, *phos.*

Netzhaut: *Ars.*, asaf., aur., *calc.*, crot-h., *gels.*, *kalm.*, *lach.*, *merc.*, *merc-c.*, *phos.*, *prun-s.*, *puls.*, sec., *sulph.*

Sehnerv: *Bell.*, *phos.*, plb., *puls.*, tab.

Skleren: Acon., *cocc.*, hura, *kalm.*, *merc.*, *psor.*, rhus-t., spig., *thuj.*

Stichen und Abneigung gegen Sonnenlicht, mit: Nux-v.

Tränenkanal: Acon., apis, *calc.*, *fl-ac.*, hep., kali-bi., *nat-m.*, nit-ac., **Petr.**, **Puls.**, *sil.*, *stann.*

Tränendrüsen: *Ant-c.*, apis, *cupr.*, *fl-ac.*, hep., **Puls.**, **Sil.**

Tränensack: Apis, arum-t., *graph.*, hep., *merc.*, nat-c., **Petr.**, **Puls.**, **Sil.**

ERSCHRECKTER Blick (s. GESICHT - AUSDRUCK - erschreckt)

ERWEITERUNG (s. PUPILLEN)

ERYSIPELATÖS (s. ENTZÜNDUNG - erysipelatöse)

ESOPHORIE (s. LÄHMUNG - Augenmuskeln - rectus externus)

EXKORIATION der *Lider*: Apis, **Arg-n.**, **Ars.**, *calc.*, graph., *hep.*, *med.*, **Merc.**, *merc-c.*, *nat-m.*, *sulph.*

Canthi: Alum., apis, **Ars.**, bor., euph.

EXOPHORIE (s. LÄHMUNG - Augenmuskeln - rectus internus)

FALTIGE, runzelige Bindehaut (s. RUNZELIGE)

FEUER agg., Sehen ins: *Merc.*, nat-s.

FILM auf den Augen, wie ein: Lyc.

FISSUR, Canthi (s. RISSE)

FISTEL:

eiternd: *Calc.*, **Puls.**

lachrymalis, Fistula: Agar., *apis*, *arg-n.*, *aur-m.*, *brom.*, **Calc.**, chel., **Fl-ac.**, *hep.*,

FISTEL - lachrymalis, Fistula ...

lach., *lyc.*, mill., nat-c., *nat-m.*, *nit-ac.*, **Petr.**, phyt., **Puls.**, **Sil.**, *stann.*, *sulph.*

sondert bei Druck Eiter ab: **Puls.**, *sil.*, *stann.*

Hornhaut, der: *Sil.*

FLECKEN, Punkte etc. auf der Hornhaut: Agar., alumn., **Apis**, *ars.*, *aur.*, bar-c., bell., *cadm.*, **Calc.**, *calc-f.*, *calc-p.*, cann-s., *caust.*, *chel.*, cina, *colch.*, **Con.**, cupr., *euphr.*, *form.*, *hep.*, kali-ar., *kali-c.*, kali-s., lyc., *merc.*, *nat-m.*, *nit-ac.*, nux-v., phos., psor., *puls.*, rhus-t., *ruta*, *seneg.*, sep., *sil.*, spong., *sulph.*, *syph.*, thuj.

bläulich: *Colch.*

braun: Agar.

feuchte Flecken an den äußeren Canthi, schmerzhaft, wenn Schweiß an sie herankommt: *Ant-c.*

gelbe Flecken im Weißen des Auges: Agar., ph-ac.

Netzwerk von Blutgefäßen auf der Hornhaut gekennzeichnet, durch ein: **Aur.**

Narben: *Apis*, *ars.*, cadm., con., euphr., kali-chl., *merc.*, *sil.*

weiße Flecken in den Canthi: Colch.

FRANSENVORHANG über die Augen fallen würde, als ob ein: *Con.*

FUNGUS oculi (s. KREBS - Granulom)

FURUNKEL (s. HAUTAUSSCHLÄGE)

GEDUNSENE Lider (s. SCHWELLUNG)

GEFÜHLLOSIGKEIT, Taubheit um die Augen: **Asaf.**

GELBFÄRBUNG: Acon., agar., anan., *ars.*, ars-h., ars-i., *canth.*, carb-an., *card-m.*, caust., *cham.*, chel., **Chin.**, *chion.*, clem., cocc., con., corn., **Crot-h.**, cupr-ac., cur., *dig.*, *dios.*, *eup-per.*, *ferr.*, ferr-ar., ferr-i., ferr-p., *gels.*, graph., *hep.*, *hydr.*, *iod.*, *ip.*, kali-ar., *kali-bi.*, **Lach.**, lyc., *mag-m.*, myric., nat-c., nat-p., *nat-s.*, nit-ac., **Nux-v.**, op., ph-ac., phel., *phos.*, pic-ac., *plb.*, *podo.*, *sang.*, sec., **Sep.**, *verat.*, vip.

Fleck auf dem Auge, gelber: Agar., ph-ac.

Ringe um die Augen, gelb-braune: Nit-ac.

unteren Teils des Auges, des: Nux-v.

GERSTENKÖRNER: Alum., am-c., *apis*, *aur.*, bry., cahin., **Carb-s.**, caust., *chel.*, colch., **Con.**, cypr., elaps, ferr., ferr-p., **Graph.**, hep., *jug-c.*, kali-p., **Lyc.**, mag-aust., meny., *merc.*, nat-m.,

GERSTENKÖRNER ...

ph-ac., phos., *psor.*, **Puls.**, *rhus-t.*, seneg., **Sep.**, *sil.*, stann., **Staph.**, **Sulph.**, *thuj.*, valer.

linkes Auge: *Bar-c.*, colch., elaps, hydr., *hyper.*, staph.

rechtes Auge: Am-c., cypr., ferr-p., *nat-m.*

Verhärtung durch: *Calc.*, *con.*, **Sep.**, *sil.*, **Staph.**, *thuj.*

wiederkehrend: Alum., carb-s., *con.*, *graph.*, *psor.*, *sil.*, **Sulph.**

Canthi, innere: Bar-c., *nat-m.*, stann.

zu den inneren Canthi hin: Kali-c., *lach.*, *lyc.*, *nat-m.*, petr., puls., sil.

äußere: Aur-s.

Oberlid: Am-c., bell., ferr., merc., *ph-ac.*, **Puls.**, staph.

Unterlid: *Colch.*, cypr., elaps, ferr-p., *graph.*, *hyper.*, kali-p., *phos.*, puls., *rhus-t.*, seneg.

GESCHLOSSEN (vgl. ÖFFNEN - unfähig): *Calc.*, *cocc.*, *grat.*, hyos., *lachn.*, **Rhus-t.**, sep., stram., stry., urt-u.

krampfhaft: Acon., agar., *alum.*, apis, **Ars.**, *bell.*, brom., *calc.*, cham., **Coloc.**, *con.*, hep., *hyos.*, **Merc.**, *merc-c.*, **Nat-m.**, nux-v., osm., *psor.*, *rhus-t.*, sep., spong.

morgens: Nat-m.

abends: Con., *hep.*, nat-m.

nachts: Alum., hep.

Blicken, beim: *Merc.*

Kopfschmerz, bei: *Nat-m.*

Melancholie: **Arg-n.**

GESCHWÜRE:

Bindehaut: **Alum.**, **Caust.**, coloc., *crot-t.*, *hydr.*, *lyss.*, nit-ac.

Hornhaut: *Agar.*, **Apis**, *arg-n.*, *ars.*, *asaf.*, *aur.*, *bar-c.*, bar-m., bufo, **Calc.**, calc-f., *calc-p.*, *calc-s.*, *cann-s.*, cedr., *chin.*, chin-a., *chlol.*, cimic., *clem.*, *con.*, crot-c., *crot-t.*, *cund.*, **Euphr.**, *form.*, *graph.*, *hep.*, hippoz., *ip.*, kali-ar., *kali-bi.*, *kali-c.*, kali-chl., kali-s., *kreos.*, *lach.*, *lyss.*, *merc.*, *merc-c.*, merc-d., *merc-i-f.*, nat-ar., *nat-c.*, *nat-m.*, *nit-ac.*, podo., *psor.*, *puls.*, *rhus-t.*, ruta, *sang.*, *sanic.*, *sil.*, *sulph.*, *thuj.*

rechts nach links: **Con.**

abwechselnde Seiten: *Ars.*

Narben, durch: Cadm., *euphr.*, sil.

schmerzhaft: *Merc-c.*

Mitternacht bis 3 Uhr: Chin-a.

GESCHWÜRE - *Hornhaut ...*

vaskuläres Hornhautgeschwür: Calc., cann-s., hep., merc-c., merc-i-f., *sil.*

Lider: Anan., *apis*, *ars.*, *bar-m.*, *clem.*, *graph.*, *hep.*, kali-bi., kali-i., led., **Lyc.**, *merc.*, *merc-c.*, nat-m., nat-p., phos., psor., rhus-t., sep., *spig.*, *stram.*, *sulph.*, *zinc.*

bösartig: Phyt.

Canthi: Calc., phos.

äußere: Bor., *kali-c.*

Lidränder: Bufo, calc., **Clem.**, crot-t., *euphr.*, *graph.*, *merc.*, *nat-m.*, psor., puls., **Sanic.**, staph.

Oberfläche, unter der: **Ars.**, bell., merc., nux-v., phos., puls., rhus-t., sil., sulph.

Meibomsche Drüsen: Colch.

Tränenkanal: Anan.

GLÄNZEND: Absin., *aeth.*, ars., atro., bapt., **Bell.**, benz., **Camph.**, cann-i., cann-s., cedr., coca, *coff.*, *coloc.*, cupr., *eup-per.*, euph., *gels.*, *hyos.*, *lachn.*, *lyc.*, *lyss.*, mill., *op.*, plb., puls., santin., *stram.*, tanac., *zinc.*

Schweiß, beim: Op.

GLANZLOS (s. STUMPF)

GLASIERT, wie: Cupr., hyos., op., podo.

GLASIG: Acon., am-m., arn., ars., *bell.*, benz-n., bry., camph., cedr., chlor., *cic.*, coc-c., cocc., com., croc., cupr., daph., elaps, eup-per., fago., *glon.*, *hell.*, hydr-ac., hyos., iod., *kali-ar.*, *lach.*, *lyc.*, lyss., merc., mosch., **Op.**, ox-ac., petr., **Ph-ac.**, *plat.*, psor., puls., sang., sec., sep., spig., *stram.*, sulph., tab.

morgens: Sep.

Fieber, im: Bell., bry., glon., iod., op.

Froststadium im Fieber, während: Bell., cocc.

Schweiß: Bell., cocc., puls.

GLAUKOM: Phos., prun-s., *spig.*, sulph.

GRANULIERT:

Canthi, äußere: Ant-t.

Lider: *Alum.*, ant-t., *apis*, *arg-n.*, **Ars.**, *aur.*, bar-c., bell., *bor.*, *carb-s.*, *caust.*, *euphr.*, fago., **Graph.**, *kali-bi.*, **Lyc.**, *merc-c.*, *merc-i-f.*, *merc-i-r.*, mez., *nat-ar.*, *nat-m.*, *nat-s.*, *nux-v.*, ol-j., petr., phyt., *puls.*, rheum, rhus-t., *sang.*, *sep.*, *sil.*, *sulph.*, *thuj.*, *zinc.*

abends: *Nux-v.*

GRANULIERT – *Lider ...*

kalte Anwendungen amel.: *Apis*, *puls.*

Sommer, im: Nux-v.

Wasser agg.: *Sulph.*

GRÜNE Farbe: Canth., cupr-ac.

Ring um die Augen (s. GESICHT - FARBE - grünlich)

HAARE:

Ausfallen der:

Augenbrauen: Agar., ail., alum., *anan.*, aur-m., hell., **Kali-c.**, mill., plb., sel., sil., sulph.

Wimpern: Alum., *apis*, *ars.*, aur., bufo, *calc-s.*, *chel.*, chlol., *euphr.*, med., *merc.*, ph-ac., psor., **Rhus-t.**, *sel.*, sep., sil., *staph.*, *sulph.*

Gefühl eines Haares im Auge: Plan., *puls.*, sang., tab.

nachmittags: Sang.

Augenbrauen, weiße: Ars-h.

HÄMORRHAGIE (s. BLUTUNG)

HÄRTE: Coloc.

Gefühl, als sei das Auge hart wie Marmor: Cann-i.

Lider, der (s. VERDICKUNG - Lider): *Acon.*, arg-m., *calc.*, *con.*, med., *merc-c.*, *nit-ac.*, *phyt.*, psor., ran-s., sep., *sil.*, *spig.*, *thuj.*

Meibomschen Drüsen, der: *Bad.*, *lith-c.*, staph.

HAUTAUSSCHLÄGE:

Augenbrauen, um die: *Caust.*, clem., ferr-ma., *kali-c.*, **Nat-m.**, par., *phos.*, *sel.*, sep., sil., stann., staph., sulph., thuj.

gelb: Fl-ac., nat-m., rhus-t.

juckend: **Nat-m.**

krustig: Anan., fl-ac., nat-m., sep.

Pickel: Kali-c.

Psoriasis: *Phos.*

schwammig: Fl-ac., nat-m.

Canthi: Lact., syph.

äußere Canthi: Tax.

innere Canthi, Krusten: Clem.

Hornhaut; Herpes: *Graph.*, *hep.*, ign.

Lidern, an den: Ant-t., *bry.*, carb-s., crot-t., **Graph.**, guaj., **Hep.**, kali-s., kreos., *mag-m.*,

AUGEN

HAUTAUSSCHLÄGE - *Lidern*, an den ...

mez., *nat-m.*, *psor.*, puls., rhus-t., *sars.*, sil., sulph., **Thuj.**

Bläschen: Berb., *cimic.*, *crot-t.*, mez., pall., *psor.*, rhus-t., rhus-v., *sars.*, sel.

gelbe: Dulc., *psor.*, rhus-t.

Lidränder: Aur., pall., *sel.*, urt-u.

Ekzem: Clem., **Graph.**, *hep.*, *mez.*, tell., **Thuj.**

Exanthem, flüchtiges: Sulph.

Flechten; trockene, brennende, juckende: *Bry.*

Flecke: Camph., sil.

Flecken, entzündete: Aur., bry., calc., ran-s., staph., thuj.

Furunkel (s. Pusteln)

Herpes: Bry., corn., *graph.*, kreos., *psor.*, *rhus-t.*, *sep.*, sulph., tarent.

juckend: *Sars.*

Krusten: Ant-c., *arg-n.*, *aur.*, berb., bufo, calc., dig., *graph.*, hep., *psor.*, *sanic.*, sep., *sulph.*

Pickel: Alum., chel., guaj., **Hep.**, *lyc.*, merc-c., nat-m., rhus-t., sel., *seneg.*

Pusteln: *Ant-t.*, arg-m., carb-s., lyc., *merc.*, sep., *sil.*, *sulph.*, **Tell.**

Canthi: Bell., bry., calc., kali-c., *lach.*, lyc., nat-c., petr., puls., sil.

links, innere: Stann.

Lidränder: *Arg-m.*, puls., sep.

schorfig: *Mez.*, **Petr.**, **Sep.**, tub.

Schuppen: Ars., *psor.*, **Sep.**

schuppiger Herpes: *Chel.*, kreos., *nat-m.*, **Psor.**, sep.

Lidränder: *Apis*, arg-n., *aur.*, aur-m., *dulc.*, **Graph.**, *kali-chl.*, *kali-s.*, *merc.*, *tub.*

Tuberkel: Aur., bry., calc., ran-s., *staph.*, *thuj.*

über den Augen: Ran-b.

bläulich schwarze Bläschen: Ran-b.

um die Augen: Agn., arn., *ars.*, calc., carb-s., *caust.*, con., crot-h., euphr., *graph.*, *hep.*, ign., kali-c., *kali-s.*, **Merc.**, merc-c., olnd., petr., *rhus-t.*, *sel.*, sil., spong., **Staph.**, **Sulph.**, *syph.*, thuj.

Exanthem, flüchtiges: Sulph.

feiner Ausschlag: Euphr.

HAUTAUSSCHLÄGE - *um die Augen* ...

Furunkel: *Sil.*

Herpes: Alum., bry., *caust.*, *con.*, kreos., lach., olnd., spong., sulph.

Pickel: **Hep.**, merc.

unter den Augen: Dulc., guaj., sel., thuj.

HÄUTCHEN über die Augen gezogen; Gefühl, als sei ein: Apis, caust., daph., puls., rat.

HERABFALLEN der Lider: Acon., *alum.*, ant-t., apis, apoc., arn., *bell.*, cann-i., carb-s., *caust.*, cham., chel., con., croc., crot-h., **Gels.**, graph., kali-br., kali-p., *lyc.*, merc., naja, nat-c., nux-m., nux-v., *op.*, phel., sep., sil., spig., spong., sul-ac., sulph., tax., viol-o., *viol-t.*, vip., zinc.

abends: Am-br.

Kopfschmerzen, bei: *Sep.*

HITZE: *Acon.*, aesc., agar., anan., ang., aran., *arg-n.*, *ars.*, aster., aur., **Bell.**, benz-ac., berb., *bov.*, calc., *canth.*, *carb-s.*, carb-v., **Cham.**, *chel.*, **Chin.**, chlol., *clem.*, con., cor-r., *cycl.*, dig., *glon.*, *graph.*, *ign.*, *jab.*, kali-ar., *kali-bi.*, **Kali-c.**, *kreos.*, lach., *lil-t.*, **Lyc.**, mang., med., meph., *merc.*, *mez.*, nat-ar., nat-c., nat-m., *nat-s.*, nicc., *nit-ac.*, onos., *op.*, petr., ph-ac., *phos.*, plat., *psor.*, ran-b., rhus-t., **Ruta**, sabin., *sep.*, sil., *spig.*, **Sulph.**, *tab.*, tarent., tell., thuj., *verat.*, verb., viol-o., zinc.

tagsüber: *Ars.*, phos.

morgens: Apoc., *hep.*, *mez.*, sep., sulph.

vormittags: Con.

abends: Dios., kali-bi., nat-m., nicc., psor., *puls.*

heiße Luft ausströmen würde, als ob: Dios.

Kerzenlicht, bei: Graph.

nachts: *Crot-t.*, nat-c., zinc.

Anstrengung, bei: Aur., jab., **Ruta**

ausströmender Hitze, Gefühl: **Cham.**, *clem.*, dios., nat-s.

Choroiditis: *Coloc.*

Essen, nach dem: Caust.

Fieber, im: *Sep.*

Gebrauch der Augen, beim: Aur., jab., **Ruta**

Hitzewallungen: *Gels.*, phos., sep.

Iritis, bei: *Arn.*, puls.

kalte Luft agg.: Zinc.

HITZE ...

Schließen der Augen, beim: *Cor-r.*, ust.

Canthi: Carb-v., phos., psor., thuj.

äußere: Cann-s., glon., thuj.

Lider: Acon., benz-ac., *calc.*, calc-p., chel., cinnb., *gels.*, *glon.*, *graph.*, lil-t., *med.*, sep., syph., upa.

Lidränder: Par., phyt., *sep.*, *sulph.*

HITZE agg.: *Apis*, *arg-n.*, caust., clem., *coff.*, **Merc.**, *puls.*, til., zinc.

HORDOLEUM (s. GERSTENKÖRNER)

HYPERÄSTHESIE der Netzhaut: *Con.*, crot-h., *ign.*, lac-ac., **Nat-m.**, *nux-v.*

HYPERPHORIE (s. LÄHMUNG - Augenmuskeln - obliquus superior)

HYPERTROPHIE der Bindehaut: Apis

INFILTRATION (s. HÄRTE; VERDICKUNG)

INJIZIERT: All-c., ant-t., astac., *bell.*, bufo, camph., cedr., *clem.*, con., ferr., ferr-ar., ferr-m., ferr-p., **Glon.**, *hep.*, *kali-bi.*, merc.

Canthi, innerer: Laur., nat-p.

Bindehaut; voll von dunklen Blutgefäßen: *Apis*, arg-n., ars., ars-h., bar-m., *bell.*, *calc.*, *calc-p.*, *camph.*, cann-i., *carb-s.*, *chin-s.*, *chlol.*, clem., *con.*, *cop.*, *crot-c.*, crot-t., *euphr.*, *ferr.*, *graph.*, *ham.*, *hep.*, *ip.*, kali-ar., *kali-bi.*, kali-c., *kali-i.*, kali-p., kali-s., *lach.*, lyss., merc., *merc-c.*, *mez.*, morph., *nat-ar.*, **Nat-m.**, *nux-v.*, *op.*, phos., podo., sang., sec., *sil.*, spig., stram., stry., *sulph.*, tarent., thuj.

morgens: *Mez.*

Menses, vor den: Puls.

Hornhaut: **Aur.**, *graph.*, hep., *ign.*, ip., *merc.*, plb.

JUCKEN: Absin., acon., *agar.*, *all-c.*, *alum.*, am-m., anan., *ant-c.*, *apis*, *arg-m.*, *arg-n.*, arund., asc-t., aspar., aur., aur-m., *bar-c.*, bar-m., bell., berb., bor., bry., bufo, *calc.*, calc-p., calc-s., cann-s., canth., carb-an., *carb-v.*, casc., *caust.*, chim., chin., clem., coloc., cop., cupr., cycl., elaps, eug., *euphr.*, fago., ferr., ferr-i., gels., hep., hura, ign., iod., *kali-bi.*, kali-n., kali-s., *kalm.*, kreos., lach., lachn., lob., *lyc.*, lyss., mag-c., *mag-m.*, meph., *merc.*, merc-c., *mez.*, mosch., *mur-ac.*, *nat-c.*, *nat-m.*, nat-p., nat-s., nicc., nit-ac., *nux-v.*, ol-an., osm., paeon., pall., *petr.*, ph-ac., *phel.*, *phos.*, phyt., **Puls.**, ran-b., rhod., rhus-t., ruta, sars., sep., sil., spig., stann., stram., stront., **Sulph.**, tarent., vesp., viol-t., *zinc.*

JUCKEN ...

morgens: Agar., am-c., dios., fago., meph., *nat-m.*, *nat-s.*, *sulph.*

Aufstehen, nach dem: Nat-m.

vormittags: *Sulph.*

11 Uhr: Nat-c.

abends: *Acon.*, calc., calc-p., *cupr.*, dios., erig., eug., euph., ferr., *gamb.*, mag-c., meph., *merc-c.*, pall., phos., **Puls.**, sil., **Sulph.**, vesp.

Reiben, nicht amel. durch: Pall.

nachts: Ars., sulph.

Anstrengung der Augen, bei: *Rhus-t.*

Baden, beim warm: *Mez.*

Freien, im amel.: **Puls.**

Gaslicht agg.: *Phyt.*

Haus, im: Ran-b.

Kälteanwendung amel.: *Puls.*

Licht, durch: Anan.

Mittagessen, nach dem: Mag-c.

Reiben agg.: *Kalm.*, kreos., sulph.

amel.: Agar., *caust.*, *euphr.*, mag-c., nat-c., *nux-v.*, ol-an., spong., stram., sulph., zinc.

Schnupfen, bei: Caps.

warmen Zimmer, im: *Puls.*, *sulph.*

Augenbrauen: Agar., agn., all-c., alum., ars., arund., berb., bry., caust., com., con., ferr., fl-ac., laur., manc., mez., nat-m., pall., par., rhod., sel., sil., spig., **Sulph.**, verat., viol-t.

morgens: Nat-m.

abends: All-c.

Canthi: Agar., **Alum.**, *ant-c.*, **Arg-m.**, *arg-n.*, arn., asc-t., *aur.*, bell., benz-ac., berb., bor., **Calc.**, carb-v., *caust.*, cina, cinnb., clem., *con.*, crot-c., *euph.*, *euphr.*, ferr-ma., *fl-ac.*, *gamb.*, iod., led., *lyc.*, *mosch.*, *mur-ac.*, *nat-m.*, nux-v., petr., prun-s., *puls.*, ruta, sep., staph., *stront.*, *sulph.*, trom., zinc.

abends: Mag-c., puls.

Freien, im agg.: Staph.

amel.: Gamb.

äußere: Ant-c., aur-m., benz-ac., bry., carb-v., cinnb., com., euphr., fago., form., mez., *nat-m.*, prun-s., rhus-t., sep., *sulph.*, tarent., tax., upa.

JUCKEN - *Canthi ...*

innere: **Alum.**, *apis*, *aur.*, bor., calc., carb-v., *caust.*, chel., cina, *cinnb.*, clem., *con.*, cycl., fl-ac., *gamb.*, *graph.*, grat., hyos., lach., laur., *lyc.*, mag-c., **Mag-m.**, mez., *nat-m.*, nit-ac., osm., phos., *psor.*, *puls.*, *ruta*, sep., stann., staph., *stront.*, *sulph.*, syph., tab., *zinc.*

morgens: Sep.

abends: Dios., fl-ac., *puls.*

Lider: Alum., ambr., anag., apis, **Arg-m.**, asaf., asc-t., aur., aur-m., bell., berb., bry., bufo, *calc.*, carb-s., *caust.*, con., croc., *crot-t.*, cycl., dros., euph., *euphr.*, *graph.*, *hep.*, kali-ar., *kali-bi.*, lob., *mez.*, nat-p., nux-v., paeon., pall., *petr.*, *ph-ac.*, *phos.*, **Puls.**, **Rhus-t.**, *sep.*, sin-n., spong., **Sulph.**, tarent., **Tell.**, vesp., vinc., zinc.

tagsüber, nur: *Phos.*, **Sulph.**

morgens: Carb-v., nux-v.

abends: *Mez.*, **Puls.**

Lidränder: Am-c., asaf., bry., *calc.*, *carb-v.*, chin., con., euphr., fago., grat., jatr., kali-bi., kali-c., kreos., mez., nat-ar., nat-p., *nat-s.*, nux-v., phos., prun-s., **Puls.**, sel., *sep.*, **Staph.**, *sulph.*, zinc.

um das Auge: Agn., apis, berb., *carb-v.*, con., lach., lyc., pall., sars., til.

KÄLTE: Aesc., alum., am-c., ambr., amyg., *arg-n.*, asaf., asar., berb., bufo, *calc.*, *calc-p.*, chlor., *con.*, croc., euphr., eupi., *fl-ac.*, form., graph., *kali-c.*, lachn., lith-c., *lyc.*, med., par., *phyt.*, *plat.*, plb., raph., seneg., sep., sil., spig., spong., squil., stram., sulph., syph., *thuj.*

links: Tarent.

abends: Lyc.

Gehen im Freien, beim: Alum., con., sil., squil.

kaltem Wind, im: *Squil.*

kalte Luft hineinwehen würde, als ob: Asaf., berb., cinnb., *croc.*, *fl-ac.*, med., sep., sulph., syph., *thuj.*

schmerzhaften Auge, im: *Thuj.*

Canthi: Asaf., euphr., lith-c.

hinter den Augen: Calc-p.

Lider: Brom., hura, *kali-c.*, ph-ac.

Lidränder: Kali-c.

Schließen der Augen, beim: Ph-ac.

KATARAKT: *Am-c.*, *am-m.*, ant-t., *apis*, arn., *bar-c.*, bell., **Calc.**, **Calc-f.**, *calc-p.*, calc-s., *cann-s.*, *carb-an.*, **Caust.**, *chel.*, chim., chin., *colch.*, *con.*, dig., *euph.*, euphr., hep., hyos., *jab.*, *kali-c.*, kali-s., lac-c., *lyc.*, **Mag-c.**, merc., nat-m., *nit-ac.*, op., *phos.*, plb., psor., *puls.*, rhus-t., ruta, *sec.*, seneg., *sep.*, **Sil.**, spig., **Sulph.**, tell., *zinc.*

links: *Sulph.*

rechts: *Am-c.*, *kali-c.*, *nit-ac.*, *sil.*

beginnend: Caust., *puls.*, sec., sep.

dunklen Tag besser sehen, kann an einem: Euph.

Frauen, bei: Sep.

Fußschweiß, nach unterdrücktem: **Sil.**

Hemioanpsie, mit vertikaler: Caust.

Operation, nach: Arn., *seneg.*

Quetschung, durch: Arn., *con.*

retikular; netzförmig: Caust., plb.

senil; Altersstar: *Carb-an.*, *sec.*

viridis: Colch., *phos.*, puls.

weich; Linsenerweichung: *Colch.*, merc., sec.

Kapselstar: *Am-m.*, colch.

Rindenstar: **Sulph.**

KERATOCONUS: *Euphr.*, puls.

KLEINKINDERN, Augenbeschwerden bei (s. ENTZÜNDUNG - Kinder - Kleinkindern)

KNÖTCHEN in den Lidern (s. TUMOREN - Knötchen)

KONDYLOM: Arund., *calc.*, cinnb., *merc.*, *nit-ac.*, phos., staph., **Thuj.**

Augenbrauen: Anan., *caust.*, *thuj.*

Canthi: Calc., nit-ac.

Iris: *Cinnb.*, **Merc.**, staph., thuj.

Lider: *Caust.*, cinnb., *nit-ac.*, sulph., **Thuj.**

rechtes Unterlid: *Nit-ac.*

blutet bei Berührung: Nit-ac.

Skleren: Arund.

KONGESTION (s. RÖTE)

KONVULSIVISCH (s. BEWEGUNG)

KRÄMPFE der Lider: Agar., alum., *bell.*, *calc.*, calc-p., camph., chin-a., croc., *cupr.*, *euphr.*, *mag-p.*, *merc-c.*, *nat-m.*, *nux-v.*, plat., *plb.*, *puls.*, ruta, sep., sil.

nachts: Alum., croc., *merc-c.*

orbicularis palpebrarum: Chin-a., *mez.*

KRÄMPFE der Lider ...

Ziliarmuskel: Agar., *arg-n.*, aur., aur-m., caust., gels., *jab.*, *morph.*, nat-m., nit-ac., *nux-v.*, phys., puls., *ruta*, spig., sulph., tab.

KRÄNKLICHES Aussehen um die Augen: **Cina**, guare.

KREBS: Aur-m-n., **Calc.**, *lyc.*, **Phos.**, *sep.*, *sil.*, thuj.

Epitheliom: Cund., *lach.*

Hornhaut, der: Hep.

Lider, der: Hydr., lach., phyt., thuj.

Unterlid: Apis, cund., thuj.

Granulom (Fungus): Bell., **Calc.**, *lyc.*, **Phos.**, *sep.*, *sil.*, thuj.

medullaris: Bell., **Calc.**, *lyc.*, *sil.*

Tränendrüsen: *Carb-an.*

KRIBBELN: Agar., *asar.*, bell., chin., cina, colch., nat-c., *nat-s.*, seneg., sep., spig., sulph., verat.

Canthi: Plat.

LÄHMUNG:

Augenmuskeln: **Caust.**, *con.*, *euphr.*, **Gels.**, kali-i., merc-i-f., *nat-m.*, **Nux-v.**, *rhus-t.*, *seneg.*

obliquus superior (= Hyperphorie): *Arn.*, cupr., *seneg.*, *syph.*

rectus externus (= Esophorie): *Caust.*, chel., gels., *kali-i.*, sulph.

rectus internus (= Exophorie): *Agar.*, alum., *con.*, graph., *jab.*, lil-t., merc-i-f., **Morph.**, **Nat-m.**, phos., rhod., *ruta*, *seneg.*

ziliar: *Acon.*, *arg-n.*, *con.*, *dub.*, gels., graph., kali-br., nat-m., nux-v., par., phys., **Ruta**, seneg.

Iris: **Ars.**, kali-bi., *par.*

Lider: *Alum.*, *ars.*, bapt., bar-m., bell., *cadm.*, *cocc.*, *con.*, *graph.*, *guare.*, hydr-ac., *merc-i-f.*, nat-ar., nit-ac., op., *plb.*, puls., **Sep.**, **Spig.**, stram., *verat.*, vip., zinc.

Oberlider: *Alum.*, apis, arn., *ars.*, bufo, *cadm.*, **Caust.**, chlol., cina, *cocc.*, *con.*, crot-c., crot-h., cur., *dulc.*, *euph.*, **Gels.**, *graph.*, *led.*, lyss., *mag-p.*, *med.*, *merl.*, *morph.*, naja, nat-ar., nat-c., **Nit-ac.**, *nux-m.*, op., *phos.*, *plb.*, **Rhus-t.**, *sec.*, **Sep.**, **Spig.**, stann., *syph.*, *verat.*, *zinc.*

links: Nux-v., plb.

rechts: Alum., *apis*, *cur.*, mag-p., phys., rhus-t., sulph.

LÄHMUNG - *Oberlider* ...

morgens: *Nit-ac.*

Kälte, durch: **Caust.**, *rhus-t.*

Verletzung, nach: *Led.*

Sehnerv (= Amaurose): Anac., anan., *arg-m.*, arg-n., *ars.*, aur., *aur-m.*, *aur-m-n.*, bar-c., **Bell.**, both., *bov.*, bry., bufo, *calc.*, caps., *caust.*, *chel.*, *chin.*, chin-a., *cic.*, cocc., **Con.**, croc., dig., dros., dulc., *elaps*, euphr., *ferr.*, ferr-ar., fl-ac., **Gels.**, guaj., *hyos.*, kali-ar., kali-c., **Kali-i.**, kali-p., *kali-s.*, laur., *lyc.*, *meny.*, *merc.*, nat-ar., nat-c., **Nat-m.**, nat-p., nit-ac., *nux-v.*, olnd., *op.*, petr., *ph-ac.*, **Phos.**, *plb.*, *psor.*, **Puls.**, *rhus-t.*, *ruta*, **Sec.**, *sep.*, **Sil.**, spig., staph., **Stram.**, **Sulph.**, syph., *thuj.*, verat., vib., *zinc.*

rechts: *Bov.*

dann links: *Chin.*

LEERER Blick (s. GESICHT - AUSDRUCK)

LEUCHTEND (s. GLÄNZEND; GLASIG)

LOSE, locker; Gefühl wie: *Carb-an.*

LUPUS, *Augenbrauen*: Alum., alumn., anan.

Lider: Alumn., kali-chl., phyt.

Unterlid: *Apis*

MELANOSE: *Aur.*

MONDSCHEIN amel. die Augensymptome: *Aur.*

MÜDIGKEIT, Gefühl von: Am-m., ars., *graph.*, iod., jab., *nat-ar.*, nat-m., *phos.*, psor., *ruta*, *sep.*, stann., stram., sulph., *zinc.*

NÄHE der Augen zu bringen; Abneigung, Gegenstände in die: Fl-ac., mang.

NYSTAGMUS (s. BEWEGUNG - pendelartig)

ÖFFNEN; unfähig, sie zu: Abrot., *alum.*, am-c., anan., *arg-m.*, ars., *aur.*, bufo, cadm., carb-v., *cham.*, *chel.*, *con.*, gels., hell., hyos., lach., lyc., mag-c., merl., nat-ar., **Nux-m.**, **Nux-v.**, oena., op., petr., ph-ac., sil., staph., sul-ac., *tarent.*, thuj.

morgens: *Lyc.*, mag-m., petr., ph-ac., staph., thuj.

Druck in der Stirn, durch: Ph-ac.

nachts: Ars., carb-v., *cocc.*

Erwachen, beim: *Merl.*

Erwachen, beim: *Merl.*

Kopfschmerzen, bei: *Tarent.*

Menses, während den: *Cimic.*

ÖFFNEN der Lider:

Niesen, verursacht: **Graph.**

ÖFFNEN der Lider ...

schwierig: *Agar.*, alum., ambr., anan., *arg-m.*, arg-n., **Ars.**, *bor.*, **Caust.**, *chel.*, *con.*, cupr., elaps, *ferr.*, ferr-ar., *fl-ac.*, **Gels.**, hydr-ac., hyos., kali-ar., kali-c., *lyc.*, *mag-m.*, *merc.*, merl., *nat-ac.*, nat-m., *nit-ac.*, *nux-v.*, *phos.*, samb., sep., spig., sul-ac.

morgens: Ambr., bar-c., bor., bov., *caust.*, con., *lyc.*, mag-m., nicc., *nit-ac.*, *petr.*, *ph-ac.*, psor., rhus-t., *sep.*, sul-ac.

Erwachen, beim: *Cocc.*, kali-c.

nachts: Chel., *cocc.*, mag-m., nat-m., rhus-t., *sep.*

ÖFFNEN sich, Lider: Ant-t., apis, *caust.*, *cocc.*, crot-h., *cupr.*, *dol.*, **Guaj.**, hydr-ac., *hyos.*, **Iod.**, **Lyc.**, naja, nux-v., olnd., *onos.*, *op.*, sol-n., squil., *stram.*

schließen sich in schneller Folge, und: Agar.

ÖFFNEN der Augen; krampfhaftes: Aeth., ang., apis, arn., **Bell.**, camph., *caust.*, *cocc.*, dol., *guaj.*, hyos., **Iod.**, *ip.*, laur., lyc., lyss., naja, **Nux-v.**, op., **Stram.**, *stry.*

Delirium, im: *Op.*, *stram.*

OFFEN:

Anfall, vor einem: *Laur.*

Bewusstlosigkeit, während der: *Op.*

Delirium, mit: *Crot-h.*, **Stram.**

Gefühl wie weit: Carb-v., onos., pip-m.

geschlossenen Lider seien weit offen; Gefühl, die: Phos., sep.

halboffen: *Agar.*, amyg., *ant-t.*, *apis*, *ars.*, *art-v.*, bapt., **Bell.**, *bry.*, cadm., cann-i., *canth.*, caps., *carb-h.*, *cham.*, *coff.*, *colch.*, *coloc.*, *crot-c.*, *crot-h.*, **Cupr.**, *dig.*, ferr., ferr-m., ferr-p., *gels.*, *hell.*, *hydr-ac.*, *ip.*, *kreos.*, *lach.*, laur., *lyc.*, *merc.*, *morph.*, *nat-m.*, *oena.*, **Op.**, ph-ac., phel., *phos.*, plb., podo., *rhus-t.*, samb., *stram.*, *sulph.*, ter., verat., *zinc.*

möchte die Augen nicht öffnen; fürchtet, es werde die Kopfschmerzen agg.: Phys.

schwierig offen zu halten: Ars., bapt., *bor.*, bufo, caust., **Gels.**, hyos., naja, nat-ar., ph-ac., pic-ac.

Verlangen, die Augen weit offen zu halten: Onos.

muss sie offenhalten und ins Licht blicken: Puls.

OFFEN ...

Schlaf, im: Ant-t., ars., *bell.*, bry., cadm., chin., *cocc.*, cupr., ferr., ip., *lyc.*, op., ph-ac., samb., stram., sulph.

ONYX: *Hep.*, *merc.*, rhus-t.

PANNUS: *Apis*, **Arg-n.**, *aur.*, *bar-c.*, *calc.*, *caust.*, *euphr.*, *graph.*, *hep.*, kali-bi., kali-c., merc., *merc-i-f.*, *merc-i-r.*, merl., *nit-ac.*, petr., rhus-t., sep., sil., *sulph.*

PHOTOMANIE: *Acon.*, am-m., **Bell.**, calc., **Gels.**, *lac-c.*, ruta, **Stram.**, valer.

Delirium, mit: Calc.

PHOTOPHOBIE: **Acon.**, aeth., agar., *agn.*, *ail.*, *all-c.*, *alum.*, am-c., am-m., anac., *anan.*, ant-c., *ant-t.*, *apis*, **Arg-n.**, *arn.*, **Ars.**, *arum-t.*, arund., *asar.*, aster., *aur.*, *aur-m.*, aur-s., bapt., **Bar-c.**, *bar-m.*, **Bell.**, berb., bor., brom., *bry.*, bufo, cact., **Calc.**, *calc-p.*, calc-s., camph., cann-i., carb-ac., **Carb-s.**, cast., *caust.*, cedr., cere-b., *cham.*, *chel.*, **Chin.**, *chin-a.*, *chin-s.*, *cic.*, cimic., cina, cinnb., *clem.*, *coff.*, coloc., **Con.**, *croc.*, *crot-h.*, *crot-t.*, *dig.*, dros., elaps, *eup-per.*, **Euphr.**, ferr-i., gamb., *gels.*, *glon.*, **Graph.**, *hell.*, *hep.*, *hyos.*, *ign.*, ip., *kali-ar.*, *kali-bi.*, *kali-c.*, kali-i., *kali-n.*, *kali-p.*, **Lac-c.**, *lac-d.*, *lach.*, *lac-ac.*, *led.*, *lil-t.*, *lith-c.*, **Lyc.**, lyss., mag-c., *mag-p.*, mag-s., **Merc.**, *merc-c.*, *merc-i-f.*, *merl.*, mosch., mur-ac., *nat-ar.*, *nat-c.*, **Nat-m.**, nat-p., **Nat-s.**, nicc., nit-ac., nux-m., **Nux-v.**, **Op.**, petr., ph-ac., *phos.*, *phyt.*, *psor.*, *puls.*, **Rhus-t.**, *sanic.*, sec., seneg., *sep.*, *sil.*, sol-n., *spig.*, staph., *stram.*, sul-ac., **Sulph.**, *sumb.*, *tab.*, tarax., *tarent.*, ther., *tub.*, *verat.*, *zinc.*, ziz.

morgens: Am-c., am-m., *ant-c.*, *calc.*, kali-n., *nat-s.*, **Nux-v.**, phyt., sil., verat.

Aufstehen, beim: Calc.

Erwachen, beim: *Lach.*, rhus-v.

nachmittags: Zing.

abends: Arund., bor., **Calc.**, carb-an., *caust.*, eug., *euphr.*, *lyc.*, *merc.*, ph-ac., sil., stram., sumb., *zinc.*, zing.

18-20 Uhr: **Caust.**

nachts: Con., gels.

Mitternacht bis 3 Uhr: Chin-a.

blauem Licht, bei: Tab.

chronisch: Aeth., *nat-s.*, *sil.*

Entzündung, ohne: **Con.**, hell.

Feuerschein, bei: **Merc.**

PHOTOPHOBIE ...

Froststadium im Fieber, während: Acon., apis, ars., **Bell.**, bor., cham., hep., lyc., nux-v., rhus-t., sep.

Gaslicht, bei: Asc-t., *calc-p.*, *graph.*, *med.*, **Merc.**, *sulph.*

Gehen im Freien, beim: *Clem.*, *psor.*

amel.: *Gamb.*

Koitus, nach: Apis, calc., *chin.*, *graph.*, **Kali-c.**, kali-p., phos., sep., sil.

Kopfschmerz, bei: *Ferr-p.*, kali-p., **Nat-s.**, tarent.

Krusten aus der Nase gezupft werden, wenn: *Kali-bi.*

künstlichem Licht, bei: Agar., *arg-n.*, aster., bor., *calc.*, calc-p., cast., chel., coff., *con.*, *crot-h.*, cupr., dros., *euphr.*, gels., *ip.*, *lac-d.*, lith-c., *merc.*, *nat-m.*, phos., *puls.*, stram., *sulph.*

Masturbation, nach: Cina

Menses, während den: Ferr-p., ign.

Mittagessen, nach dem: *Calc.*

Raserei, Tobsuchtsanfall; bei: *Acon.*, ars., **Bell.**, hyos., merc., nux-v., phos., puls., **Stram.**

Schnee, durch: Ant-c., **Ars.**

Schweiß, beim: Sulph.

Sonnenlicht, im: **Acon.**, *ars.*, *asar.*, berb., *bry.*, calc., camph., cast., **Chin.**, *cic.*, *clem.*, *euphr.*, **Graph.**, *hep.*, *ign.*, *kali-ar.*, *lac-c.*, *lith-c.*, *merc.*, merc-c., *merc-sul.*, petr., ph-ac., *phos.*, **Sulph.**, zinc.

Tageslicht, im: *Acon.*, ant-c., **Ars.**, bell., berb., *bry.*, camph., cast., *caust.*, **Chin.**, *cic.*, *clem.*, *con.*, *euphr.*, **Graph.**, hell., *hep.*, *ign.*, kali-ar., *kali-bi.*, *kali-c.*, kali-s., lac-c., *lith-c.*, *lyc.*, *merc.*, merc-c., merc-sul., *nat-ar.*, nat-c., nit-ac., nux-v., petr., ph-ac., *phos.*, psor., *sars.*, sep., sil., stram., *sulph.*, *zinc.*

mehr als durch Gaslicht: *Graph.*, kali-bi.

nur bei Tageslicht: *Kali-bi.*, nit-ac.

Verlangen nach künstlichem Licht: Stram.

Überanstrengung der Augen, nach: **Arg-n.**

warmen Zimmer agg., im: **Arg-n.**

Wetter:

nebligem Wetter, bei: Cic.

PHOTOPHOBIE - Wetter ...

warmem Wetter, bei: Sulph.

POLYP (s. TUMOREN - Polyp)

PRICKELN: Clem., *phyt.*, pic-ac.

PTERYGIUM: *Am-br.*, *arg-n.*, *ars.*, *ars-m.*, *calc.*, chim., *euphr.*, *form.*, *lach.*, *nux-m.*, *psor.*, *rat.*, spig., *sulph.*, tell., *zinc.*

rosa: *Arg-n.*

PULSIEREN, Klopfen: Ammc., apis, *ars.*, asaf., asar., aur-s., **Bell.**, benz-ac., brom., bry., bufo, *calc.*, cast., *chel.*, clem., *coloc.*, *gels.*, glon., *hep.*, *hyos.*, lil-t., lith-c., lyss., mang., *merc.*, *merc-i-f.*, *nux-v.*, petr., phys., pic-ac., rheum, seneg., *sil.*, stram., tarent., ter., ther.

morgens: *Nux-v.*

Liegen, im: Nux-v.

abends: Cycl., kreos.

nachts: Ars., **Asaf.**, **Merc.**, *merc-i-f.*

Mitternacht, nach: *Ars.*

abwechselnd mit stechenden Schmerzen: Calc.

anfallsweise: Calc., *sil.*

Lesen, beim: Ammc.

Oberlider: Stry.

um die Augen: *Ars.*

PUPILLEN:

abwechselnd zusammengezogen und erweitert, im selben Licht: Acet-ac., *acon.*, am-c., anac., ars., *bar-c.*, cann-s., *carb-ac.*, cic., cycl., dig., dros., dulc., *hell.*, *lach.*, oena., *phys.*, sol-n., zinc.

erweitert: Acet-ac., *acon.*, aesc., *aeth.*, *agar.*, *agn.*, *ail.*, alumn., *anac.*, *apis*, **Arg-n.**, *arn.*, ars., ars-i., arund., astac., bar-c., *bar-m.*, **Bell.**, brom., bufo, cadm., cahin., **Calc.**, *camph.*, caps., *carb-an.*, carb-s., caust., *cedr.*, *chel.*, **Chin.**, *chin-s.*, *cic.*, cimic., *cina*, coca, *cocc.*, *coff.*, *colch.*, *coloc.*, *con.*, *cor-r.*, *croc.*, crot-c., crot-h., crot-t., *cycl.*, *dig.*, dros., dulc., **Gels.**, *glon.*, *guaj.*, *hell.*, hep., hydr-ac., **Hyos.**, *hyper.*, ign., *iod.*, ip., *kali-br.*, *kali-i.*, kali-n., lach., lachn., lact., lac-ac., *laur.*, *led.*, lyc., lyss., **Mang.**, *merc.*, *merl.*, *mosch.*, nat-ar., *nat-c.*, *nat-p.*, *nit-ac.*, nux-m., *nux-v.*, *op.*, *ph-ac.*, *phos.*, phys., phyt., pic-ac., *puls.*, ran-b., raph., rhod., samb., *sang.*, sars., **Sec.**, sol-n., *spig.*, squil., staph., **Stram.**, *stry.*, sulph., valer., *verat.*, vib., zinc.

links mehr als rechts: Nat-ar., urt-u.

PUPILLEN - erweitert ...

rechts mehr als links: Mang., *ph-ac.*, plb., sil., *tarent.*

Epilepsie, vor: **Arg-n.**, *bufo*

Fieberhitze, in der: Ail., apis, ars., **Bell.**, bufo, chin., cic., cina, cocc., colch., hell., hyos., lyc., merc., nux-v.

Froststadium im Fieber, während: Aeth., apis, calc., carb-an., cham., cic., hyos., ip., lach., nux-m., op., stram.

Lesen agg.: *Ph-ac.*

Menses, vor den: Lyc.

während: Glon.

Schweiß, beim: Acon., bell., bufo, calc., cina, cocc., hell., hep., hyos., op., stram.

Stupor, bei: Sec.

Zahnschmerzen, bei: Mang.

rechteckig: Acon., bar-c., *cocc.*, hyos., merc-c.

schwach: Spig.

träge: Bell., carb-s., cham., cupr., dig., *hell.*, ip., jatr., merc., naja, nit-ac., phos., rumx., sec., seneg., sul-ac., tab., tax.

unempfindlich gegen Licht: Aeth., agar., arg-n., **Arn.**, ars., aur-m., *bar-c.*, *bar-m.*, **Bell.**, bufo, cahin., *camph.*, carb-ac., carb-an., carb-v., cedr., *chel.*, chin., *cic.*, *colch.*, **Cupr.**, *dig.*, dub., euph., gels., *hell.*, hep., hydr., hydr-ac., **Hyos.**, kali-bi., *kali-br.*, *kali-i.*, laur., *merc.*, *merc-c.*, naja, nit-ac., nux-m., **Op.**, ox-ac., par., phos., *plat.*, ran-b., rhus-t., sol-n., *stram.*, sul-ac., sulph., tab., ter., *tub.*

ungleich: Bell., cadm., cann-i., chlor., colch., dig., lyss., mang., merc-c., morph., nat-p., plb., rhod., sulph., tarent.

unregelmäßig: Acon., bar-c., chlor., cinnb., dub., hyos., nit-ac., plb., sil., sulph., tab.

ziehen sich nur schwer zusammen: Nit-ac.

zusammengezogen: *Acon.*, aesc., agar., *anac.*, ant-t., *apis*, arg-m., *arn.*, *ars.*, *aur.*, *bell.*, *calc.*, *camph.*, canth., caps., carb-ac., carb-s., cham., *chel.*, *chin-s.*, cic., cocc., con., crot-t., *daph.*, *dig.*, dros., *euphr.*, fl-ac., gamb., gels., *gins.*, haem., *hell.*, *hyos.*, ign., jab., kali-bi., kali-i., led., mang., *merc.*, *merc-c.*, *mez.*, *mur-ac.*, *nat-m.*, *nux-m.*, nux-v., ol-an., **Op.**, ph-ac., phos., *phys.*, phyt., *plb.*, podo., *puls.*, rheum, *rhus-t.*, sabad., samb., sec., seneg., *sep.*, sil., sol-n., squil., *stann.*, stram., sul-ac., sulph., tab., **Thuj.**, tub., *verat.*, *zinc.*

PUPILLEN - zusammengezogen ...

links: *Arg-m.*, *tarent.*

rechts erweitert: Colch., lyss., rhod., *tarent.*

rechts: *Arg-n.*, onos., verat-v.

eine zusammengezogen, die andere erweitert: Cadm., rhod., tarent.

Fieberhitze, in der: Acon., arn., ars., bell., cham., cocc., *gels.*, hyos., mur-ac., nux-v., phos., sec., stram., verat.

Froststadium im Fieber, während: Bell., caps., nux-v., sep., sil., sulph.

Schweiß: Bell., cham., cocc., mez., mur-ac., phos., puls., sep., sil., sulph., thuj., verat.

PUSTELN auf der Hornhaut (s. ENTZÜNDUNG - Bindehaut - pustulös)

RAUHEIT der Hornhaut: Sil.

Gefühl beim Blinzeln: Sil.

REIBEN, Verlangen zu: All-c., apis, bor., carb-ac., *caust.*, *con.*, *croc.*, fl-ac., gymn., kali-bi., *mez.*, morph., nat-c., *op.*, plb., *puls.*, rat., *squil.*, *sulph.*

REIZUNG: Apis, *ars.*, *caust.*, con., fago., ign., iod., lyc., merc-i-f., nat-ar., puls., ran-s., rhus-t., ruta, sang.

tagsüber, nur: Iod.

morgens: Apoc.

nachmittags: Bad.

abends: Iod., lyc., *ruta*

Kerzenlich, durch: Lyc.

Lesen bei künstlichem Licht, beim: *Apis*

Lider, in kalter Luft amel.: Coff.

Sehnerv: Phos.

RISSE in den Canthi: Alum., **Graph.**, iod., **Lyc.**, merc., *nat-m.*, nit-ac., petr., phos., plat., sep., sil., *sulph.*, zinc.

äußere: *Nat-m.*, sulph., zinc.

ROLLEN der Augen (s. BEWEGUNG)

RÖTUNG: Abrot., absin., acet-ac., **Acon.**, aeth., **Agar.**, ail., **All-c.**, aloe, alum., am-c., ambr., aml-n., anac., *ant-c.*, **Apis**, apoc., **Arg-n.**, *arn.*, **Ars.**, ars-h., ars-i., *asaf.*, asar., aster., *aur.*, aur-m., bad., *bar-c.*, **Bar-m.**, **Bell.**, *berb.*, bism-o., bov., bry., bufo, calad., *calc.*, *calc-p.*, *calc-s.*, camph., **Cann-i.**, *caps.*, *carb-an.*, carb-h., *carb-s.*, card-m., *caust.*, cham., *chel.*, *chin.*, chin-s., *chlol.*, *cimic.*, *clem.*, cob., coff.,

RÖTUNG ...

colch., coloc., con., cop., *crot-h.*, *crot-t.*, *cupr.*, cycl., der., *dig.*, dor., dros., elaps, **Euphr.**, fago., *ferr.*, *ferr-ar.*, ferr-i., *ferr-p.*, **Glon.**, gran., *graph.*, *ham.*, *hell.*, *hep.*, hura, *hyos.*, *ign.*, iod., *ip.*, *iris.*, jab., jug-c., *kali-ar.*, *kali-bi.*, *kali-br.*, *kali-c.*, kali-chl., *kali-i.*, *kali-p.*, **Kali-s.**, kreos., *lach.*, lact., led., *lith-c.*, *lyc.*, lyss., *mag-c.*, *mag-m.*, manc., *meph.*, merc., *merc-c.*, *merl.*, *mez.*, *mur-ac.*, *nat-ar.*, **Nat-m.**, nat-p., *nat-s.*, nicc., *nit-ac.*, **Nux-v.**, oena., olnd., *op.*, osm., paeon., ph-ac., phos., phyt., pic-ac., *plb.*, podo., *psor.*, puls., *rhus-t.*, rhus-v., *ruta*, santin., sec., *seneg.*, *sep.*, *sil.*, sol-n., *spig.*, *spong.*, *staph.*, **Stram.**, stry., sul-ac., **Sulph.**, syph., tab., tarent., ter., *teucr.*, *thuj.*, *verat.*, vesp., vip., xan., zinc., ziz.

tagsüber: *Sulph.*

morgens: Am-br., apoc., bry., caps., dios., fago., *mez.*, nat-ar., raph., *rhus-t.*, sang., sep., **Sulph.**, valer.

4 Uhr: Hyper.

9-15 Uhr: Meny.

abends: Apoc., dig., *hyos.*, kali-chl., lyc.

Freien amel., im: **Arg-n.**

Kopfschmerz, vor: Phos., sulph.

während: Bell., *cimic.*, glon., sulph.

Lesen, beim: Ammc., **Arg-n.**, lact., *merl.*, *nat-m.*

Menses, vor den: Glon.

während: Acon., bell., cham., euphr., glon., hep., ign., merc., nux-v., puls., zinc.

Nähen, beim: **Arg-n.**, **Nat-m.**, *ruta*

sexuellen Exzessen, nach: **Staph.**

Verletzungen, nach: **Acon.**, *arn.*, *euphr.*, *hep.*, *sil.*

Canthi: Agar., **Arg-n.**, *aur.*, bell., *bor.*, bov., brach., bry., *calc-s.*, crot-h., gran., iris., kali-bi., kali-n., *mag-c.*, *nat-m.*, nux-v., sil., **Sulph.**, tab., teucr., upa., zinc.

innere: Arg-n., aur., calc-p., chel., *graph.*, mag-c., nat-ar., podo., rhus-t.

äußere: **Ant-c.**, carb-s., nux-v., ran-b., *sulph.*

Karunkel, Tränenkarunkel: Kali-c.

Lider: *Acon.*, **Ant-c.**, **Apis**, *arg-m.*, **Arg-n.**, *ars.*, ars-i., *aur.*, *aur-m.*, bar-c., bar-m., *bell.*, berb., *bry.*, *calc.*, cann-s., *carb-s.*, *caust.*, cham., chel., *chin-s.*, cinnb., *cocc.*, colch., com., *crot-t.*, cupr., elaps, **Euphr.**, *ferr.*,

RÖTUNG - *Lider* ...

ferr-ar., ferr-i., ferr-p., **Gels.**, *graph.*, *hep.*, iod., *kali-ar.*, kali-bi., *kali-c.*, **Kali-i.**, *lac-d.*, **Lyc.**, **Merc.**, *merc-i-f.*, *mur-ac.*, *nat-m.*, nicc., nux-v., **Petr.**, plb., podo., psor., *puls.*, rhod., *rhus-t.*, rhus-v., sanic., *sep.*, sil., *sulph.*, **Tell.**, teucr., upa., vinc., zinc.

morgens: Bry., **Sulph.**

nachts: **Merc.**

Flecken: Berb.

Menses, vor den: Aur.

Lidränder: *Arg-m.*, *arg-n.*, **Ars.**, aster., *bor.*, *bufo*, calc., **Carb-s.**, *chel.*, coff., *colch.*, *coloc.*, *con.*, **Eup-per.**, **Euphr.**, *ferr-m.*, *gels.*, **Graph.**, hura, *ip.*, *kali-bi.*, *kali-c.*, kreos., *lil-t.*, *med.*, *merc-c.*, *nat-m.*, nux-m., nux-v., par., *ph-ac.*, *puls.*, *rhus-t.*, sabad., sanic., stram., **Sulph.**, syph., upa., zinc.

Venen: *Acon.*, aeth., all-c., *alumn.*, *ambr.*, *ant-t.*, *apis*, *arg-n.*, *ars.*, bar-m., *bell.*, *calc-p.*, *camph.*, *carb-s.*, *caust.*, *clem.*, con., *crot-t.*, elaps, *euphr.*, *graph.*, *hep.*, ign., kali-ar., *kali-bi.*, kali-c., *kali-i.*, *kali-s.*, *lach.*, *lyc.*, meph., *merc.*, *merc-c.*, **Nat-ar.**, **Nat-m.**, nat-p., onos., ph-ac., phos., *sang.*, sil., spig., *stram.*, sulph., ter.

RUCKEN der Augenmuskeln (s. BEWEGUNGEN - konvulsivisch)

RÜCKSTAND von Augenschleim (= Augenbutter): Alum., am-c., ant-c., *arg-n.*, bism-o., *calc.*, caust., con., graph., ip., nux-v., *psor.*, *seneg.*, staph., thuj.

Canthi: Aeth., *agar.*, *ant-c.*, bism-o., *calc.*, *euph.*, nat-ar., *nat-m.*, nux-v., staph., *sulph.*

äußere: Chin., euph., kali-c., nat-ar.

Lidern, an den: *Agar.*, am-c., ars., **Graph.**, seneg.

morgens: Alum., berb., con., *phos.*, seneg.

RUHELOS: Bell., *chin-s.*, kali-p., lyss., *stram.*, stry., valer., *verat.*

RUNZELIGE Bindehaut: Brom., nat-ar.

SARKOM (s. TUMOREN - Sarkom)

SCHIELEN (s. STRABISMUS)

SCHLIESSEN der Augen:

Menses, während den: Phos.

muss sie schließen: Agar., arn., calc., *canth.*, carb-v., *chel.*, euph., *kali-c.*, *lyc.*, mez., sil., spig.

SCHLIESSEN der Augen ...

schwierig, ist: Aur-m., cadm., carb-v., euph., **Nux-v.**, **Par.**, *phos.*, *sil.*

unwillkürlich: Acon., alum., bov., **Caust.**, chin., **Chin-s.**, chlor., cic., **Con.**, euph., eupi., *gels.*, *grat.*, hura, mag-s., *merc.*, mez., nat-c., phos., *rhus-t.*, *sep.*, spong., **Sulph.**, viol-t.

nachmittags: Alum.

Verlangen, sie zu: Agar., ant-t., bell., *calc.*, *caust.*, *chel.*, con., dios., elaps, gels., lac-ac., *med.*, ox-ac., *sil.*

abends bei der Arbeit: Mez.

Froststadium im Fieber, während: Bry.

Gehen im Freien, beim: Calad.

Schwächegefühl, durch: Cupr.

SCHMERZ: Absin., *acon.*, aeth., agar., *all-c.*, *aloe*, *alum.*, *am-c.*, am-m., *ambr.*, *anac.*, anan., ant-t., *apis*, *arg-n.*, *arn.*, *ars.*, ars-i., *asaf.*, asar., asc-t., aspar., *atro.*, **Aur.**, aur-m., bad., bapt., *bar-c.*, bar-m., **Bell.**, *berb.*, *bor.*, bov., brom., **Bry.**, bufo, calad., *calc.*, *calc-p.*, *calc-s.*, *carb-ac.*, carb-an., *carb-s.*, carb-v., card-m., *carl.*, *caust.*, *cedr.*, **Cham.**, *chel.*, *chen-a.*, **Chin.**, chin-a., chlor., cic., *cimic.*, cina, *cinnb.*, *clem.*, *cocc.*, *colch.*, *coloc.*, *com.*, *con.*, cop., cor-r., *croc.*, crot-c., *crot-h.*, *crot-t.*, *cupr.*, daph., *dig.*, echi., *elaps*, eup-per., *euphr.*, ferr., *ferr-ar.*, ferr-i., *ferr-p.*, fl-ac., gamb., *gels.*, *glon.*, *graph.*, *guar.*, gymn., *ham.*, hell., *hep.*, *hydr.*, hydrc., hyos., hyper., *ign.*, iod., ip., jab., *kali-ar.*, kali-bi., *kali-c.*, kali-i., *kali-p.*, kali-s., **Kalm.**, kreos., *lac-c.*, *lach.*, *lac-ac.*, led., lil-t., lith-c., lob., **Lyc.**, *lyss.*, mag-c., mag-m., *mag-p.*, manc., mang., *med.*, meph., **Merc.**, *merc-c.*, merc-i-f., merc-i-r., *merl.*, *mez.*, naja, nat-ar., **Nat-m.**, nat-p., **Nit-ac.**, *nux-v.*, osm., ox-ac., pall., par., *petr.*, *ph-ac.*, phel., *phos.*, *phys.*, *phyt.*, pic-ac., *plan.*, *plat.*, *plb.*, podo., *prun-s.*, *psor.*, *ptel.*, *puls.*, **Ran-b.**, *rhod.*, *rhus-t.*, rhus-v., rumx., **Ruta**, sabad., **Sang.**, santin., *sars.*, sec., *sel.*, **Seneg.**, *sep.*, *sil.*, **Spig.**, *spong.*, *stann.*, *staph.*, stram., stry., *sulph.*, tab., tarax., *tarent.*, *ter.*, *ther.*, *thuj.*, tub., urt-u., ust., valer., verat., vesp., *zinc.*, zing.

links: Agar., *anac.*, *ars.*, *asar.*, asc-t., *aur.*, aur-m., *caust.*, *elaps*, *hep.*, lac-f., *lach.*, mag-m., naja, onos., pic-ac., *sulph.*, zinc.

rechts: Anan., *apis*, **Bell.**, calc-ar., **Carb-ac.**, card-m., coc-c., **Com.**, crot-h., dol., erig., *kali-c.*, *kalm.*, med., *nat-m.*, pall., *prun-s.*, *ran-b.*, **Sang.**, *sil.*, tarent.

Liegen auf der linken Seite, im: Lac-f.

erstreckt sich nach links: Bad.

SCHMERZ - rechts - *erstreckt sich* ...

zur Stirn: Kalm.

tagsüber, nur: Ammc., caust., cob., *hep.*, **Kalm.**, lyc., mang., phos., **Sang.**, sep.

morgens: *Ambr.*, arg-n., ars-m., asar., *aur.*, bor., chel., cimic., elaps, euphr., form., graph., kali-c., meph., naja, *nat-ar.*, nat-c., nat-m., nicc., *nux-v.*, paeon., phos., podo., *puls.*, rhus-t., seneg., sep., **Spig.**, stann., stry., sulph., tarent., thuj., valer., zinc.

4 Uhr., beim Erwachen: *Nux-v.*

5 Uhr: Stann.

7 Uhr: *Puls.*

8–9 Uhr: *Chin.*

Arbeiten amel.: *Form.*

Aufstehen, nach: Sep., sulph., thuj.

beginnt am Morgen, steigt bis zum Mittag an und hört abends auf: **Kalm.**, *nat-m.*

Dämmerung: Am-m.

Erwachen, beim: Bry., ferr., *form.*, kali-p., *lach.*, nat-m., **Nux-v.**, *sep.*, sulph., upa.

Frühstück amel., nach: Naja

Gehen, beim: Puls.

Öffnen der Augen, beim: Form., ph-ac.

vormittags: Kali-bi., lach., lyc., nat-c., phyt., plat., podo., rumx., sulph., zinc.

10 Uhr bis mittags: *Chin.*, stann.

11 Uhr: Jac., phys.

mittags, täglich: Cham., *chin-s.*, ign., sulph., valer., verat.

nachmittags: Ars-m., *cham.*, chin., *cimic.*, grat., lachn., petr., phys., phyt., rhus-t., sang., seneg., sep., sil., staph.

13 Uhr: Ars.

14 Uhr: Dios., phys., sep.

Mittagsschlaf, nach dem: Euphr.

15 Uhr: Mag-c.

15 oder 16 Uhr: *Com.*

16 Uhr: Caust., gent-l., hura, **Lyc.**, sil.

16-20 Uhr: **Lyc.**

Bier, nach: Sulph.

17 Uhr: Mag-c., nat-ar., thuj.

18 Uhr: Euph., phys.

SCHMERZ - nachmittags ...

Rollen der Augen nach oben oder auf die Seite agg.: Sang.

Schließen der Lider, beim: Cimic.

abends: Aloe, alum., apis, ars-m., bov., *calc.*, *calc-s.*, camph., carb-an., *carb-s.*, *carb-v.*, cedr., coloc., con., croc., daph., dig., dios., euphr., ferr., graph., hep., ind., kali-chl., *kalm.*, lyc., mag-m., merc., mur-ac., nat-c., nat-m., nit-ac., op., *petr.*, phys., plat., **Puls.**, rhus-t., **Ruta**, sars., seneg., *staph.*, stry., **Sulph.**, tarent., verat., **Zinc.**

amel.: Chel.

19 Uhr: *Cedr.*, glon.

20 Uhr: Ham., lac-ac., stry.

Blick ins Licht: Amph., plat.

Dämmerung, in der: Nat-m.

Freien, im: Glon., kali-bi.

Gaslicht, durch: *Calc.*, carb-an., petr., *ruta*, seneg.

Gehen und Fahren, beim: Plan.

Lesen, beim: *Calc.*, mill., *nat-s.*, phys., **Ruta**

Liegen, beim: *Carb-v.*, fl-ac., zinc.

Lesen und Schreiben: Nat-ar.

Nähen, beim: Apis, mez., **Ruta**

Schreiben, beim: Sel., wild.

Sitzen, im: Chin-s.

nachts: Acon., am-m., ars., *asaf.*, *aur.*, *bry.*, canth., chel., *chin.*, chin-a., cimic., cob., cocc., coloc., *con.*, *crot-t.*, cycl., *hep.*, kali-ar., *kali-i.*, *led.*, lyc., **Merc.**, **Merc-c.**, merc-i-f., *nux-v.*, *plb.*, **Prun-s.**, *sep.*, *spig.*, *staph.*, *syph.*, thuj., vesp., **Zinc.**, ziz.

23 Uhr: Euphr., nat-m.

Bett, im: Arn., cimic., sil.

Erwachen, beim: Chel., cycl.

klopfender Schmerz: *Asaf.*

abwechselnd mit:

Abdomen, Schmerzen im: *Euphr.*

Arm, Schmerzen im linken: Plb.

Ovar, Schmerzen im: Sulph.

anfallsweise: Ars., **Bad.**, *chin.*, *chin-s.*, nicc., plat., puls., sil.

Anstrengung der Augen, durch: Bar-c., **Bry.**, calc., canth., carb-v., *chel.*, ign., *mang.*, mur-ac., naja, **Nat-m.**, *nux-m.*, *phyt.*,

SCHMERZ - Anstrengung der Augen, durch ...

plat., *psor.*, *puls.*, *rhus-t.*, **Ruta**, sil., *spig.*, *staph.*

feiner Arbeit, bei: *Carb-v.*, coloc., *con.*, *jab.*, merc., mur-ac., *nat-m.*, **Ruta**, seneg., sulph.

Aufstehen, beim: Ars., cere-b., fago.

Baden des Auges agg.: *Sulph.*

amel.: Aur., mur-ac., nicc., thuj.

kaltem Wasser amel., in: *Apis*, *asar.*, *phos.*, *puls.*

Bedecken der Augen mit der Hand amel.: *Aur-m.*, *thuj.*

Berührung agg.: *Agar.*, arg-n., asaf., aur., *bell.*, *bry.*, *caust.*, chin., cupr., dig., **Hep.**, mag-p., *merc.*, psor., thuj.

Beugen nach vorne agg.: *Coloc.*

Bewegung, bei: Agar., apis, arg-n., arn., *ars.*, astac., bad., *berb.*, brom., **Bry.**, camph., *carb-s.*, *carb-v.*, caust., chel., *chin.*, cimic., clem., com., cor-r., crot-h., *cupr.*, *gels.*, glon., grin., *hep.*, kali-ar., kali-c., kali-p., *kalm.*, *lac-d.*, lach., lyc., *mang.*, med., meph., merc., nat-ar., *nat-m.*, par., phos., phys., phyt., pic-ac., **Prun-s.**, *puls.*, *ran-s.*, **Rhus-t.**, sep., sil., *spig.*, stann., *sulph.*, sumb.

amel.: Dulc., op.

schnelle: Ran-s., stram.

Blicken, beim (vgl. Drehen): Acon., anac., *apis*, caust., **Nat-m.**, ph-ac., *phos.*, rheum, *ruta*, sars., sulph., tab.

angestrengt: *Apis*, *ars.*, *arund.*, *carb-v.*, *caust.*, *chel.*, *cina*, nat-ar., nat-c., **Nat-m.**, plat., *psor.*, *rhus-t.*, *ruta*, *seneg.*

nahe Gegenstände, auf: Echi., *mang.*

Kerzenlicht, auf: Euphr., staph.

oben, nach: Ars., bar-c., *carb-v.*, *chel.*, con., mang., plb., sabad., sulph.

seitwärts: Bar-c.

Bücken, beim: Berb., bov., *coloc.*, fl-ac., merl., seneg., spig.

Denken an den Schmerz agg.: *Lach.*, *spig.*

Drehen der Augen, beim (s. Blicken):

oben, nach: Ars., bar-c., *carb-v.*, *chel.*, con., mang., plb., sabad., *sulph.*

rechts, nach: Sep.

SCHMERZ - Drehen der Augen, beim ...

seitwärts: Bad., bar-c., *bry.*, *crot-t.*, *cupr.*, **Kalm.**, *med.*, phys., *rhus-t.*, *sil.*, **Spig.**, *stict.*, tarent., **Tub.**, ust.

Druck:

nach: Bar-ac.

agg.: Brom., dros., ham., plan., sars.

amel.: *Asaf.*, bapt., bry., *calc.*, *caust.*, chel., chin-s., cimic., coloc., con., ham., mag-m., *mag-p.*, mur-ac., pic-ac.

Dunkelheit amel.: Bell., *chin.*, *euphr.*, *nux-m.*, staph.

Essen, nach dem: Dig., sulph.

Feuerschein: **Merc.**

Fieberhitze, in der: *Guar.*, hep., kali-c., *led.*, **Lyc.**, *nat-m.*, *nux-v.*, ph-ac., puls., rhod., rhus-t., *sep.*, *stram.*, thuj., **Valer.**

Froststadium im Fieber, während: Seneg.

Funken, wie von einem: Tarent.

Gähnen, beim: Agar.

Gebrauch der Augen (s. Anstrengung, Lesen, Schreiben): *Arg-n.*, *arn.*, *calc.*, carb-v., con., *lach.*, *merl.*, **Nat-m.**, *nux-v.*, phos., **Ruta**, staph.

Gehen:

beim: Anac., puls.

nach: Anac., bell., con., euphr., pall., puls., sep.

Freien agg., im: Benz-ac., plan., sulph., zinc.

amel.: Arn., carb-v., nat-m.

warmen Zimmer amel., Gehen im: *Coloc.*

Gewitter, während: Sep.

Glaukom, bei: Mez., *phos.*

Heben der Lider, beim: *Nat-m.*

Herzschlag, bei jedem: Atro.

Husten, beim: Seneg., sul-ac.

intermittierend (s. anfallsweise)

kaltes Wasser amel.: Acon., *apis*, *asar.*, *aur.*, *form.*, lac-d., nat-ar., nit-ac., *phos.*, pic-ac., *puls.*

Koitus, nach: Bart.

Kopfschmerz, bei: *Agar.*, *apis*, **Bell.**, con., seneg., sep., stict.

Hinterkopf, im: **Nux-v.**

SCHMERZ ...

Lesen, beim (vgl. Gebrauch der Augen; Schreiben): *Agar.*, alum., ammc., *apis*, *arg-n.*, *arn.*, *ars.*, *ars-i.*, ars-m., asar., aur., bapt., *bry.*, *calc.*, calc-p., cann-i., caust., cic., **Con.**, **Dulc.**, *echi.*, ign., *jab.*, kali-ar., *kali-c.*, *kali-p.*, *lac-c.*, *lac-d.*, *lach.*, lac-ac., *lith-c.*, *mang.*, merc., *merl.*, mur-ac., *nat-ar.*, nat-c., **Nat-m.**, nat-p., nat-s., nit-ac., *nux-v.*, ol-j., olnd., *onos.*, petr., phel., *phos.*, phys., phyt., pic-ac., *puls.*, *rhod.*, **Ruta**, sars., *seneg.*, **Sep.**, *staph.*, sulph., thuj.

Kerzenlicht, durch: Benz-ac., *cina*, lach., mang., nat-m., nux-v., staph.

Licht: *Apis*, *ars.*, asc-t., atro., *aur-m.*, **Bar-c.**, *bell.*, *calc.*, *chel.*, **Chin.**, cob., **Con.**, *cupr.*, euphr., ferr-i., *hep.*, iod., *lac-d.*, mang., *merc.*, nat-ar., *nat-m.*, *nux-m.*, *nux-v.*, petr., *phos.*, *phyt.*, sep., *sil.*, *staph.*, sulph., syph., thuj.

helles, durch: *Asar.*, com., *hep.*, *mang.*, nat-ar., petr., phos., pic-ac., ruta, *sil.*, *sulph.*, thuj.

künstliches, durch: *Calc.*, *calc-p.*, carb-an., *chel.*, cina, croc., ip., *lith-c.*, lyc., mang., nat-ar., *nat-m.*, nux-v., petr., pic-ac., plat., sars., *seneg.*, sep., staph.

Tageslicht, durch: Am-c., hell., hep., lac-ac., *merc.*, sars., *sil.*

trübes Licht agg.: Am-m., *apis*, sars., *stram.*

Luft:

Freien agg., im: Aur-m., benz-ac., berb., clem., glon., kali-bi., *kalm.*, merc-c., seneg., *spig.*

amel.: **Arg-n.**, ars., **Asaf.**, *lil-t.*, nat-m., *phos.*, *puls.*, sep.

kalte Luft agg.: *Acon.*, chel., cinnb. *clem.*, cob., **Hep.**, **Sil.**, *spig.*

amel.: *Arg-n.*, asar.

Masturbation, nach: *Cina*

Menses, während: Carb-an., *coloc.*, croc.

Mittagessen, nach dem: Agar., mez., phos. seneg.

Mitte des Augapfels: Cimic.

Nähen, beim: Apis, ars-m., *cina*, dig., mez.

feiner Arbeit, bei: Carb-v., coloc., *con.* merc., *nat-m.*, **Ruta**

Öffnen der Lider, beim: Ars., croc., *hydr.* kali-bi., *led.*, ph-ac., upa.

SCHMERZ ...

periodisch: Aur-m., *cedr.*, *chin.*, *chin-s.*, *coloc.*, *euphr.*, *gels.*, *nat-m.*, **Prun-s.**

Rauchen, durch: Calad.

Reiben agg.: Carb-v., euphr., kali-c., sep.

amel.: *Caust.*, *ran-b.*, zinc.

Ring, wie durch einen: Sep.

Ruhe agg.: *Coloc.*, dros., dulc., merc-i-f., mur-ac., thuj.

amel.: Berb., pic-ac.

Schlaf, vor: *Con.*, **Phos.**

nach: Canth., euphr., gels.

amel.: Am-c., chel., **Phos.**

Schlag, durch einen: **Arn.**, **Symph.**

Schließen der Augen agg.: Bell., *canth.*, *carb-v.*, cimic., clem., con., fago., lac-ac., sil., staph., sumb.

amel.: *Chel.*, *lac-d.*, nit-ac., ph-ac., pic-ac., plat., sin-n.

schließen, muss die Augen: *Aur.*, bar-c., *calc.*

Schlucken, beim: Tarent.

Schneuzen der Nase amel.: Aur.

Schreiben, beim (vgl. Anstrengung): *Calc-f.*, coff., con., euphr., *merl.*, *nat-ar.*, nat-c., **Nat-m.**, phyt., sep.

Schritt, bei jedem: Hep.

Sitzen, im: Chin-s., merc., phos.

Sonnenaufgang bis Sonnenuntergang, von: *Kalm.*

Sonnenlicht agg.: Aml-n., calc., *clem.*, *hep.*, *kali-p.*, *mang.*, *nat-ar.*, *nat-m.*, sulph.

steigt bis mittags an: **Kalm.**, *nat-m.*, *puls.*, *stann.*

Stuhlgang, während: *Crot-t.*

nach: Nat-c.

Sturm, vor einem: *Cedr.*, **Rhod.**, *sil.*

während: **Rhod.**, sep., *sil.*

Trockenheit der Augäpfel, mit: **Sulph.**

überanstrengt, wie: *Mez.*, **Ruta**

Urinieren amel., reichliches: Acon., ferr-p., *gels.*, *ign.*, *kalm.*, sang., sil., ter., verat.

Wärme agg.: Arn., *chel.*, merc., mez., nat-m., *puls.*

SCHMERZ - Wärme ...

amel.: **Ars.**, *aur-m.*, *dulc.*, ery-a., **Hep.**, kali-ar., *lac-d.*, *mag-p.*, *nat-ar.*, nat-c., seneg., *sil.*, spig., *thuj.*

Ofen agg., warmer: *Apis*, *com.*

Zimmer agg., warmes: *Apis*, **Arg-n.**, *con.*, *puls.*

Wechsel vom Dunklen ins Helle und umgekehrt, durch: *Stram.*

Wein, nach: Berb., tab.

Wein, nach einem Glas: Zinc.

Wetter:

nasses Wetter agg.: *Calc.*, *dulc.*, *merc.*, *rhus-t.*, *spig.*

warmes agg.: Sulph.

Wind agg.: Ars-m., asar.

erstreckt sich zu Arm: Rumx.

außen, nach: *Asaf.*, aster., hydr-ac.

Gesicht, über die Seite des: Lyc., op.

hinten, nach: *Aur.*, cimic., colch., coloc., *com.*, crot-h., hep., lach., lil-t., mez., nat-m., *par.*, phos., phys., *rhus-t.*, *spig.*, tarent., *thuj.*

Hinterkopf: *Bry.*, coc-c., colch., com., crot-t., dios., kali-p., lach., *nat-ar.*, pic-ac., sil.

Ohr: Fago., petr.

Scheitel: Cimic., *croc.*, lach., phyt.

Schläfen: Anac., bad., chel., coc-c., ip., phys.

Stirn, bis zur: Agar., croc., hura, kalm., ran-b.

quer über die: Cedr., lac-ac.

Stirnhöhle: **Spig.**

unten, nach: *Aur.*, bry., cahin., carb-v., coloc., *gels.*

Augenbrauen: Acon., aeth., *chel.*, con., cupr., dros., elaps, ferr., fl-ac., hyper., lith-c., lyss., naja, rhus-t., thuj.

rechts: *Chel.*, hyper., lyss.

nachts agg.: Hyper., lyss.

Gehen, nach: Lyss.

Lesen, beim: Ferr-p.

Canthi: Chin., euphr., lach., nat-m., plb.

Schließen der Augen, beim: Ign.

SCHMERZ - *Canthi* ...

äußere: Ign., sulph.

innere: *Alum.*, asc-t., *fl-ac.*, *graph.*, *lach.*, sol-n., staph., syph.

erstreckt sich um die Augenbrauen: Cinnb.

hinter den Augen (s. KOPF - SCHMERZ - Stirn - Augen - hinter)

Lider: *Caust.*, chel., chin., ign., *lyc.*, mez., sep., *sulph.*, vesp., xan.

morgens: Calc., lyc., nux-v., sep., sulph.

nachmittags: Cimic.

13 Uhr: Ars.

Gebrauch der Augen, beim: Cob.

Schließen der Lider, beim: Cimic., phyt., rhus-t.

Lidränder: Thuj., zinc.

abends: Thuj., zinc.

Tränenkanal: All-c.

um die Augen: *Cinnb.*, *gels.*, *ign.*, **Mag-m.**, merc., merc-c., nit-ac., pall., phyt., puls., **Spig.**, sulph., ter.

zwischen Augen und Nase: Mang.

nachmittags: Kalm.

zwischen den Augen: Asc-c., carb-h., caust., dios., gymn.

beißend (s. brennend)

berstend: Asar., daph., *gels.*, *glon.*, juni., lac-ac., mag-c., **Prun-s.**, puls., *seneg.*, spig., *staph.*, stram.

nachts: Staph.

Bücken agg.: Lac-ac.

Drehen des Kopfes agg.: Lac-ac.

Gebrauch der Augen, beim: Staph.

Lesen, beim: Asar., staph.

Licht, im: Staph.

Liegen, im: *Gels.*

Luftblase, wie eine: Puls.

bohrend: Apis, arg-n., asaf., *aur.*, aur-m., bism-o., chin-s., coff., *crot-h.*, elaps, form., hell., kali-c., *merc.*, merc-i-f., nat-m., *nux-m.*, puls., spig., stry., thuj.

brennend (= beißend, scharf): **Acon.**, aesc., *aeth.*, *agar.*, agn., ail., **All-c.**, aloe, **Alum.**, alumn., am-c., *am-m.*, ambr., anan., ang., aphis., **Apis**, aran., *arg-n.*, arn., **Ars.**,

SCHMERZ - brennend ...

arum-t., arund., *asaf.*, asar., aur., aur-m., bapt., bar-c., bar-m., **Bell.**, berb., bor., brom., *bry.*, bufo, bufo-s., cahin., calad., **Calc.**, calc-s., camph., *canth.*, *caps.*, carb-ac., carb-an., **Carb-s.**, **Carb-v.**, card-m., *carl.*, *caust.*, *cedr.*, cham., *chel.*, **Chin.**, *chin-a.*, *chlol.*, *clem.*, cob., coc-c., coff., *colch.*, *coloc.*, **Con.**, cop., croc., *crot-h.*, *crot-t.*, cupr., *cycl.*, *dig.*, dios., dros., elaps, eug., *euph.*, **Euphr.**, eupi., fago., ferr., ferr-ar., ferr-i., ferr-p., fl-ac., form., *gamb.*, gels., glon., gran., *graph.*, gymn., hell., *hep.*, *hydr.*, hyos., hyper., *ign.*, *iod.*, ip., jug-r., *kali-ar.*, *kali-bi.*, **Kali-c.**, *kali-i.*, kali-n., kali-p., *kali-s.*, kalm., kreos., *lac-c.*, *lach.*, lachn., lact., laur., lil-t., *lyc.*, lyss., *mag-c.*, *mag-m.*, mang., meph., *merc.*, *merc-c.*, merc-i-f., *merc-i-r.*, *mez.*, mosch., *mur-ac.*, nat-ar., *nat-c.*, **Nat-m.**, nat-p., *nat-s.*, *nicc.*, *nit-ac.*, nux-m., *nux-v.*, ol-an., olnd., *op.*, osm., paeon., par., *petr.*, **Ph-ac.**, phel., *phos.*, phys., *phyt.*, pic-ac., plat., plb., podo., psor., **Puls.**, **Ran-b.**, *ran-s.*, raph., *rhod.*, *rhus-t.*, rhus-v., **Ruta**, sabad., sabin., *sang.*, sars., *seneg.*, *sep.*, sil., *sin-n.*, sol-n., *spig.*, spong., *stann.*, staph., stict., *stront.*, *stry.*, *sul-ac.*, **Sulph.**, syph., tab., *tarent.*, tep., *teucr.*, *thuj.*, til., valer., verat., vesp., vib., viol-o., viol-t., **Zinc.**, zing.

tagsüber, nur: Am-c., hep., *mang.*, nat-c., phos., sulph.

Lesen, beim: Sul-ac.

morgens: *Alum.*, am-c., am-m., calc., calc-s., carb-an., carb-s., *chel.*, dios., elaps, fago., *ferr.*, graph., hep., *kali-bi.*, kali-n., *lyc.*, mag-m., meph., *mur-ac.*, nat-ar., **Nat-m.**, *nat-s.*, nicc., *nit-ac.*, **Nux-v.**, phel., phys., rat., rhod., ruta, sars., *seneg.*, *sep.*, sil., stront., **Sulph.**, thuj., **Zinc.**

Aufstehen, beim: Ars-m., fago., nat-c., nat-m., *sulph.*, thuj.

Erwachen, beim: Alum., chel., elaps, iod., nicc., ol-an., rat., sars., sep., *sulph.*

Frühstück, nach dem: *Sulph.*

Waschen: *Mur-ac.*, *sulph.*

amel.: Nicc.

vormittags: Dios., gels., kali-bi., nat-c., phys., *sulph.*, ust., valer.

mittags: Gymn., *sulph.*

12.30 Uhr: Nat-m.

SCHMERZ - brennend ...

nachmittags: Bor., corn., gamb., jug-c., kalm., merc-i-f., *nat-c.*, *nat-s.*, nicc., ph-ac., rhod., stry., *sulph.*, *thuj.*, **Zinc.**

Menses, während den: Nicc.

abends: Acon., agar., *alum.*, am-br., am-c., am-m., ant-t., ars., bapt., cann-s., carb-s., *caust.*, con., dios., erig., eug., fago., gamb., graph., hura, kali-ar., kali-bi., laur., mag-c., mag-s., nat-ar., nat-c., **Nat-m.**, *nat-s.*, nicc., ph-ac., phos., pic-ac., psor., **Puls.**, rat., **Ruta**, seneg., **Sep.**, sil., *sulph.*, thuj., viol-o., **Zinc.**

18-20 Uhr: Caust.

Dämmerung, in der: Am-m., stram.

Feuer, beim Blick ins: Mag-m., *nat-s.*, phyt.

Gaslicht, bei: Phyt.

Lesen, beim: Agn., *graph.*, *nat-m.*, **Ruta**

Kerzenlicht, bei: Calc., graph., ol-an., ph-ac., **Ruta**

Liegen amel.: Nat-c.

Luft, an der frischen: Kali-bi.

Schreiben, beim: *Nat-m.*

Zubettgehen, nach dem: Op.

nachts: Alum., am-m., **Ars.**, asaf., *con.*, *crot-t.*, eug., fago., kali-ar., kali-c., merc., **Ruta**, sanic., stry., sulph., *tarent.*

Mitternacht, nach: **Sulph.**

Feuerbälle, wie: **Ruta**

Lesen im Bett, beim: Cycl.

abwechselnd: *Chin.*

eins und dann das andere: **Chin.**, nat-c.

eins, dann das andere: Nicc.

Anstrengung der Augen, bei: Bar-c., **Nat-m.**, *petr.*, **Ruta**, staph.

Arbeit, während: Graph., nat-c.

Berührung agg.: *Caust.*, thuj.

Bewegung agg.: Berb.

Blick, bei scharfem: Bar-c., cast., mag-m., *nat-m.*, psor., rhod.

Licht, ins: Mag-m., nux-v.

oben, nach: Alum.

Bücken, beim: Bov.

SCHMERZ - brennend ...

Druck amel.: Pic-ac.

Feuer, beim Blick ins: *Apis*, mag-m., *merc.*, *nat-s.*, phyt.

Fieberhitze, in der: Cedr., chin., *petr.*, rhod., sul-ac.

Froststadium im Fieber, vor: Rhus-t.

Gähnen, beim: Agar.

Hinlegen agg.: *Nux-v.*

Husten, mit: Agar., bol., chin.

juckend: *Kali-br.*, *lyc.*, **Puls.**

kalt Baden amel.: *Apis*, *aur.*, nicc., *puls.*, *sep.*, thuj.

kalter Wind agg.: **Sep.**

Kerzenlicht agg.: *Calc.*, cor-r., graph., mag-s., ol-an., ph-ac., pic-ac., sulph.

amel.: Am-m.

Kopfschmerz, bei: Ail., aran., carb-s., *coff.*, *eug.*, hep.

Lesen, beim: Agn., *ars.*, asar., bar-c., *calc.*, *carb-s.*, cob., *con.*, *croc.*, cycl., *graph.*, kali-ar., *kali-c.*, lil-t., myric., *nat-ar.*, *nat-c.*, **Nat-m.**, *olnd.*, petr., phos., pic-ac., psor., *puls.*, rhod., *ruta*, *seneg.*, sep., *staph.*, *sulph.*, thuj., zinc.

feine, kleine Schrift: Ind., mur-ac., nat-m., psor., *ruta*

Licht agg.: Calc., cob., ery-a., iod.

helles Licht agg.: Ery-a., *kreos.*, *mag-m.*, *rhod.*

amel.: Am-m.

Luft, an der frischen: Graph., kali-bi., *merc.*, merc-c., nat-ar., ol-an., verat.

amel.: *Gamb.*, phyt., **Puls.**

Menses, während: Cast., mag-c., nicc., *nit-ac.*

Mittagessen, nach dem: Kali-bi., mag-m., nat-c., thuj.

Öffnen der Augen, beim: **Ars.**, *kali-bi.*, mag-m.

Operationen, nach: *Staph.*, *zinc.*

periodisch: Asaf.

Rauch, wie durch: Aeth., *all-c.*, *croc.*, mosch., nat-ar., petr.

Reiben, beim: Carb-an., carb-v., *con.*, kalm., *puls.*

amel.: Zinc.

SCHMERZ - brennend - Reiben ...

reiben, muss: **All-c.**, chin., **Puls.**

Sand, wie durch: Agar., ambr., **Caust.**, con., ign., iod., mag-m., merc., *nat-m.*

Schlaf, nach: Alum., canth.

amel.: Chel.

Schließen der Lider, beim: Agar., am-m., calc., carb-v., *clem.*, ham., lyc., *manc.*, sars., sil.

Schreiben, beim: Cob., lact., *lil-t.*, nat-ar., nat-c., *nat-m.*, rhod., *seneg.*, zinc.

Stellen, an kleinen: *Phos.*

Stuhlgang, nach: *Nat-c.*

trübes Licht agg.: Am-m., stram.

warm; warmes Bett agg.: *Merc.*

Zimmer agg., warmes: Aeth., **Apis**, *con.*, **Puls.**

Gehen im warmen Zimmer amel.: Coloc.

Canthi: Aesc., *agar.*, alum., *am-m.*, ant-t., *apis*, *asaf.*, *aur.*, bar-c., bell., berb., **Bry.**, cact., *calc.*, carb-an., *carb-s.*, *carb-v.*, *caust.*, cinnb., *clem.*, coloc., con., euphr., fl-ac., gels., gran., *graph.*, hyper., iris., kali-bi., *kali-c.*, kali-n., lact., mag-c., *mur-ac.*, nat-m., nux-v., par., petr., ph-ac., phos., ran-b., *ran-s.*, rhod., *rhus-t.*, ruta, sanic., *sep.*, sil., spig., *staph.*, stront., *sulph.*, tab., teucr., ther., thuj., tril., zinc.

morgens: Am-m., rhod., stront., sulph.

Erwachen, beim: Sep.

abends: Ang., sulph., thuj.

17 Uhr: Mag-c.

nachts: **Bry.**

juckend: Alum.

Schreiben, beim: Kali-bi.

Waschen, nach: Am-m.

äußere Canthi: **Ant-c.**, arg-n., aur-m., bry., camph., colch., dig., *hep.*, ign., kali-bi., lyc., mang., mur-ac., nux-v., phos., *ran-b.*, ran-s., ruta, sulph., zinc.

innere Canthi: Alum-sil., ant-t., bry., calc-s., carb-v., *caust.*, *con.*, dios., graph., mez., nicc., nux-v., ox-ac., *petr.*, *phos.*, phyt., *puls.*,

SCHMERZ - brennend - *Canthi* - innere Canthi ...

sep., sil., *staph.*, *sulph.*, teucr., *zinc.*

morgens: Calc-s., **Nux-v.**

Lidränder: Alum., *apis*, **Ars.**, arum-d., asaf., aur., aur-m-n., brom., bry., bufo, calc., camph., cann-i., carb-s., card-m., clem., coc-c., *colch.*, crot-h., *dig.*, **Euphr.**, fago., ferr-p., gins., hell., hura, jatr., kali-bi., kali-p., kreos., *lach.*, *led.*, manc., med., meph., *merc-c.*, mez., *nat-s.*, nux-v., *olnd.*, ran-s., sanic., sol-n., *sulph.*

tagsüber, nur: Nat-m., *sulph.*

morgens: *Gamb.*, *nat-s.*, *nit-ac.*, *nux-v.*, seneg., **Sulph.**, *zinc.*

Erwachen, beim: Agar., euphr., kali-bi., sulph.

Lesen, beim: Ign.

vormittags: Sulph.

nachmittags: Kali-bi., *sang.*, *sulph.*

abends: **Ars.**, *thuj.*, *zinc.*

Rückseite der Augen: Form.

um das Auge: Canth., chlor., cic. manc., phos., spong.

drückend, Druck etc.: Acon., aeth., *agar.* aloe, *alum.*, *am-c.*, *ambr.*, *anac.*, ang., ant-t. *apis*, arg-n., arn., ars., *asaf.*, asar., *aur.* bapt., bar-c., bar-m., *bell.*, benz-ac., berb. bism-o., bor., bov., **Bry.**, bufo, cahin. calad., **Calc.**, calc-s., camph., cann-i. cann-s., canth., caps., carb-an., *carb-s.* *carb-v.*, card-m., *carl.*, *caul.*, *caust.*, cere-b. **Cham.**, *chel.*, **Chin.**, chin-a., cic., cimic. cina, cinnb., *clem.*, coc-c., coca, *cocc.* colch., *coloc.*, *com.*, *con.*, croc., crot-c. *crot-t.*, *cupr.*, *cycl.*, daph., *dig.*, dulc. *euphr.*, fago., ferr-m., fl-ac., gels., *glon.* *graph.*, grat., gymn., ham., hell., *hep.*, hydr. *ign.*, ind., indg., iod., kali-ar., *kali-bi.* *kali-c.*, kali-chl., kali-i., kali-n., kali-p. kali-s., kalm., kreos., *lac-c.*, *lach.*, lachn. lac-ac., laur., *led.*, lil-t., **Lyc.**, lyss., *mag-c.* mag-m., manc., mang., med., meny., meph. **Merc.**, *merc-c.*, merc-i-f., merc-i-r., *mez.* mosch., mur-ac., naja, nat-ar., nat-c. **Nat-m.**, nat-p., *nat-s.*, nicc., **Nit-ac.**, *nux-v.* ol-an., olnd., op., paeon., *petr.*, *ph-ac* *phos.*, phys., *phyt.*, *plat.*, *plb.*, *prun-s.*, *psor* *puls.*, **Ran-b.**, ran-s., raph., *rhod.*, *rhus-t* *ruta*, sang., santin., *sars.*, sec., sel., **Seneg** *sep.*, *sil.*, **Spig.**, *spong.*, *stann.*, *staph.*

SCHMERZ - drückend ...

stram., stront., stry., *sulph.*, tab., *ther.*, *thuj.*, tub., valer., viol-o., vip., *zinc.*, zing.

links: Agar., calc-s., *coloc.*, indg., *puls.*, zing.

rechts: Apoc., *coloc.*, crot-c., *ferr.*, *fl-ac.*, kalm., nat-m., *spig.*

tagsüber, nur: Caust., lyc., sep.

morgens: Agar., bor., calc., con., euphr., graph., meph., *nux-v.*, phos., rhus-t., seneg., *sep.*, thuj., *valer.*, **Zinc.**

Erwachen, beim: Bry., nat-m., *sep.*, thuj., upa.

5 Uhr: Stann.

vormittags: Lach., lyc., plat.

mittags: Cham., ign., valer., verat.

nachmittags: *Cham.*, chin., coloc., grat., lachn., phyt., sil.

14 Uhr, nach einem Nickerchen: Euphr.

16 Uhr, täglich: Sil.

abends: Aloe, ang., ant-t., *calc.*, *calc-s.*, camph., carb-an., carb-s., coloc., con., croc., euphr., graph., hep., *kalm.*, lycps., mag-m., mur-ac., *nat-m.*, nat-s., nit-ac., *petr.*, rhus-t., sars., *seneg.*, *staph.*, **Sulph.**, *zinc.*

Dämmerung, in der: *Nat-m.*

Freien, im: Glon., kali-bi.

Kerzenlicht, in: Carb-an., *petr.*, seneg.

Lesen, beim: Mill., *nat-s.*

Zubettgehen, nach dem: Upa.

nachts: Chel., *cocc.*, croc., cycl., *sep.*, *staph.*

23 Uhr: Euphr., nat-m.

Erwachen, beim: Chel., cycl.

Freien, im: Aur-m.

abwechselnd mit Brennen: Sars.

außen, nach: Agar., *asaf.*, asar., bell., berb., *bry.*, camph., *cann-s.*, caul., cham., cimic., crot-c., daph., eupi., fago., *fl-ac.*, *glon.*, guaj., guare., *ham.*, ign., ip., *lac-c.*, lach., **Led.**, lycps., *merc.*, merc-c., merl., *nat-s.*, **Nux-v.**, op., par., ph-ac., *phos.*, *phyt.*, *psor.*, puls., *sang.*, *seneg.*, *sil.*, **Spig.**, thuj.

Drücken des Halses, beim: **Lach.**

Berühren agg.: *Aur.*, *caust.*, cupr., psor.

SCHMERZ - drückend ...

Bewegen der Augen, beim: Agar., brom., **Bry.**, camph., *carb-v.*, chel., clem., crot-h., glon., *hep.*, *lach.*, *mang.*, merc., *spig.*, stann.

amel.: Op.

Blicken, beim: Acon., anac., caust., **Nat-m.**, ph-ac., *phos.*, rheum

angestrengt: Caust., *nat-m.*

Kerzenlicht, in: *Euphr.*, staph.

oben, nach: Bar-c., mang., sabad.

Punkt agg., auf einen: Bar-c., *nat-m.*

seitwärts: Bar-c.

Sonne, wie durch Blick in die: Nit-ac.

Bücken agg.: *Coloc.*, fl-ac., merc., seneg.

Drehen der Augen agg.: **Spig.**, tub.

rechts, nach: Sep.

Drücken amel.: *Asaf.*, *caust.*, *ham.*, mur-ac.

Dunkelheit amel. (vgl. Licht - agg.): *Bell.*, euphr., staph.

Essen, nach dem: Sulph.

feiner Arbeit, bei: *Con.*, *ruta*

Fieber, im: Kali-c., sep., thuj.

Freien, im: Aur-m., *clem.*, glon., kali-bi., seneg.

amel.: *Asaf.*, *phos.*, *puls.*

Gehen, nach: Con., euphr.

Freien, im: Sulph., zinc.

amel.: Arn., nat-m.

Gerstenkorn auf dem Lid, wie durch ein: Stann.

Hartes darin, wie durch etwas: Olnd.

innen, nach: Agar., anac., *aur.*, bapt., bell., bor., **Calc.**, caust., ph-ac., zinc.

Kerzenlicht: Carb-an., croc., mang., petr., *seneg.*, staph.

Klopfen in den Schläfen, nach: Glon.

Kopfschmerz, bei: *Sel.*, seneg.

Lesen, beim: *Agar.*, alum., asar., cic., *con.*, dulc., ign., *kali-c.*, mang., merl., mur-ac., *nat-m.*, *nat-s.*, *nux-v.*, pic-ac., *ruta*, sars., staph.

SCHMERZ - drückend ...

Licht, agg. (vgl. Dunkelheit – amel.): Aur-m., *bell.*, *con.*, euphr., *phos.*, sep., *staph.*, sulph.

Menses, während: Carb-an., *croc.*, nat-p.

Mittagessen, nach dem: Agar., mez., phos., seneg.

Öffnen der Augen, beim: Croc., upa.

periodisch: Aur-m., ran-s.

Pflock, wie ein: *Anac.*, *ran-b.*

Rauchen, durch: Calad.

Reiben agg.: Sep.

amel.: *Caust.*, *ran-b.*

Ruhe amel.: Berb., pic-ac.

Schlafverlust, wie durch: Chin.

Schließen der Augen, beim: *Bell.*, con., staph.

Schreiben, beim: Con.

Schwäche, verursacht: Glon., staph.

Überanstrengung der Augen, bei (vgl. feiner Arbeit): Mur-ac., nat-m., *ruta*

warm:

Bett amel., warmes: Nat-c.

Zimmer agg.: *Apis*

Wärme amel.: Nat-c., seneg.

Waschen in kaltem Wasser amel.: *Apis*, *asar.*, *phos.*, *puls.*

erstreckt sich zu:

Kopf, in den: Hep., nat-m.

Stirn: Agar., croc., ran-b.

unten, nach: *Aur.*, bry., cahin., carb-v., coloc.

Canthi, in den: Calc., *carb-v.*, *colch.*, cycl., grat., lach., sil.

innere: Anac., *caust.*, cic., cycl., **Euphr.**, gamb., hell., hydr-ac., iod., lach., laur., lyc., nat-m., petr., ph-ac., puls., rhod., *stann.*, staph., zinc.

äußere: Carb-an., chin., lachn., *mez.*, op., sul-ac.

durchdringend (s. stechend)

Fremdkörper, wie von einem: *Acon.*, alum., am-m., *anac.*, **Apis**, arn., *aur.*, *bell.*, bor., *bov.*, *calc.*, **Calc-p.**, calc-s., *caps.*, carb-an., caul., *caust.*, *chel.*, cinnb., *cist.*,

SCHMERZ - Fremdkörper, wie von einem ...

coc-c., *euphr.*, *fl-ac.*, *gels.*, *hep.*, hyos., *ign.*, kali-bi., *lyc.*, med., meph., *merc.*, *nat-m.*, phos., plb., *psor.*, puls., rhus-t., ruta, sang., sars., sep., *sil.*, stann., staph., stram., *sulph.*, *thuj.*, upa.

rechts: Sulph.

morgens: *Sulph.*

vormittags: Am-m., dios., sulph.

abends: *Sulph.*

Haare, wie durch: *Coc-c.*, sang.

Körnchen, wie durch kleine: Lith-c., sars., sep.

Bindehaut, unter der: Tab.

Canthi, in den: Alum.

innere Canthi: Agar., berb.

äußere Canthi: Apis, bar-c., *euphr.*, ign., phos., *sul-ac.*

hinter den Augenlidern: *Merc.*, stann., *staph.*

grabend: Bell., bism-o., colch., sep., spig.

Canthi: Anan.

herausgezogen, als würde es: *Glon.*, med.

geschlossen, wenn: Med.

krallend: Am-m.

lanzinierend (s. schneidend)

mahlend: Xan.

Nagel, wie durch einen: Hell.

nagend: Agn., ars., berb., ox-ac., *plat.*

pulsierend: *Ars.*, *asaf.*, *chel.*, petr., rhus-t.

reißend: Acon., aeth., agar., all-c., am-m. ambr., *anac.*, ant-t., apis, *arn.*, *ars.*, asar. aur., aur-m., bar-c., bell., berb., bor., bov. bry., cadm., *calc.*, canth., carb-s., carb-v. caust., *cham.*, *chel.*, *chin-s.*, cic., cob., *cocc.* *colch.*, *coloc.*, con., croc., *crot-h.*, dros. gran., grat., *hyos.*, hyper., *ip.*, kali-ar. *kali-c.*, kali-n., kali-p., kali-s., kreos., led. *lyc.*, mag-c., med., **Merc.**, merc-c., *mez.* nat-s., nicc., *nux-v.*, paeon., par., *phos.*, plb. *prun-s.*, **Puls.**, rhus-t., ruta, sep., *sil.*, spong. squil., sulph., tax., thuj., valer., *verat.*, zinc.

links: Caust., *chel.*, coloc., nicc., sulph. thuj.

rechts: Ambr., bov., colch., croc., gran. mag-c., *prun-s.*

morgens: *Crot-h.*, mag-c., mag-s.

SCHMERZ - reißend - morgens ...

Gehen, beim: Anac.

vormittags: Kreos.

mittags: Chin-s.

nachmittags: Bor., calc., lyc., phos., sep.

14 Uhr: Lyc., sep.

abends: Calc., *chel.*, cocc., coloc., crot-h., hyper., kali-c., nat-m., thuj.

Hinlegen, nach dem: Chel., coc-c.

nachts: Cocc., coloc., *kali-c.*, **Merc.**, nux-v., *plb.*, rhus-t.

um die Augen agg.: *Acon.*, coloc.

Bett, im: **Merc.**

weckt ihn auf: *Nux-v.*

anfallsweise: Chin-s., nicc., *sil.*

Augenschließen, beim: Sil.

Bedecken mit der Hand amel.: Aur-m.

Bett agg., im: Arn., mag-c., mag-s., **Merc.**

feuchtem Wetter, bei: *Merc.*

Licht, beim Sehen ins: *Ars.*, *aur-m.*

Menses, während den: *Coloc.*

periodisch: Aur-m., chin-s.

Wärme, während: Anac.

Wärme agg: Arn.

erstreckt sich zum Gehirn: *Thuj.*

Hinterkopf: Colch.

Jochbein: *Chel.*

Schläfen: Anac., chel., ip.

Stirn und Wangen: Lyc.

Zähne: *Chel.*

Augenbrauen: Bell., *cocc.*, euph., kali-c., *thuj.*, zinc.

Canthi, in den: Chin., nat-m.

innere: Calc-caust., kali-n., nat-c., nicc., rat.

Tränendrüse: Staph.

rheumatisch: *Apis*, clem., *dulc.*, kali-c., *led.*, *mez.*, *phyt.*

ruckend: Agar., *asar.*, lac-f.

links: Agar., lac-f.

Sand, wie durch: Agar., alum., am-br., ambr., *apis*, arg-n., **Ars.**, asaf., asc-t., *aur.*, bar-c., bell., berb., bry., **Calc.**, cann-s., caps., carb-s., *carb-v.*, **Caust.**, *chel.*, **Chin.**, cina, cob., cocc., con., *cor-r.*, *dig.*, elaps, euph., *euphr.*, *ferr.*, ferr-ar., ferr-i., ferr-p., **Fl-ac.**, form., graph., grat., *hep.*, *ign.*, iod., kali-ar., kali-bi., kali-chl., kali-p., kreos., lac-d., lach., lachn., *led.*, lith-c., lyc., mag-m., *med.*, merc., myric., **Nat-m.**, nat-p., nit-ac., ol-an., *op.*, ox-ac., paeon., petr., ph-ac., phos., *phyt.*, pic-ac., plat., *psor.*, *puls.*, rhus-t., sars., *sep.*, *sil.*, sol-n., *spig.*, stram., stront., **Sulph.**, sumb., syph., tarent., *thuj.*, upa., urt-u., viol-t., *zinc.*

rechts: **Sep.**

morgens: Apoc., lyc., **Nat-m.**, *sil.*, sol-n., *sulph.*, thuj.

vormittags: Chel., con.

nachmittags: Bry.

abends: *Ars.*, *calc.*, ferr., kali-bi., ox-ac., petr., *puls.*, **Zinc.**

nachts: Calc., kali-bi., **Zinc.**

Freien amel., im: Sars.

Canthi, in den: Acon., dig., sumb., thuj.

äußere Canthi: Bar-c., con., crot-c., *nit-ac.*, staph., sulph.

schießend (s. stechend)

schneidend: Act-sp., am-c., *apis*, *asaf.*, asar., atro., aur., *bell.*, bor., bry., bufo, cadm., *calc.*, carb-s., caust., *chel.*, *chin.*, cic., *cimic.*, *colch.*, *coloc.*, con., crot-c., *cund.*, dros., echi., *euphr.*, *ferr-i.*, graph., ind., iod., lac-f., *lach.*, *merc.*, mur-ac., nat-p., *nux-v.*, ol-an., petr., phyt., puls., rhus-t., sang., sil., *sulph.*, tarent., verat., viol-t., zinc.

links: *Asar.*, bor., caust., lac-f.

rechts: *Coloc.*, *sulph.*

morgens: Hura

abends: Calc., chr-ac.

nachts agg.: *Merc.*

Anstrengung der Augen, bei: Merc., petr.

Berührung, durch: *Asaf.*

Bewegung, bei: Bry., ind.

Bücken, beim: Coloc.

Druck amel.: *Bry.*, coloc.

Gehen im warmen Zimmer amel.: *Coloc.*

Kerzenlicht, bei: *Calc.*

SCHMERZ - schneidend ...

Lesen, beim: *Calc.*, *merc.*, petr., phyt.

Liegen auf der linken Seite, beim: Lac-f.

Öffnen der Augen, beim: *Bry.*

Ruhe, in der: Mur-ac.

Schreiben, durch: Cann-s., canth., phyt.

Sonnenlicht, im: *Graph.*

erstreckt sich nach außen: Cadm., *lach.*, sulph.

innen, nach: Acon., act-sp., *asaf.*, bry., *coloc.*

Kopf: Coloc.

Canthi: Bell., brom.

äußere Canthi: Brom., hep., kali-i.

stechend: *Acon.*, aesc., agar., all-c., alum., am-c., anac., anan., ang., ant-c., **Apis**, aran., *arg-m.*, *arg-n.*, arn., ars., ars-i., *asaf.*, aspar., aur., aur-m., aur-m-n., bapt., bell., *berb.*, bor., *brom.*, *bry.*, calad., *calc.*, canth., carb-an., carb-s., *caust.*, *cham.*, *chel.*, chin., *cimic.*, cinnb., cist., cob., cocc., coloc., con., crot-h., crot-t., cycl., *dig.*, dios., dros., *dulc.*, eup-per., *euphr.*, eupi., fago., ferr., ferr-i., ferr-p., form., *gels.*, *glon.*, *graph.*, *hell.*, *hep.*, *hyos.*, hyper., ign., iod., *ip.*, *kali-bi.*, **Kali-c.**, kali-chl., kali-i., kali-n., *kali-p.*, *kalm.*, lac-f., *lach.*, laur., led., *lith-c.*, *lyc.*, lyss., mag-c., *mag-m.*, manc., mang., *meph.*, *merc.*, merc-i-r., merl., *mur-ac.*, naja, nat-ar., *nat-c.*, *nat-m.*, nat-p., nat-s., *nit-ac.*, *nux-m.*, *nux-v.*, ol-an., *par.*, *petr.*, ph-ac., *phos.*, phys., phyt., pic-ac., plan., **Prun-s.**, psor., *puls.*, **Rhus-t.**, rhus-v., sang., sec., sel., *senec.*, seneg., *sep.*, *sil.*, sin-a., **Spig.**, spong., stann., staph., stram., stront., stry., **Sulph.**, tab., tarax., *tarent.*, ter., *thuj.*, til., verat., zinc.

links: Chim., chin., cimic., cist., *croc.*, lac-f., *mur-ac.*, *spig.*, *thuj.*, zinc.

rechts, nach: Croc., mur-ac.

Liegen auf der linken Seite: Lac-f.

Scheitel, zum: Phos., phyt.

rechts: Dios., nat-m., phys., rhus-t.

tagsüber: Cimic.

morgens: Arg-n., croc., *crot-h.*, fago., ign., nat-ac., *nux-v.*, *sil.*, tarent., thuj.

6 Uhr: Arg-m.

Erwachen, nach: Hell.

vormittags: Apis, ery-a.

SCHMERZ - stechend ...

nachmittags: Dig., sin-n.

Gehen, beim: Bell.

Sitzen, im: Phos.

abends: Bor., *caust.*, *crot-h.*, hep., *kalm.*, **Lyc.**, *merc.*, pic-ac., spong., *stann.*, tarent., thuj.

Bett, im: Hipp.

Lesen, beim: Caust., mill., pic-ac.

Licht, beim Schauen ins: **Lyc.**

Schnupfen, bei: Sep.

nachts: Acon., *apis*, *caust.*, *coloc.*, *con.*, *euphr.*, hep., **Merc.**, prun-s., rhus-t., *spig.*, tarent., thuj., til.

22 Uhr: Arg-n.

Mitternacht: Ars.

abwechselnd mit Pulsieren: Calc.

Anstrengung der Augen, nach: Staph.

ausstrahlend von den Augen: **Spig.**

Bett, im: Arn.

Bewegung: **Acon.**, *asaf.*, brom., *bry.*, gels., *prun-s.*, rhus-t., *spig.*, sulph., viol-t.

amel.: *Coloc.*, dros., **Dulc.**, phys., thuj.

Blicken auf etwas Weißes oder Rotes oder in die Sonne, beim: **Lyc.**

brennend: *Euphr.*

Bücken agg.: Brom., coloc.

Druck agg.: Brom.

amel.: *Bry.*, *coloc.*, kali-p., phys., tarent.

Einschlafen, beim: **Phos.**

Essen, nach dem: Dig.

Fieberhitze, in der: *Kali-c.*

Freien, im: *Hep.*, kalm., phel., *sil.*, spig.

amel.: **Asaf.**, *puls.*

Haus, im: Phel.

Herumgehen im warmen Zimmer amel.: *Coloc.*

Husten, beim: *Seneg.*

Iritis, bei: *Asaf.*, **Merc.**, **Rhus-t.**, *thuj.*

Kerzenlicht, durch: *Colch.*, *sep.*

Kopfschmerz, während: Hipp., thuj.

nach: Gels.

SCHMERZ - stechend ...

Lesen, beim: *Apis*, carb-s., caust., *kali-c.*, lac-f., nat-c., ph-ac., phyt., pic-ac., rhod., sel., *sulph.*

Licht, in hellem: Amph., *calc.*, cob., euphr., graph., iod., *kali-c.*, lyc., *merc.*, *puls.*, thuj.

Liegen: Dig.

amel.: Cimic.

Menses, während: Calc.

Mittagessen, nach dem: Nat-c., ol-an.

Öffnen der Augen, beim: **Ars.**

Pannus, bei: *Apis*

plötzlich: Sil.

pulsierend: *Ars.*, calc., rhus-t.

rheumatisch: Bry., *merc.*, *rhus-t.*

Schließen der Augen, beim: *Cimic.*, clem.

Schlucken, beim: Tarent.

Schreiben, beim: Cob., lyc., *phyt.*

Schütteln des Kopfes, beim: Puls.

Sonnenlicht, bei: *Calc.*, graph., *puls.*

Sprechen, beim: Bry.

starrem Blick, bei: Arund., lac-f.

Stuhlgang, nach: Carb-s.

Sturm, vor: *Cedr.*, *rhod.*, *sil.*

unten, nach: Hell.

Wärme: *Arn.*

amel.: *Hep.*, *ign.*, *sil.*, thuj.

Waschen, beim: *Mur-ac.*

Wetter agg., bei nassem: Rhus-t.

warmes Wetter agg.: *Sulph.*

erstreckt sich nach außen: **Asaf.**, *bell.*, cadm., *camph.*, cocc., dros., *kali-bi.*, *mur-ac.*, *nat-c.*, rhod., senec., *spig.*, *thuj.*

hinten, nach: Bell., berb., cinnb., graph., hyper., lac-f., rhus-t., sep., **Spig.**

Hinterkopf: *Bell.*, dios., *ign.*, lac-f., *lach.*, *prun-s.*, rhus-t., uran

innen, nach: *Asaf.*, *caust.*, *cimic.*, cinnb., *coloc.*, lac-f., phos., phyt., **Prun-s.**, **Rhus-t.**, **Spig.**, stram., syph.

Scheitel: Cimic., *lach.*, phyt.

SCHMERZ - stechend - *erstreckt sich* ...

Schläfen: Kali-p., *lach.*

Seite des Kopfes: Tarent.

vorne, nach: Spig.

Augenbrauen: Bov., mang., petr., thuj., zinc.

Canthi: Agar., alum., ant-t., arg-m., bar-c., berb., brom., calc., chel., con., laur., nat-m., ph-ac., *puls.*, ruta, sulph., verat.

äußere: Aur-m-n., bar-c., cinnb., euphr., kali-c., laur., mur-ac., nat-m., nicc., ol-an., op., petr., spong., staph., *sulph.*, *thuj.*

innere: Agar., alum., ant-t., arg-m., arg-n., arn., *aur.*, aur-m-n., bar-c., *bell.*, brom., *calc.*, cann-i., carb-an., chel., *cinnb.*, clem., *con.*, elaps, elat., eug., fl-ac., *graph.*, grat., indg., led., mag-m., mag-s., nat-m., nat-p., nat-s., *petr.*, phos., plan., *puls.*, sang., sol-n., spig., staph., sulph., *thuj.*, **Zinc.**

morgens: Carb-an., eug., phos.

Freien, im: Phos.

abends: *Puls.*, sulph.

Tränenkanal: All-c.

um die Augen: Acon., aeth., cinnb., coloc., hura

kreist die Augen ein: Cinnb.

stechend, fein: **Apis**, *calc.*, *caust.*, *crot-t.*, mag-s., meph., nat-c., nit-ac., *puls.*, spong., tarent., thuj.

Canthi: *Apis*, asar., carb-an., ran-s., spong.

Lider: *Apis*, *aur.*

um die Augen: Aesc., spong.

Wehtun (= unbestimmt drückend): **Acon.**, aesc., *agar.*, ail., ant-t., apis, *arg-m.*, arn., *ars.*, aur., *bad.*, bapt., bar-c., *bell.*, bov., brom., *bry.*, *calc-p.*, *calc-s.*, *carb-s.*, carb-v., *carl.*, caul., *cere-b.*, cham., chel., chin., chin-s., **Cimic.**, *cina*, cob., coc-c., coca, colch., coloc., cop., cupr., dig., dios., ery-a., **Eup-per.**, ferr., ferr-ar., ferr-p., form., gels., *glon.*, *graph.*, grat., hell., *hep.*, hydr-ac., hydrc., iod., ip., kali-bi., kali-n., *kali-p.*, lach., laur., led., lept., lob., lyc., lyss., mag-m., mang., *med.*, merc., merc-i-r., *mez.*, myric., naja, nat-ar., *nat-m.*, nat-p., *nit-ac.*, *nux-v.*, onos., paeon., par., petr., ph-ac., phel., *phos.*, *phyt.*, pic-ac., *plan.*, *podo.*,

SCHMERZ - Wehtun ...

psor., **Puls.**, *rhus-t.*, rhus-v., rumx., *ruta*, sang., sep., sil., **Spig.**, staph., stront., stry., *sulph.*, sumb., syph., tep., thuj., til., ust., valer., verat., verat-v., xan., zinc.

links: *Agar.*

morgens: *Form.*, *graph.*, podo., spig., stry., sulph.

Erwachen, beim: Nat-ar., sumb.

Frühstück amel., nach dem: Naja

vormittags: Cimic., sulph.

nachmittags: Staph.

abends: Dios., ferr., merc., myric., paeon., petr., **Puls.**, rhus-t., ruta, **Sulph.**, verat-v.

amel.: Chel.

Hinlegen, nach dem: *Carb-v.*

Licht, durch: Carb-an., petr., *ruta*

nachts: *Bry.*, cob., coloc., merc., merc-i-f.

Schließen der Lider, beim: Bell.

amel.: Nit-ac., pic-ac.

Berührung, bei: Dig.

Bewegen der Augen agg.: *Bad.*, **Bry.**, chel., *gels.*, *hep.*, nat-ar., phyt., pic-ac.

Blicken, bei scharfem: *Carb-v.*, *chel.*, nat-ar., **Nat-m.**, *psor.*, *rhus-t.*

nahe Gegenstände, auf: *Mang.*

oben, nach: *Chel.*

Überanstrengung der Augen: *Carb-v.*, coloc., merc., *nat-m.*, **Ruta**

Bücken, beim: Coloc.

Druck, nach: *Bar-ac.*

amel.: Pic-ac.

Fahren oder Reiten, beim: Verat.

Freien amel., im: *Seneg.*

Gehen im Freien, während: Pall., zinc.

Lesen, beim: Cann-i., **Dulc.**, *jab.*, nat-ar., ol-j., olnd., *puls.*, **Ruta**, staph.

Licht agg., helles: *Hep.*, petr., phyt., ruta, thuj.

Masturbation, nach: *Cina*

Schlaf, vor dem: *Con.*

Schreiben, beim: *Calc-f.*

Sonnenlicht agg.: *Nat-ar.*

SCHMERZ - Wehtun ...

Übelkeit, mit: Thuj.

Wärme amel.: Ery-a., *hep.*

Canthi: Mag-m.

äußere Canthi: Chin., dios., lyc.

innere Canthi: Acon., mosch., *puls.*, rhus-t., stann.

wund beißend (s. brennend)

wund schmerzend (= wie zerschlagen, empfindlich usw.): *Acon.*, aesc., *agar.*, alum., am-br., ant-c., ant-t., *apis*, arg-m., arg-n., *arn.*, *ars.*, ars-i., *aur.*, bad., *bapt.*, bar-c., *bell.*, **Bry.**, cahin., calad., calc., *calc-p.*, *calc-s.*, camph., canth., *carb-s.*, *carb-v.*, caust., cedr., cham., *chel.*, *cimic.*, clem., cocc., *colch.*, *com.*, cor-r., *corn.*, *croc.*, *cupr.*, dios., dirc., dor., **Eup-per.**, fago., *gels.*, *glon.*, gymn., **Ham.**, **Hep.**, hura, hyos., *hyper.*, iod., kali-bi., kali-p., *lach.*, lec., lil-t., lith-c., *lyc.*, lyss., manc., *merc.*, naph., nat-ar., nat-c., nat-m., nat-p., *nit-ac.*, *nux-v.*, onos., ox-ac., phos., *phys.*, phyt., pic-ac., plan., podo., **Prun-s.**, psor., *puls.*, *ran-b.*, **Rhus-t.**, rob., rumx., *ruta*, sang., sars., *sep.*, *sil.*, sin-n., *spig.*, stann., stry., sul-ac., sulph., *symph.*, ter., *tub.*, urt-u., ust., vib., **Zinc.**

rechts: *Chel.*, *com.*

tagsüber, nur: Sulph.

morgens: Dios., fago., myric., nat-ar., sars.

nachmittags: Dios., fago., nat-m.

16 Uhr: Lyc.

abends: Am-br., calc-s., cinnb., com., dios., *gels.*, nat-p., stry., zinc.

Spaziergang, nach einem: **Sep.**

nachts: *Bry.*, *cocc.*, dios., gels.

Beugen des Kopfes nach unten, beim: Chel.

Bewegung, bei: Carb-s., *cupr.*

Augen, der: Agar., *bapt.*, **Bry.**, *carb-s.*, *carb-v.*, *com.*, *crot-t.*, *cupr.*, gels., nat-ar., *nat-m.*, phos., *phys.*, *pic-ac.*, **Rhus-t.**, *stict.*, **Tub.**

Lider, der: **Bry.**, glon., nat-ar.

Drücken amel.: *Chel.*, hyos.

Fremdkörper, wie durch einen: Gels., hura

Froststadium im Fieber, während: *Tub.*

SCHMERZ - wund schmerzend ...

kalte; Anwendungen amel.: Chel., *puls.*, sulph.

Luft, in kalter: Chel., *sil.*, zinc.

Lesen, beim: *Croc.*, *kali-bi.*, nat-ar., nat-p.

Licht agg.: *Chel.*

Luft agg.: *Chel.*

Menses, während: *Zinc.*

Öffnen der Augen, beim: Sil.

Schlag, durch einen: **Symph.**

erstreckt sich bis in den *Kopf*: *Hep.*

Augenbrauen: *Kali-c.*

Canthi: *Apis*, arg-n., *carb-v.*, *cham.*, **Graph.**, *nat-m.*, *nux-v.*, phos.

äußere: **Ant-c.**, bor., calc-ac., cham., fago., form., *kali-c.*, *ran-b.*, rhus-t., sep., *zinc.*

innere: Bry., *nux-v.*, podo., *puls.*, sep., **Zinc.**

Lider: Bell., cham., chim., cob., dios., *euphr.*, form., kali-a., kali-bi., kalm., lith-c., lyc., merc., myric., nat-p., *phys.*, phyt., pic-ac., plb., psor., sil., verat.

gerieben, exkoriiert, wie: Cham., *psor.*

kalter Luft, in: Rhus-t.

Schließen der Lider, beim: Phyt., rhus-t.

gerieben, wie: Verat.

Splitter, wie von einem: Med., nit-ac., tarent.

Lidränder: *Acon.*, *apis*, *bor.*, kalm., *nux-v.*, spig.

morgens: Nux-v., *sulph.*, valer.

zerrend: Apis, *caust.*, sep.

zerschlagen (s. wund schmerzend)

zerschmetternd: **Bry.**, **Prun-s.**

ziehend (vgl. ZIEHENDES Gefühl): *Agar.*, apis, arn., *ars.*, bell., bov., calc-p., *camph.*, cann-s., canth., carb-s., carb-v., *caust.*, cham., *chel.*, cic., *colch.*, con., cop., crot-c., *cur.*, *glon.*, *graph.*, hell., *hep.*, hyos., jug-c., kali-ar., kali-bi., kali-c., kali-p., **Kalm.**, kreos., lac-d., lach., lil-t., lith-c., lyc., lyss., med., *naja*, **Nat-m.**, oena., petr., *phys.*, plat., podo., ran-s., **Ruta**, *seneg.*, sep., sil., *spig.*, stront., sulph., tab., thuj., til., *zinc.*, zing.

SCHMERZ - ziehend ...

tagsüber, nur: *Kalm.*

morgens: Grat., sep.

vormittags: Podo.

nachmittags: Phys.

abends: Bov., phys.

nachts: Lyc.

außen, nach: Cop., crot-c., med.

Bewegung, bei: **Kalm.**, *nat-m.*, *puls.*

Drehen der Augen auf die Seite, beim: **Kalm.**

Freien amel., im: Sep.

Gehen, im: Merc-sul.

hinten, zieht den Augapfel nach: Agar., aster., aur-m., bov., carb-s., cham., *crot-t.*, cupr., *graph.*, *hep.*, *lach.*, *mez.*, **Par.**, plb., *puls.*, rhod., sep., sil., stry., sulph., zinc.

künstliches Licht agg.: Syph.

Mittagessen, nach dem: Agar.

Schläfe, zur: Crot-c.

Schließen der Augen agg.: Carb-v.

Schmerzen im Hinterkopf, bei: *Carb-v.*

Schnur vom Hinterkopf oder in das Gehirn, wie mit einer: *Crot-t.*, hep., *lach.*, **Par.**, sil.

Sitzen, im: Merc.

stechend: *Lach.*

Stehen, im: Merc-sul.

Steifheitsgefühl in den Muskeln: **Nat-m.**

zusammenziehend: **Nat-m.**, sep., *sulph.*, *zinc.*

erstreckt sich zum *Hinterkopf*: *Lach.*, *naja*

Kopf: *Graph.*, lach.

Ohr: Petr.

Scheitel: *Lach.*

Stirn: Agar.

Canthi: *Aur.*, **Sep.**

zuckend (s. schießend)

zusammenschnürend: Acon., amph., cham., chlor., elaps, lyc., naja, nit-ac.

abends: Rat.

zusammenziehend: Agar., bor., crot-c., euphr., *kali-n.*, nat-c., plb., *verat.*

SCHMERZ - zusammenziehend ...

morgens: Stry.

abends: Agar., euphr., glon., rhus-t.

konzentriert in der Nasenspitze; der Schmerz in Augen, Stirn und Gesicht: *Kali-n.*

zwickend: Arn., kali-c., nit-ac.

SCHWÄCHE: *Agar.*, *anac.*, ant-t., *apis*, ars., asc-t., *aur.*, bapt., bar-c., bov., calc., cann-i., *cann-s.*, caps., *carb-an.*, carb-o., *carb-s.*, *carb-v.*, caust., cham., chel., chin., chlor., cic., cina, cinnb., cob., **Con.**, croc., crot-t., cupr., cycl., daph., dig., dios., dor., dros., euphr., *eupi.*, *ferr.*, ferr-i., gels., *graph.*, ham., hep., hura, hyos., hyper., iod., kali-bi., *kali-c.*, kali-p., kalm., kreos., lach., lact., *lil-t.*, lyc., lycps., lyss., mang., meph., merc., merc-i-r., morph., naja, nat-ar., *nat-m.*, nat-s., nicc., nit-ac., nux-m., *op.*, osm., ox-ac., par., petr., *phos.*, *phys.*, plat., plb., raph., rhod., rhus-t., **Ruta**, sabad., sec., **Seneg.**, sep., *sil.*, sin-n., spig., staph., stram., stront., stry., sulph., tab., tarent., *thuj.*, urt-u., ust., verat., zinc.

tagsüber: Stann.

morgens: Ars., bry., cina, dig., dios., phos., sang., upa.

vormittags: Ph-ac., squil., sulph., valer.

mittags: Cinnb.

nachmittags: Sin-n.

abends: Carb-an., nicc., psor.

Licht, durch das: Lyc., sep.

Zubettgehen, nach dem: Op.

angestrengtem Blicken, bei: *Lyc.*

Koitus, nach: **Kali-c.**

Lesen, beim: Agar., *ammc.*, bell., kali-i., lyc., myric., *nat-m.*, phys., **Ruta**, **Seneg.**, *sep.*

Licht, bei: Aster., gins., merc., nat-p.

Kerzenlicht: Bell.

Masern, nach: *Kali-c.*, *puls.*

Menses, während: *Cinnb.*

Mittagessen, nach dem: Valer.

Samenabgang, nach: Jab., kali-c., lil-t., nat-m., puls., sep.

Schreiben: Bell., carl., *nat-m.*, *sep.*

sexuellen Exzessen, nach: *Calc.*, *chin.*, gels., upa.

SCHWELLUNG: *Acon.*, **Anac.**, **Apis**, *ars.*, atro., bapt., bar-c., *bry.*, bufo, cann-i., carb-v., card-m., *cedr.*, *cham.*, **Chlol.**, coloc., croc., dulc., ery-a., fago., ferr., ferr-ar., gels., **Guaj.**, *hep.*, hura, *ign.*, *ip.*, jug-c., *kali-c.*, kali-i., kali-p., lach., lyc., *mag-c.*, mang., merc., *nat-ar.*, *nit-ac.*, *nux-v.*, oena., ol-j., par., phos., phys., plb., psor., puls., pyrog., raph., **Rhus-t.**, sars., **Sep.**, spig., *stram.*, stry., til., vesp.

links: *Coloc.*

rechts: *Lyc.*

morgens: Bar-c., bry., **Cham.**, cocc., *crot-h.*, cupr., myric., naja, sarr., **Sep.**, sil., **Sulph.**, uran

Erwachen, beim: Chel., kali-bi., mag-c., nat-ar., nicc.

Kopfschmerz, nach: Cocc.

vormittags: Bry., *euphr.*, myric.

abends: *Hep.*, sep.

nachts: *Hep.*

Karunkel, Tränenkarunkel: Agar., **Arg-n.**, cann-i., *kali-c.*, zinc.

Schwellungsgefühl: Bapt., calc., calc-p., cann-i., caust., **Guaj.**, ham., mag-c., nat-ar., phys., rhus-t., sarr., thuj.

Bindehaut: *Apis*, *arg-n.*, *ars.*, bell., bry., cadm., cedr., cham., *chel.*, chlol., euph., *graph.*, *ip.*, led., nat-ar., *nat-c.*, nat-m., nux-v., sep.

Dermatoid: *Calc.*, *nat-c.*, *nat-m.*, thuj.

Tränendrüse: *Agar.*, anan., *graph.*, kali-i., **Sil.**

Tränenkanal: Apis, bell., brom., *calc.*, *nat-m.*, **Petr.**, *sil.*

Tränensack: **Puls.**, **Sil.**

Canthi: Agar., aur., bell., bry., **Calc.**, merc., petr., sars., sil., stann.

innere: Calc-p., petr., sars., sep.

Lider: Absin., *acon.*, *all-c.*, alum., anac., **Apis**, *arg-m.*, **Arg-n.**, arn., **Ars.**, ars-i., aur., bar-c., *bar-m.*, *bell.*, berb., bry., *calc.*, *carb-s.*, card-m., *carl.*, *caust.*, cham., *chin-s.*, cinnb., colch., com., *con.*, *crot-t.*, cupr., *cycl.*, *dig.*, euph., **Euphr.**, *ferr.*, *ferr-ar.*, *ferr-i.*, *ferr-p.*, gels., *graph.*, ham., *hep.*, hyos., ign., iod., *ip.*, *kali-ar.*, *kali-bi.*, kali-c., **Kali-i.**, kali-p., kali-s., **Kreos.**, lach., *lyc.*, mag-m., manc., mang., **Merc.**, merc-c., merc-i-f., mez., *mur-ac.*, **Nat-ar.**, **Nat-c.**, *nat-m.*, nat-p., nat-s., **Nit-ac.**, nux-m., *nux-v.*, op., petr., *phos.*, *phyt.*, plb., *psor.*, *puls.*, **Rhus-t.**, **Rhus-v.**, ruta, *sanic.*, sec., *seneg.*, *sep.*, sil., spong., squil., stram., sul-ac.,

SCHWELLUNG - Schwellungsgefühl - *Lider* ...

sulph., syph., *tell.*, ter., *thuj.*, urt-u., valer., verat., vesp., vip.

Gefühl von Schwellung: *Caust.*, chel., cimic., coc-c., *croc.*, *cycl.*, guaj., psor., tarax., *thuj.*

hart und rot: Acon., thuj.

Menses, während: Apis, cycl., kali-c.

unterdrückt: Acon., arg-n., *ars.*, *calc.*, cycl., *kali-c.*, merc., nux-v., rhus-t., sulph.

ödematös: Anac., **Apis**, *arg-n.*, *arn.*, **Ars.**, ars-i., colch., *crot-t.*, *cycl.*, *graph.*, *iod.*, *kali-ar.*, *kali-bi.*, **Kali-c.**, *kali-i.*, kali-p., *merc-c.*, *nat-ar.*, *phos.*, *phyt.*, *psor.*, puls., raph., **Rhus-t.**, **Tell.**, urt-u., vesp., zinc.

purpurfarben: Phyt.

wässrig, weiß: *Iod.*

Lidränder: Arum-t., *chel.*, coc-c., *con.*, **Euphr.**, *graph.*, *hep.*, *kali-c.*, *kreos.*, *merc-c.*, nux-m., ph-ac., *phos.*, psor., puls., sulph., syph., valer.

Oberlider: **Apis**, bry., *con.*, *cycl.*, *ign.*, **Kali-c.**, kali-i., *med.*, *nat-c.*, *petr.*, *squil.*, *syph.*, teucr.

links: Asar., cahin., tell.

rechts: *Caust.*, nat-c., phos.

Unterlider: Aur., cahin., crot-c., *dig.*, **Kali-ar.**, op., *phos.*, raph.

links: Calc., merc.

unter den Lidern: **Apis**, **Ars.**, *hep.*, **Kali-c.**, med., phos.

Meibomsche Drüsen: *Aeth.*, bor., *clem.*, *colch.*, *con.*, hep., merc., nicc., *phyt.*, sil., *staph.*, *sulph.*, thuj.

über den Augen (s. GESICHT - SCHWELLUNG - Augen - über)

um die Augen (s. GESICHT - SCHWELLUNG - Augen - um)

unter den Augen (s. GESICHT - SCHWELLUNG - Augen - unter)

SCHWEREGEFÜHL: *Aesc.*, all-s., **Aloe**, anan., apis, *arn.*, ars-n., arum-t., carb-s., *carb-v.*, *com.*, hep., hipp., lach., lyc., manc., plb., podo., rumx., stram., *sulph.*, vib.

Menses, vor: Lac-d., *nat-m.*

während: Carb-an., lac-d., nat-m.

SCHWEREGEFÜHL ...

Lider: Absin., acon., agar., anan., apis, arum-t., arund., asaf., bell., berb., brom., bufo, caj., *calc.*, cann-i., carb-s., *caul.*, **Caust.**, cham., chel., chlol., cimic., cina, cinnb., *cocc.*, **Con.**, corn., crot-c., cupr., *ferr.*, *form.*, **Gels.**, *graph.*, *hell.*, *hydr.*, *kali-bi.*, kali-p., *lac-c.*, *lac-d.*, lachn., *lyc.*, *merl.*, naja, nat-ar., *nat-c.*, *nat-m.*, nat-p., *nat-s.*, nit-ac., *nux-m.*, *nux-v.*, onos., op., ph-ac., phel., *phos.*, phys., pic-ac., **Rhus-t.**, *sep.*, sil., *spong.*, *sulph.*, tarent., thuj., *verat-v.*, viol-o., *zinc.*

morgens: Daph., ferr., myric., phos., *sep.*, *upa.*

Erwachen, beim: *Kali-bi.*, *sep.*

offenhalten, als könne er sie nicht: Nit-ac., *sep.*

abends: Bufo, cinnb., dig., pic-ac., sulph.

Lesen bei künstlichem Licht, beim: *Nat-s.*

Gebrauch der Augen, beim: Nat-c., *nat-m.*

Stirn, mit Kopfschmerzen in der: Sep.

SKROFULÖSE Erkrankungen: Aeth., *am-br.*, *apis*, ars., *aur.*, bell., **Calc.**, *cann-s.*, **Caust.**, *cham.*, *chin-a.*, cist., *con.*, *dulc.*, **Euphr.**, ferr., **Graph.**, *hep.*, *mag-c.*, merc., nat-m., *nux-v.*, **Puls.**, rhus-t., **Sulph.**, zinc.

SPANNUNG: Agar., apis, asaf., *aur.*, berb., *calc.*, camph., carb-v., carl., caust., chin., colch., *coloc.*, cop., croc., dulc., euphr., *gels.*, glon., hyper., *ip.*, kreos., lach., led., *lith-c.*, merl., mez., *nat-m.*, *nux-m.*, *nux-v.*, onos., *par.*, *phos.*, phys., plat., **Ruta**, sabad., seneg., sep., *sil.*, sol-n., spig., stann., tab., til.

morgens: Ang., merl., thuj.

Drehen der Augen, beim: *Calc.*

Koitus, nach: Agar., *calc.*, phos., sep., *sil.*

Lesen, beim: Calc., caust.

Schließen der Augen amel.: Aur.

Schmerz im Hinterkopf, mit: Carb-v.

starrer Blick agg.: Aur.

Augenbrauen: Bov.

Canthi, innere: Kali-cy.

Lider: Acon., hyper., merl., nit-ac., *nux-m.*, olnd., ph-ac., plat., sul-ac.

rechts: Carb-v.

SPANNUNG ...

Lesen, beim: Calc., caust.

Schließen der Augen, beim: Phys.

Unterlid: Arum-t.

um die Augen: Alum., *nux-m.*, *nux-v.*, par., spong.

SPASMEN (s. KRÄMPFE)

SPASMODISCH (s. BEWEGUNG - konvulsivisch)

STAPHYLOM: *Alumn.*, *apis*, *aur-m.*, bar-m., *caust.*, *chel.*, *euphr.*, *hep.*, *lyc.*, *nit-ac.*, sil., *thuj.*

STARREN, Stieren: *Acon.*, *aeth.*, *agar.*, am-c., *anac.*, *ant-t.*, *arn.*, *ars.*, *ars-i.*, *art-v.*, asar., atro., aur., **Bell.**, benz-n., bor., *bov.*, brom., bry., *calc.*, *camph.*, cann-i., *canth.*, carb-ac., *carb-s.*, carb-v., caust., *cham.*, chin., *chin-s.*, *chlor.*, *cic.*, cina, clem., coca, *cocc.*, *colch.*, *croc.*, crot-c., *cupr.*, dor., eup-per., gels., *glon.*, grat., guaj., *hell.*, *hep.*, hydr-ac., **Hyos.**, *hyper.*, *ign.*, **Iod.**, ip., kali-ar., kali-bi., kali-c., *kali-cy.*, *kali-i.*, kali-n., kali-p., kalm., *kreos.*, lach., lachn., *laur.*, **Lyc.**, lyss., manc., med., **Merc.**, merc-c., *mez.*, morph., mosch., mur-ac., *naja*, nat-ar., nat-c., nat-p., *nux-m.*, *nux-v.*, oena., olnd., **Op.**, paeon., petr., *ph-ac.*, phos., *phyt.*, plat., plb., puls., ran-b., rhus-t., ruta, sang., santin., **Sec.**, seneg., sil., sol-n., *spong.*, *squil.*, **Stram.**, *stry.*, sul-ac., sulph., tab., tarent., ter., *verat.*, vip., *zinc.*

morgens, im Freien: Nux-v.

abends: Chin.

Bett, im: Sil.

Erwachen, beim: *Ip.*

Konvulsionen, bei: Ars.

nachts: Corn., eup-pur.

Schlaf, im: Ant-t., corn., op.

Bewusstlosigkeit, bei: Caust.

Erwachen, beim: *Arn.*, bell., ip., stram., *zinc.*

plötzlich: Sec., *zinc.*

Froststadium im Fieber, während: *Calc.*

Gefühl, als würde er: Med.

Kopfschmerz, bei: **Bell.**, **Glon.**, **Stram.**

Menses, vor: Puls.

Musik, beim Anhören von: Tarent.

Schlaflosigkeit, bei: Eup-pur.

Schmerz in der Stirn, bei: Spig.

Hinterkopf, im: *Carb-v.*

Sonnenstich, bei: *Glon.*

STARREN...

Stupor, im: Ars., *hell.*

Unterkühlung, nach: Cic.

STEIFHEIT der Augäpfel: Agar., ars., bar-m., calc., calc-p., camph., caust., crot-c., cupr-s., hep., **Kalm.**, *nat-ar.*, **Nat-m.**, onos., phos., seneg., spig., stry.

Lider: **Apis**, arum-d., camph., gels., **Kalm.**, nat-ar., *nux-m.*, *rhus-t.*, *sep.*, *spig.*, *verat.*

Muskeln um die Augen: Agar., **Kalm.**, *nat-m.*

STRABISMUS, Schielen: Agar., *alum.*, alumn., ant-t., **Apis**, arg-n., ars., **Bell.**, benz-n., bufo, *calc.*, calc-p., cann-i., *canth.*, *chel.*, *chin-s.*, **Cic.**, *cina*, *con.*, **Cycl.**, *gels.*, *hell.*, *hyos.*, jab., *kali-br.*, kali-i., kali-p., *lyc.*, lyss., *mag-p.*, meny., *merc.*, *merc-c.*, morph., nat-ar., *nat-m.*, nat-p., *nux-v.*, op., plb., psor., puls., *spig.*, *stram.*, sulph., *tab.*, tub., verat., *zinc.*

linkes Auge nach innen gedreht: *Calc.*, *cycl.*

rechtes Auge nach innen gedreht: Alumn.

Tag, jeden zweiten: *Chin-s.*

divergent: *Agar.*, alum., *coloc.*, *con.*, graph., *jab.*, lil-t., merc-i-f., **Nat-m.**, phos., rhod., ruta, seneg.

Gemütsbewegungen oder Furcht agg.: *Cic.*, *nux-m.*, stram.

konvergierend: **Cic.**, cina, **Cycl.**, jab., mag-p., nux-v.

Lesen, beim: Tab.

periodisch: Chin., *chin-s.*, **Cic.**, jab., *nux-v.*

STRIKTUR des Tränenkanals: *Arg-m.*, calc., euphr., *fl-ac.*, graph., hep., *nat-m.*, *puls.*, *rhus-t.*, **Sil.**

STUMPFE, trübe Augen: Abrot., acon., aesc., aeth., **All-c.**, ang., **Ant-t.**, arn., ars., asar., atro., bapt., bell., berb., bov., bry., bufo, calc., *calc-ar.*, camph., carb-s., *carb-v.*, *cedr.*, *chel.*, chin., *chin-s.*, *chlor.*, cimic., coloc., com., con., cupr., cycl., daph., ferr., gels., *glon.*, grat., hyos., iod., kali-bi., kali-br., kali-c., kali-p., *kalm.*, kreos., lach., *lyc.*, *merc.*, merc-c., mez., mosch., *nit-ac.*, **Nux-v.**, op., ph-ac., phos., plb., podo., rheum, rhus-t., rumx., sabin., sang., spig., spong., squil., stann., *staph.*, stram., sul-ac., *sulph.*, valer., verat., zinc., zinc-s.

Anstrengung, nach: Ferr.

sexuellen Exzessen, nach: **Staph.**

Iris: Kali-bi., kali-i., sulph., syph.

SUGILLATION (s. EKCHYMOSE)

TRÄNEN (vgl. TRÄNENFLUSS):

brennend: **Apis**, *arn.*, *ars.*, *ars-i.*, *aur.*, bell., cadm., *calc.*, canth., **Chin.**, chin-a., dios., eug., **Euphr.**, kreos., *lyc.*, *merc.*, *nat-s.*, *nit-ac.*, nux-v., *phyt.*, plb., psor., **Rhus-t.**, *sang.*, *sil.*, spig., staph., stict., stront., **Sulph.**, *verb.*, zinc.

Gefühl wie von: Eupi., hyos., lil-t., merc., nit-ac., pyrog., sep.

kalt: Lach.

mild: **All-c.**

ölig: Sulph.

salzig: Bell., *kreos.*, nux-v.

scharf: All-s., **Ars.**, bell., bry., *calc.*, *caust.*, cedr., clem., *colch.*, *coloc.*, dig., eug., *euph.*, **Euphr.**, fl-ac., gamb., graph., *ham.*, *ign.*, iod., kali-ar., *kreos.*, *led.*, *lyc.*, *merc.*, **Merc-c.**, *nat-m.*, *nit-ac.*, ph-ac., pic-ac., plb., puls., rhus-t., sabin., spig., staph., **Sulph.**, syph., teucr.

nachts: *Merc.*

TRÄNENFLUSS (vgl. TRÄNEN): Absin., acet-ac., *acon.*, act-sp., aesc., *agar.*, *ail.*, **All-c.**, all-s., aloe, *alum.*, am-c., am-m., ambr., anac., *apis*, *arg-n.*, arn., *ars.*, ars-i., art-v., arum-t., arund., *asar.*, *aur.*, **Bell.**, berb., bor., *brom.*, bry., cadm., **Calc.**, calc-p., *caps.*, *carb-ac.*, carb-an., *carb-s.*, *carb-v.*, caul., *caust.*, *cham.*, *chel.*, chin., chin-a., chlol., chlor., cimic., cina, cinnb., clem., coc-c., *colch.*, coloc., *com.*, *con.*, *croc.*, *crot-c.*, *crot-h.*, *crot-t.*, cupr-ar., daph., dig., dios., *elaps*, *eug.*, *eup-per.*, *euph.*, **Euphr.**, *ferr.*, ferr-ar., *ferr-i.*, *ferr-p.*, **Fl-ac.**, gamb., gels., *graph.*, grat., *ham.*, *hep.*, hydr., *ign.*, *iod.*, ip., kali-ar., *kali-bi.*, *kali-c.*, *kali-i.*, kali-p., kali-s., kreos., *lach.*, lachn., *led.*, **Lyc.**, *mag-c.*, mag-s., **Merc.**, *merl.*, mez., mill., mosch., naja, nat-ar., *nat-c.*, **Nat-m.**, nat-p., *nat-s.*, nicc., **Nit-ac.**, nux-m., *nux-v.*, ol-an., olnd., **Op.**, osm., *par.*, petr., ph-ac., **Phos.**, phyt., *psor.*, **Puls.**, ran-b., ran-s., rheum, *rhod.*, **Rhus-t.**, *ruta*, *sabad.*, sabin., *sang.*, sel., *seneg.*, *sep.*, *sil.*, sin-n., *sol-n.*, *spig.*, *spong.*, squil., stann., staph., *stram.*, stry., *sul-ac.*, **Sulph.**, sumb., *tarax.*, tell., teucr., *thuj.*, ust., *verat.*, *zinc.*

links: Carb-ac., clem., *coloc.*, dios., *ign.*, sin-n., uran

rechts: Brom., calc., *hyos.*, verb., vesp.

tagsüber, nur: **Alum.**, lyc., sars., zinc.

morgens: Alum., *calc.*, carb-an., kali-n., kreos., lachn., mag-c., merc., nat-c., nat-m., nicc., phel., phos., **Puls.**, rat., rhus-t., *sep.*, staph., **Sulph.**, zinc.

TRÄNENFLUSS - morgens ...

Erwachen, beim: Nat-ar., sep.

vormittags: Nat-c., squil.

abends: Acon., all-c., asar., calc., eug., mag-m., merc., nicc., phos., rhus-t., *ruta*, *sep.*, ter., **Zinc.**

nachts: Acon., all-s., *apis*, **Zinc.**

Blicken, beim fixem: *Apis*, chel., cinnb., echi., euph., ign., kali-c., nat-ar., osm., *seneg.*, spong., tab.

Feuer, beim Blicken ins: Ant-c., chel., *mag-m.*, *merc.*, sabad.

Fieber, im: Acon., apis, bell., calc., cham., eup-per., ign., lyc., petr., *puls.*, spig., spong., sulph.

Freien, im: Ail., alum., arn., bar-c., bell., bry., **Calc.**, camph., *canth.*, carb-s., *caust.*, chel., chlor., *clem.*, cob., coc-c., *colch.*, dios., dulc., euph., *graph.*, hyos., merc., nat-ar., *nat-m.*, nit-ac., petr., phel., **Phos.**, phyt., *puls.*, rheum, *rhus-t.*, *ruta*, *sabad.*, senec., seneg., *sep.*, **Sil.**, staph., **Sulph.**, **Thuj.**, ust., verat., zinc.

amel.: Chin-s., *croc.*, phyt.

Froststadium im Fieber, während: Elat.

Gähnen, beim: Ant-t., calc-p., ign., kali-c., kreos., meph., *nux-v.*, rhus-t., *sabad.*, sars., staph., viol-o.

Husten, bei: Acon., *agar.*, aloe, brom., bry., calc., carb-ac., carb-v., cench., chel., cina, cycl., *eup-per.*, euph., **Euphr.**, *graph.*, hep., ip., kali-c., kali-ma., kreos., merc., **Nat-m.**, op., *phyt.*, **Puls.**, rhus-t., *sabad.*, sil., **Squil.**, staph., sulph.

Keuchhusten: *Caps.*, *graph.*, *nat-m.*

kalter Luft, in: Cob., dig., echi., euphr., kreos., lyc., phos., **Puls.**, *sep.*, *sil.*, thuj.

Kopfschmerz, bei: Agar., arg-n., asar., bell., bov., carb-an., carb-v., chel., com., con., eug., hep., *ign.*, ind., kali-i., lac-c., lil-t., merc., osm., *plat.*, *puls.*, rhus-r., spong., stram., tax.

Lachen, beim: Nat-m.

Lesen, beim: *Am-c.*, *carb-s.*, *croc.*, grat., ign., nat-ar., nit-ac., olnd., phos., ruta, *seneg.*, sep., still., sul-ac.

Licht, durch: Dig., kreos., puls., spong.

helles: Ail., chel., *chin-s.*, *kreos.*, *mag-m.*, sabad., spong.

Sonnenlicht: Bry., graph., ign., staph.

TRÄNENFLUSS ...

Menses, während: Calc., zinc.

Öffnen der Augen, beim: *Kali-bi.*

gewaltsam: *Apis*, *con.*, *ip.*, *merc-c.*, *rhus-t.*

Schmerzen in anderen Teilen des Körpers, bei: Ferr., *sabad.*

Auge, im: Calc., chel., *coloc.*, ferr.

Hals, im: Sep.

Schnupfen, bei: Acon., agar., **All-c.**, alum., *anac.*, anan., *arg-n.*, ars., ars-i., carb-ac., **Carb-v.**, *chin.*, dulc., **Euphr.**, iod., jab., *kali-c.*, lach., lyc., **Nux-v.**, *phos.*, *phyt.*, *puls.*, ran-s., *sabad.*, *sang.*, sin-n., *spig.*, staph., **Tell.**, *verb.*

Schreiben, beim: *Calc.*, ol-an.

nach: Ferr.

warmen Zimmer, im: *All-c.*, *phos.*

Wetter, bei nassem: Crot-h., graph.

Wind, im: **Euphr.**, lyc., *nat-m.*, phos., **Puls.**, rhus-t., sanic., *sil.*, sulph., *thuj.*

Zimmer, in einem: Asar., caust., *croc.*, dig., phos.

TROCKENHEIT: **Acon.**, agar., **Alum.**, arg-m., *arg-n.*, *arn.*, **Ars.**, *asaf.*, *asar.*, aur-m., bar-c., **Bell.**, berb., bry., carb-v., *caust.*, cedr., *cham.*, chin., cina, *clem.*, cocc., cop., *croc.*, crot-h., *cycl.*, dros., *elaps*, *euphr.*, fago., gamb., *graph.*, grat., hep., kali-ar., kali-bi., kali-c., kali-n., kali-p., kali-s., lach., lachn., laur., lec., lith-c., **Lyc.**, *mag-c.*, mag-m., manc., *mang.*, *med.*, merc., merc-c., *merl.*, **Mez.**, nat-ar., nat-c., nat-m., nat-p., *nat-s.*, nicc., **Nux-m.**, *nux-v.*, **Op.**, paeon., pall., *petr.*, phel., phos., pic-ac., plb., **Puls.**, *rhod.*, *rhus-t.*, rumx., *sang.*, sanic., sars., *seneg.*, *sep.*, sil., spig., *staph.*, **Sulph.**, thuj., **Verat.**, **Zinc.**

morgens: Acon., berb., *caust.*, graph., *lyc.*, mag-c., *nux-v.*, *puls.*, *sil.*, **Zinc.**

Aufwachen, beim: Arg-n., elaps, phos., sanic., *staph.*

Tränenfluss, nach: **Sulph.**

nachmittags: *Nat-s.*

abends: *Alum.*, *caust.*, cina, coloc., *lyc.*, mang., nat-s., nicc., pall., *puls.*, sang., sep., sil., *staph.*, **Zinc.**

beim Zubettgehen: Op.

nachts: Lyc.

Erwachen, beim: Arg-m., elaps, phos., puls., sanic., staph., *verat.*

TROCKENHEIT ...

helles Licht, beim Sehen in: **Mang.**

künstlichem Licht, in: Ars., pic-ac.

Lesen, beim: Aur., cina, graph., hyos., nat-m.

Menses, während: Mag-c.

warmen Zimmer, im: **Puls.**, *sulph.*

Canthi: *Alum.*, arg-m., berb., nat-m., **Nux-v.**, *thuj.*

abends: Nat-m.

TRÜBUNG der Hornhaut (vgl. FLECKEN): Agn., *apis*, **Arg-n.**, *aur.*, *aur-m.*, bar-c., bar-i., **Cadm.**, **Calc.**, calc-f., calc-p., *cann-s.*, *caust.*, *chel.*, *chin.*, *cinnb.*, *cocc.*, *colch.*, **Con.**, *crot-t.*, euph., *euphr.*, *hep.*, *hydr.*, *kali-bi.*, *kali-c.*, *lach.*, *lyc.*, *mag-c.*, *merc.*, merc-c., *merc-i-f.*, *nit-ac.*, op., puls., rhus-t., *seneg.*, *sil.*, **Sulph.**, *tarent.*, *zinc.*

links: *Hep.*, *sulph.*

rechts: *Lyc.*, *sil.*

Arcus senilis: Acon., ars., *cocc.*, *coloc.*, *kali-bi.*, *merc.*, merc-c., mosch., **Puls.**, **Sulph.**, zinc.

Pocken, nach: *Sil.*

punktförmig: Kali-bi., kali-chl., kali-i.

Wunden, durch: *Euphr.*

Glaskörpers, des: Colch., *gels.*, *merc-i-f.*, *phos.*, prun-s., psor., seneg., *sulph.*

TUMOREN an den Lidern: Aur., *calc.*, caust., *con.*, graph., *hep.*, hydrc., kali-bi., lyc., *nat-m.*, *nit-ac.*, *phos.*, *puls.*, *sil.*, *staph.*, sulph., teucr., *thuj.*

rechtes Oberlid: Zinc.

Unterlid: Zinc.

Atherome: *Graph.*

Knötchen an den Lidern (= Chalazion): *Con.*, *sil.*, **Staph.**, *thuj.*

Lidränder: *Calc.*, *con.*, *sep.*, sil., **Staph.**, thuj.

Polypen unter der Oberfläche des Oberlids: *Kali-bi.*

Bindehaut: *Kali-bi.*, *staph.*, thuj.

Canthi, äußere: *Lyc.*

Sarkom: Iod., *phos.*

Bindehaut, der: Iod.

Zysten: *Calc.*, *graph.*, *merc.*, *sil.*, staph., thuj.

TUMOREN an den Lidern - **Zysten** ...

Lidknorpel: Bar-c., caust., *puls.*, *sep.*, *sil.*, *staph.*, *thuj.*, **Zinc.**

Gerstenkörnern, nach wiederholten: **Sep.**

rezidivierend: *Puls.*, *staph.*

Meibomsche Drüsen: Bad., **Staph.**, *thuj.*

UNBEWEGLICHKEIT (s. STARREN; STARRER Blick)

UNRUHIGER Blick (s. UNSTETER Blick)

UNSTETER Blick: Aloe, anan., *bell.*, camph., cedr., cupr., *lach.*, **Morph.**, par., *stram.*

VENEN (s. RÖTE)

VERDICKUNG der Lider (vgl. HÄRTE - Lider): **Alum.**, apis, **Arg-m.**, **Arg-n.**, *carb-s.*, coloc., *euphr.*, *graph.*, **Merc.**, *nat-m.*, *phyt.*, *psor.*, *puls.*, *sulph.*, **Tell.**

Hornhaut: *Apis*, *arg-n.*, asar., bell., *nit-ac.*, sil.

VERDREHT (vgl. BEWEGUNG - Rollen): Bell., con., hipp., meph., nicc., **Spig.**

links: Amyg., bufo, dig., hydr-ac.

rechts: Camph., *ip.*

außen, nach: Bell., camph., *crot-h.*, dig., glon., morph., op., phos., stry., sul-ac., verat., zinc.

innen, nach: Arg-n., bell., benz-n., *calc.*, plb., rhod., ruta

oben, nach (vgl. BEWEGUNGEN - Rollen - oben): Acet-ac., acon., agar., am-c., anan., ant-t., arn., ars., art-v., bell., *bufo*, *camph.*, carb-ac., chin., chlol., cic., cina, cocc., *cupr.*, euph., *glon.*, *hell.*, hyos., jatr., kali-cy., kalm., lach., morph., mosch., nux-v., olnd., *op.*, stry., tab., verat.

Einschlafen, beim: Mez.

Fieber, bei: Hell.

links oben: Amyg., bufo, dig., hydr-ac.

rechts oben: Camph., stry.

unten, nach: *Aeth.*, canth., cham.

VERDREHT, Gefühl wie: Spong.

VERDREHT, krampfhaft: *Acon.*, *agar.*, *ars.*, **Bell.**, cadm., calc-p., *camph.*, canth., carb-ac., carb-v., *cham.*, *chel.*, *chin.*, *cic.*, cocc., colch., con., crot-h., *cupr.*, dig., *hydr-ac.*, *hyos.*, kali-s., *lach.*, *laur.*, *merc.*, *mosch.*, olnd., op., petr., ph-ac., *plat.*, plb., puls., ran-s., santin., sec., *sil.*, *stram.*, sul-ac., *sulph.*, tarent., verat., verat-v.

abends: Bry., caust.

VERDREHT ...

Schlaf, im: Aeth., chin., cocc., cupr., hyper.

Iris: Apis, *merc.*, rhus-t.

VERENGUNG der Lidspalte: *Agar.*, arg-n., euphr., nat-m., nux-v., rhus-t.

VERFÄRBUNG der Iris: *Aur.*, coloc., *euphr.*, kali-i., merc-i-f., *nat-m.*, spig., syph.

um die Augen (s. GESICHT - FARBE)

VERGRÖSSERTE Linse: Colch.

VERGRÖSSERUNGSGEFÜHL: **Acon.**, ant-c., *ars.*, benz-n., bufo-s., calad., calc-p., caps., caust., chel., chlol., chlor., cimic., colch., *com.*, con., *daph.*, hyos., kali-ar., lach., *lyc.*, *mez.*, nat-ar., **Nat-m.**, onos., *op.*, **Par.**, ph-ac., *phos.*, *plb.*, rhus-t., seneg., **Spig.**, stram., tril.

rechtes Auge fühlt sich größer an als das linke: **Com.**

morgens: Nat-ar.

abends: Am-br.

nachts: Chr-ac.

Gaslicht agg.: Sulph.

VERHÄRTUNG (s. HÄRTE)

VERKLEBT: Aeth., *agar.*, *all-s.*, *alum.*, apis, *arg-m.*, **Arg-n.**, *bar-c.*, bar-m., bell., *bry.*, **Calc.**, calc-s., carb-an., *carb-s.*, carb-v., **Caust.**, **Cham.**, chel., *clem.*, coc-c., colch., cycl., *dig.*, dros., *euph.*, **Graph.**, hydr., *ign.*, kali-ar., *kali-c.*, kali-n., kali-p., kali-s., **Kreos.**, lac-c., laur., lept., lil-t., **Lyc.**, *mag-c.*, nat-ar., *nat-s.*, nicc., *nux-m.*, *nux-v.*, op., ph-ac., **Phos.**, *phyt.*, plat., plb., *puls.*, rhod., rhus-t., **Sep.**, *sil.*, spig., spong., *stann.*, *staph.*, *sulph.*, *thuj.*, uran, valer.

morgens: *Aeth.*, ail., *alum.*, am-c., am-m., ambr., ang., *arg-m.*, **Arg-n.**, *ars.*, aur., aur-m., aur-s., bar-c., *bell.*, berb., bor., bov., bry., **Calc.**, calc-s., **Carb-s.**, *carb-v.*, carl., *caust.*, *cham.*, *chel.*, **Clem.**, con., cop., *dig.*, *dios.*, *euphr.*, **Graph.**, *hep.*, hydr., kali-ar., *kali-bi.*, *kali-c.*, kali-n., kali-p., led., lyc., *mag-c.*, mag-m., *mang.*, **Med.**, *merc.*, mill., mur-ac., naja, *nat-ar.*, *nat-c.*, *nat-m.*, *nat-s.*, nicc., nit-ac., nux-v., petr., phos., plb., *psor.*, *puls.*, **Rhus-t.**, sanic., sars., *seneg.*, *sep.*, sil., stann., sul-ac., **Sulph.**, *tarent.*, thuj., vip., *zinc.*

abends: Plb., sep.

nachts: **Alum.**, am-c., ang., *ant-c.*, *apis*, *arg-n.*, ars., bar-c., bell., *bor.*, *bov.*, bry., calc., **Carb-s.**, *carb-v.*, cham., chel., cic., *croc.*, dig., *euph.*, *euphr.*, ferr., ferr-ar., *gamb.*, **Graph.**, *hep.*, *ign.*, kali-c., led., **Lyc.**, mag-c., mag-m., merc-n., nat-m., nit-ac.,

VERKLEBT - nachts ...

nux-v., ol-an., phos., plb., puls., rat., rhod., *rhus-t.*, sars., **Sep.**, *sil.*, *spong.*, *stann.*, staph., stram., sulph., *syph.*, tarax., *thuj.*, verat.

Freien, im: Thuj.

Menses, während: *Calc.*

VERKRUSTETE Lidränder (s. HAUTAUSSCHLÄGE)

VERLETZUNGEN, durch: Acon., *arn.*, calc., calc-s., *euphr.*, ham., *led.*, sil., *staph.*, sul-ac., sulph., **Symph.**

VERZERRTE Iris: Apis, *merc.*, rhus-t.

VÖLLEGEFÜHL: Apis, *arg-n.*, bell., caust., cub., dulc., euph., gels., ger., *guaj.*, gymn., hep., lac-ac., lyc., morph., nat-m., *nux-m.*, olnd., phys., plb., *seneg.*, sep., sulph., thuj., verat.

VORWÖLBUNG der Augen: Acet-ac., *acon.*, *aeth.*, aloe, arn., *ars.*, *ars-i.*, *aur.*, *bar-c.*, **Bell.**, brom., *cact.*, calc., calc-p., *camph.*, *canth.*, caps., cedr., *cham.*, chin., chlor., *cic.*, *clem.*, *cocc.*, colch., *coloc.*, **Com.**, con., crot-h., cupr., dig., dor., *dros.*, dulc., *ferr.*, *ferr-ar.*, **Ferr-i.**, *ferr-p.*, fl-ac., *glon.*, **Guaj.**, gymn., *hep.*, hydr-ac., *hyos.*, *ign.*, *iod.*, kali-ar., kali-i., *kreos.*, lac-c., *lach.*, lac-ac., *laur.*, morph., mosch., **Nat-m.**, *nux-v.*, oena., *op.*, *phos.*, *plat.*, *puls.*, rhus-t., sang., santin., spig., *spong.*, *stann.*, **Stram.**, stry., sul-ac., sulph., tab., thuj., *verat.*, vip.

rechtes Auge mehr als linkes: **Com.**

Exophthalmus: Aml-n., ars., *aur.*, bad., *bar-c.*, bell., cact., *calc.*, con., crot-h., dig., **Ferr.**, **Ferr-i.**, *ign.*, **Iod.**, *lycps.*, *nat-m.*, *phos.*, **Sec.**, *spong.*

Gefühl von: Bell., bry., daph., ham., *med.*, **Par.**

Canthi, in den: Euphr.

Iris wölbt sich durch die Hornhaut: Ant-s.

WANDERNDER Blick (s. UNSTETER Blick)

WARZEN (s. KONDYLOM)

WÄSSRIG (s. TRÄNENFLUSS)

WEIN agg.: *Gels.*, **Zinc.**

WILDER Blick: Acet-ac., ail., *alumn.*, *anac.*, anan., arg-n., *ars.*, ars-i., **Bell.**, *camph.*, cann-i., *carb-v.*, *cimic.*, con., *cupr.*, *glon.*, hydr-ac., *hyos.*, iod., *kali-i.*, *lach.*, **Lyss.**, *nit-ac.*, **Nux-v.**, op., plb., sec., *stram.*, stry., tab., valer., vip.

WISCHEN der Augen, Neigung zum: Agar., alum., arg-n., *calc.*, carb-an., *croc.*, kreos., lac-c., lyc., *nat-c.*, plb., *puls.*, rat., sep.

WUCHERUNGEN (s. KONDYLOM)

ZIEHEN (vgl. SCHMERZEN - ziehend): Crot-t., mur-ac., raph., sep.

ZITTRIG (s. BEBEN)

ZUCKEN: Acon., aesc., **Agar.**, alum., am-m., apis, *ars.*, bar-c., calc., carb-ac., carb-an., carb-s., cedr., chin., *crot-t.*, gels., *glon.*, kali-n., kali-p., kalm., *lachn.*, lith-c., mez., nat-m., nicc., petr., phyt., rat., rhus-t., sel., *stann.*, ust., vesp.

links: Apis, mez., sel.

rechts: Rat., ther.

tagsüber: Aloe, nat-m.

anfallsweise: Ars., calc.

kaltes Wasser amel.: Agar.

Lesen, beim: Agar.

schmerzhaft: Agar.

Augenbrauen: Caust., cic., cina, grat., kali-c., ol-an., puls., ruta, sin-a., stront., zinc.

Canthi: Agar., kali-chl., lachn., rhus-t.

äußere: Am-c., camph., *cann-i.*, mez., nat-m., nicc., *phos.*, seneg.

innere: *Carl.*, chel., kali-chl., rat., stann., sul-ac.

Lider: Aesc., **Agar.**, alum., anac., ant-c., *apis*, *ars.*, ars-i., arund., asar., aster., bad., bell., berb., calc., calc-s., camph., canth., carb-s., carb-v., *caust.*, cedr., *cham.*, chel., **Cic.**, *cocc.*, croc., *crot-t.*, *cupr.*, dulc., euphr., grat., hell., hydr-ac., *ign.*, ind., indg., *iod.*, *ip.*, jatr., kali-bi., kreos., *lach.*, lachn., lyc., mag-c., *mag-p.*, meny., merc., merl., *mez.*, *nat-m.*, nit-ac., *nux-v.*, ol-an., par., petr., *phos.*, **Phys.**, *plat.*, *puls.*, *rat.*, **Rheum**, rhod., rhus-t., sabin., sel., seneg., sep., *sil.*, spig., stront., **Sulph.**, verat-v.

links: Aloe, bad., *caust.*, croc., merl., *mez.*, puls., stront.

rechts: Alum., chin., coloc., form., *lach.*, nat-m., par., syph.

Essen, beim: Meny.

geschlossenen Augen, bei: Cupr-s., lachn., merc.

Gewitter, vor: *Agar.*

kalter Luft, in: Dulc.

Lesen, beim: Agar., kali-bi., puls.

künstlichem Licht, bei: Berb.

Menses, vor den: *Nat-m.*

Öffnen, beim: Kali-bi.

ZUCKEN ...

Schlaf, im: Rheum

Oberlider: Alum., ars., *aur.*, *calc.*, cedr., lachn., lac-ac., *merl.*, *mez.*, mur-ac., nat-m., rat., stram., stront.

Unterlider: Am-c., coc-c., graph., *iod.*, kali-i., nat-m., seneg., sulph., zinc.

ZUSAMMENGEZOGEN, Gefühl wie: **Nat-m.**, sep., *sulph.*

ZUSAMMENZIEHENDES Gefühl: Agar., bov., kali-n., nat-c., *nat-m.*, nit-ac., sep., stann.

Kopfschmerz, bei: *Carb-v.*

ZWINKERN (vgl. BLINZELN): Chel., kalm., mez., nux-v.

SEHEN

AKKOMMODATION, gestörte: *Agar.*, ail., *arg-n.*, aur-m., *hydr.*, *morph.*, *nat-m.*, nit-ac., onos., *phys.*, spig.

Kopfschmerzen durch fehlerhafte Augen: *Mag-p.*

langsam: *Aur-m.*, *cocc.*, **Con.**, **Gels.**, *nat-m.*, *onos.*, *plat.*, *psor.*

Reaktion zu stark: Phys.

Spannung im Augenapparat: *Jab.*

Überanstrengung der Augen: *Nux-v.*

vermindert: Morph., phys., tab.

AMAUROSE (s. AUGE - LÄHMUNG - Sehnerv)

ANSTRENGUNG der Augen agg.: Agar., alum., *am-c.*, am-m., anac., *apis*, arg-m., **Arg-n.**, *asaf.*, asar., *aur.*, bar-c., bar-m., bell., bor., bry., **Calc.**, cann-i., canth., *carb-v.*, *caust.*, chlol., *cic.*, **Cina**, cocc., coff., con., **Croc.**, cupr., dros., dulc., ferr., *graph.*, hep., ign., *jab.*, **Kali-c.**, kali-p., kali-s., kreos., led., **Lyc.**, mag-c., mag-m., mang., merc., mez., mur-ac., *naja*, nat-ar., *nat-c.*, **Nat-m.**, *nat-p.*, nicc., nit-ac., nux-m., *nux-v.*, olnd., **Onos.**, par., petr., *ph-ac.*, *phos.*, phys., *phyt.*, puls., ran-b., **Rhod.**, *rhus-t.*, **Ruta**, sabad., *sars.*, sel., **Seneg.**, *sep.*, **Sil.**, *spig.*, *spong.*, staph., stram., stront., sul-ac., sulph., ther., thuj., valer., verb., viol-o., zinc.

körperliche Anstrengung amel.: *Aur.*

BEBEN (s. ZITTERN)

BEWEGUNG: *Agar.*, *aloe*, am-c., **Arg-n.**, *bell.*, *bor.*, *calc.*, calc-p., *cann-i.*, *cic.*, *con.*, *euphr.*, *glon.*, ign., *lach.*, laur., lyc., meny., merc., mosch., *nux-v.*, *olnd.*, par., petr., *psor.*, sabad., *sep.*, stram.

abends, beim Lesen: Merc.

Buchstaben, der: *Agar.*, con., *hyos.*, iod., merc., phys.

gegen Mittag: Am-c.

etwas scheint sich zu bewegen: Lyss., psor.

Gegenstände scheinen sich zu bewegen: Bapt., carb-ac., con., euphr., hydr-ac., ign., nux-m., psor.

drehen, sich um sich selbst zu: *Bell.*

feiner Bewegung, in: Petr.

herauf und herab: Ars., *cocc.*, con., sil., spong.

hinten, nach: *Bell.*, calc., cic., sep.

langsam: Sep.

und nach vorne: Carb-ac., *cic.*

BEWEGUNG - Gegenstände ...

hin und her, gegen Mittag: Elaps

schweben: Nux-m.

schwimmen hin und her: Anag., lyss.

Seite zur anderen, von einer: Cic.

BEWÖLKT (s. NEBLIG)

BLASS; Gegenstände werden nach langem Blicken: *Agar.*

BLIND (s. VERLUST)

BLITZE: *Bell.*, brom., *caust.*, croc., cycl., dig., fl-ac., *glon.*, *kali-c.*, *nat-c.*, *nux-v.*, olnd., op., *phos.*, phys., *puls.*, santin., sec., sep., *sil.*, *spig.*, staph., stram., valer., zinc.

mittags: Dig.

nachts, 23 Uhr, ein weit entfernter Flächenblitz im Dunklen: Coca

Dunkelheit, in der: *Phos.*, stram., valer.

Einschlafen, beim: Nat-c., **Phos.**, sulph.

Erwachen, beim: *Nat-c.*

BUNT (s. FARBEN)

DIPLOPIE, Doppeltsehen: Aeth., agar., *alumn.*, am-c., apis, *arg-n.*, arn., art-v., atro., **Aur.**, bar-c., *bell.*, bry., calc., cann-i., cann-s., carb-s., *caust.*, *chel.*, chlf., *cic.*, clem., *con.*, crot-h., cupr., *cycl.*, *daph.*, *dig.*, eug., euph., **Gels.**, ger., *graph.*, **Hyos.**, *iod.*, kali-bi., kali-c., *kali-cy.*, kali-i., *lyc.*, *lyss.*, mag-p., med., merc., *merc-c.*, *morph.*, **Nat-m.**, *nicc.*, **Nit-ac.**, nux-m., *nux-v.*, *olnd.*, op., par., petr., phys., phyt., *plb.*, psor., *puls.*, raph., rhus-t., sec., *seneg.*, sep., *spong.*, stann., *stram.*, *sulph.*, syph., tab., ter., ther., *thuj.*, ust., *verat.*, zinc.

morgens: Cycl., gels.

abends: Agar., con., nit-ac., phyt.

nachts: Nit-ac.

Blicken:

angestrengtem, bei: Am-c., con., gins.

oben, nach: *Caust.*

seitwärts: Gels.

rechts: Caust., dig.

unten, nach: *Arn.*, olnd.

Drehen der Augen nach rechts, beim: Dig.

entfernte Gegenstände: Am-c., bell., nit-ac., plb.

Fahren mit der Straßenbahn, nach: Cupr.

Konvulsionen, bei: *Bell.*, cic., *hyos.*, *nux-v.* *stram.*

DIPLOPIE ...

Kopfschmerz, mit: *Gels.*

Lesen, beim: Agar., ant-t., arg-n., *camph.*, *graph.*, stram., thuj.

Licht, beim Blick ins: Ther.

Liegen amel.: Spong.

nahe Gegenstände: Aur., bell., cic., con., nit-ac., phyt., stann., verat-v.

Neigen des Kopfes auf eine Seite, beim: Gels.

Schlaf, nach: Chlol., gels.

Schreiben, beim: Coca, *graph.*

Schwangerschaft, in der: Bell., cic., *gels.*

Schwindel, nach: Bell.

Stehen und beim Blick nach unten, bei aufrechtem: Olnd.

Überarbeitung am Schreibtisch, durch: *Agar.*

waagerechten Gegenständen, bei: **Nit-ac.**, olnd.

ENTFERNT, Gegenstände scheinen weit: *All-c.*, *anac.*, atro., *aur.*, bell., calc., cann-i., carb-an., *carb-s.*, **Gels.**, glon., merc-c., nat-m., *nux-m.*, ox-ac., *phos.*, *plb.*, *stann.*, *stram.*, **Sulph.**

Dunkelheit, in der: Nux-m.

Erwachen, beim: Anac.

FARBEN vor den Augen (vgl. FLECKEN): Agar., am-c., anac., arn., arund., aur., bar-c., *bell.*, *bry.*, *calc.*, *camph.*, caust., chin., chin-s., *cic.*, *cina*, cocc., **Con.**, *cycl.*, *dig.*, euph., hep., *iod.*, ip., kali-ar., *kali-bi.*, *kali-c.*, kali-n., kali-p., mag-c., *mag-p.*, merc., nat-c., *nat-m.*, nat-p., nit-ac., ph-ac., phos., psor., puls., ruta, sars., sep., sil., spong., stram., stront., sulph., thuj.

abends: Agar., kali-n., sars.

Bewegungen, bei schnellen: Stram.

blau: Acon., act-sp., *aur.*, *bell.*, *bry.*, **Cina**, *crot-c.*, cycl., elaps, kali-c., lach., *lyc.*, nicc., *stram.*, stront., tril., *tub.*, zinc.

rechtes Auge: Nicc.

abends: Am-br.

Blindheit für blau: Carb-s.

dunkelblau: Cycl., kreos.

Entfernung, in der: *Iod.*

Flecken: Acon., *kali-c.*

morgens beim Aufstehen: Thuj.

FARBEN vor den Augen - **blau** ...

nachts im dunklen Zimmer, beim Liegen auf der rechten Seite: Stram.

Zimmer, im dunklen: Hep., stram.

Funken: Ars.

geschlossenen Augen, bei: Thuj.

Hof um das Kerzenlicht: *Ip.*, *lach.*

Kreise: Zinc.

Lesen, beim: Bell.

Licht, um das: *Lach.*

Kerzenlicht: Hipp.

Punkte: Sec.

Reiben, beim: Stront.

Schleier: *Bry.*

Sterne: Psor.

Kopfschmerz, bei: *Psor.*

bunt, gescheckt, buntscheckig: *Bell.*, *bry.*, *cic.*, **Con.**, dig., kali-c., kali-n., kali-s., mag-p., nicc., *ph-ac.*, *phos.*, *sep.*, stram., sulph.

dunkel: Acon., agar., am-m., ambr., *anac.*, arn., ars., asaf., *bell.*, berb., *calc.*, carb-v., *caust.*, cham., *chin.*, *cocc.*, *con.*, cupr., dig., dros., *euphr.*, ferr., hep., *kali-c.*, kali-p., kali-s., laur., lyc., mag-c., mang., meny., *merc.*, mosch., mur-ac., nat-ar., nat-c., nat-m., nat-p., *nit-ac.*, nux-v., olnd., op., petr., ph-ac., *phos.*, plb., ruta, sabad., sec., *sep.*, *sil.*, squil., staph., *stram.*, **Sulph.**, thuj., verat., verb.

Flecken: Agar., asc-t., cact., carb-ac., carb-an., chlol., *cimic.*, *cocc.*, con., elaps, fl-ac., hell., jatr., *kali-c.*, med., *merc.*, *phos.*, **Sulph.**, thuj.

Lesen agg.: Fl-ac., *kali-c.*, lach.

schweben: Agar., cocc., **Sulph.**

weißen Rändern, mit: Con.

Gegenstände: Ant-t., ign., *nat-m.*, phos., sulph.

bewegen sich: Carb-h.

erscheinen dunkel: Bell., berb., hep., nit-ac., thuj.

Kreise: *Iod.*, kali-c.

Lichtpunkten, mit: Caust.

Punkte: Chlf., cic., *con.*, **Sulph.**

schweben: Aur., hyos.

schlangenartige Wellen: Phys.

FARBEN vor den Augen **- dunkel** ...

Streifen: Cic., **Sulph.**, zinc.

Tüpfel: *Calc.*, con., cupr-ar., *kali-c.*, mag-c., nat-m., nit-ac., **Phos.**, sep., **Sil.**, sulph.

Wolken: Coca, lac-ac., ol-an., tarent.

Würmer: Phys.

gelb: Agar., aloe, alum., ars., *bell.*, cann-i., *canth.*, **Cina**, *crot-h.*, *cycl.*, *dig.*, ind., kali-ar., *kali-bi.*, *kali-c.*, kali-s., lac-c., plb., santin., *sep.*, sil., stront., sulph., zinc.

tagsüber: Cedr.

und nachts rot: Cedr.

Buchstaben: Canth.

Erbrechen, beim: Tab.

Flammen: Santin., thuj.

Flecken: Agar., am-c., am-m., plb.

vor dem linken Auge: Agar.

Blicken auf weiße Gegenstände, beim: Am-c.

Lesen, beim: Phos.

glänzender, zitternder Nebel: Kali-c.

halbmondförmige Körper schweben schräg nach oben: *Aur.*

Hof um das Licht: **Alum.**, sarr.

Kreis um das Licht: *Kali-c.*, *osm.*, zinc.

bewegt sich: *Aloe*

Punkte: Carb-an.

Rand um alle Gegenstände: Bell.

rote Gegenstände sehen gelb aus: Bell.

Schleier: Kali-bi.

Wolke: Kali-c.

golden, alles sieht golden aus: Hyos.

Buchstaben erscheinen: Bell.

Kette baumelt vor den Augen, eine goldene: *Chin.*

grau, Gegenstände erscheinen: *Ars.*, camph., guare., nit-ac., *nux-v.*, phal., *phos.*, sep., *sil.*, *stram.*

bläulich-grauer Kreis um das Licht: Lach.

Buchstaben: Stram.

werden zu runden grauen Punkten: Calc-p.

Decke vor den Augen: Phos.

FARBEN vor den Augen - **grau** ...

Flecken: *Arg-n.*, calc-p., chlf., cic., lachn.

Entfernung, in der: Nit-ac.

Hof: Phos., sep.

Kreise: Lachn.

Nebel: Cic.

Punkt vor dem rechten Auge, bewegt sich gleichzeitig mit dem Auge: Brom.

Punkte: *Nux-v.*

rötlich-grauer Rand um weiße Gegenstände: *Stram.*

schlangenartige Körper: **Arg-n.**

Schleier: *Apis*, elaps

schwarze Gegenstände erscheinen grau: *Stram.*

grün: **Ars.**, calc., cann-i., canth., carb-s., **Cina**, *cycl.*, *dig.*, kali-ar., kali-c., *lac-c.*, mag-m., merc., **Phos.**, *ruta*, **Santin.**, sep., stram., *stront.*, stry., sulph., *tub.*, zinc.

Blindheit für grün: Carb-s.

Buchstaben: Canth.

Erbrechen: Tab.

erbsengrün beim Blick in den Spiegel, sieht sich selbst: Cina

Flecken: *Caust.*, *kali-c.*, *lac-c.*, nit-ac., stram., stront.

Gehen im Dunkeln, beim: *Stront.*

Funken: Kali-c.

gelbgrün: Santin.

Hof um das Licht: Calc., *caust.*, mag-m., **Phos.**, ruta, *sep.*, sil., *sulph.*, zinc.

Kreise: Zinc.

Licht, um das: Verat-v.

Mittagessen, beim: Mag-m.

Aufstoßen amel.: Mag-m.

Streifen: Thuj.

Hof um das Licht, farbiger: Alum., *anac.* bar-c., **Bell.**, *bry.*, *calad.*, calc., *carb-v.* cham., chim., *cic.*, *cycl.*, *dig.*, gels., *hep.*, *ip.* kali-c., kali-n., kali-p., kali-s., *lach.* mag-m., merl., nat-p., *nicc.*, nit-ac., **Osm.** *ph-ac.*, **Phos.**, **Puls.**, ran-b., *ruta*, *sars.*, *sep.* stann., *staph.*, **Sulph.**, *tub.*, zinc.

Buchstaben beim Lesen, um die Alum., cic.

SEHEN

FARBEN vor den Augen ...

leuchtend: Aloe, alum., am-c., *ant-t.*, ars., *aur.*, bar-c., *bell.*, *bor.*, bry., *camph.*, cann-s., caust., chel., cic., **Cina**, coloc., *con.*, croc., *dig.*, dros., dulc., euphr., fl-ac., *graph.*, *hyos.*, ign., *iod.*, *ip.*, *kali-bi.*, *lyc.*, mang., meny., mez., nat-m., **Nux-v.**, olnd., op., phos., plat., *puls.*, rhus-t., sabin., sec., seneg., spig., stram., stront., *valer.*, verat., viol-o., zinc.

Regenbogens, alle Farben des: *Bell.*, *bry.*, *con.*, dig., ip., puls.

Kreise: Dig., ip.

Streifen beim Schließen eines Auges: Bry.

Lichtstrahl in Regenbogenfarben: Bell.

Reiben, nach: Stront.

rot: **Bell.**, *cact.*, carb-s., cedr., **Con.**, croc., *dig.*, elaps, *hep.*, *hyos.*, *kali-bi.*, lac-c., mag-m., *nux-m.*, **Phos.**, sars., sep., spong., *stront.*, sulph., tarent.

nachts: Cedr., chin., elaps, mag-m., spong.

und tagsüber gelb: Cedr.

Blindheit für rot: Carb-s.

Flecken: Elaps, hyos., lac-c., lyc.

feuerrot: Elaps

Funken: Fl-ac., stry.

Gegenstände erscheinen rot: Atro., **Bell.**, carb-s., **Con.**, *dig.*, *hep.*, *hyos.*, iodof., *nux-m.*, **Phos.**, *stront.*

Hindernisse beim Blick ins Licht: Cund.

Hof: Bell., com., *ip.*, sil., verat-v.

Lampenlicht, um das: Con.

Kreise: Cact.

Licht scheint aus roten Kreisen zu bestehen: *Sulph.*

Reiben, beim: Stront.

leuchtende Erscheinungen: *Phos.*, spong.

Massen: Spig.

Papier sieht rot aus: Croc.

Punkte: Elaps

Schließen der Augen, beim: Elaps

schwarz: Agar., *arn.*, cina, *clem.*, *lach.*, *merc.*, **Nat-m.**, *phos.*

Aufrichten vom Bücken, beim: Mez.

FARBEN vor den Augen - **schwarz** ...

Bewegung, in: Thuj.

Blick nach unten, beim: *Kalm.*

Blitz: Staph.

Buchstaben werden zu Punkten: *Calc-p.*

Flecken: Agar., am-c., arg-n., asc-t., *aur.*, *bar-c.*, bell., *calc.*, *camph.*, chel., chin-s., chlor., *cimic.*, cocc., *con.*, cupr-ar., cur., dulc., elaps, **Glon.**, hell., *lil-t.*, *lyc.*, *mag-c.*, med., meli., nat-c., **Nat-m.**, *nit-ac.*, petr., *phos.*, *psor.*, **Sep.**, *sil.*, stram., stront., syph., tab., thuj., verat.

morgens, beim Erwachen: Dulc.

Anstrengung, bei körperlicher: *Calc.*

Aufstehen vom Sitzen, beim: Verat.

bewegen sich in alle Richtungen: *Chin-s.*, *sep.*, stram.

Drehen, bei schnellem: *Glon.*

Essen, nach dem: Lyc.

geschlossenen Augen, bei: *Con.*, elaps

Kopfschmerz, vor: *Psor.*

während: *Glon.*, **Meli.**

Lesen, nach: Cocc., *cur.*

Nähen, beim: Am-c.

Schreiben, beim: *Nat-c.*

schwebend (mouches volantes): Acon., aesc., *agar.*, am-c., anan., ant-t., *arg-n.*, arn., asaf., *aur.*, *bar-c.*, *bell.*, *calc.*, *carb-v.*, *carl.*, *caust.*, chel., **Chin.**, chlol., cob., **Cocc.**, coff., *con.*, *crot-h.*, cupr-ar., *cycl.*, *daph.*, dig., *gels.*, glon., hyos., *kali-c.*, kali-p., kali-s., lact., *lil-t.*, *lyc.*, mag-c., *merc.*, mez., morph., nat-c., **Nat-m.**, *nit-ac.*, *nux-m.*, *nux-v.*, par., **Phos.**, **Phys.**, *psor.*, *rhus-t.*, **Sep.**, **Sil.**, sol-n., *stram.*, **Sulph.**, *tab.*, ter., thuj., verat., zinc.

Essen, nach dem: Lyc., *phos.*

Gehen im Freien, beim: Ter.

Lesen, beim: *Kali-c.*

Nähen, nach: Am-c.

Schreiben, beim: *Nat-c.*

FARBEN vor den Augen - schwebend ...

Schwindel, mit: *Con.*, *glon.*

Fliegen schweben vor den Augen: Sulph.

Flimmern, Flackern: **Lach.**

Funken: Stry.

Gegenstände: Caps., *cic.*, sol-n., stram., sul-ac.

Herumdrehen, beim: Cocc., sarr.

Gestalten: Cocc., petr.

schweben vor den Augen: Cocc.

Hörner: Cund.

Hof: Phos.

Kreise (s. Ringe)

Kugeln: *Bell.*, cund., *kali-c.*

Lesen, beim: Cic., kali-c., sol-n.

begleiten die Buchstaben: Calc.

Punkte: Anan., ant-c., calc., *caust.*, chin., con., elaps, *gels.*, jatr., *kali-c.*, *merc.*, mosch., nat-m., nit-ac., *nux-v.*, *phos.*, sol-n., tab., thuj.

morgens: Bell.

Kerzenlicht, bei: Carb-an.

Lesen, beim: Calc., *kali-c.*

Mittagessen, vor dem: Thuj.

Ringe, Kreise: Psor., sol-n.

Hitzestadium im Fieber, während: Dig.

Kopfschmerz, vor: *Psor.*

Lesen, beim: Kali-c.

schweben: Dig.

wanken: Dig.

Scheibe: Elaps

Schlangen: Cund.

Schleier: Aur.

rechten Auge, vor dem: *Phos.*

schweben: *Chel.*, chin., chlf., cop., daph., gins., led., petr., **Phos.**

Stäubchen: Merc-i-f.

Streifen: Con., ph-ac., *sep.*, sol-n., sulph.

morgens: Bell.

Lesen, beim: Kali-c., sol-n.

Teller: Kali-bi.

Tiere: Nat-ar.

FARBEN vor den Augen ...

Streifen, in: *Am-c.*, bell., **Con.**, *nat-m.*, puls., *sep.*, thuj.

violett: **Cina**

weiß: Am-c., bell., *dig.*, elaps, grat., *kali-c.*, *ph-ac.*

blass weiß, Gesichter erscheinen: Dig., ind.

Blindheit für weiß: Carb-s.

Flammen: Chlf.

Flammen strahlen: Cann-s.

Flecken: Acon., ars., *caust.*, coca, con., gins., mez., sol-n., *sulph.*, ust.

dann grün: *Caust.*

schwanken: Dig.

Flimmern, Flackern: *Ign.*, sep.

Funken: Stry.

grün aus, weiße Gegenstände sehen: Grat.

Kerzenlicht erscheint weiß: Dig.

Kügelchen: Upa.

Punkte: Ars., rat., ust.

Rand um die Buchstaben, ein weißer: *Chin.*

Sterne: Alum., am-c., bell., caust., kali-c., nat-c.

Schneuzen der Nase, beim: Alum.

Schreiben, beim: Kali-c.

Streifen: Sol-n.

Tropfen beim Blick auf Schnee; sieht farbige, herabfallende: *Kali-c.*

Zickzacklinien in einem Kreis: Ign.

FEDERN vor den Augen: *Alum.*, *calc.*, kreos. **Lyc.**, mag-c., *merc.*, *nat-c.*, nat-m., seneg., spig.

FEHLER (hält Gesehenes für etwas anderes) Bell., bov., euph., kali-c., *plat.*

FEURIG: **Bell.**, *bry.*, *dig.*, *hyos.*, iod., **Kali-c.** *lach.*, *nat-m.*, *nux-v.*, *phos.*, *psor.*, *sep.*, **Spig.** stram., viol-o., zinc.

Aufstehen vom Sitzen, beim: Verat.

Flecken: *Alum.*, coca, elaps

Flimmern: *Calc-p.*

Körper: Arg-n., zinc.

Kreise: Anan., calc-p., *camph.*, carb-v., ip. *puls.*, *zinc.*

Kugeln: *Cycl.*, stram.

SEHEN

FEURIG ...

Punkte: Ammc., aur., merc., merl., *nat-m.*, petr., sec., zinc.

bewegen sich zusammen mit den Augen: Am-c.

Schauer: Plb.

Scheiben: Thuj.

Strahlen um das Licht: *Kali-c.*, **Lach.**

Zickzacklinien: Con., *graph.*, ign., **Nat-m.**, *sep.*

um Gegenstände: Graph., *nat-m.*

FLACKERN (s. FLIMMERN)

FLAMMEN: **Bell.**, calc., cann-s., *carb-v.*, *chin-s.*, cinch-b., cycl., dulc., myric., *puls.*, santin., spong., staph., ther., *thuj.*

nachts im Bett: Spong., staph.

Erwachen, beim: Cycl.

verschiedenfarbige Flammen: *Crot-h.*, *phos.*, thuj.

FLAMMENMEER beim Schließen der Augen: **Phos.**, spig.

FLECKEN: Act-sp., alum., carb-s., *caust.*, colch., *con.*, **Cycl.**, elaps, *jab.*, kali-bi., **Kali-c.**, **Phos.**, sil., sol-n., **Sulph.**, verat-v.

Blicken, bei fixem: Act-sp.

Erwachen, beim: **Cycl.**

farbig: Astac.

Kopfschmerz, während: Cycl.

vor: *Psor.*

Lesen, beim: Astac., *jab.*, kali-c.

leuchtend: *Hyos.*

rund: Dig.

Schließen der Augen, beim: *Hydr.*

Schreiben, beim: Kali-bi.

schweben: Am-m., cann-i., dig., hell., phos.

springen auf und ab: *Croc.*

FLIMMERN, Flackern: Acon., *aesc.*, *agar.*, all-c., aloe, alum., *am-c.*, anac., *ant-t.*, *aran.*, *ars.*, *ars-i.*, bar-c., bar-m., **Bell.**, *bor.*, bry., *calc.*, calc-f., calc-s., camph., cann-i., cann-s., caps., carb-o., **Carb-s.**, *carb-v.*, carl., *caust.*, *cham.*, *chel.*, *chin.*, chin-a., chlf., clem., coca, coff., con., croc., cupr-ac., **Cycl.**, dig., *gels.*, **Graph.**, hell., *hep.*, *hyos.*, *ign.*, *iod.*, *kalm.*, **Lach.**, *led.*, *lyc.*, med., meny., merc., merl., mez., mur-ac., nat-ar., nat-c., **Nat-m.**, nat-p., *nux-v.*, op., paeon., *petr.*, ph-ac., **Phos.**, phys., *plat.*, plb., *psor.*, *puls.*, santin., sars., *sec.*, *seneg.*, **Sep.**, *sil.*, sol-n., *staph.*, stram., stront., **Sulph.**, sumb., tab., ther., *thuj.*, *zinc.*

links: *Chin-a.*, nat-p.

rechts: Bry., lach.

tagsüber: Anac., phos.

morgens: Am-c., *bor.*, calc., kali-c.

5 Uhr: Nat-p.

Aufstehen, beim: Carb-v., **Cycl.**, nat-p.

Erwachen, beim: Calc., dulc.

Kopfschmerz, mit: **Cycl.**

Schreiben, beim: *Bor.*

nachmittags nach einem Nickerchen: *Lyc.*

abends: Merc., til.

lesen, beim Versuch zu: *Cycl.*

nachts agg.: Cycl.

anfallsweise: *Ther.*

Aufstehen, beim: Acon.

außerhalb des Sehfelds: *Graph.*

bewegt sich nach rechts: Bor.

Blicken, bei angestrengtem: Caust., ph-ac., psor.

langem: Led., tab.

bunt, verschiedenfarbig: **Cycl.**

Einschlafen, beim: Lyc.

Eintritt ins Haus, beim: Dig.

Essen amel.: Phos.

Froststadium im Fieber, im: Cham., led., lyc., sep., ther.

Frühstück, nach dem: Sulph.

Kerzenlicht: Bar-c.

Kopfschmerzen, zu Beginn der: *Sars.*

vor: Aran., *graph.*, iris., *nat-m.*, *plat.*, *psor.*, *sars.*, *sulph.*

während: **Chin.**, chin-a., chin-s., *coloc.*, con., **Cycl.**, graph., *lach.*, **Nat-m.**, *phos.*, sars., *sil.*, *sulph.*

Körperübungen, nach: Dig.

Kreise: Calc-p.

Lesen, beim: Aran., arn., cob., *cycl.*, merc., ph-ac., *seneg.*

Licht, beim Sehen ins: *Sep.*

Liegen, beim: *Cham.*

Mittagessen, während: *Thuj.*

FLIMMERN, Flackern - **Mittagessen** ...

nach: Bry.

Nähen, beim: Iod.

plötzlich: Zing.

Schließen der Augen, beim: Nat-ar., ther.

Schreiben, beim: Agar., *aran.*, arn., *bor.*, nat-m., *seneg.*

Schwindel, bei: Alum., *bell.*, *calc.*, dig., *glon.*, *stram.*, thuj., vinc.

Treppensteigen, beim: Dig.

Wischen der Augen agg.: Seneg.

FOKUS verändert sich beim Lesen: Agar., carb-ac., jab., lyc.

ungleich: *Chin.*

FUNKEN: Acon., am-c., ammc., ant-t., arn., ars., ars-i., *aur.*, *bar-c.*, **Bell.**, bufo, calc., *calc-f.*, *camph.*, *caust.*, *chel.*, **Chin.**, chin-a., *chin-s.*, chlf., coff., con., cupr., cupr-ar., *cycl.*, dulc., ferr-i., *glon.*, hyos., iod., kali-ar., *kali-bi.*, *kali-c.*, kali-s., *lach.*, lyc., lyss., mag-p., *merc.*, mez., nat-ar., nat-c., nat-p., nit-ac., *nuph.*, *nux-v.*, *op.*, petr., phos., pic-ac., *plat.*, *psor.*, sec., *sep.*, *sil.*, sol-n., *spig.*, staph., stram., stront., stry., *sulph.*, thuj., valer., verat., zinc.

tagsüber: Croc.

morgens: Calc., ferr-i.

Erwachen, beim: *Calc.*

Frühstück, nach dem: Ferr-i.

mittags: Dig., verat.

abends: Ammc.

Strahlen, wie: Mang.

nachts: *Am-c.*, *staph.*

Einschlafen, beim: **Phos.**

Erwachen, beim: *Am-c.*, *calc.*

außerhalb des Sehfelds, auf beiden Seiten: Thuj.

Blinzeln, beim: *Caust.*

Dunkelheit, in der: *Bar-c.*, calc., lyc., *phos.*, thuj., valer.

epileptischen Anfall, vor einem: *Hyos.*

Gehen, beim: Hura

Gehen ins Freie, beim: Con., lyc.

geistiger Anstrengung, bei: *Aur.*

Husten, beim: Bell., kali-c., nuph., par.

FUNKEN ...

Kopfschmerz, vor: Carb-ac., chin-s., coca, cycl., eug., lach., phos., *plat.*, psor., sars., spong., viol-o.

während: Am-c., ars., *chel.*, **Mag-p.**

Mittagessen, beim: Thuj.

Nähen, beim: Iod.

Ruhe agg., in der: Dulc.

Schließen der Augen, beim: *Hydr.*

Schnäuzen der Nase, beim: Alum., cod.

Schreiben, beim: Kali-bi.

Schwindel, bei: Ars., *camph.*, psor.

Sitzen, im: Hura

Streifen, nach Schreiben; in: *Carl.*

GEBLENDET: Acon., am-m., anan., ant-c., ars., **Bar-c.**, bell., *calc.*, *camph.*, **Con.**, crot-c., **Dros.**, *euphr.*, **Kali-c.**, kali-s., lach., *lyc.*, *merc.*, nat-c., olnd., ph-ac., *phos.*, plb., *psor.*, *seneg.*, sep., **Sil.**, stram., *sulph.*, *valer.*, verat-v.

entfernte Gegenstände: All-c.

Fleck vor den Augen, blendender: *Chel.*

Hinsehen, durch langes: **Sulph.**

Kerzenlicht: Lyc.

Lesen, beim: *Seneg.*

Schnee, durch: Ant-c., *ars.*, olnd., sep.

Sonnenlicht, durch: Euphr., lith-c., *sep.*, *stram.*

Urinieren, nach dem: Eug.

GLITZERNDE Gegenstände: Aran., arund., *calc-p.*, *camph.*, *cycl.*, *nux-v.*, *ther.*

Gaslicht, bei: Aur.

Kerzenlicht, bei: Anag.

Kreise: Calc-p.

Lesen, beim: Aran.

Nadeln: **Cycl.**

Punkte: Chel.

Schnäuzen der Nase, glitzernde Körper beim: Alum., nat-s.

helle leuchtende Erscheinungen: Calc. *hep.*, *phos.*

außerhalb des Gesichtsfeldes: *Nux-v.*

Schwindel, bei: Calc.

Sterne: Con.

Zickzacklinien: Ign.

GROSSES Sehfeld: Fl-ac., stry.

Gegenstände erscheinen groß: Aeth., apis, atro., berb., cann-i., cann-s., con., euph., **Hyos.**, *laur.*, nat-m., *nicc.*, **Nux-m.**, *onos.*, op., ox-ac., phys., verb.

Aufstehen vom Sitzen, beim: Staph.

Blutandrang zum Gehirn, bei: Aeth.

Dämmerung, in der: Berb.

hebt den Fuß unnötig hoch, wenn er beim Gehen über kleine Gegenstände steigt: Euph., **Onos.**

verlängert: Zinc.

Lichtflamme: Dig., osm.

HAAR vor den Augen hängen, das weggewischt werden muss; als würde ein: Alum., ars-h., colch., dig., *euphr.*, sang., spig., staph.

HALLUZINATIONEN, optische: Aesc., *agar.*, bell., camph., carb-s., chel., dig., eup-per., hyos., kali-bi., lact., *merc.*, *onos.*, **Phos.**, plb., sang., stram., sulph., thuj.

Einschlafen, beim: **Phos.**

Gegenstände ziehen vorbei: Glon.

Insekten: Caust., dig., merc.

HEMIANOPSIE: *Ars.*, *aur.*, aur-m., *bov.*, cahin., *calc.*, calc-s., cann-s., caust., cic., *cocc.*, cycl., dig., gels., *glon.*, *lith-c.*, lob., *lyc.*, morph., mur-ac., nat-ar., nat-c., *nat-m.*, plb., psor., rhus-t., *sep.*, staph., *stram.*, sulph., zinc.

linke Hälfte verloren: Calc., cic., nat-c.

rechte Hälfte verloren: *Calc.*, *cocc.*, cycl., glon., iod., **Lith-c.**, *lyc.*

abends: Calc-s., dig.

Gehen, beim: Dig.

horizontale Hemianopsie: **Ars.**, *aur.*, sep., sulph., *tub.*

Menses, während: Lith-c.

obere Hälfte verloren: *Ars.*, **Aur.**, *camph.*, *dig.*, gels.

untere Hälfte verloren: *Aur.*, cahin., sulph.

vertikale Hemianopsie: Aur., bov., calc., *caust.*, cic., gels., glon., **Lith-c.**, *lyc.*, morph., *mur-ac.*, *nat-m.*, op., plb.

HOCH, Gegenstände erscheinen zu (s. GROSS)

HYPERMETROPIE (s. WEITSICHTIGKEIT)

KLEIN, Gegenstände erscheinen: *All-c.*, *aur.*, camph., carb-v., *glon.*, *hyos.*, *kali-chl.*, *lyc.*, med., *merc.*, *merc-c.*, nit-ac., op., *plat.*, *plb.*, stram., thuj.

KREISE (vgl. FARBEN): *Calc-p.*, *carb-v.*, caust., hell., iod., *kali-c.*, plb., *psor.*, stront., zinc.

drehende, sich: *Kali-c.*

farbige, um weiße Gegenstände: Hyos.

Bänder, farbige: Con.

helle Mitte, um eine: Ammc.

feurige (s. FEURIG)

Gegenstände bewegen sich beim Schließen der Augen im Kreis: Hep.

gelben und weißen Strahlen, mit: Kali-c.

helleres Feld in der Mitte, um ein: Carb-v.

Hitzestadium im Fieber, während: Dig.

Lesen, beim: Kali-c.

Licht, um das: Cycl.

Zickzacklinien: Viol-o.

farbig: Sep.

Flimmern, Flackern: Ign.

KRUMM, gekrümmt; Gegenstände erscheinen: *Bell.*, bufo

Zeilen beim Lesen: *Bell.*

KUGELN (vgl. FARBEN): Verat-v.

Feuerkugeln: Stram.

leuchtende: Cycl.

schwebende: Kali-c.

KURZSICHTIGKEIT: *Agar.*, *am-c.*, *anac.*, apis, *arg-n.*, ars., *calc.*, carb-s., *carb-v.*, *chin.*, cimic., coff-t., *con.*, *cycl.*, dig., *euphr.*, *gels.*, *graph.*, grat., *hyos.*, *jab.*, *lach.*, *lyc.*, *mang.*, *meph.*, mez., nat-ar., *nat-c.*, *nat-m.*, nat-p., *nit-ac.*, *petr.*, *ph-ac.*, **Phos.**, **Phys.**, *pic-ac.*, plb., psor., **Puls.**, raph., *ruta*, sel., spong., *stram.*, *sul-ac.*, *sulph.*, syph., *thuj.*, *tub.*, *valer.*, verb., viol-o., viol-t.

Überanstrengung der Augen, nach: *Carb-v.*

Kerzenlicht schlechter als bei Tageslicht, sieht bei: Arg-n.

Lesen, beim: Agar., grat., lyc.

Wegblicken von der Arbeit amel.: Ph-ac.

LICHT: Calc., *caust.*, *chin-s.*, *phos.*, spong.

Flecken: Con.

Punkte: Nat-m.

dunklen Kreis, in einem: Caust.

Streifen: **Nat-m.**

LICHT - Streifen ...

bewegen sich nach unten, werden auf einer Seite des Auges im Dunkeln gesehen: Thuj.

unempfindlich gegen: Agar., kali-br.

Wellen von: Bor.

LICHTBLITZE: **Bell.**, benz-n., brom., calc., carb-s., caust., *cedr.*, chlf., coca, *croc.*, cycl., dig., fl-ac., *glon.*, merc., merc-i-f., *nat-c.*, op., **Phos.**, **Phys.**, *puls.*, sec., *sil.*, spong., stram., sulph., tab., tarent., *valer.*

morgens in der Dunkelheit: Arg-n.

Aufwachen, beim: *Nat-c.*

Dunkelheit, in der: Arg-n., **Phos.**, stram., *valer.*

Einschlafen, beim: *Phos.*

elektrische Schläge, wie: *Croc.*

Erwachen, nach: *Nat-c.*

Husten, beim: Kali-c., kali-chl.

Schließen der Augen, beim: Ail., *nat-c.*, phos., sep., spong., sulph.

Streifen: Nat-c., nux-v.

MEHRFACH, sieht Gegenstände (s. DIPLOPIE)

MONDSCHEIN amel.: *Aur.*

MOUCHES volantes (s. FARBEN - schwarz - Flecken - schwebend)

NACHBILDER bleiben lange erhalten: Alum., anan., jab., *lac-c.*, *nat-m.*, tab., tub.

NÄHER, Gegenstände erscheinen: *Bov.*, phys., rhus-t., stram.

aneinander: *Nux-m.*

NÄHER zu kommen und dann zurückzuweichen, Gegenstände scheinen: *Cic.*

NEBELIG: Acon., *agar.*, *alum.*, am-c., am-m., ambr., ammc., ant-t., *apis*, aran., *arg-m.*, *arg-n.*, **Ars.**, *ars-i.*, arum-t., arund., asaf., atro., *aur.*, *bar-c.*, *bell.*, berb., bism-o., bruc., bry., bufo, cahin., **Calc.**, calc-f., *calc-p.*, calc-s., *camph.*, cann-i., carb-an., carb-s., carl., cast., **Caust.**, cedr., *cham.*, *chel.*, **Chin.**, *chin-s.*, *cina*, clem., *cocc.*, coff-t., coloc., *con.*, **Croc.**, crot-t., cund., **Cycl.**, dig., *dros.*, *dulc.*, elaps, euphr., eupi., form., gamb., **Gels.**, gent-c., *glon.*, *graph.*, grat., haem., *hep.*, hydr-ac., *hyos.*, *iod.*, ip., jab., kali-ar., *kali-c.*, *kali-i.*, kali-p., kali-s., kalm., *kreos.*, lach., lac-ac., *laur.*, *lil-t.*, *lith-c.*, *lyc.*, mag-c., **Merc.**, merl., *mill.*, *morph.*, nat-ar., *nat-m.*, nat-p., nit-ac., nux-m., ol-an., op., osm., *petr.*, *ph-ac.*, **Phos.**, pic-ac., plan., *plat.*, *plb.*,

NEBELIG ...

podo., psor., **Puls.**, *ran-b.*, raph., *rhod.*, *rhus-t.*, *ruta*, sabad., sang., *sars.*, *sec.*, *sep.*, *sil.*, sol-n., spig., staph., *stram.*, stry., **Sulph.**, tab., *tarent.*, *ther.*, *thuj.*, til., upa., **Zinc.**

tagsüber: Bar-c.

morgens: Am-m., *bar-c.*, bov., bry., caust., *lyc.*, nicc., nit-ac., stram., zinc.

10-15 Uhr: Nat-m.

nachmittags: *Cycl.*, mag-c., nat-m.

15-16 Uhr: Bufo

16 Uhr, nach Schlaf: Cahin., lyc.

abends: Alum., cina, euphr., ind., lyc., phos., rhus-t., **Sulph.**, tab.

Kerzenlicht, bei: Sulph.

Aufstehen vom Sitzen, beim: Puls.

Bewegung, bei: Con.

drohendem Katarakt, bei: *Caust.*

entfernte Gegenstände: Phos.

Essen, nach dem: *Bar-c.*, calc.

Farben, hervorgerufen durch: Tarent.

Fieber, bei: Sep.

Freien agg., im: Am-m., thuj.

Gehen, beim: Phys., puls., vinc.

helles Licht agg.: Am-m.

Hemianopsie, bei: **Aur.**

Kerzenlicht, um: Osm., tell.

Kopfschmerz, bei: Aster., *cycl.*, sulph.

Kreise: Merl.

Lesen, beim: Arn., *ars.*, camph., cina, croc., gent-c., grat., *kali-c.*, lyc., nat-m., ph-ac., *sulph.*, vinc.

Liegen auf der linken Seite, beim: Merc-i-f.

Mittagessen, nach dem: Bar-c., lyc.

Nähen, beim: Ph-ac.

Reiben amel.: **Puls.**

Samenabgang, nach: Sars.

Schlaf, nach: Stram.

Schreiben, beim: Asaf., calc-f., grat., lyc., ph-ac.

Sitzen, nach langem: Sars.

Sonnenlicht agg.: Am-m., *tarent.*

Stehen, im: *Caust.*, nat-m.

Waschen amel.: Am-m., caust.

NEBELIG ...

Zimmer, im: Lac-ac., osm.

zittrig: Kali-c.

NETZ vor den Augen: *Carb-an.*, *chin-s.*, hyos.

schwimmt vor den Augen: *Carb-an.*

RAUCHIG (s. NEBELIG)

REGENBOBEN (s. FARBEN - Hof)

REGEN zu blicken, er scheint durch: Nat-m.

RUNDE Gegenstände ziehen im Liegen an den Augen vorbei: Caust.

SCHATTEN, sieht: *Ruta*, *seneg.*

Blick beschattet, als sei der: *Seneg.*

Seite der Gegenstände, auf einer: *Calc.*

SCHIEFSICHTIG: *Nux-m.*, *stram.*

SCHLANGE vor den Augen, sieht eine: Arg-n., *gels.*

SCHLEIER, wie durch einen (s. NEBELIG)

SCHNEE fallen, sieht: Plb.

morgens beim Erwachen erscheinen die Gegenstände wie mit Schnee bedeckt: Dig.

Schneeflocken: Bell., jab.

SCHWACHSICHTIGKEIT: Acet-ac., acon., *agar.*, alum., *am-c.*, *anac.*, *apis*, *arg-m.*, *arg-n.*, *ars.*, ars-i., asaf., *asar.*, *aur-m.*, bar-c., bell., cact., cann-i., cann-s., *caust.*, chel., **Chin.**, *chin-a.*, cic., *cina*, *cinnb.*, coc-c., **Con.**, *crot-h.*, dig., gels., *ham.*, hura, hyos., hyper., *iod.*, kali-ar., kali-bi., kali-br., *kali-c.*, kali-i., *kali-p.*, kali-s., *kalm.*, *lach.*, lact., *led.*, *lil-t.*, *lith-c.*, *lyc.*, *mang.*, meph., *merc.*, merl., *morph.*, nat-ar., *nat-m.*, *nat-s.*, nicc., *nux-v.*, **Op.**, par., *petr.*, *ph-ac.*, **Phos.**, plb., *puls.*, raph., rhus-t., **Ruta**, sal-ac., sec., *seneg.*, *sep.*, *sil.*, sol-n., *spig.*, stann., *stram.*, sul-ac., *sulph.*, tab., *tarent.*, thuj., til., verat., zing.

morgens, als seien die Augen überanstrengt: Ruta

abends: Euphr., tarent.

Dämmerung, in der: Arg-n.

Gebrauch der Augen agg.: **Apis**

Kerzenlicht, durch: Bar-c., *hep.*

Gebrauch der Augen agg.: Agar., alum., *am-c.*, **Apis**, *arg-m.*, *carb-v.*, caust., gels., *jab.*, **Nat-m.**, par., *phos.*, **Ruta**, **Seneg.**, sulph.

große Entfernungen, für: Nat-ar.

helles Licht agg.: Bell., sol-n.

SCHWANKENDE, leuchtende Öffnungen: Arund.

SCHWINDEN des Sehvermögens (s. VERLUST des Sehvermögens)

SKOTOM: Aloe, carb-s., tab.

zentrales Skotom: Carb-s., tab.

SPINNWEBEN vor den Augen (s. NEBELIG)

SPRINGEN beim Lesen, Worte: Bell., lyss.

STERNE (vgl. LICHTBLITZE; FUNKEN): Alum., *ammc.*, atro., *aur.*, *calc.*, cast., con., hyos., *kali-c.*, nat-c., puls., sec., tarent., verat-v.

rechten Seite des Sehfelds, auf der: *Calc.*

Licht, bei künstlichem: Puls.

Schreiben, beim: *Kali-c.*

Sternenhof um das Licht: Puls.

tanzend: Croc.

weiß (s. FARBEN)

STRAHLEN:

gebrochen zu sein, das Licht scheint in: Bell.

gebogene Strahlen schießen aus der Sehachse heraus: Iod.

STREIFEN (vgl. FARBEN - Streifen): **Con.**, *sep.*, *sulph.*, thuj.

TANZEN vor den Augen: All-c., *bell.*, calc., *cic.*, *glon.*, nux-m., *psor.*, santin.

Kopfschmerz, vor: *Psor.*

TRIPLOPIE, Dreifachsehen: *Bell.*, sec.

Drehen der Augen nach rechts, beim: Dig.

TRÜBSICHTIGKEIT: Absin., **Agar.**, ail., *alum.*, alumn., *am-c.*, ambr., *ammc.*, *anac.*, *apis*, *arg-m.*, *arg-n.*, *ars.*, *ars-i.*, *arum-t.*, arund., asaf., *asar.*, astac., atro., **Aur.**, *aur-m.*, *bar-c.*, *bar-m.*, **Bell.**, berb., bism-o., bry., bufo, *cact.*, cadm., **Calc.**, *calc-f.*, calc-s., camph., cann-i., **Cann-s.**, canth., caps., carb-ac., *carb-an.*, **Carb-s.**, *carb-v.*, **Caust.**, cedr., *cham.*, *chel.*, **Chin.**, *chin-a.*, *chin-s.*, *chlol.*, *cic.*, *cimic.*, *cina*, *cinnb.*, *clem.*, cob., *cocc.*, *colch.*, *coloc.*, *com.*, **Con.**, *croc.*, *crot-c.*, *crot-h.*, *crot-t.*, cupr-ar., **Cycl.**, dig., *dulc.*, *elaps*, **Euph.**, *euphr.*, fago., ferr-ar., *form.*, **Gels.**, *glon.*, graph., ham., hell., helon., **Hep.**, hura, *hydr.*, *hyos.*, hyper., *ign.*, *iod.*, *ip.*, jab., *kali-ar.*, *kali-bi.*, *kali-br.*, *kali-c.*, kali-cy., *kali-i.*, *kali-p.*, kali-s., *kalm.*, *kreos.*, *lac-c.*, *lac-d.*, **Lach.**, lachn., *laur.*, *led.*, *lil-t.*, *lith-c.*, **Lyc.**, lyss., *mag-c.*, *mag-m.*, *mang.*, meph., **Merc.**, *merl.*, *mur-ac.*, *nat-ar.*, *nat-c.*, *nat-m.*, nat-p., *nat-s.*, nicc., **Nit-ac.**, nux-m., *nux-v.*, oena., ol-an., olnd., onos., **Op.**, osm., par., *petr.*,

TRÜBSICHTIGKEIT ...

Ph-ac., phel., **Phos.**, *phys.*, *phyt.*, pic-ac., *plb.*, *psor.*, **Puls.**, raph., rhod., *rhus-t.*, *rhus-v.*, **Ruta**, *sabad.*, sang., *sars.*, *sec.*, sel., *seneg.*, **Sep.**, **Sil.**, sol-n., *spig.*, *staph.*, *stram.*, stry., *sul-ac.*, **Sulph.**, sumb., tab., *tarent.*, tax., *teucr.*, *ther.*, *thuj.*, til., upa., *verat.*, *verat-v.*, verb., viol-o., *viol-t.*, *vip.*, zinc.

links: Bor., *com.*

Kopfschmerzen, mit rechtsseitigen: Arg-n.

rechts: Agar., chel., form., *kali-c.*, osm., *puls.*, rhod., ruta, tarent., teucr.

tagsüber: Apis, both., sep.

morgens: Asar., calc., carb-an., *carb-v.*, *caust.*, cham., chel., *croc.*, cycl., daph., elaps, gels., hell., hep., *kali-c.*, mag-s., nat-m., *nux-v.*, *puls.*, *ruta*, stram., sul-ac., valer.

amel.: *Chin.*, *phos.*

Erwachen, beim: *Caust.*, dulc., *kali-c.*, mag-c., raph., zinc.

Waschen amel.: Caust.

vormittags: Carb-v., sulph., *tarent.*

7-10 Uhr: Tarent.

11 Uhr: *Sulph.*

Lesen, beim: Op.

mittags: Nat-ar.

Aufstehen vom Sitzen, beim: Nat-ar.

nachmittags, beim Lesen: Ol-an.

abends: Alum., *ammc.*, *apis*, asar., bor., *euphr.*, ind., *kalm.*, lachn., merl., nicc., nit-ac., *puls.*, *ruta*, sulph., tarent.

21 Uhr: Stram.

Dämmerung, in der: Arg-n.

Erwärmung durch Anstrengung, bei: **Puls.**

Feuerschein agg.: Merc.

Gehen, beim: Kali-bi., *puls.*

nach dem Gehen, beim Eintritt in ein Zimmer: Dros.

schnell Gehen, beim:**Puls.**

Lesen, beim: **Apis**, croc., *hep.*, mez., rhod., *ruta*

Liegen amel.: Sep.

Menses, während den: *Sep.*

TRÜBSICHTIGKEIT ...

nachts: Anac., **Chin.**, hell., *hyos.*, *puls.*, *ran-b.*, *stram.*, zinc.

besser als tagsüber, nachts: Apis

Menses, während: *Puls.*

abwechselnd mit Taubheit: Cic.

alten Menschen, bei: *Bar-c.*

Angst, bei: Chel.

Anstrengung, bei körperlicher: *Calc.*, **Puls.**

Augen, der: *Calc.*, mang., *nat-m.*, nit-ac., *petr.*

feiner Arbeit, bei: Agar., *calc.*, *nat-m.*, **Ruta**

Aufrichten, beim: *Verat-v.*

Aufstehen aus dem Bett, beim: Ars., sec.

Bücken, vom: Nat-m.

Sitzen, vom: Con., laur., verat-v.

bewegenden Gegenständen, bei sich: Con., *gels.*

Bewegung, durch ungleichmäßige: Con.

Blicken, bei langem: Agar., mang., nat-ar.

angestrengtes Blicken amel.: *Aur.*, mang.

Blinzeln amel.: Anan., *euphr.*

Dämmerung amel.: *Phos.*

Denken, durch: Arg-n.

Diphtherie, nach: Apis, gels., **Lach.**, nux-v., phys., **Phyt.**, *sil.*

dunkler Tag amel.,: *Euph.*, sep.

Ejakulation, nach: Kali-c., *lil-t.*, nat-m., **Sep.**

Entblößen des Kopfes, durch: *Calc.*

entfernte Gegenstände: *Cact.*, euphr., *gels.*, *jab.*, mang., nat-ar., nat-c., nat-m., nat-p., ol-an., ph-ac., phos., phys., rat., spong., **Stram.**, *sulph.*

Erwachen, beim: **Cycl.**, *puls.*

Essen, beim: Bufo, nat-s., *nux-v.*

nach: *Calc.*, *nux-v.*

Feuerschein agg.: *Merc.*, *nat-s.*

Freien, im: Alum., asar., con., merl., **Puls.**, thuj., upa.

frische Luft amel.: *Asar.*, nat-s.

Froststadium im Fieber, während: Bell., chin., nat-m., sabin.

TRÜBSICHTIGKEIT ...

Fuß-Schweiß, nach unterdrücktem: **Sil.**

Gehen, beim: Dor., gels., *puls.*, sanic., sin-a.

Freien, im: Agar., gels., til.

amel.: Lachn.

geistiger Anstrengung, bei: Arg-n.

helles Licht: Bell., sol-n.

Hinterkopf, der sich bis zum Auge erstreckt; mit Schmerz im: Ery-a.

Hitze, in der: Asar.

Husten, bei: Coff.

kalt Baden amel.: **Asar.**, glon., nicc.

Kaltwerden des Kopfes, durch: *Calc.*

Kerzenlicht, bei: All-c., arg-n., aur-m., bar-c., *euphr.*, *hep.*

Koitus, nach: *Chin.*, **Kali-c.**, *kali-p.*, nat-p., **Phos.**, **Sep.**, *sil.*

Kopfschmerz, vor: *Gels.*, hyos., **Iris.**, *kali-bi.*, *lac-d.*, *nat-m.*, podo., *psor.*, *sep.*

während: *Ars.*, asar., aster., *bell.*, *caust.*, **Cycl.**, ferr-p., gels., **Iris.**, lil-t., *nat-m.*, *petr.*, *phos.*, *psor.*, *sil.*, *stram.*, **Sulph.**, verat-v., *zinc.*

nach: *Sil.*

Lesen, beim: Agar., alum., am-c., *apis*, *arg-m.*, *asar.*, atro., calc., *carb-v.*, *caust.*, *croc.*, daph., gels., *hep.*, *ign.*, jab., merl., **Nat-m.**, **Nit-ac.**, op., ph-ac., *phos.*, rhod., rhus-v., **Ruta**, **Seneg.**, sep., **Sil.**, **Sulph.**, vinc.

Masern, nach: *Caust.*, *euphr.*, **Kali-c.**, *puls.*

Menses, vor: Agn., bell., cinnb.

während: Cycl., *graph.*, nat-m., *puls.*, *sep.*, *sil.*

Mittagessen, nach dem: Calc., peti.

Rauchen (von Tabak), beim: Asc-t.

Reiben agg.: Caust.

amel.: Cina, *puls.*, sulph.

Rheumatismus, bei: Puls.

Schnäuzen der Nase, beim: *Caust.*

Schreiben, beim: Aloe, calc-f., chel., con., lyc., **Nat-m.**, ol-an., phys., rhod., sep., thuj., zinc.

Schwindel, während: *Acon.*, act-sp., agar., amyg., *anac.*, ant-t., apis, arg-m., arg-n.,

TRÜBSICHTIGKEIT - Schwindel, während...

ars., asaf., *bell.*, calc., *camph.*, canth., carb-an., cham., cic., cimic., *cupr.*, **Cycl.**, dulc., euon., **Ferr.**, **Gels.**, gins., *glon.*, gran., graph., gymn., hell., hep., hyos., *kali-bi.*, kalm., lach., lact., laur., *merc.*, mosch., *nit-ac.*, **Nux-v.**, olnd., par., *phos.*, *phyt.*, puls., raph., sabad., *sabin.*, seneg., *stram.*, *stront.*, *sulph.*, tep., ter., til., zinc.

seitwärts; kann die Gegenstände nur sehen, wenn er sie von der Seite anblickt: *Chin-s.*

Sonnenlicht agg.: Asar., *both.*, cic., *merc.*

Stehen, im: Dig., verat-v.

Stimulanzen, durch: Kali-br., **Nux-v.**

Treppen, beim Hinabsteigen von: Phys.

Trinkern, bei: **Nux-v.**

Überanstrengung der Augen, bei: Agar., *calc.*, **Ruta**

Überhitzung: *Nux-v.*

Urinieren amel.: *Gels.*

vorübergehenden Anfällen, in: Cadm., euphr., *lyc.*

Wärme, in der: Calc., **Puls.**

Waschen (von Wäsche) in Wasser, nach: Kali-c.

weiße Gegenstände, beim starren Blick auf: Cham.

Wetter, bei nassem: *Calc.*, crot-h.

wiederkehrend: Cact.

Wischen der Augen amel.: *Alum.*, arg-n., carl., *cina*, croc., *euphr.*, *lyc.*, *nat-ar.*, *nat-c.*, *puls.*, *sil.*

Zimmer amel., im: Alum., con.

ÜBEREMPFINDLICHES Sehen: Acon., ang., aspar., **Bell.**, *bufo*, *chin.*, colch., cycl., fl-ac., hyos., lach., *nux-v.*, ph-ac., sars., seneg., viol-o.

nachts, bei hysterischen Personen: *Ferr.*

UMGEKEHRT, Gegenstände erscheinen: Bell., guare., kali-c.

UNDEUTLICHES Sehen (kann nichts genau unterscheiden): Acon., aeth., atro., *aur.*, bapt., bell., cann-i., cedr., *con.*, croc., dig., eug., **Gels.**, *glon.*, kali-bi., lil-t., lyc., **Nat-m.**, *phys.*, pic-ac., *plat.*, *psor.*, *rhus-t.*, sec., stram., stry.

Lesen, beim: Bell., kali-c., naja

UNSCHARF (s. FOKUS; NEBELIG; TRÜBSICHTIGKEIT)

VERÄNDERLICH, wechselhaft (vgl. BEWEGUNG): Gels.

VERLUST des Sehvermögens, vorübergehende Erblindung: **Acon.**, *agar.*, all-c., alum., ant-c., ant-t., apis, arg-m., arg-n., arn., ars., aster., *aur.*, *aur-m.*, *bell.*, berb., *both.*, *bov.*, bufo, cact., *calc.*, camph., cann-i., caps., carb-an., carb-o., *carb-s.*, *caust.*, cham., chel., *chin.*, *chin-s.*, chlf., chlol., cic., clem., *con.*, croc., crot-c., crot-h., crot-t., cupr-ac., cycl., *dig.*, elaps, eug., eup-per., *euphr.*, eupi., ferr., ferr-p., *gels.*, glon., hell., hura, hydr-ac., **Hyos.**, ip., kali-ar., kali-bi., kali-br., kali-cy., *kali-i.*, kali-n., kalm., kreos., lach., lact., lac-ac., lam., led., *lith-c.*, *lyc.*, *lyss.*, meny., meph., **Merc.**, morph., mosch., naja, *nat-m.*, nit-ac., nux-m., *nux-v.*, olnd., *op.*, ph-ac., *phos.*, *plb.*, **Puls.**, raph., rhus-t., rhus-v., sars., *sec.*, *sep.*, **Sil.**, sol-n., spig., **Stram.**, *sulph.*, *tab.*, *ther.*, thuj., verat., *verat-v.*, vip., zinc., zinc-m.

tagsüber: Con., *sil.*, **Stram.**, sulph.

Licht, durch: Merl., nit-ac., *phos.*, sep.

morgens: Bell., ign., sulph.

Aufstehen, beim: Puls.

nüchtern, wenn: *Calc.*

vormittags: Thuj.

mittags: Am-c.

Essen, vor dem: Dulc.

nachmittags: Indg.

16 Uhr: *Lyc.*

Aufstehen nach Schlaf, beim: Ferr.

Bücken, beim: Apis

Schmerz im Kopf und in den Augen, nach: *Con.*

abends: Bell., calc., camph., ferr., nat-c., phos., psor., til.

Dämmerung: **Lyc.**, psor.

Hinsetzen während eines Schwindelanfalls, beim: Coloc.

Lesen, beim: **Brom.**

Licht, durch: **Lyc.**, mang., thuj.

Menses, während: *Sep.*

Sonnenuntergang, bei: Bell.

nachts: Bell., cadm., chel., **Chin.**, hell., *hyos.*, **Lyc.**, meph., merc., *nit-ac.*, nux-v., petros., psor., puls., *ran-b.*, stram., verat., zinc.

Flimmern tagsüber, Blindheit nachts: Anac.

abwechselnd mit Kopfschmerz: *Kali-bi.*

VERLUST des Sehvermögens ...

anfallsweise: Acon., con., kali-n., mang., nux-v., phos., sil., stram., sulph.

Aufstehen, beim: Cedr., glon., *hep.*, olnd.

Bett, vom: Bell., *cina*, colch., com., sec.

Essen, nach dem: Merc.

Nähen, beim: Berb., *nat-m.*, *ruta*

Augenverletzung, nach: *Arn.*

Bauchschmerzen, mit: Crot-t., plb.

Bewegung agg.: Grat.

Blicken nach unten, beim: Kalm.

langem Blicken auf einen Gegenstand, bei: Mang.

nahe Gegenstände, auf: Mag-m.

oben, nach: *Cupr.*

seitwärts: Olnd.

Blitzschlag, nach: Phos.

Bücken, beim: Bell., coff., com., ferr-p., graph., phos., upa.

Delirium, im: Phos.

Entbindung, während der: Aur-m., caust., cocc., cupr.

Erkältung, nach: Acon.

Erwachen, beim: Bell., oena.

Essen, nach dem: *Calc.*, *crot-t.*, sil.

Farben, für: Bell., carb-s., chlol., cina, santin.

Freien, im: Nit-ac.

amel.: Merc., phos.

Froststadium im Fieber, während: Cann-i.

Gehen, beim: Dor., ferr., hell., lachn., sulph., *verat-v.*

Freien, im: Merc.

geistiger Anstrengung, bei: Arg-n., meny.

Gemütsbewegung, durch plötzliche: Jug-c.

helle Gegenstände, durch: Grat., ph-ac.

Konvulsionen, vor: *Cupr.*

nach: Sec.

Kopf, während Blutandrang zum: Grat.

Drehen des Kopfes, beim: Sec.

plötzlich: Helon.

Kopfschmerzen, zu Beginn der: Kali-bi., sars.

nach: Sil.

VERLUST des Sehvermögens ...

Lesen, beim: Agar., arg-n., aur-m., caust., clem., crot-h., dros., haem., lachn., lyc., nat-c., *phos.*, staph.

Stehen, im: Glon.

Licht, durch: Calc., *graph.*, mang., phos.

Eintritt aus dem Dunkeln ins Licht, beim: Dig.

künstliches Licht: Aur-m., chin., *lyc.*, mang., *nux-m.*, phos.

Sonnenlicht: *Lith-c.*

Liegen amel.: Cina, phos., sep.

Menses, während: *Graph.*, lyc., **Puls.**, *sep.*

amel.: *Sep.*

Mittagessen, nach dem: *Calc.*, zinc.

Ohnmacht, wie durch: *Agar.*, aur., bell., *calc.*, *caust.*, chel., *chen-a.*, *cic.*, cycl., dros., ferr., ferr-p., *graph.*, hep., *hyos.*, kali-n., *mang.*, merc., *nat-m.*, olnd., *phos.*, *puls.*, *sep.*, spig., stram.

periodisch: *Ant-t.*, *chel.*, chin., *dig.*, *euphr.*, hyos., merc., *nat-m.*, *phos.*, *puls.*, *sep.*, *sil.*, *sulph.*

plötzlich: Aur-m., calc., chin., cupr., mosch., *nat-m.*, phos., psor., sec.

Schlaf amel.: Calc., grat.

Schneeblindheit: Cic.

Schreiben, beim: Arg-n., grat., kali-c., phys., zinc.

Schwindel, bei: Anac., apis, arg-n., asaf., *bell.*, chen-a., crot-t., *gels.*, hep., merc., morph., **Nux-v.**, rhus-t., ter., thea

Sitzen, im: Kalm., merc., phos.

gebeugtem Sitzen, nach: *Hep.*

Sonne, nach Schlafen in der: Con.

starres Blicken: Ant-t., euphr., kali-bi., mag-c., *nat-m.*, nit-ac., spig.

Stehen, im: Colch.

amel.: Merc.

Suppe, beim Essen der: Nat-s.

Tabak, durch: Ars., nux-v., phos.

Treppensteigen, beim: Coca

Übelkeit, bei: *Sep.*

Überanstrengung der Augen, bei: Chin., helon., lyc., nat-m.

VERLUST des Sehvermögens ...

Vergehen, Schwinden des Sehvermögens: Ant-t., *arg-m.*, *arg-n.*, *carb-s.*, *chel.*, *chen-a.*, *cic.*, *crot-t.*, *cycl.*, *gels.*, graph., *grat.*, kali-bi., *kali-c.*, *laur.*, lyss., *nat-m.*, *nux-m.*, **Nux-v.**, *ox-ac.*, *puls.*, *sep.*, *sil.*, spig., *zinc.*

Aufstehen vom Bücken, beim: *Kali-bi.*

Sitzen, vom: Hep.

Menses, während: *Graph.*

Schreiben, beim: *Kali-c.*

warmes Zimmer agg.: Merc.

weiße Gegenstände, beim Blicken auf: Graph., tab.

Wetter, bei nassem: Crot-h.

VERSCHWIMMEN von Buchstaben: Bell., coca

Gegenständen: Carb-ac., carl., coloc., merl., mez., nat-m., par., sumb., thuj., til., zinc.

17 Uhr: Thuj.

VERSCHWINDEN und kehren wieder zurück, Gegenstände: Gels.

VERSCHWOMMEN: Acon., aeth., arn., *ars.*, *aur.*, cact., calc., calc-f., chel., chin., *con.*, *crot-c.*, dros., fago., **Gels.**, *glon.*, iris., jab., kali-p., **Lac-c.**, *lil-t.*, lyc., med., merl., nat-ar., **Nat-m.**, nat-s., *nux-v.*, onos., phos., *phys.*, *plat.*, *psor.*, *rhus-t.*, *ruta*, sec., stram., *teucr.*, thuj., tril.

morgens: Merl., nat-s.

abends: Ruta

Buchstaben: Ail., arg-m., arg-n., *ars.*, *bell.*, carb-ac., *chel.*, cina, cob., jab., kali-c., lyc., meph., ox-ac., phys., *ruta*, stram., sulph.

Drehen der Augen, beim: Gels.

Druck amel.: Calc-f.

entfernte Gegenstände: Chel., jab.

Gaslicht, bei: Calc.

Hinblicken, kurzes: Nat-ar.

Kopfschmerz, vor: *Gels.*, hyos., **Iris.**, *kali-bi.*, podo., *sep.*

Reizung, bei: Con.

Samenabgang, nach: *Calc.*, *chin.*, *lil-t.*, **Phos.**

Schließen der Augen amel.: Calc-f.

Schreiben, beim: Calc-f.

Überhitzung, bei: *Nux-v.*

Zahlen: Ail.

VIBRIEREN, wie erhitzte Luft (vgl. ZITTERN): *Lyc.*

VISIONEN (s. GEMÜT - WAHNIDEEN - Visionen)

WANKEN, Schwanken: Bell., con., lyc., manc., *nat-m.*, santin., sumb., *verat-v.*

WEITSICHTIGKEIT: Acon., *aesc.*, alum., **Arg-n.**, *bell.*, bry., **Calc.**, *carb-an.*, caust., chel., *chin.*, *coloc.*, *con.*, *dros.*, grat., *hyos.*, *lil-t.*, *lyc.*, mag-m., mez., morph., nat-c., *nat-m.*, *nux-v.*, *onos.*, *petr.*, phos., phys., phyt., psor., raph., sang., **Sep.**, **Sil.**, spig., stram., sulph., tab., valer.

- **abends**: Hyper.
- **Überanstrengung** der Augen bei feiner Arbeit: *Arg-n.*

WIRBELN: Apis, atro., eug., *glon.*, kali-c., pic-ac., ust., verat.

ZAHLEN: Ph-ac., phos., sulph.

ZICKZACKLINIEN: *Graph.*, ign., **Nat-m.**, *sep.*

- **außerhalb** des Gesichtsfeldes: *Graph.*
- **flatternde**: Thuj.
- **Flimmern**, Flackern: *Graph.*, ign., *lach.*, phos.
- **Ringe**, farbige: *Sep.*, viol-o.
- **Schreiben**, beim: Thuj.
- **wogend**: Thuj.

ZITTERN, Gegenstände: Alum., bell., camph., *cann-i.*, carb-s., *con.*, *cur.*, kali-c., *lyc.*, *petr.*, ph-ac., *phos.*, phys., *plat.*, plb., *psor.*, sabad., sumb., viol-o.

- **morgens**, beim Erwachen: Phos.
- **abends**, bei künstlichem Licht: **Lyc.**, petr.
- **gelber**, glänzender, bebender Nebel: *Kali-c.*
- **Licht**, bei künstlichem: **Lyc.**

ZURÜCKZIEHEN (s. BEWEGUNG - Gegenstände - hinten)

ZUSAMMENLAUFEN, Ineinanderlaufen von Gesehenem (s. VERSCHWOMMEN)

- **Buchstaben** laufen beim Lesen zusammen: Arg-n., *art-v.*, atro., bell., berb., bry., calc., calc-ar., *camph.*, **Cann-i.**, *chel.*, *chin.*, clem., coca, *con.*, *dros.*, elaps, euphr., *ferr.*, gels., gins., *graph.*, iris., *lac-c.*, *lyc.*, meph., *merl.*, **Nat-m.**, op., osm., **Ruta**, *seneg.*, **Sil.**, **Staph.**, **Stram.**, *tub.*, viol-o.
  - morgens: Bry.
  - abends: Merl.

ZUSAMMENLAUFEN - Buchstaben laufen beim Lesen zusammen ...

  - Lesen im Bett, beim: Bell.
  - geistiger Anstrengung, nach: *Arg-n.*
  - nach kurzer Zeit: *Con.*
  - Schreiben, beim: Carb-ac., *chel.*, clem., *ferr.*, gels., lyc., *merl.*, op., *sil.*
- Gegenstände: Berb., sil.
  - Nähen, beim: *Calc.*
  - Stiche beim Nähen, einzelne: **Nat-m.**

OHREN

ABSONDERUNGEN: Absin., aeth., *all-c.*, *alum.*, *alumn.*, am-c., am-m., anac., anan., *ant-c.*, *apis*, *ars.*, *ars-i.*, arund., *asaf.*, *aur.*, bar-c., **Bar-m.**, *bell.*, *bor.*, bov., brom., *bry.*, bufo, **Calc.**, *calc-f.*, **Calc-p.**, **Calc-s.**, caps., *carb-an.*, **Carb-s.**, **Carb-v.**, cast., **Caust.**, *cham.*, chin., cic., **Cist.**, coc-c., colch., **Con.**, cop., *crot-c.*, *crot-h.*, crot-t., cur., *elaps*, ery-a., ferr., ferr-ar., ferr-p., *fl-ac.*, **Graph.**, **Hep.**, hipp., *hydr.*, iod., jug-r., *kali-ar.*, **Kali-bi.**, **Kali-c.**, kali-p., **Kali-s.**, kreos., *lach.*, lachn., **Lyc.**, meny., meph., **Merc.**, *merc-c.*, *nat-m.*, *nat-s.*, *nit-ac.*, **Petr.**, *phos.*, **Psor.**, **Puls.**, *rhus-t.*, sal-ac., *sang.*, *sel.*, *sep.*, **Sil.**, spig., **Sulph.**, syph., tarent., **Tell.**, tep., thuj., vesp., zinc.

links: *Ferr.*, *graph.*, *psor.*

rechts: Aeth., elaps, *lyc.*, *nit-ac.*, *sil.*, *thuj.*

nachts: Sep.

warmen Bett, im: Merc.

Blut: Am-c., *arn.*, arund., asaf., *bell.*, **Both.**, bry., bufo, *chin.*, *cic.*, colch., con., **Crot-h.**, *elaps*, ery-a., *ham.*, merc., mosch., *op.*, *petr.*, **Phos.**, puls., *rhus-t.*, tell.

morgens: Merc.

Eiterung, nach lange anhaltender: *Chin.*

Husten, beim: Bell.

Menses, anstatt den: *Bry.*, *phos.*

blutig: Am-c., ars., arund., bar-c., bell., bry., *calc.*, **Calc-s.**, cann-s., *carb-s.*, *carb-v.*, caust., *chin.*, cic., con., *crot-h.*, elaps, ery-a., *graph.*, ham., *hep.*, kali-ar., kali-c., kali-p., kali-s., *lach.*, lyc., **Merc.**, merc-i-r., mosch., *nit-ac.*, *petr.*, phos., **Psor.**, *puls.*, rhus-t., sep., **Sil.**, *sulph.*, *tell.*, zinc.

bräunlich: *Anac.*, carb-v., *kali-s.*, *psor.*, tarent.

dick: **Calc.**, **Calc-s.**, *carb-v.*, ery-a., **Hydr.**, **Kali-bi.**, *kali-chl.*, *lyc.*, nat-m., **Puls.**, sep., **Sil.**, tarent.

dünn: Ars., cham., elaps, *graph.*, **Kali-s.**, merc., petr., *psor.*, *sep.*, *sil.*, *sulph.*

eitrig: Aeth., *all-c.*, *alum.*, *alumn.*, *am-c.*, am-m., anan., arn., *arund.*, *asaf.*, *aur.*, *bar-m.*, bell., *bor.*, *bov.*, bufo, **Calc.**, **Calc-s.**, *caps.*, carb-an., *carb-s.*, *carb-v.*, *caust.*, cham., *chin.*, *cist.*, *con.*, cop., cur., ferr-p., gels., *graph.*, **Hep.**, *hydr.*, **Kali-bi.**, **Kali-c.**, *kali-p.*, **Kali-s.**, kino, *lach.*, **Lyc.**, **Merc.**, *merc-c.*, *nat-m.*, *nit-ac.*, *petr.*, phos., **Psor.**, **Puls.**, rhus-t., sacc., sal-ac., *sep.*, **Sil.**, sulph., syph., tell., tep., thuj., *tub.*, *zinc.*

ABSONDERUNGEN - eitrig ...

Ekzem, mit: *Calc.*, *hep.*, *lyc.*, *merc.*, *sulph.*

Quecksilber, nach Missbrauch von: *Asaf.*, *aur.*, **Hep.**, **Nit-ac.**, *sil.*, *sulph.*

Schwefel, nach Missbrauch von: *Calc.*, merc., *puls.*

Folgeerscheinung, als: **Aur.**, bar-m., *cact.*, *calc.*, **Carb-v.**, *colch.*, crot-h., *hep.*, lach., *lyc.*, merc., *nit-ac.*, **Psor.**, **Puls.**, *sulph.*

gelb: Aeth., *ars.*, *calc.*, *calc-s.*, *crot-h.*, *hydr.*, *kali-ar.*, **Kali-bi.**, *kali-c.*, **Kali-s.**, *lyc.*, *merc.*, *nat-s.*, petr., phos., **Puls.**, *sil.*

gelblich-grün: *Cinnb.*, *elaps*, *kali-chl.*, *kali-s.*, *merc.*, **Puls.**

grün: *Elaps*, *hep.*, *kali-i.*, **Lac-c.**, lyc., *merc.*

morgens: Elaps

geruchlos: Lac-c.

Hautausschlägen, nach unterdrückten: Cist., *sulph.*

jauchig: Am-c., **Ars.**, calc-p., *carb-an.*, *carb-v.*, **Lyc.**, nit-ac., **Psor.**, sep., *sil.*, *tell.*

Karies, drohende: *Asaf.*, **Aur.**, *calc.*, *calc-f.*, *calc-s.*, caps., nat-m., **Sil.**, sulph.

käsig: *Hep.*, **Sil.**

klar, durchsichtig: Bry.

klebrig: **Graph.**, nat-m.

Masern, nach: *Bov.*, cact., *carb-v.*, colch., *crot-h.*, *lyc.*, merc., *nit-ac.*, **Puls.**, *sulph.*

Ohrschmalz: Am-m., anac., hep., kali-c., lyc., merc., mosch., nat-m., nit-ac., phos., puls.

periodisch jeden siebten Tag: *Sulph.*

reichlich: *Bar-m.*

Scharlach, nach: *Apis*, *asar.*, *aur.*, *bar-m.*, *bov.*, brom., calc-s., **Carb-v.**, *crot-h.*, *graph.*, *hep.*, *kali-bi.*, **Lyc.**, *merc.*, *nit-ac.*, **Psor.**, *puls.*, *sulph.*, tell., *verb.*

schmerzhaft: *Calc-s.*, ferr-p., **Merc.**

serös: Elaps, tarent., *tell.*

stinkend: *Ars.*, *ars-i.*, **Aur.**, bov., *calc.*, *carb-ac.*, carb-s., *carb-v.*, **Cist.**, cub., *elaps*, *hep.*, *kali-ar.*, *kali-bi.*, kali-c., meph., **Merc.**, *merc-c.*, *nit-ac.*, **Psor.**, sal-ac., sep., **Sulph.**, **Tell.**, thuj., zinc.

übel riechend: *Ars.*, asaf., **Aur.**, *bar-m.*, *bov.*, *calc.*, calc-s., *carb-s.*, *carb-v.*, *caust.*, *chin.*, **Cist.**, crot-h., elaps, ery-a., ferr-ar., *fl-ac.*, *graph.*, *hep.*, *hydr.*, *kali-ar.*, *kali-bi.*,

OHREN

ABSONDERUNGEN - übel riechend ...

kali-c., *kali-p.*, *kali-s.*, kreos., **Lyc.**, mang., meph., **Merc.**, *merc-c.*, *nit-ac.*, ol-j., **Psor.**, puls., sep., **Sil.**, *sul-ac.*, *sulph.*, *tell.*, *thuj.*, *tub.*, zinc.

aashaft riechend: *Ars.*

Fischlake, wie: *Graph.*, **Tell.**

Fleisch, wie faules: **Kali-p.**, **Psor.**, *thuj.*

Käse, wie verdorbener: *Bar-m.*, *hep.*

sauer: *Sulph.*

unterdrückt: Alum., asaf., **Aur.**, *calc.*, **Carb-v.**, *cast.*, *graph.*, *hep.*, **Merc.**, petr., *puls.*, sulph., zinc.

wässrig: Calc., *carb-v.*, *cist.*, *elaps*, *graph.*, **Kali-s.**, *merc.*, **Sil.**, *syph.*, **Tell.**, thuj.

weiß: Ery-a., *hep.*, *kali-chl.*, **Nat-m.**

milchig: **Kali-chl.**

wundfressend: *Ars-i.*, *calc-p.*, *carb-v.*, *fl-ac.*, *hep.*, *lyc.*, *merc.*, *nat-m.*, puls., *rhus-t.*, **Sulph.**, *syph.*, **Tell.**

ABSZESS:

Gehörgang, im: **Calc-s.**, crot-h., **Hep.**, *mag-c.*, *puls.*, **Sil.**

Menses, während den: Puls.

hinter dem Ohr: Anan., **Aur.**, *bar-m.*, *caps.*, carb-an., kali-c., *nit-ac.*, phys., **Sil.**

Wochen bildet sich ein Abszess und entleert sich, alle zwei: Iris.

unter dem Ohr: Nat-h.

AMEISENLAUFEN: Am-c., ambr., ant-c., *arg-m.*, ars., arund., bar-c., calc., caust., chin., colch., coloc., cop., dros., grat., kali-c., lachn., laur., merc., mill., nat-m., nux-v., osm., phys., plat., rat., samb., sep., spig., stry., sul-ac., sulph., zinc.

morgens: Zinc.

Essen, beim: Lachn.

erstreckt sich zum Unterkiefer: Am-c.

Gehörgang, im: Am-c., ambr., ant-c., calc., caust., kali-n., laur., med., plat., puls., samb., sulph.

hinter dem Ohr: Bry.

um das Ohr: Calad.

ATEM aus dem Ohr kommen würde; Gefühl, als ob: Psor.

ATHEROM (s. TUMOREN – Atherom)

AUSDEHNUNG im Ohr, Gefühl von: Bell., kali-i., laur., *mez.*, nit-ac., *puls.*

Schnäuzen der Nase, beim: *Puls.*

BEBEN (s. ZITTERN)

BLASEN würde; Gefühl, als ob etwas: Ail., rhus-t., *sel.*

rechts: Ail., rhus-t.

Kopfschmerz, bei: *Sel.*

pulsierend nachts: Sep.

BLUTANDRANG zum rechten Ohr: Lyss.

BLUTEN (s. ABSONDERUNGEN)

BOHREN mit den Fingern im Ohr: Agar., chel., mez., mill., phys., ruta, sal-ac., *sil.*, thuj.

amel.: Chel., lach., *mez.*, par., rheum, spig.

Kinder: Arund., *cina*, *psor.*, *sil.*

Schlaf, im: *Sil.*

BRETT, wie ein Brett vor den Ohren: Arg-n

links: Arg-n.

EINZIEHUNG, Gefühl von: Verb.

EITERUNG *hinter* dem Ohr: Kali-c., *nit-ac.*, *phyt.*

Mittelohr: Am-c., bar-c., *calc.*, **Calc-s.** *caps.*, carb-an., *carb-v.*, *caust.*, **Hep.**, hydr. **Kali-bi.**, *kali-p.*, lyc., **Merc.**, nat-m., olnd. *puls.*, sil., *spong.*, stann., sulph.

vor dem Ohr: *Merc.*

EMPFINDLICHKEIT, vermehrt: Kali-i., *lach.* merc., valer., zinc.

tauben Ohr (schmerzhaft): *Am-c.*

vermindert: Mur-ac.

ENTZÜNDUNG: *Apis*, *bell.*, bor., bov., *bry.* *cact.*, cadm., *calc.*, canth., *fl-ac.*, kali-bi., kali-c. kali-i., *kreos.*, mag-c., **Merc.**, **Merc-c.**, *pic-ac.* **Puls.**, *rhus-t.*, ter., verat.

eitrig: Arn., caps.

erysipelatös: *Apis*, ars., bell., calc-p. *carb-v.*, *crot-h.*, *kali-bi.*, *lach.*, meph., *merc.* *petr.*, **Puls.**, *rhus-t.*, *rhus-v.*, samb., *sep.* *sulph.*, tell., tep.

Eustachische Röhre: Am-m., **Calc.**, ery-a. *gels.*, *iod.*, kali-chl., **Kali-s.**, *mang.*, *merc.* *nat-m.*, nit-ac., petr., *phyt.*, **Puls.**, *sang.*, **Sil.** *sulph.*, teucr.

Felsenbein: Caps.

innen: *Acon.*, arund., *bar-c.*, *bar-m.*, **Bell.** bor., bov., bry., *cact.*, **Calc.**, **Calc-s.**, canth. *caps.*, carb-s., carb-v., *caust.*, **Cham.**, *con.* cur., ferr-p., **Graph.**, **Hep.**, *kali-bi.*, *kali-c.* *kali-chl.*, *kali-i.*, kino, *lach.*, led., **Lyc.** *mag-c.*, mag-m., **Merc.**, *merc-c.*, mez.

OHREN

ENTZÜNDUNG ...

nat-s., *nit-ac.*, petr., phos., *pic-ac.*, *psor.*, *puls.*, *rhus-t.*, *sang.*, sep., *sil.*, spig., **Sulph.**, ter., ther., *thuj.*, verat-v., verb., zinc.

Mittelohr (= Otitis media): *Apis*, *arn.*, *bar-c.*, *bell.*, *bor.*, **Calc.**, **Calc-s.**, *caps.*, *carb-v.*, *caust.*, **Cham.**, cur., *dulc.*, *ferr-p.*, gels., **Hep.**, hydr., **Kali-bi.**, *kali-c.*, *kali-chl.*, *kali-i.*, **Lyc.**, **Merc.**, **Merc-d.**, *nat-c.*, *nat-m.*, *psor.*, **Puls.**, rhus-t., **Sil.**, **Sulph.**, *tell.*, *thuj.*, zinc.

Ohrmuschel: Nat-m., sil.

Rand: Sil.

ERFRIEREN, leichtes: Zinc.

ERFROREN, wie: **Agar.**, colch., crot-h., **Petr.**, **Puls.**

ERWEITERUNG des Gehörgangs, Gefühl von: Mez.

abends: Mez.

ERYSIPEL (s. ENTZÜNDUNG - erysipelatös)

EXOSTOSE: Puls.

FARBE, blau: Santin., **Tell.**

braune Flecken: Cop.

livid: Carb-o., op.

Röte: Acon., **Agar.**, ail., *alum.*, *ant-c.*, **Apis**, arn., asaf., astac., *aur.*, *aur-m.*, *bell.*, bry., calc-p., *camph.*, *caps.*, *carb-s.*, *carb-v.*, *caust.*, *cham.*, **Chin.**, cit-v., *elaps*, *glon.*, graph., hep., *hydr.*, *ign.*, ind., jab., jug-r., *kali-bi.*, *kali-c.*, kali-n., *kreos.*, lyc., *mag-c.*, manc., meph., *merc.*, *nat-m.*, nat-p., *nit-ac.*, op., *phos.*, plan., plat., *psor.*, **Puls.**, rhus-t., samb., *sang.*, *sulph.*, tab., *tell.*, trom.

nachmittags: Nat-m.

abends: *Alum.*, *carb-v.*, elaps, oena., raph., rhus-t., sep., tab., tarent., trom., vesp.

Berührung oder beim Kratzen, bei: Ail.

einseitig: Alum., carb-v., *ign.*, ind., *kali-c.*, nat-p., tab.

erysipelatös (s. ENTZÜNDUNG)

Frostbeulen: **Agar.**

Menses, während den: Agar.

Gehörgang: *Acon.*, *cham.*, *mag-c.*, *pic-ac.*, **Puls.**

hinter dem Ohr: Acon-l., ant-s., *hydr.*, *nit-ac.*, *petr.*, ptel., rhus-v., tab.

Ohrläppchen: *Cham.*, chin.

Ohrmuschel: Arn., nat-m.

FARBE - Röte ...

um das Ohr: Arn.

FEUCHTIGKEIT *hinter* den Ohren: Calc., carb-v., caust., **Graph.**, hep., kali-c., lyc., nit-ac., *olnd.*, *petr.*, phos., sil.

Ohrmuschel (Concha): Sil., sulph.

Ränder: Sil.

FLATTERN in den Ohren (s. GERÄUSCHE - Flattern)

FROSTBEULEN (s. JUCKEN - brennend)

GEFÜHLLOSIGKEIT, Taubheit: Calc-i., fl-ac., gels., iridium, lach., manc., nux-m., *plat.*, sulph., thuj., *verb.*

links: Tarax., thuj., *verb.*

Gehörgang, im: Lach., mur-ac.

Ohrmuschel (Concha): Lach.

Processus mastoideus, im: **Plat.**

um das Ohr: *Fl-ac.*, lach.

vor dem Ohr: Sulph.

GERÄUSCHE im Ohr, Ohrgeräusche: Acon., act-sp., *aesc.*, agar., *agn.*, ail., all-c., aloe, alum., am-c., am-m., *ambr.*, anac., anag., ang., ant-c., ant-t., *arg-n.*, *arn.*, *ars.*, *ars-i.*, arund., asaf., *asar.*, aster., atro., *aur.*, *bar-c.*, *bar-m.*, **Bell.**, berb., bism-o., *bor.*, bov., brom., *bry.*, **Cact.**, cadm., cahin., calad., **Calc.**, calc-p., *calc-s.*, camph., **Cann-i.**, cann-s., canth., carb-ac., carb-an., carb-h., carb-o., *carb-s.*, *carb-v.*, *carl.*, cast., **Caust.**, *cedr.*, cham., *chel.*, **Chin.**, chin-a., **Chin-s.**, chlf., *cic.*, cimic., clem., *coc-c.*, coca, cocc., coff., colch., coloc., com., *con.*, cop., croc., crot-t., *cupr.*, cupr-ac., cur., cycl., daph., *dig.*, dios., dirc., dros., dulc., elaps, ery-a., euon., eup-per., *eup-pur.*, ferr., ferr-ar., ferr-i., ferr-p., fl-ac., form., gamb., *glon.*, **Graph.**, guare., hell., hep., hura, hydr., hydr-ac., hyos., hyper., *ign.*, ill., indg., *iod.*, jatr., kali-ar., kali-bi., kali-br., *kali-c.*, kali-chl., **Kali-i.**, kali-n., *kali-p.*, *kali-s.*, kalm., *kreos.*, *lac-c.*, *lach.*, lachn., lact., lac-ac., laur., led., lepi., **Lyc.**, *lyss.*, mag-c., mag-m., mag-s., manc., mang., meny., *merc.*, merc-c., mez., morph., mosch., mur-ac., myric., naja, nat-ar., nat-c., *nat-m.*, *nat-p.*, *nat-s.*, nicc., *nit-ac.*, nux-m., *nux-v.*, olnd., *op.*, osm., paeon., *par.*, **Petr.**, **Ph-ac.**, phel., *phos.*, pic-ac., pin-s., plan., *plat.*, *plb.*, **Psor.**, ptel., **Puls.**, rheum, *rhod.*, rhus-t., ruta, sabad., sabin., *sal-ac.*, **Sang.**, sarr., sars., *sec.*, seneg., *sep.*, *sil.*, **Spig.**, spong., stann., *staph.*, stram., stront., stry., sul-ac., **Sulph.**, *tab.*, tarax., tarent., tep., teucr., thea, ther., thuj., til., **Tub.**, valer., verat., xan., zinc.

links: Agar., anac., *berb.*, bov., bry., carb-s., chel., cic., cob., coc-c., coff., ery-a., graph.,

GERÄUSCHE im Ohr - **links** ...

mag-s., myric., nat-m., sars., stann., staph., zinc.

rechts: Aesc., ail., ang., bor., brom., calc-p., cast., cham., chlor., colch., con., ferr., lyc., meny., merc., merc-c., mez., mill., mur-ac., *nat-s.*, phos., rheum, rhod., rhus-v., sep., spong., stront., tub.

tagsüber: Ph-ac., sulph.

morgens: Alum., ant-c., arg-n., ars., aur., bell., calc., carb-s., carb-v., caust., clem., dios., dros., dulc., *graph.*, *lach.*, mag-c., merc., mez., naja, nat-ar., nat-c., nat-m., *nat-s.*, ph-ac., phel., plat., puls., rhod., sil., sulph., tab., teucr., zinc.

Bett, im: Arg-n., aur., graph., mag-c., nat-m., puls., sulph.

Bewegen des Kiefers, beim: Graph.

Aufstehen, beim: Mez.

nach: Alum., ars., calc., nux-v., sil.

Erwachen, beim: Hyper., **Lach.**, *naja*, nat-m., rhod., tarent.

vormittags: Carb-v., chin-s., fl-ac., hura, mag-c., *nat-m.*, rhod.

9 Uhr: Euphr., hura

11 Uhr: Mag-c., *nat-m.*

mittags: Cedr., fago., glon.

nachmittags: All-c., *ambr.*, *ant-c.*, carb-v., cham., dios., elaps, gamb., hydr., kalm., mag-c., ptel., puls., rhus-t., spig., sulph., thuj., verat., verat-v.

14 Uhr: Hydr., verat., verat-v.

15 Uhr: Elaps, fago., mag-c.

16 Uhr: Dios., *lyc.*, puls.

17 Uhr: Ol-an., sulph.

18 Uhr: Ol-an.

abends: Acon., alum., bar-c., bor., calc., canth., *carb-s.*, *caust.*, cinnb., croc., gamb., glon., *graph.*, hydr., kali-n., lach., lact., *lyc.*, mag-c., *merc.*, *merc-i-r.*, murx., nat-ar., nat-m., nicc., *nux-v.*, op., petr., ph-ac., plat., plb., ptel., *puls.*, rhod., sel., sep., *sil.*, spig., stann., *sulph.*, sumb., tab., thuj., valer., zinc.

19 Uhr: Mag-c., phys.

20 Uhr: Ham.

21 Uhr: Hydr.

22 Uhr: Nat-ar.

Bett, im: Croc., *graph.*, lact., *merc.*, phos., rhod., sel., **Sulph.**, valer.

GERÄUSCHE im Ohr ...

nachts: Agar., am-c., am-m., bar-c., carb-an., cham., chin., chin-s., coc-c., con., cycl., *dulc.*, elaps, euph., *graph.*, lil-t., lyss., mur-ac., nicc., *nux-v.*, ph-ac., rat., sep., *sil.*, spong., sulph., ther., tub., zinc.

Mitternacht: Am-c., rat.

2 Uhr: Chin-s.

Erwachen, beim: Rat.

Liegen auf dem Ohr: Am-c.

Erwachen, beim: Con., hydr.

Kopfschmerz, agg.; mit: Cycl.

Angst agg.: Act-sp.

Atmen, beim: Bar-c., *iod.*, nat-s.

Aufstehen, beim: Acon., mez., *phos.*

amel.: Nat-c., tarent.

Bücken, vom: Mang., sep.

Sitzen, vom: Lac-ac., *verat.*

Bewegung, bei: Nat-c., nux-v., *puls.*, staph., sulph.

Kiefers, des (vgl. Kauen): Ant-c., *carb-v.*, dulc., *graph.*

Kopfes, des: *Graph.*, puls., staph.

Bohren im Ohr amel.: Lach., meny., nicc.

Bücken, beim: Croc.

Drehen des Kopfes, beim (vgl. Bewegung - Kopfes): *Caust.*, nat-c.

Einatmen, beim: Bar-c., *iod.*

Einschlafen, beim: Dig., zinc.

Epilepsie, nach: *Caust.*

Erregung, bei: Sulph.

Erwachen, beim: Bell., con., hydr., lach., naja, nat-m., puls., rat., rhod., tarent.

Auffahren, mit: Dig., zinc.

Essen, beim (vgl. Kauen): Con., *graph.*, nat-m., petr., sil., sulph., zinc.

nach: Agar., canth., cinnb., con., mag-c., op., sil.

Fieber, im: Lach., *tub.*

Freien, im: Agar., carb-an., graph., tab.

amel.: Ars., cic., puls., thuj.

Froststadium im Fieber, während: Cedr., chin-s., glon., puls., rhus-t., *tub.*

Frühstück, beim: Carb-v., nit-ac., zinc.

OHREN

GERÄUSCHE im Ohr ...

Gähnen, beim: Acon., cocc., mang., mez., verat.

Gehen, beim: Bar-c., chel., colch., cycl., ferr., manc., mang., meny., nat-m., nicc., rhus-t., spig.

amel.: Bell., cop.

Freien, im: Agar., carb-an., lachn.

schnellem Gehen, bei: Bar-c.

geistiger Anstrengung, bei: *Caust.*, con., ferr-pic.

Geräusche agg.: Coloc., kali-p., ol-an., phos., plat., tab.

Husten, beim: Nux-v., sil.

kalten Getränken, nach: Kali-c.

Kauen, beim: Aloe, alum., bar-c., bar-m., *calc.*, carb-v., *graph.*, *iod.*, **Kali-s.**, mang., meny., nat-m., **Nit-ac.**, nux-v., *petr.*, sil., sulph.

Koitus, während: Graph.

nach: Carb-v., dig.

Konvulsionen, nach: *Ars.*

Kopfschmerz, bei: Acon-c., carb-s., **Chin.**, cycl., dios., euphr., gels., *naja*, *puls.*, *sil.*

Liegen, beim: Agar., all-c., cann-i., con., *cupr.*, lil-t., *mag-c.*, merc., nat-c., nat-m., phos., plat., puls., sil., *sulph.*, *tarent.*

amel.: *Bar-c.*, bell., nat-c., nat-s., **Ph-ac.**

auf dem Ohr: Am-c., bar-c., cupr., mag-m., mez., rhus-r., sep., spong.

Menses, vor: *Bor.*, bry., ferr., *kreos.*

während: Ars., *bor.*, chin., *ferr.*, kreos., mosch., *petr.*, *verat.*

nach: Chin., ferr., kreos.

unterdrückt: Calc., graph., puls.

Mittagessen (s. Essen)

Musik amel.: Aur., *aur-m.*

Niesen, beim: Bar-c., euph., graph., mag-c.

Öffnen des Mundes (s. Bewegung - Kiefers)

Pfeifen, beim: Op.

Puls, synchron mit dem: Am-m., coff., coloc., kali-br., merc-c., *nux-v.*, *puls.*, rhus-t., sep., sil., sul-ac.

Reiben amel.: Meny.

Schließen der Augen, beim: Chel.

GERÄUSCHE im Ohr ...

Schlucken, beim: Agar., alum., ars., *bar-c.*, bar-m., benz-ac., *calc.*, *cic.*, coc-c., coca, *elaps*, *eup-pur.*, graph., hep., kali-chl., kali-i., lepi., mag-c., mang., nat-m., rhod., sil., thuj.

amel.: Rheum

Schmerz, bei jedem Anfall von: *Ars.*, lach.

Schnäuzen der Nase, beim: Bar-c., *calc.*, *carb-an.*, *hep.*, kali-chl., lyc., mang., meny., ph-ac., stann., teucr.

Schreiben, beim: Carl., sep.

Schweiß, mit: **Ars.**, ign.

Schwindel, mit: Alum., arg-m., *arg-n.*, ars., bell., calc., *camph.*, carb-v., *caust.*, **Chin-s.**, *cic.*, *cocc.*, colch., com., crot-h., crot-t., *dig.*, *glon.*, gran., hell., kali-c., kali-p., kalm., laur., mag-c., myric., nat-ar., nat-c., nat-m., nat-p., nat-s., nux-v., op., petr., ph-ac., **Phos.**, pic-ac., psor., puls., sal-ac., *sang.*, seneg., sep., *sil.*, stann., zinc.

vor: Lachn., sep.

Sitzen, im: Am-m., ars., bell., con., mag-s., merc-cy., nat-c., nat-m., op., sulph.

Sprechen, beim: Nat-c., op., spig., teucr.

Stehen amel.: Bell.

Stuhlgang, während: Lyc.

nach: Apoc., calc-p.

warmes Zimmer agg.: Ars., cic., mag-c., thuj.

Zahnung, während der: aloe, caust., *Mang.*, *Nit-ac.*, phos., *Thlas.*

Bienen, Geräusch von (s. Summen)

Blasen: Hydr-ac., ox-ac., *phos.*, *sel.*

Blubbern in den Ohren wie Luftblasen: *Lyc.*

blubberndes, glucksendes Gefühl: Bell., con., dulc., euphr., graph., hura, kali-c., kali-n., lyc., *nat-c.*, nat-m., rheum, sil., thuj.

Brummen: Abrot., *acon.*, act-sp., agar., all-c., all-s., aloe, *alum.*, *am-c.*, am-m., aml-n., *anac.*, anag., ant-c., *arg-n.*, *arn.*, *ars.*, ars-i., *aur.*, *bell.*, bry., calc., calc-s., *canth.*, carb-ac., carb-an., *carb-s.*, carb-v., card-m., *carl.*, casc., cast., *caust.*, cham., chel., **Chin.**, chin-a., *chin-s.*, cob., *con.*, cop., *croc.*, crot-t., *cycl.*, daph., dirc., *dros.*, dulc., *ferr.*, ferr-ar., ferr-i., ferr-p., gels., glon., *graph.*, hep., hyos., iod., kali-ar., kali-c., kali-p., kali-s., kalm., kreos., lact., laur., **Lyc.**, mag-m., meny., merc., merc-c.,

OHREN

GERÄUSCHE im Ohr - **Brummen** ...

mez., *mur-ac.*, nat-ar., nat-c.*nat-m.*, nat-p., nicc., *nit-ac.*, *nux-v.*, *op.*, *petr.*, **Phos.**, *psor.*, *puls.*, rhod., sabad., sang., sec., seneg., **Sep.**, sil., sphing., spig., *stry.*, *sulph.*, tab., verat., verat-v., zing.

morgens: *Alum.*, carb-s.

11 Uhr: Zing.

Aufstehen, nach dem: Ars., sil.

Erwachen, beim: Nat-m., rhod.

abends: Alum., nicc., sep., spig.

Abendessen, nach dem: Canth.

nachts: Agar., *nux-v.*

Angst agg.: Act-sp.

Auflehnen des Kopfes auf den Tisch amel.: Ferr.

Bewegung, bei: *Puls.*

Freien agg., im: Tab.

amel.: *Ars.*

Froststadium im Fieber, während: *Ars.*, puls.

Geräusche agg., laute: Ol-an., tab.

Hitze, in der: *Ars.*, *nux-v.*

Kauen: *Iod.*

Liegen: All-c.

Ohr, auf dem: Mez.

Menses, vor den: Bor., bry., *kreos.*

während: *Kreos.*

Puls, synchron mit dem: Carl., puls.

Schlaf, nach: Act-sp.

Schwindel, mit: Sep.

Sitzen agg.: Bell.

Sprechen, beim: Op.

warmes Zimmer agg.: *Ars.*

Zimmer, agg. im: Tab.

Dampf, wie ausströmender: Caust., glon., lach., phys., tarent.

Donnern (vgl. Rumoren): Am-m., *calc.*, carb-o., chel., *graph.*, *lach.*, ol-an., petr., *plat.*, rhod., sil.

morgens: *Plat.*

nachts: Am-m.

Sitzen: Am-m.

Dudelsack in der Entfernung, wie von einem: Nat-c.

Echo (s. Widerhall)

GERÄUSCHE im Ohr ...

Explosion, wie eine: Cann-i., dig., graph., nat-c., phos.

Schlaf, im: Dig., mag-c., stann.

zerbrechendes Glas, wie: Aloe, dig., zinc.

Flattern: Acon., agar., alum., ars., ars-i., aur., *bar-c.*, *bell.*, berb., bor., *calc.*, *carb-s.*, carl., caust., cham., chin., cocc., con., cupr., dros., dulc., *graph.*, hep., iod., kali-c., kali-i., *kali-p.*, *kali-s.*, lach., laur., *lyc.*, mag-c., *mag-m.*, mang., meny., *merc.*, mosch., nat-m., nat-s., nit-ac., olnd., petr., *ph-ac.*, phos., **Plat.**, *psor.*, *puls.*, rheum, rhod., sabad., sel., sep., sil., **Spig.**, spong., stann., staph., *sulph.*, zinc.

rechts: Mag-c., mag-m., nat-s.

morgens: Bell.

Erwachen, nach dem: Bell.

abends: Mag-c., mang., tab.

17 Uhr: Sulph.

Atmen, beim: *Bar-c.*

Aufstoßen, mit: Caust., graph.

Liegen amel.: *Bar-c.*, *ph-ac.*

Mittagessen, beim: Nat-m.

rhythmisch: Sil.

Schlucken, beim: Ars.

Schmetterling, wie ein: Jac., nat-m.

Vogel, wie ein: Cham., mag-c., mang., *ph-ac.*

Fledermäusen, Geräusche wie von: Mill.

nachts: Ph-ac.

Flügeln, von (s. Flattern - Vogel)

Flüstern: Am-c., dulc., rhod.

morgens: Dulc.

abends: Rhod.

Gewehrschüsse, wie: Am-c., cann-i., graph., spong.

nachts: Spong.

Schlucken, beim: Graph.

Glocke eines Weckers, wie die: Mang.

Glockenläuten (vgl. Klingeln): Ars., chin., *chin-s.*, clem., crot-h., mang., nat-s., *petr.*, ph-ac., sars., *spig.*, sul-ac., valer.

morgens: Mang.

Glucksen: Agar., *bar-c.*, cadm., *elaps* *graph.*, kali-c., lyc., petr., rheum, sep., sil.

OHREN

GERÄUSCHE im Ohr - **Glucksen** ...

linken Ohr, beim Liegen auf dem: Bar-c.

Aufrichten vom Bücken, beim: Graph., sep.

Bücken, beim: Graph.

Gong im Liegen, wie ein: Sars.

hämmerndes Geräusch: Spig.

Heuschrecken, wie (s. Zirpen)

Kanonenschüsse: Bad., chel., mosch.

entfernt: Plat.

Kaskade, Geräusch einer (s. Rauschen - Wasserfall)

Katze, wie eine spuckende: Calc., nit-ac., plat.

nachmittags: Nit-ac.

Klicken, Tick-tack: Calad., gad.

Klingeln: **Acon.**, *aesc.*, *agar.*, agn., ail., *all-c.*, aloe, alum., alumn., am-c., ambr., anan., ang., ant-c., apis, *arg-n.*, arn., *ars.*, ars-i., arund., asaf., atro., *aur.*, aur-m., *bar-c.*, bar-m., **Bell.**, berb., *bor.*, brom., bry., **Cact.**, **Calc.**, calc-i., **Calc-s.**, *camph.*, **Cann-i.**, cann-s., *canth.*, carb-an., *carb-o.*, *carb-s.*, **Carb-v.**, *carl.*, **Caust.**, *cham.*, *chel.*, chen-a., **Chin.**, chin-a., **Chin-s.**, chlf., chlol., chlor., cic., *cit-v.*, *clem.*, coc-c., coca, *cocc.*, coff., colch., coloc., com., *con.*, croc., crot-h., cupr., *cycl.*, *dig.*, dios., *dulc.*, elaps, ery-a., *euph.*, euphr., *ferr.*, ferr-ar., ferr-i., ferr-p., *fl-ac.*, *form.*, gamb., *glon.*, *gran.*, *graph.*, guare., *ham.*, *hell.*, hep., hura, *hydr.*, hydr-ac., hydrc., hyos., *ign.*, ill., iod., *ip.*, kali-ar., kali-bi., **Kali-c.**, kali-cy., **Kali-i.**, kali-n., kali-p., **Kali-s.**, kalm., kreos., lac-c., lach., lachn., lec., led., **Lyc.**, *mag-c.*, mag-s., manc., mang., *meny.*, *merc.*, merc-cy., *mez.*, mill., morph., mur-ac., myric., nat-ar., nat-c., *nat-m.*, nat-p., *nat-s.*, nit-ac., *nux-m.*, *nux-v.*, olnd., op., *osm.*, paeon., *par.*, **Petr.**, *ph-ac.*, phel., *phos.*, plan., **Plat.**, plb., **Psor.**, *ptel.*, **Puls.**, rat., *rhod.*, rhus-v., rumx., ruta, sabad., sal-ac., *sang.*, sars., sel., **Sep.**, *sil.*, sol-t-ae., *spig.*, spong., *stann.*, staph., stram., sul-ac., **Sulph.**, tab., tarent., ter., teucr., thuj., til., valer., verat., vinc., viol-o., xan., zinc.

links: Agar., arn., caust., cic., coc-c., ery-a., *gamb.*, graph., mag-s., myric., *nux-v.*, par., sars., stann., staph.

rechts: *Aesc.*, ail., ang., bor., brom., cham., chlor., colch., coloc., con., *ferr.*, *lac-c.*, lyc., meny., mill., nat-s., osm., *rhod.*, rhus-v., spong., thuj., xan.

tagsüber: Sulph.

morgens: Clem., mang., nux-v., phel., sulph.

Aufstehen, beim: Alum., mez., *nux-v.*

Bett, im: Arg-n., mag-c., sulph.

vormittags: Carb-v., fl-ac.

9 Uhr: Euphr.

11 Uhr: Nat-m.

mittags: Glon.

nachmittags: Carb-v., kali-n., kalm.

14 Uhr: Verat-v.

15 Uhr: Fago.

16 Uhr: Dios.

18 Uhr: Ol-an.

abends: Bar-c., caust., croc., kali-n., *merc.*, rhod., sil., valer.

Bett, im: Croc., *merc.*, phos., rhod., valer.

19 Uhr: Phys.

20 Uhr: Ham.

nachts: Carb-an., cycl., ph-ac., sulph., zinc.

aufstehen und umhergehen, muss: Sil.

Mitternacht beim Erwachen, um: Rat.

2 Uhr: Chin-s.

Aufstehen amel.: Tarent.

Bewegen des Kopfes, beim: Staph.

Bewegung, bei: *Nux-v.*

Bohren mit dem Finger im Ohr amel.: Meny., nicc.

Drehen des Kopfes, beim: Nat-c.

einem Ohr, Brennen im anderen; Klingeln in: Kali-c.

entfernt: All-c., arg-n., coca, *spig.*

epileptischem Anfall, vor: **Hyos.**

Erregung, durch: Mag-c.

Erwachen, beim: Arg-n., mag-c., rat., sulph., tarent.

Freien, im: Carb-an.

GERÄUSCHE im Ohr - **Klingeln** ...

Froststadium im Fieber, während: Cedr., chin., **Chin-s.**, graph., rhus-t., *sep.*

Gähnen, mit: Acon.

Gehen, beim: Chel., manc., nicc., rhus-t.

Freien, im: Agar., carb-an.

Husten, mit: Sil.

Kälte, bei: Graph.

kaltes Wasser amel.: Euphr.

Koitus, nach: *Dig.*

Kopfschmerzen, bei: Acon-c., carb-s., caust., **Chin.**, cycl., dios., euphr., *naja*, *puls.*

Liegen agg.: Sulph.

nach: Croc.

Menses, vor den: *Ferr.*, *ign.*

während: **Ferr.**, verat.

Mittagessen, während: *Sulph.*

nach: Cinnb., mag-c.

Niesen, beim: Euph.

Reiben amel.: Meny.

Ruhe amel.: Nux-v., staph.

Schließen der Augen, beim: Chel.

Schnäuzen der Nase, beim: *Carb-an.*, teucr.

Schwindel, mit: Alum., carb-v., cocc., com., *dig.*, myric., nat-m.

Sitzen, im: Ars., merc-cy., *sulph.*

Sprechen, beim: Spig.

Stuhlgang, während: *Lyc.*

nach: Apoc.

Verstopfen des Ohrs mit dem Finger lindert nicht: Croc.

Klingen: Agn., aloe, am-c., am-m., atro., bar-c., bell., berb., carb-v., *caust.*, cham., chin., *con.*, ferr., graph., kali-c., lyc., mag-c., meny., mur-ac., nat-m., nat-s., nux-v., ol-an., olnd., op., par., petr., *puls.*, sars., stann., staph., sulph., ter., valer., viol-o.

Klirren: *Mang.*, sabad., sil.

Klopfen:

Aufstehen amel. (entfernte Geräusche), beim: Mez.

Tür klopf, jemanden, der an die: Ant-c.

GERÄUSCHE im Ohr ...

Knacken: Agar., *bar-c.*, *calc.*, carb-s., coc-c., cocc., *coff.*, *com.*, dulc., ery-a., *form.*, glon., *graph.*, hep., **Kali-c.**, kali-chl., kali-s., kalm., *lach.*, mang., meny., mosch., mur-ac., nat-c., *nat-m.*, **Nit-ac.**, ol-an., **Petr.**, *psor.*, *puls.*, rhod., stry., sulph., tarent., thuj., zinc.

morgens: Nat-c.

Bett, im: *Graph.*

Bewegen des Kiefers, beim: *Graph.*

Frühstück, während: **Nit-ac.**

nach: Zinc.

abends: Petr.

Essen, beim: *Graph.*, petr.

nachts: *Mur-ac.*

Bewegung des Kopfes, bei: Graph., *puls.*

Kiefers, des: Aloe, *graph.*

Drehen des Kopfes, beim: *Caust.*

Gähnen, beim: Cocc.

Gehen, bei schnellem: *Bar-c.*

geplatzt, als sei im Schlaf eine Trommel: *Lach.*

Husten, beim: Nux-v.

intermittierend: Petr.

Kauen, beim: Aloe, alum., bar-c., *calc.*, *graph.*, *kali-s.*, meny., *nat-m.*, **Nit-ac.**, *petr.*, sil., sulph.

Lesen, beim lauten: Aloe

Liegen amel.: Bar-c.

Niesen, beim: *Bar-c.*, bry., *graph.*

Öffnen des Mundes, beim: Dulc.

Schlaf, im: Dig., *lach.*

Schlucken, beim: Agar., alum., *bar-c.*, *calc.*, cic., coc-c., coca, der., *elaps*, kali-chl., mang., nat-m., sil., thuj.

Schnäuzen der Nase, beim: Hep., kali-c., kali-chl., mang.

Streicheln der Wange, beim: Sang.

Knall (auch mehrere): Aloe, am-c., aster., *bad.*, *bar-c.*, **Calc.**, cann-i., chel., *chin.*, cic., dig., eup-pur., graph., hep., kali-c., mosch., nat-c., nit-ac., phos., plat., rhus-t., sabad., staph., zinc.

morgens: Nat-c., zinc.

Frühstück, nach dem: Zinc.

GERÄUSCHE im Ohr - **Knall** ...

nachmittags beim Einschlafen: Rhus-t.

nachts: Bar-c., *spong.*

Blutstropfen, mit: Mosch.

heftig in den Ohren: Aster.

Menses, während: Mosch.

Schlaf, im: Dig.

Einschlafen, beim: Dig., rhus-t., zinc.

Schlucken, beim: *Cic.*

Schnäuzen der Nase, beim: Hep.

Schüsse, wie entfernte: Am-c., bad., chel., *dig.*, plat.

zerbrechendes Glas, wie: Aloe, dig., zinc.

Knarren: Agar., ambr., graph., mosch., stann., thuj.

morgens im Bett beim Bewegen des Kiefers: Graph.

abends: Stann.

Essen, beim: Graph.

Schlucken, beim: Agar., graph., *thuj.*

Knistern, Prasseln: Acon., agar., alum., ambr., ars., aur., *bar-c.*, bor., calc., cann-i., carb-v., coc-c., con., dulc., *elaps*, eup-pur., glon., *graph.*, hep., kali-ar., kali-c., kali-i., kali-s., lach., meny., mosch., nit-ac., puls., rheum, sabad., sep., spig., sulph., teucr.

morgens, beim Frühstück: Carb-v.

abends: Acon., bor.

Bewegung des Kiefers, bei (vgl. Kauen): Carb-v.

Gehen, beim: Bar-c., meny.

Kauen, beim: Alum., carb-v.

Liegen auf dem Ohr, beim: Bar-c.

Niesen, beim: Bar-c.

Öffnen des Mundes, beim: Dulc.

Puls, synchron mit dem: Coff., puls.

Schlucken, beim: Alum., bar-c., elaps, eup-pur., graph., hep., kali-i.

Schnäuzen der Nase, beim: Hep., teucr.

Krachen: Aloe, bar-c., con., dig., *graph.*, zinc.

nachts: Bar-c.

Einschlafen, beim: *Dig.*, zinc.

GERÄUSCHE im Ohr - **Krachen** ...

Zerbrechen einer Glasplatte, wie durch: Aloe, dig., zinc.

Kreischen, beim Schnäuzen der Nase: Stann.

Lärm bei hartem Auftreten: *Lyc.*

Maschinenlärm: Hydr.

14 Uhr: Hydr.

Mäusen, Geräusch von: Rhus-t.

Mühle, Geräusch einer: Bry., cit-v., iod., mez., naja, nux-v.

morgens, beim Erwachen: Naja

Entfernung, in der: Bry., mez.

Musik zu hören, er scheint: Ail., bell., calc., *cann-i.*, kalm., lyc., *merc.*, nat-c., phos., plb., puls., sal-ac., sarr., stram., sulph.

abends: Lyc., puls.

Hinlegen, beim: Puls.

Pfeifen: *Bor.*

Ruhe, in der: Nat-c.

schrill: Coff.

wimmernde, winselnde Melodie: Ant-c.

Nägeln, die in der Entfernung in ein Brett geschlagen werden; Geräusch von: Agar.

Pfeifen: Aeth., alum., *ambr.*, aur., bell., carb-an., caust., chel., cur., elaps, ferr., graph., hep., hura, kreos., lyc., mag-c., manc., merc., mur-ac., *nux-v.*, puls., sars., sep., sil., teucr., verat., zinc.

vormittags: Hura

9 Uhr: Hura

nachmittags: *Ambr.*

abends: Lyc., sep.

abwechselnd mit Brausen: Mag-c.

Gehen, beim: Manc.

Schneuzen der Nase, beim: Carb-an., hep., lyc., ph-ac.

Schreiben, beim: Sep.

Quaken wie Frösche; im Sitzen: Mag-s.

Gehen, beim: Mang.

Quieken, Piepsen: Eup-pur.

Rascheln: Aloe, *bell.*, bor., brom., carb-v., caust., mang., merc., phos., puls., sil., ther., viol-o.

Bewegung des Kiefers, bei: Aloe, carb-v.

GERÄUSCHE im Ohr ...

Rauschen: Abrot., agar., am-c., *arn.*, ars., aster., *aur.*, bar-c., bor., bov., brom., calc., caust., *chel.*, *chin-s.*, cinnb., *cocc.*, *coloc.*, con., dulc., euphr., *gels.*, glon., *graph.*, hep., hydr-ac., *hyos.*, kali-ar., **Kali-c.**, kali-cy., kali-n., *kali-p.*, *kali-s.*, *lach.*, *led.*, lil-t., **Lyc.**, lyss., mag-c., mag-s., mang., merc., mez., mosch., nat-ar., nat-c., **Nat-m.**, nat-p., **Nit-ac.**, nux-v., ox-ac., **Petr.**, **Phos.**, phyt., plat., *puls.*, rhus-t., *sel.*, sep., sil., spig., stann., staph., *sul-ac.*, *sulph.*, tab., ther., verat., viol-o.

rechts: Nat-ar.

morgens: Dulc., merc.

abends: Bar-c., caust., mag-c., petr., sep.

nachts: Am-c., caust., con., euph., lil-t., nux-v., ther.

Mitternacht, beim Liegen auf dem Ohr: Am-c.

Aufstehen vom Sitzen, beim: Verat.

Aufstoßen, durch: Caust.

Dampf, wie ausströmender: Glon., sil.

entfernt: Brom.

geistige Anstrengung: Con.

Koitus, während: Graph.

Liegen, beim: Agar., con., lil-t., merc., nat-m.

Ohr, auf dem: Am-c.

Menses, vor den: Bor.

während: Kreos.

Puls, synchron mit dem: **Puls.**, sil.

Wasser, wie: Aster., **Cham.**, *cocc.*, kali-n., mag-c., mag-s., petr., *puls.*

16 Uhr, nach: *Puls.*

Wasserfall, wie ein: Ars., aster., aur., bry., cann-i., caust., chel., chin-s., con., lyss., mag-c., nat-p., petr., rhus-t., sul-ac., ther.

Öffnen des Mundes, beim: Sal-ac.

Zimmer, im: Mag-c.

Regen, Geräusch: Kali-i., rhod., rhus-r.

Rollen: *Graph.*, *plat.*

morgens: *Plat.*

Rumoren: Apis, *asar.*, bry., *elaps*, equis., *plat.*, sel., sep.

abends im Bett: Sel.

GERÄUSCHE im Ohr - **Rumoren** ...

Wirbelsturm in der Entfernung, wie ein: *Asar.*

Sausen, Brausen: *Acon.*, agar., *agn.*, all-c., alum., am-c., am-m., *ambr.*, *anac.*, ant-c., ant-t., arg-n., arn., *ars.*, *ars-i.*, *asar.*, atro., *aur.*, *aur-m.*, bapt., **Bar-c.**, *bar-m.*, **Bell.**, berb., bism-o., **Bor.**, bov., brom., *bry.*, cact., cahin., calad., *calc.*, *calc-s.*, *camph.*, cann-s., *canth.*, carb-ac., carb-an., *carb-h.*, **Carb-s.**, **Carb-v.**, *carl.*, cast., **Caust.**, cedr., *cham.*, chel., chen-a., **Chin.**, *chin-a.*, **Chin-s.**, chlol., cic., cimic., *cinnb.*, clem., coc-c., coca, *cocc.*, coff., *colch.*, *coloc.*, *con.*, cop., croc., crot-t., cupr., *cycl.*, daph., dig., dirc., *dros.*, dulc., *elaps*, euon., euph., ferr., ferr-ar., *ferr-i.*, ferr-p., *gels.*, **Graph.**, *hell.*, *hep.*, hydr., hydr-ac., hyos., ign., ill., indg., *iod.*, jatr., kali-ar., kali-br., *kali-c.*, kali-chl., kali-i., kali-n., kali-p., *kali-s.*, *kreos.*, lac-c., *lach.*, lact., lac-ac., *laur.*, *led.*, **Lyc.**, *mag-c.*, *mag-m.*, manc., mang., meny., *merc.*, *merc-c.*, merl., mez., morph., mosch., mur-ac., nat-ar., nat-c., *nat-m.*, *nat-p.*, *nat-s.*, nicc., *nit-ac.*, **Nux-v.**, ol-an., olnd., *op.*, paeon., *petr.*, **Ph-ac.**, *phos.*, *plat.*, plb., psor., ptel., **Puls.**, rheum, *rhod.*, rhus-t., rumx., *sal-ac.*, sang., *sec.*, seneg., *sep.*, **Sil.**, **Spig.**, spong., *staph.*, stram., stront., stry., *sul-ac.*, **Sulph.**, tab., tep., ter., teucr., thea, *ther.*, thuj., til., verat., *verat-v.*, viol-o., zinc.

links: Agar., bor., bov., bry., coc-c., *coloc.*, graph., nat-c., nat-m., thuj.

rechts: Am-m., bar-c., cast., caust., con., mag-c., merc-c., mur-ac., nat-s., phos., rheum, *sil.*, stront.

tagsüber: Ph-ac., sulph.

morgens: Alum., calc., carb-s., mag-m., merc., nat-s., ph-ac., plat., tab.

11 Uhr: Mag-c.

Aufstehen, nach dem: Alum., calc., nat-s., *nux-v.*

Bett, im: *Aur.*, nat-m.

Erwachen, beim: Hyper.

nachmittags: All-c., *ambr.*, *ant-c.*, cham.

15 Uhr: Elaps, mag-c.

16 Uhr: **Lyc.**

Aufstehen, beim: Lac-ac.

Freien; beim Hereinkommen aus dem: Thuj.

OHREN

GERÄUSCHE im Ohr - **Sausen**, Brausen ...

abends: Alum., calc., *carb-s.*, caust., cinnb., graph., hydr., mag-c., op., petr., ph-ac., plat., plb., ptel., spig., sul-ac., **Sulph.**, thuj.

19 Uhr: Mag-c.

21 Uhr: Hydr.

Erwachen, beim: Hydr.

nachts: Am-c., chin., coc-c., con., elaps, euph., **Graph.**, *hydr.*, *kali-br.*, nicc., nux-v., sep., *sil.*, zinc.

Erwachen, beim: Con., hydr.

Abendessen, nach dem: Canth.

Aufstehen, beim: Acon., *phos.*

Sitzen, vom: Verat.

Bewegung agg.: Nat-c.

Bohren mit dem Finger im Ohr amel.: Cast., lach.

Bücken: Croc.

nach: Mang.

Einatmen, beim: Bar-c.

epileptischem Anfall, nach: *Caust.*

Essen, beim: Con., sil.

nach: Cinnb., op., sil.

Fieber, im: Lach.

Freien amel., im: *Cic.*, puls., thuj.

Gähnen, beim: Verat.

Gehen, beim: Colch., cycl., ferr., nat-m.

geistiger Anstrengung, bei: Con.

Geräusch, bei jedem: Coloc., ol-an.

Halten der Hände vor die Augen amel.: Spig.

Hitze, in der: *Ars.*, *nux-v.*

Kaltwerden der Füße, durch: *Sil.*

Koitus, während: Graph.

nach: Carb-v., dig.

Kopfschmerzen, mit: Gels., *sil.*

Lesen agg.: Acon.

Liegen: Con., graph., *mag-c.*, merc., plat., **Sulph.**

amel.: *Ph-ac.*

Ohr, auf dem: Mag-m., spong.

amel.: Phos.

Menses, vor den: Bor.

GERÄUSCHE im Ohr - **Sausen - Menses** ...

während: *Ars.*, bor., kreos., *petr.*, *verat.*

unterdrückt: Graph.

Mittagessen, nach dem: Cinnb., con.

Niesen, beim: Mag-c.

rhythmisch: *Coloc.*, *kali-br.*, sep., *sul-ac.*

Schlucken amel.: Rheum

Schmerzanfall, bei jedem: *Ars.*, lach.

Schnäuzen der Nase, beim: Meny.

Schweiß, beim: Ars., ign.

Schwindel, mit: *Bell.*, calc., carb-v., cocc., crot-t., gran., hell., nat-c., *op.*, petr., *phos.*, *psor.*, stry.

Sitzen: Con., nat-m., sulph.

Aufsitzen amel.: Mag-c., op.

Sprechen agg.: Nat-c.

Stuhlgang, beim Pressen zum: Lyc.

Wasserfall, beim Öffnen des Mundes beim Mittagessen; wie von einem: Sul-ac.

Zimmer, agg.; im: Cic., mag-c.

Schmatzen beim Schlucken: **Calc.**

Schnalzen: Ambr., bar-c., bor., *dulc.*, *graph.*, hep., *kali-c.*, lac-ac., puls., tarent.

abends: Tarent.

Aufstoßen, nach jedem: *Graph.*

Drehen des Kopfes, beim: Caust.

elektrische Funken, wie: Ambr., *calc.*, dulc., *hep.*, rheum, sabad.

Öffnen des Mundes, beim: Dulc.

Puls, synchron mit dem: Ars-s-r.

Schlucken, beim: Bar-c.

Schnäuzen der Nase, beim: Hep.

Schwappen, Plätschern: Sarr., spig., **Sulph.**

Bewegung des Kiefers, bei: Ant-c.

Schwirren, Sausen: Agar., alum., am-c., *arg-n.*, bell., berb., brom., calc., *caust.*, chel., *hep.*, hura, kali-c., kali-p., kali-s., *lach.*, laur., led., **Lyc.**, *mag-c.*, *mang.*, merc., *mur-ac.*, naja, nat-c., nat-p., nicc., nit-ac., olnd., **Petr.**, ph-ac., phos., *plat.*, plb., rhus-t., sang., sep., sil., sul-ac., *sulph.*, tab., tarent., thuj., zinc.

tagsüber: Ph-ac.

GERÄUSCHE im Ohr - **Schwirren**, Sausen ...

morgens: Plat.

vormittags, 11 Uhr: Mag-c.

abends: Ph-ac., sul-ac., zinc.

Hinlegen, nach dem: Plat.

Schreiben, beim: Sep.

nachts: Am-c.

Bett, amel. im: Phos., plat.

Schnäuzen der Nase, beim: Hep.

Singen: Acon., am-m., arg-m., arn., *ars.*, asar., atro., bell., bry., cact., *calc.*, calc-p., calc-s., *camph.*, cann-i., cann-s., carb-o., *carb-s.*, *caust.*, cedr., chel., **Chin.**, *chin-a.*, chlf., chlor., cimic., coff., coloc., *con.*, croc., cupr-ac., ery-a., ferr., ferr-ar., ferr-m., ferr-p., fl-ac., glon., *graph.*, *hyos.*, kali-bi., **Kali-c.**, kali-i., *kali-p.*, *lach.*, lachn., lac-ac., *lyc.*, merc-i-r., mur-ac., nat-ar., *nat-c.*, nat-m., nat-p., *nux-v.*, ol-an., olnd., onos., op., petr., ph-ac., phel., phos., phys., *psor.*, rhus-t., *sang.*, sec., sep., *stram.*, sul-i., sumb., ter., verb.

links: Bry., tarent.

rechts: Asar., calc-p., lachn., *nat-c.*

morgens: Phel.

nachmittags, beim Gehen im Freien: Lachn.

17 Uhr: Ol-an.

abends: Merc-i-r., sumb.

nachts: Mur-ac., nux-v.

Hinliegen, nach dem: *Phys.*

Auflehnen des Kopfes auf den Tisch amel.: Ferr.

Dampf, wie ausströmender: Phys.

Gehen im Freien, beim: Lachn.

Liegen, beim: Cann-i., ph-ac., *phos.*

Menses, vor den: Ferr.

während: Petr.

nach: *Chin.*, *ferr.*

periodisch: *Cann-i.*

Schließen der Augen, beim: Chel.

Schwindel, mit: *Camph.*, *sang.*, stram.

Sitzen, im: Ars.

Wasserkessel, wie ein: *Lach.*, tarent.

Zikaden, Heuschrecken, wie: Nux-v., rhus-t.

GERÄUSCHE im Ohr ...

Summen: Abrot., acon., agar., all-c., aloe, alum., *am-c.*, ambr., ant-c., *arg-m.*, **Arg-n.**, *arn.*, *ars.*, *ars-i.*, *aur-m.*, *bar-c.*, *bar-m.*, *bell.*, *berb.*, bor., *cact.*, cahin., calad., *calc.*, calc-s., *camph.*, **Cann-i.**, carb-an., carb-s., *carb-v.*, carl., cast., *caust.*, cedr., chel., **Chin.**, chin-a., **Chin-s.**, chlf., cimic., coc-c., cocc., *coff.*, *con.*, cop., croc., crot-c., dig., dios., dros., *dulc.*, *elaps*, *eup-per.*, euph., *ferr-p.*, ferr-pic., *form.*, gamb., glon., *ham.*, hep., hydr-ac., *hyos.*, *iod.*, kali-ar., **Kali-c.**, kali-i., kali-p., kali-s., kalm., *kreos.*, *lac-c.*, *lach.*, lact., *laur.*, **Lyc.**, lyss., *mag-c.*, mag-m., merc., merl., *mur-ac.*, *nat-m.*, nicc., nit-ac., *nux-m.*, **Nux-v.**, olnd., *op.*, *petr.*, *phos.*, *pic-ac.*, **Plat.**, plb., *psor.*, puls., rhod., sabad., sabin., sal-ac., sec., sel., *sep.*, *spig.*, stront., sul-ac., *sul-i.*, *sulph.*, *tarent.*, ther., thuj., zinc.

rechts: Elaps, lac-ac., mag-m., mur-ac., sulph.

links: *Berb.*, *coff.*

morgens: Dios., mag-m.

Erwachen, beim: Nat-m.

vormittags: Ant-c., rhod.

mittags: Cedr., fago.

nachmittags: Gamb.

abends: *Bar-c.*, gamb., murx., sel., *spig.*, sul-ac.

Bett, im: Lact.

nachts: Am-m., **Dulc.**, *euph.*, lac-c.

abwechselnd mit Pfeifen: Mag-c.

Anlehnen des Kopfes amel.: Kali-c.

ein Ohr und dann das andere, erst: *Sulph.*

epileptischem Anfall, nach: *Caust.*

Froststadium im Fieber, während: Glon.

geistiger Anstrengung, nach: Ferr-pic.

Kopfschmerzen, mit: Dios.

Menses, vor den: *Kreos.*

während: *Kreos.*

Pfeifen agg.: Rhod.

Schlucken, beim: Rhod.

Schweiß, beim: **Ars.**

Schwindel, mit: *Arg-n.*, *ars.*, **Chin-s.**, *cic.*, *glon.*, laur., nat-s., zinc.

Seite, auf der man liegt: Mag-m.

OHREN

GERÄUSCHE im Ohr - **Summen** ...

Sitzen, im: Am-m.

Stuhlgang, während: Lyc.

nach: *Calc-p.*

Treppen, beim Hinabsteigen von: Crot-c.

Wechselfieber, bei: *Ars.*

Ticken: *Chin.*, *graph.*, mag-s., nat-m., petr., ter.

abends: Nat-m.

Trällern von Vögeln: Bell., bry.

Trommeln: Bell., bor., canth., *cupr.*, *dros.*, dulc., *lach.*, manc.

morgens: Lach.

Erwachen, beim: Lach.

dumpf: Bor.

entfernt: *Cupr.*, dros., mez.

Gehen, beim: Manc.

liegt, Aufstehen amel.; im Ohr, auf dem er: *Cupr.*

Trompeten, Dröhnen wie: Bell.

Uhr, wie beim Aufziehen einer: Ambr.

Wasser in den Ohren, als sei: Nit-ac.

kochenden Wassers, Geräusch: Bry., cann-i., dig., sulph., thuj.

Wasserfälle (vgl. Rauschen - Wasserfall)

Widerhall, Echo: *Bar-c.*, cadm., *carb-s.*, **Caust.**, *cic.*, cop., *graph.*, hep., hydr-ac., kali-br., kali-c., *kali-p.*, lac-c., *lach.*, **Lyc.**, merc., mosch., mur-ac., nat-c., nat-s., *nit-ac.*, *nux-v.*, *ph-ac.*, **Phos.**, plat., *puls.*, *rhod.*, *sars.*, sec., **Sep.**, sil., spig., sulph., zinc.

morgens: *Caust.*, *nux-v.*, phos.

Frühstück, vor dem: Ant-c.

vormittags: *Nux-v.*

nachmittags, 16 Uhr: *Lyc.*

eigene Stimme hallt wider, die: *Caust.*, lac-c., nat-s., *nit-ac.*, nux-v., ph-ac., *phos.*

Erwachen, beim: Puls.

Gehen amel.: Cop.

jedes Geräusch hallt wider: *Caust.*, *lyc.*, phos.

Schwerhörigkeit, mit: **Caust.**, *lyc.*

Schlucken, beim: *Cic.*

GERÄUSCHE im Ohr - **Widerhall** ...

schmerzhaft: Cop., nit-ac.

Schnäuzen der Nase, beim: *Bar-c.*, hep.

Wind, Geräusch von: Abrot., am-c., calc., carb-s., *chel.*, ign., *led.*, mag-c., mosch., **Petr.**, *phos.*, plat., *puls.*, *sep.*, spig., sulph., vinc.

nachmittags: Mag-c., puls.

nachts: Sep.

agg.: Plat.

Wirbelwind: Croc.

Wirbel, wie ein: Kali-c., lact., lyc., merc-c., nux-v., puls.

abends im Bett: Lact.

rhythmisch: Merc.

Zimbeln und Trommeln, Geräusch von: Lol.

Zirpen: Agar., bry., calad., *carb-s.*, carb-v., *caust.*, cedr., euph., ferr., kali-s., lach., *lyc.*, meny., mur-ac., *nat-s.*, nicc., *nux-v.*, *puls.*, rat., *rhus-t.*, *sil.*, sulph., tarax., *tub.*

rechts: Rat.

morgens im Bett: Puls.

abends: *Carb-s.*, lyc., nat-s.

nachts: Carb-v., mur-ac., nux-v., rhus-t.

Wechselfieber, bei: *Lyc.*, *nat-s.*, nux-v., *puls.*, *rhus-t.*, tub.

Zischen, hochtönendes: Acon., agar., alum., bar-c., benz-ac., bry., cahin., *calc.*, *cann-i.*, caust., chin., **Dig.**, dros., ferr-pic., glon., *graph.*, hep., ill., kali-n., kreos., *lach.*, lyc., mag-m., med., mur-ac., nat-s., *nux-v.*, *pic-ac.*, sil., sulph., sumb., teucr., thuj., valer.

morgens, mit Schniefen und Aufstoßen: Teucr.

abends: Calc., hep.

epileptischem Anfall, nach: *Caust.*

Hornes, Blasen eines: *Kalm.*

kochendes Wasser, wie: *Bar-c.*, bry., *cann-i.*, *dig.*, lyc., mag-m., sulph., thuj.

Puls, synchron mit dem: Benz-ac.

Sprechen, beim: Teucr.

Zupfen einer Saite, wie beim:

Drahtes, eines lockeren: Phel.

Harfensaite, einer: Lyc., sulph.

Zwitschern (s. Zirpen)

GERUCH: Graph.

GESCHLOSSEN, wie (s. VERSTOPFUNGSGEFÜHL)

GESCHWÜRE: *Anac.*, bov., bry., bufo, *calc.*, *camph.*, graph., hep., kali-bi., merc., mur-ac., *olnd.*, *petr.*, sars., sep., sulph.

rechts: Bov.

links: Camph., graph., mur-ac., sars.

Schlucken, schmerzhaft: Anac.

innen: Bov., *calc.*, *camph.*, *carb-v.*, *hep.*, kali-bi., kali-c., *lyc.*, *merc.*, *puls.*, sep., *sil.*, sulph., tell.

Ohrläppchen, im Loch für den Ohrring: *Lach.*, med., stann.

Trommelfell: *Calc.*, *iod.*, *kali-bi.*, *kali-p.*, **Merc.**, *psor.*, *sil.*

um das Ohr: Calc-p.

vor dem Ohr: Carb-v., merc.

Fistelöffnung: *Calc.*

HÄRTE der Drüsen am Ohr (s. GESICHT - VERHÄRTUNGEN - Parotis)

HAUTAUSSCHLÄGE: Agar., alum., am-m., ant-c., apis, ars., **Bar-c.**, *bar-m.*, bov., bry., calad., *calc.*, calc-p., cann-s., carb-v., caust., chin., *cic.*, *cist.*, com., cop., elaps, *fl-ac.*, *graph.*, hep., kali-ar., *kali-bi.*, kali-c., kali-p., kali-s., kreos., *lyc.*, mez., mosch., mur-ac., nat-m., nat-p., *olnd.*, *petr.*, *phos.*, **Psor.**, ptel., puls., rhus-t., rhus-v., *sep.*, spong., staph., *sulph.*, tell., teucr., thuj., verb.

abblätternd: Aur-m., bov., calc., com., graph., hep., *iod.*, *lach.*, **Lyc.**, mur-ac., **Psor.**, puls., sars., sil.

rechtes Ohr: Cinnb.

abschilfernd: *Anac.*, bry., *com.*, cop., *graph.*, merc., phos., *psor.*

Bläschen: Alum., ars., meph., *olnd.*, phos., ptel., rhus-v., sep., *tell.*

durchsichtig: Alum.

eitrig: Ptel.

gangränös: Ars.

Serum, gefüllt mit: Rhus-v.

umgeben von entzündeter Basis: Ars.

Wasser absondernd: Ptel.

weiß: Ptel.

roter Basis, auf: Ptel.

zusammenwachsend: Ars.

Blasen: Camph., *kreos.*, meph.

HAUTAUSSCHLÄGE ...

brennend: Anan., *cic.*, mosch., puls., sars.

eitrig: Cic., cycl., *kreos.*, **Psor.**, sep., *sulph.*

Ekzem: *Kali-bi.*, *kali-s.*, *psor.*

feucht: Ant-c., bov., *calc.*, **Graph.**, *kali-bi.*, kreos., *lyc.*, *merc.*, mez., petr., *psor.*, ptel., staph.

Flecken: Berb., dros., lach., merc., nicc., phos., spong., staph.

Furunkel: Kali-c., sil., spong., *sulph.*, syph.

Herpes: Am-m., caust., cist., graph., kreos., mag-m., *olnd.*, phos., sep., teucr.

juckend: *Kali-bi.*, *mez.*, mosch., pall., *psor.*, puls., sars., *staph.*

Pickel: Agar., am-c., berb., calad., *calc-p.*, cann-s., cic., coff., kali-c., *kali-s.*, *kreos.*, merc., merc-c., *mur-ac.*, nat-m., petr., phos., *psor.*, sabad., sel., spong., staph., *sulph.*

rissig und eine Substanz wie Stärkemehl abschilfernd: *Com.*

Schorfen, mit: Anan., bry., elaps, graph., *hydr.*, iod., lach., lyc., mur-ac., nat-p., *psor.*, *puls.*, sanic., sars., sil., spong.

schuppig: Cop., *petr.*, psor., teucr.

wundfressend: **Kali-bi.**, kali-c., kali-s., *merc.*, *petr.*, *sulph.*

zusammenfließend, konfluierend: Cop., *psor.*

erstreckt sich zum Gesicht: *Graph.*, *sep.*

Kopfhaut: Hep.

Antitragus: Spong.

Gehörgang, im: Kreos., *nit-ac.*, *psor.*

Bläschen: Nicc.

Ekzem: Nit-ac., *psor.*

Furunkel: Bov., crot-h., **Merc.**, **Pic-ac.**, puls., rhus-t., **Sulph.**

Herpes: Merc.

Pickel: Jug-r., kali-p.

Pusteln: Cast-eq.

schuppig: All-s., **Lyc.**, *psor.*

hinter den Ohren: Ant-c., ars., arund., **Bar-c.**, bufo, **Calc.**, calc-s., *carb-s.*, carb-v., **Caust.**, **Cic.**, cocc., **Graph.**, guare., *hep.*, jug-r., kali-c., kali-i., *kali-s.*, lach., **Lyc.**, mag-m., mag-s., *merc.*, *mez.*, nat-m., *olnd.*, **Petr.**, **Psor.**, *puls.*, sanic., sel., *sep.*, **Sil.**, **Staph.**, **Sulph.**, tell., teucr., vinc., *viol-t.*

links, dann rechts: *Graph.*

OHREN

HAUTAUSSCHLÄGE - *hinter den Ohren* ...

Bläschen: Am-m., calc., caust., chin., nat-m., phos., *psor.*, *rhus-t.*, *rhus-v.*, tell.

erstreckt sich zum Gesicht: *Graph.*, sep.

brennend: Viol-t.

nach Kratzen: Mag-m.

Ekzem: **Calc.**, **Graph.**, **Lyc.**, *olnd.*, **Psor.**, sulph., tell.

Exanthem, flüchtiges: Ant-c., nat-m.

feucht: Am-m., ant-c., aur., *calc.*, carb-v., caust., **Graph.**, kali-c., *lyc.*, *mez.*, nit-ac., *olnd.*, **Petr.**, phos., **Psor.**, ptel., *rhus-t.*, rhus-v., sanic., *sep.*, sil., *staph.*

klebrig: **Graph.**, sanic.

Kratzen, nach: *Graph.*

Flecken: Bry., *calc.*, carb-an., caust., staph.

Furunkel: *Ang.*, bry., *calc.*, *con.*, nat-c., *phyt.*, *sulph.*, *thuj.*

Herpes: Am-m., bufo, *caust.*, cist., con., *graph.*, *mag-m.*, mez., *olnd.*, *sep.*, teucr.

juckend: Bufo, *graph.*, mag-m., mag-s., *petr.*, staph., viol-t.

Pickel: Alum., calad., calc., cann-s., canth., caust., dros., graph., ham., mez., nat-m., nicc., *pall.*, puls., rhus-t., sabad., sel., sulph.

brennend, bei Berührung: Canth.

juckend: Rhus-t.

Pusteln: Berb., cann-s., carb-v., cast-eq., crot-h., phyt., *psor.*, ptel., **Puls.**, spong., sumb.

Risse: Chel., **Graph.**, *hep.*, *hydr.*, *lyc.*, *petr.*, *sep.*, *sulph.*

Schorfen, mit: Aur-m., *bar-c.*, **Graph.**, kali-c., lach., **Lyc.**, **Sil.**, tell., thuj.

Herpes: Kali-i.

sondert eine klebrige Flüssigkeit ab, schmerzhaft bei Berührung: Thuj.

schuppig: Hep., **Psor.**, puls., *sil.*, staph.

wund: *Graph.*, kali-c., nit-ac., **Petr.**, **Psor.**

wundfressend: **Graph.**, kali-c., nit-ac., **Petr.**, **Psor.**, sanic., sulph.

HAUTAUSSCHLÄGE - wundfressend ...

Ohrläppchen, an den: Bar-c., caust., puls., sars., tell., teucr.

Bläschen durch die Absonderung: **Tell.**

Furunkel: Nat-m.

Herpes: Caust., cist., *sep.*, teucr.

Menses, während der: Mag-c.

Pickel: Lach., merc.

Schorfe: Sars.

Schuppen: Sars.

Ohrmuschel: Ars., phos.

Bläschen: Ars., phos.

Krusten: Mur-ac., nat-p.

Ränder, feucht: Sil.

Tragus: Mur-ac., *puls.*, sulph.

Tympanum (Trommelfell), schuppig: Graph.

über den Ohren, Pickel: Cop., mur-ac.

um die Ohren: *Cic.*, *cist.*, hep., *hyper.*, lach., *mez.*, nat-p., olnd., *sulph.*

breitet sich zur Kopfhaut aus: Hep.

Exanthem, flüchtiges: *Ars.*

feucht: Kreos.

herpetisch: Olnd.

unter den Ohren, Furunkel: *Calc.*

Bläschen: Ptel.

Wasser absondernd: Ptel.

vor den Ohren: Berb., cic., olnd., sep., ter.

Bläschen: Cic.

Furunkel: Bry., carb-v., laur., sulph.

Herpes: Olnd.

Pusteln: Mag-c.

HITZE: **Acon.**, aeth., agn., aloe, *alum.*, alumn., aml-n., anan., ang., ant-c., *arg-m.*, arn., *ars.*, ars-i., arund., asaf., asar., aur-m-n., *bell.*, berb., bor., bov., brom., *bry.*, **Calc.**, *calc-p.*, *camph.*, cann-s., canth., *caps.*, carb-s., *carb-v.*, *carl.*, casc., *cham.*, chel., chin., *cic.*, clem., coc-c., coloc., com., crot-h., *elaps*, fago., gran., *graph.*, hep., hyos., *hyper.*, *ign.*, iod., jac., jatr., kali-ar., *kali-bi.*, *kali-c.*, kali-n., kali-p., kreos., lach., *lyc.*, lyss., mag-m., manc., mang., meny., meph., *merc.*, mur-ac., nat-ar., *nat-m.*, nat-n., nat-p., nat-s., *nit-ac.*, nux-m., oena., ol-an., op., paeon., par., petr., ph-ac., *phos.*, phys., pip-m., plat., psor., *puls.*, raph., sabin., sang., seneg., sep., sil.,

HITZE ...

spong., stry., sul-ac., *sulph.*, tab., tarent., ter., thuj., til., verat., zing.

links: *Asaf.*, *graph.*, jac-c.

dann rechts: Mur-ac.

rechts: Asar., com., *kali-c.*, lyss., *nat-s.*, samb., ter.

rot und heiß, links blass und kalt: *Kali-c.*

eine Seite: Alum., asar., carb-v., ign., nat-p.

morgens, im Bett: Cocc.

nachmittags: Cann-s.

13 Uhr: Com.

Kaffee, nach: Nat-m.

abends: *Alum.*, bry., *caps.*, *carb-v.*, nat-m., nat-n., *nat-s.*, sabin., sanic., sil.

22 Uhr: Stry.

Zubettgehen, beim: Hyper.

nachts: Alumn., sulph.

Mitternacht: Alumn.

abwechselnd mit Kälte: Berb., *cic.*, verat.

ausströmender Hitze, Gefühl von: Aeth., calc., *canth.*, clem., *kali-c.*, mur-ac., ol-an., par.

Wasser aus dem rechten Ohr herauslaufen würde, als ob heißes: Cham.

Druck im Hinterkopf, bei: Gran.

Essen, nach: *Asaf.*

Froststadium im Fieber, während: Acon., alum., ars., bell., merc., puls., rhus-t.

Rücken, im: Asaf.

Hitzewallungen: Arg-m., **Lyc.**

kalt bei Berührung, jedoch: Bapt.

Körpers, mit Kälte des: Acon.

Liegen, beim: Ars.

Röte eines Ohres, mit: Alum., tab.

Schlucken, durch: Arum-d.

erstreckt sich über den halben Kopf: Chel.

Hinterkopf zum *Nacken*, vom: Spong.

Rachen, abends beim Fahren: Nux-m.

innen: Acon., asar., *calc.*, calc-p., canth., casc., chel., com., euphr., *lyc.*, puls.

HOHL, Gefühl wie: Aur-m., *nux-v.*

HOHL, Gefühl wie ...

morgens, amel. nach dem Mittagessen: Nux-v.

JUCKEN: Acon., aeth., *agar.*, alum., *am-c.*, am-m., ambr., *anac.*, anag., ant-c., *ars.*, **Aur.**, *bar-c.*, bar-m., benz-ac., bor., *bov.*, *calad.*, *calc.*, *calc-s.*, *caps.*, *carb-s.*, *carb-v.*, *caust.*, chel., cinnb., *cist.*, coc-c., *colch.*, *coloc.*, crot-h., crot-t., cupr., *cycl.*, *elaps*, ferr-ar., *fl-ac.*, form., *graph.*, ham., **Hep.**, hyper., *ign.*, *kali-ar.*, *kali-bi.*, **Kali-c.**, kali-n., *kali-p.*, *kali-s.*, lach., lachn., *laur.*, *lyc.*, mag-c., mag-m., manc., **Mang.**, med., meny., *merc.*, merc-i-f., merc-i-r., *mez.*, mill., mur-ac., nat-ar., nat-c., nat-m., nat-p., nat-c., nit-ac., **Nux-v.**, **Petr.**, ph-ac., *phos.*, *psor.*, rat., rhod., rumx., ruta, sabad., *sars.*, **Sep.**, **Sil.**, *spig.*, stann., sul-ac., sul-i., **Sulph.**, tab., tarent., *tell.*, zinc.

links: **Anag.**, benz-ac., calc., caust., cist., coc-c., form., ham., mang., mur-ac., nat-c., phel., rhus-t., sars., stann., sulph., *tell.*, verat-v., zinc.

rechts: Carb-ac., chel., cinnb., meny., merc-i-r., mez., nat-m., nat-p., psor., rat., rumx., tarent.

morgens: Am-c., arg-m., kali-n., nat-c.

nachmittags: Agar., laur., ol-an., puls.

abends: Acon., bor., calad., calc-p., elaps, graph., grat., mag-c., nat-m., psor., puls.

21 Uhr: Phel.

Gehen, beim: Bor.

nachts: *Merc-i-r.*, sep., stry.

abwechselnd mit Jucken des Anus: Sabad.

Aufstehen, bald nach dem: Arg-m., trom.

Berührung amel.: Hyper., nat-m.

Bewegen der Kiefer, beim: Ph-ac.

Bohren mit dem Finger amel.: Aeth., agar. *bov.*, coc-c., *coloc.*, fl-ac., lachn., laur. mag-m., mill., ol-an., zinc.

nicht amel. durch: Agar., *carb-v.*, laur. mang.

brennend (= Frostbeulen): **Agar.**, alum. *arn.*, **Ars.**, arund., bad., **Bry.**, calc., calc-p. carb-an., carb-v., *caust.*, corn., lach., *lyc.* *mur-ac.*, nat-p., *nit-ac.*, *nux-v.*, **Petr.**, *phos.* puls., stry., *sulph.*, thuj., zinc.

Kratzen, nach: *Fl-ac.*

warmes Zimmer: Calc-p.

Bücken, beim: Lepi.

OHREN

JUCKEN ...

erfroren, wie: **Agar.**, colch., crot-h., hipp., **Petr.**

Essen, beim: Lachn.

Fahren oder Reiten, nach: Calc-p.

Gähnen, beim: Acon.

Gehen, beim: Bor.

Husten, durch: Lach.

Kratzen amel., scharfes: Caust., mag-c., nat-c.

nicht amel. durch: Am-m., *arg-m.*, fl-ac., *sars.*

muss kratzen, bis es blutet: Alum., *arg-m.*, nat-p.

Liegen, im: Kali-p.

Menses, während den: Agar.

Reiben agg.: Alum.

amel.: Ol-an., phel.

nicht amel. durch: Zinc.

Schlaf, im: *Lyc.*

Schlucken, beim: Mang., *sil.*

zwingt zum: Carb-v., **Nux-v.**

stechend: Lach.

warmes Zimmer: Calc-p., coc-c.

Eintritt aus der kalten Luft, beim: *Coc-c.*

wundfressend: *Arg-m.*

erstreckt sich über den ganzen Körper: Am-c.

Antitragus: Coc-c.

äußeres Ohr: **Agar.**, *alum.*, am-m., ant-c., apis, *arg-m.*, berb., calc-p., *calc-s.*, *carb-v.*, *coloc.*, *con.*, fago., *graph.*, *kali-c.*, mag-m., manc., nat-c., nat-m., *petr.*, ph-ac., pic-ac., plat., **Puls.**, rhod., **Rhus-t.**, stry., **Sulph.**, **Tell.**, trom., verat., zinc.

Eustachische Röhre: Agar., arg-m., *calc.*, caust., coc-c., coloc., **Nux-v.**, *petr.*, **Sil.**

Husten und Schlucken; zwingt zum: **Nux-v.**

hinter dem Ohr: *Agar.*, alum., aur., aur-m., brom., calc., carb-v., fago., **Graph.**, hura, lyc., mag-c., mag-m., merc-i-f., *mez.*, **Nat-m.**, *nit-ac.*, *petr.*, rhus-v., sulph., ther., til., verat., verat-v.

mittags: Fago.

abends im Bett: Merc-i-f., sulph.

JUCKEN - *hinter dem Ohr* ...

nachts: *Aur-m.*, mag-c., mag-m., merc-i-f., ruta

Brennen, gefolgt von: Nat-m.

Kratzen amel.: Brom., mag-c., mag-m., ruta

Ohrläppchen: Agar., alum., *arg-m.*, caust., graph., kali-bi., laur., nat-m., nux-v., sabad., sulph.

nachts: Nux-v.

Ohrmuschel: Agar., arg-m., calc., chel., paeon., raph., spig., sulph.

Tragus: Mur-ac.

um das Ohr, abends: Phel.

unter dem Ohr: Ars., caust., mag-c., ol-an., verat.

Kratzen amel.: Mag-c.

vor dem Ohr: Ol-an.

KAHLER Fleck über dem Ohr: Phos.

KALKABLAGERUNG auf dem Trommelfell: *Calc-f.*, syph.

KÄLTE: Aeth., amyg., ars., bapt., berb., *calc.*, *calc-p.*, carb-v., *chel.*, cic., ip., kali-ar., *kali-c.*, *lach.*, lyc., *mang.*, meny., merc., *nit-ac.*, paeon., *petr.*, *plat.*, psor., ran-s., seneg., stram., ter., thea, *verat.*, verat-v.

rechts: *Kali-c.*, lyc.

Brennen links, und: Nat-n.

abends: Mez., paeon.

17 Uhr: Paeon.

warmen Bett, im: Merc.

abwechselnd mit Hitze: Verat.

brennend heiß, jedoch kalt bei Berührung: Bapt., nat-n.

durch und durch, geht: Seneg.

eins kalt, das andere heiß: Chel., nit-ac.

Gefühl von Kälte, im äußeren Ohr: Lachn., nat-n.

Hitze, in der: *Ip.*, *lach.*

Luftzug, wie durch: Mang., stann.

Wasser:

herausgelaufen wäre, als ob kaltes Wasser: Merc.

hereingekommen wäre, als ob kaltes Wasser: Meny.

Gehörgang, im: Caust., *merc.*, *mez.*, *plat.*, staph.

KÄLTE - Wasser - *Gehörgang*, im ...

Wind, wie durch: Caust., mang., *mez.*, sanic., staph.

hinter dem rechten Ohr: *Form.*

über dem Ohr: Indg., lac-ac.

um das Ohr: Aeth., bry.

unter dem Ohr: Aeth.

KARIES, drohende: *Asaf.*, **Aur.**, *calc.*, *calc-f.*, *calc-s.*, nat-m., **Sil.**, sulph.

Felsenbein: **Caps.**

Processus mastoideus: **Aur.**, **Caps.**, carb-an., *fl-ac.*, *hep.*, *lach.*, *nit-ac.*, **Sil.**

KATARRH der Eustachischen Röhre (= Tubenkatarrh) (vgl. ABSONDERUNGEN): Alum., **Asar.**, **Calc.**, calc-s., caps., *caust.*, gels., *hydr.*, *iod.*, *kali-bi.*, *kali-chl.*, *kali-i.*, **Kali-s.**, *mang.*, *merc.*, *merc-d.*, *nat-m.*, *nit-ac.*, **Petr.**, *phos.*, phyt., **Puls.**, *sang.*, **Sil.**

KINDERN, bei: *Cham.*, *puls.*, *zinc.*

KITZELN (s. JUCKEN)

KNOTEN an den äußeren Ohren, kupferfarbene: Arg-m., graph., merc.

hinter dem Ohr: Bar-c., ph-ac.

KNOTEN hinter dem Ohr, harte: Cinnb.

KONGESTION (s. VÖLLEGEFÜHL)

KRATZENDES Gefühl: Ruta

KRIBBELN: Agar., am-c., am-m., ambr., anac., ant-c., arn., ars., asaf., aur-m-n., bar-c., bar-m., *bell.*, brach., *calc.*, camph., cann-s., carb-an., *carb-v.*, caust., cham., chel., *chin-s.*, cic., *colch.*, con., dig., dulc., ferr-ma., *graph.*, ign., kali-ar., kali-c., kali-n., kalm., lachn., *laur.*, lyc., mag-c., mill., *mur-ac.*, nat-m., nux-v., plat., puls., rhus-t., sars., *sep.*, stann., stry., sul-ac., sul-i., *sulph.*, thuj., verat.

morgens im Bett: Sulph.

mittags: Stry.

nachts: Carb-an.

Drehen des Kopfes, beim: Nat-c.

Gehen, beim: Rhus-t.

Freien, im: Carb-an.

Niesen, beim: Euph.

Sitzen, im: Sulph.

Gehörgang: Alum.

LUFT; empfindlich gegen frische Luft um die Ohren: Caust., **Cham.**, **Lach.**, *mez.*

LUFT ...

Gefühl von Luft im Ohr (vgl. WIND): Graph., *mez.*

ausdehnen, als würde Luft den Gehörgang abends: Mez.

kalt: Caust., dulc., *mez.*, plat., staph., vinc.

Luftblase: *Nat-m.*

aus dem Ohr herausströmen würde, als ob Luft: *Chel.*

kalte Luft: Mill.

Eindringen von Luft (s. in das Ohr)

Fächeln vor dem Ohr: Calc., mang., nit-ac.

in das Ohr hineinströmen würde, als ob Luft: Lachn., mang., mez., staph.

Nase schnäuzen, beim: Sulph.

Aufstoßen, beim: Caust., graph.

Ziehen des Kiefers zur anderen Seite, beim: Sarr.

LUPUS am Ohrläppchen: Nit-ac.

ÖFFNEN wie ein Ventil; Gefühl, als würde sich das Ohr: *Bar-c.*, bor., graph., *iod.*, *nat-s.*, *psor.*

Schritt, bei jedem: Graph.

ÖFFNUNG, durch die Luft beim Öffnen und Schließen des Mundes eindringt; Gefühl einer: Thuj.

OFFEN, der Gehörgang scheint: Aur-m., mez.

morgens: Mez.

OHRENSCHMALZ:

blass: **Lach.**

braun: Calc-s.

rot oder dunkel: *Mur-ac.*

dick: Chel., *petr.*

dünn: Am-m., *con.*, *hep.*, iod., *kali-c.*, lach. *merc.*, mosch., *petr.*, sel., *sil.*, sulph., *tell.*

eitrig: Con., sep.

fehlend: Aeth., anac., *calc.*, *carb-v.*, *cham.* *lach.*, mur-ac., *petr.*

gelb: *Carb-v.*, *kali-c.*, lach.

Papier, wie verrottetes: Con.

rot: **Con.**, mur-ac., *psor.*

rötlich: *Psor.*

schwarz: Elaps, **Puls.**

trocken: *Elaps*, lac-c., *lach.*, mur-ac., petr.

OHRENSCHMALZ - trocken ...

abschilfernd; in Schuppen: *Mur-ac.*

verhärtet: All-s., con., elaps, lach., **Puls.**, sel.

vermehrt: Agar., am-m., anan., bell., *calc.*, **Caust.**, *con.*, cycl., dios., *elaps*, *hep.*, kali-c., lyc., merc-i-r., merl., mosch., mur-ac., petr., sel., sep., sil., sulph., tarent., thuj., zinc.

weich: Sil.

weißlich: Chel., con., **Lach.**, sep.

Brei, wie: Chel.

POCHEN (s. PULSIEREN)

POLYPEN: Anac., **Calc.**, calc-i., caust., kali-bi., kali-chl., *kali-s.*, *lach.*, *lyc.*, *merc.*, petr., *phos.*, sang., staph., sulph., *teucr.*, *thuj.*

blutend: Calc., merc., thuj.

weicher Polyp, blutet leicht: *Calc.*, *merc.*, **Thuj.**

PULSIEREN: Aloe, alum., alumn., am-c., am-m., aml-n., anac., anan., ars-s-r., bar-c., bar-m., **Bell.**, benz-ac., berb., brom., *cact.*, calad., **Calc.**, calc-p., *calc-s.*, **Cann-i.**, cann-s., carb-ac., carb-an., *carb-o.*, carb-s., *carb-v.*, *caust.*, chel., chin., cob., coc-c., coca, *coloc.*, *con.*, crot-h., dig., ferr-m., gamb., *glon.*, graph., *hep.*, hydrc., ign., indg., kali-bi., kali-c., kali-n., kali-p., kali-s., *lach.*, lyc., *mag-m.*, *med.*, *merc.*, *merc-c.*, merc-i-f., mez., *mur-ac.*, nat-c., *nat-m.*, nat-p., **Nit-ac.**, ol-an., op., **Phos.**, phys., plan., ptel., *puls.*, rheum, rhod., *rhus-t.*, rumx., sang., sel., sep., *sil.*, spig., spong., sulph., *tell.*, thuj., zinc.

links: Am-c., *bar-c.*, berb., carb-o., cob., gamb., *merc-c.*, nat-c., plan., rhod., spig.

rechts: Am-m., cact., calad., glon., hydrc., lec., mag-m., ol-an., phos., ptel., sel., sil.

morgens: Graph.

Frühstück, nach dem: Zinc.

vormittags: Coca

abends: Cob., indg., phys., zinc.

Bett, im: Hep., thuj.

Einschlafen, beim: Sil.

nachts: Am-m., dig., *kali-bi.*, **Puls.**, *rhus-t.*, sep.

Liegen auf dem Ohr, beim: Am-c., *bar-c.*, kali-c., lec., sil.

Warmwerden im Bett, beim: *Merc.*

Bücken agg.: Graph., rheum, zinc.

amel.: Cann-s.

PULSIEREN ...

Druck amel.: Carb-an.

Essen agg.: Graph.

Gehen, nach dem: Phos.

Liegen auf der Seite, beim: Bar-c., nat-h.

Ohr, auf dem: Am-c., bar-c., kali-c., nat-h., sil., *spong.*

Luft, Einwirkung von Luft agg.: Ptel.

Mittagessen, nach dem: Carb-an., indg.

Schreiben, beim: Rheum, zinc.

Sitzen, im: Am-m., indg.

Stehen, im: Cann-s.

hinter dem Ohr: *Aml-n.*, anan., calc-p., caust., glon., kali-c., lach., mez., phos., pic-ac., rhus-t.

Bewegen des Kopfes, beim: Kali-c.

Gehen amel.: Rhus-t.

kalte Luft amel.: Rhus-t.

Liegen auf der erkrankten Seite, beim: Rhus-t.

Wärme agg.: Rhus-t.

Ohrläppchen: Ferr-m., phos.

unter dem Ohr: Sang.

vor dem Ohr: Bar-c., calad., hep., lyc.

morgens: Lyc.

abends: Lyc.

Hinlegen, nach dem: Hep.

Liegen auf dem Ohr: Bar-c.

RAUE Epidermis in den Ohren: Olnd.

RISSE hinter dem Ohr (s. HAUTAUSSCHLÄGE)

ROHHEIT hinter dem Ohr (s. HAUTAUSSCHLÄGE)

ROLLEN würde, als ob beim Schütteln des Kopfes etwas im Ohr hin und her: Ruta

RÖTE (s. FARBE – Röte)

SCHLÄGE, Erschütterungen beim Schlucken: Con.

SCHLÄGE in den Ohren: Arn., nat-m., nux-v., paeon., plat.

SCHMERZ: *Acon.*, act-sp., aesc., aeth., agar., ail., *all-c.*, aloe, alum., am-c., am-m., ambr., *anac.*, *ang.*, *ant-c.*, ant-t., *apis*, aran., arg-m., *arg-n.*, *arn.*, *ars.*, ars-i., arum-t., arund., asaf., *asar.*, *aur.*, aur-m., aur-m-n., *bar-c.*, *bar-m.*, **Bell.**, berb., bism-o., *bor.*, bov., brach., brom.,

SCHMERZ ...

bry., cact., cadm., calad., *calc.*, calc-f., *calc-p.*, *calc-s.*, camph., *cann-i.*, cann-s., canth., *caps.*, carb-an., *carb-s.*, *carb-v.*, carl., cast., *caust.*, **Cham.**, *chel.*, chin., chin-a., chin-s., chlf., cic., *cimic.*, cinnb., clem., cob., coc-c., colch., coloc., com., con., croc., crot-h., crot-t., *cupr.*, cupr-ar., *cur.*, cycl., der., dig., dios., *dros.*, *dulc.*, elaps, ery-a., euph., euphr., eupi., fago., ferr., ferr-ar., ferr-i., ferr-m., ferr-p., *fl-ac.*, *form.*, gamb., *gels.*, glon., *graph.*, *guaj.*, ham., hell., **Hep.**, hura, hydr., hyos., hyper., ign., indg., iod., ip., jatr., kali-ar., *kali-bi.*, *kali-c.*, kali-chl., kali-i., kali-n., *kali-p.*, *kali-s.*, *kalm.*, kreos., lac-c., **Lach.**, lact., lac-ac., laur., lil-t., lith-c., lob., lob-s., **Lyc.**, lyss., mag-c., mag-m., *mag-p.*, mag-s., *mang.*, med., meph., **Merc.**, merc-c., *merc-i-f.*, *merc-i-r.*, merl., *mez.*, *mill.*, morph., mosch., *mur-ac.*, nat-ar., nat-c., *nat-m.*, *nat-p.*, *nat-s.*, nicc., *nit-ac.*, nux-m., *nux-v.*, ol-j., olnd., op., osm., ox-ac., par., *petr.*, **Ph-ac.**, *phel.*, **Phos.**, phys., phyt., *plan.*, *plat.*, *plb.*, prun-s., *psor.*, ptel., **Puls.**, ran-s., raph., *rhod.*, *rhus-t.*, rumx., ruta, sabad., sabin., samb., *sang.*, sarr., **Sars.**, seneg., *sep.*, *sil.*, *spig.*, *spong.*, squil., *stann.*, staph., stram., stront., sul-ac., **Sulph.**, syph., tab., tarax., tarent., tell., teucr., *thuj.*, til., trom., *tub.*, ust., valer., verat., **Verb.**, xan., *zinc.*, zing.

links: Acon., asaf., calen., camph., coch., *dulc.*, erig., ery-a., form., *graph.*, guaj., *lac-c.*, lach., mag-s., mang., mez., mur-ac., nat-m., petr., sep., spig., stram., tarax., *verb.*, zinc.

dann rechts: Aesc., arn., brom., merc.

rechts: Aeth., *am-m.*, ambr., arg-n., asaf., aur-m., *bar-c.*, *bar-m.*, **Bell.**, berb., brom., bry., *caust.*, chel., chim., colch., *coloc.*, cupr., *cycl.*, dros., *elaps*, eupi., **Fl-ac.**, gels., hura, hyper., *kali-c.*, *kalm.*, *lac-c.*, lach., *lyc.*, mag-c., mag-m., *merc.*, merc-i-f., mur-ac., *nat-s.*, **Nit-ac.**, *nux-v.*, petr., prun-s., psor., puls., seneg., sep., stront., sulph., tab., tarent., *tell.*, thuj., verb.

dann links: Bar-c., *lyc.*

Liegen darauf amel.: *Lach.*

Tag und Nacht: Hell.

tagsüber: Nat-m., rhod.

morgens: All-c., alum., ars., bor., carb-v., ferr., form., lyss., *mang.*, merc., merc-i-f., *nat-ar.*, nat-c., nat-s., nux-m., nux-v., rumx., sars., sep., tarent., trom., verat.

8 Uhr: Dios., nat-c.

Erwachen, beim: Sep., *verb.*

SCHMERZ ...

vormittags: Chin-s., hydr., *mag-c.*, nat-m., nux-m., plb., sars.

9 Uhr: Elaps, nat-s.

Verlassen des Hauses, nach dem: Tell.

10 Uhr: Mag-s.

10.30 Uhr: Hydr.

11 Uhr: Dios., hydr.

Sitzen, im: Phos.

Stehen, im: Plb.

mittags: Aloe, chin-s., gels., psor., sulph.

nachmittags: Aeth., alum., aran., bov., brom., bry., carb-s., *chel.*, chin-s., dios., euphr., form., gels., lyss., *merc-c.*, nat-ar., rumx., stry., sulph., tarent., trom.

13 Uhr: Graph.

14 Uhr: Chin-s.

15 Uhr: Phys.

16 Uhr: Kalm., nat-c.

17 Uhr: Berb.

abends: Acon., aloe, alum., *ars.*, berb., bor., brom., carb-s., carb-v., caust., chin-s., cob., dios., graph., ham., hyos., hyper., indg., kali-ar., *kali-bi.*, kali-c., kali-i., kali-s., lach., lyc., mang., merc., nat-c., nat-m., nux-v., ox-ac., par., psor., ran-b., rhus-r., sep., staph., sulph., tarent., thuj., verb., zinc.

19 Uhr: Phys., zing.

19.30 Uhr: Fago.

20 Uhr: Nat-s.

20-22 Uhr: Phel.

21 Uhr: Carb-s., dios.

nachts: Alum., am-m., bar-c., *bry.*, cycl. **Dulc.**, hell., *hep.*, kali-ar., *kali-bi.*, kali-c. kali-n., lac-c., *lach.*, mang., **Merc.** merc-i-f., nux-v., **Puls.**, *rhus-t.*, sep., *sil.* stry., tell., *tub.*, vib.

22 Uhr: Form.

Mitternacht: Kali-c.

nach: Sep.

Gehen im Wind, beim: Sep.

treibt sie aus dem Bett: *Mygal.*

abwechselnd mit Schmerzen in den Augen Bell.

anfallsweise: Alum., anac., *cham.*, crot-t ferr-p., *ph-ac.*, stront., tarent.

SCHMERZ ...

Anstrengung der Augen, nach: Sil.

Ärger, nach: Sulph.

Atmen, beim: Mang.

Aufstehen vom Sitzen agg.: *Sil.*

Bücken agg., vom: Mang.

amel.: Carb-v.

Aufstoßen, beim: Sulph., tarent.

Aufstützen auf der Hand, beim: Arn., kali-n., lac-c., lach.

Berührung, bei: Chin., cop., *lach.*, mang., *mur-ac.*

Bettwärme agg.: **Merc.**, merc-i-f., *nux-v.*, phos., puls.

Einhüllen amel., und: *Cham.*, *dulc.*, **Hep.**, kali-ar., lach., *mag-p.*, mur-ac., rhus-t., *sep.*, stram.

trockene Wärme agg.: Bry.

Bewegung, bei: *Sil.*, stann.

amel.: *Cham.*, *psor.*

Kopfes, des: Am-c.

Unterkiefers, des: Nux-m., ph-ac., stann., verb.

Bohren mit dem Finger agg.: Anac., ruta, *tarent.*, zinc.

amel.: Agar., *coloc.*, fl-ac., lach., mez., mur-ac., ph-ac., phys., psor.

Bücken, beim: Bry., *cham.*, graph., kreos.

Drehen der Augen nach außen, beim: Raph.

Kopfes, des: *Carb-v.*, chin-s., coc-c., **Mag-p.**, meph.

Druck, bei: Cina, lac-c., raph., spong.

amel.: Alum., bism-o., carb-an., caust., ham.

Drücken der Stirn, beim: Nit-ac.

Eintritt ins Zimmer, beim: Nux-v.

Erwachen, beim: Sep., tarent., *tub.*

Essen: Apis, carb-an., carb-s., cinnb., phel., verb.

amel.: Mag-c.

nach: Graph., mang.

Freien, im: Acon., bry., con., euph., *hep.*, *lyc.*, *mang.*, mez., *sep.*, sulph., tab.

amel.: Cic., *puls.*

SCHMERZ ...

Froststadium im Fieber, während: Acon., apis, calc., gamb., graph., *nux-v.*, puls., sulph.

Gähnen, beim: Acon., cocc., hep., rhus-r., verat.

Gehen, beim: Am-c., bor., bry., con., kali-bi., *lach.*, mang., rumx.

Freien, im: Am-m., benz-ac., bry., *chin.*, con., *mang.*, nat-c., par., *sep.*, spong.

amel.: Am-m.

Geräusche, durch: Am-c., arn., *bell.*, carb-v., **Con.**, gad., mur-ac., *op.*, *phos.*, *sang.*, *sil.*, **Sulph.**

tauben Ohr, im: Am-c.

Gesicht, mit Schmerzen im: **Bell.**, merc., ph-ac.

Gewitter, vor: Rhod.

Glocke, beim Klang der: Mag-m., ph-ac.

Halsentzündung, mit: **Apis**, *bar-m.*, *cham.*, **Lach.**, *merc.*, **Nit-ac.**, *par.*

Hammers, durch das Geräusch eines: Sang.

hinlegen, muss sich: Cur.

Hitze, in der: Calad., calc., chin-s., graph.

Husten, beim: *Calc.*, *caps.*, dios., kali-bi., nux-v., thuj.

intermittierend: Arn., nat-c., nat-m.

kalte Anwendungen agg.: Bor., bufo, calc., dulc., **Hep.**, sep., *sil.*

amel.: Merc., puls.

Erkälten, durch: *Dulc.*, *gels.*, *kalm.*, *merc.*, *puls.*, sep.

Kopf, im: *Bell.*, gels., led., puls.

Getränke amel., kalte: Bar-m.

Kaltwerden der Füße, beim: Stann.

Luft, in kalter: Agar., *ars.*, bry., colch., *dulc.*, *hep.*, lach., *lyc.*, merc., *mez.*, nat-c., par., *sep.*

Kauen, beim: Aloe, *anac.*, *apis*, arg-m., bell., cann-s., hep., lach., nux-m., nux-v., seneg., verb.

Klänge, scharfe: **Con.**, *cop.*, *sil.*

Kopfschmerz, bei: Ham., lach., merc., phos., psor., puls., ran-s., sang.

Lachen, beim: Mang.

laufen am Ohr zusammen, heftige Schmerzen: Mang.

SCHMERZ ...

Liegen im Bett, beim: *Caust.*, kali-i., *kali-p.*, nux-v., sang., *sulph.*, thuj.

Ohr, auf dem: Agar., am-m., *bar-c.*, bar-m., chin., hep., kali-n., lac-c., med.

amel.: Lach.

Seite, auf der rechten: Ptel.

Luft amel.: *Phos.*

Zugluft: Camph., *dulc.*, *hep.*, *lyc.*, *mez.*

Malaria oder Grippe, nach Unterdrückung von: *Puls.*

Menses, während den: Agar., aloe, *kali-c.*, kreos., mag-c., merc., petr.

unterdrückt: Am-c., puls., sulph.

Mittagessen, nach dem: Agar., ant-c., bov., carb-an., plb.

Musik, durch: Ambr., cham., kreos., *ph-ac.*, tab.

Niesen agg.: Act-sp., calc., ph-ac., phos., *sulph.*

amel.: Mag-m.

Öffnen des Mundes amel.: Nat-c.

Ohnmacht vor Schmerzen im Ohr: Cur., *hep.*, *merc.*

periodisch: Arn., *gels.*, nat-c., *nat-m.*

pulsierend: Bufo, kali-bi., rhus-t., *tell.*

Quecksilber-Missbrauch, durch: Asaf., nit-ac., staph.

Reiben amel.: Aeth., mang., ol-an., phos.

rhythmisch: Mur-ac.

Schlaf amel.: Sep.

Schluckauf, durch: Bell.

Schlucken, beim (vgl. Trinken): Ail., alum., anac., **Apis**, benz-ac., bov., *calc.*, carb-an., *carb-s.*, coc-c., *con.*, dros., *elaps*, fago., ferr-m., ferr-ma., jug-c., **Lach.**, lyc., mang., *merc.*, merc-i-f., mur-ac., nat-m., **Nit-ac.**, **Nux-v.**, *par.*, *petr.*, phos., *phyt.*, plb., sars., *sulph.*, thuj., trom.

linkes Ohr: Carb-s., kali-bi., mang.

amel.: Rhus-t.

rechtes Ohr: Brom.

Schnäuzen der Nase, beim: Act-sp., alum., bar-c., *calc.*, caust., con., dios., hep., lyc., ph-ac., puls., sil., spig., stann., teucr., trom.

Schreiben, beim: Phys.

Schweiß, beim: Ign.

SCHMERZ ...

Singen, beim: Ph-ac.

Sitzen, im: Berb., gels., indg., lach., nat-c., phos.

nach langem: *Sil.*

Sprechen, beim: Mang., nux-v., spig., teucr.

Stehen, im: Mag-s., nat-c., plb.

Stuhlgang, beim: Sep.

Tabak, durch: Raph.

Traumata, durch: Arn.

Treppen, beim Hinabsteigen von: Bad., chin-s.

Trinken, beim (vgl. Schlucken): Con.

Übelkeit, mit: *Dulc.*

Urinieren, reichliches: **Thuj.**

Verstand bringt; Schmerz, der ihn fast um den: Merc., *puls.*

Vollmond, bei: Sil.

warmen Zimmer, im: *Nat-s.*, *nux-v.*, phos., *puls.*

amel.: Sep.

Eintritt aus der kalten Luft agg.: *Nat-s.*

Wetter, bei feuchtem: *Calc.*, *calc-p.*, *dulc.*, *nat-s.*, *sil.*

kaltem Wetter, bei: Asar.

Wetterwechsel, bei: *Mang.*, rhod., *rhus-t.*, *sil.*

Wind, in kaltem: Ars-i., *lac-c.*, sep., spong.

Regen, und: Nux-m.

Zahnschmerzen, mit: *Glon.*, meph., merl. ph-ac., *plan.*, **Rhod.**, sep.

erstreckt sich zum:

andern Ohr: Chel., *hep.*, laur.

Arm, linker: Staph.

Auge: Glon., hura, *puls.*, spig.

links: Hura

außen, nach: Aeth., am-c., *am-m.*, *ars.* bar-c., berb., calc-p., cann-s., carb-v. con., dulc., glon., gran., *kali-c.*, kali-i lyc., merc-i-f., nat-m., *nat-s.*, nicc *puls.*, *sep.*, *sil.*, thuj., til.

Beine: Cur.

Brust: Stram.

Eustachische Röhre: Ant-c., carb-an.

Fingerspitzen: Ham.

SCHMERZ - *erstreckt sich ...*

Gaumen, harter: Kali-bi.

Gesicht: Anac., *bell.*, cann-s., *merc.*, nux-v., stram., thea

Hals, zum äußeren: **Bell.**, lith-c., sil., tarax.

innern, zum: Carb-an., chel., fago., kali-bi., *merc-i-f.*, *spig.*

Seite des Halses: *Carb-v.*, cocc., kali-bi., *mag-p.*, meph., *nat-m.*

Schlüsselbeingegend, und zum hintersten Backenzahn und zur Seite des Hinterkopfes: Coc-c.

Hinterkopf: Ambr., fago.

Seite des Hinterkopfes: Coc-c.

innen, nach: Arg-m., arn., bry., *calc.*, carb-an., carb-v., dros., hyos., kali-bi., kali-i., lob., lyss., med., nat-s., nux-v., rhus-t., thuj., verb.

Jochbein: Hyper., spig.

Kiefer: Bov., merl., phel., spig.

Oberkiefer: Agar.

Unterkiefer: Am-c., asar., com., kali-bi.

Kinn: Bell.

Kopf: *Sulph.*

links nach rechts, von: Calc-p.

Nase: Sil.

Ohrläppchen: Phos.

Parotis und Processus mastoideus: *Kali-bi.*, sep.

Scheitel: Arn., chel.

Scheitelbein: Indg., ran-b.

Schläfen: Eupi., form., indg., lac-c., lach., *nux-v.*, puls., sars., tarent.

Schulter: Cann-s., *nat-m.*, rumx.

links: Nat-m.

Stirn: Dig., nux-v., ptel.

unten, nach: **Bell.**, cur., verb.

Wangenknochen: Spig.

Wirbelsäule: Ptel.

Zähne: Bell., chel., lyss., mosch., ol-an., *spig.*, xan.

Antitragus: Mur-ac.

SCHMERZ - *erstreckt sich ...*

hinter dem Ohr: Acon., aesc., agar., alet., all-c., aloe, alum., am-c., *ambr.*, anac., arg-m., arg-n., ars., arum-d., asaf., asar., *aur.*, *aur-m-n.*, bar-c., *bell.*, bor., bry., cadm., *calc-p.*, *calc-s.*, cann-s., canth., *caps.*, carb-v., cast., *caust.*, cedr., *chel.*, chin., cic., coc-c., colch., *coloc.*, con., croc., *crot-h.*, *cupr.*, dig., dios., fl-ac., *glon.*, ham., *hep.*, hura, ign., indg., kali-ar., kali-bi., *kali-c.*, kali-i., kali-n., *kali-p.*, kalm., *lach.*, laur., led., lith-c., lyc., manc., mang., merc., merc-i-f., merl., mez., mosch., mur-ac., myric., nat-ar., nat-c., nat-m., nat-s., *nit-ac.*, nux-v., paeon., par., phel., phos., phys., phyt., pic-ac., ptel., ran-s., rhus-t., rumx., sabin., sars., sep., **Sil.**, spig., stann., stry., *sulph.*, tab., thea, ther., *thuj.*, verat-v., verb., viol-o., xan., zinc.

links: **Aur.**, kali-p., *lach.*

rechts: Aesc.

morgens: Dios., ptel., sulph.

11 Uhr: Ham.

nachmittags: Ham., iris., ptel.

13 Uhr: Nat-c., sil.

15 Uhr: Phel.

16 Uhr: Caust., grat.

Erwachen, beim: Ptel.

abends: Ham., nat-m., ran-s.

anfallsweise: Aesc.

Berührung agg.: Mang., sil.

Bewegen des Kopfes, beim: Am-c., *kali-p.*

Freien, im: *Kali-p.*, mang.

Gehen agg.: Asar.

Freien, im: Mang.

gebeugt gehen, muss: Lyc.

Lesen, beim: Aesc., spig.

Liegen darauf, beim: Coc-c.

pulsierend: Hura

Ruhe, in der: Arg-m.

Schreiben, beim: Spig.

Schütteln des Kopfes, beim: Glon.

Sitzen amel.: Asar.

Aufsetzen im Bett amel.: Alum.

warmen Bett, im: Coc-c.

erstreckt sich zum Arm, linker: Staph.

SCHMERZ - *hinter dem Ohr - erstreckt sich...*

Auge: **Prun-s.**

Hals nach unten, den: Lith-c.

Schläfe: Cedr.

innen, im Gehörgang: Absin., agar., aloe, alum., *anac.*, ang., ant-c., apis, apoc., arg-m., arn., arund., *asaf.*, *asar.*, *aur.*, aur-m-n., bar-c., *bar-m.*, **Bell.**, berb., bism-o., bor., bov., brom., bry., *calc.*, *calc-p.*, *canth.*, caps., carb-an., carb-v., *caust.*, **Cham.**, chel., chin., cic., coc-c., colch., croc., dig., dros., *dulc.*, ferr., ferr-p., *fl-ac.*, gamb., *graph.*, ham., hell., **Hep.**, ign., indg., *kali-c.*, kali-n., kreos., **Lach.**, *lyc.*, mang., meph., *merc.*, *merc-i-f.*, *mez.*, *mur-ac.*, *nat-m.*, nat-p., nat-s., *nit-ac.*, *nux-v.*, olnd., op., ox-ac., par., petr., **Ph-ac.**, phel., *phos.*, phys., *plat.*, plb., psor., **Puls.**, ran-b., ran-s., rheum, rhod., rumx., samb., sars., sep., *sil.*, *spig.*, *spong.*, stann., stry., sul-ac., *sulph.*, sumb., tab., tarax., tarent., *tell.*, *thuj.*, upa., valer., verat., viol-t., *zinc.*

Ohrläppchen: Cham., dros., nat-m., ph-ac., phos., plb., sabad., tab., zinc.

Ohrmuschel: Lyc., spig.

Tragus: Fago.

über dem Ohr: *Arg-m.*, arg-n., asaf., aur-m., aur-m-n., brom., camph., cann-i., carb-v., cedr., chel., chin-s., coloc., dios., dulc., hura, lach., merc., mez., nat-s., nux-m., ox-ac., *puls.*, rhod., sabin., sil., tell., verat.

morgens: Brom.

abends: Chin-s., dios.

Stuhlgang, beim: Ox-ac.

erstreckt sich zu den oberen, hinteren Zähnen: Chel.

um das Ohr: Am-m., arg-n., asar., bell., bry., coc-c., dulc., glon., grat., kali-c., merc-i-f., mez., nit-ac., ox-ac., *petr.*, *puls.*, rhod., sabin., tell.

morgens nach dem Aufstehen: Arg-n., brom.

Spaziergang, durch einen: Pall.

unter dem Ohr: Acon., aloe, alum., am-c., asar., *bar-c.*, caps., caust., chel., *merc.*, nat-p., ol-an., olnd., phos., sep., sil., zinc.

Bewegen des Kopfes agg.: Am-c.

Reiben amel.: Phos.

Schlucken, beim: Nat-h.

Sitzen, im: Phos.

SCHMERZ - *unter dem Ohr ...*

erstreckt sich zum Unterkiefer: *Merc.*

vor dem Ohr: Anac., ang., arg-n., aur-m-n., *bar-c.*, bov., *calc-p.*, colch., *cupr.*, dios., indg., kali-i., mag-c., mag-m., merc-i-f., nat-p., ol-an., *phos.*, rat., sep., stront., sul-ac., tab., zinc.

beißend: Caust., lyc., phel., psor.

links: Psor.

abends:

20-22 Uhr: Phel.

elektrische Funken, wie: Phel.

juckend: Caust., phel.

Bohren mit dem Finger im Ohr agg.: Phel.

hinter dem Ohr: Lyc., ol-an.

berstendes, platzendes Gefühl: Calc-caust., *caust.*, *clem.*, *dulc.*, *guaj.*, hell., lyc., *merc.*, *mur-ac.*, nit-ac., *phos.*, **Plat.**, psor., *stann.*

Herzschlag, bei jedem: Aml-n.

Husten, beim: Caps.

Niesen, beim: *Puls.*

vor dem Ohr: Dros.

bohrend: Alum., am-c., am-m., ant-c., aur., aur-m-n., *bar-c.*, *bell.*, cann-i., canth., carb-an., carb-s., caust., chel., *cina*, coc-c., colch., coloc., *cupr.*, cupr-ar., euph., euphr., gels., hell., hydr-ac., indg., kali-c., *kali-i.*, kali-s., lact., laur., mag-c., mag-m., mag-s., mang., **Merc.**, merc-c., *merc-i-f.*, mill., nat-m., *ol-an.*, phel., *phos.*, plat., plb., ran-s., rhod., *ruta*, sil., *spig.*, stann., stront., stry., sulph., thuj.

links: Agar., canth., mag-s., med., merc-c., merc-i-f., stry.

rechts: Am-m., bar-c., cann-i., carb-an. carb-s., caust., chel., colch., coloc. cupr-ar., gels., hell., mag-m., mez. nicc., plb., stann., stront.

morgens: Alum.

vormittags: Mag-c.

nachmittags: Alum., gels., indg. merc-c.

abends: Phys., ran-s.

nachts: Am-m., mang.

Bettwärme, durch: **Merc.**

bohrt mit dem Finger im Ohr: Agar. mez., phys.

SCHMERZ - bohrend ...

Druck, bei: Alum.

Gehen im Freien, beim: Am-m.

Kaltwerden der Füße, beim: Stann.

kitzelnd: Nicc.

liegt; in einem Ohr, auf dem er: Am-m.

Mittagessen, nach dem: Plb.

scharf, heftig: Merc-i-f.

stechend: Mag-m.

erstreckt sich zum linken Nasenloch: Lac-c.

hinter dem Ohr: Am-m., *aur.*, aur-m-n., cann-i., caust., coloc., *cupr.*, mez., mosch., nat-s., ran-s., rumx., sabad., spig.

links: **Aur.**, caust., *lach.*

rechts: Cann-i., coloc., ran-s.

abends: Ran-s.

Lesen, beim: Spig.

Schreiben, beim: Spig.

über dem Ohr: Arg-n., cann-i., rhod.

um das Ohr: Am-m., bell., rhod.

unter dem Ohr: Caust.

vor dem Ohr: Arg-n., aur-m-n., *bar-c.*, laur.

Beugen des Kopfes nach rechts, beim: Mag-m.

brennend: Acon., aesc., all-c., alum., alumn., am-c., am-m., aml-n., ang., ant-c., ant-t., *apis*, arg-m., arn., *ars.*, arum-t., arund., asaf., **Aur.**, bell., berb., brom., bry., camph., cann-i., *caps.*, carb-an., carb-v., **Caust.**, chel., chin., chin-a., cic., con., cop., cycl., daph., dig., *dros.*, fago., *ign.*, jac-c., jatr., kali-ar., kali-bi., kali-n., kreos., laur., lob-s., lyc., lycps., lyss., mag-c., mag-m., *mang.*, **Merc.**, merc-sul., merl., mur-ac., naja, **Nat-m.**, nat-p., ol-an., op., ph-ac., phel., phos., pic-ac., plat., sabad., **Sang.**, spig., spong., staph., sulph., tab., **Tell.**, til., upa., zinc.

links: Acon., am-c., ant-c., arum-t., bry., cop., fago., stry., **Tell.**

rechts: Am-c., arum-t., bov., calc-p., carb-an., carb-v., chel., cycl., dros., ham., lycps., lyss., mag-c., nat-m., nat-p., sabad.

mittags: Stry.

nachmittags: Stry.

SCHMERZ - brennend ...

abends: Ars., brom., ham., ol-an., zinc.

20-22 Uhr, wie elektrische Funken: Phel.

Bett, im: Caust.

Druck amel.: Ham.

Freien agg., im: Acon.

Reiben, nach: Grat.

nachts: Stry.

Schlaf, vor dem: Still.

Berührung, bei: Cop.

Essen amel., nach dem: Acon.

Freien agg., im: Acon.

Gähnen, beim: Acon.

Gehen im Freien, beim: Am-m.

Hitze, in der: Ran-b.

Kratzen, nach: Ol-an.

Menses, während den: Agar.

Schwitzen, beim: Acon.

Stellen, an kleinen: Calc-p.

Wärme, durch trockene: Bry.

warmes Zimmer geht, wenn er aus der kalten Luft kommend in ein: Kali-n.

äußeres Ohr: **Agar.**, *ars.*, *clem.*, kreos., pic-ac., *rhus-t.*, sulph., **Tell.**

Gehörgang: Anan., arund., aur-s., bor., brom., canth., caust., crot-t., jatr., mag-c., *merc.*, olnd., sep., spong., stry.

rechts: Brom.

hinter dem Ohr: Aur., aur-m., calc-p., grat., nat-m., rhus-v., sabad., spong., thuj.

rechts: Calc-p., grat., nat-m., thuj.

nachts: Aur-m.

Ohrläppchen: Carb-an., chel., kali-n., sabad., **Tell.**

Ohrmuschel: Caust., kali-bi., merc., mur-ac., nat-m., op., phos., spig.

Tragus: Brom.

um das Ohr: *Calc.*

unter dem Ohr: Mag-c.

Menses, während den: Mag-c.

drückend: Acon., aesc., **Anac.**, aran., arn., asaf., *asar.*, aur., *bell.*, berb., bism-o., bry., calc., calc-p., camph., cann-s., *caps.*, carb-s., carb-v., carl., *caust.*, **Cham.**, *chel.*, chin.,

SCHMERZ - drückend ...

clem., coc-c., con., crot-t., *cupr.*, dig., *dros.*, *dulc.*, eupi., fl-ac., form., glon., *graph.*, *guaj.*, hell., hydr-ac., hyper., indg., iod., ip., kali-c., kali-n., kali-p., kali-s., kreos., lach., laur., lyc., lyss., mang., **Merc.**, merc-i-r., merl., mosch., *mur-ac.*, nat-c., *nat-m.*, *nat-s.*, nit-ac., nux-m., *nux-v.*, olnd., *par.*, petr., *ph-ac.*, *phos.*, *plat.*, prun-s., **Puls.**, rheum, rhod., ruta, sabad., **Sars.**, seneg., sep., *sil.*, *spig.*, spong., *stann.*, sulph., tarax., *thuj.*, verat.

links: Asaf., dig., sep., spig., tarax.

dann rechts: Arn.

rechts: Berb., chel., eupi., hyper., mur-ac., nat-s., prun-s., rhod., seneg., verat.

dann links: Bar-c.

morgens: Nat-s., nux-m., verat.

9 Uhr: Nat-s.

10.30 Uhr: Hydr.

Erwachen, beim: Sep., *verb.*

abends: Berb., hyper., kali-bi., sep., *verb.*

außen, nach: Astac., calc-caust., *caust.*, chel., *con.*, graph., guare., hydr., iris., kali-n., kreos., lyc., *merc.*, mur-ac., nat-m., *nat-s.*, nit-ac., *nux-v.*, prun-s., **Puls.**, sep.

Bewegen des Kiefers, beim: Nux-m.

Bohren mit dem Finger agg.: Ruta

amel.: Fl-ac.

Bücken, beim: Cham., kreos.

Gehen im Freien, beim: Mang.

Husten, beim: *Caps.*

intermittierend: Arn.

kalte Luft amel.: Phos.

Kauen, beim: Seneg.

Liegen auf dem betroffenen Ohr, beim: Bar-c., coc-c.

Menses, während den: Kreos.

Niesen, beim: Phos., *sulph.*

Pflock, wie ein: *Anac.*, *spig.*

rhythmisch: Mur-ac.

Schlucken, beim: Nux-v., phos., *sulph.*

Stuhlgang, beim: Sep.

vorne im Ohr, nach: *Cann-s.*, caust., nat-s., nux-v., par., *puls.*, *spong.*

warmen Zimmer, im: Phos., *puls.*

Wetter, bei kaltem: Asar.

hinter dem Ohr: Asar., *bell.*, bor., cadm., cann-s., canth., *caust.*, coc-c., coloc., *crot-h.*, kali-bi., led., manc., merl., mez., mur-ac., nat-m., nat-s., ox-ac., *plat.*, stann., ther., *thuj.*, verb., viol-o.

links: Anag.

abends: Nat-m.

Gehen agg.: Asar.

Liegen darauf, beim: Coc-c.

Sitzen amel.: Asar.

Ohrmuschel: Lyc.

Tragus: Mur-ac.

über dem Ohr: Arg-m., aur-m-n., brom., camph., cedr., dulc., hura, mez., nux-m., ox-ac., *puls.*, sabin.

morgens: Brom.

Stuhlgang, beim: Ox-ac.

unter dem Ohr: Asar., sep., zinc.

vor dem Ohr: Aur-m-n., *cupr.*, dios., *phos.*, sep., zinc.

warmen Zimmer, im: *Phos.*

durchbohrend stechend: Berb., calc., cench., con., glon., kali-i., *nat-c.*, *nat-s.*

rechts: Glon., *nat-s.*

außen, nach: Berb., glon.

innen, nach: *Nat-s.*

Fremdkörper im Ohr, als sei ein: Phos.

Eustachischen Röhre, in: *Nux-m.*

geschwürig: Anac., calc., ferr., kali-c., mag-c., mang., mur-ac., sars., sep.

grabend: Am-m., anan., colch., gels., kali-i., mang., merc-c., nat-m., plat., *ruta*, stry.

links: Merc-c., stry.

rechts: Am-m., colch., *gels.*

nachmittags: Gels., merc-c.

nachts: Am-m., mang.

Liegen darauf, beim: Am-m.

Insekt hineingekrochen sei, als ob ein Kali-i.

erstreckt sich zum linken Nasenloch Lac-c.

SCHMERZ ...

herausdrängend (s. herausdrückend)

herausdrückend, als müsste innen etwas zerreißen: *Con.*, lil-t., nat-s.

kneifend: Carb-s.

links: Carb-s.

nachts: Carb-s.

Erwachen, beim: Carb-s.

Krampf: Agar., aloe, *anac.*, anan., ars., bry., calc., carb-an., *cina*, colch., croc., crot-t., dig., graph., kali-c., kali-n., kali-p., kreos., mang., *merc.*, mur-ac., nat-m., nit-ac., olnd., petr., **Ph-ac.**, *plat.*, ran-b., samb., *sars.*, *sil.*, spig., spong., stann., staph., thuj., valer., zinc.

links: Agar., mur-ac., nat-m., spong., zinc.

Gehen: Mez.

rechts: Samb., stann., thuj.

abends: Ran-b., thuj.

Gehen im Freien: Mang., spong.

hinter dem Ohr: Mang., murx.

Ohrläppchen: Zinc.

lanzinierend: Aeth., alum., am-m., anac., arg-m., *asaf.*, aster., aur-s., *bell.*, berb., cadm., caust., cit-v., cur., der., ferr-i., gamb., hura, kali-i., meny., nux-v., plb., raph., tarent., teucr., zinc.

morgens: Tarent.

abends: Nux-v.

außen, nach: *Asaf.*

intermittierend: *Asaf.*

hinter dem Ohr: Kali-c.

unter dem Ohr: Tarent.

nagend: Dros., kali-c., kali-i., led., mang., mur-ac., sulph., tab.

links nach rechts, von: Indg.

rechts: Mur-ac., tab.

nachmittags: Indg.

abends: Mur-ac.

nachts: Mang.

Reiben amel.: Indg.

hinter dem Ohr: Kali-i.

reißend: *Acon.*, aeth., *agar.*, *alum.*, am-c., am-m., *ambr.*, *anac.*, *arg-n.*, arn., *ars.*, ars-i., arum-t., aur., *bar-c.*, bar-m., **Bell.**, berb., bism-o., bor., bov., brom., calc.,

SCHMERZ - reißend ...

calc-p., camph., cann-i., *canth.*, *caps.*, carb-an., carb-s., *carb-v.*, **Caust.**, **Cham.**, *chel.*, **Chin.**, *chin-a.*, coc-c., colch., *con.*, cupr., cycl., *dulc.*, elaps, ery-a., eupi., gamb., gran., *graph.*, grat., *guaj.*, hyos., indg., iod., kali-ar., kali-bi., **Kali-c.**, kali-i., kali-n., kali-p., kali-s., kalm., *lach.*, lachn., laur., **Lyc.**, *lyss.*, *mag-c.*, *mag-m.*, *mang.*, meph., **Merc.**, merl., *mez.*, mur-ac., nat-ar., nat-c., *nat-p.*, nicc., *nit-ac.*, *nux-m.*, nux-v., par., petr., *ph-ac.*, phel., *phos.*, *plat.*, *plb.*, psor., **Puls.**, raph., rat., *rhod.*, sabin., *sars.*, *sep.*, sil., spig., *squil.*, *stann.*, stram., stront., *sul-ac.*, **Sulph.**, tab., tarax., tarent., teucr., *thuj.*, til., *verb.*, zinc., zing.

links: *Acon.*, anac., apis, *ars.*, bar-c., calc., camph., carb-an., caust., coc-c., elaps, *graph.*, grat., mag-c., merl., mez., puls., sabin., sul-ac., *sulph.*, teucr., *verb.*

nach rechts: Aloe

rechts: Aeth., agar., am-m., ambr., arg-n., cann-i., *canth.*, carb-v., con., cupr., eupi., iod., *kali-c.*, kali-i., *lyc.*, lyss., mang., plb., rat., rhod., sars., spig., stram., stront., tab., *tarent.*, til., zing.

nach links: Laur., sulph.

morgens: Mang., sars., zinc.

8 Uhr: Nat-c.

Bett, im: Carb-v.

vormittags: Elaps, kali-i., mag-c., phos., plb.

9 Uhr: Elaps

mittags: Sulph.

nachmittags: Aeth., bov., cast., *chel.*, indg., sars.

abends: Alum., *ars.*, indg., kali-i., mag-c., nat-s., thuj., zinc., zing.

19 Uhr: Mag-c., zing.

Bett, im: Thuj.

nachts: Am-m.

anfallsweise: Stront.

Aufrichten vom Bücken, beim: Mang.

Beugen des Körpers nach rechts, beim: Mag-m.

Bewegen des Unterkiefers agg.: *Nux-m.*, stann.

Bohren mit dem Finger agg.: Anac.

SCHMERZ - reißend ...

Druck der Hand amel.: Alum., bism-o., carb-an., hyos.

Essen, beim: Verb.

Geräusche agg.: **Sulph.**

intermittierend: Nat-c., psor.

kalte Luft agg.: Agar.

Liegen auf dem betreffenden Ohr agg.: Agar., am-m.

Menses, während den: *Merc.*

Mittagessen, nach: Bov., carb-an., phel.

Reiben amel.: Aeth., phos.

Schlucken agg.: Anac.

Sitzen, im: Indg., nat-c., phos.

Stehen, im: Nat-c., plb.

warmes Zimmer agg.: *Nux-v.*

erstreckt sich nach unten: **Bell.**, verb.

Oberkiefer: Agar., anac., mag-c.

Schläfen: Lach., *nux-v.*

Zähne: Chel.

rechten Seite, Reißen vom rechten Ohr zu den Zähnen der: Chel.

Antitragus: Anac., berb.

hinter dem Ohr: Agar., alum., am-c., *ambr.*, anan., arg-m., arg-n., ars., *bar-c.*, bar-m., bell., berb., brom., calc., canth., *caps.*, carb-v., caul., *caust.*, chel., coc-c., colch., dig., indg., kali-c., kali-n., laur., lyc., mang., mur-ac., nat-c., nux-v., petr., phel., rhus-t., rhus-v., sars., *sep.*, **Sil.**, squil., tab., thuj., zinc.

links: *Ambr.*

rechts: Agar., bar-c., calc-caust.

nachmittags: Caust., nat-c., phel., sars., sil.

13 Uhr: Nat-c., sil.

15 Uhr: Phel.

16 Uhr: Caust.

abends: Canth., thuj.

21 Uhr: Alum.

Aufsetzen im Bett amel.: Alum.

Bewegen des Kopfes, beim: Am-c.

intermittierend: Petr.

SCHMERZ - reißend ...

Lesen, beim: Aesc.

erstreckt sich zum Hals: Chel., tarax.

Nacken: Mur-ac.

oben, nachmittags; nach: Rat., sars.

Scheitel, Hinterkopf, Hals und Schulter, Bewegen des Kopfes agg., zu: Am-c.

Schlüsselbein: Petr.

Schulter: Ars.

Ohrläppchen: Ambr., ars., carb-an., *carb-v.*, cham., chin., mur-ac., zinc.

links: Ars., mur-ac.

Ohrmuschel: Bov., *caps.*, chin., cupr., guaj., hyos., kali-c., lyc., mang., ph-ac., thuj.

Tragus: Anac., nit-ac.

über dem Ohr: *Arg-m.*, camph., chel., nat-s., sil.

links: Arg-m.

rechts: Chel.

abends: Chel.

um das Ohr: Aeth., am-c., canth., *con.*, ery-a., grat., kali-c., nat-s., plb., rhod.

unter dem Ohr: Acon., alum., am-c., caust., ol-an., phos., sil., tab., zinc.

Bewegen des Kopfes agg.: Am-c.

Reiben amel.: *Phos.*

Sitzen, im: *Phos.*

vor dem Ohr: Ang., *bar-c.*, bov., *carb-v.*, colch., grat., indg., kali-i., mag-c., mag-m., nat-p., ol-an., rat., stront., sul-ac., tab., zinc.

erstreckt sich zur Wange: Sul-ac.

Schläfen: Kali-c., sul-ac.

ruckend: All-c., anac., ang., *calc.*, calc-p., cann-s., caust., *cina*, dig., fl-ac., *hep.*, mag-aust., mag-m., mang., mur-ac., paeon., petr., ph-ac., **Plat.**, *puls.*, rhod., sabad., sil., spig., valer., zinc.

morgens: Mang.

abends: Mang.

Hinlegen, beim: Mang.

Liegen im Bett amel., nach: Mang.

SCHMERZ - ruckend ...

hinter den Ohren: Kali-c., mang., merc., sil.

vor den Ohren: Dros.

schabend, kratzig: Ruta

schießend (s. lanzinierend; stechend)

Schlag, wie durch einen: Am-c., anac., arn., bell., cina, con., nat-m., nux-v., paeon., plat., spig.

schneidend: Anac., arg-m., cadm., caust., *coloc.*, cur., dros., *ferr-i.*, *form.*, kali-i., kali-s., lach., mang., mur-ac., nux-m., petr., *syph.*, *zinc.*

links: Arg-m., petr.

abends: Lach.

Bewegen des Kiefers agg.: Nux-m.

Bohren mit dem Finger amel.: *Coloc.*

Freien, beim Gehen ins Freie: Mang.

Eustachische Röhre, beim Kauen: Arg-m.

Processus mastoideus: Caust., con., mur-ac.

über dem Ohr: Carb-v.

vor dem Ohr: Arg-m.

schraubend, windend: Bell., daph.

morgens beim Erwachen: Daph.

windend, abends: Nux-v.

spasmodisch: Chin., merc., murx., ol-an., ran-b., spig., *thuj.*

hinter den Ohren: Murx.

im Ohr: Anac., *ang.*, *caust.*, croc., ferr., kreos., merc., mur-ac., petr., *ph-ac.*, *plat.*, puls., ran-b., samb., thuj., valer.

stechend: *Acon.*, aesc., *aeth.*, agar., all-c., aloe, *alum.*, am-c., *am-m.*, anac., anan., ang., ant-c., apis, apoc., arg-m., *arg-n.*, *arn.*, *ars.*, ars-i., arum-d., *asaf.*, aur., aur-m., aur-m-n., *bar-c.*, bar-m., **Bell.**, benz-ac., *berb.*, *bor.*, *bov.*, brom., *bry.*, bufo, calad., *calc.*, *calc-p.*, calc-s., *camph.*, cann-s., canth., *caps.*, *carb-an.*, **Carb-s.**, carb-v., **Caust.**, **Cham.**, chel., **Chin.**, *chin-a.*, *chin-s.*, cimic., *cinnb.*, coc-c., *colch.*, *coloc.*, com., **Con.**, crot-c., cupr., cycl., dol., *dros.*, **Dulc.**, echi., euph., eupi., *ferr.*, ferr-ar., ferr-p., fl-ac., form., gamb., *gels.*, glon., gran., **Graph.**, hell., *hep.*, hura, hyos., hyper., ign., indg., iris-fl., jatr., *kali-ar.*, *kali-bi.*, **Kali-c.**, **Kali-i.**, *kali-n.*, kali-p., *kali-s.*, *kalm.*, *kreos.*, *lach.*, lact., laur., lob., lyc., lyss., mag-c., *mag-m.*,

SCHMERZ - stechend ...

mag-s., *mang.*, meny., *merc.*, *merc-c.*, merc-i-f., mez., mill., mur-ac., *nat-ar.*, *nat-c.*, *nat-m.*, *nat-p.*, *nat-s.*, nicc., *nit-ac.*, *nux-m.*, *nux-v.*, ol-an., olnd., paeon., *petr.*, *ph-ac.*, *phos.*, *phyt.*, pic-ac., plan., *plat.*, *plb.*, psor., ptel., **Puls.**, ran-b., ran-s., raph., rat., rhod., *rhus-t.*, rhus-v., ruta, sabad., samb., sang., sarr., *sars.*, sep., *sil.*, spig., spong., stann., *staph.*, stront., stry., sul-ac., **Sulph.**, tab., tarax., tarent., tep., teucr., *thuj.*, til., valer., verb., vesp., viol-o., *zinc.*

links: Aesc., arg-m., bar-c., bor., bry., calad., carb-an., coc-c., colch., cop., dros., eupi., form., graph., **Kali-bi.**, kali-p., mag-c., mag-m., mag-s., merc-c., merc-i-f., mill., nicc., psor., ptel., *puls.*, rhod., sabad., samb., sang., sep., sil., *staph.*, **Sulph.**, verat., verb.

dann rechts: Aloe, bor.

rechts: Acon., *aeth.*, agar., all-c., brom., **Carb-s.**, *caust.*, dros., ferr., ferr-p., glon., hell., hyper., kalm., kreos., *lyc.*, lyss., med., nat-c., nat-m., *nat-s.*, nit-ac., phyt., raph., rat., rhus-t., sars., sep., staph., tarent., thuj., trom., vesp., zinc.

dann links: *Arg-n.*, laur., sulph.

morgens: All-c., ars., bor., *ferr.*, form., kali-c., *nux-v.*, sars.

Bett, im: *Nux-v.*

Erwachen, beim: Bor.

Waschen in kaltem Wasser, beim: Bor.

vormittags: Chin-s., kali-bi., kali-i., mag-c., mag-s., nat-ar., nat-m., nux-m., paeon., sars.

10 Uhr: Mag-s.

mittags: Chin-s., gels., psor.

nachmittags: Aeth., bry., carb-s., chin-s., clem., form., merc-c., nat-ar., trom.

13 Uhr: Graph.

15 Uhr: Phys., trom.

16 Uhr: Kalm., nat-c.

17 Uhr: Berb.

abends: *Alum.*, *ars.*, berb., bor., chin-s., clem., daph., graph., hyper., kali-c., kali-i., kali-n., merc., nat-m., ox-ac., phos., psor., ran-b., staph., sulph., tarent., thuj.

SCHMERZ - stechend - abends ...

18 Uhr: Phys.

20 Uhr: Nat-s.

20-22 Uhr: Phel.

21 Uhr: Carb-s.

Bett, im: Caust., kali-c., kali-i., *nux-v.*, spong., thuj.

Einschlafen, beim: Ferr-p.

Essen, nach dem: Graph.

Liegen auf dem betroffenen Ohr agg.: Kali-n.

nachts: *Alum.*, *ars.*, cop., cycl., hell., *kali-bi.*, kalm., *phos.*, thuj.

22 Uhr: Form.

Erwachen, beim: Carb-s.

Zahnschmerzen, mit: Hell.

anfallsweise: Caust.

Aufstehen aus dem Bett amel.: Coc-c.

außen, nach: *Alum.*, *ars.*, *asaf.*, berb., *con.*, kali-c., mang., *nat-c.*, sep., *sil.*, stront.

Bettwärme agg.: **Merc.**

Bewegen des Kiefers, beim: *Nux-m.*, ph-ac.

Bohren mit dem Finger im Ohr amel.: Aeth., *coloc.*, mur-ac., ph-ac., psor.

Bücken, beim: **Cham.**, *merc.*, merc-c.

Drehen des Kopfes, beim: Chin-s.

Drücken der Stirn, beim: Nit-ac.

Eintritt in ein warmes Zimmer, beim: *Nat-s.*, *nux-v.*

Erwachen, beim: *Form.*, spong.

Essen, beim: Verb.

Freien agg., im: Acon., sulph., tab.

Gehen ins Freie, beim: Bry.

Froststadium im Fieber, während: Gamb., graph., psor., puls.

Fröstelns, zu Beginn des: Gamb.

Gähnen, beim: Acon.

Gehen, beim: Arg-n., bor., kali-bi., mang., merl.

Freien, im: Am-m., bry., con.

Glocke, durch den Klang einer: Mag-m., ph-ac.

Hitze, in der: Calc.

SCHMERZ - stechend ...

Husten, mit: Nux-v.

innen, nach: Alum., arg-n., carb-v. kali-bi.

Kälte amel.: Merc.

Luft, bei kalter: Kali-ar.

Stiche: Ferr-ma.

eiskalte Nadeln, wie: Agar.

Kauen, beim: Cann-s., nux-v.

Kopfschmerz, mit: *Kali-bi.*, kali-n.

Lachen, beim: *Mang.*

Liegen, beim: Kali-p.

Ohr, auf dem: Kali-n.

Seite, rechts: Ptel.

links: Merc.

Luftzug, durch: *Camph.*

Menses, während den: Kali-c.

Musik, durch: *Ph-ac.*, tab.

Niesen, beim: Calc.

Öffnen des Mundes agg.: *Petr.*

amel.: Nat-c.

Reiben amel.: Mang.

Ruhe, in der: Phos., psor.

Schließen der Augen amel.: Calc.

Mundes amel., Schließen des Nat-c.

Schlucken, beim: Anac., con., *gels.* lach., lyc., *mang.*, nat-m., **Nux-v.**, *petr.* **Phyt.**, thuj., trom.

Schnäuzen der Nase, beim: *Calc.*, con. hep., lyc., trom.

Singen, beim: Ph-ac.

Sitzen, im: Gels., nat-m., phos.

Sprechen, beim: *Mang.*

Stehen, im: Mag-s.

Stuhlgang, nach: Carb-s.

tauben Ohr, im: *Mang.*

Treppen, beim Hinabsteigen von Chin-s.

Trinken, beim: Con.

Wetter, bei feuchtem: *Nat-s.*

erstreckt sich nach außen: *Ars.* calc-caust., canth., *con.*, kali-c., *sil.*

Gaumen: Kali-bi.

SCHMERZ - stechend - *erstreckt sich* ...

Hals, zum äußeren: Nat-m.

inneren: Sulph.

innen, nach: Arg-m., carb-v., kali-bi.

Ohr zu Ohr, von: *Hep.*

Schläfen: *Nux-v.*

Schulter: Nat-m.

Antitragus, bei Berührung: Coc-c., kreos.

Eustachische Röhre: Agar.

hinter dem Ohr: Aeth., agar., *arn.*, aur., bell., berb., brom., calc., calc-p., cann-s., canth., carb-an., *caust.*, cina, con., cop., dig., dios., euphr., gels., *kali-c.*, *kali-n.*, kali-p., *kalm.*, lyc., mag-c., meny., mur-ac., nat-c., nat-m., nat-p., ph-ac., phos., ptel., sabad., sabin., sars., stry., sulph., tab., tarax., thuj., verat., verb., viol-o., xan.

links: Am-m.

rechts: Berb., canth., euphr., thuj.

morgens: Calc.

nachmittags: Nat-c., ph-ac.

13 Uhr: Nat-c.

15 Uhr: Mag-c.

abends: Berb., carb-an., sulph.

Bewegung, bei: Nat-m.

Druck amel.: Mag-c.

Ruhe, in der: Sabin.

erstreckt sich zum Auge: **Prun-s.**

Hals: Nat-m.

Kiefer: Kali-n., lyc.

Ohrläppchen: Nat-m., ph-ac., phos., plb., sabad., tab., zinc.

Ohrmuschel: Nat-c., rhus-t., stann., sulph., thuj.

Tragus: Cham.

über dem Ohr: Ars., asaf., coc-c., indg., kali-c., mag-c., merc., mur-ac., plan., sep.

16 Uhr: Merc.

Gehen, beim: Ars.

um das Ohr: Asaf., clem., con., fago., nat-m., viol-o.

SCHMERZ - stechend ...

unter dem Ohr: Apis, bar-c., bry., coc-c., crot-t., mag-s., sars., viol-o., xan.

vor dem Ohr: Arg-m., aur-m-n., *cham.*, laur., mag-c., mag-m., plan., ran-s., sars., stront., *thuj.*, verb., zinc.

abends: Con., mag-c., ran-s.

stechend, fein (s. stechend)

stechend, wie mit einer Nadel: **Aur.**, brach., dulc., merc., sil.

juckend: Spig.

Wehtun (unbestimmt, drückend): All-c., aloe, asaf., bell., brom., cann-i., *caps.*, caust., **Cham.**, chlf., *cimic.*, clem., colch., coloc., *con.*, cur., **Dulc.**, ery-a., euphr., form., guaj., ham., hyos., iod., ip., jatr., jug-r., kali-c., *kali-s.*, lach., lact., laur., lyc., mang., meph., merc-i-r., mez., mosch., nat-m., nat-p., nit-ac., nux-m., nux-v., olnd., osm., *phos.*, psor., **Puls.**, ran-b., rhus-t., seneg., sep., sil., spong., **Sulph.**, tab., tarent., **Tell.**, thuj., ust.

links: Bell., ery-a., guaj., mez., nat-m., sil., sulph.

dann rechts: Brom.

rechts: Asaf., berb., brom., ham., nat-p., psor.

morgens im Bett: Merc-i-r.

Aufstehen, beim: Ferr.

nachmittags: Euphr.

abends: Berb., brom., kali-bi., lyc., nat-m., sep.

17 Uhr: Dios., ham., sep.

Freien, im: Sep.

nachts: *Dulc.*, *lach.*

Mitternacht, nach: Sep.

Gehen im Wind, nach: Sep.

Druck amel.: Ham.

Freien, im: Euph., *lyc.*

Gewitter, vor einem: Rhod.

Hinlegen, nach dem: Sang.

Menses, während den: Aloe

Schlucken, beim: Con., fago.

Schnäuzen der Nase, beim: Sil.

warmes Zimmers amel., Gehen in ein: Sep.

SCHMERZ - Wehtun ...

hinter dem Ohr: Arum-d., caust., cedr., con., glon., lyc., mang., mosch., nat-m., stry., viol-o.

Berührung agg.: Mang.

Freien, im: Mang.

Schütteln des Kopfes, beim: Glon.

erstreckt sich zu den Schläfen: Cedr.

über dem Ohr: Dulc., mez., tell.

vor dem Ohr: Anac., cupr., dios., merc-i-f.

15 Uhr: Dios.

windend: Aloe, anac., anag., aran., arg-n., asar., *bar-c.*, carb-v., caust., coc-c., coloc., *crot-t.*, dulc., ferr., graph., kali-n., kreos., merc., mez., par., plan., prun-s., staph.

rechts: Anag., arg-n., coloc., dulc., kreos.

links: Coc-c., crot-t., prun-s., staph.

morgens im Bett: Ferr.

nachmittags: Aran.

abends: Aloe, carb-v., mez.

spasmodisch: Crot-t.

wühlend: Am-c., am-m., ant-c., coc-c., hell.

rechts: Am-m., hell.

gelegen hat; im Ohr, auf dem er: Am-m.

wund: *Arn.*, bor., bry., *calc-p.*, *caust.*, *chin.*, cic., cupr-ar., ery-a., fago., jug-r., kali-bi., *lac-c.*, mag-c., mag-s., *mang.*, *merc.*, merc-i-f., *mur-ac.*, phos., ptel., *ruta*, sel., sep., spong., stry., *sulph.*, zinc.

abends: Bor.

äußeres Ohr: *Acon.*, bry., *calc-p.*, form., *mang.*, mur-ac., vib., *zinc.*

hinter dem Ohr: Anac., bor., bry., calc-p., **Caps.**, chel., cic., cupr-ar., **Graph.**, kali-c., lachn., lyc., merc., mur-ac., nit-ac., *petr.*, *psor.*, ruta, *sil.*, verat.

Husten, mit: Phos.

Ohrläppchen: Crot-h., mur-ac.

Ohrmuschel: Spong., zinc.

um das Ohr: Calc-p., coc-c.

unter dem Ohr: **Bar-c.**, ptel., sars., zinc.

Processus mastoideus: **Ruta**

SCHMERZ - wund ...

vor dem Ohr: *Calc.*, ptel., senec., zinc.

wundfressend (s. brennend)

zerreißend: Bell., cadm., **Sulph.**, tarent.

rechts: Tarent.

zerschlagen (s. wund)

ziehend: Acon., aloe, anac., ang., ant-c., arg-m., arn., ars., asaf., asar., aur-m., *bar-c.*, bar-m., bell., berb., bov., bry., calc., carb-an., *cham.*, chel., coc-c., colch., *con.*, crot-h., *cycl.*, dros., dulc., ferr-ma., ferr-p., hell., kali-ar., kali-bi., *kali-c.*, kali-n., kali-p., kalm., kreos., lact., lyc., mag-m., mag-s., merc., mez., mill., mosch., mur-ac., *nat-m.*, nicc., *nit-ac.*, ol-an., olnd., op., petr., **Ph-ac.**, *phos.*, *plat.*, puls., ran-s., rhod., sars., *sep.*, *sil.*, sphing., *spig.*, spong., *stann.*, staph., sul-ac., sulph., *tarax.*, til., valer., *verb.*, zing.

links: Arn., chel., con., dig., hyper., mez., mill., plat., spig., til., valer., *verb.*

rechts: Ant-c., aur-m., bry., *caust.*, coc-c., *cycl.*, dros., gamb., glon., mosch., nat-m., nit-ac., sep., sil., spong.

abends: Crot-c., ran-s.

nachts: Alum., bar-c., *sil.*

Erkältung, durch: Glon.

abwärts: Berb.

anfallsweise: Alum., *ph-ac.*

Aufstehen vom Sitzen, beim: *Sil.*

Aufstoßen, beim: Sulph.

außen, nach: Caust., *con.*, *euphr.*

Bewegen des Unterkiefers, beim: Stann., verb.

Drücken auf das Ohr, beim: Raph.

Hinlegen, nach dem: Sulph.

Mittagessen, nach: Ant-c.

Niesen amel., nach: Mag-m.

Schlucken, beim: Alum., ferr-ma.

erstreckt sich in die Eustachische Röhre: Ant-c.

Hals und Schultern: *Nat-m.*

Zähne: Bell.

hinter dem Ohr: Aloe, anac., arg-m., ars., asaf., bar-c., canth., chel., chin., coloc., crot-h., dig., kali-bi., kali-c., kali-n., laur., mang., merc., mur-ac., petr., *prun-s.*, sil., sulph., thuj., zinc.

tagsüber: Kali-n.

SCHMERZ - ziehend ...

Berührung agg.: Sil.

Bewegung, bei: *Prun-s.*

Ruhe, in der: Arg-m.

erstreckt sich zum Kiefer: *Zinc.*

Mastoid: Chin.

unten, nach: Arg-m.

Ohrläppchen: *Cham.*, dros., phos.

unter dem Ohrläppchen: Arg-m.

über dem Ohr: Asaf., chel., coloc., lach., mez., verat.

Bett, im: Chel.

Narbe, in einer alten: Lach.

erstreckt sich zum Scheitel: Lach.

um das Ohr: Asaf., grat., nit-ac.

nachmittags: Clem.

Druck amel.: Grat.

vor dem Ohr: *Bar-c.*, sulph.

zuckend (s. stechend.)

zwickend: Am-c., ang., aran., asar., *bell.*, bry., carb-an., carb-v., caust., colch., *con.*, crot-t., der., dulc., ferr-ma., kali-c., kreos., laur., meny., *merc.*, *mur-ac.*, nat-c., nit-ac., nux-v., sabin., *spig.*, stann., staph., teucr., thuj.

links: Carb-an., carb-v., dulc., staph.

rechts: Nat-c., thuj.

dann links: Bell.

morgens: Nat-c.

nachmittags: Aran.

abends: Am-c.

nachts: Bry.

Schluckauf, bei: Bell.

hinter dem Ohr: Lyc., merc., paeon., sabin.

um das Ohr: Glon.

CHNAUBEN, Blasen in den Ohren durch ulsieren der Temporalarterien: Benz-ac.

CHWAMMARTIGE Wucherungen: *Merc.*

CHWEISS: Puls.

hinter den Ohren: Cimic.

CHWELLUNG: *Acon.*, alum., anac., ant-c., *ɒis*, arn., ars., *bell.*, bor., bry., **Calc.**, calc-p., *ɪrb-v.*, caust., chlol., cist., ery-a., glon., **ɪraph.**, jug-r., kali-ar., *kali-bi.*, *kali-c.*, kali-p., reos., lyc., *merc.*, *nat-m.*, nit-ac., *petr.*, ph-ac., phos., pic-ac., psor., ptel., **Puls.**, *rhus-t.*, rhus-v., samb., *sep.*, *sil.*, spong., *tell.*, tep., urt-u., zinc.

SCHWELLUNG ...

links: Ant-c., ery-a., graph., nit-ac., rhus-t., *tell.*

rechts: Calc., crot-c., glon., jug-r., ptel.

Antitragus: Kreos., spong.

hinter dem Ohr: Ant-s., *aur.*, *bar-c.*, bar-m., benz-ac., berb., bry., calc., *calc-s.*, **Caps.**, *carb-an.*, caust., cist., colch., dig., *graph.*, *hep.*, kali-c., *lach.*, lyc., *nit-ac.*, ph-ac., puls., rhus-t., rhus-v., *sil.*, tab.

Bettwärme amel.: Nit-ac.

glänzend: Con., lyc., rhus-v.

hart und rot: Tab.

knotige Schwellung: *Bar-c.*, *graph.*

Lymphdrüsen: Apis, *bar-c.*, *nit-ac.*

Periost: Caps., *carb-an.*

im Ohr (Gehörgang): Acon., bry., **Calc.**, calc-p., cann-s., *caust.*, *cist.*, *cupr.*, graph., lach., mag-c., mez., nat-m., *nit-ac.*, *petr.*, ph-ac., **Puls.**, *sep.*, *sil.*, *tell.*, thuj., zinc.

abends: Mez.

Ohrläppchen: Kali-n., puls., *rhus-t.*

Ohrmuschel: Arn., nat-m., phos., sil., tep.

Parotis (s. GESICHT - SCHWELLUNG - Parotis)

um das Ohr: Arn., form., *phyt.*

Drüsen: *Bar-c.*, bar-m., *calc.*, merc., *nit-ac.*

unter dem Ohr: All-c., **Bar-c.**, berb., *caps.*, cist., hura, nat-h., ptel., samb., sars.

Drüsen: Am-c., **Bar-c.**, *cist.*, dig., *graph.*, *nit-ac.*, ptel., sars.

vor dem Ohr: Anthr., bry., *calc.*, cist., iod., *merc.*

SPANNUNG: Alum., ambr., apis, graph., kreos., lach., lyc., nux-v., thuj.

hinter dem Ohr: Am-c., caust., *con.*, *kali-n.*, lyc., nit-ac.

innen im Ohr: *Asar.*, aur., cham., dig., euphr., lact., *merc.*

Ohrmuschel: Bov.

STEATOM (s. TUMOREN - Steatom)

STENOSE (s. ZUSAMMENZIEHUNG)

SUMMEN (s. GERÄUSCHE - Brummen)

TROCKENHEIT: Aeth., arn., aur., berb., *calc.*, carb-s., *carb-v.*, cast-eq., colch., **Graph.**, *lach.*, nit-ac., *nux-v.*, *onos.*, *petr.*, phos., *puls.*, *sulph.*

Gefühl von: Petr., phos.

Gehörgang: Sil.

TUBERKEL, harter:

hinter dem Ohr, rechts: Graph.

links: Nicc.

Ohrläppchen, am: Merc., ph-ac.

TUMOREN (vgl. SCHWELLUNG)

Atherom *hinter den Ohren*: Merc-i-r., olnd., verb.

Ohrläppchen, am: Nit-ac.

Fungus (s. SCHWAMMARTIGE Wucherungen)

kleine Tumoren *hinter den Ohren*: Berb., bry., caust., *con.*

Knoten (s. KNOTEN)

zystische: *Nit-ac.*

hinter den Ohren: Olnd.

Ohrläppchen, am: Merc., *nit-ac.*

unter dem Ohrläppchen: Calc.

vor dem Ohr: Bry., *calc.*

VENTIL (s. ÖFFNEN – Schließen)

VERKLEBUNG zwischen Ohrmuschel und Kopf: Olnd.

VERLEGT (s. VERSTOPFUNGSGEFÜHL)

VERSTOPFUNGSGEFÜHL: Acon., aeth., agar., alet., alum., *anac.*, anag., ant-c., arg-m., *arg-n.*, ars., ars-i., **Asar.**, aur-m., *bar-c.*, berb., bism-o., bor., brom., bry., bufo, calad., calc., calc-s., cann-i., *carb-s.*, **Carb-v.**, *caust.*, cham., *chel.*, *chin.*, chin-s., chlf., cinnb., coc-c., cocc., *colch.*, coloc., **Con.**, crot-h., cycl., dig., dios., *glon.*, *graph.*, *guaj.*, guare., hura, hydr., hydrc., indg., *iod.*, jac., kali-bi., kali-c., kali-p., kali-s., *lach.*, lachn., *led.*, lob., **Lyc.**, lyss., mag-m., manc., *mang.*, *meny.*, **Merc.**, merc-c., merc-i-f., merl., *mez.*, *mill.*, nat-ar., *nat-c.*, nat-m., nat-p., *nat-s.*, *nit-ac.*, *nux-m.*, ol-an., op., petr., *phos.*, phys., phyt., plat., psor., **Puls.**, raph., rhus-t., rumx., sabad., *sang.*, sanic., sec., *sel.*, seneg., *sep.*, **Sil.**, *spig.*, spong., stann., *sul-ac.*, *sulph.*, symph., tab., tell., tep., teucr., thuj., til., tub., upa., *verat.*, *verb.*

abwechselnde Seiten: Cocc.

links: Acon., agar., aur-m., berb., coc-c., hydr., hydrc., jac., kali-bi., rumx., sel., spig., stann.

VERSTOPFUNGSGEFÜHL - links ...

dann rechts: *Verb.*

rechts: Aeth., ant-c., arg-m., cann-i., caust., colch., crot-h., cycl., nat-c., *nat-s.*, rhus-t., tell., thuj., til., **Tub.**

morgens: Ant-c., brom., caust., sil., teucr., thuj., *tub.*

Frühstück amel., nach dem: Ant-c.

vormittags: Nat-m., psor., tell.

nachmittags: Mill., nat-m.

15 Uhr: Jac.

amel.: Nat-m.

abends: Ant-c., ham., kali-c., spig., thuj.

20 Uhr: Dios.

Bett, im: Sel.

Sitzen, im: Kali-c.

Aufstehen amel., beim: Stann.

Bohren mit dem Finger amel.: Lob., mag-m., sel., spig.

Erregung agg.: Dig.

Essen, beim: *Sulph.*

Freien, im: Spig.

Gähnen amel.: Nat-m., *sil.*

Gehen, beim: Colch.

Husten, nach: Chel.

Knall, Ohren öffnen sich mit lautem: *Sil.*

Lesen, beim lauten: Verb.

Liegen agg., im: Coc-c.

Ohr, auf dem; nach: Sel.

Menses, während den: Mag-m.

Mittagessen, nach dem: Mill.

Räuspern, beim: Hyos.

rhythmisch: Coloc.

Schlucken, während: Ars.

amel.: Alum., calc., merc., *sil.*

Schnäuzen der Nase agg.: Alum., calc., *con.*, *mang.*, spig., *sulph.*

amel.: *Merc.*, stann.

Schreiben, beim: Raph.

Sprechen, beim: Meny.

Ventil, wie durch ein: *Bar-c.*, bor., graph., *iod.*, *nat-s.*

VÖLLEGEFÜHL: Aesc., *arg-n.*, arum-d., bell., berb., **Cann-i.**, carb-v., cham., chel., cinnb.

VÖLLEGEFÜHL ...

com., *crot-h.*, cur., eup-per., ferr., *glon.*, hep., iod., jug-r., kali-i., kali-p., lac-c., laur., mang., *merc.*, **Mez.**, nat-c., nat-p., nat-s., nit-ac., *op.*, oen., phos., phys., *puls.*, stry., sulph., *thuj.*, verat-v.

morgens: Ham., thuj.

nachmittags: Stry.

13 Uhr: Com.

abends: Mez., nat-p.

Bohren im Ohr amel.: Mez.

Erregung, durch: Dig.

Essen, beim: *Nat-c.*

Schlucken, durch: Arum-d., *mang.*

Schnäuzen der Nase, beim: Mang., *puls.*

stechenden Schmerzen, nach: Iod.

WARZENARTIGE Auswüchse, entzündet und geschwürig; *hinter dem Ohr*: Calc.

äußeren Ohren, an den: Bufo

WASSER im Ohr, Gefühl von: Ant-c., graph., meny., **Sulph.**

links: Graph.

warmes Wasser im Ohr: Calad.

aus den Ohren, läuft: Calc., spig., sulph.

heißes Wasser, läuft aus dem rechten Ohr: Cham.

linken Ohr: Acon.

kaltes Wasser: Merc.

in die Ohren, strömt: Rhod.

strömt aus (s. aus den Ohren)

WIND, empfindlich gegen (vgl. LUFT - empfindlich): Caust., **Cham.**, **Lach.**, *lyc.*, *mez.*

Gefühl von Wind im Ohr: *Bell.*, carb-s., *caust.*, *chel.*, eupi., led., mag-c., mang., *mez.*, mosch., plat., puls., stann., stram., vinc.

puffen würde; als ob Wind aus den Ohren: Meli., sil.

strömt aus den Ohren: Abrot., *bell.*, canth., *chel.*, meli., stram.

Stecken des Fingers in das Ohr amel.: Chel.

in oder auf das Ohr blasen würde, als ob Wind: *Caust.*, mang., meny., mosch., plat., stann., staph.

WIND - Gefühl von Wind ...

kalter Wind gegen den Gehörgang des rechten Ohres blasen würde, als ob: *Caust.*, mang., sanic., staph.

WOGEN: Kali-p.

WÜRMERN, Gefühl von: Acon., calc., coloc., guare., med., pic-ac., puls., rhod., ruta

ZERUMEN (s. ABSONDERUNGEN - Ohrenschmalz; Ohrenschmalz)

ZITTERN im Ohr, nach traurigen Neuigkeiten: Kali-c., sabin.

ZUCKEN: Act-sp., aeth., *agar.*, am-c., am-m., anac., ant-t., bar-c., bar-m., bor., bov., *calc.*, calc-ac., calc-p., cann-i., caust., chin., clem., dig., fl-ac., hep., kali-c., kali-p., mag-m., manc., mang., merc., mez., *mur-ac.*, nat-m., nicc., nit-ac., nux-v., petr., ph-ac., phos., plat., *puls.*, rhod., sars., sil., spig., sul-ac., thuj., zinc.

links: Am-c., bar-c., bov., sil.

rechts: Ant-t., calc., mag-m., *mang.*, nat-m., nit-ac., sul-ac., thuj.

morgens: Ant-t., mang., nux-v.

6 Uhr: Nat-m.

Erwachen, beim: Nux-v.

abends: Mez., nux-v.

Aufstehen, beim: Kali-c.

Niesen, beim: Act-sp.

Schnäuzen der Nase, beim: Act-sp.

erstreckt sich zum Auge und Unterkiefer: Spig.

außen, nach: Caust.

Hals, zum inneren: Spig.

Mund: Thuj.

Unterkiefer: Nit-ac.

Gehörgang, im: Am-m., anac., carb-v., lyc., nit-ac., valer.

Ohrläppchen: Ph-ac., sars.

sichtbar: Sars.

Ohrmuschel: Agar., ph-ac., spig., upa.

unter dem Ohr: Elaps

vor dem Ohr: Mag-m.

ZUSAMMENSCHNÜREN: Thuj.

ZUSAMMENZIEHUNG: Anac., caust., lach., sars.

Gefühl von; abends nach dem Hinlegen und agg., wenn er auf dieser Seite schläft: Caust.

ZUSAMMENZIEHUNG ...

spasmodisch, nachmittags im Sitzen: Aeth.

Gehörgang, im: Anac., arg-n., bry.

ENTFERNT, Geräusche scheinen: All-c., cann-i., cham., coca, eupi., **Lac-c.**, nux-m., peti., sol-n.

Stimmen scheinen: Cann-i., coca, nitro-o.

eigene Stimme: Arn., cann-i.

HALLUZINATIONEN: Absin., am-c., atro., carb-o., carb-s., carb-v., con., crot-h., elaps, eup-pur., hyos., kali-ar., med., stram., thea

linken Seite zu kommen, wenn sie in Wirklichkeit von rechts kommen; Geräusche scheinen von der: *Nat-c.*

Ton aus einer anderen Welt, als käme der: **Carb-an.**

SCHWERHÖRIG: Aeth., agar., agn., alet., *all-c.*, *am-c.*, *am-m.*, *ambr.*, *anac.*, *ang.*, ant-c., *apis*, arg-m., arg-n., *arn.*, *ars.*, asaf., *asar.*, aster., *aur.*, aur-m-n., aur-s., *bapt.*, **Bar-c.**, *bar-m.*, **Bell.**, bor., *bov.*, *bry.*, bufo, cact., calad., **Calc.**, *calc-p.*, cann-i., caps., **Carb-an.**, carb-o., **Carb-s.**, **Carb-v.**, **Caust.**, cedr., cham., *chel.*, **Chin.**, chin-a., chin-s., chlf., *cic.*, cist., clem., coc-c., *cocc.*, coff., colch., coloc., com., *con.*, cor-r., croc., crot-c., crot-h., *crot-t.*, **Cupr.**, *cycl.*, dig., *dros.*, dulc., *elaps*, *ferr.*, ferr-ar., *ferr-i.*, ferr-p., *fl-ac.*, *form.*, gamb., *gels.*, *glon.*, **Graph.**, grat., guaj., guare., *hep.*, *hydr.*, hydr-ac., **Hyos.**, ign., *iod.*, *ip.*, jatr., *kali-bi.*, *kali-br.*, *kali-c.*, kali-chl., kali-i., kali-n., kali-p., kali-s., kalm., *kreos.*, *lach.*, lachn., *lact.*, *laur.*, *led.*, **Lyc.**, *mag-c.*, *mag-m.*, mag-p., *mang.*, med., meny., meph., *merc.*, merc-i-r., mez., mosch., *mur-ac.*, nat-ar., *nat-c.*, **Nat-m.**, *nat-p.*, nicc., **Nit-ac.**, nux-m., *nux-v.*, olnd., onos., op., par., **Petr.**, **Ph-ac.**, **Phos.**, phys., plat., *plb.*, *psor.*, **Puls.**, rheum, rhod., *rhus-t.*, *ruta*, *sabad.*, *sabin.*, *sal-ac.*, sars., **Sec.**, sel., *sep.*, **Sil.**, *spig.*, *spong.*, squil., stann., *staph.*, *stram.*, *sul-ac.*, **Sulph.**, tab., tarax., tarent., *tell.*, tep., ther., thuj., valer., *verat.*, **Verb.**, viol-o., zinc.

links: Anac., *arg-n.*, bor., bry., chel., coc-c., jac-c., mag-m., nat-c., op.

dann rechts: Sulph.

rechts: *Arn.*, calc., cocc., cycl., *ham.*, *kali-s.*, *led.*, merc., phys.

dann links: Elaps

morgens: Calc., clem., gamb., merc-i-r., sil., stann.

vormittags: Asaf., clem., *ham.*, mag-c., phys.

11 Uhr: Mag-c.

20 Uhr; dauert bis: Phys.

nachmittags: Elaps, sil.

SCHWERHÖRIG - nachmittags ...

Schmerz im Ohr, mit: Ign.

abends: Anan., cham., kali-c., merc-c., nicc., plb., tarax.

21 Uhr: Phys.

nachts: *Cedr.*, elaps

abwechselnd mit Augensymptomen: Guare.

Otorrhö: Puls.

Verdunklung des Sehfelds: Cic.

alten Menschen, bei: Bar-c., *cic.*, *petr.*

Arbeiten im Wasser, durch: *Calc.*

Beugen des Kopfes nach hinten amel.: *Fl-ac.*

Blatt oder eine Haut vor dem Ohr; wie durch ein: Acon., agar., alum., am-c., ant-c., *arg-n.*, asaf., *asar.*, bell., calad., *calc.*, cann-s., chel., *chin.*, cocc., *cycl.*, *graph.*, kali-i., led., *mag-m.*, mang., med., nit-ac., par., *phos.*, sabad., sel., *sul-ac.*, tab., verat., **Verb.**

Schütteln des Kopfes und Bohren im Ohr amel.: Sel.

Brennen und Stechen, nach: Caps.

Bücken agg.: *Croc.*, merc.

Chinin-Missbrauch, nach: *Calc.*

Druck auf das Ohr amel.: *Phos.*

Entfernung, wenn in einiger: Ph-ac.

amel.: Gamb.

weit entfernt, alle Geräusche scheinen: Cann-i., lac-c., nux-m.

Erkältung, nach einer: Ars., bell., *elaps*, lach., *led.*, mag-c., merc., **Puls.**, sil.

Erschütterungen, durch: **Arn.**, chin-s.

Essen agg.: Sil., spig., **Sulph.**

Fahren im Wagen amel.: *Graph.*, **Nit-ac.**, *puls.*

Freien agg., im: Calc.

amel.: Mag-c., merc.

Gähnen amel.: Sil.

Gehen, beim: Chin-s.

Wind, im: Phos.

Geräusche amel.: **Graph.**

Hautausschlägen am Kopf, nach unterdrückten: *Mez.*

Hitzestadium im Fieber, während: Rhus-t.

Husten, während: Chel., puls.

SCHWERHÖRIG - Husten ...

amel.: *Sil.*

intermittierend: Mag-m., sil.

Katarrh der Eustachischen Röhre (Tubenkatarrh), durch: **Asar.**, **Calc.**, caps., gels., *iod.*, **Kali-s.**, lach., *mang.*, nit-ac., **Petr.**, *phos.*, **Puls.**, *sang.*, *sil.*

Kleiderwechsel, bei: *Sil.*

Knall, amel. nach einem: Graph., hep., mur-ac., *sil.*, tarent.

lauter Knall, gefolgt von Taubheit: Sep.

Kränkung, nach: Ign.

Lähmung des Hörnervs, durch: *Bar-c.*, *bell.*, calc., *caust.*, chel., dulc., *glon.*, graph., *hyos.*, kali-p., lyc., merc., nit-ac., nux-v., *op.*, petr., *ph-ac.*, *puls.*, sec., *sil.*

Lesen, beim lauten: Verb.

Masern, nach: Arg-n., asar., *carb-v.*, *merc.*, **Puls.**, *sil.*, spig., *sulph.*

Menses, vor: Ferr., *kreos.*

während: *Calc.*, *kreos.*, mag-m.

Mittagessen, nach dem: Sulph.

Ohrenschmalz amel., nach Entfernung von: *Con.*

periodisch: Sec., *spig.*

plötzlich: Dig., *elaps*, *gels.*, nicc., *plb.*, sec., sep., *sil.*

Quecksilber, nach Missbrauch von: *Asaf.*, *carb-v.*, *nit-ac.*, *petr.*, *staph.*, *sulph.*

Reiben amel.: *Phos.*

Richtung das Geräusch kommt; kann nicht sagen, aus welcher: *Carb-an.*

Salpetersäure, nach Missbrauch von: Petr.

Scharlach, nach: **Carb-v.**, *crot-h.*, *graph.*, *hep.*, *lach.*, **Lyc.**, *nit-ac.*, *puls.*, *sil.*, **Sulph.**

Schlucken, beim: Ars., aur., phos.

amel.: Alum., merc.

Schnäuzen der Nase amel.: Hep., *mang.*, merc., *sil.*, stann.

Schreck, nach: Mag-c.

Schwangerschaft, in der: Caps.

sexuellen Exzessen, nach: *Petr.*

Singen, nach: Apoc.

Stimme, für die menschliche: *Ars.*, bov., bufo, *carb-an.*, *chen-a.*, *fl-ac.*, iod., kali-p., mur-ac., onos., **Phos.**, rhus-t., *sil.*, **Sulph.**

SCHWERHÖRIG - Stimme, für die menschliche ...

außer für: Ign.

Sturm, vor: Nux-m.

Tonsillen vergrößert: Aur., *kali-bi.*, *merc.*, *nit-ac.*, *staph.*

Typhus, nach: *Apis*, *arg-n.*, *ars.*, *nit-ac.*, *ph-ac.*

Überhitzung, durch: Merc., merc-i-f.

Verletzungen, durch mechanische (s Erschütterungen)

Verwechslung von Geräuschen: **Carb-an.**, plat., sec.

warmen Zimmer agg., im: Kali-s.

amel.: *Puls.*

Warmwerden durch Gehen, beim: Merc.

amel.: Merc-i-r.

Waschen agg.: Sil.

Wechselfieber, nach unterdrücktem: *Calc.* *chin-s.*

Wetter agg., nasses: Anan., *mang.*

nasskaltem Wetter, bei: Dulc., *mang.* *merc.*, *puls.*, *sil.*

Wetterwechsel agg.: Mang.

Zimmer, in einem: Mag-c.

TAUBHEIT, Verlust des Gehörs: Acon., *agar.* alum., am-c., *ambr.*, *anac.*, ant-c., ant-t., *arg-n.* arn., ars., *ars-i.*, *asar.*, aur., *aur-m.*, bar-c. *bar-m.*, **Bell.**, bor., bry., *calc.*, cann-s., caps. *carb-s.*, *carb-v.*, carl., **Caust.**, cham., chin-s. chlor., *cic.*, coca, cocc., con., croc., crot-t., cupr. dros., dulc., *elaps*, gels., *glon.*, *graph.*, **Hep.** hydr-ac., *hyos.*, jatr., kali-ar., kali-c., *kali-n.* kali-p., lach., lachn., laur., led., **Lyc.**, *lyss.* mag-c., mag-m., mang., med., meny., merc. merc-c., mosch., nat-c., nat-m., nat-p., nat-s. nicc., nit-ac., ol-an., olnd., petr., ph-ac., phos. *plat.*, plb., psor., *puls.*, raph., rheum, rhod. rhus-t., sabad., *sec.*, sep., sil., **Spig.**, spong. stann., *stram.*, **Sulph.**, syph., verat., vip., zinc.

links: All-s.

morgens, nach dem Aufstehen: Stann.

nachmittags: Sil.

abends, 21 Uhr, Hinliegen agg.: Merc-c.

Blattes vor den Ohren, Gefühl eines: Ant-c.

Bohren mit dem Finger amel.: Spig.

Erwachen, beim: Oena.

Fahren im Wagen amel.: *Graph.*

TAUBHEIT ...

Konvulsionen, nach: Sec.

lauten Geräuschen, gefolgt von: Sep.

Menses, während den: Lyc.

Mittagessen, beim: Sulph.

Scharlach, nach: **Lyc.**

Schnäuzen der Nase, beim: Spig.

Verstopfungsgefühl, mit: Calad., *mang.*, *sep.*, spig.

ÜBEREMPFINDLICHES Gehör: **Acon.**, agar., aloe, alum., am-c., *anac.*, ang., apis, arn., ars., ars-i., *asar.*, atro., *aur.*, **Bell.**, bor., bry., cact., calad., calc., *cann-i.*, carb-s., carb-v., cham., **Chin.**, chin-a., *cic.*, cimic., *cocc.*, **Coff.**, *colch.*, **Con.**, cop., cupr., *graph.*, *hep.*, *iod.*, *kali-c.*, *kali-p.*, *kali-s.*, **Lach.**, *lyc.*, mag-c., merc., mur-ac., *nat-ar.*, **Nat-c.**, *nat-m.*, *nat-p.*, *nux-m.*, **Nux-v.**, **Op.**, petr., *ph-ac.*, *phos.*, phys., phyt., *plan.*, plb., ptel., *puls.*, sang., sec., seneg., *sep.*, **Sil.**, *spig.*, stram., *stry.*, *sulph.*, **Tab.**, *ther.*, thuj., *verat.*, viol-o., zing.

morgens: *Fl-ac.*

abends: Coca, rhod.

Bett, im: Kali-c.

Einschlafen, beim: Calad., calc.

nachts: Atro.

Bett, im: Kali-c.

Erwachen, beim: Carb-v., puls.

Froststadium im Fieber, während: Arn., **Caps.**

Geräusche, gegen: **Acon.**, aloe, am-c., apis, arn., *ars.*, **Aur.**, bar-c., **Bell.**, bor., bry., bufo, calad., *calc.*, caps., caust., chen-a., *chin.*, *cic.*, *cocc.*, *coff.*, **Con.**, crot-h., *ferr.*, ferr-p., fl-ac., *gels.*, *ign.*, *iod.*, *ip.*, *kali-c.*, *kali-p.*, lac-c., **Lach.**, **Lyc.**, mag-c., mag-m., mill., **Mur-ac.**, *nat-ar.*, *nat-c.*, *nat-p.*, *nat-s.*, **Nit-ac.**, nux-m., **Nux-v.**, ol-an., **Op.**, *ph-ac.*, plb., *sang.*, sec., *sep.*, *sil.*, *spig.*, stann., *sulph.*, tab., **Ther.**, *tub.*, **Zinc.**

Hammerschläge: Sang.

klingen lange nach: Lyc., phos.

Kratzen auf Leinen oder Seide: **Asar.**

Rascheln von Papier: *Bor.*, calad., ferr., *nat-c.*, *nat-s.*, zinc.

Schweiß, beim: **Caps.**

Übelkeit, verursachen: *Cocc.*, *ther.*

Wagen, jedoch taub für Stimmen; gegen Lärm von: *Chen-a.*

ÜBEREMPFINDLICHES Gehör - **Geräusche**, gegen ...

Zähne an, greifen die: *Lach.*, *ther.*

Hitzestadium im Fieber, während: Acon., bell., calc., **Caps.**, **Con.**, ip., lyc., nux-v.

Knacken in den Ohren, davor: Graph.

Menses, während: *Hyper.*, mag-c., nux-v.

Musik, gegen: **Acon.**, aloe, ambr., bufo, *cact.*, *cham.*, *coff.*, *lyc.*, *nat-c.*, **Nux-v.**, ph-ac., *sep.*, sulph., *tab.*, viol-o.

amel.: **Aur.**, *aur-m.*

Geigenmusik: Viol-o.

Klaviermusik: Sabin., sulph.

Menses, während den: *Nat-c.*

Orgelmusik: Lyc.

Schlaf, im: Alumn., *calad.*

Schritt, bei jedem: **Coff.**, *nux-v.*

Schweiß, beim: Acon., bell., calc., **Cham.**, *coff.*, **Con.**, ip., lyc., nat-c., **Nux-v.**, zinc.

Stimmen und Sprechen, gegen: *Agar.*, am-c., ars., cact., carb-v., *cocc.*, *coff.*, con., *ign.*, *kali-c.*, kali-p., *mur-ac.*, *op.*, ph-ac., ptel., verat., **Zinc.**

eigene Stimme: Op.

laut; scheint sehr: *Caust.*

Wasser, gegen fließendes: **Lyss.**

Wehen, während den: Cimic.

ABSCHILFERUNG der Haut: Ars., aur., aur-m., canth., carb-an., crot-t., *nat-c.*, *nat-m.*

Spitze: Carb-an., nat-c.

Septum: Crot-t., kali-bi.

ABSONDERUNG:

links: All-c., kali-s., lach., sep., teucr.

rechts: Crot-c., kali-bi., kali-c., kali-p., lyc., puls., sang.

eine Seite: Calc-s., hippoz.

tagsüber: Arum-t., caust., nat-c.

morgens: Berb., kali-p., mang., phos., puls., squil.

vormittags: Erig.

nachmittags: Lyc.

abends: Puls.

nachts: Crot-c., kali-bi., **Lac-c.**, **Nit-ac.**

5 Uhr: *Ars.*

anhaltend: Agar., hydr., iod., kali-bi., lac-c., phos., teucr.

beißend (s. wundfressend)

bitter: Ars., ph-ac.

blau: Am-m., arund., *kali-bi.*, *nat-ar.*

blutig: Acon., act-sp., agar., **Ail.**, **All-c.**, **Alum.**, **Am-c.**, *am-m.*, ambr., ant-t., *apis*, arg-m., arg-n., **Ars.**, ars-h., *ars-i.*, *arum-t.*, asar., *aur.*, *aur-m.*, *aur-m-n.*, bar-c., **Bell.**, bor., bry., bufo, calad., *calc.*, **Calc-s.**, canth., caps., carb-ac., carb-s., *carb-v.*, *caust.*, chel., **Chin.**, **Chin-a.**, cimic., cinnb., clem., *cocc.*, *con.*, cop., *croc.*, *crot-c.*, crot-h., cupr., dros., euphr., *ferr.*, *ferr-ar.*, ferr-i., ferr-p., gels., *graph.*, **Hep.**, hippoz., *hydr.*, ind., iod., ip., *kali-ar.*, *kali-bi.*, *kali-c.*, **Kali-i.**, kali-n., kali-p., kali-s., kaol., kreos., *lac-c.*, *lach.*, laur., led., *lyc.*, mag-c., mag-m., *mang.*, **Merc.**, *merc-i-r.*, *mez.*, myric., *nat-m.*, **Nit-ac.**, nux-m., *nux-v.*, op., par., petr., ph-ac., *phos.*, phyt., **Psor.**, puls., ran-b., rhus-t., sabad., sabin., sanic., sarr., sel., *sep.*, *sil.*, *sin-n.*, spig., spong., *squil.*, *stict.*, sul-ac., *sulph.*, *thuj.*, *tub.*, zinc.

morgens: *Am-c.*, arum-t., calc., kali-c., *lach.*, lyc., petr., sulph.

Schnäuzen der Nase, beim: Calad., caust., chel., graph., lach., nit-ac., puls., sulph., thuj., zinc.

einer Seite, aus: Asc-t.

Husten, beim: Caps.

Choanen: *Hep.*, tell.

ABSONDERUNG ...

bräunlich: *Kali-s.*, thuj.

brennend: Agar., **All-c.**, alum., *am-c.*, am-m., *ars.*, *ars-i.*, *ars-m.*, arum-t., brom., calad., calc., canth., carb-an., *caust.*, chen., cina, *cinnb.*, con., euph., ham., iod., *kali-ar.*, kali-bi., kali-c., kali-i., kali-s., kreos., merc., mez., mosch., **Puls.**, sul-ac., *sulph.*

Bücken agg.: Am-c.

dick: Acon., aeth., agar., all-c., *alum.*, *am-m.*, ambr., ant-c., apis, apoc., arg-n., **Ars.**, *ars-i.*, ars-m., *arum-t.*, arund., asim., *aur.*, *bad.*, bapt., *bar-c.*, *bar-m.*, bor., bov., *calc.*, *calc-f.*, **Calc-s.**, caps., *carb-s.*, *carb-v.*, caust., cinnb., cist., *coc-c.*, colch., cop., cor-r., croc., dig., dulc., ery-a., euphr., ferr-i., graph., *hep.*, *hippoz.*, **Hydr.**, iod., ip., *kali-ar.*, **Kali-bi.**, kali-br., *kali-c.*, *kali-i.*, **Kali-p.**, *kali-s.*, kreos., **Lac-c.**, lach., lac-ac., lyc., lyss., mag-c., mag-m., mang., med., *merc.*, merc-i-f., *mur-ac.*, *nat-ar.*, *nat-c.*, *nat-m.*, *nat-p.*, **Nat-s.**, nit-ac., nux-v., op., par., petr., ph-ac., *phos.*, plb., **Puls.**, *ran-b.*, *rhus-t.*, *sabad.*, samb., *sang.*, sanic., sars., sel., *sep.*, **Sil.**, sin-n., *spong.*, *stann.*, *staph.*, *sul-ac.*, *sul-i.*, *sulph.*, syph., teucr., *ther.*, *thuj.*, **Tub.**, zinc.

tagsüber: *Arum-t.*

klar und mit Kopfschmerz, wenn die Absonderung aufhört: *Kali-bi.*

Choanen, aus den: *Carb-an.*, *hydr.*, *kali-bi.*, *nat-p.*, *nat-s.*, petr., *phyt.*

dünn: Aesc., aphis., arum-t., bov., coc-c., colch., crot-c., *graph.*, hep., hippoz., hydr., ind., **Iod.**, kali-s., lac-c., lach., lil-t., mez., mur-ac., naja, nat-c., *phyt.*, rhod., *sabad.*, sin-n., *sulph.*

lindert das Brennen: Psor.

eitrig: Ail., *alum.*, am-c., anac., anan., arg-m., *arg-n.*, ars., *ars-i.*, *asaf.*, asar., **Aur.**, *aur-m.*, aur-m-n., *bar-m.*, bell., *berb.*, **Calc.**, **Calc-s.**, *carb-s.*, cham., chin., chin-a., cic., cina, *cocc.*, *coloc.*, **Con.**, cop., cur., dros., eucal., euph., euphr., *ferr.*, *ferr-ar.*, *ferr-i.*, *ferr-p.*, *graph.*, guaj., **Hep.**, *hippoz.*, *hydr.*, ign., *iod.*, ip., ipom., kali-ar., **Kali-bi.**, *kali-c.*, *kali-i.*, kali-n., *kali-p.*, **Kali-s.**, kreos., lac-c., **Lach.**, led., **Lyc.**, mag-c., *mag-m.*, **Merc.**, merc-i-f., mur-ac., *nat-ar.*, *nat-c.*, *nat-m.*, *nat-p.*, *nat-s.*, *nit-ac.*, nux-v., *petr.*, *ph-ac.*, *phos.*, **Psor.**, *puls.*, *rhus-t.*, sabin., samb., *sang.*, *sep.*, **Sil.**, stann., staph., *stict.*, still., *sulph.*, *thuj.*, **Tub.**, *uran*, zinc.

links: Uran

Nase

ABSONDERUNG - eitrig ...

rechts: *Kali-c.*, *puls.*

morgens, beim Schnäuzen der Nase; früh: Am-c.

vormittags: Ail.

plötzlich: Aur-m.

wöchentlich: Kali-s.

eiweißartig: *Aur.*, hippoz., *iod.*, **Nat-m.**, *nat-s.*

firnisartig: Alum., *petr.*

Fischlake, riecht nach: Elaps

flockig: Am-c., *ars.*, carb-v., ferr., puls., sep., sil., sulph.

gallertartig, wie: Hep., sel.

gelb: Acon., *alum.*, am-m., anag., ant-c., *arg-n.*, *ars.*, *ars-i.*, *ars-m.*, **Arum-t.**, **Aur.**, *aur-m.*, *bad.*, *bar-c.*, *bar-m.*, *berb.*, bov., brom., bufo, **Calc.**, **Calc-s.**, chin-a., chlor., *cic.*, cinnb., *cist.*, coc-c., *con.*, *cop.*, cupr., ery-a., *ferr-i.*, *graph.*, **Hep.**, **Hydr.**, *hyper.*, ind., *iod.*, kali-ar., **Kali-bi.**, *kali-c.*, kali-chl., **Kali-i.**, **Kali-p.**, **Kali-s.**, *lach.*, lac-ac., lil-t., **Lyc.**, *mag-m.*, mag-s., mang., *mez.*, mur-ac., *nat-ar.*, *nat-c.*, *nat-m.*, *nat-p.*, *nat-s.*, **Nit-ac.**, *phos.*, plan., **Puls.**, rhus-t., sabin., sang., sanic., sel., seneg., **Sep.**, *sil.*, sin-n., spig., stann., *stram.*, **Sulph.**, teucr., *ther.*, *thuj.*, **Tub.**

links: Calc-s., kali-bi., sumb.

rechts: Plan.

tagsüber: *Arum-t.*

morgens: Berb., **Kali-bi.**, kali-p., *lach.*, *mang.*, phos., **Puls.**, sulph.

nachmittags: Bad.

abends: Calc-s., **Puls.**

Honig, wie: **Ars-i.**

schmutzig: Teucr.

Choanen: Cinnb.

Choanen, aus den: *Calc-s.*, cinnb., **Hydr.**, **Kali-bi.**, meny., merc-i-f., *nat-p.*, *nat-s.*, *rumx.*, sumb.

gelblich-grün: *Alum.*, arund., *aur-m.*, bufo, *calc-f.*, *calc-s.*, caust., cop., *hep.*, **Hydr.**, **Kali-bi.**, *kali-c.*, *kali-i.*, lac-c., *mang.*, **Merc.**, *nat-c.*, *nat-s.*, par., *phos.*, plan., psor., **Puls.**, rhus-t., sabad., sarr., **Sep.**, *sil.*, syph., *ther.*, *thuj.*

gelblich-weiß: Calc., merc-i-r.

glasig: Cedr., iod.

ABSONDERUNG ...

grau: **Ambr.**, anac., ars., asim., carb-an., chin., hippoz., kali-c., kreos., **Lyc.**, mang., med., nux-v., rhus-t., sang., seneg., sep., thuj.

grau-weiß: Sang.

grünlich: *Alum.*, anan., arn., ars., *ars-i.*, arund., asaf., aur., aur-m., *berb.*, *bor.*, bov., *bry.*, bufo, calc., *calc-f.*, cann-s., carb-an., carb-s., *carb-v.*, cimic., colch., cop., culx., dros., ferr., ferr-ar., *ferr-i.*, graph., hep., hippoz., hydr-ac., hyos., ind., iod., kali-ar., **Kali-bi.**, *kali-c.*, **Kali-i.**, kali-p., kali-s., kreos., **Lac-c.**, led., lyc., lyss., mang., **Merc.**, *nat-c.*, *nit-ac.*, nux-v., par., *phos.*, plb., **Puls.**, *rhus-t.*, sanic., **Sep.**, *sil.*, spig., stann., *stict.*, *sul-i.*, sulph., syph., *teucr.*, *ther.*, *thuj.*

blutgestreift: **Phos.**

Licht, im: *Nat-s.*

grünlich-braun: *Hydr-ac.*

grünlich-gelb (vgl. gelblich-grün)

nachts, färbt das Kissen: Lac-c.

grünlich-schwarz: **Kali-i.**

Gummi, wie: Sumb.

hart, trocken: Agar., *alum.*, **Alumn.**, ant-c., ars., arund., **Aur.**, *aur-m.*, bar-c., *bor.*, brom., *bry.*, calc., carb-s., *con.*, elaps, *graph.*, guare., hydr-ac., *iod.*, **Kali-bi.**, *lach.*, lyc., *merc.*, merc-i-f., mez., *nat-ar.*, *nat-c.*, nat-s., petr., phos., sec., **Sep.**, **Sil.**, staph., **Stict.**, stront., *sulph.*, tell., thuj., xan.

morgens: Asim., **Sil.**

Choanen: *Merc.*

heiß: Acon., ars-m., iod., lyc., rhus-t.

jauchig: **Ail.**, all-c., ars., arum-t., aur-m-n., *lyc.*, merc., *nit-ac.*, *rhus-t.*

Singen, beim: All-c.

klar: *Acon.*, agar., am-m., asar., aur., calc., carb-s., cast., cedr., con., graph., hydr., *iod.*, lac-ac., mag-c., mang., *nat-m.*, phos., sulph.

heißes Wasser: Acon.

Klebstoff, wie: *Merc-c.*, *psor.*, sel., stict., *sulph.*

Choanen, aus den: *Merc-c.*, sumb.

Krusten, Schorfe in der Nase: *Agar.*, ail., *alum.*, *alumn.*, ant-c., apis, arg-n., *ars.*, arund., *aur.*, *aur-m.*, aur-s., bar-c., *bor.*, **Bov.**, *brom.*, bry., *calc.*, *calc-s.*, *carb-an.*, carb-s., caust., cic., coc-c., con., cop., crot-t.,

NASE

ABSONDERUNG - Krusten, Schorfe in der Nase ...

culx., daph., *elaps*, *ferr.*, ferr-ar., *ferr-i.*, ferr-p., **Graph.**, *hep.*, *hippoz.*, hydr., hyper., *iod.*, **Kali-bi.**, *kali-c.*, kali-p., *kaol.*, lac-c., *lach.*, lith-c., *lyc.*, mag-c., *mag-m.*, *merc.*, *merc-i-f.*, merc-i-r., *mez.*, *nat-ar.*, *nat-c.*, *nat-m.*, nat-p., nat-s., *nit-ac.*, nux-v., petr., *phos.*, *phyt.*, psor., *puls.*, ran-b., rat., rhod., rhus-r., *sanic.*, sars., **Sep.**, *sil.*, staph., **Stict.**, stront., *sulph.*, syph., teucr., **Thuj.**, trom., **Tub.**, vinc., xan.

links: Cob., nat-p.

rechts: *Alum.*, *aur.*, hep., *iod.*, lith-c., nit-ac., sars., *sil.*, uran, xan.

abgelöst, wenn:

bilden sich neu: *Ars.*, bor., **Kali-bi.**, lac-c., *psor.*

Bluten, verursacht: *Arg-n.*, *kali-bi.*, lac-c., *nat-ar.*, *nit-ac.*

roh und blutend, bis sich neue Krusten bilden; hinterlässt die Nasenlöcher: *Ars.*, brom., *nit-ac.*

Schmerz und Wundheit, verursacht: *Kali-bi.*, nit-ac., teucr., *thuj.*

abzulösen, leicht:

Wundheit in der Nasenwurzel mit Photophobie; werden sie jedoch zu früh herausgezogen, führt es zu: **Kali-bi.**

schwierig abzulösen:

rohe und wunde Stellen, hinterlassen: *Ars.*, *bov.*, **Kali-bi.**, nit-ac., *phos.*, phyt., psor., stict., *thuj.*

blutig: Am-c., am-m., ambr., calc., *kali-bi.*, nat-ar., *phos.*, puls., sep., stront.

braune Krusten: *Kali-c.*, *thuj.*, vinc.

elastische Pfropfen: **Kali-bi.**, *lyc.*

gelb: Aur., aur-m., *calc.*, *cic.*, *iod.*, *kali-bi.*, kali-c., mag-m., rhod.

dick, schwer, hoch oben: Crot-t.

Schnupfen, bei: *Bar-c.*, brom., *kali-c.*

trocken: Aur-m.

glänzend: Lith-c.

grau: Ail., hippoz., kali-c.

grün, jeden Morgen: *Nit-ac.*

Massen: *Elaps*, **Kali-bi.**, *phos.*, **Sep.**, *teucr.*

grünlich, scheint von einem Geschwür zu stammen: *Nat-s.*

hoch oben: Arum-t., crot-t., *sil.*, staph.

kleben fest: Phos.

schmerzhaft: Graph., *sil.*, *thuj.*

groß, müssen durch die Choanen ausgeschieden werden: Alum., *sep.*

schwarz: Calc., rhod.

weißlich: Kali-bi.

Choanen: Alumn., *bar-c.*, calc-ar., culx., elaps, hydr., *sep.*

Septum: Anac., *kali-bi.*, *lac-c.*, ph-ac., *psor.*, sel., *sil.*, **Thuj.**

rechts: *Lac-c.*, uran

mild: Calc., **Euphr.**, plan., **Puls.**, *sep.*, *sil.*, staph.

Molke, wie: Ferr.

plötzlich: Apis, calc., chlor., coff., plan.

reichlich: Acon., aeth., agar., ail., **All-c.**, alum., *alumn.*, anac., anan., **Ars.**, *ars-i.*, arum-t., aspar., bar-c., bar-m., berb., bor., *bry.*, calc., calc-f., canth., carb-s., caust., cedr., chlor., cic., coc-c., coff., cop., cor-r., crot-c., cupr., cycl., dros., ery-a., eup-pur., euph., euphr., ferr-i., *graph.*, guaj., hydr., *iod.*, kali-c., kali-chl., **Kali-i.**, lac-c., lac-ac., lyc., mag-m., mur-ac., *nat-ar.*, *nat-c.*, **Nat-m.**, nat-s., *nit-ac.*, nux-v., **Phos.**, plan., plat., *puls.*, rhod., *rumx.*, *sabad.*, *senec.*, *sep.*, *spig.*, staph., *stict.*, *sulph.*, teucr., *tub.*, verat-v., *zinc.*

Freien, im: Hydr.

verstopft, benommen im Kopf, wie: *Acon.*, agar., *arum-t.*, *calc.*, **Kali-i.**, *nit-ac.*, *nux-v.*

morgens: *Arum-t.*

Choanen: Carb-v., **Cor-r.**, euph., *spig.*

rötlich: Par.

rötlich-gelb: Calc.

scharf (s. wundfressend)

spärlich: Kali-bi., kaol., mag-c., sin-n.

im Zimmer: Hydr.

Stärke, wie gekochte: *Arg-n.*, *nat-m.*, nat-s.

ABSONDERUNG ...

talgartig, hinterlässt Fettflecken auf der Wäsche: *Cor-r.*, lyc.

trocknet schnell, bildet Krusten: Psor., *stict.*

übel riechend: Agar., alum., anan., ars., **Asaf.**, asim., **Aur.**, *aur-m.*, *bar-c.*, bell., berb., bufo, **Calc.**, *calc-f.*, *calc-s.*, *carb-ac.*, carb-s., caust., chin., con., cop., cub., cur., *elaps*, fl-ac., *graph.*, guaj., ham., **Hep.**, *hippoz.*, *iod.*, **Kali-bi.**, *kali-c.*, *kali-i.*, *kali-p.*, *kali-s.*, kreos., *lach.*, led., *lyc.*, *mag-m.*, **Merc.**, merc-i-f., nat-ar., **Nat-c.**, nat-s., *nit-ac.*, nux-v., petr., ph-ac., *phos.*, phyt., **Psor.**, **Puls.**, rhus-t., sabin., sang., sarr., *sep.*, **Sil.**, spig., stann., stram., **Sulph.**, syph., tell., teucr., *ther.*, *thuj.*, ust.

faulig: Agar., arund., asaf., bufo, **Carb-ac.**, *elaps*, graph., **Psor.**

Heringslake, wie: *Elaps*

Käse, wie: Hep., merc., **Tub.**

Menses, während: *Graph.*

sauer: Alum., hep.

stechend: Berb.

stinkend: *Agar.*, anthr., apis, *asaf.*, **Aur.**, *aur-m-n.*, berb., *calc.*, *carb-ac.*, caust., cop., cur., eucal., *graph.*, *hep.*, *iod.*, *kali-c.*, *kali-n.*, *kreos.*, led., lyc., mag-m., *merc.*, *myric.*, nat-c., *nit-ac.*, petr., *puls.*, rhus-t., sil., tell., *ther.*, thuj.

Übelkeit erregend, süßlich: Nit-ac.

Urin, wie: Graph.

verbrannt: Berb.

unterdrückt: Ail., alum., am-c., am-m., ambr., *arg-n.*, *ars.*, *aur.*, **Bry.**, **Calc.**, *carb-s.*, *carb-v.*, caust., cham., *chin.*, cina, con., *dulc.*, *graph.*, *hep.*, *ip.*, *kali-bi.*, *kali-c.*, *kali-i.*, *lach.*, *lyc.*, mag-c., mang., **Merc.**, *nat-ar.*, *nat-c.*, *nat-m.*, *nit-ac.*, *nux-v.*, *petr.*, *phos.*, **Puls.**, samb., sars., *sep.*, *sil.*, stann., sulph., thuj.

veränderlich: Calc.

wässrig: Abrot., *acon.*, aesc., *agar.*, ail., **All-c.**, aloe, alum., am-c., am-caust., am-m., am-br., anag., ant-c., ant-t., aphis., apis, arg-m., **Ars.**, *ars-i.*, **Arum-t.**, arund., asar., *aur-m.*, bad., bell., berb., bov., *brom.*, *bry.*, bufo, cahin., *calc.*, calc-p., calc-s., carb-an., *carb-v.*, cast., **Cham.**, chel., *chin.*, chin-a., chlor., cinnb., clem., cob., coc-c., coca, coff., colch., coloc., con., cub., cupr., cupr-ar., *cycl.*, dios., dros., dulc., elaps,

ABSONDERUNG - wässrig ...

cupr-ar., *cycl.*, dios., dros., dulc., elaps, eup-pur., euph., **Euphr.**, ferr., ferr-ar., *ferr-i.*, *fl-ac.*, gels., **Graph.**, guaj., ham., *hydr.*, ign., ind., **Iod.**, *kali-bi.*, *kali-i.*, kali-n., *kali-p.*, kreos., lac-c., lach., lil-t., lyss., mag-c., mag-m., mag-s., **Merc.**, mez., mur-ac., *naja*, **Nat-ar.**, *nat-m.*, nat-s., **Nit-ac.**, **Nux-v.**, osm., ox-ac., pall., par., petr., phos., *phyt.*, **Plan.**, plb., puls., ran-s., rumx., *sabad.*, *sang.*, *seneg.*, sep., *sil.*, sin-n., spig., squil., staph., sul-ac., *sulph.*, **Tell.**, ter., teucr., thuj., zinc.

links: Am-br., chlor.

nachts: Calc-s.

rechts: Alum., calc-s., *kali-bi.*, nit-ac.

tagsüber: Calc-s.

nachts, 5 Uhr: *Ars.*

Chorea, mit: *Agar.*

Freien, im: *Ars.*, calc-s., carb-ac., dulc., euphr., hydr., *iod.*, nat-m., **Nit-ac.**, *phos.*, **Puls.**, sabad., *sulph.*, tell., thuj., zinc.

kalten Zimmer, im: Carb-ac.

Menses, während: Am-c.

Nasenbluten, nach: Agar.

plötzlich und reichlich aus Augen, Nase und Mund: **Fl-ac.**

Schnupfen, ohne: *Agar.*, alum., am-c., kali-n.

Trinken, nach: Caust.

warmes Zimmer amel.: Calc-s., carb-ac.

Waschen in kaltem Wasser amel.: Calc-s.

weiß: Agar., apis, *arg-n.*, ars-s-r., arund., *aspar.*, berb., elaps, graph., hippoz., *hydr.*, *kali-chl.*, kali-p., **Lac-c.**, lyc., merc., **Nat-m.**, nux-v., *sabad.*, sanic., sin-n., spig.

links: Graph.

tagsüber: Cimic.

Eiweiß, wie: *Aur.*, **Nat-m.**

milchig: *Kali-chl.*, **Sep.**

wundfressend: Agar., *ail.*, **All-c.**, *alum.*, *am-c.*, **Am-m.**, anac., ant-c., ant-t., apis, **Ars.**, *ars-h.*, **Ars-i.**, ars-m., **Arum-t.**, *aur-m.*, bor., *brom.*, cact., cahin., calad., *calc.*, *calc-s.*, cann-s., canth., carb-an., carb-s., *carb-v.*, cast., *caust.*, cedr., *cham.*, chin., chlor., cinnb., *con.*, eup-pur., euphr., *ferr.*, ferr-ar., **Ferr-i.**, ferr-p., fl-ac., *gels.*,

NASE

ABSONDERUNG - wundfressend ...

Graph., ham., *hep.*, *hippoz.*, *hydr.*, ign., **Iod.**, kali-ar., *kali-bi.*, *kali-c.*, *kali-i.*, kali-n., kali-p., kali-s., **Kreos.**, *lac-c.*, *lach.*, *lyc.*, mag-c., *mag-m.*, mag-s., mang., **Merc.**, *merc-c.*, *merc-i-f.*, *mez.*, *mur-ac.*, *naja*, nat-m., **Nit-ac.**, **Nux-v.**, ph-ac., *phos.*, *phyt.*, puls., *ran-b.*, *rhus-t.*, *sang.*, sep., *sil.*, *sin-n.*, spig., *squil.*, stann., staph., stict., sul-ac., *sul-i.*, *sulph.*, thuj., uran, *zinc.*

links: **All-c.**

rechts: Kali-bi., sang.

tagsüber: Cahin.

morgens: Ars-m., *squil.*

11 Uhr: Ars-m.

nachts: **Nit-ac.**

Freien, im: Kali-s.

Menses, während: Am-c.

milder Absonderung aus den Augen, mit: **All-c.**

Waschen in kaltem Wasser amel.: Calc-s.

Nasenwinkel: Chin-a.

zäh: Agar., alum., arg-n., ars., **Bov.**, brom., *cann-s.*, *canth.*, carb-an., *caust.*, **Cham.**, cinnam., coc-c., *colch.*, croc., dros., gran., *graph.*, hep., *hippoz.*, **Hydr.**, **Kali-bi.**, **Kali-i.**, **Kali-s.**, lac-ac., *mez.*, mur-ac., *nat-ar.*, nat-c., *par.*, *phos.*, *plb.*, *psor.*, *ran-b.*, *sabad.*, *samb.*, sanic., sel., *sep.*, *sil.*, spig., *spong.*, **Stann.**, sul-ac., *sulph.*

Choanen, aus den: Calc., canth., **Caps.**, *carb-an.*, *hydr.*, **Kali-bi.**, *nat-ar.*, *nat-p.*, *phyt.*, plb., psor., staph., sumb.

Choanen (vgl. KATARRH – Choanen): *All-c.*, *alumn.*, anac., *ant-c.*, *arg-n.*, arum-t., bar-c., bry., *calc.*, *calc-s.*, *canth.*, **Caps.**, carb-ac., *carb-an.*, carb-v., chin., cinnb., cop., **Cor-r.**, elaps, euph., euphr., *ferr.*, gran., hep., hydr., iod., **Kali-bi.**, *kali-chl.*, lach., lac-ac., *mang.*, med., *merc.*, merc-c., merc-i-f., *merc-i-r.*, mez., *nat-ar.*, **Nat-c.**, **Nat-m.**, *nat-p.*, *nat-s.*, *nit-ac.*, osm., paeon., *petr.*, ph-ac., *phos.*, *phyt.*, *plb.*, *psor.*, rhus-t., rumx., *sel.*, sep., sin-n., *spig.*, staph., *stict.*, sulph., tell., thuj., *tub.*, *zinc.*, zing.

morgens: Aur., *mang.*, *nat-m.*, petr., tell.

vormittags: *Arg-n.*

ABSZESS: *Calc.*, **Hep.**, *lac-c.*, lach., *merc.*, **Sil.**, still.

ABSZESS ...

Nasenwurzel, an der: *Puls.*

AMEISENLAUFEN: Aesc., arg-m., arn., *sulph.*, thuj.

innen: Am-c., aur., carb-v., con., mez.

Rücken: Con.

Spitze: Con.

Wurzel: *Teucr.*

ANOSMIE (s. GERUCH - verloren)

AUFGESPRUNGEN: Arum-t., carb-an.

Nasenloch: Aur.

AUFGETRIEBEN (vgl. SCHWELLUNG): Bell., caust., kali-c., merc., nat-c., ph-ac., plb., puls., rhus-t., sep.

AUSDEHNUNGSGEFÜHL in den Nasenwegen beim Gehen im Freien: Carb-ac., carb-an.

Choanen: *Fl-ac.*

AUSGEATMETE Luft stinkt faul (s. ABSONDERUNG – übel riechend - stinkend)

AUSWÜCHSE: *Iod.*, *nit-ac.*, syph.

BEWEGUNG der Nasenflügel, anhaltend (vgl. GEWEITETE Nasenlöcher): *Ammc.*

Fächer, wie ein: Ammc., *ant-t.*, *brom.*, *chel.*, *iod.*, **Lyc.**, merc-i-f., *phos.*, pyrog., *spong.*, sul-ac., zinc.

Pneumonie, bei: *Am-c.*, *ant-t.*, *kreos.*, **Lyc.**, *phos.*, *sulph.*

BLUBBERNDES, glucksendes Gefühl: Sars., sulph.

BLUTANDRANG zur Nase: Am-c., calc., **Cupr.**, samb., sulph.

Bücken, beim: Am-c.

BLUTEN (s. NASENBLUTEN)

BOHREN mit den Fingern in der Nase (vgl. ZUPFEN - Nase): **Arum-t.**, aur., bufo, **Cina**, con., ph-ac., phos., psor., sel., stict., verat., *zinc.*

DICK: *Ferr-i.*, kali-c.

DIPHTHERIE: *Am-c.*, *hydr.*, *kali-bi.*, *lyc.*, merc-c., merc-cy., nit-ac., *petr.*

beginnt in der Nase: Lyc., merc-c., merc-cy.

erstreckt sich zu den Lippen: Am-c.

Choanen: Lac-c., lach.

DOPPELT; Gefühl, als habe sie zwei Nasen: Merl.

EINGEDELLT (s. EINGESUNKEN)

EINGESUNKEN: *Aur.*, hep., *psor.*, sil.

Kindern, Kleinkindern; bei: *Aur-m.*

EMPFINDLICHKEIT (s. SCHMERZ - wund)

ENTZÜNDUNG: Alum., *arn.*, *ars.*, *asaf.*, asar., *aur.*, aur-m., *bell.*, bor., *bry.*, cadm., *calc.*, cann-s., *canth.*, *caust.*, cist., coch., *con.*, *crot-h.*, *fl-ac.*, *hep.*, *hippoz.*, **Lach.**, mang., med., *merc.*, *merc-i-r.*, *nat-c.*, *nat-m.*, nux-v., phel., **Phos.**, plb., *puls.*, ran-b., rat., *rhus-t.*, *sep.*, **Sulph.**, verat.

links: Cist., goss., *nat-m.*

rechts: **Aur.**, merc-i-r.

Trinkern, bei: *Ars.*, bell., *calc.*, hep., *lach.*, merc., *puls.*, *sulph.*

innen: *Agar.*, *bell.*, bor., *bry.*, *calc.*, canth., cham., chel., cist., cocc., con., goss., *hep.*, *kali-bi.*, *kali-i.*, mang., merc., *nat-m.*, *nux-v.*, **Phos.**, polyg-h., ran-b., rhus-t., sil., stann., *sulph.*, verat.

Knochen: Anan., asaf., **Aur.**, *aur-m.*, **Hep.**, still.

Nasenspitze: *Aur.*, bell., bor., bry., *carb-an.*, **Caust.**, crot-h., kali-c., *kali-n.*, *lach.*, lyc., merc., nicc., *nit-ac.*, phos., *rhus-t.*, *sep.*, sulph.

Ränder der Nase: Bar-c., mez.

Septum: Psor., sars.

ERFROREN: *Agar.*

leicht, erfriert: *Zinc.*

ERYSIPEL (s. GESICHT - ERYSIPEL - Nase)

EXKORIATION (s. SCHMERZ - Rohheit; ABSONDERUNG - wundfressend)

EXOSTOSEN: Merc., phos.

FÄCHER, Bewegung wie ein (s. BEWEGUNG)

FARBE:

bläulich: Agar., aur., crot-h., *lach.*, verat-v.

Nasenflügel: Hydr-ac.

Nasenspitze: Agar., *crot-h.*

Nasenwurzel: Calc.

braun: *Aur.*

rot an kleinen Flecken: *Aur.*

gelber Sattel: Carb-an., sanic., **Sep.**

Flecken: Sep.

kupferfarbene Flecken: Ars., cann-s.

Röte: Aloe, **Alum.**, anan., anthr., *apis*, *ars.*, ars-i., arund., *aur.*, aur-m., bar-c., *bell.*, *bor.*, *calc.*, cann-s., canth., carb-an., carb-s., carb-v., caust., **Chin.**, cycl., ferr-p., fl-ac., graph., *hep.*, hippoz., iod., *kali-bi.*, *kali-c.*, kali-i., *lach.*, led., lith-c., mag-c., *mag-m.*, mag-p., mang., *merc.*, *merc-c.*, *nat-ar.*, *nat-c.*, nat-m., **Phos.**, *plb.*, psor., ran-b., rhus-t., sarr., *stann.*, **Sulph.**, thuj., *zinc.*

linke Seite: Aur-m., nat-m.

rechte Seite: Aur., lith-c., ox-ac.

erstreckt sich zur Wange: Anthr.

nachmittags: Kali-c.

blutig: *Kali-c.*

Choanen: *Arg-n.*, phyt.

Septum: Alum., bor., bov., *lil-t.*

Erfrierung, nach: *Zinc.*

Erregung, nach: Vinc.

erysipelatös: **Apis**, *rhus-v.*

linke Seite: Lac-ac.

glänzend: Bor., canth., merc., *ox-ac.*, *phos.*

Nasenflügel, rechter: Canth.

Nasenspitze: Bell., bor., *phos.*, sulph.

Luft im Freien, in kalter: Aloe, *sulph.*

plötzlich: Bell., bor.

Quecksilber-Missbrauch, nach: Lach.

Sattel (rot): Poth.

schmerzhaft bei Berührung: Bell., *carb-an.*

Stellen, an kleinen: Aur., calc., *iod.*, ph-ac., rhod., *sars.*, sil., verat.

rechte Seite: Euphr.

berührungsempfindlich: Aur., calc., rhod.

Septum: Berb., lil-t., sars.

Trinkern, bei: Agar., crot-h., *lach.*, led.

Zorn, nach: Vinc.

innen: Acon., act-sp., ail., apis, *ars.*, bar-c., bell., bry., carb-an., coc-c., gels., hep., kali-bi., kali-c., *kali-i.*, lach., **Merc.**, nux-v., petr., phel., phos., polyg-h., stann., **Sulph.**

links: *Nat-m.*, stann.

rechts: Aur.

Nasenflügel: All-c., *caj.*, *calc.*, chin-a., *kali-bi.*, *kali-c.*, *mag-m.*, ph-ac., *phos.*, sabin., **Sin-n.**

FARBE - Röte - *Nasenflügel* ...

links: Nat-m., zinc.

rechts: Canth., gins., mag-m.

Kanten: Coc-c., *gels.*, ph-ac.

Nasenwinkel: Benz-ac., plb.

Nasenspitze: Agar., alum., *aur.*, *bell.*, bor., *calc.*, caps., **Carb-an.**, *carb-s.*, *carb-v.*, chel., clem., con., *crot-h.*, *kali-c.*, **Lach.**, led., mag-arct., merc., nat-m., nicc., *nit-ac.*, phos., *rhus-t.*, sep., sil., **Sulph.**

abends: Caps.

beginnt an der Spitze und breitet sich aus: *Ox-ac.*

Bücken, beim: *Am-c.*

Menses, während: Carb-an.

purpurn in kalter Luft: Aur., phos.

Trinkern, bei: Agar., carb-an., lach., *led.*

Zorn, durch: Vinc.

schwarz (vgl. RUSSIGE): Merc.

FLECKEN (s. FARBE)

FLÜSSIGKEITEN kommen beim Versuch zu schlucken zur Nase heraus: Anan., **Arum-t.**, aur., *bar-c.*, bell., bism-o., canth., *carb-ac.*, caust., cupr., cur., gels., hyos., ign., kali-bi., *kali-ma.*, **Lac-c.**, **Lach.**, **Lyc.**, *merc.*, *merc-c.*, *merc-cy.*, *nat-m.*, op., petr., *phyt.*, *plb.*, puls., sil., *sul-ac.*

FREMDKÖRPERS, Gefühl eines: Am-m., calc., con., kali-bi., nat-c.

FUNKEN am linken Nasenflügel, Gefühl von elektrischen: Carb-ac.

FURUNKEL (s. GESICHT - HAUTAUSSCHLÄGE)

GEFÜHLLOSIGKEIT, Taubheit: Ars-h., ars-m., asaf., cadm., ferr., lyc., med., nux-m., olnd., phys., plat., samb.

eine Seite: *Nat-m.*

innen: Nat-m.

Knochen: Aml-n., arn.

rechts: Plat.

Nasenspitze: Gels., viol-o.

GELB (s. FARBE - gelb)

GERÜCHE, eingebildete und wirkliche:

angenehm: *Agn.*, puls.

Bier, saures: *Bell.*, thuj.

Bittermandeln: Laur.

GERÜCHE ...

Blut, nach: Nux-v., psor., sil.

brennen würde, als ob etwas: Anac., aur., graph., nux-v., sulph.

Zunder am Morgen, wie brennender: Anac.

Dung, nach: Anac., bry., *calc.*, mag-c., verat.

Eiter, nach: Arg-n., gamb., seneg., sulph.

nachts: Arg-n.

Erbsen, eingeweichte: Sulph.

faulig: Anthr., asaf., aur., bell., calc., cob., graph., *kali-bi.*, kreos., mag-arct., meny., merc., *nit-ac.*, par., phos., **Puls.**, seneg., sep., verat.

morgens beim Erwachen: Kreos.

Brot und Milch riechen: Par.

Eier, wie faule: Aur., bell., *calc.*, kali-bi., mag-arct., meny., merc., nux-v., phos., sep., *sulph.*

Schnäuzen der Nase, beim: *Aur.*, kali-bi.

Speisen und Milch riechen: *Nux-v.*, par.

Fischlake, nach: Agn., *bell.*, colch., elaps, thuj.

Schnäuzen der Nase, beim: Bell.

gegorenem Bier, nach: Agn., bell., thuj.

geräucherter Schinken: Colch.

geschwürig: Cadm., seneg.

Getränke riechen faulig: *Nux-v.*

Hühnermist: Anac.

Hummer, beim Auswurf; nach: Lyc.

Kaffee, nach: Puls.

Kalk und Kalkfarbe, nach: Mag-arct.

Käse, nach: *Nux-v.*

Kiefernrauch, nach: *Bar-c.*

Knoblauch, empfindlich gegen den Geruch von: Sabad.

Kohl, nach: Benz-ac.

kränklich: Aur., cob., nit-ac., *nux-v.*, sil.

krebsartig: Cadm., sulph.

Leiche, wie eine: Chin.

Meerrettich, wie: Raph.

modrig, Absonderung: Nat-c.

Moschus, nach: Agn.

GERÜCHE ...

Pech, nach: Ars., con.

Rauch, nach: Bar-c., cor-r., *sulph.*, verat.

Ruß, nach: Graph.

sauer: Alum., bell.

morgens früh: Alum.

scharf: Alum., bell.

Schießpulver: *Calc.*

schlecht, morgens: Kreos., puls.

Schnupfen, wie alter: Ars., *graph.*, merc., *puls.*, **Sulph.**

Schnupftabak, nach: Graph., **Sulph.**

Schwefel, wie: Anac., *ars.*, calc., graph., *nux-v.*, plb., sulph.

Sirup, Abneigung gegen den Geruch von: Sang.

Staub: Benz-ac.

stinkend: Arg-n., asaf., *aur.*, **Bell.**, *calc.*, *carb-s.*, *chel.*, chlor., chr-ac., crot-t., elaps, *graph.*, iod., **Kali-bi.**, kreos., lac-c., meny., merc., nit-ac., nux-v., **Par.**, ph-ac., **Phos.**, *plb.*, *puls.*, sarr., *sep.*, sil., **Sulph.**, verat.

Atmen durch die Nase, beim: Nit-ac.

Schnäuzen der Nase, beim: Aur.

süßlich: Aur.

Tabak, nach: Puls.

Talg, nach: Valer.

Taubenmist, nach: Anac.

Teer, nach: Ars., con.

im hinteren Teil der Nase: Con.

Übelkeit erregend: Canth., meny.

übel riechend: Agar., anac., ars., asaf., benz-ac., *calc.*, *calc-s.*, *chel.*, *cina*, dros., elaps, ham., mag-c., nat-p., *nit-ac.*, par., *phos.*, sep., **Sulph.**, verat.

morgens: Kreos., nat-p., puls.

abends: Nit-ac.

Liegen: Nit-ac.

Schnäuzen der Nase, beim: *Aur.*, kali-bi., **Sulph.**

verbranntem Horn, nach: Sulph.

Haar, nach verbranntem: Graph., sulph.

Schwamm, nach verbranntem: Anac.

Weinbrand, Brandy, wie: Aur.

GERÜCHE ...

Whisky, nach: Aur.

Zunder, nach: Anac., nux-v.

Zwiebeln, nach: Cor-r., *manc.*

gebratenen: Sang.

GERUCHSSINN:

überempfindlicher: **Acon.**, *agar.*, alum., *anac.*, ant-c., arn., *ars.*, asar., **Aur.**, *bar-c.*, **Bell.**, bry., *calc.*, canth., caps., carb-ac., *carb-s.*, *cham.*, **Chin.**, cina, *cocc.*, **Coff.**, *colch.*, *con.*, cupr., cycl., **Graph.**, ham., *hep.*, hyos., *hyper.*, **Ign.**, kali-ar., kali-c., kali-p., kali-s., *kalm.*, lach., lac-ac., **Lyc.**, *lyss.*, mag-c., mez., nat-ar., nat-c., nat-p., *nux-m.*, **Nux-v.**, **Op.**, petr., ph-ac., **Phos.**, *plat.*, *plb.*, puls., sabad., sel., **Sep.**, sil., stann., *sulph.*, tab., thuj., valer., viol-o., zinc.

alles riecht zu stark: Aur.

empfindlich gegen den Geruch von:

Blumen: All-c., chin., **Graph.**, hyos., *lac-c.*, lyc., **Nux-v.**, **Phos.**, sang.

Eiern: **Colch.**

Essen kochen: Chin., **Colch.**, *dig.*, *eup-per.*, *sep.*, stann.

Essig: Agar.

Fisch: *Colch.*

Fleischbrühe: **Colch.**

Gas, verursacht Schwindel: **Nux-v.**, **Phos.**

Kaffee: Arg-n., lach., sul-ac.

Mäuse: Sabad.

Pfirsiche: All-c.

Ruß: Bell.

saure Gerüche: Dros.

Speisen: Arg-n., **Ars.**, *cocc.* **Colch.**, eup-per., *ip.*, lach., **Sep.** stann.

starke Gerüche: *Acon.*, *agar.* anac., asar., **Aur.**, bar-c., **Bell.** bry., calc., canth., carb-s., *cham.* *chin.*, *cocc.*, **Coff.**, **Colch.**, *con.* cupr., **Graph.**, *hep.*, **Ign.**, kali-c. **Lyc.**, *lyss.*, mag-c., nat-c., nat-m. **Nux-v.**, petr., **Phos.**, plb., puls. sabin., sel., *sep.*, spig., *sulph.* valer.

Stuhlgang: **Sulph.**

NASE

GERUCHSSINN - **überempfindlicher** - empfindlich gegen den Geruch von ...

Tabak: *Bell.*, chin., *ign.*, lyss., *nux-v.*, phos., *puls.*

unangenehme Gerüche: *Acon.*, all-c., pall., **Sulph.**

Wein: Tab.

Kopfschmerzen, bei: **Phos.**

Schwangerschaft, in der: Stann.

verloren, fehlend, Geruchsverlust: Ail., *alum.*, *am-m.*, *anac.*, *ant-c.*, *ant-t.*, *ars.*, *ars-i.*, arund., aspar., *aur.*, **Bell.**, *bry.*, bufo, **Calc.**, **Calc-s.**, camph., *caps.*, carb-an., *carb-s.*, card-m., *caust.*, *cham.*, chlor., cod., *cupr.*, cycl., *elaps*, *graph.*, **Hep.**, *hyos.*, *ign.*, *iod.*, *ip.*, *kali-bi.*, *kali-i.*, kali-p., *kali-s.*, lach., *lyc.*, *mag-m.*, mag-p., mang., med., **Merc.**, *mez.*, *nat-ar.*, *nat-c.*, **Nat-m.**, *nux-m.*, *op.*, phel., **Phos.**, **Plb.**, *psor.*, **Puls.**, rhod., *rhus-t.*, *sang.*, *sarr.*, sec., **Sep.**, **Sil.**, spig., stram., *sul-ac.*, *sulph.*, *teucr.*, verat., *zinc.*

vermindert: *Alum.*, **Anac.**, *arg-n.*, asaf., **Bell.**, benz-ac., **Calc.**, *caps.*, *cocc.*, *coloc.*, con., *cycl.*, *hell.*, *hep.*, **Hyos.**, kali-br., kali-c., laur., *lyc.*, *mez.*, nat-ar., **Nat-m.**, nit-ac., *nux-v.*, olnd., op., plb., *puls.*, rhod., rhus-t., ruta, sec., **Sep.**, **Sil.**, tab., zinc.

Blattes an der Nasenwurzel, mit Gefühl eines: Kali-i.

GERUNZELTE Haut: Cham.

GESCHWÜRE: Anan., *anthro.*, aur-m-n., bry., caust., cocc., cor-r., *fl-ac.*, *kali-bi.*, *kali-c.*, nat-c., *puls.*

links: *Aur-m.*, bell., bor., bry., calc., lyc.

rechts: Cor-r., gamb.

bösartig: Carb-an., kali-bi.

brennend: *Ars.*, *sil.*

gelb, schorfig: Arg-n.

perforierend: Fl-ac., *kali-bi.*, merc., *merc-c.*

schmerzhaft: **Sil.**

Choanen: Arg-n., arum-t.

innen: *Alum.*, anan., ang., **Ant-c.**, arg-n., *arn.*, *ars.*, *ars-i.*, **Aur.**, **Aur-m.**, **Aur-m-n.**, *bor.*, brom., bry., bufo, cadm., *calc.*, calc-p., carb-an., *carb-s.*, *cham.*, *crot-c.*, ferr-i., *fl-ac.*, *graph.*, *hippoz.*, ign., *iod.*, jatr., **Kali-bi.**, kali-c., *kali-i.*, kali-p., lyc., *mag-m.*, *merc.*, *merc-c.*, *nat-c.*, **Nit-ac.**, *petr.*, *phos.*, puls., sang., **Sep.**, **Sil.**, *squil.*, staph., *sulph.*, syph., tab., **Thuj.**

GESCHWÜRE - **schmerzhaft** - *innen* ...

rechts: Aur., bry., gamb., kali-n., *sil.*, thuj.

hoch oben: *Nat-c.*, *sil.*, *thuj.*

Nasenflügel: Kali-c., psor., **Puls.**, *sanic.*, thuj.

links: Dulc., fl-ac., kali-bi., kali-c.

rechts: *Ars.*, cor-r.

Ränder: *Kali-bi.*, mag-m.

Nasenlöcher: Bell., bufo, cadm., *cocc.*, *cor-r.*, kali-c., merc., nit-ac., phos., **Sep.**

Nasenspitze: *Bor.*, *bry.*, **Caust.**

Septum, runde Geschwüre: *Aur.*, calc-p., cop., *fl-ac.*, *hippoz.*, **Kali-bi.**, *kali-i.*, merc., *merc-c.*, *nat-c.*, sars., *sep.*, **Sil.**, syph., **Thuj.**

unter der Nase: Arund.

GEWEITETE Nasenlöcher: *Ant-t.*, *ars.*, hell., *lyc.*, ox-ac., phos., phys., *spong.*

Ausatmen, beim: *Ferr.*

Einatmen, bei jedem: *Merc-i-f.*

Gefühl wie: Iod.

GEWICHT (s. SCHWEREGEFÜHL)

GLÄNZEND: Aur-m-n., canth., merc., ox-ac., **Phos.**

Nasenflügel rechts: Canth.

Nasenspitze: *Bell.*, bor., *phos.*, *sulph.*

HAARE in den Nasenflügeln fallen aus: Calc., *caust.*, *graph.*, iod.

HÄRTE: Calc-s., canth., **Kali-c.**

Nasenflügel: Aur-m., *thuj.*

links: Alum., *thuj.*

Schleimhaut, der: Iod.

HAUTAUSSCHLÄGE (s. GESICHT)

HEUSCHNUPFEN: Ail., **All-c.**, *ars.*, *ars-i.*, *arum-t.*, **Arund.**, bad., *brom.*, *carb-v.*, cycl., *dulc.*, *euphr.*, *gels.*, iod., kali-bi., *kali-i.*, *kali-p.*, lach., *naja*, **Nat-m.**, nux-v., **Psor.**, *puls.*, *ran-b.*, **Sabad.**, *sang.*, *sil.*, **Sin-n.**, *stict.*, teucr., *wye.*

asthmatischer Atmung, mit: *Ars.*, *ars-i.*, *bad.*, *carb-v.*, *dulc.*, *euphr.*, **Iod.**, kali-i., lach., *naja*, *nat-s.*, *nux-v.*, *sabad.*, sang., sil., *sin-n.*, stict.

August, im: **All-c.**, dulc., gels., naja

Frühling, im: *All-c.*, *gels.*, lach., naja

HITZE: *Apis*, arn., bar-m., *bell.*, calad., cann-i., cann-s., canth., *cham.*, **Chin.**, clem., colch., cor-r., crot-h., daph., eup-pur., euphr., *graph.*,

HITZE ...

guare., hell., *hep.*, hyos., *kali-bi.*, kali-c., mag-m., merc-i-r., naja, *nux-v.*, psor., rhus-r., ruta, sang., stront., thuj., verat., vinc.

links: Cina, coff., nat-m.

rechts: *Merc-i-r.*

Atem erscheint heiß: **Kali-bi.**, ptel., rhus-t.

ausgeatmete Luft erscheint heiß: **Kali-bi.**

bluten, als würde sie: Cann-s.

kalt, bei Berührung: Arn.

Nasenspitze: Bell., caps., con., mag-arct., *nat-m.*

abends: *Caps.*, sin-n.

Wetter, bei warmem: Bell.

Nasenwurzel: **Kali-bi.**

HOCHGEZOGEN, als würde die Nasenspitze mit einer Schnur: Crot-c.

JUCKEN: *Agar.*, ail., alum., am-c., am-m., apis, *arg-n.*, arn., ars-m., **Arum-t.**, arund., asc-t., *aur.*, aur-m., aur-s., bar-c., bell., berb., bor., *bov.*, brach., brom., *calc.*, *calc-p.*, *calc-s.*, camph., caps., carb-ac., carb-s., *carb-v.*, card-m., **Caust.**, *cham.*, *chel.*, chin., **Cina**, cinnb., cob., coc-c., colch., com., con., *crot-c.*, ferr-m., fl-ac., grat., hell., hydr., ign., ip., jatr., kali-ar., *kali-c.*, *kali-n.*, kali-p., kali-s., lac-c., *lyc.*, lyss., *mag-m.*, med., *merc.*, merc-sul., merl., *mez.*, *nit-ac.*, *nux-v.*, olnd., *ph-ac.*, phos., puls., rat., samb., sanic., sep., *sil.*, *spig.*, squil., staph., stry., **Sulph.**, *teucr.*, ther., thuj., tub., uran, urt-u., vinc., zinc.

links: Bad., chel., cob., grat., hell., laur., pall., rhus-r., sars., staph.

rechts: Fl-ac., gins., hydr., merl., sars., *teucr.*

abends: Coloc., lach., puls., sil.

brennend: *Agar.*, *aur.*

Essen, beim: Jatr., lach.

Menses, nach den: *Sulph.*

reibt sich die Nase: Arg-n., **Cina**, sil.

Kind fährt aus dem Schlaf hoch und reibt sich die Nase: Lyc.

innen: *Agar.*, am-c., am-m., anac., *arg-m.*, *arg-n.*, arn., *ars.*, ars-h., **Arund.**, *aur.*, aur-m., bar-m., bell., benz-ac., berb., bor., brach., brom., bufo, *calc.*, calc-p., camph., *caps.*, *carb-v.*, card-m., **Caust.**, *cham.*, chel., *cina*, *colch.*, con., corn., cupr., eug., euphr., gamb., gran., graph., *hep.*, hyper., ign.,

JUCKEN - *innen* ...

kali-ar., *kali-bi.*, kali-c., *kali-s.*, kalm., lac-c., laur., *lyc.*, lyss., mag-c., med., *merc.*, merl., mosch., mur-ac., *nat-m.*, nit-ac., **Nux-v.**, ol-an., ph-ac., phos., *puls.*, *ran-b.*, ran-s., rat., rhod., *sabad.*, sang., *sel.*, seneg., sep., *sil.*, sin-n., *spig.*, *stict.*, stram., *stront.*, **Sulph.**, syph., tab., teucr., ther., *thuj.*, uran, urt-u., ust., *zinc.*, zing.

links: Arg-m., asc-t., bell., benz-ac., brom., calc., camph., carb-v., card-m., caust., cob., coloc., grat., kali-bi., mang., med., ol-an., rhus-r., sars., spong., syph.

dann rechts: Brom.

rechts: *All-c.*, am-c., card-m., hydr., kali-c., kali-n., nat-m., *teucr.*, zinc.

dann links: Aur-m., card-m., verat-v.

erstreckt sich in die *Choanen*: Arg-m., *ran-b.*, *wye.*

Nasenwurzel: Con., inul., merc., olnd.

Septum: Benz-ac., bry., *iod.*, *kali-bi.*

Nasenflügel: Agar., alum., aur., calc., cann-s., **Caust.**, merc., nat-m., *nat-s.*, sars., sel., sil., sulph.

links: Ars-m., bad., bell., laur., mag-c.

rechts: Fl-ac., laur., spig., staph., thuj.

Nasenspitze: Agn., ars-m., calc-p., carb-an., carb-s., **Caust.**, *chel.*, colch., *con.*, laur. merc., mosch., mur-ac., ol-an., paeon., *petr.* ph-ac., rat., rheum, rhus-v., *sep.*, *sil.*

KÄLTE: Aloe, anan., arn., *ars.*, ars-h., bell. brom., calc-p., **Camph.**, cann-i., *carb-s.* **Carb-v.**, *chin.*, cist., cocc., colch., *crot-h.*, cycl. dros., *ign.*, iod., **Lac-c.**, mang., murx., *nux-v.* op., ph-ac., *plb.*, poth., *puls.*, sep., *sil.*, *spong.* stram., sulph., tab., tarax., **Verat.**, verat-v., zinc.

eisige Kälte: *Cedr.*, *verat.*

Froststadium im Fieber, während: Ant-c. apis, bol., cedr., chel., colch., iod., meny. sil., sulph., *tarax.*

innen, beim Einatmen: *Aesc.*, anan., *ant-c.* *ars.*, brom., camph., cimic., *cist.*, **Cor-r.** hipp., *hydr.*, kali-bi., lith-c.

Schnäuzen der Nase, nach: *Cist.*

Umhergehen im Zimmer, beim *Camph.*

Nasenflügel, beide: Laur.

Nasenspitze: Aloe, **Apis**, *arn.*, *ars.*, *calc-p.* *cedr.*, crot-h., *lach.*, lob., med.

NASE

KARIES (vgl. OZAENA): **Asaf.**, **Aur.**, *aur-m.*, aur-m-n., cadm., calc., fl-ac., *hecla.*, *hep.*, *hippoz.*, kali-i., merc-i-r., *phos.*, *phyt.*, **Sil.**, *still.*

syphilitisch: *Kali-bi.*, *sil.*

Septum: Hecla., *hippoz.*, *kali-bi.*

KATARRH: Acet-ac., *acon.*, aesc., *agar.*, ail., aloe, *alum.*, *alumn.*, am-c., *am-m.*, ambr., *ant-c.*, *ant-s.*, ant-t., *apis*, *arg-m.*, *arg-n.*, **Ars.**, *ars-i.*, *arum-t.*, *asaf.*, asar., aspar., **Aur.**, *aur-m.*, bapt., bar-c., *bar-m.*, **Bell.**, berb., *bor.*, *bov.*, **Brom.**, bry., calad., **Calc.**, calc-ar., *calc-p.*, *calc-s.*, camph., canth., caps., *carb-ac.*, *carb-an.*, **Carb-s.**, **Carb-v.**, *cast.*, caust., cham., chel., chin., chin-a., cic., cimic., cina, cinnb., *cist.*, clem., coc-c., cocc., coff., colch., coloc., *con.*, cop., cor-r., crot-h., crot-t., cupr., cycl., dros., elaps, **Eup-per.**, euph., *euphr.*, *ferr.*, *ferr-ar.*, *ferr-i.*, ferr-p., *fl-ac.*, *form.*, gels., **Graph.**, guaj., hell., **Hep.**, *hippoz.*, *hydr.*, ign., *iod.*, jal., *kali-ar.*, **Kali-bi.**, *kali-c.*, *kali-chl.*, *kali-i.*, *kali-p.*, kali-s., kreos., *lac-c.*, lac-d., *lach.*, lac-ac., laur., led., lem-m., **Lyc.**, mag-c., *mag-m.*, *mang.*, *med.*, meny., **Merc.**, **Merc-c.**, *merc-i-f.*, *merc-i-r.*, *mez.*, mosch., mur-ac., naja, **Nat-ar.**, *nat-c.*, **Nat-m.**, nat-p., *nat-s.*, *nicc.*, **Nit-ac.**, *nux-m.*, **Nux-v.**, *ol-j.*, *osm.*, par., **Petr.**, ph-ac., *phos.*, plat., plb., **Psor.**, **Puls.**, ran-b., ran-s., rhod., **Rhus-t.**, *rumx.*, *sabad.*, *samb.*, *sang.*, *sars.*, **Sel.**, seneg., **Sep.**, **Sil.**, *spig.*, spong., *squil.*, stann., staph., *stict.*, still., stront., sul-ac., **Sulph.**, tab., *teucr.*, *ther.*, *thuj.*, *tub.*, uran, ust., verat., zinc.

links: Kali-s., lach., sep., teucr.

rechts: *Lyc.*

eine Seite: Hippoz., kali-c., nat-c., phos., phyt.

morgens: *Ferr-i.*

abends: Mang., *puls.*

alten Menschen, bei: *Alum.*, am-c., bar-c., eup-per., kali-s., *kreos.*, merc-i-f., poth.

Freien amel., im: *Aur.*, *bry.*, carb-v., *mag-m.*, **Puls.**

Hautausschlägen, durch Zurücktreten von: *Sep.*

Masern, Scharlach und Pocken, nach: *Thuj.*

Meer agg., am: Nat-m.

Quecksilber-Missbrauch, nach: Asaf., kali-chl.

Silbernitrat-Missbrauch, nach: *Nat-m.*

trocken, chronisch: *Carb-v.*, *dulc.*, *nat-m.*, **Sil.**, *spong.*, **Stict.**, *sulph.*

übel riechend (s. ABSONDERUNG)

KATARRH ...

Wetter, bei nassem: *Nux-m.*

kaltem: *Ars.*

erstreckt sich zu den Stirnhöhlen: *Ars.*, berb., bry., *calc.*, *cupr.*, ferr., *kali-bi.*, *kali-chl.*, *kali-i.*, **Lyc.**, **Merc.**, merc-i-f., *nux-v.*, *puls.*, *sang.*, **Sil.**, stict., *thuj.*, verb.

Brust: Bry.

Kieferhöhle: Berb., kali-c., kali-i., merc.

Retronasalkatarrh (vgl. ABSONDERUNGEN - Choanen): Acon., aesc., *alum.*, alumn., ant-s., *arg-n.*, *aur.*, aur-m., bar-c., bry., *calc.*, *calc-s.*, *canth.*, caust., cinnb., *cor-r.*, euphr., *ferr.*, **Ferr-p.**, **Hep.**, *hydr.*, *iod.*, **Kali-bi.**, *kali-c.*, *kali-chl.*, *kali-i.*, kreos., lith-c., *lyc.*, mag-s., *manc.*, *mang.*, med., *merc-i-f.*, *merc-i-r.*, *merl.*, *mez.*, nat-ar., **Nat-c.**, **Nat-m.**, nat-s., *nit-ac.*, petr., phos., *phyt.*, *plb.*, **Psor.**, *rhus-t.*, sang., *sel.*, **Sep.**, *sil.*, spig., staph., *ther.*, thuj., zinc.

KITZELN (s. JUCKEN)

KNISTERN in der Nase: Acon., sulph.

KNOLLIGE Nasenspitze: *Aur.*

KNOTIGE Schwellungen: **Ars.**, **Aur.**, bar-m., merc-i-r., *sulph.*

umgeben von einer roten Schwellung wie bei Akne rosacea: Cann-s.

Wurzel, schmerzlos: Sep.

KOMEDONEN (s. GESICHT - HAUTAUSSCHLÄGE)

KONDYLOM (s. WARZEN)

KONGESTION (s. BLUTANDRANG)

KONVULSIVISCHE Bewegungen (s. ZUCKEN)

KRABBELN (s. JUCKEN)

KRAMPFADERN (vgl. GESICHT): Aur., *carb-v.*, *crot-h.*, mez.

KRATZEN in den Choanen: *Kali-bi.*, *kali-chl.*, *kali-p.*, **Nat-m.**, nat-s.

KREBS: Alumn., *ars.*, **Aur.**, *aur-m.*, *calc.*, carb-ac., *carb-an.*, cund., *kreos.*, merc., *phyt.*, *sep.*, sulph.

Epitheliom: *Ars.*, *carb-ac.*, cund., *hydr.*, **Kali-s.**, *kreos.*

flach, auf der rechten Seite: Euphr.

KRIBBELN: Aesc., agar., all-c., am-c., ambr., arg-m., arn., berb., calc., canth., caps., colch.,

KRIBBELN ...
corn., dros., gran., lach., mag-c., nat-p., ol-an., rhus-r., sul-ac.

Choanen: Arg-n., ran-b.

innen: Agar., *all-c.*, am-c., ambr., arg-m., **Arn.**, berb., bor., *caps.*, carb-ac., carb-v., cham., *colch.*, *con.*, daph., *gels.*, hep., hydr-ac., laur., mag-c., nat-p., nit-ac., ol-an., ph-ac., plat., *ran-b.*, ran-s., rat., *rumx.*, *sabad.*, sep., spig., stry., sul-ac., sulph., tab., *teucr.*

links: Arg-m., carb-v., dros., hep., nat-p.

rechts: Agar., *all-c.*, ars-s-r., mag-c., *stict.*, sul-ac.

abends: Carb-v.

plötzlich, scharf, gefolgt von Niesen: *Rumx.*

Schnäuzen der Nase, beim: Hep.

Knochen: Cinnb., corn., spong.

Nasenflügel: Carb-ac.

Nasenspitze: Aesc., bell., berb., con., kali-n., lach., mosch., paeon., ran-s., rheum, sars.

Reiben amel.: Bell.

Nasenwurzel: Ambr.

Septum, beim Schnäuzen der Nase: Bry.

KRIECHEN (s. KRIBBELN)

KRUSTEN (s. ABSONDERUNG - Krusten)

LAZERATION: Calen.

LIPOM: *Sulph.*

LUFT:

eingeatmete Luft, empfindlich gegen die: *Aesc.*, am-c., *ant-c.*, ars., brach., bufo, echi., gins., *hep.*, hydr., ign., kreos., lith-c., mag-s., med., nat-ar., osm., phos., psor., *ran-b.*, sep., thuj.

Choanen: Kreos.

Luftstrom über den Nasenrücken blasen, als würde ein leichter: Spig.

LUPUS: Alumn., *aur-m.*, *caust.*, *kali-bi.*, kali-chl., **Kreos.**, *phyt.*, thuj.

linke Seite: Caust., *kreos.*

exzedenz: Cist., *hydrc.*, jug-c., phyt., thuj.

Nasenflügel, am: *Aur-m.*, *hydrc.*

NASENATMUNG, laute (s. ATMUNG - laut)

NASENBLUTEN: Abrot., acet-ac., **Acon.**, *agar.*, ail., *all-c.*, aloe, alum., *alumn.*, **Am-c.**,

NASENBLUTEN ...
am-m., **Ambr.**, anac., anag., anan., **Ant-c.**, ant-s., ant-t., apis, aran., *arg-m.*, arg-n., **Arn.**, *ars.*, *ars-i.*, asaf., asar., astac., aster., aur., *bapt.*, *bar-c.*, *bar-m.*, **Bell.**, benz-ac., *berb.*, bism-o., bor., **Both.**, **Bov.**, *brom.*, *bry.*, *bufo*, **Cact.**, cadm., **Calc.**, **Calc-p.**, **Calc-s.**, camph., *cann-s.*, canth., *caps.*, *carb-an.*, **Carb-s.**, **Carb-v.**, card-m., **Caust.**, *cham.*, **Chin.**, chin-a., *chin-s.*, cic., *cina*, cinnam., *cinnb.*, clem., cocc., coff., colch., coloc., *con.*, *cop.*, cor-r., **Croc.**, crot-c., **Crot-h.**, *cupr.*, *dig.*, *dros.*, *dulc.*, echi., *elaps*, *erig.*, euphr., eupi., *glon.*, *graph.*, **Ham.**, *hecla.*, *hep.*, *hydr.*, **Hyos.**, ign., indg., iod., **Ip.**, kali-ar., *kali-bi.*, *kali-c.*, kali-chl., **Kali-i.**, *kali-n.*, kali-p., kali-s., *kreos.*, **Lach.**, lachn., *lac-ac.*, *led.*, lil-t., lob., *lyc.*, *lyss.*, *mag-c.*, mag-m., mag-s., **Med.**, **Meli.**, meph., **Merc.**, *merc-c.*, *mez.*, **Mill.**, *mosch.*, mur-ac., nat-ar., *nat-c.*, nat-h., *nat-m.*, *nat-p.*, nat-s., **Nit-ac.**, *nux-m.*, *nux-v.*, oena., op., ox-ac., par., *petr.*, *ph-ac.*, **Phos.**, pic-ac., plat., plb., **Puls.**, ran-b., *rat.*, *rhod.*, **Rhus-t.**, *rumx.*, ruta, sabad., **Sabin.**, samb., *sang.*, sarr., *sars.*, **Sec.**, senec., seneg., *sep.*, *sil.*, sin-n., spig., *spong.*, squil., *stann.*, staph., stict., stram., stront., *sul-ac.*, **Sulph.**, *tarax.*, *tarent.*, *ter.*, teucr., *thuj.*, til., *tril.*, **Tub.**, *ust.*, vac., valer., *verat.*, vinc., viol-o., vip., zinc.

links: Am-c., am-m., aml-n., bapt., berb., caust., dios., dulc., hydr., merc., rhod., sars., tarent.

Bad, nach einem: Calc-s.

nach rechts: Ham.

rechts: Am-c., arg-n., bry., calc., cic., *con.*, cupr., gamb., ind., kali-bi., kali-c., kali-chl., mag-c., sars., *verat.*

nach links: Coca, cor-r.

morgens: Acon., agar., aloe, am-c., **Ambr.** ant-c., apis, arn., *arum-t.*, bell., berb., bor. **Bov.**, *bry.*, bufo, *calc.*, *calc-s.*, canth., caps. **Carb-an.**, *carb-s.*, *carb-v.*, *caust.*, *chin.* coff., colch., croc., dros., *ferr.*, ferr-p. *graph.*, **Ham.**, hep., hipp., hyos., kali-bi. *kali-c.*, kali-p., kali-s., kreos., *lach.*, *lac-ac.* *mag-c.*, merc., *nat-c.*, *nat-m.*, **Nit-ac.** *nux-v.*, *phos.*, puls., rhus-r., *rhus-t.*, sabin. sec., *sep.*, *stann.*, **Sulph.**, thuj.

9 Uhr: Kali-c.

10-12 Uhr: Carb-v.

Aufstehen, nach dem: Agar., berb. **Bry.**, **Chin.**, coff., ferr., sep., stann. thuj.

Bett, im: Ambr., bar-c., bov., *caps.* *carb-v.*

NASENBLUTEN - morgens - Bett, im ...

Erwachen, beim: Aster., bell., *bry.*, mag-c., stann.

Bücken, beim: *Ferr.*

mittags: Kali-bi., tarax.

nachmittags: *Calc-p.*, carb-an., cham., indg., kali-n., lyc., mag-arct., *nat-s.*, tab., thuj., trom.

15 Uhr: *Sulph.*

16 Uhr: *Lac-c.*, *lyc.*

abends: *Ant-c.*, bor., bufo, *carb-s.*, *colch.*, dros., *ferr.*, gamb., *graph.*, kali-bi., *lach.*, *lyc.*, mez., *ph-ac.*, *phos.*, *puls.*, sars., *sep.*, *sul-ac.*, *sulph.*, thuj., til.

18 Uhr: Coff.

nachts: Ant-c., arg-m., arn., *bell.*, bry., calc., carb-an., **Carb-v.**, con., cor-r., croc., graph., hyos., kali-chl., mag-m., mag-s., *merc.*, mill., nat-m., nat-s., **Nit-ac.**, *puls.*, *rhus-t.*, sars., *verat.*

22 Uhr: Graph.

gegen Morgen: Apis

abwechselnd mit Blutspucken (Hämoptoe): **Ferr.**

alten Menschen, bei: *Agar.*, *carb-v.*, ham., **Sec.**, sul-ac.

Amenorrhö, bei: *Bry.*, *cact.*, con., ham., lach., ol-j., *phos.*, *puls.*

Anstrengung, durch: **Arn.**, carb-v., *croc.*, *rhus-t.*

Baden (s. Waschen)

Berührung, durch leichte: Cic., hydr., ind., *sec.*

Blut, blass: Arn., bar-c., bell., *carb-ac.*, *carb-v.*, crot-h., dig., dulc., *graph.*, hyos., lach., lachn., led., phos., puls., rhus-t., sabin., sec., ter.

dunkel, schwarz: Acon., am-c., ant-c., *arn.*, asar., bapt., *bell.*, bism-o., bry., calc., canth., *carb-s.*, **Carb-v.**, *cham.*, chin., *cina*, cinnb., cocc., con., **Croc.**, *crot-h.*, cupr., dig., dros., *elaps*, ferr., graph., *ham.*, ign., *kali-bi.*, *kali-n.*, *kreos.*, **Lach.**, led., lyc., mag-c., mag-m., *merc.*, mur-ac., nat-h., *nit-ac.*, *nux-m.*, **Nux-v.**, *ph-ac.*, phos., plat., *puls.*, **Sec.**, sel., *sep.*, *stram.*, sul-ac., sulph., *tarent.*

und dünn: Carb-an., *carb-v.*, **Crot-h.**, **Ham.**, *lach.*, *nit-ac.*, **Sec.**, *sul-ac.*

NASENBLUTEN - Blut ...

fadenziehend: Bapt., **Croc.**, *cupr.*, kali-bi., mag-c., *merc.*, *sec.*, sep.

flüssig: Arn., *carb-v.*, **Crot-h.**, *erig.*, *ham.*, **Sec.**, *sul-ac.*, ter.

geronnen, klumpig: Acon., *arg-n.*, bapt., **Bell.**, bry., cann-i., canth., carb-an., *carb-s.*, caust., **Cham.**, **Chin.**, con., *croc.*, dig., dios., dulc., *ferr.*, *ferr-m.*, hep., hyos., ign., **Ip.**, kali-n., kreos., lyc., lyss., mag-c., *merc.*, nat-h., *nat-m.*, *nit-ac.*, nux-v., ph-ac., *phos.*, **Plat.**, *puls.*, **Rhus-t.**, sabin., **Sec.**, sep., stram., stront., *sulph.*, *tarent.*, *tub.*

schnell: Merc., nit-ac.

ständig voll davon; die Nase ist: Ferr.

hell: *Acon.*, am-c., ant-t., arn., ars., bapt., bar-c., **Bell.**, bor., bry., calc., canth., *carb-ac.*, carb-an., carb-v., *chin.*, cic., *crot-c.*, dig., dios., dros., *dulc.*, *elaps*, *erig.*, ferr., *ferr-p.*, graph., **Hyos.**, **Ip.**, kali-n., kreos., *lach.*, laur., *led.*, mag-m., merc., mez., *mill.*, nat-ar., nat-c., nat-s., nux-m., *ph-ac.*, **Phos.**, puls., *rhus-t.*, sabad., *sabin.*, sec., sep., sil., stram., stront., sulph., *tub.*, zinc.

scharf: Kali-n., nit-ac., sil.

übel riechend: *Sec.*

warm: Dulc.

wässrig (s. blass)

Bücken, beim: Dros., *ferr.*, *nat-m.*, *nux-v.*, ol-j., *rhus-t.*, sil.

nach: Carb-v.

Diphtherie, bei: Ars., *carb-v.*, *chin.*, *crot-h.*, *hydr.*, *ign.*, *kali-chl.*, *lach.*, *merc-cy.*, *nit-ac.*, phos.

Ablösung der Membran, nach: *Phos.*

Erschütterung, durch: *Carb-v.*

Essen, nach dem: Am-c.

Fieber, während: Ferr-p., ham., meli.

Typhus: **Arn.**, **Bapt.**, *bry.*, *chin-s.*, **Crot-h.**, gels., kali-p., **Lach.**, *ph-ac.*, *rhus-t.*, *ter.*

Froststadium im Fieber, während: Bell., bry., calc., kreos., puls., rhus-t.

nach: *Hep.*

anstatt: Nat-m.

Frühling, im: Con.

NASENBLUTEN ...

Gehen, beim: Elaps

Hämorrhoiden, mit: **Sep.**

unterdrückte, durch: *Nux-v.*

hartnäckig: *Carb-v.*, *croc.*, *crot-h.*, mur-ac., **Phos.**, *sulph.*

Husten, mit: Acon., arn., bell., bry., carb-an., carb-v., cina, cupr., **Dros.**, dulc., ferr., ferr-i., ferr-p., hyos., *indg.*, iod., ip., kali-bi., kreos., *led.*, merc., mosch., mur-ac., nat-m., nit-ac., nux-v., phos., *puls.*, rhus-t., sabad., sep., sil., spong., sul-ac., *sulph.*

nachts: Nat-m.

jungen Frauen, bei: Phos., **Sec.**

Keuchhusten: **Arn.**, *bry.*, *cina*, *cor-r.*, *crot-h.*, **Dros.**, **Ip.**, *led.*, *merc.*, *mur-ac.*, *nux-v.*, spong., stram.

Anfall von Keuchhusten, nach einem: Cina, indg.

Kindern, bei: Bell., chin-s., *croc.*, **Ferr.**, *ferr-p.*, *ham.*, merc., phos., *ter.*

Klimakterium, im: Arg-n., **Lach.**, *sul-ac.*, *sulph.*

Kopfschmerz, während: **Acon.**, **Agar.**, alum., am-c., ambr., asaf., bell., *bry.*, carb-an., *cinnb.*, dulc., ferr-p., lach.

nach: Ant-c., carb-an., croc., lach., meli., nux-v., sabin., **Sep.**

Liegen, beim: Hura, puls.

Menses, vor: *Bar-c.*, **Lach.**, *nat-s.*, *puls.*, *sulph.*, *verat.*, vib.

während: Ambr., bry., *nat-s.*, puls., *sep.*, *sulph.*

aussetzt, wenn der Ausfluss: *Eupi.*

reichlich: Acon., ambr.

spärlich: *Phos.*

nach: Sulph.

anstatt: *Bry.*, graph., *ham.*, *lach.*

unterdrückt: Acon., bell., **Bry.**, *cact.*, calc., *con.*, *croc.*, *gels.*, ham., hyos., kali-i., **Lach.**, nit-ac., ol-j., *phos.*, **Puls.**, *rhus-t.*, *sabin.*, *sep.*

Mittagessen, während: Kali-bi., spong.

nach: Am-c., arg-m., zinc.

nässend (Sickerblutung): Crot-h., ham., phos.

Nasswerden, nach: *Dulc.*, *puls.*, *rhus-t.*

Niesen, beim: Bapt., *bov.*, *con.*, *indg.*, rumx.

NASENBLUTEN ...

periodisch: Carb-v., kali-c., puls.

plethorischen Menschen, bei: *Acon.*, nux-v.

Purpura haemorrhagica, bei: *Crot-h.*, *ham.*, *lach.*, **Phos.**, rhus-t.

Schlaf, im: Bov., *bry.*, *crot-c.*, graph., **Merc.**, nat-s., *nit-ac.*, *nux-v.*, puls., sulph., *verat.*

Schlag, durch einen: Acet-ac., **Arn.**, *elaps*, *ham.*, *sep.*

Schnäuzen der Nase, durch: *Agar.*, alum., *alumn.*, am-c., am-m., ambr., anac., ant-c., arg-m., arg-n., **Arn.**, asar., asc-t., aur., *aur-m.*, bapt., *bar-c.*, bor., *bov.*, brom., *bry.*, bufo, *calad.*, calc., calc-p., canth., caps., carb-ac., *carb-an.*, **Carb-s.**, *carb-v.*, caust., chin., cinnb., *croc.*, *crot-h.*, cupr., dros., elaps, ferr., ferr-i., ferr-p., *graph.*, hep., indg., iod., kali-c., kali-p., kali-s., **Lach.**, led., lyc., mag-c., mag-m., meny., merc., mez., nat-ar., nat-c., *nat-m.*, nat-p., nat-s., nit-ac., *nux-v.*, par., **Ph-ac.**, **Phos.**, *puls.*, ran-b., rhus-t., ruta, sabad., sars., *sep.*, sil., spig., spong., stront., **Sulph.**, teucr., *thuj.*, zinc.

links: Am-c., bapt., kali-n., sars.

rechts: Arg-n.

morgens: *Agar.*, arn., bor., *bov.*, *caust.*, **Lach.**, nat-c., nit-ac., *puls.*, thuj.

abends: Bor., graph., sep.

nachts: Arg-n., graph., nit-ac.

Schweiß, mit: **Phos.**

Sehvermögens, mit Verlust des: Indg. ox-ac.

Singen, nach: Hep.

Sprechen, beim: Lac-c.

Stuhlgang, während: Carb-v., coff., phos. rhus-t.

Pressen zum Stuhl, beim: *Coff.*, *phos. rhus-t.*

nach: *Carb-v.*

Trinkern, bei: *Carb-v.*, *lach.*, **Sec.**

Überhitzung, durch: Sep., thuj.

vikariierend: *Bry.*, **Ham.**, *lach.*, **Phos.** *puls.*

wässrigem Ausfluss, nach: Agar.

warmen Zimmer, im: *Puls.*, sep.

Waschen des Gesichts, beim: Am-c., ant-s **Arn.**, *calc-s.*, *dros.*, kali-bi., *kali-c.*, tarent.

NASENBLUTEN ...

Wein, durch: Ars.

Weinen, beim: *Nit-ac.*

Wetter, bei heißem: **Croc.**

Zorn, durch: *Ars.*

NEKROSE (vgl. KARIES): *Phos.*

NIESEN: *Acon.*, *aesc.*, aeth., *agar.*, ail., *all-c.*, aloe, alum., alumn., *am-m.*, ambr., ammc., *anac.*, anag., *ant-t.*, aphis., apis, *arg-m.*, *arg-n.*, arn., **Ars.**, *ars-i.*, ars-s-r., arum-d., arum-t., *arund.*, asar., aspar., *aur.*, *bad.*, bapt., *bar-c.*, bar-m., *bell.*, benz-ac., berb., bor., brach., *brom.*, **Bry.**, bufo, *calc.*, *calc-ar.*, *calc-p.*, *calc-s.*, *camph.*, *caps.*, carb-ac., *carb-an.*, **Carb-s.**, **Carb-v.**, cast., *caust.*, chel., *chin.*, *chin-a.*, *chin-s.*, chlor., *cic.*, cimic., **Cina**, *cist.*, clem., cob., **Coc-c.**, cocc., coch., colch., *con.*, cop., crot-h., crot-t., cupr., *cycl.*, dig., *dros.*, *dulc.*, **Eup-per.**, eup-pur., euph., *euphr.*, ferr., *ferr-ar.*, ferr-i., *ferr-p.*, form., *gamb.*, gels., glon., *graph.*, grat., ham., hell., hep., hydr., hyper., ill., *ind.*, *indg.*, *iod.*, *ip.*, ipom., iris., jac-c., *kali-ar.*, *kali-bi.*, kali-c., kali-chl., *kali-i.*, kali-p., kali-s., *kalm.*, *kreos.*, *lac-c.*, *lach.*, lac-ac., lil-t., *lyc.*, lyss., mag-m., meph., **Merc.**, merc-i-f., merc-sul., mez., mur-ac., *nat-ar.*, *nat-c.*, *nat-m.*, *nat-p.*, *nat-s.*, nicc., *nit-ac.*, *nux-m.*, **Nux-v.**, ol-j., olnd., *osm.*, ox-ac., *petr.*, *ph-ac.*, *phos.*, phys., *plan.*, prun-s., psor., ptel., **Puls.**, ran-s., rat., *rhus-r.*, **Rhus-t.**, rumx., **Sabad.**, sacc., *sal-ac.*, **Sang.**, sanic., sars., sec., *senec.*, *seneg.*, *sep.*, *sil.*, *spong.*, *squil.*, *staph.*, stict., **Sulph.**, *tarax.*, tarent., *teucr.*, ther., thuj., verat., zinc., zing.

tagsüber: Gamb., ther.

morgens: Agar., *all-c.*, **Am-c.**, aspar., benz-ac., bov., bry., calc., calc-ar., **Caust.**, chlor., *cimx.*, *cist.*, clem., fl-ac., *gels.*, hell., *kali-bi.*, *kreos.*, laur., lyc., lyss., *mag-c.*, merc., mez., *nat-m.*, nit-ac., *nux-v.*, onos., phos., *puls.*, sars., *sep.*, sin-n., stict., **Sulph.**

2 Uhr: Kali-p.

5 Uhr: Nicc.

6 Uhr: *Sep.*

Aufstehen, nach dem: All-c., caust., hell., nux-v., rhod., sars.

Bett, im: Agar., **Am-c.**, aspar., **Nux-v.**, *puls.*, *sep.*

Erwachen, beim: **Am-c.**, ars., aster., bov., calc., chin., graph., spig.

nüchtern, wenn: Hell.

Sprechen, verhindert das: Rhus-t.

vormittags: Cimx.

NIESEN ...

nachmittags: Bad., fl-ac., laur.

abends: All-c., bar-c., *cist.*, *iod.*, lyss., mag-c., nit-ac., phos., *puls.*, rumx., **Sulph.**, ther.

Zubettgehen, beim: Bufo

nachts: *Arum-t.*, carb-v., *elaps*, ferr-i., petr., rhus-t., *rumx.*, sin-n.

Liegen, im: Sin-n.

anfallsweise: *Agar.*, arn., bell., calc., con., *gels.*, glon., ham., hell., *ip.*, *kali-i.*, lach., lyss., *nat-m.*, nux-v., phos., *rhus-t.*, *sabad.*, sil., staph., *stram.*, *sulph.*, ther.

langanhaltende Anfälle: Nux-v.

dauert 4-6 Stunden mit Kräfteverfall: Petr.

anhaltend: All-c., anac., ars., *dulc.*, gamb., *indg.*, iris., merc., nat-c., squil.

vormittags: Cimx.

nachts: Carb-v., rhus-t.

Blicken auf glänzende Gegenstände, beim: Lyss.

Einatmen, durch: Brom.

Entblößen, durch: **Hep.**, *merc.*, *rhus-t.*

Hände, der: **Hep.**, pyrog., rhus-t.

erschütternd: Cast., sulph.

Freien agg., im: Alumn., *kali-bi.*, sabad., tarax.

amel.: *All-c.*, calc-i., calc-s., phos., puls.

Gähnen, mit: Astac., bry.

Gehen im Freien, beim: Cocc., plat., tarax.

häufig: Acon., agar., *all-c.*, alum., am-c., **Am-m.**, ambr., anac., arg-m., arn., **Ars.**, asaf., aspar., *aur.*, bar-c., bar-m., *bell.*, *brom.*, *bry.*, calc., **Carb-s.**, **Carb-v.**, cast., *caust.*, chin-s., cic., cist., **Coc-c.**, con., cor-r., crot-h., cupr., *cycl.*, *dros.*, *dulc.*, euph., gins., graph., gymn., *hep.*, kali-ar., *kali-c.*, kali-i., kali-p., kalm., *kreos.*, lact., laur., lil-t., *lyc.*, mag-c., mag-m., mag-s., **Merc.**, mez., mosch., mur-ac., nat-ar., nat-c., nat-m., *nit-ac.*, nux-m., **Nux-v.**, petr., *phos.*, *plan.*, prun-s., ran-s., rhus-t., ruta, *sang.*, sep., *sil.*, spig., *squil.*, stann., staph., *stict.*, stront., **Sulph.**, ther., verat., *zinc.*

heftig: Acon., all-c., am-c., anag., aphis., arg-m., *ars.*, ars-h., asaf., asar., aspar., *bar-c.*, brom., *bry.*, calad., canth., caps., carb-v., chin., chlor., *cina*, cist., coc-c., con., croc., crot-h., dig., fl-ac., *gamb.*, gels.,

NIESEN - heftig ...

gymn., *ind.*, indg., *ip.*, kali-ar., *kali-c.*, *kali-i.*, kali-p., laur., lyc., mag-c., merc., mosch., *nat-ar.*, *nat-c.*, nat-m., nicc., nit-ac., nux-v., olnd., poth., puls., rhus-t., rumx., sabad., seneg., sil., *squil.*, sulph., ther., *thuj.*, verat.

anhaltend, 5 Minuten lang: Seneg.

Heuschnupfen, mit: *Ars.*, *carb-v.*, *dulc.*, *euphr.*, lach., *naja*, *nat-s.*, *nux-v.*, sin-n., stict.

Husten, nach: **Agar.**, *arg-n.*, bad., *bell.*, bry., caps., *carb-v.*, hep., lyc., psor., seneg., *squil.*

zwischen den Hustenstößen: Bry.

kalter Luft, in: Anan.

Kämmen oder Bürsten der Haare, durch: Sil.

Kehlkopf, durch Reizung im: *Agar.*, *arg-n.*, *carb-v.*

Kitzeln in der Luftröhre, durch: Caps.

Kribbeln in der Nase, durch: Bor., carb-v., ferr., kali-bi., paeon., plat., rumx., stict., teucr.

Liegen amel.: Merc.

Mittagessen, während: Grat.

nach: Agar., phos., zinc.

Öffnen der Augen, beim: *Graph.*

plötzlich: Glon., rumx.

Schlaf, während: Bar-m., *nit-ac.*, *puls.*

weckt ihn aus dem Schlaf: **Am-m.**

schmerzhaft: Carb-an., cina, dros., kali-i.

Schnupfen, ohne: Acon., aesc., *agar.*, alum., *am-m.*, ars., **Calc.**, *carb-v.*, caust., cic., cist., con., dig., dros., *euphr.*, hell., hyos., iod., kali-c., lyc., meny., *merc.*, mur-ac., nat-c., nicc., *nit-ac.*, phos., *sep.*, sil., stann., staph., sulph., *teucr.*, zinc.

Sonnenschein, im: Agar., merc-sul.

Sprechen, verhindert das: Rhus-t.

Staub, verursacht durch: Brom., lyss.

trocken: Ambr., chin., graph.

vergebliche Versuche: Acon., aeth., alum., asar., benz-ac., calc., **Calc-f.**, canth., **Carb-v.**, caust., cocc., colch., euph., guare., hell., indg., *kali-i.*, laur., lyc., *mez.*, mur-ac., *nat-m.*, *nit-ac.*, osm., phos., *plat.*, plb., sars., **Sil.**, sul-ac., sulph., zinc.

warmen Zimmer, im: *All-c.*, **Puls.**

ÖDEM: **Apis**, bapt.

OFFEN, beim Gehen im Freien; Gefühl, als seien die Choanen: Fl-ac.

ÖLIG: Calc., *hydr.*, puls.

OZAENA: All-s., *alum.*, *am-c.*, *arg-n.*, *ars.*, **Asaf.**, **Aur.**, **Aur-m.**, *aur-m-n.*, **Calc.**, *calc-f.*, *calc-p.*, *carb-ac.*, *carb-an.*, *carb-s.*, chr-ac., *con.*, crot-h., *cur.*, *elaps*, fl-ac., *graph.*, **Hep.**, *hippoz.*, *hydr.*, **Kali-bi.**, **Kali-i.**, *kali-p.*, *kali-s.*, *lach.*, mag-m., **Merc.**, *merc-c.*, *merc-i-f.*, mez., *myric.*, *nat-ar.*, *nat-c.*, *nat-m.*, nat-p., *nat-s.*, *nit-ac.*, ol-j., *petr.*, *ph-ac.*, phos., *phyt.*, **Puls.**, *sang.*, **Sep.**, **Sil.**, *stict.*, *sulph.*, *syph.*, *teucr.*, *ther.*

Krätze, nach unterdrückter: Calc.

syphilitisch (vgl. KARIES - syphilitisch): *Asaf.*, **Aur.**, *aur-m.*, crot-h., **Hep.**, *kali-i.*, *merc.*, **Nit-ac.**, *phyt.*, **Sil.**, *syph.*

PERGAMENT; Gefühl, als sei die Nase aus: *Kali-bi.*, sulph.

POCHEN (s. PULSIEREN)

POLYP: *All-c.*, alumn., *apis*, arum-m., aur., bell., **Calc.**, calc-i., *calc-p.*, *carb-s.*, *con.*, form., *graph.*, hecla., hep., hydr., *kali-bi.*, *kali-n.*, *lem-m.*, lyc., merc., merc-c., *merc-i-r.*, nit-ac., *phos.*, *psor.*, puls., **Sang.**, *sep.*, *sil.*, staph., *sulph.*, **Teucr.**, *thuj.*

links: Alumn., apis, calc., merc-i-r.

rechts: *Kali-n.*

blutet leicht: Calc., calc-p., *phos.*, thuj.

Choanen: *Teucr.*

PRICKELN (s. KRIBBELN)

PULSIEREN: *Agar.*, all-c., arg-m., **Ars.**, bor., *coloc.*, cor-r., **Kali-i.**, mag-m., sil.

links: Arg-m.

Nasenspitze: Ph-ac.

Nasenwurzel: Bor., **Kali-bi.**, sarr.

QUIETSCHEN in der Nase: Nat-c., teucr.

RAUHEIT an der Innenseite: Mez.

nachts: Carb-v.

Choanen: Gall-ac., hyper., staph.

REIBT sich die Nase (s. JUCKEN)

RISSE:

Nasenflügel: Aur-m., caust., hep., *merc.* sil., *thuj.*

Nasenlöcher: **Ant-c.**, anthro., *aur.*, *aur-m.* *graph.*, nit-ac., *petr.*

Nasenspitze: **Alum.**, carb-an.

Nasenwinkel: *Graph.*, merc.

RISSE ...

Septum: Merc.

Menses, während: Carb-an.

ROT (s. FARBE)

RUSSIGE Nasenlöcher (vgl. FARBE - schwarz): *Ant-t.*, *chlor.*, *colch.*, *hell.*, *hyos.*, *lyc.*, *zinc.*

SCHLEIMHAUT:

abgelöst: *Elaps*

gangränös: *Ars.*

zerstört: Am-m.

SCHMAL, hager: *Camph.*, *kali-bi.*, *lyc.*, *spig.*, spong., verat., verat-v.

SCHMERZ: Acon., aesc., agar., agn., alum., anac., ant-t., *arg-m.*, *arg-n.*, *ars.*, ars-i., ars-m., *arum-t.*, arund., asaf., asar., aspar., **Aur.**, *aur-m.*, bar-c., bell., benz-ac., *bor.*, brom., bufo, *calc.*, cann-i., carb-an., carb-s., carb-v., chin., cimic., *cinnb.*, coff., *colch.*, coloc., cor-r., *crot-h.*, cycl., *elaps*, *euphr.*, fl-ac., glon., **Graph.**, grat., guaj., hell., **Hep.**, ign., *iod.*, kali-ar., **Kali-bi.**, **Kali-i.**, kali-n., kali-s., kalm., lach., laur., lyc., lyss., mag-c., mag-m., *merc.*, *merc-i-f.*, nat-ar., nat-m., nat-s., *nit-ac.*, olnd., petr., phos., phyt., prun-s., **Puls.**, ran-b., rheum, ruta, sang., sars., *sep.*, **Sil.**, spig., *sulph.*, teucr., *thuj.*, verat.

links: Alum., arg-m., ars-m., arum-m., bell., stann.

rechts: Am-m., brom., camph., mez., psor.

nach rechts: Euphr.

abends: Alum., ars-m., cycl.

nachts: **Aur.**, bell., cor-r., lach., phos.

Schlaflosigkeit, mit: Cor-r.

anfallsweise: Plat., zinc.

Atmen, bei starkem: Am-c., bor., op.

Berührung, bei: Alum., *aur.*, bar-m., bell., bry., canth., carb-an., caust., colch., *hep.*, kali-bi., kali-n., led., lyc., *mag-m.*, mag-s., **Merc.**, nat-c., *nat-m.*, **Nit-ac.**, petr., ph-ac., *phos.*, rhus-t., sabin., *sil.*, stann., sulph.

Bewegung agg.: Cupr.

Druck agg.: Chin., con., cupr-ar., led.

amel.: Agn.

Einatmen von Luft: *Aesc.*, am-c., *ant-c.*, brach., bufo, gins., *hep.*, hydr., mag-s., osm., ox-ac., phos., *psor.*, sep., thuj.

Flohbisse, wie: Asc-t.

Husten, beim: Nit-ac.

SCHMERZ ...

Kopfschmerzen, mit: **Agar.**, ferr., glon., hep., merc., mez.

Liegen agg.: *Bor.*

amel.: Cupr.

Menses, vor den: Con.

Niesen, beim: *Nit-ac.*

pulsierend: Ars., bor., *coloc.*, kali-bi., *kali-i.*, ph-ac., plat.

Reiben amel.: Bell., nat-c.

Schnäuzen der Nase, beim: Aur., **Graph.**, *hep.*, iod., kali-bi., kali-c., kali-i., *led.*, *nat-m.*, nit-ac., *sil.*, teucr.

Trockenheit, aus: Calc., **Graph.**, *kali-bi.*, *phos.*, *sep.*, *sil.*, *stict.*, sulph.

erstreckt sich zu den Augen: **Hep.**, lyc.

Canthus des linken Auges, von der Nasenwurzel entlang dem Orbitalbogen zum äußeren: Kali-bi.

Augenbrauen: Inul.

Choanen: Bapt.

Gehirn, wie Strahlen: *Sil.*

Hals: Gels.

Hinterkopf: Kali-c.

Kinn: Chin.

Kopf: Kali-bi., kali-i.

Nasenwurzel: *Coloc.*, sang.

Ohren, beim Schlucken: Elaps

Schläfen: Kali-bi., mag-c.

Stirn: Bufo, calc., kali-i., nat-s., sil.

unten, von oben nach: Arn.

Wangenknochen: Kali-bi.

Choanen: *Elaps*, kali-ma.

Husten, beim: *Carb-v.*

Luft beim Husten oder Sprechen hineinströmen; als würde: Mag-s.

Schlucken, beim: *Carb-v.*

Schnäuzen der Nase, beim: *Carb-v.*

innen: **Graph.**

Knochen: *Aesc.*, arg-n., *ars.*, **Aur.**, aur-m-n., benz-ac., *carb-an.*, cast-eq., colch., cor-r., cycl., guaj., **Hep.**, indg., **Kali-bi.**, *kali-i.*, kali-n., lach., led., merc., mez., mosch., nat-m., onos., phos., *puls.*, **Sil.**, *sulph.*, thuj., verat.

rechte Seite: Aesc., aur.

SCHMERZ - *Knochen* - rechte Seite ...

tagsüber: *Sulph.*

pulsierend: Anan., **Kali-i.**

Knorpel, Ansatzstelle des: **Kali-bi.**

Druck, durch: Calc.

Nasenflügel: Bar-c., calc., gels., hep., stram.

links: Zinc.

genau über: Lach.

rechts: Arg-n.

Berührung, bei: Mag-m.

Bewegung, durch: Calc.

Berührung, bei: Mag-m., stann.

Nasenloch, links, am unteren Winkel: Coff.

Nasenrücken: Agn., canth., chin., *hep.*, kali-bi., kalm., *phos.*

Nasenspitze: Bar-c., bell., carb-an., *cist.*, lyc., plb.

Menses, während: Carb-an.

Nasenwurzel: *Acon.*, agn., *alum.*, *ant-t.*, arg-n., *ars.*, *arum-t.*, arund., aspar., *bapt.*, calc., cann-i., *carb-v.*, *chin.*, cinnb., *con.*, crot-t., *cupr.*, *dig.*, *elaps*, euphr., *ferr.*, *gels.*, *glon.*, hell., **Hep.**, *ign.*, **Kali-bi.**, *merc.*, *merc-i-f.*, *mez.*, *nat-ar.*, *nat-m.*, *nat-s.*, *petr.*, *phos.*, *phyt.*, plat., *puls.*, *sang.*, sarr., *sep.*, *sil.*, sulph., ther., thuj.

anfallsweise: Arn., hyos., zinc.

Kopfschmerzen, mit: **Agar.**, *cupr.*, ferr., glon., hep., *merc.*, *merc-i-f.*, *mez.*

Menses, vor den: *Con.*

pulsierend: Kali-bi., sarr.

erstreckt sich zu:

Ohren beim Schlucken: Elaps

Stirn: *Mez.*

Septum: Alum., caust., kali-bi., plb., sel., *sil.*

ausdehnender Schmerz: Bar-c.

beißend: Ambr., ang., arn., *aur.*, bar-m., berb., bry., calc-p., *carb-v.*, chin., euph., grat., hell., kali-c., kali-n., lach., lyc., mez., plat., ran-s., *sabad.*, spig., teucr., thuj.

Haut, auf der: *Mez.*

linkes Nasenloch, abends: Chin.

Nasenflügel: Aphis.

Septum: Asar.

berstend: Asaf., bar-c., kali-bi.

Nasenflügel, im rechten: Asaf.

SCHMERZ ...

bohrend: **Aur.**, *kali-i.*, nat-m., ruta, spig., sulph.

rechte Seite: Camph., psor., spig.

nachts: **Aur.**, phos.

Knochen: **Aur.**, aur-m-n., led., mez., nat-m., phos.

nachts: Phos.

erstreckt sich zu:

Stirn: *Kali-i.*

Nasenwurzel: *Coloc.*

Nasenwurzel: Agar., bism-o., *hep.*, nat-m., phos., sulph.

morgens: *Hep.*

7-12 Uhr: Hep.

brennend, beißend: *Aesc.*, aeth., *agar.*, *all-c.*, aloe, alum., *am-c.*, ambr., anan., ang., ant-c., aphis., apis, *arg-m.*, *arg-n.*, **Ars.**, *arund.*, aur., aur-m., bar-c., *bell.*, berb., bor., bov., brach., bufo, calad., *canth.*, caps., *carb-an.*, *carb-v.*, card-m., *caust.*, chel., chlor., cimic., cina, *cist.*, clem., coc-c., *coloc.*, *con.*, cop., crot-c., *crot-t.*, gamb., *gels.*, gran., grat., *hep.*, *hydr.*, kali-ar., *kali-bi.*, *kali-c.*, **Kali-i.**, *kali-n.*, kali-p., kali-s., led., lyc., *mag-m.*, *med.*, *merc-c.*, merl., *mez.*, nat-ar., *nat-m.*, *nat-s.*, nicc., *nit-ac.*, ol-an., pall., petr., ph-ac., phel., *phos.*, phys., plat., psor., rat., sabad., sars., senec., *seneg.*, **Sil.**, sin-n., stann., stry., *sulph.*, syph., tab.

links: Caps., cina, cist., coff., *gels.*, grat., kali-c., *sep.*

rechts: Card-m., crot-t., hydr., kali-bi., kali-n.

morgens: Mag-m.

abends: Pall.

Berührung, bei: Kali-n., mag-m., phos.

Einatmen, beim: Mag-m., med.

Flecken: Bar-c., graph., iod.

Freien, im: Kali-c.

kalte Luft: Bufo, cist.

Menses, agg., bei den: Carb-an.

Pfeffer, wie durch: Calad., *seneg.*

Schnäuzen der Nase, beim: Carb-v., graph., kali-n., sars.

nach dem Ausschnäuzen von dickem Schleim: Aesc., ant-c., cist., nat-ar., *nit-ac.*

SCHMERZ - brennend ...

Schnupfen, beim: *Aesc.*, *all-c.*, aloe, *am-c.*, **Ars.**, calad., *caust.*, *gels.*, mez., *senec.*, *seneg.*, *sulph.*

Tropfen heißen Fettes, wie ein: Bar-c.

Choanen: *Aesc.*, arg-n., *cist.*, crot-t., *kali-bi.*, *merc-i-r.*, phos.

links, wie brühend heißes Wasser: *Gels.*

Knochen: **Kali-i.**, *mez.*, nat-m., phos.

Nasenflügel: All-c., aphis., chel., clem., coc-c., kali-c., kali-n., *nit-ac.*, sulph., syph.

links: Hell., sulph.

rechts: Sulph.

abends: Alum.

Nasenrücken: Coloc.

Nasenspitze: Bell., caps., *carb-an.*, carb-s., nicc., ol-an., sil.

Menses agg., bei den: *Carb-an.*

Nasenwurzel:

rechte Seite: Lachn.

erstreckt sich zum Ohr: Elaps

innen: Carb-s., *kali-bi.*, nat-m.

Ränder der Nase: Arn., chel., sulph., thuj.

Seite der Nase: Aeth.

Septum: Aphis., cina, *kali-bi.*, mez., sil., *sulph.*

links: Cina

morgens: *Sulph.*

Berührung, bei: Sil., staph.

drückend: Acon., agar., agn., asaf., *aur-m.*, *bor.*, calc., *cinnb.*, *colch.*, coloc., *cor-r.*, cycl., grat., *kali-bi.*, kalm., laur., mag-c., mag-m., merc., olnd., phos., prun-s., puls., ran-b., *sulph.*, teucr., verat.

abwechselnd mit stechendem Schmerz: Laur.

Gehirn herausdrängen würde, als ob das: Am-c., *bor.*

Liegen agg.: *Bor.*

unten, nach: Mag-s., merc.

durch die rechte Seite: Bor.

zusammengezwickt, zusammengeklemmt würden; als ob die Nasenlöcher: *Kali-bi.*, lachn., spong.

SCHMERZ - drückend ...

erstreckt sich zur Seite: Chin.

Knochen: Agar., arn., carb-v., cinnb., cycl., **Kali-bi.**, *sulph.*, verat.

abends: Sulph.

Auseinanderdrückend: Colch., cor-r., laur., prun-s., *puls.*

Nasenrücken, wie ein Stein: Agn., coloc., kalm.

Brille, wie durch eine: *Cinnb.*

Druck amel.: Agn.

Nasenspitze: Lact.

Nasenwurzel: Acon., aesc., agar., agn., all-c., all-s., am-c., anan., *ant-t.*, aspar., *bapt.*, bar-c., benz-ac., bism-o., *brom.*, calc., cann-s., carb-v., chel., *chin.*, cimx., *cinnb.*, coloc., cund., *cycl.*, *dulc.*, *gels.*, grat., hipp., *hyos.*, *iod.*, **Kali-bi.**, *kali-c.*, *kali-p.*, kalm., *lac-d.*, mag-s., manc., mang., *merc.*, mez., *nat-ar.*, *nat-m.*, olnd., phos., prun-s., *puls.*, *ran-b.*, raph., rhus-v., ruta, sarr., *sep.*, spong., stict., ther., *thuj.*, *zinc.*

betäubend: Acon., cann-s., olnd.

Druck amel.: *Kali-bi.*

gefolgt von Schwindel: *Zinc.*

erstreckt sich zur Seite der Stirn: Chin.

über der Nase, wechselt zu einem Reißen, gefolgt von einem dumpfem Gefühl im Hinterkopf: Ambr., cupr.

durchstechend, im Septum bei Berührung: Zinc.

elektrischen Funken am linken Nasenflügel, mit Verlangen zu reiben; Gefühl von: Carb-ac.

Fremdkörper, wie durch einen: Calc-p., con.

Furunkel, wie durch ein: Hep.

geschwürig: Aeth., arn., *hep.*, ign., *kali-c.*, mag-s., *puls.*, *staph.*

Berührung, bei: Am-m., **Aur.**, bry., petr., *sil.*

innen: *Am-m.*, ars., **Aur.**, bell., bor., bry., *hep.*, ign., *kali-bi.*, *nit-ac.*, *nux-v.*, puls., *sil.*, verat.

links: Am-m., cocc., puls., staph.

rechts: **Aur.**, *graph.*, *kali-c.*, thuj.

Nasenflügel: Nux-v.

SCHMERZ - geschwürig - *Nasenflügel* ...

links: Laur.

abends: Nux-v.

Bewegung, bei: Nux-v.

Nasenwinkel: Camph., nux-v.

Nasenwurzel, beim Bücken: Puls.

Septum, bei Berührung: Staph.

grabend: *Coloc.*, kali-n.

spannend im rechten Nasenloch: Lach.

erstreckt sich von der linken Seite zur Nasenwurzel: *Coloc.*

krallend: Arg-n., kali-n.

krampfartig: Nux-m., plat., sulph.

Knochen, rechte Seite: Laur., plat.

Nasenflügel: Kali-n., plat., zinc.

links: Plat.

rechts: Ambr.

Nasenspitze: Stront.

Nasenwurzel: *Acon.*, arn., bapt., bell., colch., hyos., kali-c., *mang.*, *plat.*, zinc.

rechte Seite: Kali-c.

kratzend, scharf; in den Choanen: Staph.

lanzinierend (s. stechend)

nagend: Merc., **Sil.**

äußeren Nase, wie von etwas Scharfem, an der: Plat.

Nasenknochen, in den: Bufo, **Kali-i.**

Nasenspitze: Berb.

Nasenwurzel: Calc., merc., raph.

pochend (s. pulsierend)

reißend: Alum., arn., cadm., *calc.*, chel., *chin.*, colch., euphr., ind., kali-bi., kali-i., lach., lyc., mag-c., mag-m., mang., nat-s., nicc., *sep.*, sil., spong., *sulph.*, zinc.

links: Am-c., aur-m., mang., ol-an.

rechts: Alum., zinc.

Druck amel.: Alum., sulph.

Choanen: Zinc.

Knochen: *Aur-m.*, *con.*, gamb., indg., *kalm.*, mez.

Übelkeit, mit: *Kalm.*

Nasenflügel: Caust., sil., stram.

links: Sil., thuj.

rechts: Caust.

SCHMERZ - reißend ...

Nasenrücken: *Chin.*

Nasenwurzel: Cast., chin., coloc., *kalm.*, *mang.*, *merc-c.*, nicc., *phos.*

erstreckt sich zur Stirn: *Nat-m.*

Seite: Carb-an.

Septum: Plb.

Rohheit: *Aesc.*, ail., ars., ars-h., **Arum-t.**, bar-m., calc., cop., echi., *hydr.*, kali-ar., *lach.*, lec., mag-m., *merc-c.*, *mez.*, *sep.*, *sil.*, *sul-i.*

links: *Sep.*

morgens: Mag-m.

Einatmen, beim: *Aesc.*, agar., *ant-c.*, *sep.*

Schnäuzen der Nase, beim: *Hep.*

nach: Aesc., ant-c., cist., *hep.*, nat-ar., *nit-ac.*

Schnupfen, bei: Aesc., ail., ant-c., **Ars.**, sep., *sil.*, uva

Choanen: *Acon.*, *arum-t.*, carb-v., chlor., *cist.*, hydr., iris., *kali-bi.*, kali-n., lac-ac., *merc-i-r.*, sep.

morgens: Chlor.

nachmittags: Nat-ar.

Einatmen agg.: *Ferr-p.*, kreos.

Nasenflügel, Innenseite: *Mag-m.*, med.

Nasenlöcher: *Ail.*, *arum-t.*, bar-c., **Bov.**, **Brom.**, cact., calc., *calc-p.*, iod., **Lach.**, *mag-m.*, merc., merc-c., phos., rhus-t., *sep.*

Nasenspitze: Calc., carb-s.

Ränder: Sulph.

Septum: Lac-c., *mag-m.*

ruckend: Con.

links: Caps.

rechts: Zinc.

plötzlich in der Nasenwurzel: Hyos.

erstreckt sich von oben nach unten: Hyos.

scharrend, kratzig: Nux-v.

schneidend: Arn., bry., caust., *kali-bi.*, kali-i., zinc.

abends: Lyc.

Bett, im: Lyc.

SCHMERZ - schneidend ...

Knochen: Indg., *kali-bi.*, *kali-i.*, merc-i-f., teucr.

Nasenflügel: Caust., stram., zinc.

links: Zinc.

rechts: Caust.

Nasenwurzel: *Kali-c.*, *teucr.*

zum Hinterkopf: Ferr-i.

rechtes Nasenloch: Lyc.

Septum: Lyc., merc-i-f.

links, beim Einatmen: Agar.

oberen Teil des Septums; im: Lyc.

Splitter, wie ein: *Nit-ac.*

Berührung, bei: *Nit-ac.*, *sil.*

stechend: *Aesc.*, anan., **Apis**, asc-t., *aur.*, bar-m., bell., berb., calc., calc-p., camph., caps., con., euph., euphr., ill., ipom., kali-bi., *kali-c.*, mur-ac., **Nit-ac.**, nux-m., olnd., puls., *sang.*, spig., tarent., teucr., thuj.

links: Arg-m., calc., carb-ac., chin., grat., *spong.*

Einatmen, beim: Chin.

rechts: Psor., sulph.

Atmen, beim: Op., ox-ac.

Schnäuzen der Nase, als würden die Knochen aneinander reiben; beim: Kali-bi.

erstreckt sich beim Schnäuzen der Nase zur Stirn: Sulph.

abwechselnd mit Druck: Laur.

Berührung, bei: Calc., **Nit-ac.**, *sil.*, zinc.

Husten, beim: *Nit-ac.*

Niesen, beim: *Nit-ac.*

Schnäuzen der Nase, beim: *Kali-bi.*, kali-c., *nit-ac.*, sulph.

erstreckt sich beim Schnäuzen der Nase zum Hinterkopf: Kali-c.

Scheitel: Tarent.

Choanen: *Aesc.*

innen: Bufo, calc., *con.*, hydr-ac., merc-c., mur-ac., sang.

erstreckt sich beim Schnäuzen der Nase zum Ohr : Calc.

Stirn: Bufo, *kali-bi.*, *kali-i.*

Knochen: Ars., calc., cham., *cina*, kali-bi., kali-i., lach., led., spong., teucr.

SCHMERZ - stechend - *Knochen* ...

links: Spong.

Nasenflügel: Kali-c., stram.

Verbindung der Nasenflügel mit dem Gesicht, an der: All-s.

linke Seite: All-s.

Nasenrücken, rechte Seite: Con., inul.

Nasenspitze: Bell., *con.*, ill., kali-c., kali-n., sep., sil.

Berührung, bei: Sep.

erstreckt sich zur Stirn: Sil.

Nasenwinkel: Camph.

Nasenwurzel: Acon., inul., *kali-bi.*, merc-i-f., mill., nat-m., nicc., *nit-ac.*, *phos.*, *rhus-t.*, sil., teucr.

links: Agar.

abwechselnd mit Stechen im Hinterkopf: Acon.

Niesen, beim: Nit-ac.

stürzt, bevor er bei Schwindel: *Kali-c.*

erstreckt sich zum äußeren Canthus des Auges: *Kali-bi.*

Nasenspitze: Camph.

oberer Teil: Teucr.

Seite: Aeth., sil.

Septum: Aur., chin., *cinnam.*, con., *iod.*, *sil.*

Berührung, bei: Sil., zinc.

Wehtun (unbestimmt, drückend): Asar., cimic., *elaps*, merc-i-f.

Knochen: Bell., cast-eq., cycl., mosch., sulph.

Nasenrücken: Agn., canth.

morgens: Canth.

Nasenwurzel: Agn., asar., bapt., chin., hell., *hep.*, *kali-bi.*, nat-ar., puls., sang., sulph.

wühlend: Coloc., kali-n.

Nasenspitze: Sil.

wund schmerzend, wie zerschlagen, empfindlich; äußerlich: Act-sp., agar., am-m., arg-n., *arn.*, *ars.*, **Aur.**, bell., benz-ac., brach., *brom.*, *calc.*, cic., *cina*, coloc., con., crot-t., cupr-ar., *hep.*, iod., *kali-bi.*, kali-n., lac-c., led., lyss., *nat-m.*, *petr.*, *phos.*, *puls.*, **Sil.**, viol-o., zinc.

SCHMERZ - wund schmerzend ...

abends: Alumn.

Berührung, bei: *Alum.*, am-m., anac., **Aur.**, *aur-s.*, bell., bry., *calc.*, caust., cic., colch., euphr., graph., *hep.*, *kali-bi.*, kali-i., lyss., *mag-m.*, mang., *merc.*, *nat-m.*, *nit-ac.*, **Phos.**, poth., *sil.*, sulph., thuj., zinc.

Schnäuzen der Nase, beim: *Aur.*, **Graph.**, led., mag-s., *nat-m.*, *sil.*

Stellen, an kleinen: Merc-i-f.

Zusammendrücken der Nasenflügel, beim: Arg-n., colch., nat-m.

Choanen: Bapt., cop., kreos., lec., mag-c., ox-ac., par., ph-ac.

morgens: Dig.

Husten, beim: Carb-v.

innen: *Aesc.*, agar., *alum.*, *am-m.*, ambr., anac., ang., ant-c., aphis., arn., *ars.*, **Arum-t.**, **Aur.**, bapt., bar-c., bar-m., bor., *bov.*, *brom.*, *calc.*, *calc-p.*, camph., carb-an., carb-s., caust., cham., chel., cic., cocc., colch., *con.*, cop., crot-t., dios., *euphr.*, gels., **Graph.**, hep., *hyper.*, *ign.*, jab., **Kali-bi.**, *kali-c.*, **Kali-i.**, *kali-n.*, kali-p., kali-s., kaol., lac-c., *lach.*, lact., lith-c., *mag-m.*, mag-s., **Mang.**, med., *merc.*, merc-c., *mez.*, mur-ac., nat-ar., *nat-m.*, nat-p., nat-s., nicc., **Nit-ac.**, *nux-v.*, ol-an., *petr.*, phos., podo., psor., ptel., puls., ran-b., rhod., *rhus-t.*, sars., sec., sep., **Sil.**, stann., staph., sulph., syph., teucr., *thuj.*, *tub.*, uran, *zinc.*

links: Agn., **Arum-t.**, coff., fl-ac., med., nat-p., poth., staph.

rechts: *Alum.*, am-c., ant-c., *aur.*, calc., colch., kali-bi., *kali-n.*, kali-p., lac-c., mag-c., *sil.*, *thuj.*

Knochen: Arg-n., **Aur.**, *aur-m.*, *aur-s.*, chel., cupr-ar., guaj., *hep.*, jab., *lac-c.*, merc., *nat-m.*, *sil.*

links: Aesc., anac., arg-n., nat-m.

rechts: **Aur.**

Nasenflügel: Am-m., brom., calc., calc-p., calc-s., gels., iod., kali-bi., nat-m., nit-ac., rhus-t.

links: Calc., med.

rechts: Cic., daph., hydr., mez.

Nasenrücken: **Hep.**, *kali-bi.*, *nat-c.*, *petr.*, **Phos.**, *sil.*

SCHMERZ - wund schmerzend ...

Nasenspitze: Bell., bor., calc., carb-an., cist., *con.*, hep., kali-bi., *lith-c.*, lyc., merc-sul., op., rhus-t., sil., tax.

Nasemwurzel: *Ant-t.*, carb-an., kali-bi., nicc., *nit-ac.*, raph.

Ränder: Am-m., calc., *calc-p.*, kali-bi., nux-v., squil., sumb., thuj.

Septum: *Alum.*, bor., *bov.*, calc., caust., *colch.*, con., hep., *hydr.*, **Kali-bi.**, kali-s., *lac-c.*, *mag-m.*, *merc-i-f.*, *mur-ac.*, nat-m., sep., *sil.*, *staph.*, *sulph.*, thuj.

rechte Seite: Lac-c., *merc-i-f.*

Pickel, durch einen: Calad.

zermalmend in der Nasenwurzel: Anan.

zerreißend (vgl. reißend): Cadm.

zerrender Schmerz in den Knochen: Merl.

zerschlagen (s. wund)

ziehend: Agar., anac., ant-c., bapt., bell., camph., canth., caul., caust., clem., colch., crot-h., crot-t., *hep.*, *kali-n.*, lach., laur., mez., nat-s., sil.

links: Bell., camph.

rechts: Aesc., lyc., nat-c., zinc.

nachts: *Crot-h.*, hep.

Reiben amel.: Nat-c.

erstreckt sich zu den Augen: Hep.

Knochen: Clem., *colch.*, lach., mez.

Nasenflügel: Caust.

Nasenwurzel: *Calc.*, *carb-v.*, kali-chl., nat-m., petr., *phyt.*, rheum, *sil.*

erstreckt sich zur Nasenspitze Rheum

zuckend (s. stechend)

zusammendrückend (s. drückend)

zusammenziehend: Anac., caps., graph., hell., hep., *kali-n.*, sabad.

links: Caps.

Schnäuzen der Nase, beim: Kali-c.

erstreckt sich:

Auge: Zinc.

links bis über das linke Auge von: Caps.

Hinterkopf: Kali-c.

zwickend (s. drückend zusammengezwickt)

SCHMUTZIG (s. RUSSIGE)

SCHNÄUZEN der Nase:

Neigung, sich die Nase zu schnäuzen: Agar., *am-m.*, bar-c., *bor.*, bov., carb-an., echi., hep., *hydr.*, *kali-bi.*, mag-c., nat-m., phos., psor., **Stict.**, sulph., **Teucr.**, ther.

abends: Lith-c.

Fremdkörpers in der Nase, Gefühl eines großen: **Teucr.**

SCHNIEFEN: Am-c., *asc-t.*, *aur.*, *aur-m.*, elaps, **Lyc.**, **Nux-v.**, puls., **Samb.**

Kindern, Neugeborenen; bei: *Dulc.*, **Lyc.**, **Nux-v.**, *puls.*, **Samb.**

SCHNIEFT ständig, aber ohne Absonderung: Iodof.

Sprechen, beim: Kali-bi.

Wetter; bei warmem, nassem: *Kali-bi.*

SCHNUPFEN: *Acon.*, *aesc.*, aeth., agar., ail., **All-c.**, all-s., aloe, alum., *am-c.*, *am-m.*, **Ambr.**, ammc., *anac.*, anan., ant-c., ant-t., aphis., apis, *apoc.*, aran., *arg-m.*, *arg-n.*, arn., **Ars.**, *ars-i.*, *arum-t.*, **Arund.**, asaf., *asar.*, asc-t., *aspar.*, astac., *aur.*, *aur-m.*, aur-s., *bad.*, bapt., bar-c., bar-m., **Bell.**, *benz-ac.*, *berb.*, *bor.*, bov., *brom.*, *bry.*, bufo, *cact.*, cahin., calad., *calc.*, calc-ar., calc-f., calc-p., calc-s., camph., canth., *caps.*, *carb-ac.*, *carb-an.*, **Carb-s.**, **Carb-v.**, cast-eq., *caust.*, *cean.*, *cham.*, **Chel.**, *chin.*, chin-a., *chlor.*, *cic.*, cimic., cimx., *cina*, *cinnb.*, clem., coc-c., cocc., coff., *colch.*, coloc., con., *cor-r.*, corn., croc., crot-h., crot-t., cupr., *cycl.*, daph., dig., dros., dulc., eucal., **Eup-per.**, eup-pur., euph., **Euphr.**, *ferr.*, *ferr-ar.*, ferr-i., **Ferr-p.**, fl-ac., *gels.*, glon., *graph.*, guaj., **Hep.**, *hydr.*, ign., ill., *iod.*, ip., *jab.*, jac-c., *kali-ar.*, *kali-bi.*, *kali-c.*, *kali-chl.*, **Kali-i.**, kali-n., kali-p., *kali-s.*, *kalm.*, kreos., *lac-c.*, *lach.*, lac-ac., laur., *lyc.*, lyss., *mag-c.*, *mag-m.*, mag-s., mang., med., meph., **Merc.**, *merc-c.*, *merc-i-r.*, merc-sul., *mez.*, mur-ac., myric., *naja*, **Nat-ar.**, *nat-c.*, *nat-m.*, nat-p., nat-s., nicc., *nit-ac.*, **Nux-v.**, *osm.*, par., *petr.*, *ph-ac.*, phel., **Phos.**, *phyt.*, plat., plb., psor., **Puls.**, rhod., rhus-r., **Rhus-t.**, *rumx.*, *sabad.*, *sang.*, sars., sel., *senec.*, seneg., *sep.*, **Sil.**, sin-n., spig., *spong.*, *squil.*, stann., **Staph.**, *stict.*, still., sul-ac., **Sulph.**, tarent., tell., ter., *teucr.*, thuj., til., vac., verat., verb., zinc.

links: Agar., *all-c.*, **Arum-t.**, bad., berb., cist., cop., jug-c., mang., thlas., thuj., zinc.

nach rechts: Agar., all-c.

rechts: **Ars.**, brom., *calc-s.*, euphr., kali-bi., merc-i-r., *sang.*, sars., tarent.

Bad, nach einem: Calc-s.

SCHNUPFEN - rechts ...

nach links: Brom., *carb-v.*, chel., euphr., lyc.

eine Seite: Alum., aur-m., bell., hep., kali-c., nux-v., **Phos.**, *phyt.*, plat., rhod., stann., staph.

tagsüber: Carb-v., caust., cimic., euphr., merc., *nux-v.*, stann.

morgens: Aeth., all-c., alum., ant-c., ars-m., *arum-t.*, asc-t., *bar-c.*, bufo, *calc.*, calc-ar., calc-p., *carb-v.*, con., corn., cycl., dig., euphr., ferr-i., iod., kali-bi., lach., *mag-c.*, myric., nat-m., **Nux-v.**, onos., puls., sars., sep., *squil.*, sumb.

amel.: Stict.

Erwachen, beim: Ars., *aster.*, dulc.

mittags: Cina

nachmittags: Agar., alum., lach., lyc., sin-n., stict.

16 Uhr: Apis

abends: *All-c.*, anac., aphis., *apis*, arn., *carb-an.*, *carb-v.*, chlor., dulc., euphr., iod., kali-bi., lach., lith-c., mag-c., mang., phos., *puls.*, *rumx.*, sel., sin-n., ther., trom., *zinc.*

Fließschnupfen, morgens trocken: Apis

Hinlegen, nach dem: Zinc.

nachts: Alum., bry., *calc.*, *carb-an.*, carb-v., caust., cham., euphr., ferr., mag-m., **Merc.**, naja, *nat-c.*, nat-s., nicc., *nit-ac.*, *nux-v.*, phos., rumx., sang., thuj.

3 Uhr, agg.: Am-c.

Freien, im: *Aeth.*, calc-p., calc-s., nat-c.

Absonderung, mit (= Fließschnupfen): *Acon.*, *aesc.*, aeth., *agar.*, ail., **All-c.**, alum., **Am-c.**, *am-m.*, anac., anan., ant-c., *ant-t.*, aphis., apis, **Arg-m.**, **Ars.**, *ars-i.*, *arum-t.*, asaf., *asc-t.*, *aspar.*, aur., aur-m., bad., *bar-c.*, bar-m., **Bell.**, berb., *bor.*, *bov.*, *brom.*, *bry.*, bufo, cact., cahin., calad., **Calc.**, *calc-ar.*, calc-f., *calc-p.*, *calc-s.*, *camph.*, carb-ac., *carb-an.*, carb-s., *carb-v.*, cast., cast-eq., *caust.*, *cham.*, *chel.*, *chin.*, chin-a., chlor., cimic., cimx., cina, cinnb., clem., coc-c., coff., colch., *coloc.*, *con.*, cop., *cor-r.*, crot-t., *cupr.*, *cycl.*, dig., *dros.*, *dulc.*, *elaps*, *eup-per.*, eup-pur., euph., **Euphr.**, ferr-i., *fl-ac.*, form., *gels.*, *glon.*, graph., guaj., *hep.*, *hydr.*, **Ign.**, *iod.*, jac., **Kali-ar.**, *kali-bi.*, *kali-c.*, *kali-chl.*, **Kali-i.**, kali-n., *kali-p.*, kali-s., kalm., kreos., **Lac-c.**, *lach.*, lil-t., *lyc.*, mag-c., *mag-m.*, *mag-s.*, *mang.*,

SCHNUPFEN - Absonderung, mit ...

med., meny., meph., **Merc.**, **Merc-c.**, merc-i-r., merc-sul., *mez.*, mur-ac., naja, *nat-ar.*, **Nat-c.**, **Nat-m.**, nat-p., *nat-s.*, **Nit-ac.**, **Nux-v.**, ol-j., *osm.*, ox-ac., par., *petr.*, ph-ac., phos., *phyt.*, plat., plb., **Puls.**, *ran-b.*, ran-s., rhus-r., rhus-t., rumx., **Sabad.**, *sang.*, sarr., sars., sel., *sep.*, *sil.*, sin-n., *spig.*, *spong.*, squil., staph., sul-ac., **Sulph.**, *syph.*, **Tell.**, **Thuj.**, xan., *zinc.*

abwechselnde Seiten: **Lac-c.**

tagsüber: Carb-v., caust., cimic., dig., euphr., merc., nat-c., **Nux-v.**, stann.

morgens: *Acon.*, ant-c., calc-p., carb-v., caust., coloc., *cycl.*, dros., *euphr.*, mag-c., **Nux-v.**, puls., sars., *sep.*, *squil.*, *sulph.*, thuj.

Aufstehen, nach: Caust., **Nux-v.**

Bett, im: Carb-v.

Husten und Auswurf, mit: **Euphr.**

trocken am Nachmittag: Mag-c.

vormittags: Calc-p., cimic., merc-i-r., nat-c.

10 Uhr: Med.

11 Uhr: *Tell.*

mittags: *Cina*

nachmittags: **Arum-t.**, calc-p., kali-c., mag-s., plb., sulph., trom., wye.

amel.: Nat-c.

abends: Agar., **All-c.**, aphis., *apis*, bufo, *carb-an.*, *carb-v.*, coff., fl-ac., kali-c., mez., nat-ar., *puls.*, *rumx.*, sel., sulph., ther., thuj., trom., *zinc.*

nachts: Aur-m., fl-ac., iod., *kali-bi.*, merc., *nat-c.*, *rumx.*

Bücken, beim: Agar., *merc.*

Freien, im: *Ars.*, calc-s., *carb-ac.*, *coloc.*, dulc., euphr., hydr., *iod.*, **Nit-ac.**, plat., **Puls.**, sabad., *sulph.*, tell., *thuj.*, trom., zinc., zing.

amel.: Ars-i., *calc-s.*, carb-v., cycl.

kaltes Wasser, durch: Fl-ac.

Zimmer, im kalten: *Calc-p.*, *carb-ac.*, *merc.*

warmen Zimmer, im: **All-c.**, cycl., *merc.*, *nux-v.*, **Puls.**

Wetter, bei windigem: Euphr.

SCHNUPFEN ...

Absonderung, ohne (= Stockschnupfen): *Acon.*, agar., all-c., all-s., alum., *am-c.*, *am-m.*, ambr., *anac.*, *ant-c.*, apis, *ars.*, asar., asc-t., aur., aur-s., *bell.*, bov., *bry.*, *cact.*, **Calc.**, calc-s., *camph.*, *caps.*, *carb-an.*, *carb-s.*, *carb-v.*, **Caust.**, cham., chel., **Chin.**, *chin-a.*, coff., cor-r., croc., cupr., cycl., dig., dros., *dulc.*, *graph.*, hep., *ign.*, *iod.*, *ip.*, kali-ar., *kali-c.*, kali-chl., kali-n., kali-p., kreos., lach., *lyc.*, *mag-c.*, mag-m., *mang.*, merc., mez., mosch., *nat-ar.*, *nat-c.*, *nat-m.*, nat-s., *nit-ac.*, **Nux-v.**, ol-an., ol-j., op., *par.* petr., **Phos.**, *plat.*, psor., *puls.*, rat., sabin. sacc., **Samb.**, sars., *sep.*, *sil.*, *spig.*, *spong.* squil., stann., **Stict.**, *sul-ac.*, *sulph.*, teucr. *thuj.*, uran, verb., *zinc.*

links: Calc-caust., *sep.*

tagsüber: Carb-an.

morgens: *Apis*, calc., *carb-an.*, carb-v. con., dig., iod., kali-c., lach., laur. mag-s., nat-m., nux-v., *sil.*

Aufstehen, nach: Bov.

amel.: Carb-an.

Fließschnupfen tagsüber: *Sil.*

abends: Apis

nachmittags: Mag-c.

abends: Calc., carb-s., carb-v., cimic. euphr., iod., lach., mang., nicc., nux-v puls., *sulph.*

Absonderung am Tage; mit Cimic., dig., euphr., *nux-v.*

Bett, im: Kali-c.

nachts: Alum., am-c., calc., *caust.*, dig euphr., lach., *mag-c.*, mag-m., nat-c nicc., nit-ac., **Nux-v.**

Fließschnupfen tagsüber: Caust dig., euphr., merc., nat-c., nicc **Nux-v.**

abwechselnd mit Fließschnupfen Alum., ant-c., ant-t., *apis*, *ars.*, bell cund., euphr., lach., mag-c., *mag-m* *mang.*, *nat-ar.*, *nat-c.*, *nat-m.*, nit-ac **Nux-v.**, par., *phos.*, **Puls.**, sang., *sil* sul-ac., *sulph.*, zinc.

Essen, beim: Spig.

Freien, im: Calc-p., naja, **Nux-v.**

gefolgt von Fließschnupfen: Asc-t cor-r., plat.

SCHNUPFEN - **Absonderung,** ohne - abwechselnd mit Fließschnupfen ...

warmen Zimmer, im: *Ars.*, *coloc.*, hydr., *iod.*, plat., *puls.*, *sulph.*, *thuj.*, zing.

anhaltend: Bar-c., calc., carb-s., graph., kali-n., nat-c., sil.

Aufsetzen amel.: Mag-m., sin-n.

Bewegung amel.: *Dulc.*, phos., *rhus-t.*, thuj.

Blumen, durch den Geruch von (vgl. Rosen): **All-c.**, sabad., sang.

Bücken agg.: Laur.

chronisch, lang anhaltend: Ail., alum., am-c., anac., *apis*, ars-i., berb., **Brom.**, bry., *calc.*, calc-p., *canth.*, cist., coch., *colch.*, coloc., *cycl.*, eucal., fl-ac., graph., hydr., kreos., *lyc.*, mang., nat-ar., nat-c., nat-m., ol-j., phos., psor., puls., *sang.*, sars., *sil.*, spig., spong., *sulph.*, *teucr.*, *tub.*

linke Seite: *Berb.*

Diphtherie, bei: Am-c., *ars.*, **Arum-t.**, *carb-ac.*, chlor., crot-h., *ign.*, **Kali-bi.**, kali-ma., *lac-c.*, *lach.*, *lyc.*, *merc-c.*, *merc-cy.*, *merc-i-f.*, *mur-ac.*, **Nit-ac.**

Entblößen des Kopfes, durch: *Hep.*, *nat-m.*

Erregung amel.: Fl-ac.

Essen agg: Carb-an., trom.

nach: **Nux-v.**, spig., *zinc.*

Fieber, mit: *Acon.*, all-c., anac., *ars.*, bar-m., *bell.*, **Bry.**, chlor., gels., graph., *hep.*, iod., jab., lach., **Merc.**, nat-c., nit-ac., *seneg.*, spig., tarent.

Freien, im: *Aeth.*, alumn., ars-i., *calc-p.*, carb-ac., carb-s., coloc., *dulc.*, euphr., *graph.*, hydr., iod., *kali-bi.*, lith-c., merc., nat-ar., nat-c., *phos.*, plat., **Puls.**, sabad., sulph., tarax., teucr., thuj.

amel.: *Acon.*, *all-c.*, bry., *calc-s.*, chin-a., *cycl.*, mag-m., merc., merc-i-r., **Nux-v.**, phos., *puls.*, stict., tell., thuj.

nach einer Weile: Tell.

trocken kalter Luft, bei: Hyos.

Froststadium im Fieber, beim: Calad., elat.

Frühling, im: Gels., lach., naja

Gähnen, mit: Carb-an., cupr., lyc.

gefolgt von Diarrhö: *Sang.*, sel.

Gehen amel.: *Dulc.*, merc-i-r., phos., *puls.*, *rhus-t.*

SCHNUPFEN ...

Haare schneiden, durch: *Bell.*, **Nux-v.**, puls., *sep.*

Halsentzündung, mit: *Calc-p.*, *carb-an.*, cimic., *lach.*, **Merc.**, **Nit-ac.**, **Nux-v.**, **Phos.**, *phyt.*

hartnäckig, mit Wundheit unterhalb der Nase und am Rand der Nasenlöcher: **Brom.**, iod.

heftigen Anfällen, in: Alum., **Ars.**, **Arum-t.**, *bry.*, *calc.*, *carb-v.*, chlor., cocc., cycl., **Lyc.**, mag-c., mez., nat-c., nit-ac., sil., *staph.*, thuj.

Heuschnupfen (s. HEUSCHNUPFEN)

Hunger, mit: All-c., hep., *sul-ac.*

Husten, mit: Acon., *all-c.*, alum., am-c., ambr., *ars.*, ars-i., bad., bar-c., **Bell.**, *calc.*, canth., carb-an., carb-s., carb-v., *caust.*, *cham.*, cimx., *colch.*, con., **Euphr.**, *ferr-p.*, *gels.*, *graph.*, hep., ign., iod., **Ip.**, *kali-bi.*, kali-c., kali-chl., *kali-i.*, kali-p., lach., *lyc.*, mag-c., mag-s., meph., merc., nat-ar., nat-c., *nat-m.*, *nit-ac.*, ph-ac., *phos.*, *rhus-t.*, rumx., *sang.*, sarr., *seneg.*, sep., sil., spig., *spong.*, *squil.*, staph., sul-ac., *sulph.*, *tell.*, *thuj.*

intermittierend: Nat-c.

kalte Luft agg.: *Calc-p.*, coff., *dulc.*, graph., hyos., *kali-ar.*, mang., **Merc.**, **Ph-ac.**

Kehlkopfentzündung, mit: Acon., alum., am-m., *ars.*, ars-m., bar-c., *benz-ac.*, **Bry.**, calc., *calc-p.*, calc-s., carb-s., **Carb-v.**, **Caust.**, cham., *dig.*, dulc., eup-per., ferr-p., graph., *hep.*, *kali-bi.*, kali-c., *kalm.*, *mag-m.*, mag-s., **Mang.**, **Merc.**, *merc-i-r.*, nat-ar., *nat-c.*, nat-m., *nit-ac.*, *petr.*, phel., **Phos.**, puls., *ran-b.*, *rumx.*, *seneg.*, *sep.*, *spig.*, *spong.*, sul-ac., sulph., *tell.*, thuj., zinc.

Krupp, mit: *Acon.*, *ars.*, cub., *hep.*, *nit-ac.*, *spong.*

Licht, durch starkes: *Puls.*

Liegen: Chin-a., euphr., mag-m., sin-n., spig.

amel.: Merc.

Fließschnupfen beim Liegen: *Spig.*

fließt in den Rachen und rasselt beim Atmen: Phos.

Luft:

Schneeluft, bei: *Puls.*, *rhus-t.*

Zugluft, durch: *Dulc.*, *elaps*, *merc.*, *nat-c.*, nit-ac.

SCHNUPFEN - Luft ...

Choanen sind empfindlich gegen: Kreos.

Menses, vor: Graph., *mag-c.*, tarent.

Husten und Heiserkeit, mit: *Graph.*

während: Alum., *am-c.*, am-m., *graph.*, *kali-c.*, mag-c.

unterdrückt: Seneg.

Nasswerden, nach: Sep.

periodisch: *Graph.*, sil.

Tag, jeden zweiten: Aran., nat-c.

vierten Tag, jeden: Iod.

21. Tag, jeden: Ars-m.

Pfirsichen, durch den Geruch von: **All-c.**

plötzlichen Anfällen, bei: Agar., alum., apis, cycl., fl-ac., *iod.*, *plan.*, spig., staph., *thuj.*, *zinc.*

abends nach dem Hinlegen: *Zinc.*

Rosen, durch den Geruch von Rosen (vgl. Blumen): *All-c.*, *sabad.*, *sang.*, *tub.*, wye.

scharf (s. ABSONDERUNG - wundfressend)

trockener Schnupfen im warmen Zimmer, Fließschnupfen im Freien: Hydr.

Scharlach, bei: **Ail.**, *all-c.*, *am-c.*, **Arum-t.**, *caps.*, *mur-ac.*, *nit-ac.*, phos., phyt., rhus-t.

Schlaf, Fließschnupfen im: *Fl-ac.*

Schlaflosigkeit, mit: Ars., *calc-ar.*

Schlucken agg.: Carb-an.

Schweiß, mit: Eup-per., jab., *merc.*

amel. nach: Nat-c., nat-m.

Sitzen auf einem kalten Stein, beim: Nux-v.

Sommer, im: *Gels.*

Sprechen agg.: Acon.

Stuhlgang, beim: Thuj.

Überhitzung, nach: Acon., ars., bry., *carb-v.*, *puls.*, *sep.*, sil.

unterdrückt: *Acon.*, am-c., ambr., *ars.*, **Bell.**, *bry.*, *calc.*, carb-v., cham., *chin.*, *cina*, graph., kali-bi., kali-c., **Lach.**, *lyc.*, *nux-v.*, par., puls., sep., *sil.*

kalter Luft; durch den geringsten Kontakt mit: Dulc.

Unterkühlung bei Überhitzung, durch: **Ars.**, *carb-v.*, *puls.*, *sil.*

SCHNUPFEN ...

warm:

Erwärmung beim Gehen amel.: Merc-i-r.

Luft: Ant-c., *apis*, **Merc.**

Scheu vor kalter Luft, aber: Apis, *merc.*

Zimmer: **All-c.**, *ant-c.*, carb-v., cycl., *merc.*, *merc-i-r.*, *nux-v.*, phos., sep.

amel.: *Ars.*, calc-p., coloc., *dulc.*, *sabad.*

Waschen, nach: Fl-ac.

amel.: Calc-s., phos.

Wetter, bei nassem: All-c., dulc., hep., mang., *merc.*, *puls.*, sin-n.

trockenem, kaltem Wetter, bei: Nux-v.

wechselhaftem Wetter, bei: Gels., hep.

windigem Wetter, bei: Euphr.

Wind; hervorgerufen durch kalten trockenen: **Acon.**, *spong.*

Ostwind: *Kali-bi.*

Nordwestwind, nach: **All-c.**

erstreckt sich zur Brust: All-c., carb-v. euphr., ip., merc., nux-v.

Stirnhöhlen: *Ars.*, calc-p., cimx., *kali-i.* *sil.*, *stict.*

SCHORFE (s. ABSONDERUNGEN - Krusten)

SCHORFIGE Nasenlöcher (vgl. ABSONDERUNG - Krusten): *Alum.*, am-m., *ant-c.* **Aur.**, bor., **Bov.**, **Calc.**, carb-an., chel., cic., crot-t., ferr., **Graph.**, *hep.*, *hippoz.*, *iod.*, *kali-bi.* *kali-c.*, **Lach.**, *lyc.*, mag-m., *merc.*, *merc-c.*, *nat-m.*, *nat-s.*, *nit-ac.*, *petr.*, *phos.*, **Puls.**, rat., sars. **Sep.**, **Sil.**, *sulph.*, *thuj.*

SCHWARZ (s. FARBE; RUSSIGE)

SCHWEISS: Bell., cimx., cina, laur., nat-m. rheum, ruta, tub.

morgens: Cimx.

kalter Schweiß um die Nase: **Chin.**

SCHWELLUNG: *Alum.*, am-c., am-m., anan anthr., **Apis**, **Arn.**, **Ars.**, **Ars-i.**, **Ars-m.**, asaf **Aur.**, **Aur-m.**, aur-s., *bapt.*, **Bar-c.**, *bell.*, bor bov., brom., bry., cadm., **Calc.**, *calc-p.*, *calc-s* cann-s., *canth.*, *carb-an.*, *carb-s.*, caust., cham cist., **Coc-c.**, cocc., cor-r., crot-h., *ferr-i.*, fl-ac *graph.*, *guaj.*, **Hep.**, hippoz., ign., *iod.*, *kali-ar* *kali-bi.*, **Kali-c.**, kali-chl., *kali-i.*, kali-n., *kali-p* kali-s., *lach.*, lith-c., **Lyc.**, mag-c., *mag-m* meph., **Merc.**, *merc-c.*, merc-i-r., *naja*, *nat-m.*

SCHWELLUNG ...

nicc., nit-ac., petr., *ph-ac.*, **Phos.**, poth., *puls.*, ran-b., rat., *rhus-t.*, *rhus-v.*, sarr., **Sep.**, *sil.*, sol-n., **Sulph.**, thuj., *tub.*, urt-u., *zinc.*

links: *Alum.*, am-m., *aur-m.*, brom., *calc.*, cist., *hydr.*, lach., merc., *nat-m.*, stann., thuj.

gedrückt wird, wenn: Brom.

rechts: *Aur.*, aur-m., cocc., cor-r., *kali-bi.*, *lith-c.*, *merc-i-f.*, *merc-i-r.*, *mez.*, ox-ac., zinc.

Gefühl von: Kali-n., rat.

eine Seite: Cocc., croc., hippoz., *phos.*, *zinc.*

morgens: Aur., caust.

abends: Alum., *puls.*

amel.: Caust.

Berührung, schmerzhaft bei: Alum., *calc.*, hippoz., *nat-m.*, *phos.*

Fleck am rechten Tränenbein, mit Pochen: Kali-bi.

Gehen im Freien, nach: Aur.

glänzend: *Aur-m-n.*, bor., lith-c., ox-ac., sulph.

rot: Bor., merc., ox-ac., phos., sulph.

links: Aur-m.

rechts von der Nasenspitze: Ox-ac.

hart: Alum., aur-m-n., calc., thuj.

kalt: Ph-ac.

klopfend: Cor-r., kali-bi.

knotig: **Ars.**, **Aur.**

Nasenrücken, auf dem: Calc.

rot, wie ein Sattel: Poth.

schwammige Schwellung der Gefäße, die Nase ausdehnend: Kali-bi.

Zimmer, nach Gehen im Freien; im: Aur.

Choanen: Bry., hydr., ph-ac.

innen: *Acon.*, am-c., aspar., bell., cadm., *calc.*, canth., carb-ac., cist., cocc., *euphr.*, *ign.*, *kali-bi.*, *kali-c.*, kali-n., *lach.*, *merc.*, *nat-m.*, rhus-t., sang., **Sep.**, *sil.*, stann., *teucr.*, zinc.

Knochen: Anan., asaf., **Hep.**, *hydr.*, **Kali-i.**, *merc.*, *merc-i-r.*, **Phos.**, poth., sulph.

Nasenflügel: Brom., cann-s., carb-an., hydr-ac., kali-bi., *kali-c.*, lach., mag-m., *nat-m.*, *nit-ac.*, ox-ac., phel., phos., stann., *sulph.*, thuj.

links: *Alum.*, merc., nat-m., thuj., zinc.

SCHWELLUNG - *Nasenflügel - links* ...

Fleck: Calc.

rechts: Arg-n., calc., hydr., *mag-m.*, merc-i-f., mez.

Nasenrücken: Calc., kali-bi., *ph-ac.*, rat.

Nasenspitze: *Bell.*, *bor.*, *bry.*, calc., **Caust.**, *chel.*, clem., *crot-h.*, *kali-c.*, lyc., merc., merc-sul., nicc., ox-ac., *sep.*, *sulph.*

Wetter, bei warmem: Bell.

Nasenwurzel: *Calc.*, hippoz., *kali-bi.*, merc., *nit-ac.*, *petr.*, sarr.

erscheint und verschwindet: *Calc.*

Septum: *Alum.*, caust., elaps, ham., merc., *merc-i-f.*

SCHWEREGEFÜHL: Am-c., carb-v., *caust.*, *cham.*, colch., *crot-h.*, euphr., merc., samb., *sang.*, sil., *stann.*

Bücken, beim: Am-m., sil.

Gewichts; Gefühl eines herabhängenden: *Kali-bi.*, merc.

Knochen, in den: Colch.

Nasenwurzel: Bism-o., cinnb., *sang.*, stann., ther.

SOMMERSPROSSEN: Phos., **Sulph.**

SPANNUNG (vgl. GESICHT): *Acon.*, asaf., bor., cadm., caps., carb-an., kali-bi., merc., *petr.*, ph-ac., ran-b., sulph., *thuj.*

schmerzlose Spannung über den Nasenknochen: Asaf.

Haut: Acon., arg-m., *petr.*, phos.

innen: Cadm., canth., graph., *lac-d.*

Knochen: Thuj.

Nasenflügel: Thuj.

Nasenrücken: Ph-ac.

Nasenspitze: *Carb-an.*

Nasenwurzel: *All-c.*, *ant-t.*, cadm., carb-ac., cupr., ham., *kali-bi.*, *kali-i.*, lac-d., meny., merc., nat-p., petr., spong.

Band, wie durch ein: Ant-t.

quer über die Nase: Merc.

über der Nase: *Glon.*, hep.

SPASMEN der Muskeln: Lyc.

Nasenflügeln; in den: Ambr.

SPEISERESTEN in den Choanen, Gefühl von: *Nit-ac.*, petr., *sil.*

Schlucken, beim: *Nit-ac.*, *sil.*

SPINNWEBE, Gefühl einer (s. GESICHT)

SPITZ: Anan., *ant-t.*, *ars.*, **Camph.**, *carb-v.*, cocc., *cupr.*, *hell.*, *lach.*, myos., nux-v., *ph-ac.*, plb., rhus-t., spong., *staph.*, **Verat.**

TORPOR, Gefühl von: Asaf., plat., samb., viol-o.

TROCKENHEIT in der Nase: Abrot., *acon.*, aesc., *agar.*, ail., *all-c.*, aloe, alum., alumn., am-c., am-m., ambr., anac., ant-t., *apis*, **Ars.**, **Ars-i.**, arum-t., *arund.*, atro-s., aur., **Bar-c.**, bar-m., **Bell.**, *berb.*, bism-o., bor., brom., *bry.*, bufo, *cact.*, **Calc.**, *calc-s.*, *cann-s.*, **Carb-s.**, **Carb-v.**, *caust.*, *cham.*, *chel.*, chin., chin-a., chlor., cic., cimic., *cimx.*, clem., cob., *coc-c.*, *colch.*, con., cop., cor-r., crot-t., cund., *cycl.*, *dig.*, dios., dros., dulc., eup-per., *euphr.*, ferr-i., gamb., gran., **Graph.**, hipp., hydr., hydr-ac., *hyos.*, hyper., ign., *iod.*, ip., kali-ar., **Kali-bi.**, *kali-c.*, kali-n., kali-p., *kali-s.*, lac-c., lach., lact., laur., lil-t., lith-c., **Lyc.**, *mag-m.*, manc., *mang.*, meli., meph., *merc.*, *merc-i-f.*, *merc-i-r.*, merl., *mez.*, mur-ac., nat-ar., *nat-c.*, **Nat-m.**, nicc., *nit-ac.*, **Nux-m.**, *nux-v.*, ol-an., op., *petr.*, ph-ac., **Phos.**, *psor.*, puls., rat., rhod., *rhus-t.*, rhus-v., *rumx.*, sabad., **Samb.**, senec., *seneg.*, *sep.*, **Sil.**, sin-n., spig., **Spong.**, **Stict.**, stram., **Sulph.**, tab., tell., *ther.*, **Thuj.**, til., trom., ust., *verat.*, vinc., *wye.*, xan., *zinc.*, zing.

- **abwechselnde** Seiten: Sin-n.
- **links**: Calc-s., chel., cist., cob., merl., *sep.*, sin-n.
- **rechts**: Gamb., kali-bi., petr.
- **morgens**: Apis, *calc.*, ferr-i., *lyc.*, mag-c.
  - Bett, im: Aloe, paeon.
  - Erwachen, beim: Am-c., *calc.*, carb-an., kali-bi., lyc., mag-c., sulph., thuj.
  - Gehen, beim: Hydr.
- **vormittags** im Freien: *Sulph.*
- **nachmittags**, 15 Uhr: *Sulph.*
- **abends**: Apis, cur., dulc., graph., kali-bi., paeon., tell., thuj., trom.
- **nachts**: Am-m., *bor.*, cact., *calc.*, calc-s., lyc., mag-c., nux-v., phos., *sil.*, thuj.
  - feucht am Tage: Calc.
  - Schlaf, verhindert den: *Bor.*
  - weckt sie: Ammc., mag-c.
- **abwechselnd** mit Absonderung (vgl. ABSONDERUNG – Schnupfen)
- **chronisch**: Am-c., ambr., caust., *sil.*
- **Freien** amel., im: *Thuj.*

TROCKENHEIT ...

- **Fußschweiß**, nach unterdrücktem: **Sil.**
- **Gefühl** von Trockenheit: Mez., *petr.*, phos. seneg., **Sil.**
- **Gehen** im Freien: Ant-c., lyc., sulph.
- **Hitze**, mit: Cann-s., clem.
- **kühle** Luft amel.: Kali-bi.
- **Schlucken** amel.: Sin-n.
- **schmerzhaft**: Calc., **Graph.**, kali-bi., *phos.* sep., *sil.*, *stict.*, sulph.
- **Schnäuzen** der Nase, aber ohn Absonderung; zwingt zum: Agar., cimic. **Kali-bi.**, lac-c., *lach.*, mag-c., naja, *psor.* **Stict.**, **Teucr.**
  - Trockenheitsgefühl beim Schnäuze der Nase: Bar-c.
- **warm:**
  - Luft, in warmer: Calc-p., kali-bi.
  - Zimmer: *Kali-bi.*, *kali-s.*, *thuj.*
- *Choanen*: *Acon.*, *aesc.*, alumn., calc-p carb-ac., carb-v., *cinnb.*, *coc-c.*, fago., **Lyc** merc-c., *nat-m.*, nux-m., onos., rumx., *sep* *sil.*, sin-n., stram., *wye.*, zinc.
  - morgens: Carb-ac., nat-m.
  - nachts: Cinnb.

TUMOR:

- **linke** Seite: Merc-i-r.
- **hart**: Ars.
- *innen*: Ars., kali-bi.
- *Nasenspitze*: Anan., carb-an., sulph.
- *Nasenwurzel*: Bell.

VERGRÖSSERUNGSGEFÜHL: Cann-s.

VERKLEBEN der Nasenlöcher: **Aur.**, bar-c carb-an., lyc., phos.

- **morgens**: Lyc.
- **Gefühl** wie: Phos.

VERSTOPFUNG: Acon., aeth., *agar.*, ai *all-c.*, *alum.*, am-br., *am-c.*, am-caust., *am-m* *ambr.*, anac., ant-c., apis, apoc., arg-m., *arg-r* **Ars.**, **Ars-i.**, ars-m., **Arum-t.**, asaf., **Au** *aur-m.*, bad., bapt., bar-c., *bar-m.*, *bor.*, *bo* brom., bry., bufo, cact., cadm., calad., **Cal** *calc-s.*, cann-s., **Caps.**, *carb-ac.*, *carb-a* **Carb-s.**, **Carb-v.**, cast., **Caust.**, *cham.*, che *chin.*, chin-a., chlor., cic., cimic., cina, col coc-c., coff., *coloc.*, **Con.**, cop., cor-r., crot- *cupr.*, *dig.*, dios., dros., *dulc.*, echi., *elap* eup-per., ferr-i., fl-ac., gels., **Graph.**, grat., *ham*

VERSTOPFUNG ...

bell., *hep.*, *hydr.*, ign., *iod.*, *ip.*, *kali-ar.*, **Kali-bi.**, *kali-c.*, *kali-chl.*, *kali-i.*, kali-n., *kali-p.*, kali-s., kalm., kreos., lac-c., *lach.*, lac-ac., laur., **Lyc.**, mag-c., *mag-m.*, *mang.*, med., *merc.*, *merc-c.*, *mez.*, mill., mosch., *mur-ac.*, *nat-ar.*, **Nat-c.**, **Nat-m.**, nat-p., *nat-s.*, *nicc.*, **Nit-ac.**, *nux-m.*, **Nux-v.**, ol-an., op., par., *petr.*, ph-ac., phel., **Phos.**, *phyt.*, pic-ac., plat., plb., *psor.*, **Puls.**, ran-b., raph., rat., *rhod.*, *rhus-t.*, *rumx.*, *sabad.*, **Samb.**, *sang.*, sars., sec., sel., *seneg.*, *sep.*, **Sil.**, spig., *spong.*, *stann.*, staph., *stict.*, stram., *sul-ac.*, *sulph.*, *sumb.*, syph., tab., tell., **Teucr.**, thuj., verb., vinc., *zinc.*, zing.

abwechselnde Seiten: **Lac-c.**, mez., nux-v., *phos.*, plat., rhod., sabad., sin-n.

links: Alum., am-c., anac., *arum-t.*, asar., carb-an., carb-v., chin-a., chlor., cimic., mag-c., *mag-m.*, mag-s., nit-ac., nux-m., rhod., sec., sep., *sin-n.*, stann., stram., uran

Heraustropfen von Wasser, mit: Bov.

rechts: Alum., bapt., *bor.*, brom., camph., carb-v., croc., *gels.*, kali-bi., lac-c., lil-t., mag-c., nat-ar., nicc., phyt., *sars.*, sep., stict., **Teucr.**, thuj., xan.

Fließschnupfen, links: Alum.

dann links: *Bor.*, brom., chel.

eine Seite: Alum., bell., chel., ferr-ma., ign., lac-c., mez., *nux-v.*, phos., phyt., *rhod.*, sabad., *staph.*, sul-ac., sulph., teucr., vinc.

tagsüber: Mag-c., *naja*

morgens: Aeth., apoc., arn., arum-t., bell., bov., *calc.*, *carb-an.*, con., dig., ferr-i., *hep.*, *kali-bi.*, kali-i., lach., lith-c., *lyc.*, *mag-m.*, *nat-ar.*, nit-ac., par., *phos.*, rhod., sep., *sil.*, trom.

Erwachen, beim: Aeth., apoc., *calc.*, carb-an., kali-bi., *kali-i.*, nit-ac., phyt., sil.

Fließschnupfen tagsüber: *Sil.*

vormittags: Sars.

abends: Ant-c., *carb-v.*, cimic., *cina*, euphr., *iod.*, *kali-bi.*, *kali-c.*, kalm., *lyc.*, *mag-m.*, **Puls.**, *ran-b.*, sep., staph., *teucr.*, *thuj.*

nachts: *Agar.*, **Am-c.**, am-m., arg-n., *ars.*, *bov.*, *calc.*, *caust.*, *ferr-i.*, glon., ip., *kali-p.*, **Lyc.**, *mag-c.*, *mag-m.*, *nat-ar.*, *nat-c.*, nicc., nit-ac., **Nux-v.**, phel., *samb.*, sec., sep., sil., stict., tell.

Entblößen des Kopfes am Tage, durch: *Nat-m.*

VERSTOPFUNG - nachts ...

weckt ihn auf: *Mag-c.*, nit-ac., *phyt.*, stict.

3 Uhr: *Phyt.*

abwechselnd mit Absonderung: *Ars.*, mag-c., mang., nat-m., sang., *sil.*

Aufstehen aus dem Bett amel.: Nux-m.

Blatt, wie mit einem: Ign., kali-i., mur-ac.

Bücken, beim: Agar.

chronisch: Bry., **Calc.**, *con.*, fl-ac., sars., sel., *sil.*, *sulph.*

Diphtherie, bei: Am-c., hydr., *kali-m.*, *lyc.*, *merc-cy.*

Eiter, mit: *Calc.*, chin-a., lach., led., *lyc.*, nat-c., puls., sep., **Sil.**

nachts: **Lyc.**

Erkältung, nach jeder: *Sil.*

Essen, nach dem: Nat-c., spig.

Fahren im Wagen: Asaf., *phyt.*

Freien amel., im: Arg-n., *phos.*, pic-ac., rhod., *sulph.*

Fußschweiß, durch unterdrückten: **Sil.**

Gefühl von: Agar., arum-t., **Aur.**, *aur-m.*, bar-c., cann-s., *cham.*, cob., cupr., eucal., ferr-i., *ham.*, *hydr.*, kali-bi., laur., mag-m., meny., merc-c., nat-ar., nat-c., nat-s., **Nux-v.**, stann., stram., thuj., zinc., zing.

wässriger Absonderung, mit: **Ars.**, arum-t., bov., brom., chin., *cupr.*, graph., kali-i., *merc-c.*, nux-v., sec., sin-n.

Choanen: Hydr., lac-ac.

rechtes Nasenloch: Aur., teucr.

Gehen im Freien amel.: *Kali-c.*, *puls.*

Kindern, bei (vgl. SCHNIEFEN): Am-c., *ars.*, asc-t.

Säuglingen, bei: *Aur.*, *kali-bi.*, **Lyc.**, **Nux-v.**, *samb.*

Kopfschmerzen, mit: Calc., lach., phos., sang., thuj.

Lesen, bei lautem: Teucr., verb.

Liegen, beim: Caust., chin-a., *nux-m.*

Menses, vor den: *Mag-c.*

Niesen; Nasenlöcher kleben zusammen: Carb-an.

plötzlich: Sep.

Schlaf, im: *Am-c.*, ars., **Lyc.**, *stict.*

VERSTOPFUNG ...

Schwellung, durch: Cadm.

Sprechen, beim: Nat-c., sil.

Stuhlgang, beim: Hep.

syphilitisch: Phyt.

Tränenfluss, mit: Bor.

trinken, kann nicht: Lach.

warmen Zimmer, im: **Ant-c.**, arg-n., *ars-i.*, calc-p., carb-v., cycl., **Iod.**, kali-c., **Kali-i.**, op., phos., pic-ac., plat., **Puls.**, ran-b., sabad., *sulph.*

Wetter, bei feuchtem, warmem: *Kali-bi.*

nassem Wetter, bei: *Dulc.*, elaps, *mang.*

Choanen: Anac., *calc-s.*, hydr., iris., kali-i., med., nat-ar., petr., puls., staph., zing.

Nasenwurzel, an der: **Ars.**, *kali-i.*, lith-c., *lyc.*, med., par., sin-n., stict.

schmerzhaft: Kali-bi.

VÖLLEGEFÜHL: Aesc., agar., all-c., asaf., **Bapt.**, *cham.*, echi., **Kali-i.**, *lac-c.*, lac-ac., laur., par., *phos.*, puls., *senec.*

linkes Nasenloch, hoch oben: Phos.

Nasenwurzel: Aesc., cann-i., cund., *gels.*, *kali-bi.*, lac-c., nat-p., *par.*, phos., sang., **Stict.**

erstreckt sich zum Hals und zum Schlüsselbein: Gels.

Stirnhöhlen, durch Entzündung: *Kali-bi.*

um die Nase: Calc.

WARZEN: **Caust.**, *nit-ac.*, **Thuj.**

innen in der Nase: Nit-ac.

WUNDHEIT (s. SCHMERZ - wund)

ZITTRIGE Empfindung an der Nasenspitze: Chel.

ZUCKEN (vgl. GESICHT - Zucken): Bry., calc., carb-v., con., mosch., phys., *plat.*, puls.

linke Seite: Am-c., nat-m.

hochzuziehen, scheint den Nasenflügel: Am-c.

rechte Seite: Brom.

Kribbeln unter der Haut, linke Seite: Arg-n.

Nasenflügel, rechts: Lyc.

links: Kali-bi., plat.

Nasenspitze: *Bry.*, chel.

Nasenwurzel, sichtbar: Con., glon., *hyos.*, *mez.*, nat-m.

ZUCKEN - *Nasenwurzel* ...

linke Seite: Nat-m.

Septum: Aur.

ZUPFEN:

betroffene Teile, die: Mag-m.

Nase, an der: **Arum-t.**, **Cina**, *con.*, cop., hell., hyper., lac-c., nat-p., nux-v., ph-ac., **Teucr.**, zinc.

blutet, bis sie: **Arum-t.**, **Cina**, *con.*, *lach.*

ständiges Verlangen: *Con.*, lil-t., rumx., stict., symph., ter.

Gehirnerkrankungen, bei: **Cina**, con., *hell.*, **Sulph.**

ZUSAMMENSCHNÜRUNG: Graph., hell., kali-n., nat-m.

GESICHT

ABGEHÄRMT (s. AUSDRUCK - abgehärmt)

ABMAGERUNG: Acet-ac., agar., anac., ars., ars-i., bar-c., *calc.*, chin-s., cupr., *guaj.*, hura, iod., kali-bi., kali-i., *lac-d.*, merc-c., mez., naja, nat-c., nat-p., nux-m., plb., *psor.*, *sel.*, *sep.*, sil., sulph., sumb., tab.

Neuralgie, nach: Plb.

und Händen, von Gesicht: Grat., sel.

ABSCHÄLEN der Lippen: Acon., aloe, alum., am-m., arum-t., berb., camph., canth., cham., cob., con., iod., *kali-c.*, kali-chl., kreos., lac-c., mez., mosch., nat-m., nat-s., *nux-v.*, plb., puls., sep., stram., sul-ac., thuj.

ABSZESS: Anan., *bell.*, **Hep.**, *kali-i.*, **Merc.**, *phos.*, *sil.*

Antrum: Kali-i., lyc., *merc.*, mez., **Sil.**

Kiefer: Ars., phos.

Lippen: *Anthr.*

Oberlippe: *Bell.*

Parotis: **Ars.**, *lach.*, lyc., *phos.*, phyt., *rhus-t.*, **Sil.**

Submaxillardrüsen: *Calc.*, hippoz., *kali-i.*, *lach.*, *phos.*, *sil.*

ALT aussehend (s. AUSDRUCK)

AMEISENLAUFEN (vgl. HAUT - AMEISENLAUFEN): *Acon.*, acon-f., agn., alum., apis, arund., aster., bar-c., berb., brom., cadm., calad., calc., camph., coc-c., con., crot-c., *crot-t.*, grat., gymn., lachn., lact., *laur.*, lyss., mag-m., myric., nux-v., ol-an., ph-ac., **Plat.**, **Sec.**, sulph., tab., thuj., til., urt-u.

rechte Seite: Alum., *plat.*

Kinn: Stram.

Lippen: Ant-c., berb., bor., calc., caust., graph., nat-m., ph-ac., stront.

Menses, während: Graph.

Unterkiefer: Alumn., bufo-s., grat., ol-an., **Plat.**

ANÄMISCH (s. FARBE - blass)

APHTHEN an den Lippen: *Ant-t.*, cadm., *hydr.*, ip.

AUFGESPRUNGEN: *Arum-t.*, *graph.*, *lach.*, *petr.*, *sil.*

Lippen: Agar., **Alum.**, am-m., *ant-t.*, apis, arn., ars., **Arum-t.**, bov., **Calc.**, **Carb-v.**, cham., chel., chin., *colch.*, *cor-r.*, fl-ac., *graph.*, guare., hep., *kali-bi.*, *kali-c.*, kali-i., kreos., *mag-m.*, **Nat-m.**, ol-an., ph-ac., *phos.*, sel., staph., **Sulph.**, tab., tarax., zinc.

AUSDRUCK, abgehärmt: Am-c., **Ars.**, bell., *camph.*, canth., *caps.*, *carb-v.*, colch., cupr., *hydr.*, *hyos.*, kali-ar., **Kali-c.**, kali-p., *lach.*, merc., morph., naja, *nat-m.*, nit-ac., op., ox-ac., *phos.*, plb., sang., sec., *sil.*, staph., stram., tab., *verat-v.*

albern, töricht: Absin., acon., arg-n., *bar-c.*, **Bufo**, kali-br., *lyc.*, *nux-m.*, *phos.*, *stram.*

alt aussehend: *Abrot.*, *ambr.*, **Arg-n.**, *ars.*, *ars-h.*, *ars-i.*, *aur-m.*, *bar-c.*, **Calc.**, chlor., con., *fl-ac.*, **Guaj.**, hydr-ac., *iod.*, *kreos.*, merc-c., **Nat-m.**, ol-j., **Op.**, plb., *sars.*, *sep.*, staph., *sulph.*

bleich, runzlig: *Sep.*

ängstlich: **Acon.**, **Aeth.**, agar., **Ail.**, all-c., aloe, am-c., am-m., *ant-t.*, *apis*, **Ars.**, ars-h., *bapt.*, bar-m., *bell.*, **Bor.**, *cact.*, *calc.*, **Camph.**, cann-i., canth., carb-o., carb-s., *carb-v.*, *chel.*, chin-a., **Chin-s.**, chlol., cic., coff., colch., *coloc.*, *crot-h.*, *cupr.*, cupr-ar., *cur.*, *dig.*, dulc., eup-per., ferr-m., iris., kali-ar., kali-bi., *kalm.*, **Lac-c.**, *lat-m.*, *lyc.*, lyss., merc., merc-c., morph., mygal., naja, nit-ac., *nux-v.*, *plb.*, sol-n., *spig.*, *spong.*, *stram.*, *stry.*, sul-ac., *sulph.*, **Verat.**, vesp., vip., zinc.

Abwärtsbewegung, bei: **Bor.**, gels.

Wiege gehoben wird, wenn das Kind aus der: Calc.

ausdruckslos, nichtssagend: *Anac.*, anan., *bell.*, *camph.*, carb-s., cic., *cocc.*, *ferr.*, *hell.*, hyos., *kali-br.*, *lach.*, *mez.*, op., *ph-ac.*, *stram.*, zinc.

bedrückt, gequält: *Ail.*, am-c., **Ars.**, *aspar.*, **Cact.**, *crot-t.*, cupr., *iod.*, *nux-m.*, nux-v., phos., *stram.*, stry.

berauscht: *Bufo*, cann-i., chlol., *cocc.*, dor., eug., *gels.*, hydr., hyos., kali-i., *lach.*, *led.*, merc., merl., mur-ac., *nux-v.*, *op.*, ruta, *stram.*

betrunken, töricht, wie: Ail., **Bapt.**, bell., *bry.*, *bufo*, cench., *cocc.*, *crot-c.*, *crot-h.*, *gels.*, *lach.*, led., mur-ac., *nux-m.*, op., sol-n., *stram.*

dumm, einfältig: *Arg-n.*, *arn.*, *ars.*, ars-h., aster., bell., camph., **Cann-i.**, cann-s., chin-s., *crot-c.*, cupr., *ferr.*, *gels.*, *hell.*, hura, *hydr.*, *hyos.*, kali-br., lil-t., merc., *nux-m.*, op., ox-ac., phos., phyt., plb., rhus-v., sec., *stram.*, sulph., tab.

durcheinander: *Aesc.*, *bry.*, carb-s., glon., *lyc.*, nux-m., plb., *stram.*, zinc.

GESICHT

AUSDRUCK ...

erschreckt: **Acon.**, apis, ars., atro., *bapt.*, *canth.*, cimic., cocc., kali-ar., lyss., sol-n., **Stram.**, stry., tab., tarent., vip., zinc.

weckt; wenn man ihn: *Ail.*

erstaunt: Acon., bell., cann-s., carb-s., plb., stram.

finster, verdrießlich: Alum., nux-v.

glücklich: *Apis*, *op.*

hager, lang: *Acon.*, *aeth.*, carb-an., *carb-v.*, *cina*, cocc., *cupr.*, ferr., *iod.*, kali-n., merc., phos., *sec.*, staph., *tab.*, *verat.*, verat-v., zinc.

heftig, grimmig: **Bell.**, hydr-ac., merc-i-r., op.

idiotisch: **Agar.**, *calc.*, kali-br., *lach.*, *laur.*, *lyc.*, plb., sec., stram., tarent., thuj.

kachektisch (s. kränklich)

kalt, distanziert, abwesend: Puls.

kindisch: *Anac.*, nux-m.

kränklich: Acon., aesc., aloe, alumn., *anac.*, *apis*, *arg-n.*, **Ars.**, **Ars-h.**, *ars-i.*, *berb.*, bism-o., *bor.*, *calc.*, *calc-p.*, cann-i., carb-ac., carb-an., carb-s., *carb-v.*, carl., *caust.*, *chel.*, *chin.*, chin-s., **Cina**, *clem.*, colch., con., cop., corn., crot-h., cund., cupr., *dig.*, *eup-per.*, *ferr.*, ferr-i., glon., *gran.*, hura, *iod.*, *kali-ar.*, kali-bi., *kali-c.*, kali-chl., kali-n., kali-p., kali-s., kreos., **Lach.**, lact., **Lyc.**, *mag-m.*, *mang.*, *merc.*, naja, *nat-m.*, nat-s., nit-ac., nux-m., nux-v., op., *ph-ac.*, *phos.*, phyt., *plb.*, psor., ptel., *rhus-t.*, sep., *sil.*, *spig.*, *stann.*, *staph.*, *sulph.*, tab., thuj., til., *tub.*, zinc.

leidend: *Acon.*, aeth., *am-c.*, *anac.*, *ant-t.*, arg-n., **Ars.**, *bor.*, **Cact.**, *calc-ar.*, *canth.*, carb-s., *carb-v.*, caust., *chel.*, *chin-s.*, *cocc.*, *colch.*, coloc., cupr., helon., hyper., kali-ar., kali-br., **Kali-c.**, kali-p., kali-s., *kreos.*, *lach.*, **Lyss.**, mag-c., *mag-m.*, **Mang.**, *mez.*, nat-m., nit-ac., *nux-m.*, ph-ac., *phos.*, *phyt.*, plat., plb., *puls.*, raph., sec., **Sil.**, stram., stry., sul-ac., **Sulph.**

müde: Acon., *ars.*, cimic., stram.

schläfrig: **Cann-i.**, laur., *nux-m.*, **Op.**, phos., phys.

verändert: Aeth., ars., bufo, *camph.*, caust., *cham.*, colch., *cupr.*, *hell.*, ign., lyc., op., sec., squil., *stram.*, verat.

verwirrt: *Aesc.*, *ars.*, *bufo*, cupr-ac., hyos., **Lyc.**, nat-m., phos., plb.

BARTHAARE, Ausfallen der (s. HAAR-AUSFALL)

BEBEN: Agar., chin., coloc., *gels.*, *kali-c.*, lyss., mag-m., phel., plb., stront., thuj.

Lippen: Ars., berb., *carb-v.*, cast., crot-h., lact.

Oberlippe: *Carb-v.*

Unterkiefer: Agar., nat-c.

BELAG:

Lippen: Ars-i., arum-t., bry.

Mundwinkeln, auf den: Ars-i., arum-t., bry., iod., kali-bi.

BEWEGUNG des Kiefers (s. KAUBEWEGUNGEN)

BLUTANDRANG (vgl. HITZE): Acon., agar., **Aml-n.**, ant-t., *apis*, arg-n., **Aur.**, bar-c., **Bell.**, *bry.*, *cact.*, *calc.*, cann-s., caust., chin., coc-c., coloc., cop., equis., eup-per., *gels.*, **Glon.**, hydr-ac., hyos., ign., ind., *iod.*, *lach.*, lac-ac., lil-t., meli., merc-c., mit., morph., oena., op., paeon., *phos.*, **Puls.**, sabin., **Stram.**, *stry.*, tanac., thuj., ust., ziz.

nachmittags, 15 Uhr: Sulph.

Essen, beim: *Cop.*

Freien, im: Phos.

Gehen, nach dem: Caust.

Hast, Eile; bei: Ign.

Hitzewallungen (s. HITZE – Hitzewallungen)

Reiben, nach: Aesc.

Stuhlgang, beim: Aloe

BLUTEN der Lippen: Aloe, am-c., *ars.*, **Arum-t.**, *brom.*, *bry.*, carb-an., *cham.*, chlor., cob., *ign.*, kali-c., *lach.*, nat-m., ph-ac., plat., stram.

BLUTGEFÄSSE, erweiterte (s. VENEN)

BREIT werden; Gefühl, es würde (vgl. VERGRÖSSERT): Coll.

CHLOROTISCH: *Acet-ac.*, **Ars.**, bar-c., *bell.*, **Calc.**, **Calc-p.**, carb-an., **Carb-s.**, *carb-v.*, caust., *chin.*, chin-a., **Cocc.**, *con.*, *crot-h.*, *cycl.*, dig., **Ferr.**, *ferr-i.*, **Ferr-m.**, ferr-p., **Graph.**, *hell.*, *helon.*, ign., kali-ar., **Kali-c.**, kali-p., *kali-s.*, **Lyc.**, *mang.*, merc., **Nat-m.**, **Nit-ac.**, *nux-v.*, olnd., ph-ac., *phos.*, **Plat.**, plb., **Puls.**, sabin., **Senec.**, **Sep.**, spig., staph., sul-ac., **Sulph.**, valer., zinc.

CHOREA (s. ZUCKEN; VERZERRUNG)

EINGEFALLEN: Acon., *aeth.*, aloe, *ant-c.*, **Ant-t.**, apis, *arg-n.*, *arn.*, **Ars.**, ars-h., bell., **Berb.**, *calc.*, **Camph.**, canth., *carb-s.*, **Carb-v.**, *cham.*, *chel.*, **Chin.**, chlor., cina, *colch.*, con., *cub.*, cupr., **Dig.**, dirc., dros., eup-per., *ferr.*, *ferr-ma.*, ferr-p., gels., gran., hell., hydr-ac., hyos., **Ign.**, iod., *ip.*, *kali-ar.*, *kali-c.*, kali-n., kali-p., kali-s., *lach.*, laur., *lyc.*, **Mang.**, *merc.*, merc-c., mez., morph., *mur-ac.*, *nat-s.*, *nit-ac.*, nux-v., ol-an., olnd., **Op.**, ox-ac., petr., *ph-ac.*, *phos.*, phyt., *plat.*, *plb.*, *rhus-t.*, sabad., *samb.*, **Sec.**, sep., sin-n., squil., *stann.*, *staph.*, sul-ac., *sulph.*, *tab.*, ter., **Verat.**, *zinc.*

morgens: Lyc., nat-m., ol-an.

Abendessen, nach dem: Nat-m.

Stuhlgang, nach: Ferr-m.

Raserei, Tobsuchtsanfall; bei: *Ars.*, canth., cupr., lach., nux-v., phos., sec., verat.

EITERUNG des Unterkiefers: Phos.

EIWEISS; Gefühl von (s. SPINNWEB-GEFÜHL; SPANNUNG)

EMPFINDLICH: Acon., carb-an., *carb-s.*, chin-s., cod., kali-chl., *lach.*, nux-v., *puls.*, *zinc.*

Luft, gegen: Colch., kali-i.

Rasieren, beim: Carb-an., ox-ac.

Knochen: *Carb-v.*, *kali-bi.*, *merc.*, *merc-i-f.*, sulph.

Lippen: Hep., kali-c., mag-c., merc., nat-m.

Submaxillardrüsen: *Ars.*, *lyc.*, *merc-cy.*, *psor.*

ENTZÜNDUNG der Knochen: **Aur.**, *calc.*, *fl-ac.*, *mez.*, *nit-ac.*, *ph-ac.*, *ruta*, *sil.*, *staph.*, *still.*, symph.

Lippen: *Acon.*, anan., **Bell.**, **Merc.**, ph-ac., staph.

Oberlippe, linke: Mang.

Parotis: *Am-c.*, *ars.*, *arum-t.*, *aur.*, **Bar-c.**, *bar-m.*, **Bell.**, *calc.*, *carb-an.*, **Carb-v.**, *cham.*, **Cist.**, coc-c., *con.*, *crot-h.*, dor., *ferr-p.*, *hep.*, hippoz., kali-ar., *kali-bi.*, *kali-c.*, kali-p., *lach.*, *lyc.*, **Merc.**, *nat-m.*, *phos.*, phyt., **Puls.**, *rhus-t.*, sars., *sil.*

links: **Brom.**, *lach.*, **Rhus-t.**

rechts: *Bar-m.*, *calc.*, *kali-bi.*, *kali-c.*, **Merc.**

dann links: **Lyc.**

Eiterung, mit: **Ars.**, **Brom.**, *bry.*, **Calc.**, *con.*, **Hep.**, *lach.*, **Merc.**, *nat-m.*, *phos.*, **Rhus-t.**, **Sil.**, sul-ac.

ENTZÜNDUNG der Knochen ...

gangränös: Anthr.

metastasierend zur Mamma: **Puls.**

Hoden: *Ars.*, *carb-v.*, jab., nat-m., **Puls.**, rhus-t.

Periost: **Aur.**, *calc.*, *fl-ac.*, *merc.*, merc-c., *mez.*, **Nit-ac.**, **Ph-ac.**, **Phos.**, phyt., *ruta*, sil., *staph.*, still., symph.

Unterkiefer: *Merc.*, *ph-ac.*, *phos.*, ruta

Sublingualdrüse: Kalm., **Merc.**, psor.

Submaxillardrüse: Ars., **Bar-m.**, *bell.*, chin., crot-t., *dulc.*, graph., kali-ar., kali-c., *kali-i.*, kali-s., kalm., *lach.*, lyc., mag-c., **Merc.**, nit-ac., *phyt.*, psor., *puls.*, **Rhus-t.**, sep., *sil.*, spong., stram., *sul-ac.*, *sulph.*, tarent., *verat-v.*

ERRÖTET (s. FARBE - rot; FARBE - blass - errötet)

ERYSIPEL: Ail., anac-oc., anan., *anthr.*, **Apis**, arn., ars., *astac.*, *aur.*, aur-m., **Bell.**, *bor.*, bufo, calc., *camph.*, *canth.*, *carb-an.*, carb-s., *carb-v.*, *caust.*, *cham.*, *chel.*, *chin.*, cinnb., cist., com., crot-h., crot-t., *cupr.*, dor., *echi.*, *euph.*, gels., **Graph.**, gymn., *hep.*, hippoz., *jug-c.*, kali-ar., kali-c., kali-i., **Lach.**, *led.*, meph., *mez.*, naja, nat-s., *nit-ac.*, phos., plb., *puls.*, **Rhus-t.**, *rhus-v.*, sarr., sep., sol-t-ae., stram., *sul-ac.*, *sulph.*, tep., ter., thuj.

links: Agn., *bor.*, *cham.*, lach.

rechts, nach: Lach., **Rhus-t.**

rechts: Arund., bell., stram.

links, nach: Apis, arund., **Graph.**, lyc., sulph.

eine Seite: Apis, bor., nux-v., sep., *stram.*

Blasen, mit: *Ars.*, bell., camph., canth., chin., cist., com., **Euph.**, *graph.*, hep., lach., puls., ran-b., **Rhus-t.**, *rhus-v.*, sep., sulph., tep.

Fleck: *Apis*

gangränös: **Ars.**, camph., **Carb-v.**, chin., *hippoz.*, **Lach.**, mur-ac., *rhus-t.*, **Sec.**, sil.

Insektenstiche, durch: *Led.*

Kopfhaut und Gesicht: *Lach.*

ödematös: **Apis**, ars., chin., crot-t., hell., lyc., merc., *rhus-t.*, sulph., thuj.

periodisch: **Apis**

ERYSIPEL ...

phlegmonös: *Acon.*, *apis*, *arn.*, *bell.*, bry., bufo, carb-an., carb-s., cham., *crot-h.*, *graph.*, *hep.*, *hippoz.*, **Lach.**, merc., phos., puls., **Rhus-t.**, sep., *sil.*, *sulph.*

Schwangerschaft, in der: *Bor.*

Stillen, beim: Bor.

strahlenförmig aus, breitet sich: Graph.

wandernd: Arn., bell., mang., **Puls.**, rhus-t., sabin., sulph.

wiederkehrend: **Apis**, *crot-h.*

erstreckt sich zum Kopf: *Chel.*, op.

Körper: *Graph.*

Ohr: *Jug-c.*

Auge, um das: Acon., anac., **Apis**, ars., bell., com., *graph.*, *hep.*, *led.*, *merc.*, *merc-c.*, **Rhus-t.**, vesp.

Nase: Am-m., *apis*, *aur.*, cadm., *calc.*, *canth.*, graph., hippoz., plb., rhus-t., stram.

Ohr, beginnt im rechten Ohr: Sulph.

Unterlippe zum Gesicht, erstreckt sich von der: *Anthr.*, apis

EXKORIATION:

Lippen: Am-m., ant-t., **Ars.**, **Arum-t.**, calc., canth., *caust.*, cham., cop., cupr., *graph.*, ham., *hell.*, *iod.*, kali-c., *kali-p.*, lac-c., **Lach.**, lyc., mang., merc., mez., *mur-ac.*, nat-m., *nit-ac.*, phos., *sep.*, stram.

Speichel, durch scharfen: **Nit-ac.**

Mundwinkel: Ant-c., *ars.*, **Arum-t.**, bell., bov., brach., *caust.*, *cocc.*, *cund.*, dios., eup-per., form., *hell.*, ind., ip., *lyc.*, **Merc.**, mez., nat-m., pall., phos., *psor.*, *sulph.*

Nasenwinkel: Chin-a.

EXOSTOSE: *Aur-m.*, *hecla.*, phyt.

Unterkiefer: **Ang.**, **Calc-f.**, *hep.*

Wangenknochen, rechts: *Aur-m.*

FARBE, aschfahl: *Ars.*, *bad.*, *chlor.*, *cic.*, *ferr.*, kali-bi., morph., *phos.*, *plb.*, sec., sulph., verat.

blass: Absin., *acet-ac.*, *acon.*, *aesc.*, *aeth.*, agar., ail., all-s., aloe, alum., alumn., *am-c.*, *am-m.*, ambr., aml-n., ammc., amyg., **Anac.**, anan., ant-c., **Ant-t.**, *apis*, apoc., **Arg-m.**, *arg-n.*, *arn.*, **Ars.**, ars-h., *ars-i.*, *aspar.*, *aster.*, *aur.*, aur-m-n., aur-s., *bad.*, *bar-c.*, bar-m., *bell.*, benz., benz-n., **Berb.**, bism-o., *bor.*, bov., brom., *bry.*, *bufo*, *cact.*, cadm., **Calc.**, *calc-ar.*, **Calc-p.**, *calc-s.*, **Camph.**, cann-i., cann-s., *canth.*, caps., *carb-ac.*,

FARBE - blass ...

carb-an., **Carb-h.**, carb-o., **Carb-s.**, **Carb-v.**, *caust.*, cedr., *cham.*, *chel.*, **Chin.**, chin-a., **Chin-s.**, chlf., chlol., *chlor.*, *cic.*, cimic., **Cina**, **Clem.**, *cocc.*, cod., coff., *colch.*, *coloc.*, *con.*, cop., *croc.*, crot-h., crot-t., **Cupr.**, cupr-ar., *cycl.*, der., **Dig.**, dirc., dor., *dros.*, *dulc.*, *eup-per.*, euph., euphr., fago., **Ferr.**, ferr-ar., **Ferr-i.**, ferr-m., **Ferr-p.**, fl-ac., *gels.*, *glon.*, gran., **Graph.**, grat., ham., *hell.*, hura, *hydr.*, *hydr-ac.*, *hyos.*, *ign.*, *iod.*, *ip.*, jab., jatr., *kali-ar.*, *kali-bi.*, kali-br., *kali-c.*, *kali-chl.*, *kali-i.*, kali-n., *kali-p.*, kali-s., *kalm.*, *kreos.*, *lac-d.*, *lach.*, lachn., lact., *laur.*, lec., *led.*, lept., **Lob.**, **Lyc.**, lyss., *mag-c.*, *mag-m.*, *mag-p.*, mag-s., manc., **Mang.**, **Med.**, meli., *merc.*, *merc-c.*, *merc-cy.*, *merc-d.*, *merc-sul.*, *mez.*, morph., mosch., *mur-ac.*, naja, **Nat-ar.**, **Nat-c.**, **Nat-m.**, nat-n., **Nat-p.**, nat-s., nicc., *nit-ac.*, nuph., *nux-m.*, *nux-v.*, oena., ol-an., olnd., **Op.**, *ox-ac.*, *par.*, *petr.*, **Ph-ac.**, *phos.*, phys., *phyt.*, *plat.*, **Plb.**, podo., *psor.*, ptel., *puls.*, *pyrog.*, raph., *rheum*, *rhus-t.*, rhus-v., sabad., sabin., *samb.*, *sang.*, santin., **Sec.**, sel., senec., **Sep.**, *sil.*, *spig.*, *spong.*, *stann.*, *stram.*, stry., *sul-ac.*, **Sulph.**, sumb., **Tab.**, tarent., tax., tep., *ter.*, *teucr.*, thea, ther., thuj., til., **Tub.**, valer., **Verat.**, verat-v., verb., vesp., vinc., vip., **Zinc.**

morgens: Aloe, *bov.*, cod., con., lyc., mag-c., nat-m., olnd., op., **Sec.**, sep.

Aufstehen, nach dem: *Bov.*, graph., ph-ac.

Erwachen, beim: Nat-s.

mittags: Ox-ac., phos., sulph., *verat.*

nachmittags: Hura, mag-c., nat-m.

14 Uhr: Verat-v.

Erwachen, beim: Spig.

abends: Caust., lyc., merc., olnd., *phos.*, sep.

19 Uhr: Phos.

Gehen, beim: Phos.

nachts: Carb-v., mang., merc.

abwechselnd mit Röte (s. rot - abwechselnd)

Ärger, Verdruss; nach: *Ars.*

Aufstehen, beim: *Acon.*, *puls.*, *verat.* *verat-v.*

GESICHT

FARBE - blass ...

einseitig: Acon., arn., bell., *cham.*, coloc., ign., ip., *mosch.*, nux-v., tab., verat.

eine Seite blass und heiß, die andere rot und kalt: *Mosch.*

errötet leicht: **Ferr.**

Essen, nach dem: *Kali-c.*, mag-c., thuj.

Flecken, in: Bell., calc., sil.

Froststadium im Fieber, vor: Ars., cina, ferr.

während: Arg-n., bell., **Bry.**, **Camph.**, canth., *chin.*, chin-s., **Cina**, coff., croc., *dros.*, *hep.*, ign., ip., *lyc.*, *nux-v.*, ph-ac., phos., *puls.*, *rhus-t.*, *sec.*, sep., *sulph.*, **Verat.**, zinc.

Hitzestadium im Fieber, während: *Ars.*, **Cina**, cocc., **Croc.**, *ip.*, *lyc.*, nat-m., puls., rhus-t., sep., spong., thuj., verat.

Kopfschmerzen, mit: Acon., aeth., *alum.*, ambr., anac., *ars.*, canth., *carb-v.*, *chin-s.*, *echi.*, *hell.*, hydr., ign., ip., *lach.*, mag-c., *phos.*, *sep.*, spig., *stram.*, valer., *verat.*, *zinc.*

Lesen, durch: Graph.

Liegen, im: *Bell.*, thea

amel.: Petr.

Luft, beim Gehen in:

feuchter Luft agg.: *Nux-m.*

frischer Luft amel.: Cann-i., caust., *gels.*

kalter Luft: Nux-m.

Menses, vor: Am-c., mang.

während: Am-c., apis, *ars.*, cast., *cedr.*, *ferr.*, graph., **Ign.**, *ip.*, lyc., *mag-c.*, *mag-m.*, puls., stann., verat.

nach: *Nat-m.*, puls., verat.

Mittagessen, beim: Mag-m., nat-m., nit-ac., phel.

plötzlich: *Cimic.*, graph.

Raserei, Tobsuchtsanfall; bei: Anac., ars., croc., merc., phos., puls., *verat.*

rot in kleinen Flecken: *Aur-m.*, *ferr.*, *sulph.*

Schlaf, während: Rheum

nach: Spig.

Schmerzen, nach: *Ferr.*

FARBE - blass ...

Schweiß, beim: Mosch., sep.

Stehen, beim: Chin., petr., rumx.

Steigen, beim: Dirc.

Stuhlgang, während: *Calc.*, crot-t., ip., *kali-c.*, *rheum*, verat.

nach: Coloc., *crot-t.*, ferr-ma.

warmes Zimmer: Apis

amel.: Nux-m.

Wetter, bei nassem: Aloe, nux-m.

Zorn, nach: *Con.*

Lippen: Ant-t., *apis*, *aran.*, **Ars.**, *calc.*, carb-ac., caust., coca, colch., cupr., *cycl.*, dig., **Ferr.**, *ferr-ar.*, *ferr-p.*, **Hydr-ac.**, ip., **Kali-ar.**, kali-c., *lac-d.*, *lyc.*, manc., *mang.*, **Med.**, *merc-c.*, nat-p., *op.*, ph-ac., pic-ac., *puls.*, sec., *senec.*, spig., sulph., thuj., valer., verat., verat-v., xan.

Menses, während: Cycl., *ferr.*

unterdrückt: Ars., chin., cycl., *ferr.*, ph-ac., rhus-t., *senec.*, *sep.*, sulph.

Mund, um den: *Carb-ac.*, **Cina**, **Stram.**

übriges Gesicht dunkelrot: Carb-ac.

bläulich: Acon., *agar.*, *ail.*, aml-n., ant-t., *apis*, *arg-n.*, **Ars.**, *ars-i.*, **Asaf.**, asim., *aur.*, bad., **Bapt.**, **Bell.**, bor., both., brom., **Bry.**, bufo, *cact.*, calc., calc-p., **Camph.**, **Cann-i.**, *canth.*, *carb-an.*, *carb-s.*, **Carb-v.**, carl., *caust.*, *cedr.*, *cench.*, *cham.*, chin-a., *chlol.*, *chlor.*, *cic.*, cimic., *cina*, *cocc.*, colch., **Con.**, cor-r., croc., crot-h., crot-t., **Cupr.**, **Dig.**, *dros.*, *dulc.*, *glon.*, *hep.*, hydr-ac., **Hyos.**, ign., iod., **Ip.**, *kali-c.*, kali-cy., *kali-i.*, kali-p., *kreos.*, **Lach.**, lachn., *laur.*, *lyc.*, mag-p., meph., merc., merc-c., merc-cy., **Morph.**, mosch., nat-ar., *nat-m.*, nat-p., *nux-v.*, **Op.**, ox-ac., petr., phos., *phyt.*, plb., prun-s., psor., *puls.*, rhus-t., *samb.*, sang., sars., sec., sil., spig., *spong.*, *staph.*, *stram.*, *stry.*, sul-ac., *sulph.*, *tab.*, *tarent.*, **Verat.**, **Verat-v.**, vesp., *vip.*, zinc.

Ärger, Verdruss; nach: Verat.

Asthma, bei: *Stram.*, tab.

Atemnot, mit: Bry., *op.*, *stram.*

Cholera, bei: *Camph.*, **Cupr.**, **Verat.**

Flecken: Ail., apis, ars., aur., *bapt.*, crot-h., ferr., hura, kali-br., kali-p., lach., led., mur-ac.

GESICHT

FARBE - bläulich ...

Hautausschlägen, nach: Ant-t., ferr., **Lach.**, thuj.

Froststadium im Fieber, während: Bry., *cact.*, lach., nat-m., **Nux-v.**, petr., **Stram.**, sulph., *tub.*

Glottisspasmus, bei: *Bell.*, *coff.*, **Lach.**, *mosch.*

Herzbeschwerden, bei: *Apis*, *cact.*

Husten, beim: *Apis*, bell., caust., *coc-c.*, *cor-r.*, **Dros.**, **Ip.**, *mag-p.*, *verat.*

Keuchhusten: Ars., *coc-c.*, *cor-r.*, crot-h., *dros.*, *ip.*, *nux-v.*

Konvulsionen, mit: *Cic.*, **Cupr.**, *hyos.*, *ip.*, *oena.*, phys., stry.

Kopfschmerzen, bei: Cact., *op.*

Krupp, bei: Brom., *carb-v.*

Lachen, beim: **Cann-i.**

Menses, vor: *Puls.*

Ende der Menses; zu: Verat.

Raserei, Tobsuchtsanfall; bei: Acon., ars., bell., con., hyos., lach., merc., *op.*, puls., verat.

Schwangerschaft, in der: *Phos.*

Stuhlgang, während: Rhus-t.

nach: Rhus-t.

Urinieren, beim: Aspar.

zornig, wenn: *Staph.*

Augen, Ringe um die: Abrot., *acet-ac.*, acon., agar., ail., *anac.*, ant-t., *aran.*, **Ars.**, ars-i., bad., *bell.*, **Berb.**, *bism-o.*, cadm., *calc.*, *calc-ar.*, calc-p., *camph.*, *canth.*, carb-an., cham., chel., **Chin.**, *cic.*, cimic., *cina*, cinnb., *cocc.*, corn., *crot-h.*, *cupr.*, cycl., fago., *ferr.*, ferr-ar., ferr-p., *graph.*, ham., hell., *hep.*, hura, *indg.*, *iod.*, **Ip.**, *iris.*, jatr., kali-ar., kali-bi., kali-c., *kali-i.*, kali-p., kreos., lach., **Lyc.**, mag-c., merc., mez., *naja*, **Nat-ar.**, **Nat-c.**, *nat-m.*, *nat-p.*, **Nux-m.**, **Nux-v.**, **Olnd.**, op., pall., petr., *ph-ac.*, *phos.*, *phyt.*, plat., plb., psor., *puls.*, raph., **Rhus-t.**, rhus-v., *sabad.*, sabin., **Sec.**, sep., *stann.*, *staph.*, stram., sulph., tab., tarent., ter., upa., *verat.*, zinc.

Kinn: Plat.

Lippen: **Acet-ac.**, *acon.*, agar., alum., alumn., am-c., amyg., **Ant-t.**, *apis*, *apoc.*, **Arg-n.**, *ars.*, ars-i., *aur.*, *bar-c.*, berb., *cact.*, calc., **Camph.**, caust.,

FARBE - bläulich - *Lippen* ...

cedr., *chin.*, *chin-s.*, chlor., *colch.*, con., *crot-h.*, **Cupr.**, cur., *dig.*, *dros.*, eup-pur., hep., **Hydr-ac.**, *iod.*, *ip.*, kali-ar., *kali-i.*, kreos., **Lach.**, lachn., **Lyc.**, merc., merc-cy., mosch., *nat-m.*, **Nux-v.**, *op.*, *phos.*, plan., *prun-s.*, psor., samb., sec., stram., *stry.*, verat., vip.

Froststadium im Fieber, während: *Ars.*, *chin-s.*, eup-pur., ip., **Nat-m.**, *nux-v.*, *sec.*

Keuchhusten, bei: Cupr., dros., ip., *nux-v.*

Konvulsionen, bei: **Nux-v.**

Menses, während: *Arg-n.*, *cedr.*

Schelte, durch: *Mosch.*

Mund, um den: Ars., **Cina**, *cupr.*, kreos., ph-ac., sabad., stram., sulph., verat.

Stirn: Apis

Wangen: Cham.

bleich: Ail., alum., alumn., *apis*, *arg-m.*, **Arg-n.**, *arn.*, *ars.*, ars-h., ars-i., *bapt.*, berb., *calc.*, *calc-p.*, *carb-ac.*, **Carb-v.**, carl., **Chel.**, *coc-c.*, cocc., *coloc.*, con., *corn.*, *croc.*, *crot-c.*, *crot-h.*, *eup-per.*, *ferr.*, ferr-ar., *ferr-i.*, ferr-p., *helon.*, hydr., hydr-ac., ind., *iod.*, kali-c., kalm., *lac-d.*, *lach.*, lept., **Med.**, *merc.*, myric., naph., **Nat-m.**, *nat-s.*, *nux-v.*, op., *pall.*, plan., **Plb.**, podo., puls., *sep.*, **Sulph.**

bleifarben: **Arg-n.**, ars., benz-n., carb-an., carb-o., coca, cocc., crot-t., *kali-i.*, lach., merc., *nat-m.*, nit-ac., *oena.*, op., *plb.*, thuj., verat.

braun: *Arg-n.*, ars., ars-i., *bapt.*, bry., carb-ac., caust., con., crot-h., gels., hyos., *iod.*, lyss., mag-m., *nit-ac.*, op., puls., rhus-t., samb., sars., *sep.*, staph., stram., *sulph.*

Flecken: Ambr., anan., ant-c., ars., ars-i., benz-ac., cadm., *calc.*, *carb-an.*, *carb-s.*, caust., *colch.*, con., ferr., hyos., iod., *kali-c.*, kali-i., kali-p., *laur.*, *lyc.*, nat-ar., *nat-c.*, nat-p., *nit-ac.*, petr., phos., *sep.*, *sulph.*, sumb., thuj.

Entbindung, nach: Crot-h.

gelblich: Phos., vac.

rötlich: Bry., hyos., nit-ac., *op.*, puls., samb., *sep.*, stram., sulph.

Schlaf, im: *Stram.*

zornig, wenn: *Staph.*

FARBE - braun ...

Lippen: Ant-t., *ars.*, ars-h., bry., *carb-v.*, chlor., *hyos.*, olnd., op., *phos.*, *psor.*, squil., staph., sul-ac., *verat.*

Flecken an der Oberlippe: Nat-c.

Streifen entlang der Unterlippe: *Ars.*

Stirn: Kali-p., phos.

Flecken: *Caul.*, *nat-c.*, *sep.*

bronzefarben: Ars-h.

dunkel: *Ail.*, *apis*, ars., **Bapt.**, both., *carb-s.*, *carb-v.*, cupr., dub., elaps, *gels.*, hura, hydr-ac., kali-i., lach., morph., **Nit-ac.**, *op.*, ox-ac., plb., *sulph.*, verat.

erdfahl: *Ant-t.*, *arn.*, *ars.*, ars-h., *ars-i.*, ars-m., *aster.*, aur., bell., *berb.*, bism-o., *bor.*, *brom.*, *bry.*, *calc.*, *calc-p.*, *carb-an.*, *carb-v.*, **Chin.**, chin-a., cic., cimic., *cina*, cocc., con., *croc.*, der., **Ferr.**, *ferr-ar.*, **Ferr-i.**, **Ferr-p.**, gran., **Graph.**, hydr-ac., *ign.*, iod., ip., kali-ar., kali-bi., kali-chl., kali-p., kreos., *lach.*, *laur.*, *lyc.*, *mag-c.*, *mag-m.*, mag-s., *med.*, **Merc.**, *mez.*, mosch., nat-ar., nat-c., *nat-m.*, nat-p., *nit-ac.*, *nux-v.*, ol-an., **Op.**, pall., *ph-ac.*, *phos.*, plb., psor., *puls.*, samb., sec., **Sep.**, *sil.*, sulph., tarent., ter., thuj., vip., zinc.

fleckig: *Ail.*, *bapt.*, *bell.*, *cench.*, *crot-h.*, *dor.*, *lach.*, *rhus-t.*

gelb: Acon., aesc., agar., ail., alumn., *ambr.*, anan., ant-a., apis, **Arg-m.**, **Arg-n.**, arn., **Ars.**, *ars-h.*, *ars-i.*, asc-t., *bapt.*, *bell.*, blatta., *bry.*, caj., **Calc.**, **Calc-p.**, *canth.*, carb-an., *carb-s.*, *carb-v.*, **Card-m.**, **Caust.**, cedr., *cham.*, **Chel.**, *chin.*, chin-a., *chin-s.*, *chion.*, chlor., cimic., cina, cocc., **Con.**, *corn.*, *croc.*, *crot-c.*, *crot-h.*, cupr., *dig.*, dol., *elaps*, **Ferr.**, *ferr-ar.*, **Ferr-i.**, *ferr-p.*, *gels.*, gran., *graph.*, *hell.*, *hep.*, hura, hydr., *iod.*, *ip.*, kali-bi., kali-br., *kali-c.*, kali-p., kali-s., **Lach.**, lachn., laur., *lept.*, **Lyc.**, lyss., *mag-c.*, *mag-m.*, manc., mang., *med.*, **Merc.**, merc-c., mez., *myric.*, naja, nat-ar., nat-c., *nat-m.*, nat-p., **Nat-s.**, **Nit-ac.**, **Nux-v.**, *op.*, ox-ac., *petr.*, *phos.*, *phyt.*, **Plb.**, *podo.*, psor., ptel., *puls.*, raph., rhus-t., samb., *sars.*, *sec.*, **Sep.**, *sil.*, spig., stram., sul-ac., **Sulph.**, upa., verat.

morgens: Raph.

nachmittags: Gels.

nachts: Plb.

Ärger, Verdruss; nach: *Kali-c.*

FARBE - gelb ...

Hitzestadium im Fieber, während: *Ferr.*, lach., nux-v.

Menses, während: *Caust.*

Raserei, Tobsuchtsanfall; bei: *Acon.*, canth., lach., lyc., merc., *nux-v.*, phos., puls., verat.

Sattel quer über den Wangen: **Sep.**

Syphilis: **Lach.**, merc-c., nit-ac.

Wechselfieber, bei: Am-c., *chin-s.*, *con.*, ferr., nat-c., nat-m., *nux-v.*, **Sep.**, *tub.*

Zorn, nach: Nat-s.

Augen, um die: *Nit-ac.*, nux-v., spig.

Lippe; Streifen auf der Oberlippe: Stram.

Mund, um den: Act-sp., hydrc., nux-v., *sep.*

Nase, um die: Nux-v., sep.

Schläfen: *Caust.*

Stirn: Chel., phos.

gräulich: *Ars.*, *berb.*, *brom.*, *bufo*, *cadm.*, *carb-v.*, *chel.*, **Chin.**, *chlor.*, *colch.*, *cupr.*, gels., *hydr-ac.*, kali-c., kreos., *lach.*, laur., **Lyc.**, *mez.*, oena., phos., tab., tarent.

gelbgrau: *Carb-v.*, chel., *kali-c.*, kreos., **Lyc.**

grünlich (vgl. chlorotisch): *Ars.*, berb., **Carb-v.**, **Chel.**, crot-h., cupr., dig., *ferr.*, ferr-ar., *iod.*, kreos., *med.*, merc., merc-c., nux-v., *puls.*, verat.

Flecken: Ars.

Augen, um die: *Verat.*

kaffeefarbene Flecken (s. braun)

kränklich: Acet-ac., aesc., aloe, alum., alumn., am-c., apis, *arg-m.*, *arg-n.*, **Ars.**, ars-h., *ars-i.*, *bapt.*, bism-o., bor., brach., **Calc.**, calc-s., carb-s., *carb-v.*, *caust.*, *chel.*, *chin.*, chin-a., *cina*, *clem.*, con., *crot-c.*, *crot-h.*, dig., eup-per., **Ferr.**, *ferr-ar.*, *ferr-i.*, *iod.*, *kali-c.*, kali-chl., kali-n., kali-p., kali-s., *kreos.*, lachn., **Lyc.**, mag-c., *mag-m.*, *mang.*, **Med.**, *merc.*, nat-s., *nit-ac.*, *nux-v.*, *ph-ac.*, *phos.*, podo., psor., rhus-t., sil., *spig.*, *staph.*, *sulph.*, tab., teucr., thuj., til., **Tub.**, zinc.

kupferfarben: Alum., *ars.*, ars-h., calc., *calc-p.*, *carb-an.*, cupr., *kreos.*, led., *rhus-t.*, *ruta*, stram., verat.

Flecken: *Benz-ac.*, *graph.*

Leberflecke (s. braun - Flecken)

FARBE ...

mahagonifarben (s. rot - mahagonifarben)

marmoriert: Phos., sabad.

purpurn (s. bläulich)

rosa Flecken: Carb-an.

rot: Acet-ac., **Acon.**, aeth., *agar.*, *ail.*, aloe, alum., am-c., *aml-n.*, *anac.*, *ant-c.*, *ant-t.*, **Apis**, arg-m., *arg-n.*, *arn.*, *ars.*, ars-h., ars-i., arum-t., *asaf.*, *astac.*, *aster.*, atro., aur., *aur-m.*, *bad.*, **Bapt.**, *bar-c.*, bar-m., **Bell.**, berb., bor., *bov.*, brach., brom., **Bry.**, cact., calad., calc., *camph.*, cann-i., cann-s., *canth.*, **Caps.**, carb-ac., carb-h., carb-o., carb-s., carb-v., *carl.*, cast., *caust.*, *cedr.*, **Cham.**, **Chel.**, **Chin.**, *chin-s.*, chlor., **Cic.**, cimic., **Cina**, clem., *coc-c.*, *cocc.*, cod., *coff.*, coloc., com., con., cop., *croc.*, crot-c., *crot-h.*, *crot-t.*, cub., *cupr.*, cur., *dig.*, dor., *dros.*, dub., *dulc.*, echi., *elaps*, *eup-per.*, eup-pur., euphr., fago., **Ferr.**, *ferr-ar.*, **Ferr-i.**, *ferr-m.*, *ferr-ma.*, *ferr-p.*, gels., **Glon.**, graph., *grat.*, *guaj.*, *hell.*, *hep.*, hippoz., *hura*, **Hyos.**, *hyper.*, *ign.*, ind., indg., iod., ip., iris., *jab.*, jug-c., jug-r., kali-a., kali-bi., kali-br., kali-c., kali-chl., *kali-i.*, kali-n., kali-p., kali-s., kalm., kreos., **Lach.**, laur., led., lil-t., lob., *lyc.*, lyss., mag-c., mag-m., mag-s., mang., **Meli.**, meny., *merc.*, *merc-c.*, merc-i-r., merl., **Mez.**, mill., morph., *mur-ac.*, mygal., *naja*, nat-ar., *nat-c.*, *nat-m.*, nat-p., nat-s., nicc., nit-ac., nux-m., **Nux-v.**, oena., olnd., **Op.**, ox-ac., paeon., *petr.*, ph-ac., phel., **Phos.**, phys., phyt., *plan.*, *plat.*, *plb.*, podo., psor., ptel., *puls.*, *pyrog.*, *ran-b.*, raph., **Rhus-t.**, rhus-v., rumx., ruta, *sabad.*, sabin., *samb.*, **Sang.**, santin., sarr., sec., *senec.*, *sep.*, *sil.*, sol-n., sol-t-ae., *spig.*, *spong.*, squil., *stann.*, staph., **Stram.**, *stront.*, stry., *sul-ac.*, *sulph.*, *tab.*, *tarax.*, tep., *ter.*, ther., *thuj.*, til., uva, valer., *verat.*, **Verat-v.**, vesp., vib., zinc., zing.

links: *Acet-ac.*, aesc., alumn., asaf., chel., lac-c., lyc., murx., nat-m., ol-an., ph-ac., spig.

rechts blass: Cann-s.

rechts: Elaps, puls.

links wächsern gelb: Canth.

Blässe der linken Seite mit Hitze, rechts ohne Hitze: Mosch.

eine Seite: Acon., ant-t., *arn.*, bell., cann-s., *cham.*, *chel.*, coloc., *ign.*, ip.,

FARBE - rot - eine Seite ...

mosch., nux-v., *puls.*, rheum, sang., verat.

blass, die andere rot; eine Seite: Acet-ac., *acon.*, caps., **Cham.**, *cina*, **Ip.**, *lach.*, *mosch.*, *nux-v.*, *puls.*, rheum, sulph.

morgens: Ail., dirc., kali-c., lyc., *podo.*, rhus-t.

bis 15 Uhr: Stront.

Erwachen, beim: Nat-m.

vormittags: Lyc.

8 Uhr: Myric.

9 Uhr: Lyc.

11 Uhr: Nat-c., sol-n., zing.

mittags: Apis, lyc., mag-c., nat-m., phos., sil.

nachmittags: Meli., phys., sang., senec., **Tub.**

14 Uhr: Nat-m.

15 Uhr: Coff., meli.

16 Uhr: Agar., puls-n., sil.

17 Uhr: Chel., mag-c.

17-19 Uhr: Mag-c.

17-21 Uhr: Plat.

18 Uhr: Cann-s., sarr.

abends: Bar-c., *croc.*, elaps, **Ign.**, iod., lyc., naja, nat-m., nux-v., oena., ox-ac., plan., puls., rumx., scut., sep., sulph., trom.

21 Uhr: Phos.

nachts: Aloe, cedr., cic.

abwechselnd mit Blässe: **Acon.**, alum., am-c., ars., bell., *bor.*, bov., brom., *camph.*, caps., cham., *chin.*, cina, croc., cub., **Ferr.**, ferr-p., gins., *glon.*, *hell.*, hyos., *ign.*, kali-c., **Lac-c.**, *led.*, lyc., mag-c., merc., mur-ac., nat-c., nat-p., nit-ac., nux-v., olnd., ph-ac., phos., plat., puls., rhus-t., squil., sul-ac., tab., verat., zinc.

Menses, während: Zinc.

Anstrengung, nach: **Ferr.**, squil.

Aufrichten im Bett, beim: Mag-s.

Aufstehen, beim: Naja, phys.

Bewusstlosigkeit, während: Glon.

bläulich-rot: *Acon.*, agar., *ant-t.*, *apis*, *ars.*, asar., aur., **Bell.**, **Bry.**, camph.,

FARBE - rot - bläulich-rot ...

Cann-i., carb-ac., cham., cic., cina, *con.*, cor-r., *crot-c.*, *cupr.*, dig., dios., grin., *hep.*, hydr-ac., hyos., ign., ip., kali-chl., *lach.*, lyc., meli., merc., morph., *op.*, *ox-ac.*, petr., phel., phos., puls., *samb.*, sang., spong., staph., stram., verat., verat-v.

Bücken, beim: *Bell.*, *canth.*

dunkelrot: Alum., ant-t., **Bapt.**, *bar-c.*, **Bell.**, **Bry.**, *camph.*, *chel.*, *coloc.*, *gels.*, hyos., kreos., **Op.**, *sang.*, *sec.*, stann., *sulph.*, *tarent.*, *verat.*

Dysmenorrhö, bei: **Xan.**

Erregung, bei: *Coff.*, **Ferr.**, phos., sep., sulph.

Erwachen, beim: Cimic., **Cina**, hura

erysipelatös: **Acon.**, am-c., *apis*, ars., bar-c., **Bell.**, bor., bry., calc., camph., canth., carb-an., *cham.*, clem., **Euph.**, **Graph.**, **Hep.**, *lach.*, lyc., merc., nat-c., ph-ac., phos., **Rhus-t.**, ruta, samb., sep., sil., stram., sulph., thuj.

Essen, beim: Sep.

nach: Arum-t., carl., caust., coff., cycl., *lyc.*, merc., nit-ac., nux-v., puls., sil., vesp.

Fahren oder Reiten, beim: Ferr.

Feuerhitze, bei: **Ant-c.**, nat-m.

Fieber, während: **Bell.**, brom., carb-an., *cedr.*, chel., **Chin.**, cina, *cocc.*, coff., dig., **Eup-per.**, ferr., ferr-p., hell., hura, ip., lyc., merc., *nux-v.*, phos., *psor.*, rhus-t., sang., **Sep.**, sil., sulph., *tub.*, *verat.*

ohne: **Caps.**, **Ferr.**, ol-an., phos., psor.

Flecken (s. HAUT - Flecken): Aeth., ail., alum., **Am-c.**, ambr., *anan.*, ars., aur., **Bell.**, berb., *bry.*, canth., *caps.*, carb-an., *carb-s.*, croc., cycl., *ferr.*, hura, kali-bi., *lac-c.*, lach., *lyc.*, merc., nat-m., *oena.*, op., ox-ac., **Phos.**, poth., rhus-v., **Sabad.**, samb., *sil.*, **Sulph.**, sumb., tab., tarax.

Ärger, nach: Am-c.

brennend: *Chel.*, *croc.*, tab.

heiß: Bry.

Schreck, nach: Am-c.

umschrieben (s. umschrieben)

FARBE - rot - Flecken ...

Waschen, nach: *Aesc.*, *am-c.*, *kali-c.*, phos.

Froststadium im Fieber, vor: Cedr.

während: Acon., aeth., all-s., alum., *am-m.*, apis, *arn.*, *ars.*, *bell.*, *bry.*, *calc.*, **Cham.**, *chin.*, coc-c., **Ferr.**, *ferr-ar.*, glon., hyos., *ign.*, *ip.*, kali-n., kreos., *led.*, lyc., merc., merl., mur-ac., *nux-v.*, ox-ac., plb., puls., *rhus-t.*, *sep.*, **Stram.**, *sulph.*, thuj., *tub.*, zinc.

Gehen, beim: Stront.

Freien, im: Mur-ac., sulph.

glühend rot: *Acon.*, *apis*, **Astac.**, aur., **Bell.**, *calc.*, *camph.*, *carb-v.*, **Cina**, cocc., croc., *ferr.*, *glon.*, *hep.*, *lyc.*, mur-ac., *plat.*, *sabad.*, sil., *stram.*, tab., *thuj.*

Husten, während: Acon., **Bell.**, bry., cadm., caps., *carb-v.*, chr-ac., *coc-c.*, con., cor-r., *cupr.*, *dros.*, eup-per., ferr., *graph.*, hep., hyos., *ip.*, kali-bi., *kali-c.*, lach., lyc., mag-p., mur-ac., nit-ac., sabad., samb., **Sang.**, sil., squil., staph., stram., sulph.

dunkelrot: Bar-c., cor-r., kali-c., squil., stram.

sonst blass: Kali-c.

totenblass, wenn er nicht hustet: *Nit-ac.*

kalt und rot: Caps., *ferr.*, ol-an., phos., psor.

Klimakterium, im: *Graph.*, *kali-bi.*, **Lach.**, lyc., **Sul-ac.**, ter.

Koma, mit: *Mur-ac.*

Konvulsionen, während: Bufo, **Glon.**, *oena.*, **Op.**

Kopfschmerzen, bei: Acon., agar., ail., aur., **Bell.**, bov., bry., *bufo*, *cact.*, *calc.*, camph., cann-s., canth., *cic.*, *coff.*, *croc.*, cycl., ferr., *ferr-p.*, **Glon.**, ign., ind., indg., ip., kali-i., *kalm.*, kreos., *lach.*, led., lyc., lyss., mag-c., mag-m., mag-p., **Meli.**, mur-ac., nat-c., *nat-m.*, nux-m., *nux-v.*, *op.*, phos., plat., plb., *psor.*, ptel., puls., rhus-t., sil., spong., stront., sulph., tarax., thuj., zinc.

Kratzen, nach: Sulph.

Liegen, beim: Acon., lob-c., verat.

FARBE - rot - Liegen, beim ...

Rücken, auf dem: Chlol.

Seite, auf der linken: *Calc.*

wird blass beim Aufstehen: *Acon.*, *puls.*, *verat.*, *verat-v.*

mahoganifarben: *Ail.*, *arn.*, eup-per., *gels.*

marmoriert: Ferr., *lach.*

Menses, während: Ind., *puls.*, xan.

Mittagessen, nach dem: Cedr., grat., hell., nat-c., par.

Musik agg.: Ambr.

plötzlich: *Bell.*, clem., *mur-ac.*, thuj.

Raserei, Tobsuchtsanfall; bei: Acon., ars., **Bell.**, *cupr.*, *hyos.*, lyc., merc., nux-v., *op.*, plat., puls., *stram.*, *verat.*

Schaudern, beim: **Arn.**

Schlaf, im: *Arum-m.*, bell., chlol., meny., viol-t.

Schmerzen, bei: Bell., caps., cham., **Ferr.**, ferr-p.

Schwindel, bei: Anan., *bell.*, *cact.*, *cocc.*, *stram.*

Sitzen, im: **Bell.**, phos.

Stuhlgang, vor: Manc.

Tee, nach: Plan.

umschrieben: Acon., *ant-t.*, arg-n., *ars.*, ars-i., bar-c., benz-ac., bry., calc., carb-v., chel., **Chin.**, chin-a., *cina*, *colch.*, con., croc., dol., dros., *dulc.*, **Ferr.**, *ferr-i.*, ferr-p., hep., iod., *kali-c.*, kali-n., kali-p., kali-s., *kreos.*, *lach.*, lachn., laur., led., **Lyc.**, merc., nat-m., nit-ac., nux-v., op., ph-ac., **Phos.**, *puls.*, pyrog., sabad., samb., *sang.*, seneg., sep., sil., spong., *stann.*, **Sulph.**, thuj., **Tub.**

warmen Zimmer, im: Grat., *sulph.*

Waschen, nach: *Aesc.*, *am-c.*, *kali-c.*, phos.

Wein rot, das blasse Gesicht wird nach: *Carb-v.*, *ferr.*

Widerspruch, durch: Ign.

Zahnschmerzen, mit: *Acon.*, **Bell.**, **Cham.**, *coff.*, *ferr-p.*, merc., nux-m., phos., puls., rhus-t., sulph.

Zorn, nach: *Bry.*, staph.

Kinn: Ail., canth., colch., merc., nat-m., zinc.

FARBE - rot - *Kinn* ...

Flecken: Anac., *caust.*, crot-t., dig., sulph., sumb., zinc.

Lippen: All-c., aloe, *apis*, arum-t., *aur-m.*, bar-c., *bell.*, bry., carb-v., chlol., lac-c., *lach.*, lachn., merc., merc-c., puls., rhus-t., *sang.*, spig., stram., **Sulph.**, *tub.*, verat.

dunkelrot: Bar-c., bell., gins., mez.

Mund, um den: Ip.

Mundwinkel: Ars.

Stirn: Calc., hura, laur., lil-t., merc-i-r., mez., rhus-v., stram., vac., verat.

Flecken, in: Aesc., berb., caps., cycl., mosch., sulph., *tell.*

schmutzig aussehend: *Apis*, **Arg-n.**, *caps.*, card-m., *chel.*, *cupr.*, iod., kali-p., **Lyc.**, *mag-c.*, *merc.*, phos., **Psor.**, *sanic.*, sec., **Sulph.**, thuj.

schwarz: Camph., **Chin.**, *cor-r.*, crot-h., hydr-ac., *lach.*, *oena.*, op., stry., *tarent.*

blaue Flecken, und: Arn., crot-h., *lach.*, phos., rhus-t., **Sul-ac.**, *tarent.*

Lippen: Acon., ant-t., **Ars.**, bry., bufo, carb-ac., *carb-v.*, *chin.*, *chlor.*, colch., con., *hyos.*, kali-ar., *kali-c.*, *lach.*, *merc.*, *merc-c.*, merc-sul., ph-ac., *phos.*, *psor.*, rhus-t., squil., *verat.*

wechselt die Farbe: *Acon.*, *alum.*, ars., **Bell.**, bor., bov., camph., *caps.*, *cham.*, chin., *cina*, croc., *ferr.*, hyos., **Ign.**, kali-c., laur., led., *mag-c.*, mag-s., nux-v., olnd., *op.*, ph-ac., **Phos.**, **Plat.**, puls., *sec.*, spig., squil., *sul-ac.*, verat., zinc.

weißer Fleck (vgl. blass): Ars., merc., nat-c.

zyanotisch: Anan., **Ars.**, *aur.*, *cact.*, *cupr.*, hydr-ac., lyss., merc-cy., **Nat-m.**, vesp.

FETTIG: Agar., arg-n., aur., *bar-c.*, *bry.*, bufo, calc., caust., *chin.*, *mag-c.*, med., *merc.*, *nat-m.*, *plb.*, *psor.*, *rhus-t.*, *sel.*, stram., thuj., *tub.*

Lippen: Am-m.

Stirn: *Hydr.*, *psor.*

FLECKEN (s. FARBE): *All-s.*, benz-ac., *calc.*, **Carb-an.**, dor., *guaj.*, kali-chl., *lyc.*, *nat-c.*, nux-m., **Rhus-t.**, sabad., **Sil.**, sul-ac., syph., verb.

geschwürig: Nat-c., staph.

schmerzhaftes Gefühl: Verb.

FRÖSTELN: Berb., brach., **Caust.**, rhod.

GANGRÄN (vgl. ERYSIPEL): *Merc.*, sul-ac.

GEDUNSEN: **Acon.**, agar., *ant-t.*, *apis*, *apoc.*, arn., **Ars.**, *aur.*, bar-c., *bell.*, *bry.*, *bufo*, *cact.*, calc., *camph.*, carb-s., *cedr.*, cham., *chin.*, chlor., *cina*, *cocc.*, *colch.*, con., cop., *crot-c.*, *crot-h.*, dig., dirc., dor., dros., *dulc.*, elaps, ferr., glon., graph., guare., hell., *hippoz.*, hura, hydr-ac., hyos., hyper., ip., kali-bi., *kali-c.*, *lach.*, laur., led., manc., merc., *nat-c.*, *nat-m.*, nux-v., oena., *op.*, *phos.*, plb., puls., *samb.*, sang., senec., sep., sol-n., *spig.*, spong., stram., sulph., thuj., vesp., vinc.

morgens: Crot-h., dirc.

Erwachen, beim: Agar., hura, *spig.*

glänzend, und: Aur.

Liegen, beim: Apoc.

Menses, vor den: Bar-c., *graph.*, *kali-c.*, *merc.*, *puls.*

über den Augen: Ruta, sep.

um die Augen: *Apis*, *ars.*, colch., elaps, *ferr.*, merc., nit-ac., phos., rhus-t.

unter den Augen: Apis, *ars.*, *aur.*, bry., kali-c., merc., nux-v., olnd., phos., puls.

Unterlippe: Mur-ac.

zwischen den Augen: Lyc.

zwischen Lidern und Augenbrauen: Cench., **Kali-c.**

GEFÜHLLOSIGKEIT, Taubheit: Acon., *asaf.*, asar., bapt., bell., benz-ac., caust., cocc., gels., *mez.*, *nux-v.*, **Plat.**, samb., thuj.

links: Graph.

rechts: Chel., gels., **Plat.**

Froststadium im Fieber, während: **Plat.**

erkrankte Seite: Bell., caust., *nux-v.*, *plat.*, puls.

Jochbein: **Plat.**

Kiefer: Fl-ac., gran., hura, phos.

Kinn: *Asaf.*, *plat.*, *spong.*

Lippen: *Acon.*, ambr., calc., cic., *crot-h.*, glon., *nat-m.*, plat.

morgens beim Erwachen: Ambr.

Oberlippe: Cycl., olnd.

Unterlippe: Calc., *glon.*

Mund, um den: Plat.

Wange: Asaf., *caps.*, *mez.*, *nux-v.*, *olnd.*, *plat.*, plb.

folgt auf Schmerzen: *Caust.*, *mez.*

GELBSUCHT (s. FARBE - gelb)

GERUNZELT: *Abrot.*, aeth., ant-t., apis, *ars.*, bar-c., bell., **Calc.**, carb-h., crot-t., *hell.*, lyc., merc., nat-m., nit-ac., op., plb., rob., *sars.*, sin-n., stram., ter., zinc., zinc-s.

Augenbrauen: Ox-ac., stram., ther.

Stirn, Stirnrunzeln: Acet-ac., alum., brom., *caust.*, *cham.*, *cycl.*, *graph.*, grat., *hell.*, *lyc.*, mang., merc., nat-m., ox-ac., phos., rheum, rhus-t., *sep.*, *stram.*, zinc.

Brustsymptomen, bei: **Lyc.**

Gefühl von: *Graph.*, thuj.

Gehirnsymptomen, bei: *Hell.*, **Stram.**

Kopfschmerz, bei: Aster., *caust.*, grat., hyos., nat-m., phos., **Stram.**, sulph., viol-o.

GESCHWÜRE: Anan., ant-t., **Ars.**, aur-m-n., *con.*, cund., *hep.*, iod., *kali-ar.*, kali-bi., *kali-chl.*, *kali-i.*, *lach.*, merc., nat-m., *nit-ac.*, *phos.*, *phyt.*, *psor.*, thuj., vesp.

ausbreitend, sich: Caust., *staph.*

brennend: Nux-v.

empfindlich gegen Luft: **Hep.**

faulig: Merc.

fressend: *Ars.*, *con.*, nux-v., *phos.*

harte Ränder: *Kali-bi.*

warzenartig: **Ars.**

Jochbein: Phos.

Kinn: **Cund.**, hep., merc., *nat-m.*, *nit-ac.*, sep.

Lippen: Am-m., anan., **Ars.**, *aur-m.*, bell., bov., *bry.*, *caps.*, carb-s., *caust.*, *cham.*, chin., chin-a., *cic.*, *clem.*, *con.*, *graph.*, hep., *kali-ar.*, *kali-bi.*, *kali-c.*, kali-chl., kali-p., lyc., *mag-c.*, *merc.*, *mez.*, nat-ar., nat-c., *nat-m.*, **Nit-ac.**, nux-v., *ph-ac.*, *phos.*, *phyt.*, *psor.*, sep., **Sil.**, staph., **Stram.**, sulph., *zinc.*

ausbreitend, sich: Bor.

brennend: *Caust.*, *cic.*, nux-v., staph.

krebsartig: *Ars.*, *aur-m.*, carb-an., *clem.*, **Con.**, *kali-bi.*, lyc., *phos.*, phyt.

phagedänisch: *Ars.*, *con.*

Splittergefühl, mit: Bov., **Nit-ac.**

scharfen Speichel, durch: *Nit-ac.*

Oberlippe: Caust., kali-c., merc., *mez.*, *zinc.*

Unterlippe: *Caust.*, *clem.*, *lyc.*, ph-ac., *phos.*, sep., sil., sulph., zinc.

Mund, um den: Nat-c., *nit-ac.*

GESCHWÜRE - *Mund* ...

Mundwinkel: Ail., *am-m.*, anan., ant-c., arn., aur-m-n., *bell.*, *bov.*, **Calc.**, carb-an., carb-v., *cocc.*, **Graph.**, *hep.*, ign., ip., *mang.*, **Merc.**, mez., *nat-m.*, **Nit-ac.**, nux-v., *phos.*, *psor.*, **Rhus-t.**, *sil.*, staph., *sulph.*, thuj., zinc.

Parotis: Bar-c., calc-p., rhus-t., sars., sil.

Submaxillardrüse: *Kali-i.*

Wange: Ant-t., calc., iod., nat-m., phos.

GEZOGEN, in Falten: Ars., lyc.

Oberlippe hochgezogen, entblößt die Zähne: **Camph.**

GLÄNZEND: Acon., **Apis**, arg-n., *aur.*, caust., coff., cupr., der., eup-pur., hyos., *lyc.*, med., *nat-m.*, op., *plb.*, psor., rheum, rhus-t., sel., thuj.

Flecken nach Hautausschlägen, glänzende: Nat-m.

ölig, wie: *Nat-m.*, *plb.*, thuj.

GLÜHEND (s. FARBE - rot - glühend rot)

HAARGEFÜHL: Carl., chlol., *graph.*, laur.

HAARAUSFALL, Barthaare: Agar., ambr., anan., aur-m., *calc.*, carb-an., *graph.*, *kali-c.*, *nat-c.*, *nat-m.*, nit-ac., *ph-ac.*, plb., sanic., sil.

Kummer, nach: *Ph-ac.*

Schnurrbart: Bar-c., kali-c., plb., sel.

HAARWUCHS bei Kindern: Calc., nat-m., ol-j., psor., sulph.

HÄRTE (s. VERHÄRTUNG)

HAUT, verdickt: Bell., viol-t.

stellenweise: Carb-an.

HAUTAUSSCHLÄGE (vgl. HAUT - HAUTAUSSCHLÄGE): Agar., ail., *alum.*, *am-c.*, *am-m.*, ambr., **Ant-c.**, *ant-s.*, *ant-t.*, apis, arg-m., arg-n., arn., *ars.*, ars-i., asc-t., *aur.*, aur-m., *bar-c.*, *bar-m.*, *bell.*, berb., bor., *bov.*, brom., *bry.*, cadm., **Calc.**, *calc-f.*, *calc-p.*, *calc-s.*, canth., caps., carb-an., *carb-s.*, *carb-v.*, **Caust.**, cham., chel., chin-s., *cic.*, cinnb., *cist.*, clem., coloc., com., *con.*, crot-h., *crot-t.*, **Dulc.**, elaps, eug., euph., *fago.*, ferr-ma., *fl-ac.*, gels., *graph.*, guaj., hell., *hep.*, hydr., ign., iod., ip., kali-ar., *kali-bi.*, **Kali-br.**, **Kali-c.**, kali-chl., *kali-i.*, kali-p., *kali-s.*, **Kreos.**, lac-c., *lach.*, lac-ac., **Led.**, *lyc.*, mag-c., *mag-m.*, mang., med., **Merc.**, merc-c., **Mez.**, morph., *mur-ac.*, *nat-ar.*, *nat-c.*, **Nat-m.**, nat-p., nat-s., nicc., *nit-ac.*, nux-v., pall., par., **Petr.**, *ph-ac.*, *phos.*, phyt., pic-ac., plan., **Psor.**, **Puls.**, **Rhus-t.**, *rhus-v.*, ruta, sang., sars., sel., seneg., **Sep.**, *sil.*, spong., *staph.*, **Sulph.**, tarent., ter., thuj., urt-u., valer., *verat.*, *viol-o.*, zinc.

nachts: *Ars.*, *mag-m.*

warmes Zimmer agg.: *Mag-m.*

kalte Luft agg.: *Ars.*, dulc.

Menses, vor den: *Mag-m.*, sars.

während: Calc., dulc., eug., graph., psor., sang.

Wärme agg.: Euphr., mez., psor., sulph., teucr.

amel.: *Ars.*

Waschen agg.: Nux-v., sulph.

Kinn: Alum., am-c., ambr., anac., *ant-c.*, arg-n., bor., *bov.*, *calc.*, *carb-s.*, carb-v., caust., *chel.*, *cic.*, clem., cob., con., crot-h., crot-t., dig., *dulc.*, ferr-ma., *graph.*, *hep.*, hydr., kali-bi., kali-c., kali-i., *kreos.*, *lach.*, *lyc.*, mag-c., manc., *merc.*, merc-i-r., *mez.*, nat-c., **Nat-m.**, nat-p., nat-s., nit-ac., nux-m., *nux-v.*, olnd., *par.*, ph-ac., phos., *psor.*, puls., **Rhus-t.**, sars., **Sep.**, *sil.*, spig., **Sulph.**, *syph.*, thuj., verat., viol-t., zinc.

Backenbart: Ambr., *calc.*, graph., lach., nit-ac.

schmerzhaft: Merc., rhus-t., sars., **Sulph.**

Lippen: Agar., ail., alum., *am-c.*, am-m., ant-c., ant-t., apis, arg-n., arn., **Ars.**, asc-t., aur-m., bell., berb., *bor.*, bov., brom., bry., cadm., *calc.*, calc-f., calc-s., canth., caps., carb-an., carb-s., carb-v., caust., cham., chel., chin-s., cic., cinnb., *clem.*, *com.*, *con.*, *crot-t.*, dig., ferr-m., *graph.*, guaj., hell., *hep.*, hydr., ign., ip., kali-c., kali-chl., kali-s., lac-c., lach., lyc., *mag-c.*, *mag-m.*, mang., med., merc., merc-c., *mur-ac.*, nat-ar., *nat-c.*, **Nat-m.**, nat-p., nat-s., nicc., *nit-ac.*, nux-v., pall., par., petr., ph-ac., phos., plat., rhod., **Rhus-t.**, ruta, sang., sars., seneg., **Sep.**, *sil.*, spong., *squil.*, staph., sulph., tarent., ter., thuj., urt-u., valer., viol-t.

Oberlippe: **Ars.**, *bar-c.*, bell., *carb-v.*, *cic.*, cinnb., graph., **Kali-c.**, **Kreos.**, *lyc.*, mag-c., mag-m., mang., *nat-c.*, *nat-m.*, nit-ac., *par.*, phyt., *rhus-t.*, *sep.*, *sil.*, squil., **Staph.**, **Sulph.**, *thuj.*, viol-t.

Unterlippe: Bor., **Bry.**, *calc.*, *nat-c.*, *nat-m.*, *ph-ac.*, phos., **Sep.**, *sulph.*

Mund, um den: *Agar.*, am-c., anac., **Ant-t.**, **Ars.**, bell., *bor.*, *bov.*, *cadm.*, *calc.*, calc-f., carb-s., carb-v., caust., cham., chel., chin-s.,

HAUTAUSSCHLÄGE - *Mund,* um den ...

Graph., *hell.*, *hep.*, hydr., *hyper.*, ign., kali-ar., *kali-bi.*, *kali-c.*, **Kali-chl.**, kali-i., **Kreos.**, lach., laur., *led.*, *lyc.*, *mag-c.*, *mag-m.*, mang., *merc.*, *merc-c.*, *mez.*, *mur-ac.*, **Nat-ar.**, **Nat-c.**, **Nat-m.**, nat-p., nat-s., **Nit-ac.**, *nux-v.*, *par.*, *petr.*, *phos.*, **Rhus-t.**, rhus-v., **Sep.**, *sil.*, **Staph.**, **Sulph.**, tarax., zinc.

Mundwinkel: *Ant-c.*, *bell.*, bov., **Calc.**, calc-f., carb-v., *cic.*, *cund.*, **Graph.**, *hep.*, *ign.*, iris., *kreos.*, *lyc.*, *mang.*, **Merc.**, mez., nat-c., *nat-m.*, **Nit-ac.**, nux-v., *petr.*, ph-ac., *phos.*, psor., rhus-t., seneg., *sep.*, *sil.*, tab., verat.

Nase: Agar., agn., *alum.*, am-c., am-m., anac., ant-c., arn., ars., ars-i., arum-t., *aur.*, aur-m-n., bar-c., bar-m., bell., bor., bov., brom., bry., cadm., calc., canth., caps., *carb-an.*, carb-s., *carb-v.*, **Caust.**, cham., chel., chin., cina, *cist.*, *clem.*, con., crot-t., dulc., *elaps*, euphr., graph., guaj., hep., ign., iod., iris., kali-ar., *kali-c.*, kali-n., kali-s., lach., laur., *led.*, lyc., mag-c., mag-m., meny., *merc.*, mez., mur-ac., *nat-ar.*, **Nat-c.**, nat-m., **Nat-p.**, nicc., *nit-ac.*, nux-v., olnd., par., petr., **Ph-ac.**, phos., plat., plb., *puls.*, ran-b., *rhus-t.*, sars., sel., **Sep.**, **Sil.**, *spig.*, staph., stront., sul-ac., **Sulph.**, syph., tarax., thuj., verat., viol-t., zinc.

in der Nase: Am-m., mag-c., phel., podo., sars., sel., sil.

links: Bell., bor., calc., cob., sars.

rechts: Calc., carb-an., dulc., gamb., kali-n., lach.

Nasenflügel: Ars., aur-m., carb-v., chin., cor-r., dulc., euphr., fl-ac., hipp., *merc-i-r.*, nat-m., *nit-ac.*, petr., rhus-t., sep., *sil.*, spig., thuj.

Nasenspitze: Acon., *aeth.*, am-c., anan., asaf., carb-an., carb-v., *caust.*, clem., lyc., nit-ac., pall., ph-ac., *sep.*, sil., spong.

Nasenwinkel: Anac., dulc., euphr., led., mang., mill., plb., *rhus-t.*, thuj.

Septum: Bar-c., bov., calad., caps., crot-t., ol-an., psor., teucr., thuj., vinc.

um die Nase: Alum., am-c., *ant-c.*, bar-c., calc., *caust.*, dulc., elaps, mag-m., *nat-c.*, par., **Rhus-t.**, *sep.*, sil., sul-ac., sulph., tarax., zinc.

unter der Nase: Arn., bor., bov., sars., squil.

HAUTAUSSCHLÄGE - ...

Schläfen: Alum., *ant-c.*, arg-m., bell., bry., calc., carb-v., caust., *dulc.*, lach., lyc., *mur-ac.*, *nat-m.*, nit-ac., sabin., *spig.*, sulph., thuj.

Stirn: Agar., alum., am-c., am-m., ambr., **Ant-c.**, arg-m., ars., aur., bad., bar-c., bar-m., bell., *bov.*, bry., cadm., *calc.*, *calc-p.*, caps., carb-an., carb-v., caul., *caust.*, cham., cic., clem., *cycl.*, dulc., ferr-ma., *hep.*, hura, **Kreos.**, **Led.**, *lyc.*, mag-m., mur-ac., nat-ar., nat-c., **Nat-m.**, nat-p., nit-ac., **Nux-v.**, *par.*, *ph-ac.*, *phos.*, *psor.*, **Rhus-t.**, rhus-v., *sars.*, **Sep.**, sil., staph., **Sulph.**, viol-t.

Wangen: Agar., alum., am-c., anac., **Ant-c.**, *bell.*, *bov.*, bry., carb-an., *caust.*, cham., cic., con., dig., *dulc.*, **Euphr.**, ferr-ma., *kali-chl.*, kali-i., **Kreos.**, *lach.*, laur., *lyc.*, mag-m., merc., merc-i-r., mez., nat-c., *nat-m.*, nit-ac., phos., **Rhus-t.**, *sep.*, *sil.*, spong., **Staph.**, stront., *verat.*, verb., viol-t.

abblätternd (s. schuppig)

abschilfernd: Apis, *ars.*, *bell.*, canth., chin-s., hydr., *kali-ar.*, lach., *merc.*, ol-an., phos., *psor.*, puls., *rhus-t.*, rhus-v., *sulph.*, thuj.

Akne: *Ant-c.*, *ars.*, *ars-i.*, **Aur.**, bar-c., bell., *calc.*, *calc-s.*, **Calc-sil.**, **Carb-an.**, **Carb-s.**, **Carb-v.**, **Caust.**, chel., *con.*, *cop.*, *crot-h.*, *eug.*, **Hep.**, iod., **Kali-br.**, *kreos.*, *lach.*, led., med., *nat-m.*, *nit-ac.*, **Nux-v.**, *ph-ac.*, *psor.*, *puls.*, sabin., sanic., sel., **Sep.**, **Sil.**, sul-i., *sulph.*, *thuj.*, *tub.*, uran

Erhitzung agg.: *Caust.*

Feuer, nahe einem: *Ant-c.*

rosacea: *Ars.*, aur., *aur-m.*, *calc-p.*, **Calc-sil.**, canth., *caps.*, carb-ac., **Carb-an.**, carb-s., **Carb-v.**, **Caust.**, chel., *cic.*, clem., **Eug.**, *hydr-ac.*, iris., kali-br., *kreos.*, **Lach.**, led., *mez.*, *petr.*, plb., **Psor.**, *rad.*, **Rhus-t.**, *ruta*, *sep.*, *sil.*, sul-ac., *sulph.*, *tub.*, *verat.*, viol-o., *viol-t.*

bläulich: *Lach.*, *sulph.*

Gruppen, in: **Caust.**

auf der Nase: Calc-p., cann-s., **Caust.**, *psor.*

Kinn: *Hydr.*, verat., *viol-t.*

Lippen: Cadm., caps., hydr.

Nase: Calc-p., cann-s., caps., **Caust.**, graph., sel., *sulph.*

GESICHT

HAUTAUSSCHLÄGE - Akne ...

Stirn: Ant-c., *ars.*, aur., bar-c., bell., *calc.*, *caps.*, **Carb-an.**, **Carb-s.**, **Carb-v.**, **Caust.**, *cic.*, clem., **Hep.**, *kreos.*, led., *nat-m.*, *nit-ac.*, **Nux-v.**, *ph-ac.*, **Psor.**, **Rhus-t.**, **Sep.**, **Sil.**, **Sulph.**, viol-t.

beißend: Bry., merc., nat-m., plat., sil.

Bläschen: Aeth., *agar.*, alum., am-c., am-m., anac., *ant-c.*, ant-t., *ars.*, benz-ac., bor., calc-s., canth., carb-an., *carb-s.*, caust., cic., cist., *clem.*, **Crot-t.**, *dulc.*, *euph.*, ferr-i., *graph.*, hep., indg., kali-ar., kali-bi., *kali-i.*, kali-n., lach., *mag-c.*, **Manc.**, mang., *merc.*, mez., nat-ar., *nat-c.*, **Nat-m.**, *nat-s.*, *nit-ac.*, ol-an., *petr.*, ph-ac., phos., plb., **Psor.**, ran-b., **Rhus-t.**, rhus-v., samb., **Sep.**, *sil.*, stram., stront., *sulph.*, syph., valer., zinc.

brennend: Agar., *anac.*, aur., caust., cic., *nat-m.*, *ran-b.*

gelb: *Agar.*, ant-c., ars., cic., com., crot-t., *dulc.*, *euph.*, kreos., *manc.*, *merc.*, nat-c., ph-ac., **Rhus-t.**, *rhus-v.*, sep.

juckend: *Anac.*, ant-c., *ars.*, cic., *mez.*, sep.

kalte Luft: *Dulc.*

scharfe Absonderung: Caust., rhus-t.

weiß: Clem., hell., sulph., valer.

Windpocken, wie: Ant-c.

zusammenfließend: Crot-t., ran-b., rhus-t., *sulph.*

Kinn: Agar., anac., canth., *cic.*, crot-t., hep., *manc.*, *nat-c.*, **Nat-m.**, *nat-s.*, *nit-ac.*, *sanic.*, *sars.*

Lippen: Agar., ail., *alum.*, am-m., ant-t., asc-t., aur., berb., bor., bov., calc-s., *carb-an.*, chel., chin-s., cic., *clem.*, com., *con.*, hell., hep., kali-p., kali-s., lac-c., lac-ac., *mag-c.*, *mag-m.*, mang., merc., nat-c., **Nat-m.**, nat-s., *nit-ac.*, par., plat., rhod., sang., *sanic.*, seneg., sil., valer.

Oberlippe: *Agar.*, alum., am-m., cic., kali-p., mag-p., mang., rat., rhus-v., seneg., valer., zinc.

Blutblasen: *Nat-m.*

Unterlippe: Agar., ail., aur., com., mag-m., nat-s., par.

Mund, um den: *Bor.*, *hell.*, **Nat-m.**, *nat-s.*

HAUTAUSSCHLÄGE - Bläschen - *Mund* ...

Mundwinkel: Agar., caust., *cic.*, mez., seneg., senn.

Nase: Am-c., clem., crot-t., *lach.*, lac-ac., *mag-c.*, mag-m., *mez.*, nat-c., *nat-m.*, nit-ac., petr., phel., phos., *plb.*, **Rhus-t.**, sil., verat.

in der Nase, rechts: **Carb-an.**, lach., phos.

Mitte der Nase; auf der: *Carb-ac.*

Nasenflügel: Chel., **Nat-m.**, sil., thuj.

rechts: Nat-c.

Nasenspitze: Nit-ac.

Nasenwurzel: Nat-m.

Septum: Am-c., crot-h., thuj.

Stirn: Am-c., arn., bor., canth., kali-i., mez., nat-m., plb., *psor.*, rhus-v., stront.

blutend, wenn an der Nase berührt: *Brom.*, *merc.*

gekratzt wird, wenn: *Merc.*, *mez.*, par., *petr.*, *rhus-t.*, *sulph.*

bräunlich: Dulc.

brennend: Alum., am-m., *anac.*, ant-c., apis, *ars.*, calc., *caust.*, chin-s., *cic.*, euphr., graph., kali-c., led., mag-m., merc., nat-m., phos., rat., *rhus-t.*, sars., seneg., *sep.*, staph., sulph.

Freien, im: *Led.*

Kratzen, beim: Nat-s., sars.

nass, wenn: Euphr.

schlafen, kann ohne kalte Anwendungen nicht: Am-m.

Lippen: Am-c., aur., bov., caust., graph., mag-m., mur-ac., nicc., plat., rat., seneg., *staph.*, sulph.

Nase: Alum., apis, caust., graph., nat-c., nat-m., ol-an., phos.

eiternd: **Ant-c.**, *cic.*, lyc., *psor.*, *rhus-t.*

Ekzem: Alum., *anac.*, *ant-c.*, **Ars.**, *bar-c.*, *bor.*, **Calc.**, *calc-s.*, carb-v., *caust.*, **Cic.**, clem., **Crot-t.**, cur., cycl., **Dulc.**, ferr-i., *fl-ac.*, **Graph.**, **Hep.**, *iris.*, *kali-ar.*, *lyc.*, *merc.*, merc-i-r., *mez.*, mur-ac., nat-m., *petr.*, phos., **Psor.**, ran-b., **Rhus-t.**, **Sars.**, *sep.*, sil., staph., sul-ac., **Sulph.**, *syph.*, vinc., *viol-t.*

blutend: Alum., *ars.*, dulc., *hep.*, *lyc.*, *merc.*, *petr.*, psor., sep., *sulph.*

HAUTAUSSCHLÄGE - Ekzem ...

brennend: *Cic.*, *viol-t.*

feucht: *Cic.*, **Graph.**, **Lyc.**, *petr.*, *psor.*, *rhus-t.*

Honig, mit Absonderung wie getrockneter: *Ant-c.*, **Cic.**, mez.

Ofenhitze agg.: **Ant-c.**

stillenden Frauen, bei: Sep.

stinkend: Lyc.

Haaransatz: **Sulph.**

Hinterkopf aus, breitet sich vom: *Lyc.*, sil.

Kinn: Bor., *cic.*, graph., *merc-i-r.*, phos., rhus-t., sep.

Mund, um den: *Mez.*, mur-ac., *nat-m.*

Mundwinkel: *Arund.*, *graph.*, *hep.*, lyc., *rhus-t.*, sil.

Nase: *Ant-c.*, caust., *cist.*, rhus-t., *sep.*, sulph.

Fissur des rechten Nasenflügels: *Thuj.*

Ohr aus, breitet sich vom: Ars.

entzündete Flecken: Alumn., apis, arg-n., ars., bar-c., calc., canth., *carb-an.*, carb-v., chel., con., cop., dig., dulc., elaps, *fl-ac.*, *graph.*, *guaj.*, hell., *hep.*, iod., *kali-bi.*, kali-c., *kali-i.*, lach., *led.*, *lyc.*, mag-c., mag-m., merc., nat-c., nux-v., op., *phos.*, phyt., puls., rhus-r., *rhus-t.*, sabin., sep., sulph., sumb., viol-t.

nachts agg.: *Mag-m.*

Bettwärme agg.: Mag-m.

juckend: Graph.

Menses agg., vor den: Mag-m.

Waschen, nach: Am-c., phyt.

Kinn: Bry., carb-an., euph., hep., mag-m., olnd.

Lippen: Arg-m., ars., bar-c., caust., con., hep., kali-i., mag-m., nat-c., sep., sil., sulph.

Nase: Bell., iod.

Stirn: Nat-c.

Unterkiefer: Stann., staph.

erhaben: Bell., cic., cop., nat-ar., pic-ac.

rötlich: Pic-ac., rhus-v.

verhärtet: Rhus-v.

Erythem (s. Urtikaria)

HAUTAUSSCHLÄGE ...

Exanthem, flüchtiges: *Acon.*, *ail.*, anan., *ant-c.*, ant-t., *ars.*, **Bell.**, *bry.*, carb-s., caust., *cham.*, coff., con., *euphr.*, *graph.*, *hep.*, hydr., *ip.*, jab., kali-br., lach., *merc.*, *mez.*, *nat-m.*, nit-ac., phos., **Puls.**, **Rhus-t.**, *stram.*, **Sulph.**, tab., tarent., teucr., verat.

bläulich: *Lach.*, *phos.*, sulph.

brennend: Teucr.

juckend: Teucr.

syphilitisch: Syph.

violett: Hyos., sep.

Wärme agg.: *Euphr.*, teucr.

Waschen, nach: Glon.

Kinn: Am-c.

Stirn: Ail., arn., indg., lil-t., rheum, teucr.

Exkoriierend (wundgerieben): *Graph.*, **Merc.**, *mez.*, **Petr.**, *phos.*, *psor.*, *sulph.*, viol-t.

Kinn: Ant-c., hep., mang., verat.

Nase: Agar., bov., caust., graph., phos., sil.

feucht: Ant-c., *ars.*, *ars-i.*, *calc.*, *carb-s.*, *carb-v.*, caust., cham., cic., *clem.*, con., **Dulc.**, **Graph.**, *hep.*, kreos., **Lyc.**, *merc.*, **Mez.**, nat-ar., nat-c., nit-ac., olnd., *petr.*, ph-ac., *psor.*, **Rhus-t.**, sars., *sep.*, *sil.*, squil., *sulph.*, *thuj.*, vinc., *viol-t.*

gelb: Lyc., rhus-t., *viol-t.*

Kratzen, nach: *Kali-c.*, *sars.*

stinkend: Cic., merc.

Nase: Aur-m-n., carb-v., **Graph.**, nat-c., thuj.

Nasenflügel: Thuj.

Septum: Vinc.

Fissuren: Calc., **Graph.**, *merc.*, nicc., nit-ac., *petr.*, *psor.*, sil., sulph.

blutend: Petr.

Flecken: Acon., alum., am-c., ambr., ars., bar-c., bell., berb., bry., *calc.*, carb-an., carb-v., colch., croc., ferr., ferr-m., lyc., *merc.*, *nat-c.*, nit-ac., par., phos., samb., sars., **Sep.**, sulph., tub., vip., zinc.

Flecken; Große: Calc., *graph.*, *kali-bi.*, lac-c., *merc.*, *nux-m.*, phos., puls., sec., sep., stram., sumb.

Furunkel: Alum., am-c., anan., ant-c., arn., bar-c., *bell.*, bry., *calc.*, calc-s., carb-v., chin., cina, coloc., *hep.*, hyos., iod., iris.,

HAUTAUSSCHLÄGE - Furunkel ...
kali-ar., kali-br., **Kali-i.**, *lappa-a.*, led., *mez.*, mur-ac., nat-c., nat-m., nit-ac., rhus-v., sars., *sil.*, *sulph.*

Blutbeulen, kleine: Alum., iris., *sil.*

schmerzhaft: Hep.

Kinn: Am-c., cob., hep., lyc., nit-ac., sil.

rechten Seite, an der: Cob.

unter: Carb-v.

Lippen: *Hep.*, *lach.*, nat-c., petr.

Mundwinkel: Am-c., **Ant-c.**

Nase: Acon., alum., am-c., anan., cadm., carb-an., con., *hep.*, mag-m., phos., sars., sil.

in der Nase: Alum., am-c., carb-an., sep., sil., *tub.*

Nasenspitze: Acon., am-c., anan., apis, bor., carb-an.

Schläfen: Mur-ac.

Stirn: Am-c., led., mag-c., phos., sep.

Augen, über den: Calc-s., nat-m.

hart: Anac., crot-h., mag-c., puls., verat.

Herpes: Agar., alum., *am-c.*, am-m., anac., *anan.*, *ars.*, *bar-c.*, bell., *bov.*, bry., bufo, *calc.*, calc-f., *calc-s.*, caps., *carb-an.*, *carb-s.*, *carb-v.*, caust., chel., cic., coloc., *con.*, crot-t., *dulc.*, elaps, *graph.*, *hep.*, kali-ar., *kali-bi.*, *kali-c.*, *kali-i.*, kali-s., kreos., **Lach.**, **Led.**, *lyc.*, *merc.*, *nat-ar.*, *nat-c.*, **Nat-m.**, *nat-s.*, nicc., *nit-ac.*, petr., ph-ac., phos., *psor.*, **Rhus-t.**, sabad., sarr., **Sep.**, *sil.*, spong., *sulph.*, tarent., thuj.

circinatus (ringförmig, Ringelflechte): Anag., bar-c., calc., cinnb., clem., dulc., *graph.*, hell., kali-chl., lith-c., lyc., *nat-c.*, *nat-m.*, phos., *sep.*, sulph., tarent., *tell.*, **Tub.**

mehlig: **Ars.**, bry., cic., kreos., *lyc.*, merc., nit-ac., sulph., thuj.

schuppig: Anac., anan., calc., *graph.*, kreos., led., lyc., phos., *rhus-t.*, sep., *sulph.*

Backenbart: Agar., calc., lach., *nat-m.*, *nit-ac.*, sil.

Kinn: Am-c., bov., carb-v., chel., dulc., *nat-m.*, nux-v., ph-ac., sars., *sil.*

Lippen, um die: Agar., anac., *ars.*, asc-t., bor., brom., *calc-f.*, canth., carb-v., caust., chel., crot-t., *dulc.*, *graph.*, *hep.*, ip., kali-p., lac-c., lach., *med.*, nat-ar., nat-c., **Nat-m.**, *nicc.*, *par.*,

HAUTAUSSCHLÄGE - Herpes - *Lippen*, um die ...

ph-ac., **Rhus-t.**, *sars.*, **Sep.**, sil., spong., sulph., *tub.*, urt-u.

Oberlippe: Agar., sars.

Mund, um den: Am-c., anac., ars., *bor.*, cic., con., *hep.*, kreos., mag-c., med., nat-c., **Nat-m.**, *par.*, phos., *rhus-t.*, *sep.*, sulph.

Mundwinkel: Carb-v., *lyc.*, med., ph-ac., sep., *sulph.*

unter dem: *Calc-f.*, *nat-m.*

Nase: **Aeth.**, aloe, aur., *calc.*, chel., gins., graph., iod., lyc., *nat-c.*, *nat-m.*, *nit-ac.*, ph-ac., *rhus-t.*, *sep.*, sil., spig., sulph.

Nasenflügel: *Nit-ac.*

quer über der Nase: Sep., *sulph.*

Stirn: Bad., bar-c., bor., caps., dulc., tarent.

Wangen: Alum., am-c., ambr., anac., ant-t., bov., caust., chel., **Con.**, dulc., graph., hep., kali-i., kreos., lach., merc., nat-m., nicc., ph-ac., sars., sil., *spong.*, staph., stront., thuj.

Impetigo: Ant-c., ars., calc., *cic.*, *con.*, *crot-t.*, *dulc.*, *graph.*, *hep.*, *kali-bi.*, kreos., *lyc.*, *merc.*, *mez.*, *nit-ac.*, *rhus-t.*, sep., *viol-t.*

Lippen, um die: Tarent.

Stirn: Ant-c., kreos., led., *merc.*, *rhus-t.*, sep., sulph., *viol-t.*

juckend: Agar., am-c., *anac.*, *ant-c.*, *ars.*, bufo, *calc.*, *calc-s.*, caps., *carb-s.*, *caust.*, *chel.*, chin-s., *cic.*, con., dig., euphr., *graph.*, *jug-c.*, *kali-bi.*, *kali-c.*, *kali-i.*, led., *lyc.*, *mag-m.*, *merc.*, **Mez.**, nat-c., *nat-m.*, nicc., *nit-ac.*, *olnd.*, *petr.*, *phos.*, psor., **Rhus-t.**, sanic., *sars.*, **Sep.**, staph., stram., **Sulph.**, *teucr.*, thuj., *viol-t.*, zinc.

nachts agg.: *Mez.*, *sulph.*, *viol-t.*

Kratzen unverändert, durch: Am-c.

Wärme agg.: *Ant-c.*, euphr., *mez.*, *psor.*, *sulph.*, teucr.

Kinn: Dulc., lyc., nat-c., nat-m., nux-v., par., sars., sep., thuj., zinc.

Lippen: Am-c., calc.

Nase: Apis, carb-v., iod., nat-c., nit-ac., pall., phel., sil., squil., *sulph.*

Stirn: *Sars.*

Karbunkel am Kinn: *Lyc.*

GESICHT

HAUTAUSSCHLÄGE ...

kleieartig im Backenbart: Kali-ar.

knötchenförmig: Bry., *chel.*, cic., kali-ar., rhus-t.

Nase: Bar-m., nat-m.

Krusten, Schorfen, mit: *Anan.*, *ant-c.*, **Ars.**, bar-c., bar-m., **Calc.**, *carb-s.*, *caust.*, *chel.*, *cic.*, *cist.*, *clem.*, *con.*, **Dulc.**, elaps, fl-ac., *graph.*, *hep.*, hyper., jug-c., *kali-bi.*, lappa-a., *led.*, *lith-c.*, *lyc.*, *merc.*, merc-i-r., **Mez.**, *mur-ac.*, **Petr.**, ph-ac., *psor.*, **Rhus-t.**, sars., sul-ac., *sulph.*, syph., thuj., vac., *viol-t.*, zinc.

ausbreitend, sich: Sulph.

gelb: *Ant-c.*, *calc.*, *cic.*, **Dulc.**, *hyper.*, *merc.*, *mez.*, ph-ac., sulph., *viol-t.*

grünlich-gelb: Merc., petr.

schwarz: *Ars.*

übel riechend: *Psor.*

weiß: *Mez.*

Jochbein: Ars., *cist.*, mag-m.

Kinn: *Cic.*, **Dulc.**, *graph.*, *mez.*, *sep.*, *sil.*, *sulph.*, syph.

Schorfe, erhabene weiße: *Mez.*

Lippen: *Apis*, *ars.*, berb., bry., *cinnb.*, *con.*, kali-p., *merc.*, merc-c., *mur-ac.*, *nux-v.*, **Ph-ac.**, *rhus-t.*, **Sil.**, squil., *ter.*, valer.

Mund, um den: **Graph.**, hyper., *led.*, *merc.*, *mez.*, *nat-m.*, **Nit-ac.**, rhus-v.

Mundwinkel: Ant-c., **Graph.**, guare., kali-p., nat-m., nit-ac., *rhus-t.*, rhus-v., *sars.*

Nase: Ail., *alum.*, *aur.*, aur-m-n., *calc.*, carb-an., carb-s., carb-v., *caust.*, chin., *cic.*, graph., hyper., *iod.*, *led.*, *lyc.*, *mag-m.*, mang., **Merc.**, *merc-i-r.*, *nat-m.*, *nit-ac.*, ph-ac., ran-b., rat., sars., *sep.*, *sil.*, spong., *staph.*, *sulph.*, syph.

erstreckt sich zur Lippe hinunter, mit einer tiefen Fissur, sehr schmerzhaft und empfindlich bei Berührung: *Hep.*

in und auf der Nase: *Ant-c.*, aur., bor., **Bov.**, chel., cic., crot-t., **Graph.**, *hep.*, *kali-c.*, **Lach.**, *lyc.*, mag-m., *merc.*, *merc-c.*, *nat-s.*, phos., **Puls.**, rat., sars., **Sep.**

Nasenflügel, nahe dem: Aur., *merc-i-r.*, *nit-ac.*, petr.

HAUTAUSSCHLÄGE - Krusten, Schorfen - *Nase* ...

Nasenspitze: *Carb-an.*, carb-v., **Caust.**, *nit-ac.*, sep., *sil.*

Rand der Nase, am: *Calc-s.*, kali-bi., nit-ac., phos., sulph.

blutige Schorfe an den Rändern der Nasenlöcher: *Phos.*

um die Nase: Led.

unter der Nase: Bar-c., *kali-c.*, *rhus-t.*, sars., *sil.*

unterhalb der Nase: Sulph.

Stirn: *Ars.*, *calc.*, *dulc.*, *mur-ac.*

Wange: *Ant-c.*, *lyc.*

kupferfarben: *Ars.*, **Ars-i.**, *aur.*, benz-ac., calc., **Carb-an.**, *graph.*, *hydrc.*, *kali-i.*, *lyc.*, merc., *psor.*, rhus-t., ruta, verat.

Kinn, am: Verat.

Nase: *Carb-an.*

Stirn: *Carb-an.*, *lyc.*

lepraartige Flecken: *Ant-t.*, *graph.*, phos., **Sec.**

Kinn, am: Calc.

miliar: Ail., anan., ars., bell., cham., euphr., hep., hura, ip., manc., par., sarr., tab., tarent., verat.

Mitesser (Komedonen): *Abrot.*, *ars.*, aur., *bell.*, *bry.*, *calc.*, **Carb-s.**, *carb-v.*, chel., dig., dros., *eug.*, **Graph.**, *hep.*, hydr., *nat-ar.*, *nat-c.*, *nat-m.*, *nit-ac.*, *sabad.*, sabin., **Sel.**, *sep.*, *sil.*, **Sulph.**, sumb., thuj., *tub.*

geschwürig: Dig., *sel.*, *tub.*

Kinn: Dros., *tub.*

und Oberlippe: Sulph.

Nase: Dros., *graph.*, *nit-ac.*, sabin., sel., *sulph.*, sumb., *tub.*

Stirn: **Sulph.**

papulös: Aur., bor., *calc.*, carb-v., *crot-h.*, *gels.*, *hydrc.*, *kali-c.*, *kali-i.*, *lyc.*, ol-an., *petr.*, *pic-ac.*, sep., sil., syph., zinc.

schmerzhaft: *Calc.*

Kinn, am: Calc., caust., *crot-h.*, *lyc.*, merc., nit-ac., *sars.*

Oberlippe: Zinc.

Pickel: Agar., alum., am-m., ambr., anan., *ant-c.*, apis, *ars.*, *ars-i.*, arum-t., aster., *aur.*,

GESICHT

HAUTAUSSCHLÄGE - Pickel ...

bar-c., bar-m., *bell.*, berb., bor., *bov.*, **Calc.**, *calc-p.*, *calc-s.*, **Carb-an.**, *carb-s.*, *carb-v.*, **Caust.**, *chel.*, *cic.*, clem., coloc., *con.*, crot-h., dros., **Eug.**, gels., *glon.*, **Graph.**, *hep.*, hura, hydr., *hydrc.*, indg., iod., jug-r., *kali-ar.*, **Kali-c.**, kali-chl., kali-n., kali-s., **Kreos.**, lach., *led.*, **Lyc.**, lyss., *mag-m.*, meny., meph., **Merc.**, mosch., *mur-ac.*, nat-ar., *nat-c.*, **Nat-m.**, *nat-p.*, *nat-s.*, **Nit-ac.**, **Nux-v.**, ol-an., pall., par., petr., *ph-ac.*, *phos.*, *psor.*, puls., *rhus-t.*, sabin., sanic., *sars.*, *sep.*, *sil.*, sol-t-ae., *staph.*, **Sulph.**, syph., tarax., tarent., thuj., til., vinc., zinc.

nachts agg.: *Mag-m.*

bläulich: Lyss.

brennend: Aphis., *cic.*

Berührung, bei: Nat-s.

entzündet: Bry., *chel.*, stann., sulph.

erhabene Ränder: Verat.

grünlich: Cupr.

Insektenbisse; Pickel wie durch: Ant-c.

juckend: *Ant-c.*, asc-t., *caust.*, *con.*, **Graph.**, *hep.*, *mur-ac.*, ol-an., pall., *psor.*, *sep.*, *til.*, zinc.

feucht nach Kratzen: **Graph.**

warm, wenn: *Ant-c.*, cocc., *til.*

kalte Luft agg.: *Ars.*

kupferfarben: Kali-i.

Menses, vor den Menses agg.: *Mag-m.*

während: Dulc., eug., graph.

purpurnem Hof, mit: **Merc.**

warmes Zimmer agg.: *Mag-m.*

Waschen agg.: Nux-v., *sulph.*

zusammenfließend: *Cic.*, *psor.*, tarent.

Backenbart: *Agar.*, ambr., calc., calc-s., graph., lach., nit-ac., pall., sulph.

Kinn: Alum., ambr., ant-c., aster., bor., *chel.*, *clem.*, con., crot-h., dulc., ferr-m., *hep.*, kali-chl., *lyc.*, merc., nat-s., nit-ac., par., ph-ac., *psor.*, *rhus-t.*, sars., *sep.*, sil., thuj., zinc.

Lippen: *Agar.*, am-m., arn., aur., berb., bor., *bov.*, bufo, calc., *carb-v.*, ferr-m., *graph.*, guaj., *hep.*, *kali-c.*, kali-chl., kali-p., *merc.*, *mur-ac.*, *nat-c.*, nux-v., pall., par., petr., ph-ac., ruta, *sep.*, thuj.

brennend: Aur.

und juckend: Aur.

Oberlippe: Am-m., ant-c., arn., bufo, *carb-v.*, mang., spig., *thuj.*, *zinc.*

brennend: Aphis.

wund schmerzend, bei Berührung: Zinc.

Unterlippe: Nicc., pall.

Mund, um den: *Bar-c.*, bov., *dulc.*, *mag-c.*, *mur-ac.*, phos., *rhus-t.*, sep., *sil.*, zinc.

Mundwinkel: Bar-c., petr., tarax.

Nase: Agar., alum., **Am-c.**, *anac.*, arum-d., aur., bar-c., *bell.*, bor., brom., **Calc.**, cann-s., caps., carb-an., carb-v., **Caust.**, clem., dulc., euphr., *fl-ac.*, *graph.*, guaj., *kali-c.*, kali-i., lach., *lyc.*, mag-arct., mang., *merc.*, *nat-c.*, *nat-m.*, ol-an., ox-ac., pall., petr., *ph-ac.*, *phos.*, plan., plb., podo., *psor.*, rhus-t., sars., sel., *sep.*, *sil.*, *sulph.*, **Syph.**, *teucr.*, thuj.

brennend: Alum., aphis., canth.

Berührung, bei: Canth.

nässend: Ol-an.

rot: Ant-c., aur., calc-p., plan.

weiß: Carb-v., kali-c., *nat-c.*

in der Nase: Arn., calad., calc., carb-an., graph., guaj., kali-c., ox-ac., sil., tub.

Nasenflügel: Bar-c., chin., nat-m., tarax., zing.

links: Fl-ac.

Perforation, mit erbsengroßer: Fl-ac.

Nasenloch, links: Calc., dulc., graph., kali-c.

rechts: Aphis., ox-ac., phos., rat.

schmerzhaft nur, wenn die Muskeln von Gesicht und Nase bewegt werden: Calc.

Nasenrücken mit entzündeter Basis; am: Fl-ac.

Nasenspitze: Am-c., asaf., **Caust.**, coc-c., cund., *lyc.*, nit-ac., pall., ph-ac., spong.

blutet bei Druck: Pall.

wund: *Lyc.*

Nasenwurzel: Caust., led.

Seite der Nase: Aster., sil.

rechts: Alum., euphr., lach., ox-ac., sars.

klein und hart: Agar.

Septum: Arg-n., asc-t., calad., chin., nat-m., ol-an., *teucr.*

nässend: Ol-an.

um die Nase: Par., tarax.

Schläfen: Arg-m., *mur-ac.*, nit-ac.

Stirn: Agar., alum., am-c., am-m., *ambr.*, anac., ars., aur., bell., *bov.*, bry., calc., *calc-p.*, canth., carb-v., chel., *clem.*, con., cycl., ferr-m., gran., hep., hura, indg., kali-bi., kali-br., kali-chl., kreos., lach., *led.*, mag-m., meph., mez., *mur-ac.*, nat-c., nat-m., *nat-p.*, nit-ac., olnd., par., *ph-ac.*, phos., *psor.*, puls., *rhod.*, rhus-v., *sep.*, sol-n., *sulph.*, tab., tarent., zinc., ziz.

brennend: Bell., canth.

juckend: Alum., calc., *sulph.*, ziz.

rot: Anac., bell., carb-v., nat-m., sol-n.

schmerzhaft: Indg., staph.

Waschen, beißend beim: Nux-v.

Wein, nach: Zinc.

weiß: Carb-v., kali-br., sulph., zinc.

wund schmerzend, bei Berührung: Ph-ac.

Unterkiefer: Par., *sil.*

Psoriasis der Augenbrauen: *Phos.*

Pusteln: Am-c., *anac.*, **Ant-c.**, ant-t., arn., *ars.*, **Aur.**, **Bell.**, bov., *calc.*, calc-p., calc-s., carb-s., *carb-v.*, *caust.*, chel., **Cic.**, cimic., clem., *con.*, *crot-t.*, cund., dros., dulc., eug., eup-per., graph., grat., *hep.*, *hydr.*, hyos., ind., *iris.*, jug-c., *kali-bi.*, *kali-br.*, *kali-i.*, kreos., lach., lyc., mag-c., mag-m., mag-s., *merc.*, *mez.*, *nat-p.*, *nit-ac.*, nux-m., pall., ph-ac., phos., psor., puls., **Rhus-t.**, sars., sulph., tarax., thuj., **Tub.**, verat., *viol-t.*, zinc.

Geschwüren endend, in: Crot-t.

jauchig: Iris.

zusammenfließend: *Cic.*

Kinn: Am-c., camph., caust., *clem.*, *graph.*, hyos., *kali-bi.*, kali-i., mang.,

merc., *mez.*, nit-ac., nux-m., olnd., *psor.*, rhus-t., sars., *tub.*, *viol-t.*, *zinc.*

Lippen: Ant-c., *anthr.*, aur., bell., berb., *calc.*, *cinnb.*, clem., *hep.*, iris., *viol-t.*, zinc.

schwarz: **Anthr.**, *lach.*

Oberlippe: Ant-c., *anthr.*, calc., *viol-t.*, zinc.

Mundwinkel: Bar-c.

Nase: *Am-c.*, ant-c., asc-t., bell., bov., bufo, clem., cocc., euphr., hippoz., *iris.*, mag-c., merc., nat-c., nit-ac., petr., *phos.*, plb., podo., sars., tarax., *tub.*

rechts: Con., cund., fl-ac., mag-c., mang., sars.

links: Kali-n., nat-c.

in der Nase: Arn., hippoz., *tub.*

Nasenflügel: Euphr., mang., tarax.

rechts: Petr.

Nasenspitze: Am-c., clem., kali-br., lyc., mag-c.

Nasenwurzel: Clem.

Septum: Am-c., *anac.*, hippoz., lycps., petr., psor.

rechts: Anac., sars., tarax.

Perforation, mit: Hippoz.

unter der Nase: Bor., bov., squil.

Stirn: Am-c., anac., ars., carb-an., chel., clem., cycl., eup-per., *kali-bi.*, kali-c., kali-p., *merc.*, mur-ac., *nat-m.*, rhod., sars.

Wangen: Am-c., calc., iris., *kali-bi.*, pall.

rau: Alum., anac., bar-c., kali-c., kalm., led., nat-m., puls., rhus-t., rhus-v., sep., stram., sulph., teucr.

morgens: Nat-m.

rot: Sep., sulph.

Sommer, im: Kalm.

Lippen: Merc., sulph., tab.

Mund, um den: Anac., ars.

Stirn, an der: Pall., rhus-t., sars., sep., sulph., teucr.

Flecken: Sars.

Rhusvergiftung: **Anac.**, *bry.*, *crot-t.*, *graph.*, *rhus-t.*, rhus-v., sep., sulph.

HAUTAUSSCHLÄGE ...

Risse (s. Fissuren)

rot: Ant-c., aur., calc., calc-p., carb-s., caust., cham., cic., euphr., fago., hyper., *lac-c.*, *led.*, nit-ac., par., *petr.*, phos., psor., sep., sulph.

Nase, an der: Aur., bell., carb-s., crot-t., lach., ph-ac., syph., thuj.

schmerzhaft: Alum., apis, *bell.*, berb., calc., cic., clem., eug., led., phos., plat., sep., staph., **Sulph.**

nachts: Viol-t.

Berührung, bei: Ant-c., bell., *hep.*, lach., led., nit-ac., par., sabad., stann., valer.

Kinn: **Sulph.**

Nase: Calad., caps., cor-r., mag-c., phos., sel., sep.

Berührung, bei: Chin., clem., kali-c., petr., ph-ac.

stechend: Apis, squil.

Schorfen, mit (s. Krusten)

schuppig: Alum., anan., **Ant-c.**, ant-t., **Ars.**, *ars-i.*, aur., **Bar-c.**, bell., *bufo*, *calc.*, calc-s., carb-an., carb-s., **Caust.**, chin-s., *cic.*, coloc., crot-t., dulc., *graph.*, *hep.*, *kali-ar.*, kreos., **Lach.**, led., *lyc.*, *merc.*, merc-i-f., *mez.*, mur-ac., nit-ac., *nux-v.*, *petr.*, *ph-ac.*, *phos.*, *phyt.*, plat., **Psor.**, rhus-t., rhus-v., sars., **Sep.**, *sil.*, sulph., thuj., verat., viol-t., zinc.

gelb: *Merc.*

weiß: Anac., *ars.*

Backenbart: Calc., lach.

Kinn: Am-c., *cic.*, dulc., *graph.*, kreos., merc., sep.

Lider (s. AUGE - HAUTAUSSCHLÄGE)

Lippen: Ant-t., **Ars.**, bar-c., bell., bor., calc., cham., *cic.*, *hep.*, ign., *kali-c.*, merc., mur-ac., *nat-ar.*, nux-v., petr., ph-ac., phos., plan., rhus-t., *sep.*, *sil.*, squil., staph., sulph.

Mund, um den: Am-c., anac., calc., *cic.*, *graph.*, mur-ac., *petr.*, sep.

Mundwinkel: Ign., petr.

Nase: Aur-m-n., iod., nat-m.

Nasenspitze: Caust., nit-ac., sep.

unter der Nase: Bar-c.

HAUTAUSSCHLÄGE - schuppig ...

Stirn: Calc., dulc., mur-ac.

Schläfen, und: Dulc., mur-ac.

Wange: Anac., bell., calc., *cic.*, kreos., lach., *lyc.*

schwärzlich: Ars., spig.

stechend, schmerzhaft; fein: Clem., led., plat., staph.

syphilitisch: *Ars-i.*, *aur.*, *cinnb.*, *fl-ac.*, *hep.*, *kali-bi.*, **Kali-i.**, kreos., *lach.*, *lyc.*, **Merc.**, **Merc-c.**, *nit-ac.*, *phyt.*, sep., *sil.*, *sulph.*, **Syph.**

trocken: **Ars.**, kali-i., led., *lyc.*, psor., *sep.*

Tuberkel: *Alum.*, ant-c., *ars.*, asaf., bar-c., calc., *carb-v.*, cic., con., dulc., *fl-ac.*, *graph.*, hep., *kali-bi.*, kali-c., *kali-i.*, lach., *led.*, lyc., mag-c., mag-m., merc., *nat-c.*, nit-ac., olnd., phyt., puls., sil., sumb., thuj., zinc.

eiternd: *Fl-ac.*, nat-c., *sil.*

Kinn: Carb-an., euph., hep., mag-m., olnd.

Mund, um den: Ars., bar-c., bry., caust., con., mag-m., sep., sil., sulph.

Nasenflügel: Hippoz.

Stirn: *Fl-ac.*, *led.*, olnd.

Unterkiefer: Graph., nat-c., staph., verat.

Urtikaria: *Am-c.*, anan., **Apis**, **Ars.**, *bell.*, *calc.*, *chel.*, *chin-s.*, **Chlol.**, **Cop.**, crot-t., *gels.*, *hep.*, hydr., *kali-i.*, lach., *led.*, mez., *nat-m.*, *rhus-t.*, *sep.*, sil., **Sulph.**, *urt-u.*

morgens: Chin.

Freien amel., im: Calc.

Winter, im: *Kali-i.*

wund beißend (vgl. brennend): Cic., ip., rhod., verat.

wundfressend: Dig.

zusammenfließend: Carb-v., cic.

HERABFALLEN des Unterkiefers (vgl. MUND - OFFEN): Acet-ac., apis, *arn.*, *ars.*, *bapt.*, *carb-v.*, *chel.*, cimic., colch., cupr., gels., glon., *hell.*, *hyos.*, *kali-i.*, **Lach.**, **Lyc.**, merc-cy., **Mur-ac.**, *nux-v.*, **Op.**, ph-ac., *phos.*, podo., sec., *stram.*, **Sulph.**, tab., vario., verat-v., zinc.

HERUNTERHÄNGEN des Kiefers (s. HERABFALLEN)

HIPPOKRATISCHES Gesicht (vgl. EINGEFALLEN): Acon., **Aeth.**, agar., am-c., ant-c.,

HIPPOKRATISCHES Gesicht ...

Ant-t., **Ars.**, asc-t., *camph.*, canth., carb-h., **Carb-v.**, **Chin.**, chlor., cic., *colch.*, *cupr.*, dig., ferr., ferr-ar., ferr-i., ferr-p., iod., kali-bi., kali-n., *lach.*, lyc., merc., merc-c., mez., nux-m., op., ox-ac., *ph-ac.*, *phos.*, phyt., *plb.*, rhus-v., **Sec.**, stann., staph., stry., sul-ac., **Tab.**, **Verat.**, vip., zinc.

HITZE: Acet-ac., *acon.*, *aesc.*, *aeth.*, agar., agn., *ail.*, *all-c.*, aloe, *alum.*, *am-c.*, *am-m.*, *aml-n.*, *anac.*, *ant-c.*, *ant-t.*, *apis*, aran., *arg-m.*, arg-n., *arn.*, ars., asaf., asar., atro., aur., *bapt.*, bar-c., bar-m., **Bell.**, benz-ac., berb., *bov.*, **Brom.**, **Bry.**, calad., *calc.*, calc-ar., *calc-p.*, calc-s., camph., cann-s., *canth.*, *caps.*, *carb-an.*, carb-s., carb-v., card-m., cedr., **Cham.**, *chel.*, *chin.*, *chin-s.*, chlol., cimic., **Cina**, *cinnb.*, cist., *clem.*, coc-c., cocc., *coff.*, colch., coloc., *con.*, *cor-r.*, corn., *croc.*, crot-t., cupr., cycl., dig., *dros.*, dulc., *elaps*, equis., eup-per., euph., euphr., fago., *ferr.*, ferr-ar., ferr-ma., *ferr-p.*, *fl-ac.*, form., *gels.*, *glon.*, gran., **Graph.**, *grat.*, *guaj.*, *gymn.*, hell., **Hep.**, hipp., hura, hydr., hyos., hyper., *ign.*, ind., indg., inul., *ip.*, jab., jatr., *kali-ar.*, *kali-bi.*, kali-c., kali-i., kali-n., kali-p., *kreos.*, *lach.*, lact., laur., *led.*, lil-t., *lyc.*, lyss., mag-c., manc., *mang.*, meny., *merc.*, merc-c., *mez.*, morph., mosch., mur-ac., myric., naja, narcot., nat-ar., *nat-c.*, *nat-m.*, nat-p., *nit-ac.*, *nux-m.*, **Nux-v.**, olnd., **Op.**, *ox-ac.*, paeon., par., *petr.*, *ph-ac.*, phel., *phos.*, *phyt.*, pin-s., plan., *plat.*, plb., psor., ptel., **Puls.**, ran-b., rat., *rhod.*, *rhus-t.*, *rhus-v.*, rumx., ruta, sabad., samb., *sang.*, sars., seneg., *sil.*, spig., spong., squil., *stann.*, **Stram.**, *stront.*, stry., *sul-ac.*, *sulph.*, *tab.*, *tarax.*, tarent., *thuj.*, til., **Tub.**, *urt-u.*, *verat.*, *xan.*, zinc.

links: Alumn., arg-n., bor., inul., *olnd.*, raph., verat.

rechts: Lyss., nat-m., nicc., puls.

dann links: Brom.

tagsüber: Petr.

morgens: Ail., bar-c., chel., croc., cycl., ferr., hep., kali-c., nit-ac., nux-v., phos., *sep.*, sulph., til., verat.

15 Uhr, bis: Stront.

Aufstehen, beim: Coloc., lyc., nux-v., rhod.

vormittags: Lact., lyc., nux-m., ox-ac., zinc.

8 Uhr: Asaf., myric.

9 Uhr: Asaf., lyc.

9-16 Uhr: Lyc.

11 Uhr: Equis., sol-n.

mittags: Lyc., mag-c., sep., *spig.*

HITZE ...

nachmittags: Agar., alum., anac., **Arum-t.**, berb., cann-s., *carb-an.*, carb-s., chel., chin-s., com., dig., gels., graph., grat., hyper., kali-bi., lyc., mag-c., mag-m., mag-s., nit-ac., petr., ph-ac., phys., phyt., *rhus-t.*, ruta, stront., zing.

13 Uhr: Equis.

14 Uhr: *Chel.*, grat., lyc., phys.

14.30 Uhr: Gels.

15 Uhr: Chin., sol-n.

16 Uhr: Agar., sol-t-ae.

17 Uhr: Kali-bi., *rhus-t.*, zing.

abends: *Acon.*, agar., alum., *ang.*, ant-t., apis, *arn.*, bry., *calc-p.*, carb-s., *cham.*, chin-s., con., croc., dig., euphr., fago., fl-ac., gran., graph., *guaj.*, **Hep.**, hura, lob., lyc., mag-c., mez., naja, nat-c., nat-m., nat-p., nit-ac., nux-v., oena., ph-ac., phos., plat., puls., ran-s., rhus-t., rumx., sabad., sep., sil., *sulph.*, thuj., verat., zinc-s.

18 Uhr: Cann-i., cedr., chin-s., ferr-p.

19 Uhr: *Hep.*

20 Uhr: Ars.

21 Uhr: Ars., hura

22 Uhr: *Chr-ac.*

Frösteln, bei: Apis, graph.

Liegen, nach: Am-m., asar., nux-v.

nachts: Aloe, **Hep.**, *mez.*, ph-ac., rhus-v., sars.

Erwachen, beim: Am-c.

Mitternacht: Alum., nat-m., sulph.

abwechselnd mit kaltem Körper: Stram.

Abendessen, nach: Carb-v., chin-s.

Ärger, nach: *Cham.*, *phos.*

Angst, bei: **Carb-v.**, graph.

Anstrengung, bei: Am-c., spig., spong., squil.

Aufstehen vom Sitzen, beim: Nat-c.

Bett, im: Nux-v., sep., verat.

amel.: Alum.

Bewegung, während: Chin.

nach: **Spong.**

brennend: Acon., am-m., ant-t., apis, aran., *bapt.*, **Bell.**, *bry.*, camph., caps., chel., **Cina**, cist., *clem.*, cocc., croc., grat., ign., iod., *nat-c.*, nat-p., nux-v., paeon., plat., ptel.,

HITZE - brennend ...

rhus-t., sabad., samb., *sang.*, stront., sulph., tab., thuj., verat.

Röte der linken Gesichtsseite, und: Alum., asaf., lac-c., murx., nat-m., ol-an., ph-ac., spig.

Bücken, nach: Rhus-t.

eine Seite: Arn., benz-ac., cimic., coff., ign., kali-c., murx., spong., stann., viol-t.

Entbindung, bei der: *Arn.*, *bell.*, *coff.*, *ferr.*, *gels.*, *op.*

Erwachen, beim: Alum., nit-ac., sulph.

Essen, beim: Am-c., nat-c.

nach: Am-c., am-m., anac., *asaf.*, *calc.*, carl., caust., **Cham.**, *coff.*, cor-r., *lyc.*, merc., nit-ac., nux-v., *petr.*, phos., phyt., sep., sil., sulph., viol-t.

Freien, im: Dig., hep., mur-ac., valer.

amel.: Am-m., stann.

Frösteln, beim: Alum., asar., bov., ferr., gels., *hell.*, kali-c., **Merc.**, *nux-v.*, ol-an., ran-b.

Froststadium im Fieber, vor: Calc., lyc., meny., staph., sulph.

während: Acon., agar., alum., ambr., anac., *apis*, **Arn.**, bell., *bry.*, *calc.*, *calc-p.*, carb-s., cedr., **Cham.**, chin., cina, **Coff.**, coloc., *dros.*, **Ferr.**, gels., graph., hell., *hyos.*, jatr., kreos., lach., led., lyc., *merc.*, mez., *mur-ac.*, nat-c., nat-p., **Nux-v.**, **Olnd.**, ph-ac., *phos.*, *puls.*, ran-b., *rhus-t.*, ruta, sabad., samb., seneg., staph., *stram.*, sulph., tub.

Gähnen, nach: Calc.

Gefühl von Hitze: Ang., *bell.*, euphr., hyper., mag-m., *merc.*, petr., plat., stront., tarax., thuj.

kalt, wenn bei Berührung: Chin., grat.

Gehen, beim: Mang., nux-v., stront., *sulph.*, tarax.

nach: Sep.

amel.: Sabad.

geistiger Anstrengung, bei: Agar., *am-c.*, lyc., lyss.

Getränken, nach warmen: Sabad.

Herzens, Zusammenschnürung des: Hydrc.

Herzklopfen, während: *Arg-m.*, *calc-ar.*, *glon.*

HITZE ...

Hitzewallungen: *Acon.*, *aesc.*, agar., alum., *ambr.*, *arg-m.*, ars., asaf., bufo, *cact.*, calc-s., camph., carb-ac., carb-an., **Carb-s.**, carl., cedr., cham., *chel.*, cic., cimic., *cist.*, clem., coc-c., *cocc.*, coff., colch., crot-c., crot-h., cub., dig., dros., ferr., ferr-ar., ferr-p., *glon.*, **Graph.**, hep., hydr., inul., *kali-bi.*, kali-c., kali-chl., kali-p., kali-s., *kreos.*, **Lach.**, lob., **Lyc.**, med., nux-v., *petr.*, ph-ac., *phos.*, plb., podo., *psor.*, ran-s., rhus-t., sabad., sabin., seneg., **Sep.**, *sil.*, spong., *stann.*, stront., *sul-ac.*, **Sulph.**, tarent., tell., *ter.*, teucr., *thuj.*, til., valer.

links: *Lac-d.*

nachmittags: Cedr., seneg.

abends: Alum., arn., cedr., nit-ac., nux-v., petr.

18 Uhr: Cedr.

abwechselnd mit Frösten: Cedr., petr.

Bewegung, bei: *Stann.*

Frösteln, mit: Nit-ac., petr.

Husten, beim: Petr.

Klimakterium, im: Aml-n., *graph.*, *kali-bi.*, **Lach.**, *lyc.*, *psor.*, **Sul-ac.**, *ter.*

plötzlich: Mang.

Schauder, mit: **Sulph.**

Kaffee, nach: Lyss.

kalten Füßen, mit: Acon., gels., ign., samb., sep., **Stram.**

Glieder: *Arn.*, *calc-p.*, cham., chin., hell., *stram.*

Hände: **Arn.**, ars., asaf., con., cycl., *dros.*, euph., hyos., ign., ruta, sabin., **Stram.**, sumb., thuj.

Körper, mit kaltem: *Arn.*, *calc-p.*, cann-s., *cham.*, *chin.*, *led.*, nit-ac., *stram.*, tab., trom.

Nase, mit kalter: Arn.

Seite kalt, die andere heiß; eine: *Acet-ac.*, *acon.*, **Cham.**, **Ip.**, *kali-c.*, *lach.*, *mosch.*, *nux-v.*

Wange kalt und rot, die andere heiß und blass: *Mosch.*

Wasser, nach Waschen mit kaltem: Phos., sil.

Verlangen danach: *Fl-ac.*

Zimmer, im kalten: *Cocc.*, nat-c.

HITZE ...

Klimakterium, im (s. Hitzewallungen - Klimakterium)

Kopfschmerzen, mit: Agar., aloe, aran., **Chin-s.**, cop., *glon.*, grat., lith-c., rumx., *spong.*, viol-t., zing.

Lesen, beim: Arg-m.

Liegen, im: Mang., petr., phos., plb.

Hinliegen, nach dem: Am-m., asar., *cham.*, nux-v.

Luft ausgesetzt ist; Seite, die der: Ph-ac., viol-t.

Menses, vor: Alum.

während: Nat-m.

Mittagessen, während: Am-c., am-m.

nach: Am-c., *am-m.*, carb-an., *cor-r.*, grat., hell., hura, mag-m., phyt., ran-b., tell.

Niesen, beim: Nux-v., rhod.

periodisch: Aloe, phos.

Raserei, Tobsuchtsanfall; bei: *Acon.*, **Bell.**, kali-c., lach., lyc., merc., op., puls., *verat.*

Rauchen, beim: *Calad.*

Schaudern, mit: Ars., thuj.

Schlaf, im: Meny.

schmerzhaften Teiles, des: Spig.

Schnupfen, bei: Ars-m., **Arum-t.**, croc., **Nux-v.**

Schreiben, beim: Chin-s.

Seite, auf der er nicht liegt: Ph-ac., viol-t.

Sitzen, im: Calc., con., ferr-p., phos., **Valer.**, viol-t.

Sprechen, nach: Fl-ac., sep., squil.

Stehen, im: Mang.

Stuhlgang, während: Gran., hep., merc.

Trinken, nach: **Cham.**, cocc.

warmes Zimmer: Hyos., *puls.*

Wein, nach: Fl-ac.

Zimmer, im: Am-m.

Eintritt ins Zimmer vom Freien, beim: **Chin.**

Kinn: Canth., euphr., nat-m.

Lippen: *Acon.*, aesc., aloe, ambr., ang., arn., ars-m., gels., *hyper.*, *kali-chl.*, *merc.*, *nit-ac.*, sabad.

brennende Hitze: Arn.

HITZE - **Zimmer** - Eintritt ins Zimmer vom Freien, beim ...

Oberlippe: *Apis*, *carb-v.*, *kali-bi.*

Parotis: Brom.

JUCKEN (vgl. HAUT - JUCKEN): Acon., *agar.*, *agn.*, *alum.*, am-c., ambr., *anac.*, anac-oc., anan., ant-c., *apis*, *apoc-a.*, *arg-m.*, arn., *ars.*, bell., berb., brach., *brom.*, bufo-s., **Calc.**, *calc-s.*, cann-s., caps., carb-ac., carb-s., **Caust.**, chel., chin-s., cod., colch., com., con., cycl., dol., euph., ferr-ma., *fl-ac.*, gels., glon., gran., *graph.*, grat., hydr., indg., kali-ar., kali-bi., kali-br., *kali-c.*, kali-i., kali-n., kali-p., kali-s., lach., lachn., *laur.*, lyc., meph., merc., morph., nat-ar., *nat-c.*, nat-m., nat-p., *nat-s.*, nicc., nux-v., op., pall., par., petr., ph-ac., *phos.*, plan., *rhus-t.*, **Rhus-v.**, ruta, *sars.*, *sep.*, *sil.*, stram., stront., sul-ac., *sulph.*, tarent., til., *urt-u.*, verat., zinc.

rechts: Kali-p.

vormittags:

10 Uhr: Mag-c.

11 Uhr: Iod.

nachmittags: *Chel.*, fago.

abends: Rhus-v., sabad., *sulph.*, zinc.

19 Uhr: Fago.

nachts: Kalm., lach., *mez.*, rhus-v., stry.

beißend: *Agar.*, agn., alum., calc., *caust.*, *euph.*, *lach.*, *lyc.*, *merc.*, *nat-c.*, nat-m., nat-p., petr., ph-ac., phos., sep., sil., *sulph.*, urt-u., zinc.

Berührung, bei: Psor.

erfroren, wie: *Agar.*, *arg-m.*

folgt auf Schmerzen: Euph.

Kratzen amel.: *Apis*, grat., nat-c.

Reiben amel.: Rhus-v.

Schreiben, beim: Chin-s.

stechend, fein: Agn., **Apis**, arn., ars., *calc.*, *calc-s.*, *caust.*, *graph.*, *kali-c.*, kali-s., merc., nat-c., *nat-m.*, nat-p., *rhus-t.*, *sep.*, *sil.*, *sulph.*

verändert den Ort beim Kratzen: Sars.

Warmwerden, beim: *Mez.*, puls.

Augen, unter den: Apis, *con.*

Backenbart: Agar., ambr., arg-m., *calc.*, cob., kali-bi., kali-p., mez., **Nat-c.**, nat-m., sil.

Kinn: Alum., am-c., benz-ac., berb., carb-an., *chlor.*, con., gamb., *kali-c.*, *lyc.*,

JUCKEN - *Kinn* ...

nat-c., nat-m., phos., *stront.*, **Sulph.**, ther., trom., zinc.

Lippen: Apis, ars., arum-t., asc-t., aur-m., berb., *nit-ac.*, ol-an., sabad., tub.

Oberlippe: Bar-c., calc-ar., vinc., zinc.

Unterlippe: Sil.

Mund, um den: Anac., *hep.*, rhus-t., zinc.

Stirn (s. KOPF - JUCKEN)

Unterkiefer, beißend und brennend: Arg-m., par.

Wangen: Agar., agn., alum., anan., ang., ant-c., asaf., bell., berb., hyper., kali-p., mag-m., nat-m., puls., rhus-t., ruta, spong., *stront.*, sulph., thuj., viol-t.

KACHEKTISCH (s. AUSDRUCK - kränklich)

KÄLTE: Abrot., acon., agar., aml-n., *ant-t.*, *apis*, **Ars.**, *ars-i.*, *bar-c.*, bell., berb., bism-o., bry., *cact.*, *calc.*, *camph.*, cann-i., canth., carb-s., **Carb-v.**, cedr., *cham.*, chel., *cic.*, cimic., **Cina**, *cocc.*, colch., *coloc.*, crot-t., *cupr.*, dig., dros., *graph.*, *ham.*, *hell.*, *hep.*, hydr-ac., *hyos.*, ign., *iod.*, ip., iris., kali-bi., *kreos.*, lil-t., lyc., merc., mez., morph., naja, *nux-v.*, oena., op., ox-ac., petr., ph-ac., **Plat.**, plb., *puls.*, ran-s., rhus-t., *ruta*, sabin., *sec.*, sep., *stram.*, stry., sul-ac., sulph., ter., upa., **Verat.**, verat-v., zinc.

links: Dros., **Graph.**, lob., ruta

rechts: Gels., **Plat.**, polyg-h.

Schmerz in der linken Seite am heftigsten ist, wenn der: Polyg-h.

eine Seite: Ph-ac., puls.

andere heiß und blass, eine Seite kalt und rot: *Mosch.*

morgens: Cedr., petr.

vormittags: Phos.

10 Uhr: Petr.

nachmittags: Ars.

14 Uhr: Grat.

17 Uhr: Ars.

nachts: *Lyc.*

abwechselnd mit Hitze: *Calc.*, chel., lyc., merc.

brennendem Gefühl; mit: Grat., nat-m.

Cholera, bei: Ant-t., **Camph.**, *carb-v.*, *cupr.*, iris., **Verat.**

eisige Kälte: *Agar.*

KÄLTE ...

Froststadium im Fieber, bei: Chel., **Cina** *dros.*, *lyc.*, nat-c., *petr.*, *plat.*, puls., *rhus-t.* sec., *stram.*, **Verat.**

Gefühl von Kälte: Acon., *merc.*, *plat.*, ran-s

Seite, auf einer: Ph-ac., *plat.*

Herzklopfen, mit: *Camph.*

Hitze des Körpers, mit: Spong.

Hydrozephalus, bei: Agar., arg-n. **Camph.**, hell., *verat.*

Kopfschmerzen, bei: Ars., *carb-v.*, ip.

Mittagessen, nach dem: Cann-i.

Schlaf, im: Ign.

Schmerz, gefolgt von: *Dulc.*

Hinterkopf, mit Schmerzen im: *Carb-v.*

schmerzhaft: Lyc.

Stellen, an kleinen: *Agar.*

trocken und kalt: *Camph.*, *carb-v.*

Tropfen ins Gesicht spritzen, wenn er ins Freie geht; als würden: Berb.

Wind, wie durch kalten: Ph-ac.

erstreckt sich zum Rücken: Berb.

Kinn: Aeth., chin-s., stram., verat.

Gefühl von Kälte: **Plat.**

Lippen: Apis, ars., *cedr.*, cupr., plat., verat.

Menses, während den: Cedr.

Nase (s. NASE - KÄLTE)

Stirn: Anac., *calc.*, *cimic.*, cinnb., merc.

Unterkiefer: **Plat.**

KARBUNKEL am Kinn (s. HAUTAUSSCHLÄGE)

KARIES der Knochen: **Aur.**, aur-m., kali-s. *phos.*

Unterkiefer: Asaf., *aur.*, *aur-m.*, *aur-m-n.* *cist.*, *con.*, *fl-ac.*, *kali-i.*, *merc.*, mez., *nit-ac.* *phos.*, *phyt.*, *sil.*, staph.

KAUBEWEGUNGEN des Kiefers: *Acon.* asaf., *bell.*, **Bry.**, *calc.*, cham., cic., fl-ac., gels. *hell.*, ign., lach., *merc.*, mosch., nat-m., *phos.* plb., sep., sol-n., *stram.*, verat.

epileptischem Anfall, vor: *Calc.*

Froststadium im Fieber, während: Nat-m.

Schlaf, im: Calc., podo., sep., zinc.

KIEFERSPERRE: Absin., *acon.*, aeth., agar. alum., alumn., amyg., ant-t., anthr., *arg-n.*, arn. art-v., aster., aur., aur-m-n., bapt., **Bell.**, bry.,

KIEFERSPERRE ...

calc., *camph.*, *canth.*, cast-eq., *caust.*, *cedr.*, chin-s., chlf., **Cic.**, cina, cob., colch., con., *crot-c.*, crot-h., *cupr.*, dios., *gels.*, *glon.*, *hep.*, hydr-ac., *hyos.*, **Hyper.**, ign., *ip.*, lach., *laur.*, *lyc.*, mag-p., *merc.*, *mosch.*, naja, *nux-m.*, **Nux-v.**, *oena.*, **Op.**, ph-ac., phos., phys., *plat.*, *plb.*, podo., puls., rhus-t., *sec.*, sil., sol-n., spong., *stram.*, **Stry.**, sulph., tarent., ter., ther., *verat.*, verat-v.

morgens, beim Erwachen: Ther.

Menses, während: Hyos.

KNACKEN im Kiefergelenk, beim Kauen: *Am-c.*, brom., chin-s., *lac-c.*, *lach.*, *meny.*, *mez.*, **Nit-ac.**, ol-an., **Rhus-t.**, sabad., sel., spong., sulph., *thuj.*

Öffnen des Mundes, bei weitem: Sabad., thuj.

KNOTEN (s. VERHÄRTUNGEN)

KNOTIGE Schwellungen: *Ars.*, bry., cic., cund., *hep.*, *mag-c.*, merc., *merc-i-r.*

Kinn, am: Euph.

Lippen: Bell., caust., con., *sep.*, sil., sulph.

Mundwinkel: *Mag-c.*, sil.

Unterkiefer: *Graph.*

KOMEDONEN (s. HAUTAUSSCHLÄGE - Mitesser)

KONVULSIONEN: Acon., agar., ambr., amyg., anan., ant-t., arg-n., *ars.*, atro., bar-c., **Bell.**, bism-o., *bov.*, brom., *bufo*, calc., camph., canth., carb-s., *caust.*, *cham.*, **Cic.**, *cocc.*, con., crot-c., **Cupr.**, dig., *glon.*, *hep.*, hydr-ac., *hyos.*, *ign.*, *ip.*, kali-n., *laur.*, *lyc.*, *lyss.*, merc-c., morph., nat-c., nit-ac., nux-v., *oena.*, ol-an., *op.*, phos., *phys.*, plb., *ran-b.*, ran-s., rhus-t., sec., **Stram.**, stry., sul-ac., sulph., tab., verat., vip., *zinc.*, ziz.

rechts: Agar.

eine Seite: Dig., plb.

beginnt im Gesicht: Absin., *bufo*, cina, dulc., hyos., ign., santin., *sec.*

linke Seite: *Lach.*

Froststadium im Fieber, während: Ars., bell., cham., cic., ign., op., stram.

Menses, vor: Puls.

Sprechen, beim: Plb.

erstreckt sich zu den Extremitäten: Santin., sec.

Kaumuskeln: Ambr., ang., cocc., cupr., mang., nux-v.

KONVULSIONEN - *erstreckt sich* ...

Kiefer: Agar., ars., asaf., *bell.*, carb-an., coloc., crot-c., hydr-ac., ign., kali-c., mang., oena., op., ran-b., stram., sulph.

Kiefergelenke: Colch., kali-c., nicc., ol-an., rhus-t., sil., spong., stann.

Lippen: *Ambr.*, caust., crot-c., kali-c., ran-b.

Mund: Bell., cham., dulc., ign., *ip.*, *lyc.*, merc., olnd., op., stram.

KRAMPF im Kiefergelenk: Asaf., *bell.*, carb-h., crot-h., fl-ac., kali-c., kali-i., nit-ac., ox-ac., plat., rhus-t., sep., sil., *spong.*, sulph.

Essen, beim: Mang., spong.

KRÄNKLICH (s. AUSDRUCK – kränklich; FARBE – kränklich)

KREBS: **Ars.**, *aur.*, *carb-an.*, *con.*, *kali-ar.*, kali-c., kali-i., lach., nit-ac., *phos.*, sil., sulph., zinc.

Epitheliom: **Ars.**, cic., con., hydr., kali-ar., **Kali-s.**, *lach.*, lap-a., *phos.*, *sep.*, sil.

Lippen: *Cic.*, *con.*, *hydr.*, lap-a., sep.

Unterlippe: *Ars.*, clem., *merc-i-f.*, *phos.*, *sep.*, *sil.*

Nasenflügel, nahe dem: *Aur.*

lupoid: *Hep.*

Lupus: Alumn., *arg-n.*, **Ars.**, aur-m., carb-ac., *carb-v.*, cist., **Hydrc.**, kali-ar., *kali-bi.*, kali-chl., kreos., lach., *psor.*, *sep.*, *sil.*

Noli me tangere (Ulcus rodens) auf der Nase: Cist., jug-c., phyt., thuj.

Szirrhus: *Carb-an.*, sil.

Lippen (vgl. GESCHWÜRE): *Ars.*, aur., *aur-m.*, camph., *carb-an.*, caust., *cic.*, *cist.*, clem., **Con.**, cund., kali-chl., kali-s., *kreos.*, *lach.*, *lyc.*, phos., phyt., *sep.*, *sil.*, sulph.

Druck der Pfeife, durch: *Con.*, *sep.*

Unterlippe: Ant-chl., *ars.*, *cist.*, *clem.*, *con.*, *lyc.*, *phos.*, *sep.*, *sil.*

KRIBBELN: *Acon.*, alum., ambr., apis, arund., aur., bar-c., bell., calc., cann-i., caust., *colch.*, crot-h., cycl., *ferr-ma.*, grat., hep., hyper., lach., lachn., lact., laur., lyc., nux-m., nux-v., ol-an., olnd., paeon., plat., ran-b., rhus-t., sabad., *sec.*, stront., sul-ac., thuj.

links: Euon.

rechts: Aur., elaps, gymn.

Backenbart: Ambr.

KRIBBELN - rechts ...

Kinn und Nase: Ran-b., verat.

Lippen: *Acon.*, apis, echi., ferr-ma., *nat-m.*, *pic-ac.*, sabad.

Oberlippe: Paeon.

Parotis: Phos.

Stirn: Ambr., stram.

Unterkiefer: Mur-ac.

Wangen und Lippen: Agn., *arn.*, ars., berb., dros.

KRIECHEN (s. AMEISENLAUFEN)

LÄHMUNG: *Agar.*, all-c., anac., *bar-c.*, *cadm.*, **Caust.**, *cocc.*, crot-h., *cupr.*, *cur.*, *dulc.*, form., *graph.*, iod., *kali-chl.*, kali-p., *nux-v.*, op., petr., plb., puls., ruta, seneg., stry., syph., zinc.

links: All-c., cadm., *cur.*, form., graph., *nux-v.*, spig., sulph.

rechts: *Arn.*, *caust.*, hep., kali-chl., kali-p., *phos.*, plb., sil.

eine Seite: *Bar-c.*, cadm., **Caust.**, *cocc.*, *graph.*, *kali-chl.*, kali-p., puls.

Baden, durch: Graph.

Fahren oder Reiten im Wind, durch: *Cadm.*, *caust.*

Kälte, durch: *Cadm.*, **Caust.**, *dulc.*, ruta

Mundwinkel hängen herab und Speichel läuft heraus: Agar., op., zinc.

Nasswerden, nach: **Caust.**

Schmerz, nach: Kali-chl.

Urinabsonderung, mit reichlicher: All-c.

Oberlippe: Cadm., graph.

Unterkiefer: Ars., crot-h., dulc., lach., *nux-v.*, ran-b.

abends: Ran-b.

LANG, in die Länge gezogen: *Acon.*, **Aeth.**, am-c., ambr., **Ant-c.**, *arg-n.*, **Ars.**, *ars-h.*, ars-i., bar-c., **Bell.**, bism-o., *bry.*, calc., *camph.*, cann-s., *canth.*, carb-h., carb-s., *carb-v.*, *caust.*, *cham.*, chel., *cic.*, cocc., colch., crot-h., *cupr.*, dig., dulc., gels., *gran.*, *graph.*, guaj., hell., hep., hydr-ac., *hyos.*, *ign.*, iod., *ip.*, kali-bi., kali-c., kali-s., lach., laur., **Lyc.**, *merc.*, *merc-c.*, *mez.*, mosch., nat-c., nit-ac., nux-m., nux-v., olnd., **Op.**, ph-ac., *phos.*, *plat.*, plb., puls., ran-b., ran-s., rheum, *rhus-t.*, samb., **Sec.**, sep., sil., spig., spong., *squil.*, *stann.*, staph., **Stram.**, *sulph.*, **Tab.**, **Verat.**, vip.

Schlaf, im: Tab.

LUFT ins Gesicht blasen, als würde kalte: Coloc., mez.

MARMORIERTE Haut (s. FARBE - marmoriert; VENEN)

MÜDES Gefühl im Kiefer: Alum., cham., iod. nicc., nit-ac., tarent., vip.

MUTTERMALE (s. HAUT - Naevi)

NASENLINIE ausgeprägt (Linea nasalis): Aeth

NEKROSE des Oberkiefers: *Merc-c.*

Unterkiefer: *Hep.*, merc., **Phos.**, *sil.*

ÖDEM (s. SCHWELLUNG)

ÖLIG (s. FETTIG)

PRICKELN (s. KRIBBELN)

PULSIEREN: Acon., *agar.*, *arg-m.*, arn., ars. bell., bry., bufo, *calc.*, cann-s., caust., cham. clem., croc., *ferr-p.*, hura, kreos., mag-c. *mur-ac.*, myric., nit-ac., rumx., sabad., spong. staph., sulph.

Kinn: Stry.

Submaxillardrüse: Am-m., cham., lyc. stram., tarent.

Unterkiefer: Bov., carb-an., cham., cupr-ar. ind., *lach.*, nat-c., plat., stram.

abends: Ind.

Wangenknochen: Mag-c., merc-i-f., sulph.

RASIEREN agg.: Carb-an.

RISSIGE Lippen: *Agar.*, *ail.*, aloe, alum., *am-c.* *am-m.*, ambr., ant-t., *arn.*, *ars.*, **Arum-t.**, aur. *bapt.*, bar-c., bell., bism-o., *bov.*, **Bry.**, **Calc** *calc-s.*, *caps.*, carb-ac., *carb-an.*, **Carb-s** **Carb-v.**, caust., *cham.*, chel., **Chin.**, chin-a cimic., colch., con., cop., cor-r., *croc.*, cupr dros., **Graph.**, guare., ham., *hell.*, *ign.*, iris., jatr kali-ar., kali-bi., kali-c., kali-i., kali-p., kali-s kalm., *kreos.*, **Lach.**, mag-m., *merc.*, *merc-c* *mez.*, nat-ar., nat-c., **Nat-m.**, nicc., nit-ac nux-v., par., ph-ac., *phos.*, *plat.*, plb., puls *rhus-t.*, sabad., sel., *sil.*, spig., squil., *stram* **Sulph.**, tab., tarax., ter., *verat.*, *zinc.*

Oberlippe: Bar-c., hell., *kali-c.*, nat-c *nat-m.*, tarax.

Mitte: *Hep.*, *nat-m.*, *sel.*

Unterlippe: Apis, cham., cimic., *nat-c* *nit-ac.*, *phos.*, **Sep.**

Mitte: Agar., *am-c.*, aur-m., *cham* dros., *hep.*, nat-m., *puls.*

Mundwinkel: Am-c., ambr., *ant-c.*, api **Arum-t.**, calc., caust., cinnb., **Cund** eup-per., **Graph.**, *hell.*, *hydr.*, ind., *merc.*

RISSIGE Lippen - *Mundwinkel* ...

mez., *nat-ar.*, *nat-m.*, **Nit-ac.**, *sep.*, **Sil.**, *zinc.*

RISUS sardonicus: **Bell.**, *caust.*, *colch.*, con., *hyos.*, ign., nux-m., *oena.*, plb., ran-s., *sec.*, sol-n., *stram.*, stry., verat., zinc.

RÖTE (s. FARBE - rot)

RUCKEN (s. ZUCKEN)

RUNZELIG, faltig (vgl. GERUNZELT): Ant-t., apis, crot-t., merc., op., plb., rob., sin-n., ter., zinc-s.

Lippen: Am-m., chin.

RUSSIG: *Ant-t.*

SATTEL quer über der Nase: *Carb-an.*, sanic., **Sep.**

SCHAUDERN im Gesicht und sich von dort ausbreitend: Caust.

SCHLÄGE gefolgt von Brennen: *Thuj.*

SCHLEIMIGE Lippen: Kali-i., stram., zinc.

SCHMERZ: Abrot., **Acon.**, *agar.*, all-c., alum., am-c., am-m., ambr., *anac.*, anan., apis, arg-m., *arg-n.*, *arn.*, **Ars.**, *ars-i.*, *ars-m.*, arund., asaf., asar., **Aur.**, aur-m., bar-c., **Bell.**, benz-ac., *berb.*, bism-o., bor., bov., brach., *bry.*, cact., *cadm.*, **Calc.**, *calc-p.*, calc-s., camph., *caps.*, *carb-an.*, carb-s., *carb-v.*, casc., **Caust.**, **Cedr.**, *cham.*, *chel.*, *chin.*, chin-a., *chin-s.*, *chlol.*, *cimic.*, *cina*, cist., clem., coc-c., *cocc.*, *coff.*, *colch.*, **Coloc.**, *con.*, cor-r., crot-h., *cupr.*, *cupr-ar.*, dig., dros., *dulc.*, echi., euon., *euph.*, euphr., ferr-ar., ferr-m., ferr-p., **Gels.**, *glon.*, graph., grat., *guaj.*, *hep.*, hura, hydrc., *hyos.*, *hyper.*, *ign.*, iod., *iris.*, *kali-ar.*, *kali-bi.*, *kali-c.*, *kali-i.*, *kali-p.*, *kali-s.*, kalm., kreos., lac-c., *lach.*, led., lepi., *lith-c.*, lob., *lyc.*, *mag-c.*, *mag-m.*, **Mag-p.**, mang., *merc.*, *merc-c.*, merc-i-f., *mez.*, morph., naja, nat-ar., *nat-c.*, nat-h., **Nat-m.**, nat-p., nat-s., nicc., nit-ac., **Nux-v.**, ol-an., onos., *paeon.*, ph-ac., **Phos.**, *phyt.*, *plan.*, **Plat.**, plb., psor., *puls.*, ran-b., ran-s., *rhod.*, *rhus-t.*, rhus-v., ruta, sabad., sabin., sang., sanic., sars., sec., *sep.*, *sil.*, sol-t-ae., **Spig.**, spong., **Stann.**, **Staph.**, **Stram.**, stront., sul-ac., *sulph.*, tarax., ter., *thuj.*, valer., *verat.*, **Verb.**, viol-o., zinc.

links: *Acon.*, *ars.*, arund., asar., *cedr.*, *chel.*, *chin.*, *chin-s.*, *coloc.*, cor-r., *dulc.*, echi., glon., *guaj.*, hell., *kali-bi.*, **Lob.**, *mag-c.*, merc-c., nat-h., osm., *phos.*, plan., polyg-h., puls., sabad., sep., **Spig.**, stann., staph., *thuj.*, **Verb.**, vesp.

nach rechts: *Chin.*

rechts: Agar., am-c., *am-m.*, anac., arn., *aur.*, **Bell.**, bry., *cact.*, *calc-p.*, camph., *carb-v.*, *caust.*, cedr., **Chel.**, *chin-s.*, *cist.*, *clem.*, coff., *cur.*, dor., *ferr.*, hom., indg., *iris.*, *kali-i.*, *kali-p.*, *kalm.*, lil-t., *lyc.*, lyss., *mag-p.*, *merc.*, nux-v., *plat.*, psor., **Puls.**, rhod., sanic., *sep.*, *spig.*, spong., stront., sul-ac., *sulph.*, syph., ter., urt-u., *verb.*, zinc.

nach links: Calc-p., lyc., nat-m.

morgens: Agar., *chin.*, *chin-s.*, *cupr.*, mez., nat-h., *nux-v.*, rumx., sars., thuj., verat., verb.

5 Uhr: Caj.

7-8 Uhr: Rhus-t.

7-12 Uhr: *Chin-s.*

Erwachen, beim: Agar., *iris.*, sars., sep., sulph.

Frühstück, nach dem: *Iris.*

amel.: Caj.

nimmt steigt bis mittags an und sinkt dann: Mag-c.

vormittags: *Chin-s.*, lach., nat-m., plat.

9 Uhr: *Caust.*, kali-bi., lac-c., nux-v., sul-ac., *verb.*

9.30 Uhr: Verb.

9-16 Uhr: *Verb.*

10 Uhr: *Chin-s.*, gels., nat-m.

11 Uhr: Mag-p., nux-v., puls.

11-14 Uhr: Mag-p.

mittags: Nat-m., spig., stram., sulph., verb.

nachmittags: Calc., cimic., *cocc.*, hyper., kalm., lac-c., nux-v., sulph., ter., verb.

13 Uhr: Ars., coff.

14 Uhr: Mag-p.

15 Uhr: Calc., *chin-s.*, pip-m.

16 Uhr: Chin-s., coloc., verb.

16-20 Uhr: **Lyc.**

16 Uhr, die ganze Nacht anhaltend: Merc-c.

abends: Am-m., caps., *chin-s.*, cist., cocc., guaj., hyper., ign., kali-s., mag-s., *mez.*, nit-ac., *phos.*, pip-m., *plat.*, *puls.*, rhus-t., sep., spong., stram., *sulph.*, *thuj.*, *verb.*, *zinc.*

18 Uhr bis morgens: *Guaj.*

19-20 Uhr: **Cedr.**

amel.: Kali-bi., spig., stann., sulph., verat.

SCHMERZ - abends ...

Hinlegen, nach: Stram.

nachts: *Acon.*, agar., aran., *calc-p.*, *caust.*, chel., *cocc.*, *con.*, *glon.*, *guaj.*, *lach.*, led., *mag-c.*, *mag-p.*, **Merc.**, merc-c., *mez.*, nicc., phos., *phyt.*, plan., plat., puls., *sep.*, *sil.*, spong., staph., *sulph.*

21 Uhr: Sul-ac., urt-u.

21-3 Uhr: Sulph.

22 Uhr: Chin-s., coloc., ign.

2 Uhr: Spig.

3 Uhr: *Sulph.*, **Thuj.**

amel.: Cupr., *staph.*

Bett, treibt ihn aus dem: *Mag-c.*, *mag-p.*, *rhus-t.*

Ruhe, in der: *Mag-c.*, mag-p.

abwechselnd mit:

Gliedern, Schmerzen in: *Kali-bi.*

Schulter, Schmerzen in der: Mag-p.

Ablenkung: Pip-m.

allein, wenn: Pip-m.

anfallsweise: Acon., *bell.*, *caust.*, *cedr.*, *cham.*, *chin.*, chin-s., cocc., *coloc.*, dulc., plat., sabad., sep., stann., thuj., *verb.*

Anstrengung agg.: **Bry.**, *cact.*, calc-p., lac-c., merc.

amel.: Iris., sep.

Ärger, bei: *Coloc.*, kalm., staph.

Aufrichten, beim: Chin.

amel.: Hep.

Aufsetzen im Bett amel.: Bell., *ferr.*, hep., *puls.*, sulph.

Aufstehen vom Bett, beim: Chin., olnd., rhus-t., spig.

Baden agg.: Am-c., coff.

Berührung agg.: Arn., aur., **Bell.**, *bry.*, *caps.*, *chel.*, *chin.*, chin-s., cina, cocc., **Coff.**, *coloc.*, cor-r., cupr., dig., dros., **Hep.**, **Lach.**, lyc., mag-c., mag-p., nat-m., *nux-v.*, par., ph-ac., *phos.*, puls., *sep.*, spig., spong., staph., verb., zinc.

amel.: Am-c., am-m., asaf., chin., euphr., kali-p., olnd., thuj.

betäubend: *Mez.*, *plat.*, verb.

Bett agg., im: Carb-v., *mag-c.*, *mag-p.*, puls., *sil.*, spong., verb., viol-t.

Beugen nach vorne agg.: Lac-c.

SCHMERZ ...

Bewegung, agg.: *Acon.*, **Bell.**, **Bry.**, *cact.*, calc., calc-p., *chin.*, chin-a., *colch.*, *coloc.*, *ferr-p.*, *gels.*, lac-c., mez., **Nux-v.**, phos., rhod., sep., **Spig.**, squil., staph., *verb.*

amel.: Agar., *bism-o.*, ferr., iris., kali-p., lyc., *mag-c.*, mag-p., meny., *plat.*, *puls.*, *rhod.*, **Rhus-t.**, ruta, *valer.*

Augen, der: Bry., kali-c.

Unterkiefers, des: Alum., am-c., bor., bry., cham., cocc., cor-r., ign., kali-c., mag-arct., mag-p., mang., *merc.*, nat-ar., nat-m., phos., rhus-t., sabad., spig., spong., thuj., verat., *verb.*

amel.: *Rhod.*

Bücken agg.: Bry., canth., coloc., ferr-p., gels., kali-c., nux-v., petr., puls., *spig.*

Chinin, nach: *Hep.*, **Nat-m.**, *nux-v.*, *puls.*, *stann.*

Druck agg.: *Bell.*, *caps.*, *cina*, *coloc.*, cupr., dros., gels., *mag-c.*, merc-i-f., nux-v., *verb.*

amel.: Ail., *bry.*, coloc., cupr., *dig.*, guaj., lepi., *mag-c.*, **Mag-p.**, *mez.*, sang., sep., spig., stann., staph., syph.

harter Druck amel.: Bell., *bry.*, chin., *chin-s.*, *rhus-t.*, spig.

einseitig: Acon., am-c., caps., *caust.*, cham., colch., euon., grat., *kali-bi.*, kalm., kreos., mez., nux-v., ol-j., phos., puls., verat., verb.

entzündlich: *Acon.*, arn., *bar-c.*, **Bell.**, *bry.*, cact., *ferr-p.*, glon., *lach.*, **Merc.**, phos., plat., thuj., verat.

Erregung agg.: Cact., *coff.*, cupr., lyc., sep., *staph.*

amel.: Kali-p., pip-m.

Erschütterung agg.: *Arn.*, **Bell.**, chin., *cocc.*, *mag-c.*, *spig.*

Erwachen, beim: Croc., hell., hep., *lach.*, nux-v., puls., sabad., sep., spig., verb.

Essen, beim: Bry., gels., mag-p., *mez.*, phos., plan., spig., spong., syph.

amel.: Caj., rhod.

nach: Agar., chin., iris., mang., nux-v., *phos.*, zinc.

amel.: Chin., kali-p., *kalm.*, spig.

Freien, im: Alum., *ars.*, *bell.*, calc., carb-an., chin., chin-a., cocc., guaj., *hep.*, kali-ar., *kali-c.*, *kali-p.*, kreos., laur., mag-c., mag-p., *merc.*, merc-c., *phos.*, plat., puls.,

SCHMERZ - Freien, im ...

rhus-t., sars., sep., sil., spig., spong., **Sulph.**, thuj., valer.

amel.: All-c., am-m., hep., kali-bi., *kali-i.*, *kali-s.*, lac-c., nat-m., nat-s., *puls.*, *sulph.*

Frösteln bei den Schmerzen: *Caust.*

Froststadium im Fieber, während: Acon., *caust.*, chin., lach., mez., nux-v., rhus-t., spig.

Frühling, im: *Lach.*, *nux-v.*

Gähnen, beim: Arn., ign., op., rhus-t., sabad., staph.

Gefühllosigkeit, mit: Acon., **Cham.**, *kalm.*, *mez.*, *plat.*

Gehen agg.: Guaj., laur., mang., merc., mur-ac., petr., thuj.

nach: Ran-s.

langsam amel.: Chin., *ferr.*, *puls.*

amel.: Agar., *mag-c.*, sulph.

Freien, im: Nat-c., nux-v.

amel.: Asar., *coloc.*, *mag-c.*

geistige Anstrengung agg.: Am-c., bry., calc-p., *coff.*, ign., kalm., lac-c., *nux-v.*, staph.

Geräusche agg.: Acon., arn., calc-p., *chin.*, *cocc.*, *coff.*, *nux-v.*, sep., **Spig.**

Gerüche agg.: Sep.

Hautausschlägen, nach unterdrückten: *Dulc.*, *kalm.*, *mez.*, thuj.

Hitze agg.: Cedr., chin., glon., *phos.*, rhod.

Ofenhitze amel.: *Mez.*, **Sil.**

Überhitzung, nach: *Ferr.*

Husten, bei: *Kali-bi.*

intermittierend (vgl. anfallsweise): *Cedr.*

Kaffee agg.: Spig.

Missbrauch von: **Nux-v.**

kalte Anwendungen agg.: Aesc., *bell.*, con., *ferr.*, *hep.*, *mag-c.*, **Mag-p.**, *phos.*, *rhod.*, **Rhus-t.**, sanic., **Sil.**, stann.

amel.: Apis, arg-m., ars-m., asar., *bism-o.*, *bry.*, *caust.*, chin., coff., *ferr-p.*, fl-ac., *kali-p.*, *lac-c.*, nicc., *puls.*, sabad., sep.

Abkühlung, durch: Calc-s.

Einwirkung von Kälte, durch (vgl. Wind): Acon., *agar.*, arn., *bell.*, *calc.*,

SCHMERZ - kalte Anwendungen - Einwirkung von Kälte, durch ...

calc-p., *caust.*, *dulc.*, *gels.*, *graph.*, *hep.*, *kalm.*, *mag-c.*, *mag-p.*, *merc.*, *phos.*, *rhod.*, *rhus-t.*, ruta, *sep.*, **Sil.**, *sulph.*, verb.

Hitze, oder durch: Merc., plan., sul-ac.

Luft, kalte agg.: *Acon.*, *agar.*, **Ars.**, *bell.*, *carb-s.*, *colch.*, *dulc.*, kali-ar., kali-c., kali-p., *mag-c.*, **Mag-p.**, *merc.*, phos., *rhod.*, **Rhus-t.**, ruta, sulph., verb.

amel.: *All-c.*, **Kali-s.**, nicc., *puls.*

Kauen, beim (vgl. Bewegung): Acon., alum., am-m., anac., arg-n., *bell.*, *bism-o.*, *bry.*, calc., *cham.*, coff., cur., euphr., graph., lach., *nat-m.*, nit-ac., osm., phos., plat., puls., sep., sil., spig., *staph.*, verat., verb.

amel.: Cupr.

Lachen, beim: Bor., mang., tab.

Lähmung, mit: *Caust.*, *cur.*, *gels.*, kali-chl., **Nat-m.**

Licht agg.: *Ars.*, *bell.*, *cact.*, *chel.*, *con.*, mag-p., spig.

Liegen, im: Ail., ambr., arn., bell., carb-s., cham., chel., *chin.*, *coloc.*, *ferr.*, gels., graph., hep., ign., kalm., lac-c., *mag-c.*, phos., pip-m., plat., plb., *puls.*, ruta, sil., spig., sulph., syph., *verb.*

amel.: *Cact.*, calc-p., chin-s., coff., *nux-v.*, sep., spig.

Gesicht amel., auf dem: Spig.

ruhig amel.: Bry., sep.

Seite, auf der erkrankten: Acon., arn., chin., *clem.*, puls., spig., syph.

amel.: Bry., cupr., ign., sul-ac.

tief liegendem Kopf, mit: *Puls.*

Luftveränderung, bei: Staph.

Menses, vor: Am-c., mang., *stann.*, zinc.

während: Am-c., caust., graph., lyc., mag-c., mag-m., *nat-m.*, sep., sil., stann., zinc.

nach: Spig.

Musik, durch: *Cact.*, nux-v., ph-ac.

Niesen, beim: Chin., *verb.*

nüchtern, wenn: *Cact.*

Öffnen der Augen, beim: Bry.

SCHMERZ - Öffnen ...

Mundes, des: Alum., ang., cham., **Cocc.**, dros., mag-p., merc., phos., sabad., spong., thuj., verat.

periodisch: *Ars.*, *cact.*, *cedr.*, *chin.*, chin-a., *chin-s.*, glon., *guaj.*, kali-ar., *mag-p.*, **Nat-m.**, **Spig.**, thuj.

plötzlich: *Ign.*, kalm., valer.

und hört plötzlich auf: **Bell.**, *spig.*, *sulph.*

Quecksilber, nach: Aur-m., carb-v., chin., **Hep.**, **Kali-i.**, *nit-ac.*, *sulph.*

Rasieren, nach: Aur-m.

Rauchen amel.: Clem.

Reiben amel.: Ant-c., *caust.*, **Phos.**, plat., plb., *rhus-t.*, valer.

rheumatisch: **Acon.**, act-sp., **Ars.**, **Bry.**, *calc-p.*, **Caust.**, *chin.*, *cimic.*, *colch.*, *coloc.*, gels., *hell.*, *kali-ar.*, kali-bi., *kalm.*, lach., *lith-c.*, mag-c., *merc.*, merc-i-f., mez., nux-v., phos., *phyt.*, *puls.*, rhod., *rhus-t.*, *sil.*, *spig.*, verat.

Ruhe in einem dunklen Zimmer amel.: *Mez.*

Schlaf amel.: Mag-p., **Phos.**, sep.

durch: Mez., verb.

Einschlafen, beim: *Caps.*, lach.

Schläge in schneller Folge: Coff.

Schließen der Augen, beim: Cimic., med.

Schlucken agg.: Kali-n., phos., staph.

Schnäuzen der Nase agg.: **Merc.**

Schreiben, beim: Chin-s.

Schwangerschaft, in der: *Ign.*, *sep.*, stram.

Sitzen agg.: Am-m., canth., graph., guaj., *mag-c.*, *phos.*, rhus-t., thuj.

Sonne, kommt und geht mit der: Kali-bi., *kalm.*, *nat-m.*, *spig.*, *stann.*, *verb.*

Sprechen agg.: *Bry.*, chel., euphr., *mez.*, phos., puls., rhod., spig., squil., verb.

amel.: Kali-p.

Stehen agg.: Chin., guaj., nux-v., spig.

steigt allmählich:

sinkt allmählich: *Plat.*, **Stann.**

plötzlich: Puls., sul-ac.

Stuhlgang, beim: Spig.

Sturm, vor einem: *Rhod.*, sep., *sil.*

SCHMERZ ...

Tabak, durch: Ign., sep.

Tee agg.: *Spig.*

Temperaturveränderung, bei: Mag-c., *verb.*

Urinieren amel., reichliches: Acon., ferr-p., **Gels.**, ign., kalm., sang., sil., ter., verat.

wandernd: Acon., *colch.*, **Gels.**, *mag-p.*, **Puls.**

warme Anwendungen amel.: **Ars.**, *calc.*, *calc-p.*, caust., *cham.*, chin-s., coloc., cupr., **Hep.**, kali-p., lach., **Mag-p.**, *mez.*, phos., rhod., *rhus-t.*, sanic., **Sil.**, spig., sul-ac., sulph.

Bett agg., warmes: Clem., glon., *merc.*, *mez.*, plat., *puls.*, verat.

Getränke agg.: Cham.

Speisen agg.: Mez., *puls.*, sep.

Zimmer agg.: Am-c., **Kali-s.**, *mez.*, **Puls.**

amel.: *Calc.*, *hep.*, lac-c., laur., *sep.*, staph.

Waschen mit kaltem Wasser (s. kalt Anwendungen)

Wechselfieber, nach unterdrücktem: **Nat-m.**, sep., *stann.*

Wein agg.: Bell., *cact.*

Wetter, feuchtes agg.: *Calc.*, *calc-p.*, chin-s., dulc., *merc.*, *nat-s.*, *sep.*, *sil.*, spig., verat.

stürmischem: *Caust.*, phos., **Rhod.**, **Sil.**, spig., verb.

Wetterwechsel: *Rhod.*

Widerspruch, durch: *Bell.*

Wind agg.: *Caust.*, *dulc.*, lac-c., mag-p., phos., *rhod.*, *sep.*

Südwind; warmer, feuchter: Ip., *kali-s.*, *puls.*

trockener, kalter: **Acon.**, *caust.*, **Hep.**, lac-c., **Mag-p.**, rhod.

Zimmer, im: Am-m., chin., hell., mag-aust., *puls.*, ran-s.

Zugluft agg.: Bell., calc-p., caps., chin., coff., hep., kali-p., *mag-c.*, *mag-p.*, *merc.*, *nux-v.*, *sil.*, *stram.*, sulph., *verb.*

erstreckt sich zu

andere Teile: Calc-p., cocc.

Arme: Kalm.

GESICHT

SCHMERZ - *erstreckt sich* zu ...

Brust: Sil.

Finger: *Coff.*

Hals: *Bell.*, *coloc.*, *guaj.*, *puls.*, sang., *spig.*

Nase: *Spig.*

Nasenwurzel: Phos.

Ohren: **Bell.**, *calc.*, carb-an., *caust.*, *coloc.*, *hep.*, **Lach.**, lyc., *mez.*, plan., **Puls.**, sang., *sep.*, spig., thuj.

Schläfen: Berb., hep., *mez.*, phos., spig.

Auge, links: Arg-n.

unter dem (infraorbital): *Acon.*, *arg-n.*, *ars.*, aur-m-n., *bell.*, chin., coloc., *gels.*, hydrc., iris., mag-p., mez., *nux-v.*, plat., *sil.*, spig., sulph., verb., zinc.

Foramen mentale: *Mez.*

erstreckt sich zum Ohr: Calc.

Jochbein: *Aur.*, *calc-p.*, caps., caust., chel., cinnb., *kali-bi.*, psor., verb.

Kiefer: Am-c., ambr., **Caust.**, cimic., con., crot-h., lach., merc., merc-c., merc-i-r., nit-ac., phos., rumx., vip.

Kiefergelenk: Acet-ac., agar., alum., alumn., *arum-t.*, asaf., asar., brom., calc., *caust.*, cimic., cist., cor-r., dros., fl-ac., glon., hyper., laur., mang., nicc., op., *rhus-t.*, spig., spong., *stry.*, sul-ac., vesp.

morgens: Vesp.

Gähnen, beim: Cor-r., ign., rhus-t., staph.

Kauen, beim: Acon., alum., am-c., bell., calc., coc-c., cor-r., sil.

Öffnen des Mundes, beim: Alum., am-c., **Caust.**, cor-r., dros., hep., nicc., sabad., verat.

rheumatisch: *Rhus-t.*

Ruhe, in der: *Rhus-t.*

Schließen des Mundes, beim: *Bar-c.*

Schlucken, beim: *Arum-t.*

Kieferköpfchen: **Psor.**

Oberkiefer: Aster., brom., *calc-p.*, *calc-s.*, carb-v., chel., cimic., cycl., fl-ac., iod., kali-n., led., mang., merc-i-r., merl., olnd., op., phos., phyt., stann., zinc.

SCHMERZ - Kiefer ...

Unterkiefer: Acon., agar., aloe, ambr., arg-m., *ars.*, *carb-v.*, *caust.*, cham., chin., cimic., cupr-ar., *dulc.*, echi., graph., guaj., iod., kali-p., *lach.*, lyss., mang., *merc.*, merc-c., merc-i-r., *mez.*, nit-ac., op., pall., ph-ac., *phos.*, phys., *plat.*, rhod., *rhus-t.*, rumx., sep., *sil.*, *spig.*, stram., stry., sul-ac., sulph., tarent., zinc.

abends: Nit-ac., *plat.*

geistiger Anstrengung, bei: Lyss.

Splitter, wie durch einen: Agar.

zerbrechen, als würde er: Ph-ac.

erstreckt sich zum Ohr: Lyc., ol-an., sol-n.

Kinn: Mang., nux-m.

Knochen: Aeth., anan., aur., *caps.*, *chin-s.*, *cimic.*, colch., hell., *hep.*, kali-n., *merc.*, merc-i-r., nat-c., nat-m., nit-ac., nux-v., onos., *phyt.*, zinc.

Lippen: Am-c., anan., ars-m., bry., cic., cor-r., *hep.*, *kali-c.*, mag-s., merc., *mez.*, *mur-ac.*, plb., psor., sep.

Berührung agg.: Bry., *hep.*, merc., mez.

Splitter, wie durch einen: Bov., ign., *nit-ac.*, par., *sep.*

Oberlippe: Ars.

Parotis: Apis, aran., arg-m., *aur.*, *aur-s.*, bapt., *bell.*, calc-p., cham., coc-c., dios., elaps, fago., ferr-p., lac-ac., lycps., mang., *merc.*, *merc-i-r.*, nat-m., phyt., plb., *rhus-t.*, sabad., sulph.

links: Coloc., rhus-t.

rechts: Bell., cocc., merc.

nachmittags: Dios.

Mittagessen, nach: Sulph.

abends, 20.30 Uhr: Merc-i-r.

22 Uhr: Dios.

Berührung, bei: *Aur.*

Kälteanwendung amel.: Merc.

kalte Luft agg.: Kali-c.

Schlucken, beim: *Chin.*

erstreckt sich zum Auge: Coloc.

Submaxillardrüse: Ambr., *ars.*, *aur.*, *aur-m.*, **Bar-c.**, **Bar-m.**, brom., bry., carb-s., **Chin.**, cina, clem., coc-c., *cor-r.*, *crot-t.*, *dulc.*, graph., ign., kali-n., led., lyc., mag-c.,

SCHMERZ - Submaxillardrüse ...

mez., nat-m., *nit-ac.*, *phos.*, plb., puls., *rhus-t.*, sabad., sep., *sil.*, *staph.*, *stram.*, *sul-ac.*, *sulph.*, verat.

nachts: Nat-m.

Kauen, beim: *Calc.*

Schlucken, beim: Cor-r., stram.

Schwellung, mit Gefühl von: Staph.

Wange: Acon., *ang.*, *bell.*, *bism-o.*, *bry.*, *caps.*, *caust.*, *chel.*, *chin-s.*, cimic., *cina*, cocc., *coloc.*, dig., dulc., *hep.*, hyos., *kali-bi.*, *kali-i.*, *mag-c.*, *mag-m.*, *merc.*, merc-i-f., mez., nat-m., onos., *plat.*, psor., rhus-t., ruta, sep., *stann.*, valer., **Verb.**

rechts: *Chel.*

tagsüber: Cimic.

Husten, beim: *Kali-bi.*

erstreckt sich zum Kopf: Thuj.

bohrend: Arg-n., **Aur.**, bar-c., bell., bov., *calc.*, camph., carb-v., *cocc.*, dulc., *ign.*, indg., *mag-c.*, *mez.*, **Plat.**, sil., *thuj.*

links: Aur., *thuj.*

rechts: *Camph.*, *plat.*, stront.

nachts agg.: *Mag-c.*, *mez.*, *plat.*, *sil.*

Berührung amel.: *Thuj.*

Druck amel.: *Mez.*

Ruhe agg.: *Mag-c.*

Jochbein: *Aur.*, *psor.*

Gehen agg.: *Aur.*

Oberkiefer: Aur., aur-m-n., led., *mez.*, rhus-v., thuj.

Parotis: Sabad.

Submaxillardrüse: Led., lyc., nat-m., puls., sabad.

nachts: Nat-m.

Unterkiefer: Aur., aur-m-n., bov., brom., *cocc.*, coloc., indg., kali-bi., *lach.*, led., mag-c., *mez.*, plb., sabad.

links: Mez., plb., sabad.

rechts: Aur., brom., coloc., elaps, indg., led.

nachts: *Mez.*

erstreckt sich zum Ohr: Elaps

Unterkieferast: Agar., merc-i-f.

Wangenknochen: Aur-m-n., bov., indg., *mag-c.*, *mez.*, *stront.*, *thuj.*

SCHMERZ ...

brennend (vgl. HITZE): Acon., aeth., *agar.*, all-c., alum., anac., anac-oc., *apis*, aran., *arg-m.*, arg-n., *arn.*, **Ars.**, asar., aspar., astac., bapt., *bell.*, berb., brom., *bry.*, camph., cann-s., *caps.*, carb-s., *caust.*, cedr., *cham.*, chel., *chin.*, chin-a., cimic., cist., clem., cocc., coloc., com., cop., corn., *crot-t.*, dig., dulc., elaps, *euph.*, euphr., graph., guare., hyper., jac., jug-c., *kali-ar.*, kali-bi., *kali-i.*, *kali-n.*, *kreos.*, lach., laur., **Lyc.**, manc., merc., merc-c., merc-sul., *mez.*, mosch., mur-ac., myric., nat-p., olnd., pall., *ph-ac.*, *plat.*, psor., puls., raph., **Rhus-t.**, rhus-v., sil., *spig.*, *stann.*, staph., *stront.*, **Sulph.**, *thuj.*, til., ust., verat., vesp.

links: Arg-n., asar., bapt., **Coloc.**, *hydr.*, murx., *rhus-t.*, *spig.*, thuj.

rechts: Arund., chin., ham., *merc.*, nux-v., pall., psor., puls.

tagsüber: Manc., sulph.

morgens: Corn., lyc.

9-16 Uhr: Lyc.

15 Uhr, bis: Stront.

nachmittags: Fago., *phos.*

abends: Bor., cham., com.

nachts: Chin., *lach.*, *mez.*

Anstrengung agg.: Kreos.

Aufstehen aus dem Bett, nach dem Nat-m.

Berührung agg.: *Chin.*

Bewegung agg.: Spig.

erfroren, wie: Agar.

Essen, nach dem: Spig.

amel.: Chin.

Freien amel., im: Kali-i.

Frösteln, während: *Caust.*, mur-ac.

nach: Merc-sul.

geistiger Anstrengung, bei: Spig.

Kälte, bei: Grat., nat-m.

kaltes Wasser amel.: *Ars-m.*

Karies, bei: **Aur.**

Kopfschmerz, bei: Stront.

Liegen, im: Chin., plb.

schmerzhaften Seit amel., auf der Kreos.

Mittagessen, nach: Grat.

SCHMERZ - brennend ...

Nadeln, wie: **Ars.**, *caps.*, spig.

Rasieren, nach: Aur-m.

schneidend: Chin.

Sprechen agg.: Kreos.

Stehen, im: Chin.

Kiefer: Anac., bov., caust., daph., fl-ac.

Kiefergelenke: Op.

Unterkiefer: Ars., caust., mang.

Kinn: Anac., apis, berb., bov., canth., caust., mang., merc., mez., nat-c., ol-an., rhus-t., spong.

Funken, wie durch heiße: Ant-c.

Kratzen, nach: Sulph.

Lippen: *Acon.*, *all-c.*, *am-c.*, *am-m.*, anac., ant-t., apis, arg-n., arn., ars., **Arum-t.**, asaf., aur., aur-m-n., bell., berb., bor., bry., caps., carb-ac., *carb-an.*, carb-s., chel., chin., chlf., *cic.*, con., *crot-t.*, *glon.*, *ham.*, lac-c., lach., lyss., mag-s., *merc.*, *mez.*, *mur-ac.*, nat-s., *nux-m.*, *ph-ac.*, *phos.*, *psor.*, rhod., *sabad.*, spig., *staph.*, *sulph.*, tab., thuj., zinc.

Oberlippe: Ars., bar-c., bor., brom., *calc-p.*, *mez.*, sulph.

Unterlippe: Am-c., anac., bor., clem., coloc., *mez.*, *mur-ac.*, *nat-m.*, *ph-ac.*, sang., sep.

Mundwinkel: Ambr., bor., cob., **Dros.**, ip., kali-chl., mez., nat-s., ph-ac., zinc.

Parotis: Apis, merc., phos.

kalte Luft amel.: Merc.

Wangenknochen: Caust., cist., grat., nat-m., ol-an., par., spig., staph., thuj.

drückend: Acon., *anac.*, arg-m., arg-n., asaf., bry., *cina*, *coca*, cocc., *dig.*, dros., ferr-p., merc., nat-c., nat-m., phos., rhus-t., *sep.*, *stann.*, tarax., **Verb.**, zinc.

links: **Verb.**

rechts: Chel., iris., kalm., psor., spong., verb.

abends: *Verb.*

Druck agg.: *Cina*, verb.

Gehen im Freien, beim: Nat-c.

herausdrückend: Kali-i., merc.

Öffnen des Mundes agg.: *Cocc.*

Reiben amel.: Phos.

SCHMERZ - drückend ...

warmes Zimmer amel.: Sep.

Jochbein: Caps., *cinnb.*, lec., *plat.*, *verb.*

abends: Caps.

Berührung agg.: Caps.

Kinn: Agar., anac., asaf., bov., fl-ac., plat.

Oberkiefer: Acon., ars., aster., chel., kali-bi., lach.

Unterkiefer: Ambr., aur., berb., cupr., led., lyss., mag-m., phos., *sars.*, sil., spig., stront., *verb.*

nachts: Sil.

Kiefergelenk: Asaf., kali-n., op., paeon., verb.

erstreckt sich nach innen: Led.

hinten, nach: Lyc.

Kinn: Phos.

Nacken: Petr.

Ohr: Petr.

Wangenknochen: Am-c., anac., ant-t., arg-m., *bell.*, berb., *bism-o.*, *caps.*, chel., *cina*, cocc., colch., *coloc.*, hyos., kali-chl., *kali-i.*, *merc.*, *mez.*, *olnd.*, *plat.*, sabin., samb., sep., spig., *stann.*, staph., sulph., teucr., **Verb.**, viol-o.

intermittierend: *Verb.*

Schnäuzen der Nase, beim: *Merc.*

grabend: Aur-m., bov., cupr., *kali-bi.*, *mag-c.*, *plat.*, sep., *thuj.*

Parotis: Sulph.

Mittagessen, nach dem: Sulph.

Submaxillardrüse: *Rhus-t.*

Unterkiefer: Cocc., *plat.*

Unterkieferäste: *Kali-bi.*

Wangenknochen: *Mag-c.*, *psor.*, *thuj.*

krallend, *Parotis*: Sabad.

krampfartig: *Cocc.*, hyos., *mag-m.*, *mag-p.*, mang., plat.

Essen, nach dem: Mang.

Lippen: Bell., caust., kali-c., *merc.*, plat.

Wangenknochen: *Ang.*, cina, cocc., *coloc.*, dig., hyos., *mag-m.*, mez., ruta, sep., valer.

links: Ol-an., *plat.*

SCHMERZ - krampfartig - *Wangenknochen* ...

erstreckt sich zum linken Auge: *Coloc.*

lanzinierend: Acet-ac., *agar.*, alum., *asaf.*, aur., bufo, *chin.*, cocc., *guaj.*, *kalm.*, **Mag-p.**, *plan.*, senec., sil., sulph., verb.

links: Chin-s., sulph.

rechts: *Agar.*, brach., *guaj.*, *mag-p.*, verb.

morgens: Verb.

Auge nach oben hindurch zum Scheitel, unter dem: Tarent.

Parotis: Am-m.

Submaxillardrüse: Am-m.

Wangenknochen: Alum., cimic., *guaj.*

nagend: Arg-m., bar-c., berb., eug., euph., *glon.*, indg., lyc., lyss., ph-ac., stann., sulph.

rechts: *Lyc.*

Jochbein, rechts: *Lyss.*

Kiefer: Naja, nat-m.

Mund, um den: Puls.

Unterkiefer: Bar-c., fl-ac., ind., kali-i., par.

Unterkieferast: Sul-ac.

pulsierend: **Acon.**, arg-m., *arn.*, *cact.*, cupr-ar., *ferr-p.*, *glon.*, *mag-c.*, merc-i-f., nit-ac., *plat.*, puls., sabad., sep., spig., staph.

reißend: Act-sp., aeth., *agar.*, *alum.*, am-c., ambr., *anac.*, *ant-t.*, *arg-m.*, *ars.*, **Aur.**, **Bell.**, berb., bor., bry., *calc.*, calc-ar., caps., carb-an., carb-s., **Carb-v.**, **Caust.**, *chel.*, *chin.*, chin-a., cist., *cocc.*, *colch.*, **Coloc.**, *con.*, euon., gels., *graph.*, grat., hep., indg., kali-ar., kali-bi., *kali-c.*, kali-chl., *kali-n.*, kali-p., kali-s., *kalm.*, **Lach.**, lachn., led., **Lyc.**, *lyss.*, **Mag-c.**, **Mag-p.**, mag-s., **Merc.**, *mez.*, mur-ac., *nat-s.*, *nit-ac.*, **Nux-v.**, *phos.*, *plat.*, plb., **Puls.**, *rhod.*, *rhus-t.*, ruta, sars., *sep.*, *sil.*, *spig.*, spong., staph., stram., *stront.*, sul-ac., *sulph.*, tab., teucr., thuj., *verat.*, vinc., viol-o., zinc.

links: Am-c., ars., *aur.*, *carb-v.*, *caust.*, **Coloc.**, gran., graph., *guaj.*, *lach.*, mag-s., *mez.*, plan., sars., *spig.*, spong., staph., *thuj.*, zinc.

rechts: Agar., am-c., am-m., anac., anag., arg-m., *bell.*, *carb-v.*, **Chel.**, *chin.*, *con.*, *kalm.*, *lyc.*, *lyss.*, *mag-c.*, *mag-p.*, phos., *plat.*, psor., spig., spong., stram., *sulph.*, thuj.

SCHMERZ - pulsierend ...

morgens: *Mez.*, *nux-v.*, thuj.

Sonnenuntergang, bis: *Spig.*

nachmittags: Alum., calc.

abends: Am-m., carb-an., cist., mag-s., phos., **Puls.**, rhus-t., zinc.

20 Uhr: *Guaj.*, *puls.*

nachts: Chin., *cocc.*, *con.*, *lach.*, *mag-c.*, rhus-t.

anfallsweise: **Caust.**, *coloc.*, nux-v., puls.

Ärger, Verdruss; nach: *Coloc.*

Berührung agg.: *Chin.*, **Coloc.**, *mag-p.* staph.

Bewegung agg.: **Bell.**, *colch.*, coloc. *nux-v.*, *spig.*

amel.: **Mag-c.**, **Rhus-t.**

Druck amel.: *Bry.*, **Mag-c.**, **Mag-p.** *rhus-t.*

Essen agg.: Phos.

amel.: Chin., rhod.

Frühling, im: *Lach.*, *nux-v.*

Gehen amel.: Ail., **Mag-c.**

Geräusche agg.: *Spig.*

Kaffeemissbrauch, nach: *Nux-v.*

kalte Anwendungen amel.: **Puls.**

Luft agg., kalte: Aeth., *rhus-t.*

Liegen agg.: Ail., *chin.*, **Mag-c.**, phos. *puls.*

amel.: Nux-v.

Gesicht amel., auf dem: Spig.

Rücken agg., auf dem: *Arg-m.*

Menses, nach den: Spig.

Mittagessen, nach dem: Carb-an.

periodisch: Guaj., *spig.*

Reiben amel.: *Phos.*, *rhus-t.*

ruckend: Agar., am-m., *carb-v.*, *puls.* rhod.

Schlucken agg.: Phos.

Sprechen, beim: Phos.

steigt allmählich und hört plötzlich auf: *Arg-m.*

Sturm, Gewitter, vor einem: *Rhod.*

wandernd: Colch., *puls.*

Wärme agg.: *Puls.*

SCHMERZ - pulsierend - Wärme ...

amel.: *Coloc.*, **Mag-p.**, *rhod.*, **Rhus-t.**

Wetter agg., nasses: *Merc.*, *rhod.*, *rhus-t.*, verat.

Wetterwechsel, bei: *Rhod.*

Wind agg.: *Rhod.*

erstreckt sich zu den Armen: *Kalm.*

Hals: *Puls.*

Kopf: *Coloc.*

Ohr: **Coloc.**, **Lach.**, *lyss.*, plan., **Puls.**, *sep.*

Scheitelbein: Chin.

Jochbein: Alum., am-m., *arg-m.*, arg-n., **Aur.**, berb., bor., **Carb-v.**, chel., con., *graph.*, merl., spig., spong.

links, dann rechts: Arg-n.

rechts: Arg-m., *chel.*, spong.

Kiefer:

Oberkiefer: Agar., arg-m., berb., *calc-ar.*, *carb-v.*, caust., kali-chl., *lyc.*, meny., merl., mur-ac., plb., rhus-v., sep., stront., sulph., thuj.

morgens: Carb-v.

abends: Sulph.

Oberkieferwinkel: **Bell.**, kali-n., laur.

Unterkiefer: Aeth., *agar.*, *agn.*, am-m., *anac.*, *anthr.*, arg-m., *aur.*, bar-c., bell., berb., *bov.*, *bry.*, calc., calc-ar., canth., carb-an., carb-v., *caust.*, *cham.*, *colch.*, *dros.*, graph., indg., kali-i., kali-n., *kalm.*, *lach.*, laur., led., lyc., *lyss.*, mag-m., meph., *merc.*, mez., *nux-v.*, *phos.*, plb., puls., *rat.*, rhus-v., *sel.*, sep., spig., stront., sul-ac., *sulph.*, viol-o., zinc.

abends: Merc., nat-c., phos.

nachts, während den Menses: Sul-ac.

erstreckt sich zum Kinn: Phos., thuj.

Ohr: Am-c., *lyss.*, **Spig.**, viol-o.

Kinn: Agar., aur., *caust.*, plat.

Lippen:

Oberlippe: Caust.

SCHMERZ - pulsierend ...

Nase und Augen, zwischen: Mang.

*Parotis*drüse: Bell.

Trinken, beim: Nat-m.

Wangenknochen: *Aeth.*, agar., alum., am-c., *am-m.*, ant-t., *arg-m.*, aur., berb., bor., bry., *calc.*, *carb-v.*, *chel.*, cina, *colch.*, *coloc.*, graph., indg., kali-c., kali-n., **Lyc.**, *mag-c.*, mag-s., **Merc.**, mur-ac., *nat-s.*, nit-ac., nux-v., *phos.*, *rhus-t.*, ruta, sep., *spig.*, staph., stront., sul-ac., tab., teucr., *zinc.*

rechts: Agn., calc-caust., *chel.*

ruckend: Am-m., **Bell.**, bry., **Carb-v.**, *cham.*, cina, *cocc.*, colch., gels., *glon.*, indg., mang., puls., rhod., *sep.*, spig., stront., sul-ac., valer., *zinc.*

rechts: Am-m., carb-v.

Druck amel.: Am-c.

Jochbein: Am-m., **Carb-v.**, chel.

links, vor dem Ohr: Carb-v.

rechts: Chel.

abends: Am-m., *carb-v.*

Unterkiefer: Lyss.

Wangenknochen: **Carb-v.**, cina, colch., mang., spig., stront.

schießend (s. stechend)

schneidend: Arg-m., *bell.*, calc-s., chin., clem., rhus-t., staph., til.

links: Bell., senec.

rechts: **Bell.**

Stehen, im: Chin.

Kinn: Caust., stann.

Lippen:

Oberlippe: Lyc., nit-ac., *sep.*

Unterlippe: Phos.

Parotis: Arg-m.

Kauen, beim: Arg-m.

Splitter, wie durch einen: Agar.

Lippen: Bov., ign., **Nit-ac.**, phos.

stechend: *Acon.*, aesc., aeth., agar., alum., am-c., am-m., ang., ant-c., apis, ars., arund., *asaf.*, asar., **Aur.**, aur-m., bar-c., **Bell.**, berb., calad., calc., camph., caps., *carb-an.*, carb-s., cast-eq., *caust.*, cedr., *cham.*, chin., chin-s., *cist.*, clem., *cocc.*, *coloc.*, con., cupr-ar., *dig.*, euphr., ferr-ma., ferr-p., fl-ac.,

SCHMERZ - stechend ...

gels., *graph.*, *guaj.*, *ham.*, *ign.*, indg., kali-ar., *kali-bi.*, *kali-c.*, kali-chl., *kali-i.*, *kali-n.*, kali-p., *kalm.*, lach., *lyss.*, *mag-c.*, *mag-p.*, manc., *mang.*, *merc.*, merc-c., merc-i-f., mez., naja, nat-h., nat-m., nat-p., nit-ac., par., *phos.*, plan., *plat.*, psor., **Puls.**, *rhod.*, *rhus-t.*, sabin., *sang.*, senec., **Sep.**, sil., *spig.*, spong., *stann.*, *staph.*, stict., still., stront., *stry.*, *sulph.*, tarent., thuj., valer., verb., vesp., *zinc.*

links: Aesc., all-c., apis, asar., camph., chel., **Coloc.**, *con.*, *guaj.*, indg., *kali-bi.*, kali-i., *mag-c.*, *mang.*, merc-i-f., *nat-m.*, par., *plan.*, puls., *sang.*, senec., stict., *sulph.*, valer.

erstreckt sich zum linken Ohr: *Coloc.*

rechts: Am-m., *bell.*, cist., *clem.*, *guaj.*, ham., *kali-i.*, lyss., *mag-p.*, nat-p., onos., *phos.*, *sep.*, *spig.*, spong., verb., zinc.

abends: Guaj., lach., zinc.

nachts: Clem., *guaj.*, *mag-c.*

Ärger, Verdruss; bei: Nat-h.

außen, nach: **Asaf.**

Berührung: *Chin.*, chin-s., mag-c., *phos.*, staph., *verb.*

Bettwärme, durch: Clem.

Beugen nach vorne mit dem Kopf zum Boden hin amel.: *Sang.*

Bewegung, bei: Chin.

brennende Nadeln, wie: **Ars.**, *aur.*, caps., *spig.*

Erschütterung, bei: Chin.

Essen, beim: *Mez.*, phos.

Froststadium im Fieber, während: **Caust.**, dros.

Gehen amel.: *Mag-c.*

Geräusche, durch: Chin.

intermittierend: *Asaf.*

Licht, bei: Chin.

Quecksilber, nach Missbrauch von: Kali-i.

Sprechen, beim: Mez., *phos.*, verb.

Temperaturveränderung, bei: Mag-c.

warmes Zimmer agg.: *Mez.*, nat-h.

Zugluft agg.: Mag-c.

erstreckt sich zu:

SCHMERZ - stechend - *erstreckt sich* zu ...

Augen: Chin., clem., naja

Kauen, beim: Bell.

Hals: Bell., nat-h.

oben, nach: Clem.

Ohr: *Acon.*, *bell.*, *carb-an.*, *coloc.* kali-bi.

Schläfe: Alum., chin., mez., naja nat-h.

Jochbein: Aur., verb., *zinc.*

Kiefer: Acon., ambr., berb., carb-an. cimx., kalm., op., thuj., verat., zinc.

erstreckt sich zum Hals: Zinc.

Ohr: Bell., *cham.*, **Sep.**

Schläfe: Alum.

Zähne: *Cham.*

Kiefergelenke: Agar., bell., *cham.* hep., nat-m., nit-ac., tab.

Bewegung, bei: Zinc.

Öffnen des Mundes, beim Zinc.

Oberkiefer: Chel., clem., coloc. *kali-bi.*, kalm., merc., rhus-v. *spong.*

nachmittags: Indg.

abends im Bett: Spong.

erstreckt sich zum Ohr Kali-bi., phos.

Unterkiefer: Acon., aur., bar-c. *bell.*, berb., *carb-an.*, *caust.*, *cham.* chin., cina, *cocc.*, colch., *coloc.* dig., dros., euphr., *gels.*, kali-chl. kali-i., kalm., lact., **Mang.**, nat-p. plb., psor., rhus-v., sabin., *sars.* sep., sil., staph., *thuj.*, zinc.

morgens: Thuj.

abends: Berb.

nachts: Zinc.

Gehen, beim: Euphr., zinc.

Kinn: Agar., am-m., bell., euphr., lact.

Lippen: Asaf., bell., bov., con., nit-ac. sabad., sep., spong., staph., zinc.

erstreckt sich bei Berührung zum Gesicht: Staph.

Parotis: Asaf., **Bell.**, bry., calc., cham chin., *dulc.*, ign., *kali-bi.*, kali-c., kalm lyc., merc., nat-c., phos., puls., *sep.*, sil spong., sulph.

SCHMERZ - stechend - *Parotis ...*

Schlucken, beim: Ign.

Submaxillardrüse: Am-m., arg-m., bell., *calc.*, merc., *mez.*, nux-v., ph-ac., sil., *sul-ac.*, *sulph.*

Schlucken, beim: Nux-v., *rhus-t.*

Wangenknochen: Aesc., aeth., agar., alum., ars., berb., *carb-an.*, con., euon., guaj., *kali-bi.*, *kali-i.*, merc., par., phos., psor., sabin., sil., staph., verb.

stechend (fein): All-s., **Apis**, arn., **Ars.**, asar., berb., caust., *chin.*, *cinnb.*, *clem.*, **Coloc.**, con., dros., *euph.*, *ferr-p.*, *graph.*, *ind.*, *kali-c.*, kalm., merc-i-f., sars., spong., vesp., zinc.

rechts: Sars.

Lippen: Agar., am-m., ant-c., ars., asaf., caust., *graph.*, kali-c., merc., nit-ac., petr., ph-ac., phos., sil., stann., staph., sulph., thuj.

Oberlippe: Am-m.

Parotis: Apis, merc.

Submaxillardrüse: Am-m., kali-i.

Schlucken, beim: Nux-v.

wund schmerzend, wie zerschlagen, empfindlich etc.: *Arn.*, **Aur.**, carb-s., caust., con., cor-r., cupr., graph., ham., *ign.*, kali-bi., **Lach.**, *merc-i-f.*, *nat-m.*, plan., puls., *ruta*, sars., stann., sulph., thuj., til., zinc.

morgens: Sars.

Erwachen, beim: Sars.

Kauen, beim: *Nat-m.*

Menses, während: Stann.

Gesichtsknochen: Bufo, *carb-v.*, cupr-ar., *kali-bi.*, *merc-i-f.*, nat-m., tarent.

Jochbein: Cor-r., sul-ac., zinc.

Kiefer: *Caust.*, crot-h., phos., plan.

Kiefergelenk:

Kauen, beim: Sil.

Bewegung, bei: Rhus-t.

Parotis: Ail., arum-t., aur., *aur-m.*, bry., calc-p., calc-s., cop., dros., kali-n., merc-i-r., nat-c., phos.

links: Arum-t.

rechts: Calc-s.

Submaxillardrüse: Cop., crot-t., graph., kali-c., lyc., mag-c., merc-c., nat-m.,

SCHMERZ - wund schmerzend - *Submaxillardrüse ...*

nit-ac., psor., puls., sep., *sil.*, *spong.*, *staph.*, *sulph.*, vesp.

Unterkiefer: Agar., **Aur.**, coc-c., *lach.*, lyss., merc-i-f., mur-ac., nat-c., *nat-m.*, nat-p., sabad., sil., spong., zinc.

morgens: Zinc.

Wangenknochen: Merc-i-f., nat-m., *rhus-t.*, stann., sul-ac., sulph., zinc.

links: Cor-r., sul-ac.

rechts: *Merc-i-f.*, sulph., zinc.

erstreckt sich zur Stirn und zur Seite des Kopfes: Merc-i-f.

zerschlagen (s. wund)

ziehend: Abrot., acon., acon-c., *agar.*, aloe, *alum.*, am-c., anac., ant-t., arg-m., **Ars.**, asaf., *aur.*, aur-m-n., bar-c., bar-m., bell., *bry.*, cadm., *calc.*, carb-s., *carb-v.*, *caust.*, cham., *chel.*, cit-v., cocc., *colch.*, *coloc.*, *con.*, **Dig.**, dros., euon., euphr., graph., hep., hyper., *ign.*, kali-ar., kali-bi., *kali-c.*, kali-chl., *kali-n.*, kali-p., kali-s., kreos., *lach.*, led., lob-c., lyc., mag-m., mang., **Merc.**, *mez.*, nat-h., nat-m., *nux-v.*, *ol-an.*, ph-ac., *phos.*, *plat.*, puls., ran-s., rhod., *rhus-t.*, rhus-v., *sars.*, *sep.*, *sil.*, *spig.*, *stann.*, *staph.*, sulph., tep., ter., thuj., valer., *verat.*, *verb.*, zing.

links: *Aur.*, chel., nat-h., *verb.*, zing.

rechts: Agar., am-c., anac., arg-m., *caust.*, lyss., ter., thuj.

morgens: Kali-bi., sulph.

nachmittags: Euphr., lyc., sulph.

abends: Anac., cist., thuj.

21 Uhr: Zinc.

anfallsweise: *Caust.*, cocc., nat-h., sep.

Bücken, beim: Nux-v.

fester und fester und lässt dann plötzlich locker; es zieht: *Puls.*

kalte Luft amel.: All-c., nat-h.

Liegen, beim: Chel.

Musik, durch: Ph-ac.

oben, nach: *Ol-an.*

rheumatisch: Caust.

Wärme amel.: **Ars.**, *caust.*, *coloc.*

Zugluft, bei: *Verb.*

erstreckt sich zum Kinn: Phos.

SCHMERZ - ziehend - *erstreckt sich ...*

Ohr, in das: *Acon.*, *caust.*, con.

Gelenke: Am-m., bell., daph., *rhus-t.*, sars., verb.

erstreckt sich zum Ohr: Agar., ol-an.

Jochbein: Chel.

Liegen, beim: Chel.

Kaumuskel: *Sars.*, verb.

Kiefer: Acon., *alumn.*, anac., *aur.*, bry., calc., **Carb-v.**, caust., cham., *con.*, lyc., mez., mur-ac., nat-s., nit-ac., *nux-v.*, ph-ac., phos., puls., *rhus-v.*, sabad., sil., sulph., zinc.

Kinn: Agar., aur-m-n., caust., chin-s., cupr., hyper., olnd., stront., *verb.*

Lippen: *Sep.*, spig.

Oberkiefer: Acon., agar., chel., dros., euphr., graph., nat-m., rhus-v., sulph., thuj., zing.

Parotis: Agn., *arg-m.*, mang.

links: Agn.

Submaxillardrüsen: Am-m., *arg-m.*, cob., ign., lyc., *sil.*

Essen, nach dem: Lyc.

Unterkiefer: Agar., am-m., anac., arg-n., bell., bry., calad., calc., carb-s., chin., euphr., eupi., fl-ac., guaj., indg., kali-bi., kali-n., lach., led., lob., lyc., nat-m., nat-s., phos., stann., sulph., tab., thuj., til., viol-t., zing.

morgens: Sulph.

nachmittags: Euphr., sulph.

abends: Thuj.

erstreckt sich zum Kinn: Phos.

Kopfes, Seite des: Viol-t.

Wangenknochen: Am-c., anac., *caust.*, *chel.*, *colch.*, kali-chl., *plat.*, sil., stann., *verb.*

zuckend (s. stechend)

zwickend:

Kiefergelenk: *Bry.*, colch., gran.

Parotis: Aran., nat-m.

SCHWÄCHE des Unterkiefers nach dem Essen: *Bar-c.*

SCHWAMMARTIGE Wucherungen am Unterkiefer: *Hep.*, *phos.*, thuj.

SCHWEISS: Acon., aesc., aeth., *agar.*, *alum.*, *am-m.*, ambr., amyg., ant-t., arg-m., *arg-n.*, *arn.*, *ars.*, ars-h., aur., *bapt.*, **Bell.**, benz-ac., bor., *bry.*, *bufo*, **Calc.**, *calc-p.*, calc-s., **Camph.**, *caps.*, *carb-ac.*, carb-an., *carb-s.*, **Carb-v.**, cham., *chin.*, chin-a., cic., **Cina**, *cocc.*, *coff.*, colch., coloc., con., crot-h., *cupr.*, cupr-s., *dig.*, *dros.*, dulc., elaps, ferr., ferr-ar., ferr-p., fl-ac., *glon.*, guaj., *hell.*, hep., hydr-ac., *hyos.*, **Ign.**, *ip.*, jab., *kali-ar.*, *kali-bi.*, kali-c., kali-i., kali-p., kali-s., kreos., *lach.*, lachn., laur., **Lyc.**, mag-c., med., **Merc.**, mez., morph., mosch., mur-ac., *nat-m.*, *nat-s.*, **Nux-v.**, ol-an., **Op.**, ox-ac., par., *petr.*, *phos.*, *psor.*, **Puls.**, rheum, rhus-t., sabad., *samb.*, *sars.*, *sec.*, *sep.*, **Sil.**, spig., **Spong.**, *stann.*, staph., *stram.*, stry., sul-ac., *sulph.*, *tab.*, tarent., tell., *thuj.*, til., **Valer.**, **Verat.**, verat-v., vip.

rechts: Alum., puls.

eine Seite: Alum., *ambr.*, *bar-c.*, **Nux-v.**, **Puls.**, sulph.

morgens: Ars., chin., puls., sulph., verat.

vormittags: Phos.

mittags: Cic.

nachmittags: Com., ign., samb.

abends: Hura, psor., puls., sars., spong.

Haus, im: Mez.

nachts: Puls.

Mitternacht: Rhus-t.

2 Uhr: Ars.

Abendessen, beim: Calc.

Bewegung, bei: Valer.

Essen: *Ign.*, *nat-m.*, *sulph.*

nach: Alum., **Cham.**, nat-s., psor., viol-t.

warmen Speisen: Sep.

Flatus, beim Abgang von: Kali-bi.

Gehen, beim: Valer.

Herzklopfen, mit: Ars.

Hitzestadium im Fieber, während: *Cham.*, *chel.*, *dros.*, dulc., *lach.*, *psor.*, **Puls.**, spong., valer.

Husten, beim: Tarent.

kalt: Acon., aeth., ant-c., *ant-t.*, arn., **Ars.**, *aur.*, bell., benz-ac., *bry.*, **Cact.**, cadm., *calc.*, *calc-p.*, calc-s., **Camph.**, caps., carb-ac., carb-an., *carb-s.*, **Carb-v.**, *chin.*, chin-a., **Cina**, coc-c., *cocc.*, crot-h., *cupr.*, *dig.*, *dros.*, elaps, ferr., *glon.*, hell., hep., hura, *ip.*, *kali-bi.*, *lach.*, lachn., *lob.*, *lyc.*, *merc.*, **Merc-c.**, morph., mur-ac., nat-m.

SCHWEISS - kalt ...

nux-v., *op.*, ox-ac., plat., *puls.*, pyrog., *rheum*, rhus-t., ruta, sabad., *samb.*, *sec.*, sep., spig., **Spong.**, staph., *stram.*, sul-ac., *sulph.*, *tab.*, **Verat.**, verat-v.

Mund, um den: **Chin.**, rheum

Konvulsionen, bei den: *Bufo*, *cocc.*

Kopfhaut und Gesicht: Puls., valer., verat.

Mittagessen, während: Carb-an.

nach: Sulph.

nur im Gesicht: Ign.

Schlaf, im: Med., prun-s., sep., tab.

Einschlafen, beim: Sil.

Seite liegt, auf der er: in der: *Acon.*, act-sp., chin.

nicht liegt: Sil., thuj.

Sitzen, im: Calc.

Stehen, im: Eupi.

Stuhlgang, nach: Com.

Trinken, nach: *Cham.*

übel riechend: *Puls.*

warme Speisen und Getränke: Sep., sul-ac.

Oberlippe: Acon., coff., kali-bi., kali-c., nux-v., rheum, sin-n.

Unterlippe: Rheum

Stirn (s. KOPF)

SCHWELLUNG: **Acon.**, aesc., aeth., agar., ail., aloe, alum., am-c., am-m., amyg., anac., anac-oc., anan., *ant-t.*, **Apis**, apoc., *arn.*, **Ars.**, *arum-t.*, *aur.*, *aur-m.*, *bar-c.*, **Bell.**, bor., **Bov.**, **Bry.**, *bufo*, *cact.*, **Calc.**, calc-ar., *camph.*, *canth.*, caps., carb-h., *carb-s.*, *carb-v.*, **Cham.**, chel., *chin.*, chin-a., chlor., cic., *cina*, *cocc.*, *colch.*, *coloc.*, *com.*, *con.*, cop., *crot-h.*, crot-t., cub., cupr., dig., dol., dor., dros., *elaps*, *euph.*, fago., **Ferr.**, *ferr-ar.*, ferr-i., ferr-m., *ferr-p.*, gels., glon., *graph.*, *guaj.*, guare., gymn., hell., helon., **Hep.**, hura, hydr-ac., hydrc., hyos., hyper., ip., kali-ar., kali-bi., *kali-c.*, kali-chl., *kali-i.*, kali-p., lac-c., *lach.*, lachn., laur., led., **Lyc.**, mag-c., manc., **Merc.**, *merc-c.*, *mez.*, *nat-ar.*, *nat-c.*, *nat-[illegible].*, **Nat-m.**, nicc., *nit-ac.*, *nux-m.*, *nux-v.*, *oena.*, **Op.**, ox-ac., *phos.*, plan., *plat.*, plb., psor., puls., **Rhus-t.**, *rhus-v.*, sabin., *samb.*, sang., sec., sel., senec., seneg., *sep.*, sol-n., *spig.*, spong., *stann.*, *stram.*, stry., sulph., tab., tarax., tax., ter., thuj., [illegible]ac., *verat.*, vesp., vip., zinc., zinc-s.

links: Anac., arg-n., *com.*, *kali-c.*, **Lach.**, lyss., *phyt.*, zinc.

SCHWELLUNG ...

rechts: Elaps, merc., nicc.

eine Seite: Arn., *ars.*, *aur.*, bell., bry., canth., *cham.*, *merc.*, nux-v., plb., puls., sep., staph.

morgens: **Ars.**, aur., calc., crot-h., dirc., kali-c., manc., merc., *nit-ac.*

Erwachen, beim: Agar., hura, nat-ar., rhus-t., spig.

nachmittags: *Ars.*, phos.

abends: Rhus-t.

nachts: *Lach.*

Bienenstiche, durch: *Carb-ac.*, *lach.*, *led.*

erysipelatös (s. ERYSIPEL)

Gefühl von: Aeth., alum., *aran.*, ars-m., bar-c., calc., *chel.*, *ferr.*, *grat.*, *gymn.*, nicc., *nux-m.*, phos., pip-m., puls., *staph.*, stram., *sul-ac.*

Eintritt ins Haus, beim: Aeth.

Wangen: Acon., samb.

glänzend: Apis, arn., aur., spig.

hart: Am-c., *arn.*, ars., bell., bor., **Hep.**, *merc.*, *sil.*

knötchenförmig: Alum.

Liegen, beim: Apoc.

Menses, vor: Bar-c., *graph.*, *kali-c.*, *merc.*, *puls.*

während: Aeth., *sulph.*

ödematös: Aeth., ant-a., *ant-t.*, **Apis**, *apoc.*, **Ars.**, ars-h., *ars-m.*, *cact.*, **Calc.**, carb-s., *chel.*, *chin.*, *colch.*, *crot-h.*, cupr-ar., *dig.*, *dulc.*, euph., *ferr.*, *ferr-p.*, **Graph.**, ham., *hell.*, kali-ar., **Lyc.**, *merc.*, *merc-c.*, *nat-ar.*, *nat-c.*, *nat-m.*, *phos.*, *plb.*, *rhus-t.*, thuj., *vesp.*, *xan.*

Quecksilber, nach: *Kali-i.*

rot: *Arn.*, ars., bell., bor., cic., coloc., euph., *kali-c.*, lach., merc., nat-c., nux-v., olnd., rhus-t., sulph.

Scharlach, bei: **Apis**, **Arum-t.**, *calc.*, *hell.*, *kali-s.*, *lyc.*, zinc.

Schwangerschaft, in der: *Merc-c.*, *phos.*

Waschen, nach: *Aesc.*

Wechselfieber, bei: Ars., chin., lyc., nat-m.

Zahnschmerzen: All-c., *ant-c.*, *calc.*, *calc-s.*, **Cham.**, colch., *euph.*, *hep.*, *kali-c.*, **Lach.**, *mag-c.*, **Merc.**, nux-v., samb., **Sep.**, **Sil.**, *spig.*, stront., *verat.*

SCHWELLUNG ...

Augen, über den: **Kali-c.**, lyc., nat-ar., ruta, sep.

um die: All-c., **Apis**, *ars.*, chin., colch., cupr., elaps, *ferr.*, **Kali-c.**, merc., nit-ac., *phos.*, **Rhus-t.**, sang., stram.

unter den: **Apis**, apoc., **Ars.**, *aur.*, bry., *calc-ar.*, cinnb., *fl-ac.*, **Kali-c.**, *kali-i.*, med., merc., nit-ac., nux-v., olnd., phos., puls.

zwischen: Lyc.

Kiefer:

morgens: Zinc.

Drüsen im Allgemeinen: Am-c., am-m., arn., *ars.*, *ars-i.*, **Arum-t.**, asaf., aur., aur-m., bad., *bar-c.*, *bar-m.*, **Bell.**, bov., brom., bry., calad., **Calc.**, camph., *carb-an.*, *carb-s.*, cham., chin., cic., clem., cocc., con., cor-r., crot-t., dulc., graph., **Hep.**, **Iod.**, jab., *kali-c.*, kali-i., *lach.*, led., *lith-c.*, *lyc.*, **Merc.**, *mur-ac.*, *nat-c.*, *nat-m.*, nat-p., *nit-ac.*, nux-v., petr., *phos.*, plb., puls., **Rhus-t.**, *sep.*, **Sil.**, spig., spong., stann., *staph.*, *sul-ac.*, **Sulph.**, thuj., verat.

hart, schmerzhaft: Bar-c., *bell.*, calc., hell., iod., mur-ac., nat-m., petr., *rhus-t.*, **Sil.**, staph., *sulph.*

Oberkiefer: Alum., *nit-ac.*, phos., stann.

Unterkiefer: Acon., *anthr.*, ars., *aur.*, calc., *calc-f.*, calc-s., caust., *crot-h.*, *fl-ac.*, *kali-c.*, **Lach.**, merc., *nit-ac.*, ol-an., petr., **Phos.**, *sil.*, sulph., zinc.

Kinn: Carb-v., caust.

Lippen: Acon., ail., alum., anan., ant-t., **Apis**, arg-m., arg-n., arn., *ars.*, **Arum-t.**, asaf., *aur.*, *aur-m.*, bar-c., **Bell.**, *bov.*, brach., **Bry.**, cadm., calad., *calc.*, canth., *caps.*, *carb-an.*, *carb-v.*, chin., *clem.*, *cor-r.*, *crot-h.*, dig., gels., glon., hell., hep., kali-ar., *kali-c.*, kali-chl., kali-p., kali-s., *kalm.*, lach., lachn., lyc., *merc.*, *merc-c.*, mez., *nat-c.*, **Nat-m.**, **Nit-ac.**, *nux-m.*, op., *par.*, ph-ac., phel., *phos.*, plb., *psor.*, puls., rhus-t., sang., **Sep.**, *sil.*, staph., stram., *sulph.*, thuj., tub., urt-u., zinc.

Gefühl von Schwellung: Lact.

Oberlippe: **Apis**, arg-m., ars., **Bar-c.**, **Bell.**, *bov.*, *bry.*, **Calc.**, *calc-p.*, canth., *carb-v.*, graph., grat., guare., **Hep.**, *kali-c.*, kali-p., *lach.*, *lyc.*, mang., *merc.*, merc-c., merc-i-f., *mez.*, *nat-c.*, **Nat-m.**,

SCHWELLUNG - *Lippen* - *Oberlippe* ...

Nit-ac., phel., *phos.*, *psor.*, rhus-t., **Staph.**, **Sulph.**, *tub.*, vinc.

morgens: *Calc.*, grat.

Unterlippe: Alum., **Asaf.**, calc., *caust.*, *clem.*, com., *kali-bi.*, *kali-c.*, kali-s., *lyc.*, *merc-c.*, mez., *mur-ac.*, **Nat-m.**, puls., *sep.*, sil., stram., *sulph.*

Mund, um den: Carb-an., nux-v.

Mundwinkel: Clem., vinc.

Nasenknochen (s. NASE - SCHWELLUNG - Knochen)

Parotis: Ail., *am-c.*, anth., apis, *arn.*, *ars.*, **Arum-t.**, *aur.*, *aur-m.*, **Bar-c.**, *bar-m.*, **Bell.**, **Brom.**, *bry.*, bufo, *calc.*, *calc-s.*, *carb-an.*, *carb-s.*, *carb-v.*, **Cham.**, **Chin.**, *chin-a.*, chlol., *cinnb.*, *cist.*, coc-c., *cocc.*, *con.*, *crot-h.*, dig., *dulc.*, fago., *ferr-p.*, *graph.*, *hep.*, hippoz., hyos., *ign.*, *iris.*, kali-ar., *kali-bi.*, *kali-c.*, *kali-i.*, kali-p., lac-c., *lach.*, *lyc.*, mang., **Merc.**, *merc-cy.*, *merc-i-r.*, *mur-ac.*, nat-ar., nat-c., **Nit-ac.**, nux-v., *phos.*, *phyt.*, plb., *psor.*, puls., **Rhus-t.**, sarr., sep., **Sil.**, staph., stram., *sul-ac.*, sulph., sumb., vip.

links: **Brom.**, con., *lach.*, **Rhus-t.**, *sul-ac.*

rechts: Am-c., **Bar-c.**, *bar-m.*, **Bell.**, carb-an., graph., *kali-bi.*, kali-c., *merc.*, nit-ac., plb., sep., stram.

dann links: **Lyc.**

hart: Am-c., **Bar-m.**, **Brom.**, *merc.*, sul-ac.

Hautausschlag, nach: Anthr., *arn.*, *bar-c.*, **Brom.**, *carb-v.*, dulc., iod., kali-bi., mag-c., sulph.

kalte Luft amel.: *Merc.*

Menses, während: Kali-c.

Sublingualdrüse: *Canth.*, kalm., **Merc.**, psor.

Submaxillardrüsen: Am-c., *am-m.*, ambr., *anan.*, *anthr.*, *arg-m.*, *ars.*, **Ars-i.**, **Arum-t.**, aur., *aur-m.*, **Bar-c.**, **Bar-m.**, bell., bov., **Brom.**, bufo, calad., **Calc.**, *calc-p.*, *calc-s.*, *carb-an.*, carb-s., **Cham.**, **Chin.**, chin-a., chin-s., chlol., clem., *cocc.*, *con.*, *cor-r.*, *crot-h.*, *crot-t.*, *ferr-i.*, *graph.*, *hep.*, hippoz., ign., *iod.*, *jug-c.*, *kali-ar.*, *kali-c.*, *kali-i.*, kali-n., kali-p., kali-s., *lac-c.*, *lach.*, led., **Lyc.**, mag-m., med., *merc.*, *merc-c.*, merc-cy., merc-i-f., *merc-i-r.*, *mur-ac.*,

SCHWELLUNG - *Submaxillardrüsen* ...

Nat-c., *nat-m.*, nat-p., *nat-s.*, **Nit-ac.**, *nux-v.*, *petr.*, *phyt.*, *plb.*, *psor.*, **Rhus-t.**, *sep.*, **Sil.**, spong., stann., *staph.*, stram., *sul-ac.*, *sulph.*, syph., tab., tarent., verat., zinc.

links: Arum-t., **Brom.**, *cor-r.*, vesp.

rechts: Bufo, kali-br., sep., spong., stram., *sulph.*

hart: **Brom.**, **Calc.**, *graph.*, *kali-c.*, *merc.*, **Rhus-t.**, syph.

schmerzhaft: Am-m., arum-t., aur., aur-m., **Bar-c.**, *bar-m.*, bufo, **Calc.**, *graph.*, merc-i-r., *nit-ac.*, **Sil.**, *sulph.*

Submentaldrüse: Am-c., staph.

schmerzhaft: Am-c.

Wangen: Am-c., am-m., apis, *arn.*, ars., *aur.*, bell., bov., bry., carb-v., caust., *cham.*, dig., euph., kali-ar., *kali-c.*, *kali-i.*, *mag-c.*, **Merc.**, merc-c., nat-c., nit-ac., nux-v., puls., sep., *sil.*, *spong.*, *stann.*, staph., sulph.

Gefühl von Schwellung: Acon., *chel.*, samb.

Menses, während: Graph., sep.

SCHWEREGEFÜHL: Alum., cham., iod., kali-i., nicc.

Oberlippe: Caust.

Unterlippe: *Graph.*, *mur-ac.*

SOMMERSPROSSEN: *Am-c.*, *ant-c.*, *calc.*, *dulc.*, *graph.*, *kali-c.*, **Lyc.**, mur-ac., *nat-c.*, *nit-ac.*, *nux-m.*, **Phos.**, *puls.*, *sep.*, sil., **Sulph.**, thuj.

SORDES an den Lippen: **Ars.**, *colch.*, *hyos.*, *phos.*, **Stram.**

SPANNUNG der Haut: Acon., *alum.*, am-c., ambr., ant-t., *asaf.*, *bar-c.*, bar-m., benz-ac., berb., bov., cann-i., canth., colch., *euph.*, *gels.*, graph., *grat.*, hep., hyper., kali-c., kali-chl., kali-n., kali-p., *lach.*, laur., lyc., *mag-c.*, mag-m., *merc.*, merl., *mez.*, mosch., *nat-m.*, *ph-ac.*, phel., *phos.*, *puls.*, rheum, *rhus-t.*, sabad., samb., squil., verat., viol-o., viol-t.

morgens, beim Erwachen: Am-c.

abends: Alum.

nachts: Apis

1-4 Uhr: Apis

einseitig: Benz-ac., phos.

gezogen, als würden die Muskeln auf eine Seite: Cist.

SPANNUNG der Haut ...

Eiweiß auf dem Gesicht getrocknet, als sei (vgl. SPINNWEBGEFÜHL): *Alum.*, *bar-c.*, calad., graph., *lec.*, *mag-c.*, ph-ac., sul-ac., sulph.

glasiert, mit Lack überzogen; wie: *Lyc.*

Augen, unter den: Nux-v., viol-o.

Kaumuskeln: *Nux-v.*

Kinn: *Alum.*, plat., *verb.*

Lippen: Apis, lachn., spig.

Oberlippe: Apis, **Bell.**, *hep.*, mag-c., mur-ac., rhus-t., sabad., spig., thuj.

Unterlippe: Ph-ac., plan., puls., sep.

Mund und Nase, um: Nux-v.

Stirn: Am-c., *nit-ac.*

Unterkiefer: Alum., aur., bar-c., *bell.*, carb-s., **Caust.**, lach., lyc., merc., op., *phos.*, sars., seneg., stram., *stry.*, sulph.

morgens: Lyc.

erstreckt sich zum Kiefergelenk: Colch., *merc.*, nat-m.

Ohr: Bell.

Wangenknochen: Aur., lec., *phos.*

SPASMEN (s. VERZERRUNG; KONVULSIONEN)

SPINNWEBGEFÜHL: Alum., *bar-c.*, bor., *brom.*, bry., calad., calc., carb-s., carl., con., **Graph.**, laur., *mag-c.*, mez., morph., ph-ac., plb., *ran-s.*, *sul-ac.*, sulph., sumb.

abends: Ran-s.

22 Uhr im Bett: Sumb.

Spannung wie durch: *Bar-c.*

STEIFHEIT:

Lippen: *Aml-n.*, **Apis**, crot-h., *euphr.*, kalm., *lach.*

Oberlippe: Euphr.

Muskeln: Agar., anac., arn., bry., ham., ip., *nux-v.*, plan., sang., staph., stry., *verat.*

Husten, bei: **Ip.**

Schmerz im Hinterkopf, bei: Staph.

Unterkiefer: Acet-ac., acon., anthr., ars-n., bad., bell., calc., cann-i., carb-s., **Caust.**, chim., cocc., crot-h., daph., dios., euphr., form., *gels.*, glon., graph., hyos., *kali-i.*, *lach.*, lyss., med., *merc.*, *merc-c.*, *merc-i-f.*, *mez.*, nat-ar., nat-s., nux-m., **Nux-v.**, op., petr., **Rhus-t.**, sang., sars., sep., **Stry.**, sulph., sumb., *ther.*, thuj., *verat.*

STEIFHEIT - *Unterkiefer* ...

morgens: *Ther.*

Aufstehen, nach dem: Nat-s.

Schlucken, beim: *Arum-t.*

STIRNRUNZELN (s. GERUNZELT)

TRISMUS (s. KIEFERSPERRE)

TROCKENHEIT (vgl. HAUT): **Ars.**, cimic., eup-per., hydr-ac., *iod.*, jug-c., kali-c., merc-c., sulph.

Lippen: *Acon.*, aesc., agar., all-s., aloe, alum., *am-c.*, *am-m.*, *aml-n.*, anac., anan., ang., **Ant-c.**, *ant-t.*, *apis*, apoc., *arg-n.*, *ars.*, ars-m., asar., *bar-c.*, bar-m., *bell.*, berb., brach., **Bry.**, calad., *calc.*, *calc-ar.*, cann-i., cann-s., *canth.*, *carb-s.*, card-m., chel., *chin.*, chr-ac., cimic., cocc., con., cop., *crot-t.*, cub., cycl., *dig.*, dios., dros., *ferr.*, ferr-ar., ferr-p., *gels.*, *graph.*, ham., *hell.*, *helon.*, *hydr.*, **Hyos.**, hyper., *ign.*, iodof., iris., jal., kali-ar., *kali-bi.*, *kali-c.*, kali-i., kali-p., *kalm.*, *kreos.*, *lac-c.*, *lach.*, *lyc.*, mag-s., mang., *merc.*, *merc-c.*, *merc-cy.*, merc-i-f., mez., *mur-ac.*, *nat-m.*, nat-s., *nit-ac.*, **Nux-m.**, *nux-v.*, olnd., ph-ac., *phos.*, phyt., plat., *psor.*, ptel., **Puls.**, *rhod.*, **Rhus-t.**, ruta, sabad., sang., senec., *sep.*, *sil.*, spig., *stram.*, **Sulph.**, tab., *verat.*, **Verat-v.**, vib., vinc., zinc.

abends: Mag-s.

nachts: Ant-c., calad., cham.

Erwachen, beim: Ambr., calad., coca

Freien, im: Mang.

Nase: Carb-an., *caust.*

TUMOR, zystischer:

Lippen: *Con.*, kreos., sep.

Unterlippe: Phos.

Parotis, rechte: Calc.

Wange: Graph.

UMGESTÜLPTE Lippen, nach außen: **Apis**, camph., phyt.

geschwollen: **Merc-c.**

UNWILLKÜRLICHES Öffnen des Mundes: *Ther.*

VENEN, erweiterte: Bapt., **Chin.**, *ferr.*, *glon.*, **Lach.**, *op.*, sang., sars., thuj.

netzförmig, wie marmoriert: *Calc.*, *carb-v.*, *crot-h.*, **Lach.**, lyc., thuj.

Kinn: *Plat.*

Lippen: *Crot-h.*, *dig.*

VERGRÖSSERT, Gefühl wie: **Acon.**, alum., arg-m., glon.

Mittagessen; nach dem: Alum.

VERGRÖSSERTER Kiefer: Hecla., *phos.*

Parotisdrüse: *Ail.*, *kali-bi.*, nit-ac., rhus-t., *sil.*

links: *Rhus-t.*

rechts: Nit-ac.

Submaxillardrüsen: Asim., *bar-m.*, *kali-c.*, **Kali-i.**, *merc-c.*, *merc-i-f.*, **Rhus-t.**, sil.

VERHÄRTUNGEN: Ars., bry., clem., cob., *graph.*, led., mag-c., olnd., puls., rhus-t., sep., **Sil.**, sulph.

rote, harte Knoten: Cob.

Lippen: Aur-m., bell., calc-p., chin., *con.*, sil.

Gefühl von Verhärtungen: Cycl.

Oberlippe: Calc-p.

Mundwinkel: Aur-m., nat-ar., sil.

Parotis: *Am-c.*, *bar-m.*, brom., *calc.*, *carb-an.*, *clem.*, *con.*, *cupr.*, ign., *kali-c.*, merc., *merc-i-f.*, *nat-m.*, *phyt.*, **Rhus-t.**, **Sil.**

rechts: Ign., kali-c.

Schläfen: Thuj.

Stirn: Cic., con., led., olnd.

Submaxillardrüse: **Bar-c.**, **Bar-m.**, *carb-v.*, *cocc.*, *con.*, *cupr.*, graph., kali-n., *merc-i-f.*, nat-m., *psor.*, *rhus-t.*

Submentaldrüse: *Staph.*

Unterkiefer, Periost: Aur-m-n., graph., staph.

Wangen: *Cham.*, merc.

VERKÜRZT, der Unterkiefer scheint: Alum.

VERLÄNGERT, Gefühl wie verlängert: Stram.

Kinn: Glon.

VERRENKUNG des Kiefers, leichte: Staph.

Gefühl von: Petr., rhus-t.

VERWACHSEN, als sei die Haut mit der Stirn: Sabin.

VERZERRUNG: Absin., acon., am-m., ant-t., apis, *ars.*, bar-m., *bell.*, bism-o., *bufo*, *camph.*, cann-i., caust., *cham.*, *cic.*, cina, cocc., *coloc.*, crot-c., *crot-h.*, cupr., dulc., *graph.*, *hell.*, *hydr-ac.*, **Hyos.**, **Ign.**, ip., kali-i., kali-s., *lach.*, lact., *laur.*, lyc., lyss., *merc-c.*, mill., *nux-m.*, **Nux-v.**, **Op.**, petr., phos., phyt., plat., plb., rhus-t., *sec.*, *sil.*, sol-n., squil., **Stram.**, **Stry.**, sul-ac., tab., tarent., verat., vip.

VERZERRUNG ...

morgens: *Mygal.*, olnd., *spig.*

Erbrechen, beim: *Verat.*

Froststadium im Fieber, während: Cann-s.

Raserei, Tobsuchtsanfall; bei: Ars., *bell.*, lach., nux-v., sec., **Stram.**, *verat.*

Schlaf, während: Til.

nach: Cic.

Schlucken, beim: **Nit-ac.**

Sprechen, beim: *Ign.*

Zahnschmerzen, bei: Tarent.

Mund: Agar., *bell.*, bry., camph., *cocc.*, *con.*, *cupr.*, cur., *dulc.*, *graph.*, ign., kali-n., lach., *laur.*, *lyc.*, merc., **Nux-v.**, op., ph-ac., plat., **Plb.**, puls., sec., stram., stry., sulph., tarent.

abwechselnde Seiten: Cham., nit-ac.

eine Seite: Dulc., graph.

Schlaf, im: Bry., cupr.

Sprechen, beim: Caust.

VÖLLE: Aeth., apis, cub., ferr., glon., kreos., lac-c., merc-c., nat-m., ox-ac., phos., plan., sang.

geistiger Anstrengung, nach: Phos.

WÄCHSERN (vgl. GLÄNZEND): *Acet-ac.*, **Apis**, **Ars.**, *aspar.*, *calc.*, carb-v., con., *ferr-ar.*, **Med.**, nat-m., nit-ac., ph-ac., *phos.*, senec., *sep.*, *sil.*, zinc.

WARZEN: *Calc.*, **Caust.**, **Dulc.**, *kali-c.*, lyc., *nit-ac.*, *sep.*, sulph., *thuj.*

Kinn: *Lyc.*, **Thuj.**

Lippen: *Caust.*, kali-s., **Nit-ac.**, thuj.

Mund, um den: Cund., *psor.*

WASCHEN; Verlangen, sich mit kaltem Wasser zu: *Apis*, *asar.*, *fl-ac.*, mez., sabad.

WUNDHEIT (s. EXKARIATION)

ZITTERN: *Ambr.*, merc., *op.*, plb., sabad., sec.

spasmodisch: Ambr., sec.

Sprechen, beim: Merc.

Kiefer: Agar., cadm., carb-v., *cocc.*, op., phos., stry.

Lippen: *Agar.*, aloe, *arg-n.*, arn., *bell.*, benz-ac., cann-i., crot-h., iod., lach., lact., op., ran-s., *stram.*, *sulph.*

Oberlippe: Ars., bell., hep., ox-ac.

Unterlippe: Arn., bry., con., plb., sulph.

ZUCKEN: Acon., **Agar.**, am-m., *ambr.*, ant-c., *ant-t.*, arn., *ars.*, *ars-i.*, atro., aur-m., bar-c., bell., brom., bufo, calc., camph., cann-s., carb-ac., carb-v., *caust.*, *cham.*, chel., chlol., cic., *cina*, cocc., colch., *con.*, crot-c., cupr-ar., glon., graph., *hell.*, *hyos.*, *ign.*, *iod.*, *ip.*, kali-ar., kali-c., *kali-chl.*, kali-i., kali-n., kali-s., *laur.*, **Lyc.**, lyss., meny., *mez.*, *mygal.*, nat-ar., *nat-m.*, nit-ac., nux-v., *oena.*, olnd., **Op.**, ox-ac., *phos.*, plb., puls., ran-s., sang., santin., sec., **Sel.**, sep., spig., stram., *stront.*, stry., *sul-ac.*, sulph., syph., thuj., valer., verat., verat-v., *zinc.*

links: Agar.

rechts: *Caust.*, puls.

morgens: *Nux-v.*, sulph.

abends nach dem Hinlegen: Ambr., *nux-v.*

nachts, im Schlaf: Nat-c.

Druck amel.: Am-c., nux-m.

Husten, beim: **Ant-t.**

Quecksilber, nach Missbrauch von: *Kali-chl.*, *nit-ac.*

Ruhe, in der: Meny.

Schlaf, im: Bry., nat-c.

Schwangerschaft, in der: *Hyos.*

Sprechen, beim: Plb., sep., til.

Lippen: Bell., *carb-v.*, *cham.*, dulc., ip., lact., ran-b., squil., *sulph.*, **Thuj.**

morgens, im Schlaf: Ol-an.

Einschlafen, beim: **Ars.**

kalter Luft, in: Dulc.

Schlaf, im: Anac.

Oberlippe: *Agar.*, *ars.*, **Carb-v.**, *graph.*, nicc., *thuj.*, *zinc.*

Unterlippe: Hipp.

Mund:

Schlaf, im: Anac.

Mundwinkel: Anac., ant-c., bor., *bry.*, *chel.*, *ign.*, mag-p., olnd., *op.*, rheum, zinc.

um den: Bry., *chel.*, guare., *ign.*, mag-p., mosch., **Op.**, phys., plat., *rheum*

Unterkiefer: Alum., bell., carb-v., chin., con., kali-chl., lach., mang., merc-i-r., mill., ol-an., *sulph.*

abends: Lyc.

nachts: Sil.

ZUCKEN - Unterkiefer ...

Einschlafen, beim: Sulph.

Gehen, im: Sabin.

ZUPFEN: Lach.

Lippen: Apis, **Arum-t.**, **Bry.**, cina, cob., con., hell., *nit-ac.*, *nux-v.*, ph-ac., rheum, zinc.

Oberlippe: Acon., kali-bi.

ZUSAMMENGEBISSEN; Kiefer fest (vgl. KIEFERSPERRE): Acet-ac., acon., agar., ars., **Bell.**, camph., cic., colch., crot-h., cupr., dig., dios., *glon.*, hydr-ac., *hyos.*, ign., laur., *merc.*, nux-v., *oena.*, *op.*, ox-ac., phos., *sil.*, staph., *stram.*, sulph., tarent., *verat.*, vip.

ZUSAMMENZIEHUNG (vgl. VERZERRUNG): Acon., ars., *bell.*, cann-s., *cham.*, con., gels., kali-i., laur., lyc., *merc.*, morph., phos., phys., phyt., plb., rhus-t., sars., sec., tab., zinc., zinc-s.

rechts: Eup-per.

Stirn (s. KOPF - ZUSAMMENZIEHUNG)

Submaxillardrüse: Sil.

MUND

ABGELÖST; Zahnfleisch ist von den Zähnen (vgl. HERVORSTEHEND - Zahnfleisch; Skorbut): *Am-c.*, *ant-c.*, arg-m., arg-n., *aur-m-n.*, *bapt.*, bar-c., bov., brom., bufo, *calc.*, *camph.*, caps., *carb-s.*, **Carb-v.**, caust., *cist.*, colch., cupr., *dulc.*, gran., graph., *iod.*, *kali-c.*, *kali-i.*, **Kali-p.**, *kreos.*, lac-c., lach., **Merc.**, *merc-c.*, mez., nat-c., *nat-s.*, nit-ac., *ph-ac.*, *phos.*, plb., psor., rhus-t., sep., *staph.*, *sulph.*, ter., *zinc.*

blutet leicht; und: Ant-c., **Carb-v.**, *phos.*

ABSZESS des Zahnfleisches (vgl. EITERUNG; FISTELN; FURUNKEL; GESCHWÜRE): Alum., am-c., aur., *bufo*, euph., *hecla.*, *hep.*, jug-r., lach., merc., petr., phos., plb., *sil.*

Gefühl von: Am-c.

wiederkehrend, häufig: *Bar-c.*, calc., **Caust.**, *hep.*, *lyc.*, *nux-v.*, *sil.*, *sulph.*

ABTRENNUNG des Zahnfleisches (s. ABGELÖST)

AMEISENLAUFEN (s. KRIBBELN)

APHTHEN: Acet-ac., *aeth.*, agar., all-s., alum., anan., apis, arg-m., **Ars.**, *ars-i.*, *arum-t.*, asim., aur., aur-m., aur-s., **Bapt.**, *berb.*, **Bor.**, brom., bry., *calc.*, canth., caps., *carb-ac.*, *carb-an.*, carb-s., *carb-v.*, caul., cean., cham., chin., chin-a., chlor., cic., clem., cocc., corn., cub., *dig.*, dulc., *ferr.*, gamb., *hell.*, *hep.*, hippoz., hydr., *iod.*, *jug-c.*, *kali-ar.*, *kali-bi.*, *kali-br.*, *kali-c.*, **Kali-chl.**, kali-i., kali-s., *kreos.*, lac-c., lac-d., *lach.*, *lac-ac.*, *lyc.*, *mag-c.*, **Merc.**, **Merc-c.**, **Mur-ac.**, *myric.*, *nat-ar.*, nat-c., nat-h., *nat-m.*, *nit-ac.*, nux-m., **Nux-v.**, ox-ac., phos., phyt., plan., *plb.*, ran-s., sal-ac., sanic., sars., sec., sil., *staph.*, **Sul-ac.**, **Sulph.**, ter., thuj., vinc.

bläulich: **Ars.**

bluten leicht: **Bor.**, *lac-c.*

blutige, übel riechende Absonderung: *Sul-ac.*

brennend: Chin-a., *nat-m.*, sulph.

gangränös: *Ars.*, carb-ac., cocc., lach., merc-d., plb.

gelblicher Basis, mit: *Staph.*

Kindern, bei: **Bor.**, casc., *kali-chl.*, **Merc.**, *mur-ac.*, *nux-m.*, *nux-v.*, plan., sacc., **Sul-ac.**, sulph.

weiß: *Ars.*, *bor.*, *sul-ac.*

erstrecken sich durch den gesamten Verdauungskanal: *Ter.*

Gaumen: Agar., *calc.*, *hep.*, *nux-m.*, *phos.*, sars.

Zahnfleisch: Colch., *hep.*, **Nat-m.**, *sul-ac.*

APHTHEN ...

Zunge: Aeth., agar., ars., arum-d., aur., **Bor.**, camph., hydr., *ill.*, *jug-c.*, *lach.*, *merc.*, *merc-cy.*, *mur-ac.*, *nat-m.*, nux-v., ox-ac., *phos.*, plb., sars., *sul-ac.*, *sulph.*, tarent., thuj.

empfindlich und blutend: **Bor.**

Stellen, an kleinen: *Sul-ac.*

Zungenspitze: Agar., *bry.*, *ham.*, *lach.*

ATEM (s. GERUCH; KALT - Atem)

ATROPHIE des Zahnfleischs: Kali-c., *merc.*, plb.

Zunge: *Mur-ac.*

BEISSEN:

Gefühl, beißendes: Acon., am-m., ambr., asar., aur-m., cupr-s.

Nägel, Nägelkauen; auf die, (s. GEMÜT - BEISSEN - Nägel)

Unterlippe: Benz-ac.

Wange, beißt sich beim Sprechen oder Kauen in die: Carb-an., *caust.*, **Ign.**, **Nit-ac.**

Zunge, beißt sich auf die: Absin., acet-ac., agar., alum., **Bufo**, carb-ac., *caust.*, *cic.*, colch., dig., dios., glon., *hyos.*, **Ign.**, lach., merl., mez., *nat-m.*, *nit-ac.*, petr., *ph-ac.*, *puls.*, sec., sulph., thuj., verat.

morgens: Art-v.

nachts im Schlaf: Alum., apis, *cic.*, med., mez., *ph-ac.*, ther., zinc.

Krämpfen, bei: *Art-v.*, *bufo*, camph., *caust.*, cocc., *cupr.*, *oena.*, *op.*, sec., tarent., valer.

BELAG:

Pseudomembran: **Arum-t.**, bry., hippoz., *iod.*, *lac-c.*, *merc-cy.*, *mur-ac.*, **Nit-ac.**, *sul-ac.*

silbrig-weiß über den ganzen Mund: *Kali-chl.*, *lac-c.*, sul-ac.

weißer Belag; wie ein: Sul-ac.

weißlich-gelb: **Nit-ac.**, *sul-ac.*

Gaumen von einer Pseudomembran bedeckt: Iod., ip., *lac-c.*, *lach.*, *merc.*, merc-cy., merc-i-f., *mur-ac.*, *nit-ac.*, sang., sulph.

abends: **Nat-p.**

cremig, sahneartig: Nat-p.

gelblich-grau: Nit-ac.

weiß: Zinc-m.

BELAG - *Gaumen* ...

Gaumensegel: Apis, *iod.*, *lach.*, *lyc.*, merc-cy., merc-i-f., *mur-ac.*, *sang.*, seneg.

Zunge; zäh und gelb: *Nit-ac.*

BELEGT (s. FARBE; BELAG)

BEWEGUNG:

Mundes, als ob er sprechen würde (s. GEMÜT - SPRECHEN)

Zunge:

anhaltend: Acon., clem., op., stram.

Heraushängen der Zunge: *Lach.*, sil.

Lecken, Schlecken: *Bufo*

hin und her: *Cupr.*, *hyos.*, *lach.*, *sulph.*

Schmerz agg.: Aloe, ant-t., berb., chin., spig., *sulph.*

schwierig (vgl. HERAUSSTRECKEN): *Aesc.*, anac., *ars.*, *bell.*, bufo, cadm., calc., carb-v., *cic.*, *colch.*, con., **Hyos.**, *kali-br.*, **Lach.**, *lyc.*, *merc.*, *mur-ac.*, *mygal.*, *nat-c.*, op., **Phos.**, phys., *puls.*, *stram.*

krustigem Belag; aufgrund von: Myric.

Seite zur andern; von einer: *Hell.*, lach., *lyc.*

unbeweglich; fehlende Bewegung: Ars-s-f., *aur.*, *carb-v.*, cic., con., op., *phos.*, stram.

BLÄSCHEN: Agar., am-c., am-m., ambr., *anac.*, ant-t., **Ars.**, aur., *bar-c.*, *calc.*, calc-s., *canth.*, caps., *carb-an.*, cham., *chel.*, chim., cinnb., crot-t., cupr., gamb., hell., *kali-ar.*, kali-c., lac-c., *mag-c.*, manc., *merc.*, mez., nat-ar., *nat-c.*, *nat-m.*, nat-p., nat-s., nit-ac., nux-v., oena., ox-ac., phos., rhod., rhus-t., spig., spong., *staph.*, *sul-ac.*, sulph., ter., *thuj.*

beißend: Nat-m., rhod.

Blutblasen: Agar., led., nat-m., sec.

brennend: Am-c., *am-m.*, ambr., apis, arg-m., ars., bar-c., bry., *caps.*, *carb-an.*, cycl., gamb., *kali-c.*, kali-chl., **Kali-i.**, kali-n., *mag-c.*, mang., merl., mez., mur-ac., nat-ar., nat-c., *nat-m.*, nat-s., phel., psor., seneg., spong., sulph., thuj.

eiternd: Phos.

gangränös: Sec.

gelb: Agar., *cycl.*, zinc.

BLÄSCHEN ...

Geschwüren, werden zu: *Carb-an.*, clem., *merc.*

Kaltes amel.: *Nat-s.*

Menses, vor: Mag-c.

schmerzhaft: *Anac.*, apis, berb., caust., kali-c., nux-v.

schneidend: Mag-s.

stechend, mit Stichen: **Apis**, cham., hell., kali-chl., nat-m., spong.

weißlich: Berb., canth., phos., *thuj.*

wund, beißend: Apis, arg-m., lyc., sulph.

Gaumen: Iod., *mag-c.*, manc., nat-s., nit-ac., phos., rhus-t.

Zahnfleisch: Bell., canth., daph., *iod.*, kali-c., *mag-c.*, *merc.*, mez., nat-s., petr., rhus-v., sep., **Sil.**, zing.

brennend: Bell., mag-c., mez.

Zunge: Acon., **Am-c.**, *am-m.*, ant-c., **Apis**, *arg-m.*, **Ars.**, *bar-c.*, *bell.*, berb., *bor.*, brom., bry., *calc.*, *canth.*, *caps.*, *carb-an.*, carb-v., *caust.*, cham., chim., chin., chin-a., chlol., clem., cupr., *graph.*, *ham.*, *hell.*, indg., kali-ar., *kali-c.*, kali-chl., kali-i., *lach.*, *lac-ac.*, **Lyc.**, *mag-c.*, mag-m., manc., mang., med., *merc.*, merl., mez., *mur-ac.*, *nat-ar.*, nat-c., **Nat-m.**, nat-p., nat-s., **Nit-ac.**, *nux-v.*, phel., phos., phyt., puls., rhod., **Rhus-t.**, rhus-v., sal-ac., sars., *sep.*, spig., spong., squil., *staph.*, stram., *thuj.*, verat., vip., zinc., zing.

blutet bei der geringsten Berührung: *Mag-c.*

brennend: *Acon.*, am-c., **Apis**, arg-m., ars., bar-c., bry., *calc.*, calc-p., *caps.*, *carb-an.*, *graph.*, kali-chl., **Lyc.**, *mag-c.*, mang., mez., *mur-ac.*, nat-s., *nit-ac.*, sep., **Spig.**, spong., *sul-ac.*, *sulph.*, *thuj.*

Feuer, rechte Seite; wie: *Phel.*

eiternd: Mag-c.

Geschwüren, werden zu: *Calc.*, clem., *lach.*

roh: Lyc.

rot: Bor.

schmerzhaft: *Ars.*, canth., **Caust.** graph., kali-c., mag-c., sal-ac., zinc.

stechend, fein: *Cham.*, kali-chl.

verbrüht, wie: *Lyc.*

MUND

BLÄSCHEN - *Zunge ...*

Frenulum: Plb.

Kanten: Am-c., *calc.*, *carb-an.*, mang., merc-cy., *phyt.*, sep., *spong.*, sulph., *thuj.*

Geschwüre, werden zu: *Calc.*

unter der Zunge: Am-c., bar-c., bell., *cham.*, chin., graph., *ham.*, *lach.*, rhod., rhus-v.

Zungenspitze: Am-c., *am-m.*, aphis., *apis*, *bar-c.*, *bell.*, berb., *calc-p.*, carb-an., **Caust.**, cycl., **Graph.**, *hydr.*, indg., *kali-i.*, kali-n., *lach.*, **Lyc.**, merc-i-r., **Nat-m.**, *nat-p.*, nat-s., *puls.*, sal-ac.

Gefühl wie: Bell., sin-n.

BLASEN (s. BLÄSCHEN)

BLUTEN: *Acon.*, am-c., *arn.*, *ars.*, ars-i., *arum-t.*, bar-m., *bell.*, canth., *carb-s.*, *carb-v.*, *chel.*, **Chin.**, chin-a., cina, *cor-r.*, **Crot-h.**, cupr., dros., *ferr.*, ferr-ar., ferr-p., ham., **Hep.**, *ip.*, *kreos.*, *lach.*, led., lyc., manc., *merc.*, *merc-c.*, nux-m., *nux-v.*, **Phos.**, *rhus-t.*, *sec.*, *sul-ac.*, ter., tril., vario.

vormittags: Chel.

anhaltend, gerinnt nicht: Anthr., crot-h.

Blut, schwarzes: *Carb-v.*, *crot-h.*, *lach.*

geronnen: Canth., *caust.*, coch.

Heraussickern von Blut: Ail., anthr., *chel.*, crot-h., lach., merc-c., *phos.*, rhus-t., *sul-ac.*, ter.

Keuchhusten, bei: *Cor-r.*, dros., ip., nux-v.

leicht blutend: **Hep.**, lach., **Phos.**

Scharlach, bei: **Arum-t.**

Gaumen; nässende Purpura: *Crot-h.*, *lach.*, *phos.*, *psor.*, ter.

Zahnfleisch: *Agar.*, ail., *alum.*, *am-c.*, ambr., anac., *ant-c.*, ant-t., apis, arg-m., *arg-n.*, ars., arum-m., arum-t., arund., aur., bapt., **Bar-c.**, *bell.*, berb., bor., **Bov.**, bufo, **Calc.**, carb-an., carb-s., **Carb-v.**, *caust.*, cedr., *chel.*, chin-s., cist., colch., con., crot-c., **Crot-h.**, crot-t., erig., euphr., ferr., ferr-ar., ferr-i., ferr-ma., ferr-p., *graph.*, *ham.*, *hep.*, hippoz., *iod.*, kali-ar., kali-bi., kali-c., kali-chl., kali-n., *kali-p.*, kali-s., kreos., lac-c., **Lach.**, lyc., mag-c., *mag-m.*, **Merc.**, **Merc-c.**, mez., mur-ac., *myric.*, nat-ar., nat-c., **Nat-m.**, nat-p., **Nit-ac.**, *nux-m.*, *nux-v.*, ox-ac., petr., *ph-ac.*, **Phos.**, plan., plb., *psor.*, ran-s., rat., rob., ruta, *sang.*, *sec.*, **Sep.**, *sil.*, sin-n., sphing., *staph.*,

BLUTEN - *Zahnfleisch ...*

sul-ac., *sulph.*, tarax., tell., *ter.*, thuj., tril., *zinc.*

nachmittags; 15 Uhr: Ferr-i.

nachts: Graph.

Berührung, bei: *Hep.*, lyc., **Merc.**, *nat-c.*, ph-ac., **Phos.**, plb., *sep.*, sul-ac., zinc.

Blut sickert heraus, schwarzes: Bov., kreos.

Zähne gezogen werden, wenn: *Ars.*

Drücken mit dem Finger heraus, große Mengen sickern beim: Bapt., graph.

gerinnt schnell: Kreos.

leicht: Alum., *am-c.*, *anac.*, *ant-c.*, apis, *arg-n.*, ars., arum-m., asc-t., aur., berb., *bov.*, *carb-an.*, **Carb-v.**, *cist.*, con., **Crot-h.**, gran., *ham.*, **Hep.**, *iod.*, *kali-chl.*, *kali-p.*, **Kreos.**, **Lach.**, lyc., *mag-m.*, merc., **Merc-c.**, **Nat-m.**, *ph-ac.*, **Phos.**, rob., ruta, *sep.*, *sul-ac.*, tell., *zinc.*

Menses, während: *Cedr.*

um faule Zähne: Bell.

unterdrückt: *Calc.*

Putzen der Zähne, beim: Am-c., *anac.*, calc-s., *carb-v.*, *graph.*, kali-chl., *lyc.*, ox-ac., ph-ac., ruta, sep., *staph.*, *ter.*

Saugen daran, beim: *Am-c.*, *bov.*, **Carb-v.**, kali-bi., *nit-ac.*, *rat.*, zinc.

Schmerz, mit: Agar.

Skorbut, bei: Ant-t., **Ars.**, *carb-an.*, *mur-ac.*, *nat-m.*, *nux-v.*, *sulph.*

Zahnextraktion, reichliche Blutung nach: Alumn., **Arn.**, *ham.*, *kreos.*, **Lach.**, **Phos.**

Zunge: Anan., arg-m., ars., **Arum-t.**, **Bor.**, bry., cadm., calc., caps., cham., chlol., clem., cur., guare., kali-bi., kali-chl., *lach.*, lac-ac., lyc., med., *merc.*, nat-m., nat-p., nit-ac., nux-v., phos., *podo.*, sars., sec., sep., spig., ter.

Zungenspitze: Lach., phos.

BREIT, die Zunge scheint zu: *Kali-bi.*, **Nat-m.**, par., plb., *podo.*, **Puls.**, vib., ziz.

DICK; Gefühl, als sei die Zunge zu: Ars., *bapt.*, *bell.*, *camph.*, **Gels.**, *glon.*, *hyos.*, *lach.*, laur., *lyc.*, merc-c., merl., *mur-ac.*, *op.*, *phyt.*, *plat.*, rhus-t., *stram.*, syph.

DRÜSENSCHWELLUNG (s. SCHWELLUNG - Drüsen)

EINGEDELLTES Zahnfleisch: *Carb-v.*

Zunge (= Zahneindrücke): Ant-t., **Ars.**, ars-m., atro., *carb-v.*, **Chel.**, dulc., glon., *hydr.*, ign., *iod.*, kali-i., **Merc.**, plb., *podo.*, **Rhus-t.**, *sep.*, stram., sumb., *syph.*, tell., vib.

EINGESCHLAFEN, wie (s. PRICKELN)

EITERUNG (vgl. ABSZESS)

Zahnfleisch: Am-c., canth., carb-an., carb-v., caust., *hep.*, lach., *merc.*, mez., nat-s., petr., *phos.*, puls., **Sil.**

Zunge: Canth., carb-ac., lach., *merc.*, merc-c.

EKCHYMOSE, dunkelrot, blutig: Anthr., *ter.*

Zunge: *Phos.*, plb.

EMPFINDLICHKEIT: *Apis*, *coc-c.*, ip., lyc., naja, **Phyt.**, sin-n., sul-ac.

Berührung, gegen: **Hep.**, *nat-s.*

Luft, gegen: Agar.

Speisen und Getränke sind unerträglich: Sin-n.

Zahnfleisch (s. SCHMERZ - wund)

Zunge: *Carb-v.*, *crot-t.*, *fl-ac.*, gamb., graph., kali-i., *merc.*, merc-c., merc-i-r., *nat-m.*, *nit-ac.*, osm., *ox-ac.*, petr., *phyt.*, **Tarax.**

weiche Speisen, selbst gegen: *Nit-ac.*, osm.

Zungenspitze: *Crot-t.*, phyt.

ENTZÜNDUNG: *Acon.*, aloe, *alum.*, am-c., apis, arn., ars., aur-m., *bell.*, bism-o., brom., bufo, *calc.*, calc-s., *canth.*, *caps.*, *carb-ac.*, *cinnb.*, *colch.*, crot-t., dig., guaj., hippoz., *hydr.*, *ign.*, ip., *iris.*, *kali-p.*, lach., manc., **Merc.**, *merc-c.*, *merc-cy.*, mez., *mur-ac.*, nat-ar., *nat-c.*, *nit-ac.*, *nux-v.*, oena., ox-ac., **Petr.**, psor., ran-s., rhus-t., sacc., sal-ac., *staph.*, sul-ac., sulph., *ter.*, verat., *vesp.*

follikulär, geschwürig: **Kali-chl.**, myric.

stillenden Frauen, bei: *Bapt.*, caul., *helon.*, *hydr.*

wunde Stellen an der Innenseite der Wange: Aloe

Gaumen: *Acon.*, *apis*, *bell.*, *calc.*, canth., cham., cimic., *coc-c.*, *colch.*, *gels.*, *lach.*, merc., *nux-v.*, *ran-b.*, seneg., zinc.

eiternde Stellen: Sars.

Gaumenbogen: Bell., berb., kali-n.

ENTZÜNDUNG - wunde Stellen ...

Gaumensegel: *Acon.*, apis, *bell.*, *calc.*, *coff.*, kali-c., lac-c., *lach.*, *lyss.*

Zahnfleisch: Acon., *alumn.*, am-c., arg-n., ars., ars-i., aur-m., bell., bor., bufo, *caps.*, *cham.*, chin-s., com., eug., ferr-p., *hep.*, *iod.*, kali-c., *kali-chl.*, kali-n., **Kreos.**, lach., lyss., *merc.*, *merc-c.*, *mur-ac.*, naja, **Nat-m.**, *nux-v.*, **Phos.**, *phyt.*, plb., **Sil.**, sulph., thuj.

links oben: *Kreos.*

Zunge: *Acon.*, am-c., anan., ang., **Apis**, *arg-n.*, *arn.*, *ars.*, arum-t., aur-m., bell., *benz-ac.*, brom., calc., *calc-s.*, *canth.*, carb-v., caust., cocc., con., **Crot-c.**, **Crot-h.**, *cupr.*, ferr-p., hep., kali-ar., kali-chl., **Lach.**, lyc., mang., *merc.*, *merc-c.*, mez., *nat-m.*, *nit-ac.*, nux-v., ox-ac., petr., *phyt.*, *plb.*, ran-s., sep., *sil.*, *staph.*, *sul-ac.*, *sulph.*

linke Seite: Ars-s-r.

eine Seite: Nux-v.

chronisch: *Cupr.*

gichtig: *Benz-ac.*, *merc.*

Quecksilber, nach Missbrauch von: *Calc.*, *hep.*, *nit-ac.*, phyt., staph., *sulph.*

Verhärtung, mit: Ars., *aur-m.*, carb-v., con., *cupr.*, lyc., *merc.*, mez., sil.

Mitte der Zunge: Gels.

Papillen: Bell.

EPULIS: Calc., *nat-m.*, *thuj.*

weich und schmerzlos: Calc.

EROSION der Zunge (s. SCHLEIMHAUT - Zunge)

ERWEICHUNG des Zahnfleisches: Arg-m., cupr., iod., **Kreos.**, **Merc.**, ph-ac., phos., plb., *ter.*

EXFOLIATION (s. SCHLEIMHAUT - Exkoriation)

EXKORIATION (s. SCHLEIMHAUT - Exkoriation)

EXOSTOSEN am Gaumen: Asaf.

EXSUDATION (s. SCHLEIMHAUT - Blut)

FALTIG (s. RUNZLIG)

FARBE:

blass: Acet-ac., *chin-s.*, eup-per., ferr. mang., merc., *nat-m.*

blau: Merc., plb.

gelbe Flecken; größere: *Nit-ac.*

Flecken; kleine: Lac-c., lach., lyc.

FARBE ...

purpurfarbene Flecken: ***Lach.***

rot: Am-c., *apis*, ars., bell., *bor.*, calad., *canth.*, chlol., *cupr-ac.*, *cycl.*, ferr-i., *hydr.*, *hyos.*, ign., *kali-bi.*, *kali-chl.*, kreos., *merc.*, merc-c., merc-cy., merc-i-r., merc-sul., nat-ar., *nat-c.*, *nit-ac.*, rhus-v., sal-ac.

Flecken: Plb.

rötlich-blau: Ars.

Flecken: Berb., sars.

weiße Flecke, größere: Sal-ac.

Gaumen:

bläulich: Merc-sul., *phyt.*

Flecken im vorderen Teil, als würden sich Geschwüre bilden: Kali-bi.

rot: Phos., sulph.

gelb, sahneartig: **Nat-p.**

gräulich: Lac-c., rhus-t.

kupferfarben: *Kali-bi.*, *merc.*

rot: **Acon.**, aeth., ant-t., **Apis**, arg-n., *bapt.*, bell., berb., *caps.*, *caust.*, **Cham.**, cimic., coc-c., *colch.*, cop., *daph.*, *fl-ac.*, *graph.*, *kali-bi.*, *kali-i.*, *lach.*, *merc.*, merl., morph., *mur-ac.*, *nit-ac.*, op., *phyt.*, puls., sul-ac., ziz.

Gaumensegel: Aeth., agn., *alum.*, *apis*, *arg-n.*, *bell.*, *calc.*, *cedr.*, *cham.*, chen., cop., cupr-ac., kali-bi., *merc.*, *mur-ac.*, nux-m., *petr.*, *puls.*

violett: Phyt.

weiß: Am-caust., *ferr.*, *lac-c.*, *merc.*, **Nat-p.**, rhus-t., sil.

Zahnfleisch:

blass: Asc-t., *chel.*, *cycl.*, **Ferr.**, med., **Merc-c.**, nit-ac., nux-v., phos., **Plb.**, senec., *staph.*

blaue Linie am Rand: **Plb.**

bläulich: Aur-m., *lach.*, lyc., merc., olnd., *plb.*, psor., sabad.

bläulich-rot: Con., **Kreos.**, lach.

bläulich-weiß: Olnd.

braun: Chel., *colch.*, *phos.*, *plb.*

gelb: Asc-t., *carb-v.*, *merc.*

grau, schmutzig-grau: *Alum.*

grünliche Färbung entlang des freien Randes: Cupr-s.

FARBE - *Zahnfleisch* ...

rot: Am-c., ant-t., *apis*, arund., *aur.*, *bell.*, berb., calad., calc., canth., *carb-an.*, *cham.*, crot-h., *dol.*, *dulc.*, eup-per., ferr-p., hydr., *iod.*, kali-ar., kali-c., kali-chl., kali-p., **Kreos.**, *lach.*, mag-c., **Merc.**, *merc-c.*, merc-i-r., mur-ac., *nat-s.*, *nit-ac.*, nux-v., phel., ran-s., *sep.*

dunkel: *Aur.*, **Bapt.**, *bor.*, hydr., sep.

schmutzig: Berb.

Ränder hellrot: *Crot-h.*, *merc.*

blass: Bar-c., kali-chl.

rußig: Hippoz.

schmutzig: *Alum.*, merc.

schwarz: *Merc.*, plb.

violett: *Bapt.*, *lach.*, **Merc-c.**, **Plb.**

dünner Rand direkt an den Zähnen: **Plb.**

violetter Rand: Merc-cy.

weiß: Acet-ac., ars., aur-m., *crot-h.*, *ferr.*, *kali-bi.*, **Merc.**, *nit-ac.*, nux-v., *ph-ac.*, spong., *staph.*, zinc.

Zunge:

blass: *Ail.*, ant-t., *ars.*, *chel.*, *ferr.*, hydr., *ip.*, kali-br., *kali-c.*, *lyss.*, **Merc.**, nat-c., *nat-m.*, phos., raph., *sep.*, *verat.*, xan.

und schlaff: Acet-ac.

Kanten: Chin-s.

blau: *Agar.*, **Ant-t.**, **Ars.**, benz-ac., bufo, *carb-v.*, colch., cupr-s., **Dig.**, *iris.*, *mur-ac.*, op., *plat.*, *podo.*, spig., tab., thuj.

Stellen, an kleinen: Arg-n., sars.

bläulich-schwarz: Bufo

bläulich-weiß: Ars-h., gymn.

braun: Aesc., **Ail.**, ant-t., *anthr.*, *apis*, *arn.*, **Ars.**, ars-i., atro., aur., **Bapt.**, *bell.*, **Bry.**, *cadm.*, *carb-ac.*, *carb-v.*, *chel.*, *chin.*, **Chin-a.**, coc-c., *colch.*, *crot-h.*, *cupr.*, *dig.*, dios., dor., elat., gels., guaj., *hep.*, **Hyos.**, iod., *kali-bi.*, kali-br., **Kali-p.**, *lac-c.*, **Lach.**, *lyc.*, med., *merc.*, *merc-i-f.*, *nux-v.*, *op.*, ox-ac., ph-ac., **Phos.**, phyt., **Plb.**, ptel., *pyrog.*, **Rhus-t.**, rumx., sabin., **Sec.**, *sep.*, *sil.*, *spong.*, *sulph.*, tarent., ter., verb.

FARBE - *Zunge - braun* ...

morgens: *Bapt.*, **Rhus-t.**

gelblich-braun: Ant-t., bapt., brom., *carb-v.*, cina, crot-h., dios., merc-i-f., rumx., verb.

glänzenden Rändern, mit: Bapt.

rote Zungenspitze und Ränder: *Lyc.*, rhus-t.

rötlich-braun: Rumx., sul-ac., *zinc.*

Mitte der Zunge: *Arn.*, ars., *bry.*, canth., *colch.*, *crot-h.*, *eup-pur.*, hyos., iod., *lac-c.*, nat-p., *phos.*, *plb.*, pyrog., vib.

morgens, beim Aufstehen: Rhus-t.

Seiten feucht: *Apis*

weiß: Arn., nat-p.

Seiten, braun: *Kali-bi.*

gelb: *Aesc.*, aloe, **Ant-c.**, ant-t., *apis*, *arn.*, ars., ars-h., asc-t., *aur-m.*, *bapt.*, bell., *bol.*, bov., bry., *camph.*, cann-s., *carb-v.*, *cham.*, **Chel.**, *chin.*, chin-a., chin-s., *cocc.*, *colch.*, coll., *coloc.*, com., corn., *crot-h.*, cupr., dios., *eup-per.*, ferr-i., *gels.*, *hep.*, *hyper.*, *ip.*, *kali-bi.*, *kali-s.*, *lach.*, lac-ac., *lept.*, lyc., *mag-m.*, **Merc.**, *merc-c.*, *merc-i-f.*, *merc-i-r.*, *mez.*, myric., *nat-ar.*, nat-m., *nat-p.*, *nit-ac.*, **Nux-m.**, *nux-v.*, *phos.*, *phyt.*, *plb.*, *podo.*, *psor.*, ptel., *puls.*, pyrog., **Rhus-t.**, rumx., sabad., sabin., sanic., sec., *sep.*, **Spig.**, *stann.*, *sulph.*, thuj., *verat.*, *verat-v.*, verb., vip., xan.

goldgelb: *Nat-p.*

Lehm aus, sieht wie halb getrockneter: Calc-s.

grau: Ambr., arg-n., phyt.

hellgelb: Merc-i-f.

glänzend: **Apis**

schmutzig: *Ars.*, com., *kali-chl.*, *lach.*, *mag-c.*, **Merc.**, **Merc-c.**, **Merc-i-f.**, *myric.*, *op.*, *sep.*, verat-v.

weiß: Aloe, alum., *arg-n.*, *ars.*, bell., *cocc.*, *cupr.*, cycl., dios., *gels.*, *hydr.*, *kali-bi.*, lac-c., lyss., merc-c., **Rhus-t.**, sec., seneg., zinc.

dick: Acon., *ars.*, ars-s-f., bapt., carb-s., gels.

Zungengrund: **Rhus-t.**

FARBE - *Zunge* - gelb ...

Mitte der Zunge: Bry., carb-an., chin-s., fl-ac., hell., *lept.*, puls., stram., verat-v.

Ränder rot: Hell., merc-i-f.

Mitte grünlich: Merc-sul.

Ränder, Mitte grau; gelbe: Phos.

Zungengrund: Agar., ars., bol., calc-s., chin., chin-s., kali-bi., kali-s., *merc.*, merc-cy., **Merc-i-f.**, merc-sul., **Nat-p.**, *nux-v.*, *sanic.*, *sin-n.*, ter.

grau: *Ambr.*, anan., ant-t., ars-h., bry., *chel.*, cupr-ac., *kali-c.*, lac-c., *merc-cy.*, ph-ac., *phos.*, phyt., puls.

Mitte der Zunge: Phos.

grau-gelb: *Ambr.*, phyt.

grün: Ars-m., calc-caust., cupr., **Nat-s.**, *nit-ac.*, *plb.*, *rhod.*

grünlich-braun: Nat-s.

gelb: *Calc-caust.*, guare., kali-p., merc-sul.

grau: **Nat-s.**

Leder aus, sieht wie verbranntes: Hyos.

rot: Acet-ac., *acon.*, aloe, ant-c., ant-t., **Apis**, arg-n., **Ars.**, arum-t., aur., *aur-m.*, *bapt.*, **Bell.**, *bism-o.*, bry., cahin., *calc.*, *calc-s.*, calen., *camph.*, *canth.*, carb-ac., *carb-v.*, *cham.*, *colch.*, coloc., *crot-c.*, *crot-h.*, crot-t., *cupr.*, cur., elaps, *ferr-p.*, fl-ac., *gels.*, glon., *hydr.*, *hyos.*, *kali-bi.*, *kali-c.*, lac-c., *lach.*, lac-ac., *lyc.*, *mag-m.*, **Merc.**, *merc-c.*, mur-ac., nat-ar., nat-m., *nat-s.*, **Nit-ac.**, *nux-v.*, ox-ac., pall., **Phos.**, *plb.*, podo., poth., *pyrog.*, ran-s., **Rhus-t.**, rhus-v., sang., sars., spong., stann., stram., *sulph.*, syph., tarent., *ter.*, *tub.*, *verat.*, verb.

feuerrot: **Apis**, *bell.*, calc-s., *canth.*

Zungenspitze: Fl-ac., *phyt.*

Flecken: Apis, manc., *merc.*, raph., ter., verat.

glänzend (vgl. GLATTE): Apis, com., crot-t., glon., **Kali-bi.**, *lach.*, *phos.*, *ter.*

Streifen: Ant-t., arg-m.

Streifen die Mitte hinab: Ant-t., arg-m., *arg-n.*, *ars.*, *bell.*, **Caust.**, *cham.*, *kali-bi.*, merc-c., osm., pall., *ph-ac.*

FARBE - *Zunge* - *rot* - Streifen die Mitte hinab ...

phos., *sang.*, *tub.*, verat., **Verat-v.**

wund: Osm.

Kanten: Acon., ant-c., ant-t., **Ars.**, *bapt.*, bar-c., bell., bry., *canth.*, carb-an., card-m., **Chel.**, colch., conv., cop., *crot-h.*, cupr., *fl-ac.*, *gels.*, helon., *iris.*, *kali-bi.*, kali-p., lac-c., *lach.*, lyss., **Merc.**, merc-c., merc-cy., *merc-i-f.*, mur-ac., *nit-ac.*, nux-v., op., ox-ac., *phos.*, *plb.*, poth., raph., *rhus-t.*, rhus-v., ruta, sec., sep., stram., sul-ac., **Sulph.**, verat-v., vip.

Mitte der Zunge: Cham., kali-bi., *phos.*, *rhus-t.*, sulph.

vordere Hälfte: Lach.

Zungenspitze: *Apis*, **Arg-n.**, **Ars.**, card-m., chel., chin-a., com., conv., crot-h., cycl., eupi., ferr., *fl-ac.*, helon., hipp., *lach.*, *lyc.*, merc-i-f., mez., morph., *nit-ac.*, oena., ox-ac., **Phyt.**, plb., poth., **Rhus-t.**, **Rhus-v.**, rob., sars., sec., stram., sul-ac., sul-i., **Sulph.**, verat-v., vip.

dreieckig: **Rhus-t.**

schmerzhaft: Arg-n., cycl.

rötlich-blau: Ars., raph.

schmutzig: All-c., anthro., arg-n., calc., *camph.*, carb-v., **Chin.**, croc., *kali-chl.*, lac-c., **Nat-s.**, syph., zinc.

schwarz: Aeth., *arg-n.*, *ars.*, bar-c., bufo, cadm., *carb-ac.*, **Carb-v.**, **Chin.**, *chin-a.*, chlol., *chlor.*, cupr., elaps, hippoz., hyos., *kali-c.*, *lach.*, *lyc.*, **Merc.**, *merc-c.*, *merc-cy.*, merc-sul., *nux-v.*, op., **Phos.**, plb., *sec.*, sin-n., stram., *verat.*, vip.

Krusten: *Phos.*

roter Rand: **Merc.**, nux-v.

violett-schwarz: *Op.*

hinterer Teil: *Verat.*

Mitte der Zunge: Chlol., lept., *merc.*, **Phos.**, sec.

Streifen wie Tinte: Chlol., lept.

violett: *Cact.*, hydr., *kali-chl.*, *lach.*, *op.*, *petr.*, raph., stry.

schwarz: Op.

FARBE - *Zunge* ...

weiß: *Acon.*, *aesc.*, agar., agn., ail., all-s., alum., am-c., am-m., ambr., anac., ang., **Ant-c.**, *ant-t.*, *apis*, *arg-n.*, *arn.*, **Ars.**, *ars-i.*, *ars-m.*, asaf., asar., asc-c., atro., aur-m-n., *bapt.*, bar-c., bar-m., **Bell.**, berb., *bism-o.*, bol., bor., bov., **Bry.**, cact., cahin., **Calc.**, calc-p., cann-s., *carb-ac.*, carb-s., *carb-v.*, caul., caust., *cham.*, *chel.*, *chin.*, chin-a., chin-s., cic., *cimx.*, *cina*, cinnb., clem., cob., coc-c., *cocc.*, coch., *colch.*, coll., *coloc.*, cop., cor-r., croc., crot-t., cupr., cupr-ar., cycl., *dig.*, dios., echi., elaps, *eup-per.*, euph., *ferr.*, ferr-ar., ferr-p., *fl-ac.*, *gels.*, *glon.*, gnaph., *graph.*, guaj., ham., hell., hydr., hydr-ac., **Hyos.**, *hyper.*, ign., iod., ip., iris., jug-r., *kali-ar.*, **Kali-bi.**, kali-br., kali-c., *kali-chl.*, *kali-i.*, *kali-n.*, *kali-p.*, *kalm.*, *kreos.*, lac-c., *lach.*, lact., lac-ac., laur., lec., *lyc.*, mag-c., mag-m., manc., mang., **Merc.**, *merc-c.*, *merc-i-f.*, merc-sul., *mez.*, *mur-ac.*, naja, *nat-ar.*, *nat-c.*, *nat-m.*, *nat-s.*, **Nit-ac.**, nuph., *nux-m.*, *nux-v.*, olnd., *op.*, ox-ac., par., *petr.*, *ph-ac.*, *phos.*, phyt., *plb.*, *podo.*, *psor.*, ptel., **Puls.**, ran-b., ran-s., raph., *rhus-t.*, *rumx.*, *sabad.*, sabin., sang., sars., sel., *seneg.*, *sep.*, *sil.*, **Spig.**, *stann.*, sul-ac., **Sulph.**, *syph.*, **Tarax.**, tell., verat., verat-v., verb., viol-t., zinc.

morgens: Agar., benz-ac., calc-p., **Chin.**, cinnb., dig., echi., elaps, *hell.*, mag-m., *nit-ac.*, **Puls.**, ran-s., sel., seneg.

abends: Bism-o.

angestrichen, wie: **Ars.**

blass: Acon., aloe, ambr., anac., ang., ars., berb., kreos., olnd., phos.

feucht: Arg-n.

Flecken: Cham., **Tarax.**

roten Inseln, mit: **Nat-m.**

Flecken; reine, saubere: Am-m., manc., **Tarax.**

käsig: Lac-c., merc-i-f.

milchig: **Ant-c.**, *bell.*, *glon.*, kali-i., merc-cy.

milchig-weiß ohne Belag: *Glon.*

schmutzig: Cahin., chin., dig., nat-p., olnd., podo., rhus-t.

erhabenen Papillen, mit: Olnd.

FARBE - *Zunge* - weiß ...

silbrig, an der ganzen Zunge: Arg-n., **Ars.**, carb-ac., glon., lac-c.

Streifen: Bell., phel.

Mitte der Zunge: Arg-n., bell., *bry.*, canth., card-m., chin-s., gels., helon., *kali-chl.*, nat-ar., *petr.*, phos., rhus-v., sabad., sin-n., sulph.

dunkelbraun: Ail., nat-p.

dunkle Streifen entlang der Ränder: Petr.

roter Streifen in der Mitte nach hinten: Caust., cham., *verat-v.*

Rand feucht und rot: Vip.

Seiten: **Caust.**, *cham.*, iod., *kali-s.*

rechts: *Lob.*

eine Seite: **Rhus-t.**

Flecken: Sang.

Zungenspitze: Canth.

Zungenwurzel: Med., sep.

FAULIGES Zahnfleisch (vgl. SKORBUT): Am-c., cist., *nat-m.*, nux-v.

FETTIGES Gefühl: Ol-an.

Gaumen: Ol-an.

Zahnfleisch: Iris.

Zunge: *Iris.*

FINGER in den Mund, Kinder stecken: *Calc.*, *cham.*, **Ip.**

FISSUREN (s. RISSIG)

FISTELN am Zahnfleisch: *Aur.*, *aur-m.*, *bar-c.*, *calc.*, canth., **Caust.**, coch., **Fl-ac.**, *kali-chl.*, *lyc.*, mag-c., *nat-m.*, nit-ac., petr., phos., **Sil.**, *staph.*, *sulph.*

nahe dem oberen, rechten Eckzahn: Fl-ac.

obere Schneidezähne: Canth.

FLECKEN:

Gaumen: *Elaps*, *fl-ac.*, *syph.*, zinc.

Zunge, wie Wucherungen; unter der: Ambr.

FURUNKEL am Zahnfleisch: Agn., anan., arn., aur., carb-an., *carb-v.*, caust., chel., euph., jug-r., *kali-chl.*, *kali-i.*, lac-c., *lyc.*, *merc.*, mill., *nat-m.*, nat-p., nat-s., *nux-v.*, *petr.*, ph-ac., *phos.*, plan., plb., **Sil.**, staph.

klein, nahe dem linken oberen Eckzahn, bei Berührung schmerzhaft: Agn.

GANGRÄNÖS:

Kindern, bei: **Ars.**, casc.

GANGRÄNÖS ...

Zahnfleisch: *Lach.*, **Merc-c.**, *sec.*

Zunge: *Ars.*, kali-c., lach., merc., *sec.*

GEFALTET; Zunge ist an den Rändern wie in kleine Taschen: Anis.

Bleikolik, bei: Alumn.

GEFÜHLLOSIGKEIT, Taubheit: *Acon.*, ambr., bar-c., *bov.*, carb-s., colch., indg., jatr., *kali-br.*, kali-c., kali-i., lyc., mag-c., mag-s., nat-p., nat-s., nit-ac., ther.

eine Seite: Nat-m.

morgens: Ambr., bar-c., bov., kali-i., stront.

Erwachen, beim: Kali-i., mag-c.

Menses, während: Mag-m.

Gaumen: Bapt., verat.

morgens beim Erwachen: Mag-c.

Zahnfleisch: *Acon.*, *apis*, ign.

Zunge: *Acon.*, agar., ambr., *apis*, *ars.*, bapt., bell., bor., bov., brach., *calc-p.*, camph., carb-s., *colch.*, crot-h., eup-pur., ferr., ferr-ar., *fl-ac.*, **Gels.**, *glon.*, *hell.*, *hyos.*, *ign.*, jatr., kali-ar., *laur.*, lyc., mang., meph., merc., merc-c., merl., nat-ar., nat-c., *nat-m.*, nat-p., **Nux-m.**, poth., puls., *rheum*, sep., sil., sul-ac., ther., vip., zinc.

eine Seite: *Nat-m.*, nux-v.

morgens beim Erwachen: Am-c., bov., mag-c.

GERUCH (Atem):

aashaft: **Ars.**, caps., *hyos.*, **Nit-ac.**, phos.

morgens und abends agg.: *Hyos.*

alkalisch: *Kali-c.*

erdig, morgens: Mang.

Essen, nach dem: Arn., aur., carb-v., cham. merc., nux-v., sil., *sulph.*, zinc.

faulig: Act-sp., alum., ambr., *anac.*, *apis* *arg-m.*, *arg-n.*, **Arn.**, **Ars.**, **Ars-i.**, *arum-t.* *aur.*, *aur-m-n.*, *bapt.*, bar-c., *bar-m.*, bov. brom., bry., bufo, calc., camph., *caps.* **Carb-ac.**, carb-an., carb-s., *carb-v.*, cedr. **Cham.**, chin-a., chlol., *chlor.*, cina, cist. coca, *crot-h.*, dig., *dulc.*, gels., *graph.*, *hell.* *ign.*, iod., *kali-bi.*, kali-br., *kali-chl.*, **Kali-p.** **Kreos.**, *lac-c.*, *lach.*, *lyc.*, *mang.*, **Merc.** *merc-c.*, *mur-ac.*, **Nat-m.**, **Nit-ac.**, *nux-v.* ol-j., petr., *ph-ac.*, **Phyt.**, plan., **Plb.**, *puls.* pyrog., *rhus-t.*, ruta, sabin., sang., sec. seneg., **Spig.**, stann., staph., stram., sulph. **Tub.**

GERUCH (Atem) - **faulig** ...

morgens: Ambr., arg-n., camph., cast., crot-h., grat., kali-p., lyc., med., puls.

und nachts: Aur., puls.

Essen, beim: Chr-ac.

nach: Cham., nux-v.

Menses, während: *Cedr.*

Zorn, nach: Arn.

käsig: *Aur.*, *hep.*, *kali-c.*, kali-p., mez.

Knoblauch, wie: Petr., sin-n., *tell.*

Kresse, wie: Par.

Meerrettich, wie: Agar.

metallisch: Berb., *merc-i-f.*, mez.

moderig, schimmlig: *Alum.*, *crot-h.*, eup-per., nat-c., rhus-t.

Pech, wie: Canth.

Quecksilber, wie: Ant-c., bar-m., sil.

sauer: Agar., cham., cocc., crot-h., *eup-per.*, *graph.*, mag-c., nicc., *nux-v.*, sep., *sulph.*, verat.

scharf: Agar.

stinkend (s. faulig)

süßlich: Carb-an., *merc.*, nit-ac., uran

Übelkeit erregend: Agar., aloe, *arn.*, ars-h., berb., canth., carb-h., chlol., *croc.*, gins., kali-bi., merc., nat-c., *nit-ac.*

übel riechend: Acet-ac., acon., *agar.*, *all-c.*, aloe, alum., am-c., *ambr.*, *anac.*, anan., *anthr.*, apis, arg-m., arg-n., **Arn.**, **Ars.**, **Ars-i.**, *aur.*, *bapt.*, *bar-c.*, bar-m., *bell.*, berb., bov., *bry.*, bufo, cact., *calc.*, calc-s., *caps.*, **Carb-ac.**, carb-an., *carb-s.*, **Carb-v.**, *carl.*, cast., *caust.*, **Cham.**, **Chel.**, *chin.*, chin-a., *cimic.*, cina, cist., *clem.*, coc-c., coch., cop., *croc.*, cupr-ar., daph., dros., *dulc.*, *fl-ac.*, *gels.*, *graph.*, *hep.*, *hyos.*, *iod.*, ip., kali-ar., *kali-bi.*, *kali-c.*, *kali-i.*, kali-n., **Kali-p.**, kali-s., **Kreos.**, *lac-c.*, *lac-d.*, **Lach.**, led., *lyc.*, *manc.*, mang., **Merc.**, **Merc-c.**, *merc-i-f.*, mez., *mur-ac.*, **Nat-m.**, *nat-s.*, nicc., **Nit-ac.**, *nux-m.*, *nux-v.*, *petr.*, *ph-ac.*, phos., *phyt.*, plan., **Plb.**, podo., *puls.*, rhus-t., sabin., sal-ac., sanic., sars., seneg., *sep.*, sil., spig., *stann.*, staph., stront., *sul-ac.*, **Sulph.**, teucr., thea, **Tub.**, verb., zinc.

morgens: Acet-ac., agar., am-c., ambr., apis, *arg-n.*, arn., aur., *bapt.*, bell., cact., *camph.*, cast., chin., cimic., cop., fago., grat., hyos., lyc., mang., *nux-v.*, phys., **Puls.**, sang., sars., *sil.*, sulph., thea

nachts: *Podo.*

Husten, beim: All-s., ambr., arn., **Caps.**, dros., graph., lach., mag-c., merc., mez., sang., sep., stann., sulph.

Menses, vor: Caul., *sep.*

während: Bar-m., *cedr.*, *merc.*

Urin, wie: *Graph.*

Zwiebeln, wie: Kali-i., petr., sin-n., tell.

GERUNZELT:

Gaumen: **Bor.**, phos.

Zunge: Calc-p., nat-ar., phos., sul-ac.

morgens: Calc-p.

GESCHMACK:

adstringierend: Acon., agar., *alum.*, *alumn.*, arg-n., ars., bar-c., brom., calc-i., iod., kali-bi., kali-i., lach., merc-c., mur-ac., ox-ac., *phos.*, plb.

alkalisch: Am-c., calc-ar., kali-chl., *kalm.*, mez., zinc-m.

anders, der Geschmack von allem ist (s. verändert)

aromatisch: Glon.

bitter: **Acon.**, aesc., aeth., agar., agn., ail., aloe, *alum.*, alumn., *am-c.*, *am-m.*, amyg., anac., anan., *ang.*, *ant-c.*, ant-t., *apis*, apoc., aran., *arg-n.*, *arn.*, **Ars.**, ars-h., ars-i., ars-s-f., asaf., asar., *aur.*, aur-m-n., bapt., *bar-c.*, bar-m., *bell.*, benz-ac., berb., *bol.*, *bor.*, *bov.*, brom., **Bry.**, bufo, cahin., *calc.*, calc-s., camph., *canth.*, *carb-an.*, **Carb-s.**, **Carb-v.**, *card-m.*, casc., cast., *caust.*, *cham.*, **Chel.**, **Chin.**, *chin-a.*, chin-s., cinnb., *coc-c.*, *cocc.*, *colch.*, coll., **Coloc.**, *con.*, *corn.*, croc., *crot-h.*, crot-t., cupr., cupr-ar., cupr-s., cycl., *dig.*, dios., dros., *dulc.*, *elaps*, elat., *eup-per.*, eup-pur., *euph.*, ferr., ferr-ar., ferr-i., gamb., gels., glon., *graph.*, *grat.*, *hell.*, *hep.*, hipp., hydr., *ign.*, iod., ip., iris., *jab.*, *kali-ar.*, kali-bi., *kali-c.*, kali-i., kali-p., kalm., kreos., *lach.*, lact., led., *lept.*, lob., *lyc.*, *mag-c.*, *mag-m.*, *mag-p.*, *mag-s.*, *manc.*, mang., **Merc.**, *merc-c.*, *merc-i-r.*, merl., *mez.*, mosch., *mur-ac.*, *myric.*, naja, nat-ar., *nat-c.*, **Nat-m.**, nat-p., **Nat-s.**, nicc., *nit-ac.*, *nux-m.*, **Nux-v.**, onos., op., *par.*, *petr.*, *phos.*, phyt., pic-ac., *plb.*, *podo.*, polyg-h., *prun-s.*, *psor.*, *ptel.*, **Puls.**, ran-b., *raph.*, *rheum*, *rhus-t.*, sabad., *sabin.*, *sal-ac.*, *sars.*, *sep.*, *sil.*, *spong.*, stann., staph., *stram.*, stry.,

GESCHMACK - bitter ...

Sulph., tab., *tarax.*, thuj., ust., valer., *verat.*, viol-t., zinc.

morgens: Am-c., *am-m.*, arn., ars., *bar-c.*, *bry.*, calc., *calc-p.*, *carb-an.*, carb-s., *carb-v.*, cast., **Cham.**, chin., cinnb., dios., dros., euphr., *hep.*, hyos., ip., kali-bi., kali-c., kali-i., kali-p., kreos., lach., *lyc.*, lyss., *mag-c.*, mag-m., mag-s., merc., nat-ar., nat-c., nat-m., nicc., *nux-v.*, *phos.*, **Puls.**, rhus-t., rumx., *sars.*, sec., *sep.*, *sil.*, stront., *sulph.*, tab., thuj., zinc.

Aufstehen amel., nach dem: Carb-an.

Erwachen, beim: Am-c., ambr., ars-s-r., arund., dios., *helon.*, *kali-i.*, lyss., *sulph.*, zinc.

abends: Alum., *am-c.*, arn., bry., kreos., lyc., phos., **Puls.**, rhus-t., stann.

nachts: *Ant-t.*, lach., **Lyc.**, rhus-t.

alles schmeckt bitter:

außer Wasser: **Acon.**, **Stann.**

selbst Speichel: Bor., kreos.

Apyrexie, während der: *Arn.*, bol.

Ärger, Verdruss; nach: Petr.

Bier, nach: Mez., *puls.*

Brot schmeckt: Asar., *calc-p.*, camph., *chin.*, *chin-s.*, cina, dig., dros., ferr., merc., merl., nux-v., ph-ac., phos., puls., *rhus-t.*, squil., sulph., thuj.

Butter schmeckt: Chin., puls.

Essen (vgl. Speisen), vor: *Carb-v.*, *tarax.*

während: Acon., ang., ars., asar., bor., *bry.*, *camph.*, cham., *chin.*, chin-a., coloc., dig., dros., ferr., hell., hep., *ign.*, kreos., lyc., merc., *nat-m.*, nit-ac., nux-v., ph-ac., phos., **Puls.**, ran-b., rheum, *rhus-t.*, *sabin.*, sars., stann., staph., *stram.*, sulph., teucr., valer.

nach: Am-c., ang., **Ars.**, berb., *bry.*, *carb-v.*, dros., hell., hep., kreos., lyc., mang., merc., *nat-m.*, nit-ac., phos., **Puls.**, ran-b., stann., staph., *sulph.*, teucr., valer.

Fleisch schmeckt: Camph., puls.

Froststadium im Fieber, vor: Cina, *hep.*

während: *Spong.*

GESCHMACK - bitter - Froststadium im Fieber ...

nach: *Hep.*

Frühstück amel., nach dem: *Kali-i.*

Kaffee, nach: *Cham.*, puls.

schmeckt bitter: Chin., merc., puls., sabin., spong.

Kauen, beim: Dros., *puls.*

Kränkung, nach: Puls.

Menses, zu Beginn der: *Calc-p.*, *caul.*

Milch schmeckt: Sabin.

Pflaumen schmecken: Iod.

Rauchen, beim: Asar., casc., chin., **Cocc.**, **Puls.**

nach: Anac., ang., cocc., euphr., **Puls.**

amel.: Aran.

Schlaf, nach: Manc.

Speisen schmecken (vgl. Essen) Camph., **Chin.**, con., graph., hep., ign., lach., *nat-c.*, *nat-m.*, puls., rhus-t., sabin., sars., *sil.*, squil.

Schlucken, nur beim: Chin., kreos., rheum

nach: Ars., **Puls.**, *sil.*, sulph.

Wechselfieber, bei: *Ant-c.*, *ars.*, *ferr.*, *nat-m.*

Suppe schmeckt: Iod.

Süßes schmeckt: Rheum, sang.

Tabak schmeckt: Anac., *camph.*, **Chin.**, *cocc.*, *euphr.*, nat-m., *spong.*

Trinken, nach dem: Acon., *ars.*, *bry.*, *chin.*, *gins.*, ign., **Kreos.**, mang., *puls.*

amel.: **Bry.**, *psor.*

Wasser schmeckt: Ars., calc-p., chin-a.

Wein schmeckt: Iod., puls.

Zucker schmeckt: Sang.

Hals, nicht im Mund; im inneren Spong.

bitter-sauer: Aloe, carb-an., kali-c., kali-chl., petr., ran-b., rhus-t., sabad., sep., sulph.

bitter-süß: Arg-n., aspar., chim., crot-t., kali-i., mag-c., mag-s., meny.

blutig: Acon., alum., *am-c.*, anan., *ars.*, asc-t., *bell.*, benz-ac., berb., bism-o., bov., bufo, canth., carb-v., chel., dol., elaps, *ferr.*,

GESCHMACK - blutig ...

ham., hyper., *ip.*, jatr., kali-c., kalm., *lil-t.*, manc., *nat-c.*, osm., phos., puls., rhus-t., sabin., sil., sulph., thuj., zinc.

morgens: *Sil.*

abends: Zinc.

Husten, vor: Elaps

beim: **Bell.**, dol., elaps, *kali-bi.*, nit-ac., **Rhus-t.**

Koitus, beim: Hura

Schlaf agg., nach: *Manc.*

Schwangerschaft, in der: *Zinc.*

Brei, wie (vgl. fade): Am-m., arg-n., astac., atro., bell., bruc., calc., carb-s., chel., cocc., dios., eup-pur., graph., kali-s., laur., mag-m., *nat-m.*, nux-m., petr., *puls.*, raph., sanic., *sulph.*

brennend: All-c., kali-chl., mez., osm.

Mahlzeit, nach jeder: Mez.

Dung, wie: *Calc.*, carb-an., *merc.*, *plb.*, *sep.*, verat.

Eier, wie faule: Acon., ant-t., **Arn.**, *ferr.*, goss., hep., kali-bi., **Merc.**, **Mur-ac.**, *sil.*, thuj.

morgens: Acon., am-c., ant-t., **Arn.**, goss., **Graph.**, *hep.*, ph-ac., *phos.*, sil., thuj.

Husten, beim: *Sep.*

eitrig: *Dros.*, merc., *nat-c.*, *puls.*

Erbsen, wie rohe: Zinc.

erdig: Aloe, cann-s., chin., *ferr.*, hep., *ip.*, *nux-m.*, phos., puls., stront., tell.

fade (vgl. Brei): Acon., agar., ail., *alum.*, ambr., ammc., **Anac.**, anan., ang., ant-c., *ant-t.*, ars., arund., asaf., asar., aspar., *aur.*, aur-m., *bapt.*, bell., benz-ac., berb., bol., bor., *bry.*, bufo, cahin., calad., calc., calc-ar., calc-p., *caps.*, caust., chel., *chin.*, chin-a., cob., *cocc.*, *colch.*, cor-r., corn., crot-t., cycl., dig., dios., dulc., elaps, eup-per., euph., euphr., *ferr.*, ferr-ar., ferr-i., ferr-m., ferr-p., gnaph., *guaj.*, ham., hydr., hyper., ign., *ip.*, iris., jac-c., kali-ar., kali-bi., *kali-c.*, kali-p., kali-s., kalm., kreos., laur., lyc., lyss., mag-m., mang., **Merc.**, merc-sul., mur-ac., naja, *nat-c.*, *nat-m.*, nit-ac., nux-m., ol-an., olnd., op., par., *petr.*, ph-ac., *phos.*, *psor.*, **Puls.**, ran-b., rat., *rheum*, rhus-t., ruta, sabin., *sanic.*, sel., seneg., sep., spig., *stann.*, *staph.*, sul-ac., *sulph.*, tab., thuj., valer., verat., verb., vinc., zinc.

GESCHMACK - fade ...

morgens: Puls., rat., *sanic.*, **Sulph.**, valer., verb.

abends: *Alum.*, olnd., thuj.

Bier, nach: Chin.

schmeckt fade: Anac., ars., nux-v.

Essen, nach dem: Thuj.

Speisen schmecken: Alum., am-c., anac., arund., calc., chin., colch., *cycl.*, ferr., ferr-m., jac-c., olnd., ruta, stram., vinc.

Suppe schmeckt fade, obwohl sie wie gewohnt gesalzen ist: Card-m., *cocc.*, lyss., thuj.

Wasser, nach Trinken von: Ail., benz-ac., vario.

faulig: *Acon.*, agar., am-c., **Anac.**, ang., ant-t., *arn.*, *ars.*, *ars-i.*, asc-t., *aur.*, bapt., bar-m., bell., bov., *bry.*, *calc.*, calc-p., **Caps.**, carb-s., **Carb-v.**, *caust.*, *cham.*, *cinnb.*, *cocc.*, con., *crot-c.*, cupr., cycl., *dros.*, euph., *ferr.*, *ferr-ar.*, ferr-i., ferr-p., gels., glon., graph., *hep.*, hydr-ac., *hyos.*, *ign.*, *iod.*, iris., kali-ar., *kali-bi.*, *kali-c.*, kali-p., kali-s., *lac-c.*, lac-ac., laur., lil-t., *merc.*, merc-c., mosch., *mur-ac.*, *nat-m.*, **Nux-v.**, *petr.*, *ph-ac.*, *phos.*, plan., *podo.*, **Psor.**, **Puls.**, *pyrog.*, rhod., *rhus-t.*, *sep.*, sil., spig., stict., *sul-ac.*, *sulph.*, valer., *verat.*, zinc.

morgens: **Ars.**, *chin.*, iod., *merc-c.*, nux-v., *rhus-t.*, *sulph.*

nachmittags: Ferr.

nachts: *Cham.*

Bier schmeckt: *Ign.*

Trinken, nach dem: Euphr.

epileptischen Anfall, vor einem: Syph.

Essen, beim: Bell.

nach: Rhus-t.

Fleisch schmeckt: **Puls.**

Koitus, nach: *Dig.*

Menses, während: *Kali-c.*

Räuspern, beim: **Nux-v.**

Speisen schmecken: Anac., bar-m., ign., mosch., podo., rhus-t.

Wasser schmeckt: Aur., bell., nat-m.

Wechselfieber, bei: **Arn.**, *ars.*, *puls.*

Rachen, beim Hochräuspern von Schleim; tief unten im: Nux-v.

GESCHMACK ...

fettig (vgl. ranzig): Aesc., agar., alum., *asaf.*, cahin., *caust.*, *cham.*, cycl., euph., glon., ip., *kali-i.*, *lyc.*, mang., *mur-ac.*, ol-an., petr., phos., *psor.*, *puls.*, rhus-t., sabin., sang., *sil.*, thuj., valer., verat.

Fisch, wie: Acon., astac.

geschärfter Geschmacksinn: *Bell.*, calc., *camph.*, **Chin.**, **Coff.**, glon., kali-bi., *lyc.*, lyss., nat-c.

Geschmacklosigkeit der Speisen: *Alum.*, ant-t., apis, arg-n., ars., aster., aur., aur-m., bell., bor., bry., *cact.*, *calc.*, camph., *colch.*, *cor-r.*, cycl., dros., eup-per., ferr-m., **Hell.**, *ign.*, kali-bi., kali-i., merc., **Nat-m.**, nux-v., plan., ptel., **Puls.**, rhod., ruta, sal-ac., sars., seneg., sil., squil., staph., stict., *stram.*, *verat.*, viol-t.

Bier: Puls.

Brot: Alum.

Butter: Puls.

Dinge, die früher einen kräftigen Geschmack hatten: Acon.

Fleisch: Alum., nux-v., puls.

Kaffee: Nux-v.

Milch: Alum., nux-v., puls.

Salz: *Calc.*, canth.

Schnupfen, bei: Alum., *ant-t.*, *calc.*, cycl., *hep.*, mag-m., *nat-c.*, **Nat-m.**, nux-v., **Puls.**, *rhod.*, *sep.*, *sil.*, *sul-ac.*, *sulph.*

Tabak: Anac., ant-t., chin., puls.

Geschmacksverlust: Aeth., all-c., alum., am-m., *anac.*, *ant-c.*, *ant-t.*, *apis*, ars., *aur.*, aur-m., **Bell.**, *bor.*, *bry.*, cact., *calc.*, calc-ar., cann-s., *canth.*, chin., cocc., coff., *crot-h.*, cupr., *cycl.*, dros., *hep.*, *hyos.*, ip., *kali-bi.*, kali-br., kali-s., kreos., lyc., mag-c., *mag-m.*, *merc.*, merl., **Nat-m.**, nat-s., *nux-m.*, *nux-v.*, op., ox-ac., *par.*, **Phos.**, plan., podo., *psor.*, ptel., **Puls.**, rheum, rhod., sabad., sang., sec., *sep.*, **Sil.**, stram., *sul-ac.*, *sulph.*, syph., *ther.*, thuj., *verat.*

morgens: Coca, kali-c., *nat-s.*

gestört (s. verändert)

Heringslake, wie: Anac.

Karotten, wie: Nux-v.

käsig: Aeth., *lyc.*, phel., phos., zinc.

GESCHMACK ...

klebrig: Berb., chin-s., crot-t., gels., grat. *nat-m.*, nux-m., *phos.*, plan., prun-s., **Puls.** zinc.

morgens: Nicc.

Schweiß, beim: Gels.

klebriger Nachgeschmack: Ars-h., *psor.* **Puls.**

Knoblauch, wie: Asaf., calc-ar., merl.

kräuterartig: Calad., nux-v., ph-ac., puls. *sars.*, stann., verat.

Bier schmeckt: Nux-v.

Kreide, wie: Ign., *nux-m.*

Kupfer, Goldzahn schmeckt nach: Canth.

Lehm, nach: Agar., aloe, caps., *chin.* euphr., *hep.*, ign., phos., **Puls.**, stann.

Speisen schmecken nach: Chin., sil.

Mandeln, wie süße: Coff., crot-t., dig.

bittere: Laur.

Rauchen, nach: Dig.

mehlig: Nicc.

morgens: Lach., nicc.

Brot, besonders: Zing.

metallisch: *Aesc.*, aeth., agar., *agn.*, aloe alum., *am-c.*, *arg-n.*, *ars.*, aspar., aur. aur-m., bism-o., bol., bufo, cadm., *calc.* calc-s., cann-i., *canth.*, carb-ac., carb-s. card-m., cedr., chel., chin-a., chr-ac., cimic. cimx., *cinnb.*, *coc-c.*, **Cocc.**, coch., *coloc.* conv., *cupr.*, *cupr-ar.*, *cupr-s.*, echi., ferr-i. ham., hep., hyos., indg., iodof., jatr., kali-bi. kali-chl., kali-i., kali-n., *lach.*, lac-ac., *lyc.* manc., med., meph., **Merc.**, *merc-c.* merc-i-r., merc-sul., naja, *nat-ar.*, **Nat-c.** nat-h., nat-m., nat-p., *nux-v.*, phos., *phyt.* *plb.*, psor., puls., ran-b., **Rhus-t.**, sars. **Seneg.**, *sep.*, sil., *sulph.*, tell., *tub.*, *zinc.*

morgens: Alum., sulph.

Mittagessen, vor: Chr-ac.

Schwangerschaft, in der: Zinc.

Speisen schmecken: **Am-c.**

Stuhlgang, vor: Kali-bi.

milchig: *Aur.*

verbrannte Milch, wie: Tab.

modrig: Kali-bi., *led.*, *lyc.*

Hochräuspern von Schleim, nach *Teucr.*

GESCHMACK - modrig ...

Hals, im: Bor.

pechartig: *Cadm.*, canth.

Pfeffer, wie: Hydr., mez., tarax., xan.

Pfefferminze, wie: Ferr-i., *verat.*

ranzig: Agar., alum., ambr., asaf., bry., *cham.*, euph., ip., kali-bi., *kali-i.*, lach., *mur-ac.*, petr., *valer.*

Schlucken, beim: Ip.

Speisen oder Getränken, nach: *Kali-i.*

rauchig: Ph-ac.

Brot schmeckt: Benz-ac., nux-v.

rußig: Ars.

Sägemehl, Speisen schmecken wie: Cor-r., nux-m.

salzig genug, Speisen schmecken nicht: Ars., *calc.*, canth., card-m., cocc., lyss., thuj.

nur salzige Speisen haben einen natürlichen Geschmack: **Lac-c.**

salzig : Agar., alum., am-c., ant-c., ant-t., *ars.*, *ars-i.*, bar-c., bell., benz-ac., brom., bry., bufo, *calc.*, *carb-s.*, *carb-v.*, *carl.*, chin., chin-a., coff., croc., crot-c., cupr., *cycl.*, elaps, fl-ac., *graph.*, hydr., *hyos.*, iod., kali-bi., kali-br., *kali-chl.*, lach., lyc., mag-m., mang., **Merc.**, **Merc-c.**, merl., nat-ar., nat-c., **Nat-m.**, nat-p., nit-ac., *nux-m.*, *nux-v.*, op., *ph-ac.*, *phos.*, *puls.*, *rheum*, rhod., rhus-t., rhus-v., *sep.*, sphing., *sulph.*, *tarax.*, ther., verat., *zinc.*

Speisen schmecken: *Ars.*, bell., benz-ac., cadm., *calc.*, *carb-v.*, **Chin.**, cocc., **Cycl.**, merc., puls., sep., *sulph.*, tarent., thuj.

Wasser schmeckt: Brom., merc., nit-ac.

salzig-sauer: Cupr., lach.

salzig-süß: Croc., phos.

sauer: *Abrot.*, acet-ac., aloe, *alum.*, *alumn.*, am-c., am-m., *ant-c.*, **Arg-n.**, *ars.*, *ars-i.*, asar., aur., *bar-c.*, bar-m., bell., berb., bism-o., brom., bufo, **Calc.**, calc-ar., *calc-s.*, canth., *caps.*, *carb-an.*, *carb-s.*, *caust.*, *cham.*, *chel.*, *chin.*, *chin-a.*, clem., *cocc.*, con., *croc.*, *crot-h.*, crot-t., cupr., daph., ferr., ferr-i., fl-ac., *graph.*, hell., *hep.*, **Ign.**, iod., jac-c., kali-ar., kali-bi., kali-c., *kali-chl.*, kali-n., kali-p., kali-s., *kalm.*, kreos., *lach.*, lac-ac., lec., **Lyc.**, **Mag-c.**, *mag-m.*, *mang.*, *merc.*, merl., mez., *mur-ac.*, naja, **Nat-ar.**, **Nat-c.**, *nat-m.*, *nat-p.*, *nit-ac.*, *nux-m.*, **Nux-v.**, ol-an., op., *ox-ac.*, pall.,

GESCHMACK - sauer ...

petr., *ph-ac.*, **Phos.**, pic-ac., podo., *puls.*, rheum, rhod., rhus-t., *sars.*, *sep.*, *sil.*, *stann.*, sul-ac., *sulph.*, tab., *tarax.*, thuj., verat.

morgens: Am-m., berb., ferr., *lyc.*, mang., nat-c., nat-m., **Nux-v.**, ol-an., ptel., *puls.*, *sep.*, *sulph.*

Frühstück, nach dem: Sars.

abends: Nit-ac.

Bier schmeckt: Merc., puls.

Brot schmeckt: Ang., *bell.*, cham., chin., cocc., merl., nit-ac., nux-v., puls., staph.

Butter schmeckt: Puls., tarax.

Essen, vor: Bar-c., *nat-m.*

nach: Berb., bry., *carb-v.*, chlor., cocc., graph., lyc., *nat-m.*, *nux-v.*, *phos.*, puls., sabin., sec., *sep.*, *sil.*

Fleisch schmeckt: Caps., puls., tarax.

Husten, beim: Cocc.

Kaffee schmeckt: Chin., vac.

Milch schmeckt: Calad., nux-v.

nach Trinken von Milch saurer Geschmack: Am-c., ambr., calad., carb-v., lyc., *phos.*, rhus-t., *sulph.*

Schwangerschaft, in der: *Lac-ac.*, *mag-c.* ox-ac.

Speisen schmecken: **Am-c.**, ars., *calc.*, *caps.*, chin., jac-c., lyc., nux-v., podo., puls., tab., tarent.

Tabak schmeckt: Staph.

Trinken, nach: Berb., chin., **Nux-v.**, phos., sulph.

säuerlich-bitter: **Asar.**, *kali-chl.*, samb., *sep.*

schal (vgl. fade): Bry., chin-s., petr., puls., staph., thuj.

scharf: All-c., alum., anthro., apoc., asaf., berb., brom., cact., calc-s., caps., crot-t., fl-ac., hydr-ac., kali-chl., lac-ac., laur., *lob.*, mur-ac., osm., plan., plb., rhus-t., seneg., verat.

Speichel schmeckt: Agar.

Zahnwurzeln, von den: Fl-ac.

schlecht: Acon., agar., *agn.*, *all-c.*, all-s., alumn., ant-t., anthr., anthro., *ars.*, ars-i., asaf., atro., aur-m., bad., *bapt.*, bar-c., bar-m., bov., brom., *bry.*, **Calc.**, *calc-p.*, *calc-s.*, camph., *cann-s.*, carb-s., caust.,

GESCHMACK - schlecht ...

cedr., chel., chin., chin-a., cimic., cinnb., cob., *coc-c.*, con., *crot-t.*, echi., ferr-i., fl-ac., *gels.*, *graph.*, ham., *hydr.*, hyper., ign., iod., iris., *kali-ar.*, *kali-bi.*, *kali-c.*, kali-chl., kali-p., kreos., lac-ac., led., lyc., med., **Merc.**, *merc-i-f.*, *merc-i-r.*, myric., naja, **Nat-c.**, nat-m., nat-p., nux-m., **Nux-v.**, op., petr., phos., *phyt.*, pic-ac., podo., psor., **Puls.**, raph., sabad., sang., *sars.*, sel., seneg., sep., sil., sin-n., squil., stann., stry., *sul-ac.*, **Sulph.**, tab., tarent., thuj., vib., zinc.

morgens: Am-c., arum-d., *bar-c.*, bry., *calc.*, *calc-p.*, *camph.*, cann-i., echi., ferr-i., hydr., jac., lyc., mag-m., med., *merc.*, *nat-m.*, **Nat-s.**, **Nux-v.**, **Puls.**, rhus-t., sang., *sep.*, sulph., tab., zing.

Erwachen, beim: *Calc-p.*, guaj., *merc.*, *merc-i-f.*, nat-c., nat-p., nicc., sang., sul-ac., **Valer.**

abends: Bad.

Essen, nach dem: Agar., ars., cann-i., cann-s., con., ign., *lyc.*, rhus-t.

Fleisch, nach: Puls., zinc.

Milch, nach: Aran.

Wasser schmeckt: Arund., *ferr.*, *nat-m.*, *sil.*

Zungenwurzel: Agar.

schleimig: Abrot., acon., *arn.*, ars-h., bell., carb-an., *cham.*, *chel.*, chim., *chin.*, dig., hell., hep., kali-c., laur., lyc., **Merc.**, *merc-c.*, merc-i-r., nat-c., *nat-s.*, *nux-m.*, *nux-v.*, pall., par., *petr.*, phel., *phos.*, plat., prun-s., **Puls.**, *rheum*, rhus-t., sabin., sang., sars., seneg., *sep.*, sil., tab., ust., **Valer.**, zing.

morgens: Lyc., merc-i-r., seneg., **Valer.**, zing.

Erwachen, beim: Merc-i-r., **Valer.**, zinc.

Bier schmeckt: Asaf.

Trinken, nach dem: Chin.

Schwefel, wie: *Cocc.*, *ham.*, nux-v.

seifig: Cact., calc-s., dulc., iod., merl., sil.

Trinken, nach dem: Benz-ac.

Speisen, von: Agar., am-c., **Anac.**, benz-ac., tell.

gegessener Speisen, einige Stunden zuvor: Am-br.

stechend: Chim., corn., cupr-ac., hydr., puls., verat.

GESCHMACK ...

Stroh, wie: Chin., cor-r., kali-i., kreos. rhod., rhus-t., *stram.*, *sulph.*

Mehlspeisen: Cor-r.

süßlich: *Acon.*, aesc., aeth., agar., *all-c.* *alum.*, *alumn.*, am-c., anan., arg-n., *ars.*, ars i., arund., asar., aspar., astac., aur. bar-c., bar-m., *bell.*, bism-o., bol., brom. *bry.*, calc., calc-p., calc-s., carb-s., chel. *chin.*, chin-a., chlf., cob., *coc-c.*, *coff.* colch., croc., **Cupr.**, cupr-s., dig., dios. **Dulc.**, ferr., ferr-ar., ferr-i., ferr-p., fl-ac. gamb., glon., gnaph., hydr-ac., iod., ip. kali-ar., kali-bi., *kali-c.*, *kali-i.*, kali-s., lach. laur., *lyc.*, mag-c., **Merc.**, mez., *mur-ac.* nat-ar., nat-c., nit-ac., nuph., nux-v., op. osm., phel., *phos.*, *plat.*, *plb.*, *podo.*, **Puls.** *pyrog.*, ran-b., rhus-t., *sabad.*, *sars.*, seneg. sep., *spong.*, *squil.*, *stann.*, sul-ac., **Sulph.** sumb., *thuj.*, *zinc.*

morgens: Aeth., alum., *ars.*, bufo nit-ac., ran-s., sulph.

Erwachen, beim: Aeth., cupr-s. kali-c., sulph.

Frühstück, nach dem: Agar., sulph.

abends: Thuj.

Bier schmeckt: Cor-r., *mur-ac.*, *puls.*

Brot schmeckt: **Merc.**

Butter schmeckt: *Puls.*, ran-b., sang.

Essen, während, nach dem Essen bitter Phos.

nach: Thuj.

Fleisch schmeckt: *Puls.*, squil.

Fleischbrühe schmeckt: Indg.

Husten, nach: Aeth., astac., chin-a.

Milch schmeckt: *Puls.*

Rauchen (von Tabak), beim: Agar.

nach: Sel.

Speisen schmecken: Mur-ac., puls squil., thuj.

Suppe schmeckt: Squil.

Süßigkeiten schmecken zu süß: Ars-h.

Tabak schmeckt: Sel.

Trinken, nach dem: Lyc., phel., vario.

süß-sauer: Bism-o., crot-t., kali-i., mag-s meny.

Talg, wie: *Valer.*

Teer, wie: Con.

GESCHMACK ...

teigig: Bry., *cycl.*, lec., merc., *raph.*, *sulph.*, verat.

Tabak schmeckt: Staph.

Tinte, wie: Aloe, arg-n., *calc.*, fl-ac.

trocken, Speisen schmecken: Ars., ferr., ruta, stront.

Brot schmeckt: Ferr., ph-ac., rhus-v., thuj.

Übelkeit erregend: Acon., agar., *all-c.*, anthro., aran., bapt., bism-o., bol., bov., bry., canth., *carb-an.*, carb-s., coc-c., cocc., crot-t., gnaph., hyos., *ip.*, lach., lyc., merl., *myric.*, **Puls.**, rheum, sabad., sec., sel., seneg., *sulph.*, thuj., verb., zinc.

morgens: *Bry.*, **Puls.**

Essen agg., nach dem: Psor.

Rauchen (von Tabak), beim: **Puls.**

Speisen und Fleisch schmecken: Chin-s., olnd., squil.

fade, abends: Olnd.

Stuhlgang, beim: *Crot-t.*

übelriechend: Agar., am-c., **Anac.**, asar., bar-c., bell., canth., cham., coc-c., cocc., *coloc.*, cycl., ferr-i., form., hydr-ac., puls., *sep.*, spig., **Stann.**, valer.

Frühstück, nach dem: Agar.

Milch, nach: Aran.

Speisen und Getränke schmecken: *Coloc.*

Tabak schmeckt: Camph.

ungesalzen; Speisen schmecken (s. salzig)

verbrannt, wie: Berb., bry., calad., chin-s., cycl., kali-chl., *nux-v.*, ph-ac., **Puls.**, ran-b., sal-ac., sars., squil., *sulph.*

morgens: Berb.

Mahlzeiten, während der: Squil.

trockenen Speisen, nach: Ran-b.

verdorbenes Wildbret, wie: *Aur.*

Wein, wie: Seneg.

Wasser schmeckt: Tab.

Zwiebeln, wie: Aeth., crot-c., meph.

GESCHNITTEN; Zunge fühlt sich an den Rändern wie (s. SCHMERZ - schneidend - Zunge - Ränder)

GESCHWÜRE: *Agn.*, *alum.*, *anac.*, anan., **Ars.**, arum-t., *bapt.*, *bor.*, calc., calc-s., *canth.*, *caps.*, carb-an., carb-s., caust., chlor., *cic.*, cop., corn., *crot-c.*, crot-h., cupr-s., *dulc.*, *fl-ac.*, gamb., gran., *graph.*, hell., hep., hippoz., *hydr.*, **Iod.**, *iris.*, jatr., kali-ar., *kali-bi.*, *kali-chl.*, **Kali-i.**, **Lach.**, *merc.*, *merc-c.*, *merc-cy.*, *merc-d.*, mez., **Mur-ac.**, nat-ar., *nat-c.*, *nat-m.*, **Nit-ac.**, *nux-m.*, nux-v., op., ox-ac., petr., *phos.*, *phyt.*, pic-ac., plb., *psor.*, rumx., sanic., sin-n., *staph.*, *sul-ac.*, tab., ter., thuj., uran, zinc.

ausbreitend, sich: *Alum.*, *lach.*, merc., merc-p-r.

beißend: Nat-m.

bilden sich schnell: *Bor.*

bläulich: Ars., aur., *mur-ac.*

blutend: Kreos., merc., sul-ac.

bösartig: **Ars.**, *lach.*, *phos.*

brennend: Alum., *ars.*, *caps.*, *carb-v.*, caust., chin., cic., *hydr.*, kali-ar., kali-i., *kreos.*, *merc.*, *nat-c.*, nat-m., ph-ac., sep., sin-n.

flach: *Caps.*, merc., mez., *nat-c.*, nat-m., sul-ac.

gangränös: *Ars.*, *bapt.*, *bor.*, **Lach.**, *sul-ac.*, syph.

gelb: Aloe, calc., hell., *plb.*, *sul-ac.*, zinc.

Mündung der Speicheldrüsen, an der: Acon., bell., **Merc.**

gräulich: Carb-v., hell., merc-c.

herpetisch: Ars-s-f.

juckend: Chin.

kaltes Wasser amel.: Dulc.

klein: *Alum.*, *caps.*, chlor., *merc.*, zinc.

perforierend: *Kali-chl.*

phagedänisch: *Ars.*, ars-s-f., *caps.*, *merc-c.*, **Nit-ac.**, *sul-ac.*

Quecksilber, nach Missbrauch von: Bor., hep., *iod.*, kali-i., *nit-ac.*

schmerzhaft: *Ars.*, *fl-ac.*, kali-bi., *merc.*, mur-ac., nat-m., **Nit-ac.**, petr.

Berührung, bei: Cic., nat-c., *nat-m.*

Splitter, wie ein: *Nit-ac.*

stechend, Stiche: *Nit-ac.*

wund, beißend: Ars-m., bov., nat-ar.

Zusammenbeißen der Zähne, beim: Petr.

schmerzlos: Bapt., hell., phos.

GESCHWÜRE - schmerzlos ...

Hautausschlag im Gesicht; nach unterdrücktem, braunem, herpetischem: Phos.

Unterlippe, Innenseite: Phos.

schmutzig aussehend: **Nit-ac.**, *plb.*

stinkend: *Bapt.*, *merc.*, nit-ac., nux-v., plb.

syphilitisch: *Aur.*, *aur-m.*, *fl-ac.*, **Hep.**, hydr., **Kali-bi.**, **Kali-i.**, *lach.*, **Merc.**, *merc-i-r.*, *phyt.*, **Syph.**

tief: *Carb-v.*, gamb., merc-d., *mur-ac.*, sul-ac.

violett: Carb-v., *plb.*

weiß: Cic., *sul-ac.*

belegt, wie mit Milch: *Kali-i.*

Unterlippe, Innenseite links: Ars-m.

erstreckt sich vom Hals zum Gaumen: Ars.

Basis geschwollen: Hell.

milchig: **Kali-i.**

schwammig: Ars.

schwarz: Mur-ac.

speckig: Ant-t., caps., *hep.*, **Merc.**, **Nit-ac.**, phos., syph.

Gaumen: Am-c., *apis*, **Aur.**, *aur-m.*, *cinnb.*, dulc., *kali-bi.*, *lach.*, *lyc.*, **Merc.**, *merc-c.*, *nat-m.*, *nit-ac.*, nux-v., *ph-ac.*, *phos.*, *phyt.*, *sang.*, sanic., sil.

ausgestanzt, wie: *Kali-bi.*

perforierend: *Kali-bi.*, mez., *sil.*

phagedänisch: *Kali-bi.*, *lach.*, *merc-c.*, *nit-ac.*, *phos.*, *syph.*

syphilitisch: **Aur.**, **Aur-m.**, *hep.*, *kali-i.*, *syph.*

Gaumensegel: Dros., hippoz., *kali-i.*, *merc.*, *merc-cy.*, *nit-ac.*, *ph-ac.*, *phyt.*, syph.

Ränder hart: Kali-bi.

Kanten erhöht: Hell.

grau: Hell.

hart: *Kali-bi.*, phos.

unregelmäßig: Ars., **Kali-i.**, merc.

gezackt: Ars., merc.

Zahnfleisch: Aloe, alum., anan., ang., ars., aur., aur-m., berb., bufo, *calc.*, caps., *carb-v.*, caust., corn., *crot-c.*, *cupr.*, *hep.*, hippoz., *iod.*, *kali-bi.*, kali-chl., *kali-i.*, **Kreos.**, lac-c., *lach.*, *lyc.*, **Merc.**, *merc-c.*,

GESCHWÜRE - *Zahnfleisch* ...

mill., mur-ac., **Nat-m.**, nat-p., nicc., *nux-v.*, ox-ac., *ph-ac.*, **Phos.**, phyt., **Psor.**, sang., *sep.*, *sil.*, stann., *staph.*, *sul-ac.*, zinc.

Blut absondernd, bei Druck: Bov.

Gefühl von Geschwüren an der Zahnwurzel: Am-c.

gelblich: Hell., sulph.

phagedänisch: *Merc.*, merc-p-r., op., staph.

salzig schmeckendes Blut absondernd: Alum.

skorbutisch: Acet-ac., mur-ac.

Basis speckig: *Hep.*

Zunge: Agar., aloe, ant-t., *apis*, *ars.*, ars-h., arum-t., *aur.*, aur-m., **Bapt.**, *bar-c.*, *bar-m.*, benz-ac., bov., *calc.*, *caps.*, *chin.*, chlol., cic., cinnb., clem., corn., *dig.*, dros., *fl-ac.*, graph., hydr., *kali-bi.*, *kali-chl.*, **Kali-i.**, *kreos.*, *lach.*, *lyc.*, **Merc.**, *merc-i-r.*, merl., *mur-ac.*, *nat-m.*, *nit-ac.*, op., *phyt.*, *plb.*, **Psor.**, sil., *sin-n.*, *staph.*, sul-ac., *sulph.*, tarent., verat.

blau: *Ars.*, mur-ac.

blutend: Merc.

gelb: Aloe, cupr., *hell.*, plb.

phagedänisch: *Agar.*, benz-ac., *caps.*, *fl-ac.*, sil.

schmerzhaft: Agar., bov., *calc.*

Berührung, bei: Bov., *cic.*, thuj.

syphilitisch: Fl-ac., *kali-bi.*, *kali-i.*, **Merc.**, **Nit-ac.**, *phyt.*

tief: Mur-ac.

verhärtet: Merc., *merc-i-r.*, thuj.

Frenulum: Agar., *kali-c.*, naja, sep.

Kanten: Agar., ars., bov., *calc.*, caust., *cic.*, cupr., *kali-bi.*, kali-chl., *lach.*, *merc.*, merc-cy., **Nit-ac.**, *thuj.*

rechte Seite: Bov., cinnb., sil.

links, dann rechts: *Thuj.*

Mitte der Zunge: Cupr-s., *fl-ac.*

unter der Zunge: *Fl-ac.*, *graph.*, **Lyc.**, plb., **Sanic.**, thuj.

Zungenspitze: Am-c., cinnb., cupr., dros., lyc., merc., plb.

GLÄNZENDE Zunge (s. GLATTE)

GLASIERT, wie:

Gaumen: Atro., *hyos.*, lac-c.

GLASIERT, wie ...

Gaumensegel: *Carb-ac.*

Zunge (s. GLATTE)

GLATTE Zunge (glänzend, glasiert): *Apis*, *arg-n.*, *ars.*, atro., carb-ac., *crot-h.*, crot-t., cupr., eucal., gamb., *glon.*, ip., **Kali-bi.**, kali-br., **Lach.**, mur-ac., *nat-m.*, *nux-v.*, *phos.*, *plb.*, *pyrog.*, rob., *sec.*, stram., *sul-ac.*, sumb., *ter.*

Kanten: Bapt.

Krusten, Bewegung erschwert durch krustigen Belag: Myric.

GREIFT sich an den Mund: Sil.

HAARGEFÜHL: Ther.

Zunge: All-s., *kali-bi.*, *nat-m.*, nat-p., **Sil.**

Trachea, zur: Sil.

vorderer Teil: **Sil.**

Zungenspitze: Nat-p., sil.

HÄMORRHAGIE (s. BLUTEN)

HÄNGT am Gaumen fest, Zunge (s. KLEBT)

HARTER Fleck: Caust.

Gaumen: Calc., hyos.

HERAUSSTRECKEN der Zunge: Absin., acet-ac., acon., *apis*, bell., cina, cocc., **Crot-h.**, ferr-m., *hell.*, hydr-ac., hyos., *lach.*, *lyc.*, *merc-c.*, nux-v., oena., op., **Phyt.**, plb., sec., stram., stry., sumb., syph., tab., vip.

oszilliert: *Hell.*, lach., *lyc.*

Schlaf, im: Vario.

schnellt heraus und hinein wie bei einer Schlange; züngelt: *Cupr.*, lach.

schwierig: Colch., *hyos.*, **Lach.**, *lyc.*

einziehen, kann sie kaum: Hyos., vario.

verfängt sich an den Zähnen: *Apis*, *hyos.*, **Lach.**, lyc.

spasmodisch: Cina, cocc., sec.

unmöglich: *Apis*, brom., carb-ac., dulc., hyos., *lyc.*, *merc-c.*, *nux-v.*, *plb.*, sabad., vesp.

HERPES an der Zunge: *Nat-m.*, *zinc.*

Herpes circinatus, rechts: *Nat-m.*

HERVORSCHNELLEN der Zunge (s. HERAUSSTRECKEN)

HERVORSTEHENDES Zahnfleisch (vgl. ABGELÖST): Kreos., lach.

HITZE: *Acon.*, aeth., anan., *ars.*, ars-h., aur., *bad.*, **Bell.**, **Bor.**, bov., brach., brom., *calc.*, *calc-s.*, *camph.*, *carb-v.*, **Cham.**, chel., chin.,

HITZE ...

chin-a., *cimic.*, cinnb., clem., *colch.*, croc., crot-t., cupr-s., dor., fl-ac., *hyper.*, *jatr.*, *kali-chl.*, *kali-i.*, kali-s., lyc., mag-c., mag-m., manc., merc., merl., mez., naja, nat-m., nat-s., psor., rhus-t., *sal-ac.*, *senec.*, sep., sil., *stront.*, *sulph.*, verat.

morgens: Abrot., nat-c.

nachmittags, 17 Uhr: Hyper.

nachts: Am-c., cinnb., phos., *sulph.*

Gaumen: Camph., canth., dulc., led., *mez.*, *polyg-h.*

Zahnfleisch: *Acon.*, *bell.*, *caps.*, *cham.*, *dulc.*, eup-pur., *kreos.*

Kältegefühl in den Zähnen, mit: Anan.

Zunge: Acon., am-c., *apis*, ars., **Bell.**, caps., caust., cimic., crot-t., manc., merc-c., *mez.*, *phyt.*, plb., puls., sec., stram., stry., sulph., tax.

Ränder und Zungenspitze: Sin-n.

HOLZ, wie (s. GEFÜHLLOSIGKEIT)

JUCKEN: Am-c., anac., apis, aur-m., hep., *merc.*, merc-i-f., psor.

Scharlach, bei: **Arum-t.**

Gaumen: Apis, arund., canth., crot-h., ferr-ma., *glon.*, *kali-c.*, *lac-c.*, lyss., *merc.*, *phos.*, puls., *ran-b.*, sil., upa., *wye.*

brennend: Arund.

Liegen, nach: Carb-s.

Zahnfleisch: Am-c., bell., calc., camph., caust., cimx., graph., *merc.*, *nit-ac.*, phos., rhod., zinc.

blutet beim Kratzen: Am-c.

Schmerzen nach Kratzen, mit: Cimx.

zwischen den Zähnen: Caust.

Zunge: Alum., apis, cedr., crot-c., dulc., sulph.

Zungenspitze: Dulc.

KÄLTEGEFÜHL: Acon., *ars.*, bol., *camph.*, carb-an., *carb-v.*, chlf., clem., eupi., kali-n., lyss., plat., rhus-t., tell., *verat.*

eisige Kälte: Cocc-s.

heißer Tee scheint kalt: Camph.

Konvulsionen, nach: Eupi.

Pfefferminz, wie durch: *Camph.*, *lyss.*, rhus-t., tell., verat.

erstreckt sich zum Magen: Kali-n.

Zahnfleisch, oben: Sil.

KÄLTEGEFÜHL ...

Zunge: Acon., anag., ant-t., ars-h., bell., **Camph.**, **Carb-v.**, cist., guare., helod., hydr-ac., kali-chl., laur., *verat.*, zinc.

rechte Hälfte: *Gels.*

Gefühl von kalter Luft: *Acon.*

Pfefferminze, wie durch: Lyss.

Frenulum, nahe dem: Anag.

Zungenspitze: Bell., cupr.

KALTER Atem: Acon., **Camph.**, carb-o., **Carb-v.**, *cedr.*, *chin.*, chin-s., cist., colch., *cop.*, cor-r., merc., *phos.*, rhus-t., ter., **Verat.**

Froststadium im Fieber, während: **Carb-v.**, verat.

Zunge: Acet-ac., acon., am-c., *ars.*, bar-c., bell., calc., **Camph.**, carb-s., *carb-v.*, *colch.*, cupr-ar., *cupr-s.*, *iris.*, kali-br., *laur.*, merc., naja, *nat-m.*, op., *ox-ac.*, *ph-ac.*, sec., **Verat.**, zinc.

morgens: Zinc.

eiskalt: Ars., zinc.

KARIES des Gaumens: **Aur.**, guare., hippoz., *merc.*, *nit-ac.*

Zahnfleisch: Calc.

KAUBEWEGUNG (s. GESICHT)

KLEBRIG feucht: Bufo, *dios.*, gamb., gels., glon., jac-c., lac-d., *lach.*, merc-sul., naja, nat-s., *onos.*, plb., sang.

Erwachen, beim: Cycl., *puls.*

KLEBRIG, zäh: *Berb.*, calad., *nat-m.*, ruta, squil., *verat.*

morgens: *Berb.*, *crot-h.*, *sabad.*

Essen amel.: Berb.

fiebriges Gefühl: *Gels.*

Zunge (vgl. SCHLEIM): *Am-m.*, ars., bell., berb., *bry.*, *carb-v.*, *con.*, *lac-ac.*, *merc-i-r.*, nat-m., **Nux-m.**, *ph-ac.*, puls., sin-n., *verat.*

KLEBT am Gaumen, die Zunge (vgl. TROCKENHEIT): Alum., arg-m., bell., *bry.*, caust., nit-ac., **Nux-m.**, sanic.

KNISTERN des Zahnfleisches bei Druck: Daph.

KNOTIGE Schwellungen: Iod., mag-c., merc-i-r., phos., stront.

bluten und brennen bei Berührung: Mag-s.

Gaumen: *Asaf.*, mang.

Zahnfleisch: Berb., caust., nat-s., ph-ac., plb., *staph.*

KNOTIGE Schwellungen ...

Zunge: Ambr., aur., **Carb-an.**, eupi., iod. kali-i., lyc., mang., mur-ac., *sil.*

rechte Seite; laufen auf einen Punkt zu Ars-h.

unter der rechten Seite: Ambr.

unter der Zunge: Ambr.

Zungenspitze, führt zu unreinen Geschwür mit harten Rändern; harte Bläschen bildet sich auf der: Ph-ac.

KONDYLOM, Gaumen: Arg-n.

Zunge: Aur., *aur-m.*, aur-m-n., lyc., mang. staph.

KONVULSIONEN der Zunge (s. KRÄMPFE)

KRAMPFADERN auf der Zunge: *Dig.*, *fl-ac. ham.*, *puls.*, *thuj.*

KRÄMPFE der Zunge: *Arg-n.*, bor., *cocc.*, *con.* glon., *lyc.*, ruta, sec., syph.

KRATZEN im Gaumen; schabendes scharriges: Cact., *camph.*, chin., coc-c., coloc. dig., *dros.*, fago., hyos., lyss., meph., *mez.* phos., ran-b., staph.

KREBS, Gaumen: Aur., hydr.

Zunge: *Alumn.*, *apis*, *ars.*, *aur.*, *aur-m.* benz-ac., calc., *carb-an.*, caust., *con.* crot-h., cund., *hydr.*, kali-chl., kali-cy. *kali-i.*, *lach.*, *mur-ac.*, *nit-ac.*, *phos.*, *phyt.* sep., *sil.*, sulph., thuj.

KRIBBELN: Acon., alum., merl., nux-m., *zinc.*

Gaumen: Acon., carb-v., grat., sabad.

Zahnfleisch: Arn., graph., kali-c., **Sec.**

Zunge: *Plat.*

KRUSTEN:

geschwürig: Arg-n.

trocken, schuppig: *Myric.*

Gaumen:

trocken, schuppig: Myric., plb., sec sul-ac.

weiß: Ox-ac.

hinter der Basis der Uvula: *Bar-c.*

LACK überzogen, Zunge wie mit (vg GLATTE): Apis

LAHME Zunge: Calc., *dulc.*, euphr., hydr-ac.

Schreck, nach: Hydr., hyos.

wie lahm: Aesc-g., *mur-ac.*

LÄHMUNG:

Gaumen: *Gels.*, *lach.*, *plb.*, *sil.*

LÄHMUNG ...

Zunge: Absin., *acon.*, anac., *apis*, *arn.*, ars., bapt., *bar-c.*, bar-m., *bell.*, brom., bufo, *cadm.*, caps., carb-s., **Caust.**, *cocc.*, *con.*, *crot-c.*, *cupr.*, *dulc.*, **Gels.**, graph., guare., *hell.*, *hydr-ac.*, *hyos.*, ip., lac-c., *lach.*, **Lyc.**, meph., merc-c., *mur-ac.*, *naja*, *nux-m.*, nux-v., **Op.**, **Plb.**, *rheum*, *rhus-t.*, sec., *stram.*, syph., verat., vesp.

alten Menschen, bei: *Bar-c.*

Gefühl von Lähmung: *Cocc.*, ip., merl.

Menses, während: *Cedr.*

gezogen nach rechts: *Cur.*, *nux-m.*, **Op.**

links: *Bell.*, *glon.*, *op.*, *plb.*

Wetter, bei nasskaltem: *Dulc.*

LANDKARTENZUNGE: Ant-c., *ars.*, cham., *kali-bi.*, *lach.*, lyc., merc., *nat-m.*, nit-ac., *ran-s.*, *rhus-t.*, sul-ac., **Tarax.**, *ter.*, thuj.

LANG, Gefühl, als sei die Zunge zu: Acon., aeth., *mur-ac.*, sumb.

LAZERIERTE Zunge: Anan., art-v., hyper.

LEDER, Zunge fühlt sich an wie: Acon.

sieht wie verbranntes Leder aus: Hyos.

LIVIDE *Zunge* (s. FARBE)

LUFT gefüllt, wie mit: Acon.

MUNDFÄULE (s. STOMATITIS ulcerosa)

NOMA (s. KREBS; ALLGEMEINES - KREBLEIDEN)

OFFEN: Ant-t., apis, arum-t., bell., *calad.*, camph., caust., colch., cupr., gels., *hell.*, hydr-ac., *hyos.*, **Lach.**, *laur.*, **Lyc.**, merc., mez., *morph.*, *mur-ac.*, naja, *nux-v.*, **Op.**, ox-ac., ph-ac., *phos.*, puls., samb., squil., *stram.*, stry., **Sulph.**

Schlaf, im: Brom., caust., cham., chim., dulc., elaps, ign., *lyc.*, merc., *nux-v.*, **Op.**, plan., *rhus-t.*, samb., sul-i., vario.

weit offen:

epileptischen Anfall, vor einem: *Bufo*

Gähnen weit offen, bleibt nach dem: *Ant-t.*

ÖFFNEN des Mundes schwierig: Ant-t., anthr., ars., *caust.*, chin-s., cocc., colch., dig., **Lach.**, *merc-c.*, mosch., nit-ac., nux-v., *phos.*, psor., stry., sul-ac., upa.

OSZILLIEREN der Zunge (s. HERAUSSTRECKEN)

PAPILLEN:

aufrecht: Agar., apis, **Arg-n.**, *ars.*, arum-m., *arum-t.*, **Bell.**, caust., chel., croc., cupr., ham., *hydr.*, kali-bi., *lach.*, lyc., *merc.*, *merc-c.*, merc-i-f., merc-sul., mez., *nux-m.*, olnd., *phos.*, plb., podo., poth., ptel., *rhus-t.*, sep., stram., stry., *tab.*, *tarent.*, ter., zinc.

hinterer Teil der Zunge: Agar., *kali-bi.*, nat-ar.

gerötet: Ant-t., ars., **Bell.**, ign., mez., *nux-m.*, ptel.

vergrößert: *Agar.*, *bell.*, cupr., *ign.*, *kali-bi.*, phos., tub.

Zungenspitze: **Ars.**, sulph.

Zungenwurzel: Ham.

wund: *Arg-n.*

PICKEL: Dulc.

Gaumen: Bapt., dulc., nux-v., rumx.

Wangen, Innenseite und Lippen: Berb.

rot und schmerzhaft: Berb.

Zahnfleisch: Berb.

Zunge: Bell., berb., brom., *calc-p.*, lyc., manc., *nux-v.*, plb., tarax.

schmerzhaft: Arg-n., bell., graph., **Nit-ac.**, nux-v., sulph.

blutend: Graph.

Kanten: Apis, arg-n., hura, nat-c., **Nit-ac.**, osm., sulph.

Zungenspitze: *Bell.*, caps., *hell.*, *kali-c.*, *nat-c.*

PLAQUES (s. SCHLEIMHAUTPAPEL)

PRICKELN, Kribbeln: Anac., cedr., colch., fl-ac., manc., nat-p., nit-ac., psor., seneg., spig., *zinc.*

Gaumen: Arg-n., sang.

Zahnfleisch: Arn.

Zunge: **Acon.**, agar., *alum.*, apis, ars-h., arum-m., bell., bor., brach., bry., cact., carb-ac., cedr., chr-ac., dros., dulc., echi., elaps, eup-pur., *fl-ac.*, *glon.*, hell., *kali-bi.*, kali-n., lach., *lyss.*, manc., merc., merl., nat-m., nat-p., nux-m., phos., plat., ptel., puls., rhod., sang., sec., spig., thuj., *ust.*, verat.

Menses, während: *Cedr.*

unter der Zunge: *Lyss.*

PRICKELN – *Zunge* ...

Zungenspitze: Ars-h., cact., crot-c., crot-t., dulc., elaps, eup-pur., nat-m., phys., sang.

Nadeln, wie tausend: Arum-m., carb-ac., nux-v.

PULSIEREN:

Gaumen: Glon., rhus-t.

Zahnfleisch: Ambr., *arn.*, bell., *calc.*, daph., merc., phos., puls., *sep.*, staph., *sulph.*, thuj.

Menses, während: **Sep.**

Zunge: Vesp.

PURPURA: *Crot-h.*, *lach.*, *phos.*, *psor.*, ter.

PUSTELN: Ant-t., ars-s-f., berb., caps., crot-t., hep., hydr.

Gaumen: Ambr., ant-t., coc-c., phos.

Zahnfleisch: Aur., calc., *carb-an.*, *carb-v.*, nat-s., petr., puls.

nahe dem befallenen Backenzahn: Aloe

Zunge: Ant-t., cund., **Hep.**, med., mur-ac., sep., vario.

brennend und stechend: Am-c.

unter der Zunge: Am-c., med., nat-c.

Zungenspitze: Cund., med., thuj.

QUECKSILBER, angegriffenes Zahnfleisch durch: *Carb-v.*, chin., *hep.*, hydr., *merc.*, *nit-ac.*, phyt., staph.

RANULA, Froschgeschwulst: **Ambr.**, **Calc.**, *canth.*, cham., fl-ac., hippoz., lac-c., *lach.*, *merc.*, *mez.*, *nat-m.*, *nit-ac.*, *plb.*, psor., sacc., *staph.*, *thuj.*, verat.

gallertartig: Mez., nit-ac., staph.

bläulich-rot: *Thuj.*

periodisch: Chr-ac., lyss.

RASSELN: Lac-c.

RAUHEIT: Am-c., berb., bov., calc., carb-an., carb-v., caust., cina, cycl., dig., lyc., *nat-s.*, phos., sep., sulph.

Gaumen: Ang., ant-c., apis, *calc.*, **Card-m.**, cina, *dros.*, guare., iris., mag-c., mez., naja, sep., stram., thuj.

Zunge: Alum., alumn., anac., ang., *arg-n.*, bar-c., bell., *bry.*, calc., carb-v., casc., coc-c., cocc., coloc., cupr., dulc., graph., *grat.*, *kali-bi.*, laur., olnd., par., phos., *phyt.*, *podo.*, ptel., sars., sep., sul-ac., *sulph.*

morgens: Sars., sep.

Streifen, in: *Calc.*

RAUHEIT - *Zunge* ...

Kanten: Osm.

RISSIG: Ambr., bism-o., bufo, *cocc.*, lach., *ph-ac.*, *phos.*

Zahnfleisch: Plat.

Zunge: **Ail.**, anan., *apis*, **Ars.**, **Ars-i.**, **Arum-t.**, atro., aur., *bapt.*, bar-c., bar-m., *bell.*, *benz-ac.*, *bor.*, *bry.*, bufo, *calc.*, calc-p., calc-s., *camph.*, carb-ac., carb-s., *carb-v.*, *cham.*, chel., *chin.*, chin-a., cic., clem., cob., *crot-h.*, cupr., cur., **Fl-ac.**, **Hyos.**, iod., *kali-bi.*, *lach.*, *lyc.*, *mag-m.*, *merc.*, mez., *mur-ac.*, *nat-ar.*, **Nit-ac.**, nux-v., ph-ac., **Phos.**, plat., *plb.*, *podo.*, puls., *pyrog.*, ran-s., raph., **Rhus-t.**, rhus-v., sacc., **Spig.**, stram., *sulph.*, *tub.*, *verat.*, *zinc.*

Richtungen, in alle: **Fl-ac.**, **Nit-ac.**

Mitte der Zunge: Bapt., bufo, *cob.*, cub., lept., *mez.*, *nit-ac.*, raph., *rhus-v.*, sin-n.

quer verlaufend: Cob.

Kanten: Anan., clem., *lach.*, *nux-v.*

links: *Bar-c.*

schmerzhaft, mit harten Rändern: Clem.

Zungenspitze: Lach.

ROHE Stellen auf der Zunge: Ran-s.

RUNZELIG, faltig:

Gaumen: Bor., cycl.

Zahnfleisch: Carb-v., merc., par.

Zunge: Ars., mur-ac., sul-ac.

RUNZELIGE Zunge: Nat-ar.

SAMT überzogen, wie mit: Coc-c., dig., nux-m.

SCHAUM vor dem Mund: Absin., acet-ac., acon., aeth., agar., alet., am-m., aphis., *ars.*, art-v., asaf., *bell.*, brom., *camph.*, cann-i., canth., *carb-ac.*, carb-v., *caust.*, *cedr.*, *cham.*, *cic.*, *cina*, cocc., *colch.*, con., *crot-c.*, *crot-h.*, **Cupr.**, *glon.*, hydr-ac., **Hyos.**, *ign.*, kreos., *lac-c.*, *lac-d.*, *lach.*, lact., *laur.*, *lyc.*, lyss., *mag-m.*, mosch., naja, nux-m., *oena.*, olnd., op., par., ph-ac., phos., plb., rhus-t., *sec.*, *sil.*, stann., *stram.*, stry., sul-ac., *tab.*, tart-ac., teucr., ther., *verat.*

blutig: Absin., canth., *crot-c.*, *ign.*, merc-c., oena., sec., *stram.*

morgens: Crot-c.

Eier; riecht wie faule: Bell.

gelb-grün: *Sec.*

Konvulsionen, während: Agar., ars., *art-v.*, bell., *bufo*, camph., canth., *caust.*, *cham.*,

SCHAUM vor dem Mund - **Konvulsionen**, während ...

cina, cocc., colch., *cupr.*, gels., *glon.*, *hyos.*, lyss., *oena.*, *op.*, staph., *stry.*, sulph., tax.

rötlich: Bell., canth., hyos., *lach.*, sec., stram.

Schlaf, im: Sil., stram.

Schüttelfrost, bei: Ther.

Sprechen, beim: *Lac-d.*, plb.

SCHLAFFE Zunge: **Camph.**, chin-s., cimic., *cub.*, *hydr.*, ign., kreos., *lycps.*, *lyss.*, *mag-m.*, **Merc.**, nat-ar., *ph-ac.*, rhus-t., sanic., *sep.*, stram., ter., xan.

SCHLEIM, Schleimabsonderung etc. (vgl. SPEICHEL): Aloe, alum., am-c., ang., aphis., apoc., arg-n., arn., ars., ars-i., asar., aur., *bar-c.*, *bar-m.*, *bell.*, brom., bry., *calc.*, calc-s., caps., *caust.*, cedr., **Chel.**, *chin.*, chlor., *crot-h.*, cupr., echi., euph., *fl-ac.*, graph., hep., hydr., *ign.*, iod., *ip.*, *kali-ar.*, *kali-c.*, kali-chl., kali-p., kali-s., kreos., *lac-c.*, *lach.*, laur., lyc., mag-c., mag-m., manc., *merc.*, *merc-c.*, **Nat-m.**, **Nux-m.**, *nux-v.*, oena., op., ox-ac., *petr.*, *ph-ac.*, phos., plb., *psor.*, *puls.*, *rhus-t.*, sel., sep., *sil.*, spig., squil., staph., stram., sul-ac., *sulph.*, teucr., ther., verat.

morgens: Agar., ars-i., **Bell.**, calc., calc-s., cupr., dios., *fl-ac.*, *graph.*, ign., *iod.*, lyc., mag-c., mag-m., manc., merc., mur-ac., nicc., *nux-v.*, ph-ac., plb., *podo.*, **Puls.**, rheum, sars., *sep.*, sil., spig., *stront.*, *sulph.*, thuj., til., zing.

abends: Alum., am-c., ang., calc.

dick: *Aesc.*, aloe, apis, atro., bar-c., bell., bufo, ery-a., ip., myric., *nux-m.*, verat., verat-v.

Essen, nach dem: Hyper., *lac-c.*, plat., verat.

fadenziehend (vgl. SPEICHEL – fadenziehend): Aesc., ail., chel., ferr-m., **Kali-bi.**, kali-br., *lyc.*, med., phyt., sul-ac.

epileptischen Konvulsionen, bei: Kali-bi.

fliegt beim Husten aus dem Mund: Bad., *chel.*

gelblich: *Aesc.*, hyos., plb., spig., tab.

grünlich, wird beim Niesen ausgeworfen: Colch.

sauer (vgl. GESCHMACK – sauer): Benz-ac.

schaumig (s. SCHAUM)

übelriechend: Bry.

Watte, wie: **Puls.**

SCHLEIM ...

zäh: **Aesc.**, agn., ail., ang., apis, arg-n., *arum-t.*, *bar-c.*, *bar-m.*, bell., *bry.*, **Caps.**, carb-ac., *carb-v.*, chel., cinnb., cop., *crot-h.*, cycl., ery-a., ferr-m., hell., *hydr.*, **Kali-bi.**, kali-br., lyc., lyss., mag-c., manc., med., *mur-ac.*, myric., *nat-s.*, nit-ac., pall., ph-ac., *phyt.*, plat., psor., puls., **Rhus-t.**, rhus-v., ruta, sel., squil., stann., stram., sul-ac., sumb., tab., verat.

Zunge, Schleimansammlung auf der (vgl. KLEBRIG - Zunge): All-c., alum., *alumn.*, arg-n., ars-h., ars-m., arum-d., *bar-c.*, bar-m., *bell.*, berb., calc., canth., carb-ac., carb-an., chel., chin-a., *cocc.*, colch., cupr., dulc., fl-ac., grat., *hydr.*, jug-r., kali-n., kali-p., kali-s., kreos., *lach.*, lact., *merc.*, merc-c., **Nat-m.**, *nat-s.*, nux-m., *petr.*, ph-ac., *phos.*, phyt., **Puls.**, rhus-t., sec., **Sep.**, *sulph.*, *verb.*, viol-t., *zinc.*

morgens: Agar., sang., verb.

Essen, nach dem: Verb.

Fäden abgezogen werden, kann in: Bell.

zäh: Bell., cupr., dulc., lach., merc., nux-v., ph-ac., puls., sulph.

SCHLEIMHAUT:

blass: Acet-ac., *chin-s.*, eup-per., ferr., mang., merc., *nat-m.*

blau an einigen Stellen, an anderen blass; bedeckt mit zähem Schleim, der in braunen Krusten auf den Lippen liegt: Ars.

Blut sickert heraus: Ars-h.

entzündet: Canth., colch., dulc., ign., merc-i-r.

Exkoriation: Ail., am-caust., ambr., ant-c., ars., **Arum-t.**, arund., bell., berb., bufo, *canth.*, *carb-an.*, chlor., cina, coc-c., dig., fl-ac., hell., ip., kali-ar., kali-c., *lach.*, lac-ac., med., merc., merc-sul., mez., mur-ac., nit-ac., ph-ac., *phos.*, sang., sep., spong., stram., sul-ac., sulph., *tub.*

Stellen, an einzelnen: Am-caust., bell., *lach.*, phos.

gelblich-grau: **Nit-ac.**

gerunzelt: Carb-ac.

milchig: Kali-i.

schwammig: Camph.

verbrüht, wie (vgl. SCHMERZ verbrannt): Ham.

verdickt: Sul-ac.

SCHLEIMHAUT ...

violett: *Lach.*

Gaumen, exkoriiert: Am-c., *canth.*, euph., par., phyt.

Gefühl wie: Lach., par.

runzelig, wie verbrannt: Bor.

Zunge, exkoriiert: Ars., *aur.*, *calc.*, *canth.*, *carb-ac.*, *cist.*, kali-ar., *merc.*, *merc-c.*, *mur-ac.*, *nit-ac.*, ox-ac., *ran-s.*, **Sep.**, sul-ac., sulph., tarax.

Mitte der Zunge: Am-c.

SCHLEIMHAUTPAPEL bei sekundärer Syphilis (= Plaques muqueuses): Hydrc., *kali-i.*, *merc.*, *merc-c.*, merc-i-r., *nit-ac.*, sang.

SCHMERZ: Acon., ail., alum., alumn., caust., coloc., cop., ferr-i., fl-ac., ip., kali-p., merc., mez., mur-ac., myric., *nat-m.*, *nit-ac.*, par., sul-ac., verat.

Gaumen, im: Alum., arum-t., aur., bufo, canth., **Carb-v.**, cham., chel., chin-s., coc-c., coff., eupi., hydr., *kali-bi.*, kali-c., merc., mez., morph., *nit-ac.*, *phos.*, ran-s., ruta, sars., ther., thuj., zinc.

Kauen, beim: Zinc.

Niesen, beim: Poth.

Schlucken, beim: Caps., coc-c.

Sprechen, beim: Coc-c.

Zahnfleisch: *Agar.*, alum., ambr., apis, arg-n., *arn.*, **Ars.**, *ars-i.*, aur., *bell.*, bism-o., *bov.*, bry., *calc.*, canth., *carb-an.*, *carb-v.*, *caust.*, *cham.*, chel., crot-c., *crot-h.*, *dol.*, graph., *ham.*, *hep.*, hyos., iod., kali-br., kali-i., *lach.*, lyc., *lyss.*, **Merc.**, merc-c., phos., plb., ruta, sep., *sil.*, spong., **Staph.**, zinc.

morgens: Brom.

Berührung, bei: Arg-n., ars-m., *bar-c.*, bell., cast., **Hep.**, iod., **Merc.**, ph-ac., sil., *staph.*, *ter.*

gekratzt wird, wenn: Cimx.

kalt:

Getränk agg., kaltes: Sars., staph., sulph.

amel.: Bov., laur.

Luft agg., kalte: Hyos., *mez.*, phos., *sil.*

Kauen, beim: Arn., lach., spong.

pulsierend: Arn., bell., calc., daph., sep.

Stellen, an kleinen: Aur-m., ox-ac.

SCHMERZ - *Zahnfleisch* ...

Zahnextraktion, nach: Canth., fl-ac., *hecla.*, hyos., *hyper.*, **Nux-v.**

Zunge: All-c., alumn., am-caust., ambr., *apis*, arg-m., ars., *arum-t.*, astac., bell., brach., *calc.*, carb-an., *con.*, crot-c., cund., eupi., *ham.*, hura, iod., jatr., kali-bi., *kali-c.*, lyc., *merc.*, mur-ac., nit-ac., ox-ac., phos., plb., ran-s., sabad., sang., sulph., ust., *vesp.*, *vip.*

Bewegung agg.: Aloe, ant-t., berb., chin., kalm., spig., sulph.

Drücken mit den Zähnen, beim: Arum-m., croc.

gebissen, wie: Caust., chin-b., plb.

Schlucken, beim: Calc., *calc-p.*

Sprechen, beim: Acet-ac., *fl-ac.*, *kalm.*, lyc.

Tuberkel unter der Zunge, wunde: Ambr.

Wärme amel.: *Ail.*

erstreckt sich zum Abdomen: Crot-c.

Gaumen: All-c.

Zungenspitze: **Arg-n.**, hep., *psor.*, sil., stront.

Zungenwurzel: Anan., *crot-c.*, **Kali-i.**, lyss., *phyt.*, rhus-v., sel.

nachts vor dem Einschlafen: **Kali-i.**

Gähnen, beim: Lach.

Herausstrecken der Zunge, beim: Cocc., *phyt.*

Schlucken, beim: Ars., bapt., *calc-p.*, cinnb., colch., gels., *phyt.*

abgeschnitten, als sei die Zunge: Anan.

beißend:

Gaumen: Canth., carb-v., *kali-c.*, mez., ran-s., *zinc.*

Zahnfleisch: Asar., carb-v., *zinc.*

Zunge: Absin., arn., asar., carb-ac., *cham.*, coch., dios., ign., jal., mez., ol-an., teucr.

Pfeffer, wie: Indg., teucr.

vorderer Teil: Ars.

Zungenspitze: Puls.

bohrend:

Gaumen: *Aur.*

Zahnfleisch: *Calc.*

SCHMERZ - bohrend ...

Zunge: Clem.

nachts: Con.

rechter Rand: Ars.

brennend, roh, beißend: Acet-ac., *acon.*, *aesc.*, aeth., agar., ail., alum., am-c., ant-t., *apis*, arn., **Ars.**, **Arum-t.**, arund., asaf., asar., aur., aur-m., bad., *bar-m.*, **Bell.**, berb., bov., *brom.*, bufo, calad., calc., camph., canth., *caps.*, carb-ac., carb-an., *carb-s.*, *carb-v.*, *caust.*, cedr., *cham.*, chel., chlol., clem., cob., coc-c., cocc., colch., coloc., crot-t., cupr., cupr-s., *dig.*, dios., ferr-i., fl-ac., gels., glon., gymn., hell., *hydr.*, hyper., *ign.*, *ip.*, iris-foe., **Iris.**, jatr., kali-ar., kali-bi., kali-c., kali-chl., kali-i., kali-p., kreos., lach., lyc., *mag-m.*, manc., mang., *merc.*, *merc-c.*, merc-i-r., merc-sul., merl., **Mez.**, mur-ac., *nat-ar.*, nat-c., *nat-m.*, *nat-s.*, *nit-ac.*, nux-m., nux-v., oena., op., ox-ac., petr., ph-ac., *phos.*, plat., plb., *psor.*, *ran-b.*, rhus-t., rhus-v., sabad., sal-ac., **Sang.**, sec., seneg., *sep.*, spig., *spong.*, squil., stict., stram., *sul-ac.*, *sulph.*, tab., tarax., ter., *verat.*, vesp., xan., *zing.*

morgens: **Arum-t.**, cupr-s., kali-c., sulph.

nachmittags: *Mez.*

nachts: Merc., nit-ac., sulph.

Berührung, bei: Nat-c.

Einatmen, beim: Mez., *phos.*

Essen, nach dem: Mez.

kaltes Wasser agg.: *Ars.*, *bufo*

amel.: Berb., dros., dulc., merc-c.

Kauen, beim: Ph-ac.

Pfeffer, wie von: Coca, dros., mez., *nat-s.*

schluckt, wenn er nicht: Ph-ac.

erstreckt sich zum After: *Iris.*

Bronchien: Ip.

Magen: Aesc., am-c., brom., chel., gels., iris-foe., iris., *merc-c.*, *mez.*, nit-ac., sin-n., sul-ac.

Gaumen: *Aesc.*, *all-c.*, ambr., ant-c., arn., *arum-t.*, arund., *bell.*, benz-ac., *bor.*, calc., *camph.*, *canth.*, carb-v., *caust.*, *cimx.*, cina, cinnb., *coc-c.*, *cocc.*, coloc., crot-t., dulc., *euph.*, glon., *grat.*, gymn., ign., iris., lach., laur., *mag-c.*, manc., merc., merc-c., *mez.*, mur-ac., naja, *nat-s.*, *nit-ac.*, nux-m., *nux-v.*,

SCHMERZ - brennend - *Gaumen* ...

par., ph-ac., *phos.*, podo., *ran-b.*, rheum, sabad., *sang.*, sanic., seneg., sep., spig., *squil.*, staph., ther., thuj., zinc.

morgens: **Arum-t.**, coca, lyc.

Husten, beim: Dig.

Menses, während: *Nat-s.*

Pfeffer, wie von: Coca, crot-t., *mez.*

Stellen, an kleinen: Mur-ac.

warme Getränke agg.: Sanic.

Gaumensegel: *Ambr.*, arg-n., *calc.*, *crot-c.*, *lach.*, nux-m., ph-ac., ran-b.

Lippen, Innenseite: Calc-s.

Zahnfleisch: *Alum.*, *ars.*, asar., bell., bufo, *caps.*, cast., *cham.*, con., *graph.*, **Merc.**, *merc-c.*, mez., mur-ac., *nat-s.*, nux-v., petr., ph-ac., phos., *puls.*, rhus-t., *sep.*, sil., stront., *ter.*, ther., **Thuj.**

Essen, beim: **Nat-m.**

Zunge: Acet-ac., **Acon.**, aesc., all-c., alum., alumn., am-caust., *am-m.*, ang., *apis*, arn., **Ars.**, *ars-i.*, **Arum-t.**, asar., *aur.*, bad., *bapt.*, *bar-c.*, *bell.*, benz-ac., berb., *bov.*, *calc.*, *calc-s.*, *canth.*, carb-ac., *carb-an.*, *carb-s.*, *carb-v.*, cast., *caust.*, cedr., *cham.*, chel., chim., **Chin.**, chin-a., chlor., *cimx.*, cocc., coch., coff., *colch.*, *coloc.*, con., crot-t., cupr., *dros.*, *echi.*, ferr., ferr-ar., ferr-i., ferr-p., gamb., gels., glon., graph., ham., *hydr.*, hyos., indg., iod., *ip.*, **Iris.**, jac-c., jatr., *kali-ar.*, kali-bi., kali-c., kali-chl., kali-p., kali-s., *lach.*, lac-ac., *laur.*, led., *lyc.*, *mag-m.*, manc., *mang.*, *merc-c.*, merc-sul., *merl.*, *mez.*, mur-ac., naja, nat-s., ol-an., op., *ox-ac.*, pall., petr., ph-ac., phel., *phos.*, *phyt.*, *plat.*, plb., *podo.*, prun-s., *psor.*, *ran-s.*, raph., rat., rhod., rhus-t., rumx., *sang.*, sanic., sars., sec., seneg., *sep.*, sin-n., spig., *sul-ac.*, *sulph.*, tarax., thuj., verat., **Verat-v.**, vesp., xan., zinc.

linke Seite: Jac-c.

morgens: *Mag-m.*, stann., sulph.

abends: Alum., cycl.

nachts: Nat-m., *phos.*

Essen, beim: *Ign.*, *nat-m.*

nach: Graph.

SCHMERZ - brennend - *Zunge ...*

Fissuren darin: Mag-m.

Pfeffer, wie von: Lach., merl., *mez.*, op., sanic., sep., teucr.

Stellen, an kleinen: Ran-s.

streckt sie heraus, um sie abzukühlen: Sanic.

erstreckt sich zum Gaumen: Phos.

Magen: Apis, ars., brom., gels., *mez.*, puls.

Kanten: Acon., agar., apis, *camph.*, cycl., kali-i., mur-ac., nat-s., plat.

Mitte der Zunge: Bry.

Fleck zur Zungenspitze hin: Kali-ar.

unter der Oberfläche: Brom.

vordere Hälfte: Gamb.

Zungenspitze: *Acon.*, agar., am-c., am-m., arg-m., arg-n., aur., *bar-c.*, bell., bov., *calc.*, calc-ar., **Calc-p.**, *camph.*, carb-ac., *carb-an.*, carb-v., cast-eq., caust., *coloc.*, *croc.*, crot-c., cycl., *dros.*, gamb., glon., hep., indg., iod., *kali-c.*, *kali-i.*, kali-n., led., merc., merc-sul., mez., *nat-c.*, *nat-m.*, **Nat-s.**, ox-ac., *phos.*, *phyt.*, plb., psor., rat., *sabad.*, sang., sel., seneg., sul-ac., sulph., ter., *thuj.*

Berührung agg.: Am-c., bar-c., bell., nit-ac.

Pfeffer, wie von: Agar., ang., *camph.*, **Chin.**, con., mez., *nat-s.*, teucr.

Zungenwurzel: Am-caust., **Arum-t.**, bapt., benz-ac., *crot-c.*, manc.

drückend:

Gaumen: Arum-t., aur., **Carb-v.**, cham., sars., thuj.

Schlucken, beim: Caps.

Gaumensegel: Ruta

Zahnfleisch: Arn., aur., hep., *sil.*

Bleikugel am unteren Zahnfleisch, wie eine: Arn.

Zunge: Astac., *ham.*, *merc.*, ust.

exkoriiert, wie wundgerieben: Aesc., ambr., asim., bism-o., oena.

Zunge: Arum-m., aur-m.

SCHMERZ - exkoriiert, wie ...

Zungenspitze: Bar-c.

geschwürig:

Gaumen: Am-c., caust., *rhus-t.*

Zahnfleisch: Acon., bell., graph., *hep.*, *sil.*

Drücken des Zahnfleisches, beim: Phel.

Zunge: Arg-n.

Zungenspitze: Aesc., calc.

Gräte an der Zungenwurzel beim Schlucken, Gefühl einer: Ars.

kratzend, Gaumen: Ambr., ant-c., aphis., hell., mez.

nagend, im Zahnfleisch: *Euph.*, *puls.*

raspelnd, schründig: Ambr., asar.

Essen von festen Speisen, beim: Ph-ac.

Gaumen: Aphis., carb-v., mez., mur-ac., ran-s.

reißend: *Bell.*, calc., carb-v., lyc.

Gaumen: Ambr., lach.

erstreckt sich zum linken Ohr: Ambr.

Zahnfleisch: Aeth., alum., *ars.*, berb., calc., canth., *colch.*, gamb., *hyos.*, kali-c., laur., lyc., *merc.*, sabin., **Sars.**, sulph., *teucr.*

Zunge: Colch., guare., puls., *rhus-v.*, sep.

Roheit (s. verbrannt)

ruckend:

Zahnfleisch: Ars., hep., lyc.

Zunge: Aster., cast.

schabend, kratzig: Arn., dig., gymn.

Gaumen: Camph., hell.

Zunge: Bapt., camph., caust., graph.

schießend (s. stechend)

schneidend:

Gaumen beim Schlucken: Hell.

Zahnfleisch: Nit-ac.

Zunge: *Bov.*, euon., guare., thuj.

Kanten: Mag-s.

geschnitten worden, als seien die Ränder: Anan.

Splitter, wie ein: *Nit-ac.*

SCHMERZ - Splitter, wie ein ...

Zunge: Staph.

stechend:

Gaumen: *Aesc.*, bar-c., *calc.*, *camph.*, caust., cob., coc-c., ign., kali-c., lach., mag-m., nit-ac., ph-ac., ran-s., sabad., *staph.*, stram., zinc.

Schlucken, beim: Meny.

erstreckt sich zum Gehirn: Staph.

Kinn: Bov.

Ohr: Cob., *ign.*

rechte Parotis: Agar.

Gaumensegel, in: Coloc.

Zahnfleisch: Aeth., ars., asar., *calc.*, camph., con., lyc., nit-ac., *puls.*, sars., stront.

links unten: Am-m.

rechts oben: Am-c.

morgens: Ars.

erstreckt sich zur linken Schläfe: Am-m.

Zunge: *Acon.*, aloe, alum., alumn., ant-c., *apis*, aran., *arum-m.*, *arum-t.*, asar., aspar., aster., bell., berb., brach., brom., calc., cham., *chin.*, clem., colch., cycl., dros., elaps, eup-pur., gamb., *glon.*, guare., ip., jal., *kali-bi.*, *kali-c.*, kali-chl., *kalm.*, **Lach.**, led., mang., merc-sul., merl., murx., nit-ac., ph-ac., phys., prun-s., ran-s., sabad., sars., sep., **Spig.**, staph., *sulph.*

rechte Seite: Dros., spig.

morgens: Cedr.

nachts: Ph-ac.

Bewegung, bei: *Sulph.*

brennend: *Chin.*

Frenulum: Ign.

Zungenspitze: Agar., alumn., ang., brom., cycl., *dros.*, eup-pur., form., ign., merc-sul., nat-p., nux-v., ph-ac., phos., ran-b., sabad., sabin., staph.

Zungenwurzel: Arn., ars., ferr-i., *nat-s.*, *nit-ac.*

Schlucken, beim: Ars.

stechend, wie mit einer Nadel, im Gaumen: Arg-n., calc., caust., cob.

SCHMERZ ...

verbrannt, wie: All-c., alum., *am-br.*, *apis*, bad., **Bell.**, berb., bov., calad., camph., caust., chin., chin-a., *cimx.*, coc-c., dios., glon., *hydr.*, hyos., **Iris.**, jac-c., jatr., *laur.*, lyc., *mag-m.*, med., *merc-c.*, plat., psor., rhus-v., rumx., sabad., sal-ac., seneg., sep., stict., *tarent.*, *thuj.*, *verat-v.*, zinc.

morgens: *Am-br.*, dios., mez.

Erwachen, beim: Bov.

Menses, während: Mag-m.

Mittagessen, nach dem: Alum.

Gaumen: *Calc.*, cimx., lac-ac., sep., tarent.

nachts: Calc.

Zahnfleisch: Ars-m., *cimx.*, ign., *sep.*

Zunge: Aesc., all-c., alum., apis, *arg-n.*, **Ars.**, bad., bapt., carb-v., *caust.*, chin., chlor., *cimx.*, *coloc.*, cupr-s., daph., dios., ferr., glon., *ham.*, hydr., hyos., ign., *iris.*, kreos., lac-ac., *laur.*, *lyc.*, *mag-m.*, *merc.*, *mez.*, *phos.*, *phyt.*, *plat.*, podo., prun-s., psor., *puls.*, *rhus-v.*, *rumx.*, sabad., *sang.*, sep., sin-n., sul-ac., ther., **Verat-v.**

morgens: Mez.

Essen, beim: Ign.

Nichtessen oder -trinken: Ferr.

Stellen, an kleinen: Aloe, *ars.*

Kanten: Apis, caust., puls.

Mitte der Zunge: Hyos., plat., psor., puls., sabad., sep., ter.

Zungenspitze: Calc-p., caust., lact., merc-sul., mez., *phos.*, *psor.*, sang., *sep.*, vip.

verbrüht, wie (s. verbrannt)

Wehtun (unbestimmt, drückend)

Gaumen: Alum., bufo, chel., chin-s., eupi., hydr., *kali-bi.*, merc., morph., *nit-ac.*, *phos.*, sars., ther.

Gähnen, beim: Zinc.

Kauen, beim: Aloe

Schlucken amel.: Ruta

Zahnfleisch: Crot-c., nit-ac.

morgens: Brom.

Zahnung, bei der: Bry.

Zunge: All-c., *sang.*, sulph., vesp.

abends: Sulph.

SCHMERZ ...

wund schmerzend, empfindlich: Abrot., agar., ail., aloe, alum., am-c., apis, *ars.*, ars-m., **Arum-t.**, asaf., bell., bism-o., *calc.*, carb-ac., caust., chin., chlor., cinnb., coc-c., *crot-h.*, cupr., dig., dios., glon., *helon.*, *hep.*, hyos., *ign.*, ip., kali-ar., kali-c., kali-p., *lach.*, lachn., *lac-ac.*, lyc., lyss., mag-c., mag-s., mang., med., **Merc.**, **Merc-c.**, merc-i-r., *merc-sul.*, naja, nat-ar., nat-c., **Nat-m.**, *nit-ac.*, nux-v., ox-ac., petr., **Phos.**, plb., podo., rhus-v., *sabad.*, samb., sec., sin-n., stram., verat.

morgens: Arum-t., dios., mang.

Essen, beim: Alum.

Innenseite der Wange: Bell., carb-ac.

Stellen, an kleinen: Phos.

Gaumen: Agar., all-c., alum., apis, *arum-t.*, benz-ac., brom., calc-s., caps., *caust.*, cinnb., eupi., ferr-s., gamb., glon., graph., ign., iris., kali-bi., lach., *mang.*, *mez.*, mur-ac., nat-m., nat-s., **Nit-ac.**, *nux-v.*, par., phos., *phyt.*, sang., sil., thuj.

Berührung, bei: Iris., merc., nat-s.

Gehen, beim: Kali-bi.

Menses, während: Nat-s.

Stellen, an kleinen: *Caust.*, mur-ac.

Gaumensegel: Ph-ac., rhus-t.

Wange, an kleinen Stellen auf der Innenseite der rechten: Calc-p.

Zahnfleisch: Agar., alum., am-c., ambr., arg-m., *arg-n.*, *arn.*, **Ars.**, ars-m., arund., asaf., *aur.*, aur-m., bapt., bar-c., bar-m., bell., berb., bism-o., brom., bry., calc., calc-s., *caps.*, carb-an., **Carb-v.**, *caust.*, *cham.*, *chin-a.*, clem., cob., cupr-ar., dig., dios., *dol.*, gamb., gels., *glon.*, *graph.*, *ham.*, *hep.*, *iod.*, *kali-bi.*, kali-chl., kali-i., lach., **Merc.**, *merc-c.*, mur-ac., *myric.*, naja, *nat-ar.*, *nat-m.*, *nit-ac.*, nux-v., petr., ph-ac., *phos.*, plb., polyg-h., ptel., *puls.*, rhod., rhus-t., ruta, sars., *sep.*, **Sil.**, sin-n., *staph.*, ter., thuj., *zinc.*

Essen, beim: Aur., *clem.*, *phos.*, spong., zinc.

kalt:

Luft agg., kalte: Cob.

Wasser agg., kaltes: Sil.

und Wärme agg., Kälte: **Nat-m.**

SCHMERZ - wund schmerzend - *Zahnfleisch* ...

Kauen, beim: Carb-v., *nit-ac.*

Zahnung, bei der: Berb.

zwischen Zahnfleisch und Wangen: Rhod.

Zunge: Abrot., acet-ac., *agar.*, aloe, alum., ant-c., *apis*, arn., ars., ars-i., *arum-t.*, *bapt.*, bar-c., bell., benz-ac., berb., brach., *calc.*, canth., *carb-v.*, caust., chel., chim., chin-a., cic., *cist.*, cop., *crot-h.*, cupr-ar., *dig.*, fl-ac., gamb., gels., *glon.*, graph., ip., kali-c., kali-p., kali-s., *lach.*, laur., *lyc.*, merc., *merc-c.*, *mur-ac.*, nat-m., **Nit-ac.**, nux-v., osm., ox-ac., poth., rhus-t., rumx., *sabad.*, sang., *sep.*, sil., sin-n., staph., *thuj.*, *tub.*, zinc.

Riss- und Schnittwunden, durch: Hyper.

Schlucken agg.: Benz-ac.

Stellen, an kleinen: Aloe, nit-ac., nux-v.

Frenulum: All-c., kali-c.

hinterer Teil der Zunge: Benz-ac., form., lyc., *nux-v.*

Mitte der Zunge: Samb.

Seiten: Ant-c., carb-v., dios., *lach.*, laur., poth., *puls.*, rumx., sep.

links: Graph., *kalm.*, *lach.*, phys.

Herausstrecken der Zunge, beim: *Graph.*

nahe der Zungenspitze: Arum-t., *calc-p.*, chin., dios., *hep.*, *kali-c.*, sep.

Zungenspitze: Aesc., agar., am-c. arum-t., calc., calc-p., carb-an., dios., hep., kali-c., merc-sul., phys., poth., **Rhus-t.**, sabad., sang., *sep.*, *sil.*, sin-n., *ter.*, **Thuj.**, zinc.

ziehend: Gymn., nux-v.

Gaumen: Hydr., sars., ther.

konvulsivisch, erstreckt sich zu den Fauces: Cham., merc.

Gaumenbogen beim Schlucken Coc-c.

Zahnfleisch: Con., lyss.

Zunge: Aster., caust.

SCHMERZ - ziehend - *Zunge ...*

Schnur zum Zungenbein, wie mit einer: Cast.

zusammenschnürend; tief unten in der Gegend des Zungenbeins, die Zunge: *All-c.*

zusammenziehend: Aesc., asar., nit-ac.

spasmodisch: Calc.

Gaumen: Arn., cinnb., glon.

Zunge: Arum-t., bor.

vordere Hälfte, rechte Seite: Ars-h.

Zungenwurzel: Acon., bell., carb-v., hydrc., lach.

zwickend:

Gaumen: Ant-c.

Schlucken agg.: Ant-c.

Zunge: Nux-v.

SCHMUTZIGE Farbe (s. FARBE)

SCHORFE am Zahnfleisch, gangränöse (s. GANGRÄNÖS - Zahnfleisch - Schorfe)

SCHWÄMMCHEN (s. APHTHEN)

SCHWAMMIG:

Zahnfleisch: *Alumn.*, ant-t., ars., bry., *canth.*, *caps.*, *carb-v.*, chlol., cupr., *dulc.*, graph., *ham.*, kali-br., *kali-chl.*, **Kali-p.**, **Kreos.**, **Lach.**, **Merc.**, **Merc-c.**, myric., plb., *rob.*, *sang.*, *staph.*, *ter.*, zinc.

Zunge: Benz-ac.

SCHWELLUNG: *Acon.*, *am-c.*, ant-t., *anthr.*, *bell.*, bism-o., calad., calc., calc-s., camph., canth., carb-ac., carb-an., carb-v., *caust.*, cop., dulc., glon., *hydr.*, ign., **Kali-chl.**, kali-p., lach., lyc., **Merc.**, *merc-c.*, **Nit-ac.**, nux-v., op., par., sep., sil., sul-ac., verat., vesp., vip.

erysipelatös nach Zahnextraktion: Sil.

Gefühl von Schwellung: Am-c., *camph.*, samb.

Drüsen: Iod.

Gaumen: Aloe, *apis*, *arg-n.*, ars., arum-t., *bar-c.*, bar-m., bell., *calc.*, *carb-an.*, chin., cimic., coff., crot-t., **Lach.**, *merc.*, nat-s., *nux-v.*, par., *phyt.*, psor., rumx., seneg., *sil.*, staph., *sul-ac.*, **Sulph.**, *zinc.*

Eiterung, mit: *Bar-c.*, merc., nux-v., sil., sulph.

fest, fast schmerzlos, Taubenei groß: Par.

Gefühl von: Arg-n., *arum-i.*, *camph.*, cycl., glon., ign., nux-v., puls.

SCHWELLUNG - *Gaumen ...*

Gaumenbogen: Bell., berb., *caust.*, chin., merc., *nit-ac.*, seneg.

Gaumensegel: Acon., *aeth.*, bell., *calc.*, carb-v., cimic., coff., *merc.*, **Merc-c.**, *spong.*, *verat.*

Wangen, Innenseite der: Am-c., calc., caust.

Zahnfleisch: *Agar.*, all-s., *alum.*, am-c., am-m., ambr., anac., anan., *apis*, *arg-n.*, arn., **Ars.**, **Ars-i.**, arund., aur., *bar-c.*, bar-m., bell., bism-o., **Bor.**, brom., bry., **Calc.**, *calc-s.*, *camph.*, canth., *caps.*, *carb-an.*, **Carb-s.**, *carb-v.*, cast., **Caust.**, cham., **Chin.**, *chin-a.*, *cist.*, cob., con., *crot-h.*, crot-t., daph., *dol.*, ferr., ferr-ar., ferr-p., *gels.*, *glon.*, **Graph.**, *ham.*, hep., hydr., *iod.*, jug-r., kali-ar., *kali-bi.*, kali-br., *kali-c.*, *kali-i.*, kali-n., kali-p., kalm., lac-c., **Lach.**, *lyc.*, lyss., *mag-c.*, *mag-m.*, **Merc.**, **Merc-c.**, *merc-cy.*, *merc-i-f.*, *merc-i-r.*, *mur-ac.*, naja, **Nat-m.**, nicc., **Nit-ac.**, nux-v., osm., *petr.*, *ph-ac.*, phel., *phos.*, **Plb.**, puls., rhod., sabad., sabin., sal-ac., sars., **Sep.**, *sil.*, sin-n., spong., *staph.*, *stront.*, *sul-ac.*, **Sulph.**, thuj., zinc.

rechts: Aur., bell., cast., *merc.*

blass-rot: *Bar-c.*

bläulich-rot, schwammig, zwischen den unteren Schneidezähnen, fängt links an und geht nach rechts, blutet oft: Nat-m.

Ekhymosen: Con.

faulen Zahn, um einen: Anag., bar-c., calc-s., sabin.

Gefühl von: Am-c., *cham.*, puls.

hart, schmerzhaft, im Fach eines Zahnes, der schon vor Jahren gezogen wurde: Med.

Konvulsionen, bei: Kreos., stann.

Menses, vor: Bar-c., kali-c.

während: *Nit-ac.*

schmerzhaft: Agar., bell., bor., *bry.*, calc., carb-an., crot-t., graph., kali-c., kali-chl., kali-i., lyss., *mag-m.*, nux-v., par., petr., phel., ran-s., rhod., sabin., sars., sil., staph., *sulph.*, thuj., zinc.

Kauen, beim: Phos., spong.

Wärme amel.: *Kali-i.*

wässrig, durchscheinend: **Apis**

weiß: Crot-h., nit-ac., nux-v., sabin.

schmutzig: Kali-n.

SCHWELLUNG - *Zahnfleisch ...*

Zahnextraktion, nach: Sil.

Innenseite: Ambr.

oben: Dios.

Seite:

unten links, mit Stichen nach oben bis zur linken Schläfe: Am-m.

zwischen Zahnfleisch und Wangen: Rhod.

Zähnen: Nit-ac.

Zunge: Acet-ac., **Acon.**, *am-m.*, anac., anan., ant-t., **Apis**, arg-n., *ars.*, *ars-i.*, *ars-s-f.*, arum-m., asaf., aster., *aur.*, *bapt.*, **Bell.**, berb., calad., calc., *calc-p.*, *camph.*, *canth.*, cast., *chin.*, *chin-a.*, cic., *cimic.*, cocc., con., **Crot-h.**, *dig.*, dros., *dulc.*, elaps, ferr-m., ferr-p., *fl-ac.*, glon., guare., *hell.*, *helod.*, hippoz., *hydr.*, *iod.*, kali-ar., kali-c., kali-chl., kali-i., kali-p., *lach.*, *lyc.*, *lyss.*, **Merc.**, *merc-c.*, *merc-cy.*, merc-sul., mez., mill., *naja*, *nat-h.*, *nat-m.*, oena., *op.*, ox-ac., ph-ac., *phos.*, phyt., *plb.*, *podo.*, ptel., puls., sec., sil., stram., ter., thuj., verat., vesp.

links: Laur., zinc.

rechts: Am-be., apis, mez., thuj.

eine Seite: Apis, bism-o., calc., *sil.*

füllt den ganzen Mund: Arum-m., calad., crot-h., *kali-chl.*

Gefühl von: Anac., *bapt.*, *camph.*, *cimx.*, cocc., crot-h., gels., glon., kali-ar., merl., *mur-ac.*, *nux-v.*, par., petr., puls.

Insektenstich, nach: *Acon.*, arn., bell., *carb-ac.*, crot-h., merc., nat-m.

Quecksilber, nach: *Kali-i.*

schmerzhaft bei Berührung: Con., ph-ac., thuj.

Sprechen, beim: *Ph-ac.*

schmerzlos: Mez.

Basis der Zunge, innerlich und äußerlich: **Ars.**

Mitte der Zunge: *Phos.*

kleine, runde Schwellung: *Dros.*

unter der Zunge: *Nat-m.*

stechendem Schmerz, mit: *Nat-m.*

Zungenspitze: *Nat-m.*, phos.

Zungenwurzel: Bapt., cimic., cocc., ferr-i., merc-c., phos.

SCHWERE der Zunge: *Anac.*, ars., *bell.*, *carb-v.*, *colch.*, *guare.*, hyos., *lyc.*, merl., *mur-ac.*, *nat-c.*, **Nat-m.**, *nux-m.*, *nux-v.*, *plb.*, sec., stram., *verat.*

Bewegen der Zunge ist schwierig (vgl. Bewegung): Aesc., *ars.*, calc., *carb-v.*, cic., con., **Lach.**, *lyc.*, merc., op., *stram.*

SKORBUT des Zahnfleisches (vgl. ABGELÖST): All-s., alum., *alumn.*, *am-c.*, *anan.*, *ant-c.*, ant-t., **Ars.**, *ars-i.*, **Astac.**, *aur-m-n.*, *bov.*, *brom.*, *calc.*, *camph.*, canth., *carb-an.*, *carb-s.*, **Carb-v.**, chin-s., chr-ac., *cist.*, coch., *dulc.*, *hep.*, *iod.*, *kali-c.*, **Kali-chl.**, *kali-i.*, *kali-m.*, **Kali-p.**, **Kreos.**, lach., lac-ac., *lyc.*, **Merc.**, **Mur-ac.**, *nat-m.*, *nit-ac.*, *nux-m.*, *nux-v.*, *ph-ac.*, *phos.*, phyt., *psor.*, sacc., sep., *staph.*, sul-ac., *sulph.*, *ter.*, *zinc.*

Salz, bei großem Konsum von: Coch.

SORDES unter der linken Wange: Carb-ac.

SPANNUNG in den Gaumenbögen: Coc-c.

SPEICHEL:

adstringierend: Par.

alkalisch: Jab., plb., sin-n.

aromatisch: Coca

bitter: *Ars.*, *bapt.*, **Chel.**, coca, kali-bi., kalm., lyc., mang., phos., sulph., thuj., ust.

bläulich: Plb.

weiß: Carb-ac.

blutig: Acon., am-c., arg-m., arn., ars., aspar., bad., *bell.*, bry., **Bufo**, calad., camph., canth., carb-s., *carb-v.*, cic., clem., **Crot-c.**, *crot-h.*, *dros.*, eug., gels., *hyos.*, indg., jatr., *kali-i.*, **Mag-c.**, *merc.*, *merc-c.*, *nat-m.*, **Nit-ac.**, *nux-v.*, op., **Phos.**, *rhus-t.*, *sec.*, staph., stram., *sulph.*, thuj., vip., zinc.

Menses, vor: *Nat-m.*

bräunlich: Bell., bism-o., crot-c., plan.

brennend: Manc.

dick (vgl. zäh): Anan., *ars.*, bell., bism-o., cahin., calad., cann-i., carb-ac., cedr., cimic., cocc., crot-c., kali-p., *nux-m.*, op., phyt., rhus-t., rhus-v., tax.

morgens: Glon.

dünn (vgl. wässrig): Jatr., lyss., manc.

eiweißartig: Am-caust., calad., *stram.*

fadenziehend (vgl. zäh): Ferr., iris., **Kali-bi.**, lach., lyss., phyt., sanic.

gallertartig: Sabad.

SPEICHEL ...

gelb: Cycl., *gels.*, lyc., lyss., *manc.*, *merc-c.*, *phyt.*, rhus-t., sec.

Blut, wie durch: *Gels.*

grün: Gins., graph., sec.

heiß: Asar., daph., manc., mosch., sabad., tax.

Übelkeit, bei: Sabad., tax.

klebrig: Bad., bell., cimic., cinnb., nux-m.

Klebstoff, wie: Arg-m., bell., berb., camph., cann-s., eug., lob.

Kleister, wie (s. Klebstoff)

kühl: Asar., bor., chen-v., cist., merc-c., phyt.

Kupfer, schmeckt nach: Merc., ran-b.

Messing, wie: Kali-chl.

metallisch schmeckend: Bism-o., cedr., *cham.*, cimic., cimx., *coc-c.*, jatr., kali-bi., kali-chl., lyc., merc., *phyt.*, ran-b., thuj., zinc.

modrig: Kali-bi., led.

ölig: Aesc., cub.

rötlich: Sabin., sul-ac.

salzig, etwas: Am-c., ang., *ant-c.*, *carb-an.*, colch., **Cycl.**, dig., elaps, *euph.*, *hyos.*, kali-bi., *kali-i.*, kali-p., lac-ac., *lyc.*, mag-m., *merc.*, *merc-c.*, mez., nat-c., *nat-m.*, *phos.*, rhus-t., *sep.*, sin-a., stram., *sulph.*, tax., verat., verb.

morgens: Rhus-t., sul-ac., sulph.

sauer (vgl. GESCHMACK - sauer): Agar., alum., ang., atro., *calc.*, *calc-p.*, carb-s., crot-t., **Ign.**, kali-bi., *kali-chl.*, lact., laur., lyc., manc., merc., nat-m., nat-c., par., petr., ph-ac., phos., podo., sec., stann., *sulph.*, tarax., tax., upa., uran

scharf, wundfressend: Agar., am-c., arum-t., asaf., ign., kalm., lac-c., lact., *merc.*, *merc-i-f.*, *nit-ac.*, verat.

schaumig: Acon., *apis*, berb., brom., *bry.*, *bufo*, cann-i., canth., carb-an., cham., cina, cinnb., cocc., *crot-h.*, *cupr.*, *dig.*, eug., *hyos.*, ign., kali-bi., *kreos.*, lac-c., lyss., morph., ph-ac., phel., phys., pic-ac., plb., puls., ran-s., sabin., spig., stram., sulph.

Sprechen, beim: Nat-c., sabin.

schleimig: Bell., *camph.*, glon., lach., *merc.*, petr., plb., rhus-t., sars.

SPEICHEL ...

seifig (vgl. schaumig; GESCHMACK - seifig): Berb., bry., dulc., *merc.*, phos.

morgens: Apis

spärlich: Arn., ars., asaf., aspar., berb., calad., coca, cycl., hyos., jab., *merc-c.*, *nux-m.*, op., petr., plb., spong., tax., thea, verat.

stinkend, fötid: Ars., *dig.*, *iod.*, *manc.*, **Merc.**, *merc-i-f.*, **Nit-ac.**, *petr.*

süß (vgl. GESCHMACK - süßlich): *All-s.*, alum., alumn., aspar., aur., *canth.*, *carb-an.*, **Cham.**, chin., cop., *cupr.*, *dig.*, hyos., *kali-i.*, lob., nicc., nit-ac., *phos.*, pic-ac., *plb.*, **Puls.**, *sabad.*, sep., sul-ac., syph., thuj.

nachts: *Sulph.*

trocknet an Gaumen und Lippen, wird zäh: Lyc.

übel riechend: Alumn., ars., atro., bry., *caps.*, *dig.*, *dulc.*, *iod.*, *lach.*, *manc.*, **Merc.**, *merc-c.*, *merc-i-r.*, **Nit-ac.**, *petr.*, plb., valer.

morgens: Glon., petr.

nachts: Merc.

unterdrückt: Bell., cahin., cann-s., merc-c., op., phyt., stram.

zahnenden Kindern, bei: Kali-br.

wässrig (vgl. dünn): Asar., aur-m., calc., calc-ar., camph., carb-an., cob., *cycl.*, dros., jatr., kreos., led., lob., lyss., mag-m., manc., nat-m., ox-ac., phos., puls., *sul-ac.*, thea

Watte, wie: *Berb.*, *nux-m.*, **Puls.**

weiß: Ars., bell., calad., cann-i., ol-an., ran-b., sabin., spig.

bläulich: Carb-ac.

zäh: Acet-ac., acon., agn., am-br., anag., anan., apis, arg-m., *ars.*, bapt., bell., *berb.*, calc., camph., cann-s., caps., carb-s., carb-v., **Chel.**, cimic., cinnb., con., *crot-c.*, *cupr.*, cycl., dulc., elaps, eug., fl-ac., ign., iris., jatr., **Kali-bi.**, kali-i., lac-c., **Lach.**, lachn., lob., **Lyss.**, med., **Merc.**, **Merc-c.**, merl., nat-ar., nat-c., nit-ac., *nux-m.*, ph-ac., phos., *phyt.*, pic-ac., *puls.*, seneg., spig., *stram.*, sul-ac., tarax., verat.

nachts: Merc.

Fäden, zieht sich in: Agn.

Zwiebeln, riecht nach: Kali-i.

SPEICHELFLUSS: Acet-ac., acon., act-sp., aesc., aeth., agar., alet., all-s., aloe, *alum.*, alumn., **Am-c.**, ambr., *anac.*, anag., anan., ang.,

SPEICHELFLUSS ...

ant-c., ant-t., anthr., aphis., apis, apoc., arg-m., arg-n., arn., ars., ars-h., *ars-i.*, ars-m., arum-m., **Arum-t.**, arund., asaf., *asar.*, aspar., aster., *aur-m.*, bapt., **Bar-c.**, *bar-m.*, *bell.*, bism-o., **Bor.**, bov., *brom.*, bry., bufo, cadm., cahin., calad., *calc.*, *calc-p.*, calc-s., *camph.*, *canth.*, *caps.*, carb-ac., carb-an., carb-s., *carb-v.*, card-m., *caust.*, *cham.*, *chel.*, *chin.*, chin-a., chlor., *cic.*, cimic., cina, cinnam., *cinnb.*, *clem.*, cob., *coc-c.*, *colch.*, con., cop., croc., *crot-c.*, crot-t., *cupr.*, cupr-ar., cycl., daph., dig., *dros.*, *dulc.*, eug., eup-pur., euph., ferr., ferr-ar., ferr-i., *ferr-ma.*, *ferr-p.*, **Fl-ac.**, *gamb.*, *glon.*, *gran.*, *graph.*, grat., *hell.*, helon., *hep.*, hippoz., hydr-ac., hyos., *ign.*, **Iod.**, **Ip.**, *iris.*, jab., jatr., kali-ar., kali-bi., kali-br., **Kali-c.**, *kali-chl.*, *kali-i.*, kali-p., kali-s., kalm., *kreos.*, *lac-c.*, *lach.*, lachn., *lact.*, lac-ac., laur., led., lil-t., lob., *lyc.*, **Lyss.**, mag-m., *manc.*, mang., med., **Merc.**, **Merc-c.**, *merc-cy.*, *merc-d.*, **Merc-i-r.**, mez., *mur-ac.*, *naja*, nat-ar., *nat-c.*, **Nat-m.**, nat-p., *nat-s.*, nicc., **Nit-ac.**, *nux-m.*, **Nux-v.**, oena., *ol-an.*, op., *ox-ac.*, par., *petr.*, phel., *phos.*, *phyt.*, plan., *plb.*, *podo.*, polyg-h., ptel., *puls.*, ran-b., ran-s., rat., rhod., rhus-t., ruta, sabad., sang., sec., *seneg.*, *sep.*, *sil.*, sin-n., spig., spong., stann., staph., *stram.*, *sul-ac.*, *sulph.*, *tab.*, tarax., tell., teucr., thea, thuj., uran, **Verat.**, verb., viol-t., *zinc.*

morgens: Alum., aur., **Graph.**, iod., lac-ac., *lyc.*, mag-c., mag-m., merc-i-f., rhus-t., sars., stann., *sulph.*, verat.

Bett, im: Rhus-t.

Erwachen, beim: Stann.

Schlaf, im: Bar-c.

nachmittags: Alum., grat., mag-c., mag-m., phos.

abends: Bry., lyc., ox-ac., sulph.

Bett, im: Alum., nat-m.

nachts: *Arg-n.*, bar-c., canth., cench., crot-h., dig., **Merc.**, *nat-m.*, nux-v., ptel., puls., *rhus-t.*, ruta, sulph.

1 Uhr: *Merc.*

Hinlegen agg.: Bell.

abwechselnd mit trockenem Mund: Calc., carb-v., con., ign., verat.

Auswurf, häufiger: Am-c., cadm., graph., *lyss.*, *puls.*, rhus-t., sabad., spig.

Bücken, beim: **Graph.**, nux-v.

Essen, nach dem: *All-s.*, cast-eq., *caust.*, mag-c., *nat-s.*, *nux-v.*, sulph.

SPEICHELFLUSS ...

Froststadium im Fieber, vor: Ip., rhus-t.

während: Asaf., *caps.*

Gehen, beim: Caust., petr.

geistiger Arbeit, bei: Merc., *merc-c.*, nit-ac.

Hitzestadium im Fieber, während: Arund., *dros.*, hell., hep., *nit-ac.*, *stram.*, *sulph.*

Husten, bei: *Am-m.*, ambr., ars., carb-v., cycl., lach., merc., mez., spig., staph.

Konvulsionen, bei: Bar-m., *oena.*

Kopfschmerz, vor: *Fl-ac.*

während: Am-c., hipp., ign., **Merc.**, *nat-s.*, verat.

Liegen, beim: Ip., ptel., rhus-t.

Menses, vor: *Puls.*

während: Agar., eupi., mag-c., *merc.*, *nux-m.*, *puls.*

nach: *Cedr.*

plötzlichen Anfällen, in: Ign.

Quecksilber, durch: Alumn., anan., asaf., bell., **Chin.**, *cupr.*, dig., dulc., *hep.*, **Iod.**, lach., *nat-m.*, *nit-ac.*, *phyt.*, *sulph.*

Raserei, Tobsuchtsanfall; bei: Canth.

Rauchen, beim: Bry., kali-bi., merc., rhus-t., sep.

Schaudern, mit: Arg-m., arg-n., euph.

Schlaf, im: Bar-c., carb-an., kali-c., *lac-c.*, **Merc.**, puls., rhus-t.

Schwangerschaft, in der: Acet-ac., ant-t., *coff.*, *helon.*, *kali-i.*, **Kreos.**, *lac-ac.*

Sprechen, beim: Graph., *iris.*, *lach.*, nat-c., sabin.

Stuhlgang, vor: *Fl-ac.*

während: Colch., *rheum*

nach: Mag-m.

Trockenheitsgefühl, mit: Alum., colch., kali-c., mag-m., plb., rhod.

SPEISEN kommen beim Kauen aus dem Mund *Arg-n.*

SPITZE Zunge: Calc., *chel.*, cimic., *lach.*, *petr.* plb., podo., spig-m.

SPRACHE (vgl. GEMÜT - Sprache)

dick, kloßig, wie mit vollem Mund Aesc-g., **Crot-c.**, **Gels.**, *glon.*, **Lach.** *mag-p.*, *nat-c.*, *nat-m.*, **Nux-v.**, *plat.*, syph. tub., *verat-v.*

SPRACHE ...

gebrochen: Camph.

gedämpft und schnell: Tab.

hoch: Lach.

lispelnd: *Acon.*, *ars.*, con., *lach.*, nat-c., *nux-v.*, *verat.*

schleppend, langgezogene Aussprache: Carb-an., tab.

schreiend, wie ein Kind; heiser: Cupr.

schwierig: Acon., aesc., *agar.*, am-c., *anac.*, anan., ant-t., arg-n., ars., ars-i., aster., aur., *bapt.*, bar-c., bar-m., **Bell.**, bufo, cact., cadm., *calc.*, calc-s., *camph.*, cann-s., carb-an., *carb-s.*, *carb-v.*, *caust.*, cedr., *cench.*, chel., chin., chlor., *cic.*, cimic., *cocc.*, colch., *con.*, cop., **Crot-c.**, *crot-h.*, crot-t., *cupr.*, cycl., *dig.*, *dulc.*, *euphr.*, **Gels.**, *glon.*, *graph.*, hep., hippoz., *hyos.*, *kali-bi.*, lac-c., **Lach.**, *laur.*, *lyc.*, lyss., *mag-p.*, *merc.*, *mez.*, morph., mosch., *mur-ac.*, *nat-c.*, **Nat-m.**, nat-p., nicc., *nux-m.*, nux-v., **Op.**, ph-ac., *phos.*, *plb.*, ruta, sec., sel., seneg., sep., sil., *spong.*, **Stann.**, **Stram.**, stry., sul-ac., sulph., tab.

Chorea, durch: *Agar.*, art-v., asaf., *bufo*, **Caust.**, cic., *cupr.*, *cupr-ac.*, *mag-p.*, *morph.*, mygal., sep., *stram.*, tarent.

Krampf, durch:

Hals, im: Cupr., lyss., stry.

Zunge, in der: *Agar.*, arg-n., cupr., lyc., *ruta*, sec., *stram.*

Menses, während: *Cedr.*

Namen nicht aussprechen, kann: Chin-s.

schmerzhaft: Am-c.

Schwäche, durch (vgl. KEHLKOPF - Stimme): Am-c., manc.

Brust, der: *Stann.*

Halses, des: **Stann.**

Sprachorgane, der: *Glon.*, *nat-m.*

Schwellung der Zunge, durch: Anan., ant-t., bapt., **Dulc.**, gels., morph.

Schwere der Zunge, durch: *Anac.*, *ars.*, *carb-v.*, **Crot-c.**, **Gels.**, *glon.*, *lach.*, *mag-p.*, *nat-c.*, nicc.

Typhus, bei: Agar., *ars.*, *lach.*

unartikulierte Laute: Anac., bell., *dulc.*, hyos.

SPRACHE - schwierig ...

vergrößerte Tonsillen (s. INNERER HALS - VERGRÖSSERUNG - Tonsillen)

Worte:

bestimmte Worte: *Lach.*

einzelne Worte unter großer Anstrengung ausstoßen, kann nur: Art-v., cocc., *stram.*

zähen Speichel, durch: Arg-m.

stotternd: *Acon.*, anan., arg-n., ars., ars-i., **Bell.**, benz-n., *bov.*, *bufo*, *cann-i.*, cann-s., *carb-s.*, **Caust.**, cham., con., *cupr.*, dig., dulc., *euphr.*, *glon.*, hell., hyos., iod., *kali-br.*, lac-c., *lach.*, *mag-c.*, *mag-p.*, **Merc.**, nat-ar., *nat-c.*, **Nux-v.**, op., *phos.*, *plat.*, plb., *sec.*, *sel.*, sep., *spig.*, **Stram.**, *sulph.*, verat.

Ärger, Verdruss; durch: *Caust.*

Erregung, bei: *Caust.*

Koitus, nach: *Cedr.*

letzte Worte des Satzes: Lyc.

schnell und stotternd: *Merc.*

strengt sich lange Zeit an, ehe er ein Wort aussprechen kann: **Stram.**

Typhus, bei: *Arg-n.*, *lyc.*, *verat.*

Zahnung, bei der: Stram.

undeutlich: Apis, bar-c., bry., calc., caust., *cocc.*, *glon.*, *lyc.*, nit-ac., sec., verat.

morgens: *Lyc.*

Trockenheit des Halses, durch: Bry., seneg.

unklar: Ars., art-v., asaf., *bell.*, bufo, chel., *fl-ac.*, *hyos.*, lyc., naja, *ph-ac.*, rhus-t., **Stram.**, thuj., verat., zinc.

unsicher: *Camph.*

Verlust der Sprache: Alum., ant-t., *apis*, *arg-n.*, *ars.*, *bar-c.*, **Bell.**, *calc.*, *caust.*, chin., *cic.*, cimic., colch., *con.*, *crot-c.*, *crot-h.*, cupr., *glon.*, hep., hydr-ac., *hyos.*, *kali-br.*, *kali-chl.*, kali-p., *lach.*, *laur.*, *mag-c.*, *merc.*, mosch., **Nit-ac.**, *nux-m.*, *nux-v.*, oena., olnd., op., *plb.*, *stram.*, stry., thuj., *verat.*, zinc.

Apoplexie, nach: *Bar-c.*, crot-c., *crot-h.*, *ip.*, *laur.*, **Nux-v.**

Flecktyphus, bei: Agar., *apis*, *ars.*, *op.*, **Stront.**

Lähmung der Sprachorgane, durch: *Anac.*, *cadm.*, canth., **Caust.**, *crot-c.*, crot-h., *gels.*, *glon.*, *mur-ac.*, *staph.*

SPRACHE - Verlust der Sprache ...

Schreck, nach: Hyos.

Silbe sprechen, kann trotz Anstrengung keine: Cimic.

Spasmen im Hals, durch: Cupr.

Uterusverlagerung, bei: *Nit-ac.*

Wundheit der lazerierten Zunge, durch: Hyper.

verschluckt Worte: *Cic.*, staph.

SPUCKEN, spasmodisches: **Lyss.**

STEIFE Zunge: Aloe, am-c., *ars.*, ars-s-f., arum-t., aur-m., **Bell.**, *berb.*, bor., *calc-p.*, *carb-v.*, coc-c., *colch.*, *con.*, *crot-c.*, *crot-h.*, dulc., euphr., fl-ac., *hell.*, hydr-ac., hyos., kali-p., *lach.*, *laur.*, *lyc.*, med., *merc-c.*, merl., *nat-c.*, *nat-m.*, nicc., nit-ac., nux-m., phys., sec., *stram.*, vario.

STOMAKAZE (s. STOMATITIS ulcerosa)

STOMATITIS aphthosa (s. STOMATITIS ulcerosa)

STOMATITIS ulcerosa, Stomakaze: *Alum.*, *ars.*, *arund.*, *asar.*, **Astac.**, *bapt.*, bor., *calc.*, *canth.*, caps., carb-ac., *carb-v.*, chin., *chlol.*, *crot-h.*, dig., *dulc.*, *ferr.*, hell., hep., iod., *kali-bi.*, *kali-chl.*, **Kali-i.**, *lach.*, lac-ac., *merc.*, *merc-c.*, mill., mur-ac., myric., *nat-m.*, nit-ac., *nux-v.*, ph-ac., *podo.*, *sep.*, *sil.*, staph., *sul-ac.*, **Sulph.**, tril.

Erkältung, nach einer: Dulc.

TEIGIG (vgl. SCHLEIM; SPEICHEL): Nuph.

Zunge: Am-m., bufo, nux-m.

TROCKENHEIT: **Acon.**, aesc., aeth., agar., agn., all-c., aloe, *alum.*, alumn., *am-c.*, ambr., anac., ang., *ant-c.*, *ant-t.*, anthro., aphis., *apis*, *arg-m.*, arg-n., *arn.*, **Ars.**, *ars-h.*, *ars-i.*, *ars-m.*, **Ars-s-f.**, *arum-t.*, asaf., *atro.*, aur-m., bapt., **Bar-c.**, **Bar-m.**, **Bell.**, berb., **Bor.**, bov., brom., **Bry.**, *calc.*, calc-p., calc-s., *camph.*, **Cann-i.**, *cann-s.*, *canth.*, **Caps.**, carb-an., *carb-s.*, **Carb-v.**, caul., *caust.*, cedr., *cench.*, **Cham.**, *chel.*, **Chin.**, chin-a., chlor., cimic., cina, *cinnb.*, cist., coc-c., *cocc.*, coff., colch., *coloc.*, com., con., cop., cor-r., **Crot-c.**, *crot-h.*, cupr., cur., dios., *dulc.*, echi., euph., euphr., *ferr.*, *ferr-ar.*, ferr-i., ferr-p., *gamb.*, *gels.*, glon., graph., ham., hell., helon., hipp., hippoz., **Hyos.**, *hyper.*, **Ign.**, ind., iod., jac-c., jatr., *kali-ar.*, **Kali-bi.**, *kali-c.*, *kali-chl.*, *kali-i.*, *kali-n.*, *kali-p.*, kali-s., lac-c., lac-d., **Lach.**, lact., lac-ac., **Laur.**, lec., led., *lil-t.*, lob., **Lyc.**, lyss., *mag-c.*, *mag-m.*, mag-s., manc., mang., med., **Merc.**, merc-c., merc-i-f., merl., *mez.*, mill., mosch., **Mur-ac.**, *myric.*, **Naja**, **Nat-ar.**, **Nat-ac.**, **Nat-m.**, nat-p., **Nat-s.**,

TROCKENHEIT ...

nicc., *nit-ac.*, **Nux-m.**, **Nux-v.**, oena., ol-an., olnd., onos., *op.*, ox-ac., par., *petr.*, **Ph-ac.**, phel., **Phos.**, *phyt.*, pic-ac., plat., *plb.*, *psor.*, ptel., *puls.*, ran-s., rat., *rhod.*, **Rhus-t.**, rumx., ruta, sabad., sabin., sal-ac., samb., sang., sanic., sarr., *sars.*, sec., senec., *seneg.*, **Sep.**, **Sil.**, sin-n., sol-n., *squil.*, *stram.*, *stront.*, **Sulph.**, tab., *tarent.*, tell., thea, ther., thuj., **Verat.**, **Verat-v.**, zinc.

morgens: Am-c., ambr., arg-n., arn., **Bar-c.**, bar-m., berb., bry., cann-s., caps., carb-an., *carb-s.*, carb-v., *cham.*, cimic., coff., cop., *dios.*, *ferr.*, *graph.*, jac-c., *lyc.*, *mag-c.*, manc., mur-ac., nat-s., *nit-ac.*, *nux-v.*, ol-an., op., par., petr., plb., podo., **Puls.**, *rhus-t.*, *sabad.*, sang., sars., seneg., *sep.*, spig., **Sulph.**, thuj., verat., zing.

Erwachen, beim: Alum., ammc., apoc., calc., carb-v., clem., cob., coca, graph., kali-c., **Lac-c.**, *lyc.*, mag-c., mang., naja, ol-an., *par.*, *phos.*, *podo.*, *rhus-t.*, sep., spig., stram., stront., tarax.

vormittags: Caust., sars., seneg.

abends: Aloe, am-c., bov., bry., cann-s., cycl., lyc., merc-c., naja, nux-m., *senec.*, verat.

nachts: Acon., am-c., *ant-c.*, *arum-t.*, bry., calc., *carb-s.*, *caust.*, *cench.*, *cinnb.*, *cocc.*, coff., eupi., glon., graph., jatr., *lyc.*, *mag-c.*, mag-m., *nux-m.*, *nux-v.*, phel., phos., *pic-ac.*, *rhus-t.*, rumx., sel., senec., sil., tarent.

Erwachen, beim: Ars-i., *carb-s.*, *rat.*, *rhus-t.*

abwechselnd mit Speichelfluss (s SPEICHELFLUSS)

Anfeuchten der Speisen ist unmöglich Ars., merl.

Durst, mit: Acon., aloe, arg-n., arn., ars. *bar-c.*, berb., **Bry.**, *camph.*, canth., *carb-s.* cham., chel., *chin.*, cinnb., coc-c., cycl., dig. kali-bi., kreos., *lach.*, laur., *lec.*, lyss. *merc-c.*, mill., *nat-c.*, **Nat-m.**, nat-s., nit-ac. *nux-m.*, op., petr., *phos.*, *rhus-t.*, sars., sec. *stram.*, sulph., tab., verat.

durstlos: Acon., all-c., alumn., *ambr.*, ang. apis, asaf., *bell.*, **Bry.**, *camph.*, cann-i. cann-s., carb-v., *cocc.*, dios., dulc., euph. euphr., guare., jatr., kali-c., lac-c., lyc. mag-m., nit-ac., **Nux-m.**, *nux-v.*, onos., op. *par.*, ph-ac., **Puls.**, sabad., sabin., samb. sanic., sars., *sil.*, *stram.*

Essen, nach dem: Sulph.

TROCKENHEIT ...

Gefühl von Trockenheit: Acon., asaf., bell., caul., cina, *colch.*, dios., dros., kali-c., lyc., **Nux-m.**, stront., sul-ac., viol-o., viol-t.

morgens: Asaf., stront.

feuchtem Mund, bei: Acon., sulph., viol-t.

Schleim belegt, mit: Acon., bell., dios., kali-c.

Gehen im Freien, beim: Sil.

Menses, während: *Cedr.*, **Nux-m.**

Sand im Mund, wie: Bov.

Schlucken, beim: Bell., lyc.

Gaumen: Acon., aesc., agar., *all-c.*, ang., *apis*, arg-m., arg-n., arn., atro., *bell.*, *bry.*, bufo, *calc.*, *camph.*, cann-s., *carb-an.*, card-m., chel., chin., chlor., cina, *cist.*, coc-c., cocc., coloc., cop., cycl., *dros.*, *fl-ac.*, glon., grat., hell., *hyos.*, lach., lac-ac., led., mag-c., mang., meny., *merc.*, merc-sul., merl., mez., myric., *nat-m.*, **Nux-m.**, olnd., op., par., ph-ac., **Phos.**, phyt., puls., samb., *seneg.*, sep., staph., *stict.*, *stram.*, **Sulph.**, thuj., **Verat.**, viol-o., zing.

morgens: Cann-s., phyt.

Erwachen, beim: Mez., *puls.*, *sulph.*

vormittags: Phos.

abends: Chlor., *cycl.*, fl-ac.

nachts: *Calc.*, *nux-m.*

einseitig: *Fl-ac.*

Essen, nach dem: Bry.

Freien agg., im: Mang.

Übelkeit, mit: Dig.

weicher Gaumen wie Leder: *Stict.*

hinterer Teil des Mundes, nur im: Mez.

Zunge: Acet-ac., **Acon.**, aeth., **Agar.**, **Ail.**, aloe, alumn., ambr., *ant-t.*, **Apis**, apoc., arg-m., *arg-n.*, *arn.*, **Ars.**, *ars-h.*, *ars-i.*, *ars-s-f.*, art-v., *arum-t.*, atro., aur., aur-m., *bapt.*, bar-c., *bar-m.*, **Bell.**, **Bry.**, bufo, cact., cahin., **Calc.**, calc-ar., *calc-p.*, calc-s., **Camph.**, *carb-an.*, *carb-s.*, *carb-v.*, **Caust.**, **Cham.**, *chel.*, **Chin.**, chin-a., chlor., *cic.*, *cist.*, coc-c., **Cocc.**, com., con., croc., *crot-t.*, **Cupr.**, daph., dios., *dulc.*, ferr-m., *fl-ac.*, gels., graph., guare., **Hell.**, helon., *hydr.*, **Hyos.**, *iod.*, *ip.*, *kali-ar.*, *kali-bi.*, kali-br., kali-c., *kali-i.*, *kalm.*, *kreos.*, **Lach.**, *lac-ac.*, laur., *lyc.*, *mag-m.*, manc., **Merc.**, *merc-c.*,

TROCKENHEIT - *Zunge* ...

merc-i-f., *merc-i-r.*, merc-sul., merl., mez., **Mur-ac.**, *nat-ar.*, *nat-c.*, *nat-m.*, *nit-ac.*, **Nux-m.**, *nux-v.*, op., ox-ac., par., *ph-ac.*, *phos.*, *phyt.*, *pic-ac.*, *plb.*, *podo.*, **Psor.**, ptel., **Puls.**, **Rhus-t.**, rumx., sarr., *sec.*, *sep.*, sin-n., *spong.*, staph., stram., *stront.*, *sul-ac.*, **Sulph.**, tab., tarent., **Ter.**, *tub.*, vac., *verat.*, **Verat-v.**, vib.

morgens: Arg-n., *bapt.*, *bar-c.*, calc., canth., *cist.*, clem., graph., kali-c., kali-p., naja, *nit-ac.*, **Op.**, *puls.*, sep., *sulph.*

Erwachen, beim: Arg-n., *calc.*, *clem.*, coc-c., *mez.*, ol-an., **Op.**, *par.*, *phos.*, *podo.*, **Puls.**, **Rhus-t.**, sanic., sep., **Sulph.**

abends: Aloe, arg-n., iod., **Nux-m.**, senec., tarent.

nachts: All-s., ang., *calc.*, *carb-s.*, **Nux-m.**, nux-v., *pic-ac.*, rumx., tarent.

Durst, ohne: Caps., *nat-m.*, par., **Puls.**

Gefühl von Trockenheit: Arg-m., arn., *ars.*, bell., brom., *calc.*, cimic., *cocc.*, colch., **Nat-m.**, **Nux-m.**, puls.

Menses, während: *Cedr.*, sul-ac.

Mitte der Zunge: *Acon.*, ant-c., ant-t., arg-m., *arum-t.*, *bapt.*, *colch.*, *crot-h.*, hyos., *lach.*, **Phos.**, seneg., *stram.*, sul-ac., verat.

Seiten feucht: *Apis*

Zungenspitze: Arn., *carb-v.*, *nux-v.*, psor., puls., *rhus-t.*

feucht: Bry.

Zungenwurzel: All-c., camph.

TUBERKEL:

Zahnfleisch, schmerzhaft: Ph-ac., **Plb.**

Zunge: *Graph.*, lyc., mang.

TUMOREN: Benz-ac., calc., *lyc.*, *nit-ac.*

links hinter dem letzten Backenzahn: Benz-ac.

bösartig: Calc.

geschwürig: Benz-ac.

klein: Lyc.

schmerzlos: Calc., *nit-ac.*

schwammig: Calc.

Gaumen, hart: Canth., hydr.

Lippe, Innenseite rechts: Calc.

TUMOREN ...

Zahnfleisch:

entzündet: Canth.

schmerzlos, verschieblich, am unteren Zahnfleisch: Nat-s.

Walnuss, von der Größe einer: *Nit-ac.*, staph.

Stelle zweier Prämolaren, an der: **Sil.**

Zunge:

Mitte der Zunge; empfindlich gegen Berührung; runde, erbsengroße Erhebung, mit ziehendem Gefühl; in der: Cast.

UNREINE Zunge (s. FARBE)

VERBRENNUNGEN von Zunge und Lippen: Ham.

VERGRÖSSERT:

Gefühl wie: Bell.

Zunge (vgl. SCHWELLUNG - Zunge): Acon., ars., ars-h., ars-i., colch., crot-h., cupr., dig., glon., graph., hydr., iod., kali-bi., kali-br., kali-i., lac-c., lyss., merc-c., nat-ar., nat-m., *nit-ac.*, ox-ac., par., petr., phos., plb., sep.

Gefühl wie vergrößert: Acon., ars., colch., crot-t., cupr., dig., glon., hydr., kali-bi., kali-i., lac-ac., merc-c., nat-ar., ox-ac., par., petr., phos., plb., puls., sep.

VERHÄRTUNG:

Gaumen: Calc., *mez.*, *phyt.*

Wange, Innenseite der: *Caust.*

Zahnfleisch: Brom.

Zunge: *Arg-n.*, ars., *atro.*, *aur.*, *aur-m.*, *bar-c.*, carb-an., *carb-v.*, con., cupr., gamb., **Hyos.**, kali-i., lyc., *merc.*, mez., mur-ac., **Nux-m.**, sul-i.

Stellen, verhärtete: Kali-chl., *sulph.*

Mitte der Zunge: Bar-c.

Mitte der Zunge: Bar-c., bry.

VERLÄNGERUNGSGEFÜHL des Zahnfleisches: *Nit-ac.*

VERSCHLEIMTE Zunge (s. SCHLEIM; GESCHMACK)

WÄRMEGEFÜHL (s. HITZE)

WARZEN: Ph-ac.

Gaumen: Arg-n.

WARZEN ...

Zunge: Aur., *aur-m.*, aur-m-n., lyc., mang., staph.

WÄSSRIG aus, Zahnfleisch sieht: **Apis**

WEICHE Zunge: Merc., rhus-t., stram.

Gefühl wie: Daph.

WELKE, verdorrte Zunge: Kreos., verat.

WILDES Fleisch am Zahnfleisch: Alumn.

WUCHERUNGEN:

schmerzhaft: Staph.

Zahnfleisch: *Staph.*

ZITTERN der Zunge: Absin., *agar.*, *apis*, arn., ars., *aur.*, *bell.*, bry., **Camph.**, *canth.*, carb-ac., cimic., colch., *crot-h.*, cupr., cupr-ar., *gels.*, *hell.*, hyos., *ign.*, **Lach.**, *lyc.*, med., **Merc.**, mur-ac., oena., *op.*, *ph-ac.*, phos., *plb.*, rhus-t., sec., sil., stram., tab., *tarax.*, vip., zinc.

Herausstrecken, beim: Apis, *bell.*, crot-h., ferr., *gels.*, *hell.*, *hyos.*, ign., **Lach.**, merc., *plb.*, stram.

ZUCKEN der Zunge: Glon., sec., sulph.

ZUGEKLEBT, Gefühl wie: Mur-ac.

ZURÜCKGEZOGENES Zahnfleisch (s. ABGELÖST)

ZURÜCKTRETENDES Zahnfleisch (s. ABGELÖST)

ZUSAMMENBEISSEN des Mundes (s. ZÄHNE - Zusammengebissen; BEISSEN)

ZUSAMMENGEZOGEN, Gefühl wie von Herbem:

Gaumen: Arn.

Zunge: Ars.

ZUSAMMENSCHNÜRUNG: Lach., lob-s., nit-ac., phos., plb., sulph.

ZUSAMMENZIEHUNG:

Gefühl von: Aesc., alum., asar., fl-ac., seneg.

spasmodisch: Acon., *ars.*, *bell.*, bufo, calc., cupr., hyos., mosch., sep.

Zunge: *Carb-v.*, *merc-c.*

zylindrisch: Cina

ZÄHNE

ABBRECHEN von Zähnen: Euph., lach., nat-h., plb., sul-ac.

ABLAGERUNGEN, Inkrustationen: Plb.

ABSZESS der Zahnwurzeln: Am-c., *bar-c.*, calc., canth., caust., euph., *hecla.*, **Hep.**, lach., *lyc.*, *merc.*, petr., phos., plb., **Sil.**, sulph.

AMEISENLAUFEN: Bar-c.

abends: Bar-c.

schmerzhaft: Bar-c.

AUSFALLEN (s. LOCKERHEIT - Ausfall)

BEISST in das Glas beim Trinken: **Ars.**

BELEGT (s. SCHLEIM - Sordes)

BLUTEN des Zahnfleisches (s. MUND - BLUTEN - Zahnfleisch)

BRÖCKELIG: Anan., *bor.*, *calc.*, *calc-f.*, *calc-p.*, *euph.*, *fl-ac.*, *lach.*, med., *plb.*, *staph.*, sul-ac., *thuj.*

DUNKLE Flecken (s. FARBE)

EINGEDELLT, bei Kindern: Syph.

EINGEKERBT (s. GEZACKT)

EMPFINDLICHKEIT: Agar., alum., *am-c.*, *ant-c.*, arg-n., aur-m., bar-c., bol., *bry.*, carb-an., card-m., caust., cham., coc-c., *colch.*, ferr., *fl-ac.*, gymn., kali-bi., *kalm.*, **Lach.**, lyss., *mag-c.*, *mag-p.*, manc., mang., *merc.*, merc-c., merc-i-r., mez., *nat-c.*, *nat-m.*, pall., sars., senec., seneg., *sil.*, staph., *sulph.*, zinc.

abends: Agar.

Berührung, gegen: Agar., aloe, berb., coc-c., **Lach.**, *lyc.*, mag-c., **Nat-m.**, staph.

Druck, gegen: Agar., ars., *hecla.*, *kali-bi.*

Geräusche hallen schmerzhaft darin wider: *Ther.*

hohler Zahn: Aloe, caps., card-m., *cham.*, *staph.*

kaltes Wasser, gegen: Acon., *arg-n.*, *ars.*, brom., *bry.*, **Calc.**, calc-s., cina, gymn., hell., **Lach.**, merc., nat-m., *nux-v.*, sep., *sil.*, *staph.*, sulph., *ther.*

geringste Berührung mit kaltem Wasser, gegen: *Carb-an.*, coc-c.

gefüllter Zahn: Sin-n.

Kauen, beim: *Agar.*, *calc-p.*, *carb-an.*, clem., olnd., sil.

Luft, gegen: *Acon.*, aran., *bell.*, berb., bry., **Calc.**, calc-p., calc-s., cina, mag-p., **Nat-m.**, ox-ac., sin-n.

Wärme, gegen: **Lach.**, *nat-m.*

EMPFINDLICHKEIT ...

Zahnbehandlung ist unerträglich: **Ant-c.**, *fl-ac.*, *mag-c.*, *staph.*

Zähneputzen; gegen: Nat-m.

Backenzähne:

Essen agg.: Aloe

faulig: Aeth., aloe

oben: Manc.

unten; in fauligen: Aeth.

Schneidezähne: Agar., aur-m., *mag-m.*, pall., sars.

Spitzen der Zähne: Sulph.

ENTBLÖSSEN der Zähne (s. LOCKERHEIT; VERLÄNGERUNGSGEFÜHL)

ENTZÜNDUNG des Dentins: **Merc.**

FARBE:

braun, rußig: Chlor.

dunkel: *Chin.*, **Fl-ac.**, sabin.

Flecken: Kreos.

gelb: All-c., ars., asc-t., *iod.*, *lyc.*, med., *merc.*, nit-ac., ph-ac., plb., *sil.*, *thuj.*

grau: **Merc.**, phos., plb.

schwarz: *Arg-n.*, **Chin.**, *chlor.*, *con.*, ign., kreos., **Merc.**, merl., *nit-ac.*, phos., plb., puls., sep., *squil.*, **Staph.**, syph., *thuj.*

Streifen, in: Staph.

Zahnschmerz, nach: Sep.

FAUL (s. KARIES)

GEFÜHLLOSIGKEIT, Taubheit: Ars., asaf., aur-s., bell., *chin.*, *dulc.*, ign., lith-c., nat-m., petr., phos., plat., *rhus-t.*, ruta, thuj.

morgens nach dem Aufstehen: Plat.

GELB (s. FARBE)

GERUCH aus den Zähnen, übler (vgl. MUND - GERUCH): Calc., carb-v., *caust.*, graph., kali-c., **Kreos.**, merc., mez.

GESCHWÜRE der Zahnwurzeln: Alum.

GEZACKT: Lach., med., plb., syph., tub.

GROSS und geschwollen; Gefühl wie: Bor., calc., caust., cinnb., nux-m., sil., spong., vip.

HITZE (s. SCHMERZ)

HOHL (s. KARIES)

JUCKEN: Alum., anac., cham., clem., *kali-c.*, kali-n., mur-ac., puls., spong.

Abendessen, nach dem: Kali-c.

ZÄHNE

JUCKEN ...

Freien agg., im: Anac.

KÄLTE: Acon., alum., alumn., anag., anan., aran., asar., astac., *carb-v.*, cocc., cocc-s., colch., cop., dros., *gamb.*, grat., iris-foe., kali-chl., led., *mez.*, *nit-ac.*, ol-an., par., petr., *ph-ac.*, rat., rheum, sel., sep., *spig.*

nachmittags: Mez.

KANTEN fühlen sich scharf an und verletzen das Zahnfleisch: Aloe

KARIES, hohle Zähne: Abrot., acon., aloe, alum., *am-c.*, *ambr.*, anac., anan., ang., **Ant-c.**, ars., asar., aur., *bar-c.*, **Bell.**, **Bor.**, *bov.*, bry., *calc.*, *calc-p.*, *calc-s.*, carb-an., carb-s., *carb-v.*, caust., *cham.*, *chin.*, clem., cocc., coff., con., euph., **Fl-ac.**, *glon.*, graph., *hecla.*, *hep.*, *hyos.*, ip., *kali-bi.*, *kali-c.*, *kali-i.*, kali-n., kali-p., *kreos.*, *lach.*, *lyc.*, *mag-c.*, mag-m., mang., med., meph., **Merc.**, **Mez.**, **Nat-c.**, nat-m., nat-p., nat-s., *nit-ac.*, *nux-v.*, ox-ac., par., petr., *ph-ac.*, *phos.*, plat., **Plb.**, *puls.*, rheum, *rhod.*, *rhus-t.*, ruta, sabad., sabin., sang., sel., **Sep.**, *sil.*, spig., **Staph.**, sul-ac., *sulph.*, tab., *tarax.*, thuj., verat., zinc.

erscheinen, sobald sie: *Kreos.*, staph.

Gefühl von: Asar.

innerlich: Sel.

schnell fortschreitend: Ars., bar-c., *calc.*, *calc-p.*, *carb-v.*, **Fl-ac.**, med., mez., phos., plan., **Sep.**

vorzeitig bei Kindern: *Calc.*, *calc-f.*, *calc-p.*, coff., *fl-ac.*, **Kreos.**, **Staph.**

Seiten der Zähne: Mez., staph., thuj.

Zahnfleischrand, am: Calc., syph., *thuj.*

Zahnwurzeln, an den: Am-c., mez., **Thuj.**

KEILFÖRMIG: *Kreos.*

KLEBEN zusammen, wie verleimt: Arg-m., *psor.*, zinc., zinc-ox.

KLEBRIG: Arg-m., iod., sang.

KNACKEN beim Reiben: Sel.

KRIBBELN: Bar-c., bor., cast., *cham.*, kali-i., mag-m., mur-ac., ol-an., rhus-t., stront.

KRUSTEN, schwarze (s. SCHLEIM)

LANG, fühlen sich zu (s. VERLÄNGERUNGSGEFÜHL)

LOCKERHEIT der Zähne: *Alumn.*, *am-c.*, arn., *ars.*, *aur.*, aur-m., *aur-m-n.*, bar-c., bar-m., *bry.*, *bufo*, calc., camph., **Carb-an.**, *carb-s.*, **Carb-v.**, **Caust.**, cham., chel., *chin.*, cocc., com., *con.*, crot-h., dros., elaps, gels., gran., *hep.*, **Hyos.**,

LOCKERHEIT der Zähne ...

ign., iod., *kali-bi.*, *kali-c.*, kali-n., kali-p., lac-c., lach., *lyc.*, *mag-c.*, mag-s., **Merc.**, **Merc-c.**, *mur-ac.*, naja, nat-ar., nat-c., nat-h., *nat-m.*, nat-p., nat-s., **Nit-ac.**, *nux-m.*, *nux-v.*, olnd., op., *ph-ac.*, *phos.*, phyt., plan., *plb.*, *psor.*, puls., *rhod.*, *rhus-t.*, sang., *sec.*, *sep.*, **Sil.**, spong., stann., *staph.*, *sulph.*, thuj., verat., **Zinc.**

morgens: Ars., naja, puls., thuj.

Ausfallen der Zähne: *Am-c.*, ars., bufo, cupr., *merc.*, nux-v., *plb.*, *sec.*

Gefühl, als würden sie ausfallen: Acon., *con.*, *nit-ac.*, stram.

Gefühl von Lockerheit: Acon., *alum.*, *am-c.*, arn., *ars.*, bry., com., *con.*, *hyos.*, ign., lachn., lith-c., *lyc.*, *merc.*, nat-m., nicc., *nux-m.*, *nux-v.*, olnd., *rhus-t.*, spig., spong., stann., *sulph.*, syph.

Kauen, beim: Alum., *con.*, hyos., spong.

gesunde Zähne: *Am-c.*, bar-c., **Merc.**, nux-v.

plötzliche Anfälle: Aur.

schmerzhaft: *Ars.*, bar-c., camph., **Caust.**, gels., merc., *puls.*

LUFT darauf blasen würde, als ob kalte Luft: Coc-c.

herausströmen würde, als ob Luft: Nat-c.

hineingepresst würde, als ob Luft: Ambr., cocc.

ÖL bedeckt, wie mit: Aesc.

PERIOSTITIS: Agar., *phos.*, *sil.*

PULSIEREN:

schmerzhaft (s. SCHMERZ - pulsierend)

schmerzlos: Alum., ars., sanic.

RAUHEIT, Gefühl von: Fl-ac.

Zahnstein, durch: *Mez.*

SCHARF und verletzen die Zunge, Kante scheinen: Aloe

SCHLÄGE, elektrische: Aeth., thuj.

SCHLEIM auf den Zähnen (vgl. SORDES) Ail., alum., ant-t., arg-m., arn., bov., cham., cimic., hyos., iod., mag-c., mez., plb., psor., sel., sulph., *syph.*

morgens: Iod., mag-c.

braun: Apis, ars., *chel.*, chlol., *colch.*, *fl-ac.*, *hyos.*, *kali-p.*, sulph.

dick: Alum., cahin., cimic., *dulc.*, vario.

SCHLEIM auf den Zähnen ...

gelb: *Apis*, asc-t., hyos., iod., *plb.*, *sul-ac.*

klebrig: *Phos.*, verat.

schwarz: Apis, *ars.*, *chin.*, con.

Krusten: Con.

übel riechend: Alum., mez.

SCHMERZ: *Acet-ac.*, **Acon.**, *agar.*, *ail.*, all-c., alum., am-c., am-m., *ambr.*, anac., anag., ang., *ant-c.*, ant-t., apis, *aran.*, arg-m., *arg-n.*, arn., *ars.*, ars-h., *ars-i.*, asar., asc-t., *aspar.*, aur., aur-m., *bar-c.*, bar-m., **Bell.**, *benz-ac.*, berb., bism-o., *bor.*, bov., **Bry.**, *bufo*, calad., *calc.*, calc-f., calc-p., canth., *carb-ac.*, carb-an., *carb-s.*, *carb-v.*, *caust.*, **Cham.**, *chel.*, chen., **Chin.**, chin-a., clem., cocc., coch., **Coff.**, colch., coloc., con., cor-r., croc., cycl., dios., dros., dulc., *echi.*, *euph.*, *ferr.*, ferr-i., ferr-p., *fl-ac.*, **Glon.**, *graph.*, grat., guaj., guare., *hell.*, **Hep.**, *hyos.*, hyper., ign., *iod.*, ip., *kali-c.*, *kali-i.*, kali-n., *kali-p.*, kali-s., *kalm.*, *kreos.*, **Lach.**, laur., led., lob., *lyc.*, mag-arct., mag-aust., *mag-c.*, *mag-m.*, mag-p., *mag-s.*, mang., **Merc.**, *merc-c.*, merl., *mez.*, mur-ac., *nat-ar.*, **Nat-c.**, *nat-m.*, *nat-p.*, *nat-s.*, nicc., *nit-ac.*, *nux-m.*, *nux-v.*, olnd., par., *petr.*, ph-ac., *phos.*, *phyt.*, *plan.*, plat., plb., prun-s., *puls.*, ran-s., raph., rat., rheum, **Rhod.**, *rhus-t.*, ruta, sabad., *sars.*, sel., seneg., **Sep.**, sil., spig., spong., squil., **Staph.**, stront., stry., sul-ac., *sulph.*, tab., tarax., *tarent.*, teucr., ther., thuj., *valer.*, verat., verb., vinc., **Zinc.**

abwechselnde Seiten: Chel., clem., coloc., *dulc.*, lac-c.

links: *Acon.*, agar., *apis*, arg-n., *arn.*, arum-t., *aur.*, bar-c., brom., carb-v., cast., **Caust.**, **Cham.**, chel., *chin.*, **Clem.**, *form.*, *guaj.*, hyos., *kali-c.*, laur., merc., **Mez.**, *nux-m.*, *olnd.*, *phos.*, rhus-t., **Sep.**, *sil.*, **Sulph.**, syph., **Thuj.**, *zinc.*

nach rechts: All-c., gamb.

rechts: Astac., **Bell.**, brach., *bry.*, *calc.*, cann-s., *carb-ac.*, *caust.*, chr-ac., cinnb., coff., com., *cycl.*, dios., dol., **Fl-ac.**, lach., lyss., *mag-c.*, nat-m., nit-ac., *nux-v.*, *petr.*, phos., *psor.*, spig., **Staph.**, verb.

nach links: **Acon.**, lyc.

tagsüber: Bar-c., bell., calc., carb-an., *cocc-s.*, nux-v., ust.

morgens: Ant-t., arg-n., ars., bar-c., bry., calad., camph., carb-v., caust., chin., clem., *ferr.*, *hyos.*, kreos., lach., merc., nat-m., nux-v., ph-ac., phos., plat., *puls.*, rhod., *rhus-t.*, sulph.

SCHMERZ - morgens ...

Aufstehen, nach dem: Mag-c., plat., sep.

Waschen, beim: Arg-n.

Bett, im: Kali-c., kreos., lach., mang., mez., nux-v., ran-b., *staph.*

Erwachen, beim: Bell., carb-v., coc-c., *ign.*, kali-c., *lach.*, *nux-v.*, sil.

weckt ihn (vgl. erwacht): Calad.

vormittags: All-s., carb-v., caust., cham., kali-p., nat-m., nux-v., puls., staph., sulph.

mittags: Cocc., rhus-t.

nachmittags: Agar., anan., calc., caust., *form.*, ip., mag-c., merc., *nux-v.*, phos., sulph., ther., thuj.

Mittagessen, nach dem: Berb., lach., *nux-v.*, puls.

abends: Ail., *alum.*, **Am-c.**, ambr., anac., *ant-c.*, apis, arum-t., bar-c., *bell.*, bov., bry., bufo, calad., *carb-s.*, caust., cham., chel., ferr., graph., hep., *hyos.*, ign., kali-c., *kali-i.*, kali-p., kali-s., *kalm.*, *lyc.*, *mag-s.*, mang., meph., *merc.*, mez., nicc., nit-ac., nux-m., *nux-v.*, *phos.*, **Puls.**, *rat.*, *rhus-t.*, sabin., *staph.*, *sul-ac.*, *sulph.*, tab., ther., thuj.

18 Uhr, dauert bis 1 oder 2 Uhr: Sep.

21 Uhr: **Merc.**

Bett, im: Alum., **Am-c.**, **Ant-c.**, aran., bar-c., bell., bov., *bry.*, *calc.*, carb-an., *cham.*, chr-ac., graph., *ign.*, *kali-c.*, led., **Mag-c.**, mag-m., *merc.*, nat-c., nit-ac., phos., *puls.*, sel., *sul-ac.*, **Sulph.**, zinc.

amel.: Alum.

Rauchen amel.: Spig.

nachts: *Am-c.*, ambr., anac., *ant-c.*, aran., *ars.*, *aur.*, bar-c., *bell.*, berb., bov., bry., *bufo*, calc., calc-p., carb-an., **Carb-s.**, *carb-v.*, *cedr.*, **Cham.**, *chel.*, chin., chin-a., *clem.*, coff., *colch.*, crot-c., *cycl.*, *glon.*, **Graph.**, grat., hell., *hep.*, hyper., ip., kali-i., kali-n., *kali-p.*, **Lyc.**, **Mag-c.**, mag-m., **Merc.**, *merc-c.*, *mez.*, naja, nat-ar., nat-c., nat-h., *nat-m.*, nat-p., *nat-s.*, nicc., *nit-ac.*, nux-m., *nux-v.*, *olnd.*, par., petr., *ph-ac.*, *phos.*, *psor.*, *puls.*, *rhod.*, *rhus-t.*, rob., sabad., sabin., *sep.*, *sil.*, *spig.*, *staph.*, **Sulph.**

Mitternacht, vor: Alum., am-c., bov., bry., *cham.*, chin., graph., *nat-m.*, petr., puls., rhus-t., sep., stry., sul-ac., sulph., thuj., zinc.

22 Uhr: Rhus-t.

SCHMERZ - nachts - Mitternacht ...

nach: Alum., am-c., *ars.*, bar-m., bell., bry., carb-v., cham., chin., *merc.*, nat-m., puls., rhus-t., *staph.*, sulph.

3 Uhr: Bry., cham.

Frösteln, wenn die Zahnschmerzen verschwinden: Merc.

Liegen, beim: *Aran.*, graph., phos.

abwechselnd mit Jucken im Ohr: Agar.

Katarrh: All-c.

Kopfschmerz (vgl. KOPF - SCHMERZ - abwechselnd - Zähne)

Reißen in den Gliedern: Merc.

Schwindel: Merc.

stechendem Schmerz in der linken Mamma: *Kali-c.*

Ablenkung amel.: Bar-c., pip-m., thuj.

allmählich ansteigend und sinkend: Bell., stann.

anfallsweise (vgl. intermittierend): All-s., anac., bor., calc., *cham.*, gels., glon., hyper., ip., lac-c., lyc., merc., *nux-m.*, petr., *plat.*, rumx., sep.

Angst, mit: Acon., *coff.*, *merc-c.*

Anstrengung agg.: Chim.

Ärger, Verdruss; nach: *Acon.*, *cham.*, rhus-t., *staph.*

Atmen: Carb-v.

tiefes Atmen agg.: *Nux-v.*

Aufstehen, nach dem: Ign., plat., sep.

amel.: Alum., nux-v., olnd., phos., sabin., spig.

Aufstehen aus dem Bett amel.: Clem., olnd., *phos.*, sabin.

Beißen, beim:

Elastisches amel., auf: Mang.

Zusammenbeißen der Zähne, beim: *Aesc.*, *alum.*, **Am-c.**, ars., aur., bell., bor., *bry.*, calc., carb-an., caust., chin., chin-a., coc-c., colch., fl-ac., graph., *guaj.*, hell., *hep.*, hyos., *ip.*, lach., lith-c., lyc., mag-m., mang., *merc.*, **Mez.**, nux-v., petr., ph-ac., phos., *puls.*, *rhus-t.*, **Sep.**, *sil.*, spong., *staph.*, *sul-ac.*, *sulph.*, tab., *verb.*, zinc-ox.

SCHMERZ - Beißen, beim - Zusammenbeißen der Zähne ...

amel.: Ars., bell., brom., bry., *chin.*, cocc., coff., euph., ign., mag-m., nat-m., phos., **Phyt.**, puls., rhus-t., sanic.

Furcht davor, aus Angst, sie würden ausfallen: Nit-ac.

Menses, während: Am-c.

Verlangen, sie zusammenzubeißen:
Merc-i-f.

Berührung, bei: Alum., am-c., anac., anag. ant-c., *arn.*, ars., aur., bar-c., *bell.*, bor., *bry.* *calc.*, camph., carb-an., carb-s., *carb-v.* cast., caust., chel., **Chin.**, chin-a., clem. coc-c., coff., daph., *euph.*, *graph.*, hep., ign. kali-n., *lyc.*, mag-c., mag-m., mag-s., *mang.* merc., *merc-c.*, *mez.*, *nat-m.*, *nux-m.*, *nux-v.* *ph-ac.*, *phos.*, plan., psor., *puls.*, rat., rhod. rhus-t., sabin., **Sep.**, *staph.*, *sulph.*, thuj.

amel.: Bry., nat-m., nux-v., sep.

Speisen, durch Kontakt mit den: Bell. camph., kali-c., mag-m., mag-s., nit-ac. rob., sang.

Zunge, der: Am-c., anac., **Ant-c.**, bry. carb-v., cast., chin., ign., *merc.*, *mez.* nat-c., phos., rhus-t., sep., thuj.

Bett, im: **Ant-c.**, *aphis.*, *bar-c.*, bell., *bov.* bry., *carb-an.*, *cham.*, *clem.*, com., *graph.* *kali-c.*, **Mag-c.**, *mag-p.*, **Merc.**, nux-v. olnd., *petr.*, ph-ac., *phos.*, *puls.*, rhus-t. sabin., *sul-ac.*, **Sulph.**

Einschlafen, beim: Carb-an., kali-c.

Bettwärme agg.: Ant-c., bell., bry., **Cham.** chel., clem., graph., jug-r., led., *mag-c.* **Merc.**, *ph-ac.*, phos., **Puls.**, rhod., sabin sulph.

amel.: *Lyc.*, mag-s., *nux-v.*, *sil.*, spig. vinc.

Beugen nach hinten, durch: Calc.

Seite, durch Beugen auf eine: Calc.

vorne mit der Stirn auf den Tisch agg. durch Beugen nach: Nit-ac.

amel.: Mang.

Bewegung agg.: *Bry.*, chel., *chin.*, clem daph., hyper., merc., *mez.*, *nux-v.*, sabin spig., staph.

amel.: *Mag-c.*, phos., puls., *rhus-t.*

SCHMERZ ...

Bier: Nux-v., rhus-t., sulph., zinc.

amel.: Camph.

Birnen, nach Essen von: Nat-c.

Brot, durch Essen von: Carb-an.

Brotkrümel, durch: Clem., nux-v., *staph.*

Bücken agg.: Sep., spig.

amel.: Arn.

Chinin, nach Missbrauch von: *Hep.*, *nit-ac.*, **Puls.**

chronisch: *Caust.*

Denken daran, beim: Bar-c., *nux-v.*, *spig.*, thuj.

anderes, an (s. Ablenkung)

Druck agg.: Carb-an., **Cham.**, hyos., kali-bi., mag-m., nat-c., nat-m., phos., sep., spig., sul-ac., sulph., zinc.

amel.: Ail., *alum.*, am-c., am-m., ars., bell., *brom.*, bry., chin., clem., cocc., coloc., com., euph., grat., ign., indg., *kali-c.*, laur., *mag-m.*, *mag-p.*, merc-i-f., mur-ac., nat-c., nat-m., nat-p., ol-an., *phos.*, puls., rhus-t., sep., *staph.*, tab.

kalten Hand amel., der: Rhus-t.

Einatmen, beim: *Nux-v.*

Einhüllen (s. Wärme - äußerliche)

Einziehen von Luft (s. Luft - eingezogene)

Entblößen des Körpers amel.: Puls.

Erhitzung, bei: Phos.

Erkältung, durch: *Acon.*, *bar-c.*, bell., camph., carb-v., *caust.*, *cham.*, chin., colch., dulc., *gels.*, glon., grat., *hyos.*, ign., kali-c., kali-p., *merc.*, mez., nit-ac., nux-m., *nux-v.*, *puls.*, rhus-t., staph., sul-ac., zinc.

Frühling, im: Puls.

Überhitzung, nach: *Cham.*, *glon.*, kali-c., *rhus-t.*

Erregung, durch: *Acon.*, bell., *cham.*, *coff.*, *gels.*, hyos.

amel.: Thuj.

erscheint allmählich und verschwindet plötzlich: Sul-ac.

plötzlich und verschwindet plötzlich: *Bell.*, sanic.

Erschütterung, durch: **Arn.**, *nux-m.*

SCHMERZ ...

erwacht durch den Schmerz (vgl. morgens - Bett - weckt): Ars., *carb-an.*, chel., lach., mag-c.

Essen, während: *Am-c.*, anan., ant-c., aur., *bry.*, *calc.*, canth., carb-an., carb-s., carb-v., *cast.*, *caust.*, cocc., *con.*, crot-h., crot-t., euph., graph., hep., ign., **Kali-c.**, *lyc.*, *mag-c.*, *mag-m.*, mag-s., **Merc.**, *nat-c.*, nux-m., phos., psor., puls., sabin., sep., *sil.*, *staph.*, sulph., thuj., trom., verat.

amel.: Am-c., bell., *cham.*, chin., coff., ip., ph-ac., sel., sil., *spig.*

nur während: Calc., kali-c.

nach: *Alum.*, am-c., **Ant-c.**, ars-i., bar-c., *bell.*, bor., *bry.*, carb-s., *carb-v.*, *cham.*, chel., *chim.*, chin., coff., ferr-p., *graph.*, *hep.*, *ign.*, iod., *kali-c.*, *lach.*, *lyc.*, *mag-c.*, mag-s., *merc.*, *nat-c.*, *nat-m.*, *nux-m.*, *nux-v.*, puls., rhus-t., *sabin.*, *sil.*, spig., stann., **Staph.**, *sulph.*, zinc.

amel.: Am-c., ambr., arn., calc., carb-v., ip., ph-ac., **Rhod.**, rhus-t., sil.

vor dem Mittagessen: Nux-v., sulph.

Fahren im Wagen, beim: Calc., *mag-c.*

feuchten Orten, durch Arbeiten an: *Ars.*, **Calc.**, *dulc.*, **Rhus-t.**

Freien, im: *Acon.*, alum., *am-c.*, ambr., anac., ant-c., bell., carb-an., carb-v., cast., caust., *cham.*, *chin.*, con., hyos., mez., nat-c., nat-m., nux-m., *nux-v.*, petr., *phos.*, rhus-t., sep., spig., *staph.*, **Sulph.**

amel.: All-c., ant-c., bov., bry., hep., mag-m., *puls.*, sep., stann., *sulph.*, thuj.

Frösteln, mit: Daph., euph., hell., lach., puls., rhod., rhus-t.

Froststadium im Fieber, während: Agar., *carb-v.*, *graph.*, hell., kali-c., **Rhus-t.**, sep., staph.

Frühling, im: Acon., aur., *bell.*, *bry.*, *calc.*, carb-v., *dulc.*, **Lach.**, lyc., *nat-m.*, nux-v., *puls.*, rhod., *rhus-t.*, sep., sil., sulph., verat.

Füllung, nach einer: **Arn.**, merc., *merc-i-f.*, **Nux-v.**, sep.

gefüllten Zahn, in einem: Cic., dios., merc-i-f.

Gehen, beim: Camph., guare., nux-v., *phos.*

amel.: *Mag-c.*, *puls.*, rat., *rhus-t.*, spig.

SCHMERZ - Gehen, beim ...

Freien, im: Agn., cham., con., dros., graph., kali-c., kali-n., mag-s., *nat-c.*, nux-v., phos., sabad., sabin., staph.

amel.: **Ant-c.**, bov., bry., clem., hep., *kali-s.*, lyc., mag-arct., mag-m., *nux-v.*, par., **Puls.**, rhus-t., sep.

Wind, im: Graph.

geistige Anstrengung, durch: Bell., *ign.*, *nux-v.*

Geräusch agg.: Calc., *coff.*, tarent., ther.

gesunden Zähnen, in: **Acon.**, alum., am-c., arn., ars., bell., bry., carb-v., caust., *cham.*, *coff.*, con., ham., hyos., *mag-c.*, nux-v., plan., rhod., rhus-t., sulph., zinc.

Getränke, durch kalte: Agar., anan., **Ant-c.**, arg-n., *ars.*, bar-c., bry., *calc.*, carb-an., carb-s., *carb-v.*, cast., caust., cench., *cham.*, chin-a., cina, coc-c., *fl-ac.*, graph., gymn., **Hep.**, kali-ar., **Kali-c.**, kali-p., **Lach.**, mag-p., *mang.*, *merc.*, *mur-ac.*, **Nat-m.**, *nux-m.*, *nux-v.*, *phos.*, *plan.*, puls., rhod., **Rhus-t.**, rumx., sabad., *sars.*, sel., sil., spig., **Staph.**, *sulph.*, *ther.*, thuj., til.

warme Getränke, durch: Aesc., agn., *all-c.*, am-c., am-m., bism-o., *bry.*, *carb-v.*, **Cham.**, **Coff.**, *dros.*, *ferr-p.*, fl-ac., **Lach.**, *merc.*, mill., *nat-s.*, *nit-ac.*, ph-ac., **Puls.**, rhus-t., sabad., **Sep.**, sil., syph., trom.

amel.: Ars., bry., cast., *lyc.*, *mag-p.*, nux-m., *nux-v.*, puls., *rhus-t.*, sang., sil., staph., sul-ac., sulph., trom.

Gewitter, vor: **Rhod.**

Herbst, im: Aur., bry., chin., colch., merc., nux-m., nux-v., rhod., rhus-t., verat.

Husten agg.: Bry., lyc., sep.

intermittierend: **Ant-t.**, ars-i., astac., *bell.*, *bor.*, bry., calc., *cham.*, *chin.*, *coff.*, merc., nux-v., *puls.*, rhod., rhus-t., sabad., sil., *staph.*, *sulph.*

Kaffee, durch: Anan., *bell.*, *camph.*, carb-v., **Cham.**, cocc., *ign.*, lachn., merc., *nux-v.*, *puls.*, rhus-t., sil.

Kaltes agg.: Agar., anan., ant-c., arg-n., *ars.*, *bar-c.*, bov., *calc.*, calc-p., carb-s., *carb-v.*, cast., coc-c., *colch.*, *con.*, grat., hell., **Kali-c.**, kali-i., kali-n., kali-p., *lyc.*, *mag-c.*, mag-m., *mag-p.*, mang., *merc.*, **Nat-m.**, *nit-ac.*, nux-m., par., ph-ac., *phos.*, *plan.*, plb., psor., puls., **Rhus-t.**, rob., **Sep.**, sil., *spig.*, *staph.*, *sul-ac.*, sulph., syph., thuj.

SCHMERZ - Kaltes ...

amel.: *Ambr.*, bell., bry., calc., cham., chin., *coff.*, *ferr-p.*, *glon.*, merc., nux-v., phos., *puls.*, staph., sulph.

Hand amel., Berühren mit der kalten: Ang., rhus-t.

Wasser amel.; kaltes: *Aesc.*, *all-c.*, *ambr.*, ap-g., bell., *bism-o.*, **Bry.**, camph., *caust.*, *cham.*, chel., *chim.*, *clem.*, **Coff.**, *ferr.*, *ferr-p.*, fl-ac., *lac-c.*, laur., *mag-c.*, mag-m., merc., *nat-s.*, nux-v., phos., **Puls.**, rhus-t., sel., sep., sulph., thuj.

Kamille, durch: Alum., *puls.*

Katarrh sich bessert, werden die Zahnschmerzen schlechter und umgekehrt; wenn der: All-c.

Kauen, durch: *Alum.*, *am-c.*, anan., ant-c., arg-m., arg-n., *arn.*, ars., aur., bell., *bry.*, calc., *calc-p.*, carb-an., *carb-s.*, *carb-v.*, *caust.*, **Cham.**, chel., *chin.*, *cocc.*, *coff.*, con., crot-t., *euph.*, ferr-ma., *graph.*, hura, *hyos.*, *ign.*, kali-ar., *kali-c.*, kali-p., *lach.*, *lyc.*, mag-c., *mag-m.*, *merc.*, **Nat-m.**, **Nit-ac.**, *nux-m.*, *nux-v.*, olnd., *ph-ac.*, *phos.*, *puls.*, rhus-t., sabin., *sang.*, *sil.*, spig., spong., *staph.*, *sul-ac.*, sulph., syph., *thuj.*, verat., zinc.

amel.: Bry., rhod., seneg.

nach: Nat-m., sabin., staph.

nur beim Kauen: Calc., lyc., olnd.

Speisen, nicht beim Leerkauen; nur beim Kauen von: Cocc.

Kindern, bei: Acon., *ant-c.*, *bell.*, *calc.* **Cham.**, **Coff.**, ign., *merc.*, nux-m., *puls.* rheum

Koitus, nach: Daph.

amel.: Camph.

Lesen, beim: Calc., ign., *nux-v.*, thuj.

Liegen, beim: Aran., ars., bell., bry., *cham.* *clem.*, *graph.*, *hyos.*, ign., merc., nux-v. olnd., *petr.*, *phos.*, puls., *rhus-t.*, sep., staph. *sul-ac.*, sulph., trom.

amel.: Alum., am-m., *bry.*, lyc., nat-c. *nux-v.*, spig.

Kopf agg., mit hoch gelagertem Kopf Spig.

tief gelagertem Kopf agg.: Puls.

Seite, auf der rechten: Spig.

schmerzhaften, auf der: Ars. guare., ign., nux-v., puls.

SCHMERZ - Liegen, beim - Seite, schmerzhaften, auf der ...

amel.: **Bry.**, chin-s., hyper., ign., mag-c., puls.

schmerzlosen; auf der: **Bry.**, *cham.*, ign., puls.

amel.: Nux-v.

unmittelbar nach dem Hinlegen: *Aran.*, bell., canth., hell., ign., puls., rat., sanic.

lockeren Zähnen, in: Der.

Luft, kalte: *Agar.*, all-c., *alum.*, *anan.*, ant-c., *bell.*, bor., bry., bufo, **Calc.**, camph., **Caust.**, **Cham.**, chin., cina, fl-ac., *hep.*, hyos., *mag-c.*, *mag-p.*, **Merc.**, nat-m., *nux-m.*, *nux-v.*, *phos.*, plan., plat., *puls.*, *rhus-t.*, sabad., *sars.*, seneg., *sep.*, *sil.*, *spig.*, *staph.*, *sul-ac.*, **Sulph.**, *ther.*, thuj., trom.

amel.: Chel., *clem.*, kali-s., mag-m., mez., *nat-s.*, *nux-v.*, **Puls.**, sars., *sel.*, thuj.

Gefühl wie durch kalte Luft: Cedr., coc-c., par.

herausströmen würde, als ob Luft: Nat-c.

hineingepresst würde, als ob Luft: Ambr., cocc-s.

eingezogene Luft, durch: Acon., alum., *am-c.*, ant-c., arn., *aur.*, *bell.*, berb., *bry.*, **Calc.**, *calc-p.*, **Caust.**, chin., cic., cina, cob., fl-ac., grat., kali-n., **Merc.**, *mez.*, *nat-m.*, nux-m., *nux-v.*, *petr.*, *rhod.*, rhus-t., sabin., sel., *sil.*, spig., *staph.*, *sulph.*, thuj.

amel.: *Clem.*, mez., nat-s., nux-v., *puls.*, sars., sel.

Luftzug, durch: *Bell.*, **Calc.**, calc-p., *cham.*, *chin.*, gymn., *mag-c.*, sars., sep., **Sulph.**

Menses, vor: Agar., am-c., *ant-c.*, ars., bar-c., *nat-m.*, phos., *puls.*, *sulph.*, thuj.

während: *Am-c.*, *ars.*, bar-c., *bov.*, *calc.*, carb-v., cast., *cedr.*, *cham.*, *coff.*, *graph.*, kali-ar., *kali-c.*, *lach.*, laur., mag-c., *nat-m.*, *nit-ac.*, phos., *puls.*, **Sep.**, **Staph.**, sul-ac.

Menorrhagie: *Ferr-s.*

nachlässt, wenn die Ausscheidung: **Lach.**

nach: Am-c., *calc.*, cham., mag-c., mag-p., phos., thuj.

Beginn der Menses, zu: *Nat-m.*, *puls.*

SCHMERZ - Menses - Beginn der Menses, zu ...

Ende, und am: *Puls.*

Musik agg.: Ph-ac.

Nasswerden, durch: Bell., *calc.*, **Lach.**, rhus-t.

nervösen Patienten, bei: *Acon.*, *ars.*, *bell.*, **Cham.**, **Coff.**, *gels.*, *mag-p.*, *puls.*, staph.

Niesen agg.: Thuj.

Obst, nach dem Essen von: Nat-c., nat-s.

Ofenhitze agg.: Graph.

amel.: **Ars.**

Öffnen des Mundes, durch: Bry., caust., hep., nux-v., phos., puls., sabin.

Operation der Zähne, nach (s. Füllung; Zahnbehandlung)

periodisch: Aran., ars., cham., chin-s., coloc.

Tag, jeden zweiten: *Cham.*, nat-m.

sieben Tage, alle: Ars., calc-ar., phos., sulph.

pulsierend, pochend: *Acon.*, *agar.*, agn., *all-c.*, aloe, am-c., ang., *apis*, arn., *ars.*, bar-c., bar-m., **Bell.**, brom., *calc.*, cann-i., carb-an., *carb-s.*, *carb-v.*, **Caust.**, **Cham.**, **Chin.**, *chin-a.*, coc-c., cocc-s., *coff.*, *coloc.*, daph., *euph.*, *glon.*, hep., *hyos.*, kali-ar., *kali-c.*, kali-n., kali-p., **Lach.**, *lyc.*, *mag-c.*, mag-s., *merc.*, mur-ac., nat-ar., nat-c., *nat-m.*, nat-p., *nat-s.*, *nit-ac.*, nux-m., par., phos., plat., psor., *puls.*, rat., *rhus-t.*, sabad., sabin., **Sep.**, *sil.*, *spig.*, *staph.*, stram., **Sulph.**, tarent., thuj., *verat.*, zinc.

Quecksilber, durch: Colch., *hep.*, *nit-ac.*, *staph.*

Rauchen agg. (s. Tabak)

Reiben der Wange amel.: **Merc.**, *phos.*

Reisen, beim: Ars., *bry.*, *cham.*, puls., rhus-t., staph., sulph.

rheumatisch: Acon., **Ant-t.**, bell., calc-p., *cham.*, *cimic.*, coch., *colch.*, indg., *mag-c.*, *mag-p.*, *merc.*, mill., nux-v., *phyt.*, rhod., sil., staph.

Salz amel.: Mag-c.

salzige Speisen, durch: Carb-v.

amel.: *Carb-an.*

Saugen an den Zähnen agg.: Bell., *bov.*, *carb-v.*, cast., kali-c., mang., *nux-m.*, nux-v., sil., zinc.

SCHMERZ - **Saugen** an den Zähnen ...

amel.: All-c., bov., caust., *clem.*, mang., sep.

Saures, durch: Arg-n.

amel.: Puls.

Schlaf, nach: Bar-m., bell., bry., calc., carb-v., *caust.*, con., graph., *kali-c.*, *kali-p.*, *lach.*, nux-v., *phos.*, sabin., sil., spig., sulph., zinc.

amel.: Merc., nux-v., puls., sanic.

Einschlafen, beim: Ant-t., ars., *merc.*, sulph.

Schlucken agg.: Alum., chin-s., phos., staph.

Schneuzen der Nase, beim: Phos., thuj.

Schwangerschaft, in der: *Acon.*, alum., apis, *bell.*, bry., *calc.*, *cham.*, *hyos.*, **Lyss.**, *mag-c.*, *merc.*, *nux-m.*, nux-v., *puls.*, *rat.*, rhus-t., **Sep.**, *staph.*, *tab.*

Schweiß, während: **Chin.**, hyos.

amel.: All-c., aphis., carb-ac., carb-an.

Fußschweiß, nach unterdrücktem: **Sil.**

Tendenz zum Schwitzen: Daph.

unterdrückten, durch: Cham.

Schwellung der Wangen, mit: Arn., ars., **Bell.**, **Bry.**, *calc.*, caps., **Lach.**, *lyc.*, **Merc.**, *nat-m.*, nux-v., petr., ph-ac., phos., *puls.*, staph., sulph.

Sitzen agg.: Am-m., ant-c., cocc-s., graph., merc., *puls.*, rhus-t.

aufrechtes Sitzen agg.: Mang.

Aufsitzen im Bett amel.: Alum., *ars.*, bar-m., merc., petr., rhus-t.

Stillsitzen amel.: Spig.

Sommer, im: Ant-c., bell., bry., calc., carb-v., cham., lach., lyc., nat-c., *nat-m.*, nux-v., puls., sel.

Speichelfluss, mit: Bell., *cham.*, daph., *dulc.*, **Merc.**, nat-m.

Speisen, durch heiße: *Carb-v.*, **Coff.**, **Kali-c.**, ph-ac., sabad., sep.

kalte, durch: Agar., bov., bry., *calc.*, carb-v., *con.*, *glon.*, hell., merc., nux-v., par., plb., rhus-t., rob., sabad., sulph.

warme, durch: Agn., *ambr.*, *bar-c.*, bell., *bry.*, *calc.*, *carb-s.*, carb-v., **Cham.**, *graph.*, guare., *hell.*, **Kali-c.**, mag-arct., mag-aust., mag-s., *nat-m.*,

SCHMERZ - **Speisen** - warme, durch ...

nux-v., par., ph-ac., *phos.*, **Puls.**, rhod., sabad., sep., *sil.*

Sprechen, durch: Ars., bry., *cham.*, chel., *nux-v.*, sep., trom.

anderer Personen agg., das Sprechen: Ars., bry.

Spülen der Zähne, nach: Ant-c., bry., *calc.*, cham., *merc.*, *nux-m.*, nux-v., phos., *rhus-t.*, sil., staph., **Sulph.**

kaltem Wasser, mit: Calc., cham., graph., kali-c., merc., nux-m., nux-v., puls., sep., *spig.*, staph., **Sulph.**

amel.: *All-c.*, asar., bell., bry., cham., clem., kali-c., laur., *puls.*

stillenden Müttern, bei: Acon., ars., bell., *calc.*, dulc., merc., nux-v., phos., staph., sulph.

Stillen des Kindes, beim: *Chin.*

Stimulanzien agg.: Acon.

Stochern in den Zähnen, erregt durch Kali-c., *puls.*, *sang.*

amel. durch: *All-c.*, bell., ph-ac., sanic.

Süßigkeiten, nach: Am-c., *nat-c.*, phos., sep.

Tabak, beim Kauen von: *Bry.*

Rauchen, beim: *Bry.*, *caust.*, *cham.*, chin., clem., *ign.*, *merc.*, *nux-v.*, sabin., sars., **Spig.**, thuj.

amel.: Aran., bor., *merc.*, *nat-c.*, *nat-s.*, sel., spig.

Teetrinken, beim: Chin., coff., ferr., ign., lach., *sel.*, *sep.*, thuj.

Tränenfluss (s. <u>GEMÜT</u> - WEINEN Schmerzen)

Trinken, durch: Bar-c., *caust.*, *cham.*, con., *mag-p.*, sabin., sil.

amel.: Sel., spig.

wandernd: Ambr., hyos., mag-p., mang., nux-v., puls., thuj., til.

Warmes, durch: Agn., am-c., *ambr.*, anac., *bar-c.*, *bry.*, **Calc.**, calc-p., carb-s., *carb-v.*, **Cham.**, chel., clem., **Coff.**, colch., *ferr-p.*, glon., *graph.*, hell., **Kali-c.**, lach., lachn., mag-m., mag-s., *merc.*, nat-m., *nit-ac.*, par., ph-ac., *phos.*, *plan.*, prun-s., **Puls.**, *sep.*, *sil.*, staph., *sulph.*

amel.: Bov., calc., *com.*, kali-i., *lyc.*, *mag-p.*, mur-ac., *nux-m.*, *nux-v.*, psor., *rhod.*, *rhus-t.*, *sil.*, sul-ac.

SCHMERZ - **Warmes,** durch ...

Einwickeln des Kopfes amel., warm: **Nux-v.**, phos., **Sil.**

Zimmer, im warmen: *All-c.*, ant-c., apis, bry., *cham.*, ham., *hep.*, *iris.*, *kali-s.*, *mag-c.*, merc., nicc., nux-v., ph-ac., **Puls.**, rhod., sep., spig., sulph., thuj.

amel.: *Ars.*, nux-v., phel., *phos.*, *sulph.*

Wärme, durch äußerliche (vgl. Ofenhitze): All-c., *ambr.*, arn., *bry.*, carb-s., chel., **Coff.**, *cor-r.*, *ferr.*, *ferr-p.*, graph., hell., hep., mag-c., mag-s., nux-m., ph-ac., *phos.*, **Puls.**, sabin., *sulph.*

amel.: Am-c., arg-n., *ars.*, *ars-h.*, bov., *calc.*, *cast.*, *chin.*, *com.*, *kali-ar.*, *kali-c.*, lach., *lyc.*, mag-m., **Mag-p.**, **Merc.**, *mur-ac.*, nat-ar., *nat-c.*, nat-p., **Nux-m.**, **Nux-v.**, phos., *psor.*, *puls.*, **Rhod.**, **Rhus-t.**, sabad., *sil.*, staph., *sul-ac.*

Waschfrauen, bei: *Phos.*

Wasser im Mund agg., Halten von: Camph.

Hände in warmes oder kaltes Wasser, durch Strecken der: *Phos.*

Wein agg.: *Acon.*, anan., *camph.*, ign., nux-v.

Wetter, bei kaltem: Ars., nux-m., *phos.*

nassem Wetter, bei: Acon., all-c., am-c., aran., *bor.*, *calc.*, *dulc.*, **Merc.**, nat-c., *nat-s.*, *nux-m.*, *phos.*, *rhod.*, **Rhus-t.**, seneg., *sil.*

trockenem Wetter, bei: *Caust.*

Wetterwechsel, bei: Anan., mag-c., *rhod.*

Wind amel.: Calc.

kalter, trockener Wind agg.: **Acon.**, *caust.*

rauer Wind agg.: **Acon.**, all-c., *graph.*, *puls.*, *rhod.*, rhus-t., sil.

Winter, im: *Acon.*, **Ars.**, bell., bry., calc., carb-v., caust., cham., dulc., **Hep.**, hyos., ign., **Merc.**, *nux-m.*, **Nux-v.**, *ph-ac.*, *phos.*, puls., **Rhus-t.**, **Sil.**, sulph.

Zähneputzen agg.: *Bry.*, carb-v., **Lach.**, lyc., *staph.*

Zahnfleischbluten amel.: Bell., caust., sanic., sars., sel.

Zorn, nach: Cham., nux-v.

erstreckt sich zu:

SCHMERZ - *erstreckt sich zu ...*

anderen, von einem Zahn zum: Bry., *mang.*, nux-m., prun-s., rhod.

andere Teilen: **Mang.**

Arme: Mang., sep.

links: Coloc.

Augen: Bar-c., bell., calc., *calc-p.*, **Caust.**, cham., chel., chim., con., hyos., kali-c., kreos., lach., *mag-c.*, merc., nat-m., nicc., nux-v., puls., rob., sel., staph., sulph., tarax.

kalte Luft, beim Gehen in die: Camph.

Brust: Kali-c.

Fingern, zu den: Sep.

Gesicht: Alum., am-c., *bry.*, caust., cham., coloc., gels., glon., *hyos.*, kali-c., kreos., lyss., mag-c., **Merc.**, nux-v., phos., puls., rhus-t., sabad., *sil.*, staph., sulph., tarax.

linke Seite: Plan.

Menses, während: Sep.

Hals, zum äußeren: *Alum.*, *bry.*, *mang.*, spig., thuj., zinc.

Hals, zum inneren: **Mang.**, *nat-m.*

Hinterkopf: Cocc-s.

Jochbein: **Caust.**, chin., phos.

Kehlkopf: *Alum.*, com., *mang.*, nit-ac.

Kieferknochen: Calc., cupr-ar., gels., sel.

Unterkiefers, des: Hyos.

Kopf: Alum., **Ant-c.**, apis, *ars.*, bar-c., bor., *bry.*, calc., caust., *cham.*, clem., cupr., glon., grat., *hyos.*, kali-ar., kali-c., *kreos.*, *mag-c.*, merc., mez., nux-m., nux-v., *ph-ac.*, phos., psor., puls., rhus-t., *sang.*, staph., sulph.

Nase: Bar-c., calc., **Caust.**, cham., hyos., rhus-t.

oben, nach: Caust.

Ohr: Alum., am-c., *ammc.*, anac., aphis., *arn.*, ars., bar-c., bell., bor., brach., bry., *calc.*, calc-ar., *caust.*, *cham.*, chel., chin., *chr-ac.*, clem., cocc-s., coloc., con., hep., indg., kali-ar., kali-c., **Kreos.**, *lach.*, lyss., mag-c., **Mang.**, meph., **Merc.**, mez., *nat-m.*, nicc., nux-m., nux-v., ol-an., petr., *plan.*, puls., ran-s., rat., **Rhod.**,

SCHMERZ - *erstreckt sich - Ohr ...*

rhus-t., sabad., sang., **Sep.**, **Staph.**, **Sulph.**, thuj., viol-o.

rechts: Glon., nicc., spig.

Ösophagus: Nat-m.

Schläfen: Act-sp., alum., ars., bar-c., calc., cham., chel., con., cupr., daph., gels., glon., iod., kali-ar., kali-c., **Kreos.**, mag-c., mez., nat-m., nux-m., phos., puls., rhus-t., rob., sel., sil., spig., zinc.

Schultern: *Alum.*, rhus-t.

Seite, zur gesamten linken: Sep.

Stirn: Chr-ac., *hyos.*, kali-c., phos., rhus-t., sil., zinc.

unten, nach: Ant-c., caust.

Wangen: Bry., cham.

Wangenknochen: Alum., caust., chen., con., ham., hyos., kali-c., mag-c., mag-m., *mang.*, mez., nux-v., phos., rob., *sil.*

Zunge: Cic.

Backenzähne: Aesc., agar., all-c., alum., *am-c.*, ambr., anac., ang., ant-t., arg-n., arn., asar., asc-t., aur., bar-c., bell., bism-o., bor., bov., **Bry.**, calad., calc., camph., canth., carb-an., *carb-v.*, cast., *caust.*, cham., **Chin.**, clem., cocc., coff., colch., coloc., croc., cycl., dios., euph., graph., guaj., hell., hyos., ign., iod., kali-c., kali-n., **Kreos.**, laur., lyc., mag-arct., mag-c., *mag-m.*, mang., merc., mez., mur-ac., *nat-c.*, *nit-ac.*, nux-m., nux-v., olnd., par., petr., ph-ac., *phos.*, plat., plb., puls., ran-s., rheum, *rhod.*, rhus-t., sabad., sabin., sars., seneg., **Sep.**, sil., spig., spong., *staph.*, stront., sul-ac., sulph., teucr., thuj., verat., verb., **Zinc.**, zing.

links: Arg-n., cast., chel.

rechts: Cinnb.

Eckzähne: Am-c., anac., calc., calc-p., *carb-an.*, laur., mag-m., mur-ac., nat-c., petr., *rhus-t.*, sep., staph., stront., sul-ac., zinc.

Oberkiefer: *Agar.*, *alum.*, **Am-c.**, am-m., ambr., ang., arn., asar., *aur.*, *bell.*, bor., bov., *calc.*, canth., carb-ac., carb-an., **Carb-v.**, *caust.*, *cham.*, chel., **Chin.**, clem., cocc., coff., colch., con., cycl., dios., euph., graph., guaj., hell., hyos., kali-n., **Kreos.**, lyc., mag-arct., mag-aust., mag-c., *mag-m.*, mang., merc., *mez.*, mur-ac., *nat-c.*, *nat-m.*, *nit-ac.*, nux-m., nux-v., ph-ac., *phos.*, plat., puls., ran-s., rheum, rhod., rhus-t., sabad., sars., seneg., sep., sil., *spig.*, *spong.*, staph., stry., *sul-ac.*, sulph., teucr., *thuj.*, verat., verb., **Zinc.**

links: Arn., stry.

Prämolar, zweiter: Olnd.

rechts, Prämolar: Cinnb.

Backenzahn: Dios.

Schneidezähne: *Agar.*, alum., am-c., am-m., ambr., ang., arg-m., asaf., asar., aur., bell., bor., bov., calc., canth., carb-v., caust., cham., chel., chin., cocc., coff., *colch.*, dros., ign., iod., *kali-c.*, kreos., lyc., mag-arct., mag-c., *mag-m.*, *merc.*, mez., mur-ac., nat-c., *nat-m.*, nit-ac., *nux-m.*, *nux-v.*, petr., ph-ac., phos., plat., ran-s., rhod., *rhus-t.*, sars., seneg., **Sep.**, sil., sphing., spong., staph., *stront.*, sul-ac., *sulph.*, tarax., thuj., *zinc.*

Unterkiefer: Aesc., *agar.*, alum., am-c., am-m., ambr., anac., ang., *arn.*, arum-t., asaf., asar., asc-t., astac., *aur.*, bar-c., **Bell.**, bor., bov., *bry.*, calc., camph., **Canth.**, carb-an., *carb-v.*, **Caust.**, **Cham.**, chel., *chin.*, clem., cocc., coff., colch., coloc., con., dros., euph., graph., guaj., hell., hep., hyos., ign., kali-c., kali-n., kreos., *lach.*, **Laur.**, lyc., mag-arct., mag-c., mag-m., *mang.*, merc., mez., mur-ac., **Nat-c.**, nat-m., nit-ac., nux-m., nux-v., olnd., par., petr., ph-ac., *phos.*, plat., *plb.*, puls., ran-s., rheum, rhod., *rhus-t.*, ruta, sabad., *sabin.*, *sars.*, sel., seneg., **Sep.**, *sil.*, spig., spong., squil., **Staph.**, stront., sul-ac., sulph., teucr., thuj., *verat.*, verb., **Zinc.**

Backenzahn, zweiter: Aesc.

Prämolar, erster: Ars.

Schneidezahn, ein: Anac.

abbrechen würden, als ob sie: Bell.

beißend: Calc., cocc., phel., rhod.

bersten, zerspringen würden; als ob sie: Sabin., thuj.

bohrend: Alum., *bar-c.*, *bell.*, bor., *bov.*, bufo, calad., calc., *calc-p.*, camph., cann-i., cast., *caust.*, chel., chin., con., *cycl.*, daph., euph., grat., *ign.*, indg., kali-bi., *kali-c.*, kali-n., *lach.*, lyc., mag-c., mag-m., *mez.*, *nat-c.*, *nat-m.*, *nat-p.*, nit-ac., *nux-v.*, petr., ph-ac., *phos.*, plan., rhod., sel., *sil.*, *sulph.*, verat.

SCHMERZ - bohrend ...

abends:

Liegen, beim: Phos.

Reißen und Graben, mit: Alum.

gesunde Zähne: Alum., plan.

Mittagessen, nach: Kali-c.

Zahnwurzeln, in den: *Cham.*

brennend: Bar-c., *caust.*, cham., *coloc.*, dulc., graph., kali-c., *mag-c.*, merc., mez., *nat-m.*, nit-ac., *nux-v.*, *ph-ac.*, phel., phos., puls., rhus-t., rob., sil., spig., spong., sulph., ther., urt-u., zinc.

drückend: Acon., *all-c.*, am-c., anac., aran., *arn.*, bism-o., bor., bov., bry., *calc.*, carb-v., caust., cham., chel., chin., *coloc.*, cor-r., euph., *graph.*, guaj., guare., hyos., ign., iod., *kali-c.*, kali-p., *kalm.*, led., lob., **Merc.**, *nat-c.*, *nat-m.*, nat-p., nux-m., nux-v., olnd., petr., phos., *rhod.*, *rhus-t.*, *sil.*, spig., *staph.*, *sulph.*, tarax., verat.

auseinanderdrückend: Anan., kalm., mur-ac., ph-ac., ran-b., sabin., spig., spong., thuj.

außen, nach: Arn., bell., berb., *phos.*, *puls.*, spig., zinc.

Blut hineingepresst, als würde: Arn., chin.

eingezwängt, wie: Anan., *caust.*, *cor-r.*, *lach.*, spong.

eng zusammenstehen würden, als ob sie: Acon., arn., bell., calc., cham., chin., *coff.*, hep., hyos., *nux-v.*, puls.

Fleischfasern zwischen den Zähnen stecken, als würden: *Caust.*, *cor-r.*, *lach.*

Füllung, der: Chlol.

gedrückt, wie in die Zahnfächer: Alum., am-c.

Zahnstümpfe, alte: Alum.

gepackt, wie mit einer Zange: Nux-m., *sil.*

innen, nach: Rhus-t., staph.

Mittagessen, nach: *Kali-c.*

Rucken in den oberen Backenzähnen und im Kiefer, rechts, nachmittags; vorübergehendes: All-s.

Schlucken, beim: Alum.

warmes Zimmer, beim Eintritt in ein: All-c.

SCHMERZ - drückend ...

obere Zähne: Acon., aran., calc.

Schneidezahn, in einem: Alum.

Zahnwurzeln, in den: Alum., caust., *kali-c.*, staph., zing.

dumpf: Aur., chin., clem., cocc-s., daph., dol., hyos., kali-i., kalm., lob., lyc., lyss., zinc.

kneifend: Bor.

weich und würde sich beim Kauen verbiegen, als sei der Zahn: Coch.

obere Backenzähne:

Kauen, beim: Aur.

reißendem Schmerz im Wangenknochen, mit: Anag.

Zittern des Herzens, mit: Anag.

durchdringend stechend: Acon., ant-c., bell., *bry.*, calc., caust., *cham.*, chin., *lach.*, *merc.*, nux-m., nux-v., ph-ac., *puls.*, rhus-t., sil., staph.

eingezwängt (s. drückend)

fressend: Calc., carb-v., cham., con., kali-c., nicc., phos., puls., staph., sul-ac., thuj.

geschwürig: Am-c., bell., caust., coc-c., kali-i., kali-n., mag-c., mang., phos., *sil.*

Zahnwurzeln, an den: Alum., am-c., merc., *sil.*

Berührung, durch: Mang.

Kauen, beim: Alum., *sil.*

gezogen; Gefühl, als würden sie: Anan., arn., astac., bell., berb., bufo, caust., coc-c., cocc-s., com., ip., mang., *mez.*, nat-c., nux-m., nux-v., ph-ac., prun-s., puls., *rhus-t.*, sel., stront., sulph., zinc.

und dann in den Zahnfächern belassen: Sanic.

glucksend, blubbernd: Berb., carb-v., lyc., nit-ac., spig.

grabend, wühlend: Ambr., anan., ant-c., arg-n., bell., berb., bor., *bov.*, bry., bufo, calc., cast., *caust.*, *cham.*, chin., fl-ac., *glon.*, ign., kali-c., mag-m., *nat-c.*, nux-v., plan., plat., *puls.*, rat., rheum, ruta, seneg., sil., spig., sul-ac.

abends: Alum.

Druck, als sei der Schmerz links unterhalb des linken, unteren Backenzahns; mit: Ambr.

greifend, krallend: Stront.

SCHMERZ ...

herausdrückend (s. drückend)

klopfend: Ars., carb-an., kali-c.

krampfartig (s. ruckend)

kribbelnd: Alum., bor., calc., carb-v., cast., indg., lach., mur-ac., *rhus-t.*, sulph.

Spitzen der Kronen, abends; in den: Bar-c.

lanzinierend (s. reißend)

murrend, brummend: Aur., bar-c., cann-s., carb-an., cham., kali-i., kali-n., lil-t., mag-s., meny., nit-ac., ph-ac., **Rhod.**, sep.

links, Oberkiefer: Agar.

rechter Unterkiefer, ein Backenzahn, mit Gefühl, als kämen die Kopfschmerzen von dieser Seite: Aeth.

untere Zähne, links: Arg-n.

nagend: Agar., **Ant-c.**, bar-c., berb., **Calc.**, camph., canth., carb-v., cast., *cham.*, *con.*, daph., euph., indg., kali-bi., *kali-i.*, lac-c., naja, nicc., *nux-v.*, op., phos., **Puls.**, rhus-t., sec., **Staph.**, sul-ac., *thuj.*

morgens, im Bett: Phos.

abends: *Calc.*, phos., **Puls.**

21 Uhr: Alum.

nachts: *Cham.*, coff.

Aufsetzen im Bett amel.: Alum.

Essen, nach: **Ant-c.**

kalter Luft, beim Einziehen: Rhus-t.

amel.: *Nux-v.*

warmen Zimmer, im: *Nux-v.*

Backenzähne:

rechts: Cast., *nicc.*

abwechselnd mit Jucken im Ohr: Agar.

Reißen hinter dem Ohr, mit heftigem: Alum.

im rechten Ohr: Nicc.

Oberkiefer: Agar., *calc.*

Unterkiefer: Cast., *nicc.*

neuralgisch: **Bell.**, bor., *carb-s.*, *cham.*, *chel.*, chlol., cimic., **Coff.**, *coloc.*, gels., *iris.*, *kali-p.*, **Mag-p.**, *nux-m.*, *phyt.*, *plan.*, rhod., *sil.*

pochend (s. pulsierend)

reißend: Abrot., **Acon.**, act-sp., aesc., *agar.*, agn., ail., alum., **Am-c.**, am-m., ambr., anac., anag., anan., ang., ant-t., aphis., apis, arg-n., arn., *ars.*, ars-i., arum-t., *aur.*, bar-c., bar-m., *bell.*, benz-ac., berb., bor., *bry.*, bufo, calc, calc-p., camph., canth., *carb-an.*, *carb-s.*, **Carb-v.**, cast., **Caust.**, *cham.*, chel., *chin.*, chin-a., clem., *coc-c.*, *coff.*, *colch.*, *coloc.*, con., *cupr.*, cupr-ar., *cycl.*, daph., gamb., gels., *graph.*, grat., *guaj.*, hell., *hyos.*, hyper., indg., iod., ip., kali-ar., kali-bi., *kali-c.*, kali-i., *kali-p.*, kreos., *lach.*, laur., *lyc.*, *mag-c.*, *mag-m.*, mang., meph., **Merc.**, merl., *mez.*, nat-ar., *nat-c.*, *nat-m.*, nat-s., *nicc.*, *nit-ac.*, *nux-m.*, *nux-v.*, ol-an., olnd., petr., *ph-ac.*, phel., *phos.*, plb., prun-s., *psor.*, *puls.*, ran-b., *rat.*, *rhod.* *rhus-t.*, sabin., *samb.*, **Sars.**, **Sep.**, *sil.*, *spig.* **Staph.**, stront., sul-ac., *sulph.*, tab., tarent., teucr., *thuj.*, verb., vinc., viol-o., zinc.

morgens: Arg-n., caust., hyper., mang.

Gehen, nach dem: *Mez.*

Waschen, nach: Arg-n.

nachmittags: Carb-s.

abends: Ail., alum., am-m., bell., cahin. mag-s., sep., tab., zinc.

nachts: Alum., *ars.*, *calc.*, calc-p. carb-an., mag-c., *merc.*, nat-c., nat-m. nicc., nux-m., sep., sil.

Liegen auf der schmerzhaften Seite agg.: Ars.

Mitternacht, vor: Am-c., merc.

nach: *Bell.*, *sulph.*

anfallsweise: Anac.

Aufstehen aus dem Bett amel.: Alum.

Bewegung amel.: Am-c.

Essen, beim: Bry., carb-an., *sep.*, sil. *staph.*

kalte Luft, durch: Bufo, carb-s.

Wasser, durch kaltes: Agar., arg-n. *nux-m.*, phos., *sars.*, staph.

Liegen auf der schmerzhaften Seite beim: **Ars.**

gesunden Seite, auf der: Puls.

Luftzug, wie durch einen: Ambr.

Menses, vor: *Ars.*

während: Ars., mag-c., nat-m.

Öffnen des Mundes, beim: Caust., indg

pulsierend: Agn., bell.

Schwangerschaft, in der: Nux-m.

SCHMERZ - reißend ...

wandernd: Mag-c.

warmen Bett, im: Graph., *ph-ac.*

Wärme amel.: **Ars.**

Zubettgehen, nach dem: **Acon.**

Zusammenbeißen, beim: **Am-c.**

amel.: Mag-m.

erstreckt sich zu:

Jochbein: Caust., mag-m., phos.

Ohren: Am-c., anac., aphis., lach., nat-m.

linke Ohr nach außen, durch das: Sep.

Schläfe: Alum., calc., indg., mez.

Wangenknochen: Alum.

Backenzähne: Am-c., anag., apis, bar-c., benz-ac., *carb-v.*, *gamb.*, grat., rhod., zinc.

links:

abwechselnd mit Jucken im linken Ohr: Agar.

rechts: Am-m.

Nasswerden, nach: Acon.

oben links: Am-c., arn., berb., cupr-ar., guaj., zinc.

rechts: Aur., ph-ac.

unten: Aesc., agar., alum., bell., zinc.

links: Colch.

rechts: Canth., verb.

Schneidezähne: Carb-v., stront.

unten: Alum., *teucr.*, zinc.

Zahnwurzeln: Am-m., ant-t., camph., colch., graph., lach., meph., *merc.*, ol-an., sabin., staph., stront., *teucr.*, zinc.

links hinten: Ant-t., cycl.

Druck mit dem Finger amel.: Am-m.

Essen, während: Sep.

nach: Ant-t., sep.

herausgerissen, wie: *Calc.*

Mittagessen, während: Arn.

nach, amel.: Arn.

ruckend: All-c., all-s., alum., *am-c.*, anac., *ant-c.*, apis, ars., aur-m., *bar-c.*, bar-m., *bell.*, benz-ac., berb., bov., *bry.*, **Calc.**, *carb-an.*, carb-s., carb-v., *caust.*, **Cham.**, *chin.*, chin-a., *clem.*, *coc-c.*, cocc-s., *coff.*, *con.*, cycl., **Euph.**, hep., *hyos.*, hyper., indg., kali-c., kali-i., kali-n., kali-p., kreos., *lach.*, laur., *lyc.*, mag-c., mag-m., mag-s., meph., *merc.*, mez., nat-c., nit-ac., nux-m., *nux-v.*, ox-ac., par., *phos.*, plat., plb., prun-s., *puls.*, *ran-s.*, rat., *rhus-t.*, *sep.*, sil., spig., stann., stront., *sulph.*, syph., zinc.

9 Uhr: Carb-s.

abends im Bett: *Bry.*, zinc.

oberen Backenzähnen, mal in den unteren Backenzähnen; durch Drücken mit der Fingerspitze wechselt der Schmerz in den oberen plötzlich in die unteren; mal in den: *Bry.*

nachts: Cycl., **Merc.**, rhus-t.

Mitternacht, nach: Alum.

angespannt und wieder losgelassen, als würden die Nerven: **Puls.**

Aufsetzen im Bett amel.: *Ars.*

Aufstehen aus dem Bett amel., nach: Alum.

ausgerissen, als würde er: Berb., cocc., ind., ip.

Essen, nach dem: Stann.

Rauchen (von Tabak), beim: Bry.

amel.: Spig.

Streicheln über den Kopfes amel.: *Ars.*

Trinken von kaltem Wasser, beim: Agar.

erstreckt sich zur Schläfe: Ars.

Kopf: Rhus-t.

Backenzähne: Crot-h.

oben, rechts: All-s.

Schneidezähne, obere: Carb-an.

Zahnwurzel, in der: Bell., lach.

schabend: Berb., cham.

Zahnwurzeln mit Messern schaben, als würde man an den: Arn.

schießend (s. stechend)

Schlägen, Gefühl von: Calc., nux-v., tarax.

Schläge (s. ruckend)

schneidend: Alum., arn., *aur.*, bell., benz-ac., calc., *camph.*, daph., graph., ham.,

SCHMERZ - schneidend ...

kali-c., *lach.*, *mez.*, olnd., petr., ran-b., *rhod.*, rob., sep.

abends, beim Liegen im Bett: Alum.

Freien, im: Alum.

Gewitter, vor: *Rhod.*

Liegen, im: Alum.

schießt durch das Zahnfleisch zu den Zahnwurzeln der Schneidezähne und Eckzähne: Camph.

Submaxillardrüse herzukommen, scheint von der geschwollenen: Camph.

Zahnwurzeln, in den: Camph.

schraubend: *Bry.*, **Euph.**

kaltes Wasser amel. vorübergehend: Bry.

stechend, fein stechend: Acon., aesc., *agar.*, all-c., alum., *am-c.*, am-m., ambr., ant-c., *apis*, *asaf.*, aur., aur-s., *bar-c.*, bar-m., bell., benz-ac., berb., bor., *bov.*, **Bry.**, bufo, *calc.*, calc-p., *carb-an.*, *carb-s.*, carb-v., **Caust.**, *cham.*, chin., cist., *clem.*, coff., colch., con., crot-h., cub., *cycl.*, daph., *dros.*, echi., *euph.*, euphr., gels., **Graph.**, grat., guaj., haem., hell., hep., *iris.*, kali-bi., *kali-c.*, kali-chl., kali-n., kali-p., kalm., **Lach.**, laur., **Lyc.**, lyss., mag-c., *mag-p.*, mang., *merc.*, *mez.*, nat-c., *nat-m.*, *nit-ac.*, nux-m., *nux-v.*, ol-an., *petr.*, phel., *phos.*, prun-s., psor., *puls.*, ran-s., raph., rat., rhod., *rhus-t.*, *sabad.*, sabin., *samb.*, sars., **Sep.**, *sil.*, spong., squil., *staph.*, *stront.*, *stry.*, *sulph.*, tab., valer., zinc.

links: Ail., anac., bell., iod., phos., samb., sul-ac., *sulph.*

oben und unten, Liegen agg., muss umhergehen, äußerer Druck amel.: Ail.

rechts: Aesc., bar-c., *caust.*, cycl., echi., gamb., teucr., zinc.

oben: Arn.

morgens: *Camph.*, *dros.*

Erwachen, beim: Bell.

abends: Bell., bufo, zinc.

nachts: Bufo, clem., *sil.*

Mitternacht, nach: Alum., bar-m.

Aufstehen amel., nach dem: Alum.

außen, nach: **Asaf.**

Beißen, beim: Am-c., caust.

SCHMERZ - stechend, fein stechend...

Essen: Con., psor.

amel.: Calc.

intermittierend: *Asaf.*

Kaltem, beim Berühren von: *Nit-ac.*, *sulph.*

Luft, beim Einziehen von: Am-c., ant-c.

Menses, durch unterdrückte: **Puls.**

Mittagessen, nach: Ambr., calc.

raspelnd: Sang.

Trinken, beim: Con., *sulph.*

warmen Speisen, bei Berührung von: Bar-c., nit-ac.

warmes Bett amel.: *Lyc.*

erstreckt sich zu:

Augen: Bov., calc., nat-m., sulph.

Jochbein: Gels.

Kopfes, rechte Seite des: *Agar.*

Ohr: Bor., bry., calc., gels., lil-t., mang., *nat-m.*, rhod., **Sep.**, *sulph.*, **Thuj.**

Backenzähne: Am-c., calc., *kali-c.*

oben: Bell., cycl.

links: Alum.

unten: Aesc., *caust.*

rechts, später nur: Aesc.

Zahnwurzel: Sars.

Schneidezähne: *Kali-c.*, lach., nat-m., rhod., sep., thuj.

oben: Am-m.

untere Zähne: Aesc., *carb-an.*, euphr.

rechts: *Agar.*

stechend, wie mit einer Nadel: Am-c., ant-c., bar-m., calc., caust., hell., mag-s., nux-m., phos., prun-s.

nachts, weckt ihn: Calc.

Berühren eines faulen Zahnes, beim: Am-c.

Kauen agg.: Am-c.

Backenzähne, besonders: Am-c.

summend: Hyos.

verrenkt, wie: *Arn.*

windend: Nux-v., prun-s.

wund schmerzend, wie zerschlagen: Alum., apis, *arn.*, ars., aur., bapt., bar-c., bell., *bry.*

SCHMERZ - wund schmerzend ...

calc., carb-an., carb-v., caul., caust., cham., cina, cinnb., colch., crot-h., crot-t., graph., *ign.*, kali-ar., kali-c., kali-p., *lyc.*, mang., med., **Merc.**, *nat-m.*, *nux-v.*, *phos.*, phyt., *plan.*, psor., *puls.*, rhod., *rhus-t.*, sep., *staph.*, tab., thuj., *zinc.*

Druck amel.: Alum.

Essen amel.: *Ign.*

kalte Getränke, durch: *Ars.*, bry.

Kauen, beim: Ars., *aur.*

Luft, durch Einziehen von: Bell.

Mahlzeiten, zwischen den: Ign.

Backenzähne, rechts oben: Alum.

zerquetscht, wie: Lyc.

Backenzähne: *Ign.*

zerschlagen, wie (s. wund schmerzend)

zersplittert, wie: Sabin.

zerspringen, als würden sie beim Zubeißen: Cinnb.

ziehend: Abrot., agar., all-c., all-s., alum., *am-c.*, *ambr.*, *anac.*, anan., ang., ant-c., arg-n., asaf., astac., aur., aur-s., bad., bar-c., *bell.*, berb., bism-o., bor., *bov.*, *bry.*, calad., *calc.*, calc-p., camph., cann-s., canth., caps., carb-an., *carb-s.*, **Carb-v.**, *caust.*, **Cham.**, *chel.*, chim., chin., *clem.*, *coc-c.*, *cocc.*, colch., *con.*, crot-t., cycl., daph., fl-ac., *glon.*, **Graph.**, **Guaj.**, hep., hyos., hyper., iod., kali-bi., kali-c., kali-n., kalm., kreos., *lach.*, led., lyc., lyss., *mag-c.*, mag-m., meph., **Merc.**, *merc-c.*, merc-i-f., mez., naja, *nat-m.*, nat-s., nit-ac., nux-m., *nux-v.*, ol-an., olnd., par., petr., ph-ac., phos., *plat.*, *puls.*, ran-b., *ran-s.*, *rhod.*, rhus-t., sabad., sabin., sars., *sep.*, sil., *staph.*, *sulph.*, tab., tarax., ter., thuj., verat., zinc.

morgens: *Ran-s.*, staph., sulph.

10 Uhr: Anac.

Mittag hin, zum: Aphis.

nachmittags: Canth., carb-an., coloc.

17 Uhr: Zing.

abends: Alum., bov., bry., hep., puls.

Bett, im: *Kali-c.*

rechte Seite, verschwindet beim Hinlegen: Alum.

nachts: Am-c., ambr., bell., carb-an., mag-c., nat-c., nat-m., nit-ac.

Hinlegen, beim: Canth., olnd.

SCHMERZ - ziehend ...

angespannt, als seien die Nerven: Anac., coloc., **Puls.**

Beißen, nur beim: Am-c.

Bett agg., im: Aphis., *kali-c.*

Essen, beim: Am-c., bry., con., sep., verat.

amel.: Am-c., ambr., *cham.*

nach: Bry., *cham.*, *hep.*

kalte Speisen: *Con.*

Freien, im: Chin., *nux-v.*, sep., *sulph.*

amel.: Chin., puls.

Gehen, beim: Camph.

Freien, im: *Con.*

geistiger Anstrengung, bei: *Nux-v.*

Gewitter, vor: Rhod.

kalter Finger amel.: Ang.

Kälte, durch: *Nux-v.*, **Sep.**

amel.: Ambr.

Lesen, beim: All-s.

Menses, während: **Am-c.**, sep.

Musik, durch: Ph-ac.

plötzlich: Coc-c.

pulsierend: Hyos., sep.

Schweiß amel.: Aphis.

wandernd: Ambr., hyos.

warme Getränke, durch: Am-c., nux-v., **Sep.**

Zimmer, im warmen: **Puls.**

Wärme agg.: Ambr.

erstreckt sich zu:

anderen Körperteilen, zu: Alum.

Augen: Chel., nat-m.

Hals, zum äußeren: *Alum.*

Hals, zum inneren: Nat-m.

Kehlkopf: Alum., nit-ac.

Kopfes, zur Seite des: Alum., apis

Ohr: Alum., am-c., *ammc.*, anac., aphis., bar-c., cocc-s., **Kreos.**, *nat-m.*

rechten Seite, andere Zähne auf der: Aphis.

Schläfe, rechts: Bar-c., kreos.

Schultern: Alum.

ZÄHNE

SCHMERZ - ziehend - *erstreckt sich* zu ...

Wange: Am-c., sep.

Wangenknochen: Alum., aphis.

und zur Schläfe, von den unteren Schneidezähnen zum Wangenknochen: Alum.

Backenzähne: Bry., olnd.

links: Calad., carb-an., kreos.

rechts: Ambr., bell.

oben: Ambr., ang., bell., **Sep.**

unten: Anac., camph.

obere Zähne: Ang., bell.

rechts, die ganze Nacht: Bell.

kalter Finger amel.: Ang.

Schneidezähne:

einzelner Schneidezahn: Ambr.

oben: Agar., ang., camph., grat., kreos.

unten: Agar., alum., asaf., kreos., *zinc.*

untere Zähne: Fl-ac.

Schneidezahn: Crot-t.

Zahnwurzeln: Anac., staph.

ziehend drückend: Ars.

ziehend glucksend: Berb.

ziehend reißend: Abrot.

ziehend stechend, als würde Luft einströmen: Ambr.

zuckend: All-c., ant-c., apis, ars., aur-m., bell., bry., calc., caust., cham., cist., *clem.*, coff., coloc., cupr-ar., hep., hyos., *lach.*, *merc.*, *mez.*, *nux-v.*, *phos.*, *puls.*

linke Seite: Calc.

rechte Seite: Spig.

Bettwärme amel.: Spig.

zusammenziehend: Bor., cann-s., carb-an., carb-v., nit-ac.

zwickend: Am-c., *aran.*

kalte Getränke, durch: Carb-an.

SCHMUTZIG aussehend: *All-c.*, aur-m-n., caps.

SCHWAMMIG, fühlen sich: Nit-ac.

SCHWEREGEFÜHL: Cocc., sabin., sep.

SORDES (Schmutz, Auflagerung): **Ail.**, alum., *apis*, **Ars.**, **Bapt.**, *bry.*, *cact.*, cadm., *camph.*,

SORDES ...

carb-ac., *carb-v.*, **Chin.**, *dig.*, *gels.*, **Hyos.**, *iris.* *kali-p.*, *merc.*, *merc-c.*, *mur-ac.*, ox-ac., *petr.* **Ph-ac.**, **Phos.**, *plb.*, *pyrog.*, **Rhus-t.**, sec., *stram.* *sul-ac.*, sulph., tab.

blutig: Plan., sec.

braun: *Apis*, *cact.*, *colch.*, *kali-p.*, *vario.*

dunkel: *Chin.*, **Fl-ac.**, tab.

schwarz: **Chin.**, *con.*

SPANNUNG: Anac., coloc., hyper., nat-m **Puls.**, ther.

rechts: Bar-c.

STUMPF, wie: Acon., **Am-c.**, ars., asaf., *aur* bell., berb., brom., cahin., caps., carb-s., caust chin., colch., cop., cor-r., daph., *dulc.*, ferr-ma fl-ac., *iod.*, kali-chl., **Lach.**, lith-c., lyss., merc **Mez.**, *nat-m.*, ox-ac., ph-ac., phos., ran-s., *sep* sil., spong., stront., *sul-ac.*, *sulph.*, *tarax.*, *zinc.*

linke Seite: Cor-r.

bedeckt, wie mit Kalk: Nux-m.

Erbrechen, bei saurem: Sacc.

Menses, während: *Merc.*

TAUBHEITSGEFÜHL: Chin., petr.

UNREGELMÄSSIGE Bildung der untere Zähne bei einem skrofulösen Kind m Erkrankung des Mesenteriums: Phos.

UNTERENTWICKELT, verkümmert, klei *Syph.*

VERDREHT, Gefühl wie: Lact.

VERKLEBT (s. KLEBEN)

VERLÄNGERUNGSGEFÜHL: Agar., all-c *alum.*, *am-c.*, anac., **Ant-t.**, arg-n., arn., *ars.*, ars i., *aur.*, bell., berb., *bor.*, brom., *bry.*, bufo calad., *calc.*, *camph.*, caps., carb-an., *carb-v* caul., **Caust.**, **Cham.**, chel., chin-s., chr-ac cinnb., clem., cob., cocc., *colch.*, com., crot-h daph., form., gamb., *glon.*, gran., hell., *hep* hyos., iod., iris., *kali-i.*, kreos., **Lach.**, lachn laur., *lyc.*, **Mag-c.**, mag-m., *merc.*, *merc-c* *merc-i-f.*, **Mez.**, mur-ac., *nat-m.*, nat-s., nicc *nit-ac.*, nux-m., *nux-v.*, pall., petr., *phyt.*, *plan* ptel., rat., *rhus-t.*, sanic., *sep.*, *sil.*, spig., spong stann., *staph.*, *sulph.*, vip., *zinc.*

nachts im Bett: Anac.

faule Zähne: *Hep.*, *plb.*

Freien agg., im: Alum., cob.

Kauen, beim: Alum., brom., chel., hyos.

Schneidezähne: Agar., bell., gamb., mag-m pall., rat.

ZÄHNE

WÄRMEGEFÜHL der Zähne links oben: *Fl-ac.*

WASSER kommt heraus; saures, stinkendes: Nicc.

WEICH, fühlen sich: *Caust.*, cinnb., coch., epi., med., merc., *nit-ac.*, nux-m., zinc.

WEISHEITSZÄHNE, Beschwerden beim Heraustreten der: *Calc.*, *fl-ac.*, *mag-c.*, *sil.*

WILDEM Fleisch; umgeben von: Alumn.

ZÄHNEKLAPPERN: Bar-c., calc., cocc., ip., kali-p., phos.

Zittern, mit innerlichem: Ant-t.

ZÄHNEKNIRSCHEN: *Acon.*, ant-c., **Apis**, *arn.*, *ars.*, *art-v.*, asaf., atro., aur., bar-c., **Bell.**, *bry.*, *calc.*, camph., *canth.*, *carb-ac.*, *caust.*, *cham.*, *cic.*, *cina*, coff., colch., con., *crot-h.*, *cupr.*, *grat.*, *hell.*, **Hyos.**, ign., *laur.*, *lyc.*, lyss., *merc.*, morph., nux-v., op., phos., *plb.*, *podo.*, sec., *sep.*, *stram.*, *sulph.*, syph., tab., thuj., *verat.*, *zinc.*

morgens, sobald er aufwacht: Ant-c., conv.

Epilepsie, bei: *Bufo*, **Hyos.**, sulph., tarent.

Froststadium im Fieber, während (s. Kauen): Ant-c., apis, ars., *calc.*, cham., lyc., phos., stram.

konvulsivisch: Ars., *bell.*, *caust.*, *coff.*, ferr., lyc., phos., *zinc.*

Menses, gegen Ende der: Verat.

Raserei, Tobsuchtsanfällen; bei: Acon., ars., *bell.*, *hyos.*, lyc., phos., sec., *stram.*

Schlaf, im: *Acon.*, agar., *ant-c.*, **Ars.**, asaf., **Bell.**, *bry.*, calc., **Cann-i.**, caust., **Cina**, *coff.*, colch., con., *crot-h.*, *hell.*, *hyos.*, *ign.*, *kali-br.*, *kali-c.*, kali-p., lac-d., *merc.*, *mygal.*, nat-p., plan., *plb.*, *podo.*, psor., *santin.*, sep., *stram.*, thuj., **Tub.**, *verat.*, *zinc.*

Sitzen, im: Ant-c., ars.

ZAHNNERVEN, Verletzung der: Hyper.

ZAHNSCHMELZ, zu wenig: *Calc-f.*, sil.

ZAHNUNG:

langsam: **Calc.**, **Calc-p.**, *fl-ac.*, mag-c., mag-m., **Sil.**

schwierig: **Calc.**, **Calc-p.**, **Cham.**, cic., cupr., hep., hyos., *ign.*, *kreos.*, *phyt.*, *podo.*, *rheum*, sec., sep., **Sil.**, stann.

ZUSAMMENBEISSEN der Zähne:

Furcht davor, aus Angst, sie würden ausfallen: Nit-ac.

ZUSAMMENBEISSEN der Zähne ...

jagt einen Schock durch Kopf, Ohren und Nase: Am-c.

möchte während der Zahnung auf etwas Hartes beißen, was den Schmerz lindert: **Phyt.**

plötzlich, unwillkürlich: Apis

unmöglich, nachts: Chim.

ZUSAMMENBEISSEN der Zähne, ständig Neigung zum: Acet-ac., acon., agar., ambr., anan., bufo, camph., cann-i., caust., cob., cocc., cupr., *hyos.*, iod., laur., *lyc.*, mang., merc-i-f., nux-v., **Phyt.**, *podo.*, stry., tarent.

ZUSAMMENGEBISSEN, fest: Alum., *bell.*, camph., cic., *hyos.*, merc., podo., stram.

Mitternacht, nach: Chin-s.

ZUSAMMENPRESSEN der Zähne jagt einen Schock durch Kopf, Ohren und Nase: Am-c.

ABLAGERUNGEN an den Tonsillen, käsige: *Chen-a.*, *kali-m.*, vip.

ABSZESS (s. EITERUNG)

ADSTRINGIERENDES Gefühl: Ail., naja, phyt.

AMEISENLAUFEN (s. KRIBBELN)

ANÄSTHESIE: *Acon.*, *all-c.*, arg-m., *gels.*, *kali-br.*, kali-c., mag-s., olnd., verat-v.

APFELBUTZEN stecken geblieben wäre, als ob ein: Phyt.

APTHEN: *Aeth.*, ars., arum-t., *bell.*, *bry.*, *canth.*, *gels.*, **Ign.**, *kali-chl.*, plb., sulph.

Tonsillen, an den: *Bell.*, calc., *gels.*

AUFTREIBUNG, Erweiterung des Ösophagus; Gefühl von: Hyper., op., verat.

BELAG, Exsudat, Diphtherie usw.: *Acet-ac.*, ail., *am-c.*, ant-t., **Apis**, arg-n., **Ars.**, ars-i., *arum-t.*, *bapt.*, bar-c., bell., **Brom.**, bry., calc-p., canth., *caps.*, *carb-ac.*, *con.*, *crot-c.*, *crot-h.*, cupr-ac., *echi.*, *elaps*, hep., ign., *iod.*, **Kali-bi.**, **Kali-chl.**, kali-ma., kali-p., *kreos.*, **Lac-c.**, **Lach.**, *lachn.*, **Lyc.**, *merc.*, *merc-c.*, *merc-cy.*, *merc-i-f.*, *merc-i-r.*, *mur-ac.*, naja, *nat-ar.*, *nat-m.*, *nit-ac.*, **Phos.**, **Phyt.**, **Rhus-t.**, sabad., sal-ac., *sang.*, *sec.*, *sul-ac.*, *sulph.*, *thuj.*

links: Bell., brom., crot-h., lac-c., **Lach.**, *manc.*, *merc-i-r.*

abwechselnde Seiten: **Lac-c.**

erstreckt sich nach rechts: Lac-c., **Lach.**, naja, petr.

rechts: *Apis*, ign., lac-c., **Lyc.**, *merc.*, *merc-i-f.*, phyt., rhus-t.

erstreckt sich nach links: Lac-c., **Lyc.**, *sulph.*

bläulich: Carb-ac., chin-a., lach., merc-cy., merc-i-r.

blutgestreift: Kali-bi.

bräunlich: Iod.

dick: Ars., iod., sul-ac.

dünn: Lac-c., merc-cy.

dunkel: Bapt., phyt.

elastisch: Kali-bi.

faltig: **Ars.**

faulig: Bapt., carb-ac., merc-cy.

Flecke: Canth., merc-i-r.

isolierte: Kali-bi.

kleine (Tupfen): Ail., apis, canth., iod., kali-bi., lac-c., merc-i-r.

BELAG ...

ganzen Hals, auf dem: Am-c., ars., kali-ma., merc-cy.

gelb: Kali-bi., lac-c., lach., merc., *merc-cy.*, *merc-i-f.*, **Nat-p.**, nit-ac., rhus-t., *sul-ac.*, *sulph.*, zinc.

geronnen, wie: Lac-c.

glänzend, wie mit Lack überzogen: *Lac-c.*

grau: Apis, carb-ac., *con.*, *iod.*, kali-bi., lac-c., lach., lyc., merc., merc-cy., merc-i-f., *mur-ac.*, nat-ar., nit-ac., **Phyt.**, sanic., sul-ac.

grünlich: Elaps, *kali-bi.*, *merc-cy.*

ledern: Merc-cy.

lose: Lac-c., merc-i-f., merc-i-r.

perlfarben: Kali-bi., **Lac-c.**, *sang.*

reichlich: Carb-ac., lach., lyc., merc-c., sul-ac.

schmutzig aussehend: Apis, lac-c.

spärlich: Merc-i-f., merc-i-r.

tiefsitzend: Ail., apis, kali-bi., nit-ac.

transparent: Merc-i-f., merc-i-r.

trocken und geschrumpft: *Ars.*

unregelmäßig: Lac-c., merc-i-f.

wandernd: *Lac-c.*

Waschleder, wie: Bapt., **Phyt.**

weiß: Am-caust., *apis*, *ars.*, iod., kali-bi., **Kali-chl.**, kreos., **Lac-c.**, *lach.*, *lyc.*, merc., *merc-c.*, *merc-cy.*, merc-i-f., *mur-ac.*, nat-ar., **Nit-ac.**, nux-m., ox-ac., **Phyt.**, stram., *sul-ac.*, zinc.

erstreckt sich zum Kehlkopf: Brom., **Kali-bi.**

Nase: Kali-bi., lyc., merc., *merc-c.*, merc-cy., *nit-ac.*, sulph.

Fauces: Caps., merc-cy.

Rachens, an der Hinterwand des: Am-caust., canth., merc-i-f., mur-ac., *sulph.*

Tonsillen: Ail., am-caust., *apis*, cupr-ac., ign., iod., *kali-bi.*, *kali-i.*, kali-p., *lac-c.*, **Lach.**, **Lyc.**, merc., merc-i-f., **Nit-ac.**, **Phyt.**

links: Lac-c., **Lach.**, merc-i-r.

rechts: Ign., lac-c., *lyc.*, merc-i-f., rhus-t.

Uvula: *Apis*, carb-ac., *kali-bi.*, lac-c., merc-c., merc-i-f., *nit-ac.*, **Phyt.**

BELEGT: Ars., lil-t., petr., sep.

BELEGT ...

Tonsillen: Merc-c.

BLÄSCHEN: Ant-t., apis, ars., *rhus-t.*, sep.

Rachen: Ant-t., canth.

Tonsillen: Aur-m-n., iris., nit-ac.

BLÄSSE: *Ail.*, *arum-t.*, *bar-c.*, crot-h., ox-ac., plb., *sulph.*

BLASEN auf der Schleimhaut: Canth.

BLATT vor den Choanen liegen, morgens nach dem Erwachen; Gefühl, als würde ein: *Bar-c.*

BLUBBERN im Ösophagus: Chel.

BLUT sickert aus der Schleimhaut: **Acon.**, *arn.*, ars., *bell.*, *canth.*, *carb-v.*, *chin.*, *crot-h.*, cur., *ferr.*, *ferr-p.*, *ham.*, *ip.*, *lach.*, merc-c., merc-cy., *mill.*, *phos.*, *sang.*, *sec.*, sep.

Tonsillen: *Crot-h.*, *lach.*, *phos.*, sec., ter.

Uvula: Lac-c.

BROTKRÜMELN, Gefühl von: *Coc-c.*, dros., **Lach.**, **Nit-ac.**, pall., *sabad.*, sanic.

Räuspern amel.: **Lach.**

DICK, Gefühl wie: Ail., sep.

DIPHTHERIE (s. BELAG)

EITERUNG der Tonsillen: Aesc., *alumn.*, am-m., *anac.*, anan., *apis*, aur., *bar-c.*, **Bar-m.**, *bell.*, calc., *calc-s.*, *canth.*, *cham.*, cub., cupr., cur., daph., *guaj.*, **Hep.**, ign., *kali-bi.*, *lac-c.*, *lach.*, *lyc.*, *manc.*, **Merc.**, merc-c., *merc-i-f.*, *merc-i-r.*, phyt., *plb.*, *sabad.*, *sang.*, *sep.*, **Sil.**, *sulph.*

links: *Lach.*

rechts: Bar-c., *lyc.*

EMPFINDLICHKEIT: Am-caust., *apis*, *coc-c.*, cocc., crot-h., fl-ac., *lach.*, merc-c., naja, sul-ac., zinc.

Luft, gegen: Ail., crot-h.

kalte: *Fl-ac.*

Ösophagus: Kali-c.

Uvula: Clem., sulph.

ENGEGEFÜHL: Acon., *alum.*, alumn., **Bell.**, bry., *calc.*, *caust.*, chin., merc., *mez.*, nat-m., *nux-v.*, phos., rhus-t., sulph.

Husten, beim: Cocc.

Schlucken, beim: **Bell.**, *calc.*

ENTZÜNDUNG: **Acon.**, aesc., *ail.*, all-s., aloe, *alum.*, *am-c.*, *am-m.*, anan., ant-c., *apis*, arg-m., **Arg-n.**, *ars.*, *arum-t.*, *aur.*, *aur-m.*, bad., *bapt.*, **Bar-c.**, *bar-m.*, **Bell.**, berb., bism-o., brom., *bry.*, *bufo*, cahin., *calc.*, *calc-p.*, *calc-s.*, canth., **Caps.**,

ENTZÜNDUNG ...

carb-s., carb-v., caust., *cham.*, chin-a., cimic. *cinnb.*, *cist.*, coc-c., *coff.*, *colch.*, com., con. cop., *crot-c.*, *crot-h.*, crot-t., *cupr.*, *dulc.*, elaps fago., **Ferr-p.**, fl-ac., *gels.*, *graph.*, ham., **Hep.** hippoz., ign., *iod.*, ip., kali-ar., *kali-bi.*, *kali-c.* *kali-i.*, *kali-ma.*, kali-n., kali-p., kali-s., *lac-c.* **Lach.**, lob-c., **Lyc.**, *lyss.*, mag-c., mang., **Merc.** *merc-c.*, *merc-cy.*, *merc-i-f.*, *merc-i-r.*, *mez.* *mur-ac.*, *naja*, nat-ar., nat-c., *nat-m.*, nat-p. *nat-s.*, nicc., **Nit-ac.**, nux-m., *nux-v.*, oena. ol-an., pall., **Petr.**, ph-ac., *phos.*, *phyt.*, plb. psor., ptel., *puls.*, ran-b., *rhus-t.*, sabad., *sang.* seneg., sol-t-ae., still., stront., sul-ac., *sulph.* tarent., tell., *thuj.*, vip., *zinc.*

links: *Crot-h.*, *elaps*, form., **Lach.**, *lac-ac.* *merc-i-r.*, *naja*, nicc., sec., *sep.*, thuj.

rechts: Ars-m., **Bell.**, ham., *lac-c.*, **Lyc.** lyss., *merc.*, *merc-i-f.*, phyt., sars., stront. tarent., xan.

vormittags: Jab.

nachts: *Cinnb.*, **Merc.**

abwechselnd mit Entzündung der Augen Par.

Bettwärme agg.: Apis, coc-c.

chronisch: *Alum.*, *arg-n.*, *bar-c.*, *calc.* *carb-s.*, *carb-v.*, *cob.*, *fl-ac.*, *ham.*, *hep.* *jug-c.*, kali-chl., *kali-i.*, *lach.*, *lyc.*, mang. *merc.*, *nat-m.*, *nit-ac.*, ol-j., *phos.*, *phyt.* seneg., *sep.*, *sil.*, *sulph.*, *thuj.*

Erkältung, nach: *Bar-c.*, *bell.*, *cham.*, *dulc.*

Erwachen, beim: Kali-bi., *lach.*

erysipelatös: **Apis**, bapt., *bell.*, *crot-c.* *lach.*, lyc., *merc.*, phyt., *rhus-t.*

follikulär: Aesc., *ail.*, **Bell.**, cop., guaj. **Hep.**, *hydr.*, **Ign.**, **Iod.**, *kali-bi.*, *kali-chl.* *kali-i.*, *lac-c.*, *merc.*, *merc-cy.*, *merc-i-r.* *mur-ac.*, **Nat-m.**, *nit-ac.*, *phyt.*, *sec.*

Kindern, bei: Cham.

Menses, vor: *Mag-c.*

während: *Lac-c.*

phlegmonös: *Acon.*, *alumn.*, bar-c., *bell.* calc., *hep.*, *lach.*, *merc.*, *nux-v.*, *sulph.*, thuj.

Quecksilber-Missbrauch, nach: *Arg-m.* **Hep.**, *nit-ac.*

schmerzlos: **Bapt.**

Ösophagus: Arn., **Ars.**, asaf., bell., bufo *carb-v.*, cocc., euph., *gels.*, *iod.*, laur., merc. mez., *nit-ac.*, oena., *phos.*, **Rhus-t.**, sabad. sec., *verat-v.*, vesp.

ENTZÜNDUNG ...

Rachen (chronisch): Bar-m., *calc.*, *fl-ac.*, kali-i., *lac-c.*, lach., naja, *nat-m.*, *petr.*, *phyt.*, *sep.*, **Sil.**, sulph.

Tonsillen: *Acon.*, aesc., *ail.*, **Alumn.**, aml-n., anan., ant-t., anthr., *apis*, *ars.*, bad., *bapt.*, **Bar-c.**, *bar-m.*, **Bell.**, benz-ac., berb., bufo, *canth.*, *caps.*, cedr., *cham.*, chel., *chen-a.*, *colch.*, *crot-h.*, *cupr.*, cur., *dulc.*, ferr-p., *fl-ac.*, *gels.*, **Guaj.**, ham., **Hep.**, *ign.*, *iod.*, *kali-bi.*, *kali-chl.*, kali-p., **Lac-c.**, **Lach.**, *lyc.*, **Merc.**, *merc-cy.*, **Merc-d.**, *merc-i-f.*, *merc-i-r.*, naja, *nat-s.*, **Nit-ac.**, *phyt.*, *plb.*, *psor.*, puls., *sabad.*, *sang.*, sep., **Sil.**, *staph.*, still., *sulph.*, tarent., ust., verat., vesp., zinc.

rezidivierend: *Alumn.*, **Bar-c.**, *bar-m.*, *hep.*, lach., lyc., *psor.*, *sang.*, sep., *sil.*, sulph.

schmerzlos: **Bapt.**

Wetter, bei jedem kalten: *Dulc.*, hep.

Uvula: *Alum.*, **Apis**, ars., berb., brom., calc., *carb-v.*, chin-s., cimic., colch., cupr-ac., *gels.*, kali-bi., kali-n., *lac-c.*, *merc-i-f.*, *nat-s.*, nux-v., *phyt.*, plb., puls., *seneg.*, sulph.

EROSION: *Aesc.*, *apis*, ars., brom., sumb.

Stellen, an einzelnen: Brom.

ERSCHLAFFUNG, Gefühl von: *Alum.*

Uvula: Canth., ham., *kali-bi.*

ERSTICKUNGSGEFÜHL: Anan., *apis*, calc-f., caust., **Lach.**, lact., lyss., nux-v., phyt., stry.

nachts: Calc-f.

kalten Getränken, nach: Calc-f.

warme Getränke amel.: Calc-f.

EXKORIATION (vgl. SCHMERZ - Rohheit): *Aesc.*, ant-c., ars., canth., fago., hell., mur-ac., *nit-ac.*, phyt., sul-ac.

FADEN im Hals hängen würde; Gefühl, als ob ein: Coc-c., *valer.*

FARBE, blass: Bar-c.

dunkel: *Aesc.*, *bapt.*, **Phyt.**

gelbe Flecken: Lac-c., lach., lyc., *nit-ac.*

kupferfarben: *Kali-bi.*, **Merc.**

marmoriert: Bapt., *lach.*

rot: Absin., **Acon.**, *aesc.*, aeth., *ail.*, *alum.*, am-br., ant-t., *apis*, **Arg-n.**, *ars.*, atro., aur-m., bapt., **Bell.**, berb., brom., bry., calc., *calc-p.*, *calc-s.*, canth., **Caps.**, **Carb-ac.**, carb-an., carb-v., caust., chlol., *cist.*, clem.,

FARBE - rot ...

coc-c., colch., cop., crot-t., cupr., cycl., ferr-p., *fl-ac.*, *gels.*, gent-c., gins., *guaj.*, hippoz., *hyos.*, ign., ind., iris., *kali-bi.*, *kali-chl.*, kali-i., kali-n., *lach.*, lac-ac., **Lyc.**, *merc.*, *merc-c.*, *merc-i-f.*, *mur-ac.*, *nat-ar.*, *nat-c.*, *nit-ac.*, nux-m., *nux-v.*, op., ox-ac., *petr.*, phos., **Phyt.**, pic-ac., rhus-t., rhus-v., sec., sep., sil., **Stram.**, sul-ac., *sulph.*, tab., tarent., verat.

dunkelrot: Acon., *aesc.*, *ail.*, **Arg-n.**, **Bapt.**, caps., **Cham.**, *crot-h.*, *kali-bi.*, *kali-i.*, kali-s., *lach.*, *merc-cy.*, *merc-i-r.*, *mez.*, *naja*, nat-ar., *phyt.*, *puls.*, *rhus-t.*

Netzwerk: Brom.

Stellen, an kleinen: Kali-chl.

Rachen: *Acon.*, alumn., ant-t., **Apis**, ars., bell., bry., calc-p., calc-s., coc-c., cop., gent-c., iod., kali-n., *merc.*, *merc-c.*, *merc-i-f.*, merl., nat-ar., *nat-m.*, ox-ac., phos., stram., sul-ac., ust., verat.

Hinterwand: *Hep.*, *kali-bi.*, *merc-i-f.*, nit-ac.

Tonsillen: *Acon.*, *apis*, *aur.*, *bapt.*, **Bell.**, cop., *ferr-p.*, fl-ac., gymn., *kali-bi.*, *lach.*, *merc.*, *merc-i-f.*, *phyt.*, *puls.*, *sulph.*

Uvula: **Acon.**, *apis*, **Arg-n.**, ars., **Bapt.**, **Bar-m.**, **Bell.**, calc., *calc-p.*, caust., cimic., colch., *crot-t.*, cupr., *fl-ac.*, gent-c., *kali-bi.*, kali-br., *lach.*, merc., *merc-i-f.*, nat-m., petr., sulph.

dunkelrot: *Arg-n.*, **Bapt.**, *calc.*, caust., cupr-ac., *lach.*

schwarz (vgl. GANGRÄN): Merc-sul.

violett: **Ail.**, am-c., *bapt.*, fl-ac., *kali-bi.*, kali-chl., **Lach.**, *merc.*, *nat-ar.*, nit-ac., *nux-v.*, ox-ac., *puls.*, sulph., tarent.

Tonsillen: *Lach.*, *phyt.*

weiße Flecken: *Mur-ac.*, nit-ac.

FISSUREN in der Rachenschleimhaut: Bar-c., elaps, ph-ac., phos.

FLECKEN im Rachen, kleine: *Bufo*, *fl-ac.*, *mur-ac.*

Flecken (s. SCHLEIMHAUTPAPEL)

FLÜSSIGKEITEN gelangen beim Schlucken in die Nase: Anan., **Arum-t.**, aur., *bar-c.*, bell., bism-o., canth., *carb-ac.*, caust., cupr., *cur.*, ign., kali-bi., *kali-ma.*, *lac-c.*, **Lach.**, **Lyc.**, *lyss.*, *merc.*, *merc-c.*, *merc-cy.*, *nat-m.*, petr., *phyt.*, *plb.*, puls., sil., *sul-ac.*

FREIMACHEN des Halses (s. RÄUSPERN)

FREMDKÖRPERS, Gefühl eines (vgl. KLUMPEN): Aesc., agar., ail., am-c., ambr., *ant-c.*, *apis*, arg-n., arn., brom., bry., bufo, calc., carb-v., chel., chin-s., cic., coloc., *con.*, **Crot-c.**, *crot-t.*, graph., kreos., **Lach.**, led., mag-c., *merc.*, mez., myric., nat-s., *nux-m.*, ol-an., phos., plan., plb., sabad., sabin., *sep.*, sol-t-ae., sulph., zinc.

morgens: Am-c., cob.

nachmittags: Phos.

abends: Am-c.

Apfelbutzen, wie ein: Phyt.

Brotkrümel, wie ein (s. BROTKRÜMEL)

Haut lose im Hals herunterhängen und er müsse darüber hinwegschlucken; als würde eine: Acon., agn., ant-c., kreos., *lach.*, ol-an., phos., plat., *sabad.*

Knochen (s. KNOCHEN)

Rauchen, beim: Plb., sep.

Schlucken, beim: Graph., ust.

amel. nicht: Agar., ant-c., *crot-c.*, *kali-bi.*, **Lach.**, *sep.*

Schnur, wie eine: Sabad., valer.

Stein, wie ein: Bufo

Ösophagus: Anac., bell., *gels.*, *lyc.*, nit-ac., phos., verat-v.

GANGRÄN: **Ail.**, *am-c.*, *anth.*, arn., **Ars.**, **Arum-t.**, bapt., bell., canth., carb-ac., *carb-s.*, *carb-v.*, *chin.*, chin-a., con., **Crot-h.**, euph., *kali-p.*, *kreos.*, *lach.*, merc., *merc-c.*, merc-cy., *mur-ac.*, *nit-ac.*, *phyt.*, *sang.*, *sec.*, *sil.*, sul-ac., *sulph.*, tarent.

Uvula: Chin-a., lac-c., *lach.*

GEFÜHLLOSIGKEIT, Taubheit (vgl. ANÄSTHESIE): Acon., all-c., arg-m., gels., *kali-br.*, kali-c., mag-s., olnd., verat-v.

GESCHWÜRE: Acet-ac., all-s., alum., *alumn.*, anan., **Apis**, arg-n., **Ars.**, ars-i., *arum-t.*, *aur.*, *aur-m.*, *bapt.*, bell., bor., cahin., *calc.*, *calc-s.*, *caps.*, carb-s., carb-v., chel., chlor., *cinnb.*, clem., dros., *elaps*, *fl-ac.*, **Hep.**, *hippoz.*, *hydr.*, ign., *iod.*, kali-ar., *kali-bi.*, *kali-chl.*, *kali-i.*, kali-ma., kreos., *lac-c.*, *lach.*, *lyc.*, *manc.*, **Merc.**, **Merc-c.**, *merc-cy.*, *merc-d.*, *merc-i-f.*, *merc-i-r.*, mez., mill., *mur-ac.*, nat-m., **Nit-ac.**, nux-v., petr., *phyt.*, *psor.*, ptel., sal-ac., *sang.*, sanic., sars., *sil.*, *sulph.*, thuj., vinc., viol-t., zinc.

links: Elaps, *lach.*

rechts: Lyc., ptel.

GESCHWÜRE ...

ausbreitend, sich: Apis, *ars.*, *kali-bi.*, lach. **Merc-c.**

brennend: *Caps.*, *manc.*

Kälte agg.: Anan.

Menses, vor den: *Mag-c.*

Quecksilber-Missbrauch, nach: Aur., *iod.* *kali-i.*, lyc., *nit-ac.*

Scharlach, wenn das Exanthem nich herauskommt: Apis

Stechen im Geschwür: Kali-bi., *lac-c.* *merc.*, *nit-ac.*

tief: *Apis*, *kali-bi.*, *kali-i.*, lach.

übel riechend: Alum.

Fauces: *Ail.*, arum-t., **Bapt.**, *bor.*, *canth.* caps., *carb-v.*, chlor., *fl-ac.*, **Kali-bi.** **Kali-i.**, **Lach.**, **Merc.**, **Merc-c.**, *merc-i-r.* *nat-s.*, **Nit-ac.**, *phyt.*, sars., sol-t-ae.

Brennen, mit: *Caps.*

Ösophagus: *Iod.*

Rachen: *Kali-bi.*, *merc-c.*, *mez.*, *nit-ac.* *sulph.*, zinc.

Tonsillen: **Ail.**, *am-c.*, *apis*, *aur.*, *aur-m.* bar-c., bell., *calc.*, *fl-ac.*, *hep.*, hippoz., ign. *kali-bi.*, *lac-c.*, *lyc.*, *manc.*, *merc.*, *merc-c.* *merc-i-f.*, *merc-i-r.*, nat-s., **Nit-ac.**, *phyt.* sep., zinc.

gelb: Calc., zinc.

Uvula: *Aur.*, bism-o., *fl-ac.*, ind., *kali-bi.* *merc.*, *merc-c.*, *nit-ac.*, phos., phyt., sulph.

ausbreitend, sich: Bism-o., *kali-bi.* **Merc-c.**

syphilitisch: *Aur.*, *fl-ac.*, *kali-bi.*, *merc.* *merc-c.*, *nit-ac.*, phyt.

GLASIERT, wie: **Apis**, *carb-ac.*, cist., *kali-bi.* **Lac-c.**, *nat-ar.*, *nat-m.*, petr., *phos.*, phyt.

GLOBUS hystericus (s. KLUMPEN)

GLUCKERN im Ösophagus, beim Trinken Arn., **Ars.**, *cina*, *cupr.*, *elaps*, *hell.*, **Hydr-ac.** *laur.*, sil., thuj.

Husten, nach: **Cina**

Konvulsionen, bei: **Cina**, *oena.*

Schlaf, im: Lyc.

GLUCKSENDES Geräusch im Ösophagus *Cina*

GRANULIERT: Bar-c., *hydr.*, *kali-bi.*, *phyt.*

GRÄTE (s. SCHMERZ - Splitter)

HAARES, Gefühl eines: Ars., carb-s., coc-c., *kali-bi.*, *sil.*, *sulph.*, thuj., valer.

nachmittags: *Sulph.*

HÄUTCHEN (s. BELAG)

HALSWEH (s. SCHMERZ)

HAUT in den Hals hängen würde; Gefühl, als ob eine (s. FREMDKÖRPER)

HERUMDREHEN im Hals, Gefühl von: Lach.

HITZE: *Acon.*, aesc., aeth., alumn., arg-n., *ars.*, aster., *bell.*, benz-ac., bol., brom., cahin., camph., canth., *caps.*, carb-an., carb-v., *cham.*, chin., chin-a., *cist.*, clem., cob., coca, cocc., colch., cop., crot-t., dulc., *euph.*, *ferr.*, ferr-ar., ferr-p., fl-ac., *gels.*, *glon.*, hell., hep., hura, hydr-ac., hyos., hyper., iris-fl., iris., jatr., kali-ar., kali-c., kali-chl., kali-n., kali-s., laur., led., lyc., lyss., manc., *merc.*, merc-c., merc-sul., **Mez.**, mosch., nat-m., nat-s., *nit-ac.*, **Nux-v.**, oena., ox-ac., paeon., phos., pic-ac., plb., raph., *rhus-t.*, samb., *sang.*, *senec.*, sep., squil., stry., sul-ac., *sulph.*, sumb., tab., tarent., ter., teucr., ust., verat., verat-v., vesp., vip., zinc.

morgens: Fl-ac., sulph.

vormittags: Carb-v.

nachmittags: Sep.

14 Uhr: Nat-c.

abends: Nux-m., ox-ac., sumb.

18-19 Uhr: Sang.

nachts: Cinnb.

Atmen, beim: Mang.

Gehen im Freien, beim: Led.

Husten, nach: Aur-m.

kalte Luft amel.: *Sang.*

Schlucken, beim: Ferr., tab.

erstreckt sich zum Magen: All-c., crot-t., manc., naja, tab.

Ösophagus: Aesc., aeth., aml-n., arg-n., ars., bell., benz-ac., brom., *camph.*, canth., carb-ac., *colch.*, crot-t., guare., hydr-ac., iod., kali-chl., merc-c., nat-s., phos., plb., ptel., rhus-t., sul-ac., wye.

JUCKEN: Aeth., agar., am-m., ambr., *apis*, arg-m., cahin., calc-s., *cist.*, colch., con., cop., *glon.*, kali-c., kali-i., samb., *spong.*, *wye.*

Husten, beim: Ambr.

periodisch: *Cist.*

Ösophagus: Aeth., cahin.

Rachen: Cahin., spig.

JUCKEN - *Rachen* ...

Schlucken, beim: Lachn., stront.

KÄLTEGEFÜHL: Agar., *all-c.*, all-s., caj., carb-v., caust., *cist.*, cor-r., cur., kali-bi., kali-chl., lact., lyc., lyss., plan., raph., sanic., sep., ter., verat.

links, Gefühl eines kalten Windes: Olnd.

abends: Sep.

Ausatmen, beim: Rhus-t.

Einatmen, beim: *Cist.*, sulph.

Eiskälte: Coc-c., cur.

Frostgefühl beginnt im Hals: Sep.

kalter Luft, wie von: *Aesc.*, coca, cor-r., ol-an.

Wasser heruntertropfen würde, als ob kaltes: Tarent.

Wind, in kaltem: Lyc.

Pfefferminze, wie von: Form., mez., tell., *verat.*

Schlucken, beim: Nat-m.

warme Getränke scheinen kalt: Nat-m.

Ösophagus: Acon., agar., anan., cahin., lact., lyss., *meny.*

eiskalt: Anan.

KÄSIG aussehende Flecken: *Bell.*, bry., *kali-bi.*, *psor.*

Klumpen herauf, räuspert käsige (s. RÄUSPERT)

KALKABLAGERUNG: *Calc.*

KATARRH: Alumn., aur-m., *bad.*, *bar-m.*, brom., *calc.*, carb-s., *fl-ac.*, *graph.*, *hippoz.*, *hydr.*, kali-bi., *kali-chl.*, kali-i., *merc.*, **Nat-m.**, *nux-v.*, *phyt.*, *puls.*, *rumx.*, *sang.*, *sulph.*

KLUMPENS, Kloßes, Pflockes usw.; Gefühl eines (Globus hystericus): Aesc., agar., ail., *all-c.*, *alum.*, am-c., *ambr.*, anan., *ant-c.*, apis, *arg-n.*, arn., ars., **Asaf.**, aur., aur-m., *bar-c.*, bell., benz-ac., berb., brom., bry., bufo, *calc.*, calc-s., *carb-s.*, carb-v., *caust.*, cham., chel., chin-s., cic., *cina*, *coc-c.*, cocc., *con.*, croc., *crot-c.*, *crot-h.*, crot-t., cur., *ferr.*, ferr-ar., ferr-p., *gels.*, *graph.*, *hep.*, hyos., **Ign.**, kali-ar., *kali-bi.*, *kali-c.*, kali-n., kali-p., kali-s., kreos., *lac-c.*, **Lach.**, lac-ac., laur., *led.*, *lob.*, mag-c., med., merc., *merc-i-f.*, merc-i-r., mez., myric., nat-ar., **Nat-m.**, nat-p., nat-s., nit-ac., *nux-m.*, *nux-v.*, ol-an., par., ph-ac., *phyt.*, plan., *plb.*, **Psor.**, rumx., ruta, *sabad.*, sabin., *sep.*, *sil.*, sol-t-ae., still., stry., sul-ac., *sulph.*, tab., *thuj.*, *zinc.*

morgens: Am-c., cob.

KLUMPENS, Kloßes, Pflockes usw.; Gefühl eines ...

vormittags: Phos., phyt.

Fahren, beim: Phyt.

nachmittags: *Bar-c.*

abends: Am-c., *asaf.*, sep.

Schlucken, beim: Sep.

nachts: Graph., nat-m.

aufsteigender Kloß: *Ars.*, **Asaf.**, cact., cann-i., cham., *chel.*, *coloc.*, *con.*, *gels.*, **Ign.**, kali-ar., *kalm.*, *lac-d.*, lach., *lec.*, *lob.*, **Lyc.**, mag-c., *mag-m.*, **Mosch.**, **Nat-m.**, *nux-m.*, **Nux-v.**, phys., *plat.*, *plb.*, *puls.*, senec., sep., *stram.*, *sulph.*, tarent., *valer.*, verat-v.

Aufstoßen amel.: Kali-ar., *mag-m.*

Husten amel.: Kali-c.

Rauchen, beim: Plb., sep.

Schlaf, im: *Crot-c.*, **Lach.**, **Nux-v.**, *sep.*, valer.

Schlucken, beim: *Bar-c.*, calc., *gels.*, *graph.*, *lach.*, *merc.*, *nat-m.*, nat-s., *nux-v.*, pic-ac., puls., *sep.*, sil., ust.

amel. nicht: Agar., ant-c., crot-c., *kali-bi.*, **Lach.**, *nat-m.*, *sep.*

kommt nach dem Schlucken wieder: Ign., *lac-c.*, **Lach.**, *rumx.*

Leerschlucken, beim: *Ferr.*, *nux-v.*, ruta, sabad., *sulph.*

Nicht-Schlucken, beim: Ferr., *ign.*, *nat-m.*, sulph.

schmerzhaft: **Lach.**

Ösophagus: *All-c.*, anac., ars., bar-c., bell., calc., *caust.*, chel., *chin.*, *coc-c.*, *con.*, *croc.*, der., dig., *gels.*, lac-ac., *lob.*, lyc., *merc-c.*, nit-ac., phos., *plb.*, *puls.*, rumx., sabin., tab., verat., verat-v.

Essen, nach dem: Elaps, *lac-ac.*

periodisch: Tab.

Schlucken amel.: Phos.

KNOCHENS, Gefühl eines (vgl. SCHMERZ – Splitter): *Calc.*, **Hep.**, ign., lach., *nit-ac.*, phys.

KONDYLOME: *Arg-n.*, *merc-c.*, *nit-ac.*, *thuj.*

KRAMPF: Acon., ars., chel., *gels.*, *graph.*, kali-i., phos., *sars.*, sep., sul-ac.

Schlucken von Speisen, zwingt zum Würgen; beim: Graph.

Ösophagus beim Schlucken: Op.

KRATZEN, schabendes: Abrot., acon., *aesc.*, aloe, *alum.*, *am-c.*, *ambr.*, ammc., **Anac.**, **Anag.**, ant-c., arg-m., *arg-n.*, *ars.*, ars-i., asar., aur., aur-m., bapt., bell., berb., bol., bov., brach., *brom.*, bry., *calc.*, calc-p., calc-s., camph., *carb-an.*, *carb-v.*, *caust.*, chel., **Chin.**, chin-s., cic., cimic., *coc-c.*, cocc., colch., *coloc.*, con., *croc.*, crot-h., cycl., dig., dros., euph., gent-c., *graph.*, hell., *hep.*, hura, hydr-ac., hyos., iod., kali-ar., kali-bi., *kali-c.*, kali-chl., kali-n., kali-p., *kalm.*, kreos., *lach.*, lact., laur., lyc., mag-c., mang., merc., **Mez.**, naja, nat-ar., nat-c., nat-p., nit-ac., nux-m., **Nux-v.**, ol-an., op., ox-ac., *par.*, petr., ph-ac., *phos.*, phyt., pic-ac., plat., podo., *psor.*, *puls.*, ran-b., ran-s., raph., rat., *rhod.*, rhus-t., *rumx.*, *sabad.*, sars., seneg., sep., sil., squil., stann., staph., stront., **Sulph.**, sumb., *tab.*, *teucr.*, thuj., valer., **Verat.**, zinc.

morgens: *Ail.*, berb., bov., *caust.*, chin-s., lyc., mur-ac., petr., sars., stann.

vormittags: Sep., sil.

nachmittags: Bol., phos., tab.

abends: **Alum.**, bol., brom., *carb-an.*, nat-c., sil., stann., zinc.

nachts: Calc., *carb-an.*, naja, nat-m., phyt., sil.

Liegen auf der Seite, beim: Sil.

Bier, nach: Merc-c., staph.

Brot, nach: *Lach.*, ph-ac., rhus-t.

Eis, nach: Thuj.

Schlaf, nach langem: Hep.

Schlucken, nach: Bar-c., *carb-an.*, fago., hep., hydr., jab., lach., laur., nux-m., pic-ac., stram.

Leerschlucken: *Ars.*

Tabak, durch: Osm.

Trockenheit, durch: **Alum.**

Vorlesen, beim: Nit-ac.

KRATZEN, scharfes: Agar., agn., alum., *arg-m.*, *arg-n.*, arn., arum-t., aur-m., *bar-c.*, benz-ac., berb., bor., calad., calc-p., cann-s., carb-s., carb-v., chel., *cist.*, graph., *hep.*, *kali-bi.*, *kali-c.*, *kreos.*, *lyc.*, *mag-c.*, *nit-ac.*, *nux-m.*, **Nux-v.**, petr., *phos.*, *plat.*, puls., *rhod.*, rob., *seneg.*, *sep.*, *spong.*, *sul-ac.*, *sulph.*, tab., tell., ter.

morgens: Cob.

abends: Led.

Brotkrümel, wie: Dros., *lach.*, pall.

Sand, wie von: *Cist.*

KREBS: *Carb-an.*, led., tarent.

KRIBBELN: Acon., aesc., am-m., bry., *carb-v.*, cedr., colch., *crot-c.*, dros., glon., grat., hyper., ign., **Kali-c.**, *lach.*, lob., merc., mez., pall., petr., phos., plb., prun-s., puls., sabad., sabin., samb., sec., sep., spong., stann., sul-i., tab., thuj.

morgens: Lach.

Bett, im: Iod., lach.

abends: Nux-v.

Husten verursacht Kribbeln: Bry., *carb-v.*, euph., *kali-c.*, *lach.*, prun-s., stann.

Menses, während: Nux-v.

Übelkeit, bei: Lyc.

Schlucken, beim: Tab.

Wurm, wie von einem: Hyper., merc., *puls.*

Ösophagus, im: Anan., plb., zinc.

KRÜMEL (s. BROTKRÜMEL)

LÄHMUNG: *Apis*, **Ars.**, bapt., bell., caps., *caust.*, *cocc.*, cur., *gels.*, *lac-c.*, **Lach.**, lact., *lyc.*, *nat-m.*, *nux-m.*, *op.*, *phyt.*, *plb.*, *rhus-t.*, **Sec.**, *sil.*, **Stram.**

post-diphtherisch: *Apis*, **Ars.**, *caust.*, *cocc.*, *gels.*, **Lac-c.**, **Lach.**, **Naja**, *nat-m.*, *plb.*, **Sec.**, sil.

Ösophagus: *Alum.*, *alumn.*, **Ars.**, *bapt.*, bell., calc., caps., *caust.*, chlol., crot-c., *gels.*, *hydr-ac.*, *kali-c.*, lach., *nux-m.*, *op.*, petr., *plb.*, *stram.*, tab., *verat.*

Gefühl von Lähmung: **Ars.**, cocc., ip., kali-c., *lach.*, lact., puls., *sil.*

Rachen: *Apis*, **Ars.**, caps., *caust.*, *cocc.*, **Lach.**, morph., nux-m., *rhus-t.*, *sil.*, *stram.*

LEEREGEFÜHL: Calc-p., lyc., nat-ar.

Schlucken, beim: Lyc.

PFLOCKES, Gefühl eines (s. KLUMPEN)

PICKEL auf der Uvula: Kali-bi., rumx.

PRICKELN (vgl. KRIBBELN): Acon., carb-ac., echi.

Ösophagus: Acon.

PRICKELNDES Stechen: Acon., alumn., calc-f., cedr., lach., manc., tell., verat.

erstreckt sich den Ösophagus hinunter: Cedr.

PULSIEREN, Klopfen: *Am-m.*, arg-n., *bell.*, bufo, chel., coc-c., euphr., *glon.*, **Hep.**, ind., kalm., *lach.*, nit-ac., ph-ac., rhus-t., tarent., xan.

Husten, nach: Coc-c.

Tonsillen: *Am-m.*, kalm., nit-ac.

links: Nat-p.

PULVER, Gefühl von: Crot-c.

PUSTELN: *Aeth.*, ant-t., psor., sep.

Tonsillen, auf den: *Sep.*

RAUHEIT: *Aesc.*, agar., ail., *aloe*, *alum.*, *am-c.*, am-m., *ambr.*, ammc., anac., ant-c., *apis*, **Arg-m.**, *arg-n.*, ars., aspar., *bar-c.*, *bell.*, bor., cahin., *calc.*, calc-ar., calc-p., cann-i., canth., caps., carb-s., *carb-v.*, *caust.*, chel., **Chin.**, cimic., *cist.*, clem., cob., coc-c., cocc., *coloc.*, com., *croc.*, dig., dros., eup-per., glon., *graph.*, grat., *hep.*, hyos., *ip.*, iris., kali-bi., *kali-c.*, kali-n., kreos., lach., lac-ac., laur., *lyc.*, lyss., *mag-c.*, *mag-m.*, mang., meny., *merc.*, merc-c., mez., nat-ar., *nat-c.*, *nat-s.*, **Nux-v.**, *phos.*, *phyt.*, *plat.*, plb., ran-b., rat., *rhod.*, rhus-t., rob., *sabad.*, sars., *seneg.*, *sep.*, spong., squil., stann., staph., stront., *sul-ac.*, *sulph.*, sumb., tab., tell., *thuj.*, ust., verat., verb., zinc.

tagsüber: Mez.

morgens: Agar., *ail.*, alum., ant-c., ars., bor., mang., rhod., sars., seneg., sep., sulph., thuj.

Aufstehen, beim: Mang., sulph.

Erwachen, beim: Alum., sars., seneg., sulph.

abends: *Alum.*, *seneg.*, stann.

nachts: Arg-n., sil.

Essen amel.: Am-m.

Husten, durch: Arn., carb-v., caust., cob., cop., dig., gels., hep., kali-c., kali-n., kreos., laur., merc-c., nat-s., nicc., phos., rhod., sars., seneg., sep., spong.

Räuspern, durch: Sep.

Schlucken, beim: *Arg-m.*, *arg-n.*, calc-p., cocc., *hep.*, lyc., pic-ac., *staph.*, sulph.

Sprechen, durch: *Staph.*

Ösophagus: Hydrc., iod., *nat-c.*, sulph.

Uvula: Sulph.

RÄUSPERN, Neigung zum (vgl. KEHLKOPF - RÄUSPERN): Aesc., aeth., *ail.*, all-c., *alum.*, am-m., ambr., anac., *arg-m.*, **Arg-n.**, *arum-t.*, *bar-c.*, *bell.*, berb., bor., *bry.*, bufo, cahin., calad., calc-ar., calc-f., calc-p., carb-ac., *carb-an.*, *carb-s.*, *carb-v.*, *caust.*, chel., chin-a., cimic., *cimx.*, *cist.*, *coc-c.*, colch., **Cor-r.**, *crot-t.*, cycl., *dulc.*, eug., ferr-i., ferr-ma., *fl-ac.*, *gels.*, gent-c., *graph.*, grat., *guaj.*, gymn., **Hep.**, *hydr.*, *kali-bi.*, **Kali-c.**, *kali-chl.*, kali-ma., kali-p., kali-s., **Lach.**, lac-ac., laur., *lil-t.*, lob., **Lyc.**, mag-c., *mag-m.*, *manc.*, merc., *merc-i-f.*, *merc-i-r.*, *mez.*, naja, *nat-ar.*, **Nat-c.**, **Nat-m.**, nat-p., *nat-s.*, *nit-ac.*, **Nux-v.**, onos., paeon.,

RÄUSPERN, Neigung zum ...

pall., par., petr., ph-ac., **Phos.**, *phyt.*, plat., plb., *psor.*, ptel., rhus-t., *rumx.*, *sabad.*, sars., *sel.*, senec., *seneg.*, **Sep.**, *sil.*, spig., *stann.*, *stram.*, *sulph.*, teucr., *thuj.*, viol-t., wye., xan., *zinc.*

morgens: *Ail.*, am-m., ambr., bor., *calc.*, **Caust.**, *cist.*, cob., fl-ac., grat., **Kali-bi.**, *nat-m.*, *petr.*, *phos.*, phyt., rhus-t., sars., *sep.*

vormittags: Arg-n.

11 Uhr: *Viol-t.*

abends: *Alum.*, stann.

nachts: Aur.

erfolglos: **Caust.**, *mez.*, phos., thuj.

Freien, im: *Carb-ac.*, nat-ar.

Frühstück, nach dem: Calc-p.

Gehen im Freien, beim: Ant-c., carb-ac.

Rauheit, durch: *Alum.*

Schlaf, im: Calc-p.

nach: *Lach.*

Sprechen, beim: Calc-p.

RÄUSPERT käsige Klümpchen auf: *Agar.*, *chen-a.*, *kali-bi.*, **Kali-m.**, kali-p., *mag-c.*, *phos.*, *psor.*, sec., sil.

REIZUNG: *Ail.*, aster., **Bell.**, bov., carb-ac., *carb-v.*, chin-s., cimic., **Con.**, *crot-t.*, gels., *glon.*, *hep.*, hura, iod., ip., kali-br., *kali-i.*, *lach.*, morph., nat-ar., *nux-v.*, puls., rhus-t., rhus-v., sang., sars., sec., sil., sul-ac., tab., ust.

morgens: Chel., nat-c., *sulph.*

abends: Chel.

nachts: Tab.

erstreckt sich zur Eustachischen Röhre: Phyt.

Ösophagus: *Coc-c.*, crot-t.

Rachen: Aesc., bov., olnd., verat.

RIGIDITÄT: Chel., lach.

ROH (s. EROSION)

RUCKEN: Nat-m., plat.

Magengrube, bis zur: Sep.

RUNZELIGE, schrumpelige Uvula: Carb-ac.

SCHLÄGE beim Erwachen: Manc.

SCHLEIM im Hals: Acon., aesc., agar., ail., *all-c.*, *alum.*, *alumn.*, am-m., *ambr.*, *anac.*, ant-c., *ant-t.*, aphis., **Arg-m.**, **Arg-n.**, arn., ars., *ars-i.*, arum-d., *arum-t.*, asar., aur., bapt., bar-c., bar-m., bell., benz-ac., *berb.*, bism-o., bor., bov., bry., bufo, cact., *calc.*, calc-ar., calc-p., *calc-s.*,

SCHLEIM im Hals ...

calo., carb-ac., *carb-an.*, carb-s., *carb-v.*, **Caust.**, *cere-s.*, chel., cimic., *cinnb.*, *cist.*, colch., con., croc., *crot-h.*, crot-t., cupr., cur., cycl., dros., dulc., echi., *elaps*, ery-a., eupi., ferr-i., *fl-ac.*, glon., *graph.*, grat., guaj., gymn., hep., hydr., ind., *iod.*, jug-r., kali-ar., **Kali-bi.**, **Kali-c.**, kali-i., *kali-p.*, **Kali-s.**, kalm., kiss., kreos., **Lach.**, lact., lac-ac., laur., lob., lob-s., *lyc.*, lyss., mag-c., mag-m., mag-s., *merc.*, *merc-c.*, *merc-i-f.*, *merc-i-r.*, *mez.*, *mur-ac.*, myric., **Nat-ar.**, **Nat-c.**, **Nat-m.**, *nat-p.*, *nat-s.*, *nit-ac.*, **Nux-v.**, ol-an., op., osm., ox-ac., par., petr., ph-ac., phel., *phos.*, phys., *phyt.*, plan., *plat.*, *plb.*, podo., *psor.*, ptel., *puls.*, *ran-b.*, *raph.*, *rhus-t.*, *rumx.*, sabad., samb., sars., *sel.*, *seneg.*, **Sep.**, *sil.*, sol-t-ae., *spig.*, stann., stram., sul-ac., *sulph.*, sumb., tab., tarax., teucr., *thuj.*, til., verat., viol-t., wild., *zinc.*, zing.

morgens: All-s., *alum.*, am-m., ambr., apis, **Arg-m.**, bad., *bar-c.*, bor., bov., *calc.*, carb-s., *caust.*, cimx., *cist.*, cob., cupr., eupi., fl-ac., *graph.*, hep., **Kali-bi.**, *kali-c.*, kali-s., kreos., lact., laur., lyc., mag-c., mag-m., *merc-i-f.*, *nat-c.*, *nat-m.*, nat-s., nux-v., *petr.*, phos., plat., **Puls.**, rhus-t., sabad., sars., *sel.*, seneg., *sep.*, *sil.*, spig., stram., sulph., sumb., tarax., teucr., *thuj.*

11 Uhr: *Viol-t.*

Erwachen, beim: *Alum.*, carb-an.

abends: *Alum.*, *ang.*, bry., calc-p., merl., stann.

16 Uhr: Nat-c.

18 Uhr: Phys.

nachts: Alum., nat-p., *nat-s.*, puls., sep.

Erwachen, beim: Alum.

Mitternacht: Arum-t.

Absonderung (s. NASE – Retronasalkatarrh)

alter Käse, schmeckt wie: Psor.

Bett, im: Iod.

bitter: Arn., ars., *cist.*, ferr-ma., grat., merc., tarax.

blutig: Alum., am-br., bad., bism-o., bor., chel., fl-ac., *gels.*, hep., *kali-ar.*, *kali-ma.*, *lyc.*, mag-c., mag-m., sars., sep., *stann.*, thuj.

Frühstück, vor dem: Sabad.

dick: Aesc., aloe, alum., *anac.*, ant-c., apis, *arg-m.*, **Arg-n.**, *bell.*, berb., bry., caps., carb-ac., **Caust.**, cimic., *cist.*, cur., *glon.*, grat., **Kali-bi.**, kali-i., *mag-c.*, mag-m., merc., *nat-ar.*, **Nat-c.**, nat-m., nat-p., nicc., nux-m., *phyt.*, plb., psor., ran-s., *sil.*, stann., sumb.

SCHLEIM im Hals - **dick** ...

morgens: Mag-m., *sil.*

eiweißartig: Am-m., bor., *caust.*, merc-c., **Nat-m.**, *nat-s.*, sel., sulph.

Essen, beim: Caust., thuj., verat.

fadenziehend (s. zäh)

faulig: *Carb-v.*, *phyt.*

Freien, im: Carb-ac.

gallertartig: *Arg-m.*, berb., *caust.*, **Kali-bi.**, *nat-ar.*

Gefühl von: Grat., mez., **Rhod.**

gelb: Aesc., ant-c., apoc., berb., *calc.*, *calc-s.*, cast., *cist.*, cop., dros., eug., hydr., **Kali-bi.**, lach., *nat-ar.*, nat-p., nux-v., ol-j., rumx., *sil.*, spig., sumb.

morgens: Spig.

vormittags: Lyc.

unterer Teil des Halses: Alum., graph., zinc.

gezogen, wird aus den Choanen: *Alum.*, *alumn.*, anac., *ant-c.*, *arg-n.*, bry., *calc.*, calc-s., canth., carb-ac., *carb-v.*, *caust.*, chin., cinnb., **Cor-r.**, *elaps*, euph., euphr., gran., *hep.*, hydr., kali-bi., *kali-chl.*, merc., merc-c., merc-i-f., merc-i-r., mez., *nat-ar.*, **Nat-c.**, **Nat-m.**, nat-p., *nit-ac.*, onos., osm., paeon., ph-ac., phyt., *plb.*, *psor.*, rhus-t., rumx., sin-n., **Spig.**, *stict.*, sulph., tell., thuj., zinc., zing.

grau: *Ambr.*, **Arg-m.**, ars., *nat-ar.*, nat-s., phos., seneg., stann.

grünlich: Ail., ars., bor., *colch.*, dros., *lyc.*, *sil.*, *stann.*, sumb., zinc.

hängt herunter: *Carb-an.*, lach., *merc-c.*, phos., thuj.

klebrig: Bad., caust.

Klumpen: *Agar.*, seneg.

löst sich leicht: *Arg-m.*, *carb-v.*

schwer: *Alum.*, am-m., *ambr.*, *merc-i-f.*

metallischer Geschmack: Calc.

Pseudomembran: Bell., *caust.*, puls.

putrid: *Carb-ac.*

rot wie Blut: Thuj.

salzig: Alum., am-m., ars., *calc.*, *carb-s.*, kali-p., merc., *nat-m.*, *nat-s.*, phos., sil., sulph., ther.

sauer: Crot-t., lam., mag-s., phos., teucr.

schaumig: Aphis., brom., bry., plat.

SCHLEIM im Hals ...

schlucken, muss: **Caust.**

weder hinunterschlucken noch ausräuspern; kann es: Mag-s.

süßlich: Aesc., all-c., cop., lach., sabad., sumb.

Übelkeit, bei: *Graph.*

übel riechend: *Carb-v.*, psor., *sil.*, thuj.

wässrig: Aesc., chel., laur., thuj.

morgens: Thuj.

weiß: Am-m., am-br., *bell.*, berb., *bor.*, carb-ac., **Caust.**, cob., kali-chl., lach., mag-c., merc-c., *merc-i-r.*, nat-ar., **Nat-m.**, nat-p., *nat-s.*, nux-v., raph., sel., seneg., spig., sulph.

morgens: Spig.

milchig-weiß: Kali-chl.

zäh: Aesc., agn., *all-c.*, *alum.*, am-br., am-m., ambr., *anac.*, ant-c., *apis*, **Arg-m.**, **Arg-n.**, arn., arum-t., asar., **Bar-c.**, *bell.*, berb., *bor.*, bry., bufo, *calc.*, calc-ar., canth., caps., carb-ac., carb-s., *carb-v.*, **Caust.**, chin-s., cimic., cimx., *cinnb.*, *cist.*, clem., cop., cycl., dulc., ferr-i., ferr-m., graph., grat., ind., iod., **Kali-bi.**, *kali-c.*, *lach.*, lact., laur., lith-c., lob., lyc., lyss., *mag-c.*, *mag-m.*, *mag-s.*, merc., merc-c., *merc-i-f.*, merc-i-r., mez., *mur-ac.*, *myric.*, naja, nat-ar., nat-c., nat-p., **Nat-s.**, *nux-v.*, ol-an., onos., ox-ac., paeon., pall., *ph-ac.*, phos., **Phyt.**, plan., *plb.*, *psor.*, *puls.*, ran-b., raph., *rhus-t.*, *rumx.*, *sabad.*, sars., *seneg.*, sep., **Sil.**, *stann.*, sul-ac., sumb., tab., *thuj.*, verat., zinc.

morgens: *Alum.*, *apis*, *arg-m.*, bar-c., cupr., **Kali-bi.**, lact., mag-m., **Puls.**, sars., seneg., sumb.

abends: Alum., ran-b.

nachts: **Puls.**

SCHLEIMHAUTPAPEL (Plaques muqueuses): Ars-i., *fl-ac.*, kali-chl., *merc.*, *mur-ac.*, *nit-ac.*, phyt., syph.

SCHLUCKEN, andauernde Neigung zum: *Aesc.*, aeth., apis, arum-t., *asaf.*, bapt., *bell.*, *bry.*, cact., *calc.*, carb-ac., carb-s., **Caust.**, *cedr.*, cimic., *cina*, *cinnb.*, cist., cob., *coc-c.*, *con.*, cop., crot-h., culx., cur., euph., ferr., fl-ac., *gels.*, glon., **Graph.**, grat., haem., hell., *hep.*, ip., *lac-c.*, *lach.*, lac-ac., *lyc.*, *lyss.*, *merc.*, **Merc-c.**, merc-i-f., *nat-m.*, nat-s., *nux-m.*, phyt., plb., *sabad.*, seneg., **Sep.**, *staph.*, stram., sul-i., sulph., sumb., thuj., til., verat., *verat-v.*

SCHLUCKEN, andauernde Neigung zum...

abends: *Asaf.*

nachts: Cimic., glon., naja

Erregung agg.: *Staph.*

Essen amel.: *Caust.*, **Merc-c.**

Gehen im Wind, beim: *Con.*

Kloßgefühl im Hals, durch: Aesc., agar., *asaf.*, calc-f., *coc-c.*, coff., *con.*, ign., **Lach.**, lac-ac., *lyss.*, *nat-m.*, *sabad.*, *sep.*, sulph.

Krampf im Hals, durch: **Graph.**, **Merc-c.**

Schleim, durch dicken: *Alum.*, **Caust.**, sep.

Schmerz im Kehlkopf, durch: Fl-ac.

Sprechen, beim: *Staph.*

Völlegefühl im Hals, durch: *Cinnb.*, **Lach.**, lac-ac.

Würgen, durch: Cina, **Graph.**, *lyc.*, **Merc-c.**, *sep.*

Zusammenschnüren im Kehlkopf, durch: Coloc., **Graph.**, plat.

SCHLUCKEN, behindert: Alum., **Am-c.**, ambr., ang., ant-c., *arn.*, *ars.*, *bapt.*, bell., bufo, cact., cadm., *canth.*, *carb-v.*, *chel.*, chlor., cic., *cina*, con., crot-h., cupr., elaps, hep., **Hyos.**, iod., kali-bi., kali-c., kali-n., lach., *laur.*, lob., lyc., meny., naja, *nat-s.*, *nux-v.*, *op.*, *plb.*, *sabad.*, *stram.*, sulph., vesp.

nachts: Alum.

Druck des Kehlkopfes, durch: *Chel.*

feste Speisen: *Alum.*, *apis*, *bry.*, cur., dros., *graph.*, *ign.*, *lyc.*, nit-ac., rhus-t., zinc.

feste Speisen erreichen einen gewissen Punkt und werden heftig wieder ausgestoßen: **Nat-m.**

Flüssigkeiten schlucken, die geringste feste Nahrung würgt; kann nur: *Bapt.*, bar-c., *crot-c.*, *crot-h.*, *plb.*, *sil.*

Liegen, im: Cham.

trinken, um ihn herunterzuspülen; muss bei jedem Bissen: *Bell.*, *cact.*, cur., elaps, kali-c., *nat-c.*, nat-m.

Schlaf, im: *Calc.*

schwierig: Acet-ac., *acon.*, *aesc.*, aeth., agar., *alum.*, *alumn.*, **Am-c.**, ambr., ant-c., ant-t., anthr., *apis*, *arg-m.*, *arg-n.*, *ars.*, ars-i., arum-t., asar., *aur.*, aur-s., *bapt.*, **Bar-c.**, bar-m., *bell.*, benz-ac., bism-o., *brom.*, bry., bufo, *cact.*, *calc.*, calc-p., calc-s., camph., cann-s., *canth.*, *caps.*,

SCHLUCKEN - schwierig ...

carb-s., *carb-v.*, card-m., *caust.*, cedr., cham., *chel.*, **Chin.**, chin-a., chlor., chol., *cic.*, cimic., cimx., cina, *coc-c.*, *cocc.*, *colch.*, coloc., con., cop., *crot-c.*, crot-t., *cupr.*, cur., dig., dios., dros., *dulc.*, *elaps*, fago., ferr., ferr-ar., fl-ac., form., *gels.*, gent-c., glon., graph., grat., *hell.*, *hep.*, **Hyos.**, *ign.*, ind., *iod.*, *ip.*, iris., jac-c., kali-ar., kali-bi., **Kali-c.**, kali-chl., kali-ma., *kali-n.*, kali-s., *kalm.*, **Lach.**, lact., *lac-ac.*, *lyc.*, **Lyss.**, manc., meli., meny., *merc.*, *merc-c.*, merc-cy., merc-i-f., *merc-i-r.*, mez., mur-ac., myric., myris., *naja*, nat-ar., nat-c., nat-m., nicc., **Nit-ac.**, nux-m., **Nux-v.**, *op.*, ox-ac., paeon., phos., *phyt.*, pic-ac., *plb.*, *psor.*, puls., raph., **Rhus-t.**, rhus-v., rumx. *sabad.*, *sep.*, *sil.*, **Stram.**, **Stry.**, *sul-ac.*, sulph., sumb., tab., tarax., tarent., thuj., ust. vesp., vip., *wye.*, zinc.

morgens: Am-c., arum-t., canth., cham.

vormittags: Fl-ac.

mittags: Ferr-i., phos.

abends: Am-c., coc-c., fl-ac., lyc.

nachts: *Alum.*, naja

Chorea, durch: *Agar.*

Erwachen, beim: *Alum.*, sulph., zing.

feste Speisen: *Alum.*, *alumn.*, *apis* *arg-n.*, atro., **Bapt.**, **Bar-c.**, *bell.*, bry. *carb-v.*, *cham.*, *crot-c.*, *crot-h.*, *dros.* hep., *kali-c.*, *lac-c.*, *lach.*, lac-ac., lyc. *nat-m.*, nat-p., *nux-v.*, *plb.*, *rhus-t.*, *sil.* stram.

morgens: Stram.

Flüssigkeiten: Alumn., anan., anth. bell., bism-o., *canth.*, *cic.*, cina, coc-c. con., *crot-c.*, *cupr.*, *hyos.*, *ign.*, *iod.* *kali-br.*, **Lach.**, *lyc.*, **Lyss.**, mag-p. *merc.*, merc-c., mez., nat-m., *nit-ac* nux-v., phos., **Stram.**, sul-ac., *upa.* zinc.

kommen wieder zur Nase herau (s. FLÜSSIGKEITEN)

schwieriger als feste Speiser Brom., coc-c., hyos., ign., *lach.*

Frühstück: Merc-c.

Lähmung, durch (s. LÄHMUNG)

Menses, während: Calc.

scharfe Speisen: **Lach.**

Speichel: Haem., **Lach.**, meny., myris spig.

SCHLUCKEN - schwierig ...

Süßigkeiten: **Lach.**

trinken, um schlucken zu können; muss: *Bell.*, *cact.*, cur., elaps, kali-c., *nat-c.*, nat-m.

unmöglich: Acet-ac., acon., aeth., *alum.*, *alumn.*, *ant-t.*, *apis*, *arum-t.*, *bapt.*, bar-c., *bell.*, bism-o., *camph.*, cann-i., carb-ac., *carb-v.*, cham., chlor., *cic.*, *cina*, *crot-c.*, *crot-h.*, cupr., cur., dulc., *gels.*, *graph.*, hydr-ac., **Hyos.**, *ign.*, ip., iris., kali-bi., kreos., **Lac-c.**, *lach.*, laur., *lyc.*, lyss., manc., merc-c., mur-ac., naja, **Nit-ac.**, *nux-v.*, oena., *op.*, *phos.*, phys., *plb.*, psor., *sabad.*, spong., **Stram.**, *sulph.*, *tab.*, thuj., *verat.*

Flecktyphus, bei: Bapt., *camph.*

Flüssigkeiten; alles, aber keine: Bapt., bar-c., *cina*, crot-c., *crot-h.*, *kali-c.*

Teelöffel voll, nicht einmal einen: *Lyc.*, **Nit-ac.**

kalte Sachen: Kali-c.

Lähmung, durch: *Alum.*, *alumn.*, *apis*, ars., bapt., caust., *cocc.*, cur., *gels.*, lac-c., lach., lact., lyc., *nat-m.*, *nux-m.*, *nux-v.*, op., phyt., **Stram.**, *tab.*

Liegen, im: Cham., sec.

Menses, während: Petr.

Schleim herausgeräuspert ist, bis: *Thuj.*

Schwellung der Zunge, durch: Apis

Würgen, durch: *Hyos.*, *iod.*, *kali-c.*, manc., mur-ac.

Zusammenschnüren des Ösophagus: *Alum.*, *alumn.*, *bapt.*, **Bar-c.**, cact., *cic.*, *hyos.*, *kali-c.*, **Phos.**

unvollständig: Benz-ac.

unwillkürlich: *Cina*, con., merc., **Sep.**, *staph.*

Gehen im Wind, beim: Con.

CHMERZ: Acon., *aesc.*, agar., aloe, *alum.*, *lumn.*, am-c., am-m., *anan.*, ant-c., anthr., *apis*, rg-m., **Arg-n.**, ars., ars-i., **Arum-t.**, asaf., ur-m., **Bapt.**, bar-m., **Bell.**, *benz-ac.*, berb., ov., brom., bry., *calc.*, calc-p., *calc-s.*, cann-s., anth., **Caps.**, carb-ac., carb-an., carb-s., carb-v., aul., *caust.*, cham., chel., chin-s., cinnb., coc-c., *off.*, colch., coloc., *con.*, cop., *crot-c.*, *crot-h.*, rot-t., *cupr.*, *cycl.*, *dulc.*, fago., ferr., ferr-i., raph., ham., *hep.*, *ign.*, iod., iris-foe., jatr., kali-c., *kali-bi.*, *kali-c.*, *kali-chl.*, *kali-i.*, kali-ma., ali-n., kali-p., *kali-s.*, kalm., kreos., *lac-c.*, **ach.**, lac-ac., laur., *lyc.*, lyss., mag-s., *merc.*, erc-c., merc-i-f., merc-i-r., merl., mez., naja,

SCHMERZ ...

nat-ar., *nat-m.*, nicc., *nit-ac.*, nux-v., ox-ac., pall., par., ph-ac., *phos.*, *phyt.*, plat., psor., **Rhus-t.**, rhus-v., rumx., ruta, *sabad.*, sabin., seneg., *sep.*, **Sil.**, sul-ac., *sulph.*, tarent., tell., teucr., verat., vip., *zinc.*

links: Brom., *crot-h.*, **Lach.**, naja, sep., teucr.

rechts: Am-c., *arg-n.*, *bar-m.*, carb-v., iod., kali-p., **Lyc.**, meph., *merc-i-f.*, phyt., plat.

tagsüber: Lyss.

morgens: Alum., am-c., berb., calc-p., caust., chin-s., cist., graph., kali-bi., *lach.*, lyc., naja, nicc., ox-ac., phos., *rhus-t.*

Erwachen, beim: Caust., kali-bi., *lach.*, rhus-t.

mittags: Phos.

nachmittags: Chin-s., naja

abends: *Alum.*, ars., *hep.*, kali-i., lact., mag-m., nicc., nit-ac., puls., raph., sul-ac., viol-t.

nachts: *Alum.*, am-m., arg-n., camph., canth., *cinnb.*, cycl., graph., kali-n., mag-m., mag-s., *merc.*, phyt., sulph.

Abkühlung, Kaltwerden; bei: *Ars.*, *calc.*, *calc-p.*, *dulc.*, **Hep.**, **Kali-c.**, *lyc.*, *merc.*, *nit-ac.*, *phos.*, *phyt.*, **Sil.**

anfallsweise: Phos., sep.

Apfelbutzen, wie durch einen: *Merc.*, phyt.

Aufstehen, beim: Calc.

Ausatmen, beim: *Arg-m.*

Auswurf agg.: Bell.

Berührung, bei: Apis, bell., brom., bry., chin-s., cic., gamb., ign., lac-c., **Lach.**, mez., nicc., phyt., spong., teucr., zinc.

Beugen des Kopfes nach vorn, beim: Brom., phyt.

Bewegen der Zunge, beim: Alum., ambr.

Bewegung, bei: *Bell.*, merc., merl., psor.

Bücken, beim: **Caust.**, nat-c.

Drehen des Kopfes, beim: Bell., brom., bry., hep., *lach.*

Einatmen, beim: Ail., apis, arg-n., arum-t., hep., hura, mez.

Erkältung, durch: Acon., bar-c., bell., cham., *dulc.*

Erwachen, beim: *Kali-bi.*, *lach.*, myric., plan., raph.

SCHMERZ ...

Essen, beim: Carb-v., ferr., phos.

amel.: Acon., apis, benz-ac., carb-an., *lach.*, onos., pic-ac., tell.

Freimachen des Halses, beim: Alum.

Froststadium im Fieber, vor: Eup-pur.

während: Thuj.

Gähnen, beim: *Arg-m.*, *arg-n.*, calc-p., mag-c., *nat-c.*, nicc., tarent.

amel.: Manc.

geistiger Anstrengung, bei: Caust.

geschwürig: *Arg-n.*, carb-an., *graph.*, hep.

Getränke, durch kalte: Arg-n., ars., canth., lac-c., *lyc.*, merc-c., *sabad.*, sulph.

amel.: *Apis*, coc-c., ind., lac-c., *lach.*, *lyc.*, merc-i-f., onos., *phyt.*

warme Getränke agg.: *Apis*, canth., **Lach.**, *lyc.*, merc-i-f., **Phyt.**, spong.

amel.: *Alum.*, **Ars.**, calc-f., calc-p., *cham.*, guare., **Hep.**, **Lyc.**, nux-v., *rhus-t.*, sabad., *sulph.*

Heben, beim: Calc.

Herausstrecken der Zunge, beim: Cocc., *kali-bi.*, sabad.

Herunterdrücken der Zunge, beim: Merc-c.

Hitzestadium im Fieber, während: Ph-ac., phos., sep.

Husten, beim: Acon., ambr., **Arg-m.**, *arum-t.*, calc., camph., **Caps.**, carb-an., carb-s., *carb-v.*, chin., chin-s., cist., coc-c., cycl., fl-ac., hep., iod., kali-bi., kalm., *lach.*, lyc., mag-s., nat-m., *nux-v.*, *phos.*, psor., ran-s., sep., sil., spong., sulph., *tarent.*

nach: Coc-c., naja

Liegen, beim: Bell., *lach.*

amel.: Canth.

Luft, kalte: Bell., chin., cist., crot-h., *fl-ac.*, *hep.*, *merc.*, mez., nux-v.

amel.: All-c., *coff.*, kali-bi., sang.

Luftzug, durch: *Ambr.*, chin., *hep.*

Menses, vor: Lac-c., *mag-c.*

während: Arn., bar-c., *calc.*, *lac-c.*, *sulph.*

Mittagessen, nach dem: Sulph.

Niesen, beim: Hyper., **Phos.**, poth.

pulsierend: Tarent.

Rauchen, nach: Coc-c.

SCHMERZ ...

Räuspern, beim: *Bell.*, canth., cob., **Lach.**, thuj.

rheumatisch: *Caust.*, gran., mez.

Scharfem, wie von etwas: Glon., rhus-t.

Schlaf, nach: Kali-bi., lac-c., lach., merc-i-r.

Schlucken, beim: Acon., aesc., *ail.*, **Alum.**, **Am-c.**, am-m., ambr., *anan.*, ant-c., ant-t., *apis*, **Arg-m.**, arg-n., **Ars.**, **Arum-t.**, **Aur.**, *bad.*, *bar-c.*, bar-m., **Bell.**, brom., *bry.*, bufo, *calc.*, *calc-p.*, calc-s., camph., *canth.*, caps., carb-ac., *carb-an.*, carb-s., *carb-v.*, cast., caust., *cham.*, chel., **Chin.**, *chin-a.*, cimic., cinnb., **Coff.**, colch., con., cor-r., cupr-ac., cycl., dig., dios., dirc., dros., *elaps*, ferr., ferr-ar., ferr-p., *fl-ac.*, form., gels., gins., glon., *graph.*, grat., ham., hell., **Hep.**, hydr-ac., ign., ind., inul., ip., jug-c., kali-ar., *kali-bi.*, *kali-c.*, *kali-chl.*, **Kali-i.**, kali-n., kali-p., kali-s., kreos., **Lac-c.**, lac-d., *lach.*, laur., led., **Lyc.**, lyss., mag-c., mag-s., mang., **Merc.**, *merc-c.*, merc-cy., *merc-i-f.*, *merc-i-r.*, merl., *mez.*, mill., mur-ac., myric., *nat-ar.*, *nat-c.*, nat-m., *nat-p.*, *nat-s.*, nicc., **Nit-ac.**, *nux-v.*, oena., *onos.*, op., ox-ac., par., *petr.*, *ph-ac.*, *phos.*, *phyt.*, pic-ac., podo., puls., *rhus-t.*, rumx., ruta, *sabad.*, *sang.*, *sars.*, sep., *sil.*, *staph.*, stict., *stront.*, *sul-ac.*, *sulph.*, tab., *tarent.*, *thuj.*, verat., zinc.

nach: Ambr., bry., *calc.*, *nux-v.*, phos., puls., rhus-t., sulph., zinc.

amel.: Bapt., bell., caps., cist., *ign.*, kali-bi., *lach.*, lac-ac., merc., sulph.

Flüssigkeiten: **Bell.**, canth., ign., **Lach.**, *lyc.*, **Merc-c.**, sul-ac.

Leerschlucken, beim: Agar., *ail.*, alum, ambr., arg-n., ars., **Bar-c.**, *bell.*, berb, bry., calc-p., carb-ac., carb-s., *cench.*, *cinnb.*, cob., *cocc.*, *crot-h.*, *ferr.*, glon, graph., *grat.*, ham., hep., kali-bi, **Kali-c.**, *lac-c.*, **Lach.**, mag-c., mang, *merc.*, merc-c., *merc-i-f.*, merc-i-r, nat-ar., nux-v., phel., plat., psor., *puls*, rat., *rhus-t.*, ruta, sep., sulph., tell., thuj, vario., vesp., zinc.

Nicht-Schlucken, beim: Aeth., alum, *apis*, arn., **Caps.**, cina, grat., **Ign.**, iod, lac-c., lach., laur., led., mag-s., mang, *mez.*, nux-v., phel., plat., puls., sabin, sulph., thuj., *zinc.*

Speisen: Bad., bar-c., bry., dros., hep, *kali-c.*, *lac-c.*, lach., nit-ac., nux-v, petr., ph-ac., phos., rhus-t., sep., *sulph.*

SCHMERZ - Schlucken, beim ...

Zungenbein sind, wenn Speisen hinter dem: **Calc.**

Schnäuzen der Nase, beim: *Carb-v.*

Sitzen amel.: Spong.

Sprechen, beim: *Fl-ac.*, **Kali-i.**, merl., nicc., par., staph., tarent.

spricht, wenn er: Acon., bell., berb., calc., dros., **Kali-i.**, mag-c., merc., nicc., rhus-t., staph.

Süßigkeiten agg.: Sang., **Spong.**

amel.: Ars.

Trinken agg.: Canth.

amel.: Bry., ign., tell.

Wärme im Allgemeinen agg.: Coc-c., **Lach.**, merc., phyt.

amel.: Alum., *ars.*, *cham.*, *hep.*, *rhus-t.*

Bettwärme: *Coc-c.*, mag-c., *merc.*

Zimmer, im warmen: *Apis*, *bry.*

amel.: Mag-c.

Wetter, bei nassem: **Calc.**, *dulc.*, *hep.*, *rhus-t.*

Wetterwechsel, bei: **Calc.**

erstreckt sich zu den Halsdrüsen: Sep.

Kehlkopf: Fl-ac., *lach.*

Magen: Crot-c., lach., sul-ac.

Ohr: All-c., alum., *ambr.*, *bell.*, bry., *calc.*, carb-ac., carb-an., cham., elaps, *hep.*, ign., iris., kali-ma., kali-n., *lac-c.*, *lach.*, *lith-c.*, *lyc.*, merc., *merc-cy.*, nat-m., *nit-ac.*, nux-v., par., *phyt.*, *podo.*, sars., sec., sul-ac., tarent., tell.

Schlucken, beim: Ail., brom., *elaps*, *gels.*, kali-bi., kali-c., kali-ma., kali-n., *lac-c.*, lach., merc., **Nit-ac.**, **Nux-v.**, par., *phyt.*, tarent.

Submaxillardrüsen: *Merc.*

Ösophagus: *Alum.*, alumn., ant-t., caj., caust., colch., crot-c., crot-t., hydr-ac., kali-bi., kali-chl., merc., mur-ac., nit-ac., phos., raph., sul-ac.

Schlucken, beim: *Alum.*, *bar-c.*, *nat-m.*, *nit-ac.*, ox-ac., verat.

feste Speisen: Caj.

erstreckt sich zum Magen: Ars., *crot-c.*, merc-c., mur-ac., sul-ac.

Niesen, beim: Poth.

SCHMERZ ...

Rachen: Alumn., apis, ars., canth., cop., cupr-ac., kali-chl., kali-n., merc-c., mur-ac., ox-ac., ph-ac., ran-s.

Drehen des Kopfes, beim: *Bell.*

Husten, beim: Mag-m.

Niesen, beim: Ant-t.

Schlucken (s. SCHMERZ - Schlucken)

unterer Teil: Iod., kreos.

Tonsillen: Alum., am-c., *benz-ac.*, calc-p., *caust.*, crot-t., graph., *hep.*, kali-bi., kali-p., lach., *merc-i-f.*, naja, raph., tarent.

rechts: *Merc-i-f.*

morgens: Bry.

8 Uhr: Naja

Erwachen, beim: Bry.

Gähnen, beim: Calc-p.

Uvula: Colch., *kali-bi.*

brennender Schmerz: Absin., **Acon.**, *aesc.*, *aeth.*, agar., *alum.*, alumn., *am-c.*, am-m., ammc., anan., ant-c., ant-t., *apis*, arg-m., *arg-n.*, *arn.*, **Ars.**, ars-h., ars-i., *arum-t.*, *asaf.*, aster., aur., bapt., bar-c., bar-m., *bell.*, berb., bism-o., bor., *bov.*, brom., cahin., *calad.*, *calc.*, calc-p., calc-s., *camph.*, cann-i., **Canth.**, **Caps.**, *carb-ac.*, *carb-an.*, *carb-s.*, *carb-v.*, cast., **Caust.**, cedr., cham., chel., chin., chin-a., chin-s., *cimic.*, cist., clem., *coc-c.*, cocc., colch., coloc., con., cop., *crot-c.*, *crot-t.*, cupr., cupr-ar., cur., cycl., dig., dios., dros., echi., eup-per., **Euph.**, ferr., ferr-ar., ferr-i., ferr-m., ferr-p., fl-ac., *gels.*, glon., *graph.*, *guaj.*, hell., *hep.*, *hura*, *hyos.*, iod., ip., iris., jatr., jug-c., kali-ar., *kali-bi.*, *kali-c.*, kali-chl., kali-i., kali-ma., kali-n., kali-p., kali-s., kreos., **Lac-c.**, *lach.*, lac-ac., *laur.*, lob., **Lyc.**, lyss., mag-c., manc., mang., *merc.*, **Merc-c.**, *merc-i-f.*, *merc-i-r.*, merl., **Mez.**, *mur-ac.*, myric., nat-ar., nat-c., **Nat-m.**, nat-p., *nit-ac.*, nux-v., olnd., op., *ox-ac.*, paeon., *par.*, *petr.*, ph-ac., *phos.*, *phyt.*, plb., podo., *psor.*, puls., ran-b., ran-s., raph., *rhod.*, *rhus-t.*, rhus-v., *sabad.*, sal-ac., **Sang.**, *sec.*, *seneg.*, *sep.*, sil., *spong.*, *squil.*, still., *stram.*, sul-ac., **Sulph.**, *syph.*, *tab.*, tarax., tarent., tep., ter., thuj., upa., urt-u., *verat.*, verat-v., vesp., vip., zinc.

tagsüber: Lyss.

morgens: *Arum-t.*, *carb-an.*, coc-c., *kali-bi.*, lyc., mur-ac., sulph.

SCHMERZ - brennender ...

vormittags: Cic., rhod., spong.

mittags: Rhus-t.

abends: Alum., ox-ac., rhus-t., sulph.

nachts: **Bar-c.**, nux-v.

durch kalte Getränke: Calc-f.

Mitternacht: *Arum-t.*, kali-bi.

Abendessen, nach: Nit-ac.

Aufstoßen, nach: Alum., *sulph.*

Ausatmen, beim: Crot-t., iris., mez.

Brot, nach: Rhod.

Druck, bei: **Merc-c.**

Einatmen agg., beim: Cann-i., mez., ran-b.

amel.: Crot-t., iris., mez., *sang.*

Erbrechen, nach: Agar., phos., puls., sul-ac.

Erwachen, beim: Puls-n.

Essen, nach dem Essen schlechter: Ant-t., *calc.*, con., *lyc.*, *nit-ac.*, par.

amel.: Mez.

Hinlegen, beim: Puls.

Husten, nach: Cast., coc-c., hep., mag-m., *mur-ac.*, ph-ac., phos., sulph.

Jucken und Wehtun, mit: Bar-c., carb-v., cist., kali-bi., merc., mez., mur-ac., ph-ac., phos., puls., teucr., zinc.

kalten Getränken agg., nach: *Ars.*, calc-f., canth., hep., *merc-c.*

amel.: *Apis*

Menses, während: Calc., sulph.

Mittagessen, nach: Dros., lyc.

Pfeffer, wie durch: Crot-t., *mez.*

Räuspern, beim: Lyc., sep.

Rauchen, beim: Coc-c., tarax.

Schlaf amel.: Crot-t.

Schlucken, beim: Aesc., arn., *ars.*, aur., **Bar-c.**, canth., carb-s., *hep.*, kali-bi., kali-c., lyc., mag-c., mez., sil.

Leerschlucken, beim: **Bar-c.**, merc-i-f., merc-i-r.

See, an der: Iod.

Süßigkeiten, nach: Sang.

SCHMERZ - brennender ...

Trinken: Canth., par.

warme Getränke amel.: Alum., *ars.*, calc-f., hep.

erstreckt sich zum Abdomen: Iod.

Brust: Agar., sang.

Lippen: Mez.

Magen: *Acon.*, anan., ant-c., *apis*, *arn.*, ars., carb-ac., *carb-s.*, dor., euph., *kali-bi.*, mag-s., psor., sec., still., sul-ac.

Nasenloch, links: *Gels.*

Ösophagus: *Acon.*, agar., *am-c.*, anan., carb-s., kali-ma.

Ösophagus: *Acon.*, aesc., aeth., agar., *alumn.*, *am-c.*, ammc., ant-t., *arn.*, *ars.*, arund., *asaf.*, *aster.*, bell., bov., brom., cahin., camph., cann-i., canth., *carb-ac.*, carb-s., cedr., chel., chin-s., coc-c., *cocc.*, con., cupr-ar., *cycl.*, dig., *euph.*, gels., gymn., *hep.*, hydrc., iod., kali-i., kreos., lac-ac., laur., lyc., manc., merc., **Merc-c.**, *mez.*, mur-ac., nat-m., *nit-ac.*, nux-v., *ol-an.*, ox-ac., petr., *phos.*, *phyt.*, *plb.*, ran-s., raph., sabad., **Sang.**, sars., seneg., stry., *sul-ac.*, *tarent.*, ust., verat., verat-v., zinc.

morgens: Cupr-s.

vormittags: Carb-s.

mittags: Rhus-t.

nachmittags: Nux-m.

abends: Sin-a.

Aufstoßen, durch: Aeth., calc-ar., ol-an.

Druck, bei: **Merc-c.**

Essen, nach: Con., tarent.

einige Stunden danach: *Plb.*

Prickeln, mit: Hydrc.

Schlucken, beim: **Ars.**, carb-s. ox-ac.

Wasser: Calc-caust., mez.

Trinken, beim: Calc-caust., canth. mez.

erstreckt sich zum Magen: Acon. ars., *gels.*, iris., kali-bi., lyc. nit-ac., sul-ac.

nach oben: *Cocc.*, crot-t., mez.

Tonsillen: *Bell.*, dios., iris., merc. phys., raph.

SCHMERZ - brennender - *Tonsillen* ...

kalte Luft amel.: Iris.

Uvula: *Apis*, colch., lact., mez., *sang.*

drückender Schmerz: Acon., agar., *alum.*, alumn., am-c., am-m., ant-t., asaf., bar-c., *bell.*, berb., brom., bry., calc., calc-s., canth., **Caps.**, *carb-an.*, carb-v., caust., cham., cinnb., clem., coc-c., cop., crot-t., dulc., ferr., ferr-i., ferr-ma., gent-c., grat., hell., hyos., ign., iod., kali-ar., kali-bi., kali-c., kali-chl., kali-i., kali-n., kali-p., *kalm.*, kreos., *lach.*, lac-ac., lyc., mang., *merc.*, *merc-c.*, merc-i-r., merl., *mez.*, naja, *nat-m.*, nit-ac., *nux-v.*, par., phel., phos., plat., rat., rhus-t., ruta, sabad., sabin., seneg., sep., sulph., tab., tarax., teucr., thuj., verat., zinc.

tagsüber: Nit-ac.

morgens: Aloe, am-c., caust., graph., lach., naja, phos.

Erwachen, beim: Caust.

Aufstehen, beim: Graph.

8-9 Uhr: Aloe

abends: *Hep.*, nit-ac.

nachts: Arg-n., sulph.

im Bett: Arg-n.

auseinanderdrückender Schmerz: Kali-ar.

Reden, beim: **Kali-i.**

Schlucken, beim: Am-m., *bar-c.*, *calc.*, *carb-an.*, **Kali-i.**, **Nit-ac.**, nux-v., par., sabad., sep.

erstreckt sich zum Abdomen: Zinc.

Ohr: Alum., bry., carb-an., nat-m.

Magen: *Nux-v.*

Ösophagus: Alum., cahin., cimx., ferr-ma., kali-c., lob., merc., nat-c., *nux-v.*, ol-an., tab., verat.

als ob der Kehlkopf auf den Ösophagus drückt: Chel.

Essen, beim: Ars.

Kugel, Gefühl wie eine: Anac.

Schlucken: *Alum.*

Tonsillen: Alum., bell., cann-i., cham., *cocc.*, merl., nux-v., par., tell., zinc.

lanzinierender Schmerz: Am-caust., ars., aur-s., bufo, manc., ust.

Tonsillen: Ust.

SCHMERZ ...

reißend: Act-sp., *aeth.*, agar., am-c., ambr., ars., *bism-o.*, *camph.*, *carb-v.*, caust., cham., cist., *colch.*, crot-h., hura, nat-s., sol-t-ae., staph., teucr., *zinc.*

morgens: Phos.

Einatmen, beim: Hura

kalte Luft: Act-sp., crot-h.

geistiger Anstrengung, bei: Caust.

Heben, beim: Caust.

Husten, beim: Chin-s., *cist.*

Speichelschlucken, beim: Agar.

Ösophagus: Kali-c.

Tonsillen: **Bell.**

Schlucken, beim: **Bell.**

Rohheit: Acon., *aesc.*, all-c., aloe, *alum.*, alumn., am-c., am-m., *ambr.*, *anac.*, apis, **Arg-m.**, **Arg-n.**, ars., *arum-t.*, bapt., **Bell.**, berb., bol., bov., *brom.*, *bry.*, bufo, cahin., *calc.*, calc-s., canth., *carb-an.*, *carb-s.*, *carb-v.*, **Caust.**, chel., **Chin.**, chin-a., cimic., cist., cob., *coc-c.*, *coloc.*, crot-h., dig., dor., dros., dulc., euph., ferr., ferr-ar., gamb., gent-c., *graph.*, grat., *hep.*, hydr., ign., ip., iris., *kali-bi.*, kali-c., kali-chl., kali-i., kali-ma., kali-n., kali-p., kali-s., kalm., kreos., *lac-c.*, *lach.*, lac-ac., laur., **Lyc.**, *mag-c.*, *mag-m.*, med., *merc.*, **Merc-c.**, merl., *mez.*, *mur-ac.*, *naja*, nat-ar., nat-c., *nat-m.*, nicc., **Nit-ac.**, nux-m., **Nux-v.**, ol-an., onos., op., ox-ac., petr., ph-ac., phel., *phos.*, *phyt.*, plan., *plat.*, plb., *puls.*, *sang.*, sars., *seneg.*, sep., sil., sol-n., *spong.*, *stann.*, **Still.**, stront., *sul-ac.*, *sulph.*, sumb., tab., *thuj.*, *zinc.*

morgens: All-c., aloe, alum., am-m., bov., *carb-an.*, caust., fl-ac., mez., mur-ac., puls., sars., stann., stront., zinc.

vormittags: Bol., mag-c.

abends: Alum., bol., bov., brach., ham., kali-bi., mang., nat-c., *phos.*, sulph., zinc.

nachts: *Anac.*, **Bar-c.**, sumb.

Ausatmen, beim: *Arg-m.*, ph-ac.

Ausräuspern, beim : Seneg.

Erwachen, beim: Plan.

Essen agg., nach dem: *Anac.*

SCHMERZ - Rohheit - Essen, nach dem Essen ...

amel.: Onos.

feuchtem Wetter, bei: Phos.

Gehen, beim: Lyc.

im Freien: Stann.

Husten, beim: *Ambr.*, anac., **Arg-m.**, carb-v., caust., chin., cob., nat-m., phos., rumx., sep., sil., **Spong.**, stront.

kalter Luft, beim Einatmen von: *Bufo*, **Nux-v.**

Mittagessen, nach: Dros.

Räuspern, beim: Cob., mang.

Rauchen, beim: Nat-m.

Schlaf, nach: *Lach.*

Schlucken, beim: **Arg-m.**, **Bar-c.**, bry., fago., hep., nat-c., nux-v., petr., **Stann.**, sumb., zinc.

erstreckt sich zum Magen: Calc., *carb-an.*

Ösophagus: Am-c., *calc.*, *carb-an.*, merc., **Merc-c.**

Tonsillen: Phyt.

Uvula: Ambr.

schießend (s. stechend)

schneidend: Bufo, chin-s., kali-n., mang., *merc-c.*, plan., plb., puls., sep., staph., sul-ac., sulph.

Husten, beim: Calc., lyc., sulph.

Räuspern, beim: Sep.

Schlucken, beim: Stann., sul-ac.

erstreckt sich zum Magen: Plb.

Splitter, wie von einem: *Alum.*, *apis*, **Arg-n.**, berb., calc., *chel.*, **Dol.**, **Hep.**, ign., **Kali-c.**, lac-c., *lach.*, mag-c., merc., *nat-m.*, *nit-ac.*, phys., *sil.*, sol-n.

Kaltwerden, durch: *Kali-c.*

Schlucken, beim: *Apis*, *arg-n.*, **Hep.**

wie von einem Gerstengrannen im Rachen: Berb., mag-c.

erstreckt sich zum Ohr, beim Gähnen: **Hep.**

beim Kopf drehen: **Hep.**

Ösophagus: Ars.

stechend (scharf): **Acon.**, *aesc.*, *aeth.*, *alum.*, am-c., *am-m.*, anan., apis, arn., ars., *asar.*, aur., *bar-c.*, **Bell.**, *berb.*, bov., brom., *bry.*, *calc.*, calc-s., canth., caps., carb-ac.,

SCHMERZ - stechend ...

carb-an., carb-s., *carb-v.*, carl., caust. cham., chel., *chin.*, chin-a., *cist.*, cupr., *dig.* ferr-ma., gamb., glon., *graph.*, gymn., hell. **Hep.**, *hyos.*, *ign.*, *ip.*, kali-ar., kali-bi. **Kali-c.**, kali-i., *kali-n.*, kali-p., kali-s., *lach.* laur., *led.*, *lyc.*, mag-c., mag-s., manc. mang., meny., *merc.*, merc-c., *merc-i-r.* mez., nat-ar., *nat-c.*, *nat-m.*, nat-p., nicc. **Nit-ac.**, nux-m., *nux-v.*, par., *petr.*, *ph-ac.* phel., podo., psor., **Puls.**, ran-s., rat., *rhus-t.* *sabad.*, sabin., *sars.*, seneg., *sep.*, *sil.*, spig. *spong.*, *stann.*, staph., stram., *sul-ac.*, *sulph.* tarax., tarent., teucr., *thuj.*, verat.

rechts: Am-c., *gamb.*

links: Arum-t., kali-bi., mag-c., nat-c.

morgens: Alumn., hep., kali-n., nat-c. nicc., ptel.

Aufstehen, beim: Kali-n., ptel.

nachmittags: Nat-c.

abends: Alum., bar-c., *carb-an.*, chin. sil., sul-ac., sulph.

nachts: Mag-s., manc., nat-m.

Anstrengung, bei: Manc.

Asthma, vor: *Bov.*

Atmen, beim tiefen: Hep.

Berührung, bei äußerer: Agar.

Bewegung der Zunge, bei: Ambr.

Einatmen, beim: Hep.

Erregung, nach: *Cist.*

Essen, beim: Sulph.

Gähnen, beim: Am-m., mag-c., rhus-t sil.

Gehen, beim schnellen: Bry.

Husten, beim: Bor., bry., hep., kali-c lach., lyc., nit-ac., nux-v., phos., sil.

Kaltwerden, beim: **Kali-c.**

Niesen, beim: Lyc., mag-c.

Räuspern, beim: Plat.

Reden, beim: Am-c., mag-c., nit-ac.

nach: Kali-bi.

Ruhe, in: Sabin.

Schlucken agg.: Aeth., alum., *alumn* am-m., **Apis**, aur., *bar-c.*, *bell.*, bov **Bry.**, **Calc.**, carb-s., caust., cham chel., chin., chin-a., coff., gamb graph., **Hep.**, ind., kali-bi., kali-c kali-n., kali-p., *lach.*, led., lob., lyc.

SCHMERZ - stechend (scharf) - Schlucken agg. ...

mag-s., mang., **Merc.**, mez., nat-m., **Nit-ac.**, petr., ph-ac., rhus-t., *sabad.*, *sep.*, **Sil.**, spig., staph., stram., sul-ac., **Sulph.**, thuj.

amel.: *Kali-bi.*

Leerschlucken agg.: Alum., con., mag-c., *sep.*, *sulph.*

Nicht-Schlucken agg.: Aeth., graph., **Ign.**, *puls.*, *zinc.*

Treppensteigen, beim: Nux-v.

erstreckt sich zum Ohr: Ambr., berb., bry., calc., **Hep.**, ign., ip., iris., *kali-bi.*, kali-p., mag-m., merc., *merc-cy.*, nux-v., sars., sol-n., thuj.

Schlucken, beim: Con., *gels.*, *ign.*, *merc.*, **Nux-v.**, petr., *phyt.*, *sulph.*

Zungenwurzel: *Phyt.*

Ösophagus: Carb-s., kali-c., *merc-c.*

Knochen darin stecken geblieben wäre, als ob ein: Carb-s.

Tonsillen: Alum., *bell.*, kali-bi., *merc.*, naja, *ran-s.*, raph., sulph., tarent.

rechts: Lyc.

links: Grat., kali-bi., lach.

Uvula: Nat-m., rhod., seneg., sep.

stechend (fein): *Acon.*, aesc., **Apis**, *arum-t.*, asar., *bell.*, led., lyss., *mag-c.*, *nit-ac.*, par., *spong.*, still.

Gähnen, beim: Am-m.

Menses, vor: *Mag-c.*

Reden, beim: **Kali-i.**, mag-c.

Schlucken, beim: *Alum.*, am-m., *apis*, arum-t., *aur.*, *dros.*, *kali-c.*, **Kali-i.**, *lyss.*, *mag-c.*, *merc.*, *puls.*, thuj.

beim Nicht-Schlucken: Aeth., **Apis**, arn., dig., *ign.*, *led.*

Ösophagus, in: Ars.

wund schmerzend, empfindlich: Acon., *aesc.*, *ail.*, *all-c.*, *alum.*, *am-br.*, *am-c.*, am-m., anac., *ant-c.*, *apis*, **Arg-m.**, **Arg-n.**, *ars.*, *arum-t.*, *asaf.*, **Bapt.**, **Bell.**, *benz-ac.*, brom., *bufo*, caj., **Calc.**, *calc-p.*, *calc-s.*, cann-s., *caps.*, *carb-ac.*, carb-an., carb-s., *carb-v.*, *caust.*, *cham.*, chlor., cimic., *cist.*, coc-c., coff., con., cop., **Crot-c.**, crot-h., crot-t., cupr., cupr-ar., cycl., dios., dor., echi., eup-per., fago., ferr., ferr-ar., ferr-p., *fl-ac.*, form., *gels.*, glon., *guaj.*, haem., ham., hell., hydr., hydr-ac., **Ign.**, ind., *ip.*, jab., jac-c., jatr., jug-c., kali-ar., kali-c., kali-chl., kali-i., kali-ma., kali-p., kali-s., **Lach.**, lachn., lac-ac., *led.*, lob., **Lyc.**, *lyss.*, mag-c., mag-s., **Merc.**, *merc-c.*, *merc-cy.*, *merc-i-f.*, *merc-i-r.*, *mez.*, myric., naja, *nat-ar.*, nat-m., nat-p., nat-s., nicc., **Nit-ac.**, *nux-m.*, *nux-v.*, oena., *ox-ac.*, petr., ph-ac., phos., phys., *phyt.*, pic-ac., plan., *psor.*, ptel., puls., ran-s., *rhus-t.*, rhus-v., samb., sang., seneg., *sep.*, *sil.*, stann., *sul-ac.*, *sulph.*, tarent., tep., upa., verat., vesp., vinc., xan., zinc., zing.

links: *Crot-h.*, echi., *form.*, kali-bi., *lac-c.*, **Lach.**, manc., merc-i-r., *naja*, ph-ac., rumx., sabad., *sec.*, *sul-ac.*

erstreckt sich zum Ohr: *Sec.*

nach rechts: **Lach.**, plb., *sabad.*

rechts: Ars., *bell.*, calc-p., carb-ac., ham., ind., *lac-c.*, lith-c., **Lyc.**, lyss., mag-c., *merc.*, merc-i-f., nat-p., nicc., phyt., ptel., sars., tarent., ter., xan.

erstreckt sich nach links: *Arum-t.*, bar-c., **Lyc.**, *podo.*, *sulph.*

tagsüber: **Lach.**, lyss.

morgens: Alum., arg-n., bov., bry., *calc-p.*, carb-an., chel., cinnb., *cist.*, cob., dios., *form.*, myric., nat-m., ph-ac., phos., phyt., puls., sil., sul-i., ust.

Erwachen, beim: Arg-n., aster., bov., calc-p., chel., hydr.

Nicht-Schlucken, beim: Puls.

7 Uhr: Sep.

vormittags: Aesc., jug-c.

10 Uhr: Lyss.

nachmittags: Canth., dios., op., phys., ptel.

16 Uhr: *Arum-t.*

17 Uhr: Caust.

abends: Am-c., bov., brach., calc-p., *carb-v.*, dios., ham., ind., kali-p., lith-c., mez., nat-m., podo., stann., *sul-ac.*, tell., viol-t., zinc.

nachts: Camph., canth., crot-h., erig., *merc.*, nat-m.

abwechselnde Seiten: **Lac-c.**

Anstrengung des Halses, nach: **Rhus-t.**

Ausatmen, beim: *Arg-m.*

Bücken, nach: Nat-c.

SCHMERZ - wund schmerzend ...

Druck, bei: *Lach.*

Erwachen, beim: Arg-n., aster., bov., calc-p., chel., *crot-h.*, hydr., kali-bi., *lach.*, merc-i-r., myric., plan., raph.

Essen, beim Essen agg.: Carb-v., ferr., phos.

amel.: Apis, carb-an., pic-ac.

feuchtem Wetter, bei: *Calc.*, *dulc.*, *hep.*, *rhus-t.*

Freien, im: Mez.

amel.: Kali-bi.

Husten, beim: Ambr., **Arg-m.**, carb-v., fl-ac., *lach.*, lyc., phos., ran-s., sep., spong., tarent.

kalte Luft, durch: **Bell.**, bufo, *cist.*, *coff.*, *fl-ac.*, *hep.*, mez.

Kloßgefühl, mit: Calc., caust., cham., ign., laur., nux-v., *sil.*

Luftzug, durch: *Ambr.*, *hep.*

Menses, vor: *Lac-c.*, *mag-c.*

während: Arn., *calc.*, **Lac-c.**, *sulph.*

Mund öffnen fällt schwer: Kali-c.

Niesen: Hyper.

Räuspern, beim: Alum.

nach: Cob., thuj.

Reden, durch: Tarent.

Sprechen, Rede halten, durch: Act-sp.

Süßigkeiten, nach: Sang., **Spong.**

Wetterwechsel, bei: **Calc.**

erstreckt sich zur Brust: Nat-c., **Stann.**

Kehlkopf: Fl-ac.

Magen: Lach.

Nacken: *Lach.*

Ohren: Bell., carb-o., form., lith-c., ph-ac., *podo.*

Ösophagus: Alum., ars., caj., calc., dig., kali-n., nit-ac., sul-ac.

fühlt die Speisen die ganze Speiseröhre entlang: *Alum.*

schluckt, als ob man über eine wunde Stelle: *Bar-c.*, caj., *nat-m.*

ziehend: Alum., apis, *arg-n.*, aur., calc-p., caps., croc., cupr., kali-bi., laur., merc-c.,

SCHMERZ - ziehend ...

nat-m., plat., plb., sabad., stann., *stram.* sulph., teucr., verat., zinc.

nachts: Alum.

Aufsitzen amel.: Spong.

Bewegen der Zunge, beim: Alum.

Nicht-Schlucken, beim: *Caps.*

erstreckt sich zum Ohr: All-c., alum. bry.

Tonsillen: Con., gymn., nat-m.

SCHORF auf der hinteren Rachenwand grünlicher: Elaps

SCHWAMMIGES Gefühl: *Cist.*

SCHWARZ (s. FARBE)

SCHWEFELDAMPF im Hals beim Husten Gefühl von: *Brom.*, lyc., *puls.*

Einatmen, beim: Croc., lyc.

SCHWELLUNG: Acon., aesc., **Ail.**, am-c. am-m., anan., ant-t., *apis*, arn., *ars.*, ars-i., aur. **Bell.**, benz-ac., *brom.*, bufo, *calc.*, calc-p. *calc-s.*, *canth.*, carb-s., carb-v., caust., chin-a. chlor., cic., coc-c., crot-h., crot-t., cupr-ac., dios. gamb., glon., *graph.*, **Hep.**, iod., jug-c., kali-ar. kali-c., kali-ma., kali-n., kali-p., kali-s., kalm. **Lach.**, led., *lyc.*, **Merc.**, **Merc-c.**, *merc-cy.* *mur-ac.*, nat-ar., *nat-m.*, *nit-ac.*, *nux-v.*, op. ox-ac., petr., *phos.*, **Phyt.**, *plb.*, psor., puls. *rhus-t.*, rhus-v., rumx., sabad., samb., sars., sec. *seneg.*, *sep.*, sil., spig., **Spong.**, *stann.*, stram. stry., sul-ac., sul-i., *sulph.*, *thuj.*, verat., vesp. *wye.*, xan., zinc.

morgens: Bry.

abends: Aesc., mez.

nachts: Merc.

ödematös: *Ail.*, anthr., *apis*, crot-t., kali-bi *lac-c.*, *nat-ar.*, *nit-ac.*, phos., rhus-t., sul-ac.

Tonsillen: Acon., alum., alumn., *am-c.* ant-t., *apis*, arum-t., *aur.*, **Bapt.**, **Bar-c.** **Bar-m.**, **Bell.**, berb., brom., bufo, **Calc** *calc-p.*, *calc-s.*, canth., *carb-ac.*, carb-s cedr., **Cham.**, *chel.*, coc-c., *colch.*, cop *crot-t.*, *dulc.*, fago., ferr-p., *fl-ac.*, *gels* *graph.*, *guaj.*, guare., ham., **Hep.**, hippoz ign., *iod.*, *kali-bi.*, kali-c., *kali-chl.*, *kali-i* kali-p., kali-s., **Lac-c.**, **Lach.**, led., **Lyc** *manc.*, *merc.*, *merc-c.*, *merc-cy.*, *merc-i-f.* *merc-i-r.*, *mur-ac.*, nat-ar., nat-s., nicc **Nit-ac.**, nux-v., **Phos.**, **Phyt.**, plat., *plb* puls., *ran-s.*, raph., *sabad.*, sep., **Sil.**, sol-n stann., *staph.*, **Sulph.**, tarent., tep., thuj verat., zinc.

SCHWELLUNG - *Tonsillen ...*

links: Apis, bar-c., iod., lac-c., **Lach.**, merc-i-r., sulph.

rechts: *Bell.*, lac-c., *lyc.*, *merc-i-f.*, phyt., plat., sabad., spong., tarent.

Uvula: Acon., *alumn.*, **Apis**, bar-m., bell., calad., *calc.*, *calc-p.*, *carb-v.*, chel., chin., *coff.*, crot-t., *fl-ac.*, *hep.*, ind., *iod.*, *kali-bi.*, **Kali-i.**, lac-c., *lach.*, lyc., *merc.*, **Merc-c.**, *mur-ac.*, nat-ar., nat-s., *nit-ac.*, *nux-v.*, par., **Phos.**, *phyt.*, rhus-t., rumx., sabad., **Sil.**, spong., sul-ac., *sulph.*, zinc.

ödematös: **Apis**, crot-t., **Kali-bi.**, kali-br., *kali-i.*, kali-ma., lach., *mur-ac.*, *nit-ac.*, phos., *sul-ac.*, *tab.*

SCHWELLUNGSGEFÜHL: Acon., aloe, *arg-n.*, ars., bapt., bell., benz-ac., *bry.*, calc., carb-v., casc., *caust.*, chin., coff., colch., *glon.*, *hep.*, ign., ip., kalm., lac-c., **Lach.**, led., merc., nit-ac., nux-v., *plb.*, puls., *rhus-t.*, sabad., *sabin.*, *sang.*, stann., *sulph.*, tarax., verat., wye.

SPANNUNG: Acon., *arg-m.*, asaf., bov., brom., *caust.*, chel., chin., dig., *glon.*, kali-n., lyc., **Merc.**, merc-c., mez., naja, nat-m., nux-m., nux-v., ph-ac., phos., puls., sabad., sec., sep., stann., tab., *verb.*

rechte Seite: **Arg-m.**

nachmittags: Tab.

Gähnen, beim: *Arg-m.*

Menses, vor: *Iod.*

Schlucken, beim: *Asaf.*, *lyc.*, nat-m., *puls.*

Ösophagus: Cham., cycl.

SPASMEN, spasmodisches Zusammenziehen, Konvulsionen usw.: Acon., *ant-c.*, *arg-n.*, ars., *bell.*, brom., *calc.*, **Cham.**, chel., chlol., *cic.*, *cocc.*, coff., *con.*, *cupr.*, *gels.*, *graph.*, *hyos.*, **Ign.**, *iris.*, kali-ar., *kali-i.*, *lach.*, **Laur.**, *lyss.*, naja, nicc., *nux-v.*, op., sars., **Stram.**, **Stry.**, sul-ac., *sulph.*, *zinc.*

Schlucken, beim: *Iris.*, *mur-ac.*, nicc., **Stram.**, stry., *sulph.*

zwingt zum Würgen: **Graph.**, **Merc-c.**

Wasser, beim Anblick oder Denken an: Anan., *lyss.*

Zorn, nach: *Cham.*

Ösophagus: *Alum.*, *alumn.*, *arg-n.*, *ars.*, *asaf.*, **Bapt.**, **Bar-c.**, **Bell.**, *calc.*, *carb-ac.*, carb-s., carb-v., cham., cic., *cimx.*, coc-c., *cocc.*, coloc., *con.*, *crot-c.*, *crot-h.*, *cupr.*, *elaps*, *gels.*, graph., hydr-ac., *hyos.*, *ign.*, iris., kali-ar., kali-bi., kali-c., **Lach.**, **Laur.**,

SPASMEN - *Ösophagus ...*

lyss., *manc.*, **Merc-c.**, *naja*, nat-m., nicc., nit-ac., *nux-v.*, ox-ac., *phos.*, *plat.*, *plb.*, ran-b., rat., sars., *stram.*, *sulph.*, verat., *verat-v.*, zinc.

abends: *Ars.*, *asaf.*, cham.

nachts: *Lach.*, *nux-v.*

alte Menschen können nur Flüssigkeiten schlucken: *Bar-c.*

Aufstoßen, beim: Coloc.

periodisch: *Lyss.*

schlucken; kann nur Flüssigkeiten: **Bapt.**, *bar-c.*, *plb.*

Schlucken, beim: **Bapt.**, **Bar-c.**, *hyos.*, **Merc-c.**, *phos.*, *sulph.*, zinc.

Flüssigkeiten: *Bell.*, coc-c., elaps, *graph.*, *manc.*, *merc-c.*

SPEISEN bleiben im Hals stecken: Acet-ac., bry., *caust.*, chin., croc., crot-h., ign., iris., kali-c., **Lach.**, lyc., **Nit-ac.**, petr., sep., sil., sulph., *zinc.*

Gefühl, als ob Speisen im Hals stecken blieben: Arg-n., arn., *calc.*, ferr-i.

gelangen in die Choanen (vgl. FLÜSSIGKEITEN): Lyc., nit-ac., petr., *sil.*

Ösophagus; Gefühl, als ob Speisen darin stecken blieben: *Ars.*, *bar-c.*, *calc.*, *caust.*, *chin.*, dig., *gels.*, *kali-c.*, *puls.*

gefühlt, bis sie den Magen erreicht haben; Speisen werden: Alum., ambr., bry., phos.

schraubenförmig (wie ein Korkenzieher) drehen würden; Gefühl, als ob sich die Speisen beim Schlucken: Elaps

rohe Stellen passieren würden; als ob die Speisen: Bar-c.

STEIFHEIT: Aesc., *bell.*, berb., *caust.*, *hydr.*, *lach.*, *lyss.*, mag-c., meny., *nux-m.*, **Rhus-t.**, *spong.*, stry.

STEIN (s. FREMDKÖRPER - Stein)

STRIKTUR des Ösophagus: Acon., **Ars.**, **Bapt.**, **Bar-c.**, *bell.*, *cact.*, *calc.*, gels., *kali-c.*, *lyss.*, *naja*, **Nat-m.**, *nux-v.*, *ox-ac.*, *phos.*, *verat-v.*

SYPHILITISCHE Affektionen: *Ars-i.*, *asaf.*, *aur.*, **Aur-m.**, *fl-ac.*, **Hep.**, *kali-bi.*, **Kali-i.**, *kalm.*, *lach.*, *lyc.*, **Merc.**, **Mez.**, **Nit-ac.**, *phyt.*, syph.

TROCKENHEIT: *Acon.*, **Aesc.**, aeth., *agar.*, ail., *all-c.*, aloe, *alum.*, alumn., am-c., am-m., ambr., *ammc.*, *anac.*, **Anag.**, ant-c., *apis*, *arg-n.*, *ars.*, ars-i., *asaf.*, asar., *atro.*, aur-m-n., bapt., *bar-c.*, bar-m., **Bell.**, berb., both., *bov.*, brom., **Bry.**, *bufo*, cadm., cahin., **Calad.**, **Calc.**, calc-p., calc-s., **Cann-i.**, cann-s., **Canth.**, carb-ac., *carb-s.*, *carb-v.*, **Caust.**, cham., *chel.*, chin., chin-a., chin-s., chlor., *cic.*, cimic., *cimx.*, *cinnb.*, **Cist.**, clem., cob., **Coc-c.**, coca, *cocc.*, *colch.*, *coloc.*, *con.*, cop., *cor-r.*, *crot-h.*, crot-t., cupr., cycl., dig., dios., *dros.*, dulc., eug., eup-per., eupi., fago., *gels.*, glon., graph., ham., hell., *hep.*, hydr., *hyos.*, *ign.*, *iod.*, *ip.*, *iris.*, jac-c., jatr., *kali-ar.*, **Kali-bi.**, kali-br., *kali-c.*, *kali-chl.*, *kali-i.*, kali-ma., kali-p., *kali-s.*, *kalm.*, kreos., **Lac-c.**, *lach.*, *lachn.*, lac-ac., laur., lob., lob-c., **Lyc.**, **Mag-c.**, *mag-m.*, mag-s., *manc.*, mang., med., meny., **Merc.**, *merc-c.*, merc-i-f., merc-sul., **Mez.**, morph., mosch., *mur-ac.*, myric., *naja*, *nat-ar.*, *nat-c.*, **Nat-m.**, *nat-p.*, *nat-s.*, *nit-ac.*, **Nux-m.**, *nux-v.*, ol-an., olnd., *op.*, ox-ac., par., petr., ph-ac., phel., **Phos.**, *phyt.*, plan., *plat.*, plb., *podo.*, *psor.*, ptel., **Puls.**, raph., **Rhus-t.**, rhus-v., rumx., **Sabad.**, *sabin.*, samb., **Sang.**, sanic., *sars.*, sec., sel., *senec.*, **Seneg.**, **Sep.**, **Sil.**, sol-n., *spong.*, squil., *stann.*, staph., **Stict.**, still., **Stram.**, stry., sul-ac., **Sulph.**, sumb., tab., tarax., tell., *thuj.*, ust., valer., **Verat.**, **Verat-v.**, verb., wye., *zinc.*, zing.

tagsüber: Mez.

morgens: *Ail.*, all-c., alum., am-c., ambr., *ammc.*, ant-c., arg-n., berb., bufo, calc., cann-s., caust., hyos., lach., lyc., mag-c., mag-m., mag-s., mang., mez., nat-ar., ol-an., petr., phyt., plan., plb., **Puls.**, ran-s., sars., stann., stram., stront., sulph., tell., ust., zinc.

Erwachen, beim: Carb-ac., coc-c., kali-i., mag-c., ol-an., phos., **Puls.**, sars., *seneg.*, sep., zinc.

Gehen, beim: Zinc.

vormittags: Anac.

mittags: Mag-m.

nachmittags: Am-c., canth., *cist.*, phyt., sang., sep., sulph.

17 Uhr: Phyt., sulph., tell.

Erwachen, beim: Sel.

abends: **Alum.**, am-c., *bar-c.*, brom., cist., dulc., kali-p., lyc., ox-ac., phos., sel., senec., sep., stram., tell., *zinc.*

18 Uhr: Mang.

Schlaf, vor dem: Sep., staph.

TROCKENHEIT ...

nachts: Acon., alumn., arg-n., ars., *calc.*, calc-p., caust., *cinnb.*, *cist.*, coc-c., glon., graph., kali-c., **Lach.**, mag-m., phel., *puls.*, rhus-t., *senec.*, *seneg.*, sep., sil., *sulph.*, *ust.*

Mitternacht: *Arum-t.*, *kali-bi.*, puls., sul-ac.

nach: Puls.

Aufstehen, beim: Cob., ham.

Bett, im: Phyt., rhus-t.

Durst, ohne: *Apis*, asaf., *calad.*, caust., *lach.*, meny., nat-c., nux-m., pall., par., ph-ac., psor., samb.

Einatmen, beim: Ham., nat-ar.

Erwachen, beim: *Alum.*, *ambr.*, bov., *cinnb.*, *cist.*, coc-c., *lac-c.*, **Lach.**, *lachn.*, lyc., mag-c., *manc.*, morph., naja, nat-ar., **Nux-m.**, ol-an., par., phos., sars., sel., sep., sil., sulph., zing.

Essen, nach dem: Aesc., nat-m.

amel.: *Cist.*

Freien, im: Ammc., gins., mang.

Froststadium im Fieber, während: Thuj.

Gehen im Freien, beim: Tell.

Hitze, während: Asar., olnd., op., sulph.

Liegen, im: Caust., lyc.

Mittagessen, nach dem: Zinc.

Räuspern agg.: *Spong.*

Ruhe, in der: Con.

Schlucken, beim: Lyc.

Speichel amel., von: *Cist.*

schmerzhaft: *Lach.*

Sprechen, durch: Alumn., graph.

Sprechen ist sehr erschwert: Bry., merc., seneg.

Trinken bessert nicht: Sang.

Ösophagus: Acon., ars., bell., bufo, *cocc.* kali-br., *lach.*, merc-i-f., *mez.*, nat-m., op. ptel., *sep.*, *sulph.*, sumb.

Rachens, Hinterwand des: Cimic., kali-c. mez.

UMGEKEHRTE Peristaltik des Ösophagus *Asaf.*

VARIZEN: *Alumn.*, *bar-m.*, brom., *fl-ac.* **Ham.**, *puls.*, thuj.

Rachen: **Aesc.**, *carb-v.*, *fl-ac.*, **Ham.** *kali-bi.*, *lach.*, *lyc.*, *mang.*, *puls.*, vesp.

HALS - INNERER

VARIZEN ...

Tonsillen: *Bar-c.*, *bar-m.*, *ham.*, *lach.*

VERGRÖSSERTE Tonsillen: *Alumn.*, **Bar-c.**, bar-i., **Bar-m.**, *calc.*, *calc-i.*, *calc-p.*, *cedr.*, *chen-a.*, chin., *ferr.*, *hep.*, iod., *kali-bi.*, *kali-c.*, *kali-i.*, **Lach.**, **Lyc.**, *merc.*, merc-i-f., nat-ar., *nat-m.*, *nit-ac.*, petr., phos., *phyt.*, *sep.*, *sil.*, *staph.*, *sulph.*, *syph.*, vesp.

VERHÄRTUNG der Tonsillen: *Agar.*, **Bar-c.**, **Bar-m.**, con., *ign.*, *nit-ac.*, petr., *plb.*, sabad., *staph.*

VERLÄNGERTE Uvula: Acon., *alumn.*, *apis*, aur., bapt., **Bar-m.**, brom., calc., *caps.*, *coff.*, *croc.*, **Crot-t.**, *hep.*, hydr., **Hyos.**, ind., *iod.*, *kali-c.*, **Kali-i.**, *lac-c.*, **Lach.**, lac-ac., lyc., lyss., *manc.*, *merc.*, merc-c., merc-i-f., merc-i-r., mill., nat-ar., *nat-m.*, nux-v., **Phos.**, psor., sil., **Sulph.**, thuj.

VERSCHLUSS, Verstopfung: Anan., calc., con., kali-bi., merc-c., mur-ac., puls., pyrus., sumb.

morgens: Mag-c.

Erwachen, beim: Led.

Schlucken, beim: Arund., *calc.*, elaps, nat-s.

VÖLLEGEFÜHL: Aesc., ail., aloe, am-m., anan., *apis*, bapt., *bell.*, brom., carb-an., carb-s., carb-v., caust., chin-s., cimic., *cinnb.*, *con.*, eup-pur., glon., iod., kali-p., lac-c., *lach.*, lac-ac., phys., *phyt.*, puls., raph., *sang.*, *sil.*, sulph., syph., *thuj.*

nachmittags: Bapt.

Drehen des Kopfes nach links, beim: Phyt.

Liegen, beim: Apis

Schlucken, beim: *Sang.*

Schreiben, beim: Phyt.

WARZENARTIGE Wucherungen (s. KONDYLOME)

WÜRGEN, Zusammenschnüren (vgl. KEHLKOPF - ZUSAMMENSCHNÜRUNG): Absin., *acon.*, *aesc.*, aeth., agar., aloe, *alum.*, am-c., am-m., ambr., anan., *apis*, *arg-n.*, *ars.*, ars-h., ars-i., arum-i., asaf., asar., asc-t., *bapt.*, *bar-c.*, **Bell.**, benz-ac., *brom.*, bry., *bufo*, **Cact.**, *calc.*, *calc-s.*, *canth.*, *caps.*, carb-ac., carb-an., *carb-s.*, *carb-v.*, cast., **Caust.**, cedr., **Cham.**, chel., chin., chin-a., chin-s., chlor., cic., cimic., *cimx.*, cinnb., coc-c., *cocc.*, colch., con., cop., *crot-c.*, *crot-h.*, *crot-t.*, *cupr.*, cur., cycl., dig., dios., dros., elaps, eup-per., *ferr.*, ferr-ar., ferr-p., *fl-ac.*, gamb., *gels.*, gent-c., *glon.*, *graph.*, *hell.*, *hep.*, hura, **Hyos.**, **Ign.**, indg., *iod.*, *ip.*, jac-c., kali-ar., kali-bi., *kali-c.*, kali-chl., kali-i., kali-n., kali-p., *kali-s.*, kreos., **Lac-c.**, **Lach.**, lac-ac., **Laur.**, **Lyc.**, lyss., *mag-p.*, *manc.*, merc., merc-c., merl., *mez.*, *mosch.*, myric., **Naja**, nat-ar., *nat-m.*, nat-s., nicc., *nux-v.*, oena., op., ox-ac., petr., ph-ac., phos., phys., *phyt.*, *plat.*, **Plb.**, ptel., *puls.*, ran-s., raph., rat., *rhod.*, rhus-t., sabad., sabin., sars., seneg., *sep.*, **Spong.**, still., *stram.*, *stry.*, sul-ac., **Sulph.**, sumb., *tab.*, *thuj.*, *verat.*, vip., *zinc.*

tagsüber: Nat-s.

morgens: Agar., aster., cham., *fl-ac.*, naja, ol-an., stry.

4 Uhr: Sumb.

5 Uhr: Raph.

Erwachen, beim: Agar.

vormittags: Fl-ac.

nachmittags: Nat-ar., nicc., sang., stry.

15 Uhr: Lyss.

abends: Alum., chin-s., **Ign.**, phys.

nachts: Arg-n., arum-t., cop., glon., nit-ac., ran-s., spig., *tab.*

anfallsweise: Verat.

Beugen des Kopfes nach vorn, beim: Con.

Beugen des Nackens, beim: Ph-ac.

Einschlafen, beim: **Bell.**, *cench.*, *crot-h.*, kali-c., *lac-c.*, **Lach.**, *naja*, **Nux-v.**, sep., teucr., valer.

Essen, beim: Kali-bi., *kali-c.*, lach., *meph.*, *merc-c.*, nit-ac.

Brot: Ran-s.

Gehen, beim: Nat-s.

amel.: Dros.

Heben des Armes, beim: Plb.

Herzklopfen, durch: Lec.

Liegen auf dem Rücken amel.: *Spong.*

Hinlegen, beim: Apis, *kali-bi.*, ol-j.

Husten, beim: Ars., cocc., lach.

Kleidung agg.: Agar., ambr., *apis*, *bell.*, *cact.*, chel., elaps, kali-bi., kali-c., **Lach.**, *sep.*

konvulsivisch: Acon., ars., *bell.*, *calc.*, *caps.*, *carb-v.*, *cic.*, *con.*, **Hyos.**, *mag-p.*, sars.

Kopfschmerz, bei: *Glon.*

Menses, vor: Puls.

Mittagessen, während: *Bar-c.*

WÜRGEN, Zusammenschnüren ...

Rauchen, beim: Sep.

Räuspern, beim: *Ambr.*, *anac.*, **Arg-n.**, bor., *bry.*, *calc-p.*, *coc-c.*, *ip.*, *kali-c.*, **Nux-v.**, osm., *stann.*

Schlucken, beim: Acon., ars., *bar-c.*, bell., *bry.*, *cic.*, *cupr.*, gent-c., *graph.*, *hyos.*, kali-c., *laur.*, **Lyc.**, mag-p., manc., meph., *merc.*, mur-ac., *nat-m.*, onos., par., *plb.*, **Puls.**, rhus-t., stry., tarent., verat., zinc.

feste Speisen: *Carb-v.*, lach., **Puls.**

Flüssigkeiten: **Hyos.**, lyss., *mag-p.*, nat-s., rhus-t.

zwingt zum Schlucken: Bor., cact., *lach.*, *sep.*

Schreiben, beim: *Bar-c.*

Sprechen, beim: *Manc.*, meph.

Trinken, beim: Cimx., **Hyos.**, iod., manc., meph., **Nat-m.**, rhus-t.

angesehen wird, wenn er dabei: *Ph-ac.*

Wasser, beim Anblick oder Gedanken an: Anan., *lyss.*

Ösophagus: Acon., *aesc.*, agar., *alum.*, *alumn.*, anac., *arg-m.*, *ars.*, *bell.*, **Cact.**, cadm., *calc.*, canth., *carb-ac.*, cham., chel., chin., *cic.*, *cimx.*, coc-c., *colch.*, crot-c., *cupr.*, dig., dros., *hyos.*, **Ign.**, iod., **Kali-c.**, kali-chl., lob., lyc., lyss., **Merc-c.**, naja, *nat-ar.*, *nat-m.*, nit-ac., ox-ac., *phos.*, *plb.*, *sabad.*, stram., sul-ac., zinc.

morgens beim Erwachen: Alum.

nachts: Alum.

Einatmen, beim: Zinc.

Schlucken, beim: *Alum.*, zinc.

feste Speisen: Caj.

Flüssigkeiten: Hyos., *manc.*

unten nach oben, von: *Lob.*, *plb.*

Zungenbeins, in der Region des: *All-c.*

ZUCKEN: *Arg-n.*, chel., crot-t., cycl., sep.

erstreckt sich zur Magengrube: Sep.

HALS - ÄUSSERER

ABSZESS: *Cham.*, **Hep.**, kali-c., *kali-i.*, *lach.*, *yc.*, **Merc.**, *nit-ac.*, phos., psor., sep., **Sil.**, ul-ac., sulph.

AMEISENLAUFEN: Rhus-v.

Halsgrube, verursacht Husten: *Sang.*

EMPFINDLICH gegen die geringste Berührung: *Lac-c.*, **Lach.**, *nicc.*

ENTBLÖSSEN des Halses agg.: Alum., berb., **Hep.**, *kali-ar.*, **Kali-c.**, merc., nat-m., *nat-s.*, **Nux-v.**, *phos.*, **Rhus-t.**, *rumx.*, **Sil.**, *spong.*, **Squil.**, *thuj.*, **Zinc.**

FARBE:

blau: *Lach.*

braun: Kali-s.

Flecken, in: Kali-bi., *sep.*

gelb: Chel.

Flecken: *Iod.*

livide: *Ars.*

rot: Am-caust., rhus-v.

Flecken, in: **Bell.**, carb-v., iod., sep., stann., tarent.

violett: Tarent.

FISTELN: *Phos.*, *sil.*

FLECKEN: Ars., bell., bry., carb-v., cinnb., occ., iod., lach., lyc., *sep.*, stann., vip.

GEFÜHLLOSIGKEIT, Taubheit: Carb-an., hel., olnd., sep., *spong.*

GEPACKT, wie (s. ZUSAMMENSCHNÜ-UNG)

GESCHWÜRE: Ars., lyc., *sil.*

HAUTAUSSCHLÄGE: *Anac.*, *ars.*, berb., bov., ry., canth., caust., clem., *hep.*, kali-n., lyc., nerc., ph-ac., raph., sars., sep., thuj.

Bläschen: Clem., mag-c., ph-ac., sep., vip.

Seite, an der: Alum.

Absonderung aus dem Ohr, durch: **Tell.**

Exanthem, flüchtiges (Ausschlag): Am-c.

feucht: *Caust.*

Furunkel an den Seiten des Halses: Caust., coloc., graph., kali-i., mag-c., nat-m., nit-ac., phyt., rhus-v., sep.

Herpes: Lac-d., **Psor.**, sars., sep.

Krusten: Anac.

Pickel: Agar., ant-c., berb., bov., canth., *cinnb.*, clem., *hep.*, *jug-r.*, kali-n., lyc., mez., mur-ac., nat-m., ph-ac., *puls.*, raph., spong., sulph., *thuj.*, zinc.

HAUTAUSSCHLÄGE ...

Pusteln: Chel., *psor.*

Quaddeln: Graph., nat-m., sars., sep., spong.

Tuberkel: Am-c., lach., lyc., mur-ac., nicc., ph-ac., phos., sec.

Urtikaria: Bry., kali-i.

JUCKEN: **Alum.**, am-m., ambr., anac., apis, aur., bov., *calc.*, canth., carb-v., caust., chel., *cist.*, con., fl-ac., form., *glon.*, kali-i., kali-n., mag-c., mez., *nat-c.*, plan., rhus-v., samb., sep., stront., tarent., thuj.

morgens: Mag-c.

Anziehen, beim: Mag-c.

abends: Mez.

Einschlafen, vor dem: Mag-c.

nachts: Kalm.

Kratzen amel.: Mag-c.

Schlucken agg.: Aur., con.

erstreckt sich zur Brust: Fl-ac.

Eustachische Röhre: Caust.

KÄLTE: Alum., berb., nat-s., phos., *spong.*

abends: *Spong.*

Schilddrüse, in der Gegend der: Nat-ar.

KLEIDUNG agg.: *Agar.*, ambr., aml-n., *apis*, arg-n., *bell.*, *cact.*, caust., **Cench.**, chel., **Crot-h.**, **Crot-t.**, *elaps*, glon., kali-bi., *kali-c.*, **Lach.**, naja, sars., *sep.*, *tarent.*

KLUMPEN in der Halsgrube: *Lob.*

KRAMPF in der Seite: Bar-c.

KRIBBELN in den Drüsen: Con.

KROPF (Struma): *Ail.*, aloe, am-c., *ambr.*, *apis*, *aur.*, *aur-i.*, *bad.*, bell., *brom.*, **Calc.**, *calc-f.*, *calc-i.*, *calc-s.*, *carb-an.*, *carb-s.*, *caust.*, *cist.*, con., crot-c., *ferr-i.*, *fl-ac.*, form., *hep.*, **Iod.**, kali-c., *kali-i.*, *lach.*, lap-a., *lyc.*, *lycps.*, mag-c., merc-i-f., *merc-i-r.*, *nat-c.*, *nat-m.*, *nat-p.*, *nat-s.*, *phos.*, plat., podo., sep., *sil.*, **Spong.**, stram., tab., *tarent.*, *tub.*, urt-u.

links: *Lach.*

rechts: Iod., *lyc.*, merc-i-f., nat-c., *phos.*, sep., sil., spong.

empfindlich: Kali-i.

Exophthalmisch: *Aur.*, *aur-i.*, bad., *cact.*, *calc.*, con., crot-h., *ferr.*, *ferr-i.* **Iod.**, *lycps.*, *nat-m.*, *phos.*, sec., *spong.*

Gefäßkropf: *Apis*, *calc.*

KROPF ...

schmerzhaft: **Iod.**, *plat.*, spong.

Menses, während: Iod.

Schlucken, beim: Spong.

verhärtet: Iod., *spong.*

Zusammenschnürung, mit Gefühl von: *Calc-s.*, **Crot-c.**, iod., *lyc.*, *spong.*

LÄHMUNG: Gels., spig.

Diphtherie, nach: *Lac-c.*

Sternocleidomastoideus: Plb.

LUFT, empfindlich gegen: Ail., *caust.*, crot-t., *fl-ac.*, *hep.*, *merc.*, *sil.*, tub.

PULSIEREN, Drüsen: *Am-m.*, bell., lach.

Karotiden: Arg-m., *aur.*, *bad.*, **Bell.**, *bry.*, *cact.*, *calc.*, calc-p., chin., cocc., colch., cupr., elaps, *gels.*, *glon.*, *hep.*, hyos., hyper., lac-ac., meli., *op.*, phos., phys., rumx., sep., sol-n., spig., spong., stram., *tarent.*, thuj., verat-v.

Erregung, durch: *Bad.*

Seiten: Cycl., *gent-c.*, hura, lac-ac., nat-m., sars., sulph., sumb., *tarent.*

abends: Cycl.

SCHMERZ: *Bar-c.*, caps., fago., kreos., *merc.*, *nat-m.*, op., phos., *puls.*, sul-ac.

morgens: Phos.

Halsdrüsen: Arn., **Bell.**, *calc.*, *caps.*, *carb-v.*, caust., hell., hura, kali-c., *merc.*, *nat-m.*, psor., **Sil.**, thuj.

nachts: Merc., thuj.

Husten, beim: Nat-m.

Halsgrube: *Caust.*, iod., *lach.*, spong.

Räuspern von Schleim, beim: **Caust.**

Trinken, beim: Nit-ac.

Schilddrüse: Am-c., carb-v., cupr., spig.

Bewegen des Kopfes, beim: Iod.

Seiten: Abrot., alum., arg-m., *bell.*, calc-p., *chel.*, chin-s., cinnb., coloc., crot-c., jac-c., kali-c., kali-i., kali-n., kalm., lyss., merc-i-f., nat-s., *par.*, phys., psor., sars., sel., tarent., verat-v., vesp.

links: Sel.

morgens: Sars., tarent., zinc.

vormittags: Fl-ac.

nachmittags: Chel., iris-foe.

nachts: Vesp.

SCHMERZ - *Seiten* ...

anfallsweise: *Sel.*

Beugen des Kopfes nach rechts, beim Sulph.

Bewegung, bei: *Chel.*, *colch.*, ham. phys.

Kopfes, des: Com.

krampfartiger Schmerz: Cimic.

Drehen des Kopfes, beim: Arg-m. cinnb., *tarent.*

rechts, nach: Arg-m., chin-s., psor. *tarent.*

schmerzhaften Seite; auf die: Vesp

Erwachen, beim: Phys.

pulsierend: Manc.

rheumatisch: Calc-s., *chel.*, phys rhus-t.

Schnäuzen der Nase, beim: Merc.

erstreckt sich zum Auge: Sel.

Brustmuskel, zum: Ars.

Handgelenk: Chel.

Ohr, hinter das: Rhod.

Schulter: *Chel.*, par., zinc.

brennend:

Bewegung, bei: Stront.

Mittagessen, nach dem: Grat.

Halsdrüsen: Bell., **Merc.**, nit-ac.

Halsgrube: Calc-p., chel., elaps, lach.

morgens: Elaps

Seiten: Alumn., berb., caust., coloc form., grat., ign., merc-i-f., nat-s stram., tab., vesp.

links: Berb., coloc., form., nat-s.

rechts: Alum., caust., merc-i-f vesp.

drückend:

Halsgrube: Aesc., anac., **Brom.**, *caust* cic., graph., **Lach.**, lob., phos., sars.

Einatmen, beim: Caust.

Fremdkörper, wie durch einen *Caust.*

Schlucken agg.: Staph.

Zorn, nach: *Staph.*

Schilddrüse: *Bar-c.*

SCHMERZ - drückend ...

Seiten: Arg-n., asaf., bism-o., cocc., coloc., crot-t., form., kalm., lach., led., lyc., *merc.*, nat-s., *ph-ac.*, phos., sabin., *sars.*, staph., zinc.

Bewegung amel.: Led.

Drehen des Kopfes, beim: *Coloc.*

Gehen im Freien, beim: Arg-m.

schnelles Gehen im Freien amel.: Caust.

intermittierend: Spong.

Sprechen, beim: Zinc.

erstreckt sich hinter das Ohr: Nat-s.

reißend: Aeth., bov., *carb-v.*, par., tep., thuj.

Seiten: Aeth., anac., *aur.*, berb., **Bry.**, calc., *caps.*, *carb-v.*, grat., indg., iod., kali-bi., nat-s., phos., rat., sabin., sel., tarax., teucr.

links: *Sel.*, sulph.

rechts: Aeth.

morgens: Zinc.

abends: Olnd.

nachts: Olnd.

anfallsweise: *Sel.*

Bewegung, bei: *Carb-v.*, sulph., verat.

Druck amel.: Zinc.

Gehen, beim: Canth.

rheumatisch: Berb.

erstreckt sich zum Ohr: Mez., zinc.

Hinterkopf: Berb.

schießend (s. stechend)

schneidend, *Seiten*: Thuj.

links: Thuj.

stechend: Alum., *anac.*, ant-c., chin., colch., kalm., rhus-v., tep., *thuj.*

erstreckt sich zum Ohr: Alum., phos., tep.

Halsgrube: Ran-s., *spong.*, thuj.

Einatmen, beim: Thuj.

Schilddrüse: Am-c., iod., nat-c., *spong.*, sulph.

Seiten: Alum., aur., berb., bor., clem., form., *graph.*, guaj., kali-bi., kalm., phos., rat., *sars.*, spig., spong., staph.,

SCHMERZ - stechend - *Seiten* ...

stry., sul-ac., *thuj.*, zinc.

rechts: Carb-ac.

morgens: Thuj.

nachmittags: Canth.

abends: Clem.

nachts: Kalm.

Drehen des Kopfes, beim: Coc-c.

Schlucken amel.: Spong.

erstreckt sich zu den Armen: *Berb.*

Verrenkung in der linken Seite, wie durch eine: *Con.*

wund schmerzend, wie wund: *Bar-c.*, *bell.*, *calc.*, chel., *chin-s.*, clem., cob., *hep.*, kali-bi., **Lach.**, med., merc-i-f., *nicc.*, sul-ac., tarent.

vormittags: Iod.

Bewegung, bei: Bry.

Drehen des Kopfes, beim: Calc.

Halsdrüsen: Aesc., ail., **Bell.**, canth., clem., *hep.*, kali-bi., merc., mur-ac., nat-m., *phyt.*, *psor.*, rhus-t., vesp.

Schilddrüse: Ail., *kali-i.*, nicc.

zerquetscht, wie: Sep.

ziehend:

Seiten: Alumn., asaf., *bry.*, caul., chel., cic., clem., coloc., *crot-c.*, dulc., grat., hell., indg., kali-c., lyc., med., nat-s., *nux-v.*, ph-ac., *seneg.*, sep., spong., staph., sulph., teucr., zinc.

links: Caul., chel., cic., coloc., nat-s., sulph.

rechts: *Caust.*, *chel.*, grat., indg., kali-c., nux-v., plat., spong., staph., thuj., zinc.

erstreckt sich zum Unterkiefer: Indg.

morgens: Thuj.

Erwachen, beim: Thuj.

nachmittags: *Chel.*, fl-ac., kalm.

Aufrechthalten des Kopfes, beim: Zinc.

Beugen des Kopfes nach hinten, beim: Cycl.

vorne, nach: Staph.

SCHMERZ - ziehend - *Seiten* ...

Bewegung, bei: Asaf., *chel.*, coloc., cycl., nux-v., sulph.

Drehen des Kopfes, beim: Clem., *crot-c.*

Gehen im Freien, beim: Camph.

ruckend, linke Seite: Indg.

lanzinierend: *Indg.*

Sitzen, im: *Chel.*

zuckend: Plat.

erstreckt sich in die Glieder: Stram.

oben, nach: Lyc., thuj.

Ohr, hinter das: Rhod.

Schulter: *Chel.*, led., rhod.

Unterkiefer: Indg.

SCHWEISS: Alum., bell., cann-s., cham., clem., coff., euph., ip., kali-c., **Mang.**, nux-v., par., petr., **Rhus-t.**, samb., spig., **Stann.**, sulph.

abends: Chel.

18-21 Uhr: Chel.

Mitternacht: Rhus-t.

Erwachen, beim: Mang., nit-ac.

SCHWELLUNG: Aesc., *ail.*, *am-c.*, am-m., anan., *apis*, *bell.*, cann-s., caust., chel., *crot-c.*, ferr., hyper., *iod.*, kali-i., **Lyc.**, *merc.*, op., **Rhus-t.**, rhus-v., *spong.*, sulph., **Tarent.**, zinc.

Sprechen, bei lautem: Iod.

Halsdrüsen: Aesc., *agar.*, *alum.*, *alumn.*, *am-c.*, *am-m.*, ant-c., ant-t., *apis*, arn., **Arum-t.**, **Bar-c.**, **Bar-m.**, **Bell.**, bov., **Calc.**, calc-s., camph., canth., *carb-an.*, carb-s., *carb-v.*, *cham.*, cinnb., **Cist.**, *con.*, cupr., *dulc.*, ferr., ferr-i., **Graph.**, *hell.*, *hep.*, ign., *iod.*, kali-bi., **Kali-c.**, *kali-i.*, kreos., *lach.*, *lap-a.*, led., *lith-c.*, **Lyc.**, *mag-m.*, **Merc.**, *merc-c.*, mur-ac., *nat-c.*, *nat-m.*, *nat-s.*, *nit-ac.*, *phos.*, *phyt.*, *psor.*, *puls.*, **Rhus-t.**, *sep.*, **Sil.**, *spig.*, *spong.*, **Staph.**, sul-ac., **Sulph.**, tarent., tep., *thuj.*, *tub.*, vesp., zinc.

abends agg.: *Kali-c.*

eitrig: **Calc.**, *cist.*, *hep.*, *lith-c.*, **Merc.**, *nit-ac.*, **Sil.**, *sulph.*, *tub.*

hart: *Bar-m.*, *calc.*, **Con.**, *iod.*, lyc., merc., *sars.*, **Sil.**

erstreckt sich zur Schulter: *Graph.*

Schilddrüse: Ail., ars., aur-s., *carb-an.*, caust., clem., *kali-i.*, nat-c., nit-ac., ol-j., thuj.

SCHWELLUNG - *Schilddrüse* ...

rechts: Merc.

Gefühl von Schwellung: Mag-c.

Seiten: *Ail.*, alum., *am-c.*, *apis*, **Bell.**, calc., chel., *glon.*, kali-ma., *lach.*, *lyc.*, merc., merc-c., nat-c., nit-ac., **Rhus-t.**, *sars.*, sil., spig., stry., thuj., vesp.

Venen: Hyos., nat-m., op., stry., thuj.

SPANNUNG: Caust., mag-c., *nux-m.*, sep.

Seiten: Agar., arg-m., bar-c., bell., berb., bov., *calc.*, *caust.*, *chel.*, *dig.*, iod., kali-bi., kreos., laur., mag-m., *med.*, meph., nat-m., ph-ac., plb., *rhod.*, sars., *spong.*, *sulph.*, *zinc.*

links: Sulph.

rechts: **Caust.**, spong.

morgens: Coc-c.

abends: Rat.

Stehen, im: Rat.

nachts: Staph.

Bewegen des Kopfes, beim: Bov., graph., sars., verat.

Erwachen, beim: Coc-c.

Gehen, nach: Nat-m.

konvulsivisch: Agar., raph.

Liegen auf der Seite, beim: Thuj.

rheumatisch: Iod.

Schlucken, beim: Colch.

schmerzhaft: Sulph.

SPASMEN in den Seiten des Halses: *Carb-ac.*, *med.*

STEIFHEIT der Seiten: Aesc., anac., asc-t., *bell.*, benz-ac., **Bry.**, calc., *caust.*, *chel.*, coloc., *dig.*, *guaj.*, hura, kreos., *lachn.*, laur., led., *lyc.*, *mang.*, merc-i-f., *mez.*, nat-ar., nat-m., nat-s., *nux-v.*, petr., ph-ac., phys., phyt., *puls.*, sec., *sil.*, *spong.*, squil., *stry.*, thuj., zinc., zing.

links: *Bell.*, chel., coloc., hura, kreos., laur., *puls.*, spong., *stry.*, thuj.

rechts: **Caust.**, *chel.*, lyss., nat-m., petr.

morgens: *Chel.*, zinc.

TORTICOLLIS: Ars., asar., *calc.*, caul., *caust.*, cina, *colch.*, *cupr.*, dulc., eup-pur., *graph.*, hura, *hyos.*, **Lachn.**, lac-ac., **Lyc.**, *nux-v.*, **Phos.**, *rhus-t.*, sulph.

Gezogen, links, nach: Asar., caul., **Lyc.**, *nux-v.*, **Phos.**

ORTICOLLIS - gezogen ...

rechts, nach: Caust., *cupr.*, *lachn.*, *lyc.*

Kinn wird zum Brustbein gezogen: *Cann-i.*

UMOREN:

fettig: *Bar-c.*

Fibrome, wiederkehrend: *Sil.*

zystische: *Brom.*

Seite: *Brom.*

ERFÄRBUNG: Kali-bi., kali-s., podo., hus-v.

ERHÄRTUNG der Drüsen: *Alumn.*, am-c., nt-c., bar-c., *bar-i.*, **Bar-m.**, **Bell.**, **Calc.**, alc-f., **Calc-i.**, *calc-p.*, **Carb-an.**, carb-s., *arb-v.*, *cist.*, **Con.**, *cupr.*, *dulc.*, *graph.*, *hecla.*, *ep.*, **Iod.**, *kali-i.*, *lyc.*, *merc.*, *nat-c.*, nat-m., *it-ac.*, puls., *rhus-t.*, *sars.*, sep., **Sil.**, *spong.*, taph., **Sulph.**, **Tub.**

perlschnurartig: **Bar-i.**, **Bar-m.**, *calc.*, **Calc-i.**, *cist.*, *dulc.*, hecla., hep., *iod.*, lyc., *merc.*, *psor.*, rhus-t., *sil.*, *sulph.*, **Tub.**

ÖLLEGEFÜHL in der Halsgrube: Cham., on., *lach.*

Jugularvene, in der: *Crot-c.*

VARZEN: Nit-ac., sil., thuj.

UCKEN: *Agar.*, asaf., bism-o., carb-ac., rot-c., mez.

linken Seite des äußeren Halses zur linken Seite des inneren Halses, von der: Agar.

USAMMENSCHNÜRUNG: Acon., ars., sar., fl-ac., *glon.*, iod., **Lach.**, naja, puls., rat., *ep.*, **Stram.**, *stry.*

Liegen, beim: Glon.

Schlaf, im: Lach.

Halsgrube: Apis, ign., rhus-t., valer., zinc.

Einschlafen, beim: Valer.

Essen amel.: Rhus-t.

Schilddrüse: *Calc-s.*, **Crot-c.**, elaps, *iod.*, spong.

ABNEIGUNGEN gegen:

Ale: Ferr., **Nux-v.**

Alkohol: Ant-t., ars., bell., *hyos.*, ign., manc., merc., nux-v., ph-ac., *rhus-t.*, stram.

alles: Alum., am-m., bov., caps., cupr., grat., hyos., ip., lyc., merc., mez., nux-v., plat., *puls.*, rheum, rhod., sars., sep., sulph., thea, ther., thuj.

tagsüber: Sep.

morgens: Lyc., plb.

vormittags: Sars.

nachmittags, 13 Uhr: Grat.

Äpfel: Lyss.

Austern: *Phos.*

Bananen: Elaps

Bier: *Alum.*, asaf., atro., bell., bry., calc., *cham.*, **Chin.**, *clem.*, *cocc.*, crot-t., *cycl.*, *ferr.*, nat-m., *nat-s.*, **Nux-v.**, pall., ph-ac., *phos.*, *rhus-t.*, sep., spig., spong., *stann.*, *sulph.*

morgens: *Nux-v.*

abends: Bry., nat-m., sulph.

Brot: Agar., **Chin.**, *con.*, cur., *cycl.*, elaps, ign., *kali-c.*, kali-p., kali-s., lach., lact., lil-t., *lyc.*, mag-c., manc., meny., **Nat-m.**, *nat-p.*, *nat-s.*, *nit-ac.*, *nux-v.*, ol-an., *ph-ac.*, *phos.*, *puls.*, rhus-t., *sep.*, sulph., tarent.

Butterbrot: Cycl., mag-c., meny., nat-p.

Schwarzbrot: *Kali-c.*, *lyc.*, nux-v., puls., sulph.

Butter: Ars., carb-v., **Chin.**, *cycl.*, meny., *merc.*, petr., *phos.*, *ptel.*, **Puls.**, sang.

Eier: *Ferr.*, kali-s., nit-ac., sulph.

Geruch von Eiern, gegen den: *Colch.*

feste Speisen: Ang., *ferr.*, lyc., merc., *staph.*

fette und reichhaltige Speisen: Ang., *ars.*, bell., *bry.*, calc., *carb-an.*, carb-s., *carb-v.*, **Chin.**, chin-a., *colch.*, croc., *cycl.*, dros., grat., guare., hell., *hep.*, lyss., meny., *merc.*, nat-ar., nat-c., *nat-m.*, **Petr.**, phos., **Ptel.**, **Puls.**, rheum, rhus-t., sang., sec., *sep.*, *sulph.*

Fisch: *Colch.*, **Graph.**, guare., nat-m., *phos.*, sulph., *zinc.*

gepökelten Fisch: *Phos.*

Fleisch: Abies-c., agar., *alum.*, alumn., am-c., *ang.*, aphis., *arn.*, *ars.*, aster., *aur.*, bell., *bry.*, *cact.*, **Calc.**, **Calc-s.**, *cann-s.*, **Carb-s.**, *carb-v.*, caust., cham., chel., **Chin.**,

ABNEIGUNGEN gegen - **Fleisch** ...

chin-a., *coc-c.*, crot-c., *cycl.*, *elaps*, *ferr.*, *ferr-ar.*, *ferr-i.*, ferr-m., ferr-p., **Graph.**, hell., hydr., *ign.*, *kali-ar.*, *kali-bi.*, *kali-c.*, kali-p., kali-s., kreos., lachn., lact., *lap-a.*, lepi., *lyc.*, mag-c., mag-s., manc., *merc.*, *mez.*, **Mur-ac.**, nat-ar., nat-c., *nat-m.*, nat-p., nat-s., nicc., *nit-ac.*, **Nux-v.**, ol-an., op., **Petr.**, *phos.*, plan., *plat.*, *ptel.*, **Puls.**, *rhus-t.*, ruta, *sabad.*, sec., **Sep.**, **Sil.**, stront., **Sulph.**, sumb., *syph.*, *tarent.*, tep., ter., thuj., til., *tub.*, upa., *zinc.*

mittags: Ol-an., sulph.

abends: Sulph.

Denken an Fleisch, beim: **Graph.**

fettes Fleisch: *Carb-v.*, hell., phos.

frisches Fleisch: Thuj.

gekochtes Fleisch: Ars., chel., nit-ac.

Hammelfleisch: Ov.

Kalbfleisch: Phel., *zinc.*

Menses, während: Plat.

Mittagessen, beim: Nat-c.

Rindfleisch: Crot-c., merc., ptel.

Schweinefleisch: Ang., *colch.*, *dros.*, *psor.*, *puls.*

Flüssigkeiten: Graph.

Frühstück: Con., lyc., mag-s.

Gemüse: Bell., *hell.*, hydr., *mag-c.*, ruta

Getränke: Agar., agn., aloe, ang., *apis*, arn., *bell.*, berb., bufo, *canth.*, carb-an., chin., coc-c., cocc., coff., corn., cupr., **Ferr.**, **Hyos.**, ign., *lac-c.*, lach., *lyss.*, merc., *nit-ac.*, **Nux-v.**, phys., plb., *puls.*, rat., samb., sec., *stram.*

heiße Getränke: Ferr., *kali-s.*

Hitzestadium im Fieber, während: Con.

kalte Getränke (vgl. Wasser - kaltes): Calad., phys.

Kopfschmerz, bei: **Ferr.**

warme Getränke: *Cham.*, **Phos.**, **Puls.**

Getreideprodukte: Ars., phos.

Haferschleim: Ars., *calc.*

heiße Speisen (s. Speisen - heiße)

Hering: Phos.

Kaffee: *Bell.*, *bry.*, **Calc.**, calc-s., carb-v., *cham.*, chel., *chin.*, coc-c., *coff.*, *dulc.*, fl-ac., *kali-br.*, *kali-n.*, *lil-t.*, *lyc.*, *mag-p.*, *merc.*,

MAGEN

ABNEIGUNGEN gegen - **Kaffee** ...
nat-c., nat-m., **Nux-v.**, *osm., ox-ac., ph-ac., phos.*, phys., rheum, rhus-t., sabad., *spig., sul-ac.*

Kartoffeln: Alum., camph., thuj.

Käse: *Chel.*, olnd.

Knoblauch: *Sabad.*

Mehl: Ars., ph-ac., *phos.*

Mehlspeisen; Teigwaren: Ars., phos.

Milch: *Aeth.*, am-c., *ant-t., arn.*, bell., *bry.*, calad., *calc., calc-s.*, carb-s., *carb-v., cina*, ferr-p., *guaj.*, guare., *ign.*, **Lac-d.**, *lec.*, mag-c., **Nat-c.**, nat-p., *nat-s.*, nux-v., phos., *puls.*, rheum, *sep., sil.*, stann., *sulph.*

morgens: Puls.

gekochte Milch: *Phos.*

Geruch von Milch: Bell.

Muttermilch: Ant-c., *cina*, lach., merc., **Sil.**, stann., stram.

Mittagessen: Carb-an., coc-c., verat.

Obst: Bar-c., ign.

Pflaumen: Bar-c.

Pickles: Abies-c.

Pudding; Nachspeise: Ars., *phos., ptel.*

reichhaltige, fette Speisen (s. fette)

salzige Speisen: Acet-ac., *carb-v.*, card-m., **Cor-r.**, **Graph.**, *nat-m., sel., sep.*, sil.

Sauerkraut: Hell.

Saures: Abies-c., *bell., cocc., ferr.*, ferr-m., ign., nux-v., ph-ac., *sabad., sulph.*

Schokolade: Osm., tarent.

Speisen: Acet-ac., *acon.*, agar., all-c., *alum.*, anac., *ang., ant-c.*, ant-t., apis, arg-m., *arg-n., arn.*, **Ars.**, *ars-i., asaf.*, asar., aur., bapt., *bar-c., bar-i., bar-m., bell., bry.*, bufo, *cact.*, calc., *canth., carb-an.*, carb-s., cast-eq., cham., chel., **Chin.**, *chin-a.*, chin-s., cimic., cinnb., coc-c., **Cocc.**, coff., **Colch.**, *coloc.*, con., crot-c., *cycl., dig.*, dios., *dulc.*, elaps, eup-per., **Ferr.**, *ferr-ar.*, ferr-i., ferr-p., gamb., *glon.*, graph., *grat., guaj., hell.*, hep., *hydr.*, hyper., *ign., iod.*, **Ip.**, kali-ar., kali-bi., *kali-c.*, kali-i., kali-p., kali-s., lach., *laur.*, lepi., **Lil-t.**, lyc., *mag-c., mag-s.*, mang., *merc.*, merc-c., *merc-i-f.*, mosch., mur-ac., nat-c., nat-m., nat-p., **Nux-v.**, ol-an., olnd., *op.*, ph-ac, phos., *pic-ac., plat.*, plb., *podo.*, prun-s., ptel., *puls.*, raph., rat., rheum, *rhus-t.*,

ABNEIGUNGEN gegen - **Speisen** ...
ruta, sabad., sec., *sep., sil., staph., stront., sul-ac., sulph., tarent., thea, thuj., til., tub.*, verat., zinc.

tagsüber: Mag-s.

morgens: Con., lyc., mag-s.

mittags: Verat.

abends: Ars., mag-c., sil.

Abendessen, beim: Sulph.

Anblick von Speisen, beim: *Sil.*, squil.

Denken an das Essen, beim: Mag-s.

Essen einer Kleinigkeit; nach dem *Bar-c., cycl., nux-v., rheum*, ruta, sil., *sulph.*

gekochte Speisen: Bell., bov., calc., chel., cupr., *graph.*, guare., ign., lach., *lyc.*, mag-c., merc., petr., phos., psor., *sil.*, verat., zinc.

Geruch von Speisen, beim: *Ars.*, **Cocc.**, **Colch.**, **Ip.**, *podo., sep.*

heiße Speisen: **Chin.**, ferr., kali-s., *merc-c.*, petr.

Hunger, mit: Act-sp., *agar., alum., ars.*, *bar-c.*, bry., *carb-s.*, carb-v., *chin.*, *chin-s.*, **Cocc.**, *dulc., hell., hydr.*, *kali-n., lach.*, **Nat-m.**, nicc., **Nux-v.**, olnd., op., *phos.*, psor., *rhus-t.*, sabad., *sil., sul-ac., sulph.*, tax., *tub.*, verb.

kalte Speisen: Acet-ac., chel., cycl.

Mittagessen, beim: Carb-an., coc-c., ol-an., verat.

plötzlich, beim Essen: *Bar-c., ruta*

probiert, schmeckt; dann hat e Heißhunger; bis er es: **Lyc.**

warme Speisen: *Bell., calc., chin.*, cupr., **Graph.**, guare., *ign., lach., lyc.*, mag-c., mag-s., merc., *merc-c.*, petr., **Phos.**, psor., **Puls.**, *sil., verat.*, zinc.

Suppe: *Arn.*, ars., bell., cham., *graph.*, kali-i., *rhus-t.*

Süßigkeiten: *Ars.*, bar-c., *caust.*, **Graph.**, hipp., lac-c., *merc.*, nit-ac., *phos., sin-n.*, *sulph., zinc.*

Tabak: Acon., ant-t., arn., bor., brom., bry., **Calc.**, *camph., canth., carb-an.*, chlor., cimic., coc-c., con., *ign., lach., lyc.*, mag-s., meph., *nat-m.*, **Nux-v.**, *op., phos.*, psor., *puls.*, spig., *sulph.*, tarax., thuj., til., valer., zing.

morgens: Meph.

MAGEN

ABNEIGUNGEN gegen - **Tabak** ...

Rauchen seiner (gewohnten) Zigarre: Alum., arg-m., *arn.*, asar., bor., *brom.*, bry., *calc.*, calc-p., *camph.*, carb-an., clem., coc-c., coff., euphr., grat., **Ign.**, kali-bi., kali-n., lach., *lyc.*, mag-s., nat-ar., nat-m., nat-s., nicc., olnd., op., ox-ac., phos., psor., *puls.*, sep., spig., *sulph.*, tarax., tell.

morgens: Ox-ac.

vormittags: Kali-bi.

Tee: Carb-ac., *phos.*, thea

warme, gekochte Speisen (s. Speisen)

Wasser: *Apis*, *bell.*, brom., *bry.*, *calad.*, cann-i., *canth.*, carl., caust., cedr., chin., coc-c., coloc., elaps, ham., hell., **Hyos.**, *kali-bi.*, lyc., *lyss.*, manc., merc-c., *nat-m.*, **Nux-v.**, onos., ox-ac., phel., *phys.*, *puls.*, **Stram.**, thea, zinc.

kaltes Wasser: Bell., brom., bry., *calad.*, canth., caust., chel., chin., *chin-a.*, lyss., nat-m., nux-v., *phel.*, phys., *stram.*, tab.

Wein: Agar., ars-m., fl-ac., *ign.*, jatr., jug-r., lach., manc., *merc.*, nat-m., ph-ac., *rhus-t.*, **Sabad.**, *sulph.*, *zinc.*

Weinbrand, Brandy: Ign., *merc.*, rhus-t., zinc.

Bei Weinbrandtrinkern, Schnapstrinkern: *Arn.*

Zwiebeln: *Sabad.*

AMEISENLAUFEN: Aloe, ant-t., apis, colch., kali-c., laur., plat., rhus-t., sulph., verat.

ANGST: *Acon.*, am-m., ant-t., arg-m., *arg-n.*, **Ars.**, bry., *calc.*, calc-ar., *calc-p.*, *cann-s.*, *carb-v.*, *caust.*, *cham.*, *chel.*, cic., cocc., coff., *colch.*, crot-t., *cupr.*, *dig.*, *ferr.*, ferr-ar., gran., *grat.*, guaj., haem., hydr., *jatr.*, *kali-ar.*, kali-bi., kali-br., *kali-c.*, kali-s., lact., laur., *lyc.*, merc-c., mosch., mur-ac., nat-m., *nux-v.*, *op.*, *paeon.*, plb., *puls.*, rhus-t., sang., *sec.*, sep., *sil.*, squil., *stann.*, *stram.*, sul-ac., sulph., sumb., tab., **Tarent.**, ter., teucr., thuj., *verat.*, vesp.

morgens beim Erwachen, bei Trinkern: **Asar.**

nachts, beim Aufstehen: **Ars.**

Ärger, Verdruss; nach: **Lyc.**

Aufstehen, beim: Ars.

Diarrhö, vor: Mez.

Erregung, nach: Phos.

ANGST ...

Erwachen, beim: **Asar.**, ferr.

Essen, nach dem: Chin., osm., petr.

kleinen Menge, einer: Osm.

Menschen, beim Näherkommen von: Lyc.

Menses, während, agg.: Sil.

Stehen, im: Teucr.

APPETIT:

anhaltend: Bov., fl-ac., gran., *kali-bi.*, kali-p., *merc.*, myric., *nat-c.*, *nat-m.*, rat., tab.

essen, mit Unfähigkeit zu: Chin., elaps, *sulph.*, tab.

fehlend (= Appetitlosigkeit): Abrot., absin., acet-ac., *acon.*, aesc., aeth., *agar.*, ail., *all-c.*, aloe, *alum.*, am-c., am-m., ambr., *anac.*, *ant-c.*, ant-t., *anthr.*, apis, arg-m., *arg-n.*, *arn.*, **Ars.**, ars-h., ars-i., arum-t., **Asar.**, aster., aur., aur-m., *bapt.*, *bar-c.*, bar-i., *bar-m.*, bell., benz., *berb.*, *bol.*, *bor.*, *bov.*, brach., *bry.*, *cact.*, calad., **Calc.**, *calc-ar.*, calc-p., calc-s., camph., canth., caps., *carb-ac.*, *carb-an.*, carb-s., *carb-v.*, *card-m.*, *caust.*, **Cham.**, **Chel.**, **Chin.**, chin-a., chin-s., *chlor.*, *cic.*, cimic., *cina*, cinnb., **Cocc.**, *coff.*, *colch.*, coloc., *con.*, cop., cor-r., crot-t., cupr., cupr-ar., **Cycl.**, daph., *dig.*, dros., dulc., echi., elat., eup-per., **Ferr.**, *ferr-ar.*, *ferr-i.*, ferr-p., *fl-ac.*, gels., glon., gran., graph., *guaj.*, gymn., hep., *hydr.*, hydrc., hyos., hyper., *ign.*, ind., indg., *iod.*, *ip.*, *iris.*, jatr., jug-c., jug-r., kali-ar., **Kali-bi.**, *kali-br.*, kali-c., kali-chl., *kali-i.*, *kali-n.*, kali-p., *kali-s.*, kreos., lach., lact., laur., *lec.*, led., lil-t., lob., **Lyc.**, lyss., *mag-c.*, mag-m., mag-s., manc., *mang.*, med., *meph.*, *merc.*, *merc-c.*, *mez.*, *mur-ac.*, murx., myric., naja, nat-ar., nat-c., **Nat-m.**, nat-p., nat-s., nicc., nit-ac., *nux-m.*, **Nux-v.**, olnd., op., osm., ox-ac., *petr.*, *ph-ac.*, **Phos.**, phyt., pic-ac., pip-m., plat., *plb.*, *podo.*, *psor.*, ptel., **Puls.**, raph., rat., **Rhus-t.**, sabad., *sabin.*, *sang.*, *sarr.*, sec., senec., *seneg.*, **Sep.**, **Sil.**, sol-t-ae., *spig.*, squil., stann., stram., stront., *sul-ac.*, **Sulph.**, sumb., *syph.*, tab., tarent., tep., *ter.*, *thuj.*, trom., upa., urt-u., verat., vip., xan., zinc., zing.

morgens: Abies-n., agar., ail., ant-t., arg-n., bell., benz-ac., bov., carb-v., *caust.*, chin., chin-a., cic., coc-c., con., cycl., dios., euphr., *ferr-m.*, gymn., hydr., ign., ind., lach., lec., meph.,

APPETIT - fehlend - morgens ...

myric., nit-ac., phos., ptel., sars., sel., *seneg.*, *sep.*, stram., sulph., tab., tub.

mittags: Agar., anac., ang., arg-n., chel., chin., cic., clem., cycl., grat., mang., murx., nat-c., ox-ac., phos., pic-ac., rhus-t., ruta, sulph., sumb., zinc.

abends: Aeth., am-m., arn., bor., cinnb., clem., coc-c., coloc., cupr., cycl., graph., hyper., merc., murx., nat-m., ox-ac., ran-s., senec., sulph.

Anstrengung, nach: *Calc.*

Ärger, Verdruss; nach: Nat-m., petr., phos.

Durst, mit: Am-c., ant-t., ars., bor., *calc.*, *colch.*, coloc., *kali-n.*, kreos., nux-v., ox-ac., *phos.*, *psor.*, rhus-t., seneg., sep., sil., *spig.*, **Sulph.**, zinc.

Hunger, mit: Act-sp., *agar.*, *alum.*, *ars.*, *bar-c.*, bry., *chin.*, *chin-s.*, **Cocc.**, dulc., *hell.*, *kali-n.*, *lach.*, **Nat-m.**, nicc., **Nux-v.**, olnd., op., *phos.*, psor., *rhus-t.*, sabad., *sil.*, *sul-ac.*, *sulph.*, tax., *tub.*, verb.

Koitus, nach: *Agar.*

kommt wieder nach Denken an Speisen: Calc-p.

Essen eines Happens, nach dem: Anac., *calc.*, **Chin.**, mag-c., *sabad.*

Menses, vor: Am-c., bell., calc-p., ign.

während: Ammc., brom., calc-p., cupr., cycl., goss., *ign.*, lyc., mag-c., puls.

Speisen, beim Anblick von: Alum., caust., *colch.*, *crot-c.*, kali-p., merc-i-f., *phos.*, **Sulph.**

Geruch von Speisen, beim: Carb-an., caust., **Colch.**

Traurigkeit, durch: Plat.

Völlegefühl, durch: *Chin.*, phos., rhus-t.

Wetter, bei nebligem: **Chin.**

Genuss, ohne (vgl. ABNEIGUNG gegen): *Agar.*, alum., ant-c., ars., *bar-c.*, bar-i., bell., bor., *bry.*, calad., calc., carb-s., carb-v., caust., cham., *chin.*, chin-a., cic., clem., cocc., coff., colch., cycl., dig., *dulc.*, euphr., *ferr.*, ferr-ar., ferr-i., ferr-p., hell., hep., ign., iod., kali-n., lach., lyc., mag-c., *mag-m.*, merc., mez., nat-c., **Nat-m.**, nicc., nux-v., **Olnd.**, **Op.**, phos., plat., *puls.*, **Rheum**, rhod., **Rhus-t.**, ruta, sabad., *sil.*, staph.,

APPETIT - Genuss, ohne ...

sul-ac., sulph., sumb., thuj., valer., verat., verb.

bis er zu essen anfängt: Chin., **Lyc.** sabad.

Heißhunger: Abies-c., abrot., *agar.*, *all-c.* *alum.*, **Am-c.**, *anac.*, anan., **Arg-m.**, arn. **Ars.**, **Ars-i.**, asaf., *aur.*, bar-c., *bar-i.* bar-m., bell., *berb.*, bov., *bry.*, calad., **Calc.** **Calc-p.**, **Calc-s.**, camph., **Cann-i.**, caps. carb-ac., *carb-an.*, **Carb-s.**, carb-v. card-m., caul., *caust.*, **Chin.**, *chin-a.*, **Cina.** *coc-c.*, *cocc.*, *coff.*, *colch.*, *coloc.*, *con.*, cop. crot-c., cupr., dros., *elaps*, equis., *eup-per.* **Ferr.**, *ferr-ar.*, *ferr-i.*, ferr-p., *fl-ac.*, gamb. gels., gran., **Graph.**, *guaj.*, guare., hell. hep., hura, *hyos.*, *ign.*, ind., **Iod.**, jug-c. kali-ar., kali-bi., kali-c., kali-chl., *kali-n.* kali-p., kali-s., kreos., lac-c., lach., *lac-ac.* lap-a., laur., lil-t., **Lyc.**, lyss., mag-c. mag-m., mag-p., *merc.*, *merc-c.*, *mez.* *mur-ac.*, myric., *nat-ar.*, *nat-c.*, **Nat-m.** *nat-p.*, *nat-s.*, *nit-ac.*, *nux-m.*, **Nux-v.**, *ol-j.* **Olnd.**, *op.*, ox-ac., **Petr.**, *ph-ac.*, **Phos.** phys., *plat.*, *podo.*, **Psor.**, ptel., **Puls.**, *rat.* *rhus-t.*, ruta, **Sabad.**, *sec.*, seneg., *sep.*, **Sil.** spig., *spong.*, squil., *stann.*, *staph.*, stront. sul-ac., **Sulph.**, tab., tarent., tep., ter., *thuj.* ust., valer., **Verat.**, zinc.

morgens: Ant-c., *arg-m.*, bry., *calc.* hyper., myric., nat-c., sabad., sang., sil.

vormittags: Aloe, kali-n., *nat-c.*, sulph.

10 Uhr: Iod., kali-n., *nat-m.*

11 Uhr: Ign., *iod.*, **Sulph.**, *zinc.*

mittags: Abies-n., acon., coloc., lyc. *mez.*, *nat-m.*, *nux-m.*, *zinc.*

nachmittags: *Guaj.*, lyc., nat-c., nux-v.

14 Uhr: Clem.

16 Uhr: *Calc-p.*

17 Uhr: Myric.

abends: Agar., aloe, calc., cann-s. cham., chin-s., crot-c., fl-ac., gent-l. *guaj.*, guare., iod., lyc., mag-c., *mez.* *nat-m.*, sabad., sil., teucr., zinc.

18 Uhr: Sumb.

20 Uhr: Pip-m.

nachts: Abies-n., anan., bry., **Chin.** *ign.*, *lyc.*, petr., *ph-ac.*, **Phos.**, *psor.* sel., sep., sil., sulph., tarent.

Abmagerung, mit: *Abrot.*, **Calc.**, **Iod.** **Nat-m.**, **Petr.**, *phos.*, psor., *sulph.*, *tub.*

APPETIT - Heißhunger ...

Apyrexie, während der: **Staph.**

Diarrhö, vor: Psor.

mit: Aloe, *asaf.*, *calc.*, coch., *fl-ac.*, *iod.*, *lyc.*, *olnd.*, **Petr.**, *stram.*, *sulph.*, *verat.*, zinc.

Dysenterie, bei: **Nux-v.**

Epilepsie, vor: *Calc.*, **Hyos.**

Essen verstärkt den Hunger: **Lyc.**

nach dem Essen, bald: Acon., agar., *arg-m.*, asc-c., bov., *calc.*, **Chin-s.**, *cic.*, **Cina**, coc-c., corn., fago., grat., **Iod.**, kali-p., lach., **Lyc.**, *med.*, *merc.*, myric., **Phos.**, phyt., plb., *psor.*, sarr., *staph.*, stront., *sulph.*, zinc.

zwei Stunden nach: Tax.

drei Stunden nach: **Iod.**

Froststadium im Fieber, vor: Eup-per., *staph.*

Gehen, beim: Ant-t., hell., lyc., phos.

Konvulsionen, nach den: Coc-c.

Magenschmerz, bei: *Lyc.*, sil.

Marasmus, mit: *Abrot.*, ars-i., *bar-c.*, bar-i., **Calc.**, *calc-p.*, *caust.*, *chin.*, **Cina**, **Iod.**, *lyc.*, *mag-c.*, **Nat-m.**, *nux-v.*, petr., *sil.*, *sulph.*

Neuralgie, mit: *Dulc.*

Schlaf, verhindert den: Abies-n., *chin.*, *ign.*, *lyc.*, *phos.*, sanic., teucr.

Übelkeit, nach: Bry.

launenhaft (= Hunger, ohne zu wissen worauf; oder weist angebotene Speisen zurück): Ail., ars., aster., bell., **Bry.**, bufo, carb-s., **Chin.**, **Cina**, coca, fago., *hep.*, *ign.*, *ip.*, kali-bi., kreos., mag-c., *mag-m.*, merc-i-f., petr., *phos.*, *puls.*, *sang.*, sumb., tep., *ther.*, *tub.*, zinc.

Leeregefühl, mit (s. LEEREGEFÜHL)

nagend: Abrot., arg-m., chin., colch., kreos., sil.

schnelle Sättigung: Agar., *am-c.*, ant-t., arg-m., arg-n., arn., ars., bar-c., bry., calad., *carb-s.*, *caust.*, **Chin.**, *cic.*, *clem.*, coc-c., *colch.*, con., croc., *cycl.*, *dig.*, dulc., *ferr.*, *ferr-i.*, fl-ac., *gels.*, guare., hydr., *ign.*, kali-bi., kali-i., kali-s., led., **Lyc.**, mag-c., mag-m., mag-s., mang., merc., mez., *nat-m.*, nit-ac., *nux-m.*, *nux-v.*, olnd., *op.*, petros., *phos.*, plan., **Plat.**, *podo.*, prun-s., psor.,

APPETIT - schnelle Sättigung ...

ptel., *rheum*, *rhod.*, rhus-t., ruta, *sep.*, serp., *sil.*, spong., *sulph.*, tarent., thea, *thuj.*, vinc.

morgens: Cycl.

abends: Phos.

unstillbar: Ant-c., *arg-m.*, arg-n., arum-t., asc-t., aur., bar-c., *ferr.*, *ferr-i.*, **Iod.**, **Lyc.**, petr., puls-n., *sec.*, *sep.*, *spong.*, squil., stann., staph., *zinc.*

morgens: Arg-n.

mittags: Asc-t., zinc.

abends: Arg-n., zinc.

veränderlich, unregelmäßig, wechselnd: Alum., *anac.*, berb., **Cina**, *cur.*, lach., *mag-m.*, *nit-ac.*, phos., podo.

vermehrt (= Hunger im Allgemeinen): **Abies-c.**, abrot., acal., *acon.*, *agar.*, ail., *all-c.*, aloe, *alum.*, *alumn.*, **Am-c.**, anac., anan., ang., ant-c., ant-t., **Arg-m.**, arn., **Ars.**, *ars-i.*, asaf., *aur.*, *bar-c.*, *bar-i.*, *bar-m.*, *bell.*, *berb.*, bov., bry., calad., **Calc.**, *calc-p.*, calc-s., camph., **Cann-i.**, canth., caps., carb-ac., *carb-an.*, carb-s., carb-v., caul., *caust.*, **Chin.**, *chin-s.*, **Cina**, **Cinnb.**, coc-c., *cocc.*, coff., colch., coloc., *con.*, cop., crot-c., cub., cupr., cycl., dig., dios., dros., dulc., *elaps*, equis., eug., *ferr.*, *ferr-ar.*, *ferr-i.*, *fl-ac.*, gamb., *gels.*, gent-c., gran., **Graph.**, grat., *guaj.*, *guare.*, hell., hep., hura, hydr., hydr-ac., hyos., *ign.*, ind., **Iod.**, jug-c., jug-r., kali-ar., kali-bi., kali-c., kali-chl., kali-i., kali-n., kali-p., *kali-s.*, kreos., *lac-c.*, *lach.*, lact., *lac-ac.*, laur., led., lept., lil-t., **Lyc.**, lyss., mag-c., *mag-m.*, mag-p., *merc.*, *merc-c.*, mez., *mur-ac.*, *myric.*, *nat-ar.*, *nat-c.*, **Nat-m.**, *nat-p.*, *nat-s.*, *nit-ac.*, nux-m., **Nux-v.**, **Olnd.**, onos., *op.*, ox-ac., **Petr.**, *ph-ac.*, **Phos.**, phys., *pic-ac.*, plat., plb., podo., **Psor.**, **Puls.**, ran-b., raph., *rat.*, rheum, rhus-t., ruta, **Sabad.**, sars., sec., sel., seneg., *sep.*, *sil.*, spig., spong., squil., *stann.*, *staph.*, stram., stront., sul-ac., **Sulph.**, sumb., tab., tarent., tep., ter., *teucr.*, ther., thuj., ust., valer., **Verat.**, zinc.

tagsüber: Murx., nat-m., *stann.*

morgens: Agar., ant-c., *arg-m.*, asar., aur., bor., bry., calad., *calc*, carb-an., chel., chin., hyper., lyc., lyss., mur-ac., murx., myric., nat-c., nat-m., psor., ran-b., rhus-t., sabad., sang., *sel.*, sep., sil., teucr., zinc.

7 Uhr: Aloe

8 Uhr: Chin.

MAGEN

APPETIT - vermehrt ...

Frühstück, nach: Aloe, tax.

Stuhlgang, nach: Aloe

vormittags: Aloe, arg-m., hell., hep., ind., kali-n., nat-c., nat-m., nux-m., sulph.

10 Uhr: Iod., kali-n., lyc., *nat-m.*, thuj.

11 Uhr: Euphr., hura, ign., *iod.*, lach., *nat-m.*, **Sulph.**, *zinc.*

mittags: Abies-n., acon., am-c., clem., coc-c., colch., coloc., dig., hyper., lact., lyc., mag-c., *mez.*, nat-c., *nat-m.*, *nux-m.*, stront., sulph.

nachmittags: Arg-m., chin., colch., guaj., lyc., nat-c., nux-v., psor., zinc.

14 Uhr: Chin-s., clem.

16 Uhr: Calc-p.

17 Uhr: Myric.

Trinken, nach dem: Nat-m.

abends: Agar., aloe, arn., bov., calad., calc., cann-s., carb-an., cham., chin., chin-s., colch., cop., crot-c., cycl., fl-ac., *guaj.*, iod., *kali-n.*, lyc., mez., *nat-m.*, *pic-ac.*, *psor.*, puls., sabad., *sep.*, sil., teucr., thuj., zinc.

18 Uhr: Sumb.

21 Uhr: Form.

nachts: Abies-n., anan., bry., canth., **Chin.**, *chin-s.*, *ign.*, **Lyc.**, ph-ac., **Phos.**, **Psor.**, puls., sel., sulph., tarent., tell.

23 Uhr: Ox-ac.

abwechselnd mit Appetitlosigkeit: Am-m., *berb.*, *calc.*, **Ferr.**, *iod.*, *phos.*, *thuj.*

Bier, nach: Nux-v.

Erbrechen, mit: Chin., hell., verat.

nach: Cina, *colch.*, olnd., podo., tab.

Erwachen, beim: Chin., dig., ptel.

Essen, nach dem: Acon., agar., alum., *arg-m.*, asc-c., aur., bov., *calc.*, cast-eq., *chin-s.*, *cic.*, cina, coc-c., corn., dig., fago., gran., grat., hura, kali-chl., lac-c., lach., **Lyc.**, *merc.*, myric., nat-m., par., **Phos.**, phyt., plat., plb., *psor.*, ran-s., raph., staph., stront., zinc.

nicht amel. durch (s. LEERE-GEFÜHL)

APPETIT - vermehrt ...

Essen verstärkt den Hunger: **Lyc.**

kommt nur beim Essen zurück Hunger: Anac., calc., **Chin** mag-c.

Fieber, während: *Chin.*, *cina*, cur eup-pur., hell., **Phos.**

nach: *Cimx.*, *cina*, dulc., eup-per ign., staph.

Freien amel., im: Ant-t.

Froststadium im Fieber, vor: *Chin* **Cina**, *eup-per.*, **Staph.**

während: Ail., **Ars.**, *chin-s* *eup-per.*, *lec.*, nux-v., *phos.*, **Sil** staph.

nach: *Ars.*

Kopfschmerz, bei: Ars., crot-h., elaps *kali-c.*, kali-p., lac-d., lyc., **Phos.**, **Psor** ptel., sang., *sep.*, sil., sulph., thuj.

vor: *Phos.*, **Psor.**

nach: Iod.

Menses, vor: Mag-c., spong.

während: Kali-p.

Mittagschlaf, nach dem: Onos.

quälender Hunger: Arg-m., bell crot-h., *iod.*, *olnd.*, seneg.

Schmerzen im Magen, bei: **Lach.**, *lyc.* puls., *sil.*

Schwäche, mit: Lach., merc., *phos.* **Sulph.**

Schweiß, beim: Cimx., *cina*, sanic.

Sitzen, nach: Rhus-t.

Stuhlgang, nach: Aloe, fl-ac., **Petr.**

verschwindet beim Versuch zu essen *Sil.*

Anblick von Speisen, beim: Caust. *crot-c.*, kali-p., merc-i-f., *phos.* **Sulph.**

Wechselfieber, bei (vgl. Frost): *Phos.* *staph.*

Wein, nach: Nat-m.

Zeit, zur ungewohnten: Chin., **Cina** coc-c., gins.

vermindert: Acet-ac., agar., agn., all-c. aloe, **Alum.**, alumn., ant-t., aran., *arg-n.* ars., *aur.*, aur-m., bad., bar-c., bar-i., *bar-m.* bell., berb., bor., brom., *cact.*, canth. carb-s., carb-v., *caust.*, cedr., chel., chin.

MAGEN

APPETIT - vermindert ...

chin-a., *cina*, *coff.*, *coloc.*, *con.*, cop., crot-t., cupr., *cycl.*, *dig.*, dirc., echi., fago., *ferr.*, ferr-i., ferr-p., fl-ac., gamb., *gels.*, grat., hell., hura, *hydr.*, hyos., ign., iod., kali-bi., kali-c., kali-chl., kali-n., kali-s., kreos., *lac-d.*, *lach.*, lac-ac., *lyc.*, mag-s., merc., merc-c., merc-i-f., mez., *murx.*, myric., naja, nat-c., nat-m., nat-p., nux-v., ol-an., onos., op., petr., phos., **Pic-ac.**, pin-s., pip-m., plan., plb., *psor.*, puls., rheum, rhus-t., rumx., ruta, *sabad.*, sabin., sang., santin., sars., seneg., sep., sil., spong., stram., sulph., tab., tell., ter., thuj., til., ust., verat., zinc.

morgens: Aloe, asc-t., calc-p., cinnb., lyss., myric., narcot., sel., sulph.

mittags: Ant-t., calc., clem., coloc., indg., mez., nat-m., ox-ac., sulph.

abends: Bor., chlor., dig., nux-m.

Essenszeit, zur: *Chin.*, ign.

Menses, während: Mag-c.

AUFSTOSSEN: Abies-c., absin., acet-ac., **Acon.**, *aesc.*, aeth., *agar.*, agn., *all-c.*, aloe, alum., am-c., **Ambr.**, anac., *ant-c.*, *ant-t.*, apis, apoc., **Arg-n.**, **Arn.**, *ars.*, ars-h., ars-i., **Asaf.**, **Asar.**, asc-t., aur., bapt., *bar-c.*, bar-i., bar-m., **Bell.**, benz-ac., berb., *bism-o.*, bov., brach., brom., **Bry.**, bufo, cahin., *calc.*, calc-s., *camph.*, cann-i., cann-s., *canth.*, caps., *carb-ac.*, *carb-an.*, **Carb-s.**, **Carb-v.**, carl., *caust.*, *cham.*, *chel.*, **Chin.**, chin-a., *cimic.*, cimx., cina, *cinnb.*, cist., clem., coc-c., **Cocc.**, coff., *colch.*, coloc., com., **Con.**, cop., *croc.*, crot-c., crot-t., **Cupr.**, cupr-ar., *cycl.*, dig., *dios.*, *dulc.*, *eup-per.*, eup-pur., eupi., fago., *ferr.*, ferr-ar., *ferr-i.*, ferr-p., *fl-ac.*, *gels.*, gent-c., gins., glon., gran., *graph.*, grat., **Guaj.**, gymn., ham., hell., *helon.*, *hep.*, *hydr.*, hydrc., hyos., hyper., *ign.*, indg., **Iod.**, *ip.*, **Iris.**, jatr., *jug-r.*, kali-ar., **Kali-bi.**, **Kali-c.**, kali-chl., kali-i., kali-n., *kali-p.*, *kali-s.*, *kalm.*, kreos., *lac-d.*, *lach.*, lact., *lac-ac.*, *laur.*, *lec.*, led., lil-t., lith-c., lob., **Lyc.**, lyss., **Mag-c.**, *mag-m.*, mang., **Med.**, meph., **Merc.**, merc-c., merc-i-r., merl., *mez.*, mosch., *mur-ac.*, **Nat-ar.**, **Nat-m.**, *nat-p.*, *nat-s.*, nicc., *nit-ac.*, nux-m., **Nux-v.**, ol-an., olnd., osm., *ox-ac.*, pall., par., *petr.*, *ph-ac.*, **Phos.**, phys., pic-ac., plat., *plb.*, **Psor.**, **Puls.**, *ran-b.*, *ran-s.*, raph., rat., rheum, rhod., **Rhus-t.**, rhus-v., rob., rumx., *ruta*, *sabad.*, sabin., sang., *sars.*, sec., sel., *seneg.*, **Sep.**, *sil.*, sol-t-ae., spig., spong., *squil.*, *stann.*, *staph.*, stram., *sul-ac.*, **Sulph.**, sumb., tab., *tarax.*, **Tarent.**, tep., ter., *thuj.*, *valer.*, **Verat.**, *verb.*, vesp., *zinc.*, zing.

tagsüber: Bry., **Iod.**, petr.

AUFSTOSSEN ...

morgens: All-c., anac., arg-n., arn., aster., bar-c., bry., calc., calc-s., cob., coloc., *con.*, croc., dulc., hep., hyper., *kali-c.*, *kalm.*, lyc., mag-c., mang., nat-m., nux-v., **Petr.**, plat., *puls.*, sars., sil., stann., sul-ac., *sulph.*, tab., thuj., valer., verat.

Aufstehen, beim: Cedr., nicc., ruta, sep., sin-a., verat.

Erwachen, beim: Bar-c., calc.

Frühstück, vor: *Bov.*, *ran-s.*

Stuhlgang, nach: Cob.

vormittags: Agar., am-m., calc-p., carl., colch., hep., ign., mag-c., mag-m., myric., naja, nat-c., nicc., par., sars., sulph., zinc.

mittags: Indg., ox-ac., ran-b.

Essen, beim: Olnd.

nachmittags: Aeth., agar., am-m., ars., ars-i., bar-c., calc., *carb-v.*, *caust.*, chel., chin-s., *cic.*, con., crot-t., cupr., fago., fl-ac., hydr., *lyc.*, mag-m., merc., *nat-c.*, op., ox-ac., sang., thuj.

16 Uhr: Coff., nat-m., valer.

Essen, nach dem: Petr.

abends: Abrot., *alum.*, am-c., *ambr.*, bell., calc., carb-v., *caust.*, coc-c., con., crot-h., cupr., cycl., dros., eupi., fl-ac., gels., grat., ham., hyper., kali-bi., mag-c., mez., phos., **Puls.**, ran-s., rhus-t., rumx., sars., sep., sil., sin-n., sol-t-ae., stram., sulph., verat., zinc., zing.

nachts: Ant-t., calc., calc-s., canth., *carb-v.*, chel., *crot-h.*, ham., *kali-c.*, lyc., mang., *merc.*, mur-ac., *nux-v.*, ox-ac., phos., pip-m., **Puls.**, sulph., tanac., ther.

Mitternacht, beim Erwachen: Ferr.

21 Uhr bis Mitternacht: Phos.

23 Uhr: Gels., sumb.

erste Hälfte der Nacht: Nit-ac.

Erwachen, beim: Calc., mur-ac.

Liegen, beim: Calc.

abwechselnd mit Schluckauf: Agar., sep., wye.

Gähnen, mit: Berb., lyc.

Abendessen, nach dem: Alum., *carb-v.*, chin-s., ferr., ham., lyc., sars., sep., sil., zinc.

agg. Symptome: Agar., cann-s., **Cham.**, **Chin.**, *cocc.*, *lach.*, *phos.*, *rhus-t.*, sep., stann., *sulph.*, zinc.

AUFSTOSSEN ...

amel.: Acet-ac., *acon.*, aesc., agar., all-c., aloe, alum., am-m., ambr., **Ant-t.**, **Arg-n.**, *aur.*, *bar-c.*, bar-i., berb., *bry.*, cann-s., *canth.*, **Carb-s.**, **Carb-v.**, *chel.*, coc-c., cocc., colch., coloc., cop., *dig.*, *dios.*, *fl-ac.*, **Graph.**, *hydr.*, **Ign.**, iod., **Kali-bi.**, **Kali-c.**, *kali-i.*, *kali-s.*, *lach.*, *lac-ac.*, **Lyc.**, mag-c., mag-m., mosch., *nat-c.*, nat-m., *nit-ac.*, *nux-v.*, op., par., petr., ph-ac., phos., *pic-ac.*, *plat.*, rumx., **Sang.**, seneg., *sep.*, *sil.*, sul-ac., *sulph.*, *tarent.*, ter., zinc.

anfallsweise: *Arg-n.*, bell., coff., lyss., petr., **Phos.**, sang., sep., sulph.

anhaltend: *Chel.*, *con.*, cupr., nit-ac., sars., sulph.

Apyrexie, während der: Am-c.

Aufstehen, beim: Arg-n., coloc.

Liegen, beim Aufstehen vom: Rhus-t.

Austern, nach: Bry.

Bewegung, bei: Cann-i., kreos.

Bier, nach: Ferr.

Brot, nach: Bry., chin., crot-h., merc., nat-m.

und Milch, nach: Zinc.

Bücken, beim: Cic., ip., phos.

Butter, nach Essen von: **Carb-v.**, **Puls.**

Drücken auf den Magen, durch: *Sulph.*

schmerzhafte Körperteile, bei Drücken auf: *Bor.*

Erbrechen, beim: Phyt.

Erregung, bei: Arg-n.

Erwachen, beim: Bar-c., calc., con., ferr., mur-ac., rumx., sil.

Essen, beim: Dulc., grat., merc., nat-c., nit-ac., olnd., phos., *sars.*

nach: Acon., aesc., agar., all-s., am-m., *anac.*, apis, **Arg-n.**, ars., asaf., *bar-c.*, bar-m., bell., berb., *bry.*, bufo, calc., calc-s., *camph.*, carb-an., **Carb-s.**, **Carb-v.**, card-m., *caust.*, cham., *chin.*, chin-a., cic., cina, *colch.*, coloc., com., con., cop., cycl., daph., dig., dulc., echi., **Ferr.**, ferr-ar., ferr-i., ferr-p., grat., gymn., ham., *hep.*, hydr., kali-ar., kali-bi., *kali-c.*, kali-p., kali-s., *kreos.*, *lach.*, lec., *lyc.*, merc., mur-ac., nat-ar., *nat-c.*, **Nat-m.**, nat-p., *nat-s.*, *nit-ac.*, *nux-m.*, *nux-v.*, onos., *ox-ac.*, petr., ph-ac., *phos.*, *pic-ac.*, plat., *podo.*, **Puls.**, *ran-s.*, rat., rhus-t., ruta, sang., *sars.*, *sep.*, *sil.*, *spig.*, *stann.*, staph., **Sulph.**, tarax., thuj., *verat.*, *zinc.*

AUFSTOSSEN - Essen, nach ...

fetten Speisen, nach: *Caust.*, *ferr.*, ferr-m., **Puls.**, **Sep.**, thuj.

Fieber, bei: Cub., lach., ran-b.

Fleisch, nach: Ruta

Schweinefleisch: Psor.

Freien, im: Nat-m.

Froststadium im Fieber, während: Nux-v.

nach: Zinc.

Frösteln, mit: *Sil.*

Frühstück, vor: *Bov.*, *ran-s.*

während: Ox-ac., zinc.

nach: Ars., calc-p., carb-ac., cham., con., cycl., grat., hell., hyper., kali-br., phos., pic-ac., *plat.*, sars., sep., sulph., verat.

gehaltvollen Speisen, nach: *Bry.*, **Carb-v.** ferr., nat-m., **Puls.**, *sep.*, staph., thuj.

Gehen, beim: Caps., carb-s., *graph.*, lyc. lycps., *mag-m.*, sulph.

amel.: Lyc.

Freien, im: Grat., phos., stann., sul-ac., sulph.

geistiger Anstrengung, bei: Hep.

Husten, nach: **Ambr.**, **Sang.**, *sul-ac.*, verat.

Kaffee, nach: *Caust.*, *coca*, cycl., *puls.*

Kartoffeln, nach: *Alum.*, gran.

Kohl, nach: **Mag-c.**

konvulsivisch: Ars-h., coc-c., ham., kali-bi., nux-v., phos., sang., til.

Kopfschmerz, bei: Apis, *calc.*, camph., **Mag-m.**

Liegen amel.: Aeth., rhus-t.

Mehlspeisen, Teigwaren; nach: Nat-c., sulph.

Menses, vor: Bry., chin., *kali-c.*, *kreos.*, lach., mag-c., mang., *nat-m.*, *nux-m.*, phos. *puls.*

während: Ant-t., ars., *graph.*, kali-c. kali-i., **Lach.**, lyc., *nit-ac.*

Milch, nach: Alum., am-c., ant-t., *calc.* carb-ac., carb-s., *carb-v.*, *chin.*, *cupr.*, iris., lyc., *mag-c.*, *nat-m.*, nat-s., petr., phos. *sulph.*, *zinc.*

Mittagessen, vor: Ran-b.

AUFSTOSSEN - Mittagessen ...

während: Grat., mag-m., ol-an., sars.

nach: Agar., aloe, am-c., ang., apis, ars., bar-c., carl., coca, cycl., dig., fl-ac., ham., kreos., lach., lyc., mag-m., merc., nat-m., nicc., petr., rat., sars., sul-ac., *sulph.*, zinc.

Aufrichten vom Bücken, beim: Cast.

Gehen, beim: Mag-m.

nüchtern, wenn: Acon., bov., cina, croc., *nit-ac.*, *nux-v.*, plat., valer.

Ohnmacht, verursacht: *Arg-n.*

periodisch: Aesc., ip.

Pfirsichen, nach: Psor.

plötzlich: *Carb-an.*

Rauchen, beim: *Lac-ac.*, thuj.

Sardinen, nach: Eupi.

Saurem, nach: Ph-ac., staph.

schießendem Schmerz, mit: Bry.

Schlaf, nach: Hep.

amel.: Chel., chin.

Schlucken, beim: Agar.

schmerzhaft: Anan., *bry.*, *carb-an.*, caust., **Cham.**, con., nat-c., nux-v., ox-ac., *par.*, phos., plb., sabad., sep.

schwierig: **Arg-n.**, *con.*, *graph.*, *nux-v.*

Sitzen, im: Gels., phos.

gebückt, wenn: Rob., sabin.

Stuhlgang, vor: Sumb.

während: Cham., con., dulc., *kali-c.*, *merc.*, *puls.*, ruta

nach: Aesc., anac., ars., bar-c., *calc-s.*, cob., *coloc.*, merc., sil.

Suppe, nach: Alum., anac., carb-v., mag-c.

Süßigkeiten, nach: *Arg-n.*, *caust.*, raph., zinc.

Tabak, durch: *Sel.*

Trinken, nach: Aeth., aloe, anac., apis, arg-n., ars., bism-o., canth., *carb-v.*, coloc., crot-t., hyper., *kali-c.*, lyc., merc., mez., *nat-m.*, nux-v., rhus-t., *sep.*, tarax., zinc.

kaltem Wasser, von: Phos.

amel.: Carl.

Trinkern, bei: *Ran-b.*, *sul-ac.*

unterdrückt: **Am-c.**, *calc.*, *con.*

gefolgt von Magenschmerz: *Con.*

AUFSTOSSEN ...

Urinieren, beim: Rhus-t.

vergeblich und unvollständig: Acon., agar., alum., am-c., ambr., *arg-n.*, arn., *ars.*, arund., *bell.*, calad., canth., carb-ac., carb-an., carb-s., *carl.*, *caust.*, chel., **Chin.**, *cocc.*, con., cycl., ferr., ferr-ar., ferr-m., **Graph.**, grat., hyos., indg., kali-c., kali-p., *lach.*, laur., *lyc.*, *manc.*, **Med.**, mez., mur-ac., **Nat-m.**, nux-v., petr., ph-ac., phel., *phos.*, *phyt.*, pic-ac., plat., plb., *puls.*, rhus-t., sabad., sars., spig., sul-ac., sulph., zinc., zing.

morgens: Ol-an.

Frühstück, nach dem: Con.

vormittags: Sil.

abends: Dios.

nachts: Caust., sulph.

Menses, vor den: Mang.

Zubettgehen, beim: Sulph.

Wein, nach: Lyc.

Würgen, nach: Op.

Äpfeln, schmeckt nach: Agar.

bitter: Aesc., *aloe*, *alum.*, *am-c.*, *am-m.*, *ambr.*, ant-c., ant-t., *apis*, arg-m., **Arn.**, ars., aur., bar-c., bar-m., bell., *berb.*, bism-o., *bry.*, *calc.*, *calc-s.*, *cann-s.*, carb-s., *carb-v.*, *carl.*, caul., *chel.*, **Chin.**, *chin-a.*, chin-s., *chion.*, cob., *cocc.*, coloc., corn., crot-t., cupr., *dios.*, dros., eup-per., ferr., ferr-ar., ferr-i., *ferr-m.*, ferr-p., graph., *grat.*, hell., hep., hyos., hyper., *ign.*, indg., kali-ar., kali-c., kali-i., kali-n., kali-p., kali-s., laur., *lyc.*, mag-m., mag-s., *merc.*, *merc-i-r.*, mur-ac., nat-c., **Nat-s.**, nicc., **Nux-v.**, op., petr., *ph-ac.*, phos., phys., *pic-ac.*, plb., **Podo.**, ptel., **Puls.**, raph., rhod., sabad., *sars.*, *sep.*, sil., spong., squil., *stann.*, staph., stry., *sul-ac.*, sulph., tarax., tarent., teucr., thuj., upa., verat., verat-v., verb., zinc.

morgens: Calc-s., hyper., lyc., sars., sil.

Aufstehen, beim: Cedr., sep.

Frühstück, nach: Pic-ac., *sep.*

Husten, nach: Sul-ac.

vormittags: Am-m., ign., nat-c., nicc.

nachmittags: Am-m.

abends: Bell., cast., dios., *puls.*, sars.

Kartoffeln, nach: *Alum.*

Milchsuppe, nach: Alum.

MAGEN

AUFSTOSSEN - bitter ...

nachts: Calc-s., cast., chel., *merc.*, *nux-v.*, ox-ac., **Puls.**

Abendessen, nach dem: Zinc.

Bücken, beim: Cast.

Butterbrot, nach: Chin.

Essen, nach dem: Bell., *bry.*, *chin.*, cina, kali-p., kreos., lach., **Lyc.**, *nat-m.*, *nat-s.*, *sars.*, *sep.*, *stann.*, thuj., verat.

amel.: Am-m.

fetten Speisen, nach: *Ferr.*, *ferr-m.*

gehaltvollen Speisen, nach: Ferr., *ferr-m.*

Gehen im Freien, beim: Grat.

Kartoffeln, nach: *Alum.*

Menses, während: *Sep.*, sulph.

Mittagessen, während: Sars.

nach: Bar-c., fl-ac., sul-ac.

amel.: Ferr.

nüchtern, wenn: *Nux-v.*

sauren Speisen, nach: Ph-ac.

Speisen kommen nach oben: **Lyc.**, *nat-s.*

Stuhlgang, beim: Cham.

Trinken von Wasser, nach: Aloe

Zorn, nach: Arn.

blutig: Merc-c., nux-v., phos., raph., *sep.*

brennend (vgl. SODBRENNEN): *Caust.*, coff., crot-t., ferr., *iod.*, *lyc.*

Eidotter, schmeckt wie: Apis

Eier, wie verdorbene: Acon., *agar.*, ant-t., **Arn.**, brom., bufo, coff., dios., elaps, kali-c., mag-m., mag-s., petr., phos., podo., *psor.*, ptel., rhus-t., *sep.*, stann., *sulph.*, *valer.*

morgens, beim Aufstehen: **Arn.**, graph., mag-c., *mag-s.*, petr., sulph., valer.

Erwachen, beim: Valer.

abends: Carl.

nachts: *Ant-t.*, phos.

riecht wie: *Cham.*, elaps, elat., ferr., *podo.*, psor., rhus-t., sulph.

nachts: Mag-c.

Schwangerschaft, in der: Mag-c.

faulig: Acet-ac., anan., ant-c., *ant-t.*, **Arn.**, ars., **Asaf.**, asar., aur-m., *berb.*, *bism-o.*,

AUFSTOSSEN - faulig ...

bufo, calc., calc-ar., calc-s., carb-an., carb-s., *carb-v.*, caust., cina, *cocc.*, con., cop., cub., *dig.*, *ferr.*, ferr-ar., ferr-p., *fl-ac.*, *graph.*, *hep.*, hydr., *kali-bi.*, lact., merc., mosch., mur-ac., naja, nat-m., nat-s., nit-ac., nux-v., olnd., phos., *plb.*, *psor.*, *puls.*, raph., sang., sec., *sep.*, *sul-ac.*, *sulph.*, thuj., valer.

morgens: *Nux-v.*

vormittags: Cocc.

abends: Nat-s., phos., stram.

nachts: Merc.

fetten oder gehaltvollen Speisen, nach: **Asaf.**, *caust.*, nat-m., *puls.*

Gebäck oder Schweinefleisch, nach: *Puls.*

Milch, nach: Nat-m.

Pfirsichen, nach: Psor.

Trinkern, bei: Sul-ac.

fettig: Aesc., carb-v., *cycl.*, ferr-i., lyc., **Mag-c.**, *puls.*

Fleisch, schmeckt wie: Mez., zinc.

verdorbenes, wie: **Puls.**

Flüssigkeit: Abies-n., agar., all-c., alum., anac., ant-c., ant-t., ars., aur-s., *calc.*, cann-s., carb-s., carl., caul., cham., chlol., coc-c., crot-h., cycl., dig., fago., form., gent-c., gran., graph., gymn., ham., hell., *lac-ac.*, lyc., mez., mosch., nicc., nux-v., *plat.*, plb., ptel., **Puls.**, raph., rhod., rob., *sulph.*, ust., verat., verb.

morgens: All-c., verat., verb.

Frühstück, nach: Phos.

vormittags: *Carl.*

nachmittags: Valer.

16 Uhr: *Valer.*

nachts: Nux-v.

Kaffee, nach: Puls.

Weißbrot, nach: *Crot-h.*

Essen, nach dem: Cina, staph.

gelb: Cic.

grünlich: Ars., graph.

Mittagessen, nach dem: Cast.

geschmacklos (s. leer)

heiß: Acet-ac., ars., aur., canth., *caust.*, cob., cop., *hep.*, *lac-ac.*, naja, *petr.*, *phos.*, phys., *podo.*, puls., sil., sin-a., zinc.

AUFSTOSSEN - heiß ...

morgens: Tab.

Essen, nach dem: *Podo.*

Kalkwasser, schmeckt wie: Kali-c.

Knoblauch, wie: Aesc., **Asaf.**, *mag-m.*, mosch., sul-ac., sulph.

Krampf, nach einem: Mag-m.

lang anhaltend: Glon.

laut: Acon., ambr., ant-c., **Arg-n.**, arn., **Asaf.**, *bism-o.*, bor., calc-p., carb-s., *carb-v.*, caust., *chin.*, *coca*, *coloc.*, com., con., ferr-i., gran., iris., jug-r., kali-n., lach., lact., manc., merc., *merc-i-r.*, mosch., petr., *phos.*, **Plat.**, plb., *puls.*, *sil.*, sin-n., sulph., sumb., tab., til., verat., verb., zinc.

nachmittags: Carb-s.

Bücken, beim: Manc.

Essen, nach dem: Calc., tab.

Milch, nach: Sulph.

nüchtern, wenn: **Plat.**

unkontrollierbar: *Sil.*

unwillkürlich: Asaf.

leer (= Luftaufstoßen): Abies-n., acon., *aesc.*, *aeth.*, **Agar.**, all-c., aloe, alum., am-br., **Am-c.**, am-m., *ambr.*, anac., anan., **Ant-c.**, ant-t., **Arg-n.**, **Arn.**, **Ars.**, **Ars-i.**, arund., *asaf.*, *asar.*, bapt., *bar-c.*, *bar-i.*, bell., *berb.*, **Bism-o.**, bov., brom., *bry.*, cahin., *calad.*, *calc.*, calc-s., camph., cann-i., **Cann-s.**, canth., **Carb-ac.**, *carb-an.*, **Carb-s.**, **Carb-v.**, card-m., carl., *casc.*, cast., caul., **Caust.**, *cham.*, *chel.*, *chin.*, chin-a., chin-s., chlol., cimx., cinnb., cist., clem., cob., coc-c., *cocc.*, coff., *colch.*, *coloc.*, **Con.**, cop., corn., *croc.*, crot-t., *daph.*, *dios.*, dulc., elat., erig., eup-per., eupi., fago., *ferr.*, ferr-ar., ferr-i., ferr-p., fl-ac., gamb., gent-c., gins., *glon.*, gran., grat., *guaj.*, gymn., ham., hell., helon., hep., *hydr.*, hyos., hyper., ign., indg., **Iod.**, **Ip.**, *iris.*, jatr., *kali-ar.*, **Kali-bi.**, kali-c., kali-chl., **Kali-i.**, kali-p., kali-s., *kalm.*, *kreos.*, *lac-c.*, *lach.*, lact., laur., *lec.*, led., lob., **Lyc.**, mag-c., mag-m., mag-s., manc., mang., med., *meny.*, merc., merc-i-f., *mez.*, mill., mosch., myric., *nat-ar.*, *nat-c.*, nat-m., nat-p., nat-s., nicc., *nit-ac.*, nux-m., ol-an., olnd., ox-ac., pall., petr., ph-ac., *phos.*, phys., phyt., **Pic-ac.**, plan., *plb.*, podo., ptel., **Puls.**, ran-b., ran-s., raph., rhod., rhus-t., rumx., ruta, sabad., sabin., sang., sars., sec., senec., *seneg.*, sep., sil., sin-a., sol-n., spig., spong., squil., stann., staph., stront., stry.,

AUFSTOSSEN - leer ...

sul-ac., **Sulph.**, sumb., tab., tarax., **Tarent.**, thuj., til., *valer.*, *verat.*, verat-v., verb., vinc., viol-t., xan., zinc., zing.

morgens: Anac., bar-c., bov., bry., calc., cedr., cina, cob., coloc., con., croc., dios., mag-c., nat-m., *pic-ac.*, *plat.*, sul-ac., *sulph.*

7 Uhr: Dios.

Aufstehen, beim: Cedr.

nach: Nat-m.

Erwachen, beim: Bar-c., calc.

Nüchternheit, nach: Bov., cina, croc., *plat.*

vormittags: Cast-eq., colch., com., *con.*, hydr., ign., myric., naja, par., *pic-ac.*, sars., zinc.

9 Uhr: Con.

10 Uhr: Cast-eq., ign.

11 Uhr: Hydr.

mittags: Olnd., ox-ac.

Essen, beim: Olnd.

nachmittags: Aeth., ars., *carb-v.*, crot-t., dios., hydr., hyper., iris., lyc., mag-m., nat-m., op., ox-ac.

17 Uhr: Dios., hyper., ox-ac.

Kaffee, nach: Nat-m.

Magen, bei leerem: Op.

abends: Abrot., am-c., coc-c., dios., hyper., rumx., sars., sulph., verat., zinc.

18 Uhr: Iris.

19 Uhr: Dios., phys.

21 Uhr bis Mitternacht: Phos.

Gehen im Freien, beim: Phos.

21.30 Uhr: Dirc.

Liegen, im: Verat.

Schluckauf, bei: Sulph.

nachts: Dios., dirc., mang., mur-ac., phos., phys., sumb., tanac.

23 Uhr: Sumb.

Menses, vor: Mang.

abwechselnd mit Schluckauf: Agar.

Abendessen, nach dem: Alum., lyc., sep.

Aufstehen, beim: Coloc.

Bier, nach: Vinc.

MAGEN

Erwachen, beim: Bar-c., calc., rumx.

Essen, nach dem: *Acon.*, ars., bry., calc., *camph.*, carb-an., card-m., coloc., cycl., grat., *hydr.*, nat-c., *nat-m.*, *ox-ac.*, ph-ac., *phos.*, *plat.*, *ran-s.*, rhus-t., *sep.*, spig., **Sulph.**, **Verat.**

Freien, im: Nat-m.

Frühstück, vor: *Bov.*, *ran-s.*

nach: Ars., grat., hell., sulph.

geistiger Anstrengung, bei: *Hep.*

Husten, nach: **Ambr.**, **Sang.**, sul-ac., verat.

Hysterie, bei: Mang.

Kälte, bei: Gamb.

Kopfschmerz, bei: Apis, *calc.*

Menses, vor: Mang.

Dysmenorrhö, bei: Mang.

Mittagessen, nach dem: Am-c., ars., cact., cycl., lyc., mag-m., *sulph.*

nüchtern, wenn: Plat., valer.

Stuhlgang, nach: Bar-c.

Suppe, nach: Carb-v., mag-c.

Trinken, nach: Bism-o., carb-v., coloc., nat-m., tarax., vinc.

kaltem Wasser, von: Phos.

Übelkeit, bei: Arn., coc-c.

Zucker, durch: Raph.

Mandeln, schmeckt wie: *Caust.*, *laur.*

Milch, von: Ant-t., calc., carb-ac., carb-v., lyc., sulph., zinc.

nachmittags: Zinc.

Gehen, beim: Mag-m.

modrig: Ign.

Moschus, schmeckt wie: *Caust.*, sumb.

Nase, durch die: Lyc., merc-c., phos.

ranzig: Aeth., alum., **Asaf.**, bar-c., cadm., *calc.*, carb-s., *carb-v.*, *croc.*, *cycl.*, ferr-i., *graph.*, grat., kali-bi., laur., merc., mez., nux-m., phos., *psor.*, *puls.*, ran-s., rhod., sabad., sanic., sulph., ter., thuj., *valer.*

morgens, nach Suppe: Alum.

nachmittags: Crot-h.

abends: Ran-s.

16 Uhr: *Valer.*

Essen, nach dem: Mez.

nachts: *Merc.*

Essen, nach dem: *Graph.*

gehaltvollen, fetten Speisen; nach: Thuj.

Mittagessen, beim: Alum.

salzig: Agar., ant-t., arn., cadm., *carb-an.*, caust., cham., *kali-c.*, lyc., nux-v., sep., staph., sul-ac.

sauer: Abrot., *acet-ac.*, aesc., agar., ail., *all-c.*, aloe, *alum.*, am-c., am-m., *ambr.*, ant-t., aran-s., *arg-n.*, *ars.*, asar., *bar-c.*, *bar-i.*, bell., *bry.*, bufo, cact., *cadm.*, **Calc.**, *calc-p.*, *calc-s.*, cann-s., *canth.*, *carb-ac.*, *carb-an.*, *carb-s.*, **Carb-v.**, caul., *caust.*, *cham.*, *chel.*, **Chin.**, *chin-a.*, *chion.*, chlol., *cimx.*, cina, *cob.*, *cocc.*, coff., coloc., com., *con.*, cop., crot-h., cub., cupr-ac., *cycl.*, *dig.*, *dios.*, dros., echi., elaps, *ferr.*, *ferr-ar.*, *ferr-i.*, *ferr-m.*, *ferr-p.*, fl-ac., form., *gels.*, gent-c., gins., *graph.*, guare., gymn., *hep.*, *hydr.*, hydrc., hyos., **Ign.**, indg., *iod.*, **Iris.**, kali-ar., **Kali-bi.**, *kali-c.*, kali-chl., kali-m., kali-p., **Kali-s.**, *kreos.*, *lac-d.*, *lach.*, lac-ac., laur., lept., **Lith-c.**, *lob.*, **Lyc.**, **Mag-c.**, mang., mez., **Nat-ar.**, **Nat-c.**, **Nat-m.**, **Nat-p.**, **Nat-s.**, nicc., *nit-ac.*, **Nux-v.**, *op.*, ox-ac., pall., *petr.*, *ph-ac.*, **Phos.**, phyt., pic-ac., pip-m., plb., *podo.*, *psor.*, ptel., *puls.*, ran-s., **Rob.**, sabad., sabin., sanic., sec., senec., *sep.*, *sil.*, sol-t-ae., spig., spong., squil., stann., staph., stram., **Sul-ac.**, **Sulph.**, tab., thuj., ust., verat., verat-v., *zinc.*, zing.

tagsüber: *Nux-v.*, **Sulph.**

morgens: Calc., *puls.*, sil., tab., tarent.

Erwachen, nach dem: Nux-v.

vormittags: Agar., alum., nicc.

nachmittags: Ammc., carb-s., fl-ac., lyss., *nat-c.*, podo.

Mittagessen, nach dem: Nat-m.

abends: Calc., chin-s., con., dios., ox-ac., phos., ran-s., sars.

Bett, im: *Alum.*

Essen, nach dem: Stann.

Freien agg., im: Carb-v.

nachts: Calc-s., *con.*, lyc., *nux-v.*, tanac.

Abendessen, nach dem: Sep.

Brot, nach: Crot-h., *hydr.*, merc., zinc.

Erwachen, beim: Rumx.

AUFSTOSSEN - sauer ...

Essen, nach dem: Bar-c., *bry.*, caps., carb-v., cham., chin., cina, *con.*, dig., dios., ferr., ferr-m., *hydr.*, kali-c., kali-s., kreos., lyc., *nat-ar.*, **Nat-m.**, *nit-ac.*, petr., ph-ac., *phos.*, podo., puls-n., sabin., sars., *sil.*, sulph., zinc.

eine bis drei Stunden nach: *Puls.*

zwei Stunden nach: Com.

fetten Speisen, nach: *Caust.*, *nit-ac.*, *rob.*

Frühstück, während: Ox-ac.

nach: Sars.

gehaltvollen, fetten Speisen; nach: Chin., sulph., zinc.

Gehen, beim: Carb-v.

Freien, im: Stann., sul-ac., sulph.

Husten, nach: Raph., sul-ac.

Kaffee, nach: *Cycl.*, *puls.*

Kohl, nach: **Mag-c.**

Liegen auf dem Rücken, beim: Carb-v.

Mehlspeisen, Teigwaren; nach: *Caust.*, *nux-v.*

Menses, vor: *Kali-c.*

während: *Mag-c.*

Milch, nach: Am-c., *calc.*, *carb-v.*, *chin.*, iris., *lyc.*, *mag-c.*, merc., *nux-v.*, phos., *sulph.*, zinc.

Mittagessen, nach dem: Ars., fl-ac., lyc., mag-m., petr., rumx., *sulph.*, sumb., *zinc.*

Obst, nach: **Chin.**

Schwangerschaft, in der: Nux-v.

Schwindel, bei: Sars.

Sitzen, bei gebeugtem: *Rob.*, sabin.

Trinken, nach: Canth., zinc.

Wasser, nach: Psor.

Trinkern, bei: *Sul-ac.*

Übelkeit, bei: Gamb.

Wechselfieber, bei: *Lyc.*

Zucker, nach: *Caust.*

scharf: Aloe, alum., *ambr.*, *apis*, arg-m., ars., asaf., bell., bufo, cact., *calc.*, *calc-s.*, *cann-s.*, caps., *carb-an.*, carb-s., *caust.*, cham., cop., crot-h., crot-t., cupr., *dig.*, dios., dor., echi., fago., *fl-ac.*, *graph.*, *lach.*, lact., *lac-ac.*, lob., **Lyc.**, mang., *merc.*, mez.,

nit-ac., *nuph.*, *nux-v.*, ol-an., ox-ac., petr., phos., *phyt.*, raph., *rhus-t.*, *sang.*, *sep.*, *sul-ac.*, ter., ther., thuj., verat., zinc.

nachmittags: *Caust.*, chin.

abends: Alum., *ambr.*, *caust.*

nachts: Merc.

Brot, nach: Crot-h.

Essen, nach dem: All-s., anac., carb-s., spig.

Fieber, im: Cub.

Mittagessen, nach dem: Aloe

Süßigkeiten, nach: Raph., zinc.

Trinkern, bei: *Sul-ac.*

schaumig: Alet., all-c., *canth.*, kreos., *lach.*, lyc., *mag-m.*

morgens: All-c.

Schleim: Aesc., alum., *arn.*, bry., *canth.*, cupr., *kali-c.*, *lach.*, lyc., mag-s., phos., raph., sabad., sul-ac.

morgens: All-c., bry., graph., hyper.

Husten, nach: Sul-ac.

abends: Bry., hyper.

schluchzend: Ant-t., bell., chin., coloc., cycl., meph., staph.

Schluckauf, wie: Ant-t., calc., *cycl.*, mez., plat., sars., sulph.

Mittagessen, nach dem: Carb-an., plat.

Schwefelwasserstoff (s. Eier)

Speisen, schmeckt nach: Aesc., aeth., agar., aloe, am-c., am-m., ambr., anan., **Ant-c.**, *apis*, arg-n., arn., ars., aur-s., bell., **Bry.**, *calc.*, camph., **Carb-an.**, carb-v., carl., cast., **Caust.**, cham., chel., **Chin.**, cic., cocc., colch., *con.*, cop., croc., crot-h., cycl., echi., euphr., **Ferr.**, ferr-ar., *graph.*, *grat.*, ham., hep., ign., *ip.*, kali-bi., kali-c., kali-i., lach., lac-ac., laur., lyc., mag-m., mang., nat-ar., nat-c., **Nat-m.**, nux-v., olnd., phel., *phos.*, phyt., plb., **Puls.**, *ran-s.*, rat., rhus-t., *rumx.*, ruta, sars., sep., *sil.*, sin-a., spig., staph., still., *sulph.*, sumb., tab., tell., thuj., til., trom., verat., zinc.

morgens: Agar.

nachmittags: Coff., euphr.

13 Uhr: Chel.

Mittagessen, nach dem: Canth., cina, sars., squil.

MAGEN

AUFSTOSSEN - Speisen, schmeckt nach ...

Rauchen, beim: Thuj.

Trinken von Wasser agg.: **Apis**

Speisen, von: *Aesc.*, aeth., am-m., *arg-n.*, ars., *arum-t.*, asaf., *bell.*, *bry.*, bufo, *calc.*, *calc-s.*, canth., carb-s., *carb-v.*, *caust.*, *cham.*, **Chin.**, chin-a., coff., *con.*, *cop.*, cycl., *dig.*, echi., **Ferr.**, ferr-i., **Ferr-p.**, glon., graph., *hep.*, ign., iris., kali-ar., *kali-bi.*, kali-c., kali-p., kali-s., kalm., *lach.*, lob., *lyc.*, mag-m., *mag-p.*, mang., *merc.*, *mez.*, *mur-ac.*, *nat-m.*, nit-ac., *nux-v.*, **Ph-ac.**, **Phos.**, pic-ac., plat., plb., *podo.*, **Puls.**, ran-b., *rhus-t.*, rob., sars., senec., spig., sul-ac., *sulph.*, tab., teucr., thuj., ust., valer., verat.

morgens: *Sulph.*

mittags: *Ferr.*

nachmittags: Euphr., ferr., lyc., nat-p., sulph.

abends: Sulph.

nachts: *Canth.*, *phos.*, zinc.

Mitternacht, nach: Sil.

Speisen, die mittags gegessen wurden: *Zinc.*

Abendessen, nach dem: Phos.

Ärger, Verdruss; nach: Ferr-p.

bitter schmeckend: **Lyc.**, *nat-c.*, ph-ac.

Bücken, beim: Cic., ip., *phos.*

Essen, beim: Cupr-s., grat., mag-p., merc., phos., sars.

nach: Aesc., bry., **Ferr.**, mag-p., med., *nat-m.*, phos., podo.

sofort nach: Ferr., *mag-p.*, *phos.*

eine Stunde nach: Aesc., aeth.

zwei Stunden nach: Ferr., lyc., sulph.

fünf Stunden nach: *Caust.*

Gehen, beim: *Mag-m.*

Husten, nach: *Raph.*, sul-ac.

Mittagessen, nach dem: Lyc., nat-p., sars., sulph.

beim Gehen: Mag-m.

mundvoll: Aesc., arg-n., ars., *dig.*, *ferr.*, *hydr.*, *hyos.*, lach., lyc., **Phos.**, sul-ac., sulph.

ranzig: Puls.

stechend scharf: Sabad.

AUFSTOSSEN - stechend scharf ...

Husten, beim: Caps.

süßlich: Acon., alum., carb-v., grat., ind., lachn., merc., plat., *plb.*, *sul-ac.*, sulph., zinc.

morgens: Alum., sul-ac., sulph.

flüssig: *Acon.*, *iris.*, lachn., *plb.*

Menses, vor: *Nat-m.*

Schwangerschaft, in der: Nat-m., *zinc.*

Wasser: *Plb.*

Talg, schmeckt nach ranzigem: **Puls.**

Übelkeit erregend: Am-m., ant-t., calc., carb-s., *carb-v.*, chin., fl-ac., *graph.*, grat., helon., kali-br., nat-m., ol-an., onos., par., ptel., **Puls.**, *sep.*, verat., verb., zinc., zing.

gehaltvollen Speisen, nach: Nat-m., sep.

übel riechend (s. faulig)

verdorben, faulig: *Acet-ac.*, *arn.*, *asar.*, aur-m., bell., cocc., graph., mag-s., merc., mur-ac., nux-v., olnd., *psor.*, puls., sep. sulph., tab., thuj., til., *valer.*

Wasser; Aufschwulken von: Acet-ac. acon., aesc., alum., *alumn.*, *am-c.*, *am-m.* ambr., anac., ant-c., *ant-t.*, *apis*, arn., **Ars.** ars-i., asar., **Bar-c.**, *bar-i.*, bar-m., bell. *bism-o.*, bov., **Bry.**, **Calc.**, *calc-p.*, *calc-s.* cann-s., canth., *caps.*, *carb-an.*, carb-s. **Carb-v.**, *caust.*, chel., *chin.*, chin-a., *cic.* *cina*, cob., *cocc.*, colch., con., croc., cupr. cur., cycl., *daph.*, dig., *dros.*, dulc., euph. ferr., ferr-ar., ferr-i., ferr-p., *graph.*, grat. hell., *hep.*, *ign.*, iod., *ip.*, kali-ar., *kali-bi.* *kali-c.*, kali-p., kali-s., lach., *lac-ac.*, laur. *led.*, lil-t., *lob.*, **Lyc.**, mag-c., *mag-m.* mang., meny., *merc.*, **Mez.**, mosch. mur-ac., *nat-ar.*, *nat-c.*, *nat-m.*, nat-p. *nat-s.*, *nit-ac.*, nux-m., **Nux-v.**, olnd., **Par.** **Petr.**, ph-ac., *phos.*, phys., pic-ac., plat. plb., podo., psor., **Puls.**, *ran-b.*, ran-s., rat. *rhod.*, *rhus-t.*, **Sabad.**, sabin., **Sang.**, *sars.* sec., seneg., *sep.*, **Sil.**, spig., spong., squil. stann., **Staph.**, *sul-ac.*, **Sulph.**, tab., tarax ter., thea, thuj., valer., **Verat.**, verb., zinc.

morgens: Sulph.

mittags, nach dem Essen: Sulph.

nachmittags, beim Gehen: Nat-s.

abends: Anac., cycl., nat-s., podo., still ter.

nachts: *Carb-v.*, genist., graph.

Menses, während den: *Puls.*

MAGEN

AUFSTOSSEN - Wasser; Aufschwulken von ...

Abendessen, nach dem: Am-m.

Essen, nach dem: Am-c., am-m., *bry.*, *calc.*, chin., con., croc., ferr., *kali-c.*, merc., nat-m., *nux-v.*, phos., sang., *sep.*, *sil.*, *sulph.*

Fahren im Wagen, beim: *Nux-m.*

Fleisch, durch frisches: *Caust.*

kräftigen Speisen, nach: *Mag-c.*

kühles Wasser: Caust.

Liegen, im: *Psor.*

Menses, vor: *Nux-m.*, *puls.*

Milch, nach: *Calc.*, *cupr.*, phos.

Mittagessen, vor: Sulph.

nach: Am-m.

Nüchternheit agg.: Grat.

periodisch, jeden zweiten Tag: Lyc.

sauren Speisen, nach: Phos.

Schwangerschaft, in der: Acet-ac., dios., *lac-ac.*, lob., *nat-m.*, *nux-m.*, *tab.*

Stuhlgang, nach: Caust.

Trinken, nach: Nit-ac., sep.

Wasser, von: Acon., ant-c., ant-t., arn., bar-c., bry., cann-i., carl., cast., caust., cob., *colch.*, crot-t., *graph.*, grat., kali-n., *mag-m.*, mag-s., *merc.*, *merc-c.*, *mez.*, nat-s., ol-an., phos., plat., *plb.*, sil., stann., sul-ac., *sulph.*, verat.

morgens: Graph.

Aufstehen, nach dem: Carb-an.

Übelkeit, bei: *Mag-m.*, *mag-s.*

vormittags: Nicc.

nachmittags: Am-m.

abends: Sars.

nachts: Mang.

Menses, vor den: Mang.

Bewegung, bei: Mez.

Kartoffeln, nach: Mag-s.

Sitzen, im: Phos.

Übelkeit, bei: Gamb.

Wind, große Mengen: **Arg-n.**, asaf., bapt., *carb-v.*, *hep.*, *lyc.*, *phos.*

AUFTREIBUNG, Ausdehnung: Abrot., acon., esc., aloe, alum., alumn., ant-c., ant-t., apis, **Arg-n.**, ars., ars-i., *asaf.*, aur., bar-m., *bell.*, berb., *bor.*, *bry.*, bufo, calad., **Calc.**, *calc-ar.*, *calc-s.*, caps., carb-an., **Carb-v.**, carl., cedr., *cham.*, chel., **Chin.**, *chin-s.*, **Cic.**, cimic., clem., coc-c., *cocc.*, coff., *colch.*, *con.*, *croc.*, cupr., cycl., daph., *dig.*, dios., *dulc.*, echi., elaps, eup-pur., ferr., ferr-ar., ferr-i., ferr-m., ferr-p., *gels.*, gent-l., gins., gran., *graph.*, grat., *hell.*, *hep.*, *hydr.*, hydr-ac., hydrc., *ign.*, iod., kali-ar., kali-bi., **Kali-c.**, kali-p., kali-s., *lac-d.*, *lach.*, laur., lec., led., lil-t., **Lyc.**, mag-c., *manc.*, *med.*, *merc.*, *merc-c.*, merl., mez., mosch., nat-ar., nat-c., *nat-m.*, *nat-s.*, **Nux-m.**, *nux-v.*, ol-an., op., petr., *phos.*, phys., phyt., plb., *prun-s.*, psor., *puls.*, raph., **Rat.**, rob., sabad., sabin., sang., sec., sep., *stram.*, sul-ac., **Sulph.**, tarent., thuj.

morgens: Nux-v., *phos.*

vormittags: Myric.

nachmittags: Nat-m., petr., sulph.

abends: Dios., eupi., *kali-bi.*, osm.

21 Uhr bis Mitternacht: Phos.

nachts, beim Erwachen: Asaf.

Abendessen, nach: Zinc.

Aufregung, nach: *Arg-n.*, nux-m.

Aufstehen, nach: Coc-c.

Aufstoßen amel.: *Arg-n.*, **Carb-v.**, mag-c., *nat-s.*

amel. nicht: **Chin.**, echi., *lyc.*

Austern, nach: *Bry.*, *lyc.*

Bewegung amel.: Cedr.

Essen, während: Con.

nach: Agar., alum., *ambr.*, *anac.*, *apoc.*, *arg-n.*, aur-m., bar-c., **Bor.**, *bry.*, calad., *calc.*, calc-s., cann-i., carb-an., carb-s., **Carb-v.**, *caust.*, cham., **Chin.**, cimic., coc-c., **Colch.**, *cop.*, dig., dios., dulc., ferr., ferr-p., graph., *grat.*, *hep.*, *lach.*, **Lyc.**, **Nat-s.**, *nux-m.*, **Nux-v.**, op., *phos.*, *puls.*, rumx., *sanic.*, sars., sin-a., *stann.*, sul-ac., sulph., tab.

amel.: Cedr., rat.

Fisch, nach gepökeltem: Calad.

Flatus amel., Abgang von: Rat.

Froststadium im Fieber, während: *Cocc.*

Gehen amel.: Calad., cedr.

geistiger Anstrengung, bei: Hep.

Konvulsionen, während: *Cic.*

Liegen auf dem Bauch amel.: Con.

AUFTREIBUNG ...

Menses, vor: Zinc.

Milch, nach: *Con.*

Mittagessen, vor: Rat.

nach: Ant-c., dig., kalm., zinc.

Stuhlgang amel.: Corn.

Trinken, nach: Manc., tab.

Widerspruch, nach: *Nux-m.*

BALANCIERT, als würde der Magen auf und ab: Ph-ac.

BESORGNIS, Bangigkeit wird im Magen verspürt: Asaf., *aur.*, bry., calc., *cann-s.*, canth., *dig.*, *kali-c.*, *lyc.*, **Mez.**, *phos.*, thuj.

steigt vom Magen zum Kopf und wieder zurück: Thuj.

BEWEGUNG im Magen, Gefühl von: Arn., chel., *cocc.*, colch., coloc., **Croc.**, kali-n., laur., *lyss.*, nat-m., nicc., olnd., phos., sul-ac., tarent.

BLUBBERNDES, glucksendes Gefühl: Caust., lyss.

BLUTUNG (s. ERBRECHEN - Blut)

BRECHREIZ, Würgen (vgl. ÜBELKEIT): Agar., benz-ac., bry., calc-p., *carb-v.*, *chin.*, chin-s., cop., *kali-c.*, kali-chl., *lyc.*, par., *podo.*

morgens: *Corn.*, kali-c.

nachts: *Arg-n.*

Auswurf, bei: *Arg-n.*, *coc-c.*, par.

Essen, nach: Agar., *ambr.*, *kali-c.*, *lach.*

Frühstück, nach: Calc-p.

Husten, durch: *Agar.*, *arg-n.*, bry., calc., carb-v., caust., cench., cimx., **Cina**, coc-c., cupr., ferr., hell., kali-c., *lach.*, *lyss.*, merc-c., sanic., sep.

Schleim in den Fauces, durch: Anac., *arg-n.*, *carb-v.*, ip., *lyc.*

Trinken, beim: *Cimic.*

DREHEN, Winden im Magen: Aeth., am-m., hydr., kali-n., nat-m., ol-an., plb., sulph.

morgens, nach dem Aufstehen: Kali-n.

Bewegung, bei: Bell.

Husten, beim: *Puls.*, ruta, tab.

Liegen auf dem Bauch, beim: Hydr.

Schlucken von Flüssigkeiten, nach: Plb.

DURST: **Acet-ac.**, **Acon.**, aesc., aeth., agar., agn., ail., *all-c.*, all-s., aloe, alum., alumn., am-c., *am-m.*, *anac.*, anan., *ant-c.*, ant-t., anthr., apis,

DURST ...

apoc., **Arg-n.**, *arn.*, **Ars.**, ars-h., *ars-i.*, aur., aur-m., *bapt.*, *bar-c.*, bar-i., *bar-m.*, *bell.*, *berb.*, bism-o., *bol.*, *bor.*, bov., brom., **Bry.**, cact., cadm., cahin., caj., **Calc.**, *calc-ar.*, **Calc-s.**, *camph.*, cann-i., *canth.*, **Caps.**, *carb-ac.*, carb-an., carb-s., *carb-v.*, carl., cast., caul., **Caust.**, cedr., **Cham.**, *chel.*, **Chin.**, *chin-a.*, *chin-s.*, *cic.*, *cimic.*, *cina*, cinnb., clem., *coc-c.*, *cocc.*, *colch.*, *coloc.*, *con.*, cop., cor-r., *croc.*, *crot-c.*, *crot-h.*, *cupr.*, cycl., daph., **Dig.**, dor., *dros.*, *dulc.*, elaps, eug., **Eup-per.**, euph., eupi., fago., ferr-ar., ferr-i., *ferr-p.*, *fl-ac.*, form., gamb., gent-c., gins., glon., graph., grat., guaj., ham., **Hell.**, *hep.*, hydr-ac., *hyos.*, ind., **Iod.**, ip., jug-r., kali-ar., *kali-bi.*, *kali-c.*, kali-chl., *kali-i.*, kali-n., *kali-p.*, *kali-s.*, *kalm.*, kreos., *lach.*, lachn., lact., *laur.*, *led.*, lil-t., lyc., *mag-c.*, mag-m., mag-s., manc., mang., **Merc.**, *merc-c.*, *merc-i-f.*, merl., *mez.*, mill., mur-ac., naja, *nat-ar.*, *nat-c.*, **Nat-m.**, *nat-p.*, nat-s., nicc., *nit-ac.*, nux-m., *nux-v.*, ol-j., olnd., **Op.**, ox-ac., paeon., petr., ph-ac., **Phos.**, phys., pic-ac., plan., plat., *plb.*, *podo.*, psor., ptel., puls., *ran-b.*, *raph.* *rat.*, rhod., **Rhus-t.**, rob., ruta, sabad., samb. sang., santin., sars., **Sec.**, sel., seneg., sep., **Sil.** sol-n., sol-t-ae., spig., stann., staph., **Stram.** stront., sul-ac., **Sulph.**, tab., **Tarent.**, tax., tep. ter., thea, *ther.*, *thuj.*, upa., ust., **Verat.**, *verat-v.* verb., *zinc.*, zing.

tagsüber: Hep.

morgens: Am-c., apoc., ars., arund., bor. bry., calc., carb-an., carb-s., chin-s., coc-c. dros., eug., fago., glon., *graph.*, grat. hyper., jab., kreos., mag-m., mag-s., nat-ar. nat-c., nat-m., nat-s., **Nit-ac.**, nux-m. *nux-v.*, ox-ac., ph-ac., phos., phyt., plb. puls., rhus-t., sabad., sars., sep., spong. *stram.*, sulph., tab., thuj., *verat-v.*, vip.

Erwachen, beim: Am-c., arund., hyper. jab., mag-s., nit-ac., sel., thuj.

Milch, nach: Nat-m.

vormittags: Agar., apis, calc-s., elaps kali-c., kali-n., mag-c., mag-m., mag-s. nat-c., nat-s., zinc.

10 Uhr: Nat-ar., *nat-m.*

mittags: **Lyc.**, mag-c., mag-m., nat-c., phos

nachmittags: Aloe, am-c., am-m., berb bov., brom., *calc.*, carl., chin., clem., colch con., ham., ign., kali-n., mag-c., mag-m mag-s., *nat-c.*, nat-m., nat-s., nicc., nux-v petr., ph-ac., phos., phys., *ran-b.*, rhus-t ruta, senec., sil., verat., *zinc.*

14 Uhr: **Puls.**

DURST - nachmittags ...

15 Uhr: Ferr., lyc., nicc., staph.

16 Uhr: Chel., *lyc.*, sulph.

16 Uhr während Froststadium im Fieber: Sulph.

18 Uhr: Bar-c., ham., tab.

abends: Acon., *all-c.*, am-c., am-m., anac., *ant-c.*, arg-m., ars., ars-i., bar-c., bell., benz-ac., bism-o., bor., bov., bry., carl., cham., chin., chin-a., chin-s., clem., coc-c., *croc.*, cur., **Cycl.**, elaps, euphr., fago., ferr., ferr-i., *gamb.*, gran., grat., ham., *iod.*, jatr., kali-bi., kali-c., kreos., laur., lyc., *mag-c.*, *mag-m.*, mag-s., merc-i-f., mez., nat-ar., nat-c., *nat-m.*, *nat-s.*, *nicc.*, ol-an., phos., phys., plb., podo., rat., rumx., sel., seneg., sep., sin-a., spig., squil., sulph., tab., *thuj.*, *zinc.*, zing.

nachts: *Acon.*, aloe, *ant-c.*, ant-t., apis, arn., *ars.*, bry., cadm., *calc.*, canth., carb-an., cedr., cham., chin-s., cinnb., *coff.*, cur., *cycl.*, elaps, *eup-per.*, fago., fl-ac., gamb., glon., *hep.*, *lach.*, *lyc.*, *mag-c.*, mag-m., mang., *merc.*, mur-ac., nat-ar., nat-c., nat-m., nat-s., nicc., nit-ac., nux-v., op., *phos.*, plan., puls., *rhus-t.*, **Sil.**, *spong.*, *sulph.*, tab., *thuj.*, zing.

Mitternacht: Cann-i., mag-m., merc., plat., sul-ac., sulph.

3 Uhr: Mag-m.

Erwachen, beim: Aloe, *apoc.*, berb., calad., carb-an., *coff.*, *nat-s.*, *stram.*

abwechselnd mit Abneigung gegen Trinken: Berb.

Abendessen, nach dem: Aloe, phos., plat.

Abscheu vor Flüssigkeiten, mit: Agn., am-c., arn., *bell.*, cann-i., *canth.*, *caust.*, *cocc.*, *hell.*, *hyos.*, lac-c., *lach.*, *lyc.*, lyss., merc., nat-m., *nux-v.*, rhus-t., samb., sel., *stram.*, tarent.

Apyrexie, in der: *Cimx.*, *ip.*

Bier, nach: Bry.

brennend, heftig: **Acet-ac.**, *acon.*, aeth., *agar.*, *anac.*, anan., apis, *ars.*, *aur.*, *bell.*, **Bry.**, bufo, *calc.*, *camph.*, canth., carb-s., *carb-v.*, *cast.*, caust., cham., chin., colch., *coloc.*, *crot-c.*, *crot-h.*, cub., cupr., elaps, ferr., graph., hep., hyos., iod., jatr., kali-bi., *kali-n.*, kali-s., *laur.*, lyc., *lycps.*, mag-m., **Merc.**, merc-c., merc-i-f., mur-ac., nat-ar., nat-c., nicc., nit-ac., op., ph-ac., **Phos.**, *plb.*, puls., raph., *rhus-t.*, *sec.*, *sil.*, spong., squil.,

DURST - brennend, heftig ...

stann., *stram.*, sul-ac., *sulph.*, **Tarent.**, thuj., verat., verb., vip., zinc.

ohne Trinkverlangen: *Ars.*

Erbrechen, vor: **Eup-per.**

nach: Olnd., *sul-ac.*

Erwachen, beim: *Acon.*, camph., dros., ferr., hyper., mag-c., *mag-m.*, nat-m., rat., stram.

Essen, beim: Ail., aloe, *am-c.*, bufo, coc-c., *cocc.*, *lach.*, *nat-c.*, psor.

nach: Aloe, anac., bell., *bry.*, calad., caust., coc-c., cocc., cycl., elaps, graph., guare., lyc., nat-c., nit-ac., phel., phos., sil.

extrem stark: **Acet-ac.**, **Acon.**, *aesc.*, aeth., agar., *all-c.*, all-s., alum., *am-m.*, anac., anan., *ant-c.*, *ant-t.*, *apis*, **Arg-n.**, *arn.*, **Ars.**, *ars-h.*, ars-i., asar., aspar., aur., aur-m., bar-c., bar-i., bar-m., *bell.*, bism-o., *bor.*, *bov.*, **Bry.**, bufo, *cadm.*, calad., **Calc.**, **Calc-s.**, *camph.*, cann-s., canth., caps., *carb-ac.*, carb-an., carb-s., *carb-v.*, **Caust.**, *cedr.*, **Cham.**, *chel.*, **Chin.**, chlor., cic., cina, coc-c., cocc., coff., *colch.*, *coloc.*, con., *cop.*, *croc.*, *crot-c.*, *crot-h.*, *crot-t.*, cub., *cupr.*, *cupr-ar.*, cur., *cycl.*, **Dig.**, dros., *dulc.*, *elaps*, **Eup-per.**, *eup-pur.*, *ferr.*, ferr-ar., ferr-i., ferr-m., gamb., *graph.*, grat., guaj., ham., **Hell.**, helon., *hep.*, hydr-ac., hyos., hyper., ign., *iod.*, *ip.*, jab., jatr., kali-ar., kali-bi., *kali-br.*, *kali-c.*, kali-chl., *kali-i.*, kali-n., *kali-p.*, *kalm.*, *kreos.*, lac-d., lach., lachn., *lac-ac.*, *laur.*, *led.*, lil-t., *lyc.*, *lycps.*, *lyss.*, *mag-c.*, *mag-m.*, manc., *med.*, **Merc.**, **Merc-c.**, merc-i-f., mez., mill., mosch., mur-ac., mygal., nat-ar., *nat-c.*, **Nat-m.**, *nat-p.*, *nat-s.*, *nit-ac.*, nux-m., *nux-v.*, *olnd.*, *op.*, ox-ac., par., *petr.*, *ph-ac.*, **Phos.**, *phyt.*, plan., plat., plb., *podo.*, ptel., puls., **Pyrog.**, ran-b., ran-s., *raph.*, rheum, rhod., *rhus-t.*, **Rob.**, ruta, sabad., samb., *sang.*, sec., sel., seneg., *sep.*, **Sil.**, spig., *spong.*, squil., stann., staph., **Stram.**, stront., stry., *sul-ac.*, **Sulph.**, syph., tarax., tarent., tell., *ter.*, ther., thuj., uran, valer., **Verat.**, verb., *zinc.*

Froststadium im Fieber, vor: Am-c., am-m., arn., **Ars.**, *caps.*, **Chin.**, **Eup-per.**, *eup-pur.*, *hep.*, lach., nat-m., *nux-v.*, ol-j., **Puls.**, sep., sulph.

während: *Acon.*, alum., am-m., **Apis**, aran., **Arn.**, ars., asar., bar-c., bar-m., bov., *bry.*, calad., *calc.*, camph., cann-s., canth., **Caps.**, carb-s., *carb-v.*,

DURST - Froststadium im Fieber, während ...

cham., *chin-s.*, cimx., **Cina**, croc., **Eup-per.**, *eup-pur.*, eupi., *ferr.*, gamb., **Ign.**, kali-ar., *kali-c.*, kali-i., *lach.*, *lec.*, *led.*, mag-m., med., mur-ac., nat-c., **Nat-m.**, nat-s., **Nux-v.**, ol-j., *op.*, psor., **Pyrog.**, ran-s., *rhus-t.*, sabad., *sec.*, **Sep.**, **Sil.**, *sulph.*, tarent., thuj., **Tub.**, **Verat.**

nach: All-c., **Ars.**, canth., **Chin.**, *cimx.*, **Dros.**, ferr., hep., kali-bi., kreos., mag-s., *nat-m.*, nat-s., psor., **Puls.**, *sabad.*, sars., *sep.*, sulph., thuj.

kann aber nicht trinken, denn es macht den Kopfschmerz unerträglich: Cimx.

Gehen, nach: *Ferr-m.*, nat-c., nat-m.

große Mengen, auf: *Acon.*, **Ars.**, bad., **Bry.**, camph., carb-s., *chin.*, coc-c., *cocc.*, cop., *eup-per.*, *ferr-p.*, ham., *lac-d.*, *lycps.*, *merc-c.*, **Nat-m.**, **Phos.**, pic-ac., sol-n., *stram.*, **Sulph.**, **Verat.**

großen Abständen, in: **Bry.**

kurzen Intervallen, und in: **Bry.**, cop., lac-c., *nat-m.*

Hitzestadium im Fieber, während: **Acon.**, *all-c.*, *aloe*, am-m., *anac.*, *ang.*, ant-c., anthr., arn., **Ars.**, arum-t., **Bell.**, berb., **Bry.**, cact., calad., *calc.*, *canth.*, *caps.*, carb-s., *cedr.*, *cham.*, *chin.*, chin-a., *chin-s.*, *cina*, cist., clem., *cocc.*, *coff.*, colch., *coloc.*, *con.*, cop., cor-r., *croc.*, crot-h., cur., *elat.*, **Eup-per.**, ferr., *gels.*, graph., *hep.*, *hyos.*, ign., *ip.*, *kali-ar.*, *kali-c.*, kali-p., *lach.*, lyc., mag-c., mag-m., med., **Nat-m.**, **Nux-v.**, op., *phos.*, *podo.*, *psor.*, *puls.*, *pyrog.*, *ran-s.*, rhod., *rhus-t.*, *sec.*, sep., *sil.*, spong., stann., staph., *stram.*, *sulph.*, tax., *thuj.*, **Tub.**, valer., verat.

nach: Am-m., anac., cact., *chin.*, coff., cycl., malar., nux-v., op., puls., pyrog., sep., stann., stram., tub.

kleine Mengen, auf: Ant-t., apis, **Ars.**, arum-t., bell., cact., *chin.*, cupr., cupr-ar., *hell.*, hyos., lac-c., *lach.*, **Lyc.**, merc-i-r., phos., *rhus-t.*, squil., *sulph.*, tab.

oft: Acon., ant-t., apis, **Ars.**, arum-t., *bell.*, cact., *chin.*, *coloc.*, *corn.*, eup-per., hyos., lac-c., lyc., *nat-ar.*, puls., rhus-t., *sulph.*, verat.

Koitus, nach: Eug.

Konvulsionen, bei: Cic.

DURST ...

Kopfschmerz, bei: Aeth., camph., chin-s., *lac-d.*, **Mag-m.**, *nat-m.*, stram., *ter.*, *verat.*, zing.

Menses, vor: Kali-c., mag-c., mang., nat-m.

während: Am-c., *bell.*, cast., *cedr.*, *cham.*, *coc-c.*, dig., mag-s., sep., sul-ac., verat., *zinc.*

Mittagessen, nach: Aloe, anac., canth., *cast.*, cycl., ferr., gamb., mag-c., mag-m., *nat-c.*, nat-m., plb., psor., thuj., zinc.

ohne Verlangen zu trinken: Ang., cocc., merc-c., mez., nat-m., *nux-v.*

Schlaf, nach: Ambr., apoc., bell., bor., ther.

Schmerzen, bei: Acon., aran., **Cham.**, *nat-c.*

Schweiß, während: *Acon.*, anac., **Arn.**, ars-i., *bry.*, cact., calc., cedr., **Chin.**, *chin-a.*, *chin-s.*, *coff.*, gels., *iod.*, *ip.*, kali-n., mag-m., **Nat-m.**, op., *ph-ac.*, puls., *rhus-t.*, sec., *sep.*, **Stram.**, tarax., *thuj.*, **Verat.**

nach: *Ant-c.*, *ant-t.*, bell., bov., **Lyc.**, *nux-v.*, sabad.

Stuhlgang, vor: *Ars.*, bry., cham., chin., dulc., hell., mag-c., podo., sulph.

während: Ars., bry., cham., chin., dulc., hell., lil-t., mag-c., sulph.

nach: Alum., ant-t., **Caps.**, chin., dulc., lyc., ox-ac., sulph., trom.

Unfähigkeit zu schlucken, mit: Bell., cic., hyos., ign., lyss.

unstillbar: *Acet-ac.*, *acon.*, aeth., agar., aloe, am-c., anan., *apis*, **Ars.**, ars-i., *bar-c.*, bar-i., *bell.*, *bry.*, *calc.*, *camph.*, *carb-s.*, cham., *crot-h.*, cupr-ar., cycl., dig., *dulc.*, **Eup-per.**, *ferr.*, *hyos.*, iod., kali-n., *kali-p.*, *lach.*, *merc.*, merc-c., merc-i-r., nat-ar., nat-c., *nat-m.*, nicc., *op.*, petr., ph-ac., **Phos.**, *rhus-t.*, ruta, sec., sol-n., stram., *sulph.*, *tarent.*, *verat.*, zing.

Abscheu vor Getränken, mit: *Lach.*

Würgegefühl beim Trinken, mit: Squil.

Zorn, nach: Bry., nux-v.

DURSTLOSIGKEIT: Acet-ac., *aesc.*, agar., *agn.*, all-c., am-c., *am-m.*, ambr., *ant-c.*, **Ant-t.**, **Apis**, *arg-n.*, *ars.*, *asaf.*, *bell.*, *bov.*, brom., bry., bufo, calad., *camph.*, canth., caps., caust., chel., **Chin.**, cimic., cocc., **Colch.**, *con.*, cor-r., crot-t., *cycl.*, *dios.*, euph., *ferr.*, ferr-ar., ferr-m., gamb., **Gels.**, ham., **Hell.**, hep., *hydr-ac.*, ign., indg., *ip.*, iris., kali-ar., *kali-c.*, kali-p., led., *lyc.*, *mang*

DURSTLOSIGKEIT ...

Meny., merc-c., mez., mur-ac., nat-ar., nat-c., nat-m., nat-s., nit-ac., **Nux-m.**, nux-v., *olnd.*, onos., *op.*, ox-ac., petr., **Ph-ac.**, phos., plat., ptel., **Puls.**, **Sabad.**, *samb.*, sars., *sep.*, spig., *staph.*, stram., sulph., tab., thuj., valer., verat.

Hitzestadium im Fieber, während: *Aeth.*, agar., *alum.*, *ant-c.*, *ant-t.*, **Apis**, arg-m., ars-h., asaf., bar-c., bov., *calc.*, camph., *caps.*, carb-an., *carb-v.*, *caust.*, chin., *cimx.*, **Cina**, cocc., cycl., dig., *dros.*, *ferr.*, **Gels.**, hell., *ign.*, *ip.*, *kali-c.*, lec., *led.*, lyc., med., meny., *mur-ac.*, *nit-ac.*, *nux-m.*, op., *ph-ac.*, *puls.*, rhus-t., **Sabad.**, *samb.*, **Sep.**, spig., *sulph.*

Verlangen zu trinken, mit: Aeth., *ars.*, *calad.*, *camph.*, *cimx.*, cocc., coloc., graph., nux-m., phos.

EINGEZOGEN, Gefühl wie: Calad., dig., *dulc.*, hell., *kali-i.*, lach., lact., mur-ac., *op.*

EKEL vor Speisen (vgl. ÜBELKEIT): Absin., acon., act-sp., *alet.*, alum., alumn., am-c., anac., **Ant-c.**, *ant-t.*, arg-m., *arg-n.*, *arn.*, **Ars.**, *ars-i.*, asaf., asar., bar-c., bar-i., bar-m., **Bell.**, *bor.*, *bry.*, calc., *canth.*, carb-s., *carb-v.*, caust., *cham.*, chel., **Chin.**, *chin-s.*, **Cocc.**, **Colch.**, con., crot-t., cupr., cycl., dig., dios., *dulc.*, euph., *ferr.*, ferr-i., *gamb.*, *grat.*, *guaj.*, hell., *hydr.*, hyos., ign., iod., **Ip.**, **Kali-ar.**, kali-bi., *kali-br.*, **Kali-c.**, kali-i., kali-p., kali-s., *kreos.*, lach., *laur.*, lyc., *mag-c.*, mag-m., mag-s., mang., meny., *merc.*, merc-i-f., mosch., *mur-ac.*, nat-ar., nat-c., nat-m., *nux-v.*, *ol-an.*, op., petr., phel., *phos.*, *plat.*, plb., *prun-s.*, psor., *puls.*, rat., rheum, rhod., rhus-t., ruta, *sabad.*, sars., *sec.*, seneg., **Sep.**, *sil.*, sphing., stann., stram., *sul-ac.*, *sulph.*, sumb., tarent., thuj., valer.

morgens beim Erwachen: Phyt.

mittags: Pic-ac.

abends: Alumn., *hep.*, raph.

nachts: Rat.

abwechselnd mit Hunger: Berb.

Bier, nach: Mur-ac., nux-v.

essen, beim Versuch zu: *Sil.*

Essen, nach dem: Alum., cycl., *ip.*, kali-c., ol-an., sars.

Gemütsbewegungen, nach: *Kali-c.*

plötzlich beim Essen: *Bar-c.*

Schmerz, bei: Aloe

Schwangerschaft, in der: *Laur.*

Wechselfieber, bei: *Kali-c.*

ENG an, der Pylorus fühlt sich zu: Calc., chin., *lyc.*, nux-v., phos., sulph.

ENTZÜNDUNG, Gastritis: Acon., *aeth.*, all-c., alum., alumn., *ant-c.*, **Ant-t.**, *apis*, *arg-n.*, **Ars.**, ars-i., asar., aur., aur-m., bar-c., bar-i., *bar-m.*, **Bell.**, *bism-o.*, brom., **Bry.**, *cact.*, *camph.*, *canth.*, carb-ac., carb-an., chel., cic., *cocc.*, colch., cund., cupr., *dig.*, **Euph.**, ferr-p., *graph.*, hell., *hydr.*, hydr-ac., **Hyos.**, indg., iod., *ip.*, kali-ar., kali-i., kali-n., kali-s., lach., laur., **Lyc.**, mez., **Nux-v.**, ox-ac., **Phos.**, *plb.*, puls., ran-b., ran-s., sabad., *sang.*, *sec.*, squil., stram., *ter.*, **Verat.**, *verat-v.*

Erkältung, nach: *Bry.*, *coloc.*

kalten Speisen und Getränken, nach: **Acon.**

wenn überhitzt: *Acon.*, *kali-c.*

EPILEPTISCHE Aura wird im Magen gefühlt: Art-v., bell., bufo, *calc.*, **Cic.**, cupr., *indg.*, **Nux-v.**, *sil.*, **Sulph.**

steigt vom Magen zum Kopf: **Calc.**

ERBRECHEN: Absin., acet-ac., **Acon.**, *aesc.*, **Aeth.**, *agar.*, alet., all-c., alumn., am-c., *am-m.*, ambr., anac., **Ant-c.**, **Ant-t.**, *anthr.*, **Apis**, *apoc.*, **Apom.**, aran., arg-c., **Arg-n.**, *arn.*, **Ars.**, ars-h., ars-i., arum-m., *asar.*, asc-t., aur., aur-m., bapt., *bar-c.*, bar-i., *bar-m.*, *bell.*, *bism-o.*, *bor.*, *both.*, **Bry.**, bufo, *cact.*, **Cadm.**, cahin., *calc.*, *calc-p.*, *calc-s.*, *camph.*, cann-i., cann-s., *canth.*, carb-ac., carb-s., caust., **Cham.**, *chel.*, **Chin.**, chin-a., *chin-s.*, chlol., cic., *cimic.*, *cina*, *coc-c.*, *cocc.*, coff., **Colch.**, coll., coloc., *con.*, cop., *crot-c.*, crot-h., crot-t., *cub.*, **Cupr.**, *cupr-ar.*, *cupr-s.*, cycl., *dig.*, *dor.*, *dros.*, *dulc.*, elaps, *eup-per.*, *euph.*, **Ferr.**, *ferr-ar.*, *ferr-i.*, ferr-p., *form.*, **Gamb.**, gels., glon., *gran.*, *graph.*, *grat.*, *hell.*, *hep.*, hydr., *hyos.*, *ign.*, indg., *iod.*, **Ip.**, **Iris.**, kali-ar., *kali-bi.*, *kali-br.*, kali-c., *kali-i.*, kali-p., kali-s., kalm., **Kreos.**, *lac-d.*, *lach.*, *laur.*, **Lob.**, *lyc.*, *mang.*, *merc.*, *merc-c.*, *merc-d.*, *mez.*, mosch., mur-ac., naja, *nat-m.*, nat-p., *nit-ac.*, *nux-m.*, **Nux-v.**, olnd., op., *ox-ac.*, paeon., *petr.*, ph-ac., **Phos.**, phyt., **Plb.**, podo., *psor.*, ptel., **Puls.**, rat., rhod., rhus-t., ruta, sabin., sal-ac., *samb.*, *sang.*, *sec.*, sel., seneg., *sep.*, **Sil.**, sol-n., squil., *stry.*, sul-ac., **Sulph.**, **Tab.**, *tarent.*, tep., *ter.*, *ther.*, thuj., *tub.*, uran, *valer.*, **Verat.**, **Verat-v.**, wye., *zinc.*

morgens: Absin., ambr., ant-t., ars., bar-c., bar-m., bry., calc., camph., **Caps.**, carb-s., *cocc.*, colch., *con.*, *cycl.*, *dig.*, *dros.*, dulc., *ferr.*, ferr-ar., *ferr-p.*, form., graph., *guaj.*, **Hep.**, *ign.*, kali-ar., kali-bi., *kali-br.*, *kali-c.*, kali-p., kreos., *lyc.*, merc-c., mosch., *nat-m.*, nux-v., *petr.*, phos., phyt., plb., psor., sec.,

ERBRECHEN - morgens ...

sep., *sil.*, *sul-ac.*, *sulph.*, tab., *tarent.*, thuj., *verat.*, zinc.

Aufstehen, beim: *Cocc.*, mosch., verat., verat-v.

vormittags: Chin., elat., nat-s., nux-v., op., psor., sang.

7 Uhr: Elat.

9 Uhr, bei Kopfschmerz: Form.

10 Uhr: Psor.

11 Uhr: Chin.

mittags: *Mag-c.*, mag-s., phos., *verat.*

nachmittags: Bell., chin-s., cocc., graph., hep., kali-chl., mag-s., phyt., *sulph.*

14-15 Uhr: Plb.

16 Uhr: Sulph.

abends: Agar., anac., bell., bry., *carb-v.*, dig., elaps, eug., kali-chl., merc., merc-c., morph., nat-s., nux-v., phos., phyt., psor., *puls.*, sec., stram., *sulph.*, verat.

nachts: Agar., *ant-t.*, *arg-n.*, *ars.*, bell., bry., **Calc.**, calc-s., *chin.*, chin-a., *cocc.*, *con.*, crot-t., cupr-ac., dig., dros., elat., **Ferr.**, *ferr-ar.*, hell., hep., *ign.*, kali-ar., kali-c., *lach.*, *lyc.*, *lyss.*, *merc.*, merc-c., mur-ac., nat-m., nicc., nit-ac., *nux-v.*, ox-ac., ph-ac., phos., *plb.*, *podo.*, puls., rat., sec., seneg., sep., *sil.*, *stram.*, *sulph.*, tab., thea, ther., valer., *verat.*

Mitternacht: Acet-ac., agar., *arg-n.*, lyc., phos.

nach: **Ferr.**, nat-m.

1 Uhr, beim **Erwachen**: *Rat.*

abwechselnd mit Konvulsionen: *Cic.*

Abendessen, nach: Caul., jab., rob.

Abkühlung, bei: Cocc.

Alkoholikern, bei: *Alumn.*, **Ars.**, *cadm.*, calc., *caps.*, *carb-ac.*, *crot-h.*, **Kali-bi.**, *kali-br.*, *lach.*, *nux-v.*, op., *sang.*, *sul-ac.*, sulph., zing.

Ärger, nach: Acon., *cham.*, ign., *ip.*, lyc., nat-s., *verat.*

alles, erbricht: **Ars.**, ars-h., bar-m., *crot-h.*, *eup-per.*, *ip.*, merc-c., op., sec., sul-ac.

allgemeine Verschlechterung der Symptome nach Erbrechen: Cupr., dros., olnd.

anfallsweise: **Ars.**, bry., **Lob.**, *nux-m.*, osm., *phos.*, *plb.*, *uran*

ERBRECHEN ...

Anstrengung, bei: Colch., crot-t., ferr., stram., tab., ther., verat., zinc.

Apyrexie, in der: Ant-c., *ip.*

Aufrichten, beim: Colch.

Aufsetzen im Bett, beim: *Acon.*, ars., *colch.*, *stram.*

Aufstehen, beim: Colch.

nach: Ambr., ars.

Bett, vom: *Lac-d.*, sang., verat-v.

Ausspülen des Mundes (vgl. Zähneputzen), beim: *Coc-c.*

Auswurf, beim (vgl. Husten; Räuspern): *Coc-c.*, dig., kali-c., lach., *sil.*

Bewegung, bei: *Ant-t.*, **Ars.**, **Bry.**, bufo, **Cadm.**, *colch.*, *cupr.*, *ferr.*, iod., kali-bi., kalm., *lac-d.*, *lach.*, *lob.*, *nux-v.*, *petr.*, stram., **Tab.**, ther., *verat.*, zinc.

Bewusstlosigkeit, während: Ars., benz-n.

Bier, nach: Ferr., *mez.*, sulph.

Wasser, aber nicht nach: Mez.

Brot, nach: Bry., nit-ac.

Schwarzbrot: Nit-ac., ph-ac.

Bücken, nach: *Cic.*, **Ip.**

Chloroform, nach Narkose mit: *Phos.*

Choanen, beim Entfernen von Schleimpfropfen aus den: *Sep.*

Diarrhö, vor: Ars., colch., crot-t., lach., phos., phyt.

während: *Aeth.*, ant-c., *apis*, arg-m., **Arg-n.**, **Ars.**, asar., bell., bism-o., *carb-ac.*, chin., *colch.*, coloc., crot-t., *cupr.*, cupr-ar., cycl., dios., *dulc.*, elaps, **Gamb.**, *gnaph.*, gran., *graph.*, *grat.*, *hell.*, indg., *iod.*, *ip.*, *jatr.*, kali-n., *kreos.*, lach., merc., merc-c., phos., *phyt.*, plb., *podo.*, *puls.*, rob., sang., seneg., sep., stann., stram., sulph., tab., **Verat.**

Eiern, nach: **Ferr.**, *ferr-m.*, sulph.

Geruch von Eiern, durch: *Colch.*

Eiscreme, nach: **Ars.**, *calc-p.*, *ip.*, *puls.*

Entblößen des Bauches amel.: *Tab.*

Erregung, nach: Ferr., kali-br., kali-c.

Erwachen, beim: Acon., aeth., ant-t., apis, apoc., bry., form., graph., lach., nit-ac., rat., sil., thuj.

ERBRECHEN ...

Essen, plötzlich beim: Am-c., *ars.*, dig., **Ferr.**, iod., puls., rhus-t., sep., sil., stann., verat.

nach: Acet-ac., alumn., *am-c.*, anac., *ant-c.*, *ant-t.*, **Ars.**, aur-s., bell., **Bry.**, bufo, *calc.*, calc-s., carb-an., *carb-s.*, *carb-v.*, cham., *chel.*, **Chin.**, **Chin-a.**, chin-s., *cina*, coloc., crot-h., crot-t., *cupr.*, dig., *dros.*, *ferr.*, *ferr-ar.*, ferr-i., ferr-m., *ferr-p.*, *gamb.*, *graph.*, *hydr.*, *hyos.*, *ign.*, *iod.*, **Ip.**, *iris.*, kali-ar., *kali-bi.*, *kali-br.*, kali-c., kali-p., kali-s., *kreos.*, lach., lob., *lyc.*, mag-c., **Meph.**, merc., nat-ar., *nat-m.*, *nat-s.*, *nit-ac.*, *nux-v.*, olnd., *op.*, *ph-ac.*, **Phos.**, plb., psor., *puls.*, ruta, *sanic.*, sec., **Sep.**, **Sil.**, *stann.*, stram., sul-ac., **Sulph.**, tab., **Tarent.**, **Verat.**, *verat-v.*, *zinc.*

nur nach dem Essen: *Ferr.*

amel.: Ferr.

Fahren im Wagen, beim: *Ars.*, bell., **Carb-ac.**, **Cocc.**, *colch.*, *ferr.*, ferr-p., glon., *hyos.*, nux-m., **Petr.**, phos., sec., *sil.*, staph., sulph., **Tab.**

fetten Speisen, nach: *Puls.*, sin-n.

Fisch, nach gebratenem: Kali-c.

Geruch von Fisch, durch: *Colch.*

Fleisch, nach: Kreos.

frisches Fleisch, durch: Caust.

Froststadium im Fieber, vor: Apis, arn., *ars.*, chin., *cina*, *eup-per.*, *ferr.*, lyc., nat-m., puls., sec.

während: Ail., alum., arn., asar., bor., *caps.*, *cina*, *dros.*, **Eup-per.**, ferr., gamb., *ign.*, *ip.*, lach., lyc., *nat-m.*, nux-v., *puls.*, rhus-t., sep., thuj., *verat.*

nach: Ant-t., *aran.*, *bry.*, *carb-v.*, **Eup-per.**, *ip.*, kali-c., *lyc.*, **Nat-m.**, rhus-t.

Frühstück, vor: Eupi., *kreos.*, *nux-v.*, psor., sel., **Tab.**

nach: Agar., *bor.*, *carb-v.*, colch., cycl., daph., *ferr.*, sars., trom.

gehaltvollen, fetten Speisen; nach: Aeth., *ip.*, *puls.*, samb., spong., sulph.

Gehen, beim: Am-c., crot-h.

Freien, im: Am-m.

geistiger Anstrengung, bei: Ferr., nat-m., tab.

Geruch von Speisen, durch: Stann.

ERBRECHEN ...

gewaltsam: *Con.*, glon., iod., jatr., manc., merc-c., mez., mosch., *nux-v.*, *petr.*, *sanic.*, stry., **Verat.**

kurz nach dem Essen: *Sanic.*

häufig: **Ars.**, bar-c., canth., **Chin.**, colch., *con.*, hyos., lyc., mez., ph-ac., phos.

Hautausschlägen, durch Zurückgehen von: *Cupr.*

Heben, nach: Sil.

Heben des Kopfes, beim: *Ars.*, *bry.*, colch., *stram.*

heftig: Aeth., ant-t., apoc., **Ars.**, ars-i., bell., bism-o., *cic.*, *cina*, **Colch.**, **Crot-t.**, *cupr.*, *ferr.*, ferr-p., *iod.*, *ip.*, *jatr.*, lach., lob., merc., mez., mosch., nux-v., **Phos.**, *plb.*, raph., **Tab.**, **Verat.**

heißes Wasser amel.: *Chel.*

helles Licht, durch: Stram.

Herzklopfen, mit: Ars., *crot-h.*, **Lach.**, **Nux-v.**

Hitzestadium im Fieber, während: Acon., aeth., all-s., *ant-c.*, **Ant-t.**, *ars.*, bell., *bry.*, cact., *cham.*, *cina*, *cocc.*, con., crot-h., dor., *elat.*, **Eup-per.**, eup-pur., ferr., ferr-p., hep., ign., *ip.*, kali-c., lach., *lyc.*, **Nat-m.**, nux-v., puls., *stram.*, thuj., tub., *verat.*

nach: Calc., *eup-per.*

Husten, beim: Agar., **Alum.**, *anac.*, **Ant-t.**, *arg-n.*, *arn.*, *ars.*, *ars-i.*, bell., **Bry.**, bufo, calc., cann-s., caps., carb-s., *carb-v.*, *cham.*, chin., chin-a., *cimx.*, *coc-c.*, con., *cupr.*, cur., *daph.*, *dig.*, **Dros.**, *ferr.*, ferr-ar., ferr-i., ferr-p., *form.*, gels., **Hep.**, *hyos.*, indg., iod., **Ip.**, *kali-ar.*, kali-bi., **Kali-c.**, *kali-p.*, kali-s., *lach.*, laur., lob., *meph.*, merc., merc-c., mez., mill., myos., nat-ar., nat-c., *nat-m.*, nat-p., *nit-ac.*, *nux-v.*, *ph-ac.*, phos., plb., *puls.*, rhod., rhus-t., *sabad.*, sang., sarr., seneg., *sep.*, *sil.*, sul-ac., *sulph.*, syph., *tarent.*, thuj., verat.

Jucken mit Übelkeit, muss kratzen bis zum Erbrechen: *Ip.*

Kaffee, nach: Camph., cann-s., *cham.*, glon., verat.

Kehlkopf, durch Reiz im: Tab.

Koitus, nach: Mosch.

Konvulsionen, vor: *Cupr.*, op.

während: *Hyos.*, op.

nach: Acon., *ars.*, colch., *cupr.*, glon.

MAGEN

ERBRECHEN ...

konvulsivisch: **Bism-o.**, *cupr.*, hep., lach., merc-c., sul-ac., tab., vip.

Kopfschmerz, während: *Aeth.*, agn., alum., anan., ant-t., *apis*, arg-n., arn., *ars.*, asar., bar-m., *bell.*, *bry.*, *cact.*, cadm., *calc.*, calc-s., *caps.*, carb-s., caust., chin., chin-a., *chlf.*, cimic., cimx., cocc., *coff.*, coloc., con., corn., *crot-h.*, crot-t., *cupr.*, dulc., eug., ferr., ferr-ar., ferr-p., *form.*, *gels.*, glon., *graph.*, *grat.*, **Ip.**, *iris.*, jatr., kali-ar., kali-bi., kali-c., kali-chl., kali-p., kali-s., kreos., *lac-c.*, *lac-d.*, *lach.*, *lob.*, med., **Meli.**, mez., mosch., *naja*, nat-m., nat-p., *nat-s.*, *nux-m.*, *nux-v.*, op., *phos.*, plat., *plb.*, **Puls.**, rhus-r., **Sang.**, sarr., sars., *sep.*, *sil.*, spig., *stann.*, *stram.*, sulph., tab., *ther.*, verat-v., vip., xan., zinc.

leicht, ohne Anstrengung: Agar., alum., ant-t., **Ars.**, *calc-p.*, **Cham.**, chel., colch., dig., *ferr.*, *ign.*, jatr., *kali-bi.*, mez., *nux-v.*, *phos.*, *phyt.*, *ran-s.*, sec., *tab.*, zinc., zinc-m.

Liegen auf dem Rücken, beim: Crot-h., merc-c., nux-v., rhus-t.

nach links: Olnd., puls.

Seitenlage agg.: Ferr.

linken Seite, auf der: Ant-t., sep., verat-v.

rechten Seite bei Leberaffektionen, auf der: Crot-h.

amel.: Ant-t., colch.

Erbrechen in jeder Lage außer beim Liegen auf der rechten Seite: Ant-t.

Masern, bei: **Ant-c.**

Menses, vor: *Calc.*, caul., cham., chin., *cupr.*, gels., *kreos.*, *nux-v.*, *puls.*, verat.

während: *Am-c.*, *am-m.*, ant-c., **Apoc.**, *calc.*, carb-s., *carb-v.*, cham., cocc., coff., con., *cupr.*, gels., *graph.*, ign., *kali-c.*, kali-i., kali-p., kali-s., *lach.*, *lyc.*, nux-v., *phos.*, *puls.*, sars., sep., *sulph.*, tarent., *verat.*, *vib.*

nach: Bor., canth., gels., kreos., nux-v., puls.

Unterdrückung, bei: Ars., bell., bry., cupr., *ip.*, nux-v., plb., puls., verat.

Milch, nach: **Aeth.**, *ant-c.*, ant-t., *ars.*, ars-i., atro., bar-c., bell., *calc.*, carb-v., *iod.*, *iris.*, kali-bi., lach., mag-c., merc-c., merc-d., morph., *ph-ac.*, phos., *podo.*,

ERBRECHEN - Milch, nach ...

samb., *sanic.*, *sep.*, **Sil.**, spong., sulph., **Valer.**, vip.

Muttermilch: Acet-ac., *ant-c.*, calc., *nat-c.*, ph-ac., *sanic.*, **Sil.**, *valer.*

Mittagessen, vor: Dros., sulph.

nach: Acon., agar., anac., ant-t., graph., *lach.*, ol-an., sel.

Ohnmacht, nach: Ars.

Opium, nach: **Cham.**

periodisch: Ars., *chel.*, *cupr.*, *iris.*, *lept.*, *nat-s.*, nux-v., sang., sulph.

Pflaumen, nach: Ham.

plötzlich: Aeth., agar., *ars.*, crot-h., crot-t., *cupr.*, ferr., sec.

Rauchen, durch: Agar., bufo, calad., clem., cocc., *ip.*, nat-s., tab.

Rausch, im: Crot-h., **Nux-v.**

Räuspern, beim: *Ambr.*, *anac.*, bor., bry., *calc-p.*, *coc-c.*, kali-c., lach., **Nux-v.**, *sep.*, *sil.*, *stann.*

Reis, nach: Tell.

Saurem, nach: Ferr.

Schließen der Augen, beim: *Ther.*

amel.: Tab.

schlucken, beim Versuch zu: *Merc-c.*

Speichel, von: Colch.

schmerzhaft: Ant-t., arn., *ars.*, cupr-s., dig., kali-i., kali-n., ox-ac., phos., ruta, sul-ac., verat-v.

Schwangerschaft, in der: Acet-ac., acon., alet., anac., *ant-c.*, *apis*, *ars.*, **Asar.**, *bry.*, *cadm.*, *calc.*, *canth.*, *caps.*, *carb-ac.*, card-m., cast., **Chel.**, *cic.*, cinnam., cod., *colch.*, *con.*, cupr-ar., dios., *ferr.*, ferr-ar., *ferr-p.*, *ip.*, *iris.*, **Jatr.**, *kali-bi.*, *kali-br.*, kali-c., kali-p., **Kreos.**, lac-c., *lach.*, **Lac-ac.**, *lil-t.*, lob., *lyc.*, *mag-m.*, merc-i-f., *nat-m.*, nat-p., **Nat-s.**, **Nux-m.**, **Nux-v.**, *op.*, *ox-ac.*, *petr.*, *ph-ac.*, *phos.*, plat., plb., *podo.*, *psor.*, *puls.*, **Sep.**, *sil.*, *sul-ac.*, *sulph.*, symph., **Tab.**, tarent., *verat.*, *verat-v.*, zinc.

Schweiß, beim: **Ars.**, camph., chin., cina, dros., *eup-per.*, ip., merc., sulph.

nicht eintritt; wenn der Schweiß: *Cact.*

schwierig: **Ant-t.**, *ars.*, asar., bry., cic, clem., coff., cupr., elat., grat., plb., raph.

Schwindel, bei: Ail., *ars.*, calc., *canth*, *chel.*, cimic., crot-h., crot-t., *glon.*, gran.

ERBRECHEN - Schwindel, bei ...

graph., *hell.*, kali-bi., kali-c., *lach.*, *merc.*, mosch., *nat-s.*, *nux-v.*, oena., *petr.*, *puls.*, *sang.*, sars., sel., sep., tell., ther., **Verat.**, *verat-v.*, vip.

Speichel, der in den Hals rinnt im Sitzen; durch: Am-m.

Sprechen, beim laut: *Coc-c.*

Spucken, Ausspucken; nach: Dig.

Stecken der Hände in heißes Wasser; beim: *Phos.*

Stuhlgang, vor: Ars., dig., glon., ip., ox-ac., podo., verat.

während: Apis, *arg-n.*, *ars.*, bry., *cocc.*, colch., crot-t., *cupr.*, dulc., elat., *ip.*, *merc.*, ox-ac., stram., *verat.*

erfolglosem Versuch zum Stuhlgang, nach: Sang.

Pressen zum Stuhlgang, nach: Ther.

Stupor, während: Hep.

Suppe, nach: Ars., *mag-c.*

Trinken, nach: *Acon.*, alum., **Ant-c.**, *ant-t.*, apoc., *arn.*, **Ars.**, ars-i., bar-c., bell., *bism-o.*, *bor.*, **Bry.**, bufo, *cadm.*, calc., camph., canth., cham., chel., chin., *chin-a.*, *cina*, cocc., colch., con., crot-t., *cupr.*, dig., dros., *dulc.*, *eup-per.*, ferr., ferr-ar., ferr-i., ferr-p., hep., *hyos.*, iod., *ip.*, kali-ar., kali-c., *kreos.*, *lyc.*, merc., merc-c., merc-cy., mez., nat-m., nit-ac., *nux-v.*, olnd., *op.*, **Phos.**, plb., puls., rhod., rhus-t., sars., *sec.*, sel., *sil.*, *sul-ac.*, sulph., **Tab.**, **Verat.**, *verat-v.*, zinc.

kaltem Wasser, nach: Anac., apoc., arn., ars., *bry.*, bufo, chel., cina, cocc., crot-t., *cupr.*, *dulc.*, *eup-per.*, ferr., gels., ip., kali-ar., *kali-c.*, *lyc.*, mez., nux-v., podo., rhod., *sil.*, *sul-ac.*, *verat.*, **Verat-v.**

amel.: *Cupr.*, phos., puls.

kleinsten Mengen, nach: **Ars.**, ars-h., **Bism-o.**, **Bry.**, **Cadm.**, **Phos.**, plb.

nicht nach dem Essen: Sil.

sofort nach dem Trinken: Apoc., **Ars.**, **Bism-o.**, **Bry.**, **Cadm.**, crot-t., *eup-per.*, *nux-v.*, sep., *zinc.*

warm wird, sobald das Wasser im Magen: *Chlf.*, **Phos.**, *pyrog.*

Überhitzung, nach: *Ant-c.*

unaufhörlich: Acon., ant-c., ant-t., *arg-n.*, *ars.*, ars-h., ars-i., bar-m., *cadm.*, carb-v., colch., crot-t., cupr., dig., grat., *iod.*, *ip.*,

ERBRECHEN - unaufhörlich ...

kali-bi., lac-d., mag-p., meph., *merc-c.*, mez., *nit-ac.*, op., *phos.*, *plb.*, ruta, sabin., sec., squil., verat.

Urtikaria, bei: *Apis*, cina

Unterdrückung, durch: *Urt-u.*

warme Speisen, durch: Lob.

Wasser, durch Anblick von: *Phos.*

Wechselfieber, bei: **Ant-c.**, **Ant-t.**, **Cina**, *elat.*, *ferr.*, *lyc.*

Wein agg.: *Ant-c.*

amel.: Kalm.

sauren Wein, durch: **Ant-c.**

Zähneputzen, beim: *Coc-c.*

Zahnung, bei der: Bism-o., calc., hyos.

Zorn, nach: **Cham.**, **Coloc.**, **Nux-v.**, *valer.*

Zubettgehen, nach dem: **Tarent.**

bitter: *Acon.*, agar., ant-c., ant-t., apis, arn., *ars.*, benz-ac., bol., bor., **Bry.**, bufo, cadm., calc., calc-s., cann-s., *carb-s.*, cast., *cham.*, clem., coc-c., *cocc.*, colch., *coloc.*, con., *crot-c.*, *crot-h.*, crot-t., cupr., *eup-per.*, form., gent-c., *grat.*, hydr., iris., *kali-bi.*, lyc., mag-c., manc., med., *merc.*, merc-c., mez., *nat-ar.*, *nat-c.*, *nat-m.*, nat-p., *nat-s.*, nit-ac., **Nux-v.**, olnd., op., *petr.*, **Phos.**, phyt., *plb.*, ptel., *puls.*, raph., rhod., samb., **Sang.**, *sars.*, *sep.*, sil., *stann.*, *sulph.*, tab., thuj., *verat.*, vinc., vip., zinc.

morgens: *Bry.*, cham., colch., form., tab., thuj.

Erwachen, beim: Form., sil., thuj.

Husten, während: Thuj.

mittags, beim Essen von Suppe: Mag-c.

nachmittags: Sulph.

abends: Hell., verat.

Husten im Bett, beim: *Sep.*

nachts: Crot-t., hell., phyt.

Erwachen, beim: Sil.

Essen, nach dem: Mag-c., nit-ac., stann.

Froststadium im Fieber, während: *Cham.*

gegen Ende: *Eup-per.*

Frühstück, vor: Tab.

Hitzestadium im Fieber, während: *Eup-per.*, thuj.

Husten, beim: *Sep.*, verat.

ERBRECHEN - bitter ...

Kaffee, nach: *Cham.*, verat.

Kopfschmerz, bei: Form., nit-ac., *sang.*, sulph.

Kränkung, nach: Puls.

Menses, vor: *Caul.*

während: *Sars.*

Stehen, beim: Colch.

Suppe, durch: *Mag-c.*

Trinken, nach: Bor., bufo

kaltem Wasser, von: Podo.

Blut: Acet-ac., *acon.*, aeth., agar., aloe, alum., alumn., *am-c.*, anan., ant-c., ant-t., arg-n., **Arn.**, *ars.*, ars-h., ars-i., aur-m., bar-m., bell., brom., *bry.*, bufo, **Cact.**, *calc.*, calc-s., camph., cann-s., *canth.*, carb-ac., carb-s., **Carb-v.**, card-m., *caust.*, cham., **Chin.**, *chin-a.*, *cic.*, colch., coloc., con., **Crot-h.**, *cupr.*, *cycl.*, dig., dros., *erig.*, **Ferr.**, *ferr-ar.*, ferr-i., *ferr-p.*, guaj., **Ham.**, hep., *hyos.*, ign., iod., **Ip.**, kali-bi., kali-chl., kali-i., kali-n., kali-p., *kreos.*, *lach.*, led., lob., lyc., merc., *merc-c.*, mez., *mill.*, *nat-ar.*, nat-m., nat-s., *nit-ac.*, *nux-v.*, olnd., op., ox-ac., *petr.*, **Phos.**, *phyt.*, *plb.*, *podo.*, *puls.*, pyrog., rat., rhus-t., ruta, **Sabin.**, samb., *sang.*, *sec.*, *sep.*, *sil.*, *stann.*, stram., sul-ac., *sulph.*, tab., *ter.*, uran, ust., *verat.*, *verat-v.*, vip., *zinc.*

morgens: Dros.

abends: Guaj., merc-c.

Sommerabenden, an: Guaj.

nachts: *Caust.*, phyt., podo.

Anstrengung, nach: *Phos.*

Bewegung, bei: *Erig.*

dünn: *Erig.*

Essen, nach dem: Stram.

geronnen: Arn., ars., caust., ham., lyc., *merc-c.*, nux-v., phyt., sec.

Hämorrhoidalblutungen, nach unterdrückten: Acon., *carb-v.*, **Nux-v.**, *phos.*, *sulph.*

Husten, mit: Anan.

Liegen agg.: *Stann.*

Rücken, auf dem: Merc-c.

Menses, während: Sulph.

anstelle der Menses bei jungen Mädchen: *Ham.*

ERBRECHEN – Blut - Menses, während ...

Unterdrückung der Menses, bei: Bell., *bry.*, *ham.*, nat-m., *phos.*, puls., sulph.

Schwangerschaft, in der: *Sep.*

schwarz: Card-m., *ham.*

Trinken, nach: Merc-c.

Trinkern, bei: Alumn., *ars.*

bräunlich: Arg-n., *ars.*, bar-c., bism-o., colch., cupr., kali-bi., *nat-s.*, nit-ac., op., ox-ac., phos., phyt., *plb.*, sec., sul-ac., sulph., tab., zinc.

abends, nach Kaffee: Verat.

Milch, nach: Mur-ac.

dick: Acet-ac., colch., merc-c., ox-ac., podo., verat-v.

morgens: Colch.

Ausspülen des Mundes, beim: *Coc-c.*

Stuhlgang, bei: Aloe

Wasser, nach einem Glas: Aloe

dunkel: Am-caust., ant-t., *ars.*, cadm. cupr., dor., merc-c., nit-ac., op., ox-ac. *phos.*, raph., sec., stann., sul-ac.

Trinken, nach: Mur-ac.

durchsichtig, wie Eiweiß: Alumn., *arg-n.* *ars.*, canth., carb-s., crot-t., cupr-ac., dig. *iris.*, *jatr.*, *kali-bi.*, kali-n., mur-ac., phos. *sil.*, sul-ac., *verat-v.*

eiweißartig: Ars., ip., *jatr.*, *merc-c.*, *plb.* *verat.*

fadenziehend: Alum., *arg-n.*, ars., bar-m. *chel.*, **Cor-r.**, *dros.*, dulc., *iris.*, *kali-bi.* *kreos.*, lac-ac., *merc-c.*, *nat-m.*, *nit-ac.*, plb. *sil.*, verat.

fäkal: Ars., *bell.*, bry., cahin., *colch.*, cupr. *nux-v.*, **Op.**, *plb.*, raph., sulph., thuj.

faserig: Iod., ox-ac., *phos.*, sul-ac.

fettig: Ars., *iod.*, manc., *mez.*, *nux-v.* sabad., thuj.

Flüssigkeiten: *Acon.*, ant-t., aran., arn., ars. *bism-o.*, bry., cham., chin., dulc., ip., kreos. nux-v., phos., sil., spong., sul-ac.

warm werden, sobald sie im Magen Chlf., **Phos.**

Galle: *Acon.*, alum., amyg., anan., *ant-c* ant-t., anthr., *apis*, apoc., *arg-n.*, arn., **Ars** ars-h., ars-i., asar., asc-t., aspar., aur., bar-c bar-i., bar-m., *bell.*, *bism-o.*, **Bry.**, bufc *cadm.*, cahin., *calc.*, calc-s., camph., cann-s.

ERBRECHEN - Galle ...

canth., carb-s., carb-v., cast., **Cham.**, **Chel.**, *chin.*, *chin-a.*, *chion.*, *cic.*, cina, cocc., coch., *coff.*, **Colch.**, *coloc.*, con., *crot-c.*, *crot-h.*, crot-t., *cupr.*, cupr-ar., cur., cycl., *dig.*, dros., dulc., elaps, **Eup-per.**, fago., *ferr-p.*, fl-ac., *grat.*, hep., hyos., *ign.*, *iod.*, **Ip.**, *iris.*, jab., jatr., *kali-ar.*, *kali-bi.*, kali-c., kali-i., kali-p., kali-s., *lac-d.*, *lach.*, *lept.*, *lyc.*, lyss., mag-c., med., **Merc.**, **Merc-c.**, **Merc-cy.**, mez., *morph.*, mur-ac., nat-ar., *nat-c.*, *nat-m.*, nat-p., **Nat-s.**, nit-ac., **Nux-v.**, olnd., **Op.**, ox-ac., *petr.*, **Phos.**, phyt., *plb.*, *podo.*, **Puls.**, *pyrog.*, raph., rhus-t., sabad., *sabin.*, **Sang.**, sars., *sec.*, **Sep.**, sil., stann., stram., sul-ac., *sulph.*, sumb., tarent., tax., *ter.*, thuj., *tub.*, valer., **Verat.**, *verat-v.*, zinc., zinc-m.

morgens: Aspar., dros., hep., merc-c., **Sep.**, tarent., ther., zinc.

Erwachen, beim: Stann.

nachmittags: Phyt.

abends: Phos., stram.

nachts: Chin., cur., lyc., *merc.*, phos., *podo.*

21 Uhr: Tax.

Anstrengung, nach: Stram.

Ärger, nach: *Nat-s.*

Aufsetzen im Bett, beim: *Stram.*

Aufstehen, beim: Ars.

Bewegung, bei der geringsten: *Crot-h.*, *stram.*

Blut, dann: Agar., carb-v., verat.

Essen, nach dem: Ant-c., *crot-h.*, merc., stann.

Fieber, beim: *Ars.*, bry., *cham.*, *chin.*, *cina*, crot-h., cupr., dros., **Eup-per.**, ign., ip., iris., merc., *nat-m.*, *nux-v.*, op., phos., psor., *puls.*, sec., sep., sulph., thuj., verat.

Froststadium im Fieber, vor: Cina, *eup-per.*

während: *Ant-c.*, arn., *ars.*, *cham.*, chin., *cina*, *dros.*, **Eup-per.**, ign., ip., lyc., *nux-v.*, *puls.*, verat.

nach: **Eup-per.**, kali-c., **Nat-m.**

geistiger Anstrengung, nach: Nat-m.

Husten, beim: Anan., cadm., carb-v., cham., **Chin.**, *puls.*, sabad., sars., sep., stram., sulph.

kaltem Wasser, nach: *Eup-per.*, *rhus-t.*

Kolik, mit: *Chin.*, coloc., *iod.*, *nux-v.*

Kopfschmerz, bei: Arg-n., aur., *bry.*, cadm., *calc.*, **Chel.**, crot-h., eup-per., **Ip.**, **Iris.**, *lac-d.*, *lept.*, *lob.*, nat-m., *nat-s.*, nicc., petr., *plb.*, *puls.*, rhus-t., **Sang.**, spig., sulph., verat., zinc.

Süßigkeiten, nach: *Iris.*

Liegen auf der rechten Seite oder auf dem Rücken, beim: *Crot-h.*

Schweiß, beim: Ant-c., *ars.*, bry., **Cham.**, **Chin.**, ign., ip., iris., merc., *nux-v.*, puls., sep., verat.

Speisen, dann: Bry.

Tee, nach: Sel.

Zittern und schwere Übelkeit, verursacht Erschöpfung: *Eup-per.*

Zorn, nach: Cham., nux-v.

gelb: Acet-ac., aeth., apis, arn., *ars.*, ars-i., bry., cadm., camph., cina, *colch.*, *coloc.*, *con.*, crot-t., *dulc.*, form., *grat.*, *iod.*, ip., kali-bi., kali-i., lil-t., merc., merc-c., olnd., osm., ox-ac., **Phos.**, phyt., plb., sin-a., *ter.*, **Verat.**, vip., zinc.

tagsüber: Merc-c.

morgens: Form.

nachts: Ox-ac.

Gehen im Freien, beim: Kali-bi.

Kopfschmerz, bei: Form., glon., verat.

grün: *Acon.*, *aeth.*, ant-t., *arg-n.*, arn., **Ars.**, asar., bry., bufo, cadm., *cann-s.*, *canth.*, carb-ac., carb-s., *card-m.*, **Chel.**, cimic., *cocc.*, colch., *coloc.*, *crot-c.*, *crot-h.*, cupr., cupr-ar., cur., cycl., dig., *dulc.*, elaps, elat., ferr-p., guare., *hell.*, *hep.*, **Ip.**, jatr., kali-bi., *lach.*, *lyc.*, manc., *merc.*, *merc-c.*, mez., morph., *nat-s.*, *nux-v.*, olnd., *op.*, ox-ac., *petr.*, *phos.*, phyt., *plb.*, *puls.*, raph., rhod., rhus-t., sabad., *sabin.*, sec., *stram.*, *teucr.*, **Verat.**, vip., zinc.

abends: Stram.

nachts: Ars., *cur.*

dunkel: *Crot-h.*, op., *sec.*, stann., verat.

flüssig: *Acon.*, asar., *aur-m.*, *card-m.*, *coloc.*, *cupr.*, *cycl.*, *hep.*, *lach.*, *nat-s.*, olnd., *stram.*

gelblich: *Ars.*, colch., crot-h., *cupr.*, *iris.*, nat-p., *nat-s.*, olnd., phos., plb., sabin., verat.

ERBRECHEN - grün ...

schwärzlich: Cupr., dulc., osm., petr., phos., plb., sol-n.

Kaffeesatz, wie: *Arg-n.*, ars., ars-h., brom., **Cadm.**, colch., *con.*, *cupr.*, *iris.*, lyc., lyss., *merc-c.*, mur-ac., *nat-m.*, nat-p., **Phos.**, plb., pyrog., stry., sul-ac.

klar: Colch., crot-t., elat., ferr., fl-ac., petr., phyt., sabad., sul-ac., sulph.

membranös: Canth., merc-c., nat-s., nit-ac., ox-ac., phos., sec., sul-ac.

Milch: **Aeth.**, *ars.*, *calc.*, carb-v., *iod.*, *iris.*, kali-bi., lach., merc-c., *merc-d.*, phyt., *podo.*, samb., sep., sil., spong., sulph.

geronnene Milch: **Aeth.**, *ant-c.*, ant-t., **Calc.**, merc-c., *nat-m.*, nat-p., sabin., **Sil.**, sul-ac., *sulph.*, **Valer.**

milchig: *Aeth.*, arn., ars., ox-ac., **Sep.**

Schwangerschaft, in der: Sep.

Reiswasser, wie: Colch., *cupr.*, *kali-bi.*, *verat.*

salzig: Benz-ac., *iod.*, mag-c., *nat-s.*, puls., sil., sulph.

sauer: Acet-ac., act-sp., aesc., am-c., *ant-t.*, arg-n., *ars.*, asar., bar-c., *bell.*, bol., *bor.*, brom., bry., cact., cadm., calad., **Calc.**, calc-s., *camph.*, caps., carb-s., *carb-v.*, *card-m.*, **Caust.**, *cham.*, *chel.*, **Chin.**, *chin-a.*, *cimic.*, cimx., cocc., con., crot-t., *daph.*, *ferr.*, *ferr-ar.*, *ferr-p.*, gels., gent-c., *graph.*, *grat.*, *hep.*, hydr., ign., *ip.*, **Iris.**, kali-ar., *kali-bi.*, *kali-c.*, kali-p., kali-s., kreos., *lac-d.*, lac-ac., **Lyc.**, **Mag-c.**, *manc.*, *merc-d.*, *mez.*, *nat-ar.*, nat-c., *nat-m.*, **Nat-p.**, *nat-s.*, nit-ac., **Nux-v.**, olnd., *op.*, osm., petr., *ph-ac.*, **Phos.**, plb., podo., **Psor.**, **Puls.**, **Rob.**, sabin., sang., sars., sec., sel., sep., stann., stram., **Sul-ac.**, **Sulph.**, **Tab.**, thuj., *tub.*, **Verat.**, zinc.

morgens: Camph., graph., kali-bi., nux-v., tab.

Frühstück, vor: Psor.

Stuhlgang, nach: Phos.

vormittags: Nux-v.

nachmittags: Hep., sulph.

16 Uhr: Sulph.

abends: Nux-v., puls.

nachts: *Calc.*, chin., crot-t.

Bewegung, bei: Kali-bi.

bitter: Ant-t., grat., ip., puls.

ERBRECHEN - sauer ...

epileptischen Anfall, nach: *Calc.*

Essen, nach dem: *Iris.*, nat-s., nit-ac., sel., *sul-ac.*

Fieber, im: Hep., **Lyc.**, rob.

flüssig: Card-m., *caust.*, *ip.*, **Nat-m.**, nat-p., *nux-v.*, phos.

Froststadium im Fieber, während: **Lyc.**, rob.

Frühstück, vor: Psor.

nach: Bor., sel.

Husten, beim: Cimx., nat-c., phos., thuj.

Kaffee, nach: Cann-s.

Kopfschmerz, bei: Apis, *nat-p.*, nux-v. op., sars.

Menses, vor: *Calc.*, nux-v., *puls.*, sulph.

während: Am-c., *calc.*, lyc., *nux-v.* *phos.*, *puls.*, tarent.

Rauchen, nach: Calad.

Trinken, nach: Bufo

scharf: Arg-m., *ars.*, bufo, calad., colch. coloc., con., crot-t., dor., ferr., gent-c., *hep.* ip., *iris.*, **Kreos.**, phys., phyt., **Sang.**, ther. thuj.

morgens beim Husten: Thuj.

nachts: Ther.

schaumig: Acet-ac., acon., *aeth.*, all-c. ant-t., *apis*, ars., arund., cadm., *canth.* coc-c., *con.*, crot-t., cupr-ac., ferr., glon., *ip.* kali-br., kali-s., **Kreos.**, *lyc.*, *merc-c.* mur-ac., nat-p., *nux-v.*, *podo.*, *puls.*, *tub.* urt-u., **Verat.**, verat-v., zinc.

Schleim: *Acon.*, aeth., agar., alum., alumn. *ant-c.*, ant-t., anthr., *apis*, **Arg-n.**, *ars.* bar-c., bar-m., *bell.*, bor., bov., brom., bry. cact., cadm., calad., calc., calc-s., cann-s. canth., carb-s., *carb-v.*, carl., cast., *cham.* *chel.*, *chin.*, chin-a., *chin-s.*, *cina*, cinnb. *coc-c.*, *cocc.*, *coff.*, colch., *con.*, *cop.*, cor-r. crot-t., *cupr.*, cupr-ar., cupr-s., *cycl.*, *dig.* **Dros.**, *dulc.*, elaps, elat., form., glon., grat. *guaj.*, hell., hep., hydr-ac., *hyos.*, *ign.*, indg. *ip.*, *iris.*, *jatr.*, kali-ar., **Kali-bi.**, *kali-c.* kali-chl., kali-n., kali-p., kali-s., kreos *lach.*, lil-t., *lyc.*, *mag-c.*, mag-s., *merc.* *merc-c.*, *mez.*, mosch., mur-ac., nat-ar nat-c., *nat-m.*, nat-p., *nat-s.*, *nit-ac.*, **Nux-v** olnd., *op.*, osm., ox-ac., **Phos.**, *phyt.*, plb *podo.*, psor., **Puls.**, raph., rat., rhus-t. sabad., *sec.*, sel., seneg., *sil.*, sin-a., sol-n stann., stram., sul-ac., *sulph.*, tab., tax., *ter.*

ERBRECHEN - Schleim ...

ther., thuj., *tub.*, valer., **Verat.**, verat-v., vip., zinc.

morgens: Ars., camph., dulc., *guaj.*, kali-bi., sec., sulph., tab., thuj.

Erwachen, beim: Form., thuj.

Kaffee, nach: *Cham.*

vormittags: Nux-v., psor.

10 Uhr: Psor.

nachmittags: Bell., con., mag-s.

abends: Bry., elaps, nat-s., psor., stram.

18 Uhr: Nat-s.

Kaffee, nach: Verat.

nachts: Phos., stram., ther., verat.

Ausspülen des Mundes, beim: *Coc-c.*

blutig: Acon., brom., dros., hep., hyos., *kali-bi.*, kali-n., lach., *nit-ac.*, phos., zinc.

Diarrhö, bei: **Arg-n.**

Erwachen, beim: Sil.

Essen, nach dem: Crot-t., ferr., sul-ac.

Froststadium im Fieber, vor: *Puls.*

gallertartig: Indg., *ip.*, jatr., *kali-bi.*

Hitzestadium im Fieber, während: Thuj.

Husten, durch: Ant-t., con., *dros.*, *ip.*, *nit-ac.*, *puls.*, *sil.*, thuj., *verat.*

Kaffee, nach: Cann-i., *cham.*, verat.

Schwangerschaft, in der: Sul-ac.

Stuhlgang, bei: Aloe

Trinken, nach: Aloe

schokoladefarben: Bry., *con.*, sec.

schwarz: Acon., alum., ant-t., *arg-n.*, **Ars.**, **Cadm.**, *calc.*, camph., carb-ac., card-m., *chin.*, *chin-a.*, *con.*, *crot-h.*, cur., dor., hell., hydr-ac., *hyos.*, *ip.*, kali-i., kali-n., kali-ox., *lach.*, lat-m., laur., *lyc.*, manc., med., merc-c., *nat-s.*, nit-ac., **Nux-v.**, op., ox-ac., *petr.*, **Phos.**, phyt., *plb.*, puls., raph., sec., sil., sul-ac., *sulph.*, **Verat.**, zinc.

Menses, beim Einsetzen der: Sulph.

Speisen: Acon., aeth., agar., ail., alum., *am-c.*, anac., anan., *ant-c.*, *ant-t.*, apis, *arn.*, **Ars.**, ars-i., *bell.*, berb., bism-o., bor., **Bry.**, bufo, *cact.*, *cadm.*, *calc.*, calc-p., calc-s., canth., caps., *carb-s.*, *carb-v.*, caust., *cham.*, *chel.*, **Chin.**, chin-a., *cina*, *cocc.*, coff., *colch.*, coloc., con., *crot-h.*, crot-t., *cund.*, *cupr.*, *cycl.*, dig., *dros.*, elaps, **Eup-per.**,

ERBRECHEN - Speisen ...

Ferr., **Ferr-ar.**, *ferr-i.*, *ferr-p.*, *graph.*, grat., *hydr.*, hydr-ac., *hyos.*, **Ign.**, indg., iod., *ip.*, *iris.*, kali-ar., *kali-bi.*, *kali-c.*, *kali-p.*, kali-s., **Kreos.**, *lac-d.*, *lach.*, *laur.*, led., lob., **Lyc.**, lyss., mag-c., mag-s., manc., merc., merc-c., mill., mosch., mur-ac., *nat-m.*, nit-ac., **Nux-v.**, olnd., *op.*, *ph-ac.*, phal., **Phos.**, phyt., *plb.*, podo., psor., **Puls.**, raph., rat., rhus-t., ruta, sabin., samb., **Sang.**, *sec.*, *sep.*, *sil.*, squil., *stann.*, sul-ac., *sulph.*, tab., tell., ter., thuj., **Verat.**, *verat-v.*, zinc.

morgens: Crot-h., *plb.*, **Sep.**, sil., *sulph.*

Erwachen, beim: Aspar.

nachmittags: Mag-s.

abends: Carb-v., kreos., phos., *puls.*, *sulph.*

Sonnenuntergang, nach: Stram.

nachts: Crot-t., phyt., rat., sil.

Mitternacht: Agar., **Ferr.**, nat-m.

1 Uhr, beim Erwachen: Rat.

Abendessen, nach dem: Cupr-s.

Ärger, nach: Acon., cham., ign., ip., lyc., verat.

Blut, dann: Nux-v.

Erwachen, beim: Jug-r.

Essen, beim: Am-c., ars., iod., rhus-t., sep., sil., stann., verat.

sofort nach: Ant-c., ant-t., *apis*, *ars.*, ars-h., *bry.*, carb-an., carb-v., cupr., dig., *ferr.*, *ferr-p.*, *graph.*, *kali-bi.*, mosch., olnd., plb., ruta, sanic., sil., sulph., verat., zinc.

Stunden danach, einige: Meph., puls.

unverdaute Speisen zwei oder drei Stunden danach: **Kreos.**, sulph.

fünf oder sechs Stunden danach: Atro., puls.

ein Tag später: Cimx., sabin.

Tage, nachdem die Speisen den Magen gefüllt haben, einige: **Bism-o.**

feste Speisen, nur: Bry., cupr., verat.

Froststadium im Fieber, vor: *Ars.*, *cina*, eup-per., **Ferr.**

während: Ail., ign., phos.

nach: Phos.

Frühstück, nach dem: *Ferr.*, sel., *sil.*

ERBRECHEN - Speisen ...

Galle, dann: Ant-t., bell., *bry.*, *colch.*, dig., *nat-m.*, samb.

Getränke, nicht: *Bry.*

heißen Speisen, nach: Lob.

Hitzestadium im Fieber, während: Cina, *eup-per.*, ferr., ign., nux-v., thuj.

Husten, durch: Anac., anan., *ant-t.*, **Bry.**, *coc-c.*, dig., *dros.*, *ferr.*, **Ip.**, *kali-c.*, laur., *mez.*, *nat-m.*, *nit-ac.*, *ph-ac.*, *puls.*, sep.

Liegen, im: Olnd.

Rücken, auf dem: Rhus-t.

Mittagessen, nach: Anac., sel.

sauer: Calc., hep., *kali-bi.*, *nat-s.*, *podo.*, sulph.

Schleim, dann: Dros., mag-c., nux-v., puls., sil.

tierische Nahrung, alle: Phos.

unverdaut: Aeth., ant-c., bell., calc., *ferr.*, *ip.*, *kali-bi.*, **Kreos.**, *lac-d.*, lyc., nat-m., nux-v., phos., *puls.*, sabin.

Speisen, die am Vortage gegessen wurden: Sabin.

Wasser, dann: Puls.

Wechselfieber, bei: *Ferr.*, *ferr-p.*, *nat-m.*

Suppe, von: Mag-c.

süßlich: Cupr., *iris.*, kali-bi., **Kreos.**, *plb.*, psor., *tub.*

durchsichtig wie Schleim: Calc., *iris.*, psor.

übel riechend: *Ant-t.*, arn., **Ars.**, bar-m., bell., bism-o., *bry.*, calc., *canth.*, *cocc.*, coff., crot-t., *cupr.*, guaj., *ip.*, *led.*, merc., nat-c., **Nux-v.**, *op.*, ph-ac., *phos.*, *plb.*, podo., sec., **Sep.**, *stann.*, *sulph.*, thuj., valer., verat.

morgens: Bry.

eitrig: Kali-s., merc-c., *nit-ac.*

Wasser: *Acon.*, *aeth.*, agar., all-c., alum., anac., ant-t., apis, arg-m., *arn.*, **Ars.**, ars-i., asar., aur-m., bar-c., bar-i., bar-m., *bell.*, *bism-o.*, bor., **Bry.**, calc., *camph.*, *cann-s.*, carb-ac., *carb-s.*, card-m., carl., **Caust.**, *chin.*, chin-a., cina, clem., *coc-c.*, *cocc.*, colch., *coloc.*, *con.*, crot-h., crot-t., *cupr.*, *cupr-ar.*, cupr-s., cycl., dig., dulc., elat., euph., fl-ac., graph., *grat.*, *guaj.*, hell., hep., hydr-ac., hyos., iod., *ip.*, *iris.*, *jatr.*, kali-ar.,

ERBRECHEN - Wasser ...

kali-bi., kali-i., kali-n., *kreos.*, lyc., mag-c., manc., merc., merc-c., mez., mur-ac., nat-ar., *nat-m.*, nat-s., nit-ac., *nux-v.*, olnd. op., osm., ox-ac., *petr.*, phos., phys., *phyt.* plb., raph., rat., rhus-t., **Rob.**, sabad., sang. *sec.*, sel., seneg., *sil.*, sin-a., sol-n., *stann.* *stram.*, stry., *sul-ac.*, *sulph.*, *tab.*, ther., *thuj.* **Verat.**, verat-v., vinc., vip., zinc.

morgens: Ars., bry., elaps, *guaj.*, *sulph.* thuj.

Erwachen, beim: Eupi., thuj.

vormittags: Nat-s.

nachmittags, 4 Uhr: Sulph.

abends: Merc-c.

nachts: **Calc.**, crot-t., ox-ac., sul-ac. ther.

21-5 Uhr: Phyt.

Essen, beim: Ferr., nat-ar.

nach: Crot-t., ferr.

Frühstück, vor dem: Tab.

Gehen im Freien, beim: Kali-bi.

Hitzestadium im Fieber, während: Hep.

Husten, beim: Dros., nat-c.

kaltes Wasser, nur: Sil.

Liegen auf dem Rücken, beim: Merc-c.

Menses, während: Am-c., sulph.

Mittagessen, vor: Sulph.

Schwangerschaft, in der: Sep.

Speisen, dann: *Iod.*, ip., nux-v., sil. sul-ac., sulph.

getrunkenes Wasser, dann Speisen Nux-v.

Stehen, im: Colch.

Suppe, nach: *Mag-c.*

weiß: Ars., bell., carb-ac., cast., colch crot-t., cupr-ar., dig., fl-ac., kali-bi., kali-s. *merc.*, nat-s., ox-ac., stram., sul-ac., tab verat., verat-v.

morgens: Ars., colch.

mittags: *Verat.*

nachts: Verat.

Würmer: *Acon.*, anac., ars., bar-m., *cin* coff., *ferr.*, hyos., merc., nat-m., *phyt* *sabad.*, **Sang.**, sec., sil., spig., verat.

Gefühl von Würmern im Magen (sieh Wurmes, Gefühl eines)

ERBRECHEN - Würmer ...

Lumbrici: Acon., *cina*, sabad., sec.

zäh: Alumn., ant-t., arg-n., ars., bor., canth., chel., colch., cupr., dulc., hep., hyos., *kali-bi.*, kali-c., lach., *merc-c.*, nit-ac., osm., phos., rhus-t., sec., verat.

ERSCHLAFFUNG des Pylorus: *Ferr-p.*, *phos.*

FLATTERN (s. ZITTERN)

FLATULENZ (s. AUFSTOSSEN)

FLAUES Gefühl (vgl. LEEREGEFÜHL): Abrot., *acon.*, aesc., agar., ail., alum., alumn., ant-t., apoc., arund-d., *bapt.*, brom., bufo, cact., calad., cann-i., carb-ac., chlol., *cimic.*, *cina*, clem., *cocc.*, colch., cop., croc., *crot-h.*, *crot-t.*, cupr., **Dig.**, dios., elaps, *glon.*, **Hell.**, hep., *hydr.*, *hydr-ac.*, ign., jatr., jug-c., kali-ar., *kali-bi.*, kali-chl., *kali-fer.*, kali-i., laur., *lept.*, *lob.*, *lyc.*, mag-c., *med.*, *merc.*, merc-i-r., mosch., **Murx.**, myric., naja, nat-ar., *nat-m.*, **Nux-v.**, olnd., op., *petr.*, phos., phys., pic-ac., plan., ptel., puls., rhod., sabad., sec., **Sep.**, sil., *stann.*, *staph.*, *sulph.*, **Tab.**, tell., teucr., thea, til., uran, *verat.*, zinc.

morgens: Apoc., cimic., dios., hydr., *kali-bi.*

Erwachen, beim: Apoc.

Frühstück, vor: *Kali-bi.*

nach: Colch.

vormittags: Jatr., nat-m.

Saurem, nach: Zinc.

abends: Colch.

nachts: Dios., *lyc.*, tarent.

anfallsweise: Glon.

Druck, durch: **Merc.**

Einatmen agg.: Calad.

Erwachen, beim: Apoc.

Essen, vor: Alumn., *sulph.*

nach: Ars., calc., cina, dig., *iod.*, lyc., *petr.*, plan., sil., staph., urt-u.

amel.: Alumn., bar-c.

Gehen amel.: Acon.

schlechten Nachrichten, bei: *Dig.*

Sitzen, im: Acon.

Stuhlgang, nach: Ambr., dios., *ph-ac.*, **Podo.**

Treffen eines Freundes, beim: *Cimic.*

erstreckt sich zum Herz: **Lob.**

FREMDKÖRPER: Cupr., grat., nat-m., raph.

GANGRÄN: Ars., euph., sec.

GÄREN: Acet-ac., apoc., *caust.*, *chin.*, croc., graph., *plat.*

Obst, nach: **Chin.**

GESCHWÜRE: *Arg-n.*, *ars.*, calc., *calc-ar.*, caust., *cur.*, **Hydr.**, **Kali-bi.**, *kali-c.*, *kreos.*, **Lyc.**, *merc-c.*, *mez.*, nat-p., *nit-ac.*, *nux-v.*, **Phos.**, sil., sul-ac., syph., *uran*

GEWICHT (s. SCHWEREGEFÜHL)

GICHT, Metastasierung von: **Ant-c.**, benz-ac., *nux-m.*, sang.

GLUCKERN, Gurgeln: Agar., am-c., anac., *arn.*, *ars.*, bov., carb-an., chel., cina, *colch.*, croc., crot-t., **Cupr.**, fl-ac., *hydr-ac.*, kali-c., kali-i., lact., *laur.*, lob., meny., sacc., teucr., thuj., verb., zinc.

morgens: Bov.

Gehen, beim: Carb-an.

Essen, beim: Bov.

Trinken, beim: Arn., *ars.*, cina, **Cupr.**, elaps, **Hydr-ac.**, laur., thuj.

nach: **Phos.**

Übelkeit, mit: Aeth.

HÄRTE: Ars., *bar-c.*, *bar-m.*, carb-v., chim., cob., lept., merc-i-f., puls.

Aufstoßen amel.: Carb-v.

Gefühl von Härte im Pylorus: Kreos.

HERABHÄNGEN; Gefühl als würde der Magen: Abrot., aesc., agar., alum., arg-n., *bar-c.*, *bism-o.*, *calc.*, *calc-p.*, *carb-v.*, crot-t., echi., *euph.*, *hep.*, **Ign.**, **Ip.**, lob., *lyc.*, mag-c., mez., petr., raph., rhus-t., spong., *staph.*, *sul-ac.*, *tab.*

morgens: *Sulph.*

Gehen, beim: Hep.

Stuhlgang, nach: Bar-c., *sep.*

HITZEWALLUNGEN: Abrot., acet-ac., *acon.*, *aesc.*, aeth., agar., aloe, alum., *alumn.*, am-c., *anth.*, anthr., *apis*, *arg-n.*, **Ars.**, ars-h., ars-i., aur-s., bapt., bar-c., bar-i., bell., benz-ac., brom., **Bry.**, *calc.*, *camph.*, cann-i., *canth.*, carb-ac., carb-an., carb-s., caust., cedr., cham., chel., chin-s., chlf., *cic.*, cimic., cina, cinnb., coc-c., coca, cocc., cod., colch., coloc., con., corn-f., crot-t., cupr., dig., eup-per., fago., ferr., *ferr-ar.*, ferr-i., ferr-p., fl-ac., gels., *glon.*, grat., gymn., hell., helon., hydr-ac., *hydrc.*, hyos., iod., ip., iris., jatr., kali-ar., kali-bi., kali-c., kali-chl., kali-n., kali-s., kalm., lac-c., lach., *lac-ac.*, laur., led., *lob.*, mag-m., *manc.*, mang., meny., merc.,

HITZEWALLUNGEN ...

mez., myric., nat-ar., nat-c., *nat-m.*, nat-p., nat-s., *nit-ac.*, *nux-m.*, **Nux-v.**, ol-j., olnd., op., ox-ac., par., petr., *phos.*, phyt., plat., plb., *podo.*, ptel., puls., raph., rat., *rob.*, ruta, sabin., sang., *sars.*, sec., seneg., sep., squil., stry., sul-ac., sumb., tab., tarent., *ter.*, *thuj.*, valer., verat., verat-v., vesp., zinc-m.

morgens: Am-m., apis, lith-m.

mittags: Fago.

nachmittags: Fago.

abends: Coloc., ferr-i., hyper.

nachts im Bett: Cinnb.

Aufstoßen, nach: Sumb.

amel.: Fago.

Brot, nach: Sars.

Erwachen, beim: Acon-f.

Essen, vor: Fl-ac.

nach: Con., *ferr.*, *sep.*

amel.: Arg-n., ferr.

leerem Magen, bei: Naja

Mittagessen, während: Hyper.

Wasser, nach kaltem: Alum.

amel.: Alumn., hyper.

erstreckt sich zum Abdomen: Am-c., carl., chin., verat.

Augen: Stram.

Brust, über die: Bar-m., chin., nat-m., ol-an., verat.

Fauces: Caps.

Hals, innen: Cinnb., nit-ac., sumb., tarent.

Kopf: Alum., bar-m., *calc.*, chin., cinnb., *glon.*, hell., *lyc.*, mag-m., mang., sumb.

Körper, über den: Ars., *camph.*, op.

oben, nach: Ars., asaf., *calc.*, carb-ac., cinnb., *ferr.*, *glon.*, iris., kali-bi., laur., *manc.*, *valer.*

HOCHKOMMEN von SPEISEN (s. AUFSTOSSEN - Speisen)

HUNGER (s. APPETIT - vermehrt)

HÜPFENDES Gefühl: Croc.

KALK gelöscht würde; Gefühl, als ob: *Caust.*

KÄLTE: Abrot., absin., acon., agar., alum., am-c., *am-br.*, arg-n., **Ars.**, arund., bar-c., *bell.*, berb., bol., bov., cadm., cahin., *calc.*, **Camph.**,

KÄLTE ...

cann-s., **Caps.**, *carb-an.*, carb-s., *carb-v.*, *cast.*, cham., chel., **Chin.**, chin-a., *cist.*, clem., coc-c., *colch.*, coloc., con., crot-c., crot-h., elaps, graph., grat., helon., *hipp.*, ign., kali-ar., *kali-bi.*, kali-c., kali-i., kali-n., kali-p., kali-s., *kreos.*, *lach.*, *lact.* laur., lyss., mag-c., mag-s., *nat-m.*, nit-ac. ol-an., op., *petr.*, ph-ac., *phos.*, phyt., rhus-t. sabad., sec., sep., *sil.*, spig., spong., *sul-ac.* sulph., tab., *tarax.*, verat., vesp.

morgens im Bett: Bov., con., mag-s.

vormittags: Nat-m.

Aufstoßen, während und nach: Alum.

Fahren und Reiten, beim: Puls.

mittags: Zinc.

abends: Alum., nat-m.

Diarrhö, während: Nat-m., ptel.

Eiscreme, nach: Chin-s.

eiskalt: **Caps.**, *colch.*, *hipp.*, lact., *phos.*

Eisklumpen, mit Schmerzen wie: Bov. *colch.*

Getränken, nach kalten: **Elaps**

Essen, vor: *Cist.*

nach: *Carb-an.*, *cist.*, *crot-c.*, nit-ac.

Frösteln in der Magengrube: **Ars.**, bell calc., cist., hipp.

Hitzestadium im Fieber, nach: Grat.

kalten Getränken, nach: *Ars.*, **Chin.**, **Elaps** *rhus-t.*, *sul-ac.*

Lockern der Kleidung amel.: Chin-s.

Obst, nach: *Ars.*, elaps

erstreckt sich zum Körper: Sec.

KITZELN im Magen: Anac., bry., crot-t nat-m., sang., tarent., thea

KLEIDUNG stört: Am-c., **Bov.**, *bry.*, *calc* carb-v., caust., chin., coff., *crot-c.*, *crot-h.*, cupr gins., *graph.*, *hep.*, *kali-bi.*, kreos., **Lach.**, lith-c **Lyc.**, *nat-s.*, **Nux-v.**, *petr.*, *ph-ac.*, *puls.*, spong sulph.

KLUMPENS, Gefühl eines (vgl. STEINES *Agar.*, anan., *ant-c.*, bar-c., *bry.*, dirc., *graph* *hep.*, *hydr.*, hydr-ac., *kali-bi.*, *kali-c.*, *lec.*, lil-t *lob.*, manc., med., naja, nat-c., nat-m., *nux-m* *nux-v.*, plb., *puls.*, *rhus-t.*, rumx., **Sanic.**, *sep* sil., spig., sulph.

Mitternacht, nach: *Arg-n.*

Aufstoßen amel.: Bar-c.

KLUMPENS; Gefühl eines ...

fallen würde, als ob ein Klumpen beim Aufstehen vom Sitzen zum Rücken: Laur.

Essen, nach dem: *Abies-n.*, *ars.*, med., nat-m., *nux-v.*, *ph-ac.*, puls., rumx.

kalten Getränken, nach: Acet-ac., *ars.*

Liegen auf dem Rücken, beim: *Sulph.*

pulsierend: *Graph.*

KRALLEN (s. SCHMERZ - krallend)

KRIBBELN: Ant-t., colch., indg., *puls.*, *rhus-t.*

KRIECHEN im Magen: Agar., alum., *ars.*, *bry.*, *occ.*, colch., lact., lyc., nat-c., nux-v., *puls.*

KUGEL; Gefühl einer: *Bell.*, coc-c., lach., enec.

brennend: *Bell.*

steigt hoch in den Hals: *Lach.*, *senec.*

LEBENDIGEM im Magen; Gefühl von etwas: Chel., coloc., **Croc.**, tarent.

LEEREGEFÜHL, Gefühl von Schwäche, Hinsein, Hungergefühl: Abrot., acon., *aesc.*, *gar.*, ail., *all-c.*, all-s., aloe, alum., alumn., m-c., am-m., *ambr.*, anac., ang., **Ant-c.**, ant-t., poc., *aran.*, *arg-m.*, *arg-n.*, arn., *ars.*, *ars-i.*, *saf.*, aster., atro., aur., aur-m., *bapt.*, *bar-c.*, ar-i., bar-m., bell., *brom.*, bry., *bufo*, cact., *alad.*, *calc.*, *calc-p.*, calc-s., *camph.*, cann-s., anth., *caps.*, carb-ac., *carb-an.*, carb-s., carb-v., ard-m., *carl.*, cast., *caust.*, chel., *chin.*, chin-a., hin-s., chlol., *cimic.*, *cina*, cinnb., clem., coc-c., oca, **Cocc.**, coff., colch., *coloc.*, con., cop., orn., *croc.*, *crot-h.*, *crot-t.*, cupr., cupr-ar., **Dig.**, ios., *elaps*, ery-a., euphr., fago., ferr., *fl-ac.*, *amb.*, *gels.*, gent-l., *glon.*, *graph.*, *grat.*, **Hell.**, ep., *hipp.*, **Hydr.**, *hydr-ac.*, *hyos.*, **Ign.**, ind., ndg., *iod.*, ip., jatr., *kali-ar.*, kali-bi., *kali-c.*, *ali-chl.*, *kali-fer.*, kali-i., kali-n., *kali-p.*, *kali-s.*, alm., **Lac-c.**, *lach.*, lac-ac., *laur.*, lil-t., *lob.*, *c.*, lyss., *mag-c.*, manc., meph., **Merc.**, nerc-i-f., merc-i-r., merl., mez., mosch., *ur-ac.*, **Murx.**, myric., naja, nat-ar., *nat-c.*, *at-m.*, *nat-p.*, *nat-s.*, nicc., nit-ac., **Nux-v.**, *nd.*, *op.*, ox-ac., *petr.*, phel., **Phos.**, phys., hyt., plan., plb., **Podo.**, ptel., **Puls.**, raph., *us-t.*, rumx., ruta, sabad., *sang.*, sarr., sars., c., seneg., **Sep.**, sil., squil., **Stann.**, staph., ram., *sul-i.*, **Sulph.**, sumb., **Tab.**, *tarent.*, tell., *ucr.*, thea, thuj., til., tril., *tub.*, ust., valer., **erat.**, verb., vinc., **Zinc.**

tagsüber: Nat-p., stann.

morgens: *Aesc.*, agar., anac., apoc., arg-m., bufo, cast., cimic., coloc., dios., hell., hydr., kali-bi., lac-c., lyc., mag-c., mag-m., mez., nat-m., nat-p., nicc., op., sang., sep., tarent.

LEEREGEFÜHL - morgens ...

2 Uhr: Podo., tell.

5 Uhr: Nat-c.

Angstgefühl, mit: Lyc., nat-m.

Aufstehen, beim: Nat-p., phos.

Erwachen, beim: Ant-c., apoc., *lac-c.*, mill.

Frühstück, vor dem: Aesc., alumn., apoc., arg-m., calc-p., carb-v., cimic., *kali-bi.*, lac-c., murx., sulph.

Menses, während: Cast.

vormittags: Jatr., mag-c., *nat-c.*, nat-m., nicc., puls.

10 Uhr, bis abends: Mur-ac., *nat-c.*

11 Uhr: Alumn., *asaf.*, hydr., ind., lach., *nat-c.*, nat-m., nat-p., op., *phos.*, sep., **Sulph.**, *zinc.*

dumpfem Schmerz, mit: Hydr.

mittags: Fago., nat-c.

nachmittags: Ambr., fago., lach., puls., sulph.

13 Uhr: Fago.

14 Uhr: *Grat.*

15 Uhr: Phys.

abends: Am-br., calc-p., lac-c., olnd.

20 Uhr: Kali-c., kalm.

Essen amel., nach dem: **Sep.**

Schlaf, vor dem: Dig.

nachts: Dios., lyc., petr., tarent.

Mitternacht: Mag-c., rhus-t.

Abneigung gegen Speisen, mit: *Bar-c.*, carb-s., carb-v., *chin.*, *cocc.*, coff., dulc., *grat.*, *hell.*, *hydr.*, *nat-m.*, *nux-v.*, *rhus-t.*, *sil.*, stann., *sulph.*, verb.

anfallsweise: Arg-m., glon.

Aufstehen, nach: Coca

Aufstoßen, nach: Ambr.

amel.: *Sep.*

Denken an Speisen, beim: **Sep.**

Diarrhö, mit: *Fl-ac.*, *lyc.*, *petr.*, *stram.*, *sulph.*

Druck, durch: **Merc.**

Einatmen agg.: Calad.

epileptischen Anfall, vor einem: **Hyos.**

Erbrechen, nach: Ther.

LEEREGEFÜHL ...

Essen, vor: Alumn., crot-t., *sulph.*

während: Crot-t., zinc.

nach: Agar., alum., arn., bov., calad., carb-v., chlol., **Cina**, *dig.*, *grat.*, *hydr.*, kali-p., lach., *laur.*, *lyc.*, *myric.*, nat-p., olnd., op., plan., ptel., puls., raph., sang., sars., sil., *stann.*, thuj., **Verat.**, zinc.

nicht amel. durch Essen: Agar., alumn., *ant-c.*, *arg-m.*, *ars.*, asc-t., aur., calc., calc-p., cann-i., *carb-an.*, cast-eq., cic., **Cina**, coc-c., dig., *hydr.*, **Ign.**, kali-bi., kali-i., lac-c., **Lach.**, **Lyc.**, mag-m., *merc.*, **Mur-ac.**, nat-m., *nux-m.*, olnd., par., **Phos.**, phyt., sang., sars., **Sep.**, sil., *staph.*, stront., *teucr.*, **Verat.**

Fieber, bei: Zinc.

Freien amel., im: Bapt.

Froststadium im Fieber, während: Ail., *ars.*

Frühstück, nach dem: Am-m., coca, colch., *dig.*, lyc., puls.

Gehen, beim: Chel., chin-s., rat.

nach: Coca

Umhergehen im Zimmer agg.: Lyc.

Hunger, ohne: Act-sp., *agar.*, *alum.*, am-m., ars., *bar-c.*, berb., bry., chin., chin-s., cocc., dulc., hell., kali-n., **Lach.**, *mur-ac.*, *nat-m.*, nicc., *olnd.*, op., phos., psor., *rhus-t.*, *sil.*, *sul-ac.*, *sulph.*, tax.

Husten, mit: Croc., ign., mur-ac., stann.

Klimakterium, im: *Crot-h.*, *lach.*, *tab.*

Kopfschmerz, bei: Cocc., *nat-m.*, *phos.*, ptel., *sang.*, **Sep.**

Liegen amel.: Ambr., ign.

Menses, vor: *Ign.*, sep., sulph.

während: Kali-p., spong., tab.

Mittagessen, vor dem: Lyc., mag-c., nux-v., phos., **Sulph.**

nach: Lyc., ptel., thea, zinc.

Mittagsschlaf, nach: Ang.

Pochen, Pulsieren, Klopfen; mit: Ant-t., *asaf.*, calad., hydr., *kali-c.*, mag-m., nat-c., nat-m., sep., sulph.

Schlaf, vor: Dig.

während: Lyc., ph-ac.

Schläfrigkeit, bei: Corn.

LEEREGEFÜHL ...

Seufzen, mit: **Ign.**

Sitzen, im: Acon., alumn.

Sprechen agg.: *Rumx.*

Stillen, nach: *Carb-an.*, olnd.

Stuhlgang, nach: *Aloe*, ambr., dios., fl-ac., **Petr.**, *ph-ac.*, puls., *sep.*, sulph.

Treffen eines Freundes, beim: Cimic.

Übelkeit, bei: Agar., *arg-m.*, arg-n., asaf., bry., calc-p., caust., chel., cimic., cocc., *cycl.*, *hell.*, hydr., *ign.*, kali-bi., kali-c., kali-p., lach., lyc., mag-m., meph., mosch., olnd., phel., **Phos.**, rheum, *rhus-t.*, *sep.*, *sil.*, spig., tab., *valer.*, verat.

Zittern, mit: Am-c., cimic., lyc., zinc.

erstreckt sich zum Herz: **Lob.**

LUFT durch den Magen drängen würde, als ob: Bar-c.

OFFEN; Gefühl, als sei der Magen: Spong.

OHNMACHTSGEFÜHL (s. LEEREGEFÜHL, FLAUES Gefühl)

PULSIEREN, Klopfen: **Acon.**, agar., alumn., *ant-c.*, **Ant-t.**, *arg-n.*, ars., ars-i., *asaf.*, *bell.*, bov., *cact.*, calad., **Calc.**, calc-s., cann-s., carb-s., carb-v., chel., **Chin.**, chin-a., **Cic.**, coloc., cop., *corn.*, croc., crot-h., cupr., *dig.*, dros., **Ferr.**, ferr-ar., *ferr-i.*, gamb., gins., **Glon.**, *graph.*, *ham.*, hura, *hydr.*, hydr-ac., hyos., *iod.*, ip., jac-c., kali-ar., **Kali-c.**, kali-i., kali-n., kali-s., *lac-c.*, lach., lachn., laur., lyc., *mag-m.*, med., *meny.*, mosch., naja, nat-ar., nat-c., *nat-m.*, nat-s., *nit-ac.*, **Nux-v.**, olnd., op., **Phos.**, plat., plb., **Puls.**, rheum, *rhus-t.*, sel., **Sep.**, **Sil.**, *stann.*, *sulph.*, tab., thuj.

morgens: Asaf., kali-c., kali-n., *sep.*

mittags: Sulph.

abends: Alumn.

Liegen auf dem Rücken, beim: Alumn.

nachts: Eup-per., *puls.*

Abendessen, nach dem: Nux-v.

Anlehnen an etwas, beim: Gamb.

Aufrichten, beim: Lycps.

Aufstehen amel.: Op.

Aufstoßen amel.: *Sep.*

Essen, beim: Nat-m., *sep.*

nach: Alumn., *asaf.*, cact., cop., kali-c., lyc., *nat-m.*, phos., **Sel.**, *sep.*

Freien amel., im: Naja

PULSIEREN ...

Gehen, nach: Calad.

amel.: Op.

Husten, mit: Acon., asaf., bell., cact., carb-v., cic., coloc., dros., ferr., graph., iod., kali-c., lyc., nat-m., puls., sulph.

Kopfschmerz, bei: *Kali-c.*

Liegen auf dem Rücken, beim: Alumn., *dios.*, op.

Magen- und abdominellen Beschwerden, bei: *Asar.*

Menses, nach den: Ferr.

Mittagessen, nach dem: Cact.

Nachdenken, beim: Raph.

Übelkeit, mit: Nat-c.

Zittern, und: Arg-n., calc., kali-c.

QUAKEN wie Frösche: Nat-m.

Umdrehen im Bett, beim: Nat-m.

REIZUNG: *Acon.*, all-c., ant-t., *arg-n.*, *ars.*, aur-m., **Bism-o.**, carb-ac., cob., *ip.*, kali-ar., kali-n., *merc.*, merc-c., ox-ac., *phos.*, plb., *podo.*, sec., stram., verat-v.

RUCKEN: Nat-c., *nat-m.*, nux-v., plat., sang., *stry.*

Öffnen des Mundes, beim: Stry.

SÄTTIGUNG (s. APPETIT)

SCHLAFFHEIT: Euph., **Ign.**, ip., merc., spong., tab., thea

SCHLÄGE, Stöße im Magen: **Cic.**, nat-c., nux-v., plat., tab.

Essen, beim: Teucr.

Konvulsionen, vor: **Cic.**

Liegen auf der Seite, beim: Camph.

Schlaf, im: Tab.

SCHLÄGEN in der Magengrube, Gefühl von: Crot-c., nat-c., nux-v., plat.

SCHLUCKAUF: Acet-ac., acon., aeth., *agar.*, agn., all-c., *alum.*, am-c., **Am-m.**, anac., ang., ant-c., ant-t., *arn.*, **Ars.**, **Ars-i.**, arund., asar., aur., *bar-c.*, *bar-i.*, bar-m., *bell.*, benz-ac., berb., bism-o., bor., bov., brom., *bry.*, bufo, *calc.*, calc-f., calc-i., canth., carb-an., carb-s., carb-v., carl., cast., caust., *cham.*, chel., *chin.*, chin-a., *chin-s.*, *chlf.*, **Cic.**, cimx., cina, cob., *cocc.*, *coff.*, colch., coloc., con., crot-t., cupr., cur., **Cycl.**, dig., *dios.*, *dros.*, dulc., *euph.*, euphr., ferr-p., *gels.*, graph., grat., ham., hell., hep., **Hyos.**, **Ign.**, indg., **Iod.**, *ip.*, jab., *jatr.*, jug-r., kali-ar., kali-bi., kali-c., kali-i., kali-n., kali-s., *kreos.*, *lach.*, *laur.*, led., lob., **Lyc.**, mag-c., *mag-m.*, **Mag-p.**, meny., **Merc.**, merc-c., mez., mill., *mosch.*, mur-ac., **Nat-ar.**, **Nat-c.**, **Nat-m.**, nat-s., **Nicc.**, nit-ac., **Nux-m.**, **Nux-v.**, *op.*, ox-ac., *par.*, *phos.*, phys., phyt., plb., *psor.*, *puls.*, *ran-b.*, rat., *ruta*, sabad., sabin., samb., *sars.*, **Sec.**, sel., *sep.*, sil., *spong.*, *stann.*, staph., **Stram.**, stront., *sul-ac.*, sulph., sumb., tab., tarax., tarent., **Teucr.**, *verat.*, *verat-v.*, *verb.*, zinc.

tagsüber: Nit-ac., petr., phos.

morgens: All-c., apoc., cann-s., kali-n., verat.

Aufstehen, nach: Gamb., graph., mag-c.

nüchtern, wenn: Kali-n.

vormittags, **Essen** nach: Bar-c., nat-s.

11 Uhr: Ox-ac.

mittags: Kali-c., sil., sulph.

nachmittags: Agar., canth., *ign.*

13 Uhr: Bov., *verat-v.*

14 Uhr: Tarent., *verat-v.*

abends: Aeth., graph., kali-bi., *kali-i.*, *lob.*, nat-c., nat-s., **Nicc.**, petr., rhus-t., sil., *zinc.*

17-20 Uhr: Phys.

18 Uhr: Ham., nat-c., sars.

18.30 Uhr: Mag-c.

Bett, im: Nat-m., nicc., sil.

nüchtern, wenn: Sulph.

nachts: Apoc., ars., bell., **Hyos.**, merc., merc-c., puls., sul-ac.

Schlaf, im: Puls.

Mitternacht: Bell.

Abendessen, nach dem: Alum., cob., con., lyc., sep., staph.

alkoholischen Getränken, nach: **Ran-b.**

Aufstoßen, nach: Bry., cycl., til.

Bett, im: Lachn., nat-m., nicc., sil., *sulph.*

Bewegung, bei: Carb-v., merc-c.

Bewusstlosigkeit, bei: Cupr.

Butterbrot, nach: Nat-s.

Chinin, nach: *Nat-m.*

Denken daran, beim: Ox-ac.

Erbrechen, während: Cupr., merc-c.

nach: Bry., **Verat.**

Erkältung, nach: Phos.

SCHLUCKAUF ...

Essen, vor: Bov., *phos.*, sil.

während: *Cycl.*, eug., mag-m., merc., teucr.

nach: Acon., *alum.*, ars., bell., bor., bov., bry., *carb-an.*, carb-v., carl., cob., cop., *cycl.*, *graph.*, hep., hura, **Hyos.**, *ign.*, lyc., mag-m., merc., nat-ar., nat-c., nat-m., nat-s., *nux-v.*, par., phos., psor., rat., samb., *sep.*, sil., stann., staph., sulph., *teucr.*, thuj., verat., zinc.

Fieber, während: Crot-h., *mag-p.*

Stunde, in der das Fieber kommen sollte; zu der: **Ars.**

Froststadium im Fieber, nach: Am-c.

Frühstück, nach dem: Tarent., zinc.

Getränken, nach warmen: *Verat.*

heftig: *Am-m.*, calc-f., chin-s., *cic.*, *cycl.*, lob., *lyc.*, *mag-p.*, *merc-c.*, **Nat-m.**, **Nicc.**, *nux-v.*, rat., **Stram.**, stront., teucr., verat.

Husten, während: Tab.

nach: **Tab.**

Konvulsionen, bei: Bell., cic., cupr., **Hyos.**, *ran-b.*

konvulsivisch: Aeth., ars., bell., **Gels.**, *mag-p.*, nux-v., *ran-b.*, stram., tab.

Körperübungen, nach: Carb-v.

laut: Cic.

Lesen, beim laut: *Cycl.*

Mittagessen, vor: Mag-m., mur-ac., nux-v.

während: Cycl., grat., *mag-m.*, nat-c.

nach: Alum., am-m., arn., bov., carb-ac., carb-v., cob., graph., grat., hyos., indg., *mag-m.*, *mur-ac.*, phos., sars., *teucr.*

Rauchen, beim: Ambr., ant-c., arg-m., calad., ign., lach., psor., *puls.*, ruta, sang., sel., sep., stann., *staph.*, sul-ac., verat.

nach: Ant-c., calc., *ign.*

Essen, vor dem: Sel.

Schlaf, im: Cina, *merc-c.*

schmerzhaft: *Acon.*, *cimx.*, mag-m., *nicc.*, *phos.*, *rat.*, *sul-ac.*, tab., teucr., *verat-v.*

Schwangerschaft, in der: *Cycl.*, *op.*

Schweinefleisch, nach: Ham.

Spasmen, vor: Cupr.

SCHLUCKAUF ...

Trinken, nach: *Ign.*, lach., merc-c., *nux-v.*, puls., sul-ac.

Trinkern, bei: *Ran-b.*

Typhus, bei: Phos.

Wasser, nach Trinken von kaltem: Thuj.

Wechselfieber, bei: Caust.

nach: *Hyos.*

SCHMERZ: Abies-n., *abrot.*, *acet-ac.*, *acon.* *aesc.*, *aeth.*, agar., ail., all-c., aloe, alum., alumn., am-c., ambr., *aml-n.*, anac., anan., *ant-c.*, *ant-t.* *apis*, *arg-m.*, **Arg-n.**, *arn.*, **Ars.**, ars-h., ars-i. arund., *asaf.*, asar., asc-t., aur., aur-m-n., bapt. *bar-c.*, *bar-i.*, *bar-m.*, **Bell.**, benz-ac., **Bism-o.** bol., bor., brach., *brom.*, **Bry.**, *cact.*, cadm. calad., *calc.*, *calc-p.*, *calc-s.*, *camph.*, cann-s. *canth.*, *caps.*, *carb-ac.*, *carb-an.*, **Carb-s.** **Carb-v.**, **Card-m.**, carl., caul., **Caust.**, *cham.* **Chel.**, **Chin.**, chin-a., *chin-s.*, cic., cimic., *cina* clem., cob., coc-c., **Cocc.**, coff., **Colch.**, **Coloc.** *con.*, cop., cor-r., *corn.*, croc., *crot-c.*, *crot-h.* crot-t., **Cupr.**, *cupr-ar.*, cur., cycl., *dig.*, *dios.* dulc., echi., *ferr.*, *ferr-ar.*, ferr-i., ferr-p., *gels.* glon., *gran.*, **Graph.**, *grat.*, ham., hell., hep. hura, *hydr.*, *hydr-ac.*, *hyos.*, *ign.*, *iod.*, *ip.*, *iris.* *kali-ar.*, *kali-bi.*, *kali-c.*, kali-chl., kali-i., *kali-n.* kali-p., *kali-s.*, *kalm.*, *kreos.*, *lach.*, *laur.*, led. *lept.*, *lob.*, **Lyc.**, *mag-c.*, *mag-m.*, *mag-p.*, mag-s. manc., mang., *med.*, *merc.*, merc-i-f., mez. mosch., mur-ac., naja, **Nat-ar.**, *nat-c.*, *nat-m.* *nat-p.*, *nat-s.*, nicc., *nit-ac.*, *nux-m.*, **Nux-v.** ol-an., olnd., *op.*, ox-ac., *petr.*, **Phos.**, phys. *phyt.*, plan., **Plb.**, podo., prun-s., ptel., **Puls.** ran-b., ran-s., rhod., rhus-t., rob., rumx., ruta sabin., *sang.*, *sec.*, senec., seneg., *sep.*, **Sil.** sol-t-ae., *spig.*, squil., **Stann.**, *staph.*, *stram.* *stront.*, *stry.*, *sul-ac.*, **Sulph.**, sumb., **Tab.** *tarent.*, *ter.*, teucr., thuj., *uran*, ust., valer. **Verat.**, *verat-v.*, *zinc.*, zing.

morgens: Aesc., anac., ant-c., asar carb-an., carb-s., *caust.*, *chin.*, *cina*, colch. cupr., cupr-s., dig., dios., graph., hyper *kali-bi.*, *kali-c.*, *lach.*, lyc., mag-c., mag-s nat-c., *nat-m.*, nat-s., **Nux-v.**, petr., *phos* plat., puls., ran-s., sep., staph., *sulph.* tarent., zinc.

13 Uhr, bis: Sep.

Aufstehen, beim: Caust., *cina*, nat-s zinc.

Bett, im: Con., phos., plb., staph.

Erwachen, beim: Agar., caust., cycl *lach.*, lyc., nat-m., nicc., nit-ac., phyt staph.

SCHMERZ - morgens ...

Essen, nach dem: Nux-v., tarent.

amel.: Nat-s.

Gehen, beim: Agar., carb-an., cycl., nit-ac., phos., phyt.

nüchtern, wenn: Caust., petr.

Stuhlgang, nach: Con.

mittags: Agar., alumn., *aur.*, mez., seneg., zinc.

nachmittags: Alum., alumn., am-m., arg-n., ars., bry., *calc.*, calc-s., canth., ferr., *iris.*, **Lyc.**, merc-c., nicc., nux-v., par., petr., *puls.*, sang., *sep.*, spong., sulph., tarent., ust.

abends: Agar., alum., alumn., ars., calc., calc-s., carb-an., *carb-v.*, cast-eq., chel., coloc., dig., dios., dulc., euphr., kali-bi., kali-n., lob., lyc., mag-m., merc., nat-c., nat-m., phos., plan., **Puls.**, *rhus-t.*, sang., sep., sil., *sul-ac.*, tarent., thuj., zinc.

20 Uhr, beim Gehen im Freien: Alumn.

Bett, im: Alum., carb-an., *carb-v.*, *lyc.*, phos.

Froststadium im Fieber, während: Sulph.

Menses, vor: Mag-c.

Singen, beim: Sars.

nachts: *Abrot.*, agar., alum., *am-c.*, *arg-n.*, ars., bapt., *bell.*, *calc.*, camph., *carb-s.*, *carb-v.*, cham., cina, *coloc.*, con., *graph.*, ign., kali-ar., *kali-c.*, lach., merc-sul., nat-m., nit-ac., nux-v., phos., podo., puls., rhod., rhus-t., seneg., sep., sil., *sulph.*, tarent., thuj.

21 Uhr bis Mitternacht: Phos.

Mitternacht: Ambr., *chin.*, lyc.

nach: Puls., *sulph.*

1 Uhr: Mag-m.

2 Uhr: *Ars.*, *kali-c.*, *lyc.*, **Med.**

Bett, im: Cocc., nat-s., ptel.

Erwachen, beim: Caust., hyper.

amel.: Nit-ac.

Liegen auf dem Rücken, beim: Lyc.

Schlaf, im: Nit-ac.

abwechselnd mit Schmerzen in den Gliedern: *Kali-bi.*

Abendessen, nach dem: Bry., *calc.*, lyc., ptel., puls., rhod., seneg., *sep.*

amel.: Am-c., sep.

SCHMERZ ...

anfallsweise: Arg-n., ars., *bell.*, *carb-v.*, carl., caul., *coloc.*, *cupr.*, *guaj.*, *ign.*, *ip.*, mez., *nit-ac.*, *nux-v.*, *phos.*, *pic-ac.*, *plb.*, ruta

Anziehen der Beine amel.: *Bry.*, chel.

Äpfel agg., saure: Merc-c.

Apyrexie, in der: Ant-c.

Ärger, nach: Acon., ars., cham., ign., phos., **Staph.**

Atmen, beim (vgl. einatmen): *Anac.*, *ars.*, caps., coc-c., *lyc.*, mang., *puls.*

tief: **Caust.**

Aufstehen, nach dem: Caust., graph., sulph., zinc.

amel.: Gels., phys., phyt.

Bett, aus dem: *Cina*, *graph.*

Aufstoßen agg.: *Cham.*, *cocc.*, phos.

amel.: Aloe, *bar-c.*, *bry.*, *calc.*, *calc-p.*, **Carb-v.**, *chel.*, chin., chin-s., cimic., coloc., dig., *dios.*, glon., *graph.*, hep., *lyc.*, nicc., paeon., par., plb., sep., *tarent.*

unterdrücktem Aufstoßen, nach: Bar-c., con.

ausstrahlend: Dios., *kali-c.*, *plb.*

Austern, nach: Brom.

Berührung, bei: Ign., **Nat-c.**

Bettdecke, durch die: Sulph.

Bettwärme amel.: Carb-v., graph., lyc., **Nux-v.**

beugen nach hinten amel.: *Bell.*, bism-o., caust., kali-c.

Bewegung, bei: Aloe, **Bell.**, **Bry.**, *calc.*, calc-p., *caust.*, cham., *chel.*, *ip.*, kali-bi., kalm., mang., nat-c., nux-v., ph-ac., rhus-t., rumx., thuj., zinc.

amel.: **Chin.**, cycl., dios., nat-c.

Bier, nach: Carb-s., *nux-v.*

Binden des Bauches amel.: Cupr., nat-m.

Birnen, nach: Bor.

blähenden Speisen, nach: *Carb-v.*

Brot, nach: Acon., *ant-c.*, *bar-c.*, **Bry.**, **Caust.**, coff., kali-c., merc., *phos.*, puls., rhus-t., ruta, sars., staph., sul-ac., zinc., zing.

amel.: Nat-c.

Roggenbrot: Merc-c.

SCHMERZ ...

Bücken, beim: Alum., aur-m., bar-c., dios., glon., *kali-c.*, kalm., nat-c., rhod., rhus-t.

Druck agg.: Agar., arn., ars., brom., bry., *calc.*, canth., caps., *chel.*, chin-s., dig., guaj., iod., kali-bi., led., mag-m., mang., merc-c., mez., nit-ac., *op.*, ox-ac., phos., ran-s., tarent., vip.

amel.: Alumn., *coloc.*, dios., mag-p., mang., *plb.*, stann.

Wirbelsäule, durch Druck auf die: *Bell.*

Einatmen, beim tiefen: **Arg-n.**, asar., bry., carb-an., *caust.*, cor-r., dros., ign., kali-n., nat-m., op., phyt., *puls.*, zinc.

Eiscreme, nach: *Arg-n.*, **Ars.**, calc-p., *ip.*

amel.: *Phos.*

Enttäuschung, nach: Carb-v.

Erregung, nach: **Cham.**, **Coloc.**, *nux-v.*, *staph.*, zinc.

erscheint allmählich und verschwindet allmählich: *Stann.*

allmählich und verschwindet plötzlich: *Arg-m.*

Erschütterung beim Gehen agg.: Aloe, alumn., anac., **Bell.**, hell., kali-s., mang-m., *sep.*

Wagen agg., Erschütterung im: **Bell.**, lob-s.

Erwachen, beim: Agar., ambr., caust., cycl., hyper., nat-m., nicc., nit-ac., phyt., rumx., sil., staph.

amel.: Nit-ac.

Essen, während: Acon., ant-t., arn., *ars.*, bry., *calc-p.*, cic., coff., con., corn., crot-c., led., mang., merc., op., phos., plb., puls., sep., thuj., verat.

nach: *Abies-n.*, acon., aesc., *agar.*, alum., *am-c.*, *anac.*, *ant-c.*, ant-t., *apis*, **Arg-n.**, arn., **Ars.**, *ars-i.*, *asaf.*, aur-m., **Bar-c.**, *bar-i.*, *bell.*, berb., *bism-o.*, *bry.*, cact., *calc.*, **Calc-p.**, calc-s., *caps.*, carb-ac., carb-an., carb-s., *carb-v.*, *caust.*, *cham.*, **Chin.**, *chin-a.*, *chin-s.*, *cic.*, *cina*, *cist.*, *cob.*, coc-c., *cocc.*, colch., *coloc.*, con., *cur.*, cycl., daph., dig., dios., *eup-per.*, *ferr.*, ferr-ar., *ferr-i.*, ferr-ma., ferr-p., fl-ac., glon., graph., grat., gymn., ham., *hep.*, hura, *hydr.*, *iod.*, iris., *kali-ar.*, *kali-bi.*, *kali-c.*, kali-p., kali-s., *lac-c.*, **Lach.**, *led.*, lob., **Lyc.**, mang., *merc.*, merc-c., mez., mosch., **Nat-ar.**, *nat-c.*, *nat-m.*,

SCHMERZ - Essen, nach ...

nat-p., *nat-s.*, nit-ac., *nux-m.*, **Nux-v.**, osm., ox-ac., *petr.*, *ph-ac.*, **Phos.**, *plat.*, *plb.*, *ptel.*, **Puls.**, rhod., rhus-t., *rob.*, rumx., *sang.*, **Sep.**, *sil.*, staph., *stront.*, sul-ac., **Sulph.**, tab., *tarent.*, ter., thuj., verat., zinc.

eine Stunde nach dem Essen: *Carb-v.*, *mag-m.*, *puls.*

zwei oder drei Stunden nach dem Essen: Anac., *con.*, mag-m., nat-p., nux-v., phos., puls.

amel.: Aesc., agar., anac., aur., *brom.*, cham., *chel.*, chin-a., *cina* dios., fago., gamb., **Graph.**, *hep.* *ign.*, *iod.*, iris., *kali-bi.*, *kalm.* *lach.*, *lith-c.*, *mag-m.*, mang., *med.* mez., *nat-c.*, nat-s., nicc., ox-ac. *petr.*, *phos.*, *raph.*, verat.

Fahren im Wagen, beim: Lyc., puls.

nach: Phos.

Fehltritt, durch einen: Aloe, bar-c., *bry.* puls., rhus-t.

fetten Speisen, nach: Ars., caust., **Puls.**

Flatus amel., Abgang von: Agar., chel. dig., *hep.*, lact., *tarent.*

Fleisch, nach: Calc., ferr., *kali-bi.*, ptel.

gekochtem Fleisch, nach: *Graph.*

Flüssigkeiten, nach: Ars., merc.

Freien, im: Lyc., nux-v., ol-an., phos.

amel.: Naja

Froststadium im Fieber, während: *Ars.* *bry.*, **Cocc.**, *eup-per.*, lob., lyc., merl. *nux-v.*, **Puls.**, rhus-t., sil., sulph.

Frühstück, vor: Arg-n., bufo, *iris.*

nach: Agar., all-c., aloe, anac., ars. calc-s., carb-s., caust., crot-h., cycl. kali-bi., myric., *nat-c.*, puls., sulph.

Gähnen agg.: **Ars.**

amel.: Lyc., nat-m.

Gehen agg.: Acon., alumn., am-c., anac. ars., **Bell.**, **Bry.**, calc., carb-v., cocc., hell. hep., kali-n., mag-m., myric., nux-v., *phos.* *phyt.*, sep., verat.

amel.: All-c., bor., bov., dios., elaps lyc., nat-c., op., *stann.*

Freien, im: Anac., bell., bry., nit-ac., sil

20 Uhr: Alumn.

amel.: Ambr.

SCHMERZ ...

gehaltvollen, schweren Speisen; nach: Ars., *ip.*, *ptel.*, **Puls.**

geistiger Anstrengung, bei: Anac., *arg-n.*

Getränke:

heißen, nach: Brom., *graph.*, kali-c.

kalten, nach: **Acon.**, aloe, am-br., ant-c., arg-n., **Ars.**, bry., calad., calc., *calc-ar.*, *calc-p.*, carb-s., *caust.*, ferr., *ferr-ar.*, *graph.*, *iris.*, kali-ar., kali-c., lyc., *manc.*, nat-c., nit-ac., nux-v., ol-an., rhod., **Rhus-t.**, sil., *sul-ac.*, tarent., tep.

amel.: Alumn., arg-n., *calc-s.*, *caust.*, **Phos.**, *puls.*, tep.

überhitzt, wenn: Acon., *kali-c.*, nat-c.

warmen amel., nach: Alum., *ars.*, bry., *graph.*, mang., nux-m., **Nux-v.**, *ph-ac.*, rhus-t., spong., sulph., verat.

Heben, nach: *Bor.*, lyc., *rhus-t.*

Heben des Armes weit nach oben, beim: Arg-n.

heftig: *Acon.*, anthr., arg-n., *arn.*, *ars.*, aur., *bell.*, **Bism-o.**, camph., cocc., coloc., *cupr.*, *cupr-ar.*, hell., hydr-ac., hyos., *iod.*, *ip.*, *iris.*, *lac-d.*, lach., **Med.**, merc., *nux-v.*, phos., *plb.*, *podo.*, ran-b., ran-s., sec., stann., *verat.*

erstreckt sich zum Rücken: Bad., cupr.

Hitze amel.: **Ars.**, bry., caust., *chel.*, *lyc.*, mag-p., *nux-v.*, *sil.*

Hitzestadium im Fieber, während: **Ars.**, bell., **Bry.**, carb-v., *cham.*, *cocc.*, *eup-per.*, *nat-m.*, **Nux-v.**, *puls.*, *sep.*

Hunger, während: Hura, *petr.*, *psor.*

Husten, durch: Am-c., apoc., *arn.*, *ars.*, arund., bell., **Bry.**, cadm., calc., *camph.*, *chin.*, chin-a., chlor., cor-r., *dros.*, *hell.*, hyos., *ip.*, kali-bi., *lach.*, lob., **Lyc.**, mang., nit-ac., *nux-v.*, *phos.*, puls., *rhus-t.*, rumx., ruta, *sabad.*, *sep.*, sil., squil., **Stann.**

Hustenanfall, vor einem: Ant-t., arn., bell., cham.

Impfung, nach: **Thuj.**

Kaffee, nach: **Cham.**, cocc., dig., ign., *nux-v.*

kalte Luft auf den Bauch bläst, wenn: Caust.

Kartoffeln, nach: *Alum.*, *coloc.*

SCHMERZ ...

Käse, durch: Ptel.

Kleidung, durch: *Am-c.*, calc., kali-bi., lyc., nat-m., sep.

Knie-Ellbogen-Lage amel.: Con.

Koitus, nach: *Ph-ac.*

Konvulsionen, bei: Agar.

Körperübungen, bei: Ang., bry., cann-s., caust., cupr.

Kränkung, nach: Nux-v.

Liegen agg.: *Carb-an.*, *carb-v.*, chel., lach., puls., rhus-t., stann., sulph.

amel.: Am-c., bell., *caust.*, chin., *graph.*, kali-i., lach., *lyc.*, sil., stann.

Bauchlage agg.: Ambr.

amel.: *Elaps*

Rückenlage agg.: Alumn., *lyc.*

amel.: *Calc.*, laur.

angezogenen Knien amel., mit: Carb-ac.

Seitenlage agg.: Bry., cupr., laur.

amel.: *Lyc.*

rechts: *Arg-n.*

links: Com., kali-br.

angezogenen Knien amel., mit: *Chel.*

Menses, vor: Aur-s., *bell.*, bor., cupr., lach., mag-c., *nux-m.*, *puls.*, sep., sulph., tarent.

während: Am-c., ars., *bor.*, caps., *carb-s.*, caul., *caust.*, *cham.*, *cocc.*, *cupr.*, *graph.*, kali-c., kali-i., kali-p., lac-c., nux-m., *nux-v.*, phos., *puls.*, *sars.*, **Sulph.**, thuj., zinc.

nach: *Bell.*, bor., kali-c., lach., sulph.

anstelle der: *Lach.*

Milch, nach: Alum., *ars.*, *ferr.*, hyper., *mag-c.*, **Mag-m.**, nat-c., petr., samb., *sulph.*

süße amel.: Ars.

warme amel.: *Chel.*, *graph.*

Mittagessen, vor: Graph., lyc., nat-m., phos.

während: Corn., thuj.

nach: Acon., agar., alum., am-c., arg-n., ars., **Calc-p.**, cast-eq., chin., clem., cob., coc-c., coloc., crot-h., dig., elaps, hyper., laur., mag-c., *mez.*, myric.,

SCHMERZ - Mittagessen, nach ...

nat-c., *nux-m.*, petr., phos., rhod., sep., sulph., trom., verat.

amel.: **Chel.**, graph., mang.

nüchtern, wenn: *Bar-c.*, *calc.*, caust., *cocc.*, fago., **Graph.**, hura, *ign.*, *lach.*, lob., nit-ac., *petr.*, psor., rhod., seneg., sep.

Obst, nach: Bor., *lyc.*

Ohnmacht, mit: **Bism-o.**, *nux-v.*, ran-s.

periodisch: *Arg-n.*, calc., cupr., graph., hyos., ign., *iod.*, lyc.

dritten Tag, jeden: Iod.

plötzlich: Cic., *cupr.*, elaps

Reiben amel.: *Lyc.*

Säfteverlust, durch: *Carb-v.*, **Chin.**

Saurem, nach: *Ant-c.*, kreos., sulph.

Schlucken, beim: Bar-c., *calc-p.*, cor-r., nit-ac., sep.

Cardia, in der: Alum., bry., *nit-ac.*, *phos.*, sep.

Schnäuzen der Nase, beim: **Hep.**, kali-n.

Schreck, durch: Carb-v., *ign.*

Schwangerschaft, in der: Con., dios., ip.

Sitzen, im: Acon., ambr., *ars.*, asaf., caust., elaps, hep., nat-c., nat-s., phos., puls., sulph.

gebeugt Sitzen agg.: Agn., caps., *kalm.*, **Lyc.**, sin-n.

amel.: Bry., *coloc.*, ox-ac., staph., sulph.

aufrecht Sitzen agg.: Gels.

amel.: Dios.

Speisen:

kalten, nach: Carb-v., caust., kreos., *lyc.*, *mang.*, sul-ac.

amel.: *Phos.*

warmen, nach: Brom., chin., *fl-ac.*, ign., **Phos.**, **Puls.**

Sprechen, durch: Caps., hell., kalm., mag-m., nat-c., *rumx.*

Stehen, beim: Acon., agar., carb-v., merc., rhod., **Sulph.**

Stillstehen amel.: Alumn.

Stillen, durch: *Carb-v.*

Strecken amel.: Dios., nat-c.

Stuhlgang, vor: Alum., ars., *coloc.*, nat-c., rhus-t.

SCHMERZ - Stuhlgang ...

während: Bell., con., dios., kali-c., *lyc.*, mag-m., puls., ran-b., rhod., sars.

nach: Calc., calc-s., con., ferr., *puls.*, sulph.

amel.: *Chel.*

Suppe, nach: Ars., indg.

Treppensteigen, beim: Chin-s., ph-ac.

Trinken, nach: Acon., aloe, *apis*, **Apoc.**, arn., bell., canth., chel., *chin.*, *coloc.*, daph., ferr., iris., kali-c., kali-s., *lac-c.*, lac-ac., *manc.*, merc-c., nat-c., *nat-m.*, nit-ac., nux-v., ol-an., plb., rhod., rhus-t., sec., sil., sul-ac., sulph.

schnell Trinken agg.: Sil.

Trinkern, bei: *Calc.*, *carb-v.*, *lach.*, *nux-v.*, sul-ac., sulph.

Übelkeit, bei: *Glon.*

Überanstrengung, durch: Arn., bry., rhus-t.

Umdrehen im Bett, beim: Alum., bapt.

Urinieren, beim: *Ip.*, laur.

warme Anwendungen amel.: Chel., **Mag-p.**, nux-m., *nux-v.*, *sil.*

Wein, nach: Bry.

Wetter, bei feuchtem: *Kali-c.*, mang.

Widerspruch, durch: Carb-v.

Zorn, nach: **Coloc.**, staph.

Zucker, nach: Ox-ac.

Zusammenkrümmen agg.: Kalm., lyc.

amel.: Alumn., carb-v., cham., *chel.*, colch., **Coloc.**, lach., lyc., nux-v., psor., ptel., *verat-v.*

erstreckt sich zum:

Abdomen:

linken Seite, zur: Colch.

über das Abdomen: Calc., colch., cupr., puls.

Arm: Indg.

Beine: **Plb.**

Blase und Hoden: *Kali-c.*

Brust, in die: Aloe, alum., dulc., grat., hyos., *kali-c.*, lach., mag-c., merl., nat-m., par., phos., plb., raph.

Husten, beim: Raph.

Mittagessen, nach: Nat-m.

Brustbein: Nat-m., rheum

SCHMERZ - *erstreckt sich ...*

Hals, innen: Aloe, alum., con., cupr-ac., grat., mag-m., nat-m.

Herz: Lach., sol-n., stry.

Hypochondrien: *Aesc.*, phos., verat.

Leisten: **Plb.**

Nabel: Brom.

Ösophagus: *Aeth.*, brom.

quer über den Magen: Arn., **Chel.**, *cina*, ip.

Rücken: Absin., aloe, bell., bor., chel., *con.*, cycl., *ferr.*, hep., ign., indg., mag-m., nat-m., ph-ac., phos., puls., *sulph.*, ter.

zwischen die Schultern: **Bell.**

Schlüsselbein, linkes: Agar.

Schulter, linke: Sol-n.

Schulterblatt, linkes: Arg-n.

unten, nach: *Sep.*

bohrend (s. nagend)

brennend: Abies-c., abrot., acet-ac., acon., *aesc.*, aeth., agar., ail., all-s., alum., alumn., am-c., am-m., ambr., ant-c., ant-t., *anthr.*, *apis*, apoc., arg-m., arg-n., arn., **Ars.**, *ars-h.*, *ars-i.*, asaf., asc-t., aur., aur-m., bapt., *bell.*, *benz-ac.*, *berb.*, *bism-o.*, bol., brom., *bry.*, bufo, cact., *cadm.*, *calad.*, calc., *calc-p.*, calc-s., *camph.*, cann-i., **Canth.**, **Caps.**, *carb-ac.*, *carb-an.*, carb-s., **Carb-v.**, *card-m.*, caul., caust., cedr., *cham.*, chel., chin., chin-a., chin-s., chlf., chr-ac., **Cic.**, cimic., coc-c., cocc., coff., **Colch.**, *coloc.*, *con.*, cop., *corn.*, croc., crot-h., *crot-t.*, cub., cund., *cupr.*, *cupr-ar.*, *dig.*, *dios.*, *dulc.*, elaps, *erig.*, *euph.*, ferr., ferr-ar., ferr-i., ferr-p., fl-ac., *form.*, gels., gent-c., gran., *graph.*, grat., guaj., gymn., ham., hell., helon., *hep.*, hura, *hydr.*, hyos., *ign.*, indg., iod., *iris.*, jab., jatr., jug-c., jug-r., *kali-ar.*, kali-bi., kali-br., *kali-c.*, *kali-i.*, *kali-n.*, kali-p., kali-s., *kreos.*, *lac-c.*, lach., lact., lac-ac., *laur.*, lec., *lept.*, *lob.*, *lyc.*, manc., mang., med., *merc.*, *merc-c.*, merc-i-f., *mez.*, *mill.*, mosch., mur-ac., myric., *nat-ar.*, *nat-m.*, nat-s., nicc., *nit-ac.*, *nux-m.*, *nux-v.*, ol-an., *ox-ac.*, paeon., par., petr., ph-ac., **Phos.**, phyt., plat., plb., *ptel.*, puls., *ran-b.*, *ran-s.*, raph., rhus-t., rob., rumx., ruta, *sabad.*, *sabin.*, *sang.*, sars., **Sec.**, seneg., *sep.*, *sil.*, sin-n., sol-n., *stram.*, *stry.*, *sul-ac.*, **Sulph.**, tab., tarent., *ter.*, thuj., til., ust., valer., verat., verat-v., *zinc.*

SCHMERZ - brennend ...

morgens: *Dios.*, hyper., *kali-bi.*, nat-s., *sulph.*, zinc.

vormittags: Carb-s.

mittags: Nicc.

nachmittags: Alum., am-m., bar-c., iris., kali-bi., lyc.

Stuhlgang, nach: Fago.

abends: Abrot., calad., dios., ferr-i., iris., sang., sulph., verat., zinc.

20 Uhr: Calc-p.

21 Uhr: Lyc.

Fischessen, beim: Thuj.

nachts: *Abrot.*, *ars.*, *ars-s-r.*, paeon., podo., sulph.

Mitternacht, nach: Sil.

Erwachen, beim: Hyper.

Abendessen, nach: *Carl.*

anfallsweise: *Bry.*, *nat-m.*, plb.

Aufstehen amel.: Sulph.

Aufstoßen, nach: *Calc-p.*, kali-c., sep., sol-n.

amel.: *Ambr.*, ferr.

Beugen nach vorn, beim: Bry.

Bewegung, bei: *Bry.*, kali-bi., thuj.

Fötus, des: Ars.

Brot, nach: Sars.

Druck agg.: Kali-c., kali-n., phos., zinc.

Einatmen, beim: Bry.

Erbrechen, beim: Bar-m., jatr., sul-ac.

amel.: Ars., tarent.

Erwachen, nach: Hyper., sabad., sulph.

Essen, nach dem: Ars., bufo, *calc.*, *caps.*, *carb-an.*, *carb-v.*, *daph.*, dios., euph., graph., kali-ar., *kali-c.*, kali-i., kreos., *lach.*, tarent.

amel.: Aesc., *graph.*, *mez.*, nat-s.

einige Stunden nach dem Essen: Agar., *nat-m.*, phos., *plb.*

Frösteln, beim: Sang.

Frühstück, während: Apoc.

nach: Agar., caps., dig., lyc., podo., sabad., sol-n.

amel.: *Kali-bi.*, *nat-s.*, zinc.

Gehen, beim: Aesc., bell., sulph.

MAGEN

SCHMERZ - brennend ...

Getränke, nach kalten: *Ars.*, *ars-s-r.*, lept., *plb.*, *rhus-t.*

amel.: Apis

warme amel.: *Ars.*

Hinlegen, beim: Puls.

Hitzestadium im Fieber, während: *Ars.*, *lach.*, nux-v., sep.

Husten, beim: Hep.

Kopfschmerz, bei: *Sang.*

Lesen, beim: Arg-m.

Menses, während: Tarent.

Mittagessen, nach dem: Lyc., podo., zinc.

amel.: Aesc.

nüchtern, wenn: Graph., zinc.

periodisch: Graph., sulph.

plötzlich: Nit-ac., sul-ac.

Schreck, nach: *Acon.*

Sitzen, im: Calc.

Speisen und Getränken, nach warmen: Nat-ar.

Stehen, im: Arg-m., *sulph.*

Stuhlgang, vor: Fl-ac.

nach: *Calc-p.*, *carb-s.*, sol-n.

amel.: Crot-h., sulph.

Tee, nach: Calad.

Trinken, nach: Kali-c., *lach.*, *led.*, lept., merc-c., rhus-t.

Trinkern, bei: *Sul-ac.*

umschrieben: Gymn.

Verdauung, bei der: Kali-i.

erstreckt sich zur Brust: Aeth., arg-m., mang., mill., ol-an., *phos.*

Hals: Am-m., anac., ars., berb., *carb-v.*, cupr., hep., kali-bi., *kali-c.*, *lac-c.*, *lyc.*, *nat-m.*, phos., sang., tep.

Essen, nach dem: *Calc.*, *kali-c.*

Kehlkopf: Kali-c.

Mund: *Acon.*, cupr-ar., *gels.*, kali-bi., kali-c.

oben, nach: Arg-n., *calc.*, dig., hell., mang., nux-m., nux-v., ox-ac., *sec.*, sep., sol-n., sulph., tril., verat., zinc.

SCHMERZ - brennend - *erstreckt sich* ...

Ösophagus aufwärts: Dig., hell., ox-ac., zinc.

Rücken: *Carb-v.*

drückend: *Acon.*, act-sp., *aesc.*, *agar.*, all-c., *all-s.*, aloe, *alum.*, alumn., *am-c.*, am-m., *ambr.*, *anac.*, anan., ant-c., *ant-t.*, apis, arg-m., arg-n., *arn.*, **Ars.**, ars-h., ars-i., *asaf.*, asar., *aur.*, aur-m., aur-m-n., bad., bapt., **Bar-c.**, bar-i., bar-m., *bell.*, *benz-ac.*, berb., *bism-o.*, bor., *bov.*, brom., *bry.*, cahin., calad., **Calc.**, *calc-p.*, calc-s., *camph.*, cann-i., cann-s., canth., caps., *carb-an.*, **Carb-s.**, *carb-v.*, **Card-m.**, carl., *casc.*, **Caust.**, **Cham.**, *chel.*, **Chin.**, **Chin-a.**, chin-s., chr-ac., *cic.*, *cina*, clem., coc-c., coff., *colch.*, *coloc.*, *con.*, cop., cor-r., crot-h., crot-t., cub., **Cupr.**, *cupr-s.*, *dig.*, dulc., elat., euphr., *ferr.*, ferr-ar., ferr-p., *fl-ac.*, gent-c., *gent-l.*, gins., glon., *graph.*, *grat.*, guare., haem., hell., helon., *hep.*, hydr-ac., hyos., hyper., *ign.*, ind., *iod.*, ip., jac-c., jatr., jug-r., kali-bi., *kali-c.*, kali-chl., kali-i., *kali-n.*, kali-p., kali-s., *kalm.*, kreos., *lach.*, *lact.*, lac-ac., *laur.*, *led.*, lob., **Lyc.**, lyss., mag-c., mag-m., mag-s., mang., *meny.*, *merc.*, merc-c., merl., *mez.*, *mosch.*, mur-ac., *myric.*, *nat-ar.*, *nat-c.*, **Nat-m.**, *nat-p.*, nat-s., nicc., *nit-ac.*, nux-m., *nux-v.*, ol-an., *op.*, *osm.*, ox-ac., paeon., par., *petr.*, *ph-ac.*, phel., **Phos.**, phys., *pic-ac.*, *plat.*, *plb.*, prun-s., *ptel.*, **Puls.**, ran-b., *ran-s.*, *raph.*, rheum, *rhod.*, *rhus-t.*, *rob.*, sabin., *samb.*, *sang.*, *sarr.*, sars., *sec.*, *seneg.*, *sep.*, **Sil.**, sol-n., spig., *spong.*, *squil.*, *stann.*, staph., stram., *stront.*, *sul-ac.*, *sulph.*, sumb., tab., tarent., ter., teucr., *thuj.*, *valer.*, *verat.*, verb., xan., zinc.

morgens: Ant-c., *carb-an.*, caust., *chin.*, graph., hydr., lach., nat-c., *nat-m.*, *nux-v.*, puls., ran-s., sep., sulph., zinc.

Bett, im: Phos., staph.

Erwachen, beim: Agar., *carb-an.* cycl., nicc., nit-ac., phyt., staph.

vormittags: Calc., *graph.*, lyc., mag-m., nat-m., nicc., spong., stann., sulph., thuj.

mittags: *Aur.*, mez., zinc.

nachmittags: Am-m., arg-n., canth. dig., *lyc.*, nicc., petr., spong.

14 Uhr: Ferr.

16-17 Uhr: Bry.

SCHMERZ - drückend ...

abends: Calc., carb-an., carb-v., chel., dig., euphr., kali-bi., nat-m., phos., sars., sep., sil., spong., sulph., zinc.

Bett, im: **Lyc.**, ter.

nachts: *Am-c.*, *calc.*, *cina*, graph., kali-c., *lach.*, nit-ac., ox-ac., sep., *sulph.*

Mitternacht, nach: Sulph.

2 Uhr: *Kali-c.*

Liegen auf dem Rücken, beim: Lyc.

treibt nachts aus dem Bett: Lach.

abwechselnd mit Kopfschmerz: Chel.

Abendessen, nach dem: *Calc.*, carl., lyc., puls., seneg., zinc.

anfallsweise: Ph-ac.

Anstrengung, bei: Carl.

Ärger, nach: Cham., ign., phos.

Aufrichten des Körpers, nach: Dig.

Aufstehen aus dem Bett, beim: Caust., graph., zinc.

Aufstoßen amel.: Aloe, ambr., *bar-c.*, bry., calc-p., *carb-v.*, chel., chin-s., cycl., euphr., gamb., *graph.*, helon., hep., kali-n., lach., nicc., ol-an., par., phos., sulph.

Ausatmen agg.: *Aur.*

Bettwärme amel.: Graph.

Beugen nach hinten amel.: Kali-c.

vorn agg., nach: Bry.

Bewegung agg.: **Bry.**, *calc.*, *calc-p.*, *chel.*, con., ph-ac., ptel., rhus-t., zinc.

amel.: Nat-c.

Bier, nach: Carb-s., *nux-v.*

Binden des Bauches amel.: Cupr.

Birnen, nach: Bor.

Brot, nach: *Bar-c.*, *bry.*, **Caust.**, *phos.*, sul-ac., zing.

Bücken agg.: Aur-m.

Druck agg.: Agar., brom., *calc.*, chel., indg., mang-m., mez., nit-ac., *ph-ac.*, ran-s.

Einatmen agg.: Asar., con., cor-r., ign., nat-m.

SCHMERZ - drückend ...

Erwachen, beim: Agar., ant-s., caust., cycl., hyper., *lach.*, nicc., nit-ac., phyt., sil.

Essen, beim: Acon., *bry.*, coff., con., mang., rhod., thuj., verat.

nach: Agar., **Am-c.**, ambr., **Anac.**, ant-t., ars., *asaf.*, bar-c., bar-m., *bell.*, berb., *bism-o.*, bor., bov., *bry.*, calc., calc-s., *canth.*, caps., carb-ac., carb-s., *carb-v.*, *cham.*, **Chin.**, *chin-s.*, cic., *cina*, coc-c., cocc., colch., con., dig., equis., euph., *ferr.*, ferr-ar., ferr-i., ferr-p., fl-ac., grat., *hep.*, hura, hyper., kali-ar., *kali-bi.*, *kali-c.*, kali-p., **Lach.**, led., *lob.*, **Lyc.**, *lyss.*, merc., mez., *nat-c.*, *nat-m.*, nat-p., nit-ac., **Nux-v.**, op., *ph-ac.*, **Phos.**, plat., plb., *ptel.*, *puls.*, rhod., rumx., *sang.*, sec., *sep.*, *sil.*, staph., *stront.*, *sulph.*, *tarent.*, ter., thuj., til., verat.

wenigen Bissen, nach: Cham., **Chin.**, *chin-s.*, *ferr.*, *hep.*, hyper., laur., **Lyc.**

amel.: Anac., chin., hep., nit-ac., petr., ptel., stront., verat.

Fahren und Reiten, beim: Lyc., puls.

fetten Speisen, nach: **Puls.**

Freien, im: Ol-an.

Froststadium im Fieber, während: Ars., ars-h., sulph.

Frühstück, nach dem: Agar., aloe, anac., ars., carb-s., caust., cycl., kali-bi., myric., *nat-c.*, nux-v., puls., sulph.

Gehen, beim: Bell., *bry.*, mang., nat-c., *nux-v.*, stront.

amel.: Ambr., bor., bov., bry.

Freien, im: Anac., bry., nit-ac., sil.

amel.: Ambr.

geistiger Anstrengung, nach: Anac.

Gewicht, wie von einem: Abies-n., *acon.*, arn., ars., bar-c., brom., *bry.*, cact., *calc.*, *carb-an.*, *cham.*, elaps, fl-ac., grat., hep., kali-bi., lob., merc., *nux-v.*, *par.*, *ph-ac.*, *ptel.*, *puls.*, *rhus-t.*, sec., *sep.*, sil., *spig.*, spong., squil., staph., zinc.

Heben, nach: *Calc.*, lyc., *rhus-t.*

Herz abgedrückt wird, als ob das: Ars., carb-v., cham., nux-v.

SCHMERZ - drückend ...

Hitzestadium im Fieber, nach: Grat.

Husten, beim: Cor-r., *phos.*

Kaffee, nach: *Cham.*

kalte Luft den Bauch berührt, wenn: Caust.

Kartoffeln, nach: Alum.

Kleidung, durch: *Am-c.*, *ph-ac.*

Koitus, nach: Ph-ac.

Lesen, beim laut: Caust.

Liegen, im: Carb-an., sulph.

Rücken, auf dem: Caust.

amel.: *Calc.*, chin., lyc.

Seite, auf der: Chin.

links: Ter.

Menses, vor: *Nux-m.*

während: Am-c., caps., *caust.*, nat-p., nux-m., puls., **Sulph.**, thuj.

nach: Bor., nat-p.

Milch, nach: Alum., *ferr.*, hyper., petr., samb.

Mittagessen, vor: Lyc., nat-m., phos.

nach: Agar., am-c., ars., carb-s., chin., *clem.*, coc-c., hyper., mez., *nat-c.*, petr., phos., rhod., sulph., verat.

nüchtern, wenn: Carb-an., caust., nit-ac., *petr.*, sep.

Rauchen amel.: Kali-bi.

Schlucken agg.: Cor-r.

Schritt, bei jedem: Hell.

Sitzen, im: Ambr., bor., caust., dig., nat-s., phos.

aufrecht Sitzen amel.: *Kalm.*

gebeugt Sitzen agg.: *Kalm.*

amel.: Bry., sulph.

Speisen, nach kalten: *Mang.*

Sprechen, beim: Caust.

Stehen, im: Merc.

amel.: Dig.

Stein, wie ein (s. Stein)

Stuhlgang, während: Sars.

nach: *Calc.*, carb-s., crot-t., *pic-ac.*, *puls.*, sulph.

Suppe, nach: Ars., indg.

SCHMERZ - drückend ...

Süßigkeiten, nach: Zinc.

Trinken, nach: Ant-t., chel., *chin-s.*, hyos., ph-ac.

kalten Getränken, von: Acet-ac., ol-an., rhod.

warme Speisen amel.: Ph-ac.

erstreckt sich zum Brustbein: Verat.

Hals, zum äußeren: Arn.

Rücken: Sul-ac., sulph.

fressend: Arg-n., iod., nux-v.

geschwürig: *Acet-ac.*, alum., anan., *arg-n.*, cann-s., cast-eq., gamb., hell., *lach.*, *mag-c.*, *mag-m.*, merc-c., *nat-m.*, *rat.*, *rhus-t.* spong., stann.

drückend: Bar-c.

Essen amel.: Gamb.

Husten, beim: *Lach.*

Mittagessen, nach dem: *Arg-n.*

Umdrehen im Bett, beim: Alum.

grabend (s. nagend)

kneifend (s. krampfartig)

krallend: Anan., arn., calc., *carb-an.*, carb-v., **Caust.**, *cocc.*, *graph.*, lyc., *nat-m.* nit-ac., **Nux-v.**, petr., puls., rhod., sil. *stann.*, *sul-ac.*, sulph., tab., zinc-m.

morgens: Petr., puls.

Erwachen, beim: Sulph.

Frühstück amel.: Puls.

abends: Petr., sul-ac.

Aufstehen vom Bett, beim: Puls.

Essen, nach: Tab.

krampfartig, greifend, zusammenschnürend: Abrot., acon., act-sp., aesc., *aeth.* agar., agn., *alum.*, alumn., am-c., ambr. anac., anan., *ant-c.*, ant-t., apis, aran. *arg-n.*, *arn.*, **Ars.**, ars-i., arum-m., arum-t. asaf., asar., asc-t., *aur-m.*, bapt., *bar-c.* bar-i., bar-m., *bell.*, **Bism-o.**, bor., brom. *bry.*, bufo, *cadm.*, calad., **Calc.**, *calc-p.* calc-s., camph., cann-i., cann-s., canth. *carb-an.*, carb-h., **Carb-s.**, **Carb-v.** card-m., cast., *caul.*, **Caust.**, *cham.*, **Chel.** *chin.*, chin-a., *cina*, coc-c., **Cocc.**, coff. *colch.*, coll., **Coloc.**, **Con.**, crot-t., **Cupr.** cupr-ar., daph., dig., *dios.*, *dros.*, dulc. eup-pur., *euph.*, *ferr.*, ferr-ar., ferr-p., fl-ac. *gels.*, **Graph.**, grat., guaj., ham., *helon.* hydr-ac., hydrc., *hyos.*, ign., iod., **Ip.**, *iris.*

MAGEN

SCHMERZ - krampfartig ...

jatr., kali-ar., kali-bi., kali-br., *kali-c.*, *kali-n.*, kali-p., kali-s., *kalm.*, *lac-d.*, *lach.*, lact., laur., *lob.*, **Lyc.**, *mag-c.*, **Mag-p.**, mang., med., meny., merc., merc-c., merc-i-f., mill., mur-ac., naja, *nat-ar.*, *nat-c.*, **Nat-m.**, *nat-p.*, nat-s., nicc., nit-ac., nux-m., **Nux-v.**, ol-an., *op.*, ox-ac., *par.*, petr., *ph-ac.*, *phos.*, phys., phyt., *pic-ac.*, plat., *plb.*, **Podo.**, psor., *ptel.*, *puls.*, ran-s., *rat.*, rhod., rhus-t., sang., sarr., sars., sec., sel., seneg., *sep.*, **Sil.**, **Stann.**, staph., *sul-ac.*, *sulph.*, tab., tarent., teucr., thuj., valer., **Verat.**, verat-v., zinc.

morgens: Con., dig., gran., hyper., *nux-v.*, puls., rat.

Aufstehen, nach: Nat-s.

Bett, im: Carb-an., con., phys.

Erwachen, beim: Caust., lyc.

vormittags: Graph., podo., thuj.

mittags: Agar., alumn.

nachmittags: Alum., calc., calc-s., par., puls.

13-14 Uhr: Con.

16 Uhr: Alumn.

17 Uhr: Nat-m.

18 Uhr: Lach.

abends: Agar., coloc., dulc., form., led., merc., nat-c., thuj.

Bett, im: Alum., phos.

nachts: Abrot., calc., *camph.*, *carb-v.*, *coloc.*, *graph.*, kali-c., nat-m., nit-ac., phos., seneg., sulph.

Mitternacht: Lyc.

2 Uhr: *Ars.*, nat-c.

3 Uhr: Podo.

4 Uhr bis mittags, täglich: Bor.

Bett, im: Ptel.

Abendessen, nach dem: Rhod.

anfallsweise: *Carb-v.*, *coloc.*

Anziehen der Beine amel.: Chel.

Aufrichten amel.: Hell.

Aufstoßen amel.: *Bar-c.*, *calc.*, calc-p., coloc., kali-c., par., rat.

Beugen nach vorn amel.: Carb-v., *chel.*, **Coloc.**, *lyc.*, verat-v.

Bewegung, bei: Bufo, *ip.*, *nux-v.*

amel.: Dios.

SCHMERZ - krampfartig ...

Bücken, beim: Anac., jatr., nat-c.

Druck amel.: *Am-c.*, dios.

Einatmen, beim: *Caust.*, dros.

Erbrechen, vor: Apis, hyos.

Erkältung, durch eine: Dulc., nit-ac.

Essen, vor: Lyc.

nach: Bism-o., bry., *calc.*, chel., chin., cic., *cina*, *cocc.*, *coloc.*, *crot-h.*, daph., *ferr.*, ferr-i., grat., ham., iod., *kali-c.*, *nat-m.*, **Nux-v.**, phos., plb., puls., *sulph.*, tab.

amel.: *Brom.*, *chel.*, *graph.*, *ign.*, iod.

Fahren und Reiten amel.: *Gels.*

Frühstück, nach dem Frühstück schlechter: Bufo, verat.

amel.: Nat-s.

Gehen, beim: Cocc., verat.

amel.: *All-c.*, hell., nat-c.

Getränken, nach kalten: **Ars.**, *calc.*, ferr., *graph.*, *kali-c.*, *rhus-t.*

Hitzestadium im Fieber, während: Bell., carb-v., *cocc.*, nux-v., puls.

Kaffeetrinkern, bei: *Cham.*, *nux-v.*

Käse, durch verdorbenen: *Ars.*

Kleidung, enge: Calc., lyc.

amel.: Cupr., *nat-m.*

Liegen, im: *Carb-v.*, chel.

amel.: Graph., *lyc.*, sil.

Rückenlage amel.: Laur.

Seitenlage agg.: Laur.

links amel.: *Chel.*

Menses, vor: *Bell.*, cupr., lach., *puls.*, *sep.*

während: *Cupr.*, kali-c., *sars.*

nach: *Bell.*, bor.

Mittagessen, vor: Sulph.

während: Thuj.

nach: Ham., *nux-m.*

Neigung zu krampfartigen Schmerzen: Bell., chin., **Cupr.**, stann.

nüchtern, wenn: *Calc.*, gran.

Obst, nach: *Lyc.*

SCHMERZ - krampfartig ...

periodisch: *Arg-n.*, cupr., hyos., phos., rhod.

quer über den Magen: *Arg-m.*

Roggenbrot, nach: Merc-c.

Säfteverlust, nach: *Chin.*

Salat, nach: Til.

Schwangerschaft: *Con.*

Schweinefleisch, nach: Ham.

Sitzen, im: *All-c.*, hell., nat-c.

gebeugt Sitzen agg.: Agn.

amel.: Staph.

Sprechen, beim: Ptel.

Stehen amel., aufrecht: Bry., chin-s., phys.

Strecken amel.: Nat-c.

Stuhlgang, vor: *Coloc.*, kali-c.

während: Bell., *kali-c.*

nach: Ferr.

verursacht Stuhldrang: **Nux-v.**

tödlichem Gefühl unterhalb des Brustbeins, mit: **Cupr.**

Treppensteigen, beim: Chin-s.

Trinken, nach: Bell., nat-c., *nux-v.*

Übelkeit, vor der: Tarent.

Wärme amel.: *Mag-p.*, *nux-v.*

Bettwärme amel.: Graph.

Wein, durch: Lyc.

Wurst, durch verdorbene: *Ars.*

Zubettgehen, nach dem: Dios., laur.

erstreckt sich zum inneren Hals: Kali-c.

lanzinierend: All-s., *ars.*, aur-s., bad., bol., cadm., canth., *carb-v.*, *gins.*, plb., tarent., thal.

nachts: Ars.

Mitternacht, nach: *Kali-c.*

Einatmen agg., tiefes: Bad.

nagend: Abies-c., abrot., acet-ac., aesc., agar., alum., am-c., **Am-m.**, anan., apis, apoc., **Arg-m.**, *arg-n.*, arn., *ars.*, ars-i., aur-m., bar-c., bar-i., calad., *calc.*, calc-s., cann-i., caps., carb-an., carb-s., carb-v., *chel.*, chin., *cimic.*, **Cina**, colch., *cupr.*, eup-pur., *gamb.*, *glon.*, graph., grat., hep., iod., *kali-bi.*, *kali-c.*, kali-n., kali-p., kalm., *kreos.*, *lach.*, lith-c., *lyc.*, *mag-m.*, *merc-c.*,

SCHMERZ - nagend ...

mill., nat-ar., nat-c., nat-p., *nat-s.*, nicc., *nit-ac.*, nux-v., op., ox-ac., phos., plb., ptel., *puls.*, *ruta*, sabad., seneg., **Sep.**, sil., **Stann.**, staph., *sulph.*, zinc.

linke Seite: Arg-n.

morgens: Aesc., carb-v., plat.

5 Uhr: Kali-p., nat-c.

Aufstehen, nach dem: Nat-s.

nüchtern, wenn: Carb-v., nit-ac.

vormittags: Nicc.

mittags, nach dem Essen: Euphr.

nachmittags: Kali-c.

abends: Seneg.

nachts: Abrot.

Abendessen amel.: **Sep.**

Beugen nach vorn, beim: Plb.

Essen, vor: *Graph.*, *mag-m.*, rhod., seneg.

nach: Alum., cocc., *grat.*, *kali-bi.*

amel.: *Chel.*, *graph.*, *hep.*, *ign.*, iod., *kali-bi.*, *lach.*, *lith-c.*, lyc., mag-m., mez., *nat-c.*, nat-s.

Froststadium im Fieber, während: *Ars.*

Gehen, beim: Bar-c.

Liegen amel.: Sil.

Magenschmerz, bei: *Lyc.*

Mittagessen, vor: *Graph.*

nach: Alum., *trom.*

plötzlich: Chin-s.

Sitzen agg., gebeugt: Caps.

Stehen, im: Bar-c.

Trinken agg.: Bell.

reißend: *Aeth.*, agar., aloe, alum., alumn., am-c., *anan.*, *ars.*, bar-c., chin., chin-a., *cocc.*, *colch.*, *coloc.*, con., *cupr.*, *daph.*, dig., dios., graph., iod., kalm., lyc., merc., merc-c., nux-v., petr., plat., plb., rhus-t., ruta, sep., *tarent.*, thuj., verat., *zinc.*

abends, im Bett: Thuj.

anfallsweise: Plb., ruta

Aufstoßen, beim: Phos.

Beugen des Körpers nach rechts agg.: Thuj.

amel.: Merc-c.

Bewegung agg.: Kalm.

SCHMERZ - reißend ...

Bücken, nach: Bar-c.

Druck agg.: Iod.

Gehen, beim: Ars.

Menses, während: Graph.

plötzlich: Cic.

Sprechen, beim: Kalm.

Zorn, nach: **Coloc.**

erstreckt sich in den Ösophagus: *Aeth.*

schabend, scharrend: **Ars.**, bry., carl., cic., crot-t., hell., nat-m., *nux-v.*, plat., **Puls.**, ter.

Stuhlgang, nach: Alum.

schießend (s. stechend)

schneidend: *Abrot.*, aesc., aloe, alum., alumn., am-br., ambr., anac., ant-c., *arg-n.*, *ars.*, ars-h., ars-i., asar., aur., aur-m., bar-c., *bell.*, bol., bry., *cadm.*, cahin., calad., *calc.*, *calc-p.*, calc-s., cann-s., canth., *cham.*, chel., cimic., colch., coll., *coloc.*, crot-t., cupr., cupr-ar., dig., **Dios.**, gamb., glon., grat., *hydr.*, *ign.*, iod., jatr., *kali-ar.*, kali-bi., *kali-c.*, kali-chl., kali-p., kali-s., laur., lepi., *lyc.*, mag-m., mang., *merc.*, *nat-ar.*, *nat-c.*, nicc., *nux-m.*, nux-v., *op.*, paeon., petr., *phos.*, *phyt.*, plb., psor., ptel., puls., raph., rat., rob., rumx., seneg., sep., *sil.*, sol-n., stann., stront., sul-ac., *sulph.*, sumb., ter., thuj., ust., valer., zinc.

morgens: Dios., kali-c., merc-i-f.

vormittags: Nat-c.

nachmittags: Ptel., stront., sulph.

13 Uhr beim Gähnen: Chel.

16 Uhr: Alumn.

17 Uhr: Puls.

abends: Bar-c., indg., kali-c., mang., nat-m.

nachts: Abrot., bar-c., lyc.

Mitternacht, nach: Calad., *kali-c.*

1 Uhr: Mag-m.

treibt aus dem Bett: Lyc.

anfallsweise: Ant-c., *asaf.*, kali-c., *phos.*

Atmen agg.: *Bell.*, rat.

Aufstoßen amel.: Ambr., mag-m.

Beugen nach hinten amel.: *Bell.*

Bücken, beim: Dios.

Druck amel.: Cupr., dios., sol-n.

SCHMERZ - schneidend ...

Einatmen, beim: Rat.

Erbrechen, beim: Ars.

Erkältung im Freien, durch: Phos.

Essen, beim: Cupr-ar.

nach: Bry., caust., chel., con., cupr-ar., hydr., *kali-c.*, rhod.

Fahren oder Reiten im Freien, beim: Rumx.

Flatus amel., Abgang von: Asar.

Frühstück, nach dem: Kali-c.

Gehen, beim: Sul-ac.

Husten, beim: Verat.

kalten Getränken, nach: *Calc-p.*

konvulsivisch vor Stuhlgang: Calc-s.

Liegen agg.: Cupr.

Menses, während: Ars., cocc.

Mittagessen, nach dem: Hydr.

plötzlich: Chin-s.

Sitzen, im: Alumn., dios., sul-ac.

Stuhlgang, vor: Calc-s.

Suppe, nach: Indg.

warmer Milch, nach: Ang.

Wechselfieber, bei: *Aran.*

Zusammenkrümmen amel.: **Coloc.**, sol-n.

erstreckt sich zur Brust: Coloc., sep.

Nabel: Phos.

Rücken: Cupr.

Wirbelsäule: Sep.

stechend: Abrot., *acon.*, aeth., agar., ail., alum., am-c., am-m., ambr., *anac.*, anan., ant-t., arg-n., *arn.*, **Ars.**, ars-i., arund., aur., aur-m., bar-c., bar-i., bar-m., *bell.*, *berb.*, *bism-o.*, bor., bov., *bry.*, bufo-s., cahin., calad., calc., calc-ar., calc-s., camph., cann-i., canth., caps., *carb-an.*, carb-s., *carb-v.*, card-m., *caust.*, *cham.*, *chel.*, chin., chin-a., cic., cimic., cocc., coff., colch., coloc., com., con., croc., crot-h., crot-t., cupr., cur., cycl., dig., dros., dulc., eug., euon., euph., *gamb.*, gran., graph., grat., hydr-ac., hyper., *ign.*, iod., ip., jac-c., *kali-ar.*, kali-bi., *kali-c.*, *kali-n.*, kali-p., kali-s., kreos., lach., laur., lepi., *lyc.*, *mag-c.*, mag-m., med., merc-c., mur-ac., *nat-ar.*, *nat-c.*, nat-m., nat-p., nicc., *nit-ac.*, ol-an., *ph-ac.*, *phos.*, phyt., *plat.*, podo., *psor.*,

SCHMERZ - stechend ...

puls., ran-s., raph., rheum, rhod., *rhus-t.*, *rumx.*, ruta, sabin., samb., senec., *sep.*, sil., spig., staph., stram., *stront.*, stry., sul-ac., *sulph.*, *tab.*, thuj., *zinc.*

tagsüber: Nat-m.

morgens: Calad., merc-c., nat-m.

Stehen, im: Sulph.

vormittags: Indg., nicc.

nachmittags: Am-m., nicc., petr., sep.

13 Uhr: Rhus-v.

15 Uhr: Nicc., sulph.

Hinlegen, beim: Coc-c.

abends: Cocc., con., grat., nux-v., zinc.

Bett, im: Thuj.

nachts: Con.

Abwärtsbewegung, bei: Carl.

anfallsweise: Arg-m., chin., con., manc., plb.

Ärger, durch: Lyc.

Atmen, beim: **Anac.**, calc., *caps.*, spig., *sulph.*

zwischen den Atemzügen: Caps.

Aufsetzen amel.: Coc-c.

Aufstoßen agg.: Bry., cocc., sep.

amel.: Phos.

Auftreten, beim: *Bry.*, *puls.*, zinc.

Beugen nach rechts, beim: Bry.

hinten beugen; muss sich nach: *Bell.*

Bewegung agg.: *Bry.*, con., *puls.*

Armbewegung, bei: Calc-ar.

Druck, bei: Calc., merc-c.

amel.: Podo.

Einatmen, beim: Anac., *bry.*, card-m., chin., coc-c., con., puls., sep.

Entblößen, beim: Coc-c.

Erkältung, bei: Phos.

Erschütterung, bei: Zinc.

Essen, nach dem: Lepi., phos.

Fehltritt, bei einem: *Bry.*, puls.

Gähnen, beim: Phyt.

Gehen, beim: Anac., bry., grat., myric., puls., spig., til.

Heben, beim: Sil.

SCHMERZ - stechend ...

Husten, beim: Am-c., ars., *bry.*, phos., *podo.*, sep., *tab.*

Liegen, nach: Nux-v., sil.

amel.: Spig.

Seiten, auf der: Bry.

links: Com.

Menses, während: Ars.

Mittagessen, nach dem: Calc., dig., *kali-bi.*, mez., naja

periodisch: Paeon.

Schlucken von Speisen, beim schnellen: Sep.

Sitzen, im: Calad., spig.

gebeugt: Aeth.

Sprechen, beim: Caps.

Stehen, im: Dig., sulph.

Stuhlgang, nach: Calc.

Suppe, nach: Merc-c.

warmer Milch, nach: *Ang.*

erstreckt sich zum Abdomen: Ant-t.

Achselhöhle, links, und Rücken: Kali-c.

Brust: Anan., *calc.*, *lach.*, nat-m., *rumx.*, sep.

Brustbein: Chin., nat-m.

Hüftgelenk: Sil.

innen, nach: Stram.

Knöchel: Kreos.

Mammae: Lach.

oben, nach: Phys.

Rücken: Bar-c., **Bor.**, **Chel.** kali-c., laur., nicc., plb., ran-b. sabin., tab.

unten, nach: Calc., nat-m.

Wirbelsäule: Tab.

wund schmerzend, wie wund und zerschlagen: Abies-n., acet-ac., *acon.*, aesc. *agar.*, all-s., aloe, alum., alumn., am-br. am-c., am-m., anac., ant-c., ant-t., *apis* arg-n., **Arn.**, **Ars.**, arund., asaf., **Bar-c.** **Bar-i.**, bar-m., **Bell.**, *bov.*, brach., brom. **Bry.**, calad., *calc.*, *calc-p.*, calc-s., *camph.* cann-s., canth., *caps.*, *carb-ac.*, *carb-an.* *carb-s.*, **Carb-v.**, card-m., carl., *caust.* cham., *chel.*, **Chin.**, *chin-a.*, *chin-s.*, chlor. cinnb., coc-c., *cocc.*, coff., **Colch.**, *coloc.*

SCHMERZ - wund schmerzend ...

con., *cop.*, *crot-c.*, *crot-h.*, *crot-t.*, *cupr.*, cupr-ac., daph., *dig.*, dios., elat., *eup-per.*, euph., eupi., fago., *ferr.*, *ferr-ar.*, *ferr-i.*, *ferr-p.*, fl-ac., *gamb.*, *glon.*, grat., *guare.*, *hep.*, *hyos.*, ign., ind., *iod.*, *ip.*, **Kali-ar.**, *kali-bi.*, **Kali-c.**, kali-n., *kali-p.*, kali-s., *kalm.*, kreos., **Lach.** **Lyc.**, *mag-c.*, **Mag-m.**, *manc.*, mang., *merc.*, **Merc-c.**, merc-sul., mosch., mur-ac., myric., *nat-ar.*, **Nat-c.**, *nat-m.*, *nat-p.*, *nat-s.*, nit-ac., *nux-m.*, **Nux-v.**, ol-an., op., ox-ac., paeon., *petr.*, *ph-ac.*, **Phos.**, *phyt.*, plan., plb., podo., ptel., *puls.*, ran-b., *raph.*, *ruta*, *sabad.*, *sang.*, *sec.*, *sep.*, *sil.*, *spig.*, spong., *stann.*, stram., stry., *sul-ac.*, *sulph.*, tab., tarent., ter., ther., thuj., *verat.*, *zinc.*, zing.

morgens: Alum., chin., dios., fago., **Phos.**, sang.

Aufstehen, beim: Crot-h.

nachmittags: Alum.

abends: Abrot., alum., dig., dios., fago., phos., thuj.

nachts: Sep.

Bett, im: Mag-c.

Atmen, beim tiefen: *Merc.*

Aufstoßen, beim: Cocc.

Auftreten, beim: *Aloe*, *bar-c.*, *bell.*, hell., kali-s.

Beugen, durch: Mag-m.

Bewegung amel.: Fago.

Bücken agg.: Glon.

Einatmen, beim: Ars., kali-c.

Essen, nach dem: Bar-c., *calc-p.*, cocc., crot-h., *sang.*

amel.: Lec., nux-v.

Gehen, beim: Anac., calc., kali-s., phos., *sep.*

amel.: Fago.

Husten, beim: Agar., alum., am-c., ambr., *arn.*, *ars.*, arum-t., arund., asc-t., bell., **Bry.**, cob., dios., **Dros.**, hell., hyos., ip., lach., mang., **Nux-v.**, *phos.*, sep., sil., squil., **Stann.**, thuj.

Kleidung agg.: Bell., *bry.*, *calc.*, *coloc.*, *crot-h.*, *hep.*, **Lach.**, **Lyc.**, *nat-m.*, **Nux-v.**, *ph-ac.*, spong.

Mittagessen, während: Mag-m.

nach: Calc-p., mosch., phos.

SCHMERZ - wund schmerzend ...

Schlucken einer Kleinigkeit, nach: **Bar-c.**

Sitzen, beim ruhig: Fago.

Sprechen, beim: Hell., nat-c., nat-m.

Umdrehen im Bett, beim: Alum.

erstreckt sich zum Mund: Kali-bi.

ziehend: Agar., all-c., *alum.*, am-m., *anac.*, apis, arg-m., *arg-n.*, aur-m., bar-c., bufo, canth., card-m., cham., chel., con., cupr., dig., elaps, ferr., gins., hell., hep., ign., iod., jatr., kali-c., kali-i., lach., lyc., manc., merc., nat-c., nit-ac., *phos.*, plb., puls., ran-s., rhod., sep., *stram.*, verat., zinc., zing.

morgens: Dig., puls.

Stuhlgang, nach dem: Con.

anfallsweise: Aur-m.

Bewegung agg.: Aloe

Bücken agg.: Aur-m.

Essen, beim: Aur-m., led.

Fahren im Wagen, nach: Phos.

Froststadium im Fiebers, nach: Gins.

Gehen im Freien, beim: Anac.

innen ziehender Schmerz, nach: Dros., hell.

Mittagessen, nach dem: Alum., sep.

Sprechen, beim: Kalm.

Trinken: Aur-m.

erstreckt sich in die Brust: Aur-m., *phos.*

Brustbein: Aur-m.

Hals, innen: Con.

Rachen: Alum.

Rücken, unterer: Ph-ac.

Schlüsselbein, links: Agar.

zuckend (s. stechend)

SCHRECKLICHES Gefühl, morgens beim Erwachen, bei Trinkern: **Asar.**

SCHWÄCHGEGEFÜHL im Magen nach Stuhlgang: Ambr.

SCHWAPPEN, Plätschern: Arn., mez.

morgens: Mez.

SCHWEISS auf der Magengrube: Bell., nux-v., sec.

SCHWERE, Gewicht, Beklemmung; Gefühl von (vgl. VÖLLEGEFÜHL): Abies-n., acon.,

SCHWERE ...

aesc., aeth., *agar.*, all-s., aloe, alum., am-c., am-m., ant-c., *ant-t.*, *apis*, *apoc.*, *arg-m.*, *arg-n.*, *arn.*, *ars.*, asc-t., bapt., *bar-c.*, bar-m., bell., bor., *brom.*, *bry.*, *cact.*, calad., calc-s., cann-i., *carb-an.*, *carb-s.*, *carb-v.*, *carl.*, cast., cham., chel., **Chin.**, chin-a., chin-s., cimic., cit-v., clem., coc-c., coca, cocc., *coff.*, colch., com., *crot-c.*, *crot-h.*, *cycl.*, dig., fago., ferr-i., *fl-ac.*, form., *gels.*, gent-c., gent-l., grat., hura, *hydr.*, hyos., ign., iod., *kali-bi.*, *kali-c.*, kali-chl., kali-i., kali-n., kali-p., *kali-s.*, kreos., lac-c., lach., lac-ac., led., lil-t., *lob.*, **Lyc.**, *mag-m.*, manc., merc., mur-ac., nat-ar., *nat-c.*, *nat-m.*, nat-p., *nat-s.*, nit-ac., **Nux-v.**, *op.*, osm., ox-ac., par., petr., *ph-ac.*, phel., *phos.*, phys., **Pic-ac.**, *plat.*, plb., prun-s., psor., *ptel.*, puls., rat., rhus-t., *rob.*, rumx., sabad., *sang.*, sec., seneg., sep., *sil.*, sol-t-ae., stann., stram., *stry.*, sul-ac., **Sulph.**, *tab.*, *tarent.*, teucr., thea, upa., valer., wye., xan., zinc., zing.

morgens: Am-c., calc-s., dios., sang., sulph.

Erwachen, beim: *Carb-an.*, *puls.*

vormittags: Sulph.

mittags: Alum., fago., *lyc.*, mur-ac.

Essen, nach dem: *Lyc.*

nachmittags: Am-m., fago., **Lyc.**, *sang.*, stront.

Essen, nach dem: *Lyc.*

abends: Alum., bell., kali-bi., rhus-t., sulph.

nachts: *Aesc.*, *chin.*, colch., crot-t., tarent.

Erwachen, beim: Sulph.

Abendessen, nach dem: Chin-s., plan.

Aufstoßen amel.: Aloe, chel., fago., par.

Bier, nach: Acon., **Kali-bi.**

Brot, nach: Kali-c., merc.

Bücken, nach: Bar-c.

Druck agg.: Phos., ptel.

Erwachen, beim: Carb-an., ptel., puls., sulph.

Essen, beim: Cann-i.

nach: *Abies-n.*, absin., agar., alum., alumn., *am-c.*, *ant-c.*, apis, arg-n., *ars.*, ars-i., bar-c., *bar-i.*, bar-m., *bry.*, *cact.*, calc-ar., carb-ac., cham., **Chin.**, chin-a., *chin-s.*, cimic., cycl., *elaps*, ferr., ferr-i., fl-ac., *hep.*, *hydr.*, ign., *iod.*, kali-ar., **Kali-bi.**, *kali-c.*, *kali-p.*, *lach.*, lob., **Lyc.**, merc., nat-ar., *nit-ac.*, **Nux-v.**, osm., *ph-ac.*, *phos.*, phys., plan., plb., *psor.*, *ptel.*, *puls.*, rhus-t., *rumx.*, sang., *sil.*, **Sulph.**, *tarent.*

Fleisch, nach: *Kali-bi.*

Frühstück, nach dem: Agar., crot-h., fago., gels., lyc., petr., ph-ac., sang.

Gehen im Freien amel.: Bor., petr.

Getränken, nach kalten: Acet-ac., *ars.*, podo.

Kartoffeln, nach: *Alum.*

leerem Magen, bei: *Fl-ac.*

Menses, vor: Tarent.

während: Nat-p., *zinc.*

Mittagessen, nach dem: Grat., lyc., nat-ar., ptel.

Schlaf, nach: *Lach.*

Stehen, durch langes: Hura

Treppensteigen, beim: Nux-m.

Übelkeit, bei: Lyc.

Wasser, nach: Chel.

Wetter, bei nassem: Kali-c., nat-s., sil.

Zittern, mit: Iod.

SODBRENNEN: *Aesc.*, agar., all-s., *alum.*, alumn., **Am-c.**, **Ambr.**, *anac.*, ant-c., *apis*, arg-m., arg-n., arn., *ars.*, *ars-i.*, asaf., asar., bar-c., bar-i., bar-m., bell., *berb.*, bor., *bry.*, cadm., **Calc.**, calc-p., *calc-s.*, *canth.*, *caps.*, *carb-an.*, carb-s., **Carb-v.**, *caust.*, cham., *chel.*, *chin.*, chin-a., *chin-s.*, **Cic.**, coc-c., cocc., coff., colch., **Con.**, corn., **Croc.**, crot-h., crot-t., dig., dulc., echi., euph., ferr., ferr-ar., ferr-i., **Ferr-p.**, *fl-ac.*, *graph.*, guaj., hell., *hep.*, hyos., ign., *iod.*, *iris.*, kali-ar., *kali-c.*, *kali-i.*, kali-n., kali-p., kali-s., *lach.*, *lob.*, **Lyc.**, **Mag-c.**, mang., *merc.*, mosch., mur-ac., nat-ar., *nat-c.*, *nat-m.*, nat-p., *nat-s.*, nit-ac., nux-m., **Nux-v.**, op., ox-ac., par., petr., ph-ac., *phos.*, plat., *podo.*, **Puls.**, ran-s., *rob.*, *sabad.*, *sabin.*, sec., *sep.*, *sil.*, *sin-n.*, squil., staph., *sul-ac.*, *sulph.*, *syph.*, tab., tarax., tell., ter., thuj., *valer.*, *verat-v.*, *zinc.*

tagsüber: Crot-h.

morgens: Petr., phos., sulph.

Frühstück, vor dem: *Nux-v.*

Rauchen, beim: Lyc.

vormittags: Coc-c., coloc., sep.

nachmittags: Bry., chel., crot-h., cupr., hydr., phos., sep., sol-n., sulph.

SODBRENNEN ...

abends: Ambr., bell., caust., con., crot-h., dig., *nat-m.*, *ox-ac.*, *petr.*, sulph., ter.

Rauchen, nach: Lach.

Wein, nach: Bry.

Zubettgehen, nach dem: *Con.*, sol-n.

nachts: Coc-c., kali-bi., *merc.*, ptel., *rob.*

Hinlegen, beim: *Rob.*

Schwangerschaft, in der: *Merc.*

Mitternacht: Calc.

Abendessen, nach dem: *Alum.*, caust., crot-h., puls.

Aufstoßen, nach: Bar-c., *calc.*, con., mang., valer.

Bier, nach: Phos.

Bücken, beim: Thuj.

Eiern, nach gekochten: Sulph.

Essen, nach dem: *Aesc.*, agar., *am-c.*, anac., *calc.*, *calc-p.*, carl., *chin.*, coc-c., con., croc., *graph.*, *iod.*, lyc., merc., *nat-m.*, *nit-ac.*, *nux-v.*, sep., sil.

fetten Speisen, nach: Nat-c., nux-v., phos.

Fleisch, nach: Agar., *ferr-p.*

Gehen im Freien, beim: *Ambr.*

Kaffee, nach: Calc-p., ferr-p.

Menses, vor: *Sulph.*

Milch, nach: Ambr., *chin.*

Mittagessen, nach dem: Acon., calc-p., crot-t., ham., kali-bi., lyc., merc-i-r., sol-n., sulph.

Rauchen, beim: Bell., lach., lyc., staph.

nach: Carb-s., lach., lyc., phos.

Saurem, nach: Nux-v.

sauren Speisen und Getränken, nach: Ferr-p.

Schwangerschaft, in der: Apis, *caps.*, con., *merc.*, nat-m., ox-ac., zinc.

Sitzen, beim gebeugt: Sabin.

Stuhlgang, nach: Merc.

Suppe, nach der: Anac.

Tabak, durch: Chel., staph., tarax.

Trinken, nach: *Alum.*

Trinkern, bei: *Nux-v.*, *sul-ac.*

Übelkeit, mit: *Calc.*, *puls.*, *sang.*

Wein, nach: Bry., coc-c., zinc.

SODBRENNEN ...

Zucker, nach: Zinc.

SOMMER; Magenbeschwerden im: *Guaj.*

SPANNUNG: Acon., aesc., agar., ambr., anac., *ant-t.*, arg-n., *ars.*, ars-i., asaf., bar-c., bar-i., bar-m., bell., bry., cahin., calc., *caps.*, carb-s., **Carb-v.**, carl., cast., caust., cham., *chel.*, cic., clem., cocc., coff., colch., coloc., crot-t., dros., ferr., ferr-i., gent-l., grat., guare., helon., *hep.*, hura, iod., *ip.*, kali-ar., *kali-c.*, kreos., *lact.*, *lob.*, **Lyc.**, *mag-m.*, merc., mez., mur-ac., nat-ar., nat-m., nit-ac., **Nux-v.**, op., phos., plat., *plb.*, *puls.*, ran-s., **Ruta**, sabad., sel., sep., *sil.*, **Stann.**, *staph.*, *stram.*, sul-ac., sumb., tarax., *ter.*, verat., zinc.

morgens: Arn., kali-n.

Bett, im: Arn.

vormittags: Puls.

mittags: Euphr.

abends: Hura, sulph.

nachts, 2 Uhr: Ars.

Bewegung agg.: Caps.

amel.: *Puls.*

Essen, vor dem: Mez.

nach: Anac., *iod.*, sul-ac.

Fahren im Wagen, beim: Phos.

Gehen agg.: Cocc., colch.

Kleidung agg.: *Hep.*, *kreos.*

Menses, während: Zinc.

Milch amel.: **Ruta**

Mittagessen, nach dem: Nit-ac., phos., sep.

Stuhlgang, nach: Sep.

Trinken amel.: Ruta

STEINES, Gefühl eines: Abies-n., acon., *aesc.*, agar., all-s., arn., **Ars.**, **Bar-c.**, *brom.*, **Bry.**, cact., **Calc.**, calc-s., carb-an., cedr., *cham.*, coc-c., colch., coloc., dios., elaps, fl-ac., gent-c., *grat.*, ign., kali-ar., *kali-bi.*, kali-c., kali-p., *merc.*, mez., naja, nat-ar., *nat-c.*, nat-m., **Nux-v.**, op., osm., par., *ph-ac.*, *ptel.*, puls., *rhus-t.*, sec., sep., sil., spong., squil., staph., sul-ac., zing.

morgens: Par.

Bett, im: Kali-c.

Erwachen, beim: Puls.

Abendessen, nach dem: *Calc.*

Aufstoßen amel.: *Bar-c.*, par.

Bewegung agg.: *Bry.*, *calc.*, *nux-v.*

STEINES; Gefühl eines ...

Essen, nach dem: *Ars.*, *bar-c.*, **Bry.**, naja, nat-m., **Nux-v.**, *puls.*, rhus-t., still.

amel.: Ptel.

kalter Stein, nach Erbrechen: *Acon.*

Mittagessen, nach dem: Ptel.

Räuspern amel.: Kali-c.

STERBEN, Gefühl wie zum: *Ars.*, **Cupr.**, pic-ac.

ÜBELKEIT: Absin., acet-ac., *acon.*, act-sp., *aesc.*, *aeth.*, *agar.*, agn., ail., *all-s.*, *alum.*, alumn., am-c., *am-m.*, ambr., *anac.*, anan., **Ant-c.**, **Ant-t.**, apis, apoc., apom., *aran.*, *arg-m.*, **Arg-n.**, arn., **Ars.**, ars-h., ars-i., arund., asaf., *asar.*, aster., aur., aur-m-n., *bapt.*, *bar-c.*, bar-i., bar-m., **Bell.**, benz-ac., *berb.*, *bism-o.*, *bol.*, bor., both., *bov.*, brach., brom., *bry.*, bufo, cact., *cadm.*, cahin., *calc.*, *calc-p.*, *calc-s.*, *camph.*, cann-s., *canth.*, *caps.*, *carb-ac.*, *carb-an.*, **Carb-s.**, *carb-v.*, *card-m.*, carl., cast., caul., *caust.*, **Cham.**, *chel.*, **Chin.**, chin-a., *chin-s.*, *chion.*, *chr-ac.*, *cimic.*, *cina*, *cist.*, clem., **Cocc.**, *cod.*, coff., **Colch.**, *coll.*, *coloc.*, com., *con.*, cop., cor-r., *corn.*, *crot-c.*, *crot-h.*, *crot-t.*, *cub.*, cund., **Cupr.**, *cupr-ar.*, *cupr-s.*, *cycl.*, daph., **Dig.**, dios., dros., **Dulc.**, *echi.*, elaps, *elat.*, eug., euon., *eup-per.*, *euph.*, euphr., eupi., *ferr.*, *ferr-ar.*, ferr-i., *ferr-p.*, *fl-ac.*, *form.*, *gamb.*, *gels.*, *gent-c.*, gent-l., glon., *gran.*, *graph.*, grat., *guaj.*, ham., **Hell.**, **Hep.**, hura, *hydr.*, hydrc., hyos., hyper., *ign.*, indg., *iod.*, **Ip.**, **Iris-foe.**, **Iris.**, jatr., jug-r., **Kali-ar.**, *kali-bi.*, **Kali-c.**, kali-chl., kali-i., kali-n., kali-p., *kali-s.*, kalm., kreos., *lac-c.*, *lach.*, lachn., lact., *lac-ac.*, *laur.*, lec., led., lil-t., lith-c., **Lob.**, *lyc.*, lyss., mag-c., *mag-m.*, *mag-p.*, mag-s., manc., mang., med., meny., meph., *merc.*, merc-c., *merc-i-f.*, merc-i-r., merl., *mez.*, *mosch.*, *mur-ac.*, mygal., *naja*, *nat-ar.*, *nat-c.*, **Nat-m.**, *nat-p.*, nat-s., nicc., *nit-ac.*, nux-m., **Nux-v.**, *ol-an.*, olnd., onos., op., *ox-ac.*, paeon., par., **Petr.**, *ph-ac.*, phel., *phos.*, phys., *phyt.*, *pic-ac.*, plan., *plat.*, *plb.*, *podo.*, *prun-s.*, *psor.*, ptel., **Puls.**, *ran-b.*, *ran-s.*, *raph.*, rat., *rheum*, *rhod.*, **Rhus-t.**, *rhus-v.*, rumx., ruta, *sabad.*, sabin., *samb.*, **Sang.**, *sars.*, *sec.*, sel., senec., *seneg.*, **Sep.**, **Sil.**, spig., spong., *squil.*, *stann.*, staph., stram., stront., stry., *sul-ac.*, **Sulph.**, sumb., syph., **Tab.**, *tarax.*, tarent., tax., *ter.*, *ther.*, *thuj.*, upa., uran, ust., **Valer.**, **Verat.**, *verat-v.*, vesp., vinc., viol-t., vip., wye., xan., **Zinc.**, zing.

tagsüber: Ars., aur., mez., mosch., *nit-ac.*, phos., pic-ac., sulph.

ÜBELKEIT ...

morgens: Absin., acon., agar., *alum.*, alumn., am-c., *anac.*, ant-t., apoc., *arn.*, ars-m., bar-c., benz-ac., berb., bor., *bov.*, bry., bufo, *cact.*, calad., **Calc.**, camph., *carb-ac.*, carb-s., **Carb-v.**, caust., *cham.*, *cic.*, cocc., *con.*, crot-h., cupr-ac., *cur.*, *dig.*, dios., elaps, euph., fago., form., *graph.*, hep., hyper., inul., *kali-bi.*, *kalm.*, kreos., *lac-c.*, *lac-d.*, *lach.*, *lac-ac.*, laur., lob., *lyc.*, *mag-c.*, mag-m., mang., merc., *mez.*, mosch., nat-c., *nat-m.*, nat-p., nicc., **Nux-v.**, onos., ox-ac., *petr.*, phos., plat., podo., *psor.*, **Puls.**, ran-s., rhus-t., rumx., sabad., sars., senec., **Sep.**, *sil.*, spig., staph., *sulph.*, ter., ther., thuj., *tub.*, verat., zinc., zing.

Aufstehen, beim: Asc-t., bry., calc., carb-an., dios., ferr-p., graph., hydr., iod., *lac-d.*, lac-ac., lyc., mag-c., mag-m., mang., nat-m., nicc., *nux-v.*, pic-ac., podo., rhus-t., senec., *sep.*, ther., valer., verat-v.

amel.: Sabin.

Bett, im: Alum., arg-m., graph., kali-n., mag-s., **Nux-v.**, sabin., zinc.

Erwachen, beim: Ail., *alum.*, *asar.* bor., *con.*, *lac-ac.*, *petr.*, phyt.

vormittags: Agar., arn., bell., bov., bry. calc., canth., carb-v., fago., ferr., hep., ign. jug-c., kali-c., lach., lyc., mag-c., mag-m. naja, nat-m., nat-s., nicc., nux-m., op., plat. puls., sars., sulph.

10 Uhr: *Bor.*, corn., sep.

11 Uhr: **Ars.**, calc., clem., hura, ign. ind., jug-c., lac-ac., puls-n.

mittags: Agar., arg-n., coloc., graph., grat. hyper., ign., mang., phos., pic-ac., stry. sulph., zinc.

nachmittags: Aesc., arg-m., bor., calc. carb-s., caust., chin., **Cocc.**, con., cycl. dros., fago., graph., grat., indg., kali-n., lyc. mag-c., merl., mez., nat-ar., *phos.*, podo. *ran-b.*, rob., sang., sars., *sil.*

13 Uhr: Corn., grat., hura, phys.

14 Uhr: Grat., hura, nux-m., phys. sulph.

15 Uhr: **Ars.**

16 Uhr: Anac., calc-p., lachn., phys.

17.30 Uhr: Lec.

abends: *Alum.*, alumn., anac., arg-n., asar bapt., brach., bry., *calc.*, calc-s., canth chel., coloc., con., cycl., echi., eug., fl-ac.

ÜBELKEIT - abends ...

gent-l., glon., grat., hell., *hep.*, ind., kali-bi., kali-n., kalm., kreos., lycps., mag-c., merc., merc-i-r., naja, nat-c., nat-m., nat-p., nux-m., nux-v., *pall.*, petr., phos., plan., plb., *puls.*, ran-b., raph., sang., senec., sep., sil., sin-n., sulph., tell.

Essen, beim: Caust., phos.

nach dem Essen amel.: Tell.

Gehen im Freien, beim: Lycps., phos., *sep.*

Trinken, nach: *Nux-v.*

nachts: Alum., alumn., am-c., apis, arg-m., calc., *carb-an.*, carb-s., carb-v., cham., chel., con., dig., *dulc.*, elaps, eupi., form., glon., graph., guaj., hell., hep., iod., jug-c., kali-bi., kali-n., lob., lyc., mag-s., *merc.*, *merc-c.*, naja, nat-ar., nit-ac., phos., puls., rat., rhus-t., *sep.*, sil., sulph., tarent., ther.

Mitternacht: Ambr., bry., calc., crot-t., eupi., phel., ran-s., sil.

nach Mitternacht: Ran-s.

morgens, bis: Dros.
Aufstehen, beim: Nat-m.

2 Uhr: Indg., sep.

3 Uhr: Mur-ac.

4 Uhr: Alum., alumn.

5 Uhr: Dios., nat-m.

Aufstehen aus dem Schlaf, beim: Op.

Erwachen, beim: Alum., alumn., hyper., *lob.*, lyc., phyt., sulph.

Hinlegen, nach dem: Chel., con., dig., ind., kali-c., naja, nat-m., nit-ac., phos., pic-ac., sang., *tarent.*

abwechselnd mit Hunger: Berb.

Abdomens, beim Zusammendrücken des: Asaf.

Übelkeit wird im Abdomen empfunden: Agar., agn., ail., ant-t., asar., bell., bry., cadm., cic., cocc., croc., cupr., cycl., fago., gels., graph., hell., hep., ip., iris., lact., mang., mur-ac., nit-ac., nux-m., par., *phel.*, phyt., pic-ac., plan., *puls.*, rheum, ruta, samb., sep., spong., stann., staph., sumb., teucr., thuj., valer., zinc.

Abendessen, nach dem: Alum., am-m., cast., cycl., ferr-i., graph., nat-m., psor.

Angst, nach: Caust., *chel.*, nux-v.

anhaltend: *Ant-c.*, *ant-t.*, arg-n., ars., cadm., carb-v., coloc., *dig.*, graph., hep., *ip.*, jatr.,

ÜBELKEIT - anhaltend ...

kreos., *lac-c.*, lil-t., *lyc.*, mag-m., nat-ar., nat-c., nat-m., **Nux-v.**, petr., phos., plat., **Sil.**, stront., verat.

Anstrengung, nach: Aspar., *iris.*, *sil.*, spong.

Augen, der: Con., *sars.*, *sep.*, *ther.*

Apfelsinen, durch Geruch von: *Cit-v.*

Apyrexie, in der: *Ant-c.*, *chin-s.*, *puls.*

Ärger, nach: Cham., ign., ip., *kali-c.*, nat-m., phos.

Aufrichten, beim: Acon., colch., eupi.

Bett, im: *Ars.*, asar., **Bry.**, **Cocc.**, *colch.*, cor-r., *nux-m.*, phos., plat., sulph.

Aufsetzen im Bett, beim: *Bry.*, **Cocc.**, cor-r., sulph., zinc.

Aufstehen, beim: Acon., arg-n., *arn.*, asar., bry., carb-an., chel., *cocc.*, coloc., cor-r., ferr., glon., ind., nat-s., nit-ac., olnd., phos., plat., senec., *verat.*, zing.

nach: Graph., zinc.

amel.: Sabin.

Aufstoßen, beim: Coloc., crot-t., grat., *kali-c.*, ptel.

amel.: Agar., all-c., am-m., ant-t., camph., carb-s., *caust.*, chel., cinnb., fago., glon., grat., kali-p., lac-c., lyc., mag-m., nicc., ol-an., osm., phos., rhod., rumx., sabad., sul-ac., verat-v.

Ausspülen des Mundes, beim: Bry., *sep.*, sul-ac.

Berührung der Lippen, durch: *Cadm.*

Bett amel., im: Nat-c.

Bewegung, bei: *Arn.*, bov., *bry.*, bufo, calc-p., **Cocc.**, crot-h., dig., *eup-per.*, euph., glon., hep., *ip.*, *kali-bi.*, **Kali-c.**, kali-s., kalm., *lac-ac.*, nat-s., *op.*, pic-ac., ptel., sep., sin-a., spong., sulph., *tab.*, ther., *verat.*, *zinc.*

amel.: Nit-ac.

Augen agg., der: Con., graph., jab., puls., sep.

Bier, nach: Bry., lach., mur-ac., nux-v.

Biergeruch agg.: Phos.

Brot, nach: **Ant-c.**, zinc.

Schwarzbrot, nach: Ph-ac.

Brust empfunden, Übelkeit wird in der: Acon., anac., arg-m., asaf., bry., cadm.,

ÜBELKEIT - **Brust** empfunden, Übelkeit wird in der ...

calc., *croc.*, glon., lach., mang., *merc.*, nux-v., par., ph-ac., *rhus-t.*, sec., staph.

Bücken, beim: Bar-c., calc-p., carb-s., *ip.*, lach., mill., olnd., petr., rhod., rhus-t., ruta, sang.

Denken daran agg.: Arg-m., calc., dros., graph., lach., mosch., sars., *sep.*

Druck auf den Bauch: Asaf., lac-c., *tub.*

Hals, auf den: *Lach.*

Magen, auf den: Ant-t., bar-c., euph., gamb., grat., hell., hyos., kali-c., phys., ptel., sars., sulph.

Stelle, auf eine schmerzhafte: Nat-m.

Eiern, nach Genuss von: Lyss.

Geruch von Eiern; durch den: **Colch.**

Eiscreme, nach: *Ars.*, *ip.*, **Puls.**

Entbindung, bei der: Ant-t., caul., cham., *cocc.*, **Ip.**, mag-m., *puls.*

Entblößen amel.: *Tab.*

Erbrechen amel. nicht: *Dig.*, sang.

Erregung, nach: **Kali-c.**

Erwachen, beim (s. Schlaf – nach)

Essen, vor: Anac., ars., berb., carb-v., *caust.*, chin., ferr., ferr-ar., graph., lyc., *nat-s.*, nux-v., *ph-ac.*, sabad., *sulph.*, tell.

beim: Agar., am-c., aur., *bar-c.*, bell., bor., bov., brom., calc., canth., carb-v., *caust.*, chin-s., *cic.*, *cocc.*, coff., colch., dig., *ferr.*, hell., *jac-c.*, kali-c., mag-c., merc-i-r., morph., nux-v., olnd., phos., ptel., *puls.*, ruta, sabad., sil., thuj., verat.

nach: Acon., aesc., *agar.*, agn., all-c., *alum.*, **Am-c.**, am-m., ambr., anac., ant-t., apis, aran., *arg-n.*, ars., ars-i., asar., aur-m., *bism-o.*, *bor.*, *bov.*, *bry.*, bufo, *calc.*, cann-i., carb-an., carb-s., carb-v., cast., *caust.*, *cham.*, chin., chin-a., *chin-s.*, *cic.*, clem., **Cocc.**, *colch.*, coloc., *con.*, cur., cycl., dig., dios., dros., elaps, euphr., *ferr.*, *ferr-ar.*, *ferr-i.*, *ferr-p.*, gent-l., graph., grat., gymn., ham., hell., hep., hyper., ign., ind., iod., ip., jatr., *kali-ar.*, *kali-c.*, kali-i., kali-p., kali-s., *lach.*, lac-ac., *lyc.*, mag-c., merc., mosch., nat-ar., *nat-m.*, nat-s., *nit-ac.*, **Nux-v.**, ol-an., *op.*, ox-ac., petr., ph-ac., *phos.*, plb., podo., *ptel.*, **Puls.**, rheum, *rhus-t.*, rumx., *ruta*, sabin., sang., sars., **Sep.**, *sil.*, *stann.*, *sulph.*, *tarent.*, ter., thea, verat., *zinc.*

amel.: Acon., alum., arg-n., aur-m., brom., bry., cham., chel., fago., grat., iod., *kali-bi.*, *lac-ac.*, *lob.*, mag-c., mez., *nat-c.*, phos., phyt., sabad., sang., **Sep.**, sphing., verat-v.

Fahren im Wagen oder mit der Straßenbahn agg.: Bor., *calc.*, *calc-p.*, **Cocc.**, *cycl.*, *hep.*, *iris.*, *lyc.*, *mag-c.*, naja, *nux-m.*, *nux-v.*, **Petr.**, sel., **Sep.**, sulph., tab., *ther.*, zinc.

amel.: *Nit-ac.*

Frühstück, vor dem: Hura

fetten Speisen, nach: Ip., lyss., nit-ac., puls.

Fieber, während: Arg-n., *ars.*, *bry.*, *carb-v.* cham., *cimx.*, cocc., *eup-per.*, eup-pur. *guare.*, *ip.*, kali-c., lyc., **Nat-m.**, nit-ac. *nux-v.*, op., phos., ptel., *sang.*, sel., sep. thuj., vinc., zinc.

nach: **Ars.**, dros., *fl-ac.*

Fisch, nach: Nat-m.

Geruch von Fisch, durch den: **Colch.**

Fleisch, nach: *Carb-an.*, *caust.*, cupr., lyss. merc., ter.

Geruch von Fleisch, durch den: *Colch.* eup-per.

Flüssigkeiten, durch: Merc-c.

Freien, im: Acon., ang., arg-m., ars. carb-s., crot-t., grat., hell., lyc., seneg., thuj.

amel.: Ant-t., anth., bor-ac., carb-v. *croc.*, dig., glon., grat., kali-bi., **Lyc.** naja, phos., *puls.*, **Tab.**

Frösteln, mit: Alum., bov., con., *kreos.*

nach: *Camph.*, corn., *eup-per.*, *kali-bi.* *kreos.*, *lach.*, *mag-s.*, *puls.*, sabad. sal-ac., verat-v., xan.

Froststadium im Fieber, vor: *Ars.*, *carb-v.* *chin.*, *eup-per.*, *ip.*, lyc., nat-m., puls.

während: Arg-n., *ars.*, *bell.*, bov., bry calc., *cham.*, chel., cina, cob., *cocc* con., **Eup-per.**, hyper., ign., *ip* *kali-ar.*, kali-c., kali-s., kreos., lach *lyc.*, *nat-m.*, nit-ac., petr., puls., raph rhus-t., rumx., sabad., sang., sec., sep sul-ac., verat., zinc.

nach: *Elat.*, *eup-per.*, *ip.*, *kali-c.*

nächsten Frost, dauert bis zum *Chin-s.*

Ende des Frostes, am: *Eup-per.*

ÜBELKEIT ...

Frühstück, vor: Alum., alumn., anac., arg-n., aur-m., bar-c., *berb.*, *bov.*, *calc.*, eupi., fago., goss., *lyc.*, *nit-ac.*, petr., **Sep.**, sin-n., spig., *tub.*

während: Agar., *carb-ac.*, ind., naja, plan., sang., zinc.

nach: Agar., ambr., bell., calc-p., *cham.*, coca, dig., dios., gamb., indg., kali-bi., mez., onos., par., sabin., *sars.*, spig., zinc.

amel.: Alum.

Gähnen, beim: Arn., nat-m.

Gebäck, nach: Ant-c.

Gebrauch der Augen, beim: Con., graph., jab., sep., *ther.*

gehaltvolle, fette Speisen (s. Speisen – reichhaltige)

Gehen, beim: Acon., bar-c., bell., bry., calc., chin-s., con., euph., ferr., ferr-p., gamb., kali-bi., *kali-c.*, led., lyc., merc., mez., nat-s., op., ph-ac., phos., phyt., plat., ptel., rhod., *sep.*, sil., sulph., thuj.

nach: Alum., calc-s., graph., *puls.*, sep.

amel.: Acon., am-c., grat., puls.

Freien, im: Acon., am-m., ang., *gamb.*, graph., lach., lycps., nat-s., phos., sep.

geistige Anstrengung, durch: *Aur.*, *bor.*, cupr-ar., *lach.*

Geräusch, durch: *Cocc.*, *ther.*

Gerüche, durch: **Colch.**, *dig.*, eup-per., *ph-ac.*, *sep.*

eigenen Körpers, des: **Sulph.**

Getränke, nach kalten: Agar., anac., *ars.*, *calc.*, camph., carb-ac., *cupr.*, *kali-ar.*, *kali-c.*, kali-i., kali-s., lac-d., lach., *lyc.*, *nat-ar.*, *nat-m.*, nux-v., puls., *rhus-t.*, *sul-ac.*, teucr., ther.

amel.: *Bism-o.*, *phos.*, *puls.*

nicht nach warmen: Lyc., ther.

Erhitzung, bei: *Kali-c.*

warmen Getränken, nach: *Bism-o.*, *lach.*, **Phos.**, **Puls.**

amel.: Ther.

Hals empfunden, Übelkeit wird im: Acon., anac., ant-c., arg-m., arn., *ars.*, asar., aur., *bell.*, cann-s., carb-ac., carb-an., chin., coc-c., cocc., *coff.*, colch., *croc.*, *cupr.*, **Cycl.**, ferr., ferr-p., lyc., merc., *mez.*, nit-ac.,

ÜBELKEIT - **Hals** empfunden, Übelkeit wird im...

olnd., **Ph-ac.**, *puls.*, *rhus-t.*, sars., sil., spig., *squil.*, **Stann.**, staph., sulph., tarax., valer.

Kragen; durch einen engen: Lach.

Spasmen im Hals, durch: *Graph.*

Hammelfleisch, durch Geruch von: Ov.

Heben des Kopfes vom Kissen, beim: *Ars.*, *bry.*, colch., *nux-m.*, *stram.*

Herzklopfen, nach: Brom., nux-v.

verursacht: *Arg-n.*

Hinlegen, beim: Ars., lac-d., mill., nat-h., phos., phys., ptel., puls., raph., rhus-t., sin-a.

amel.: *Alum.*, alumn., arn., echi., *nux-v.*, ph-ac., phos., sep., sil.

Rückenlage agg.: Merc.

Seitenlage agg.: Bry., ip.

amel.: Ant-t., nat-m.

linken Seite, auf der: Ant-t., kali-br., puls., sep., verat-v.

amel.: Cann-s.

rechten Seite, auf der: Bry.

Hunger (s. LEEREGEFÜHL)

Husten, beim: Ant-t., ars., aspar., bry., *calc.*, caps., *coc-c.*, coloc., cupr., dros., elaps, hep., hydr., *ign.*, **Ip.**, kali-ar., *kali-bi.*, *kali-c.*, kali-p., kali-s., lach., *merc.*, nat-ar., nat-c., nat-m., nat-p., nit-ac., *nux-v.*, petr., *ph-ac.*, **Puls.**, ruta, sars., *sep.*, squil., thuj., *verat.*

Hyazinthengeruch, durch: Lyc.

Impfung, nach: **Sil.**

Kaffee, nach: Bry., *calc-p.*, *caps.*, *caust.*, *cham.*, cycl., nat-m., rhus-t., vinc.

durch Geruch von: Arg-n.

kalt ist, wenn er: **Cocc.**, crot-t., *hep.*, kali-c., valer.

Kartoffeln, nach: *Alum.*

Klavierspielen, durch: Sulph.

Koitus, während: Sil.

nach: Kali-c., mosch.

Kopfschmerz, während: Acon., aesc., ail., *alum.*, alumn., *am-c.*, **Ant-c.**, ant-t., apis, arg-m., arg-n., arn., *ars.*, asar., aur., benz-ac., *bor.*, *bry.*, calc., *calc-p.*, calc-s., camph., cann-s., *caps.*, *carb-ac.*, *carb-s.*, *carb-v.*, **Caust.**, *cedr.*, chel., chin., chin-a., chin-s., cic., cimic., cob., **Cocc.**, *coloc.*,

ÜBELKEIT - **Kopfschmerz,** während ...

Con., cor-r., croc., crot-h., *cupr.*, cycl., dros., *dulc.*, *eug.*, eup-per., eup-pur., ferr., fl-ac., form., gels., *glon.*, *graph.*, grat., hep., hipp., ign., ind., **Ip.**, **Iris.**, kali-ar., *kali-bi.*, *kali-c.*, kali-p., *kali-s.*, kalm., kreos., *lac-c.*, *lac-d.*, *lach.*, *lept.*, lith-c., *lob.*, lyc., mag-c., *merc.*, mez., mill., *mosch.*, nat-ar., nat-c., *nat-m.*, nat-p., nat-s., *nit-ac.*, *nux-m.*, *nux-v.*, *op.*, petr., *phos.*, phyt., plat., *puls.*, ran-b., rhus-t., ruta, **Sang.**, *sars.*, seneg., *sep.*, sil., spig., *stann.*, stram., stront., *sulph.*, *tab.*, tarax., tep., ter., ther., verat., zinc., zing.

Körperübung, durch: Aloe, ars., colch., spong., tab., ther.

Kränkung, nach: *Puls.*

lang anhaltend: Bar-c.

Lesen, beim: *Arg-m.*, arn., con., glon., jab., lyc., ph-ac., plan., sep.

Liebkosungen, durch: Ant-c., sabad.

Luftzug, im: Hipp.

Menschenmenge, in einer: Sabin.

Menses, vor: Am-c., ant-t., aur-s., berb., bufo, caul., cocc., crot-h., cupr., *hyos.*, *ip.*, kreos., *lyc.*, mag-c., *nat-m.*, *nicc.*, nux-v., phos., *puls.*, sep., verat., vib.

während: Am-c., am-m., ant-c., arn., ars., bell., *bor.*, *bry.*, *calc.*, canth., *caps.*, carb-v., caul., cham., chel., cocc., *colch.*, con., cupr., eupi., fago., gels., *graph.*, *hyos.*, hyper., *ip.*, kali-ar., *kali-bi.*, *kali-c.*, kali-p., lob., *lyc.*, *mag-c.*, mang., mosch., nat-ar., nat-c., nat-m., **Nux-v.**, phos., pic-ac., *puls.*, sep., tarent., thuj., verat., *vib.*

nach: Chin-s.

Unterdrückung, bei: Alum., ars., caust., cocc., croc., cupr., cycl., *ip.*, lob., lyc., nat-m., nit-ac., *nux-v.*, petr., phos., **Puls.**, rhus-t., sang., sulph., verat., zinc.

Milch, nach: **Calc.**, crot-t., lach., **Nit-ac.**, *puls.*

Mittagessen, vor dem: Carb-v., nux-v., sabad.

während: Bry., colch., grat., hyper., lyc., mag-m., merc-i-f., *nux-v.*, ol-an., ox-ac., thuj.

nach: Agar., am-c., *ant-t.*, arg-m., *arg-n.*, ars., berb., calc., cast., colch., *coloc.*, con., *cycl.*, grat., ham., kali-ar., *kali-c.*, lach., nat-m., **Nux-v.**, ol-an., phos., ptel., sars., seneg., sphing., squil., verat., zinc.

Mund empfunden, Übelkeit wird im: Aeth., agar., cadm., *cocc.*, *mag-m.*, *puls.*, rhod., *stann.*, sul-ac.

Musik, durch: Phys., sulph.

Nähen, durch: Lac-d., sep.

Niesen, beim: Hell.

nüchtern, wenn: Alum., aur-m., bar-c., *calc.*, graph., **Lyc.**, sep., sil.

Obst, nach: *Ant-t.*, *ip.*, nat-c.

ohnmachtsartig: Alum., *arg-n.*, calc., carb-s., cham., chel., **Cocc.**, fago., *glon.*, graph., **Lach.**, nat-m., **Nux-v.**, op., *sul-ac.*, sulph., verat.

Operation im Bauchraum, nach: **Bism-o.**, staph.

Orgelmusik, durch: Phys.

periodisch: Ign., *ip.*, nat-m., nux-v., phos., raph., *sang.*

Pflaumen, nach: Mag-c.

plötzlich: Agar., chin-a., coloc., cupr., ferr-p., ind., *kali-bi.*, mosch., sul-ac., sulph.

Essen, beim: *Bar-c.*, *ferr.*, *hell.*, *ruta*

Rauchen, beim: Bry., caj., calad., *carb-an.*, clem., cycl., euph., kali-c., lac-c., *lyc.*, nat-m., **Nux-v.**, phos., ran-b., ruta, sil., spong., tab.

nach: Agar., brom., *calc.*, *calc-p.*, *clem.*, euphr., ing., **Ip.**, *kali-i.*, lach., *lob.*, **Nux-v.**, op., *puls.*, sars., sep., *tab.*, thuj.

Räuspern, beim: Ambr., anac., *caust.*, *lac-ac.*, mang., osm., *stann.*, tarent.

Salz, beim Denken an: *Nat-m.*

Saures amel.: Arg-n.

Schaudern, bei: Hyper., mez., nat-m., stann., zinc.

Schaukeln, durch: *Cocc.*, coff., *petr.*

Schlaf, vor: Apoc., bry., nat-m., sol-n.

während: Arg-m., ferr-p., puls., seneg.

nach: Alum., apoc., arund., asar., bor., caust., cupr., cupr-ar., dig., ham., *lach.*, *lob.*, mur-ac., op., spong., squil., sulph., tarent., thuj., **Verat.**, zing.

amel.: Rhus-t.

Schleim im Hals, durch: *Caust.*

ÜBELKEIT ...

Schließen der Augen, beim: *Lach.*, sabad., *ther.*

amel.: Con.

Schlucken amel.: Cocc.

Speichel, von: Ant-t., *colch.*, dig., dios., lach., lyc., rhod., spig., sulph.

Schmerz, bei: Aloe, ars., *chel.*, crot-t., *ip.*, nat-m., sep., spig.

Abdomen, im: Ant-t., *arg-n.*, *arn.*, ars., arund., bism-o., chel., **Coloc.**, crot-t., *gran.*, grat., haem., *ip.*, *kali-c.*, *kreos.*, **Nux-v.**, *ox-ac.*, *ph-ac.*, plb., sep., sulph., ter., zing.

Brust, in der: Croc.

Herz, im: Spig.

Rücken, im: Coloc., phys., *sep.*, zing.

Sakrum, im: Glon.

Schwangerschaft, in der: Acon., ail., alet., anac., *ant-c.*, *ant-t.*, *ars.*, **Asar.**, *bry.*, carb-ac., *carb-an.*, cast., cimic., cod., *colch.*, *con.*, *cupr-ar.*, ferr., ferr-ar., ferr-p., *hell.*, *ip.*, *iris.*, *jatr.*, kali-ar., kali-bi., *kali-c.*, kali-p., **Kreos.**, *lac-c.*, *lac-d.*, *lach.*, **Lac-ac.**, laur., *lil-t.*, lob., *lyc.*, *mag-c.*, *mag-m.*, *merc-i-f.*, *nat-m.*, *nux-m.*, **Nux-v.**, *ox-ac.*, *petr.*, *phos.*, plat., plb., *podo.*, *psor.*, *puls.*, **Sep.**, *sil.*, staph., *sul-ac.*, sulph., *sym-r.*, **Tab.**, tarent., verat.

Schweinefleisch, nach: Ham., *ip.*, **Puls.**

Schweiß, bei: *Corn.*, *ferr.*, *graph.*, *lob.*, merc., **Nux-v.**, *sep.*, sulph., zinc.

Seekrankheit: *Carb-ac.*, **Cocc.**, colch., **Con.**, *glon.*, hyos., *kali-bi.*, *kreos.*, lac-ac., nat-m., **Nux-v.**, **Petr.**, *sep.*, *staph.*, **Tab.**, ther.

Sehen, beim angestrengtem: Con., *sars.*, *sep.*, *ther.*

bewegende Gegenstände, auf sich: *Jab.*

Sitzen, im: Acon., alum., ars., bry., calc-ar., carb-an., cor-r., hep., mag-c., phos., rhus-t., rob., tarax.

gebeugt Sitzen amel.: Zinc.

Hinsetzen, beim: Calc-ar.

Sonnenhitze, durch: *Carb-v.*

Speichelfluss, mit: Crot-t., ip., **Lob.**, *nux-v.*, *petr.*, puls., *sang.*

Speisen, beim Anblick von: Ant-t., **Colch.**, *kali-bi.*, *kali-c.*, *lyc.*, merc-i-f., mosch., *ph-ac.*, sabad., sil., sphing., squil., *sulph.*, xan.

ÜBELKEIT - Speisen ...

Geruch von: *Ars.*, *cocc.*, **Colch.**, *dig.*, eup-per., *ip.*, podo., *sep.*, stann., *thuj.*

Gedanken an: *Ars.*, bor., bry., *chin.*, **Cocc.**, **Colch.**, graph., mag-c., mosch., *sars.*, *sep.*, sulph., *thuj.*, zinc.

gegessene Speisen, an: Arg-m., graph., *sars.*

reichhaltige, schwere Speisen; durch: Ant-c., carb-an., cycl., dros., *ip.*, *nit-ac.*, **Puls.**, sep., *tarax.*

Verlangen nach: Dig.

Sprechen, beim: Alum., bor., ptel.

Spucken, Ausspucken; durch: Led.

Stecken der Hände in warmes Wasser, beim: **Phos.**

Stehen, im: *Agn.*, *alum.*, alumn., colch., *ign.*, mag-m., petr., ph-ac.

amel.: Tarax.

Stuhlgang, vor: Acon., ant-t., bry., calc., chel., cimic., cycl., dulc., grat., hell., hydr., ip., *merc.*, oena., *podo.*, *rhus-t.*, rumx., ruta, *sep.*, staph., *verat.*

während: Agar., ant-t., apis, *ars.*, *bell.*, cham., chel., coloc., crot-h., crot-t., ferr., *glon.*, gnaph., grat., guaj., hell., *ip.*, jatr., kali-ar., *kali-c.*, *merc.*, merc-i-f., *nit-ac.*, *podo.*, *puls.*, *rhus-t.*, sang., *sil.*, *sulph.*, *verat.*

nach: Ant-t., apoc., bufo, cahin., *caust.*, crot-t., *kali-bi.*, kalm., mag-c., mag-m., mur-ac., *nat-m.*, nit-ac., ox-ac., petr., *sil.*, ter., verat., zing.

amel.: Con., ferr., raph., sang.

Stuhldrang, bei: *Dulc.*

Suppe agg.: Acon., *carb-v.*, chel.

amel.: Cast., kali-bi., mag-c.

Geruch und Gedanken an Suppe agg.: **Colch.**

Süßigkeiten, durch: *Arg-n.*, **Graph.**, *ip.*

Tabakgeruch, durch: Phos.

Denken an Tabak, beim: Kali-br.

Tee, nach: *Aesc.*

tödliche Übelkeit: All-c., arg-n., *ars.*, *cadm.*, *camph.*, **Crot-h.**, *dig.*, **Ip.**, **Lob.**, **Tab.**

Träume, durch: Arg-n.

Treppensteigen, beim schnellen: Glon.

ÜBELKEIT ...

Trinken, beim: Bry.

nach: Agar., anac., ant-t., arn., *ars.*, bry., camph., carb-an., chin., *cimx.*, **Cocc.**, crot-t., cycl., dig., *eup-per.*, gamb., kali-bi., *lach.*, lyc., nat-ar., *nat-m.*, nit-ac., *nux-v.*, *phos.*, **Puls.**, rhus-t., sil., teucr.

amel.: **Bry.**, euph., *lob.*, *paeon.*, *phos.*, samb.

Trinkern, bei: *Ars.*, *asar.*, **Kali-bi.**, nux-v., *sul-ac.*

Trockenheit im Rachen, durch: **Cocc.**

Überhitzung, nach: *Ant-c.*

unfähig, sich zu übergeben: *Nux-v.*

Urinieren, nach: Ant-c., cast., merc., pareir.

Urins, beim Zurückhalten des: Cur.

warmen Zimmer, im: Agar., carb-v., euphr., **Lyc.**, *mez.*, **Nat-c.**, paeon., *phos.*, *puls.*, sep., **Tab.**, verat., vesp., zing.

Eintritt in ein warmes Zimmer aus dem Freien; beim: *Alum.*, *am-m.*, calc-s., *puls.*, sep.

Ofenwärme agg.: *Laur.*

Waschen, beim: Bry.

Wasser, beim Anblick von: Phos.

Denken an Wasser, bei: Ars-h.

Trinken, nach (s. Trinken)

Wechselfieber, bei: *Aesc.*, *ant-c.*, **Ant-t.**, *cina*, *dros.*, elat., eup-per., hep., iod., mosch., sabad., *sep.*, **Tab.**

Nacht vor dem Anfall, in der: *Eup-per.*

Wein, nach: *Ant-c.*, bry., carb-an., phos., **Zinc.**

amel.: Coc-c.

sauren Wein, durch: **Ant-c.**

Weinbrand, Brandy amel.: Ars.

UNBEHAGLICHKEIT: Aeth., alumn., ars., bell., *canth.*, carb-ac., cimic., cinnb., *colch.*, crot-t., cycl., dig., dios., fago., glon., grat., gymn., iris., kali-bi., kali-i., kalm., lith-c., lob., mur-ac., naja, osm., phos., ptel., ruta, sabad., sec., sep., sol-t-ae., tarent., verat-v., zinc.

UNTÄTIGKEIT, Trägheit des Magens: Ail., aloe, bell., *carb-v.*, *hydr.*, manc., *op.*, ran-s., *sil.*

VERDAUUNGSSTÖRUNG, Dyspepsie: Abrot., **Alum.**, ambr., anac., *ars.*, *ars-i.*, **Bar-c.**, *bar-i.*, **Bar-m.**, berb., **Bism-o.**, calad., **Calc.**, calc-ar., **Calc-s.**, *carb-ac.*, *carb-an.*, **Carb-v.**, **Chel.**, **Chin.**, *coff.*, *coll.*, *ferr-p.*, *graph.*, **Hep.**, *hom.*, **Hydr.**, ign., iod., **Ip.**, **Lac-d.**, *lach.*, **Lyc.**, *mag-m.*, *merc.*, nat-ar., **Nat-c.**, *nat-m.*, *nux-m.*, **Nux-v.**, **Olnd.**, *op.*, par., **Petr.**, *ph-ac.*, *ptel.*, **Puls.**, *sang.*, *sep.*, spong., squil., stann., **Sulph.**, *tarent.*, valer., zing.

morgens: Bufo

abends: Ambr., chin.

alten Menschen, bei: *Chin-s.*

Ärger, nach: **Cham.**, **Ip.**, tarent.

Arzneimittelmissbrauch, nach: **Nux-v.**

Birnen, nach: Bor.

Eiern, nach: Chin-a., colch., ferr., ferr-m.

Eiscreme, nach: *Ars.*, *carb-v.*, ip., **Puls.**

Erkältung, nach einer: *Ant-c.*, *bry.*, *camph.*

Fisch, nach: *Chin-a.*

Fleisch, nach: *Ferr.*, *ferr-p.*, *ptel.*

geistiger Anstrengung, nach: Arn., calc. cocc., *lach.*, **Nux-v.**, *puls.*, *sulph.*, verat.

gepökeltem Fleisch, nach: Act-sp.

Getränke, nach warmen: Ambr.

Kaffee, nach: Aeth., *cham.*, cycl., **Nux-v.**

Kartoffeln, nach: **Alum.**

Käse, nach: Ptel.

Kummer, nach: **Ign.**, tarent.

Mehlspeisen, Teigwaren; durch: *Caust.* *nat-c.*, **Nat-m.**, *nat-s.*, *nux-v.*, *sulph.*

Milch, nach: **Aeth.**, ambr., *ant-c.*, *calc.* **Chin.**, *iris.*, *mag-c.*, **Mag-m.**, **Nit-ac.** *nux-v.*, **Sulph.**

Obst, nach: Act-sp., *chin.*, *ip.*

sauren Speisen, nach: Aloe, **Ant-c.**, *nux-v.*

Schweinefleisch, nach: **Cycl.**, *ip.*, **Puls.**

Speisen, nach kalten: Alum., *ph-ac.*

warmen: Am-c.

Wasser, nach verdorbenem: *All-s.*, *ars.* *podo.*

Wetter, durch kaltes: *Dulc.*

Zwiebeln, nach: **Lyc.**, *puls.*, *thuj.*

VERDORBEN: **Ant-c.**, ant-t., **Arg-n.**, **Ars.** **Asaf.**, **Bry.**, *caps.*, **Carb-v.**, *caust.*, *cham.* **Chin.**, *chin-a.*, *coff.*, *graph.*, *hep.*, **Ip.**, kali-ar **Kali-bi.**, *kali-c.*, kali-p., kali-s., lac-c., *lob.*, **Lyc**

MAGEN

VERDORBEN ...

Merc., *mez.*, nat-ar., *nat-c.*, **Nat-m.**, *nat-p.*, **Nat-s.**, **Nux-v.**, *petr.*, *phos.*, *psor.*, *ptel.*, **Puls.**, rob., *sars.*, *sep.*, *sul-ac.*, *tarent.*, *thuj.*, **Verat.**

Ärger, nach: **Cham.**, *ip.*

Austern, nach: *Bry.*, **Lyc.**

Bier, nach: Aloe, ferr., kali-bi., *sulph.*

Brot, nach: Bry., **Caust.**, lyc., *merc.*, nat-m., sars., *sep.*

Eiern, nach: Chin-a.

Eiscreme, nach: **Ars.**, *calc-p.*, *carb-v.*, **Puls.**

Erkältung, nach einer: *Ant-c.*, *bry.*

Erregung, durch: *Bry.*, *cham.*, chin., coloc., *nux-v.*, ph-ac., staph.

fetten Speisen, nach: *Caust.*, *nat-p.*, *ptel.*, **Puls.**, *sep.*, *sulph.*

Fisch, nach: Chin-a.

Fleisch, durch frisches: *Caust.*

geistiger Anstrengung, nach: Arn., calc., cocc., *lach.*, *nux-m.*, **Nux-v.**, *puls.*, *sulph.*, verat.

Käse, nach verdorbenem: *Ars.*

Koitus, nach: *Dig.*

Milch, nach: Alum., ars., *bry.*, *calc.*, *chin.*, *iris.*, kali-c., *lyc.*, nat-ar., *nat-c.*, nat-p., **Nit-ac.**, *sep.*, sul-ac., *sulph.*, zinc.

Obst, nach: Act-sp., **Ars.**, *bry.*, **Chin.**, *lyc.*

Pfirsichen, nach: *Psor.*

Sauerkraut, nach: *Bry.*

sauren Speisen, nach: *Ant-c.*, *caust.*, ferr., *sep.*

VERGEHENDES Gefühl (s. LEEREGEFÜHL)

VERHÄRTUNG, Starrheit der Magenwände: *Acet-ac.*, **Ars.**, bar-c., con., *kreos.*, *lyc.*, *mez.*, *nux-v.*, phos., thuj., verat.

Pylorus: *Sil.*

VERLANGEN nach:

Ale (Bier): Ferr-p., *med.*, *sulph.*

alkoholischen Getränken: Acon., aloe, am-c., ant-t., arn., **Ars.**, *ars-i.*, **Asar.**, aster., *aur.*, bov., bry., bufo, calc., *calc-ar.*, calc-s., **Caps.**, carb-an., chin., cic., **Crot-h.**, cub., cupr., fl-ac., gins., hell., *hep.*, *iod.*, *kreos.*, lac-c., **Lach.**, *lec.*, *led.*, *med.*, merc., *mur-ac.*, naja, nat-p., **Nux-v.**, *op.*, *phos.*, plb., *psor.*, *puls.*, *sel.*, *sep.*, sol-t-ae., *spig.*, *staph.*, *sul-ac.*, **Sulph.**, sumb., *syph.*, tab., ter., ther., *tub.*

VERLANGEN nach - **alkoholischen** Getränken ...

Menses, vor den: **Sel.**

Äpfeln: Aloe, ant-t., *guaj.*, sulph., tell.

Apfelwein: Benz., sulph.

Apfelsinen: Cub., elaps, med., sol-t-ae., ther.

aromatischen Getränken: Anan.

Asche: Tarent.

Austern: Apis, brom., *bry.*, *calc.*, **Lach.**, *lyc.*, *nat-m.*, *rhus-t.*

Bananen: Ther.

Bier: **Acon.**, agar., aloe, am-c., ant-c., arn., ars., asar., *bell.*, *bry.*, calad., calc., camph., carb-s., *caust.*, chel., chin., coc-c., *cocc.*, *coloc.*, cupr., dig., *graph.*, *kali-bi.*, *lach.*, mang., *merc.*, mosch., nat-ar., *nat-c.*, *nat-m.*, nat-p., *nat-s.*, **Nux-v.**, op., *petr.*, ph-ac., *phel.*, phos., psor., *puls.*, *rhus-t.*, *sabad.*, sep., *spig.*, spong., staph., stram., *stront.*, **Sulph.**, tell., zinc.

abends: Zinc.

bitteren Getränken: Acon., dig., *nat-m.*, ter.

Speisen: Dig., *nat-m.*

Brot: Abrot., aloe, am-c., *ars.*, *aur.*, bell., bov., *cina*, *coloc.*, con., cub., *ferr.*, ferr-ar., grat., hell., hydr., ign., *mag-c.*, *merc.*, nat-ar., nat-c., *nat-m.*, op., *plb.*, puls., sec., sil., staph., *stront.*, sumb.

Butterbrot: Agar., bell., *ferr.*, grat., hell., hydr., ign., *mag-c.*, **Merc.**, puls.

gekocht in Milch: Abrot.

nur: Bov., grat.

Roggenbrot: *Ars.*, carl., ign., plb.

trockenem: *Bar-m.*

Butter: All-s., merc.

Eier: *Calc.*, hydr., nat-p., ol-an.

gebratenen: Nat-p.

gekochten: **Calc.**

weichen: *Calc.*, ol-an.

Eis: *Elaps*, *med.*, merc-c., nat-s., **Verat.**

Eiscreme: *Calc.*, *eup-per.*, **Phos.**, tub., verat.

Erde (s. Kalk)

erfrischenden Dingen: Aloe, *ars.*, *calc.*, calc-s., carb-an., *caust.*, *chin.*, *cist.*, *cocc.*, *fl-ac.*, nat-ar., **Ph-ac.**, *phos.*, *puls.*, rheum,

VERLANGEN nach - **erfrischenden** Dingen ...

sabin., sang., sars., thuj., til., *tub.*, valer., **Verat.**

Essig: Apis, arn., ars., chel., **Hep.**, kali-p., lepi., *sep.*, sulph.

Fett: Ars., hep., **Nit-ac.**, *nux-v.*, *sulph.*

Fisch: *Nat-m.*, nat-p., phos.

Hering: Cist., **Nit-ac.**, *puls.*, *verat.*

Sardinen: *Cycl.*, *verat.*

Fleisch: Abies-c., aloe, aur., canth., cycl., ferr., *ferr-m.*, graph., hell., iod., *kreos.*, *lil-t.*, *mag-c.*, *meny.*, merc., nat-m., sabad., sanic., sulph., tub.

geräuchertem: *Calc-p.*, **Caust.**, kreos., **Tub.**

Schweinefleisch: *Crot-h.*, *tub.*

flüssiger Nahrung: *Ang.*, bell., bry., *calc-ar.*, caps., *ferr.*, *merc.*, ph-ac., *staph.*, *sulph.*, verat.

Gebäck: Bufo, *calc.*, chin., plb.

gebratenen Speisen: Plb.

Gemüse: *Alum.*, alumn., ars., calc-s., carb-an., cham., mag-c., *mag-m.*

geräucherten Sachen: Calc-p., **Caust.**, *kreos.*

Gewürznelken: *Alum.*, *chlor.*

gewürzten Speisen, stark: **Chin.**, fl-ac., *hep.*, *lac-c.*, *nux-v.*, **Phos.**, puls., *sang.*, sep., **Sulph.**, *tarent.*

Gurken: Abies-n., *ant-c.*, verat.

Honig: Sabad.

Käse: Arg-n., aster., *cist.*, ign., mosch., puls.

kräftigem: Arg-n., aster.

Kaffee: *Alum.*, **Ang.**, arg-m., arg-n., *ars.*, aster., *aur.*, *bry.*, calc-p., *caps.*, *carb-v.*, cham., chel., *chin.*, colch., *con.*, gran., lach., lec., lob., *mez.*, mosch., nat-m., *nux-m.*, nux-v., ph-ac., sabin., *sel.*, sol-t-ae., sulph.

Kaffeebohnen, Kaffeesatz: Alum., chin.
verursacht Übelkeit: Caps.

Kalk, Kreide, Bleistifte, Erde, Lehm etc.: *Alum.*, *calc.*, cic., ferr., nat-m., **Nit-ac.**, *nux-v.*

kalten Getränken: **Acon.**, agar., ail., *alumn.*, am-c., *ang.*, *ant-t.*, *arg-n.*, arn., **Ars.**, asaf., asim., aster., aur., *bell.*, *bism-o.*, *bov.*, **Bry.**, *calc.*, *calc-ar.*, *calc-s.*, cann-i., *caps.*, carb-s., *caust.*, cedr., *cench.*, **Cham.**, chel., **Chin.**, *chin-a.*, cimic., **Cina**, cinnb., clem.,

VERLANGEN nach - **kalten** Getränken ...

coc-c., *cocc.*, colch., *croc.*, cub., *cupr.*, dig., *dulc.*, *echi.*, **Eup-per.**, euph., fl-ac., *glon.*, *graph.*, *hell.*, kali-bi., kali-n., *kali-p.*, *kali-s.*, lap-a., *led.*, *lyc.*, *lycps.*, mag-c., manc., **Merc.**, **Merc-c.**, mez., nat-ar., *nat-c.*, nat-m., *nat-p.*, **Nat-s.**, nux-v., oena., *olnd.*, onos., *ph-ac.*, **Phos.**, pic-ac., plat., *plb.*, *podo.*, psor., puls., *rhus-t.*, ruta, *sabad.*, sars., sec., *sep.*, spig., spong., squil., sulph., *tarent.*, *thuj.*, **Verat.**, vip., zinc.

kalten Speisen: Am-c., *ant-t.*, cupr., cupr-ar., *kali-s.*, *lyc.*, merc-c., nat-m., **Phos.**, **Puls.**, *sil.*, *thuj.*, *verat.*, zinc.

Menses, während: Am-c.

Kartoffeln: Nat-c., ol-an.

Kirschen: Chin.

Kohle: *Alum.*, *calc.*, cic.

Holzkohle: Alum., *cic.*, con., nit-ac., nux-v.

Leckereien, Delikatessen: *Aur.*, bufo, calc., **Chin.**, cub., cupr., **Ip.**, kali-c., mag-c., nat-c., petr., psor., *rhus-t.*, *sabad.*, sang., *spong.*, **Tub.**

Limonade: **Bell.**, calc., cycl., eup-pur., *jatr.*, *nit-ac.*, puls., *sabin.*, sec., *sul-i.*

Mandeln: Cub.

Mehl: *Calc.*, lach., sabad.

Mehlspeisen, Teigwaren: Lach., *nat-m.*, sabad., sumb.

merkwürdigen Dingen: *Bry.*, *calc.*, *calc-p.*, *chel.*, *cycl.*, *hep.*, *manc.*

Schwangerschaft, in der: *Chel.*, **Lyss.**, *mag-c.*

Milch: Anac., *apis*, *ars.*, *aur.*, bapt., bor., bov., *bry.*, *calc.*, *chel.*, *elaps*, kali-i., *lac-c.*, mag-c., mang., *merc.*, *nat-m.*, *nux-v.*, *ph-ac.*, phel., **Rhus-t.**, *sabad.*, sabin., *sil.*, *staph.*, *stront.*, sulph.

gekochter: Abrot., nat-s.

heißer: Calc., chel., graph., hyper.

kalter: Ph-ac., phel., *phos.*, *rhus-t.*, sabad., staph., *tub.*

saurer: Mang.

warmer: *Bry.*

Nüsse: Cub.

Obst: Aloe, *alum.*, alumn., *ant-t.*, ars., calc-s., chin., cist., cub., gran., hep., *ign.*, lach., *mag-c.*, nat-m., **Ph-ac.**, puls., *sul-ac.*, **Verat.**

VERLANGEN nach - **Obst** ...

grünem: Calc-s., *med.*

Saurem: *Ars.*, calc., calc-s., chin., *cist.*, cub., ign., thuj., **Verat.**

Pfeffer: *Lac-c.*

Cayennepfeffer: Merc-c.

Pflaumen: Sul-ac.

Pflaumensoße: Arg-n.

Pickles: Abies-c., *ant-c.*, ham., hep., hyper., *lach.*, nat-ar., *sul-i.*, *sulph.*, verat.

Pudding: Sabad.

Reis, trockenem: *Alum.*, ter.

rohen Kartoffeln: *Calc.*

Schinken (s. Schinken)

Speisen: Ail., sil., **Sulph.**, tarent.

saftigen Dingen (vgl. erfrischenden Dingen): Aloe, gran., nat-ar., **Ph-ac.**, puls., *sabin.*, sars., verat.

Salaten: Elaps

salzigen Sachen: *Aloe*, **Arg-n.**, atro., *calc.*, *calc-p.*, calc-s., **Carb-v.**, *caust.*, cocc., *con.*, *cor-r.*, **Lac-c.**, *lyss.*, *manc.*, *med.*, meph., merc-i-f., merc-i-r., **Nat-m.**, *nit-ac.*, **Phos.**, *plb.*, *sanic.*, sel., sulph., *tarent.*, teucr., thuj., tub., **Verat.**

Sand: **Tarent.**

Sauerkraut: Carb-an., cham.

Saurem: Alum., alumn., am-c., am-m., *ant-c.*, *ant-t.*, *apis*, arg-n., *arn.*, *ars.*, arund., bell., bol., *bor.*, *brom.*, *bry.*, *calc.*, calc-s., carb-an., carb-s., *carb-v.*, *cham.*, chel., chin., chin-a., *cist.*, *con.*, conv., **Cor-r.**, corn., cub., cupr., dig., elaps, *ferr.*, ferr-ar., *ferr-m.*, ferr-p., *fl-ac.*, gran., **Hep.**, hipp., *ign.*, *kali-ar.*, kali-bi., *kali-c.*, kali-p., kali-s., kreos., *lach.*, *mag-c.*, mang., *med.*, merc-i-f., *nat-m.*, phel., *phos.*, plb., *podo.*, psor., ptel., *puls.*, rhus-t., *sabad.*, *sabin.*, *sec.*, *sep.*, *squil.*, *stram.*, *sul-i.*, *sulph.*, thea, ther., thuj., ust., **Verat.**, ziz.

scharf gewürzten Sachen: Ars., aster., *cist.*, *fl-ac.*, *hep.*, *lac-c.*, nat-p., ph-ac., *sang.*

Schinken, nach fettem: Calc-p., *mez.*, *sanic.*, *tub.*

rohem: *Uran*

Schmalz, Schweineschmalz: Ars.

Schnee: Crot-c.

Schnupftabak: *Bell.*

Schokolade: Lepi., lyss.

VERLANGEN nach ...

Senf: Ars., *cocc.*, colch., hep., mez., mill., nicc.

Speck: *Calc-p.*, cench., *mez.*, *sanic.*, *tub.*

Stärke: *Alum.*, calc., cic., nit-ac., nux-v.

Stärkungsmitteln: Aloe, carb-ac., carb-an., caust., *cocc.*, nux-v., *ph-ac.*, *puls.*, rheum, *rhus-t.*, sul-ac., *valer.*

Suppe (vgl. flüssige Nahrung): *Calc-ar.*

Süßigkeiten: *Am-c.*, arg-m., **Arg-n.**, ars., bar-c., *bry.*, bufo, *calc.*, *calc-s.*, *carb-v.*, **Chin.**, chin-a., *elaps*, *ip.*, kali-ar., *kali-c.*, kali-p., *kali-s.*, **Lyc.**, *mag-m.*, *med.*, merc., nat-ar., *nat-c.*, nat-m., nux-v., op., petr., *plb.*, *rheum*, *rhus-t.*, *sabad.*, *sec.*, *sep.*, **Sulph.**, *tub.*

Zucker: Am-c., **Arg-n.**, *calc.*, *kali-c.*, *sec.*

abends: *Arg-n.*

Tabak: Bell., carb-ac., daph., eug., kreos., manc., nat-c., nux-v., ox-ac., plat., plb., *staph.*, **Tab.**, ther., thuj.

Rauchen: Calad., carb-an., card-m., eug., *glon.*, ham., led., lyc., ther.

Tee: Aster., calc-s., hep., hydr., pyrus.

Teesatz: *Alum.*

Tomaten: Ferr.

trockenen Speisen: *Alum.*

unbestimmt, weiß nicht wonach: **Bry.**, chin., **Ign.**, ip., *lach.*, *mag-m.*, **Puls.**, sang., sil., *ther.*

unverdaulichen Sachen: *Alum.*, alumn., bell., bry., *calc.*, *calc-p.*, cycl.

sauberen Lumpen: Alum.

vielen Sachen: **Cina**, kreos., phos.

warmen Getränken: Ang., **Ars.**, bell., **Bry.**, *calad.*, carb-v., casc., cast-v., cedr., *chel.*, cupr., eup-per., eup-pur., graph., *hyper.*, kali-ar., kreos., **Lac-c.**, *lyc.*, merc-c., pyrus., *sabad.*, *sulph.*

Fieber, im: *Casc.*, cedr., *eup-per.*, *lyc.*

Froststadium im Fieber, während: **Ars.**, *cedr.*, *eup-per.*

Speisen: Ang., **Ars.**, *chel.*, cocc., cupr., cycl., *ferr.*, *lyc.*, *ph-ac.*, *sabad.*, sil.

Suppen: Bry., *calc-ar.*, ferr., nat-m., phel.

VERLANGEN nach ...

Wein: *Acon.*, *aeth.*, arg-m., *ars.*, asaf., bov., *bry.*, *calc.*, calc-ar., calc-s., chel., chin., chin-a., *cic.*, colch., cub., fl-ac., *hep.*, hyper., kali-bi., kali-br., kali-i., *lach.*, *lec.*, merc., *mez.*, nat-m., **Phos.**, puls., sec., sel., *sep.*, *spig.*, staph., **Sulph.**, *sumb.*, ther.

Rotwein: Calc-s., staph., *sulph.*, ther.

Weinbrand: Acon., ail., arg-n., ars., ars-m., aster., bov., bry., bufo, calc., chin., cic., coca, cub., ferr-p., *hep.*, lach., mosch., mur-ac., **Nux-v.**, olnd., **Op.**, *petr.*, *phos.*, puls., *sel.*, *sep.*, *spig.*, *staph.*, stram., stront., *sul-ac.*, *sulph.*, ther.

Whisky: Acon., *arn.*, *ars.*, calc., carb-ac., *carb-an.*, chin., cub., fl-ac., hep., **Lac-c.**, *lach.*, merc., nux-v., op., *phos.*, puls., *sel.*, *spig.*, staph., **Sulph.**, ther.

Zitronen: Ars., benz., verat.

Zwiebeln, rohen: *All-c.*, cub.

VERSCHLUSS des Pylorus (vgl. ENG): Lach., nux-v., phos.

VÖLLEGEFÜHL: Acon., aesc., agar., aloe, alum., alumn., am-c., am-m., anan., *ant-c.*, ant-t., apis, *arg-n.*, arn., ars., ars-i., asaf., asar., bapt., *bar-c.*, bar-i., bar-m., *bell.*, *bov.*, brach., brom., *bry.*, *calc.*, *calc-p.*, calc-s., camph., canth., carb-ac., carb-an., **Carb-s.**, **Carb-v.**, casc., *cast-eq.*, **Caust.**, cedr., cham., **Chin.**, chin-a., *chin-s.*, cob., coc-c., *cocc.*, coff., *colch.*, *coloc.*, *con.*, corn., crot-t., *cycl.*, daph., dig., *dulc.*, eup-per., eup-pur., euphr., *ferr.*, ferr-ar., ferr-i., *ferr-p.*, *fl-ac.*, gent-c., *graph.*, *grat.*, gymn., *hell.*, *hydr.*, hyos., hyper., *ign.*, ind., iod., ip., iris., jac-c., kali-ar., kali-bi., **Kali-c.**, *kali-n.*, *kali-p.*, kali-s., *kreos.*, lach., lachn., laur., lec., lith-c., *lob.*, **Lyc.**, mag-c., *manc.*, mang., *merc.*, merl., mez., mill., *mosch.*, mur-ac., myric., *nat-c.*, *nat-m.*, nat-p., *nat-s.*, nicc., **Nux-m.**, *nux-v.*, *ol-an.*, *op.*, par., petr., phel., **Phos.**, plat., plb., *prun-s.*, *puls.*, ran-s., raph., rat., *rheum*, *rhus-t.*, *rob.*, rumx., sabad., *sabin.*, *sec.*, sil., spong., squil., *stann.*, staph., *sul-ac.*, **Sulph.**, tarent., tell., tep., tril., valer., zinc.

morgens: Am-m., asaf., ran-s., rhod., sulph.

Erwachen, beim: Sulph.

nüchtern, wenn: Bar-c., plat.

mittags: Ox-ac., sep., sulph.

Brot and Milch, nach: Arg-n.

Essen, nach dem: Ox-ac.

nachmittags: Am-m., calc., chin-s., coca, *sulph.*

VÖLLEGEFÜHL ...

abends: Ars., dios., eupi., nat-c., phos.

Bett, im: *Nat-s.*

Essen, nach dem: Kali-bi.

nachts, beim Zubettgehen: Rumx.

Mitternacht: Crot-t.

Abendessen, nach dem: Carb-v., chin-s.

Atembeklemmung, mit: *Nat-s.*, nux-m. *nux-v.*, prun-s.

Aufstoßen amel.: *Carb-v.*, euphr., iris. mag-c., *nux-v.*, phos., sil.

Brot, nach: Caust.

Erwachen, beim: Myric., sulph.

Essen, nach dem: Aesc., agar., alum. **Am-c.**, *ambr.*, *anac.*, ant-c., *apoc.*, *arg-n.* arn., *ars.*, aspar., aur., aur-m., *bar-c.* *bism-o.*, *bor.*, *bry.*, *calad.*, *calc.*, calc-s. carb-ac., carb-an., carb-s., **Carb-v.**, cham. **Chin.**, *chin-s.*, cimic., **Colch.**, *cop.*, dig. **Ferr.**, *ferr-i.*, ferr-p., *grat.*, *hep.*, *hydr.* kali-ar., kali-bi., *kali-c.*, kali-s., *lach.* *lac-ac.*, lil-t., **Lyc.**, mez., mosch., myric. nat-ar., nat-c., *nat-m.*, nat-p., *nat-s.*, nicc. *nit-ac.*, *nux-m.*, **Nux-v.**, petr., ph-ac., *phos.* *pic-ac.*, plb., *ptel.*, **Puls.**, rheum, *rhus-t.* sep., *sil.*, *spong.*, *stann.*, sul-ac., *sulph.*, tab. verat., zinc.

ersten Bissen; schon nach dem: Agar. alet., alum., *apoc.*, bar-c., *carb-an.* **Chin.**, croc., crot-t., cycl., *dig.*, elaps **Ferr.**, *ferr-i.*, *kali-c.*, *kali-s.*, **Lyc.** *manc.*, nat-ar., *nat-m.*, *nux-v.*, petr. *ptel.*, rhus-t., sep., *sil.*, *sulph.*, thuj. verat.

amel.: Arg-n., ferr., mang.

Froststadium im Fieber, während: Cocc.

Frühstück, nach dem: Alum., phos., ptel. sulph.

Hungergefühl, mit: Am-m.

Gehen, nach: Colch., ferr.

Hunger, bei: Am-m., arg-m., asaf.

Kaffee, nach: Canth.

Kleidung agg.: *Gels.*

Menses, während: Am-c., kali-c., *kali-p.*

Mittagessen, nach dem: Agar., ant-c., cast *clem.*, dig., grat., kalm., nat-m., petr., zinc.

Schlaf amel.: *Phos.*

Schwangerschaft, in der: **Nux-m.**

VÖLLEGEFÜHL ...

Suppe, nach: Prun-s.

Trinken, nach: Aloe, aspar., *manc.*, nat-m., sin-n., tab.

Wasser, nach: Aloe

Wein, nach: Rhus-t.

Widerspruch, nach: *Nux-m.*

WASSER, wie voll von: **Kali-c.**, mill., *ol-an.*, phel.

WEIN; verträgt überhaupt keinen: Ars.

WINDEN, Verdrehen des Magens: Agar., *alum.*, *arg-n.*, ars., *bar-c.*, bry., calc., chin., cic., *cocc.*, crot-c., dios., gran., grat., iris., kali-bi., kali-c., kali-chl., *lyc.*, mez., nat-m., *nux-m.*, *nux-v.*, ol-an., ox-ac., ph-ac., phos., plat., *plb.*, sars., stry., sulph., zinc-m.

morgens: Plat.

vormittags: Nat-c.

nachts: Phos.

anfallsweise: Plb.

Essen agg.: Grat.

Frühstück, nach dem: Agar., sol-t-ae.

Liegen auf dem Bauch, beim: Hydr.

Mittagessen, nach dem: Sol-t-ae.

plötzlich: Chin.

erstreckt sich zum Abdomen: *Arg-n.*

Brust: Alum.

WÜRGEN: Acet-ac., *acon.*, *aesc.*, *agar.*, ail., alum., alumn., am-c., anac., ant-c., *ant-t.*, arg-m., *arg-n.*, *arn.*, *ars.*, ars-h., *asar.*, atro., aur-m., bapt., bar-c., bar-i., bar-m., **Bell.**, bism-o., bor., brom., *bry.*, cact., *cadm.*, cahin., calad., camph., cann-i., canth., caps., carb-ac., carb-o., *carb-v.*, card-m., **Cham.**, *chel.*, *chin.*, chin-a., chin-s., chion., chlor., chr-ac., cimic., cimx., coc-c., *cocc.*, coch., coff., **Colch.**, *coloc.*, con., crot-h., crot-t., *cupr.*, *dig.*, *dros.*, dulc., **Eup-per.**, fl-ac., gels., glon., *graph.*, *hep.*, hyos., hyper., ign., indg., iod., **Ip.**, iris., jab., kali-bi., kali-c., kali-n., kali-p., kali-s., kalm., *kreos.*, *lach.*, lac-ac., led., lil-t., *lob.*, *lyc.*, mag-c., mag-m., meny., merc., merl., mez., morph., mosch., myric., naja, *nat-ar.*, *nat-c.*, nat-m., nat-p., *nat-s.*, nit-ac., nux-m., **Nux-v.**, oena., olnd., *op.*, ox-ac., petr., phos., phys., *phyt.*, plan., *plb.*, *podo.*, psor., ptel., *puls.*, *raph.*, rhus-t., sabad., sabin., *sec.*, seneg., *sep.*, sil., sin-a., sol-n., squil., *stann.*, stram., stront., **Stry.**, sul-ac., *sulph.*, *tab.*, tarent., tax., tell., ter., ther., thuj., *verat.*, viol-t., vip., zinc.

tagsüber: *Stann.*

WÜRGEN ...

morgens: Alum., dig., hep., kali-c., kreos., *nat-c.*, *nux-v.*, sulph.

Aufstehen, beim: Mosch.

Gehen, beim: Coc-c.

mittags, nach Suppe: Ant-t., mag-c.

nachmittags: Raph.

abends: Dig., hyper., kali-c., nat-m., phos., stann., stram.

Gehen, beim: Raph.

nachts: Arg-n., *arn.*, gamb., graph., *merc.*, nat-m., nux-v., *puls.*, ran-s., rat., sulph., ther.

1 Uhr, beim Erwachen: Rat.

Atemnot, durch: Am-c.

Berühren der Halsinnenseite, beim: *Coc-c.*

Bewegung, bei: Cadm.

Diarrhö, bei: **Arg-n.**, crot-t., *cupr.*

epileptischem Anfall, vor: *Cupr.*

Erbrechen, nach: Ant-t., *apis*, *ars.*, **Colch.**, *sep.*, stram.

Erwachen, nach: Rat., sil.

Essen, nach dem: Agar., am-c., bism-o., bry., cann-i., *cham.*, chin., cop., cycl., graph., kali-c., lac-ac., lyc., mag-c., nat-s., plb., puls., rhus-t.

amel.: *Ign.*, nat-c.

Flüssigkeiten, nach: Petr., sulph.

freudiger Überraschung, bei: Kali-c.

Freien, im: Graph.

heftig: *Ars.*, asar., brom., cadm., dig.

Husten, beim: Agar., *ambr.*, ant-t., *apis*, *arg-n.*, ars., ars-i., aspar., bell., *bor.*, brom., *bry.*, bufo, carb-s., **Carb-v.**, caust., cench., cham., *chin.*, chin-a., chlor., cimx., **Cina**, *coc-c.*, crot-h., crot-t., cupr., *daph.*, **Dros.**, dulc., ferr-m., hell., **Hep.**, *hyos.*, ign., *iod.*, *ip.*, *kali-ar.*, kali-bi., *kali-c.*, kali-i., *kali-s.*, *kreos.*, *lach.*, lob., lyc., mag-m., mag-p., *merc.*, mez., *nat-m.*, **Nit-ac.**, *nux-v.*, *ol-j.*, plan., **Puls.**, ruta, sabad., sang., *seneg.*, *sep.*, *sil.*, *squil.*, stann., *sul-ac.*, sulph., *tab.*, tarent., thuj., verat.

Kaffee, nach: Caps., cham.

kalten Getränken, nach: Anac., ip., *nux-v.*, puls., rhus-t., teucr.

konvulsivisch: Dig., mag-c., merc-c., vip.

Menses, während: *Puls.*, thuj.

WÜRGEN ...

Milch, nach: *Calc.*

nüchtern, wenn: Berb., kali-c.

Rauchen, nach: *Ip.*

Räuspern von Schleim von den Fauces, beim: *Ambr.*, *anac.*, **Arg-n.**, bor., *bry.*, *calc-p.*, *coc-c.*, ip., *kali-c.*, *merc-i-f.*, nat-ar., **Nux-v.**, osm., *stann.*

Schlucken, beim: *Graph.*, *kali-c.*, *lach.*, *merc-c.*, tab.

Leerschlucken agg.: *Graph.*

schmerzhaft: Card-m., *merc.*, sec., tab.

spasmodisch: *Merc-c.*

Speichelfluss, mit: Ant-t., hep.

Stuhlgang, während: *Cupr.*, *ip.*, *nux-v.*, podo.

Suppe, nach: Ars.

Trinken, nach: Anac., ars-h., gamb., hep., plb.

Trinkern, bei: *Ars.*, *nux-v.*, *op.*

vergeblich, erfolglos: *Ant-t.*, *arn.*, *ars.*, *asar.*, bar-m., *bell.*, brom., *bry.*, chin., crot-t., dig., grat., hyos., ip., kreos., nat-ar., *nux-v.*, op., plb., *podo.*, puls., sabin., sil., sul-ac., sulph., ther., verat., verat-v.

warme Getränke agg.: *Coc-c.*, nat-m.

amel.: Ther.

WURM, Gefühl eines: *Cocc.*, *lach.*

ZITTERN, Beben im Magen: Aesc., aeth., agar., am-c., arg-m., *arg-n.*, *ars.*, *ars-i.*, brach., cact., calad., **Calc.**, carb-v., chin-s., cimic., *crot-h.*, *elaps*, ferr., *ham.*, *ign.*, **Iod.**, *lyc.*, mag-m., mag-s., med., nat-m., nat-s., **Nux-v.**, *phos.*, phys., *rhus-t.*, *sulph.*, *tab.*, verat., xan.

tagsüber: Calad.

morgens, beim Erwachen: Agar.

mittags: *Sulph.*

Essen, beim: Elaps

Frösteln, beim: Phos.

Frühstück, nach dem: Cimic.

Geräusch, durch: Agar.

Gespräche, durch: Mag-m.

Hinlegen, beim: Agar.

Hitzestadium im Fieber, während: Caps., ign., **Iod.**, lyc.

Husten, beim: Aesc., nux-v.

ZITTERN, Beben im Magen ...

Menses, während: Am-c., arg-n., ferr.

Übelkeit, mit: Aeth., calad.

Urinieren, nach dem: Ars.

erstreckt sich über den ganzen Körper: *Lyc.*

ZUCKEN: Aesc., aloe, alumn., ars., bry., cann-s., chin-s., coloc., *hydr.*, *ign.*, lyc., petros., phos., plat., puls., rat., sil., stry., tab.

Essen amel.: Puls.

Herumgehen amel.: Alumn.

konvulsivisch: Ars.

Sitzen, im: Phos.

erstreckt sich zum Kehlkopf: Puls.

Hals, innen: Phos.

ZUSAMMENSCHNÜRUNG: **Aesc.**, *agar.*, *alum.*, am-c., anan., *arg-n.*, *ars.*, bor., cact., calc., calc-s., carb-s., **Chel.**, chin-s., clem., *cocc.*, colch., *coloc.*, crot-h., crot-t., dros., elat., *euph.*, *ferr.*, *ferr-ar.*, gent-l., **Graph.**, *guaj.*, **Guare.**, hyos., ign., *kali-bi.*, kali-c., lach., lact., laur., *lyc.*, *mag-c.*, mag-m., *manc.*, meny., merc., merc-c., merc-i-f., *mez.*, morph., mur-ac., nat-ar., *nat-c.*, nat-m., nux-v., ol-an., olnd., *op.*, petr., phos., pip-m., plat., plb., ran-s., rhod., sang., sars., sec., sphing., stront., *sul-ac.*, sulph., tell., thea, thuj., zinc.

morgens: *Kali-bi.*, nat-m.

Aufstehen, nach: Mang.

vormittags: Nicc., osm.

Aufstoßen, vor dem: Thuj.

nachmittags: Bar-c.

16 Uhr: Bry.

abends: Nat-m., rat., zinc.

nachts: Mag-c., rat.

Mitternacht, vor: Nat-m.

Einatmen, beim: Viol-t.

tief Einatmen agg.: Bry.

Essen, nach dem: Tab.

amel.: Rat., *sep.*, *thuj.*

Konvulsionen, vor: Aesc.

konvulsivisch: Apoc., cham., kali-c., nat-m., nit-ac., sec.

Menses, vor: Sulph.

Mittagessen, nach dem: Gamb., nat-c.

nüchtern, wenn: Carl.

periodisch: *Arg-n.*

ZUSAMMENSCHNÜRUNG

erstreckt sich zur Brust: Alum.

Hals, zum inneren: Alum., kali-c.

Rachen: Plb.

Wirbelsäule: Bor.

Cardia, beim Schlucken: All-c., led., *phos.*

Pylorus: Bry., *phos.*

ZUSAMMENZIEHUNG: *Aeth.*, agar., alum., am-c., anac., arg-n., *arn.*, **Ars.**, *ars-i.*, atro., calc., **Carb-v.**, caust., chel., coca, *cocc.*, coloc., con., **Cupr.**, cupr-ac., eup-per., euph., gamb., gran., hydrc., iod., kali-bi., kali-c., kali-i., *laur.*, merc-c., mez., nat-ar., nat-c., ol-an., op., osm., *phos.*, *plb.*, psor., ptel., rheum, sep., *sul-ac.*, sulph., thuj., tril.

morgens: Ferr.

abends: *Ars.*, hyper., rhus-t.

nachts: Merc.

Bücken: Nat-c.

Erbrechen, beim: Crot-t., dig.

Essen, nach dem: Bry., osm.

Gehen, beim: Cast., coloc.

amel.: Nat-c.

Husten, nach: Ars.

Mittagessen, nach dem: Mag-c.

Sitzen, im: Cast., nat-c.

spasmodisch: *Carb-v.*

Stimulanzien, nach: Osm.

ABDOMEN

ABMAGERUNG der Bauchmuskeln: Plb.

ABSONDERUNG aus dem Nabel: *Abrot.*, *calc.*, *calc-p.*, *kali-c.*, lyc., *nat-m.*, nux-m., stann.

blutige Flüssigkeit: *Calc.*, *calc-p.*, *nux-m.*

ABSZESS der Bauchwände: *Hep.*, rhus-t., *sil.*, sulph.

Leber: Fl-ac., **Hep.**, *kali-c.*, *lach.*, *lyc.*, **Merc-c.**, *nux-v.*, **Sil.**, ther.

Leistengegend: **Hep.**, *merc.*, sil., syph.

Milz: *Hippoz.*

ABWÄRTSDRÄNGEN
(s. SCHMERZ – abwärtsdrängend)

AMEISENLAUFEN: Aloe, ars., calad., calc., camph., carb-v., caust., colch., coloc., crot-t., cycl., *dulc.*, mag-m., paeon., pall., pic-ac., **Plat.**, stann., zinc.

wollüstig: **Plat.**

ANEURYSMA: *Bar-m.*, *sec.*

ANGST wird im Abdomen empfunden: Agar., aloe, am-m., **Ars.**, *bar-c.*, calc., carb-v., cham., euph., inul., merc., mur-ac., nit-ac., olnd., plat., sep., stram., sul-ac., *sulph.*, *tarent.*

morgens: Sul-ac.

Bett, im: Sul-ac.

Frühstück, nach: *Ign.*

abends: Cham., tarent.

nachts: Nit-ac.

Flatus amel.; Abgang von: Mur-ac.

Stuhlgang, vor: Calc., merc.

nach: *Apoc.*, **Ars.**, carb-v., dios., **Hydr.**, lept., mur-ac., *nat-p.*, *petr.*, *ph-ac.*, **Phos.**, *pic-ac.*, plat., **Podo.**, rhod., *sep.*, *sul-ac.*, *verat.*

erstreckt sich in den Kopf: Laur.

Hypochondrien: Acon., anac., *arn.*, cham., dig., dros., grat., *nux-v.*, ph-ac., staph.

ATROPHIE der Leber; Leberatrophie: Arg-n., ars., **Aur.**, *bry.*, **Calc.**, *carb-v.*, card-m., *chel.*, *chin.*, *chion.*, *cupr.*, *hydr.*, iod., *lach.*, lept., *lyc.*, mag-m., *merc.*, *mur-ac.*, *nat-m.*, nat-s., nit-ac., *nux-v.*, **Phos.**, *plb.*, puls., sep., *sulph.*

AUFTREIBUNG des Bauches: *Abrot.*, acet-ac., **Acon.**, acon-c., aesc., *aeth.*, **Agar.**, *all-c.*, **Aloe**, *alum.*, alumn., am-c., am-m., ambr., *anac.*, anan., *ant-c.*, *ant-t.*, *apis*, *apoc.*, *arg-m.*, **Arg-n.**, *arn.*, **Ars.**, ars-i., *asaf.*, asar., aur., aur-m., *bapt.*, *bar-c.*, *bar-i.*, *bar-m.*, bell., *berb.*, bism-o., bor., *bov.*, *brom.*, *bry.*, bufo, cact., cahin., calad., **Calc.**, calc-p., calc-s., *canth.*, *caps.*, *carb-ac.*,

AUFTREIBUNG des Bauches ...

carb-an., **Carb-s.**, **Carb-v.**, card-m., carl., cast., *caust.*, cedr., *cham.*, *chel.*, **Chin.**, *chin-a.*, *chin-s.*, **Cic.**, cimic., *cina*, *cinnb.*, *cist.*, clem., coc-c., **Cocc.**, coff., **Colch.**, coll., **Coloc.**, *con.*, cop., *corn.*, *croc.*, *crot-h.*, *crot-t.*, *cupr.*, *cycl.*, *dig.*, dulc., *eup-per.*, fago., ferr., ferr-ar., ferr-i., ferr-p., *gamb.*, gins., gran., **Graph.**, grat., *hell.*, **Hep.**, *hyos.*, hyper., ign., *iod.*, ip., *jatr.*, jug-r., *kali-ar.*, *kali-bi.*, **Kali-c.**, kali-chl., *kali-i.*, *kali-n.*, *kali-p.*, *kali-s.*, *kreos.*, *lac-c.*, **Lach.**, lact., laur., led., *lil-t.*, lob., **Lyc.**, **Mag-c.**, *mag-m.*, mag-s., manc., mang., *meny.*, **Merc.**, *merc-c.*, *merc-d.*, *mez.*, mosch., *mur-ac.*, *murx.*, nat-ar., **Nat-c.**, **Nat-m.**, **Nat-p.**, *nat-s.*, nicc., *nit-ac.*, nux-m., *nux-v.*, ol-an., *op.*, ox-ac., pall., *petr.*, **Ph-ac.**, **Phos.**, *plat.*, plb., podo., poth., prun-s., *psor.*, ptel., *puls.*, pyrog., **Raph.**, rheum, *rhod.*, *rhus-t.*, rhus-v., rob., sabin., samb., sang., sars., *sec.*, *sep.*, *sil.*, spig., spong., squil., *stann.*, *staph.*, *stram.*, *stront.*, sul-ac., **Sulph.**, sumb., tab., tarent., **Ter.**, *thuj.*, *til.*, uran, *valer.*, *verat.*, verb., vip., *zinc.*, zing.

morgens: Aloe, ars., asaf., *cham.*, chin., chin-a., grat., nat-s., nit-ac., *nux-v.*, ol-an., rhod., *sulph.*

Erwachen, beim: Mur-ac., nat-c., nit-ac., plan., raph.

nüchtern, wenn: Dulc.

vormittags: Croc., lil-t.

mittags: Sulph.

Gehen, beim: Coloc.

Schlaf, nach: Con.

nachmittags: *Calc.*, calc-s., *carb-v.*, *cast.*, caust., cham., chin-s., con., fago., kali-n., nat-c., osm., petr., rat., sep., stann., stront., *sulph.*

16 Uhr: Lyc.

Essen, nach: Bry.

abends: Acon., ant-c., *bry.*, carb-v., caust., cedr., cham., con., crot-t., *hell.*, hyper., lyc., lyss., mag-c., mag-s., mur-ac., nat-c., nat-m., nux-m., osm., petr., plat., rhod., ruta, *sep.*, stram., *sulph.*, zinc.

18 Uhr: Sulph.

19 Uhr: Caust.

Liegen, im: Hyos.

nachts: Alum., haem., hyper., *mag-c.*, merc-c., ptel., *sulph.*, valer.

Mitternacht: Bov., **Cocc.**

nach: Ambr., phos.

ABDOMEN

AUFTREIBUNG des Bauches ...

Abendessen, nach: Alum., *arg-n.*, arn., bor., *chin.*, sep.

Aufstehen, beim: Sep.

Aufstoßen amel.: *Carb-v.*, sep., thuj.

Bier, nach: *Nat-m.*

epileptischem Anfall, vor: Cupr., *lach.*

Essen, beim: Dulc., graph., ign.

nach: Agar., aloe, alum., ambr., anac., *ant-c.*, ars., asaf., *bor.*, *bry.*, calc., calc-s., caps., carb-ac., *carb-an.*, carb-s., **Carb-v.**, caust., *cham.*, **Chin.**, chin-a., *colch.*, con., dulc., *graph.*, ign., jug-r., kali-ar., **Kali-c.**, kali-p., kali-s., *kreos.*, *lil-t.*, **Lyc.**, mag-c., mag-s., mur-ac., nat-ar., *nat-c.*, *nat-m.*, nat-p., *nux-m.*, **Nux-v.**, petr., phos., plb., psor., *puls.*, raph., rheum, *rhus-t.*, *sep.*, *sil.*, **Sulph.**, tarent., ter., *thuj.*, *zinc.*

Flatus amel.; Abgang von: All-c., am-m., ant-t., bov., bry., *carb-v.*, *kali-i.*, **Lyc.**, *mag-c.*, mang., nat-c., nat-m., *ph-ac.*, *sulph.*

Froststadium im Fieber, während: Ars., ars-h., cina, *kali-c.*, lach., lyc., mez., puls., rhus-t.

Frühstück, während: Alum.

nach: Agar., chin-a., nat-m.

Gehen im Freien, beim: Calc.

geistige Anstrengung, durch: Hep., *nux-m.*

Hitzestadium im Fieber, während dem: Ars., sil.

Kindern, bei: **Bar-c.**, **Calc.**, **Caust.**, *cina*, cupr., sil., staph., **Sulph.**

Kränkung, nach: *Coloc.*

Menses, vor: Am-m., arn., berb., carb-an., carb-v., chin., cycl., hep., kreos., *lach.*, *lyc.*, mang., *puls.*, *zinc.*

während: Aloe, alum., berb., brom., carb-an., *chin.*, **Cocc.**, coff., croc., cycl., graph., ham., hep., ign., *kali-c.*, kali-p., kreos., lac-c., lachn., lyc., mag-c., *nat-c.*, *nicc.*, nit-ac., nux-v., rat., **Sulph.**, zinc.

nach: Cham., kreos., lil-t., rat.

Unterdrückung der Menses, bei: Rat.

Milch, nach: **Con.**

Mittagessen, vor: All-c.

nach: Alum., anac., calc., carb-an., **Carb-v.**, euphr., grat., lyc., mag-c.,

AUFTREIBUNG des Bauches - **Mittagessen** nach ...

mag-m., *nat-m.*, nicc., *nux-m.*, phos. *sep.*, sulph., *thuj.*, til.

Müttern, bei: Iod., nat-c., *sep.*

Obstipation, bei: Bry., ery-a., graph., hyos. iod., *lach.*, mag-m., nit-ac., phos., ter.

plötzlich: Kali-i., *nat-m.*

schmerzhaft: **Acon.**, alum., ant-t., **Ars.** *bar-c.*, bell., **Bry.**, calad., canth., **Caust.** cham., hell., *hyos.*, kali-i., **Lach.**, **Merc.** merc-c., nat-c., nat-m., nux-v., **Rhus-t.** sulph., verat.

Sitzen, im: Nat-s.

Stellen, an einzelnen: *Mag-m.*, manc.

Stuhlgang, vor: Ars., *corn.*, fl-ac., phyt.

während: Stram.

nach: Agar., ars., asaf., *carb-v.*, *graph.* hep., **Lyc.**, nat-m., petr., sulph.

amel. durch Stuhlgang: Alum., am-m asaf., calc-p., corn., hyper., nat-m.

Suppe, nach: Mag-c., sep.

Trinken, nach: Ambr., ars., *carb-v.*, **Chin** hep., *nux-v.*, petr.

tympanitisch: Aeth., agar., ail., anan ant-c., *ant-t.*, **Arg-n.**, *arn.*, **Ars.**, ars-i., bell *brom.*, *bry.*, *calc.*, calc-ar., calc-p., *canth* carb-s., **Carb-v.**, **Cham.**, **Chin.**, *chin-a* **Cocc.**, **Colch.**, *coloc.*, crot-h., crot-t., *cupr* *eup-per.*, euph., fago., *graph.*, **Hyos.**, iod *kali-bi.*, *kali-p.*, kali-s., kreos., **Lach.**, laur **Lyc.**, mang., *merc.*, merc-c., mez., *morph* *mur-ac.*, *nat-s.*, *op.*, *ph-ac.*, **Phos.**, *podo* rhus-t., *sec.*, sep., sil., *stram.*, sulph., *sumb* **Ter.**, *thuj.*, til.

Urinieren, vor: Chin-s.

Wehen, während: Kali-c.

nach: *Lyc.*, **Sep.**

Hypochondrien: Aloe, bell., calc., *carb-v* cham., *chel.*, ign., laur., *merc.*, nux-m nux-v.

links: Chin-a., *merc.*, nat-c., nit-ac.

rechts: *Chel.*, laur., *nat-m.*, *phos.*, podo *sep.*

Hypogastrium: Aloe, alum., bell., brom cann-s., *carb-v.*, caust., chel., grat., *hyos* *ign.*, **Kali-c.**, kali-i., lact., laur., mur-ac nat-m., *nat-s.*, nit-ac., phos., plb., ptel *raph.*, sil., sul-ac., tarent.

morgens: Aloe

ABDOMEN

AUFTREIBUNG des Bauches - *Hypogastrium* ...

Stuhlgang, vor: Ars.

Ileozökalgegend: *Colch.*, fago., mag-m.

Leistengegend: Am-c., am-m., kali-c., nat-s.

Sitzen, beim: Am-m., kali-c.

Nabelgegend: Coloc., ign., *kali-i.*, lec., *merc-i-r.*, nit-ac., op., rhus-t.

Seiten: *Caust.*, **Nat-m.**, zinc.

BAND um den Bauch; wie ein: Crot-c.

BEDECKEN agg.: Camph., *sec.*, *tab.*

amel. (s. KÄLTE)

BESORGNIS, Bangigkeit im Bauch; Gefühl von: *Asaf.*, merc-c., rhus-t.

Unterbauch: Merc-c.

BEWEGUNGEN des Fötus:

Harndrang; Schmerz in der Blase und schneidender Schmerz, mit: Thuj.

heftig: *Lyc.*, op., psor., *sil.*

Schlaf; stören den: Con.

schmerzhaft: Arn., op., puls., **Sil.**

Rohheitsgefühl; verursachen: Sep.

tympanitischem Abdomen, mit: Psor.

Übelkeit und Erbrechen; verursachen: Arn.

BEWEGUNGEN im Abdomen (vgl. LEBENDIGEM): Aesc., aloe, am-c., am-m., arn., asaf., berb., bov., *bry.*, calc., *calc-p.*, cann-s., canth., caps., *carb-an.*, *carb-v.*, *card-m.*, cast., caust., cham., chel., cina, coff., colch., *coloc.*, **Croc.**, crot-t., cur., *cycl.*, dig., dulc., euph., *gran.*, grat., ign., iod., jatr., kali-bi., kali-c., kali-chl., kali-i., kali-n., lact., laur., led., lob., *lyc.*, lyss., *mag-c.*, mag-m., mag-s., mang., merc., *nat-c.*, nat-m., nat-s., nicc., *nux-m.*, ol-an., op., osm., par., phel., phos., plb., *puls.*, *ran-b.*, rat., rhus-t., *sabad.*, sabin., sang., *sars.*, seneg., sep., sil., stram., stront., sulph., tarax., ter., **Thuj.**, til., *zinc.*

morgens: Nat-c., nux-v., rat., rumx.

Bett, im: Nat-c.

Erwachen, beim: Rumx.

vormittags: Cast., cast-eq., grat., mag-m., sars.

Stuhlgang, vor: Mang.

nachmittags: Camph., chel., grat., laur., mag-c.

13 Uhr: Grat., mag-c.

BEWEGUNGEN im Abdomen ...

abends: Plb., puls., ran-b., *zinc.*

Liegen, beim: Puls., ran-b.

nachts: Merc-i-r.

auf und ab bewegt, als ob sich etwas: **Lyc.**

Essen, beim: Ferr-ma.

nach: Nat-m., sil.

Faust eines Fötus, wie die: *Nat-c.*, *sulph.*, **Thuj.**

Frühstück, nach dem: Cycl.

Gehen, beim: Cast.

Hering, nach: Nat-m.

Menses, vor: Calc-p., croc., cycl., ferr., sabin.

während: *Croc.*, nicc.

Mittagessen, nach dem: Coloc.

Springen, beim: *Croc.*, cycl.

Stuhlgang, vor: Aeth., colch., grat., kali-i., mag-c., nat-c., nat-s., ol-an., phos., plb., **Puls.**, sil., thuj.

nach: Chel., colch., ol-an.

Wasser, wie von: Hell., ph-ac.

Hypochondrien: Bad.

Hypogastrium: Coloc., sabad., thuj.

Mittagessen, nach Stuhlgang; nach: Coloc.

Leistengegend: Kali-i.

Nabelgegend: Aloe, cham., coloc., crot-t., hyos., plb., sul-ac.

Seiten: Rat.

BLUBBERNDES, glucksendes Gefühl (vgl. GLUCKERN; GLUCKSEN; RUMOREN): Hell., **Lyc.**, nat-m., ph-ac., *puls.*, stann., *sul-ac.*, tarax.

Liegen auf dem Rücken, beim: *Sul-ac.*

Leber, in der: Laur., lil-t.

Leistengegend: Berb., lyc.

Seiten: Arg-m., cupr., nux-v., squil., sul-ac.

links: Sumb.

BUBO (vgl. SCHWELLUNG - Leistengegend - Drüsen): Alum., ars., ars-i., aur., aur-m., aur-m-n., bad., bar-m., bell., **Bufo**, *carb-an.*, chel., **Cinnb.**, clem., crot-h., **Hep.**, iod., kali-chl., *kali-i.*, lac-c., lach., lyc., *merc.*, *nit-ac.*, phyt., *sil.*, sulph., tarent-c., zinc.

ABDOMEN

BUBO ...

Brennen, mit: Ars., ars-i., bell., *carb-an.*, *tarent-c.*

eiternd: *Aur.*, bufo, *carb-an.*, chel., **Hep.**, *iod.*, kali-chl., *kali-i.*, **Lach.**, *merc.*, *merc-i-r.*, nit-ac., *sil.*, *sulph.*, tarent-c.

heilt nicht; alter Bubo: *Carb-an.*, *sulph.*

Gonorrhö, nach unterdrückter: *Aur.*, aur-m., bar-m., bufo, hep., med., merc., zinc.

DARMLÄHMUNG, paralytischer Ileus: **Op.**, *phos.*, **Plb.**, *sec.*

DARMVERLEGUNG, Obstruktionsileus: *Caust.*, gels., lac-d., *lach.*, **Op.**, *plb.*

Diarrhö einsetzen würde; Gefühl, als ob: Act-sp., aeth., agar., ail., *aloe*, am-c., am-m., apis, apoc., *asaf.*, bar-c., *bell.*, bol., *bor.*, **Bry.**, calc., *camph.*, carb-an., carb-s., caust., cham., cimic., cob., colch., coloc., *con.*, *crot-t.*, dig., **Dulc.**, eupi., ferr., form., graph., hell., helon., **Hydr.**, kali-bi., *kali-c.*, *lach.*, laur., led., lil-t., lith-c., lob., mag-m., mag-s., meny., meph., merc-i-f., naja, *nat-s.*, **Nux-v.**, olnd., onos., ox-ac., *ph-ac.*, *phos.*, *phys.*, phyt., plan., *plat.*, prun-s., ptel., *puls.*, **Ran-s.**, rhus-t., rumx., sabin., *seneg.*, *sep.*, *stry.*, sulph., sumb., ter., verat., zinc.

Aufstoßen amel.: Sep., *sulph.*

Flatus amel.; Abgang von: Sep., *sulph.*

Stuhlgang, nach normalem: *Iod.*, *kali-s.*, ph-ac., *sep.*, *sulph.*

DREHEN, Gefühl von: Caps., ign., lact., mag-c., *sabad.*, sep.

EINGEZOGEN: Agar., *alum.*, am-c., *apis*, ars., *bar-c.*, bell., *bry.*, camph., canth., *carb-ac.*, *cocc.*, colch., crot-t., *cupr.*, dig., *dros.*, elat., euph., gamb., **Hydr.**, *iod.*, jatr., kali-br., laur., led., lob., lyc., merc., merc-c., mez., mur-ac., *nat-m.*, nat-n., op., paeon., phos., plat., **Plb.**, podo., puls., sil., staph., stram., sul-ac., *tab.*, thuj., *verat.*, *zinc.*

Gefühl wie: Abrot., carb-ac., phos., sabad., sulph.

Nabel: Acon., *alum.*, bar-c., calc-p., carb-s., *chel.*, grat., kali-c., mosch., nat-c., **Plb.**, podo., ran-b., tab., ter., zinc-s.

morgens: Acon.

Bücken, beim: Tab.

Liegen, beim: Ter.

Sitzen, beim: Kali-c.

EINGEZOGEN - Gefühl wie - *Nabel* ...

Stuhlgang, vor: Crot-t.

EITERUNG
der Leistendrüsen (Inguinaldrüsen): Ars., aur., bar-m., bufo, *carb-an.*, chel., crot-h., **Hep.**, **Iod.**, *kali-i.*, **Lach.**, **Merc.**, *nit-ac.*, phos., *sil.*, sulph., thuj.

EMPFINDLICHKEIT der Haut: Bar-c., bell., bov., canth., coff., crot-c., **Lyc.**, sars.

ENTZÜNDUNG (Peritonitis, Enteritis): *Acet-ac.*, **Acon.**, aloe, alumn., **Ant-t.**, **Apis**, *arn.*, **Ars.**, ars-i., atro., *bapt.*, **Bell.**, **Bry.**, bufo, *cact.*, *calc.*, *canth.*, *carb-v.*, card-m., *cham.*, cocc., coff., **Colch.**, *coloc.*, *crot-c.*, *crot-h.*, cupr., *echi.*, *ferr.*, ferr-ar., ferr-p., gamb., *gels.*, **Hyos.**, iod., *ip.*, *kali-c.*, *kali-chl.*, kali-i., *kali-n.*, kali-p., **Lach.**, **Laur.**, **Lyc.**, *merc.*, *merc-c.*, *mez.*, *nux-v.*, *op.*, *ox-ac.*, **Phos.**, plb., *puls.*, **Pyrog.**, **Rhus-t.**, sabin., *sec.*, *sil.*, spong., *sulph.*, **Ter.**, thuj., *uran.*, urt-u., *verat.*, *verat-v.*

Appendizitis: *Bell.*, **Bry.**, cadm., *calc-s.*, chel., *chin.*, *cocc.*, con., *crot-c.*, dulc., *echi.*, graph., *hep.*, *lach.*, *lyc.*, *merc.*, **Merc-c.**, *nit-ac.*, **Phos.**, *plb.*, **Sil.**, ter.

Typhlitis: **Apis**, *ars.*, **Bell.**, **Bry.**, *calad.*, *card-m.*, *chin.*, *colch.*, *crot-h.*, gins., **Lach.**, *lyc.*, **Merc.**, *nat-s.*, **Op.**, *phos.*, *plb.*, **Rhus-t.**, *samb.*, *sep.*, *sil.*, *stram.*, sulph., **Thuj.**

Leber: **Acon.**, anan., apis, **Ars.**, ars-i., **Bell.**, *bry.*, *calc.*, *camph.*, *card-m.*, *cham.*, **Chel.**, *chin.*, cocc., cupr., *hep.*, *hippoz.*, ign., iod., *kali-c.*, kali-p., *lach.*, **Lyc.**, *mag-m.*, mang., *merc.*, nat-ar., nat-c., *nat-m.*, **Nat-s.**, *nit-ac.*, **Nux-v.**, *phos.*, phyt., *podo.*, *psor.*, *ptel.*, puls., sec., staph., tab.

Ärger, Verdruss; nach: *Cham.*

chronisch: *Arn.*, *card-m.*, *corn.*, crot-h., *lach.*, **Lyc.**, mag-m., nat-c., *nat-m.*, **Nat-s.**, *nit-ac.*, *nux-v.*, *phos.*, *psor.*, ran-s., sel., *sulph.*

Kränkung, nach: *Lyc.*

Leistendrüsen: Bell., bufo, carb-an., clem., dulc., graph., *merc.*, *merc-i-r.*, *puls.*, *rhus-t.*, *sil.*

Milz: Acon., *apis*, *arn.*, ars., ars-i., asaf., bell., *bry.*, bufo, *cean.*, **Chin.**, chin-s., con., cupr., ign., iod., nat-ar., nat-c., *nat-m.*, *nit-ac.*, *nux-v.*, sulph.

Nabel: Kali-n.

Pankreas: *Con.*, *iod.*, *iris.*, **Spong.**

EPILEPSIE beginnt im Abdomen: Bufo

ERSCHLAFFUNG; Gefühl von: Agar., ail., alum., *am-m.*, *carb-v.*, *cast-v.*, *ign.*, lob., mag-m., mang., *merc.*, *op.*, phos., *psor.*, ptel., rhus-t., rumx., *sep.*, *staph.*, sumb.

Gehen, beim: Alum., *nat-m.*, rhus-t.

Liegen auf dem Rücken amel.: Cast-v.

Stuhlgang, nach: Mag-m., *phos.*, *sep.*, sulph.

ERYSIPEL: Graph.

FALLEN; Gefühl, als würden die Därme:

herabfallen: Laur., *nux-v.*, plb.

herausfallen: *Alum.*, ferr., *kali-br.*, nat-m., *nux-v.*, ran-b., *sep.*

Gehen, beim: Ferr.

Mittagessen, nach: Ran-b.

Stuhlgang, während: Kali-br.

vorsichtig zu gehen, zwingt ihn: *Nux-v.*

Umdrehen im Bett von einer Seite zur anderen fallen; Gefühl, als würden die Därme beim: *Bar-c.*, *merc.*, *merc-c.*

FARBE:

blaue Flecken: *Ars.*, mosch.

braune Flecken: Ars., carb-v., *cob.*, hydr-ac., kali-c., *lach.*, **Lyc.**, nit-ac., *phos.*, sabad., **Sep.**, *thuj.*

entzündete Flecken: Ars., bell., canth., *kali-c.*, *lach.*, led., lyc., nat-m., **Phos.**, sabad., *sep.*

Flecken: Aloe, crot-t.

gelb: Phos.

gelb-braune Flecken: *Cob.*, **Lyc.**

Flecken: Ars., berb., canth., carb-v., *kali-c.*, *lach.*, *phos.*, sabad., sep., *thuj.*

grünlich: Rob.

rot: Anac., plb., *rhus-t.*

Flecken: Bell., crot-t., kali-bi., *lach.*, led., manc., *merc.*, rhus-t., sabad., sep.

schwarz: Vip.

Stellen, an kleinen: Vip.

FEDER im linken Hypochondrium entrollt würde; Gefühl, als ob eine: Sol-t-ae.

FETT, adipös: *Am-m.*, calc., **Chel.**

FETTIGE Degenerartion der Leber: Chel., lyc., lyss., *merc.*, *phos.*

FISTELN der Leistendrüsen: Hep., *lach.*, *phos.*, *sil.*, sulph.

FLATULENZ (vgl. GÄREN; RUMOREN; REKTUM - FLATUS): Aesc., aeth., *agar.*, agn., all-c., **Aloe**, alum., alumn., am-c., **Am-m.**, ambr., ammc., *ant-c.*, ant-t., *apis*, apoc., **Arg-n.**, arn., **Ars.**, *ars-i.*, asaf., asar., *aur.*, bapt., bar-c., bar-i., bar-m., bell., bor., bov., brom., bufo, cahin., **Calc.**, calc-f., *calc-p.*, **Calc-s.**, *caps.*, *carb-ac.*, **Carb-an.**, **Carb-s.**, **Carb-v.**, *caust.*, **Cham.**, *chel.*, **Chin.**, *chin-a.*, *chin-s.*, cic., cinnb., clem., *coca*, *cocc.*, coff., **Colch.**, coll., *coloc.*, *con.*, *cop.*, *crot-c.*, *crot-t.*, cycl., dig., *dios.*, dirc., *elaps*, eup-per., euph., fago., ferr., ferr-ar., ferr-i., ferr-p., *fl-ac.*, *form.*, *gels.*, gins., glon., gran., **Graph.**, *guaj.*, hell., helon., hep., **Hydr.**, hyper., *ign.*, indg., *iod.*, jug-r., kali-bi., *kali-c.*, kali-chl., kali-i., *kali-n.*, kali-p., kali-s., kalm., *lac-c.*, *lac-d.*, *lach.*, lil-t., **Lyc.**, **Mag-c.**, mag-m., *mag-p.*, mang., meny., meph., *merc.*, mez., mosch., *mur-ac.*, myric., naja, *nat-ar.*, *nat-c.*, *nat-m.*, nat-p., **Nat-s.**, **Nit-ac.**, **Nux-m.**, *nux-v.*, **Olnd.**, **Op.**, ox-ac., *ph-ac.*, phel., *phos.*, **Pic-ac.**, *plat.*, plb., *podo.*, prun-s., *psor.*, *puls.*, *raph.*, rheum, rhod., rhus-t., rumx., sabad., sang., *sel.*, *seneg.*, senn., *sep.*, **Sil.**, squil., stann., staph., stront., **Sulph.**, *syph.*, tab., **Tarent.**, teucr., *thuj.*, til., **Verat.**, verat-v., vesp., vinc., xan., *zinc.*, *zing.*

morgens: *Arn.*, cedr., cist., euph., hep., lyc., merc., nit-ac., nux-v., *podo.*, tarent.

Bett, im: Nux-v.

Erwachen, beim: *Arg-n.*, cist., con., rumx.

vormittags: Guaj., hipp., nat-m., *puls.*, zinc.

mittags: Nat-s.

nachmittags: Aur-m., *calc-s.*, carb-v., kali-n., op.

16 Uhr: *Lyc.*

Essen, nach: Fago.

Stuhlgang, während: Fago.

abends: Aloe, alum., *am-c.*, apoc., calc-f., cist., glon., ham., hyper., *lyc.*, merc., nat-m., *nit-ac.*, *nux-v.*, pic-ac., plan., *puls.*, sang., *sep.*, sol-t-ae., verat., zinc.

nachts: Agar., ambr., ammc., arn., *aur.*, calc-s., *carb-v.*, cist., cocc., com., ferr., hyper., ign., *kali-ar.*, kali-c., lyc., merc., nat-m., *nat-s.*, nux-m., op., puls., stry., thuj., zinc.

Mitternacht: **Cocc.**

Abendessen, nach: Coc-c., hyos., psor., zinc.

alten Menschen, bei: *Carb-ac.*, *phos.*

Bad, nach einem: Calc-s.

FLATULENZ ...

Bett, nach Aufstehen vom: Zinc.

eingeklemmte: Agar., aloe, *alum.*, ambr., ant-c., ant-t., **Arg-n.**, arn., *ars.*, *ars-i.*, asar., **Aur.**, *calc.*, canth., *carb-an.*, carb-s., carb-v., *caust.*, *cham.*, **Chin.**, *cocc.*, coff., **Colch.**, *coloc.*, *con.*, *graph.*, guaj., hep., ign., *iod.*, *kali-ar.*, *kali-c.*, *kali-n.*, *kali-p.*, kali-s., kalm., *lach.*, *lyc.*, mosch., nat-c., *nat-m.*, nat-p., *nat-s.*, **Nit-ac.**, nux-v., ox-ac., *ph-ac.*, phel., *phos.*, *plat.*, plb., prun-s., **Puls.**, **Raph.**, rheum, rhod., sep., **Sil.**, squil., stann., staph., stry., *sulph.*, **Tarent.**, teucr., til., **Verat.**, *zinc.*

hartem Stuhl, mit: Caust.

Colon descendens, mit Verstopfung; im: *Aur.*, *iod.*, *lyc.*, rhod., *sulph.*

Essen, nach dem: **Arg-n.**, aster., *aur.*, bor., bufo, calc., carb-an., *carb-v.*, caust., coc-c., *dios.*, ferr-m., kali-n., **Lyc.**, *mag-m.*, nat-p., **Nux-v.**, puls., rumx., thuj., *zinc.*

Fahren im Wagen, beim: Calc-f., ferr.

Frühstück, vor: Agar.

nach: Caust., nat-p., **Nat-s.**

Gehen, beim: Lyc.

Freien, im: Sep.

hier und dort: *Carb-v.*, **Lyc.**

Menses, vor: Zinc.

während: Kali-c., vesp.

Milch, nach: Carb-v., merc., *nat-c.*, *nat-s.*, sul-ac.

Mittagessen, nach: Agar., calc-s., myric., naja, nit-ac., verat.

Mittagsschlaf, nach einem: Cycl.

Obst, durch: **Chin.**

Saurem, nach: Ph-ac.

saure Speisen, durch: *Ph-ac.*

Schlaf, im: Kali-n.

Sitzen, im: Phos.

Stuhlgang, vor: Apoc., cast., *fl-ac.*, gels., hep., **Lyc.**, *op.*, phel., sumb., viol-t.

während: Apoc., arum-d., *crot-t.*, dig., fago., nat-m., phel., staph.

nach: Calc-s., **Lyc.**, **Pic-ac.**, plb.

Tee, durch: *Chin.*

Urinieren, beim: Merc.

FLATULENZ ...

Hypochondrien: Acon., *aur.*, **Carb-v.**, *cham.*, *chin.*, cist., *cycl.*, hyos., **Lyc.**, *phos.*, podo., sil., sul-ac., sulph., tarent.

Zökalregion: Carb-s., nat-s.

GANGRÄN: **Ars.**, *canth.*, *phos.*, *plb.*, *sec.*

Leber: Sec.

GÄNSEHAUT: Sec.

GÄREN (vgl. FLATULENZ; RUMOREN) Agar., ambr., aran., brom., *bry.*, calc., carb-an., carb-v., **Chin.**, coff., croc., *gran.*, hell., *hep.*, **Lyc.**, mag-m., merl., mur-ac., *nat-m.*, nat-s., *phos.*, plb., rhus-t., *sars.*, seneg., stram., sulph.

Menses, während: Lachn., **Lyc.**, *phos.*

Obst, nach: **Chin.**

GEFÜHLLOSIGKEIT, Taubheit: *Calc-p.*, ferr-i., merc., petr., *podo.*, tell.

Darmbeingrube, rechts; darauf Liegen amel.: *Apis*

Sakrum und Bein: *Calc-p.*

GESCHWÜRE: *Arg-n.*, **Ars.**, bar-m., *calc.*, **Carb-v.**, chin., *coloc.*, cupr., *hep.*, *kali-bi.*, lach., *lyc.*, merc., **Nit-ac.**, *phos.*, plb., *sil.*, sulph., **Ter.**

ausbreitend, sich: *Ars.*

Leistengegend: Anan., bad., bar-m., *carb-an.*, *chel.*, *hep.*, *kali-i.*, *merc.*

Nabels, in der Gegend des: *Aesc.*, apis, *ars.*, **Calc.**, lach., lyc., *nux-m.*, petr., *rhus-t.*, sep., sil., sulph., thuj.

GICHTMETASTASEN: Ant-c.

GLUCKERN, Gurgeln (vgl. BLUBBERNDES GLUCKSEN; RUMOREN): Acon., *agar.*, **Aloe**, ang., ant-t., arg-n., *ars.*, bov., bry., canth., carb-an., carb-s., chel., coc-c., *cocc.*, coloc., con., **Crot-t.**, dig., dros., eupi., ferr., ferr-ar., ferr-p., *gamb.*, graph., *hell.*, hyos., ign., kali-bi., kali-i., lach., *lyc.*, mag-c., merc., mur-ac., nat-ar., nat-c., *nat-m.*, nat-p., *nux-v.*, **Olnd.**, op., par., *ph-ac.*, *phos.*, phys., plat., **Podo.**, *psor.*, **Puls.**, *raph.*, rhod., rhus-t., ruta, *sil.*, spig., squil., staph., stront., sul-ac., **Sulph.**, tab., ter., thuj., valer., verb., zinc.

morgens: *Nux-v.*, plb., ter.

vormittags: Ferr., mag-c.

mittags: Ox-ac.

nachmittags: Lyc., ox-ac.

15 Uhr: Bry.

abends: Lyc.

nachts: *Raph.*, *sulph.*

ABDOMEN

GLUCKERN, Gurgeln ...

Bewegung, bei: Bar-c.

amel.: Nat-m.

Druck agg.: Plb.

Einatmen, beim: Mag-m., sul-ac., tab.

Essen, beim: Nit-ac.

amel.: Sul-ac.

Frühstück, nach: Agar.

Gehen, beim: *Lyc.*

Mittagessen, nach dem: Grat., *laur.*

Stuhlgang, vor: Acon., **Aloe**, coloc., merc., **Olnd.**, **Podo.**, rat.

während: Calc-ac.

nach: Bry.

Trinken, nach: *Phos.*

Hüfte, nahe der: Sep.

links: Sep.

Hypochondrien: Kali-c., lyc., puls.

links: *Lyc.*

Milz: Verb.

Seiten: Calc., con., *crot-t.*, graph., kali-c., *lyc.*, meny., nat-m.

links: *Crot-t.*, *lyc.*

Druck, bei: Kali-c.

GLUCKSEN: Bar-c., calc., sars.

HÄNGEBAUCH: Bell., croc., plat., podo., *sep.*, zinc.

Müttern, bei: Iod., nat-c., *sep.*

HÄRTE, Verhärtung der Mesenterialdrüsen: *Ars.*, aur., *bar-c.*, *bar-m.*, **Calc.**, con., *lyc.*, *nat-s.*

HART: Alum., *anac.*, arn., *ars.*, ars-i., **Bar-c.**, **Bar-m.**, bell., calad., **Calc.**, caps., *carb-s.*, caust., cham., *chel.*, chin., *cina*, clem., coff., colch., con., cupr., cupr-ar., dig., dirc., dulc., eup-pur., *ferr.*, ferr-ar., ferr-p., gels., *graph.*, grat., hyper., ign., jug-r., kali-ar., *kali-c.*, kali-p., kali-s., lac-c., lach., laur., *mag-m.*, mag-s., **Merc.**, merc-c., merc-i-f., merc-i-r., *mez.*, nat-ar., *nat-c.*, nat-m., nat-p., *nit-ac.*, nux-m., nux-v., *op.*, paeon., phos., plb., puls., *raph.*, sars., sec., *sep.*, **Sil.**, sol-t-ae., spig., spong., stram., sulph., sumb., tab., valer.

abends: Caust., cedr., cham., con., hyper., *lac-c.*

nachts: Graph., mez.

Essen, nach dem: Con., phos.

Kinder: Calc., sil.

HART ...

Menses, vor: Mang.

während: Ign., nat-m., puls., *sep.*

Hypochondrien: Bor., brom., bry., chin-s., **Iod.**, mag-c., phos.

links: *Iod.*

rechts: *Calc-p.*

Wechselfieber, bei: *Ars.*, *iod.*

Hypogastrium: Clem., graph., sep.

Leber: **Ars.**, *aur-m.*, *calc.*, cann-s., *carb-s.*, *card-m.*, *chel.*, **Chin.**, *chin-a.*, *con.*, **Dig.**, *fl-ac.*, **Graph.**, *hydr.*, **Iod.**, *kali-i.*, lact., *laur.*, *lyc.*, *mag-c.*, **Mag-m.**, *merc.*, *nit-ac.*, *nux-v.*, **Phos.**, podo., **Rat.**, *sil.*, *sulph.*, zinc.

linker Lappen: *Card-m.*

Leistengegend: Ant-c., dulc., *lith-c.*

Milz: *Agn.*, *ars.*, brom., caps., **Chin.**, *ign.*, iod., *mez.*, *psor.*, *ran-b.*, *sul-ac.*, sulph.

Nabel: Bry., plb., rhus-t.

Pankreas: Bar-m., *carb-an.*

Seite, rechts: Mag-m.

HARTEN Körpers; Gefühl eines (vgl. KUGEL; KLUMPEN)

bewegt, der sich im Bauch: Bor., *lyc.*

Umdrehen nach rechts; beim: *Lyc.*

HAUTAUSSCHLÄGE: Agar., anac., *apis*, ars., bar-m., bry., calc., *graph.*, kali-ar., kali-bi., kali-c., *merc.*, merc-c., *nat-c.*, nat-m., phos., rhus-t., *sulph.*

abschälend: Merc., vesp.

Bläschen: Arn., caust., crot-t., kali-bi., *merc.*, merc-c., rhus-t.

Leistengegend: Nat-c.

Exanthem vor den Menses; flüchtiges: *Apis*, ars.

juckt heftig: *Calc.*

rotes, juckendes, flüchtiges Exanthem über der Lebergegend: *Sel.*

feucht: Merc.

Flecken: Crot-t., merc., nat-c.

Furunkel: Phos., rhus-t., sec., zinc.

Leistengegend: Ars., merc., *nit-ac.*, phos., rhus-t., stram.

Herpes: *Sep.*

circinatus: Nat-m., tell.

HAUTAUSSCHLÄGE - Herpes ...

zoster: *Ars.*, *graph.*, *merc.*, *rhus-t.*, *sulph.*, *thuj.*

Bettwärme agg.: *Merc.*

Seite, rechte: **Iris.**

Darmbeingegend: *Tell.*

Leistengegend: **Graph.**

juckend: Agar., calc., merc., rhus-t., *sulph.*

krätzeartig: Merc., *nat-c.*

Krusten: Anac., arn., kali-c.

Pickel: Agar., aloe, arn., ars., ars-h., bar-m., bry., dulc., fl-ac., merc., nat-c., nat-m., petr., rhus-t., staph.

juckend: Aloe, bry., dulc., nat-c., *staph.*

Pusteln: Crot-c., crot-t., kali-bi., merc., puls., squil.

Leistengegend: Puls., sep.

Schuppen: Arn., kali-c.

gelbe Flecken: Kali-c.

Leistengegend: Merc.

Urtikaria: Merc., nat-c.

Leistengegend: Alum., cupr-ar., *graph.*, *merc.*, sulph.

HERNIE:

Leistenhernie: Aesc., *all-c.*, *alum.*, am-c., *apis*, *asar.*, *aur.*, berb., *calc.*, calc-ar., *carb-an.*, *carb-v.*, *cocc.*, *coff.*, *dig.*, ip., lach., **Lyc.**, *mag-c.*, mill., *mur-ac.*, *nit-ac.*, **Nux-v.**, *op.*, petr., phos., prun-s., psor., *rhus-t.*, sars., *sil.*, *spig.*, staph., *sul-ac.*, *sulph.*, ter., thuj., *verat.*, *zinc.*

eingeklemmt, inkarzeriert: Acon., *all-c.*, alum., ars., **Bell.**, *carb-v.*, *cocc.*, *coff.*, *dig.*, ip., lach., mill., **Nux-v.**, **Op.**, *plb.*, rhus-t., *sul-ac.*, *sulph.*, *tab.*, verat.

empfindlich: *Bell.*, **Lach.**, *nux-v.*, *sil.*

entzündet: Acon., nux-v., op., sulph.

Erbrechen, mit: Acon., ars., bell., lach., *tab.*, verat.

Kindern, bei: **Aur.**, lyc., *nit-ac.*, nux-v.

links: Nux-v.

rechts: Aur., lyc.

schmerzhaft: *Alum.*, cic., cocc., *sil.*

Nabelbruch: *Calc.*, *lach.*, *nux-m.*, **Nux-v.**, *op.*

Schenkelhernie: *Lyc.*, nux-v.

HERUNTERHÄNGEN, als würden die Därme: *Agn.*, alum., **Ign.**, *psor.*, **Staph.**

HITZE: Abrot., *acon.*, agar., all-c., **Aloe**, *am-c.*, ant-t., *ars.*, ars-h., ars-i., **Asaf.**, aur., *bell.*, bov., brom., bry., cact., *camph.*, cann-i., *canth.*, caps., carb-an., caust., *chin.*, cic., cina, coc-c., cocc., coff., coloc., crot-h., crot-t., **Cupr.**, cycl., dig., dios., euph., ferr., ferr-ar., ferr-i., fl-ac., form., graph., gymn., hell., hep., hydr., hyos., iod., iris., jatr., kali-ar., kali-bi., **Kali-c.**, kali-i., kali-p., *kali-s.*, lac-c., lach., lachn., lact., *laur.*, lyc., manc., mang., meny., *mez.*, nat-m., ox-ac., par., phos., phys., plb., *podo.*, ptel., puls., raph., rheum, ruta, sabad., sang., sars., *sec.*, **Sil.**, spong., squil., stram., stry., sumb., *tab.*, tarent., thuj., zinc.

morgens: Nux-v., phos.

vormittags: Am-c., kali-c., phys.

nachmittags: All-c.

nachts: *Bry.*, fl-ac.

abwechselnd mit Kälte: Coff.

Entblößen amel.: Camph., *sec.*, *tab.*

Essen, nach dem: **Kali-c.**

Fieber, im: Apis, cact., calad., canth., chin., *cic.*, ferr., lach., sel., spig., stann.

Hitzewallungen: *Cact.*, cinnb., *kali-c.*, ptel., sumb.

heißes Wasser hineinfließen, als würde: *Sumb.*

hineinströmen, gefolgt von Diarrhö; als würde heißes Wasser aus der Brust in das Abdomen: Sang.

Menses, vor: Cycl., graph.

während: *Graph.*

Mittagessen, während: Hyper.

nach: Grat.

Obstipation, bei: Plb.

Rauchen, beim: Spong.

Suppe, nach: Ol-an.

erstreckt sich zur Brust: Alum., *bry.*, coloc., ip., lact., *lyc.*, stram.

Kopf: Alum., carb-o., indg., *kali-c.*, lyc., mag-m., nat-s., plb., sumb.

Schultern: Laur.

Hypochondrien: Aloe, aur., bapt., kali-c., plb., podo., sabad., thuj.

links: *Glon.*

rechts: Aur., *kali-c.*

HITZE - *Hypochondrien ...*

Hitzewellen steigen davon auf: Glon.

Hypogastrium: Aur-m., bry., ferr., hydrc., kali-i., lil-t.

Menses; muss es bei den Menses entblößen: Kali-i.

Leber, Hitzegefühl in der: Aloe, kali-c., sabad.

Leistengegend: Arund., aur., calc-p., sulph.

Milz: **Asaf.**

Nabel: Aur-m., canth., hyos., mang., plb.

erstreckt sich zu Brust: Mang.

INTUSSUSZEPTION: *Acon.*, *arn.*, **Ars.**, *bell.*, *bry.*, *colch.*, *coloc.*, *cupr.*, kali-bi., kreos., *lach.*, *lob.*, *lyc.*, *merc.*, *nux-v.*, **Op.**, *phos.*, **Plb.**, *rhus-t.*, *samb.*, sulph., tab., tarent., thuj., **Verat.**

JUCKEN: Agar., ambr., anac., *arn.*, *ars.*, aur., bell., *bov.*, carb-ac., carb-s., chel., cist., coc-c., com., con., ferr-ar., ferr-ma., form., *graph.*, jug-r., kali-ar., kali-bi., kali-c., kali-s., lach., lac-ac., *merc.*, merc-i-f., mez., nat-c., nat-m., nit-ac., ol-an., petr., phos., puls., rhus-t., rhus-v., *sars.*, *sep.*, *sulph.*, *thuj.*, zinc.

tagsüber: Nat-c.

morgens: Rat.

Anziehen, beim: Nux-v.

abends: Cact., merc., stront., thuj.

Ausziehen, beim: Cact., *nux-v.*

nachts: Agar., crot-t., *nux-v.*, phos., **Sulph.**, *thuj.*

Zubettgehen, beim: Thuj.

Kratzen amel.: Arn., ferr-ma., mez., sars.

Mittagessen, nach dem: *Sulph.*

Darmbeingegend: Osm., sulph., *tell.*

rechts: Stront.

Hüftgegend: Mag-c.

Hypochondrien: Agar., tab.

nachts: Agar.

Hypogastrium: Agar., anac., *carb-ac.*, elaps, indg., kali-c., merc., nat-c., nat-m., ph-ac., rhus-t., rhus-v., zinc.

Gehen agg.: Elaps

Kratzen amel.: Ph-ac.

Leistengegend: Agar., agn., ammc., cycl., form., laur., lyc., mag-c., mag-m., merc., rhus-t., rumx., spig., spong., ter.

links: Cycl., pall., spig.

JUCKEN - *Leistengegend ...*

rechts: Ammc., mag-c., mag-m., rhus-t., ter.

abends: Pall., sep.

Bett, im: Sep., verat-v.

Kratzen amel.: Laur., mag-c., mag-s.

nicht amel. durch Kratzen: Mag-m.

erstreckt sich zum Knie: Ars-m.

Nabel: Aloe, aur-m., carb-v., cist., ign., kali-c., phos., puls., *sulph.*

abends: Aloe

Kratzen, nach: Puls.

Seiten: Alum., berb., coloc., hura, led., nat-c., phos., sars.

Kratzen, nach: Olnd.

amel.: Phos., sars.

KÄLTE: Acon., *aeth.*, agar., aloe, alum., **Ambr.**, amyg., arg-n., *ars.*, asaf., *asar.*, bell., berb., bov., calad., *calc.*, calc-s., *camph.*, caust., cham., chel., chin., chin-a., cic., *cist.*, colch., coloc., crot-h., *crot-t.*, cupr-s., dulc., eug., *grat.*, *hell.*, hydr-ac., jatr., kali-ar., *kali-bi.*, *kali-br.*, *kali-c.*, kali-n., kali-p., *kali-s.*, *kreos.*, *lach.*, *laur.*, mang., **Meny.**, meph., *merc.*, *merc-sul.*, merl., mez., nat-m., nit-ac., olnd., op., *par.*, *petr.*, ph-ac., phel., *phos.*, plan., plb., podo., *puls.*, rat., ruta, sabad., *sars.*, *sec.*, seneg., *sep.*, staph., *sulph.*, *tab.*, *ter.*, *tub.*, **Verat.**, zinc.

morgens: Meny., plect.

nachmittags: Alum., chel., lyc.

Trinken von Wasser, beim: Chel.

abends: Ars., zinc.

nachts: Sulph.

Bett, im: Sulph.

Mitternacht: Calad.

alkoholischen Getränken, nach: Phel.

äußerlich (objektiv): Med., merc., **Verat.**

bespritzt, wie mit kaltem Wasser: Mez.

Einatmen, bei jedem: *Chin.*

einseitig: *Ambr.*

entblößt, wie: *Lach.*, ter.

Essen, nach dem: *Chel.*, chin., **Puls.**, sulph.

Froststadium im Fieber, während: *Aeth.*, apis, ars., **Calc.**, cham., chel., chin., chin-a., *ign.*, **Meny.**, *mez.*, *ph-ac.*, puls., sec., sep., sulph., verat., zinc.

KÄLTE ...

Gehen im Freien amel.: Dulc.

Hitzestadium im Fieber, während: Zinc.

Getränken, nach kalten: *Ars.*, *chel.*, *rhus-t.*

kaltes Wasser hindurchlaufen würde, als ob: Cann-s., *kali-c.*

Luftzug, wie durch einen: Sulph.

Menses, während: Kali-c.

Ofenwärme amel.: Meph.

Stuhlgang, vor: Graph.

nach: Graph., phel.

Trinken, nach: Asaf., chel., *chin.*

Wind, im: Lyc.

erstreckt sich aufwärts in den Mund: *Carb-an.*

Brust: Camph.

Füße: Calad.

quer über das Abdomen: Sep.

Rücken: Puls.

Hypochondrien: Cadm., nux-v.

Hypogastrium: Plb.

Lebergegend: Bar-c., med.

Leistengegend: Plb.

brennend, wird: Berb.

Nabel: Apis, coloc., ran-b., rat.

Gehen, beim: Coloc.

Nabelgegend: Coloc., kreos., rat., ruta, ter.

Stuhlgang, nach: Coloc.

Seiten: All-c., ambr., merl., olnd., sulph.

links: *Ambr.*

KLEIDUNG, Gürtel; empfindlich gegen: *Apis*, **Arg-n.**, benz-ac., **Bov.**, **Calc.**, *carb-v.*, *caust.*, *chin.*, coff., **Crot-c.**, *crot-h.*, eup-per., *graph.*, *hep.*, *kreos.*, *lac-c.*, **Lach.**, **Lyc.**, merc-c., *nat-s.*, **Nux-v.**, puls., raph., *sars.*, *sep.*, *spong.*, *stann.*, sulph.

Essen, nach: *Graph.*

entblößen, möchte sich: Tab.

KLUMPENS im Abdomen; Gefühl eines (vgl. HARTEN Körpers; KUGEL): Ant-t., bry., nux-m., plb., rhus-t., sulph., *thuj.*

Leber: Tab.

Milz: Sulph.

Nabel: *Spig.*

KUGEL, Gefühl einer:

hochsteigt zum Hals, die: *Arg-n.*, raph.

rollt, die im Abdomen: Aur-s., lach., *lyc.*, sabad., sep.

Hypochondrium, links: Brom., cupr.

Leber, in der: Bar-c.

LEBENDIGEM, Gefühl von etwas (vgl. BEWEGUNGEN): Calc-p., cann-s., conv., **Croc.**, cur., *cycl.*, hyos., ign., kali-i., lyc., merc., nux-v., sabad., sabin., sang., sep., stram., stront., sulph., **Thuj.**

Darmbeingegend, rechts: **Thuj.**

LEBER und Lebergegend, Erkrankungen der: Abies-c., abrot., **Acon.**, *aesc.*, *agar.*, all-c., *aloe*, *alum.*, *am-m.*, ant-t., *apoc.*, *arg-n.*, *arn.*, *ars.*, ars-i., asaf., *aur.*, aur-m., *bapt.*, bar-c., **Bell.**, **Berb.**, **Bry.**, **Bufo**, **Calc.**, *calc-f.*, **Calc-p.**, camph., **Carb-s.**, *carb-v.*, **Card-m.**, *cham.*, **Chel.**, *chin.*, *cimx.*, cinnb., clem., *cocc.*, *colch.*, *coll.*, *coloc.*, *con.*, **Corn.**, *croc.*, *crot-c.*, *crot-h.*, *cupr.*, dig., dros., dulc., ferr., *fl-ac.*, gels., *graph.*, grin., *hep.*, *hydr.*, **Iod.**, *iris.*, *kali-bi.*, **Kali-c.**, kali-s., **Lach.**, *laur.*, **Lept.**, **Lyc.**, mag-c., **Mag-m.**, **Merc.**, merc-c., mur-ac., nat-ar., nat-c., *nat-m.*, **Nat-s.**, **Nit-ac.**, **Nux-m.**, **Nux-v.**, petr., *ph-ac.*, **Phos.**, plat., *plb.*, **Podo.**, *prun-s.*, *psor.*, puls., ran-b., ran-s., rhus-t., ruta, sabad., *sang.*, sel., **Sep.**, sil., spig., sul-ac., **Sulph.**, tab., verat., *zinc.*

LEEREGEFÜHL: *Agar.*, ant-c., **Arg-n.**, arn., arum-m., *calc-p.*, *carb-v.*, caust., *cham.*, *cina*, cob., **Cocc.**, *coloc.*, croc., *crot-t.*, *dig.*, *dulc.*, euph., euphr., fl-ac., *gamb.*, gels., guaj., hep., jab., *kali-c.*, kali-p., *lach.*, lil-t., *merc.*, mez., *mur-ac.*, naja, *nat-p.*, nicc., **Olnd.**, *petr.*, *ph-ac.*, **Phos.**, phys., plan., **Podo.**, *psor.*, ptel., **Puls.**, ruta, *sars.*, seneg., **Sep.**, squil., **Stann.**, **Sul-ac.**, **Tab.**, *verat.*, zinc.

morgens: Euph., mez., sars.

Aufstehen, nach dem: Mag-c.

Stuhlgang, nach: Mur-ac.

mittags: Dios.

Essen, nach dem: Nat-p., stann., zinc.

nachts: Puls.

Aufstoßen amel.: *Carb-v.*, *sep.*

Brennen zwischen den Schultern, mit: **Phos.**

Druck amel.: Caust., naja, **Puls.**

Einhüllen des Bauches amel.: Puls.

Essen, nach dem: Arum-m., nat-p., sars., *stann.*, zinc.

LEEREGEFÜHL - Essen, nach dem ...

amel.: Ant-c.

Flatus, amel.; Abgang von: *Kali-s.*

Frühstück, nach: Arum-m., sars.

Gehen agg.: Carb-v., *phos.*

Liegen auf dem Abdomen amel.: Puls.

Menses, während: *Phos.*, sulph.

Mittagessen, vor: Nux-v.

nach: Nat-p., zinc.

amel.: Dios.

Schnüren der Kleidung amel., festes: *Fl-ac.*

Stuhlgang, nach: *Agar.*, apoc., *arg-n.*, *carb-v.*, caust., cob., coloc., jab., *kali-c.*, *lach.*, *mur-ac.*, *nat-p.*, *olnd.*, **Petr.**, *ph-ac.*, **Phos.**, *pic-ac.*, **Podo.**, *psor.*, *puls.*, rhod., *sep.*, *stann.*, **Sul-ac.**, sulph., verat.

amel.: Mur-ac.

erstreckt sich zur Vulva: Puls.

Nabelgegend: Fl-ac.

LOCKER, lose seien; als ob die Därme: Ail., coloc., mag-m., nat-m., nux-v.

MILZ, Erkrankungen der: Abies-c., abrot., *agar.*, alum., *am-c.*, am-m., anac., arn., **Ars.**, *ars-i.*, **Asaf.**, *bor.*, *bry.*, calc-p., camph., *cann-s.*, *canth.*, caps., carb-an., carb-v., caust., **Cean.**, cedr., cham., chel., **Chin.**, coc-c., colch., con., *dios.*, *dulc.*, *ferr.*, *ferr-m.*, gran., **Ign.**, *iod.*, jug-r., kali-n., *laur.*, mag-c., mag-m., mang., merc., mez., *mur-ac.*, *nat-ar.*, *nat-m.*, nit-ac., *nux-v.*, ph-ac., phos., *plat.*, *plb.*, psor., **Ran-b.**, rhod., rhus-t., *ruta*, sars., sil., squil., *stann.*, **Sul-ac.**, sulph., thuj., *urt-u.*, valer., verat., verb., *zinc.*

PANKREAS, Erkrankungen des: Con., iod., *iris.*, *phos.*, *spong.*

PERFORATION in der Nabelgegend, Gefühl von: Aloe

PERISTALTIK umgekehrt: *Asaf.*, elaps

PFLOCKES, Gefühl eines:

Därme gedrückt, wird in die: Anac.

Nabel, hinter dem: Ran-s.

PULSIEREN: **Acon.**, aesc., aeth., aloe, *alum.*, **Ant-t.**, ars., ars-i., cadm., cahin., calad., **Calc.**, calc-s., cann-s., caps., card-m., cast., caust., colch., coloc., fl-ac., gels., *ign.*, *iod.*, kali-ar., *kali-c.*, kali-s., kreos., *lac-c.*, lach., *lyc.*, med., merc., naja, nat-s., *nux-v.*, op., *ph-ac.*, plb., ptel., *sang.*, **Sel.**, stront., sul-ac., sumb., tarent.

morgens, 5 Uhr: Kreos.

PULSIEREN ...

abends: Ferr-i., ptel.

nachts: Aloe

Liegen, im: Aloe

Abendessen, nach: Cahin.

Essen, nach: Cahin., **Sel.**

Hitzestadium im Fieber, während: **Kali-c.**

Liegen, im: Aloe, *coloc.*, plb.

Menses, während: Aesc., kreos.

Stuhlgang, nach: Agar., *ph-ac.*

Hypochondrien: Acon., act-sp., anan., asc-t., bell., brach., brom., calc., calc-p., chel., cimic., cinnb., graph., kali-i., laur., lyss., nux-v., puls., ran-b., sars., sep., sil., sulph.

links: Asc-t., calc., cann-s., cinnb., gels., sars.

rechts: Act-sp., bell., brach., brom., *calc-p.*, *chel.*, kali-i., laur., med., nat-s., nux-v., ptel., sarr., sep., sil., sulph.

morgens: Stry.

abends: Apoc., brom.

Aufstoßen amel.: Calc-p.

Gehen, beim: Nat-s.

Hypogastrium: Ang., cina

Frauen, bei: Aesc., calc-p.

Leistengegend: Alum., brach., lyc., stann., stront., sul-ac.

morgens: Brach.

abends: Lyc.

tief innen: Stann.

Milz: Anan., crot-t., grat., lyss., ran-b., ruta

Nabel: Acon., aloe, ars., dulc., ptel.

Seiten: Graph., hura, kali-c., nat-s.

nachts beim Erwachen: Graph.

Gehen, beim: Cinnb., nat-s.

Flanke; beim Einatmen in der: Seneg.

RISSE in der Bauchhaut: *Sil.*

RUMOREN, Kollern (vgl. BLUBBERNDES; GLUCKERN; GLUCKSEN): Acet-ac., *acon.*, aesc., **Agar.**, ail., all-c., *aloe*, *alum.*, alumn., am-c., am-m., ambr., ammc., **Anac.**, ant-c., *ant-t.*, apis, apoc., *arg-m.*, *arg-n.*, *arn.*, *ars.*, ars-i., arund., asaf., asar., asc-t., aur., aur-m., bapt., bar-c., bar-i., bar-m., *bell.*, berb., *bism-o.*, bor., bov., brom., *bry.*, bufo, cact., cahin., *calc.*, calc-p., calc-s., cann-s., *canth.*, caps., *carb-ac.*, *carb-an.*, carb-s., *carb-v.*, card-m., carl., cast.,

RUMOREN, Kollern ...

cast-v., **Caust.**, cedr., *cham.*, *chel.*, **Chin.**, *chin-a.*, chin-s., *cic.*, cimic., cinnb., clem., *cob.*, coc-c., *cocc.*, *colch.*, coll., *coloc.*, con., cop., *corn.*, croc., *crot-c.*, *crot-t.*, cupr-ar., *cycl.*, dig., **Dios.**, *dirc.*, dor., *dulc.*, echi., elaps, elat., erig., eup-pur., euph., euphr., eupi., *ferr.*, ferr-ar., ferr-i., ferr-ma., ferr-p., fl-ac., form., **Gamb.**, *gels.*, *glon.*, gnaph., *graph.*, grat., guaj., **Hell.**, **Hep.**, **Hydr.**, hydr-ac., hydrc., hyos., *ign.*, ind., indg., iod., ip., *iris.*, **Jatr.**, jug-r., *kali-bi.*, kali-br., kali-c., kali-i., kali-n., kali-p., kali-s., lach., lachn., lact., laur., led., lil-t., lob., **Lyc.**, *mag-c.*, *mag-m.*, mag-s., *manc.*, mang., *merc.*, merc-c., merc-i-f., merc-i-r., *mez.*, mur-ac., naja, nat-ar., nat-c., *nat-m.*, *nat-p.*, **Nat-s.**, *nit-ac.*, *nux-m.*, **Nux-v.**, ol-an., *olnd.*, onos., *op.*, osm., ox-ac., paeon., par., *petr.*, **Ph-ac.**, phel., **Phos.**, *phyt.*, pic-ac., plan., plat., *plb.*, *podo.*, *psor.*, ptel., **Puls.**, *ran-b.*, *ran-s.*, raph., rhod., rhus-t., rhus-v., rob., *rumx.*, ruta, *sabad.*, samb., sang., sarr., *sars.*, sec., *senec.*, *sep.*, **Sil.**, *spig.*, spong., *squil.*, stann., *staph.*, stram., stry., sul-ac., **Sulph.**, sumb., tab., *tarent.*, ter., *thuj.*, valer., *verat.*, viol-t., xan., *zinc.*

tagsüber: Nit-ac., ptel.

morgens: Agar., all-c., all-s., am-m., apis, arg-n., ars., bov., bufo, coloc., dios., graph., myric., nat-m., *nux-v.*, plan., plb., samb., stront., ter., *zinc.*

6 Uhr: Asc-t., mez.

7 Uhr: Dios., nat-m., zing.

Aufstehen, nach: Plb.

Erwachen, beim: All-s., am-m., arg-n., ars., form.

Kaffee, nach: Nat-m., ox-ac.

Stuhlgang, vor: Hell., nux-v.

vormittags: Agar., am-c., ant-c., bry., coloc., fl-ac., nat-m., stry., tarent.

9 Uhr: Coloc., dirc., mag-c.

11 Uhr: Corn., euphr., nat-m.

mittags: Graph., ox-ac., phos.

Essen, beim: Graph.

nach: Phos.

nachmittags: Agar., am-c., am-m., ammc., carb-v., grat., ign., iris., lyc., mag-s., naja, *nat-s.*, nux-v., ox-ac., *sulph.*, tab.

13 Uhr: Glon., mag-c., ptel.

14 Uhr: Ptel.

16 Uhr: Dirc., iris-foe., phys.

17 Uhr: Fago., iris-foe.

RUMOREN, Kollern - **nachmittags** ...

Gehen, beim: Tab.

abends: Bov., chin., ferr., ferr-i., kali-n., lyc., merc., mez., nat-m., *nat-s.*, ox-ac., petr., plan., plb., **Puls.**, rumx., sabin., sep., sul-ac., sulph., *tarent.*, zinc.

18 Uhr: Nat-c.

19 Uhr: Dirc., mag-c., nicc., stry.

Bett, im: Bry., grat.

Essen, nach dem: Naja, phos.

Liegen, im: Ran-b.

Stuhlgang, während: Zinc.

nachts: Acon., arg-m., bor., cann-i., coc-c., euphr., jatr., merc., raph., **Sulph.**, tarent.

Mitternacht: Alum.

nach: Rhus-t.

1 Uhr: Caul., ferr.

3 Uhr: Asc-t.

4 Uhr: Ferr.

5 Uhr: Ferr-i., petr., sulph.

Stuhlgang, vor: **Sulph.**

Abendessen, nach: *Aloe*, ol-an., phos.

Aufstehen, beim: *Bry.*, crot-t., ferr.

Bett, im: Bry., glon., grat.

Bewegung, bei: Lyc., *manc.*

Diarrhö einsetzen würde, als ob: Apis, *cham.*, cob., colch., *dulc.*, ferr., graph., **Hydr.**, kali-bi., mag-s., myric., naja, nat-ar., phos., ptel., *stry.*

Druck agg.: Agar.

Einatmen, beim: Mag-m., manc., tab.

Erwachen, beim: Ferr.

Essen, vor: Mag-m., sel.

beim: Calc., ferr-ma., graph.

nach: Abies-c., acon., alum., ant-t., bry., *carb-v.*, caust., *chin.*, coc-c., *cycl.*, grat., ign., meny., mez., mur-ac., naja, nat-m., nat-s., nit-ac., phos., plan., *puls.*, rhod., sars., stann., *sulph.*

amel.: Graph., mosch., sul-ac.

Flatus amel.; Abgang von: Acon., ant-t., ars., bov., **Carb-v.**, caust., coc-c., hell., *iris.*, **Lyc.**, **Nat-s.**, ol-an.

Frühstück, während: Nat-m., plan.

nach: All-c., cycl., grat., sulph., thuj.

Gähnen, beim: Croc.

RUMOREN, Kollern ...

Gehen, beim: *Lyc.*

Freien, im: Am-c., gamb., *lyc.*, ptel.

Liegen, im: Cann-i., coloc., ph-ac., plan., sep., stann.

Bauch amel., auf dem: Am-c.

Seite agg., auf der linken: Glon.

rechten, auf der: Coc-c.

Menses, vor: Aloe, bell., bry., calc-p., ferr., kali-c., lac-c., lyc., tarent., *zinc.*

während: Aloe, kali-c., *kreos.*, lyc., puls., sep.

Mittagessen, nach dem: Alum., ant-c., bor., coloc., grat., naja, nat-m., ox-ac., staph., *sulph.*, ter.

nüchtern, wenn: Tax.

Schlaf, im: *Agn.*, cupr.

Schlucken, nach: Am-c.

Sitzen, im: Canth., caust., mur-ac.

Strecken, beim: Stann.

Stuhlgang, vor: Ars., *asc-t.*, brom., carb-s., card-m., cast., colch., dulc., ferr-i., form., gnaph., grat., hell., indg., *iris.*, *jatr.*, kali-ar., kali-c., kali-s., **Mag-c.**, mag-m., merc., *mur-ac.*, *nat-m.*, *nat-s.*, nux-v., olnd., ox-ac., *phos.*, rat., rhod., sabad., spig., spong., stront., sulph., tax.

während: Arn., chel., cycl., elaps, form., gamb., hep., *iris.*, kali-bi., mez., ptel., rat., seneg., sul-ac., thuj.

nach: Agar., coloc., *crot-t.*, dulc., ferr-ma., **Jatr.**, kali-bi., *lyc.*, mez., nat-c., nat-m., ox-ac., plb., ptel., sul-ac., sulph., thuj.

Diarrhö, vor: Ant-t., bry., *crot-t.*, cycl., iris., kali-n., mag-m., mag-s., nat-m., *sulph.*

während: Crot-t., glon., hyos., iris., kali-c.

nach: Cahin., nat-c.

Trinken, nach dem: Cham., graph., merc., rhod.

Hypogastrium: Aesc., aloe, card-m., carl., coloc., iris., tax.

morgens: Ambr.

nachts: Com.

4 Uhr: Iris.

Ileozökalgegend: Plb.

RUNZELIGES oder schrumpliges Aussehen: *Bor.*

SCHAUDERN im Abdomen: Cann-s., *coloc.*

erstreckt sich über den Körper: *Coloc.*

SCHLÄGE, Erschütterung, Stöße: Arg-n., bell., calc., camph., caust., kali-c., nat-m., pip-n., puls., squil., tab., thal.

Bewegung, bei: Pip-n.

elektrische, erstrecken sich zu den Fingern: Caust.

Bein, zum: Camph.

kribbelnd: Mag-m., petr.

Lähmung der Beine, bei: Thal.

Liegen auf der Seite, beim: Camph.

Hypogastrium: Cann-s.

Husten, beim: Nat-m., squil.

Tumoren: *Con.*

SCHMERZ: Acet-ac., acon., *aesc.*, *aeth.*, agar., agn., ail., *all-c.*, *aloe*, *alum.*, alumn., *am-c.*, *am-m.*, ambr., anac., ant-c., ant-t., anthr., *apis*, arg-n., arn., **Ars.**, ars-i., *asaf.*, *asar.*, asc-t., aster., aur., aur-m., bapt., bar-c., bar-i., bar-m., *bell.*, berb., bism-o., *bol.*, bor., bov., *brom.*, **Bry.**, bufo, cact., calad., *calc.*, *calc-p.*, *calc-s.*, camph., cann-s., **Canth.**, *caps.*, carb-ac., carb-an., *carb-v.*, caust., cedr., **Cham.**, *chel.*, *chin.*, chin-a., chin-s., chlor., cic., *cimic.*, *cina*, clem., coc-c., **Cocc.**, *coff.*, **Colch.**, **Coloc.**, con., *cop.*, crot-t., cub., **Cupr.**, **Cupr-ar.**, cycl., dig., *dios.*, dor., dros., **Dulc.**, elaps, eug., euon., eup-pur., *euph.*, euphr., eupi., fago., *ferr.*, ferr-ar., ferr-i., ferr-m., ferr-p., gels., gins., *gran.*, **Graph.**, grat., gymn., hell., hep., *hydrc.*, hyos., ign., ind., indg., iod., **Ip.**, *iris.*, jac-c., jatr., jug-r., **Kali-ar.**, kali-bi., kali-br., **Kali-c.**, kali-chl., kali-i., *kali-n.*, kali-p., kali-s., kreos., lach., *laur.*, *led.*, lept., lil-t., lith-c., lob., lyc., lycps., lyss., *mag-m.*, mag-s., manc., mang., *meph.*, merc., *merc-c.*, merc-i-f., merc-i-r., merl., *mez.*, morph., mosch., mur-ac., murx., myric., naja, nat-ar., *nat-c.*, *nat-m.*, nat-p., **Nat-s.**, nicc., nit-ac., *nux-m.*, *nux-v.*, olnd., **Op.**, *ox-ac.*, paeon., pall., par., *petr.*, ph-ac., **Phos.**, phyt., pic-ac., plan., plat., plb., **Podo.**, prun-s., *psor.*, ptel., **Puls.**, *ran-b.*, ran-s., *raph.*, rat., *rheum*, *rhus-t.*, rhus-v., rob., *rumx.*, ruta, sabad., *sabin.*, sang., sars., **Sec.**, senec., *seneg.*, *senn.*, **Sep.**, *sil.*, spig., spong., squil., *stann.*, *staph.*, stram., *stry.*, sul-ac., *sulph.*, sumb., tab., tarax., *tarent.*, *ter.*, *thuj.*, til., urt-u., ust., valer., **Verat.**, verat-v., zinc., zing.

links nach rechts: Kali-p.

tagsüber: Plan., sulph.

SCHMERZ ...

morgens: Agar., all-c., aloe, alum., ambr., apis, bar-c., bar-m., berb., bor., bov., *calc.*, calc-s., carb-s., *caust.*, cedr., cham., cob., coloc., con., crot-t., *dios.*, dor., ferr., ferr-p., gels., glon., graph., ham., hell., *hep.*, hyos., kali-i., kali-n., kreos., *lyc.*, mag-c., *mag-m.*, mur-ac., naja, nat-c., nat-m., *nat-s.*, nit-ac., nux-m., **Nux-v.**, op., ox-ac., petr., *phos.*, *plat.*, plb., *podo.*, *ptel.*, *puls.*, ran-b., ran-s., *sars.*, **Sep.**, sil., spong., stann., *sulph.*, tab., tarent., *verat.*, zinc.

6 Uhr: *Coloc.*, ox-ac.

7 Uhr: Am-c., gnaph.

8 Uhr: Dirc.

Aufstehen, beim: Calc-s., caust., nat-m., *nat-s.*, phos., ruta, *sep.*

nach: Crot-t., ferr., mag-m., mang., nat-m., nit-ac., ox-ac.

Bett, im: Acon., agar., ambr., berb., cham., dios., lyc., mang., mur-ac., nat-c., **Nux-v.**, pall., phos., plat., psor., ptel., sep.

Erwachen, beim: Agar., bry., *calc.*, cast-eq., colch., coloc., dios., hep., kali-i., lyc., nat-m., nux-m., pic-ac., *puls.*, xan.

Essen, nach: Con., grat., nux-m.

Fasten, in nüchternem Zustand: Dulc., gran., hell.

Frühstück, vor: *Nat-s.*

Sonnenaufgang: *Cham.*

vormittags: Agar., am-c., am-m., asc-t., bapt., bry., coloc., dios., kali-bi., lach., lith-c., lyc., mag-c., mag-m., *nat-c.*, nat-m., nat-s., phos., pic-ac., ptel., sars., *sep.*, sulph., thuj.

9 Uhr: Dios., pip-m., **Sep.**

10 Uhr: Ptel.

Froststadium im Fieber, während: Bov.

Gehen im Freien, beim: Am-c., sulph., thuj.

Menses, während: Mag-c., nicc.

mittags: Calc-s., chin., coloc., kali-c., lyc., nat-s., ran-b., sulph., thuj.

Essen, vor: Chin.

nach: Coloc., lyc.

Gehen, beim: *Coloc.*, nat-s., ran-b. verat.

Stehen, im: Verat.

nachmittags: Agar., all-c., *alum.*, am-c. am-m., ammc., *ars.*, bism-o., bov., canth. carb-s., carb-v., cast., caust., cham., chel. chin-s., *coloc.*, dios., dirc., fago., gels., grat. hura, *iris.*, *kali-n.*, laur., **Lyc.**, mag-c. mag-m., myric., nat-c., nat-p., nat-s., nux-v. phos., plb., rat., sang., sep., sil., sulph., tell. verat.

13 Uhr: Dios., mag-m., nux-v.

13.30 Uhr: Dirc.

14 Uhr: Chin-s., dirc.

15 Uhr: Hura, tell.

16 Uhr: Caust., coloc., hell., **Lyc.** mag-m., phys.

17 Uhr: Elaps, fago., hura, nat-m spig., sulph.

Essen, nach dem: Puls-n.

Gehen, beim: Lyc.

abends: Acon., agar., aloe, alum., alumn. am-c., ambr., ant-c., aran., bar-c., *bell.*, *bor.* bry., *calc.*, calc-p., carb-s., carb-v., *chin.* cob., coloc., com., con., cop., crot-t., dig dios., dirc., *dulc.*, ferr., ferr-p., fl-ac., gels ham., hep., hura, hyper., ign., *iris.*, kalm lach., led., *lyc.*, mag-c., *mag-m.*, mang. meph., merc., merc-i-r., *mez.*, murx., myric. naja, nat-s., nicc., nit-ac., nux-m., nux-v. ox-ac., par., *petr.*, ph-ac., *phos.*, phys., phyt plan., plat., plb., psor., ptel., **Puls.**, *rhus-t.* rumx., senec., *seneg.*, *sep.*, stann., stram *stront.*, stry., sul-ac., *sulph.*, tarent., ter thuj., *valer.*, verat., *zinc.*

19 Uhr: Stry.

Bett, im: Alum., ign., par., *valer.*, zinc.

Bücken, beim: Plan.

Eiscreme, nach: Calc-p.

Essen, nach dem: Alum., ant-t., coloc *gran.*, phos.

Freien, im: *Merc.*

Kaffee, nach: Hyper.

Liegen, beim: *Puls.*, zinc.

amel.: Kali-i.

Menses, vor: Calc.

Milch, nach: Mag-s.

Stuhlgang, vor: Mag-c., stann., tab.

während: Bor., grat., rhus-t., zinc.

Trinken, nach: *Puls.*

Urinieren, nach: Fago.

nachts: Abrot., acon., am-c., am-m., ambr., *arg-n.*, ars., asc-t., *aur.*, *bell.*, bor., bov., bry., **Calc.**, calc-s., carb-s., carb-v., cedr., cist., cob., *coc-c.*, cocc., colch., coloc., *cycl.*, dulc., *ferr.*, ferr-ar., ferr-p., gnaph., *graph.*, hell., ign., iris., kali-ar., kali-c., kali-p., kali-s., kreos., lach., lyc., mag-c., *mag-m.*, mag-s., **Merc.**, merc-i-r., mez., mur-ac., naja, nat-ar., nat-c., nat-m., nat-p., *nat-s.*, **Nit-ac.**, *nux-m.*, ox-ac., *petr.*, phos., plan., *plb.*, prun-s., ptel., *puls.*, rhus-t., sang., *sep.*, *sil.*, sol-t-ae., *sul-ac.*, *sulph.*, tab., tarent., thuj., valer., verat., zing.

22 Uhr: Dirc., ferr-i.

Bett, im: Bry., *con.*, kali-c., naja, ptel., rhus-t., sulph.

Entblößen, beim: Bry.

Erwachen, beim: Mag-m., nat-c., zinc.

Mitternacht: **Arg-n.**, aur., *chin.*, **Cocc.**, coloc., gels., lyss., *nit-ac.*, nux-v., phos., rhus-t., sulph.

1 Uhr, müsste zusammengekrümmt und entblößt liegen: *Mag-m.*

2 Uhr: Fl-ac., rhus-v., sep.

2-3 Uhr: Lyc.

3 Uhr: Am-c., ox-ac.

4 Uhr: Cob., phos., *podo.*

5 Uhr: Bov., cob.

abwechselnd mit Augenaffektionen: Euphr.

Kopfschmerz: Cina, plb.

Schmerzen in der Brust: Aesc., *ran-b.*

Gelenken, in den: Plb.

Gliedern, in den: Vip.

Abendessen, nach dem: Alum., bry., calc. *chin.*, coff., ferr., gels., kali-n., *puls.*, zinc.

Abkühlung, durch: **Ars.**, camph., hell., merc., **Nux-v.**, *phos.*, *plb.*

anfallsweise: *Alum.*, ant-t., ars., asaf., *bell.*, berb., calad., carb-v., *cham.*, chel., *cocc.*, coff., colch., **Coloc.**, **Cupr.**, *cupr-ar.*, *cycl.*, dig., *dios.*, ferr., ferr-ar., ferr-p., *gels.*, gent-c., graph., *ign.*, ip., kali-ar., kali-c., kali-p., kalm., lac-c., lyc., mag-c., mag-m., *mag-p.*, merl., nat-c., nat-p., *nux-v.*, ol-an.,

olnd., ox-ac., ph-ac., plat., *plb.*, puls., ran-s., *raph.*, samb., sang., sars., sec., *stann.*, staph., teucr., thuj., verb., zinc.

Anstrengung, nach: *Calc.*, pall.

Ärger, nach: **Coloc.**, *staph.*

Atmen, beim: *Anac.*, arg-m., ars., *bell.*, berb., *bry.*, *coloc.*, dig., hyos., kreos., lyc., mag-c., mang., mosch., seneg., *stann.*, sulph., *thuj.*

Aufstehen, beim: Bry., senec.

nach: Chin., coloc., *lyc.*

Liegen amel., vom: Arg-m., bar-c.

Sitzen amel., vom: Chin., spong.

Aufstoßen amel.: *Bar-c.*, carb-v., jug-r., kali-n., lach., sep., sil.

Ausatmen, beim: Brom., dig.

ausstrahlend: Dios., *ip.*, **Mag-p.**, *plb.*

Rücken und zur Brust, zum: *Caust.*

allen Teilen des Körpers, zu: **Plb.**

Beleidigung, nach: **Staph.**

Bett, im: Alum., cedr., dig., dios., kali-c., lact., mag-c., nat-m., **Nux-v.**, psor., rhus-t., valer.

Einschlafen, beim: Dios., nat-m.

Beugen nach hinten agg.: Anac., thuj.

amel.: *Bell.*, *dios.*, *lac-c.*, nux-v., onos.

Beugen, Anziehen der Beine amel.: *Bell.*, *bry.*, chel., **Coloc.**, grat., nit-ac., ph-ac., *podo.*, puls., rheum, *sep.*, sulph.

Bewegung, bei: Alum., ant-t., bar-c., **Bell.**, brom., **Bry.**, carb-s., caust., *cocc.*, colch., con., dig., eupi., *gels.*, graph., **Ip.**, iris., jug-r., kali-c., kali-s., *kalm.*, kreos., mag-m., mag-p., mang., merc., nat-m., *nit-ac.*, **Nux-v.**, ox-ac., puls., ran-b., raph., *rhus-t.*, sep., stann., *sulph.*, thuj., zinc.

amel.: Aur-m., bov., cycl., kali-n., *petr.*, phos., ptel., rhus-t., sulph.
fortgesetzte Bewegung amel.: Gels.

Bleivergiftung, durch: **Alum.**, **Alumn.**, *ars.*, **Coloc.**, nat-s., **Op.**, *plat.*, *plb.*, podo., *sul-ac.*, *zinc.*

Bücken agg.: Am-c., sep., stann., stront., sulph., verb.

Diarrhö einsetzen würde, als ob: Act-sp., aeth., agar., ail., *aloe*, am-c., am-m., apis, apoc., *asaf.*, *bar-c.*, *bell.*, bol., *bor.*, **Bry.**, calc., *camph.*, carb-an., carb-s., caust.,

SCHMERZ - Diarrhö einsetzen würde, als ob ...

cham., cimic., cob., colch., coloc., *con.*, crot-t., dig., **Dulc.**, eupi., ferr., form., graph., hell., helon., **Hydr.**, kali-bi., *kali-c.*, *lach.*, laur., led., lil-t., lith-c., lob., mag-m., mag-s., meny., meph., merc-i-f., naja, *nat-s.*, **Nux-v.**, olnd., onos., ox-ac., *ph-ac.*, *phos.*, *phys.*, phyt., plan., *plat.*, prun-s., ptel., *puls.*, **Ran-s.**, rhus-t., rumx., sabin., *seneg.*, *stry.*, sulph., sumb., ter., verat., zinc.

während Diarrhö (Kolik): Agar., aloe, alum., am-c., am-m., ant-t., apoc., aran., *arg-n.*, *ars.*, asaf., bapt., *bell.*, bov., *bry.*, cact., calc., calc-p., canth., caps., carb-s., carb-v., cench., **Cham.**, *chin.*, chin-a., cob., *colch.*, **Coloc.**, com., *cop.*, crot-t., cupr., cycl., **Dios.**, dulc., ferr-p., fl-ac., **Gamb.**, gels., *gran.*, graph., hell., hep., *ip.*, kali-ar., *kali-c.*, kali-i., kali-p., kali-s., *lyc.*, lycps., *mag-c.*, med., merc., mez., mur-ac., *nat-s.*, nit-ac., nux-v., ox-ac., petr., phos., plb., **Podo.**, puls., *rheum*, rhus-t., rumx., sanic., sec., sep., stram., stront., *sulph.*, tab., ter., thuj., *trom.*, *verat.*, zing.

Drehen des Körpers, beim: Ambr.

Druck agg.: Acon., aloe, anac., ant-t., **Bell.**, *carb-s.*, carb-v., chin-s., cic., cina, *coff.*, con., cycl., eup-per., jac-c., kali-bi., *lac-c.*, *lach.*, *mez.*, *nit-ac.*, *nux-v.*, puls., *ran-b.*, samb., sars., *sulph.*, *zinc.*

amel.: Agar., alumn., am-c., arg-n., asaf., *bell.*, bov., brom., cast., cina, **Coloc.**, dios., dulc., gamb., graph., grat., kali-c., kali-n., *mag-p.*, mang., meny., nat-c., nat-m., *nat-s.*, *plb.*, *podo.*, ptel., *stann.*, sul-ac., tarent., thuj.

Einatmen, beim: Aesc., agar., am-m., *anac.*, brom., *bry.*, calc, carb-s., caust., *nux-v.*, rhus-t., rumx., *sulph.*, thuj.

tief Einatmen amel.: *Card-m.*

Einziehen des Bauches, beim: Valer., zinc.

Eiscreme, nach: **Ars.**, calc-p., *puls.*, sep.

Entblößen, durch: *Bry.*

Erbrechen, nach: *Ant-t.*, lach.

Erkältung, durch: All-c., alum., *carb-v.*, **Cham.**, **Chin.**, *coloc.*, **Dulc.**, *hep.*, lyc., *merc.*, nat-c., nit-ac., *nux-v.*, **Verat.**

Erregung, nach: Acon., *cham.*, **Ign.**, *staph.*

Erwachen, beim: Aeth., alum., bar-c., coc-c., colch., ferr., lyc., merc-i-f., mez., morph., nat-ar., nat-c., nat-m., pic-ac., ptel., sol-t-ae., stann., stront., zinc.

Essen, während: *Calc-p.*, carb-v., colch., dulc., mur-ac., nux-v., plan.

nach: Agar., *all-c.*, *alum.*, ant-t., arn., *ars.*, ars-i., asc-t., aur., bar-c., bar-i., bar-m., bell., bor., bry., bufo, carb-s., *carb-v.*, caust., *cham.*, *chin.*, chin-a., cic., cob., coc-c., *cocc.*, *colch.*, *coloc.*, con., crot-t., cupr., dor., euon., *ferr.*, ferr-ar., ferr-i., ferr-p., *gran.*, **Graph.**, grat., ign., iod., kali-ar., kali-bi., *kali-c.*, *kali-p.*, kali-s., lach., *lyc.*, *mag-c.*, merc., mur-ac., nat-ar., *nat-c.*, *nat-m.*, nat-p., nit-ac., *nux-m.*, *nux-v.*, par., petr., *ph-ac.*, *phos.*, plb., podo., *psor.*, *puls.*, raph., *rhod.*, *rhus-t.*, *sars.*, sec., sep., sil., spong., *stann.*, **Staph.**, *stront.*, *sul-ac.*, *sulph.*, *thuj.*, **Verat.**, *zinc.*

Zwei Stunden nach dem Essen: Ox-ac.

amel.: Aur-m., *bov.*, *chel.*, iod., mang., mez., *nat-c.*, plan., *psor.*

Versuch zu essen, bei jedem: *Calc-p.*

Fahren im Wagen, beim: Calc-f., *carb-v.*, *cocc.*, nat-m., psor., *sep.*

Flatus agg., Abgang von: Aur., canth., fl-ac., nat-ar., squil.

vor: Calc-p., **Chin.**, *nit-ac.*

amel.: All-c., aloe, am-c., arn., *calc-p.*, *carb-v.*, cham., *cimx.*, coloc., *con.*, corn., crot-t., dulc., ferr., *graph.*, grat., *guaj.*, *iris.*, jatr., kali-n., *lyc.*, mag-c., merc-c., **Nat-ar.**, nat-m., *nat-s.*, nux-m., phyt., plb., *psor.*, *rumx.*, *sep.*, sil., spong., sulph., *tarent.*

Freien, im: Ign., *nux-v.*

amel.: Kali-i.

Frost und unterdrückten Menses, mit: *Puls.*

Froststadium im Fieber, vor: Ars., elat., eup-per., *spong.*

während: Aran., ars., *bov.*, bry., calad., calc., **Chin.**, chin-a., *cocc.*, coff., **Coloc.**, eup-per., ign., ip., lach., led., meph., merc., merc-c., nit-ac., nux-v., phos., podo., puls., *rhus-t.*, rumx., *sep.*, sulph.

Frühstück, während: Apoc.

nach: Am-c., calc., cycl., gels., kali-p., nux-v., phos., raph., thuj.

Gehen, beim: Alum., alumn., asaf., bar-c., *bell.*, bry., chin., *coloc.*, con., crot-t., ferr.

SCHMERZ - Gehen, beim ...

ferr-p., gent-c., graph., grat., hyos., lac-c., lach., lob., lyc., *merc.*, nat-c., *nat-m.*, *nux-v.*, *ph-ac.*, phos., phyt., prun-s., ptel., puls., *ran-b.*, *sil.*, squil., stann., *sulph.*, tarent., *thuj.*, verat., zinc.

amel.: Chin., coloc., *con.*, *cycl.*, dios., fago., ferr., mag-c., *puls.*, sulph.

gebeugt gehen, muss: *Coloc.*, *nit-ac.*, *rhus-t.*

schnell Gehen agg.: *Chin.*

Hämorrhoiden, durch: *Aesc.*, carb-v., coloc., lach., *nux-v.*, puls., *sulph.*, valer.

Hämorrhoidalblutung, nach unterdrückter: **Nux-v.**

Harndrang, mit: Lach., nit-ac., puls.

Heben des Armes, beim: Carb-v.

Heben, durch: Arn., bry., *calc.*

heftig: Aloe, ant-t., *apis*, *ars.*, bell., cact., canth., cast., cham., *colch.*, *coloc.*, *cupr.*, cycl., dig., euph., *kali-ar.*, kali-c., kali-n., *mag-c.*, merc-c., *nux-v.*, *phos.*, **Plb.**, sil., **Sul-ac.**

Hitzestadium im Fieber, während: **Ant-c.**, **Ars.**, caps., **Carb-v.**, *cham.*, *cina*, elat., ign., nux-v., **Rhus-t.**, sulph., valer.

Hochreichen agg.: Alum., *rhus-t.*

Hunger, bei: Merc., stram.

Husten, beim: Aloe, am-c., am-m., ambr., *anac.*, apis, *arn.*, ars., *asc-t.*, aur., **Bell.**, **Bry.**, calc., camph., canth., caps., *carb-an.*, cench., cham., *chel.*, cocc., *colch.*, coloc., con., croc., crot-t., **Dros.**, eupi., *ferr.*, ferr-ar., ferr-p., hell., hep., *hyos.*, ip., kali-ar., kali-bi., kali-c., *kali-n.*, kali-p., kreos., *lach.*, lact., *lyc.*, *nat-m.*, nit-ac., **Nux-v.**, pall., ph-ac., *phos.*, plb., psor., *puls.*, *ran-b.*, rhus-t., *sep.*, sil., **Squil.**, *sulph.*, tarent., verat.

Kaffee, nach: Canth., *cham.*, ign., nat-m., *nux-v.*

amel.: **Coloc.**

kalte Getränke (Eiswasser, usw.) agg.: Calc., *calc-p.*, calc-s., dulc., manc., *nux-m.*, *rhus-t.*, trom.

amel.: Elaps

Speisen agg., kalte: Mang., sep.

kalten Gegenständen, beim Anfassen von: Merc.

SCHMERZ ...

Kartoffeln, nach: Alum., *coloc.*, mag-s., merc-c.

Kleidung, Gürtel agg.: *Bell.*, *lac-c.*, **Lach.**

Koitus, während: Graph.

nach: Caust.

Körperübungen, durch: Aloe, arn., berb., cocc., cycl., dig., ip., kali-n., kreos., nat-n., nux-v., ol-an., plb., puls., sep., stram.

amel.: Coloc.

Kränkung, nach: *Coloc.*

Lachen, durch: Ars., con., nux-v.

Lehnen an die Seite, beim: Raph.

Liegen, beim: Apis, bar-c., *bell.*, coloc., dios., *phos.*, *puls.*, spig.

amel.: Am-c., bry., canth., cupr., dios., gran., merc., nux-v., phys.

Bauch amel., auf dem: Aloe, am-c., ars-h., **Bell.**, *bry.*, chin-a., chion., *coloc.*, ind., *phos.*, plb., rhus-t., *stann.*

Rücken, auf dem: *Ars.*, mag-p., phys., podo., ptel., sulph.

amel.: Coloc., kalm., mez., onos.

Seite, auf der: *Carb-v.*, coloc., *kalm.*, par., phos.

amel.: Nat-s.

rechten, auf der: Acon., caust., *merc.*, stann.

amel.: Nux-v., phos., phys.

linken amel., auf der: Pall., sec.

Luft:

berührt, wenn Luft den Bauch: Caust., *sulph.*

kühle Luft amel.: Lyc.

Luftzug; durch jeden: *Sulph.*

Menses, vor: Aloe, *alum.*, *am-c.*, bar-c., bar-i., *bell.*, brom., *calc.*, **Calc-p.**, carb-s., carb-v., *caust.*, *cham.*, chin., cinnb., *cocc.*, *coloc.*, *croc.*, *cupr.*, cycl., eupi., graph., hep., hyper., *ign.*, iod., **Kali-c.**, *kali-p.*, kali-s., *lach.*, *lyc.*, *mag-c.*, mag-m., *mag-p.*, manc., merc., mosch., nat-c., nat-m., nux-m., *nux-v.*, petr., ph-ac., *phos.*, *plat.*, **Puls.**, sang., *sep.*, *sil.*, *spong.*, sul-ac., sulph., tarent., thuj., ust., zinc.

während: Acon., agar., alet., aloe, alum., *am-c.*, am-m., apis, arg-n., ars., *ars-i.*, aur., bapt., *bar-c.*, *bar-i.*, *bell.*, *bor.*, *brom.*, bry., bufo, cact., **Calc.**,

SCHMERZ - Menses, während ...

Calc-p., *canth.*, **Carb-s.**, carb-v., cast., caul., *caust.*, *cham.*, chel., *chin.*, **Cimic.**, cina, cinnb., clem., *cocc.*, *coff.*, *coloc.*, *con.*, croc., crot-h., *cupr.*, *cycl.*, eupi., fago., ferr., ferr-ar., ferr-i., ferr-p., form., **Graph.**, hyos., *ign.*, inul., iod., ip., kali-ar., *kali-c.*, *kali-n.*, kali-p., kali-s., kreos., *lac-c.*, *lach.*, lyc., *mag-c.*, mag-m., mag-s., mang., merc., *mill.*, mosch., *murx.*, nat-c., *nat-m.*, *nat-s.*, *nicc.*, *nit-ac.*, *nux-m.*, **Nux-v.**, ol-an., petr., *phos.*, phyt., *plat.*, plb., **Puls.**, rat., **Sabin.**, *sars.*, *sec.*, **Sep.**, *sil.*, staph., *stram.*, sul-ac., **Sulph.**, thuj., ust., verat., **Vib.**, xan., zinc.

heftiger, anhaltender Schmerz: *Ust.*

Hitze amel.: **Ars.**, coloc., *nux-m.*, *nux-v.*, pall., puls., rhus-t., *sil.*

Körperübungen amel.: *Sulph.*

Reiben des Rückens amel.: *Mag-m.*

richtig einsetzt amel.; sobald die Blutung: Bell., kali-c., kali-p., *lach.*, *lap-a.*, mosch., sep., sulph.

nach: *Am-c.*, bor., cham., cocc., con., graph., iod., kali-c., *kreos.*, *lach.*, lyc., mag-c., merl., *nat-m.*, *nit-ac.*, plat., *puls.*, ust.

Beginn der Menses, zu: *Calc.*, *caust.*, graph., *kali-c.*, lap-a., lyc., mag-c.

erstreckt sich zur Brust: Cupr., graph.

Hüfte zur anderen, von einer: Thuj.

Gefühl, als ob die Menses einsetzen wollte: Act-sp., *aloe*, am-m., ambr., *apis*, *aur.*, bry., cina, cocc., *croc.*, ferr., ferr-p., inul., kali-c., kreos., laur., *lil-t.*, *lyc.*, *mag-c.*, *med.*, mosch., mur-ac., *murx.*, *nat-c.*, nat-m., onos., phos., *plat.*, *puls.*, sang., *sep.*, stann., sul-ac., til., vib.

morgens: Ferr.

Mitternacht: Canth.

Unterdrückung der Menses, durch: Acon., agn., *cham.*, cocc., coloc., graph., *puls.*, *spong.*

Milch, nach: Ang., bry., bufo, carb-v., con., lac-d., mag-s., sul-ac.

Mittagessen, während: Bry., cedr., mag-s., seneg., zinc.

SCHMERZ - Mittagessen ...

nach: Agar., alum., asc-t., bry., cob., cocc., *coloc.*, con., crot-t., gent-c., grat., kali-bi., kali-c., lyc., **Mag-c.**, *naja*, nat-m., *nux-v.*, phos., *ran-b.*, sulph., thuj., trom., valer., zinc.

Nabel, mit eingezogenem: Bar-c., plb.

Niesen, beim: Bell., canth., cham., eupi., ind., pall.

Obst, nach: *Calc-p.*, *chin.*, **Coloc.**, mag-m., *merc-c.*, *puls.*, **Verat.**

Kirschen, nach: Merc-c.

Pfirsichen, nach: Psor.

Pflaumen, nach: Rheum

Obstipation, durch: Ars., bell., con., cupr., kali-c., merc., op., plb., sil., sul-ac., thuj.

periodisch: *Ars.*, cahin., *calc.*, **Cham.**, *chin.*, *cimic.*, *coloc.*, **Cupr.**, *cupr-ar.*, *gels.*, ign., ill., *ip.*, lac-c., **Nux-v.**, sulph.

jeden Tag: Aran., arn., nat-m.

Säuren, durch: Dros., ph-ac.

Schlaf, vor: Sulph.

während: Cina, kali-n.

Schlaf wird durch Schmerz unterbrochen: Mez., tab.

amel. durch Schlaf: Alum., am-m., mag-m.

Schnäuzen der Nase, beim: Canth., eupi., stront.

Schreck, durch: Plat.

Schwangerschaft, in der: Arn., *ars.*, *bell.*, *bry.*, *cham.*, *coloc.*, *con.*, hyos., *ip.*, *kali-c.*, lach., **Nux-v.**, plb., puls., sep., *verat.*

sexueller Erregung, bei: Graph.

Singen agg.: Puls.

Sitzen, beim: All-c., asaf., bar-c., *calc.*, chin., *con.*, *dig.*, dios., ferr., *nat-m.*, op., *petr.*, ph-ac., puls., rhus-t., ruta, *sep.*, spong., *sulph.*

amel.: Alum., apis, bar-c., bell., ferr., *kalm.*

gebeugt Sitzen agg.: Alum., ant-t., carb-v., dulc., *lyc.*, sulph.

amel.: *Bell.*, *coloc.*, merc., sars., sulph.

aufrecht Sitzen amel.: *Gels.*

Sprechen, nach: Brom.

SCHMERZ ...

Stehen, beim: Aloe, *bell.*, chin-s., ptel., sulph., zinc.

amel.: Thuj.

steigt und sinkt allmählich: Plat., *stann.*

plötzlich: **Bell.**, vib.

Steine, wie scharfe Steine, die gegen einander reiben: Apis, *cocc.*, *coloc.*, staph.

Strecken agg.: Mag-s., rhus-t.

amel.: Dios., mez., plb.

Stuhlgang, vor: Aesc., agar., ail., **Aloe**, alum., **Am-c.**, *am-m.*, ant-t., apoc., **Arg-n.**, ars., *bar-c.*, *bar-m.*, bell., *bry.*, cact., calc., *calc-p.*, camph., cann-s., canth., carb-an., carb-v., caust., cham., *chin.*, chin-a., chin-s., cimx., cina, coc-c., *colch.*, *coll.*, *coloc.*, cop., *crot-t.*, cupr., cycl., *dig.*, dulc., fago., ferr., ferr-i., ferr-p., fl-ac., form., gamb., gels., glon., graph., grat., guaj., hell., hep., ign., ind., jug-r., kali-bi., *kali-c.*, kali-i., *kali-n.*, kali-p., *lyc.*, **Mag-c.**, mag-m., *mang.*, merc., merc-i-r., *mez.*, *mur-ac.*, naja, nat-ar., *nat-c.*, nat-m., nat-p., *nat-s.*, nicc., *nit-ac.*, *nuph.*, *nux-v.*, *olnd.*, *op.*, ox-ac., petr., *phos.*, plan., plb., **Podo.**, prun-s., *psor.*, **Puls.**, ran-b., raph., rat., *rheum*, rhod., *rhus-t.*, rhus-v., *rumx.*, sabad., *sang.*, *sep.*, *stann.*, stram., **Sulph.**, tax., *thuj.*, *trom.*, verat., zing.

während: Aeth., *agar.*, *aran.*, arn., asc-t., bell., bor., **Bry.**, bufo, *carb-an.*, *carb-v.*, cham., cob., *con.*, crot-t., dios., *dulc.*, ferr., *graph.*, grat., guare., indg., iod., ip., jug-c., kali-ar., kali-bi., *kali-c.*, kalm., laur., *lil-t.*, *lyc.*, *mag-c.*, merc, *mur-ac.*, naja, nat-m., nux-v., osm., petr., phos., phys., plb., *podo.*, ptel., puls., *rheum*, *rhus-t.*, *rhus-v.*, sec., senec., *sep.*, sil., stram., sul-ac., **Sulph.**, *tab.*, tarent., thuj., *zinc.*

nach: Agar., *aloe*, am-c., am-m., ambr., arg-m., aur., bov., carb-an., *carb-v.*, *chin.*, colch., *coloc.*, cop., crot-t., cupr., cupr-ar., dig., dios., dros., fago., graph., grat., ip., kali-bi., kali-c., lept., lyc., *merc.*, merc-c., mez., nat-ar., *nat-m.*, **Nit-ac.**, op., osm., pall., phos., *pic-ac.*, plb., *podo.*, *puls.*, *rheum*, rhod., sil., staph., stront., *sul-ac.*, **Sulph.**, trom., *zinc.*

amel.: Agar., aloe, apoc., ars., bapt., bov., bry., *calc-p.*, *carb-v.*, chin-s., cinnb., coc-c., **Colch.**, **Coloc.**, dig., dios., ferr., **Gamb.**, gels., grat., helon., mag-c., nat-ar.,

SCHMERZ - Stuhlgang, nach, amel. ...

nat-c., *nat-s.*, **Nux-v.**, *rheum*, *rhus-t.*, senec., sil., sulph., thuj., trom.

Durchfall-Stuhl, bei: *Aeth.*, *agar.*, aloe, alumn., *anac.*, ang., *arg-n.*, arn., *ars.*, ars-i., asaf., bapt., bov., canth., caps., carb-s., *cham.*, cimic., *cocc.*, *colch.*, *coloc.*, cop., *crot-t.*, cupr., cupr-ar., euph., *gamb.*, *gran.*, ham., hep., hura, iod., iris., jug-r., kali-bi., kali-c., kali-n., lach., *med.*, *merc.*, *merc-c.*, merc-i-r., *nux-v.*, op., plb., *podo.*, rhus-t., rhus-v., sars., senec., *sulph.*, tab., **Thuj.**, zinc-s.

Pressen zum Stuhlgang, während: Apis, elaps, hydr., mag-m., nit-ac., *nux-v.*, *plb.*

Stuhldrang, während: Acon., *aloe*, bell., bry., podo.

Suppe, nach: Zinc.

Tabak agg.: Bor., ign.

amel.: Coloc.

Treppensteigen, beim: Asc-t., hell.

Trinken, nach: Ars., *bell.*, caust., cham., **Coloc.**, con., croc., dor., ferr., *manc.*, nat-m., nit-ac., *nux-m.*, nux-v., *podo.*, *puls.*, rhus-t., **Staph.**, sulph., teucr.

wenn überhitzt: Ars., **Coloc.**, kali-c.

Urinieren, vor: *Puls.*, sul-ac.

während: Bar-c., bry., *cham.*, chin., *merc.*, nat-m., plb.

nach: Ars., chin., clem., mag-c., ph-ac.

amel.: Carb-an.

Schmerz verhindert das Urinieren: *Cham.*

Verdauung, bei der: Chin., cupr-ac.

Verzweiflung, treibt zur: *Coff.*

wandernd: Acon., *aesc.*, alum., am-m., arn., arund., cahin., calc-s., cimic., colch., cop., dulc., fl-ac., iris., *manc.*, mur-ac., nat-s., phyt., plb., podo., *puls.*, sang.

springt plötzlich auf entfernte Körperteile: **Dios.**

warme Getränke amel.: Acon., *chel.*, *mag-p.*, *spong.*

Milch amel.: *Chel.*, *crot-t.*, op.

Speisen, nach: Kali-c., ol-an.

amel.: Mag-c., *ph-ac.*

SCHMERZ - warme Getränke ...

Suppe amel.: Acon., *ph-ac.*

warmen Zimmer amel.; im: Am-c., sul-ac.

Wärme amel.: *Aeth.*, alum., am-c., **Ars.**, ars-i., *bar-c.*, canth., *carb-v.*, cast., caust., **Cham.**, *coloc.*, cupr., ferr-ar., kali-ar., **Mag-p.**, mang., meph., **Nux-m.**, **Nux-v.**, pall., plb., *podo.*, *puls.*, **Rhus-t.**, *sabin.*, *sep.*, **Sil.**, stront.

feuchte Wärme amel.: *Nux-m.*

Wehen, während: *Sep.*

Wein, nach: Lyc.

Weinbrand, nach: Ign.

Wetter, durch feuchtes: Ars., *dulc.*, **Mang.**, *nat-s.*

Zimmer, im: Kali-i.

Zorn, nach: *Cham.*, cocc., *coloc.*, *nux-v.*, *staph.*, *sulph.*

Zucker, nach: Ign., ox-ac., *sulph.*

Zusammenkrümmen, muss sich: Ars., aur-m., bell., bor., bov., *bry.*, calad., *caps.*, *caust.*, *cham.*, chel., **Coloc.**, crot-t., eupi., grat., *iris.*, kali-p., *mag-p.*, merc., nit-ac., plb., **Puls.**, *rheum*, *rhus-t.*, sabad., sep., sulph., ter., thuj.

agg.: Acon-c., bell., cocc., dios., *lac-c.*, lyc., onos., sulph.

amel.: Aloe, ars-h., ars-i., *bell.*, *bor.*, cast., *caust.*, *chin.*, *colch.*, **Coloc.**, *cop.*, cupr., euph., eupi., *iris.*, **Kali-c.**, *lach.*, lyc., *mag-p.*, mang., merc-c., nux-v., petr., phos., podo., prun-s., **Puls.**, *rheum*, senec., *stann.*, staph., stram., sulph., tarent., verb., zinc.

Zusammenkrümmen im Liegen auf der Seite amel.: Podo.

erstreckt sich zur Achselhöhle: Com.

allen Körperteilen: **Plb.**

Anus: Aloe, coloc., **Crot-t.**, hydr., *ip.*, led., mag-m., *nat-m.*, *nux-v.*, ox-ac., rhus-t., sang., *sulph.*

Beine: Bar-c., **Carb-v.**, kali-i., *plb.*, sang., *sep.*

links: **Carb-v.**

Blase: Brom., carb-v., cham., cic., plb.

Brust: *Acon.*, caust., cham., chel., con., cupr., ign., *lach.*, mang., nat-p., *nux-v.*, plb., spig., spong., tarent.

SCHMERZ - ***erstreckt sich*** - Brust...

Menses, während: Chin-s., cupr., mang.

Stuhlgang, bei: **Acon.**

entfernten Körperteilen: *Dios.*

Füße: Plb.

Genitalien: Alumn., calc., crot-t., dig., *lyc.*, plb., **Puls.**, rhus-t., *sep.*, tep., teucr., verat.

Hals, innen: Caust., kali-bi., kreos., merc.

Hoden: Dig., plb., **Puls.**, sec., sil., teucr.

abends, beim Essen: Sil.

Husten, beim: Sec.

Hodensack: Verat.

Hüften: Kali-c., lyc.

Kopf: Ars., mang.

Leistengegend, zur: Arg-n., bar-c., kali-i., tarent., thuj.

Lenden: Kali-bi., kali-i.

Magen: *Carb-v.*, crot-t., lyc., nux-m., ol-an., sulph.

Mammae: Ferr-m.

rechts: Coloc.

Nabel: Crot-c.

Niere: Nux-m., *plb.*

oben, nach: Aloe, anac., ars., canth., chel., com., ferr-m., *gels.*, merc., naja, plb., ruta, spong., sulph.

Oberschenkel: *Aloe*, bar-c., cham., coloc., con., kali-i., nat-m., nux-v., *sep.*, stram., ter., ust.

Ösophagus: Plb.

Penis: Alumn., puls.

Perineum: Phos.

quer über den Bauch, von einer Seite zur andern: *Aloe*, alum., am-c., arg-m., *arn.*, canth., carb-v., caust., cham., **Chel.**, chin., colch., cupr-ac., euphr., guaj., ip., kalm., phos., phys., prun-s., sep., stann., staph., zinc.

Darmbein zum andern, von einem Asar., cimic., lil-t.

Rektum: *Aloe*, brom., eupi., mag-m., nat-m., *nux-v.*, sang.

Rücken: Calc., canth., caust., coc-c., cocc., kali-bi.

SCHMERZ - *erstreckt sich* - Rücken ...

unteren Teil: *Aesc.*, agar., carb-v., chel., *coloc.*, croc., fago., *gels.*, iod., laur., lyc., naja, plb., ptel., sil.

Samenstrang: Brom., verat.

Husten, beim: Verat.

Schamgegend: **Coloc.**, *sep.*

Husten, beim: *Sep.*

Schlüsselbein: Laur.

Schulter: Lach.

Seiten: Ars., coca, *ip.*, *lach.*, *lyc.*, tarent.

links: Ars., coca, *lyc.*

rechts: *Ip.*, *lach.*

über das Abdomen (vgl. quer): Arn., **Chel.**, cina, ip.

unten, nach: Aloe, alumn., bar-c., brom., chin., crot-h., **Crot-t.**, elaps, ferr-i., guaj., **Ip.**, kali-c., kali-i., nux-v., plat., plb., puls., ran-s., samb., sep., til., verb., zing.

Unterschenkel: **Carb-v.**, ter., thuj.

Uterus: Elaps, *ip.*

Vagina: *Ars.*, berb., calc-p., *kreos.*, nit-ac.

Wirbelsäule: Iod., lyc., sil.

Colons, ganze Länge des: *Ferr-m.*

Darmbeingegend: Agar., alum., berb., calc., *carb-ac.*, *carb-v.*, cimic., crot-t., cupr., dios., dulc., elaps, eupi., gels., grat., iris., kreos., lil-t., lith-c., nat-ar., ox-ac., phos., plan., plat., plb., ptel., spig., stann., *ter.*, zinc., zing.

links: *Caust.*, cimic., *colch.*, crot-h., cupr., dios., eupi., gels., naja, nat-ar., ox-ac., puls-n., **Thuj.**

rechts: *Cocc.*, *kali-c.*, phos., phys., *pic-ac.*, ptel., sumb.

morgens: Sumb.

Stuhlgang, vor: Sumb.

mittags: Thuj.

abends: Bor., dios., naja, rhus-t., zinc.

Abendessen, nach dem: Zinc.

nachts: Dios., pic-ac.

23 Uhr: Pic-ac.

Abendessen, nach: Zinc.

anfallsweise: *Cocc.*

SCHMERZ - *Darmbeingegend* ...

Beugen, beim: Puls-n.

Bewegung, bei: Ptel., puls-n.

Druck amel.: Phys.

Essen amel.: Phys.

Frühstück, nach dem: Zinc.

Gehen, beim: Eupi.

Freien amel., im: Phys.

Zimmer, im: Thuj.

Heben der Arme, beim: Eupi.

Husten, beim: *Caust.*, eupi.

Liegen auf der linken Seite, beim: *Com.*, phys.

Mittagessen, nach: Phos.

Sitzen, im: Agar.

Stuhlgang, vor: Sumb.

erstreckt sich von einem Darmbein zum andern: Asar., cimic., lil-t.

Knie: *Kali-c.*

Oberschenkel hinunter; den: *Thuj.*

Darmbeinkamm: Bell., berb., brom., calc., camph., carb-an., cham., eupi., form., ip., *iris.*, *kali-c.*, led., plan., rhus-t., sabad., sang., staph., tell., *ter.*, zinc.

links: Eupi.

morgens: Staph.

nachts: Sang.

Aufstehen vom Sitzen, beim: Bell.

Bewegung, bei: *Ter.*

Druck amel.: Sabad.

Gehen, beim: Eupi., led.

amel.: Sabad., staph.

Heben des Armes, beim: Eupi.

Husten, beim: Eupi.

Sitzen, im: Sabad., zinc.

Wärme amel.: Staph.

erstreckt sich zum Oberschenkel: Staph.

Knie: **Kali-c.**

Hüftgegend: Arum-t., calc., chel., con., fl-ac., phos.

Gehen, beim: Con.

erstreckt sich von einer Hüfte zur anderen, vor den Menses: Thuj., ust.

SCHMERZ ...

Hypochondrien: Abrot., acon., aesc., aeth., *agar.*, *aloe*, am-c., am-m., ambr., arg-m., *arg-n.*, arn., *ars.*, ars-i., asaf., asc-t., aur., bapt., bar-c., bar-i., bar-m., *bell.*, berb., bov., brom., *bry.*, bufo, calc., *calc-s.*, camph., *canth.*, carb-ac., carb-an., carb-s., *carb-v.*, caul., *chel.*, *chin.*, cimic., *cinnb.*, cist., clem., coc-c., coff., coloc., *con.*, cop., crot-t., cupr., *dig.*, *dios.*, dros., elaps, ferr., ferr-ar., ferr-i., ferr-p., gels., glon., *graph.*, grat., *hep.*, *hyos.*, ign., indg., *iod.*, *ip.*, *iris.*, jatr., jug-c., *kali-ar.*, kali-bi., *kali-c.*, kali-i., kalm., kreos., lact., laur., lil-t., **Lyc.**, lyss., mag-c., mag-m., manc., meph., **Merc.**, merc-i-f., merc-i-r., mur-ac., nat-ar., *nat-c.*, *nat-m.*, nat-p., **Nat-s.**, nit-ac., nux-v., op., ox-ac., petr., phos., phyt., plan., plb., prun-s., *ptel.*, *puls.*, **Ran-b.**, rhod., *rhus-t.*, *rumx.*, sang., seneg., sep., sil., *stann.*, stram., *sulph.*, tarent., thuj., trom., verat., *zinc.*

links: Agar., aur., brom., *calc.*, caust., cimic., *coc-c.*, gels., glon., mag-c., meph., merc-i-f., nat-m., pall., phos., rhod., rhus-t., sang., tarent.

Essen amel.: Rhod.

Froststadium im Fieber, während: *Chin-s.*

Husten, beim: *Caust.*, chin-s., grat., sang., sulph., til.

Liegen auf der linken Seite agg.: Coc-c., mag-c., nat-m.

amel.: Sang.

rechten Seite agg., auf der: Phos.

erstreckt sich nach rechts: Alum.

Rücken, zum: Coc-c., nat-m.

rechts: *Aesc.*, agar., *aloe*, *alum.*, am-c., ambr., arn., *ars.*, bapt., **Bell.**, bov., brom., *bry.*, *bufo*, cahin., calc-f., *carb-ac.*, carb-an., carb-v., *card-m.*, cedr., **Chel.**, chen., chim., *chin-s.*, cinnb., clem., *colch.*, *con.*, *crot-c.*, crot-h., echi., fago., hydr., *iod.*, *iris.*, *kali-bi.*, kali-c., kalm., **Lyc.**, lyss., *mag-m.*, *merc.*, *nat-c.*, *nat-m.*, **Nat-s.**, **Nux-v.**, *ol-j.*, *phos.*, phyt., plan., **Podo.**, ptel., rhus-t., *sang.*, sep., sil., stram., stry., *sulph.*, tarent., thuj., trom.

Beugen nach links agg.: Agar.

Essen bis zur Sättigung agg.: **Lyc.**

amel.: *Chel.*

Husten, beim: *Bor.*, *caps.*, *chin-s.*,

SCHMERZ - *Hypochondrien* - rechts - Husten, beim ...

cimx., cocc., kali-bi., lach., psor.

Liegen auf der schmerzhaften Seite agg.: **Bell.**, *lyc.*, *mag-m.*, *nat-m.*, phyt., sil.

amel.: *Ambr.*, crot-h., sep.

kann nur auf dem Bauch liegen: *Phyt.*

schmerzlosen Seite amel., auf der: Calc-f.

erstreckt sich zum Rücken: *Aesc.*, **Chel.**, euphr., *iod.*, jug-c., *kali-c.*, **Lyc.**, **Mag-m.**, *nat-m.*, yuc.

nach links: Brom., *nux-m.*

morgens: Agar., asar., bov., dios., lact., sars., staph., tarent., teucr.

vormittags: Alum., fago., ptel., *sulph.*

mittags: Plan.

nachmittags: Bov., calc-s., **Lyc.**

14 Uhr: Ptel.

15 Uhr: Dios., tarent.

abends: Calc-s., *carb-v.*, caust., *chin-s.*, coloc., dios., lact., mag-c., mang., phyt., plan., ptel., **Ran-b.**, sep.

nachts: Aur., calc., calc-s., cedr., coc-c., fago., kali-c., *mag-c.*

Mitternacht: Phyt.

Liegen auf der Seite, beim: Phyt.

3 Uhr: Sulph.

Bett, im: Calc-s., cedr., cham., *coc-c.*, mag-c.

Erwachen, beim: *Coc-c.*

abwechselnd mit Brustbeklemmung: Zinc.

anfallsweise: Alum., am-m., chel., *kali-bi.*, *mur-ac.*, *ph-ac.*, rhod., *stann.*, zinc.

Atmen, beim: Asaf., *bry.*, ign., kali-c., **Lyc.**, ran-s., staph.

Aufstehen, beim: Cedr., hydr., ptel.

Aufstoßen amel.: Sep.

Ausatmen, beim: Tarax.

Bett, im: Cedr., cham., chin-s., coc-c., dios., ox-ac.

Beugen des Körpers nach vorne agg.: Cocc.

SCHMERZ - *Hypochondrien - Beugen des Körpers ...*

amel.: *Aloe*, chin.

schmerzhaften Seite amel., auf die: Nat-m.

links agg., nach: Agar.

Bewegung, durch: Aur., bar-c., cimic., dios., *iris.*, plan., ptel., ran-b., sil.

schnelle: Ptel.

Bücken, beim: Alum., clem., cocc., fago., lyc., rhod.

Drehen des Körpers, beim: Lyc.

Druck agg.: Brom., clem., phos., zinc.

amel.: Dros.

Kleiderdruck agg.: Am-c., *bry.*, calc., carb-v., caust., *chin.*, coff., hep., nat-s., nux-v., spong., sulph.

Einatmen, beim: *Aesc.*, *agar.*, *anac.*, bar-c., cimic., con., kali-bi., **Lyc.**, *rumx.*

Erschütterung agg.: **Bell.**, *calc.*, **Lyc.**, *nat-s.*, sil.

Erwachen, beim: *Cist.*, coc-c.

Essen, nach dem: Anac., aur., cham., *nux-v.*, rhod., zinc.

amel.: *Chel.*

Fahren, durch: Bor., *sep.*

Frühstück, nach dem: Graph.

Gehen, beim: *Aesc.*, ars., *aur.*, bapt., *calc.*, *iris.*, *kali-bi.*, lyss., manc., nat-m., phyt., *rumx.*, sars., sulph., *zinc.*

amel.: Brom., calc-f., sars.

Husten, durch: Ambr., *bell.*, bor., *bry.*, caps., chin-s., cimx., *cocc.*, *dros.*, grat., kali-bi., lach., *lyc.*, nit-ac., psor., sang., spong., sul-ac., sulph., til., zinc.

Körperübungen, bei: Sep., zinc.

Laufen, nach: Tab.

Liegen auf dem Rücken agg.: Caust.

amel.: Mag-m.

Seite agg., auf der schmerzhaften: Coc-c., mag-c., phyt., sil.

amel.: Bry., sep., tarent.

rechten Seite agg., auf der: *Lyc.*, *mag-m.*, *merc.*, nat-m., sil.

linken Seite, auf der: Arn., coc-c., colch., mag-c., **Mag-m.**, *nat-s.*, *ptel.*

SCHMERZ - *Hypochondrien - Liegen auf dem Rücken* - linken Seite, auf der ...

amel.: Sang.

Menses, vor: Sulph., tarent.

während: Nit-ac.

nach: Bor.

Reiben amel.: Phos.

Schreiben, beim: Chin.

Sitzen, im: Brom., calc-f., mur-ac., ph-ac., rhus-t.

vorgebeugt: Agar.

Stehen agg.: *Aloe*, chin., ran-b.

amel.: Prun-s.

Stuhlgang, vor: Anac., ars.

nach: Zinc.

amel., nach: Grat.

Tanzen, nach: Anac., aur., cham., **Lyc.**, ptel., sulph., zinc.

Trinken, nach: Aur.

erstreckt sich zum Abdomen: Euphr., petr.

außen, nach: Lyc., sulph.

Brust: Aloe, chin-s.

Darmbein: Alum., lil-t.

Genitalien: Carl.

hinten, nach: *Aesc.*, agar., *berb.*, calc., camph., carb-v., **Chel.**, dios., euphr., graph., kali-c., lact., laur., **Lyc.**, naja, nat-m., plb., puls., *ran-b.*, sil.

Hüfte: Alum., cupr.

Lumalregion: Carb-v., plb.

Magen: Cupr., nat-c.

Nabel: Carl., kali-chl.

oben, nach: Agar., *apis*, mur-ac., *rhus-t.*

Oberschenkel: Nux-v.

Rücken, über den: Sil.

Sakrum: Thuj.

Schulter: Cupr., laur., *nux-v.*

Schulterblatt: *Aesc.*, bov., **Chel.**, hydr., *mag-m.*

unten, nach: Ars., bapt., *chel.*, hell., lil-t., nat-m., nux-v.

vorn, nach: Laur.

SCHMERZ - *Hypochondrien - erstreckt sich ...*

Wirbelsäule: Sil.

Hypogastrium: Acon., aesc., *agar.*, ail., *all-c.*, aloe, alumn., am-c., ammc., apis, arg-m., *arn.*, **Ars.**, ars-i., arund., aur., bapt., *bell.*, *bry.*, *cact.*, calc., *calc-p.*, canth., carb-an., carb-s., *carb-v.*, *card-m.*, caust., *chel.*, chin., chin-a., cimic., clem., coc-c., *cocc.*, coll., *coloc.*, con., cop., *croc.*, crot-t., cupr-ar., *dios.*, dor., *euph.*, ferr., ferr-ar., ferr-i., *gels.*, *gins.*, graph., ham., hell., iod., kali-ar., *kali-c.*, kali-p., *kreos.*, lec., lept., *lil-t.*, lith-c., *lyc.*, mag-m., *med.*, *merc.*, murx., nat-ar., *nat-c.*, nat-m., *nat-p.*, *nux-v.*, onos., *phos.*, **Plat.**, plb., prun-s., ptel., **Puls.**, ran-b., rhus-t., rhus-v., ruta, sabad., *sec.*, **Sep.**, *sil.*, sol-t-ae., squil., stann., stry., **Sulph.**, sumb., tarent., tell., ter., thuj., valer., **Verat.**, *zinc.*

rechts: *Carb-an.*, *gins.*

morgens: Alumn., ambr., *bell.*, dios., fago., mag-c., sol-t-ae.

vormittags: Agar., com., *phos.*, **Sep.**

nachmittags: Dios., rhus-t.

14 Uhr: Rhus-t.

abends: Pall., pic-ac., sec., sumb.

amel.: **Sep.**

nachts: *Aesc.*, bell., carb-an., chel., lyc., mang., prun-s., *sep.*, *sulph.*

Abendessen amel., nach dem: **Sep.**

anfallsweise: Am-c., bry., camph., carb-v., cham., cocc., con., dig., ferr., hyos., ign., iod., ip., mur-ac., nux-v., **Puls.**, stann.

Anstrengung, bei: *Calc.*

Atmen, beim: Asaf., **Bell.**, spong.

Berührung der Kleidung, durch: Lil-t.

Bewegung, bei: **Bell.**, bry., **Ferr.**, lil-t.

Bücken, beim: Am-c., kali-c.

Einatmen, bei: Bry., graph.

Erschütterung agg.: **Bell.**

Essen amel., nach dem: Mag-c., ran-b., ter.

Fahren im Wagen, beim: Agar.

Gehen, beim: Acon., calc., graph., *puls.*

amel.: Sep.

Freien, im: Agar., calc.

geschwürig: Nit-ac.

SCHMERZ - *Hypogastrium ...*

Husten, beim: Caps., carb-an., dros., *ip.*, lyc., nux-v., ph-ac., phos., sil., squil., verat.

kalten Getränken, nach: Crot-c.

Koitus, nach: *All-c.*

Liegen, im: *Sep.*, *sulph.*

Bauchlage amel.: Chel.

Rückenlage agg.: Ambr., bar-c.

Seitenlage mit angezogenen Beinen amel.: *Sep.*

Menses, vor: Aloe, carb-v., cimic., com., crot-h., **Lach.**, **Lyc.**, manc., mang., *merc.*, **Nat-m.**, *nit-ac.*, *phos.*, plat., raph., sars., **Sep.**, **Sulph.**, tep., *vib.*, zinc.

erstreckt sich zum Rücken: Carb-v., vib.

Nabel: Lach., lyc., phos., sep.

während: *Agar.*, *am-c.*, *ars.*, *bell.*, *bov.*, bry., **Calc.**, *calc-p.*, *carb-an.*, *carb-v.*, caust., *cimic.*, *con.*, crot-h., graph., *kali-c.*, lac-d., *lach.*, lac-ac., lil-t., lyc., *mag-c.*, mag-m., manc., merc., mur-ac., *murx.*, nat-c., *nat-m.*, nit-ac., *nux-m.*, *phos.*, *plat.*, **Puls.**, *sars.*, **Sec.**, senec., **Sep.**, sil., *stront.*, sul-ac., **Sulph.**, verat., *xan.*

nach: Cham., iod., kreos., mag-c., merc., nat-m., *plat.*, puls.

Mittagessen, nach dem: Cham.

Sitzen, im: All-c., card-m., valer.

aufrecht: Glon.

Stehen, im: Chin., puls.

Stuhlgang, vor: *Coll.*, gels., haem., nat-m., stram., tarent.

während: Ptel., rhus-v.

nach: Agar., ambr., coloc., iod., *pic-ac.*

Urinieren amel.: Dios., *sep.*

Harndrang unterdrückt wird, wenn der: Lac-c., *lac-ac.*, phos., prun-s., puls., ruta, sep., sul-ac.

Wärme amel.: *Ars.*, nux-m., *nux-v.*

zusammenkrümmen, muss sich *Prun-s.*

SCHMERZ - *Hypogastrium* ...

erstreckt sich zu den Beinen mit schmerzhaftem Prickeln: *Gins.*

Leiste: *Gins.*, nat-m.

Lenden: Carb-v.

Magen: Ars., elaps

Nabel: Lach., lyc., phos., sep.

Oberschenkel: Con., nux-v., sep.

rechts nach links, von: Gins.

Rücken: Carb-s., *croc.*, sabin., vib.

Sakrum: Sep.

Seiten: Carb-v.

Vagina: Ars.

Ileozökalregion: **Bry.**, *carb-s.*, *card-m.*, chel., **Chin.**, *cocc.*, colch., con., cop., *crot-h.*, dulc., *echi.*, gnaph., *hydr.*, *lach.*, **Merc-c.**, *nit-ac.*, **Phos.**, *plb.*, *ter.*, *thuj.*, verat.

Drehen auf die rechte Seite agg.: Ammc.

Leber: **Acon.**, **Aesc.**, aeth., agar., *aloe*, alum., am-c., *ambr.*, anan., *arg-n.*, arn., *ars.*, *ars-i.*, asar., *bapt.*, **Bell.**, *berb.*, brom., *bry.*, bufo, cahin., *calc.*, calc-f., *calc-p.*, *calc-s.*, camph., *carb-ac.*, *carb-an.*, *carb-s.*, carb-v., *card-m.*, *cast.*, caust., **Chel.**, **Chin.**, *chin-a.*, *chin-s.*, cimic., *cimx.*, colch., *con.*, *crot-c.*, *crot-h.*, dios., euphr., fago., ferr., ferr-ar., *ferr-p.*, *form.*, graph., hell., hyos., ign., *iod.*, iris., *kali-ar.*, *kali-bi.*, *kali-c.*, kali-p., *kali-s.*, kalm., kreos., **Lach.**, lact., *laur.*, *lec.*, *led.*, **Lept.**, *lith-c.*, **Lyc.**, **Mag-m.**, mang., *med.*, **Merc.**, *merc-c.*, *merc-i-f.*, merl., mill., *nat-m.*, **Nat-s.**, **Nit-ac.**, nux-m., **Nux-v.**, pall., *phos.*, phyt., plb., **Podo.**, *prun-s.*, psor., *ptel.*, ran-s., ruta, sabad., sec., sel., **Sep.**, *sil.*, stram., *sulph.*, *tarax.*, tarent., ust.

morgens: Agar., bry.

abends: All-c., caust., *chel.*, *chin-s.*

nachts: Bufo, calc., ind.

4-9 Uhr: *Chel.*

anfallsweise: **Bell.**, *berb.*, *chel.*, ph-ac., zinc.

Ärger, nach: Bry., *cocc.*, *nat-s.*

Atmen, beim: **Bell.**, *bry.*, lyc., *nat-s.*, *sel.*

Berührung, bei: Aeth., agar., bry., carb-an., carb-v., **Chin.**, clem., **Lyc.**, mag-m., **Merc.**, *nat-s.*, *nux-v.*, **Sep.**, valer.

Beugen nach vorn amel.: *Aloe*, calc-f., nat-m.

Bewegung, bei: *Bell.*, *bry.*, bufo, *kali-bi.*, phyt., *sep.*

Bücken, beim: Aloe, alum., calc., clem., cocc., kali-c., lyc.

Druck agg.: Bell., berb., brom., **Chin.**, clem., psor., sabad., sel., tab.

Erschütterung agg.: **Bell.**, *bry.*, chin., *form.*, **Lach.**, *nat-s.*, nit-ac., sel., **Sil.**

Essen, nach dem: Ambr., mag-m., *nat-m.*, *ptel.*

amel.: *Chel.*

Satt essen agg.: **Lyc.**

Fahren im Wagen, beim: Brom., sep.

Freien, im: Ars., carb-v.

Froststadium im Fieber, vor: Tarent.

während: *Ars.*, bry., **Chin.**, *nux-v.*, **Podo.**, *sep.*, verat.

Gähnen, beim: Psor.

Gallenkolik: Ars., *bapt.*, **Bell.**, **Berb.**, *bry.*, *calc.*, **Card-m.**, *cham.*, *chel.*, **Chin.**, *chion.*, *chlf.*, *chlol.*, cupr., dig., *dios.*, *ip.*, *iris.*, kali-ar., *kali-bi.*, *kali-c.*, *lach.*, laur., *lept.*, *lith-c.*, **Lyc.**, mang., merc., **Nat-s.**, *nux-v.*, podo., puls., rhus-t., *sep.*, **Verat.**

Gehen, beim: *Bapt.*, con., hep., kali-c., lec., *mag-m.*, *nat-s.*, psor., *sep.*, thuj.

geistiger Arbeit, nach: Mang., *merc.*, **Nat-s.**, *nux-v.*, *sulph.*

Harndrang, bei: *Ferr.*

Hitzestadium im Fieber, während: *Ars.*, *chin.*, elat., nux-v.

Husten, beim: Brom., *bry.*, *chin-s.*, cocc., psor.

kalten Speisen, nach: Mang.

Käse, nach: Ptel.

Körperübungen, bei: Ang., iris., merc., nit-ac., nux-v.

Kränkung, nach: *Lyc.*

Lachen, beim: Psor.

Liegen auf dem Rücken agg.: Caust.

amel.: Mag-m., nat-s.

SCHMERZ - *Leber* - Liegen auf dem Rücken ...

rechts liegen agg.: **Bell.**, calc-f., dios., *lyc.*, mag-m., *merc.*, *phyt.*, psor., sep., sil.

amel.: Ambr., **Bry.**, **Mag-m.**, *ptel.*

Seite agg., auf der linken: Arn., *card-m.*, *mag-m.*, *nat-s.*, *ptel.*

schmerzhaften Seite, auf der: Calc-f., *lyc.*, *phyt.*

amel.: Sulph.

schmerzlosen Seite amel., auf der: Calc-f.

Menses, vor: Con., nux-m., podo., puls., tarent.

während: Bufo, *nux-m.*, ph-ac.

Niesen, beim: *Psor.*

pulsierend: Anan.

Reiben amel.: **Podo.**

Sitzen, im: Calc-f.

Stehen, im: Aloe

Umdrehen im Bett, beim: Arn.

warme Getränke amel.: *Graph.*

Zorn, nach: *Cocc.*

erstreckt sich zum Epigastrium: Bell., kali-i., *lach.*

rechts nach links, von: *Merc-i-f.*

Rücken: *Aesc.*, **Chel.**, euphr., *iod.*, jug-c., *kali-c.*, **Lyc.**, **Mag-m.**, *nat-m.*, yuc.

Schulter, rechts: Crot-h., *kali-bi.*, *med.*, merc-c.

unten, nach: *Chel.*

linker Leberlappen: Carb-s.

Leistengegend: Aesc., aeth., **Agar.**, **All-c.**, aloe, alum., am-c., am-m., *apis*, ars., ars-i., aur., bapt., bar-c., bar-i., **Berb.**, bor., *bov.*, brach., brom., **Bry.**, calc., calc-p., cann-s., canth., carb-s., carb-v., cast., caul., caust., *chel.*, cimic., *clem.*, cob., coc-c., *cocc.*, *coloc.*, *con.*, croc., crot-t., dios., dulc., ferr-i., fl-ac., *gamb.*, gins., graph., ham., hura, hydr., indg., iod., jatr., kali-bi., kali-c., kali-i., kali-n., kali-s., kreos., *lac-c.*, *lach.*, lept., *lyc.*, lycps., lyss., *mag-c.*, mag-m., mag-s., manc., *med.*, *merc.*, mez., murx., naja, *nat-m.*, nat-s., nit-ac., *nux-v.*, petr., phos., phys., phyt., pic-ac., *plat.*, psor., raph., rat., sec., sil., spig., spong., stann., sul-ac., *sulph.*, *tarent.*, *thuj.*, verat-v., zinc. zing.

links: Alum., arg-m., ars., berb., brach. brom., *bry.*, calc., *chel.*, cob., crot-t. *lac-c.*, med., nit-ac., *pic-ac.*, sars., sep. stann., sulph.

morgens: *Bry.*

dann rechts: Dios., lach.

Urinieren, beim: Ars.

Harndrang unterdrückt wird wenn der: *Lac-ac.*

erstreckt sich zur Achselhöhle Nat-s., *thuj.*

Hoden: Sep.

rechts: Aesc., aloe, am-m., ars., bar-c. bov., *carb-an.*, carb-v., cast., cop. gent-c., hell., helon., iod., kali-bi., lyss **Merc.**, mez., nat-s., psor., sil., sul-ac zinc.

dann links: Calc-p., hydr., lyc phys.

Beugen des Oberschenkels, beim *Lyc.*

mittags: Thuj.

abends: Alum., bor., sil.

Gehen, beim: Hydr.

anfallsweise: Aloe, *bell.*, caul., chel. dig., ign., nat-m.

Anziehen des Beines, beim: Ther.

amel.: *Coloc.*, mez., pall.

Aufstehen vom Sitzen, beim: *Cocc* lyc., nat-m., stront.

Auftreten, beim: Pall.

Bewegung, bei: Berb., ther.

Bücken, beim: Ars., kali-n.

Druck agg.: Caust., mag-m.

Einatmen, beim: Plat.

Entbindung, bei: Cimic.

Gähnen, beim: *Bor.*

gebeugt gehen, muss: Am-m.

Gehen, beim: Agar., alum., am-m berb., brom., calc-ac., caust., chel *clem.*, ferr-i., helon., kali-n., *lyc.*, lycps mag-c., *merc.*, nat-m., pic-ac., sulph thuj., ust.

amel.: Nit-ac., psor.

geschwürig: Am-m., cic., con.

Hernie, wie von einer: All-c., guaj., lycps., nit-ac., tarent.

Gefühl, als ob eine Hernie entstehen wollte: Alum., arn., aur., bar-c., berb., *calc.*, calc-ar., cann-s., *carb-an.*, caust., cham., chin., *clem.*, **Cocc.**, *coloc.*, *con.*, cupr., dig., gent-c., *gran.*, *ign.*, kali-bi., *lyc.*, nit-ac., **Nux-v.**, petr., ph-ac., phos., *phyt.*, prun-s., rhus-t., sil., spong., stann., sul-ac., *sulph.*, ter.

Bücken amel.: Graph.

Husten, beim: Carb-an., cocc., nat-m., nux-v., petr., sil., squil., sulph., tarent., *verat.*

Sitzen, im: Aur., *cocc.*

Gehen agg.: Lycps.

amel.: Nit-ac.

Husten, beim: Alumn., bor., brom., *calc.*, *nat-m.*, petr., tarent.

Koitus, nach: Ther.

Liegen, im: **Merc.**

Rücken mit gestreckten Beinen, auf dem: Nat-m.

Menses, vor: *Ant-t.*, bor., *carb-an.*, chin., *sars.*, sul-ac., tab.

während: Am-m., ant-t., apis, *arg-n.*, arn., *bor.*, bov., carb-an., cast., iod., *kali-c.*, kali-i., kali-n., kreos., lyc., mag-s., nat-m., phos., *plat.*, senec., sep.

nach: *Bor.*, *plat.*

einsetzen wollten, als ob die Menses: Cocc., lyc., plat.

Nachwehen, bei: *Cimic.*

pulsierend: Alum.

Sitzen, im: Calc-ar., caust., mag-s., petr., spong., sul-ac., thuj., zinc.

Stehen, im: Berb., camph., euph., mag-s., mez., nat-s., thuj.

Strecken, beim: Am-c., cocc., merc-c., nat-m.

Stuhlgang, vor: Nat-s., phos., *trom.*

während: Nicc.

amel., nach: *Lac-c.*

Tanzen, beim: Alum.

Treppensteigen, beim: Pic-ac.

Urinieren, während: Agar., ars., caust., mez.

nach: Lyc.

Harndrang, bei: *Bell.*, carb-an., nat-s., rhod.

verstaucht, wie: Calc., euph., hydr., nat-m.

erstreckt sich zur Achselhöhle (links): Nat-s.

Becken: *Chel.*

um das Becken herum: Coloc.

Brustwarze, rechts: Crot-t.

Darmbeinkamm: Lac-c.

Genitalien: *Alum.*, *lach.*, *plat.*

Hoden: Arg-m., *dios.*, ham., *hydr.*, lept., *nat-m.*, sep.

Hüfte: Am-m., murx.

Hypogastrium, quer über das: *Ferr-i.*

Knie: Aloe, kali-c.

Oberschenkel: Aloe, arg-m., ars., aur., berb., bry., coloc., laur., lil-t., lyc., plat., rhod., sec., sep., thuj.

Rücken: Am-m., sep., *sulph.*

Samenstrang entlang, den: All-c., *nat-m.*

Schamgegend: Lil-t.

Schulterblatt, rechts: Bor.

unten, das Bein nach: Aloe, caust., dios., sec.

Wade: Sec.

Leistendrüsen: Am-m., *ars.*, berb., bov., *brom.*, *calc.*, **Clem.**, cop., dig., dulc., graph., gymn., hell., kreos., lyss., mag-m., *merc.*, merc-c., mez., nit-ac., ran-b., rhus-t., *sil.*, stann., sumb., ter., thuj.

Leistenring, beim Husten: Arn., *bry.*, *cocc.*, *nat-m.*, nux-v., *sil.*, sulph., verat.

erstreckt sich in die Hoden: *Nat-m.*

Milz: Aesc., *agar.*, am-m., ambr., anac., anan., arn., ars., ars-i., asar., bapt., berb., bor., brom., *carb-v.*, **Cean.**, *chel.*, **Chin.**, *chin-s.*, cob., *coc-c.*, *cocc.*, colch., con.,

SCHMERZ - *Milz* ...

cupr., ferr., ferr-i., *fl-ac.*, form., helon., *hydr.*, *ign.*, iod., kali-bi., kali-p., kreos., *lach.*, *lyss.*, merc-i-r., *merl.*, *mez.*, *nat-m.*, nat-s., nit-ac., pall., petr., phos., phyt., plb., rhod., sang., sep., *stann.*, *sul-ac.*, *sulph.*, *zinc.*

morgens: Am-m., sang.

mittags, 14 Uhr: Cedr., sep.

abends: Agar., mag-s.

nachts: Agar.

Atmen agg.: Agar., am-m.

Bewegung, bei: *Kali-bi.*, kali-p.

Drehen nach rechts Seite amel.: Agar.

Einatmen agg.: Cob., mez.

Essen amel.: Rhod.

Fahren im Wagen, beim: Bor., lach.

Froststadium im Fieber, während: *Bry.*, caps., **Chin-s.**, eup-per., nux-v., **Podo.**, rhus-t., *sep.*, sulph.

Gehen, beim: *Arn.*, hep., ign., lach., rhod., sel.

amel.: Agar.

Hitzestadium im Fieber, während: Ars., bor., **Carb-v.**, *nat-m.*, *nux-v.*

Husten, beim: *Chin-s.*, sul-ac.

Kleiderdruck agg.: Calad., fl-ac., kali-bi., nat-m., puls.

Körperübungen, bei: Kali-bi., ran-b.

Liegen auf der linken Seite, beim: Agar., cean., *cocc.*, colch.

amel.: Phyt., squil.

Menses, während: Apis, pall.

pulsierend: *Lyss.*

Stuhlgang, während: Kali-bi.

Nabel: *Aesc.*, agar., *all-c.*, *aloe*, *apis*, *ars.*, ars-i., arund., asaf., bapt., bar-c., bar-i., bol., bry., cahin., calc., *calc-p.*, carb-s., caul., **Chel.**, *chin.*, cimic., *cina*, coc-c., *coloc.*, con., crot-t., *dios.*, dulc., echi., ferr-i., fl-ac., gels., ign., indg., iod., *ip.*, kali-bi., kali-n., kalm., kreos., laur., lec., *lept.*, lyc., mag-c., mang., merc-c., merl., mur-ac., nat-m., nit-ac., nux-m., *ox-ac.*, ph-ac., phos., phyt., *plat.*, plb., *ptel.*, rhus-v., senec., sep., sil., squil., stann., stram., sul-ac., sumb., ter., ust., verb.

morgens: Agar., aloe, *apis*, *dios.*, nat-c., nat-m., verat-v.

SCHMERZ - *Nabel* ...

vormittags: Gymn.

nachmittags: Chel., plb., sil.

abends: Nux-m., ptel.

Abendessen, nach dem: Zinc.

anfallsweise: Bell., calad., ph-ac., verb zinc.

Aufstehen, nach: Coloc.

ausstrahlend: *Dios.*, *plb.*, senec.

Bewegung, bei: Phyt., ptel.

Blähungsabgang amel.: Calc-p., caul coloc.

Bücken, beim: Sep., *verb.*

Diarrhö, vor: Rhus-v.

während: Calc-p., rhus-v.

Druck amel.: Cina, dios., *ptel.*

Einatmen, beim tiefen: Bapt., indg., ly

Essen, nach dem: Calc-p., cina, cob.

zwei Stunden nach dem Esse Ox-ac.

Frühstück, nach dem: Gels., raph.

Gehen agg.: Bry.

amel.: *All-c.*

Husten, beim: Ip., *lyc.*, sep.

Liegen auf dem Rücken, beim: *Ars.*

Menses, vor: Chin-s., ip., ruta

während: Nux-m.

Mittagessen, beim: Calc.

nüchtern, wenn: Indg.

Schwangerschaft, in der: Plb.

Sitzen, im: *All-c.*, indg.

Stuhlgang, vor: Aloe, bry., *han* mag-m., nat-c., plb., ust.

während: Kali-bi., ox-ac.

nach: Puls-n.

Zusammenkrümmen amel.: Alo **Coloc.**, echi.

erstreckt sich zum Anus: Aloe, **Crot-t.**, ip led., nat-m., nux-v.

Bauch, durch den: **Chel.**

Blase: Cic.

Brust: *Ang.*, chin-s.

Brustbein: *Ang.*

Darmbein: Coc-c.

SCHMERZ - *Nabel - erstreckt sich ...*

Hals, innen: Kali-bi., kreos.

Leistengegend: Thuj.

Lumbalregion: Plb.

Magengrube: Carb-v., crot-t., lyc., ol-an., sulph.

Mammaregion: Kreos.

Rektum: Nat-m.

Rücken: Lyc., plat., ptel., sil.

Schamgegend: *Sep.*

Husten, beim: Sep.

unten, nach: Aloe, crot-h., **Crot-t.**, ferr-i., nux-v., plat., plb., sep.

Uterus: Elaps, *ip.*

Vagina: Calc-p.

Wirbelsäule: Lyc., sil.

Nabelgegend: *Aesc.*, agar., *all-c.*, *aloe*, *am-m.*, ant-c., ant-t., apis, arg-n., arn., ars., bapt., bar-c., *bell.*, berb., bov., *bry.*, calc., *calc-p.*, *carb-an.*, carb-v., *cham.*, *chel.*, *chin.*, chin-a., cina, clem., coc-c., *colch.*, **Coloc.**, crot-h., *crot-t.*, cupr., dig., **Dios.**, dulc., erig., fl-ac., *gamb.*, gels., graph., gymn., hell., hydr., indg., *iod.*, *ip.*, *iris.*, jatr., jug-c., kali-bi., kali-i., kreos., lac-ac., *laur.*, *lept.*, lyc., mag-c., mang., merc., merc-c., merc-i-f., mez., mur-ac., nat-ar., *nat-c.*, *nat-m.*, **Nat-s.**, nit-ac., nux-m., *nux-v.*, onos., op., ox-ac., petr., *ph-ac.*, phel., phos., phys., *phyt.*, *plat.*, **Plb.**, *ptel.*, *raph.*, rat., rhod., *rhus-t.*, rhus-v., sabin., sang., sarr., senec., seneg., spig., stann., stront., *sulph.*, sumb., tab., tarent., teucr., *thuj.*, *verat.*, verat-v., *zinc.*

morgens: Aeth., aloe, ant-t., bar-m., bov., bry., dios., lach., lyc., mag-c., mang., *nat-s.*, nux-v.

6 Uhr: Bry.

Erwachen, beim: Bov.

vormittags: Agar., lyc., nat-c., verat-v.

10 Uhr: Verat-v.

mittags: Colch., dios., sulph.

nachmittags: Alum., euphr., nat-c., ox-ac., seneg., **Sulph.**

14 Uhr: Lyc., verat-v.

15-16 Uhr: Chel.

16 Uhr: *Sulph.*

17 Uhr: Mag-c., ptel., sang.

SCHMERZ - *Nabelgegend* - nachmittags ...

17-18 Uhr: Spig.

abends: Calc-p., coloc., *ox-ac.*, pic-ac., plat., spig., **Sulph.**

nachts: Acon., *aesc.*, arn., bar-c., bry., *calc.*, *cham.*, *chin.*, coc-c., *coloc.*, cycl., graph., hep., mag-m., merc., nux-m., *ox-ac.*, podo., *puls.*, *rhus-t.*, sep., sil., *sulph.*, zing.

Mitternacht: *Chin.*, fl-ac.

nach: **Ars.**

Stuhlgang, beim: Fl-ac.

anfallsweise: Nat-m., *plb.*

Aufstehen, nach: Plat.

Beugen nach hinten agg.: Lyc.

amel.: Onos.

Bewegung agg.: Phyt., ptel.

Diarrhö, vor: Coloc., plat.

während: Fl-ac., iris., lach.

Druck agg.: Mang.

amel.: Plb.

Einatmen, beim tiefen: Bapt.

Eiscreme, nach: Calc-p.

Essen: Bov., bry., carb-v., cob., *coloc.*, graph., nux-v., ox-ac., plat., *sulph.*

Gehen, beim: All-c., bry., *coloc.*

heftig: Aloe, *bell.*, crot-t., *dios.*, ip., jatr., *plb.*

Husten, beim: Ambr., ip., sep.

kalte Getränke, durch: Calc-p.

Menses, vor: *Ip.*, kreos.

einsetzen wollte, als ob die Menses: Sang.

Mittagessen, nach dem: All-c., bry., carb-s., **Coloc.**, ham.

quer über der Nabelgegend: **Chel.**, ip., lach., paeon., *prun-s.*

sauren Speisen, nach: Asaf.

Sitzen, im: Nat-s., ph-ac., sulph.

Stuhlgang, vor: Aloe, **Am-m.**, caps., crot-t., dulc., fl-ac., gamb., grat., kali-n., nux-v., ox-ac., psor.

während: Cocc., fl-ac., gamb., iod., *kali-bi.*, nat-c., nat-m., phos.

nach: Aesc.

SCHMERZ - *Nabelgegend ...*

Wetter, bei feuchtkaltem: *Dulc.*

erstreckt sich nach unten: Nat-m., plat., thuj.

Oberschenkel, in die: Bar-c.

Rektum: Nat-m.

Uterus: *Calc.*, elaps, ind., **Ip.**

Seiten: Acon., agar., all-c., *aloe*, alum., ant-t., ars., bell., *bor.*, brom., bry., calc., carb-an., carb-v., cast., *cham.*, chin., coloc., com., con., cupr., elaps, eup-pur., eupi., ferr., ferr-ar., fl-ac., grat., haem., hep., ign., iris., kali-n., kalm., lach., laur., lith-c., lyc., mag-c., manc., med., mur-ac., murx., naja, nat-c., nat-m., *nat-s.*, *nux-v.*, par., phos., plb., prun-s., rhus-t., rhus-v., sars., seneg., sep., sul-ac., sulph., tarent., thuj., valer., zinc.

links: *Berb.*, brom., *carb-v.*, *card-m.*, cast., *caust.*, eup-pur., *eupi.*, ferr., grat., mag-c., naja

Darmbeinkamm, über dem: *Eupi.*

Husten, beim: *Caust.*

erstreckt sich zur Vagina: Bor.

rechts: *Bor.*, *card-m.*, lec., lith-c., lyc., *merc.*, nat-m., nat-s., sel., sep., tarent.

Blähungen, durch: *Colch.*, **Nat-s.**

morgens: Am-c., merc., merc-c., sulph.

Erwachen, beim: Sulph.

mittags: Ptel.

nachmittags: Nit-ac., ox-ac.

abends: Chin-s., fl-ac., kali-c., nicc.

nachts: Nat-s., prun-s.

Mitternacht: *Sulph.*

Abendessen, nach dem: Sulph.

Anstrengung, bei: Alum.

Atmen, beim: Calc., raph.

Bewegung, bei: Asar., eupi., stront.

Bücken, beim: Sep.

Druck amel.: Bov., **Nat-s.**

Einatmen, beim: Con., mur-ac., sel., thuj.

Essen, nach dem: Alum., kali-n.

Fahren oder Reiten, beim: Card-m., hep., rumx.

Gähnen, beim: Sphing.

SCHMERZ - *Seiten ...*

Gehen, beim: Calc., con., eupi., mag-c., nat-c., squil., sulph.

Heben des Armes, beim: Eupi.

Husten, beim: *Bor.*, caust., con., eupi., lyc., squil.

Kaffee, nach: *Cham.*

liegt; Seite, auf der er nicht: *Graph.*

Mittagessen, während: Am-c.

Menses, während: *Nux-v.*

Sitzen, im: Calc., carb-an., carb-v., sulph.

Stehen, im: Arg-n.

Stuhlgang, während: Nicc.

nach: Rhus-t.

erstreckt sich zur Blase: Plb.

unten, nach: Med.

abwärtsdrängend, zerrend: Aesc., agn., alet., *aloe*, ant-c., *apis*, arg-m., *arg-n.*, asaf., **Bell.**, *bry.*, calc., calc-s., carb-ac., carb-s., *carb-v.*, caul., caust., cham., chin., chin-a., coc-c., *con.*, corn., *crot-t.*, cycl., dig., *ferr.*, ferr-p., *gels.*, gran., *graph.*, *hedeo.*, hyos., iod., ip., *kali-c.*, kali-i., *lac-c.*, lac-ac., **Lil-t.**, lyc., lyss., mag-c., mag-m., mag-s., mang., *merc.*, merl., mur-ac., *murx.*, *nat-c.*, **Nat-h.**, *nat-m.*, nat-s., *nicc.*, *nit-ac.*, *nux-m.*, **Nux-v.**, *op.*, ox-ac., *pall.*, phos., *phyt.*, *plat.*, plb., psor., **Puls.**, rhus-t., sabin., sars., *sec.*, **Sep.**, **Stry.**, **Sulph.**, tarent., teucr., thuj., *tril.*, ust., vib., xan., zinc.

morgens: *Bell.*, mag-c.

9-18 Uhr: **Sep.**

vormittags: Sep.

nachmittags: Mag-m., **Sep.**

nachts, im Bett: Mag-c., **Sulph.**

21 Uhr: *Sep.*

Abendessen amel., nach dem: *Sep.*

Bewegung agg.: *Kreos.*, ph-ac.

Essen, nach dem: Thuj.

amel.: Sep.

Fahren im Wagen, beim: Asaf.

Fieber, bei schleichendem: *Cact.*

Flatus amel., Abgang von: Zinc.

Gehen agg.: Calc., *chin.*, *con.*, kali-i., *nux-v.*, rhus-t., **Sep.**, **Tril.**

amel.: *Sep.*

SCHMERZ - abwärtsdrängend, zerrend ...

Harndrang, mit: Nux-v., *pall.*

Menses, vor: Alum., *apis*, **Bell.**, *chin.*, *cina*, *con.*, eupi., *gels.*, iod., lac-c., mosch., *phos.*, *plat.*, sabad., sec., *sep.*, sulph., tarent., ust., *vib.*, zinc.

während: Am-c., **Bell.**, bor., *calc-p.*, *cham.*, *chin.*, *con.*, *ferr.*, graph., *kali-c.*, kali-i., **Lil-t.**, *mag-c.*, mag-m., med., *murx.*, *nat-c.*, *nat-m.*, *nit-ac.*, nux-m., *nux-v.*, **Plat.**, *podo.*, **Puls.**, **Sec.**, **Sep.**, *sulph.*, *vib.*, zinc.

nach: Kreos.

Mittagessen, nach dem: Sulph.

Schwangerschaft, in der: *Kali-c.*

Stehen, im: Con., *murx.*, nat-m., pall., rheum, rhus-t., **Sep.**

Stuhlgang, vor: Nat-c., nit-ac.

während: Arg-n., *bell.*, iod., *lil-t.*, *podo.*, *stann.*

nach: *Carb-v.*, *graph.*

schwergehendem, spärlichem, amel. nach Blähungsabgang: Zinc.

Stuhldrang, mit: *Con.*, *corn.*, **Nux-v.**, plat.

Übereinanderschlagen der Beine amel.: **Lil-t.**, *murx.*, **Sep.**, zinc.

erstreckt sich zum After: Crot-t., *sulph.*

Oberschenkel: Nit-ac., nux-v., vib.

Samenstränge, durch die: **Puls.**

Hypochondrien, rechts: Calc., cham., coc-c., podo., ptel.

rechts, beim Liegen auf der linken Seite: *Card-m.*, *mag-m.*, *nat-s.*, *ptel.*

Druck amel.: Plat.

Leistengegend: Am-m., *apis*, brom., bry., calc., canth., carb-an., *cham.*, *chel.*, clem., coc-c., *con.*, ferr., gent-c., gran., ham., helon., kali-c., kali-i., kali-n., lac-d., *lach.*, *lil-t.*, mag-c., mag-m., mag-s., med., murx., *nat-c.*, phos., *plat.*, rat., *sep.*, ter., teucr.

abwechselnde Seiten: Ter.

nachmittags: Mag-c., mag-m.

abends: Teucr.

nachts: Mag-c.

SCHMERZ - abwärtsdrängend, zerrend - *Leistengegend* ...

Gehen, beim: *Lil-t.*, med.

Liegen amel.: Gent-c.

Menses, vor: Phos., plat.

während: Bor., mag-c., mag-m.

Sitzen agg.: Caust.

amel.: Gent-c.

Stehen, im: **Lil-t.**

Stuhlgang, während: Kali-c., rat.

Urinieren, nach: Sul-ac.

erstreckt sich zu den Hoden: Hydr., teucr.

außen, nach: Con., *kali-c.*

vorn, nach: Caust.

Seiten: Phos.

berstend: Caust., coff., hyos., lac-c., lyc., phos., puls., sulph.

Essen, nach dem: Carb-v., dulc.

Husten, beim: Anac.

Rigor, während: Sulph.

Stuhlgang, vor: Spig.

Trinken, nach: Carb-v.

brennend: Acet-ac., **Acon.**, agar., ail., aloe, alum., alumn., am-c., am-m., anac., anan., ant-t., *apis*, arn., **Ars.**, *ars-i.*, asaf., asc-t., bar-m., *bell.*, berb., *bov.*, bry., cact., calad., *calc.*, *calc-p.*, calc-s., *camph.*, cann-s., *canth.*, **Caps.**, carb-an., carb-s., **Carb-v.**, *caust.*, cham., chel., chin-a., cocc., colch., coloc., *con.*, cop., crot-h., crot-t., cub., cupr., *cupr-ar.*, cur., dios., dor., dulc., *euph.*, euphr., gamb., gels., glon., *graph.*, grat., hydr-ac., ign., iod., *iris.*, jatr., jug-r., *kali-ar.*, kali-bi., kali-c., kali-i., kali-n., kali-p., kali-s., *kreos.*, *lac-c.*, lach., *laur.*, *lil-t.*, lyc., lyss., mag-s., *manc.*, merc., *merc-c.*, merc-sul., merl., *mez.*, *nat-ar.*, nat-c., *nat-m.*, nat-p., *nat-s.*, *nux-v.*, ol-an., *ox-ac.*, ph-ac., phel., **Phos.**, phyt., plat., plb., *ran-b.*, raph., rat., rhus-t., rumx., ruta, *sabad.*, *sars.*, **Sec.**, sel., seneg., *sep.*, sil., spig., *stann.*, stram., stront., sulph., tab., tarent., **Ter.**, thuj., **Verat.**, vip.

morgens: Canth., rat.

mittags: Ars.

nachmittags: Alum., ars.

abends: Dirc., rhus-t.

SCHMERZ - brennend ...

anfallsweise: Plb.

ausstrahlend: *Graph.*

Bewegung agg.: Kali-n.

Eiscreme, nach: **Ars.**

Essen, während: Phos.

nach: *Hydr-ac.*

Frösteln, während: Nat-c.

Frühstück, nach: Agar.

Gehen, beim: Carb-an., sulph.

Freien, im: Agar., sep.

Husten: Canth.

Liegen amel.: *Podo.*

Menses, während: *Ars.*, bry., canth., carb-v., caust., merc., nux-v., ph-ac., phos., rhus-t., sep., sulph., tarent.

Niesen, beim: Canth., carb-v.

Sitzen, im: Calc., sep.

gebeugt: Kali-n.

Schnäuzen der Nase, beim: Canth.

Stehen, im: *Sulph.*

Stuhlgang, vor: Aloe

während: Eug., sul-ac.

nach: Cupr-ar., jug-c., kali-bi., nat-ar., sabad.

erstreckt sich das Bein hinunter: **Lil-t.**

Hypochondrien: Acon., aeth., *apis*, aur., aur-m., bell., bor., bov., *bry.*, bufo, cann-s., carb-s., caust., **Chel.**, euphr., gamb., *graph.*, grat., ign., kali-c., kali-i., kali-n., *lach.*, laur., lept., merc., *mur-ac.*, nat-m., ox-ac., plat., seneg., spig., stann., *staph.*, sul-ac., tab., *ter.*, thuj., zinc.

links: Am-c., bor., caust., chel., *coc-c.*, *graph.*, grat., kali-i., lac-c., plat., ruta, sep., tab., verat.

Atmen, beim tiefen: Bor.

Liegen auf der schmerzhaften Seite agg.: *Coc-c.*, *graph.*

rechts: Am-m., *ars.*, aur., *aur-m.*, *bry.*, chel., *crot-c.*, *gamb.*, **Kali-c.**, *lac-c.*, *lach.*, laur., mag-m., *med.*, mur-ac., *nit-ac.*, ph-ac., phos., plb., sang., stann., sulph., ter., *ther.*, thuj.

erstreckt sich zum rechten Schulterblatt: Mag-m.

SCHMERZ - brennend - *Hypochondrien-rechts* ...

morgens: Dios., sang.

vormittags: Tell.

nachmittags: Alum., am-m.

13 Uhr: Sars.

abends: Nat-m.

Berührung, bei: Ther.

Bewegung amel.: *Graph.*

Essen, nach dem: Stann.

Gehen, beim: Am-m.

amel.: Grat.

Liegen amel.: *Lac-c.*

Sitzen, im: Graph., sul-ac., tell.

Stehen, im: *Lac-c.*

Hypogastrium: Agar., all-c., alumn., arund., bar-c., *calad.*, *camph.*, card-m., crot-h., grat., helon., kali-n., *kreos.*, lac-c., *lach.*, *lil-t.*, ph-ac., stann., stram., tarent.

linke Seite: Am-c., graph., lac-c., plat., ruta, sep.

abends: Kali-n.

nachts: Crot-h.

Bewegung amel.: Bar-c., kali-n.

Husten, nach: Arund.

Menses, während: Nat-m.

quer durch das Hypogastrium: *Lil-t.*

Iliocoecalgegend: *Calad.*

Leber: *Acon.*, *agar.*, aloe, am-c., anan., bry., carb-s., carb-v., crot-c., gamb., *kali-c.*, **Lept.**, med., *nit-ac.*, plb., stann., *ther.*

Stuhlgang, nach: Lept., *stann.*

Leistendrüsen: *Ars.*, ars-i., bell., *carb-an.*, tarent-c.

Leistengegend: Alum., *arn.*, ars., aur., bar-c., *berb.*, bov., bry., canth., fl-ac., graph., grat., kali-c., kali-i., lil-t., lyc., mag-c., mang., mur-ac., phos., sep., stront., sulph.

links: Pall.

rechts: *Berb.*, bry., fl-ac., kali-c., kali-n., mang., stront.

vormittags: Alum.

Bücken amel.: Graph.

SCHMERZ - brennend - *Leistengegend ...*

Menses, während: Kali-n., nat-m.

Sitzen, im: Bar-c.

vornüber gebeugt: Kali-n.

Urinieren, beim: Merc., *nat-m.*

Milz: Anan., bell., carb-an., *coc-c.*, ign., sec.

Nabel: Aesc., carb-v., kali-i., lach., nux-m.

Schlaf amel.: Nux-m.

Nabelgegend: **Acon.**, ars., berb., bov., calc., calc-p., camph., canth., carb-v., cham., chel., clem., cocc., crot-h., cub., dios., dor., fl-ac., *ham.*, iod., kali-c., kali-i., lach., lyc., mag-s., merc., merc-i-f., nat-ar., nat-c., nat-m., ox-ac., ph-ac., *phyt.*, plat., plb., raph., sabad., sang., sul-ac., til.

abends: Fl-ac.

Gehen, beim: Ph-ac.

Mittagessen, nach dem: Lyc.

Stuhlgang, vor: Ars.

Urinieren, während: Til.

Pankreas: *Iris.*

Seiten: All-c., am-c., ars., carb-v., graph., grat., olnd., petr., rat., ruta, sep.

links: *Lac-c.*

nachmittags: Am-m.

Gehen, beim: Sep.

Husten, während: Sul-ac.

Mittagessen, nach dem: Bov.

Sitzen, im: Am-m.

Stellen, an kleinen: Graph., hyos., ox-ac., plat.

Flanke: Plat., seneg., stann.

Niesen, beim: Carb-v.

drückend: Acon., aloe, alum., am-m., *ambr.*, *anac.*, ant-c., *ant-t.*, apis, arg-m., *arg-n.*, arn., asar., *aur.*, bar-c., *bell.*, *bism-o.*, bry., bufo, **Calc.**, calc-p., calc-s., *caps.*, carb-an., carb-s., carb-v., *carl.*, cast., *caust.*, *chel.*, chin., cimic., coff., colch., *coloc.*, *con.*, croc., crot-t., *cupr.*, dig., elaps, *euph.*, euphr., ferr., ferr-p., *grat.*, hyper., ign., kali-c., kali-i., kali-n., *kali-s.*, lac-c., *lach.*, **Lyc.**, lyss., *mag-c.*, mang., meny., meph., *merc.*, *mez.*, *nat-m.*, *nat-n.*, nux-m., **Nux-v.**, *op.*, paeon., *par.*, *petr.*, *plat.*, plb., prun-s., *puls.*, rhus-t., ruta, sabin., samb., sec., **Sep.**,

SCHMERZ - drückend ...

sil., *spig.*, stann., staph., **Sulph.**, tab., tarax., tarent., *ter.*, thuj., verat., *zinc.*

morgens: Mag-c., nat-m., sil.

9 Uhr: **Sep.**

vormittags: Lyc., phos.

nachmittags: Caust., chel.

17 Uhr: Sulph.

abends: Bar-c., coloc., ferr., phos., zinc.

Essen, nach dem: Phos.

Stuhlgang, während: *Zinc.*

nachts: Ign., mez., phos., sep., sulph.

Anstrengung, bei: *Calc.*, *pall.*

Beugen nach vorn, beim: Sep.

Bewegung, bei: Bar-c.

Essen, nach dem: Agar., alum., ars., coloc., *ferr.*, lyc., *mag-c.*, *nux-v.*, phos., sep., sil., thuj., zinc.

etwas Kaltem, nach: Sep.

Frühstück, nach dem: Calc-s.

Gehen, beim: Bar-c.

nach: Grat.

Liegen agg.: Bar-c.

amel.: Rhus-t.

Rücken amel., auf dem: Mez.

Seite amel., auf der linken: *Pall.*

Menses, vor: Nux-m., sep.

während: Calc., nit-ac., plat., **Puls.**, **Sep.**, sulph.

nach: Nat-m.

Mittagessen, vor: Lyc.

nach: Cast-v., grat., sulph.

Pfirsichen, nach: Psor.

Sitzen agg.: Hell., iod., op., rhus-t., stront.

amel.: Bar-c.

Stein, wie von einem: Bell., *cupr.*, *merc.*, op.

Stuhlgang, vor: Grat., zinc.

während: Arn., brom., hep., nat-m., *zinc.*

nach: Grat., *iod.*, kali-c., ol-an., *pic-ac.*, zinc.

normalem Stuhlgang: *Iod.*

ABDOMEN

SCHMERZ - drückend - Stuhlgang ...

amel.: *Spig.*

Trinken, nach: Ars., ferr.

Urinieren, während: Chin., nat-m.

nach: Chin., ph-ac.

Ende des Urinierens Druck gegen die Genitalien, zu: Ph-ac.

warme Getränke agg.: Elaps

erstreckt sich zum Anus: Crot-t., *sulph.*

Genitalien: Tep.

Hals, innen: Caust.

Magengrube: Nux-m.

Nabel: Crot-c.

Rektum: Mag-m., nat-m.

Hypochondrien: *Acon.*, aeth., *agar.*, *aloe*, alum., am-c., *ambr.*, anac., ant-t., arg-n., arn., ars., aur., *aur-m.*, bar-c., *berb.*, *bor.*, bov., brom., *bry.*, cahin., calc., calc-p., camph., carl., *cham.*, *chel.*, *chin.*, cocc., *con.*, *crot-t.*, dig., dios., elaps, ferr., graph., hep., ign., iod., kali-chl., lil-t., *lyc.*, lyss., *mang.*, merc., *mur-ac.*, nat-c., nat-m., nit-ac., petr., ph-ac., plb., *podo.*, rhod., rhus-t., *sep.*, *sil.*, spong., sulph., verat., *zinc.*

links: Aeth., arg-n., *aur.*, *berb.*, bor., bov., crot-t., dig., nat-c., nat-m., phyt., *plat.*, *zinc.*

rechts: Acon., agar., all-c., aloe, anac., arn., bar-c., brom., *calc.*, *calc-p.*, *card-m.*, *chel.*, *chin.*, *cocc.*, *con.*, elaps, ferr., hep., iod., *laur.*, lil-t., **Lyc.**, *lyss.*, **Mag-m.**, merc., *nat-m.*, nit-ac., plb., rhus-t., sars., sep., *sil.*, sulph., *tarent.*, thuj.

Liegen auf der schmerzhaften Seite, beim: *Mag-m.*

morgens: Agar., sars.

vormittags: Alum.

nachmittags: Bov.

abends: All-c., lact., mang., sep.

nachts: Calc.

3 Uhr: Sulph.

Atmen, beim: **Lyc.**, *lyss.*

Ausatmen, beim: Tarax.

Beugen des Körpers nach vorne agg.: *Cocc.*

amel.: *Chin.*

SCHMERZ - drückend - *Hypochondrien - Beugen des Körpers ...*

links agg., nach: Agar.

Bewegung, durch: Aur., bar-c.

Bücken, beim: Thuj.

Essen, nach dem: Anac., aur. cham., *mag-m.*, *nux-v.*, **Zinc.**

Fahren, beim: Bor.

Gehen agg.: *Aur.*, *calc.*, *mag-m.* nat-m., *zinc.*

amel.: Sars.

Freien, Gehen im Freien agg. Ars.

Husten, beim: *Cocc.*

Menses, während: Nit-ac.

nach: Bor.

Mittagessen, nach dem: Sulph.

Schritt, bei jedem: *Calc.*

Sitzen, im: Ph-ac., phyt., rhus-t.

Stehen agg.: *Chin.*

amel.: Prun-s.

Stuhlgang, nach, amel.: Zinc.

Trinken, nach: Aur.

erstreckt sich zum Abdomen: Petr.

außen, nach: Cast., lyc.

Liegen auf de[r] schmerzhaften (rechten) Seite, beim: Calc-f.

Milz: Merl.

oben, nach: Agar.

Schulterblatt: Bov.

Hypogastrium: Agar., agn., am-c[.], am-m., ambr., ant-t., *apis*, aran., arg-m[.], ars-i., asaf., *aur.*, bar-c., bar-i., **Bell[.]** bry., *calc.*, calc-p., canth., carb-s[.], carb-v., caust., cham., chel., chin., cina[.], cocc., *colch.*, coloc., con., croc., elaps[.], gins., *helon.*, ign., iod., kali-c., kali-i[.], kali-s., kreos., **Lil-t.**, **Lyc.**, *mag-m[.]*, med., merc., merc-i-f., *mez.*, *nat-c[.]*, *nat-m.*, nat-p., **Nux-v.**, pall., *ph-ac[.]*, *phos.*, **Plat.**, **Puls.**, ruta, *sec.*, seneg[.], **Sep.**, spig., squil., *stann.*, *sulph.*, *tab[.]*, tarax., tarent., *thuj.*, til., valer., verb[.], *zinc.*

morgens: Bar-c., *bell.*, *plat.*

9-18 Uhr: **Sep.**

Liegen auf dem Rücken, beim: Bar-c.

vormittags: *Phos.*

mittags: Merc-i-f.

abends: Sec.

nachts: *Sulph.*

21 Uhr: **Sep.**

Abendessen amel., nach dem: *Sep.*

anfallsweise: *Tub.*

Anstrengung, bei: *Calc.*

außen drückend, nach: **Bell.**, *carb-an.*, *kali-c.*, **Lil-t.**, *nat-c.*, *nat-m.*, *plat.*, **Puls.**, **Sep.**

Berührung, bei: Thuj.

Bewegung amel.: Am-c.

Gehen agg.: Kali-i., *lil-t.*, merc.

amel.: Am-c.

Freien, im: *Nux-v.*

gebeugt Gehen, muss: *Lyc.*

Genitalien, Druck gegen die: **Bell.**, caust., dig., **Lil-t.**, *nat-c.*, nit-ac., **Nux-v.**, *plat.*, **Puls.**, **Sep.**, sulph.

Kolik, bei: *Thuj.*

Leiste, Druck gegen die: *Plat.*, *sars.*, teucr.

Liegen, im: *Sulph.*

Rücken, auf dem: Bar-c.

Menses, vor: *Plat.*, *sep.*

während: Calc-p., carb-an., con., *kali-c.*, kali-i., *mag-c.*, mag-m., *murx.*, *nat-c.*, *nat-m.*, *plat.*, **Puls.**, **Sec.**, **Sep.**

einsetzen wollte; als ob die Menses: Am-m., ambr., *apis*, *aur.*, bry., cina, cocc., *croc.*, kali-c., kreos., *lil-t.*, *lyc.*, *nat-c.*, nat-m., phos., **Plat.**, **Puls.**, **Sep.**, stann., til.

Mittagessen, während: Am-c.

Sitzen, im: Am-c.

gebeugt: *Bell.*

Stuhlgang, vor: Nat-m.

während: Calc., **Lil-t.**, *nat-m.*, nux-m., *podo.*

nach: Ambr., iod.

unten drückend; nach: *Con.*, lil-t., merc., *pall.*, *psor.*, **Puls.**, *sars.*, **Sep.**, sulph.

Urinieren, während: *Lil-t.*, *nux-v.*

nach: Ph-ac.

Darmbein: Chel.

Leber: *Acon.*, aesc., agar., all-c., *aloe*, am-c., *ambr.*, anac., arg-n., arn., *ars.*, *asaf.*, berb., *bry.*, cahin., *calc.*, *calc-p.*, calc-s., *carb-an.*, carb-s., carb-v., *card-m.*, **Chel.**, *chin.*, *cocc.*, *con.*, dig., *graph.*, kali-ar., *kali-c.*, kali-s., kreos., lact., *laur.*, lith-c., *lyc.*, **Mag-m.**, *merc.*, *nat-m.*, **Nat-s.**, *nux-m.*, **Nux-v.**, ol-an., petr., ph-ac., *phos.*, plb., *prun-s.*, ran-s., raph., *ruta*, sabad., sabin., **Sep.**, *sil.*, *stann.*, *sulph.*, tab., ter., thuj., *zinc.*

Leistengegend: Agar., *alum.*, am-c., arg-n., ars., *aur.*, bell., berb., bor., *calc.*, cann-s., euph., graph., hell., iod., kali-bi., *kali-i.*, lyc., merc., mez., nat-s., petr., *plat.*, sul-ac., sulph., *thuj.*, zinc.

links: *All-c.*, berb., calc., sulph., zinc.

rechts: Aur., hell., iod., lyc., mez., nat-s.

morgens: Sul-ac.

nachmittags: All-c.

Kaffee, nach: All-c.

abends: Alum.

Anziehen des Beines amel.: Mez.

außen drückend, nach: *Alum.*, aur., **Bell.**, camph., *cocc.*, gran., ign., kali-c., lyc., nux-m., ph-ac., rhus-t., sul-ac., ter., teucr., thuj.

Berührung agg.: Arg-n.

Menses, während: *Bor.*, *carb-an.*, cast., kali-c., *plat.*, sep.

nach: Plat.

Sitzen, im: Aur.

gebeugt: *Bell.*

Stehen agg.: Camph., nat-s.

amel.: Aur.

Strecken, beim: Am-c., aur., mez.

Stuhlgang, vor: *Trom.*

unten drückend, nach: *Plat.*

Urinieren, beim: Mez.

erstreckt sich zu den Genitalien: *Alum.*, *plat.*

Milz: Agar., *ars.*, bor., *carb-v.*, chin., chin-s., crot-t., *fl-ac.*, graph., *ign.*, *kreos.*, lyss., *merl.*, *nat-m.*, *nit-ac.*, ol-an., polyg-h., stann., sulph.

Liegen auf der linken Seite, beim: Agar.

Nabelgegend: Acon., alum., am-c., ambr., **Anac.**, arn., bry., camph., chel., *chin.*, chin-s., cina, cocc., colch., *coloc.*, crot-h., crot-t., cupr., *dios.*, dulc., grat., hell., ign., *lach.*, lact., lyc., meny., *nat-m.*, nit-ac., olnd., *ph-ac.*, *ran-s.*, raph., rheum, samb., seneg., sep., *spig.*, *sulph.*, tab., teucr., *verb.*, zinc.

nachmittags: Alum.

16 Uhr: *Sulph.*

Stehen, im: Alum.

abends, Bett, im: Chin., valer.

anfallsweise: Nat-m.

Aufstoßen amel.: Ambr.

Bücken, beim: *Verb.*

Essen, nach dem: *Coloc.*

Gehen im Freien, beim: Bry.

Hernie entstehen würde, als ob eine: Dulc.

Husten, beim: Ambr.

Knopf, wie von einem: Am-c., *anac.*

periodisch: *Chel.*

Pflock, wie ein: *Anac.*, *verb.*

Stehen, im: Alum.

erstreckt sich zum Anus: Ox-ac.

Brust, links: Chel.

Epigastrium: Crot-t.

Seiten: Alum., am-c., am-m., anac., ars., *asaf.*, asar., *aur.*, berb., carb-v., chin., dios., ign., kali-c., kalm., lyc., mag-m., merc., mur-ac., *nat-m.*, **Nat-s.**, *nit-ac.*, *nux-v.*, ph-ac., *phos.*, *sep.*, staph., tarax., *thuj.*, zinc.

rechts: Ars., cahin., *card-m.*, lyc., *merc.*, **Nat-s.**, prun-s., thuj., zinc.

Liegen auf der rechten Seite, beim: Prun-s.

links: Am-c., anac., berb., camph., kali-c., kali-n., mag-m., *nat-c.*, nat-m., *nit-ac.*, sulph., tarax.

morgens: Merc.

abends: Fl-ac.

außen drückend, nach: Coloc., *nux-v.*, sul-ac.

Bewegung, bei: Asar.

Bücken, beim: Kali-c.

Einatmen, beim tiefen: Thuj.

Einziehen der Bauchmuskeln beim: *Asaf.*

Fahren, beim: *Card-m.*, hep.

Gehen, beim: Cast., kali-n.

Husten, beim: Spong.

Kneten amel.: **Nat-s.**

Menses, während: *Nux-v.*

periodisch: Ph-ac.

Sitzen, im: Am-c., calc.

Ziehen, mit: Laur., nat-m., sulph.

erstreckt sich zum Nabel: Aloe

Flanke: Ambr., coff., colch., sabad., sars.

gepackt, wie mit den Fingernägeln: Bell., ip.

kneifend, stechend, zuckend: *Bov.*, *carb-an.*, cast., crot-t., grat., mag-c., *mag-m.*, merl., mur-ac., sil., sul-ac.

Hypochondrien: Laur., nux-v.

links: Laur.

rechts: Nux-v.

Leistengegend: Cast., indg., lyc.

erstreckt sich zur Brust: Indg.

krallend: Alum., ars., *bell.*, carb-an., coloc., hep., *ip.*, lyc., mosch., sep., zinc.

Menses, vor: *Bell.*

Hypochondrium: **Bell.**, nat-m., rhod.

rechts: **Bell.**, *nat-s.*

erstreckt sich zum Rücken: Nat-m.

Hypogastrium: **Bell.**, lyc., puls.

Leistengegend: Kali-i.

Nabelgegend: Acon., *bell.*, *hep.*, kreos., petr., stann.

anfallsweise: Petr.

SCHMERZ - krallend - *Nabelgegend* ...

Menses, vor: Kreos.

Seiten: Petr.

krampfartig, kneifend: *Abrot.*, acet-ac., *acon.*, aesc., aeth., **Agar.**, ail., all-c., **Aloe**, *alum.*, *alumn.*, *am-c.*, **Am-m.**, ambr., *anac.*, anan., *ant-c.*, *ant-t.*, *apis*, aran., arg-m., *arg-n.*, arn., *ars.*, ars-i., *asaf.*, *asar.*, *aur.*, aur-m., bar-c., bar-i., *bar-m.*, **Bell.**, *berb.*, *bism-o.*, *bor.*, *bov.*, brom., *bry.*, bufo, cact., calad., **Calc.**, *calc-p.*, calc-s., camph., cann-s., canth., caps., *carb-ac.*, *carb-an.*, **Carb-s.**, **Carb-v.**, card-m., carl., caul., *caust.*, cedr., **Cham.**, **Chel.**, *chin.*, chin-a., *cic.*, *cina*, cinnb., clem., cob., coc-c., **Cocc.**, *coff.*, *colch.*, **Coloc.**, *con.*, *cop.*, corn., croc., *crot-t.*, cub., **Cupr.**, *cupr-ar.*, *cycl.*, *dig.*, **Dios.**, dros., **Dulc.**, echi., elaps, *elat.*, erig., *eup-per.*, *euph.*, *euphr.*, eupi., *ferr.*, ferr-ar., ferr-p., gamb., *gels.*, gent-c., glon., gnaph., *gran.*, **Graph.**, *grat.*, guaj., *ham.*, *hell.*, *hep.*, *hydr.*, hydrc., *hyos.*, hyper., **Ign.**, iod., **Ip.**, *iris.*, jab., jatr., jug-r., kali-ar., *kali-bi.*, *kali-br.*, *kali-c.*, kali-i., kali-n., kali-p., *kali-s.*, *kreos.*, *lac-c.*, *lach.*, lact., *laur.*, lec., *led.*, *lil-t.*, lob., **Lyc.**, lycps., lyss., *mag-c.*, **Mag-m.**, **Mag-p.**, mag-s., manc., mang., meny., *merc.*, merc-c., merl., *mez.*, *mosch.*, *mur-ac.*, naja, *nat-ar.*, *nat-c.*, *nat-m.*, nat-p., *nat-s.*, *nit-ac.*, *nux-m.*, **Nux-v.**, ol-j., olnd., onos., **Op.**, ox-ac., paeon., pall., *par.*, *petr.*, **Ph-ac.**, phel., phos., *phyt.*, *pic-ac.*, plan., *plat.*, **Plb.**, **Podo.**, prun-s., psor., ptel., **Puls.**, *ran-b.*, ran-s., *raph.*, rat., *rheum*, rhod., *rhus-t.*, rhus-v., *rumx.*, ruta, sabad., sabin., samb., sars., *sec.*, senec., seneg., **Senn.**, *sep.*, **Sil.**, *spig.*, **Spong.**, squil., **Stann.**, *staph.*, *stram.*, *stront.*, **Stry.**, *sul-ac.*, **Sulph.**, sumb., tab., tarax., *tarent.*, tell., *ter.*, teucr., *thuj.*, trom., *valer.*, **Verat.**, verb., vib., viol-t., vip., *zinc.*, **Zing.**

morgens: Agar., am-c., calc., carb-s., **Caust.**, coc-c., colch., coloc., con., cupr., **Dios.**, dulc., euphr., graph., hep., kali-bi., kali-c., lact., lob., *lyc.*, mag-m., mang., nat-c., nat-m., nit-ac., **Nux-v.**, phos., plan., psor., *puls.*, rat., ruta, sabin., sep., staph., sulph., tarent., xan., zinc.

Aufstehen, beim: Nat-m., ruta

Bett, im: Agar., lact., nat-m., **Nux-v.**, psor., puls., sabin.

Erwachen, beim: Agar., cob., coloc., lyc., nat-m., xan.

5 Uhr: Cob.

SCHMERZ - krampfartig - morgens ...

6 Uhr: *Coloc.*

nüchtern, wenn: Dulc.

vormittags: Agar., am-c., am-m., coloc., **Dios.**, kali-bi., lyc., mag-c., *nat-c.*, paeon., sars., sulph., tell., xan.

9 Uhr: Mag-c.

10 Uhr: Carb-s.

11 Uhr: Corn.

mittags: Alumn., kali-c., sulph.

nachmittags: Agar., bism-o., bry., carb-s., carb-v., coloc., corn., grat., kali-n., laur., lyc., mag-c., nat-c., nat-m., nat-s., nicc., op., par., phyt., senec., sil., sulph., *verat.*

13 Uhr: Mag-m.

16 Uhr: Caust., coloc., hell., **Lyc.**

16-21 Uhr: *Coloc.*

17 Uhr: Aran., tell.

abends: Alum., am-c., bism-o., calad., **Calc.**, carb-v., cast., chin., cycl., grat., *iris.*, led., mag-m., mag-s., merc., petr., ph-ac., plan., plb., *puls.*, sars., senec., sulph., tarent., thuj., *valer.*, zinc.

Bett, im: Alum., *valer.*

nachts: Arg-n., bry., **Calc.**, calc-s., carb-s., *chin.*, cupr., *cycl.*, dig., euphr., graph., ign., iris., kali-c., kali-s., mez., myric., *nat-s.*, *nit-ac.*, osm., *podo.*, *rhus-t.*, senec., stront., sul-ac., *sulph.*, *valer.*

Mitternacht, um: **Cocc.**, lyc., **Nit-ac.**, rhus-t., *zinc.*

nach: Aur.

1 Uhr: *Mag-m.*

2 Uhr: Nat-s.

Bett, im: Dig., rhus-t.

Entblößen, beim: Bry.

abwechselnd mit Schmerzen in der Brust: *Ran-b.*

Schwindel: Verat.

Abendessen, nach dem: Alum., calc., coff., gels., grat., ol-an., *zinc.*

Ärger, nach: **Coloc.**, *staph.*

Aufstehen vom Sitzen agg.: Kali-c.

amel.: Chin., spong.

Aufstoßen amel.: Carb-v., sep., *sulph.*

SCHMERZ - krampfartig ...

Beleidigung, nach: **Staph.**

Bett, im: Alum., dig., dios., kali-c., lact., nat-m., **Nux-v.**, psor., rhus-t., sabin., valer.

Beugen nach hinten amel.: Bell., dios., nux-v., onos.

vorn amel., nach: *Acon.*, am-c., *caust.*, *chin.*, coff., *colch.*, **Coloc.**, *kali-c.*, *lach.*, *mag-p.*, phos., *plb.*, prun-s., *rhus-t.*, senec., *stann.*, stram., zinc.

Bewegung, bei: Brom., **Cocc.**, corn-f., **Ip.**, mag-p., *mur-ac.*, *nit-ac.*, *nux-v.*, phys., ran-b., raph., rhus-t., *zinc.*

amel.: Bov., *gels.*, rhus-t.

Bücken agg.: Am-c., dulc., nux-v., *sulph.*

Druck amel.: Am-c., brom., **Coloc.**, *mag-p.*, mang., *podo.*, *stann.*

Einatmen, beim: Aesc., am-m., brom., *sulph.*

Eiscreme, nach: **Ars.**, *calc-p.*, *ip.*, *puls.*

Erkältung, nach: *All-c.*, alumn., *dulc.*

Erwachen, beim: Alum., coc-c., colch., euphr., ferr., lyc., mez., nat-m., stann., *stront.*, xan., *zinc.*

Essen, beim: Carb-v., dulc., kali-p., *nux-v.*

nach: *All-c.*, *ant-t.*, bell., carb-v., caust., chin., cic., coc-c., *colch.*, *coloc.*, con., cupr., gamb., *graph.*, grat., kali-p., lyc., *nat-c.*, nux-m., *puls.*, *rhus-t.*, sars., *sulph.*, *verat.*, zinc.

amel.: *Bov.*, psor.

Fahren oder Reiten, beim: Psor.

Fieber, während: Caps., carb-v., elat., rhus-t., rob.

Flatus, Abgang von: Aur., canth., *chin.*, *squil.*

amel.: *Acon.*, *am-c.*, cimx., *coloc.*, *con.*, *echi.*, *graph.*, *hydr.*, lyc., mag-c., merc-c., nat-ar., *nat-m.*, nux-m., ol-an., psor., rumx., sil., spong., squil., sulph.

Freien, im: Ign.

amel.: Nat-c.

Frösteln, während: Sep.

Froststadium im Fieber, vor: *Spong.*

SCHMERZ - krampfartig - Froststadium im Fieber ...

während: **Cocc.**, led.

Frühstück, nach dem: Agar., eupi., grat., ham., kali-bi., nux-m., stront., **Zinc.**

Gähnen, beim: Zinc.

Gehen, beim: Bell., chin., *coloc.*, cupr., gent-c., kali-bi., nat-p., ph-ac., prun-s., *ran-b.*, *zinc.*

amel.: Cycl., dig., elaps, ferr., par., puls., *sulph.*

Freien, im: Agar., am-c., bry., rhus-t., sil., sulph.

Hämorrhoidalblutung, durch unterdrückte: **Nux-v.**

Husten, beim: Chel., plb., tarent.

hysterisch: Ars., bell., bry., *cocc.*, *ip.*, *mag-m.*, *mosch.*, nux-v., *stann.*, *stram.*, *valer.*

Kaffee, durch: *Cham.*, ign., nat-m., *nux-v.*

kalter Luft, in: *Am-c.*, lyc.

Kneten des Bauches amel.: *Nat-s.*

Koitus, während: Graph.

Konvulsionen, bei: *Cic.*

Kränkung, durch: *Coloc.*

Liegen agg.: *Phos.*, *spig.*

amel.: Cupr., ferr.

Bauch amel., auf dem: Am-c., chion., *coloc.*, dor.

Rücken, auf dem: Phys.

Beinen amel., mit hochgezogenen: *Rhus-t.*

Seite, auf der: Coloc., ign.

amel.: Nat-s.

rechten Seite amel., auf der Phys.

Melonen, durch: **Zing.**

Menses, vor: Aloe, alum., *am-c.*, bar-c., *bell.*, brom., *calc-p.*, carb-v., *caust.*, *cham.*, chin., *cinnb.*, *cocc.*, *coloc.*, *croc.*, *cupr.*, cycl., hyper., *ign.*, **Kali-c.**, *lach.*, mag-c., *mag-p.*, manc., nux-v., ph-ac., *plat.*, *puls.*, *sep.*, spong.

während: Acon., alum., *am-c.*, bar-c., *bell.*, *bor.*, brom., calc., *caul.*, *caust.*, *cham.*, chel., *chin.*, *chin-s.*, *cimic.*, *cinnb.*, clem.

SCHMERZ - krampfartig - Menses, während ...

Cocc., *coff.*, *coloc.*, *con.*, *cupr.*, form., gran., *graph.*, ign., *kali-c.*, kali-n., kali-s., mag-m., *mag-p.*, mosch., nat-c., *nat-m.*, nat-s., nicc., *nit-ac.*, *nux-v.*, *plat.*, *puls.*, sabin., sars., *sep.*, stront., **Sulph.**, vib., zinc.

nach: *Am-c.*, cocc., kreos., merl., puls.

erstreckt sich von Hüfte zu Hüfte: Thuj.

Milch, nach: Cupr., *lac-d.*, mag-s., raph.

heiße Milch amel.: *Crot-t.*

warme Milch amel.: *Crot-t.*, op.

Mittagessen, während: Mag-s., zinc.

nach: Agar., alumn., cocc., crot-t., gent-c., kali-c., **Mag-c.**, naja, phos., *ran-b.*, thuj., trom., valer., **Zinc.**

Nasswerden der Füße, durch: *All-c.*

Obst, nach: Calc-p., *chin.*, *coloc.*, *puls.*

Obstipation, während: Merc., *op.*, *plb.*, *podo.*

Rauchen, nach: Brom.

Schlaf, im: Kali-n.

amel.: Mag-m.

Sitzen agg.: Chin., dig., elaps, ferr., par., spong.

amel.: Bell.

gebeugt Sitzen agg.: Carb-v., dulc.

Stehen, im: Bell., gent-c., zinc.

Stuhlgang, vor: Aesc., *agar.*, **Aloe**, **Am-c.**, *am-m.*, **Arg-n.**, *ars.*, arum-t., aur., bell., *bry.*, calc., *calc-p.*, camph., cann-s., canth., carb-an., carb-s., **Chin.**, *chin-s.*, cina, coc-c., *colch.*, *coll.*, **Coloc.**, *crot-t.*, cupr., cupr-s., cycl., dig., ferr., ferr-ar., ferr-i., *gamb.*, gels., glon., gran., grat., guaj., hep., hyper., ign., *jatr.*, kali-ar., kali-bi., kali-c., kali-n., kali-s., lact., *lil-t.*, lycps., **Mag-c.**, mag-m., *mag-p.*, mang., meny., *merc.*, merc-i-r., *mez.*, mur-ac., nat-ar., nat-c., nat-m., nat-p., nit-ac., *nux-v.*, **Op.**, petr., phel., *phos.*, phys., **Podo.**, puls., rat., rhod., rhus-t., rhus-v., sep., spig., stram., **Sulph.**, *thuj.*, *trom.*, *verat.*, zinc.

vor hartem: *Op.*

SCHMERZ - krampfartig - Stuhlgang ...

während: *Agar.*, *aloe*, *am-c.*, anac., *apis*, asc-c., aur., bapt., *bor.*, canth., coc-c., colch., con., corn., crot-t., cupr-ar., cycl., dig., dulc., ferr., grat., hep., hydr., iris., kali-bi., kali-c., *lil-t.*, *mag-c.*, *merc.*, *nux-v.*, op., phel., phos., plan., podo., puls., *rheum*, rhus-t., sec., senn., sep., sul-ac., **Sulph.**, zinc.

nach: Agar., *aloe*, **Am-c.**, *ars.*, carb-an., carb-s., *carb-v.*, *coloc.*, con., cupr., eup-per., glon., graph., grat., kali-bi., kali-c., lil-t., lyc., *nat-m.*, nit-ac., *op.*, plb., rhod., sul-ac., **Sulph.**

amel.: Agar., carb-s., cinnb., coc-c., **Coloc.**, ferr., *gamb.*, *gels.*, indg., *mag-c.*, naja, nat-ar., **Nat-s.**, **Nux-v.**, puls., seneg., sulph., *verat.*

Suppe, nach: Zinc.

Tee, nach: Hyper.

Treppensteigen, beim: Hell.

Trinken von Wasser, nach: Cham., **Coloc.**, *crot-c.*, *manc.*, nat-m., nit-ac., *nux-v.*, *puls.*, raph., *rhus-t.*

Urinieren, beim: Bar-c., *cham.*, *merc.*, sul-ac.

amel.: Tarent.

warme Anwendungen amel.: Alum., am-c., cupr-s.

Zimmer amel., im warmen: Am-c.

Wein, nach: Lyc.

Hypochondrien: Aesc., aloe, am-m., arg-m., bell., bry., bufo, calc., *calc-s.*, camph., cupr., dios., ign., iod., *ip.*, kali-br., *kali-c.*, kali-i., *lact.*, *lyc.*, mur-ac., nat-m., phos., sep., sil., stann., sulph., *zinc.*

morgens: Teucr.

abends: Calc-s., dios.

nachts: Calc-s.

abwechselnd mit Brustbeklemmung: Zinc.

Atmen, beim tiefen: Croc.

Aufstoßen amel.: Sep.

Bücken, beim: Lyc.

Drehen des Körpers, beim: Lyc.

Gehen, beim: Sulph.

SCHMERZ - krampfartig - *Hypochondrien ...*

Husten, beim: Lyc.

Menses, vor: Sulph.

Reiben amel.: Phos.

erstreckt sich quer über den Rücken: **Sil.**

nach unten: Hell.

Hypogastrium: *Acon.*, *agar.*, aloe, am-c., *ars.*, aur., *bell.*, *bry.*, calc., carb-s., *carb-v.*, *chel.*, cimic., *cocc.*, *coll.*, coloc., *con.*, *cupr-ar.*, *dios.*, *gels.*, helon., kreos., lil-t., *nat-c.*, *nux-v.*, *prun-s.*, psor., ran-b., ruta, *sil.*, stann., *stry.*, **Sulph.**, zinc.

tagsüber: Stram.

morgens: Ambr., dios., fago.

vormittags: Agar.

nachts: Chel.

Menses, vor: Mang.

Abendessen, nach dem: Ran-b.

Bücken, beim: Am-c.

Druck amel.: Fago.

Essen, nach dem: Ran-b.

Gehen, beim: Zinc.

Freien, im: Agar., calc.

Liegen auf dem Rücken, beim: Ambr.

Menses, vor: Cimic., *cocc.*, **Kali-c.**, *mag-p.*, manc., *nat-m.*, *nit-ac.*, sars., **Sulph.**, *vib.*, zinc.

während: *Agar.*, **Am-c.**, *ars.*, **Cocc.**, *con.*, **Graph.**, *mag-p.*

nach: Kreos.

Stuhlgang, vor: *Ars.*, *coll.*, *gels.*, stram.

während: *Ars.*

nach: Agar.

Urinieren, vor: *Chel.*

Wärme amel.: *Ars.*

zusammenkrümmen, muss sich: *Prun-s.*

Leistengegend: *Aloe*, am-c., am-m., bov., *bry.*, calc., carb-v., *chel.*, cimic., *gamb.*, indg., kali-c., kali-i., *kreos.*, mag-c., nat-s., petr., rat., stann., sul-ac., sulph., zinc.

links: Chel., kali-n., sars., stann.

SCHMERZ - krampfartig - *Leistengegend ...*

rechts: Aloe, bov., carb-v., gamb., indg., mag-c., sul-ac., zinc.

morgens: Rat.

vormittags, 11 Uhr: Mag-c.

nachmittags, 15 Uhr: Mag-c.

16 Uhr: Nicc.

anfallsweise: Nat-m.

Gehen, beim: Kali-n., mag-c., *sulph.*

Menses, während: Kali-c.

nach: Bor., kreos., plan.

Reiben agg.: *Sulph.*

amel.: Mag-c.

Sitzen, im: Petr., spong.

Strecken, beim: Am-c.

Stuhlgang, während: Nicc.

Treppensteigen, beim: Alum.

erstreckt sich zum Knie: Aloe

Nabelgegend: Acon., agar., *aloe*, am-m., ant-c., ant-t., arn., aspar., bar-c., *bell.*, berb., *bry.*, calc., *camph.*, *carb-an.*, carb-s., caul., caust., *chel.*, *chin.*, cimic., coc-c., *cocc.*, **Coloc.**, *crot-t.*, cycl., **Dios.**, dulc., euphr., fl-ac., *gamb.*, gent-c., gran., graph., grat., ham., hyos., ign., *iod.*, **Ip.**, jug-c., kali-bi., kali-i., kali-n., kreos., *laur.*, lec., led., lyc., mag-c., mang., merc-c., *mez.*, *mur-ac.*, myric., naja, *nat-c.*, nat-m., nicc., nit-ac., nux-m., *nux-v.*, ox-ac., *ph-ac.*, phos., *phyt.*, *plat.*, *plb.*, *podo.*, *ptel.*, *raph.*, rheum, rhus-t., sabad., samb., sang., senec., sil., squil., stann., stront., *sulph.*, tab., tarent., thuj., *verat.*, verb., zinc.

morgens: Aeth., bov., lyc., mag-c., nat-m.

Aufstehen, nach: Aeth.

Bett, im: Lyc.

Erwachen, beim: Bov.

vormittags: Agar., lyc., nat-c.

mittags: *Sulph.*

nachmittags: Euphr., nat-c., plb., **Sulph.**

16 Uhr: Sulph.

17 Uhr: Mag-c., sang.

abends: Caust., plat., **Sulph.**

SCHMERZ - krampfartig - *Nabelgegend* ...

Bett, im: Nux-m.

Stuhlgang, während: Inul.

nachts: Bry., cycl., nux-m., *podo.*

Bett, im: Nux-m.

Erwachen, beim: Cycl.

Abendessen, nach dem: Gels.

Beugen des Körpers, beim: Nit-ac.

vorn amel., nach: *Aloe*, **Coloc.**, senec.

Bewegung: Nit-ac.

Bücken: Am-m.

Diarrhö, vor: Coloc., plat.

Erkältung, nach: *Bry.*

Essen, nach dem: Bell., carb-v., graph., kali-n., *nux-v.*, plat., sulph.

Frühstück, nach: Agar., kali-bi.

Gehen, beim: *All-c.*, gent-c.

Menses, vor: *Kreos.*

Mittagessen, nach dem: Ant-t., bry., calc., **Coloc.**, ham.

Obst, nach: **Coloc.**

sauren Speisen, nach: Asaf.

Sitzen, im: *All-c.*, ph-ac.

gebeugt: Ant-t.

Stehen, im: Bry., gent-c.

Stuhlgang, vor: *Coloc.*, *ham.*, kali-n., lec., mag-m., plb., psor.

während: Cocc., *corn.*, indg., iod., phos.

Suppe, nach: Kali-n.

erstreckt sich zum Anus: Nat-m.

Bauch: Calc.

Hals, innen: Kreos.

Leiste: Thuj.

Magen: Carb-v., sulph.

unten, nach: Plat.

Seiten: Acon., alum., bell., bry., calc-p., canth., carb-v., caust., chin., coloc., cupr., *ign.*, kali-n., lach., laur., *led.*, *lyc.*, mag-c., manc., mur-ac., naja, nat-c., nat-m., *nat-s.*, *nux-v.*, *phos.*, rat., rhod., ruta, sars., seneg., sul-ac., sulph., thuj., zinc.

SCHMERZ - krampfartig - *Seiten* ...

links: Bry., calc-p., canth., chin., coloc., cupr., naja, nux-v., sars., seneg., sul-ac., sulph., thuj.

nach rechts: Asar., carb-v.

rechts: Acon., bell., carb-v., caust., lach., **Lyc.**, mag-c., manc., nat-m., *nat-s.*, zinc.

Liegen auf der linken Seite, beim: Nat-m.

abends: Nicc.

Bücken, beim: Stram.

Einatmen agg.: Mur-ac.

Sitzen, im: Carb-an.

gebeugt: Carb-v.

Stehen agg.: Kali-n.

Stuhlgang, vor: Mag-c.

während: Nicc.

Flanke: Ambr., bell., carb-s., carb-v., cocc., coff., mag-c., mur-ac., ph-ac., sars., stann.

lanzinierend: Anan., ars., aur-s., bufo, cadm., *carb-an.*, *carb-v.*, clem., con., cur., elaps, gels., kali-i., manc., murx., plat., plb., raph., *zinc.*

rechts: *Gins.*

Atmen, beim: Clem.

Urinieren, beim: Clem.

Hypochondrien: Aeth., bad., bufo, *cadm.*, calc-f., coloc., lach., manc., phys., stann., sulph., tab., tarent.

links: *Cadm.*

rechts: Aeth., aur-s., bufo, calc-i., caust.

Bewegung agg.: Bufo

Gehen amel.: Calc-f.

Liegen auf der schmerzhaften Seite agg.: Calc-f.

schmerzlosen Seite amel., auf der: Calc-f.

Sitzen agg.: Calc-f.

Zusammenkrümmen amel.: Calc-f.

erstreckt sich zum Darmbein: Lil-t.

rechten Seite, zur: Stann.

Hypogastrium: Aur-s., elaps, plb.

Leistengegend: Aur., elaps, *mag-c.*, manc., spong.

Menses, während: *Bor.*

nach: *Bor.*

Milz: Anan., bufo, cahin., nat-m.

Nabel: Elaps, plb.

erstreckt sich zum Uterus: Elaps

Seiten: Ign.

rechts: Cahin.

nagend: Am-c., ars., aur-m., calc., canth., colch., *coloc.*, cupr., cycl., dig., dulc., elat., *gels.*, olnd., plat., plb., ruta, seneg., sulph.

beugen, muss sich nach vorn: **Coloc.**

Mittagessen agg., nach dem: *Coloc.*

Colon transversum: Gels.

Hypochondrien: Bufo, *ruta*

Hypogastrium: Gamb., seneg., sumb.

rechts: *Sumb.*

Leber: Bufo, laur., ruta, sil.

Nabelgegend: Ruta

reißend: Aloe, alum., *am-c.*, anan., ant-t., **Ars.**, bar-c., benz-ac., berb., *bry.*, bufo, *cact.*, calc., canth., carb-an., carb-s., **Cham.**, chin., chin-s., cic., cocc., *colch.*, **Coloc.**, *cop.*, crot-t., cupr., cupr-ar., *cycl.*, *dig.*, dulc., *graph.*, *kali-c.*, kali-i., kali-n., *lach.*, *lyc.*, lyss., *mag-m.*, med., *merc.*, *mez.*, naja, nat-m., nux-m., *nux-v.*, op., *phos.*, plb., *puls.*, *rhus-t.*, sec., sil., squil., stram., sulph., tab., tarent., verb., *zinc.*

links nach rechts, von: Lyss.

morgens: Alum., dig., naja

vormittags: Mag-m.

nachmittags: Nux-v.

abends: Alum., bry., mag-m.

nachts: Mag-m., merc., tab.

Aufstehen vom Sitzen, beim: Dig.

Bewegung, bei: *Bry.*, rhus-t.

Druck agg.: Cic.

amel.: Plb.

Einatmen, beim: *Calc.*

Essen, beim: Crot-t.

Hitze amel.: Alum.

Hunger, bei: Stram.

Menses, vor: *Cinnb.*, nat-m., tep.

während: Agar., am-c., bov., *caust.*, *chin-s.*, cinnb., **Graph.**, **Lach.**, *merc.*, sec., tep.

Schlaf amel.: Mag-m.

Schluckauf, beim: Plb.

Schritt, bei jedem: All-s.

Stuhlgang, vor: Hep., stram.

während: Aloe, cop.

nach: Mag-m.

treibt zum Stuhl: *Nux-v.*

erstreckt sich zu den Genitalien: Calc.

Lenden: Kali-i.

links nach rechts, von: Lyss.

Mamma, rechte: Coloc.

oben, nach: *Chin-s.*

unten, nach: Kali-i., verb.

Darmbeingegend: Crot-t.

Darmbeinkamm: *Berb.*, zinc.

Sitzen, im: Zinc.

erstreckt sich in die Gesäßmuskeln: *Berb.*

oben, nach: Berb.

Hypochondrien: Alum., canth., carb-v., colch., *con.*, cupr-s., kali-bi., kali-c., lyss., nux-v., plb., teucr., thuj., *zinc.*

links: Canth., colch., lyss., plb.

rechts: Alum., *con.*, *nux-m.*, zinc.

vormittags: Alum.

abends: Caust.

Einatmen, beim: Cupr-s.

Husten, beim: Ambr.

erstreckt sich zur Hüfte: Alum.

Hypogastrium: Canth., chin., *colch.*, con., iod., lach., zinc.

Menses, während: *Agar.*, *am-c.*, lach., *manc.*

Leber: Alum., caust., clem., *con.*, *dios.*, kreos., zinc.

abends: Caust.

Abendessen, nach dem: Zinc.

Leistengegend: Am-m., *ars.*, *berb.*, calc., chin., crot-t., cycl., euph., *lach.*, *lyc.*, mez., *plat.*, sep., sil., stront., sul-ac., tarent., thuj.

SCHMERZ - reißend - *Leistengegend* ...

abends: Sil.

Aufstehen vom Sitzen, beim: Stront.

Beugen nach hinten amel.: Chin.

Einatmen agg.: Plat.

Gehen, beim: Am-m., calc.

Husten agg.: Tarent.

Sitzen, im: Calc., sul-ac.

Stehen, im: Euph.

erstreckt sich zu den Oberschenkeln: *Ars.*, plat., sep.

Brustwarze, rechte: Crot-t.

Milz: Ambr., con.

Nabel: Chin., crot-t., cycl., laur., nux-v., plb., stram.

14 Uhr: Laur.

Nabelgegend: Agar., arn., *cham.*, crot-t., cupr., dig., grat., jatr., *nat-s.*, *plb.*, psor., stram., ter., verb.

morgens: Dig.

anfallsweise: *Plb.*

Druck, bei: Plb.

Frühstück, vor dem: **Nat-s.**

Mittagessen, nach dem: Crot-t.

Seiten: Alum., aur., bry., calc., crot-t., kali-c., *lach.*, lyc., mag-c., plb.

links: Bry., mag-c.

rechts: Aur., *lach.*

abends: Kali-c.

Anstrengung, bei: Alum.

Gehen, beim: Mag-c.

erstreckt sich zur Blase: Plb.

Flanke, in der: Crot-t., samb.

ruckend: Carb-s.

schneidend: **Acon.**, aeth., *agar.*, agn., **Aloe**, *alum.*, am-c., am-m., *ambr.*, anac., *ant-c.*, *ant-t.*, *apis*, arg-m., *arg-n.*, arn., **Ars.**, *ars-i.*, arum-t., asaf., aur., bapt., *bar-c.*, bar-i., *bar-m.*, bell., berb., *bol.*, *bor.*, *bov.*, *bry.*, bufo, cact., cahin., calad., *calc.*, calc-p., calc-s., camph., cann-s., **Canth.**, *caps.*, *carb-an.*, carb-s., carb-v., card-m., *carl.*, cast., caust., *cham.*, *chel.*, **Chin.**, chin-a., chin-s., chion., cic., cimic., *cina*, clem., coc-c., *cocc.*, *colch.*, **Coloc.**, *con.*, crot-t., cub., *cupr.*, cupr-ar., cycl., *dig.*, **Dios.**, dros.,

SCHMERZ - schneidend ...

dulc., echi., elaps, *elat.*, euon., eupi., glon., graph., grat., hell., *hep.*, hydr., **Hyos.**, hyper., *ign.*, indg., *iod.*, **Ip.**, *iris.*, jatr., *kali-ar.*, *kali-bi.*, **Kali-c.**, kali-i., *kali-n.*, kali-p., **Kali-s.**, kreos., *lach.*, lact., *laur.*, *led.*, lept., lil-t., lob., *lyc.*, **Mag-c.**, *mag-m.*, *manc.*, mang., *merc.*, *merc-c.*, merc-i-f., merc-p-r., mez., *mur-ac.*, murx., naja, *nat-ar.*, *nat-c.*, *nat-m.*, nat-p., **Nat-s.**, nicc., **Nit-ac.**, nux-m., **Nux-v.**, *ol-an.*, **Op.**, *ox-ac.*, paeon., par., *petr.*, ph-ac., phel., *phos.*, phyt., plat., plb., psor., ptel., **Puls.**, ran-s., *rheum*, *rhus-t.*, rob., rumx., ruta, *sabad.*, sabin., *sars.*, *sec.*, *sel.*, *seneg.*, *sep.*, *sil.*, **Spig.**, squil., stann., *staph.*, *stront.*, **Stry.**, *sul-ac.*, **Sulph.**, sumb., ter., thuj., valer., **Verat.**, verat-v., verb., *viol-t.*, vip., zinc.

tagsüber: Nat-m.

morgens: Ambr., bov., calc., caust., con., *dios.*, dulc., graph., kali-n., lyc., mag-m., nat-c., nat-m., nicc., **Nit-ac.**, nux-v., ox-ac., *petr.*, puls., sep., spong., stry.

Aufstehen, nach dem: Nat-m.

Bett, im: **Nit-ac.**

Erwachen, beim: Calc.

Stuhlgang, während: Ambr.

vormittags: Agar., carb-an., lyc., nat-m., *rhus-t.*

mittags: Mag-c., sang.

Suppe, nach: Ambr., mag-c.

nachmittags: Agar., berb., calc-s., chel., coloc., grat., laur., mag-m., nat-c., nat-m., sep., stront.

13 Uhr: Grat.

14-16 Uhr: Laur.

17 Uhr: Sars.

abends: Agar., aloe, ambr., ant-t., bar-c., bell., calc., carb-v., *dios.*, fago., hep., kali-n., led., mag-c., mang., merc., mez., nat-m., nicc., ox-ac., *petr.*, phos., puls., rat., rhus-t., sel., staph., stront., sulph., thuj.

17 Uhr, dauert die ganze Nacht hindurch: Canth.

19 Uhr: Elaps, sulph.

Stillsitzen agg.: *Puls.*

nachts: Ambr., bar-c., calc., camph., canth., fago., lyc., mag-m., merc.,

SCHMERZ - schneidend - nachts ...

nat-c., nat-m., nit-ac., ph-ac., ran-s., sars., sep., sul-ac., sulph., zinc.

Mitternacht, um: Ambr., bar-c., lyc., nat-m., sep., sulph.

nach: Ambr., elaps

1 Uhr: Phos.

2 Uhr: Am-m., mag-m.

3 Uhr: Phos.

4 Uhr: **Petr.**, sulph.

5 Uhr: Nat-m., ox-ac.

Bett, im: Fago., zinc.

Pressen zum Urinieren, beim: Graph.

Abendessen, nach dem: Coloc., ox-ac., *puls.*

anfallsweise: Grat., lyc., ph-ac., sep., sil., stann.

Aufstehen, nach dem: Nit-ac.

Aufstoßen amel.: Rat.

Beugen nach hinten, beim: Sulph.

Zusammenkrümmen amel.: **Coloc.**, **Kali-c.**, petr., staph.

Bewegung, bei: Aloe, *bry.*, caps., *cocc.*, merc-c., puls., rhus-t., stann.

amel.: Nicc., *puls.*

Bleikolik: **Coloc.**

Bücken amel.: Puls.

Einatmen, beim: Cocc., *lyc.*

Einziehen des Bauches, beim: Valer.

elektrischer Schlag, der durch den Anus zuckt; wie ein: **Coloc.**

Entbindung, bei der: Phos., puls.

Erkältung, durch eine: Camph.

Essen, beim: Aloe, grat., zinc.

nach: Ant-t., ars., cahin., calc-p., *chel.*, **Coloc.**, ign., *kali-bi.*, nat-m., olnd., *petr.*, spong., *staph.*, *zinc.*

amel.: Bov.

Essig, nach: Aloe

falsche Wehen, wie: Kali-c.

Flatus amel.; Abgang von: Anac., ars-i., bapt., bov., bry., calc-p., **Con.**, eupi., gamb., *hydr.*, laur., plb., psor., sel., sulph., viol-t.

Freien, im: Merc-c.

SCHMERZ - schneidend - Freien, im ...

amel.: *Aloe*, kali-i.

Froststadium im Fieber, vor: Ars.

Frühstück, nach dem: Cahin., hydr., mag-m., spong., thuj., **Zinc.**

Gehen, beim: Asaf., coloc., *dios.*, laur., lyc., mur-ac., naja, ph-ac., phos.

Freien, im: Graph.

Hitze amel.: *Sulph.*

Hitzestadium im Fieber, während: Rhus-t.

Hochziehen der Beine amel.: *Coloc.*

Husten, beim: *Arn.*, cham., chin., valer., **Verat.**

Kränkung, nach: Puls.

Liegen, beim: Nat-m.

Menses, vor: Alum., *cham.*, lach., *lil-t.*, mag-c., nat-c., nat-m., ol-an.

Hüfte zur andern, von einer: Thuj., ust.

Einsetzen der Menses, beim: *Caust.*, gels., graph., lyc., **Plat.**

während: Am-c., bar-c., *calc.*, carb-v., *caust.*, **Cocc.**, *eupi.*, ferr., graph., iod., ip., **Kali-c.**, *kreos.*, **Lach.**, *lyc.*, mag-c., nicc., *ol-an.*, *phos.*, *senec.*, *sulph.*, zinc.

nach: Graph., kali-c.

einsetzen würden, als ob sie: Laur.

Milch, nach: Zinc.

warmer: *Ang.*

Mittagessen, vor: Hydr., lyc.

während: Lact., zinc.

nach: Cahin., cham., coloc., grat., hydr., lact., lyc., mag-m., nat-m., rheum, sil., sulph., **Zinc.**

nüchtern, wenn: Dulc.

Schritt, bei jedem: *Arn.*, *sil.*

Schweinefleisch, nach: Acon-l.

Sitzen, beim: Alum., asaf., dros., mur-ac., nicc., *puls.*, spig.

amel.: Mur-ac.

Stehen, im: *Bry.*, mur-ac.

Steigen, beim: Merc.

Strecken, beim: Aloe

SCHMERZ - schneidend ...

Stuhlgang, vor: Acon., aesc., aeth., agar., **Aloe**, am-c., am-m., ant-c., **Ant-t.**, *ars.*, *asar.*, bar-c., bor., brom., *bry.*, cahin., *calc-p.*, calc-s., caps., carb-s., carb-v., chel., cina, cob., **Coloc.**, con., crot-t., dig., **Dulc.**, gamb., gels., graph., grat., hell., hep., hydr., ign., kali-n., kalm., lact., laur., lyc., *mag-c.*, manc., *merc.*, *merc-c.*, merc-i-f., nat-ar., nat-c., *nat-m.*, nicc., *nit-ac.*, nux-m., nux-v., petr., *puls.*, rheum, *rhus-t.*, rumx., sang., sec., sep., *staph.*, sulph., *thuj.*, valer., verat., viol-t., zinc.

während: Acon., agar., **Aloe**, alum., am-c., ambr., ant-c., *arn.*, ars., *ars-i.*, *asar.*, calc-s., *canth.*, caps., caust., cham., chel., cob., coloc., dulc., ferr., iod., iris., kali-n., kalm., laur., mag-m., merc., *merc-c.*, nit-ac., plb., rheum, rhus-t., sars., sec., **Sulph.**, verat.

Diarrhö, bei: Bov., *crot-t.*, ferr., gamb., jug-c., mag-m., *merc.*, **Sulph.**

nach: *Am-c.*, ars., *canth.*, **Coloc.**, gels., kali-n., lept., *merc.*, *merc-c.*, ox-ac., *podo.*, rheum, staph., *sulph.*

amel.: Am-m., bry., *calc-p.*, caust., dig., hell., mur-ac., nat-m., **Nux-v.**, plb., *rhus-t.*, sulph.

Stuhldrang; Schmerz verursacht: *Calc-p.*, dig., *lept.*, *nux-v.*, *sulph.*

Trinken, nach dem: Ars., *calc-p.*, *nat-m.*, staph.

Urinieren, vor: Mag-c., sul-ac., sulph.

während: Chin., eupi., mag-c., merc.

nach: Chin., stann.

wandernd: Bell., card-m., dulc., led., stront.

Wärme, Bettwärme amel.: *Ars.*, coloc., staph., symph.

Wasser trinken agg., kaltes: Calc-p.

amel.: Cann-s.

erstreckt sich zum Anus: *Coloc.*

Brust: Phos.

hinten und oben bei den Wehen; nach: *Gels.*

Leiste: Am-m.

SCHMERZ - schneidend - *erstreckt sich* ...

links nach rechts, von: *Ip.*

Oberschenkel: *Coloc.*, ter.

rechts nach links, von: **Lyc.**

Darmbein, morgens: Cina

Spina iliaca anterior superior: Sulph.

erstreckt sich zum Schulterblatt: Nat-m.

Oberschenkel: Nat-m.

Darmbeingegend: *Agn.*, nat-p., thuj.

erstreckt sich zu den Hoden: Hydr.

Darmbeingrube, von rechts nach links: Sang.

erstreckt sich zum Rektum: Sang.

Hypochondrien: Arg-m., arg-n., ars., ars-i., *aur.*, *bell.*, bor., brom., *bry.*, calc-f., chel., coc-c., colch., coloc., crot-h., dios., *dulc.*, *graph.*, hydr., iod., kali-ar., *kali-bi.*, *kali-c.*, lyc., mag-c., meny., merc-i-r., nat-m., nat-p., nicc., phos., ptel., puls., *ran-b.*, stann., stry., sulph., trom.

links: Arg-m., *arg-n.*, bor., dulc., ter.

rechts: *Aur.*, bry., *carb-ac.*, crot-c., dulc., kali-c., ptel., stann., stry.

Frühstück, nach dem: Bor.

morgens: Cast.

nachmittags: Chin-s.

nachts: Stry.

Bewegung, bei: Ter.

Gehen, bei schnellem: Bor.

Husten, beim: Bry.

Sitzen, im: Ter., viol-t.

gebeugt: Stann.

Strecken agg.: Lyc.

erstreckt sich zum Nabel: Bor.

Rücken: Ran-b.

unten, nach: Bor.

Hypogastrium: Aeth., *all-c.*, am-c., ang., *ars.*, *bar-c.*, **Bell.**, bry., cact., carb-s., *cimic.*, coc-c., *coll.*, *coloc.*, *croc.*, elaps, euon., *hydr.*, **Hyos.**, iris., *kali-bi.*, laur., *lept.*, *lil-t.*, *mag-m.*, mag-s., mang., med., *merc.*, nat-c., nicc., nux-v., ol-an., **Puls.**, sep., *sil.*, ter., *thuj.*, *verat.*

SCHMERZ - schneidend - *Hypogastrium ...*

Bewegung amel.: Nicc.

Essen, nach dem: *Verat.*

Gehen, beim: Mang., *sil.*

Husten, beim: Bry., chin., verat.

Liegen amel.: Nux-v.

Menses, vor: *Caust.*, senec.

während: Arg-n., *caust.*, **Kali-c.**, nat-m., *senec.*, sulph.

nach: Kali-c., plat., puls.

wieder einsetzen würden, als ob sie: *Kreos.*, *lyc.*, plat., *puls.*

Schritt, bei jedem: Nux-v., *sil.*

Sitzen, im: Nicc.

Stehen, im: Mang.

Stuhlgang amel., nach: Pall.

erstreckt sich zum Rücken: *Croc.*

Samenstrang: Med.

Leber: Ang., aur., *berb.*, bufo, calc-f., *carb-an.*, colch., crot-c., *dios.*, *iris.*, *lach.*, merc-i-r., ptel.

Leistengegend: Aesc., all-c., alum., am-m., arg-m., *arg-n.*, aur., berb., *bry.*, calc., calc-p., *canth.*, carb-an., caust., *coloc.*, cycl., gamb., iod., kali-bi., lyc., mag-c., merc., nat-m., ph-ac., spig., tell., ter., thuj., valer.

links: Aesc., tell.

rechts: *Bry.*, ter.

erstreckt sich nach links: Lyc.

vormittags: Alum.

abends: Dios., lyc.

nachts: Mag-c.

Einatmen, beim: *Bry.*

Gehen, beim: Canth., par.

Menses, während: *Arg-n.*, *nat-m.*, *senec.*

Urinieren, beim: Nat-m.

erstreckt sich durch die Harnröhre zur Eichel: Asar., lyc.

Hoden, zum: Calc.
Rücken, zum: Am-m.

Milz: Cahin., *cean.*, chin., crot-h., ptel., tarent., verb.

Nabel: Ant-t., bol., bov., cact., calad., cast., *chin-s.*, cimic., coc-c., crot-t., dios., indg., *ip.*, laur., *nux-m.*, plb., puls-n., rhus-t., rhus-v., sil., ter.

vormittags: *Rhus-t.*, sil.

nachmittags: Cimic.

abends: Nux-m.

nachts: Nux-m.

Beugen nach vorn amel.: Bov., calad., *rhus-t.*

erstreckt sich zum Magen: Crot-t.

Rücken: Sil.

Nabelgegend: Aesc., agar., aloe, am-c., am-m., ant-t., arn., bell., bov., brom. cact., calad., calc-p., camph., canth. cast., cham., chin., cocc., **Coloc.**, con. crot-t., *cupr.*, **Dios.**, *dulc.*, grat., hell. hyos., hyper., ign., iod., **Ip.**, kali-bi. *kali-c.*, *kali-i.*, *kali-n.*, kreos., led., lyc. *mag-c.*, *mang.*, *merc-c.*, merl., mur-ac. naja, *nat-m.*, **Nux-v.**, ol-an., *op.*, paeon. petr., plan., plat., psor., ptel., puls. raph., *rheum*, rhus-v., *sars.*, senec., *sil.* sol-n., spig., *stann.*, staph., *sul-ac.*, tab. ust., valer., verat., verat-v., verb., zinc. zing.

tagsüber: Stann.

morgens: Hell., mang., sars., sulph.

vormittags: Sars.

10 Uhr: Verat-v.

Menses, während: Mag-c.

nachmittags: Lyc., naja, ptel.

16 Uhr: Lyc.

abends: Bar-c., bry., nat-m., staph.

Mitternacht: Sulph.

Aufstehen, nach dem: Sulph.

Ausatmen, beim: Rhus-t.

Bewegung, bei: Caps.

Bücken agg.: Sulph.

Diarrhö, nach: Cupr., nat-m.

Druck agg.: Chel.

amel.: Nat-m., *stann.*

Einatmen, beim: Arn., *mang.*

Eiscreme, nach: Calc-p.

Entbindung, bei der: **Ip.**, **Nux-v.**

Erwachen, beim: Sulph.

Essen, nach dem: *Coloc.*

SCHMERZ - schneidend - *Nabelgegend* ...

Flatus amel.; Abgang von: *Mag-c.*

Gähnen, beim: Sars.

Gehen, beim: Arn., dios., sul-ac.

kalten Getränken, nach: Calc-p.

Liegen

amel., zusammengekrümmt: Hell.

Menses, während: Mag-c.

einsetzen würden; Gefühl, als ob sie: Ip.

Mittagessen, nach: Cham.

Schritt, bei jedem: Arn.

Sitzen, im: Rhus-t.

Stuhlgang, vor: *Gamb.*, grat., **Nux-v.**

nach: *Aloe*, cact., **Coloc.**

Wetter, bei kaltem: *Dulc.*

Zubettgehen, beim: Nat-m.

Seiten: Arn., ars., calc., carb-an., caust., clem., con., crot-t., dulc., ign., kali-bi., *lach.*, laur., mag-c., mur-ac., par., ruta, sars., *stront.*, thuj., zinc.

links: Calc., **Kali-c.**, mag-c., sars., thuj.

rechts, nach: *Ip.*

rechts: Con., *lach.*, stront.

abends: Nicc.

nachts: Sulph.

anfallsweise: Kali-bi.

Flatus amel., Abgang von: Laur.

Gehen amel.: Carb-an.

Liegen auf dem Rücken, beim: Sulph.

Menses, während: Ars.

Sitzen, im: Carb-an.

Stuhlgang amel.: Calc.

Flanke, in der: Sulph.

stechend, fein: **Apis**, asaf., bry., *canth.*, chel., chin., ign., kali-c., *lyc.*, *phos.*, *puls.*, sep., spig., verb.

stechend (scharf, schießend etc.): *Acon.*, aeth., *agar.*, aloe, *alum.*, am-c., anac., ant-t., apis, arg-m., *arg-n.*, *arn.*, *ars.*, asaf., bapt., *bell.*, berb., *bov.*, **Bry.**, *calc.*, *calc-s.*, canth., carb-an., *carb-s.*, carb-v., *card-m.*, *caust.*, cedr., *cham.*, chel., chin., chin-a., cic., *cimic.*, cocc., *colch.*, *coloc.*, con., *croc.*, cupr., *cycl.*, *dig.*, ferr-i., fl-ac., *grat.*, hell., hep., **Ip.**, kali-ar., kali-bi., *kali-c.*, kali-n., *kali-p.*, *kali-s.*, kreos., lac-c., lach., laur., led., lyc., lyss., mag-m., *mag-s.*, med., merc., mez., naja, nat-ar., nat-c., nat-m., nat-n., nat-p., nit-ac., *nux-v.*, op., pall., *ph-ac.*, *phos.*, phys., pic-ac., *plb.*, psor., *puls.*, rhod., ruta, samb., sel., sep., *sil.*, *spig.*, stann., stram., **Sulph.**, sumb., *tarax.*, tarent., *ter.*, thuj., trom., verat., *verb.*, viol-t., zinc.

SCHMERZ - stechend ...

morgens: Agar., dig., plat., *ran-b.*, sulph.

Gehen, beim: Ran-b.

vormittags: Mag-s.

mittags: Lyc., phos., rhus-t.

nachmittags: Sep.

abends: *Caust.*, *plb.*, tarent.

18 Uhr: Mag-s.

nachts: *Sulph.*

Mitternacht: Sulph.

Erwachen, beim: Sulph.

anfallsweise: *Ip.*

Ausatmen, beim: Coff.

Bett, im: Nat-m.

Beugen der Beine amel.: Podo.

Beugen nach vorne, beim: Verb.

Bewegung, bei: Cycl.

brennend: Lyc., zinc.

Bücken, beim: Am-c., bov., calc., cocc.

Druck agg.: Aur., nit-ac.

amel.: *Card-m.*

Einatmen, beim: Agar., *bry.*, calc., tab.

elektrische Schläge, wie: Arg-n.

Erwachen, beim: Agar., nat-m., podo.

Essen, nach dem: Alum., thuj.

Gehen, beim: Arg-n., cham., mur-ac., olnd., ran-b., sel., thuj., zinc.

Essen, nach dem: Zinc.

Husten, beim: Acon., am-m., ars., *bell.*, bry., chin., lach., lyc., nit-ac., phos., sabad., samb., sep., staph., sul-ac., sulph.

Kartoffeln, nach: Mag-s.

Liegen, im: Caust.

gekrümmt Liegen amel.: Brom.

ABDOMEN

SCHMERZ - stechend ...

Menses, vor: Brom., con., *kali-c.*

während: Bor., brom., calc., kali-c., mosch., **Nux-v.**, sul-ac.

Milch, nach warmer: *Ang.*

Mittagessen, nach: Sars.

periodisch: Caust.

Schritt, bei jedem: *Mur-ac.*

Sitzen, im: Bry., caust., cina, nat-s., **Nux-v.**, phos., ruta, *thuj.*

stechend, fein: *Apis*, *ign.*, *lach.*, *sep.*, *thuj.*

Stuhlgang, vor: Aloe, calc-s., kali-n., mang.

nach: Zinc.

treibt zum Stuhl: *Nux-v.*

Urinieren, während: Clem., nit-ac.

erstreckt sich zum Anus: Rhus-t., sulph.

Becken: Alumn., puls.

Beine: Sang., ter.

Blase: Brom., cic.

Brust: *Cham.*, clem., *con.*, ign.

Hoden, beim Husten: Sec.

Hypochondrien, in die Gegend der: Coc-c.

Körper, bei jedem Schritt; in den: Mur-ac.

links nach rechts, von: Ip., *ter.*

oben, nach: Aloe, *bry.*, naja, ruta, spong.

Penis: Alumn.

Perineum: Phos.

quer über das Abdomen: Cupr.

rechts, nach: Fl-ac.

nach links; von rechts: Nux-m.

Rektum: Brom.

Rücken: Calc., canth., coc-c., cocc., kali-bi.

Samenstrang, beim Husten: Verat.

entlang: Brom.

Schlüsselbein, rechts: Laur.

Schultern: Lach.

über das Abdomen (vgl. quer): *Arn.*, cham., colch., ip., phos., sep.

SCHMERZ - stechend - über das Abdomen ...

unten, nach: Alumn., brom., chen., chin., **Ip.**, kali-c., puls., ran-s., samb., til., verb.

Vagina: *Ars.*, *kreos.*

Darmbeingegend: Agar., alum., anac., *berb.*, brom., cham., kali-chl., kali-n., laur., led., lyc., merc., mez., sil., spig., thuj.

links: *Con.*

morgens: Berb.

Menses, während: *Con.*

Sitzen, im: Kali-n.

erstreckt sich das Bein hinab: Kreos.

Darmbein zum andern, von einem: Lil-t.

Darmbeinkamm: Berb., brom., eupi., kali-n., kreos., manc., merc., naja, nat-m., olnd., plan., spig., stront., thuj.

Einatmen, beim: Mill.

Gehen, beim: Eupi.

erstreckt sich zur Brust: Lach.

Gesäßmuskeln: *Berb.*

Kreuz: Mag-m.

unten, nach: Zinc.

Hüftgegend: *Agar.*, ambr., bry., calc., kali-c., *lyc.*, mag-c., *mez.*, nat-c., samb., sep., sulph.

erstreckt sich beim Husten zum Kreuz: Sulph.

Hypochondrien: *Acon.*, aesc., *aeth.*, *agar.*, aloe, *alum.*, am-c., am-m., ammc., anac., arg-n., arn., ars., ars-i., asaf., aur., aur-m., bar-c., bar-i., bar-m., *berb.*, brom., *bry.*, calc., calc-p., cann-s., caps., *carb-s.*, *carb-v.*, caust., cedr., cham., *chel.*, chin., *chin-s.*, cist., clem., colch., *con.*, cop., cupr., dig., euphr., fago., ferr., form., *glon.*, goss., *graph.*, guaj., hep., hyos., hyper., iod., ip., kali-ar., *kali-bi.*, *kali-c.*, kali-i., kali-n., kreos., *lach.*, lact., laur., lob-c., *lyc.*, mag-c., mag-m., mag-s., mang., merc., merc-c., mosch., mur-ac., naja, nat-ar., *nat-c.*, *nat-m.*, nat-s., nicc., *nit-ac.*, nux-v., ol-an., ox-ac., par., petr., ph-ac., phos., plan., plb., podo., psor., ptel., puls., *ran-b.*, *ran-s.*, raph., rat., rhod., rhus-t., rumx., sabad., senec.

SCHMERZ - stechend - *Hypochondrien ...*

sep., **Sil.**, sul-ac., sulph., sumb., tab., tarent., tep., thuj., zinc.

abwechselnde Seiten: Thuj.

links: Aeth., alum., am-c., arn., ars., *asaf.*, aur., *cann-s.*, chel., colch., dig., ferr., gran., *guaj.*, ip., kali-bi., kalm., lil-t., mag-c., *mag-m.*, mag-s., mez., *nat-c.*, nat-s., puls., rat., *sars.*, sep., *sul-ac.*, sulph., zinc.

erstreckt sich zur Brust beim Räuspern: Ars.

rechts, nach: Alum.

rechts: Acon., *aesc.*, *agar.*, alum., am-m., brom., *bry.*, **Calc.**, *calc-p.*, carb-v., *card-m.*, **Caust.**, cham., **Chel.**, chin., *cob.*, *cocc.*, *coloc.*, **Con.**, *crot-h.*, euphr., fago., form., hyper., *kali-bi.*, *kali-c.*, *kreos.*, lact., *laur.*, lyc., *merc.*, *merc-c.*, naja, *nat-c.*, nat-m., *nat-s.*, *nit-ac.*, nux-v., ol-j., ph-ac., phos., podo., psor., *ptel.*, **Ran-b.**, *ran-s.*, rhus-t., *sep.*, *sulph.*, sumb., tab., tarent., tep., *zinc.*

Beugen nach links, beim: Agar.

erstreckt sich zum Oberschenkel: Cob.

links, nach: Brom.

Rücken: **Chel.**, euphr.

morgens: Agar., ammc., con., graph., hep., nat-m., nat-s., stry., tarent.

8 Uhr: Kalm.

Bett, im: Con.

vormittags: Calc., nat-s., sars., thuj.

nachmittags: Aeth., alum., am-m., caust., laur., mag-c., mag-m., nat-m., plb., sil., valer.

14 Uhr: Mag-c., valer.

15 Uhr: Lyc.

abends: Am-c., kali-bi., lyc., mag-m., mag-s., rat., rhod., sep., sumb., thuj., zinc.

nachts: Coloc., con., *kali-c.*, zing.

Abendessen, nach dem: Zinc.

Anstrengung, bei: Petr.

SCHMERZ - stechend - *Hypochondrien ...*

Aufrichten vom Bücken, beim: Alum.

Ausatmen, beim: Chin.

Beugen nach vorn, beim: *Lyc.*

links, nach: Agar.

rechts, nach: Sars.

Bewegung, bei: Alum., graph., *nit-ac.*, *nux-v.*

Bücken, beim: Mur-ac.

nach: **Calc.**

Druck agg.: *Berb.*, *crot-h.*, *nux-v.*

amel.: Mag-s., sul-ac.

Einatmen, beim: Acon., agar., anac., *bell.*, calc., calc-p., cann-i., carb-v., con., mang., *merc.*, mosch., *nat-s.*, **Ran-b.**, ran-s., tab.

tief: *Bell.*, *calc-p.*, form., nat-s.

Essen, beim: *Podo.*

nach: Brom., lact.

Fahren im Wagen, beim: Caust.

Freien, im: Ol-an., sulph.

Gehen, beim: Am-m., arg-n., cham., hep., mag-m., *nat-s.*, sep., spig., sumb., thuj., zinc.

amel.: Mag-c., plb.

Getränken, nach kalten: *Nat-c.*

Hinlegen amel., nach dem: Mag-s.

Husten, beim: Acon., *bell.*, *bry.*, cann-s., caps., chin., nat-s., puls., rhus-t., rumx., sep.

Lachen, beim: Acon., aesc.

Lehnen nach rechts, beim: Sul-ac.

Liegen auf dem Rücken amel.: Mag-s.

Seite agg., auf der: *Bell.*

Menses, vor: Puls.

während: Mag-m.

Mittagessen, nach dem: Coloc., grat., kali-bi., lact., mag-c., nat-m., thuj.

Niesen, beim: Grat.

Sitzen, beim: Bry., con., mag-s., thuj.

amel.: Alum., mag-m.

SCHMERZ - stechend - *Hypochondrien ...*

gebückt Sitzen agg.: Bov., *sulph.*

Spinnen, beim: Am-m.

Springen, beim: Spig.

Stehen, im: Alum., cham., glon., zinc.

Stuhlgang, während: *Calc.*

erstreckt sich zum Abdomen: Euphr.

außen, nach: Sulph.

Brust: Aloe, chin-s.

Magen: Cupr., nat-c.

Rücken: Agar., *berb.*, calc., camph., euphr., graph., lact., laur., naja, plb., ran-b.

Sakrum: Thuj.

Schulter, rechte: Rhus-t.

unten, nach: Ptel.

Vorderseite: Fago.

vorn, nach: Laur.

Hypogastrium: Acon., all-c., aloe, am-c., ambr., ammc., *anac.*, ant-t., arg-m., *ars.*, arund., aur., *bell.*, *bry.*, cann-i., carb-s., *caust.*, cham., chel., chin., cimic., coloc., elaps, jug-r., *kali-c.*, kali-n., *kali-p.*, lyc., mang., mez., nat-m., nit-ac., *nux-v.*, *ph-ac.*, phos., plb., podo., ptel., ran-b., sabad., samb., sep., spig., sul-ac., tarax., tarent., thuj., verb., viol-t.

morgens: Phos., sep.

vormittags: Thuj.

nachmittags: Lyc., plb.

abends: Sabad.

Bewegung, bei: Jug-r., kali-n., ph-ac., sul-ac.

Druck, bei: Ambr.

Einziehen des Abdomens, beim: Ambr.

Husten, beim: Ars., sep., verat.

Lagewechsel, bei: Ph-ac.

Menses, während: Bor.

nach: Ars.

Mittagessen, nach: Kali-n.

quer über das Abdomen: Kali-p.

über das (vgl. quer): Am-c.

SCHMERZ - stechend - *Hypogastrium ...*

Sitzen, im: Viol-t.

Stehen, im: Am-c.

Urinieren, während: Nit-ac.

amel.: Carb-an.

erstreckt sich zum Epigastrium: Elaps

Darmbein: Mez.

Hypochondrium: Ran-b.

Leiste: Nat-m.

Vagina: *Ars.*

Ileozökalgegend: Agar., ammc., carb-s., *card-m.*, hura

Gehen, beim: Hura

Stuhlgang, nach: Carb-s.

Leber: *Acon.*, *aesc.*, *agar.*, aloe, *alum.*, am-m., arg-n., *asaf.*, asar., *bell.*, **Berb.**, *bov.*, **Bry.**, bufo, *cact.*, **Calc.**, calc-f., *calc-p.*, *calc-s.*, camph., canth., carb-s., *carb-v.*, *card-m.*, *caust.*, cedr., *cham.*, **Chel.**, *chin.*, clem., *cocc.*, colch., *coloc.*, **Con.**, *crot-h.*, cupr., cycl., fago., form., graph., *hep.*, *kali-bi.*, *kali-c.*, kali-p., kali-s., kreos., *lach.*, lact., *laur.*, **Lept.**, lyc., mag-c., **Mag-m.**, **Merc.**, merc-c., merc-i-f., mosch., *nat-c.*, *nat-m.*, *nat-p.*, *nat-s.*, *nit-ac.*, nux-m., **Nux-v.**, ol-an., *ox-ac.*, ph-ac., phos., plb., *podo.*, psor., *ptel.*, *puls.*, **Ran-b.**, *ran-s.*, sabad., *sel.*, **Sep.**, *sil.*, *spig.*, stann., *sul-ac.*, *sulph.*, *tab.*, *zinc.*

8 Uhr: Calc-f.

Abendessen, nach dem: Zinc.

Atmen, beim: *Acon.*, agar., aloe, *berb.*, **Bry.**, *calc-p.*, con., *crot-h.*, *merc.*, *nat-s.*, **Ran-b.**

Aufrichten vom Bücken, beim: Alum.

Aufstoßen, beim: Merc.

Bewegung, bei: Clem., kali-c., sel.

Gehen, beim: Hep., kali-bi., *nat-s.*, *puls.*

amel.: Calc-f.

Husten, durch: **Bry.**, carb-v., eup-per., kali-c., merc., *nat-m.*

Liegen auf der rechten Seite agg.: Merc.

linken Seite agg., auf der: *Card-m.*

Leber amel., auf der: Card-m., kali-c.

Menses, vor: Con.

Sitzen, beim: Calc-f.

erstreckt sich von rechts nach links: Card-m.

Oberschenkel, zum: Cob.

oben, nach: *Ran-b.*

Rücken: **Chel.**

Schulter, rechte: **Sep.**

Leistengegend: Agn., *alum.*, am-m., ammc., *ars.*, arund., bar-c., bar-m., *bell.*, *berb.*, *bor.*, *bov.*, *bry.*, calc., calc-s., *canth.*, carb-ac., **Carb-an.**, carb-s., cast-eq., caust., cham., chin-s., coc-c., cocc., con., *cycl.*, dros., euphr., gamb., graph., grat., hell., indg., kali-ar., *kali-c.*, kali-i., kali-n., kali-s., laur., lil-t., lyc., *mag-m.*, mang., *merc.*, merl., *mez.*, *mur-ac.*, nat-ar., *nat-c.*, nat-m., *nat-s.*, nicc., pall., prun-s., psor., rat., sabad., senec., sep., spig., *stann.*, staph., *stront.*, stry., sul-ac., *sulph.*, tarent., tell., *thuj.*, *vib.*, viol-t., zinc.

links: Bell., calc-s., cast-eq., cocc., *cycl.*, euphr., graph., mag-m., merc., nat-s., nicc., plb., tarent., tell.

erstreckt sich zur Achselhöhle: Nat-s.

rechts: Am-m., ammc., *ars.*, bar-c., bov., **Bry.**, cham., cocc., dros., ferr-i., hell., kali-i., kali-n., laur., lyc., mang., mez., **Murx.**, nat-c., nat-m., prun-s., sabad., sulph., thuj.

erstreckt sich zur linken Mamma: **Murx.**

Oberschenkel, zum: Podo.

vormittags: Calc., thuj.

nachmittags: Chin., laur., rat.

16 Uhr: Sulph.

Gehen im Freien, beim: Nat-s.

abends: Cast.

nachts: Carb-an.

anfallsweise: Berb., sabad.

Aufstehen, beim: Con., euphr.

amel.: Stann.

Ausstrecken, beim: Am-c., kali-c.

Beugen zur schmerzhaften Seite, beim: Ptel.

Bewegung, bei: *Ars.*, kali-c.

Bücken, beim: Laur., plb., stann.

Druck amel.: Caust., prun-s.

Einatmen, beim: **Bry.**, merc.

Ejakulation, nach: Petr.

Essen, nach dem: Kali-bi.

Gehen, beim: Con., kali-n., merl.

amel.: Mag-s., thuj.

Freien agg., im: *Merc.*, nat-s., thuj.

Hernie, in der: *Lyc.*

Husten, beim: Lach., thuj.

Menses, während: *Bor.*, brom., goss.

nach: Ars., bor., brom.

Mittagessen, beim: Mur-ac.

pulsierend: Berb., sabad.

Sitzen, im: Am-m., chin-s., mag-s.

gebeugt: *Ars.*

Stehen amel.: Thuj.

Stuhlgang, vor: Kali-n.

während: Calc-s., kali-c., nicc.

nach: Gamb.

Treppensteigen, beim: Alum.

erstreckt sich zur linken Achselhöhle: Nat-s.

Abdomen: Bar-c.

außen durch das Darmbein; nach: Kali-n.

Hoden: Euphr., phys.

Hüfte, hinter die: Am-m.

Kreuz: Am-m.

Mamma, linke: **Murx.**

Oberschenkel: *Ars.*, laur., lyc., thuj.

unten, nach: Berb., caust.

Vagina: Ars.

Leistendrüsen: Psor., *thuj.*

Milz: Acon., agar., aloe, alum., am-m., anac., arg-n., arn., **Ars.**, bell., berb., bry., cahin., calad., camph., carb-an., *carb-v.*, *card-m.*, **Cean.**, cedr., chel.,

SCHMERZ - stechend - *Milz ...*

chin., clem., cob., *coc-c.*, *cocc.*, *con.*, euphr., hep., *kali-bi.*, kali-n., kali-p., *lach.*, lec., led., lith-c., lyc., *mag-s.*, nat-ar., *nat-c.*, *nat-m.*, nat-s., nit-ac., *nux-m.*, ol-an., ph-ac., phos., *psor.*, puls., ran-s., rhod., ruta, sang., sars., sel., sep., sil., spig., squil., stann., *sul-ac.*, *sulph.*, tab., verat., verb., *zinc.*

morgens: Psor.

abends: Arg-n., colch., crot-t., *sulph.*

Atmen, beim tiefen: Bry., *card-m.*, chin., cob., mosch., nat-c., *ran-s.*, sabad., *sulph.*

Bewegung, bei: Kali-bi., kali-p., nit-ac.

Bücken, beim: Card-m.

Druck agg.: Kali-bi.

Essen, beim: Thuj.

Gehen, beim: Acon., arn., chin., hep., *lach.*, *nat-c.*, nat-m., psor., rhod., sel., verat.

Husten, beim: Bell., carb-v., con., sulph., zinc.

Liegen, im: *Sulph.*

Menses, während: Bufo

Sitzen, im: Am-m.

Nabel: Acon., **Agar.**, aloe, alum., ammc., *anac.*, ant-t., asaf., *bell.*, cic., cocc., colch., coloc., *cycl.*, *dig.*, dulc., grat., gymn., hyos., **Ip.**, kreos., laur., mag-s., merc-i-f., nux-v., pall., pic-ac., *plat.*, **Plb.**, raph., rhus-t., sep., sil., sulph., verb.

linke Seite des Nabels: Jac-c.

morgens: Agar.

nachmittags: Alum.

ausstrahlend vom Nabel: *Plb.*

Bewegung, bei: Mag-s.

Bücken, beim: Verb.

Einatmen, beim tiefen: *Hyos.*, sil., verb.

Erwachen, beim: Agar.

Niesen, beim: Aloe

Stehen, im: Alum.

erstreckt sich zum Becken: Pall.

Blase: Cic.

SCHMERZ - stechend - *Nabel - erstreckt sich ...*

Mammaregion: Kreos.

Rücken: Ptel.

Schamgegend beim Husten: Sep.

Uterus: **Ip.**

Nabelgegend: Aesc., ambr., anac., arn., asaf., bov., bry., *coloc.*, cycl., dulc., eupi., gels., grat., lyc., merc-c., mur-ac., nat-m., *nux-v.*, olnd., ph-ac., plb., sep., spong., staph., zinc.

Essen, nach: Bov.

erstreckt sich zum Uterus: **Ip.**

über dem Nabel: Aur., bell., chel., dig., grat., kali-c.

unter dem Nabel: Bar-c., chel., chin., coloc., kali-bi., olnd., plb.

Seiten: Crot-t., dulc., grat., kali-c., kali-i., lyc., psor., raph., spig.

links: Crot-t., dulc., kali-i.

rechts: Dulc., grat., kali-c., lyc., nat-m.

Seiten: *Agar.*, *all-c.*, aloe, alum., am-c., am-m., arg-n., *asaf.*, asar., bar-c., bar-i., *bell.*, berb., bov., bry., calc., calc-p., carb-an., carb-s., carb-v., **Caust.**, cham., cocc., coloc., con., crot-t., ferr-i., graph., grat., hyos., ign., iod., ip., kali-c., kali-n., kali-s., laur., lyss., mez., naja, nat-c., nux-m., nux-v., op., petr., ph-ac., phos., phys., plat., plb., psor. puls., *ran-b.*, rhus-t., sabad., *sars.* seneg., sep., sil., spig., spong., *stann.* stram., stront., sul-ac., *sulph.*, tab. *tarax.*, tarent., thuj., zinc.

links: Aloe, am-c., am-m., *asaf.* bell., bry., calc., caust., chin. coloc., *graph.*, hep., hyos., lach. laur., mez., nicc., op., plb., ran-b. samb., *sars.*, *sep.*, staph., *sulph.* *tarax.*, thuj.

erstreckt sich nach rechts: **Ip.**

rechts: Agar., bar-c., bell., berb. bov., *caust.*, cham., **Kali-c.**, lyss. nux-m., petr., spig., spong., stann.

tagsüber: Sulph.

morgens: Sars.

SCHMERZ - stechend - *Seiten ...*

vormittags: Nat-s., *ran-b.*

abends: *Caust.*, *sil.*, *sulph.*

Abendessen, nach dem: *Ran-b.*

Atmen, beim: Bar-c., caps., carb-v., nux-v., stann., *sulph.*

Bewegung, bei: Bry., *kali-c.*, nat-s., nux-v.

Bücken, beim: Am-c., calc.

Drehen des Körpers, beim: Bar-c., calc.

Druck amel.: *Asaf.*, thuj.

Einatmen, beim: Carb-v., mez., **Ran-b.**, stront., sul-ac., sulph.

Essen, nach dem: Asaf.

Gähnen, beim: Bar-c.

Gehen, beim: *Asaf.*, cham., cinnb., ferr-i., *nat-s.*, ran-b., sil., spig.

amel.: Sars.

Freien agg., im: *Nat-s.*, sulph., thuj.

Heben der Arme, beim: Ferr-i.

Husten, beim: Arn., ars., bell., bor., carb-an., sep., stann., *sulph.*

Liegen auf der Seite, beim: Sul-ac.

linken Seite, auf der: Nicc.

rechten Seite, auf der: *Thuj.*

Schluckauf, beim: Bar-c.

Schnäuzen der Nase, beim: Stront.

Sitzen, beim: Am-m., asaf., carb-an., dros., grat., laur., nicc., phos., sabad., sars.

amel.: Cinnb.

Stehen, im: Nicc.

Strecken, beim: Kali-c.

Stuhlgang, beim: Nicc., *zinc-s.*

Wein agg.: Bor.

erstreckt sich zum Sakrum: Caust.

außen, nach: Asaf., cann-s., lach.

Kreuz: Calc.

Leiste: Naja

oben, nach: Bell.

Samenstränge: Lac-ac.

unten, nach: Plat.

SCHMERZ - stechend - *Seiten - erstreckt sich ...*

Flanke, in der: Acon., ambr., *arg-m.*, bar-c., caps., carb-s., carb-v., cham., chin., coc-c., cocc., **Coloc.**, croc., nat-c., *nat-s.*, sabad., squil., stann., stram., sulph.

Tenesmus (s. REKTUM - SCHMERZ - Tenesmus)

Übelkeit erregender Schmerz um den Nabel nach Stuhlgang: *Ph-ac.*

wehenartig (s. WEIBLICHE GENITALIEN - SCHMERZ - wehenartig)

windend, drehend: *Agar.*, anac., anan., ant-t., ars., aur., bov., cact., calad., calc., *caps.*, caust., chin-s., dig., *dios.*, dros., elaps, eup-pur., eupi., grat., hura, lyc., mag-s., merc., *mez.*, pall., *plat.*, plb., prun-s., rhus-t., sil., *staph.*, stram., sul-ac., sumb., **Verat.**

abends: Calad.

Hypochondrien: Dios., nat-m., podo.

links: Dios.

rechts: Podo.

abends: Dios.

Stuhlgang, beim: Nat-m.

Nabelgegend: All-s., aloe, berb., bry., calc., caps., *cina*, coloc., crot-t., dulc., hell., mez., naja, nat-c., nux-m., ox-ac., plat., *plb.*, ran-b., ruta

morgens: Hell.

nachts: Ruta

erstreckt sich nach unten: Nux-m.

wühlend: Agar., dig., dulc., graph., hell., mag-m., spig., sulph.

Beugen nach vorn amel.: Grat.

Ruhe amel.: Grat.

Darmbeingegend: Dulc.

Hypogastrium: Coc-c.

Leistengegend: Coc-c.

Nabelgegend: Grat.

wund schmerzend (= wie zerschlagen, empfindlich etc.): Acet-ac., **Acon.**, *aesc.*, aeth., aloe, alum., *alumn.*, am-c., am-m., ambr., ant-t., **Apis**, *arg-m.*, *arg-n.*, **Arn.**, **Ars.**, arund., asaf., atro., aur., aur-m., **Bapt.**, bar-c., **Bell.**, bism-o., bol., bov., **Bry.**, bufo, cact., cadm., cahin., calad., *calc.*, calc-s., cann-s., *canth.*, *carb-ac.*, *carb-an.*, carb-s.,

SCHMERZ - wund schmerzend ...

caust., **Cham.**, *chel.*, chin., *chin-a.*, cimic., *cina*, cinnb., *cocc.*, **Colch.**, *coloc.*, *con.*, **Crot-c.**, *crot-h.*, crot-t., **Cupr.**, cupr-ar., *cycl.*, *dios.*, eup-pur., euph., fago., *ferr.*, *ferr-ar.*, ferr-p., *gels.*, gnaph., gran., *graph.*, grat., gymn., *ham.*, hell., *hep.*, *hydr.*, *hyos.*, ign., *ip.*, iris., jatr., *kali-ar.*, kali-bi., kali-c., *kali-chl.*, kali-i., kali-n., *kali-p.*, kali-s., *kreos.*, *lac-d.*, **Lach.**, *lec.*, led., *lil-t.*, lob., **Lyc.**, *mag-m.*, *manc.*, meny., **Merc.**, **Merc-c.**, merc-i-r., *mez.*, murx., nat-ar., nat-c., nat-m., nat-p., nat-s., **Nit-ac.**, *nux-m.*, **Nux-v.**, onos., *op.*, ox-ac., paeon., *pall.*, petr., **Phos.**, phys., phyt., plb., *podo.*, ptel., *puls.*, *pyrog.*, *ran-b.*, *raph.*, **Rhus-t.**, rhus-v., ruta, sabad., sabin., samb., *sang.*, *sars.*, sec., **Sep.**, sol-t-ae., squil., *stann.*, staph., stram., stry., sul-ac., **Sulph.**, tab., tarent., **Ter.**, til., *ust.*, valer., *verat.*, xan., zinc.

morgens: Apis, *asaf.*, dios., *hep.*, lil-t., lyc., **Nux-v.**, raph., **Sep.**, trom.

Bett, im: Ign., **Nux-v.**

vormittags: Nat-m., sulph.

Schritt, bei jedem: *Sulph.*

nachmittags: Coloc., fago., lyc., osm.

13 Uhr: Nux-v.

abends: Cast., fago., ferr., ham., sabin., sep.

Menses, während: Cast.

nachts: Mang., *nat-m.*, sep., tab.

Bewegung, bei: **Bell.**, bov., **Bry.**, nux-v., **Phos.**, podo., rob.

Erschütterung, bei: **Bell.**, **Bry.**, colch., ferr., kali-s., *lach.*, *lil-t.*, **Nux-v.**, **Phos.**, phyt., prun-s., raph.

Essen, nach dem: *Sang.*

Fahren im Wagen agg.: *Arg-m.*

Gehen, beim: *Bell.*, *carb-ac.*, coloc., *ferr.*, hep., kali-s., phos., phyt., puls., ran-b., sulph.

Husten, durch: Ars., *bry.*, *carb-an.*, *caust.*, crot-t., *ferr.*, hyos., *nux-v.*, *pic-ac.*, plb., *puls.*, *stann.*

Kleidung agg.: Apis, ars., benz-ac., **Calc.**, *carb-v.*, coff., *graph.*, *kreos.*, *lac-c.*, **Lach.**, *lyc.*, merc-c., *nux-v.*, puls., raph., *spong.*, zinc.

Liegen auf dem Bauch amel.: Phos.

Seite agg., auf der rechten: *Merc.*

SCHMERZ - wund schmerzend ...

Menses, vor: *Bell.*, *bry.*, lac-c., lach., mang., *sep.*

während: *Bell.*, brom., bry., cast., *cocc.*, *ham.*, lac-d., nat-m., *nux-v.*, pic-ac., *puls.*, sulph.

Drücken amel.: Cast.

nach: Cham., *cycl.*, *lil-t.*, *pall.*

Reiten, beim: Nat-c.

Schwangerschaft, in der: *Nux-m.*, sep.

Stuhlgang, vor: Nat-m., *sulph.*, tab.

während: *Arn.*, carl., *sulph.*

nach: Am-m., crot-t., nat-m., puls., *sulph.*, tab.

amel.: *Podo.*

Pressen zum Stuhl, durch: **Sil.**

Zusammenkrümmen amel.: Mag-c.

Darmbein: Nat-c., sulph.

Darmbeingegend: Aur., carb-an., cic., kreos.

Anziehen des Beines amel.: Aur.

Sitzen, im: Aur.

Stehen amel.: Aur.

Hypochondrien: Act-sp., aesc., *agar.*, ail., alum., am-c., *ambr.*, ant-t., **Apis**, *arn.*, *ars.*, ars-i., bapt., **Bell.**, brom., **Bry.**, bufo, **Calc.**, *calc-p.*, cann-s., carb-ac., carb-an., carb-s., *carb-v.*, *chel.*, clem., *cocc.*, *corn.*, cupr., cupr-s., dros., *eup-per.*, ferr-i., iod., kali-ar., kali-bi., *kali-c.*, kali-n., kreos., *lach.*, lact., **Lyc.**, lycps., **Merc.**, mur-ac., nat-ar., nat-m., *nat-s.*, ol-j., ox-ac., *phos.*, phyt., plb., ptel., **Ran-b.**, **Rhus-t.**, sec., stront., *sulph.*, tab., tarent., vip., zinc.

links: *Apis*, brom., *calc.*, cupr., iod., lycps., nat-c., nat-m., zinc.

Kränkung, nach: Ign.

rechts: Act-sp., *aesc.*, *ambr.*, arn., ars., bapt., **Bry.**, *calc-p.*, carb-ac., carb-v., *card-m.*, *chel.*, *chin.*, chion., *clem.*, *con.*, **Dig.**, eup-per., fago., *fl-ac.*, *iod.*, *kali-i.*, *kreos.*, lact., **Lyc.**, *mag-m.*, *mur-ac.*, **Nat-s.**, **Nux-v.**, *ol-j.*, *phos.*, *phyt.*, **Ran-b.**, sec., *sep.*, *sil.*, sulph. tarent.

Anstrengung, nach: *Kali-i.*

ABDOMEN

SCHMERZ - **wund** schmerzend - *Hypochondrien* ...

Liegen auf der rechten Seite, beim: *Mag-m.*, *merc.*, *sil.*

morgens: Cist., dios., lact., sulph.

10 Uhr: Fago.

nachmittags: Phyt.

abends: **Ran-b.**

nachts, beim Liegen auf der schmerzhaften Seite: Fago.

Bewegung, bei: *Bry.*, carb-ac., *ran-b.*, *sil.*

amel.: Phys.

Bücken, beim: Alum.

Diarrhö, während: **Arg-n.**

Druck amel.: Bry.

Erschütterung, bei: **Bell.**, **Bry.**, colch., hep., *lach.*, *nat-s.*, **Nux-v.**, sil.

Essen, nach dem: Agar.

Froststadium im Fieber, während: Phos.

Gehen, beim: **Nat-s.**, *sil.*

Husten, beim: *Bry.*, carb-v., cimx., lach., nux-v.

Liegen auf der schmerzhaften Seite agg.: Fago., phos.

linken Seite agg., auf der: Ptel.

Schritt, bei jedem: *Bell.*, *hep.*

Seite auf der er liegt, agg. auf der: **Rhus-t.**

Stellen, an kleinen: Kali-c.

erstreckt sich zum Magen: Nat-c.

Schulter: Laur., *nux-v.*

Hypogastrium: *Acon.*, *arg-n.*, *ars.*, asc-t., aur., calad., **Calc.**, canth., caust., cycl., fago., ferr-ar., ferr-m., *hyos.*, jac-c., kali-n., **Lach.**, *lyss.*, mag-m., mang., merc., *nat-m.*, onos., *op.*, *pall.*, *phos.*, phys., pic-ac., prun-s., psor., puls., *rhus-t.*, sabin., *sars.*, sep., stann., *sulph.*, **Ter.**, *valer.*, **Verat.**, verb.

Gehen, beim: *Prun-s.*

Ileozökalregion: **Apis**, *ars.*, *bapt.*, **Bell.**, **Bry.**, *calad.*, *carb-ac.*, *cocc.*, *colch.*, cop., *gamb.*, *kali-bi.*, kali-c., *lach.*, *lyc.*, *merc.*, *merc-c.*, *nit-ac.*, *phos.*, plb., ter.

SCHMERZ - **wund** schmerzend ...

Leber: Acon., aesc., am-c., ant-t., *apis*, *arg-n.*, arn., **Bell.**, *calc.*, *calc-p.*, *calc-s.*, carb-an., *carb-s.*, **Carb-v.**, *card-m.*, *chel.*, *chin.*, *chion.*, clem., *con.*, **Dig.**, *eup-per.*, *ferr.*, *ferr-ar.*, fl-ac., *iod.*, kali-c., **Kali-i.**, *kali-p.*, *kreos.*, **Lach.**, **Lept.**, **Lyc.**, *mag-m.*, merc., **Nat-s.**, **Nux-v.**, *ol-j.*, pall., *phos.*, *podo.*, ptel., raph., sel., *sep.*, *sil.*, *sulph.*, tab., *tarent.*, zinc.

linker Leberlappen: *Card-m.*

Leistengegend: Alum., am-c., *apis*, *arg-m.*, **Arn.**, bar-m., calc., calc-ar., calc-p., carl., caust., chin., *clem.*, coc-c., cocc., dig., dios., elaps, ferr-i., *graph.*, iod., kali-c., mag-m., mag-s., mez., mur-ac., nicc., *pall.*, ran-b., rhus-t., sars., spig., ther., *valer.*, zing.

links: Dios., elaps, *lach.*

rechts: *Apis*, calc-p., iod., sars., *sulph.*

nachmittags: Mag-c.

abends: Dios.

Bett, im: Dios.

Gehen, beim: Arg-m., calc., caust., ferr-i.

gebeugt Gehen, muss: **Arn.**

Menses, während: Kali-i., sars.

Leistendrüsen: Caps., *clem.*, gels., hep., merc., *sil.*, sumb., thuj.

Milz: Agn., arn., *ars.*, asar., calc., *caps.*, **Chin.**, *ferr.*, ferr-m., kali-i., kreos., lec., *phos.*, *ptel.*, **Rhus-t.**, sars., stann.

Nabel: Aesc., aeth., *aloe*, anac., calc., *calc-p.*, chin., cina, cinnb., con., crot-t., dulc., fago., form., kali-c., nat-m., phys., plan., *rhus-t.*, stront., thuj., verat.

Nabelgegend: Agar., *carb-v.*, caust., cina, cinnb., *coloc.*, gent-c., *hydr.*, **Ip.**, jatr., kali-bi., *kali-c.*, lyc., mag-c., *merc.*, *merc-i-f.*, *nux-v.*, ox-ac., *plb.*, *puls.*

Seiten: Arg-m., arn., bad., camph., caust., chin., colch., eup-pur., ferr., lil-t., nux-v., ran-b., stront., zing.

links: *Arg-m.*, colch.

rechts: Camph., zing.

Flanke, in der: Calc., caust., *sil.*

kurzen Rippen, unter den: *Sil.*

SCHMERZ ...

zerreißend (s. reißend)

zerrend (s. abwärtsdrängend)

zerschlagen (s. wund)

zerschmettert; Gefühl wie: Carb-an., kreos., squil.

ziehend: Abrot., acet-ac., acon., agar., agn., alum., alumn., am-c., am-m., *anac.*, ant-t., arg-n., ars., ars-i., asaf., aur., aur-m., bar-c., bar-i., *bell.*, berb., *calad.*, *calc.*, calc-s., **Caps.**, carb-s., *carb-v.*, *card-m.*, caust., cham., chel., chin., clem., cocc., colch., *coloc.*, con., *cupr.*, cupr-ac., dig., dros., gels., *gran.*, hell., *hep.*, hyos., *ign.*, iod., jug-r., kali-ar., kali-c., kali-n., kreos., lach., *laur.*, led., *lyc.*, lyss., mag-c., *mag-m.*, mag-s., mang., merc., mez., mosch., murx., nat-ar., *nat-c.*, nat-m., nat-s., *nit-ac.*, *nux-v.*, op., par., phos., *plat.*, *podo.*, ptel., rhus-t., sabin., sars., sec., seneg., **Sep.**, spig., squil., staph., stram., sulph., sumb., tarax., thuj., valer., verat., verat-v., zing.

morgens: Calc.

nachmittags: Grat.

abends: Bry.

nachts: Graph., *mag-m.*, *zing.*

Abendessen, nach: Kali-n.

Bewegung, bei: Bry., jug-r., mag-m.

amel.: Aur-m.

Einatmen, beim: Rhus-t.

Essen, nach dem: Caust.

amel.: Am-m.

Froststadium im Fieber, während: Bov.

Gehen, beim: Con., squil.

amel.: Phos.

Liegen amel.: Phos.

Menses, vor: Carb-v., *ign.*

am Anfang: *Mag-c.*

während: Calc., carb-v., croc., kreos., mosch., *plat.*, plb., staph., *stram.*, *sulph.*

nach: Puls.

Mittagessen, nach dem: Con.

Sitzen, beim: Asaf., phos.

nach: Con.

Stuhlgang, vor: Cact., *nit-ac.*, zing.

während: *Arg-n.*

SCHMERZ - ziehend - Stuhlgang ...

amel.: Aur-m.

Trinken, nach: Caust., con.

amel.: Aur-m.

Wärme amel.: **Mag-p.**

Darmbeinkamm: Lyc., ruta, thuj.

erstreckt sich zum Oberschenkel: Ruta, thuj.

Hypochondrien: Agar., all-c., aur., bapt., *berb.*, *calc.*, *carb-v.*, caul., cham., *coc-c.*, coloc., *con.*, gels., lact., mag-m., merc-i-r., nat-ar., nat-m., petr., *puls.*, rhus-t., sil., squil., sulph., teucr., zinc.

links: *Ars.*, coc-c., coloc., **Cupr.**, gels., plat.

erstreckt sich zur Hüfte: **Cupr.**

rechts: Agar., aur., bry., calc., cham., mag-m., nat-m., sulph., zinc.

morgens: Merc-i-r.

vormittags: Sulph.

abends: *Carb-v.*

nachts: *Coc-c.*

Bett, im: Cham.

Gehen, beim: Bapt.

erstreckt sich zu den Beinen: *Carb-v.*

Kreuz: Carb-v., plb.

oben, nach: *Rhus-t.*

Oberschenkel: Nux-v.

unten, nach: Nat-m.

Wirbelsäule: Sil.

Hypogastrium: **Agar.**, bell., canth., carb-v., *card-m.*, chin., coc-c., coloc. plb., sabad., thuj., valer.

Leistengegend: Aeth., agar., aloe, alum., ammc., aspar., aur., bapt., bov. bry., cact., calc., calc-p., *chel.*, *clem.* coc-c., cocc., gamb., gran., kali-c. kali-i., lil-t., *lyc.*, *lyss.*, *merc.*, mez. nat-m., *plat.*, rat., *rhod.*, sil., stann., ter. thuj., valer., zinc.

links: Aeth., alum., ammc., gamb. lyc., stann.

Urinieren, beim: Ars.

rechts: Agar., aloe, bapt., bov. card-m., gran., sil., thuj.

mittags: Thuj.

SCHMERZ - ziehend - *Leistengegend ...*

abends: Bor.

abwechselnd mit Prickeln: Zinc.

Gehen, beim: Alum., chel., thuj.

konvulsivisch: Chel.

Menses einsetzen würde, als ob die: Cocc., lyc., *plat.*

periodisch: Aloe

Sitzen, im: Caust., thuj., zinc.

spasmodisch: Agar., *chel.*

Stehen, im: Thuj.

Strecken agg.: Coc-c., merc-c., nat-m.

amel.: Bov.

Tanzen, beim: Alum.

Urinieren, beim: Agar., ars., card-m., caust.

erstreckt sich um das Becken herum: Coloc.

Hoden; zu den: Arg-m., ham., nat-m.

Oberschenkeln: Aur., rhod.

Schamgegend: Lil-t.

Nabel: Acon., aloe, bar-c., bell., calc-p., carb-s., *chel.*, clem., con., eupi., gamb., gent-c., grat., ign., kali-c., mez., mosch., nat-c., nit-ac., nux-m., nux-v., phos., *plb.*, rat., ruta, sep., sulph., tab., zinc.

morgens: Nat-c.

Gehen amel.: Kali-c.

Menses, während: Nux-m.

Sitzen, im: Kali-c.

Stuhlgang, vor: Nat-c.

erstreckt sich zur Vagina: Calc-p.

Seiten: Am-m., ant-t., cupr., lyc., nat-c., phos., ran-b., sep., staph.

rechts: Med.

morgens: Phos.

Gehen, beim: Chin.

Stehen, im: Arg-n.

Flanke, in der: Alum., ambr., calc., carb-v., card-m., caust., chin., cocc., coff., colch., crot-t., kali-c., plat., puls., sabad., sabin., samb., sars., seneg., stann., staph., sulph.

SCHNUR, die Anus und Nabel verbindet, mit schneidendem Schmerz beim Aufrichten vom Bücken; Gefühl einer: *Ferr-i.*

SCHÜTTELN: **Crot-t.**, mang., merc., sil., staph.

morgens: Mez.

Gehen, beim: Merc., mez., nux-v., rhus-t.

Husten, durch: *Carb-an.*, lact., *sil.*

SCHWÄCHEGEFÜHL: *Aloe*, alum., alumn., apoc., **Arg-n.**, bor., *calc-p.*, colch., gels., **Ign.**, kali-c., led., lil-t., mag-m., *nat-m.*, olnd., ox-ac., *petr.*, **Phos.**, phyt., *plat.*, *podo.*, *psor.*, rhod., *sep.*, spong., *staph.*, **Sul-ac.**, *verat.*, zinc.

morgens: Chel., hell.

abends: Anac.

Aufstoßen amel.: *Kali-m.*

Diarrhö einsetzen würde, als ob: **Aloe**

Gehen, nach: *Phos.*

herunterfallen, als würde es: **Staph.**

Menses, vor: Phos.

einsetzen würde, als ob sie: **Sul-ac.**

Stuhlgang, während: Form., ip.

nach: *Arg-n.*, carb-s., chin., dios., *iod.*, lept., *nat-m.*, **Petr.**, *phos.*, *pic-ac.*, plat., **Podo.**, *sep.*, **Sul-ac.**, sulph., **Verat.**

hartem Stuhl, bei: *Plat.*, *sep.*

Leistengegend: Aloe, aur., calc., **Nux-v.**, raph., tab.

SCHWAMMES in den Hypochondrien, abwechselnde Seiten, Gefühl eines: Lac-c.

SCHWAPPEN, Plätschern: Acon., *aloe*, **Crot-t.**, kali-c., merc., mez., *nat-m.*, **Ph-ac.**

SCHWEISS: **Ambr.**, **Anac.**, *arg-n.*, *caust.*, **Cic.**, *dros.*, merc., phos., plb., rhus-t., sel., staph., thuj.

vormittags: Arg-m.

nachts: Anac., sulph.

Gehen, nach: Caust.

kalter Schweiß: *Dros.*

Koitus, nach: Agar.

Körperübungen, bei: *Ambr.*

Hypochondrien: Iris.

Hypogastrium, Sitzen, im: *Sel.*

Leistengegend: Ambr., canth., iris., sel., sep., thuj.

Nabel, breitet sich aus vom: Rhus-t.

SCHWELLUNG:

Leber: Acon., *aesc.*, ant-t., *ars.*, aur., *bar-m.*, *bell.*, bry., bufo, calc., cann-s., *card-m.*, *chel.*, **Chin.**, chin-s., *con.*, cupr., cur., *ferr.*, ferr-ar., *iod.*, *lach.*, lact., *laur.*, **Lyc.**, **Merc.**, nat-m., **Nat-s.**, nux-m., **Nux-v.**, *phos.*, *ptel.*, sil., *sulph.*, tarent.

Chinin-Missbrauch, nach: Nux-v.

geistiger Anstrengung, nach: Nat-s.

linker Lappen: *Card-m.*

Leistengegend: Am-c., ant-c., *apis*, ars., *clem.*, con., gran., *graph.*, jac-c., kali-c., *lyc.*, *puls.*, rhus-t., sil., *ther.*, thuj.

links: Am-c., sil.

rechts: *Apis*, ars., **Clem.**, con., lyss.

14 Uhr: Lyss.

20 Uhr: Phys.

elastisch: Am-c.

hart: Clem., dulc., puls.

schmerzhaft: Clem., puls.

Drüsen, der (vgl. BUBO): Alum., am-c., anan., ant-c., *apis*, ars., *aur.*, **Bad.**, bapt., *bar-c.*, *bar-m.*, *bell.*, brom., *bufo*, **Calc.**, calc-ar., *calc-p.*, *carb-an.*, carb-v., caust., *chel.*, **Clem.**, cocc., cop., crot-h., *cupr.*, **Dulc.**, elaps, eupi., *ferr.*, gels., *graph.*, **Hep.**, *hippoz.*, *iod.*, *kali-c.*, *kali-i.*, lac-c., **Lach.**, lyc., *lyss.*, **Merc.**, **Merc-c.**, *merc-i-f.*, *merc-i-r.*, nat-ar., *nat-c.*, nat-m., **Nit-ac.**, ph-ac., phos., *phyt.*, *puls.*, *rhus-t.*, sep., *sil.*, sin-n., spong., stann., *staph.*, stram., **Sulph.**, sumb., *syph.*, tarent., tep., *thuj.*, *tub.*, zinc.

Mesenterialdrüsen: *Ars.*, *aur.*, bar-c., bar-m., *calc.*, cist., *con.*, *grat.*, *hep.*, *iod.*, kreos., lyc., merc., nat-s., sulph.

Milz: Agn., anan., ars., brom., *bry.*, caps., **Chin.**, chin-s., *cocc.*, *ferr.*, *ferr-ar.*, ign., *iod.*, mag-m., nit-ac., nux-v., phos., plb., *ran-s.*, ruta

Chinin-Missbrauch, nach: *Aran.*

Hitzestadium im Fieber, während: *Carb-v.*, *nat-m.*

Nabel: Bry., caust., plb., prun-s., ptel., puls., sep.

SCHWERES auf der linken Bauchseite liegen, als würde etwas: **Lyc.**

SCHWERE (= wie eine Last, ein Gewicht) (vgl. VÖLLEGEFÜHL): Agar., *agn.*, **Aloe**, alum., am-c., am-m., *ambr.*, apis, ars., *asaf.*, aur., bell., bov., bry., *calc.*, calc-s., *carb-s.*, *carb-v.*, carl. *cham.*, chel., chin., chin-a., *cimic.*, cop., croc. crot-t., cupr-s., dios., dor., ferr., ferr-ar., ferr-p. gels., **Graph.**, *hell.*, kali-ar., kali-bi., *kali-c.* kali-p., kali-s., *lach.*, lact., lil-t., **Lyc.**, *mag-c.* *mag-m.*, mag-s., *mez.*, *murx.*, nat-ar., nat-c. *nat-m.*, nux-v., *op.*, phos., plb., *podo.*, ptel. *rhod.*, rhus-t., ruta, sabin., **Sep.**, sil., **Staph.** *sulph.*, sumb., tab., tep., ter., til., trom., zinc.

morgens: Ambr., dios., **Sep.**

vormittags: Trom.

nachmittags: Alum., carl., dios.

abends: Bry.

nachts: Mag-m., nat-m., zing.

Abendessen, nach dem: *Arg-n.*, coloc.

Aufstehen, beim: **Sep.**

Bewegung, bei: *Nat-m.*, **Sep.**

Einatmen, beim: Spig.

Frühstück, nach dem: Agar.

Gehen, beim: *Alum.*, bell., ferr., kali-c. nat-m.

Liegen auf der linken Seite amel.: *Pall.*

Menses, vor: **Puls.**
während: Apis, graph., nat-m., *puls.*

Mittagessen, nach dem: Agar.

Sitzen, im: Bry., rhus-t.

Stein, wie von einem: Op., *puls.*

Stuhlgang, nach: Agar., *mur-ac.*, *sep.*

Trinken, nach: *Asaf.*

Hypochondrien: Acon., bell., *coc-c.*, kali-c. lact., merc-i-r., nux-m., ph-ac., podo., ptel. sulph., *zinc.*

nachts: *Kali-c.*

Gehen, beim: Ptel.

Hypogastrium: Agar., all-s., aloe, am-m. *ammc.*, aran., ars., bar-c., coloc., crot-c. crot-t., lil-t., *pall.*, *podo.*, **Sec.**, sulph.

Essen, nach dem: All-s.

Liegen auf der linken Seite amel.: Pall.

Menses, während: Bar-c.

Stehen, beim: Pall.

Stuhlgang, nach: Agar.

Leber: Ars., *bol.*, *carb-v.*, kali-c., *lach.* lact., *mag-m.*, nux-v., ph-ac., plb., *ptel.*, tab.

SCHWERE ...

Leistengegend: Bor., calc., carb-an., *croc.*, dios.

Milz: Kali-i., sulph.

Seiten: Asaf., lil-t., **Lyc.**, nat-s., rhus-t.

links: **Lyc.**

SPANNUNG: Acon., *agar.*, aloe, alum., ambr., ant-t., arg-m., *arg-n.*, *ars.*, **Bar-c.**, *bar-i.*, bar-m., bell., *bov.*, bry., **Calc.**, calc-s., canth., caps., carb-an., *carb-s.*, **Carb-v.**, caust., *cham.*, chel., chin., *chin-a.*, clem., *cocc.*, **Colch.**, coloc., com., crot-h., crot-t., **Cupr.**, dig., ferr., ferr-ar., ferr-p., *gamb.*, gins., *graph.*, **Hep.**, hyos., hyper., iod., natr., jug-r., *kali-ar.*, kali-bi., *kali-c.*, kali-n., kali-p., kreos., *lac-c.*, lach., lact., laur., **Lyc.**, mag-c., mag-m., mag-s., manc., meny., merc., merl., *mez.*, mosch., *mur-ac.*, naja, nat-ar., nat-c., *nat-m.*, nat-p., nat-s., nit-ac., *nux-v.*, *op.*, par., petr., ph-ac., *phos.*, *plat.*, *plb.*, ptel., puls., *rheum*, rhod., sabin., samb., sec., **Sep.**, **Sil.**, spong., squil., *staph.*, stram., stront., sul-ac., **Sulph.**, tep., *ter.*, *thuj.*, verat., vip., zinc.

morgens: Cinnb., sep., *sulph.*

vormittags: Nat-m.

nachmittags: Bry., calc., petr., stront., sulph.

15 Uhr, bis abends: *Mag-c.*

Essen, nach dem: Bry.

abends: Arg-n., hyos., lyc., mag-c.

nachts: Chin., nat-c.

Anstrengung, bei: Calc.

Atmen, bei tiefem: *Cocc.*, con.

Bewegung, bei: Clem., phos.

Erwachen, beim: Ferr.

Essen, während: Phos.

nach: Ambr., asaf., bry., *carb-v.*, ign., lyc.

gebratenem Hammelfleisch, nach: Lyc.

Flatus amel., Abgang von: Ant-t., mez.

Gehen, beim: Arg-m., spong.

amel.: Bry., ferr., *kali-c.*, *lyc.*, nat-c.

Hochlangen mit der Hand, durch: Alum.

Menses, während: *Cocc.*, *graph.*, nicc., **Nux-m.**

Mittagessen, nach dem: Cycl., nit-ac., plat., sulph.

Samenabgang, nach: Sep.

SPANNUNG ...

Sitzen, im: Calc., crot-t., kali-c., spong.

Stuhlgang, während: Apis, grat.

amel.: Gent-c., sulph.

Trinken, nach dem: Ambr., *cocc.*

Darmbeingegend: Arg-m., chel., grat.

links: Arg-m., grat.

Hypochondrien: *Acon.*, *aloe*, ant-c., ant-t., ars., bell., *bry.*, *calc.*, *carb-v.*, caust., cham., *chin-s.*, cimx., clem., coc-c., coff., colch., con., dig., eup-per., *graph.*, hyper., lact., *lyc.*, mang-m., mosch., mur-ac., murx., nat-ar., nat-c., *nat-m.*, *nat-s.*, nit-ac., *nux-v.*, puls., sep., staph., stry., *sulph.*, verat., vip.

links: *Ars.*, eup-per., rhod.

rechts: Aloe, ant-t., bry., calc., *carb-v.*, card-m., *ferr.*, hyper., lact., *lyc.*, mur-ac., nat-m., *nat-s.*, nit-ac., sulph.

Liegen auf der linken Seite, beim: *Card-m.*, mag-m., nat-s., ptel.

vormittags: Nat-m.

nachmittags: Ars., nat-m.

14 Uhr: Ars.

abends: Murx.

Atmen, durch: Led.

Bücken, beim: Nat-c., rhod.

Erwachen, beim: *Carb-v.*

Gehen im Freien, beim: Nat-c., *nat-s.*

Hitzestadium im Fieber, während: *Ars.*

Liegen auf dem Rücken, beim: *Caust.*

Obst, nach: Nat-c.

Samenabgang, nach: Agar.

Sitzen, im: Mur-ac.

Stuhlgang, nach: Plat.

erstreckt sich zum Rücken: Nat-m.

oben, nach: Mur-ac.

Hypogastrium: Agar., ars., *aur.*, *bell.*, chin., coc-c., gins., merc., *nat-m.*, *op.*, phos., **Sep.**, *stront.*, sumb.

morgens: *Bell.*

Aufstehen, beim: Dulc.

Einatmen, bei tiefem: Sumb., thuj.

Essen, nach: Phel.

Stuhlgang, vor: Haem.

SPANNUNG ...

Leistengegend: **Agar.**, am-c., am-m., *apis*, *arg-m.*, benz-ac., berb., calc., canth., carb-an., *clem.*, coc-c., *coloc.*, crot-t., cycl., dig., *dulc.*, gamb., graph., jatr., kali-i., kreos., *lac-c.*, mag-s., merc., nat-m., nat-s., nit-ac., sars., spig., stront.

links: Arg-m., calc., lac-c., merc., merc-c., nat-m.

rechts: Am-m., sars., stront.

morgens: Coloc.

5 Uhr: Merc-c.

nachmittags: Cycl.

Schlaf, nach: Cycl.

abends: Nat-m.

Anziehen der Beine amel.: Agar., *lac-c.*

Aufstehen vom Sitzen, beim: Dulc.

Ausstrecken des Beines, beim: Agar., carb-an.

Berührung, bei: Spig.

Beugen nach vorn, beim: Coloc.

Bewegung, bei: Nat-m.

Druck, durch: Coloc.

Gehen, beim: Am-m., *clem.*, graph., kreos., lac-c., nat-m.

amel.: Agar.

Heben der Arme, beim: *Apis*

Sitzen, im: Agar., calc.

Stehen, im: Gamb., lac-c.

Stuhlgang amel.: Nat-m.

Treppensteigen, beim: Coloc.

Milz: Nit-ac., rhod., sulph.

Nabel: Anac., crot-t., nat-m., verat.

Nabelgegend: Cham., crot-t., mang., **Sulph.**, thuj., zinc.

Mitternacht: Sulph.

Liegen, beim: Crot-t.

Seiten: Acon., *aur.*, caust., crot-t., cycl., *lach.*, merc., nat-m., rhus-t., zinc.

Aufstoßen amel.: Zinc.

SPASMEN der Bauchmuskeln: **Cupr.**, *kali-br.*, *kreos.*, *plb.*, sabad., *tab.*

hysterischen Frauen, bei: *Bry.*, cocc., *mosch.*

STEINES, Gefühl eines: Aloe, ant-t., *cocc.*, **Puls.**

STEINES, Gefühl eines ...

Liegen auf dem Bauch, beim: Aloe

voller Steine, Abdomen scheint: *Ant-t.* **Calc.**, *cocc.*

Sitzen; nach langem: Ant-t.

Nabelgegend: *Cocc.*

TABES mesenterica (Tuberkulose): *Ars.*, ars-i. *aur.*, aur-m., *bar-c.*, *bar-i.*, *bar-m.*, **Calc.** *calc-p.*, *calc-s.*, *carb-an.*, *carb-s.*, caust., *con.* *hep.*, *iod.*, *kreos.*, *lyc.*, merc., merc-i-f., *nat-s.* ol-j., sulph., *tub.*

TUBERKULOSE (s. TABES)

TUMOREN: *Con.*

TYMPANITISCH (s. AUFTREIBUNG - tympanitisch)

UNBEHAGLICHKEIT (s. UNRUHE)

UNRUHE, Ruhelosigkeit, Unbehaglichkeit usw.: Agar., *ant-t.*, apis, apoc., *arg-n.*, **Ars.** *ars-i.*, *asaf.*, asc-t., aur., *bell.*, bry., **Calc.** carb-an., cinnb., cist., colch., com., corn., crot-t. cycl., dirc., *dulc.*, euph., fago., ferr-ar., ferr-ma gran., grat., gymn., hell., iod., **Ip.**, jatr., kali-ar *kali-c.*, merc-i-r., mez., *mur-ac.*, nat-ar., nat-c *nat-m.*, *nat-s.*, *nit-ac.*, par., **Phos.**, plan., *podo.* *puls.*, **Sep.**, vesp., *zinc.*

morgens: Calc., nit-ac., sep.

Erwachen, beim: Calc.

vormittags: Cimic.

nachmittags: Grat.

abends: Am-br.

nachts: Caust., kali-i.

Essen, nach dem: Caust., sul-ac.

Frühstück, während: Plan.

nach: Grat.

Ruhe, in der: Ars.

Schlaf, nach: Sulph.

Stuhlgang, vor: Ind.

während: Ind., kali-c.

nach: Ars., graph.

Trinken, nach dem: Caust., sul-ac.

Hypochondrien: Aloe, chin., equis., manc.

Stuhlgang, vor: Aloe

VENEN, erweiterte: Berb., sep.

Krampfadern: *Ham.*, *sulph.*

Leistengegend: *Berb.*

VERGEHENDES Gefühl (s. LEEREGEFÜHL

VERGRÖSSERT: *Bar-c.*, *bar-i.*, **Calc.**, caust., chel., *coloc.*, *iod.*, *iris.*, *lyc.*, ol-j., podo., *psor.*, **Sanic.**, sec., **Sep.**, **Sulph.**, *thuj.*

fett: *Am-m.*, *calc.*

Kindern, bei: **Bar-c.**, **Calc.**, cupr., mag-m., *psor.*, *sanic.*, *sars.*, **Sil.**, *sulph.*

Marasmus, bei: **Calc.**, *sanic.*, *sars.*

Müttern, bei: *Iod.*, nat-c., **Sep.**

Leber: Agar., ant-t., *ars.*, ars-i., aur., *aur-m.*, bar-m., *bry.*, bufo, *calc.*, *calc-ar.*, *carb-v.*, card-m., *chel.*, **Chin.**, chin-a., *chion.*, *cocc.*, *con.*, *dig.*, *ferr.*, ferr-i., ferr-p., *fl-ac.*, *hep.*, *hippoz.*, hydr., *iod.*, *kali-c.*, kali-s., lach., lact., *laur.*, **Lyc.**, **Mag-m.**, *merc.*, merc-i-r., *nat-m.*, **Nat-s.**, *nit-ac.*, *nux-m.*, **Nux-v.**, *phos.*, plb., *podo.*, ptel., sec., sel., sil., *sulph.*, tab., *tub.*, urt-u., *zinc.*

Kindern, bei: Calc-ar., *nux-m.*

Zorn, nach: *Cocc.*

linker Lappen: *Mag-m.*

Mesenterium: *Ars.*, *ars-i.*, *aur.*, *bar-c.*, *bar-i.*, bar-m., **Calc.**, *carb-an.*, *con.*, *form.*, *hep.*, *iod.*, nat-s., *ol-j.*, sulph.

Milz: Agn., *anthr.*, *aran.*, *ars.*, *ars-i.*, *aur-m.*, *calc.*, *caps.*, carb-v., **Cean.**, **Chin.**, chin-a., *chin-s.*, *cit-v.*, *cocc.*, *con.*, *ferr.*, ferr-ar., ferr-i., *ferr-m.*, ferr-p., *hippoz.*, hydr., *ign.*, **Iod.**, *lach.*, laur., mag-m., merc-i-r., *nat-m.*, *nit-ac.*, nux-m., *nux-v.*, *op.*, *ph-ac.*, *phos.*, plb., *ran-s.*, ruta, *sul-ac.*, *sulph.*, tab., *urt-u.*

VERHÄRTUNG (s. HÄRTE)

VERSTOPFUNGSGEFÜHL: Bism-o., bry., ham., chel., *chin.*, guaj., meny., nat-c., *nux-m.*, **Op.**, phos., puls., rhus-t., sep., spig., spong., verb.

VERWACHSUNG, Verklebung; Gefühl von: *Sep.*, verb.

VÖLLEGEFÜHL (vgl. SCHWERE): Agar., all-c., **Aloe**, alum., alumn., am-c., am-m., ambr., *anac.*, ant-c., ant-t., *apis*, arn., ars., arum-t., asaf., asar., *aur.*, bapt., bar-c., bar-m., bell., cahin., calad., calc., calc-s., camph., cann-s., canth., caps., carb-ac., **Carb-s.**, **Carb-v.**, carl., cast., caust., chel., **Chin.**, chin-a., cimic., cinnb., clem., coc-c., cocc., coff., colch., coloc., com., con., corn., croc., *crot-t.*, *cycl.*, **Dig.**, dor., dulc., echi., eup-per., fago., ferr., ferr-ar., ferr-i., ferr-p., *gels.*, glon., **Graph.**, grat., haem., hell., hep., hyper., indg., jug-r., kali-ar., **Kali-c.**, kali-i., kali-n., kali-s., *lach.*, lact., laur., lec., led., lil-t., **Lyc.**, mag-c., mag-m., mag-s., *meny.*, merc-c., mez., *mur-ac.*, myric., naja, nat-ar., nat-c., nat-m., nat-p., *nat-s.*, nux-m., **Nux-v.**, ol-an., olnd., onos., op., petr., **Ph-ac.**, **Phos.**, phys., phyt., pic-ac., plan., plb., puls., raph., rhod., rhus-t., rumx., sarr., sars., *sep.*, sil., spig., stann., stram., stront., **Sulph.**, sumb., tab., ter., valer., verb., zinc.

tagsüber: Nux-m.

morgens: Dios., phos., plat., sulph.

Erwachen, beim: Sulph.

vormittags: Sulph.

11 Uhr, nach Stuhlgang: Gels.

nachmittags: Clem., con., phyt., plb.

Gehen im Freien, beim: Plan.

abends: Bry., calc., caust., dios., graph., hyper.

Suppe, nach: Cast.

nachts: Graph., nat-m., phos.

Abendessen, nach dem: Agar., *arg-n.*, coff., colch., coloc., tell.

Diarrhö, während: Nat-s.

Erwachen, beim: Ferr., myric., sulph.

Essen, während: *Chin.*

nach: Agar., arn., calc., calc-s., *carb-v.*, caust., chin., *cob.*, *cocc.*, colch., hep., ign., kali-bi., **Kali-c.**, kali-p., kali-s., lach., *lyc.*, mag-m., mag-s., *mur-ac.*, myric., nat-ar., nat-h., *nit-ac.*, **Nux-v.**, par., ph-ac., *phos.*, *puls.*, rhod., sars., *sep.*, sil., spig., spong., stann., *sulph.*, *zinc.*

amel.: Rhus-t.

Flatus, amel.; Abgang von: Grat., hell., rhod., sulph.

Frühstück, nach: Carb-s., *carb-v.*, *sulph.*

Gehen amel.: Mag-c.

Hunger, bei: Asar.

Kaffee, nach: Canth.

Liegen, im: Rumx., sphing.

Mittagessen, nach dem: Alum., cob., thuj.

Obstipation, bei: Bry., dios., ery-a., graph., hyos., iod., lach., nit-ac., nux-v., phos., ter.

Rauchen, durch: **Meny.**

Sitzen amel.: Plan.

Speisen, beim Anblick von: **Sulph.**

VÖLLEGEFÜHL ...

Trinken, nach: *Carb-v.*, caust., nux-v., sars.

Hypochondrien: Acon., aesc., ant-c., aran., arg-n., aur., brom., *carb-v.*, card-m., *cham.*, chel., coc-c., colch., con., eup-per., ferr., glon., grat., ign., *merc.*, merc-i-r., *podo.*, **Sep.**, sulph., tell.

links: Stict.

rechts: Aesc., aloe, *chel.*, eup-per., kali-c., nat-m., *podo.*, sang., thuj.

morgens: Con.

Essen, nach: Nat-m.

Stuhlgang amel.: Ferr.

Hypogastrium: *Aesc.*, bar-c., *bell.*, carb-v., sulph.

morgens, 10 Uhr bis abends: Sulph.

abends: Bell.

Leber: *Ferr.*, kreos., *lach.*, nat-m., *nux-v.*, *podo.*, *sep.*, sulph., thuj.

Leistengegend: *Cocc.*, nat-s., sep.

Milz: Kali-i., lec.

Seiten: Am-c.

VORWÖLBUNG:

hier und da, als würde sich eine Hernie bilden: Carb-an., ign., *thuj.*

Nabel: Calc., con., lyc., nat-m., sul-ac., sulph.

WASSERSUCHT:

Aszites: Acet-ac., acon., *agn.*, **Apis**, **Apoc.**, *arg-n.*, **Ars.**, asaf., *aur.*, *aur-m.*, aur-m-n., *bry.*, *calc.*, cann-s., *canth.*, carb-s., *card-m.*, caust., *chel.*, *chim.*, *chin.*, *chin-a.*, *colch.*, coloc., crot-h., cur., *dig.*, *dulc.*, ferr-ar., *fl-ac.*, *graph.*, *hell.*, helon., hep., iris., kali-ar., kali-br., *kali-c.*, *kali-chl.*, kali-p., kali-s., kalm., lact., *led.*, **Lyc.**, mag-m., med., *merc.*, mill., nux-v., *phos.*, *prun-s.*, puls., sabin., senec., sep., sil., spong., squil., *sulph.*, **Ter.**

Atemnot beim Liegen auf der linken Seite: *Apis*

Chinin, nach Missbrauch von: Cann-s.

Diarrhö; mit chronischer: *Apoc.*, oena.

Leber; bei Verhärtung der: Aur., lact.

Ödem: Anan., *apis*, *ars.*, *graph.*, tarent., thuj.

WASSER, wie voll von: Casc., crot-t., hell., ph-ac.

WILDES Fleisch am Nabel: **Calc.**

WUCHERUNGEN am Nabel, feuchte: *Calc.*

WUNDHEIT in der Leistengegend: *Ars.*, arum-t., *bov.*, *graph.*

Menses, während: Bov.

ZIRRHOSE der Leber, Leberzirrhose: *Cupr.*, *hep.*, *hydr.*, *mur-ac.*, *phos.*, plb., *sulph.*

ZITTERN: Ant-t., arg-n., bov., chel., colch., *con.*, *croc.*, grat., *hydr.*, iod., kali-c., *kali-s.*, lil-t., mosch., **Nux-v.**, phos., raph., **Sul-ac.**

morgens: Colch.

Essen, nach dem: Arg-n.

Liegen auf dem Rücken, beim: *Sul-ac.*

Menses, während: Arg-n.

Stuhlgang, nach: Carb-s.

Hypogastrium: Calc-p., *lil-t.*

Leistengegend: Agar., *chel.*, guaj., merc. nat-c.

links: Agar.

ZUCKEN, Rucken: **Agar.**, alum., alumn. ambr., ars., *bry.*, cann-s., caust., chel., con. cupr., dros., graph., guaj., hyos., kali-ar., kali-c. lyc., manc., merc., murx., nat-m., *nux-v.*, op. phos., plat., ran-s., rhus-t., sul-ac., verat.

abends im Bett: Agar.

nachts: Caust.

Stuhlgang, während: Calc.

Darmbeinkamm: *Cina*

Hypochondrien: Acon., berb., carb-s., croc. lact., mag-c., merc., nat-c., nux-v., puls. stann., thuj., valer.

links: Thuj.

rechts: Acon., mag-c., merc., nat-c. valer.

abends: Nat-c.

Hypogastrium: Arn., sul-ac.

Leistengegend: Abrot., ammc., calc cann-s., clem., cycl., ph-ac., psor., sulph zinc.

erstreckt sich zum Rücken: Abrot.

Penis: Zinc.

Seiten: Alum., chin., fl-ac., graph., nat-c nicc., sul-ac.

Gehen, beim: Sul-ac.

ZUSAMMENSCHNÜRUNG: Aesc., *alum* *alum-m.*, alumn., *arg-n.*, *arn.*, ars., aur-m., bell berb., *cact.*, *calc.*, camph., carb-an., carb-v

ZUSAMMENSCHNÜRUNG ...

carl., cench., *chel.*, chin., clem., coc-c., cocc., **Coloc.**, crot-c., cupr., dig., euph., ferr-ar., ferr-m., hydrc., kali-bi., laur., *lyc.*, merl., mez., mosch., nat-m., nat-s., nit-ac., nux-m., *nux-v.*, petr., phos., *plat.*, *plb.*, sars., *sec.*, *sep.*, sil., sul-ac., sulph., thuj.

morgens: Calc.

nachts: Phos., sulph.

4 Uhr: Nat-m.

Aufstehen agg.: Zinc.

Flatus amel.; Abgang von: Sil.

Gehen, beim: Nat-m.

Gehen im Freien, beim: Nux-v.

Husten, während: Lach.

Liegen, im: Zinc.

Menses, während: Cact., cocc., croc., *sulph.*

nüchtern, wenn: Carb-an.

rhythmisch: Caust.

Schnur, wie mit einer: Caust., **Chel.**

Därme; als seien die: Elaps, verat.

Stuhlgang, während: Sulph.

Diarrhö, vor: Laur.

Stuhldrang, bei: Ars., nat-m., nat-s.

erstreckt sich zur Blase: **Puls.**

Brust: *Calc.*

Stuhlgang, vor: Nat-s.

Hypochondrien: *Acon.*, *arg-n.*, **Cact.**, *calc.*, *chel.*, *con.*, **Crot-c.**, dig., *dros.*, kreos., **Lyc.**, *nux-v.*, puls., sep., staph., sulph., tarent.

rechts: *Lach.*

morgens: Ign.

Binde, wie mit einer: Alum., *cact.*, *calc.*, chel., *cocc.*, **Con.**, graph., *lyc.*, *sec.*

Abendessen, nach: *Sep.*

geschnürt, wie: *Calc.*

Husten, beim: *Dros.*

erstreckt sich zum Nabel: Mag-c.

Hypogastrium: Bar-c., *bell.*, *chel.*, clem., coloc., euon., *hydr.*, sars., thuj., verb.

vormittags: Sars.

abends: Sars.

Leistengegend: Bov., cact., gamb., kali-n., mag-c., rat.

ZUSAMMENSCHNÜRUNG - Stuhlgang, während - *Leistengegend* ...

Ausstrecken amel.: Bov.

erstreckt sich um das Becken: *Cact.*

Nabel: Bell., **Coloc.**, plb., puls., sil., verb.

Nabelgegend: Coloc., mag-m., nat-m., nit-ac., petr., *plat.*, plb., thuj., verb.

Seiten, unterhalb der kurzen Rippen, erstreckt sich zum Abdomen: Camph.

ZUSAMMENZIEHUNG: Acon., am-c., ant-t., apis, arg-m., ars., *bell.*, caust., *cham.*, chel., colch., con., *cupr.*, dig., dros., ferr., hep., hydrc., ign., kali-i., lach., laur., *lyc.*, *mag-m.*, merc., merc-c., mur-ac., naja, nit-ac., *nux-v.*, *olnd.*, ph-ac., phos., *plb.*, rhus-t., sabad., *sars.*, sep., sil., sul-ac., sulph., tab., tarent.

morgens: Ph-ac.

Erwachen, beim: Colch.

vormittags: Am-c.

Gehen im Freien, beim: Am-c.

nachts: Sil.

Gehen, beim: Apis, arg-m.

Freien herumgehen, muss im: Con.

Husten, beim: *Chel.*, dros., squil.

Liegen auf dem Bauch amel.: Am-c.

Menses, vor: Am-c., eupi., *nat-m.*

nach: Con., nat-m.

rhythmisch, mit Herzklopfen: Caust.

Stuhlgang, während: Ph-ac.

nach: Arg-m., sulph.

Zubettgehen, beim: Naja

Bauchmuskeln: Arg-m., ferr., nat-n., sabad., squil.

Gehen, beim: Arg-m.

Hypochondrien, während Menses: Bufo

Leistengegend: Arg-n., carb-an., laur., rat., rhus-t.

Ausstrecken des Beines, beim: Carb-an.

Gehen, beim: Kali-n.

Menses, während: Arg-n.

Mittagessen, nach: Laur.

Urinieren, während: Ars.

erstreckt sich nach unten: Laur.

Nabel: *Bell.*, *chel.*, cocc., **Coloc.**, gamb., kreos., *mang.*, nat-c., *ph-ac.*, phos., *plat.*, plb., sulph., thuj.

ZUSAMMENZIEHUNG - *Nabel* ...

Knäuel, wie von einem harten, zusammengedrehten: Kreos.

Schlaf, im: *Plat.*

ABSZESS: *Calc.*, *calc-s.*, *hep.*, *merc.*, *sil.*, syph., thuj.

Perineum: *Hep.*, *merc.*, *sil.*

Steißbein, direkt unter dem: *Paeon.*

ABWÄRTSZERREN, Schwere, Gewicht: Acon., **Aesc.**, agar., **Aloe**, ang., ant-c., arn., bar-c., bell., berb., bry., *cact.*, calc., cann-s., *carb-v.*, caust., chel., coll., con., *crot-t.*, cycl., euphr., graph., hep., hyos., inul., kali-bi., kali-c., kali-n., kali-p., kreos., lach., lact., laur., led., lil-t., lob., lyc., mag-m., manc., merc., *nit-ac.*, nux-m., *nux-v.*, phos., plan., plb., puls., rhus-t., sacc., sep., staph., sulph., sumb., ther., thuj., verat., *zinc.*

morgens: Lyc.

Stuhlgang, nach: Lyc.

nachmittags: Cycl.

Mittagessen, nach: Cycl.

Schlaf, nach: Cycl.

abends, bei lockerem Stuhl: Op.

Menses, vor: Phos.

während: *Aloe*

Stehen, im: *Zinc.*

Stuhlgang, vor: Hell., merc.

während: Mez., *nit-ac.*, op.

nach: Hell., kali-bi., nat-m., rhus-t., ruta, zinc.

amel. nach Stuhlgang: Kreos.

Perineum (vgl. Gewicht): Cann-s., graph., nat-ar., puls., ther.

AMEISENLAUFEN: *Aesc.*, agar., ail., all-c., aloe, alum., ambr., ant-c., ant-t., arg-m., arg-n., *bar-c.*, benz-ac., *berb.*, bov., **Calc.**, **Calc-s.**, canth., carb-s., *carb-v.*, caust., chel., chin., *cinnb.*, coc-c., colch., *croc.*, elaps, fago., ferr-i., ferr-ma., gran., grat., hep., *ign.*, **Kali-c.**, kali-p., kreos., mez., mosch., *mur-ac.*, *nat-c.*, *nux-v.*, ol-an., phos., *plat.*, plb., rhod., rhus-t., *sabad.*, *sep.*, sil., spig., spong., **Sulph.**, ter., *teucr.*, verat-v., *zinc.*

abends: Euphr., plat., spong., *sulph.*, teucr.

Bett, im: Plat., *teucr.*

nachts: *Nux-v.*

Sitzen, im: **Sulph.**

Stuhlgang, vor: Phos.

nach: Aloe, berb., mez., teucr.

Perineum: Acon., chel., petros., rhod.

APHTHEN am Anus: *Bapt.*, *bor.*, bry., *kali-chl.*, *merc.*, *merc-c.*, *mur-ac.*, *nit-ac.*, **Sul-ac.**, *sulph.*

AUFTREIBUNG: Agar., op.

BLUMENKOHLARTIGE Wucherung: *Thuj.*

BLUTUNG aus dem Anus: Acet-ac., **Acon.**, *aesc.*, agar., *aloe*, alum., *alumn.*, *am-c.*, am-m., ambr., anac., *ant-c.*, *apis*, **Ars.**, asar., aur., aur-m., bapt., **Bar-c.**, bar-m., *bell.*, berb., *bism-o.*, *bor.*, bufo, **Cact.**, **Calc.**, *calc-p.*, *calc-s.*, camph., *canth.*, *caps.*, carb-an., *carb-s.*, *carb-v.*, card-m., carl., **Casc.**, *cham.*, *chin.*, chin-a., chin-s., chlor., cob., *cocc.*, **Coll.**, coloc., **Crot-h.**, *cycl.*, dios., elaps, *erig.*, *eug.*, *ferr.*, ferr-ar., ferr-m., ferr-p., *fl-ac.*, *graph.*, **Ham.**, *hep.*, hydr., *hyos.*, *ign.*, *ip.*, *kali-ar.*, *kali-bi.*, *kali-c.*, *kali-chl.*, kali-i., kali-n., kali-p., *kali-s.*, **Lach.**, led., *lept.*, lob., **Lyc.**, lyss., manc., med., *merc.*, *merc-c.*, *mill.*, *mur-ac.*, **Nat-m.**, *nat-s.*, **Nit-ac.**, *nux-m.*, **Nux-v.**, paeon., ph-ac., **Phos.**, *phyt.*, plat., *podo.*, **Psor.**, *puls.*, pyrog., *rat.*, rhus-t., rhus-v., *ruta*, sabin., *sep.*, sil., stram., **Sulph.**, thuj., valer., verat., zinc.

morgens: Plan.

Stuhlgang, nach: Puls.

nachmittags: Sulph.

abends, beim Stuhlgang: Calc.

nachts: **Nit-ac.**

Anstrengung, nach: Berb.

Flatus, beim Abgang von: *Phos.*

Gehen, beim: Alum., sep.

Menses, vor: Am-c.

während: *Am-m.*, ars-m., *graph.*, **Lach.**, lyss.

spärlichen Menses, bei: Lach.

unterdrückt: Graph., ham., zinc.

periodisch: *Mur-ac.*, *nit-ac.*

Reiben, beim: Aesc.

schwarz: Alumn., ant-c., colch., crot-h., *ham.*, merc-c., *sec.*

flüssig: Elaps

Stuhl, durch harten: *Fl-ac.*, *kali-c.*, **Nat-m.**, prun-s., *tub.*

Stuhlgang, während: *Alum.*, alumn., **Am-c.**, am-m., *ambr.*, aur., aur-m., bufo, *calc-p.*, *carb-an.*, *carb-v.*, **Ham.**, *hep.*, ign., *kali-c.*, lyc., **Nat-m.**, *nit-ac.*, nux-v., **Phos.**, plan., *puls.*, rheum, *tub.*

REKTUM

BLUTUNG aus dem Anus - **Stuhlgang** ...

nach: *Agar.*, *aloe*, *alum.*, **Am-c.**, *calc-p.*, carb-s., *carb-v.*, chel., cycl., fl-ac., grat., *ign.*, *kali-c.*, kali-n., *lach.*, *merc.*, mez., nat-m., *phos.*, rhus-v., sel., sep., spong., sulph.

BRUMMEN, Rumoren: Mang.

CHOLERA (asiatica): Acon., *ars.*, **Camph.**, *carb-v.*, cic., colch., **Cupr.**, *cupr-ar.*, *grat.*, *hydr-ac.*, iris., jatr., *laur.*, mur-ac., nux-m., *op.*, ph-ac., *phos.*, *podo.*, *psor.*, *sec.*, sulph., *tab.*, thuj., **Verat.**

infantum: Acon., **Aeth.**, ant-c., ant-t., *ars.*, *bell.*, *bism-o.*, *calc.*, camph., carb-v., colch., coloc., colos., corn., *crot-t.*, *dulc.*, elat., *ferr.*, grat., **Guaj.**, *ip.*, *iris.*, jatr., kali-bi., kali-br., *kreos.*, *laur.*, *mag-c.*, *med.*, nat-m., *op.*, *phos.*, podo., *psor.*, *puls.*, raph., *rhus-t.*, sars., *sec.*, *sil.*, *stram.*, sulph., *tab.*, thuj., *verat.*

nostras (Cholera Morbus): Ant-c., ant-t., *ars.*, camph., *colch.*, coloc., *crot-t.*, *cupr.*, *cupr-ar.*, elat., *ferr.*, *grat.*, **Guaj.**, *ip.*, *iris.*, *jatr.*, kali-bi., ph-ac., *phos.*, **Podo.**, *psor.*, raph., *sec.*, *tab.*, thuj., **Verat.**

DIARRHÖ: *Acet-ac.*, *acon.*, *aesc.*, aeth., **Agar.**, alet., all-s., **Aloe**, *alum.*, am-m., ammc., anan., ang., ant-a., **Ant-c.**, **Ant-t.**, anthr., **Apis**, apoc., *aran.*, arg-m., **Arg-n.**, *arn.*, **Ars.**, ars-i., arum-m., asaf., *asar.*, asc-t., astac., aster., aur., aur-m., **Bapt.**, **Bar-c.**, bar-m., *bell.*, *benz-ac.*, berb., bism-o., *bor.*, *bov.*, brach., *brom.*, **Bry.**, bufo, cact., **Calc.**, *calc-ar.*, *calc-p.*, calc-s., **Canth.**, *caps.*, carb-ac., *carb-s.*, **Carb-v.**, *casc.*, cast., *caust.*, cean., **Cham.**, chel., chim., **Chin.**, *chin-a.*, chin-s., cic., *cina*, cinnam., *cist.*, clem., cob., *cocc.*, *coff.*, *colch.*, *coll.*, *coloc.*, *con.*, *cop.*, **Corn.**, *crot-h.*, **Crot-t.**, cub., *cupr.*, cupr-ar., cycl., *dig.*, dios., **Dulc.**, *echi.*, **Ferr.**, **Ferr-ar.**, **Ferr-i.**, *ferr-p.*, *ferr-s.*, **Fl-ac.**, **Gamb.**, gels., *gran.*, *graph.*, *grat.*, guaj., ham., **Hell.**, **Hep.**, *hydr.*, *hyos.*, *ign.*, *ill.*, ind., **Iod.**, **Ip.**, **Iris.**, jab., *jatr.*, jug-c., *kali-ar.*, **Kali-bi.**, *kali-c.*, kali-chl., *kali-i.*, kali-n., kali-p., *kali-s.*, kreos., *lac-c.*, *lac-d.*, *lach.*, lac-ac., laur., lec., led., *lept.*, *lil-t.*, lith-c., **Lyc.**, lyss., *mag-c.*, *mag-m.*, *mag-p.*, manc., med., meli., **Merc.**, **Merc-c.**, merc-sul., mez., morph., mur-ac., naja, *nat-ar.*, *nat-c.*, **Nat-m.**, *nat-p.*, **Nat-s.**, nicc., **Nit-ac.**, *nuph.*, *nux-m.*, *nux-v.*, ol-an., *ol-j.*, *olnd.*, op., ox-ac., par., *petr.*, **Ph-ac.**, phel., **Phos.**, phyt., pic-ac., plan., *plb.*, **Podo.**, prun-s., *psor.*, *ptel.*, *puls.*, raph., rat., **Rheum**, rhod., rhus-t., rumx., sabad., samb., *sang.*, *sanic.*, sars., **Sec.**, sel., seneg., *sep.*, **Sil.**, squil., *stann.*, staph., stram., stry., *sul-ac.*,

DIARRHÖ ...

Sulph., sumb., tab., tarax., *tarent.*, *ter.*, **Thuj.**, trom., uran, *valer.*, **Verat.**, xan., *zinc.*, *zing.*

tagsüber, nur: Am-m., ang., arg-n., bapt., *bry.*, canth., cina, *cocc.*, *con.*, crot-t., *elaps*, fl-ac., *form.*, *gamb.*, glon., *hep.*, jab., *kali-c.*, kali-n., mag-c., nat-ar., **Nat-m.**, nat-s., *nux-v.*, **Petr.**, squil., *thuj.*

und nachts: Calc-p., merc-c., sil.

morgens: Acet-ac., aeth., *agar.*, all-c., *aloe*, alum., am-c., am-m., ang., ant-c., ant-t., *apis*, *arg-n.*, *ars.*, *ars-i.*, aur., *bor.*, **Bov.**, brom., **Bry.**, *cact.*, calc-s., carb-an., carb-s., chin., chin-a., chlor., cimic., cist., *coloc.*, *cop.*, **Corn.**, *dig.*, *dios.*, *dulc.*, eup-per., *ferr.*, *ferr-ar.*, ferr-i., ferr-p., fl-ac., *gamb.*, gnaph., *grat.*, *guaj.*, hep., hura, *hydr.*, *iod.*, iris., kali-ar., **Kali-bi.**, *kali-c.*, kali-i., kali-n., kali-p., kali-s., kalm., lach., *lil-t.*, *lith-c.*, *lyc.*, lyss., **Mag-c.**, mag-m., mag-s., manc., *merc.*, *mur-ac.*, nat-ar., nat-c., nat-m., nat-p., **Nat-s.**, nicc., nit-ac., nux-m., *nux-v.*, ol-j., olnd., osm., ox-ac., *petr.*, *ph-ac.*, **Phos.**, phyt., plan., **Podo.**, psor., *puls.*, rhod., rhus-t., **Rumx.**, sang., sarr., senec., sil., squil., staph., **Sulph.**, sumb., *tab.*, *thuj.*, trom., *tub.*, valer., *verat.*, *zinc.*, zing.

Nachmittag, bis zum: *Nat-m.*

5 Uhr: *Phos.*, **Sulph.**

6 Uhr: Aloe, arg-n., kali-p., lach., ox-ac., petr., *sulph.*

6-10 Uhr: Chin-a.

7 Uhr: Xan.

Aufstehen, nach: Aeth., agar., aloe, ars., *bry.*, cahin., calc., *cocc.*, fl-ac., lept., lyc., mag-s., nat-c., *nat-m.*, **Nat-s.**, *nux-v.*, ox-ac., *phos.*, plan., *psor.*, *sulph.*, verat.

Herumgehen, und: Ars-i., **Bry.**, lept., *nat-m.*, **Nat-s.**

Bett, treibt ihn aus dem: *Aloe*, bell., bov., bry., chin., cic., dios., hep., hydr., hyper., *kali-bi.*, *lil-t.*, nat-ar., nat-s., nuph., petr., *phos.*, phyt., *podo.*, *psor.*, *rumx.*, *sil.*, **Sulph.**, syph., *tub.*, *zinc.*

erwacht mit Stuhldrang: *Cench.*, form., graph., kali-bi., kali-i., lyc., petr., phos., **Sulph.**, zinc.

vormittags: *Aloe*, apis, *cact.*, carb-an., *gamb.*, kali-c., lil-t., mag-c., mur-ac., *nat-m.*, *nat-s.*, plan., **Podo.**, sabad., stann., *sulph.*, *thuj.*, *tub.*

DIARRHÖ - vormittags ...

8 Uhr: *Ferr.*

8-10 Uhr: Plan.

9 Uhr: *Nat-s.*

10-22 Uhr: Aloe

mittags: Alum., ant-c., bor., carb-s., crot-t., jab., mag-m., sulph.

nachmittags: Aloe, alum., am-c., *ars.*, *bell.*, *bor.*, calc., carb-an., **Chin.**, *chin-a.*, dulc., *ferr.*, ferr-ar., ferr-p., gent-l., hell., kali-ar., kali-c., laur., lec., lept., lyc., mag-c., mag-s., *manc.*, merc-c., mur-ac., phos., phyt., *psor.*, stann., sul-ac., sulph., ter., zinc.

16-18 Uhr: Carb-v., rhus-t.

16-20 Uhr: Hell., *lyc.*

17-18 Uhr: Dig.

periodisch: *Ferr.*

abends: *Aloe*, alum., bor., *bov.*, bry., *calc.*, calc-p., calc-s., canth., carb-an., caust., colch., cycl., dig., dulc., gels., ign., iod., ip., *kali-c.*, kali-n., kali-p., kali-s., *lach.*, lept., lil-t., mag-m., mang., merc., mez., mur-ac., nat-ar., nat-m., nat-s., nuph., *ph-ac.*, phel., *phos.*, pic-ac., puls., *sang.*, *sars.*, senec., stann., sulph., ter., thuj., valer., verat., zinc.

kalter Luft, in: Colch., **Merc.**, nat-s.

nachts: Abrot., acon., aeth., aloe, ang., ant-c., ant-t., **Arg-n.**, *arn.*, **Ars.**, arum-t., asaf., asc-t., *aur.*, aur-m., bar-c., bov., brom., *bry.*, canth., *caps.*, *carb-s.*, *caust.*, *cham.*, *chel.*, **Chin.**, **Chin-a.**, *chin-s.*, *cinnb.*, cist., colch., *con.*, *crot-t.*, cub., **Dulc.**, *ferr.*, **Ferr-ar.**, ferr-p., fl-ac., *gamb.*, *graph.*, *grat.*, hep., *hyos.*, ign., ip., **Iris.**, jal., **Kali-ar.**, kali-bi., *kali-c.*, kali-p., kali-s., kreos., **Lach.**, lith-c., lyss., *mag-c.*, mag-m., manc., **Merc.**, merc-c., *mosch.*, **Nat-ar.**, *nat-c.*, nat-m., *nat-p.*, **Nux-m.**, ph-ac., *phos.*, **Podo.**, **Psor.**, **Puls.**, *rhus-t.*, sel., senec., *sil.*, stront., *stry.*, **Sulph.**, *tab.*, ther., *tub.*, verat.

Liegen agg.: *Lach.*

Mitternacht, vor: Mag-c., nux-m., puls., rhus-t.

nach: Aloe, *arg-n.*, **Ars.**, arum-t., asc-t., bry., *chin.*, *chin-a.*, cic., cist., dros., **Ferr-ar.**, ferr-p., fl-ac., gamb., iris., **Kali-ar.**, kali-c., kali-s., lyc., manc., merc-c., nat-ar., nat-m., *nux-v.*, sec., squil., staph., stront., **Sulph.**

1-4 Uhr: *Psor.*

DIARRHÖ - nachts - Mitternacht, nach ...

2 Uhr: Aran., *ars.*, cic., phos., rhus-v., tab.

2-3 Uhr: *Iris.*, phos.

3 Uhr: Cimic., mag-c., petr., phos.

3-4 Uhr: Aeth., *kali-c.*, lyc.

3-11 Uhr: Nat-m.

4 Uhr: Fl-ac., form., *petr.*, phos., **Podo.**, *rhus-t.*, sec.

4-6 Uhr: *All-c.*, phos.

4-7 Uhr: Nuph.

5-6 Uhr: *Nuph.*

12 Uhr, bis: Ars., cist.

abwechselnd mit Hautausschlägen: Calc-p., crot-t.

Katarrh der Brust, mit: Seneg.

Kopfschmerz: *Podo.*

Obstipation, mit (s. Obstipation)

Rheumatismus: Cimic., dulc., *kali-bi.*

Abendluft, Nachtluft; durch: **Merc.**

Abendessen, nach dem: Hyper., iris., kali-p., trom.

Abführmitteln, nach: Carb-v., *chin.*, *hep.*, nit-ac., **Nux-v.**

abgemagerten Menschen, bei: *Calc.*, *calc-p.*, iod., nat-m., phos., *rheum*, **Sil.**, *sul-ac.*, sulph.

Abstillen, Entwöhnen, nach dem: Arg-n., **Chin.**

Ärger, Verdruss; durch: Aloe, *calc-p.*, cham., *coloc.*, *petr.*, *staph.*, sulph.

akuten Krankheiten, nach: *Carb-v.*, *chin.*, *psor.*, *sulph.*

alkoholischen Getränken, nach: Ant-t., ars., lach., **Nux-v.**, sulph.

Alleinsein, beim: Stram.

Aloe, nach Missbrauch von: Mur-ac., *sulph.*

alten Menschen, bei: **Ant-c.**, **Ars.**, ars-i., *carb-v.*, coff., con., *fl-ac.*, **Gamb.**, iod., kreos., nat-s., **Nit-ac.**, nux-v., op., phos., sec., sulph.

Frauen, bei alten: Kreos., nat-s.

vorzeitig gealterten Menschen, mit syphilitisch-merkurialer Dyskrasie: *Fl-ac.*

amel. alle Symptome: *Zinc.*

Angst, nach: *Ars.*, camph., sil., tab.

DIARRHÖ ...

Anstrengung, nach körperlicher: Ars., *calc.*, ferr., nat-s., *puls.*, *rhus-t.*

Apfelwein (Cidre), nach: *Ant-c.*, *calc-p.*, *podo.*

Apyrexie, in der: *Iod.*

aufregende Nachrichten, durch: **Gels.**

Aufstehen agg.: Acon., *bry.*, cocc., op., trom.

Bett amel., aus dem: Cub., dios., mez.

Aufstoßen amel.: *Arg-n.*, carb-v., grat., hep., lyc.

Ausdünstungen (z. B. in Malariagebieten), durch schädliche: *Carb-ac.*, *pyrog.*

Ausschweifung, nach: Ant-c., **Nux-v.**

Austern, nach: *Aloe*, *brom.*, *lyc.*, *podo.*, *sul-ac.*

Baden, nach: Calc., *podo.*, rhus-t., sars.

kaltem Baden, nach: *Ant-c.*

Bewegung, bei: Aloe, **Apis**, arn., ars., *bell.*, **Bry.**, cadm., calc., *colch.*, coloc., *crot-t.*, **Ferr.**, *ferr-ar.*, hura, ip., merc-c., mur-ac., *nat-m.*, nat-s., *nux-v.*, ox-ac., phos., *podo.*, puls., rheum, rumx., tab., *tub.*, **Verat.**

amel.: Coloc., cub., cycl., *dios.*, nit-ac., plan., rhod., *rhus-t.*, zinc.

Bier, nach: *Aloe*, *chin.*, *gamb.*, ind., *kali-bi.*, *lyc.*, *mur-ac.*, **Sulph.**

Birnen, nach: Bor., bry., *verat.*

Brustschmerzen, nach: Sang.

Chinin, nach Missbrauch von: Ferr., hep., lach., nat-m., pall., **Puls.**

Cholera:

Anfall von, nach einem: Sec.

epidemischer Cholera, bei: Camph., cupr., **Ip.**, *phos.*, puls.

Denken daran, beim: Ox-ac.

Diätfehler, beim kleinsten: Aesc., *aloe*, *ant-c.*, arg-m., *ars.*, *asaf.*, brach., *bry.*, *carb-v.*, *chin.*, cimic., *colch.*, fl-ac., *gamb.*, *iod.*, *ip.*, kali-chl., naja, nat-m., *nux-v.*, *petr.*, *ph-ac.*, **Phos.**, *podo.*, *psor.*, ptel., **Puls.**, *sulph.*, zing.

Diätwechsel, beim geringsten: All-s., nux-v.

Dunkelheit agg.: *Stram.*

Eiern, nach: Chin-a.

Einbildungskraft, durch übersteigerte: *Arg-n.*

DIARRHÖ ...

Einhüllen amel.: **Sil.**

Eiscreme agg.: Arg-n., **Ars.**, bry., calc-p., *carb-v.*, dulc., *puls.*

amel.: *Phos.*

Entrüstung, durch: *Coloc.*, *ip.*, *staph.*

Erbrechen, mit (s. MAGEN - ERBRECHEN - Diarrhö)

Enttäuschung, nach: Aloe, bry., cham., coloc., *staph.*

Erregung des Gemütes, durch: **Arg-n.**, cina, *gels.*, hyos., kali-p., lyc., petr., *ph-ac.*, *thuj.*

Theaterbesuch, wie zum Beispiel vor einem: **Arg-n.**

Essen, beim: Ars., chin., crot-t., **Ferr.**, *kali-p.*, podo., puls., trom.

nach: Aesc., aeth., *agar.*, **Aloe**, alum., am-m., ant-c., *apis*, *arg-n.*, **Ars.**, ars-i., *asaf.*, asar., aur-m., aur-m-n., bor., *brom.*, *bry.*, *calc.*, calc-s., caps., carb-s., *carb-v.*, caust., cedr., *cham.*, **Chin.**, **Chin-a.**, *cina*, cist., **Coloc.**, con., *corn.*, **Crot-t.**, cub., *dulc.*, *ferr.*, *ferr-ar.*, *ferr-i.*, ferr-ma., ferr-p., *fl-ac.*, *form.*, *gamb.*, hep., hyper., ign., *iod.*, *kali-ar.*, kali-n., *kali-p.*, *lach.*, laur., **Lyc.**, mur-ac., **Nat-ar.**, *nat-c.*, nat-p., *nat-s.*, nit-ac., nux-m., *nux-v.*, *petr.*, *ph-ac.*, *phos.*, **Podo.**, **Puls.**, raph., *rheum*, rhod., rhus-t., sanic., sars., sec., *staph.*, *sul-ac.*, sulph., tab., *thuj.*, **Trom.**, verat., zinc.

amel.: Arg-n., *brom.*, *chel.*, dios., grat., *hep.*, iod., jab., *lith-c.*, *lyc.*, nat-c., nicc., nit-ac., *petr.*, plan., sang.

Essig, nach: *Ant-c.*

Exanthemen, bei (s. Hautausschlägen)

Fahren oder Reiten agg.: **Cocc.**, nux-m., *petr.*, psor.

amel.: *Nit-ac.*

Zugfahren agg.: Med.

fetten, schlaffen Menschen, bei: Caps.

feuchtem Boden; nach Stehen auf: **Dulc.** elat., *rhus-t.*

Fieber, bei bösartigem: Camph., cupr., pyrog.

hektischem, bei: Aesc.

Kindbettfieber: Carb-ac., *pyrog.*, sulph.

Typhus: *Agar.*, *apis*, arg-n., *ars.*, *bapt.*, *bry.*, *calc.*, **Hyos.**, *lach.*, lyss., *mur-ac.*

DIARRHÖ - Fieber - Typhus ...

nit-ac., *op.*, *ph-ac.*, **Phos.**, *rhus-t.*, sec., *stram.*, *sul-ac.*, ter., verat.

Wechselfieber, bei: Ars., chin-a., **Cina**, cocc., con., gels., puls., *rhus-t.*, thuj.

Fisch, nach: Chin-a.

Fleisch, durch: *Caust.*, ferr., lept., sep.

geräuchertes: Calc.

Kalbfleisch (s. Kalbfleisch)

Freien, im: Agar., am-m., coff., cycl., grat.

amel.: Dios., iod., lyc., nat-s., **Puls.**

Freude, durch plötzliche: *Coff.*, **Op.**

Froststadium im Fieber, während: Ars., cina, elat., nux-v., **Phos.**, puls., rhus-t., **Verat.**

nach: Sec.

Frühling, im: *Bry.*, iris., *lach.*, sars.

Frühstück, nach: Aeth., agar., aloe, alum., *arg-n.*, bor., calc., carb-s., cycl., iris., kali-p., kalm., led., lyc., mag-p., nat-m., **Nat-s.**, nuph., nux-v., ox-ac., phos., psor., *rhod.*, **Thuj.**

amel.: Bov., nat-s., trom.

Furunkel abzuheilen beginnen, sobald: Rhus-v.

gallig: Agar., apis, *asc-t.*, *bry.*, cact., cham., colch., *con.*, eup-pur., *fl-ac.*, *ip.*, *iris.*, med., *merc.*, *merc-c.*, *mur-ac.*, **Nat-s.**, *nit-ac.*, *ph-ac.*, **Podo.**, *psor.*, *ptel.*, ter.

Gebäck, nach: Arg-n., *ip.*, *kali-chl.*, *lyc.*, *nat-s.*, *ph-ac.*, phos., **Puls.**

Gefühl wie vor einer Diarrhö: Agar., apoc., carl., colch., crot-t., dig., dros., **Dulc.**, eupi., form., gels., glon., grat., ind., iris., kali-n., lyc., merc-i-f., mez., nat-m., *nit-ac.*, phos., pip-m., plan., plb., sulph.

Gehen, beim: Nat-m.

Rauchen, beim: Bor.

Gehen agg.: *Aloe*, alum., *calc.*, *gels.*, merc.

geistige Anstrengung, nach: *Arg-n.*, *nux-v.*, *pic-ac.*, sabad.

amel.: Kali-p.

Gelbsucht, bei: *Chion.*, *dig.*, *lycps.*, *merc.*, *nat-s.*, *nux-v.*, sep., *sulph.*

Gemüse, nach: Ars., bry., cist., cupr., hell., lept., *lyc.*, nat-ar., nat-c., *nat-m.*, *nat-s.*, petr., podo., verat.

Geräusche, durch: Colch., *nit-ac.*, *nux-v.*

DIARRHÖ - Geräusche ...

plötzliche Geräusche, durch: Bell., *bor.*

Gewitter, vor: Rhod.

während: Nat-c., phos., rhod.

Gewürze, durch: Phos.

gichtigen Personen, bei: Benz-ac., iod.

glänzender Gegenstände, beim Anblick: *Stram.*

Gonorrhö, nach unterdrückter: **Med.**

Gurken, nach: Verat.

Haareschneiden, nach: *Bell.*

häusliche Sorgen, durch: *Coff.*

Hautausschlägen, bei: Ant-t., ars., chin., squil.

unterdrückten, nach: *Bry.*, dulc., *hep.*, *lyc.*, merc., mez., *psor.*, **Sulph.**, *urt-u.*

Herbst, im: *Ars.*, asc-t., bapt., **Colch.**, ip., **Iris.**, merc., *merc-c.*, *nux-m.*, *verat.*

Hitze:

äußerliche Hitze amel.: *Ars.*, *hep.*

feuchte äußere Hitze amel.: *Nux-m.*

Sonnenhitze, durch: Agar., camph., carb-v.

trockene Hitze amel.: Sulph.

Hydrozephalus, bei einem akuten: *Apis*, bell., *calc.*, *carb-ac.*, *hell.*, *zinc.*

Impfung, nach: Ant-t., sil., *thuj.*

Ingwer, nach: *Nux-v.*

Kaffee, nach: Canth., caust., *cist.*, coloc., corn., *cycl.*, fl-ac., hyper., ign., nat-m., osm., ox-ac., phos., *thuj.*

amel.: Brom., *coloc.*, corn., phos.

Geruch von, nach: Sul-ac.

Kalbfleisch, nach: *Kali-n.*

kalte Anwendungen amel.: Cycl., lyc., *puls.*

Abkühlung, bei: Arg-n., *cocc.*, *dulc.*, nat-ar., *ph-ac.*

Erkältung, nach: Acon., *aloe*, ant-t., ars., bar-c., *bell.*, *bry.*, *calc.*, camph., *caust.*, *cham.*, chin., chin-a., coff., con., cop., **Dulc.**, elat., gamb., graph., *ip.*, *jatr.*, merc., *nat-ar.*, *nat-c.*, nat-s., nit-ac., **Nux-m.**, *nux-v.*, op., *ph-ac.*, puls., *rhus-t.*, sang., sel., sep., *sulph.*, verat., zing.

Sommer, im: Aloe, ant-t., bry., *dulc.*, **Ph-ac.**

DIARRHÖ - kalte ...

Getränken; nach kalten: Ant-c., **Ars.**, bell., *bry.*, calc-ar., *caps.*, *carb-v.*, chin., chin-a., cocc., *dulc.*, *ferr.*, *ferr-ar.*, *hep.*, kali-ar., lept., *lyc.*, manc., nat-ar., nat-c., *nat-s.*, nit-ac., *nux-m.*, *ph-ac.*, *puls.*, *rhus-t.*, sep., *sil.*, *staph.*, *sul-ac.*, trom., verat.

amel.: *Phos.*

Sommer, im: *Carb-v.*, *nat-s.*, **Nux-m.**, verat.

Luft, in kalter: Nat-s., *sil.*

Abdomen, durch kalte Luft auf das: *Caust.*

Nächte, durch kalte: Acon., *dulc.*

Ort amel., Aufenthalt an einem kalten: *Puls.*

Speisen (s. Speisen – kalte – agg.)

Kamille, nach Missbrauch von: *Coff.*, valer.

Kartoffeln, nach: *Alum.*, coloc., sep., verat.

Süßkartoffeln, nach: *Calc-ar.*

Katarrh oder Schnupfen, nach: *Sang.*, *sel.*

Kindern, bei: *Acon.*, **Aeth.**, *agar.*, agn., apis, *arg-n.*, *ars.*, bar-c., *benz-ac.*, *bor.*, **Calc.**, *calc-p.*, **Calc-s.**, **Cham.**, *cina*, *crot-t.*, *dulc.*, *ferr.*, *form.*, gamb., hell., **Ip.**, *iris.*, kreos., *mag-c.*, **Mag-m.**, **Merc.**, *mez.*, *nat-m.*, nux-m., olnd., *phos.*, **Podo.**, **Psor.**, *puls.*, **Rheum**, sabad., samb., sep., **Sil.**, stann., *staph.*, **Stram.**, sul-ac., **Sulph.**, *valer.*, zinc.

Klimakterium, im: *Lach.*, sulph.

Kohl, nach: Bry., petr., podo.

Kummer, nach: Calc-p., *coloc.*, *gels.*, *ign.*, merc., op., *ph-ac.*

Lachs, nach: *Fl-ac.*

Licht, durch helles: *Bell.*, colch., *stram.*

Liegen, beim: *Dios.*, ox-ac., raph.

amel.: *Bry.*, merc., podo., sabad.

Bauch amel., auf dem: Aloe, alum., calc., coloc., phos., rhus-t.

Rücken agg.; auf dem: Phos., podo.

amel.: *Bry.*

Seiten agg., auf der: *Bry.*, nit-ac.

rechten, auf der: Ph-ac.

amel.: Podo.

linken, auf der: Arn., *phos.*

DIARRHÖ - Liegen, beim - Seiten - linken, auf der ...

amel.: Phos.

Limonade, nach: *Cit-ac.*, *phyt.*

Luftzug, durch: *Acon.*, **Caps.**, **Nux-v.**, *sil.*

Magnesium, nach: Bry., *nux-v.*, puls., rheum

Masern, während: Squil.

nach: *Carb-v.*, chin., merc., *puls.*, squil.

Meer, beim Aufenthalt am: *Ars.*, *bry.*

Meer, durch Baden im: Sep.

Melonen, durch: *Zing.*

Menses, vor: Aloe, alum., *am-c.*, apis, **Bov.**, *cinnb.*, cocc., hyper., **Lach.**, *nat-s.*, *sil.*, tub., *verat.*

während: Alum., am-c., *am-m.*, ant-c., ars., **Bov.**, bry., calc-p., *caust.*, cham., chel., cinnb., clem., glon., graph., kali-c., kali-i., kali-p., kali-s., *kreos.*, lac-c., mag-c., nat-ar., nat-c., *nat-p.*, nat-s., nicc., nux-v., *phos.*, plat., podo., *puls.*, sars., sil., stront., sul-ac., *tab.*, tub., **Verat.**, *vib.*, zinc.

nach: Ars., bov., graph., *lach.*, mag-m., nat-m., *tub.*

Milch, nach: Aeth., ars., bry., **Calc.**, con., *kali-ar.*, *kali-c.*, *lyc.*, *mag-c.*, **Mag-m.**, **Nat-ar.**, **Nat-c.**, *nicc.*, nit-ac., *nux-m.*, podo., **Sep.**, *sil.*, *sulph.*

gekochter Milch, nach: *Nux-m.*

heiße Milch amel.: Chel., crot-t.

saurer Milch, nach: *Podo.*

Mittagessen, nach dem: Alum., am-m., caps., carb-s., chin., coloc., **Grat.**, *lil-t.*, **Mag-c.**, nat-m., nit-ac., nux-v., trom., verat.

Nasswerden, nach: *Acon.*, *calc.*, **Rhus-t.**

Füße, durch Nasswerden der: Acon., nux-m., **Rhus-t.**

Obst, nach: Acon., *aloe*, ant-t., **Ars.**, *bor.*, **Bry.**, calc., *calc-p.*, *carb-v.*, **Chin.**, *chin-a.*, *cist.*, **Coloc.**, *crot-t.*, *ferr.*, *ip.*, *iris.*, lach., lith-c., *lyc.*, mag-c., *mur-ac.*, **Nat-s.**, *olnd.*, *ph-ac.*, *podo.*, **Puls.**, rheum, *rhod.*, sul-ac., trom., **Verat.**

eingekochtem Obst, nach: Bry.

saurem Obst, nach: *Ant-c.*, *cist.*, *ip.*, *lach.*, *ph-ac.*

Milch, mit: *Podo.*

unreifem Obst, nach: Aloe, *ip.*, rheum, *sul-ac.*

Opium, nach: *Mur-ac.*, *nat-m.*, nux-v., **Puls.**

Orangen, nach: *Ph-ac.*

periodisch, jeden zweiten Tag: *Alum.*, *carb-ac.*, **Chin.**, dig., fl-ac., *iris.*, nit-ac.

vierten Tag, jeden: Sabad.

Sommer, im: *Kali-bi.*

Stunde, zur selben Stunde: Apis, sabad., sel., thuj.

später, jeden Tag eine Stunde: Fl-ac.

Wochen, alle drei: Mag-c.

Pocken, bei: Ant-t., *ars.*, **Chin.**, thuj.

Quecksilber-Missbrauch, nach: Asaf., *hep.*, *kali-i.*, lach., *nit-ac.*, sars., staph., *sulph.*

Rauchen agg.: Bor., brom., cham.

Reiben amel.: Dios., lyc.

Rhabarber, nach: *Cham.*, *coloc.*, merc., nux-v., puls.

Rhizinusöl, nach: Bry.

Säfteverlust, nach: *Carb-v.*, *chin.*, ph-ac.

Sauerkraut, nach: *Bry.*, *petr.*

Saurem, nach: *Aloe*, *ant-c.*, apis, ars., *brom.*, bry., cist., coloc., lach., nux-v., *ph-ac.*, *sulph.*

Schalentiere, durch: Carb-v.

Schlacht im Krieg, beim Ziehen in eine: **Gels.**

Schlaf, während: Bry., *sulph.*, *tub.*

nach: Bell., **Lach.**, pic-ac., *sulph.*, zing.

amel.: Alum., crot-t., *phos.*

schlechte Drainage, durch: *Crot-h.*, *pyrog.*

schlechte Nachrichten, durch: *Gels.*

schmerzlos: *Aloe*, anthr., *apis*, arg-n., arn., *ars.*, ars-i., arum-t., **Bapt.**, bar-m., bell., **Bism-o.**, **Bor.**, bry., *calc.*, calc-s., *camph.*, carb-an., carb-s., *cham.*, *chel.*, *chin.*, cinnb., clem., *cocc.*, *coff.*, colch., coloc., con., *crot-h.*, *dulc.*, **Ferr.**, *ferr-ar.*, *ferr-p.*, gamb., *gels.*, graph., *grat.*, hell., **Hep.**, **Hyos.**, ign., ip., iris., jab., *jatr.*, *kali-ar.*, kali-bi., kali-c., kali-n., kali-p., kali-s., *lach.*, laur., *lyc.*, *mag-c.*, merc., **Nat-m.**, *nat-p.*, *nat-s.*, nit-ac.,

nuph., nux-m., nux-v., *olnd.*, op., petr., *ph-ac.*, **Phos.**, plat., **Podo.**, *psor.*, puls., *pyrog.*, ran-b., rhod., *rhus-t.*, rumx., sec., sep., *sil.*, **Squil.**, stann., stram., *sul-ac.*, **Sulph.**, tab., thuj., **Tub.**, *verat.*, zinc.

nachts: Ars., bor., bry., canth., cham., *chin.*, dulc., merc., puls., rhus-t., sulph., verat.

nur nach Essen tagsüber: **Chin.**

Schokolade, nach: Bor., *lith-c.*

Schreck, nach: Acon., *arg-n.*, **Gels.**, ign., *kali-p.*, *op.*, ph-ac., phos., *puls.*, verat.

Schulmädchen, bei: *Calc-p.*, *ph-ac.*

Schwäche, ohne: **Ph-ac.**, puls., *sulph.*, *tub.*

Schwangerschaft, in der: Alum., am-m., *ant-c.*, apis, cham., *chel.*, *chin.*, dulc., ferr., hell., hyos., *lyc.*, *nux-m.*, nux-v., petr., **Phos.**, *puls.*, *sep.*, *sulph.*

Schweinefleisch, nach: Ant-c., cycl., nux-m., *puls.*

Schweiß, durch unterdrückten: Acon.

Sepsis, durch: **Ars.**, *carb-ac.*, *carb-v.*, *crot-h.*, *lach.*, *pyrog.*, *sulph.*

Sitzen agg.: Crot-t., dios.

amel.: Cocc.

aufrecht sitzen agg.: *Bry.*

Sommer, im (s. periodisch - Sommer; Wetter - warmes)

Speisen, nach festen: Bapt., *olnd.*, **Ph-ac.**, *podo.*

fetten: Ant-c., carb-v., cycl., *kali-chl.*, *puls.*, thuj.

kalte Speisen agg.: Ant-c., **Ars.**, *carb-v.*, cocc., coloc., **Dulc.**, hep., *lyc.*, *nat-s.*, *nit-ac.*, nux-m., *nux-v.*, *ph-ac.*, *puls.*, *rhus-t.*, sep., sul-ac.

amel.: **Phos.**

künstlichen Speisen, nach: Alum., calc., mag-c., sulph.

Mehlspeisen, stärkehaltigen Speisen; nach: Lyc., nat-c., **Nat-m.**, **Nat-s.**

ranzigen Speisen, nach: *Ars.*, carb-v.

saure Speisen amel.: Arg-n.

schweren, schwer verdaulichen Speisen; nach: Arg-n., *ip.*, kali-chl., *nat-s.*, phos., **Puls.**

Spirituosen (s. alkoholischen Getränken)

DIARRHÖ ...

Stehen agg.: *Aloe*, ars., bry., *cocc.*, ign., lil-t., rheum, **Sulph.**

amel.: Merc.

stillenden Frauen, bei: *Chin.*, *rheum*

Suppe, durch: Mag-c.

Tabak, durch: Brom., cham., ign., puls.

Trinkern, bei alten: Ant-t., *apis*, *ars.*, chin., **Lach.**, nux-v., *phos.*

Überanstrengung, nach: *Rhus-t.*

Überhitzung, nach: Acon., aloe, **Ant-c.**, elat., **Puls.**

Urinieren agg.: *Aloe*, **Alum.**, canth., *hyos.*, squil.

Verbrennungen, nach: Ars.

Vergiftung durch Arzneien, nach: *Nux-v.*

Verletzungen, nach: *Arn.*

Vorfreude, nach: *Arg-n.*, *gels.*, *ph-ac.*

Wärme agg.: *Puls.*, sec.

Anwendung amel., warme: Alum., *nux-m.*, podo., rhus-t.

Bettwärme amel.: Coloc., *nux-v.*, **Sil.**

Getränke agg.; warme: *Fl-ac.*

Speisen agg.; warme: *Phos.*

Zimmer agg., im warmen: Apis, *iod.*, nat-s., **Puls.**

Waschen des Kopfes, nach: Podo., tarent.

Wasser agg., Hören von fließendem: **Lyss.**

Trinken von Wasser; durch: *Aloe*, ant-c., ant-t., *apis*, **Arg-n.**, **Ars.**, *asaf.*, bry., calc-ar., caps., *cina*, coloc., *crot-t.*, cub., *elat.*, **Ferr.**, **Ferr-ar.**, fl-ac., gamb., *grat.*, kali-ar., kali-n., lach., laur., manc., nux-m., **Nux-v.**, *podo.*, rhod., sec., staph., *sul-ac.*, sulph., *trom.*, verat.

sofort danach: *Arg-n.*, cina, *crot-t.*, *podo.*

Muttermilch, nach Trinken von Muttermilch: Ant-c., *crot-t.*, nat-c., *nux-v.*

Wein, durch: Lach., lyc., *zinc.*

amel.: Chel., dios.

saurer Wein agg.: **Ant-c.**

Wetter, durch kaltes: Asc-t., *calc.*, **Dulc.**, merc., nat-s., *nit-ac.*, *nux-v.*, *polyg-h.*, rhod., *rhus-t.*

DIARRHÖ - Wetter ...

nasses Wetter: Agar., aloe, ars., *calc.*, cist., lach., *lept.*, *nat-s.*, puls., *rhod.*, rhus-t., sulph.

amel.: Alum., asar.

nasskaltes Wetter agg.: Asc-t., *calc.*, **Dulc.**, *merc.*, nux-m., rhod., rhus-t., zing.

trockenes Wetter: Alum., asar.

warmes Wetter: *Acon.*, *aeth.*, *aloe*, *ant-c.*, *ars.*, bapt., *bell.*, **Bry.**, calc., **Camph.**, *carb-v.*, **Chin.**, chin-a., coff., colch., *crot-h.*, **Crot-t.**, *cupr.*, *cupr-ar.*, *ferr.*, **Gamb.**, *hyper.*, *iod.*, *ip.*, iris., *jatr.*, *kali-bi.*, lach., mag-c., merc., *mez.*, mur-ac., *nat-m.*, nat-p., **Nux-m.**, **Olnd.**, *ph-ac.*, *phos.*, **Podo.**, *psor.*, rheum, *sec.*, *sul-ac.*, verat.

Wetterwechsel, bei: Calc., calc-s., *dulc.*, *ph-ac.*, *psor.*

Wildbret, nach lange abgelagertem (in Fäulnis begriffenem): **Ars.**, *carb-v.*, *crot-h.*, *lach.*

Wind, nach Einwirkung von kaltem: *Acon.*, *dulc.*

Westwind: Psor.

Winter, im: Asc-t., nat-s., *nit-ac.*

Zahnung, bei der: *Acon.*, *aeth.*, *apis*, *arg-n.*, *ars.*, *bell.*, benz-ac., *bor.*, **Calc.**, *calc-p.*, canth., carb-v., **Cham.**, chin., *cina*, *coff.*, colch., *coloc.*, corn., cupr., **Dulc.**, **Ferr.**, ferr-ar., *gels.*, graph., hell., *hep.*, ign., *ip.*, *kreos.*, *mag-c.*, *merc.*, nux-m., ph-ac., *podo.*, *psor.*, **Rheum**, *sep.*, **Sil.**, sul-ac., *sulph.*, zinc.

Zorn, nach: Acon., *aloe*, ars., bar-c., bry., *calc-p.*, *cham.*, **Coloc.**, ip., *nux-v.*, *staph.*

Zucker, nach: **Arg-n.**, calc., crot-t., *merc.*, ox-ac., *sulph.*, trom.

Ahornzucker: Calc-s.

Zugluft, nach (s. Luft - Zugluft)

Zwiebeln, nach: Lyc., nux-v., *puls.*, *thuj.*

DYSENTERIE, Ruhr: *Acon.*, *aeth.*, **Aloe**, alumn., ant-t., *apis*, *arg-n.*, *arn.*, **Ars.**, ars-i., *bapt.*, bar-m., *bell.*, *bry.*, **Bufo**, **Canth.**, **Caps.**, *carb-ac.*, **Carb-s.**, **Carb-v.**, caust., *cham.*, *chin.*, chin-a., *cinnb.*, cist., clem., **Colch.**, **Coll.**, **Coloc.**, *con.*, cop., *corn.*, *crot-c.*, *crot-h.*, crot-t., cub., cupr., *dirc.*, *dulc.*, elat., gamb., **Gels.**, **Ham.**, *hep.*, *ign.*, *iod.*, **Ip.**, *iris.*, *kali-bi.*, *kali-chl.*, kali-p., *lach.*, *lil-t.*, *lyc.*, **Lyss.**, **Mag-c.**,

REKTUM

DYSENTERIE, Ruhr ...

mag-m., *mag-p.*, manc., **Merc.**, **Merc-c.**, *merc-cy.*, *merc-d.*, *mill.*, mur-ac., *nit-ac.*, *nux-m.*, **Nux-v.**, *op.*, *ox-ac.*, *petr.*, **Phos.**, *phyt.*, plb., *psor.*, *puls.*, raph., rhod., **Rhus-t.**, staph., *sul-ac.*, **Sulph.**, *ter.*, *trom.*, verat., zinc., *zing.*

nachts: *Merc.*, sulph., trom.

abgemagerten, klein gebliebenen Kindern; bei: *Bar-m.*

EINZUZIEHEN; Verlangen, den Anus: Agar.

EMPFINDLICHKEIT: *Aloe*, *bell.*, berb., calc., *caust.*, *graph.*, *hep.*, *lach.*, lil-t., *lyc.*, **Mag-m.**, **Mur-ac.**, **Nit-ac.**, nux-v., *podo.*, rat., *sep.*, sil., sul-ac., syph., thuj.

EMPFINDUNGSLOSIGKEIT (vgl. UNBEMERKTER Abgang): Aloe, phos.

ENTZÜNDUNG: Aloe, alum., ferr-p., *hep.*, hydr., kali-i., *merc.*, *op.*, *sulph.*, zing.

ERSCHLAFFTER Anus: **Aloe**, **Apis**, apoc., *carb-v.*, chin., kali-c., kali-p., *petr.*, **Phos.**, puls., rhod., *sec.*, zing.

Gefühl von Erschlaffung des Anus nach Stuhlgang: Lept., podo.

EXKORIATION: *Aesc.*, *agar.*, agn., all-c., alum., am-c., *apis*, arg-m., *ars.*, asc-c., aur-m., *bar-c.*, *berb.*, *calc.*, calc-s., carb-an., **Carb-s.**, **Carb-v.**, **Caust.**, *cham.*, coloc., ferr., *gamb.*, **Graph.**, grat., hep., *hydr.*, *ign.*, kali-ar., kali-c., lach., **Lyc.**, *merc.*, *merc-c.*, mur-ac., nat-ar., *nat-m.*, *nat-p.*, *nit-ac.*, nux-v., *petr.*, phos., plan., *podo.*, *puls.*, *sanic.*, *sep.*, **Sulph.**, sumb., *syph.*, *thuj.*, *tub.*, urt-u., zinc.

Fahren im Wagen, beim: Psor.

reiben, bis er roh ist; muss den Anus: *Agar.*, alum., am-c., *arg-n.*, *bar-c.*, *calc.*, *carb-s.*, **Carb-v.**, **Caust.**, **Graph.**, kali-c., **Lyc.**, *merc.*, **Petr.**, phos., *puls.*, *sep.*, **Sulph.**

Reiten, beim: Carb-an.

scharfe Feuchtigkeit, durch: Carb-v., *merc-c.*, *thuj.*, zinc.

Stühle, durch die: **Aloe**, **Apis**, *ars.*, *bapt.*, coloc., *kreos.*, *merc.*, mur-ac., **Nit-ac.**, nux-m., *nux-v.*, rheum, sang., *sulph.*, *tub.*

Perineums, des: Alum., arum-t., aur-m., *calc.*, carb-an., *carb-v.*, *caust.*, *cham.*, *graph.*, *hep.*, ign., **Lyc.**, *merc.*, petr., puls., rhod., sep., *sulph.*, thuj.

Rima ani: Arg-m., arum-t., *berb.*, calc., *carb-s.*, carb-v., *graph.*, *kreos.*, nat-m., *nit-ac.*, puls., *sep.*, *sulph.*

EXKORIATION - *Rima ani* ...

Gehen, durch: Arg-m., **Caust.**, nat-m., *nit-ac.*

FÄZES darin zurückbleiben würden, als ob: *Graph.*, *lyc.*, **Nat-m.**, *nit-ac.*, **Sep.**, verat.

FEUCHTIGKEIT: Acon., *aesc.*, agar., *aloe*, *alum.*, am-c., anac., **Ant-c.**, apis, ars., aur., bapt., *bar-c.*, *bar-m.*, bell., *bor.*, bry., *calc.*, calc-p., *calc-s.*, *canth.*, *caps.*, *carb-an.*, **Carb-s.**, **Carb-v.**, carl., **Caust.**, chel., chin., chin-a., clem., coc-c., coff., *colch.*, coloc., cor-r., *dios.*, dulc., ferr., ferr-ar., ferr-p., **Graph.**, *hell.*, **Hep.**, ign., *lach.*, led., lyc., med., meli., *merc.*, *merc-c.*, mill., *mur-ac.*, *nat-m.*, **Nit-ac.**, *nux-v.*, *paeon.*, *petr.*, *phos.*, *phyt.*, podo., *puls.*, ran-s., *rat.*, rhus-t., **Sep.**, **Sil.**, spig., stann., sul-ac., **Sulph.**, syph., *thuj.*, zinc.

abends: Carb-an., dios.

nachts: *Carb-v.*, nat-m.

blutig: Alum., *carl.*, sabad., *sil.*, thuj.

Flatus, durch: All-c., *ant-c.*, *carb-v.*, zinc.

Heringslake, riecht wie: *Calc.*, *med.*

klebrig: *Carb-v.*, **Graph.**

Kratzen, durch: *Alum.*, **Carb-v.**, dulc., **Graph.**, *lyc.*, *merc.*, *nat-m.*, *nit-ac.*, *petr.*, rhus-t., *sep.*, sil., sul-ac., **Sulph.**, *thuj.*

Menses, während: **Lach.**

modriger Geruch: *Carb-v.*

scharf: *Carb-v.*, *merc-c.*, *nit-ac.*, *thuj.*, zinc.

Stuhlgang, vor: Kali-c.

nach: Bor., *graph.*, *sep.*, stann., sumb., zinc.

Perineum: Carb-an., *carb-v.*

nachts: *Carb-v.*

FISSUR: Aesc., *agn.*, *all-c.*, alum., ant-c., arg-m., *ars.*, arum-t., berb., calc., calc-f., *calc-p.*, carb-an., *caust.*, **Cham.**, *cund.*, cur., *fl-ac.*, **Graph.**, grat., *hydr.*, *ign.*, kali-c., *lach.*, med., *merc.*, merc-i-r., mez., mur-ac., *nat-m.*, **Nit-ac.**, *nux-v.*, *paeon.*, *petr.*, *phos.*, *phyt.*, plat., *plb.*, **Rat.**, rhus-t., **Sep.**, *sil.*, *sulph.*, syph., **Thuj.**

FISTEL: *Aloe*, *alum.*, ant-c., aur., **Aur-m.**, bell., **Berb.**, bry., cact., **Calc.**, **Calc-p.**, calc-s., carb-s., **Carb-v.**, **Caust.**, *fl-ac.*, *graph.*, *hep.*, *hydr.*, ign., **Kali-c.**, *kreos.*, *lach.*, *lyc.*, *merc.*, **Nit-ac.**, *petr.*, *phos.*, puls., *sep.*, **Sil.**, *staph.*, *sulph.*, *syph.*, *thuj.*

pulsierend: *Caust.*

FLATUS, Blähungsabgang: *Aesc.*, **Agar.**, **All-c.**, **Aloe**, *alum.*, *am-m.*, ant-c., *ant-t.*, *apoc.*,

FLATUS, Blähungsabgang ...

Arg-n., **Arn.**, *ars.*, *ars-i.*, *asaf.*, *aur.*, aur-m., *bar-c.*, bar-m., *bell.*, *bism-o.*, bor., brom., *bry.*, calad., calc., camph., carb-ac., carb-an., **Carb-s.**, **Carb-v.**, card-m., casc., *caust.*, **Cham.**, *chel.*, **Chin.**, *chin-a.*, chlor., cic., *coc-c.*, **Cocc.**, *colch.*, **Coloc.**, *con.*, cop., **Corn.**, *crot-h.*, *crot-t.*, cycl., **Dios.**, *dulc.*, elat., fago., *ferr.*, *ferr-ar.*, ferr-i., *ferr-p.*, fl-ac., *gels.*, gnaph., **Graph.**, ham., *hep.*, hyos., **Ign.**, *indg.*, iod., *kali-ar.*, kali-bi., *kali-c.*, kali-i., *kali-p.*, *kali-s.*, *lach.*, led., *lil-t.*, **Lyc.**, mag-c., *mag-m.*, mang., **Merc.**, mez., mur-ac., *nat-ar.*, *nat-c.*, *nat-m.*, *nat-p.*, **Nat-s.**, **Nux-v.**, **Olnd.**, **Op.**, ox-ac., pall., **Ph-ac.**, **Phos.**, phys., **Pic-ac.**, plat., **Plb.**, *podo.*, *psor.*, **Puls.**, **Raph.**, *rhod.*, rhus-t., ruta, sabad., *sang.*, *sec.*, *sel.*, *sep.*, **Sil.**, spig., **Staph.**, stram., sul-ac., **Sulph.**, tep., **Teucr.**, *thuj.*, **Verat.**, *zinc.*

tagsüber: Aloe, nat-m., ox-ac., plat., **Sulph.**

morgens: **All-c.**, aloe, bov., bufo, cedr., fl-ac., hep., lyc., mag-s., **Nat-s.**, nit-ac., plb., *puls.*

Erwachen, beim: *Carb-v.*

Stuhlgang, beim: Chel.

vormittags: Calc-p., carb-an., nat-m.

10 Uhr: Fl-ac.

Stuhlgang, vor: Fl-ac.

mittags: Ox-ac., sulph.

nachmittags: Am-c., aur-m., benz-ac., cast., cham., dig., fl-ac., iod., myric., nat-c., nat-s., nicc., osm., phos., plb., stront.

abends: Aesc., aloe, carb-an., cast., chel., chin-s., *colch.*, crot-t., fago., *gamb.*, lyc., nat-m., nat-s., nicc., *ph-ac.*, phos., sarr., sol-t-ae., stront., **Sulph.**, thuj., zinc.

Stuhlgang, bei: Gels.

nachts: All-c., arg-m., bry., cast., coloc., hep., ign., kali-c., lyc., ox-ac., sol-t-ae., **Sulph.**, verat.

Menses, vor: Mang.

Stuhlgang, bei: Psor.

amel. durch Flatus: Acon., all-c., aloe, ambr., anac., ant-t., *arg-n.*, arn., asaf., asar., aur., bism-o., bor., bry., calc-p., canth., caps., *carb-s.*, **Carb-v.**, *cham.*, chel., *chin.*, cic., *cocc.*, coff., *colch.*, *coloc.*, con., crot-t., eup-per., *graph.*, guaj., hep., hyos., *ign.*, kali-c., kali-s., lach., laur., **Lyc.**, meny., mez., nat-m., **Nat-s.**, nit-ac., nux-m., **Nux-v.**, *ph-ac.*, *phos.*, plat., *plb.*, **Puls.**, rheum, *rhod.*, rhus-t., ruta, sabin., **Sang.**,

FLATUS, Blähungsabgang - **amel.** durch Flatus ...

stram., **Sulph.**, teucr., thuj., *verat.*, verb., zinc.

ohne Linderung: **Chin.**

Diarrhö, bei: *Agar.*, **Aloe**, am-m., *arg-n.*, asaf., bov., *bry.*, *calc-p.*, **Carb-v.**, *chin.*, *colch.*, *coloc.*, cub., cupr., *dios.*, *kali-c.*, *lach.*, *lyc.*, mag-m., *manc.*, *mur-ac.*, nat-p., **Nat-s.**, *nicc.*, nit-ac., nux-v., **Olnd.**, *phos.*, plan., plat., sabin., sang., sars., sep., sil., squil., tab., zing.

Einatmen, beim: Caust.

Essen, nach dem: *Aloe*, ant-c., ign., op., plat., sep., tab.

feucht: *All-c.*, *ant-c.*, *carb-v.*, *zinc.*

geruchlos: **Agar.**, arg-n., *bell.*, carb-v., lyc., nicc., *phos.*, *plat.*, **Sulph.**, *thuj.*

heiß: Acon., *agar.*, **Aloe**, ant-t., bapt., *carb-v.*, cham., cocc., dios., phos., plb., *psor.*, *puls.*, *staph.*, *sulph.*, sumb., *teucr.*, *zinc.*

kalt: *Con.*

laut: **Aloe**, alum., am-m., **Arg-n.**, calad., **Caust.**, fl-ac., kali-n., *lach.*, *mez.*, **Nat-s.**, ox-ac., phos., plan., squil., *teucr.*, *zinc.*

Stuhlgang, während: *Aloe*, **Nat-s.**, *ph-ac.*, thuj.

spritzendem Stuhl; bei: **Aloe**, eug., **Nat-s.**, *thuj.*

nach: Aloe, ox-ac.

Zucker, nach: **Arg-n.**

Menses, während: Clem., mag-c.

Mittagessen, nach dem: Ant-c., *arg-n.*, *cycl.*, grat., nat-m., sulph.

Saurem, nach: *Ph-ac.*

schwierig: All-c., calc-p., cocc., coff., hyos., lyss., nat-s., op., ox-ac., phos., plat., sul-ac.

Stuhlgang, vor: Aesc., aloe, am-m., *apis*, arg-n., asaf., calad., cocc., colch., *crot-t.*, dig., ferr., fl-ac., gels., mag-c., mez., nat-m., plan., sabad., sang.

während: *Agar.*, **Aloe**, *arg-n.*, asaf., *bry.*, *chin.*, cocc., **Coll.**, *coloc.*, *con.*, *corn.*, **Crot-t.**, cub., eug., **Ferr.**, fl-ac., gamb., gels., hipp., hydr., indg., ip., *iris.*, mang., **Nat-s.**, *nit-ac.*, **Olnd.**, osm., *ph-ac.*, **Podo.**, *psor.*, ruta, sang., **Sec.**, *staph.*, sul-ac., **Thuj.**, zing.

REKTUM

FLATUS, Blähungsabgang - **Stuhlgang** ...

nach: Aloe, colch., ox-ac.

Stuhldrang, aber nur Blähungen gehen ab: *Aloe*, ant-c., cahin., *carb-an.*, *carb-v.*, *colch.*, *lac-c.*, laur., mag-c., mag-m., myric., **Nat-s.**, osm., ruta, *sang.*, sep.

übel riechend: *Aesc.*, agar., *all-c.*, **Aloe**, alum., ammc., ant-c., **Arn.**, **Ars.**, ars-i., **Asaf.**, *aur.*, bar-c., bar-m., *bor.*, *bov.*, **Bry.**, *calc.*, *calc-p.*, camph., carb-ac., *carb-an.*, **Carb-s.**, **Carb-v.**, **Caust.**, cedr., *chin.*, chin-a., *cocc.*, *coff.*, *colch.*, *coloc.*, con., cop., *corn.*, crot-t., *dios.*, dirc., *dulc.*, ferr-ma., form., glon., *graph.*, hell., hipp., *hydr.*, *ign.*, kali-c., kali-n., *kali-p.*, **Lach.**, lact., lec., lith-c., lyc., mag-c., merc., *mez.*, mur-ac., *nat-c.*, **Nat-m.**, **Nat-s.**, nicc., **Nit-ac.**, nux-m., *nux-v.*, *olnd.*, op., petr., *ph-ac.*, *phos.*, *plb.*, *podo.*, *psor.*, **Puls.**, rhod., ruta, sang., *sanic.*, sarr., sep., **Sil.**, squil., stann., *staph.*, *stram.*, **Sulph.**, sumb., tell., *teucr.*, *valer.*, *zinc.*

Ammoniak-Geruch: Agn.

Eier, wie faule: Ant-t., **Arn.**, *cham.*, coff., fl-ac., *hep.*, nat-m., olnd., *psor.*, *staph.*, **Sulph.**, *tell.*

Käse, wie: *Sanic.*

unwillkürlich: Phos.

Zucker, nach: **Arg-n.**

FREMDKÖRPERS, Gefühl eines: Lil-t., nat-m., rumx., sep., sulph.

FRÖSTELN im Rektum vor dem Stuhlgang: *Lyc.*

FURUNKEL im Anus: Calc-p., carb-an., caust., petr.

nahe dem Anus: Caust.

GESCHWÜRE: *Alumn.*, *calc.*, caust., **Cham.**, cub., *hep.*, *hydr.*, kali-c., *kali-i.*, *nat-s.*, *paeon.*, *petr.*, phos., *phyt.*, puls., sars., **Sil.**, staph., syph.

GEWICHTES und Gefühl, als wäre ein Pflock zwischen Schambein und Steißbein eingekeilt; Gefühl eines: *Aloe*, *cact.*, caust., hep., **Sep.**, sil., thuj.

Perineum: Cact., **Con.**, cop., graph., hydrc., puls.

GLUCKERN, Glucksen im Rektum: Calc., carb-an., laur., stry., *sulph.*

HÄMORRHOIDEN: Abrot., acet-ac., acon., **Aesc.**, aeth., **Agar.**, agn., **Aloe**, alum., alumn., *am-c.*, am-m., am-br., anac., anan., ang., *ant-c.*, ant-t., *apis*, apoc., arg-n., arn., **Ars.**, *ars-i.*, arum-t., aur., aur-m., bapt., *bar-c.*, *bell.*, berb., bor., bov., *brom.*, bry., *bufo*, *cact.*, *calc.*, *calc-p.*, *calc-s.*, cann-s., canth., *caps.*, carb-ac., **Carb-an.**, carb-s., **Carb-v.**, *card-m.*, carl., casc., **Caust.**, cham., *chel.*, chim., chin., chin-a., chr-ac., cic., cimic., *cimx.*, clem., *coca*, cocc., *coff.*, colch., **Coll.**, *coloc.*, con., croc., crot-h., cycl., *dios.*, elaps, *erig.*, *eug.*, euphr., *ferr.*, *ferr-ar.*, ferr-m., ferr-p., *fl-ac.*, gels., **Graph.**, grat., **Ham.**, *hell.*, *hep.*, *hydr.*, hyos., *ign.*, *iod.*, *ip.*, **Kali-ar.**, *kali-bi.*, **Kali-c.**, kali-n., kali-p., **Kali-s.**, kreos., **Lach.**, lact., *lept.*, lil-t., lob., **Lyc.**, *mag-m.*, manc., med., *merc.*, **Merc-i-r.**, mez., mill., mosch., **Mur-ac.**, *nat-m.*, *nat-s.*, **Nit-ac.**, **Nux-v.**, **Paeon.**, *petr.*, ph-ac., **Phos.**, phys., *phyt.*, plan., plat., plb., *podo.*, *psor.*, **Puls.**, *rat.*, *rhus-t.*, rhus-v., rumx., ruta, *sabin.*, *sang.*, sec., **Sep.**, *sil.*, stann., *staph.*, stront., *sul-ac.*, **Sulph.**, sumb., syph., *ter.*, ther., *thuj.*, *tub.*, verat., verat-v., zinc., *zing.*

morgens agg.: Aloe, **Dios.**, mur-ac., sabin., sulph., sumb., thuj.

amel.: Alum., coll.

Bett agg., im: Graph., rumx.

wecken ihn: Aloe, kali-bi., petr., sulph.

nachts agg.: Aesc., aloe, alum., am-c., ant-c., ars., carb-an., carb-v., coll., euphr., ferr., graph., *merc.*, phys., *puls.*, rhus-t., **Sulph.**

abwechselnd mit Herzklopfen: **Coll.**

Lumbago: *Aloe*

Abführmitteln, nach: Aloe, *nux-v.*

abgeschnürt: *Aesc.*, **Aloe**, ars., *bell.*, *ign.*, **Lach.**, *nux-v.*, **Paeon.**, *sil.*, *sulph.*

äußerlich: Abrot., **Aesc.**, all-c., **Aloe**, alum., *am-c.*, anac., *ang.*, ant-c., apis, apoc., arn., ars., ars-i., aur., *bar-c.*, *bar-m.*, berb., *brom.*, bry., cact., *calc.*, *calc-p.*, calc-s., caps., carb-ac., carb-an., *carb-s.*, carb-v., *caust.*, *coll.*, coloc., dios., *ferr.*, *ferr-ar.*, ferr-i., ferr-p., fl-ac., *gran.*, *graph.*, grat., **Ham.**, *hep.*, *iod.*, kali-ar., kali-c., kali-n., kali-p., kali-s., **Lach.**, *lyc.*, med., *merc.*, **Mur-ac.**, nat-m., *nit-ac.*, nux-v., *paeon.*, ph-ac., *phos.*, phys., *plat.*, *podo.*, *puls.*, **Rat.**, *rhus-t.*, rumx., *sep.*, *sil.*, sul-ac., **Sulph.**, *ter.*, thuj., *tub.*, verat., zinc.

Berührung agg.: Abrot., **Bell.**, berb., calc., carb-an., *carb-s.*, **Caust.**, graph., *hep.*, *kali-c.*, lil-t., lyc., merc., **Mur-ac.**, nit-ac.,

HÄMORRHOIDEN - Berührung agg. ...

nux-v., phos., **Rat.**, sep., sil., sul-ac., **Sulph.**, syph., **Thuj.**

Bewegung agg.: Apis, carb-an., euphr., merc., *mur-ac.*, nat-m., puls.

Bier agg.: *Aloe*, bry., ferr., nux-v., rhus-t., **Sulph.**

bläulich: **Aesc.**, aeth., ars., **Carb-v.**, dios., *ham.*, **Lach.**, *lyc.*, manc., **Mur-ac.**, phys., *sulph.*, verat-v.

blind, nicht blutend: **Aesc.**, ant-c., ars., brom., *calc-p.*, caps., cham., *coll.*, ferr., grat., *ign.*, nit-ac., *nux-v.*, podo., *puls.*, *rhus-t.*, *sulph.*, verat.

blutend (s. BLUTUNG)

sobald der Rheumatismus besser ist; bluten: *Abrot.*

Bündel, wie ein (s. Trauben)

chronisch: **Aesc.**, *aloe*, am-c., calc., *carb-s.*, carb-v., caust., **Coll.**, dios., graph., *lach.*, *lyc.*, **Merc-i-r.**, *nit-ac.*, **Nux-v.**, petr., *phos.*, phyt., *podo.*, **Sulph.**, *tub.*

Denken daran agg.: *Caust.*

eiternd: Anan., *carb-v.*, *hep.*, *ign.*, *merc.*, **Sil.**

Entbindung agg.: *Ign.*, **Kali-c.**, *lil-t.*, *mur-ac.*, *podo.*, *puls.*, sep., *sulph.*

Erregung, bei: Arg-n., gels., hyos., nat-c., nux-v., sumb.

Fahren oder Reiten amel.: *Kali-c.*

Flatus heraustretend; beim Abgang von: *Bar-c.*, *phos.*

Gehen agg.: **Aesc.**, agn., alum., ars., **Brom.**, calc., **Carb-an.**, **Caust.**, cycl., kali-ar., kali-c., **Mur-ac.**, nit-ac., phos., phys., rumx., sep., sil., **Sulph.**, sumb., ther., thuj.

amel.: **Ign.**

geistiger Anstrengung, bei: *Caust.*, nat-c.

geschwollen: *Acon.*, agar., *aloe*, alum., apoc., arg-n., ars., *bell.*, carb-v., *caust.*, *cham.*, *hep.*, **Kali-c.**, kali-n., *merc.*, *mur-ac.*, **Nux-v.**, **Paeon.**, podo., *puls.*, *rhus-t.*, sil., *sulph.*, verat-v., zing.

geschwürig: *Cham.*, *hep.*, *ign.*, kali-c., *lach.*, nit-ac., *paeon.*, phos., **Sil.**, staph., syph.

groß: **Aesc.**, agar., **Aloe**, alum., ang., arn., ars., bry., *cact.*, *calc.*, caps., **Carb-an.**, *carb-s.*, *carb-v.*, **Caust.**, clem., *coloc.*, cycl., *dios.*, euphr., *ferr.*, ferr-ar., gall-ac., *graph.*,

HÄMORRHOIDEN - groß ...

Ham., kali-ar., **Kali-c.**, kali-n., kali-s., *lach.*, lyc., manc., *merc.*, *mur-ac.*, nat-m., **Nit-ac.**, **Nux-v.**, *podo.*, *puls.*, sep., sul-ac., **Sulph.**, thuj., *tub.*

hart: Ail., alum., am-br., **Caust.**, *lach.*, *lyc.*, phys., *sep.*

innerlich: *Aesc.*, *alum.*, ant-c., arn., **Ars.**, bor., **Brom.**, *calc.*, *caps.*, caust., **Cham.**, cimic., **Coloc.**, hep., **Ign.**, kali-ar., kali-c., kali-p., kali-s., *lach.*, lyc., **Nux-v.**, *petr.*, *ph-ac.*, *phos.*, *plan.*, **Podo.**, **Puls.**, *rhus-t.*, sep., stront., **Sulph.**, *ter.*, verat.

juckend (s. JUCKEN)

kalte Anwendungen amel.: Aloe, brom.

Kindern, bei: *Mur-ac.*

Menses, vor: Cocc., phos., puls.

während: *Aloe*, am-c., calc., *carb-s.*, *carb-v.*, cocc., *coll.*, *graph.*, *ign.*, *lach.*, lyss., phos., *puls.*, *sulph.*

nach: Cocc.

unterdrückten, bei: Phos., *sulph.*

Milch agg.: *Sep.*

Quecksilber-Missbrauch, nach: *Hep.*, *sul-ac.*

Rheumatismus nachlässt, nachdem der: Abrot.

Schwangerschaft, während: *Aesc.*, *am-m.*, ant-c., *caps.*, *coll.*, *lach.*, *lyc.*, *nat-m.*, *nux-v.*, sep., *sulph.*

Stehen agg.: *Aesc.*, *am-c.*, *caust.*, *sulph.*

Stuhlgang, verhindern: *Aesc.*, *caust.*, *lach.*, *paeon.*, sul-ac., *thuj.*

treten hervor:

Stuhlgang, beim: Alumn., *am-c.*, *bar-c.*, *calc.*, **Calc-p.**, fl-ac., *kali-bi.*, *kali-c.*, *lach.*, *mur-ac.*, *nit-ac.*, ph-ac., phos., plat., **Rat.**, *rhus-t.*, *sil.*

Urinieren, beim: Aloe, **Bar-c.**, *bar-m.*, canth., *kali-c.*, merc., *mur-ac.*, nit-ac.

nach: Merc.

Trinkern, bei: *Ars.*, *carb-v.*, **Nux-v.**, *sul-ac.*

übel riechend, stinkend: Carb-v., manc., med.

unterdrückt: Ars., *calc.*, caps., carb-v., euphr., **Nux-v.**, phos., puls., **Sulph.**

Wärme amel., äußere: *Ars.*, *mur-ac.*

Wetter, warmes agg.: Nit-ac.

HÄMORRHOIDEN - Wetter, warmes ...

amel.: *Aesc.*

Wischen nach Stuhlgang agg.: **Aesc.**, **Graph.**, **Mur-ac.**, **Paeon.**, puls., *sulph.*

HAUTAUSSCHLÄGE:

Perineum: Brom., graph., *petr.*, sars., *sulph.*, tell., tep.

Furunkel: Ant-c.

Herpes: Kali-c., **Petr.**, tell.

Pickel: Nit-ac., sep., sul-ac., sulph.

trocken: *Petr.*

um den Anus: *Agar.*, am-c., am-m., ant-c., ars., berb., *calc.*, carb-an., carb-s., carb-v., *caust.*, *graph.*, *hep.*, ign., kali-c., lyc., med., merc., **Nat-m.**, *nat-s.*, **Nit-ac.**, **Petr.**, sep., *staph.*, *sulph.*, thuj.

Bettwärme agg.: *Petr.*

Blasenausschlag: Brom., carb-v.

brennend: Ars., calc.

Flecken: Carb-v., stann., *staph.*, *thuj.*

geschwürig: Kali-c.

herpetisch: *Berb.*, *graph.*, lyc., *nat-m.*, **Petr.**

juckend: Ars., cinnb., lyc., **Petr.**, staph., sulph.

Krusten, Schorfe: Berb.

Pickel: *Agar.*, brom., carb-v., *cinnb.*, kali-c., kali-i., nit-ac., staph.

Pusteln: Am-m., calc., caust.

Schorfe: *Petr.*

stechend, fein: Nit-ac.

HITZE: **Aesc.**, agar., **Aloe**, apis, ars., berb., bry., calc-p., clem., colch., *con.*, cycl., *eup-per.*, glon., iod., *lach.*, lil-t., *merc-c.*, naja, nat-m., nit-ac., phyt., *rat.*, *rumx.*, sep., sulph.

morgens: Glon.

Aufstehen, beim: Glon.

mittags: Agar.

nachmittags: Cycl.

Stuhlgang, während: *Aloe*, ant-t., form., *glon.*, **Podo.**

nach: Calc-s., caps., euphr., sol-t-ae., zinc.

Urinieren, nach dem: Rhus-t.

Perineum: Alum., aur.

JUCKEN: Acon., **Aesc.**, **Agar.**, agn., *all-c.*, **Aloe**, *alum.*, alumn., **Am-c.**, *am-m.*, *ambr.*, anac., anan., *ant-c.*, apis, apoc., arg-m., *arg-n.*, *ars.*, *ars-i.*, aur-s., bar-c., bar-m., *bell.*, *berb.*, bor., bov., brom., bry., bufo, cact., cahin., **Calc.**, *calc-ar.*, *calc-p.*, **Calc-s.**, *caps.*, carb-ac., **Carb-s.**, **Carb-v.**, card-m., *carl.*, **Caust.**, cham., *chel.*, chin., chin-a., chin-s., *cic.*, *cina*, cinnb., cist., *clem.*, coc-c., cocc., coff., *colch.*, *coll.*, coloc., con., *croc.*, crot-t., dios., *dulc.*, elaps, *euph.*, ferr., ferr-ar., ferr-m., ferr-ma., ferr-p., **Fl-ac.**, *gran.*, **Graph.**, grat., *ham.*, hep., hydrc., *ign.*, *iod.*, *ip.*, jac-c., jug-r., *kali-ar.*, kali-bi., **Kali-c.**, kali-n., kali-p., **Kali-s.**, *lach.*, led., lil-t., lith-c., **Lyc.**, mag-c., *mag-m.*, med., *merc.*, *mez.*, *mill.*, morph., *mur-ac.*, naja, *nat-ar.*, **Nat-c.**, *nat-m.*, *nat-p.*, nat-s., **Nit-ac.**, **Nux-v.**, op., ox-ac., *paeon.*, *petr.*, ph-ac., phel., **Phos.**, *plat.*, plb., prun-s., psor., **Puls.**, ran-s., *rat.*, rhus-t., *rhus-v.*, *rumx.*, *ruta*, *sabad.*, sabin., *sars.*, sec., *sep.*, serp., *sil.*, sin-a., *spig.*, *spong.*, squil., *stann.*, *staph.*, *sul-ac.*, *sul-i.*, **Sulph.**, syph., tab., *teucr.*, *thuj.*, *tub.*, urt-u., wye., *zinc.*, zing.

tagsüber: **Sulph.**

morgens: Agar., carb-s., carb-v., cench., jac-c., lach., nat-m., *sulph.*

Bett, im: Carb-v.

vormittags: Dios., paeon.

abends: Alumn., bor., *calc-p.*, cham., croc., *iod.*, kali-bi., lyc., nux-v., phos., *plat.*, *puls.*, ran-s., sil., *sulph.*, thuj., zinc.

Bett, im: Ant-c., cahin., calc-p., cinnb., *ign.*, *lyc.*, *nat-m.*, petr., plat., *sulph.*, *teucr.*

nachts: Agar., aloe, alum., alumn., ant-c., calc-f., carb-s., *ferr.*, fl-ac., *ign.*, *nat-p.*, petr., phos., rhus-v., *sulph.*

Mitternacht, vor: Thuj.

abwechselnd mit Jucken des Ohres: Sabad.

Absonderung von Feuchtigkeit, nach: *Sulph.*

Askariden, durch: *Calc.*, calc-f., chin., ferr., ign., *nat-p.*, *sabad.*, sin-a., *teucr.*, *urt-u.*

brennend: *Agar.*, *alum.*, ant-c., *berb.*, bufo, calc., carb-s., chin., cocc., *iod.*, jug-r., kali-c., lyc., mur-ac., paeon., rhus-v., sars., **Sulph.**, *thuj.*

Bücken, beim: Arg-m.

Fahren oder Reiten, beim: Bov.

Gehen, beim: Aesc., kali-bi., nat-m., nit-ac., nux-v., phos.

Freien, im: Arg-m., nit-ac.

REKTUM

JUCKEN ...

kalt Baden amel.: Aloe, caust., fl-ac.

Koitus, nach: Anac.

Kratzen agg.: *Agar.*, *alum.*, arg-m., ars., bar-c., calc., *caps.*, carb-v., *caust.*, chel., con., merc., *mez.*, mur-ac., nat-c., petr., ph-ac., phos., *puls.*, rhus-t., rhus-v., sep., *sil.*, stann., *staph.*, **Sulph.**

Menses, während: Carb-v.

Mittagessen, nach dem: Caust.

Reiben agg.: *Alum.*, petr.

Schlaf, nach: *Lach.*

Einschlafen, beim: Petr.

Schmerz, endet mit: *Zinc.*

Sitzen, im: Jac-c., *staph.*

Stuhlgang, vor: Euph., *spong.*

während: Kali-c., merc., mur-ac., nat-m., phos., pic-ac., sil., *sulph.*, teucr.

nach: Agar., aloe, alum., berb., bov., cahin., calc., carb-s., carb-v., clem., *euph.*, eupi., *kali-c.*, lyc., mag-m., *merc.*, *mur-ac.*, *nat-m.*, nicc., nit-ac., pic-ac., plat., ptel., sec., *sil.*, *staph.*, sulph., tell., ter., *teucr.*, thuj., zinc.

amel.: Clem.

warmen Bett, im: *Alum.*, cahin., calc-p., carb-v., *ign.*, *lyc.*, *nat-p.*, *petr.*, *sulph.*, *teucr.*

wollüstig: *Agar.*, *alum.*, ambr., arg-m., *carb-v.*, cina, merc., mur-ac., petr., plat., *puls.*, sep., *sil.*, spig., **Sulph.**

erstreckt sich in die Harnröhre beim Stuhlgang: Thuj.

Perineum: *Alum.*, ang., ars., bell., cann-s., canth., carb-v., *chel.*, cina, con., *fl-ac.*, gran., ign., kali-c., mur-ac., nat-c., *nat-s.*, nux-v., **Petr.**, plb., *sars.*, seneg., **Sulph.**, tep., thuj.

vormittags: Thuj.

nachts: *Carb-v.*, kali-c., petr.

Berührung, bei: *Carb-v.*

Gehen, beim: Ign.

Kratzen agg.: Alum.

Schmerz nach Kratzen: Alum.

Stuhlgang, während: *Sulph.*

um den Anus: Agn., *berb.*, bry., bufo-s., *fl-ac.*, lyc., *mez.*, nat-s., *nux-v.*, op., **Petr.**, serp., **Sulph.**, tarax.

JUCKEN - *um den Anus* ...

Bettwärme, in: *Petr.*

KÄLTE im Anus: All-c., kali-bi., nat-m., sil., sulph.

nachmittags: Kali-bi.

Erwachen, nach dem: Nat-m., sulph.

Flatus und Stuhlgang, beim Abgang von: *Con.*

Gehen im Freien, nach: Sil.

Tropfen, wie kalte: Cann-s.

KATARRH des Rektums: *Arg-n.*, aur., *nit-ac.*

KITZELN (s. JUCKEN)

KLUMPENS, Gefühl eines (vgl. GEWICHTES): Aloe, anac., apoc., bry., cann-i., *caust.*, *crot-t.*, *kali-bi.*, *lach.*, lil-t., med., *nat-m.*, rumx., sacc., sang., sarr., **Sep.**, *sil.*, sulph., ther.

Menses, während: *Sil.*

Sitzen agg.: Cann-i., kali-bi., lach., nat-m.

Stehen agg.: *Lil-t.*

Stuhlgang, vor: *Lach.*

nicht amel. durch: **Sep.**

Perineum: **Chin.**, *ther.*

KONDYLOME: *Arg-n.*, aur., *aur-m.*, benz-ac., *caust.*, **Cinnb.**, *euphr.*, jac-c., *lyc.*, merc., *merc-d.*, *mill.*, *nat-s.*, **Nit-ac.**, petr., phos., sabin., sep., staph., sulph., **Thuj.**

blutend, reichlich: *Mill.*

empfindlich, außerordentlich: **Staph.**

flach (Condylomata lata): *Euphr.*, sulph., **Thuj.**

wund schmerzend: Benz-ac., *thuj.*

KRAMPF (s. ZUSAMMENSCHNÜRUNG)

KREBS: *Alum.*, *nit-ac.*, ruta, sep.

KRIBBELN: *Carb-v.*, *colch.*, ferr-ma., plat., ter

abends: Plat.

Stuhlgang, bei: *Carb-v.*

KUGEL im Rektum, Gefühl einer (s KLUMPEN)

LÄHMUNG (vgl. UNTÄTIGKEIT): Acon., aeth., agar., aloe, *alum.*, arn., ars., ars-i., atro., *bar-m.*, *bell.*, bry., *calc.*, caust., chin., chin-a., coll., coloc., cupr., ferr., *gels.*, *graph.*, *hyos.*, kali-ar., kali-c., kali-p., *laur.*, manc., **Mur-ac.**, nat-m., ph-ac., **Phos.**, **Plb.**, puls., rhus-t., **Sec.**, sel., **Sil.**, sulph., *tab.*, tarent., thuj., verat.

LÄHMUNG ...

Gefühl von: **Aloe**, graph., kali-c., petr., ph-ac., sabad.

LANGSAME Tätigkeit des Rektums (s. UNTÄTIGKEIT)

OBSTIPATION: Abies-n., *abrot.*, **Aesc.**, *aeth.*, *agar.*, *agn.*, alet., *aloe*, **Alum.**, **Alumn.**, *am-c.*, *am-m.*, *ambr.*, ammc., *anac.*, anan., *ang.*, ant-c., **Apis**, *arg-m.*, *arg-n.*, arn., **Ars.**, *ars-i.*, arund., asaf., asc-c., asc-t., aster., *aur.*, aur-m., bad., *bar-c.*, *bar-m.*, *berb.*, bol., bor., bov., brach., **Bry.**, *cact.*, calad., **Calc.**, *calc-p.*, *calc-s.*, camph., cann-s., *carb-ac.*, *carb-an.*, **Carb-s.**, *carb-v.*, *card-m.*, casc., caul., **Caust.**, *chel.*, *chim.*, *chin.*, chin-a., chin-s., chr-ac., cimx., cina, **Clem.**, *coca*, **Cocc.**, **Coff.**, colch., **Coll.**, *coloc.*, **Con.**, *cop.*, cor-r., *croc.*, *crot-c.*, *crot-h.*, crot-t., cub., cupr., cycl., *daph.*, *dig.*, *dios.*, *dulc.*, *elaps*, ery-a., euon., *ferr.*, *ferr-ar.*, *ferr-i.*, ferr-p., *fl-ac.*, *form.*, *gamb.*, **Graph.**, *guaj.*, *hell.*, hep., hippoz., *hydr.*, *hydrc.*, hyos., *hyper.*, *ign.*, *iod.*, *iris.*, jab., lac-c., *jatr.*, *kali-ar.*, *kali-bi.*, *kali-br.*, *kali-c.*, *kali-chl.*, *kali-i.*, kali-p., *kali-s.*, *kreos.*, **Lac-d.**, **Lach.**, *lac-ac.*, *laur.*, led., *lept.*, *lil-t.*, **Lyc.**, lycps., *mag-c.*, **Mag-m.**, mag-s., *manc.*, mang., med., meli., *meny.*, *merc.*, merc-c., *merc-d.*, *merc-i-f.*, **Mez.**, *mosch.*, *mur-ac.*, murx., myric., naja, *nat-ar.*, *nat-c.*, **Nat-m.**, nat-p., nat-s., nicc., **Nit-ac.**, *nux-m.*, **Nux-v.**, **Oena.**, olnd., **Op.**, osm., ox-ac., paeon., pall., petr., ph-ac., **Phos.**, *phyt.*, **Plat.**, **Plb.**, *podo.*, *psor.*, *ptel.*, *puls.*, *pyrog.*, *raph.*, *rat.*, rhus-t., rob., **Ruta**, *sabad.*, *sabin.*, sang., **Sanic.**, *sars.*, *sec.*, *sel.*, *seneg.*, **Sep.**, **Sil.**, *spong.*, squil., *stann.*, **Staph.**, **Stram.**, **Stry.**, *sul-ac.*, **Sulph.**, sumb., *tab.*, *tarent.*, tell., *ter.*, *ther.*, **Thuj.**, tril., *tub.*, urt-u., ust., vario., **Verat.**, *verb.*, vesp., *vib.*, viol-o., **Zinc.**

abwechselnd mit Diarrhö: *Abrot.*, acet-ac., agar., ail., aloe, am-m., **Ant-c.**, ant-t., *arg-n.*, *ars.*, ars-i., *aur.*, aur-m-n., berb., *bry.*, *carb-ac.*, carb-s., *card-m.*, *casc.*, **Chel.**, *cimic.*, cina, *cob.*, coff., *coll.*, *con.*, cop., crot-h., *cupr.*, *dig.*, dios., *ferr-i.*, gamb., gnaph., grat., *hep.*, hom., *hydr.*, *ign.*, *iod.*, kali-ar., kali-bi., *kali-c.*, kali-s., *lac-d.*, *lach.*, *lact.*, *lec.*, lil-t., *lyc.*, mag-s., *manc.*, *mang.*, merc., mez., nat-ar., nat-c., *nat-m.*, nat-p., *nat-s.*, **Nit-ac.**, *nux-m.*, **Nux-v.**, **Op.**, *phos.*, *plb.*, **Podo.**, polyg-h., *ptel.*, *puls.*, rhus-t., *ruta*, sang., sars., sep., stram., *sulph.*, sumb., tab., *tub.*, *zinc.*

alten Menschen, bei: **Ant-c.**, bry., nux-v., op., *phos.*

alten Menschen, bei: Aloe, alum., alumn., *ant-c.*, bar-c., *bry.*, *calc-p.*, *con.*, *lach.*, *nux-v.*, *op.*, *phos.*, *phyt.*, rhus-t., ruta, *sulph.*

OBSTIPATION ...

Anwesenheit der Krankenschwester macht Stuhlgang unmöglich: **Ambr.**

Ärger, Verdruss; nach: Bry., nux-v., staph.

Arzneimittel-Missbrauch, nach: Agar., ant-c., *bry.*, chin., **Coloc.**, *hydr.*, lach., **Nux-v.**, *op.*, ruta, sulph.

bleibt lange im Rektum, ohne Stuhldrang; Stuhl: Am-c., bry., carb-an., cocc., **Graph.**, *lach.*, **Op.**, sep.

amel., mit allgemeiner: Psor.

Angst, mit schrecklicher: **Tarent.**

harten Stuhl, durch (s. bleibt lange)

Hause entfernt ist, wenn er von zu: *Lyc.*

Kaffee, nach: *Mosch.*

Meer, am: Mag-m.

Menses, vor: Am-c., bry., *graph.*, **Kali-c.**, lac-c., *lach.*, mag-c., nat-s., nux-v., **Sil.**, sulph., vesp.

während: Alum., *am-c.*, am-m., ant-c., **Apis**, *aur.*, bov., bry., chel., cycl., **Graph.**, **Kali-c.**, kali-s., kreos., **Nat-m.**, nat-s., nux-v., phos., **Plat.**, plb., **Sep.**, **Sil.**, sulph., thuj.

nach: Dirc., graph., lac-c.

anstatt der Menses: *Graph.*

unterdrückten, bei: *Graph.*, *ham.*

periodisch: *Kali-bi.*

Tag agg., jeden zweiten: Alum., *nat-m.*

Wochen, alle drei: *Kali-bi.*

Pfortaderstauung, durch: **Aesc.**, *aloe*, **Nux-v.**, **Sulph.**

Reisen, auf: *Alum.*, *nux-v.*, *op.*, *plat.*

schmerzhaft: Nat-m., **Nit-ac.**, *tub.*

Schwangerschaft, in der: *Agar.*, *alum.*, *ambr.*, *ant-c.*, *apis*, *bry.*, *coll.*, coloc., *con.*, **Dol.**, *hydr.*, *lyc.*, **Nat-s.**, **Nux-v.**, *op.*, **Plat.**, **Plb.**, *podo.*, *puls.*, **Sep.**, *sulph.*

schwieriger Stuhlgang: *Aesc.*, agar., *all-c.*, aloe, **Alum.**, **Alumn.**, *am-c.*, **Am-m.**, *anac.*, **Ant-c.**, *apis*, *aur.*, *aur-m.*, bapt., *bar-c.*, **Bar-m.**, *berb.*, bov., **Bry.**, *cact.*, *calc.*, calc-p., *calc-s.*, *camph.*, canth., **Carb-s.**, *carb-v.*, **Caust.**, cham., chel., chin., cimx., *clem.*, *cocc.*, colch., coll., coloc., **Con.**, cop., crot-t., dulc., *ferr.*, ferr-i., ferr-p., gels., **Graph.**, grat., *hell.*, **Hep.**, *ign.*, *ind.*, iod., *kali-bi.*, *kali-c.*, *kali-p.*, **Kali-s.**, kalm., kreos., *lac-c.*, **Lac-d.**, **Lach.**, lact., laur.,

REKTUM

OBSTIPATION - schwieriger Stuhlgang ...

lyc., lyss., mag-c., **Mag-m.**, mag-s., mang., meli., *merc.*, merc-c., *mez.*, *mur-ac.*, naja, *nat-c.*, **Nat-m.**, nat-p., nat-s., **Nit-ac.**, **Nux-m.**, **Nux-v.**, *oena.*, ol-an., olnd., **Op.**, ph-ac., *phos.*, **Plat.**, **Plb.**, *podo.*, *psor.*, *puls.*, *rat.*, *rhod.*, **Ruta**, *sabin.*, **Sanic.**, *sars.*, **Sel.**, senec., **Sep.**, **Sil.**, *stann.*, staph., *stram.*, stront., **Sulph.**, sumb., *tarent.*, **Thuj.**, valer., *verb.*, *vib.*, **Zinc.**

natürlicher Stuhl: Graph., **Psor.**, **Sil.**

schlüpft zurück, der Stuhl: Agn., eug., kali-s., *lac-d.*, *mag-m.*, *mur-ac.*, *nat-m.*, **Op.**, *sanic.*, **Sil.**, sulph., *thuj.*

Urinieren ab, Stuhl geht nur beim: Aloe, alum.

weicher Stuhl: Agn., **Alum.**, *anac.*, calad., *calc-p.*, *carb-v.*, *chin.*, colch., dulc., gels., graph., *hell.*, **Hep.**, *ign.*, *kali-c.*, *kali-s.*, *lac-c.*, lach., lob., lyc., mag-m., *nat-c.*, *nat-m.*, *nat-s.*, nicc., nit-ac., **Nux-m.**, petr., ph-ac., phos., *psor.*, *puls.*, *rhod.*, *ruta*, **Sep.**, *sil.*, *stann.*, staph., sulph., tarax., verb., zinc.

sitzende Lebensweise, durch: Aloe, *ambr.*, *bry.*, lyc., **Nux-v.**, *op.*, **Plat.**, *podo.*, *sep.*, *sulph.*

Stehen besser ab, Stuhl geht im: **Caust.**

Stuhldrang, mit anhaltendem: Aloe, anac., coloc., *con.*, *mag-c.*, *mag-m.*, nat-p., **Nux-v.**, *plb.*, *puls.*, ruta, *sil.*, *sulph.*

Trockenheit des Rektums, durch: *Alum.*

ungenügender, unvollständiger, unbefriedigender Stuhl: **Aloe**, *alum.*, *alumn.*, *anac.*, ang., apis, *arn.*, *bar-c.*, bell., *benz-ac.*, *bry.*, calc., calc-s., carb-ac., carb-s., carb-v., **Card-m.**, *cham.*, colch., coloc., euphr., *gamb.*, gels., glon., graph., hep., hyos., *ign.*, *iod.*, **Kali-c.**, *kali-s.*, lact., *lyc.*, *mag-m.*, mez., naja, **Nat-c.**, **Nat-m.**, **Nit-ac.**, *nux-m.*, **Nux-v.**, *oena.*, **Op.**, par., petr., *plb.*, *pyrog.*, rhod., sabad., *sars.*, **Sel.**, seneg., *sep.*, *sil.*, spong., squil., stann., *staph.*, **Sulph.**, *thuj.*, *zinc.*

vergeblichem Stuhldrang, mit: Acon., *aesc.*, agar., *all-c.*, aloe, *alum.*, **Ambr.**, **Anac.**, ant-c., ant-t., arg-m., *arn.*, *ars.*, ars-i., asaf., aster., *bar-c.*, *bell.*, benz-ac., berb., bism-o., bov., brach., *bry.*, *cact.*, cahin., *calc.*, *calc-s.*, cann-i., *cann-s.*, canth., *caps.*, carb-ac., *carb-an.*, carb-s., *carb-v.*, carl., **Caust.**, cedr., chel., *chim.*, chin., chin-a., chin-s., cimx., clem., coc-c., *cocc.*, colch., **Coll.**, *coloc.*, **Con.**, corn., crot-t., cupr.,

OBSTIPATION - vergeblichem Stuhldrang, mit ...

cycl., dios., dirc., dros., dulc., elat., eup-pur., eupi., fago., *ferr.*, ferr-ar., ferr-i., ferr-p., fl-ac., form., glon., gran., *graph.*, grat., ham., hell., hep., hura, **Hydr.**, hyper., *ign.*, *iod.*, kali-a., *kali-bi.*, *kali-c.*, kali-n., kali-p., *kali-s.*, *kalm.*, kreos., *lac-c.*, *lac-d.*, **Lach.**, laur., **Lil-t.**, lob-s., **Lyc.**, *mag-c.*, **Mag-m.**, mag-s., **Merc.**, merc-c., mosch., myric., nat-ar., *nat-c.*, **Nat-m.**, *nat-p.*, nicc., **Nit-ac.**, **Nux-v.**, *oena.*, ol-an., olnd., op., ox-ac., par., petr., ph-ac., phel., *phos.*, phys., phyt., **Plat.**, plb., podo., psor., ptel., **Puls.**, *rat.*, rheum, rhod., rhus-t., rob., *ruta*, sabad., *sang.*, *sanic.*, **Sars.**, sec., **Sel.**, **Sep.**, **Sil.**, sol-n., spig., *stann.*, *staph.*, stram., sul-ac., **Sulph.**, sumb., tab., **Tarent.**, ter., **Thuj.**, til., *verat.*, viol-o., *zinc.*

abends: *Sil.*

Menses, während: Calc., puls.

Wein, nach: *Zinc.*

zurücklehnen, damit Stuhl abgeht; muss sich weit: *Med.*

OFFENER Anus (vgl. ERSCHLAFFTER): Aesc., *phos.*, *sec.*, sol-t-ae.

Gefühl wie offen: Aloe, *apis*, apoc., *phos.*, puls., sumb.

Stuhlgang, nach: Apoc., sumb.

PFLOCKES, Gefühl eines:

eingekeilt zwischen Schambein und Steißbein: Aloe

herausdrückend: Bry., *crot-t.*, kali-bi., *lach.*, lil-t., *sep.*, *sil.*

POLYPEN: Am-m., *calc.*, *calc-p.*, kali-br., *nit-ac.*, nux-v., **Phos.**, ruta, sang., teucr.

PRICKELN, Kribbeln: Agar., bry., cact., colch., grat., lact., **Nit-ac.**, *ter.*

Stuhlgang, während: Cact.

nach: Grat.

PROLAPS: *Aesc.*, all-c., alumn., ant-c., **Apis**, apoc., arn., *ars.*, *asar.*, aur., *bell.*, bufo, **Calc.**, *calc-s.*, canth., *carb-s.*, caust., cic., cocc., *colch.*, *coll.*, *crot-c.*, crot-t., *dig.*, dios., *dulc.*, elaps, *ferr.*, ferr-ar., *ferr-i.*, ferr-p., fl-ac., *gamb.*, *gels.*, gran., *graph.*, *hep.*, *hydr.*, **Ign.**, *iris.*, *kali-bi.*, kali-n., *lach.*, *lyc.*, *mag-m.*, *mang.*, med., **Merc.**, *merc-c.*, mez., **Mur-ac.**, *nat-m.*, *nat-s.*, *nit-ac.*, nux-m., **Nux-v.**, *phos.*, phyt., *plb.*, **Podo.**, psor., rhus-t., *ruta*, **Sep.**, *sil.*, sol-t-ae., *sulph.*, sumb., syph., tab., ther., thuj., valer., zinc.

PROLAPS ...

morgens: Podo.

vormittags: Rhus-t.

abends: **Ign.**

nachts: *Aesc.*

Blutung des Rektums, nach: *Ars.*

Bücken, beim: Ruta

Diarrhö, bei: *Calc.*, **Dulc.**, gamb., mag-m., **Merc.**, *mur-ac.*, **Podo.**

Entbindung, nach der: *Podo.*, *ruta*

Erbrechen, beim: *Mur-ac.*, *podo.*

Erregung, durch: Podo.

Flatus; beim Abgang von: Valer.

Gefühl von: *Aesc.*, chel., dios., iris.

Kindern, bei: *Ferr.*, *hydr.*, *nux-v.*, **Podo.**

Knien, beim: Ail.

konvulsivisch: *Ars.*

Menses, während: Aur., podo.

Niesen, nach: Podo.

Rauchen agg.: *Sep.*

schmerzhaft: *Ars.*, ther.

Sitzen agg.: Ther.

Stehen, im: *Ferr-i.*

Stuhlgang, vor: *Podo.*, *ruta*

während: Ail., *ant-c.*, asar., bell., bry., *calc.*, *cinnb.*, colch., crot-t., dulc., ferr., ferr-ar., ferr-p., *fl-ac.*, *gamb.*, **Ign.**, kali-n., **Lyc.**, mag-m., mez., mur-ac., *nux-v.*, plan., **Podo.**, *rhus-t.*, *ruta*, **Sep.**, *sulph.*, *trom.*

nach: *Aesc.*, ant-c., apoc., ars., asar., canth., carb-v., *cocc.*, crot-t., euph., *hep.*, *ign.*, *indg.*, iris., kali-bi., *lach.*, *merc.*, mez., mur-ac., *nat-m.*, *nit-ac.*, *phos.*, plat., **Podo.**, *sep.*, sol-t-ae., *sulph.*, *trom.*

Pressen zum Stuhl, ohne: *Graph.*, *ruta*

Urinieren, während: **Mur-ac.**, *valer.*

schwierigem; bei: *Sep.*

PULSIEREN: Aloe, alum., alumn., am-m., apis, benz., berb., calc-p., caps., caust., crot-t., cycl., grat., *ham.*, **Lach.**, lyss., manc., meli., *nat-m.*, rhod., seneg., *sulph.*

abends: Am-m.

Sitzen, amel. im Bett; im: Am-m.

Menses, während: Lach., *lyss.*

PULSIEREN ...

Sitzen, im: *Aloe*, am-m.

Hämmer, wie kleine: **Lach.**

Stuhlgang, während: Nat-m.

nach: Aloe, alumn., apis, berb., caps., *lach.*, manc., sang., seneg., *sulph.*

Perineum: Bov., *caust.*, polyg-h.

RÖTE des Anus: Aloe, ars., cham., nat-m., *petr.*, **Sulph.**, valer., *zing.*

SCHLAG, wie ein elektrischer: Apis, stry.

Stuhlgang, vor: Apis

SCHLÜPFT zurück, Stuhl (s. OBSTIPATION - schwieriger - schlüpft zurück)

SCHMERZ: Acon., **Aesc.**, agar., all-c., *aloe*, *alum.*, *alumn.*, **Am-c.**, am-m., anac., ant-c., arn., *ars.*, ars-i., bar-c., bar-m., bell., berb., **Brom.**, bry., *bufo*, cact., calad., calc., calc-p., calc-s., camph., canth., *caps.*, *carb-an.*, *carb-s.*, *carb-v.*, carl., **Caust.**, cham., chel., chin., chin-a., chr-ac., cimic., cocc., colch., **Coll.**, *coloc.*, con., *croc.*, cupr., cycl., dios., dulc., euphr., ferr., ferr-ar., ferr-p., **Graph.**, grat., ham., hell., **Ign.**, iod., iris., *kali-ar.*, kali-bi., **Kali-c.**, kali-chl., kali-n., kali-p., kali-s., lach., lac-ac., *lil-t.*, **Lyc.**, mag-c., med., *merc.*, mez., mill., *mur-ac.*, nat-c., nat-m., nat-p., *nit-ac.*, *nux-v.*, **Paeon.**, ph-ac., phel., *phos.*, phys., phyt., plb., *podo.*, *psor.*, **Puls.**, *rat.*, rhus-t., rhus-v., rumx., *ruta*, sabad., sars., sec., seneg., *sep.*, sil., stann., stront., sul-ac., **Sulph.**, sumb., syph., tarent., ther., **Thuj.**, valer., zinc., zing.

morgens: Calc-p., dios., *kali-bi.*, podo.

7 Uhr: Nat-m.

Stuhlgang, während: *Podo.*

nach: *Kali-bi.*

vormittags: Kali-bi., nat-m., thuj.

10 Uhr, im Sitzen: **Sep.**

nachmittags: Chel., *cocc.*, cycl.

abends: Carb-v., dios., *lach.*, mez., nux-v., *sulph.*

Liegen, im: *Ign.*

nachts: Mosch., ox-ac., *puls.*

Mitternacht: Nux-v.

4 Uhr: *Mag-c.*

anhaltend: Am-c., am-m., calc., graph., ign., kali-c., lyc., *nit-ac.*, nux-v., sep., stront.

Baden, warmes agg.: Brom.

amel.: *Ars.*, *lach.*, *mur-ac.*, *rat.*

SCHMERZ ...

Bewegung agg.: *Nux-v.*, *thuj.*

Drücken auf den Nabel, beim: **Crot-t.**

Essen, nach dem: Lyc., nux-v.

Flatus, beim Abgang von: Camph., *carb-v.*

Gehen, beim: **Caust.**, cycl., *ign.*, *mez.*, ran-s., sep., sulph., sumb.

geistiger Anstrengung, nach: *Caust.*, nux-v.

Husten, durch: *Kali-c.*, *lach.*

Knien amel.: *Aesc.*

Koitus, nach: Caust.

konvulsivisch: *Lach.*, lyc., psor., sang.

Liegen agg.: Aesc., crot-t., phos., *puls.*

Bauch amel., auf dem: Nux-v.

Rücken agg., auf dem: Chel.

amel.: Alumn., *am-c.*, mang.

Menses, vor: Ign., petr.

während: *Aloe*, ars., berb., phos.

periodisch, jeden Tag: *Ign.*

pulsierend: *Sulph.*

Schlaf, im: Kali-c.

Sitzen agg.: *Aesc.*, *aloe*, am-m., ammc., ars., berb., calc., cann-s., caust., chel., cocc., cycl., euphr., **Lyc.**, *mang.*, *mur-ac.*, *ph-ac.*, phos., **Rat.**, *ruta*, sars., **Sep.**, sulph., ther., thuj.

amel.: Ars., *ign.*, lach.

Stehen agg.: *Aesc.*, arn., ferr., *ign.*

Stuhlgang, vor: Am-c., *berb.*, *carb-an.*, iod., *kali-c.*, lach., lec., lil-t., *lyc.*, merc., nat-m., nat-s., nit-ac., *nux-v.*, podo., ruta, sulph.

während: Aeth., aloe, *alum.*, alumn., am-c., am-m., ambr., anac., *ant-c.*, **Ars.**, asaf., aur., bar-c., bar-m., bell., *berb.*, brom., *bry.*, **Calc.**, calc-p., calc-s., canth., caps., carb-an., *carb-s.*, *carb-v.*, casc., cham., *chel.*, chin., chin-a., cimx., **Colch.**, **Coll.**, coloc., con., crot-t., *cupr.*, dros., ferr., ferr-ar., ferr-p., *fl-ac.*, **Graph.**, grat., hep., hyos., *ign.*, *kali-ar.*, *kali-bi.*, kali-c., kali-p., kali-s., kreos., *lac-c.*, *lach.*, *lil-t.*, **Lyc.**, lyss., manc., med., *merc.*, merc-i-r., mez., mur-ac., nat-m., **Nit-ac.**, nux-v., *ox-ac.*, *paeon.*, ph-ac., phos., plan., plat., *plb.*, **Podo.**, puls., **Rat.**, rhus-t., sabin., *sanic.*, *sep.*, **Sil.**, stann., sul-ac., **Sulph.**, sumb., *syph.*, tarent., *thuj.*, *tub.*, *zinc.*

SCHMERZ - Stuhlgang ...

nach: **Aesc.**, **Aloe**, *alumn.*, *am-c.*, *am-m.*, apoc., *ars.*, asaf., bar-c., bell., *berb.*, bov., *brom.*, cact., calc., calc-p., calc-s., canth., carb-s., *carb-v.*, carl., casc., caust., cic., cocc., *colch.*, crot-t., dios., elaps, *graph.*, grat., hydr., **Ign.**, *kali-ar.*, kali-bi., kali-c., kali-p., kali-s., *kalm.*, *lach.*, lil-t., lob., *lyc.*, manc., **Merc.**, merc-c., merc-i-r., mez., **Mur-ac.**, *nat-c.*, nat-m., nat-p., **Nit-ac.**, *podo.*, *psor.*, puls., **Rat.**, rhus-t., rhus-v., *ruta*, sabad., seneg., *sep.*, sil., staph., stront., *sul-ac.*, **Sulph.**, sumb., tarent., thuj., verat-v.

amel.: Acon., aesc., aloe, alum., ant-t., arn., ars., asaf., bapt., bry., cahin., calc-p., canth., cham., colch., *coloc.*, corn., dulc., *gamb.*, hell., lept., nat-s., nuph., **Nux-v.**, **Rhus-t.**, sanic.

Pressen zum Stuhl, nach: *Aesc.*, lach., med., nux-v., plb., ruta, *sil.*, *thuj.*

Urinieren, beim: Rhus-t.

erstreckt sich zum Abdomen: Aloe, *mez.*, zinc.

Genitalien: Carb-an., rhod., *sep.*

Stuhlgang, vor: Carb-an.

Harnröhre, durch: Hipp.

Nabel: *Lach.*

Vulva: Ars.

Perineum: Alum., ant-c., aur., *berb.*, bov., calc-p., *canth.*, carb-an., **Caust.**, chel., cupr-ar., *cycl.*, kali-bi., *lyc.*, nux-v., phos., plb., *puls.*, sel., sulph., thuj.

Harndrang, bei: Ant-t., aran., cop.

beißend: Agar., alum., ambr., bar-c., canth., caps., carb-v., caust., chin., dulc., hell., kali-c., lach., led., lyc., merl., mez., nat-c., nux-v., ph-ac., phos., rhod., sabin., sep., *sulph.*

brennend: Abies-c., **Aesc.**, aeth., **Agar.**, **Aloe**, *alum.*, am-c., *am-m.*, ambr., ant-c., *apis*, apoc., arg-n., arn., *ars.*, *ars-i.*, arum-t., aspar., aur., aur-m., bapt., *bar-c.*, bar-m., bell., **Berb.**, bor., *bov.*, *bry.*, cahin., **Calc.**, calc-p., calc-s., canth., **Caps.**, **Carb-an.**, **Carb-s.**, **Carb-v.**, *card-m.*, carl., *cast.*, caust., cham., *chel.*, chin., chin-a., clem., coc-c., cocc., *coch.*, coff., colch., coll., *coloc.*, con., *cop.*, *crot-t.*, cub., cupr., cycl., der., dig., dor., *dulc.*, erig., *eup-per.*, *euph.*, ferr., ferr-ar., ferr-i., ferr-p., *gamb.*, gels.

SCHMERZ - brennend ...

Graph., grat., ham., hell., *hep.*, hydrc., hyos., ign., *iod.*, ip., **Iris.**, jug-r., **Kali-ar.**, *kali-bi.*, **Kali-c.**, kali-n., kali-p., **Kali-s.**, *lach.*, lact., laur., *lil-t.*, *lyc.*, lyss., *mag-m.*, mag-s., *manc.*, med., **Merc.**, *merc-c.*, merc-i-f., merc-sul., merl., *mez.*, *mur-ac.*, naja, **Nat-ar.**, *nat-c.*, **Nat-m.**, nat-p., nat-s., nicc., **Nit-ac.**, nuph., **Nux-v.**, ol-an., *olnd.*, *op.*, *paeon.*, *petr.*, petros., ph-ac., *phos.*, plat., plb., *prun-s.*, *psor.*, ptel., **Puls.**, *rat.*, rheum, rhus-t., rhus-v., sabad., sabin., sars., **Sep.**, **Sil.**, sin-a., *spong.*, stann., staph., *stront.*, *sul-ac.*, **Sulph.**, sumb., tarent., tep., *ter.*, **Thuj.**, urt-u., verat., verat-v., *zinc.*

tagsüber, beim Gehen: Nat-m.

morgens: Carb-ac., colch., hyper., mag-m., **Mur-ac.**, nicc., **Nit-ac.**, *sulph.*, thuj.

Bett, im: Colch.

mittags: Dios.

nachmittags: Coloc., euphr., *sulph.*

14 Uhr: Dios.

Schlafen, nach: Chin.

abends: Bar-c., *carb-an.*, *iod.*, kali-c., *mur-ac.*, nit-ac., *sulph.*, thuj., zinc.

nachts: Am-c., ant-c., *ars.*, *iod.*, nat-m., *nit-ac.*, ox-ac., puls., **Sulph.**

Mitternacht, vor: Thuj.

Stuhlgang, nach: Op.

anfallsweise: Colch., *puls.*

anhaltend: Ars., *kali-c.*, nat-m.

Ärger, Verdruss agg.: *Cham.*, nat-m.

Bewegung, nach: Crot-t., kali-n.

Diarrhö, während: **Aloe**, alum., *ars.*, *aur.*, aur-m., bov., bry., canth., **Caps.**, carb-an., caust., chin., chin-a., *dulc.*, *gamb.*, glon., graph., grat., **Iris.**, jug-c., *kali-ar.*, *kali-c.*, kali-s., *lach.*, *manc.*, **Merc.**, *mur-ac.*, *nuph.*, op., *rat.*, **Sulph.**

nach: *Canth.*, *dulc.*, grat., laur., nicc., op., *rat.*

Druck amel.: Kali-c.

Dysenterie, bei: Aloe, *ars.*, **Caps.**, *carb-v.*, *coloc.*, *lach.*, *urt-u.*

Fissur, in einer: **Graph.**

Flatus, nach Abgang von: *Agar.*, **Aloe**, ant-t., bapt., *carb-v.*, cham., cocc., dios., phos., plb., psor., *puls.*, *staph.*, *sulph.*, sumb., *teucr.*, *zinc.*

SCHMERZ - brennend ...

Gehen, beim: *Carb-an.*, *mez.*, nat-m., sulph., *thuj.*

Hitze agg.: *Iod.*

amel.: *Ars.*

kalte Anwendungen amel.: *Aloe*, apis, euphr., *kali-c.*, *ter.*

kitzelnd: *Ran-s.*

Körperübungen, nach: Sulph.

Liegen, im: *Puls.*

Menses, während: Berb., carb-v., zinc.

nach: Graph.

prolabierten Anus, im: *Apis*

Reiben, nach: Carb-v., phel., *sabad.*

Rhagaden, in: **Graph.**

Schwangerschaft, in der: *Caps.*

Sitzen, im: Ip., **Sulph.**, thuj.

Stehen, im: *Lach.*, ter.

Stuhlgang, vor: *Berb.*, dios., iod., jug-c., *nat-m.*, *olnd.*, *rat.*, sabad., *sulph.*, verat.

während: Agar., *aloe*, **Alum.**, am-c., am-m., **Ars.**, *bar-c.*, bar-m., *berb.*, *bor.*, *bry.*, *calc.*, calc-s., cann-s., *canth.*, caps., carb-an., *carb-s.*, carb-v., cast., caust., cham., chin., chin-a., chion., clem., cob., cocc., coloc., **Con.**, corn., crot-t., cycl., dios., ferr., ferr-ar., ferr-p., *fl-ac.*, gamb., *graph.*, grat., hep., *hydr.*, **Iris.**, kali-ar., kali-bi., kali-c., kali-p., kali-s., *lach.*, lil-t., *lyc.*, mag-m., *merc.*, *merc-c.*, *merc-sul.*, *mur-ac.*, nat-ar., nat-c., *nat-m.*, nat-p., *nat-s.*, nicc., **Op.**, osm., phos., phys., pic-ac., *plat.*, plb., *puls.*, *rat.*, rheum, rhus-t., sabad., sep., *sil.*, sin-a., *staph.*, stram., *stront.*, *sul-ac.*, **Sulph.**, tab., tep., ter., *verat.*, vinc., *zinc.*

nach: **Aesc.**, agar., **Aloe**, alumn., am-c., *am-m.*, ant-t., *apis*, **Ars.**, *ars-i.*, arund., asc-t., aster., bar-c., bar-m., *berb.*, bov., **Bry.**, *calc.*, cann-s., *canth.*, caps., *carb-s.*, *carb-v.*, *carl.*, *cast.*, **Caust.**, cic., clem., cob., coc-c., *coloc.*, cop., *corn.*, crot-t., dirc., dulc., euphr., ferr., ferr-ar., ferr-i., ferr-p., **Gamb.**, *graph.*, grat., hell., hep., *hydr.*, ign., ind., iod., *iris.*, jug-c., jug-r., *kali-ar.*, *kali-bi.*, *kali-c.*,

SCHMERZ - brennend - Stuhlgang, nach ...

kali-n., kali-p., kali-s., kalm., *lach.*, laur., *lil-t.*, *lyc.*, *mag-c.*, *mag-m.*, *merc.*, *merc-c.*, *mur-ac.*, *nat-ar.*, *nat-c.*, *nat-m.*, nat-p., *nat-s.*, nicc., **Nit-ac.**, nuph., nux-m., *nux-v.*, *olnd.*, osm., paeon., *petr.*, phel., *phos.*, *pic-ac.*, ptel., *puls.*, **Rat.**, rheum, rhod., rhus-t., sars., sec., sep., **Sil.**, sin-a., sol-t-ae., stann., *staph.*, *stront.*, **Sulph.**, tarent., ter., *thuj.*, *trom.*, urt-u., *zinc.*

amel.: Clem.

hartem Stuhl, nach: Aesc., agar., *aloe*, alumn., am-m., *ars.*, coc-c., *kali-bi.*, kali-c., lil-t., lyc., mag-m., nat-c., *nat-m.*, phos., **Rat.**, sabad., sec., **Sil.**, *sulph.*, ter., *thuj.*, til.

Urinieren, nach dem: *Nit-ac.*

Perineum: Ant-c., mur-ac., nit-ac., plb., *rhod.*, sil., thuj.

Koitus, nach: Sil.

drückend: Acon., **Aesc.**, *aloe*, alum., ang., ant-c., apoc., arg-m., *arn.*, *ars.*, asaf., *bar-c.*, bar-m., *bell.*, *berb.*, bry., cact., cahin., calc., *calc-s.*, carb-s., carb-v., carl., **Caust.**, chel., *chin.*, chin-a., cob., coll., coloc., con., cop., *crot-t.*, *cycl.*, dulc., eug., eup-pur., ferr-i., form., gran., *graph.*, hell., hydr., **Ign.**, iod., *iris.*, kali-ar., *kali-bi.*, kali-c., *kali-n.*, kali-p., kali-s., kreos., *lach.*, lact., laur., **Lil-t.**, *lyc.*, mag-c., *mag-m.*, *merc.*, merc-i-f., merl., mez., mur-ac., *murx.*, nat-c., nat-m., **Nit-ac.**, **Nux-v.**, op., ox-ac., **Petr.**, phel., *phos.*, plat., ptel., *puls.*, rhus-t., *sars.*, seneg., *sep.*, sil., spig., *stann.*, staph., stry., **Sulph.**, valer., verat., verb., zinc.

morgens: *Kali-bi.*

vormittags: Kali-bi.

mittags: Agar., kali-bi.

nachmittags: Chel., cycl., sulph.

Schlaf, im: Cycl.

abends: Chin-s., ran-s.

Bett, im: Iod.

nachts: *Lyc.*

Bewegung agg.: *Nux-v.*

Diarrhö einsetzen würde, als ob: *Crot-t.*, mag-c.

wie bei Diarrhö: Calc., nat-m.

Fäzes im Rektum stecken geblieben wäre, als ob: *Caust.*

SCHMERZ - drückend ...

Flatus, während: *Carb-v.*

Gehen, beim: *Cycl.*, *ran-s.*, sulph.

geistiger Anstrengung, bei: Caust.

Liegen, im: Crot-t.

Menses, vor: Ign., petr.

während: *Aloe*

Sitzen, im: Ammc., calc., *cann-s.*, *cycl.*, euphr., sulph., thuj.

Stehen, im: Arn., *ferr.*

Stuhlgang, vor: Ant-c., cob., *nat-m.*, *nit-ac.*, *nux-v.*, **Plat.**, sul-ac., til.

während: Alum., asaf., corn., *kali-bi.*, *lil-t.*, **Lyc.**, nat-m., ox-ac., *podo.*, sin-a., **Sulph.**, *zinc.*

nach: Apoc., *calc.*, caust., *ign.*, *kali-bi.*, *kalm.*, *merc.*, nit-ac., ph-ac., phos., plat., *podo.*, *puls.*, seneg., sil., sul-ac., *sulph.*

Druck, aber nicht zum Stuhl: *Dros.*, **Lach.**, mez.

unten, außen usw.; nach: Agar., *aloe*, berb., bry., calc-p., cann-s., *carb-v.*, cimic., cob., *corn.*, **Crot-t.**, dios., dros., *ip.*, kali-n., *lach.*, lil-t., lyc., mag-c., *nit-ac.*, *nux-m.*, nux-v., ox-ac., pic-ac., **Podo.**, *puls.*, **Sulph.**, verat.

Perineum: *Alum.*, *asaf.*, *lyc.*, sulph., thuj.

durchbohrend: **Aesc.**, aloe, ant-c., *ars.*, cact., calc., *carb-v.*, **Caust.**, chel., *coll.*, *coloc.*, ferr-i., **Graph.**, grat., **Iris.**, jac-c., kali-c., kali-n., lact., lyc., nat-ar., *nit-ac.*, **Nux-v.**, phos., puls., *rat.*, rumx., *sil.*, **Sulph.**, sumb., *teucr.*, *thuj.*

Stuhlgang, während: Ferr-i., **Nit-ac.**

nach: **Nux-v.**, **Rat.**

Perineum: Alum., bell., bov., carb-v., mag-m., merc., sep., thuj.

kneifend: *Calc.*, carb-v., *cocc.*, **Ign.**, kali-c., mur-ac., nat-m., nit-ac., ox-ac., thuj.

vormittags: *Calc.*

nachmittags: *Cocc.*

abends: Mez.

Fahren, beim: Glon.

Sitzen, im: *Calc.*, *cocc.*

Stuhlgang, amel.: *Nat-ar.*

SCHMERZ - kneifend - Stuhlgang ...

außerhalb des Stuhlgangs agg.: Carb-v.

erstreckt sich zum Abdomen: Mez.

krallend, quetschend; wie durch eine Klaue im Anus: *Ferr.*, lach., nat-c., phel.

Stuhlgang, während: Aeth., *thuj.*, zinc.

nagend: *Carb-v.*, elaps, ferr., merc., phos., stann.

raspelnd: Ant-c., grat., nat-m., verat.

reißend: *All-c.*, alumn., aur., *berb.*, calc., carb-s., carb-v., chin., *colch.*, erig., eupi., ferr., grat., ign., *kali-c.*, kreos., lach., laur., led., *lyc.*, *mez.*, nat-m., **Nit-ac.**, **Nux-v.**, ph-ac., phos., *ruta*, sars., sep., sul-ac., sulph., thuj., zinc.

morgens: Ph-ac.

abends: Ph-ac.

Bett, im: Chin.

Beugen nach vorn amel.: Alumn.

Bewegung, bei: Valer.

Husten, beim: Lach.

Liegen auf dem Rücken amel.: Alumn.

Mittagessen, nach dem: Mang.

Sitzen, im: *Ruta*

Stuhlgang, während: Agar., *calc.*, colch., ferr., *lach.*, nat-ar., **Nat-m.**, *nit-ac.*, *sars.*, *sel.*, *sep.*, *sul-ac.*

nach: Aesc., alumn., *kali-c.*, lyc., *nat-m.*, **Nit-ac.**

nach hartem: Lyc.

Urinieren, beim: *Ruta*

zuckend: Thuj.

erstreckt sich ins Abdomen: Mag-c.

Stuhlgang, beim: Mag-c.

oben, nach: *Lach.*, sep.

Perineum: Am-m., mez.

scharrend, kratzig: Ant-c., calc-p., crot-t., grat., nat-m., puls., verat.

schießend (s. stechend)

schneidend: Aesc., aloe, **Alum.**, *ars.*, calad., calc., calc-p., canth., carb-v., *caust.*, *chel.*, con., *graph.*, *ign.*, indg., *kali-ar.*, *kali-c.*, kali-s., laur., *lyc.*, mag-c., mang., meli., *merc.*, mur-ac., nat-ar., nat-c., nat-h., *nit-ac.*, **Nux-v.**, *phos.*, plan., plat., *rat.*, sars., sec., sep., **Sil.**, stann., staph., *sulph.*, sumb., thuj., zinc.

SCHMERZ - schneidend ...

morgens: Graph., mang.

Aufstehen, nach dem: Mang.

Bett, im: *Graph.*

vormittags, beim Gehen: *Sulph.*

nachmittags: Sep., sulph.

abends: Nat-h., phos.

nachts: Sep.

22 Uhr: Aloe

Diarrhö, bei: **Ars.**

Dysenterie, bei: *Merc-c.*

Gehen, beim: Mag-c., meli., *sulph.*

Sitzen, im: **Rat.**

Stehen agg.: *Lach.*

Stuhlgang, vor: *Asar.*, sep., sulph., verat-v.

während: Agar., all-c., alum., am-c., ant-t., ars., canth., carb-v., dios., *mur-ac.*, nat-ar., nat-c., *nat-m.*, nat-p., **Nit-ac.**, *phos.*, *pic-ac.*, *plat.*, plb., *puls.*, sars., sep., stann., **Sulph.**, sumb., vib.

nach: *Aesc.*, agar., *aloe*, calc., chel., **Nit-ac.**, **Nux-v.**, pic-ac., *puls.*, **Rat.**, sin-a., staph., sumb.

erstreckt sich das Rektum hinauf: Hell., *sep.*, *sulph.*

Perineum: Am-m., aur., bov., lyc., nux-v., thuj.

morgens: Lyc.

abends: Am-m.

Splitter, wie ein: *Aesc.*, agar., *alum.*, *arg-n.*, *bar-c.*, *carb-v.*, coll., **Nit-ac.**, **Rat.**, *sil.*, sulph.

stechend: *Acon.*, **Aesc.**, agar., *all-c.*, aloe, alum., alumn., am-m., ang., ant-t., *apis*, arg-n., arn., **Ars.**, arund., aur., aur-s., *bar-c.*, *bar-m.*, bell., *benz-ac.*, *berb.*, bor., bov., brom., bry., cact., calad., *calc.*, *calc-p.*, calc-s., cann-i., cann-s., canth., *caps.*, **Carb-an.**, *carb-s.*, *carb-v.*, carl., **Caust.**, cham., chel., chin., chin-a., coc-c., colch., coloc., **Con.**, *cop.*, *croc.*, crot-t., cycl., euphr., ferr-ar., ferr-i., ferr-ma., gins., *graph.*, grat., **Ign.**, indg., ip., jac-c., jatr., *kali-ar.*, kali-bi., **Kali-c.**, kali-n., kali-p., **Kali-s.**, kreos., **Lach.**, led., **Lyc.**, lyss., mag-c., *mag-m.*, *mag-p.*, *med.*, meli., **Merc.**, merc-c., merc-i-f., *mez.*, mosch., *mur-ac.*, *nat-c.*, *nat-m.*, nicc., **Nit-ac.**, nuph., nux-m.,

SCHMERZ - stechend ...

nux-v., ol-an., petr., *ph-ac.*, phel., *phos.*, *phyt.*, plat., plb., *puls.*, ran-b., ran-s., *rat.*, *rhus-t.*, *ruta*, *sabad.*, **Sep.**, **Sil.**, spong., stann., stram., stry., *sul-ac.*, **Sulph.**, tarent., teucr., *thuj.*, *til.*, zinc.

morgens: Lyc., mag-c., zinc.

Erwachen, nach dem: Mag-c.

vormittags: Lach.

nachmittags: Agar., chin-s., lyc., nat-m., sulph.

abends: Benz-ac., bor., calc-p., carb-s., carb-v., gran., iris., merc-c., nat-m., nit-ac., **Sulph.**, thuj., zinc.

Bett, im: *Nat-m.*

nachts: Sep., stry., thuj.

Mitternacht: Thuj.

abwechselnd mit Brennen in der Vorhaut: Thuj.

Jucken in der Eichel, mit: Thuj.

aufrechter Körperhaltung, bei: **Petr.**

Essen, vor: *Caust.*

nach: **Nux-v.**

Flatus, beim Abgang von: Bry., phos.

amel.: Coloc., *mag-c.*

Gehen, beim: *Ars.*, coc-c., crot-t., meli., nat-p., petr., *sil.*, squil., sulph., zinc.

nach: Thuj.

Freien amel., im: Thuj.

geistiger Anstrengung, nach: **Nux-v.**

Husten, beim: *Ign.*, **Lach.**, nit-ac.

juckend: Alum., bry., coloc., stann., sulph.

Koitus, beim: Calc.

Liegen, im: Nat-c., **Sulph.**

Menses, während: Aloe, *ars.*, phos.

Mittagessen, nach dem: Phos.

Niesen, beim: *Lach.*

periodisch: Agar., *ign.*

Schwangerschaft, in der: *Kali-c.*

Sitzen, im: *Ars.*, *calc.*, gran., kali-c., nat-c., *ruta*, **Sulph.**, *thuj.*

Stehen, im: *Sulph.*, valer.

Stuhlgang, vor: Asar., *berb.*, *con.*, gamb., *kali-c.*, phos., *plat.*, spong., sul-ac.

SCHMERZ - stechend - Stuhlgang ...

während: Am-c., am-m., *berb.*, calc-s., carb-an., carb-s., *carb-v.*, caust., chin., coc-c., ferr-i., **Graph.**, *ign.*, ip., laur., mag-m., *nat-c.*, nat-m., **Nit-ac.**, nux-m., *nux-v.*, pic-ac., *sep.*, *staph.*, sul-ac.

hartem: Bar-c., bell., prun-s., sulph.

nach: *Aloe*, am-m., *berb.*, calad., canth., cham., kali-n., laur., *lyc.*, mag-m., *mez.*, nat-m., nicc., **Nit-ac.**, pic-ac., *plat.*, *rat.*, sep., stann., *thuj.*

schwergehendem: Alum., *plat.*, *rat.*

Urinieren, während: Carb-s., sulph.

erstreckt sich zum Abdomen: Aloe, mag-m., *sep.*

außen; nach: *Carb-v.*, lith-c.

Blase: Mosch., thuj.

Darmbein und Eichel: Petr., *thuj.*

Genitalien, beim Gehen: Sil.

Harnröhre: Carb-s., coc-c., thuj.

Leistengegend, links: Croc., kreos.

Lenden: Aloe

oben, nach: Aesc., *graph.*, **Ign.** *lach.*, mag-c., *mez.*, *rhus-t.*, *sep.* thuj.

Oberschenkels, zur Innenseite des Alumn.

Penis: Carl.

Peniswurzel: Zinc.

Rücken: Carl.

Schamgegend, während de Menses: Aloe

Stuhlgang, nach: Cast.

unten und außen, nach: *Carb-v.* lith-c.

Stuhlgang, nach: Alumn. *mez.*, sulph.

Perineum: Alum., am-m., aur., berb. bov., *calc-p.*, carb-v., chel., chin. mag-m., merc., nit-ac., sep., spig. sulph., thuj.

abends: Am-m., sep.

erstreckt sich zum Anus: Nit-ac.

Penis: *Calc-p.*

SCHMERZ - stechend - *Perineum* - erstreckt sich...

Uterus: Berb.

stechend, fein: Acon., **Aesc.**, *am-m.*, *apis*, *ars.*, *caps.*, carb-an., *caust.*, coch., lyc., mag-m., *nat-m.*, **Nux-v.**, *phos.*, puls., sil., *staph.*, sulph.

nachts, im Liegen: **Ars.**, *puls.*

Gehen, beim: Carb-an.

Menses, während: Phos.

Stuhlgang, während: Berb., caps., caust., coc-c., ip., *lyc.*, mag-m., nat-c., nat-m., nicc., **Nit-ac.**, *sil.*, sulph.

nach: Aloe, berb., *canth.*, kali-n., **Nit-ac.**, *puls.*, *sulph.*

Tenesmus: Acon., **Aesc.**, agar., **Aloe**, alum., am-c., ambr., *anac.*, ant-c., **Apis**, apoc., *arg-m.*, *arn.*, *ars.*, ars-i., arum-t., asaf., atro., aur-m., bar-c., bar-m., *bell.*, benz., berb., *bov.*, brom., bry., cact., *calc.*, calc-s., cann-i., cann-s., *canth.*, **Caps.**, carb-an., carb-s., *carb-v.*, *caust.*, cham., chin-s., cob., cocc., **Colch.**, *coll.*, *coloc.*, con., *corn.*, *crot-t.*, cupr., cupr-ar., *cycl.*, der., dig., dios., dirc., eup-per., *euph.*, eupi., fago., ferr., ferr-ar., ferr-i., ferr-m., ferr-p., gamb., gels., graph., grat., *ham.*, hep., hyos., ign., iod., *ip.*, *iris.*, kali-ar., *kali-bi.*, kali-c., *kali-i.*, *kali-n.*, kreos., lac-c., *lach.*, lact., laur., **Lil-t.**, *lyc.*, lycps., *lyss.*, mag-s., manc., **Merc.**, **Merc-c.**, merc-cy., *mez.*, mill., mur-ac., *nat-ar.*, *nat-c.*, *nat-m.*, nat-p., nicc., **Nit-ac.**, nux-m., *nux-v.*, oena., ol-an., op., ox-ac., petr., ph-ac., phel., phos., phys., *phyt.*, pic-ac., *plat.*, plb., podo., psor., ptel., puls., rat., rheum, rhod., rhus-t., rumx., ruta, sang., sel., senec., *sep.*, *sil.*, sol-n., sol-t-ae., spig., spong., squil., stann., **Staph.**, *stront.*, **Sulph.**, sumb., tab., *tarent.*, ter., thuj., trom., verat., verat-v., vip., zinc.

morgens: Aeth., nicc.

Aufstehen, nach dem: Aeth.

abends: Ferr., plat.

nachts: Bov., *merc.*, zinc.

Blase und Rektum; Tenesmus von: Alum., **Caps.**, lil-t., *merc-c.*, **Nux-v.**

Diarrhö, vor: Hydr.

während: *Alum.*, **Ars.**, carb-s., carb-v., cimic., *coloc.*, cop., corn., crot-t., form., *gamb.*, hydr., mag-m., mag-s., *merc.*, **Merc-c.**, *nit-ac.*, op., phys., phyt., plb., ptel., sarr., sel., *sulph.*, tab.

SCHMERZ - Tenesmus - Diarrhö ...

nach: *Dulc.*, hydr., laur., *lil-t.*, mag-c., phel., phos., rhus-t., stront., tab.

Dysenterie, bei: Acon., **Apis**, arn., ars-i., **Caps.**, **Colch.**, con., cop., dios., ip., *merc.*, **Merc-c.**, *nit-ac.*, rheum, sulph., ter., xan.

Essen, beim: *Coloc.*, crot-t.

Flatus zu unterdrücken, beim Versuch: Acon.

Gehen, beim: *Sulph.*

Kaffee, nach: *Nat-m.*

Menses, vor: Thuj.

während: *Am-c.*, nat-s.

Milch, nach: Nicc.

Mittagessen, nach dem: Alum., nat-m.

Obstipation, bei: Asaf., *con.*, *nux-v.*, plb., vib.

Sitzen, im: Crot-t., *sulph.*

Stuhlgang, vor: Acon., aeth., **Agar.**, alum., arn., berb., cham., coloc., crot-c., dirc., fago., grat., mag-m., *merc.*, **Merc-c.**, *nux-v.*, phys., plat., plb., sep., **Sulph.**, tarent., verat.

während: **Acon.**, aesc., *aeth.*, **Agar.**, **Aloe**, alum., am-c., am-m., ang., ant-t., apis, apoc., arg-n., *arn.*, *ars.*, arum-t., asc-t., aster., bapt., *bell.*, *calc.*, calc-s., canth., *caps.*, carb-ac., carb-s., *caust.*, *cedr.*, cob., coff-t., *colch.*, *coll.*, *coloc.*, con., cop., *corn.*, crot-t., *cupr.*, dios., fago., ferr., ferr-ar., ferr-m., fl-ac., form., gamb., gran., graph., grat., hell., hep., hipp., hydr., hyper., **Ip.**, iris., kali-ar., *kali-bi.*, kali-chl., kali-i., kali-n., kalm., *lac-c.*, lach., laur., *lil-t.*, lob-s., lyc., lyss., *mag-c.*, mag-m., mang., **Merc.**, **Merc-c.**, *morph.*, myric., *nat-ar.*, *nat-c.*, *nat-m.*, *nat-s.*, nicc., *nit-ac.*, **Nux-v.**, **Op.**, ox-ac., petr., phys., phyt., pic-ac., plan., plat., plb., *podo.*, ptel., *rhus-t.*, rob., senec., sep., *spong.*, staph., *sulph.*, tab., ther., thuj., *trom.*, verat., zinc.

hartem Stuhl, mit: *Con.*

nach: *Aeth.*, **Agar.**, am-m., ambr., ant-t., *apis*, apoc., ars., aster., bapt., *bell.*, bov., calc-p., calc-s., *canth.*, *caps.*, cob., *cocc.*, *colch.*, corn.,

REKTUM

SCHMERZ - Tenesmus - Stuhlgang - nach ... cupr-ac., dios., dros., dulc., erig., fago., fl-ac., gamb., gins., grat., hell., *ign.*, ind., indg., ip., jug-c., kali-ar., *kali-bi.*, kali-c., kali-n., kali-p., *kali-s.*, lach., laur., lil-t., lyc., lyss., *mag-c.*, *mag-m.*, mag-s., manc., **Merc.**, **Merc-c.**, merc-i-r., *mez.*, *nat-m.*, nicc., ph-ac., phel., phys., plat., plb., *podo.*, ptel., **Puls.**, *rheum*, *rhus-t.*, sars., **Sulph.**, tab., *trom.*, zinc.

amel.: Acon., aesc., aloe, alum., ant-t., arn., ars., asaf., bapt., bov., bry., cahin., calc-p., canth., cham., colch., *coloc.*, corn., dulc., **Gamb.**, hell., lept., nat-s., nuph., **Nux-v.**, **Rhus-t.**, sanic., tarent.

Urinieren, während: Carb-v., ferr., med., *prun-s.*

nach: Coloc., mur-ac.

Wärme amel.: Coloc., sulph.

Wasser, beim Hören von fließendem: **Lyss.**

erstreckt sich zur Blase: Canth., *caps.*, *med.*, merc-c., *nux-v.*

Harnröhre: Mez.

Perineum: Mez.

windend: Caust., kali-c., lact., lyc., mag-c., nat-c., zinc.

Flatus amel.; Abgang von: Kali-bi.

Körperübungen, nach: Coc-c.

Stuhlgang, während: Spong.

nach: Canth., grat.

windender Schmerz im Anus: *Croc.*

wund beißend (s. brennend)

wund schmerzend, wie zerschlagen: **Aesc.**, *agar.*, agn., **Aloe**, alum., am-c., am-m., ambr., ant-c., ant-s., **Apis**, arn., *ars.*, aspar., aur., *bar-c.*, **Bar-m.**, **Bell.**, **Berb.**, *bry.*, *calc.*, *calc-p.*, calc-s., *caps.*, *carb-an.*, *carb-s.*, *carb-v.*, **Caust.**, coloc., crot-t., *cycl.*, dios., elaps, gall-ac., **Gamb.**, **Graph.**, **Ham.**, hep., **Ign.**, **Iris.**, **Kali-ar.**, kali-bi., **Kali-c.**, *kali-p.*, **Kali-s.**, **Lach.**, lact., lil-t., **Lyc.**, **Merc.**, *merc-c.*, merc-i-f., merc-sul., **Mur-ac.**, nat-ar., nat-c., *nat-m.*, nat-p., nat-s., **Nit-ac.**, nux-m., *nux-v.*, **Paeon.**, petr., ph-ac., phos., phys., *podo.*, prun-s., psor., **Puls.**, **Rat.**, *rhus-t.*, sars., *sep.*, **Sil.**, sol-t-ae.,

SCHMERZ - **wund** schmerzend, wie zerschlagen ...

spong., stann., staph., sul-ac., **Sulph.**, syph., tab., thuj., verat., vib., *zinc.*, zing.

morgens: *Calc-p.*, thuj.

abends: Bar-c., *carb-an.*, kali-bi., *sulph.*, zinc.

nachts: Phel., sars.

Bewegung, nach: Crot-t., *puls.*

Gehen, beim: Arg-m., **Caust.**, cycl., *kali-bi.*, *mez.*, *nit-ac.*

Liegen auf dem Rücken, beim: Chel.

Menses, während: Berb., carb-v.

Sitzen, im: *Am-m.*, *berb.*, **Caust.**, chel., *cycl.*, mag-c., *mur-ac.*, **Rat.**, *sulph.*

Stuhlgang, während: *Aesc.*, agar., **Aloe**, **Alum.**, *ant-c.*, brach., caust., coloc., *graph.*, *grat.*, nat-c., *nat-m.*, *sulph.*

hartem: *Nat-m.*, *sulph.*

nach: *Aesc.*, **Aloe**, *alum.*, ant-c., **Apis**, apoc., calc-s., *carb-s.*, *cham.*, chel., colch., crot-t., gamb., **Graph.**, hep., **Ign.**, iod., kali-bi., kali-c., mag-m., *merc.*, mez., *mur-ac.*, *nat-m.*, **Nit-ac.**, nux-m., nux-v., phos., *podo.*, puls., **Rat.**, stann., staph., *sulph.*

durchfälligem Stuhl, nach: Nat-m., phel., **Sulph.**, tab.

Perineum: Alum., echi.

ziehend: Ant-c., aur-s., calc., cann-s., carb-v., chel., chin., *cycl.*, eupi., kreos., lach., lact., mang., mez., phos., rhod., zinc.

Gehen, beim: *Cycl.*

Koitus, nach: Caust.

Sitzen, im: Chin., *cycl.*

unten, nach: Phos.

erstreckt sich ins Abdomen: Aloe, zinc.

Genitalien, durch die: Carb-an. rhod.

Stuhlgang, vor: Carb-an.

Harnröhre, durch die: Hipp.

Nabel, zum: *Lach.*

oben, nach: Mez., plb., thuj.

Perineum: Berb., *cycl.*, *kali-bi.*, mez. sulph.

Gehen, beim: Cycl

Sitzen, im: *Cycl.*

SCHMERZ ...

zwickend: Eug., merc., nat-m., *nit-ac.*

Perineum, in: *Puls.*

SCHNUR, die vom Anus zum Nabel gespannt ist; Gefühl einer: Ferr-i.

SCHWÄCHE, Schwächegefühl: *Agar.*, *aloe*, alum., apoc., bry., calc., kali-c., *petr.*, *phos.*, *sep.*, tab.

Stuhlgang, vor: Nat-p.

nach: Lept., *podo.*

Urinieren, beim: Inul.

SCHWARZ: Merc-c.

SCHWEISS an Anus und Perineum: Agar., *alum.*, bell., carb-an., con., *hep.*, kali-c., psor., rhus-t., thuj.

morgens: *Thuj.*

nachts: Kali-c.

SCHWELLUNG des Anus: *Aesc.*, *apis*, aur., bell., bor., bufo, *coll.*, crot-t., cur., *graph.*, *hep.*, ign., kali-i., lach., led., mur-ac., nux-v., *paeon.*, phys., *podo.*, sarr., *sulph.*, teucr.

Gefühl von: *Aesc.*, cact., graph., hep., nat-m., nux-m., sulph.

Menses, während: Sep.

schwarz: *Carb-v.*, *mur-ac.*

Perineums, Naht des: Thuj.

SCHWERE (s. ABWÄRTSZERREN)

SCHWIERIGER Stuhl (s. OBSTIPATION - schwieriger Stuhl)

SPANNUNG: *Calc.*, chin., euphr., graph., *ign.*, *lyc.*, *nux-v.*, rhus-t., *sep.*, **Sil.**

konvulsivisch: Ign.

Stuhlgang, nach: Berb., sep.

Perineum: Echi.

SPASMEN: *Caust.*, *colch.*, *ferr.*, *tab.*

Gehen, beim: Caust.

Harndrang, mit: *Caust.*

Koitus, beim: Merc-c.

STRIKTUR: *Aesc.*, agar., *aloe*, alum., ang., bar-m., bell., *bor.*, calc., *calc-sil.*, *camph.*, colch., con., crot-t., elaps, fl-ac., hep., ign., kreos., *lach.*, *lyc.*, med., mez., *nat-m.*, nit-ac., phos., plb., *ruta*, sec., thuj.

STUHLDRANG (vgl. SCHMERZ – Tenesmus): Abrot., acon., **Aesc.**, aeth., **Agar.**, all-c., *aloe*, *alum.*, alumn., *anac.*, *apis*, arg-m., *arg-n.*, *arn.*, *ars.*, ars-h., ars-i., arum-t., *asar.*, asc-t., atro., aur., aur-m., bar-c., *bell.*, benz-ac., *berb.*, *bism-o.*, bov., *bry.*, bufo, cadm., cahin., calad., calc., calc-p., camph., cann-s., canth., caps., carb-an., carb-s., carb-v., cast., cast-eq., cast-v., caust., cham., *chel.*, chin., chin-s., cic., cimic., *cimx.*, cist., clem., cob., coc-c., cocc., coff., *colch.*, *coloc.*, com., *con.*, *corn.*, croc., crot-c., crot-t., cupr., cycl., dig., dios., *dulc.*, elaps, eug., fago., ferr., ferr-ar., ferr-i., ferr-ma., gamb., gent-l., glon., gran., *graph.*, grat., ham., *hep.*, hydr., hyos., hyper., **Ign.**, indg., iod., iris., kali-bi., *kali-c.*, kali-chl., *kali-n.*, kalm., kreos., lach., lact., **Lil-t.**, lyc., mag-c., *mag-m.*, mag-s., manc., **Merc.**, *merc-c.*, merc-i-f., merc-i-r., mez., naja, *nat-ar.*, *nat-c.*, nat-m., nat-p., nat-s., nux-m., **Nux-v.**, oena., *op.*, osm., ox-ac., pall., petr., phel., *phos.*, phys., **Pip-m.**, plan., *plat.*, **Plb.**, *podo.*, prun-s., ptel., *puls.*, *ran-s.*, rat., *rheum*, *rhod.*, rhus-t., *ruta*, sabad., sabin., sars., sec., senec., *sep.*, serp., **Sil.**, sol-t-ae., spong., stann., *staph.*, stront., sul-ac., **Sulph.**, sumb., *tab.*, tarent., tell., ther., *thuj.*, trom., ust., verat., verb., vib., vinc., zinc.

abends im Schlaf: Phyt.

nachts: *Aloe*, carl., coloc., graph., lyc., merc-i-r., nat-m., phys., **Sulph.**, thuj., zinc.

23 Uhr: Gels., mag-c., merc-i-r., pip-m.

Mitternacht: Dios., lach.

Erwachen, beim: *Aloe*, ferr-i.

Menses, vor: Mang.

Abendessen, nach: Calc-p., ox-ac., podo.

ängstlich: Acon., *merc.*, *nux-v.*, ol-an.

anhaltend: Aesc., ant-s., arn., ars., asaf., bar-c., *berb.*, bry., calc., cob., con., cop., **Crot-t.**, ham., hyos., *ign.*, kali-a., *lil-t.*, mag-c., *mag-m.*, **Merc.**, **Merc-c.**, *merc-d.*, nat-ar., nat-m., *nat-s.*, *nux-v.*, phyt., *pip-m.*, ptel., ruta, sin-n., *sulph.*, sumb., zinc-s.

aufregenden Nachrichten, nach: Gels.

Aufstehen, beim: *Aloe*

Aufstoßen, bei jedem: Aesc.

Bewegung, bei: Ars-i., *bry.*, *crot-t.*, *mur-ac.*, *rheum*

Denken daran, beim: Iris., *ox-ac.*

Essen, nach dem (vgl. Diarrhö): **Aloe**, *anac.*, apoc., bar-c., cham., clem., **Coloc.**, ferr-ma., fl-ac., phos., *rheum*, rhus-t., sulph., zinc.

Flatus agg., Abgang von: **Aloe**, ruta, spig.

STUHLDRANG - Flatus ...

amel.: Caps., *colch.*, mag-c., mez., nat-ar., ruta

Frühstück, während: Dios.

nach: Carb-s., grat.

Gegenwart anderer Personen, Stuhldrang fehlt in: **Ambr.**

Gehen, beim: Cob., coloc., laur., pall., rheum

Hängenlassen der Füße, beim: Rhus-t.

häufig: Abrot., *ambr.*, *apis*, *arg-m.*, arn., asaf., **Bar-c.**, bell., berb., bor., brom., cahin., calc-p., carb-an., *caust.*, *coloc.*, **Con.**, **Corn.**, dios., ham., *hep.*, hura, *hyos.*, *ign.*, kreos., lac-c., lac-d., **Lil-t.**, **Merc.**, **Merc-c.**, *nat-m.*, nat-s., nit-ac., **Nux-v.**, ox-ac., petr., *ph-ac.*, phos., **Plat.**, *puls.*, *rheum*, ruta, sars., stann., stram., sulph., tab.

Kaffee, nach: Nat-m.

Kleidung, beim fest Anziehen der: Bry.

Koitus, nach: Nat-p.

Kolik, bei: Coloc., ind., **Nux-v.**

Liegen, im (s. Diarrhö)

Menses, vor: Eupi.

während: Calc., mang.

Mittagessen, während: Dios.

nach: Ant-c., cann-s., caust., colch., coloc., *ferr-ma.*, kali-bi., mag-m., nat-m., par., phel., ran-s., sulph.

plötzlich: Aesc., agar., *aloe*, ant-s., bar-c., bry., carb-v., cic., cocc., **Crot-t.**, cycl., dig., dirc., *ferr.*, gent-l., graph., ign., kali-bi., kali-n., *lach.*, lac-ac., lil-t., mag-m., manc., naja, *nat-c.*, *nat-p.*, *nat-s.*, plat., *podo.*, *psor.*, ptel., rhus-t., rob., sep., **Sulph.**, sumb., tab., verat., zinc.

morgens: Manc., **Sulph.**

abends: Gent-l.

nachts: Nux-v.

Pressen, starker Stuhldrang verschwindet beim: **Anac.**

quälender Zwang, aber nicht für Stuhl: *Lach.*

Rauchen, beim: Calad., thuj.

Schreck, durch: *Caust.*, *gels.*

Schwindel, bei: Spig.

Sitzen, im: Crot-t.

Stehen, im: Aloe, bry., lil-t.

STUHLDRANG ...

Stuhlgang, vor: All-s., *aloe*, berb., calc-f., euphr., ferr-i., fl-ac., grat., hell., kali-n., lact., mez., osm., *podo.*, *rheum*, *rhus-t.*, stront., **Sulph.**

während: Abrot., *aesc.*, aeth., am-m., anac., *ant-c.*, arg-m., ars-i., bov., bry., calad., calc., carb-s., carl., coca, *coll.*, con., cycl., dios., dirc., dros., dulc., eupi., ferr., form., gamb., graph., grat., hep., inul., iris., lycps., merc., mez., nat-c., nat-p., nicc., nit-ac., ox-ac., phys., phyt., pic-ac., pip-m., plan., plat., ptel., ran-s., rat., rhus-t., sars., sep., sil., stann., stram., sul-ac., **Sulph.**, tab., tarent., verb.

nach: Aesc., *aeth.*, **Aloe**, ars., ars-i., bar-c., berb., bry., calc-p., camph., cic., cocc., colch., crot-t., cycl., dig., dios., dros., ferr., ferr-ar., ferr-i., form., grat., ign., iod., iris., kali-p., *lach.*, lyc., *mag-m.*, **Merc.**, **Merc-c.**, merc-i-r., naja, nat-ar., nat-c., *nat-p.*, nicc., *nit-ac.*, nux-v., petr., **Rheum**, ruta, samb., sol-t-ae., spig., stann., **Sulph.**, tab., til.

amel.: Acon., aesc., aloe, alum., ant-t., arn., ars., asaf., bapt., bry., cahin., calc-p., canth., cham., colch., *coloc.*, corn., dulc., **Gamb.**, gels., hell., lept., nat-s., nuph., **Nux-v.**, **Rhus-t.**, sanic., tarent.

Aufstehen nach dem Stuhlgang, beim: Rheum, rumx.

Drängen, aber nicht zum Stuhl: **Lach.**

Urin geht ab, aber nur: Lil-t.

Urinieren, während: **Aloe**, alum., aphis., cann-s., *canth.*, caust., crot-h., cycl., dig., merc., *mur-ac.*, **Nux-v.**, prun-s., *puls.*, squil., staph., sumb., thuj.

amel.: Nat-m.

nach: *Cann-s.*

Wasser, beim Hören von fließendem von: **Lyss.**

Wehe, bei jeder: Nux-v., plat.

TAUBHEIT, Gefühllosigkeit des Anus: Acon., carb-ac., phos.

TENESMUS (s. SCHMERZ - Tenesmus)

TROCKENHEIT: **Aesc.**, aeth., agar., *alumn.*, calc., carb-v., *graph.*, *kali-chl.*, *nat-m.*, sulph., sumb.

Gefühl von: Agar., calc., carb-v.

TUBERKEL am Perineum: *Thuj.*

UNBEMERKTER Stuhlabgang: Acon., *aloe*, ars., carl., colch., coloc., cur., ferr-ma., grat., *hyos.*, *mur-ac.*, ph-ac., *plb.*, *staph.*, tab., verat.

dünner, wässriger Stuhl geht ab beim Urinieren: *Mur-ac.*

harter Stuhl: **Aloe**, *coloc.*

UNTÄTIGKEIT des Rektums: Aeth., agn., **Alum.**, **Alumn.**, am-c., am-m., **Anac.**, ant-c., ant-t., arg-n., *arn.*, asaf., aur., *bar-c.*, bar-m., bell., bov., **Bry.**, *calc.*, *calc-s.*, *camph.*, canth., *carb-an.*, **Carb-s.**, *carb-v.*, caust., **Cham.**, *chin.*, *coca*, *cocc.*, coff., colch., *coll.*, crot-t., dulc., euphr., fl-ac., *gels.*, **Graph.**, hell., **Hep.**, **Hydr.**, hyos., *ign.*, iod., *kali-br.*, **Kali-c.**, kali-n., *kali-p.*, kali-s., kreos., lac-d., *lach.*, *lap-a.*, *lyc.*, mag-c., *mag-m.*, mang., merc., mez., mosch., mur-ac., *nat-c.*, **Nat-m.**, *nat-p.*, nit-ac., **Nux-m.**, **Nux-v.**, **Oena.**, olnd., **Op.**, par., *petr.*, *ph-ac.*, **Phos.**, *phyt.*, *plat.*, **Plb.**, podo., *psor.*, ptel., *puls.*, *pyrog.*, *rat.*, rheum, rhus-t., **Ruta**, sabad., **Sanic.**, sars., **Sel.**, seneg., *sep.*, **Sil.**, spig., squil., stann., *staph.*, stram., stront., sul-ac., *sulph.*, sumb., *tab.*, tarax., **Tarent.**, *thuj.*, til., valer., *verat.*, verb., vib., zinc.

UNWILLKÜRLICHER Stuhlgang: **Aloe**, am-c., ant-t., *apis*, arg-n., **Arn.**, *ars.*, *bapt.*, bar-c., bar-m., **Bell.**, *bry.*, bufo, *calc.*, calc-s., *camph.*, *carb-ac.*, *carb-v.*, *caust.*, *cedr.*, *chel.*, *chin.*, chin-a., chin-s., *cina*, *colch.*, *coloc.*, con., *cop.*, *crot-h.*, crot-t., *cub.*, *cupr.*, cycl., *dig.*, dulc., ferr., ferr-ar., ferr-p., gamb., gels., glon., grat., *hell.*, hippoz., hydr-ac., **Hyos.**, ign., iris., kali-ar., kali-bi., *kali-c.*, kali-p., kali-s., *lach.*, *laur.*, lyss., manc., med., merc., merc-c., mosch., *mur-ac.*, **Nat-m.**, **Nat-p.**, *nux-v.*, oena., **Olnd.**, **Op.**, *ox-ac.*, petr., **Ph-ac.**, **Phos.**, *plb.*, *psor.*, *puls.*, *pyrog.*, **Rhus-t.**, rob., ruta, *sanic.*, **Sec.**, sep., staph., stram., sul-ac., **Sulph.**, tab., tarent., trom., **Verat.**, zinc.

morgens: *Zinc.*

nachts: Arn., bry., carb-an., *chin.*, con., hyos., mosch., psor., puls., *rhus-t.*

Bett, im: Carb-ac., *plb.*, *sulph.*

harter Stuhl: **Aloe**, **Bell.**

tagsüber nach dem Essen, und: Chin.

Beugen nach vorn, beim: *Ruta*

Bewegung, bei: Apis, bry., *ph-ac.*, *phos.*

Bücken, beim: *Ruta*

Entbindung, nach der: Hyos.

Erbrechen, bei: Arg-n., ars.

Erregung, durch: *Hyos.*

UNWILLKÜRLICHER Stuhlgang ...

Essen, beim: Ferr.

nach: *Aloe*, chin.

Flatus, Abgang von: Acon., **Aloe**, *apoc.*, bell., *carb-v.*, *caust.*, cench., ferr-ma., ign., jatr., kali-c., mur-ac., *nat-c.*, *nat-m.*, **Nat-p.**, *nat-s.*, nux-v., **Olnd.**, **Ph-ac.**, **Podo.**, pyrog., sanic., staph., sulph., *tub.*, **Verat.**

geformter Stuhl: *Aloe*, *bell.*, *coloc.*

Gehen, beim: Aloe

harte Stühle: Bell., caust., coloc.

Husten oder Niesen, beim (s. Niesen): Bell., merc., ph-ac., *phos.*, rumx., spong., *squil.*, *sulph.*, verat.

Klumpen, in: *Aloe*, *coloc.*

Konvulsion, während: *Oena.*, stry.

Kummer, durch: Op.

Lachen, beim: *Sulph.*

Lähmung, durch vollständige: *Alum.*, bell., hyos., laur., *nux-v.*, op.

Niesen, beim (s. Husten): *Sulph.*

Schlaf, im: *Arn.*, ars., arum-t., bell., *bry.*, cench., chin., colch., *con.*, *hyos.*, lach., laur., merc., mosch., *mur-ac.*, nat-m., nat-s., *ph-ac.*, *phos.*, **Podo.**, **Psor.**, *puls.*, *rhus-t.*, *sulph.*, *thuj.*, *tub.*, verat., zinc.

Schreck, nach: **Op.**, *phos.*, *verat.*

Stehen, im: Aloe, ars., *coloc.*

Urinieren, während: Ail., *aloe*, bell., *carb-ac.*, carb-s., *hyos.*, ind., *mur-ac.*, nat-s., phos., squil., *sulph.*, verat.

Urin und Stuhl gehen unwillkürlich ab: Acon., apis, *arg-n.*, *arn.*, *ars.*, atro., aur., bar-c., bell., bry., calc., camph., carb-v., *chin.*, chin-a., cina, colch., con., dig., *hyos.*, *laur.*, mosch., **Mur-ac.**, nat-m., *olnd.*, *ph-ac.*, *phos.*, puls., pyrog., rhus-t., sec., stram., sulph., verat., zinc.

Abgang ohne Pressen, gewollter Stuhlgang unmöglich: Arg-n.

VERGEBLICHER
Stuhldrang (s. OBSTIPATION - vergeblicher)

VÖLLEGEFÜHL: Acon., **Aesc.**, agar., **Aloe**, alum., apis, ars., bell., berb., bry., carb-v., caust., cycl., ferr., **Ham.**, kali-bi., *lach.*, lil-t., manc., med., meli., **Nit-ac.**, phos., plan., sabin., stram., **Sulph.**, thuj.

abwechselnd mit Leeregefühl: Thuj.

VÖLLEGEFÜHL ...

Gehen, nach: Aesc.

Stuhlgang, nach: **Aesc.**, alum., *lyc.*, *sep.*

Perineum: Alum., berb., bry., *chin.*, cycl., nux-v.

WARZEN (s. KONDYLOME)

WÜRMERN, Gefühl von (s. AMEISENLAUFEN; JUCKEN)

Beschwerden durch Würmer: Acon., all-c., *ars.*, calc., carb-v., chim., *cic.*, **Cina**, dol., *ferr.*, fil., graph., ign., merc., *nat-m.*, *nat-p.*, *nux-m.*, nux-v., petr., ruta, *sabad.*, sec., *sil.*, *sin-n.*, **Spig.**, spong., squil., *stann.*, **Sulph.**, *ter.*, teucr., verat.

Bandwürmer (= Taenien): *Ail.*, arg-n., **Calc.**, *carb-an.*, carb-s., *carb-v.*, chin., cupr., *fil.*, *form.*, frag-v., *graph.*, grat., kali-c., mag-m., merc., *nat-c.*, nux-v., petr., phos., *plat.*, *puls.*, *sabad.*, *sep.*, *sil.*, *stann.*, sulph., ter., thuj.

Fadenwürmer, Madenwürmer (= Oxyuren): Acon., all-s., anac., *ars.*, asar., bar-c., bell., calc., carb-s., cham., *chel.*, cic., **Cina**, *ferr-s.*, *gran.*, graph., hyos., kali-c., lyc., mag-c., merc., nat-m., nux-v., rhus-t., ruta, *sabad.*, sec., *sil.*, **Spig.**, stann., **Sulph.**, ter.

Spulwürmer (= Ascariden): Abrot., acet-ac., acon., agn., ant-t., *ars.*, asar., **Bar-c.**, bar-m., *calc.*, carb-s., chin., cina, crot-t., cupr., *ferr.*, ferr-m., *gran.*, graph., grat., *ign.*, indg., mag-c., *mag-s.*, merc., **Nat-m.**, *nat-p.*, nux-v., phos., plat., *rat.*, **Sabad.**, *sep.*, sil., *sin-n.*, *spig.*, *spong.*, squil., *sulph.*, tell., **Ter.**, *teucr.*, thuj., urt-u., *valer.*

ZITTERN im Anus: Con.

ZUCKEN: Agn., ars., bry., calc., carb-ac., colch., *coloc.*, iod., *merc.*, nat-m., *sil.*, *staph.*

nachmittags: Coloc.

Bett, im: Chin.

ZURÜCKGEZOGEN: Agar., bapt., bry., *kali-bi.*, *op.*, plb., tell.

schmerzhaft: *Kali-bi.*

Stuhlgang, nach: *Kali-bi.*

ZUSAMMENSCHNÜRUNG, Zusammenziehung, Gefühl wie verschlossen etc.: Acon., *aesc.*, aeth., *agar.*, alum., am-c., arg-n., ars., *bell.*, benz-ac., berb., bor., *cact.*, *calc.*, calc-s., *camph.*, *cann-s.*, carb-an., carb-v., **Caust.**, *chel.*, chin., cic., cimx., *cocc.*, coff., *colch.*, coloc., cop., crot-t., der., ferr., ferr-ar., ferr-i., ferr-p., *fl-ac.*, form., graph., grat., guare., hipp., hura, *hyos.*, **Ign.**, kali-ar., *kali-bi.*, *kali-br.*, kali-c., **Lach.**, laur., **Lyc.**, mang., meli., mez., nat-c., *nat-m.*, nat-p., **Nit-ac.**, **Nux-v.**, *op.*, *phos.*, **Plb.**, rat., *rhus-t.*, sars., sec., *sep.*, sil., sol-t-ae., staph., stront., *sulph.*, sumb., syph., *tab.*, ther., thuj., verb.

morgens: Nux-v.

Aufstehen, nach: Nux-v.

vormittags: *Calc.*

nachmittags: *Cocc.*, coloc.

abends: Ign.

Gehen, beim: Ign.

nachts: Sec.

abwechselnd mit Jucken: *Chel.*

Bewegung amel.: Coloc.

Flatus, beim Abgang von: Fl-ac.

Frühstück, nach dem: Calc-s.

Gehen, beim: *Caust.*, crot-t.

geistiger Anstrengung, nach: Nux-v.

Koitus, während: Merc-c.

Liegen amel.: *Mang.*

Menses, während: *Cocc.*, thuj.

prolabierten Anus, über dem: *Lach.*, *mez.*

schmerzhaft: Brach., *calc.*, *caust.*, *cocc.* coloc., **Ign.**, **Lach.**, *lyc.*, *mang.*, *mez.* **Nux-v.**, **Plb.**, *sep.*, *sil.*, *thuj.*

Sitzen, beim: *Cocc.*, *mang.*

amel.: *Ign.*

Aufstehen vom Sitzen, beim: Thuj.

spasmodisch: Chel., coff., grat., *ham.* *hipp.*, *lach.*, *lyc.*, merc-c., nat-m., **Nit-ac.** **Nux-v.**, **Op.**, *phos.*, **Plb.**, verb.

Stehen agg.: *Ign.*

Stuhlgang, vor: *Ham.*, *lach.*, nat-m., *nux-v.* phos., plb., sep.

während: *Alum.*, *ars.*, *chel.*, chin-s. coloc., ferr., glon., *kreos.*, mang. **Nat-m.**, **Nit-ac.**, nux-m., *nux-v.*, phos. **Plb.**, sep., **Sil.**, *thuj.*

nach: Aesc., chel., colch., elaps, *ferr.* form., grat., **Ign.**, kali-bi., **Lach.**, *mez.* **Nit-ac.**, nux-m., *phos.*, plat., *sep.* stront., *sulph.*, thuj.

Stuhldrang, bei: Caust.

verhindert Stuhlgang: All-c., *berb.* *chel.*, *lach.*, **Lyc.**, *nat-m.*, *nit-ac.*, *nux-v.*

ZUSAMMENSCHNÜRUNG ...

Urinieren, beim: Carb-s., nat-m.

Ende des Urinierens, zu: *Cann-s.*

erstreckt sich zu den Hoden: Chin., sil.

oben, nach: Laur., sil.

Rektum: Sil.

Vagina: Sep.

Perineum: Sulph., thuj.

STUHL

ABSCHABSEL wie Schleimhaut der Därme: Asc-t., brom., *bry.*, **Canth.**, *carb-ac.*, **Colch.**, **Coloc.**, *ferr.*, *merc.*, nux-v., petr., phos., phyt.

Fleischfetzen, wie: Am-m.

ASCHFARBEN (s. GRAU)

BLÄULICH: Bapt., colch., phos.

grün beim Stehenlassen; wird: Phos.

Lehm, wie: Indg.

BLUTIG: *Acon.*, aesc., aeth., agar., ail., aloe, **Alum.**, *alumn.*, *am-m.*, anac., anan., ant-t., *apis*, *arg-n.*, *arn.*, **Ars.**, ars-i., arund., asar., *bapt.*, *bar-m.*, *bell.*, benz-ac., bol., *bry.*, *bufo*, calad., *calc.*, calc-s., **Canth.**, **Caps.**, *carb-ac.*, carb-an., carb-s., carb-v., *caust.*, *cham.*, chel., *chin.*, chin-a., cina, cinnb., **Colch.**, *coll.*, **Coloc.**, *con.*, *cop.*, *crot-c.*, *crot-h.*, cub., cupr., dros., *dulc.*, elaps, elat., ferr., ferr-ar., ferr-i., *ferr-p.*, *graph.*, **Ham.**, hep., hipp., *hydr.*, ign., iod., *ip.*, iris., jal., *kali-ar.*, *kali-bi.*, kali-br., *kali-c.*, *kali-chl.*, kali-i., kali-n., *kali-p.*, kali-s., *kreos.*, *lac-d.*, lach., led., *lept.*, *lyc.*, lyss., mag-c., *mag-m.*, *manc.*, *med.*, **Merc-c.**, *merc-i-f.*, merc-i-r., mill., *mur-ac.*, *nat-ar.*, *nat-c.*, nat-m., nat-p., nat-s., *nit-ac.*, *nux-m.*, **Nux-v.**, ox-ac., petr., **Phos.**, *phyt.*, pic-ac., *plb.*, *podo.*, psor., *puls.*, raph., rat., *rhus-t.*, *ruta*, sabad., sabin., sarr., *sars.*, sec., senec., *sep.*, *sil.*, staph., *sul-ac.*, *sulph.*, tarent., **Ter.**, *thuj.*, trom., urt-u., valer., *verat.*, zinc.

Menses, während: Am-m., ars-m.

Streifen, in: Arn., bry., calc., cina, colch., *coloc.*, con., *kali-bi.*, led., mag-m., **Merc.**, *nat-s.*, **Nit-ac.**, **Nux-v.**, **Podo.**, puls., squil., *sulph.*, thuj., *trom.*

verkohltes Stroh, wie: *Lach.*

BRAUN: Acon., *aesc.*, aloe, anac., ant-t., *apis*, **Arg-n.**, *arn.*, *ars.*, ars-i., asaf., asc-t., bapt., bell., bor., *bry.*, calc., *camph.*, canth., carb-s., carb-v., *chel.*, *chin.*, *chion.*, coloc., cop., dulc., *ferr.*, *ferr-ar.*, ferr-i., ferr-p., fl-ac., gamb., *graph.*, grat., hydr., iod., *iris.*, kali-ar., kali-bi., kali-c., kali-p., kreos., *lach.*, *lil-t.*, **Lyc.**, *mag-c.*, **Merc.**, merc-c., merc-sul., *mez.*, *mur-ac.*, nat-m., *nat-s.*, nit-ac., nux-v., *op.*, ox-ac., petr., *phos.*, phyt., *plan.*, *psor.*, *pyrog.*, *rheum*, *rhod.*, *rumx.*, *sabad.*, **Sec.**, sep., squil., sulph., ter., thuj., trom., vario., **Verat.**, zinc., zing.

semi-liquid, mit Stuhlpartikeln: Aesc., aloe, ant-t., asaf., bapt., bor., *bry.*, coloc., dulc., *ferr.*, fl-ac., graph., kali-c., lil-t., lyc., mez., ox-ac., petr., rheum, rhod., rumx., sulph., trom.

BREIIG, weich: Aesc., agar., anac., ant-t., *bapt.*, *berb.*, **Bry.**, cact., calc-p., carb-v., erig.,

BREIIG, weich ...

hydr., *hyos.*, iris., *kalm.*, lac-ac., lept., myric., *pic-ac.*, podo., **Rhus-t.**, sars., seneg., *sep.*, *sil.*, *spig.*, ter.

braun: Aesc.

gelb: Ant-t., *arum-t.*, *bapt.*, *berb.*, **Bry.**, carb-v., *hydr.*, *hyos.*, iris., lept., *pic-ac.*, *podo.*, rhus-t.

weiß: *Calc-p.*, podo., *rhus-t.*, sep., spig.

BRÖCKELIG, krümelig: Agar., aloe, **Am-m.**, bapt., bry., calc., cann-s., carb-an., caust., chin-s., crot-t., cycl., *guaj.*, lach., lyc., *mag-c.*, **Mag-m.**, **Merc.**, nat-c., **Nat-m.**, nat-p., *nit-ac.*, olnd., *op.*, ph-ac., phos., *plat.*, *podo.*, ruta, *sulph.*, *tell.*, *zinc.*

CREMEFARBEN: Aloe, arg-m., arg-n., calc., *gels.*, *ph-ac.*

DUNKEL: *Aesc.*, agar., aloe, **Alum.**, arg-n., *arn.*, *ars.*, *bapt.*, *berb.*, bol., *bry.*, carb-v., chin-s., *chion.*, cimic., colch., *corn.*, *ferr.*, **Graph.**, ham., hipp., ill., kali-ar., kali-c., kali-p., *lach.*, lil-t., lyss., mur-ac., *nat-ar.*, *nat-s.*, *nux-v.*, op., *plb.*, ptel., *rhus-t.*, *sec.*, tarent., verat.

semi-liquid, mit Stuhlpartikeln: *Bapt.*, carb-v., chin., *ferr.*, hipp., mur-ac., nux-v., podo., ptel., tarent.

DÜNN, flüssig: Acet-ac., *aeth.*, agar., *aloe*, **Alum.**, ammc., anan., ang., **Ant-c.**, ant-t., **Apoc.**, *aran.*, *arn.*, *ars.*, **Asaf.**, asc-t., aster., aur., bapt., bar-m., *bell.*, **Benz-ac.**, bism-o., bor., *bov.*, *bry.*, cahin., calad., **Calc.**, camph., *carb-ac.*, carb-o., **Carb-s.**, *carb-v.*, cast-eq., *caust.*, *cedr.*, *cham.*, *chel.*, *chin.*, *chin-a.*, *cic.*, cist., *cocc.*, *coff.*, **Colch.**, *coloc.*, *con.*, cop., corn., **Crot-t.**, dios., dros., dulc., ferr., ferr-p., **Gamb.**, **Graph.**, *grat.*, *hep.*, *hydr.*, ign., ind., jatr., *kali-bi.*, kali-n., *lach.*, *lac-ac.*, lept., **Lyc.**, *mag-c.*, med., meph., *merc.*, merc-i-f., *mur-ac.*, nat-ar., nat-c., *nat-p.*, **Nat-s.**, nicc., *nuph.*, *nux-m.*, *nux-v.*, **Olnd.**, *op.*, osm., **Ph-ac.**, **Phos.**, phyt., **Pic-ac.**, **Podo.**, *psor.*, ptel., rat., rhod., *rhus-t.*, rhus-v., rumx., sabad., sang., sec., sel., senec., *sep.*, *sil.*, *spig.*, *spong.*, *squil.*, **Sulph.**, *tarent.*, **Thuj.**, trom., vario., **Verat.**

braun: *Apoc.*, arg-n., arn., *ars.*, asaf., aster., *bry.*, **Graph.**, mag-c., *nat-s.*, nux-v., *phos.*, *psor.*, *raph.*, *squil.*

dunkel: *Ars.*, *crot-h.*, *nat-s.*, op., squil.

gefolgt von hartem Stuhl: *Agar.*, alum., am-c., bar-c., calc., carb-an., euph., *lyc.*, mag-c., mag-m., mur-ac., nat-c., ph-ac., sars., sep., sul-ac., sulph., zinc.

Stuhl

DÜNN, flüssig ...

geformt, dann dünn: Agar., aloe, **Bov.**, **Calc.**, calc-f., lact., **Lyc.**, nat-s., *ph-ac.*, *stann.*

gelb: Aeth., *aloe*, *bapt.*, *bov.*, bufo, *cocc.*, coloc., cop., *crot-t.*, **Dulc.**, **Gamb.**, *hydr.*, iris., lyc., merc., nat-c., **Nat-s.**, nit-ac., nux-m., **Olnd.**, **Pic-ac.**, **Podo.**, raph., rhus-t.

grün: Aeth., agar., ant-c., *apis*, *chin.*, crot-h., crot-t., **Grat.**, *podo.*, raph.

herausströmend: *Apis*, *arn.*, ars., *benz-ac.*, *calc-p.*, canth., **Crot-t.**, **Graph.**, *grat.*, iod., lach., *lyc.*, merc., **Nat-s.**, **Olnd.**, **Ph-ac.**, **Podo.**, puls., **Sec.**, sil., *sulph.*

klumpig und flüssig gemischt: Aloe, **Ant-c.**, apis, *ars.*, calc., *con.*, graph., ip., kali-bi., **Lyc.**, nat-ar., *nat-s.*, nux-v., *pic-ac.*, sil., sul-ac., sulph., trom.

leberfarben: Mag-c.

rot: Kali-i., rhus-t.

schwarz: Acon., *apis*, **Ars.**, asc-t., brom., *carb-ac.*, *carb-v.*, *cocc.*, *crot-h.*, *kali-s.*, *lept.*, *squil.*, *stram.*

semi-liquid, mit Stuhlpartikeln: *Aloe*, alum., ant-c., ant-t., arg-n., *arn.*, *ars.*, *bapt.*, bar-c., bor., *bov.*, *bry.*, carb-v., *caust.*, *cedr.*, *chel.*, cist., *colch.*, *coloc.*, con., dios., *dulc.*, **Gamb.**, *hep.*, hydr., ign., *iris.*, kali-n., *lept.*, *lil-t.*, lyc., **Nat-s.**, nicc., *nux-v.*, **Olnd.**, osm., **Pic-ac.**, **Podo.**, ptel., *rheum*, rhod., *rhus-t.*, *rumx.*, sang., *sel.*, **Sulph.**, sumb., trom., *verat.*, zinc.

DURCHSICHTIG (s. SCHLEIMIG)

EITRIG: *Apis*, **Arn.**, *ars.*, calc., *calc-p.*, *calc-s.*, canth., carb-v., chin., cocc., dulc., *hep.*, *iod.*, ip., kali-ar., kali-c., *kali-p.*, kali-s., *lach.*, *lyc.*, **Merc.**, *phos.*, **Puls.**, *sec.*, sep., *sil.*, *sulph.*, trom.

EIWEISSARTIG: Asc-t., **Bor.**, carb-an., *dios.*, merc., merc-c., *nat-m.*

geronnen: Carb-an., merc-c.

FADENZIEHEND: *Asar.*, *carb-v.*, **Grat.**, ox-ac., sel., **Sul-ac.**, verat-v.

FÄDEN im Stuhl, wie Haare: *Sel.*

FÄLLT heraus: *Aloe*

FARBLOS (s. WEISS)

FEST, zäh: Agar., *am-m.*, arn., asar., bar-c., brom., *canth.*, *caps.*, *caust.*, merc-i-f., **Sulph.**

FETTIG: Ars., *caust.*, *iod.*, *phos.*, pic-ac., sulph., thuj.

FETTIG ...

ölig aussehend, sedimentierend: Bol., *iod.*, pic-ac., thuj.

FLACH: *Merc.*, **Puls.**, sulph., verat.

FLOCKEN, weiche: Cop., dulc., sec.

FLOCKIG: *Arg-n.*, calc-p., *chel.*, colch., cupr., *dulc.*, ferr., guar., *ip.*, *nit-ac.*, *phos.*, sec., sulph., **Verat.**

FLÜSSIG (s. DÜNN)

FROSCHLAICH, wie (s. GRÜN - Schaum)

GALLERTARTIG (s. SCHLEIMIG)

GALLIG: Acon., aeth., *agar.*, *aloe*, ant-t., apoc., *ars.*, ars-h., bism-o., *bry.*, cact., calc-p., carb-ac., *cham.*, *chin.*, chin-a., cina, *colch.*, coll., *coloc.*, *corn.*, **Crot-h.**, crot-t., cub., dig., dios., *dulc.*, elaps, *fl-ac.*, gels., *ip.*, *iris.*, kali-i., lept., *lil-t.*, med., **Merc.**, *merc-c.*, mez., naja, **Nat-s.**, op., osm., *phos.*, phyt., **Podo.**, psor., **Puls.**, *sang.*, sec., sep., *sulph.*, **Verat.**, zinc.

tagsüber und agg. durch warme Getränke: Fl-ac.

GEGOREN: *Arn.*, bor., *ip.*, mez., plan., rheum, rhod., sabad.

GEHACKT: *Acon.*, arg-n., ars., bar-m., *cham.*, rhus-t., sul-ac., viol-t.

Eier, wie gehackte: *Cham.*, **Merc.**, *merc-d.*, *nux-m.*, **Puls.**, sulph.

Rüben, wie gehackte: Apis

Spinat, wie gehackter: **Acon.**, *arg-n.*, *cham.*, *merc.*

GELATINE, wie (s. SCHLEIMIG)

GELB: Aesc., *aeth.*, agar., *aloe*, *alumn.*, am-m., ambr., ang., ant-c., ant-t., *apis*, *apoc.*, *arg-n.*, arn., ars., ars-i., arum-t., asaf., *asar.*, asc-t., bapt., bar-c., bar-m., bell., *berb.*, bol., bor., bov., brom., *bry.*, bufo, cahin., *calc.*, calc-s., canth., carb-s., carb-v., cham., **Chel.**, *chin.*, cist., cocc., *colch.*, coll., *coloc.*, *colos.*, cop., crot-c., crot-h., *crot-t.*, cub., cycl., dig., dios., **Dulc.**, *echi.*, elaps, fl-ac., **Gamb.**, *gels.*, **Grat.**, helon., *hep.*, hyos., ign., iod., ip., *iris.*, jab., *kali-ar.*, *kali-bi.*, *kali-c.*, *kali-i.*, kali-p., kali-s., *lach.*, laur., lept., lith-c., **Lyc.**, mag-c., mag-m., mang., **Merc.**, **Merc-c.**, *merc-sul.*, *nat-ar.*, *nat-c.*, nat-m., nat-p., *nat-s.*, nicc., nuph., *nux-m.*, nux-v., olnd., *petr.*, **Ph-ac.**, *phos.*, phys., **Pic-ac.**, *plb.*, **Podo.**, puls., raph., rheum, **Rhus-t.**, rob., samb., *sang.*, sanic., **Sec.**, staph., stront., *sul-ac.*, sulph., tab., ter., **Thuj.**, urt-u.

bräunlich: Anan., apis, asar., fl-ac., merc-i-r., nat-p.

GELB ...

grün, wird beim Stehenlassen: Arg-n., rheum

grünlich: Aloe, apis, cadm., coloc., crot-t., *dulc.*, **Grat.**, jug-c., kali-bi., kali-p., lac-ac., med., merc., nat-s., puls., sec., **Sulph.**, tab., ter., verat.

hart: Agar.

hellgelb: Fl-ac., **Ph-ac.**

körnig: Mang.

lachsfarben: Lac-d.

orangefarben: Apis, cocc., *colch.*, coloc., merc., nat-m., osm., **Sul-ac.**, syph.

Fruchtfleisch einer Orange, wie das: *Nat-c.*

safrangelb: Coloc., croc., merc., **Sul-ac.**

semi-liquid, mit Stuhlpartikeln: *Agar.*, *aloe*, *alumn.*, am-m., ant-t., *apis*, arum-t., asaf., bapt., bol., bor., bov., *calc.*, **Chel.**, cist., cocc., colch., coloc., crot-t., cub., dig., dios., fl-ac., **Gamb.**, gels., *hep.*, iris., kali-c., lach., laur., lith-c., myric., nat-c., *nat-p.*, *nat-s.*, **Olnd.**, *ph-ac.*, **Pic-ac.**, plb., **Podo.**, **Rhus-t.**, samb., *sulph.*

schmerzlos unmittelbar nach dem Essen: Calc.

weißlich: Acon., aur., cocc., dig., ign., lyc., **Ph-ac.**, phos., puls., rhus-t., sul-ac., *sulph.*

GERONNEN: Ars., bell., bufo, *calc.*, cham., mag-c., med., merc., murx., nat-p., *nit-ac.*, nux-m., puls., *rheum*, sanic., *stann.*, sul-ac., sulph., **Valer.**, viol-t.

Milch, geht gewaltsam ab; wie geronnene: Aeth., *gamb.*

GERUCH, aashaft: Ant-t., apis, **Ars.**, *bism-o.*, bor., **Carb-v.**, *chin.*, **Kali-p.**, kreos., **Lach.**, *ptel.*, *rhus-t.*, *sil.*, stram.

Eier, wie faule: Arg-n., *ars.*, asc-t., *calc.*, *carb-ac.*, carl., **Cham.**, hep., med., **Psor.**, *staph.*, sul-ac., sulph.

faulig: Acet-ac., agar., *apis*, **Ars.**, **Asaf.**, **Bapt.**, **Benz-ac.**, *bor.*, *bry.*, calc., *carb-ac.*, **Carb-v.**, cham., *chin.*, cocc., *coloc.*, elat., ip., **Kali-p.**, *lach.*, *mag-c.*, *merc-c.*, *nat-s.*, nit-ac., nux-m., **Olnd.**, par., **Podo.**, **Psor.**, ptel., pulx., *pyrog.*, rhus-t., sanic., sep., **Sil.**, *stram.*, **Tub.**

Fleisch, wie verbranntes: Carb-an.

Käse, wie verdorbener: **Bry.**, **Hep.**, *sanic.*

Kupfer, wie: *Iris.*

GERUCH, aashaft ...

Messing, wie: Apis

modrig: *Coloc.*, sarr.

Packpapier, wie brennendes: *Coloc.*

sauer: Aeth., arg-n., *arn.*, bell., **Calc.**, camph., carb-s., cham., colch., *coloc.*, *colos.*, con., cop., *dulc.*, *graph.*, **Hep.**, iris., *jal.*, lyc., *mag-c.*, **Merc.**, mez., *nat-c.*, *nat-p.*, *nit-ac.*, olnd., *phos.*, podo., **Rheum**, rob., sep., sil., **Sulph.**, verat.

übel riechend: Acet-ac., acon., *agar.*, ail., *aloe*, alumn., ant-c., ant-t., *apis*, apoc., arg-m., **Arg-n.**, arn., **Ars.**, *ars-i.*, **Asaf.**, asc-t., *aur.*, **Bapt.**, *bar-m.*, **Benz-ac.**, *bism-o.*, **Bry.**, *calc.*, *calc-p.*, *carb-ac.*, **Carb-s.**, **Carb-v.**, casc., cham., chin., chin-a., chlol., cic., cimic., coca, cocc., coff., *colch.*, coloc., con., cop., *corn.*, **Crot-h.**, crot-t., cupr., cupr-ar., dig., dios., dros., dulc., eug., fago., fl-ac., **Gamb.**, gnaph., **Graph.**, grat., *guaj.*, hep., *hura*, hyos., ind., iod., *ip.*, iris., **Kali-ar.**, kali-c., **Kali-p.**, kali-s., kreos., **Lach.**, *lept.*, lil-t., lith-c., lob., lob-c., lyc., lycps., manc., merc., **Merc-c.**, merc-cy., merc-i-f., mez., mur-ac., nat-m., *nat-p.*, **Nat-s.**, *nit-ac.*, **Nux-m.**, *nux-v.*, **Op.**, par., petr., *ph-ac.*, *phos.*, phys., plb., **Podo.**, **Psor.**, ptel., *puls.*, pulx., *pyrog.*, ran-s., rheum, rhod., rhus-t., rumx., santin., sarr., sec., sep., serp., **Sil.**, sin-n., sol-t-ae., **Squil.**, stann., staph., *sul-ac.*, **Sulph.**, sumb., tab., *tarent.*, *ter.*, teucr., thuj., til., tril., **Tub.**, vario., verat., vip., zinc.

nur nachts: *Psor.*

Urin, wie: Benz-ac.

GERUCHLOS: Aeth., *asar.*, *cur.*, cycl., ferr., ferr-s., gamb., guar., *hell.*, *hyos.*, jatr., *kali-bi.*, merc., ph-ac., phos., *rhus-t.*, **Verat.**, xan.

GEWALTSAME Entleerung; plötzlich, in einem Schwall: Ail., *apis*, *apoc.*, aran., *arg-n.*, arn., ars., bar-c., calc-p., canth., cench., cic., cist., cob., *colch.*, *crot-h.*, **Crot-t.**, *cupr.*, cycl., *dulc.*, **Elat.**, *ferr.*, *gamb.*, **Grat.**, iod., *iris.*, jal., **Jatr.**, *kali-bi.*, lac-c., lach., lyc., lycps., *mag-m.*, merc., naja, **Nat-c.**, **Nat-m.**, *nat-s.*, nicc., *ox-ac.*, petr., *phos.*, plat., **Podo.**, puls., *ran-b.*, *raph.*, rhus-t., **Sec.**, seneg., *sep.*, sil., *sulph.*, tab., *thuj.*, trom., **Verat.**

GLÄNZEND (s. FETTIG)

GRAU: Aloe, **Ars.**, asar., *aur.*, bapt., *calc.*, *carb-v.*, cench., *chel.*, chim., cist., crot-t., cupr., *dig.*, *hydr.*, *kali-c.*, kreos., *lach.*, lycps., mag-m., **Merc.**, myric., *nat-m.*, nat-s., **Op.**, **Ph-ac.**,

GRAU ...

Phos., pic-ac., plb., psor., rheum, sec., sep., sulph.

weißlich, stellenweise: Nat-m., **Phos.**, plb.

groß: *Aesc.*, *agn.*, *alum.*, **Alumn.**, *ant-c.*, *apis*, *arg-n.*, ars., ars-i., *asaf.*, *aur.*, berb., **Bry.**, **Calc.**, calc-s., chel., *cob.*, *coloc.*, cop., crot-t., cupr., *dulc.*, **Elat.**, euphr., fl-ac., gamb., **Graph.**, grat., hydr., *ign.*, kali-ar., *kali-bi.*, **Kali-c.**, kali-p., **Kali-s.**, *kalm.*, **Lac-d.**, lach., **Lept.**, **Mag-m.**, merc., **Mez.**, naja, *nat-m.*, *nux-m.*, **Nux-v.**, *oena.*, op., ox-ac., *petr.*, *phos.*, *podo.*, puls., *raph.*, *rhus-t.*, *rhus-v.*, ruta, *sanic.*, sarr., **Sel.**, seneg., **Sep.**, **Sil.**, stann., sul-ac., **Sulph.**, sumb., *thuj.*, tub., **Verat.**, *vib.*, *zinc.*

GRÜN: *Acon.*, aesc., *aeth.*, *agar.*, aloe, alum., *am-m.*, ant-t., *apis*, **Arg-n.**, *ars.*, arund., *asaf.*, asc-t., aur., bar-m., *bell.*, *bor.*, brom., bry., *calc.*, **Calc-p.**, *canth.*, *caps.*, carb-an., carb-v., **Cham.**, chel., *chin.*, *chion.*, colch., **Coloc.**, *con.*, *cop.*, *corn.*, **Crot-t.**, *cupr.*, *dulc.*, *elat.*, *eup-per.*, **Gamb.**, gels., glon., **Grat.**, guar., *hep.*, *hydr.*, **Ip.**, *iris.*, *kali-br.*, kreos., lac-ac., *laur.*, *lept.*, *lyc.*, **Mag-c.**, *mag-m.*, manc., **Merc.**, **Merc-c.**, *merc-d.*, merc-i-f., *mur-ac.*, naja, **Nat-m.**, *nat-p.*, **Nat-s.**, *nit-ac.*, *nux-v.*, petr., *ph-ac.*, **Phos.**, **Plb.**, **Podo.**, *psor.*, **Puls.**, rheum, *rhus-t.*, rob., *sanic.*, **Sec.**, *sep.*, *stann.*, *sul-ac.*, **Sulph.**, tab., *ter.*, valer., **Verat.**, zinc.

bräunlich: Ars., calc., crot-t., dulc., mag-c., mag-m., merc., sulph., verat.

hart: *Agar.*, *chin.*, *stann.*

olivgrün: *Apis*, ars., *elat.*, **Sec.**

Schaum auf einem Froschteich, wie: Hell., *mag-c.*, merc., *sanic.*

Schleim (s. SCHLEIM)

schwarz: Ars., merc., op., phos., sul-ac., verat.

semi-liquid, mit Stuhlpartikeln: Ars., mag-m., podo., valer.

Spinat, wie flockiger: **Arg-n.**

HAAR (s. FÄDEN)

HART: Abies-n., *aesc.*, aeth., *agar.*, *agn.*, **Alum.**, **Alumn.**, **Am-c.**, **Am-m.**, anan., ang., **Ant-c.**, *apis*, arg-m., *arg-n.*, arn., *ars.*, ars-i., arund., asaf., asar., *aur.*, *aur-m-n.*, *bar-c.*, *bar-m.*, *bell.*, berb., *bov.*, brom., **Bry.**, bufo, cact., **Calc.**, *calc-p.*, *calc-s.*, *carb-an.*, **Carb-s.**, *carb-v.*, **Card-m.**, *caust.*, *chel.*, chin., chin-a., chin-s., *cimx.*, *cina*, *clem.*, coc-c., *cocc.*, colch., **Coll.**, *coloc.*, *con.*, cop., corn., crot-h., *cycl.*, dios., dulc., eug., euphr., eupi., *ferr.*, ferr-ar., *ferr-i.*, ferr-p., fl-ac., form., *gamb.*, **Graph.**,

HART ...

grat., *guaj.*, *ham.*, *hep.*, hipp., *hydr.*, *ign.*, ill., *iod.*, *kali-ar.*, *kali-bi.*, **Kali-br.**, *kali-c.*, *kali-i.*, *kali-n.*, kali-p., *kali-s.*, *kalm.*, kreos., **Lac-d.**, **Lach.**, lact., *lac-ac.*, *laur.*, lil-t., **Lyc.**, lycps., *mag-c.*, **Mag-m.**, mag-s., *merc.*, merc-c., merc-i-f., merc-sul., **Mez.**, mur-ac., naja, nat-ar., nat-c., **Nat-m.**, nat-p., *nat-s.*, nicc., **Nit-ac.**, **Nux-v.**, *oena.*, olnd., **Op.**, ox-ac., *petr.*, *ph-ac.*, **Phos.**, phyt., pic-ac., *plat.*, **Plb.**, *podo.*, prun-s., *puls.*, pyrog., *rat.*, rhus-t., rhus-v., rumx., *ruta*, *sabin.*, sal-ac., sang., *sanic.*, sarr., sars., **Sel.**, *seneg.*, **Sep.**, **Sil.**, sol-n., spig., spong., *stann.*, staph., *stront.*, sul-ac., **Sulph.**, sumb., tab., *tarent.*, ter., thuj., tril., *tub.*, **Verat.**, **Verb.**, vib., **Zinc.**

abwechselnd hart und weich: Ars., bor., iod., lach., mag-s., nit-ac., phos.

erst hart, dann breiig: Pall., *ph-ac.*

flüssig, dann: Agar., aloe, **Bov.**, **Calc.**, calc-f., calc-p., carb-s., lact., **Lyc.**, nat-c., *nat-m.*, nat-s., *sul-ac.*, tarent.

weich, dann: Aeth., alumn., berb., carb-an., caust.

Menses, während: *Am-c.*, **Apis**, kali-c., kreos., *nat-m.*, nat-s., sil., sulph.

verbrannt, wie: **Bry.**, *plat.*, plb., **Sulph.**

zäh und fettig: *Caust.*

HÄUFIG: Acet-ac., acon., agar., ail., aloe, alumn., *am-m.*, *ant-t.*, apis, arg-n., *arn.*, **Ars.**, ars-i., asar., bapt., bar-m., *bell.*, *bor.*, bov., *bry.*, cact., cadm., *calc.*, calc-p., *canth.*, **Caps.**, carb-ac., carb-s., *carb-v.*, *caust.*, **Cham.**, chel., *chin.*, *chin-a.*, cic., *cina*, coc-c., *cocc.*, coff., *colch.*, *coloc.*, *con.*, corn., *crot-t.*, *cupr.*, dros., *dulc.*, **Elat.**, *ferr.*, ferr-ar., ferr-p., *gamb.*, *graph.*, grat., hell., hep., hyos., ign., iod., *ip.*, iris., kali-ar., *kali-bi.*, kali-br., *kali-c.*, kreos., *lach.*, lob., *lyc.*, **Merc.**, **Merc-c.**, mez., nat-ar., nat-c., *nat-m.*, nat-p., nat-s., *nit-ac.*, **Nux-v.**, olnd., *petr.*, *ph-ac.*, **Phos.**, **Podo.**, *psor.*, puls., *ran-b.*, rhus-t., rob., samb., sec., *sep.*, *sil.*, sul-ac., *sulph.*, *ter.*, *thuj.*, trom., **Verat.**, zinc.

HEISS: *Aloe*, asc-t., *calc-p.*, **Cham.**, cist., dios., lec., med., *merc.*, **Merc-c.**, merc-sul., nux-v., phos., puls., *staph.*, *sulph.*

HELL: *Aesc.*, alum., anac., apis, **Ars.**, ars-i., *aur-m-n.*, *bar-c.*, *berb.*, **Bor.**, **Calc.**, carb-s., *carb-v.*, **Card-m.**, **Chel.**, **Chin.**, *chin-a.*, *chion.*, *coll.*, **Dig.**, eup-per., *gels.*, gnaph., *hep.*, *hydr.*, *iod.*, iris., kali-ar., *kali-bi.*, *kali-c.*, *kali-p.*, *kali-s.*, **Lyc.**, lycps., **Merc.**, merc-c., *myric.*, naja, nat-p., *nat-s.*, nit-ac., petr., **Ph-ac.**, *phos.*, pic-ac., plb.

HELL ...

podo., rhus-v., **Sanic.**, sep., **Sil.**, sulph., **Tab.**, *tub.*, ust.

HERAUSSCHIESSEND: Acon., aloe, *apis*, arn., ars., aster., bell., calc-p., canth., cist., cob., **Crot-t.**, cycl., eug., **Gamb.**, **Grat.**, iod., jab., **Jatr.**, kali-bi., lach., lept., lyc., mag-m., merc., naja, *nat-c.*, nat-p., *nat-s.*, phys., **Podo.**, psor., puls., rhod., sars., *sec.*, seneg., sil., sulph., thuj.

alles auf einmal, mit einer etwas länger dauernden Anstrengung: **Gamb.**

Strom, in einem: *Nat-c.*

HERAUSSPRITZEND, mit viel Gas: *Aloe*, eug., **Nat-s.**

HUNDEKOT, wie: *Cimx.*, **Phos.**, staph.

KAFFEESATZARTIG: Ant-t., camph., cench., *crot-h.*, *dig.*, ferr-m., phos.

KALKBROCKEN, wie (vgl. WEISS): Bell., **Calc.**, dig., hep., lach., **Podo.**, **Sanic.**, spong.

KALT: Lyc.

KLEIN (vgl. LANG): Acon., aloe, **Alum.**, am-c., *ant-c.*, *arg-m.*, arg-n., *arn.*, **Ars.**, asaf., asar., *bapt.*, **Bell.**, calc-p., canth., **Caps.**, carb-s., carb-v., *cham.*, cocc., *colch.*, *coloc.*, *con.*, corn., *crot-t.*, *dig.*, dulc., erig., eug., ferr-p., fl-ac., form., hyos., ign., ind., kali-ar., kali-c., kali-s., *lyc.*, **Mag-m.**, **Merc.**, **Merc-c.**, merc-i-f., mez., naja, nat-c., nat-m., nit-ac., **Nux-v.**, olnd., op., osm., phos., podo., puls., rhus-t., *sars.*, sec., sil., stann., sulph., tab., trom., urt-u., vib., zinc.

KLUMPIG und flüssig (vgl. KNOTIG): Aloe, **Ant-c.**, apis, *ars.*, calc., *con.*, graph., ip., kali-bi., **Lyc.**, nat-ar., nux-v., *pic-ac.*, sec., sil., sul-ac., sulph., trom.

KNOTIG, klumpig: *Aesc.*, agar., **Alum.**, **Alumn.**, am-c., am-m., anag., anan., ang., *ant-c.*, apis, arn., ars., ars-i., *aur.*, bapt., *bar-c.*, berb., brach., *calc.*, calc-p., *calc-s.*, carb-an., **Carb-s.**, card-m., *caust.*, **Chel.**, chin., chin-a., chlol., coc-c., *coll.*, *con.*, *cycl.*, dios., euph., euphr., *glon.*, **Graph.**, grat., *hydr.*, *iod.*, ip., kali-ar., *kali-bi.*, *kali-c.*, kali-p., *kali-s.*, kalm., *lach.*, *lept.*, *lil-t.*, **Lyc.**, **Mag-m.**, mang., *merc.*, merc-c., mez., nat-m., *nat-s.*, *nux-v.*, op., petr., *ph-ac.*, phos., *plat.*, **Plb.**, prun-s., ptel., rhus-v., sang., senec., *sep.*, **Sil.**, spig., *stann.*, stront., sul-ac., **Sulph.**, sumb., *thuj.*, ust., verat., verb., *zinc.*

erst knotig, dann weich: *Lyc.*

flüssig, und (s. KLUMPIG)

grün: *Chin.*, *stann.*

Schleim, bedeckt mit: *Alum.*, caust., *graph.*, *mag-m.*, nux-v., *plb.*, sep., *spig.*

KNOTIG, klumpig ...

verbunden, durch Schleimfäden miteinander: **Graph.**

KREIDE (s. WEISS - Kreide)

KUGELN (vgl. SCHAFSKOT): Aesc., **Alum.**, **Alumn.**, brach., calc., *calc-p.*, cob., cop., euphr., form., hipp., hydr., **Mag-m.**, *med.*, **Merc.**, *mez.*, **Nat-m.**, **Nit-ac.**, *nux-v.*, **Op.**, phos., **Plb.**, psor., ptel., **Sulph.**, thuj., verat., vib.

braun: *Nux-v.*

hell gefärbt: Coll.

schwarz: **Alumn.**, **Op.**, *plat.*, **Plb.**, *pyrog.*, *verat.*

LANG, schmal (vgl. KLEIN): *Alum.*, *bor.*, *caust.*, *graph.*, hyos., merc., *mur-ac.*, nat-c., **Phos.**, puls., sep., staph.

LEHM, wie: **Calc.**, dig., *lac-c.*, lycps., mag-c., med., *podo.*, *sil.*

LEHMFARBEN: Aur-m-n., bell., *berb.*, **Card-m.**, *chel.*, chin-a., *chion.*, cop., *dig.*, *gels.*, *hep.*, *iod.*, *kali-bi.*, kali-p., *lach.*, lept., *merc.*, myric., **Nat-s.**, *nit-ac.*, petros., *ph-ac.*, *podo.*, sep., tab.

LIENTERISCH (s. UNVERDAUT)

MEHLIGEM Sediment, mit: Bry., chin-a., ph-ac., **Podo.**

MEMBRANÖS: *Arg-n.*, *brom.*, **Canth.**, *carb-ac.*, **Colch.**, **Coloc.**, *ferr.*, ferr-m., iod., *lach.*, *lept.*, merc., merc-c., *nit-ac.*, petr., phos., phyt., sil.

PLÖTZLICH (s. <u>REKTUM</u> - STUHLDRANG)

REICHLICH: Acet-ac., aeth., *aloe*, alumn., am-m., ang., ant-c., *ant-t.*, *apis*, *apoc.*, arg-n., arn., **Ars.**, ars-h., ars-i., *asaf.*, aur., **Bapt.**, *benz-ac.*, berb., bry., cact., cahin., *calc.*, *calc-p.*, **Camph.**, canth., **Carb-v.**, *cench.*, chel., **Chin.**, chin-a., cimic., cob., coc-c., *coff.*, *colch.*, coll., coloc., colos., con., cop., corn., **Crot-t.**, cub., cupr., cycl., dios., *dulc.*, **Elat.**, *ferr.*, *ferr-ar.*, **Gamb.**, glon., gnaph., *gran.*, *grat.*, guar., hep., hydr., *ign.*, *iod.*, *ip.*, **Iris.**, jal., *jatr.*, kali-ar., kali-bi., kali-c., *kali-chl.*, *kali-p.*, *kreos.*, *lach.*, *lept.*, lil-t., *lyc.*, *lyss.*, mag-c., med., *merc.*, merc-c., merc-i-f., merc-i-r., *mez.*, mosch., **Mur-ac.**, nat-ar., nat-m., **Nat-s.**, *nux-m.*, **Olnd.**, *ox-ac.*, petr., **Ph-ac.**, **Phos.**, phyt., pic-ac., plb., **Podo.**, *psor.*, *ran-b.*, raph., rhus-t., *rumx.*, **Sec.**, senec., *sep.*, *sil.*, stry., *sul-ac.*, *sulph.*, tab., tarax., *tarent.*, *ter.*, *thuj.*, **Verat.**, *verat-v.*, *vib.*, zinc.

nachts: Chel., chin., **Crot-t.**, graph., *ign.*, ox-ac., plb., sulph., verat-v.

REICHLICH ...

erschöpft nicht, obwohl reichlich: **Ph-ac.**

RÖTLICH (vgl. BLUTIG): *Canth.*, cina, colch., **Merc.**, nat-s., rhus-t., *sil.*

SCHAFSKOT, wie (vgl. KUGELN): **Alum.**, **Alumn.**, am-m., anth., bapt., *bar-c.*, *berb.*, bor., brom., *carb-an.*, carb-s., *caust.*, **Chel.**, chin-s., cob., *coll.*, cop., *graph.*, hydr., *kali-c.*, kali-n., *kali-s.*, *lach.*, **Mag-m.**, **Merc.**, nat-c., **Nat-m.**, *nat-s.*, **Nit-ac.**, *nux-v.*, **Op.**, plat., **Plb.**, ruta, *sep.*, *spig.*, stront., *sul-ac.*, **Sulph.**, tab., *verat.*, *verb.*

SCHARF, wundmachend: Acon., *aloe*, alum., am-c., *ant-c.*, *arn.*, **Ars.**, ars-i., *bapt.*, bar-c., bry., calc., canth., carb-an., carb-s., carb-v., *cham.*, *chin.*, colch., *coloc.*, colos., *dulc.*, *ferr.*, ferr-ar., ferr-p., *gamb.*, *graph.*, *hep.*, *hydr.*, ign., **Iris.**, kali-ar., kali-c., kali-p., kali-s., kreos., *lach.*, lept., **Merc.**, *merc-c.*, *mur-ac.*, **Nat-m.**, *nit-ac.*, *nux-v.*, *phos.*, plan., podo., **Puls.**, rheum, sabin., sars., *staph.*, *sulph.*, syph., *tub.*, **Verat.**

SCHAUMIG: *Arn.*, *benz-ac.*, bol., *bor.*, *calc.*, canth., *caps.*, carb-s., cedr., cench., chin., chion., cimic., colch., *coloc.*, crot-t., elaps, elat., ferr., fl-ac., *graph.*, *grat.*, hell., *iod.*, ip., *kali-ar.*, **Kali-bi.**, *lach.*, **Mag-c.**, mag-m., **Merc.**, merc-i-f., *nat-m.*, nat-s., *op.*, *plan.*, **Podo.**, ran-b., *raph.*, *rheum*, *rhus-t.*, ruta, *sil.*, *squil.*, still., sul-ac., **Sulph.**, verat., zinc.

SCHIEFERFARBEN: *Bapt.*, phos.

SCHLEIMIG: Acon., aesc., *aeth.*, agar., aloe, *am-m.*, ang., ant-t., *apis*, **Arg-n.**, *arn.*, *ars.*, ars-i., *asar.*, *bapt.*, *bell.*, *berb.*, *bor.*, *brom.*, *bry.*, cact., *calc-p.*, *canth.*, **Caps.**, *carb-ac.*, carb-an., carb-s., *carb-v.*, *caust.*, *cham.*, *chel.*, cic., cimic., cina, *cocc.*, **Colch.**, **Coll.**, *coloc.*, *corn.*, *crot-c.*, *crot-t.*, dig., dios., dros., *dulc.*, elat., ferr., ferr-ar., ferr-i., ferr-p., **Gamb.**, **Graph.**, **Hell.**, *hep.*, *hyos.*, ign., *iod.*, *ip.*, *kali-bi.*, *kali-c.*, *kali-chl.*, kali-i., **Kali-s.**, lach., *mag-c.*, **Merc.**, **Merc-c.**, *mur-ac.*, naja, nat-ar., nat-c., *nat-s.*, nicc., *nit-ac.*, nux-m., **Nux-v.**, ox-ac., petr., *ph-ac.*, **Phos.**, *phyt.*, *plb.*, *podo.*, *psor.*, **Puls.**, raph., *rheum*, *rhus-t.*, *ruta*, sabad., *sec.*, sep., *sil.*, *squil.*, *stann.*, staph., stict., *sul-ac.*, **Sulph.**, tab., ter., trom., urt-u., vario., **Verat.**

bedeckt mit Schleim: *Alum.*, *am-m.*, bar-m., *carb-v.*, caust., *ham.*, *mag-m.*, nux-v., *plb.*, sep., *spig.*

blutig: *Acon.*, *aeth.*, ail., *aloe*, *anan.*, apis, arg-n., arn., *ars.*, ars-i., asar., bapt., bar-c., *bar-m.*, bell., bol., *bry.*, *canth.*, *caps.*, *carb-ac.*, *carb-v.*, cham., chim., *cinnb.*, **Colch.**, coll., *coloc.*, cub., dros., *dulc.*, elaps, elat., erig., ferr-p., *gamb.*, ham., hep., ign., *iod.*, *ip.*, iris., *kali-chl.*, kali-i., *lach.*, led., lept., lil-t., lyss., *mag-m.*, **Merc.**, **Merc-c.**, **Nat-c.**, nit-ac., **Nux-v.**, ox-ac., petr., phyt., plb., **Podo.**, *psor.*, *puls.*, rhus-t., sabad., sabin., sars., sul-ac., *sulph.*, trom.

braun: **Ars.**, bapt., *carb-v.*, *dulc.*, grat., *nux-v.*, rheum, zing.

cremefarben: Aloe

dunkel: Arg-n., *ars.*, bol., ip., lil-t., mur-ac., tarent.

Melasse, wie schaumige: Ip.

durchsichtig (vgl. farblos): Aloe, asc-t., **Bor.**, carb-an., **Colch.**, cub., dios., **Hell.**, merc., merc-c., *nat-m.*, *rhus-t.*

farblos (vgl. durchsichtig): **Hell.**

Fetzen, in: Colch.

flüssig: Laur., ter.

gallertartig: *Aloe*, *apis*, *arn.*, **Asar.**, asc-t., *bar-m.*, *cadm.*, calc., caust., *chel.*, **Colch.**, *coloc.*, dios., dulc., *hell.*, *jatr.*, *kali-bi.*, *mur-ac.*, nat-p., *plat.*, podo., *rhus-t.*, sep.

Froschlaich, wie: Hell.

gehackte Eier und Spinat, wie: Cham.

gekochte Stärke, wie: Arg-n., bor.

gelb: Agar., *apis*, **Asar.**, bell., *bor.*, brom., *carb-v.*, *cham.*, chin., *colch.*, *cub.*, *dulc.*, ign., **Kali-s.**, mag-c., nicc., podo., puls., *rhus-t.*, staph., *sul-ac.*, sulph.

grün: **Acon.**, aesc., *aeth.*, agar., am-m., *ant-t.*, *apis*, **Arg-n.**, **Ars.**, aur., *bell.*, *bor.*, *bry.*, *calc-p.*, *canth.*, caps., carb-v., *cast.*, **Cham.**, *chel.*, cina, *cinnb.*, colch., *coloc.*, corn., *dulc.*, elat., eup-per., ferr-p., **Gamb.**, guar., hep., *ip.*, kreos., **Laur.**, lyc., **Mag-c.**, med., **Merc.**, **Merc-c.**, mur-ac., naja, nit-ac., *nux-v.*, petr., ph-ac., *phos.*, podo., psor., **Puls.**, *rheum*, rhus-t., sanic., sep., stann., sul-ac., *sulph.*, tab., urt-u.

käsig: Phos.

klumpiger Schleim: Carb-an., merc-c., phos.

körnig: Bell., *phos.*

rot: Arg-n., canth., *cina*, colch., graph., **Lyc.**, merc., *rhus-t.*, sil., sulph.

schwarz: Ars., cocc., elat.

stinkend: Lach., merc-c., sul-ac., sulph.

wässrig: Arg-n., *iod.*, lept., ter.

weiß: *Ars.*, asc-t., bell., **Bor.**, canth., carb-an., caust., *cham.*, cina, cocc., colch.,

SCHLEIMIG - weiß ...

dios., *dulc.*, elat., *graph.*, *hell.*, *iod.*, ip., **Kali-chl.**, merc., merc-c., **Nat-m.**, *ph-ac.*, *phos.*, podo., puls., rheum, *sulph.*

Massen, weiße: Cop.

milchig weiß: **Kali-chl.**

Popcorn, wie kleine Stücke: **Cina**

zäh: **Asar.**, **Canth.**, *caps.*, *crot-t.*, **Hell.**, *kali-bi.*

zerfetzte Massen: Arg-n., *asar.*, caps., lyc.

SCHMAL (s. LANG)

SCHMIERIG (s. FETTIG)

SCHWALL, in einem (s. GEWALTSAM)

SCHWARZ: Acet-ac., acon., aesc., aeth., agar., aloe, alum., *alumn.*, ant-t., apis, *arg-n.*, arn., **Ars.**, *ars-i.*, asc-t., *berb.*, bol., *brom.*, *bry.*, cact., *calc.*, calc-s., camph., canth., *caps.*, carb-ac., carb-s., carb-v., *card-m.*, caust., chin., *chin-a.*, chin-s., *chion.*, cic., *cina*, *cocc.*, colch., **Coll.**, *crot-h.*, cub., *cupr.*, dios., dulc., elaps, elat., *ferr.*, glon., graph., ham., *hep.*, iod., ip., iris., jac-c., kali-ar., kali-bi., *kali-s.*, *lach.*, *lac-ac.*, lat-m., **Lept.**, manc., med., **Merc.**, **Merc-c.**, *merc-d.*, merc-i-f., *nat-m.*, *nit-ac.*, nux-m., *nux-v.*, **Op.**, ph-ac., *phos.*, *plat.*, **Plb.**, *podo.*, psor., *pyrog.*, rhod., rhus-v., rob., *rumx.*, sec., sep., squil., stann., *stram.*, sul-ac., sulph., tab., tell., ust., **Verat.**, zinc.

semi-liquid, mit Stuhlpartikeln: Ant-t., **Brom.**, camph., cub., *ferr.*, hipp., iris., *lept.*, sulph., tab.

SCHWIERIG (s. <u>REKTUM</u> - OBSTIPATION)

SPÄRLICH: Acon., aeth., agar., aloe, *alum.*, alumn., **Am-m.**, ambr., ammc., apis, *apoc.*, arg-m., arg-n., arn., *ars.*, ars-i., *asar.*, asc-t., bar-c., *bell.*, benz-ac., berb., bor., *bry.*, cahin., *calad.*, calc., calc-p., calc-s., camph., cann-s., canth., carb-ac., *carb-an.*, *carb-s.*, *carb-v.*, *card-m.*, carl., chel., chin., chin-s., cimic., coc-c., *colch.*, *coloc.*, con., cop., corn., crot-t., cupr., dig., dirc., dros., *dulc.*, eug., euphr., ferr., ferr-i., fl-ac., *gamb.*, gels., *glon.*, grat., hep., hura, hydr., hyos., hyper., *ign.*, indg., iod., *ip.*, jug-r., kali-ar., *kali-bi.*, *kali-c.*, kali-n., kali-s., kalm., lach., lact., led., lyc., lycps., mag-c., *mag-m.*, mag-s., mang., **Merc.**, *merc-c.*, merc-i-f., merc-sul., mez., *nat-ar.*, *nat-c.*, *nat-m.*, nat-s., *nit-ac.*, **Nux-v.**, olnd., *op.*, ox-ac., par., petr., phos., pic-ac., *plat.*, **Plb.**, puls., ran-b., rat., rhod., rhus-t., rumx., ruta, sang., sars., seneg., sep., **Sil.**, squil., *stann.*, staph., stront., **Sulph.**, sumb., tab., tarent., ter., ther., thuj., til., trom., verat., verb., *zinc.*

STÄNDIGE Stuhlentleerungen: *Apis*, ox-ac., *phos.*, sep., *trom.*

TEER aussehend, wie: Canth., *chion.*, *lept.*, nit-ac.

TEIGIG, breiig: Acon., aesc., *agar.*, *aloe*, alumn., ammc., anag., ant-c., ant-t., anthr., *apis*, apoc., arg-m., arg-n., *arn.*, ars., ars-i., *asaf.*, *bapt.*, bar-c., *berb.*, bism-o., bor., brom., **Bry.**, cact., calad., *calc.*, calc-p., cann-s., canth., carb-s., *card-m.*, cedr., **Chel.**, chin., chin-s., cimic., cist., clem., coc-c., colch., coll., **Coloc.**, con., cop., cor-r., crot-h., **Crot-t.**, cycl., dig., dios., dirc., dros., eug., *euph.*, fago., fl-ac., form., gamb., gels., gent-c., *graph.*, grat., hell., *hep.*, hydr., hyos., ign., ind., iod., ip., iris., kali-bi., *kali-n.*, kalm., kreos., *lach.*, lact., laur., led., *lept.*, lob., lyc., lycps., *mag-m.*, mang., **Merc.**, **Merc-c.**, *mez.*, myric., nat-ar., nat-c., *nat-m.*, nat-p., nit-ac., nux-m., nux-v., *op.*, osm., ox-ac., paeon., par., petr., *ph-ac.*, phos., phyt., *plat.*, **Podo.**, *psor.*, *ptel.*, **Rheum**, rhod., rhus-t., rhus-v., sabad., sec., sel., seneg., sep., sil., squil., stann., stram., *sul-ac.*, **Sulph.**, sumb., tab., tarax., ter., ther., thuj., til., trom., ust., valer., verat., verat-v., zinc.

TROCKEN: Aesc., alum., *am-c.*, *ant-c.*, *arg-m.*, *arg-n.*, ars., bapt., brach., **Bry.**, cact., *calc.*, calc-s., *cimx.*, cob., coc-c., *coloc.*, *con.*, corn., *cupr.*, dios., dulc., eupi., *guaj.*, *ham.*, *hep.*, iris., kali-ar., *kali-bi.*, kali-br., *kali-c.*, kali-chl., *kali-s.*, kreos., **Lac-d.**, lact., **Lyc.**, lycps., mag-m., mang., **Nat-m.**, **Nit-ac.**, **Nux-v.**, **Op.**, osm., **Phos.**, *plat.*, *plb.*, *podo.*, *prun-s.*, puls., *sanic.*, seneg., **Sil.**, *stann.*, staph., *sulph.*, ter., tril., ust., verat., vib., **Zinc.**

Sand, wie: *Arg-m.*

UNGENÜGEND (s. <u>REKTUM</u> - OBSTIPATION)

UNVERDAUTE Speisen (= Lienterie): Abrot., acet-ac., aesc., *aeth.*, aloe, am-m., *ant-c.*, *apoc.*, arg-m., *arg-n.*, *arn.*, **Ars.**, asar., bar-c., bor., **Bry.**, cahin., **Calc.**, *calc-p.*, calc-s., *carb-s.*, cham., chen-a., **Chin.**, **Chin-a.**, *cina*, *coloc.*, *con.*, cop., crot-t., dulc., *elaps*, **Ferr.**, **Ferr-ar.**, *ferr-p.*, *gamb.*, **Graph.**, *hep.*, ind., iod., ip., *iris.*, jab., kali-p., kreos., lach., laur., *lept.*, *lyc.*, lyss., *mag-c.*, **Mag-m.**, *merc-c.*, merc-cy., mez., *nit-ac.*, *nux-m.*, ol-j., **Olnd.**, ox-ac., *petr.*, **Ph-ac.**, **Phos.**, phys., phyt., *plat.*, **Podo.**, *psor.*, *raph.*, rheum, *rhod.*, *rhus-t.*, rhus-v., *sang.*, *sec.*, *sil.*, squil., stann., staph., stram., sul-ac., *sulph.*, thuj., *tub.*, verat.

morgens: *Chin.*, olnd.

nachts: *Aeth.*, am-m., bor., bry., **Chin.**, coloc., **Ferr.**, verat.

UNVERDAUTE Speisen ...

hart: *Calc.*

Milch, nach: *Mag-c.*, **Mag-m.**

Obst, nach: **Chin.**

Speisen vom vorigen Tag: *Olnd.*

VERÄNDERLICH: Am-m., berb., cham., colch., *dulc.*, *podo.*, **Puls.**, sanic., *sulph.*

WÄSSRIG: Acet-ac., *acon.*, *aesc.*, *aeth.*, **Agar.**, ail., *aloe*, alum., am-m., anac., anag., **Ant-c.**, ant-t., **Apis**, **Apoc.**, **Arg-n.**, arn., *ars.*, *ars-i.*, *arum-t.*, **Asaf.**, asar., aur-m., bapt., bar-c., *bar-m.*, bell., **Benz-ac.**, berb., *bism-o.*, *bor.*, *bufo*, *cact.*, cahin., **Calc.**, *calc-p.*, camph., canth., carb-ac., **Carb-s.**, *carb-v.*, cast., cast-eq., caust., cench., **Cham.**, *chel.*, *chin.*, *chin-a.*, chin-s., *chr-ac.*, *cina*, cist., cob., *cocc.*, *coff.*, **Colch.**, *coll.*, *coloc.*, **Con.**, cop., *corn.*, crot-h., *crot-t.*, cupr., cur., cycl., *dig.*, dios., **Dulc.**, elaps, **Elat.**, *ferr.*, ferr-ar., ferr-i., ferr-p., fl-ac., **Gamb.**, gnaph., *graph.*, **Grat.**, *hell.*, *hep.*, hipp., *hydr.*, *hyos.*, *iod.*, ip., **Iris.**, *jal.*, **Jatr.**, *kali-ar.*, **Kali-bi.**, kali-br., kali-c., *kali-i.*, kali-n., kali-p., *kali-s.*, kreos., *lac-c.*, *lach.*, *lec.*, *lept.*, *lob.*, lyss., **Mag-c.**, mag-m., mag-s., manc., **Merc.**, *merc-d.*, merc-i-r., *merc-sul.*, *mez.*, mosch., *mur-ac.*, nat-ar., *nat-c.*, **Nat-m.**, *nat-p.*, **Nat-s.**, *nit-ac.*, nux-m., **Nux-v.**, **Olnd.**, **Op.**, osm., ox-ac., petr., *ph-ac.*, **Phos.**, **Pic-ac.**, plan., plb., **Podo.**, **Psor.**, **Puls.**, ran-b., ran-s., *raph.*, rat., rhus-t., *rhus-v.*, *rumx.*, samb., sang., sars., **Sec.**, sel., senec., seneg., sep., *sil.*, squil., stram., stront., stry., sul-ac., **Sulph.**, sumb., tab., ter., **Thuj.**, valer., **Verat.**, **Verat-v.**, vib., zing.

morgens: Agar., ant-c., ant-t., cact., caust., cop., dios., *fl-ac.*, glon., hep., iod., kali-bi., kali-c., kali-n., mag-c., mur-ac., nat-m., **Nat-s.**, nux-m., nux-v., olnd., ox-ac., petr., phos., **Podo.**, *rumx.*, squil., **Sulph.**, tab.

nachmittags: Ferr.

nachts: Acet-ac., agar., ant-t., **Arg-n.**, ars., cast., chel., *chin.*, gnaph., merc-c., mosch., nat-m., puls., senec., sulph.

blutig: Aloe, am-m., apis, *canth.*, *carb-v.*, ferr-p., lach., petr., *phos.*, **Rhus-t.**, sabad.

Fleischwasser, wie: Canth., *phos.*, **Rhus-t.**

braun: Ant-t., apis, *apoc.*, **Ars.**, arum-t., *bapt.*, camph., canth., carb-v., *chel.*, chin., dulc., ferr., ferr-ar., *gamb.*, gels., **Graph.**, *kali-bi.*, kreos., mag-c., petr., *phos.*, plan., *rumx.*, sulph., *verat.*

Flocken, mit: Cupr., paull., *verat.*

gallertartig beim Stehenlassen: Podo.

WÄSSRIG ...

gelb: *Aesc.*, am-m., *apis*, *apoc.*, ars., *bapt.*, bor., *calc.*, canth., cham., *chel.*, *chin.*, *cocc.*, *colch.*, colos., cop., crot-h., *crot-t.*, cycl., **Dulc.**, elaps, ferr-p., **Gamb.**, **Grat.**, *hydr.*, *hyos.*, ip., *iris.*, jab., kali-c., kali-i., lach., *lec.*, merc-sul., nat-ar., *nat-c.*, *nat-s.*, nuph., **Olnd.**, *ph-ac.*, phos., pic-ac., plb., **Podo.**, puls., *rhus-t.*, sanic., sec., **Thuj.**, trom.

grün: Acon., aeth., am-m., ars., bell., bry., **Cham.**, *chion.*, colos., cupr., dulc., *elat.*, eup-per., ferr-p., gamb., **Grat.**, hep., ip., iris., kali-br., kali-i., kreos., *laur.*, lept., *mag-c.*, med., *merc-d.*, nat-m., nat-s., *nit-ac.*, *phos.*, *podo.*, *puls.*, rob., sanic., sec., sul-ac., sulph., ter., *verat.*

mit Schaum: **Mag-c.**, *merc.*

klar: Apis, *benz-ac.*, coloc., *merc.*, sec., tab.

lehmfarben: *Kali-bi.*, kali-p.

Pflaumensaft, wie: Ars., ter.

Reiswasser, wie: Ant-t., apis, *ars.*, **Camph.**, carb-ac., cham., chel., colch., **Cupr.**, *ferr.*, iris., kali-br., kali-i., *kali-p.*, merc-sul., *nat-m.*, **Ph-ac.**, *phos.*, ran-b., *sec.*, **Verat.**

schaumig: Benz-ac., *elat.*, *graph.*, *kali-ar.*, kali-bi., *mag-c.*, ran-b.

schmutzig: *Cact.*, podo.

schwarz: *Apis*, arn., **Ars.**, asc-t., bapt., camph., carb-ac., *chin.*, chin-s., *crot-h.*, *cupr.*, *iod.*, *kali-bi.*, *lept.*, nat-s., *psor.*, rumx., sec., stann., *stram.*, *verat.*

weiß: Ang., **Benz-ac.**, *calc.*, *camph.*, *cast.*, *caust.*, *cina*, *cop.*, dulc., kali-ar., *kali-bi.*, kreos., merc., nat-m., **Ph-ac.**, *phos.*, ran-b., sec.

WEICH: Acon., aesc., aeth., agar., *agn.*, ail., all-c., all-s., *aloe*, **Alum.**, **Am-m.**, ambr., ammc., *anac.*, ang., ant-t., *apis*, apoc., *arg-m.*, arg-n., arn., *ars.*, ars-i., arum-t., asar., asc-c., asc-t., aster., aur., *bapt.*, *bar-c.*, bar-m., bell., benz., berb., bism-o., bor., bov., brom., bry., bufo, cact., cahin., *calad.*, *calc.*, *calc-p.*, calc-s., canth., caps., carb-an., *carb-v.*, carl., *cast-v.*, caul., caust., chel., *chin.*, *chin-a.*, chlol., cic., cimx., cinnb., cob., coc-c., coca, *cocc.*, coff., colch., *coloc.*, con., cop., crot-t., cupr., cycl., *dig.*, dios., dros., dulc., erig., *euph.*, fago., ferr-i., ferr-ma., ferr-p., fl-ac., form., gamb., gels., gent-l., gins., glon., gran., *graph.*, grat., *guaj.*, ham., hell., **Hep.**, hipp., hydr., hyos., hyper., *ign.*, indg., iod., ip., iris., jatr., jug-c., kali-bi., kali-br., kali-c., kali-chl., kali-i., *kali-n.*, kali-s., kalm., kreos., *lac-c.*, *lach.*, lact., lac-ac., laur., lept., lith-c., lob., lyc., lyss., mag-c., mag-m., mag-s., mang.,

WEICH ...

Merc., *merc-c.*, merc-i-f., merc-sul., merl., *mez.*, mill., morph., mosch., mur-ac., nat-ar., nat-c., nat-m., *nat-s.*, nicc., **Nit-ac.**, nuph., *nux-m.*, nux-v., *olnd.*, op., osm., paeon., pall., par., petr., *ph-ac.*, phel., **Phos.**, phys., phyt., pic-ac., *plat.*, poth., *psor.*, ptel., *puls.*, *ran-s.*, raph., *rat.*, *rheum*, *rhod.*, rhus-v., ruta, sabin., sang., sars., sel., *sep.*, sil., spong., stann., staph., stront., **Sul-ac.**, **Sulph.**, sumb., tab., tarent., *thuj.*, til., trom., upa., ust., verat., verat-v., verb., *viol-t.*, wye., zinc., zing.

WEISS: Acon., aesc., am-m., ang., *ant-c.*, anthr., *apis*, arg-n., ars., *ars-i.*, aur-m., *aur-m-n.*, bar-m., *bell.*, **Benz-ac.**, *bor.*, bufo, *calc.*, calc-p., calc-s., **Canth.**, carb-s., *cast.*, caul., *caust.*, cedr., *cham.*, *chel.*, chin., *cina*, cocc., *colch.*, *cop.*, *crot-h.*, *dig.*, dios., dros., *dulc.*, elat., *form.*, gels., *graph.*, *hell.*, *hep.*, hydr., iber., ign., *iod.*, *kali-ar.*, kali-bi., *kali-c.*, *kali-chl.*, kreos., lac-c., lach., lyc., manc., mang., med., merc., naja, nat-m., nat-s., **Nux-m.**, *nux-v.*, op., pall., petr., **Ph-ac.**, *phos.*, plb., podo., **Puls.**, ran-b., *rheum*, *rhus-t.*, rhus-v., rob., *sanic.*, sec., *sep.*, spig., *spong.*, sulph., thuj., urt-u., verat.

gallertartig: *Hell.*

grau, blutgestreift: *Calc.*

grau-weiß: Aur-m-n., **Ph-ac.**, *phos.*

grünlich-weiß: *Ph-ac.*

hart: Bar-m., berb., *chel.*, eup-per., *hydr.*, iod., *mag-c.*, *mag-m.*, sulph.

Körner oder Teilchen: *Cina*, cub., dulc., *phos.*

Kreide, wie: Ant-c., aur-m-n., bell., **Calc.**, *chel.*, cimx., *dig.*, hep., lach., **Podo.**, rhus-t., **Sanic.**, *sil.*, spong.

milchig, wie Lymphe: *Aesc.*, arg-n., arn., bell., berb., bufo, **Calc.**, carb-ac., carb-v., *card-m.*, **Chel.**, **Chin.**, coloc., cop., **Dig.**, dulc., gels., hell., *hep.*, *kali-bi.*, lept., *mag-c.*, **Merc.**, myric., nux-v., petr., **Podo.**, rheum, **Sanic.**, stront., sulph., valer.

semi-fäkal: Aesc., aur-m-n., bar-m., **Calc.**, *calc-p.*, *chel.*, cop., *crot-h.*, *dig.*, *hep.*, kali-bi., *lyc.*, *pall.*, **Podo.**, rhus-t., sanic., *sil.*

abwechselnd mit schwarzem Stuhl: Aur-m-n.

talgartige Massen, wie: Dulc., *mag-c.*, phos.

zerfetzte Partikel: **Colch.**

ZÄH: Ars., bor., carb-v., coloc., crot-t., **Hell.**, ign., inul., kali-c., *lac-c.*, mag-s., mang., med., *merc.*, *merc-c.*, mez., nat-c., nat-m., op., ox-ac., **Plat.**, plb., sars., spig., verat., *zinc.*

HARNBLASE

BAND (s. ZUSAMMENSCHNÜRUNG)

BEFÜRCHTUNGEN, Besorgnis wird in der Blase empfunden: Merc-c.

BEWEGUNG in der Blase: Alum., bell., lach., ruta, sep.

BLASENSTEINE: Ant-c., arg-n., **Benz-ac.**, **Berb.**, cact., **Calc.**, **Canth.**, card-m., *chin.*, *coc-c.*, colch., *eup-per.*, *lach.*, *lith-c.*, **Lyc.**, mez., *mill.*, naja, nat-m., nat-s., *nit-ac.*, *nux-m.*, *nux-v.*, *pareir.*, *petr.*, *phos.*, *puls.*, *raph.*, *ruta*, **Sars.**, **Sep.**, *sil.*, tarent., thuj., zinc.

Operation aufgrund von, nach: *Arn.*, *calen.*, cham., chin., cupr., nux-v., **Staph.**, verat.

BLUTUNG (vgl. URIN – BLUTIG): Crot-h., *erig.*, *ferr-p.*, *ham.*, lyc., *phos.*, *sec.*

EITERUNG (vgl. URIN – SEDIMENT – eitrig): *Canth.*, sars., ter.

EMPFINDUNGSLOSIGKEIT: Ham.

ENTZÜNDUNG: **Acon.**, all-c., am-c., *ant-t.*, **Apis**, *arg-n.*, *arn.*, *ars.*, aspar., *bar-m.*, **Bell.**, *berb.*, cact., *calad.*, *calc.*, camph., *cann-i.*, cann-s., **Canth.**, *caps.*, carb-ac., *caust.*, *chim.*, *chin-s.*, colch., coloc., *con.*, *cop.*, *cub.*, *dig.*, *dulc.*, **Equis.**, *ery-a.*, *eup-per.*, ferr-p., *gels.*, *hell.*, *hydr.*, *hyos.*, kali-ar., kali-bi., kali-c., kali-chl., **Lach.**, lil-t., lith-c., **Lyc.**, *med.*, *merc.*, *merc-c.*, *nit-ac.*, *nux-v.*, pareir., petr., ph-ac., pop-t., prun-s., **Puls.**, *rhus-t.*, *sabin.*, **Sars.**, senec., seneg., **Sep.**, squil., stram., *sulph.*, tarent., **Ter.**, thuj., verat-v.

eiterartiger Absonderung nach Steinoperation, mit: Mill.

Erkältung, durch: **Dulc.**, *sulph.*

Scharlach, nach: *Canth.*

Schmerzen und fast klarem Blut, mit heftigen: *Nit-ac.*

Unterdrückung hämorrhoidaler Blutung oder Menses, nach: *Nux-v.*

Verletzung, nach: *Arn.*, *staph.*

Blasenhals: *Apis*, aspar., *caps.*, *chim.*, *clem.*, *cop.*, *dig.*, elat., hyos., *merc-c.*, *merc-i-r.*, *nux-v.*, *petros.*, *puls.*, *senec.*

ERSCHÜTTERUNG, empfindlich gegen: *Bell.*

FALLEN, auf der er liegt; Gefühl, als würde die Blase auf die Seite: Puls., *sep.*

FRÖSTE breiten sich nach dem Urinieren vom Blasenhals aus: *Sars.*

GANGRÄN: Canth.

GAS kommt aus der Blase: Sars.

GEFÜHLLOSIGKEIT (s. EMPFINDUNGSLOSIGKEIT; HARNDRANG - abwesend; VÖLLEGEFÜHL - Empfindung)

GESCHWÜRE: All-s., canth., *eup-pur.*, *merc-c.*, merc-i-r., ran-b.

Nierensteine, verursacht durch: All-s.

Symptome von Ulzeration: *Hydr.*

HÄMORRHOIDEN: Acon., ant-c., bor., *canth.*, carb-v., euph., *ham.*, *nux-v.*, *puls.*, sulph.

blutend: Ars., **Calc.**, carb-v., ferr., *ham.*, lyc., merc., *nit-ac.*, nux-v.

HARNDRANG (krankhafter Drang): *Acon.*, aesc., agar., aloe, alum., *alumn.*, *am-c.*, am-m., anac., ant-c., *ant-t.*, **Apis**, arg-m., **Arg-n.**, *arn.*, ars., ars-i., aspar., *aur-m.*, *bar-c.*, bar-m., **Bell.**, *benz-ac.*, **Berb.**, bor., bov., **Bry.**, *cact.*, *calc.*, **Camph.**, **Cann-i.**, **Cann-s.**, **Canth.**, *caps.*, carb-an., carb-s., carb-v., *card-m.*, cast., **Caust.**, *cham.*, chel., **Chim.**, *chin.*, chin-a., chin-s., cimic., cina, *clem.*, *coc-c.*, coch., coff., *colch.*, *coloc.*, *con.*, *cop.*, croc., crot-t., *cub.*, cupr., cycl., *dig.*, *dros.*, *dulc.*, equis., ery-a., *eup-pur.*, euph., *ferr.*, ferr-p., *graph.*, *guaj.*, ham., *hell.*, hep., hydr., *hyos.*, *ign.*, iod., *ip.*, kali-ar., *kali-bi.*, **Kali-c.**, *kali-chl.*, kali-i., *kali-n.*, kali-p., kali-s., *kreos.*, lach., laur., led., **Lil-t.**, *lyc.*, *lyss.*, mag-c., mag-m., mang., meny., meph., *merc.*, **Merc-c.**, mez., mit., morph., *mur-ac.*, nat-c., **Nat-m.**, nat-p., nat-s., *nit-ac.*, **Nux-v.**, olnd., par., petr., **Ph-ac.**, *phos.*, *plan.*, plb., *podo.*, prun-s., **Puls.**, *rhus-t.*, ruta, sabad., **Sabin.**, samb., sarr., **Sars.**, *sec.*, sel., *senec.*, *seneg.*, **Sep.**, sil., *spig.*, spong., **Squil.**, stann., **Staph.**, stram., stront., **Sulph.**, tarax., **Thuj.**, valer., verat., verb., *vesp.*, vib., *viol-t.*, *zinc.*

tagsüber: Ferr-p., kali-bi., led., *mang.*

Tag und Nacht: *Apis*, arg-m., cact., *carb-v.*, cast., kali-c., kali-i., mag-c., mag-m., merc., nat-c., nat-m., *rhus-t.*, sars., sil., sulph., thuj.

morgens: *Alum.*, am-m., ambr., berb., coc-c., coff., graph., lil-t., ruta, senec., *sep.*, **Sulph.**

8 Uhr: Puls.

8-9 Uhr: Ferr.

Aufstehen, beim: Berb., mez., plan., **Sulph.**

Erwachen, beim: Apoc., chin-a., hep., merc., mez., *sars.*

vormittags: Aloe, mez.

10 Uhr: Am-m., *equis.*

HARNDRANG ...

nachmittags: Bell., chin-s., cic., equis., ferr., hyper., indg., lil-t., merc., *nux-v.*, petr., sabad., *sulph.*

abends: Aloe, alum., am-c., *bell.*, *coloc.*, guar., kreos., *lyc.*, nat-m., nux-m., *puls.*, *sabad.*, *sep.*, *sulph.*, thuj., *zinc.*

Liegen, im: Lyc.

nachts: Agar., *alum.*, am-c., anac., ant-t., apis, *arn.*, *ars.*, *ars-i.*, *aur-m.*, *bell.*, *bor.*, bry., *calc.*, carb-s., carb-v., caust., chim., cina, clem., *con.*, croc., cupr., **Dig.**, equis., *ery-a.*, euphr., *graph.*, hep., hyper., iod., kali-ar., *kali-bi.*, kali-c., kali-p., kali-s., *kreos.*, *lach.*, **Lyc.**, mag-c., *mag-m.*, med., meph., *merc.*, mez., mur-ac., nat-ar., nat-c., *nat-m.*, nat-p., nicc., *nit-ac.*, nux-m., *nux-v.*, petr., ph-ac., *phos.*, puls., *rhus-t.*, sabin., *samb.*, sec., sep., **Sil.**, spig., squil., stram., sul-ac., **Sulph.**, syph., tab., *thuj.*, zinc.

Mitternacht: Ant-t., nat-c., sulph.

0-3 Uhr, zwischen: Acon.

2 Uhr: Anth., con., hyper., puls., uran

3 Uhr: *Dig.*, sarr.

3.30 Uhr: Canth.

4 Uhr: Merc.

Erwachen, beim: Ant-t., caust., dig., euph., hep., mag-m., murx., sil., staph.

Koitus, nach: *Nat-p.*

Abdomens, bei Berührung des: Acon.

Abwärtsdrängen im Becken, mit: Lac-c., *lil-t.*, **Sep.**

ängstlich: **Acon.**, *ars.*, **Carb-v.**, *cham.*, cur., **Dig.**, graph., ph-ac., phyt., sep., til.

Beginn des Urinierens, zu: **Acon.**

alten Frauen, bei: Cop.

anhaltend: *Acon.*, agar., all-s., am-c., am-m., anac., ant-c., **Apis**, apoc., aran., *arn.*, ars., ars-i., asar., aur., *aur-m.*, bar-c., bar-m., *bell.*, *berb.*, brach., brom., *cact.*, cahin., calc., cann-i., **Canth.**, carb-s., *caust.*, chel., *chim.*, coc-c., *colch.*, **Con.**, *cop.*, crot-t., *cycl.*, **Dig.**, *dios.*, *dulc.*, **Equis.**, **Ery-a.**, eup-pur., *ferr.*, ferr-ar., ferr-p., graph., *guaj.*, ham., *hell.*, hep., ign., iod., kali-ar., *kali-bi.*, *kali-c.*, kali-p., kali-s., **Lac-c.**, **Lil-t.**, *lyc.*, lyss., **Merc.**, **Merc-c.**, merc-i-r., mill., morph., mur-ac., nat-ar., nat-c., nat-m., nat-p., *nux-m.*, *nux-v.*, **Pareir.**, petr., ph-ac., phos., *prun-s.*, *puls.*, rumx., ruta, sabad., sang., sec., *sep.*, *sil.*, *squil.*, *staph.*, **Stry.**,

HARNDRANG - anhaltend ...

sul-ac., **Sulph.**, sumb., tab., tarent., *thuj.*, valer., verat., viol-t., zinc.

tagsüber: Kali-bi.

abends, im Liegen: Lyc.

nachts: *Apis*, **Dig.**, *ery-a.*, *lil-t.*, *merc.*, thuj.

Erektion, mit: Mosch., *rhus-t.*

jede zweite Nacht: Bar-c.

ausgedehnter, voller Blase, doch gehen nur wenige Tropfen ab; bei: All-s.

fließendem Wasser, beim Anblick von: Lyss.

Kaltwerden, Abkühlung; durch: *Dulc.*, lyc.

Prolaps des Uterus, bei: **Lil-t.**, **Sep.**, uva

Schmerzen in Leber, Brust und Nieren, mit: *Ferr.*

Sitzen, im: Caps., chim.

Apyrexie, in der: Ant-t., dros., hell., hyos., lyc., ph-ac., phos., thuj.

Bewegung, durch: Berb., bry.

Denken daran, beim: Hell., *ox-ac.*

Druck im Rektum, mit: Nat-m.

Durst, mit: Ant-t., cast., caust., ph-ac., verat.

Erektion, mit: Hep., kali-p., mosch., *rhus-t.*, sil.

fehlt: **Ars.**, bell., calad., **Caust.**, ferr., hell., *hyos.*, *lac-c.*, op., *ox-ac.*, pall., *phos.*, *plb.*, stann., verat.

ausgedehnter, voller Blase; bei: **Ars.**, *calad.*, **Caust.**, fl-ac., hell., *hyos.*, op., pall., *phos.*, *plb.*, stann., verat.

Urin geht ungehindert ab: Phos.

Fieber, im: Acon., *ant-t.*, **Apis**, *bell.*, bry., canth., caust., dulc., graph., hell., hyos., kali-c., lyc., nux-v., ph-ac., *puls.*, rhus-t., sabin., sars., squil., staph., sulph.

Froststadium im Fieber, während: *Ant-t.*, bry., chin., dulc., lyc., meph., nux-v., ph-ac., phos., puls., sulph.

Gehen, beim: *Alum.*, bry., calc., *canth.*, caust., ferr., lith-c., nat-m., nat-s., *phos.*, puls., ruta, *sep.*, zinc.

geistiger Anstrengung, bei: Calc., kali-c.

HARNDRANG ...

häufig (vgl. URINIEREN - häufig): *Acon.*, act-sp., *aesc.*, aeth., agar., *aloe*, *alum.*, alumn., am-c., am-m., anac., ang., ant-c., *ant-t.*, **Apis**, aran., **Arg-m.**, *arg-n.*, **Arn.**, ars., *ars-i.*, *aspar.*, *aur-m.*, **Bar-c.**, **Bar-m.**, **Bell.**, *benz-ac.*, *berb.*, *bor.*, *bov.*, *bry.*, *cact.*, *calc.*, *calc-p.*, *cann-s.*, **Canth.**, *caps.*, *carb-an.*, carb-s., *carb-v.*, **Caust.**, cedr., *cham.*, *chel.*, **Chim.**, *chin.*, chin-a., chin-s., *chlol.*, cic., *cimic.*, *cina*, *clem.*, cob., **Coc-c.**, *cocc.*, coff., **Coloc.**, *con.*, conv., *cop.*, corn., *cub.*, *cupr.*, cur., *cycl.*, daph., **Dig.**, *dios.*, *dros.*, dulc., echi., *equis.*, erig., *ery-a.*, *eup-pur.*, euph., euphr., ferr-p., *fl-ac.*, *gels.*, *guaj.*, *guare.*, ham., **Hell.**, *hep.*, *hyos.*, *ign.*, *indg.*, iod., kali-ar., kali-bi., *kali-c.*, *kali-i.*, **Kali-n.**, *kali-p.*, kali-s., kalm., **Kreos.**, **Lac-c.**, lac-d., *lach.*, **Lac-ac.**, *led.*, **Lil-t.**, *lith-c.*, **Lyc.**, *mag-m.*, *mang.*, *meny.*, meph., **Merc.**, **Merc-c.**, *merc-i-r.*, mez., morph., *mur-ac.*, murx., nat-ar., *nat-c.*, **Nat-m.**, nat-p., *nit-ac.*, nux-m., **Nux-v.**, ol-an., *olnd.*, ox-ac., pall., par., *pareir.*, *petr.*, *petros.*, *ph-ac.*, *phos.*, plb., podo., prun-s., *psor.*, **Puls.**, raph., rat., rhod., *rhus-r.*, **Rhus-t.**, *rumx.*, ruta, *sabad.*, *sabin.*, *samb.*, *sars.*, *sel.*, *sep.*, sil., *spig.*, *spong.*, **Squil.**, *stann.*, **Staph.**, stram., sul-ac., **Sulph.**, sumb., syph., tab., *tarax.*, *ter.*, **Thuj.**, *tril.*, *uva*, verat., verb., *vesp.*, viol-t., zinc., zing.

Tag und Nacht: Aloe, apis, *aur-m.*, chim., *ery-a.*, *lyc.*, mag-m., nit-ac., *rhus-t.*, senec.

nachmittags: Aloe, equis.

abends: Guare., kreos., *lyc.*, sabad., sep., *sulph.*, *thuj.*, zinc.

Bewegung agg., die geringste: *Berb.*

Erkältung, durch: *Dulc.*, *eup-pur.*, *ip.*, *lyc.*, puls.

Flatus, bei Abgang von: *Puls.*

oben und unten, mit Blähungsabgang nach: Cycl.

Harndrang wird umso stärker, je leerer die Blase wird: *Equis.*

Kind schreit, bevor der Urin abgeht: *Bor.*, lach., *lyc.*, nux-v., *sars.*

Menses, vor: *Alum.*, apis, asar., kali-c., **Kali-i.**, nux-v., phos., *puls.*, *sars.*, *sulph.*

während: Calc., nux-m.

nach: Cham., puls.

HARNDRANG - häufig - Menses ...

unterdrückten Menses, bei: *Canth.*, cham., *dig.*, dros., *gels.*, ign., nat-m., **Puls.**, sulph.

ohne Abgang von Urin, dann im Sitzen unwillkürlicher Abgang: *Caust.*

schneidendem Schmerz von der Nabelgegend zur Ovarialgegend: Coloc.

Sphinkters, durch Tonusverlust des: Apoc., jug-r.

unwillkürlich abgehen; wenn er nicht sofort uriniert, hat er das unbegründete Gefühl, als würde der Urin: Bry.

Uterusprolaps, bei: Alum., aur., lac-c., **Lil-t.**, **Sep.**

Heben, nach: *Bry.*

heftig: *Acon.*, ant-c., arg-n., *arn.*, bar-m., berb., bor., *canth.*, **Dig.**, kreos., led., merc., *nat-m.*, *petros.*, phos., phyt., *sabin.*, sep., *squil.*, sulph.

nachts: Bor., *sulph.*

Menses, während: Ant-t., chin., kali-i., nux-v., rat., sars., *sep.*

Urinieren, nach dem: Berb.

Kaffee, nach: Cahin., cob., ign.

Liegen, im: Ham., lyc., nux-v.

Rücken, auf dem: Prun-s., *puls.*

amel.: Dig.

Seiten, auf der rechten: Phos., prun-s.

Menses, vor: Alum., apis, asar., canth., kali-c., **Kali-i.**, lac-c., nux-v., phos., *puls.*, sars., *sulph.*

während: Alum., ant-t., apis, calc., cham., chin., kali-i., nux-m., nux-v., phos., puls., rat., *sars.*, sep.

nach: Cham., puls.

plötzlich: Agar., *aloe*, ambr., *arg-n.*, *bar-c.*, *bor.*, bov., *bry.*, *calc.*, *cann-s.*, canth., carb-an., carb-s., caust., chel., coc-c., *ferr.*, *ferr-p.*, graph., *ign.*, kali-br., **Kreos.**, *lil-t.*, *merc.*, nat-c., *nat-m.*, *nit-ac.*, ox-ac., petr., **Petros.**, **Ph-ac.**, *phos.*, *prun-s.*, *puls.*, *rhus-t.*, *rumx.*, *ruta*, **Sep.**, spong., *squil.*, **Sulph.**, *thuj.*

morgens: Phos.

Erwachen, beim: Hep., sulph.

nachts: Caust., *sulph.*

HARNDRANG - plötzlich - nachts ...

Kind erwacht, kommt jedoch nicht schnell genug aus dem Bett; das: Kreos.

beeilen, sonst geht der Urin ab; muss sich: *Agar.*, aloe, ant-c., *arg-n.*, **Arn.**, ars., bar-c., bell., bor., brom., *bry.*, *camph.*, **Canth.**, cic., **Clem.**, *coc-c.*, dulc., *ferr-p.*, *hyos.*, kali-br., **Kreos.**, *merc.*, **Nux-v.**, *petros.*, *phos.*, plan., plb., **Puls.**, **Sep.**, *squil.*, staph., *stram.*, **Sulph.**, *thuj.*, verat., zinc.

beschäftigt, ist muss sie laufen und gibt dann nur wenige Tropfen ag; wenn sie eifrig: *Calc.*, *kali-c.*

fließendem Wassers, beim Anblick: *Canth.*, kreos., **Lyss.**, sulph.

Menses, während: Bor., nat-m.

Stechen nach vorn in der Harnröhre, mit: Nat-c.

Urin scheint in die Drüsen zu gehen, zurückzukommen und Schmerz in der Harnröhre hervorzurufen: *Prun-s.*

wenn dem Drang nicht sofort nachgegeben wird, besteht die unbegründete Empfindung, als wäre Urin abgegangen: *Bry.*

Reiten amel.: Lyc.

Schaudern, mit: Hyper.

schmerzhaft: **Acon.**, *agar.*, alumn., ant-t., anth., *apis*, berb., bov., *cann-s.*, **Canth.**, *carb-an.*, carb-s., *chim.*, con., *dig.*, *eup-pur.*, graph., hell., kali-i., *lac-c.*, laur., *lil-t.*, *lyc.*, **Nux-v.**, **Pareir.**, *phyt.*, *prun-s.*, *puls.*, raph., *rhus-a.*, rhus-r., sec., *sulph.*, thuj., *uva*, verat.

Kinder weinen: **Bor.**, lach., **Lyc.**, nux-v., **Sars.**

springen auf und ab vor Schmerz, wenn dem Drang nicht nachgegeben werden kann: *Petros.*

greifen sich an die Genitalien und schreien auf: **Acon.**, merc.

Menses einsetzen; verschwindet, wenn die: *Kali-i.*

Stuhldrang, mit: Aloe, *alum.*, *aphis.*, canth., cic., cub., cupr-ar., cycl., *dig.*, kreos., nat-m., **Nux-v.**, *prun-s.*, *rhus-t.*, *staph.*, sumb.

Schwangerschaft, in der: Acon., *puls.*, sulph.

HARNDRANG ...

Schweiß, beim: *Ant-t.*, apis, arn., **Bry.**, canth., *caust.*, dulc., graph., hell., hyos., lyc., **Merc.**, mur-ac., *nux-v.*, *ph-ac.*, phos., puls., rhus-t., squil., staph., sulph., **Thuj.**

Sitzen, beim: Caps., caust., chim., phos.

amel.: Canth.

Stehen, im: Canth., cop., phos.

Stuhlgang, nach: Abrot., carb-an., *cic.*

Trinken, nach: Podo.

Tropfen gehen ab und erst beim nächsten Stuhlgang kommt es zu reichlichem Urinabgang, nur wenige: All-s., am-m.

unwiderstehlich (s. plötzlich)

Urinieren, nach dem: Am-m., anac., ang., apis, aur., bar-c., *berb.*, *bov.*, bry., cact., *calc.*, *cann-i.*, carb-an., caust., *chim.*, con., cop., crot-t., dig., *equis.*, graph., *guaj.*, *hep.*, iod., lac-c., lach., laur., merc., nat-c., pareir., phos., *puls.*, *ruta*, sabad., sabin., *seneg.*, *stann.*, *staph.*, sumb., thuj., verat., viol-t., zinc.

vergeblich: *Acon.*, alum., am-m., *apis*, **Apoc.**, aran., arg-n., **Arn.**, **Ars.**, atro., aur., bar-m., *bell.*, *bor.*, *cact.*, *calc.*, *camph.*, *cann-i.*, **Canth.**, *caps.*, carb-ac., *carb-an.*, carb-s., **Caust.**, cedr., *cham.*, chel., **Chim.**, *chin.*, chin-a., *cimx.*, *clem.*, coc-c., coff., colch., *coloc.*, *con.*, *cop.*, *cupr.*, *cycl.*, **Dig.**, dol., dulc., **Eup-pur.**, ferr-i., gels., graph., *guaj.*, **Hell.**, hep., **Hyos.**, *ip.*, *kali-ar.*, *kali-c.*, *kali-p.*, kali-s., kreos., *lach.*, *laur.*, *lyc.*, merc., merc-c., morph., mur-ac., myric., nat-m., **Nit-ac.**, **Nux-v.**, **Op.**, *pareir.*, petr., *petros.*, **Ph-ac.**, phel., **Phos.**, *plb.*, podo., prun-s., **Puls.**, rhus-t., ruta, sabin., *samb.*, **Sars.**, sec., senec., *sep.*, sil., squil., staph., **Stram.**, sulph., sumb., tarent., thuj., verat., zinc.

nachts: Coc-c., *nat-m.*, sep.

Diarrhö, mit: Cupr.

Fieber, während: Ars., canth., dig., hyos., nux-v., *puls.*, rat., sars., sulph.

Froststadium im Fieber, während: Arn., ars., canth., nux-v., phos., puls., sulph.

Kindern, bei: **Acon.**, *apis*, camph., eup-pur., *lyc.*

Kopfschmerz, mit: **Con.**

Krämpfen im Rektum, mit: *Caust.*

Menses agg., während den: *Aur.*

HARNDRANG - vergeblich ...

pressen aufhört, geht Stuhl und Urin unwillkürlich ab; aber sobald er zu: *Arg-n.*

Schweiß, beim: **Ars.**, camph., *canth.*, caust., dig., dulc., hyos., *nux-v.*, *puls.*, sulph.

Stehen, im Sitzen geht der Urin unwillkürlich ab; beim: *Caust.*

Stuhldrang, mit: Alum., *canth.*, *dig.*, nat-m., *nux-v.*, sumb.

verheirateten Frauen, bei frisch: **Staph.**

Wasser:

Ausgießen von Flüssigkeiten, beim: Ham.

Stecken der Hände ins Wasser oder beim Hören von laufendem Wasser, beim: Asim., canth., kreos., **Lyss.**, sulph.

HARNVERHALTUNG (vgl. URINIEREN - verzögert): **Acon.**, aesc., agar., all-c., alum., **Am-c.**, ant-t., ap-g., **Apis**, *apoc.*, arg-m., **Arn.** **Ars.**, *ars-i.*, aspar., atro., aur., *bar-c.*, bar-m., **Bell.**, bism-o., *bor.*, bufo, *cact.*, *calc.*, calc-s., *camph.*, *cann-i.*, *cann-s.*, **Canth.**, *caps.*, carb-s., card-m., **Caust.**, chel., *chim.*, chin., chin-a., *cic.*, cimic., cinnb., *clem.*, coc-c., coch., *colch.*, *coloc.*, **Con.**, cop., *crot-h.*, *cupr.*, *dig.*, dios., *dulc.*, elaps, *euph.*, **Gels.**, graph., *hell.*, helon., *hep.*, *hyos.*, hyper., ign., *iod.*, *ip.*, iris., kali-ar., *kali-chl.*, kali-i., kreos., *laur.*, led., **Lyc.**, *mag-p.*, mag-s., merc., merc-c., merc-cy., mez., morph., mur-ac., *nit-ac.*, nux-m., **Nux-v.**, **Op.**, ox-ac., **Pareir.**, petr., ph-ac., phos., *phyt.*, *plb.*, *polyg-h.*, *prun-s.*, *puls.*, ran-s., *rhus-t.*, ruta, *sabin.*, *sars.*, *sec.*, sep., sil., stann., *staph.*, *stram.*, sul-ac., *sulph.*, **Tarent.**, **Ter.**, *thuj.*, tub., urt-u., *verat.*, *zinc.*

abends: Bor.

nachts, 3-6 Uhr: Pareir.

alten Männern, bei: *Sol-v.*

Anstrengung, nach: **Arn.**, **Caps.**, **Rhus-t.**

Ataxie, bei lokomotorischer: *Arg-n.*

Bier, nach: *Nux-v.*

Blutgerinnsel in der Blase, durch: Cact., caust.

Vagina, in der: Coc-c.

Cholera, bei: *Camph.*, *canth.*, lach., op., **Verat.**

chronisch: *Calc.*, *iod.*

Dysenterie, bei: **Ars.**, merc.

HARNVERHALTUNG ...

Entbindung, nach der: *Arn.*, **Ars.**, *bell.*, canth., **Caust.**, *equis.*, *hyos.*, ign., lyc., *nux-v.*, *op.*, *puls.*, rhus-t., sec., sep., stann., *staph.*, stram.

Erkältung, durch: *Acon.*, *caust.*, *cop.*, *dulc.*, *puls.*, sulph.

Stehen auf kaltem Pflaster: *Calc.*

Froststadium im Fieber, bei: Apis, arn., canth., hyos., lyc., op., puls., stram.

Gefühl von Harnverhaltung durch einen Sphinkterkrampf: Sulph.

Gegenwart anderer nicht urinieren, kann in: **Nat-m.**

Hysterie, bei: **Zinc.**

Kindern, bei: *Acon.*, **Apis**, *art-v.*, bell., *benz-ac.*, calc., *caust.*, *cop.*, *dulc.*, eup-pur., ferr-p., *gels.*, ip., *op.*

erkältet; jedesmal, wenn sich das Kind: **Acon.**, cop., *dulc.*, puls., sulph.

Kolik, bei: Arn., *coloc.*, **Plb.**, thuj.

Luft, durch Aufenthalt in kalter: *Caust.*

Menses, während: Ham., kali-bi.

Nasswerden der Füße, nach: *All-c.*, *rhus-t.*

Neugeborenen, bei: **Acon.**, *apis*, *ars.*, benz-ac., *camph.*, *canth.*, *caust.*, erig., hyos., *lyc.*, puls.

Aufregung der Stillenden, nach: *Op.*

Prostata-Hypertrophie, durch: *Apis*, bell., benz-ac., *cact.*, canth., *chim.*, con., **Dig.**, ferr., hyos., kali-i., merc-d., pareir., *puls.*, sep., **Staph.**, stram.

schmerzhaft: Acon., *arn.*, ars., *aur.*, bell., bor., calc-p., **Canth.**, caps., **Caust.**, cop., crot-h., cupr., *dulc.*, *lyc.*, *nit-ac.*, **Nux-v.**, *op.*, *pareir.*, *puls.*, sabin., *sars.*, sul-ac., *ter.*

Harndrang beim Liegen auf dem Rücken, mit: *Puls.*

Schreck, nach: Acon., **Op.**

Sitzen nach hinten gelehnt amel.: *Zinc.*

Tröpfeln, mit (s. URINIEREN - tröpfelnd)

Überdehnung, nach (s. LÄHMUNG)

HITZE in der Blase: *All-c.*, canth., *puls.*, *senec.*

JUCKEN in der Blasenregion mit Harndrang, nachts agg.: *Sep.*

Blasenhals, morgens im Bett: *Nux-v.*

KÄLTEGEFÜHL: Lyss.

abwechselnd mit Hitze: Coc-c.

KATARRH, mit schleimig-eitriger Absonderung: Alumn., *ant-c.*, *apis*, aspar., **Benz-ac.**, *calc.*, calc-s., cann-s., *canth.*, carb-ac., *carb-s.*, *carb-v.*, *caust.*, *chim.*, chin-s., coff., coll., **Coloc.**, *con.*, *cop.*, cub., **Dulc.**, *equis.*, erig., eucal., *eup-pur.*, *ferr.*, *gels.*, ham., *hydr.*, indg., kali-c., *kali-chl.*, kali-p., kali-s., *lach.*, **Lyc.**, med., mill., nat-m., **Nux-v.**, pareir., *petr.*, *ph-ac.*, *phos.*, plb., pop-t., **Puls.**, rhod., rhus-t., *sars.*, *senec.*, *seneg.*, *sil.*, **Sulph.**, *ter.*, **Uva**

alten Leuten, bei: *Alumn.*, *carb-v.*, sulph., *ter.*

Gonorrhö, durch unterdrückte: Benz-ac., cub., *med.*, *puls.*, sil., *thuj.*

Hämorrhoiden, bei Patienten mit: Coll.

KNORPELIGE Verhärtung: Pareir.

KRAMPF: *Berb.*, *caps.*, carb-s., *carb-v.*, coc-c., mag-p., *nux-v.*, ph-ac., plb., prun-s., ruta, *sars.*, sep., zinc.

nachts: Prun-s.

Urinieren, während: Carb-s.

nach: Caust., *nat-m.*

zusammenkrümmen, muss sich: Prun-s.

KRAMPFARTIGE Blasentätigkeit: Calc-p., tarent.

KRIBBELN nach dem Urinieren: *Lyc.*

KUGEL in der Blase, Gefühl einer: Crot-h., *lach.*, naja

hervorgepresst, Gefühl, als werde eine Kugel von hinter dem Blasenhals: Kali-br.

LÄHMUNG: Acon., agar., *alum.*, arg-n., *arn.*, **Ars.**, aur., *bell.*, *cact.*, *camph.*, *cann-s.*, *canth.*, *carb-an.*, carb-s., carb-v., **Caust.**, *cic.*, *cupr.*, **Dulc.**, form., **Gels.**, hell., helon., *hyos.*, kali-p., *lach.*, *laur.*, mag-m., *merc.*, mur-ac., nat-p., **Nux-v.**, **Op.**, phos., *plb.*, psor., *puls.*, *rhus-t.*, *sec.*, *sil.*, staph., *stram.*, *stry.*, *sulph.*, tab., thuj., **Zinc.**

tagsüber: Thuj.

alten Menschen, bei: **Ars.**, *cann-s.*, *cic.*, con., *equis.*, *gels.*, kali-p., *sec.*, thuj.

Entbindung, ohne Drang nach der: **Ars.**, canth., **Caust.**, ferr., *hyos.*, kreos., nux-v., phos., zinc.

Harnverhaltung scheint die Blase zu lähmen; gewaltsame: *Ars.*, *canth.*, **Caust.**, *gels.*, hell., hyos., *rhus-t.*, *ruta*

hysterischen Patienten, bei: **Zinc.**

LÄHMUNG ...

Überdehnung, nach: Ars., *canth.*, **Caust.**, hell., hyos., *nux-v.*, *rhus-t.*, *ruta*, stry., *sulph.*

LÄHMUNGSARTIGE Schwäche: Cod., *morph.*, op., **Sulph.**

Gefühl von Schwäche, abends, so dass er fürchtet, das Bett einzunässen: Alum.

Blasenhals: Agar., atro., bar-c., cadm., canth., cub., op., stram.

Sphinkter: Agar., apoc., *bell.*, canth., *gels.*, jug-r., *phos.*, plan., puls., *tab.*

LEEREGEFÜHL: Colch., dig., *stram.*, sumb.

LUFT kommt aus der Blase (s. GAS)

POLYPEN: Ant-c., **Calc.**, con., graph., lyc., merc., phos., puls., sil., **Teucr.**, thuj.

PULSIEREN, Klopfen: Berb., canth., *dig.*

Urinieren, vor dem: *Dig.*

RHEUMATISCHE Affektionen der Blase: Clem., dulc., merl.

SCHLÄGE, die sich bis zum rechten Oberschenkel erstrecken; elektrische: Fl-ac.

SCHMERZ: Acon., aeth., agn., all-c., alumn., ambr., ant-t., aphis., *apis*, arn., ars., **Bell.**, benz-ac., *berb.*, brach., brom., *cact.*, calad., calc., calc-f., *calc-p.*, cann-i., cann-s., **Canth.**, *caps.*, carb-an., *carb-s.*, *carb-v.*, caul., *caust.*, *chel.*, *clem.*, coc-c., *con.*, cop., der., dirc., **Equis.**, *eup-pur.*, *ferr.*, ferr-ar., ferr-p., *fl-ac.*, indg., ip., kali-bi., kali-br., lil-t., *lith-c.*, *lyc.*, merc., morph., nat-ar., nux-m., nux-v., pall., pareir., ph-ac., phos., phyt., pic-ac., *plb.*, polyg-h., prun-s., ptel., *puls.*, rhod., rhus-t., ruta, sabin., sang., *sars.*, sep., sul-ac., sul-i., sulph., tarent., ter., thuj., verat., *zinc.*

morgens: Alumn., cop., morph., sin-n.

abends: Ip., morph., pall., pic-ac., uva

Urinieren, nach dem: Sep.

nachts: Bell., carb-an., lyc., prun-s.

anfallsweise: *Caul.*, chel., *cop.*, **Puls.**

Ausdehnung der Blase, wie durch: Anth.

Bewegung, bei: **Berb.**

Erkältung, durch: *Dulc.*, *eup-pur.*

Erschütterung, bei: **Bell.**

Fahren im Wagen, beim: Agar.

Gehen, beim: Acon., *puls.*

SCHMERZ ...

Harndrang, bei: Berb., calc-p., eup-pur., hell., *nux-v.*, *phyt.*, puls., rhod., rhus-t., ruta, sul-ac., zinc.

nicht gleich nachgegeben wird, wenn ihm: Lac-c., *lac-ac.*, phos., prun-s., *puls.*, ruta, sep., *sul-ac.*, tub.

Husten, beim: Caps.

Koitus, nach: *All-c.*

Liegen auf dem Bauch amel.: Chel.

Menses, während: **Sep.**

pulsierend: *Dig.*

Schritt hat er sofort nach dem Urinieren; das Gefühl, als ob sich die Blase auf und ab bewegte und voll wäre,

bei jedem: Ruta

Sitzen, im: Card-m.

Stehen agg.: Puls.

Steinoperation, nach: **Staph.**

Trinken agg.: *Canth.*

Umdrehen im Bett hat er das Gefühl, als ob die Blase auf die Seite fällt, auf der er liegt; beim: Puls.

Urinieren, vor: Berb., *fl-ac.*, *lith-c.*, manc., *nux-v.*, pall., *phyt.*, prun-s.

Beginn, zu: Acon., *apis*, *ars.*, cann-s., **Canth.**, *caust.*, **Clem.**, cop., manc., **Merc.**

amel. wenn der Urin anfängt zu laufen: Prun-s.

während: Ant-t., brach., calc., calc-p., carb-v., dig., fl-ac., indg., lil-t., *manc.*, *phyt.*, *puls.*, rhus-a.

wenige Tropfen abgegangen sind, nachdem: Berb., calc-p., **Canth.**, *caust.*, fl-ac., lith-c.

nach: *Brach.*, lith-c., sep.

verzögert das Urinieren: Phos.

erstreckt sich zur Niere: *Aesc.*, apis, *canth.*

Oberschenkel: *Puls.*

Samenstränge: Anth., lith-c.

Uterus: Merl., tarent.

Blasenhals: Acon., alum., ant-o., apis, arn., **Bell.**, *berb.*, brach., cact., *calc-p.*, *cann-s.*, *canth.*, cham., con., *cop.*, *dig.*, *ferr-p.*, guaj., hyos., lith-c., lyc., lyss., mez., *nux-v.*, op., pic-ac., puls., ruta, sars., sep., spong., sulph., ter., *zinc.*

SCHMERZ - *Blasenhals* ...

abends: Lyss.

Gehen, beim: Ign.

Harndrang, bei: Anth., bell., berb., *calc-p.*, canth., dig., ferr-p., sep., spong.

Urinieren, vor: Canth., *lith-c.*, nux-v.

Beginn des Urinierens, zu: *Clem.*

Ende des Urinierens, beim: *Cann-s.*, caust., con., dig., med., *puls.*, ruta, *sars.*

nach: *Apis*, apoc., cann-s., con., fl-ac., nux-v., petr., *puls.*, ruta, sars., sep., stann.

letzten Tropfen entleert wurden, wenn die: Med., sars.

Versuch zu urinieren, beim: *Cop.*

beißend: Apis, berb., *canth.*, eup-pur., phos.

Gehen, beim: Phos.

Stehen agg.: *Eup-pur.*

erstreckt sich zur Harnröhrenmündung: *Chim.*

bohrend, in der Blasengegend: Thuj.

brennend: *Acon.*, *all-c.*, *apis*, *ars.*, bell., **Berb.**, camph., cann-i., **Canth.**, **Caps.**, card-m., cham., chel., chim., clem., coff., colch., coloc., cop., *eup-pur.*, fl-ac., hydrang., indg., lach., lyc., lyss., nit-ac., nux-v., petr., phos., pip-n., *prun-s.*, *puls.*, rheum, rhus-t., sabin., *sep.*, sil., staph., **Ter.**, thuj., uva

morgens: Berb., *nux-v.*

10 Uhr: All-c.

abends: Lyss., nux-v., puls.

nachts: Bell.

Gehen im Freien amel.: **Ter.**

Liegen, im: Fl-ac.

Menses, während: Sep.

Stehen agg.: *Eup-pur.*

Urinieren, vor: *Apis*, *berb.*, bor., bry., calc., cann-i., *canth.*, *caps.*, chel., clem., colch., *fl-ac.*, lach., nat-c., rheum, rhod., seneg., thuj., zinc.

während: Aloe, *canth.*, caps., cham., eup-pur., kali-bi., lyc., nux-v., phos., prun-s., rheum, *ter.*

nach: Alum., apis, *berb.*, calc-p., canth., *fl-ac.*, *lyc.*, sep., sil., thuj.

SCHMERZ - brennend ...

Blasenhals: Acon., *berb.*, **Canth.**, *cham.*, con., *cop.*, *elat.*, ign., mit., *nux-v.*, op., petr., ph-ac., plb., *prun-s.*, *puls.*, *staph.*

Liegen mit angezogenen Beinen amel.: Staph.

Urinieren, während: Acon., *aloe*, *apis*, berb., **Canth.**, *cham.*, *cop.*, **Nux-v.**, petr., ph-ac., prun-s., puls., *ran-b.*, sul-ac., thuj.

nach: *Apis*, canth., merc., *puls.*, *sars.*

uriniert, wenn er nicht: Acon., berb., canth.

erstreckt sich durch die Harnröhre: **Canth.**

drückend, Druck in der Blase: **Acon.**, all-c., alum., am-c., am-m., ant-t., aphis., **Apis**, arn., *aur.*, bell., berb., bor., brach., *calc.*, *calc-p.*, *camph.*, cann-s., *canth.*, caps., carb-an., carb-s., *carb-v.*, *card-m.*, chel., *chim.*, chin-a., coc-c., coff., colch., *coloc.*, *con.*, cop., cub., cycl., dig., *dulc.*, *equis.*, *eup-pur.*, fl-ac., graph., hep., hyos., ign., *kali-c.*, kali-p., kali-s., kreos., lach., lachn., lact., laur., **Lil-t.**, **Lyc.**, med., merc-i-r., mosch., nat-c., *nat-m.*, nat-p., **Nux-v.**, ol-an., pall., petr., *ph-ac.*, pop-t., *puls.*, raph., rhus-t., *ruta*, *sars.*, **Sep.**, sil., spig., squil., *staph.*, *sulph.*, tarent., thuj., til., verat., zinc.

morgens: Puls., *sep.*

10 Uhr: All-c.

abends: Puls., *sep.*

nachts: *Bell.*, carb-an., fl-ac., kreos., *lyc.*, sulph.

Bewegung agg.: Nux-v.

Gehen, beim: Bry., con., ign., phos., puls.

Harnverhaltung, mit: Aur., *bor.*, *hyos.*, *sars.*

Husten, beim: Caps., colch., ip., kreos.

Liegen, im: *Lyc.*

Reiten amel.: Lyc.

Sitzen amel.: Bry., con., ign.

gekreuzten Beinen amel. (zwingt dazu), mit: Sep., zinc.

Stuhldrang, mit erfolglosem: Aphis.

Stuhlgang, vor: *Carb-v.*, *nat-m.*

SCHMERZ - drückend, Druck in der Blase ...

Urinieren, vor: Ang., arn., calc-p., chim., *chin.*, con., graph., *kali-s.*, nat-p., *nux-v.*, petr., phyt., *puls.*, ruta, *sep.*, spig.

während: Asar., berb., calc-p., *camph.*, *chim.*, dig., dulc., *hep.*, hyos., *lach.*, lachn., lact., nat-c., *nat-m.*, **Nux-v.**, op., ph-ac., *sil.*, verat.

nach: Asar., berb., brach., *calc-p.*, *camph.*, canth., chin., *dig.*, dulc., **Equis.**, lac-c., lith-c., merc., nat-m., ruta, sep., sulph.

tief in der linken Seite: Calc-p.

Blasenhals: Alum., apis, brach., *canth.*, carl., coc-c., jatr., *nux-v.*, sul-ac., ter., thuj.

Gehen im Freien, beim: Con., ign., nux-v., puls.

Sitzen agg.: Ter.

Stichen, Gehen agg., Sitzen amel.; mit: Con., ign.

Urinieren, vor: Apis, arn., calc-p., chim., *nux-v.*, *phyt.*, *puls.*

während: Ign., rhus-a., stann., thuj.

nach: Con., nat-m., ruta

zurückzuhalten; beim Versuch, den Urin: Lac-ac.

durchbohrend, in der Blasengegend: *Chel.*

krallend: Led., mez., valer.

lanzinierend (s. stechend)

reißend: Berb., bry., *kali-c.*

Blasenhals: Canth., *kali-c.*, *nux-v.*

Pressen während des Urinierens, beim: *Kali-c.*

Urinieren, beim: Kali-c., *nux-v.*

schießend (s. stechend)

schneidend: *Aeth.*, am-c., *berb.*, *canth.*, caps., coc-c., *coloc.*, eup-pur., *kali-c.*, lach., *lyc.*, mang., nux-v., *puls.*, **Ter.**, thuj.

Gehen agg.: Mang., thuj.

Freien amel., Ruhe agg.; im: **Ter.**

Stehen, im: Mang.

Urinieren, vor: Bry., calc-p., dig., mag-p., *manc.*, ph-ac., phyt., sulph., thuj.

SCHMERZ - schneidend - Urinieren ...

während: Calc., canth., eup-pur., kali-c., *nat-c.*, polyg-h., sec., *ter.*, thuj.

nach: Calc-p., *canth.*, cub., nat-c., petr., phos., polyg-h.

Ende des Urinierens, zum: Nat-c., petr., sars., thuj.

erstreckt sich zur Harnröhre: *Berb.*

Blasenhals: Berb., **Canth.**, caps., *con.*, *kali-c.*, lach., lyc., mez., nux-v., op., petr., polyg-h., puls., ter.

morgens im Bett: Caps.

Gehen im Freien, beim: Mez., thuj.

Urinieren, vor: *Canth.*, ph-ac.

Beginn des Urinierens, zu: Manc., petr.

während: Canth., kali-c., polyg-h.

Ende des Urinierens, am: Petr., sars., sulph.

erstreckt sich durch die Harnröhre: **Canth.**

spasmodisch, krampfhaft: Alum., *berb.*, *canth.*, caps., *caul.*, *chel.*, coc-c., cop., ph-ac., prun-s., ter.

morgens: *Cop.*

nachts: Prun-s.

erstreckt sich zur Brust: Alum.

Blasenhals: Jatr., phos.

Schluss des Urinierens, am: Cann-s., caust., con., dig., med., *puls.*, ruta, *sars.*

erstreckt sich zu den Oberschenkeln nach dem Urinieren: *Puls.*

stechend: Acon., ant-t., aur., *berb.*, calad., canth., carb-s., *chel.*, *clem.*, coc-c., coloc., *con.*, *kali-c.*, kali-p., kali-s., *lith-c.*, *lyc.*, *nat-m.*, pall., rhus-t., sabad., *sulph.*, thuj.

abwechselnd zwischen Blase und Rektum: Coloc.

Atmen, beim: Aur.

Gehen, beim: Con., nat-m.

Husten, beim: *Caps.*

Liegen, im: Am-m.

Mittagessen, nach dem: Nux-v.

Sitzen amel.: Con.

SCHMERZ - stechend ...

Stuhlgang, während: Gamb.

Urindrang, bei: Canth., rhus-t.

vergeblichem: *Guaj.*

Urinieren, vor: Apis, *lith-c.*, *manc.*, puls., sep.

Beginn des Urinierens, zu: *Manc.*

während: Carb-s., *nat-m.*, sep.

nach: Bufo

erstreckt sich zur Harnröhre: Berb., carb-s., cycl., dig., phos., thuj.

Niere zur Blase, von der (s. <u>NIEREN</u> - SCHMERZ - stechend - erstreckt sich - Blase)

Nieren: Coc-c., oci.

Blasenhals: Acon., ant-t., *bell.*, berb., *calc-p.*, *canth.*, caps., *carb-s.*, *cham.*, chel., con., dig., *guaj.*, jatr., *lith-c.*, *lyc.*, *op.*, *puls.*, *stry.*, sulph., *thuj.*

morgens: Sulph.

nachmittags: Sulph.

abends: Phos.

Anus, gleichzeitig im: Lyc.

Harndrang nicht gleich nachgegeben wird, wenn dem: Prun-s.

Husten, beim: *Caps.*

Liegen auf dem Gesicht amel.: Chel.

Sitzen, amel.: *Con.*

Urinieren, vor: Apis, *canth.*, dig.

während: Carb-s., sulph.

nach: Con., dig., guaj.

uriniert, wenn er nicht: *Cham.*

vergeblichem Pressen zum Urinieren, nach: *Guaj.*

erstreckt sich zur Penisspitze: Dig., stry.

Wehtun (unbestimmt, drückend): *All-c.*, arn., bell., *berb.*, calc-p., **Caps.**, *carb-s.*, carb-v., chel., cop., crot-t., *equis.*, erig., *eup-pur.*, *fl-ac.*, *hell.*, lach., lyc., *nux-v.*, pall., phos., pop-t., *puls.*, sabin., *sep.*, sulph.

Koitus, nach: All-c.

Liegen, im: *Nux-v.*

Menses, während: Sep.

HARNBLASE

SCHMERZ - Wehtun ...

Urinieren, vor: Berb., *fl-ac.*, *nux-v.*, pall.

während: Carb-v., fl-ac.

nach: Berb., calc-p., **Canth.**, conv., *fl-ac.*, lith-c.

Blasenhals: Acon., calc-p., con., cop., puls., sep., sulph.

11 Uhr: Sulph.

15 Uhr: Sulph.

Urinieren, nach: Apoc., fl-ac., *sep.*, stann.

windend, drehend, im Blasenhals: Coc-c.

wund schmerzend, empfindlich: Acon., *all-c.*, arn., *ars.*, *bell.*, *benz-ac.*, berb., brach., *calad.*, *calc-p.*, cann-s., **Canth.**, *carb-v.*, *chim.*, coff., dirc., **Equis.**, eup-pur., lac-ac., *lith-c.*, lycps., *merc.*, nat-ar., *puls.*, *sars.*, *sec.*, *sep.*, squil., sulph., **Ter.**, thuj., uran

Bewegung agg.: *Bell.*, berb., *canth.*

Urinieren, während: Nat-ar., puls.

nach Urinieren amel.: Nat-ar.

Blasenhals: *Atro.*, brach., *calc-p.*, *carb-v.*, *nux-v.*, *puls.*

Urinieren, nach: Calc-p.

zerrend, herausdrängend: *Canth.*, *chel.*, cop., dig., fl-ac., lact., *lyc.*, mosch., psor., sep.

morgens: Sep., sulph.

nachts, beim Hinlegen: *Lyc.*

Harnsperre, mit: Hyos.

Liegen, Reiten amel.; im: *Lyc.*

Mittagschlaf, nach: Cycl.

Urinieren, während: Arg-n., cycl., op., rheum, ruta

nach: Arund., bry., ruta, sulph.

zurückzuhalten; beim Versuch, den Urin: Calc-p., lac-c.

ziehend: Aphis., *berb.*, calad., card-m., coc-c., dig., rhod.

Fahren im Wagen, beim: Agar.

oben, nach: Calc-p., *phyt.*

Sitzen, im: Card-m.

Urinieren, während: Calc-p., dig., phyt., rhus-a.

SCHMERZ - ziehend ...

Blasenhals: Alum., berb., cop., jatr., mez., rhod.

zuckend: Agar., lith-c.

zusammenschnürend: *Berb.*, calad., calc-p., coc-c., con., lach., *led.*, lyc., *mez.*, nit-ac., ph-ac., plb., prun-s., *sars.*, valer., zinc.

Urinierens, zu Beginn des: Kali-i.

nach: Sulph.

Blasenhals: Ant-c., carb-s., coc-c., *lyc.*, *mez.*, op., petr.

zwickend, kneifend: Am-m., *berb.*, lyc., sep.

Liegen, mit Stechen; im: Am-m.

zwickend, zwängend: Ter.

SCHWÄCHE: *All-c.*, *alum.*, *alumn.*, *ars.*, aur., aur-m., *camph.*, *canth.*, carl., **Caust.**, *cham.*, *equis.*, gels., hell., **Hep.**, *hyos.*, ipom., kali-c., laur., **Mag-m.**, mill., **Mur-ac.**, nat-p., **Op.**, pall., *ph-ac.*, phyt., plb., rheum, *rhus-t.*, sel., *sil.*, stann., stram., ter., thuj., vib., zinc.

abends: *Alum.*

alten Menschen, bei: Ars., gels.

Entbindung, nach der: **Ars.**

Sphinkter: Agar., alumn., apoc., bell., *caust.*, jug-r., pall., sil., squil., zinc.

SCHWAMMARTIGE Wucherungen, Hämangiom, Fungus: *Calc.*

SCHWELLUNG: Apoc., atro., bell., chlor., dig., kali-bi., *kali-i.*, merc-c., op., ox-ac., petr., plb., tarent.

Blasenhalsgegend: *Puls.*

SCHWEREGEFÜHL: Cann-s., *canth.*, coc-c., dig., kali-i., *lyc.*, *nat-m.*, *sep.*

SPANNUNG: **Acon.**, ant-t., coc-c., eup-pur., nux-v.

SPASMUS: *Ant-t.*, asaf., *bell.*, berb., calad., *calc.*, *canth.*, *caps.*, caul., chim., chin., *coc-c.*, *cop.*, dig., eup-pur., *gels.*, guar., hell., hydr., *ip.*, *nux-v.*, op., *ph-ac.*, *prun-s.*, *puls.*, *sars.*, *sep.*, tarent., ter., uva, *vib.*, zinc.

Urinieren, vor: Manc., uva

während: *Asaf.*, cann-s., carb-s., colch., op.

nach: Asaf., *prun-s.*, puls.

Blasenhals: Arg-n., **Arn.**, cact., cann-s., *colch.*, cop., hyos., kali-br., mag-p., *prun-s.*, puls., ruta

SPASMUS - *Blasenhals* ...

nachts: Prun-s.

sexuellen Exzessen, nach: *Nux-v.*

spastische Striktur: Mag-p., ruta

STEINES in der Blase, Gefühl eines: Puls.

TENESMUS: *Acon.*, **Agar.**, *alum.*, am-c., am-m., anac., *ang.*, *ant-c.*, *apis*, *arn.*, **Ars.**, aur-m., *bell.*, calc., camph., *cann-s.*, **Canth.**, *caps.*, carb-s., caust., *chim.*, *clem.*, *coc-c.*, colch., *coloc.*, cop., crot-h., cub., *cupr.*, **Dig.**, elaps, eug., ferr., ferr-ar., ferr-i., ferr-p., *gels.*, hyos., *ip.*, *lach.*, **Lil-t.**, *lith-c.*, *lyc.*, *med.*, *merc.*, **Merc-c.**, *mez.*, morph., *mur-ac.*, nat-c., *nit-ac.*, *nux-m.*, **Nux-v.**, ol-an., op., **Pareir.**, phos., phys., plan., **Plb.**, *podo.*, polyg-h., pop-t., **Prun-s.**, psor., **Puls.**, rheum, *rhus-t.*, sabad., sabin., *sars.*, *senec.*, sep., *sil.*, squil., tarent., tax., **Ter.**, **Thuj.**, ust., uva, verat., viol-t.

morgens: Par., *senec.*

4 Uhr: Am-m.

vormittags: Agar., phos.

abends, beim Gehen im Freien: *Lith-c.*

nachts: Ant-c., lith-c., *merc.*

Hinlegen agg.: Lyc.

eiskalten Füßen, mit: *Elaps*

Erbrechen, Durchfall und Urinieren, gleichzeitig: **Crot-h.**

Menses, während: **Tarent.**

Sitzen, im: Ter.

Stuhlgang, während: *Alum.*, **Caps.**, lil-t., *merc.*, **Nux-v.**, *rhus-t.*, *staph.*

nach: Canth.

Urinieren, nach: Ferr., squil.

TROPFEN aus der Blase kommen würden, agg. in der Ruhe; als ob: Sep.

TUMOREN: *Calc.*

UNTÄTIGKEIT der Blase: Ars., **Caust.**, *op.*, plb.

UNWILLKÜRLICH (s. URINIEREN)

URINIEREN anfallsweise: Chel., cycl., merc-i-f., nux-v.

dünner Strahl: Agar., apis, bell., *camph.*, *canth.*, chim., chin., **Clem.**, **Cop.**, eup-pur., gins., *graph.*, gymn., hell., *merc.*, *nit-ac.*, *petr.*, prun-s., *puls.*, samb., *sars.*, *spong.*, *staph.*, stram., *sulph.*, tax., *thuj.*, *zinc.*

Dysurie: **Acon.**, aesc., aeth., *agar.*, *all-c.*, all-s., aloe, *alum.*, ang., ant-c., ant-t., *apis*, *apoc.*, **Arg-n.**, *arn.*, **Ars.**, atro., aur., aur-m., bar-c., bar-m., **Bell.**, *berb.*, cact., calc., *calc-p.*, *camph.*, **Cann-s.**, **Canth.**, *caps.*, carb-s., caul., chel., *chim.*, cic., *clem.*, *coc-c.*, coff., colch., *coloc.*, *con.*, **Cop.**, corn., cub., *cupr.*, **Dig.**, *dor.*, dros., *dulc.*, equis., *eup-pur.*, *gels.*, *hell.*, *hep.*, *hydr.*, *hyos.*, ind., jatr., *kali-ar.*, *kali-c.*, kali-chl., kali-n., kali-p., kali-s., *kreos.*, *lac-c.*, *laur.*, **Lil-t.**, *lith-c.*, **Lyc.**, mag-m., meph., *merc.*, **Merc-c.**, mit., morph., nat-ar., nat-c., *nat-m.*, nat-p., *nit-ac.*, nux-m., **Nux-v.**, **Op.**, **Pareir.**, petr., **Petros.**, ph-ac., phos., plat., **Plb.**, podo., *polyg-h.*, psor., **Puls.**, ran-b., *rheum*, *rhus-a.*, *rhus-t.*, *sabin.*, sang., sars., sec., sel., *senec.*, *sep.*, spig., stann., staph., stram., **Sulph.**, sumb., tab., *tarent.*, **Ter.**, *thuj.*, *uva*, *verat.*, zinc.

morgens: Corn., *sep.*

alten Männern, bei: *Benz-ac.*, *corn.*

nachmittags, Gehen amel.: Lith-c.

nachts: *Cic.*, *merc.*

Mitternacht, 3-5 Uhr; nach: Pareir.

abwechselnd mit Bettnässen: *Gels.*

Apyrexie, in der: Caps., caust., dig., staph.

Dysmenorrhö, bei: Senec.

Fieber, im: Ant-c., cann-s., canth., *cham.*, colch., dulc., nit-ac., nux-v., staph., sulph.

Froststadium im Fieber, während: Canth., *cham.*, lyc., merc., nux-v., ph-ac., puls., sulph., thuj.

Menses, mit ziehenden Schmerzen im Bauch; bei unterdrückten: *Puls.*

Rückenschmerzen, mit: Vesp.

Schlaf, nach: Op.

schmerzhaft, Denken daran agg.: *Hell.*, nux-v.

Ende des Urinierens, beim: Sars.

Kälte, Taubheit und Zucken im linken Bein, mit: Agar.

Kind schreit, ehe Urin anfängt zu fließen: **Bor.**, lach., *lyc.*, *nux-v.*, **Sars.**

Mittagessen and Abendessen, nach: Nux-m.

Pressen zum Urinieren agg.: Plb.

URINIEREN anfallsweise ...

spasmodischer Verschluss des Sphinkters beim Aufhören mit Urinieren: *Cann-s.*

Spasmus der Blase, durch: Colch.

tanzt durch das Zimmer vor wahnsinnigen Schmerz: **Apis**, *cann-s.*, **Canth.**, *petros.*

Urinieren agg., nach dem: **Equis.**

Schweiß, beim: **Canth.**, **Cham.**, hep., lyc., *merc.*, nit-ac., puls., sulph., *thuj.*

Sphinkter, mit Überempfindlichkeit der Haut im Bereich des linken Ischiasnervs, Schmerz in der linken Kniekehle und Ferse, mit Kältegefühl, das über den ganzen Nervenverlauf kriecht, besonders in der Ferse; Schmerz im: *Agar.*

Stuhldrang, mit (s. HARNDRANG - schmerzhaft - Stuhldrang)

Tenesmus des Rektums, mit, abends: Ferr.

und Spasmus der Harnröhre: *Prun-s.*

verheirateten Frauen, bei frisch: Cann-s., ery-a., **Staph.**

geteilter Strahl: Arg-n., *cann-s.*, *canth.*, *caust.*, chim., clem., *merc.*, **Merc-c.**, petr., prun-s., *rhus-t.*, **Thuj.**

hastig (s. HARNDRANG - plötzlich)

häufig: Abies-n., acon., *aesc.*, aeth., agar., *all-c.*, *alum.*, *alumn.*, **Am-c.**, am-m., anac., ang., *ant-c.*, ant-t., **Apis**, **Arg-m.**, **Arg-n.**, arn., ars., ars-i., arum-t., asc-t., aspar., aur., **Bar-c.**, *bar-m.*, *bell.*, benz-ac., *bism-o.*, *bor.*, bov., brom., *bry.*, bufo, *cact.*, **Calc.**, **Calc-ar.**, *camph.*, *cann-i.*, *cann-s.*, **Canth.**, *caps.*, *carb-ac.*, carb-an., carb-s., *carb-v.*, casc., **Cast.**, **Caust.**, cedr., chel., *chim.*, chin., chlol., *cic.*, cimic., *cina*, cinnb., *clem.*, cob., coc-c., cocc., *coff.*, *colch.*, *coloc.*, con., cop., crot-c., crot-h., crot-t., *cupr.*, cur., *cycl.*, *daph.*, *dig.*, dros., dulc., equis., *ery-a.*, *eup-pur.*, **Euphr.**, *ferr.*, ferr-i., *ferr-p.*, *fl-ac.*, **Gels.**, glon., **Graph.**, grat., guaj., ham., hell., hydr., *hyos.*, **Ign.**, indg., *iod.*, *ip.*, iris., jatr., *kali-bi.*, *kali-c.*, kali-chl., kali-i., kali-p., kali-s., *kalm.*, kreos., lac-c., *lac-d.*, **Lach.**, lact., **Lac-ac.**, laur., *led.*, *lil-t.*, *lith-c.*, **Lyc.**, lyss., *mag-c.*, mag-m., *mag-p.*, med., meli., meph., **Merc.**, **Merc-c.**, *mez.*, *mur-ac.*, *murx.*, nat-ar., *nat-c.*, *nat-m.*, nat-p., *nat-s.*, nicc., nit-ac., **Nux-v.**, *olnd.*,

URINIEREN anfallsweise - **häufig** ...

op., ox-ac., pall., par., pareir., *petr.*, *ph-ac.*, phos., *plan.*, plat., plb., *podo.*, *psor.*, **Puls.**, **Rhus-r.**, *rhus-t.*, ruta, *sabin.*, *sang.*, *sars.*, *sec.*, *sel.*, *seneg.*, *sep.*, sil., *spig.*, spong., **Squil.**, *stann.*, **Staph.**, sul-ac., sul-i., **Sulph.**, tab., *ter.*, *thuj.*, *uva*, *valer.*, verat., vesp., vib., *viol-t.*, zinc.

tagsüber: Ham., *mag-m.*, nat-m., *psor.*, **Rhus-t.**, staph., uran

Tag und Nacht: *Alum.*, apis, cahin., *calc.*, *canth.*, *caust.*, *colch.*, lac-ac., mag-m., **Merc.**, nat-ar., *nat-m.*, nux-j., *plan.*, *rhus-t.*, sars.

morgens: Am-m., ambr., bar-ac., bell., calc-p., caust., coca, con., kreos., *mez.*, *phos.*, pic-ac., sil., *sul-i.*

Aufstehen, nach dem: Ambr., phos.

vormittags: Ant-t., arg-n., *kreos.*, lyc., nat-m., sulph.

nachmittags: Alumn., bov., chlol., coc-c., petr., sep., sulph.

abends: Alum., calc-p., cann-i., cic., euphr., ferr-i., grat., kreos., lyc., ox-ac., sabad., sep., sulph., zinc.

nachts: Agn., ail., aloe, *alum.*, *alumn.*, *am-c.*, *am-m.*, ambr., *anac.*, ant-c., anth., *apis*, *arg-m.*, arg-n., arn., ars., ars-i., atro., **Bar-c.**, *bar-m.*, **Bell.**, **Bor.**, bry., bufo, *cact.*, **Calc.**, *calc-f.*, cann-i., *canth.*, *carb-ac.*, **Carb-an.**, *carb-s.*, carb-v., *caust.*, chin., chlol., cinnb., clem., cob., coca, coff., coloc., *con.*, cop., *cupr.*, *cycl.*, daph., dig., dros., *equis.*, *eug.*, fl-ac., *glon.*, *graph.*, hell., hep., *hyos.*, iod., kali-ar., *kali-bi.*, *kali-c.*, kali-p., kali-s., **Kreos.**, *lac-c.*, *lach.*, lil-t., *lith-c.*, **Lyc.**, mag-c., mag-m., mag-p., **Med.**, *meph.*, **Merc.**, mur-ac., **Murx.**, nat-ar., *nat-c.*, *nat-m.*, *nat-p.*, *nat-s.*, nicc., *nit-ac.*, *nux-v.*, op., petr., *ph-ac.*, phos., plan., plb., *podo.*, prun-s., psor., *puls.*, ran-b., *rhus-t.*, *rumx.*, ruta, *sang.*, *sars.*, sel., *senec.*, **Sep.**, *sil.*, spig., *squil.*, stann., *stram.*, **Sulph.**, tab., **Ter.**, ther., *thuj.*, *uran*, zinc.

schreit, ehe der Urin anfängt zu laufen: *Bor.*

Schwangerschaft, in der: Podo.

seltenes Urinieren am Tage: *Bor.*, *ther.*

alten Menschen, bei: *Bar-c.*

URINIEREN anfallsweise - **häufig** ...

Anstrengung, nach: Aeth.

beschäftigt ist, muss sie laufen und eine kleine Menge Urin lassen; wenn sie eifrig: Calc., kali-c.

Fieber, während: Arg-m., bell., *kreos.*, lyc., merc., ph-ac., rhus-t., staph., stram.

Trinken, nach: Cimx., eup-pur.

Froststadium im Fieber, während: **Ars.**, canth., hyper., lec., meph., **Merc.**, petros., ph-ac., phos., sulph.

Gesichtsschmerz, bei: *Calc.*

Kaffee, nach: Cahin., cob., ign., olnd.

Kälte und Nässe, nach Einwirkung von: Alum., *calc.*, calc-p., cop., **Puls.**, **Sars.**, sulph.

Kopfschmerz, mit: *Bell.*, **Gels.**, *lac-d.*, *verat.*, vib.

Menses, vor: *Alum.*, *apis*, asar., canth., dig., kali-c., kali-i., nux-v., phos., puls., *sars.*, *sulph.*

während: Alum., alumn., apis, aur., canth., caust., *kali-i.*, nux-v., plat., puls., *sars.*, sulph., vib.

Mittagessen, nach dem: Cycl., nat-m.

periodisch, jeden zweiten Tag: Bar-c.

Schweiß, beim: Ant-c., bar-c., bar-m., **Calc.**, caust., ign., kali-c., lach., **Lyc.**, *merc.*, mur-ac., nat-c., nat-n., nat-p., *ph-ac.*, *phos.*, **Rhus-t.**, *sel.*, squil., staph., **Sulph.**, thuj.

wässrigem Urin in kleiner Menge; Entleerung von: *Dig.*

kleiner Strahl (s. dünner)

kräftiger, gewaltsamer Strahl: Agn., ant-c., carb-an., chel., *cic.*, coc-c., cycl., *nux-v.*, op., prun-s., spig., staph., sulph., verat-v.

langsam (s. schwacher Strahl; dünner Strahl; verzögert)

schwacher Strahl (langsam): Agar., **Alum.**, alumn., am-m., *apis*, apoc., **Arg-n.**, **Arn.**, atro., *bell.*, *berb.*, *calc-p.*, *camph.*, cann-i., carb-s., carb-v., *caust.*, cham., chim., chin., chin-s., **Clem.**, coc-c., cop., *dig.*, *gels.*, graph., **Hell.**, **Hep.**, hipp., hura, *kali-bi.*, *kali-c.*, kali-n., *kali-p.*, kreos., *laur.*, lyc., *med.*, **Merc.**, **Merc-c.**, **Mur-ac.**, nat-m., *nit-ac.*, olnd., **Op.**, *petr.*, *ph-ac.*, plat., plb., *prun-s.*, psor., puls., raph., *rhus-t.*, **Sars.**,

URINIEREN anfallsweise - **schwacher** Strahl ...

sec., sel., *sep.*, sil., spong., staph., *stram.*, **Sulph.**, syph., thuj., zinc.

morgens beim Erwachen: **Alum.**, arn., hep., *sep.*

nachts: Kali-c., *sulph.*

Atemnot und Herzbeschwerden, mit: **Laur.**

Aufstehen, nach dem: Merc-ac., mez., sal-ac., *sulph.*

Blasenschmerzen, mit heftigen: Calc-p.

Harnverhaltung, durch lange: Calc-p., *caust.*, rhus-t., ruta, sulph.

Schlaf, nach: Op.

Tröpfeln nach Stuhlgang, nur langsames: Sel.

schwierig (s. Dysurie)

selten: Acon., agar., aloe, alumn., *arg-n.*, *arn.*, ars., *aur.*, bar-c., bell., bry., camph., **Canth.**, carb-v., cast., chel., coc-c., cupr., *cycl.*, dig., grat., *hep.*, hyos., iris., kali-c., lac-c., *laur.*, *lyc.*, mag-m., merc-c., mez., nat-s., nicc., nit-ac., *nux-v.*, *op.*, *plb.*, prun-s., psor., *puls.*, *ruta*, sars., sec., stann., staph., *stram.*, stront., sul-ac., *syph.*, thuj., zinc.

tagsüber: *Lyc.*

spritzender Strahl: Calc-p., cic., helon., puls., spig.

Husten, beim: Kreos., staph.

Urinieren, nach: Helon.

tröpfelnd, tropfenweise, Harntröpfeln: *Agar.*, *all-c.*, all-s., am-m., anan., ang., ant-c., ant-t., apis, *arg-n.*, *arn.*, ars., ars-i., atro., aur., *bell.*, bov., brom., bry., *cact.*, *camph.*, *cann-s.*, **Canth.**, caps., carb-s., *caust.*, chel., chim., cic., **Clem.**, coff., colch., *con.*, *cop.*, *dig.*, *dros.*, *dulc.*, equis., *ery-a.*, euph., gamb., *gels.*, graph., ham., hell., *hyos.*, iod., kali-ar., kali-c., *kali-chl.*, kali-p., kali-s., *lac-d.*, lach., **Lil-t.**, *lyc.*, *mag-m.*, mag-s., **Merc.**, **Merc-c.**, nat-m., *nux-m.*, **Nux-v.**, ox-ac., *pareir.*, petr., ph-ac., phos., pic-ac., **Plb.**, polyg-h., prun-s., **Puls.**, *rhus-t.*, *sabin.*, *sars.*, sec., sil., spig., *staph.*, *stram.*, **Sulph.**, tab., tarent., **Ter.**, thuj., *verb.*, vip., zinc.

morgens: Coff.

nachmittags, beim Aufstehen vom Sitzen: Spig.

16 Uhr: **Lyc.**

HARNBLASE

URINIEREN anfallsweise - **tröpfelnd** ...

abends: Lyc., zinc.

Liegen, im: Lyc.

nachts: Caust., lyc., ox-ac.

Tropfen fließen aus der Harnröhre und färben die Hose rot: Lachn.

Aufstehen vom Sitzen, beim: Spig.

Entbindung, nach der: *Arn.*

Gehen, beim (s. unwillkürlich)

Harnverhaltung, bei: Acon., arg-n., arn., bell., canth., **Caust.**, chim., ery-a., *gels.*, **Nux-v.**, op., *pareir.*, sabin., sep., staph., sulph.

Prostata, bei vergrößerter: *Aloe*, arn., bar-c., bell., cop., *dig.*, mur-ac., *nux-v.*, pareir., petr., *puls.*, sabad., sel., sep., *staph.*

senkrecht herunter, Urin tropft: **Hep.**

Sitzen, im: *Puls.*, *sars.*

Stehen fließt der Urin ungehindert, im: *Sars.*

Stechen in der Eichel, mit: Pareir., thuj.

Stuhlgang, nach: Caust., kali-br., laur., nat-m., petr., *sel.*, stram., sumb.

unwillkürlich: *Agar.*, *all-c.*, *arg-n.*, **Arn.**, *ars.*, ars-i., *bell.*, brom., bry., *camph.*, **Canth.**, **Caust.**, chin-a., **Clem.**, coc-c., *dig.*, *dulc.*, *gels.*, *hyos.*, iod., jug-r., *mur-ac.*, *nux-v.*, *petr.*, plat., *puls.*, *rhus-t.*, santin., *sel.*, *spig.*, *staph.*, *stram.*, *sulph.*, *tab.*, thuj., *verb.*, zinc.

Tag und Nacht: *Arg-n.*, ars., gels., iod., *nux-v.*, petr., *verb.*

Blase ist bis zum Nabel erweitert, mit andauerndem Urintröpfeln, bei der größten Anstrengung fließt jedoch kein Tropfen, keine Schmerzen, nicht einmal bei Druck; die: Gels.

Entbindung, nach der: *Arn.*

Knaben, bei: *Rhus-t.*

Menses, während: Cact., *canth.*

Stuhlgang, nach: Chin-a.

verzögert wird, wenn das Urinieren: Plan.

Urinieren, nach: Agar., ant-c., apoc., arg-n., bar-c., brom., bry., calc., **Cann-i.**, cann-s., *caust.*, *chin-s.*, **Clem.**, *con.*, dig., *graph.*, *helon.*, **Hep.**, *kali-c.*, kali-p., *lach.*, lyc., nat-c., *nat-m.*, *petr.*,

URINIEREN anfallsweise - Urinieren, nach ...

petros., phos., pic-ac., psor., ran-s., rhod., *sel.*, *sep.*, sil., *staph.*, stram., *thuj.*, verb., zing.

Beginn des Urinierens, zu: Kali-n., sulph.

später mit dem Stuhl ungehinderter Abgang: All-s., am-m.

Druck im Rektum, mit: Nat-m.

unbefriedigend (vgl. unvollständig Völlegefühl - Urinieren): *Alum.*, *arg-n.* arn., **Ars.**, aspar., aur., bell., *berb.*, brach. bry., cact., *calc.*, camph., canth., **Caust.** *cic.*, clem., cocc., colch., con., *cub.*, *gels.* gins., **Hep.**, *hyos.*, kali-ar., *kali-c.*, kali-p. lach., *laur.*, lyc., *mag-m.*, merc., nat-ar. nat-c., nat-p., *nux-v.*, op., petr., *ph-ac.* phos., plb., puls., rhod., rhus-t., ruta, *sars.* sec., *sel.*, sil., stann., *staph.*, stram., *sulph.* *thuj.*, verat.

Blase nicht geleert, mit Harntröpfeln als wäre die: *Staph.*

Gefühl, als ob Urin in der Harnröhre zurückbliebe; mit: Agar., all-c., alum. ambr., *arg-n.*, aspar., cedr., clem., dig. ery-a., *kali-bi.*, petr., rhus-t., *sel.*, *sep.* tell., *thuj.*

unbewusst, die Harnröhre ist gefühllos Ail., *apis*, apoc., **Arg-n.**, **Caust.**, cedr. chlol., *cupr.*, grat., hell., kali-br., **Mag-m.** mag-s., merc., nux-v., *sars.*

Manie, bei: **Cupr.**

Urin und Stuhl: Arn., bell. *mur-ac.*, psor., *rhus-t.*, sulph.

unterbrochen (intermittierend, zeitweise aussetzend): *Agar.*, aloe, ammc., ant-c. ant-t., arg-n., bell., bov., cann-i., cann-s. caps., *carb-an.*, *caust.*, chin-s., **Clem.**, **Con.** *dulc.*, gamb., *gels.*, *graph.*, *iod.*, *kali-c.* kali-p., *led.*, *lyc.*, mag-s., med., meph., *op.* pareir., *ph-ac.*, phos., *puls.*, rhus-t., sars *sulph.*, *thuj.*, vesp., zinc.

abends: *Caust.*

dick, mit käsigen Massen wi geronnene Milch; Urin sehr: **Ph-ac.**

Koitus, nach: *Ph-ac.*

spritzt heraus, bei jedem Stral schneidender Schmerz in de geschwollener Prostata: **Puls.**

schmerzhaften Erektionen, mit: *Ant-c.*

Stehen, Urin fließt besser im: *Con.*

URINIEREN anfallsweise - **unterbrochen** ...

unterbrochener Strahl, nachher fließt der Urin tropfenweise: Mag-s., rheum

Zusammenziehen in der Blasengegend, durch heftiges: Petr.

unvollständig (vgl. unbefriedigend): Am-m., *berb.*, bry., *calc.*, cann-i., carl., *caust.*, **Clem.**, cub., *gels.*, *helon.*, **Hep.**, kali-c., kali-chl., lac-c., **Lach.**, *lyc.*, **Mag-m.**, *nat-c.*, *nat-p.*, nux-v., petr., phos., **Sel.**, sil., *staph.*, stram., thuj.

muss fünf- oder sechsmal urinieren, bevor die Blase leer ist: *Thuj.*

volle Blase und Harndrang, aber spärlicher Urin: Abrot.

unwillkürlich: Acet-ac., *acon.*, **Ail.**, *alum.*, alumn., am-c., anac., anan., ant-c., **Apis**, **Arg-n.**, *arn.*, **Ars.**, **Ars-i.**, atro., aur-m., *bar-ac.*, *bar-c.*, bar-m., **Bell.**, *bry.*, *bufo*, cact., calc., *calc-p.*, *camph.*, cann-i., *canth.*, carb-an., carb-s., *carb-v.*, **Caust.**, *cedr.*, cham., *chin.*, chin-a., chlol., *cic.*, *cimx.*, *cina*, *colch.*, *con.*, crot-h., cupr., *dig.*, dros., **Dulc.**, *echi.*, *equis.*, *eup-pur.*, ferr., ferr-ar., ferr-i., *ferr-p.*, *fl-ac.*, *gels.*, graph., *guare.*, *hell.*, *hep.*, *hydr.*, *hydr-ac.*, *hyos.*, *ign.*, *iod.*, kali-ar., kali-br., *kali-p.*, *kreos.*, lac-d., *lach.*, *laur.*, led., **Lyc.**, mag-c., mag-m., *merc.*, merc-c., mill., *mosch.*, *mur-ac.*, *nat-ar.*, *nat-c.*, **Nat-m.**, nat-p., *nit-ac.*, **Nux-m.**, *nux-v.*, ol-j., *olnd.*, *op.*, ox-ac., *petr.*, *ph-ac.*, **Phos.**, phys., pic-ac., *plan.*, plb., *podo.*, **Psor.**, **Puls.**, rat., **Rhus-t.**, rumx., *ruta*, sang., *sanic.*, *sec.*, *sel.*, *seneg.*, **Sep.**, sil., *spig.*, *spong.*, *squil.*, **Staph.**, *stram.*, *sulph.*, tab., tarent., *ter.*, *thuj.*, ust., *verat.*, *verb.*, vesp., vib., zinc.

tagsüber: *Arg-n.*, *bell.*, *ferr.*, *ferr-p.*, **Fl-ac.**, thuj.

Tag und Nacht: *Arg-n.*, **Ars.**, bell., **Caust.**, *gels.*, *hyos.*, iod., *nux-v.*, petr., *rhus-a.*, ruta, *verb.*

Gehen, beim: Ferr., thuj.

Schlaf, im: *Bell.*

morgens: Am-c., cina, phos., phys., til.

gegen Morgen: Am-c., chlol.

vormittags: Phys.

nachts (Bettnässen): Acon., *aeth.*, *am-c.*, anac., anan., **Apis**, *apoc.*, *arg-m.*, **Arg-n.**, **Arn.**, **Ars.**, *aur.*, aur-m., aur-s., bar-c., bar-m., **Bell.**, **Benz-ac.**, bry., cact., *calc.*, canth., *carb-s.*, *carb-v.*, **Caust.**, *cham.*, chin., *chlol.*, cimx., cina,

URINIEREN anfallsweise - **unwillkürlich** - nachts (Bettnässen) ...

coca, con., *crot-c.*, cub., cupr., dulc., **Equis.**, *eup-pur.*, **Ferr.**, *ferr-ar.*, ferr-i., ferr-p., *fl-ac.*, **Graph.**, *hep.*, hyos., ign., kali-c., *kali-p.*, **Kreos.**, **Lac-c.**, lac-d., lyc., mag-c., *mag-m.*, **Mag-p.**, mag-s., *med.*, *merc.*, mur-ac., *nat-ar.*, *nat-c.*, **Nat-m.**, *nat-p.*, **Nit-ac.**, nux-v., *op.*, ox-ac., *petr.*, ph-ac., *phos.*, *plan.*, *podo.*, *psor.*, **Puls.**, **Rhus-t.**, *ruta*, *sanic.*, *sars.*, *seneg.*, **Sep.**, **Sil.**, spig., squil., staph., *stram.*, **Sulph.**, tab., ter., *thuj.*, *tub.*, *uran*, verat., *verb.*, *viol-t.*, zinc.

Morgen, gegen: Am-c., cact., chlol., zinc.

Mitternacht bis morgens: Plan.

nach 5 Uhr: Cact.

ersten Schlaf, im: Benz-ac., **Caust.**, cina, *kreos.*, *ph-ac.*, **Sep.**

Erwecken des Kindes ist schwierig: *Bell.*, **Kreos.**

Gewohnheit kein anderer Auslöser aufzufinden ist, wenn außer der: **Equis.**

schwächlichen Kindern, bei: *Chin.*

spasmodisches Bettnässen: **Arg-m.**, bell., canth., caps., cast., cina, coloc., *gels.*, hyos., ign., lach., lyc., *nux-v.*, op., puls., rhus-t., verat.

Träumen vom Urinieren, beim: *Kreos.*, lac-c., lyc., merc-i-f., *seneg.*, *sep.*, sulph.

Abkühlung, durch: Bell., **Caust.**, *dulc.*, *rhus-t.*

alten Menschen, bei: *All-c.*, aloe, apis, *ars.*, *aur-m.*, cann-s., *cic.*, gels., *iod.*, kali-p., phos., *sec.*, *thuj.*

Prostata, bei vergrößerter: *All-s.*, *aloe*, *cic.*, dig., *iod.*, kali-p., nux-v., *pareir.*, *sec.*, *thuj.*

Anstrengung, bei: *Bry.*, caust., *nux-v.*, ph-ac., rhus-t., tarent.

Aufstehen vom Sitzen, beim: *Mag-c.*, spig.

Bewegung, bei: *Bell.*, *bry.*, calc., *ph-ac.*, *phos.*, ruta, staph., tarent.

amel.: *Rhus-t.*

Durst und Furcht, mit: **Acon.**

Entbindung, nach der: *Arn.*, **Ars.**

URINIEREN anfallsweise - **unwillkürlich** ...

Fahren oder Reiten, beim: Thuj.

Flatus, beim Abgang von: *Puls.*, sulph.

Froststadium im Fieber, vor: *Gels.*

während: Caust., dulc., puls., rhus-t., sulph.

Gehen, beim: Alet., alum-sil., anan., *arg-n.*, arn., bell., *bry.*, *calc.*, *caust.*, **Ferr.**, ferr-p., kali-s., *lac-d.*, *mag-c.*, mag-m., **Nat-m.**, *ph-ac.*, phos., **Puls.**, ruta, *sel.*, sep., stram., tarent., thuj., *zinc.*

amel.: *Rhus-t.*

Stehenbleiben und Versuch zu Urinieren kein Urinabgang, aber beim: Mag-m.

Geräusch, bei einem plötzlichen: Caust., puls., sep.

Harndrang nicht nachgegeben wird, wenn dem: Calc., merc., nat-m., *puls.*, sep., squil., *sulph.*, *thuj.*

Husten, beim: *Alum.*, anan., *ant-c.*, **Apis**, *bell.*, *bry.*, *caps.*, carb-an., **Caust.**, *cench.*, *colch.*, dulc., ferr., *ferr-p.*, hyos., ign., *kreos.*, lach., laur., *lyc.*, mag-c., murx., **Nat-m.**, nit-ac., *nux-v.*, *ph-ac.*, **Phos.**, psor., **Puls.**, rhod., rhus-t., *rumx.*, seneg., *sep.*, *spong.*, **Squil.**, staph., sulph., tarent., *thuj.*, *verat.*, vib., *zinc.*

Knaben, bei: *Rhus-t.*

Konvulsionen, während: Art-v., **Bufo**, *caust.*, cocc., cupr., **Hyos.**, nux-v., *oena.*, *plb.*, stry., *zinc.*

Lachen, beim: **Caust.**, *nat-m.*, *nux-v.*, *puls.*, **Sep.**, tarent.

Laufen, beim: *Arn.*, *bry.*, *lac-d.*

Liegen, im: Kreos.

Manie, während: *Cupr.*

Menses, während: Cact., calc., *canth.*, hell., *hyos.*

Niesen, beim: Alet., **Caust.**, colch., *lac-c.*, *nat-m.*, *nux-v.*, petr., *ph-ac.*, phos., *puls.*, sep., zinc.

Pressen; kein Urin fließt beim: *Gels.*

Schnäuzen der Nase, beim: **Caust.**, nat-m., puls., zinc.

schwächlichen Kindern, bei: *Chin.*

URINIEREN anfallsweise - **unwillkürlich** ...

Schwangerschaft, in der: **Ars.**, bell., canth., caust., clem., kreos., *nat-m.*, podo., **Puls.**, *sep.*, *syph.*

Sitzen, im: *Caust.*, *nat-m.*, **Puls.**, *rhus-t.*, *sars.*, stram.

Harnverhaltung im Stehen: *Caust.*

schwingen, sonst geht der Urin ab; sie muss den Fuß ständig: Zinc.

Stecken der Hände in kaltes Wasser, beim: *Kreos.*

Stehen, im: Bell., caust., ferr., lyc., *nat-m.*, *puls.*, *rhus-t.*, sep.

Stuhlgang, nach: Acon., apis, *arg-n.*, *ars.*, atro., aur., bar-c., bell., bry., calc., camph., carb-v., caust., chin., chin-a., cina, colch., con., dig., *hyos.*, kali-br., *laur.*, mosch., **Mur-ac.**, nat-m., petr., *ph-ac.*, *phos.*, puls., rhus-t., sec., *sel.*, stram., sulph., verat., *zinc.*

Bewusstsein, hält es für Flatus; bei vollem: *Ars.*

dysenterischem Stuhl, bei jedem: Alum.

Pressen zum Stuhl, beim: *Alum.*, *lil-t.*

Stuhl und Urin gehen unwillkürlich ab, willkürlicher Stuhlgang ist jedoch unmöglich: Arg-n.

Typhus, bei: *Arg-n.*, arn., *ars.*, *colch.*, *hell.*, **Hyos.**, *lach.*, *lyc.*, *mosch.*, *mur-ac.*, op., *ph-ac.*, *phos.*, psor., *rhus-t.*, *stram.*, sulph., *verat.*, *verat-v.*

Urinieren, nach (s. tröpfelnd): Agar., cann-i., **Clem.**, helon., *sel.*, sil., *staph.*

verzögerter Entleerung, bei: *Lach.*, phos., plan., *sep.*, squil., sulph., thuj.

Wasser, das aus einem Hahn läuft; beim Anblick von: *Lyss.*, sulph.

zurückzuhalten; heftige Schmerzen beim Versuch, den Urin: Uran

verzögert, muss warten, bis der Urin zu laufen beginnt: Agar., *alum.*, alumn., am-m., *apis*, aran., arg-n., **Arn.**, *bell.*, *cact.*, *cann-i.*, canth., **Caust.**, chel., *clem.*, coc-c., **Cop.**, *dig.*, eucal., **Hep.**, hydr-ac., ip., kali-br., *kali-c.*, *kali-n.*, laur., **Lyc.**, med., *mur-ac.*, nat-c., *nat-m.*, nat-p., *nit-ac.*, nux-v., *op.*, par., *pareir.*, *petr.*, *prun-s.*, puls., *raph.*, **Rhus-t.**, *sars.*, sec., *sel.*, **Sep.**, *sil.*, staph., *stram.*, sulph., tax., ter., *thuj.*, *zinc.*

allein; kann nur urinieren, wenn: *Nat-m.*

URINIEREN anfallsweise - **verzögert** ...

Harndrang, kann aber erst urinieren, nachdem ein großes, schwarzes Blutgerinnsel aus der Vagina abgegangen ist; mit: *Coc-c.*

kniet und den Kopf fest auf den Boden drückt; kann nur urinieren, wenn er: Pareir.

lange warten, dann geht nur wenig Urin ab; muss: Caust.

andere in der Nähe sind; besonders wenn: *Nat-m.*

Musik hört; kann nur urinieren, wenn er: *Tarent.*

pfeift; kann nur urinieren, wenn er: Cycl., tarent.

pressen, muss:

häufiges Pressen zum Urinieren mit geringer Entleerung: Thuj.

lange pressen, bevor er beginnen kann; muss: Abies-n., agar., **Alum.**, *apis*, *arn.*, *bell.*, *cact.*, **Caust.**, *coc-c.*, **Hep.**, *kali-c.*, *laur.*, **Mag-m.**, **Mur-ac.**, nat-c., nat-p., *nit-ac.*, **Op.**, plb., *prun-s.*, raph., rheum, *rhus-t.*, sars., sec., stram., tax., thuj.

morgens: **Alum.**, *arn.*, **Hep.**, **Op.**, *sep.*

lange pressen, was schmerzhaft ist; muss: *Laur.*

langem Pressen geht der Urin tropfenweise ab; nach: Bell., plb.

presst, desto geringer ist der Urinabgang; je stärker er: *Kali-c.*

schmerzhaftes und häufiges Urinieren, mit Neigung zum langen Sitzen und Pressen, wonach nur wenige Tropfen abgehen: Abies-n.

ständig pressen, denn wenn er aufhört, um zu atmen, hört der Urin auf zu fließen, bis er wieder presst; muss: Nat-p., *stram.*

letzten Rest zu entleeren; muss ständig pressen, um den: Rheum

stark pressen, bevor der Urin zu fließen beginnt, dass der Anus heraustritt; muss: **Mur-ac.**

stehen und lange Zeit pressen, bevor der Urin anfängt zu laufen; muss: Nit-ac.

URINIEREN anfallsweise - **verzögert** ...

Schmerz im Fundus der Blase; durch: Phos.

Schneiden mit vergeblichem Pressen, das den Urinabgang verhindert: Ph-ac.

Sitzen, kann nur Urinieren im: **Zinc.**

hinten gebeugt, nach: Zinc.

vorne gebeugt, nach: Pareir., sulph.

Spasmus des Sphinkters; aufgrund von: **Op.**

Stehen; kann nur urinieren im: Hyper., **Sars.**

Beine weit gespreizt sind und der Körper nach vorne geneigt ist; wenn die: *Chim.*

besser im Stehen, fließt: Con.

Stehen kann der Urin nicht abgehen, aber unwillkürlicher Abgang beim Gehen; im: Mag-m.

unwillkürlicher Abgang im Sitzen: *Caust.*

Stuhlpressen; kann nur urinieren beim: Aloe, *alum.*, am-m., laur., nat-p., sel., stram.

Tropfen ab, gefolgt von einem kräftigem Strahl mit Schmerzen, danach manchmal Tröpfeln; nach starkem Pressen gehen wenige: Clem.

Wasser laufen hört; kann nur urinieren, wenn er: Lyss., tarent., zinc.

zurückbleibender Urin (s. tröpfelnd - Urinieren - nach)

VERDICKUNG der Blasenwände: Dulc., pareir.

VERSTOPFUNG des Blasenhalses beim Urinieren; Gefühl von: Sulph.

VÖLLEGEFÜHL: Abrot., all-c., *apis*, *arg-n.*, *arn.*, *ars.*, bell., *calad.*, *chim.*, coc-c., conv., cub., **Dig.**, **Equis.**, eup-pur., gels., guaj., *hell.*, hep., *kali-i.*, lac-ac., lyc., lycps., med., merc., merc-c., *nux-v.*, *op.*, ox-ac., pall., petr., phys., plb., *puls.*, *ruta*, *sep.*, *staph.*, *stram.*, *sulph.*, thuj., *zinc.*

Harndrang, ohne: **Ars.**, calad., **Caust.**, fl-ac., hell., *op.*, pall., *phos.*, stann., *stram.*, verat.

Urinieren, nach dem: Alumn., calc., con., conv., **Dig.**, *eup-pur.*, gnaph., lac-c., *lycps.*, merc., *ruta*, sars., staph., sulph.

WINDEN, Verdrehen; Gefühl von: Agar., bell.

WURMES in der Blase, Gefühl eines: Bell., sep.

ZUCKEN im Blasenhals beim Urinieren: Op.

ZUSAMMENSCHNÜRUNG: Alum., *berb.*, *cact.*, caps., caust., chel., cocc., cub., dig., hydrc., lyc., petr., ph-ac., *puls.*, *sars.*, thuj., verat.

nachmittags: *Chel.*

Urinieren, vor: *Chel.*

während: Berb., bry., dig., petr., thuj.

nach: Cub., *nat-m.*

Blasenhals: Ant-c., *cact.*, canth., caps., colch., con., elaps, kali-i., mag-p., *op.*, paeon., petr., phos., plb., *ruta*, sulph.

morgens: Caps.

Urinieren, während: Colch., kali-i., petr., polyg-h.

nach: Bry., *cann-s.*, cub., sulph.

ZUSAMMENZIEHUNG, Gefühl von: Ant-c., *berb.*, carb-s., coc-c., hyos., kali-i., *lyc.*, *mez.*, op., petr., ruta, verat.

NIEREN

ABSZESS: *Ars.*, *hep.*, hippoz., *merc.*, sil.

ADDINSON'SCHE Krankheit: Ant-c., arg-n., *ars.*, *ars-i.*, *bell.*, **Calc.**, calc-ar., carb-v., caust., chin., cupr., *ferr.*, *ferr-i.*, **Iod.**, kali-ar., *kali-c.*, kreos., lyc., mang., med., **Nat-m.**, nat-s., *nit-ac.*, ol-j., **Phos.**, pic-ac., psor., sec., *sep.*, **Sil.**, *spig.*, *sulph.*, ther.

AMEISENLAUFEN: Hydrc.

Nierengegend: Dirc.

BLUBBERNDES, gluckerndes Gefühl in der Nierengegend: *Berb.*, lyc., *med.*

EITERUNG (s. ENTZÜNDUNG)

ENTZÜNDUNG: *Acon.*, *all-c.*, alum., am-c., **Apis**, *arg-n.*, **Arn.**, ars., arund., *asc-c.*, *aur.*, **Bell.**, **Benz-ac.**, *berb.*, *bry.*, cact., calad., calc-s., camph., *cann-s.*, **Canth.**, *caps.*, *carb-ac.*, caust., *chel.*, *chim.*, coc-c., *colch.*, coll., cop., crot-c., crot-h., cub., dig., *ery-a.*, *eup-pur.*, *gels.*, *hell.*, *helon.*, *hep.*, indg., *kali-ar.*, *kali-c.*, **Kali-chl.**, *kali-i.*, kali-p., kali-s., lil-t., lith-c., **Lyc.**, lycps., *merc.*, *merc-c.*, merc-cy., nat-s., *nux-v.*, **Oci.**, pareir., ph-ac., *phos.*, *phyt.*, pic-ac., plb., *polyg-h.*, prun-s., *puls.*, *rhus-t.*, *sabin.*, samb., *sars.*, sec., *senec.*, sep., sul-ac., **Sulph.**, tarent., **Ter.**, *thuj.*, uran, zinc.

akute Glomerulonephritis: **Apis**, *canth.*, carb-ac., *colch.*, *con.*, *glon.*, helon., *kali-chl.*, kali-s., **Nat-s.**, *stram.*, **Ter.**, uran

blutigem, tintenartigem, eiweißhaltigem Urin, mit: **Colch.**

eitrig: *Ars.*, *hep.*, hippoz., *merc.*, *sil.*

Herz- und Leberaffektionen, bei: *Aur.*, *calc-ar.*

Sepsis, bei: *Crot-h.*

Harnleiter: Arn., *canth.*, ter.

FLATTERNDES Gefühl in der Nierengegend: Chim.

GEFÜHLLOSIGKEIT, Taubheit in der Nierengegend: **Berb.**

HARNSPERRE: **Acon.**, *aeth.*, *ail.*, am-caust., *anthr.*, **Apis**, apoc., aran., **Arn.**, **Ars.**, *ars-h.*, *ars-i.*, *arum-t.*, aur., *bell.*, bism-o., bufo, *cact.*, calc., *camph.*, **Canth.**, *carb-ac.*, carb-s., **Carb-v.**, caust., *cic.*, *colch.*, con., *crot-h.*, *cupr.*, cupr-s., *dig.*, dulc., elaps, *elat.*, *erig.*, *eup-pur.*, *hell.*, hep., *hydr.*, *hyos.*, iod., *kali-bi.*, kali-chl., *lac-c.*, **Lach.**, **Laur.**, lil-t., **Lyc.**, merc., *merc-c.*, merc-cy., *morph.*, *nit-ac.*, nux-v., *op.*, osm., petr., *phos.*, phyt., *plb.*, *podo.*, puls., pyrog., *rob.*, **Sec.**, *sil.*, **Stram.**, sul-ac., *sulph.*, tab., tarax., *tarent.*, *ter.*, *urt-u.*, **Verat.**, vip., zinc.

HARNSPERRE ...

Cholera, bei: **Ars.**, camph., *carb-v.*, *cupr.*, *sec.*, verat.

Erschütterung des Rückenmarks, durch: *Arn.*, rhus-t., *tarent.*

Fieber, bei: *Arn.*, *ars.*, *bell.*, *cact.*, *canth.*, colch., crot-h., *hyos.*, *op.*, *plb.*, *sel.*, *stram.*

Gonorrhö, durch unterdrückte: **Camph.**, **Canth.**

heftig: Cic., *cupr.*, cycl., sulph.

Konvulsionen, bei: **Cupr.**, dig., hyos., *stram.*

Menses, während: Kali-bi.

Schweiß, mit: Acon., *apis*, arn., ars., camph., *canth.*, dulc., hyos., *lyc.*, **Op.**, puls., stram., sulph.

Stupor, mit: Dig., plb.

HITZE: Kali-i., lach., *nux-v.*, zing.

erstreckt sich zur Blase: Aur.

Nierengegend: Berb., cimic., *helon.*, *nat-m.*, *phos.*, phyt., plb., ter.

Sitzen, im: Nat-m.

KÄLTEGEFÜHL: Spira.

Nierengegend: Cham.

KATARRH: Canth., coll., petr., sil., sulph.

LAHM in der Nierengegend, Gefühl wie: Cimic., phys.

links, mit Krampf, erstreckt sich zu den Oberschenkeln: Agar.

Erwachen, beim: Ptel.

NIERENSTEINE (s. URIN - SEDIMENT)

PULSIEREN, Klopfen: Act-sp., *berb.*, bufo, canth., chel., kali-i., med., pic-ac., sabin., sulph.

Unruhe, mit Gefühl von: Puls-n.

erstreckt sich ins Abdomen: Kali-i.

SCHMERZ: Acon., *aesc.*, aeth., *agn.*, *all-c.*, aloe, *alum.*, ambr., aphis., *apis*, *arg-n.*, *arn.*, ars., arund., aur-m., bad., *bell.*, *benz-ac.*, **Berb.**, *bry.*, cahin., *calc.*, *calc-p.*, *cann-i.*, *cann-s.*, **Canth.**, *caps.*, cedr., *chel.*, *chim.*, cimic., *cinnb.*, *clem.*, coc-c., **Colch.**, *crot-c.*, *dios.*, *dulc.*, *eup-pur.*, *ferr.*, ferr-ar., ferr-i., ferr-p., gamb., ham., hell., *helon.*, *hep.*, hydr., hyper., *ip.*, *ipom.*, iris., kali-ar., *kali-bi.*, kali-br., *kali-c.*, *kali-chl.*, kali-i., kali-n., kali-p., lach., lec., lept., *lith-c.*, lob., *lyc.*, lycps., lyss., manc., *med.*, meph., merc-c., mez., *mill.*, nat-ar., *nat-m.*, nat-s., *nit-ac.*, nux-m., *nux-v.*, ox-ac., *pareir.*, *ph-ac.*, *phos.*, *phyt.*, *plb.*,

SCHMERZ ...

ptel., *puls.*, ran-s., rat., **Sars.**, *sel.*, *senec.*, *sep.*, still., tab., *tarent.*, *ter.*, *thuj.*, *zinc.*, zing.

rechts: Lyss., *senec.*

morgens: Alum., bell., *cahin.*, ham., kali-c., tarent.

Erwachen, beim: Ox-ac.

nachmittags: Bad., chin-s., sang.

16-20 Uhr: **Lyc.**

16-21 Uhr: *Chel.*

abends: Canth., ox-ac., sil., tarent.

nachts: Ars-h., calc., cann-i., chel., cinnb., tarent.

Entkleiden, beim: Helon.

abwechselnd mit Schwindel: Alum.

anfallsweise: Aran., *bell.*, *chel.*, *coc-c.*, sulph.

Apyrexie, in der: Bell., chin., hep., lyc., staph.

Atmen, beim tief: Aeth., astac., *benz-ac.*, sel.

ausstrahlend: *Berb.*, pareir.

Ausstrecken der Beine agg.: Colch.

Beugen des Körpers, beim: Chin.

Bewegung agg.: Aesc., arg-n., *berb.*, cahin., coc-c., *colch.*, dor., *gels.*, *ham.*, kali-bi., *nux-v.*

amel.: Ter.

Bücken, beim: Alum., apis, *berb.*, chin., *sulph.*

langem, nach: Sulph.

Erschütterung, durch: Aeth., alum., *bell.*, *berb.*, calc-p., cann-s.

Fahren oder Reiten, beim: Alum., berb., *calc.*

Froststadium im Fieber, während: Ars., canth., kali-c., lyc., nux-v., puls., zinc.

Gehen, beim: Alum., carb-an., clem., ham., nit-ac., *nux-v.*, zinc.

Harndrang, bei: *Ars-h.*, *canth.*, coc-c., *ferr.*, graph., hep., *kreos.*, merc-c., ruta

Harndrang nicht nachgegeben wird, wenn dem: Con., pall., rhus-t.

Heben, beim: *Calc-p.*

Husten, beim: *Bell.*

Lachen, beim: *Cann-i.*

SCHMERZ ...

Liegen, im: Aeth., berb., colch., coloc., nux-v., rhus-t.

Bauch amel., auf dem: Chel.

Rücken, auf dem: Chel.

amel.: Nux-v.

Menses, zu Beginn der: *Berb.*, raph., *verat.*

während: Berb., cur.

Niesen agg.: *Aeth.*, ars., *bell.*

pulsierend: Bufo

Schnäuzen der Nase, beim: *Calc-p.*

Schwellung des rechten Knies, mit: Benz-ac.

Sitzen, im: *Berb.*, *pall.*, ter., valer.

Stehen amel.: Berb.

Tanzen, beim: Alum.

Urinieren, vor dem: Graph., *lyc.*

während: Aesc., ant-c., berb., phos., *puls.*, rheum, *senec.*

nach, amel.: **Lyc.**, *med.*, tarent.

erstreckt sich zum Abdomen: Berb., canth., kali-bi., *nux-v.*

über das: Hydr-ac.

Blase: Arg-n., ars., bell., berb., canth., chel., coc-c., kali-i., *lyc.*, nit-ac., oci., petr., phyt., *sars.*, tab.

Epigastrium: Hydr-ac.

Hoden: Dios., equis., nux-v., syph.

Hüfte: Arn., berb., lyc., *nux-m.*, *nux-v.*, ox-ac., ter.

rechtes Darmbein: Sang.

Oberschenkel: *Nux-v.*

Uterus: Nat-m.

Harnleiter, rechts: Apis, berb., cann-s., canth., *dios.*, indg., **Lyc.**, *nux-v.*, *oci.*, *sars.*, tab., tarent.

links: Aesc., agar., aloe, benz-ac., *berb.*, calad., cann-s., canth., epig., *ipom.*, kali-c., *lyc.*, *pareir.*

ausstrahlend nach allen Seiten von der Nierengegend: **Berb.**, pareir.

Erbrechen, mit: **Oci.**

erstreckt sich in die Harnröhre: **Berb.**, canth., coc-c.

Samenstränge, und: Clem., dios.

SCHMERZ - *Harnleiter - erstreckt sich* ...

Oberschenkel und Füße: Pareir.

Penis und Hoden: Cann-i., canth., con., *dios.*, nux-v.

rechten Oberschenkel: Nux-v.

Nierengegend: Abrot., all-s., ars-h., bov., cadm., cahin., *calc.*, *calc-p.*, chel., *chin-a.*, cop., erig., fl-ac., hydr., kreos., myric., ox-ac., phys., rhus-t.

Ausstrecken, nach: Calc.

Graben, beim: Calc-p.

Kleiderbänder, durch: Chel.

liegen, kann nur auf dem Rücken: Colch.

erstreckt sich zur Brust: Benz-ac.

Genitalien, After und Oberschenkel: Kreos.

Harnleiter: Canth., chel., oci., phyt.

Leiste: Kali-bi., pareir., petr.

Übelkeit, mit ängstlicher: Cann-s.

Oberschenkel: Agar., **Berb.**, hep., ip., kali-bi., nux-v.

Prostata: Graph., sel.

unten, nach: Berb., *sars.*

Waden: *Berb.*

brennend: Apis, *ars-h.*, arund., *bell.*, *benz-ac.*, *berb.*, bufo, cann-i., *canth.*, *helon.*, hep., *ip.*, *kali-bi.*, *kali-c.*, *kali-i.*, kali-n., nat-m., *nux-v.*, pin-s., *puls.*, rheum, **Ter.**, zinc.

links: Benz-ac., lachn., zing.

Atemnot und Ohnmachtsgefühl, mit: Bufo

Liegen, im: Lac-d.

Urinieren, vor: Rheum, thuj.

während: Rheum

erstreckt sich durch das linke Darmbein zu den weiblichen Organen: Arund.

Blase, zur: Bell., *ter.*

Harnleitern entlang, die: Cedr., pin-s.

Harnleiter: Cedr., pin-s., ter.

Nierengegend: *Berb.*, *coloc.*, kali-n., *lac-d.*, nat-m., phyt., *ter.*

SCHMERZ ...

drückend: Am-br., aphis., *calc.*, *canth.*, *carl.*, cimic., clem., coc-c., hyper., *kali-c.*, *nit-ac.*, *nux-v.*, ran-s., ter., *thuj.*, zinc.

morgens: Kali-c.

nachts: Calc.

Bewegung amel.: Ter.

Sitzen, im: Pall., *ter.*

Urinieren, vor dem: Graph.

Nierengegend: Agar., ars-h., *berb.*, cimic., ham., hydr., pall.

durchbohrend stechend in der Nierengegend: Arn., erig.

durchdringend stechend in beiden Harnleitern, mit Harndrang: Nat-s.

geschwürig: Cann-s.

grabend: Cur., kali-i.

Nierengegend, Druck agg.: **Berb.**

krampfartig: Cadm., **Caust.**, *chel.*, cycl., kali-i., *nit-ac.*, oci.

16-21 Uhr: *Chel.*

lanzinierend (s. schneidend)

nagend: *Berb.*, *tarent.*

Nierengegend: Brach.

reißend: Aesc., **Berb.**, **Canth.**, kali-c., *lyc.*, *mez.*, raph., *rhus-t.*, zinc.

morgens, nach dem Aufstehen: Berb.

ausstrahlend: **Berb.**

Bücken, beim: Berb., raph.

pulsierend: *Berb.*

qualvoll, wie von einem durchgehenden Nierenstein, im Rücken und in den Hüften: Arn.

Stehen amel.: Berb.

Wetter, bei feuchtem: *Rhus-t.*

erstreckt sich nach unten: Arg-n., bell., sars.

Oberschenkeln, mit Steifheit: *Berb.*

Harnleiter, erstreckt sich nach unten, Berührung, Bewegung und Einatmen agg.: Arg-n., bell.

schießend (s. stechend)

schneidend: Acon., arg-n., *arn.*, bad., *berb.*, bufo, cadm., cann-i., **Canth.**, clem., coc-c., *colch.*, coloc., daph., eup-pur., *graph.*, **Kali-bi.**, *kali-i.*, *merc.*, mez., *nux-m.*, plb., *staph.*, zinc.

SCHMERZ - schneidend ...

anfallsweise, mit Brennen in beiden Nieren: **Canth.**

Urinieren, vor dem: Graph.

Harnleiter: Aesc., *apis*, *arg-n.*, *arn.*, *ars.*, aspar., **Bell.**, *benz-ac.*, **Berb.**, cann-s., *canth.*, **Carb-an.**, chlol., coc-c., colch., con., *dios.*, equis., erig., eup-pur., indg., kali-ar., *kali-c.*, *lach.*, **Lyc.**, *med.*, nat-s., *nux-m.*, *nux-v.*, *oci.*, *op.*, **Pareir.**, *phos.*, psor., **Sars.**, senec., sep., sil., *tab.*, **Verat.**, zinc.

abwechselnd mit Schmerzen in der Eichel: Canth.

Erbrechen, mit: **Oci.**

Urinieren, nach dem: Apis

Nierengegend: Plb., *staph.*, zinc.

Hitze amel., Kälte agg.: *Staph.*

Stiche, Reiben und Druck amel.: Plb.

stechend: *Acon.*, aesc., aeth., agar., anan., ant-t., *arn.*, *ars.*, astac., bapt., *bell.*, **Berb.**, bov., calc-f., cann-i., *canth.*, carb-an., *chel.*, chin., *coc-c.*, *coloc.*, crot-t., cycl., dig., erig., gamb., grat., hep., *ip.*, kali-ar., **Kali-bi.**, *kali-c.*, kali-i., *kali-n.*, kali-p., kali-s., *lach.*, lob., *lyc.*, mag-m., mang., *mez.*, *nat-m.*, nat-p., *nux-v.*, ph-ac., phos., *plb.*, ran-s., sep., *staph.*, sulph., tarent., ter., upa., valer., vip., zinc.

morgens: Chel.

nachmittags: Crot-t., *tarent.*

abends: Zinc.

Bett, im: Coc-c.

nachts: *Tarent.*

4 Uhr: Cinnb.

Abkühlung, bei: *Staph.*

ausstrahlend: **Berb.**

Bewegung, bei: Kali-bi.

Arme, der: Ant-t.

Einatmen, beim tiefen: *Ars.*, astac., crot-t., cycl., laur.

Essen, nach dem: Con.

Liegen auf dem Gesicht amel.: Chel.

Niesen, beim: Ars.

pulsierend: Bufo

Sitzen, im: *Berb.*, dig., valer.

Stehen, beim: Zinc.

SCHMERZ - stechend - Stehen, beim ...

amel.: Berb.

Urinieren, nach: Bufo

warmen Bett amel., im: *Staph.*

erstreckt sich zur Blase: Arg-n., bell., **Berb.**, coc-c., cupr-ac., **Kali-bi.**, *lach.*, oci.

Harnleiter hinunter, die: Apis, arg-n., bell., **Berb.**, calad., *chel.*, coc-c., cupr-ac., **Kali-bi.**, *lach.*, **Lyc.**, pareir., tab., ter.

Harnröhre: *Berb.*, coc-c.

Knie: Berb., ip., kali-bi.

Uterus: Nat-m.

Wehtun (unbestimmt, drückend): Apoc., benz-ac., *calc.*, *cann-i.*, *canth.*, chel., cinnb., coc-c., *crot-h.*, equis., *eup-pur.*, *helon.*, kali-bi., *lyc.*, *nat-ar.*, scut., tarent., *ter.*, zing.

abends: *Canth.*, helon.

nachts: Calc., *cann-i.*

Fahren oder Reiten, beim: *Calc.*

Urinieren, während: Aesc., agn., ant-c., berb.

amel.: **Lyc.**, tarent.

Nierengegend: Acon., agar., all-c., ambr., ant-c., apoc., **Berb.**, brach., calc., carl., caust., coc-c., elat., equis., ham., *hydr.*, *kali-bi.*, lyc., merc-c., mit., nat-ar., pall., phos., phys., sabad., sep., still., tab.

nachmittags: *Chin-s.*, sang.

abends: *Canth.*

22 Uhr: Iris-fl.

Erwachen, beim: Still.

Urinieren, vor: Tab.

wund schmerzend, empfindlich: Acon., agar., alum., *apis*, *arg-n.*, ars., *asaf.*, asar., benz-ac., **Berb.**, brach., *cact.*, calc., *calc-ar.*, *cann-s.*, *canth.*, *chel.*, cinnb., clem., *coc-c.*, colch., ferr-i., **Graph.**, hell., *helon.*, *hep.*, kali-i., *manc.*, meny., merc., merc-c., *nat-s.*, *nux-v.*, *pareir.*, phys., phyt., plb., **Puls.**, *rat.*, rhus-t., sel., tab., tarent., tell., *ter.*, *vesp.*, zinc.

links: Benz-ac., zinc.

rechts: *Helon.*, *nux-v.*, phyt.

nachmittags: Kali-c.

abends: Meny.

SCHMERZ - wund schmerzend ...

Erschütterung, bei: Aeth., alum., *bell.*, *berb.*, calc-p., *cann-i.*

Muskelanstrengung, bei: Apoc.

Sitzen, im: Kali-c., meny.

Nierengegend: Abrot., benz-ac., **Berb.**, brach., cann-s., *chel.*, *coc-c.*, equis., hydr., mang., merc-c., nat-ar., *nux-v.*, phos., phys., phyt., *rhus-t.*, tell., ter., zinc.

erstreckt sich zu den Oberschenkeln: *Berb.*

zerrend, herausdrängend in den Harnleitern, wie Wehen, mit Harndrang: *Cham.*

ziehend: **Clem.**, coc-c., *nux-m.*, **Ter.**, zinc.

links: *Benz-ac.*, kali-c.

rechts, 5 Uhr: Coc-c.

Bücken, beim: *Benz-ac.*

spannend beim Fahren oder Reiten: Agar.

erstreckt sich zur rechten Hüfte: *Ter.*

Harnleiter: Berb., cham., *nat-m.*, sulph., thuj.

links: Calad., coc-c.

rechts: Astac.

Nierengegend: Aloe, alumn., benz-ac., berb., *cann-s.*, carl., cinnb., *iod.*, kali-n., lach., meny., ruta, **Ter.**, *zinc.*

abends, im Sitzen: Meny., ruta

erstreckt sich zur Leistengegend: Cann-s.

rechten Hüfte: Ter.

zusammenschnürend:

erstreckt sich zur Blase: Nit-ac.

Harnleiter entlang zum Penis, Druck auf die Eichel amel., zeitweise geht der Schmerz nach oben: Canth.

zusammenziehend: Clem.

erstreckt sich die Harnleiter entlang zum Penis: **Canth.**

CHWÄCHE in der Nierengegend: Arg-n., enz-ac., berb., carb-an., cham., cimic., helon., ianc., phyt., tarent.

CHWELLUNG: Kali-i.

CHWEREGEFÜHL: *Carl.*, equis.

morgens: Sang.

SCHWEREGEFÜHL ...

Erwachen, beim: Aeth.

Sitzen agg.: *Carl.*

Nierengegend: Cimic., dirc., *helon.*, phos., sang., tell., *ter.*

nachmittags: Helon., sang.

abends: Helon.

nachts: Tell.

Bewegung agg.: Cimic.

ZUCKEN in der Nierengegend: Canth., mang.

PROSTATA

ABSONDERUNG von Prostatasekret: Agar., *agn.*, alum., am-c., *anac.*, *apis*, *aur.*, bell., *calc.*, cann-s., canth., casc., chim., con., daph., dig., *elaps*, *ery-a.*, *euph.*, gels., *hep.*, *lyc.*, lyss., *mag-c.*, mang., *nat-c.*, *nat-m.*, *nit-ac.*, nux-m., *petr.*, **Ph-ac.**, *phos.*, pic-ac., plb., *psor.*, *puls.*, sabal., **Sel.**, **Sep.**, *sil.*, *spig.*, **Staph.**, *sulph.*, tab., tarent., *thuj.*, *zinc.*

Denken daran, beim: Nat-m.

Erektionen, bei: Nit-ac., **Ph-ac.**, *puls.*

ohne: Aur., bell., cann-s., con., euph., *lyc.*, lyss., *nat-m.*, *phos.*, **Sel.**, thuj.

Flatus, beim Abgang von: Con., *mag-c.*

Gehen, beim: Agn., **Sel.**, sil.

Gemütsbewegung, bei jeder: **Con.**, hep., puls., sel., zinc.

lasziven Gedanken, bei: **Con.**, *lyc.*, *nat-m.*, **Nit-ac.**, *ph-ac.*, *phos.*, pic-ac.

leicht, sogar durch Abgang von Flatus: Mag-c.

Liebkosen von Frauen, beim: Agn., **Con.**

Sitzen, im: *Sel.*

Sprechen mit einer junger Dame, beim: *Nat-m.*, *phos.*

Stuhlgang, mit: Agar., *agn.*, alum., am-c., anac., ars., aur-m., *calc.*, carb-v., carl., *caust.*, **Con.**, cor-r., elaps, *hep.*, *ign.*, *iod.*, *kali-bi.*, *nat-c.*, *nat-m.*, nat-p., *nit-ac.*, **Nux-v.**, *petr.*, **Ph-ac.**, *phos.*, **Sel.**, **Sep.**, *sil.*, staph., sulph., *zinc.*

schwierigem Stuhl, bei: *Agn.*, alum., am-c., anac., arn., cann-i., *carb-v.*, con., gels., *hep.*, *nat-c.*, **Nit-ac.**, **Ph-ac.**, *phos.*, psor., *sep.*, **Sil.**, *staph.*, **Sulph.**, zinc.

weichem Stuhl, bei: Anac., *sel.*

nach: Am-c., anac., *calc.*, *caust.*, cur., *hep.*, *iod.*, *kali-c.*, lyss., *nat-c.*, *nit-ac.*, phos., *sel.*, *sep.*, *sil.*, **Sulph.**, zinc.

tröpfelnd: *Phos.*, **Sel.**

Urinieren, vor: Psor.

während: Anac., hep., nat-c., nit-ac., sep., sulph.

nach: Anac., calc., cur., *daph.*, *hep.*, hipp., *kali-c.*, lyc., lyss., *nat-c.*, nat-m., sel., *sep.*, *sil.*, **Sulph.**

BEBEN, nervöses: Form.

EITERUNG: Hep., **Sil.**

Gefühl von: Cycl.

ENTZÜNDUNG: Acon., aesc., agn., alum., **Apis**, arn., bell., bov., cact., cann-i., canth., *caps.*, *caust.*, **Chim.**, *con.*, *cop.*, *cub.*, cycl., *dig.*, *hep.*, hipp., *kali-bi.*, lach., lil-t., lith-c., *lyc.*, med., *merc.*, merc-d., *nux-v.*, pareir., *petr.*, *ph-ac.*, **Puls.**, sabal., sec., *sel.*, senec., *sep.*, *sil.*, *staph.*, sul-ac., *sulph.*, *thuj.*, zinc.

Gonorrhö, durch unterdrückte: Bell., *cop.*, cupr., *dig.*, *med.*, *merc.*, **Nit-ac.**, *nux-v.*, *petr.*, *puls.*, *sep.*, staph., *sulph.*, **Thuj.**

GLUCKERNDES Gefühl: Phyt.

HÄRTE: **Con.**, *cop.*, *iod.*, med., plb., *psor.*, *sel.*, senec., *sil.*, *sulph.*, **Thuj.**

Vergrößerung, ohne: Cop.

HITZE: Ptel., *puls.*

KUGEL sitzen; Gefühl, er würde auf einer: Cann-i., *chim.*, **Sep.**, sil.

MASTURBATION, Beschwerden nach: Tarent

REIZUNG der Prostata: Cact., *dig.*, gnaph.

RUCKEN in der Gegend der Prostata: Form.

SCHMERZ: Acon., *all-c.*, *alum.*, apis, asaf. *bell.*, berb., bov., brom., cact., calc-p., *caps.* *caust.*, *chim.*, *con.*, cop., *cub.*, cupr-ar., *cycl.* dig., gnaph., graph., laur., *lyc.*, lyss., merc. ol-an., pareir., *phos.*, podo., polyg-h., *puls.* *rhus-t.*, sel., *staph.*, sul-i., sulph., tarent., thuj.

Erektion, bei: Alum.

Erschütterung agg.: **Bell.**

Fahren oder Reiten agg.: Staph.

Gehen agg.: All-c., brom., *cycl.*, staph.

Amel.: *Rhus-t.*

Gonorrhö, bei: *Caps.*, cub.

Harndrang, bei: *Cycl.*, *rhus-t.*

Koitus, nach: *All-c.*, alum., caps., *psor.*, sel.

Krebs, bei: Crot-h.

Schnäuzen der Nase, beim: Alum.

Sitzen, im: *Chim.*, *cycl.*, dig., rhus-t.

Stehen, im: Cycl.

Stuhldrang, beim: *Cycl.*, rhus-t.

nach: Phos.

Urinieren, beim: *Apis*, cop., lyc., pareir.

Ende des Urinierens, am: Coca

nach: Lyc., **Puls.**

beißend: Carb-an., con.

brennend: All-c., ambr., cop., lyss., ph-ac.

PROSTATA

SCHMERZ ...

drückend: All-c., *alum.*, apis, asaf., berb., brom., cact., *caust.*, chim., *con.*, *cycl.*, laur., *lyc.*, merc., ol-an., *phos.*, *puls.*, *sel.*, sulph., thuj.

Erektion, beim Beginn der: *Alum.*

Gehen, beim: All-c., brom., *cycl.*

Koitus, beim: *Alum.*

Schnäuzen der Nase, beim: Alum.

Stehen, im: Cycl.

Urinieren, während: *Lyc.*

nach: Lyc., **Puls.**

durchbohrend: Nit-ac.

pulsierend: Caust., polyg-h.

Prostatagegend: Bov.

Urinieren, beim Pressen zum: Dig.

schießend (s. stechend)

stechend: Bov., calc-p., *con.*, *cycl.*, kali-bi., kali-c., kali-n., lyc., *puls.*

nachmittags: Aur., kali-bi.

Gehen agg.: *Kali-bi.*

Urinieren, beim: Cact., caust., cop., cycl., kali-n., merc-d., pareir., sel.

erstreckt sich zu den Genitalien: Bov.

Wehtun (= unbestimmt, drückend): Thuj.

Blase, tief im Becken, morgens und vormittags nach dem Koitus; und in der: All-c.

Sitzen oder Gehen, im: Cycl.

wund schmerzend, empfindlich: Alum., **Chim.**, *cycl.*, *rhus-t.*, sul-ac.

zerrend: Nat-ar., sil.

ziehend: Clem., *cycl.*, kali-bi., mez.

Sitzen oder Gehen, beim: *Cycl.*

zusammenschnürend: Canth., *caust.*, puls., sulph.

SCHWELLUNG: Cann-s., chel., **Chim.**, *con.*, cop., cub., *dig.*, dulc., hipp., *iod.*, med., merc-d., *puls.*, sel., senec., sep., staph., sul-ac., thuj.

SCHWEREGEFÜHL: Cact., caust., *con.*, *cop.*, graph., hydrc., puls., sulph.

lasziven Gedanken, bei: *Graph.*

SPANNUNG: Clem., lyc., thuj.

UNBEHAGLICHKEIT: Ptel.

VERGRÖSSERUNG: Aloe, alum., *am-m.*, *apis*, asar., aspar., *aur-m.*, **Bar-c.**, *benz-ac.*,

VERGRÖSSERUNG ...

berb., cact., **Calc.**, cann-s., canth., *chim.*, cic., clem., **Con.**, cop., **Dig.**, *ferr-m.*, *hyos.*, *iod.*, *kali-i.*, kali-p., lith-c., *lyc.*, *med.*, *merc.*, *nat-c.*, nat-p., *nat-s.*, *nit-ac.*, nux-v., *pareir.*, *phos.*, *psor.*, **Puls.**, *sec.*, *sel.*, senec., *sil.*, *spong.*, *staph.*, *sulph.*, *thuj.*, uva

alten Männern, bei: Aloe, **Bar-c.**, *benz-ac.*, *con.*, **Dig.**, *iod.*, nux-v., sabal., **Sel.**, *staph.*, sulph.

Gefühl von: Alum., berb., bry., chim., cycl., nux-v., *ther.*

Harntröpfeln nach Stuhlgang und Urinieren, mit: **Sel.**

VÖLLEGEFÜHL: Alum., berb., bry., *chim.*, *cycl.*, nux-v.

ZUCKEN: Form.

ABSONDERUNG, blutig: *Arg-n.*, bell., **Calc-s.**, cann-s., **Canth.**, *caps.*, cop., cub., cur., kali-i., lith-c., lyc., *merc.*, *merc-c.*, mill., *mur-ac.*, *nit-ac.*, *psor.*, *puls.*, thuj., zinc.

chronischer Gonorrhoe, bei: Euph.

Harnröhre schmerzhaft bei Berührung: Caps.

dick: *Alum.*, anan., *arg-m.*, arg-n., *cann-s.*, caps., *clem.*, *cub.*, ferr., *hep.*, *hydr.*, *kali-i.*, med., *merc.*, *merc-c.*, *nat-s.*, nux-v., *psor.*, *puls.*, sil., *sulph.*

dünn: Apis, caps., *kali-s.*, lyc., med., merc-c., *nat-m.*, nit-ac., nux-v.

dünn schleimig (nach Gonorrhoe): *Agar.*, **Agn.**, **Alum.**, **Alumn.**, aur-m., bar-c., *bar-m.*, **Benz-ac.**, *bov.*, bry., *calad.*, *calc.*, *calc-p.*, calc-s., *cann-i.*, cann-s., canth., *caps.*, carb-s., *carb-v.*, cedr., chim., *cinnb.*, *clem.*, *cob.*, *cop.*, *cub.*, cupr., dulc., erig., ery-a., *ferr.*, ferr-p., fl-ac., gamb., *graph.*, *hep.*, *hydr.*, *iris.*, *kali-bi.*, *kali-c.*, **Kali-chl.**, **Kali-i.**, *kali-s.*, *lyc.*, *med.*, *merc.*, merc-c., *mez.*, mill., mur-ac., **Nat-m.**, *nat-s.*, *nit-ac.*, *petr.*, **Petros.**, *ph-ac.*, *phos.*, *phyt.*, *plb.*, *psor.*, sang., **Sel.**, senec., **Sep.**, **Sulph.**, tell., *ter.*, **Thuj.**, zinc.

morgens: Aur-m., ph-ac., phos., **Sep.**

nachts: *Fl-ac.*, *sep.*

Ameisenlaufen über den Körper, mit: Cedr.

Impotenz, mit: Agn.

langanhaltend: Caps.

schmerzlos: *Agar.*, *alum.*, *arg-m.*, bar-c., *cann-s.*, *cop.*, *ferr.*, *hep.*, *hydr.*, **Kali-i.**, *med.*, *merc.*, *mez.*, **Nat-m.**, *nat-s.*, petr., *psor.*, *puls.*, *sang.*, **Sep.**, *sulph.*, *thuj.*

durchsichtig: Cann-s., mez., petros., phos.

eitrig: Agn., arg-n., *arn.*, *bar-c.*, bov., *calc.*, **Calc-s.**, *cann-s.*, *canth.*, *caps.*, *carb-v.*, *chel.*, chim., *clem.*, *con.*, *cop.*, *cub.*, cupr-ar., ip., *kali-i.*, *kali-s.*, *led.*, *lyc.*, *med.*, *merc.*, *merc-c.*, nat-m., **Nit-ac.**, nux-v., *ph-ac.*, phos., psor., *puls.*, sabad., *sabin.*, sars., *sil.*, sulph., *thuj.*

Eitertropfen vor dem Urinieren: Tus-p.

eiweißartig: Canth., nit-ac., petros.

fadenziehend: Kali-bi.

farblos: Canth., *nat-m.*, nit-ac., petros.

färbt die Wäsche: *Nat-m.*

flockig, nach dem Urinieren: Kali-bi.

ABSONDERUNG ...

gallertartig: *Kali-bi.*

gelb: Agar., *agn.*, **Alum.**, anan., **Arg-m.**, ars-s-f., *bar-c.*, bell., *calc.*, *calc-s.*, cann-s., *canth.*, *caps.*, con., *cop.*, *cub.*, cur., *fl-ac.*, *hep.*, *hydr.*, kali-bi., *kali-s.*, lyc., *med.*, **Merc.**, *nat-m.*, **Nit-ac.**, petr., petros., *psor.*, **Puls.**, sars., **Sel.**, **Sep.**, sil., sulph., **Thuj.**, tus-p., zing.

morgens, drop: Fl-ac., *med.*

abends: Lyc.

nachts: *Merc.*, zinc.

chronisch: **Alum.**, *alumn.*, **Arg-m.**, *calc-s.*, *fl-ac.*, hep., lyc., *med.*, merc., *nat-m.*, *psor.*, **Puls.**, *sel.*, *sil.*

färbt die Wäsche: *Alum.*, *nat-m.*, *psor.*

gelblich-weiß: Cann-i., sulph.

schmerzlos: Cann-i.

gonorrhoisch: *Agn.*, aloe, *alum.*, *alumn.*, am-m., *anag.*, *ant-c.*, apis, *arg-n.*, ars., ars-s-f., aur-m., *bar-m.*, *bism-o.*, *bor.*, *calc.*, **Calc-s.**, cann-i., **Cann-s.**, **Canth.**, caps., *caul.*, *cedr.*, *cham.*, *chel.*, chim., *cinnb.*, *clem.*, *cob.*, **Coch.**, *cub.*, cupr-ar., **Dig.**, dor., erig., ery-a., eucal., *ferr-i.*, **Ferr-p.**, fl-ac., gels., *hydr.*, **Kali-chl.**, *kali-i.*, *kali-s.*, lac-c., lachn., led., **Med.**, **Merc.**, *merc-c.*, *mez.*, mill., *nat-m.*, **Nat-s.**, **Nit-ac.**, *pareir.*, *petr.*, **Petros.**, ph-ac., *phos.*, *phyt.*, *plb.*, *psor.*, **Puls.**, rhod., sabad., sabin., sars., senec., **Sep.**, *sil.*, still., *sulph.*, *tarent.*, **Ter.**, **Thuj.**

nachts: *Merc.*, merc-c., sep.

nur: Sep.

chronisch: *Alum.*, *alumn.*, *arg-m.*, brom., **Calc.**, **Calc-p.**, **Calc-s.**, chim., **Chlor.**, *cinnb.*, **Coch.**, cub., *cupr.*, *ferr.*, hydr., *kali-s.*, *med.*, *mygal.*, *myric.*, **Nat-m.**, **Nat-s.**, *petr.*, *petros.*, *plb.*, *psor.*, *sep.*, *sil.*, *sulph.*, **Thuj.**

nimmt wieder zu, nachdem sie schon abgenommen hatte: Bry., lil-t., *sep.*, *sulph.*, *thuj.*

Syphilitikern, bei: **Aur-m.**, cinnb., merc., *merc-c.*

grau: *Arg-m.*

grünlich: *Bry.*, *cinnb.*, *cob.*, cop., *hydr.*, *kali-i.*, kali-s., **Merc.**, *merc-c.*, *nat-m.*, *nat-s.*, *nit-ac.*, ter., *thuj.*

nachts: **Merc.**, merc-c.

chronisch: *Cinnb.*, *cob.*, kali-i., **Nat-s.**

dick: Kali-i., *merc.*, **Nat-s.**

ABSONDERUNG - grünlich ...

gelb: Anan., *arg-m.*, *cinnb.*, *cob.*, *cub.*, cur., *hydr.*, kali-i., kali-s., lith-c., lyc., **Merc.**, **Nat-s.**, nux-v., phyt., **Puls.**, *sep.*, ter., *thuj.*

dick, mit Priapismus: *Anan.*, *nat-s.*, **Puls.**

käsig: Hep.

klar: Brom., cann-i., *cann-s.*, canth., cub., elaps, lyc., mez., *nat-m.*, nit-ac., petros., ph-ac., phos.

klebrig: *Graph.*

milchig: *Cann-s.*, *caps.*, *cop.*, *ferr.*, *iod.*, *kali-c.*, *kali-chl.*, *lach.*, *merc.*, **Nat-m.**, *nux-v.*, *petros.*, **Sep.**

klebrig: *Nat-m.*, thuj.

Urinieren, vor: Mez.

Stuhlgang, nach: *Iod.*

teigig: Canth.

Urinieren, nach dem: Cop., kali-c., lach., nat-m., petros., sep.

reichlich: Apis, arg-m., arg-n., ars-s-f., bufo, *cann-i.*, chim., *cop.*, *cub.*, cur., *ferr.*, *hydr.*, *kali-bi.*, *med.*, *petros.*, *sep.*, **Thuj.**

sahneartig: **Caps.**

Samen, wie: Puls.

scharf: **Arg-n.**, aur-m., caps., cop., kreos., **Merc-c.**, *nat-m.*, *petros.*, sars.

schleimig: Agar., *agn.*, ant-s., *arg-n.*, bell., *benz-ac.*, brom., bry., *calc.*, *cann-s.*, *canth.*, *caps.*, cedr., *chim.*, *clem.*, *cob.*, con., *cop.*, *cub.*, dulc., **Elaps**, *ferr.*, ferr-p., fl-ac., *graph.*, *hep.*, hydr., kali-i., kali-s., lyc., mag-p., *merc.*, merc-i-f., *mez.*, nat-c., *nat-m.*, *nit-ac.*, *nux-v.*, *pareir.*, petr., petros., phos., rhod., sabin., sars., **Sep.**, *sulph.*, *thuj.*

abends, nach einem Froststadium im Fieber: Ferr.

Urinieren, nach: Nat-m., nit-ac., nux-v., *ph-ac.*

blutig: Canth., **Nit-ac.**, puls.

Erschlaffung der Genitalien, bei: *Phos.*

gallertartig, nach dem Urinieren: Nat-m.

klebrig: *Agar.*, thuj.

milchig-weiß: *Kali-chl.*

zäh, eitrig, nach dem Urinieren: Nux-v.

stinkend, fötid: Bar-c., *benz-ac.*, *carb-v.*, *hep.*, psor., puls., *sil.*, sulph., thuj.

ABSONDERUNG ...

wässrig: Apoc., cann-s., canth., ferr-p., *fl-ac.*, *hydr.*, *kali-s.*, lyc., merc., merc-c., *mez.*, *mur-ac.*, *nat-m.*, ph-ac., phos., sumb., **Thuj.**

Meatus morgens verklebt mit einem wässrigen Tropfen: *Phos.*

schmerzlos: Cann-s.

Silbernitrat-Einspritzungen, nach: Nat-m.

Umhergehen, beim: Mez.

weiß: Ant-o., arg-n., cann-i., *cann-s.*, canth., *caps.*, chim., cinnb., cob., *cop.*, cupr-ar., *ferr.*, *gels.*, *iod.*, *kali-c.*, *kali-chl.*, lach., med., merc., *mez.*, **Nat-m.**, nit-ac., petr., *petros.*, ph-ac., **Sep.**, sulph., thuj., zinc.

morgens, Abgang von Prostata-Sekret abends: *Ph-ac.*

chronisch: Caps., chim., cinnb., ferr., merc., merc-c., *mez.*, **Nat-m.**, nit-ac., *sel.*, *sep.*, sulph., thuj., zinc.

anämischen Patienten, bei: **Calc-p.**

Impotenz, mit: *Agn.*, *calad.*, cob.

stinkendem Urin, und mit: Calad.

Silbernitrat-Einspritzungen, nach: *Nat-m.*

Urinieren, nach: Cop., lach., petros., sep.

zäh: Agar., agn., bov., dig., ham., nit-ac., *nux-v.*, ph-ac., phos.

AUFGEWORFENER Meatus (s. SCHWELLUNG)

BLÄSCHEN am Meatus: Stann.

Geschwüre, bilden: *Nit-ac.*

BLUBBERN, Gluckern im Sitzen: Berb.

BLUTUNG: Aloe, am-c., ambr., ant-c., ant-t., *arg-n.*, arn., *ars.*, arum-m., bell., bry., *cact.*, *calc.*, *camph.*, *cann-s.*, *canth.*, *caps.*, carb-s., *caust.*, *chel.*, *chin.*, *chin-s.*, *con.*, *crot-h.*, cur., erig., *euphr.*, *ferr-m.*, ferr-p., graph., *ham.*, hell., *hep.*, *ip.*, kali-ar., kali-c., *kali-i.*, kali-s., *lyc.*, *merc.*, **Merc-c.**, mez., *mill.*, mur-ac., murx., nat-m., *nit-ac.*, *nux-v.*, *phos.*, plb., *puls.*, sars., *sec.*, senec., seneg., sep., squil., *sulph.*, ter., thuj., zinc.

Brennen, mit: Ambr., chin., coch., graph., kali-c., kali-i., merc., *nux-v.*, puls., seneg., *sulph.*, ter.

BLUTUNG ...

Erektion, bei der: *Canth.*

Gonorrhö, nach unterdrückter: **Puls.**

Koitus, beim: *Caust.*

Lähmung der Beine, bei: Lyc.

Menses, bei unterdrückten: Zinc.

Obstipation, bei: Lyc.

reines Blut: Bry., *canth.*, caps., ham., hell., mez.

koaguliertes: Cact., *caust.*, *chin.*, *coc-c.*, *nux-v.*

uriniert, wenn er nicht: Bry.

Schmerzen in Nieren und Blase, mit: Ip., puls.

Magenschmerz und Erbrechen, mit: Ip.

schmerzhaft: Merc., zinc.

schmerzlos: Ars-h., lyc., merc., psor., sec.

Schnittwunde bei hämorrhagischer Diathese, durch eine: Ter.

Stuhlgang, bei: *Lyc.*, puls.

Urinieren, nach dem: **Hep.**, mez., puls., sars., sulph., *thuj.*, zinc.

Urins, im ersten Teil des: *Con.*

vikariierend: *Phos.*, zinc.

CHORDA: **Arg-n.**, aur-m., bry., *camph.*, *cann-i.*, **Cann-s.**, **Canth.**, **Caps.**, chlol., *colch.*, con., cop., *cub.*, cur., dig., ery-a., fl-ac., hep., kali-br., **Kali-chl.**, kali-i., *merc.*, merc-c., *mygal.*, nat-c., *nit-ac.*, *nux-v.*, *petros.*, phos., pip-n., **Puls.**, sabad., sep., **Ter.**, *thuj.*, *zing.*

Brennen in der Harnröhre, mit: Calc-p.

Empfindlichkeit der Harnröhre, mit extremer: *Caps.*

EMPFINDUNGSLOSIGKEIT, empfindet das Urinieren nicht: Ail., *apis*, apoc., **Arg-n.**, **Caust.**, cedr., chlol., *cupr.*, grat., hell., kali-br., **Mag-m.**, mag-s., merc., nux-v., *sars.*

ENG, wie zu: *Arg-n.*, bry., dig., graph., stram.

ENTZÜNDUNG: *Acon.*, **Arg-n.**, *ars.*, *aur.*, bov., *cact.*, **Cann-s.**, **Canth.**, caps., *chim.*, *cop.*, *cub.*, gran., *hep.*, *kali-i.*, *merc-c.*, *nux-v.*, pareir., *petr.*, *petros.*, *sabin.*, *sulph.*, tab., **Ter.**, teucr., *thuj.*

brennendem, schießendem Schmerz und verstärkter Gonorrhö, mit: *Arg-n.*, cann-s.

Meatus: Alum., bov., *calc.*, calc-p., cann-i., **Cann-s.**, canth., *cop.*, erig., eup-pur., *hep.*, jac-c., kali-bi., led., med., nat-m., *nit-ac.*, pareir., ph-ac., rhus-t., **Sulph.**, tab., thuj.

FEUCHTIGKEIT am Meatus: Nat-m., phos.

gelben Fleck, macht: Phos.

klebrig: Dig.

GEFÜHLLOSIGKEIT, Taubheit (vgl. EMPFINDUNGSLOSIGKEIT): Apoc., **Caust.**, *cedr.*, kali-br., **Mag-m.**, nux-v., sars.

unbehaglichem Gefühl, mit: *Cedr.*

GESCHWÜRE: Canth., **Nit-ac.**

Schanker: *Arg-n.*, **Nit-ac.**

Meatus: Abrot., eucal., lac-c., **Merc-c.**, **Nit-ac.**

Stechen, mit: **Nit-ac.**

Urin zurückgehalten wird, mit dem Gefühl, als ob: Canth.

HÄRTE: *Arg-n.*, *clem.*, *hyper.*

Meatus: Cann-s.

HARTER Knoten: Alum., bov.

HITZE: All-c., alum., aur-m., cact., canth., kali-bi., merc., rhus-t., sulph.

Samenabgang, beim: Tarent.

wollüstig: Canth.

JUCKEN: Alum., ambr., anac., ang., ant-t., apis, arg-n., arn., aur-m., bell., *berb.*, bov., *cann-s.*, canth., carb-s., caust., *chim.*, chin., clem., coc-c., cocc., con., cop., cub., *ferr.*, ferr-i., gins., graph., *hydr.*, ign., indg., kali-c., kali-chl., laur., *led.*, lith-c., *lyc.*, lyss., merc., *merc-c.*, *mez.*, *nat-m.*, *nit-ac.*, *nux-v.*, ol-an., pareir., *petr.*, *petros.*, sel., sep., *sul-i.*, **Sulph.**, tab., *thuj.*, zinc.

morgens: Arg-n.

nachmittags: Ferr.

abends: Hydr., sulph.

Eiterabsonderung, vor: Con.

Erektionen, bei: Nux-v., *sel.*

Frauen, bei: Petr., *sep.*, thuj.

Gonorrhö, bei: **Merc-c.**, *nat-m.*, *petr.*, **Petros.**

nach: *Nit-ac.*

Harndrang, bei: Coloc.

schleimiger, dünner Absonderung; mit: *Nat-m.*, *nit-ac.*, *nux-v.*, **Petr.**

Urinieren, vor: Cop., ferr., nux-v., tab.

JUCKEN - Urinieren ...

während: Agar., *ambr.*, arg-n., cop., graph., *lyc.*, *mez.*, nat-m., *nux-v.*, ol-an., pareir., petr., rheum, sars., tab., thuj.

nach: Arg-n., arund., canth., clem., colch., cop., lyc., lyss., nux-v., petr., tab., *thuj.*

wollüstig: Alum., *ambr.*, arg-n., colch., thuj.

Fossa navicularis: Agar., cic., *clem.*, cocc., colch., cub., ferr., gins., **Petros.**, *thuj.*

Schießen am Abend, mit: Sulph.

Urinieren, nach: *Colch.*

wolllüstig: *Petros.*, *thuj.*

Meatus: Agar., alumn., arum-t., brom., cann-i., canth., **Caust.**, chel., cic., *clem.*, **Coc-c.**, colch., coloc., cop., gins., hydr., kali-c., kali-m., lach., led., merc-c., *nat-m.*, petr., plan., ran-s., *sulph.*, syph.

abends: Alumn., hydr.

Berührung, bei: Jac.

Gehen, beim: Nat-m.

Harndrang, wie: Chel.

anhaltendem Harndrang, mit: Brom.

Coitus, nach: Nat-p.

Urinieren, während: Anthro., petr.

nach: Clem., *merc.*, plan., verat.

wollüstig: Chlol., gins., led.

vorderer Teil: *Arn.*, *cann-s.*, cocc., ferr-i., *ign.*, *laur.*, lob., merc-c., nux-v., *thuj.*

uriniert, wenn er nicht: Arn., euph., *sulph.*

KÄLTE: Clem.

schmerzhaftem Schießen, bei: *Sulph.*

KITZELN (s. JUCKEN)

KNOTEN, harter (s. HARTER)

KNOTEN, harter (s. HARTER)

KNOTENS, Gefühl eines: Alumn., *arg-n.*, bov., cann-s.

KRAMPF, schmerzhafter: Chel., nit-ac., phos.

KRIBBELN: Agar., berb., chin., ferr-i., ign., junc., *lyc.*, merl., mez., *petros.*, *ph-ac.*, ran-s., tarent., thuj., tus-p.

stechend: *Mez.*

Urinieren, beim: Ign., petros., ph-ac.

nach: *Canth.*, lyc.

KRIBBELN ...

uriniert, wenn er nicht: Ph-ac.

Fossa navicularis: **Petros.**

Meatus: Agar., puls., ran-s., staph.

KUGEL durch die Harnröhre rollen würde; Gefühl, als ob eine: Lach.

LUFT strömt aus der weiblichen Harnröhre beim Urinieren: Sars.

NAGEN, wenn er nicht uriniert: Bov.

PRICKELN: Apoc., *clem.*, cupr-ar., *petros.*, sep., staph.

Sitzen, im: Staph.

Urinieren, während: Petros.

Frenulum, am meisten am: *Clem.*

Meatus: Agar., anag., cann-i., clem., coc-c., plan., sep., staph.

PULSIEREN: Benz., brom., canth., chin., cop., dulc., merc., **Merc-c.**, *petr.*

Fossa navicularis, Stechen und Klopfen: Thuj.

REIZUNG: Bell., cact., chim., *clem.*, cub., helon., hydrc., *lil-t.*, pop-t., pyrus., **Staph.**, stram.

Meatus: Kali-bi.

RISSE im Meatus: *Nat-c.*, *nit-ac.*, ph-ac., phos., thuj.

RÖTE des Meatus: *Cact.*, cann-s., cinnb., cub., cupr-ar., *gels.*, *hep.*, *led.*, nit-ac., petr., *sulph.*, thuj.

Flecke: Bry.

RUCKEN: *Alum.*, ambr., cann-i., *cann-s.*, *lyc.*, nat-c., nat-m., nux-v., *petr.*, *phos.*, pic-ac., *sars.*, *thuj.*

Stehen, im: Cann-s.

Urinieren, nach: *Lyc.*

wollüstigem Ameisenlaufen in der Fossa navicularis, mit: *Thuj.*

SCHLEIM verstopft; mit geronnenem: Cann-s., graph., *merc.*, *sep.*, uva

SCHMERZ: *Agar.*, agn., *arg-n.*, asc-t., bry., cann-i., cann-s., *canth.*, caps., *card-m.*, chel., *ferr-i.*, lith-c., lyc., *med.*, phos., *prun-s.*, *puls.*, sabin., seneg., still., *sulph.*, *thuj.*

tagsüber: Still.

abends: Caust., seneg.

anfallsweise: Eup-pur., kali-c., op., prun-s.

Ejakulation, durch: Cob., pip-m., sars.

SCHMERZ - Ejakulation ...

morgens beim Erwachen: Carb-an.

Erektionen, während: Nit-ac.

nach: Cann-s.

Erwachen, beim: Carb-an., *card-m.*, sars.

Nasswerden, nach: Calc.

Stehen, im: Cob.

Stuhlgang, vor: Sulph.

Urinieren, während: *Aesc.*, aran., bar-m., *berb.*, bov., *calad.*, *cann-i.*, *cann-s.*, **Canth.**, **Caust.**, chel., *cinnb.*, colch., *con.*, *dor.*, elaps, ferr-i., hep., lyc., med., *op.*, phos., plat-m., prun-s., sabad., senec., seneg., still., til., zinc., zing.

Stuhldrang, mit: Aloe, alum., aphis., canth., cycl., dig., **Nux-v.**, prun-s., staph., sumb.

nach: Agn., bov., brach., caust., *nux-m.*, nux-v., **Puls.**, stann., sulph.

Ende des Urinierens, zu: Canth., carb-v., lyc., **Nat-c.**, ph-ac., phys., pic-ac., **Sars.**, spig., sulph.

Harndrang, bei: *Agar.*, cocc., con., hyper.

nicht uriniert, wenn er: **Benz-ac.**, *berb.*, bry., cedr., cocc., nux-v.

Fossa navicularis, vor dem Urinieren: Bar-c.

Meatus: *Bor.*, *cann-s.*, **Canth.**, chel., clem., cop., nux-v., puls-n., rhod., *sars.*, zing.

Frauen, bei: *Lac-c.*, *sars.*

Urinieren, nach dem: *Bor.*, *lac-c.*, *sars.*

erstreckt sich nach hinten: **Cann-s.**

vorderer Teil, beim Urinieren: Nux-v., phos., rhus-t.

nach: Ran-s., rhus-t.

nicht uriniert, wenn er: Berb., bry.

beißend: Alum., ars., berb., caps., *clem.*, *graph.*, guaj., ip., prun-s., rhus-t., teucr., thuj., zinc-ac.

morgens: Rhus-t.

abends, mit Brennen: Chin.

Jucken vor dem Urinieren, mit: Cop., tab.

Urinieren, beim: Act-sp., *canth.*, carb-v., cham., clem., *equis.*, *graph.*, ign., kali-n., lyc., mag-c., *merc.*,

SCHMERZ - beißend - Urinieren, beim ...

Merc-c., nat-m., nit-ac., phos., rhus-t., sep., thuj.

nach: Bor., *caps.*, *chin-s.*, *clem.*, con., cop., *equis.*, petros., rhus-t.

herauspresst, als ob sich ein Tropfen: Sel.

nicht uriniert, wenn er: Cann-s., teucr., zinc.

erstreckt sich nach hinten: Phos.

Fossa navicularis: **Petros.**

Meatus, morgens: Kali-c., petros.

Erwachen, beim: Alum.

abends: Coc-c., kali-c., petros.

Urinieren, während: Bor., **Cann-s.**, echi., merc-c.

nach: Kali-c., zinc.

stechend: Mur-ac.

vorderer Teil: *Petros.*, rhus-t., zinc.

Ruhe agg., Gehen amel.: Rhus-t.

hinterer Teil: *Camph.*, *petros.*

brennend: Acon., aesc., agar., agn., *all-c.*, all-s., aloe, alum., am-c., ambr., ammc., *ant-c.*, *ant-t.*, *apis*, *arg-n.*, **Ars.**, asar., aspar., aur., aur-m., bell., benz-ac., **Berb.**, bor., bov., brom., *bry.*, cact., calad., *calc.*, calc-f., calc-s., **Camph.**, cann-i., **Cann-s.**, **Canth.**, *caps.*, carb-an., carb-s., carb-v., *card-m.*, *carl.*, *caust.*, cedr., cham., chel., chim., *chin.*, chin-s., cimic., cinnb., clem., cob., coc-c., *colch.*, coloc., con., *cop.*, crot-t., cupr., der., *ery-a.*, eup-pur., ferr-ar., ferr-i., *fl-ac.*, gins., graph., hep., hipp., ign., ip., jab., kali-ar., kali-c., *kali-i.*, kali-n., kali-p., lac-c., laur., lil-t., *lith-c.*, *lyc.*, lyss., mag-m., manc., **Merc.**, **Merc-c.**, merl., mosch., *nat-c.*, nat-m., nat-p., *nit-ac.*, **Nux-v.**, op., ox-ac., par., *petr.*, *ph-ac.*, *phos.*, polyg-h., **Prun-s.**, ptel., *puls.*, *rhod.*, rhus-t., *rhus-v.*, sabin., *sars.*, senec., *sep.*, **Sil.**, stann., *staph.*, still., stry., **Sulph.**, *tarent.*, *ter.*, teucr., **Thuj.**, uran, zinc.

allen Zeiten, zu: Calad., canth.

morgens, nach Erektionen: *Nat-m.*

Erwachen, nach Samenabgang; beim: Carb-an.

Urinieren, während: Anag., con., *fl-ac.*, ign., seneg., teucr., thuj.

SCHMERZ - brennend ...

abends: Chin., lyc., nat-c., ox-ac., petr., phos., sulph.

scharfen Urins abgeht, als ob ein Tropfen: Ox-ac.

nachts: Berb., canth., caust., cinnb., *merc.*

Absonderung von dünner Flüssigkeit nach dem Urinieren; durch: *Nat-m.*

Aufstehen, nach dem: Thuj.

Berührung, bei: Berb., bor., merc.

Ejakulation, während: *Agar.*, *ant-c.*, arg-n., *berb.*, bor., *calc.*, *canth.*, clem., *kreos.*, merc., nat-m., *nit-ac.*, sars., sep., sul-ac., **Sulph.**, thuj.

beim Samenabgang beim Koitus in der Striktur: *Clem.*

nach: Carb-an., carb-v., caust., cob., dig., merc., sep., sulph., thuj.

Erektionen, bei: Anag., cahin., calc-p., *canth.*, carb-s., ferr-i., mag-m., mosch., nat-m., *nit-ac.*

hört auf beim Koitus: Anag.

Gehen, beim: Stry.

Harndrang, bei: Ant-c., ant-t., **Canth.**, con., *nit-ac.*, phos., *prun-s.*, sabad., *sulph.*

Pressen zum Urinieren, beim: Calad., prun-s.

Harnstrahl unterbrochen wird, wenn der: Clem.

Harntropfen durchgehen, als würden: Ambr., ox-ac.

Koitus, während: Agar., ant-c., calc., *canth.*, kreos., merc., sulph., thuj.

nach: Berb., *canth.*, nat-p., *sep.*, sul-ac., **Sulph.**

Urinieren, beim: *Caust.*

Körperübungen, bei: Alum.

Menses, während: *Nat-m.*

schießend und mit verstärktem Ausfluss bei Gonorrhö: Arg-n., cann-s.

Sitzen, im: *Card-m.*, par.

SCHMERZ - brennend ...

Stuhlgang, während: *Coloc.*

nach: *Nat-c.*

Urinieren, vor: Alum., *apis*, aspar., *berb.*, **Bor.**, *bry.*, *calc.*, **Cann-i.**, **Canth.**, chel., coc-c., colch., cop., dig., ery-a., fl-ac., *merc.*, *merc-c.*, *nat-c.*, *nit-ac.*, *nux-v.*, ph-ac., phos., *prun-s.*, *puls.*, rhod., seneg., *sulph.*, zinc.

während: *Acon.*, *aesc.*, *agar.*, aloe, alum., *ambr.*, anag., *ant-c.*, anth., aphis., apis, apoc., **Arg-n.**, ars., asc-c., aur-m., *bapt.*, *bar-c.*, **Bell.**, benz-ac., *berb.*, bov., *bry.*, cact., calad., **Calc.**, calc-f., *calc-p.*, calc-s., **Camph.**, **Cann-i.**, **Cann-s.**, **Canth.**, *caps.*, *carb-an.*, carb-s., *carb-v.*, **Caust.**, cedr., *cham.*, *chel.*, *chim.*, chin., chin-s., **Clem.**, cob., coc-c., *colch.*, *con.*, **Cop.**, crot-t., **Cub.**, cupr., cupr-ar., cur., dig., dulc., *echi.*, equis., *ery-a.*, eug., *eup-pur.*, *ferr.*, ferr-ar., ferr-i., ferr-p., fl-ac., *gels.*, glon., graph., grat., hell., helon., *hep.*, hydr-ac., *ign.*, *ip.*, kali-ar., kali-bi., *kali-c.*, *kali-n.*, kali-p., kali-s., lach., laur., **Lil-t.**, lob., *lyc.*, *mag-c.*, *mang.*, med., *merc.*, **Merc-c.**, mez., mur-ac., *nat-ar.*, **Nat-c.**, *nat-m.*, nat-p., *nat-s.*, **Nit-ac.**, *nux-m.*, **Nux-v.**, op., ox-ac., par., pareir., petr., *petros.*, ph-ac., *phos.*, pic-ac., plb., *psor.*, ptel., *puls.*, raph., rat., rhod., rhus-t., sabad., sabin., *sars.*, sec., *sel.*, *seneg.*, *sep.*, *sil.*, *staph.*, *sul-ac.*, **Sulph.**, tab., tarent., **Ter.**, **Thuj.**, *uran*, **Uva**, verat., viol-t., zinc.

nach: Alumn., ant-t., apis, apoc., arg-n., arund., aspar., benz-ac., *berb.*, *bor.*, bov., brom., bufo, calc., calc-p., **Cann-i.**, *cann-s.*, **Canth.**, *caps.*, *carb-an.*, *card-m.*, *caust.*, *chel.*, chin., *clem.*, cob., coc-c., colch., coloc., *con.*, cop., dig., *fl-ac.*, grat., iris., *kali-bi.*, *kali-c.*, kali-p., led., *lil-t.*, *lyc.*, lyss., mag-c., *mag-m.*, *merc.*, *mez.*, mur-ac.,

SCHMERZ - brennend - Urinieren, nach ...

Nat-c., **Nat-m.**, nat-s., *nit-ac.*, nux-v., phel., *phos.*, pic-ac., plb., *puls.*, rhus-t., sars., seneg., *staph.*, tab., tarent., *thuj.*, zinc.

amel.: Berb., bry., coc-c.

Beginn des Urinierens, zu: Apis, ars., *cann-s.*, *clem.*, **Merc.**, nat-ar., *prun-s.*, teucr.

Ende des Urinierens; zu: *Cann-s.*, kali-n., *mez.*, **Nat-c.**, ph-ac.

letzte Tropfen verursachen heftiges Brennen: Arg-n., carb-v., *clem.*, colch., coloc., lyc., *merc.*, *mez.*, nux-m., sel., tell.

nicht uriniert, wenn er: Asaf., *berb.*, bov., *bry.*, calad., cedr., clem., *graph.*, **Merc.**, *merc-c.*, *nat-c.*, nit-ac., sabad., *staph.*, *sulph.*, teucr., thuj.

Zusammenschnüren, Schmerz erstreckt sich zur Blase; mit: Lyc.

Fossa navicularis: Acon., cann-s., cub., *petros.*

brennende Tropfen: Thuj.

Urinieren, vor: Senec.

während: Clem., *kali-bi.*, nat-m., petros., thuj.

Meatus: Agar., am-c., ambr., aphis., apis, *berb.*, bry., *calc.*, calc-f., *cann-s.*, chel., *chin.*, cic., clem., cob., coch., coff., cupr., cupr-ar., *dulc.*, gamb., graph., iod., kali-c., *kali-s.*, lact., lyc., mag-s., med., *merc-c.*, *nat-m.*, nicc., nit-ac., par., ph-ac., phos., puls., ran-s., seneg., sep., *spig.*, staph., **Sulph.**, *thuj.*, verat., zing.

nachts: *Agar.*, calc.

Gehen, beim: Nat-m.

Koitus, nach: *Calc.*, nat-p.

Ruhe, in der: Canth., par.

sehr heftig: *Berb.*

Sitzen, im: Par.

Urinieren, vor: *Caps.*

SCHMERZ - brennend - *Meatus* ...

während: Acon., *agar.*, aphis., *calc.*, cann-i., *cann-s.*, canth., caps., *chin.*, cupr-ar., *dulc.*, gamb., kali-n., merc., merl., nat-s., nicc., *nux-v.*, ph-ac., *puls.*, *sulph.*, thuj.

nach: *Cann-i.*, caps., card-m., casc., chin., coloc., cupr-ar., graph., kali-c., lyss., nat-s., puls., tell.

erstreckt sich nach hinten: Cann-s.

Pars prostatica, beim Urinieren: Apis, camph., dig., kali-bi., nux-v., rhus-t.

lange Zeit danach, und noch: Apis, dig., *kali-bi.*

vorderer Teil: Canth., coff., *nit-ac.*, puls., *sep.*, stann., tep., thuj.

Samenabgang, nach: Carb-v., *sep.*

Urinieren, während: Ars., calc., *cann-s.*, caps., carb-v., coch., ery-a., ign., kali-bi., kali-n., *merc.*, nat-c., nux-v., *phos.*, raph., rhus-t., seneg., *sulph.*, teucr., verat.

nach: Cann-s., kali-bi., lyc., mez., nit-ac., puls.

nicht uriniert; wenn er: Asaf., bry., *cann-s.*, caps., kali-bi., nux-v., *stann.*, *sulph.*, zing.

hinterer Teil: Cann-s., carb-an., kali-bi., staph.

Ejakulation, nach: Carb-an.

Urinieren, beim: *Cann-s.*

drückend: Agn., aphis., bry., colch., cop., *dulc.*, graph., *lach.*, lyss., nux-v., petros., *ph-ac.*, puls., teucr., thuj., til.

abends, beim Urinieren: Seneg.

Urinieren, nach: Brach., *puls.*, stann.

nicht uriniert, wenn er: Nux-v.

wollüstig, *erstreckt sich* zum Anus: Sulph.

Meatus: Chel., nux-v., puls.

nicht uriniert, wenn er: Nux-v.

SCHMERZ ...

durchstechend, beim Urinieren: Camph., cann-s., caps., chel., clem., iris., nat-c., *nux-v.*

geschwürig, wie von einem unter der Haut sitzenden Geschwür: Arg-n., lac-c., *nit-ac.*, *rhod.*

Urinieren, beim: Arg-n.

nicht uriniert, wenn er: *Arg-n.*, *prun-s.*

pulsierend, wenn er nicht uriniert: Cop.

qualvoll, durch abgehende Blutgerinnsel: Canth.

reißend: Alum., arg-n., ars., aur., *bry.*, calc., **Cann-s.**, clem., *colch.*, coloc., ign., *kali-c.*, kali-i., *mez.*, *nat-c.*, **Nux-v.**, *ruta*, *sars.*, sep., *sulph.*, thuj., zinc.

morgens, nach dem Urinieren: Carb-v.

nachmittags, im Sitzen: Ign., thuj.

Erektion, bei: Agar., cann-s., canth., mur-ac.

Gehen im Freien, beim: Alum.

geht durch den ganzen Körper, beim Urinieren: Jac.

schießend, zieht nach oben durch das Hypogastrium beim Gehen im Freien: Alum.

Urinieren, während: Aur., *carb-v.*, cur., nat-c., **Nux-v.**, *ruta*, sulph.

nach: Ars., carb-v., tarent.

Peniswurzel zur Eichel, von der: Sars.

nicht uriniert, wenn er: Bry., *clem.*, *helon.*, ign., kali-c., nux-v., zinc.

Zickzack, im: *Cann-s.*, *sars.*

zum Hypogastrium beim Gehen im Freien: Alum.

erstreckt sich nach vorn: Zinc.

Meatus: Kali-c., lyc., pareir., zinc.

Frauen, bei: Berb.

vorderer Teil: Ant-t., clem., coff., kali-c., sep., zinc.

Urinieren, beim: Aur.

nicht uriniert, wenn er: Bry., zinc.

schabend, kratzend; beim Urinieren: Carb-v., lyc., mag-c., nit-ac., phos., sep.

scharf, heftig; beim Urinieren: Hep.

SCHMERZ ...

schießend (s. stechend)

schneidend: Anac., ant-c., arg-n., asc-t., aspar., *berb.*, bry., bufo, *calc.*, **Calc-p.**, **Canth.**, *caps.*, caust., *chel.*, colch., **Con.**, *dig.*, *equis.*, eup-pur., fago., guaj., hura, *ip.*, *kali-c.*, kali-s., *lach.*, *lyc.*, mang., *merc.*, mur-ac., nat-m., *nit-ac.*, nux-m., nux-v., *op.*, ph-ac., psor., puls., sars., *sep.*, *sulph.*, ter., thuj., zinc.

morgens: Alum., graph., merc.

vormittags: Caps.

abends, nach dem Hinlegen: Fago., gran.

Mitternacht: Equis.

anfallsweise: Eup-pur., kali-c.

beißend, wird allmählich schlimmer gegen Ende des Urinierens, selbst bis zum letzten Tropfen: *Merc.*

Bewegung, bei: Chel.

Drücken der Eichel amel.: Canth.

Ejakulation, bei: Bor., nat-m.

Flatus, beim Abgang von: Lyc., mang.

Gehen, beim: Thuj.

Menses, beim Urinieren; vor den: Canth.

Stuhlgang, vor: Mur-ac., sulph.

während: Mur-ac., *sulph.*

nach: Staph.

Urinieren, vor: Bry., calc-p., **Canth.**, dig., merc., ph-ac., sel.

während: Alum., ant-c., arg-n., bor., bry., calc., *cann-s.*, **Canth.**, caps., carb-s., carb-v., caust., chel., colch., **Con.**, cub., cupr., graph., *guaj.*, hell., hep., iris., led., *merc.*, mur-ac., *nat-m.*, nat-s., *nux-m.*, op., ph-ac., *phos.*, *psor.*, *puls.*, *rhus-t.*, sars., sil., *staph.*, sul-ac., *sulph.*, *thuj.*, tril.

Druck im Rektum, mit: Ph-ac.

Stuhlgang, und beim: Mur-ac.

nach: Alum., *berb.*, calc-p., **Canth.**, chel., coc-c., con., cub., dig., *lyc.*, **Nat-m.**, *petros.*, rhus-t., *sulph.*

Beginn des Urinierens, zu: Iris., merc., petr., sec.

SCHMERZ - schneidend ...

Ende des Urinierens, zu: Arg-n., clem., med., merc-ac., *nat-m.*, nit-ac., petr., sul-ac., *sulph.*, thuj.

nicht uriniert, wenn er: Berb., calc-p., caps., kali-c., mag-s., mang., nux-v., staph., thuj.

vergeblichem Harndrang, mit: Puls.

erstreckt sich nach hinten: Arg-n., caps.

Anus bei den letzten Tropfen, zum: Arg-n., thuj.

außen, von innen nach: Plan.

Meatus: Arn., bad., chel., cupr., iod., mez., nit-ac., par., *zinc.*, zing.

Sitzen, im: Zinc.

Urinieren, beim: Aur-m-n., con., cupr., nat-ar.

nach: Arg-n., coc-c., mez., nat-s.

Ende des Urinierens, zu: Arn., nat-s., zing.

Fossa navicularis, nach dem Urinieren: **Petros.**, thuj.

vorderer Teil: Alum., colch., lach., lyc., nux-v., thuj., zinc.

Urinieren, während: Alum., cann-s., colch., nat-s., rhus-t.

nach: Alum., coc-c., mez.

lanzinierend, und: Coc-c.

stechend, fein: *Apis*, bov., cann-s., erig., sars., staph., thuj.

stechend, scharf: Acon., agar., alum., ant-t., *apis*, arg-m., *arg-n.*, arn., asaf., asar., asc-t., aspar., aur., *bell.*, *berb.*, bor., bov., brom., bry., *calad.*, *calc.*, *cann-i.*, cann-s., *canth.*, *caps.*, chel., *chin.*, chlf., cic., *clem.*, coc-c., cocc., colch., coloc., con., crot-t., cupr., cycl., dulc., equis., *hep.*, ign., indg., jatr., kali-p., *lach.*, *lyc.*, mang., *merc.*, *merc-c.*, mygal., nat-c., nat-m., nit-ac., nux-v., pall., par., petr., *ph-ac.*, phos., plan., psor., *sars.*, *sep.*, sil., squil., stry., **Sulph.**, sumb., *thuj.*, til., viol-t., zinc.

morgens: Cimic., seneg., sumb.

vormittags: Caps.

nachmittags: Thuj.

abends: *Calad.*, canth., mez., nit-ac., sulph., thuj.

nachts, bei Erektionen: Thuj.

SCHMERZ - stechend, scharf ...

Bewegung, bei: Bell., chel.

brennend: Agar., cann-s., merc-c., nit-ac., spig.

Urinieren, beim: Cop.

dumpfes Stechen: Cic., merc.

schießend bei leisem Blähungsabgang: Mang.

nicht uriniert, wenn er: Viol-t.

Erektionen, bei: Cann-s., clem., *nit-ac.*, thuj.

feines Stechen: Agar., bry., nat-m., par.

Gonorrhö, bei: **Merc.**, *mez.*

Koitus, beim: Calc.

Meatus: Aspar.

Flatus, beim Abgang von: *Mang.*

Gehen, beim: Acon., bell., chel., ign.

Freien, im: Alum., merc-c.

Harndrang, bei: Agar., cahin., calc-p., cann-i., *canth.*, *caps.*, *phos.*, spig., sulph.

Jucken, wenn er nicht uriniert; mit: Euph.

kitzelnd: Calc.

Kneifen von vorn nach hinten; mit blitzartigem: *Berb.*, zinc.

Koitus, nach: Calc., nat-m.

plötzlich, Sitzen agg.: Plan.

Pulsschlag, synchron mit dem: Con., dulc.

Rigor, mit: Sulph.

schneidend: *Calc.*, coc-c., *lach.*

erfolglosem Harndrang, mit: *Calc.*

zuckend, wenn er nicht uriniert: Thuj.

Sitzen, im: Plan., thuj.

Flatus, beim Abgang von: *Mang.*

Splitter, wie von einem: *Arg-n.*, coloc., *nit-ac.*

Stehen, im: Aur-m., cann-s.

Stuhlgang, beim: Coloc., *nat-c.*, ol-j., squil.

Urinieren, vor: Aspar., *cann-i.*, **Cann-s.**, coc-c., nat-c., nux-v., thuj.

Harndrang, bei: Thuj.

SCHMERZ - stechend, scharf - Urinieren ...

während: **Cann-i.**, **Cann-s.**, caps., chin., *clem.*, coc-c., cupr., cycl., equis., *graph.*, iris., merc., merc-c., mygal., nux-v., petr., *puls.*, seneg., *sulph.*, thuj.

nach: Apis, arn., *berb.*, **Cann-i.**, caps., con., kali-bi., merc., mur-ac., nat-c., nat-m., rhod., seneg.

Koitus, und nach: Nat-m.

Ende des Urinierens, zu: Ph-ac.

nicht uriniert, wenn er: Bell., bry., *calc-p.*, *cann-s.*, *caps.*, *cham.*, coff., cop., euph., **Merc.**, *nat-m.*, *nux-v.*, ph-ac., sep., *sulph.*, teucr., thuj., til.

ziehend, wenn er nicht uriniert: Merc.

erstreckt sich zum Abdomen, abends: Merc.

Anus: Arg-n., canth., nux-v.

morgens, nach Urinieren: Thuj.

Blase: Berb.

Eichel: Asar., equis., lyc., pall.

hinten, nach: Berb., canth., **Merc-c.**, *nux-v.*, plan., psor., squil., sulph., sumb., zinc.

Hypogastrium: Alum., sulph.

Meatus: Bell., brom., con.

Peniswurzel nach dem Urinieren, von der: Sars.

vorn, nach: Arg-m., arg-n., aspar., bell., berb., dulc., jab., nat-c., nat-m., plan., sars., thuj., zinc.

Urinieren, nach dem: Sars.

nicht uriniert, Urinieren amel.; wenn er: Thuj.

Fossa navicularis: Acon., *caps.*, chel., *cic.*, coc-c., gins., merc., nat-m., *petros.*, squil., sulph., thuj.

Urinieren, beim: Acon.

Meatus: Acon., aesc., agar., asc-t., **Aspar.**, aur-m-n., bad., *berb.*, brom., cann-i., cann-s., caps., chel., cic., clem., coc-c., con., iod., kali-n., led., mang., mez., nat-m., nat-s., **Nit-ac.**, pareir., ph-ac., psor., rhod., squil., sulph., thuj., zinc.

abends: Canth., rhod.

nachts: Canth.

SCHMERZ - stechend, scharf - *Meatus* ...

reichlichem Urin, mit: Agar.

Urinieren, nach: Mur-ac., pareir.

nicht uriniert, wenn er: Cann-s., *caps.*, mang., thuj.

vorderer Teil: Bell., bry., cann-s., *caps.*, chel., cic., coc-c., cycl., euph., ign., *lach.*, lyc., mag-c., *merc.*, merc-c., nit-ac., pall., *par.*, phos., sil., **Sulph.**, thuj.

Urinieren, nach: Coc-c.

nicht uriniert, wenn er: Asaf., cann-s., *caps.*, euph., *merc.*, teucr.

stechend wie mit einer Nadel, vor dem Urinieren: *Nux-v.*

Meatus: Coloc., cycl., *nit-ac.*, rhod.

verbrühend (s. brennend)

Wehtun (unbestimmt, drückend): Bry., cahin., canth., eup-pur., lob., sulph.

Nierenkolik, bei: Coc-c.

Urinieren, nach: Apoc., lob., puls.

Meatus, Urinieren, während: Canth.

nach: Puls.

nicht uriniert, wenn er: Cocc., *nux-v.*

windend: Arg-n., *cann-s.*, carb-v., clem., lyc., *sel.*, zinc.

Stehen, im: Clem.

erstreckt sich von hinten nach vorn: Sel.

Meatus: Berb., zinc.

Baden, beim: Bart.

wund, empfindlich, wie zerschlagen etc.: Apis, *arg-n.*, *berb.*, *cann-s.*, *canth.*, *caps.*, *clem.*, cop., cupr., *ferr.*, *hep.*, *hyper.*, ign., *lach.*, *med.*, merc., mez., *nat-m.*, *nit-ac.*, phys., *prun-s.*, ptel., sep., teucr., thuj., til., zinc.

Erektion, bei: Canth.

Urinieren, während: *Apis*, bov., brach., calc., canth., carb-an., *cinnam.*, cinnb., colch., daph., *ferr.*, ferr-i., hep., ign., *lyc.*, *mez.*, nit-ac., nux-v., sil.

nach: *Arg-n.*, lil-t., nux-v.

nicht uriniert, wenn er: Teucr., zinc.

Fossa navicularis: Nux-v.

SCHMERZ - wund ...

Meatus: *Arg-n.*, *bor.*, bry., *chin.*, clem., cop., equis., nux-v., puls., stann.

Koitus, nach: *Bor.*, casc.

zerrend, herausdrängend: Arg-n., eup-pur., *lyc.*, ph-ac., sabad., sel., ter., til.

erstreckt sich in die Blase nach dem Urinieren: Lyc.

Spitze, abends beim Urinieren; bis zur: Sabad.

ziehend: Alum., arg-n., *berb.*, bry., cahin., *cann-s.*, caps., carb-v., cic., colch., con., cop., gran., hipp., *kali-bi.*, kali-c., lyc., *merc.*, *mez.*, *petros.*, ph-ac., phos., pic-ac., puls., sabad., sep., *thuj.*, zinc.

morgens, nach dem Urinieren: Carb-v.

Erwachen, beim: Alum., carb-v.

abends, nach dem Urinieren: Am-c.

Gehen, beim: Thuj.

Freien, im: Mez.

erstreckt sich zum Anus: Ph-ac.

Harnröhre, vom Anus durch die: Hipp.

Perineum in die Harnröhre, vom: Kali-bi.

Fossa navicularis: Cic., *petros.*

Meatus: Arg-n., cop., phos.

abends, beim Urinieren: Seneg.

vorderer Teil: Bry., *kali-c.*, *lyc.*, par., zinc.

abends, nach dem Urinieren: Am-c.

nicht uriniert, wenn er: Bry., puls., zinc.

zuckend (s. stechend)

zusammenziehend: Bry., *canth.*, *chin.*, *clem.*, dig., indg.

zwickend, kneifend: Carb-v., cinnb., kali-c., lyc., thuj.

Urinieren, vor dem: Nat-m.

nicht uriniert, wenn er: Verat.

Meatus: Cinnb., thuj.

SCHWAMMARTIGE Wucherungen (Hämangiom, Fungus): Calc., con., graph., lyc., thuj.

SCHWELLUNG: Alum., *arg-n.*, *canth.*, *cop.*, gran., led., *merc.*, *merc-c.*, **Mit.**, nit-ac., op., ph-ac., *rhus-t.*, *sulph.*, **Thuj.**

SCHMERZ ...

Gefühl von Schwellung: *Arg-n.*, cann-s., card-m., led., nit-ac., rhus-t., til.

Gegend des Blasenhalses: Puls.

Meatus: Alum., **Cann-s.**, canth., *cop.*, hep., jac., led., *nit-ac.*, ph-ac., phos., **Sulph.**, **Thuj.**

vorderer Teil: Merc.

SPANNUNG: Junc., lyc.

Erektionen, bei: **Cann-s.**, **Canth.**

SPASMUS: Nit-ac., prun-s.

Analfissur, bei: Nit-ac.

STEINES in der Harnröhre, Gefühl eines: Coc-c.

STRIKTUR: Acon., agar., ant-t., *apis*, *arg-n.*, bell., *berb.*, *calc.*, *cann-s.*, **Canth.**, *chim.*, chin., cinnb., **Clem.**, *con.*, *dig.*, *dulc.*, *graph.*, *indg.*, *iod.*, *kali-i.*, *merc.*, *nat-m.*, **Nit-ac.**, op., **Petr.**, *petros.*, **Puls.**, sep., *sil.*, *sulph.*, tarent., thuj.

Gefühl von: Bry., coc-c., dig., graph., thuj.

spasmodische: Apis, *bell.*, berb., camph., **Canth.**, carb-v., *cic.*, *clem.*, con., cop., *dios.*, eucal., *gels.*, indg., **Nit-ac.**, *nux-v.*, *op.*, *ph-ac.*, *plb.*, *prun-s.*, *sec.*, stram.

morgens: Carb-v.

TROCKENHEITSGEFÜHL: Alum., cop.

TRÖPFELN aus der Harnröhre, Gefühl von: Ambr., cedr., lact., **Sel.**

Urinieren, nach dem: *Thuj.*

TROPFEN durchlaufen; Gefühl, als ob einige: Ambr., lact.

brennende Tropfen laufen nach dem Urinieren die Harnröhre entlang: Arg-n., *thuj.*

kalter Tropfen Urin durchlaufen würde, als ob ein: Agar.

TUMOR: Lach.

URIN weiterfließen würde; Gefühl, als ob der: Aspar., vib.

kalt wäre; als ob der Urin: Nit-ac.

stecken bleiben; als würde der Urin an der Fossa navicularis: Ferr-i., prun-s.

zurückbleiben, als würde Urin nach dem Urinieren: Agar., all-c., alum., ambr., *arg-n.*, aspar., carb-s., cedr., clem., dig., ery-a., *kali-bi.*, lact., med., petr., rhus-t., *sel.*, *sep.*, tell., *thuj.*

URIN - zurückbleiben, als würde Urin nach dem Urinieren ...

Fossa navicularis, in der: All-c., ferr-i., *thuj.*

VERHÄRTUNG, chronische: *Arg-n.*, bov., calc-p., merc-i-r.

VERKLEBUNG des Meatus: Anag., bor., bov., calc-p., *camph.*, *cann-s.*, canth., *cupr.*, cupr-ar., gamb., graph., *med.*, *nat-m.*, *petros.*, tab., *thuj.*

morgens: Canth., *phos.*, **Sep.**, *thuj.*

WOLLÜSTIGE Empfindung: Anag., lith-c., ox-ac., thuj.

Urinieren, während: Ox-ac., thuj.

nach: Thuj.

WUCHERUNGEN, Auswüchse: Teucr.

ZUCKEN: Alum., ambr., ant-s., *cann-s.*, *canth.*, clem., coc-c., kali-chl., nat-c., nux-v., petr., *phos.*

Brennen von den Samenbläschen zur Eichel: *Mang.*

Samenerguss, wie von einem: Petr.

uriniert, wenn er nicht: Thuj.

vorderer Teil: Coc-c.

ZUSAMMENSCHNÜREN: Cann-s., *clem.*, lyc.

beißend: Berb.

konvulsivisch: Berb.

Urinieren, während: *Apis*, arg-n., bry., *clem.*, cop., dig., graph., nit-ac., nux-v., op., puls., stram.

nach: Cub.

erstreckt sich zur Blase: Lyc., op., phos.

hinten, beim Nachdenken; nach: Nux-v.

ZUSAMMENZIEHEN: Asar., *canth.*, carb-an., carb-v., *chin.*, *clem.*, *cop.*, dig., indg., nux-v., petr., phos., **Puls.**, stram., verat., zinc.

morgens: Carb-v.

Erektion, bei einer: *Canth.*

Gonorrhö, bei unterdrückter: **Puls.**

Harndrang, mit: *Nat-m.*

innerlich: **Canth.**

Stuhlgang und Urinieren, vor: *Nat-m.*

Urinieren, während: Bry., *clem.*, dig., indg.

nach: *Nux-v.*

erstreckt sich von vorne nach hinten nach Urinieren: Camph.

ZUSAMMENZIEHEN - Urinieren - *erstreckt sich ...*

Meatus: Coc-c., thuj.

ALKALISCH: Am-c., am-caust., **Bapt.**, *benz-ac.*, *canth.*, **Carb-ac.**, chin-s., chlor., cina, *ferr.*, *fl-ac.*, *hyos.*, *kali-bi.*, *kali-c.*, kreos., morph., *nat-m.*, plb., stram., uran, xan.

BLUTIG: *Acon.*, aloe, alumn., ambr., ant-c., *ant-t.*, **Apis**, **Arg-n.**, **Arn.**, **Ars.**, aspar., *aur.*, bell., benz-ac., berb., **Both.**, **Cact.**, **Calc.**, *camph.*, **Cann-s.**, **Canth.**, *caps.*, carb-s., *carb-v.*, *caust.*, *chim.*, chin., *chin-a.*, chin-s., cimic., **Coc-c.**, *colch.*, coloc., *con.*, *cop.*, crot-c., **Crot-h.**, cub., cupr., cupr-s., dulc., equis., *erig.*, ferr., *ferr-ar.*, ferr-m., ferr-p., **Ham.**, *hell.*, hep., *hyper.*, **Ip.**, jatr., *kali-ar.*, *kali-chl.*, kali-i., kali-n., kalm., *kreos.*, *lach.*, *lyc.*, *merc.*, **Merc-c.**, *mez.*, **Mill.**, murx., *nat-m.*, *nit-ac.*, *nux-v.*, *op.*, ox-ac., pall., pareir., petr., *ph-ac.*, **Phos.**, *plb.*, psor., **Puls.**, rhod., *rhus-a.*, *rhus-t.*, sabad., *sabin.*, *sars.*, **Sec.**, *senec.*, *sep.*, **Squil.**, *sul-ac.*, *sulph.*, tab., tarent., **Ter.**, thuj., uva, vesp., *zinc.*

nachts: *Caust.*

chronisch: *Erig.*

Dysenterie, bei: Cop., *ip.*, *merc-c.*

Erregung, nach: Petr., phos.

erster Teil des Urins: Con.

Hämorrhoidalblutungen oder Menses, nach plötzlichem Aussetzen der: *Nux-v.*

Klumpen: **Alumn.**, apis, ars., *cact.*, canth., *chim.*, colch., *ip.*, *lyc.*, *mill.*, *ph-ac.*, *plat.*, puls.

fauliges, zersetztes Blut: Colch.

letzter Teil des Urins: *Ant-t.*, canth., ferr-p., **Hep.**, lyc., *mez.*, *puls.*, *sars.*, thuj., zinc.

Blut und Eiter, vermischt mit: *Sars.*

Schmerzen in der Blase, mit heftigen: Ant-t., *sars.*

Menses, durch unterdrückte: Laur., lyc., mez., mill., nux-v., senec.

sexuellen Exzessen, nach: *Phos.*

Urinieren fließt Blut aus der Harnröhre, nach dem: **Hep.**, mez., puls., sars., sulph., *thuj.*

Wasser, wie: Pall.

BRENNEND, heiß: *Acon.*, *aesc.*, agar., agn., all-c., **Aloe**, alum., alumn., am-c., am-m., *ambr.*, ang., *ant-c.*, *ant-t.*, **Apis**, apoc., arg-m., *arg-n.*, arn., **Ars.**, *asaf.*, asc-c., aspar., aur., aur-m., bapt., bar-c., bar-m., **Bell.**, *benz-ac.*, *berb.*, **Bor.**, bov., *bry.*, cact., calad., calc., *calc-p.*, **Camph.**, **Cann-i.**, **Cann-s.**, **Canth.**, *caps.*, carb-an., carb-s., carb-v., caust., *cham.*, *chel.*, *chim.*, chin., chin-a., chin-s., cimic., *clem.*, cob., coc-c.,

BRENNEND, heiß ...

colch., coloc., *con.*, conv., *cop.*, cor-r., crot-t., **Cub.**, cupr., cur., *dig.*, dulc., equis., ery-a., eug., *eup-pur.*, *ferr.*, ferr-ar., ferr-p., *fl-ac.*, glon., grat., helon., **Hep.**, hydr-ac., ign., indg., *ip.*, *kali-ar.*, kali-bi., *kali-c.*, *kali-i.*, *kali-n.*, kali-p., kali-s., kalm., kreos., *lach.*, lact., laur., *lil-t.*, *lyc.*, mag-c., **Merc.**, **Merc-c.**, *mez.*, mur-ac., mygal., **Nat-ar.**, **Nat-c.**, nat-m., nat-p., **Nat-s.**, nicc., **Nit-ac.**, nux-m., **Nux-v.**, olnd., op., ox-ac., par., pareir., petr., *petros.*, *ph-ac.*, phos., pic-ac., plb., prun-s., psor., *puls.*, ran-s., rhod., *rhus-r.*, *rhus-t.*, sabad., *sabin.*, sang., *sars.*, sec., senec., seneg., sep., sil., spig., squil., *staph.*, stram., sul-ac., **Sulph.**, tab., *tarent.*, *ter.*, **Thuj.**, **Uva**, verat., vesp., viol-t., zinc.

Menses, vor: Apis, *canth.*, verat., zinc.

während: Nux-v., zinc.

Säure, wie durch: Ox-ac.

DIABETES (s. ZUCKER)

DICK: Acon., am-caust., *apis*, apoc., *arn.*, *ars.*, aster., aur., aur-m., bell., *benz-ac.*, berb., bufo, camph., canth., *carb-v.*, caust., *chim.*, cina, clem., coc-c., *con.*, *cop.*, crot-t., cur., *daph.*, *dig.*, dulc., elaps, *hep.*, *iod.*, *ip.*, iris., *lac-d.*, laur., lil-t., *merc.*, **Merc-c.**, *merc-i-r.*, mosch., **Nux-v.**, *ph-ac.*, *phos.*, plb., *psor.*, raph., rheum, rhus-t., *sabad.*, seneg., **Sep.**, stram., sul-ac., sulph., verat., vesp., zing.

Stehenlassen, nach: *Alum.*, *berb.*, *bry.*, *cham.*, *cina*, **Coloc.**, *hep.*, *merc.*, sulph., ter., thuj.

DURCHSICHTIG: Bell., carb-ac., chim., cina, coc-c., dig., dulc., elat., eup-per., **Gels.**, hydr., iris., kali-i., merc., plan., sarr., thuj.

EITRIG (s. SEDIMENT)

EIWEISSHALTIG: Acon., all-c., all-s., alum., am-caust., *ant-t.*, **Apis**, apoc., arg-m., *arg-n.*, **Ars.**, *ars-i.*, *aur.*, **Aur-m.**, *aur-m-n.*, bism-o., *brach.*, *calc.*, **Calc-ar.**, *cann-s.*, *canth.*, *carb-ac.*, *carb-s.*, *carb-v.*, caul., chel., *chim.*, *chin.*, *chin-a.*, chlol., cinnb., coc-c., coch., *colch.*, cop., *crot-c.*, *crot-h.*, *cupr.*, cupr-s., *dig.*, *dulc.*, eup-pur., *ferr.*, *ferr-ar.*, *ferr-i.*, ferr-p., *gels.*, **Glon.**, **Hell.**, *helon.*, *hep.*, *hippoz.*, *iod.*, *kali-bi.*, *kali-c.*, *kali-chl.*, *kali-i.*, kali-m., kali-p., kali-s., *kalm.*, **Lac-d.**, *lach.*, lec., lith-c., **Lyc.**, lycps., mag-m., med., *merc.*, **Merc-c.**, *merc-cy.*, *merc-i-r.*, mez., morph., mur-ac., myric., **Nat-ar.**, **Nat-c.**, *nat-m.*, **Nat-p.**, *nat-s.*, *nit-ac.*, ol-j., op., osm., *petr.*, **Ph-ac.**, *phos.*, *phyt.*, *pic-ac.*, **Plb.**, polyg-h., puls., *pyrog.*, **Rhus-t.**, *sabin.*, sal-ac., sars., sec., sul-ac., *sulph.*, tab., tarent., tax., **Ter.**, tub., *uran*, zinc.

URIN

EIWEISSHALTIG ...

Alkohol-Missbrauch, nach: **Ars.**, aur., bell., *berb.*, *calc-ar.*, **Carb-v.**, *chin.*, *crot-t.*, cupr., ferr., *lach.*, led., merc., *nat-c.*, *nux-v.*, sulph.

Blindheit, mit: *Apis*, *ars.*, cann-i., colch., *gels.*, *hep.*, kalm., *merc-c.*, ph-ac., phos., plb.

chronisch: *Atro.*, *cedr.*, glon., helon., *petr.*, *plb.*

Diphtherie, nach: *Apis*, *ars.*, *carb-ac.*, hell., hep., kali-chl., lach., lyc., *merc-c.*, merc-cy., phyt.

Geisteskrankheit, bei: Phyt.

Herzerkrankungen, als Folge von: *Apis*, ars., ars-i., *aur.*, **Calc-ar.**, coc-c., *colch.*, *crot-h.*, *cupr.*, *dig.*, glon., kali-bi., kali-p., *kalm.*, *lach.*, lyc., *lycps.*, petr., ph-ac., *ter.*, uran

Kälte und Feuchtigkeit, nach Einwirkung von: *Calc.*, *colch.*, *dulc.*, kali-c., merc-c., nux-v., *rhus-t.*, sep.

Menses, während: Helon.

Scharlach, nach: **Apis**, *ars.*, asc-t., *aur-m.*, bell., bry., *canth.*, carb-ac., coch., *colch.*, *con.*, cop., crot-h., dig., dulc., *glon.*, *hell.*, helon., *hep.*, kali-c., *kali-chl.*, *kali-s.*, *lach.*, **Lyc.**, *merc-c.*, **Nat-s.**, *phos.*, phyt., rhus-t., *sec.*, senec., *stram.*, *ter.*, uran

Schwangerschaft, in der: **Apis**, apoc., *ars.*, ars-i., *aur-m.*, benz-ac., berb., bry., cact., *calc-ar.*, *canth.*, *chin.*, cinnb., *colch.*, crot-h., dig., dulc., ferr., *gels.*, hell., *helon.*, *kali-ar.*, kali-br., *kali-c.*, *kali-chl.*, kalm., *lach.*, led., *lyc.*, *merc.*, **Merc-c.**, *nat-m.*, *ph-ac.*, phos., rhus-t., senec., sep., sulph., *ter.*, uran

während der Schwangerschaft und nach der Entbindung: *Merc-c.*, ph-ac., *pyrog.*

Syphilitikern, bei: *Aur.*, aur-i., **Aur-m.**, *aur-m-n.*, kali-bi., kali-i., *merc-c.*, nit-ac., sars.

FARBE, blass: Acet-ac., acon., aeth., *agar.*, *alum.*, *am-c.*, ambr., anac., *ang.*, ant-c., anthr., apis, apoc., *arg-m.*, arg-n., *arn.*, *ars.*, *arum-t.*, asaf., atro., aur., *bell.*, *berb.*, brach., *bry.*, bufo, calad., calc., *calc-f.*, camph., *cann-i.*, canth., caps., carb-ac., carb-s., *carb-v.*, *caul.*, cedr., *cham.*, *chel.*, *chin.*, chin-a., chin-s., cimic., cina, *clem.*, cob., coc-c., cocc., coff., *colch.*, *coloc.*, **Con.**, cop., crot-t., cycl., dig., dulc., echi., equis., erig., eup-pur., euphr., ferr., ferr-i., ferr-p., fl-ac., gels., glon., ham., hell., helon., *hep.*, hydr., hyos., *ign.*, iod., kali-ar., kali-c., kali-i., **Kali-n.**, *kreos.*, *lac-d.*, lach., lac-ac., laur., **Led.**, lil-t.,

FARBE, blass ...

lyc., *mag-c.*, mag-m., mag-s., merc., **Merc-c.**, mez., mosch., *mur-ac.*, nat-ar., nat-c., **Nat-m.**, nat-p., *nat-s.*, *nit-ac.*, nux-m., *nux-v.*, ol-an., olnd., op., ox-ac., par., **Ph-ac.**, phel., *phos.*, phyt., pic-ac., *plan.*, plat., plb., *puls.*, raph., rheum, *rhod.*, *rhus-t.*, **Sars.**, sec., *seneg.*, sep., squil., *staph.*, *stram.*, *stront.*, sul-ac., sulph., tab., tarax., ter., teucr., thuj., verat., vinc., zinc., zing.

Fieber, während: Cedr., cham.

Schweiß, beim: Arn., *bell.*, chin., con., ign., **Ph-ac.**, phos., puls., rhus-t., stram., thuj.

bläulich: Nit-ac.

Indican; enthält: Pic-ac.

braun: *Acon.*, alum., alumn., *ambr.*, ant-c., apis, **Arn.**, **Ars.**, *asaf.*, bar-c., bell., **Benz-ac.**, brom., **Bry.**, bufo, calc., camph., *carb-ac.*, *card-m.*, **Chel.**, *cimx.*, coc-c., *colch.*, coloc., *con.*, cupr., *dig.*, dros., graph., *hell.*, hep., ip., kali-bi., kali-i., *kreos.*, lach., lact., lil-t., lyc., *manc.*, merc., **Merc-c.**, *myric.*, nat-m., *nit-ac.*, olnd., op., petr., *phos.*, plb., prun-s., *puls.*, *sec.*, sep., squil., stram., sul-ac., sulph., tarent., valer., zinc.

Bier, wie: *Aspar.*, *benz-ac.*, *bry.*, **Chel.**, *coloc.*, *hyper.*, phos., puls., stry., **Sulph.**

dunkelbraun: Acon., aesc., all-c., *all-s.*, *ambr.*, ant-t., *arn.*, *ars.*, asaf., *bar-c.*, *calc.*, camph., *carb-ac.*, *caust.*, **Chel.**, *colch.*, *dig.*, *eup-pur.*, *graph.*, jatr., *lach.*, *lept.*, *lyc.*, *merc.*, nit-ac., *op.*, osm., petr., phos., *plb.*, *podo.*, *psor.*, puls., *sec.*, **Sep.**, sulph., tab., valer., zing.

Pflaumensaft oder pflaumenfarben wie: Sec.

Fieber, im: *Acon.*, arn., *bell.*, bry., carb-v., ip., lyc., *nux-v.*, puls., rhus-t., **Sep.**, **Verat.**

gelblich-braun: *Ambr.*, *dig.*, lyss.

kastanienbraun: *Kreos.*

Kuhmist mit Wasser, wie: **Ars.**

Menses, während: Eupi., nat-m.

rötlich-braun: Ant-c., bell., **Benz-ac.**, *canth.*, **Chel.**, dig., iod., lyc., nat-ar., phos., plb., sep., verat.

Schweiß, beim: Acon., ant-t., arn., **Ars.**, bell., bry., *calc.*, canth., carb-v., hep., ip., *merc.*, puls., *sel.*, **Sep.**, staph., *sulph.*, thuj., *verat.*

FARBE ...

dunkel: **Acon.**, *aesc.*, agar., agn., all-s., aloe, alum., am-caust., anag., ang., *ant-c.*, **Ant-t.**, **Apis**, apoc., arg-n., *arn.*, *ars.*, *ars-i.*, asaf., asc-t., bapt., **Bell.**, **Benz-ac.**, berb., bov., brach., brom., **Bry.**, **Calc.**, calc-f., *calc-p.*, cann-i., *canth.*, caps., *carb-ac.*, carb-s., *carb-v.*, card-m., cedr., **Chel.**, chim., *chin.*, *chin-a.*, chin-s., cic., cimic., clem., cob., coc-c., **Colch.**, con., conv., cop., **Crot-h.**, crot-t., cupr., cur., cycl., *dig.*, echi., *elat.*, **Equis.**, erig., ery-a., eug., *eup-per.*, ferr., ferr-ar., ferr-i., ferr-p., gels., glon., graph., **Hell.**, *hep.*, *hydr.*, hyos., hyper., *iod.*, *ip.*, iris., *jab.*, kali-ar., kali-bi., kali-c., *kali-i.*, kali-n., kali-p., *lac-d.*, **Lach.**, **Lac-ac.**, *lil-t.*, *lith-c.*, *lyc.*, **Merc.**, **Merc-c.**, *merc-i-f.*, *merc-i-r.*, mez., mill., *mur-ac.*, *myric.*, *nat-ar.*, *nat-c.*, *nat-m.*, nat-p., nat-s., nit-ac., *nux-m.*, *nux-v.*, op., pall., par., petr., ph-ac., *phos.*, pic-ac., **Plb.**, *podo.*, *ptel.*, *puls.*, *rhus-t.*, sabad., sabin., samb., sang., sars., *sec.*, **Sel.**, senec., seneg., **Sep.**, spig., stann., *staph.*, stram., stront., sul-ac., *sulph.*, tab., tarax., tell., **Ter.**, thuj., uran, valer., **Verat.**, *verat-v.*, vip., xan., zinc., zing.

morgens: **Chel.**, mez., sang., seneg.

abends: Ruta, sang., thuj.

Menses, während: Nat-m., sars.

gelb, hellgelb: Acon., *agar.*, *aloe*, *am-m.*, ang., *ant-c.*, apis, apoc., ars., **Aur.**, bar-m., *bell.*, berb., bufo, cact., camph., *cann-s.*, carb-an., carb-v., *cham.*, chel., chin., colch., *crot-t.*, *daph.*, hydr-ac., *hyos.*, iod., jatr., kali-bi., kali-n., kalm., **Lach.**, *lact.*, laur., led., mag-m., *nat-c.*, nit-ac., plb., raph., samb., **Sep.**, verat., zinc.

dick und trübe, wie verdorbene Eier: Daph.

dunkelgelb: *Aesc.*, agar., *arg-n.*, *ars.*, berb., *cedr.*, **Chel.**, *con.*, *hep.*, *kali-c.*, *nat-c.*, *sang.*, staph.

orangefarben: Am-m., ang., carb-an., *cina*, crot-t., cupr-ar., lyc., phos., plan., plb., santin., seneg., zinc.

safrangelb: Aloe, *cina*, kali-p., santin.

zitronengelb: Agar., ambr., bell., *chel.*, coc-c., eupi., ign., nat-c., op., santin., tab., zinc.

grünlich: Apis, *ars.*, *aur.*, bapt., bell., berb., bov., calc., **Camph.**, *carb-ac.*, *chel.*, *chim.*, *chin.*, *chin-a.*, chin-s., *cina*, *colch.*, *cop.*, crot-h., dig., *iod.*, kali-ar., *kali-c.*, *mag-c.*, mag-s., mang., merc., **Merc-c.**, nat-m., *nit-ac.*, ol-an., phel., phos., *rheum*, *rhod.*, *ruta*, seneg., sul-ac., sulph., uran, *verat.*

FARBE - grünlich ...

dunkelgrün: Anac., *carb-ac.*, nat-m., *santin.*

hellgrün: Bapt., cina

schwarzgrün: Kali-chl.

Kaffee, wie: Apis, berb., cob., kali-n., lac-c., *lach.*, *nat-m.*, phyt.

Beimischung von Blut, durch: Kali-n.

lehmfarben: Agar., anac., berb., cor-r., laur., nat-m., sabad., sars., **Sep.**, sul-ac., zinc.

Schütteln, beim: Anac.

Stehenlassen, beim: Cham., ferr-ma., laur.

mahagonifarben: Aesc., *eup-per.*, plb.

milchig (s. MILCHIG)

ockergelb (s. gelb)

oliv, milchig: Pic-ac.

rauchfarben: Carb-ac., crot-h., nat-h., **Ter.**

rot: *Acon.*, *aesc.*, aeth., agar., agn., *all-c.*, aloe, *alum.*, alumn., am-m., *ant-c.*, *ant-t.*, *apis*, *arg-n.*, *arn.*, ars., ars-i., asc-t., aur., bad., *bapt.*, *bell.*, **Benz-ac.**, *berb.*, *bov.*, **Bry.**, *bufo*, *cact.*, calad., calc., *camph.*, cann-i., cann-s., **Canth.**, caps., carb-ac., *carb-an.*, carb-s., *carb-v.*, caust., cedr., *chel.*, clem., coc-c., cocc., coff., *colch.*, con., *cop.*, *crot-h.*, crot-t., cupr., cycl., daph., dig., *dulc.*, elaps, equis., ferr., ferr-ar., ferr-p., *grat.*, *hep.*, *iod.*, ip., iris., kali-ar., *kali-bi.*, *kali-c.*, kali-i., kali-n., kali-s., kreos., lach., lachn., laur., led., *lept.*, lil-t., *lith-c.*, lob., *lyc.*, *merc.*, merc-c., merc-i-f., merc-i-r., mez., *mur-ac.*, nat-m., nat-p., *nux-v.*, *op.*, par., petr., phos., phyt., pic-ac., *plat.*, plb., podo., puls., rheum, rhus-r., *rhus-t.*, sabin., sang., *sars.*, *sel.*, senec., seneg., **Sep.**, *sil.*, squil., staph., **Stram.**, sul-ac., *sulph.*, sumb., tab., tax., *ter.*, thuj., tub., verat., zinc.

abends: **Sel.**

blutrot: Aesc., apis, bell., *berb.*, *calc.*, *carb-v.*, *cham.*, coff., *crot-h.*, crot-t., ferr., *hell.*, *hep.*, *kali-i.*, merc., petr., pic-ac., rhus-t., *sep.*

braunrot: *Ant-c.*, *ant-t.*, apis, apoc., *chel.*, coc-c., *hep.*, *lac-ac.*, merc., plb., puls., rhod., sulph.

dunkelrot: Aesc., aloe, ant-c., ant-t., *arg-n.*, *bapt.*, *benz-ac.*, *carb-v.*, cedr.,

FARBE - rot - dunkelrot ...

clem., cob., *cop.*, *crot-h.*, *cupr.*, *ferr.*, grat., *hep.*, ip., *lob.*, *lyc.*, *merc.*, merc-i-f., merc-i-r., nat-s., op., *pareir.*, phos., phyt., *plan.*, plb., polyg-h., puls., rheum, sec., **Sep.**, *squil.*, staph., sul-ac., tab., tarent., tell., thuj., valer.

nachts: Mosch.

feuerrot: Ars., bell., camph., chin., crot-t., merc., plb., sel.

Fieber, bei: *Nux-v.*

hellrot: Am-m., bov.

klar und rot: *Acon.*, chel.

rötlich-gelb: Acon., daph.

Schweiß, mit: Cedr.

tiefrot: Ant-c., ant-t., carb-v., cupr., hep., lob., *merc.*, phyt., *rhus-r.*, sul-ac.

schwarz: Ang., *ars.*, *ars-h.*, *canth.*, **Carb-ac.**, chion., cina, **Colch.**, *dig.*, erig., *hell.*, kali-ar., *kali-c.*, *kali-chl.*, **Lach.**, merc-c., *nat-m.*, *pareir.*, *phos.*, sec., **Ter.**, verat.

Tinte, wie: Arn., **Colch.**

schwärzlich: Kali-c.

Sherry, wie: Apoc., squil., sulph.

violett: Apis, indg., *mur-ac.*, nux-m.

weiß: *All-s.*, alum., alumn., am-c., ambr., ang., arn., bapt., bell., berb., bry., cann-s., canth., *caust.*, cham., *chel.*, *chin.*, cina, *coloc.*, con., cycl., *dulc.*, ferr., lac-ac., lyc., merc., nat-m., phos., plan., *rhus-t.*, sec., *spong.*, *sulph.*

morgens: Lac-ac.

gallertartig: Cina, *coloc.*

Kreide vermischt, wie mit: Merc., *ph-ac.*, **Phos.**

Stehenlassen, beim: Nit-ac.

FARBLOS: *Agar.*, alum., anac., ang., apis, *apoc.*, bar-c., bell., berb., camph., **Cann-i.**, carb-ac., *caust.*, *cham.*, coc-c., *coff.*, con., crot-h., *dig.*, *ferr.*, **Gels.**, hyos., kali-n., *kreos.*, laur., lil-t., lith-c., *lycps.*, *mag-p.*, med., mosch., *murx.*, nat-ar., **Nat-m.**, *nux-v.*, *ph-ac.*, *phos.*, *plan.*, *puls.*, rhus-t., rumx., *sang.*, sarr., *sars.*, **Sep.**, *sil.*, squil., stram., *sulph.*, ust., verat., zinc.

Menses, während: *Cham.*, ph-ac., vib.

FLOCKIG (s. SEDIMENT)

GALLE, enthält: *Acon.*, *card-m.*, *chel.*, **Chion.**, *con.*, *crot-h.*, cupr-s., kali-i., *mag-m.*, *merc.*,

GALLE, enthält...

myric., *nat-s.*, *nit-ac.*, osm., phos., *sang.*, *sep.*, sulph., uran, valer.

GALLERTARTIG, klumpig beim Stehenlassen: Cina, *coloc.*, crot-h., ph-ac.

GERUCH, ammoniakartig: Aloe, am-caust., am-m., **Asaf.**, *aur.*, bell., bor., brom., bufo, cahin., calc., carb-ac., *carb-v.*, chel., chin-s., coc-c., dig., *dulc.*, equis., *ferr.*, ferr-p., graph., **Iod.**, kreos., *lach.*, lyc., *merc.*, **Mosch.**, *nit-ac.*, pareir., *petr.*, *phos.*, puls., rhod., sil., stront., sumb., tab., *tub.*, viol-t.

Kleinkindern, bei: *Iod.*

aromatisch: Benz-ac., carb-ac., eup-pur.

Eier, wie faule: *Daph.*

faulig: Aloe, ars., aur., *aur-m.*, bar-m., *benz-ac.*, *calad.*, **Calc.**, carb-an., carb-v., coc-c., coloc., daph., hell., hydr., nat-c., *ph-ac.*, *sep.*

abends: *Calad.*

Fieber, im: Ph-ac.

Fisch, wie: Astac., ol-an., uran

Fischlake, wie: Bufo

Horn, wie verbranntes: Arum-m.

Kaffee, wie: Berb.

Katzenharn, wie: Aspar., caj., vib., *viol-t.*

modrig: Am-m., camph., phys., sulph.

Moschus, wie: Oci.

Muskat, wie: Nux-m.

ohne (s. GERUCHLOS)

Pferdeharn, wie: Absin., *benz-ac.*, *nat-c.*, **Nit-ac.**, phos.

säuerlich: *Ambr.*, benz-ac., *calc.*, chel., *graph.*, hep., *merc.*, *nat-c.*, petr., **Sep.**

scharf, beißend: Am-c., *asaf.*, **Bor.**, *calc.*, calc-f., camph., cann-s., caust., clem., *cob.*, *fl-ac.*, graph., hep., *lyc.*, merc., nit-ac., par., rhod., *rhus-t.*, stram., thuj.

stark: Aesc., aloe, am-m., *ant-t.*, arg-n., **Asaf.**, *aspar.*, *aur.*, **Benz-ac.**, bufo, calad., *calc.*, calc-f., calc-p., carb-ac., *carb-v.*, chel., **Chin-s.**, cob., conv., dig., dros., *dulc.*, *ferr.*, *fl-ac.*, hydr., **Iod.**, iris., kali-bi., kreos., *lach.*, lil-t., *lyc.*, med., *merc.*, merc-c., mez., **Mosch.**, nat-m., **Nit-ac.**, nux-m., *petr.*, *phos.*, pic-ac., *sep.*, stram., *sulph.*, *sumb.*, *thuj.*, tub., valer., zinc., zing.

Menses, vor: Merc.

GERUCH - stark - Menses ...

während: *Nit-ac.*

Uringeruch, intensiver: **Benz-ac.**

süßlich: Aeth., *arg-m.*, arg-n., ferr-i., *hyper.*, kali-a., *lact.*, *nux-m.*, *ter.*

Tabak, wie: Nit-ac.

übel riechend: Agar., aloe, ambr., ant-t., **Apis**, *arg-m.*, **Arn.**, *ars.*, ars-i., asaf., *asar.*, *aspar.*, *aur.*, aur-m., **Bapt.**, *bar-m.*, **Benz-ac.**, *bor.*, bufo, *calad.*, **Calc.**, camph., *carb-ac.*, *carb-an.*, *carb-s.*, **Carb-v.**, *caust.*, *chim.*, chin., chin-a., clem., colch., coloc., cupr., daph., dig., dros., **Dulc.**, fl-ac., *graph.*, *guaj.*, hell., hep., hydr., hyper., *ind.*, iod., iris., kali-ar., kali-bi., kali-br., *kali-c.*, *kali-i.*, *kali-p.*, *kali-s.*, *kreos.*, lach., *lyc.*, med., *meph.*, *merc.*, *murx.*, *nat-ar.*, *nat-c.*, nat-m., nat-p., nat-s., **Nit-ac.**, *nux-v.*, op., *petr.*, *ph-ac.*, *phos.*, plb., *puls.*, pyrog., *rhod.*, sal-ac., sec., **Sep.**, stann., **Sulph.**, tab., tarent., *ter.*, tril., uran, vario., *verat-v.*, **Viol-t.**

Fieber, im: Arg-m., kreos., *lyc.*, *merc.*, *ph-ac.*, rhus-t., squil., staph., sulph.

Menses, während: *Nit-ac.*, sep.

Schweiß, während: Ars., carb-v., dulc., nit-ac., ph-ac., puls., *sep.*, thuj., viol-t.

Schweißfüße, wie: Sulph.

Veilchen, wie: Clem., cop., cub., inul., lact., nux-m., osm., phos., sel., ter.

abends: Osm.

veränderlich: *Benz-ac.*

Zwiebeln, wie: Cupr-ar., gamb., phos.

GERUCHLOS: Bell., camph., *cedr.*, chlol., coc-c., dros., kali-cy., senec., *spong.*

GEWICHT (spezifisches) vermehrt: Apoc., **Arn.**, aur-m., *benz-ac.*, calc., *calc-p.*, canth., chim., coc-c., **Colch.**, coloc., dig., elat., *eup-pur.*, *ferr.*, ferr-p., *helon.*, iod., *kali-a.*, *kali-p.*, *merc.*, morph., mur-ac., nat-ar., *nat-s.*, nit-ac., onos., ph-ac., *phos.*, *phyt.*, *puls.*, sarr., senec., sep., sul-ac., tab., tell., uran, zinc.

vermindert: Apoc., brach., chlf., cimic., coff., colch., dig., equis., helon., kali-ar., merc., *merc-c.*, morph., murx., nat-ar., nat-m., *phos.*, **Plb.**, sulph., uran, verat-v.

HÄUTCHEN bildet sich auf der Oberfläche (einschließlich Fetthäutchen), ein: Agar., *all-c.*, alum., *alumn.*, arg-n., bell., calad., *calc.*, canth., chin., chin-s., cob., com., crot-t., *dulc.*, *graph.*, *hep.*, iod., kali-ar., kali-bi., lac-ac., laur., *lyc.*, *med.*, merc-c., op., **Par.**, *petr.*, ph-ac., *phos.*,

HÄUTCHEN bildet sich auf der Oberfläche ...

plb., *psor.*, rumx., *sars.*, **Sep.**, sin-a., sul-ac., *sulph.*, *sumb.*, thuj., verat., verat-v., zinc.

schillernd: Agar., **All-c.**, alumn., bapt., bell., canth., chin., coca, *cycl.*, *graph.*, *hep.*, *iod.*, op., **Par.**, *petr.*, **Phos.**, *puls.*, *sars.*, sep., sin-a., *sulph.*, thuj.

bläulich: Alumn.

weißlich: Arg-n., kali-bi., merc-c., plb., sep.

morgens: Arg-n.

HEFE, wie: *Caust.*, *raph.*

HEISS (s. BRENNEND)

INDICAN; enthält: Nit-ac., pic-ac.

INHALTSSTOFFE vermindert sind, ist der Stuhlgang vermehrt; wenn die: Colch.

KALT: Agar., *nit-ac.*

MILCHIG: *Agar.*, *alum.*, **Apis**, arn., **Aur.**, *aur-m.*, berb., bov., caj., *calc.*, cann-s., caps., *carb-v.*, card-m., caust., chin-s., *cina*, clem., *coloc.*, con., cop., cycl., *dulc.*, *ferr.*, *ferr-i.*, gels., **Hep.**, *iod.*, kali-bi., *lil-t.*, **Lyc.**, merc., merc-c., *mur-ac.*, nat-m., *nit-ac.*, nux-v., petros., **Ph-ac.**, *phos.*, plb., rhus-t., *sep.*, stann., still., *sulph.*, *uran*

morgens: Lil-t., nat-m.

nachmittags: **Agar.**

Abgang des Urins, beim: Mur-ac.

Gemütsbewegung, als ob Kreide hineingerührt wäre; bei jeder: *Ph-ac.*

geronnene Milch, wie: **Ph-ac.**, phos.

Hydrozephalus, sehr spärliche aber häufige Entleerungen von milchigem Urin mit Delirium und Bewusstlosigkeit; bei: **Apis**

käsige Milch hineingerührt wäre, als ob: Alumn., *ph-ac.*

Kreide hineingerührt wäre, als ob: Alum., *ph-ac.*, sulph.

Mehl vermischt, wie mit: *Ph-ac.*

Menses, vor: *Ph-ac.*

während: Berb., nat-m.

nach: *Nat-m.*

Schweiß, beim: Phos.

Stehenlassen, nach: *Cina*, *ph-ac.*, stann.

trübe, schlammig und: Bry., calc., cann-s., chin., *cina*, con., cycl., dulc., *hep.*, psor., rhus-t.

Urinierens, zu Ende des: *Carb-v.*, coff., rhus-t., *sep.*

MOLKE, wie: Agar., *arg-m.*, hyos., nat-s., op., *ph-ac.*

morgens: Cann-s.

Menses, vor: Ph-ac.

Stehenlassen, nach: Agar.

NEUTRAL: Arn., bapt., canth., dig., eup-per., helon., hyos., kali-c., lept., phos., plb.

POLYPÖSE Gebilde: Calc.

REICHLICH, vermehrte Menge: **Acet-ac.**, *acon.*, *aesc.*, *aeth.*, *agar.*, agn., all-c., all-s., **Aloe**, *alum.*, alumn., am-c., *am-m.*, *ambr.*, anac., ang., *ant-c.*, ant-t., *anthr.*, *apis*, *apoc.*, **Arg-m.**, **Arg-n.**, arn., *ars.*, ars-i., *arum-t.*, **Aspar.**, aster., atro., *aur.*, *aur-m.*, *aur-m-n.*, *bar-c.*, bar-m., *bell.*, benz-ac., berb., *bism-o.*, bov., brach., brom., bry., bufo, *cact.*, *cahin.*, *calc.*, calc-f., *calc-p.*, *camph.*, **Cann-i.**, cann-s., *canth.*, caps., carb-ac., *carb-an.*, carb-s., *chel.*, *chim.*, *chin.*, chin-a., chin-s., *chlol.*, cic., *cimic.*, *cina*, cinnb., *clem.*, cob., coc-c., cocc., *coff.*, *colch.*, *coloc.*, *con.*, conv., cop., *crot-c.*, *crot-h.*, crot-t., cub., *cupr.*, cur., *cycl.*, *daph.*, *dig.*, dros., dulc., *echi.*, elaps, elat., *equis.*, erig., ery-a., eup-per., *eup-pur.*, euphr., eupi., fago., *ferr.*, ferr-ar., ferr-i., ferr-ma., ferr-p., *fl-ac.*, form., gamb., **Gels.**, gins., glon., gnaph., graph., grat., guaj., ham., hell., *helon.*, hep., hyos., *ign.*, *iod.*, *iris.*, jatr., kali-ar., *kali-c.*, kali-chl., *kali-i.*, *kali-n.*, *kali-p.*, *kali-s.*, *kalm.*, **Kreos.**, **Lac-c.**, *lach.*, lact., laur., *lec.*, **Led.**, *lil-t.*, *lith-c.*, lob., *lyc.*, *lycps.*, lyss., *mag-c.*, mag-p., *mag-s.*, mang., *meli.*, **Merc.**, *merc-c.*, merc-i-f., *merc-i-r.*, mez., morph., **Mosch.**, **Mur-ac.**, *murx.*, mygal., *nat-ar.*, **Nat-c.**, *nat-p.*, **Nat-s.**, nicc., nit-ac., nux-m., *nux-v.*, *ol-an.*, olnd., op., *ox-ac.*, pall., par., petr., *petros.*, **Ph-ac.**, *phos.*, *phyt.*, pic-ac., *plan.*, *plb.*, *podo.*, *prun-s.*, psor., **Puls.**, *raph.*, rat., *rhod.*, **Rhus-r.**, **Rhus-t.**, rumx., ruta, sabad., *sabin.*, samb., sang., sarr., *sars.*, sec., sel., *senec.*, *seneg.*, sil., **Spig.**, spong., **Squil.**, stann., *staph.*, stram., stront., sul-ac., **Sulph.**, tab., *tarax.*, *tarent.*, tax., *ter.*, *teucr.*, *ther.*, *thuj.*, tril., **Uran**, valer., *verat.*, verat-v., **Verb.**, *viol-t.*, vip., zinc., zing.

tagsüber: Cina, ham., pic-ac., *sulph.*

morgens: Am-m., ambr., bar-ac., cahin., carb-an., equis., laur., lyc., mag-s., merc., *mez.*, nat-c., *nat-p.*, *op.*, *sars.*, sul-ac.

6 Uhr: Nat-ar.

vormittags: Arg-n., lyc., *mez.*

mittags: Op.

nachmittags: *All-c.*, aloe, alum., am-c., bor., bov., dig., laur., nat-m., nat-p., nicc., op., rumx., thuj.

REICHLICH - nachmittags ...

Mittagsschlaf, nach: Cycl.

abends: Am-c., coloc., fl-ac., helon., kali-chl., laur., **Lyc.**, lyss., op., ox-ac., pall., sang., sulph., thuj., zinc.

19 Uhr: Cic., pic-ac.

20 Uhr: Cic.

22 Uhr: Phos.

nachts: Agar., aloe, am-c., *am-m.*, *ant-c.*, ant-t., *apis*, *arg-m.*, arg-n., ars., *bapt.*, bar-c., *bell.*, bov., bry., *cact.*, **Calc-f.**, *carb-ac.*, *carb-an.*, caust., chin., chin-a., chlol., coloc., cop., cupr., cycl., *dig.*, euphr., *gels.*, hyper., kali-chl., kali-n., kali-p., *kreos.*, *lac-c.*, *led.*, *lith-c.*, **Lyc.**, mag-c., mag-p., *med.*, *merc.*, mez., *murx.*, nat-ar., nat-c., *nat-m.*, nat-p., *nat-s.*, nicc., op., petr., *ph-ac.*, phyt., plan., prun-s., rhus-r., ruta, *sang.*, *sars.*, *sil.*, **Spig.**, *stram.*, **Sulph.**, ther., *thuj.*, **Uran**

Mitternacht: Coff., op.

nach: Carb-ac., ox-ac., plb., **Sulph.**

4 Uhr: Plb.

5 Uhr: Carb-ac., ox-ac.

Liegen, im: Bell.

Menses, vor: Am-m., cann-s., hyos.

während: Ph-ac.

Stuhlgang, während: Am-c., sulph.

abwechselnd mit spärlichem Urin: *Berb.* dig., gels., sang.

Amenorrhö, bei: Alum., am-c., caul. *cham.*, gels., nat-m., sulph.

Apyrexie, in der: Ars., calc., chin., ferr. graph., nux-v., samb., valer.

Delirium, nach: *Stram.*

epileptischem Anfall, nach einem: *Cupr.*

Erbrechen, mit: Acon., lach., verat.

Erschöpfung, mit: Acet-ac., benz-ac. *calc-p.*, carb-ac., chin-s., *cimic.*, dig., ferr. lyc., med.

Durst, und starkem: Chin-s.

Essen, nach dem: Puls.

Fieber, im: Ant-c., arg-m., ars., *aur-m-n.* cedr., *cham.*, *colch.*, dulc., *eup-pur.*, *lyc.* med., mur-ac., ph-ac., *phos.*, squil., **Stram.**

Froststadium im Fieber, während: Lec.

getrunken hat, mehr er: Ambr., aur. aur-m-n., *bell.*, *coloc.*, kali-i., lach., *merc.* *nux-v.*, ph-ac., raph.

REICHLICH ...

Hunger und Durst, mit: Verat.

Kaffee, nach: Cahin., olnd.

Kopfschmerz, während: Acon., *bell*., bov., *canth*., *chin-s*., *cinnb*., coloc., cupr., eug., ferr-p., *gels*., *glon*., *ign*., iris., kalm., lac-c., **Lac-d.**, *lil-t*., *mosch*., *ol-an*., sang., *sel*., sep., sil., uran, *verat*., vib., vip.

nach: Asc-c., *iris*.

gefolgt von reichlichem, durchsichtigem Urin und Erbrechen: Iris.

Menses, vor: Cinnb., hyos.

während: Canth., *cham*., *hyos*., kali-bi., lac-c., **Ph-ac.**, *phyt*., sulph., vib.

nervösen Frauen, bei: *Ign*.

Rückenschmerzen amel. durch Urinabgang: **Lyc.**, *med*.

Schnupfen, mit: *All-c*., calc., verat.

Schweiß, mit: **Acon.**, ant-c., bell., cham., **Dulc.**, ign., lach., lyc., mag-c., *mur-ac*., nat-c., nat-m., *ph-ac*., **Phos.**, **Rhus-t.**, samb., seneg., spig., squil., stann., stram., thuj.

SCHARF, wundmachend: Ail., alum., alumn., ant-t., **Arn.**, asaf., astac., atro., aur-m., **Benz-ac.**, *bor*., brach., *calc*., *cann-s*., canth., caps., carb-s., *card-m*., *caust*., *chel*., *clem*., *coc-c*., colch., *cupr*., *cycl*., dig., *dulc*., *fl-ac*., *graph*., **Hep.**, ign., *iod*., *kali-bi*., *kali-c*., *kreos*., **Laur.**, *lith-c*., **Merc.**, **Merc-c.**, *nat-m*., *nat-s*., *nit-ac*., par., petr., *phos*., *plan*., prun-s., puls., rhus-t., sabin., *sars*., senec., *seneg*., *sep*., stann., *staph*., **Sulph.**, tell., *thuj*., *uran*, verat.

Menses, während: *Alum*., apis, nat-m.

SCHAUMIG: Acon., **All-c.**, *apis*, arn., ars., carb-v., **Chel.**, *chin*., chin-s., clem., con., cop., crot-t., cub., glon., iris., jatr., kali-c., **Lach.**, laur., lith-c., **Lyc.**, myric., nat-m., *nat-s*., op., *pareir*., *phos*., **Sel.**, **Seneg.**, **Spong.**, thuj.

morgens: Ars-h., crot-t., hyper.

nachmittags: Chel.

nachts: Crot-t.

grünlich-gelb: Phos.

violettem Ring, mit: Puls.

SCHLAMMIG: *Aesc*., hyper., *kali-c*., lyc., *nat-m*., pall., *rhus-t*., sabad., uva, zinc.

SCHLEIM (s. SEDIMENT)

SEDIMENT: *Acon*., aesc., agar., alum., am-caust., am-m., ambr., ant-c., ant-t., apis, arn., *ars*., *benz-ac*., *berb*., bry., calad., calc., **Canth.**, carb-s., carb-v., caust., cedr., cham., *chim*., chin., chin-a., chin-s., cimx., cina, **Coloc.**, con., *cop*., cupr., dig., dulc., ferr., ferr-p., graph., ip., *kali-ar*., kali-c., kali-i., kali-n., *kali-p*., kali-s., laur., led., **Lyc.**, *mang*., **Merc.**, *mez*., *naja*, nat-ar., nat-m., *nit-ac*., nux-m., op., par., *petr*., *phos*., **Pic-ac.**, plb., **Puls.**, rhus-t., sal-ac., **Sars.**, **Sep.**, *sil*., spong., *staph*., *sul-ac*., *sulph*., *tarent*., ter., thuj., **Valer.**, **Zinc.**

amorph: Ang., *hydrang*., iod.

anhaftend, festhaltend: Brom., *chin-s*., *cimx*., coc-c., coca, *coloc*., *cupr*., *daph*., *ferr*., *lac-c*., nat-c., nat-m., nit-ac., *petr*., phos., phyt., plat., *puls*., pyrog., **Sep.**, stann., sumb.

bläulich: Pic-ac., prun-s.

blutig: *Acon*., ant-t., apis, calc., cann-s., **Canth.**, *carb-v*., cham., **Chim.**, coloc., con., crot-h., *dulc*., hell., lyc., mez., **Ph-ac.**, phos., **Puls.**, **Sep.**, sul-ac., sulph., *ter*., uva

braun: **Ambr.**, *apis*, *arn*., chin-s., crot-t., dig., *lach*., lob., thuj., valer.

dunkel: *Aesc*., *all-s*., plb., spig.

hell: *Coloc*., puls.

rosa: Myric.

rötlich: Lith-c.

schmutzig: Acon.

braun und weiß: Coloc.

dick: Aesc., *alum*., apoc., bell., **Berb.**, *camph*., *coloc*., *cop*., dig., ferr-i., hydr-ac., lach., laur., lob., merc., ph-ac., phos., psor., sabad., sec., *spong*., sulph., *sumb*., ter., valer.

Stehenlassen über Nacht; nach: Bry., crot-t.

dunkel: *Crot-h*., iod., phos., puls.

durchscheinend: *Berb*., *coloc*.

eitrig (vgl. BLASE - KATARRH; BLASE - ENTZÜNDUNG): **Arn.**, *ars*., aspar., *benz-ac*., calc., *cann-s*., **Canth.**, carb-ac., carb-s., carb-v., cham., chim., **Clem.**, *con*., *daph*., *dulc*., eup-pur., ham., hep., ip., kali-ar., kali-bi., kali-c., *kali-s*., *lyc*., *merc*., *nat-s*., *nit-ac*., *nux-v*., petr., *puls*., sabad., sabin., sal-ac., *sars*., sep., *sil*., staph., *sulph*., uran, **Uva**

eiweißartig: Apoc., merc-c., oci.

erdig: Mang., sul-ac.

fadenförmig: Cann-s., coc-c., nit-ac.

SEDIMENT ...

fadenziehend: *Chim.*, coloc., *hydr.*, *kali-bi.*, *lyc.*, *ph-ac.*

feine Ablagerungen: Sep.

flockig: Acon., agar., *alum.*, ambr., aspar., *benz-ac.*, **Berb.**, brom., calc., calc-p., *cann-s.*, **Canth.**, *cham.*, *chel.*, chin., cina, *clem.*, cob., coc-c., coca, coloc., crot-t., cycl., ery-a., eup-pur., grat., hell., *hep.*, iod., kali-c., kali-i., kali-n., kali-p., laur., lith-c., merc., merc-c., **Mez.**, nit-ac., *petr.*, *ph-ac.*, *phos.*, *plb.*, rhus-t., rumx., **Sars.**, seneg., squil., sumb., thuj., uran, valer., zinc.

weiß: Phos.

Stehenlassen, beim: Zinc.

gallertartig: **Berb.**, calad., *chim.*, coc-c., *coca*, **Coloc.**, crot-h., *dulc.*, hydr., *pareir.*, ph-ac., *puls.*

gelb: Aesc., *aloe*, *bar-c.*, bufo, *cham.*, *chin.*, chin-s., cob., coca, *cupr.*, daph., *kali-chl.*, *kali-i.*, kali-n., *lyc.*, *nat-s.*, **Phos.**, **Sep.**, sil., spong., sul-ac., ter., zinc.

anhaftend: *Ferr.*

grau: Chel.

rötlich: All-c., chel., chin., chin-s., cob., coca, *crot-h.*, *nat-s.*, *sep.*

Sand (s. SAND)

schmutzig: Chin., nux-v., *raph.*

teigig: **Sep.**

weiß: *Carb-an.*, chin-s., coca, lyss., nat-s., phos., raph., ter.

granuliert, körnig: Aloe, berb., chin-s.

grau: Agar., ant-t., *con.*, hyos., kali-i., led., mang., ph-ac., *phos.*, puls., spong.

bräunlich-grau: Chin.

weißlich-grau: **Berb.**, hyos., merc-c., spong.

hefeartig: Caust., mag-m., mosch., raph.

hell: Nit-ac.

Kaffeesatz, wie: *Ambr.*, **Apis**, **Hell.**, *lach.*, *ter.*

Kalziumoxalat: Brach., *caust.*, coca, *kali-s.*, lyc., lycps., *nat-p.*, **Nit-ac.**, ox-ac., plb., rhus-t., *ter.*, zinc.

käsig: Alumn., *ph-ac.*, **Phos.**, *sars.*, *sec.*

Kleie, wie: Aloe, ambr., berb., cedr.

Klumpen, gelb-rote: Cob.

SEDIMENT ...

Kreidemehl, wie: Alum., anan., ant-t., bufo, calc., chel., eup-per., graph., led., *merc.*, nat-m., *ph-ac.*, phos., phyt., ruta, sulph.

Kreise: Chin-s., lac-c., sulph.

Kristalle: Arg-n., coloc., crot-t., ferr-m., *lyc.*

krustig: Caust., *nat-c.*, *phos.*, *sars.*, *sep.*

lehmfarben: Alum., alumn., *am-c.*, *am-m.*, *anac.*, **Berb.**, chin-s., cor-r., mang., phos., *sars.*, *sep.*, *sulph.*, thuj., **Zinc.**

anhaftend: *Sep.*

Menses, schwer auszuwaschen; während den: *Sep.*

locker: Alum., carb-an., *chin.*

mehlig: *Agar.*, **Berb.**, *calc.*, *canth.*, *cedr.*, *chin.*, chin-s., cor-r., *graph.*, *hyos.*, kali-c., merc., *nat-m.*, ph-ac., *sep.*, sulph., valer., zinc.

milchig: Ant-t., coloc., ferr-i., lyc., ox-ac., *ph-ac.*, phos., sec.

Nierensteine: Bell., **Benz-ac.**, *berb.*, **Calc.**, *canth.*, coc-c., coloc., equis., hydrang., **Lith-c.**, **Lyc.**, mill., oci., **Pareir.**, *phos.*, **Sars.**, *sil.*

orange: Chin-s.

Phosphate: Agar., aspar., *benz-ac.*, brach., canth., chel., chin-s., colch., *ferr-m.*, kali-br., kalm., lec., mag-p., med., nat-ar., **Ph-ac.**, *phos.*, pic-ac., *ptel.*, *raph.*, *sarr.*, *stann.*, ter.

purpurn: Ant-c., bov., *fl-ac.*, mang., ptel.

reichlich: Agar., all-s., am-c., arn., *ars.*, bell., **Berb.**, calc., carb-an., cham., *chim.*, chin., *coloc.*, con., *cop.*, crot-t., cycl., kali-ar., kali-bi., kali-c., laur., lyc., *phos.*, *puls.*, sal-ac., *tarent.*, thuj.

Ringe: Apis, *lac-c.*, pyrog.

rosa: *Berb.*, **Bry.**, *chin.*, lith-c., lob., rheum, rhus-r., *sep.*, *sumb.*

rot: *Acon.*, agar., *alum.*, am-c., *ant-c.*, *apis*, *arg-n.*, *arn.*, ars., ars-h., aspar., astac., *bell.*, *berb.*, brom., cact., camph., **Canth.**, carb-v., cham., *chel.*, *chin.*, chin-a., *chin-s.*, cimx., cob., coc-c., coch., *coloc.*, *cop.*, cupr., *daph.*, dulc., *elaps*, *graph.*, hydr-ac., iod., ip., kali-ar., kali-c., kali-p., kali-s., kreos., *lac-c.*, *lach.*, lac-ac., *laur.*, led., lil-t., *lith-c.*, *lob.*, lyc., lyss., mag-s., *mez.*, naja, **Nat-m.**, nat-s., *nit-ac.*, *nux-v.*, op., pall., par., *petr.*, ph-ac., phos., plat., *psor.*, ptel., **Puls.**, sang., *sec.*,

SEDIMENT - rot ...

sel., seneg., **Sep.**, sil., squil., stann., sul-ac., sulph., *ter.*, thuj., **Valer.**, verat-v.

auszuwaschen, schwer: Aspar., brom., *cimx.*, *cupr.*, *daph.*, *lac-c.*, *phyt.*, pyrog., **Sep.**

blutrot: Am-c., sep.

bräunlich: Sul-ac.

dunkel: Chin., dor., phyt.

faserig: Ant-t.

flockig oder pulverartig: Agar., cob.

hellrot: **Berb.**, *lyc.*, nit-ac., osm., phos.

körnig: Sel.

Kreisen, in: Lac-c.

mahagonifarben: Chin., laur., phyt.

schmutzig: *Berb.*, dor.

weiß: Ter.

ziegelfarben: Merc-c., nat-s., petr., phos., puls.

Sand: All-c., **Am-c.**, ambr., *ant-c.*, arn., ars., arund., aspar., aur., aur-m., bell., **Benz-ac.**, *calc.*, canth., carb-v., *chel.*, chin., chin-a., *chin-s.*, eup-pur., ferr-m., kali-p., *lach.*, **Led.**, **Lyc.**, meny., merc., *nat-m.*, *nat-s.*, *nit-ac.*, nux-m., nux-v., **Phos.**, *puls.*, raph., *ruta*, **Sars.**, *sec.*, **Sel.**, **Sil.**, tarent., thuj., *tub.*, **Zinc.**

anhaftend: *Puls.*

blass: *Sars.*

gelb: Chin-s., cimic., santin., **Sil.**, thuj.

gelblich-rote Kristalle: Berb., chel., chin-s., *lyc.*

grau: Phos.

Harngrieß (kleine Steinchen): Arg-n., aspar., *berb.*, *calc.*, carb-v., coc-c., coloc., con., kali-i., **Lyc.**, nit-ac., nux-m., **Sars.**, **Sep.**, zinc.

hell gefärbt in konzentrischen Schichten: Chin-s.

rot (Ziegelmehlsediment): Acon., agar., all-c., alum., *am-c.*, am-caust., ant-t., apis, arg-n., **Arn.**, **Ars.**, **Arund.**, *aspar.*, aur-m., bapt., bell., *benz-ac.*, *berb.*, bry., *cact.*, *camph.*, *carb-v.*, *caust.*, chel., *chim.*, chin., chin-a., *chin-s.*, *cimic.*, cob., coc-c., *coloc.*, con., *cop.*, **Dig.**, *elaps*, *glon.*, grat., *hyos.*, *ip.*, *kali-c.*, kali-n., *lach.*, *led.*, **Lob.**, **Lyc.**, *meph.*, **Merc-c.**, *mez.*, *nat-m.*, *nat-s.*, nit-ac., nux-m., *nux-v.*, *oci.*, *op.*, ox-ac.,

SEDIMENT - Sand - rot (Ziegelmehlsediment) ...

pall., **Pareir.**, *petr.*, **Phos.**, pic-ac., **Plan.**, *psor.*, puls., pyrog., rumx., **Sel.**, **Senec.**, **Sep.**, sil., sumb., **Tarent.**, ter., thuj., valer., zinc.

Fieber, im: *Lyc.*, phos.

weiß: *Am-c.*, nat-ar., phos.

fällt aus bei Hitze: Nat-ar.

schleimig: Aesc., *aloe*, *alumn.*, *ant-c.*, apoc., *arg-n.*, ars., asc-t., *aur.*, bar-c., bell., **Benz-ac.**, **Berb.**, brach., brom., bry., calc., camph., cann-i., *canth.*, carb-s., *carb-v.*, caust., *chel.*, **Chim.**, chin-s., *cimic.*, *clem.*, *coc-c.*, *colch.*, *coloc.*, con., cop., crot-t., dig., *dulc.*, **Equis.**, eup-pur., *ferr.*, ferr-ar., ferr-p., *glon.*, *hydr.*, hyos., indg., kali-ar., *kali-bi.*, *kali-c.*, *kali-chl.*, kali-n., kali-p., *lach.*, lith-c., lyc., *merc.*, **Merc-c.**, naja, nat-ar., *nat-c.*, **Nat-m.**, nat-p., *nat-s.*, *nit-ac.*, *nux-v.*, op., **Pareir.**, *petr.*, ph-ac., phos., **Puls.**, **Sars.**, seneg., **Sep.**, sul-ac., sulph., tab., *ter.*, *thuj.*, *til.*, uran, *uva*, valer., verat.

dicken, fadenziehenden blutigen Schleims; große Menge eines: **Chim.**, *dulc.*

Menses, vor: *Lach.*

milchig-weiß: *Kali-chl.*

Stehenlassen, nach: Crot-t.

zäh: Caust., *coloc.*, con., nat-c., *nux-v.*, *puls.*, sil.

schmutzig: Anac., chin.

schokoladefarben: Chin-s.

schwarz: Ter.

strohfarben: *Chin-s.*

teigig: Ars., **Sep.**

übel riechend: Cupr., lyc.

verbrannt, wie: Sep.

violett: Bov., fl-ac., *mang.*, puls.

weiß: Acon., aesc., aeth., agar., aloe, *alum.*, alumn., am-c., aspar., bar-m., bell., *benz-ac.*, **Berb.**, brach., brom., bry., *calc.*, camph., *canth.*, caps., carb-s., carb-v., *chin.*, chin-s., coc-c., colch., *coloc.*, con., conv., crot-t., dig., dulc., eup-per., eup-pur., euph., ferr., ferr-i., fl-ac., **Graph.**, *hep.*, ign., kali-bi., **Kreos.**, laur., lil-t., lyss., mag-c., murx., nat-m., *nat-s.*, *nit-ac.*, *olnd.*, ox-ac., *petr.*, *ph-ac.*, **Phos.**, phyt., plan., **Rhus-t.**, **Sars.**, sec., seneg., **Sep.**, spig., spong., sul-ac., *sulph.*, sumb., ter., *valer.*, zinc.

SEDIMENT - weiß ...

anhaftend: Brom., **Sep.**

Fieber, im: Phos., sep.

Film, schwer auszuwaschen; wie ein: **Sep.**

gelblich (s. gelb)

perlfarben: Kali-bi.

schneeweiß: Rhus-t.

wolkig: Aspar., benz-ac., con., ph-ac., phos., plat., rhus-t., sumb.

wolkig: Alum., alumn., am-m., ambr., anac., **Berb.**, bry., carb-v., caust., cham., chin., crot-t., elaps, hydr-ac., *kali-n.*, lach., laur., mag-m., merc., olnd., par., petr., *ph-ac.*, phos., plat., rat., *seneg.*, sumb., *thuj.*, valer., zinc.

Zuckers, wie ein Konglomerat kandierten: Chin-s.

SPÄRLICH, Menge vermindert: Abrot., *acon.*, *aesc.*, *agar.*, *ail.*, all-s., *aloe*, alum., alumn., am-c., am-m., ambr., anac., ang., ant-c., *ant-t.*, anthr., **Apis**, *apoc.*, *arg-n.*, *arn.*, **Ars.**, *ars-i.*, **Arum-t.**, asaf., asc-c., *aspar.*, *aur.*, *aur-m.*, *bapt.*, *bell.*, benz-ac., *berb.*, bov., brom., *bry.*, bufo, cact., calad., calc., calc-ar., calc-f., *camph.*, cann-i., cann-s., **Canth.**, caps., *carb-ac.*, carb-an., **Carb-s.**, carb-v., *card-m.*, cast., *caust.*, cedr., *cham.*, chel., chim., *chin.*, *chin-a.*, *chin-s.*, cic., cimic., cimx., cina, *clem.*, *cob.*, coc-c., cocc., coff., **Colch.**, coloc., **Con.**, cop., *corn.*, *croc.*, *crot-h.*, *cupr.*, cupr-s., cur., *cycl.*, **Dig.**, *dros.*, *dulc.*, echi., elat., **Equis.**, erig., ery-a., eug., eup-per., *eup-pur.*, euph., eupi., *ferr.*, *ferr-ar.*, ferr-i., ferr-p., *fl-ac.*, **Graph.**, **Grat.**, guaj., *ham.*, **Hell.**, helon., *hep.*, hydr., *hyos.*, hyper., ign., indg., iod., *ip.*, iris., jatr., *kali-ar.*, *kali-bi.*, *kali-br.*, *kali-c.*, *kali-chl.*, kali-i., **Kali-n.**, kali-p., *kali-s.*, *kreos.*, **Lac-c.**, lac-d., *lach.*, lact., **Lac-ac.**, *laur.*, lec., *led.*, lept., **Lil-t.**, *lith-c.*, lob., *lyc.*, lyss., *mag-m.*, mag-s., *meny.*, **Merc.**, **Merc-c.**, **Merc-d.**, *mez.*, morph., mur-ac., *naja*, *nat-ar.*, *nat-c.*, nat-m., nat-p., **Nat-s.**, nicc., **Nit-ac.**, *nux-m.*, **Nux-v.**, olnd., **Op.**, osm., ox-ac., pall., par., *pareir.*, *petr.*, ph-ac., *phos.*, *phyt.*, *pic-ac.*, **Plb.**, *podo.*, prun-s., *psor.*, *puls.*, pyrog., *rat.*, rhod., rhus-r., *rhus-t.*, **Ruta**, sabad., sabin., sacc., sang., sarr., **Sars.**, sec., **Sel.**, *seneg.*, **Sep.**, sil., spong., *squil.*, stann., **Staph.**, *stram.*, stront., sul-ac., **Sulph.**, *sumb.*, *syph.*, tab., tarax., tell., **Ter.**, ther., thuj., tub., *verat.*, verat-v., *verb.*, xan., zinc.

tagsüber: Aesc., *lyc.*, ther.

morgens: Ars-h., coff., dig., fl-ac., mez., ox-ac., sang., sul-ac., zinc.

SPÄRLICH ...

nachmittags: Hell., rumx., sumb., *thuj.*

abends: Arg-n., ferr-i., fl-ac., mag-c. nat-m., zinc.

nachts: Ant-c., carb-an., cic., coc-c., lyc. *morph.*

abwechselnd mit reichlichem Urin: Berb. *dig.*, gels., sang.

Amenorrhö, bei: Acon., apis, chin., cocc. ham., hell., laur., lil-t., nux-m., xan.

Fieber, im: *Apis*, ars., cann-s., canth., cocc. colch., eup-pur., lyc., nat-m., nit-ac., nux-v. op., *puls.*, staph.

Gehirnerkrankung, bei: *Apis*, bell., bry. *cupr.*, squil., stram.

Kopfschmerz, danach reichlich; während Asc-c., sang.

Menses, vor: *Apis*, sil.

während: Nat-m.

nervösen Frauen, bei: *Agar.*

Schweiß, beim: Ant-t., apis, arn., bell., bry. **Calc.**, *canth.*, carb-v., caust., cedr., chin. dig., dulc., *graph.*, **Hell.**, hep., hyos., *merc.* nit-ac., *nux-v.*, **Op.**, puls., rhus-t., *staph.* **Sulph.**, verat.

UNWILLKÜRLICH (s. BLASE - URINIEREN)

WÄSSRIG, klar wie Wasser: *Acet-ac.*, acon. aeth., agar., alum., alumn., anac., ant-c., ant-t. anthr., arn., ars., arum-m., aster., aur., bapt. bar-c., *bar-m.*, bell., berb., *bism-o.*, bry., calc. calc-f., calc-p., cann-s., canth., *caust.*, cedr. cham., chin., chin-a., chin-s., *cimic.*, cinnb. coc-c., *cocc.*, colch., *coloc.*, cycl., *dig.*, dros. euphr., *fl-ac.*, **Gels.**, grat., hell., hipp., hydr-ac. hyos., **Ign.**, iod., kali-a., kali-ar., kali-bi., kali-i. kali-p., lact., laur., *lyc.*, *lycps.*, *mag-c.*, med. meph., merc., mez., *mosch.*, **Mur-ac.**, murx. *nat-m.*, *nat-s.*, nux-m., nux-v., op., *ph-ac.*, *phos.* plat., plb., *puls.*, rhus-t., sang., *sec.*, **Sep.**, spig. **Squil.**, stann., *staph.*, stram., sul-ac., sulph., tab. *ter.*, *teucr.*, *thuj.*, zinc.

Flecktyphus, bei: **Mur-ac.**

geruchlos, mit stinkendem, schleimigen Stuhl: Dros.

WOLKIG: Acet-ac., *acon.*, *aesc.*, agar., agn. aloe, alum., alumn., am-c., am-m., *ambr.*, *anac.* *ant-c.*, *ant-t.*, **Apis**, apoc., arg-m., *arn.*, *ars.* ars-i., aspar., *aur.*, aur-m., *bell.*, benz-ac., **Berb.** bov., brom., **Bry.**, *cact.*, calad., *calc.*, calc-f. camph., *cann-s.*, **Canth.**, carb-an., **Carb-s.** **Carb-v.**, *card-m.*, *caust.*, **Cham.**, **Chel.**, **Chin.**

WOLKIG ...

chin-a., *chin-s.*, **Cina**, cinnb., clem., coc-c., coca, *colch.*, *coloc.*, com., **Con.**, cop., crot-h., crot-t., *cupr.*, cur., cycl., *daph.*, *dig.*, *dulc.*, elaps, ferr., ferr-ar., *gels.*, **Graph.**, *grat.*, *hep.*, hydr-ac., hyos., hyper., ign., indg., iod., *ip.*, kali-a., kali-ar., kali-bi., *kali-c.*, kali-chl., kali-i., *kali-n.*, *kali-p.*, kali-s., kreos., *lac-c.*, *lach.*, laur., lith-c., *lyc.*, lyss., mag-c., *mag-m.*, **Merc.**, *merc-c.*, mez., **Myric.**, nat-c., *nat-m.*, nat-p., *nit-ac.*, *nux-v.*, olnd., *op.*, pall., par., *petr.*, **Ph-ac.**, **Phos.**, plat., *plb.*, *psor.*, *puls.*, raph., rat., rhod., rhus-t., rumx., **Sabad.**, sabin., sarr., *sars.*, sec., *seneg.*, **Sep.**, sil., stram., sul-ac., **Sulph.**, *thuj.*, uva, valer., verat., viol-t., zinc., zing.

morgens: Berb., cann-s., chel., meph., zinc.

Stehenlassen, nach: Chel., chin-a., dig.

nachts: Alum., kali-bi., phos., sulph.

Abgang, beim: *Ambr.*, anac., *ars.*, aspar., **Canth.**, carb-an., **Chel.**, colch., dulc., *hep.*, hyos., *merc.*, mur-ac., nat-ar., *rhus-t.*, sabin., santin., *sars.*, *sep.*, sulph., **Ter.**, verat., zinc.

bald danach: Ang., aspar., bar-c., **Berb.**, *cham.*, **Chel.**, coloc., *lyc.*, nat-c., rhus-t., seneg., sil.

Fieber, mit: Ars., bell., berb., bry., lyc., ph-ac., *phos.*, puls., rhus-t., sabad., sars., sep.

graue Wolken: Lyc.

Kreide hineingerührt wäre, als ob: Alum., *ph-ac.*, *sulph.*

rötliche Wolken: Kali-n.

Schweiß, mit: Chin., cina, con., dulc., ign., **Ip.**, **Merc.**, **Phos.**, puls., rhus-t., sabad., sep.

Stehenlassen, nach: Acet-ac., agar., aloe, alum., alumn., am-c., am-m., ambr., ang., ant-t., *apis*, arg-n., arn., *ars.*, aur., bar-c., **Bell.**, *berb.*, bov., brom., **Bry.**, *calc.*, *carb-s.*, *caust.*, **Cham.**, **Chel.**, **Chin.**, *chin-s.*, cimic., *cina*, coc-c., *coloc.*, *con.*, crot-t., *cupr.*, *dig.*, *dulc.*, equis., ery-a., ferr., ferr-ar., ferr-p., **Graph.**, *grat.*, *hep.*, kali-n., kreos., lach., *laur.*, lob., **Lyc.**, mag-m., manc., mang., *meph.*, *merc.*, *mez.*, nat-c., *nit-ac.*, ol-an., olnd., *par.*, *petr.*, **Ph-ac.**, phos., *plat.*, rat., *rhus-t.*, sabad., sang., *sars.*, *seneg.*, sep., squil., sul-ac., *sulph.*, **Ter.**, *thuj.*, *valer.*, verat., *zinc.*

weiße Wolken: Cina, mur-ac., nat-m., ph-ac., plat., rhus-t., *sars.*

trübe, bei fortschreitender Entleerung immer trüber, so dass die letzten

WOLKIG - weiße Wolken ...

Tropfen wie Flocken aussehen: Rhus-t., *sars.*, *sep.*

ZÄH: Arg-n., aster., canth., **Coloc.**, cop., cupr., cur., dulc., kreos., *nat-s.*, ph-ac., *sep.*

ZIEGELMEHLSEDIMENT (s. SEDIMENT - Sand - rot)

ZUCKER: *Acet-ac.*, all-s., alumn., am-c., aml-n., *arg-m.*, *ars.*, *benz-ac.*, **Bov.**, *calc.*, *calc-p.*, camph., *carb-ac.*, *carb-v.*, *chel.*, *chin.*, chin-a., coff., *colch.*, conv., cupr., *cur.*, *elaps*, *ferr-m.*, **Helon.**, *hep.*, *iris.*, *kali-chl.*, kali-m., *kali-p.*, *kreos.*, *lac-d.*, *lach.*, *lac-ac.*, *lec.*, lith-c., **Lyc.**, *lycps.*, lyss., mag-s., *med.*, morph., mosch., *nat-s.*, *nit-ac.*, op., petr., **Ph-ac.**, **Phos.**, *pic-ac.*, **Plb.**, *podo.*, *rat.*, sal-ac., sec., *sil.*, *sul-ac.*, *sulph.*, **Tarent.**, **Ter.**, *thuj.*, **Uran**, zinc.

ZYLINDER, enthält: *Apis*, kali-chl., nat-ar., phos., plb., puls-n., sul-ac., uran

blasse Zylinder: Sul-ac.

Blutzylinder: *Plb.*, *ter.*

Epithelzylinder: Ant-t., *apis*, arg-n., **Ars.**, bell., brach., canth., carb-ac., lycps., **Merc-c.**, *phos.*, *plb.*, sul-ac.

Fettzylinder: *Merc-c.*, ph-ac., **Phos.**

Fibrinzylinder: Cann-s., cimic., *kalm.*, ph-ac., phos., sul-ac.

gelbliche Zylinder: Sul-ac.

granulierte Zylinder: Canth., carb-ac., coc-c., *merc-c.*, nat-h., *petr.*, phos., pic-ac., *plb.*, sul-ac.

Harnzylinder: Ant-c., **Apis**, bism-o., *canth.*, *cimic.*, *hep.*, *merc-c.*, phos., pic-ac., *plb.*, sulph., *ter.*

hyaline Zylinder: Brach., carb-ac., *petr.*, *phos.*, *plb.*

Schleimzylinder: Brach., cann-s., cimic.

Wachszylinder: Brach., morph., *phos.*

GENITALIEN - MÄNNLICH

ABSZESS des Penis: Bov., hippoz.

ABWÄRTSDRÄNGEN: Asaf., coloc.

AMEISENLAUFEN (vgl. Kribbeln): Acon., berb., clem., **Plat.**, **Sec.**, *tarent.*

Samenabgang, nach: Ph-ac.

Hoden: Agn., berb., carb-v., euphr., hipp., merc., rhod., thuj., zinc.

Penis: Acon., alum., carl., coloc., puls., **Sec.**, tab., valer.

Eichel: Alum., chel., merc., *nat-m.*, ph-ac.

Urinieren, nach dem: *Puls.*

Frenulum: *Ph-ac.*

Skrotum: Carb-v., carl., *chel.*, chin., com., merc., nit-ac., ph-ac., plat., rhus-v., **Sec.**, **Sil.**, *staph.*, thuj.

abends im Bett: Chin.

ATROPHIE: Carb-an., cere-s., iod., phos., staph.

Hoden: Ant-o., *aur.*, bar-c., bufo, *caps.*, *carb-an.*, carb-s., chim., *gels.*, *iod.*, **Kali-i.**, *lyss.*, meph., plb., staph., zinc.

sexuellen Exzessen, nach: **Staph.**

Penis: Agar., aloe, amyg., arg-m., *arg-n.*, *berb.*, caj., *cann-i.*, carb-s., **Ign.**, **Lyc.**, merc-sul., op., pic-ac., plb.

BALANITIS (s. ENTZÜNDUNG - Penis - Eichel)

BEWEGUNG in den Hoden, Gefühl von: Sabad., thuj., valer.

BLAUE Flecke: Ars.

BLAUFÄRBUNG:

Eichel: Ars.

Skrotum: Amyg., *ars.*, merc-cy., *mur-ac.*

Hautausschlägen, nach: Tep.

BLENNORRHÖ der Eichel: Alum., alumn., calad., caust., *cinnb.*, cor-r., dig., *jac-c.*, lach., *lyc.*, *merc.*, mez., nat-c., *nat-m.*, *nit-ac.*, *nux-v.*, petr., psor., *sep.*, *sulph.*, *thuj.*

BLUTANDRANG zum Skrotum: Coloc.

BLUTUNG aus Skrotum: Petr.

Vorhaut: Ars-h.

EINGESCHLAFEN, wie: Form.

Treppensteigen, beim: Form.

EINGEZOGEN:

Hoden: Agar., alumn., arg-n., *bar-c.*, bell., *berb.*, *calc.*, *canth.*, cic., **Clem.**, coloc., crot-t., euphr., meny., *nux-v.*, ol-an., op., pareir., phos., *plb.*, puls., *rhod.*, sec., sil., *stram.*, thuj., *zinc.*

links: Calc., crot-t., pareir., thuj.

rechts: Clem., puls.

Gehen, beim: *Rhod.*

Penis: Berb., euphr., **Ign.**, mosch., *nuph.*, plb., puls.

Vorhaut: Bell., *calad.*, cocc., coloc., nat-c., **Nat-m.**, nux-v., prun-s., sulph.

nachts: Cocc.

Koitus, nach: *Calad.*

Skrotum: Acon., petr.

EITERUNG des Hodens: Phyt.

Vorhaut, unter der: Caps., **Cinnb.**, *cor-r.*, *hep.*, jac., jug-r., lyc., *merc.*, **Merc-c.**, *nit-ac.*, sep.

EJAKULATION, Samenabgang:

blutig: Cann-s., *canth.*, *caust.*, led., *merc.*, *petr.*, sars., tarent.

größer und länger anhaltend: Osm.

kalt, beim Koitus: Nat-m.

reichlich: Agar., bell., carb-s., carb-v., carl., iod., kali-c., merc-i-f., nat-m., par., petr., ph-ac., *pic-ac.*, sep., sil., staph., sulph., zinc.

nachts: Aur., carb-an., *dig.*, hipp., ign.

Koitus, nach: Bar-c.

Träumen, mit: Kali-c., pip-m., sars.

schmerzhaft: *Agar.*, arg-n., *berb.*, *calc.*, *canth.*, clem., *con.*, *kali-c.*, kali-i., *kreos.*, merc., mosch., nat-ac., *nit-ac.*, sars., *sep.*, sul-ac., **Sulph.**, thuj.

schnell, zu: Aloe, bar-c., *berb.*, bor., brom., bufo, *calad.*, *calc.*, carb-s., *carb-v.*, *con.*, eug., *gels.*, **Graph.**, ind., **Lyc.**, *nat-c.*, *nat-m.*, onos., *ph-ac.*, *phos.*, pic-ac., *plat.*, *sel.*, *sep.*, *sulph.*, **Zinc.**

Einführung, vor: *Sulph.*

Erektion vollständig ist, bevor die: *Ph-ac.*, *sulph.*

schwierig: Anan., carb-s., lach., *zinc.*

spät, zu: *Agar.*, bor., **Calc.**, eug., *fl-ac.*, hydr., lach., lyc., *lyss.*, merc-c., *nat-m.*, petr., *zinc.*

einige Zeit nach dem Orgasmus: Calc.

EJAKULATION - spät, zu ...

Orgasmus lässt mehrmals nach, bevor es zu einer Ejakulation kommt; der: Eug.

unvollständig: *Agar.*, aloe, anan., bar-c., berb., carb-s., dig., *form.*, lyss., plb., zinc.

versagt beim Koitus: Agn., bar-c., bufo, *calad.*, calc., carb-s., *eug.*, **Graph.**, hydr., kali-c., kali-i., *lyc.*, *lyss.*, mill., nat-m., ph-ac., *psor.*, zinc.

Orgasmus eintritt, obwohl der: Cann-i., graph.

ELEPHANTIASIS des Skrotums: Sil.

EMPFINDLICHKEIT: *Cocc.*, *ph-ac.*, **Plat.**, verat.

Schmerz ist unerträglich, der geringste: Coff.

Penis: Cocc., corn., crot-t., thuj., verat., zinc.

Eichel: *Cor-r.*, **Merc-c.**, thuj.

Koitus, nach: Eug.

Vorhaut: Cann-s., *cor-r.*, *merc.*

Skrotum: Kali-c., nat-m., ph-ac., plat., **Staph.**, zinc.

EMPYOMPHALUS: *Ars-i.*, *calc.*, **Calc-sil.**, *hep.*, **Kali-s.**, *psor.*, *puls.*, **Sil.**, **Sulph.**

ENTZÜNDUNG: *Acon.*, apis, *ars.*, calc., cann-s., **Canth.**, carb-s., cast., con., *merc.*, mur-ac., nat-c., nat-m., nit-ac., nux-v., ph-ac., plb., puls., *rhus-t.*, sep., *spong.*, staph., thuj.

Hoden: **Acon.**, am-c., anan., *arg-n.*, **Arn.**, *ars.*, *aur.*, **Bapt.**, bar-m., *bell.*, *berb.*, chel., *chin.*, **Clem.**, **Con.**, cub., der., hippoz., kali-ar., kali-c., *kali-i.*, *lyc.*, *merc.*, mez., nat-ar., nat-c., *nat-m.*, *nit-ac.*, *nux-v.*, phos., *phyt.*, *plb.*, podo., **Puls.**, **Rhod.**, **Rhus-t.**, **Spong.**, *staph.*, sul-ac., zinc.

links: Brom., mez., oci., **Puls.**, *rhod.*

rechts: *Arg-n.*, chel., **Clem.**, *puls.*, **Rhod.**

erstreckt sich von rechts nach links: Spong.

nachts: **Clem.**

Bettwärme agg.: **Clem.**

chronisch: Lyc., **Rhod.**, ust.

Gonorrhö, durch unterdrückte: *Agn.*, ant-t., arg-n., aur., bar-m., bell., brom., canth., chel., **Clem.**, *con.*, *ham.*, kali-chl., *kali-s.*, **Med.**, *merc.*, *mez.*, nat-c., nat-m., *nit-ac.*, **Puls.**, *rhod.*, rhus-t., sel., *spong.*

ENTZÜNDUNG ...

Quetschung, durch: **Arn.**, bar-m., *con.* *ham.*, *puls.*, zinc.

Nebenhoden: Ars., *aur.*, berb., *chin.* clem., ham., kali-n., *med.*, merc. nit-ac., phyt., **Puls.**, **Rhod.**, **Spong.** sulph.

Lymphdrüsen: Merc.

Penis: *Arn.*, *ars.*, cann-s., canth., crot-t. cub., iris., jac-c., *kali-i.*, led., merc., nat-c. plb., *psor.*, sars., sep., *sulph.*

Bettwärme agg.: Jac-c.

Eichel: Alum., *alumn.*, *apis*, arn., ars. *aur.*, bry., *calad.*, *calc.*, cann-s., canth. carb-s., caust., **Cinnb.**, *cor-r.*, cupr. *dig.*, graph., *jac-c.*, **Kali-chl.**, kali-p. *kali-s.*, lach., led., *lyc.*, lyss., *merc.* *merc-c.*, mez., nat-ar., nat-c., *nat-m.* *nit-ac.*, nux-v., petr., ph-ac., *psor.* *rhod.*, rhus-t., sars., sep., sil., *sulph.* *thuj.*

Frenulum: *Calc.*, *nit-ac.*, sumb.

Vorhaut: *Apis*, *ars.*, *calc.*, cann-s. **Cinnb.**, con., cor-r., elaps, hep., *jac-c.* lach., lyc., **Merc.**, mez., mur-ac. nat-ar., *nat-c.*, *nit-ac.*, *rhus-t.*, sabin. sep., sil., *sulph.*, *sumb.*

erysipelatös: *Apis*, **Ars.**, **Lach.** *puls.*, **Rhus-t.**

innere Oberfläche: Crot-t., *nit-ac.*

Samenstränge: Arn., *berb.*, calc., ham. kali-c., nux-v., psor., **Puls.**, *rhod.*, **Spong.** *syph.*

Skrotum: Anac., *ars.*, crot-t., jac-c., mur-ac. nat-m., ph-ac., plb., podo., *rhus-t.*, *rhus-v.*

erysipelatös: *Apis*, *arn.*, *ars.*, canth. crot-t., graph., merc., nat-m., op. ph-ac., plb., *puls.*, **Rhus-t.**, *rhus-v.*

EREKTIONEN, tagsüber: Anac., *chel.*, *clem.* lach., *phos.*, puls., sil.

morgens: Agar., *agn.*, all-c., aloe, **Am-c.** ambr., ars., ars-h., ars-i., asc-t., bar-c. brom., calad., calc., canth., caps., caust. cham., *cimx.*, coc-c., cop., dig., kali-ar. kali-c., kali-p., *lach.*, lac-ac., *mag-m.* mur-ac., nat-ar., nat-c., nat-m., nat-p., nat-s. nicc., nit-ac., *nux-v.*, osm., *ph-ac.*, phos. plb., psor., *puls.*, rhus-t., *sel.*, *sil.*, tab., thuj. valer., viol-t.

Erwachen, beim: Petr., ph-ac., pic-ac. plat., *sil.*, sulph., thuj.

nur morgens: *Bar-c.*, pall.

EREKTIONEN - morgens ...

Stehen, im: *Ph-ac.*

vormittags: Caps., caust., lach., nicc., ox-ac.

mittags, nach Schlaf: *Nux-v.*

nachmittags: Carb-s., cham., lyss., *nux-v.*, thuj.

14 Uhr: Alumn.

Sitzen, im: Alum.

abends: Alum., bar-c., cact., cinnb., fago., nat-s., phos.

Schaudern und starkem Sexualtrieb, mit: Bar-c.

nachts: Agar., aloe, alum., **Aur.**, bar-c., bell., bry., calad., calc., **Canth.**, *caps.*, carb-v., *caust.*, con., cycl., *dios.*, ferr., ferr-i., **Fl-ac.**, *kali-br.*, kali-c., kali-p., *lach.*, *merc.*, merc-c., mez., *nat-c.*, nat-m., nat-p., nicc., **Nit-ac.**, ol-an., *op.*, osm., par., petr., ph-ac., **Phos.**, **Pic-ac.**, **Plat.**, plb., rhus-t., sep., *sil.*, sin-n., stann., staph., tell., thuj., zinc.

2 Uhr: Aloe

Bett, beim Warmwerden im: Ant-c.

Urinieren, nach: Aloe

Abendessen, beim: Nicc.

anhaltend (Priapismus): Agar., apis, arg-n., arn., bell., camph., *cann-i.*, **Canth.**, carb-s., carb-v., clem., *coloc.*, dig., *graph.*, hyos., iod., *kali-br.*, led., *nat-c.*, *nat-m.*, nat-p., nux-v., *phos.*, *pic-ac.*, *plat.*, *puls.*, sabin., sep., sil., tarax., zinc.

morgens: *Puls.*

nachts: *Fl-ac.*, nat-m., plat., sep., sin-n., thuj.

Fahren oder Reiten, beim: *Bar-c.*, calc-p., *cann-i.*, form.

Impotenz zu allen anderen Zeiten, mit: Bar-c.

fehlend (Impotenz): *Agar.*, **Agn.**, *alum.*, am-c., *ant-c.*, arg-m., *arg-n.*, ars., ars-i., aur., aur-s., **Bar-c.**, bor., *bufo*, **Calad.**, **Calc.**, **Calc-s.**, *camph.*, cann-s., caps., carb-s., *caust.*, **Chin.**, chin-s., *cob.*, *coc-c.*, coch., *coff.*, coloc., **Con.**, corn., crot-t., dig., dios., dulc., elaps, eug., *ferr.*, ferr-i., *fl-ac.*, gels., *graph.*, *ham.*, *hell.*, helon., hyos., ign., *iod.*, *kali-br.*, kali-c., kali-p., kali-s., kreos., *lach.*, *lec.*, **Lyc.**, *mag-c.*, **Med.**, *merc.*, *mosch.*, mur-ac., nat-c., *nat-m.*, *nat-p.*, *nit-ac.*, *nuph.*, *nux-m.*, **Nux-v.**, *onos.*, *op.*, *ph-ac.*, **Phos.**,

EREKTIONEN - fehlend (Impotenz) ...

phyt., *plb.*, *psor.*, *puls.*, rhod., *sabad.*, **Sel.**, **Sep.**, sil., spong., *stann.*, *staph.*, stram., **Sulph.**, sumb., tab., teucr., ther., *thuj.*, tus-p., *uran*, ust.

morgens: Graph., lact.

abends und nachts: *Agar.*, kali-p., pall.

chronisch: Lyc.

Enthaltsamkeit, durch: **Con.**, *phos.*

Erkältung, durch eine: Mosch.

Erschlaffung des Penis, Koitus wird verhindert durch die plötzliche: Camph.

Erwachen, beim: Op.

Gonorrhö, nach: *Agn.*, cob., cub., hydr., med., sulph., *thuj.*

Penis schlaff bei sexueller Erregung: **Calad.**

klein und kalt: **Agn.**, *bar-c.*, berb., caps., **Lyc.**, *sulph.*

Sexualtrieb, mit (s. SEXUELLES Verlangen - Erektionen - ohne)

Syphilis, durch: Merc.

häufig: Agar., *agn.*, alum., alumn., am-m., anth., anthro., apis, arund., *aur-m.*, bell., cann-i., cann-s., carb-v., caust., *chel.*, chin., cic., cimx., clem., *coc-c.*, coloc., corn., ham., kalm., lyc., *mag-m.*, mez., nat-c., *nat-m.*, nat-p., nux-v., ph-ac., *phos.*, *puls.*, sabad., sil., *spig.*, sumb., ust.

alten Männern, bei: Caust.

Essen, nach: Hyos.

heftig: Agn., *alum.*, am-c., ambr., anac., *anan.*, arn., cann-i., *canth.*, carb-s., *cham.*, chin., cinnb., *clem.*, con., cop., eug., **Fl-ac.**, *gels.*, *graph.*, *hyos.*, ign., *kali-ar.*, kali-c., *kali-chl.*, med., *merc-c.*, *mez.*, *mygal.*, *nat-c.*, nat-m., nat-p., *nit-ac.*, *op.*, osm., **Phos.**, **Pic-ac.**, **Plat.**, *plb.*, psor., sabin., sel., *sil.*, *stram.*, verat., zinc.

tagsüber: Sil.

morgens: Ambr., *kali-p.*, *nat-c.*, phos., psor., sel.

abends: Cinnb., mez.

Husten, beim: Cann-s., canth.

Kindern, bei: Aloe, *lach.*, *merc.*, *tub.*

Koitus, nach: Agn., aur-s., bry., calad., cann-i., cann-s., caust., graph., grat., nat-c., rhod., sec., *sep.*, tarent.

EREKTIONEN ...

kurz, zu: Arg-n., berb., calc., camph., carb-v., *con.*, *graph.*, lyc., *nat-c.*, *nux-m.*, *nux-v.*, *ph-ac.*, *sel.*, sep., zinc.

lästig: Alum., *am-c.*, am-m., anac., ant-c., arn., *aur.*, aur-m., berb., *cann-i.*, **Canth.**, cham., chin., cocc., coff., dig., *euph.*, ferr., ferr-i., ferr-p., *fl-ac.*, graph., ham., hyos., ign., *iod.*, kali-bi., *kali-c.*, *kali-i.*, *kreos.*, laur., led., lith-c., lyc., mag-m., mag-s., morph., mur-ac., *nat-c.*, *nat-m.*, nat-p., nicc., nit-ac., **Nux-v.**, *op.*, ox-ac., petr., *ph-ac.*, **Phos.**, **Pic-ac.**, **Plat.**, *plb.*, *puls.*, rhod., rhus-t., seneg., *sep.*, *sil.*, stann., *staph.*, *stram.*, sul-ac., tab., tarent., ust.

Liegen, im: Ox-ac.

Rücken, auf dem: Onos.

Pollutionen, nach: Aloe, ars., grat., kali-c., mez., nit-ac., **Ph-ac.**, rhod., sep.

Schlaf, im: Aster., *fl-ac.*, merc-c., *nat-c.*, nux-v., *op.*, rhod.

Impotenz beim Wachsein, mit: Op.

schmerzhaft: Agn., alum., ant-c., anthro., **Arg-n.**, aur., bry., cact., *calad.*, calc-p., *camph.*, *cann-i.*, **Cann-s.**, **Canth.**, **Caps.**, *colch.*, con., cop., crot-t., *cub.*, cur., *dig.*, ery-a., eug., ferr-i., fl-ac., grat., hep., ign., *kali-br.*, kali-c., *kali-chl.*, kali-i., kali-p., lact., lyc., merc., merc-c., mygal., nat-c., nat-m., nat-p., *nit-ac.*, *nux-v.*, *petros.*, *phos.*, **Puls.**, sabad., seneg., sep., *sil.*, sumb., tab., **Ter.**, *thuj.*, zinc., zing.

morgens: Agn., calad., nat-c., *nux-v.*, sabad., sep., sil.

abends: Calc-p., cann-s.

nachts: Alum., ant-c., *cact.*, *caps.*, *hep.*, *merc.*, nat-m., nit-ac., *phos.*

Koitus, während: Hep.

nach: Bry., calad., grat.

Samenabgang, nach: Grat.

Träumen, bei erotischen: Chin.

Schwellung der Vorhaut, durch: Jac-c.

schnell, zu: *Con.*, ferr., lyc., nux-v., *phos.*, *pic-ac.*, *plb.*, rhod., sabin., sumb.

selten: Ars., carb-s., merc-c., *nuph.*

sexuelles Verlangen, ohne: Agn., *am-c.*, ambr., anac., arn., asc-t., bry., bufo, *calad.*, *calc-p.*, *cann-i.*, cann-s., *canth.*, carb-v., eug., euph., fl-ac., *graph.*, ham., hyos., iod., kali-c., kali-p., kalm., lyss., mag-s., nat-c., *nat-m.*, nat-p., *nit-ac.*, *nux-v.*, *ph-ac.*, phos., *pic-ac.*, *sel.*, sil., spig., sulph., tab., tarent.

morgens: Am-c., ambr., calad., chin., *nat-m.*, sel.

stark: Ars-i., **Canth.**, cedr., cham., clem., corn., **Fl-ac.**, *graph.*, helon., *lach.*, mag-m., merc-c., mez., nux-v., **Phos.**, **Pic-ac.**, *puls.*, sabin., sep., tarax., zinc.

Bauchschmerzen, mit: Zinc.

Stuhlgang, bei: Carl., *ign.*, samb., *thuj.*

stürmisch: Kali-c.

übermäßig: *Aur-m.*, **Canth.**, cop., **Fl-ac.**, *graph.*, nat-m., op., *ph-ac.*, *pic-ac.*, staph.

bei wollüstigen Gedanken: Cop. **Pic-ac.**

unvollständig: *Agar.*, **Agn.**, arg-n., ars. ars-i., *bar-c.*, *calad.*, *calc.*, *camph.*, caust. chin-a., *cob.*, coc-c., **Con.**, ferr-p., form. **Graph.**, *hep.*, ign., iod., kali-ar., kali-i. lach., **Lyc.**, lyss., mang., merc., merc-cy. mur-ac., nat-ar., *nat-c.*, *nat-m.*, *nat-p.* *nuph.*, *nux-m.*, *nux-v.*, *petr.*, *ph-ac.*, *phos.* rhod., sars., *sel.*, **Sep.**, **Sulph.**, tarent., ther.

morgens: Nat-c.

vormittags: Caust.

Koitus, beim: *Camph.*, *con.*, *form.* **Graph.**, **Lyc.**, *ph-ac.*, *phos.*, *sep.* **Sulph.**, ther.

schlaff, der Penis wird: Arg-n., nux-v. ph-ac.

Urinieren, nach: Aloe, form., lil-t., lith-c. nat-c., rhus-t.

verzögert: **Bar-c.**, *calc.*, canth., carb-s. iod., mag-c., merc-c., nit-ac., osm., par. pic-ac., *sel.*, sil.

ERWEICHUNG der Hoden: Caps.

EXKORIATION: *Cham.*, **Hep.**, *podo.*, rhod. *sulph.*

Penis: Cop., kali-i., **Nit-ac.**

Eichel: Anan., cor-r., **Merc.**, merc-i-r. *nat-c.*, *nat-m.*, *nit-ac.*, sep., *sulph.* **Thuj.**

Vorhaut: Anan., carb-v., hep., ign **Merc.**, *mez.*, mur-ac., nit-ac., *psor.* sep., thuj.

leicht wund; wird: *Nat-c.*

Rand, am: Cann-s., **Ign.**, *mur-ac* nit-ac., nux-v., rumx.

GENITALIEN - MÄNNLICH

EXKORIATION ...

Skrotum: **Ars.**, *calc-p.*, chel., **Hep.**, ph-ac., **Sulph.**, sumb., *thuj.*

Oberschenkeln, zwischen Skrotum und: Bar-c., caust., *graph.*, hep., **Lyc.**, **Merc.**, **Nat-c.**, *nat-m.*, *nit-ac.*, **Petr.**, rhus-t., *sulph.*, *thuj.*

Seiten des Skrotums: Berb., sumb., *thuj.*

FASST sich an die Genitalien: *Acon.*, bell., bufo, canth., *hyos.*, *merc.*, *stram.*

Kind mit Krämpfen: Stram.

FEHLEN; Gefühl, als würde der Penis: *Cocain.*

FESTGEBUNDEN; Gefühl, als sei der Penis mit einer Schnur: Plb.

FESTIGKEIT der Hoden vermehrt: Brom.

FEUCHTIGKEIT:

Oberschenkeln, zwischen Skrotum und: *Bar-c.*, carb-v., **Hep.**, lyc., merc., nat-c., nat-m., petr., rhod., *sulph.*

Skrotum: *Calc-p.*, chel., cop., nat-c., **Petr.**, *sil.*, **Sulph.**, zinc.

eitrig: Jac.

scharf: Bar-c., cop.

Serum, mit reichlicher Absonderung von: Bell., *calc-p.*, hep., kali-i., rhus-t.

FILZLÄUSE: Sabad., staph.

FISTELMUND am Skrotum: *Iod.*, phyt., spong.

FLECKEN:

Penis: Calc.

granulös: Cinnb., thuj.

rot: Arn., *carb-v.*, caust., cinnb., con., lach., nat-m., *nit-ac.*, petr., sep., *sil.*, ther., thuj.

Eichel: Arn., *carb-v.*, cinnb., lach., nat-m., *nit-ac.*, petr., sep., *sil.*, ther., thuj.

Vorhaut: Lach., nit-ac., rhus-t., thuj.

Skrotum: Calc., *sil.*

weiß: *Merc.*, thuj.

FRESSENDES Gefühl (Korrosion) der Hoden: Ph-ac., plat.

GANGRÄN: Ars., *canth.*, crot-h., kali-i., laur.

Penis: *Ars.*, *canth.*, *kali-i.*, *kreos.*, **Lach.**, *laur.*

drohend: *Fl-ac.*

GANGRÄN - *Penis* ...

Paraphimose, durch: Ars., canth., *lach.*, merc., *merc-i-r.*, sec., tarent.

Skrotum: Fl-ac.

GEFÜHLLOSIGKEIT, Taubheit: Ambr., bar-c., dig., form., *graph.*

Hoden: Caps., carb-s., nat-c.

Penis: *Merc.*, plat.

morgens, mit heftigen Erektionen: Ambr.

Eichel und Vorhaut: Berb.

GERUCH, stinkend: *Nat-m.*, *sars.*, *sulph.*

GESCHRUMPFT: *Arg-n.*, carb-s., **Ign.**, **Lyc.**, merc.

Samenstrang: *Caps.*

Skrotum: Berb., caps., carb-s., *crot-t.*, rhod., ther., zinc.

GESCHWÜRE: *Ars.*, cupr-ar., hep., *lach.*, *merc.*, *phyt.*, *thuj.*

ausbreitend: **Ars.**, **Merc-c.**

brennend: **Ars.**, hep.

gangränös: Merc-c.

Leiste, durch aufgeschnittenen Bubo: *Carb-an.*, chel.

tief: *Merc.*

Penis: Ail., anan., apis, arg-n., ars., ars-h., *ars-i.*, ars-m., aur., aur-m., aur-m-n., calc., caust., *cinnb.*, *cor-r.*, *hep.*, *kali-bi.*, kali-chl., lac-c., lyc., **Merc.**, **Merc-c.**, *merc-i-f.*, nat-c., *nit-ac.*, *nux-v.*, *ph-ac.*, phyt., psor., **Thuj.**

ausbreitend, sich: **Ars.**

blutend: Cor-r., hep., **Merc.**, *nit-ac.*, staph.

erhaben: *Cinnb.*, *hep.*, merc.

bleifarbene, empfindliche Ränder: Nit-ac., *sil.*

flach: Aur-m., *cor-r.*, *nit-ac.*, thuj.

schmerzhaft: Cor-r.

hart: Aur., **Cinnb.**, *con.*, jug-r., kali-chl., **Merc.**, **Merc-c.**, **Merc-i-f.**, **Merc-i-r.**

Kanten: *Kali-i.*

indolent: Sep., sil.

juckend: Benz-ac., lyc., merc., merc-i-f., sep., *sulph.*, *thuj.*

käsige Basis: Hep., kali-bi.

GENITALIEN - MÄNNLICH

GESCHWÜRE - *Penis* ...

merkurio-syphilitisch: Aur., **Hep.**, kali-chl., *lach.*, **Nit-ac.**, *sil.*, *staph.*, still., *sulph.*

rot: Cor-r., thuj.

Schanker: Apis, arg-n., ars., ars-m., *aur.*, **Aur-m.**, *aur-m-n.*, bor., caust., **Cinnb.**, *con.*, *cor-r.*, *hep.*, iod., *kali-bi.*, kali-chl., kali-i., *lac-c.*, *lach.*, lyc., **Merc.**, **Merc-c.**, *merc-i-f.*, merc-i-r., mygal., **Nit-ac.**, *ph-ac.*, *phyt.*, sil., *staph.*, still., *sulph.*, *thuj.*, viol-t.

brennend: *Ars-m.*

erhabenen Rändern, mit: *Ars.*, hep., kali-bi., **Lyc.**, *merc.*, *nit-ac.*, *ph-ac.*

phagedänisch: **Ars.**, *aur-m-n.*, caust., kali-p., *lach.*, *merc-c.*, *nit-ac.*, sulph.

schmerzhaft: *Cor-r.*, *sil.*

schmerzlos: Bapt., merc-i-r., nit-ac., op.

speckige Basis: Arg-n., cor-r., *hep.*, **Merc.**, *staph.*

Splitter; stechende Schmerzen, wie durch: Arg-n., hep., **Nit-ac.**, *thuj.*

tief: Aur-m-n., *kali-bi.*, *kali-i.*, merc., nit-ac., *sulph.*

übel riechend: Hep., merc., **Nit-ac.**

wiederkehrend: *Sep.*

wund: *Merc.*

zackige Ränder: Nit-ac.

Eichel: Apis, ars., *ars-h.*, ars-i., *aur-m-n.*, benz-ac., *cinnb.*, cor-r., kali-i., *lac-c.*, lyc., **Merc.**, **Merc-c.**, **Nit-ac.**, *psor.*, sep., *sulph.*, syph., *thuj.*

Frenulum, zerstört das: *Nit-ac.*

Vorhaut: Ail., arg-m., *arg-n.*, ars., *ars-h.*, **Aur-m.**, aur-m-n., bor., caust., *cinnb.*, *cor-r.*, *hep.*, kali-bi., **Merc.**, **Merc-c.**, merc-i-r., *nit-ac.*, *phos.*, *sep.*, staph., *sulph.*, *thuj.*, viol-t.

Innenfläche: Lyc.

Penisspitze: *Merc.*, *merc-c.*, *nit-ac.*

Skrotum: Am-c., aur., *aur-m.*, cupr-ar., *kali-i.*, nit-ac., sep.

Seiten des Skrotums: Crot-t.

GLÄNZENDES Skrotum: *Graph.*, *merc.*

GLUCKERN in den Hoden:

17 Uhr, im Sitzen: Valer.

GLUCKSENDE, blubbernde Empfindung:

Penis: Graph., kali-c.

Erektionen, bei: Kali-c.

Skrotum: Staph.

HAARAUSFALL: Bell., nat-c., **Nat-m.**, *nit-ac.* *ph-ac.*, rhus-t., sars., *sel.*, *zinc.*

Schweiß in den Haaren, durch übe riechenden: **Sulph.**

HAFTEN am Skrotum, die Hoden: Tarent.

HÄMATOZELE: Con., *ham.*, ruta

HAUTAUSSCHLÄGE: Agar., ambr., anan. ant-c., ant-t., apis, calad., calc., carb-v., chel. chin-s., cinnb., clem., crot-h., *crot-t.*, *dulc.* *graph.*, *hep.*, iod., kali-bi., *lach.*, lyc., *merc.* nat-c., nat-m., *nit-ac.*, **Petr.**, ph-ac., **Rhus-t.** **Rhus-v.**, sabin., sars., *sep.*, sil., spong., tell. thuj.

Bläschenausschlag: Ant-t., carb-v., chin-s. **Crot-t.**, cupr-ar., *merc.*, *nat-c.*, nat-p. **Nit-ac.**, petr., ph-ac., **Rhus-t.**, *rhus-v.*, sep.

brennend: Calc., kali-c., *merc.*, nit-ac. phos., *rhus-t.*, spong.

Ekzem: Arg-n., ars., chel., *crot-t.*, *graph.* hep., *lyc.*, nat-m., nit-ac., petr., rhus-t., sep sulph., thuj.

erhaben: Lyc., merc.

Erosion, an kleinen Stellen: Bar-c.

hart: Bov., kreos.

Exanthem, flüchtiges: Bry., dulc., rhus-t.

feucht: *Carb-v.*, **Graph.**, **Hep.**, merc nat-m., *petr.*, ph-ac., **Rhus-t.**, *sars.*, sep., sil

Flecken: Bell., bov., bry., crot-t., *merc.* nat-c., sep.

Furunkel an der Schamgegend: Apis

herpetisch: Anan., crot-h., *crot-t.*, *dulc* *graph.*, *hep.*, nat-m., nit-ac., **Petr.**, ph-ac sars., *sep.*, sil., *tell.*

Oberschenkeln, zwischen den: Nat-m *petr.*

juckend: Agar., ambr., arn., bry., calad crot-t., graph., hep., lach., nat-m., *nit-ac* **Petr.**, **Rhus-t.**, sabin., *sep.*, *sil.*, spong., *til.*

feuchte Stellen: *Sil.*

Krusten: Caust., **Nit-ac.**, sars., thuj.

kupferfarben: Calc.

miliar: Bry., **Rhus-r.**, *rhus-t.*, *sars.*, *sil.*

Pickel: Ambr., calad., chel., graph., kali-bi lach., *merc.*, nat-m., *nit-ac.*, sil., thuj., til.

HAUTAUSSCHLÄGE ...

Pusteln: Ant-o., ant-t., cupr-ar., *podo.*

rot: Ant-t.

rot: Bry., merc., nit-ac., *petr.*, ph-ac., rhus-v., sep., *thuj.*, zinc.

syphilitisch: *Ars-i.*, merc., **Nit-ac.**

trocken: *Petr.*, *sep.*

schuppig: Calc., merc-i-f., sars.

Urtikaria: Clem., cop., merc., nat-c.

behaarten Stellen, an: *Lach.*

Oberschenkeln, zwischen den: Hep., nat-m., *petr.*, puls., *rhus-t.*

Penis: *Crot-t.*, graph., petr., ph-ac., *rhus-t.*, sep., tep.

Bläschen: Aloe, ars-h., *calc.*, carb-v., *caust.*, **Crot-t.**, *graph.*, *hep.*, *merc.*, **Nit-ac.**, *ph-ac.*, *rhus-t.*, *rhus-v.*, *sep.*, tep., thuj.

brennend: Caust., *merc.*

geschwürig, werden: Caust., **Merc.**, **Nit-ac.**, thuj.

Harnröhrenmündung (Meatus), an der: Merc-c., *nit-ac.*

juckend: Calc., *hep.*, **Nit-ac.**, ph-ac.

weiß: Merc.

erythematös: Petr., samb.

Exanthem; rotes, flüchtiges: Bry., *petr.*, samb.

Knoten, hart, schmerzhaft, eiternd: Bov.

kupferfarben: Calc.

Pickel: Anac., bell., jac., lach., *nit-ac.*, ph-ac., sulph.

juckend: Jac-c.

Pusteln: Ant-t., *ars-h.*, bov., coc-c., murx.

Schorfe, Krusten: *Kali-bi.*, *nit-ac.*

Eichel: *Ars-h.*, *bry.*, calad., *carb-v.*, *cinnb.*, cor-r., jac-c., *kali-bi.*, *lach.*, *lyc.*, *merc.*, *nit-ac.*, *petr.*, *ph-ac.*, *rhus-t.*, sep., stann.

Bläschen: *Ars-h.*, caust., *merc.*, *ph-ac.*, rhus-t., stann., thuj.

glänzende rote Punkte: *Cinnb.*

Pickel: Jac., lach., nit-ac., ph-ac.

HAUTAUSSCHLÄGE - Urtikaria ...

Vorhaut: Anan., *ars-h.*, *calc.*, *caust.*, cinnb., dulc., *graph.*, hep., *merc.*, nat-c., **Nit-ac.**, *petr.*, ph-ac., *rhus-t.*, sang., sars., sep., sil., *thuj.*

Bläschen: Ars-h., carb-v., caust., graph., merc., nit-ac.

brennend: Caust., *merc.*

herpetisch: Ars., caust., *dulc.*, *graph.*, *hep.*, kali-i., *merc.*, *nat-c.*, *nit-ac.*, *petr.*, *ph-ac.*, *rhus-t.*, *sars.*, *sep.*, *thuj.*

Knötchen: Sep.

Pickel: Arn., nit-ac., sil.

unterer Teil: Carb-v., caust., *merc.*, **Nit-ac.**, *rhus-t.*, sep., thuj.

Skrotum: Ars., *ars-i.*, *calad.*, chel., *crot-t.*, cupr-ar., **Graph.**, **Hep.**, kali-c., nat-m., **Petr.**, ph-ac., *rhus-t.*, *rhus-v.*

abschälend: Ars., crot-t., rhus-v.

Bläschen: Ars., bell., *chel.*, **Crot-t.**, cupr-ar., *petr.*, psor., *rhus-t.*, *rhus-v.*

gelblich: Chel., *rhus-t.*

Naht, entlang der: *Nit-ac.*

schmerzhaft: Chel., psor.

Ekzem: *Crot-t.*

Ekzema rubrum: Chel.

Exanthem, flüchtiges: *Petr.*, puls., *rhus-t.*

feucht: **Graph.**, hep., **Nat-m.**, *petr.*, *rhus-t.*, sars., *sil.*, *thuj.*

Oberschenkel, zwischen Skrotum und: Graph., hep., **Rhus-t.**, *sars.*

Flecken: Arn.

herpetisch: Anan., *calc.*, cinnb., crot-h., *crot-t.*, **Dulc.**, *graph.*, *kali-c.*, **Petr.**, tell.

Oberschenkel, zwischen Skrotum und: Eup-per., nat-m., **Petr.**

juckend: Ars., *calad.*, *crot-t.*, **Graph.**, nat-m., *nat-s.*, **Petr.**, *rhus-t.*

nachts: *Calad.*, *crot-t.*

feuchte Stellen: *Sil.*

Krusten: Anac., chel.

Pickel: *Calc-p.*, kali-ar., ph-ac., sars., *thuj.*, zinc.

Oberschenkeln, zwischen Skrotum und: *Petr.*

Psoriasis: *Nit-ac.*, *petr.*, thuj.

HAUTAUSSCHLÄGE ...

Pusteln: Anac., ant-o., ant-s., ant-t., ars., crot-t., cupr-ar., podo., tep.

Rhagaden: *Petr.*

rot: Chel., petr.

Schuppen, rissig, trocken und rot: Chel.

schuppig: *Calad.*, *merc-i-f.*

trocken: Calad., chel., *merc-i-f.*

Tuberkel: Bufo

HERUNTERHÄNGEN der Hoden (s. SCHLAFF)

HITZE: Canth., carb-o., dulc., meph., prun-s., spong., *sul-ac.*, sumb.

nachts: Meph.

Hoden: Acon., coc-c., ham., nat-m., *nux-v.*, oci., *puls.*, sep., sil., spong., sumb.

Penis: Ars., aur., bell., canth., coc-c., euphr., ferr., jac-c., *mez.*, phos., plat., rhus-v., sep., *spong.*

Eichel: **Merc-c.**

Vorhaut: Cann-s., merc., plat-m.

Samenstrang: Kali-c., *spong.*

Skrotum: *Chel.*, ph-ac., puls., *spong.*, sul-ac.

Stellen, an kleinen: Coloc.

Seiten: Sumb.

HYDROZELE: Abrot., **Apis**, *arn.*, ars., ars-i., aur., *calc.*, *calc-p.*, *carb-s.*, clem., con., *dig.*, *fl-ac.*, **Graph.**, *hell.*, *hep.*, **Iod.**, *lyss.*, *merl.*, *nat-m.*, *nux-v.*, phos., *psor.*, **Puls.**, **Rhod.**, *sel.*, **Sil.**, *spong.*, sul-ac., *sulph.*

linke Seite: *Dig.*, **Rhod.**

gonorrhoischer Orchitis, nach: *Phos.*

Hautausschlägen, nach unterdrückten: *Abrot.*, *calc.*, hell.

herpesartigen Hautausschlägen, mit: **Graph.**

Knaben, bei: *Abrot.*, *ars.*, *aur.*, *calc.*, *calc-s.*, *graph.*, *kali-chl.*, **Puls.**, **Rhod.**, **Sil.**, *sulph.*

angeboren: Rhod.

Prellung, durch: *Arn.*

IMPOTENZ (s. EREKTIONEN - fehlend)

JUCKEN: Agar., agn., *alum.*, am-c., *ambr.*, anac., *ang.*, ars., benz-ac., berb., **Calc.**, canth., carb-ac., carb-an., carb-s., *carb-v.*, carl., **Caust.**, *chel.*, chin-s., clem., coff., com., con., dulc., *eup-per.*, euphr., *graph.*, *ign.*, *iris.*, *kali-bi.*, kali-c., kali-i., kali-s., lyc., *mag-m.*, *merc.*, nat-ar., nat-c., nat-m., *nat-s.*, *nit-ac.*, *petr.*, plan., **Plat.**, *podo.*, poth., *rhus-t.*, rhus-v., *sars.*, sel., *sep.*, sil., *sulph.*, sumb.

morgens, beim Erwachen: Sulph.

roten wunden Stelle, an einer: Graph.

nachts: Agar., rhus-v.

Bett, im: Ign., *merc.*

Brennen, mit: **Calc.**, carb-ac.

heiße Anwendungen amel.: Rhus-v.

Körper, besonders an den Genitalien, nach Samenabgang; am ganzen: Ph-ac.

Kratzen agg.: Iris., tril.

amel.: Ign.

schmerzhaft: Poth.

Stechen wie von Ungeziefer: Nat-c.

Stellen, an kleinen: Bar-c.

Urinieren, beim: Arg-n., sil.

wollüstig: Berb., **Plat.**, sumb.

behaarten Stellen, an: Kali-bi., lyss.

Oberschenkeln, zwischen den: Carb-v., nat-m., *petr.*

Skrotum, und: *Nat-m.*, viol-t.

Penis: Agar., agn., alum., ambr., ang., *ant-c.*, ars., ars-i., aur-m., benz-ac., berb., calc., cann-i., canth., carb-ac., carl., **Caust.**, cham., chin., cinnb., coc-c., com., con., *crot-t.*, cupr., der., dig., *hep.*, *ign.*, indg., iod., kali-ar., kali-bi., kali-c., kali-n., lach., lachn., led., mag-m., merc., *mez.*, nat-c., nat-m., *nat-s.*, nit-ac., nux-v., petr., ph-ac., phos., **Plat.**, rhus-v., sabad., sep., spong., *sulph.*, sumb., thuj., viol-t.

abends, im Bett: Chin., *ign.*, mag-m., nux-v., phos., sumb.

abwechselnd mit Stechen im Anus: *Thuj.*

Koitus, beim: Sep.

Reiben agg.: Con.

wollüstig: Caust., mang., sep., spong.

erhöht die Erregung beim Koitus: Sep.

Eichel: Agn., alum., *ambr.*, ant-c., arn. *ars.*, ars-i., *aur-m.*, *benz.*, calc., cann-i. cann-s., carb-ac., *carb-v.*, caust., *chel.*, chin., **Cinnb.**, colch., **Crot-t.**, dros. euphr., ferr-ma., gymn., hep., ind..

GENITALIEN - MÄNNLICH

JUCKEN - *Penis* - Eichel ...

indg., iod., *kali-bi.*, *lyc.*, lyss., mang., merc., *mez.*, nat-c., nat-m., *nat-s.*, **Nit-ac.**, *nux-v.*, *ph-ac.*, poth., psor., senec., *sil.*, spong., **Sulph.**, *thuj.*

Frenulum: Caust., *hep.*, *ph-ac.*

Peniswurzel: Lyss., *rhus-t.*

Vorhaut: Agar., aloe, berb., calc., cann-s., canth., carb-v., **Caust.**, *cham.*, **Cinnb.**, colch., **Con.**, euph., gymn., *hep.*, **Ign.**, jac-c., *lyc.*, *merc.*, mez., nat-ar., nat-m., nat-p., **Nit-ac.**, nux-v., **Petr.**, phos., *puls.*, **Rhus-t.**, *sep.*, *sil.*, *sulph.*, sumb., *thuj.*, viol-t., zinc., zing.

Stuhlgang, nach: Aloe

Naht, in der: Euphr.

Unterseite: Camph., caust., **Lyc.**, *nit-ac.*, *nux-v.*, *puls.*, *rhus-t.*, *thuj.*

Samenstränge: Mang., ox-ac.

Skrotum: Acon., agar., alum., alumn., am-c., *ambr.*, anac., ang., ant-c., ant-s., ant-t., *apis*, arg-m., ars-m., *arum-d.*, **Aur.**, *bar-c.*, berb., calad., *calc.*, *calc-p.*, cann-i., *carb-ac.*, **Carb-s.**, carl., **Caust.**, *chel.*, *cist.*, coc-c., *cocc.*, com., con., **Crot-t.**, ferr., ferr-ma., form., **Graph.**, hipp., indg., jatr., **Kali-c.**, *kali-chl.*, *kali-s.*, lachn., lac-ac., *lyc.*, *mag-m.*, manc., *mang.*, meph., *merc.*, *mur-ac.*, nat-ar., nat-c., **Nat-m.**, nat-p., nat-s., **Nit-ac.**, *nuph.*, *nux-v.*, **Petr.**, ph-ac., plat., prun-s., puls., rat., *rhod.*, **Rhus-t.**, rhus-v., *sars.*, *sel.*, *sil.*, spong., *staph.*, **Sulph.**, thuj., **Urt-u.**, *viol-t.*, *zinc.*

morgens: Coc-c., puls.

mittags: Com., *sulph.*

nachmittags: Tell.

abends: Alumn., sulph., *zinc.*

Bett, im: Calc.

nachts: Calad., com., crot-t., lyc., *nat-m.*

brennend: Carb-ac., cocc., gran.

Kratzen, nach: *Nat-s.*

Gehen agg.: *Crot-t.*

Korrosion, schmerzhaft: **Crot-t.**

Kratzen agg.: Rhus-v.

amel.: Alum., carb-ac., *crot-t.*, viol-t.

nicht amel. durch: *Mur-ac.*, nat-c., *zinc.*

JUCKEN - *Skrotum* ...

Reiben amel.: Junc., mag-m., rhus-v., staph.

Stellen, an kleinen: Nicc.

warm agg., wenn: Rhus-v.

wollüstig: *Ambr.*, *anac.*, cocc., *crot-t.*, euphr., mur-ac., spong., *staph.*

Reiben agg.: Staph.

sexuellen Exzessen, nach: **Staph.**

erstreckt sich zum Perineum: Rhus-t., *sars.*

Seiten des Skrotums: Agar., ant-c., coff., croc., petr., thuj.

KÄLTE: Agar., **Agn.**, aloe, berb., brom., calad., camph., cann-s., caps., carb-s., *dios.*, *gels.*, hell., ind., *iris.*, lyc., merc., pic-ac., psor., *sulph.*, uran

morgens: Sulph.

abends: *Dios.*

Urinieren, beim: Iris.

Hoden: **Agn.**, aloe, berb., brom., camph., caps., cere-s., gels., *merc.*, zinc.

links: Brom.

abends: Aloe, *merc.*

nachts: *Agn.*, aloe

Penis: Agar., **Agn.**, bar-c., berb., caps., dios., indg., **Lyc.**, merc., *onos.*, *sulph.*

Eichel: Berb., merc., *onos.*, *sulph.*

Vorhaut: Berb., *sulph.*, zinc., zing.

Skrotum: Aloe, *berb.*, brom., *caps.*, dios., iris., *merc.*

morgens, beim Erwachen: *Caps.*

KITZELN:

Koitus, zwingt zum beenden, beim: Calc.

Eichel: Benz-ac.

KNÖTCHEN:

Skrotum; harte braune Knötchen auf dem: *Nit-ac.*

Hoden: *Psor.*

KOITUS, Abneigung gegen: Agar., agn., astac., bor., bufo, cann-s., caust., chlor., clem., **Graph.**, kali-c., **Lyc.**, nat-m., petr., phos., *psor.*, *rhod.*

Genuss fehlt: *Agar.*, *anac.*, arg-n., bart., berb., bufo, *calad.*, calc., cann-s., carb-v., eug., ferr., *graph.*, ind., lyc., lyss., *nat-m.*, nit-ac., nux-m., onos., phos., *plat.*, psor., sanic., *sep.*, sul-ac., tarent.

extrem: *Fl-ac.*, nat-m., nit-ac.

KONDYLOME: Alum., apis, *arg-n.*, aur., *aur-m.*, aur-m-n., *calc.*, *cinnb.*, euphr., *fl-ac.*, **Hep.**, *lyc.*, *med.*, *merc.*, *merc-d.*, *mill.*, **Nat-s.**, **Nit-ac.**, *ph-ac.*, *phos.*, psor., *sabin.*, *sars.*, *sep.*, *staph.*, **Thuj.**

bluten leicht: *Calc.*, *cinnb.*, med., *mill.*, **Nit-ac.**, sulph., *thuj.*

empfindlich: *Staph.*

heiß: Ph-ac.

juckend: Lyc., psor., *sabin.*, staph., thuj.

Käse, riechen wie alter: *Calc.*, *hep.*, *sanic.*, thuj.

stechenden Schmerzen, mit: Nit-ac.

stinkend, bluten bei Berührung: *Cinnb.*, **Nit-ac.**, thuj.

weich: *Sep.*

Anus, an den Genitalien und am: Nit-ac.

Penis: Alumn., *apis*, bell., *calc.*, **Cinnb.**, euphr., *hep.*, lac-c., *lyc.*, *merc.*, merc-c., *mill.*, *nat-s.*, **Nit-ac.**, *ph-ac.*, **Psor.**, **Sabin.**, **Sep.**, *staph.*, *sulph.*, **Thuj.**

Blumenkohlgewächs, wie ein: Lac-c., **Nit-ac.**

blutend: *Cinnb.*, **Nit-ac.**, sulph., *thuj.*

brennend: Apis, *cinnb.*, **Nit-ac.**, ph-ac., *psor.*, *sabin.*, *thuj.*

butternussförmiges, hartes Gewächs auf dem Penisrücken: **Sabin.**

fächerförmig: **Cinnb.**, *thuj.*

juckend: *Psor.*, *sabin.*

nässend: Aur-m., *cinnb.*, *lyc.*, *nit-ac.*, *psor.*, *thuj.*

übel riechend: *Nit-ac.*

wund schmerzend: Euphr., **Nit-ac.**, ph-ac., *sabin.*, thuj.

juckend, und: *Psor.*, *sabin.*

Eichel: *Ant-t.*, *aur.*, *aur-m.*, *cinnb.*, *kali-chl.*, *kali-i.*, *lac-c.*, lyc., *med.*, *nit-ac.*, *ph-ac.*, psor., *sabin.*, *sep.*, *staph.*, *sulph.*, **Thuj.**

Vorhaut: *Aur.*, *aur-m.*, aur-m-n., caust., **Cinnb.**, cub., *lyc.*, *med.*, merc., merc-c., *nit-ac.*, ph-ac., **Psor.**, *sabin.*, **Thuj.**

Jucken und Brennen des Randes: Psor.

Frenulum: **Cinnb.**

Skrotum: *Aur.*, *aur-m.*, sil., **Thuj.**

KREBS: Ars., bell., *carb-an.*, **Con.**, phos., phyt., sil., spong., thuj.

Hoden: Spong.

Skrotum (Epitheliom): Carb-an., ph-ac.

Szirrhus: Carb-an.

KRIBBELN (vgl. AMEISENLAUFEN): *Alum.*, ang., mosch., sel., sulph.

Hoden: Agn., carb-v., euphr., merc., rhod., sulph., thuj., zinc.

Penis: Ant-t., bell., berb., cop., ferr., ham., iod., laur., puls., seneg., sumb., thuj.

Eichel: Acon., ant-t., bell., calc., carb-ac., carb-v., iod., kali-bi., lyc., lyss., merc., mez., ph-ac., puls., seneg., spig., sumb., thuj.

Peniswurzel: Rhus-t.

Vorhaut: Jac., merc., ph-ac., seneg., tarax.

Skrotum: Acon., arn., com., kali-n., lachn., plat., sel.

LUSTGEFÜHL verlängert: Cann-i.

MASTURBATION, Neigung zur: Agn., ambr., **Anan.**, **Bufo**, calc., chin., cocc., hyos., **Lach.**, merc., nat-m., *nux-v.*, **Orig.**, *ph-ac.*, *phos.*, *pic-ac.*, **Plat.**, puls., sec., **Staph.**, *stram.*, sulph., tarent., thuj., *tub.*, *ust.*

Einsamkeit, sucht die: *Bufo*, ust.

Schlaf, im: Camph., carb-v., *plat.*, thuj.

sexuellen Exzessen, nach: Carb-v.

METASTASE (vgl. SCHWELLUNG): *Abrot.*, *carb-v.*, *puls.*

PHIMOSE: Acon., *arn.*, calad., *calc.*, *cann-s.*, *canth.*, *cinnb.*, cycl., *dig.*, *ham.*, *hep.*, jac., *lyc.*, **Merc.**, nat-m., **Nit-ac.**, *rhus-t.*, sabin., sep., *sulph.*, sumb., thuj.

Eiterung, mit: *Caps.*, *cinnb.*, *hep.*, *merc.* *nit-ac.*

Gangrän, drohendes: *Ars.*, canth., *cinnb.* *lach.*, *merc-i-r.*

Paraphimose: Bell., *coloc.*, kali-i., *lach.* **Merc.**, *merc-c.*, nat-m., **Nit-ac.**, *rhus-t.* sep., thuj.

Schwellung der Eichel, mi[t] ausgedehnter: *Kali-i.*

POLLUTIONEN, Samenverluste: Acet-ac. aesc., *agar.*, *agn.*, aloe, *alum.*, *am-c.*, *anac.* anan., ant-c., *arg-m.*, *arg-n.*, arn., ars., ars-i. *aur.*, **Bar-c.**, *bar-m.*, *bell.*, *berb.*, *bism-o.*, **Bor.** *bov.*, brom., bry., *bufo*, **Calc.**, calc-ar., *calc-p.* camph., canth., caps., carb-ac., *carb-an.*, carb-s.

POLLUTIONEN ...

carb-v., *carl.*, *cast.*, *caust.*, *cham.*, **Chin.**, chin-a., chin-s., *cic.*, *cimx.*, clem., *cob.*, *coc-c.*, *cocc.*, coff., coloc., *con.*, cop., *cor-r.*, crot-t., *cycl.*, **Cypr.**, **Dig.**, **Dios.**, *ery-a.*, *ferr.*, ferr-ar., ferr-i., ferr-p., *form.*, *gels.*, *graph.*, grat., ham., *hep.*, *iod.*, *iris.*, kali-ar., *kali-br.*, *kali-c.*, kali-i., **Kali-p.**, *lach.*, *lact.*, lac-ac., **Lyc.**, mag-c., *mag-m.*, med., *merc.*, *merc-c.*, *mosch.*, naja, *nat-ar.*, **Nat-c.**, **Nat-m.**, **Nat-p.**, *nit-ac.*, *nux-m.*, **Nux-v.**, ol-an., *onos.*, op., *orig.*, ox-ac., par., petr., petros., **Ph-ac.**, **Phos.**, *pic-ac.*, *plat.*, plb., *psor.*, *puls.*, ran-b., ran-s., rhod., rhus-t., ruta, *sabad.*, sang., *sars.*, **Sel.**, **Sep.**, *sil.*, stann., **Staph.**, *stram.*, **Sulph.**, tab., tarax., *tarent.*, ther., *thuj.*, tub., *ust.*, viol-o., *viol-t.*, zinc., zing.

tagsüber: Canth., ery-a., gels., graph., **Nux-v.**, ust.

morgens: Aloe, cahin., carb-v., cham., chin-s., pip-m., psor., thuj.

Bett, Penis ist erschlafft; im: Canth.

Stuhlgang, beim: Nat-m.

Pressen zum Stuhlgang, beim: *Ph-ac.*

vormittags, im Sitzen: Sulph.

nachmittags, beim Mittagsschlaf: Caust., clem., merc., phos., sulph.

amel. im Allgemeinen: Agn., calc., *calc-p.*, elaps, *lach.*, naja, phos., sil., zinc.

Anlehnen mit dem Rücken erscheinen, als würde eine Pollution beim: Ant-c.

Diarrhö, bei: Ars.

Erektionen, ohne: Absin., arg-m., bell., bism-o., calad., carb-an., *chin.*, **Cob.**, con., **Dios.**, *ery-a.*, fl-ac., *gels.*, **Graph.**, ham., kali-p., mosch., *nat-c.*, nat-m., nat-p., *nuph.*, nux-v., op., *ph-ac.*, phos., sabad., *sars.*, *sel.*, spig., sulph.

Erwachen, beim: Ars., naja, pic-ac.

Frauen; beim Scherzen, Tändeln mit: **Con.**, *phos.*, sars.

Anwesenheit einer Frau, bei: *Nux-v.*, ust.

häufig: *Alum.*, *am-c.*, arg-m., bar-m., *bor.*, *calc.*, carb-an., carb-v., caust., cob., *con.*, dig., ferr., *kali-c.*, kali-p., lach., lyc., mag-m., *nat-c.*, nat-m., *nat-p.*, nit-ac., **Nux-v.**, op., petr., **Ph-ac.**, phos., *plb.*, *puls.*, sacc., sars., *sep.*, stann., **Staph.**, sulph.

alten Männern, bei: Bar-c., caust., nat-c.

POLLUTIONEN ...

Koitus, nach: *Agn.*, am-c., bar-c., bry., *calc.*, *dig.*, gels., *graph.*, kali-c., **Nat-m.**, *nat-p.*, *ph-ac.*, *phos.*, *rhod.*, sep.

Kolik, während: Plb.

Krämpfen, bei: Art-v., grat., *nat-p.*

Liebkosungen, während: *Arn.*, **Con.**, *gels.*, *nat-c.*, *nux-v.*, petr., *phos.*, *sars.*, *sel.*, ust.

Liegen auf dem Rücken, beim: Cob., coloc., hyper.

Masturbation, nach: *Alum.*, arg-m., **Chin.**, *dig.*, *graph.*, **Nux-v.**, *ph-ac.*, phos., *puls.*, *sars.*, **Sep.**, **Staph.**, *tarent.*, ust.

periodisch, jede Nacht: *Nat-m.*, **Nat-p.**, *pic-ac.*, tarax.

Phantasie, ohne erregte: Dios., phos.

Stuhlgang, beim: Acet-ac., anac., ars., carb-v., caust., cimic., con., *gels.*, nat-m., *nuph.*, *petr.*, *ph-ac.*, plb., **Sel.**, sep., sil., sulph., viol-t.

schwierigem Stuhl, bei: Agn., alum., am-c., anac., con., hep., nat-c., nit-ac., *petr.*, sep., staph.

Träume, ohne: Agar., *anac.*, anan., ant-c., arg-m., arg-n., ars., bell., bism-o., *camph.*, carb-v., cic., *con.*, *cor-r.*, dig., **Dios.**, gels., *graph.*, guaj., *ham.*, ind., merc-i-f., nat-c., nat-p., phos., *pic-ac.*, pip-m., sep., sin-a., *stann.*, verb., vib., *zinc.*

unbewusst: Caust., *dios.*, *ham.*, ind., lach., merc-i-f., *nat-p.*, plan., plb., *sel.*, *sep.*, uran

Urinieren, nach: Daph., kali-c.

PRICKELN (s. KRIBBELN)

PULSIEREN: Berb.

Koitus, nach: Nat-c.

Penis: Berb., brach., *cop.*, ham., nit-ac., rhod.

linke Seite: Osm.

Eichel: Coc-c., nit-ac., rhod.

Urinieren, beim: Ferr.

Peniswurzel: Thuj.

Samenstränge: *Am-m.*, sumb.

Gehen, beim: Sumb.

Skrotum: Hep., nat-c.

Koitus, nach: Kali-i.

RISSE, *Eichel*: *Ars.*, kali-c., mosch., rhus-t.

Vorhaut: Merc., sep., sulph.

RÖTE, *Eichel*: *Ars.*, calad., cann-s., *cor-r.*, crot-t., *dor.*, merc., nat-m., rhus-t., sabin., sars.

Skrotum: Anac, ant-s., apis, *chel.*, cop., **Crot-t.**, *merc.*, **Petr.**, puls., rhus-t., rhus-v., sulph.

bläulich: *Mur-ac.*

Stellen, an kleinen: Lac-ac.

Seiten des Skrotums: Agar., ars., petr.

Oberschenkeln, zwischen den: Petr.

Skrotum, und: Ambr., cop., **Petr.**, thuj.

Vorhaut: Calc., cann-s., **Cinnb.**, *cor-r.*, lach., lyc., *merc.*, prun-s., rhus-v., rumx., sil., *sulph.*, sumb.

Stellen, an einzelnen: Aloe

RUCKEN im Penis: Cinnb., form., mez., *thuj.*, zinc.

Schlaf, im: Cinnb.

Eichel: Bar-c.

SAMENABGANG (s. EJAKULATION)

SARKOZELE: **Aur.**, *merc-i-r.*, *puls.*

SCHAUDER: Ang., coloc., zinc.

SCHLAFF: **Agn.**, ant-t., asc-t., *calad.*, camph., carb-ac., carb-an., carb-s., coff., crot-h., dig., *dios.*, *gels.*, hell., lyc., phos., sil., staph., sumb., tab., ust.

Penis: Agar., **Agn.**, ant-o., *bar-c.*, *calad.*, *cann-i.*, canth., carb-ac., hell., jac-c., lach., **Lyc.**, merc., *mur-ac.*, *nux-m.*, *nux-v.*, ph-ac., pic-ac., plb., prun-s.

Skrotum: Aloe, am-c., arn., astac., bell., cahin., calad., *calc.*, calc-p., camph., caps., carb-ac., carb-an., carb-s., chin., chin-s., **Clem.**, *coff.*, *dios.*, *ferr.*, ferr-i., *gels.*, *hell.*, hep., hydrc., iod., iris., lach., *lec.*, **Lyc.**, mag-c., *mag-m.*, *nat-m.*, nit-ac., *nuph.*, ol-an., op., *ph-ac.*, pic-ac., *psor.*, **Puls.**, *rhus-t.*, *sil.*, **Staph.**, sul-ac., **Sulph.**, sumb., tab., tarent., *tub.*, ust.

abends im Bett: *Sulph.*

SCHMERZ: **Arg-n.**, chin., eupi., jatr., plat., puls., staph., tarent., thuj.

Hoden: Abrot., alumn., am-c., ant-o., **Arg-m.**, *arn.*, asaf., **Aur.**, bapt., *bell.*, *berb.*, bism-o., *calc.*, cann-s., carb-s., *caust.*, chel., cimic., **Clem.**, cocc., *coloc.*, *con.*, der., dig., dios., equis., *ham.*, ign., ind., *iod.*, kali-br., kali-i., kali-n., kalm., *lith-c.*, lycps., lyss., *merc.*, nat-c., *nat-m.*, nat-p., nit-ac., nux-v., ol-an., op., osm., ox-ac., ph-ac., phos., pip-m., *plb.*, polyg-h., **Puls.**, **Rhod.**, sabad.,

sel., **Sep.**, sil., **Spong.**, **Staph.**, tarax., tarent., thuj., ust., verat-v., *zinc.*

links: Alum., con., der., dios., kali-br., lycps., nat-c., polyg-h., *staph.*, sumb., verat-v.

rechts: **Arg-m.**, arg-n., **Aur.**, bism-o., *caust.*, chel., cob., coloc., dig., ind., jac-c., morph., nat-ar., nat-m., nat-p., osm., **Rhod.**

links, nach: Kalm.

Urinieren amel., nach: Cob.

morgens: *Clem.*, kalm., sars., verat-v.

mittags: *Caust.*, ust.

nachmittags: Dios., kalm.

14 Uhr: Ery-a.

abends: Chin-s., lycps., sel., ust., verat-v.

Bett, im: *Arg-m.*

Urinieren, vor: Equis.

nachts: Cere-s., osm.

anfallsweise: Spong.

Aufstehen, nach dem: Mag-m.

Auftreten, bei heftigem: Colch., coloc.

Berührung, bei: Alum., mag-m., spong., staph.

Bewegung agg.: Asaf., berb., ery-a., mag-m., ox-ac.

amel.: Arg-m., carb-s., *rhod.*

Erektionen, nach: Con., mag-m., ox-ac.

Gehen, beim: **Arg-m.**, clem., coloc., jac-c., *lyc.*, ox-ac., *staph.*, sumb., thuj., zinc.

Husten, beim: Am-c., nat-m., osm., zinc.

Kleiderdruck agg.: **Arg-m.**

Liegen agg.: Sil.

Samenabgang, während: Caps.

nach: Mag-m., ox-ac., *ph-ac.*

sexueller Erregung, nach: *Iod.*, kali-n., lyss., staph.

Sitzen, im: **Puls.**, rhod.

Stehen agg.: Rhod.

Stuhlgang, beim: Coca, phos.

Übelkeit erregend, wie durch einen Schlag: Nat-ar.

SCHMERZ - *Hoden ...*

Urinieren, beim: Polyg-h.

Wein agg.: Thuj.

erstreckt sich zum Abdomen: Iod.

durch das: Fago.

Magen, zum: Ham.

Samenstrang, in den: Arum-t., plb., polyg-h., staph.

springt plötzlich über zu den Därmen und verursacht Übelkeit: Ham.

Penis: *Ars.*, canth., caul., chel., coc-c., cycl., dig., *ign.*, jac-c., kali-bi., kali-c., lac-c., lith-c., *merc.*, mez., naja, nat-c., osm., phos., plb., prun-s., rhus-t., rhus-v., sabad., stry., sumb., tarax., thuj.

Berührung, bei: Sumb.

Bewegung agg.: Berb.

Gehen, beim: Cann-s., ign., puls-n., thuj.

Husten, beim: Ign.

Schwellung der Vorhaut, durch: *Rhus-t.*

spasmodisch: Nux-m.

Stuhlgang, beim: Hydr.

Urinieren, beim: Ferr-i., nat-m., petr., phos., sulph.

Eichel: All-c., asaf., asar., berb., calc., **Canth.**, *chel.*, cic., colch., *cop.*, cycl., *ferr-p.*, kali-bi., med., *merc.*, mez., nat-c., nat-m., osm., ox-ac., **Pareir.**, ph-ac., viol-t.

Harndrang, mit: Aran., aur., ferr-p., lyc., pareir., thuj.

Urinieren, vor: *Canth.*, lyc.

während: Acon., act-sp., anac., casc., lyc., ox-ac., prun-s.

nach: Anac., lyc., *puls.*

Penisspitze: Camph., hipp., nuph., osm., phos., psor.

Urinierens, zu Beginn des: Psor.

Peniswurzel: Equis., hydr., ign., *petros.*

Vorhaut: Calad., cor-r., cycl., *lyc.*, osm., rhus-t., sabin., verat.

Urinieren, beim: Phos.

Samenstränge: All-c., am-c., ammc., anth., apis, arg-m., arn., *berb.*, *calc.*, calc-ar., camph., caps., chel., chin-s., cimic., *clem.*, coloc., echi., **Ham.**, mang., meny., *merc.*, morph., nat-p., nux-v., *ol-an.*, osm., *ox-ac.*, *phos.*, phyt., plb., polyg-h., puls., *sars.*, senec., *spong.*, stry., tarent., *thuj.*

links: Berb., calc., nat-p., plb., stry.

rechts, dann: Calc.

Sitzen und Stehen, im: Berb.

Urinieren, nach dem: Lith-c.

rechts: Cimic., *clem.*, echi., morph., ox-ac.

morgens: Clem., sars.

Anstrengung, nach: Calc-ar., ox-ac.

Bewegung agg.: Ox-ac.

Erektionen, nach: Mag-m., nux-m., *sars.*

Husten, beim: *Nat-m.*

Koitus, nach: Arund., ther.

Samenabgang, nach: *Nat-p.*

Sitzen, im: Berb.

Stuhlgang, beim: Coca, phos.

Urinieren, beim: *Apis*, bell., canth., clem., polyg-h., stront.

Wein, nach: Calc-ar.

erstreckt sich in die Hoden: All-c., *berb.*, dios., **Ham.**, lith-c., merc., osm., plb., puls., senec.

Nebenhoden, in den: *Berb.*, senec.

oben, nach: Osm.

unten, nach: Sars.

beißend: Graph., hep., plat., *puls.*, ran-s., staph., thuj.

Penis: Cocc., ign., nat-c., nat-m., nux-v., phos.

Eichel: *Nux-v.*

Vorhaut: Merc., *nux-v.*, puls., thuj.

Urinieren, nach dem: Bor., calad., chin-s., cop.

Skrotum: Plat., ran-s.

bohrend:

Hoden: Plb., sil.

brennend: Agar., ambr., anac., arn., bov., **Calc.**, cann-s., **Canth.**, carb-ac., jac-c., *kreos.*, mag-m., petr., prun-s., puls., rhus-t., sumb.

nachts: Agar.

Gehen, nach: Ambr.

SCHMERZ - brennend ...

Koitus, beim: *Kreos.*

Urinieren, vor: Nat-c., tarax.

während: Arg-n., caps., carb-s., clem., kali-bi., kali-c., petr., psor., sul-ac., tarax., tarent., thuj.

nach: Alum., arg-n., caust., kali-c.

Hoden: Apis, bar-c., berb., coff., iod., *nit-ac.*, ph-ac., plat., **Puls.**, staph., sumb., ter.

Schwellung, ohne: **Puls.**

Penis: *All-c.*, ant-c., ant-o., *ars.*, *cann-i.*, cann-s., canth., caust., chin., *coch.*, kali-i., *merc.*, *mez.*, mur-ac., naja, rhus-v., sang., spong., stann., sulph., thuj., *viol-t.*

morgens im Bett: Mag-m.

abends nach Koitus: Lyc.

Erektion, bei: *Mag-m.*

Gehen, beim: Cann-s.

Koitus, beim: Clem., jug-r., *kreos.*, sep.

Kratzen, nach: Carl.

Eichel: *All-s.*, ant-c., ant-t., arn., ars., berb., calc., cann-s., cinnb., clem., *coch.*, crot-t., *dor.*, lyss., merc., nux-v., *pareir.*, ph-ac., stann., **Thuj.**, *viol-t.*

Ejakulation, bei der: Clem.

juckend: Cinnb.

Urinieren, vor: Anac., coch., *stann.*

während: *Ars.*, coch., *lyc.*, *pareir.*

nach: Anac., coc-c., coch., *sars.*

Beginn des Urinierens, zu: Psor.

und Zerren in den Samenbläschen bis zur Eichel: *Mang.*

hinter der Eichel, beim Urinieren: Ery-a.

Peniswurzel: Ol-an., rat., rhus-t.

Vorhaut: Ars., berb., bufo, calad., calc., *merc.*, *nit-ac.*, nux-v., *puls.*, rhus-t., rhus-v., sep., sil., *sulph.*, *thuj.*

Koitus, nach: Lyc.

SCHMERZ - brennend - Vorhaut ...

Urinieren, nach dem: Berb., cann-s., canth., clem., coloc., con., grat., kali-bi., kali-c., led., mag-m., *merc.*, *nat-c.*, nat-m., nat-s., seneg., teucr., thuj., zinc.

Samenstränge: Ambr., *berb.*, carb-s., clem., mang., thuj.

links: Berb.

rechts: Clem.

Gehen, beim: *Berb.*

Skrotum: Ars., *calc.*, cann-i., carl., cop., euph., lachn., mez., petr., plat., rhod., rhus-v., sil., spong., sulph.

juckend: Cocc.

Kratzen, nach: *Nat-s.*

Reiben, nach: Rhus-t., rhus-v., thuj.

Oberschenkeln, zwischen Skrotum und: Bar-c.

Seiten des Skrotums: Euph., stry., tarent.

drückend: Alum., asaf., benz-ac., cocc., kali-c., kali-n., mag-m., merc., *plat.*

abwechselnd mit Zusammenziehen des Anus: *Bell.*

krampfartig, morgens im Bett: Phos.

Stuhlgang, vor: Nat-c.

während: *Kali-c.*

erstreckt sich nach außen, morgens im Bett; nach: Nux-v.

unten, nach: Bell., cinnb., lil-t., *plat.*

Hoden: Am-c., *aur.*, berb., *bism-o.*, calc., *cann-s.*, carb-v., **Caust.**, clem., *con.*, gins., ign., kali-n., lach., mang., merc., nat-c., nat-m., nat-p., ph-ac., **Puls.**, *rhod.*, sabad., *sil.*, spong., squil., *staph.*, *sulph.*, thuj., **Zinc.**

links: *Con.*, sabad., zinc.

rechts: *Aur.*, bism-o., *caust.*, *staph.*

mittags: Caust.

Berührung agg.: Ph-ac.

Gehen agg.: Ph-ac., staph.

Stehen, im: *Cann-s.*, puls.

erstreckt sich in die Lumbalregion beim Husten: Osm.

Penis, vor dem Urinieren: Chin.

SCHMERZ - drückend - *Penis* ...

Eichel: Alum., lyc., nit-ac., seneg.

Samenstränge: Anth., berb., brom., *clem.*, kali-n., meny., *puls.*, sil., spong., sulph., thuj.

unten, nach: *Iod.*, nux-m.

durchdringend stechend: Lyc., merc., mur-ac., petr., phos., *rhod.*, *sulph.*, *thuj.*, zinc.

gequetscht, Hoden wie: **Arg-m.**, calc., *caust.*, con., dig., **Rhod.**, thuj.

rechts, beim Gehen: **Arg-m.**

Erschütterung, durch eine: Colch.

krampfartig:

Hoden: Agn., am-c., arg-m., caps., chin., con., ign., lyc., nux-v., petr., phos., plb., spong.

rechts: Arg-m.

nachmittags: Chin.

abends: Con.

Erektionen, nach: Con.

Ruhe, in der: Arg-m.

Samenabgang, nach: Caps.

erstreckt sich vom Rektum zu den Hoden: Sil.

Samenstränge: Arg-m., kali-c., **Nux-v.**

erstreckt sich zum Hoden: Dios.

Rektum zum Hoden, vom: Sil.

lanzinierend (s. schneidend)

mahlend, schießend:

Samenstränge morgens: Phyt.

nagend, Hoden: Ph-ac., plat.

quetschend, Hoden: *Sil.*, **Spong.**

reißend:

Hoden: Ant-t., arum-t., caust., *chin.*, *con.*, euph., hyos., nat-c., ph-ac., **Puls.**, *rhod.*, staph., ust.

rechts: Arum-t.

erstreckt sich zum Abdomen: Arum-t.

Penis: Ambr., aur., colch., coloc., con., iod., kali-c., kali-i., merc., mez., petr., ph-ac., tab., thuj.

Eichel: Ambr., cinnb., *colch.*, euph., kali-c., lyc., merc., *mez.*, *pareir.*, petr., thuj., zinc.

SCHMERZ - reißend - *Penis* ...

Urinieren, vor: Aur.

während: *Pareir.*, petr., *sars.*

erstreckt sich zur Peniswurzel: Sars.

Penisspitze: Zinc.

Peniswurzel:

Anlehnen mit dem Kreuz beim Stehen amel.: Ign.

Gehen agg.: Ign., zinc.

erstreckt sich zur Eichel, nach dem Urinieren: Sars.

Vorhaut: Chin., jac.

Samenstränge: Anag., *arg-m.*, arum-t., bell., *berb.*, *calc.*, *colch.*, *iod.*, nit-ac., nux-v., ol-an., *ox-ac.*, *puls.*, *staph.*, sumb.

links: Sumb.

rechts, 16 Uhr: Arg-m.

abends: Bell.

Bett, im: Bell.

Gehen, beim: *Berb.*

Ruhe, in der: Arg-m.

erstreckt sich nach oben im linken Samenstrang: Bell.

unten; nach: Calc., staph.

schießend (s. stechend)

schneidend: Bor., sil.

Urinierens, zu Beginn des: Iris., *manc.*, merc., petr., sec.

Hoden: Aur., bell., berb., cahin., coc-c., *con.*, lyc., nuph., ph-ac., *sep.*, ter.

nachts im Bett: Coc-c.

Koitus, beim: Kali-i.

Penis: Alumn., anac., cic., con., crot-h., euon., lyc., nat-c., ol-an., ph-ac., still., thuj.

brennendes Schneiden: Ph-ac.

Eichel: Con., lyc., ph-ac., thuj.

Urinieren, vor: Coch.

während: Coch., *lyc.*

nach: Coch.

Penisspitze: Calc.

Vorhaut, nach dem Urinieren: Berb., canth., dig., nat-m.

SCHMERZ - schneidend - *Penis* ...

Samenstrang: Bell., berb.

Skrotum: Con.

stechend: Berb., bor., clem., croc., euphr., inul., rhus-t., sil.

lanzinierend: Croc.

Hoden: Aesc., arn., *bar-m.*, *bell.*, berb., brom., bry., calc., carb-s., **Caust.**, cocc., graph., *ham.*, ip., lyc., *lycps.*, merc., merc-c., nat-m., *nux-v.*, op., ox-ac., polyg-h., *puls.*, *rhod.*, sel., *spong.*, *staph.*, sulph., sumb., *thuj.*, zinc.

links: Carb-s., *fl-ac.*, merc-c., puls., staph., *thuj.*, zinc.

rechts: Bry., *caust.*, coc-c., graph., rhod., sel., spig.

abends: Ox-ac., rhod., *sel.*

nachts: Ham.

Gehen, beim: Ox-ac.

amel.: *Rhod.*

Ruhe, in der: Rhod., zinc.

Sitzen, im: Rhod.

Urinieren, beim: Thuj.

erstreckt sich zum Magen: *Ham.*

Samenstrang: Coc-c., fl-ac., ox-ac., *spong.*

Penis: Acon., anan., arn., asaf., asar., asc-t., aspar., aur., berb., bor., brach., brom., calad., calc., cann-s., caps., caul., chel., cinnb., coc-c., con., crot-t., *dros.*, elaps, guaj., ham., ign., kali-n., *lith-c.*, lyc., mag-s., merc., merc-i-f., *mez.*, mur-ac., naja, nat-m., osm., petr., ph-ac., phos., plat., puls., ran-s., sabad., sep., sil., spig., stann., staph., *sulph.*, sumb., *thuj.*, *viol-t.*, zinc.

Erektion, bei: Alum.

Husten, beim: Ign.

juckendes Stechen: Ph-ac.

Sitzen und Gehen, beim: Mag-s.

Urinieren, während: Aur., *merc.*, prun-s.

nach Urinieren Krämpfe der Harnröhre und Tenesmus des Rektums: *Prun-s.*

erstreckt sich zum Anus: Merc.

Eichel: Asar., brom., spong.

hinten, nach: Aur.

SCHMERZ - stechend - *Penis - erstreckt sich* ...

Hoden: Carb-s., thuj.

vorne, nach: Asar., spig.

Eichel: Acon., arn., ars., berb., brom., carb-ac., *caul.*, cinnb., clem., coc-c., dros., *euph.*, euphr., ferr-ma., hep., *kali-bi.*, lyc., *merc.*, mez., nat-m., ph-ac., phos., *prun-s.*, ran-s., rhod., sabin., samb., spong., stann., *sulph.*, *thuj.*, zinc.

Drücken darauf, beim: Thuj.

Urinieren, vor: Aur.

während: Acon., sulph., thuj.

nach: *Prun-s.*

Penisspitze: Euph., euphr., ferr-m., mez., ph-ac., thuj.

Peniswurzel: Calc-p., zinc.

Vorhaut: Ars., cham., cocc., *hep.*, *mang.*, *nit-ac.*, sep., sumb., thuj.

Urinieren, nach dem: Berb., con., kali-bi., merc.

Samenstränge: All-c., am-m., ammc., *arn.*, arum-d., *bell.*, *berb.*, *bry.*, calc., carb-s., clem., goss., grat., *merc.*, nat-m., *nux-v.*, ox-ac., podo., polyg-h., *puls.*, rhod., spong., *staph.*, sulph., sumb., *thuj.*

abends: Ammc.

links, dann rechts: Calc., staph.

Gehen, beim: Ammc., ox-ac.

erstreckt sich zum Abdomen: *Grat.*, *staph.*

Brust: Grat.

oben, nach: Bell., thuj.

Penis: Puls.

unten, nach: *Berb.*, calc.

Skrotum: Anan., arn., berb., clem., lyc., meny., mez., ph-ac., rhus-v., sulph., **Thuj.**, viol-t., zinc.

stechend, wie mit einer Nadel: *Nit-ac.*

Wehtun: **Arn.**, chin., jatr.

Eichel nach dem Urinieren: Puls.

Hoden: Asaf., **Aur.**, berb., bism-o., *calc.*, carl., *caust.*, chel., con., cop., *ham.*, *iod.*, jatr., lyss., *nat-m.*, nuph., nux-v., **Puls.**, *staph.*, still., sumb., thuj., ust.

links: Con., jatr., nuph., still., sumb.

rechts: *Bism-o.*, calc., *caust.*, chin-s., nat-m.

morgens: Sars.

mittags: *Caust.*, ust.

abends: Chin-s.

Gehen, beim: *Staph.*, sumb., thuj.

Samenabgang, nach: *Ph-ac.*

sexuelle Erregung, durch: *Iod.*, *staph.*

Samenstränge: All-c., chel., chin-s., *clem.*, mang., nux-v., *sars.*, senec.

morgens: Sars.

Erektionen ohne Koitus, nach: Mag-m., nux-m., *sars.*

Urinieren, beim: Stront.

erstreckt sich zu den Hoden: Senec.

Skrotums, Seiten des: Lach., meny.

windend, Hoden: Coloc.

wund, beißend:

Penis: Asar., aur-s., berb., crot-h., sulph.

Eichel: *Asar.*, berb., nux-v.

Penisspitze: Arum-t.

Vorhaut: Ail., calad., carb-v., sep., verat.

Innenseite: Carb-v.

Skrotum: Berb., carb-s., ran-s.

Oberschenkeln, zwischen Skrotum und: Hep., nat-c.

wund schmerzend, wie gequetscht, zerschlagen, empfindlich: Ant-s., arn., ars., arum-t., cocc., lil-t., phos., **Plat.**, *sulph.*, syph., verat.

beißend, wie durch Salz, nach dem Urinieren; und: Caust.

Urinieren, beim: Kreos.

Hoden: *Acon.*, aesc., alum., am-c., apis, **Arg-m.**, *arg-n.*, arn., ars., *aur.*, *calc.*, *caust.*, chel., cimic., **Clem.**, *cocc.*, coloc., con., cop., *dig.*, echi., equis., *ham.*, hep., indg., kali-bi., kali-br., kali-c., kali-n., lith-c., med., *merc.*, mez., nat-ar., nat-c., *nat-m.*, **Nit-ac.**, oci., ol-an., ox-ac., *pall.*, ph-ac., *phos.*,

polyg-h., psor., **Puls.**, **Rhod.**, sabad., **Spong.**, staph., tarent., *thuj.*, zinc.

links: *Arg-m.*, calc., nat-ar., *nit-ac.*, sabad., *thuj.*

rechts: Acon., **Arg-m.**, arg-n., **Aur.**, *caust.*, dig., *rhod.*, sabin.

morgens: Sars.

nachmittags: Calc-s.

abends: **Puls.**, sabad.

18-23 Uhr: **Aur.**

Bett, im: *Arg-m.*

Gehen, beim: **Arg-m.**, *clem.*, staph., thuj.

Sitzen, im: **Puls.**

Wein, nach: Thuj.

erstreckt sich in den Samensträngen hinauf: *Equis.*, polyg-h., puls., **Rhod.**

links: *Polyg-h.*

Penis: Asar., bor., calad., *cann-s.*, canth., cop., *ign.*, lach., nat-c., rhus-t., rhus-v., sabad., sulph., tep., *thuj.*

Eichel: Asar., caps., chel., cic., cycl., merc., nat-c., rhus-t., thuj.

Urinieren, beim: *Lyc.*, nit-ac.

Vorhaut: Ail., calad., carb-v., sep., verat.

abends: Cycl.

Gehen, beim: **Merc.**

Rand der Vorhaut: **Ign.**, *mur-ac.*, *nit-ac.*

Samenstränge: Brach., **Clem.**, equis., **Phyt.**, *sars.*

rechts: *Clem.*

Berührung, bei: Chin., clem., meny., merc-i-r., sars.

Skrotum: Am-c., anac., berb., *calc-p.*, chin., coff., cupr-ar., kali-c., ph-ac., zinc.

Flüssigkeit sickert heraus: Calc-p., cop.

Schwitzen, nach: Plb.

Stellen, an kleinen: Nit-ac.

Oberschenkeln, zwischen den: *Caust.*, rhod.

SCHMERZ - **wund** schmerzend - *Skrotum* ...

Skrotum, und: *Bar-c.*, **Graph.**, **Lyc.**, *merc.*, *nat-c.*, *nat-m.*, **Petr.**, rhod., *rhus-t.*, *sulph.*

Seiten des Skrotums: Petr., thuj., zinc.

zerrend:

Hoden: Cann-s., *gels.*, iod., *kali-c.*, lach., *med.*, sumb.

nachmittags, erstreckt sich zu den Leisten: Gels.

Samenabgang, nach: *Ph-ac.*

Penis, an der Peniswurzel: Chel.

Brennen von dem Samenbläschen zur Eichel, mit: Mang.

Samenstränge: Berb., chin-a., *iod.*, sars., sec., spong., sumb.

ziehend:

Hoden: Acon., aesc., agar., am-c., ammc., apis, **Aur.**, *aur-m.*, bapt., bell., berb., calc-ac., calc-s., canth., carb-s., card-m., *chel.*, *chin.*, *clem.*, *cocc.*, coloc., *con.*, cop., graph., *ham.*, hipp., hyos., ip., kali-c., kali-n., kali-s., mang., *merc.*, mur-ac., *nat-c.*, nat-m., nat-p., nit-ac., *nux-v.*, ol-an., op., ox-ac., ph-ac., phos., plb., psor., *puls.*, **Rhod.**, rhus-t., sabad., sep., *staph.*, *sulph.*, ter., *thuj.*, tus-p., verat., *zinc.*

links: Aesc., ang., calc-s., chin., *con.*, kali-c., *rhod.*, ter., *thuj.*, zinc.

rechts, dann: *Zinc.*

rechts: Acon., anag., **Aur.**, bry., **Rhod.**

morgens: Calc-s., nat-c.

abends: Agar., sulph.

anfallsweise: Aur-m.

Bewegung amel.: *Rhod.*

Gehen amel.: Thuj.

Sitzen, im: Ter., zinc.

Urinieren, beim: Cahin.

erstreckt sich zum Abdomen: Calc., *iod.*, **Rhod.**

Hüfte: Chel.

Leistenring: Aur-m., bry.

Oberschenkel: Rhod., sep.

Samenstrang: Aesc., berb., bry., *clem.*, fl-ac., *zinc.*

SCHMERZ - **ziehend** ...

Penis: Asaf., canth., coc-c., graph., grat., **Iod.**, *kali-c.*, lach., lyc., merc., mez., ol-an., psor., puls-n., ran-s., rhod., sabad., teucr., valer., *zinc.*

nachmittags: Asaf.

abends: Puls.

Eichel: Alum., asaf., cic., graph., iod., kali-c., lact., lyc., thuj.

Peniswurzel: Lact., zinc.

Vorhaut: Coc-c.

Samenstränge: *Agar.*, agn., *all-c.*, alum., am-c., ammc., anag., ang., ant-c., arg-m., aur-m., bell., *berb.*, bry., cann-s., canth., *chel.*, cimic., *clem.*, *con.*, crot-t., *ham.*, hydr., *ind.*, lact., *mang.*, med., *merc.*, mez., nat-c., nat-m., nat-p., nit-ac., *nux-v.*, ol-an., *ox-ac.*, ph-ac., *phos.*, plb., psor., *puls.*, rhod., sec., spong., *staph.*, sulph., *tarent.*, tep., ter., *zinc.*

links: Agar., ars., tarent.

rechts: Arg-m., sabin.

morgens: Calc-s.

nachmittags, 16 Uhr: Arg-m.

abends: Ammc.

anfallsweise: Merc.

Bewegung amel.: Arg-m., rhod.

Gehen, beim: *Berb.*, crot-t.

Sitzen, im: Berb.

spasmodisch: Agar.

Stehen, im: Ant-c.

Urinieren, beim: Agar., bell., *canth.*, caps., clem.

nach, und: Caps.

erstreckt sich in das Abdomen beim Urinieren: Clem.

Hoden: *Berb.*, nux-v., *puls.*, teucr.

Leistenring, in den: *Berb.*, bry.

oben, nach: *Bell.*, *ol-an.*

zuckend, Samenstrang: Ang., mang., ox-ac., plb.

zusammendrückend: Hoden: Am-c., petr., sil., squil., staph., thuj., zinc.

rechts: Arg-m., staph.

zusammenschnürend: Puls.

SCHMERZ - zusammenschnürend ...

Hoden: **Am-c.**, berb., bufo, merc-ac., nux-v., ol-an., *plb.*, sulph.

Peniswurzel morgens beim Erwachen: *Kali-bi.*

Samenstrang: Am-c., berb., nux-v.

Gehen, beim: Nux-v.

Stehen, im: Nux-v.

zusammenziehend:

Hoden: Alum., camph., *chin.*, merc-ac., nux-v., plb.

Samenstrang: Alum., berb., calc., **Nux-v.**

zwickend:

Hoden: Caps., *clem.*, con., kali-c., nat-m., sep., **Spong.**

nachmittags: Caps.

Urinieren, beim: Caps.

Penis: Acon., brom., chel., graph., osm.

Eichel: Kali-bi., mez., ph-ac.

Vorhaut: Jac-c.

Skrotum: Clem., mez.

SCHORF an der Innenseite der Vorhaut: Caust.

SCHORFIGE Flecken auf der Eichelkrone: Cor-r., nit-ac.

SCHWÄCHE:

Gefühl von: Carb-an., *nat-m.*

Stuhlgang, nach: *Calc.*, *calc-p.*

Koitus, nach: *Berb.*

Urinieren, als ob es zu einem Samenabgang kommen würde; nach dem: Berb.

SCHWEISS: Acet-ac., agn., alum., am-c., ars., ars-i., asc-t., **Aur.**, bar-c., *bell.*, *calad.*, *calc.*, *canth.*, carb-an., carb-s., *carb-v.*, carl., con., *cor-r.*, **Fl-ac.**, *gels.*, hep., *hydr.*, ign., iod., lachn., lyc., mag-m., *merc.*, merc-i-f., mez., *petr.*, ph-ac., *puls.*, **Sel.**, **Sep.**, sil., staph., *sulph.*, **Thuj.**

morgens: *Aur.*

abends: Carb-v.

nachts: Bell.

beißend; riecht: *Fl-ac.*

kalt: *Carb-v.*

süßlich, riecht: *Thuj.*

übel riechend: Aloe, ars-m., fago., *fl-ac.*, *hydr.*, *iod.*, *nat-m.*, *sars.*, *sep.*, **Sulph.**

Penis: Nat-m., nit-ac., thuj.

SCHWEISS ...

Skrotum: Acon., agn., am-c., *aur.*, bar-c., bell., calad., *calc.*, *calc-p.*, carb-an., carb-s., carb-v., caust., *con.*, cupr-ac., daph., *dios.*, gels., *ham.*, hep., hydr., *ign.*, *iod.*, lachn., *lyc.*, *mag-m.*, *merc.*, mez., *nat-s.*, *petr.*, *psor.*, *rhod.*, *sel.*, *sep.*, *sil.*, staph., **Sulph.**, **Thuj.**, ust.

eine Seite: Thuj.

morgens: Thuj., ust.

abends: Nat-s., sil.

nachts: Ham., mag-m.

strenger Geruch: *Dios.*

süßlicher Geruch: *Thuj.*

Oberschenkeln, zwischen den: Cinnb.

SCHWELLUNG: Aloe, ang., **Arn.**, *ars.*, *canth.*, carb-o., coc-c., kali-bi., *lach.*, *lyc.*, *merc.*, plb., **Rhus-t.**, sacc., wies.

ödematös: *Apis*, *dig.*, **Graph.**, rhus-t.

schmerzhaft: *Ars.*, *canth.*, plb., rhus-t.

Hoden: *Acon.*, *agn.*, alum., anan., ant-t., apis, arg-n., *arn.*, *ars.*, *ars-i.*, *aur.*, aur-m., aur-s., *bapt.*, bar-c., *bar-m.*, *bell.*, *brom.*, bry., calc., *calc-p.*, canth., carb-an., carb-s., *carl.*, chel., *chin.*, **Clem.**, coloc., *con.*, *cop.*, cub., *dig.*, elaps, *graph.*, *ham.*, hippoz., ind., *iod.*, kali-ar., kali-br., *kali-c.*, *kali-i.*, kali-s., *lach.*, lyc., *med.*, *merc.*, *merc-c.*, *merc-i-r.*, merc-sul., *mez.*, mill., nat-ar., nat-c., *nat-m.*, nat-p., *nit-ac.*, *nux-v.*, oci., *ol-an.*, *ph-ac.*, phyt., *plb.*, *psor.*, **Puls.**, **Rhod.**, rhus-t., *sil.*, **Spong.**, staph., stry., sulph., tarax., tarent., tep., thuj., vib., *zinc.*

links: Alum., brom., cop., mez., oci., ph-ac., podo., **Puls.**, *rhod.*, *spong.*, vib.

hart, schmerzlos: Brom.

rechts: Apis, arg-n., **Aur.**, chel., **Clem.**, graph., iod., *puls.*, **Rhod.**, sul-ac., tarent.

Mumps, durch: Abrot., ars., *carb-ac.*, *jab.*, *merc.*, nat-m., nux-v., phos., **Puls.**, rhus-t., staph.

unbefriedigten Sexualtrieb, durch: *Iod.*

Verdickung der Nebenhoden, mit: Carb-s., spong., sulph.

Penis: Anac., apoc., **Arn.**, *ars.*, aspar., bufo, calc-p., *cann-s.*, *canth.*, *cinnb.*, cop., cor-r., cupr., fl-ac., graph., iris., *kali-i.*, *kreos.*, *lac-c.*, *led.*, *merc.*, *merc-c.*, *mez.*, *mill.*, nat-ar., nat-c., nat-p., *nat-s.*, ph-ac., plb.,

SCHWELLUNG - *Penis* ...

rhus-t., rhus-v., sabin., *sil.*, sol-n., sumb., tarent., *vesp.*

blaurot: Arn., ars.

hart: Arn., merc., nux-v., ph-ac., sabin., spong.

heiß: Arn., form., kali-c., puls.

ödematös: *Apis*, *apoc.*, arn., *cann-s.*, *canth.*, *dig.*, *fl-ac.*, *graph.*, *lyc.*, *merc.*, *nat-s.*, *nit-ac.*, *nux-v.*, puls., *rhod.*, **Rhus-t.**, sil., sulph., *vesp.*

schmerzhaft: Arn., ars., calad., cann-s., canth., caps., graph., lact., *merc.*, nit-ac., nux-v., plb., puls., rhus-t., sabin., sulph., thuj.

Eichel: *Ars.*, cann-s., *canth.*, *cinnb.*, *cor-r.*, dor., iris., *kali-i.*, *merc.*, *nat-c.*, plb., **Rhus-t.**, sacc., sulph., sumb., thuj.

eine Seite: Spig.

Lymphknoten: Lact., *merc.*

Vorhaut: *Apis*, **Calad.**, cann-s., canth., *caps.*, carb-s., cham., **Cinnb.**, *cor-r.*, *dig.*, *fl-ac.*, form., *graph.*, *jac.*, lac-c., **Merc.**, *merc-i-f.*, mez., mill., *nat-c.*, *nat-s.*, **Nit-ac.**, **Rhus-t.**, *rhus-v.*, sabin., sep., sil., *sulph.*, *sumb.*, *thuj.*, **Vesp.**, *viol-t.*

Frenulum: Sabin.

Samenstränge: Arn., *berb.*, *calc.*, *chin.*, coloc., ham., *kali-c.*, *kali-i.*, ph-ac., *phos.*, **Puls.**, *sars.*, **Spong.**, tarent.

links: Berb.

rechts: **Clem.**, puls.

Gehen agg.: *Berb.*

sexueller Erregung, nach: *Sars.*

Skrotum: Anac., anan., apis, apoc., *arn.*, *ars.*, asaf., brom., calc., *canth.*, *carb-v.*, carl., caust., *chel.*, chin., clem., colch., cupr-ar., *graph.*, jac., mez., *nat-m.*, ph-ac., plb., *puls.*, **Rhus-t.**, *rhus-v.*, sacc., *sep.*, sol-n., stram., syph., *vesp.*

entzündlich: Ph-ac., plb., *rhus-t.*

Gonorrhö, bei chronischer: Brom.

ödematös: Anan., **Apis**, *apoc.*, *arg-m.*, **Ars.**, calad., *canth.*, *colch.*, *dig.*, ferr-s., **Graph.**, *kali-c.*, *lach.*, *lyc.*, *nat-m.*, *nat-s.*, *phos.*, **Rhus-t.**, zinc.

schmerzlos: Mez.

Seiten des Skrotums: Agar., **Clem.**, mez., puls.

SCHWEREGEFÜHL: Agar., am-c., clem., cupr., elaps, hura, lob., *nat-c.*, nux-v., ox-ac., ph-ac., *psor.*, tarent., thuj.

Urinieren, beim: Ph-ac.

SEXUELLES Verlangen:

exzessiv: *Agar.*, *alum.*, *calc.*, *cann-i.*, colch., coloc., ham., *hyos.*, *kali-br.*, *kali-c.*, *lach.*, *lyc.*, mosch., *nat-c.*, *nat-m.*, nit-ac., **Phos.**, phys., *plat.*, *plb.*, psor., *sil.*, **Stram.**, *tarent.*, ther., *tub.*, *ust.*, **Zinc.**

Beschwerden durch zu starken Sexualtrieb: **Lyss.**

fehlend: **Agn.**, alum., am-c., anac., anan., *arg-n.*, bell., *berb.*, calc., *camph.*, *caps.*, carb-ac., carb-an., **Carb-s.**, *carb-v.*, cop., ery-a., ferr., ferr-ma., ferr-p., *graph.*, *hell.*, hep., *ign.*, *iod.*, **Kali-bi.**, *kali-br.*, *kali-c.*, kali-p., kali-s., lach., *lyc.*, lyss., mur-ac., myric., *nat-m.*, nat-p., *nit-ac.*, *nuph.*, nux-m., *onos.*, *ph-ac.*, phos., *plb.*, *psor.*, sel., sil., spong., *sulph.*, *sumb.*, tab., thuj.

beleibten Personen, bei: **Kali-bi.**

heftig: Acon., am-c., *anac.*, **Anan.**, ant-c., arn., *bufo*, **Cann-i.**, **Canth.**, cop., *fl-ac.*, *graph.*, grat., *kali-br.*, *lach.*, *lyss.*, merc., mosch., mygal., *nat-h.*, **Phos.**, **Pic-ac.**, **Plat.**, **Sil.**, stann., *stram.*, sulph., *tarent.*, **Tub.**, **Zinc.**

sexuelle Manie: **Phos.**, *tarent.*

Zittern, mit: Am-c., graph., **Plat.**

Unterdrückung; Beschwerden durch: *Apis*, berb., calc., **Camph.**, *carb-o.*, **Con.**, *hell.*, *lil-t.*, **Lyss.**, *ph-ac.*, pic-ac., plat., **Puls.**

vermehrt: Acon., *agar.*, agn., *all-c.*, aloe, alum., *am-c.*, *anac.*, **Anan.**, *ant-c.*, ant-t., apis, arn., ars., arund., *aur.*, aur-m., bar-c., **Bar-m.**, bell., bov., brom., bry., *bufo*, cahin., **Calc.**, **Calc-p.**, *camph.*, **Cann-i.**, *cann-s.*, **Canth.**, carb-ac., carb-v., *cast.*, caust., cedr., cham., *chin.*, *cinnb.*, *coc-c.*, *cocc.*, *coff.*, colch., **Con.**, *croc.*, dig., *dios.*, *ferr.*, ferr-i., ferr-p., *fl-ac.*, *gels.*, gins., *graph.*, helon., *hep.*, hipp., *hyos.*, *ign.*, *iod.*, *kali-bi.*, kali-br., *kali-c.*, *kali-i.*, *kali-n.*, kali-p., *lac-c.*, *lach.*, *laur.*, led., lil-t., **Lyc.**, **Lyss.**, manc., mang., meny., *merc.*, *mez.*, *mosch.*, naja, *nat-c.*, *nat-h.*, *nat-m.*, *nat-p.*, *nat-s.*, *nit-ac.*, nux-m., **Nux-v.**, *op.*, ox-ac., par., *ph-ac.*, **Phos.**, **Pic-ac.**, **Plat.**, *plb.*, psor., **Puls.**, rhus-t., ruta, *sabin.*, sacc., sang., sars., seneg., *sep.*, **Sil.**, *stann.*, **Staph.**, *stram.*, sulph., sumb., *tarent.*, tell., *thuj.*, **Tub.**, *ust.*, verat., **Zinc.**

morgens: Agar., anac.

SEXUELLES Verlangen - **vermehrt** ...

alten Männern, bei: *Fl-ac.*, staph., sulph.

Erektionen, ohne: *Agar.*, *agn.*, *alum.*, *am-c.*, *anan.*, *arg-m.*, *arg-n.*, *aur.*, aur-s., bar-c., **Calad.**, *calc.*, *camph.*, carb-s., *chin.*, cob., **Con.**, corn., crot-h., *dig.*, ferr-ma., **Graph.**, hep., ign., lach., **Lyc.**, meny., naja, *nat-m.*, *nat-p.*, nuph., *nux-m.*, *nux-v.*, op., *ph-ac.*, *phos.*, *psor.*, puls., sabad., *sel.*, *sep.*, *sil.*, *staph.*, sulph.

Essen, nach dem: Aloe, colch.

leicht erregbar: Cinnb., con., *graph.*, kali-c., *lyc.*, *nux-v.*, **Phos.**, *pic-ac.*, plat., *plb.*, **Zinc.**

Absonderung von Prostatasekret, mit: Nit-ac.

paralytischer Erkrankung, bei: *Sil.*

Pollution, nach: Aloe, ars., grat., kali-c., mez., nat-m., nit-ac., *ph-ac.*, rhod., sep.

Schlaf, nach: *Agar.*

Versuch, es zu befriedigen, bis es ihn zu Masturbation und Wahnsinn treibt; bei jedem: Anan.

vermindert: Acon., agar., **Agn.**, *alum.*, am-c., apis, arg-m., arg-n., aur., **Bar-c.**, bell., berb., bor., calc-p., carb-ac., carb-an., *clem.*, cycl., *dios.*, *ferr.*, **Graph.**, hell., *hep.*, *ign.*, ind., indg., kali-br., *kali-c.*, *kali-i.*, *kali-p.*, kali-s., **Lyc.**, *mag-c.*, *mur-ac.*, *nat-m.*, nat-p., *nit-ac.*, *nuph.*, op., petr., *ph-ac.*, *psor.*, *rhod.*, sabad., sel., *sep.*, **Sil.**, spong., **Staph.**, *sulph.*, teucr., ther.

SMEGMA, vermehrtes: *Canth.*, **Caust.**, *nux-v.*, sang., sulph., sumb.

SPANNUNG: Graph., nat-m., rhus-t.

Berührung durch die Kleidung, bei: Graph.

Hoden: Aur., kali-n., sulph.

Penis: Ant-s., calc-p., graph., kali-i., mosch., mur-ac., nat-c., psor.

Samenstränge: Cann-s., chel., *clem.*, kali-n., med., ol-an., ph-ac., phos., *puls.*, *sulph.*

Skrotum: Arn., *clem.*, com.

SZIRRHUS (s. KREBS)

TROCKENHEIT der Eichel: *Calad.*, lyss.

TRÖPFELN von Samen: Canth., *sel.*

Schlaf, im: *Sel.*, sil.

TUBERKEL: *Hydrc.*, *thuj.*

TUBERKEL ...

Hoden: Ambr., *arg-m.*, calc., carb-s., carb-v., caust., graph., hep., **Iod.**, kali-c., lyc., *merc.*, nat-m., *nit-ac.*, *petr.*, *ph-ac.*, phos., plb., psor., **Puls.**, sep., **Sil.**, **Spong.**, *staph.*, sulph., **Tub.**, *zinc.*

Penis: Bov., thuj.

Eichel: Hippoz.

Samenstrang: Ambr., *graph.*, *iod.*, *kali-c.*, mang., *merc.*, *nit-ac.*, ph-ac., *phos.*, plb., **Puls.**, sars., **Sil.**, **Spong.**, staph., sulph., thuj., zinc.

TUMOR der Hoden, indolenter: Tarent.

VARIKOZELE: *Aesc.*, arn., *aur.*, bell., *calc.*, carb-v., colch., *coll.*, crot-h., fl-ac., *ham.*, *lach.*, *lyc.*, *merc-i-r.*, *nux-v.*, osm., *ph-ac.*, *podo.*, *puls.*, ruta, sep., *sil.*, *sulph.*, tab.

Überanstrengung, nach: Ruta

VERDICKUNG:

Samenstränge: Calad., carb-v., **Clem.**, rhus-r., *rhus-t.*, *sulph.*

erstreckt sich in den Bauch: Kali-n.

Skrotum: *Rhus-t.*, *sulph.*

Vorhaut: Elaps, sulph.

VERGRÖSSERUNG:

Hoden: Arg-n., ars., bar-m., *iod.*

links: *Alum.*, spong.

zwei Jahre lang: Spong.

rechts: Arg-n., **Aur.**

Gehen, beim: *Clem.*

Samenstrang: Fl-ac., kali-i.

VERHÄRTUNG:

Hoden: Agn., alum., *arg-m.*, arg-n., arn., ars., ars-i., *aur.*, *bar-c.*, bar-m., bell., *calc.*, *calc-f.*, calc-p., *carb-an.*, *cinnb.*, **Clem.**, **Con.**, *cop.*, *graph.*, *iod.*, kali-ar., kali-c., kali-chl., *kali-i.*, kali-s., lach., lyc., **Med.**, *merc.*, *merc-i-r.*, merl., nit-ac., *nux-v.*, phos., plb., *puls.*, **Rhod.**, **Sil.**, **Spong.**, *staph.*, stry., *sulph.*, thuj., ust., *viol-t.*

links: *Brom.*, kali-chl., mez., oci., *rhod.*, *thuj.*

rechts: Arg-n., arn., *aur.*, *clem.*, *con.*, lach., merc., *nit-ac.*, *ox-ac.*, ph-ac., **Rhod.**, sil.

chronisch: *Aur.*, bar-c., *rhod.*

Gonorrhö, nach: *Alum.*, *clem.*, cop., *med.*, **Rhod.**, sulph.

VERHÄRTUNG - *Hoden ...*

Nebenhoden: Ars., *aur.*, *med.*, merc., nit-ac., **Rhod.**, **Spong.**

Penis: Sep.

alten Männern, bei: *Berb.*

Vorhaut: *Lach.*, merc-i-r., sep., *sulph.*

Samenstrang: Ph-ac., *syph.*

Skrotum: **Rhus-t.**, **Sulph.**

VÖLLEGEFÜHL, Samenstränge: Fl-ac.

WOLLÜSTIGES Gefühl, durch Kratzen erregt: *Crot-t.*

WUCHERUNGEN an den Hoden: Bar-c.

ZIEHEN im Skrotum: Am-c., clem.

ZUCKEN:

Brennen von den Samenbläschen bis zur Eichel; mit: *Mang.*

Hoden: Lyc., meny., sil.

Penis: Aur., bar-c., *calc.*, carl., caust., *cinnb.*, graph., lach., lyc., mez., nat-m., nit-ac., rhod., stann., **Thuj.**, viol-t., zinc.

Eichel: Mez.

Peniswurzel: Zinc.

Samenstränge: *Mang.*

Skrotum: Graph.

ZUSAMMENSCHNÜRENDES Gefühl: Arn., asar., kali-c., mosch.

ZUSAMMENSCHNÜRUNG:

Eichel, hinter der: Coloc., plb., puls.

Koitus, nach: Calad.

Vorhaut: Merc., nit-ac., rhus-t., sabin., sulph.

ZUSAMMENZIEHUNG, Skrotum: Acon., arn., berb., cann-s., clem., ferr-m., op., plb.

GENITALIEN - WEIBLICH

ABORT: Acon., *alet.*, ambr., ant-c., **Apis**, arg-n., *arn.*, asaf., *asar.*, **Bell.**, *bry.*, *calc.*, calc-s., camph., cann-s., *canth.*, carb-an., carb-v., *caul.*, cedr., **Cham.**, *chin.*, *cimic.*, *cocc.*, con., **Croc.**, crot-h., cupr., cycl., dulc., **Erig.**, eup-pur., *ferr.*, *ferr-i.*, ferr-p., **Gels.**, ham., *helon.*, *hep.*, hippoz., *hyos.*, *ign.*, iod., **Ip.**, *iris.*, *kali-c.*, kali-p., kali-s., kreos., *lyc.*, *merc.*, *mill.*, nat-c., nit-ac., **Nux-m.**, *nux-v.*, op., phos., *plat.*, *plb.*, podo., **Puls.**, *rhus-t.*, ruta, **Sabin.**, **Sec.**, **Sep.**, sil., stram., *sulph.*, tanac., tril., *ust.*, verat., *vib.*, zinc.

Anstrengung, durch: **Erig.**, helon., mill., nit-ac., *rhus-t.*

Erregung, durch: **Gels.**

Gewitter, durch: Nat-c., rhod.

kaltes und feuchtes Wetter oder Orte, durch: *Dulc.*

Kummer, durch unterdrückten: Ign., nat-m.

Monat, im zweiten: Apis, kali-c.

ersten Monaten, in den: *Apis*

dritten: Apis, cimic., croc., eup-pur., *merc.*, *sabin.*, *sec.*, thuj., *ust.*

fünften bis siebten: Sep.

letzte Monate: Op.

Neigung zu Abort: Alet., *apis*, arg-n., asar., aur., bapt., bufo, *calc.*, carb-v., *caul.*, *cimic.*, ferr., *helon.*, hyos., *kali-c.*, kreos., lyc., nux-m., **Plb.**, puls., *sabin.*, *sep.*, sil., *sulph.*, vib., zinc.

Schreck, durch: *Acon.*, *gels.*, *ign.*, *op.*

Trägheit des Uterus, durch: Alet., *carb-v.*, *caul.*, chin., cimic., ferr., helon., puls., sabin., sec., senec., ust.

Verletzungen, nach: Arn., *rhus-t.*

ABSZESS: *Hep.*, kali-p., *merc.*, nit-ac., *sep.*, *sulph.*

Ovarien: Bell., *crot-h.*, *hep.*, *lach.*, *merc.*, plat., psor., *sil.*

links: *Lach.*

AMEISENLAUFEN (vgl. PRICKELN): Elaps, *plat.*

APHTHEN: Agar., *bor.*, *carb-v.*, *helon.*, iod., *kreos.*, *merc.*, *sul-ac.*, sulph., thuj.

Vagina: Caul.

ASKARIDEN: Ferr., *sil.*, *sulph.*

ATONIE des Uterus: Alet., ambr., *carb-v.*, *caul.*, *chin.*, cimic., *ferr.*, *helon.*, psor., **Puls.**, *sabin.*, sec., *senec.*, sulph., tril., *ust.*

ATROPHIE der Ovarien: Apis, *bar-m.*, *carb-s.*, *con.*, helon., **Iod.**, plb.

AUFGETRIEBEN, wie mit Luft gefüllt; Uterus ist: Ph-ac.

AURA breitet sich aus vom Uterus zum Hals: Lach.

Magen, zum: Bufo

BEWEGUNGEN wie ein Fötus (s. ABDOMEN - Bewegungen)

BEWUSSTSEIN des Uterus; ist sich dessen bewusst: *Helon.*, *murx.*

BLÄHUNGSABGANG aus der Vagina: Apis, *bell.*, **Brom.**, *calc.*, chin., hyos., *lac-c.*, **Lyc.**, *mag-c.*, *nat-c.*, *nux-m.*, *nux-v.*, orig., **Ph-ac.**, *sang.*, *sep.*, sulph., tarent.

Menses, während: Brom., kreos., nicc.

BLUMENKOHLARTIGE Gewächse (s. WUCHERUNGEN)

BLUTANDRANG, Kongestion: Alet., ambr., bell., bry., *chin.*, *croc.*, fl-ac., gamb., *hep.*, kali-c., lac-c., lach., *merc.*, nux-v., *phos.*, plat., sabin., sec., sulph., tarent.

Ovarien: Acon., alet., **Apis**, *bell.*, *bry.*, con., ham., *hep.*, *iod.*, *kali-i.*, lac-c., lach., *lil-t.*, meli., *merc.*, naja, pall., plat., polyg-h., puls., rhus-t., sabin., sec., *sep.*, staph., sulph., *syph.*, *thuj.*, ust., *zinc.*

Bewegung agg.: Lac-c.

Enthaltsamkeit, durch: Apis

Menses, vor: Lac-c.

unterdrückten Menses, bei: *Apis*

Uterus: Aloe, anan., arg-n., **Bell.**, caul., cham., *chin.*, ferr., *gels.*, *hep.*, *lac-c.*, **Lach.**, *nat-c.*, *nux-v.*, **Puls.**, *sec.*, senec., **Sep.**, sulph., ter.

Blutung, nach: *Chin.*

Menses, vor: *Chin.*, **Lach.**

während: Acon., alet., **Bell.**, caul., cham., *chin.*, **Lach.**, nux-v., **Puls.**, sec., senec., *sep.*

BLUTUNG (s. METRORRHAGIE)

DIPHTHERISCHE Exsudate: Apis, *kali-bi.*, *lac-c.*, merc-cy., sep.

DRÜCKT nach oben, wenn sie sich setzt; der Uterus: Ferr-i., **Nat-h.**

EMPFINDLICHKEIT: *Aur-m.*, **Bell.**, *canth.*, chin., coc-c., *coff.*, con., merc., *mur-ac.*, nux-v., **Plat.**, *sep.*, **Staph.**, sulph., *zinc.*

EMPFINDLICHKEIT ...

Vagina: Acon., alumn., aur., *bell.*, *berb.*, *bry.*, calc., *coff.*, *ferr.*, ferr-p., graph., *kreos.*, **Lyss.**, merc., *nat-m.*, nux-v., **Plat.**, sec., *sep.*, *sil.*, **Staph.**, sulph., *thuj.*

EMPFINDUNGSLOSIGKEIT der Vagina: Alum., *berb.*, *brom.*, cann-s., *ferr.*, *ferr-m.*, kali-br., *phos.*, *sep.*

ENGEGEFÜHL in der Ovarregion beim Heben der Arme: *Apis*

ENTZÜNDUNG: *Acon.*, ambr., anan., *apis*, **Ars.**, *asaf.*, *bell.*, bry., *calc.*, carb-v., *coc-c.*, coll., con., ferr., ferr-ar., *ferr-p.*, ign., *kali-c.*, **Kreos.**, *lyc.*, **Merc.**, *merc-c.*, *nat-m.*, nat-s., *nit-ac.*, nux-v., *petr.*, **Rhus-t.**, *sep.*, staph., sulph., tarent., *thuj.*

erysipelatös: *Apis*, **Rhus-t.**

Menses, während: Acon., bell., calc., merc., nit-ac., nux-v., sep., sulph.

Ovarien: **Acon.**, aesc., am-br., ambr., *ant-c.*, **Apis**, arg-m., arn., ars., ars-i., aur., **Bell.**, brom., *bry.*, *cact.*, *canth.*, caps., *chin.*, cimic., coloc., con., crot-h., cub., dulc., euph., graph., *guaj.*, ham., hep., ign., *iod.*, *lac-c.*, *lach.*, *lil-t.*, **Lyc.**, mag-p., *med.*, **Merc.**, nit-ac., *nux-v.*, *pall.*, *ph-ac.*, **Phos.**, *phyt.*, *plat.*, **Podo.**, *puls.*, rhus-t., sabad., **Sabin.**, staph., *syph.*, *thuj.*, ust., *verat-v.*, zinc.

links: Arg-m., caps., graph., *lach.*, lil-t., *thuj.*, vesp., zinc.

rechts: Aesc., *apis*, *arg-m.*, *bell.*, *bry.*, iod., **Lyc.**, *pall.*, **Podo.**

Blutung, nach: *Chin.*, *plat.*

Menses plötzlich unterbrochen werden, wenn die: **Acon.**, *puls.*

nassen Füßen, nach: *Puls.*

sexuelle Exzesse, durch: *Chin.*, *ham.*, *plat.*, *staph.*

unterdrückter Gonorrhö, nach: *Canth.*, **Med.**

Uterus: *Acon.*, *agn.*, alum., **Apis**, *arn.*, **Ars.**, *aur.*, *aur-m.*, **Bell.**, *bry.*, bufo, *cact.*, calc., **Canth.**, *carb-an.*, carb-s., caul., *cham.*, chin., cocc., *coff.*, coloc., con., croc., ferr., ferr-ar., graph., *ham.*, *hep.*, hydr., *hyos.*, hyper., ign., *iod.*, ip., iris., kali-c., kali-p., kreos., **Lac-c.**, **Lach.**, **Lyc.**, *lyss.*, mag-m., *merc.*, *nux-v.*, op., ph-ac., *phos.*, **Puls.**, *rhus-t.*, *sabad.*, **Sabin.**, **Sec.**, *sep.*, *sil.*, *stram.*, *sulph.*, **Ter.**, *verat.*, *verat-v.*

Blutung, nach: *Chin.*

ENTZÜNDUNG - *Uterus* ...

Entrüstung, durch: *Coloc.*

Freude, durch übermäßige: *Coff.*

Gemütserregung, durch: *Hyos.*

sexuellen Exzessen, nach: *Chin.*

Wehen, nach: *Nux-v.*, *sabin.*, *sec.*

Zorn, nach: *Cham.*

Vagina: *Acon.*, alum., aur-m., bell., caul., *coc-c.*, *cur.*, *ham.*, hyper., *merc.*, *nat-ac.*, sep.

EPILEPTISCHE Aura (s. AURA)

ERSCHLAFFUNG des Sphincter vaginae: *Agar.*, *ambr.*, ars., *calad.*, *calc.*, croc., *ferr.*, *kali-c.*, *lyss.*, mag-c., merc., mur-ac., *nat-c.*, nat-m., *sep.*, sil., staph., *sulph.*, *tub.*

EXKORIATION: *Alum.*, *ambr.*, berb., *bov.*, *calc.*, calc-s., carb-s., *carb-v.*, *caust.*, *graph.*, *hep.*, *kali-c.*, kali-s., *kreos.*, lac-c., lil-t., lyc., meph., *merc.*, nat-c., *nit-ac.*, *petr.*, sabin., *sep.*, sil., sulph., **Thuj.**, til.

alten Frauen, bei: Merc.

Fluor, durch (s. FLUOR - scharf)

Menses, während: All-c., *am-c.*, bov., carb-v., *caust.*, *graph.*, hep., *kali-c.*, nat-s., *sars.*, sil., *sulph.*

Perineum: *Calc.*, *carb-v.*, *caust.*, **Graph.**, hep., **Lyc.**, *merc.*, *petr.*, *sep.*, *sulph.*, thuj.

Vagina: Alum., *kali-bi.*, kali-c., merc.

FEUCHTIGKEIT an den äußeren Genitalien: *Petr.*

Gefühl von: Eup-pur.

FISTELN an der Vagina: *Asar.*, **Calc.**, *carb-v.*, caust., *lach.*, *lyc.*, *nit-ac.*, *puls.*, **Sil.**

FLECKEN: Staph.

FLUOR: *Aesc.*, agar., agn., *alet.*, **Alum.** alumn., *am-c.*, *am-m.*, ambr., anac., ant-c., apis, *arg-n.*, **Ars.**, **Ars-i.**, asaf., aur., *aur-m.*, aur-m-n. bad., *bar-c.*, *bar-m.*, berb., *bor.*, *bov.*, bry. **Calc.**, *calc-p.*, **Calc-s.**, cann-s., canth., caps. **Carb-an.**, **Carb-s.**, *carb-v.*, card-m., caul. **Caust.**, cedr., cham., chel., *chin.*, chin-a., *cimic.* *cinnb.*, *cocc.*, coff., con., crot-c., cub., cur., cycl. dig., dros., dulc., *eupi.*, *ferr.*, ferr-ar., ferr-p. *gels.*, **Graph.**, guaj., ham., helon., *hep.*, hura *hydr.*, **Iod.**, ip., **Kali-ar.**, *kali-bi.*, **Kali-c.** *kali-chl.*, *kali-i.*, *kali-p.*, *kali-s.*, **Kreos.**, *lac-c.* *lach.*, laur., lil-t., *lyc.*, *lyss.*, mag-c., *mag-m.* mag-s., mang., **Med.**, **Merc.**, *merc-c.*, merc-i-f. merc-i-r., mez., **Mur-ac.**, murx., *nat-ar.*, *nat-c.* nat-h., **Nat-m.**, *nat-p.*, nat-s., **Nit-ac.**, *nux-m.* nux-v., *op.*, *orig.*, *pall.*, *petr.*, *ph-ac.*, *phos.*

FLUOR ...

phys., *phyt.*, **Plat.**, plb., *podo.*, prun-s., *psor.*, **Puls.**, ran-b., rat., rhus-t., ruta, *sabin.*, sang., sarr., *sars.*, sec., senec., seneg., **Sep.**, **Sil.**, squil., **Stann.**, stront., *sul-ac.*, **Sulph.**, syph., *tarent.*, *thuj.*, til., ust., viol-t., *zinc.*

tagsüber, nur: *Alum.*, *lac-c.*, plat., sep.

morgens: *Aur.*, *aur-m.*, aur-s., *bell.*, *calc-p.*, *carb-v.*, *graph.*, *kreos.*, *mag-m.*, nat-m., phos., plat., **Sep.**, *sulph.*

nachmittags: Alum., calc-p., lil-t., naja

abends: Bufo, echi., lil-t., merc.

nachts: Alum., ambr., *carb-v.*, *caust.*, *con.*, **Merc.**, *nat-m.*, nit-ac., *sulph.*

abwechselnd mit Husten: *Iod.*

Gemütsaffektionen: Murx.

anhaltend, chronisch: *Am-m.*

bläulich: Ambr.

blutig: Acon., agar., aloe, *alum.*, am-m., *ant-t.*, *arg-m.*, *arg-n.*, *ars.*, *ars-i.*, *bar-c.*, bufo, *calc.*, **Calc-s.**, canth., carb-s., *carb-v.*, **Chin.**, chin-a., cinnb., **Cocc.**, coff., *con.*, crot-h., ham., hep., *iod.*, kali-i., *kreos.*, *lac-c.*, *lyc.*, *merc.*, *merc-c.*, murx., **Nit-ac.**, nux-m., petr., ph-ac., *phos.*, phys., podo., sabin., **Sep.**, *sil.*, *sul-ac.*, *ter.*, *tril.*, zinc.

Menses, nach: Ars., caust., *chin.*, pyrog., *zinc.*

braun: *Am-m.*, arg-m., berb., cocc., **Lil-t.**, **Nit-ac.**, *sec.*, *sil.*

färbt die Wäsche: *Lil-t.*, **Nit-ac.**

brennend: Alum., *am-c.*, *ars.*, ars-i., bar-c., **Bor.**, **Calc.**, **Calc-s.**, canth., *carb-an.*, carb-s., *carb-v.*, cast., *con.*, ferr-i., *fl-ac.*, iod., kali-ar., kali-c., *kali-p.*, kali-s., **Kreos.**, mag-s., meph., *nit-ac.*, *phos.*, **Puls.**, **Sep.**, *sul-ac.*, **Sulph.**, tarent., thuj.

dick: *Aesc.*, alum., ambr., anan., **Ars.**, *ars-i.*, *asar.*, *aur.*, aur-s., bar-c., *bor.*, *bov.*, bufo, **Calc.**, calc-s., *carb-v.*, cast., coc-c., *coloc.*, *con.*, cur., **Hydr.**, *iod.*, **Kali-bi.**, kali-s., lach., *mag-m.*, mag-s., mez., murx., myric., *nat-ar.*, *nat-c.*, nat-m., *phyt.*, *podo.*, *puls.*, *sabin.*, sarr., *sep.*, staph., sulph., syph., vib., *zinc.*

weiße Paste, wie: *Bor.*

dunkel: *Aesc.*, agar., croc., *kreos.*, nux-m., sec.

dünn, wässrig: Alum., am-c., ambr., anan., *ant-c.*, *ant-t.*, *arg-m.*, *ars.*, *ars-i.*, *asaf.*, *bufo*, *carb-an.*, carb-s., *carb-v.*, cast., cham.,

FLUOR - dünn ...

chin., chin-a., *cocc.*, *ferr.*, ferr-ar., ferr-i., ferr-p., **Graph.**, helon., iod., *kali-i.*, kali-n., kali-s., *kreos.*, *lac-c.*, *lil-t.*, *lob.*, *lyc.*, *mag-c.*, *mag-m.*, merc., merc-c., mez., *murx.*, *nat-m.*, *nat-p.*, *nicc.*, **Nit-ac.**, *ol-an.*, *ph-ac.*, *phos.*, **Puls.**, sabin., sars., *sec.*, *sep.*, *sil.*, stann., sul-ac., *sulph.*, syph., vib.

durchsichtig: Agn., *alum.*, *am-c.*, *am-m.*, *aur.*, **Bor.**, *bov.*, calc., *calc-p.*, *caust.*, *mez.*, **Nat-m.**, *nit-ac.*, *pall.*, *petr.*, *plat.*, *podo.*, **Sep.**, *stann.*, stram., *sul-ac.*, ust.

eitrig: *Alum.*, anan., *arg-m.*, bufo, calc., calc-s., *chin.*, cinnb., *cocc.*, cur., *hydr.*, *ign.*, *kali-s.*, kreos., *merc.*, *merc-i-f.*, nit-ac., *sabin.*, sec., **Sep.**, sil.

eiweißartig: Agn., *alum.*, am-c., *am-m.*, aur., berb., **Bor.**, *bov.*, calc., *calc-p.*, lil-t., *mez.*, **Nat-m.**, pall., *petr.*, *plat.*, *podo.*, **Sep.**, *stann.*, stram., *sul-ac.*, ust.

fadenziehend, klebrig, zäh: Aesc., am-m., aran., *asar.*, *bor.*, *bov.*, *caust.*, chel., *coc-c.*, *croc.*, *graph.*, **Hydr.**, **Kali-bi.**, mez., *nat-c.*, **Nit-ac.**, *phyt.*, **Sabin.**, stann., tril.

fleischfarben: *Alum.*, bar-c., bufo, canth., chin., cocc., kali-i., kreos., lyc., *nit-ac.*, sabin., sep.

gallertartig: Coc-c., *graph.*, pall., *sabin.*, sec., sep.

Gehen agg.: *Aesc.*, alum., anan., *aur.*, **Bov.**, calc., *carb-an.*, *graph.*, kreos., *lac-c.*, mag-m., *nat-m.*, *phos.*, *sars.*, *sep.*, stront., *sulph.*, *tub.*

gelb: Acon., *aesc.*, *alum.*, *alumn.*, anan., apis, *arg-m.*, *arg-n.*, **Ars.**, *ars-i.*, *asar.*, *aur.*, *aur-m.*, *aur-s.*, bov., *bufo*, **Calc.**, *calc-s.*, *carb-an.*, *carb-v.*, **Cham.**, *chel.*, cinnb., *coloc.*, con., cub., *eupi.*, fl-ac., *gran.*, *graph.*, **Hydr.**, *iod.*, *kali-ar.*, *kali-bi.*, kali-c., *kali-i.*, *kali-p.*, *kali-s.*, *kalm.*, **Kreos.**, lac-c., *lac-d.*, lach., *lac-ac.*, *lil-t.*, *lyc.*, *merc.*, merc-c., *merc-i-f.*, merc-i-r., *murx.*, myric., *nat-ar.*, *nat-c.*, nat-m., *nat-p.*, nit-ac., *nux-v.*, ol-j., onos., *pall.*, *ph-ac.*, phos., prun-s., *puls.*, *sabin.*, **Sep.**, sil., *stann.*, sul-ac., **Sulph.**, *syph.*, ust., *zinc.*

färbt die Wäsche: *Carb-an.*, chel., **Kreos.**, prun-s.

gonorrhoisch: *Aur-m.*, *cann-s.*, cop., **Nit-ac.**, *plat.*, **Puls.**, sep., thuj.

grau: *Arg-m.*

FLUOR ...

grünlich: Anan., apis, *arg-n.*, *asaf.*, *bov.*, *carb-ac.*, **Carb-v.**, cop., cub., kali-chl., *kali-i.*, *kali-p.*, *kali-s.*, *lach.*, **Merc.**, merc-i-r., *murx.*, *nat-c.*, **Nat-m.**, **Nat-s.**, **Nit-ac.**, puls., *sec.*, **Sep.**, thuj.

färbt die Wäsche: Bov., kali-chl., lach., thuj.

wässrig: *Sep.*

klumpig: Ambr., *ant-c.*, *bov.*, chin., *merc.*, psor., *sep.*

Koitus, nach: Nat-c., *sep.*

Körperübungen, bei: Mag-m., mag-s.

Liegen, im: **Puls.**

Mädchen, bei kleinen: Calc., *cann-s.*, *cub.*, **Merc.**, merc-i-f., *puls.*, senec., **Sep.**

Masturbation, durch: *Canth.*, orig., *plat.*, **Puls.**

Menses, vor: *Alum.*, aur-m., *bar-c.*, berb., **Bov.**, *bufo*, **Calc.**, *calc-p.*, *calc-s.*, carb-s., *carb-v.*, *cedr.*, chin., *cocc.*, cub., ferr., ferr-i., ferr-p., **Graph.**, iod., **Kreos.**, *lach.*, mag-m., nat-c., *nat-m.*, *pall.*, *ph-ac.*, *phos.*, plat., *puls.*, ruta, **Sep.**, *sil.*, *sulph.*, vib., *zinc.*

während: Alum., ars., bor., carb-ac., carb-v., chin., *cocc.*, con., graph., *iod.*, *mag-m.*, merc., phos., puls., zinc.

nach: *Aesc.*, *alum.*, ars., *ars-i.*, bor., **Bov.**, bufo, **Calc.**, **Calc-p.**, calc-s., carb-ac., carb-s., *carb-v.*, caust., *cham.*, chel., chin., chin-a., cocc., *con.*, cop., cub., eupi., ferr-i., *graph.*, guare., *hydr.*, iod., kali-ar., kali-bi., kali-c., kali-n., kali-p., kalm., *kreos.*, lil-t., *lyc.*, lyss., *mag-c.*, merc., murx., nat-m., *nat-p.*, nat-s., *nicc.*, *nit-ac.*, pall., *ph-ac.*, *phos.*, *plat.*, *puls.*, *ruta*, sabin., *sil.*, sul-ac., *sulph.*, tab., thuj., ust., vib., zinc.

zwei Wochen danach: Bar-c., *bor.*, calc-p., con., mag-m., sulph.

zwischen den Menses: **Bor.**, **Calc.**, *cocc.*, *coloc.*, *ip.*, *kreos.*, **Sep.**

anstatt der Menses: Alum., **Ars.**, calc-p., *cedr.*, *chen-a.*, *chin.*, *cocc.*, *ferr.*, *graph.*, lac-c., *nux-m.*, *phos.*, *sep.*, *sil.*, *zinc.*

riecht wie die Menses: *Caust.*

spärlichen Menses, bei: Calc-p., *caust.*

tritt auf wie die Menses: *Alum.*, *caust.*, *kreos.*, mag-s., *zinc.*

FLUOR ...

milchig: *Am-c.*, anan., ang., *bor.*, **Calc.**, *calc-p.*, carb-s., *carb-v.*, chel., coff., *con.*, cop., *ferr.*, ferr-p., graph., *kali-chl.*, kali-i., *kreos.*, *lach.*, lyc., nat-m., *phos.*, *phys.*, **Puls.**, sabin., sarr., **Sep.**, *sil.*, *sul-ac.*, *sulph.*, *sumb.*

Menses, während: Phos.

mild: *Alum.*, am-m., bor., calc., carb-v., *caul.*, eupi., ferr., kali-c., kali-chl., kreos., laur., lil-t., *merc.*, nat-m., nux-v., ph-ac., plat., *puls.*, ran-b., ruta, sep., sil., staph., *sulph.*, *thuj.*

reichlich: Acon., *agar.*, *alum.*, alumn., *am-c.*, *ant-c.*, apis, *arg-n.*, *ars.*, *ars-i.*, *asaf.*, *aur.*, bapt., *bar-c.*, bell., bor., bov., bufo, cact., **Calc.**, calc-s., *carb-ac.*, carb-s., carb-v., caul., *caust.*, chin., chin-a., cinnb., *cocc.*, coff., *con.*, cub., *cur.*, *erig.*, *eupi.*, ferr-i., *fl-ac.*, **Graph.**, *ham.*, *helon.*, hydr., *hydrc.*, iod., kali-p., *kreos.*, lac-c., *lach.*, *led.*, *lil-t.*, *lob.*, lyc., *mag-c.*, mag-m., mag-s., *merc.*, *merc-c.*, *nat-ar.*, *nat-c.*, *nat-m.*, *nat-p.*, nicc., nit-ac., *onos.*, *petr.*, *ph-ac.*, *phos.*, *phyt.*, puls., *sabin.*, *sec.*, **Sep.**, **Sil.**, **Stann.**, *sulph.*, *syph.*, tril., ust.

Menses, wie die: *Alum.*, *caust.*, *kreos.*, mag-s.

serumartiger Ausfluss aus Anus und Vagina: **Lob.**

sahneartig: Alum., bufo, calc., *calc-p.*, *nat-p.*, **Puls.**, *sec.*, sep., *tril.*

nachmittags: Calc-p.

scharf, wundmachend: Aesc., *agar.*, **Alum.**, *am-c.*, am-m., anac., ant-c., apis, aral., *arg-m.*, *arg-n.*, **Ars.**, *ars-i.*, aur., *aur-m.*, bapt., berb., **Bor.**, *bov.*, *calc.*, *calc-s.*, canth., carb-ac., *carb-an.*, **Carb-s.**, *carb-v.*, *caust.*, **Cham.**, *chel.*, *chin.*, chin-a., *con.*, cop., cub., **Ferr.**, **Ferr-ar.**, *ferr-i.*, *ferr-p.*, **Fl-ac.**, **Graph.**, *hep.*, ign., *iod.*, kali-ar., *kali-c.*, kali-chl., *kali-i.*, *kali-p.*, kali-s., **Kreos.**, *lach.*, *lam.*, laur., *lil-t.*, lob., **Lyc.**, *mag-c.*, mag-s., **Merc.**, *merc-c.*, merc-i-f., mez., *nat-m.*, *nat-p.*, nat-s., **Nit-ac.**, nux-m., *onos.*, *petr.*, ph-ac., **Phos.**, phyt., prun-s., **Puls.**, ran-b., rhus-t., ruta, **Sabin.**, sang., **Sep.**, **Sil.**, *sul-ac.*, *sulph.*, thuj., urt-u., zinc.

frisst Löcher in die Wäsche: *Iod.*

Schwall, in Güssen; in einem: **Calc.**, *cocc.*, eupi., *gels.*, **Graph.**, **Lyc.**, sabin., **Sep.**, **Sil.**, thuj.

Schwangerschaft, in der: *Cocc.*, **Kreos.**, *murx.*, *puls.*, **Sep.**

FLUOR ...

schwarz: Croc., *sec.*

sexuelle Erregung, durch: *Canth.*, orig., plat., *puls.*

Sitzen, im: *Ant-t.*

Stärke, wie gekochte: **Bor.**, ferr-i., **Nat-m.**, **Sabin.**

Stehen, durch: *Ars.*, carb-an., kreos., lac-c.

Stuhlgang, nach: Zinc.

übel riechend: Am-m., anan., *aral.*, *arg-m.*, *ars.*, asaf., bapt., bufo, calc., calc-p., caps., **Carb-ac.**, carb-an., *chin.*, chin-a., *coloc.*, crot-h., cub., cur., *guare.*, helon., hydr., **Kali-ar.**, kali-i., **Kali-p.**, *kreos.*, lach., lam., *lil-t.*, *nat-ar.*, *nat-c.*, **Nit-ac.**, **Nux-v.**, onos., *op.*, **Psor.**, *pyrog.*, *sabin.*, *sang.*, sarr., *sec.*, **Sep.**, *sil.*, sulph., tril., *ust.*

abends: Sep.

Ammoniak, wie: Am-c.

faulig: **Carb-ac.**, colch., *kali-ar.*, *kali-i.*, **Kali-p.**, **Kreos.**, lach., mur-ac., *nat-c.*, nit-ac., ph-ac., **Psor.**, sabin., *sec.*, *sep.*

Fischlake, wie: *Sanic.*

Käse, wie alter: **Hep.**, sanic.

Kornähren, wie frische: *Kreos.*

Menses, wie: Caust.

nach: *Guare.*

sauer: Hep., *nat-p.*

schwärzliches Wasser: Rhus-t.

stechend: Kreos.

süßlich: Calc-p., merc-c.

weiß: *Alum.*, am-c., *am-m.*, ambr., anan., *ant-t.*, *arg-m.*, *ars.*, *aur.*, bar-c., *berb.*, **Bor.**, *bov.*, bufo, *calc.*, *calc-p.*, canth., carb-s., *carb-v.*, chel., *con.*, *ferr.*, ferr-ar., ferr-p., *gels.*, **Graph.**, *kali-chl.*, *kali-i.*, kali-n., *kreos.*, lac-c., lil-t., *lyss.*, mag-c., *merc.*, merc-c., *mez.*, **Nat-m.**, ol-an., pall., *petr.*, phos., *plat.*, *podo.*, *puls.*, sabin., sarr., sars., **Sep.**, sil., *stann.*, stram., *sul-ac.*, sulph., syph., ust., vib., *zinc.*

färbt die Wäsche gelb: Chel.

zäh (s. fadenziehend)

FÖTUS, Bewegungen:

Harndrang; schneidender Schmerz mit Schmerz in der Blase und: Thuj.

heftig: *Lyc.*, op., psor., *sil.*

FÖTUS, Bewegungen ...

Rohheit, verursachen ein Gefühl von: Sep.

Schlaf, stören den: Con.

schmerzhaft: Arn., op., puls., **Sil.**

tympanitischem Abdomen, mit: Psor.

Übelkeit und Erbrechen, verursachen: Arn.

GANGRÄN: Ars., *sec.*

Uterus: Apis, *ars.*, bell., carb-ac., carb-an., carb-v., chin., cur., *kreos.*, **Sec.**

Vagina: Apis, ars., bell., calc., chin., kreos., lach., sec., sul-ac.

GEFÜHLLOSIGKEIT, Taubheit: Eup-per., mosch., *plat.*

Waschen in kaltem Wasser, nach: Eupi.

Ovarien: Apis, *podo.*

beginnend im rechten Ovar, erstreckt sich zu Hüfte, Rippen und über den Oberschenkel, Liegen auf dem rechten Ovar amel.: Apis

schmerzhaft, erstreckt sich zum Bein: Podo.

GESCHWÜRE: Alum., **Alumn.**, am-c., anan., *arg-n.*, ars., *asaf.*, bell., bry., calc., calc-s., carb-v., con., graph., *hep.*, kali-i., lac-c., *lach.*, *lyc.*, **Merc.**, *merc-c.*, merc-i-f., merc-i-r., *mur-ac.*, **Nit-ac.**, ph-ac., phos., *psor.*, *puls.*, rhus-t., rob., sec., *sep.*, **Sil.**, staph., sulph., syph., *thuj.*, vesp., zinc.

GRANULATION, Vagina: *Alum.*, *nit-ac.*, staph., tarent.

HAARAUSFALL: Hell., **Nat-m.**, *nit-ac.*, rhus-t., *sel.*, sulph., *zinc.*

HÄRTE: *Con.*, **Kreos.**, *merc.*

Ovarien: *Apis*, *brom.*, graph., lach., ust.

links: *Brom.*, *graph.*, lach., *ust.*

rechts: **Apis**

HAUTAUSSCHLÄGE: Aeth., agar., alum., *anan.*, *ant-t.*, *apis*, *ars.*, aur-m., aur-m-n., bry., bufo, calad., *calc.*, canth., carb-s., carb-v., caust., *coff.*, con., cop., crot-t., *dulc.*, ferr., *graph.*, ham., helon., kali-c., *kali-i.*, kreos., *lil-t.*, *lyc.*, *merc.*, nat-m., nat-s., nit-ac., *nux-v.*, **Petr.**, plat., **Rhus-t.**, *rhus-v.*, rob., sarr., *sep.*, sil., staph., *sulph.*, *thuj.*, viol-t., zinc.

nachts: *Merc.*

Bläschen: *Graph.*, lyc., nat-s., **Rhus-t.**, *sep.*, staph., sulph.

HAUTAUSSCHLÄGE ...

erysipelatös: **Rhus-t.**

Exanthem, flüchtiges: *Anan.*

feucht: Sep.

harte schwarze Pusteln: Bry.

herpetisch: Bufo, carb-v., caust., cench., *dulc.*, kali-c., kreos., merc., nat-m., nux-v., **Petr.**, **Sep.**, thuj.

Erkältung, durch jede: *Dulc.*

juckend: Ambr., graph., lach., *nit-ac.*, nux-v., *sep.*, sil., *sulph.*, *urt-u.*

warm, wenn: Aeth.

knotige Schwellungen: Merc.

Menses, vor: Aur-m., *dulc.*, verat.

während: Agar., aur-m., bry., calc., caust., con., *dulc.*, *graph.*, kali-c., *merc.*, nux-v., petr., *sep.*, *staph.*

Pickel: Aeth., agar., alum., ambr., ant-c., aur-m., *calad.*, calc., con., *graph.*, kali-c., lach., *merc.*, nat-m., nit-ac., ph-ac., sil., *sulph.*, *thuj.*, verat., zinc.

brennend: Alum., calc.

Menses, vor: Aur-m., verat.

während: All-s., caust., hep., lyc., petr.

schmerzhaft: Sil., thuj.

Labien, auf den: Graph.

Pusteln: *Anan.*, ant-t., aur-m., bry., merc., nit-ac.

Menses, vor: Aur-m.

schwarz: Bry.

schmerzhaft: Sil., viol-t.

schorfig: Kali-i., sars.

HITZE: Aur., calc-p., carb-v., chin., *cimx.*, *dulc.*, *helon.*, hydrc., *kreos.*, lil-t., merc., merc-c., nux-v., puls., sarr., sec., sep.

Hitzewallungen: Sep., sul-ac.

Menses, während: Chin., kreos.

Ovarien: Bufo, lac-c., med.

Uterus: Apis, ars-m., bufo, camph., hell., lac-c., *lach.*, *nux-v.*, raph., sarr., sec.

Hitzewallungen vom Uterus zum Kopf: Raph.

Menses, während: Lac-c.

Vagina: *Acon.*, ars-m., aur., aur-m., *bell.*, berb., coloc., *graph.*, ham., hydrc., lycps., sec.

HITZE - *Vagina* ...

Menses, vor: *Ign.*

während: Aur.

JUCKEN: *Agar.*, alum., alumn., **Am-c.**, **Ambr.**, *anac.*, anan., *ant-t.*, *apis*, ars., aspar., aur., *aur-m.*, *aur-s.*, bell., berb., bufo, **Calad.**, **Calc.**, calc-s., *canth.*, *carb-s.*, *carb-v.*, *caust.*, *chin.*, chin-a., *coff.*, coll., *con.*, *cop.*, *crot-t.*, *dol.*, *dulc.*, elaps, euph., eupi., fago., *ferr.*, ferr-ar., *ferr-i.*, *fl-ac.*, *graph.*, grin., guare., ham., *helon.*, hydr., ign., kali-ar., *kali-bi.*, *kali-br.*, *kali-c.*, kali-i., *kali-s.*, **Kreos.**, *lac-c.*, lach., lac-ac., *lap-a.*, lil-t., *lyc.*, *mag-c.*, *med.*, **Merc.**, mur-ac., murx., *nat-h.*, **Nat-m.**, nat-s., nicc., **Nit-ac.**, *nux-v.*, *onos.*, *orig.*, **Petr.**, **Plat.**, raph., **Rhus-t.**, sabin., **Sep.**, **Sil.**, sol-t-ae., *staph.*, *sul-ac.*, **Sulph.**, syph., **Tarent.**, *thuj.*, *urt-u.*, *zinc.*

morgens: Syph.

nachmittags: Sol-t-ae.

abends: Calc., eupi., *nit-ac.*

nachts: *Lac-c.*, *nit-ac.*, tarent.

Bett, im: *Calc.*, raph.

brennend: **Am-c.**, anan., *aur-m.*, berb., **Calc.**, *kali-i.*, *urt-u.*

Vulva: *Kali-i.*

Fluor, durch: Agar., alum., *anac.*, ars., **Calc.**, calc-s., *carb-v.*, *caust.*, chin., *coll.*, cub., cur., *fl-ac.*, hydr., *kali-bi.*, kali-c., kali-p., **Kreos.**, *merc.*, *nat-m.*, **Nit-ac.**, *onos.*, ph-ac., puls., *sabin.*, **Sep.**, *sulph.*, zinc.

Gehen agg.: Berb., colch., **Nit-ac.**, *thuj.*

Kaltwerden, Abkühlung; durch: *Nit-ac.*

Kratzen agg.: Am-c., onos.

amel.: Crot-t.

Liegen amel.: Berb.

Menses, vor: Bufo, carb-v., caust., colch., **Graph.**, *kali-c.*, lac-c., *lil-t.*, *merc.*, *sulph.*, tarent., zinc.

während: Agar., *am-c.*, *ambr.*, calc., calc-s., *carb-v.*, *caust.*, *coff.*, *con.*, hep., *kali-br.*, *kali-c.*, *kreos.*, lac-c., lach., lac-ac., *lyc.*, merc., nat-m., *petr.*, plat., sep., *sil.*, sul-ac., *zinc.*

nach: Calc., calc-s., colch., *con.*, cur., elaps, *ferr.*, graph., kali-br., kali-c., kreos., lyc., *mag-c.*, *nat-m.*, **Nit-ac.**, *ph-ac.*, *sil.*, sulph., **Tarent.**, *zinc.*

Schwangerschaft, in der: Ambr., *calad.*, chlol., *fl-ac.*, *helon.*, *merc.*, **Sep.**, urt-u.

GENITALIEN - WEIBLICH

JUCKEN ...

Sitzen agg.: Berb.

unerträglich: *Agar.*, *am-c.*, **Ambr.**, *calc.*

Urin, durch Kontakt mit: **Merc.**

Urinieren, beim: Ambr., carb-v., sil., *thuj.*

Wetter, bei kaltem: Dulc.

wollüstig: *Agar.*, bov., *bufo*, *calad.*, *calc.*, *canth.*, *coff.*, dulc., elaps, *kali-br.*, kreos., *lach.*, *lil-t.*, **Orig.**, **Plat.**, *zinc.*

Labien, zwischen den: **Kreos.**, *sulph.*

Vagina: Agar., alum., alumn., *aur-m.*, *brom.*, **Calad.**, *calc.*, *calc-s.*, *canth.*, caust., *con.*, cop., elaps, *ferr-i.*, helon., *hydrc.*, **Kreos.**, *lil-t.*, *lyc.*, *med.*, *merc.*, **Nit-ac.**, rhus-t., **Sep.**, staph., *sulph.*, *tarent.*, zinc.

abends: *Kreos.*

Koitus, nach: Agar., **Nit-ac.**

Menses, vor: Elaps, *graph.*

während: *Con.*, elaps, helon., kreos.

nach: Canth., *caust.*, con., elaps, *kreos.*, lyc., mez., sulph.

Schwangerschaft, in der: Bor., *calad.*

wollüstig: *Calad.*, **Kreos.**, *lil-t.*

KÄLTE: Plat.

Menses, während: Plat.

Ovar, Kältegefühl im linken: Ferr-i.

Uterus: Petr.

Vagina: *Graph.*, *nat-m.*, *sec.*

KÄSIGE Ablagerungen: *Helon.*

KNÖTCHEN: Calc., *lac-c.*, merc., phos.

Vagina, in der: *Agar.*

KOITUS, Abneigung gegen: Agar., *agn.*, alum., am-c., arund., bov., cann-s., carb-an., carb-s., *caust.*, *clem.*, coff., cub., ferr-ma., ferr-p., fl-ac., *graph.*, hell., ign., *kali-br.*, kali-c., kali-n., kali-p., kali-s., *lach.*, lyc., mag-c., *med.*, **Nat-m.**, onos., op., *petr.*, *phos.*, plat., plb., *psor.*, ran-s., *rhod.*, **Sep.**, stann., staph., stram., sul-ac., sulph., tarent., ther., thuj.

Menses, nach: Berb., *caust.*, kali-c., nat-m., *phos.*, sep., sul-ac.

Genuss fehlt: Alum., *berb.*, *brom.*, calc., cann-s., **Caust.**, *ferr.*, *ferr-m.*, *graph.*, kali-br., lyss., *med.*, *nat-m.*, onos., *phos.*, plat., puls., **Sep.**

Orgasmus verzögert: *Berb.*, brom.

KOITUS - Genuss fehlt - Orgasmus ...

fehlt: *Brom.*, calad.

leicht: Stann.

schmerzhaft: Nat-m.

schmerzhaft (s. SCHMERZ - Vagina - Koitus)

KONDYLOME (vgl. WUCHERUNGEN): *Calc.*, euphr., *lyc.*, *merc.*, **Nat-s.**, **Nit-ac.**, *sabin.*, *sars.*, *staph.*, **Thuj.**

blumenkohlartig: **Nit-ac.**

gestielt: *Lyc.*

juckend: Euphr., *lyc.*, *sabin.*

trocken: *Lyc.*

weich, rot und fleischig: **Nat-s.**

Uterus: *Calc.*, cub., graph., *kreos.*, *merc.*, *nit-ac.*, sec., tarent., **Thuj.**

Vagina: *Nit-ac.*, *phos.*, *staph.*, tarent., **Thuj.**

bluten leicht: *Phos.*

KRAMPFADERN: Ambr., *calc.*, *carb-v.*, *ham.*, *lyc.*, nux-v., *thuj.*, *zinc.*

KRÄMPFE im Uterus (s. SCHMERZ - krampfartig)

KREBS:

Ovarien: Ars., *con.*, graph., kreos., *lach.*, psor.

Uterus: Alum., alumn., anan., apis, *arg-m.*, *arg-n.*, **Ars.**, **Ars-i.**, aur., aur-m-n., brom., *bufo*, *calc.*, *carb-an.*, carb-s., *carb-v.*, chin., cic., clem., **Con.**, *crot-h.*, cund., elaps, **Graph.**, **Hydr.**, *iod.*, kali-ar., kaol., **Kreos.**, **Lach.**, *lap-a.*, **Lyc.**, mag-m., merc., *merc-i-f.*, **Murx.**, *nat-c.*, *nat-m.*, *nit-ac.*, **Phos.**, *phyt.*, plat., rhus-t., sabin., sang., *sec.*, **Sep.**, **Sil.**, *staph.*, sulph., tarent., **Thuj.**, *zinc.*

Skirrhus: *Alumn.*, anan., *arg-m.*, *ars.*, aur., aur-m-n., **Con.**, kreos., lyc., mag-m., phos., *phyt.*, rhus-t., sep., staph.

Vagina: **Kreos.**

KUGEL, das rechte Ovar fühlt sich an wie eine schwere: Carb-an.

LIEGEN agg. Uterussymptome: Ambr.

LOCHIEN:

blutig: Acon., bry., calc., caul., *cham.*, rhus-t., sil.

Bewegung, nach geringster: Erig.

Stillen, beim: *Sil.*

LOCHIEN - blutig ...

wieder blutig, nachdem sie schon hell waren; werden: *Calc.*, **Erig.**, *kreos.*, *rhus-t.*, sil.

braun: *Carb-v.*, *kreos.*, *sec.*

dunkel: *Cham.*, *chin.*, *croc.*, **Kreos.**, *plat.*, **Sec.**, ust.

dünn: Bell., *carb-an.*, cimic., lach., *pyrog.*, *rhus-t.*, *sec.*, ust.

heiß: Bell.

intermittierend: *Calc.*, *kreos.*, *plat.*, rhus-t.

jauchig: *Carb-an.*, rhus-t., *sec.*

klumpig: Cimic., **Kreos.**

lang dauernd, zu: Bapt., bell., benz-ac., *calc.*, **Carb-ac.**, caul., *chin.*, croc., helon., hep., *kreos.*, lil-t., **Nat-m.**, *plat.*, *rhus-t.*, **Sec.**, **Senec.**, sep., sulph., tril., ust.

milchig: *Calc.*, *puls.*, *sep.*

reichlich: Acon., bry., calc., carb-an., *cham.*, chin., *coff.*, *con.*, *croc.*, erig., hep., lil-t., mill., *nat-c.*, *plat.*, puls., *rhus-t.*, *sec.*, senec., sulph., tril., *ust.*, xan.

rot: Acon., bry., calc., chin., psor., *sil.*, sulph.

scharf: Bapt., *carb-an.*, con., **Kreos.**, lil-t., *merc.*, plat., *pyrog.*, rhus-t., *sep.*, *sil.*

Schwall, in Güssen; in einem: *Plat.*

spärlich: Acon., *bell.*, bry., coloc., dulc., *nux-v.*, **Puls.**, pyrog., **Sec.**, stram., *sulph.*

übel riechend, fötid: Acon., *bapt.*, bell., *bry.*, carb-ac., *carb-an.*, *carb-v.*, *chin.*, *crot-h.*, **Kali-p.**, **Kreos.**, lach., nux-v., *pyrog.*, *rhus-t.*, **Sec.**, *sep.*, sil., stram., sulph.

aashaft: Stram.

unterdrückt: Acon., alet., aral., bell., **Bry.**, *camph.*, caul., *cham.*, *chin.*, *cimic.*, coloc., *dulc.*, *hyos.*, mill., *nux-v.*, op., plat., psor., **Puls.**, **Pyrog.**, *sec.*, *stram.*, **Sulph.**, verat., zinc.

Ärger, durch: Acon., coloc.

Erkältung, durch: *Acon.*, *bry.*, cham., *cimic.*, *dulc.*, **Pyrog.**, *sulph.*

Erregung, durch: Cimic.

Kummer, durch: Ign.

Schreck, durch: Acon., ign., op.

Zorn, durch: Coloc.

weiß: *Nat-m.*, *puls.*, *sep.*, sulph.

LOCHIEN ...

wiederkehrend: Acon., *calc.*, erig., helon., *kreos.*, *psor.*, *puls.*, *rhus-t.*, senec., sulph.

MASTURBATION, Neigung zu: Ambr., anan., bufo, *calad.*, *gels.*, *grat.*, *lach.*, **Orig.**, *plat.*, puls., raph., *tub.*

MENOPAUSE: *Agar.*, aloe, *apis*, *arg-n.*, bar-c., bry., calc., *chin.*, cimic., *cocc.*, coff., *con.*, *croc.*, **Crot-c.**, *crot-h.*, *cycl.*, *gels.*, glon., **Graph.**, *helon.*, hydr., ign., kali-bi., **Lach.**, **Mang.**, mosch., *murx.*, nit-ac., *phos.*, **Psor.**, *puls.*, sang., *sel.*, **Sep.**, *sul-ac.*, **Sulph.**, *tab.*, ter., ther., ust., *verat.*, xan.

MENSES, tagsüber: Cact., *caust.*, coff., cycl., ham., **Puls.**

morgens: Am-m., *bor.*, *bov.*, sulph.

nur morgens: *Bov.*, carb-an., **Sep.**

nur morgens und abends: *Phel.*

tagsüber weniger: Am-m.

vormittags, nur: Lycps., nat-s.

nachmittags: Ferr., lyc.

Gehen, nur beim: Nat-s.

hört nachmittags auf: *Mag-c.*

abends, nur: Coff.

Liegen, im: Bov., coc-c.

nachts, nur: Bor., **Bov.**, coff., cycl., mag-c., nat-m.

vermehrt in der Nacht: *Am-c.*, *am-m.*, *bov.*, coc-c., *coca*, glon., **Mag-c.**, mag-m., *nat-m.*, sulph., *zinc.*

Schlaf, nur im: Mag-c.

amel. aller Beschwerden während der Menses: *Lach.*, *zinc.*

abzuwaschen, schwer: *Mag-c.*, *med.*

Anstrengung ruft den Eintritt der Menses hervor: *Bov.*, *calc.*, rhus-t., tril.

Ärger, Verdruss; nach: Acon., coloc., puls., staph.

blass: *Alum.*, alumn., am-c., ant-t., apoc., arn., ars., *bell.*, *berb.*, bor., *bov.*, bry., *calc.*, calc-s., canth., carb-an., *carb-v.*, *caul.*, chin., chin-a., dros., *dulc.*, eupi., **Ferr.**, *ferr-ar.*, *ferr-p.*, form., goss., **Graph.**, hyos., ip., *kali-ar.*, kali-c., kali-n., kali-p., kreos., laur., led., lyc., manc., *mang.*, merc., **Nat-m.**, nat-p., *phos.*, prun-s., *puls.*, rhus-t., sabad., *sabin.*, *sec.*, *sep.*, sil., *staph.*, stram., stront., *sulph.*, tril., vib., zinc.

MENSES ...

blutiger Schleim: Alum., apis, bar-c., berb., *cocc.*, lachn., nat-s.

braun: Berb., **Bry.**, calc., *carb-v.*, *con.*, mag-c., *nit-ac.*, puls., rhus-t., *sec.*, sep., vesp.

dick: *Arg-n.*, arn., *bell.*, *cact.*, *carb-v.*, coc-c., *cocc.*, croc., cupr., *fl-ac.*, *graph.*, kali-n., *kali-p.*, *lil-t.*, *mag-c.*, mag-s., *nit-ac.*, *nux-m.*, nux-v., *plat.*, **Puls.**, *sulph.*, tril.

dunkel: Alet., aloe, *am-c.*, *am-m.*, anan., *ant-c.*, apis, arn., *ars.*, arund., *asar.*, *bell.*, *bism-o.*, bor., *bov.*, *bry.*, *cact.*, *calc.*, **Calc-p.**, calc-s., canth., carb-ac., *carb-an.*, *carb-s.*, carb-v., **Cham.**, *chin.*, *chin-a.*, *cimic.*, coc-c., *cocc.*, cop., **Croc.**, *crot-h.*, *cycl.*, elaps, *ferr.*, ferr-ar., ferr-p., *fl-ac.*, *graph.*, **Ham.**, helon., *ign.*, *kali-n.*, *kali-p.*, *kreos.*, *lach.*, *lil-t.*, lyc., *mag-c.*, mag-m., mag-s., *med.*, merc., nat-m., *nit-ac.*, *nux-m.*, **Nux-v.**, ol-an., *ph-ac.*, **Plat.**, **Puls.**, *sabin.*, *sang.*, **Sec.**, sel., *sep.*, *staph.*, *stram.*, sul-ac., *sulph.*, tril., **Ust.**, zing.

dann wässrig: Thuj.

dünn: Aeth., *alum.*, alumn., ars., *bell.*, *berb.*, *bov.*, *dulc.*, *erig.*, **Ferr.**, *ferr-p.*, *graph.*, kali-p., *laur.*, mang., **Nat-m.**, *phos.*, **Puls.**, *sabin.*, *sec.*, stram., sul-ac., sulph., tab., *ust.*, vib.

Klumpen, mit: *Cham.*, *chin.*, *ferr.*, *sec.*

Erregung agg., geistige: **Calc.**, tub.

erscheinen würde; als ob die Menses: Act-sp., *aloe*, am-m., ambr., *apis*, aur., bry., *calc-p.*, canth., cina, cocc., *croc.*, ferr., inul., kali-c., kreos., laur., lil-t., lyc., *mag-c.*, mosch., mur-ac., *murx.*, *nat-c.*, nat-m., *onos.*, phos., *plat.*, *puls.*, sang., *senec.*, *sep.*, staph., sul-ac., til., vib.

fadenziehend, zäh: Canth., *croc.*, *lac-c.*, plat., ust.

fehlend (Amenorrhö): *Acon.*, aesc., agar., agn., alet., *am-c.*, am-m., *ant-c.*, *apis*, *apoc.*, arg-n., *ars.*, *ars-i.*, **Aur.**, *bar-c.*, *bell.*, benz-ac., berb., *bor.*, *bry.*, *calc.*, calc-s., canth., **Carb-s.**, carb-v., card-m., *caul.*, *caust.*, *cham.*, chel., *chin.*, chin-a., cic., cimic., cina, *cocc.*, colch., *coll.*, *coloc.*, **Con.**, croc., crot-t., *cupr.*, *cycl.*, dig., *dros.*, **Dulc.**, euph., **Ferr.**, *ferr-ar.*, **Ferr-i.**, *ferr-p.*, gels., *goss.*, **Graph.**, *guaj.*, *ham.*, *hell.*, helon., *hyos.*, *ign.*, *iod.*, *kali-ar.*, **Kali-c.**, kali-i., *kali-n.*, *kali-p.*, kali-s., *lach.*, lil-t., lob., **Lyc.**, *mag-c.*, *mag-m.*, *merc.*, mill., nat-c., *nat-m.*, nat-p., *nux-m.*, *nux-v.*, ph-ac.,

MENSES - fehlend ...

phos., *plat.*, podo., **Puls.**, *rhus-t.*, *sabad.*, sabin., sang., sec., **Senec.**, **Sep.**, **Sil.**, *staph.*, stram., **Sulph.**, **Tub.**, *valer.*, verat., verat-v., xan., *zinc.*

nur Vorzeichen: *Ant-c.*, *con.*, *cycl.*

flüssiges Blut enthält Klumpen: Alet., aloe, ant-c., apoc., arn., **Bell.**, bufo, caust., *cham.*, *chin.*, *ferr.*, ign., ip., lyc., nat-s., nux-v., plat., puls., **Sabin.**, sang., **Sec.**, stram., ust., vib.

Gehen, nur beim: *Lil-t.*, nat-s., sec.

hört auf beim Gehen: Coc-c., sabin., sec.

weniger stark beim Gehen: Cycl., sabin.

geronnen, klumpig: Alet., aloe, *am-c.*, *am-m.*, ant-c., *apis*, apoc., arg-n., *arn.*, **Bell.**, berb., bor., bov., bry., bufo, **Calc.**, **Calc-p.**, canth., carb-an., *caust.*, **Cham.**, *chin.*, *cimic.*, **Coc-c.**, *cocc.*, *coff.*, con., *croc.*, **Cycl.**, *ferr.*, fl-ac., helon., *hyos.*, *ign.*, **Ip.**, kali-c., kali-chl., kali-n., kreos., *lac-c.*, **Lach.**, *laur.*, *lyc.*, *mag-m.*, *med.*, merc., **Murx.**, *nat-h.*, *nat-m.*, nat-s., nit-ac., nux-m., nux-v., ph-ac., **Plat.**, psor., **Puls.**, **Rhus-t.**, **Sabin.**, sang., sanic., *sec.*, sep., sol-t-ae., spig., staph., *stram.*, stront., *sulph.*, tril., *tub.*, *ust.*, vib., xan., *zinc.*, zing.

dunkle Klumpen: Am-c., **Bell.**, bov., *cham.*, *chin.*, cimic., coc-c., *cocc.*, **Croc.**, *cycl.*, *ferr.*, ign., kali-chl., kali-n., *lyc.*, *mag-m.*, *plat.*, *puls.*, **Sabin.**, *sec.*, *ust.*, zing.

grün: *Lac-c.*, manc., med., *sep.*, tub.

häufig, zu früh; zu (= zu kurzes Intervall): *Agar.*, *alet.*, all-s., aloe, alum., *am-c.*, *am-m.*, **Ambr.**, *anac.*, anan., ant-c., apis, *apoc.*, *aran.*, *arg-n.*, arn., **Ars.**, ars-i., arund., asaf., aur., aur-m., bapt., bar-c., bar-m., **Bell.**, benz-ac., *bor.*, **Bov.**, brom., **Bry.**, *bufo*, *cact.*, **Calc.**, *calc-p.*, *calc-s.*, *canth.*, **Carb-an.**, **Carb-v.**, cast., caul., *caust.*, **Cham.**, chel., *chin.*, *chin-a.*, chin-s., *cimic.*, *cina*, *cinnam.*, *clem.*, coc-c., **Cocc.**, *coff.*, *colch.*, *coloc.*, *con.*, *cop.*, *croc.*, crot-h., cub., cur., **Cycl.**, daph., elaps, eupi., **Ferr.**, ferr-ar., ferr-i., *ferr-p.*, *fl-ac.*, form., gent-c., grat., *helon.*, hipp., hura, hyper., *ign.*, ind., indg., iod., **Ip.**, **Kali-ar.**, *kali-bi.*, **Kali-c.**, *kali-fer.*, kali-i., kali-n., *kali-p.*, *kali-s.*, *kalm.*, *kreos.*, **Lac-c.**, lach., lachn., *laur.*, *led.*, lil-t., lob., lyc., *mag-c.*, **Mag-m.**, *mag-s.*, **Mang.**, *merc-c.*, *mez.*, *mosch.*, *mur-ac.*, *murx.*, nat-ar., *nat-c.*, *nat-h.*,

MENSES - häufig, zu früh ...

Nat-m., nat-p., nicc., *nit-ac.*, **Nux-m.**, **Nux-v.**, ol-an., onos., op., par., *petr.*, *ph-ac.*, *phel.*, **Phos.**, phyt., **Plat.**, prun-s., puls., **Rat.**, *rhod.*, **Rhus-t.**, *ruta*, **Sabin.**, sang., sars., sec., *senec.*, seneg., *sep.*, *sil.*, *spong.*, *stann.*, *staph.*, stram., stront., *sul-ac.*, *sulph.*, tarent., *thuj.*, *tril.*, *tub.*, *ust.*, vac., *verat.*, *xan.*, *zinc.*, zing.

heiß: Arn., *bell.*, bry., lac-c., puls.

hellrot: Acon., aloe, am-c., anan., ant-t., aran., *arn.*, ars., bar-c., **Bell.**, bov., brom., bry., calc., *calc-p.*, canth., carb-an., carb-v., *caust.*, chin., *cinnam.*, coloc., croc., dig., dros., **Dulc.**, **Erig.**, *ferr.*, ferr-ar., ferr-p., form., graph., *ham.*, **Hyos.**, **Ip.**, kali-ar., *kali-c.*, kali-chl., kali-n., kali-s., kreos., *lac-c.*, laur., led., lil-t., lyc., mag-m., manc., meli., **Mill.**, nat-c., nux-m., **Phos.**, plat., puls., *rhus-t.*, sabad., **Sabin.**, *sang.*, *sec.*, sep., sil., spig., stram., stront., sulph., syph., thuj., tril., *ust.*, zinc.

vermischt mit dunklen Klumpen: **Bell.**, *lyc.*, *sabin.*, *sec.*

intermittierend: Alum., apis, apoc., *berb.*, bor., calc., canth., cast., *caust.*, *cham.*, chin., *cimic.*, clem., cocc., colch., cop., *cycl.*, eupi., *ferr.*, ferr-p., glon., kali-c., *kali-s.*, **Kreos.**, *lac-c.*, *lach.*, *lil-t.*, lyc., lycps., mag-c., mag-s., merc., murx., nat-c., nat-s., nicc., *nit-ac.*, *nux-v.*, *phos.*, *psor.*, **Puls.**, rat., rhod., sabad., sabin., *sec.*, senec., *sep.*, sil., *sulph.*, tril., ust., vesp., *vib.*

Kummer löst Menses aus: *Ign.*

kurz dauernd, zu: *Alum.*, **Am-c.**, ars., ars-i., *asaf.*, aur-m., *bar-c.*, *berb.*, bov., *carb-s.*, clem., *cocc.*, colch., *con.*, *dulc.*, euphr., *graph.*, iod., kali-c., kali-p., *kreos.*, **Lach.**, lyc., mag-c., mag-m., mag-s., *mang.*, *merc.*, mosch., *nat-m.*, nat-s., nicc., *nux-v.*, oena., *phos.*, *plat.*, *psor.*, **Puls.**, rhod., ruta, sabad., sars., *sep.*, sil., stront., **Sulph.**, *thuj.*, til., vib., zinc.

eine Stunde, nur: Euph., psor.

ein Tag, nur: *Alum.*, *apis*, *arg-n.*, bar-c., lepi., nux-v., psor., pyrog., **Sep.**, thuj.

Laktationsperiode, in der: Bor., *calc.*, *calc-p.*, *pall.*, *sil.*

lange sich hinziehend: *Acon.*, agn., *aloe*, am-c., apoc., aran., *arg-n.*, *ars.*, *arund.*, *asar.*, bar-c., bell., bor., bov., *bry.*, **Calc.**, calc-s., *canth.*, **Carb-an.**, **Carb-v.**, caust., chel., *chin.*, chin-a., cinnam., coc-c., *coff.*,

MENSES - lange sich hinziehend ...

croc., *crot-h.*, **Cupr.**, cur., cycl., daph., dulc., *erig.*, **Ferr.**, *ferr-ar.*, *ferr-p.*, *fl-ac.*, grat., hyos., *ign.*, ip., *kali-ar.*, **Kali-c.**, kali-chl., kali-n., kali-p., kali-s., *kreos.*, *lach.*, laur., led., **Lyc.**, *lyss.*, mag-c., mag-s., *merc.*, *mez.*, **Mill.**, murx., *nat-ar.*, *nat-c.*, **Nat-m.**, *nat-p.*, *nat-s.*, *nux-m.*, **Nux-v.**, onos., *ph-ac.*, *phos.*, **Plat.**, **Puls.**, raph., **Rat.**, **Rhus-t.**, ruta, **Sabin.**, **Sec.**, **Senec.**, *sep.*, *sil.*, stann., *stram.*, sul-ac., *sulph.*, tarent., thuj., *tub.*, *ust.*, zinc.

Liegen auf; hören im: *Cact.*, *caust.*, ham., **Lil-t.**

vermehrt im Liegen: Puls.

membranös: Acet-ac., apoc., **Bor.**, brom., *bry.*, bufo, *calc.*, *calc-p.*, *canth.*, **Cham.**, cimic., *coll.*, *cycl.*, guaj., *kali-bi.*, kali-c., kali-chl., **Lac-c.**, lach., nat-m., ph-ac., *phos.*, phyt., *rhus-t.*, sabin., tub., ust., vib.

Neumond, bei: Rhus-t.

normalen Alter, vor dem: Ambr., *ant-c.*, bell., *calc-p.*, canth., *caust.*, *cham.*, chin., coc-c., cocc., ferr., hyos., ip., kali-c., lyc., merc., nit-ac., *phos.*, *puls.*, rhus-t., *sabin.*, sec., *sil.*, sulph.

pechartig, wie Teer: Bism-o., *cact.*, *cocc.*, *graph.*, kali-n., *mag-c.*, mag-m., nux-v., *plat.*, sang.

reichlich: *Acon.*, *agar.*, ail., alet., aloe, *am-c.*, *am-m.*, *ambr.*, anan., ant-c., ant-t., *apis*, **Apoc.**, *aran.*, arg-n., *arn.*, **Ars.**, *ars-i.*, arund., aur., bapt., bar-c., bar-m., **Bell.**, *bor.*, **Bov.**, brom., *bry.*, bufo, cact., **Calc.**, calc-p., calc-s., camph., *cann-i.*, cann-s., *canth.*, *carb-ac.*, *carb-an.*, carb-s., *carb-v.*, *card-m.*, *cast.*, *caust.*, cench., *cham.*, *chel.*, **Chin.**, *chin-a.*, chin-s., *cimic.*, *cina*, *cinnam.*, clem., coc-c., **Cocc.**, *coff.*, *coll.*, *coloc.*, *con.*, cop., *croc.*, *crot-h.*, cur., **Cycl.**, *dig.*, dulc., elaps, **Erig.**, *eupi.*, **Ferr.**, *ferr-ar.*, *ferr-i.*, ferr-p., *fl-ac.*, grat., guare., ham., **Helon.**, *hep.*, hura, *hydr.*, *hyos.*, hyper., *ign.*, *iod.*, **Ip.**, iris., kali-ar., *kali-br.*, *kali-c.*, *kali-fer.*, *kali-i.*, *kali-n.*, *kali-p.*, *kali-s.*, *kreos.*, *lac-c.*, *lach.*, laur., *led.*, lob., *lyc.*, *lyss.*, *mag-c.*, *mag-m.*, mag-s., *med.*, *merc.*, *merc-c.*, mez., **Mill.**, mosch., mur-ac., **Murx.**, *nat-ar.*, nat-c., **Nat-m.**, nat-p., nat-s., *nit-ac.*, **Nux-m.**, **Nux-v.**, onos., op., ph-ac., **Phos.**, *phyt.*, **Plat.**, plb., *prun-s.*, *puls.*, raph., **Rat.**, rhod., **Rhus-t.**, *ruta*, **Sabin.**, *samb.*, sang., **Sec.**, sel., **Senec.**, *sep.*, *sil.*, spong., *stann.*, staph., **Stram.**, *sul-ac.*, *sulph.*, *tarent.*, *thuj.*, *tril.*,

MENSES - reichlich ...

tub., urt-u., *ust.*, *verat.*, *vib.*, vinc., xan., *zinc.*, zing.

tagsüber: *Caust.*, coff., cycl., ham., nat-m., puls.

morgens: Bor., *bov.*, carb-an.

nachmittags, beim Gehen: Nat-c.

nachts: *Am-c.*, *am-m.*, bov., *coca*, cycl., **Mag-c.**, mag-m., *zinc.*

Ärger, Verdruss; nach: Nux-v., rhus-t.

abgezehrten, welken Frauen, bei: Arg-n., phos., *sec.*

alten Frauen, bei: Lach., *plat.*

Anstrengung agg.: **Ambr.**, *bov.*, **Calc.**, *calc-p.*, croc., **Erig.**, mill., *nit-ac.*, rhus-t., tril.

Bewegung, durch: *Croc.*, **Erig.**, *ferr.*, *helon.*, *sabin.*, *sec.*

nur bei Bewegung: Lil-t.

Erregung, nach: **Calc.**

Erschütterungen, durch: Arn.

Fahren oder Reiten, beim: Am-c.

kalter Luft, in: *Am-c.*

Gehen agg.: *Am-c.*, **Cocc.**, *croc.*, erig., *lil-t.*, mag-c., nat-s., *pall.*, puls., *sabin.*, ust., zinc.

amel.: Kreos., mag-m.

Gewitter, durch: Nat-c., phos.

großen Frauen, bei: *Phos.*

kalte Luft agg.: Am-c.

kurzer Dauer, und von: Am-c., ant-c., kali-c., *lach.*, nat-m., phos., *plat.*, *sil.*, *thuj.*

Liegen agg.: *Kreos.*

mageren Frauen, bei: *Phos.*, *sec.*

Manie, mit: *Sep.*

Menopause, in der: Bov., cimic., croc., helon., *lach.*, *laur.*, *nux-v.*, plb., *sabin.*, sec., *sep.*, *ust.*

Nymphomanie, mit: Plat., sec., stram.

Ohnmachtsgefühl, mit: Acon., apis, chin., cocc., helon., **Ip.**, lach., sulph.

rheumatischer Konstitution, bei: *Ars.*

schwindsüchtigen Frauen, bei: *Calc.*, *kali-c.*, *phos.*, sang., *senec.*, *stann.*

Sitzen agg.: Mag-m.

MENSES - reichlich ...

Stehen agg.: Am-c., **Cocc.**, mag-c.

Tanzen, durch: *Croc.*, erig., sec.

Trinkerinnen, bei: Crot-h., lach., *nux-v.*

scharf, wundmachend: All-s., *am-c.*, ars., aur-m., bar-c., bov., canth., carb-s., *carb-v.*, *caust.*, cham., ferr., *graph.*, hep., *kali-ar.*, **Kali-c.**, *kali-n.*, kreos., *lac-c.*, **Lach.**, mag-c., *nat-s.*, petr., *rhus-t.*, *sars.*, sep., **Sil.**, sul-ac., *sulph.*, zinc.

Schlaf, nur im: Mag-c.

Schwall, in Güssen; in einem: *Coca*

Schleimhautfetzen (s. Membranen)

Schmerzen:

Abwesenheit der Schmerzen, fließen nur bei: *Cocc.*, mag-c., plb.

nach den Schmerzen, fließen nur: *Mag-c.*

schmerzhaft (Dysmenorrhö): Abrot., *acon.*, agar., alet., alum., *am-c.*, anan., ant-c., apis, arg-n., *ars.*, ars-i., asar., bar-c., bar-m., **Bell.**, *berb.*, *bor.*, bov., brom., bry., **Cact.**, *calc.*, **Calc-p.**, canth., carb-an., carb-s., carb-v., *caul.*, *caust.*, **Cham.**, chin., chin-a., *cic.*, **Cimic.**, cinnb., *cocc.*, *coff.*, coll., *coloc.*, *con.*, *croc.*, crot-c., cupr., *cycl.*, *dios.*, *dulc.*, euphr., ferr., ferr-ar., ferr-i., ferr-p., *gels.*, goss., *graph.*, grat., ham., *helon.*, hyos., hyper., *ign.*, iod., ip., *kali-ar.*, kali-bi., **Kali-c.**, *kali-i.*, kali-n., *kali-p.*, *kali-s.*, kalm., kreos., *lac-c.*, *lach.*, *lap-a.*, laur., led., *lil-t.*, lob., *lyc.*, mag-c., mag-m., mag-s., mang., *med.*, *meli.*, *merc.*, *merl.*, mosch., mur-ac., murx., *nat-c.*, nat-m., nat-p., nat-s., nicc., nit-ac., nux-m., *nux-v.*, ol-an., petr., ph-ac., *phos.*, phyt., *plat.*, plb., podo., **Psor.**, *puls.*, *rhus-t.*, *sabin.*, sang., sars., *sec.*, *senec.*, *sep.*, sil., spong., stram., sul-ac., *sulph.*, ther., thuj., *tub.*, *verat.*, vib., *xan.*

Klimakterium, kurz vor dem: **Psor.**

Nasswerden der Füße, durch: Acon., dulc., merc., nat-c., nat-m., *phos.*, **Puls.**, *rhus-t.*, sep., sil.

Schwangerschaft, in der: Cocc., kali-c., kreos., *nux-m.*, phos., plat., rhus-t., sec.

schwarz: *Am-c.*, *am-m.*, ant-c., apis, arund., asar., *bell.*, calc-p., canth., *carb-an.*, carb-s., *carb-v.*, *chin.*, coc-c., *cocc.*, *croc.*, **Cycl.**, *elaps*, *ferr.*, graph., *ign.*, **Kali-n.**, kali-p., **Lach.**, *lyc.*, *mag-c.*, *mag-m.*, *nat-h.*, *nux-v.*, *ol-an.*, *plat.*, **Puls.**, rob., *sang.*, *sec.*, sol-t-ae., *stram.*, *sulph.*, ust., xan.

MENSES ...

Sitzen, verstärkt im: Cycl.

spärlich: Acon., *alum.*, alumn., **Am-c.**, anac., *apis*, *arg-n.*, *ars.*, *art-v.*, *asaf.*, *aur.*, *bar-c.*, *berb.*, *bov.*, *bufo*, *cact.*, calc., *calc-ar.*, calc-s., cann-i., *carb-an.*, **Carb-s.**, *carb-v.*, *caul.*, *caust.*, cic., *cimic.*, *cocc.*, **Con.**, crot-t., cub., cupr., cur., **Cycl.**, dig., dros., **Dulc.**, erig., euphr., *ferr.*, *ferr-ar.*, *ferr-p.*, form., goss., **Graph.**, helon., *hep.*, *ign.*, *kali-ar.*, kali-br., **Kali-c.**, *kali-p.*, *kali-s.*, kalm., lac-c., lac-d., **Lach.**, lam., *lil-t.*, lob., *lyc.*, *mag-c.*, **Mang.**, *merc.*, mez., naja, *nat-ar.*, *nat-c.*, **Nat-m.**, nat-s., nicc., *nit-ac.*, *nux-m.*, *nux-v.*, oena., ol-an., *petr.*, **Phos.**, *plb.*, psor., **Puls.**, ruta, *sabad.*, sang., *sars.*, **Seneg.**, **Sep.**, *sil.*, *staph.*, stram., stront., **Sulph.**, ter., thuj., ust., valer., verat., verat-v., *vib.*, *xan.*, *zinc.*

tagsüber: *Bov.*, **Mag-c.**

morgens, Blutungen nur: Carb-an., *sep.*

spät, zu (= zu langes Intervall): *Acon.*, *agn.*, alum., am-c., *apis*, arg-n., aster., *aur.*, *bell.*, benz-ac., bov., *calc-p.*, calc-s., canth., *carb-ac.*, **Carb-s.**, cast., caul., **Caust.**, cham., *chel.*, chin., cic., *cimic.*, cinnb., *cocc.*, **Con.**, *crot-h.*, cub., *cupr.*, cur., *cycl.*, daph., dig., *dros.*, **Dulc.**, euphr., *ferr.*, ferr-i., *ferr-p.*, gels., glon., goss., **Graph.**, ham., *hep.*, hyos., hyper., *ign.*, *iod.*, **Kali-c.**, kali-chl., *kali-i.*, kali-n., *kali-p.*, *kali-s.*, kalm., lac-d., *lach.*, lec., *lept.*, lith-c., **Lyc.**, **Mag-c.**, mag-m., mag-s., *merc.*, nat-c., **Nat-m.**, *nat-p.*, *nat-s.*, nicc., nit-ac., **Nux-m.**, *petr.*, *ph-ac.*, *phos.*, *plat.*, *psor.*, **Puls.**, sabad., *sabin.*, *sars.*, *sel.*, *senec.*, **Sep.**, **Sil.**, *staph.*, stront., *sul-ac.*, **Sulph.**, tab., ter., til., tub., *valer.*, verat., verat-v., xan., *zinc.*

stark (s. reichlich)

Stehen, verstärkt im: *Am-c.*

Stillen, beim (vgl. Laktationsperiode): Pall., *sil.*

Stuhlgang, verstärkt bei: Hep., iod.

übel riechend: Alum., aral., ars., **Bell.**, **Bry.**, calc-p., *carb-an.*, carb-s., **Carb-v.**, *caust.*, *cham.*, chin., chin-a., cimic., *croc.*, helon., *ign.*, *kali-ar.*, *kali-c.*, **Kali-p.**, kali-s., **Kreos.**, lac-c., lach., *lil-t.*, lyss., merc., nit-ac., nux-v., phos., *plat.*, *psor.*, puls., rheum, **Sabin.**, *sang.*, *sec.*, *sil.*, spig., sulph., ust., vib.

Ammoniak, wie: Lac-c.

faulig: *Alum-sil.*, ign., kali-ar., *psor.*, *sulph.*

MENSES - übel riechend ...

Fisch, wie verdorbener: Sol-t-ae.

kräftig, stark riechend: **Carb-v.**, cop., *sil.*

Lochien, wie: *Lil-t.*

Samen, wie: *Sulph.*

sauer: Carb-v., cimic., *sulph.*

scharf: *Bell.*, *carb-v.*

stechend: *Kali-c.*, kreos.

unregelmäßig (= Intervalle verschieden): *Apis*, apoc., aran., *arg-n.*, *art-v.*, *aur-m-n.*, *benz-ac.*, *calc.*, calc-p., calc-s., *carb-ac.*, carb-s., *caul.*, caust., chel., *cimic.*, *cocc.*, *con.*, cur., cycl., *dig.*, ferr., ferr-p., ham., hyos., *ign.*, *iod.*, *ip.*, *iris.*, kali-bi., kali-p., *kreos.*, *lac-d.*, *lach.*, lil-t., *lyc.*, mag-c., mag-m., merc., *murx.*, *nit-ac.*, **Nux-m.**, *nux-v.*, oena., op., phos., plb., puls., ruta, sabad., **Sec.**, *senec.*, *sep.*, *sil.*, *staph.*, *sulph.*, *tub.*, ust., verat., vesp., xan.

unterdrückt: *Abrot.*, *acon.*, aeth., *agn.*, alet., alum., *am-c.*, anan., *ant-c.*, *apis*, *arg-n.*, arn., *ars.*, ars-i., aur., *aur-m.*, aur-m-n., aur-s., *bar-c.*, **Bell.**, berb., bor., *brom.*, *bry.*, bufo, *calc.*, calc-s., *carb-an.*, *carb-s.*, carb-v., card-m., caul., *caust.*, *cham.*, chel., *chen-a.*, chin., chin-a., *cimic.*, *coc-c.*, *cocc.*, *colch.*, coloc., **Con.**, *croc.*, *cupr.*, **Cycl.**, *dig.*, dros., **Dulc.**, *ferr.*, *ferr-ar.*, **Ferr-i.**, *ferr-p.*, *gels.*, glon., goss., **Graph.**, guaj., *hell.*, helon., hep., *hyos.*, ign., iod., *kali-ar.*, **Kali-c.**, kali-i., *kali-n.*, kali-p., *kali-s.*, *kalm.*, lac-d., **Lach.**, lil-t., lob., **Lyc.**, mag-c., *mag-m.*, mang., merc., mez., mill., *nat-m.*, *nit-ac.*, *nux-m.*, nux-v., op., ox-ac., ph-ac., *phos.*, plat., plb., podo., **Puls.**, *rhod.*, *rhus-t.*, ruta, *sabad.*, sabin., sang., sars., sec., **Senec.**, *sep.*, **Sil.**, spong., stann., *staph.*, *stram.*, stront., **Sulph.**, thuj., *uran*, *ust.* *valer.*, *verat.*, verat-v., xan., *zinc.*

Anstrengung, durch: *Cycl.*, *nux-m.*

Arbeiten in Wasser, durch: Calc.

Ärger, Verdruss; durch: Acon., *chin.* **Coloc.**, puls., *staph.*

Baden, durch: *Aeth.*, ant-c.

kaltes Bad: *Acon.*

Emigranten, Auswanderern; bei: *Plat.*

Feuchtigkeit, durch: *Dulc.*, *rhus-t.*

Frost (im Fieber), durch: Bell., dulc. nux-m., puls., sep., *sulph.*

Gemütsbewegungen, durch: *Cimic.*

MENSES - unterdrückt ...

Gewitter, durch: Nat-c.

Kälte, durch: Aral., bry., *cimic.*, *coc-c.*, *con.*, *dulc.*, nux-m., nux-v., podo., *puls.*, senec., *sep.*, sulph.

kaltes Wasser, durch Hineinhalten der Hände in: *Con.*, *lac-d.*

Kummer, durch: **Ign.**

Liebe, durch enttäuschte: Hell., ign., nat-m., ph-ac.

Nasswerden, durch: Acon., *calc.*, *dulc.*, *hell.*, nux-v., *puls.*, *rhus-t.*, *senec.*

Füße, der: *Acon.*, *graph.*, *hell.*, *nat-m.*, nux-m., **Puls.**, **Rhus-t.**

plethorischen, vollblütigen Frauen; bei: *Acon.*, arn., *bell.*, bry., calc., glon., nux-v., op., plat., sulph., verat.

Schreck, durch: *Acon.*, bry., calc., coff., gels., *kali-c.*, *lyc.*, nux-v., *op.*

Tanzen, nach übermäßigem: Cycl.

Überhitzung, nach: *Bry.*, *cycl.*

Zorn, durch: Cham., *coloc.*

vermehrt (s. reichlich)

vermindert (s. spärlich)

verzögerte Menarche: Acon., agn., alet., am-c., apis, *aur.*, *bar-c.*, bry., *calc.*, *calc-p.*, calc-s., *carb-s.*, cast., caul., **Caust.**, chel., cic., cimic., cocc., *con.*, croc., cupr., dig., dros., dulc., ferr., **Graph.**, guaj., *ham.*, helon., hyos., **Kali-c.**, *kali-p.*, lach., *lyc.*, *mag-c.*, mag-m., *mang.*, merc., **Nat-m.**, *petr.*, phos., **Puls.**, sabad., *sabin.*, sars., **Senec.**, *sep.*, sil., spig., staph., stram., stront., *sulph.*, *tub.*, valer., verat., *zinc.*

veränderlich im Aussehen: **Puls.**

vikariierend: Acon., ars., bapt., bell., **Bry.**, cact., *calc.*, chin., cimic., coll., *crot-h.*, *dig.*, dulc., ferr., *ham.*, mill., nux-v., **Phos.**, puls., *sang.*, *senec.*, sep., sulph., ust., zinc.

wiederkehrend, nachdem die Menses schon aufgehört hatten: Ambr., *calc.*, *kreos.*, *lach.*, mag-c., mag-m., murx., nat-m., *nux-v.*, puls., sep., thuj., tril., ust.

alten Frauen, bei: *Calc.*, lach., mag-c., mag-m., *plat.*, sep., staph.

Erregung, durch: *Calc.*

Überanstrengung, durch: Tril.

zäh: Cact., **Croc.**, *cupr.*, kali-chl., lac-c., lach., *mag-c.*, mag-m., mang., phos., *plat.*, *puls.*, sec.

MENSES ...

Zorn löst Menses aus: Cham., nat-m.

METRORRHAGIE: *Acet-ac.*, *acon.*, *agn.*, alet., alumn., am-br., am-m., ambr., *apis*, *apoc.*, aran., arg-m., *arg-n.*, *arn.*, *ars.*, *ars-i.*, asc-t., bapt., **Bell.**, **Both.**, *bov.*, *bry.*, bufo, **Calc.**, calc-s., cann-i., *canth.*, *carb-an.*, *carb-s.*, *carb-v.*, *card-m.*, *caul.*, *cham.*, **Chin.**, chin-a., *chin-s.*, *cimic.*, *cinnam.*, *coc-c.*, *coff.*, *colch.*, *coloc.*, cop., **Croc.**, crot-c., **Crot-h.**, *elaps*, *erig.*, **Ferr.**, ferr-ar., *ferr-i.*, *ferr-m.*, *ferr-p.*, fl-ac., gels., **Ham.**, *helon.*, *hep.*, *hyos.*, *ign.*, *iod.*, **Ip.**, iris., *kali-br.*, *kali-c.*, *kali-chl.*, **Kali-fer.**, kali-p., kali-s., *kreos.*, *lac-c.*, **Lach.**, *led.*, *lyc.*, lycps., mag-c., mag-m., *med.*, *merc.*, **Mill.**, **Murx.**, nat-ar., *nat-c.*, *nat-h.*, nat-m., **Nit-ac.**, *nux-m.*, **Nux-v.**, op., **Phos.**, *phyt.*, **Plat.**, plb., prun-s., **Psor.**, **Puls.**, **Rat.**, *rhus-t.*, ruta, **Sabin.**, **Sec.**, *senec.*, *sep.*, *sil.*, squil., *staph.*, *stram.*, *sulph.*, *tarent.*, **Tril.**, *tub.*, urt-u., **Ust.**, verat., zinc.

nachts: *Mag-m.*

abwechselnd mit Atemnot: Fl-ac.

Manie: Crot-c.

aktive Blutung: *Acon.*, apis, arn., **Bell.**, calc., cham., chin., *cinnam.*, *coff.*, **Croc.**, ferr., *ham.*, hyos., ign., **Ip.**, **Phos.**, plat., **Sabin.**, **Sec.**, tril., *ust.*

alten Frauen, bei: *Calc.*, cham., hydr., *ign.*, lach., *mang.*, *merc.*, phos., sep.

anfallsweise: Bell., *cham.*, chin., nux-v., **Puls.**, rhus-t., **Sabin.**, ust.

anhaltend: Apoc., arn., carb-v., *cham.*, *erig.*, *hyos.*, *ip.*, kali-c., *kreos.*, mill., phos., *sec.*, sulph., ust.

langsam, aber: Carb-v., ham., psor., sec., sulph., ust.

Anstrengung, nach: **Ambr.**, *aur.*, *bov.*, **Calc.**, *croc.*, **Erig.**, mill., *nit-ac.*, rhus-t., *tril.*

Ärger, Verdruss; nach: *Ip.*, kali-c.

Bewegung agg.: Arg-m., bell., *bry.*, cact., calc., *coff.*, *croc.*, **Erig.**, *helon.*, **Ip.**, psor., *sabin.*, *sec.*, sulph., tril., ust.

blass: Carb-v., chin., *ferr.*, hyos., merc., mill., sabin., sec., ust.

dickflüssig: Carb-v., *nux-m.*, plat., puls., sulph., tril.

dunkel: *Bell.*, *bry.*, canth., *cham.*, **Chin.**, *croc.*, *crot-h.*, *ferr.*, ham., helon., *kreos.*, lyc., *nux-m.*, *plat.*, plb., *puls.*, sabin., *sec.*, sep., sul-ac., *sulph.*, tril., ust.

METRORRHAGIE - dunkel ...

Klumpen, gemischt mit: **Bell.**, *cham.*, chin., *croc.*, *ferr.*, kreos., lyc., *puls.*, *sabin.*, *sec.*, ust.

flüssig: Bry., crot-t., plat., sabin., sec.

dick, und: Nux-m., *plat.*

dünnflüssig: Apoc., bry., *carb-v.*, chin., *crot-h.*, *elaps*, *erig.*, ferr., kreos., **Lach.**, laur., lyc., *phos.*, plat., puls., **Sabin.**, *sec.*, *sul-ac.*, *ust.*

Klumpen, gemischt mit: *Chin.*, *elaps*, *ferr.*, kreos., *sabin.*, *sec.*

faulig riechend: Kreos., *sec.*

Eisenpräparaten, nach Missbrauch von: Puls.

erscheint plötzlich und hört plötzlich auf: *Bell.*

Erschütterungen, durch: *Arn.*, cinnam., puls., *rhus-t.*, ruta, *sec.*, sulph.

fadenziehend: Arg-n., **Croc.**, lac-c., **Ust.**

flüssig: Apis, ars., *both.*, *carb-v.*, chin., *crot-h.*, *elaps*, *erig.*, **Lach.**, *mill.*, nat-m., **Nit-ac.**, **Phos.**, *sec.*, *sul-ac.*

Geburt, während und nach der: Acon., alum., apis, *arn.*, *bell.*, bry., cann-s., caul., *cham.*, *chin.*, *cinnam.*, *croc.*, **Erig.**, *ferr.*, **Ham.**, *hyos.*, **Ip.**, kali-c., kreos., lach., lyc., merc., mill., nit-ac., nux-m., nux-v., ph-ac., *phos.*, *plat.*, **Sabin.**, **Sec.**, senec., tril., *ust.*

Gehen amel.: *Sabin.*

Gemütsbewegungen, Erregung usw., durch: Acon., bell., bry., *calc.*, *cham.*, cocc., croc., hyos., nat-m., phos., plat., puls., sep., *sil.*, stram., sulph.

geronnen: *Alet.*, *apoc.*, arg-m., *arn.*, **Bell.**, *cact.*, **Cham.**, chin., coc-c., *coff.*, *croc.*, cycl., elaps, *ferr.*, helon., kreos., laur., lyc., *merc.*, *murx.*, nux-v., *plat.*, plb., *puls.*, *rhus-t.*, *sabin.*, *sang.*, sec., stram., tril., *ust.*

anfallsweise ausgestoßen, Klumpen werden: *Ferr.*, *puls.*, *ust.*

vermischt mit dunklem, flüssigem Blut: **Bell.**, elaps, *sabin.*, *sec.*

blassem, wässrigem Blut, mit: Chin.

großen Frauen, bei: *Phos.*

heiß: Arn., **Bell.**, bry., *lac-c.*, puls.

hellrot: Acon., aran., *arn.*, *bell.*, *calc.*, cham., chin., *cinnam.*, **Erig.**, *ham.*, hyos., **Ip.**, lac-c., *led.*, lyc., *mill.*, **Phos.**, rhus-t., **Sabin.**, *sang.*, sec., *tril.*, ust., vib.

METRORRHAGIE - hellrot ...

flüssig: Ham., ust.

Klumpen, mit: *Arn.*, **Bell.**, *ip.*, **Sabin.**, *ust.*

intermittierend: Apoc., *bell.*, *cham.*, chin., *ip.*, *kreos.*, nux-v., **Phos.**, *psor.*, *puls.*, rhus-t., *sabin.*, sec., sulph., ust.

Kamillentee, durch: *Chin.*, ign.

Koitus, nach: **Arg-n.**, *arn.*, *ars.*, *hydr.*, **Kreos.**, *sep.*, *tarent.*

Konvulsionen, mit: Bell., *chin.*, *hyos.*, **Sec.**

Liegen auf dem Rücken, beim: *Cham.*

Mädchen, bei kleinen: *Cina*

mageren Frauen, bei: *Sec.*

Menopause, in der: *Alet.*, *aloe*, arg-m., **Calc.**, *carb-v.*, *croc.*, *ferr.*, kali-c., **Lach.** lyc., *med.*, *murx.*, *nux-v.*, *plb.*, *psor.*, *puls.* *sabin.*, *sang.*, *sec.*, **Sep.**, **Sulph.**, *tril.*, *ust.*

Menses, zwischen den Perioden: *Ambr.* *arn.*, *bell.*, *bov.*, bry., **Calc.**, canth., carb-v. **Cham.**, chin., *cimic.*, *cocc.*, coff., *croc.* elaps, ferr., hep., **Ip.**, kali-c., lach., lyc. mag-c., mag-s., mang., merc., murx., nit-ac. nux-v., **Phos.**, puls., **Rhus-t.**, **Sabin.**, *sec.* *sep.*, **Sil.**, stram., sulph., zinc.

Myome, durch: *Calc.*, calc-p., *hydr.*, lyc. merc., nit-ac., **Phos.**, *sabin.*, sil., sul-ac. *sulph.*

passive Blutung: Alet., **Carb-v.**, caul. *chin.*, *chin-s.*, cimic., croc., **Erig.**, *ferr.* *ham.*, *helon.*, **Kali-fer.**, *lyc.*, plb., *sec.* sul-ac., **Ust.**, vinc.

Placenta, durch zurückgebliebene: *Bell.* *canth.*, *carb-v.*, caul., *puls.*, *sabin.*, sec., sep.

plötzlich: *Ars.*, **Bell.**, cinnam., *ip.*, sec.

Polypen, durch: Bell., *calc.*, *con.*, lyc. phos., thuj.

reichlich: Acon., apis, arg-n., *arn.*, **Bell.** bry., **Calc.**, caul., *cham.*, *chin.*, cinnam croc., erig., ferr., glon., ham., helon., hyos **Ip.**, kali-c., *kreos.*, lyc., mill., murx., nit-ac *nux-v.*, **Phos.**, puls., *sabin.*, *sec.*, tril., vib.

schmerzlos: Bov., calc., croc., *ham* **Kali-fer.**, mag-c., *mill.*, nux-m., plat sabin., *sec.*, ust.

Schreck, nach: Acon., bell., *calc.*, nux-v.

schwächlichen Frauen, bei: Ferr., psor sulph.

METRORRHAGIE ...

Schwall, in Güssen; in einem: *Bell.*, *cham.*, chin., *croc.*, *ham.*, **Ip.**, *mill.*, **Phos.**, *puls.*, **Sabin.**, *sec.*, tril., *ust.*

schwarz: Alet., am-c., arn., bell., *carb-v.*, *cham.*, chin., coff., *croc.*, *elaps*, *ferr.*, *helon.*, ign., *kreos.*, lyc., **Plat.**, *puls.*, sabin., *sec.*, *sul-ac.*, sulph.

flüssig: *Am-c.*, *crot-h.*, *elaps*, *sec.*, *sul-ac.*

Stillen, beim: *Sil.*

Stuhlgang, nach jedem: Am-m., **Ambr.**, ind., *lyc.*

hartem Stuhl, durch Abgang von: **Ambr.**, *lyc.*

Subinvolution (= mangelhafte Rückbildung des Uterus), bei: Lil-t., psor., sec., sulph., ust.

übel riechend: *Bell.*, *cham.*, croc., crot-h., kreos., sabin., *sec.*, ust.

faulig: Cham.

stechend: Kreos.

wässrig: Ant-t., berb., dulc., laur., phos., puls.

warmen Bad, nach einem: Thuj.

wiederkehrend: *Arg-n.*, *croc.*, *kreos.*, *nux-v.*, *phos.*, psor., *sulph.*

Zorn, nach: **Cham.**, staph.

MOLEN: Chin., *kali-c.*, merc., *nat-c.*, *puls.*, *sil.*, sulph.

NYMPHOMANIE (s. GEMÜT - NYMPHOMANIE)

OFFEN an, Uterus fühlt sich: Lach.

öffnen und schließen würde, als ob er sich: Nat-h.

PLAZENTA retiniert: *Agn.*, *ars.*, art-v., *bell.*, **Canth.**, caul., cimic., croc., gels., ip., *nux-v.*, *puls.*, *sabin.*, *sec.*, **Sep.**

POLYPEN: Lyc.

Uterus: *Ars.*, *aur.*, **Bell.**, *bufo*, **Calc.**, **Calc-p.**, caust., *con.*, hydr., led., *lyc.*, merc., mez., nit-ac., petr., *ph-ac.*, **Phos.**, *plat.*, puls., rhus-t., *sang.*, sec., *sep.*, *sil.*, *staph.*, **Teucr.**, **Thuj.**

weich: *Kali-s.*

Vagina: **Calc.**, merc., petr., ph-ac., psor., *puls.*, staph., *teucr.*

PRICKELN, wollüstiges: Agar., *alum.*, apis, bov., bufo, calc., *calc-p.*, canth., coff., elaps,

PRICKELN, wollüstiges ...

kali-br., kreos., lach., lil-t., lyc., mosch., *nux-v.*, **Orig.**, *phos.*, **Plat.**, raph., sulph., tarent.

PROLAPS:

Uterus: Acon., *aesc.*, agar., *alet.*, *aloe*, *alum.*, *alumn.*, am-m., anan., *apis*, **Arg-m.**, **Arg-n.**, *arn.*, ars., ars-i., **Aur.**, aur-m., *bell.*, *benz-ac.*, berb., *bry.*, bufo, *calc.*, calc-ar., *calc-p.*, calc-s., canth., *carb-an.*, caul., cham., *chin.*, chin-a., cimic., cocc., coll., *con.*, croc., *ferr.*, ferr-ar., *ferr-i.*, ferr-p., *graph.*, *helon.*, hydr., hydrc., iod., *ip.*, kali-ar., *kali-bi.*, kali-br., *kali-c.*, kali-p., kali-s., kreos., lac-c., *lach.*, **Lil-t.**, lyc., *lyss.*, mang., merc., *mill.*, *murx.*, **Nat-h.**, *nat-m.*, nat-p., *nit-ac.*, *nux-m.*, *nux-v.*, op., **Pall.**, *petr.*, ph-ac., *phos.*, **Plat.**, *podo.*, **Puls.**, **Rhus-t.**, *sabin.*, sang., *sec.*, **Sep.**, *sil.*, stann., staph., *sulph.*, teucr., *thuj.*, *tub.*, *ust.*, zinc.

morgens: **Nat-m.**, sep.

nachmittags: **Sep.**

alle zwei Tage: Alum.

elektrischen Schlägen die Oberschenkel hinunter, mit: *Graph.*

Entbindung, nach der: Bell., *helon.*, *podo.*, puls., *rhus-t.*, sec., sep.

geht gebeugt: *Am-m.*, *arn.*

Heben, durch: Agar., *aur.*, **Calc.**, *podo.*, *rhus-t.*

Hochreichen mit den Armen, durch: *Aur.*, *calc.*, nux-v., *sulph.*

Koitus amel.: Merc.

Liegen amel.: *Nat-m.*, *sep.*

Menses, während: *Aur.*, *calc-p.*, *cimic.*, kreos., *lach.*, *lil-t.*, nat-c., **Puls.**, **Sep.**

nach: Agar., aur., ip., kreos.

Schreck, nach: Gels., **Op.**

Stuhlgang, während: *Calc-p.*, con., nux-v., **Podo.**, puls., *stann.*

nach: *Stann.*

Stuhldrang, mit anhaltendem: Inul., nux-v.

Sturm, vor: Rhus-t.

Überanstrengung, durch: *Aur.*

Übereinanderlegen der Beine amel.: Lil-t., murx., **Sep.**

Urinieren, beim: *Calc-p.*

Wetter, bei heißem: *Kali-bi.*

PROLAPS ...

Vagina: Alum., bell., calc-ar., chim., *ferr.*, *kreos.*, *lach.*, *merc.*, *nux-m.*, *nux-v.*, op., plb., **Sep.**, *stann.*, sul-ac., *sulph.*, thuj., verat.

Heben, durch: *Nux-v.*

Schwangerschaft, in der: Calc-ar., *ferr.*

Stuhlgang, beim: Stann.

PULSIEREN: Alum., apis, *bell.*, *calc-p.*, *coc-c.*, *lac-c.*, *merc.*, nat-c., prun-s.

anhaltend, hinter dem Schambein: Aesc.

Koitus, nach: *Nat-c.*

Liegen auf der rechten Seite, beim: Apis

Ovarien: *Bell.*, *cact.*, calc., con., cop., *lach.*, *onos.*, podo.

rechts: Podo.

Gehen, beim: Apis

Menses, während: Lac-c.

Stehen, im: Apis, cop.

Uterus: Aesc., ars., *bell.*, *cact.*, calc-p., con., cur., murx., sabin., sarr.

Vagina: *Alum.*, *merc.*

Liegen amel.: Merc.

REIZUNG: *Agar.*, *am-c.*, bry., *calc.*, *canth.*, *carb-v.*, *con.*, dulc., *graph.*, hep., kali-br., *kreos.*, lyc., merc., nat-m., nit-ac., nux-v., *orig.*, phos., plat., puls., *sep.*, *sil.*, sulph.

Klitoris: *Am-c.*

Ovarien: Am-br., *apis*, ars., carb-ac., cimic., *gels.*, ham., kali-br., lil-t., nux-v., phyt., plat., rhus-t., thuj., **Ust.**, **Vib.**

Uterus: Ars., *bell.*, *caul.*, ph-ac., *senec.*, tarent.

Vagina: Caul., helon.

RIGIDITÄT des Os uteri während der Entbindung: Ant-t., *bell.*, **Caul.**, **Cham.**, cimic., *con.*, **Gels.**, ign., jab., lob., lyc., nux-v., sec., *verat-v.*

RISSE: Carb-v., graph., *nit-ac.*, urt-u.

RÖTUNG: Ars., aur-m., *bell.*, calc., *carb-v.*, *helon.*, hydrc., kali-bi., led., merc., *sep.*, *sulph.*, til.

RUCKEN in der Vagina nach oben, morgens: Sep.

SCHLÄGE, Erschütterungen:

Uterus beim Einschlafen, im: Stry.

Vagina: Kreos.

SCHMERZ: Aloe, apis, asaf., aur., bar-c., berb., brom., *calc-p.*, *carb-an.*, caust., coc-c., *con.*, eupi., *graph.*, *kali-c.*, kreos., *lac-c.*, lil-t., *lyc.*, *merc-c.*, *phos.*, plat., sec., sep., *staph.*, thuj., *urt-u.*, *zinc.*

nachts im Bett: Coc-c.

anfallsweise: *Staph.*

Aufstehen vom Sitzen, beim: Thuj.

Bewegung, bei: Berb.

Menses, vor: Chin., *croc.*, lyc., plat., sulph.

pulsierend: Calc-p.

Sitzen, im: *Lac-c.*, thuj.

Aufsitzen im Bett amel.: Coc-c.

spasmodisch: Ign., kreos., nux-v., thuj.

Ovarien: Acon., aesc., am-m., anan., **Apis** *arg-m.*, *arg-n.*, arn., ars., ars-i., *atro.*, aur. **Bell.**, brom., *bry.*, *bufo*, *cact.*, calc., *canth.* carb-ac., *cench.*, cham., cimic., cocc., coll. **Coloc.**, con., cop., crot-h., gels., graph. guaj., *ham.*, *helon.*, hydrc., *ign.*, *iod.* *kali-br.*, kali-p., kreos., *lac-c.*, lac-d., **Lach.** lac-ac., *lil-t.*, **Lyc.**, lyss., **Mag-p.**, med. *merc.*, murx., *naja*, onos., *pall.*, *phos.*, *phyt.* *plat.*, plb., **Podo.**, *puls.*, *ran-b.*, *rhod.* sabad., sarr., sec., senec., *sep.*, stann., *staph.* sulph., syph., tarent., ter., ther., thuj., urt-u. *ust.*, vesp., vib., wye., *xan.*, zinc.

abwechselnde Seiten: **Lac-c.**

links: Abrot., *aesc.*, **Arg-m.**, *brom.* *carb-ac.*, cimic., coloc., graph., *ham.* kali-br., *kali-p.*, *lac-c.*, **Lach.**, *lil-t.* lyss., med., *merc.*, *naja*, *phos.*, *plat.* *tarent.*, *ther.*, *thuj.*, **Ust.**, vesp., wye. *zinc.*

Liegen auf der linken Seite agg. Thuj.

amel.: Kali-p.

Rücken amel., auf dem Kali-p.

erstreckt sich zum Abdomen Ham., lil-t.

Herz: Tarent.

Kreuz: *Aesc.*, merc., plat podo., syph.

rechts, nach: Apis, lac-c **Lach.**, lil-t., naja, syph., ust.

Uterus: Naja, ust.

rechts: *Apis*, *arg-n.*, ars., ars-i., **Bell** *bry.*, calc., cub., graph., *iod.*, lil-t., **Lyc** *pall.*, **Podo.**, sarr., syph.

SCHMERZ - *Ovarien* - rechts ...

Liegen auf der rechten Seite amel.: *Apis*

erstreckt sich zum Uterus: Iod., podo.

links, nach: Graph., **Lyc.**, xan.

nachts: Kali-p., *merc.*, podo., *syph.*

abwechselnd mit Augenschmerzen: Sulph.

anfallsweise: *Ham.*

Atmen agg.: Bry., *lac-c.*

Auftreten agg.: Arg-n., *bell.*, lil-t., pall.

Berührung, bei: Bry.

Beugen nach hinten amel.: *Lac-c.*

Beugen des Beines amel.: *Coloc.*, *pall.*

Bewegung agg.: *Ars.*, **Bell.**, **Bry.**, *cench.*, *lac-c.*, *pall.*, ther.

amel.: Iod.

Füße amel., der: *Ars.*

Bücken, beim: Apis

Druck amel.: Pall., podo., zinc.

Einschlafen, beim: Kali-p.

Entbindung, nach der: **Lach.**

Enthaltsamkeit, durch: *Apis*, kali-br.

Erschütterung agg.: Arg-n., *bell.*, lil-t., pall.

Essen amel.: Iod.

Fahren oder Reiten agg.: Thuj.

Gehen, beim: *Apis*, arg-n., *bry.*, lil-t., med., pall., podo., thuj.

Freien, im: *Carb-ac.*

schnell: Lac-ac.

geistiger Anstrengung, bei: Calc.

Gesellschaft, durch: **Pall.**

amel.: *Pall.*

Gesprächen, bei anregenden: **Pall.**

Gonorrhö, bei chronischer: *Plat.*

hämorrhagischer Diathese, bei: Crot-h.

Heben, durch: Rhus-t.

Arme der: *Apis*, sulph.

Beine, der: Lyc.

Herumdrehen im Bett, beim: Lyc.

intermittierend: Bell., cham., lac-c., lach., thuj.

SCHMERZ - *Ovarien* ...

Koitus, nach: *Apis*, lac-c., *plat.*, *staph.*, thuj.

Liegen amel.: Pall., thuj.

Rücken amel., auf dem: Kali-p., rhus-t.

harten Brett oder Fußboden amel.; auf einem: Rhus-t.

Seite amel., auf der schmerzhaften: *Bry.*

linken Seite amel., auf der: *Pall.*

rechten Seite amel., auf der: Apis

Menses, vor: *Apis*, *bell.*, *cench.*, *coloc.*, graph., lac-c., **Lach.**, podo., thuj., ust., vib., *zinc.*

während: *Apis*, arg-m., *bell.*, bry., cench., cocc., con., gels., iod., kali-p., lac-c., **Lach.**, lil-t., lyc., *pall.*, *phos.*, *plat.*, podo., ther., *thuj.*, ust., xan.

amel.: *Lac-c.*, *lach.*, mosch., ust., *zinc.*

nach: **Lach.**, *pall.*

Musik und Aufregung, bei: Pall.

pulsierend: Cop., onos.

Reiben amel.: Pall.

Schwangerschaft, in der: Kali-p., podo., xan.

sexuellem Verlangen, bei: *Kali-br.*

Sitzen agg., gebeugt: *Ars.*

Stehen, beim: Apis, pall.

Strecken im Bett, beim: Apis

Beine amel., der: *Plb.*

Sturm, vor: *Rhod.*, rhus-t.

Urinieren, beim: Thuj.

Urindrang, bei: *Thuj.*

warmen Bett agg., im: *Apis*, *merc.*

Wetterwechsel, durch: *Ran-b.*, *rhod.*, *rhus-t.*, thuj.

Zusammenkrümmen amel.: *Coloc.*, kali-p.

erstreckt sich zum Abdomen: Con., ham.

andern Ovar, von einem zum: **Lac-c.**, onos.

SCHMERZ - *Ovarien - erstreckt sich ...*

außen, nach: Sep.

Beine:

links: Apis, cham., lil-t., phos., thuj., ust.

rechts: Apis, podo.

hinunter: *Apis*, *calc.*, ferr-i., goss., lac-c., *lil-t.*, *pall.*, podo., *thuj.*, ust., xan.

Brust: Apis, lach.

links: Apis

Genitalien, zu den äußeren: Lach.

hinten, nach: Con., sep.

Hüften: Apis, berb., brom., con., lil-t., merc., ust., xan.

Knie: Lac-c., wye.

Leber: Lach.

Leisten: Am-c., *bufo*, *cub.*, lil-t., ust.

links: Lil-t., ust.

Hypogastrium, und: Xan.

Bein, durch die Leisten zum linken: Plat.

Lenden: Staph.

Magen: Coloc.

oben, nach: Cimic., con., lach., lil-t.

diagonal: Apis, med., *murx.*

Oberschenkel: *Apis*, arg-m., *arg-n.*, *ars.*, berb., *bry.*, *cact.*, *calc.*, carb-an., cham., *lac-c.*, *lil-t.*, nat-m., pall., *phos.*, *podo.*, staph., *thuj.*, ust., wye., xan.

Außenseite: Lil-t.

Hüftregion: Xan.

Innenseite: Arg-n., ars., *lil-t.*, *phos.*

und am Knie hinunter: Podo.

Vorderseite: Lil-t., xan.

Rücken: Abrot., aesc., merc., plat., podo., *sulph.*, syph., xan.

oben, den Rücken nach: Arg-m.

Sakrum: Arg-n.

Schulterblatt: Bor.

unten, nach: Med.

SCHMERZ - *Ovarien - erstreckt sich ...*

vorne, und nach: Arg-m.

Unterschenkelregion nach unten, die: Podo., staph., xan.

Uterus, zum: Ham., *iod.*, lach., sep., ust.

Vagina: Sep.

Uterus (vgl. ABDOMEN - SCHMERZ): Absin., *acon.*, all-c., anan., ant-c., arn., ars., aster., *aur.*, bar-m., **Bell.**, *bry.*, bufo, cact., calad., *calc.*, *calc-p.*, calc-s., carb-an., carb-s., *caul.*, *caust.*, *cham.*, chin., *cimic.*, cinnam., *cocc.*, *coff.*, *con.*, croc., crot-c., cur., *ferr.*, ferr-ar., ferr-p., fl-ac., *gels.*, graph., hyos., ign., iris., kali-ar., *kali-c.*, kali-p., kreos., *lac-c.*, **Lach.**, *lil-t.*, *lyc.*, lyss., mag-m., merc., merc-c., mosch., *murx.*, nat-ar., *nat-c.*, *nat-m.*, **Nux-v.**, onos., op., *plat.*, **Podo.**, **Puls.**, *rhus-t.*, rob., *sabin.*, *sec.*, *sep.*, sulph., tarent., *ter.*, ust., verat-v.

morgens: Bufo, *calc-p.*, puls.

abends: Cact., pall.

nachts: Kali-p.

23 Uhr: *Cact.*

Mitternacht, nach: *Calad.*

Menses vor: *Calc.*

abwechselnd mit Herzschmerzen: *Lil-t.*

allmählich, kommt und geht: *Plat.*, stann.

anfallsweise: Asaf., **Bell.**, *caul.*, caust., **Cham.**, *cimic.*, coloc., con., ign., lac-c., mag-m., nux-m., *nux-v.*, **Plat.**, **Puls.**, **Sabin.**, *sec.*, sep., sulph., *vib.*

Anstrengung, nach: Pall.

Bad, nach einem: Crot-c.

Berührung durch die Kleidung, bei: Lil-t.

Bewegung agg.: **Bell.**, **Bry.**, *cimic.*, **Cocc.**, con., lil-t.

Blutfluss amel.: Arg-n., bell., kali-c., **Lach.**, mosch., sep., sulph., ust., *vib.*

Druck amel.: Ign., lil-t., *mag-p.*, sep.

Rücken amel.; auf den: *Mag-m.*

Erschütterung agg.: **Bell.**, *lach.*, *lil-t.*

Essen, nach dem: *Caust.*

Gehen agg.: **Bell.**, **Bry.**, bufo, med.

Hochreichen mit den Armen, beim *Graph.*

SCHMERZ - *Uterus* ...

Koitus, während: *Ferr-p.*, *hep.*, merc-c.

nach: *Plat.*

Kränkung, durch: *Cocc.*

Liegen, beim Hinlegen: *Ambr.*, *ferr.*

Seite amel., auf der rechten: Sep.

Rücken amel., auf dem: *Onos.*

Menses, vor: Alum., *arund.*, *bell.*, bry., bufo, **Calc.**, **Calc-p.**, **Caul.**, *caust.*, *cham.*, coloc., **Kali-c.**, *lach.*, *lyc.*, *mag-p.*, mosch., nat-m., *nux-v.*, *phos.*, **Puls.**, sec., **Sep.**, *sil.*, ust., *vib.*, **Zinc.**

Beginn, zu: *Calc.*, *calc-p.*, *caust.*, graph., *kali-c.*, *lach.*, **Lap-a.**, lyc., *vib.*

während: *Acon.*, *agar.*, agn., alum., *am-c.*, ars-m., **Bell.**, **Cact.**, **Calc.**, *calc-p.*, calc-s., caul., *cham.*, *cimic.*, *cocc.*, *gels.*, *ham.*, *ign.*, *kali-c.*, kali-s., *kreos.*, *lac-c.*, *lach.*, *lil-t.*, *lyc.*, *mag-m.*, **Nux-v.**, *phyt.*, *plat.*, **Puls.**, sars., sep., *stann.*, *sulph.*, *tarent.*, *tub.*, *ust.*, xan.

amel.: Bell., *lach.*, mosch., sep., sulph., *zinc.*

aufschreien, muss laut: *Acon.*, *cact.*, *cham.*, *coloc.*, *mag-m.*, nux-m., *nux-v.*, **Puls.**, senec., xan.

unterdrückten Menses, bei: *Cocc.*, *kali-c.*, **Puls.**

periodisch, zur gleichen Zeit jeden Tag: Cact.

plötzlich, kommt und geht: **Bell.**, vib.

pulsierend: Ars., *bell.*, *cact.*, cur., *hep.*, murx., *sep.*

rheumatisch: *Bry.*

Schwangerschaft, in der: Bry., kali-p., lyss., plat.

Sitzen, beim langen: *Bufo*

Stillen des Kindes, beim: *Arn.*, *cham.*, puls., **Sil.**

Stuhlgang, während: Calc-p., carb-v.

nach: Lyc.

Urindrang, bei: Con., tarent.

wahnsinnig machend: Acon., *bell.*, *cact.*, cimic., *plat.*

wandernd: Arn., bell., lach., nux-m., **Puls.**, rhus-t., sulph.

SCHMERZ - *Uterus* ...

Wetter, bei nasskaltem: *Calc-p.*

Zorn, nach: **Cham.**

Zusammenkrümmen amel.: *Acon.*, *cimic.*, *coloc.*, *nux-v.*

erstreckt sich zur Brust: *Lach.*, *murx.*

diagonal nach oben: *Murx.*

Labien: Lyss.

Leiste, nach hinten zur: **Sabin.**

Magen: Cact., elaps, ran-b., raph.

Mammae: Lyss., murx.

links: Murx.

Seite des Abdomens, und rechte: Lyss.

Nabel: Sep.

oben, nach: **Lach.**, lyc., lyss., *murx.*, phos., *sep.*

Seite des Abdomens, zur rechten: Lyss.

Oberschenkel nach unten, die: Apis, ars., bufo, cact., *calc.*, con., graph., ham., *kali-c.*, kali-i., kreos., *lac-c.*, mag-m., nat-m., nit-ac., nux-v., ust.

Lesen oder Schreiben, durch: Nat-m.

Rücken: *Bell.*, *gels.*, graph.

Sakrum: Calc-p.

Steißbein und Zehen: Sec.

unten, nach: Aesc., *apis*, ars., *cact.*, calc., calc-p., con., *graph.*, ham., ip., kali-i., *kreos.*, lac-c., mag-m., nat-m., nit-ac., nux-v., sec., *sep.*, ust.

Vagina: Bell., berb., *calc.*, *calc-p.*, canth., card-m., cham., chin., ferr., *graph.*, ham., *kali-c.*, *kreos.*, lil-t., *lyc.*, merc., nux-v., puls., rhus-t., *sep.*, *staph.*, sulph., thuj.

anfallsweise: *Staph.*

Koitus, beim: Alumn., **Arg-n.**, bell., *berb.*, *calc-p.*, coff., *ferr.*, *ferr-m.*, *ferr-p.*, ham., *hep.*, hydr., ign., *kali-bi.*, *kali-c.*, *kreos.*, **Lyss.**, **Nat-m.**, *plat.*, *rhus-t.*, sabin., **Sep.**, sil., *staph.*, *sulph.*, *thuj.*

konzentriert sich in der Vagina von andern Körperteilen her: *Calc-p.*

Menses, vor: Berb., elaps

während: *Ars-m.*, calc.

SCHMERZ - *Vagina* ...

Nasenbluten, nach: Calc-p.

pulsierend: Alum.

erstreckt sich zur Brust: Alum.

Harnröhrenmündung (Meatus): Berb.

oben; nach: Lyss., nit-ac., sep.

abwärts drängend: Bov., chin., mosch., plat.

Menses, vor: Phos.

während: Calc-s.

Ovarien: *Apis*, canth., ferr-i., ham., lac-d., *lach.*, *lil-t.*, mag-m., med., plat., *podo.*

links: Lac-d., *lach.*

rechts: *Apis*

Gehen, beim: *Lil-t.*, med.

Stehen, im: **Lil-t.**

Uterus und Uterusregion: **Agar.**, alet., aloe, alum., *ant-c.*, *ant-t.*, *apis*, arg-m., asaf., asc-t., aur., **Bell.**, bor., bov., bry., *calc.*, calc-p., canth., *carb-an.*, **Cham.**, *chin.*, *cimic.*, cocc., *con.*, cop., croc., cur., der., elaps, *ferr.*, *ferr-i.*, *graph.*, helon., ign., inul., *iod.*, ip., kali-c., *kali-fer.*, kali-s., *kreos.*, *lac-c.*, **Lil-t.**, lob., lyc., lyss., mag-c., mag-m., *mang.*, *merc.*, mosch., mur-ac., **Murx.**, *nat-c.*, **Nat-h.**, **Nat-m.**, *nit-ac.*, *nux-v.*, onos., *pall.*, **Plat.**, *podo.*, *puls.*, rhus-t., **Sabin.**, **Sec.**, **Sep.**, *sil.*, **Stann.**, *sulph.*, tarent., thuj., ust., zinc.

morgens: **Bell.**, **Nat-m.**, *nux-v.*, **Sep.**

vormittags: Sep.

nachmittags: Mag-m., **Sep.**

nachts im Bett: **Sulph.**

Mitternacht, nach: *Bov.*

Bücken, beim: *Lyc.*

Drücken auf die Vulva amel.: *Bell.*, **Lil-t.**, **Murx.**, **Sep.**

Essen amel.: Sep.

Fahren im Wagen agg.: *Asaf.*

Gehen, beim: *Bell.*, *chin.*, coff., *con.*, kreos., *lil-t.*, **Nat-h.**, phos., *plat.*, rhus-t., **Sep.**

Freien amel., im: *Puls.*

SCHMERZ - **abwärtsdrängend** - *Uterus* und Uterusregion ...

hält den Bauch mit den Händen: *Bell.*, *lil-t.*, *murx.*, *sep.*

Harndrang, mit: Nux-v., *pall.*, **Sep.**

Heben, nach: *Agar.*

herauskommen, als würde alles: **Bell.**, *con.*, **Kreos.**, *lac-c.*, **Lil-t.**, *nat-c.*, **Nat-h.**, *nat-m.*, *nit-ac.*, *plat.*, *podo.*, **Sep.**

Schwangerschaft, in der: *Kali-c.*

Stuhlgang, vor: *Nat-c.*

während: *Podo.*

Liegen agg.: *Puls.*

amel.: *Agar.*, cimic., onos., pall., *sep.*

linke Seitenlage amel.: Pall.

Menses, vor: Alum., *apis*, aur., *bell.*, bov., *calc-p.*, *chin.*, chin-s., *cina*, *con.*, croc., elaps, *kali-c.*, mosch., nux-m., *phos.*, *plat.*, rhus-t., sabad., sec., *sep.*, sul-ac., tarent., ust., *vib.*, zinc.

während: Acon., *agar.*, alet., aloe, am-c., am-m., ant-c., arg-n., *asaf.*, *aur.*, **Bell.**, berb., bor., bov., calc., *calc-p.*, caul., caust., *cham.*, *chin.*, chin-s., *cimic.*, cina, *con.*, *ferr.*, *gels.*, graph., hyos., ign., *kali-c.*, kali-i., *kali-p.*, kreos., *lach.*, **Lil-t.**, lob., mag-c., mosch., murx., *nat-c.*, *nat-m.*, *nit-ac.*, nux-m., nux-v., pall., *plat.*, *podo.*, **Puls.**, rhus-t., *sec.*, **Sep.**, *sulph.*, thuj., *vib.*, zinc.

nach: *Agar.*, *con.*, pall., tarent.

Schwangerschaft, in der: *Kali-c.*

Sitzen, im Sitzen das Gefühl, als ob etwas nach oben gedrückt wird: *Ferr-i.*

gebeugt Sitzen agg.: *Bell.*

aufrecht Sitzen amel.: *Bell.*

Stehen agg.: *Con.*, *murx.*, nat-m., *pall.*, rheum, rhus-t., **Sep.**

amel.: *Bell.*

Stuhldrang, mit: *Con.*, *corn.*, **Nux-v.**, plat.

SCHMERZ - abwärtsdrängend - *Uterus* und Uterusregion ...

Stuhlgang, vor: Nat-c., nit-ac.

während: Arg-n., *bell.*, iod., *lil-t.*, *podo.*, *stann.*

Treppensteigen, beim: *Plat.*

Trinken, nach: Nux-v.

Übereinanderlegen der Beine amel.: **Lil-t.**, murx., **Sep.**, zinc.

beißend: Berb., calc., *caust.*, eupi., graph., *kali-i.*, kali-n., **Kreos.**, *merc.*, *rhus-t.*, *sil.*, staph., sulph., thuj., zinc.

Menses, während: *Rhus-t.*, zinc.

Urinieren, beim: *Caust.*, hep., nat-m.

Labien; zwischen den: **Kreos.**

Vagina: Cham., *graph.*, thuj.

berstend:

Ovarien: Graph., med.

Uterus, als wenn etwas geborsten wäre: Elaps

bohrend:

Ovarien: Brom., *coloc.*, lach., **Lyc.**, sumb., thuj., **Zinc.**

links: Brom., sumb., thuj., **Zinc.**

Menses, während: Thuj.

amel.: Zinc.

rechts: **Lyc.**

Druck amel.: Zinc.

Menses amel., während den: Lach., zinc.

Zusammenkrümmen amel.: *Coloc.*

Uterus: Merc.

brennend: Agar., alum., *am-c.*, *ambr.*, anan., ars., aur., *aur-m.*, bar-c., berb., bov., bry., bufo, *calc.*, calc-p., calc-s., canth., *carb-an.*, *carb-s.*, *carb-v.*, cast., *caust.*, cham., chel., coc-c., con., cop., cur., dulc., *eupi.*, *ferr.*, ferr-ar., ferr-p., *graph.*, *helon.*, hep., kali-ar., *kali-bi.*, *kali-c.*, *kali-i.*, kali-p., kali-s., *kreos.*, lac-c., lach., *lil-t.*, lyc., mag-s., *merc.*, *merc-c.*, **Nit-ac.**, *nux-v.*, ox-ac., *petr.*, *phos.*, *puls.*, *sabin.*, sep., *sil.*, staph., *sulph.*, thuj., til., zinc.

nachts im Bett: Anan.

Bewegung agg.: Ars.

Gehen agg.: Berb., thuj.

Liegen amel.: Berb.

SCHMERZ - brennend ...

Menses, vor: Calc., carb-v., *sep.*

während: *Am-c.*, *carb-v.*, kali-br., *kali-c.*, *kreos.*, *sil.*, thuj.

Sitzen, im: Berb., sep.

Urinieren, während: *Ambr.*, calc., *caust.*, *eupi.*, **Kreos.**, *lac-c.*, nat-m., plat., sulph.

nach: *Caust.*, **Kreos.**, *lac-c.*, merc.

Ovarien: Abrot., anan., **Apis**, **Ars.**, *bell.*, *bufo*, *canth.*, carb-an., coloc., *eupi.*, goss., *kali-i.*, kali-n., *lac-c.*, **Lach.**, *lil-t.*, lyc., med., nat-m., *plat.*, *sep.*, *thuj.*, ust., zinc.

links: Abrot., *lach.*, med., thuj.

rechts: *Apis*, *bell.*, coloc., kali-n.

Abort, bei: **Apis**

anfallsweise: *Plat.*

Bewegen der Füße amel.: **Ars.**

Fahren oder Reiten, beim: Thuj.

Gehen, beim: Thuj.

Koitus, nach: **Apis**, thuj.

Menses, während: Bufo, canth.

nach: Zinc.

Urinieren, beim: Nat-m.

Uterus: Anan., *arg-n.*, *ars.*, *bell.*, *bry.*, bufo, *calc-p.*, carb-an., *carb-v.*, *con.*, cur., *hep.*, *kreos.*, lac-c., *lach.*, lap-a., *lyc.*, *nux-v.*, pip-n., ran-b., raph., rhod., *sec.*, sep., tarent., ter., thuj.

Entbindung, nach der: Rhod.

Menses, vor: Bufo, carb-an., con., cur., *nat-m.*

während: Ars., bry., *calc-p.*, canth., carb-v., caust., merc., nat-m., nux-v., ph-ac., phos., rhus-t., sep., sulph., tarent.

nach: Canth., *kreos.*

erstreckt sich zur Magengrube: *Raph.*

Nieren: Anan.

Oberschenkel: Carb-an.

Zervix: Con., *kreos.*, sep.

Vagina: All-s., aur., *bell.*, **Berb.**, bufo, calc., *calc-p.*, *canth.*, card-m., *cham.*, *chel.*, cop., *graph.*, helon., *kali-bi.*, kali-p., *kreos.*, lyc., *merc.*, *nat-m.*,

SCHMERZ - brennend - *Vagina* ...

Nit-ac., *petr.*, *puls.*, sabin., sep., spira., **Sulph.**, *thuj.*

Gehen, beim: *Thuj.*

Koitus, während: Kali-bi., *kreos.*, *lyc.*, nat-m., spira., *sulph.*

nach: *Kreos.*, lyc.

Liegen auf der linken Seite agg.: Merc.

Menses, vor: Bufo, *ign.*, nat-m., *sulph.*

während: All-s., berb., *graph.*, nux-v., sulph.

nach: Berb., graph., kreos., lyc., *sulph.*

periodisch, jeden Tag zur gleichen Stunde: *Chel.*

Schwangerschaft, in der: Bor.

Sitzen, im: *Thuj.*

Urinieren, nach: Nat-m.

drückend: Bar-c., calc-p., graph., thuj.

Menses, vor: Cina, *croc.*

während: Am-c., ant-c., asaf., **Bell.**, berb., bov., calc., *cham.*, chin., con., ip., mag-c., mag-s., mosch., nat-m., nit-ac., nux-m., nux-v., *plat.*, puls., *sep.*, sil., sulph., zinc.

Sitzen, im: *Thuj.*

Stuhlgang, beim: Kali-c.

Ovarien: Ang., *ars.*, *coloc.*, *iod.*, lac-d., **Lach.**, *lil-t.*, plat., *sep.*

links: *Lach.*, *med.*

rechts: Ang., *ars.*, *iod.*

Menses einsetzen wollten, als ob die: *Plat.*

Stuhldrang, nach den Menses, mit: *Plat.*

Uterus (vgl. SCHMERZ - abwärtsdrängend): *Acon.*, anac., anan., *ant-c.*, **Bell.**, cact., calad., calc., calc-p., canth., cham., chin., *cocc.*, *gels.*, *lil-t.*, *nat-c.*, *nit-ac.*, nux-v., *plat.*, podo., *puls.*, *sec.*, *sep.*, tarent., ust.

morgens: Puls.

Menses, vor: Jug-r.

einsetzen wollte; als ob die Menses: *Mur-ac.*, plat.

SCHMERZ - drückend - *Uterus* ...

Stuhlgang, beim: *Carb-v.*

Vagina: Alum., ant-c., *bell.*, *calc.*, graph., *lil-t.*, lyc., nat-c., *nit-ac.*, *nux-v.*, podo., *sep.*, sil., *ust.*

morgens: Puls.

Bücken, beim: Lyc.

Menses, vor: Alum., bell., con.

während: Ant-c., *bell.*, con., *lach.*, *lil-t.*, *nat-c.*, *nit-ac.*, plat., *sep.*, ust.

Stuhlgang, beim: Podo.

grabend: Con.

Uterus: Bufo, cur.

Menses, während: *Nux-v.*

greifend, Ovarien: Lil-t.

kneifend:

Ovarien: Cur., lil-t.

Uterus: Cham., con.

krampfartig, klemmend: Con., thuj.

Aufstehen vom Sitzen, beim: Thuj.

Ovarien: *Bufo*, cocc., *coloc.*, cub., *naja*, phos., plat.

links: *Coloc.*, *naja*

Menses, während: *Cocc.*

Uterus: Agar., aloe, anan., *bell.*, bry., bufo, *cact.*, *calad.*, *calc-p.*, **Caul.**, caust., **Cham.**, chin., *cocc.*, *con.*, cop., *gels.*, *hyos.*, *ign.*, kali-c., lyc., *mag-m.*, nat-m., **Nux-v.**, onos., *plat.*, *puls.*, rob., **Sabin.**, *sep.*, *tarent.*, **Ust.**, *vib.*

23 Uhr: *Cact.*

Mitternacht, nach: *Calad.*

Berührung der Teile agg.: *Ign.*

Bewegung, durch: **Cocc.**

Fluor (Leukorrhö), gefolgt von: *Con.*, *mag-m.*

Gehen, beim: Tarent.

Hochreichen mit den Armen, beim: *Rhus-t.*

Kränkung, durch: *Cocc.*

Menses, vor: **Calc-p.**, *caust.*, **Cham.**, *mag-p.*, *vib.*

während: Acon., *bell.*, **Cact.**, *calc-p.*, *caust.*, **Cham.**, *cimic.*, **Cocc.**, *coff.*, *coloc.*, *con.*, der., **Graph.**, *ign.*, *kali-c.*, kali-i.,

SCHMERZ - krampfartig - *Uterus* - Menses - während ...

lach., *mag-p.*, *nit-ac.*, **Nux-v.**, onos., *plat.*, *puls.*, sec., sep., stann., *tub.*

nach: *Cocc.*, iod., plat., puls.

Zeitpunkt, zu dem die Menses eigentlich einsetzen sollte; zum: *Cocc.*, *kali-c.*

Schwangerschaft, in der: *Cupr-ar.*

Stuhlgang, nach: Lyc.

Wärme amel.: Caust., nux-m., nux-v.

Wetter, bei nasskaltem: *Calc-p.*

Zorn, nach: **Cham.**

Zusammenkrümmen, muss sich: *Cact.*, *cimic.*, **Nux-v.**

erstreckt sich zum Magen: *Cact.*

Oberschenkel hinunter: *Kali-i.*, *mag-m.*

Rücken hinauf: Gels.

Ligamenta lata: **Cimic.**

lanzinierend: Aeth., clem., meli.

Atmen agg.: Clem.

Urinieren, beim: Clem.

Ovarien: **Apis**, bell., bor., coll., con., cub., goss., **Lil-t.**

Menses, während: *Bor.*, coll.

nach: *Bor.*

Uterus: Anan., *ars.*, bufo, *con.*, crot-c., graph., hura, ign., lac-c., murx., sep., tarent.

Berührung agg.: Ign.

Waschen in kaltem Wasser, beim: Crot-c.

erstreckt sich nach oben: Lac-c., sep.

Vagina: Berb., hura

Gehen agg.: Berb.

mahlend: *Con.*

Ovarien: Fl-ac., graph.

Nachwehen: Acon., **Arn.**, asaf., aur., *bell.*, bor., *bry.*, *calc.*, carb-an., carb-v., **Cham.** chin., cic., *cimic.*, cina, cocc., *coff.*, *con.*, croc., **Cupr.**, *ferr.*, *gels.*, graph., hyos., **Hyper.**, *ign.*, iod., ip., **Kali-c.**, kreos., lach., lyc., nat-c., *nat-m.*, nux-m., *nux-v.*, op., par.,

SCHMERZ - Nachwehen ...

plat., *podo.*, **Puls.**, **Rhus-t.**, *ruta*, **Sabin.**, **Sec.**, *sep.*, sul-ac., *sulph.*, *vib.*, *xan.*, zinc.

Stillen, beim: *Arn.*, *cham.*, con., puls., **Sil.**

nagend: Kali-c., *lyc.*

Ovarien: Coloc., *lil-t.*, plat., podo.

links: Coloc.

rechts: *Lil-t.*, podo.

Gehen agg.: Lil-t., podo.

Uterus: Anan.

Vagina: Lyc.

quetschend, Ovarien: Coloc., *thuj.*

reißend: Anac., *bar-c.*, berb., *carb-an.*, carb-v., con., *kali-c.*, nat-c., *phos.*, sil., ter.

abends: Bar-c.

aufschreien, muss: *Bar-c.*

Menses, während: Am-c.

Sitzen, im: *Con.*

erstreckt sich zum Anus: *Carb-an.*

Ovarien: Abrot., graph., ham., kali-i., lil-t., merc., *plat.*

links: Plat.

rechts: Graph., kali-i.

Menses, während: Plat.

Uterus: *Arg-n.*, *cham.*, lap-a., lyss., nat-m., plb., stry., tarent.

Menses, vor: Nat-m.

während: *Agar.*, *am-c.*, ars., *bell.*, calc., *caust.*, chin., lyc., merc., nat-c., nit-ac., podo., *puls.*, rhus-t., *sep.*, sil., staph., sulph., zinc.

Vagina: *Am-c.*, chin., plb.

Vulva, um die Harnröhrenmündung: Berb.

scharf: Aeth., ars., clem., meli., rhus-t.

Ovarien: *Apis*, cench., kali-p., *lac-c.*, *lach.*, **Lil-t.**, lyc., sep., *staph.*, ust., vib., xan.

Uterus: **Acon.**, apis, *con.*

Stillen, beim: **Sil.**

schießend (s. stechend)

schneidend: Asaf., cann-s., carb-v., caust., con., ip.

links nach rechts; von: Ip.

Bewegung, bei: Caust., ip.

SCHMERZ - schneidend ...

Gehen, beim: Caust.

Urinieren, beim: Con.

Ovarien: *Apis*, *arg-n.*, arum-t., atro., bell., *bor.*, bry., canth., cocc., coll., **Coloc.**, *con.*, cub., eup-pur., graph., ham., *lil-t.*, *lyc.*, naja, nat-m., nux-m., onos., puls., *sabad.*, stram., syph., *thuj.*, ust., xan.

links: Graph., phos., puls., *thuj.*, ust.

dann rechts: Apis

rechts: *Apis*, *arg-n.*

links; nach: Lyc.

Menses, während: *Apis*, *bor.*, cocc., *lyc.*, *phos.*

Strecken im Bett, beim: Apis

Urinieren, beim: Nat-m.

erstreckt sich die Oberschenkel hinunter: *Apis*, arg-n.

Uterus: Asaf., bufo, *calc.*, *calc-p.*, **Cocc.**, con., crot-c., cur., ign., *lac-c.*, *murx.*, pall., **Puls.**, sep., tarent., thuj.

Atemzug, bei jedem: **Cocc.**

Bewegung, bei: **Cocc.**

Koitus, beim: Puls.

Menses, vor: Caust., mag-c., murx., nat-c.

während: Apis, *asaf.*, bell., *calc.*, canth., carb-v., *caust.*, **Cocc.**, *coloc.*, ferr., ign., *kali-c.*, kreos., lach., merc., murx., nat-c., nat-m., phos., rhus-t., sec., sep., sil., zinc.

Stuhlgang, amel., nach: Pall.

Waschen in kaltem Wasser, beim: Crot-c.

erstreckt sich zum Sakrum: **Calc-p.**

oben, nach: Lac-c.

Vagina, beim Koitus: *Berb.*, *ferr-m.*

stechend: Alum., *ars.*, aur., *bell.*, *bor.*, *calc.*, *calc-p.*, caust., coc-c., *con.*, croc., *glon.*, **Graph.**, ign., *kali-c.*, lac-c., meli., merc., murx., nat-s., nit-ac., pall., **Phos.**, rhus-t., sep., staph., sul-ac., tarent., thuj.

Gehen, beim: Thuj.

Menses, vor: Con.

SCHMERZ - stechend - Menses ...

während: Lyc., sul-ac.

erstreckt sich zur Brust: Alum., calc-p.

Vagina: Lil-t., puls.

Labie durch den Uterus zum rechten Ovar, erstreckt sich von der linken: Bell., lac-c., phos., thuj.

Ovarien: Abrot., absin., *ambr.*, *apis*, *ars.*, *bell.*, bor., brom., *bry.*, *bufo*, *canth.*, carb-an., cench., *coloc.*, con., cur., goss., graph., kali-ar., kali-c., kali-p., lac-c., *lach.*, lil-t., *lyc.*, *mag-p.*, med., merc., phos., pic-ac., *plat.*, *podo.*, *sep.*, *staph.*, syph., thuj., ust., *vib.*, xan.

abwechselnde Seiten: Lac-c.

links: Abrot., graph., **Lach.**, thuj.

Liegen auf dem Rücken amel.: Kali-p.

rechts: **Ars.**, *bell.*, lac-c., lec., *lyc.*, *plat.*, *podo.*

nach links: *Lyc.*

Atmen, beim: *Bry.*

verhindert das Atmen: *Canth.*

Bewegung agg.: *Ars.*, **Bry.**, cench.

Menses, vor: *Podo.*, vib.

während: Kali-p., *lac-c.*, phos., *podo.*

Stehen, im: Lil-t.

erstreckt sich zum Knie: Lac-c., wye.

Leber: Med.

links, nach: Lac-c.

Oberschenkel: Phos., staph., ust.

rechts, nach: Med.

Seite nach oben, die: Cimic., lac-c., *sep.*

Uterus: **Acon.**, anan., *apis*, *arg-n.*, ars., aur., **Bell.**, bor., bufo, calc., **Con.**, cur., *ferr.*, fl-ac., gels., graph., hura, ign., inul., *kali-c.*, kali-p., *lac-c.*, *lil-t.*, lyss., *merc.*, *murx.*, nux-v., phos., plat., **Sep.**, tarent.

Fahren oder Reiten, beim: Arg-n.

Gehen, beim: Arg-n., **Bell.**

Menses, vor: Bor.

nach: Tarent.

SCHMERZ - stechend - *Uterus* ...

erstreckt sich nach oben: **Lac-c.**, murx., *sep.*

Brustseite, rechts: Con.

Rücken hinauf: *Gels.*

Seite zur andern, von einer: **Cimic.**

Vagina: *Alum.*, am-c., *ambr.*, ars., *bell.*, *berb.*, chin., con., *graph.*, hydrc., *kreos.*, lyss., mur-ac., nat-s., *nit-ac.*, phos., puls., *rhus-t.*, *sabin.*, *sep.*, stry., tarent.

morgens, beim Erwachen: *Sep.*

Abdomen ausgehend, vom: *Kreos.*

außen stechender Schmerz, nach: Berb.

Gehen, beim: *Nit-ac.*

Koitus, beim: *Berb.*

Menses, während: Bell., berb., *con.*, *graph.*, kreos., rhus-t., sabin., sul-ac.

Stehen, im: *Nit-ac.*

erstreckt sich zur Brust: Alum.

oben, nach: Alum., am-c., berb., *lyss.*, *nit-ac.*, *phos.*, sabin., *sep.*

Vulva, zwischen den Labien: Eupi.

Klitoris, nachts: Bor.

stechend, fein: *Apis*, *ars.*, berb., calc-p., carb-v., eupi., *kali-c.*, kreos., lil-t., lyc., phos., puls., sabin., sep., *staph.*, urt-u., zinc.

Gehen, beim: Zinc.

Menses, vor: Zinc.

während: Kali-c., kreos., lyc., phos., puls., sabin., sep., sul-ac.

Klitoris: Bor.

nachts: Bor.

Ovarien: **Apis**, bor., bry., goss., graph., **Lil-t.**, merc., *sep.*, vesp.

links: Lil-t.

rechts: Apis

Kälte amel.: Apis, vesp.

Koitus, nach: *Apis*

Menses, während: *Apis*

Uterus: *Apis*, arg-m., ars., *calc.*, *con.*, sabin.

Vagina: Berb., ham., puls., sabin., staph.

SCHMERZ ...

Wehen: Caul., cimic., gels., puls.

linksseitig: Plat.

abwechselnd mit Blutung: Puls.

exzessiv, übermäßig stark: Acon., ambr., arn., *bell.*, **Cham.**, cimic., *coff.*, con., *nux-v.*, puls., sec., **Sep.**, ust.

falsche Wehen: Arn., **Bell.**, bor., **Calc.**, **Caul.**, *cham.*, *cimic.*, *cinnb.*, coff., *con.*, *dios.*, *gels.*, *kali-c.*, kali-p., *nux-m.*, *nux-v.*, *op.*, **Puls.**, sec., sep., vib.

Gehen, beim: Thuj.

Geräusche agg.: Cimic.

hören auf: Acon., arn., **Bell.**, *bor.*, *camph.*, *carb-v.*, *caul.*, *caust.*, *cham.*, chin., **Cimic.**, cocc., *coff.*, gels., *graph.*, ign., **Kali-c.**, lyc., mag-m., *nat-m.*, *nux-v.*, **Op.**, plat., **Puls.**, ruta, **Sec.**, *sep.*, sulph., *thuj.*

Blutung, bei: *Chin.*, cimic., puls., sec.

Konvulsionen setzen ein: Bell., cham., cic., cupr., hyos., ign., *sec.*

Krämpfe in der Hüfte, durch: Cimic.

Wallungen vom Uterus zum Hals lässt dieWehen aufhören: Gels.

kurz: *Caul.*, *puls.*

Leiste, spürt sie in der: Cimic.

Magen als im Uterus, spürt sie mehr im: Bor.

Ohnmacht, verursachen: *Cimic.*, **Nux-v.**, *puls.*

quälend: Acon., ambr., arn., aur., bell., *caul.*, caust., **Cham.**, cimic., *coff.*, con., **Gels.**, **Kali-c.**, lyc., nux-v., phos., plat., puls., sec., **Sep.**

fliehen, will: Bell.

Rücken, anfallsweise im: *Nux-v.*, *sep.*

hinunter in die Gesäßmuskeln, den Rücken: Kali-c.

hindurch bis zum Rücken und den Rücken hinauf: *Gels.*

schießend: *Kali-c.*

schneidend, von links nach rechts: Ip.

Nabelgegend, in der: **Ip.**

schwach: Aeth., arn., *bell.*, bor., cann-i., *carb-s.*, *carb-v.*, *caul.*, *caust.*, *cham.*, chin., **Cimic.**, cocc., **Gels.**, *graph.*,

SCHMERZ - Wehen - schwach ...

Kali-c., kali-p., lyc., *nat-c.*, **Nat-m.**, *nux-m.*, *nux-v.*, **Op.**, plat., **Puls.**, *ruta*, **Sec.**, sep., sulph., *thuj.*, ust., zinc.

spasmodisch: Ambr., *bell.*, bor., *bry.*, **Caul.**, **Caust.**, **Cham.**, *cimic.*, *cocc.*, coff., con., cupr., ferr., **Gels.**, **Hyos.**, ign., *ip.*, kali-c., lyc., mag-p., *nux-m.*, *nux-v.*, *op.*, plat., **Puls.**, *sec.*, *sep.*, stann., vib.

sticht von der Cervix nach oben: Sep.

Stuhldrang, verursachen: **Nux-v.**, plat.

träge: *Puls.*

unregelmäßig: Aeth., arn., *caul.*, caust., *cocc.*, *coff.*, cupr., *nux-m.*, nux-v., **Puls.**, sec.

unterdrückt und fehlend: Cact., carb-v., caul., cimic., *op.*, *puls.*, sec.

vergeblich, erfolglos: Acon., arn., bell., *caust.*, cimic., *coff.*, eup-pur., gels., goss., **Kali-c.**, kali-p., op., phos., plat., **Puls.**, sec., sep., *ust.*

verlängert: Cinnb., puls., **Sec.**

Verzweiflung, treiben zur: *Aur.*, *cham.*

Wundheitsschmerz, wie zerschlagen; mit: Arn., *caust.*

Zucken, mit: *Chin-s.*

erstreckt sich zum Herz: Cimic.

Knien und das Sakrum hinauf, zu den: Phyt.

Leiste: Cimic., thuj.

oben, nach: **Calc.**, gels., puls.

laufen nach oben: *Bor.*, **Calc.**, **Cham.**, gels., lyc.

Oberschenkel: *Kali-c.*, vib.

wehenartig: Acon., *agar.*, *aloe*, *apis*, *arn.*, *asaf.*, aur., **Bell.**, bor., bov., *bry.*, calc., camph., *cann-i.*, canth., carb-an., carb-v., caul., caust., **Cham.**, chin., *cimic.*, *cina*, cocc., *coff.*, *con.*, croc., cupr., dros., *ferr.*, **Gels.**, graph., *hyos.*, *ign.*, *ip.*, **Kali-c.**, kali-p., *kreos.*, *lach.*, *lil-t.*, lyc., mag-c., mag-m., med., merc., *mosch.*, mur-ac., murx., nat-c., nat-m., nit-ac., nux-m., *nux-v.*, *op.*, ph-ac., phos., **Plat.**, podo., **Puls.**, *rhus-t.*, ruta, *sabin.*, **Sec.**, **Sep.**, *sil.*, stann., sul-ac., *sulph.*, tarent., thuj., *ust.*, vib., xan., zinc.

Druck amel.: Ign.

SCHMERZ - wehenartig ...

Menses, vor: Alum., *apis*, aur., *bell.*, *bov.*, *calc-p.*, *cham.*, chin., cimic., *cina*, cycl., *dig.*, *hyos.*, mag-c., *mag-p.*, plat., rhus-t., sanic., *sep.*, thuj., ust., zinc.

während: *Acon.*, agar., *alet.*, aloe, *am-c.*, am-m., ant-c., apis, arg-n., *asaf.*, *bell.*, berb., bor., bov., *calc.*, *calc-p.*, *carb-an.*, caul., *caust.*, **Cham.**, chin., *cimic.*, cina, coff., *con.*, *cycl.*, ferr., *gels.*, *graph.*, hyos., *ign.*, *kali-c.*, kali-s., kreos., *lac-c.*, *lach.*, *lil-t.*, lyc., *mag-p.*, med., mosch., *nat-c.*, *nit-ac.*, *nux-m.*, nux-v., *plat.*, *puls.*, *rhus-t.*, *sec.*, *sep.*, sulph., ust.

Stehen agg.: *Rhus-t.*

nach: *Cham.*, iod., kreos., plat., puls.

Stehen, im: *Rhus-t.*

Stuhlgang, bei: *Nat-m.*, *nux-v.*

erstreckt sich zum Rektum: *Aloe*, *nux-v.*

Oberschenkel: *Aloe*, apis, *cham.*, con., kali-c., nat-m., nux-v., stram., ust., vib.

Rücken und Hüften: **Gels.**, sul-ac.

rechts nach links, von: *Lyc.*

Wehtun: Calc-p., *lil-t.*

Ovarien: Apis, brom., con., iod., *kreos.*, lac-ac., lil-t., med., onos., pic-ac., podo., sep., sulph., syph.

links: Brom., med., pic-ac., podo., syph.

rechts: *Lac-ac.*, *pall.*

Gehen, beim schnellen: Apis, lac-ac.

Uterus: *Calc-p.*, *con.*, merc., sep., ust.

morgens: *Calc-p.*

Koitus, beim: Merc-c.

Vagina: **Calc.**, calc-p., elaps

Menses, vor: Elaps

während: Calc.

Nasenbluten, nach: Calc-p.

wund schmerzend, empfindlich: Am-c., ambr., arn., ars., *ars-i.*, bov., *calc.*, calc-p., canth., *carb-s.*, **Carb-v.**, *caust.*, *coc-c.*, coff., con., ferr-i., *graph.*, *hep.*, iod., kali-bi., *kali-c.*, **Kreos.**, *lac-c.*, lyc., meph., nit-ac.,

SCHMERZ - wund schmerzend ...

petr., phos., **Plat.**, puls., rhus-t., sec., *sep.*, *sil.*, **Staph.**, *sulph.*, *thuj.*, *zinc.*

Gehen agg.: *Lac-c.*

Menses, vor: Con., *kali-c.*, lach., **Sep.**

während: Bov., *kali-c.*, *nat-m.*, sil.

nach: *Kali-c.*

Waschen in kaltem Wasser, nach: Eupi.

Labien beim Urinieren, zwischen den: Eupi.

Ovarien: Alum., *ant-c.*, *apis*, arg-m., arg-n., arn., *ars-i.*, atro., **Bry.**, *bufo*, *canth.*, *chin.*, cimic., coloc., con., cupr-ar., graph., guaj., ham., helon., hep., *iod.*, kali-br., kali-c., *lac-c.*, **Lach.**, **Lil-t.**, med., *nux-m.*, ol-j., onos., *pall.*, *plat.*, psor., puls., rhus-t., sep., *staph.*, syph., tarent., ter., ther., ust., vesp.

links: *Arg-m.*, coloc., **Lach.**, plat., vesp.

rechts: *Apis*, *bry.*, *iod.*, mag-m., *pall.*, plat.

Bewegung, bei: Ther.

Gehen agg.: *Apis*, **Arn.**, **Bry.**

Menses, vor: *Kali-c.*, *lac-c.*

während: *Apis*, canth., *iod.*, *kali-c.*, plat.

nach: *Iod.*, kali-c.

Unterdrückung der Menses, durch: Ant-c.

erstreckt sich die Beine hinunter: Bry.

Uterus: *Aesc.*, am-c., ant-c., *apis*, arg-m., arg-n., **Arn.**, *ars-i.*, **Aur.**, **Bell.**, bov., **Bry.**, *bufo*, *calc.*, calc-p., canth., caul., cham., chin., *cimic.*, *cocc.*, *con.*, *helon.*, *hydr.*, kali-c., kreos., *lac-c.*, **Lach.**, lappa-a., *lil-t.*, lyss., **Murx.**, nux-m., nux-v., *onos.*, *puls.*, rhus-t., sec., sep., tarent., tril., **Verat-v.**

Bewegung, bei: **Bell.**, **Bry.**

Erschütterung, empfindlich gegen: *Arg-m.*, **Bell.**, *lach.*, lappa-a., **Lil-t.**

Fahren im Wagen, beim: *Arg-m.*

Kleidung agg.; Berührung der: **Lach.**, lil-t.

Koitus, beim: **Puls.**, sep.

Menses, vor: Bov.

SCHMERZ - wund schmerzend - *Uterus* - Menses ...

während: Am-c., arg-n., arn., bov., *bry.*, canth., carb-v., *caust.*, *cocc.*, coff., *con.*, *ham.*, ign., kreos., nat-m., *nux-m.*, nux-v., ruta, sil.

nach: Bov., kreos.

Schwangerschaft, in der: *Bell-p.*, puls., *sil.*

Stehen, im: Lappa-a.

Vagina: Acon., alum., aur., **Berb.**, brom., calc-p., coc-c., *coff.*, ferr-i., graph., *ham.*, ign., *kali-bi.*, kali-c., **Kreos.**, **Lyss.**, merc., nit-ac., *plat.*, *puls.*, *rhus-t.*, sep., *sil.*, staph., *sulph.*, thuj.

abends: Rhus-t.

Koitus, beim: Bell., *berb.*, coff., *ferr.*, ferr-m., ham., ign., *kali-bi.*, *kali-c.*, *kreos.*, **Lyss.**, *naja*, *plat.*, *rhus-t.*, *sep.*, *sulph.*, *thuj.*

verhindert den Koitus: Coff., *plat.*, rhus-t., sep., *thuj.*

zerschlagen (s. wund schmerzend)

ziehend: *Aur.*, bar-c., mosch.

Stuhlgang, vor: Carb-an.

Ovarien: Apis, *ars.*, atro., bell., *chin.*, coloc., goss., lach., lil-t., *pall.*, *plat.*, podo.

links: Coloc.

rechts: *Apis*, med., pall.

Bewegung agg.: **Ars.**

Heben der Arme, beim: *Apis*

Koitus, nach: Plat.

Menses, vor: Coloc.

Reiben amel.: *Pall.*

Sitzen, durch gebeugtes: **Ars.**

erstreckt sich in die Oberschenkel: Ars.

Uterus: **Bell.**, calc-p., *cham.*, cop., plat., plb., *puls.*, sabin.

Koitus, nach: *Plat.*

Menses, einsetzen wollten, als ob die: Calc-p.

vor: Jug-r.

Vagina: Card-m., cop.

zuckend (s. stechend)

SCHMERZ ...

zusammenschnürend, zusammenziehend: Thuj.

Ovarien: *Cact.*, puls.

Uterus: **Bell.**, cact., chin-s., cocc., lil-t., lyc., plb., *puls.*, sabin., sep., staph., tarent.

Menses, während: *Agar.*, *bell.*, **Cact.**, staph.

Vagina: **Cact.**, *plat.*, *puls.*

zwickend: Kali-c., mur-ac., plat.

Menses einsetzen wollte; als ob die: Mur-ac.

Ovarien: Anan., canth., cham., *plat.*

Uterus: Anan., bell., bry., cact., canth., *cham.*, con.

Menses, vor: *Alum.*, bry.

SCHWÄCHEGEFÜHL in der Uterusgegend bei Stuhlgang und Wasser lassen: *Calc-p.*

SCHWEISS: *Lyc.*, *merc.*, *petr.*, *sulph.*, *thuj.*

SCHWELLUNG: *Am-c.*, *ambr.*, *apis*, arn., **Ars.**, ars-i., *asaf.*, aur., aur-m., aur-s., bell., bry., *calc.*, calc-p., calc-s., cann-s., *canth.*, carb-an., *carb-v.*, coc-c., *coll.*, coloc., con., dig., *ferr-i.*, goss., *graph.*, *helon.*, kali-bi., **Kreos.**, *lac-c.*, lach., *lil-t.*, meph., *merc.*, *nat-s.*, **Nit-ac.**, nux-v., *phos.*, *podo.*, **Puls.**, **Rhus-t.**, sec., *sep.*, sulph., *thuj.*, *urt-u.*

Menses, vor: Lyc., *sep.*

während: Chin., graph., lyc., sep., staph., sulph., zinc.

ödematös: Apis, *graph.*, *merc.*, *nit-ac.*, *phos.*, *urt-u.*

phlegmonös: *Merc.*

Schwangerschaft, in der: *Merc.*, *podo.*

Labien, kleine: *Apis*, chin-s., merc., nit-ac.

zwischen den Labien: Eupi.

Ovarien: *Alum.*, *apis*, *ars.*, atro., bell., *brom.*, *bufo*, *carb-ac.*, coll., *coloc.*, con., cub., goss., *graph.*, ham., *iod.*, *kali-br.*, *kali-i.*, **Lach.**, **Lil-t.**, *med.*, nat-h., nux-m., *pall.*, staph., syph., thuj., ust.

links: *Brom.*, carb-ac., graph., kali-br., **Lach.**, lil-t., *nat-h.*

rechts: *Apis*, lyc., *pall.*

Menses, vor: Brom.

während: Apis, brom., nat-h.

SCHWELLUNG - *Ovarien* - Menses ...

nach: *Graph.*

Uterus: *Agn.*, anan., *iod.*, *lach.*, *lil-t.*, *lyss.*, meph., sabin., *tarent.*, ust.

Menses, vor: Nux-m., ph-ac.

während: Kali-bi., ust.

Zervix: Arg-n., calc., *calc-p.*, canth., hydr., *iod.*, *kreos.*, *nat-m.*, sarr.

Vagina: *Agar.*, alumn., calc-p., cann-s., coc-c., *cur.*, ferr., *ferr-i.*, *iod.*, *kreos.*, merc., **Nit-ac.**, *nux-v.*, puls.

SCHWEREGEFÜHL: Lob., murx., pall., *plat.*

Menses, während: Lob., murx., *plat.*, *sep.*

Ovarien: **Apis**, carb-an., con., eup-pur., helon., kali-c., lil-t., meli., onos., *plat.*, *sep.*

links: *Lac-c.*, lach.

rechts: Carb-an.

Uterus: *Alet.*, aloe, alumn., *apis*, *bell.*, *calc.*, *caul.*, **Chin.**, con., elaps, *gels.*, hydrc., lac-c., *murx.*, *nux-v.*, sabin., senec., **Sep.**, sil.

Gehen, beim: *Chin.*

Menses, während: Chin., nux-v.

Stehen, im: Aloe

SERÖSE Zysten in der Vagina (s. TUMOREN)

SEXUELLES Verlangen:

heftig: *Ars.*, arund., aster., bar-m., **Calc.**, *calc-p.*, canth., *gels.*, *hyos.*, *kali-br.*, *lach.*, lyss., *mosch.*, **Murx.**, *op.*, **Orig.**, *phos.*, *plat.*, *sabin.*, *sil.*, *staph.*, *stram.*, *tarent.*, *zinc.*

Masturbation, treibt sie zur: *Gels.*, *grat.*, *nux-v.*, **Orig.**, phos., *plat.*, raph., **Zinc.**

unfreiwilligem Orgasmus, mit: Ang., *arg-n.*, *ars.*, *calc.*, *lil-t.*, nat-m., *nux-v.*, *op.*, **Plat.**, sul-ac.

vermehrt: Am-c., *ant-c.*, *apis*, arg-n., *ars.*, *ars-i.*, *asaf.*, aster., aur., bar-c., *bar-m.*, *bell.*, bov., cact., *calad.*, **Calc.**, **Calc-p.**, **Camph.**, cann-i., cann-s., **Canth.**, *carb-v.*, chin., *coff.*, **Con.**, cub., cur., dulc., **Fl-ac.**, form., *gels.*, **Grat.**, **Hyos.**, *ign.*, iod., *kali-br.*, *kali-p.*, *kreos.*, *lac-c.*, **Lach.**, *lil-t.*, *lyc.*, lyss., *merc.*, *mosch.*, *murx.*, mygal., *nat-ar.*, *nat-c.*, nat-m., nat-p., nit-ac., **Nux-v.**, *op.*, *orig.*, **Phos.**, *pic-ac.*, **Plat.**, plb., **Puls.**, *raph.*, *sabin.*, *sil.*, *stann.*, *staph.*, *stram.*, sul-ac., *tarent.*, thuj., **Verat.**, *zinc.*

morgens im Bett: Aster., cedr., kreos.

SEXUELLES Verlangen - vermehrt ...

nachmittags: Calc.

nachts: Bell., *zinc.*

alten Frauen, bei: Mosch.

Jungfrauen, bei: *Con.*, **Plat.**

Kopfschmerz, bei: Sep.

Kratzen des Armes, durch: *Stann.*

entfernter Körperteile, durch: *Stann.*

Menses, vor: Bell., *calc-p.*, croc., cub., dulc., kali-c., nux-v., *phos.*, stram., *verat.*

während: Agar., bell., bufo, camph., *canth.*, chin., cina, coff., *dulc.*, *hyos.*, kali-br., *lach.*, **Lyc.**, *mosch.*, nux-v., *orig.*, *plat.*, **Puls.**, sul-ac., tarent., verat.

nach: *Kali-p.*

Metrorrhagie, bei: Plat., *sabin.*

Schwangerschaft, in der: Bell., lach., merc., plat., puls., stram., verat.

unersättlich: Aster., *calc-p.*, canth., *lach.*, *plat.*, *sabin.*, stram., *zinc.*

Witwen, bei: **Apis**, **Orig.**

Wochenbett, im: Bell., camph., *chin.*, *grat.*, *hyos.*, *mosch.*, *plat.*, tarent., verat., zinc.

vermindert: *Agn.*, alum., ambr., *bar-c.*, bell., berb., bor., camph., cann-s., carb-an., **Caust.**, *ferr.*, ferr-p., *graph.*, *helon.*, *hep.*, kali-i., *lyc.*, *mag-c.*, mur-ac., *nat-m.*, *ph-ac.*, phos., *rhod.*, *sep.*, sil., sulph.

morgens: Bell.

sexueller Erregung, bei: Cann-s.

STERILITÄT: Agn., *alet.*, *am-c.*, anag., anan., apis, **Aur.**, *bar-m.*, **Bor.**, brom., *calc.*, cann-s., canth., carb-s., *caul.*, caust., cic., *coff.*, *con.*, dulc., *ferr.*, *ferr-p.*, goss., *graph.*, helon., *hyos.*, *iod.*, *kali-bi.*, *kreos.*, *lach.*, *merc.*, **Nat-c.**, **Nat-m.**, nat-p., nux-m., *orig.*, *phos.*, phyt., *plat.*, ruta, *senec.*, **Sep.**, *sil.*, *sul-ac.*, sulph., *zinc.*

reichliche Menses, durch: *Calc.*, merc., mill., *nat-m.*, phos., sul-ac., *sulph.*

übermäßigen Sexualtrieb, durch: *Kali-br.*, *orig.*, *phos.*, *plat.*

SUBINVOLUTION: *Bell.*, bry., *calc.*, carb-v., *caul.*, chin., **Cimic.**, cycl., *hydr.*, *kali-bi.*, **Kali-br.**, kali-c., *kali-i.*, *lil-t.*, mill., *nat-h.*, nat-s., *op.*, plat., podo., psor., **Puls.**, *sabin.*, *sec.*, **Sep.**, staph., **Sulph.**, ter., *ust.*

TROCKENHEIT: *Nat-m.*, **Sep.**

Vagina: *Acon.*, *ars.*, *bell.*, *berb.*, *ferr.*, *graph.*, *lyc.*, lycps., **Nat-m.**, puls., *sep.*, spira.

Menses, während: *Graph.*

nach: Berb., *lyc.*, nat-m., *sep.*

TUBERKEL: *Calc.*, *carb-ac.*, *merc.*, phos.

stechend-brennend: *Calc.*

TUMOREN: *Calc.*, coc-c., **Lyc.**, *nit-ac.*

enzystiert: Bar-c., calc., carb-s., *graph.*, kali-c., lyc., nit-ac., rhod., *sabin.*, sep., *sil.*, sulph.

erektile: Ars., *carb-an.*, *carb-v.*, kreos., *lach.*, lyc., *nit-ac.*, *phos.*, plat., sep., sil., sulph., *thuj.*

blau: *Carb-v.*

blutend: Arn., coc-c., kreos., lach., *phos.*, puls., thuj.

brennend: Calc., *carb-an.*, *thuj.*

juckend: *Nit-ac.*

stechend, scharf: *Nit-ac.*

stechend wie mit Nadeln: *Carb-v.*

harte: *Carb-v.*

Ovarien: **Apis**, apoc., *ars.*, ars-i., *bar-m.*, *calc.*, *coloc.*, fl-ac., graph., hep., *iod.*, **Lach.**, **Lyc.**, *plat.*, *podo.*, staph., stram., syph., thuj., zinc.

links: **Lach.**, *podo.*

rechts: *Apis*, fl-ac., *iod.*, **Lyc.**, *podo.*

Fibrom: Apis, calc., coloc., fl-ac., hep., iod., lach., merc., plat., *podo.*, staph., thuj.

Zysten: *Apis*, *bov.*, *bufo*, canth., carb-an., *coloc.*, *iod.*, *kali-br.*, *lach.*, merc., murx., *plat.*, prun-s., rhod., *rhus-t.*, thuj.

Uterus: *Calc.*, *crot-h.*, **Ter.**, thuj.

Fibrom (Myom): *Apis*, *aur-m-n.*, brom., bufo, **Calc.**, **Calc-f.**, *calc-p.*, *calc-s.*, *con.*, kali-br., *kali-c.*, *kali-i.*, *lach.*, *led.*, *lil-t.*, *lyc.*, merc., *merc-c.*, merc-i-r., nit-ac., nux-v., **Phos.**, plat., sec., *sil.*, sul-ac., *ter.*, thuj., tub., *ust.*, vinc.

Vagina, Zysten: *Lyc.*, *puls.*, rhod., **Sil.**

UMKLAMMERT und wieder losgelassen, als würde der Uterus: Sep.

UTERUSVERLAGERUNG (Lage-Anomalie des Uterus): Aesc., *am-m.*, aur-m., **Bell.**, **Calc.**, **Calc-p.**, *caul.*, *cimic.*, ferr., *ferr-i.*, kali-c., **Lach.**, led., **Lil-t.**, *mag-m.*, *merc.*, *murx.*, **Nat-m.**, *nit-ac.*, *nux-m.*, *nux-v.*, *plat.*, *podo.*, **Sep.**, sulph., *thuj.*

VAGINISMUS: *Acon.*, *bell.*, *berb.*, **Cact.**, *canth.*, cocc., con., ferr., *ferr-p.*, gels., *ham.*, *ign.*, kali-br., *lyc.*, mag-p., merc., *nat-m.*, nux-v., plat., **Plb.**, *puls.*, *sil.*

Koitus, beim: Cact., *plat.*

verhindert den Koitus: **Cact.**, plat.

VERGRÖSSERUNG:

Ovarien (vgl. SCHWELLUNG): **Apis**, aur-m-n., **Bell.**, *carb-an.*, **Con.**, *graph.*, hep., *iod.*, kali-br., lac-c., lach., lil-t., *lyc.*, *med.*, meli., spong., *ust.*

links: *Apis*, graph., lac-c., *lil-t.*, *med.*

rechts: **Apis**, *bell.*, **Lyc.**, mag-m., *pall.*

Erkältung agg., jede: *Graph.*

Gefühl von: Arg-m., arg-n., cur., med., *sep.*, *sil.*

links: Arg-m.

rechts: Arg-n.

Menses, vor: *Sil.*

Uterus: *Aesc.*, *am-m.*, apis, *aur.*, *aur-m.*, *bell.*, *carb-an.*, **Con.**, *hep.*, kali-br., *kali-i.*, *lach.*, lyss., *nat-c.*, nux-v., *phyt.*, plat., sabin., **Sep.**, *ust.*

VERHÄRTUNG: Aml-n., *con.*, **Kreos.**, *merc.*, sep.

Verletzungen, durch: *Con.*

Ovarien: Alum., alumn., am-br., *apis*, *arg-m.*, ars., *ars-i.*, *aur.*, aur-m-n., *bar-i.*, *bar-m.*, bell., *brom.*, carb-an., **Con.**, **Graph.**, iod., kreos., **Lach.**, *pall.*, plat., *psor.*, *sep.*, spong., tarent., ust., zinc.

links: *Brom.*, *graph.*, **Lach.**, psor., ust.

rechts: *Apis*, *carb-an.*, *pall.*, *podo.*

Uterus: Alum., *alumn.*, **Aur.**, aur-m., *bell.*, *carb-an.*, cham., *chin.*, *con.*, helon., *iod.*, *kali-br.*, lyss., pall., *plat.*, sep., tarent.

Os uteri (Muttermund): *Aur.*, *carb-an.*, hydr., nux-v., plat., *podo.*, *ust.*

Zervix: Alumn., anan., **Aur.**, *aur-m.*, *aur-m-n.*, *bell.*, *carb-ac.*, **Carb-an.**, chin., **Con.**, hydr., *iod.*, kreos., lac-c., *mag-m.*, *nat-c.*, *plat.*, **Sep.**, *sil.*, staph., tarent., verat.

VERHÄRTUNG - *Uterus* - Zervix ...

Pessars, nach Gebrauch eines: Hyper.

Vagina: Bell., calc., *chin.*, clem., con., *ferr.*, *lyc.*, mag-m., merc., petr., *puls.*, sep., *sil.*, sulph.

VÖLLE:

Gefühl von Völle während den Menses: *Puls.*

Uterus: Alet., aloe, apis, *bell.*

Gehen agg.: Chin.

Stehen agg.: Aloe

Vagina: Ham., lil-t.

WARZEN (s. KONDYLOME)

WASSERSUCHT:

Ovarien: **Apis**, arn., **Ars.**, aur-m-n., bell., bry., **Calc.**, carb-an., chin., *coloc.*, con., *ferr-i.*, graph., *iod.*, kali-br., kali-c., kreos., *lach.*, *lil-t.*, **Lyc.**, med., merc., nat-s., phos., plat., *plb.*, podo., prun-s., rhod., rhus-t., sabin., ter., zinc.

Uterus: Aesc., *apis*, ars., *bell.*, brom., *bry.*, calc., *camph.*, canth., *chin.*, *colch.*, con., *dig.*, dulc., *ferr.*, ham., **Hell.**, iod., kali-c., lach., lact., led., *lob.*, **Lyc.**, merc., phos., puls., rhus-t., ruta, sabad., *sep.*, *sulph.*

tagsüber: *Bry.*

WEICHER Uterus: Abies-c.

Gefühl wie weich: Op.

WUCHERUNGEN (vgl. KONDYLOME): Crot-h., cub., graph., *kreos.*, lac-c., merc., **Nit-ac.**, sec., staph., **Thuj.**

Cervix: Cub., *kreos.*, merc., **Nit-ac.**, sec., tarent., **Thuj.**

Blumenkohlgewächse: Crot-h., *graph.*, kali-ar., *kreos.*, lac-c., *phos.*, **Thuj.**

blutend: Merc., thuj.

warzenförmig: *Thuj.*

wässrig: Sec., thuj.

ZUCKEN: Sep.

ZUSAMMENSCHNÜREN:

Ovarien: Cact.

Uterus: Bell., cact., cham., *gels.*, ign., kali-i., murx., mygal., nux-v., plat., sec., sep., tarent.

Band, wie mit einem: Cact., sec.

Vagina: **Cact.**, kreos., plat., *puls.*

ZUSAMMENSCHNÜREN - *Vagina* ...

Berührung, durch: **Cact.**

ZUSAMMENZIEHUNG, Kontraktionen: *Lac-c.*, thuj.

Uterus: *Bell.*, cact., *calc-p.*, chin-s., cimic., cocc., ign., lac-c., murx., nat-m., nux-v., *puls.*, sabin., sep., staph., thuj.

Menses, vor: Caul., cimic., cur.

während: *Bell.*, **Cact.**, *puls.*, *staph.*

Os uteri bei den Wehen, krampfhaftes Zusammenziehen des: Acon., aml-n., **Bell.**, cact., **Caul.**, **Cimic.**, con., hyos., lach., lyc., sec., vib., xan.

Sanduhrkontraktion: **Bell.**, *cham.*, *cocc.*, con., cupr., hyos., *kali-c.*, nux-v., *plat.*, puls., rhus-t., *sec.*, *sep.*, sulph.

Vagina: *Kreos.*, *sep.*

Aufstehen vom Sitzen, beim: Kreos.

ZYSTEN: *Sabin.*

Ovarien (s. TUMOREN)

Vagina (s. TUMOREN)

KEHLKOPF UND TRACHEA

ANÄSTHESIE des Kehlkopfes: Kali-br.

AUF- und Ab-Bewegungen des Kehlkopfes: Lyc., op., sul-ac.

AUFRÄUSPERN (s. RÄUSPERN)

BLATT die Trachea verschließt; Gefühl, als ob ein: Mang.

DRUCK in der Halsgrube: Aesc., anac., **Brom.**, *caust.*, cic., graph., **Lach.**, *lob.*, phos., *rumx.*, sarr.

Einatmen, beim: Caust.

Schlucken agg.: Staph.

Zorn, nach: Staph.

EMPFINDLICHKEIT des Kehlkopfes: *Acon.*, **Bell.**, *calad.*, carb-s., *caust.*, cedr., cor-r., fl-ac., *graph.*, hep., lac-c., **Lach.**, **Naja**, *phos.*, *spong.*, sul-ac., sulph.

morgens: Kali-bi.

Berührung, gegen: **Acon.**, *caust.*, *con.*, crot-h., *graph.*, *hep.*, **Lach.**, *naja*, **Phos.**, **Spong.**

Druck, gegen: *Ars.*, **Phos.**

kalte Luft, gegen: **Acon.**, *ars.*, *bell.*, calc-p., *carb-v.*, carl., cimic., crot-h., fl-ac., **Hep.**, ip., *mang.*, *naja*, nux-m., nux-v., osm., ox-ac., *phos.*, **Rumx.**, sil., spong., stann., sulph.

Klaviermusik, gegen: **Calc.**

Trachea, gegen kalte Luft: *Rumx.*

Berührung, gegen: *Hep.*

ENGE (vgl. BRUST - ZUSAMMENSCHNÜRUNG): Bar-c., carb-v., *cocc.*, graph., kali-bi., nat-m., teucr., verat., verb.

Kehlkopf (s. SPANNUNG)

ENTFERNT worden, als sei der Kehlkopf: Spong.

ENTZÜNDUNG, Kehlkopf: **Acon.**, *aesc.*, **All-c.**, *ant-c.*, *ant-t.*, *apis*, *arg-m.*, **Arg-n.**, *ars.*, ars-i., aur-m., **Bell.**, *brom.*, bry., *bufo*, calad., *calc.*, calc-s., carb-ac., carb-an., carb-s., *carb-v.*, *caust.*, *cham.*, *chel.*, *chlor.*, *crot-c.*, *crot-h.*, **Dros.**, *dulc.*, ferr-p., **Gels.**, guaj., **Hep.**, hydr-ac., *iod.*, *ip.*, **Kali-bi.**, kali-i., *lach.*, *mang.*, *merc.*, merc-i-r., *naja*, *nat-m.*, *nit-ac.*, *nux-v.*, ph-ac., **Phos.**, *puls.*, *rhus-t.*, **Rumx.**, *sang.*, sel., seneg., *spong.*, *still.*, *sulph.*, tab.

abends agg.: *Cedr.*, kali-bi., *rhus-t.*

Erhitzung, durch: **Brom.**, **Puls.**

gangränös: *Ars.*, *bell.*, *lach.*, *phos.*

ENTZÜNDUNG, Kehlkopf ...

Rednern, bei: **Arum-t.**, *carb-v.*, *still.*

Sängern, bei: *Ant-c.*, *arg-m.*, **Arg-n.**, *mang.*

syphilitisch: *Hep.*, *iod.*, *merc.*, *merc-i-r.*, *nat-ac.*, *still.*

Urticaria, bei unterdrückter: *Ars.*

Wetter, bei feuchtem: *Kali-bi.*

wiederkehrend: *Brom.*, *calc.*

Trachea: *Acon.*, *ant-t.*, ars., ars-i., *bell.*, *brom.*, bry., canth., *carb-v.*, cham., chin., dig., dros., *dulc.*, *hep.*, *iod.*, ip., *kali-bi.*, lob., *mang.*, *nat-m.*, nux-v., *puls.*, *rumx.*, *samb.*, *sang.*, *spong.*, verat.

FISSUREN im Kehlkopf: Bufo

FLATTERNDES Gefühl im Kehlkopf: *Lach.*

FLEISCH im Kehlkopf hängen würde; Gefühl, als ob: *Phos.*

FLÜSSIGKEITEN geraten in den Kehlkopf: *Acon.*, anan., *lach.*, *meph.*

FREMDKÖRPER geraten in den Kehlkopf beim Trinken oder Sprechen: *Meph.*

FREMDKÖRPERS, Gefühl eines:

Kehlkopf: *Agar.*, *arg-m.*, **Bell.**, brom., *bry.*, *calc-f.*, *coc-c.*, *dros.*, *hep.*, *lach.*, lob., med., *nat-m.*, *phos.*, ptel., rumx., *sang.*, *sil.*, tarent., *thuj.*

morgens: Caust.

hinter dem Kehlkopf: *Coc-c.*

Trachea: Hyos., *kali-c.*, *sang.*, sin-n.

GEPACKT, wie (s. ZUSAMMENSCHNÜRUNG)

GESCHWÜRE im Kehlkopf: Bufo, *calc.*, *carb-v.*, *caust.*, *cinnb.*, crot-h., *hippoz.*, kali-bi., *nit-ac.*, *phos.*, *spong.*, *syph.*

GLOTTISSPASMUS (s. LARYNGISMUS)

HAARES in der Trachea, Gefühl eines: Naja, sil.

HÄLT sich den Kehlkopf beim Husten: *Acon.*, **All-c.**, ant-t., *bell.*, *dros.*, *hep.*, iod., lach.

HAUT im Kehlkopf, Gefühl einer: *Alum.*, *alumn.*, caust., kali-c., *lach.*, *phos.*, *thuj.*

HEISERKEIT (s. STIMME)

HITZE, Kehlkopf: All-s., alumn., anan., apoc., carb-s., **Iod.**, kali-bi., mag-m., naja, phyt.

Trachea: Cahin., chel., petr., phyt.

JUCKEN, Kehlkopf (vgl. KITZELN): Am-c., ambr., ant-t., *arg-n.*, bell., cact., *calc.*, calc-f.,

KEHLKOPF UND TRACHEA

JUCKEN, Kehlkopf ...

carb-v., cist., colch., con., dig., fl-ac., lach., laur., lyc., mang., *nux-v.*, *puls.*, sil.

nachts: *Cist.*

Trachea: *Agar.*, *ambr.*, cham., *cist.*, colch., con., kali-bi., laur., *nux-v.*, phos., **Puls.**

KÄLTEGEFÜHL beim Atmen: Arn., **Brom.**, camph., chin., *cist.*, cor-r., iod., lith-c., *rhus-t.*, sulph.

Einatmen kalt, Ausatmen heiß: *Sulph.*

Rasieren amel.: *Brom.*

KATARRH: Acon., *all-s.*, alum., *am-c.*, *am-m.*, **Ant-t.**, arn., **Ars.**, *bad.*, *bar-c.*, bar-m., bell., *brom.*, **Calc.**, *calc-p.*, **Calc-s.**, camph., cann-s., canth., carb-an., *carb-s.*, **Carb-v.**, *caust.*, *cham.*, *chin.*, chin-a., *coc-c.*, *coff.*, *colch.*, con., crot-t., dros., *dulc.*, ferr., ferr-ar., *ferr-p.*, gels., graph., *hep.*, *hippoz.*, *hydr.*, hyos., ign., ip., **Kali-ar.**, **Kali-bi.**, *kali-br.*, **Kali-c.**, kali-p., *kali-s.*, kreos., lob., *lyc.*, **Mang.**, meph., **Merc.**, *nat-ar.*, *nat-m.*, **Nux-m.**, **Nux-v.**, *ph-ac.*, phel., *phos.*, *rhod.*, *rumx.*, **Sang.**, **Seneg.**, *sil.*, spig., *spong.*, **Stann.**, **Sulph.**, verat., verb.

morgens: Nux-v.

abends: Carb-an.

nachts: Carb-an., carb-v., spig.

abwechseln mit Uterusbeschwerden: *Arg-n.*

alten Menschen, bei: *Ammc.*, *ant-t.*, *ars.*, **Bar-c.**, *hydr.*, **Seneg.**

Masern, nach: *Carb-v.*

plötzlich: **Ars.**

Wetter, bei nassem: *Calc.*, dulc., *kali-bi.*

Wetterwechsel, vor: *Kali-bi.*

Kehlkopf: Aesc., *alumn.*, *arg-n.*, *brom.*, **Calc.**, **Calc-p.**, **Calc-s.**, *caust.*, *cham.*, chin-a., **Coc-c.**, *con.*, croc., ferr-ar., *ham.*, *hep.*, iod., *kali-s.*, mang., merc., *nat-m.*, osm., *ph-ac.*, phos., **Rumx.**, **Sang.**, *seneg.*, *sil.*, *spong.*, **Sulph.**, *tarent.*

Trachea: *Ammc.*, *ars.*, *bar-c.*, calc., cann-s., chin., chin-a., ferr-ar., *kali-bi.*, merc., nux-m., *ph-ac.*, **Rumx.**, **Sang.**, **Seneg.**

KITZELN in den Luftwegen: Acet-ac., **Acon.**, *alum.*, *alumn.*, am-c., am-m., *ambr.*, anac., ang., ant-t., *arg-m.*, arg-n., *arn.*, ars., arum-t., *asaf.*, atro., aur-m., bar-c., bell., bov., *brom.*, *bry.*, cahin., *calc.*, **Calc-f.**, calc-p., canth., *carb-an.*, carb-s., *carb-v.*, *caust.*, **Cham.**, chin., cimic., cina, *coc-c.*, *coca*, cocc., colch., coloc., **Con.**, *cupr.*, dig., *dros.*, *euphr.*, *ferr.*, ferr-i., ham., hep., **Hyos.**, ign., inul., *iod.*, **Ip.**, iris., *kali-bi.*,

KITZELN in den Luftwegen ...

Kali-c., kali-ma., kali-n., kali-s., **Lach.**, lact., laur., led., **Lyc.**, mag-c., mag-m., *merc.*, mur-ac., *naja*, nat-c., **Nat-m.**, nat-p., nit-ac., **Nux-v.**, ol-an., ol-j., olnd., op., petr., *ph-ac.*, *phos.*, prun-s., *puls.*, *rhus-t.*, rumx., sabad., *sabin.*, **Sang.**, sars., *seneg.*, **Sep.**, *sil.*, *spong.*, *squil.*, *stann.*, **Staph.**, sulph., *tab.*, teucr., thuj., verat., zinc.

tagsüber: Coloc., *euphr.*, lyc., nat-m., staph.

und nachts: Nat-m.

morgens: *Alumn*, cahin., *carb-v.*, coloc., **Iod.**, lyc., nat-m., *op.*, thuj.

Aufstehen, nach dem: Alumn., *arn.*

Erwachen, nach dem: *Carb-v.*

vormittags: Calc-f.

nachmittags: Naja

14 Uhr: Arg-n., **Coc-c.**

15 Uhr: Hep., naja

15-16 Uhr: Calc-f.

abends: Alumn., *bell.*, bry., calc-p., *caps.*, *carb-v.*, chin., chin-s., cimic., coloc., graph., **Lyc.**, merc., nat-m., rhus-t., sulph.

Mitternacht, bis: Rhus-t.

18 Uhr, Auswurf von Schleim amel.: Sulph.

Bett, im: *Bell.*, calc-p., *caps.*, graph., **Sang.**

Einschlafen, vor: Merc.

beim: *Carb-v.*, lyc.

nachts: Am-c., arg-n., *asaf.*, *bry.*, *calc.*, coc-c., *coloc.*, *cycl.*, *dros.*, kali-bi., kali-c., lyc., mag-m., myric., nat-m., rhus-t., rumx., sanic., zinc.

23.30 Uhr: **Coc-c.**

Mitternacht, nach: Chin-s.

2 Uhr: Nat-m.

3 Uhr: *Am-c.*, *bufo*, cahin.

Blutgeschmack, mit: Ham.

Einatmen, beim: Brom., hipp.

Erwachen, beim: Carb-v., ham.

Freien, im: *Lach.*, ox-ac., **Phos.**

Gehen im Freien, beim: *Ox-ac.*

Liegen, im: **Hyos.**, lac-c., ph-ac., seneg.

amel.: *Euphr.*, **Mang.**

KITZELN in den Luftwegen - Liegen, im ...

Seite agg., auf der linken: *Phos.*

Luftzug, durch: Merc.

Rauchen, durch: Atro., coloc.

Sprechen, beim: *Alum.*, *alumn.*, atro., *hep.*, *kali-bi.*, lac-c., *phos.*

Tabak, durch: Acon.

warmen Zimmer, im: All-c., ambr., *arn.*, *brom.*, *bry.*, dig., **Dros.**, **Iod.**, *ip.*, *lyc.*, mez., *nat-c.*, **Puls.**, seneg., spong., sulph.

Halsgrube: **Apis**, aspar., bell., cann-s., caust., **Cham.**, cinnb., cocc., coloc., *con.*, crot-h., ign., *iod.*, kreos., lac-c., lach., lith-c., mag-m., nat-c., nat-m., ph-ac., phos., *puls.*, rhus-r., **Rumx.**, **Sang.**, *sil.*, squil., tarax.

Kehlkopf: *Acon.*, *aesc.*, aeth., *agar.*, **All-c.**, *alum.*, *alumn.*, am-br., *am-c.*, *am-m.*, *ambr.*, anac., ang., ant-t., aphis., apis, *arg-m.*, *arg-n.*, *arn.*, **Ars.**, asaf., aspar., aur-m., aur-m-n., *bad.*, bapt., bar-c., **Bell.**, bor., bov., *brom.*, *bry.*, bufo, cact., cadm., *calc.*, calc-ar., *calc-f.*, *calc-p.*, *caps.*, *carb-ac.*, *carb-an.*, *carb-s.*, *carb-v.*, *carl.*, *caust.*, *cham.*, *chel.*, chin-s., chlor., *cimic.*, cina, cinnb., *cist.*, clem., **Coc-c.**, coca, *cocc.*, colch., coloc., com., **Con.**, cop., *crot-c.*, *crot-h.*, *cupr.*, *cycl.*, daph., dig., dios., **Dros.**, *dulc.*, euph., *euphr.*, ferr., *ferr-i.*, fl-ac., glon., graph., gymn., **Hep.**, hipp., hyos., ind., inul., **Iod.**, **Ip.**, *iris.*, *kali-bi.*, **Kali-c.**, *kali-i.*, kali-n., *kali-p.*, kalm., kreos., lac-c., **Lach.**, lact., laur., led., lob., **Lyc.**, *mag-c.*, mag-m., mang., *merc.*, merc-c., mez., mur-ac., *naja*, nat-c., **Nat-m.**, nat-p., nat-s., nicc., *nit-ac.*, **Nux-v.**, oena., ol-an., olnd., onos., **Op.**, ox-ac., par., *ph-ac.*, **Phos.**, phys., phyt., plan., *prun-s.*, *psor.*, **Puls.**, rhod., *rhus-t.*, **Rumx.**, *sabin.*, **Sang.**, *sars.*, *seneg.*, *sep.*, *sil.*, sol-n., sol-t-ae., spira., **Spong.**, *squil.*, *stann.*, **Staph.**, *stict.*, *sulph.*, sumb., tab., tarax., *tarent.*, tell., thuj., uva, *vinc.*, zinc., zing.

nur tagsüber: Nat-m.

Essen amel.: Carb-an.

Fieber, während: *Cimx.*

Liegen amel.: *Euphr.*, *mang.*

Trachea: *Acon.*, *aesc.*, *agar.*, ail., am-m., anac., ang., ant-t., *arn.*, ars., arum-t., asaf., aur-m., bar-c., bell., bov., brom., bry., *calc.*, *caps.*, carb-ac., carb-an., *carb-s.*, *carb-v.*, casc., caust., *cham.*, chin., chin-s., cina, cist., coc-c., coloc., com., *con.*, cop., dig., dulc., *euphr.*, eupi., *ferr.*, ferr-i., gymn.,

KITZELN in den Luftwegen - *Trachea* ...

hyos., indg., **Iod.**, iris-foe., iris., *kali-bi.*, **Kali-c.**, kali-p., *kalm.*, kreos., lac-c., lach., lact., laur., mag-c., mag-m., *med.*, mez., nat-ar., nat-m., nat-s., nicc., nit-ac., *nux-v.*, ol-an., osm., ox-ac., petr., **Ph-ac.**, *phos.*, plat., prun-s., *psor.*, **Puls.**, rhod., rhus-r., **Rhus-t.**, **Rumx.**, sabin., **Sang.**, sanic., *seneg.*, *sep.*, sil., spig., *spong.*, squil., **Stann.**, staph., *stict.*, *still.*, sulph., tarent., teucr., thuj., verat., zinc.

KLUMPENS in der Halsgrube, Gefühl eines: **Lach.**, *lob.*

Kehlkopf, im: *Coc-c.*, *kali-c.*, *lob.*, *med.*, *nat-m.*

hinter dem Kehlkopf, zwingt zum Schlucken: *Coc-c.*, *lach.*, ust.

KONDYLOM, Kehlkopf (vgl. POLYPEN): *Arg-n.*, calc., hep., *merc-c.*, *nit-ac.*, *thuj.*

KRATZEN im Kehlkopf: Acon., alum., alumn., am-c., anan., ant-c., arg-n., bov., calc., carb-v., cist., gamb., *graph.*, ign., kali-c., kali-n., *laur.*, lyc., mag-c., mag-m., nat-m., nit-ac., nux-v., phos., psor., *seneg.*, verat., zing.

2 Uhr; weckt ihn: Lyc.

Singen, beim: Agar.

KREBS des Kehlkopfs: Ars., nit-ac., phos., sang., thuj.

KRIBBELN, Kehlkopf: Am-m., ant-t., arn., bov., bry., calc-s., *caps.*, *carb-v.*, *caust.*, colch., **Con.**, *dros.*, graph., iod., **Kali-c.**, kreos., *lach.*, laur., led., lyc., mag-m., **Nat-m.**, nit-ac., prun-s., *psor.*, rhus-t., *sabin.*, sang., sep., stann., stram., stront., sulph., *thuj.*, zinc.

morgens: Iod.

abends: Carb-v.

Liegen, nach: Caps.

nachts: Lyc.

Essen, nach dem: Nit-ac.

Husten, durch: Kreos.

Schlucken, beim: Staph.

Sitzen, im: *Psor.*

Trachea: Anac., arn., *caps.*, colch., *lach.*, led., lyc., mag-m., nit-ac., nux-m., ruta, *seneg.*, spong., stann.

abends, nach dem Hinlegen: Caps.

Husten, durch: Colch., mag-m.

KRÜMELS im Kehlkopf, Gefühl eines: *Bry.*, coc-c., **Lach.**, pall., plb.

KEHLKOPF UND TRACHEA

KRUPP: **Acon.**, all-c., alumn., anac., *ant-t.*, *ars.*, *ars-i.*, arum-t., asaf., *bell.*, **Brom.**, *calc.*, **Calc-s.**, *canth.*, *carb-ac.*, *carb-v.*, caust., *cham.*, chin., *chlor.*, *cupr.*, dros., gels., **Hep.**, *iod.*, **Kali-bi.**, *kali-chl.*, *kali-p.*, kaol., *lach.*, lac-ac., *lob.*, lyc., naja, *nat-m.*, *nit-ac.*, **Phos.**, *samb.*, *sang.*, **Spong.**, *still.*

Nacht, nach der: **Spong.**

Mitternacht, vor: **Spong.**

anfallsweise: *Hep.*, *kali-br.*

Erhitzung, durch: **Brom.**

Essen, nach dem: Anac.

Folgeerkrankungen: *Calc.*, *carb-v.*

gangränös: *Ars.*

kalter, trockener Luft; nach Einwirkung von: **Acon.**, **Hep.**, kali-bi.

Keuchhusten, bei: **Brom.**

Liegen agg.: *Hep.*

membranös: Alumn., am-c., ant-t., *apis*, *arum-t.*, **Brom.**, *carb-ac.*, caust., *hep.*, *iod.*, **Kali-bi.**, *kali-br.*, *kali-chl.*, kali-ma., *lac-c.*, *lach.*, *merc-cy.*, *merc-i-f.*, *naja*, *nit-ac.*, **Phos.**, *sang.*, spong.

Schlaf, nach dem Schlaf agg.: **Lach.**, *spong.*

wiederkehrend: *Calc.*, **Calc-s.**, **Hep.**

erstreckt sich zur Trachea: *Iod.*, **Kali-bi.**, *kali-chl.*, *phos.*

Fauces: **Brom.**

LÄHMUNG, Kehlkopf: *Alum.*, am-c., **Caust.**, *cina*, *crot-h.*, *gels.*, **Lach.**, *naja*, *phos.*, *plb.*, *stram.*

Epiglottis: Acon., gels.

LARYNGISMUS stridulus: *Agar.*, *ant-c.*, *ars.*, ars-i., arum-d., *asaf.*, **Bell.**, *brom.*, *chel.*, *chlor.*, *coff.*, *cor-r.*, crot-h., *cupr.*, dig., **Gels.**, guaj., guare., hydr-ac., **Ign.**, *iod.*, *ip.*, kali-br., *lach.*, lac-ac., laur., *mag-p.*, *mang.*, *meph.*, **Mosch.**, naja, ol-an., *op.*, *phos.*, phyt., plat., plb., *samb.*, sang., sars., *sil.*, *spong.*, stram., sulph., *tab.*, *tarent.*, *verat.*

täglich: Chel.

nachts: *Samb.*

Mitternacht, beim Erwachen aus tiefem Schlaf: *Samb.*

7 Uhr, bis: *Chlor.*

abwechselnd mit Kontraktion der Finger und Zehen: Asaf.

Ausatmen, beim: *Chel.*, *chlor.*

LARYNGISMUS stridulus ...

Husten, vor: *Ip.*

Schlaf, im: *Chlor.*, *lach.*, lac-ac., spong., *sulph.*, thuj.

Einschlafen, beim: *Phos.*

Schlucken, beim: *Cupr.*, merc-c.

warmen Zimmer, im: *Iod.*

MEMBRAN (vgl. KRUPP - membranös): Bufo

Gefühl einer Membran (s. FREMDKÖRPER; SAMTIGES Gefühl)

umherzubewegen, scheint sich im Kehlkopf: *Kali-c.*

NEKROSE der Knorpel des Kehlkopfs: *Calc.*, crot-h., *kali-bi.*

ÖDEM der Glottis: **Apis**, ars., arum-t., bell., chin., *crot-h.*, hippoz., ign., iod., **Kali-i.**, *lach.*, merc., *sang.*, staph., *stram.*

Stimmbänder: **Lach.**

PFEIFEN: Acon., ars., bell., brom., *calc.*, *cham.*, chin., hep., kreos., laur., sabad.

abends: *Calc.*

Hinlegen, nach dem: *Calc.*

Liegen auf der linken Seite, beim: Arg-n.

PFLOCKES im Kehlkopf, Gefühl eines: *Ant-c.*, arg-m., bell., *calc.*, dros., *hep.*, kali-c., *lach.*, *lob.*, sep., **Spong.**, sulph.

Trachea: *Lach.*

POLYPEN: *Arg-n.*, berb., calc., hep., kali-br., nit-ac., *sang.*, *thuj.*

Stimmbänder: Berb., *thuj.*

PRICKELN im Kehlkopf: *Agar.*, *caps.*, *iod.*, *mag-m.*, sep.

PULSIEREN, Klopfen im Kehlkopf: *All-c.*

RASSELN im Kehlkopf: Am-c., *ant-t.*, *arg-n.*, **Brom.**, carb-s., *con.*, crot-t., ferr-p., kali-bi., spong., sul-ac.

Trachea (vgl. ATMUNG): Acon., am-c., **Ant-t.**, bar-c., bell., carb-ac., carb-an. carb-v., caust., cham., euphr., ferr-p., **Hep.**, hyos., **Ip.**, kali-c., *kali-s.*, *laur.*, merc., nat-m., nit-ac., oena., op., ox-ac., petr., puls., samb., *sep.*, sil., squil., sul-ac., sulph.

RAUCH im Kehlkopf; Gefühl von: **Ars.** **Bar-c.**, *brom.*

Schlaf, vor dem: *Ars.*

RAUHEIT: *Agar.*, am-c., ambr., anac., ant-c., apis, ars., ars-i., bor., bov., brom., *calc.*, canth. caps., *carb-an.*, **Carb-v.**, *caust.*, chin., cimic.

KEHLKOPF UND TRACHEA

RAUHEIT ...

cist., coc-c., coff., colch., cur., dig., dros., *ferr.*, ferr-ar., gels., graph., *hep.*, hipp., hydr-ac., iod., kali-ar., *kali-bi.*, kali-c., kali-i., kali-n., kreos., lach., lact., *laur.*, lyc., mag-m., *mang.*, meny., merc., merc-sul., mur-ac., nat-c., nit-ac., nux-m., ol-an., ox-ac., *ph-ac.*, phel., *phos.*, plb., prun-s., puls., rhod., rhus-t., sabad., sang., *seneg.*, sep., *sil.*, *stann.*, stront., *sul-ac.*, *sulph.*, verat., zinc.

morgens: Calc., *carb-an.*, zinc.

abends: Cimic.

Essen, nach dem: Anac., zinc.

Gehen im Freien, nach: *Sil.*

Kehlkopf: *Alum.*, alumn., apis, calc., *carb-an.*, **Carb-v.**, cast., *caust.*, cimic., con., dros., *ferr.*, ferr-p., graph., *hep.*, *kali-c.*, kali-i., kreos., *lach.*, laur., mag-m., mag-s., **Mang.**, merc., nat-ar., nat-s., nicc., **Nux-v.**, ol-an., *phos.*, plb., *puls.*, rhod., **Rhus-t.**, sabad., sars., *seneg.*, *sep.*, *sil.*, **Spong.**, *stann.*, sul-ac., *sulph.*, tarent., tep.

morgens: *Calc.*, coff., kali-bi.

Husten, durch: Bar-c., carb-an., *carb-v.*, *caust.*, dig., *hep.*, **Kali-c.**, kreos., *mang.*, *nux-v.*, *phos.*, sabad., *seneg.*, spong.

amel.: Nicc., stann.

Sprechen, nach: Coc-c., lyc., staph.

Trachea: Apis, bar-c., carb-an., dig., dros., hep., kali-c., kreos., laur., phos., phyt., rhus-t., sabad., sep., spong., tarent., verb.

RÄUSPERN, Freimachen des Kehlkopfes: *Aesc.*, *agar.*, all-s., aloe, alum., *alumn.*, *am-c.*, am-m., *ambr.*, anac., **Ant-t.**, aphis, *apis*, *arg-m.*, **Arg-n.**, *ars.*, aur-m-n., bar-c., **Bell.**, bor., bov., **Brom.**, *bry.*, cahin., *calc.*, *calc-f.*, *calc-p.*, *calc-s.*, camph., *cann-s.*, *carb-s.*, *carb-v.*, card-m., *carl.*, **Caust.**, **Cham.**, chel., chin-s., *chlor.*, cimic., *coc-c.*, cocc., colch., *con.*, crot-t., *cycl.*, *dig.*, *dros.*, *echi.*, **Euphr.**, ferr., *fl-ac.*, graph., grat., *hep.*, hydr., hydr-ac., *iod.*, ip., *kali-ar.*, kali-bi., *kali-c.*, *kali-i.*, *kali-p.*, *kali-s.*, kalm., *kreos.*, *lach.*, laur., led., lob., *lyc.*, mag-c., mag-m., *mang.*, *merc.*, mur-ac., *naja*, nat-ar., nat-c., *nat-m.*, nat-s., nit-ac., nux-m., **Nux-v.**, op., paeon., *par.*, petr., *ph-ac.*, **Phos.**, phyt., plat., prun-s., **Puls.**, **Rhus-t.**, **Rumx.**, *sabad.*, *sang.*, sanic., *sel.*, *seneg.*, *sep.*, *sil.*, *spong.*, *stann.*, **Sulph.**, syph., *tarent.*, thuj., *zinc.*

tagsüber: *Caust.*, con., *stann.*

morgens: *Cann-s.*, **Caust.**, chin-s., *cina*, kali-bi., nat-m., *op.*, *sel.*, *stann.*, *tarent.*

RÄUSPERN, Freimachen des Kehlkopfes ...

abends: *Arg-m.*, **Brom.**, *carb-v.*, **Caust.**, chel., cimic., *coc-c.*, *con.*, *lyc.*, nat-ar., *rumx.*, stann., *tarent.*, *zinc.*

19 Uhr: Bry., grat.

nachts: **Ant-t.**, *cycl.*, mag-c., *merc.*, *rumx.*

Eiscreme, nach: Thuj.

Essen, nach dem: Bell., carb-v., *graph.*, hep., *kali-bi.*, kali-s., *lyc.*, *nat-s.*, nit-ac., nux-m., phos., plat., puls., sanic., *sil.*, thuj.

unaufhörlich: *Phos.*

Liegen amel.: Nat-c.

Sprechen, durch: *Mang.*, *stann.*

Vorlesen, durch: *Arg-m.*

Wind, durch: Kali-c.

REIZUNG der Luftwege: **Acon.**, *agar.*, agn., all-s., aloe, *alum.*, am-br., am-c, am-m., aml-n., *anac.*, ant-t., aspar., bar-c., cahin., *calc.*, carb-ac., *carb-s.*, *carb-v.*, *caust.*, **Cham.**, chin-s., *chlor.*, clem., coc-c., coff., colch., coll., *con.*, crot-t., dios., *gels.*, hyos., **Iod.**, **Kali-bi.**, *kali-c.*, kali-i., **Lach.**, lob., lyc., mag-s., merc-i-r., mez., *mosch.*, mur-ac., nat-ar., nat-s., **Nux-v.**, osm., ox-ac., *ph-ac.*, **Phos.**, plan., psor., *puls.*, raph., **Sep.**, *stann.*, sul-ac., *sulph.*

morgens, nach dem Aufstehen: Alum., alumn.

nachmittags: Bapt.

abends: Chel., cimic., dios., sulph.

19.30 Uhr: Cimic.

Bett, im: Agn., am-c., coff., hyos., kali-c.

nachts, beim Erwachen: Thuj.

Erhitzung, bei: *Apis*

kalter Luft, in: Acon., all-c., *ars.*, *bell.*, brom., bry., calc-p., *carb-v.*, caust., cimic., cupr., fl-ac., **Hep.**, ip., *kali-bi.*, kali-c., kali-p., *lach.*, *mang.*, naja, nux-v., osm., ox-ac., **Phos.**, **Rumx.**, *sil.*, spong., sulph.

steigert sich, je mehr er hustet: Cist., **Ign.**, raph., squil., teucr.

Halsgrube: *Apis*, bell., card-m., *cham.*, croc., *hyos.*, **Ign.**, iod., kreos., lac-c., mang., ph-ac., rhus-r., **Rumx.**, **Sang.**, *sil.*, *squil.*

Kehlkopf: Acet-ac., **Acon.**, *aesc.*, **Agar.**, *alum.*, *alumn.*, am-c., am-m., ambr., anac., anan., ant-c., ant-t., *aphis.*, apis, **Arg-m.**, **Arg-n.**, *arn.*, ars., bar-c., bar-m., **Bell.**, bov., *brom.*, **Bry.**, calad., *calc.*, *calc-p.*, camph., canth., caps., carb-ac., *carb-an.*, *carb-s.*,

KEHLKOPF UND TRACHEA

REIZUNG der Luftwege - *Kehlkopf* ...

Carb-v., card-m., *carl.*, **Caust.**, *cham.*, chel., chin., *chlor.*, cimic., cina, *cist.*, **Coc-c.**, coca, *cocc.*, coff., colch., coloc., **Com.**, *con.*, cop., *cor-r.*, **Crot-c.**, *crot-h.*, crot-t., *cupr.*, dig., dios., **Dros.**, echi., *euphr.*, ferr., ferr-i., fl-ac., form., *gels.*, guaj., guare., *ham.*, **Hep.**, hydr-ac., *hyos.*, hyper., **Ign.**, **Iod.**, *ip.*, **Kali-bi.**, **Kali-c.**, **Kali-chl.**, kali-i., *kali-p.*, *kali-s.*, lac-c., **Lach.**, lachn., lac-ac., laur., lith-c., *lob.*, **Lyc.**, mag-c., mag-m., manc., **Mang.**, meny., *merc.*, merc-c., mez., mur-ac., myric., **Naja**, nat-c., **Nat-m.**, nat-p., nicc., nit-ac., nux-m., *nux-v.*, olnd., osm., *ph-ac.*, **Phos.**, *phyt.*, plan., **Puls.**, *rhus-t.*, *rumx.*, sabad., sabin., **Sang.**, *seneg.*, *sep.*, *sil.*, **Spong.**, *squil.*, *stann.*, *staph.*, stront., *sul-i.*, *sulph.*, sumb., tab., tarax., *tarent.*, teucr., *thuj.*, trom., verat., verb., *zinc.*

morgens, beim Erwachen: Kali-bi., naja

Bett, im: *Caust.*

nachmittags: Coca, ferr-i., phos.

14 Uhr: Coca

abends, im Bett: Coc-c., cocc., *hyos.*

Liegen, im: *Ign.*

nachts: Ambr., *kali-c.*

Mitternacht, vor: *Acon.*, *spong.*

Erhitzung, durch: Ant-c., *brom.*, *carb-v.*, *puls.*

Essen, nach dem: Nit-ac., *rumx.*, *staph.*

Hitzestadium im Fieber, während: Hep.

Hustens amel., Unterdrückung des: *Hyos.*

kalter Luft, in: **Acon.**, *ars.*, **Bell.**, calc-p., **Carb-v.**, cimic., crot-h., fl-ac., *hep.*, ip., *kali-bi.*, mang., *naja*, *nux-m.*, nux-v., osm., ox-ac., **Phos.**, **Rumx.**, sil., spong., sulph.

Leer-Schlucken, beim: Lyc., *nat-m.*, op.

Liegen auf der Seite, beim Einschlafen; beim: *Kali-c.*, *spong.*

Schlaf, im: **Lach.**, *phos.*, *spong.*

Sprechen, beim: *Alumn.*, **Arg-m.**, *bell.*, *caust.*, **Dros.**, *hep.*, *kali-bi.*, *mang.*, *nat-m.*, **Phos.**, *rhus-t.*, *seneg.*, *spong.*, *sulph.*

warmen Zimmer, im: Iod.

Wetter, bei nassem: *Kali-bi.*, *rhus-t.*

REIZUNG der Luftwege - *Kehlkopf* ...

warmem, feuchtem Wetter; bei: *Iod.*

wiederkehrend: *Calc.*, **Carb-v.**

oberer Teil des Kehlkopfes: *Spong.*

Trachea: Acet-ac., acon., agar., alum., ang., ant-t., *arg-m.*, *arg-n.*, *arn.*, **Ars.**, asaf., bar-c., bar-m., bell., bov., *bry.*, *calc.*, cann-s., carb-an., carb-s., **Carb-v.**, *caust.*, *cham.*, chin., cina, *coc-c.*, cocc., colch., coloc., con., *cor-r.*, croc., dig., **Dros.**, euph., ferr., ferr-i., *graph.*, grat., hep., hydr-ac., hyos., ign., *iod.*, **Ip.**, **Kali-bi.**, **Kali-c.**, *kali-i.*, kali-n., *kali-p.*, laur., led., **Lyc.**, mag-c., *mang.*, *merc-sul.*, mez., mur-ac., naja, nat-ar., *nat-m.*, nicc., *nit-ac.*, nux-m., **Nux-v.**, *petr.*, **Phos.**, plat., prun-s., psor., *puls.*, rhod., *rhus-t.*, *rumx.*, sabin., **Sang.**, seneg., **Sep.**, **Sil.**, spig., **Squil.**, **Stann.**, staph., *stict.*, stront., **Sulph.**, teucr., *thuj.*, trif-p., verat., zinc.

SAMTIGES Gefühl: Brom., calc., chen-a., cina, *dros.*, *hep.*, *ph-ac.*, **Phos.**, sulph.

SCHLÄGE im Kehlkopf beim Erwachen: Manc.

Trachea: Bry., cina, spong.

Schlaf, im: Spong.

SCHLEIM in den Luftwegen: Acon., aeth., *alum.*, am-c., *ambr.*, ang., ant-t., *arg-m.*, *arg-n.*, arn., *ars.*, arum-t., **Aur.**, **Bar-c.**, bell., bov., *brom.*, bry., calc., **Calc-s.**, *camph.*, cann-s., caps., carb-s., carb-v., **Caust.**, cham., chin., cina, *coc-c.*, cocc., croc., crot-t., *cupr.*, dig., *dulc.*, *euphr.*, *ferr.*, ferr-ar., ferr-p., *hep.*, **Hyos.**, **Iod.**, kali-ar., **Kali-bi.**, *kali-c.*, kali-p., kali-s., kreos., lach., laur., **Lyc.**, mag-m., *mang.*, med., **Nat-m.**, *nux-v.*, olnd., osm., ox-ac., par., phel., plb., *puls.*, *rumx.*, samb., **Seneg.**, *sil.*, *spong.*, *stann.*, staph., sul-ac., *sulph.*

Kehlkopf: Acon., *aesc.*, *all-c.*, alum., *alumn.*, am-br., am-c., am-m., *ambr.*, amyg., anan., **Ant-t.**, *arg-m.*, **Arg-n.**, *ars.*, ars-i., *arum-t.*, asaf., asar., *aur.*, *bar-c.*, bell., **Brom.**, bufo, calc., *calc-p.*, *camph.*, *canth.*, carb-an., *carb-v.*, *caust.*, *cham.*, chin., chin-s., cina, cist., **Coc-c.**, cocc., *con.*, *crot-t.*, dig., *dros.*, echi., *euphr.*, *ferr.*, ferr-ar., ferr-i., ferr-p., *form.*, *graph.*, grat., *hep.*, hydr-ac., **Hyos.**, **Iod.**, iris., **Kali-bi.**, **Kali-c.**, *kali-chl.*, kali-i., kali-n., *kali-p.*, *kali-s.*, kreos., *lach.*, lac-ac., laur., **Lyc.**, *mang.*, *merc.*, mill., *naja*, nat-ar., **Nat-m.**, nat-s., *nux-v.*, *ol-j.*, *olnd.*, osm., *par.*, *ph-ac.*, phel., **Phos.**, psor., *puls.*, **Rumx.**, **Samb.**

SCHLEIM in den Luftwegen - *Kehlkopf* ...

sang., *sel.*, *seneg.*, sep., *sil.*, *stann.*, *staph.*, *sulph.*, tarent., *thuj.*, verb., *zinc.*

morgens: *Alumn.*, am-m., dig., *kali-bi.*, *mang.*, **Nat-m.**, *nux-v.*, *ol-j.*, *olnd.*, par., *sel.*, *seneg.*, *sil.*, *sulph.*, tarent., thuj.

Aufstehen, nach dem: *Cina*, *olnd.*, sil.

Erwachen, nach dem: Sars., sulph.

abends: *Carb-v.*, crot-t., *puls.*, *rumx.*, tarent., *zinc.*

nachts: *Puls.*, *rumx.*, thuj.

Sprechen, beim: Ox-ac.

auszuwerfen, schwer: Alum., alumn., *aur.*, bar-c., bov., *calc.*, *canth.*, carl., *caust.*, *cham.*, cina, cocc., crot-t., *form.*, *kali-bi.*, *kali-c.*, *lyc.*, *mang.*, mosch., naja, nat-ar., *nat-m.*, *nux-v.*, *par.*, rumx., sars., *seneg.*, sep., *sil.*, staph., *sulph.*, *tarent.*

blau: *Kali-bi.*, nat-ar.

blutgestreift: Am-c., anan., sol-n.

Bücken, kommt herauf beim: *Arg-m.*

Essen, nach dem: Bell., caust., graph., hep., kali-bi., *lyc.*, *nat-s.*, nux-m., ol-an., *olnd.*, ph-ac., phos., puls., sanic., *sil.*, thuj.

grün: *Hep.*, par.

Hustenanfall, nach jedem: *Agar.*, **Coc-c.**, kali-bi., *nat-m.*, *seneg.*, sulph.

kalter Luft, in: *Rumx.*, *seneg.*

Lachen, beim: *Arg-m.*, kali-bi.

Rasseln: Sul-ac.

abends: Crot-t.

reichlich: Alumn., anan., *carb-v.*, *coc-c.*, *nat-m.*, **Rumx.**, *seneg.*

salzig: *Am-c.*

Sprechen, durch: Kali-bi.

Überhitzung, durch: *Brom.*

Trachea: Aeth., agn., *am-c.*, ambr., *ammc.*, *ang.*, **Ant-t.**, *arg-m.*, *ars.*, ars-i., **Arum-t.**, asaf., *aur.*, **Bar-c.**, bell., bov., *bry.*, cahin., **Calc.**, *camph.*, *cann-s.*, caps., carl., caust., *cham.*, chin., *cina*, coc-c., cocc., crot-t., cupr., dig., dros., *dulc.*, euphr., ferr., ferr-ar., ferr-i., ferr-p., gels., **Hep.**, *hyos.*, *iod.*, iris., **Kali-bi.**, kali-s., kreos., lach., laur., **Lyc.**, mag-m., *merc.*, merc-sul., naja, *nat-m.*, *nat-s.*, *nux-v.*, *olnd.*, osm., ox-ac., *par.*, *ph-ac.*, phel., **Phos.**, plb., *puls.*, *rumx.*,

SCHLEIM in den Luftwegen - *Trachea* ...

samb., **Sang.**, senec., *seneg.*, *sil.*, **Squil.**, **Stann.**, staph., *sulph.*, teucr., thuj.

morgens: *Cann-s.*, caust., olnd.

vormittags: **Stann.**

abends: Crot-t., *puls.*

nachts: *Puls.*, thuj.

auf- und absteigend in der Trachea: *Coc-c.*, *lach.*

auszuwerfen, schwer: *Cann-s.*, *caust.*

SCHMERZ, Halsgrube: *Lach.*

erstreckt sich zur Zungenwurzel und zum Zungenbein: *Lach.*

Kehlkopf: *Acon.*, **All-c.**, am-c., ambr., ant-t., arg-m., *arum-t.*, asc-t., **Bell.**, *brom.*, bry., calad., *calc.*, canth., carb-an., carb-s., *carb-v.*, caust., *chel.*, chin-s., *cist.*, cob., coc-c., colch., crot-c., crot-t., cycl., der., dirc., dros., euphr., ferr., ferr-i., fl-ac., gels., graph., grat., *hep.*, hura, *iod.*, ip., *kali-bi.*, kali-c., kali-chl., kali-ma., kali-n., **Lach.**, lyc., mang., nat-m., nit-ac., *nux-v.*, osm., **Phos.**, rhus-v., *rumx.*, ruta, sabad., sarr., sars., sep., spong., stann., stram., sul-ac., sulph., tab., tarax., tep., thuj.

morgens: *Nux-v.*, sep.

Erwachen, beim: Kali-bi.

abends: *Nux-v.*, spong.

Atmen agg.: *Bell.*, *carb-v.*, *hep.*, kali-n.

Berührung, bei: *Ant-t.*, *bell.*, brom., caust., crot-h., hep., **Lach.**, **Phos.**, **Spong.**

Beugen des Kopfes nach hinten, beim: *Bell.*, bry., **Lach.**, *rumx.*, sil.

Bewegen des Kopfes, beim: Hura

Bewegung, bei: *Bell.*, spong.

Drehen des Kopfes, beim: *Bell.*, *bry.*, lach., spong.

Druck, bei: *Ars.*, card-m., *hep.*, **Phos.**

Essen, beim: Rumx.

Getränke, durch kalte: Calc., *hep.*

Heben einer Last, beim: Sil.

Hitzestadium im Fieber, während: Bell., hep., *iod.*, mosch., **Nux-v.**, *phos.*, **Puls.**

Husten, beim: *Acon.*, **All-c.**, arg-m., **Bell.**, bor., *brom.*, *bry.*, *calc.*, *carb-v.*, *caust.*, *chel.*, chin., coc-c., dros., *hep.*, iod., *kali-bi.*, *kali-c.*, *lach.*, med.,

KEHLKOPF UND TRACHEA

SCHMERZ - *Kehlkopf* - Husten, beim ...

nat-m., *osm.*, *phos.*, *puls.*, rumx., sars., *spong.*, *stann.*

greift sich an den Kehlkopf: **Acon.**, **All-c.**, ant-t., *bell.*, *dros.*, **Hep.**, iod., lach., *phos.*

losgerissen würde, als ob etwas: **All-c.**, *calc.*

kalter Luft, in: **Hep.**, *sil.*

Lesen, nach: Euphr., nit-ac., *spong.*, stann.

Luftzug, durch: Arg-m.

Niesen, beim: Aphis., bor., phos.

Rauchen, durch: Bry.

Schlucken, beim: Bapt., *bell.*, calc., card-m., chel., hep., ign., kali-bi., kali-cy., kali-ma., lyc., *merc-c.*, phos., **Spong.**, *sul-ac.*

als ob die Speisen über eine wunde Stelle glitten: *Kali-bi.*

Schnäuzen der Nase, beim: Caust.

Singen, beim: *Acon.*, **Spong.**

Sprechen, beim: *Acon.*, am-c., apis, arg-m., bapt., *bell.*, bry., carb-v., card-m., coc-c., *hep.*, kali-bi., merc-cy., **Nicc.**, nit-ac., osm., **Phos.**, rumx., sang., **Spong.**, sul-ac., sulph.

Rede, beim Halten einer: *Acon.*, coc-c., **Phos.**

Stelle, an einer kleinen: *Hep.*, *lach.*

erstreckt sich zum Abdomen: Crot-c.

Zähne: Crot-h.

Trachea: *Acon.*, aesc., arg-m., **Bry.**, calad., *cist.*, hep., ip., lach., mez., sars., spong., stann., thuj.

morgens: Mez.

Einatmen, beim: *Bry.*, caps., *caust.*, *chel.*, *hep.*, *kali-c.*, laur., lyc., *manc.*, nat-m., psor.

Husten, beim: Bell., **Bry.**, camph., **Caust.**, *chel.*, *chin.*, cor-r., ign., **Kali-bi.**, *kali-i.*, kali-n., *kreos.*, laur., nat-m., *nux-v.*, osm., ox-ac., ph-ac., **Phos.**, *phyt.*, psor., *puls.*, *rumx.*, *sang.*, spong., staph., *sulph.*, thuj.

Streifen nach unten, Schmerz zieht in einem: **Caust.**

Sprechen, beim: Bry.

berstend: Kali-ar.

SCHMERZ ...

bohrend, Kehlkopf: Coc-c.

brennend: *Am-m.*, ant-c., *ars.*, bar-c., canth., *carb-v.*, caust., cham., cina, cycl., ferr-ar., gels., graph., hydr-ac., iod., lach., lact., *lob.*, lyc., mag-m., merc., merc-c., mez., myric., par., phos., *puls.*, *rumx.*, *seneg.*, sep., *spong.*, staph., sulph., ter., zinc.

nachts: *Puls.*

Husten, bei: Ant-c., carb-v., *caust.*, cina, iod., lach., mag-m., pyrog., **Spong.**, sulph., zinc.

kalte Luft amel.: *Puls.*

Liegen, im: *Puls.*, seneg.

Halsgrube: Ars.

Kehlkopf: **Acon.**, *aesc.*, *alumn.*, *am-m.*, aphis., apis, *arg-n.*, *ars.*, ars-i., *bell.*, bov., brom., bufo, *calc-p.*, *canth.*, carb-s., *carb-v.*, *caust.*, *cham.*, chel., *clem.*, coc-c., cur., elaps, ferr., ferr-i., ferr-p., *gels.*, *graph.*, *hydr-ac.*, *iod.*, ip., *kali-bi.*, *kali-i.*, kali-n., lac-ac., *lob.*, mag-s., *merc.*, *mez.*, myric., *nat-ar.*, **Nit-ac.**, oena., *par.*, *ph-ac.*, *phos.*, phyt., *puls.*, pyrog., *rhus-t.*, *rumx.*, **Seneg.**, *spong.*, *stict.*, tab., *tarent.*, thuj., urt-u.

nachmittags: Am-m.

nachts: *Puls.*

Einatmen, beim tiefen: *Rumx.*

Husten, bei: Ars., bell., bufo, carb-v., *caust.*, cham., *chel.*, coc-c., *dros.*, *gels.*, iod., mag-m., phos., pyrog., rumx., *seneg.*

Räuspern, beim: *Canth.*, *kali-bi.*

Schnupfen, bei: Am-m., *seneg.*

Sprechen, nach: *Ferr.*, *kali-bi.*

erstreckt sich zum Abdomen: Ambr.

Nasenlöchern: *Kali-bi.*

Epiglottis: Wye.

Trachea: *Acon.*, *ant-t.*, ars., ars-i., *asaf.*, bov., *carb-v.*, *caust.*, *cham.*, clem., *coc-c.*, *dros.*, euph., gels., *iod.*, *kali-bi.*, kali-n., *lach.*, mag-s., mang., *merc-c.*, mez., myric., ph-ac., *phos.*, phyt., *sang.*, *seneg.*, *spong.*, sulph., tep., thuj., zinc.

18-20 Uhr: Thuj.

Bewegung, bei: Seneg.

Husten, beim: *Caust.*, *ferr.*, gels., mag-s., phyt., **Spong.**

KEHLKOPF UND TRACHEA

SCHMERZ ...

drückend, Kehlkopf: Acon., agar., anac., *caust.*, **Chel.**, euphr., *iod.*, kali-bi., sep., thuj.

morgens: Sep.

Abendessen, nach dem: *Hep.*

Schlucken agg.: *Chel.*, lyc.

Schnäuzen der Nase, beim: *Caust.*

Sprechen agg.: *Kali-bi.*

durchbohrend, Kehlkopf: Brom., cham., kali-c., nit-ac., phos.

Trachea: Kali-c., nit-ac.

lanzinierend, *Trachea*: *Iod.*

Nagel im Kehlkopf, wie von einem: Spong.

reißend, Kehlkopf: Anan., bell., bor., ign., lac-ac., seneg.

abends: Bor.

Husten, beim: **All-c.**, *bell.*, bor., *calc.*, *cist.*, med., *phos.*, *staph.*

Schlucken agg.: Ign.

Rohheit in den Luftwegen: *Acon.*, *agar.*, am-c., ambr., anac., ant-c., **Arg-m.**, arn., calc., calc-s., *carb-v.*, *caust.*, *coc-c.*, coff., ferr-p., grat., kali-ar., kali-c., kreos., laur., mag-c., *mez.*, *nat-m.*, nux-m., petr., **Phos.**, ruta, sep., sil., stann.

Husten, durch: *Coc-c.*, phos., stann.

Halsgrube: Arg-m.

Kehlkopf: *Acon.*, *aesc.*, *agar.*, *all-c.*, *all-s.*, *alum.*, *alumn.*, am-c., *ambr.*, anac., anan., apis, **Arg-m.**, **Arg-n.**, **Ars.**, ars-i., asar., *bell.*, bov., **Brom.**, *bry.*, bufo, *calc.*, *cann-s.*, *carb-an.*, carb-s., *carb-v.*, carl., *caust.*, **Cham.**, chin., chin-a., *chlor.*, *cist.*, *coc-c.*, *coff.*, dulc., gels., graph., *hydr.*, hydrang., *iod.*, *kali-bi.*, kali-c., **Kali-i.**, kali-ma., kali-n., *kali-s.*, kreos., **Lach.**, lact., lac-ac., laur., lec., lyc., mag-m., *mang.*, med., *merc.*, **Naja**, *nat-m.*, **Nux-v.**, ol-an., osm., ox-ac., *ph-ac.*, phel., **Phos.**, *puls.*, *rhus-t.*, **Rumx.**, *samb.*, *sang.*, sars., *seneg.*, *sep.*, *sil.*, *stann.*, *staph.*, stront., **Sulph.**, *tarent.*, *zinc.*

morgens: Calc., *carb-an.*, carl., *caust.*, cob., *iod.*, *rhus-t.*, *sil.*, *stann.*, **Sulph.**, zinc.

Erwachen, beim: Rhus-t.

abends: *Carb-v.*, **Phos.**

nachts: Anac.

SCHMERZ - **Rohheit** in den Luftwegen - *Kehlkopf* ...

Einatmen, beim: **Acon.**, brom., **Hep.**, hipp., **Phos.**, *rumx.*, sil.

Erwachen, beim: Alum.

Husten, durch: *All-c.*, **Arg-m.**, *arg-n.*, *ars.*, *bell.*, **Brom.**, bry., bufo, carb-v., **Caust.**, cham., chlor., iod., *kali-c.*, mag-m., *naja*, **Nux-v.**, osm., phos., **Puls.**, *rumx.*, *seneg.*, sep., spong., **Sulph.**, ziz.

kalte Luft, durch: **Acon.**, calc-p., *carb-v.*, *nat-m.*, *nux-v.*, *phos.*, **Rumx.**, sil., *sulph.*, *tub.*

Räuspern, durch: Agar., *cann-s.*, *carb-v.*, *rumx.*

Rauchen, durch: Osm.

Schlucken, beim: Calc.

Singen, beim: Arg-m., dros., *stann.*

Sprechen, durch: *Alumn.*, **Arg-m.**, *arg-n.*, *ars.*, *calc.*, carl., coc-c., *kali-bi.*, *nat-m.*, *rumx.*, *stann.*, *staph.*, **Tarent.**

Trachea (vgl. BRUST - SCHMERZ - Roheit): *Acon.*, *agar.*, *ambr.*, *anac.*, **Arg-m.**, arg-n., arn., *calc.*, *calc-s.*, *carb-an.*, *carb-s.*, *carb-v.*, **Caust.**, *coc-c.*, coff., dig., fl-ac., graph., *iod.*, *ip.*, kreos., lact., laur., **Lyc.**, *mang.*, *mez.*, nat-c., *nat-m.*, nit-ac., **Nux-v.**, osm., par., *petr.*, **Phos.**, psor., *puls.*, **Rumx.**, *sang.*, *sars.*, *seneg.*, **Stann.**, staph., *stram.*, stront., *sulph.*, zinc.

morgens: *Carb-an.*

nachts: Calc., sulph.

Einatmen, beim: Carb-v.

Husten, beim: *Arg-m.*, arg-n., arn., *calc.*, *carb-v.*, *caust.*, *gels.*, *graph.*, laur., naja, nat-c., nux-v., **Phos.**, *rumx.*, stann., *staph.*, *sulph.*

durch: Carb-an., laur., naja, *staph.*

Reden, beim: **Arg-m.**

Schlucken, beim: Puls.

schießend (s. stechend)

schneidend, Kehlkopf: All-c., *arg-m.*, canth., kali-n., manc.

Husten, beim: **All-c.**, *staph.*, sulph.

Schlucken, beim: Merc-cy.

KEHLKOPF UND TRACHEA

SCHMERZ ...

stechend, scharf; Kehlkopf: Acon., ang., aphis., *arg-m.*, asar., bar-c., bell., bor., *brom.*, bufo, calc., canth., caps., caust., cham., *chel.*, chin., *cist.*, *cob.*, coc-c., croc., cur., dig., dirc., dros., hep., hydr-ac., hyos., *indg.*, *iod.*, *kali-c.*, *kali-s.*, laur., led., *mang.*, merc-c., *mur-ac.*, naja, *nit-ac.*, olnd., ox-ac., *phos.*, sars., seneg., stann., sul-ac., *thuj.*, *til.*, zinc.

abends: Indg.

nachts, beim Husten: Phos.

Abendessen, nach dem: *Hep.*

Einatmen, bei gewaltsamen: Hep.

Erregung, durch: *Cist.*

Freien, im: Ox-ac.

Gehen im Freien, beim: Ox-ac.

Husten, beim: Aloe, bufo, dros., kali-c., mur-ac., *phos.*, sulph.

Schlucken, beim: *Brom.*, **Mang.**

erstreckt sich zum Ohr: Arg-m., nat-m.

Schlucken, beim: **Mang.**

Rachen: Dros.

Scheitel: Arg-m.

Trachea: *Arg-m.*, bell., canth., lach., **Stann.**, thuj.

nachts: Canth.

Anstrengung, bei der geringsten: Manc.

Atmen, beim: Thuj.

stechend, fein; Kehlkopf: *Alumn.*, am-c., bufo, canth., cham., dirc., *iod.*, **Nit-ac.**, *seneg.*

wund schmerzend, empfindlich: Alum., am-m., ambr., *arg-m.*, ars., ars-i., bar-c., *bell.*, bov., brom., *bry.*, calc., *calc-s.*, **Carb-s.**, **Carb-v.**, *caust.*, chin., cina, graph., hep., ign., iod., kali-ar., kali-p., lach., lyc., mag-m., merc., nat-c., nux-m., *nux-v.*, **Phos.**, rumx., ruta, seneg., sep., sil., spig., spong., **Stann.**, **Sulph.**

Halsgrube: *Apis*, *arg-n.*

Kehlkopf: **Acon.**, all-s., alum., *ambr.*, ant-c., aphis., apis, **Arg-m.**, *arg-n.*, *ars.*, ars-i., bapt., bar-c., **Bell.**, *brom.*, bry., calad., *calc-s.*, *cann-s.*, carb-an., **Carb-s.**, *carb-v.*, cast., *caust.*, *chin.*, chin-a., cic., *con.*, cop., crot-h., **Dros.**, fl-ac., *graph.*, *hep.*, *ign.*, iod., *kali-bi.*, kali-c., *kali-i.*, *kali-s.*, lac-c., **Lach.**,

SCHMERZ - **wund** schmerzend - *Kehlkopf*...

mag-m., *med.*, *mez.*, nat-ar., *nat-m.*, *nicc.*, *nux-m.*, osm., ox-ac., **Phos.**, *rumx.*, *ruta*, sang., *sep.*, *sil.*, **Spong.**, **Stann.**, *still.*, sul-ac., **Sulph.**, teucr., zinc.

morgens: *Arg-n.*, chin-s.

Erwachen, beim: Kali-bi.

abends: Kali-bi., *phos.*

Atmen, beim: Sil.

Berührung, bei: **Acon.**, alum., apis, bapt., bar-c., **Bell.**, brom., bry., *caust.*, chin-s., cic., *con.*, *crot-h.*, *graph.*, hep., lac-c., **Lach.**, mez., *nicc.*, **Phos.**, rumx., **Spong.**, *sul-ac.*, sulph., teucr., zinc.

Drehen des Kopfes, beim: *Carb-v.*, lach., *spong.*

Einatmen, beim: Dros.

Husten, beim: Ambr., **Arg-m.**, **Bell.**, *brom.*, *caps.*, carb-an., *carb-v.*, *caust.*, chin., *dros.*, fl-ac., ign., kali-c., kali-i., nat-m., *nux-m.*, **Phos.**, *puls.*, rumx., sep., *stann.*

Sängern, bei: Alum., *arg-n.*, arn., **Arum-t.**, caps., cupr., ferr-p., *lach.*, *rhus-t.*, *stann.*, zinc.

Schlucken, beim: **Bell.**, calc., chin-s., **Dros.**, fl-ac., gels., mag-m., **Spong.**

Trachea: *Ambr.*, ant-c., apis, *bell.*, brom., *bry.*, carb-an., carb-s., carb-v., *caust.*, cham., *chin.*, *hep.*, kali-c., lyc., nat-c., *nat-m.*, nat-p., nux-v., *phos.*, **Rumx.**, sep., *sil.*, stann., sulph., zinc.

Husten, beim: Am-c., *arg-n.*, **Bry.**, **Caust.**, chel., cina, iod., iris., kali-i., nux-v., osm., psor., *rumx.*, sep., **Stann.**, sulph.

zusammengedrückt, wie: Acon.

zusammenziehend: Brom., dros., ign., *iod.*, ox-ac., ph-ac., spong., staph., stram., sul-ac., tab., thuj., verat.

Sprechen, beim: Dros.

SCHWEFELDAMPF, wie durch: Am-c., aml-n., **Ars.**, asaf., *brom.*, *bry.*, calc., *carb-v.*, *chin.*, croc., **Ign.**, ip., kali-chl., *lach.*, **Lyc.**, mosch., par., **Puls.**

Husten, beim: Brom., lyc., *puls.*

KEHLKOPF UND TRACHEA

SCHWELLUNG, Kehlkopf: Anan., arn., **Bell.**, calad., chel., coc-c., *hep.*, *iod.*, kali-i., lac-c., *lach.*, ox-ac., spong., sulph.

abends: Coc-c.

Gefühl von: Carb-v., *chel.*, hydr-ac., ip., *kali-bi.*, *lach.*, laur., ox-ac., sang., sulph.

Halsgrube: *Lach.*

SPANNUNG im Kehlkopf: Chin., *cocc.*, *iod.*, kali-n., lach., manc., mez., naja

abends: Naja

Bett, im: Naja

Menses, während: Cop.

SPEISEN gelangen in den Kehlkopf: Acon., cann-s., gels., kali-bi., *kali-c.*, *lach.*, *meph.*, *nat-m.*

STAUB, wie durch: *Agar.*, *alumn.*, *am-c.*, **Ars.**, aur-m., *bell.*, *brom.*, *calc.*, calc-s., *chel.*, *chin.*, cina, *coc-c.*, crot-c., cycl., **Dros.**, glon., *hep.*, *ign.*, iod., *ip.*, **Lyc.**, meph., nat-ar., *nat-m.*, ph-ac., pic-ac., poth., **Puls.**, **Sulph.**, teucr.

STIMME:

Bassstimme: Carb-s., **Dros.**, laur., mag-s., sumb.

belegt: *Acon.*, aloe, alum., *am-m.*, aur., *bar-c.*, bar-m., bell., *brom.*, calc., *calc-sil.*, camph., *caust.*, *chin.*, *coc-c.*, croc., **Dros.**, echi., graph., *hyos.*, *kali-n.*, *lac-c.*, *lyc.*, mang., merc., merc-i-r., nat-m., nat-s., onos., **Phos.**, rumx., sabad., *sel.*, sil., *spong.*, *stann.*, *sulph.*

morgens: *Sil.*

Erwachen, beim: Alum.

Freien, im: Coc-c.

bellend: Bell., brom., dros., nit-ac., spong., stann., stram.

blökend: Nux-m.

feiner als gewöhnlich: *Stram.*

flexibel, modulationsfähig; wenig: **Stram.**

flüsternd: Am-caust., ars., *calc.*, camph., *ferr.*, iod., *merc.*, nit-ac., phyt., rumx., stram., sul-ac., tab., zinc-m.

gebrochen (wie bei Stimmbruch): Camph., iod., merc., plb., tab.

hoch zu singen, beim Versuch: Phos.

gedämpft: Gels., lach., lyc., rumx., sul-ac., sumb.

guttural: Ars., gels.

STIMME ...

heiser: Acet-ac., **Acon.**, *aesc.*, agar., **All-c.**, aloe, *alum.*, alumn., *am-c.*, *am-m.*, *ambr.*, anac., anan., ang., *ant-c.*, *ant-t.*, *apis*, **Arg-m.**, **Arg-n.**, arn., *ars.*, ars-i., ars-m., arum-m., **Arum-t.**, asaf., *asim.*, atro., aur., aur-m., aur-s., bad., bapt., *bar-c.*, bar-m., **Bell.**, benz-ac., berb., bov., **Brom.**, **Bry.**, bufo, *cact.*, cahin., caj., **Calc.**, calc-f., *calc-p.*, *calc-s.*, *camph.*, cann-i., *canth.*, **Caps.**, *carb-an.*, *carb-s.*, **Carb-v.**, *carl.*, cast., **Caust.**, **Cham.**, *chel.* *chin.*, chin-a., chin-s., *chlor.*, cic., cimic., cina, cinnb., clem., *coc-c.*, coca, *coff.*, *colch.*, *coll.*, *con.*, cop., *crot-c.*, *crot-h.*, *crot-t.*, cub., *cupr.*, der., *dig.*, **Dros.**, *dulc.*, elaps, eup-per., *euphr.*, *ferr.*, ferr-ar., *ferr-i.*, ferr-p., *gels.*, gins., *graph.*, grat., *ham.*, **Hep.**, *hippoz.*, hydr., hydr-ac., *hyos.*, hyper., inul., **Iod.**, iris., kali-ar., **Kali-bi.**, *kali-c.*, *kali-chl.*, *kali-i.*, kali-n., *kali-p.*, *kali-s.*, kreos., **Lach.**, lact., *lac-ac.*, *laur.*, led., lob., *lyc.*, mag-c., *mag-m.*, mag-s., **Mang.**, *med.*, meny., meph., **Merc.**, *merc-c.*, merc-i-f., *merc-i-r.*, merc-sul., merl., *mez.*, *mur-ac.*, murx., *naja*, nat-ar., *nat-c.*, **Nat-m.**, nat-p., nat-s., nicc., *nit-ac.*, *nux-m.*, *nux-v.*, oena., ol-an., *op.*, *osm.*, ox-ac., *par.*, *petr.*, *ph-ac.*, phel., **Phos.**, *phyt.*, pic-ac., plan., plat., plb., prun-s., psor., ptel., *puls.*, raph., *rhod.*, *rhus-t.*, *rhus-v.*, *rumx.*, sabad., *samb.*, *sang.*, sarr., sars., sec., **Sel.**, senec., *seneg.*, *sep.*, *sil.*, sol-n., *spig.*, **Spong.**, **Stann.**, *staph.*, *still.*, **Stram.**, stront., stry., *sul-ac.*, *sulph.*, sumb., tab., tarax., **Tell.**, tep., thea, *thuj.*, til., trom., *verat.*, verb., vesp., vinc., xan., *zinc.*, zing.

tagsüber: *Acon.*, *ars.*, tarent.

morgens: *Acon.*, alum., ant-t., *apis*, arn., arund., asim., benz-ac., *bov.*, **Calc.**, **Calc-p.**, *carb-an.*, carb-s., carb-v., cast., **Caust.**, cinnb., coc-c., coca, *coff.*, colch., cop., cupr., *dig.*, dios., *euphr.*, *iod.*, *kali-bi.*, kreos., lach., lyc., mag-m., *mang.*, naja, *nat-m.*, nicc., *nit-ac.*, nux-v., **Phos.**, plan., *sil.*, **Sulph.**, thuj., upa.

Aufstehen, nach dem: *Carb-an.*, *ham.*, ind., mag-m., plan.

Erwachen, beim: Aloe, *coff.*, dig., *ham.*, *par.*, sars.

Menses, während: Cop.

vormittags: Mag-c., sumb.

mittags: Carb-s.

nachmittags: Alum., *am-m.*, brom., coc-c., petr., sulph.

KEHLKOPF UND TRACHEA

STIMME - heiser - nachmittags ...

16 Uhr: Chin.

17 Uhr: Chel.

abends: Alum., arg-m., brom., calc-p., calc-s., *carb-an.*, *carb-s.*, **Carb-v.**, **Caust.**, cimic., cinnb., coc-c., coloc., crot-t., *graph.*, *kali-bi.*, lach., lact., mag-c., *mang.*, nicc., **Phos.**, raph., *rumx.*, sep., *sulph.*, thuj.

Bett, im: Nux-v.

Lesen, nach: Calc-f., cupr.

Sonnenuntergang, nach: Stram.

nachts: Alum., arg-n., calc., calc-f., calc-s., carb-an., cimic., lyc., naja, spig., sumb.

anfallsweise: *Gels.*, par.

Aufstehen, nach dem: Cimic., ham., iod., plan., sol-t-ae., sumb.

Bett amel., aus dem: Nux-v.

Erwachen, beim: Aloe, coff., dig., iod., *par.*, plan., sars., sol-t-ae., tarent.

Essen, nach dem: Anac.

Fahren und Reiten im Freien, beim: Osm.

Freien, im: Bry., **Mang.**, *nux-m.*

amel.: Calc-s.

Froststadium im Fieber, während: Hep.

Frühling, im: All-c.

Gehen im Freien, beim: Bry., calc., calc-p., *nux-m.*, osm.

amel.: Alum.

Wind, gegen den: *Nicc.*, **Nux-m.**

Hitzestadium im Fieber, während: *Hep.*, *puls.*, sep., sulph.

Husten amel.: *Stann.*

während (s. HUSTEN - HEISER)

kaltem Bad, nach einem: *Ant-c.*

Kindern, bei: Cham.

Krupp, nach: *Carb-v.*, *lyc.*

Lachen, beim: Calc-f.

Luft, in kalter: *Cupr.*, *hep.*, *nux-m.*, thuj.

trockener, in: *Cupr.*

Zugluft, bei: Merc.

Masern, nach: *Bry.*, *carb-v.*, *dros.*, sulph.

STIMME - heiser ...

Menses, vor: Graph., mang., syph.

während: Calc., *graph.*, spong.

Mittagessen amel., nach dem: Mag-c.

Nasswerden, nach: Merc-i-r., *rhus-t.*

periodisch: *Nux-v.*, par.

jährlich zur selben Zeit: Nicc.

plötzlich: Abrot., *bell.*, carb-v., mag-m., seneg., sep., *spong.*

Rufen, beim lauten: Am-c.

Schleim im Kehlkopf, durch: Aphis., *bar-c.*, *calc-p.*, camph., *caust.*, *cham.*, chin., *kali-bi.*, kali-s., *mang.*, *phos.*, *psor.*, *rumx.*, **Samb.**, **Sel.**, *stann.*, *staph.*, stram., zinc.

schmerzhaft: *Arg-m.*, **Bell.**, *brom.*, *iod.*, *kali-bi.*, kali-br., **Phos.**, *stann.*

schmerzlos: *Ant-c.*, **Calc.**, *calc-sil.*, **Carb-v.**, *caust.*, *dig.*, *par.*, *phos.*

Schnupfen, bei: Acon., alum., am-m., *ars.*, ars-m., bar-c., *benz-ac.*, *bry.*, calc., carb-s., **Carb-v.**, **Caust.**, cham., *dig.*, dulc., eup-per., ferr-p., graph., hep., *kali-bi.*, kali-c., *kalm.*, *mag-m.*, mag-s., **Mang.**, **Merc.**, *merc-i-r.*, nat-ar., *nat-c.*, nat-m., *nit-ac.*, *petr.*, phel., **Phos.**, puls., *ran-b.*, *rumx.*, *sep.*, *spig.*, *spong.*, sul-ac., sulph., *tell.*, thuj., zinc.

Singen, durch: **Agar.**, alum., *arg-m.*, *arg-n.*, arn., **Arum-t.**, *bry.*, *caust.*, *mang.*, *nat-m.*, *nit-ac.*, osm., **Sel.**, sep., *stann.*

amel.: Rhus-t.

Sprechen, durch: *Alum.*, alumn., am-c., ant-t., **Arg-m.**, **Arg-n.**, arn., **Arum-t.**, *calc.*, **Caps.**, *carb-v.*, **Caust.**, *coc-c.*, *ferr.*, *kali-bi.*, lach., *mang.*, morph., naja, *nat-m.*, *nit-ac.*, *ph-ac.*, *phos.*, psor., **Rhus-t.**, sel., *stann.*, staph., stram.

verhindert das Sprechen: *Caust.*, cupr., *mag-m.*, par., **Phos.**

Zeit, amel. nach einiger: Coc-c., *rhus-t.*

Überanstrengung der Stimme, durch: Acon., alum., *arg-m.*, *arn.*, **Arum-t.**, **Caps.**, **Caust.**, coll., ferr-p., *kali-p.*, *mang.*, *nat-m.*, *phos.*, **Rhus-t.**, *sel.*, seneg., *still.*

Überhitzung, durch: *Ant-c.*, *brom.*, haem.

KEHLKOPF UND TRACHEA

STIMME - heiser ...

Vorlesen, beim: *Calc-f.*, cupr., med., naja, seneg., *verb.*

warmen Zimmer, im: Alum., bry., iod., *kali-s.*, *puls.*

Gehen aus dem warmen Zimmer ins Freie, beim: *Coc-c.*

Weinen, beim: **Bell.**

Wetter agg., feuchtwarmes: *Carb-v.*

nassem Wetter, in: Carb-s., *carb-v.*, chlor., *kali-bi.*, sulph.

nasskaltem Wetter; bei: *Carb-v.*, *dulc.*, *mang.*, *rumx.*, *sil.*, sulph.

höher: Acon., alumn., ars., bry., cann-i., cupr., dros., *rumx.*, **Stram.**

Räuspern, nach: Stann.

hohl: *Acon.*, alum., ant-c., *ant-t.*, *ars.*, *arum-t.*, bar-c., bell., *cahin.*, camph., canth., carb-v., *caust.*, cham., chin., colch., crot-t., dig., **Dros.**, hep., ign., *ip.*, *kali-bi.*, kreos., lach., *led.*, lyc., mag-s., op., phos., plb., puls., *samb.*, *sec.*, **Spong.**, *stann.*, staph., *thuj.*, **Verat.**, verb.

krächzend (s. ATMUNG - rau): Acon., lac-ac., **Stram.**, sul-ac.

kräftig: Hydr-ac.

krähend: *Acon.*, ars., chin., cina, samb., **Spong.**

kreischend: Alum., **Arum-t.**, cupr., *stram.*

kruppartig: *Acon.*, *ail.*, hep., spong., sul-ac.

laut: Bell., cann-i., lach., mosch., sulph.

leise: Alumn., am-caust., ang., ant-c., *arn.*, *ars.*, *cact.*, *calc.*, cann-i., *canth.*, cham., chin., crot-t., hep., *ign.*, lyc., osm., ox-ac., puls., sec., *spong.*, staph., sul-ac., tab., verat.

nasal: All-c., alum., aur., bell., bov., bry., *caust.*, ferr., *fl-ac.*, gels., *iod.*, **Kali-bi.**, *kali-i.*, kali-n., *lac-c.*, *lach.*, lyc., mag-m., mag-s., *manc.*, merc., nat-c., nat-m., ph-ac., *phos.*, plb., rumx., sang., sep., sin-n., spong., *staph.*, sulph., sumb., thuj.

morgens: Bov., sulph.

abends: Sep., sumb.

katarrhalisch: Kali-i., ph-ac.

pfeifend: Bell., *spong.*

quiekend: Ars., lac-ac., **Stram.**

rau: Acon., *all-s.*, *alum.*, am-c., ambr., ant-c., apis, ars., ars-i., *bar-c.*, **Bell.**, *brom.*, *bry.*, cahin., *calc.*, calc-ar., canth., *carb-s.*,

STIMME - rau ...

Carb-v., *caust.*, *cham.*, *chin.*, chin-a., *coc-c.*, *coff.*, crot-t., cupr., cycl., dig., dros., *graph.*, hep., **Hyos.**, *iod.*, kali-ar., **Kali-bi.**, kali-c., kali-n., mag-m., mag-s., *mang.*, *meny.*, *merc.*, merc-c., merc-i-r., mez., nat-m., nit-ac., *nux-v.*, op., ox-ac., **Phos.**, plb., prun-s., **Puls.**, *seneg.*, *sil.*, *spong.*, stram., *sulph.*, sumb., thuj., *zinc.*

morgens: *Calc.*, coc-c., coff., *mang.*

vormittags: Sulph.

nachmittags: Alum., coc-c.

abends: Alum., coloc., kali-bi., sulph.

Freie, beim Gehen ins: **Mang.**

Luftzug agg.: *Merc.*

Rauchen amel.: *Mang.*

Sprechen, durch: Am-c., *coc-c.*

Zubettgehen, vor dem: Ox-ac.

schwach: Abrot., absin., acon., am-caust., *ant-c.*, **Ant-t.**, *arg-n.*, ars., ars-i., bar-c., bar-m., *bell.*, *brom.*, *calc.*, *calc-s.*, *camph.*, **Canth.**, *carb-v.*, *caust.*, *cham.*, *chin.*, clem., coc-c., *coll.*, *crot-h.*, cupr., *cycl.*, daph., dig., *ferr.*, *ferr-p.*, *gels.*, **Hep.**, *ign.*, iod., kali-i., lach., laur., *lyc.*, *naja*, nat-ar., nat-c., *nat-m.*, nit-ac., *nux-v.*, op., osm., ox-ac., par., petr., *ph-ac.*, *phos.*, plb., prun-s., psor., *puls.*, *rhus-t.*, *sec.*, *spong.*, **Stann.**, *staph.*, *stram.*, stry., sul-ac., *sulph.*, tab., thuj., **Verat.**, zinc.

abends im Bett: Phos.

Hitzestadium im Fieber, während: *Hep.*

Menses, während: Plb.

Sprechen, nach: *Coc-c.*, *ph-ac.*, **Stann.**, sul-ac., *sulph.*

Zorn, nach: *Staph.*

tief: Am-caust., ambr., anac., ant-c., arn., *arum-t.*, aur-m., bar-c., *brom.*, **Carb-v.**, *chin.*, chin-s., coc-c., *colch.*, dig., **Dros.**, hep., iod., lac-ac., laur., mag-m., mag-s., nux-v., op., par., *phos.*, samb., spong., *stann.*, sulph., verat., *verb.*

Essen, nach dem: Anac.

feuchter, kalter Luft; in: Sulph.

Freien, im: Coc-c.

tonlos: Agn., ambr., *calad.*, carb-an., chin., **Dros.**, hep., nat-c., rhod., samb., spong., **Stram.**, thuj.

undeutlich: Am-caust., **Brom.**

STIMME ...

unterbrochen: *Alum.*, *ars.*, cic., dros., euphr., mag-c., *spong.*

veränderlich, wechselnd: Alumn., *arg-m.*, *ars.*, **Arum-t.**, rumx.

verändert: Bell., carb-s., chlf., lyc., merc., murx., nat-m., tab.

Verlust, Stimmlosigkeit: *Acon.*, ail., *alum.*, **Alumn.**, am-c., **Am-caust.**, am-m., anan., **Ant-c.**, *ant-t.*, **Arg-m.**, **Arg-n.**, *ars.*, ars-i., *arum-t.*, arund., *bapt.*, *bar-c.*, *bell.*, **Brom.**, bry., cahin., calad., calc-ar., camph., cann-i., canth., *carb-ac.*, carb-an., *carb-s.*, **Carb-v.**, **Caust.**, cedr., chin-s., *chlor.*, *cina*, con., *crot-c.*, crot-t., *cupr.*, dig., *dros.*, elaps, *ferr.*, ferr-ar., ferr-i., *ferr-p.*, *gels.*, graph., *hep.*, *hyos.*, *ign.*, iod., *kali-ar.*, *kali-bi.*, *kali-c.*, *kali-i.*, kali-n., *kali-p.*, kali-s., *lach.*, *lac-ac.*, *merc.*, *merc-c.*, *merc-i-f.*, *naja*, nat-ar., nat-c., *nat-m.*, nat-p., nicc., *nit-ac.*, *nux-m.*, *nux-v.*, ol-an., ox-ac., paeon., par., **Phos.**, *phyt.*, plat., plb., *puls.*, pyrus., *rhus-t.* *rumx.*, *sang.*, *sel.*, *seneg.*, sep., *spong.*, *stann.*, **Stram.**, stry., sul-ac., *sulph.*, tarent., ter., *verat.*, vesp., vip., zinc-m.

morgens: Alum., *brom.*, *carb-v.*, *caust.*, dig.

Erwachen, beim: *Ail.*

abends: Brom., **Carb-v.**, *phos.*

nachts: *Carb-an.*, *carb-v.*

Anstrengung, bei: **Carb-v.**

Bewegung, bei: Ant-c.

epileptischem Anfall, vor: Calc-ar.

Erhitzung, durch: *Ant-c.*, haem.

Erwachen, beim: Nux-m., ptel.

hysterisch: *Hyos.*, *ign.*, *nux-m.*, plat., sep.

Kälte, bei Einwirkung von: *Caust.*, *rumx.*

Lähmung, durch: **Caust.**, *gels.*, *lach.*, merc., *plb.*

Lesen, beim: Plb.

Luft, in feuchter: *Chlor.*

kalter: Carb-v., *rumx.*, sulph.

Menses, während: *Gels.*

periodisch: Gels.

plötzlich: Alum., *bell.*, **Caust.**

Sängern, bei: **Arg-n.**, **Caust.**

Schleim in Kehlkopf, durch: *Bar-c.*

STIMME - Verlust, Stimmlosigkeit ...

schmerzlos: *Phos.*

Schreck, durch: *Acon.*, *gels.*, *op.*

Sprechen, durch langes: *Phos.*

Trinken von kaltem Wasser bei Erhitzung, durch: *Crot-t.*

Überanstrengung der Stimme, durch: *Caust.*, *merc.*, *seneg.*

vorübergehend, für einen Moment verloren: Alum., dros., spong.

warme Luft amel.: Seneg.

Zimmer agg., im warmen: *Ant-c.*, puls.

Wetter, bei nassem: Chlor.

Wind; nach Einwirkung von Nordostwind: *Arum-t.*

zeitweise aussetzend bei Sängern: Cupr.

Zorn, nach: Staph.

versagend, resonanzlos: Dros., *spong.*

abends: *Spong.*

Singen, beim: *Graph.*

winselnd: *Alum.*, ambr., bor., carb-an., *cina*, ip., nux-v., plb., squil., stram.

morgens: *Bor.*

Menses, nach: Stram.

Schlaf, im: Verat.

zischend: Bell., *nux-v.*, *phos.*

zittrig: Acon., agar., *ars.*, *camph.*, canth., *cocc.*, cupr., gels., *ign.*, iod., kali-i., laur., **Merc.**, mez., *nux-m.*, op., *phos.*, psor.

TROCKENHEIT: Agar., alum., ant-c., *ars.*, calc-s., carb-v., caust., chin., *coloc.*, dros., ferr., gels., hyos., *kali-ar.*, kali-bi., kali-chl., lact., laur., lob., nat-c., nat-m., nicc., par., rhod., sep., stann., ter., teucr.

Epiglottis: Lach., wye.

Kehlkopf: *Acon.*, aesc., agar., all-s., *alum.*, am-c., am-m., ant-t., apis, *ars.*, ars-i., atro., **Bell.**, *bry.*, *calc.*, calc-ar., calc-f., carb-an., *carb-v.*, card-m., carl., *caust.*, cist., *clem.*, coc-c., colch., **Con.**, *cop.*, *crot-h.*, cycl., *dros.*, ferr-p., fl-ac., gels., hep., hura, hydr-ac., hyos., iod., ip., *kali-bi.*, *kali-c.*, kali-chl., *kali-s.*, kalm., **Lach.**, lachn., lac-ac., laur., *lyc.*, *mag-m.*, *mang.*, med., *merc.*, merc-c., *mez.*, nat-ar., nat-c., *nat-m.*, nicc., nux-m., *nux-v.*, op., osm., *par.*, petr., *phos.*, *phyt.*, plan., *puls.*, *rhus-t.*, rhus-v., sabad., *sang.*, **Seneg.**, *sep.*, **Spong.**, stann.,

TROCKENHEIT - *Kehlkopf*...

stict., still., stram., sul-ac., **Sulph.**, tep., ter., thuj., verat., verat-v., verb., *zinc.*

morgens: Iod., *nux-v.*, phyt., seneg., sep., *zinc.*

5 Uhr: Kali-c.

Erwachen, beim: Nat-m., *par.*, sars.

vormittags: Seneg.

abends: Carb-v., phyt., *rhus-t.*, zinc.

nachts: *Bell.*, carb-v., hep., kali-c., lach., nat-m., *phos.*, *sulph.*

2-3 Uhr: *Kali-c.*

Erwachen, beim: Am-c., *cist.*, hep., kali-c., lach., nat-m., phos.

Freien, im: *Mang.*, nat-c.

Hitzestadium im Fieber, während: *Ars.*, hep., nux-v., *petr.*, phos.

Husten, beim: Bell., osm., polyg-h.

Räuspern, durch: *Spong.*

anhaltendem Räuspern, mit: Am-m.

Stelle, an einer einzelnen: Cimic., *cist.*, **Con.**, crot-h.

Trinken, mit Abneigung gegen: **Bell.**

Winter, im: Mez.

Trachea: **Acon.**, *ars.*, *ars-i.*, brom., calc-ar., carb-an., *carb-v.*, clem., cycl., dros., fl-ac., *iod.*, laur., *lyc.*, *merc.*, mez., nat-m., petr., phos., *puls.*, rhus-t., sep., *spong.*, stann., tarent., verb.

morgens: Phyt., rhod.

Erwachen, beim: *Par.*

engen Zimmer, im: Clem., *puls.*

TUBERKULOSE, Kehlkopf: *Agar.*, anan., ant-c., *arg-m.*, ars., ars-i., bufo, *calc.*, *carb-an.*, *carb-s.*, *carb-v.*, *caust.*, *dros.*, elaps, *hep.*, *iod.*, *kali-bi.*, *kali-i.*, kreos., *lach.*, led., **Mang.**, merc., *merc-i-r.*, *nit-ac.*, *phos.*, *sel.*, *seneg.*, *sil.*, **Spong.**, **Stann.**, sulph., tub.

Hüsteln und Stimmverlust, mit: **Stann.**

Sängern und Rednern, bei: *Ant-c.*, *arg-m.*

Trachea: *Ars.*, *calc.*, *carb-an.*, *carb-v.*, caust., chin., coloc., con., *dros.*, hep., iod., kali-n., lyc., mang., nit-ac., seneg., spong., *stann.*

VERSCHLOSSEN, fast: Calc-f.

VERSTOPFUNGSGEFÜHL: Rhus-t., spong., verb.

VÖLLEGEFÜHL im Kehlkopf: Cob., naja

morgens: Cob.

abends: Naja

ZUSAMMENSCHNÜRUNG: Alumn., asar., **Bell.**, *calad.*, camph., canth., *cham.*, *cocc.*, coloc., dros., *hell.*, ign., *ip.*, lach., laur., **Mang.**, meny., *mosch.*, *nux-m.*, *nux-v.*, ol-an., ox-ac., ph-ac., *phos.*, *plb.*, poth., *puls.*, rhus-t., *sars.*, sil., *spong.*, verat.

nachts: *Phos.*, puls., rhus-t.

Erwachen, beim: Rhus-t.

Liegen, im: *Kali-bi.*, puls.

Halsgrube: *Apis*, **Brom.**, *ign.*, rhus-t., *staph.*, valer., zinc.

Einschlafen, beim: Valer.

Essen amel.: Rhus-t.

Schlucken, beim: Staph.

Zorn, nach: *Staph.*

Kehlkopf: **Acon.**, *agar.*, *all-c.*, *alum.*, *alumn.*, am-c., *ant-c.*, ant-t., arg-m., *ars.*, asar., asc-t., bar-c., **Bell.**, *brom.*, bufo, calad., *calc.*, camph., *carb-an.*, carb-s., caust., *cedr.*, *cham.*, *chel.*, *chlor.*, coc-c., *cocc.*, coff., coloc., *cor-r.*, *crot-c.*, *cupr.*, dios., *dros.*, eug., euphr., ferr., *gels.*, *glon.*, hell., hep., *hyos.*, *ign.*, **Iod.**, *ip.*, *kali-c.*, kali-i., kali-n., *lach.*, laur., *lob.*, lycps., manc., **Mang.**, med., meny., mez., *mosch.*, naja, nat-ar., *nat-m.*, nit-ac., *nux-v.*, oena., ol-an., ox-ac., ph-ac., **Phos.**, *phyt.*, plat., *plb.*, *puls.*, sang., *seneg.*, *sil.*, *spong.*, still., *stram.*, sul-ac., *sulph.*, *tarent.*, thuj., *verat.*, *zinc.*

abends: Brom., hep., kali-c., lycps., nux-v., ol-an.

Bett, im: Ferr., naja

Einschlafen, beim: *Kali-c.*, *spong.*, *sulph.*

nachts: *Phos.*

Mitternacht, vor: *Spong.*

Berührung, durch: Bell.

Einatmen, beim: *Hep.*

Erwachen, beim: *Lach.*, manc., *phos.*, thuj.

Essen, nach dem: *Puls.*

Freien, im: *Hep.*, kali-c.

amel.: Coloc.

ZUSAMMENSCHNÜRUNG - *Kehlkopf*...

Gehen amel.: **Dros.**

Husten, beim: *Agar.*, *ars.*, *bell.*, *chel.*, **Cor-r.**, **Cupr.**, **Dros.**, euphr., **Hyos.**, ign., *ip.*, *puls.*, stram., *sulph.*, verat.

amel.: Asar.

Kratzen im Gehörgang, durch: Agar., *carb-s.*, kali-c., lach., mang., psor., *sil.*, *sulph.*, *tarent.*

Krümels, Gefühl eines: *Coc-c.*, lach.

Schlaf, im: *Agar.*, *cench.*, *coff.*, *crot-h.*, *kali-c.*, *kali-i.*, **Lach.**, *naja*, nit-ac., **Nux-v.**, *sep.*, *sil.*, **Spong.**, *sulph.*, *valer.*

Einschlafen, beim: *Agar.*, *arg-n.*, **Kali-c.**, **Lach.**, *phos.*, *spong.*, *sulph.*, *valer.*

Liegen auf der Seite, beim: *Arg-n.*, *kali-c.*, *spong.*

Liegen auf der Seite, beim: *Kali-c.*, *spong.*

Schlucken, beim: *Dig.*

Singen agg.: *Agar.*

Sitzen, im: *Spong.*

Sprechen, beim: *Dros.*, *mang.*

Trinken, nach: *Ars.*

Zorn, nach: Sulph.

Trachea: Alum., **Ars.**, bell., *brom.*, *calad.*, canth., *cham.*, chel., cocc., hydr-ac., ign., ip., *lach.*, laur., mag-c., mosch., *phos.*, *puls.*, sars., *spong.*, stann., verat.

abends, beim Hinlegen: *Ars.*

Prickeln im *Kehlkopf* (vgl. Jucken, Kitzeln, Krabbeln, Kribbeln): *Calc.*

ATMUNG

ÄNGSTLICH: Abrot., **Acon.**, aeth., alumn., *am-c.*, *anac.*, ant-t., *apis*, *arn.*, **Ars.**, aur-m., bar-c., **Bar-m.**, *bell.*, bov., bry., bufo, calc., calc-ar., *camph.*, cann-s., *carb-an.*, *cham.*, **Chel.**, chin-s., *chlor.*, cina, *cocc.*, *coff.*, colch., *coloc.*, *crot-c.*, *crot-h.*, crot-t., cupr., *dig.*, ferr., gins., hell., *hep.*, hydr-ac., *hyos.*, *ign.*, **Ip.**, kali-ar., kali-bi., *kali-c.*, kreos., *lach.*, *laur.*, lob., mang., **Nat-m.**, nit-ac., nux-v., olnd., *op.*, *ph-ac.*, **Phos.**, *plat.*, plb., **Prun-s.**, *psor.*, **Puls.**, *rhus-t.*, sabad., *samb.*, sars., **Sec.**, spig., **Spong.**, **Squil.**, **Stann.**, staph., *stram.*, tab., ter., thuj., valer., verat., viol-o., zinc.

morgens: *Phos.*

Bett, im: Nat-c.

nachmittags: Bell.

abends: Bar-c., mez., *phos.*, stann.

Ameisenlaufen, nach: Cist.

geistiger Anstrengung, bei: Phos.

Kopfschmerz, bei: **Nux-m.**

Liegen, im: Apis, *puls.*

Rücken, auf dem: Aeth.

ANGEHALTEN, versetzt, unterbrochen: Acet-ac., alum., anac., ang., apis, arn., ars., bar-c., bell., bor., **Bry.**, *cact.*, *calc.*, *camph.*, cann-s., caps., carb-an., carb-s., carb-v., cast., *caust.*, chin., *cic.*, *cina*, cocc., con., crot-c., **Cupr.**, euphr., guaj., hydr-ac., *ign.*, iod., kali-c., kali-i., kalm., *lach.*, *lat-m.*, *led.*, *lyc.*, merc., merc-c., *mosch.*, naja, nat-m., nat-s., nit-ac., *nux-m.*, nux-v., oena., **Op.**, *phos.*, plat., plb., *puls.*, *ruta*, **Samb.**, sars., sep., *sil.*, stann., stram., *sulph.*, tab., tanac., ter., thea, ther., *verat.*, verb.

morgens: Lyc.

vormittags, durch Stiche in der Seite: Stann.

nachmittags: Cham., dios., kreos., thuj.

15 Uhr, durch Stiche unter dem rechten Schulterblatt: Kreos.

16 Uhr: Dios.

abends, greifendes, packendes Gefühl in der Leistengegend: Nat-m., nicc., plan.

nachts: Guaj., *kali-c.*, **Lyc.**, ruta, samb.

Mitternacht: Cinnb.

Husten, beim: Nat-m.

Bücken, beim: Psor., sil.

Fieber, im: Ruta

Freien, im: **Psor.**

ANGEHALTEN, versetzt, unterbrochen ...

Gehen, beim: Am-m., *calc.*, *caust.*, cham., *chin.*, ign., nat-c., *nit-ac.*, sep., thuj.

Wind, gegen den: *Calc.*, plat.

Hautausschläge, durch unterdrückte: *Ars.*, *sulph.*

Herumdrehen im Bett, beim: Carb-v.

Husten: Acet-ac., *acon.*, **Alum.**, am-c., anac., **Ant-t.**, aral., arg-n., arn., **Ars.**, bar-c., bell., brom., bry., cahin., calad., calc., canth., carb-an., carb-v., caust., **Cina**, clem., coc-c., cocc., con., cop., *cor-r.*, **Cupr.**, dol., **Dros.**, euphr., ferr., ferr-ar., guaj., hep., hyos., iod., **Ip.**, kali-bi., kali-c., kali-chl., kali-n., *kreos.*, lach., lact., led., lob., *lyc.*, merc., mosch., mur-ac., nat-m., nat-s., nicc., nit-ac., *nux-m.*, **Nux-v.**, op., phel., phos., puls., rhus-t., *samb.*, sang., sarr., *sep.*, *sil.*, spig., spong., squil., staph., sul-ac., sulph., verat., zinc., ziz.

Konvulsionen, bei den: *Cic.*, *cina*, coff., *santin.*, sars., *stry.*

Liegen, beim: Apis, *bor.*, nat-m., *puls.*

amel.: Psor.

Rücken, auf dem: Sil.

plötzlich, bei Kindern: Cham.

Reiben amel.: Mur-ac.

Schlaf, im: Am-c., cadm., *carb-v.*, **Cench.**, dig., **Grin.**, guaj., *kali-c.*, *lac-c.*, **Lach.**, lyc., **Op.**, samb., *sulph.*

Einschlafen, beim: Carb-v., cench., **Grin.**, **Lach.**, *op.*

Liegen auf der rechten Seite, beim: Bad.

Sitzen, im: *Caust.*, nat-s., psor.

Sprechen, beim: *Caust.*, plan., *sulph.*

Stehen:

Stillstehen, beim: Sep.

Wasser, in: Nux-m.

Treppensteigen, beim: Mag-c., nit-ac., thuj.

Trinken, durch: Anac., *cimx.*

Zusammenschnürung der Brust, bei: Hell., sep.

Kehlkopfes, des (s. KEHLKOPF - ZUSAMMENSCHNÜRUNG - Kehlkopf)

ASPHYXIE: **Ant-t.**, *camph.*, *carb-s.*, carb-v., chin., *chlor.*, *coch.*, *op.*, rhus-t., *sin-n.*, tab.

Blitzschlag, nach: Nux-v.

ASPHYXIE ...

Cholera, bei: *Hydr-ac.*, *laur.*

Kindern, Säuglingen; bei: Acon., **Ant-t.**, *arn.*, *bell.*, **Camph.**, chin., *laur.*, *op.*

Kohlegas, durch: *Carb-s.*, carb-v.

ASTHMA: *Acon.*, *agar.*, all-c., aloe, alum., *am-c.*, **Ambr.**, anac., ant-c., *ant-t.*, *apis*, **Arg-n.**, arn., **Ars.**, **Ars-i.**, arum-t., *asaf.*, asar., *aur.*, *bar-c.*, bar-m., *bell.*, *blatta.*, *bov.*, *brom.*, *bry.*, *cact.*, *calad.*, *calc.*, camph., *cann-s.*, *caps.*, carb-an., carb-s., *carb-v.*, card-m., caust., cham., chel., *chin.*, *chin-a.*, *chlol.*, *cic.*, cina, cist., coc-c., cocc., *coff.*, *colch.*, coloc., *con.*, croc., *crot-h.*, crot-t., **Cupr.**, daph., *dig.*, *dros.*, *dulc.*, eup-per., *euph.*, *ferr.*, *ferr-ar.*, ferr-i., ferr-p., *gels.*, *graph.*, grat., grin., *hep.*, *hippoz.*, hydr-ac., hyos., *ign.*, *iod.*, **Ip.**, **Kali-ar.**, *kali-br.*, **Kali-c.**, *kali-chl.*, *kali-i.*, **Kali-n.**, *kali-p.*, *kali-s.*, lac-d., *lach.*, lact., *laur.*, *led.*, **Lob.**, *lyc.*, manc., *med.*, meny., *meph.*, merc., mez., *mosch.*, *naja*, nat-ar., nat-c., *nat-m.*, nat-p., *nat-s.*, *nit-ac.*, nux-m., *nux-v.*, ol-an., *op.*, par., petr., phel., *phos.*, *phyt.*, plat., plb., podo., *psor.*, **Puls.**, ran-s., raph., rhod., rumx., *ruta*, sabin., **Samb.**, *sang.*, sars., sec., sel., *seneg.*, *sep.*, **Sil.**, sin-n., spig., **Spong.**, squil., *stann.*, *still.*, **Stram.**, stront., *sul-ac.*, **Sulph.**, *thuj.*, *verat.*, verat-v., viol-o., viol-t., zinc.

morgens: *Aur.*, *calc.*, carb-an., *carb-v.*, *coff.*, *con.*, dig., **Kali-c.**, *meph.*, phos., *verat.*, zing.

Bett, im: Alum., con.

Erwachen, beim: Alum., *con.*, sep.

vormittags, 10 - 11 Uhr: *Ferr.*

mittags: *Lob.*

abends: Bell., *cist.*, ferr., nux-v., *phos.*, **Puls.**, stann., *sulph.*, *zinc.*

im Bett: Am-c., graph., sep.

nach dem Hinlegen: Aral., ars., *cist.*, *meph.*

21 Uhr: Bry.

nachts: Am-m., *ant-t.*, **Ars.**, aur., *brom.*, bry., *carb-v.*, **Chel.**, *chlol.*, *cist.*, coff., coloc., daph., *dig.*, *ferr.*, ferr-ar., *ip.*, kali-ar., *kali-c.*, lach., *meph.*, nux-v., *op.*, phos., **Puls.**, sang., *sep.*, *sulph.*, *syph.*, *thuj.*, zinc.

22 Uhr: Meph.

23 Uhr beim Urinieren: Chel.

23-2 Uhr: *Ars-i.*

Mitternacht, nach: **Ars.**, calc-ar., *carb-v.*, *ferr.*, ferr-ar., *graph.*, *lach.*, **Samb.**

ASTHMA - Mitternacht, nach ...

2 Uhr: **Ars.**, *kali-bi.*, *rumx.*

2-3 Uhr: **Kali-ar.**, **Kali-c.**

3 Uhr: *Chin.*, *cupr.*, **Kali-c.**, **Kali-n.**

4-5 Uhr: *Nat-s.*, stann.

5 Uhr: Kali-i.

muss aus dem Bett springen: **Ars.**, *graph.*, **Samb.**

Abendessen, nach: Thuj.

abwechselnd mit Hautausschlägen: Calad., crot-t., *hep.*, *kalm.*, lach., mez., rhus-t., *sulph.*

Gicht: Benz-ac., lyc., *sulph.*

Kopfschmerz: Ang., glon., kali-br.

nächtlicher Diarrhö: *Kali-c.*

Urticaria: Calad.

alten Menschen, bei: *Ambr.*, **Ars.**, *bar-c.*, *carb-v.*, *con.*, phel., sulph.

Ärger, durch: Ars.

Aufstoßen amel.: Carb-v., nux-v.

Auswurf amel.: Hyper.

Beugen des Kopfes nach hinten amel.: Cham., **Spong.**, *verat.*

Erkältung, durch: Acon., dulc., *lob.*, *podo.*, *puls.*, sil., **Spong.**, *stann.*

erhitzt, wenn: *Sil.*

Sommer, im: *Ars.*

Erregung, durch: Ambr.

Essen, nach dem: *Kali-p.*, *nux-v.*, *puls.*

amel.: Ambr., *graph.*

Fahren oder Reiten agg.: Meph.

Flatulenz, durch: *Carb-v.*, *cham.*, *chin.*, *lyc.*, mag-p., *nux-v.*, op., phos., *sulph.*, zinc.

Freien, im Freien amel.: *Am-c.*

geistige Anstrengung, durch: Sep.

Gemütsbewegungen, nach: *Acon.*, ambr., cham., *coff.*, cupr., *gels.*, *ign.*, nux-v., pall., verat.

Gesichtsschmerzen, nach dem Verschwinden von Ausschlägen im Gesicht; mit: Dulc.

Gewitter, bei: Sep., *sil.*, syph.

Hautausschlägen, nach Unterdrückung von: *Apis*, *ars.*, *carb-v.*, *dulc.*, *ferr.*, hep., *ip.*, *psor.*, **Puls.**, sec., *sulph.*

ASTHMA - **Hautausschlägen,** nach Unterdrückung von ...

Exanthems, nach Unterdrückung eines akuten: Acon., *apis*, *puls.*

Herbst, im: *Chin.*

Herzens, durch fettige Degeneration (Myodegeneratio): **Arn.**

Heuasthma: *Ambr.*, *ars.*, *ars-i.*, *bad.*, *carb-v.*, *dulc.*, *euphr.*, **Iod.**, *kali-i.*, *lach.*, *naja*, *nat-s.*, *nux-v.*, *op.*, *sabad.*, *sil.*, *sin-n.*, *stict.*

Husten agg.: *Meph.*

hysterisch: **Mosch.**, **Nux-m.**, nux-v., phos., **Puls.**, stann., stram., sulph.

Impfung, nach: Thuj.

intermittierendem Fieber, bei: Mez.

kalte Luft agg.: *Lob.*, *nux-v.*, petr.

amel.: Bry., *carb-v.*, *cham.*, *merc.*

Wasser agg., kaltes: *Meph.*

amel.: Cham.

Kindern, bei: *Acon.*, ambr., **Cham.**, **Ip.**, kali-br., kali-i., *mosch.*, **Nat-s.**, nux-v., psor., **Puls.**, **Samb.**, stram., sulph.

Impfung, nach: Thuj.

Kohlenstaub, durch (bei Bergleuten): Nat-ar.

Koitus, während: Aeth., ambr.

nach: Asaf., cedr., kali-bi.

Lehnen nach hinten, beim: Psor.

Luftzug agg.: *Sil.*

Masern, nach: Brom., *carb-v.*

Menses, vor: Sulph.

während: Kali-c.

Unterdrückung der Menses, nach: *Puls.*, spong.

Musik agg.: Ambr.

periodisch: All-s., *alum.*, ant-t., **Ars.**, *asaf.*, *carb-v.*, *chel.*, *hydr-ac.*, nux-v., *phos.*, *plb.*, *seneg.*, sulph., tab., thuj.

Tag, jeden achten: Sulph.

plötzliche Anfälle: Cupr., ip.

Quecksilber-Missbrauch, nach: Aur.

Rosenblütenstaub, nach Schnupfen durch: *Sang.*

Schaukeln amel.: Kali-c.

ASTHMA ...

Schlaf, im: *Acon.*, *ars.*, *carb-v.*, *hep.*, *kali-c.*, *lach.*, meph., nat-s., op., sep., *sulph.*

Seeleuten, sobald sie an Land gehen: **Brom.**

spastisch: Am-c., *ant-t.*, arg-n., **Ars.**, *asaf.*, *bell.*, *cact.*, caust., *cocc.*, coff., con., *cupr.*, *dros.*, *ferr.*, ferr-p., *gels.*, *graph.*, *hydr-ac.*, *hyos.*, **Ip.**, *kali-br.*, *kali-c.*, *lach.*, laur., led., **Lob.**, *mag-p.*, *meph.*, merc., *mez.*, *mosch.*, *nux-v.*, *op.*, ph-ac., phos., *plb.*, *puls.*, raph., samb., *sars.*, *sep.*, **Spong.**, *stram.*, sulph., *sumb.*, *tab.*, **Valer.**, zinc.

Speisen agg., warme: *Cham.*, *lob.*

Sprechen agg.: *Dros.*

amel.: Ferr.

Staub, durch Einatmen von: Poth.

Stuhlgang amel.: Poth.

Trinkern, bei: *Meph.*

Urinieren, während: Chel.

Verletzung der Wirbelsäule, nach: *Hyper.*

warmen Zimmer agg., im: *Am-c.*, carb-v., kali-s.

Eintritt aus dem Freien in ein warmes Zimmer, beim: *Bry.*

Wetter, bei nassem: *Aur.*, *chin.*, con., *dulc.*, *nat-s.*, sil., verat.

nasskaltem Wetter, bei: **Dulc.**, *med.*, *nat-s.*

warmem, nassem Wetter, bei: *Bell.*, *carb-v.*

Wetterwechsel, bei: *Ars.*, chel., dulc.

Wind, beim Gehen gegen: Cupr.

winterliche Anfälle: *Carb-v.*, *nux-v.*, phel.

Zorn, nach: *Ars.*, **Cham.**

ATEMNOT, Dyspnoe, erschwertes Atmen: Abies-n., abrot., absin., acet-ac., *acon.*, aesc., *aeth.*, *agar.*, *agn.*, ail., all-s., aloe, alum., alumn., *am-c.*, am-m., *ambr.*, **Anac.**, *ant-a.*, *ant-c.*, **Ant-t.**, **Apis**, apoc., *aral.*, arg-m., *arg-n.*, *arn.*, **Ars.**, *ars-i.*, arum-t., arund., *asaf.*, *asar.*, *asc-t.*, aspar., astac., *aur.*, aur-m., aur-m-n., aur-s., *bad.*, bar-c., *bar-m.*, *bell.*, *benz-ac.*, bism-o., *blatta.*, bor., *bov.*, *brom.*, **Bry.**, bufo, **Cact.**, cahin., calad., *calc.*, *calc-ar.*, *calc-f.*, *calc-p.*, *calc-s.*, *camph.*, cann-i., cann-s., canth., *caps.*, carb-ac., carb-an., *carb-o.*, *carb-s.*, **Carb-v.**, *carl.*, cast., **Caust.**, *cedr.*, *cench.*, *cham.*, **Chel.**, chen-a., **Chin.**, *chin-a.*, *chin-s.*, chlol., **Chlor.**, *cic.*, cimic., *cimx.*, **Cina**, cist., *coc-c.*, *coca*, *cocc.*, coff., *colch.*, coll., *coloc.*, *con.*, cop., cor-r.,

ATEMNOT, Dyspnoe, erschwertes Atmen ...

croc., *crot-c.*, *crot-h.*, **Crot-t.**, *cub.*, **Cupr.**, **Cupr-ar.**, cupr-s., cur., *cycl.*, *dig.*, dirc., *dros.*, *dulc.*, equis., ery-a., eup-per., euph., euphr., **Ferr.**, *ferr-ar.*, *ferr-i.*, *ferr-p.*, *fl-ac.*, *gels.*, gins., *glon.*, *graph.*, *grin.*, *guaj.*, ham., *hell.*, **Hep.**, hippoz., hura, hydr., hydr-ac., hydrc., hyos., hyper., *ign.*, indg., *iod.*, **Ip.**, *iris.*, jab., jatr., jug-c., **Kali-ar.**, *kali-bi.*, **Kali-c.**, *kali-chl.*, **Kali-i.**, kali-n., *kali-p.*, *kali-s.*, *kalm.*, kreos., lac-c., **Lach.**, *lact.*, *lat-m.*, *laur.*, led., *lil-t.*, *lith-c.*, **Lob.**, **Lyc.**, *lycps.*, *lyss.*, mag-c., mag-m., mag-s., manc., mang., *med.*, meli., meny., **Meph.**, *merc.*, **Merc-c.**, *merc-sul.*, merl., *mez.*, morph., *mosch.*, *mur-ac.*, murx., mygal., **Naja**, nat-ar., *nat-c.*, *nat-m.*, *nat-p.*, **Nat-s.**, nicc., *nit-ac.*, **Nux-m.**, *nux-v.*, oena., ol-j., **Op.**, osm., *ox-ac.*, par., petr., *ph-ac.*, phel., **Phos.**, *phys.*, *phyt.*, *plat.*, *plb.*, podo., *prun-s.*, *psor.*, ptel., **Puls.**, *ran-b.*, ran-s., raph., rat., rheum, rhod., *rhus-t.*, rumx., ruta, sabad., sabin., *samb.*, *sang.*, sarr., sars., *sec.*, **Sel.**, *seneg.*, *sep.*, **Sil.**, *spig.*, **Spong.**, **Squil.**, **Stann.**, staph., *stram.*, **Stry.**, sul-ac., **Sulph.**, *tab.*, **Tarent.**, tax., *ter.*, thuj., *tub.*, valer., **Verat.**, verat-v., vesp., viol-o., vip., *zinc.*, zing.

tagsüber: *Chel.*

morgens: Ambr., ant-t., aur., bell., *brom.*, carb-an., carb-v., *caust.*, chel., *con.*, *dig.*, *kali-bi.*, *kali-c.*, kali-chl., kali-i., *lach.*, lyc., merc., nit-ac., *nux-v.*, *phos.*, puls., rhod., *sang.*, *sep.*, *sil.*

Anstrengung, durch: Lyc.

Aufstehen, beim: Calc-p., *kali-bi.*

nach: Bell., con., dig., ran-b.

amel.: Led., puls., sulph.

Auswurf amel.: *Sep.*

Bett, im: Alum., ant-t., carb-an., com., con., led., mag-s., nux-v., puls., sulph.

Brust, durch Angst in der: Puls.

Erwachen, beim: Con., kali-i., seneg., *sep.*, sil.

Stehen, im: Con.

vormittags: Alum., bry., chin-a., hyper., *ip.*, nat-c., *nat-s.*, ox-ac., sulph.

8 Uhr: Dios.

9 Uhr: Chel., chin., nat-ar., tarent., valer.

Frühstück, nach dem: Valer.

10 Uhr: *Ferr.*, iod.

11 Uhr: Agar., squil.

ATEMNOT - vormittags ...

Gehen, beim: Cocc.

Freien, im: Ferr.

Schreiben, beim: Mag-s.

Stehen, im: Kali-n.

mittags: Gels., hura

nachmittags: All-s., alumn., bapt., bell., chel., dig., elaps, *fl-ac.*, *lach.*, lyc., *merc-sul.*, nat-m., op., sabad., *sang.*, sulph.

13 Uhr: Cact., squil.

14 Uhr: Chel.

15 Uhr, beim Laufen: Am-c., lyc.

15.30 Uhr, im Sitzen: Mag-c.

16 Uhr: Phos.

17 Uhr, plötzlich: Ign.

17-19 Uhr: Nat-m.

abends agg.: Acon., aeth., agn., *all-c.*, anac., ant-t., *ars.*, bell., *calc-p.*, calc-s., carb-an., *carb-s.*, *carb-v.*, *chin.*, chin-a., cist., clem., coloc., con., cycl., dig., elaps, *ferr.*, ferr-ar., ferr-p., *fl-ac.*, graph., *hell.*, hyper., ip., *kali-ar.*, *kali-c.*, kali-s., *lach.*, *lob.*, merc., mez., nat-m., nux-m., *nux-v.*, ox-ac., petr., *phos.*, *psor.*, *puls.*, *ran-b.*, raph., rhod., *rhus-t.*, sep., *stann.*, **Sulph.**, verb., *zinc.*

18 Uhr: Bapt., mag-c., **Rhus-t.**

18.30 Uhr: Chel.

18-19 Uhr: Cact.

21 Uhr: Bry.

amel.: Lyc.

Bett, im: Ant-t., *ars.*, bor., carb-an., *carb-v.*, chin., *cist.*, con., crot-h., *ferr.*, *graph.*, merc., nat-m., *nat-s.*, par., *phos.*, podo., *sep.*, *sulph.*, zinc.

amel.: *Chel.*

nachts: Acon., alum., am-c., am-m., *ant-t.*, apis, arg-n., **Ars.**, ars-i., asar., aspar., *aur.*, aur-m., aur-s., bar-c., bell., berb., brom., bry., bufo, cact., *calc.*, calc-s., cann-i., carb-ac., **Carb-s.**, *carb-v.*, cast., *cench.*, cham., chel., *chin.*, *chin-a.*, *coca*, *colch.*, coloc., con., *crot-t.*, cupr., daph., *dig.*, elaps, *ferr.*, ferr-ar., *ferr-i.*, *ferr-p.*, *graph.*, *guaj.*, ign., *iod.*, *ip.*, **Kali-ar.**, *kali-bi.*, *kali-c.*, kali-i., kali-p., kali-s., **Lach.**, lact., *lob.*, *lyc.*, mag-s., med., merc., **Naja**, nat-c., nat-m., nit-ac., *nux-v.*, *op.*, petr., ph-ac., **Phos.**, plb., podo., *psor.*, *puls.*, ran-b., ran-s., *rhus-t.*, **Samb.**, sel., seneg., *sep.*, *spong.*, *stann.*,

ATEMNOT - nachts ...

stict., *sul-ac.*, **Sulph.**, *ter.*, *thuj.*, *tub.*, zinc., zing.

Mitternacht, um: *Acon.*, **Ars.**, calc., *chin.*, puls., *rhus-t.*

vor: Coloc., *squil.*

22 Uhr: Ip., *phos.*, phys., valer.

22-10 Uhr: Ip.

23 Uhr: Cact., nat-m., *squil.*

23-3 Uhr: Colch.

nach: **Ars.**, *dros.*, ferr., *graph.*, lyc., **Samb.**, *spong.*

Erwachen, beim: Arund., cann-i., squil.

um 1 Uhr: Ptel., *spong.*, squil.

1-2 Uhr: *Spong.*

1-4 Uhr: *Syph.*

2 Uhr: **Ars.**, *kali-bi.*, rumx.

2-3 Uhr: **Kali-ar.**, **Kali-c.**

3 Uhr: Am-c., **Ant-t.**, bufo, cupr., **Kali-c.**, nat-m., **Samb.**

4 Uhr: Kali-bi., lil-t.

häufige Anfälle bis 4 Uhr: **Samb.**

5 Uhr: Kali-i.

Bett, im: Apis, **Ars.**, *graph.*, plb., spong.

amel.: *Chel.*

abwechselnd mit Schmerz in den Hypochondrien: *Zinc.*

Sopor: Plb.

Urticaria: *Calad.*

Uterusblutung: Fl-ac.

Abendessen, während: Ant-c.

nach: Alumn., ant-c., sanic.

alten Menschen, bei: *Bar-c.*, *chin.*, seneg.

angefächelt werden, will: **Ant-t.**, apis, **Carb-v.**, chin., *ferr.*, *med.*, sulph.

Anstrengung, nach: Am-c., am-m., *apis*, *arg-n.*, **Ars.**, *ars-i.*, asaf., *aur-m.*, benz-ac., bor., bov., brom., **Calc.**, *camph.*, carb-s., *carb-v.*, *cench.*, cimic., **Coca**, con., *dig.*, dirc., *ferr-m.*, iod., **Ip.**, *kali-ar.*, *kali-c.*, *kali-i.*, **Lach.**, *laur.*, *led.*, **Lob.**, **Lyc.**, **Lycps.**, *merc.*, **Nat-m.**, *nat-s.*, *nit-ac.*, *nux-m.*, *nux-v.*, ox-ac., ph-ac., *phos.*, *puls.*,

ATEMNOT - Anstrengung, nach ...

rat., sars., sep., *sil.*, *spig.*, **Spong.**, squil., *stann.*, *staph.*, *sulph.*, ter., tub., *verat.*

Händen und Armen, mit: Am-m., bov., **Lach.**, *nat-m.*, *nit-ac.*, *sil.*

Anziehen, beim: *Stann.*

Ärger, nach: Ars., *cupr.*

Atemzug der letzte wäre, als ob der nächste: Apis

Atmen, beim tiefen: Phos.

Aufsitzen im Bett, beim: Laur., lyc., nat-c.

Aufstehen, nach dem: Coc-c.

amel.: Olnd.

Aufstoßen amel.: *Aur.*, **Carb-v.**, *nux-v.*

Ausatmen, beim: Am-c., *arg-m.*, ars., *caust.*, **Chlor.**, *ip.*, *med.*, *meph.*, puls., **Samb.**, seneg.

Husten, beim: Meph.

Auswurf amel.: Ail., **Ant-t.**, *grin.*, guaj., ip., manc., nit-ac., *sep.*, *zinc.*

unterdrücktem Auswurf, nach: *Sep.*

Bedecken der Nase oder des Mundes, beim: *Arg-n.*, *lach.*

Berührung des Kehlkopfes, bei: Apis, bell., **Lach.**

Beugen nach hinten agg.: Apis, cupr., psor.

amel.: Cupr., fl-ac.

vorn, nach: Apis, seneg., *spig.*

amel.: *Ars.*, *cench.*, coc-c., colch., *kali-bi.*, *kali-c.*, *lach.*, *spong.*

Beugen des Armes nach hinten, beim: **Sulph.**

Kopfes nach hinten, des: Bell., cham.

aufstehen und den Kopf nach hinten beugen, muss: Hep.

Bewegung, bei: *Apis*, *arg-n.*, arn., *ars.*, ars-i., aspar., bapt., **Bry.**, calc., cann-s., caps., *carb-v.*, *con.*, ferr., ferr-i., graph., iod., ip., kali-ar., *kali-c.*, *kali-i.*, *led.*, *lob.*, *lyc.*, merc., *nat-s.*, nux-v., ox-ac., *phos.*, plb., puls., rhod., rhus-t., sabad., *sep.*, *spig.*, **Spong.**, **Stann.**, *tarent.*, *verat.*

amel.: *Aur.*, calc., **Ferr.**, nat-m., seneg., sep., sil., sulph.

Arme, der: *Am-m.*, **Lach.**, nat-m., spig., sulph.

langsame Bewegung agg.: *Sep.*

ATMUNG

ATEMNOT ...

Bier, nach: Cocc.

Brustbein, durch Druck auf das: All-s., cann-s., ph-ac., phos., rhus-t., squil., thuj.

oberen Teil des Brustbeins; im: Bry.

Bücken, beim: *Am-m.*, *calc.*, caust., chin., dig., laur., phos., seneg., sep., sil., sulph.

Drehen im Bett, beim: **Ars.**, *carb-v.*, *sulph.*

linke Seite, verschwindet beim Aufsitzen; auf die: *Sulph.*

rechte Seite, auf die: Euph.

Druck auf die Wirbelsäule, bei: *Chin-s.*

Dunkeln, im: Aeth.

Eile, wenn in: Caust.

Einatmen, beim: *Acon.*, *arg-n.*, *ars.*, *brom.*, calad., *calc.*, **Caust.**, chin., chlor., euphr., *ferr.*, *ign.*, *iod.*, kali-c., meph., *nux-m.*, *phos.*, **Samb.**, zinc.

Einatmen schwierig, Ausatmen rasch: Chin., ign., *kali-c.*, meph., *nux-m.*, nux-v., *sang.*

Emphysem, bei: Am-c.

Erkältung, nach: Dulc., ip., *kali-i.*, puls.

Erkrankungen anderer, nicht beim Atmen beteiligter Organe; bei: Puls.

Erregung agg.: Ambr., ars., *coc-c.*, ferr., *puls.*, *sep.*

Erwachen, beim: Alum., am-c., *ant-t.*, *apis*, *arg-n.*, *arn.*, *arum-t.*, bad., bapt., bell., benz-ac., *cadm.*, calc., *carb-v.*, *cench.*, *chel.*, *chin.*, crot-h., cur., *dig.*, euphr., *graph.*, **Grin.**, guaj., *hep.*, *kali-bi.*, *kali-c.*, *kali-i.*, *lac-c.*, **Lach.**, lact., med., *naja*, *nux-m.*, nux-v., **Op.**, *phos.*, rhus-t., *samb.*, seneg., sep., sil., spong., sulph., tab., valer., vesp.

Essen, beim: Mag-m.

nach: *Anac.*, ant-a., ant-c., apoc., ars., *asaf.*, asc-t., *aur.*, calad., calc., carb-an., *carb-v.*, cham., chel., chin., dig., kali-p., **Lach.**, *mag-m.*, merc., nat-m., *nux-m.*, *nux-v.*, **Phos.**, **Puls.**, ran-b., rhus-t., sang., sanic., sars., *sulph.*, syph., viol-t., *zinc.*

amel.: Cedr., *graph.*, iod., *spong.*

Fahren und Reiten agg.: Lyc.

amel.: *Psor.*

Froststadium im Fieber, während: **Apis**, ars., bry., cimx., *gels.*, gins., guare., kali-c., mez., *nat-m.*, nux-m., nux-v., puls., seneg., *thuj.*, zinc.

Flatulenz, durch: **Carb-v.**, cast., cham., *lyc.*, *nat-s.*, ol-an., sang., *zinc.*

Freien, im: Bor., caust., crot-c., phys., plat., **Psor.**, rhus-t., sel., seneg., sulph.

amel.: Alum., *am-c.*, **Apis**, ars-i., bapt., bell., *bry.*, *cact.*, chel., *chin-a.*, cist., dig., fl-ac., *gels.*, *ip.*, *kali-i.*, *kali-s.*, *lach.*, lil-t., **Nat-m.**, nux-v., **Puls.**, stram., **Sulph.**, *tub.*

Gähnen amel.: Croc.

Gehen agg.: Agar., *am-c.*, am-m., *apis*, apoc., **Ars.**, arund., aur., bell., *brom.*, *cact.*, **Calc.**, *calc-s.*, *caps.*, *carb-v.*, cast., *caust.*, chel., coc-c., coca, *con.*, *dig.*, *ign.*, *kali-ar.*, *kali-c.*, *kali-i.*, kali-s., *lach.*, lact., *laur.*, led., lil-t., lyc., lycps., mag-c., *merc.*, nat-m., *nat-s.*, *nit-ac.*, nux-v., olnd., petr., phel., *phos.*, plat., *prun-s.*, *psor.*, *puls.*, ran-b., rhus-t., sel., seneg., *sep.*, **Stann.**, stront., **Sulph.**, thuj.

amel.: Brom., bry., *dros.*, *ferr.*, indg., nicc., sep.

Beginn des Gehens, zu: Petr., ph-ac.

ebenem Untergrund, jedoch nicht beim Steigen; auf: *Ran-b.*

Freien, im: *Am-m.*, *ars.*, *aur.*, *carb-v.*, caust., graph., *lyc.*

langsames Umhergehen amel.: **Ferr.**

schnell Gehen agg.: Ang., *aur.*, *caust.*, *cupr.*, ign., *kali-c.*, *lob.*, merc., **Nat-m.**, *nat-s.*, **Phos.**, **Puls.**, seneg., *sil.*, *sulph.*

amel.: *Sep.*

unebenem Untergrund, auf: Clem.

Wind, gegen den: *Calc.*, *cupr.*, lyc., *phos.*, plat., psor., rhus-r., sel.

geistiger Anstrengung, bei: Ferr., phos., sep.

Geruch, durch: Ph-ac., sang.

Getränken, nach warmen: Phos.

Gewitter, vor: Sep., *sil.*, syph.

Hautausschlägen, mit: *Apis*

Unterdrückung von Hautausschlägen, durch: **Apis**

Heben der Arme, beim: **Berb.**, **Spig.**

Herbst, im: Chin.

ATEMNOT ...

Herunterhängenlassen der Beine amel.: *Sul-ac.*

Herzklopfen, bei: Am-c., ars-i., **Aur.**, brom., *cact.*, cadm., *calc.*, calc-ar., *carb-v.*, *colch.*, grat., iod., *kali-c.*, lach., nit-ac., plb., *psor.*, puls., sep., *spig.*, *spong.*, tab., *verat.*, verat-v., viol-o.

23-3 Uhr: Colch.

Herzschmerzen, bei: *Arg-n.*, *aur.*, *cact.*, cimic., kalm., *psor.*, sep., *spig.*, *spong.*, *tarent.*

Herzbeschwerden und Miktionsbeschwerden, bei: **Laur.**, *lycps.*

und Eierstocksbeschwerden: **Tarent.**

Hitzestadium im Fieber, während: Anac., **Apis**, arn., ars., *cact.*, carb-v., chel., cimx., cina, cinnb., con., **Kali-c.**, *lach.*, nat-m., phos., *sep.*, *sil.*, *tub.*, zinc.

Husten, bei: Acon., all-s., **Alum.**, am-c., am-m., anac., **Ant-t.**, aral., arn., **Ars.**, *ars-i.*, aspar., bar-c., bar-m., *bell.*, brom., bry., calad., calc., calc-p., calc-s., *carb-v.*, *caust.*, chin., chin-a., *cina*, coc-c., con., cor-r., **Cupr.**, dig., dol., **Dros.**, eup-per., euphr., *ferr.*, ferr-ar., ferr-p., guaj., *hep.*, hydr-ac., ign., **Ip.**, kali-ar., *kali-bi.*, kali-c., *kali-s.*, *kreos.*, lac-c., *lach.*, lact., laur., led., lob., *lyc.*, merc., mez., mur-ac., nat-m., *nat-s.*, nicc., nit-ac., *nux-m.*, **Nux-v.**, **Op.**, phel., **Phos.**, rhus-t., samb., *sep.*, *sil.*, spig., spong., squil., **Stann.**, sul-ac., sulph., viol-o., zinc., zing.

hysterisch: Ars., asaf., gels., *ign.*, *lob.*, mosch.

Kaffee, durch: *Bell.*, *cham.*, dig.

Kindern, bei: *Ambr.*, calc., calc-p., lyc., **Nat-s.**, *puls.*

Kloß in der Halsgrube: Lob.

Koitus, während: Aeth., *ambr.*, arund., asaf., con., sep., *staph.*

nach: *Cedr.*, *dig.*

gegen Ende: *Staph.*

Konvulsionen, während: *Lyss.*, *op.*, stry., tanac.

tetanischen: Mill.

körperlicher Arbeit, bei: Am-m., *bov.*, *lach.*, *nat-m.*, *nit-ac.*, *sil.*

ATEMNOT ...

Krampf im Kehlkopf (s. KEHLKOPF - LARYNGISMUS)

Kränkung, nach: Puls.

Lachen, beim: *Ars.*, aur., *bry.*, cupr., lach., lyc., plb.

Laufen, Rennen; nach: Bor., hyos., *sil.*

agg. nicht, jedoch langsame Bewegung agg.: *Sep.*

Leber, durch Stiche in der: Acon., con.

Lesen, beim: Hell.

amel.: Ferr.

Liegen, im: Acet-ac., acon., *ant-a.*, *ant-t.*, **Apis**, apoc., **Ars.**, *ars-i.*, asaf., *aur.*, *bapt.*, bar-m., bor., brom., bufo, cact., calc., calc-s., *cann-s.*, *carb-s.*, **Carb-v.**, cast., caust., cedr., cench., cham., *chin.*, chin-a., cist., con., *crot-t.*, *dig.*, euph., *ferr.*, *ferr-ar.*, ferr-p., *fl-ac.*, **Graph.**, *ham.*, hell., *hep.*, *kali-ar.*, *kali-bi.*, **Kali-c.**, *kali-n.*, kali-s., *lac-c.*, *lach.*, lact., **Lob.**, *lyc.*, *meph.*, *merc.*, *naja*, nat-m., nux-v., olnd., phel., *phos.*, *plb.*, podo., *puls.*, rumx., *samb.*, sang., sars., *seneg.*, *sep.*, *sil.*, *spig.*, *spong.*, *sulph.*, syph., tarax., *tarent.*, ter., **Tub.**, zinc., zing.

amel.: Bry., *calc-p.*, *chel.*, *dig.*, euphr., *hell.*, *laur.*, nat-s., *nux-v.*, **Psor.**

Knie-Ellbogen-Lage amel.: Med.

Kopf tief, mit dem: **Apis**, **Cact.**, *carb-v.*, *chin.*, colch., cop., eup-per., *hep.*, **Kali-c.**, kali-n., puls., rumx., *spig.*, *spong.*

Rücken, auf dem: Acet-ac., aeth., alum., *ars.*, *aur.*, cast., *hyper.*, *iod.*, **Lyc.**, med., nat-m., ol-an., *phos.*, ptel., *puls.*, *sil.*, *spig.*, *sulph.*

amel.: **Cact.**, dig., ind., kali-i., *kalm.*, nux-v.

Armen ausgestreckt amel., mit: *Psor.*

Schultern erhöht amel., mit: **Cact.**

Seite, auf der: *Ars.*, carb-an., *puls.*

amel.: Alum.

rechten, auf der: Cast., squil.

amel.: *Spig.*

Einschlafen, beim: Bad.

linken, auf der: Absin., apis, cann-i., *hydr.*, ind., *kali-c.*, med., merc., naja, *phos.*, plb., *puls.*, *spig.*, *tarent.*, visc.

ATEMNOT - **Liegen,** im - Seite - linken, auf der ...

amel.: Cast.

Tonsillen, durch vergrößerte: Bar-c.

unmöglich: Acon., *ant-t.*, **Apis**, *apoc.*, **Ars.**, *aur.*, bar-m., bor., brom., bufo, *cact.*, cann-s., chin., *crot-t.*, *hep.*, *kali-c.*, *lac-c.*, *lach.*, *lyc.*, *merc.*, *nux-v.*, *puls.*, *seneg.*, *sep.*, stann., staph., *sulph.*, *tab.*, *ter.*, *tub.*

Luft, in kalter: Apis, *ars.*, aur., graph., **Lob.**, *lyc.*, *merc.*, nux-v., petr., puls., sel., seneg., *spong.*, sulph.

amel.: *Am-c.*, *arg-n.*, bell., *bry.*, *carb-s.*, *carb-v.*, cham., cist., lac-c., *op.*, *puls.*, ust.

Lunge, durch Schweregefühl in der linken: Ferr.

ausdehnen, kann die Lunge nicht: *Crot-t.*

Lungenödem, bei: **Am-c.**, *carb-s.*, *ferr-i.*

Masern, durch Unterdrückung von: **Cham.**, **Puls.**, *zinc.*

Menorrhagie, durch Unterdrückung von: Fl-ac.

Menses, vor: Bor., brom., *cupr.*, *nat-s.*, *sulph.*, **Zinc.**

während: Cact., *calc.*, chin., cocc., *coloc.*, graph., ign., *iod.*, ip., kali-c., *lach.*, laur., lyc., plat., puls., sep., **Spong.**, sulph., zinc.

nach: Ferr., *nat-m.*, *puls.*

Unterdrückung, bei: **Puls.**, spong.

Mittagessen, nach dem: Chel., nat-m., *nux-v.*, *puls.*, sars.

offen, will Tür und Fenster: **Apis**, *arg-n.*, aspar., bapt., *cann-s.*, *carb-v.*, *chel.*, chin-a., cist., *dig.*, *ip.*, **Lach.**, *nat-s.*, plb., **Puls.**, **Sulph.**

Fenster sitzen, muss beim offenen: *Cann-s.*, *chel.*

Mund ist beim Einatmen offen: Acon., squil.

periodische Anfälle: *Ars.*, **Cact.**, *calc-p.*, colch., plb., sulph.

Tage, alle sieben: Sulph.

plötzlich: *Gels.*, graph., ign., iod., *sulph.*

17 Uhr: Ign.

ATEMNOT ...

Rauch, wie durch: Bar-c., *brom.*, cocc., nat-ar.

Reiten agg.: *Meph.*

rheumatischen Herzkrankheiten, bei: *Abrot.*, aur., *cact.*, cimic., *kalm.*, *psor.*, sep., *spong.*

Samenabgang, nach: *Phos.*, **Staph.**

Schlaf, im: Acon., agar., bell., *carb-v.*, **Cench.**, cham., con., dig., *grin.*, guaj., hep., ign., *kali-bi.*, *kali-c.*, **Lach.**, *lact.*, *lyc.*, manc., meph., merc., nux-v., *op.*, rhus-t., samb., sep., *sulph.*

nach: Alum., apis, bell., cedr., lac-c., **Lach.**, nit-ac., *phos.*, *sep.*, **Spong.**

aufgeweckt werden, um nicht zu ersticken; muss: **Op.**, sulph.

Einschlafen, beim: Am-c., *arum-t.*, bapt., bry., *carb-s.*, *carb-v.*, *cench.*, *crot-h.*, dig., *graph.*, **Grin.**, hep., *lac-c.*, **Lach.**, nux-m., **Op.**, phos., *spong.*, sulph., tab., valer.

Liegen auf der rechten Seite, beim: *Bad.*

Schleim in der Trachea, durch: Alum., ammc., **Ant-t.**, **Ars.**, bov., *cact.*, camph., cina, **Hippoz.**, *ip.*, sel., *thuj.*

Schließen der Augen, beim: Carb-an., *carb-v.*

Schlucken, beim: Atro., *bell.*, **Brom.**, *calc.*, chen-a., *cupr.*, thuj.

Schreck, nach: *Cupr.*, *samb.*

Schreiben, beim: Aspar., dig.

amel.: *Ferr.*

Schwäche, durch: Ars., lach.

Atmungsorgane, der: Act-sp., plat., **Stann.**

Schwefeldämpfen, wie von eingeatmeten: Brom., camph., canth., croc., kali-chl., **Lyc.**, meph., *mosch.*, **Puls.**, sulph.

Schweinefleisch, nach: Nat-c.

Schweiß, mit: *Ars.*, arund., lach., nux-v., *sep.*, *sulph.*

ängstliches Gesicht und Schlaflosigkeit: Eup-per.

Singen, beim: Arg-m.

Sitzen, im: Alum., alumn., anac., calc., carb-v., caust., cedr., dig., dros., euphr., *ferr.*, gins., indg., *lach.*, *laur.*, led., *lyc.*,

ATEMNOT - Sitzen, im ...

nat-s., nicc., petr., *phos.*, *psor.*, rhus-t., sep., verat.

amel.: *Ant-t.*, *apis*, apoc., asaf., aspar., cann-s., *crot-t.*, hep., ip., *kali-c.*, *verat.*

aufrecht Sitzen amel.: Bar-m., **Kali-c.**, *lach.*, *laur.*, *lyc.*, nat-c., *seneg.*, sulph., *ter.*

gebeugt Sitzen nach hinten agg.: Psor.

vorn agg., nach: Dig., rhus-t., sep.

amel.: *Ars.*, bufo, chin-a., **Lach.**, *spong.*

halb sitzende Stellung amel.: Spig.

Kopf auf die Knie gebeugt amel., mit dem: Coc-c., **Kali-c.**

spasmodisch: Asaf., caust., *chlor.*, *cupr.*, *laur.*, plb., *puls.*

Speisen, durch warme: *Lob.*

Sprechen, nach: Apoc., *ars.*, bry., *caust.*, *dros.*, **Lach.**, laur., meph., *nat-ac.*, ph-ac., *sil.*, *spig.*, **Spong.**, **Sulph.**

amel.: *Ferr.*

laut Sprechen, beim: Petr.

schnell Sprechen, beim: Caust.

Staub, wie durch: **Ars.**, aur-m., bell., *brom.*, *calc.*, cycl., *hep.*, ip., nux-v., phos., **Sil.**, sulph.

Stehen, im: Aur-m., cina, kali-n., phel., *sep.*

aufrecht Stehen, muss: Cedr.

kann nur atmen im Stehen: Cann-s.

Wasser, beim Stehen in: Nux-m.

Stimulanzen agg.: Lach.

Stuhlgang, vor: Poth.

während: *Alumn.*, *calc.*, *rhus-t.*

nach: Caust., crot-t., rhus-t.

amel.: Poth.

Taschentuch zum Mund geführt wird; kann es nicht ertragen, wenn das: *Arg-n.*, *lach.*

Träumen, in: Sang.

schrecklichen, nach: *Chel.*

Treppensteigen, beim: Acet-ac., agn., aloe, *am-c.*, ang., *apis*, *arg-n.*, **Ars.**, *ars-i.*, arund., aspar., aur., *aur-m.*, bar-c., berb., *bor.*, *brom.*, bufo, *cact.*, **Calc.**, **Calc-ar.**, calc-s., cann-i., canth., *caps.*, *carb-ac.*, carb-s., carl., cast., cist., *clem.*, **Coca**, crot-t., cupr., dirc., *elaps*, graph., grat., hyos., *iod.*, **Ip.**, kali-n.,

ATEMNOT - Treppensteigen, beim ...

kali-p., led., lil-t., *lob.*, *lyc.*, *lycps.*, **Merc.**, nat-ar., **Nat-m.**, *nat-s.*, **Nit-ac.**, nux-v., ol-an., petr., *pic-ac.*, *plb.*, puls., ran-b., rat., *rhus-t.*, *ruta*, *sars.*, *seneg.*, sep., spig., *spong.*, squil., *stann.*, sulph., tab., ther., thuj., til., zinc.

Trinken, beim: Anac., *arg-n.*, bell., *cimx.*, *kali-c.*, kali-n., meph., nat-m., plb., thuj.

nach: Nux-v., thuj.

überfüllten Zimmer, in einem: *Arg-n.*

Überhitzung, bei: **Apis**

warmen Bad, im: *Iod.*, nit-ac.

Kleidung, durch warme: *Ars.*

Zimmer, im warmen: Am-c., ant-t., **Apis**, *arg-n.*, ars., *carb-s.*, *carb-v.*, chlor., fl-ac., *iod.*, ip., *kali-i.*, **Kali-s.**, kreos., *lil-t.*, *lyc.*, **Puls.**, **Sulph.**, thuj., tub.

Eintritt in ein warmes Zimmer aus dem Freien, beim: *Bry.*

totenblass und muss sich ruhig verhalten, wird: *Am-c.*

Wasser, beim Stehen im: *Nux-m.*

Trinken von kaltem Wasser amel.: Cham.

Erhitzung agg.; bei: *Kali-c.*

Wehe, bei jeder: Lob.

Wetter, bei kaltem: Apis

nasskaltem Wetter, bei: Ars., *dulc.*, *mang.*, *sil.*

nassem Wetter, bei: Am-c., chin., **Nat-s.**

stürmischem Wetter, bei (vgl. windigem Wetter): *Ars.*, *nat-s.*, *sep.*

windigem Wetter, bei: Ars., calc.

Wetterwechsel, bei: Chel., ip.

Zorn, nach: Arn., ars., **Cham.**, *rhus-t.*, staph.

Zurückziehen der Schultern amel.: Am-c., ars., *calc.*

Zusammenschnüren des Kehlkopfes: **Apis**, bell., cocc., **Crot-h.**, hell., **Lach.**, sars., spong.

Halsgrube: Cocc.

Trachea: Petr.

AUSSETZEND, intermittierend, ungleich: Ang., **Ant-t.**, bell., calad., carb-ac., carb-an.,

AUSSETZEND, intermittierend, ungleich ... carb-h., *cham.*, chlor., cina, coc-c., *colch.*, ign., **Nit-ac.**, *op.*, plb., stry., ter., *verat.*

nachts: Bell.

Mitternacht, beim Erwachen: Cann-i.

Hinlegen agg.: Ant-t.

Schlaf, im: *Ant-t.*, op.

BAUCHATMUNG: Am-m., **Ant-t.**, arg-n., *aur-m.*, bry., *ferr.*, *mur-ac.*, *phos.*, *spong.*, *stram.*, ter., thuj.

BEHINDERT: *Abrot.*, acon., anac., ant-t., arn., *ars.*, ars-h., aur-m., bar-c., bell., berb., bism-o., brom., *bry.*, *cact.*, calc., calc-p., *camph.*, cann-s., canth., caps., carb-an., carb-v., caust., *cham.*, chin., chlor., cimx., **Cina**, clem., *cocc.*, con., *croc.*, crot-c., cub., *cupr.*, *dig.*, dol., euph., grat., *hell.*, hydr-ac., *ign.*, *iod.*, *kali-bi.*, *lach.*, laur., *led.*, *lyc.*, *merc.*, *merc-c.*, nat-m., nicc., **Nit-ac.**, *nux-m.*, nux-v., *ol-an.*, *op.*, phos., pic-ac., plb., *podo.*, *psor.*, puls., ran-s., rumx., ruta, sabad., samb., santin., sel., *sil.*, *spong.*, squil., *stann.*, stram., sul-ac., *sulph.*, valer., *verat.*, verb., vesp.

morgens: Bufo

Bett, im: Ant-t.

vormittags: Nat-m., *phos.*

mittags: Hura

nachmittags: Nux-v.

abends: Dig.

Bett, im: *Ant-t.*

Essen, nach dem: Lach.

nachts: *Kali-c.*, sel., stann., *sulph.*

Schlaf, im: *Guaj.*

Mitternacht: Ign.

Abwärtsbewegung, bei: **Bor.**

Bücken, durch: *Calc.*, sil.

Essen, beim: Mag-m.

nach: Cham.

Flatulenz, durch: **Carb-v.**, ol-an., zinc.

Heben des Armes, beim: Berb.

Husten, beim: *Cupr.*, cupr-s., dig., ferr., ign., *ip.*, *nux-m.*, sil., squil.

Kaffee, nach: *Cham.*

Krampf in der Brust, durch: Hyos., stram.

Liegen, im: *Samb.*

Seite, auf der linken: *Puls.*

Rücken, auf dem: Ol-an., sil., *sulph.*

BEHINDERT - Liegen, im ...

amel.: Sumb.

Schießen in der Brust, mit: Canth., nux-m., *ox-ac.*

Schlucken, beim: **Brom.**

Schmerz in der Brust, durch: Brom., *bry.*, caps., colch., croc., merc., plb., ran-s., ruta, spong., sulph., valer., verb.

Zwerchfell, im: Ip., spig.

Schmerz nimmt den Atem: Berb., **Bry.**, dios.

Sprechen, beim: *Caust.*

Stechen in der Brust, mit: Aloe, arg-m., arn., berb., *bry.*, chin-s., *kreos.*, mez., rhod., stann., sul-ac., thuj., verb.

Herzen, im: *Cact.*, *calc.*, calc-p., merc-i-f., *naja*, *staph.*

Stoß in der linken Brust, zum Herzen hin; durch einen: *Sulph.*

Würgen im Ösophagus, mit: *Cimx.*

Zusammenschnüren der Brust, mit: Bell., brom., **Cact.**, *caps.*, *chel.*, cic., *cupr-ac.*

Magens, des: Anan.

BESCHLEUNIGT: Absin., acet-ac., **Acon.**, aesc., *agar.*, *ail.*, alumn., *am-c.*, aml-n., **Ant-t.**, anthr., apis, *apoc.*, *arg-n.*, *arn.*, **Ars.**, ars-i., *asaf.*, *aspar.*, *aur.*, bar-c., bar-m., **Bell.**, bor., *brom.*, **Bry.**, calc., *calc-p.*, *camph.*, cann-i., cann-s., *canth.*, carb-ac., carb-s., **Carb-v.**, cast., *cedr.*, *cham.*, **Chel.**, *chin.*, chin-a., *chin-s.*, chlor., cimic., *cina*, clem., *coc-c.*, *coca*, cocc., coff., *colch.*, coloc., con., *cop.*, crot-h., cub., **Cupr.**, cycl., *dig.*, dulc., **Gels.**, *glon.*, hell., *hep.*, hydr., hydr-ac., *hyos.*, *ign.*, *iod.*, **Ip.**, kali-ar., *kali-bi.*, kali-c., *kali-i.*, kali-n., *lact.*, laur., led., **Lyc.**, lyss., *merc.*, merc-c., *merc-sul.*, mez., *mur-ac.*, naja, nat-ar., nat-c., *nat-m.*, *nux-m.*, *nux-v.*, *op.*, ox-ac., petr., **Phos.**, *phyt.*, *plan.*, plb., *puls.*, rhod., *rhus-t.*, *samb.*, *sang.*, sel., seneg., **Sep.**, *sil.*, spong., squil., stann., *stram.*, sul-ac., **Sulph.**, tab., tub., *verat.*, *verat-v.*, *vesp.*, vinc., *zinc.*

morgens: **Ars-m.**, asaf.

abends: Merc-c., stann.

nachts: Apis, spong., thuj.

Angst, bei: Ars., nux-v., seneg.

Aufstehen vom Sitzen, im: Agar.

geistiger Anstrengung, bei: *Plan.*

Hinlegen, beim: Ant-t., carb-v., tarent.

Hustenanfall, bei einem: **Dros.**

BESCHLEUNIGT ...

Koma, im: Stram.

Körperübungen, bei: Lycps.

Kopfschmerz, während: **Nux-m.**

Schlaf, im: Chel., cocc., con., merc.

Einschlafen, beim: *Hydr-ac.*

Erwachen, beim: Cimic.

Stehen, im: Nat-m.

Treppensteigen, beim: Lycps.

Trinken, beim: Nat-m.

ERSTICKT (s. ATEMNOT)

GEWALTSAM, heftig: Brom., cann-s., hydr-ac.

Ausatmen, beim: Bell., caps., cham., *chin.*, *gels.*, ign., *ox-ac.*, stram.

GIEMEN: Ail., aloe, *alum.*, *ambr.*, *apoc.*, aral., arg-n., **Ars.**, *ars-i.*, *brom.*, calad., calc., calc-s., *cann-s.*, *caps.*, carb-s., **Carb-v.**, cham., *chin.*, *chin-a.*, chlol., *cina*, crot-t., *cupr.*, dol., *dros.*, ferr., ferr-i., *fl-ac.*, graph., hep., hydr-ac., *iod.*, **Ip.**, *kali-ar.*, *kali-bi.*, **Kali-c.**, *kali-s.*, *lach.*, *lyc.*, *lycps.*, manc., merc., murx., naja, *nat-m.*, *nat-s.*, *nit-ac.*, *nux-m.*, nux-v., ox-ac., phos., sabad., *samb.*, sang., sanic., sep., spong., squil., stann., sulph., *syph.*

tagsüber: *Lyc.*

nachmittags: Fl-ac.

abends: Lycps., murx.

Bett, im: Nat-m.

Hinlegen, beim: *Ars.*

nachts: Kali-bi.

Mitternacht, nach: *Samb.*

Aufsitzen, im: Nat-c.

Ausatmen, beim: *Lyc.*, nat-m., *sep.*

Auswurf, amel.: Ip.

Einatmen, beim: *Alum.*, *caps.*, *chin.*, *kali-c.*, spong.

Rauchen, beim: Kali-bi.

Schlaf, im: Nux-v.

warmen Zimmer, im: *Kali-s.*

HEFTIGES Ausatmen: Bell., caps., chin., ign., stram.

HEISSER Atem: **Acon.**, aeth., agar., anac., *ant-c.*, apis, *ars.*, asaf., *bell.*, calc., calc-p., cann-s., **Carb-s.**, *cham.*, chel., coc-c., coff., *ferr.*, kali-br., mag-m., *mang.*, med., merl., mez., naja, *nat-m.*, *phos.*, ptel., raph., *rhus-t.*, *rhus-v.*, *sabad.*, squil., *stront.*, *sulph.*, sumb., *zinc.*

HEISSER Atem ...

morgens, beim Erwachen: Sulph.

nachmittags: *Bad.*, *rhus-t.*

abends: Mang., sumb.

Fieber, im: Zinc.

Froststadium im Fieber, während: Anac., camph., cham., **Rhus-t.**

kalten Gliedern, mit: Cham.

HYSTERISCH (s. KRAMPFHAFT)

KEUCHEND: Acon., anac., *ant-t.*, *apoc.*, arg-n., *arn.*, ars., *bry.*, bufo, calad., camph., *carb-an.*, caul., cham., chin., chlor., *cina*, *cocc.*, con., cop., ferr., hyos., *ip.*, jatr., kali-bi., laur., *lyc.*, *nit-ac.*, *nux-m.*, op., **Phos.**, *phyt.*, plan., plb., prun-s., sec., *sil.*, *spong.*, stram., *tarent.*, **Verat-v.**

Bewegung, bei: Tarent.

Erwachen, beim: Kali-bi.

Treppensteigen, beim: **Calc.**, plan.

KONVULSIVISCH (s. KRAMPFHAFT)

KRÄCHZEND: Cham., lach.

KRAMPFHAFT: Ars., arund., brom., *cor-r.*, *cupr.*, *gels.*, hydr-ac., *ign.*, *ip.*, kali-c., kali-cy., led., *mag-p.*, mez., mill., mosch., mur-ac., nat-m., oena., op., *ox-ac.*, phos., plb., puls., pyrus., *samb.*, stann., sulph., tab., **Valer.**, *verat.*, verat-v.

abends: Stann.

nachts: Nat-m.

KURZES Einatmen: *Op.*

KURZATMIGKEIT (s. ATEMNOT)

LANG (vgl. TIEF): Ant-t., cham., *chlor.*, lob., *op.*

LANGSAM: *Acon.*, ant-t., *apis*, arn., ars., *asaf.*, **Bell.**, *brom.*, bry., *camph.*, *cann-i.*, *caps.*, *cast.*, chin., chin-s., chlol., cic., clem., *cocc.*, *colch.*, *coloc.*, con., cop., *crot-c.*, crot-h., crot-t., cupr., *dig.*, *dios.*, dros., ferr., *gels.*, *glon.*, *hell.*, *hep.*, *hydr-ac.*, *hyos.*, *hyper.*, *ign.*, *ip.*, *lach.*, *laur.*, lyc., *merc-c.*, morph., nit-ac., nux-m., *nux-v.*, oena., *olnd.*, **Op.**, ox-ac., phos., *phyt.*, plat., plb., sec., *spong.*, squil., stram., sul-ac., tab., verat-v.

morgens: *Lach.*, merc.

abends, beim ruhig Liegen agg.: Con., ferr.

nachts: Coloc., *lach.*

LANGSAM ...

abwechselnd mit kurzem Atmen im Schlaf: Ign.

Erstickungsgefühl, mit: Cocc.

Ausatmen, beim: Ant-t., apis, *arn.*, bor., lob., *op.*, *sep.*

Schlaf, im: Chin., ign.

Einatmen, beim: Cham., chin., *ign.*, stram.

Gehen amel.: *Ferr.*

Husten, beim: Clem.

Konvulsionen, bei: **Op.**

Schlaf, im: Acon., chin., **Op.**

LAUT: Acon., agar., alum., am-c., ant-t., *arn.*, ars., bov., *brom.*, **Calc.**, carb-s., *carb-v.*, **Cham.**, **Chin.**, chin-s., *chlor.*, *cina*, *colch.*, con., *cor-r.*, cupr., ferr., ferr-m., gamb., guare., *hep.*, hydr-ac., *hyos.*, *ign.*, **Kali-bi.**, *kali-c.*, *kalm.*, **Lach.**, merc., morph., nat-m., *nat-s.*, nux-v., *op.*, **Phos.**, *puls.*, *rhus-t.*, **Samb.**, *seneg.*, **Spong.**, squil., *stram.*, sul-ac., **Sulph.**, **Verat.**

vormittags: Hell.

Mitternacht, beim Erwachen: Ant-s.

Anfällen, bei: Plb.

Ausatmen, beim: Ant-t., mag-s., meph., *nux-v.*, op.

Einatmen, beim: Caps., cham., *chin.*, cina, coloc., hyos., *ign.*, mag-s., *nux-v.*, puls., rheum

Gehen, beim: Calc.

Glottisspasmus, wie durch: Kalm.

Liegen auf der rechten Seite, beim: Sulph.

Schlaf, im: Carb-v., cham., ign., **Puls.**, rheum

stillsitzen, beim: *Ferr.*

OBERFLÄCHLICH: *Chin.*, *nux-m.*, ph-ac., **Phos.**, puls.

PFEIFEND: Acet-ac., acon., aeth., aloe, alum., *ambr.*, *ant-t.*, arg-n., *ars.*, arund., bell., benz-ac., brom., bufo, calc., cann-s., carb-s., *carb-v.*, *cham.*, **Chin.**, chin-a., coloc., cupr., graph., *hep.*, iod., kali-ar., *kali-c.*, kali-s., kreos., laur., *lyc.*, *manc.*, nat-m., nit-ac., nux-v., osm., ph-ac., phos., sabad., *samb.*, sang., *sil.*, *spong.*, stann., sul-ac., sul-i., *sulph.*, thuj.

morgens: *Lach.*

abends: *Calc.*, carb-v., psor.

Hinlegen, nach dem: *Calc.*

nachts, 3 Uhr, im Schlaf: Sulph.

PFEIFEND ...

Ausatmen, beim: Nat-m.

Einatmen, beim: Aral., cina, crot-t., *kali-c.*, nit-ac., sulph.

Erwachen, beim: Psor.

Husten, beim: Lyc.

Keuchhusten, bei: *Brom.*, *carb-v.*, *cupr.*, *hep.*, samb., spong.

Liegen, im: *Calc.*

Rücken, auf dem: Aeth.

Seite, auf der linken: Arg-n.

Schlaf, im: Chel., sulph.

Treppensteigen agg.: Sulph.

RASSELND: Acet-ac., *acon.*, agar., *all-c.*, alum., *am-c.*, *am-m.*, *ammc.*, anan., ant-o., **Ant-t.**, *apis*, **Apoc.**, arg-n., **Ars.**, *ars-i.*, *art-v.*, asaf., *asc-t.*, *bar-c.*, *bar-m.*, *bell.*, *brom.*, bry., bufo, **Cact.**, *calc.*, *calc-p.*, *calc-s.*, camph., *cann-s.*, *carb-an.*, *carb-h.*, carb-s., *carb-v.*, **Caust.**, *cham.*, *chel.*, **Chin.**, *chin-a.*, chin-s., chlor., cic., *cina*, *coc-c.*, cop., crot-t., cub., **Cupr.**, *dig.*, **Dulc.**, *euphr.*, *ferr.*, ferr-ar., ferr-i., ferr-p., *graph.*, **Hep.**, **Hippoz.**, hydr-ac., *hyos.*, *iod.*, **Ip.**, kali-ar., *kali-bi.*, *kali-c.*, *kali-chl.*, kali-i., kali-p., **Kali-s.**, *lach.*, lact., laur., lob., **Lyc.**, lyss., *manc.*, merc., morph., mosch., *mur-ac.*, nat-c., *nat-m.*, *nat-s.*, *nit-ac.*, *nux-m.*, *nux-v.*, *op.*, ox-ac., petr., *ph-ac.*, **Phos.**, phyt., plb., **Puls.**, *pyrog.*, *ran-b.*, rumx., *sang.*, sanic., santin., sars., sel., senec., **Seneg.**, *sep.*, *sil.*, *spong.*, *stann.*, *stram.*, stry., sul-ac., *sulph.*, syph., tab., thuj., *tub.*, *verat.*, *zinc.*, zing.

Tag und Nacht: **Cact.**

morgens: Agar.

abends im Bett: Petr.

Mitternacht, vor: *Stram.*

alten Menschen, bei: *Ammc.*, *bar-c.*, **Hippoz.**, **Kali-bi.**, **Lyc.**, *seneg.*

Ausatmen, beim: Calc.

Gehen, beim: Cina

Freien, im: Ang., cina

Husten, bei (s. HUSTEN – RASSELND)

Konvulsionen, bei: Tab.

Liegen, beim: **Cact.**, calc.

Rücken, auf dem: Agar., kali-c.

Schlaf, im: *Hep.*, stram., tab.

Sitzen amel., aufrechtes: Nat-c.

RAU: Am-c., *ant-t.*, **Bry.**, *hep.*, *kali-bi.*, nit-ac., plb.

krächzend (vgl. KEHLKOPF - KRUPP): **Bry.**, *chin.*, *chlor.*, cor-r., *cupr.*, *gels.*, **Samb.**, **Spong.**, stann., verat.

sägend: *Ant-t.*, **Brom.**, *con.*, **Iod.**, *kaol.*, lac-c., lac-ac., *sang.*, **Spong.**

Hustenanfällen, zwischen den: *Spong.*

RÖCHELND, stertorös: Absin., acon., **Am-c.**, amyg., anac., *ant-t.*, *apis*, *arn.*, *ars.*, bell., bufo, *camph.*, cann-i., *carb-ac.*, carb-an., cham., chen-a., *chin.*, chlol., cic., cocc., cupr., ferr-m., *gels.*, *glon.*, hydr-ac., hyos., kali-bi., *lach.*, *laur.*, *lyc.*, merl., *nit-ac.*, *nux-m.*, *nux-v.*, *oena.*, olnd., **Op.**, petr., phos., plb., *puls.*, sabad., sarr., *spong.*, stann., *stram.*, sul-ac., tab., ter.

abends im Bett: Carb-an.

Betäubung und Aufschreien, wie durch einen scharfen Schmerz: **Apis**

Konvulsionen, nach: *Oena.*, **Op.**

Liegen auf der erkrankten Seite, beim: Anac.

Schlaf, im: *Brom.*, nux-v., **Op.**, **Puls.**

schnaufendem Ausatmen, mit: Bufo, *chin.*, *lach.*, *nux-v.*, *op.*, plb., tab.

Stuhl und Urin, mit unwillkürlichem Abgang von: Amyg.

RUCKWEISE: Asar., *cact.*, *calad.*, crot-h., *cupr.*, gels., *iod.*, merc., nicc., op.

Ausatmen, beim: Ars.

Einatmen, beim: **Ox-ac.**

zwei einzelnen Atemzügen, in: Led.

SCHLUCHZEND: Acon., aeth., am-m., ang., ant-c., asaf., *aur.*, *bry.*, *calc.*, *cupr-ac.*, gels., *guare.*, *ign.*, laur., *led.*, *mag-p.*, *merc.*, nit-ac., ran-s., *sep.*, sil., stram., ther.

anfallsweise: *Mag-p.*

Schlaf, im: **Aur.**, *calc.*

SCHMERZHAFT: Apis, asc-t., brom., *bry.*, chin., cimx., coff., crot-t., jug-c., led., nit-ac., ol-j., plb., **Ran-b.**, sang., viol-o., zing.

morgens: Phos.

nachts: Sang.

Einatmen, beim: Aesc.

SCHNAPPEN nach Luft: Acet-ac., *acon.*, *am-c.*, *ant-t.*, **Apis**, *apoc.*, *arg-n.*, *ars.*, ars-h., *brom.*, camph., canth., carb-an., cast., *chlor.*, *cic.*, *coff.*, *colch.*, *coloc.*, cub., cupr., *dig.*, *dros.*, gels., *hell.*, *hydr-ac.*, hydrc., *hyper.*, *ip.*, lat-m.,

SCHNAPPEN nach Luft ...

laur., **Lyc.**, *med.*, merc., *mosch.*, *naja*, op., *phos.*, phyt., puls., samb., *spong.*, *stram.*, stry., *tab.*, tarent., thuj.

morgens, 5 Uhr: Tarent.

nachmittags: Nicc.

nachts: Lach.

2 Uhr, mit Husten: Chin-s.

Dösen, beim: Naja

Einatmen, Ausatmen lang und langsam; beim: *Ant-t.*, *op.*

Husten, vor: Ant-t., *brom.*, bry., coc-c.

während: *Ant-t.*, *cor-r.*, sul-ac.

SCHNARCHEN: Acon., aeth., amyg., arn., ars., bapt., bell., benz-ac., *brom.*, calc., *camph.*, *carl.*, *cham.*, *chin.*, *cic.*, con., cund., *cupr.*, cycl., dros., dulc., fl-ac., glon., *hep.*, hydr-ac., hyos., *ign.*, kali-bi., kali-chl., **Lac-c.**, *lach.*, *laur.*, lyc., mag-m., mez., mur-ac., nat-m., nit-ac., nux-m., *nux-v.*, **Op.**, petr., rat., rheum, *rhus-t.*, sabad., samb., sep., sil., stann., *stram.*, stry., *sulph.*, teucr.

morgens, im Schlaf: Petr.

abends im Bett: Sil.

Mitternacht: Mur-ac., nux-v.

Ausatmen, beim: Arn., camph., chin., *nux-v.*, *op.*

Bewusstlosigkeit, bei: *Op.*

Delirium, nach: Sec.

Froststadium im Fieber, während: *Chin.*, laur., **Op.**

Hitzestadium im Fieber, während: Apis, con., ign., laur., **Op.**

Liegen auf dem Rücken, beim: Dros., dulc., kali-c., mag-c., sulph.

Mittagsschlaf, beim: Alum.

Ohnmacht, in einer: Stram.

Wachsein, beim: Chel., samb.

SCHNAUFEND, beim Ausatmen: *Chin.*, stram.

SCHNELL (s. BESCHLEUNIGT)

SEUFZEND: *Acon.*, agar., am-c., ant-c., apis, apoc., *arg-m.*, *arg-n.*, *ars.*, *aspar.*, bell., *bor.*, **Bry.**, **Calad.**, *calc.*, **Calc-p.**, *camph.*, carb-an., **Carb-v.**, *caust.*, *cham.*, *chin-s.*, cimic., cupr., **Dig.**, eup-pur., *ferr-m.*, *gels.*, *glon.*, *hell.*, hura, **Ign.**, **Ip.**, lach., lact., lac-ac., lil-t., *lyc.*, *lyss.*, *merc-c.*, morph., nat-ar., nat-p., nit-ac., nux-m., nux-v., **Op.**, *phos.*, phys., *phyt.*, plb., podo.,

SEUFZEND ...
prun-s., *puls.*, ran-s., sang., **Sec.**, **Sel.**, sil., *spong.*, **Stram.**, sulph., tab., tarent., tax., ther., verat., vip.

morgens: Sang.

vormittags, 9-30 Uhr: Hura

nachmittags: Ant-c.

abends: Chin.

19 Uhr: Lycps.

nachts: Bry.

2 Uhr: Ign.

Abendessen, nach dem: Arg-n.

Bewusstlosigkeit, während: Glon.

Essen, nach dem: *Ant-c.*

Konvulsionen, nach: *Cocc.*

Menses, während: Nat-p.

Schlaf, im: Anac., camph., *sulph.*

beschleunigte Atmung beim Erwachen: Cimic.

Typhus, Seufzen und Zucken bei: Calad.

SPASMODISCH (s. KRAMPFHAFT)

STOCKEND: *Arg-n.*, *brom.*, calad., *calc.*, carb-ac., *caust.*, cina, gels., kreos., led., lil-t., merc-c., nit-ac., *phos.*, santin., **Sil.**, stry., sulph.

morgens: Sars.

nachts: **Sil.**

Arbeiten, beim: Sars.

Beugen, beim: *Calc.*

Fieber, bei: **Sil.**

Husten, während: Bry., *cina*

nach: Arn., *ars.*, bry., hep., *nat-m.*, *puls.*

Menses, vor: Bor.

Schlaf, während: Lyc.

Stechen vom Abdomen zum Rücken, durch: *Calc.*

Hämorrhoiden, in den: **Sulph.**

Tanzen, nach: *Spong.*

STÖHNEND: Acon., aeth., *ant-t.*, *ars.*, bell., cina, coff., *colch.*, cupr., *hydr-ac.*, kali-c., *lach.*, laur., *lyss.*, *mur-ac.*, *op.*, phos., phyt., plb., *puls.*, rhus-t., sec., sel., spong., squil., tab.

STRIDULÖS: Am-caust., **Bell.**, *chlor.*, **Gels.**, **Ign.**, *lach.*, laur., *meph.*, **Mosch.**, nit-ac., *nux-v.*, *op.*, plb., *samb.*, *sang.*, sarr., verat.

STRIDULÖS ...

abends, beim Einschlafen: **Phos.**

TIEF: *Acon.*, *agar.*, *ail.*, am-m., ant-c., ant-t., **Arg-n.**, arn., ars., **Aur.**, bar-c., bar-m., bell., bor., bov., *brom.*, **Bry.**, *cact.*, *calc.*, calc-p., *camph.*, cann-s., **Caps.**, carb-v., *cast.*, *caust.*, cham., chel., chin., chin-a., chlor., cic., cimx., colch., croc., *cupr.*, *dig.*, dros., euon., *euph.*, fl-ac., gamb., glon., hell., **Hep.**, *hydr-ac.*, hyos., **Ign.**, *ind.*, **Ip.**, kali-ar., kali-c., kreos., **Lach.**, lachn., lact., laur., lob., *lyc.*, merc., mez., *mur-ac.*, nat-ar., nat-c., nat-m., **Nat-s.**, nicc., nux-v., olnd., **Op.**, ox-ac., par., **Phos.**, *plat.*, podo., poth., prun-s., *ran-b.*, ran-s., *rhus-t.*, sars., *sec.*, **Sel.**, **Sil.**, spig., spong., squil., stann., *stram.*, stry., sul-ac., *sulph.*, tab., ther., thuj., *zinc.*

abends: Eupi., *ran-b.*

Mitternacht, beim Erwachen: Cann-i.

Abdomen, vom: Alumn., cann-s.

amel.: Acon., asaf., bar-c., *cann-i.*, chin., *colch.*, *cupr.*, dig., dros., *ign.*, iod., *lach.*, meny., olnd., osm., puls., *seneg.*, sep., *spig.*, **Stann.**, staph., ter., viol-t.

Essen, nach dem: Sars.

Froststadium im Fieber, während: Cimx.

Herzen, durch Schweregefühl am: Croc.

Hinlegen, beim: *Ind.*

langsame, keuchende Atmung: Sep.

Laufen, nach: *Hep.*

Liegen auf dem Rücken, beim: Ind.

Seite, auf der linken: Ind.

Menses, vor: Sulph.

Mittagessen, vor dem: Chin., rhus-t.

Schlaf, im: Ign.

Schreiben, beim: Fl-ac.

Sitzen, im: Cic., lach.

unmöglich: Alumn., ant-c., **Ars.**, *aur.*, bry., calc-p., *cocc.*, *crot-t.*, dig., euphr., ferr., *lob.*, morph., plat., stann., sulph.

Verlangen, tief zu atmen: Acet-ac., acon., alum., alumn., am-br., *aur.*, bapt., *bor.*, brom., **Bry.**, **Cact.**, **Calc.**, *calc-p.*, *caps.*, *carb-ac.*, *carb-v.*, *card-m.*, *caust.*, cedr., *chin.*, cimx, coca, croc., *crot-t.*, *dig.*, euon., eup-per., *glon.*, hydr., **Ign.**, *ind.*, *kali-c.*, *kreos.*, **Lach.**, *lact.*, lil-t., *lyc.*, *merc.*, mez., mosch., **Nat-s.**, nux-m., *par.*, *phos.*, podo., poth., prun-s., ran-b., samb., *sang.*, **Sel.**,

TIEF - Verlangen, tief zu atmen ...

seneg., sep., stann., stram., **Sulph.**, ther., verb., xan.

Froststadium im Fieber, während: Cimx.

Liegen, im: *Ind.*

UNREGELMÄSSIG: Absin., acet-ac., **Ail.**, ambr., **Ang.**, *ant-t.*, *ars.*, ars-i., aur., **Bell.**, calad., *camph.*, canth., *cham.*, chin-s., chlor., cic., *cina*, clem., coca, cocc., *colch.*, *crot-h.*, **Cupr.**, **Dig.**, dros., gels., hippoz., hydr-ac., hyos., *ign.*, *iod.*, laur., led., merc., **Morph.**, mosch., nicc., *nux-v.*, olnd., **Op.**, phos., plb., *puls.*, sep., sol-t-ae., stram., *stry.*, sul-ac., tab., tax., ter., verat-v., zinc.

einmal langsam, dann wieder beschleunigt: Acon., bell., *ign.*, nux-v., op., spong.

Husten, beim: Clem., cupr-s.

Schlaf, im: Ant-t., cadm., *ign.*

Stehen, im: Arn

Trinken, beim: Anac.

UNTERBROCHEN (s. ANGEHALTEN):

Ausatmung: Ars.

Einatmung: **Cina**, *led.*

WAHRNEHMBAR, nicht: Acon., amyg., *ars.*, benz-ac., carb-ac., chlor., cic., *cocc.*, gels., hydr-ac., merc., morph., naja, nux-v., op., petr., stram.

ZITTRIG: *Ant-t.*

TAGSÜBER: *Agar.*, ail., alum., **Am-c.**, am-m., anac., ang., ant-t., *arg-m.*, *arn.*, arum-d., bar-c., bar-m., *bell.*, bism-o., bov., brom., *bry.*, bufo, calc., calc-p., cham., chin., cic., coc-c., coloc., com., con., cot., cupr., **Euphr.**, ferr., ferr-p., gamb., graph., guaj., hep., kali-bi., kali-br., *kali-c.*, kali-n., kali-p., **Lach.**, laur., lyc., manc., mez., mur-ac., nat-ar., nat-c., nat-m., **Nat-s.**, nicc., nit-ac., nux-v., **Phos.**, rhus-t., sars., sep., sil., sol-t-ae., spong., stann., *staph.*, sulph., sumb., thuj., viol-o., zinc.

amel.: Bell., *caust.*, con., dulc., euphr., ign., lach., lyc., merc., nit-ac., sep., spong.

6-18 Uhr: Calc-p.

Auswurf, mit reichlichem, grünlichem, salzigem Auswurf, morgens agg.: *Stann.*

jeden Tag (s. PERIODISCH)

Menses, vor: Graph.

nur tagsüber: *Am-c.*, *arg-m.*, brom., *calc.*, chin., cic., dulc., **Euphr.**, *ferr.*, graph., hep., kali-n., *lach.*, laur., lyc., *mang.*, merc., nit-ac., nux-m., *phos.*, *rumx.*, sep., sin-n., stann., *staph.*, thuj., viol-o.

langanhaltende Anfälle von trockenem, kurzem, heftigem Husten, mit viel Atemnot: Viol-o.

oder mit Husten, der ihn nachts aufweckt: Sep.

morgens nach dem Aufstehen und abends nach dem Hinlegen: Thuj.

nur nachts: Merc.

morgens beim Aufstehen, hält an, bis er sich wieder hinlegt: Euphr.

Tag und Nacht: Ars-i., *bell.*, bism-o., calc., calc-p., carb-an., cham., chin., cupr., dulc., euph., hep., *ign.*, indg., kali-bi., kali-n., *lyc.*, mez., mur-ac., nat-c., *nat-m.*, nit-ac., *phos.*, rhus-t., *sep.*, sil., **Spong.**, *squil.*, stann., sulph., zinc.

Auswurf, mit: Dulc., sil.

atemlos, macht den Jungen ganz: Nat-m.

MORGENS: Acon., *agar.*, agn., ail., all-c., all-s., **Alum.**, alumn., am-c., am-m., ambr., anac., ang., ant-c., ant-t., apoc., arg-m., arn., **Ars.**, *ars-i.*, arum-d., aur., bad., bar-c., bar-m., bell., bor., bov., brom., bry., calad., **Calc.**, *calc-p.*, *calc-s.*, canth., *carb-an.*, carb-s., carb-v., *caust.*, cham., *chel.*, **Chin.**, *chin-a.*, chin-s., cina, *coc-c.*, coca, cod., colch., con., cop., cor-r., crot-t., cupr., cur., dig., dios., dirc., dros., dulc., erig., **Euphr.**, ferr., ferr-ar., ferr-i., ferr-m., ferr-p., graph., grat., gymn., hep., hyper., ign., indg., *iod.*, ip., iris., **Kali-ar.**, **Kali-bi.**, **Kali-c.**, kali-i., kali-n., kali-p., *kali-s.*, kreos., lach., lachn., laur., *led.*, *lyc.*, mag-c., *mag-s.*, mang., meny., *meph.*, merc., mill., **Mosch.**, mur-ac., naja, nat-ar., nat-c., *nat-m.*, nat-p., nat-s., nit-ac., nux-m., **Nux-v.**, ol-an., ol-j., op., osm., ox-ac., par., *ph-ac.*, phel., **Phos.**, phyt., plb., *psor.*, **Puls.**, pyrus., rhod., rhus-t., **Rumx.**, sang., sars., sel., seneg., *sep.*, *sil.*, spig., **Squil.**, stann., staph., stram., sul-ac., **Sulph.**, sumb., tab., tarent., tell., thuj., verat., vib., zinc., zing.

amel.: Agar., coc-c., grat.

6 Uhr: *Alum.*, *cedr.*, *coc-c.*, petr.

6-7 Uhr: Arum-t., calc-p., *coc-c.*, mez.

6-18 Uhr: Calc-p.

6-8 oder 9 Uhr: *Cedr.*

7 Uhr: Coc-c., dig.

7-10 Uhr: Sil.

8 Uhr: Dios., ham., ol-an.

8-9 Uhr: Sil.

9 Uhr: Sep., tarent.

nachts und morgens: *Caust.*

Anziehen, beim: Seneg.

Aufstehen, nach: Ail., all-s., alum., alumn., am-br., ang., ant-c., arg-m., arn., *ars.*, bar-c., bor., bov., bry., calc., canth., carb-an., carb-v., *chel.*, chin., chin-s., **Cina**, coc-c., dig., *euphr.*, **Ferr.**, ferr-ar., ferr-p., grat., indg., lach., *nat-m.*, nat-s., nit-ac., nux-v., osm., par., **Phos.**, plb., sep., *sil.*, *spong.*, staph., sulph., thuj.

Bad, nach einem: Calc-s.

Bett, im: Am-c., aster., bry., *caust.*, coc-c., ferr., kali-n., **Nux-v.**, *phos.*, rhus-t.

Einschlafen, beim: Lyc.

Erwachen, beim: Agar., ail., arn., aur., carb-v., *caust.*, *chel.*, *coc-c.*, cod., ferr., *ign.*, **Kali-bi.**, mag-s., **Nux-v.**, phos., plb., *psor.*, rhus-t., **Rumx.**, **Sil.**, sulph., tarent., thuj.

Tagesanbruch, bei Tagesanbruch amel.: Syph.

VORMITTAGS: Agar., alum., am-c., *am-m.*, *bell.*, bry., camph., chin-s., coc-c., dios., dros., glon., grat., hell., kali-c., lact., mag-c., nat-ar., nat-c., nat-m., rhus-t., sabad., sars., seneg., sep., sil., stann., staph., sul-ac., sulph., zing.

9-10 Uhr: Ars-h.

HUSTEN

VORMITTAGS ...

9-12 Uhr: Staph.

9-17 oder 18 Uhr: Merc.

10 Uhr; durch Rohheit in den Luftwegen im Liegen: Coc-c.

10-12 Uhr: Coc-c., nat-m.

11 Uhr: Lach., nat-m.

Blutandrang zur Brust, durch: Raph.

trockener Husten durch Kitzel hinter der oberen Hälfte des Brustbeins, beim Sitzen nach vorn gebeugt: *Rhus-t.*

Erwachen, beim: Dios., nat-m.

nach: Rhus-t.

MITTAGS: Agar., arg-n., arund., bell., euphr., naja, sil., staph., sulph.

Hinlegen amel.: **Mang.**

Schlaf, im: Euphr.

NACHMITTAGS: Agar., all-c., alum., am-c., am-m., ant-t., anth., arn., ars., asaf., astac., bad., bapt., *bell.*, bov., bry., calc., calc-p., caps., *chel.*, chin., chin-a., coc-c., coca, cupr., fago., ferr-i., gamb., kali-ar., kali-bi., kali-c., laur., lyc., mag-c., mez., mosch., mur-ac., nat-ar., nat-c., nat-m., nat-p., nux-v., ol-an., phel., phos., *sang.*, stann., staph., sulph., thuj., zinc.

13 Uhr: Nat-s.

13-1 Uhr: Hep.

13-14 Uhr: Ars.

13.30 Uhr: Phel.

14 Uhr: Coca, dios., laur., ol-an.

15 Uhr: Ang., calc-f., cench., hep., phel.

15-16 Uhr: Calc-f., lyc.

15-17 Uhr: Sal-ac.

15-22 Uhr: Bell.

16 Uhr: Calc-f., cench., *chel.*, coca, kali-bi.

16-18 Uhr: Lyc.

16-20 Uhr: *Lyc.*, phel.

16 Uhr bis zum Schlafengehen: *Mang.*

16 Uhr bis morgens: Dol.

17 Uhr: Cupr., mang., nat-m., sol-t-ae.

17-21 Uhr: Caps.

abends, bis: Nux-m.

Mitternacht, bis: Bell., sulph.

Bad, nach einem: Calc-s.

ABENDS: Acet-ac., acon., agar., agn., ail., *all-c.*, alum., alumn., am-br., am-c., am-m., *ambr.*, anac., anan., ant-c., ant-t., apis, apoc., arg-n., arn., **Ars.**, ars-i., arum-d., arund., aspar., bad., bar-c., bar-m., *bell.*, bism-o., bor., bov., *brom.*, bry., **Calc.**, calc-s., **Caps.**, carb-an., carb-s., **Carb-v.**, *caust.*, cham., chel., chin., *chin-a.*, chin-s., chlor., cimic., cina, cinnb., coc-c., coca, cocc., coff., coloc., con., cop., crot-t., cub., dios., dol., *dros.*, eug., *eup-per.*, eup-pur., euphr., *ferr.*, ferr-ar., ferr-i., ferr-p., *fl-ac.*, graph., gymn., **Hep.**, hydr-ac., **Ign.**, indg., iod., ip., iris-foe., kali-bi., *kali-c.*, kali-i., *kali-s.*, kalm., kreos., lach., lact., laur., led., lith-c., **Lyc.**, lycps., mag-c., *mag-m.*, mag-s., **Merc.**, merc-c., merc-i-r., mez., mosch., mur-ac., naja, nat-ar., nat-c., *nat-m.*, nicc., **Nit-ac.**, nux-m., nux-v., ol-an., olnd., ox-ac., par., *petr.*, ph-ac., phel., *phos.*, prun-s., *psor.*, **Puls.**, ran-b., rheum, rhod., rhus-t., rumx., ruta, *sang.*, *seneg.*, *sep.*, sil., *sin-n.*, sol-t-ae., spong., squil., **Stann.**, staph., stict., still., stront., sul-ac., sulph., sumb., tab., tarent., teucr., thuj., upa., verat., verat-v., *verb.*, zinc., zing.

18 Uhr: Am-m., chel., con., nat-m., phys., *rhus-t.*, sulph., sumb.

18-19 Uhr: Ip.

18-22 Uhr: Hyper.

18.15 Uhr: Ol-an.

18.30 Uhr: Dios.

19 Uhr: Bry., cimic., com., grat., *ip.*, iris-foe., spira.

nach: Ip., rumx.

19-20 Uhr: Sin-n.

19-1 Uhr: *Cahin.*

19.30 Uhr: Cimic., raph.

20 Uhr: Dios., nat-m., sep.

20-21 Uhr: *Sep.*

20-23 Uhr: Nat-m.

20.30 Uhr: Coca

21 Uhr: Apis, dios., lyc., *sil.*

bis morgens: *Kali-c.*

21-4 Uhr: *Apis*

ungefähr um 21 Uhr, mit Fieber, dann brennende Hitze des Kopfes, Krampf in Beinen, Füßen, Händen und Armen und schnellem Puls: Lyc.

Mitternacht, bis: Arn., *bar-c.*, bell., carb-v., *caust.*, ferr., **Hep.**, led., mag-m., merc., mez., nit-ac., nux-v., **Phos.**, *puls.*, *rhus-t.*,

ABENDS - Mitternacht, bis ...

sep., spong., stann., sul-ac., sulph., verat., zinc.

nach: Mag-m.

Ausgehen, beim: Naja

Bett, im: Acon., agn., **Alumn.**, *am-c.*, am-m., anac., ant-t., **Ars.**, bell., bor., *calc.* *caps.*, carb-an., *carb-v.*, *caust.*, coca, cocc., coff., **Con.**, dol., *dros.*, ferr., ferr-ar., graph., **Hep.**, hyos., **Ign.**, indg., ip., kali-ar., *kali-c.*, kali-p., *kali-s.*, *kreos.*, *lach.*, lact., **Lyc.**, mag-c., mag-s., **Merc.**, naja, nat-c., **Nat-m.**, nat-p., nicc., *nit-ac.*, *nux-m.*, *nux-v.*, par., petr., ph-ac., *phos.*, phyt., *puls.*, rhus-t., ruta, **Sep.**, *sil.*, *stann.*, staph., still., **Sulph.**, teucr., thuj., verat., verb.

Menses, vor: Sulph.

Einschlafen, beim: *Con.*, *hep.*, ign., **Lyc.**

nach: Carb-an., *caust.*, *lach.*, petr.

Sonnenuntergang bis Sonnenaufgang: Aur.

NACHTS: **Acon.**, aeth., *agar.*, alum., **Am-br.**, **Am-c.**, *am-m.*, *ambr.*, **Anac.**, anan., ant-t., apis, apoc., aral., *arg-n.*, arn., **Ars.**, *arum-d.*, *asaf.*, asar., *aur.*, aur-m., aur-s., bad., **Bar-c.**, bar-m., **Bell.**, bism-o., bor., bry., cact., calad., **Calc.**, calc-f., calc-s., *caps.*, *carb-an.*, **Carb-s.**, carb-v., card-m., cast., *caust.*, cench., **Cham.**, *chel.*, *chin.*, *chin-a.*, chin-s., cimic., cina, *coc-c.*, cocc., cod., coff., *colch.*, coloc., com., *con.*, cor-r., crot-t., *cupr.*, cur., *cycl.*, dig., *dros.*, dulc., erig., eug., eup-per., ferr., ferr-ar., *ferr-p.*, gamb., gels., **Graph.**, *grat.*, guaj., *hep.*, **Hyos.**, *ign.*, indg., *ip.*, iris-foe., **Kali-ar.**, kali-bi., kali-br., **Kali-c.**, kali-n., kali-p., **Kali-s.**, kalm., *kreos.*, **Lach.**, lachn., lac-ac., led., lepi., **Lyc.**, *mag-arct.*, mag-aust., *mag-c.*, *mag-m.*, mag-p., mag-s., *manc.*, meph., **Merc.**, merc-c., *mez.*, mur-ac., naja, *nat-ar.*, nat-c., *nat-m.*, nat-p., nat-s., *nit-ac.*, nux-v., oena., ol-an., ol-j., op., par., *petr.*, phel., phos., *phyt.*, psor., **Puls.**, rhod., *rhus-t.*, *rumx.*, ruta, *sabad.*, samb., *sang.*, **Sel.**, senec., seneg., **Sep.**, sol-t-ae., spig., spong., squil., stann., staph., stict., stront., sul-ac., **Sulph.**, *syph.*, tab., tarent., ther., thuj., *verat.*, *verb.*, vib., vinc., *zinc.*, zing., ziz.

4 Uhr, bis: *Apis*, nicc., sil.

Mitternacht, um: Am-c., ant-t., apis, arg-n., ars., bar-c., bell., bry., caust., *cham.*, chin., cocc., coff., dig., dros., grat., hep., kali-c., kali-n., lyc., mag-m., manc., mez., mosch., naja, nit-ac., nux-v., phos., puls., rhus-t., ruta, samb., sep., *sulph.*, zing.

vor: Alum., ant-t., apis, aral., *arg-n.*, arn., ars., bar-c., bar-m., bell., brom.,

NACHTS - Mitternacht, vor ...

calc., carb-s., **Carb-v.**, caust., ferr., ferr-ar., graph., hep., kali-c., lach., led., *lyc.*, mag-c., mag-m., mez., mosch., mur-ac., nat-m., *nit-ac.*, nux-v., osm., *phos.*, puls., rhus-t., rumx., sabad., sep., spong., squil., **Stann.**, staph., sul-ac., sulph., verat., zinc.

22 Uhr: *Bell.*, dios., nat-m.

Bis 1 Uhr: *Ant-t.*, calad., cupr., hep., lach.

22.30 Uhr: Carb-s., sol-t-ae.

23 Uhr: *Ant-t.*, aral., *bell.*, hep., lach., rhus-t., *rumx.*, verat.

23-24 Uhr: Hep.

23-1 Uhr: Cupr.

23-3 Uhr: Squil.

23.30 Uhr: **Coc-c.**

nach: *Acon.*, am-c., am-m., ant-t., *ars.*, ars-i., arum-d., bar-c., *bell.*, bry., calc., caust., cham., chin., chin-a., coc-c., cocc., coff., dig., **Dros.**, grat., hep., *hyos.*, iod., *kali-ar.*, kali-c., lyc., mag-c., mag-m., mang., merc., mez., nit-ac., *nux-v.*, ph-ac., phos., *rhus-t.*, rumx., samb., sep., spong., squil.

amel.: Brom., rhus-t.

3 Uhr: Ant-t.

morgens, bis: Nux-v., sep., stict.

Tagesanbruch, bis: **Nux-v.**

1 Uhr: Coc-c., sulph.

1-2 Uhr: Rumx., zing.

1-4 Uhr: Bufo

2 Uhr: Am-c., am-m., *ars.*, caust., chin., chin-s., cocc., *dros.*, glon., **Kali-ar.**, *kali-c.*, kali-n., nat-m., op., petr., phos., rumx., sulph.

bis 2 Uhr: Sulph.

2 und 2.30 Uhr: Kali-p.

2 oder 3 Uhr: Ant-t., ars., *kali-c.*, merc.

2-3 Uhr: Am-c., *kali-bi.*

2-3.30 Uhr: Coc-c.

2-4 Uhr: Eup-per.

2-5 Uhr: Rumx.

3 Uhr: *Am-c.*, *ars.*, bapt., bufo, cahin., chin., cupr., **Kali-ar.**,

NACHTS - 3 Uhr ...

Kali-c., kali-n., mag-c., mur-ac., nux-v., op., rhus-t., thuj.

bis 3 Uhr: Acon.

3-4 Uhr: *Am-c.*, *bufo*, cahin., *kali-c.*, lyc., op., rhus-t.

4 Uhr: *Anac.*, ant-t., asc-t., chin., kali-c., lyc., nat-s., nit-ac., nux-v., petr., phos.

bis 4 Uhr: Nicc.

5 Uhr: Ant-c., arum-t., *kali-c.*, rumx.

5-6 Uhr: Kali-i.

5-12 Uhr: Kali-c.

5.30 Uhr: Ars.

Aufstehen, nach dem: Sulph.

Erwachen durch den Husten: Am-m., *bell.*, *calc.*, *caust.*, coc-c., cocc., coff., hep., **Hyos.**, **Kali-c.**, kali-n., lach., mag-m., nit-ac., phos., *puls.*, ruta, sang., **Sep.**, sil., squil., stront., **Sulph.**, zing.

1 Uhr: Coc-c.

2 Uhr: Cocc., *dros.*, *kali-c.*, kali-n.

3 Uhr: Kali-n.

4 Uhr: Nit-ac.

nur nachts: *Ambr.*, *caust.*

Schweiß, mit: Chin., dig., eug., kali-bi., lyc., *merc.*, nat-c., nit-ac., psor., sulph.

ABENDESSEN, während: Carb-v.

nach: Nat-ar.

ABLENKEND: Ant-t.

Tag und Nacht: Ant-t.

ABWÄRTSBEWEGUNG, bei: Lyc.

ABWECHSELND mit Ischialgie im Sommer: Staph.

Hautausschlägen
(s. HAUTAUSSCHLÄGE)

ALKOHOL: Arn., ferr., ign., lach., led., *spong.*, stann., stram., zinc.

ALTEN Menschen, bei: Alum., alumn., *am-c.*, *ambr.*, *ammc.*, ant-c., *ant-t.*, *bar-c.*, camph., con., hydr., hyos., ip., kreos., *psor.*, *seneg.*

morgens, chronisch: Alumn.

nachts: Hyos.

Winter, im: Kreos., psor.

ANFALLSWEISE: Acon., aeth., *agar.*, alum., *ambr.*, *anan.*, ang., *ant-c.*, anth., *arg-n.*, *arn.*,

ANFALLSWEISE ...

ars., arum-t., *bad.*, **Bell.**, brom., bry., calad., *calc.*, calc-f., cann-s., *caps.*, *carb-h.*, *carb-s.*, **Carb-v.**, *caust.*, *cham.*, *chel.*, *chin.*, cimx., **Cina**, **Coc-c.**, coca, cocc., coff., *con.*, *cor-r.*, croc., *crot-c.*, **Cupr.**, cycl., dig., **Dros.**, elaps, *euphr.*, ferr., ferr-m., ferr-p., gins., **Hep.**, hydr-ac., **Hyos.**, ign., indg., iod., **Ip.**, jatr., kali-bi., *kali-br.*, *kali-c.*, *kali-chl.*, kali-n., *kali-p.*, kali-s., *kreos.*, *lach.*, lact., laur., lob., lyc., *mag-c.*, *mag-m.*, mag-p., mang., **Meph.**, merc., merc-c., merc-i-r., morph., naja, nat-m., nicc., nit-ac., **Nux-v.**, op., ph-ac., phos., phyt., plb., *psor.*, **Puls.**, **Rumx.**, sabad., sang., sarr., *seneg.*, **Sep.**, sil., *spong.*, squil., **Stann.**, staph., *sul-ac.*, *sulph.*, **Tarent.**, thuj., **Verat.**, zinc.

tagsüber: *Agar.*, *euphr.*, *hep.*, nit-ac., staph.

amel.: Bell., ign., lyc., spong.

morgens: *Agar.*, *ant-c.*, carb-v., coc-c., dig., ferr., ferr-m., ferr-p., ign., iod., ip., kali-c., kreos., nat-ar., nat-m., nat-p., *nux-v.*, ol-j., ph-ac., puls., sang., squil., stram., sul-ac., sulph., thuj.

Aufstehen, nach: *Ant-c.*, ferr-p.

Bett, im: Coc-c., ferr., **Nux-v.**

Erwachen, nach dem: *Agar.*, *ambr.*, **Rumx.**, thuj.

Essen amel.: Ferr.

vormittags: *Agar.*, cact., coc-c., grat., sabad., *sep.*

mittags bis Mitternacht: Mosch.

nachmittags: Agar., all-c., bad., *bell.*, bry., caps., *chel.*, coca, cupr., mosch., mur-ac., ol-an., phel.

13.30 Uhr: Phel.

14 Uhr: Ol-an.

16 Uhr: *Chel.*, coca

17 Uhr: Cupr.

17-21 Uhr: Caps.

abends: All-c., anan., bad., bar-c., *bell.*, bry., calc., *carb-v.*, chel., chlor., *coc-c.*, coca, grat., *hep.*, ign., indg., ip., lach., laur., led., mag-c., merc., mez., nat-ar., nat-m., nit-ac., *nux-v.*, ol-an., ph-ac., *phos.*, puls., rhus-t., *sep.*, sil., stann., still., stram., tarent., verat-v.

18.15 Uhr: Ol-an.

19 Uhr: Grat.

bis Mitternacht: Bar-c., carb-v., ferr., *hep.*, led., mag-c., mez., nit-ac., *puls.*, rhus-t., sep., stann., zinc.

HUSTEN

ANFALLSWEISE - abends - bis Mitternacht ...

Bett, im: Cocc., nat-m.

Hinlegen, nach dem: *Nux-v.*

kühlem Wind, in: Coca

nachts: *Agar.*, anac., anan., ant-t., apis, aral., arg-n., aur., aur-m., aur-s., **Bell.**, bry., calc., calc-f., **Carb-v.**, *chel.*, chin., *coc-c.*, *con.*, cor-r., *dros.*, ferr., *hep.*, **Hyos.**, ign., *ip.*, kali-br., kali-c., *lach.*, lyc., *mag-c.*, mag-m., *meph.*, *merc.*, merc-c., naja, *op.*, *phos.*, *puls.*, **Rumx.**, sang., sil., *spong.*, squil., sulph., tarent., thuj., vinc.

Mitternacht, um: *Cham.*, dig., mosch., naja, phos., *sulph.*

vor: Ant-t., apis, aral., bell., *hep.*, lach., mosch., mur-ac., rhus-t., **Rumx.**, *spong.*, squil., sulph.

23 Uhr: Ant-t., bell., lach., **Rumx.**, spong., squil.

Hinlegen, nach dem: **Rumx.**

Schlaf, nach: Aral., *lach.*

23.30 Uhr: **Coc-c.**

Einschlafen, gleich auf welcher Seite; beim: *Spong.*

Schlucken des Schleims amel.: Apis

nach: Bell., *cocc.*, dig., **Dros.**, hyos., kali-c., squil.

2 Uhr: **Dros.**

2 und 3.30 Uhr: Coc-c.

Schlafengehen, vor dem: *Coc-c.*

Warmwerden im Bett, beim: *Coc-c.*, naja

zweite Nacht beim Einschlafen, jede: Merc.

Anfälle folgen einander schnell: *Agar.*, ant-t., cina, coff., *cor-r.*, **Dros.**, hep., *ip.*, merc., sep., sulph.

schwerste, die folgenden werden immer leichter; der erste ist der: *Ant-c.*

zwei Anfälle kurz hintereinander: Merc., sulph.

Aufsetzen amel.: Cinnb.

besteht aus wenigen Hustenstößen: Bell., calc., laur.

kurzen Hustenstößen: Alum., ant-t., asaf., bell., calc., carb-v., *coc-c.*, cocc.,

ANFALLSWEISE - besteht aus Hustenstößen ...

cor-r., *dros.*, kali-bi., *kali-c.*, lact., squil.

langen Hustenstößen: Ambr., carb-v., **Cupr.**, ip., lob.

zwei Hustenstößen: Agar., cocc., grat., laur., merc., phos., plb., puls., sul-ac., sulph., thuj.

drei Hustenstößen: *Carb-v.*, *cupr.*, phos., stann.

Brot- oder Kuchenessen, durch: Kali-n.

Erstickungsanfall plötzlich beim Schlucken, mit: **Brom.**

Froststadium im Fieber, nach: Phos.

gefolgt von reichlichem Schleimauswurf: *Agar.*, alumn., *anan.*, *arg-n.*, **Coc-c.**, kali-bi., seneg., stann., sulph.

Gehen in kühlem Wind, beim: Coca

heftige Hustenanfälle, die nicht aufhören, bis Massen von übel riechendem Sputum hervorgebracht werden: Carb-v.

Kribbeln im Kehlkopf, durch: *Psor.*

Magengrube amel., Legen der Hand auf die: *Croc.*

Mittagessen, nach dem: Aeth., calc-f., phos.

Niesen, mit: **Agar.**, carb-v., lyc.

Rauchen, beim: All-s.

Schnappen nach Luft, fängt an mit: Ant-t., cor-r.

schnell hintereinander, bis der Patient vollkommen schlaff zurückfällt: *Cor-r.*

Sonne, beim Gehen in der heißen: Coca

Spülen des Mundes mit kaltem Wasser amel.: Coc-c.

Temperaturwechsel, bei: *Spong.*

ununterbrochene Anfälle: **Cupr.**

Zucken des ganzen Körpers bei plötzlichen Anfällen: Caps.

ANGEFÜLLT im Hals, durch Gefühl wie: Apis, ars., sil.

ANGESPROCHEN wird, wenn er: Ars.

ÄNGSTIGT; schwache, nervöse Kinder erwachen mit trockenem, krampfartigem Husten, der sie in Schreck aufschreien lässt und: Kali-br.

ANHALTENDER Husten: Acon., *agar.*, ail., **Alum.**, am-br., am-c., ant-t., apoc., arg-c., *arn.*, *ars.*, bell., benz-ac., bry., calad., calc., cann-s., carb-ac., *carb-v.*, **Caust.**, **Chin.**, chlor., cimic.,

ANHALTENDER Husten ...

cimx., cina, *coff.*, *con.*, cor-r., cub., *cupr.*, cupr-s., dol., dros., elaps, euph., *ferr.*, ferr-p., guare., *hep.*, *hyos.*, hyper., *ign.*, *ip.*, kali-bi., kali-chl., kali-i., kali-ma., kali-n., kalm., kreos., *lac-c.*, *lach.*, lact., lac-ac., laur., lob-s., **Lyc.**, mag-arct., mang., med., merc., *mez.*, nat-m., nat-p., *ph-ac.*, phel., phos., phyt., plan., podo., *puls.*, *rhus-t.*, **Rumx.**, sang., *seneg.*, sep., **Spong.**, *squil.*, stict., tab., thuj., zinc.

Tag und Nacht: Ign., lyc., nat-m., phos., spong., squil.

Tag oder Nacht: *Squil.*

morgens: Cupr-s., phel.

abends: Acon., *caust.*, cub., **Puls.**

nachts: Anac., *con.*, laur., lyc., med., **Sep.**, stict., stront., zinc.

Einschlafen, beim: Med.

Erwachen, beim: **Sep.**

Liegen, beim: **Sep.**, zinc.

Erbrechen amel.: *Mez.*

Liegen amel.: Mang.

agg., Aufsitzen amel.: **Hyos.**, *laur.*, **Puls.**, rhus-t., sang., **Sep.**

ANSTRENGUNG, bei: Ail., arn., ars-i., *bar-c.*, *brom.*, bry., camph., cocc., dulc., *ferr.*, iod., ip., *kali-c.*, led., *lyc.*, *manc.*, merc., mur-ac., naja, nat-ar., *nat-m.*, *nux-v.*, *ox-ac.*, phos., **Puls.**, sil., spong., squil., sulph., verat.

geistige: Arn., *ars.*, asar., cina, cist., cocc., colch., ign., *nux-v.*

heftige: *Brom.*, carb-v., *ferr.*, ox-ac., **Puls.**, verat.

ÄRGER, nach: Acon., ant-t., ars., bry., **Cham.**, chin., *cina*, **Ign.**, iod., *nat-m.*, nux-v., ph-ac., sep., **Staph.**, verat.

ARME, durch Kaltwerden der (s. KALT - Abkühlung)

ASTHMATISCH: *Acon.*, *alum.*, *am-c.*, am-m., ambr., anac., **Ant-t.**, aral., arg-n., arn., **Ars.**, *ars-i.*, asaf., aspar., bar-c., bar-m., *bell.*, *brom.*, bry., calad., calc., calc-s., carb-an., carb-s., *carb-v.*, caust., cham., *chin.*, chin-a., chlor., cic., **Cina**, coc-c., cocc., con., cor-r., croc., *crot-t.*, **Cupr.**, dig., dol., **Dros.**, dulc., *euph.*, euphr., ferr., ferr-ar., ferr-i., ferr-p., guaj., *hep.*, hyos., ign., iod., **Ip.**, *kali-ar.*, *kali-bi.*, *kali-c.*, kali-chl., kali-n., kali-p., *kreos.*, *lach.*, lact., laur., *led.*, lob., lyc., merc., mez., mosch., mur-ac., nat-m., nat-s., nicc., nit-ac., *nux-m.*, **Nux-v.**, op., petr., phel., *phos.*, prun-s., psor., *puls.*, rhus-t., sabad.,

ASTHMATISCH ...

samb., *sang.*, *sep.*, *sil.*, spig., *spong.*, squil., stann., *stram.*, sul-ac., sulph., verat., viol-o., zinc., zing.

ATEMS, beim Anhalten des: Kali-n., prun-s.

Mangel an Atem: Am-c., *ars.*, *aur.*, aur-m., cina, cocc., coloc., con., *cur.*, dros., euphr., ferr., guaj., hep., ign., *ip.*, lyc., nux-v., op., spig.

nachts: Aur.

ATMEN: Am-c., asar., bell., coloc., dulc., graph., hep., ip., kali-n., mag-m., nat-m., sulph.

tief: *Acon.*, *aesc.*, am-c., am-m., apis, arn., ars., asar., **Bell.**, bism-o., *brom.*, **Bry.**, carb-an., chin., chin-a., cina, coc-c., **Con.**, *cor-r.*, crot-h., cupr., dig., dros., *dulc.*, euphr., *ferr.*, ferr-ar., ferr-p., graph., *hep.*, *iod.*, ip., kali-ar., *kali-bi.*, **Kali-c.**, kali-p., *lac-c.*, lach., lec., *lyc.*, mag-m., mang., meny., *merc.*, mez., mur-ac., naja, nat-ar., nat-m., nit-ac., ph-ac., phos., plb., *puls.*, *rhus-t.*, *rumx.*, sabad., samb., seneg., sep., serp., sil., *squil.*, stann., stram., *sulph.*, zinc., ziz.

amel.: Lach., *puls.*, *verb.*

morgens, nach dem Hinlegen: Ip.

unregelmäßig, durch Husten: **Rumx.**

AUFRICHTEN vom Bücken, beim: Phos.

AUFSETZEN, muss sich: *Agar.*, *ant-t.*, aral., *ars.*, *bry.*, caust., chin-s., *coc-c.*, colch., **Con.**, crot-t., eupi., *ferr.*, ferr-ar., gamb., hep., *iod.*, *kali-bi.*, kreos., lach., mag-m., mag-s., nat-s., nicc., **Phos.**, plan., **Puls.**, *sang.*, *seneg.*, *sep.*, staph.

beginnt, sobald der Husten: Ars., *bry.*, caust., *coc-c.*, colch., **Con.**, hep., lach., plan.

fertig husten, danach hatte er Ruhe; und musste: **Con.**

AUFSTEHEN, beim: Acon., alum., alumn., ang., arg-n., arn., ars., bar-c., benz-ac., bov., bry., calc-s., canth., carb-an., carb-v., chel., chin-s., cina, cocc., con., dig., euph., euphr., *ferr.*, ferr-ar., ferr-p., grat., ign., indg., *lach.*, mag-c., nat-s., nit-ac., osm., ox-ac., par., phos., plb., sep., staph., stram., sul-ac., sulph., tarent., thuj., verat.

amel.: Mag-c., mag-s., rhus-t.

vor: Ail., **Nux-v.**

Bett, vom: Acon., ars., bar-c., bry., calc-s. canth., carb-an., carb-v., chel., cocc., con., *euphr.*, ferr-p., ign., **Lach.**, mag-s., nat-s. phos., plb., sep., sul-ac., tarent., thuj., verat.

HUSTEN

AUFSTOSSEN amel.: **Sang.**

erregt Husten: *Ambr.*, bar-c., lac-ac., sol-t-ae., staph.

AUSATMEN: Acon., cann-i., cann-s., *carb-v.*, *caust.*, dros., iod., kreos., lach., merc., nux-v., ph-ac., staph.

AUSSCHWEIFUNG, nach: *Nux-v.*, stram.

AUSSETZEND, um 6 Uhr, Trinken von kaltem Wasser amel.: *Coc-c.*

AUSWURF amel.: Ail., alum., alumn., bell., calc., carb-an., caust., *guaj.*, *hep.*, *iod.*, *ip.*, kali-n., kreos., *lach.*, lob., meli., mez., *phos.*, phyt., plan., *sang.*, *sep.*, sulph., zinc.

BADEN agg.: Ant-c., ars., *calc.*, calc-f., *calc-s.*, *caust.*, dulc., lach., *nit-ac.*, nux-m., *psor.*, **Rhus-t.**, sep., stram., sul-ac., sulph., verat., zinc.

Brust in kaltem Wasser amel.: Bor.

kaltes Baden agg.: Bor., psor.

BEGLEITERSCHEINUNG anderer Erkrankungen; als: Card-m., dros., **Lach.**, **Naja**

nachts: Card-m.

BEISSEND (s. BRENNEND)

BEKLEMMEND: Ail., phel.

BEKLEMMUNG im Epigastrium: Kali-bi.

BELLEND: **Acon.**, all-c., ant-t., aur-m., **Bell.**, brom., caps., cimx., clem., *coc-c.*, cor-r., cub., **Dros.**, *dulc.*, **Hep.**, hipp., *kali-bi.*, lac-c., lact., lyc., lyss., merc., mur-ac., *nit-ac.*, nux-m., phos., phyt., *rumx.*, **Spong.**, stann., stict., **Stram.**, sulph., verat.

Tag und Nacht: *Spong.*

morgens: Kali-bi., thuj.

abends: *Nit-ac.*

nachts: Bell., nit-ac.

23 Uhr, wacht plötzlich auf, Gesicht feuerrot, weint: Bell.

Atemzug, nach einem tiefen: Dulc.

Hund, wie ein: Bell., lyss.

laut: **Acon.**, aur-m., kali-bi., lyc., stann., verat.

Schlaf, im: Hipp., lyc., nit-ac.

Trinken von kaltem Wasser amel.: *Coc-c.*

BERÜHRUNG des Gehörgangs, bei: *Agar.*, *arg-n.*, *carb-s.*, kali-c., lach., mang., *psor.*, sil., *sulph.*, tarent.

BERÜHRUNG des *Kehlkopfes*, bei ...

Kehlkopfes agg.; leichte Berührung des: *Bell.*, chin., ferr-p., **Lach.**, *rumx.*, staph., stram.

BETT, im (s. LIEGEN)

Aufstehen vom Bett, beim (s. AUFSTEHEN)

Lagewechsel, bei: Ars., con., **Kreos.**

amel.: Bor., ign.

Warmwerden im Bett agg. oder erzeugt Husten: Ant-t., brom., **Caust.**, *cham.*, dros., led., merc., naja, nat-m., *nux-m.*, nux-v., **Puls.**, *verat.*

amel.: Cham., *kali-bi.*

abends: Nux-m.

BEUGEN des Kopfes nach hinten agg. (vgl. BÜCKEN): *Bry.*, cupr., hep., kali-bi., lyc., psor., *rumx.*, *sil.*, spong.

vorn agg., nach: **Caust.**, dig.

amel.: Eup-per., *spong.*

BEWEGUNG agg.: Arn., *ars.*, *ars-i.*, bar-c., bell., brom., *bry.*, bufo, *calc.*, carb-o., *carb-v.*, *chin.*, chin-a., cina, coc-c., cur., dros., eup-per., **Ferr.**, ferr-ar., form., iod., ip., kali-ar., kali-bi., *kali-c.*, kali-n., kreos., lach., laur., led., lob., lyc., merc., mez., mosch., mur-ac., nat-m., nat-s., nit-ac., *nux-v.*, osm., *phos.*, plan., psor., pyrog., *seneg.*, sep., *sil.*, spong., squil., *stann.*, staph., sul-ac., zinc.

13 Uhr: Nat-s.

16 Uhr: Calc-f., kali-bi.

schnelle Bewegung: *Nat-m.*, puls.

amel.: Ambr., arg-n., ars., caps., coc-c., dros., dulc., euph., euphr., grat., hyos., *kali-i.*, mag-c., mag-m., nux-v., ph-ac., phos., psor., puls., rhus-r., *rhus-t.*, sabad., samb., sep., sil., stann., sulph., verb., zinc.

Arme, der: Ars., calc., *ferr.*, *kali-c.*, led., lyc., **Nat-m.**, nux-v.

Brust, der: Anac., bar-c., **Chin.**, cocc., dros., *lach.*, mang., merc., mur-ac., nat-m., **Nux-v.**, *phos.*, sil., **Stann.**

BEWEGUNG, zu Beginn der: Nit-ac., plan., sil.

BEWUSSTSEINSVERLUST, mit: Cadm., cina, *cupr.*

BIER agg.: Mez., nux-v., rhus-t., spong.

BLUTANDRANG zur Brust, durch: Aloe

11 Uhr: Raph.

HUSTEN

BRENNEN in der Brust: Am-c., caust., coc-c., euph., euphr., led., mag-m., ph-ac.

Halsgrube: Ars.

Kehlkopf: Acon., aphis., arg-n., ars., bell., bov., brom., bufo, caust., mag-s., ph-ac., phos., phyt., seneg., *spong.*, stict., tarent., urt-u., zing.

Trachea: Acon., ars., euphr.

BROT, durch: Kali-c.

Schwarzbrot: Ph-ac.

BÜCKEN, beim: All-s., arg-m., arg-n., arn., bar-c., **Caust.**, chel., dig., *hep.*, kali-c., laur., lyc., phos., seneg., sil., *spig.*, spong., staph., verat.

DENKEN daran agg. (vgl. ANSTRENGUNG - geistige): Bar-c., nux-v., *ox-ac.*

Diarrhö amel.: Bufo

DREHEN von der linken auf die rechte Seite amel.: Ars., kali-c., *phos.*, *rumx.*, *sep.*, *thuj.*

Bett agg., Umdrehen im: Kreos.

Kopfes agg., des: Spong.

Seite agg., auf die: Am-m.

DREI Hustenstöße bei jedem Anfall (s. ANFALLSWEISE - besteht aus - drei)

DRUCK:

Brust, in der: Iod., op.

Magen, im: Calad.

Kehlkopf, auf den: Agar.

Gefühl zwischen Druck und Rauheit, das allmählich zu einem Kitzeln wird; durch ein: Tell.

EINATMEN: Acon., apis, asaf., asar., bell., benz-ac., *brom.*, *calc.*, *camph.*, chlor., cina, coff., con., cor-r., croc., dig., dulc., graph., *hep.*, ip., *kali-bi.*, lach., mag-m., ment., meny., meph., merc-i-f., nat-s., olnd., op., plb., prun-s., *puls.*, **Rumx.**, squil., stict., ter., verb.

krähender, heftiger, krampfartiger Husten, beginnt mit Schnappen nach Luft, dann folgt wiederholtes, krächzendes Einatmen, bis sich das Gesicht schwarz oder purpurn verfärbt und der Patient erschöpft ist, agg. nachts und nach einer Mahlzeit: *Cor-r.*

tief (s. ATMEN)

EISCREME amel. zuerst, danach agg.: Ars-h.

EISIG kalter Luft in den Luftwegen, Gefühl von: *Cor-r.*

ENGE der Brust (s. ZUSAMMENSCHNÜRUNG)

ENTBINDUNG, nach der: Rhus-t.

Abort, mit Rückenschmerz und Schweiß; folgt auf schwierige Entbindung oder: Kali-c.

ENTBLÖSSEN agg. (vgl. KALT - Abkühlung): Ars., chel., **Hep.**, *kali-bi.*, nux-v., **Rhus-t.**, **Rumx.**, sil.

Füße oder Kopf: **Sil.**

Hände: Bar-c., **Hep.**, **Rhus-t.**, sil.

ERHITZUNG, bei: Acon., ant-c., *brom.*, *bry.*, carb-v., caust., *coc-c.*, *dig.*, iod., kali-c., mag-c., nux-m., nux-v., **Puls.**, rhus-t., sil., thuj., zinc.

ERMÜDEND (s. ERSCHÖPFEND)

ERREGUNG, bei: Acon., ant-t., ars., asar., bry., bufo, *cham.*, *cist.*, con., dig., dros., hyos., lach., lob., mag-c., nux-v., op., ph-ac., rhus-t., **Spong.**

ERSCHÖPFEND: Ail., alum., anan., ant-t., arg-m., arg-n., **Ars.**, ars-i., **Bell.**, benz-ac., *brom.*, *camph.*, *carb-v.*, **Caust.**, cham., chel., chin., chin-a., chlor., *coc-c.*, *cocc.*, coff., colch., cor-r., croc., *cupr.*, daph., dig., *dros.*, eup-per., ferr., ferr-ar., ferr-p., graph., *hyos.*, iod., *ip.*, *kali-ar.*, kali-bi., *kali-c.*, kali-s., *kreos.*, *lach.*, lyc., mag-s., *merc.*, merc-c., nat-ar., nat-c., *nux-v.*, *phos.*, plb., *puls.*, rhod., *rhus-t.*, *rumx.*, sang., sarr., seneg., **Sep.**, *sil.*, spong., squil., **Stann.**, stict., *still.*, stram., sul-ac., sulph., tarent., tax., thuj., verat., zinc.

tagsüber: Lyc.

morgens: Rhod., squil., sulph., thuj.

Einschlafen, beim: Lyc.

Erwachen, nach: Mag-s., thuj.

mittags: Arg-n.

abends: Arg-n., ip., *kali-c.*, lyc., rhod., *sil.*, *still.*

Einschlafen, beim: Lyc.

nachts: *Caust.*, nat-c., **Puls.**, rhod., tarent.

Aufsitzen amel.: Nat-c.

Bett, im: *Caust.*, tarent.

Schlaf, stört den: **Puls.**

ERSCHÜTTERND: **Agar.**, alumn., am-m., anac., anan., ang., ant-c., arg-n., *arn.*, ars. arum-t., aur., **Bell.**, brom., **Bry.**, calc., calc-ar. calc-s., cann-i., *caps.*, *carb-an.*, **Carb-v.**, **Caust.** cench., *chel.*, chin., chin-s., **Coc-c.**, cocc., coll. *con.*, cop., croc., cupr., cur., daph., *dulc.*, graph. gymn., *hyos.*, **Ign.**, *ip.*, iris-foe., kali-bi., **Kali-c.** *kali-p.*, kali-s., kreos., lac-c., *lach.*, *lact.*, led. *lyc.*, mag-m., mag-s., **Merc.**, merc-c., *mez.* mur-ac., nat-ar., nat-c., nat-m., nat-p., nicc. nit-ac., **Nux-v.**, olnd., op., osm., **Phos.**, **Puls.**

ERSCHÜTTERND ...

rhod., *rhus-t.*, rob., sarr., *sec.*, sel., *seneg.*, *sep.*, *sil.*, spig., *spong.*, squil., **Stann.**, staph., stict., sul-ac., **Sulph.**, sumb., syph., *verat.*, zinc.

morgens: Caust., *chel.*

Erwachen, beim: Caust.

nachmittags, 15 Uhr: Cench.

abends: Anan., cench., *ip.*, iris-foe., led., nat-m., nit-ac., *puls.*, rhus-t., stict.

22 Uhr: Nat-m.

bis Mitternacht: Led., nit-ac., *puls.*, rhus-t.

nachts: Agar., anan., aur., **Bell.**, chin-s., *hyos.*, iris-foe., merc., nit-ac., stict.

Mitternacht, nach: Hyos.

Aufsitzen amel.: Arg-n., **Hyos.**, **Puls.**

Einatmen, beim tiefen: Con.

Trinken von Wasser amel.: *Op.*

ERSTICKEND: Acon., *agar.*, **Alum.**, am-m., anac., anan., *ant-t.*, *apis*, apoc., *arg-n.*, *ars.*, ars-i., bar-c., bell., *brom.*, *bry.*, *carb-an.*, carb-s., **Carb-v.**, *caust.*, *cham.*, chel., **Chin.**, *chin-a.*, **Cina**, coc-c., cocc., *con.*, crot-h., **Cupr.**, *cycl.*, der., **Dros.**, euphr., eupi., guare., **Hep.**, hydr-ac., **Hyos.**, ign., indg., *iod.*, **Ip.**, kali-ar., kali-bi., *kali-c.*, kali-i., kali-s., kaol., kreos., *lach.*, lact., *led.*, lyc., mag-p., mang., meph., *merc.*, nat-m., *nux-m.*, **Nux-v.**, *op.*, petr., phel., *puls.*, ruta, **Samb.**, *sep.*, sil., spig., *spong.*, squil., stram., **Sulph.**, *tab.*, tep., thuj., *tub.*, verat., zinc.

tagsüber: Anac.

morgens: Coc-c.

5 Uhr: *Kali-c.*

Aufstehen, nach dem: **Cina**

Hinlegen, beim: Coc-c.

mittags: *Arg-n.*

abends: *Carb-an.*, cina, indg., *ip.*, *lach.*, nat-m.

18 Uhr: Am-m.

19 Uhr: **Ip.**

Bett, im: Indg.

nachts: Ars., bell., bry., carb-an., *carb-v.*, cham., *chin.*, coc-c., *cupr.*, **Hep.**, indg., ip., lyc., ruta, sil., thuj.

Mitternacht, um: Cham., *dros.*, *ruta*, **Samb.**

nach: Chin., *kali-c.*, *samb.*

2 und 4 Uhr: Chin.

ERSTICKEND - nachts - Mitternacht, nach ...

5 Uhr: *Kali-c.*

Einatmen, durch: Cina

Essen und Trinken, nach: Bry.

Gehen, beim: Ars.

Kind wird steif und blau im Gesicht: *Cupr.*, **Ip.**

Liegen, im: Spong.

Schlaf, im: Aral., carb-an., **Lach.**

Schlucken, beim: **Brom.**

ERSTICKT: Meli.

ERSTICKUNGSGEFÜHL im Hals, durch: Lach.

ERWACHEN, beim: Acon., ail., ambr., apis, *aral.*, arg-n., arum-t., bell., calc., carb-v., caust., *chel.*, *chin.*, cina, **Coc-c.**, cod., coff., crot-h., dig., euphr., ferr., ferr-p., ign., *kali-bi.*, kali-n., kreos., lac-c., **Lach.**, lachn., mag-s., nat-ar., nit-ac., nux-v., ph-ac., phos., psor., puls., *rhus-t.*, rumx., *sang.*, sanic., sep., sil., sol-t-ae., spong., squil., stram., sul-ac., sulph., tarent., thuj.

ESSEN, durch: Acon., aeth., agar., all-s., ambr., *anac.*, *ant-t.*, arn., *ars.*, bar-c., bell., brom., *bry.*, bufo, *calc.*, calc-f., caps., carb-s., *carb-v.*, caust., cham., *chin.*, *coc-c.*, cor-r., *cupr.*, *cur.*, dig., dros., euphr., *ferr.*, ferr-ar., ferr-ma., ferr-p., *hep.*, hyos., *ip.*, **Kali-bi.**, kali-c., kali-p., kali-s., lac-c., lach., laur., lyc., mag-c., mag-m., med., *mez.*, mosch., myos., nat-m., nit-ac., nux-m., **Nux-v.**, op., ph-ac., phos., puls., rhus-t., *rumx.*, ruta, sang., *sep.*, sil., squil., staph., sulph., tarax., ter., *thuj.*, verat., zinc.

erbricht, bis er: *Mez.*

amel.: All-s., am-c., ammc., anac., carb-an., *euphr.*, ferr., ferr-m., kali-c., sin-n., **Spong.**, tab.

gewürzte Speisen agg., stark: Sulph.

hastiges Essen agg.: Sil.

warme Speisen (s. WARM)

ESSIG, nach: Alum., ant-c., sep., sulph.

EXPLOSIV: *Caps.*, rumx., sil., stry.

abends: Sil.

Ausstoßen von stinkender, scharfer Atemluft; mit: Caps.

FAHREN oder Reiten, beim: Staph., sul-ac., sulph.

FEDER oder Gerstengranne in der Trachea, Gefühl einer: Rumx.

FEDER oder Gerstengranne in der Trachea ...

Flaumfeder in der Halsgrube, Husten durch das Gefühl einer: Calc., cina, *ph-ac.*, *sulph.*

wie durch Federn (s. STAUB; KITZELHUSTEN)

FETTE Speisen, durch: Mag-m.

FETTS gereizt; Gefühl, als würde der Hals durch die Dämpfe ranzigen: Hep.

FEUER, beim Sehen ins: *Ant-c.*, *stram.*

FIEBER, während: **Acon.**, alum., anac., ang., ant-c., ant-t., *apis*, arg-m., *arn.*, **Ars.**, ars-i., bapt., *bell.*, bism-o., brom., *bry.*, **Calc.**, carb-v., caust., cham., *chin.*, *chin-a.*, cic., cimx., cina, coff., **Con.**, cub., cupr., dig., dros., dulc., eup-per., *ferr.*, ferr-ar., ferr-i., ferr-p., hep., **Hyos.**, ign., iod., **Ip.**, *kali-ar.*, **Kali-c.**, kali-p., *kali-s.*, kreos., lach., lyc., **Nat-m.**, nit-ac., nux-m., **Nux-v.**, op., petr., ph-ac., **Phos.**, plat., podo., puls., rhus-t., ruta, **Sabad.**, samb., sang., seneg., sep., sil., spig., spong., squil., staph., sul-ac., sulph., tarent., thuj., *tub.*, verat., verb.

hektischem Fieber, mit: Bov., nux-v., *phos.*, puls., sil., *stann.*

intermittierendem Fieber, in Anfällen; vor: Eup-per., *rhus-t.*, samb.

nach: Nat-m.

Unterdrückung des Fiebers, durch: Eup-per.

remittierendem Fieber, während: Podo.

Scharlach, nach: Ant-c., con., hyos.

FISCH, durch Essen von: Lach.

FLATUS amel., Abgang von: **Sang.**

FLECK im Kehlkopf, wie von einem trockenem: Cimic., **Con.**, crot-h.

FLEISCH, nach: *Staph.*

FLÜSSIGKEITEN:

Berühren von Flüssigkeiten hinten am Rachen, durch: Am-c.

Schlucken, nachts: Sul-ac.

FLÜSTERND: Card-b.

FOLTERND, qualvoll: Alum., am-c., anac., ang., arg-n., **Ars.**, arum-t., asaf., bar-c., **Bell.**, benz-ac., berb., bor., brom., *calc.*, cann-s., carb-an., carb-v., **Caust.**, chel., chin., cina, *cocc.*, *con.*, cor-r., *croc.*, *cupr.*, daph., **Dros.**, dulc., ferr-p., hep., hydr-ac., **Ip.**, *kali-c.*, kali-n., kreos., *lach.*, lact., led., lob., merc., merc-c., *mez.*, mur-ac., *nat-ar.*, nat-c., *nat-m.*, nit-ac., *nux-v.*, op., *petr.*, *phos.*, phyt., rhod., rhus-t.,

FOLTERND, qualvoll ...

rumx., *sang.*, sel., sep., spig., *squil.*, *stann.*, *sulph.*, verat.

FREIEN, im: *Acon.*, all-s., alum., ang., aphis., **Ars.**, bar-c., bry., calc., carb-v., cham., cina, cocc., *coff.*, con., cycl., euphr., ferr., ferr-ar., ferr-p., *hep.*, ip., kali-bi., **Kali-n.**, *lach.*, lyc., mag-arct., mosch., *naja*, nit-ac., nux-v., osm., ph-ac., **Phos.**, phyt., *rhus-t.*, **Rumx.**, sang., seneg., sil., spig., squil., staph., stram., *sul-ac.*, *sulph.*

amel. (vgl. WARM – Zimmer): *All-c.*, ambr., ant-c., anth., apis, *arg-m.*, *arg-n.*, bov., *brom.*, **Bry.**, calc-s., cench., chel., **Coc-c.**, cycl., dros., dulc., **Iod.**, *kali-s.*, *lil-t.*, **Mag-p.**, *nat-s.*, nux-v., **Puls.**, pyrog., sanic., sulph.

Gehen im Freien, beim: Acon., alum., ang., **Ars.**, carb-v., cina, dig., ferr., ferr-ar., ip., kali-n., lyc., mag-m., nux-v., osm., ox-ac., ph-ac., **Phos.**, *rhus-t.*, *seneg.*, sep., spig., staph., stram., sul-ac., *sulph.*

FREMDEN, Kind hustet beim Anblick von: Ambr., *ars.*, bar-c., phos.

FREMDKÖRPERS, Gefühl eines:

Kehlkopf, im: Am-caust., *arg-m.*, **Bell.**, brom., *dros.*, *hep.*, *lach.*, lob., *phos.*, ptel., *rumx.*, *sil.*

Gerstengranne scheint sich hin und her zu bewegen im Kehlkopf: Rumx.

Trachea, in der: Hyos., *kali-c.*, **Sang.**, sin-n.

FREUDIGE Überraschung, durch eine: Acon., merc.

FROSTSTADIUM im Fieber, vor: Apis, eup-per., **Rhus-t.**, rumx., *samb.*, *tub.*

während: Acon., apis, *ars.*, *bell.*, bor., *bry.*, calc., calc-p., carb-v., cham., *chin.*, *chin-a.*, cimx., con., *ferr.*, hep., hyos., ip., kali-ar., kali-c., kali-p., kreos., lach., lyc., nat-c., nat-p., nux-m., nux-v., ph-ac., **Phos.**, *psor.*, *puls.*, **Rhus-t.**, *rumx.*, **Sabad.**, *sep.*, sil., spong., sulph., thuj., *tub.*

nach: Apis, cimx., nux-m., phos., *samb.*

FRÜHLING, im (s. JAHRESZEITEN)

FRÜHSTÜCK, vor: Alumn., kali-c., murx., seneg., sulph.

während: Alum., alumn., seneg.

nach, amel.: Alumn., aspar., bar-c., coc-c., kali-c., lach., murx.

FÜRCHTEN sich zu husten und scheinen ihn so lange wie möglich vermeiden zu wollen, Kinder mit Bronchialkatarrh: Phos.

GÄHNEN: Arn., asaf., cina, mur-ac., nux-v., puls., staph.

aufeinanderfolgend Gähnen und Husten: Ant-t., *nat-m.*

GASTRISCH: Bor., card-m., ferr., ip., kali-ar., lob., nux-v.

GEHEN, beim: Alum., ars., *calc.*, carb-v., cina, dig., **Ferr.**, hep., iod., ip., lach., mag-m., mang., mez., nat-ar., nat-m., rumx., *seneg.*, stram., stront., sul-ac., *thuj.*

amel.: Astac., *dros.*, grat., ign., phos.

schnellem, bei: Cench., coca, merc., nat-m., *puls.*, *seneg.*, sep., sil., squil., stann.

GEWALTSAM: Acon., alum., bry., con., hep., lyc., *phos.*, ruta

abends und nachts: Ruta

GEIGE, beim Spielen der (vgl. MUSIK): Kali-c.

GEPRESST: Aspar., caust., *chel.*, cocc., croc., *cupr.*, ip., lach., led., nux-v., par., phos., rhod., rhus-t., sel., thuj.

GERÄUSCHE agg.: Arn., ph-ac.

GERÜCHE, durch starke: *Phos.*, sul-ac.

GESELLSCHAFT, in: *Ambr.*, bar-c.

GEWALTSAM: Acon., alum., bry., con., hep., lyc., *phos.*, ruta

abends und nachts: Ruta

GEWITTER, vor: Phos., sil.

GICHTANFALL, vor einem: Led.

GONORRHÖ, nach unterdrückter: Benz-ac., *med.*, sel., *thuj.*

GREIFT sich beim Husten an den Hals: *Acon.*, all-c., ant-t., bell., dros., hep., iod., lach.

Kehlkopf unwillkürlich bei jedem Hustenstoß, hat das Gefühl, als ob der Kehlkopf zerrissen würde; an den: All-c.

GROSSEN, schlanken, tuberkulösen Personen; bei: Phos.

HAARES in der Trachea, Gefühl eines: Sil.

HALTEN:

Abdomens amel., des: Con.

Brust mit beiden Händen halten, muss sich die: **Arn.**, *bor.*, **Bry.**, cimic., **Dros.**, *eup-per.*, kreos., merc., nat-m., *nat-s.*, *phos.*, *sep.*

HALTEN ...

Magengrube amel., der: *Croc.*, *dros.*

HÄMORRHOIDEN, nach dem Erscheinen von: Berb., euphr., sulph.

HÄNDE (s. HALTEN)

HART: Alumn., apoc., ars., asc-t., aur-m., aur-s., **Bell.**, *bor.*, calc., cann-i., caps., *carb-v.*, caust., cench., chlor., chr-ac., cina, *coc-c.*, coll., *cupr.*, eup-per., eupi., gymn., *kali-bi.*, **Kali-c.**, *lac-c.*, *lach.*, laur., *lyc.*, naja, *nux-v.*, osm., *phos.*, *phyt.*, *puls.*, rhus-t., sarr., sec., seneg., *sep.*, spong., **Stann.**, stict., syph., *ziz.*

abends: Apoc., caps., *puls.*

nachts: Apoc., ars., syph.

1 Uhr, nach: Ars.

Hustenanfälle hören nicht auf, bis Massen von übel riechendem Sputum herausgebracht werden: *Carb-v.*

Rauchen, beim: All-s., nux-v.

HARTNÄCKIG anhaltend: Acon., am-caust., **Bell.**, cact., crot-t., cub., **Cupr.**, dios., *hyos.*, ip., jatr., kali-n., lyc., mag-p., merc., mez., *nux-v.*, rumx., sang., squil.

Mitternacht, Liegen auf dem Rücken agg.; Liegen auf der Seite amel.: *Nux-v.*

HAUTAUSSCHLÄGEN, abwechselnd mit: Ars., *crot-t.*, mez., *psor.*, *sulph.*

unterdrückte Hautausschläge, durch: Dulc.

HEBEN der Arme agg.: *Bry.*, *ferr.*, lyc., ol-j.

HEBEN einer schweren Last, beim: Ambr.

HEFTIG: **Agar.**, alum., am-m., ambr., anac., anan., ang., ant-t., apis, arg-n., ars., **Bell.**, *bor.*, brom., bry., bufo, *calc.*, camph., carb-an., **Carb-v.**, **Caust.**, *cham.*, *chel.*, chin., *cimx.*, *cina*, clem., **Coc-c.**, **Con.**, cop., cor-r., croc., **Cupr.**, *cycl.*, **Dros.**, elaps, *eup-per.*, *euphr.*, *form.*, gamb., gels., guare., **Hep.**, hydr-ac., **Hyos.**, **Ign.**, indg., **Ip.**, kali-bi., **Kali-c.**, kali-chl., *kreos.*, **Lach.**, lact., led., lith-c., *lob.*, lycps., *mag-c.*, mag-p., manc., *meph.*, *merc.*, **Mez.**, mur-ac., *nat-ar.*, *nat-c.*, nat-p., nicc., nit-ac., *nux-v.*, ol-j., olnd., *op.*, par., petr., **Ph-ac.**, **Phos.**, plat., **Puls.**, *rhus-t.*, rumx., ruta, sabad., sang., seneg., **Sep.**, *sil.*, spig., *spong.*, **Squil.**, **Stann.**, staph., stict., stront., sulph., ther., verat., viol-o., *zinc.*

tagsüber: *Agar.*, *euphr.*

morgens: Bry., cina, nux-v., *puls.*, **Squil.**

frühmorgens, im Bett: Bry., *mez.*, **Nux-v.**

Aufstehen, vor dem: **Nux-v.**

HEFTIG - morgens ...

Erwachen, beim: *Agar.*, **Lach.**

mittags: Bell.

nachmittags: Mur-ac., *nat-c.*

abends: Alum., anac., *calc.*, con., indg., *kali-c.*, *mez.*, *nat-c.*, verat.

Liegen, nach dem: *Kali-c.*, *mez.*, **Sep.**

nachts: Arg-n., *con.*, cupr., *cycl.*, *hep.*, *merc.*, nicc., petr.

3 Uhr: **Kali-c.**, mur-ac.

Erwachen, beim: *Agar.*, calc., carb-v., rhus-t.

Gähnen, beim: Mur-ac.

krampfhaftem Werfen des Kopfes nach vorn und der Knie nach oben, mit: Ther.

Lachen, beim: Mur-ac.

Mittagessen, nach dem: Anac., mur-ac.

Sitzen oder Liegen, nicht bei Bewegung; im: Phos.

Schlaf, im: Apis, cham., *cycl.*, *sulph.*

Sprechen, durch: Mur-ac.

ununterbrochen, bis durch Erbrechen amel.: *Mez.*

HEISER: **Acon.**, agar., agn., **All-c.**, aloe, ambr., anan., ant-t., apis, apoc., asaf., asc-t., **Bell.**, bov., **Brom.**, bufo, calad., *calc.*, calc-s., camph., cann-i., carb-an., carb-s., **Carb-v.**, **Caust.**, cench., chin., cina, cop., **Dros.**, *dulc.*, *eup-per.*, gels., graph., **Hep.**, hydr., ign., **Kali-bi.**, *kali-i.*, kali-s., kreos., *lac-c.*, *lach.*, lac-ac., laur., *lyc.*, merc., naja, nat-c., nat-m., nux-v., phyt., *rhus-t.*, *rumx.*, sabad., samb., sec., *sil.*, *spong.*, **Stann.**, sul-ac., verat., *verb.*

morgens: Carb-an., *caust.*, hep.

abends: *Caust.*, cina

bis Mitternacht: **Hep.**

nachts: Dros., rumx., verb.

Mitternacht: Dros.

vor, bellend, 23 Uhr: Rumx.

nach: **Dros.**, rumx.

bellend 2-5 Uhr: Rumx.

HELLE Gegenstände, durch: Stram.

HERAUSSTRECKEN der Zunge, durch: Lyc.

HERBST, im (s. JAHRESZEITEN)

HERZERKRANKUNGEN, bei: **Lach.**, *laur.*, **Naja**, *tab.*

HINLEGEN, sitzt vorgebeugt und kann sich nicht: Iod.

HITZEGEFÜHL in den Bronchien: Aeth., eup-per.

Brust, in der: Carb-v.

HITZESTADIUM im Fieber, nach: Bell.

HOCHGEHOBEN werden, wird blau im Gesicht, kann nicht ausatmen; Kind muss: Meph.

HOHL: *Acon.*, all-s., *ambr.*, anac., ant-t., apis, **Bell.**, brom., bry., bufo, carb-v., **Caust.**, chel., cina, *dig.*, dros., euphr., hep., *ign.*, *ip.*, jatr., *kali-i.*, kreos., lach., lact., led., *mag-c.*, med., meph., merc., merc-c., myrt., nat-c., nat-p., nit-ac., nux-v., op., osm., *phos.*, samb., sanic., sil., spig., **Spong.**, staph., *stram.*, **Verat.**, *verb.*

tagsüber: Spong.

morgens: *Caust.*, cina, *ign.*, *phos.*

Aufstehen, nach dem: Cina

Bett, im: *Phos.*

Erwachen, beim: **Ign.**

Mittags, gegen: Sil.

abends: *Caust.*, **Ign.**, lact., verat.

bis Mitternacht: Bry., caust.

Hinlegen, nach dem: Lact.

nachts: Acon., anac., ant-t., *caust.*, *phos.*, samb., spong., verb.

Atmen amel.; tief: *Verb.*

Aufsetzen amel.: Med., nat-c., nit-ac., phos., sil.

Bücken agg.: Spig.

HUNGER, mit heftigem: Nux-v., sul-ac.

durch Hunger: Kali-c., mag-c.

HÜSTELN: Acon., aesc., agar., ail., *all-c.*, *aloe* **Alum.**, am-c., am-m., anac., ang., *ant-c.*, ant-t. apoc., arg-m., arn., **Ars.**, *ars-i.*, arum-t., asaf. *asar.*, asc-t., benz-ac., *bor.*, bov., brom., *bry.* bufo, *calc.*, *calc-f.*, calc-p., calc-s., camph. cann-i., cann-s., *canth.*, *caps.*, *carb-ac.*, carb-an. carb-s., carb-v., caust., cham., *chin.*, chin-a. cimic., *cina*, clem., cob., coc-c., cocc., coff. colch., coloc., *con.*, *cupr-s.*, cycl., dig., dios. *dros.*, dulc., eup-per., euph., eupi., ferr-i., ferr-p. gels., grat., guare., hell., hep., hydr-ac., *hyos.* *hyper.*, *ign.*, ip., iris., jatr., *kali-ar.*, kali-bi. kali-br., kali-c., *kali-i.*, kali-ma., kali-n., kali-p. kali-s., **Lach.**, lact., laur., lil-t., lob-s., lyc. mag-s., mang., merc., merc-i-f., mur-ac. **Nat-ar.**, nat-c., **Nat-m.**, nat-p., nicc., nit-ac. ol-j., onos., op., osm., *par.*, **Phos.**, phyt., plan.

HÜSTELN ...

plb., podo., prun-s., *psor.*, ptel., ran-s., *rhus-t.*, *rumx.*, ruta, sabin., sal-ac., **Sang.**, *seneg.*, **Sep.**, *sil.*, sin-n., squil., *stann.*, staph., stict., *still.*, stront., sul-ac., *sulph.*, *sumb.*, tarax., ter., *thuj.*, til., trom., **Tub.**, ust., valer., verat-v., xan., zinc.

tagsüber: *Calc.*, com., gamb., nat-m., *sumb.*

morgens: All-c., ant-t., arg-m., arn., *ars.*, calc., cina, con., iris., kali-c., kali-i., laur., mang., nit-ac., ol-an., par., phos., sil., sumb., thuj.

Aufstehen, nach: Arg-m., *arn.*, *chin.*, euph., *ferr.*, lach., nit-ac., ox-ac., par., staph., thuj.

Erwachen, beim: Phos., sil.

Schleim, durch: Laur.

Sprechen, durch: Sumb.

vormittags: Am-m.

mittags: Arg-n., naja

nachmittags: Calc-f., calc-p., cench., kali-c., laur., **Sang.**

14 Uhr: Laur.

15 Uhr: Calc-p.

15-16 Uhr: Calc-f., calc-p., cench.

abends: Alum., am-br., am-m., *bor.*, bry., caps., carb-an., coloc., com., eup-per., eup-pur., **Ign.**, kali-bi., lach., lil-t., nit-ac., ol-an., phos., phyt., *rhus-t.*, rumx., **Sang.**, **Sep.**, sil., sin-n., stront., *sulph.*, sumb., zinc.

18 Uhr: Sumb.

19 Uhr: Com.

Bett, im: Bry., carb-an., **Ign.**, lact., nit-ac., *rhus-t.*, **Sep.**, *sulph.*

Hinlegen, nach dem: Caps., **Ign.**, kali-bi., phyt., *rhus-t.*, rumx., **Sang.**, **Sep.**, sil.

amel.: Am-m.

Rauchen, durch: Coloc.

warmen Zimmer, im: Com.

nachts: Aeth., calc., *cina*, *con.*, graph., kali-bi., *kali-c.*, mag-s., nat-m., phyt., senec., *sil.*

Mitternacht, weckt ihn: Ruta

und am Tage: Euph.

Erstickungsgefühl, mit: Asaf.

Aufstehen, beim: Benz-ac.

amel.: Rhus-t.

HÜSTELN ...

Bewegung, durch: Osm., *seneg.*

Einatmen, beim tiefen: Nat-ar.

Einschlafen, beim: Agar., arn., brom., hep., lach., lyc., nit-ac., sep., sulph.

Erwachen, beim: Arum-t., phos., sil.

Essen, beim: Nit-ac., sang.

nach: Anac., *hep.*

Freien, im: Osm., *seneg.*

amel.: Lil-t.

Froststadium im Fieber, während: Calc-p.

Gehen, beim schnellen: Seneg.

Freien, im: Ang.

Hitze agg.: Hyper.

kalte Luft agg.: **All-c.**, hyper.

Kitzeln im Kehlkopf, durch: Acon., **All-c.**, *alum.*, ang., **Ars.**, bor., *bry.*, *calc.*, *carb-an.*, carb-v., caust., **Coc-c.**, colch., *con.*, dig., **Dros.**, hyos., ip., kali-bi., kali-c., kali-n., lac-c., **Lach.**, laur., lob-s., lyc., nat-c., **Nat-m.**, nit-ac., **Phos.**, phyt., psor., rhus-t., *rumx.*, sabin., *sang.*, *seneg.*, sep., sil., spira., spong., sumb.

Kribbeln im Kehlkopf, durch: Carb-v., caust., colch., euph., lach., prun-s.

Liegen, im: *Ars.*, *bry.*, *con.*, **Hyos.**, *ign.*, *lach.*, nat-m., par., phos., rhus-t., *rumx.*, **Sang.**, sep., sil., stann., sulph., vesp.

Menses, zu Beginn der: Phos.

Mittagessen, nach dem: Agar., calc-f., **Hep.**

Rauchen, durch: Clem., coc-c., coloc., hell., ign., lach., nux-v., petr.

Reizung im Kehlkopf, durch: Hep., hyper., *seneg.*, *sumb.*, thuj., trom.

Rohheit im Kehlkopf, durch: Alum., bry., *caust.*, *coc-c.*, *dulc.*, kali-bi., kali-i., laur., *phos.*, rumx., sil., stront., sulph.

Trockenheit im Kehlkopf, durch: Carb-an., **Con.**, *dros.*, kali-c., laur., mang., plan., *puls.*, **Sang.**, *seneg.*, spong.

HUSTEN agg.: *Bell.*, cist., cocc., *hep.*, **Ign.**, raph., squil., teucr.

HUSTENREIZ:

morgens, nach dem Aufstehen: Alumn.

nachmittags: Bapt.

abends: Chel., cimic., dios., sulph.

19.30 Uhr: Cimic.

HUSTENREIZ - abends ...

Bett, im: Agn., am-c., coff., kali-c.

nachts, beim Erwachen: Thuj.

steigt an, je mehr er hustet: *Bell.*, cist., cocc., **Ign.**, raph., squil., teucr.

Bronchien: *Anac.*, arg-m., asc-t., carb-s., chlor., cocc., con., cub., *dros.*, ind., ip., *kali-bi.*, kali-n., *lach.*, *lyc.*, phyt., *sang.*, squil., trif-p., verat.

rechts: Kali-n.

Bifurkation: Bry., carb-s., dub., *kali-bi.*, *spong.*

Brust: *Anac.*, ant-o., arn., ars., ars-h., *bell.*, bov., *calc.*, carb-s., *carb-v.*, *cham.*, colch., dros., euph., *ferr-p.*, graph., grat., guaj., guare., kali-n., kreos., mag-arct., mag-c., merc., mez., mur-ac., nat-c., nat-p., nux-m., ol-j., osm., petr., *ph-ac.*, **Phos.**, puls., rhus-t., *sang.*, sanic., **Sep.**, spong., **Stann.**, sul-ac., thuj., verat., zinc.

oberer Teil: Ars-h., carb-v., myrt., nux-m., ol-j.

unterer Teil: Kreos.

Epigastrium: Bar-c., bell., *bor.*, **Bry.**, cann-s., cench., cham., guaj., *hep.*, ign., *lach.*, merc., nat-m., nit-ac., nux-v., ph-ac., **Puls.**, raph., **Sep.**

Fauces: Dios., lycpr., mag-s., *mez.*, sul-ac.

Halsgrube: *Apis*, bell., *cann-s.*, card-m., *cham.*, croc., **Ign.**, iod., kreos., lac-c., mag-c., nat-m., ph-ac., rhus-r., **Rumx.**, **Sang.**, *sil.*, squil.

Herzgegend: Bar-c.

Kehlkopf: *Acon.*, **Agar.**, **All-c.**, *alum.*, *alumn.*, am-c., am-m., ambr., anac., ang., ant-c., ant-t., aphis., *arg-m.*, *arg-n.*, ars., ars-i., asaf., asar., bar-c., bar-m., **Bell.**, bov., *brom.*, *bry.*, *calad.*, *calc.*, calc-f., camph., canth., caps., carb-ac., *carb-an.*, carb-s., *carb-v.*, card-m., *caust.*, **Cham.**, chel., chin., chin-a., cimic., cina, **Coc-c.**, coca, *cocc.*, coff., colch., *coloc.*, **Con.**, crot-h., *cupr.*, dig., dios., **Dros.**, euph., *euphr.*, ferr., ferr-i., form., *gels.*, graph., guare., **Hep.**, hydr-ac., hyos., hyper., **Ign.**, *iod.*, **Ip.**, *kali-ar.*, *kali-bi.*, **Kali-c.**, kali-chl., kali-i., kali-p., lac-c., **Lach.**, lachn., lac-ac., laur., lith-c., *lyc.*, mag-c., manc., mang., meny., *merc.*, merc-c., mez., mur-ac., myric., *naja*, nat-ar., nat-c., **Nat-m.**, nat-p., nicc., nit-ac., **Nux-v.**, olnd., osm., *petr.*, *ph-ac.*, **Phos.**, *phyt.*, plan., *psor.*, **Puls.**, *rhus-t.*, *rumx.*, sabad., sabin., sang., *seneg.*, *sep.*, *sil.*, **Spong.**, *squil.*,

HUSTENREIZ - *Kehlkopf* ...

stann., *staph.*, stront., sul-i., **Sulph.**, sumb., tab., tarax., teucr., thuj., trom., verat., verb., zinc.

morgens: *Sil.*

nachmittags: Coca, ferr-i., phos.

14 Uhr: Coca

abends, Bett, in: Coc-c., cocc.

Liegen, im: *Ign.*

Mitternacht, vor: *Spong.*

Essen, beim: *Rumx.*

Flüssigkeitströpfchen in die falsche Kehle gekommen sei, als ob ein: **Lach.**

Schlaf, beim Liegen auf der Seite im ersten: *Kali-c.*, *spong.*

Luftwegen, durch Reizung in den: **Acon.**, *agar.*, agn., all-s., aloe, alum., am-br., am-c., am-m., aml-n., *anac.*, ant-t., aspar., bar-c., cahin., *calc.*, carb-ac., carb-s., *carb-v.*, *caust.*, **Cham.**, chin-s., chlor., clem., coc-c., coff., colch., coll., con., crot-t., dios., ferr-ar., ferr-p., *gels.*, hyos., **Iod.**, kali-bi., kali-c., kali-i., lob., lyc., mag-s., merc-i-r., mez., mosch., mur-ac., nat-ar., nat-s., **Nux-v.**, osm., ox-ac., ph-ac., phos., plan., psor., *puls-n.*, raph., **Sep.**, sul-ac., *sulph.*

Lungen: Dios., lach., lycps.

rechts: Carb-an., nux-m.

20 Uhr: Dios.

Schilddrüse, in der Gegend der: Mag-c.

Trachea: Acon., agar., alum., ang., ant-t., *arg-m.*, arg-n., *arn.*, ars., ars-i., asaf., bar-c., bar-m., *bell.*, *bov.*, *bry.*, *calc.*, *cann-s.*, carb-an., carb-s., *carb-v.*, *caust.*, *cham.*, chin., chin-a., cina, *coc-c.*, cocc., colch., coloc., *con.*, croc., dig., **Dros.**, euph., *ferr.*, *ferr-ar.*, ferr-i., ferr-ma., *ferr-p.*, graph., grat., hep., hydr-ac., hyos., ign., *iod.*, ip., *kali-ar.*, kali-bi., **Kali-c.**, *kali-i.*, kali-n., kali-p., laur., led., **Lyc.**, mag-c., *mang.*, *merc.*, mez., mur-ac., nat-ar., *nat-m.*, nicc., *nit-ac.*, nux-m., nux-v., *petr.*, **Phos.**, plan., prun-s., psor., *puls.*, rhod., **Rhus-t.**, *rumx.*, sabin., seneg., **Sep.**, **Sil.**, spig., *spong.*, squil., **Stann.**, staph., *stict.*, stront., **Sulph.**, teucr., *thuj.*, trif-p., verat., zinc.

Uvula, verlängerte (s. VERLÄNGERUNG)

HYSTERISCHE Hustenanfälle:

Frauen, bei: Cocc., der., *gels.*, *ign.*, nux-m., plat., verat.

gefolgt von Weinen, nachts: Form.

IMPFUNG, nach: *Thuj.*

INNEHALTEN mit dem Husten, muss: Coff.

JAHRESZEITEN:

Frühling, im: Ambr., *cina*, *gels.*, kreos., lac-ac., verat.

Herbst, im: Caps., *cina*, *iod.*, kreos., lac-ac., verat.

und Frühling: Cina, kreos., lac-ac.

Winter, im: Acon., cham., *coc-c.*, dulc., eupi., *kreos.*, *nit-ac.*, plan., *psor.*, *rumx.*, *stann.*, staph.

abwechselnd mit Ischialgie im Sommer: Staph.

alten Menschen, bei: Am-c., *kreos.*

JUCKEN, durch:

Brust, in der: Agar., ambr., ars., carb-v., coc-c., con., iod., kali-bi., kali-c., mag-m., mez., *nux-v.*, ph-ac., phos., polyg-h., puls., sep., spig., stann.

erstreckt sich durch die Trachea zur Nasenspitze: Iod.

Kehlkopf, im: Ambr., ant-t., bell., cact., *calc.*, calc-f., carb-v., *con.*, dig., lach., laur., mang., *nux-v.*, puls., sil.

Trachea, in der: Cham., con., kali-bi., laur., *nux-v.*, puls.

KAFFEE agg.: Caps., caust., cham., cocc., ign., nux-v., sul-ac.

Geruch; durch den: Sul-ac.

KALT:

Abkühlung, bei: Arn., **Ars.**, *bad.*, *bry.*, *calc.*, *calc-p.*, carb-s., *carb-v.*, *caust.*, *con.*, *dulc.*, **Hep.**, kali-ar., *kali-bi.*, **Kali-c.**, *lach.*, *mosch.*, mur-ac., **Nux-v.**, **Phos.**, **Psor.**, **Rhus-t.**, **Rumx.**, *sabad.*, *sang.*, **Sil.**, spong., *squil.*, *staph.*, sul-ac., *sulph.*, thuj., **Tub.**

Armes oder der Hand, des: Ars., bar-c., calc., *con.*, ferr., **Hep.**, kali-c., **Rhus-t.**, *sil.*, sulph.

einzelner Körperteile: Bar-c., **Hep.**, **Rhus-t.**, sil.

Füße, der: *Bar-c.*, *bufo*, *sil.*, sulph.

feuchtkalte Luft (s. LUFT)

Getränke: Am-m., ant-c., **Ars.**, *bar-c.*, calc., *carb-v.*, dig., *hep.*, kali-ar., kali-c., lyc., *merc.*, *ph-ac.*, *phos.*, **Psor.**, rhus-t., rumx., *sil.*, *spong.*, *squil.*, staph., stram., sul-ac., *thuj.*, *tub.*, verat.

KALT - Getränke ...

amel.: Am-caust., bor., brom., caps., **Caust.**, *coc-c.*, **Cupr.**, euphr., glon., iod., ip., kali-c., kali-s., onos., *op.*, sulph., verat.

Milch: Ant-t.

Luft: Acon., agn., **All-c.**, all-s., alum., am-m., aphis., **Ars.**, aur., *bad.*, *bar-c.*, bov., *brom.*, bry., *calc.*, *carb-an.*, carb-s., *carb-v.*, **Caust.**, cham., cimic., cina, cist., coca, cocc., coff., *con.*, cub., *cupr.*, cur., cycl., dulc., *ferr.*, *ferr-ar.*, ferr-p., **Hep.**, **Hyos.**, hyper., ip., *kali-ar.*, *kali-bi.*, *kali-c.*, kali-i., **Kali-n.**, kali-p., *lach.*, lac-ac., lyc., mez., mosch., naja, nat-s., nit-ac., nux-m., **Nux-v.**, osm., ph-ac., **Phos.**, *phyt.*, plan., *rhus-t.*, **Rumx.**, sabad., samb., sang., *seneg.*, *sep.*, *sil.*, sin-n., spig., spong., squil., staph., stram., *sul-ac.*, sulph., verat., verat-v.

amel.: Calc-s., *coc-c.*, kali-s.

Gehen, beim: *Ars.*, cist., ip., *kali-n.*, **Phos.**, **Rumx.**, *seneg.*, spig., *sul-ac.*, verat.

Speisen, durch kalte: Am-m., *carb-v.*, dros., *hep.*, lyc., mag-c., *ph-ac.*, rhus-t., *sil.*, thuj., verat.

trockene, kalte Luft (s. LUFT)

warmes Zimmer, beim Gehen aus einem oder in ein (s. WARM - Zimmer)

Kalte, beim Gehen vom Warmen ins: *Acon.*, *carb-v.*, nat-c., *nux-v.*, *phos.*, **Rumx.**, *sang.*, sep.

Wasser, durch Stehen in kaltem: Nux-m.

Wind auf der Brust, durch kalten: *Phos.*, *rumx.*

KARTOFFELN agg.: Alum.

KELLERLUFT, durch: Ant-t., nux-m., *sep.*, stram.

KEUCHEND: Calad., *dulc.*, mur-ac., phos., rhus-t., sul-ac.

Rumoren in der Brust von oben nach unten, hörbares: Mur-ac.

Schlaf; verhindert den: Calad.

KEUCHHUSTEN: Acon., all-c., am-c., *ambr.*, *anac.*, *anan.*, ant-c., *ant-t.*, *arg-n.*, *arn.*, *ars.*, arum-t., asaf., asar., asc-c., bad., *bar-c.*, bar-m., *bell.*, *brom.*, *bry.*, *calc.*, *calc-p.*, caps., *carb-ac.*, *carb-an.*, *carb-s.*, **Carb-v.**, *cast-v.*, *caust.*, *cham.*, *chin.*, chlol., *chlor.*, *cina*, *coc-c.*, con., *cor-r.*, *crot-h.*, *cupr.*, cupr-ar., dig., **Dirc.**, **Dros.**, *dulc.*, *euphr.*, *ferr.*, ferr-ar., *ferr-p.*, *graph.*, guare., *hep.*, *hippoz.*, hydr-ac., *hyos.*, hyper., ign., indg.,

KEUCHHUSTEN ...

ip., *kali-bi.*, kali-br., *kali-c.*, kali-chl., kali-i., *kali-p.*, **Kali-s.**, *kreos.*, *lact.*, laur., *led.*, *lob.*, *lyc.*, *mag-m.*, mag-p., *meph.*, merc., *mez.*, mosch., mur-ac., *nat-m.*, nicc., *nit-ac.*, *nux-v.*, op., par., phel., *phos.*, podo., *puls.*, rhus-t., *rumx.*, ruta, *samb.*, *sang.*, sec., *seneg.*, *sep.*, *sil.*, spig., *spong.*, *squil.*, stann., stict., stram., sul-ac., *sulph.*, syph., *tab.*, *verat.*, viol-o., *visc.*, zinc.

tagsüber: Brom., cupr., *euphr.*

morgens: Ant-c., *calc.*, cina, verat.

vormittags: Sep.

nachmittags: Lyc., mur-ac., sulph.

bis Mitternacht: Sulph.

abends: Ambr., arn., ars., bar-c., bell., bry., carb-v., chin., cina, coc-c., dros., hep., ign., *laur.*, lyc., mez., nat-m., puls., seneg., sep., spong., sul-ac., verat.

18-22 Uhr: Hyper.

bis Mitternacht: Arn., bar-c., carb-v., hep., mez., puls., sep., spong., sul-ac., verat.

nachts und abends: Ars., bry.

nachts: Ambr., anac., ant-t., arn., ars., bar-c., bell., bry., carb-v., *cham.*, chin., coc-c., cor-r., cupr., dros., dulc., *hep.*, hyos., meph., *merc.*, mez., mur-ac., nat-m., nit-ac., puls., samb., seneg., sep., sil., spong., stann., sul-ac., sulph., verat.

Mitternacht, vor: Lyc., mur-ac., *spong.*

nach: Acon., am-m., bell., chin., dros., *hyos.*, *kali-c.*, samb.

2 Uhr: Dros.

3 Uhr: *Kali-c.*

KIRCHE agg., Luft in der (s. KELLERLUFT)

KITZELHUSTEN (vgl. KITZELND): Acet-ac., **Acon.**, alum., alumn., am-c., am-m., *ambr.*, anac., ang., ant-t., *arg-m.*, arg-n., *arn.*, ars., arum-t., *asaf.*, atro., bar-c., *bell.*, bov., *brom.*, *bry.*, cahin., *calc.*, calc-p., canth., *carb-an.*, *carb-v.*, *caust.*, **Cham.**, chin., chin-a., cimic., cina, *coc-c.*, *coca*, cocc., colch., coloc., **Con.**, **Crot-c.**, cupr., dig., *dros.*, *euphr.*, ferr., ferr-ar., *ferr-p.*, graph., ham., hep., **Hyos.**, *ign.*, inul., *iod.*, **Ip.**, *iris.*, *kali-bi.*, **Kali-c.**, kali-ma., kali-n., kali-p., kali-s., **Lach.**, lact., laur., led., **Lyc.**, mag-c., mag-m., merc., mur-ac., naja, nat-c., **Nat-m.**, nat-p., nit-ac., **Nux-v.**, ol-an., ol-j., olnd., op., petr., *ph-ac.*, *phos.*, prun-s., *puls.*, *rhus-t.*, *rumx.*, sabad., *sabin.*, **Sang.**, sars., *seneg.*, **Sep.**, sil., *spong.*, *squil.*, *stann.*, **Staph.**, sulph., *tab.*, teucr., *thuj.*, verat., zinc.

KITZELHUSTEN ...

tagsüber: Coloc., lyc., nat-m.

und nachts: Nat-m.

morgens: Alumn., cahin., carb-v., coloc., lyc., nat-m., sumb., thuj.

Aufstehen, nach: Alumn., *arn.*

Gehen, nach: Carb-v.

nachmittags, 15 Uhr: Hep.

abends: Alumn., calc-p., carb-v., chin., cimic., coloc., lyc., merc., nat-m., *ph-ac.*, rhus-t., sulph.

bis Mitternacht: Rhus-t.

18 Uhr, Auswurf von Schleim amel.: Sulph.

Bett, im: Calc-p.

Einschlafen, vor: Merc.

beim: Lyc.

nachts: Arg-n., *asaf.*, *calc.*, coc-c., *coloc.*, *dros.*, kali-bi., kali-c., lyc., myric., nat-m., rhus-t., rumx., sanic., zinc.

3 Uhr: Cahin.

Erwachen, beim: Carb-v., ham.

Freien, im: *Lach.*, ox-ac., **Phos.**

Rauchen, durch: Atro., coloc.

Sprechen, beim: Alumn., atro., **Ph-ac.**

KITZELN, durch:

Bronchien, in den: *Ant-t.*, arg-m., bar-c., cop., dios., ip., kali-bi., kali-n., merc., phos., rhus-t., sep., stict., tarent., *verat.*, verat-v.

Bifurkation, an der: Kali-bi., **Ph-ac.**

Brust: Arn., bar-c., bor., bov., bry., *carb-an.* *cham.*, chin., coc-c., *con.*, eup-per., euph., graph., ign., iod., *kali-bi.*, kali-n., kali-s., kreos., lach., *merc.*, mur-ac., myrt., nat-c. nat-m., nat-p., *nux-v.*, **Ph-ac.**, **Phos.** polyg-h., rhus-t., sars., sep., squil., **Stann.** sul-ac., sulph., tell., *verat.*, verat-v., verb. zinc.

oberen Teil, im: Merc., polyg-h., zinc.

Epigastrium: Bar-c., bell., bry., guaj., hep. *lach.*, *nat-m.*, *nit-ac.*, *ph-ac.*, *phos.*, sang. tarax., thuj.

Fauces: Aloe, carb-ac., *gels.*, lact., til.

Halsgrube: *Apis*, aspar., bell., cann-s. *caust.*, **Cham.**, cinnb., cocc., coloc., *con.* crot-h., *ign.*, *inul.*, *iod.*, lac-c., lach., lith-c. nat-c., nat-m., ph-ac., puls., rhus-r., **Rumx.** **Sang.**, *sil.*, squil., tarax.

KITZELN, durch ...

Herzgegend: Bar-c., verat.

Kehlkopf: *Acon.*, *aesc.*, *agar.*, **All-c.**, alum., *alumn.*, am-br., *am-c.*, *am-m.*, *ambr.*, anac., *anan.*, ang., *ant-t.*, anth., apis, *arg-m.*, *arg-n.*, *arn.*, **Ars.**, *asaf.*, aspar., astac., aur-m., *bad.*, bar-c., **Bell.**, bor., bov., *brom.*, *bry.*, bufo, cact., cadm., cahin., calad., *calc.*, **Calc-f.**, *caps.*, *carb-ac.*, *carb-an.*, *carb-s.*, *carb-v.*, carl., *caust.*, *cham.*, *chel.*, chlor., cimic., cimx., cinnb., *cist.*, **Coc-c.**, cocc., colch., coloc., **Con.**, cop., **Crot-c.**, crot-h., crot-t., *cupr.*, *cycl.*, dig., dios., **Dros.**, *dulc.*, euph., *euphr.*, eupi., ferr-ar., glon., graph., *hep.*, hydr., hydr-ac., *hyos.*, *ign.*, **Iod.**, **Ip.**, *iris-foe.*, *iris.*, *kali-bi.*, *kali-c.*, kali-n., kali-p., kali-s., kreos., *lac-c.*, **Lach.**, lact., laur., led., lob., lob-s., **Lyc.**, mag-c., mag-m., mang., merc., merc-c., mez., mur-ac., naja, nat-ar., nat-c., **Nat-m.**, nat-p., nat-s., nicc., *nit-ac.*, **Nux-v.**, olnd., onos., op., osm., ox-ac., par., *ph-ac.*, **Phos.**, *phyt.*, plan., *prun-s.*, *psor.*, **Puls.**, rat., rhus-t., *rumx.*, *sabin.*, *sang.*, sars., *seneg.*, *sep.*, *sil.*, sol-n., spira., **Spong.**, *squil.*, stann., **Staph.**, *stict.*, sulph., sumb., tab., tarent., tep., thuj., til., verb., *vinc.*, zinc., zing.

morgens, nach dem Aufstehen: Alumn., arn., *op.*

nachmittags: Anth., mag-c., naja

14 Uhr: Arg-n., **Coc-c.**

abends: Ambr., *carb-v.*, cimic., graph., lyc., nat-m.

nachts: *Dros.*

23.30 Uhr: **Coc-c.**

3-4 Uhr: *Bufo*

Daunenfeder, wie durch eine: Calc., *ph-ac.*, sulph.

Liegen, im: **Dros.**

Stelle, an einer kleinen: Apis, cimic., con.

erstreckt sich zur Brust: Sil.

Mitte des Brustbeins: Rumx.

Magen, im (s. Epigastrium)

Rachen: Anac., arg-n., ars., carb-s., cham., coc-c., coca, hydr-ac., lact., mag-s., olnd., sil.

nachts: Anac., mag-s., *sil.*

Tonsillen, unter den: *Am-br.*

Trachea: *Acon.*, agar., ail., am-m., anac., ang., *ant-t.*, *arn.*, ars., arum-t., asaf., aur-m.,

KITZELN, durch - *Trachea* ...

bar-c., bell., bov., *brom.*, bry., *calc.*, *caps.*, carb-ac., *carb-s.*, casc., caust., cham., chin., chin-s., cina, coc-c., coloc., com., con., cop., dig., dulc., euph., *euphr.*, *ferr.*, ferr-ar., ferr-i., gymn., hyos., indg., **Iod.**, iris-foe., iris., *kali-bi.*, **Kali-c.**, kali-p., kali-s., kreos., lac-c., lach., lact., laur., mag-c., mag-m., med., *merc.*, mez., nat-ar., nat-m., nicc., nit-ac., **Nux-v.**, ol-an., ox-ac., petr., **Ph-ac.**, *phos.*, plat., prun-s., *psor.*, *puls.*, rhod., rhus-r., **Rhus-t.**, rumx., sabin., **Sang.**, sanic., *seneg.*, *sep.*, **Sil.**, spig., squil., *stann.*, staph., stict., *still.*, sulph., tarent., teucr., thuj., verat., zinc.

KITZELND: Acet-ac., asaf., coloc., dros.

KLANGVOLL, sonor: **Stram.**

KLAVIERSPIELEN, beim: Ambr., **Calc.**, cham., kali-c., kreos., ph-ac.

Ton, den sie anschlägt, scheint im Kehlkopf zu vibrieren; jeder: *Calc.*

KLEIDUNG agg., enge: Stann.

KLINGEND (klar, hell): Acon., all-c., apis, *ars.*, asaf., dol., **Dros.**, *kali-bi.*, lac-c., spong., stram.

KLUMPEN im Hals, durch einen: *Bell.*, calc., coc-c., lach.

KNIEN, Gesicht gegen das Kissen gedrückt amel., mit dem: Eup-per.

KOHLENGASEN, wie von: Arn., *puls.*

KOITUS, nach: Tarent.

KONVULSIONEN, mit: Ars., *bell.*, brom., calc., *cham.*, *cina*, croc., **Cupr.**, *dros.*, *hyos.*, led., *meph.*, *stram.*, sulph., verat.

KÖRPERLICHE Arbeit, durch (vgl. ANSTRENGUNG): Led., nat-m.

KRÄCHZEND: Acon., ant-t., lach., nit-ac., ruta, *spong.*

tagsüber: Nit-ac.

KRÄHEND (s. KRUPPARTIG)

KRÄMPFE in der Brust, durch (vgl. Zusammenschnürung): Bell.

KRAMPFHAFT, spasmodisch: Acon., **Agar.**, *all-c.*, am-br., am-caust., **Ambr.**, anac., *anan.*, apis, *arg-n.*, *ars.*, ars-i., arum-t., asc-t., aur., *bad.*, bar-c., **Bell.**, bov., brom., **Bry.**, *cact.*, *calc.*, calc-f., calc-s., *caps.*, *carb-an.*, carb-s., **Carb-v.**, cast., *caust.*, *chel.*, **Chin.**, chin-a., chlf., *chlol.*, *chlor.*, cimic., **Cina**, *coc-c.*, **Cocc.**, coff., coll., coloc., *con.*, **Cor-r.**, corn., *crot-c.*, **Cupr.**, cur., *dig.*, **Dros.**, *dulc.*, euph., *ferr.*, ferr-ar., ferr-i.,

KRAMPFHAFT, spasmodisch ...

ferr-m., ferr-p., *gels.*, *hep.*, hydr-ac., **Hyos.**, *ign.*, indg., *iod.*, **Ip.**, kali-ar., kali-bi., **Kali-br.**, *kali-c.*, *kali-chl.*, kali-p., *kreos.*, lach., *lact.*, **Lac-ac.**, laur., *led.*, *lob.*, lyc., *mag-c.*, *mag-m.*, mag-p., meli., *meph.*, *merc.*, merc-c., mez., mosch., nat-ar., *nat-m.*, nit-ac., **Nux-v.**, oena., op., osm., petr., ph-ac., *phos.*, *plb.*, *psor.*, **Puls.**, *rhus-t.*, **Rumx.**, sal-ac., *samb.*, *sang.*, **Sep.**, sil., **Spong.**, *squil.*, staph., still., stram., stry., sul-ac., *sulph.*, tab., *tarent.*, *thuj.*, *verat.*, verat-v., verb., vinc., *zinc.*

tagsüber, nur: *Agar.*, staph.

amel.: Bell., euph., ign., lyc., spong.

morgens: *Agar.*, carb-v., dig., ferr., ferr-m., ferr-p., ign., iod., ip., kali-c., kreos., nat-ar., nat-m., ph-ac., puls., squil., stram., sulph., thuj.

Aufstehen, nach: Ferr-p.

Bett, im: Ferr.

Erwachen, beim: *Agar.*, thuj.

Essen amel.: Ferr., ferr-m.

vormittags: *Agar.*, lact., sabad., sep.

mittags bis Mitternacht: Mosch.

nachmittags: Agar., all-c., bad., **Bell.**, bry., mur-ac., zinc.

abends: All-c., bad., bar-c., bell., bry., calc., carb-o., *carb-v.*, *coc-c.*, *ferr.*, ign., *ip.*, lach., laur., led., mag-c., merc., mez., nat-ar., nat-m., nit-ac., ph-ac., *phos.*, *puls.*, rhus-t., **Sep.**, sil., stann., **Still.**, stram., tarent., verat-v.

Mitternacht, bis: Bar-c., carb-v., ferr., led., mag-c., mez., nit-ac., *puls.*, rhus-t., *sep.*, stann., zinc.

nach: Mag-c., mag-m.

Sonnenuntergang bis Sonnenaufgang: Aur.

nachts: *Agar.*, anac., apis, arg-n., aur., bad., **Bell.**, *bry.*, calc., calc-f., cina, *coc-c.*, coll., con., cor-r., **Dros.**, euph., *ferr.*, *hep.*, hyos., *ign.*, *ip.*, kali-c., lyc., *mag-c.*, *mag-m.*, meph., merc., *op.*, petr., *phos.*, *puls.*, *sang.*, sil., spong., sulph., tarent., thuj., vinc.

Mitternacht, um: Dig., mosch., *sulph.*

nachmittags, bis: Mosch., *sulph.*

vor: Mur-ac., rhus-t., sabad., *spong.*

22 Uhr: Carb-s., **Coc-c.**

KRAMPFHAFT, spasmodisch - **nachts** - 22 Uhr ...

nach: Bell., dig., *hyos.*, *kali-c.*, squil.

Erwachen, beim: Thuj.

alten Menschen, bei: *Ambr.*, *ip.*

Einatmen amel., tiefes: Verb.

Erbrechen, mit: Bry., carb-v., ferr., ip., puls.

Erwachen, beim: *Thuj.*

Essen, nach dem: Carb-v., cocc., **Ferr.**, hyos.

amel.: *Ferr-m.*

Frauen, bei: Aur., *cocc.*, *hyos.*, *ign.*

Herbst, im: Caps.

kalte Getränke amel.: *Ip.*

Keuchhusten, nach: **Sang.**

Liegen agg.: **Coc-c.**, *con.*, *hyos.*, meph., puls., *sang.*

Rauchen agg.: Lac-c.

amel.: Tarent.

Schlucken von Flüssigkeiten agg.: Sul-ac.

Sommerhitze amel.: Ars.

Sprechen, nach: Dig.

Temperaturwechsel, bei: *Spong.*

Trinken, nach: *Bry.*, *ferr.*

Winter, im: Ars., psor.

KRÄNKUNG, durch (s. KUMMER)

KRÄTZE, nach unterdrückter: Psor.

KRATZEND: Kali-c., zing.

Kehlkopf: *Acon.*, alum., alumn., *am-c.*, ang., arg-n., arn., bart., dig., kreos., mag-m., nux-m., petr., *phos.*, psor., puls., sabad., sil., staph., sul-ac., zing.

Trachea: Acon., agar., cimx., dig., kreos., puls.

KREISCHEND, schrill, bei schmerzlosen Anfällen: Stram.

KRIBBELN, durch:

Brust, in der: Sep., squil.

Kehlkopf, in: *Agar.*, caps., *iod.*, mag-m., sep.

Trachea, in der: Stann.

KRIBBELN, Krabbeln; Gefühl von: Aeth., apis cahin., caust., con., kreos., nux-m., *psor.*, rhus-t., squil.

KRIBBELN, Krabbeln; Gefühl von ...

abends, Bett, im: Kreos.

nachts: Aeth.

Mitternacht, vor: Apis

Bronchien: Eupi., kreos.

Brust: Cahin., caust., con., kreos., nux-m., rhus-t., squil.

Halsgrube: Apis, kreos., mag-m., **Sang.**

Kehlkopf: Am-m., ant-t., bry., calc-p., carb-v., *caust.*, colch., **Con.**, *dros.*, euph., iod., **Kali-c.**, kreos., lach., lact., led., mag-m., nux-m., prun-s., *psor.*, rhus-t., *sabin.*, sang., stann., stict., sulph.

Luftwegen, in den: Aeth.

Trachea: Anac., arn., carb-v., caust., kreos., prun-s., rhus-t.

KRÜMEL im Kehlkopf, wie durch einen: *Bry.*, coc-c., **Lach.**, pall., plb.

KRUPPARTIG: *Acet-ac.*, **Acon.**, anac., ant-t., apis, *ars.*, *ars-i.*, arum-d., *bell.*, *brom.*, *calc-s.*, *carb-ac.*, cham., *chin.*, *chlor.*, *cina*, cinnb., cor-r., cub., cupr-s., dros., *gels.*, **Hep.**, **Iod.**, *ip.*, **Kali-bi.**, *kali-m.*, kali-s., *lac-c.*, **Lach.**, **Phos.**, *phyt.*, *rumx.*, ruta, **Samb.**, *sang.*, **Spong.**, staph., stict., **Stram.**

morgens: *Calc-s.*

abends: Cinnb.

nachts: Ars., carb-ac., *hep.*, *ip.*, phyt., *spong.*

Mitternacht agg., nach: *Ars.*

Ausatmen, beim: Acon.

Erwachen, nur nach dem: **Calc-s.**

Essen, nach dem: Anac.

Schlafsucht, schnarchendem Atmen und Keuchen, Mund offen und Kopf hinten über geworfen; das Kind schreckt hoch, stößt um sich, sieht aus, als wollte es ersticken, wird schwarz und blau im Gesicht. Dann setzt wieder Husten mit rasselndem Atem ein, Ersticken und Lungenlähmung erscheint unvermeidbar; mit: Samb.

Winter, abwechselnd mit Ischialgie im Sommer; im: Staph.

KUMMER: Ign., ph-ac.

KURZ: **Acon.**, *aesc.*, aeth., agar., *alum.*, am-c., anac., ang., ant-c., ant-t., *apoc.*, arg-m., arg-n., arn., *ars.*, asar., aur., aur-m., *bell.*, berb., brom., *bry.*, cadm., *calc.*, calc-s., camph., canth., carb-ac., carb-o., carb-s., carb-v., card-m., casc., *caust.*, *chel.*, *chin.*, chin-a., chin-s., cimic., cina,

KURZ ...

cinnb., cob., coc-c., cocc., *cod.*, **Coff.**, colch., coloc., con., cop., croc., cupr., cur., dig., dros., dulc., eup-per., euph., eupi., *ferr-i.*, ferr-p., fl-ac., *graph.*, hep., hydr-ac., hyos., hyper., **Ign.**, iod., ip., iris., jatr., kali-ar., kali-bi., kali-c., kali-chl., kali-i., kali-ma., kali-n., *kali-p.*, kreos., lac-d., *lach.*, lachn., lact., laur., led., lob., *lyc.*, mag-c., *merc.*, *mez.*, mur-ac., naja, nat-ar., nat-c., *nat-m.*, nat-p., *nit-ac.*, *nux-v.*, oena., olnd., osm., paull., *petr.*, *phos.*, pin-s., *plat.*, *plb.*, podo., puls., **Rhus-t.**, rumx., sabad., seneg., **Sep.**, sin-n., spig., *spong.*, *squil.*, **Stann.**, stict., *still.*, stront., *sul-ac.*, sulph., tab., *tell.*, tep., teucr., *thuj.*, verat-v., viol-o., zinc., zing., ziz.

tagsüber: Arg-m., kali-bi., nat-c., phos.

und nachts: Mez.

morgens: Agar., am-br., arn., ars., croc., kali-bi., lyc., nit-ac., thuj.

Aufstehen, nach dem: Am-br., arn.

Erwachen, beim: Dig.

Teetrinken, nach: Ars.

vormittags: Agar., alum., coc-c., rhus-t.

11 Uhr: Rhus-t.

nachmittags: Anac., chin-s., laur., nat-m.

14 Uhr: Laur.

17 Uhr: Nat-m.

abends: Alum., bar-c., *bell.*, carb-v., chel., cimic., **Ign.**, kali-bi., lyc., phos., *sep.*, sulph., thuj.

Ausziehen, beim: Chel.

Bett, im: Lyc., *sep.*

Rauchen agg.: Thuj.

Schlaf, im: Sulph.

nachts: Arg-n., bell., *calc.*, mez., rhus-t.

Bett, im: Arg-n., *calc.*

Mitternacht, vor: *Rhus-t.*

23 Uhr: Rhus-t.

nach: Acon., *ars.*

weckt ihn: *Rhus-t.*

abwechselnd mit tiefem Husten: Apoc.

Atmen, beim tiefen: *Aesc.*

Aufsetzen amel.: *Arg-n.*, cinnb., nat-c.

Bewegen, beim: Carb-o.

Einatmen agg.: Nat-ar.

Essen, nach dem: Anac., caust., ter.

Freien, im: Ang., seneg., spig.

KURZ ...

Gehen, beim schnellen: Seneg.

Freien, im: Ang.

häufig: Fl-ac.

Kitzeln im Kehlkopf, durch: *Acon.*, agar., *ang.*, cimic., graph., iris., kali-bi., laur., led., mez., *spong.*

Liegen nach dem Essen, im: Caust., ter.

Mittagessen, nach dem: Agar.

Mittagsschlaf, nach dem: Rhus-t.

Rauchen, beim: Coca, thuj.

Reiz im Kehlkopf, durch: Am-c., seneg., spong.

Schlucken, durch: *Aesc.*

Sprechen, beim: Ant-t.

LACHEN, durch: *Arg-m.*, *arg-n.*, ars., bry., **Chin.**, con., cupr., cur., dros., dulc., hyos., kali-c., lach., mang., merc-i-f., mur-ac., nit-ac., ol-j., *petr.*, *phos.*, rhus-t., *sanic.*, sil., sin-n., *stann.*, staph., zinc.

LÄSTIG: Form., tub.

LAUFEN agg.: Cina, iod., merc., seneg., sil., stann., sul-ac.

LIEGEN agg.: Acon., aeth., agar., all-c., am-br., am-m., *ambr.*, ant-t., **Apis**, aral., arg-n., *arn.*, *ars.*, bar-c., bell., bor., *bry.*, calc., calc-s., caps., carb-an., carb-s., *carb-v.*, **Caust.**, cham., cinnb., *coc-c.*, cocc., colch., **Con.**, corn., *crot-t.*, dol., *dros.*, *dulc.*, eupi., ferr-ar., ferr-p., hep., **Hyos.**, ign., *iod.*, ip., kali-br., *kali-c.*, kali-p., *kali-s.*, **Kreos.**, lac-c., *lach.*, lact., *laur.*, lith-c., *lyc.*, mag-c., mag-m., mag-p., mag-s., med., *meph.*, merc., *mez.*, nat-c., nat-m., nat-s., nicc., nit-ac., nux-v., ol-j., par., petr., ph-ac., *phos.*, phyt., plan., psor., **Puls.**, pyrog., *rhus-t.*, **Rumx.**, ruta, *sabad.*, **Sang.**, sanic., *seneg.*, *sep.*, *sil.*, *spong.*, stann., staph., stict., *sulph.*, tarent., ter., teucr., thuj., verb., vesp., vib., zinc.

amel.: Acon., am-c., am-m., arg-m., bry., coca, **Euphr.**, *ferr.*, *hydr.*, indg., kali-bi., **Mang.**, nit-ac., sep., sin-n., squil., sulph., *thuj.*, verat., zinc.

tagsüber amel.: *Dros.*, nit-ac., sep.

mittags amel.: **Mang.**

nachmittags: Calc-p., laur.

14 Uhr: Laur.

15 Uhr: Calc-p.

abends: Alum., **Ars.**, *bell.*, bor., bry., carb-an., carb-s., **Con.**, **Dros.**, graph., ign., kali-ar., **Kali-c.**, lach., lact., mez., nat-m., nicc., nux-v., petr., *ph-ac.*, *psor.*, **Puls.**, rumx., **Sang.**, *seneg.*, **Sep.**, *sil.*, staph., stict., *sulph.*, teucr., thuj.

amel.: Am-m.

aufsitzen, muss: **Ars.**, **Con.**, **Puls.**, **Sang.**, **Sep.**

nachts: Am-m., *ars.*, arum-d., *bell.*, bor., *carb-an.*, carb-s., *con.*, dol., **Dros.**, *dulc.*, gamb., kali-bi., kali-br., **Kali-c.**, *laur.*, lyc., *meph.*, nat-s., nit-ac., ol-j., *ph-ac.*, *phyt.*, **Puls.**, rhus-t., **Rumx.**, **Sang.**, sanic., **Sep.**, sil., sulph., *thuj.*, zinc.

Mitternacht, weckt ihn: **Apis**

vor: *Aral.*, *spong.*

nach: Nux-v.

Erwachen, beim: Sanic.

Schlaf amel.: Dulc., kali-bi.

sobald der Kopf das Kissen berührt: Caps., *con.*, **Dros.**

Bauch amel., auf dem: Aloe, alum., am-c., bar-c., calc., caust., eup-per., *med.*, phos., podo., rhus-t., syph.

Bett agg., im: Agn., *alumn.*, am-c., am-m., anac., ant-t., aral., arg-n., *ars.*, bry., cact., calc., *caps.*, cham., coc-c., coca, coff., **Con.**, *crot-t.*, dol., *dros.*, euphr., ferr-ar., ferr-p., hep., *hyos.*, ign., indg., iod., ip., *kali-c.*, kali-n., kali-s., kreos., lach., lachn., lact., lyc., mag-c., mag-m., mag-s., meph., mez., nat-c., nat-m., nit-ac., nux-v., **Phos.**, psor., *puls.*, *rhus-t.*, sabad., samb., sang., *sep.*, *sil.*, squil., *still.*, **Sulph.**, verb.

aufsitzen oder im Stuhl schlafen, muss wegen Erstickungsgefühl: Crot-t.

Gesicht; starkes Schleimrasseln, das tief in der Brust zu sein scheint, so dass es durch Husten nicht erreicht wird und nur bis zur Halsgrube reicht; daher erreicht auch harter Husten den Schleim nicht, es sei denn, er liegt auf dem Gesicht; dann bringt er grünlich-gelben oder blassen, gallertartigen, geschmacklosen Schleim herauf: *Med.*

Hand-Knie-Lage amel.: Eup-per.

Hinlegen, beim ersten: Arg-n., *ars.*, caps., con., *dros.*, hyos., laur., phyt., puls., sabad., sang.

Kopf tief gelagert, mit dem: Am-m., *bry.*, carb-v., **Chin.**, hyos., puls., rumx., samb., sang., spong.

LIEGEN - Kopf ...

hoch liegendem Kopf amel., mit: *Carb-v.*, **Chin.**, rumx., sep.

lange in einer Position liegen (oder sitzen) agg.: Con., ph-ac.

Magen amel., auf dem (s. Bauch)

nur im Liegen: *Caust.*

Hinlegen; muss aufsitzen und abhusten, hat dann Ruhe; nur beim: **Con.**

Rücken, auf dem: Agar., *am-m.*, *ars.*, crot-t., eup-per., iod., kali-bi., *nat-m.*, nat-s., *nux-v.*, *phos.*, plb., rhod., rhus-t., *sep.*, sil., spong.

amel.: *Acon.*, bry., *lyc.*, *mang.*

besser als auf der Seite, obwohl Liegen auf der linken Seite agg.: *Phos.*

Seite, auf der: *Acon.*, bar-c., bry., carb-an., erig., kali-c., kreos., lyc., merc., phos., puls., seneg., sep., *spong.*, *stann.*, sulph.

rechten Seite, auf der: Alum., am-m., *carb-an.*, *cina*, ip., kali-c., lyc., **Merc.**, phos., plb., sil., *spong.*, **Stann.**, syph., tub.

nachts: *Carb-an.*

linken Seite, auf der: Am-c., apis, arg-n., ars., *bar-c.*, bry., chin., eup-per., ip., kali-bi., lyc., merc., par., *phos.*, puls., rhus-t., *rumx.*, *seneg.*, *sep.*, *sulph.*, *thuj.*

Drehen auf die rechte Seite amel.: Ars., kali-c., *phos.*, *rumx.*, *sep.*, *sulph.*, *thuj.*

schmerzhaften Seite agg., auf der: Acon.

LOCKER: Acet-ac., agar., alum., am-c., am-m., anac., ant-t., apis, apoc., *arg-m.*, **Ars.**, *ars-i.*, arum-d., arum-t., asaf., aur-m., bell., bism-o., brom., bry., *calc.*, calc-s., carb-an., carb-s., *carb-v.*, carl., cench., cham., *chel.*, chin., chin-a., chin-s., cic., cina, *coc-c.*, cocc., coloc., *con.*, cub., cupr-n., dig., dros., *dulc.*, elaps, eup-per., euph., eupi., ferr., ferr-ar., ferr-i., ferr-p., graph., hep., hydr., ign., iod., jab., kali-ar., kali-c., kali-p., kali-s., kreos., lappa-a., lyc., mag-s., merc., merc-c., merc-i-f., mur-ac., nat-ar., nat-c., nat-s., nit-ac., nux-m., ol-j., ph-ac., *phos.*, podo., **Puls.**, ruta, sabad., sacc., sec., *senec.*, seneg., *sep.*, *sil.*, spong., squil., *stann.*, staph., stict., still., sul-ac., sulph., tarent., tell., thuj., verat-v.

tagsüber locker, trocken nachts: *Calc.*, euphr., lyc., puls.

Tag und Nacht: Dulc., sil.

LOCKER ...

morgens: *Agar.*, *alum.*, ars., bad., **Bry.**, *calc.*, *carb-s.*, **Carb-v.**, cench., cham., *chel.*, coc-c., **Hep.**, meph., mur-ac., nat-m., nat-p., nat-s., nit-ac., nux-v., *ph-ac.*, *phos.*, *psor.*, **Puls.**, **Sep.**, *sil.*, **Squil.**, **Stann.**, stict., stram., **Sul-ac.**, **Sulph.**

enger Husetn nachmittags: Bad.

vormittags: **Stann.**

nachmittags: Am-m.

trocken morgens: Am-m.

abends: Bov., eug., mur-ac.

19 Uhr: Spira.

trocken morgens: Bov.

nachts: Am-m., calc., eug., eup-per., puls., *sep.*, sil., stict.

Mitternacht: Phos., sep.

nach: *Calc.*, hep.

Aufsetzen amel.: Phos.

Liegen, im: Arum-d.

weniger locker am Tage: Stict.

Apyrexie, in der: Eup-per.

Auswurf, ohne: Am-c., arn., arum-t., brom., *caust.*, *con.*, crot-t., dros., *kali-s.*, lach., *phos.*, *sep.*, stann., sulph.

Körperübungen und warmes Zimmer agg.: Brom.

Essen, nach: Bell., nux-m., *phos.*, sanic., sil., staph., thuj.

trocken nach Trinken: Nux-m., staph.

Fieber, im: Alum., anac., apis, arg-m., **Ars.**, bell., bism-o., brom., bry., **Calc.**, carb-v., *chin.*, cic., cub., dig., dros., dulc., ferr., iod., **Kali-c.**, kreos., lyc., ph-ac., phos., puls., ruta, seneg., sep., *sil.*, spong., squil., stann., staph., *sulph.*, thuj.

Frühstück, nach dem: Coc-c.

Haut im Halse hängen würde; Gefühl, als ob: Alum.

Kitzeln tief in der Brust, durch: Graph.

Trinken von kaltem Wasser amel.: *Coc-c.*

LUFT, in engen Räumen agg.; bei eingeschlossener: Brom., nat-ar.

Freien, im (s. FREIEN)

Nachtluft, in: Calc-p., *hep.*, *merc.*, phos., spig., sul-ac., sulph., trif-p.

LUFT ...

nasskalter Luft, in: Ant-t., bar-c., *calc.*, carb-an., carb-v., *chin.*, cur., **Dulc.**, *iod.*, *lach.*, mag-c., merc., mosch., mur-ac., *nit-ac.*, nux-m., phyt., rhus-t., sep., sil., sul-ac., *sulph.*, verat., zinc.

trockener Luft, in: Caust., sep.

kalter, trockener Luft, in: **Acon.**, brom., caps., cham., crot-h., **Hep.**, nux-m., *phos.*, rumx., samb., *spong.*

Zugluft, bei: *Acon.*, *calc.*, caps., *caust.*, *chin.*, *ph-ac.*, sep.

MAGEN zu kommen, scheint aus dem: All-s., ant-t., bell., **Bry.**, cann-s., ery-a., lach., merc., *nux-v.*, puls., **Sep.**

Innere des Magens nach außen gedreht würde; Gefühl, als ob das: *Puls.*, ruta, tab.

MASERN, während: Coff., *cop.*, eup-per., spong., squil.

tagsüber: Cupr.

Hautausschlag sich entwickelt, amel. wenn ein: Cupr.

nach: Ant-c., *arn.*, bry., *calc.*, camph., *carb-v.*, cham., chel., chin., coff., con., cop., cupr., **Dros.**, dulc., *eup-per.*, gels., hep., *hyos.*, ign., *kali-c.*, murx., *nat-c.*, nux-v., **Puls.**, squil., stict., *sulph.*

MENSCHEN das Zimmer betreten, agg. wenn andere (vgl. FREMDEN): Phos.

Annäherung oder Vorbeigehen von Menschen agg.: Carb-v.

Anwesenheit vieler Menschen agg.: *Ambr.*

MENSES, vor: *Arg-n.*, *graph.*, hyos., lac-c., plat., *sulph.*, zinc.

tagsüber: Graph., sulph., zinc.

morgens: Graph., **Zinc.**

frühmorgens: Graph.

abends: *Sulph.*, zinc.

Bett agg., Aufsetzen amel.; im: *Sulph.*

hysterisch: Plat.

während: Am-m., atro-s., bry., cact., *calc-p.*, cast., cham., coff., cop., cub., cur., *graph.*, iod., lac-c., lachn., nat-m., phos., rhod., senec., *sep.*, sulph., thuj., *zinc.*

morgens: Cop.

Abend, jeden: *Sulph.*

hysterisch: Hyos., plat.

Rauheit im Hals, durch: Cast.

MENSES - während ...

Schnupfen, mit: Cub., *graph.*

Beginn der Menses, zu: *Phos.*

Unterdrückung der Menses, durch: Mill., puls.

METALLISCH: Eupi., iod., *kali-bi.*, lac-c., rumx., sang., spong.

METASTATISCH, mit kruppartigem Klang: Cupr.

MILCH agg.: Ambr., ant-c., ant-t., brom., kali-c., spong., sul-ac., zinc.

MILZ, durch Beschwerden der: Card-m.

MITTAGESSEN, vor dem: Arg-n.

nach: Aeth., agar., anac., arg-n., bar-c., bry., calc-f., carb-v., coc-c., ferr., hep., kali-bi., lach., mur-ac., nux-v., phos., sil., sulph., syph., tab., tax., thuj., zinc.

Schlaf, im: Puls., staph.

MUSIK agg. (vgl. GEIGENSPIELEN, KLAVIERSPIELEN): **Ambr.**, *calc.*, cham., kali-c., kreos., ph-ac.

Nasswerden, durch: Ant-c., calc., *calc-s.*, dulc., lach., nit-ac., psor., rhus-t., sep., sulph.

NERVÖS: Aur., **Caps.**, cina, cocc., cor-r., crot-h., cupr., *dros.*, *hep.*, hydr-ac., *hyos.*, *ign.*, kali-br., lach., nux-m., nux-v., phel., phos.

abends, Sonnenuntergang bis Sonnenaufgang; eigentümlich bei Frauen: Aur.

Nacht, die ganze: *Hep.*

Liegen, im: **Hyos.**

Zimmer betritt, wenn jemand das (s. FREMDEN): Phos.

NIESEN, endet mit: **Agar.**, *arg-n.*, bad., *bell.*, bry., carb-v., hep., lyc., psor., seneg., *squil.*, *sulph.*

durch: Seneg.

amel.: Osm.

mit: All-c., alum., anac., ant-t., aspar., bad., *bell.*, *bry.*, carb-an., carb-v., chin., *cina*, *con.*, eup-per., hep., iod., kali-c., kreos., lob., merc., *nat-m.*, nit-ac., nux-v., osm., sal-ac., sep., sil., squil., staph., *sulph.*

NÜCHTERN, wenn: Kali-c., mag-m.

OBST agg.: Arg-m., mag-m.

PERIODISCH: Anac., ars., aur., coc-c., cocc., colch., lach., lact., lyc., merc., *nux-v.*, sep., stram.

tagsüber: Anac.

HUSTEN

PERIODISCH ...

morgens: Stram.

abends, von Sonnenuntergang bis Sonnenaufgang: Aur.

nachts: Acon., cocc., merc.

Mitternacht: Cocc.

nach: Acon., cocc.

2 Uhr: Cocc.

jede halbe Stunde: Acon.

zweite Nacht, jede: Merc.

vierte Nacht, jede: Cocc.

Stunde, jeden Tag zur gleichen: Lyc., sabad.

drei Stunden, alle: Anac., dros.

Tag, jeden zweiten: Anac., lyc., nux-v., sep.

heftige Hustenanfälle: *Anac.*, lyc., *nux-v.*

dritten Tag, jeden: Anac., lyc.

Sprechen oder Rauchen, durch: Atro.

Uhrwerk, regelmäßig wie ein: Nicc.

PFEFFER, durch: Alum., cina

PFEIFEND: Acon., ars., brom., carb-v., chlor., *hep.*, kali-bi., kali-i., kali-p., kreos., *laur.*, lyc., prun-s., samb., *sang.*, seneg., *spong.*

PFEIFEND, giemend, wie ein Zischen: Kreos., prun-s., *spong.*

trocken, wie eine Säge, die durch Tannenholz getrieben wird; und: *Spong.*

PFLOCKES, durch das Gefühl eines:

Kehlkopf, im: Spong.

Trachea auf- und abbewegt, der sich in der: *Calc.*

PLEURITIS, bei: Acon., *ars.*, bry., ip., *lyc.*, *sulph.*

PLÖTZLICH: *Agar.*, alum., am-br., apoc., calad., coloc., *cupr.*, *ip.*, kali-bi., kali-c., kali-p., naja, *sep.*, **Squil.**

tagsüber: Agar., coloc.

morgens: Am-br., **Squil.**

Aufstehen, beim: Am-br.

vormittags: Agar.

abends: Alum., *am-br.*, apoc.

Sitzen, im: Alum.

nachts: Apoc.

POCKEN, während: Plat.

POCKEN ...

nach: Calc.

PRICKELN in der Trachea, durch: Hydr-ac.

QUÄLEND: Agn., *arum-t.*, aspar., *brom.*, **Caust.**, iris., *lach.*, lyc., meli., *nit-ac.*, **Nux-v.**, *sang.*, *seneg.*, *sep.*, *squil.*, *stann.*

tagsüber: Lyc.

morgens and abends beim Einschlafen: Agn., *brom.*, *lach.*, lyc., nit-ac.

RASSELND: Alum., *ammc.*, ang., **Ant-t.**, aral., *arg-m.*, *arg-n.*, arum-d., arund., *bar-c.*, bar-m., *bell.*, brom., *bry.*, *cact.*, cahin., *calc.*, *calc-s.*, *carb-an.*, *carb-v.*, **Caust.**, *cham.*, *chel.*, chen-a., *cina*, *coc-c.*, con., cupr., eug., ferr., ferr-p., gamb., *hep.*, *hippoz.*, *hydr.*, hydr-ac., *iod.*, **Ip.**, *kali-bi.*, *kali-chl.*, kali-p., **Kali-s.**, *lach.*, *lyc.*, med., meph., merc., merc-c., merc-i-f., merc-i-r., mur-ac., nat-c., *nat-m.*, *nat-s.*, *nux-v.*, oena., *op.*, phos., podo., *puls.*, rumx., samb., *sang.*, *sanic.*, sars., **Sep.**, *sil.*, *squil.*, *stann.*, sul-ac., *sulph.*, verat., verat-v.

tagsüber: *Arg-m.*, ferr.

morgens: Aral., hep., meph., stram.

abends: Caust., sil.

nachts: Anac., gamb.

alten Menschen, bei: *Ammc.*, *hippoz.*, *kali-bi.*, *seneg.*

Anfällen, in: Cina

Essen, beim: *Phos.*

nach: Hep.

Freien amel., im: Arg-m., *kali-s.*

Heiserkeit, mit: *Kali-chl.*

ohne: **Kali-s.**

Keuchen oder Pfeifen beim Husten, beim Liegen auf dem Rücken oder auf einer Seite; mit: Med.

RAUCH in der Trachea, Gefühl von: *Ars.*, bry., nat-ar.

alle Arten von Rauch agg., durch: Euphr., ment.

RAUCHEN agg.: *Acon.*, agar., all-s., arg-n., atro., brom., bry., carb-an., cham., clem., coc-c., coca, cocc., *coloc.*, *dros.*, *euphr.*, ferr., hell., hep., ign., iod., lach., lac-ac., mag-c., ment., nux-v., osm., petr., puls., spig., spong., staph., sul-ac., tarent., thuj.

abends: Arg-n., coloc., thuj.

nachts amel.: Tarent.

RAUCHEN agg. ...

Mittagessen, nach dem: Acon., bry., coc-c., dros., *lach.*, petr.

RAU: Acon., bell., brom., cann-i., carb-an., carb-v., card-b., cop., dulc., *eup-per.*, eupi., *hep.*, iod., ip., mag-m., meli., *merc.*, mur-ac., nat-c., *rhus-v.*, sep., sil., tarent., ust.

nachts: *Cham.*, lyc., *nit-ac.*

Mitternacht: *Nit-ac.*

RAUHEIT, durch:

Kehlkopf, im: *Alum.*, ang., aur-m., bar-c., *bry.*, carb-an., carb-s., *carb-v.*, cast., *caust.*, coloc., con., dig., graph., *kali-c.*, kali-i., kalm., kreos., *lach.*, laur., mang., nat-s., **Nux-v.**, ol-an., plb., *puls.*, rhod., *rhus-t.*, sabad., sars., *seneg.*, *spong.*, stront., *sulph.*, verat-v.

Trachea, in der: Bar-c., carb-an., dig., kreos., laur., sabad.

RÄUSPERN: Eug.

agg.: Am-m.

REISSEND: All-c., *bell.*, bor., calc., med., phos., senec.

nachts: *Bell.*, senec.

Gefühl von Reißen in der Herzgegend: Elaps

Menses, während: Senec.

REIZHUSTEN: Arg-m., chlor., clem., cocc., cod., coff., hippoz., ign., kali-c., lach., laur., ol-j., ozone., ph-ac., phos., phyt., plan., teucr.

morgens, nach dem Aufstehen: Arg-m.
nachts: *Cod.*, phos.

REIZSTOFFE, beispielsweise Salz, Wein, Pfeffer, Essig, beginnt sofort zu Husten; durch: Alum.

REMITTIERENDEM Fieber, bei: Podo.

RÖCHELND: Cact.

nachts: Cact.

ROHEIT im Kehlkopf verursacht Husten: Acon., *alum.*, ambr., bar-c., brom., *bry.*, cast., *coc-c.*, dulc., *hep.*, kali-i., laur., **Nux-v.**, ol-an., **Phos.**, **Rumx.**, sang., *sil.*, **Sulph.**

RÖHRE hineinhustet; klingt, als wenn er in eine: Osm.

SÄFTEVERLUST, durch: *Chin.*, cina, ferr., ph-ac., staph.

SALZIGE Speisen, durch: Alum., *con.*, lach.

Pfeffer im Kehlkopf, wie durch Salz und: Crot-h.

SÄUREN agg.: Ant-c., brom., *con.*, lach., mez., nat-m., nux-v., sep., sil., sulph.

SAURE Speisen, durch: Ant-c., brom., lach., nat-m., nux-v., sep., sulph.

SCHABEND, scharrend: Calc., **Spong.**, stram.

SCHARF: Arn., calc-s., staph.

Essen, nach dem: Staph.

SCHARFEN Flüssigkeit, die durch die Choanen läuft; durch das Gefühl einer: Kali-bi.

SCHARLACH, folgt auf: Ant-c., con., hyos.

SCHARREND: *Alumn.*, bell., calc., *caust.*, cham., cimx., coff., dros., eup-per., *euphr.*, eupi., grat., *hep.*, kali-c., kreos., lyc., merc., nat-c., nicc., nit-ac., *nux-v.*, plan., puls., rhod., sabad., samb., *sel.*, sep., sil., spong., **Stann.**, zing.

abends: Bry., rhod.

Hinlegen, nach dem: Bry.

nachts: Calc., cham., nat-m., rhod.

Erwachen, beim: Calc.

Brust, in der: Arg-m., bry., con., kali-bi., kreos., *puls.*, ruta, staph., *thuj.*

oberer Teil: Ruta

Fauces: **Dros.**

Kehlkopf: Aesc., agn., aloe, alum., *alumn.*, *am-c.*, ambr., arg-n., aur-m-n., bar-c., *bell.*, bor., bov., **Brom.**, *bry.*, cahin., camph., *carb-s.*, **Carb-v.**, card-m., *caust.*, chel., chin-s., *coc-c.*, colch., *con.*, croc., cycl., dig., **Dros.**, graph., **Hep.**, hydr-ac., kali-bi., kalm., kreos., laur., led., mag-c., mag-m., mang., naja, nit-ac., **Nux-v.**, ol-an., op., osm., paeon., petr., ph-ac., phyt., plat., prun-s., **Puls.**, *sabad.*, **Sel.**, *seneg.*, sil., sin-n., syph., ter., thuj., til., upa.

Rachen: Arg-n., cycl., kali-bi.

Trachea: Bry., cycl., *puls.*, sabad., thuj.

SCHLAF, vor: *Coc-c.*, lyc., merc., **Sulph.**

während: *Acon.*, *agar.*, *apis*, *arn.*, ars., arum-t., *bell.*, calc., carb-an., **Cham.**, coff., *cycl.*, hipp., hyos., kreos., **Lach.**, lyc., lycps., mag-s., merc., murx., nit-ac., *petr.*, phos., rhod., *rhus-t.*, samb., sang., sep., sil., stram., *sulph.*, tub., verb.

nach: *Apis*, *aral.*, *caust.*, *kali-bi.*, **Lach.**, lachn., nit-ac., puls., *sep.*, sulph.

Auffahren im Schlaf, beim: Apis, cina, hep.

Einschlafen, beim: *Agar.*, agn., arn., brom., *carb-v.*, *con.*, guare., *hep.*, ign., *kali-c.*, **Lach.**, **Lyc.**, med., merc., nit-ac., *phos.*, sep., **Sulph.**

SCHLAF - Einschlafen ...

ein Stunde nach dem Einschlafen: Aral., arn., calc.

Seite, beim Liegen auf der: *Arg-n.*, kali-c., *lyc.*, *psor.*, *spong.*

schläft während trockenem Husten ein: Mag-s.

stört den Schlaf: *Agar.*, alum., calad., mez., nux-v., ol-j., phos., rhod., rhus-t., sang., spong., squil., stict., **Sulph.**, syph., zinc.

verhindert den Schlaf: Apis, calad., carb-v., daph., kali-bi., kali-c., kali-cy., laur., **Lyc.**, phos., **Puls.**, *rhus-t.*, sang., **Sep.**, stict., zinc.

weckt aus dem Schlaf: Acon., *agar.*, alum., *apis*, *aral.*, arn., *ars.*, bell., calc., carb-s., **Caust.**, cham., *coc-c.*, cocc., coff., con., daph., dros., graph., hep., hipp., *hyos.*, kali-c., kali-n., *lach.*, mag-m., med., merc., nit-ac., op., *petr.*, **Phos.**, rhod., *rhus-t.*, *sang.*, *sep.*, *sil.*, sol-t-ae., squil., stront., **Sulph.**, verb., zinc., zing.

SCHLEIM, durch:

Brust, in der: Ant-t., arg-m., ars., arum-t., asar., bar-c., *calc.*, caust., cham., cina, euphr., graph., guare., iod., ip., **Kali-bi.**, kali-n., kreos., med., nat-m., plb., **Puls.**, sep., *spong.*, **Stann.**, sulph.

oben in der Brust: Plb.

Kehlkopf, im: Aesc., am-br., am-c., am-caust., arg-m., arg-n., *arum-t.*, asaf., asar., atro., brom., caust., cham., chin-s., cina, coc-c., cocc., crot-t., *cupr.*, dig., dulc., euphr., grat., hyos., **Kali-bi.**, kreos., **Lach.**, laur., mang., *nux-v.*, osm., par., phel., plan., raph., seneg., *stann.*, stram., zinc.

Trachea, in der: Arg-m., *arum-t.*, caust., cham., cina, crot-t., cupr., dulc., euphr., gels., hyos., *nux-v.*, seneg., *spong.*, squil., **Stann.**

aufsteigenden oder absteigenden Schleim, wie durch: Coc-c.

Gefühl von Schleim: Kali-c., **Stann.**

SCHLIESSEN der Augen in der Nacht erregt Husten: **Hep.**

SCHLUCKEN agg.: *Aesc.*, **Brom.**, *cupr.*, eug., kali-ma., lyc., lyss., *nat-m.*, op., phos., puls., sul-ac.

amel.: Apis, eug., spong.

Leerschlucken: Caust., lyc., *nat-m.*, op.

amel.: Bell.

SCHMERZ, Husten durch:

Kehlkopf, im: Acon., ang., arg-m., bry., calad., caust., chin-s., euphr., ferr., grat., hep., iod., kali-c., sars., *spong.*, *stann.*

Trachea, in der: Acon., ang., arg-m., bry., calad., euph., grat., hep., indg., ip., sars., *spong.*, stann.

SCHMERZHAFT (vgl. EMPFINDUNGEN, QUÄLEND): *Agar.*, *ail.*, **All-c.**, ant-o., ant-t., apis, brom., **Bry.**, calad., *caps.*, caust., chin., coc-c., cop., cor-r., ferr-p., ill., kreos., lact., *merc.*, merc-c., nat-c., nat-s., rhus-t., tarent., ust.

abends, im Bett: Bry.

nachts: Caust., *rhus-t.*

Mitternacht, beim Erwachen vor: *Rhus-t.*

SCHNARCHEN, mit: Ant-t., arg-m., bell., caust., ip., nat-c., nat-m., nux-v., puls., sep.

SCHNEIDEN, Stechen:

Kehlkopf, durch Schneiden im: Ang., *arg-m.*

Schilddrüse, in der: Arg-n.

SCHNELL, bis der Patient schlaff wie ein Sack nach hinten fällt: *Cor-r.*

SCHRECK, durch einen: Acon., bell., ign., rhus-t., samb., stram.

SCHREIBEN, beim: Cina

SCHRILL: Ant-t., sol-t-ae., stram.

Erwachen, beim: Sol-t-ae.

SCHÜSSE (Minuten-Husten), kurzes Hüsteln wie schnell aufeinanderfolgende: Cor-r.

SCHWANGERSCHAFT, in der: Calc., *caust.*, *con.*, ip., kali-br., *nux-m.*, phos., puls., sabin., sep., vib.

nachts: *Con.*

SCHWEFELDÄMPFEN, durch ein Gefühl wie von: Am-c., aml-n., **Ars.**, asaf., *brom.*, bry., calc., *carb-v.*, *chin.*, cina, **Ign.**, ip., kali-chl., *lach.*, **Lyc.**, mosch., *par.*, **Puls.**

SCHWELLUNG des Kehlkopfes, durch: *Kali-i.*

Schwellungsgefühl, durch: Ars., ox-ac.

SCHWIERIGER Husten: Ant-t., ars., brom., chin., chlor., cocc., dig., kali-br.

SERIENWEISE: Phos., sumb.

22-23 Uhr: Sumb.

SINGEN agg.: Alum., *arg-m.*, *arg-n.*, *dros.*, hyos., mang., meph., *phos.*, rhus-t., rumx., sil., spong., *stann.*, stram.

Erheben der Stimme, durch: *Arg-n.*

SITZEN, beim: Agar., aloe, alum., astac., euphr., ferr., guaj., hell., kali-c., mag-c., mag-m., mur-ac., nat-c., nat-p., ph-ac., phos., puls., *rhus-t.*, sabad., *seneg.*, sep., spig., stann., zinc.

aufrecht Sitzen, beim: Kali-c., nat-m., spong.

amel.: Ant-t.

gebeugt Sitzen, beim: Rhus-t., spig., stann.

amel.: Iod.

langes Sitzen agg.: Coc-c., ph-ac.

Stillsitzen, beim: Coca, rhus-t.

amel.: Verat.

nachmittags: Coca

SODBRENNEN, durch: Carb-s.

SONNE agg.: *Ant-t.*, coca

SORGEN, durch: *Cina*

SPANNUNG in der Brust: Ars., thuj.

SPRECHEN, durch: Acon., alum., *alumn.*, *ambr.*, anac., ant-t., arg-m., *arg-n.*, arn., ars., atro., bar-c., *bell.*, brom., bry., calad., calc., *calc-s.*, carb-s., *carb-v.*, *caust.*, cham., *chin.*, chin-a., *cimic.*, cina, coc-c., *cocc.*, con., crot-h., *cupr.*, dig., **Dros.**, dulc., erig., *euphr.*, ferr., ferr-ar., ferr-i., ferr-p., *hep.*, hyos., ign., iod., ip., kali-bi., lac-c., *lach.*, mag-c., mag-m., mag-p., mang., ment., meph., *merc.*, mez., mur-ac., myric., nat-m., nit-ac., par., ph-ac., *phos.*, *phyt.*, *psor.*, rhus-t., **Rumx.**, **Sanic.**, *sil.*, *spong.*, squil., *stann.*, stram., sul-ac., sulph., sumb., *tub.*, verb.

abends: Psor.

nachts: Puls.

lautes Sprechen: *Ambr.*, *arg-n.*, *coc-c.*, mang., *phos.*, *tub.*

Unfähigkeit zu sprechen, mit: *Am-m.*, brom., calad., *cimic.*, *cupr.*, *lach.*, mag-p., *merc.*, *rumx.*

SPRINGT auf, klammert sich an die Umstehenden, ruft mit heiserer Stimme nach Hilfe, beugt sich nach hinten und greift sich an den Kehlkopf; das Kind: *Ant-t.*

SPÜLEN des Mundes agg.: *Coc-c.*

STÄNDIG (s. ANHALTEND)

STAUB, wie durch: Agar., *alumn.*, *am-c.*, **Ars.**, aur-m., *bell.*, *brom.*, *calc.*, calc-s., chel., *chin.*, cina, *coc-c.*, crot-c., cycl., **Dros.**, ferr-ma., glon., *hep.*, *ign.*, *ip.*, **Lyc.**, meph., nat-ar., ph-ac., pic-ac., poth., **Puls.**, **Sulph.**, teucr.

Halsgrube, in der: *Ign.*

Trachea: Ferr-ma.

STECHEN, mit:

Brust: Acon., bry., nit-ac., nux-v.

Epigastriums, in der Gegend des: Rhus-t.

Kehlkopf: Acon., *agar.*, aphis., bufo, cham., *cist.*, hydr-ac., indg., kali-c., naja, ox-ac., sol-t-ae., stann.

abends: Bufo

STECHEN oder brennendes Kitzeln im Kehlkopf, durch feines: *Agar.*, aphis., bufo

Trachea: *Arg-m.*, lach., stann.

STECHEND, wie von Splittern:

Brust: Iod.

Kehlkopf, im: Bufo, lyc., mur-ac., *phos.*, *sil.*

1-4 Uhr: Bufo

STEHEN agg.: Acon., aloe, euphr., ign., mag-s., nat-m., nat-s., sep., stann., sulph., zinc.

amel.: Mag-s.

aufrecht Stehen, beim: Acon., nat-m., stann.

Sitzen nach Stehen und umgekehrt; beim: Aloe

Stillstehen, bei einem Spaziergang; beim: Ign.

STILLZEIT, in der: Ferr.

STRECKEN der Arme; beim: Lyc.

gefolgt von Husten: Merc.

STUDENTEN, Schülern; bei: Nux-v.

STUHLGANG amel.; häufiger: Bufo

SÜSSIGKEITEN agg.: Med., spong., zinc.

TANZEN, nach: Puls.

TEE agg.: Ferr., spong.

heißer Tee: Spong.

TIEFSITZENDER Husten: Ail., all-s., am-br., *ambr.*, ammc., anac., ang., ant-c., *ars.*, ars-i., bufo, *carb-v.*, chr-ac., *dig.*, dios., **Dros.**, eug., guare., *hep.*, iod., kali-bi., *kali-i.*, *lach.*, lob., lycps., mag-m., *mang.*, med., meph., nat-ar., *nux-v.*, petr., phos., *sabad.*, *samb.*, sanic., sel., sep., sil., spong., squil., **Stann.**, *still.*, **Verat.**, verb.

morgens: Ang., dios.

nachmittags und abends: Am-br.

abends: Eug., **Verat.**

Mitternacht, nach: Ars.

Einatmen, beim: Hep., ip.

tief Einatmen amel.: *Verb.*

TIEFSITZENDER Husten ...

Liegen amel.: **Mang.**, sep., squil.

TIEF genug husten, um Schleim zu lösen; Gefühl, als könne er nicht: Ars., bell., **Caust.**, dros., lach., med., *mez.*, rumx.

TIEF klingend: Aloe, *kali-bi.*, mang., **Stram.**, *verb.*

nachts: Verb.

TONLOS: Calad., card-b., cina, dros.

TREPPENSTEIGEN, beim: Arg-m., arg-n., *ars.*, bar-c., *bry.*, cench., iod., kali-n., lyc., mag-c., mag-m., merc., nux-v., seneg., sep., spong., squil., stann., staph., zinc.

TRINKEN, nach: Acon., am-caust., am-m., ant-t., arn., **Ars.**, *bry.*, calc., carb-v., *chin.*, *cimx.*, cina, cocc., con., dig., **Dros.**, ferr., ferr-ar., *hep.*, hyos., kali-ar., kali-bi., kali-c., lac-c., *lach.*, laur., lyc., *manc.*, meph., nat-m., nat-p., nux-m., nux-v., op., *phos.*, **Psor.**, rhus-t., sil., squil., staph., stram., sul-ac., tell., verat.

amel.: Brom., bry., *caust.*, *coc-c.*, euphr., iod., kali-c., *op.*, **Spong.**

Bier, von (s. BIER)

hastiges Trinken, durch: Sil.

kalten Flüssigkeiten, von (s. KALT)

Milch, von (s. MILCH)

Säuren, von (s. SÄUREN)

Weinbrand, von (s. WEINBRAND)

TRINKERN, von: *Ars.*, *coc-c.*, lach., *stram.*

TROCKEN: Acal., acet-ac., **Acon.**, aesc., *agar.*, ail., all-s., aloe, **Alum.**, *alumn.*, am-br., *am-c.*, *am-m.*, *ambr.*, anac., anag., anan., ang., ant-c., ant-t., anth., aphis., apis, apoc., arg-c., arg-m., arg-n., *arn.*, **Ars.**, **Ars-i.**, arum-t., asaf., asar., *asc-t.*, asim., atro., aur., aur-m., aur-m-n., aur-s., *bar-c.*, *bar-m.*, **Bell.**, benz., benz-ac., berb., bor., bov., **Brom.**, **Bry.**, *bufo*, cact., calad., **Calc.**, calc-p., **Calc-s.**, camph., cann-i., cann-s., *canth.*, *caps.*, *carb-ac.*, **Carb-an.**, *carb-s.*, *carb-v.*, card-m., casc., cast., *caust.*, cench., *cham.*, *chel.*, **Chin.**, chin-a., chlor., chr-ac., cimic., cimx., *cina*, cinnb., clem., *coc-c.*, cocc., cod., *coff.*, colch., coloc., *con.*, cop., corn., *croc.*, *crot-c.*, crot-h., *cupr.*, cur., cycl., der., dig., dios., dros., *dulc.*, elaps, eup-per., euph., euphr., eupi., *ferr.*, *ferr-ar.*, *ferr-i.*, *ferr-p.*, fl-ac., *form.*, gamb., gels., graph., grat., *guaj.*, guare., gymn., ham., *hell.*, *hep.*, hura, hydr., hydr-ac., **Hyos.**, *hyper.*, **Ign.**, *indg.*, inul., **Iod.**, *ip.*, iris-foe., iris., *kali-ar.*, *kali-bi.*, *kali-br.*, **Kali-c.**, *kali-i.*, *kali-n.*, *kali-p.*, kali-s., kreos., lac-c., lac-d., **Lach.**, *lachn.*, lact., lac-ac., laur., lec., led., lil-t., lob., *lyc.*, mag-c., mag-m., *mag-p.*, mag-s., **Mang.**, med., meli., *merc.*, merc-c., *mez.*, mosch., mur-ac., murx., *myrt.*, naja, **Nat-ar.**, *nat-c.*, **Nat-m.**, nat-p., nat-s., nicc., *nit-ac.*, *nux-m.*, **Nux-v.**, olnd., *op.*, osm., *ox-ac.*, *par.*, paull., **Petr.**, **Ph-ac.**, phel., **Phos.**, *phyt.*, pic-ac., plan., *plat.*, *plb.*, podo., polyg-h., *psor.*, ptel., **Puls.**, pyrus., ran-s., rat., rheum, *rhod.*, rhus-r., *rhus-t.*, **Rumx.**, ruta, sabad., sabin., sal-ac., *samb.*, *sang.*, sarr., sars., sel., *seneg.*, *sep.*, *sil.*, sol-t-ae., spig., **Spong.**, squil., *stann.*, *staph.*, stict., still., stram., stront., stry., sul-ac., **Sulph.**, sumb., syph., tab., tarax., *tarent.*, tep., ter., teucr., thea, *thuj.*, til., tril., **Tub.**, valer., verat., verat-v., verb., viol-o., wye., *zinc.*, zing.

tagsüber: *Alum.*, bar-c., bell., calc., chel., coloc., con., euph., gamb., ign., *kali-bi.*, lyc., op., phos., puls., *sep.*, sol-t-ae., **Spong.**, sulph.

Hinlegen amel.: Sep.

locker nachts: Caust., sep., staph.

Menses, vor: Graph.

Tag und Nacht: Acon., bell., brom., carb-an., cimic., *euph.*, ign., *kali-c.*, kreos., laur., *lyc.*, mez., mosch., mur-ac., *nat-m.*, *spong.*, stram., verb.

morgens: Agar., *alumn.*, am-m., ant-c., ant-t., arg-m., *arn.*, bar-c., bor., bov., brom., bry., carb-an., carb-s., *carb-v.*, caust., chin., *coc-c.*, con., cop., cur., dios., grat., gymn., hep., hyper., ign., **Iod.**, *kali-c.*, kreos., lec., lyc., mag-s., *mosch.*, **Nat-ar.**, nat-c., nat-s., nux-v., ol-an., *op.*, rhod., *rhus-t.*, sang., sep., sil., stann., sul-ac., sulph., tab., tarent., thuj., verat.

früh: Alum., am-m., ant-c., chin., graph., grat., lyc., nux-v., ol-an., op., rhod., stann., sul-ac., verat.

Aufstehen, nach dem: Alum., ang., arg-m., arn., bar-c., bor., bov., *carb-an.*, *chin.*, dig., grat., nat-s., plb.

Erwachen, beim: Caust., ign., mag-s., sil.

locker am Nachmittag: Am-m.

Abend: Arn., bov., chin., cina, crot-t., dig., ign., iod., nux-v.

Menses, vor: Graph., **Zinc.**

unterdrückten, bei: *Cop.*

vormittags: Agar., alum., *am-m.*, *camph.*, coc-c., sars., zing.

11 Uhr: *Rhus-t.*

TROCKEN ...

mittags: Arg-n., naja, sulph.

nachmittags: Am-m., anth., calc-p., cench., *chel.*, kali-bi., mez., nat-c., nat-m., *nux-m.*, phel., *sang.*, sulph., thuj.

13 Uhr: Aesc.

15 Uhr: Calc-p.

16 Uhr: Cench., *chel.*

17 Uhr: Bov., nat-m.

Eintritt in ein warmes Zimmer, beim: Anth., nat-c.

Gehen, beim: *Thuj.*

abends: Agn., aloe, alum., *alumn.*, am-br., am-m., *arg-n.*, *ars.*, arund., bals., bar-c., *bell.*, bor., bov., **Brom.**, bry., *calc.*, *caps.*, carb-an., carb-v., chin., cimic., coca, com., *con.*, cop., dig., *ferr.*, ferr-ar., *grat.*, gymn., **Hep.**, **Ign.**, indg., kali-ar., kali-bi., *kali-c.*, kreos., lach., lec., lith-c., **Lyc.**, mag-c., *mag-m.*, mag-s., merc., merc-i-r., mez., nat-ar., nat-c., nat-m., nat-p., nicc., nit-ac., *nux-m.*, *nux-v.*, petr., *ph-ac.*, phel., *phos.*, phyt., psor., **Puls.**, rheum, *rhus-t.*, *sang.*, *seneg.*, *sep.*, sol-t-ae., *spong.*, **Squil.**, stann., *stict.*, still., stront., **Sulph.**, tab., teucr., thuj., verat., zinc., zing.

18 Uhr: Am-m., *con.*, *nat-m.*

19 Uhr: Grat., spira.

und nachts, kann weder schlafen noch sich hinlegen: Stict.

Mitternacht, bis: *Hep.*, *phos.*, *rhus-t.*, sep., stann.

Einatmen agg.: Dig.

Einschlafen, beim: *Hep.*, *sulph.*

Eintritt in ein warmes Zimmers, beim: Nat-c., *puls.*

Liegen, im: *Alumn.*, *bell.*, bor., *caps.*, carb-v., ferr., indg., **Kali-c.**, nat-m., nicc., *nux-v.*, **Ph-ac.**, **Puls.**, **Sang.**, **Sep.**, *stict.*, **Sulph.**, teucr.

amel.: Am-m., zinc.

locker am Morgen: Acon., alum., *ambr.*, ant-c., ant-t., bar-c., *bry.*, **Calc.**, *carb-v.*, cupr., dros., euph., *ferr.*, **Hep.**, *hyos.*, ip., kali-c., lach., led., lyc., mag-c., mag-m., mez., mur-ac., nat-m., nit-ac., nux-v., *ph-ac.*, *phos.*, *puls.*, rhus-t., seneg., *sep.*, *sil.*, spong., **Squil.**, stann., stram., *sul-ac.*, sulph., zinc.

Rauchen, durch: Thuj.

TROCKEN ...

nachts: Acon., agar., aloe, *alum.*, **Am-c.**, *am-m.*, *arg-n.*, **Ars.**, *asaf.*, aur-m., **Bell.**, bry., calad., **Calc.**, calc-s., *caps.*, **Carb-an.**, *carb-s.*, *carb-v.*, card-m., *cham.*, *chel.*, chin., chin-a., *cimic.*, coc-c., coloc., *con.*, *crot-c.*, *cupr.*, **Dros.**, euph., *euphr.*, form., gamb., graph., grat., *hell.*, **Hep.**, **Hyos.**, *ign.*, *ip.*, *kali-ar.*, kali-br., *kali-c.*, kali-p., **Lach.**, laur., lec., *lyc.*, *mag-c.*, *mag-m.*, mag-s., mang., *med.*, *merc.*, *mez.*, nat-ar., nat-m., nat-s., *nit-ac.*, *nux-m.*, *nux-v.*, ol-an., ol-j., op., petr., **Phos.**, *phyt.*, **Puls.**, rhod., *rhus-t.*, *rumx.*, *sabad.*, samb., *sang.*, *sil.*, sol-t-ae., **Spong.**, squil., *stict.*, stront., **Sulph.**, syph., tab., tarent., *verat.*, verb., zinc., *zing.*

Aufsitzen amel.: **Hyos.**, **Puls.**, sang.

Bewegung agg.: Bell., *seneg.*

Einatmen agg.: Nat-ar.

Einschlafen, beim: Med.

Erwachen aus dem Schlaf, beim: Graph., *puls.*, *sil.*, **Sulph.**

Liegen, beim: *Con.*, *hyos.*, kali-br., laur., ol-j., *phyt.*, *puls.*, **Sulph.**, zinc.

rechten Seite, nur beim Liegen auf der: *Carb-an.*

locker am Tag: Acon., anac., ars., bry., *calc.*, carb-an., caust., cham., chin., con., euphr., *hep.*, hyos., kali-c., lach., lyc., mag-c., mag-m., merc., nit-ac., nux-v., phos., *puls.*, sabad., samb., sil., **Sulph.**, verat., zinc.

Rauchen amel.: Tarent.

reichlich salziger Auswurf mit Schmerzen, als ob vom Kehlkopf etwas losgerissen würde; zuerst trocken, dann: Calc.

Sonnenuntergang bis Sonnenaufgang, von: Aur.

Mitternacht, um: *Am-c.*, grat., nicc., *nux-v.*, phos.

Liegen auf dem Rücken, beim: *Nux-v.*

Seite amel., auf der: *Nux-v.*

Tagesanbruch, bis: **Nux-v.**

vor: Arg-n., **Calc.**, *lyc.*, *nit-ac.*, phos., rhus-t., *stann.*

22.30 Uhr: Sol-t-ae.

Schlaf, im: *Nit-ac.*, *rhus-t.*

nach: *Ars.*, bell., *calc.*, hyos., lec., nicc., **Nux-v.**

TROCKEN - Mitternacht, nach ...

1-2 Uhr: Zing.

2 Uhr: *Kali-c.*, *op.*, *rumx.*

3 Uhr: **Am-c.**, *kali-c.*, op.

4 Uhr, bis: Nicc.

locker: *Calc.*

abgemagerten Knaben, bei: **Lyc.**

andauernd, beinahe: **Alum.**, *arn.*, euph., *ign.*

Anstrengung, durch heftige: *Ox-ac.*

Atemlosigkeit, mit plötzlicher: *Nux-m.*

Atemnot, Tag und Nacht, wie durch: Euph.

Aufstehen, beim: Grat.

Ausatmung, nach jeder, mit Hitzewallung und Schweiß: Carb-v.

Auswurf, nur morgens: *Alum.*, *am-c.*, bell., *bry.*, *calc.*, *carb-v.*, coc-c., euph., *ferr.*, *hep.*, kali-c., led., lyc., *mag-c.*, *mang.*, mur-ac., nat-c., *nat-m.*, nit-ac., nux-v., ph-ac., *phos.*, **Puls.**, *sep.*, *sil.*, **Squil.**, stann., *sul-ac.*

Räuspern von grünlichem Sputum, später: Kali-i.

Bewegung, bei: Bell., iod., seneg.

amel.: Kali-c., phos.

Blähungsabgang, nach oben oder unten amel., muss dabei aufsitzen: **Sang.**

Blutabsonderung, mit: Zinc.

endet mit Aufhusten von schwarzem Blut: Elaps

chronischer, trockener Husten bei schmächtigen Knaben: **Lyc.**

skrofulösen Kindern, bei: **Bar-m.**

Einatmen, beim: Bell., brom., dig., *hep.*, lach., nat-ar., plb., rumx.

Schlaf, im: Sep.

tief Einatmen, beim: Aesc., *brom.*, dig., *ferr-p.*, *hep.*, nat-ar., plb., squil.

Erwachen, beim: *Agar.*, bry., calc., caust., coc-c., dig., ign., mag-s., *puls.*, *sang.*, sil., sol-t-ae., **Sulph.**, *thuj.*

Essen, durch: Aeth., agar., all-s., ferr-ma., *hyos.*, *kali-c.*, nux-v., *sep.*, sulph., ter.

nachts: Ter.

amel.: **Spong.**

Fieber, während: **Acon.**, ang., ant-c., *apis*, *arn.*, *ars.*, bell., brom., **Bry.**, calc., carb-v., caust., cham., chin., chin-a., cina, coff.,

TROCKEN - Fieber, während ...

Con., cupr., dros., hep., *hyos.*, ign., **Ip.**, **Kali-c.**, kali-p., lach., lyc., **Nat-m.**, nit-ac., nux-m., **Nux-v.**, op., petr., **Phos.**, plat., puls., rhus-t., **Sabad.**, samb., sep., spig., spong., squil., staph., sul-ac., sulph., tarent., verat., verb.

intermittierendem Fieber, vor: Eup-per., *rhus-t.*, *tub.*

Freien, im: *Coff.*, kali-c., mag-arct., *seneg.*, spig.

amel.: Iod., lil-t.

Gehen aus dem warmen Zimmer ins Freien, beim: *Acon.*, *con.*

Froststadium im Fieber, vor: Mag-c., **Rhus-t.**, *samb.*, *tub.*

während: *Ferr.*, *rhus-t.*

nach: Nux-m., samb.

Gehen, beim: Phel., *seneg.*, thuj., verat.

scharfer, kalter Luft; in: Verat.

Gonorrhö, nach unterdrückter: Benz-ac., sel.

Kitzeln im Kehlkopf, durch: *Agar.*, *am-m.*, *arg-n.*, asaf., aur-m., aur-m-n., bar-c., *bell.*, bov., *brom.*, cact., calc-f., carb-ac., carb-an., *caust.*, cimic., coca, colch., coloc., **Con.**, *crot-c.*, cycl., hydr., hydr-ac., iod., ip., iris-foe., iris., kali-bi., *kali-c.*, *lach.*, *lachn.*, led., **Lyc.**, mang., mez., *nat-m.*, nat-s., nit-ac., nux-v., *op.*, *ox-ac.*, *phyt.*, *psor.*, **Puls.**, rat., rumx., *sang.*, *seneg.*, *sep.*, *zinc.*, zing.

krampfhaft, erschöpfend, hauptsächlich bei Kindern, agg. nachts beim Hinlegen und beim Zubettgehen im kalten Zimmer: Sang.

Kratzen im Kehlkopf, durch: Alumn., aur-m-n., *bell.*, bov., **Brom.**, bry., chel., *coc-c.*, *con.*, dig., gamb., hep., hydr-ac., laur., led., mang., naja, nit-ac., nux-v., op., osm., **Puls.**, *sabad.*, seneg., til.

Lesen, beim lauten: *Mang.*, meph., **Phos.**

Liegen, beim: Alum., cinnb., *con.*, **Hyos.**, ip., *kali-br.*, lyc., nit-ac., *ph-ac.*, phos., **Puls.**, rhus-t., sabad., *sang.*, sep., sil., sulph., ter.

amel.: Am-c., **Mang.**, sep., zinc.

Rücken, auf dem: Am-m., iod., nux-v., *phos.*, rhus-t., sil.

Mitternacht: *Nux-v.*

amel.: *Mang.*

TROCKEN - Liegen, beim ...

Seite amel., auf der: *Nux-v.*

linken Seite, auf der: Acon., bry., eup-per., kali-bi., par., **Phos.**, puls., rumx.

rechten Seite, auf der: Acon., carb-an., ip., merc., phos.

Luft, in kalter: Kali-c., phos., sang., *seneg.*

trockener kalter Luft: Crot-h.

Magen ausgehend, wie vom: **Bry.**, **Sep.**

Masern, nach: Cham., *dros.*, hyos., ign.

Menses, vor: Graph., hyos., lac-c., plat., *sulph.*, **Zinc.**

morgens: **Zinc.**

während: *Bry.*, cast., cop., cur., *graph.*, lac-c., phos., **Zinc.**

Schweiß, mit reichlichem: Graph.

Unterdrückung, durch: *Cop.*

Mittagessen, nach dem: Aeth., agar., *kali-bi.*, lach., nux-v.

amel.: Bar-c.

Niesen, mit: *Cina*

Rauch, durch Einatmen von: Kali-bi.

Rauchen, durch: Acon., all-s., atro., coc-c., coca, hell., petr., thuj.

Reiz im Kehlkopf, durch: Aphis., bell., carb-ac., cimic., kali-i., lach., lith-c., lyc., *rumx.*, *seneg.*, sulph., tab., thuj., *zinc.*

Schlaf, im: **Cham.**, coff., mag-s., *nit-ac.*, *rhus-t.*, sep.

nach jedem: Puls.

stört den Schlaf: Alum., calad., *kali-c.*, nux-v., ol-j., phos., rhod., rhus-t., *sang.*, spong., squil., stict., sulph., syph., zinc.

Schnupfen, bei: Bell., graph., merc., nat-m., nit-ac., sel., sep.

abends: *Dig.*

Sitzen, im: Agar., lach., phos., rhus-t.

amel.: Arg-n., cinnb., *sang.*

Sprechen, beim: Atro., bell., cimic., crot-h., dig., *hep.*, *hyos.*, lach., *mang.*, *rumx.*, stann.

Temperaturwechsel, durch: *Acon.*

Trinken, nach: Ars., hyos., kali-c., *nux-m.*, phos., staph.

locker nach dem Essen: Nux-m., staph.
amel.: Brom., bry., *caust.*, *coc-c.*, iod., kali-c., *op.*, **Spong.**

TROCKEN - Trinken ...

kalte Getränke, durch: *Sil.*

warmen Zimmer, im: Coc-c., nat-ar.

Eintritt in ein warmes Zimmer, beim: Anth., com., *nat-c.*

Wetter, bei feuchtem: Cur.

Zusammenschnüren des Halses, durch: Aesc.

TROCKENHEIT, aus:

Luftwege: Carb-an., lach., merc., petr., *puls.*

Brust: Bell., benz-ac., kali-chl., lach., laur., merc., *puls.*

Fauces: **Dros.**, *mez.*, *phyt.*

Kehlkopf: Ant-t., atro., bell., bry., *calc.*, carb-an., carb-o., caust., colch., *con.*, cop., *crot-h.*, *dros.*, eug., ip., *kali-c.*, kali-chl., kalm., lach., lachn., laur., *mang.*, *nux-v.*, petr., phyt., plan., *puls.*, raph., rhus-t., **Sang.**, seneg., spong., stann., stram., *sulph.*, verat., verat-v.

morgens: Phyt.

trockener Fleck: Cimic., **Con.**, crot-h.

Trachea: Carb-an., cycl., laur., *puls.*, stann.

TROMPETE, wie eine: Verb.

TROST agg.: Ars.

ÜBERWÄLTIGEND, als ob der Kehlkopf von einer Feder gekitzelt würde abends vor dem Schlafengehen: **Lyc.**

UNTERBROCHEN: Agar., coff., kreos., sul-ac., thuj.

abends, durch Rauchen: Thuj.

Infiltration in der unteren Brusthälfte, durch: Kreos.

Mittagessen, nach: Agar.

UNUNTERBROCHEN (s. ANHALTEND)

UNUNTERDRÜCKBAR, plötzlich, heftig am Abend im Sitzen: Alum.

UNFÄHIG zu husten: Ant-t., *dros.*, nat-s., ox-ac., sulph.

Schmerz, durch: Nat-s.

Seite, in der: Ox-ac.

Druck mit der Hand auf die Magengrube amel.: *Dros.*

UNRUHE, durch: *Cist.*

UNWIDERSTEHLICH, kurz, hüstelnd: Osm.

VERLÄNGERUNG der Uvula, wie durch: Alum., bapt., brom., hyos., merc-i-r., nat-m.

VERLÄNGERUNG der Uvula, wie durch ...

morgens: Brom.

VÖLLE in der Brust: Chin-a., sulph.

morgens: Chin-a., sulph.

WARM:

Abdomens amel., Wärmen des: Sil.

Bett, im warmen (s. BETT)

Flüssigkeiten, durch warme: Ambr., ant-t., caps., *coc-c.*, ign., laur., mez., phos., *stann.*

amel.: Alum., **Ars.**, *bry.*, eupi., **Lyc.**, **Nux-v.**, **Rhus-t.**, **Sil.**, *spong.*, verat.

Ofenwärme, durch: Coc-c.

Speisen, durch warme: *Bar-c.*, *coc-c.*, *kali-c.*, laur., *mez.*, *puls.*

amel.: *Spong.*

Warmwerden, beim: Caust., laur., nit-ac., nux-m., *puls.*

Zimmer, im warmen: Acon., *all-c.*, ambr., anan., ant-c., *apis*, arn., ars., brom., *bry.*, **Coc-c.**, com., cub., dig., *dros.*, *dulc.*, *iod.*, *ip.*, *kali-s.*, laur., *lyc.*, mag-p., med., mez., nat-ar., *nat-c.*, nit-ac., phos., **Puls.**, pyrog., sanic., *seneg.*, *spong.*, sulph., *tub.*, verat.

Eintritt ins warme Zimmer aus dem Freien, beim: *Acon.*, *all-c.*, **Ant-c.**, anth., bov., *brom.*, *bry.*, carb-v., *coc-c.*, *com.*, con., cupr., dig., med., *nat-c.*, *nat-m.*, *nux-v.*, *puls.*, sep., squil., *sulph.*, verat., verb.

Gehen aus dem warmen Zimmer ins Kalte oder umgekehrt agg., beim: Acon., all-c., carb-v., lach., nat-c., nux-v., **Phos.**, *rumx.*, sep., verat-v.

WEIN, durch: Acon., ant-t., arn., bor., ferr., ign., lach., led., *stann.*, stram., **Zinc.**

amel.: Sulph.

WEINBRAND, durch: Ferr.

WEINEN agg.: Ant-t., **Arn.**, ars., *bell.*, cham., cina, dros., ferr., guare., *hep.*, lyc., phos., samb., sil., sulph., *verat.*

WETTER:

Frost amel.: Spong.

heißem Wetter, bei: Lach.

nassem Wetter, bei: Bar-c., calc., carb-v., cur., *dulc.*, iod., lach., *mang.*, nat-s., phyt., rhus-t., sil., spong., sulph.

nasskaltem Wetter, bei (s. LUFT - nasskalte)

WETTER ...

stürmischem Wetter, bei: Mag-m., phos., *rhod.*, *sep.*, *sil.*, sulph.

warmem, nassem Wetter; bei: Iod.

Wetterwechsel, bei: *Dulc.*, erig., lach., nit-ac., phos., rumx., sil., spong., verat., verb.

WIDERHALL, Resonanz; mit: Kali-bi.

WIDERHALLEN; scheint im Magen zu: Cupr.

WIMMERN, beim: Acon., ars., cina

WIND, bei: *Acon.*, caps., cham., coca, cupr., euphr., **Hep.**, lyc., lycps., samb., sep., spong., stram.

kaltem Wind, bei: Coca, **Hep.**, lyc., lycps.

trockenem, bei: **Acon.**, cham., **Hep.**, spong.

Meer, am: *Cupr.*

Nordwind, bei: **Acon.**, cham., cupr., **Hep.**, sep., spong.

Ostwind, bei: **Acon.**, cham., cupr., **Hep.**, samb., sep., spong.

scharfem Wind, bei: Caps.

Südwind, bei: Euphr.

Westwind, bei: **Hep.**

WINDPOCKEN, nach: Ant-c.

WINTER (s. JAHRESZEIT)

WÜRGEND: *Agar.*, **Alum.**, ars., carb-v., cina, **Coc-c.**, crot-h., dros., *hep.*, iod., **Ip.**, kali-ar., *kali-bi.*, *kali-c.*, *lach.*, lyc., mag-p., merc., nat-m., *ruta*, *sep.*, spong., *sulph.*

morgens, nach dem Aufstehen: **Cina**

abends: Cina

nachts: Carb-v., hep., ip., ruta

Mitternacht, um: Dros., *ruta*

Einatmen, durch: Cina

Fauces bis zur Bifurkation; von den: Syph.

Schlaf:

Liegen auf der Seite, beim: Kali-c.

tiefen Schlaf fällt, sobald er in einen: **Lach.**, *sulph.*

WURM von der Magengrube in den Hals hinaufkriechen würde; durch ein Gefühl, als ob ein: Zinc.

ZÄH, fest: Calc., *caust.*, cimic., *con.*, *cupr.*, *form.*, guaj., *hell.*, *mag-p.*, merc., *mosch.*, myrt., nat-ar., **Phos.**, *puls.*, stram., *sulph.*, ziz.

ZÄH, fest ...

tagsüber: Nat-ar.

abends: Calc-s.

ZÄHNEPUTZEN, beim: Coc-c., staph.

ZAHNUNG, während der: Calc., calc-p., *cham.*, cina, hyos., kreos., podo., rhus-t.

ZERREISSEND: Aur.

nachts: Aur.

ZIMMER, im: Arg-m., brom., bry., croc., laur., mag-c., mag-m., nat-c., nat-m., puls., spig., spong.

ZISCHEND: *Ant-t.*, *caust.*

Heiserkeit, fasst sich an den Kehlkopf, der empfindlich gegen Berührung ist; mit: *Ant-t.*

ZORN, durch: Acon., *ant-t.*, *arg-m.*, arg-n., *arn.*, ars., bell., bry., caps., *cham.*, chin., cina., *coloc.*, *ign.*, nux-v., sep., *staph.*, verat.

ZUCKER agg.: Zinc.

amel.: Sulph.

auflösen würde; Gefühl, als ob sich Zucker im Kehlkopf: Bad.

ZUGLUFT (s. LUFT)

ZUSAMMENKRÜMMEN, muss sich: Agar., ther.

ZUSAMMENSCHNÜRUNG:

Brust: Carb-v., clem., dros., ip., mosch., samb., stram., sulph.

Kehlkopf: **Agar.**, *ant-t.*, *arg-n.*, *ars.*, *asc-t.*, *bell.*, *brom.*, *calc.*, *carb-an.*, carb-s., *cham.*, chlor., *coc-c.*, *coff.*, *cor-r.*, **Cupr.**, *dros.*, euphr., *gels.*, *hep.*, hyos., ign., *iod.*, *ip.*, *kali-c.*, *lach.*, laur., *lob.*, *mang.*, meny., naja, nit-ac., **Phos.**, *puls.*, *sil.*, *spong.*, stram., *sulph.*, verat.

nachts, im Schlaf: *Agar.*, *lach.*, *nit-ac.*, *phos.*, *sulph.*

im ersten Schlaf beim Liegen auf der Seite: *Kali-c.*, *phos.*, *spong.*

Einschlafen, beim: Agar., *arg-n.*, **Lach.**, *phos.*, *spong.*, *sulph.*

Essen, beim: *Puls.*

Trachea: *Cocc.*, mosch., stann.

AUSWURF

TAGSÜBER, nur: Acon., ail., alum., *alumn.*, am-c., anac., ang., ant-t., *arg-m.*, arn., **Ars.**, asaf., *bell.*, bor., bry., *calc.*, caps., carb-an., carb-s., *caust.*, **Cham.**, chin., cic., coc-c., cocc., colch., *con.*, dig., euphr., ferr., ferr-ar., ferr-p., *graph.*, guaj., **Hep.**, *hyos.*, kali-c., lach., *lyc.*, mag-c., mag-m., *mang.*, **Merc.**, *nit-ac.*, *nux-v.*, op., petr., phos., **Puls.**, rhus-t., *sabad.*, samb., sanic., **Sil.**, squil., *stann.*, staph., *stront.*, **Sulph.**, verat., zinc.

MORGENS: Acal., acon., *agar.*, ail., *alum.*, *alumn.*, *am-c.*, am-m., ambr., *ang.*, *ant-c.*, *ant-t.*, apis, aral., arn., ars., arund., aur., bar-c., bar-m., bell., bor., **Bry.**, bufo, *calc.*, calc-p., calc-s., caps., carb-ac., carb-an., *carb-s.*, **Carb-v.**, *caust.*, cina, cob., coc-c., colch., crot-t., cub., cupr., *dig.*, dios., dros., euph., *euphr.*, *ferr.*, ferr-ar., ferr-i., *ferr-p.*, **Hep.**, hyos., ign., ind., iod., ip., kali-ar., kali-c., kali-p., kali-s., kreos., lach., lac-ac., led., lyc., *mag-c.*, mag-m., *mang.*, meph., mez., mur-ac., nat-ar., nat-c., *nat-m.*, *nat-p.*, nat-s., *nit-ac.*, nux-v., **Par.**, *ph-ac.*, phel., **Phos.**, phyt., psor., **Puls.**, rheum, rhod., *rhus-t.*, sanic., sel., seneg., **Sep.**, **Sil.**, sol-t-ae., spong., **Squil.**, *stann.*, staph., stront., **Sul-ac.**, **Sulph.**, thuj., verat., zinc., zing.

8-9 Uhr: Sil.

8.30 Uhr: Spong.

9 Uhr: Cob., phyt.

Aufstehen, beim: Calc., ferr., *phos.*, **Puls.**

nach: Chin-s., coca, mag-m., *puls.*, sep., sulph.

Bad, nach einem: Calc-s.

Bett, im: *Calc.*, nit-ac.

Erwachen, nach: *Agar.*, aur., carb-v., lyc., psor., *sulph.*, thuj.

VORMITTAGS: Bry., calc-s., chin-s., coc-c., iris., lyc., oena., *sil.*, **Stann.**, sulph., zinc.

10 Uhr: Iris.

MITTAGS: Bell., calc-s., sil.

12-15 Uhr: Calc-s.

NACHMITTAGS: Alum., am-m., anac., ars., *bad.*, caust., chin., chin-s., clem., coc-c., eucal., hydr., lyc., mag-c., mill., naja, nux-v., op., phos.

16 Uhr: Op.

17 Uhr: Caust., hydr., mag-c.

ABENDS: Agn., all-c., alum., *alumn.*, ant-c., *arg-m.*, *arn.*, ars., aur., bar-c., *bell.*, bor., bry., bufo, calc., cann-s., canth., carb-s., *caust.*, chin., chin-s., *cina*, coc-c., crot-t., cub., dig., *graph.*, hydr., hydr-ac., *ign.*, iod., kali-ar., kali-c., kali-n.,

ABENDS ...

kali-s., *kalm.*, kreos., lach., *lyc.*, mur-ac., naja, nat-ar., nat-c., nat-m., nux-m., nux-v., oena., rhod., rhus-t., *ruta*, sep., sil., stann., staph., sul-ac., sulph., thuj., verat.

Bett, im: Calc., *nux-m.*, sep.

Warmwerden, beim: *Nux-m.*

Hinlegen, nach: Graph., psor., sep.

NACHTS: Alum., am-m., arn., ars., calc., calc-s., carb-s., carb-v., *caust.*, chin-s., coc-c., cycl., dulc., euphr., ferr., ferr-ar., gamb., hep., kali-c., kali-s., led., lyc., mag-aust., meli., mez., phos., puls., pyrog., raph., rhod., rhus-t., sabad., **Sep.**, sil., *staph.*, sulph.

Bett, im: Sulph.

Mitternacht:

vor Mitternacht beim Zubettgehen: *Sep.*

nach: *Led.*

ASCHFARBENE Flecken: Arund.

AUFSETZEN, um ihn nach oben zu bringen; muss sich nachts im Bett: Ferr.

BETT, im: Am-c., *calc.*, ferr., *phos.*, sep.

Aufsetzen im Bett, beim: *Phos.*

BLASS: Kali-bi., lycps.

BLAU und weiß, abwechselnd: Arund.

BLÄULICH: Arund., brom., *kali-bi.*, nat-ar., sulph.

grau: Coc-c.

BLUTIG, Hämoptoe (vgl. BRUST - BLUTUNG): *Acal.*, acet-ac., **Acon.**, aesc., agn., ail., all-s., aloe, alum., am-br., **Am-c.**, am-m., ambr., anac., *anan.*, ant-c., ant-s., *apis*, *aran.*, *arg-n.*, **Arn.**, **Ars.**, arum-m., asar., aspar., aur., bad., *bell.*, bism-o., *bor.*, brom., *bry.*, bufo, *cact.*, *calc.*, calc-s., **Cann-s.**, *canth.*, caps., carb-an., carb-h., carb-o., *carb-s.*, *carb-v.*, *card-m.*, casc., *cench.*, *cham.*, *chin.*, chin-a., chlor., cina, cist., cob., coc-c., coll., *con.*, cop., *croc.*, **Crot-h.**, *crot-t.*, *cupr.*, cur., daph., der., *dig.*, dios., *dros.*, *dulc.*, elaps, erig., eug., euphr., **Ferr.**, *ferr-ar.*, *ferr-i.*, **Ferr-p.**, fl-ac., gamb., gels., graph., guaj., *ham.*, hell., hep., hippoz., hydr-ac., *hyos.*, ill., ind., iod., **Ip.**, jug-c., kali-ar., *kali-bi.*, kali-c., kali-i., kali-ma., kali-n., kali-p., kali-s., *kreos.*, lach., lachn., **Laur.**, **Led.**, *lyc.*, lycps., *mag-c.*, mag-m., manc., *mang.*, *merc.*, merc-c., *mez.*, *mill.*, mur-ac., *nat-ar.*, nat-c., *nat-m.*, nat-p., **Nit-ac.**, nux-m., nux-v., oena., *op.*, ph-ac., **Phos.**, *plb.*, psor., **Puls.**, *rhus-t.*, ruta, sabad., *sabin.*, sal-ac., sang., sarr., **Sec.**, sel., *sep.*, *sil.*,

Ausw

AUSWURF

BLUTIG, Hämoptoe ...

sol-m., squil., **Stann.**, staph., *sul-ac.*, **Sulph.**, tarax., *ter.*, thuj., verat., *zinc.*

morgens: Acal., acon., aesc., ail., alum., ant-c., bell., cupr., *ferr.*, indg., ip., laur., mez., nit-ac., ph-ac., sel., sep., sil., sol-t-ae., sul-ac., zinc.

Aufstehen, beim: Aesc., *ferr.*

Bett, im: Nit-ac., **Nux-v.**

Husten, beim: Bell., sep.

Liegen, im: Merc.

Menses, während: **Zinc.**

mittags: Sil.

nachmittags: Alum., clem., lyc., mag-c., mez., mill., nux-v.

13 Uhr: Clem.
14 Uhr: Nux-v.

16 Uhr: Mill.

17 Uhr: Mag-c.

abends: Cub., nat-c., sep.

Hinlegen, nach dem: Sep.

Husten, beim: Nat-c.

nachts: Arn., ars., *ferr.*, mez., puls., rhus-t., sulph.

Anstrengung, nach: Ip., mill.

Arbeiten, beim: Merc.

Atmen, durch heftige Anstrengung beim: *Sec.*

blass: Am-c., arn., ars., bell., bor., *bry.*, calc., canth., carb-an., carb-v., chin., dig., dros., dulc., ferr., graph., *hyos.*, ip., kali-n., kreos., laur., led., mag-m., *mang.*, merc., nat-c., nux-m., phos., puls., rhus-t., sabad., sabin., sec., sep., sil., sulph., zinc.

blutgestreift: *Acon.*, alum., *am-c.*, anac., ant-c., *arg-n.*, *arn.*, **Ars.**, bism-o., *bor.*, **Bry.**, *cact.*, calc., *caust.*, *chel.*, *chin.*, cina, cocc., con., crot-h., cub., cupr., daph., dig., dros., dulc., erig., eug., euphr., **Ferr.**, *ferr-ar.*, hep., hyos., iod., *ip.*, kali-bi., kali-c., kreos., lach., lachn., *laur.*, *lyc.*, mag-m., merc., *merc-c.*, mez., *nat-m.*, nit-ac., nux-m., *op.*, *phos.*, puls., *sabin.*, sang., sec., *sel.*, senec., seneg., sep., sil., spong., squil., sul-ac., ter., *zinc.*

braun: **Bry.**, *calc.*, **Carb-v.**, con., puls., *rhus-t.*, sil.

chronisch: Sul-ac.

dick: Cupr.

BLUTIG, Hämoptoe ...

dunkel: Acal., acon., *am-c.*, am-m., *ant-c.*, *arn.*, *asar.*, bell., *bism-o.*, *bry.*, *cact.*, *canth.*, carb-v., cench., **Cham.**, *chin.*, coc-c., coll., con., **Croc.**, dig., dros., *elaps*, erig., *euph.*, ferr., ferr-p., ham., kali-i., kali-n., *kreos.*, led., *lyc.*, *mag-c.*, mag-m., merc., mur-ac., *nit-ac.*, *nux-m.*, **Nux-v.**, *ph-ac.*, *phos.*, plat., *puls.*, sec., *sel.*, *sep.*, stict., sul-ac., sulph.

dünn: Ferr., nux-m., sabin.

eitrig: Arg-n., chin., sulph.

Erektion, nach einer heftigen: Nat-m.

Essen, nach: Sep.

fadenziehend: *Croc.*

Fäden von Blut, mit weißem Sputum gemischt: Aur-m.

Freimachen des Halses; beim (vgl. Räuspern): Am-c.

Gehen, beim: Cham., merc., sul-ac., zinc.

geronnen, nicht: Alum., ant-t., bov., bry., dulc., ph-ac., *phos.*, sec., stram., sulph.

hellrot: Acal., **Acon.**, am-c., *arn.*, ars., **Bell.**, bry., *calc.*, canth., carb-an., *carb-v.*, cench., chin., cob., dig., dros., **Dulc.**, ferr., ferr-p., **Hyos.**, *ip.*, *kali-bi.*, kali-n., laur., *led.*, *merc.*, mill., nux-m., nux-v., *phos.*, puls., *rhus-t.*, sabad., **Sabin.**, *sec.*, sep., sil., *zinc.*

Laktationsperiode, während: *Ferr.*

Menses, vor: **Zinc.**

während: Iod., nat-m., *phos.*, sep., **Zinc.**

unterdrückten, bei: Acon., *carb-v.*, *dig.*, *led.*, *lyc.*, **Nux-v.**, *phos.*, puls., sulph.

Räuspern, beim: Cham., ferr., hyper., kali-n., *nit-ac.*

scharf: *Am-c.*, *ars.*, *canth.*, carb-v., hep., **Kali-c.**, *kali-n.*, rhus-t., **Sil.**, sul-ac., sulph., zinc.

schwarz: Arn., bism-o., canth., chin., croc., crot-c., dig., dros., **Elaps**, kali-bi., *nit-ac.*, nux-v., ph-ac., puls., zinc.

Sprechen, nach: Hura

Sturz, nach einem: *Ferr-p.*, *mill.*

Trinken, nach: Calc.

zäh: **Croc.**, *cupr.*, mag-c., sec.

BRÄUNLICH: Agar., *ars.*, bry., caps., *carb-an.*, *carb-v.*, hyos., lyc., mag-c., phos., puls., sil.

gelb: Lyc.

BRÄUNLICH ...

Klumpen: Agar., phos.

DICK: Acon., agar., aloe, *alumn.*, am-m., ambr., ant-t., *arg-m.*, **Arg-n.**, *ars.*, atro., aur-m., bry., *cact.*, *calc.*, calc-s., carb-ac., carb-an., *caust.*, chlor., *cist.*, cob., *coc-c.*, *cycl.*, *dulc.*, ery-a., eucal., eupi., ferr., ferr-ar., *ferr-i.*, ferr-p., glon., ham., **Hep.**, hura, **Hydr.**, ip., **Kali-bi.**, kali-chl., kali-p., kalm., kreos., lac-c., laur., *lyc.*, mag-m., merc-i-r., naja, nat-p., oena., ol-j., op., ox-ac., phos., *phyt.*, *puls.*, pyrog., raph., ruta, sacc., sang., senec., seneg., *sep.*, **Sil.**, squil., *stann.*, stram., sulph., syph., tarent., thuj., **Tub.**, ust., zinc.

morgens: Agar., lyc., *phos.*, *puls.*, *sil.*, **Stann.**, sulph., tarent., thuj.

Aufstehen, nach dem: *Phos.*, puls., sulph.

Erwachen, nach dem: Lyc.

nachmittags: Eucal.

abends: Kreos., sulph.

nachts: *Cycl.*, lyc., sacc.

DREHEN auf die Seite, beim (s. SEITE)

DUNKEL: Ars., bism-o., *carb-an.*, cupr., kali-bi., med., naja, nux-m., oena.

DÜNN (vgl. WÄSSRIG): All-s., am-c., ant-c., bry., colch., cupr., daph., *ferr.*, iber., kali-n., mag-c., sacc.

DURCHSICHTIG: Agar., alum., alumn., am-c., am-m., ant-t., *apis*, **Arg-m.**, arn., *ars.*, asaf., *bar-c.*, bor., bry., calc-s., *caust.*, chin. *ferr.*, *kali-bi.*, kreos., laur., *med.*, *mez.*, **Nat-m.**, petr., *ph-ac.*, **Phos.**, puls., *sel.*, senec., **Seneg.**, *sil.*, *stann.*, sulph.

DURCHSICHTIG, wie Eiweiß: *Arn.*, carb-h., **Nat-m.**, *nat-s.*

EITRIG: Acet-ac., acon., agar., ail., all-s., am-c., *anac.*, anan., *ant-t.*, arg-m., *arn.*, *ars.*, *ars-i.*, asaf., aur., bar-c., bell., brom., bry., bufo **Calc.**, *calc-s.*, *carb-an.*, *carb-s.*, carb-v., cham., **Chin.**, *chin-a.*, cic., *cimx.*, cina, cocc., *cod.*, **Con.**, cop., cupr., *dig.*, *dros.*, dulc., *ferr.*, ferr-ar., ferr-i., ferr-p., gels., graph., guaj., hep., hyos., ign., ill., iod., ip., kali-ar., kali-bi., **Kali-c.**, kali-i., *kali-n.*, *kali-p.*, *kali-s.*, kalm., *kreos.*, lach., led., **Lyc.**, mag-c., mag-m., *merc.*, **Nat-ar.**, *nat-c.*, nat-m., nat-p., nat-s., *nit-ac.*, *nux-m.*, nux-v., oena., op., *ph-ac.*, **Phos.**, *plb.*, psor., ptel., *puls.*, *rhus-t.*, ruta, sabin., samb., sang., sec., **Sep.**, **Sil.**, *stann.*, *staph.*, stront., *sulph.*, syph., tril., verat., zinc., zinc-s.

EIWEISSARTIG (s. WEISS)

EPITHEL, abgelöstes: Chin-s.

ESSEN, nach: Bell., *lyc.*, nux-m., *phos.*, sanic., sil., staph., thuj.

FÄDEN, in (vgl. ZÄH): Aesc., agar., alum., **Alumn.**, *arg-m.*, ars-i., arum-i., asaf., calc-s., *caust.*, chin-s., cimic., *coc-c.*, ery-a., *ferr.*, hydr., iber., **Kali-bi.**, *lach.*, lob., *phos.*, rumx., ruta, sang., sanic., seneg., stict.

FADENZIEHEND: All-s., alumn., apis, *coc-c.*, hydr., ip., **Kali-bi.**, *lach.*, lob., med., *merc.*, *nat-s.*, *seneg.*, stict., viol-o.

FEST, zäh: Acon., aesc., agn., *all-c.*, *alumn.*, ambr., anac., ant-c., *ant-t.*, *ars.*, ars-i., atro., aur., bell., bov., *bry.*, **Calc.**, *cann-s.*, canth., *carb-an.*, carb-v., carl., *caust.*, cham., cist., cob., *coc-c.*, cocc., cupr., *dulc.*, euphr., **Hep.**, indg., *iod.*, iris., **Kali-bi.**, kali-c., *lac-c.*, mag-c., mag-m., mang., merc-i-r., mez., nux-m., nux-v., par., petr., ph-ac., phos., phyt., puls., *rumx.*, ruta, samb., sang., sanic., senec., seneg., *sep.*, sil., spong., squil., **Stann.**, staph., tarent., thuj., verat., vinc., *zinc.*

morgens: Calc., *cann-s.*, kali-bi., petr., *phos.*, phyt., sars., *sil.*

9 Uhr: Phyt.

Bett, im: Calc.

FLIEGT gewaltsam aus dem Mund: *Bad.*, *chel.*, kali-c.

FLOCKEN: Ail., phos.

FLÜSSIGKEITEN hinten mit dem Mund in Berührung kommen, wenn: Am-caust.

FREIEN, im: Chin-s., cob., *lach.*, merc., nux-v., *sacc.*, sep

amel.: Arg-n., calc-s.

Gehen, beim: Merc., nux-v., *sacc.*

FRÜHSTÜCK, nach dem: Sep.

GALLERTARTIG (vgl. ZÄH): Agar., *alumn.*, **Arg-m.**, *arg-n.*, arn., bar-c., bry., *cact.*, chin., chin-s., cupr., cur., dig., *ferr.*, kreos., laur., med., **Samb.**, *sil.*, sulph., viol-o.

GALLIG, wie: Bar-c., dig., puls., samb.

GEHEN, beim: Cham., merc., nat-m., sul-ac., zinc.

nach: Ferr.

GELB: *Acon.*, ail., aloe, alum., am-c., *am-m.*, ambr., anac., anan., *ang.*, ant-c., arg-m., *arg-n.*, *ars.*, *ars-i.*, arum-m., arum-t., asc-t., astac., aur., aur-m., aur-s., *bad.*, bar-c., bar-m., bell., bism-o., bor., bov., brom., *bry.*, bufo, *cact.*, **Calc.**, **Calc-p.**, **Calc-s.**, cann-s., *canth.*, carb-an., carb-s., *carb-v.*, caust., cench., cham., chlol.,

GELB ...

cic., cist., *coc-c.*, coca, coloc., con., cop., cub., cupr., cur., daph., dig., *dros.*, eug., eupi., ferr., ferr-ar., ferr-i., *ferr-p.*, graph., ham., **Hep.**, hura, **Hydr.**, hydr-ac., *ign.*, iod., ip., kali-ar., *kali-bi.*, *kali-c.*, *kali-chl.*, *kali-p.*, *kali-s.*, *kreos.*, lach., lac-ac., linu-c., **Lyc.**, mag-c., mag-m., mang., med., *merc.*, merc-i-f., *merc-i-r.*, mez., mur-ac., *nat-ar.*, *nat-c.*, nat-m., *nat-p.*, *nit-ac.*, nux-v., oena., *ol-j.*, op., ox-ac., par., *petr.*, *ph-ac.*, **Phos.**, phyt., plb., *psor.*, **Puls.**, pyrog., rumx., *ruta*, sabad., sacc., samb., sang., *sanic.*, sel., senec., seneg., **Sep.**, **Sil.**, spig., *spong.*, **Stann.**, *staph.*, sul-ac., *sulph.*, syph., tarent., *thuj.*, **Tub.**, verat., *zinc.*

morgens: Ail., aur., *calc.*, *calc-p.*, cench., *kali-bi.*, lyc., mag-c., mang., *ph-ac.*, *phos.*, **Puls.**, *sil.*, **Stann.**, tarent.

7-10 Uhr: Sil.

Erwachen, beim: Aur.

vormittags: Staph.

nachmittags: Anac., calc-s.

12-15 Uhr: Calc-s.

nachts: Staph.

orange: *Kali-c.*, phos., puls.

zitronenfarben: Kali-c., lyc., phos., puls.

GERUCH:

Knoblauch, wie: Ars.

milchig: Aur., dros., phos., sep., spong.

modrig: **Bor.**, jug-c.

sauer: Calc., cham., dulc., merc., nit-ac., nux-v., sul-ac., sulph.

Schnupfen; wie alter: *Bell.*, *ign.*, mez., *puls.*, sabin., *sulph.*, zinc.

stinkend, fötid: Arn., ars., bell., bry., *calc.*, carb-ac., carb-v., cocc., cop., *guaj.*, kali-p., led., lyc., mag-c., nat-c., nit-ac., ph-ac., phos., puls., sacc., *sang.*, sep., sil., stann., sulph., thuj.

süßlich: Squil.

übel riechend: All-s., alum., *arn.*, **Ars.**, asaf., asar., aur., bell., **Bor.**, bry., **Calc.**, *caps.*, *carb-an.*, carb-s., carb-v., caust., cham., chin., chin-a., con., cop., *cupr.*, dig., dirc., dros., eupi., fago., ferr., ferr-ar., ferr-i., ferr-p., graph., **Guaj.**, hep., hura, ign., iod., kali-i., *kali-p.*, kreos., led., **Lyc.**, mag-c., mag-m., merc., **Nat-ar.**, **Nat-c.**, nat-m., *nat-p.*, *nit-ac.*, nux-v., *ph-ac.*, **Phel.**, *psor.*, puls., pyrog., *rhus-t.*, sabin., sacc., **Sang.**, seneg., *sep.*, *sil.*, squil., **Stann.**, sulph., thuj.

GERUCH ...

Veilchen, nach: Phos., puls.

verbrannt: Cycl., dros., nux-v., puls., ran-b., sabad., squil., sulph.

GESCHMACK:

bitter: Acon., ail., arn., *ars.*, bry., calc., canth., **Cham.**, chin., chin-a., *cist.*, coloc., con., *dros.*, ign., kali-ar., kali-bi., kali-c., lyc., med., *merc.*, nat-ar., nat-c., nat-m., *nit-ac.*, *nux-v.*, **Puls.**, sabad., *sep.*, stann., sulph., *verat.*

Eier, wie verdorbene: Acon., arn., carb-v., con., eupi., graph., hep., merc., mez., mur-ac., ph-ac., phos., sep., stann., sulph.

Eigelb, wie: Kali-c., ph-ac., phos., sep., staph., sulph., thuj.

Erbsen, wie rohe: Puls., zinc.

erdig: Ars., caps., chin., ferr., hep., ign., mang., merc., nux-m., phos., puls., stront.

faulig: Acon., all-s., alum., *arn.*, *ars.*, ars-i., bell., bov., bry., *calc.*, carb-an., carb-s., *carb-v.*, caust., *cham.*, cocc., con., cupr., dig., dros., dulc., ferr., ferr-i., ferr-p., ham., hep., iod., ip., *kali-ar.*, kali-c., kalm., kreos., lach., led., lyc., merc., *nat-ar.*, *nat-c.*, nat-p., nit-ac., nux-v., ph-ac., phos., *puls.*, rhus-t., samb., sarr., sep., sil., *stann.*, staph., sulph., verat., zinc.

fettig: Alum., *asaf.*, **Caust.**, cham., fl-ac., kali-c., lyc., *mag-m.*, mang., merc-c., mur-ac., petr., phos., **Puls.**, rhus-t., sarr., *sil.*, thuj.

Fisch, wie: Acon.

Fleisch, wie faules: Ars., bell., bry., carb-v., dulc., kali-c., lach., nit-ac., phos., puls., rhus-t.

Fleischbrühe, wie: Iod.

gallig: Puls.

Hering, wie: Anac., nux-m.

Holz, wie: Ars., ign., stram., sulph.

Juchtenleder, wie: Arn.

Käse, wie alter: *Chin.*, *kali-c.*, *lyc.*, phos., *thuj.*, zinc.

verdorbener: Aur., kali-c., phos., zinc.

Kohl, wie gekochter: Sulph.

kräuterartig: Calad., gels., *nux-v.*, *ph-ac.*, puls., sars., stann., verat.

Kreide, wie: Ign., nux-v.

Kupfer, wie: Cupr., kali-c., lach., nat-m.

GERUCH ...

Lehm, wie: Cann-s., chin., phos., puls.

Mandeln, wie: Caust., dig.

Mehl, wie: Lach.

metallisch: Agn., alum., *calc.*, cench., cocc., *cupr.*, *ferr.*, hep., *ip.*, kali-bi., kali-c., kreos., lach., nat-c., nat-m., nux-v., ran-b., *rhus-t.*, sars., seneg., sulph., zinc.

milchig: Phos.

modrig: **Bor.**, led., lyc., merc., ph-ac., rhus-t., teucr., thuj.

Orangen, wie: Phos.

pfefferartig: Acon., ars., mez., sabad., sulph.

Pfirsichkerne, wie: Laur.

ranzig: Alum., ambr., asaf., bar-c., bry., caust., cham., ip., lach., merc., mur-ac., nux-v., petr., phos., puls., thuj.

rauchig: Bry., nux-v., puls., rhus-t., sep.

salzig: Acon., agar., *alum.*, am-c., *ambr.*, ang., ant-t., aral., **Ars.**, ars-i., bar-c., bell., bov., *calc.*, *cann-s.*, carb-s., *carb-v.*, *chin.*, chin-a., coc-c., cocc., coloc., con., cop., dros., euph., *graph.*, hyos., iod., kali-bi., kali-p., kalm., lach., lac-ac., lepi., **Lyc.**, *mag-c.*, mag-m., *merc.*, *merc-c.*, mez., *nat-c.*, *nat-m.*, nat-p., nit-ac., *nux-m.*, nux-v., *ph-ac.*, **Phos.**, plan., psor., **Puls.**, raph., rhus-t., sacc., samb., **Sep.**, sil., spong., *stann.*, staph., sul-ac., sulph., tarax., tarent., ther., verat., wies.

morgens: *Phos.*

sauer: Ambr., ang., ant-t., ars., *bell.*, bry., **Calc.**, cann-s., carb-an., carb-v., cham., chin., coc-c., con., crot-t., dros., ferr., graph., hep., hyos., ign., iod., ip., kali-ar., *kali-c.*, kali-n., lach., laur., lyc., mag-c., mag-m., mag-s., *merc.*, nat-c., nat-m., nit-ac., **Nux-v.**, petr., ph-ac., **Phos.**, plan., plb., *puls.*, rhus-t., sabin., sep., spong., stann., sul-ac., *sulph.*, tarax., verat.

schal, fade: Alum., am-m., anac., *ant-c.*, ant-t., arg-m., arn., ars., aur., aur-s., bell., *bry.*, *calc.*, cann-s., caps., *chin.*, chin-a., cop., euphr., *ign.*, ip., kali-ar., kali-c., kreos., *lyc.*, nat-ar., nat-c., nat-m., nat-p., nat-s., op., *par.*, petr., ph-ac., phos., puls., rhus-t., sabad., sabin., sep., stann., *staph.*, stront., sulph., thuj.

schlecht: Carb-an., lach., lycps., puls., sep.

Schnupfen, wie ein alter: *Bell.*, *ign.*, mez., nux-v., phos., **Puls.**, sabin., *sulph.*, zinc.

GERUCH ...

Schwefel, wie: Cocc., nux-v., ph-ac., phos., plb., sulph.

Seetang, wie: Spong.

seifig: Bar-c., dulc., iod., merc.

süßlich: Acon., alum., am-c., anac., ant-s., ant-t., apis, ars., ars-i., asar., astac., aur., **Calc.**, calc-s., cann-s., canth., carb-an., chin., cob., coc-c., cocc., cop., *dig.*, dirc., ferr., ferr-ar., hep., iod., ip., iris., kali-ar., kali-bi., *kali-c.*, kali-p., kreos., laur., lyc., lycps., mag-c., mag-m., merc., mez., nux-v., **Phos.**, *plb.*, ptel., *puls.*, rhus-t., *sabad.*, samb., *sanic.*, sel., senec., sep., *squil.*, **Stann.**, sul-ac., sulph., sumb., zinc.

Tabaksaft, wie: *Puls.*

Teer, wie: Con.

Übelkeit erregend: *Ars.*, asaf., bry., calc., canth., carb-an., chin., cina, coc-c., cocc., cop., dig., *dros.*, ferr., ferr-ar., iod., *ip.*, kali-ar., kali-c., led., *merc.*, nat-m., nit-ac., nux-v., phos., psor., **Puls.**, sabad., samb., sel., sep., sil., squil., *stann.*, sulph., tarent., zinc.

Urin, wie: Graph., phos., seneg.

verbrannt: Ang., bry., dros., nux-v., *puls.*, rhus-t., squil., sulph., zinc.

Wein, wie: Bell., bry.

Zwiebeln, wie: Ars., *asaf.*, mag-m., petr., sul-ac., sulph.

GRANULIERT, kugelig: Agar., *bad.*, *calc.*, *chin.*, hyper., *kali-bi.*, lach., lyc., mang., mez., *phos.*, sel., sep., *sil.*, spong., thuj.

morgens, 3-4 Uhr oder 16-23 Uhr: Lyc.

Niesen, beim: Mez.

übel riechend: *Sil.*

GRÄULICH: **Ambr.**, anac., **Arg-m.**, *ars.*, arum-t., bufo, cahin., *calc.*, carb-an., chel., chin., *cina*, coc-c., cop., cur., dig., dros., eupi., ham., iod., *kali-bi.*, kali-c., kalm., *kreos.*, lach., lac-ac., **Lyc.**, mag-m., mang., med., merc-c., nat-ar., nat-m., *nux-v.*, petr., *phos.*, rhus-t., *seneg.*, *sep.*, sol-t-ae., **Stann.**, syph., tab., tep., *thuj.*

GRÜNLICH: Anan., *arg-m.*, *arn.*, *ars.*, ars-i., arum-t., asaf., aur., benz-ac., bor., bov., bry., bufo, cahin., *calc.*, *calc-s.*, **Calc-sil.**, *cann-s.*, *carb-an.*, **Carb-s.**, **Carb-v.**, coc-c., colch., *coloc.*, *cop.*, *crot-c.*, cub., cur., dig., dros., *dulc.*, eupi., *ferr.*, *ferr-ar.*, ferr-i., *ferr-p.*, ham., hyos., iod., kali-ar., *kali-bi.*, kali-c., **Kali-i.**, kali-p., *kali-s.*, kreos., led., **Lyc.**, mag-c., *mang.*, med., **Merc.**, *merc-i-f.*, *merc-i-r.*, *nat-c.*, nat-m., nat-p.,

GRÜNLICH ...

Nat-s., nit-ac., nux-v., oena., ol-j., ox-ac., **Par.**, *petr.*, **Phos.**, plb., **Psor.**, **Puls.**, raph., rhus-t., *sep.*, *sil.*, **Stann.**, **Sulph.**, syph., thuj., *tub.*, zinc.

morgens: Ars., crot-c., *ferr.*, *lyc.*, mang., nat-m., *nit-ac.*, *par.*, *psor.*, *sil.*, *stann.*

7-10 Uhr: Sil.

Erwachen, beim: Ferr., *psor.*

abends, beim Liegen: *Psor.*

HART: Agar., am-m., ant-c., bry., calad., *con.*, dig., fago., iod., kali-bi., kali-c., kreos., lach., mang., **Nat-c.**, nat-s., ox-ac., phos., sep., *sil.*, *spong.*, *stann.*, staph., stront., sul-i., sulph., thuj.

HÄUFIG: Agar., asar., chen., cina, daph., *euphr.*, hep., iod., lact., laur., lyc., *puls.*, ruta, samb., *seneg.*, *sep.*, sil., *stann.*, sulph., verat.

HAUS, im: Calc-s.

HAUT, wie abgestorbene: Merc-c.

KALKARTIGE Tuberkel: Sars.

KALT (s. KÜHL)

KÄSE, wie: Chin., fago., lyc., puls., sal-ac., sanic.

KLEBRIG (s. ZÄH)

KLUMPIG: Acon., agar., ail., aloe, am-m., arg-n., *arn.*, ars., bor., bry., calad., **Calc-s.**, carb-ac., carb-v., cent., chel., cob., coc-c., coca, colch., coll., dig., *hep.*, indg., kali-ar., kali-bi., *kali-c.*, kreos., lac-d., lach., lyc., mang., nat-ar., nat-m., osm., ox-ac., par., phos., puls., *sel.*, **Sil.**, sin-n., sol-t-ae., spong., sulph., thuj., verat., wies.

morgens: Carb-ac., cob., lyc., mang., nat-ar.

9 Uhr: Cob.

abends: Kreos.

Propfen eines Furunkels, ein Klumpen wie der: Ment.

rauchfarbene, blutgestreifte Klumpen: Kali-c.

KRÜMELIG, bröckelig: Ox-ac.

KRUSTEN werden alle paar Wochen aufgehustet: Ferr.

KUGEL und kommt schnell in den Mund, fühlt sich an wie eine runde: Syph.

KUGELFÖRMIG: Agar., *arg-n.*, *coc-c.*, lyc., med., ph-ac., *sil.*, squil., **Stann.**, sulph.

eiweißartig, klein: Ph-ac.

bitter, grün: Med.

KUGELFÖRMIG, in Kugeln: Agar., *alumn.*, calad., cinch-b., coc-c., sel., sil., **Stann.**, thuj.

KÜHL, kalt: Bry., calad., cann-s., *cor-r.*, lach., merc., nit-ac., nux-v., *phos.*, rhus-t., sacc., sulph.

LEBERFARBEN: Puls.

LEICHT (vgl. RÄUSPERN entfernt): Acon., ail., ant-t., **Arg-m.**, arund., aur., cimic., *coc-c.*, coloc., dig., dol., dulc., euphr., hep., iod., ip., kali-bi., kalm., kreos., lach., lact., mag-m., mang., meli., oena., plb., *puls.*, ruta, sil., **Stann.**, staph., sulph., tell., verat.

tagsüber: Ail., *arg-m.*, coc-c., dig., sil., staph.

morgens: Arund., mang.

abends: *Arg-m.*, dig.

nachts: Meli.

Bewegung, bei: Ip.

Erwachen, beim: Meli.

LEICHTER nach jedem Hustenstoß (vgl. SEITE): Aspar.

LUFT agg.: Chin-s., cob., merc., nux-v., plan., sacc., sep.

kalte Luft agg.: *Lach.*, plan.

amel.: Calc-s.

Wind: Lycps.

MASSEN, in: Ars., coc-c., kali-n., sin-n.

MEER, nach Baden im: Mag-m.

MEMBRANÖS: *Brom.*, chin-s., hep., *kali-bi.*, *merc-c.*; **Spong.**

MILCHIG: Am-c., *ars.*, aur., carb-v., ferr., **Kali-chl.**, phos., plb., puls., *sep.*, *sil.*, *sulph.*, zinc.

MITTAGESSEN, nach dem: Alumn.

ÖLIG: Petr.

PFLAUMENSAFT, wie: *Ars.*

PHOSPHORESZIEREND: Phos.

RÄUSPERN entfernt, Sputum wird durch (vgl. LEICHT): Agar., all-c., *alum.*, am-c., am-m., ant-c., *ant-t.*, aphis., bism-o., calc., caps., carb-an., *carb-v.*, *caust.*, *cham.*, cina, con., croc., crot-t., dros., **Euphr.**, ferr-i., ferr-ma., hep., iod., *kali-bi.*, kali-c., lach., lam., laur., *lyc.*, meph., naja, *nat-m.*, *nux-v.*, ol-an., osm., ox-ac., *par.*, petr., ph-ac., *phos.*, *plat.*, plb., *rhod.*, rhus-t., **Rumx.**, *sel.*, *seneg.*, *sep.*, *sil.*, *stann.*, tarax., thuj.

morgens: Ant-t., *nat-m.*, *sel.*

blutig: Am-c., cham., ferr., hyper., kali-n.

Wasser: **Gels.**

REICHLICH: Agar., ail., alum., *alumn.*, am-c., **Ammc.**, ant-c., ant-t., **Ars.**, asar., aspar., bar-m., *bism-o.*, bry., **Cact.**, **Calc.**, calc-p., **Calc-s.**, carb-ac., carb-s., *carb-v.*, *caust.*, *chel.*, *chin.*, chin-a., cic., cina, cob., **Coc-c.**, cod., cop., cupr., cycl., daph., dig., dios., *dros.*, *dulc.*, eup-per., euph., **Euphr.**, *ferr.*, *ferr-ar.*, *ferr-i.*, ferr-p., graph., guaj., **Hep.**, hippoz., hydr., indg., *iod.*, kali-ar., *kali-bi.*, *kali-c.*, kali-i., kreos., lach., *laur.*, led., lob., **Lyc.**, merc-i-f., merc-i-r., myric., oena., petr., *ph-ac.*, **Phos.**, phyt., plb., *psor.*, **Puls.**, *rumx.*, ruta, *samb.*, sanic., *senec.*, *seneg.*, **Sep.**, *sil.*, *squil.*, **Stann.**, stict., sul-ac., *sulph.*, ter., *thuj.*, trif-p., tril., *uran*, verat., viol-o., wies., zinc., zing.

tagsüber: Cic., *sil.*

morgens: Agar., *alum.*, calc., *calc-s.*, *carb-v.*, cob., *coc-c.*, dig., euph., euphr., kali-bi., *ph-ac.*, *phos.*, psor., sanic., squil., *stann.*

9 Uhr: Cob.

abends: *Carb-v.*, graph.

Hinlegen, beim: Graph.

nachts: Carb-v., *kali-bi.*

alten Menschen, bei: *Ammc.*, *ant-t.*, *ars.*, **Bar-c.**, *kreos.*

Bewegen, beim: *Ferr.*

Hustenanfall, nach jedem: *Agar.*, *alumn.*, *anan.*, *arg-n.*, **Coc-c.**, kali-bi., sulph.

Mahlzeiten, nach: Sanic.

Mund voll, jedes Mal den ganzen: **Euphr.**, lyc., *phos.*, rumx.

warmen Zimmer, im: *Kali-c.*

ROST, wie: *Acon.*, arn., *ars.*, atro., **Bry.**, **Lyc.**, *phos.*, pyrog., *rhus-t.*, *sang.*, *squil.*

RÖTLICH (s. BLUTIG)

SAHNEARTIG, gelblich-weiß: Ambr.

SCHARF: *Alum.*, am-c., *am-m.*, anac., *ars.*, carb-v., *caust.*, cham., coc-c., con., ferr., ign., iod., kreos., lach., lyc., mag-m., *merc.*, mez., nat-m., nit-ac., nux-v., phos., *puls.*, rhus-t., sep., *sil.*, spig., squil., sul-ac., sulph.

SCHAUMIG: *Acon.*, alet., all-c., am-c., ant-t., *apis*, aral., arg-n., *arn.*, **Ars.**, asc-t., atro., bufo, calc., canth., cench., chlor., cob., cub., daph., dios., dros., eucal., *ferr.*, ferr-p., fl-ac., hep., hura, *kali-i.*, kali-p., lach., led., mill., nat-m., nux-v., oena., op., paull., petr., *phos.*, plb., *puls.*, rumx., sec., sil., stict., stram., sulph., ter., thuj., uran, urt-u., zinc.

morgens: Cub., dios., sulph., thuj.

SCHAUMIG ...

8 Uhr: Dios.

9 Uhr: Cub.

Blut und Schleim, enthält: Op.

SCHIEFERFARBEN: Kali-bi., nat-ar.

SCHLAMMARTIGER Eiter fliegt wie Teig aus dem Mund: Phos.

SCHLEIMIG: Acon., aesc., aeth., agar., agn., *all-c.*, all-s., aloe, alum., *alumn.*, am-c., *am-m.*, *ambr.*, *ammc.*, anac., ang., *ant-c.*, *ant-t.*, aral., aran., **Arg-m.**, **Arg-n.**, arn., **Ars.**, *arum-t.*, asar., aspar., atro., aur., bad., **Bar-c.**, **Bar-m.**, bell., benz-ac., bism-o., *bor.*, bov., **Bry.**, bufo, *cact.*, calad., **Calc.**, *calc-s.*, cann-s., *canth.*, *caps.*, carb-ac., carb-an., *carb-s.*, *carb-v.*, **Caust.**, cham., chel., **Chin.**, **Chin-a.**, chin-s., cimic., cimx., *cina*, cob., **Coc-c.**, coca, cocc., cod., con., cop., corn., croc., crot-t., cub., cupr., cycl., der., dig., *dirc.*, dor., **Dros.**, **Dulc.**, erig., ery-a., eug., **Euphr.**, eupi., ferr., ferr-ar., ferr-i., ferr-p., fl-ac., gamb., *graph.*, guaj., ham., **Hep.**, hipp., hydr., hydr-ac., hyos., hyper., iber., ign., indg., *iod.*, ip., iris., kali-ar., **Kali-bi.**, *kali-c.*, *kali-chl.*, *kali-i.*, kali-n., kali-p., *kali-s.*, kreos., lac-d., **Lach.**, lact., lac-ac., laur., **Lob.**, *lob-s.*, **Lyc.**, mag-c., mag-m., mag-s., *mang.*, *med.*, merc., merc-c., mez., mur-ac., naja, nat-ar., *nat-c.*, **Nat-m.**, nat-p., *nat-s.*, nicc., **Nit-ac.**, nux-m., *nux-v.*, oena., ol-j., olnd., op., osm., ox-ac., **Par.**, *petr.*, *ph-ac.*, phel., **Phos.**, phys., plan., plb., **Psor.**, **Puls.**, raph., rat., rheum, rhod., rhus-r., *rhus-t.*, rumx., ruta, sabad., sabin., samb., **Sang.**, sec., sel., *senec.*, *seneg.*, *sep.*, **Sil.**, sin-n., spig., *spong.*, **Squil.**, **Stann.**, *staph.*, stict., sul-ac., sulph., tab., tarax., ter., *thuj.*, uran, ust., verat., vinc., xan., *zinc.*

tagsüber: *Ars.*, calc-s., *caust.*, mag-s., *spig.*

morgens: *Agar.*, *all-s.*, alum., am-m., ant-c., *ant-t.*, aral., aran., bell., bor., *calc.*, chel., cimx., dig., fl-ac., hipp., ip., *kali-i.*, lyc., *mang.*, mur-ac., nat-m., ol-j., *phos.*, puls., sel., sil., *stann.*, **Sulph.**, tab., thuj.

8-9 Uhr: Sil.

8.30 Uhr: Spong.

9 Uhr: Cob., phyt.

Aufstehen, nach dem: Chin-s., mag-m., sulph.

Bett, im: Ferr.

Erwachen, nach dem: Sulph., thuj.

vormittags: Calc-s., chin-s., coc-c., iris., lyc., **Stann.**, sulph., zinc.

10 Uhr: Iris.

SCHLEIMIG ...

nachmittags: Am-m., *bad.*, caust., hydr., mag-c.

17 Uhr: Caust., hydr., mag-c.

abends: Agn., all-c., *calc.*, chin-s., crot-t., hydr., naja, nat-m., sulph.

nachts: Agar., bell., calc., cycl., hep., op., phos., sep., sil., sulph.

2 Uhr, nach: Phos.

3 Uhr: Op.

alten Menschen, bei: *Ammc.*

blutig: *Acon.*, ail., alum., **Am-c.**, anac., ant-t., *apis*, *arg-n.*, **Arn.**, **Ars.**, bell., bism-o., *bor.*, *bry.*, cact., *calc.*, *calc-s.*, card-m., chin., cina, cob., coll., con., cupr., daph., dig., *dros.*, *dulc.*, eug., euphr., **Ferr.**, ferr-i., fl-ac., **Gels.**, hep., iod., **Ip.**, kali-ar., *kali-bi.*, kali-c., *lach.*, lachn., **Laur.**, lyc., mag-m., manc., med., *merc.*, *merc-c.*, *nat-m.*, nux-m., ol-j., op., **Phos.**, sabin., **Sec.**, sel., senec., sil., spong., squil., stict., sul-ac., zinc.

Wetter, bei kaltem: *Ammc.*

SCHLUCKEN, was sich gelöst hat, kann es nicht auswerfen; muss: Ambr., *arn.*, calad., *cann-s.*, **Caust.**, chr-ac., coca, **Con.**, dig., dros., eug., gels., iod., *kali-c.*, **Kali-s.**, lach., lyc., mur-ac., *nux-m.*, osm., rumx., seneg., *sep.*, *spong.*, *staph.*, zinc., zing.

SCHMERZHAFT: Ars., cub., elaps, merc-c.

Herzen, wie vom: Elaps

SCHMUTZIG aussehend: Calc.

SCHWÄRZLICH: Arn., aster., bell., *chin.*, cur., *elaps*, hydr-ac., *kali-bi.*, lyc., *nux-v.*, ox-ac., puls., rhus-t.

gelb: Hydr-ac.

Klumpen in der Mitte: Arn., ox-ac.

Körnchen, mit schwärzlichen: Chin.

SCHWIERIG: Agn., ail., *all-s.*, alum., ambr., *ammc.*, ang., apis, aral., *arn.*, *ars.*, arum-t., arund., asc-t., aspar., atro., aur., *bar-c.*, bor., *bov.*, *brom.*, bry., *calc.*, camph., cann-s., canth., **Caust.**, cham., *chel.*, chin., chin-a., chin-s., chlor., cina, *coc-c.*, coca, con., cop., cor-r., crot-h., cub., *cupr.*, der., dig., dros., *dulc.*, euphr., ferr., ferr-ar., ferr-i., ferr-p., *hep.*, hydrc., hyos., ign., *iod.*, **Ip.**, jatr., kali-ar., *kali-bi.*, *kali-c.*, *kali-s.*, kreos., *lach.*, lob., lyc., mag-c., mag-m., mang., med., nat-ar., *nit-ac.*, nux-m., nux-v., oena., op., osm., ox-ac., par., *phos.*, plan., plb., *psor.*, **Puls.**, rat., *rumx.*, **Seneg.**, sep.,

SCHWIERIG ...

squil., staph., stram., sul-ac., sulph., tarent., zinc.

nachmittags: Chin., chin-s.

14 Uhr: Chin-s.

klebt am inneren Hals, Lippen und Zähnen fest: **Kali-bi.**

alten Menschen, bei: *Ammc.*

Zunge heraufbringen, von wo es abgewischt werden muss; kann das Sputum nur bis zur: Apis

SEIFENARTIG: Arg-n., ph-ac.

SEIFENSCHAUM, wie (vgl. SCHAUMIG): Kali-i., kali-p.

SEITE, wird leichter nach dem Drehen von der linken auf die rechte: Ars., kali-c., lyc., *phos.*, *rumx.*, *sep.*, *thuj.*

SELTEN: Acon., alum., arn., bell., caps., ign.

SIRUP, wie: Carb-an.

SPÄRLICH: Acon., ail., alumn., apis, apoc., ars., brom., calc-s., cham., clem., cupr., dig., ery-a., *ferr.*, ferr-p., kali-bi., lach., lyc., op., paeon., **Phos.**, phyt., *puls.*, rumx., samb., sang., sep., sil., spong., **Stann.**, stict., tarent.

SPEICHEL, wie: Ars., astac., eug., med., merc., mez., thuj.

STÄNDIG, fast den ganzen Tag und Abend: *Arg-m.*, **Squil.**

STÄRKE, wie: *Agar.*, *arg-m.*, bar-c., cact., coca, dig., laur., nat-ar., *phyt.*, *sel.*, sulph.

STAUB vermischt, wie mit: Phos.

STÜCKEN, in: Alum., nit-ac., rhus-t., sep.

TEIG, beim Auftropfen auf eine harte glatte Oberfläche fällt es auseinander wie dünner: Phos.

TEIGIG: Kali-bi.

TRINKEN amel.: Am-c.

TUBERKEL: Hep., mag-c., *phos.*, *sil.*, *spong.*

braun: Phos.

übel riechend: Mag-c., phos., sil.

UNDURCHSICHTIG: Chin-s., **Kali-chl.**

UNMÖGLICH (s. SCHLUCKEN)

VERBRANNT aus; wenn er auf dem Boden eingetrocknet ist, sieht er wie: *Phos.*

WÄSSRIG: Acon., agar., am-c., am-m., ang., arg-m., *ars.*, bell., bov., carb-an., *carb-v.*, cham., chin., *daph.*, euphr., ferr., *graph.*, guaj., jac-c., *kali-s.*, *lach.*, lyc., *mag-c.*, mag-m., *merc.*, mez.,

WÄSSRIG ...
mur-ac., nat-c., nux-v., op., phos., phys., plb., puls., ran-s., rumx., sacc., sep., squil., *stann.*, sul-ac., sulph., thuj.

WEISS: *Acon.*, *agar.*, ail., alum., *alumn.*, *am-br.*, am-c., am-m., ambr., ant-t., *apis*, apoc., *arg-m.*, arn., ars., arund., aur-m., bar-c., *bor.*, bov., *calc.*, calc-s., caps., carb-ac., carb-an., *carb-v.*, *caust.*, cench., chin., chin-a., chin-s., chlor., cina, cob., *coc-c.*, crot-t., cupr., cur., dulc., eucal., ferr., ferr-ar., ferr-i., ferr-p., fl-ac., hyper., *iod.*, ip., *kali-bi.*, **Kali-chl.**, kali-i., kali-p., *kreos.*, *lac-c.*, laur., **Lyc.**, manc., *med.*, merc-i-r., mez., **Nat-m.**, nicc., oena., ol-j., onos., ox-ac., par., petr., ph-ac., **Phos.**, phys., *puls.*, puls-n., raph., rhus-t., sacc., sang., *sel.*, senec., **Seneg.**, **Sep.**, sil., *spong.*, *squil.*, *stann.*, stront., *sulph.*, syph., tarent., tell., thuj.

tagsüber: *Arg-m.*, *stann.*

morgens: *Agar.*, *alumn.*, carb-v., **Kali-bi.**, *nat-m.*, *phos.*, puls., *sulph.*

abends: *Arg-m.*, calc-s., crot-t.

eiweißartig: *Agar.*, alum., **Alumn.**, am-c., am-m., ant-t., *apis*, **Arg-m.**, arn., *ars.*, asaf., *bar-c.*, bor., bov., bry., calc-s., *caust.*, chin., **Coc-c.**, cur., *ferr.*, ip., *kali-bi.*, *laur.*, *med.*, *mez.*, **Nat-m.**, *nat-s.*, petr., *ph-ac.*, **Phos.**, *sel.*, **Seneg.**, *sil.*, *stann.*, sulph.

Essen, nach: Sil.

undurchsichtig: **Kali-chl.**

WUNDFRESSEND: Iod.

ZÄH: Acet-ac., acon., *agar.*, agn., ail., *all-c.*, all-s., aloe, **Alumn.**, *am-br.*, am-m., *ambr.*, anac., ant-c., ant-t., **Arg-m.**, **Arg-n.**, *ars.*, ars-i., asar., aspar., aur., *bad.*, *bar-c.*, bell., bor., *bov.*, bry., bufo, *cact.*, *calc.*, calc-s., *cann-s.*, canth., carb-ac., *carb-s.*, *carb-v.*, *caust.*, *cham.*, chin., chin-a., cimic., cob., **Coc-c.**, coca, colch., *cupr.*, dig., *dulc.*, euphr., ferr., ferr-ar., *ferr-i.*, ferr-p., graph., grin., hell., **Hep.**, **Hydr.**, hyper., iber., indg., *iod.*, jug-c., kali-ar., **Kali-bi.**, *kali-c.*, kali-p., kali-s., kreos., *lac-c.*, lach., lac-ac., lyc., mag-c., mag-m., mang., med., merc., *merc-c.*, merc-sul., *mez.*, naja, *nat-ar.*, nat-c., nat-m., nat-p., *nit-ac.*, *nux-v.*, oena., *olnd.*, onos., op., *paeon.*, *par.*, petr., ph-ac., **Phos.**, *phyt.*, plb., *psor.*, **Puls.**, *pyrog.*, rhus-t., *rumx.*, ruta, sabad., sabin., **Samb.**, sang., sec., **Seneg.**, *sep.*, *sil.*, spig., *spong.*, squil., **Stann.**, *staph.*, sul-ac., sulph., tep., thuj., ust., verat., wies., *zinc.*

ZIEGELFARBEN (vgl. ROST): Bry., *phos.*, rhus-t.

ZITRONENFARBEN (s. GELB)

BRUST

ABLAGERUNGEN auf den Herzklappen: *Spong.*

ABMAGERUNG: Kali-i.

Mammae: **Coff.**, *nux-m.*

Schlüsselbeine, im Bereich der: *Lyc.*, *nat-m.*

ABSONDERUNG aus den Brustwarzen: Phel., phos., phyt.

blutiges Wasser: *Lyc.*, *phyt.*

ABSZESS:

Achselhöhlen (Schweißdrüsenabszess): Am-c., *apis*, ars., bell., bufo, cadm., *calc.*, calc-s., cedr., coloc., *crot-h.*, **Hep.**, kali-bi., kali-c., lac-c., **Merc.**, *merc-i-r.*, nat-m., *nat-s.*, **Nit-ac.**, petr., ph-ac., prun-s., **Rhus-t.**, *sep.*, **Sil.**, *sulph.*, thuj.

Brustwarzen: Cast-eq., cham., *merc.*, *sil.*

Lungen: **Calc.**, *crot-h.*, **Hep.**, *hippoz.*, *kali-c.*, kali-n., kali-p., *lach.*, *led.*, *lyc.*, *mang.*, *merc.*, **Phos.**, *plb.*, *psor.*, *puls.*, sep., **Sil.**, sul-ac., *sulph.*, *tub.*

links: *Calc.*

Mammae: Apis, *bell.*, *bry.*, bufo, *camph.*, *cist.*, *crot-h.*, graph., **Hep.**, kreos., *lach.*, **Merc.**, **Phos.**, **Phyt.**, sars., **Sil.**, **Sulph.**, tarent-c.

drohender Abszess in alten Narben: **Graph.**, **Phyt.**

ABWECHSELND mit:

Augensymptomen: Ars.

Diarrhö und Bronchitis: *Seneg.*

Hautsymptomen: Crot-h.

Rektalsymptomen: Calc-p., **Sil.**, verat.

AMEISENLAUFEN: Acon., alum., am-m., ars., arund., cadm., cahin., *carl.*, chin., coloc., cycl., guaj., mag-m., *ran-s.*, *seneg.*, *sep.*, urt-u.

Eintritt ins Hauses, beim: Phos.

warme Speisen, durch: *Mez.*

Zimmer, im warmen: *Mez.*

Achselhöhle, in der: Berb., con.

Brustbein: *Ran-s.*

Mammae, in den: Calc., con., mang., ran-s.

Schlüsselbeingegend: Alum., arund., mez.

ANEURYSMA des Herzens: **Cact.**, *carb-v.*

Arterien; der großen: *Bar-c.*, *calc.*, carb-v., *lyc.*, lycps., ran-s., *spong.*

ANGINA pectoris: Acet-ac., *acon.*, **Am-c.**, *aml-n.*, anac., ang., **Apis**, **Arg-n.**, **Arn.**, **Ars.**, **Aur.**, **Aur-m.**, **Cact.**, caust., *chel.*, **Chin-a.**, *chin-s.*, chr-ac., *cimic.*, coca, cupr., *cupr-ar.*,

ANGINA pectoris ...

dig., *dios.*, *hep.*, ip., *jug-c.*, *kali-c.*, kali-p., *kalm.*, *lach.*, lact., **Lat-m.**, *laur.*, *lyc.*, *mag-p.*, *mosch.*, **Naja**, *nux-v.*, **Ox-ac.**, petr., **Phos.**, phyt., **Rhus-t.**, *samb.*, sep., **Spig.**, **Spong.**, *stram.*, *tab.*, *tarent.*, *ther.*, *verat.*

ANGST in der Brust: **Acon.**, acon-f., aeth., agar., am-c., anac., *ant-c.*, arg-n., arn., **Ars.**, *ars-i.*, asaf., aster., **Aur.**, *aur-m.*, bell., bor., brom., *bry.*, *cact.*, **Calc.**, cann-i., cann-s., canth., caps., carb-an., carb-s., *carb-v.*, caust., *cench.*, *chel.*, chin., chin-a., cinnam., cocc., *colch.*, con., cop., crot-t., *cupr-ac.*, cupr-s., *dig.*, ferr., ferr-ar., ferr-i., ferr-p., *graph.*, guaj., *guare.*, hyos., hyper., ign., iod., *ip.*, jab., *kali-ar.*, kali-bi., kali-c., kali-cy., kali-n., kali-p., *kali-s.*, *kreos.*, lach., laur., *lob.*, *lyc.*, **Merc.**, merc-c., mez., mosch., *nat-ar.*, *nat-c.*, nat-m., nat-p., *nit-ac.*, *nux-v.*, ol-an., olnd., op., petr., ph-ac., **Phos.**, plat., *plb.*, prun-s., *psor.*, *puls.*, *ran-b.*, rhus-t., samb., sec., seneg., sep., *spig.*, spong., stann., staph., *sulph.*, tab., teucr., *ther.*, valer., verat., viol-o., *zinc.*

morgens: Bry., carb-an., hyper., puls.

vormittags: Ol-an.

abends: Anag., bor., chel., kali-c., kali-p., *phos.*, **Puls.**, seneg., stann.

amel.: *Zinc.*

Bett, im: Anag., bor.

Entkleiden, beim: Chel.

nachts: *Ars.*, aster., ign., lyc., **Puls.**, *ran-b.*, sulph.

2 Uhr: Kali-c.

4 oder 5 Uhr: Alum.

Anstrengung, durch: Ferr.

Aufrichten amel.: Chin.

Bewegung amel.: Seneg.

Drücken auf die linke Seite agg.: Plb.

Einatmen, nach tiefem: Chel., nat-m.

Erregung agg.: **Phos.**

Essen, nach dem: Caps., carb-an.

Freie, treibt ihn ins: Anac.

Frühstück, nach dem: Valer.

Gehen, beim: Meny.

Husten, beim: Arund.

Klavierspielen, durch: *Nat-c.*

Liegen, beim: *Cench.*, *graph.*, *tarent.*

Rücken; auf dem: *Sulph.*

ANGST in der Brust - **Liegen**, beim ...

Seite, auf der linken: **Puls.**

Sitzen, im: Cupr., kali-c.

gebückten Sitzen, beim: Chin.

Stehen, im: Meny.

Stuhlgang, nach: *Caust.*, cund.

Treppensteigen, beim: Hyos.

Vorwärtsbeugen amel.: *Colch.*

Herzgegend: **Acon.**, *aeth.*, agar., alum., am-c., *ambr.*, *aml-n.*, anac., **Ant-t.**, apis, *arg-n.*, arn., **Ars.**, *ars-i.*, aster., **Aur.**, *aur-m.*, **Bell.**, bov., *brom.*, *cact.*, *calc.*, **Camph.**, cann-s., *canth.*, *carb-o.*, *carb-s.*, **Carb-v.**, carl., *caust.*, **Cench.**, *cham.*, chel., chin., chin-a., chin-s., cic., cina, *cocc.*, *coff.*, colch., *con.*, *croc.*, *crot-c.*, *cupr.*, cycl., *dig.*, echi., elaps, *euon.*, *ferr.*, *ferr-i.*, ferr-p., *gels.*, *glon.*, gran., graph., hell., hydr., hydr-ac., hyos., **Ign.**, *iod.*, **Ip.**, **Kalm.**, *kreos.*, lach., *lact.*, lob., *lyc.*, **Meny.**, *merc.*, *merc-c.*, mez., mosch., *naja*, nat-s., nit-ac., *nux-v.*, olnd., op., ox-ac., petr., **Phos.**, *plat.*, *plb.*, *prun-s.*, *psor.*, *puls.*, ran-b., *rhus-t.*, sabad., sal-n., sec., sep., sil., *spig.*, *spong.*, stann., stict., stram., sulph., *tab.*, *tarent.*, **Ther.**, thuj., *verat.*, viol-t., vip.

morgens: Alum., aster.

Aufstehen amel., nach dem: Alum.

nachmittags: Canth., rhus-t.

abends: Bell., brom., *puls.*

nachts: Alum., **Ars.**, aster., calc., lyc., rhus-t.

23 Uhr, nach Hinlegen: Kali-bi.

2 Uhr: *Kali-c.*

4 Uhr: Alum.

4-5 Uhr: *Alum.*

Bett, im: Cann-s., thuj., viol-t.

Übelkeit, bei: Plb.

Abendessen, nach: Bell.

Anblick greller Farben, beim: *Tarent.*

anfallsweise: Arg-n., **Kalm.**, lach., verat.

Anstrengung, nach: *Lyc.*

Ärger; nach: Lyc.

Aufstehen und Umhergehen amel.: Glon.

ANGST in der Brust - *Herzgegend* ...

Ausstrecken des Körpers nach körperlichen Anstrengungen, beim: Lyc.

Auswurf, nach reichlichem Auswurf amel.: *Ip.*

Denken daran agg.: Bar-c., ox-ac.

epileptischen Anfällen, bei: *Lyc.*

Gehen amel.: *Caust.*, glon.

Freien, im: Cina, spong.

Kopfschmerz, vor: Plat.

Liegen auf der linken Seite agg.: Bell., glon., *nat-m.*, *phos.*, *spig.*

Menses, während: Bell.

Mittagessen, nach dem: Arg-n., bell.

Zurücklehnen im Sessel, beim: Glon.

Sitzen, im: Agar., *caust.*, kali-c.

Umherbewegen agg.: *Dig.*

amel.: *Aur.*, caust., op.

ANHALTEN (s. STEHENBLEIBEN)

APHTHEN der Brustwarzen, blutende: *Bor.*

ATELEKTASE: **Ant-t.**, *hyos.*

ATROPHIE:

Brustwarzen, der: *Iod.*, sars.

Mammae: Anan., ars., bar-c., *chim.*, **Con.**, **Iod.**, **Kali-i.**, *kreos.*, lac-d., *nat-m.*, *nit-ac.*, *nux-m.*, plb., sacc., sars., *sec.*

AUSDEHNUNG, Auftreibung: Bell., benz-ac., cadm., **Lach.**, lil-t., petr., rhus-t., vip.

Gefühl von: *Ars.*, brom., cadm., caps., chin., coca, olnd., sil., stann., thuj., zinc.

Atmen, beim: Bry.

Husten, durch: Tarent.

Konvulsionen, bei: Ars.

Mammae: Aster., zinc.

BAND (s. ZUSAMMENSCHNÜRUNG)

BEKLEMMUNG (vgl. ANGST, BESORGNIS, BLUTWALLUNGEN, EMPFINDUNGEN, KONGESTION, UNRUHE): *Absin.*, **Acon.**, *aesc.*, aeth., *agar.*, *ail.*, *all-c.*, *alum.*, *alumn.*, **Am-c.**, *am-m.*, *ambr.*, *anac.*, *ang.*, *ant-c.*, *ant-t.*, **Apis**, **Apoc.**, *arg-n.*, *arn.*, **Ars.**, **Ars-i.**, *asaf.*, asar., asc-t., aspar., **Aur.**, aur-m., *bapt.*, bar-c., bar-m., **Bell.**, benz-ac., berb., bism-o., bor., *bov.*, brach., brom., **Bry.**, bufo, **Cact.**, cadm., cahin., *calad.*, **Calc.**, *calc-ar.*, *calc-s.*, *camph.*, cann-i.,

BEKLEMMUNG ...

cann-s., canth., carb-ac., carb-an., **Carb-s.**, **Carb-v.**, *carl.*, caul., *caust.*, *cedr.*, *cham.*, chel., *chin.*, *chin-a.*, **Chin-s.**, chlf., chlol., chlor., cic., *cimx.*, *cina*, cinnb., *clem.*, coc-c., *cocc.*, *coff.*, **Colch.**, *coloc.*, *con.*, cop., cor-r., croc., **Crot-c.**, *crot-h.*, *crot-t.*, **Cupr.**, *cupr-ar.*, *cupr-s.*, *cycl.*, *dig.*, dor., *dros.*, *dulc.*, *elaps*, euon., *eup-per.*, **Ferr.**, **Ferr-ar.**, ferr-i., ferr-p., *fl-ac.*, gamb., *gels.*, *glon.*, gran., *graph.*, grat., *ham.*, *hep.*, hura, hydr-ac., hydrc., hyos., **Ign.**, *iod.*, **Ip.**, jab., jug-c., jug-r., **Kali-ar.**, **Kali-bi.**, kali-br., **Kali-c.**, kali-chl., *kali-i.*, *kali-n.*, kali-p., *kali-s.*, *kalm.*, *kreos.*, *lach.*, lachn., *lact.*, laur., led., lil-t., *lob.*, *lyc.*, lyss., *mag-c.*, *mag-m.*, mag-s., *manc.*, med., meli., meny., *merc.*, merc-c., *merc-i-f.*, *mez.*, mill., mosch., mur-ac., *mygal.*, *naja*, nat-ar., nat-c., *nat-m.*, nat-p., **Nat-s.**, *nicc.*, *nit-ac.*, **Nux-m.**, **Nux-v.**, ol-j., olnd., onos., *op.*, ox-ac., par., *petr.*, ph-ac., **Phos.**, *phyt.*, *plat.*, plb., podo., *prun-s.*, *psor.*, **Puls.**, *ran-b.*, raph., rheum, rhod., *rhus-t.*, ruta, sabad., sabin., *samb.*, *sang.*, sanic., sars., sec., **Sel.**, **Seneg.**, **Sep.**, *sil.*, *spig.*, *spong.*, squil., *stann.*, staph., stict., *stram.*, stry., sul-ac., **Sulph.**, sumb., syph., *tab.*, *tarent.*, teucr., *thuj.*, til., **Tub.**, valer., **Verat.**, verat-v., verb., vesp., viol-o., viol-t., vip., *zinc.*

morgens: *Alum.*, am-m., *ars.*, *asaf.*, bapt., bry., calc-s., carb-v., chel., *ip.*, lyc., mang., *nat-s.*, nit-ac., *nux-v.*, *phos.*, plb., *psor.*, *puls.*, rhod., sars., **Sep.**, sul-ac., *sulph.*, zinc.

Aufstehen, beim: Clem., graph., puls., verat.

vormittags: Bry., *ip.*, sulph., thuj.

9-15 Uhr: Sulph.

10 oder 11 Uhr: Cham.

Sprechen, beim: Bry., coc-c.

nachmittags: Agar., alum., bufo, caust., coloc., gels., lyc., nicc., ph-ac., seneg., sulph., thuj.

14 Uhr: Chin., sulph.

15 Uhr: Arn.

16 Uhr: Plan.

17 Uhr: Med.

18 Uhr: Chel.

Schlaf, nach: Calad.

abends: *All-c.*, am-m., ars., *bry.*, chin., clem., *coloc.*, crot-t., *elaps*, ferr., ferr-ar., hyper., lact., *mag-c.*, mur-ac., nat-m., nux-m., nux-v., *phos.*, **Puls.**, ran-b., rhod., seneg., **Sep.**, *stann.*, stront., sulph., *zinc.*

21 Uhr: Hura

BEKLEMMUNG - abends ...

Bett, im: *Apis*, bor., chel., *chin.*, *sep.*, zinc.

Sonnenuntergang, nach: Nat-s.

nachts: *Alum.*, ambr., *apis*, ars-m., *aur.*, aur-m., berb., *bry.*, *calc.*, chin., *coca*, *coloc.*, gamb., *lact.*, lyc., nat-s., nit-ac., *nux-v.*, *op.*, petr., ph-ac., *phos.*, *rhus-t.*, ruta, sin-n., sulph.

Mitternacht: Ign., *lach.*

vor: *Coloc.*, grat.

Erwachen, beim: Cinnb., op.

2 Uhr: Am-c., *kali-bi.*, lach.

3 Uhr: Am-c., am-m., ant-t.

4 Uhr: Chel., lil-t.

Bett, im: Am-m., *nux-v.*

Einschlafen, beim: *Nux-m.*

Froststadium im Fieber, während: Ol-j.

Träumen, beim: Mag-m.

abwechselnd mit Kopfschmerz: Glon.

Hautausschlägen: Calad., kalm., rhus-t.

Herzklopfen nach dem Essen: Alum.

Urtikaria: *Calad.*

Atmen, beim Atmen agg.: Chel., dulc., ferr., kali-c., kali-n., *lyc.*, *sil.*, squil.

amel.: Op., tab.

tiefem Atmen, bei: Agn., *lyc.*, plb.

Aufstehen, nach dem: Am-m.

amel.: Nux-v., olnd.

Bett und Umhergehen amel., Aufstehen aus dem: Kali-bi.

Aufstoßen amel.: *Am-m.*, **Carb-v.**, grat., *lach.*, **Lyc.**, *phos.*

Ausatmen, beim: Am-c., chel., cina

amel.: Staph.

Auswurf amel.: *Asaf.*, calc., *manc.*

Bett, im: *Alum.*, am-c., *phos.*

Beugen, beim:

Armes nach hinten agg., des: **Sulph.**

hinten amel., nach: Fl-ac.

Kopfes nach vorne agg., des: **Alum.**

vorne amel., nach: *Colch.*

Bewegung, bei: Bapt., carl., led., nat-m., plb., *stann.*, sulph., tarent.

amel.: *Seneg.*

BEKLEMMUNG - Bewegung, bei ...

Arme, des: Am-m.

schneller Bewegung, bei: **Acon.**, **Ars.**, *puls.*

Bücken, beim: Alum., am-m., cop., *samb.*

Denken daran agg.: Gels.

Druck mit der Hand amel.: Sep.

Einatmen, beim: Asc-t., cina, crot-t., ferr., ferr-m., grat., nat-ar., *phos.*, **Spig.**

amel.: Acon., *chel.*, chin.

Entbindung, bei der: *Chin-s.*

Erbrechen amel., grünes: *Cocc.*

Erwachen, beim: *Alum.*, ant-c., *ars.*, *carb-v.*, chin., *cinnb.*, *con.*, kali-bi., **Kali-i.**, *lach.*, *lact.*, *nat-s.*, *nux-m.*, op., phos., sep., tarent.

Essen, nach: Aran., ars., asaf., calad., *caust.*, chin., chin-s., chlol., cinnb., coloc., elaps, ip., lyc., *mag-m.*, nat-c., nat-s., *nux-v.*, ran-b., *rhus-t.*, ruta, sars., stry., *sulph.*, thuj., *verat.*, viol-t., *zinc.*

amel.: Ambr.

Fieber, im: *Apis*, ars., **Bov.**, cact., carb-v., cimic., elaps, *ip.*, **Kali-c.**, lach., *nat-m.*, plan., puls., sep.

Flatus amel., Abgang von: Bry., ol-an.

Freien, im: Carb-s., *lyc.*, nux-v., *psor.*, seneg.

amel.: Anac., chel., *nat-m.*, **Puls.**, sep.

Froststadium im Fieber, während: **Apis**, ars., *bry.*, cimx., daph., *eup-per.*, gels., *ip.*, *kali-c.*, lach., merl., *mez.*, nat-m., *puls.*, sep.

Gähnen agg.: Sulph.

amel.: Croc.

Gehen, beim: Alum., aml-n., **Ars.**, bry., bufo, cact., carb-an., chel., clem., colch., dig., *kali-c.*, lach., led., lyc., mag-s., mang., naja, olnd., paeon., ph-ac., puls., ran-b., seneg., *sep.*, sil., staph., sulph., thuj.

amel.: Gins., staph.

nach: *Calc.*, nux-m., **Phos.**

Freien, im: Am-c., am-m., *aur.*, lact., *phos.*

amel.: *Alum.*, anac., *lyc.*

kalter Luft, in: *Lyc.*, nux-m.

schnellen, beim: Ang., **Ars.**, *puls.*, ruta, *spig.*

Gespräche, durch: *Ambr.*

BEKLEMMUNG ...

Heben der Arme agg.: Tarent.

herabhängen, wenn seine Beine nicht: *Sul-ac.*

Herumdrehen im Bett agg.: *Calc.*

Husten, beim: Am-c., *ars.*, aur., bapt., cocc., **Dros.**, *kali-bi.*, *nit-ac.*, **Phos.**, *psor.*, *seneg.*, *sil.*, *stann.*, **Sulph.**, tarent., *verat.*

nach: Ars., cocc.

Kälte, nach Sitzen in kalter Luft: *Petr.*

Kleidung agg.: **Ars.**, aur-m., bov., **Chel.**, **Lach.**, meli., *merc-c.*, phos., *sep.*, tarent.

Lachen, beim: Plb.

Liegen, beim: Alum., am-c., asaf., bar-c., cact., *chin.*, *colch.*, fl-ac., *graph.*, *olnd.*, *phos.*, sabad., *sep.*, *spong.*, *stann.*, thuj.

amel.: Alum., *nat-s.*, zinc.

Rücken, auf dem: Alum., am-c., chin.

Seite, auf der erkrankten: Phel.

linken Seite, auf der: *Cact.*, corn., naja, *puls.*

rechten Seite, auf der: Kali-c.

tief liegendem Kopf, mit: *Chin.*, **Spong.**

Menses, vor: Bor., *lach.*

Erscheinen der Menses, beim: Phos.

Mittagessen, nach: *Mag-m.*, *phos.*, stram.

Niesen, beim: Sil., sulph.

Rauchen, beim: Asc-t.

Schlaf, vor: Berb.

während: All-s., **Lach.**, lact., nux-m.

Einschlafen, beim: *Nux-m.*

Schnupfen, bei: Berb., *calc.*, *carb-v.*, graph.

Schreiben, beim: Alum.

Schweiß, beim: Psor., sep.

Sitzen, im: Agar., anac., calad., carb-an. cham., cic., crot-t., kali-c., mang., *nat-s.* psor., sabad., staph.

amel.: Alum.

aufrechten Sitzen nach gebeugtem beim: Nat-m.

Bewegung, nach: Acon.

gebücktem, bei: Alum., dig.

Sprechen, beim: Ambr., **Dros.**, lach., stram

fortgesetztes Sprechen, durch: *Chin.*

Stehen, beim: Mang., olnd., phel., sep.

BEKLEMMUNG - Stehen, beim ...

unterer Teil der Brust: Am-m.

Steigen, beim: **Acon.**, agn., apis, **Ars.**, bar-c., bufo, cact., **Calc.**, cann-i., *elaps*, gran., grat., lyc., ol-an., ran-b., *seneg.*, sulph., til.

Stuhlgang, nach: Calc., **Caust.**, sil.

Tanzen amel.: Caust.

Trinken, beim: Cimx., *verat.*

warmen Zimmer, im: Alum., anac., **Apis**, ars-i., nat-m.

Wein amel.: Acon.

Wetter, bei feuchtem: *Dulc.*, *kali-c.*, nat-s.

stürmischem Wetter; bei: **Ars.**

Wetterwechsel zum Kalten hin; bei: **Ars.**

Ziehen der Schultern nach hinten amel.: **Calc.**

Zorn, nach: *Staph.*

Zurücklehnen, beim: Fl-ac.

Brustbein: Arg-n., bry., calc., *phos.*, ran-s., rhus-t.

nachts: Am-c.

Essen, nach dem: Con., lac-ac.

Herz: *Acon.*, *agar.*, am-c., *ambr.*, *aml-n.*, anac., ant-t., *apis*, **Ars.**, *ars-i.*, arund., **Aur.**, **Aur-m.**, bapt., bell., *brom.*, bry., bufo, **Cact.**, *calc-ar.*, cann-i., cann-s., *carb-v.*, card-m., *caust.*, cham., *chin.*, chlor., cimic., clem., colch., coll., croc., cupr., *dig.*, eup-per., fago., *gels.*, *glon.*, graph., hell., helod., hyos., *iod.*, **Ip.**, kali-ar., *kali-c.*, kali-i., kalm., *lach.*, *laur.*, *lil-t.*, *lycps.*, mag-m., med., *merc.*, merc-c., mez., *naja*, *nat-ar.*, nat-c., *nat-s.*, *nux-m.*, *nux-v.*, ol-j., op., ox-ac., *phos.*, plb., **Puls.**, sarr., sin-n., **Spig.**, stict., stram., sumb., *tab.*, *tarent.*, ter., thuj., viol-t., vip.

morgens: Kalm., nat-s., *tarent.*

nachmittags: Bapt.

abends: Brom., bufo, cact., kalm., **Puls.**

nachts: *Aur.*, colch., kali-c.

Anstrengung, bei der geringsten: *Brom.*, *laur.*, *nat-ar.*

Atmen, beim tiefen: Aur-m., nat-ar., rumx.

Bewegung, bei: Bufo, coll., eup-per.

Denken daran agg.: *Gels.*

BEKLEMMUNG - *Herz* ...

Essen, nach dem: Bufo

Gehen amel.: Colch.

herabgezogen: Thuj.

Liegen amel.: *Laur.*, *psor.*

Seite liegen agg., auf der linken: *Colch.*, *lach.*, *naja*, **Spig.**

tief liegendem Kopf, mit: Colch., **Spong.**

Melancholie, bei: Aur., caust.

Sitzen, im: Agar., **Nat-s.**

Stehen, beim: Prun-p.

Treppensteigen, beim: **Aur.**, **Aur-m.**

Seiten: Asaf., caust., mag-s., *ox-ac.*

links: Calc., crot-t., samb., seneg.

rechts: Acon., *bry.*, euph., mur-ac.

abends, im Liegen: *Calc.*

Zwerchfellgegend, in der: *Agar.*

BESORGNIS, Befürchtungen: Carl., nat-m., ph-ac.

Herzgegend: Ant-t., *aur.*, carl., meny., mez., plat., plb., *rhus-t.*

BLUBBERNDES, glucksendes Gefühl (vgl. GLUCKERN)

Achselhöhle: Colch.

BLUTANDRANG zur Brust: **Acon.**, aloe, alum., *am-c.*, ammc., *apis*, *arn.*, *aur.*, **Bell.**, brom., **Bry.**, **Cact.**, *calc.*, **Camph.**, carb-s., *carb-v.*, *chin.*, chlor., cimic., *coc-c.*, *cupr.*, cycl., **Dig.**, ferr., ferr-i., ferr-p., *gels.*, *glon.*, *graph.*, *iod.*, **Ip.**, *kali-c.*, kali-chl., kali-n., **Lach.**, lact., *lyc.*, mag-m., *merc.*, merl., *mill.*, *nit-ac.*, **Nux-v.**, ol-an., *op.*, **Phos.**, *puls.*, rat., rhod., **Rhus-t.**, sarr., sec., *seneg.*, **Sep.**, *sil.*, **Spong.**, squil., **Sulph.**, **Ter.**, *thuj.*, *verat-v.*

morgens: Elaps, pall.

nachmittags: Seneg.

nachts: *Ferr.*, *puls.*

abwechselnd mit Blutandrang zum Kopf: *Glon.*

Anstrengung, nach: *Spong.*

aufgehört hätte; Gefühl, als ob das Blut zu fließen: Sabad., *seneg.*

Baden am Meer; beim: *Mag-m.*

Bewegung, nach: *Spong.*

Erregung, bei: *Phos.*

BLUTANDRANG zur Brust ...

Erwachen, beim: **Lach.**

Gehen im Freien, beim: Mag-m., *phos.*

Harndrang nicht nachgegeben wird, wenn dem: **Lil-t.**

Hinlegen ist unmöglich: **Cact.**

kalte Luft agg.: Cimic., *phos.*

Klimakterium, im: Arg-n., **Lach.**

Menses, bei verzögerten: Graph., nux-m., *puls.*

vor: Kali-c.

während: Glon.

Schlaf, im: Mill., puls.

Schreiben nach: Am-c.

Schwäche und Übelkeit, mit: *Spong.*

Schwangerschaft, in der: *Glon.*, *nat-m.*, *sep.*

Uterusblutung, nach: **Aur-m.**, *chin.*, *phos.*

Herz: **Acon.**, *asaf.*, cycl., **Glon.**, hyper., *lil-t.*, *nux-m.*, *puls.*, sulph.

nachts: *Puls.*

Gehen, bei schnellem: Nux-m.

Konvulsionen, bei: *Glon.*

Menses, nach den: *Ign.*

BLUTENDE Brustwarzen: *Ham.*, *lyc.*, *merc.*, *sep.*, *sulph.*

BLUTUNG (vgl. <u>AUSWURF</u> - BLUTIG): *Acal.*, *acet-ac.*, **Acon.**, aloe, *alum.*, am-c., *anan.*, *ant-t.*, *apoc.*, *aran.*, arg-n., **Arn.**, **Ars.**, aspar., aur-m-n., *bell.*, brom., *bry.*, bufo, **Cact.**, *calc.*, *calc-p.*, calc-s., canth., carb-an., carb-s., carb-v., *card-m.*, casc., caust., cham., **Chel.**, **Chin.**, chin-a., chin-s., chlor., *coc-c.*, *colch.*, *coll.*, con., *cop.*, *croc.*, crot-h., cupr., cupr-s., *dig.*, dros., dulc., elaps, *erig.*, **Ferr.**, **Ferr-ar.**, *ferr-i.*, ferr-p., **Ham.**, hyos., **Ip.**, kali-ar., kali-bi., *kali-c.*, *kali-chl.*, *kali-i.*, kali-n., kali-p., kali-s., *kreos.*, *lach.*, *led.*, lyc., *lycps.*, mag-c., mag-m., mang., meli., merc., *merc-c.*, **Mill.**, *nat-ar.*, **Nit-ac.**, *nux-m.*, *nux-v.*, ol-j., op., *ph-ac.*, *phos.*, *plb.*, *puls.*, *rhus-t.*, *sabin.*, *sang.*, sarr., **Sec.**, *senec.*, sep., sil., **Stann.**, staph., *stram.*, stront., *sul-ac.*, sulph., tab., *ter.*, tril., *urt-u.*, verat.

abwechselnd mit Rheumatismus: Led.

Alkoholikern, bei: Ars., hyos., **Nux-v.**, op.

Anstrengung, nach: Acon., *arn.*, ferr., ip., *mill.*, puls., *rhus-t.*, *urt-u.*

BLUTUNG ...

Entbindung, während der: *Acon.*, *arn.*, *chin.*, hyos., ip., *puls.*, sulph., tril.

Gehen amel., langsames: *Ferr.*

geronnenes Blut: Acal., acon., *arn.*, *bell.*, brom., bry., canth., carb-an., caust., **Cham.**, *chin.*, coc-c., coll., con., *croc.*, dros., erig., *ferr.*, ham., *hyos.*, *ip.*, kali-n., kreos., mag-m., *merc.*, *nit-ac.*, nux-v., ph-ac., *puls.*, **Rhus-t.**, *sabin.*, sec., sep., stram., stront.

braun: Bry., rhus-t.

dunkel: Arn., coll., ham., mag-c., puls.

schwarz: Kreos.

Hämorrhoidalblutungen; nach Unterdrückung von: Acon., *carb-v.*, *led.*, *lyc.*, **Nux-v.**, phos., *sulph.*

heißes Blut: Acon., *bell.*, mill., psor.

Menses, vor: *Dig.*

Unterdrückung der; nach: *Acon.*, ars., *bell.*, *bry.*, con., *dig.*, ferr., graph., ham., mill., *phos.*, **Puls.**, *sang.*, *senec.*, sep., sulph., ust.

Pneumonie, als Folge von: Calc-s., *sul-ac.*

schaumig, schäumend: Acon., *arn.*, dros., ferr., ip., *led.*, mill., op., ph-ac., *phos.*, sec., *sil.*

stillenden Müttern, bei: *Chin.*

Wein, nach: Acon.

Whisky, nach: Merc., puls.

Zorn, durch: *Nux-v.*

BLUTWALLUNGEN (vgl. HITZE - Hitzewallungen): Acon., alum., **Aml-n.**, anac., aur., bov., *carb-v.*, chel., chlor., colch., elaps, *ferr.*, **Glon.**, indg., iod., **Lach.**, lachn., *lil-t.*, mag-m., *merc.*, merl., *mill.*, nat-m., *nit-ac.*, ol-an., ph-ac., **Phos.**, phyt., rhod., *seneg.*, **Sep.**, sil., **Sulph.**, *thuj.*

morgens: Nux-v.

abends: Carb-v., kali-c.

Anstrengung, bei der geringsten: **Spong.**

Bewegung, bei: Spong.

Menses, während: *Merl.*

DEFORMIERTE Brustwarzen: Merc.

DREHEN:

etwas herumdrehen würde, als ob sich: Cact., *camph.*, chim., crot-h., stram.

Herz herumdrehen würde, als ob sich das: Aur., *cact.*, stram.

BRUST

EINZIEHUNG der Brustwarzen: Carb-an., con., cund., *nux-m.*, **Sars.**, *sil.*

EITERUNG der Lungen (s. ABSZESS)

EMPFINDLICHKEIT (vgl. SCHMERZ - wund schmerzend): Helon., nat-c., nux-v., seneg., stront., sulph., zinc.

kalte Luft; gegen: *Ph-ac.*

Achselhöhlen: Nit-ac., sul-ac.

EMPFINDUNGSLOSIGKEIT der Brustwarzen: Sars.

EMPHYSEM: **Am-c.**, **Ant-a.**, **Ant-t.**, *ars.*, *bell.*, *brom.*, *camph.*, carb-s., *carb-v.*, *chlor.*, cupr., cur., *dig.*, dros., **Hep.**, *ip.*, lac-d., **Lach.**, **Lob.**, *merc.*, *nat-m.*, nit-ac., op., *phel.*, *phos.*, ars., seneg., sep., sulph., ter.

EMPYEM: Apis, **Ars.**, *ars-i.*, *calc.*, **Calc-s.**, *carb-s.*, *carb-v.*, *chin.*, *chin-a.*, dig., ferr., *hep.*, iod., *kali-c.*, **Kali-s.**, *lach.*, lyc., **Merc.**, *nat-ar.*, *nit-ac.*, *phos.*, *sep.*, **Sil.**, **Sulph.**

ENGE (s. ZUSAMMENSCHNÜRUNG)

ENTZÜNDUNG:

Achseldrüsen: **Nit-ac.**, petr., phos.

Bronchien (= Bronchitis): *Acet-ac.*, *acon.*, **Aesc.**, *all-c.*, *alum.*, *alumn.*, am-c., *am-m.*, *ant-c.*, **Ant-t.**, *apis*, *arn.*, **Ars.**, ars-i., *asc-t.*, *aur-m.*, bar-c., **Bar-m.**, *bell.*, *benz-ac.*, **Bry.**, *cact.*, *calc.*, *camph.*, *cann-s.*, *carb-s.*, *carb-v.*, card-m., *caust.*, *cham.*, *chel.*, chlol., chlor., *cina*, *cist.*, *coc-c.*, cop., dig., **Dros.**, *dulc.*, euphr., *ferr-i.*, **Ferr-p.**, *gels.*, *guaj.*, **Hep.**, *hippoz.*, *hyos.*, *iod.*, **Ip.**, kali-ar., *kali-bi.*, *kali-c.*, *kali-chl.*, kali-p., *kreos.*, *lach.*, *lob.*, **Lyc.**, *merc.*, *naja*, *nat-m.*, **Nat-s.**, *nit-ac.*, *nux-v.*, *ph-ac.*, **Phos.**, *plb.*, *psor.*, **Puls.**, *rhus-t.*, *rumx.*, **Sang.**, **Senec.**, *seneg.*, *sep.*, **Sil.**, **Spong.**, *squil.*, **Stann.**, *sulph.*, *ter.*, uran, *verat.*, verb.

abwechselnd mit Diarrhö: Seneg.

alten Menschen, bei: *Am-c.*, *camph.*, *carb-v.*, *dros.*, **Hippoz.**, *hydr.*, *lyc.*, *nux-v.*

Kindern, bei: *Dulc.*, **Ip.**, **Kali-c.**

Herz: *Acon.*, apis, ars., **Aur.**, *bry.*, *cact.*, *cann-s.*, *carb-s.*, *carb-v.*, *caust.*, cocc., *colch.*, *dig.*, kali-i., *kalm.*, *lach.*, *led.*, *naja*, *phos.*, *psor.*, *puls.*, rhus-t., **Spig.**, sulph., sumb., *verat-v.*

Liegen auf der Seite ist unmöglich: *Cact.*

liegen, gezwungen mit hoch gelagertem Kopf auf dem Rücken zu: *Acon.*

ENTZÜNDUNG - *Herz ...*

Nephritis, bei (Bright'sche Krankheit): *Apis*, apoc., *ars.*, asc-t., cann-s., colch., *dig.*, kali-n., phos.

Endokard: *Abrot.*, *acet-ac.*, **Acon.**, **Ars.**, ars-i., **Aur.**, *aur-m.*, bism-o., *bry.*, *cact.*, *calc.*, coc-c., *cocc.*, *colch.*, dig., ferr., *iod.*, kali-ar., *kali-c.*, *kali-i.*, **Kalm.**, *lach.*, led., *naja*, nat-m., ox-ac., *phos.*, phyt., plat., plb., *sep.*, **Spig.**, *spong.*, tarent., *verat-v.*

Menses, mit spärlichen: Nat-m.

rheumatisch: *Ars.*, **Aur.**, *aur-m.*, *cact.*, dig., *hyos.*, *kali-n.*, **Kalm.**, **Lach.**, *phos.*, plat., *spig.*, *spong.*, *sumb.*, *verat.*

Schmerz und große Angst: *Aur.*, *kalm.*

Perikard: **Acon.**, anac., *ant-t.*, *apis*, apoc., **Ars.**, *ars-i.*, *asc-t.*, *bry.*, *cact.*, chlor., *cimic.*, *colch.*, *dig.*, *iod.*, kali-ar., *kali-c.*, kali-chl., *kali-i.*, *kalm.*, *lach.*, ox-ac., plat., **Psor.**, **Spig.**, *spong.*, **Sulph.**, *verat.*, *verat-v.*

Liegen amel.: *Psor.*

Lungen (= Pneumonie): **Acon.**, aesc., *agar.*, *all-c.*, am-c., *ant-c.*, **Ant-t.**, *apis*, *arg-n.*, *arn.*, **Ars.**, *ars-i.*, aur-m., *bad.*, bar-c., *bell.*, *benz-ac.*, *brom.*, **Bry.**, *cact.*, *calc.*, camph., *cann-s.*, canth., caps., *carb-an.*, *carb-s.*, **Carb-v.**, **Chel.**, *chin.*, *chlor.*, *con.*, cop., corn., crot-h., *cupr.*, *dig.*, dulc., *elaps*, *ferr.*, *ferr-ar.*, *ferr-i.*, **Ferr-p.**, *gels.*, **Hep.**, *hippoz.*, *hyos.*, *iod.*, *ip.*, kali-ar., *kali-bi.*, *kali-br.*, *kali-c.*, *kali-chl.*, *kali-i.*, *kali-n.*, *kali-p.*, *kali-s.*, *kreos.*, *lach.*, **Lachn.**, *laur.*, **Lob.**, **Lyc.**, lycps., **Merc.**, *mill.*, myrt., *nat-m.*, *nat-s.*, *nit-ac.*, nux-v., op., *ph-ac.*, **Phos.**, *psor.*, **Puls.**, ran-b., **Rhus-t.**, rumx., *sabad.*, *sang.*, **Seneg.**, **Sep.**, *sil.*, spig., spong., *squil.*, *stram.*, **Sulph.**, *ter.*, *verat.*, **Verat-v.**

rechts: *Bell.*, *brom.*, **Bry.**, *carb-an.*, *chel.*, elaps, *kali-c.*, kali-i., *lyc.*, *merc.*, *phos.*, *sang.*, squil., stram.

Oberlappen: **Calc.**, *chel.*

Unterlappen: *Kali-c.*, *merc.*, *phos.*

links: *Acon.*, *calc.*, *lach.*, *nat-s.*, *ox-ac.*, phos., *sang.*, sulph.

Oberlappen: *Acon.*

Unterlappen: *Chel.*, *nat-s.*, sulph.

Aconitum, nach Missbrauch von: *Bry.*, sulph.

ENTZÜNDUNG - *Lungen ...*

alten Menschen, bei: *Bry.*, *dig.*, *ferr.*, *hyos.*, *nat-s.*, *nit-ac.*, *nux-v.*, *op.*, *seneg.*

Blutungen, nach: *Chin.*, *ph-ac.*

Kindern, Kleinkindern; bei: *Acon.*, *ant-t.*, *bry.*, *ferr-p.*, **Ip.**, *kali-c.*, *lob.*, *lyc.*, *merc.*, *nux-v.*, op., *phos.*

Liegen:

rechten Seite agg., auf der: *Kali-c.*

Rücken amel., auf dem: Acon., phos., sulph.

Kopf; liegt mit zurückgeworfenem: Phos.

liegen; muss auf dem Rücken: Acon., *cact.*, sulph.

Masern, nach: *Kali-c.*

Menses, bei unterdrückten: **Puls.**

Pleuropneumonie: **Ant-t.**, *asaf.*, **Bry.**, *calc.*, *camph.*, *caps.*, *chin.*, *dulc.*, *ferr.*, *hep.*, *iod.*, *kali-i.*, *lach.*, **Phos.**, *rhus-t.*, *seneg.*, *sulph.*

Schwäche durch Säfteverlust: *Chin.*

sykotische Pneumonie: **Nat-s.**

Trinkern, bei: *Hyos.*, *kali-br.*, *nux-v.*, *op.*

Typhus: **Ant-t.**, *bad.*, *benz-ac.*, **Bry.**, *hyos.*, *laur.*, **Lyc.**, *nit-ac.*, **Phos.**, *rhus-t.*, *sang.*, **Sulph.**, *ter.*

verschleppte Lungenentzündung: Lob., **Lyc.**, *phos.*, *sang.*, *sep.*, **Sil.**, **Sulph.**

Mammae: *Acon.*, anan., *apis*, **Bell.**, **Bry.**, bufo, *cact.*, calc., *carb-an.*, *carb-s.*, *carb-v.*, *card-m.*, *cham.*, *cist.*, clem., *con.*, *crot-t.*, cur., **Hep.**, *lach.*, *lyc.*, *merc.*, *phos.*, **Phyt.**, plb., *puls.*, rhus-t., **Sil.**, **Sulph.**, ust., verat-v.

chronisch: Fl-ac.

Prellungen, Stöße, Quetschungen; durch: *Arn.*

Brustwarzen: Arn., *cadm.*, cann-s., *cham.*, *phos.*, pic-ac., *sil.*, sulph.

Rippenfell: Abrot., **Acon.**, ant-t., *apis*, *arg-n.*, *arn.*, *ars.*, ars-i., arum-t., asc-t., bad., *bell.*, *bor.*, **Bry.**, *cact.*, *calc.*, *cann-s.*, *canth.*, **Carb-an.**, *carb-s.*, *carb-v.*, card-m., *chel.*, chin., *colch.*, *dig.*, *dulc.*, *ferr-p.*, *hep.*, *iod.*, *kali-ar.*, *kali-c.*, *kali-chl.*, *kali-i.*, kali-p., *kali-s.*, *laur.*, *merc.*, *mur-ac.*, nat-m., *nit-ac.*, *phos.*, *ran-b.*, rhus-t., sabad., sang., **Seneg.**, sep., *squil.*, *stann.*, sul-ac., **Sulph.**, verat-v.

links: *Kali-i.*

ENTZÜNDUNG - *Rippenfell ...*

rechts: Bor., *bry.*

alten Menschen, bei: *Nit-ac.*

rheumatisch: *Ant-t.*, *arn.*, **Bry.**, *dulc.* nux-v., sabad., *sulph.*

Schwindsüchtigen, bei: *Arg-n.*, *calc.* *seneg.*

verschleppte Pleuritis: **Ars.**, *ars-i.* *calc.*, camph., canth., *carb-v.*, chin. ferr., *hep.*, *iod.*, lach., lyc., *nat-m.* *seneg.*, *sep.*, *sil.*, **Sulph.**

Zwerchfell: Bry., cact., dulc., *hep.*, lyc. *nux-m.*, *nux-v.*, *ran-b.*, *stram.*, *verat.*

ERKRANKUNGEN:

Herz: **Acon.**, *am-c.*, *ars.*, *ars-i.*, **Aur.** **Aur-m.**, *bad.*, *brom.*, **Cact.**, *calc.*, *caust.* *cench.*, *coll.*, *crot-h.*, *cupr.*, ferr., gels. hydr., hyos., *iod.*, *kalm.*, **Lach.**, *laur.*, *lil-t.* **Lith-c.**, **Lob.**, *lycps.*, *mosch.*, **Naja**, *nat-m.* op., *phos.*, *psor.*, **Puls.**, seneg., **Spig.** **Spong.**

Überheben, durch: *Caust.*

Knorpel, der: *Arg-m.*

ERSCHÜTTERUNG der Brust beim Husten Calc-ar., cench., hyos., *lact.*, mag-s., rhus-t.

ERWEITERUNG des Herzens (= Herzdilatation): *Alum.*, am-c., *ant-t.*, *apis*, **Cact.**, coff. cupr., hydr-ac., *iod.*, *kali-i.*, *lach.*, *laur.*, lil-t. *lyc.*, *lycps.*, *naja* *nat-m.*, *nux-v.*, ph-ac., *phos.*, plb., psor., *puls.* tab.

ERYSIPEL der Mammae: Anan., **Apis**, arn *bell.*, cadm., *carb-an.*, *carb-s.*, *carb-v.*, *cham* coll., graph., *phos.*, plan., *sulph.*

EXKORIATION:

Achselhöhle: Ars., aur., carb-v., con *graph.*, mez., sanic., *sep.*, *sulph.*, zinc.

Brustwarzen: Alumn., anan., arg-n., *arn* calc., calc-p., cast-eq., **Caust.**, *cham* crot-t., dulc., **Fl-ac.**, *graph.*, *ham.*, *hell* hyper., ign., *lyc.*, *merc.*, *nit-ac.*, phos **Phyt.**, puls., *sang.*, *sep.*, *sil.*, *sulph.*, zinc.

EXOSTOSEN an den Rippen: Merc-c.

FALLEN, Gefühl, etwas würde:

Gewicht würde von der Brustrinne zur Abdomen fallen: Nat-h.

Tropfen fallen würden, als ob:

Brust, in der: Thuj.

FALLEN, Gefühl - **Tropfen** fallen würden, als ob ...

Herzen herab, vom: Cann-s.

vorne fallen, beim Herumdrehen im Bett; Gefühl, als würde etwas in der Brust nach: Bar-c., sulph.

FARBE:

Blaufärbung nahe dem Schlüsselbein: *Ars.*, *cupr.*, lach., thuj.

Flecken: Am-c., am-m., ars., *bell.*, carb-v., cinnb., cocc., crot-c., *crot-h.*, ery-a., ip., *lach.*, **Led.**, lyc., *mag-c.*, mez., *nit-ac.*, **Phos.**, phyt., sabad., *sep.*, squil., sulph., vip.

braun: Cadm., *carb-v.*, *lyc.*, *mez.*, *petr.*, *phos.*, **Sep.**, thuj.

juckend: Hydr., lyc., sulph.

Mammae, an den: Cadm., carb-v., lyc., phos., *sep.*

dunkel: Phos.

Ekchymosen: *Lach.*, phos., *sul-ac.*

gelb: Ars., *phos.*

juckend, abends: Sulph.

werden dunkel: Mez.

Leberflecken: **Lyc.**

marmoriert: **Crot-h.**, **Lach.**, naja, vip.

schwarz, gefleckt: Vip.

Sommersprossen: Nit-ac.

kupferfarben: Stram.

livid: Ars.

Röte: Aster., aur., bar-c., bell., chin-s., *graph.*, iod., kali-ar., *lac-c.*, rhus-t., rhus-v., sulph., tarax., vesp.

erythematös: *Apis*

Flecken: Ant-c., arn., *bell.*, cinnb., cocc., led., mag-c., manc., *merc.*, mez., puls., raph., sabad., sil., tab.

größere, entzündete: Apis, chlol., cinnb.

kupferfarben: Stram.

Mammae:

Blaufärbung der geschwürigen: *Lach.*, phos.

blaurot: Kreos., *lach.*

gelb: Chel., thuj.

Flecken: *Ars.*, carb-v., chlor., lyc., manc., *phos.*, *sep.*, sulph., tab.

livid: Plb.

FARBE - *Mammae* ...

Röte: Am-c., cocc., led., sabad.

Streifen: Bell., phos., rhus-t., sulph.

Brustwarzen: Agar., cast-eq., *colch.*, *fl-ac.*, psor.

FETT am Herzen, mit nervöser Reizbarkeit: **Aur.**

FETTIGE Degeneration des Herzens: **Arn.**, **Ars.**, *ars-i.*, **Aur.**, **Aur-m.**, **Cact.**, *calc.*, caps., crot-h., *ferr.*, *iod.*, **Kali-c.**, kali-p., *kalm.*, *naja*, **Phos.**, phyt.

FEUCHTIGKEIT in den Achselhöhlen: *Carb-v.*, *sulph.*

FISTELÖFFNUNG:

Achselhöhlen, in den: *Calc.*, *sulph.*

Mammae, in den: *Caust.*, *hep.*, *merc.*, *phos.*, *phyt.*, **Sil.**

FLATTERN (vgl. ZITTERN - Herz): Acon., *alumn.*, *ambr.*, apoc., *arg-n.*, *arn.*, ars-i., *asaf.*, aur., *aur-m.*, *bry.*, *cact.*, calad., *calc.*, calc-s., carb-v., *cench.*, cupr-ar., daph., *dig.*, eup-per., form., gels., hydr-ac., *kali-bi.*, *kali-br.*, *kali-i.*, *kali-p.*, *kalm.*, lac-c., *lach.*, *laur.*, lec., **Lil-t.**, *lith-c.*, lyss., *med.*, mosch., **Naja**, **Nat-m.**, **Nat-s.**, **Nux-m.**, nux-v., *ox-ac.*, **Ph-ac.**, *pic-ac.*, rat., *rhus-t.*, *samb.*, *sep.*, *spig.*, stry., *sulph.*, sumb., thea, verat-v., zing.

morgens: Naja, stry.

nachmittags, bei Kopfschmerz: Form., sumb.

Anstrengung, nach schneller: Sumb.

abends: Pic-ac.

nachts: Naja

weckt sie auf: *Lil-t.*

abwechselnd mit Wundheitsschmerz: Aur-m.

Denken daran, beim: *Arg-n.*

Erregung, nach der geringsten: *Aml-n.*, **Lil-t.**, *lith-c.*

Erwachen, beim: *Kali-i.*, naja

Freien amel., im: **Nat-m.**, **Nat-s.**

Heben der Arme, beim: Dig., *sulph.*

Liegen, im: **Nat-m.**

Seite, auf der linken: *Daph.*, *dig.*, *gels.*, *nat-m.*, spig.

rechten: *Alumn.*

Menses, nach den: Spig.

Mittagessen, nach dem: *Sep.*

FLATTERN ...

Ohnmacht, nach: Asaf., *calc.*, *gels.*, *lil-t.*, *mosch.*, **Nat-m.**, **Nat-s.**, ph-ac., stry.

Ruhe, in der: **Lil-t.**

Schreiben, beim: Naja

Sitzen, im: *Asaf.*

Treppensteigen, beim: *Bry.*, **Calc.**

FLAUES Gefühl am Herzen (s. SCHWÄCHE)

FLECKEN (s. FARBE)

juckende: Hydr-ac., lyc., sulph.

FLUKTUATION, Gefühl von: Plb.

FROST beginnt in der Brust (s. FROST - BEGINNT - Brust)

FRÖSTELN: Alum., *ars.*, bry., nat-c., par., *ran-b.*

linke Seite: Nat-c., nat-m.

abends: *Ars.*

Gehen im Freien, beim: Chin., *ran-b.*

Stuhlgang, nach: Plat.

Mammae, Schaudern in den: *Cocc.*, *guaj.*, petr.

FURUNKEL (s. HAUTAUSSCHLÄGE)

GALAKTORRHÖ (s. MILCH)

GANGRÄN der Lunge; Lungengangrän: **Ars.**, carb-ac., *carb-an.*, *carb-v.*, *chin.*, crot-h., **Kreos.**, *lach.*, lyss., osm., *phos.*, *plb.*, sec., sul-ac., tarent.

GEFÜHLLOSIGKEIT, Taubheit: Chel., cupr-ar., *glon.*, merc., nux-m., rhus-t., urt-u.

Mammae: Graph.

Brustwarzen: Sars.

Schlüsselbeine: Ferr.

Seiten, rechts: Chel.

links: Cupr-ar., *cur.*, plb.

GERÄUSCHE: Agar., *aml-n.*, *apis*, *ars.*, *ars-i.*, aspar., *aur.*, *aur-m.*, bar-c., **Cact.**, *calc.*, carb-ac., *chel.*, chin-a., *cocc.*, *colch.*, **Coll.**, *crot-h.*, cupr-s., **Dig.**, **Ferr.**, ferr-ar., ferr-i., *glon.*, hep., *hydr.*, hydr-ac., iber., *iod.*, ip., kali-ar., kali-br., *kali-c.*, **Kalm.**, *lach.*, *lith-c.*, lob., *lyc.*, *lycps.*, *merc.*, **Naja**, nat-ar., nat-c., *nat-m.*, *nit-ac.*, *phos.*, plb., *psor.*, puls., **Rhus-t.**, **Spig.**, **Spong.**, stann., stram., *sumb.*, tab., tarent., tub.

GESCHWÜR: *Ars.*, hep., *sulph.*

Achselhöhle: Bor.

Brustbein und Schlüsselbein; über: *Calc-p.*

GESCHWÜR ...

Lunge: **Calc.**, carb-v., chin., **Kali-c.**, kali-n., *led.*, *lyc.*, *nit-ac.*, **Phos.**, puls., ruta, sep., **Sil.**, stann., *sul-ac.*, *sulph.*, *tub.*

Mammae:

ausbreitend, sich: Bor.

scirrhös, stechend, brennend, riecht nach altem Käse: **Hep.**

GEWICHT (s. BEKLEMMUNG)

fallen, würde von der Brustrinne zum Abdomen (s. FALLEN)

GEZOGEN, wie:

Rücken gezogen, als sei die Brust zum: Ind., syph.

Herz wie nach unten gezogen: Thuj.

GICHT, Herzleiden bei: Aur., *benz-ac.*, *calc.*, *carb-v.*, *caust.*, *colch.*, *kalm.*, *led.*, **Lyc.**, *puls.*, *spong.*

GLUCKERN; Gurgeln:

Atmen, beim: Cina, ind., mur-ac.

Herz: Bell., *psor.*, rhus-t.

Liegen, beim: *Psor.*

Mammae, in den: Crot-t.

Seite, rechte: Nat-m.

GLUCKSENDES Geräusch: Cina, kali-c., nat-m.

GREIFENDES Gefühl (s. ZUSAMMENSCHNÜRUNG)

GROSS (s. VÖLLE)

HÄNGEN würde; als ob das Herz an den linken Rippen: Kali-c.

HÄRTE der Mammae (s. VERHÄRTUNG)

HALTEN, muss beim Husten die Brust mit der Hand (s. HUSTEN - HALTEN - Brust)

HARTER Körper; Gefühl, als sei das Herz ein: Nat-c.

HAUTAUSSCHLÄGE: Agar., *alumn.*, am-c., am-m., anac., ant-c., **Ars.**, asar., *bar-c.*, berb., bov., cadm., *calc.*, calc-s., camph., cann-s., **Carb-an.**, *carb-s.*, *carb-v.*, *caust.*, chel., chin., cic., *cinnb.*, cist., cocc., con., cycl., dulc., fl-ac., **Graph.**, hep., hippoz., hydr., hydr-ac., hydrc., hyper., iod., kali-ar., kali-bi., *kali-c.*, *kali-i.*, kali-s., lach., *led.*, *lyc.*, mag-c., *mag-m.*, *merc-c.*, mez., nat-ar., nat-c., nat-p., *nat-s.*, **Petr.**, ph-ac., *phos.*, plb., **Psor.**, puls., rhus-t., *sep.*, sil., staph., stram., **Sulph.**, *syph.*, tab., thuj., urt-u., valer., zinc.

abschälend: *Led.*, mez., sulph.

HAUTAUSSCHLÄGE ...

Akne: Bar-c.

Bläschen: Alum., arund., calc., calc-s., camph., carb-s., caust., *graph.*, kali-i., led., *merc.*, rhus-t., sep., stram., sulph.

brennend: Alum.

Blutblasen: *Ars.*

brennend: Alum., bov., *cic.*, mez., *rhus-t.*

Ekzem: Anac., *calc.*, calc-s., *carb-v.*, cycl., **Graph.**, hep., kali-s., *petr.*, **Psor.**, **Sulph.**

Exanthem, flüchtiges: *Am-c.*, ant-t., *bry.*, calad., *calc.*, calc-s., **Chel.**, cupr., ferr., *ip.*, lach., **Led.**, merc., mez., plb., *sil.*, *staph.*, *sulph.*, syph., ter.

abwechselnd mit Asthma: *Calad.*
juckend: Calad., caust., staph.

rot: Am-c., calc., *camph.*, **Chel.**, corn., staph., stram., sulph.

juckendes Exanthem über der Lebergegend: *Sel.*

Wärme agg.: Stram.

weißlich bei Flecktyphus: *Apis*, valer.

Flecken: Nat-c., sars.

Frühling, jeden: *Nat-s.*

Furunkel: Am-c., chin., *hep.*, **Kali-i.**, lach., mag-c., phos., **Psor.**, **Sulph.**

gelbe, juckende, schuppende Flecken: Kali-c.

Herpes: *Ars.*, *graph.*, *hep.*, lyc., mag-c., *petr.*, *staph.*, *syph.*

zoster: *Graph.*, *lach.*, *mez.*, *rhus-t.*

juckend: Cann-s., *graph.*, led., *rhus-t.*, stram., urt-u.

Knoten: *Bar-c.*, *carb-an.*, hippoz., hydr., *merc-c.*, *nat-s.*

Krusten, Borken: Anac., ars., *fl-ac.*, *hep.*, *mez.*, *nat-s.*

miliar: Hydrc., mez.

Pickel: Am-m., *ant-c.*, arg-n., *ars.*, berb., bor., bov., calc., cann-s., canth., chin., cinnb., *cist.*, cocc., con., dulc., fl-ac., *graph.*, *hep.*, hura, hyper., iod., kali-ar., *kali-c.*, *lach.*, led., mag-m., mez., nat-ar., nat-c., nat-p., ph-ac., plb., puls., *rhus-t.*, squil., staph., stront., tab., valer., verat., zinc.

Akne (s. Akne)

bluten leicht: *Cist.*

brennend: Agar., bov., staph.

HAUTAUSSCHLÄGE - Pickel ...

erhaben: Valer.

flach werdend: Rhus-t.

geschwürig: Sep.

hart: Bov., valer.

unter der Haut: Alum.

indolent: Cund.

juckend: Cann-s., dulc., gins., mag-m., nat-c., tab.

rot: Am-c., apis, arund., bov., cocc., iod., *mez.*, ph-ac., plb., stram., zinc.

abends: Ph-ac.

Lichen ruber, wie: Ant-t.

schmerzhaft: Cist.

spitz, mit weißlichen, halb durchsichtigen Bläschen darauf: Bry.

weiß: Valer.

rotem Hof, mit: Bor.

Pusteln: Agar., *ant-t.*, *ars.*, arund., asar., aur., bar-c., *calc.*, chel., chlor., cocc., euon., fl-ac., graph., hep., hydr., *hydrc.*, kali-bi., kali-s., mag-m., merc-c., petr., *psor.*, *rhus-t.*, *sil.*, stront.

Roseola nach Missbrauch von Quecksilber: *Kali-i.*

rot: *Merc.*, merc-i-f., ust., valer., vip.

Flecken (s. FARBE)

kupferfarben: Merc., stram.

trocken: *Carb-v.*, *petr.*, **Psor.**, *sep.*, *sulph.*

Tuberkel: Am-c., caust., mang., nicc.

Urtikaria: *Calad.*, hydrc., sars., sulph., urt-u.

Achselhöhle: Brom., calc., elaps, *hep.*, jug-r., lyc., *merc.*, nat-m., nicc., petr., psor., *rhus-t.*, *sep.*, *sulph.*, thuj.

brennend: *Merc.*

Ekzem: *Hep.*, jug-r., merc., *nat-m.*, petr., **Psor.**, sep.

Exanthem, flüchtiges: *Hep.*, *sulph.*

feucht: Brom., carb-v., jug-r., nat-m., *sep.*, sulph.

Furunkel: Bor., **Hep.**, *lyc.*, *merc.*, *nat-s.*, petr., ph-ac., *phos.*, sep., *sil.*, *sulph.*, thuj.

links: Bor., lyc., *phos.*, *sep.*
rechts: Thuj.

HAUTAUSSCHLÄGE - Urtikaria – *Achselhöhle ...*

schmerzhaft, klein: Sep.

wiederkehrend: Lyc.

Herpes: *Carb-an.*, elaps, *lac-c.*, *lyc.*, mez., *nat-m.*, *rhus-t.*, *sep.*

juckend: Elaps, *hep.*, *psor.*

Krusten, Borken: Anac., jug-r., **Nat-m.**

Pickel: Cocc., phos.

Pusteln: Crot-c., viol-t.

Risse: *Hep.*

schmerzhaft: *Merc.*

schorfig (s. Krusten)

schuppig: Jug-r.

trocken: *Hep.*

Tuberkel: Nit-ac., phos.

Brustwarzen: Caust., *graph.*, psor., rhus-t., tell.

abblätternd: *Lyc.*, *petr.*

Bläschen: *Graph.*

Ekzem: *Graph.*

feucht, juckend: *Sulph.*

Herpes: **Caust.**

mehlig: *Petr.*

Pickel: Agar.

schuppig: *Lyc.*

Mammae: Aster., *caust.*, graph., grat., hep., led., lyc., staph., tab., valer.

abschälend: Kali-c., *kreos.*, petr.

Bläschen: Aeth.

brennend: Ars., grat., phos., rhus-t.

Kratzen, nach: Grat.

Ekzem: Anac.

Furunkel: Chin., mag-c., phos.

Herpes: Ars., *caust.*, dulc., graph., *lach.*, petr., psor., staph.

juckend: Kali-c., staph., tab.

Hitze, durch: Staph.

kleieartig, zwischen den Mammae: Aster.

mehlig: Petr.

miliar: Ant-t., led., staph.

Pickel, fein stechende: Hep.

HAUTAUSSCHLÄGE - Urtikaria - *Mammae ...*

Pusteln: Euon., hep.

rot: Staph.

schmerzhaft: Lyc.

Berührung, bei: Hep., ph-ac.

stechend, fein: Hep.

HEPATISATION der Lungen: Ant-t., *brom.*, *cact.*, calc-s., *camph.*, *chel.*, ferr., *iod.*, *kali-c.*, *kali-chl.*, *kali-i.*, kali-p., *lach.*, *lob.*, *lyc.*, merc., *nux-v.*, op., **Phos.**, *sang.*, **Sulph.**, *ter.*, *tub.*

links: *Lach.*, *lyc.*, *myrt.*, phos., *sulph.*

rechts: *Kali-c.*, **Kali-i.**, *phos.*

rechter Oberlappen: *Chel.*

Liegen auf der rechten Seite agg.: Kali-c., *merc.*

amel.: **Phos.**

linken Seite agg., auf der: **Phos.**

Rücken agg., auf dem: *Phos.*

HERUMDREHEN, herumwirbeln; Gefühl, als würde sich das Herz: Ant-t.

HERZKLOPFEN: **Acon.**, aesc., *aeth.*, **Agar.**, aloe, *alum.*, alumn., *am-c.*, *am-m.*, *ambr.*, **Aml-n.**, ant-c., *ant-t.*, *apis*, apoc., *arg-m.*, **Arg-n.**, *arn.*, **Ars.**, **Ars-i.**, art-v., *asaf.*, asc-t., aspar., aster., **Aur.**, *aur-m.*, aur-m-n., *bad.*, *bar-c.*, *bar-m.*, *bell.*, benz-ac., berb., *bism-o.*, bor., *bov.*, *brom.*, *bry.*, bufo, **Cact.**, **Cadm.**, **Calc.**, *calc-ar.*, *calc-p.*, calc-s., *camph.*, *cann-i.*, *cann-s.*, canth., *carb-an.*, *carb-s.*, *carb-v.*, carl., *caust.*, *cedr.*, *cham.*, *chel.*, **Chin.**, *chin-a.*, *chin-s.*, cimic., coc-c., *cocc.*, coff., **Colch.**, *coll.*, coloc., **Con.**, cop., corn., *crot-c.*, *crot-h.*, crot-t., *cupr.*, cupr-ar., *cycl.*, **Dig.**, *dios.*, dulc., *elaps*, *eup-per.*, eupi., *ferr.*, *ferr-ar.*, *ferr-i.*, *ferr-p.*, form., *gels.*, **Glon.**, *graph.*, grat., *guaj.*, ham., hell., *hep.*, *hydr.*, hydr-ac., *hyos.*, hyper., *ign.*, **Iod.**, ip., *kali-ar.*, *kali-bi.*, **Kali-c.**, *kali-chl.*, *kali-fer.*, *kali-i.*, *kali-n.*, *kali-p.*, *kali-s.*, **Kalm.**, kreos., *lac-d.*, **Lach.**, lact., *laur.*, *lec.*, led., *lil-t.*, *lob.*, **Lyc.**, *lycps.*, lyss., *mag-c.*, *mag-m.*, *manc.*, *mang.*, *med.*, *meli.*, **Merc.**, *merc-c.*, *merl.*, mez., *mill.*, *mosch.*, mur-ac., murx., mygal., **Naja**, **Nat-ar.**, **Nat-c.**, **Nat-m.**, **Nat-p.**, *nit-ac.*, *nux-m.*, **Nux-v.**, ol-j., *olnd.*, *op.*, osm., *ox-ac.*, par., petr., **Ph-ac.**, **Phos.**, *phys.*, pic-ac., *plat.*, *plb.*, *podo.*, *prun-s.*, *psor.*, **Puls.**, rhus-r., *rhus-t.*, rumx., sabin., sang., *sars.*, *sec.*, seneg., **Sep.**, *sil.*, **Spig.**, **Spong.**, squil., stann., staph., *stram.*, *stront.*, stry., *sul-ac.*, sul-i., **Sulph.**, sumb., **Tab.**, tarax., tarent., tell., tep., ter., thea, *ther.*, *thuj.*, tril., valer., **Verat.**, *verat-v.*, vesp., *viol-t.*, *zinc.*

HERZKLOPFEN ...

tagsüber: **Acon.**, *iod.*, rhus-t.

morgens: Agar., alum., bar-c., *carb-an.*, caust., chel., chin-s., *hydr.*, kali-c., *kalm.*, **Lach.**, lyc., *lycps.*, *nat-m.*, nux-v., **Phos.**, podo., *rhus-t.*, *sarr.*, **Spig.**, sulph., thuj.

7 Uhr: Sol-t-ae.

Bett, im: *Ign.*, kali-c., *rhus-t.*

Erwachen, beim: Agar., alum., *carb-an.*, chin-s., hep., **Lach.**, *nat-m.*, phos., rhus-t., *sep.*, thuj.

plötzlichem, nach dem Erwachen: *Kali-bi.*

still liegen; muss mit geschlossenen Augen: Carb-an.

Frühstück, nach dem: Phos.

amel.: *Kali-c.*

vormittags: *Lach.*, nat-m., sulph.

9 Uhr: Chin.

mittags: Dig., mez., sol-t-ae., staph., sulph.

Essen, vor dem: Mez.

nachmittags: Arg-n., bell., chel., chin-s., colch., crot-t., dig., euphr., form., gels., *lyc.*, lyss., phos.

13 Uhr: Chel.

15-17 Uhr: Agar.

abends: *Agar.*, alum., arg-n., brom., bufo, cact., canth., *carb-an.*, *carb-s.*, carb-v., *caust.*, chel., cycl., dig., dulc., *graph.*, *hep.*, *kalm.*, *lec.*, *lyc.*, *lycps.*, *manc.*, mez., murx., *nat-m.*, par., **Phos.**, sep., sil., *sulph.*, tab., thuj.

Bett, im: *Arg-n.*, calc., kali-n., **Lyc.**, *nat-m.*, *nit-ac.*, ox-ac., petr., *phos.*, *sep.*, *sulph.*

nachts: Agar., alum., am-c., *arg-m.*, **Arg-n.**, *ars.*, asaf., *aur.*, bar-c., *benz-ac.*, *cact.*, **Calc.**, *calc-s.*, coc-c., colch., dig., *dulc.*, ferr., ferr-ar., **Ferr-i.**, ferr-p., ign., *iod.*, kali-n., *lyc.*, *merc.*, merc-c., mur-ac., nat-ar., nat-c., nat-m., nit-ac., *ox-ac.*, petr., *phos.*, **Puls.**, sep., sil., sol-t-ae., *spig.*, *sulph.*, *tab.*, thea, *verat.*

Mitternacht, vor:

23-3 Uhr: *Colch.*

nach: Spig.

1-2 Uhr: *Spong.*

2 Uhr: Benz-ac., *kali-bi.*

3 Uhr: **Ars.**, chin.

HERZKLOPFEN ...

4-5 Uhr: Lyc.

weckt ihn: Bad., benz-ac., calc., **Spong.**

Bett, im: Cact., ferr., *iod.*, *ox-ac.*, *ph-ac.*, **Puls.**, *rhus-t.*, *spig.*, **Sulph.**

Druck in der Magengrube, mit: Sulph.

abwechselnd mit Aphonie: Ox-ac.

Schmerzen in den Beinen, mit: Benz-ac.

Abendessen, nach dem: *Lyc.*, *ph-ac.*, **Puls.**, rumx.

anfallsweise: *Acon.*, *aur.*, *lach.*, *mag-p.*, merc-i-f., *nux-v.*, *plb.*, *puls.*

Angst, mit: **Acon.**, aesc., agar., alum., *am-c.*, ant-t., *apis*, *arg-m.*, *arg-n.*, **Ars.**, aspar., **Aur.**, *aur-m.*, bar-c., *bry.*, *cact.*, **Calc.**, *calc-p.*, calc-s., *camph.*, cann-s., carb-s., carb-v., *caust.*, *chel.* **Chin.**, *chin-a.*, *cocc.*, *coff.*, *colch.*, croc., cupr., **Dig.**, elaps, *ferr.*, ferr-ar., ferr-p., *graph.*, *hep.*, *hyos.*, *iod.*, ip., kali-ar., *kali-c.*, *kali-n.*, *kali-p.*, kali-s., *kalm.*, *lach.*, *laur.*, *lil-t.*, lith-c., *lyc.*, *merc.*, *mosch.*, *nat-ar.*, *nat-c.*, **Nat-m.**, *nat-p.*, *nit-ac.*, nux-v., *olnd.*, *op.*, osm., **Ph-ac.**, **Phos.**, *plat.*, *plb.*, *psor.*, **Puls.**, *rhus-t.*, ruta, *samb.*, sars., *sec.*, *sep.*, **Spig.**, *spong.*, *stram.*, **Sulph.**, thuj., *verat.*, *viol-t.*, *zinc.*

Anlehnen, Lehnen; beim:

Rückens, beim Anlehnen des: *Chin-a.*, *lach.*

Vorbeugen und Aufstützen auf die Arme, beim: Sul-ac.

Anstrengung, bei: Am-c., *apoc.*, **Arg-m.**, **Arg-n.**, *arn.*, **Ars.**, *ars-i.*, **Asaf.**, **Aur.**, *aur-m.*, *bar-c.*, *bov.*, **Cact.**, **Calc.**, *calc-ar.*, *carb-an.*, carb-s., carb-v., **Chin.**, chin-a., **Chin-s.**, cimic., **Dig.**, ferr-i., ferr-p., gran., *graph.*, **Iod.**, *kali-c.*, kali-i., *kalm.*, **Lach.**, *laur.*, **Lycps.**, *med.*, meny., *merc.*, **Naja**, *nat-ar.*, **Nat-m.**, *nat-p.*, *nit-ac.*, *ph-ac.*, **Phos.**, *podo.*, **Psor.**, *puls.*, *rhus-t.*, sil., **Spig.**, *spong.*, *stann.*, **Staph.**, *stram.*, *sulph.*, sumb., vesp.

amel.: Mag-m.

Mittagessen, nach dem: Nit-ac.

plötzlicher, bei: *Arg-m.*, *arg-n.*

ungewohnter, bei: *Arg-n.*, *cact.*, chel.

HERZKLOPFEN ...

Ärger, Verdruss; durch: Acon., agar., *aur-m.*, cham., *ign.*, iod., lyc., *nux-v.*, *phos.*, verat.

Atems, beim Anhalten des: Spig.

Atmen amel., tiefes: Carb-v.

Aufmerksamkeit auf etwas gerichtet ist, wenn die: Nat-c.

Aufstehen, beim: Con., ferr-i., sulph.

Bett, aus dem: Ars., colch., *con.*, *lach.*, **Phos.**

Sitzen, vom: Brom., *cact.*, ferr-i., *lach.*, mag-m., **Phos.**

Aufstoßen amel.: Aur., bar-c., *carb-v.*

Ausgelassenheit, gehobener Stimmung; nach: *Coff.*

Baden agg.: Am-c.

kalt Baden amel.: *Iod.*

warm Baden agg.: *Iod.*, *lach.*

Beugen der Brust nach vorne, beim: Kalm., **Spig.**

Bewegung agg.: Acon., agar., *am-c.*, *apoc.*, *arg-n.*, *arn.*, aspar., *aur.*, aur-s., bell., bov., brom., cact., *calc.*, **Cann-s.**, *carb-s.*, *carb-v.*, chin., *cimic.*, *cocc.*, *con.*, **Dig.**, *ferr.*, ferr-i., ferr-p., *graph.*, *hyos.*, iod., jatr., kali-n., kali-p., kalm., *lach.*, merc., *naja*, *nat-m.*, *nit-ac.*, **Phos.**, *prun-s.*, **Psor.**, sabin., *sil.*, sol-t-ae., **Spig.**, *staph.*, *stram.*, sulph., verat., zinc-s.

amel.: *Arg-m.*, *arg-n.*, glon., mag-m., par., phos., *rhus-t.*

Arme agg., der: *Acon.*, am-m., bor., bry., camph., chel., *dig.*, ferr., led., *naja*, *puls.*, *rhus-t.*, seneg., *spig.*, spong., **Sulph.**, thuj.

Beginn der Bewegung, zu: Cact.

geringster Bewegung, bei: *Carb-v.*, *con.*, dig., iber., med., *merc.*, *nit-ac.*, **Phos.**, **Spig.**

gezwungen, sich zu bewegen: Ferr.

heftiger oder schneller Bewegung, nach: *Cocc.*, *sil.*, *spig.*

Kindes, durch die ersten Bewegungen des: *Sulph.*

langsame Bewegung amel.: Ferr., puls.

Bier, nach: Sumb.

Bücken, beim: Ang., cact., *cann-s.*, *nat-c.*, *spig.*, *sul-ac.*

HERZKLOPFEN ...

Denken daran, beim: Alumn., *arg-n.*, *aur-m.*, *bar-c.*, *gels.*, *lycps.*, *ox-ac.*, sumb.

Verfehlungen; an seine: *Iod.*

Druck mit der Hand amel.: *Arg-n.*

Einatmen, bei tiefem: Asaf., kalm., **Spig.**

epileptischem Anfall, vor: Ars., *calc.*, *calc-ar.*, cupr., *lach.*

Erregung, nach: Alum., *ambr.*, **Arg-n.**, *ars.*, *ars-i.*, *asaf.*, *aur.*, *aur-m.*, *bad.*, *bell.*, *cact.*, calc., *calc-ar.*, *chim.*, chin-a., *cocc.*, *coff.*, *crot-h.*, *dig.*, ferr., *kali-p.*, lith-c., *lycps.*, *naja*, nat-m., *nit-ac.*, *nux-v.*, *ph-ac.*, **Phos.**, *plat.*, *podo.*, *puls.*, seneg., *sep.*

plötzlicher Erregung, nach: Alumn., *cact.*, *lach.*, *nux-v.*

Erwachen, beim: Acon., agar., *alum.*, aran-s., *ars.*, *benz-ac.*, *bufo*, *calc.*, *cann-i.*, *carb-an.*, chin-s., colch., con., eupi., hep., ign., kali-bi., kali-i., **Lach.**, **Naja**, *nat-m.*, nit-ac., *ox-ac.*, petr., **Phos.**, plat., rhus-t., *sep.*, *sil.*, spong., staph., thuj., zinc.

Aufschrecken aus einem Traum, beim: Dig., eupi., merc., rhus-t., sil., *sulph.*

Liegen auf der linken Seite, nach: Chin-s.

Menses, vor den: Alum.

plötzlich: Anan., con., dios., *kali-bi.*, *merc.*, sec.

Essen, nach dem: *Abies-c.*, *acon.*, alum., am-m., aspar., *bov.*, bufo, **Calc.**, *camph.*, *carb-an.*, *carb-v.*, coc-c., cop., crot-t., cupr., hep., *ign.*, kali-c., **Lyc.**, manc., merc., *nat-c.*, *nat-m.*, nat-p., *nit-ac.*, *nux-v.*, phos., plb., psor., **Puls.**, *sep.*, sil., sulph., thuj.

Fahren im Wagen agg.: *Arg-n.*, aur.

amel.: *Nit-ac.*, *rhus-t.*

Fieber, im: *Acon.*, aesc., **Ars.**, bar-c., **Calc.**, *cocc.*, crot-h., merc., **Nit-ac.**, phos., **Puls.**, *sars.*, *sep.*, sulph.

Frau, beim Anblick einer: *Puls.*

Freien, im: Caust.

Freude, nach: *Bad.*, *coff.*, puls.

Froststadium im Fieber, vor: **Chin.**

während: Gels., lil-t., *merc.*, ph-ac., phos., sep., sulph.

Gehen, beim: Acon., *apoc.*, arg-n., aur., **Aur-m.**, brom., *cact.*, calc., chel., dig., *iod.*, *kali-i.*, lyc., merc., **Naja**, nit-ac., seneg., *sep.*, *staph.*

HERZKLOPFEN - Gehen, beim ...

amel.: *Arg-n.*, glon., *mag-m.*, *nux-m.*, *rhus-t.*

Essen, nach dem: Phos.

Freien, im: Ambr., chel., lyc., *nux-v.*, plat., *sep.*, sulph., thuj.

große Strecken amel.: *Sep.*

langsamem, bei: *Nit-ac.*

amel.: *Ferr.*, *puls.*

schnellem, bei: **Aur-m.**, bufo, euphr., ferr., ferr-p., **Iod.**, kalm., *nat-m.*, *ph-ac.*, *phos.*, *puls.*, **Sep.**, thuj.

amel.: *Arg-n.*, *sep.*

geistiger Anstrengung, bei: *Ambr.*, *cact.*, *calc-ar.*, cod., *ign.*, *iod.*, kalm., nat-c., *nux-v.*, *plat.*, *podo.*, *staph.*, *sulph.*

Geräusch, durch jedes ungewohnte: Agar., *nat-c.*, **Nat-m.**, nat-p., nat-s.

Gesellschaft, in: Plat.

Getränke amel., warme: Nux-m.

geweckt wird, wenn er plötzlich: Chin-s.

Gewitter, bei: *Nat-p.*, *phos.*

heftig (s. stürmisch)

Hautausschlägen, nach unterdrückten: *Ars.*, *calc.*

Heben der Arme, beim: Dig., *spig.*, *sulph.*

Herumdrehen im Bett, beim: *Dig.*, *ferr-i.*, *lach.*, *lyc.*, *manc.*, *naja*, *phos.*, **Sulph.**

Hochziehen der Brust und Zurückwerfen des rechten Arms; beim: Ferr-ma.

hörbar: Aesc., agar., am-c., apis, *ars.*, bell., *calc.*, camph., colch., *dig.*, *iod.*, lyc., nat-m., sep., spig., thuj.

nachts: Am-c., *ars.*, colch.

Hunger, bei: *Kali-c.*

Husten, beim: Agar., *calc.*, calc-p., cupr., kali-n., *nat-m.*, psor., *puls.*, stram., *sulph.*

Hysterie, bei: Bar-c., *cedr.*, *gels.*, *mosch.*, *nat-m.*, *nux-m.*

Kaffee, nach: Bart., **Nux-v.**

Knien, im: *Sep.*

Koitus, während: *Calc.*, crot-t., *lyc.*, *ph-ac.*, **Phos.**, visc.

nach: Am-c., *dig.*, *sep.*

Kolik, mit: Plb.

Konvulsionen, vor: *Cupr.*, *glon.*

HERZKLOPFEN ...

konvulsivisch: *Nux-v.*

Kopfschmerz, während: Aeth., arg-n., brom., bufo, plb., *spig.*

nach: Cimic.

Kummer, durch: *Dig.*, nux-m., *op.*, *ph-ac.*

Liegen, beim: Asaf., *benz-ac.*, *cact.*, chel., coc-c., crot-t., cur., *ferr.*, *glon.*, grat., kali-n., *lach.*, lyc., lycps., nat-c., **Nux-v.**, *ox-ac.*, ph-ac., **Puls.**, *rhus-t.*, *spig.*, spong., **Sulph.**, viol-t.

amel.: Arg-n., *colch.*, *lach.*, *laur.*, *phos.*, *psor.*

langem Liegen in einer Lage, bei: Alumn.

Mittagessen, nach dem: Crot-t., **Nux-v.**

Rücken, auf dem: Ammc., *arg-m.*, *ars.*, *asaf.*, aur., *cact.*, *kali-n.*, *lach.*

amel.: *Kalm.*, *lil-t.*

Seite, auf der: Ang., bar-c., brom., daph., *hydr.*, *lil-t.*, *nat-c.*, nat-m., *phos.*, puls., tub., viol-t.

linken, auf der: Ammc., ang., *bar-c.*, brom., bry., **Cact.**, chin., chin-s., clem., dig., glon., *graph.*, *kali-ar.*, kali-c., *kalm.*, *lac-c.*, *lach.*, *lil-t.*, *lyc.*, myric., *naja*, *nat-c.*, **Nat-m.**, nat-p., **Phos.**, phys., plb., **Psor.**, **Puls.**, *sarr.*, sep., *spig.*, *tab.*

rechten, auf der: *Alumn.*, *arg-n.*, bad., kali-n., *lil-t.*, plat., spong.

amel.: Glon., *lach.*, **Phos.**, **Psor.**, *tab.*

Masturbation, nach: *Dig.*, *ferr.*, *ph-ac.*

Menopause, in der: *Crot-h.*, **Lach.**, *tab.*

Menses, vor: Alum., *cact.*, *cupr.*, eupi., ign., *iod.*, *nat-m.*, *sep.*, **Spong.**, zinc.

während: Agar., alum., *arg-m.*, aur., *bov.*, bufo, *cact.*, *croc.*, cupr., *ign.*, iod., kali-n., merl., *nat-m.*, nat-p., *nit-ac.*, *phos.*, rhus-t., sep., *sil.*, *spig.*, *sulph.*, *tab.*, thuj.

amel.: Eupi.

nach: Agar., iod., *nat-m.*, nit-ac., seneg.

unterdrückt: *Acon.*, bell., *cact.*, calc., chin., coff., cycl., *lil-t.*, *lyc.*, merc., nat-m., nux-v., phos., *puls.*, rhus-t., sep., *verat.*

Mittagessen, nach dem: Calc., chin., crot-t., hep., ign., phos., *puls.*, sil., stram., sulph.

HERZKLOPFEN ...

Musik, beim Hören von: *Ambr.*, carb-v., *staph.*, sulph.

Nasenbluten, mit: *Graph.*

Öffnen der Augen, beim: Carb-an.

periodisch: Aesc., colch., thuj.

weckt ihn nachts jede halbe Stunde auf: *Lyc.*

plötzlich: *Bar-c.*, *mang.*, *stry.*

Samenabgang, nach: *Asaf.*

Schlaf, während: Am-c., *aur.*, *calc.*, *cann-i.*, ferr-i., kali-bi., kalm., *merc.*, *merc-c.*, *nat-c.*, *sep.*, sulph., zinc.

Einschlafen, beim: *Calc.*, *carb-v.*, colch., *nat-m.*, phos., sil., **Sulph.**

Schlucken, beim: Sol-t-ae.

Schmerzen, bei den: Acon., bov., bufo, cimic., glon., hep., ign., kali-bi., lach., nux-v., spig.

Schreck, nach: **Acon.**, *aur-m.*, cact., *coff.*, *nat-m.*, nux-m., *op.*, *puls.*, stram., verat.

Schreiben, beim: Ferr-p., nat-c., upa.

Schwangerschaft, in der: *Arg-m.*, *con.*, *laur.*, **Lil-t.**, *nat-m.*, *sep.*

Schweiß, während: Merc.

Fußschweiß; nach unterdrücktem: *Ars.*, *sil.*

Seufzen amel.: **Arg-m.**

sexueller Erregung, bei: *Ph-ac.*

sichtbar: Ant-t., *ars.*, *aur.*, bov., cann-s., *carb-s.*, **Carb-v.**, chel., con., dulc., *graph.*, *iod.*, *kalm.*, *lach.*, **Spig.**, *staph.*, *sulph.*, thuj., *verat.*

Singen in der Kirche, beim: Carb-an.

Sitzen, im: Agar., *ang.*, **Asaf.**, *aspar.*, benz-ac., *carb-v.*, coloc., *ferr.*, ferr-p., gins., *lach.*, *mag-m.*, *rhus-t.*, *sil.*, **Spig.**

amel.: *Lach.*

aufrechtes Sitzen amel.: Kalm.

Aufsetzen agg.: *Colch.*, *phos.*

amel.: Asaf., *cact.*, *lach.*

Essen, nach dem: *Phos.*

gebeugtem Sitzen, bei: Ang., dig., kalm., *rhus-t.*

Sprechen, beim: **Naja**, plat., *puls.*, rumx.

sprechen, unfähig zu: **Naja**

HERZKLOPFEN ...

Stehen, beim: Agar., aur-m-n., cact., dig., *ferr.*, kali-n., *lach.*, *nat-m.*, sil.

lange Zeit; für: Alumn.

Stuhlgang, während: *Ant-t.*, cycl., nit-ac., petr., *sulph.*

nach: *Agar.*, **Ars.**, caust., **Con.**, grat.

stürmisch, heftig, vehement, ungestüm: Acon., *aesc.*, *aeth.*, *agar.*, alum., alumn., *am-c.*, ambr., *aml-n.*, *ang.*, *ant-c.*, *apis*, **Arg-n.**, *ars.*, ars-i., *aur.*, *aur-m.*, bapt., bar-c., bell., *bism-o.*, bry., **Calc.**, *calc-ar.*, cann-i., *carb-s.*, *carb-v.*, *chel.*, *chin.*, *chin-a.*, coc-c., *coca*, coff., *colch.*, *con.*, cop., *crot-t.*, cupr., cupr-s., *cycl.*, **Dig.**, *ferr-m.*, **Glon.**, grat., *guaj.*, hell., hep., hyos., **Iod.**, kali-ar., **Kali-c.**, kali-chl., *kali-i.*, *kali-n.*, *kali-p.*, kali-s., *kalm.*, *lach.*, lachn., *lob.*, *lycps.*, *lyss.*, morph., *naja*, nat-ar., nat-c., **Nat-m.**, *nux-m.*, *olnd.*, ox-ac., *phos.*, phys., *plat.*, *plb.*, prun-s., **Puls.**, rhus-t., rumx., sec., seneg., **Sep.**, *spig.*, *spong.*, *staph.*, stram., stry., *sulph.*, tab., *tarent.*, thuj., *verat.*, vesp., viol-o.

Suppe, durch warme: *Lach.*, *phos.*, *puls.*

Tabak, durch: Acon., *nux-v.*, phos., spong., thuj.

Treppensteigen, beim: Ang., arg-n., **Ars.**, aspar., *aur-m.*, aur-s., bell., berb., bov., *bry.*, bufo, *cact.*, **Calc.**, calc-s., *croc.*, crot-t., dig., ferr-i., helon., *iod.*, *kali-p.*, *lyc.*, *lycps.*, *naja*, *nat-ar.*, *nat-c.*, **Nat-m.**, **Nit-ac.**, *ph-ac.*, **Phos.**, plat., plb., *puls.*, sabin., spong., **Sulph.**, tab., ter., thea, *thuj.*, verat.

Trinken, nach: Benz-ac., **Con.**

Überraschung, nach einer: *Coff.*

unerwiderte Leidenschaften, durch: *Cact.*, *ign.*, **Nat-m.**, *ph-ac.*

unregelmäßig: Alum., **Ars.**, *chel.*, *cocc.*, *mang.*, merc., nit-ac., *ox-ac.*, *sang.*

Unterkühlung, durch: *Acon.*

Verdauung, während der: **Lyc.**, *sep.*

warmen Zimmer, im: *Lach.*, puls.

Waschen der Hände in kaltem Wasser, beim: *Tarent.*

Wasser; beim Trinken von kaltem: Thuj.

Wein, durch: *Naja*, *nux-v.*

Würmer, durch: Spig.

zittrig: *Ars.*, *calc.*, *cocc.*, *mang.*, *plb.*

Zorn, durch: Arn., *phos.*, sep., staph.

HERZKLOPFEN ...

Zubettgehen, beim: Fago., sol-t-ae., upa.

erstreckt sich zum inneren Hals: Graph., *nat-m.*, *spong.*

HITZE: **Acon.**, aesc., all-c., alum., am-c., anac., *ant-t.*, *apis*, arg-n., *arn.*, *ars.*, ars-h., arund., asaf., aster., aur., aur-m-n., bar-m., **Bell.**, bism-o., bov., brom., *bry.*, *calc.*, *calc-p.*, carb-s., carb-v., cast., caust., cham., chin., chlol., *cic.*, clem., coc-c., cop., crot-t., dig., dros., eup-per., *ferr.*, ferr-ar., ferr-i., ferr-p., glon., grat., *hep.*, hyos., hyper., iod., *lach.*, lachn., lact., *lil-t.*, *lyc.*, manc., mang., *med.*, meny., merc., nat-m., nit-ac., *nux-v.*, ol-an., ol-j., *op.*, osm., paeon., petr., **Phos.**, plb., *psor.*, puls., ran-s., rat., rhus-t., rumx., ruta, samb., *sars.*, sel., *seneg.*, *sep.*, sil., spig., *spong.*, *stann.*, **Sulph.**, tax., tep., thuj., ust., verat.

linke Seite heiß und rechte Seite kalt, beim Gehen in der Sonne: *Med.*

morgens, beim Erwachen: Apis, nat-m., sulph.

nachmittags, beim Gehen: Thuj.

13 Uhr, beim Hochsteigen auf einen Hügel: Clem.

13-15 Uhr: Plan.

14 Uhr: Hura

14.30 Uhr: Laur.

abends: Mang.

nachts: Ant-c., arg-n.

abwechselnd mit Schmerz an der Innenseite des Oberschenkels: Coc-c.

Aufrichten vom Bücken, beim: Rhus-t.

Aufstehen, beim: Caust., *sulph.*, thuj.

äußerlich: Dig., phos., thuj.

Auswurf amel.: Cham.

Bett, im: Sars.

Bewegung, bei: *Spong.*

brennend: Apis, paeon., raph., *sulph.*

Essen, nach dem: Clem., sel.

Gehen, beim: Naja

Freien, im: Rhus-t.

Sonne, in der: Med.

glühend: Bell., lach., *spong.*

Harndrang nicht nachgegeben wird; wenn dem: Lil-t.

Hitzewallungen (vgl. BLUTWALLUNGEN): Alum., arg-n., bism-o., clem., *coc-c.*, *cupr.*, *ferr.*, *glon.*, lact., *lil-t.*, nit-ac., nux-v., ol-an., *phos.*, plb., rhod., **Seneg.**, *sep.*, *spong.*, **Sulph.**, *thuj.*

Gesicht, zum: **Sulph.**

Kopf, zum: Glon.

Mittagsschlaf, nach: Clem.

Rauchen, beim: Spong.

Schlaf, im: Arg-n.

Sprechen, bei erregtem: Phos.

Wasser, heißes:

Abdomen gegossen würde, als ob vor dem Stuhlgang heißes Wasser von der Brust ins: Sang.

Lungen gegossen würde, als ob heißes Wasser in die: Acon., *hep.*

Achselhöhle: Aur.

Brustbein: Bell.

Herzgegend: *Ant-t.*, *cann-s.*, croc., **Glon.**, lachn., lyss., med., op., plan., sabad., *spong.*, sul-i.

abends: Naja

Hitzewallungen: Ars., carb-v., **Glon.**, lyc., merl., nit-ac., *nux-m.*, **Phos.**, plb., sep., sil., sulph.

erstreckt sich über den Körper: Ars., *nux-m.*

Kopf; zum: **Glon.**

HOHL (s. LEEREGEFÜHL)

HYDROTHORAX (s. WASSERSUCHT)

HYPERTROPHIE:

Herz: **Acon.**, *aml-n.*, *arn.*, *ars.*, aspar., **Aur.**, **Aur-i.**, *aur-m.*, *brom.*, **Cact.**, *dig.*, *ferr.*, *glon.*, *graph.*, *hep.*, *iber.*, *iod.*, kali-bi., **Kali-c.**, **Kalm.**, *lach.*, **Lith-c.**, *lyc.*, *lycps.*, *naja*, *nat-m.*, nux-v., *phos.*, plb., *puls.*, *rhus-t.*, *spig.*, **Spong.**, staph.

Gefühllosigkeit und Kribbeln des linken Armes und der Finger, mit: **Acon.**, **Rhus-t.**

Überanstrengung, durch: *Calc.*, *caust.*, *kali-c.*, **Rhus-t.**

Mammae: *Calc.*, *con.*, *phyt.*

JUCKEN: Agar., *alum.*, alumn., am-m., *ambr.*, anac., **Ant-c.**, arg-n., arn., ars., ars-i., aster., bar-c., berb., bor., *bov.*, cact., *calc.*, calc-s., caps., carb-s., carb-v., caust., chel., chin., clem., cocc., con., corn., dios., fl-ac., iod., jug-r., kali-ar., kali-bi., kali-br., kali-c., kali-n., kali-p.,

JUCKEN ...

kali-s., *lyc.*, mag-m., manc., merc-i-f., *mez.*, nat-c., nat-m., nat-n., nit-ac., op., phos., phyt., puls., rhus-t., sep., stront., **Sulph.**, thuj., *til.*, *urt-u.*

morgens: Brom.

Bett, im: Rhus-t.

nachmittags: Nicc.

abends: Cact., chin., mez., stront., *sulph.*

Gehen, beim: Fl-ac.

Warmwerden im Bett, beim: Puls., rhus-v.

nachts: Lith-c.

beißend: *Laur.*, spong.

Kälte agg.: Nicc.

Flöhe, wie durch: Alum., cact., led., nat-c.

Kratzen agg.: Con.

amel.: Nicc.

kehrt nach Kratzen wieder: Berb., bov., chin., grat., mez.

Prickeln und Jucken: Con.

stechend: Caps., staph.

Stellen, an kleinen: Aster., nit-ac.

warm, wenn: Bov., cocc.

Achselhöhle: Agn., *anac.*, arg-n., aster., berb., calc-p., carb-an., *carb-s.*, *carb-v.*, caust., cocc., con., cop., cycl., dig., elaps, form., grat., ham., *hep.*, hura, jug-r., kali-c., kali-n., mag-c., nat-m., *nit-ac.*, *phos.*, sep., spig., spong., stann., **Sulph.**, viol-t.

morgens: Form.

Erhitzung des Körpers, bei: Arg-n., *hep.*

Menses, vor den: Sang.

Schweiß agg.: Jug-r.

Mammae: Agar., alum., anac., ang., ant-c., arn., ars., bar-c., berb., bov., calc., canth., carb-s., carb-v., cast-eq., *caust.*, **Con.**, dulc., hipp., jug-r., *kali-c.*, led., lyc., mez., nat-m., nicc., phel., *phos.*, plb., rhus-t., sabad., sep., spong., squil., staph., sulph.

zwischen: Ph-ac.

Brustwarzen: Agar., anag., con., fl-ac., form., *graph.*, hep., onos., *petr.*, sars., *sep.*, stann., *sulph.*, tarent., zinc.

Schlüsselbeingegend: Nicc.

Kratzen amel.: Grat.

KÄLTE: Aesc., am-c., ambr., *apis*, arn., **Ars.**, berb., bry., bufo, *camph.*, *carb-an.*, carb-s., cic., cor-r., culx., dig., graph., hydr., ign., lact., lyc., med., merl., nat-c., nat-m., nat-p., olnd., *par.*, petr., *ph-ac.*, *ran-b.*, rhus-t., ruta, sabad., sep., spong., sul-ac., **Sulph.**, tep., *zinc.*

rechts: Med., *sulph.*

Atmen, beim: Arn., *brom.*, camph., chin., *cist.*, *rhus-t.*, sulph.

Atmen kalter Luft, beim: *Cor-r.*, lith-c., **Ran-b.**

äußerlich: **Ran-b.**

Auswurf, nach: *Zinc.*

Bettwärme amel.: Nat-c.

einhüllen, muss die Brust: Bov., nux-v., *ph-ac.*

Froststadium im Fieber, während: *Caps.*

Gehen im Freien, beim: **Ran-b.**

innerlich: Am-br., **Ars.**, *sulph.*

Eiswasser in einer zylindrischen Röhre auf- und absteigen würde, als ob: Elaps

Schmerzen, am Sitz der: *Cact.*

Trinken, nach: *Elaps*

Wind auf der Brust, durch: Chin-s., *ph-ac.*, phos.

Achselhöhle: Agar., lact.

Brustbein: Apis, *camph.*, cupr-ac., **Ran-b.**

Herzgegend: Arn., *carb-an.*, graph., *helod.*, *kali-bi.*, *kali-chl.*, *kali-m.*, lil-t., *nat-m.*, *petr.*, pyrog.

geistiger Anstrengung, bei: *Nat-m.*

eisige Kälte während Froststadium im Fieber: Arn., camph., kali-c., **Nat-m.**, olnd., petr.

Mammae: Cimic., *cocc.*, dig., *med.*, rhus-t.

Gegend der: Chin-s.

Brustwarzen: Med.

Mitte der Brust: Raph.

Seiten der Brust: Olnd.

links: Ferr-ma., nat-c., nat-m.

Eisklumpen, wie ein: Sulph.

rechts: Berb., merc., sulph.

vorderer Teil:

herunterlaufen würde, als ob beim Trinken kaltes Wasser die Brust: Verat.

KÄLTE - *Mammae - vorderer Teil* ...

Zehen laufen würde, als ob kaltes Wasser unter dem Schlüsselbein zu den: *Caust.*

KARIES:

Brustbein: Con.

Schlüsselbein: Sil.

KATARRH: *Acon.*, *ammc.*, *ant-c.*, **Ant-t.**, *apis*, *arn.*, **Ars.**, ars-i., *aur-m.*, **Bar-c.**, **Bar-m.**, benz-ac., **Bry.**, **Cact.**, **Calc.**, *calc-s.*, canth., carb-s., carb-v., *caust.*, chel., *coc-c.*, cop., *dros.*, **Dulc.**, ferr., ferr-ar., ferr-i., *ferr-p.*, *guaj.*, **Hep.**, *hippoz.*, *hydr.*, *iod.*, *kali-ar.*, **Kali-bi.**, *kali-c.*, **Kali-chl.**, kali-p., **Kali-s.**, *kreos.*, lac-d., *lach.*, *lact.*, **Lyc.**, **Merc.**, *nat-m.*, *nat-s.*, **Nux-v.**, *petr.*, phel., **Phos.**, *psor.*, **Puls.**, *rhus-t.*, *rumx.*, *samb.*, **Sang.**, *senec.*, **Seneg.**, **Sil.**, *sin-n.*, *spong.*, **Stann.**, **Sulph.**, *ter.*, *tub.*

abwechselnd mit Diarrhö: Seneg.

alten Menschen, bei: *Ammc.*, *ant-t.*, **Bar-c.**, *chin.*, *nat-s.*, phel., **Seneg.**, *tub.*

KITZELN in der Brust: *Calc.*, cham., coc-c., con., ign., *iod.*, *lach.*, merc., mez., mur-ac., *ph-ac.*, *phos.*, puls., *rhus-t.*, **Rumx.**, sep., sul-ac., verat., verb., zinc.

KLEIDUNG agg.: Ail., aur-m., benz-ac., bov., calc., **Caust.**, *chel.*, *con.*, *kali-bi.*, **Lach.**, lact., *lycps.*, *merc.*, *tarent.*, zinc.

KLEIN, wie zu: Ign.

KLUMPEN, Gefühl von (vgl. KNOTEN - empfindliche - Mammae; VERHÄRTUNG - Mammae): Ambr., cic., sulph.

Brustbeins, Mitte des: *Chin.*, *puls.*

unter dem Brustbein: Lec.

Mammae, zwischen den: Raph.

KNACKEN:

Bewegung, bei: Nat-m., sulph.

Brustbein, beim Beugen der Brust nach hinten: Am-c.

Herzgegend: *Nat-c.*

KNOTEN, empfindliche: **Carb-an.**, caust., mang.

Achselhöhle: Mag-c.

Mammae, in den (vgl. VERHÄRTUNG - Mammae; KLUMPEN - Mammae): *Bell-p.*, *bry.*, *bufo*, calc-f., calc-p., **Carb-an.**, *carb-v.*, cham., *chim.*, chin., clem., *coloc.*, **Con.**, cund., dulc., *graph.*, *iod.*, kreos.,

KNOTEN, empfindliche - *Mammae*, in den ...

lac-c., *lyc.*, mang., *nit-ac.*, *phos.*, **Phyt.**, *puls.*, ruta, **Sil.**, *sulph.*

links: *Arum-t.*, *calc-p.*, *lyc.*

rechts: *Sil.*

Menses, während: *Lac-c.*

Punkte an der Spitze des Knotens, trockene, schwarze: *Iod.*

Schwangerschaft, in der: *Fl-ac.*

violett: *Carb-an.*

KONVULSIONEN: Acon., ang., **Ars.**, bell., *calc.*, cic., **Cupr.**, *hydr-ac.*, hyos., ip., merc-n., *nat-s.*, op., phos., sep., stram., stry., sul-ac., verat.

nachts: Phos., sep.

Erwachen, beim: *Ars.*

KRALLEN gepackt; Gefühl in der Brust, wie von: Samb., stront.

KRAMPF (vgl. SPASMEN): Alumn., arg-n., ars., bell., bov., calc., *cocc.*, coff., con., cupr., dig., *ferr.*, graph., ham., iod., *kali-c.*, kali-i., lact., *lyc.*, *mez.*, nit-ac., *petr.*, *plat.*, plb., puls., sang., *sars.*, sec., *sulph.*, tarent., *zinc.*

abends, beim Fahren oder Reiten: Phos.

warmen Zimmer, im: Sulph.

nachts, 1.30 Uhr: Nat-ar.

Anstrengung, nach: Plb.

Aufstoßen, mit: Dig.

Bewegung agg.: Ferr., sulph.

Essen, nach dem: Nat-m.

Freien, im: Iod.

Gehen, beim: *Ferr.*

Husten, beim: *Kali-c.*, laur.

Liegen amel.: Sulph.

Menses, während: *Cocc.*

Schweinefleisch, nach: Ham.

warmen Zimmer, in einem: *Sulph.*

Achselhöhle: Com., hura, iod.

Herz: Anan., *ars.*, bry., cupr., kali-bi., *kali-c.*, **Lach.**, *mez.*, myric., sep., tarent., thuj., zinc.

Musik, durch sanfte: Thuj.

Lungen, in den: Mosch., zinc.

Erwachen, nach: Arum-t.

Trinken von kaltem Wasser, beim: Thuj.

KRAMPF ...

Mammae, allmählich ansteigend und abnehmend: Plat.

KREBS:

Achselhöhle: *Aster.*

Brustbein: Sulph.

Mammae: Alumn., *apis*, *arg-n.*, arn., *ars.*, *ars-i.*, *aster.*, *aur-a.*, aur-m-n., *bad.*, *bell.*, *bell-p.*, *brom.*, bry., **Bufo**, calc., *carb-ac.*, *carb-an.*, carb-s., carb-v., caust., cham., *chim.*, cist., *clem.*, coloc., **Con.**, *cund.*, ferr-i., **Graph.**, *hep.*, *hydr.*, kali-c., kreos., *lach.*, *lyc.*, **Merc.**, *merc-i-f.*, *nit-ac.*, ol-an., *ox-ac.*, *phos.*, *phyt.*, *psor.*, puls., *sang.*, *sep.*, **Sil.**, *sulph.*, thuj., tub.

nächtliche Schmerzen: *Aster.*

Epitheliom: *Arg-n.*, *ars.*, *ars-i.*, brom., **Bufo**, calc., calc-p., *clem.*, **Con.**, *hydr.*, *kreos.*, *lach.*, merc., *merc-i-f.*, *phos.*, *phyt.*, *sep.*, *sil.*, sulph., thuj.

Narben, in alten: **Graph.**

Quetschung, Prellung; durch: *Bell-p.*, *con.*

Schlüsselbeine, Angiom (Fungus haematodes): Sep.

KRIBBELN: Acon., ars., cadm., colch., plb., puls., ran-b., *rhus-t.*, seneg., spong., stann.

Mammae, in den: Sabin.

KRUPP bei Herzleiden: *Spong.*

KUGEL unter der linken Mamma, Gefühl einer: Hura

LÄHMUNG:

Herz: Acon., *ant-t.*, ars., ars-i., *bell.*, *bufo*, cann-i., **Carb-v.**, chlor., cimic., *crot-h.*, *cupr.*, *dig.*, *gels.*, *hydr-ac.*, *iod.*, **Lach.**, **Naja**, **Op.**, ox-ac., *phos.*, *plb.*, sang., sumb., verat., verat-v.

Lunge: *Am-m.*, **Ant-t.**, *arg-n.*, *ars.*, ars-i., **Bar-c.**, *calc.*, camph., **Carb-v.**, **Chin.**, cupr., *gels.*, hydr-ac., *iod.*, **Lach.**, *laur.*, **Lyc.**, *mosch.*, op., *phos.*, senec., *stann.*

alten Menschen, bei: *Ant-t.*, *ars.*, **Bar-c.**, *carb-v.*, **Chin.**, lyc., *op.*, phos.

Gefühl wie gelähmt: Lob.

Scharlach, bei: *Calc.*

Zwerchfell: Bell., cact., cimic., cupr., mez., mosch., rhus-t., *sil.*

LEBENDIGEM (sich Bewegendem), Gefühl von etwas: *Croc.*, led.

LEBENDIGEM (sich Bewegendem), Gefühl von etwas ...

abends: Colch.

Essen, nach dem: Colch.

Herz: Cycl.

LEEREGEFÜHL: All-s., aspar., bov., *calad.*, chin., chr-ac., *cocc.*, crot-t., ferr-ma., graph., *guare.*, *ign.*, *kali-c.*, nat-p., nat-s., olnd., phyt., plat., rhus-t., sars., *sep.*, **Stann.**, sulph., vinc., zinc.

nachts: *Sep.*

Auswurf, nach: Calad., *stann.*, *zinc.*

Essen, nach dem: Nat-p.

flaues Gefühl: Sulph.

Husten, während: *Sep.*, *stann.*, sulph.

nach: Ill., kali-c., nat-s., sep., stann., zinc.

Singens, zu Beginn des: *Stann.*

Brustbein, hinter dem: Zinc.

Herz: Cocc., med., sulph.

Herzgegend: Con., graph., naja, sulph.

Mammae, nach dem Stillen: *Bor.*

LUFT:

empfindlich gegen: *Ph-ac.*

Brustwarzen strömen; Gefühl, als würde Luft aus den: Cycl.

Mammae sind empfindlich gegen Kälte: Cact.

LUFTBLASE startet vom Herz aus und strömt durch die Arterien: Nat-p.

MILCH:

Abstillen, Beschwerden nach dem: Con., puls.

abwesend; fehlt: Acon., *agn.*, apis, *asaf.*, *bell.*, bor., *bry.*, **Calc.**, carb-an., card-m., *caust.*, *coff.*, dulc., *form.*, *ign.*, *lac-c.*, *lac-d.*, lach., merc., *mill.*, nux-v., puls., rheum, rhus-t., samb., *sec.*, sulph., *urt-u.*, ust., **Zinc.**

bitter: Rheum

blutig: Bufo, *cham.*, *phyt.*

Blut, mit: Bufo, *cham.*, hep., *lyc.*, *merc.*, *sep.*, *sulph.*

dick und schmeckt schlecht: *Bor.*, *kali-bi.*, lyc., *phyt.*

dünn: *Calc-p.*, carb-an., cham., *con.*, *lach.*, lyc., merc., nux-v., *sil.*, *tub.*

BRUST

MILCH ...

blau, und: Acet-ac., *calc.*, *lach.*, lyc., puls.

salzig, und: Carb-an.

wässrig, und: *Calc.*, *con.*, *iod.*, *plb.*, *puls.*, *tub.*

lange nach dem Abstillen: *Con.*

fadenziehend: Bor., *kali-bi.*, kali-c., *phyt.*

fließt von selbst: Acon., ant-t., *bell.*, *bor.*, *bry.*, **Calc.**, cham., chin., *con.*, *iod.*, *kali-i.*, kreos., lac-c., *lach.*, *lyc.*, nux-v., *phos.*, *puls.*, *rhus-t.*, *sil.*, stann., staph., ust.

gelb: Phyt., rheum

käsig: *Bor.*, *cham.*, *phyt.*

Kind verweigert die Muttermilch: *Bor.*, calc., **Calc-p.**, cina, lach., *merc.*, sil.

Menses, vor: Cycl., *tub.*

während: Merc., *puls.*, *tub.*

unterdrückt: *Chin.*, cycl., lyc., *merc.*, phos., puls., rhus-t., *tub.*

Metastase: Agar.

Pubertät, in der: *Puls.*

schlecht: Acet-ac., *bor.*, bufo, **Calc.**, calc-p., carb-an., **Cham.**, cina, crot-t., lach., *merc.*, nux-v., op., puls., stann.

schwangeren Frauen, bei nicht: Ars., *asaf.*, bell., bor., *cycl.*, lyc., *merc.*, phos., **Puls.**, rhus-t., *tub.*, *urt-u.*

unterdrückt: Agar., *agn.*, aur., **Bry.**, calc., *carb-v.*, **Caust.**, *cham.*, chim., dulc., *hyos.*, *iod.*, lac-d., *lach.*, *merc.*, **Puls.**, *rhus-t.*, *sec.*, *sil.*, *sulph.*, *urt-u.*, verat.

Zorn, durch: *Cham.*

vermehrt: *Acon.*, anan., asaf., **Bell.**, *bor.*, **Bry.**, **Calc.**, chin., con., iod., nux-v., phos., **Puls.**, *rhus-t.*, stram.

versiegend: Agar., *agn.*, *arn.*, *asaf.*, aur., bry., *calc.*, *camph.*, *caust.*, cham., *chel.*, chin., *chion.*, coff., **Dulc.**, hecla., *ign.*, *lac-c.*, *lac-d.*, lyc., merc., mill., ph-ac., *phel.*, phos., phyt., *plan.*, *plb.*, *puls.*, *rhus-t.*, *sec.*, sep., sulph., *tub.*, **Urt-u.**, *ust.*, *verat-v.*, *zinc.*

Erkältung, nach einer: Dulc., *puls.*

Erregung, nach: Caust.

Gehirnleiden, bei: *Agar.*

NARBEN; alte:

eiternd: **Sil.**

Mammae, in den: Carb-an., **Graph.**, *phyt.*

NIETE oder einer Kugel in der Gegend der Mammae, Gefühl einer: Lil-t.

ÖDEM der Lunge; Lungenödem: *Am-c.*, **Ant-t.**, *apis*, apoc., **Ars.**, aspar., *aur-i.*, *carb-v.*, chel., coch., colch., crot-h., crot-t., *dig.*, *hyos.*, *ip.*, kali-c., *kali-i.*, *kali-p.*, **Lach.**, *lyc.*, **Merc-sul.**, *nat-m.*, *phos.*, puls., seneg., squil., sulph., verat.

Trinkern, bei: Crot-h.

PETECHIEN: Ars., cop., stram.

sternförmig: Stram.

violett: Ars.

PFLOCKS, Gefühl eines: Anac., aur.

PULSIEREN, Pochen: Agar., am-m., ars-h., asaf., *aster.*, *bar-c.*, **Bell.**, *cact.*, calad., calc., *calc-p.*, *caps.*, caust., chel., cinnb., colch., crot-t., *dig.*, graph., hura, *hydr.*, ign., *kali-c.*, kali-p., lach., lact., lyc., mag-m., manc., mang., merc., nat-c., nux-m., nux-v., paeon., *phos.*, *puls.*, rumx., **Seneg.**, *sep.*, *sil.*, *spig.*, sulph., thuj., trom., *zinc.*

morgens: Am-m., *cact.*

abends, nach dem Liegen: Lyc.

nachts: *Aster.*, **Puls.**

Erwachen, beim: **Sulph.**

Schlaf, unterbricht den: **Puls.**

Bewegung agg.: *Glon.*, phos.

Essen, nach dem: Am-m., asaf.

Husten, beim: Manc.

Liegen nach dem Essen, beim: Asaf.

Schreiben, beim: Mag-s.

Sprechen, beim: Manc.

Stehen, im: Am-m.

Zittern, mit: Ars., calc., kreos., *nat-s.*, *rhus-t.*, sabin., *spig.*, staph.

Achselhöhle: Am-m., dulc., spong.

Aorta: Plb., sulph., tarent.

Brustbein: Ars-m., *lach.*, *sil.*, sulph.

Mammae: Bor.

Rippen, kurze: Puls.

Rippenknorpel: Plat.

Schlüsselbeingegend: Berb., bry., *kali-c.*, *myrt.*, rhod.

PURPURA: Kali-i., phos.

RASSELN (s. ATMUNG - RASSELND)

RAUCH in der Brust, wie: Ars., *bar-c.*, brom., bry., *nat-ar.*

REIFENS, Gefühl eines eisernen:

Mitte der Brust, quer über die: Haem.

um die Brust: Arg-n.

RISSE in den Brustwarzen: Arn., **Cast-eq.**, **Caust.**, cur., *fl-ac.*, **Graph.**, *hydr.*, *lyc.*, *merc-c.*, *mill.*, **Phyt.**, **Rat.**, *sep.*, *sil.*, *sulph.*

schmerzhaft: Graph., phyt.

ROHHEIT am Brustbein (s. SCHMERZ - Rohheit)

RÖTE (s. FARBE – Röte)

RUCKE (vgl. SCHLÄGE): *Agar.*, anac., arg-m., calc-p., cina, *con.*, lyc., spong., squil., valer.

Atmen, beim: Lyc.

Bewegen der Arme, beim: Anac.

Herz: Agar., arg-m., *calc.*, fl-ac., nat-m., **Nux-v.**, sumb., tarent.

abends: Sumb.

Mammae: Croc.

RUHELOSIGKEIT: Bell., petr., seneg., thuj.

Herzgegend: Anac., *ars.*, lyss.

SAMTIGES Gefühl in der Brust: Ant-t.

SCHAUDERN: Aur.

rechts: Aur.

Gähnen, beim: Aur.

SCHLAFFE Mammae: Bell., cham., **Con.**, **Iod.**

Menses, außer während den: Con.

SCHLÄGE, Erschütterungen (vgl. RUCKE): Alum., ang., ant-t., arn., calc., cann-s., clem., **Con.**, croc., dulc., *graph.*, hep., ind., **Lyc.**, mang., meny., mur-ac., myrt., nux-v., ol-an., *plat.*, rhus-t., ruta, sec., sep., *sulph.*, zinc.

Herzschlag, zusammen mit dem: Calc.

Schlaf, im: *Lach.*, spong.

Husten, mit: **Lyc.**, *seneg.*

Herzgegend: *Agar.*, alum., *bufo*, *calc.*, **Con.**, *graph.*, lach., *lith-c.*, lyss., mang., *nux-v.*, phyt., *zinc.*

Froststadium im Fieber, während: Calc., nux-v.

Geräusche, durch: *Agar.*, nux-v.

Liegen, beim: *Agar.*

Schlaf, im: *Lach.*

erstreckt sich bis zum Abdomen und Kreuzbein: Nux-v.

Vorderseite des Halses, zur: Graph.

SCHMERZ, nicht näher bezeichneter Art: *Acet-ac.*, acon., *aesc.*, *agar.*, ail., all-c., alum., alumn., **Am-c.**, am-m., ambr., **Aml-n.**, **Ant-c.**, *ant-t.*, **Apis**, *arg-m.*, *arg-n.*, **Arn.**, **Ars.**, ars-i., arum-t., asc-t., **Aur.**, **Aur-m.**, bapt., bar-c., *bar-m.*, **Bell.**, *bism-o.*, *bor.*, brom., **Bry.**, **Cact.**, *cadm.*, cahin., **Calc.**, **Calc-p.**, **Calc-s.**, camph., cann-i., cann-s., *canth.*, *caps.*, *carb-an.*, carb-s., *carb-v.*, *card-m.*, cast., **Caust.**, *cham.*, *chel.*, chin., chin-a., chin-s., chlor., *cimic.*, *cist.*, colch., coloc., com., con., corn., *crot-c.*, crot-h., crot-t., *cupr.*, cupr-ar., *dig.*, *dulc.*, echi., euon., *ferr.*, *ferr-ar.*, ferr-p., fl-ac., gels., gran., *graph.*, guaj., *hecla.*, *hep.*, hura, *hydr.*, hydr-ac., *iod.*, jab., jac., kali-ar., kali-bi., *kali-c.*, kali-chl., *kali-i.*, kali-n., kali-p., kali-s., *kalm.*, kreos., *lach.*, lachn., *lact.*, *laur.*, *lob.*, *lyc.*, *mag-p.*, mag-s., meli., *merc.*, merc-i-f., merc-i-r., *mez.*, *mur-ac.*, *myrt.*, *naja*, nat-ar., nat-m., nat-p., nit-ac., *nux-m.*, *nux-v.*, ol-an., ol-j., op., **Ox-ac.**, paeon., *ph-ac.*, **Phos.**, *phyt.*, plan., plb., podo., poth., *psor.*, *puls.*, **Ran-b.**, *ran-s.*, raph., rhod., rhus-t., *rumx.*, sabad., *sang.*, *sars.*, sec., **Seneg.**, *sep.*, *sil.*, sin-n., **Spig.**, **Spong.**, *squil.*, **Stann.**, *stram.*, sul-ac., *sulph.*, sumb., *tab.*, *tarent.*, tep., *ther.*, tub., *verat.*, verb., vinc., vip., visc., *zinc.*, zinc-s., ziz.

morgens: Acon., am-m., bov., *bry.*, caust., chel., chin., con., ferr-p., hep., lyc., mang., merc., merc-c., nat-s., nit-ac., ox-ac., phos., puls., *ran-b.*, rhus-t., sang., sep., *squil.*, sulph., thuj.

Bett, im: Colch., lact., mag-s., phel., *rumx.*, seneg., sil.

vormittags: Agar., am-m., caust., cham., coloc., puls., *ran-b.*

9 Uhr agg.: Chel.

10 Uhr: Cham., kali-cy.

11 Uhr: Cham.

mittags: Dig., naja

nachmittags: Am-m., bad., bar-c., canth., chel., coloc., eupi., fago., gamb., iod., kali-bi., kali-n., led., lyc., nicc., op., sang., sulph., tarent.

13 Uhr: Sars.

14 Uhr: Alum., chel., elaps, rhus-t.

15 Uhr: Hura, nat-m., ol-an.

16 Uhr: Asc-t.

16-17 Uhr, rechte Seite: Merc-sul.

18 Uhr, dauert den ganzen Abend Phos.

abends: Acon., alum., ambr., ant-t., bad., bar-c., cahin., calad., calc., chel., coloc., dig., dios., euphr., gamb., hyper., kali-bi.,

SCHMERZ - abends ...

Kali-c., kali-i., kali-n., lyc., mez., mur-ac., nicc., nux-m., olnd., *phos.*, *ran-b.*, ran-s., rumx., seneg., sulph., tab., thuj., verb., zinc.

18 Uhr: Bry.

anhaltend, bis zum Schlafengehen: Phos.

19 Uhr: Ol-j., zing.

20 Uhr: Canth., kali-n.

21 Uhr: Lyss.

Bett, im: Benz-ac., cahin., *kali-c.*, nat-c., nit-ac., ran-b., sep.

nachts: **Alum.**, am-c., ant-t., apis, arg-n., **Ars.**, *caust.*, chel., con., graph., *lyc.*, mag-s., merc-c., nit-ac., *nux-v.*, ran-b., ran-s., rhus-t., sabad., seneg., sil., sin-n.

Mitternacht, nach: Rhus-t.

4 Uhr: Asc-t.

Einschlafen, beim: *Nux-m.*

Freie, beim Gehen ins: Am-m.

abwechselnd mit Schmerz im Abdomen: Aesc., ran-b.

Magen; Schmerzen im: *Caust.*

anfallsweise: Caul., nit-ac., *ox-ac.*, plb., sep., stront., stry.

Ärger, Verdruss; durch: Phos.

Anstrengung, bei: Alum., ang., caust., ferr., laur., plb., ran-b.

Arme, der: Ang., ant-c., led.

geistiger, bei: Cham., sep.

Anziehen der Stiefel, beim: Arg-n.

Arme nahe der Brust agg.: Psor.

amel.: Lac-ac.

Atemzug, bei jedem: Nat-m.

Atmen, beim: Acon., aesc., am-c., *anac.*, ant-t., arg-m., aur., bapt., **Bor.**, bov., **Bry.**, *calc.*, calc-p., cann-s., caps., card-m., *cham.*, chin., colch., crot-t., *dig.*, dros., elaps, **Kali-c.**, *kali-p.*, *kalm.*, *kreos.*, lob., *lyc.*, *manc.*, meny., merc-sul., mez., mur-ac., nat-m., nicc., ph-ac., *phyt.*, **Psor.**, raph., sabad., *sep.*, *spig.*, spong., squil., *stann.*, sulph., tab., verat.

Menses, vor: Puls.

Sitzen, im: Chin.

tiefem, bei: Acon., aesc., aloe, arg-m., arn., bapt., bar-c., benz-ac., *berb.*, *bov.*,

SCHMERZ - Atmen - tiefem, bei ...

Bry., *calc.*, *calc-p.*, carb-an., carb-v., *caust.*, chel., cob., crot-t., cycl., fl-ac., form., graph., *guaj.*, hell., *kali-bi.*, **Kali-c.**, *kali-n.*, lyc., merc-c., mez., mur-ac., naja, **Nat-m.**, nat-p., nit-ac., olnd., pall., ph-ac., *phos.*, phyt., plat., puls., **Ran-b.**, ran-s., raph., rhus-t., rumx., *sang.*, seneg., sil., *spong.*, *stann.*, sumb., thuj., valer., zinc., zing.

amel.: Ign., seneg., verb.

Aufrichten, beim: Acon., aloe, nicc.

Bett, beim Aufrichten im: Am-c., ph-ac., **Phos.**

Aufstehen, beim: Agar., chin-s., lach., ran-b.

nach: Agar., lact.

Bücken: Aloe, nicc.

amel.: Kali-c.

Sitzen: Kali-c., nat-c., sil.

Aufstoßen, durch: Cocc., phos., staph.

amel.: Bar-c., kali-c., lyc.

Ausatmen, beim: Chin., crot-t., spig., staph., tarax., *viol-o.*, zinc.

Ausstrecken der Arme agg.: *Ran-b.*

amel.: Berb.

Auswurf amel.: Chel., euon., mag-s.

Berührung, bei: Dros., *phos.*, *ran-b.*

Beugen, beim:

hinten, nach: Rhod.

Seite agg., auf die: Acon.

rechts, nach: Rhod.

vorne, nach: Aloe, alum., alumn., arg-m., brom., nat-m.

amel.: *Asc-t.*, chel., chin-s., **Puls.**

Bewegung agg.: Abrot., *arn.*, bad., bapt., **Bell.**, **Bry.**, **Calc.**, caps., carb-s., card-m., *chel.*, chin., *cimic.*, equis., gamb., *graph.*, *hep.*, hyos., kali-c., kali-p., *kalm.*, lac-ac., *laur.*, lyc., manc., meny., *merc.*, *naja*, nat-m., nit-ac., *nux-v.*, *phos.*, psor., *ran-b.*, sabad., sars., sec., **Spig.**, *squil.*, stront., sulph., viol-t.

amel.: Lob., phos., rhus-t., *seneg.*

Arme, der: *Carb-an.*, card-m., caust., *nux-m.*, *seneg.*, sulph.

Kopfes, des.: *Guaj.*

SCHMERZ ...

Bücken, beim: Am-c., ars., card-m., chel., fago., lyc., merc., merl., mez., nat-s., nit-ac., ran-b., rhod., *seneg.*

Drehen, beim: Plb., **Ran-b.**

Bett, im: Caust., thuj.

Druck agg.: Ant-c., meny., merc-i-f., nat-p., ran-b., seneg., sul-ac., tarax.

amel.: **Arn.**, *bor.*, **Bry.**, cimic., **Dros.**, *eup-per.*, kreos., merc., nat-m., *nat-s.*, *phos.*, ran-b., *sep.*

Kleidung agg., Druck der: Benz-ac., ran-b.

Einatmen, beim: **Acon.**, aesc., agar., alum., alumn., arg-m., arn., *ars.*, asaf., asar., aspar., aster., aur., aur-m., bapt., bar-c., **Bor.**, **Bry.**, calad., **Calc.**, camph., canth., carb-an., carb-v., card-m., caust., *cham.*, *chel.*, cina, clem., cocc., colch., coloc., com., con., cupr-ar., euon., ferr., ferr-p., grat., hyos., inul., iris., jatr., *kali-ar.*, kali-c., kali-n., kali-p., *kreos.*, lact., led., *lyc.*, *merc.*, merc-sul., mez., mur-ac., *naja*, nat-m., nat-s., nicc., *nux-m.*, op., *phos.*, plat., plb., podo., *psor.*, *ran-b.*, raph., rumx., sabad., samb., sang., *seneg.*, sep., *sil.*, *spig.*, **Squil.**, stann., stront., sul-ac., sulph., tarax., tarent., thuj., valer., viol-t., zinc.

amel.: Merc.

Erregung agg.: Stann., stram.

Erwachen, beim: Graph., kali-bi., merc-i-r., *phos.*, seneg., thuj.

Essen, beim: Kali-bi., led., ol-an.

nach: Alum., anag., arg-n., aspar., caust., chin., cimic., *kali-c.*, laur., mez., nat-c., nux-v., phos., sulph., sumb., thuj., verat., zinc.

amel.: Chel., rhod.

Fahren im Wagen, beim: Alum., dig.

Freien amel., im: Nat-m.

Frösteln, beim: Eupi., sep.

Froststadium im Fieber, vor: Ars., plan.

während: Ars., bell., **Bry.**, *chin-s.*, **Kali-c.**, lach., puls., *rhus-t.*, *sabad.*, seneg.

Gähnen, beim: Bell., *bor.*, hep., nat-s., phel., sang.

Gehen, beim: Agar., am-c., bell., brom., *bry.*, bufo, cact., calc., camph., card-m., cham., chel., cimic., cinnb., cocc., colch., coloc., dig., hep., kali-i., lact., merc., merl., nat-m., olnd., ox-ac., **Ran-b.**, rhus-t., sars., spig., stann., stront., sul-ac., sulph., tarax., tarent., *viol-t.*, zinc.

amel.: *Chin.*, dros., mez., nat-m., ph-ac., *seneg.*

Anziehen, und beim: Alum.

Freien, im: Caust., lyc., ran-b., sulph., zinc.

langsam amel.: Bor.

schnellem bei: Alum., brom., chin., rhod., sulph.

Harndrang nicht nachgegeben wird, wenn dem: **Lil-t.**

Heben, beim: Alum., bar-c., phos., *psor.*, *sulph.*

Heben der Arme, beim: Ang., berb., *ran-b.*, sel., sep., spig., *sulph.*, tarent., thuj.

Herpes zoster, nach: *Mez.*, *ran-b.*

Herzklopfen, bei: Sep., *spig.*, *spong.*

Hitzestadium im Fieber, während: **Ant-c.**, ars., canth., caps., carb-v., cina, *guare.*, kali-c., *kalm.*, nux-v.

Husten, beim: *Acon.*, aeth., ail., alum., am-c., am-m., *ambr.*, *anac.*, ant-c., ant-t., apis, arn., ars., aur., **Bell.**, **Bor.**, brom., **Bry.**, *calc.*, *camph.*, canth., caps., carb-an., **Carb-v.**, **Caust.**, *cham.*, chel., *chin.*, chin-a., cina, coff., *con.*, crot-t., cupr., *dig.*, **Dros.**, elaps, eup-per., eupi., ferr., ferr-ar., ferr-i., ferr-m., ferr-p., gels., iod., kali-ar., kali-bi., kali-c., kali-i., **Kali-n.**, kali-p., kreos., lach., led., **Lyc.**, *mag-m.*, mang., meph., *merc.*, mez., mosch., mur-ac., naja, nat-ar., nat-c., *nat-m.*, nat-n., nat-p., *nat-s.*, nit-ac., nux-m., nux-v., ol-j., ox-ac., petr., ph-ac., **Phos.**, *phyt.*, psor., **Puls.**, ran-b., raph., *rhus-t.*, rumx., sabad., samb., *sang.*, sec., **Seneg.**, *sep.*, *sil.*, spig., **Spong.**, **Squil.**, **Stann.**, staph., stram., stront., **Sulph.**, tarent., upa., *verat.*, *zinc.*, zing.

kalter Luft, in: *Ph-ac.*

Lachen, beim: Acon., laur., mez., nicc., psor.

Lesen, beim: Stann.

Liegen, beim: Alumn., asaf., bry., calc., caps., caust., con., kali-n., psor., puls., seneg.

amel.: *Alum.*, ox-ac.

Abdomen amel., auf dem: *Bry.*

SCHMERZ - Liegen, beim ...

Rücken, auf dem: Alum., sulph.

amel.: Ambr., *cact.*

nur auf dem Rücken liegen; kann: *Acon.*, bry., *phos.*

Seite, auf der: *Canth.*, *hydr.*, ran-b.

amel.: Alum.

linken Seite, auf der: *Agar.*, am-c., cahin., calc., kalm., *naja*, **Phos.**, **Spig.**

rechten Seite, auf der: *Bor.*, *kali-c.*, lyc., **Merc.**, phyt., *seneg.*

nur auf der rechten Seite liegen, kann: *Kali-c.*, *naja*, **Spig.**

erkrankten Seite, auf der: *Ant-t.*, *bell.*, *calc.*, *sabad.*

gesunden Seite, auf der: Ambr., **Puls.**, stann.

schmerzhaften Seite, auf der: **Bell.**, bry., *nux-v.*, *ran-b.*, rumx.

amel.: *Ambr.*, **Bry.**, calad., *nux-v.*, stann.

Menses, vor: Puls.

während: Cocc., *graph.*, phos.

Mittagessen, nach dem: Bry., canth., carb-s., cimic., lob., mez., nat-p., rat., sulph., zinc.

Niesen, beim: Acon., *bor.*, **Bry.**, *caust.*, *chel.*, coc-c., crot-t., *dros.*, lact., *merc.*, rhus-t., seneg., thuj.

nüchtern, wenn: *Iod.*

Pneumonie, nach: Am-c., *ars.*, *lach.*, **Lyc.**, **Phos.**, **Sulph.**

pulsierend: *Caps.*, com., *kali-c.*, zinc.

Rauchen, beim: *Seneg.*

Räuspern, während: Plb., spig.

nach: Asaf.

Reiben amel.: Calc., *phos.*

Reiten, beim: Nat-c., ol-j.

rheumatisch: *Abrot.*, ambr., ant-t., *arg-n.*, arn., berb., **Bry.**, *cact.*, cadm., carb-v., caust., *chin.*, *cimic.*, *colch.*, con., *corn.*, guaj., hydr., *kali-i.*, **Kalm.**, lach., **Lac-ac.**, lyc., *nux-v.*, *phos.*, plb., **Ran-b.**, *rhod.*, **Rhus-t.**, *rumx.*, **Spig.**, *tarent.*

Schlaf, im: Cupr.

SCHMERZ - Schlaf, im ...

Einschlafen, vor dem: Carb-v., sulph.

Schluckauf, bei: Am-m., stront.

Schlucken, beim: All-c., alum., *calc-p.*

Schnäuzen der Nase, beim: Chel.

Schreiben, beim: Mag-s., ran-b.

Singen agg.: Am-c.

Sitzen agg.: Agar., alum., alumn., bell., *bry.*, cact., *caps.*, chin., *con.*, dig., dros., graph., kali-i., mag-c., mez., nat-s., paeon., ph-ac., *phos.*, **Seneg.**, spong., staph.

amel.: Alum., am-m., asaf.

gebeugtem, bei: Am-m., dig.

Splitter, wie von einem: **Arg-n.**

Sprechen, beim: Am-c., **Bor.**, cann-s., **Kali-c.**, kali-n., *nat-m.*, prun-s., rhus-t., tab.

erregtem, bei: Stann., stram.

Stehen, beim: Aur-m., bov., calc., nat-m., *nat-s.*, ran-b., spig., stann., zinc.

amel.: *Chin.*, graph.

Steigen, beim: Acon., bor., cact., crot-h., graph., kali-bi., ran-b., rat., staph., stram.

Stuhlgang, nach: Agar.

Tragen einer Last, durch: Alum.

Trinken von kaltem Wasser, nach: *Carb-v.*, nit-ac., *psor.*, staph., thuj.

wandernd: *All-c.*, ars-h., *cact.*, *ferr.*, lyss., *ol-j.*, *seneg.*, sin-n., *tarent.*

Wärme amel.: *Ars.*, caust., **Phos.**

Zimmer agg., im warmen: Mag-s., sil.

Bett, beim Warmwerden im: Rhus-v.

Wein, nach: Bor.

Wetter, bei nassem: *Cupr.*, *kali-c.*, **Nat-c.**, *ran-b.*, *sil.*

Wetterwechsel, bei: **Ran-b.**

Winter wiederkehrend, jeden: *Arg-m.*, *kalm.*

Zurückziehen der Schultern amel.: Aster.

Achselhöhle: *Agn.*, arg-n., asaf., asar., bell., bry., cact., carb-v., chel., clem., con., *crot-c.*, dios., graph., ind., iod., nat-s., nit-ac., phys., plb., seneg., *sil.*, staph., sul-ac., thuj., verat., vip.

rechts nach links wandernd, von: Elaps

Drüsen: Am-c., **Bar-c.**, kali-c., prun-s., rhus-t., sul-ac., *sulph.*

SCHMERZ - *Achselhöhle ...*

Menses, vor: *Calc.*

Gegend der Achselhöhlen: Kali-bi., meny., zinc.

morgens: Ran-b.

Bewegung agg.: Ran-b.

intermittierend: Dulc.

pulsierend: Zinc.

erstreckt sich die Arme hinunter: Jug-c., *nat-ar.*

Brustmuskeln, in die: *Brach.*

Finger, zum kleinen: Nat-ar.

Brustbein: Agar., apis, asaf., *bell.*, bor., *bry.*, calc-p., calc-s., caps., carb-an., cocc., con., dulc., *ferr-ar.*, fl-ac., hura, *jug-c.*, kali-i., kalm., *kreos.*, lach., led., *manc.*, morph., mur-ac., nit-ac., ox-ac., *puls.*, rhus-t., *sulph.*, tarax., *ter.*, zing.

nachmittags: Fl-ac., kali-i.

nachts: Chin.

anfallsweise: Nat-m.

Atmen, beim: Caps., hep., manc.

tiefen, beim: *Caust.*, lyc., nat-m., psor.

Bewegung, bei: *Bry.*, led.

Bücken, beim: *Kalm.*, ran-b.

Druck agg.: Manc., ph-ac.

Einatmen, beim: Bry., caps., chel., laur.

Essen, nach dem: Chin., con., *jug-c.*

Gehen, beim: Coc-c., *jug-c.*

Heben des Armes, beim: Chin.

Husten, beim: Bell., **Bry.**, chel., *chin.*, cor-r., **Kali-bi.**, *kali-i.*, kali-n., *kreos.*, osm., ox-ac., ph-ac., *phos.*, *phyt.*, psor., rumx., *sang.*, staph., *sulph.*, thuj.

konvulsivisch: Dig.

Rauchen, nach: Thuj.

Reiben, nach: Led.

Sitzen, bei gebeugtem: Chin., kalm., rhus-t.

Sprechen, beim: Stram.

Steigen, beim: *Jug-c.*

Stellen, an kleinen: Puls., ruta

Strecken agg.: Staph.

Trinken, beim: Sep.

SCHMERZ - *Brustbein ...*

erstreckt sich zum Rücken: *Kali-bi.*, ox-ac., phyt.

hinter dem Brustbein: *Agar.*, *arg-n.*, *cact.*, *chel.*, *cimx.*, *eup-per.*, ind., kali-bi., lob., *phos.*, *rumx.*, **Sang.**, *seneg.*, *sil.*, *syph.*, ter.

Einatmen, beim: *Chel.*, *kali-c.*, *manc.*

Gehen, bei schnellem: **Seneg.**

Husten, beim: **Bry.**, **Caust.**, *chel.*, chin., cina, daph., *euphr.*, hep., *kali-bi.*, osm., *phos.*, rumx., *sang.*, staph.

Schlucken, beim: All-c., phos.

Sitzen amel., aufrechtes: Kalm.

Speisen steckengeblieben wären, als ob: All-c., *led.*

Trinken, beim: Kali-c.

erstreckt sich zum Rücken: *Con.*, **Kali-bi.**, stict.

Brustmuskeln: *Bry.*, echi., merc., rhus-t.

Herz: *Abrot.*, **Acon.**, aesc., *agar.*, ail., ambr., *aml-n.*, **Apis**, **Arg-n.**, *arn.*, **Ars.**, *ars-i.*, *asaf.*, asc-t., aspar., **Aur.**, *aur-m.*, bell., *benz-ac.*, *brom.*, *bry.*, **Cact.**, *calc.*, *calc-ar.*, *camph.*, *cann-i.*, canth., carb-s., card-m., caust., **Cench.**, **Cere-b.**, *cham.*, chlor., *cimic.*, *cina*, clem., *colch.*, con., corn., *crot-h.*, *cupr.*, *daph.*, *dig.*, fago., ferr., ferr-i., ferr-m., *glon.*, *graph.*, *iod.*, jab., **Kali-ar.**, *kali-bi.*, *kali-c.*, *kali-chl.*, kali-i., kali-p., **Kalm.**, lac-d., **Lach.**, *lat-m.*, *laur.*, *lil-t.*, **Lith-c.**, *lob.*, *lycps.*, *lyss.*, *merc.*, merc-c., merc-i-f., merc-i-r., *naja*, nat-ar., *nat-m.*, nat-p., nux-v., oena., olnd., onos., ox-ac., *phos.*, phyt., *psor.*, **Puls.**, ran-s., rhod., **Rhus-t.**, rumx., *samb.*, *sang.*, seneg., sin-n., **Spig.**, *spong.*, *staph.*, stront., *tab.*, tarax., *tarent.*, tell., ther., thuj., verat., verat-v., vesp., viol-o., vip., zinc.

morgens: Calc-p., dig.

Aufstehen, beim: Con.

Beugen nach vorne im Bett, beim: *Lith-c.*

Erwachen, beim: *Tarent.*

Schokolade, nach: Raph.

vormittags: Thuj.

nachmittags: Euphr.

abends: **Puls.**, raph., sulph., thuj.

SCHMERZ - *Herz ...*

nachts: *Arg-n.*, cann-i., coc-c., *naja*, nat-m.

Hinlegen, nach dem: Agar.

Liegen auf dem Rücken, beim: Asaf.

abwechselnd mit Schmerzen in der großen Zehe: Nat-p.

Rheumatismus; mit: *Benz-ac.*, *kalm.*

Uterus; mit Schmerzen im: *Lil-t.*

anfallsweise: *Laur.*

Anstrengung, bei: Cere-s., *dig.*, *lil-t.*

Atmen ist fast unmöglich: Arg-n.

Atmen agg.: Crot-h., rumx.

Aufstehen vom Sitzen, im: *Gels.*

liegender Stellung, aus: *Laur.*

Ausatmen, beim: Phyt.

ausstrahlend: *Glon.*

Berührung der Wirbelsäule, bei: Tarent.

Beugen nach vorn agg.: *Lil-t.*, **Lith-c.**

Bewegung agg.: *Cact.*, kali-i., lil-t., phyt.

amel.: *Mag-m.*

Blase, nach Schmerz in der: Lith-c.

Bücken, beim: *Lil-t.*, olnd.

Druck mit der Hand amel.: *Nat-m.*

Entbindung, bei der: *Cimic.*

epileptischen Anfällen, vor: *Calc-ar.*, *lyc.*

Erregung, durch: *Cupr.*, *dig.*

Erwachen, nach dem: Fago., *tarent.*

Essen, nach dem: *Kali-bi.*, lil-t., lyc., manc., nat-m., stront.

Fahren im Wagen, beim: Naja, raph.

Froststadium im Fieber, während: *Calc.*

Gähnen, beim: Merc-i-f.

Gehen, beim: Arg-n., *cact.*, *nat-m.*, ox-ac., *ran-b.*, rhus-t., seneg., spig., sulph.

amel.: Colch., *puls.*

Geräusche, durch: Agar.

Herzklopfen, bei: Plb.

Husten, beim: Tarent.

SCHMERZ - *Herz ...*

Koitus, nach: *Dig.*

laut angesprochen wird, wenn er: *Camph.*

Liegen agg.: Agar., *aur.*, lil-t., puls., rumx., **Spong.**

Rücken, auf dem: Asaf., rumx.

amel.: *Cact.*, *psor.*

Seite, auf der linken Seite agg.: *Cact.*, colch., *crot-h.*, dig., dios., iber., *kali-ar.*, *lach.*, *naja*, *nat-m.*, **Spig.**, tell.

nur auf der linken Seite liegen, kann: *Ars-m.*, rumx.

rechten Seite liegen agg., auf der: Arg-n., lil-t., rumx.

nur auf der rechten Seite liegen, kann: *Naja*, **Spong.**

tief liegendem Kopf agg., mit: **Spong.**

Menses, vor: *Cact.*, lach., lith-c., spong.

während: *Arg-n.*, *cact.*, *con.*, lith-c., *puls.*

schmerzhaften: **Con.**

nach: *Lach.*, *lith-c.*

pulsierend: Arg-n., camph., clem., *glon.*, graph., *kali-c.*, *lycps.*, *nux-v.*, rumx., sil., spig., tarent.

rheumatisch: *Abrot.*, acon., am-c., anac., ant-t., apis, *arg-n.*, ars., **Aur.**, aur-m., *benz-ac.*, *cact.*, *cimic.*, cocc., *colch.*, *crot-h.*, dig., *kali-ar.*, *kali-c.*, *kalm.*, *lach.*, *led.*, **Lith-c.**, *lycps.*, **Naja**, phyt., *puls.*, *rhus-t.*, sacc., *sang.*, *sep.*, **Spig.**, *spong.*

Sitzen, im: *Mag-m.*

Stehen, beim: Aur-m-n.

Steigen agg.: *Crot-h.*

Urinieren, vor: *Lith-c.*

während: Aspar., *lith-c.*

nach, amel.: *Lith-c.*, *nat-m.*

wandernde Schmerzen: *Aur.*, *kalm.*, *puls.*

Gelenk zu Gelenk und setzt sich schließlich im Herz fest, von: *Aur.*

SCHMERZ - *Herz ...*

erstreckt sich zur Achselhöhle: Ferr-i., *lat-m.*

Arm, rechts: Phyt., spig.

Brustbein: *Spig.*

Hand, linke: *Acon.*, am-m., *aster.*, *aur.*, *cact.*, *cimic.*, *crot-h.*, *dig.*, **Kalm.**, *lat-m.*, *naja*, *nux-v.*, *rhus-t.*, *spig.*, *tab.*, ther.

Nacken und Schulter: *Naja*

Rücken: Aloe, *ars-i.*, **Cench.**, *crot-t.*, glon., *kali-c.*, *lil-t.*, *naja*, *spig.*, **Sulph.**

Schulter: *Verat.*

Schulterblatt, links: Aloe, *lil-t.*, *naja*, *sulph.*

rechts: *Spig.*

Unterschenkel, rechter: Alumn.

Herzgegend: Aeth., am-caust., aml-n., arg-n., ars., ars-m., **Arum-t.**, asaf., *benz-ac.*, brach., calc-p., cann-i., cann-s., carb-o., *cimic.*, dios., *graph.*, hydr-ac., jab., kali-bi., kali-c., lac-ac., **Lat-m.**, laur., lob-s., merc-c., merc-i-f., *naja*, *nat-m.*, onos., phos., phyt., plb., sec., sin-n., sol-n., *sol-t-ae.*, *spong.*, stann., sul-ac., sulph., tab., tell., thea, thuj., verat., zinc., zinc-m.

morgens: Dios., fago., nat-m.

vormittags: Fago.

nachmittags: Fago.

abends: Fago., sulph., thuj.

Bett, im: *Nat-m.*

akuter Schmerz: Aml-n., bov., calc-p., dios., *iod.*, mez.

Atmen, beim: Stry.

schnell und schwer: Nux-v.

tief: Rumx.

Einatmen, beim tiefen: Calc-p.

Erwachen, beim: Kali-bi.

Trinken, nach: Nat-m.

erstreckt sich zum linken Arm: **Lat-m.**

Lunge: *Lyc.*, **Phos.**, rumx., *sulph.*, *tub.*

links: **Phos.**, sulph.

abends, agg.: *Sulph.*

SCHMERZ - *Lunge ...*

Brustwarze, über der: **Arum-t.**, **Sulph.**

Mitte, in der: Rumx.

Unterlappen: *Ox-ac.*, **Phos.**

rechts: Bry., echi., *elaps*, rumx., sulph.

verwachsen, als sei der Lungenlappen mit den Rippen: *Kali-c.*

Lungenspitze: Dol.

links: Calc-s., *con.*, ther.

rechts: **Ars.**, cimic.

erstreckt sich zur Lungenbasis: Cimic.

Einatmen agg.: Cimic.

Mammae: Ambr., apis, aster., **Bell.**, *bor.*, *bry.*, *bufo*, cact., calad., *calc.*, calc-p., *canth.*, *carb-an.*, carb-v., *cham.*, chin-a., cimic., clem., *coloc.*, **Con.**, cycl., *dulc.*, eupi., hydr., ind., kali-bi., kreos., *lac-c.*, lil-t., lyc., med., **Merc.**, mosch., murx., nit-ac., *ph-ac.*, *phel.*, *phos.*, *phyt.*, plb., psor., rheum, *rhus-t.*, **Sil.**, stann., stram., *sulph.*, sumb., verat., zinc.

links: Chin-a., *lach.*, *lil-t.*, mosch., ph-ac., sil.

Husten, beim: *Con.*

rechts: *Ign.*, **Phel.**, sang., zinc.

morgens: *Lil-t.*

nachmittags: Sang.

abends: *Con.*, *lac-c.*

Abwärtssteigen, beim: Bell., calc., carb-an., *hep.*, *lac-c.*, lyc., nit-ac., phos.

Druck agg.: Plb.

Froststadium im Fieber, nach: Ign.

Heben der Arme, beim: Bry.

Husten, beim: Con.

leer sind, sobald sie: *Bor.*

Liegen, beim: Bell.

Menses, vor: **Calc.**, **Con.**, kali-c., *lac-c.*, nux-v., sang., spong.

während: Calc., *con.*, *merc.*, *phel.*, *phos.*, *phyt.*, sang.

unterdrückten, bei: Zinc.

Schritt, bei jedem: *Con.*

Schwangerschaft, in der: *Sep.*

Stillen des Kindes, beim: *Crot-t.*, *puls.*, **Sil.**

wandernde Schmerzen: *Puls.*

wandernde Schmerzen: *Puls.*

erstreckt sich zum Rücken: *Phel.*, plb.

anderen Mamma; wenn das Kind gesäugt wird, Schmerz in der: *Bor.*

Brustwarzen: *Calc-p.*, crot-t., cur., ferr-i., *graph.*, *helon.*, *lac-c.*, lach., *merc-c.*, sang., sulph., thuj., zinc.

morgens: *Rhus-t.*

abends: Con., ferr-i.

Atmen, beim: Sulph.

ausstahlend, über den ganzen Körper: *Phyt.*

Menses, nach: Berb.

Stillen, beim: **Crot-t.**, *merc-c.*, *nux-v.*, *phyt.*

erstreckt sich bis zum Schulterblatt: Com., *crot-t.*, *rhus-t.*

Gegend der Mammae: Berb., chel., lac-ac., nat-s., ran-s., rhus-t.

abends: Ran-s.

Räuspern, beim: Nat-p.

Sitzen, bei gebeugtem: Rhus-t.

Milchgängen, wenn das Kind gesäugt wird; Schmerz in den: *Phel.*

unter den Mammae: Carb-v., eup-per., lach., *puls.*, *ran-b.*, zinc.

links: *Aster.*, cimic., con., puls., samb., ust.

rechts: Hura, phos.

Husten, beim: Mosch.

Klimakterium, im: *Cimic.*

Schwangerschaft, in der: *Cimic.*

erstreckt sich zu den Fingern: Aster.

Mitte der Brust: Acon., *alum.*, bell., *bry.*, crot-h., *gamb.*, *graph.*, jug-c., lith-c., ox-ac., *phos.*, sars., *spig.*, *sulph.*, tell.

nachmittags: *Am-m.*

abends: Ran-b.

Bewegung, bei: Equis., seneg., sulph.

Druck mit der Hand amel.: **Bry.**, kreos.

Einatmen, beim: Sulph.

tiefen, beim: Thuj.

Essen, beim: Alum.

Gehen im Freien, beim: Lyc.

Heben der Arme, beim: Sep.

Husten, nach: Cina

Schreiben, beim: Ran-b.

Sitzen, im: *Seneg.*

erstreckt sich zur Schulter: *Crot-h.*

Schlüsselbein: Acon., alumn., am-m., apis, brom., calc-p., caps., cham., chin-s., cinnb., crot-c., dros., gamb., hydr., jatr., kali-n., led., lyc., mag-m., mang., pic-ac., *puls.*, rhus-t., rumx., tell., zinc.

Einatmen, beim: Alumn., ant-c., dros., mez.

Erwachen, beim: Rhus-t., sang.

Husten, beim: Apis

rheumatisch: *Calc-p.*, *colch.*

Sitzen, im: Cham.

erstreckt sich zum Handgelenk: *Calc-p.*

Gegend des Schlüsselbeins: Apis, *chel.*, coc-c., kali-bi., led., plat., stann., tell., zinc.

Husten, beim: Apis

unter dem Schlüsselbein: Ail., arund., *aspar.*, berb., brom., *calc.*, *calc-p.*, carb-ac., chel., dros., naja, ptel., spig., sulph., tarent., zinc.

links: Coc-c., *con.*

rechts: Com.

morgens: *Sang.*

Erwachen, beim: *Sang.*

erstreckt sich zum Schulterblatt beim Einatmen: Dros.

Seiten: *Acon.*, agar., all-s., alum., alumn., am-c., *ambr.*, anac., ang., arg-m., *arg-n.*, arn., ars., ars-i., asc-t., aur., aur-m., bad., bell., berb., bov., brom., *bry.*, cadm., *calc.*, calc-p., calc-s., cann-s., caps., carb-s., *carb-v.*, caust., cedr., *chel.*, chin., chin-a., *cocc.*, colch., *con.*, cop., *cupr.*, dig., dulc., euphr., ferr., ferr-ar., ferr-i., ferr-p., fl-ac., graph., hura, hydrc., hyos., iod., jug-c., kali-ar., kali-bi., *kali-c.*, kali-n., kali-p., kalm., lact., laur., led., lil-t., lob., **Lyc.**,

SCHMERZ - *Seiten* ...

lycps., med., *meny.*, merc-i-f., mez., mur-ac., naja, *nat-m.*, nit-ac., nux-m., *nux-v.*, op., par., petr., phos., phys., phyt., plan., plb., *puls.*, **Ran-b.**, raph., rhus-t., *rumx.*, samb., seneg., sep., sil., *spong.*, stann., stram., sul-ac., **Sulph.**, sumb., thuj., til., verat., zinc.

links: Anac., *apis*, *arg-n.*, arum-t., arund., aster., aur., benz-ac., berb., brom., cact., carb-an., carb-s., card-m., cic., *cimic.*, clem., colch., *cur.*, dulc., fago., ferr., fl-ac., graph., hep., ign., kali-bi., *lach.*, laur., manc., mang., merc., mez., mur-ac., myric., **Nat-m.**, *nat-s.*, *ox-ac.*, pall., **Phos.**, polyg-h., **Ran-b.**, rhod., rhus-t., *rumx.*, seneg., sil., *spig.*, staph., *sulph.*, sumb., tarent., ust., verat., vip., xan., zinc.

erstreckt sich zum inneren Hals: Sulph.

Leiste: Fl-ac.

rechts: Carb-v., graph.

Schulter: *Verat.*

rechts: Abrot., *aesc.*, ars., *asaf.*, asar., bar-c., **Bell.**, bism-o., blatta., bor., brom., *bry.*, cact., *caust.*, cham., **Chel.**, chim., chin., *chin-a.*, cimic., cocc., colch., crot-h., dig., elaps, ferr., ferr-i., form., gymn., hydr., ill., *iod.*, nat-ar., psor., ptel., ruta, *sang.*, sel., sep., *stront.*, sul-ac., sulph., tarent., teucr., thuj., trom., verat., verat-v., xan.

Lungenspitze, rechts: **Ars.**, cimic.

Schulter: *Sang.*

morgens: Bov., bry., chin-s., con., elaps, fago., fl-ac., lil-t., lyc., merc., nat-s., nit-ac., nux-v., puls., *ran-b.*, sang., sep., sulph., sumb., thuj.

Bett, im: Colch., phel., rumx., sil.

vormittags: Am-m., cham., coloc., ran-b.

11 Uhr: Hydr.

mittags: Naja, rumx.

nachmittags: Alum., bar-c., canth., chel., coloc., form., kali-bi., led., lyc., nicc.

13 Uhr: Nicc., sars.

14 Uhr: Elaps

15 Uhr: Nat-m., ol-an.

16 Uhr: **Lyc.**

SCHMERZ - *Seiten* ...

abends: Bar-c., calc., dig., dios., euph., hyper., lyc., mag-s., mez., mur-ac., nat-m., ran-b., *seneg.*, sulph., thuj., zinc.

20 Uhr: Kali-n.

Bett, im: Nat-c., nit-ac., rhus-t.

nachts: Am-c., *chel.*, con., graph., iod., myris., rumx.

22 Uhr: Colch.

Ärger, Verdruss; durch: Phos.

anfallsweise: *Ox-ac.*, *phos.*

Anstrengung, bei: Alum., ferr.

Atmen, beim: Aesc., **Bry.**, *chel.*, *puls.*

tiefen, beim: *Acon.*, *ant-c.*, arg-m., *arn.*, aur., bar-c., bor., **Bry.**, bufo, calc., calc-p., canth., caps., carb-an., carb-v., cham., chel., chin., chin-s., cycl., ferr., ferr-p., fl-ac., form., graph., grat., **Kali-c.**, *kali-n.*, lyc., *meny.*, *mez.*, nit-ac., oena., ph-ac., phos., phyt., plat., rhus-t., rumx., seneg., *sil.*, spong., stann., sulph., sumb., thuj., verat.

Aufrichten, beim: Dig.

Bett, im: Am-c.

Bücken, vom: Nicc.

Aufstehen, beim: Puls.

nach Aufstehen amel.: Kali-c.

Sitzen, vom: Kali-c., nat-c.

Ausatmen, beim: Ambr., cina, raph., spig., staph., zinc.

Beugen, nach rechts: Cocc.

hinten, nach: Rhod.

vorne, nach: Aloe, alum., alumn.

Bewegung, bei: Aster., bad., brom., **Bry.**, calc., **Chel.**, gamb., graph., hell., hyper., lyc., phos., psor., *ran-b.*, sabad., sars., sulph., viol-t., zinc.

amel.: Aur-m-n.

Bücken, beim: Am-c., lyc., nit-ac., sep.

nach: Nat-s.

Drehen nach rechts, beim: Rumx.

Druck, bei: Brom., meny., merc-i-f., sul-ac., tarax.

amel.: Bor., *bry.*, cimic., *phos.*

SCHMERZ - *Seiten ...*

Einatmen, beim: Acon., aesc., arn., ars., aspar., aur., benz-ac., bor., bov., brom., **Bry.**, calc-s., canth., caps., carb-s., caust., cham., **Chel.**, cocc., colch., con., grat., *kali-c.*, kali-n., led., lyc., mez., nat-ar., nat-s., nicc., oena., op., phyt., plb., *ran-b.*, **Rumx.**, sang., sep., sil., spig., **Squil.**, sumb., tarax., viol-t.

Erregung agg.: Phos.

Erwachen, beim: *Arg-n.*, graph.

Essen, nach dem: Arg-n., brom., caust.

Fahren im Wagen, beim: Dig.

Freien, im: Am-m.

amel.: Nat-m.

Gähnen, beim: Nat-s.

Gehen, beim: Agar., am-c., brom., cact., camph., cham., cocc., colch., dig., merl., nat-m., olnd., ox-ac., **Ran-b.**, rhus-t., sars., seneg., spig., stann., sul-ac., sulph., tarax., tarent., viol-t., zinc.

amel.: Nat-m.

geistiger Anstrengung, bei: Cham.

Heben, beim: Arn., bar-c., brom., phos.

Herzklopfen, bei: Sep.

Hitze amel.: Phos.

Husten, beim: Apis, *arn.*, ars., *bell.*, **Bry.**, calc., calc-s., caps., caust., *chel.*, coff., con., kali-n., lact., lyc., **Merc.**, nat-s., *phos.*, psor., *puls.*, rhus-t., sabad., seneg., *sep.*, **Squil.**, stram., **Sulph.**, tarent., verat., zinc.

Lachen, beim: Acon., **Bry.**, laur., nicc., psor.

Liegen, im: Caps., *puls.*, ran-b., *rumx.*, seneg.

Bett, im: Calc., con.

linken Seite, auf der: Am-c., eup-per., **Phos.**

rechten Seite, auf der: Lyc., lycps., phyt.

Rücken amel., auf dem: *Phos.*

schmerzhaften Seite agg., auf der: *Bell.*, *nux-v.*, *ran-b.*, *rumx.*

amel.: *Ambr.*, *bry.*, *kali-c.*

Menses, vor: Puls.

während: Phos., puls.

SCHMERZ - *Seiten ...*

Mittagessen, nach dem: Bry., canth., nat-p., rat., zinc.

Niesen, nach: Bor., cina, crot-h., merc., thuj.

Reiten, beim: Nat-c.

Schlaf, während: Cupr.

Schlafengehen, vor dem: Sulph.

Schnäuzen der Nase, beim: Sumb.

Schreiben, beim: Fago.

Sitzen, im: Am-m., bry., chin., dig., nat-s., nit-ac., paeon., ph-ac., plan., seneg., spig., staph.

gebeugt Sitzen agg.: Am-c., anac.

amel.: *Chel.*, *ran-b.*

Sprechen, beim: **Bor.**, *kali-n.*, rhus-t., tab.

Stehen, beim: Calc., *nat-s.*, stann., zinc.

Stuhlgang, vor: Calc-s.

Treppensteigen, beim: Kali-bi., staph.

Überbeugen, beim: Hell.

warmen Zimmer agg., im: Mag-s., nat-m.

Wein, durch: *Bor.*

untere Brusthälfte: Arn., bism-o., chel., *chin.*, croc., kali-c., kali-p., lach., lyc., mang., nat-s., ol-j., **Puls.**, rhus-t., seneg., stann., tarent., teucr., valer., verat.

links: *Cact.*, carb-s., carb-v., colch., *kali-p.*, lith-c., **Ox-ac.**, **Phos.**, rhod., tarent.

Essen amel.: Rhod.

rechts: *Ambr.*, *chel.*, *kali-c.*, *merc-c.*, naja

Einatmen, beim tiefen: Carb-s., chel., naja

Gehen, beim: Bism-o., sep.

amel.: Chin.

erstreckt sich quer durch den Brustkorb: Bism-o.

Liegen amel.: *Chel.*

linken Seite agg., auf der: **Phos.**

Rücken amel., auf dem: Ambr.

Sitzen, im: *Chin.*, seneg.

Zwerchfellgegend: Echi., nux-m.

SCHMERZ - *Zwerchfellgegend*

vormittags: Nux-m.

Einatmen, beim: Nux-m.

berstend: *Aur-m.*, bry., carb-an., cham., cina, coff., lach., lyc., merc., mur-ac., rhus-t., seneg., sulph., tarent., zinc.

nachts: Asaf., *merc.*

Auswurf, bei: Puls.

Husten, beim: Ars., *bry.*, caps., cham., **Lact.**, *merc.*, mur-ac., *sulph.*, zinc.

Niesen, beim: Ol-an., sil.

Steigen, beim: Arg-n.

Herz: Am-c., asaf., lyss., med.

nachts, beim Liegen auf dem Rücken berstendes Gefühl, amel. durch Aufsetzen: Asaf.

bohrend: Alum., *bism-o.*, *brom.*, cina, cupr., *ferr.*, indg., kali-c., lob., med., *mur-ac.*, ph-ac., psor., rhus-t., *seneg.*, sil., tarax., thuj.

abends: Alum.

nachts agg.: Sil.

Anfällen, in: Plb.

Einatmen, beim: Alum.

Froststadium im Fieber, während: Med.

Gehen amel.: Alum.

Spannung beim Atmen: Mur-ac.

ziehend: Colch.

Achselhöhle: Plb.

Herz: Aur-m., *cupr.*, rhod., *seneg.*

Druck amel.: Aur-m.

Mammae: Bufo, ind., plb.

erstreckt sich zum Rücken: Plb.

Druck agg.: Plb.

Seiten: Colch., kali-c., merc-i-f., plan., seneg.

links: Merc-i-f., seneg.

rechts: *Bism-o.*, colch.

abends, im Bett: Rhus-t.

22 Uhr agg.: Colch.

Atmen amel., tiefes: Colch.

brennend: Acet-ac., *acon.*, aesc., agar., ail., alum., am-c., am-m., ambr., anan., ant-c., *ant-t.*, **Apis**, arg-n., *arn.*, **Ars.**, ars-i., arum-t., *asaf.*, aur., *bell.*, bell-p., berb., *bism-o.*, brom., bry., bufo, *calc.*, *calc-ar.*, calc-p., calc-s., cann-i., **Canth.**, caps., *carb-an.*, *carb-s.*, **Carb-v.**, cast-eq., *caust.*, *cham.*, chel., *cic.*, cina, clem., coc-c., cocc., colch., *cop.*, croc., *crot-h.*, crot-t., cub., cupr., *dros.*, euph., gels., *graph.*, ham., hep., *hydr.*, hyper., ign., iod., kali-ar., *kali-bi.*, kali-br., kali-c., kali-p., kali-s., *kreos.*, *lach.*, lact., laur., *led.*, lob., *lyc.*, mag-m., mag-s., manc., *mang.*, *med.*, *merc.*, *merc-sul.*, mez., mosch., *mur-ac.*, murx., *nat-ar.*, nat-c., nat-p., nat-s., nit-ac., *nux-m.*, *nux-v.*, op., *ph-ac.*, *phos.*, *plat.*, polyg-h., psor., puls., ran-b., raph., rat., rhus-t., *sabad.*, *sang.*, *seneg.*, sep., *sil.*, spig., *spong.*, stann., stry., *sulph.*, tab., *ter.*, thuj., vip., *zinc.*, zinc-m.

morgens: Caust., zinc.

vormittags: Mag-s.

abends: Kreos., murx., verat., zinc.

17 Uhr: Hyper.

18 Uhr: Puls.

Bett, im: Bell., nat-p.

nachts: *Lach.*

Mitternacht bis zum Morgen: *Ars.*

Atmen, beim: Kali-c.

äußerlich: Agar., ambr., ars., bar-c., *bell.*, bov., dig., *euph.*, kali-n., *mez.*, *mur-ac.*, nat-m., ph-ac., *plat.*, *seneg.*, stront., sul-ac., *sulph.*, zinc.

Auswurf amel.: Kali-n.

Bewegung agg.: Crot-h.

amel.: Euph.

Einatmen, beim: *Laur.*, sep.

fixen Punkt, an einem: *Led.*

Gehen, beim: Mag-s.

Freien, nach Gehen im: Sulph.

Hinlegen, beim: Puls.

Husten, während: Agar., ail., am-c., ambr., *ant-c.*, ars., arum-t., bry., *bufo*, cann-s., carb-v., *caust.*, cina, dig., ferr., gels., hep., **Iod.**, kali-c., *lach.*, led., lyc., *mag-m.*, *mag-s.*, ph-ac., phos., phyt., pyrog., rumx., *seneg.*, sep., **Spong.**, sulph., syph., zinc., zing.

nach: *Carb-v.*, mag-s., *seneg.*

trockenem Husten, bei: Bry., *caust.*, **Iod.**, *kali-c.*, *mag-m.*, **Spong.**

SCHMERZ - brennend ...

Menses, vor den: *Zinc.*

Mittagessen, nach dem: Agar.

Schlaf, nach: Nux-m.

Sitzen agg.: Phos.

Stellen, an kleinen: *Am-m.*, *led.*, mang., seneg., zinc.

erstreckt sich nach oben: Lob., **Sulph.**

Gesicht, zum: **Sulph.**

Hals, zum innern: *Ant-t.*, calc-p., kali-n., *merc.*, sabad.

Mund beim Schnupfen: Ph-ac.

Achselhöhle: Am-c., berb., calc-p., *carb-v.*, caust., coloc., jug-r., kali-c., nat-m., sep., spig., thuj., zinc.

rechts: Ruta

Brustbein: Bov., canth., cham., chel., clem., hura, ind., *kali-bi.*, laur., mag-s., *merc.*, mez., mur-ac., sang., sep., sulph., ter., zinc.

Bier, durch Trinken von: Sep.

Husten, nach: *Ferr.*

unter dem Brustbein: *Acon.*, *ars.*, *asaf.*, *carb-v.*, *cham.*, clem., coc-c., echi., *lach.*, mag-s., mang., *phos.*, *sang.*, seneg.

Bewegung, bei: Seneg.

unter dem unteren Teil: Gels.

erstreckt sich in die Schulter beim Husten: *Kali-bi.*

Herz: Arn., aur-m., carb-v., hydr., kali-c., kali-i., lyss., med., *op.*, *puls.*, rumx., tarent., ust.

mittags, at: Agar.

Herzgegend: Acon., aesc., *agar.*, arg-m., *ars.*, bell., *carb-v.*, *carl.*, *caust.*, *cic.*, *kali-c.*, plat., *puls.*, verat., *verat-v.*

Husten agg.: Agar.

Niesen agg.: Agar.

Schluckauf agg.: Agar.

erstreckt sich zum linken Schulterblatt: Agar.

Mammae: Aesc., ambr., anan., *apis*, *ars.*, bell., bry., *bufo*, calc., *calc-p.*, carb-an., chin-a., *cimic.*, com., con., indg., iod., lach., laur., led., *lyc.*, *mez.*, ol-an., *phos.*, *phyt.*, sang., sel., tarent-c.

SCHMERZ - brennend - *Mammae* ...

links: Chin-a.

Menses, während: Indg.

Schwangerschaft, in der: *Calc-p.*

Brustwarzen: *Agar.*, benz-ac., cic., con., *graph.*, *lyc.*, phos., psor., sang., sep., *sil.*, **Sulph.**

Stillen, nach dem: Sang., sulph.

unter der rechten: Aeth., phos.

linken: Laur., rumx.

Sitzen, im: Mag-c.

Mitte der Brust: Agar., *ars.*, carb-s., cast-eq., *dros.*, graph., iod., kali-n., laur., mag-s., mez., ol-an., ph-ac., sul-ac., verat.

nachmittags: Mag-s.

Ärger, Verdruss; nach: Ph-ac.

Einatmen, beim: Graph.

Frühstück, nach dem: Verat.

erstreckt sich bis zum inneren Hals: Mez.

Rippen, zwischen den: Coc-c., plat.

Rippenknorpel beim Ausatmen: Bell.

Schlüsselbein: Aur-m., berb., grat., sulph.

unter dem: Sang.

Seiten: *Agar.*, ail., all-c., kali-bi., prun-s., rumx., sabin., seneg.

links: All-c., *ars.*, bar-c., *carb-s.*, *carb-v.*, cycl., *euph.*, grat., ind., laur., myrt., nat-c., ol-j., **Phos.**, **Ran-b.**, **Rumx.**, sabad., *seneg.*, stront., sul-ac., zinc.

Liegen auf der linken Seite, beim: Seneg.

erstreckt sich zur Leiste hinab: Fl-ac.

rechts: Abrot., alum., ars., asar., *bell.*, **Bry.**, carb-an., coloc., nat-p., raph., rumx., *sang.*, sulph., zinc.

morgens: Nat-c.

nachmittags: Bar-c., seneg.

abends: *Seneg.*

Bett, im: Nat-p., *rumx.*

Aufstehen im Bett, beim: Nicc.

SCHMERZ - brennend - *Seiten* ...

äußerlich: Nat-c., sul-ac., thuj.

Stellen, an kleinen: Am-m.

Bewegen des Armes agg.: *Bry.*

Bewegung amel.: *Euph.*, *seneg.*

Einatmen, beim: Lyss., *rumx.*

Liegen, beim: *Rumx.*

linken Seite agg., auf der: *Phos.*, seneg.

amel.: *Rumx.*

rechten Seite agg., auf der: *Rumx.*, seneg.

Rücken, auf dem: *Rumx.*

Mittagessen, nach dem: Agar.

Sitzen, im: *Seneg.*

kurze Rippen: Sulph., thuj.

erstreckt sich nach oben: Stront.

Rücken, zum: Zinc.

unterer Teil: Chel., phos.

vorderer Teil: **Apis**, kali-n., sulph.

Kratzen agg.: Cinnb.

drückend: Agar., *ail.*, *alum.*, am-c., *ambr.*, *anac.*, anag., apis, arg-m., arn., ars., ars-i., *asaf.*, asar., *aur.*, bar-c., *bell.*, berb., bism-o., *bor.*, *bov.*, brom., *bry.*, cahin., *calc.*, calc-p., caps., carb-ac., carb-an., *carb-s.*, *carb-v.*, *caust.*, *chel.*, *chin.*, chlor., cic., *cimx.*, *cist.*, coc-c., cocc., colch., *coloc.*, con., cor-r., corn., crot-t., cupr., *cur.*, cycl., *dig.*, *dulc.*, fl-ac., graph., grat., gymn., *hell.*, *hydr-ac.*, hyos., hyper., ign., *iod.*, kali-bi., **Kali-c.**, *kali-n.*, *lac-d.*, *lach.*, *lact.*, laur., lith-c., lyc., lyss., *mag-m.*, *mag-s.*, *merc.*, merc-sul., merl., *mez.*, *mill.*, *mur-ac.*, nat-ar., *nat-c.*, *nat-m.*, *nat-p.*, *nat-s.*, *nicc.*, *nux-m.*, *nux-v.*, olnd., op., petr., *ph-ac.*, *phos.*, *plat.*, plb., psor., puls., *ran-b.*, ran-s., *rhod.*, *ruta*, sabad., sabin., sang., *sars.*, **Seneg.**, *sep.*, *sil.*, spig., spong., **Stann.**, staph., stram., *stront.*, *sul-ac.*, **Sulph.**, tab., tarax., *thuj.*, **Valer.**, verat., verb., viol-o., *zinc.*

morgens: *Ran-b.*, sulph.

Bett, im: Mag-s., phel., rhus-t., seneg., sulph.

abends: *Ran-b.*

Bett, im: Sep.

nachts: **Alum.**, chel., mag-s., seneg.

Einschlafen, beim: *Nux-m.*

SCHMERZ - drückend ...

Liegen auf dem Rücken, beim: Alum.

anhaltend: *Lyc.*

außen drückender Schmerz, nach: Bell., dulc., seneg., **Valer.**, zinc.

Auswurf amel.: Mag-s.

Beugen des Kopfes nach vorne agg.: Alum.

Bewegung amel.: *Seneg.*

Bücken, beim: *Ran-b.*, sep.

Drehen, beim: Caps.

Einatmen, beim: Asaf., aur-m., *bor.*, *calc.*, ran-b.

tief Einatmen agg.: Arg-m., **Kali-c.**, ran-s., *spong.*

amel.: *Ign.*

Essen, nach dem: Con.

Froststadium im Fieber, nach: *Iod.*

Gehen, beim: Caust.

amel.: *Chin.*, mez., *seneg.*

Husten, während: Alum., am-c., *anac.*, ars-i., bism-o., bor., **Bry.**, *calc.*, canth., chin., *con.*, cupr., iod., *kali-n.*, mag-m., nicc., ph-ac., squil., stront., *sulph.*

Hustenreiz, bei: Sil.

Liegen amel.: Alum.

Seite amel., auf der: Alum.

Menses, während: Cocc.

Schreiben, beim: Mag-s., ran-b.

Sitzen, im: Cact., *chin.*, mez., *seneg.*

amel.: Alum.

gebücktem, bei: *Dig.*

Stehen: Aur-m., *ran-b.*, spig.

amel.: *Chin.*

Stein, wie ein: Cor-r.

Wetter agg., nasses: *Cupr.*, *kali-c.*, *nat-s.*, *sil.*

Achselhöhle, in der: *Agn.*, astac., carb-v., led., lyc.

links: Led.

rechts: *Agn.*

Brustbein: Agar., agn., alum., anac., *ant-t.*, arg-m., **Ars.**, asaf., astac., **Aur.**, **Aur-m.**, bov., brom., *bry.*, calc., *calc-p.*,

SCHMERZ - drückend - *Brustbein* ...

canth., chel., cocc., con., cop., crot-t., *cycl.*, *euphr.*, eupi., *ferr.*, gamb., gymn., *kali-ma.*, *kreos.*, lact., laur., led., lyss., nat-m., petr., **Phos.**, poth., ran-b., rhus-t., *ruta*, sars., *seneg.*, sulph., tab., thuj., verat., zinc.

nachmittags: Fl-ac., kali-i.

Bewegung agg.: Arg-m., led.

Bücken agg.: Arg-m., *kalm.*

Essen, nach dem: Chin., verat., zinc.

Gehen, beim: Coc-c.

Heben des Armes, beim: Chin.

Schreiben, beim: Asaf.

Sitzen, im: Seneg.

hinter dem Brustbein: Acon., **Aur.**, **Aur-m.**, *chel.*, *euphr.*, *phos.*, rumx., *syph.*, ter.

Bewegung, bei: Bry.

Husten, nach: *Euphr.*, hep.

Sitzen, im: Con.

aufrechtes Sitzen amel.: *Kalm.*

Steigen, beim: **Aur.**, **Aur-m.**

Herz: Acon., agar., ambr., ant-t., *arg-n.*, *arn.*, **Ars.**, *asaf.*, **Aur.**, **Aur-m.**, bell., bov., *bry.*, **Cact.**, *calc.*, cann-i., carb-an., card-m., *cench.*, cham., chin-s., coc-c., colch., coll., con., cycl., *eup-per.*, *glon.*, *graph.*, grat., *hydr-ac.*, hyos., hyper., iod., kali-bi., kali-c., *kalm.*, *lac-d.*, **Lach.**, *lil-t.*, lith-c., lyc., *lycps.*, lyss., manc., nat-c., *nat-m.*, nat-s., *nux-v.*, ol-an., olnd., pall., petr., *phos.*, plb., *puls.*, *rhus-t.*, *sang.*, sec., *seneg.*, sep., sil., *spig.*, *spong.*, stram., stront., *tarent.*, thuj., verat., vip., zinc., zing.

morgens: *Lith-c.*

vormittags: Thuj.

abends: **Puls.**, sulph., thuj.

Bett, im: *Nat-m.*

nachts: *Arg-n.*, cann-i., coc-c.

Druck mit der Hand amel.: *Nat-m.*

Essen, nach dem: *Kali-bi.*, *lil-t.*, lyc.

SCHMERZ - drückend - *Herz* ...

Gehen, beim: Arg-n., seneg.

amel.: Colch., puls.

Liegen, beim: Kali-bi.

Menses, während: *Arg-n.*

anstatt: Cham.

Stehen, beim: Aur-m-n.

Treppensteigen, beim: **Aur.**, **Aur-m.**

Urinieren, während: Lith-c.

nach dem Urinieren amel.: *Nat-m.*

Mammae, in den: Ambr., *bell.*, carb-s., carb-v., euph., ph-ac., sulph., zinc.

links: Ph-ac.

rechts: Zinc.

Brustwarze:

Menses, nach: Berb.

hinter der linken: Berb.

Gegend der Mammae: Chel., nat-s.

unter den Mammae: Lach., zinc.

Mitte der Brust: Agar., *alum.*, camph., crot-t., *gamb.*, gymn., hyper., *kali-c.*, lact., laur., lith-c., *phos.*, puls., ran-b., raph., sabad., sep., *spig.*, tell., thuj.

nachmittags: *Am-m.*

abends: Ran-b.

Gehen im Freien, beim: Lyc.

Sitzen, im: Seneg.

Last, wie durch eine: Asaf., samb.

Schlüsselbein: Led., puls., zinc.

unter dem Schlüsselbein: *Spig.*

Seiten: Alum., *ambr.*, ang., arn., aur., benz-ac., calc-p., *caust.*, chin., *cor-r.*, hyos., iod., *kali-c.*, lact., *lyc.*, *meny.*, mez., nat-m., par., phos., sep., sul-ac.

links: Acon., aur., calad., carb-s., carb-v., chel., crot-t., dig., dulc., ferr., hep., ign., mag-m., merc., *nat-s.*, nux-v., pall., ran-b., sil., spong., staph., sul-ac., sulph., tarent.

rechts: *Anac.*, *asaf.*, *bell.*, cact., *carb-v.*, caust., com., squil., tarent., teucr., thuj., viol-t.

Pflock, wie durch einen: *Anac.*

SCHMERZ - drückend - *Seiten* ...

morgens: Thuj.

Aufstehen, nach dem: Ran-b.

Bett, im: Phel., sil.

vormittags: Ran-b.

abends: Dig., euph., ran-b., zinc.

20 Uhr: Kali-n.

Sitzen, im: Seneg.

Atmen, beim tiefen: **Kali-c.**, ph-ac., thuj.

Aufstoßen amel.: Nux-v., sep.

Ausatmen, beim: Ambr.

außen drückender Schmerz, nach: *Asaf.*, *valer.*

Auswurf, beim: *Ang.*

Bewegung, nach: Calc., viol-t.

Einatmen, beim: Arn., con., grat.

Gehen, beim: Cact.

amel.: Nat-m.

Liegen im Bett, beim: Calad., calc., con.

Nachtluft, beim Gehen in die frische: Am-m.

Pflock, wie durch einen: *Anac.*

Sitzen, im: Chin., paeon.

amel.: Calad.

Stehen, im: Calc., *valer.*

Stuhlgang amel., nach: Thuj.

unterer Teil: *Agar.*, arn., bism-o., chin., lact., *seneg.*, teucr., valer., zinc.

Zwerchfell: **Ip.**

durchbohrend stechend (s. stechend)

Eiterung tief in der Brust; wie von: *Phos.*

gequetscht, wie: Brom., cina, dros., graph., lact., merc., *ph-ac.*, *plat.*, seneg., teucr., thuj., verat.

geschwürig, wie: Bry., carb-an., kreos., *lach.*, mag-m., merc., psor., *puls.*, *ran-b.*, spig., staph., sulph.

Husten, beim: Mag-m., psor.

Mammae: **Calc.**

grabend: Acon., cann-s., carb-s., cina, **Dulc.**, lach., meny., olnd., petr., seneg., stann., stram., tarax.

Bewegung amel.: *Seneg.*

SCHMERZ - grabend ...

Brustbein: Led.

Schlüsselbein: Mang.

kalter Schmerz in der Brust, beim Husten: *Med.*

kneifend: Aesc., *cact.*, cast., *caul.*, cocc., *dig.*, *graph.*, *nit-ac.*, pall., plat., spig., sulph., zinc.

links: Cina, graph., upa.

rechts: Acon., bov., mur-ac., sulph., verat.

nachmittags: Sulph.

Gehen, beim: Sulph.

Einatmen agg.: Cina, mur-ac.

Husten, beim: *Sulph.*

Liegen amel.: Graph.

Menses, während: *Cocc.*

Sitzen, im: Graph.

Stehen amel.: Graph.

warme Speisen amel.: Sulph.

Brustbein, hinter dem: *Cact.*, led.

Herz, im: Cact.

krallend: **Seneg.**

krampfartig: Aesc., *cact.*, *cocc.*, lact., petr., *puls.*, *sang.*, *spong.*

morgens, 5 Uhr, mit Husten: Kali-c.

vormittags, 10-11 Uhr: Aesc.

Gehen amel.: Mez.

Husten, mit: Bell., kali-c., laur.

Menses, während: *Cocc.*

Schnäuzen der Nase, beim: Sumb.

Sitzen, im: Mez.

Brustbein, Aufstoßen amel.: Phos.

Herz, im: Ars., *bry.*, **Lach.**, laur., ptel.

Anstrengung, bei: Bry.

Heben des Armes, beim: Bry.

Mammae: *Lil-t.*

lanzinierend (s. schneidend)

nagend: Calc., calc-p., *colch.*, mang., mosch., ran-s., ruta

Brustbein: Par.

Rippenknorpel der kurzen Rippen: Bell.

Schlüsselbein: Acon., mang.

SCHMERZ - nagend ...

Seiten, in den: Lil-t., olnd.

links: Calc., stann.

rechts: Ruta

raspelnd: Carb-v.

reißend: Aesc., aloe, anac., ant-t., aur-m., bar-c., bell., berb., bry., canth., carb-h., *carb-s.*, *carb-v.*, caust., *clem.*, **Colch.**, con., cub., cycl., *dulc.*, elaps, graph., hura, hyos., kali-bi., *kali-c.*, kali-i., kali-p., merc., nat-m., **Nux-v.**, petr., *phos.*, psor., *puls.*, *ran-b.*, rumx., sang., sil., *spig.*, thuj., valer., *zinc.*

nachmittags, beim tiefen Einatmen: Sang.

Gähnen, beim: Sang.

abends: Ambr.

nachts: Nit-ac., sil.

Armes, beim Bewegen des: Carb-an.

Heben des Armes zum Kopf, beim: Spig.

Strecken des Armes, beim: Berb.

äußerlich: Bar-c.

Bewegung, bei: Aur-m., bry.

Einatmen, beim: Aur-m., *psor.*

Freien, im: Caust.

Heben, beim: *Psor.*

Husten, beim: Aeth., *ambr.*, bufo, *calc.*, elaps, eupi., kali-c., *nat-m.*, nit-ac., nux-v., psor., *rhus-t.*

Liegen auf der Seite, beim: Con.

Trinken, nach: Nit-ac.

Achselhöhle: Alum., arg-n., **Ars.**, aur., bell., calc., canth., kali-bi., kali-c., nat-m., psor., sabin., thuj., zinc.

Heben der Arme, beim: Kali-c.

Brustbein: Aesc., aur., *calc-p.*, *dig.*, *lyc.*, osm., phos., psor.

Mitternacht, nach: Merc-c.

Husten, mit: Chin., *kali-i.*, osm., ox-ac., *phos.*, psor.

Herzgegend: Am-m., clem., crot-t., elaps, hyos., **Lat-m.**, *lyc.*, mag-c., *ther.*, thuj.

Husten, beim: Elaps

erstreckt sich zum linken Arm: Am-m., *lat-m.*, rhus-t., *ther.*

SCHMERZ - **reißend** - *Herzgegend - erstreckt sich* ...

Schulterblatt, links: Thuj.

Mammae: *Am-c.*, am-m., bar-c., *bry.*, bufo, carb-v., chin-a., crot-t., kali-c.

links: Chin-a., *phel.*, stry.

rechts: Colch.

Menses, während: Calc.

Milchbrüsten, in: Kali-c.

erstreckt sich zum Rücken: Colch.

Rippenknorpel der kurzen Rippen: Grat., merc-c.

Schlüsselbeingegend: Am-m., brom., caps., cham., *lyc.*, stann.

feiner Schmerz: Agar.

lähmungsartiger Schmerz: Ferr-m.

Seiten: *Acon.*, aur-m., berb., bry., cann-s., *carb-v.*, caust., chel., *cocc.*, euph., graph., grat., hydr-ac., kali-bi., lact., laur., *lyc.*, plb., puls., *sel.*, sep., sil., sumb., zinc.

links: Am-c., *ambr.*, anac., berb., cann-s., *carb-v.*, *dig.*, ferr-ma., graph., grat., sil., zinc.

rechts: Aur-m., *bry.*, caust., *cocc.*, elaps, lyc., plb., sang., sep., zinc.

dann links: Aur-m.

Lungenspitze: Elaps

morgens: Sumb.

Einatmen agg.: Sumb.

nachmittags: Nicc.

Atmen agg.: Bry., puls.

Aufrichten, beim: Dig.

Bewegung, bei: *Bry.*

Einatmen, beim: Ferr-ma., lyc., sang.

Schnäuzen der Nase, beim: Sumb.

Sitzen, bei gebeugtem: Anac.

Treppensteigen agg.: Kali-bi.

untere Rippen: Plb., sep.

vorderer Teil: Clem., kali-bi., mez.

Brustmuskeln: Berb.

Zwischenrippenräume: *Sul-ac.*

Rohheit (einschließlich Trachea und Bronchien): Acon., *aesc.*, *agar.*, alum., alumn., am-c., am-m., *ambr.*, *anac.*, anan., ant-t., apis, **Arg-m.**, *arn.*, *ars.*, arum-t.,

SCHMERZ - Rohheit ...

berb., *calc.*, calc-s., cann-s., carb-s., *carb-v.*, **Caust.**, cham., chin., *chin-a.*, *cist.*, clem., *coc-c.*, *cop.*, dig., gamb., *gels.*, *graph.*, *hydr.*, iod., *ip.*, kali-i., kali-n., led., **Lyc.**, meph., merc., *mez.*, naja, nat-ar., nat-c., *nat-m.*, nat-p., nit-ac., **Nux-v.**, *petr.*, **Phos.**, *phyt.*, psor., *puls.*, *rumx.*, sep., sil., *spong.*, **Stann.**, *staph.*, *sulph.*, thuj., zinc.

morgens: Bor., caust., nat-c.

Erwachen, beim: Sulph.

nachmittags, nach Sprechen: Lyc.

abends: *Ars.*, calc., murx.

20 Uhr: Am-m.

nachts: Zinc.

Husten, beim: Alum., *calc.*, carb-v., nit-ac., nux-v.

Einatmen, beim: *Acon.*, *calc.*

Gehen, nach: Calc.

Husten, beim: Alum., ambr., anac., ant-c., *arg-m.*, arn., *ars.*, *calc.*, *carb-v.*, *caust.*, chin-s., *coc-c.*, *graph.*, grat., ip., kali-c., kreos., lach., laur., mag-c., mag-m., mag-s., meph., merc., mez., nat-c., *nat-m.*, nat-p., nat-s., nit-ac., nux-m., nux-v., petr., *phos.*, *rumx.*, ruta, sanic., *sep.*, sil., spig., *spong.*, *stann.*, *staph.*, sulph., thuj., zinc.

nach: *Arn.*, *carb-v.*, lach., lyc., *nat-m.*, *phos.*, sep., spong., *stann.*, staph., zinc.

kalter Luft, in: Apis, **Phos.**

Liegen, beim: Coc-c.

amel.: Nat-c.

Mittagessen, nach dem: Nit-ac.

Räuspern, beim: Rumx.

Schnupfen, bei: Kreos., meph., sep., sulph.

Singen, beim: *Arg-m.*

Sprechen, nach: *Arg-m.*, *calc.*

Temperaturwechsel, nach: *Acon.*

Bifurkation der Trachea beim Sprechen und Singen: *Arg-m.*

ruckend: Calc-p., con., lac-c.

Herz, im: Calc-ar., carb-v., con., fl-ac.

scharf (s. schneidend)

schießend (s. stechend)

SCHMERZ ...

schneidend (= plötzlicher, scharfer Schmerz): *Acon.*, aloe, ang., *ant-t.*, *apis*, arg-m., *ars.*, ars-i., *asc-t.*, *aur.*, *bad.*, bapt., *bell.*, benz-ac., bov., *bry.*, *cact.*, cahin., *calc.*, *calc-p.*, calc-s., cann-s., carb-s., carb-v., cedr., chel., chin-s., cimic., *colch.*, con., crot-c., dig., *dios.*, dulc., glon., hell., hyos., *iod.*, kali-ar., **Kali-c.**, *kali-i.*, *kali-n.*, kali-s., lac-ac., laur., led., lyc., *mag-c.*, manc., *merc.*, merc-i-r., *mur-ac.*, nat-ar., nat-c., **Nat-m.**, nat-p., ol-an., petr., phos., plb., *psor.*, *puls.*, *ran-b.*, rat., rhus-v., *rumx.*, ruta, sabin., seneg., sep., spig., spong., *stann.*, *stry.*, *sulph.*, sumb., tab., tarax., thuj., verat., xan., zinc.

morgens: Caust., **Kali-c.**

Bewegung, bei: Kali-c.

nachmittags: Bad.

abends: Bad., cahin., **Kali-c.**, kali-i., *mag-c.*, nicc., ol-an.

Hinlegen, nach dem: **Kali-c.**

nachts: *Syph.*

Beugen nach rechts, beim: Rhod.

Atmen, beim: Arg-m., bapt., *colch.*, raph.

Aufrichten vom Bücken, beim: Aloe

Beugen nach vorne agg.: Arg-m.

amel.: Chin-s.

Bewegung agg.: Bad., **Bry.**, chin-s., lac-ac., ox-ac.

amel.: Phos.

Arme agg., der: *Asc-t.*, sumb.

Bücken, beim: *Asc-t.*

Einatmen, beim: *Asc-t.*, aur., **Bry.**, *calc.*, con., *guare.*, hell., naja, phos., stann.

tiefen, beim: Bapt., com., naja, spong.

Essen, nach dem: *Nux-v.*, sumb.

Froststadium im Fieber, vor: Ars.

nach: **Acon.**

Gehen, bei schnellem: Alum.

Gehen im Freien, nach: Sulph.

Husten, beim: *Bry.*, calc., colch., kali-n., lachn., mag-c., mag-s., mang., *nat-m.*, nat-n., ox-ac., raph., *sulph.*

Liegen auf der rechten Seite agg.: *Kali-c.*

SCHMERZ - schneidend ...

linken Seite agg., auf der: *Phos.*

Armen dicht an der Seite amel., mit den: Lac-ac.

Rauchen, beim: Merc.

Sitzen amel.: Alum.

gebeugt Sitzen agg.: Chin.

erstreckt sich zum Abdomen: Berb.

Halsgrube: Thuj.

Schulterblatt: **Nat-m.**

Schultern: Ox-ac., *verat.*

Achselhöhle: Dios., kali-c., sul-ac., thuj.

rechts: *Crot-c.*

Narbe eines alten Abszesses, in der: Thuj.

quer von rechts nach links: *Elaps*

Brustbein: *Calc-p.*, manc., petr., phos., rhus-v., stram., verb.

nachts, beim Hinlegen: Stram.

Flatus amel., Abgang von: Stram.

erstreckt sich zum rechten Schulterblatt: Phos.

Wirbelsäule: Dulc.

hinter dem Brustbein, beim Husten: Kali-n.

Schlucken, beim: Cann-i.

Brustdrüse, männliche:

erstreckt sich von den Brustwarzen bis zum Schulterblatt: Tell.

Herz: Abrot., acon., *aesc.*, apis, apoc., *arg-n.*, **Ars.**, *ars-i.*, ars-m., aur., aur-m., *bry.*, *cact.*, chel., *colch.*, *con.*, *croc.*, *glon.*, *iod.*, jac-c., kali-i., kali-n., *lac-d.*, lac-ac., med., *naja*, sabin., sep., **Sulph.**, syph., tarent., ther.

morgens: Cund.

nachmittags, 4 Uhr: Ars-m.

abends: Cinnb.

Bewegung, bei: *Cact.*

Menses, während: *Con.*

Herzgegend: Anac., aur-m., *brom.*, *calc-p.*, cinnb., *dios.*, myric., *phos.*, spig., verat.

Atem, versetzt den: *Calc.*, *calc-p.*, *dios.*

kurze Rippen: Sulph.

SCHMERZ - schneidend ...

Mammae: Am-c., aster., bell., bufo, calc., calc-p., cham., chin-s., *colch.*, hura, *iod.*, lach., lil-t., olnd., phyt., sabin.

links: Com., *lach.*, *lil-t.*

erstreckt sich zum Schulterblatt: Lil-t.

Liegen auf der linken Seite, beim: Lil-t.

Menses, nach den: Thuj.

Stillen, beim: **Sil.**

unter den Mammae: Rob.

links: Bry.

rechts: *Chel.*, kali-p.

erstreckt sich zum Rücken: Colch.

Mitte der Brust amel. nachmittags: Mag-c.

erstreckt sich zum Abdomen: Berb., sulph.

oberer Teil der Brust, durch den Apex beider Lungen: Elaps, ind.

Gehen amel.: Elaps

Rippenknorpel der kurzen Rippen: Arg-m.

Einatmen, beim: Cimic.

Schlüsselbein: Calc-p., ruta

über dem: Bad.

unter dem: Dulc.

Druck amel.: Dulc.

Seiten: All-s., ang., arg-m., cedr., *con.*, dulc., hura, kali-c., kali-n., laur., nat-ar., plb., sumb.

links: *Agar.*, arg-m., ars-h., *asc-t.*, *brom.*, *calc.*, colch., dulc., lac-c., *lil-t.*, lyc., manc., **Nat-m.**, *ox-ac.*, polyg-h., rhod., rumx., spong., sumb., tarent., verat.

Husten, beim: Ox-ac.

erstreckt sich zum Schulterblatt: **Nat-m.**

rechts: Agar., bell., cahin., chin-s., colch., con., guare., iod., sang., sep., stann., trom.

Husten, beim: Colch., lachn.

mittags: Rumx.

Beugen nach hinten, beim: Rhod.

SCHMERZ - schneidend - *Seiten* ...

Einatmen, beim: *Asc-t.*, con.

tiefen, beim: Arg-m., spong., sumb., tab.

Gehen, beim: Stann.

Seite zur andern, von einer: *Cimic.*

Sitzen, im: Ph-ac.

Stehen, beim: Stann.

unterer Teil: *Kali-c.*, *ox-ac.*, stry.

abwärts zerrendes Gefühl: Phos.

erstreckt sich zum Abdomen: Kali-c.

vorderer Teil: Colch., coloc., dulc.

Zwischenrippenmuskulatur: Bor., kreos., *mez.*

Splitter in den rechten unteren Rippen, wie ein: *Agar.*

stechend: **Acon.**, aesc., aeth., *agar.*, *ail.*, all-s., aloe, *alum.*, alumn., *am-c.*, am-m., *anac.*, anan., *ant-c.*, *ant-t.*, *apis*, *arg-n.*, *arn.*, *ars.*, *asaf.*, asar., aspar., aster., *aur.*, *aur-m.*, bad., bar-c., *bell.*, berb., **Bor.**, bov., brom., **Bry.**, bufo, *cact.*, cahin., calad., **Calc.**, *calc-p.*, calc-s., camph., cann-i., **Canth.**, *caps.*, *carb-an.*, carb-s., *carb-v.*, *card-m.*, *caust.*, **Cham.**, *chel.*, chin-a., chin-s., cina, cinnb., *clem.*, coc-c., cocc., **Colch.**, *coloc.*, *con.*, corn., croc., crot-h., crot-t., cycl., dig., *dros.*, *dulc.*, elaps, euon., eupi., *ferr.*, ferr-ar., ferr-i., ferr-p., gels., gnaph., *gran.*, *graph.*, grat., *guaj.*, ham., hep., hydr-ac., *hyos.*, *ign.*, *iod.*, *ip.*, jab., jug-r., kali-ar., *kali-bi.*, **Kali-c.**, *kali-i.*, kali-n., **Kali-p.**, *kali-s.*, kalm., *kreos.*, *lach.*, *lact.*, laur., led., *lyc.*, *mag-c.*, mag-s., manc., mang., med., meny., *merc.*, **Merc-c.**, merc-i-f., *mez.*, mill., mosch., *mur-ac.*, *nat-ar.*, *nat-c.*, **Nat-m.**, *nat-n.*, nat-p., nat-s., *nicc.*, *nit-ac.*, **Nux-m.**, nux-v., ol-an., olnd., ox-ac., *paeon.*, par., *petr.*, *ph-ac.*, **Phos.**, phyt., plan., *plat.*, plb., polyg-h., psor., *puls.*, **Ran-b.**, *ran-s.*, raph., rat., rheum, *rhus-t.*, *rhus-v.*, **Rumx.**, ruta, sabad., samb., *sang.*, *sars.*, **Seneg.**, *sep.*, *sil.*, sin-n., **Spig.**, spong., **Squil.**, *stann.*, *staph.*, still., *stront.*, stry., *sul-ac.*, **Sulph.**, sumb., *tab.*, tarax., ther., *thuj.*, *valer.*, verat., *verb.*, vinc., viol-t., *zinc.*, zing.

morgens: Chin., hep., *kali-bi.*, mang., merc., rhus-t., *squil.*

Aufstehen, beim: Ran-b.

vormittags: Caust.

SCHMERZ - stechend ...

mittags: Agar.

nachmittags: Coloc., iod., sulph.

14 Uhr: Chel.

abends: Calad., kali-bi., *kali-i.*, kali-n., *mag-c.*, ran-s., rumx., verb.

18 Uhr: Bry.

20 Uhr: Canth.

Bett, im: Benz-ac., nat-c.

nachts: Alum., am-c., *apis*, *ip.*, *lyc.*, merc-c., nit-ac., phos., ran-s., *rhus-t.*, sabad., seneg.

Bett, im: Phos.

Anstrengung, bei: Alum., bor., caust., ferr., led.

geistiger, bei: Sep.

Atmen, beim: Acon., aloe, am-c., *anac.*, *ant-c.*, arg-m., arn., *aur.*, **Bor.**, bov., **Bry.**, *calc.*, cann-s., caps., card-m., cham., *chel.*, chin., colch., *coloc.*, *dros.*, elaps, euph., *hep.*, **Kali-c.**, *kali-n.*, kali-p., *kreos.*, *lyc.*, mag-c., meny., mez., mur-ac., nat-s., nicc., *nux-m.*, ox-ac., ph-ac., *psor.*, sabad., seneg., *sep.*, *spig.*, *spong.*, *squil.*, *stann.*, tab., verat., verb.

tiefen, beim: *Acon.*, aesc., aeth., *all-c.*, arg-m., arn., aur., bapt., benz-ac., *berb.*, **Bor.**, bov., brom., **Bry.**, *calc.*, *calc-p.*, carb-s., card-m., *caust.*, *cham.*, chel., *cupr.*, ferr-p., *guaj.*, hell., **Kali-c.**, *kali-n.*, merc-c., mez., *mur-ac.*, **Nat-m.**, nit-ac., nux-v., olnd., pall., *phos.*, *puls.*, *ran-b.*, raph., *rhus-t.*, *rumx.*, sep., *spong.*, *sulph.*, valer., zinc.

Aufrichten agg.: Nicc.

Ausatmen, beim: *Ant-c.*, *colch.*, crot-t., spong.

nach: *Asaf.*, bov., nat-c., sulph.

Berührung, bei: Phos., **Ran-b.**

Beugen, zwingt zum: Sars.

hinten oder vorne beugen agg., nach: Agar.

seitwärts beugen agg.: Acon.

vorwärts beugen amel.: *Chel.*, chin.

Bewegung, bei: Alum., aur-m., bad. **Bry.**, *calc.*, *chel.*, chin., hyos., meny. merc., nit-ac., ox-ac., phos., *ran-b.* **Spig.**, *sulph.*

SCHMERZ - stechend - Bewegung, bei ...

amel.: Con., *dros.*, *euph.*, indg., *kali-c.*, phos., **Rhus-t.**, *seneg.*

Arme agg., der: *Camph.*, *sulph.*, sumb.

brennend: *All-c.*, *ars.*, bar-c., *carb-an.*, *carb-s.*, *cina*, *crot-t.*, mur-ac.

Bücken, beim: Alum., am-c., ars., card-m., mang., merc., merl., *ran-b.*, zinc.

Drehen, beim: Caust., phos., **Ran-b.**, staph.

Druck, durch: Ran-b.

amel.: Asaf., *bor.*, **Bry.**, **Dros.**

Einatmen, beim: **Acon.**, alum., am-m., *arg-m.*, *ars.*, asaf., *asar.*, *aur.*, aur-m., bar-c., **Bor.**, **Bry.**, *calc.*, calc-p., canth., carb-an., card-m., *chel.*, clem., cob., coloc., *con.*, *dros.*, grat., guaj., *hyos.*, **Kali-c.**, *kreos.*, *lyc.*, lyss., *mag-c.*, *merc.*, *merc-c.*, mez., **Nat-m.**, nat-s., op., *phos.*, plat., *ran-b.*, seneg., sep., *sil.*, spong., **Squil.**, stront., sulph., tarax., valer.

tiefen, beim (s. Atmen - tiefen)

Einschlafen, beim: Carb-v.

Erwachen, beim: Seneg.

Essen, beim: Bov.

Fieber, im: Acon., **Bry.**, *kali-c.*, nux-v.

Frösteln, beim: Eupi.

Froststadium im Fieber, während: **Bry.**, eup-per., kali-c., lach., phos., *rhus-t.*, *rumx.*, sabad.

Gähnen, beim: Aur., bell., *bor.*, mag-c., nat-s., phel.

Gehen, beim: Am-c., *asaf.*, cinnb., cocc., coloc., *con.*, hep., *kali-i.*, merc-i-r., olnd., rhus-t., spong.

Freien, im: Caust., *merc.*, *ran-b.*, zinc.

amel.: Pall., *seneg.*

schnell: Brom., chin., sulph.

Gesicht zu liegen; zwingt, auf dem: Bry.

Getränke, durch kalte: Staph., thuj.

Heben der Arme, beim: Berb., bor., ol-j., puls., rhus-t., *sulph.*, thuj.

Herbst, im: *Kali-c.*

SCHMERZ - stechend ...

Husten, beim: *Acon.*, am-c., am-m., ant-c., arg-m., *arn.*, *ars.*, *asaf.*, asc-t., aur., **Bell.**, berb., **Bor.**, **Bry.**, cact., calc., *calc-p.*, cann-s., caps., carb-an., carb-v., card-m., caust., *chel.*, *chin.*, chin-a., clem., *coff.*, con., *corn.*, crot-h., cupr., cur., **Dros.**, dulc., *ferr.*, ferr-ar., ferr-i., *ferr-m.*, guaj., **Iod.**, kali-ar., *kali-bi.*, *kali-c.*, kali-n., kali-p., *kreos.*, *lach.*, *lyc.*, **Merc.**, mez., myric., nat-m., nat-s., nit-ac., nux-m., nux-v., petr., *phos.*, *psor.*, *puls.*, ran-b., rhus-t., rumx., ruta, sabad., sel., seneg., *sep.*, sil., **Squil.**, *stann.*, stront., *sulph.*, verat., zinc.

kalter Luft, in: *Kali-c.*

Lachen, beim: Acon., mez., nicc.

Laufen agg.: Bor., lyc.

Lesen, beim: Euph.

Liegen, beim: Asaf., bry., chel., kali-n., psor.

Gesicht amel., auf dem: Bry.

Rücken agg., auf dem: Rumx., sulph.

nur auf dem Rücken liegen, kann: *Acon.*, *bry.*, *phos.*, plat.

Seite, auf der: Acon.

linken Seite, auf der: Am-c., calad., **Phos.**, **Spig.**, *stann.*

rechten Seite, auf der: *Bor.*, rumx., seneg.

nur rechts liegen amel.: **Spig.**

erkrankten Seite, auf der: *Calc.*, *kali-c.*, sabad.

gesunden Seite, auf der: Stann.

schmerzhaften Seite, auf der: Am-c., stann.

amel.: **Bry.**, calad.

Menses, vor: *Kali-c.*

während: Bor., *croc.*, kali-n., *puls.*

Mittagessen, nach dem: Carb-s.

Niesen agg.: Acon., *bor.*, *bry.*, chel., **Dros.**, **Merc.**, rhus-t.

periodisch: Acon., aloe

Räuspern, nach: Asaf.

Reiben amel.: Calc., *phos.*

rhythmisch: *Calc.*, cocc.

SCHMERZ - stechend ...

Schluckauf, bei: Am-m.

Schreiben, beim: Carb-an., rumx., spig.

Singen agg.: Am-c.

Sitzen: Agar., *con.*, indg., phos.

amel.: Asaf., chel.

krumm, gekrümmt Sitzen agg.: Am-m., chel., *rhus-t.*

Sprechen, beim: Bor., cann-s., carb-an., rhus-t.

Treppensteigen, beim: Bor., rat., stram.

Hinabsteigen von Treppen, beim: Alum.

wandernd: Acon., carb-s., *ferr.*, **Puls.**, *sulph.*

Warmwerden im Bett, beim: Rhus-v.

Wetterwechsel, bei: **Ran-b.**

Zorn, nach: Arg-n., caust.

erstreckt sich zum linken Arm: Tarent.

außen, nach: *Asaf.*, bell., spig., thuj.

zwischen den Schulterblättern: Calc.

Hals, zum inneren: Anac., calc., ther.

Halsmuskulatur, links: Zinc.

innen, nach: Berb.

Einatmen, beim: Tarax.

Leber: *Calc-p.*

Magen: Caust., ox-ac.

oben, nach: Gamb., mur-ac., nat-c., stann., stront.

Rücken: Agar., ambr., *anac.*, *apis*, *asaf.*, bov., *bry.*, calc., *canth.*, carb-v., *card-m.*, caust., *chel.*, *chin-a.*, colch., *corn.*, *crot-c.*, crot-t., ferr., gamb., glon., hep., *kali-bi.*, *kali-c.*, kali-n., lact., lyc., *merc.*, mez., nat-m., pall., *phyt.*, rhod., rhus-t., *sep.*, *sil.*, sul-ac., **Sulph.**, tab.

18 Uhr: Laur.

Schulter: Bar-c., *card-m.*, *sang.*, ther.

Schulterblatt: Acon., *bry.*, *ferr.*, *hep.*, ox-ac., seneg., *sulph.*

Seite zur andern, von einer: Gnaph.

SCHMERZ - stechend - *erstreckt sich* ...

unten, nach: Alumn., berb., con.

Unterbauch: *Corn.*

vorne, nach: Agar.

Achselhöhlen: Agar., alum., arg-n., asaf., aur., aur-m-n., berb., brom., bry., calc., canth., *caust.*, con., elaps, graph., kali-bi., kali-c., kalm., lact., laur., *lyc.*, mag-c., mang., mez., nat-s., olnd., phos., sil., staph., *sulph.*, thuj., verat., zinc.

rechts: *Crot-c.*, laur.

mittags: Bry.

abends: Hura, rat., stront., zinc.

Ruhe, in der: Aur-m-n.

Sitzen, im: Aur-m-n., chel., nat-s.

erstreckt sich zur Brust: Canth., cop., laur., mag-s., meny.

Mammae: Caust.

Drüsen, Lymphknoten: Lyc.

Gegend der Achselhöhlen: Bor., brom., dros., gamb., olnd., tab., thuj.

links: Calc., dig., ruta, sang., zinc.

rechts: Bor., brom., carb-v., colch., nat-c.

nachmittags, 3 Uhr: Bell.

Bewegung, bei: Mang.

Druck amel.: Dros.

Einatmen agg.: Ruta

Gehen, beim: Nat-c.

Husten, beim: Dros.

intermittierend: Thuj.

Liegen auf der schmerzhaften Seite, beim: Nat-c.

Sitzen, im: Spong.

Arm, unter dem: Canth., *caust.*, laur.

links: Euon., petr.

rechts: Plb.

abends: Bell.

Stehen, beim: Plb.

Brustbein: Acon., aesc., aeth., agar., alum., am-c., arg-m., *arn.*, **Ars.**, aur., bism-o., bov., *bry.*, cact., *calc.*, *calc-p.*, *canth.*, carb-an., carb-s., **Caust.**, cham., chel., *con.*, *crot-c.*, crot-h., *dulc.*, ferr.,

SCHMERZ - stechend - *Brustbein ...*

gamb., graph., hep., hydr-ac., indg., *kali-bi.*, *kali-i.*, kali-n., lact., laur., *lyc.*, mag-c., mag-m., *manc.*, mang., *nat-m.*, nit-ac., *olnd.*, ph-ac., *phos.*, plb., puls., rheum, *rhus-t.*, sars., *seneg.*, sil., squil., staph., stront., sul-ac., *sulph.*, tab., tarax., *thuj.*, vinc., viol-t., zinc.

tagsüber: *Calc-p.*, nux-v.

morgens: Led., lyc., nat-m., sars., sulph.

nachmittags: Lyc., nux-v., plb.

16 Uhr: Lyc.

abends: Acon., bov., lyc., mag-c.

Bett, im: Sul-ac., thuj.

Einatmen, beim: Kali-c.

Sitzen, im: Mag-c.

nachts im Bett: Ferr.

Anstrengung, bei: *Caust.*

Atemzug, bei jedem: *Manc.*, *nat-m.*

Atmen agg., tiefes: Arn., bapt., *bry.*, caps., carb-v., **Caust.**, chin., cina, hep., lyc., *manc.*, *nat-m.*, psor., rumx., sil.

Bewegung, bei: Carb-an., ruta

amel.: Lyc.

Bücken, beim: Zinc.

Essen, beim: Zinc.

Gehen, beim: Arn., cinnb., hep., mag-c., psor.

Heben, durch: **Caust.**

Husten, beim: Am-c., *ars.*, bell., **Bry.**, con., petr., *psor.*, sil.

Niesen agg.: Bry.

Sitzen, im: *Con.*, *indg.*, kali-i.

gebeugten, beim: *Rhus-t.*

Sprechen, beim: Alum.

Stehen, beim: Plb.

Steigen auf einen Hügel, beim: Ran-b., rat.

erstreckt sich zur Achselhöhle: Kali-n.

Ellbogen: Thuj.

oben, nach: *Ars.*, carb-s.

Rücken: *Con.*, **Kali-bi.**, *kali-i.*, laur.

SCHMERZ - stechend - *Brustbein - erstreckt sich ...*

Schulterblatt, rechtes: Phos.

Schultern: *Kali-i.*

unten, nach: Chel., squil.

Herz: *Abrot.*, *acon.*, aesc., agar., alumn., am-c., *anac.*, anan., **Apis**, *arg-m.*, *arn.*, ars-m., asc-t., aur., aur-m., bell., berb., brach., **Bry.**, bufo, *cact.*, *calc.*, calc-ar., *calc-p.*, camph., cann-i., *canth.*, caps., carb-ac., carb-s., carb-v., card-m., **Caust.**, *cham.*, *chel.*, chin., chin-a., *cimic.*, *clem.*, coc-c., *colch.*, *coloc.*, crot-t., *cupr.*, *cycl.*, daph., dig., dios., euphr., gels., *glon.*, *ham.*, helod., *hep.*, *hydr.*, hyos., iber., ign., iodof., jac-c., kali-bi., *kali-c.*, *kali-i.*, kali-n., kali-p., kali-s., **Kalm.**, *kreos.*, **Lach.**, lachn., *laur.*, lith-c., *lyc.*, lycps., *lyss.*, mag-c., **Mag-m.**, manc., med., meny., merc-i-f., merc-i-r., *mur-ac.*, myric., **Naja**, nat-m., nit-ac., ox-ac., paeon., par., **Petr.**, ph-ac., phos., plat., plb., **Psor.**, *puls.*, *ran-b.*, *ran-s.*, *rhus-t.*, rhus-v., sabin., sang., sep., sin-n., **Spig.**, **Spong.**, **Staph.**, sul-ac., **Sulph.**, tarent., thuj., trom., valer., verb., viol-t., vip., *zinc.*

morgens, nach dem Aufstehen: Nux-v.

Erwachen, nach dem: Mez.

vormittags: Acon.

mittags: Verat-v.

nachmittags: Sep.

abends: Dios., lyss., nat-c., rhus-t., verb.

Einschlafen, beim: Mez.

nachts: Aur-m., *mez.*, nit-ac., *sulph.*

Atmen, beim: Anac., *calc.*, mag-m., *spig.*, *staph.*

Ausatmen, beim: Crot-t., ign.

Beugen nach vorn im Sitzen, beim: Viol-t.

Bewegung agg.: Aur-m., cham., *ran-b.*, **Spig.**, *sulph.*

brennend: Anan., *mur-ac.*

Bücken, beim: Glon.

Druck mit der Hand amel.: Aur-m., *puls.*

SCHMERZ - stechend - *Herz ...*

Einatmen, beim: Aesc., anac., *calc-p.*, *chel.*, crot-t., laur., plb.

tief Einatmen agg.: *Acon.*, aesc., agar., aur-m., *calc.*, mez., *mur-ac.*, *ran-b.*, *sulph.*

amel.: Cann-i.

Erwachen, beim: Fago.

Essen, nach dem: Aspar.

Gefühllosigkeit und Lahmheit des linken Armes, mit: *Rhus-t.*

Gehen, beim: Acon., *kali-i.*, *lyss.*, nat-m.

amel.: Puls., rhus-t.

Freien, im: Nat-m.

Husten, durch: Agar., mez., nat-m.

Läuten einer Kirchenglocke, beim: Lyss.

Lesen, beim lauten: *Calc.*, nat-m.

Liegen, beim: Rumx., verb.

amel.: *Psor.*

linken Seite, auf der: Camph., lyc.

rechten Seite liegen, kann nur auf der: **Spig.**

Kopf, mit hoch gelagertem: **Spig.**

Rücken, auf dem: *Sulph.*

Menses, während: *Con.*

Niesen, beim: Mez.

Ohnmacht, mit: Arn.

periodisch: *Spig.*

Schlaf, im: Aur-m.

Sitzen, im: Rhus-t.

synchron mit dem Herzschlag: Dig., *rhus-t.*, **Spig.**, zinc.

Trinken, nach: Chin.

erstreckt sich zum rechten Unterlappen der Lunge: Alumn.

innen nach außen, von: Clem.

Magen: Lyc.

Rücken: Agar., am-c., *anac.*, *glon.*, *kali-c.*

Schulterblatt, links: Agar., *kali-c.*, *kalm.*, paeon., rumx., **Sulph.**

SCHMERZ - stechend - *Herz - erstreckt sich ...*

hinterer Teil: Arg-m., asaf., bor., bov., bry., canth., cast., chin., fl-ac., kali-n., mang., nicc., rhus-t., sabin., stront., tarax., verat.

Einatmen, beim tiefen: Sabin.

Mammae: Aeth., alum., am-c., ambr., anan., **Apis**, arg-n., bar-c., bell., berb., *bor.*, bov., brom., *bry.*, *calc.*, **Carb-an.**, cimic., **Con.**, cycl., graph., grat., indg., iod., kali-bi., *kali-c.*, kali-i., *kali-p.*, kreos., *lach.*, lap-a., laur., *lyc.*, mez., murx., *nat-m.*, ol-an., olnd., *phel.*, *phos.*, *phyt.*, plat., plb., psor., *puls.*, rheum, sabin., sang., *sec.*, *sep.*, **Sil.**, spong., stry., zinc.

links: Bor., kali-n., *lach.*, lil-t.

gesäugt wird, wenn das Kind an der rechten Mamma: Bor.

rechts: Grat., **Phel.**, sang., stry.

morgens: Plb., sang., zinc.

nachts: *Con.*, graph.

Erwachen, beim: Graph.

außen stechender Schmerz, nach: Ol-an.

Einatmen, beim: Con., pall.

Husten, beim: Bor., con.

Menses, während: Berb., grat.

nach: *Lach.*

Milchfluss, bei: *Kali-c.*

Stillen, beim: *Calc.*, **Sil.**

Druck amel.: *Con.*

erstreckt sich von der linken Brustwarze nach unten: *Asc-t.*

Rücken, zum: **Phel.**, stry.

Brustwarzen: Agar., am-c., *asaf.*, bapt., *berb.*, bism-o., *bor.*, *camph.*, cann-i., cast-eq., cham., chel., coc-c., *con.*, ign., *kali-bi.*, lach., *lyc.*, mag-m., mang., *mur-ac.*, ran-b., *rheum*, sabin., sang., *sil.*, *sulph.*, ter., verb., zinc.

links: *Asc-t.*, bapt., berb., form., ran-b., rhus-t., sabin., *sil.*

erstreckt sich zum Schulterblatt: Rhus-t.

rechts: *Bor.*, chel., con., grat., mag-m., sang., zinc.

nach links wandernd: Card-m.

morgens: Ran-b., rhus-t.

SCHMERZ - stechend - Brustwarzen ...

außen stechender Schmerz, nach: *Asaf.*

Einatmen, beim: Con., ign., par., verb.

Gehen, beim: Con.

Menses, nach: Thuj.

Sitzen, im: Nat-s.

Gegend der Brustwarzen: Bor.

erstreckt sich zum Rücken: *Kali-i.*

Gegend der Mammae: Grat., sil.

links: Grat., sil.

unter den Mammae: Am-m., brom., canth., hyper., kali-n., kalm., lach., mag-c., murx., nat-c., ol-an., *phel.*, phos., plb., zinc.

links: Am-c., arund., berb., bry., carb-v., *caust.*, *kali-c.*, laur., mag-c., mez., mur-ac., nicc., phel., zinc.

erstreckt sich nach oben: Kali-c., stann.

rechts: Aloe, bruc., cast., chel., gamb., *kali-bi.*, mag-m., nicc., *phel.*, plb., sulph.

Menses, während: Am-m.

erstreckt sich nach unten: *Mag-c.*

Rücken, zum: *Kali-bi.*

Schulterblatt, zum: Plb.

morgens: Plb.

Bett, im: Plb.

Aufstehen amel., nach dem: Plb.

nachmittags: Kali-c.

13 Uhr, beim Gähnen: Mag-c.

14 Uhr, beim Ausatmen: Sil.

Gehen amel.: Carb-an.

Heben, nach: Kali-c.

Sitzen, im: Mag-c.

nachts: Nit-ac.

Aufstehen vom Sitzen, im: Phos.

Einatmen, beim: Bry., mag-c.

Gähnen, beim: Mag-c.

Gehen, beim: Kali-n.

SCHMERZ - stechend - *unter den Mammae ...*

Husten, beim: Sulph.

Menses, während: Am-m., caust.

Sitzen, im: Carb-an.

gebeugtem, bei: Am-m.

Mitte der Brust: Agar., alum., *am-m.*, benz-ac., bov., grat., hyper., indg., iod., *kali-i.*, kali-n., *kreos.*, *lyc.*, mag-c., nat-m., nux-v., olnd., ox-ac., pall., phos., rumx., sars., seneg., zinc.

nachmittags: Crot-t.

Ausatmen, beim: Cham.

Beugen des Körpers nach vorne, beim: Pall.

Bewegung agg.: Nux-v.

Bücken, beim: Zinc.

Einatmen, beim: *Alum.*, *kreos.*, zinc.

amel.: Seneg.

Gehen, beim: Kali-i., kali-n.

amel.: Kali-i.

Menses, während: Kali-n.

Mittagessen, nach dem: Kali-n.

Sitzen, im: Indg., pall.

Steigen, beim: Graph.

Strecken des Körpers, beim: Eupi.

erstreckt sich zum Rücken: Ox-ac.

Rippen, untere: Chin., hep., kali-i., mag-m., nat-c., sulph.

links: *Agar.*, canth., *ran-b.*, sang., tarax.

rechts: Aesc., agar., calc., kali-c., merl., verat.

morgens: Bov.

nachmittags: Canth., stram.

abends: Mag-m.

nachts, beim Einatmen: Sil.

Drehen, beim: Plb.

Gehen, beim: Merc.

Husten, beim: Bry.

Lachen, beim: Kali-n.

Niesen, beim: Cast.

Sitzen, im: Agar., mag-c.

SCHMERZ - stechend ...

Zwischenrippenräume: Coc-c., kreos., mag-m., *mez.*, *ran-b.*

rechts nach links wandernd, von: Coc-c.

Rippenknorpel: Bell.

kurzen Rippen nahe dem Brustbein, der: Cina, plat., sul-ac.

Schlüsselbein: Alumn., am-m., berb., bry., chel., lachn., lyc., mez., nat-m., ol-an., paeon., pall., sabin., stann., zinc.

Bewegen des Kopfes, beim: Am-m.

Einatmen, beim: Alumn.

Gehen, beim: Paeon.

intermittierend: Sabin.

pulsierend: Berb.

reißend: Am-m.

zuckend: Chel.

Gegend des Schlüsselbeins, und: Berb., mang.

links: Mang., meny., spig.

unten zum Brustbein, nach: Con.

rechts: Berb., caust.

unter dem Schlüsselbein: *Ail.*, arund., aur-s., chel., cina, *dulc.*, sang., spig.

links: Chel., colch., mez., *myrt.*, *sulph.*, *ther.*

rechts: Alumn., **Ars.**, bell., *dulc.*, kali-c., *lyc.*, nat-m.

morgens: Nat-m.

4 Uhr: Nat-m.

mittags: Coca

Bewegung, bei: Lyc.

Druck agg.: Cina

Einatmen, beim: Lyc.

Gehen, beim: Bell.

Husten, beim: Lyc.

pulsierend: Lyc.

erstreckt sich Brustbein: *Ail.*

nach oben: Nat-m.

Schulterblatt, zum: ther.

tief hinein: Mez.

SCHMERZ - stechend ...

Seiten: *Acon.*, aesc., agar., *alum.*, *am-c.*, *am-m.*, ang., *apis*, *arg-m.*, arg-n., *arn.*, *ars.*, asaf., aur., *bad.*, *bar-c.*, bell., *bor.*, **Bry.**, calad., *calc.*, *canth.*, **Card-m.**, **Caust.**, cedr., *cham.*, *chel.*, *chin.*, clem., cocc., *coloc.*, *con.*, croc., *cupr.*, *dulc.*, elaps, ferr-p., fl-ac., gamb., gran., graph., *guaj.*, *hyos.*, ign., indg., *kali-bi.*, **Kali-c.**, *kali-i.*, kali-n., *kali-p.*, *kalm.*, *lach.*, lachn., laur., lil-t., lyc., med., *meny.*, *mosch.*, nat-c., **Nat-m.**, nat-p., *nat-s.*, nicc., nux-v., ol-an., op., par., petr., ph-ac., *phos.*, pic-ac., plat., *plb.*, *puls.*, **Ran-b.**, rhus-t., rumx., samb., sars., *sel.*, *sep.*, sil., spig., *spong.*, **Squil.**, stann., staph., sul-ac., *sulph.*, sumb., *tab.*, *tarax.*, thuj., verat., *zinc.*

links: *Aesc.*, aeth., agar., all-c., aloe, *alum.*, alumn., *am-c.*, am-m., ant-c., ant-t., *apis*, *arn.*, *ars.*, bad., bar-c., berb., bor., bov., calad., *calc.*, *calc-p.*, camph., caps., *carl.*, *caust.*, chel., *chin.*, *chin-s.*, *cina*, clem., *coloc.*, *croc.*, *crot-c.*, crot-h., *crot-t.*, cupr., cycl., *dulc.*, echi., elaps, *euph.*, eupi., fl-ac., graph., guaj., hell., *hep.*, hipp., hura, hyper., *ign.*, kali-ar., *kali-c.*, *kali-n.*, *lach.*, lachn., lact., *lyc.*, lyss., *mag-c.*, mag-m., *mang.*, *merc.*, *mez.*, mur-ac., *naja*, *nat-m.*, nat-p., *nat-s.*, *nicc.*, olnd., *ox-ac.*, ph-ac., **Phos.**, plan., *plat.*, plb., psor., *ran-b.*, *ran-s.*, rat., **Rumx.**, ruta, sabad., sabin., sang., sars., **Seneg.**, *sep.*, *spig.*, spong., **Stann.**, staph., *sul-ac.*, **Sulph.**, tarax., tarent., *t her.her.*, *thuj.*, trom., *ust.*, valer., *zinc.*, zing.

Bewegung, bei: *Sulph.*

Einatmen, beim: Calc-p., mag-c., **Sulph.**

Husten, beim: Agar., crot-h., iod., kali-c.

Liegen auf der linken Seite agg.: Am-c., camph., *lyc.*, *phos.*, *rumx.*, *stann.*

rechten Seite amel., auf der: **Phos.**

Rücken agg., auf dem: *Sulph.*

erstreckt sich zum Hals, inneren: Calc.

Hüfte: Cupr.

SCHMERZ - stechend - *Seiten* - links ...

Leiste: Fl-ac.

oben, nach: Bar-c.

rechts: *Aesc.*, *caust.*, *kreos.*, nat-c., rumx.

Einatmen, beim: *Bry.*

Rücken: **Sulph.**, *ther.*

Schulter: Asc-t., calc-p., mag-c., nat-m., sang.

Schulterblatt: Caust., *lact.*, *nat-m.*, **Sulph.**

oberen Teil beim gebeugten Sitzen; im: Kali-i.

rechts: Abrot., *agar.*, **Am-c.**, am-m., ambr., apis, apoc., *arg-m.*, **Ars.**, arum-t., *asar.*, aspar., *bell.*, benz-ac., **Bor.**, *brom.*, **Bry.**, bufo, cahin., calad., calc., *canth.*, *carb-v.*, card-m., cham., **Chel.**, *chen-a.*, *chin.*, chin-s., cimic., coc-c., *colch.*, cop., croc., equis., euon., euph., ferr., ferr-p., form., kali-bi., **Kali-c.**, *kali-i.*, *lyc.*, mag-m., manc., mang., meny., merc., *merc-c.*, merc-i-f., *mez.*, murx., naja, nat-c., *nat-m.*, nat-s., *nit-ac.*, pall., phyt., *ran-b.*, ran-s., sang., *sars.*, *sep.*, *sil.*, spong., *staph.*, *sulph.*, tab., tep., verat., verat-v., *zinc.*, zing.

Atmen, beim: Aesc., ambr., **Bor.**, **Bry.**, calc., chin-s., *cimic.*, *mez.*, psor.

tiefes Atmen amel.: Tarax.

Bücken, beim: **Am-c.**

Druck amel.: *Bor.*

Heben der Arme, beim: Bor.

Husten, beim: **Bor.**, cann-s., chel., ziz.

Liegen auf dem Rücken, beim: *Sulph.*

linken Seite, auf der: Calad.

rechten Seite, auf der: *Acon.*, *bor.*, *kali-c.*

Lungenspitze: **Ars.**

zur Basis: *Cimic.*

Niesen oder Gähnen, beim: Bor.

SCHMERZ - stechend - *Seiten* - rechts ...

Sitzen, im: Bry.

erstreckt sich zum Magen: Sulph.

Leiste, rechts: Bor.

linken Seite, zur: Agar., alum., calc.

Rücken: Ambr., calc., colch., merc., nit-ac., sil.

Schulterblatt: *Nit-ac.*, phyt., **Sulph.**

unterer Teil: Aesc., alumn., *chel.*, *chen-a.*, *kali-c.*

morgens: Bov., brom., *bry.*, colch., con., ferr., lyc., merc-c., nat-s., nit-ac., puls., *rumx.*, sang., sars., sel., sep., sulph.

vormittags: Am-m., bov., cham., coloc., *ran-b.*

11 Uhr: Cham.

mittags: Naja

nachmittags: Bar-c., canth., chel., coloc., kali-bi., led., lyc., nicc., sars.

13 Uhr: Sars.

14 Uhr: Elaps

15 Uhr: Nat-m., ol-an., rumx.

Aufrichten vom Bücken agg.: Nicc.

abends: Bar-c., calc., cocc., hyper., kali-n., lyc., mur-ac., nat-m., ran-b., *sel.*, seneg., sulph., thuj., zinc.

Bett, im: Calad., nat-c., nit-ac.

Eintritt ins Haus aus dem Freien, beim: Mag-s.

nachts: Am-c., *caust.*, **Con.**, graph., **Lyc.**, *puls.*, *rumx.*, *sulph.*

4 Uhr: Chel.

Erwachen, beim: Graph.

Anstrengung, bei: Alum., *bor.*, ferr.

Ärger, Verdruss agg.: *Phos.*

Atmen, beim tiefen: *Acon.*, all-c., aloe, ant-c., arg-m., *arn.*, aur., *bad.*, bar-c., bor., *bry.*, bufo, *calc.*, calc-p., canth., caps., carb-an., carb-v., cham., *chel.*, *chin.*, chin-s., clem., *colch.*, *crot-c.*, cycl., *elaps*, fl-ac., form., graph., grat., *guaj.*,

SCHMERZ - stechend - *Seiten* - Atmen, beim tiefen ...

kali-c., *kali-n.*, lyc., *meny.*, *mez.*, nicc., nit-ac., olnd., *ph-ac.*, plat., *ran-b.*, rhus-t., **Rumx.**, seneg., *sil.*, stann., *sulph.*, thuj., verat.

Aufrichten im Bett, beim: Am-c.

Aufstehen vom Sitzen, im: Kali-c., nat-c.

nach Aufstehen amel.: Kali-c.

Ausatmen, beim: Ant-c., cina, spig., staph., zinc.

Berührung agg.: Crot-h.

Beugen nach vorn agg.: Aloe

Bewegung agg.: Alum., *bad.*, **Bry.**, *chel.*, gamb., *graph.*, hyper., lyc., meny., ox-ac., phos., *ran-b.*, **Rumx.**, sabad., sars., *sulph.*

amel.: Euph., indg., *kali-c.*, *seneg.*

Bücken, beim: *Am-c.*, lyc., mang.

nach: Nat-s.

Druck, bei: Meny., merc-i-f., sul-ac., tarax.

Einatmen, beim: *Acon.*, agar., alum., *ars.*, aspar., aur., *bad.*, *bar-c.*, *bor.*, bov., **Bry.**, *calc.*, canth., carb-v., caust., cham., *chel.*, cocc., colch., con., **Kali-c.**, kali-n., led., *lyc.*, lyss., *merc-c.*, merl., **Nat-m.**, nat-s., nicc., op., plb., *ran-b.*, **Rumx.**, ruta, sabad., sep., sil., *spig.*, **Squil.**, sul-ac., **Sulph.**, tarax., viol-t.

Erregung agg.: Phos.

Essen, nach dem: Caust., rat.

Fahren im Wagen, beim: Dig., *rumx.*

Gähnen, beim: Nat-s.

Gehen, beim: Agar., am-c., *brom.*, *camph.*, cham., cocc., colch., dig., merl., nat-m., olnd., ox-ac., **Ran-b.**, rhus-t., sars., seneg., spig., stann., sul-ac., *sulph.*, tarax., tarent., *viol-t.*, zinc.

geistiger Anstrengung, bei: Cham.

Heben, beim: Bar-c., phos.

Heben der Arme, beim: Bor., nicc., ran-b.

Hitze amel.: *Phos.*

SCHMERZ - stechend - *Seiten* ...

Husten, beim: Acon., ant-t., *arn.*, *ars.*, aur., *bor.*, **Bry.**, cann-s., *caps.*, **Card-m.**, caust., *chel.*, chin., clem., coff., *con.*, crot-h., cur., dulc., ferr-p., *kali-c.*, kali-n., *lyc.*, **Merc.**, nat-s., phos., *puls.*, rhus-t., rumx., sabad., seneg., *sep.*, squil., *stann.*, *sulph.*, zinc.

kalte Luft, durch: *Kali-c.*

Kratzen amel.: Plat.

Lachen, beim: Acon., laur., nicc.

Liegen, beim: *Puls.*, *rumx.*, *seneg.*

linken Seite agg., auf der: Am-c., camph., *stann.*

amel.: *Rumx.*

rechten Seite, auf der: Lyc., *rumx.*

Rücken, auf dem: *Sulph.*

schmerzhaften Seite amel., auf der: **Bry.**, calad.

Menses, vor: Puls.

während: Bor., *croc.*, phos., sul-ac.

Mittagessen, nach dem: Bry., canth., rat., zinc.

Niesen, nach: Bor., crot-h., *merc.*, thuj.

Reiten, beim: Nat-c.

Schlaf, vor: Sulph.

während: Cupr.

Schreiben, beim: *Rumx.*

Schreien, durch: Cupr.

Sitzen, im: Am-m., bry., chin., dig., indg., nat-s., *seneg.*, spong., staph.

Sprechen, beim: **Bor.**, *kali-n.*, rhus-t., tab.

Stehen, im: *Nat-s.*, zinc.

Treppensteigen, beim: Bor., *staph.*, *sulph.*

Wein, nach: Bor.

erstreckt sich zu den Armen: Brom., nat-m.

außen, nach: *Arg-n.*, asaf., spong.

Brustbein: Laur.

Ellbogen: Sil.

Herzgegend: Chin.

Hypochondrium: Berb.

oben, nach: Gamb., mur-ac., nat-c., stann.

Rücken: Alumn., arum-t., bov., chel., *chen-a.*, guaj., *kali-c.*, kali-n., lyc., mez., ox-ac., par., sil.

Liegen auf der rechten Seite amel.: *Kali-c.*

linken Seite agg., auf der: *Kali-c.*

Sakralregion: Thuj.

Schultern: Indg., *kali-c.*, nat-m., *sang.*

Schulterblatt: Arum-t., *chel.*, *chen-a.*, lact., *nat-m.*, seneg., **Sulph.**

Submaxillardrüsen: Calc.

unterer Teil der Brustseiten: Am-c., carb-v., kali-n., led., ph-ac.

links: Aesc., arg-m., berb., bov., *calc-p.*, canth., cham., *colch.*, eupi., gels., *lact.*, *nat-s.*, ox-ac., sabad., squil., stry., tarax.

Urinieren amel.: Aesc.

rechts: Aloe, bad., bry., *cann-s.*, *canth.*, carb-v., *card-m.*, **Chel.**, *chen-a.*, dig., ferr-p., **Kali-c.**, *lach.*, lyc., mag-m., *merc.*, *phos.*, rumx., sep., sul-ac., *thuj.*, verat.

morgens: Carb-an.

nachmittags: Gels.

abends: Coc-c., dig.

Bewegung agg.: **Bry.**, *chel.*

Gehen amel.: Ph-ac.

Menses, zu Beginn der: Kali-n.

unterer Teil der Brust: Agar., aloe, bry., *chel.*, coc-c., hep., **Kalm.**, lach., *naja*, sang., seneg., sulph., valer.

links: Carb-s., cob., **Ox-ac.**

rechts: *Chel.*, *chen-a.*, crot-t., med.

vormittags: Agar.

Atmen, beim: Kali-bi., lyc.

Einatmen, beim tiefen: Cob., crot-t.

erstreckt sich zum Abdomen: *Chel.*

Rücken: *Carb-s.*

Schultern: Sang.

vorderer Teil der Brust: Cann-s., *canth.*, card-m., kali-n., lyc., **Merc.**, nit-ac., ter., ther.

morgens: Am-m.

vormittags: *Ran-b.*

Schweiß, beim: Ran-b.

nachmittags: Am-m., gamb.

abends: Gamb., nicc., zinc.

Einatmen, beim: Kali-c.

nachts: Caust.

Atmen, beim tiefen: Gamb.

Bücken agg.: Card-m., nit-ac.

Einatmen, beim: Canth., *card-m.*, *lyc.*

Gehen, beim: Card-m.

Husten, beim: Lyc., **Merc.**

Niesen, beim: *Merc.*

Sitzen amel.: Am-m.

Stehen, im: Bov.

Zwerchfell, beim Sprechen: Ptel.

stechend, fein: Laur., nat-m., *phos.*, plb.

Brustwarzen: Bism-o., cast-eq., ign., lyc., mang., mur-ac., sabin., sulph.

Herz: Lyss.

stechend in den kurzen Rippen, fest: **Sep.**

rechts: Agar.

verstaucht, wie: Agar., *arn.*, aur-m., *kalm.*

Atmen agg., tiefes: Agar., *arn.*

Stehen, beim: Aur-m.

Brustbein, im: Rumx.

Herz: Ant-t.

Wehtun (= unbestimmt, drückend): Acon., agar., *ail.*, alum., ant-c., arg-n., *arn.*, *asaf.*, bapt., bell., bor., *bry.*, cact., *calc-p.*, cann-i., cann-s., carb-ac., *carb-an.*, carb-s., *carb-v.*, cham., chel., chin., *clem.*, *coc-c.*, colch., crot-t., cupr-s., cycl., dig., hydr-ac., iod., kreos., lach., *lact.*, led., *lyc.*, mag-m., merc., merc-c., naja, nat-m., nat-p., *phos.*, *phyt.*, psor., *ran-b.*, rhod., rhus-t., *rumx.*, sang.,

SCHMERZ - Wehtun ...

seneg., sep., stict., stram., stront., sulph., tarent., zinc.

morgens: Sulph.

8 Uhr: Naja

vorderer Teil der Brust: Naja

Bett, im: Lact.

Erwachen, beim: *Seneg.*

Essen, nach dem: Sulph.

vormittags: Puls.

mittags, beim Gehen: Bry.

nachmittags: Kali-n.

abends: Coloc., nux-m., ran-b., sulph.

Atmen agg., tiefes: Ran-b.

nachts: Ran-b.

Erwachen, beim: *Seneg.*

Atems; beim Anhalten des: Merc.

Aufrichten agg.: Acon.

Aufstehen, beim: Agar., chin-s., *lach.*

Aufstoßen amel.: Lyc.

Auswurf, bei: Asaf.

Berührung, bei: Dros.

Bewegung der Arme Schmerz im vorderen Teil der Brust, bei: Carb-an.

Bewegung agg.: Bapt., bry., sep., stront.

amel.: *Seneg.*

Einatmen agg.: Bapt., calc., jatr.

amel.: Merc.

Essen, nach dem: Alum., nux-v.

Gehen, beim: Bell., bufo, *cact.*, stront.

Husten, beim: Chin., kali-c., mag-m., mang., phyt., raph., samb., stront.

anfallsweise: Mag-m.

Lesen, beim: Stann.

Mittagessen, nach dem: Sulph.

Räuspern, nach: Spig.

Sitzen, im: Bell., con.

Sprechen, bei erregtem: *Nat-m.*, stann., stram.

Stehen, beim: Nat-m.

Steigen agg.: Cact.

Achselhöhle: Asaf., bry., chel., dios., ind., phys., staph., thuj.

Brustbein: **Bry.**

SCHMERZ - Wehtun ...

Herz: Aesc., ail., ambr., aml-n., aur-m., aur-s., *cact.*, con., crot-h., cupr-ar., *dig.*, glon., kali-bi., *lach.*, *lycps.*, *merc.*, merc-i-r., **Nat-m.**, *nat-p.*, *nux-v.*, *phos.*, pyrus., rumx., seneg., tarent., verat-v., vesp.

mittags: Agar.

abends: Kali-bi.

Bett, im: Kali-bi.

Mammae: Apis, con., eupi., lil-t., mosch., stram., zinc.

links: Lil-t., mosch.

rechts: Zinc.

leer sind, wenn sie: *Bor.*

Gegend der Mammae: Berb., rhus-t.

Sitzen, bei gebeugtem: Rhus-t.

unter den Mammae: Carb-v., eup-per.

Mitte der Brust: Crot-t., lith-c., sars.

Bewegung amel.: Seneg.

Druck, bei: Am-c.

erstreckt sich zum Rücken: *Crot-h.*

Rippenknorpel der kurzen Rippen: Staph.

Schlüsselbein: Dros., jatr., mag-m., rhus-t.

Einatmen, beim: Dros.

Erwachen aus einem Alptraum, beim: Rhus-t.

unter dem Schlüsselbein: *Ail.*, carb-ac., coca, dros., naja, sulph.

Atmen, beim: Ant-c.

Einatmen agg.: Dros., mez.

erstreckt sich beim Einatmen zum Schulterblatt: Dros.

Seiten: Am-c., *arg-n.*, bry., chin., cop., ferr., fl-ac., hydrc., kali-bi., lil-t., mur-ac., naja, nux-m., op., pall., phyt., rhus-t., seneg., sep., sulph.

links: *Apis*, berb., carb-an., clem., eup-per., ham., iod., kali-p., mez., oena., rhus-t., *rumx.*, *seneg.*, sep., sumb., tarent., zinc.

erstreckt sich zum Schulterblatt: Kali-p.

rechts: Bism-o., caust., chin-a., dig., fago., merc-i-f.

morgens: Fago., nit-ac.

abends: Sulph.

nachts: Iod.

Bett, im: Merc-i-f.

Drehen der Brust, beim: Brom.

Einatmen, beim tiefen: Chin-a., mez., *oena.*, phyt.

Erwachen, beim: *Arg-n.*

Gebrauch der Arme, bei: Ham.

Gehen, beim: Brom.

Liegen, beim: Caps.

linken Seite, auf der: Eup-per.

rechten Seite, auf der: Phyt.

Steigen agg.: Kali-bi.

erstreckt sich von der linken zur rechten Seite: Carb-v., graph.

unterer Teil: *Chin.*, croc., fl-ac., kali-bi., seneg., sep., *sulph.*

Einatmen, beim: *Sulph.*

Essen, nach dem: Arg-n.

Gehen amel.: Chin.

Liegen amel.: *Chin.*

Sitzen, im: *Chin.*, seneg.

wund schmerzend (= wie zerschlagen, empfindlich etc.): Acon., aesc., agar., alum., *am-m.*, ambr., anac., ant-t., **Apis**, **Arn.**, *ars.*, arum-t., asc-t., *bad.*, bapt., bar-c., berb., brom., **Bry.**, **Calc.**, calc-p., calc-s., canth., carb-an., *carb-s.*, *carb-v.*, **Caust.**, cham., **Chel.**, **Chin.**, chlor., *cic.*, cimic., *cina*, *coc-c.*, cocc., colch., *cop.*, corn., crot-t., *cur.*, dig., dor., echi., *euon.*, *eup-per.*, *ferr.*, ferr-ar., ferr-m., ferr-p., fl-ac., gamb., *gels.*, graph., *guaj.*, *ham.*, **Hep.**, *hydr.*, *hyos.*, ign., ip., iris., kali-ar., **Kali-bi.**, *kali-c.*, kali-n., kali-p., kali-s., *kreos.*, *lac-d.*, *lach.*, lact., laur., *led.*, lob., *lyc.*, lyss., *mag-c.*, *mag-m.*, manc., mang., med., meph., *merc.*, *mez.*, *mur-ac.*, nat-ar., *nat-c.*, *nat-m.*, nat-p., nat-s., nicc., *nit-ac.*, *nux-m.*, nux-v., ol-j., olnd., ox-ac., *petr.*, **Phos.**, *phyt.*, psor., **Puls.**, **Ran-b.**, ran-s., rat., rhod., *rhus-t.*, rumx., samb., sang., sanic., **Seneg.**, *sep.*, *sil.*, *spong.*, **Stann.**, *staph.*, stront., sul-ac., *sulph.*, syph., tab., tarent., thuj., zinc.

morgens: Calad., corn., crot-h., mur-ac., nat-ar., seneg., staph., thuj.

Essen, nach dem: Sulph.

vormittags: Alum., *bry.*

nachmittags: Nicc.

abends: Coc-c., dig., *kali-i.*, lyss., mur-ac., murx., nat-m., ran-b.

Abendessen amel., nach dem: Phos.

Atmen, beim: **Arn.**, *calc.*, eup-per., *kali-c.*, lob., nit-ac.

Aufstoßen, beim: Phos.

Auswurf, beim: Lyc., zinc.

Berührung, bei: Am-c., arg-m., arg-n., **Arn.**, bry., **Calc.**, calc-p., canth., **Chin.**, cist., colch., con., crot-t., *kali-c.*, *led.*, lyc., med., nat-m., nux-v., psor., **Ran-b.**, *seneg.*, zinc.

Beugen nach vorn, beim: Mang., seneg.

Bewegung, bei: Alum., *arn.*, mag-c., ol-j., *phos.*, *ran-b.*, *seneg.*, staph., thuj.

amel.: Tab.

Arme: *Seneg.*

Bücken, beim: Seneg.

Druck agg.: Ang., **Arn.**, *bar-c.*, *crot-t.*, dros.

amel.: *Bry.*, dros., *eup-per.*, *nat-m.*, *nat-s.*

Einatmen, beim: **Bry.**, **Calc.**, *camph.*, cinnb., *eup-per.*, nat-ar., nat-m., nit-ac., nux-m., sang., seneg.

tiefen, beim: *Aesc.*, aloe, eup-per., ferr., ferr-i., hydr., iod., kali-c., nat-ar., *ran-b.*, sang., *stann.*

Erwachen, beim: Merc-i-r.

Fahren im Wagen, beim: Zinc.

Freien, im: Spig.

Froststadium im Fieber, während: Lach.

Gehen im Freien amel.: Nat-m.

Herumdrehen im Bett, beim: Alum., **Ran-b.**

Husten, durch: Acon., alum., am-c., ambr., **Apis**, arg-m., **Arn.**, ars., bar-c., *bell.*, berb., bor., brom., **Bry.**, *calc.*, calc-s., *carb-s.*, **Carb-v.**, *caust.*, chin., chlor., cina, cocc., colch., *cop.*, *cur.*, dig., **Dros.**, eug., *eup-per.*, *ferr.*, ferr-ar., *ferr-m.*, ferr-p., gamb., *gels.*, graph., guare., hep., hydr., ip., *kali-bi.*, kali-n., *kreos.*, lach., lact., lec., lyc., mag-c., *mag-m.*, meph., merc., mez.,

SCHMERZ - wund schmerzend - Husten, durch ...

mur-ac., nat-ar., *nat-c.*, *nat-m.*, *nat-s.*, *nit-ac.*, nux-m., *nux-v.*, ol-j., **Phos.**, psor., **Ran-b.**, rat., rumx., sanic., **Seneg.**, sep., *sil.*, **Spong.**, **Stann.**, *staph.*, stram., stront., *sulph.*, syph., thuj., verat., zinc.

hält sich die Brust mit den Händen beim Husten: **Arn.**, bor., **Bry.**, cimic., **Dros.**, *eup-per.*, kreos., merc., nat-m., *nat-s.*, *phos.*, *sep.*

Körperübungen, bei: Colch., lob.

Liegen agg.: **Chin.**

amel.: Alum.

Menses, vor and während: **Zinc.**

Niesen, beim: Carb-s., lact., mez., *seneg.*

Perkutieren agg.: **Chin.**, seneg.

Räuspern, beim: *Calc.*

Sitzen amel., aufrecht: **Bry.**, nat-c., *nat-s.*

Sprechen, beim: Alum., *kali-c.*, lyc., puls.

Wetter, bei nassem: Cur.

Achselhöhle: Ars., brach., *carb-v.*, dios., form., kali-c., lac-ac., *mez.*, nux-v., ran-s., sul-ac., zinc.

abends: Sep.

Heben des Armes, beim: Caps.

Brustbein, im: Benz-ac., bry., *calc-p.*, dros., *kreos.*, led., mez., mur-ac., naja, *osm.*, ph-ac., *ran-b.*, rumx., sabin., sars., stront., sul-ac., zinc.

Berührung, bei: Cann-s., cimx., cop., mur-ac., ph-ac., psor., *ran-b.*, stront., sul-ac.

Gehen, beim: *Cic.*

Husten, beim: *Mur-ac.*

Steigen, beim: Ran-b.

unteren Teil des Brustbeins, im: *Cic.*, *nit-ac.*

unter dem Brustbein: *Eup-per.*, **Rumx.**

Drehen des Körpers, beim: *Eup-per.*

Einatmen, beim: *Eup-per.*

SCHMERZ - wund schmerzend - *Brustbein*, im ...

Husten, beim: Am-c., **Bry.**, chel., cina, iod., osm., psor., *rumx.*

Herz: Bar-c., *cact.*, calc-ar., *cench.*, *crot-h.*, *fl-ac.*, *gels.*, lept., *mag-c.*, med., nat-m., ox-ac., puls., *spig.*, sul-ac.

morgens, im Bett: Nat-m.

vormittags: Coc-c.

Bewegung agg.: *Bry.*, *eup-per.*

Bücken, beim: *Lith-c.*

Herzschlägen, bei kräftigen: Coc-c., *crot-h.*

Kummer, nach: *Gels.*, *ign.*

Liegen auf der linke Seite, beim: Bar-c., *crot-h.*, kali-ar., med.

plötzlicher Schmerz: Mag-c.

Herzgegend: **Arn.**, *aur-m.*, cinnb., colch., eup-per., hyos., *lith-c.*, samb., sec., tab., thuj.

kurze Rippen: Calc., caust., *chel.*, hep., *lyc.*, med., meph., nat-ar., nat-m., *ph-ac.*, **Ran-b.**, *sulph.*, *tarent.*

links: Med.

rechts: *Chel.*, lyc.

Bewegung, bei: *Arn.*, meph.

Einatmen, beim: *Arn.*, sulph.

Mammae: Ambr., ant-c., apis, *arn.*, arum-t., *bell.*, *bry.*, calad., *calc.*, *calc-p.*, carb-an., **Cham.**, cic., *con.*, dulc., graph., hell., *helon.*, *iod.*, **Lac-c.**, lyc., med., *merc.*, mosch., *murx.*, nat-m., nit-ac., onos., phos., *phyt.*, *puls.*, *ran-s.*, rhod., sang., sep., **Sil.**, symph., syph., tab., *zinc.*

Menses, vor: *Calc.*, **Con.**, kali-s., *lac-c.*, *puls.*, sang., spong., *tub.*

während: Calc., *con.*, dulc., *helon.*, *lac-c.*, *phyt.*, thuj., *zinc.*

Schwangerschaft, in der: *Calc-p.*

Treppen, beim Auf- und Abwärtsgehen von: **Bell.**, calc., carb-an., *con.*, **Lac-c.**, lyc., *nit-ac.*, phos.

Brustwarzen: *Alum.*, arg-n., **Arn.**, **Bapt.**, *calc-p.*, **Caust.**, *cham.*, colch., **Crot-t.**, dulc., **Fl-ac.**, *graph.*, *ham.*, helon., **Lach.**, *lyc.*, med., *merc.*, mill., *nit-ac.*, nux-v.,

SCHMERZ - wund schmerzend - Brustwarzen ...

phel., phos., *phyt.*, rhus-t., sang., seneg., *sep.*, *sil.*, *sulph.*, zinc.

morgens: Sulph.

Abstillen, beim: Dulc.

Berührung durch die Kleidung, bei: **Cast-eq.**, *con.*, **Crot-t.**

Menses, während: *Helon.*

unter den Mammae: Am-c., am-m., caust.

Mitte der Brust: *Sep.*

Rippenknorpel: *Arn.*, calc-p., plb., **Ran-b.**, staph.

morgens im Bett: Arg-m.

kurze Rippen: Arg-m., *arn.*, calc-p., *lyc.*, **Ran-b.**, staph., sulph.

letzte wahre Rippe: Ph-ac., sulph.

rechts: Ph-ac.

Schlüsselbein: Alumn., am-m., *calc-p.*, coc-c., lyc., manc., nat-m., phos., phys., still., sumb.

links, Bewegung agg.: Coc-c.

über dem Schlüsselbein: **Apis**, *con.*

unter dem Schlüsselbein: Calc., *ferr.*, phos., **Puls.**

Seiten der Brust: Agar., alum., am-c., am-m., arg-n., *arn.*, calc., *carb-v.*, *chin.*, **Con.**, iod., kali-i., lac-ac., ph-ac., phos., *puls.*, *ran-b.*, rhus-t., rumx., seneg., stram.

links: *Am-m.*, *arg-n.*, arund., bar-c., calc., calc-p., chel., *eup-per.*, lac-c., laur., merc., mur-ac., nat-m., phos., ran-b., *rumx.*, stram., zinc.

dann rechts: Agar.

Liegen auf der schmerzhaften Seite, beim: *Rumx.*

rechts: *Aesc.*, am-m., *caust.*, **Chel.**, con., cupr-ac., elaps, nat-ar., ph-ac., rhus-t., sulph., urt-u.

Atmen, beim: *Aesc.*

letzte Rippe: *Ph-ac.*

morgens: Ran-b.

abends: *Ran-b.*, seneg.

Froststadium im Fieber, während: Tarent.

SCHMERZ - wund schmerzend - *Seiten der Brust ...*

Berührung, bei: Am-c., calc., carb-v., **Con.**, iod., kali-i., lac-ac., *ph-ac.*, **Ran-b.**, *rhus-t.*, sulph., tarent.

Beugen, beim: Alum.

Drehen nach links, beim: *Rumx.*

Einatmen, beim: Nat-ar.

Froststadium im Fieber, während: Tarent.

Liegen auf der linken Seite, beim: *Puls.*, *rumx.*

erstreckt sich zur Schulter: Laur.

unterer Teil der Brust: Am-m., meph.

vorderer Teil der Brust: Con., merc., nux-m., sarr.

zermalmend hinter dem Brustbein beim Steigen: **Aur.**, **Aur-m.**

zerschlagen (s. wund)

zerschmetternd: Seneg.

ziehend: Abrot., acon., agar., *anac.*, arn., asaf., aster., aur-m., *bor.*, *cadm.*, camph., *caps.*, carb-v., *cham.*, chel., *chin.*, com., con., crot-t., dig., dulc., euon., *ferr.*, iod., *kali-c.*, lact., lyc., *mur-ac.*, nit-ac., **Nux-v.**, olnd., plat., *seneg.*, sep., squil., *stann.*, stront., zinc., zing.

morgens, im Bett: Lact.

Aufstehen, nach dem: Lact.

nachmittags: Chel.

abends, im Bett: Cahin.

19 Uhr agg.: Zing.

Liegen auf der linken Seite; beim: Cahin.

anfallsweise: Nit-ac., stront.

äußerlich: Bry., cadm.

Bewegung, durch: Abrot., seneg.

Einatmen, beim: Calad., *camph.*, lact., raph., stann.

tiefem, bei: Zing.

Frösteln, beim: Sep.

Gehen, beim: Lact.

amel.: *Chin.*

schnellem, bei: Seneg.

Husten, beim: Caps., crot-t., dig., merc.

Menses, während: *Sep.*

SCHMERZ - ziehend ...

Sitzen, im: *Chin.*

Stehen, beim: Calc., spig.

amel.: *Chin.*

erstreckt sich zur Achselhöhle: Seneg.

Arm: *Aster.*, com.

Leisten: Plat.

Nabel: Chel.

oben, nach: Lach., mang.

quer über die Brust: Kali-c.

Unterkiefer: Apis

vor und zurück: Apis

vorne nach hinten, von: *Aster.*

Achselhöhle: *Bell.*, cact., coloc., com., lil-t., nat-s., seneg., sil.

lähmungsartig: Am-c.

erstreckt sich zum Ellbogen: Thuj.

Handgelenk: Elaps

Oberarm: Led.

Heben des Oberarmes, beim: Arn., rhus-t.

unten zu den untersten Rippen, die Wirbelsäule nach: Guaj.

Brustbein: Dulc., nit-ac.

Herz, im: Aur-m., *canth.*, card-m., cod., *ferr.*, ferr-m., olnd., **Spig.**

zusammengezogen würden, als ob Herz und Ovar: *Naja*

Mammae: Carb-v., kreos., *lil-t.*, plb., stann., sumb.

links, wenn das Kind an der rechten Mamma gesäugt wird: *Bor.*

Brustwarzen: Crot-t.

links: Crot-t., euon., til., zinc.

rechts: Sumb.

morgens: *Rhus-t.*

Schnur, wenn das Kind gesäugt wird; wie mit einer: **Crot-t.**

erstreckt sich zum Schulterblatt: Rhus-t.

Rippenknorpel: Stann.

Schlüsselbein: Led., stann., zinc.

unter dem Schlüsselbein: Brom., chel., zinc.

links: Coc-c.

SCHMERZ - ziehend - *Schlüsselbein* ...

rechts: Com.

Gegend des Schlüsselbeins: Coc-c., led., stann., zinc.

Seiten: Agar., aur-m., berb., bry., cadm., *caps.*, chel., cocc., kali-bi., led., petr., thuj.

links: Anac., brom., cact., calad., *calc.*, card-m., cic., clem., *dulc.*, mang., med., phos.

rechts: Asar., *bell.*, bor., cham., cocc., com., dig., ruta, sang., *stront.*, sul-ac., thuj.

Beugen nach rechts, beim: Cocc.

morgens: Lil-t., nux-v., sang.

nachmittags: Alum.

abends: Seneg.

Gehen, beim: Cocc.

Sitzen, im: Nit-ac.

erstreckt sich zum Abdomen: Chel.

Achselhöhle: Card-m., sil.

Finger: Com.

Halsmuskulatur: Caps.

Rücken: Chel., zinc.

Schulterblatt: Brom.

Schultergelenk: Cact.

Submaxillardrüse: *Calc.*

untere Brusthälfte: Arg-m., chel., mang., verat.

vorderer Teil: Berb., card-m., carl., com., dulc.

Mitternacht: Chel.

Brustmuskeln: Berb., card-m.

Zwerchfellgegend: Agar.

zuckend (s. stechend)

zwickend: Agar., alum., bell., carb-an., carb-v., cina, cupr., *dulc.*, ip., *kali-c.*, lact., lyss., par., ph-ac., *phos.*, ran-s., rhod., *seneg.*, spong., thuj., tub.

SCHWÄCHE: Acon., ail., aloe, alum., am-c., am-m., ammc., **Ant-t.**, **Arg-m.**, *arg-n.*, *ars.*, *ars-i.*, asc-t., bapt., *benz-ac.*, bor., brom., cadm., *calc.*, calc-s., canth., *carb-s.*, **Carb-v.**, carl., chin-a., coc-c., con., cycl., *dig.*, *hep.*, iod., kali-ar., *kali-c.*, kali-i., kali-p., kali-s., lact., manc., mang., nat-s., nit-ac., ol-j., olnd., *ph-ac.*, *phos.*, *plat.*, *psor.*, **Ran-s.**, raph., rhus-t., ruta,

SCHWÄCHE ...

Seneg., *sil.*, *spong.*, **Stann.**, *staph.*, *sul-ac.*, *sulph.*, thuj., til.

morgens beim Erwachen: **Carb-v.**, dig.

dauert bis 15 Uhr: Merc-i-r.

abends: Ran-s.

Liegen, im: *Sulph.*

Anstrengung, nach: Aloe, **Spong.**

Atmen, beim tiefen: Carb-v., *plat.*

Auswurf, nach: **Stann.**

Beugen nach vorn amel.: Nux-v.

Erwachen, beim: **Carb-v.**

Essen, beim: Carb-an.

Gehen, beim: *Lyss.*, *rhus-t.*

amel.: *Ph-ac.*

Freien, im: *Rhus-t.*

schnell Gehen, beim: *Kali-c.*

Freien, im: Nat-m.

Husten, durch: Graph., *nit-ac.*, *ph-ac.*, *psor.*, ruta, sep., **Stann.**

Menses, vor: Graph.

Schwäche macht Husten unmöglich: *Stann.*

Lesen agg.: Sulph.

laut Lesen, beim: Cocc., *sulph.*

Liegen amel.: Alum.

Seite agg.; auf der: *Sulph.*

Singen, beim: Carb-v., sulph.

beim Beginn: **Stann.**

Sitzen, lange Sitzen agg.: Dig., *ph-ac.*

Sprechen, beim: *Calc.*, *ph-ac.*, rhus-t., **Stann.**, sul-ac., *sulph.*

laut Reden, beim: Calc., gels., *laur.*, **Sulph.**

sprechen, kann nicht: *Calc.*, dig., *hep.*, ph-ac., rhus-t., *stann.*, sul-ac., *sulph.*

Herz, Schwächegefühl in der Herzgegend: *Ars-i.*, *aur.*, *aur-m.*, gels., lob., *merc.*, **Naja**, *ph-ac.*, *rhus-t.*, sang., sumb., thuj.

Ermüdungsgefühl: **Nux-v.**

nach Betreten eines kühlen Zimmers, nachdem man in der heißen Sonne spazieren gegangen ist: **Rhus-t.**

SCHWEISS: Agar., anac., ant-t., **Arg-m.**, arn., asar., bell., benz., **Bov.**, **Calc.**, canth., *cedr.*, *chel.*, chin., cimx., **Cocc.**, *crot-c.*, dros., **Euphr.**, glon., graph., hep., ip., **Kali-n.**, *lyc.*, merc., merc-c., nit-ac., op., *petr.*, *ph-ac.*, *phos.*, plb., rhus-t., sabad., sec., **Sel.**, *sep.*, sil., spig., *stry.*, tab., verat.

tagsüber: Petr.

morgens: Bov., *cocc.*, graph., kali-n.

4 Uhr: Sep.

5-6 Uhr: Bov.

vormittags: Arg-n.

abends, beim Gehen: Chin., sabad.

17-21 Uhr: Chel.

nachts: Agar., anac., arg-m., bar-c., bell., *calc.*, nit-ac., *sep.*, sil., stann.

Erwachen, beim: Canth.

Schlaf, im: Euphr.

Mitternacht: Lyc., nat-m.

Frösteln, bei: Sep.

kalter Schweiß: Agar., *camph.*, canth., cocc., hep., lyc., merc., petr., *sep.*, stann.

Koitus, nach: Agar.

Menses, während: *Bell.*, kreos.

ölig: *Arg-m.*

rot: Arn.

übel riechend: *Arn.*, graph., *hep.*, **Lyc.**, phos., **Sel.**, *sep.*

Achselhöhlen: *All-c.*, aloe, asar., *bov.*, **Bry.**, cadm., *calc.*, carb-ac., carb-an., carb-s., *carb-v.*, **Cedr.**, chel., *cur.*, **Dulc.**, gymn., *hep.*, *hydr.*, hyos., **Kali-c.**, kali-p., *kali-s.*, *lac-c.*, lach., laur., lil-t., merc-c., *nat-m.*, *nit-ac.*, ox-ac., *petr.*, phos., **Rhod.**, sabad., sanic., **Sel.**, **Sep.**, **Sil.**, squil., sul-ac., **Sulph.**, tab., *tell.*, *thuj.*, tub., verat., viol-t., zinc.

tagsüber: Dulc.

abends: Sabad.

braun: *Lac-c.*, thuj.

gelb: Lac-c.

Kälte des Körpers, bei: Tab.

Knoblauch, riecht nach: *Bov.*, *kali-p.*, osm., **Sulph.**, *tell.*

kühler Luft, in: Bov.

Menses, während den: Stram., tell.

zwischen den: Sep.

reichlich: *Sanic.*, sel.

SCHWEISS - *Achselhöhlen ...*

rot: Arn., *carb-v.*, dulc., **Lach.**, **Nux-m.**, nux-v., thuj.

sauer riechend: Asar.

scharf: Sanic.

übel riechend: Apis, bov., carb-ac., dulc., **Hep.**, *hydr.*, *lac-c.*, *lach.*, *lyc.*, merc-c., **Nit-ac.**, *nux-m.*, osm., **Petr.**, phos., *rhod.*, *sel.*, *sep.*, **Sil.**, **Sulph.**, *tell.*, thuj.

Brustbein: **Graph.**

morgens: **Graph.**

Mammae: Arg-m., arn., bov., calc., hep., kali-n., lyc., plb., rhus-t., sel., sep.

morgens: Bov., cocc., graph., kali-n.

nachts: Agar., bar-c., calc., kali-c., lyc., sil., stann., sulph.

zwischen den Mammae, stinkend: *Nux-m.*

SCHWELLUNG: Calc., *dulc.*, iod., kali-m., merc., nat-c., sep., *sil.*, *sulph.*

Achseldrüsen: Aesc., aeth., am-c., **Am-m.**, anan., anthr., *ars.*, aster., *aur.*, **Bar-c.**, *bell.*, brom., cadm., calc., *carb-an.*, *clem.*, *coloc.*, *con.*, **Hep.**, *iod.*, *kali-bi.*, **Kali-c.**, kali-p., **Lach.**, *lyc.*, **Merc.**, merc-i-r., *nat-c.*, *nat-m.*, *nat-s.*, **Nit-ac.**, petr., *ph-ac.*, **Phos.**, *phyt.*, *puls.*, *rhus-t.*, *sep.*, **Sil.**, *staph.*, sul-ac., *sulph.*

Gefühl von: Benz-ac.

Menses, vor: Aur.

schmerzlos: *Lach.*

Brustbein, unterer Teil: Sacc.

Mammae: Apis, arn., ars-i., asaf., aur-s., *bell.*, brom., *bry.*, bufo, *calc.*, *carb-an.*, *cham.*, *clem.*, *con.*, *crot-t.*, *cupr.*, cur., cycl., *dulc.*, graph., *helon.*, *hep.*, *lac-c.*, *lach.*, lyc., lyss., *merc.*, merc-c., naja, nat-c., oci., onos., *phos.*, *phyt.*, psor., **Puls.**, *rhus-t.*, sabin., samb., **Sil.**, *sulph.*, tarent., vip., *zinc.*

Absonderung von Milch, mit: *Asaf.*, *cycl.*, *tub.*

heiß: *Bell.*, bry., *calc.*, *merc.*, *phos.*

Menses, vor: *Calc.*, con., kali-c., kali-s., *lac-c.*, murx., *tub.*

während: Calc., *cham.*, *con.*, dulc., helon., lac-c., thuj., *tub.*

nach: Cycl.

anstatt: Rat.

SCHWELLUNG - *Mammae ...*

Narben: *Graph.*, phyt., **Sil.**

Neuralgie des Uterus, bei jedem Anfall von: Nux-v.

Brustwarzen: *Cham.*, *lach.*, lyc., *merc.*, **Merc-c.**, phos., sulph.

rechts: *Fl-ac.*, sulph.

morgens: Fl-ac., sulph.

Schlüsselbeine: Phos.

SCHWIMMEN würde, als ob das Herz in Wasser: Bor., bov., *bufo*, sumb.

SCHWIRREN:

Gefühl von Schwirren in der Herzgegend: *Spig.*

schnurrendes Geräusch in der Herzgegend: *Glon.*

SINKENDES Gefühl am Herzen (s. SCHWÄCHE)

SPANNUNG (s. ZUSAMMENSCHNÜRUNG)

Achselhöhle: Aur.

Schlüsselbeine: *Lyc.*, *zinc.*

links: *Zinc.*

unter den: *Lyc.*

untere Rippen: Sulph.

SPASMEN (vgl. KRAMPF): Acon., ang., *arg-n.*, *ars.*, **Asaf.**, *bell.*, *calc.*, camph., *cann-s.*, *cham.*, chin., *cic.*, cina, *cocc.*, *colch.*, *cupr.*, *elat.*, *ferr.*, ferr-ar., ferr-p., *gels.*, *graph.*, *hyos.*, *ip.*, *kali-c.*, kali-p., *lach.*, lact., *laur.*, led., *lyc.*, *merc.*, *mez.*, *mosch.*, nat-s., nit-ac., *nux-v.*, *op.*, *ph-ac.*, *phos.*, plb., *puls.*, *samb.*, *sang.*, sars., sec., sep., spig., spong., staph., *stram.*, *sulph.*, tarent., *verat.*, zinc.

Atem, versetzt den: Stram.

beugen; zwingen ihn, sich nach vorne zu: Hyos., ph-ac.

Gehen agg.: Ferr.

Hitze und Blutandrang, mit: Puls.

Husten, beim: Agar., am-c., ars., chlor., cina, cupr., kali-c., lach., merc., mosch., sep., *sulph.*

hysterisch: Ars., **Asaf.**, bell., cic., *cocc.*, *mosch.*, *stram.*, zinc.

Körperübungen agg.: Ferr.

Kolik, bei: *Cupr.*, *sep.*, verat.

Menses, vor: Bov., *lach.*

während: *Chin.*, *cocc.*

SPASMEN ...

Herz: *Agar.*, *arg-m.*, calc., *cupr.*, *gels.*, *lach.*, mag-p., *nux-v.*

Froststadium im Fieber, während: Calc., nux-v.

Liegen auf dem Rücken agg.: Arg-m.

Zwerchfell: *Bell.*, *chel.*, cic., cupr., gels., *lob.*, *mosch.*, oena., ph-ac., staph., stram.

SPASMODISCHE Bewegung in der Brust: Arn.

STAGNIEREN des Blutes: *Lob.*

STEHENBLEIBEN des Herzens:

wäre, als ob es stehen geblieben: *Arg-m.*, *arg-n.*, aster., *aur.*, *cact.*, chin-a., **Cic.**, **Dig.**, *lach.*, *lil-t.*, *lycps.*, *rumx.*, *sep.*, spig., tarent., zinc.

Mittagessen, nach dem: Sep.

Schwangerschaft, in der: Arg-m.

würde, als ob das Herz stehen bleiben: Aur., **Lob.**, nux-m., onos.

würde, wenn er nicht ständig in Bewegung bleibt; fürchtet, dass das Herz stehen bleiben: **Gels.**

STENOKARDIE: *Aur.*, *chel.*

TROCKENHEIT: *Ferr.*, kali-chl., *lach.*, *merc.*, osm., *puls.*, stram., zinc.

Achselhöhle: Hep.

Brustwarzen: Cast-eq.

TROPFEN (s. FALLEN - Tropfen)

TUBERKULOSE: *Acet-ac*, **Agar.**, ant-t., *ars.*, *ars-i.*, *bar-m.*, *brom.*, *bufo*, **Calc.**, **Calc-p.**, *calc-s.*, *carb-an.*, *carb-s.*, *carb-v.*, card-m., chlor., *con.*, *dros.*, *dulc.*, *elaps*, *ferr-i.*, *ferr-p.*, fl-ac., *graph.*, *guaj.*, **Hep.**, hippoz., **Iod.**, kali-ar., **Kali-c.**, *kali-n.*, *kali-p.*, **Kali-s.**, *kreos.*, *lac-d.*, *lach.*, led., **Lyc.**, *med.*, *merc.*, mill., *myrt.*, nat-ar., *nat-m.*, *nit-ac.*, *ol-j.*, ox-ac., petr., *ph-ac.*, **Phos.**, *plb.*, **Psor.**, **Puls.**, samb., *sang.*, **Senec.**, *seneg.*, *sep.*, **Sil.**, **Spong.**, **Stann.**, still., sul-ac., **Sulph.**, **Ther.**, **Tub.**, **Zinc.**

akut: *Ars.*, *bry.*, *chin.*, *cimic.*, dros., *dulc.*, ferr., **Ferr-p.**, *hep.*, *kali-chl.*, kali-p., *kreos.*, lach., laur., *med.*, nat-m., *phos.*, **Puls.**, **Senec.**, **Sil.**, stann., *sulph.*, **Ther.**

Exazerbationen in allen Stadien: *Kali-n.*

Menses, durch unterdrückte: **Senec.**

alten Menschen, bei: *Nat-s.*

TUBERKULOSE ...

beginnende: *Acet-ac.*, *agar.*, *bry.*, cact., **Calc.**, **Calc-p.**, *carb-v.*, *dulc.*, *ferr.*, ferr-p., **Hep.**, **Kali-c.**, **Kali-p.**, *lach.*, **Lyc.**, *lycps.*, **Med.**, *nat-s.*, petr., **Phos.**, **Psor.**, **Puls.**, *rumx.*, *sang.*, **Senec.**, **Sil.**, **Stann.**, *sulph.*, *ther.*, thuj., **Tub.**

Blutungen, nach: *Chin.*

eitrig und geschwürig: *Ars.*, *ars-i.*, brom., bry., **Calc.**, *carb-an.*, *carb-s.*, *carb-v.*, chin., *dros.*, guaj., *hep.*, hyos., **Iod.**, **Kali-c.**, *kali-n.*, *kali-p.*, *lach.*, led., **Lyc.**, *merc.*, nat-m., *nit-ac.*, *nux-m.*, **Phos.**, *plb.*, *psor.*, *puls.*, ruta, sep., sil., stann., *sulph.*

florida (Phthisis): *Ferr.*, med., nat-p., *puls.*, *sang.*, **Ther.**

Kohlenstaub, bei Minenarbeitern durch: Carb-s.

letztes Stadium: Ars., bry., **Calc.**, **Carb-v.**, *chin.*, *dros.*, *euon.*, kali-n., **Lach.**, led., lob., **Lyc.**, *phel.*, *phos.*, *psor.*, **Puls.**, *pyrog.*, **Sang.**, *seneg.*, **Tarent.**

Liegen auf der Seite agg.: Calc.

Schleimauswurf, mit: *Aesc.*, **Ant-c.**, **Ant-t.**, *bar-m.*, caust., *coc-c.*, *dulc.*, **Euon.**, *ferr.*, **Ferr-p.**, **Hep.**, *kali-c.*, **Kali-chl.**, **Kali-i.**, *kreos.*, *lach.*, **Lyc.**, **Med.**, *merc.*, *merc-c.*, mill., *nat-s.*, **Phos.**, **Psor.**, *puls.*, **Sang.**, **Senec.**, *seneg.*, *sil.*, **Stann.**, *sulph.*, **Ther.**

Steinhauerlunge: *Sil.*

stillenden Frauen, bei: *Kali-c.*

sykotisch: Ars., **Aur.**, *aur-m.*, bar-c., bry., **Calc.**, *carb-an.*, carb-v., *caust.*, cham., chin., *dulc.*, *ferr-p.*, *lach.*, **Lyc.**, **Med.**, **Nat-s.**, **Nit-ac.**, *phyt.*, *puls.*, sep., *sil.*, staph., sulph., *ther.*, **Thuj.**

Verletzung der Brust, nach: *Ruta*

Wetter, bei nasskaltem: *Dulc.*

TUMOREN:

Achselhöhle: Ars-i., *bar-c.*, petr.

enzystiert: Bar-c.

Brustdrüse, männliche; wie eine Walnuss, links: Calc-p.

Mammae: *Carb-an.*, **Con.**, *cund.*, kali-i., *lach.*, *phos.*, *phyt.*, sang., sec., *sil.*

ÜBERLASTUNG des Herzens durch große körperliche Anstrengung: *Arn.*, *caust.*, *nat-m.*, *rhus-t.*

ÜBERZOGEN; Gefühl, wie mit etwas: Ant-t., bar-c., caust., *nat-m.*

ULZERATIONEN:

Brustwarzen: *Calc.*, **Cast-eq.**, cham., *merc.*, *sil.*, sulph.

Mammae: *Calc.*, *hep.*, *phos.*, **Phyt.**, **Sil.**, sulph.

rechts: *Com.*

UNBEWEGLICHKEIT: **Phos.**

VENENNETZES, Durchzeichnung des: Carb-v.

VERGRÖSSERUNG (s. HYPERTROPHIE)

VERHÄRTUNG:

Achseldrüsen: Am-c., bufo, calc., **Carb-an.**, clem., **Iod.**, *kali-c.*, lac-c., **Sil.**

Brustwarzen: *Bry.*, *calc.*, *carb-an.*, *merc.*, sulph.

Mammae (vgl. KNOTEN; KNOTEN, empfindliche): Alumn., apis, *aster.*, *bell.*, *bry.*, bufo, *calc.*, calc-p., **Carb-an.**, *carb-s.*, **Cham.**, *cist.*, *clem.*, coloc., **Con.**, *crot-h.*, *crot-t.*, *cupr.*, dulc., *graph.*, *hydr.*, *iod.*, *kreos.*, *lac-c.*, *lyc.*, *merc.*, nit-ac., *phos.*, *phyt.*, plb., puls., ruta, *sep.*, **Sil.**, *sulph.*, *thuj.*, tub., ust., vip.

links: **Sil.**

rechts: *Arn.*, **Con.**, *phyt.*, vip.

Abszess, nach einem: *Con.*, *graph.*

Menses, vor: *Con.*, lac-c., sang.

während: Carb-an., con.

Narben, in: **Graph.**

Quetschung, Prellung; nach: *Bell-p.*, con.

VERWACHSUNG:

Gefühl von: Arn., aur., aur-m., bry., cadm., coloc., dig., euph., hep., kali-c., kali-n., *merc.*, *mez.*, nux-v., par., petr., phos., *plb.*, puls., *ran-b.*, **Rhus-t.**, seneg., *sep.*, *sulph.*, *thuj.*, verb.

Pericards, des: *Graph.*

VÖLLEGEFÜHL: **Acon.**, aesc., agar., *ail.*, aml-n., **Apis**, arg-n., *ars.*, arum-t., *asaf.*, *aspar.*, aster., *bar-c.*, benz-ac., brom., bry., *cact.*, cadm., calc., calc-ar., *canth.*, *caps.*, *carb-s.*, *carb-v.*, carl., caust., chin., *cist.*, *coff.*, colch., con., cop., croc., *crot-t.*, cub., echi., ery-a., *ferr.*, ferr-ar., *ferr-p.*, *gels.*, gent-l., *glon.*, *hydr.*, ign., *kali-bi.*, **Lach.**, lact., lil-t., *lob.*, lyc., med., merc., mosch., *nat-ar.*, nat-m., nat-p., *nit-ac.*, *nux-m.*, nux-v., *phos.*, *puls.*, *rhus-t.*, rumx., ruta, sabin., sacc., sang., sel., sep., spong., sul-ac., *sulph.*, sumb., tax., ter., *verat.*

VÖLLEGEFÜHL ...

morgens: Con., lyc., *sulph.*

Rauchen, nach: Cycl.

vormittags, beim Gehen: Acon.

Schreiben, beim: Fl-ac.

nachmittags: Alumn., coca

abends: *Carb-v.*, eupi., lact., **Puls.**, *sulph.*

17 Uhr: Phos.

Bett, im: *Nat-s.*, sulph.

Essen, nach dem: Alumn.

Anstrengung, bei: Nat-ar.

Auswurf amel.: *Ail.*

Einatmen, beim tiefen: Kali-n., nat-ar., sulph.

Erwachen, beim: Con., ph-ac.

Essen, nach dem: Ant-c., caps., *lyc.*

Freien, im: Lyc.

Gehen, beim: Ferr.

Harndrang nicht nachgegeben wird, wenn dem: **Lil-t.**

Kaffee, nach: *Canth.*

Menses, vor den: Brom., **Sulph.**

Sitzen, im: *Caps.*

Steigen, beim: Bar-c.

Herz: *Acon.*, *aesc.*, arg-m., arg-n., *asaf.*, **Aur.**, **Aur-m.**, *bov.*, bufo, caust., *cench.*, colch., *glon.*, **Lach.**, *lil-t.*, *lycps.*, med., *puls.*, pyrog., sep., **Sulph.**

abends: **Puls.**

nachts: Colch.

Seite, beim Liegen auf der linken: Colch.

Menses, während: *Puls.*

Treppensteigen, beim: **Aur.**, aur-m.

Mammae: Bell., *bry.*, calc., *calc-p.*, clem., cycl., *dulc.*, *kali-c.*, *lac-c.*, lact., merc., nux-v., *phyt.*, sec., *sep.*, zinc.

Menses, während: *Con.*

wie voll: Carb-an., *sep.*

WALLUNGEN des Blutes (s. BLUTWALLUNGEN)

WÄRMEGEFÜHL: Alum., euph., hell., lact., *mang.*, nat-m., ol-an., rhod., **Sulph.**

Herzgegend: Cann-s., croc., rhod.

WARZEN auf dem Brustbein: Nit-ac.

WASSER, Gefühl von:

Brust, Gefühl von Wasser in der: Crot-c.

heißem Wasser: **Acon.**, cic., *hep.*

kaltes Wasser vom Herz herabtropfen würde, als ob: Cann-s.

kochendes Wasser in die Brust gegossen würde, als ob: **Acon.**

WASSERSUCHT: Acet-ac., *am-c.*, *ant-t.*, **Apis**, **Apoc.**, **Ars.**, *asaf.*, *aspar.*, *aur-m.*, **Bry.**, calc., *canth.*, *carb-s.*, *carb-v.*, chin., chin-a., **Colch.**, *crot-h.*, *dig.*, *dulc.*, ferr-m., *fl-ac.*, **Hell.**, iod., *kali-ar.*, **Kali-c.**, *kali-i.*, *lach.*, *lact.*, **Lyc.**, *merc.*, **Merc-sul.**, mez., mur-ac., *nat-m.*, op., *psor.*, *ran-b.*, rat., *sang.*, *seneg.*, *sil.*, *spig.*, *squil.*, stann., *sulph.*, *ter.*, uran, *zinc.*

Asthma, bei: Psor.

Krankheit, bei organischer: *Apoc.*, spig.

Seite, kann nur auf der erkrankten Seite liegen: *Ars.*

kann nur rechts liegen und mit dem Kopf tief: *Spig.*

Herzbeutel: *Apis*, apoc., **Ars.**, **Colch.**, **Dig.**, *lach.*, **Lyc.**, *sulph.*, *zinc.*

WEIN agg.: Bor.

WELLENARTIGER Bewegung des Herzens, Gefühl von: *Benz-ac.*, *spig.*

WIRBELNDES Gefühl am Herzen: *Cact.*, *iod.*, rhus-t.

ZITTERN: Ambr., apis, *arg-m.*, *arg-n.*, *ars.*, benz-ac., bov., *calc.*, calc-p., *camph.*, *carb-v.*, **Cic.**, *cocc.*, dig., kali-c., kali-n., *kalm.*, lac-c., lachn., lact., manc., nat-p., nicc., phos., sabin., seneg., **Spig.**, *staph.*, ther.

Mittag, gegen: Sulph.

Bewegen der Arme, beim: *Spig.*

Frösteln, mit: Phos.

Husten, beim: Rhus-t.

Mittagessen, nach dem: Zinc.

schmerzhaft: Benz-ac.

Weinen, wie durch: Stront.

Herz: Absin., aeth., agar., *arg-m.*, *arg-n.*, *ars.*, *ars-i.*, *aur.*, bad., bell., benz-ac., bufo, **Calc.**, *camph.*, chin-a., *chin-s.*, **Cic.**, cina, cinnb., *cocc.*, crot-h., *cupr.*, *glon.*, helod., *iod.*, kali-n., *kalm.*, *lach.*, lachn., **Lil-t.**, lith-c., *merc.*, *mosch.*, *nat-m.*, *nat-p.*, nit-ac., **Nux-m.**, op., *phys.*, *plat.*, *rhus-t.*, *sep.*, **Spig.**, *staph.*, stram., *tab.*, *tarent.*, thea, *ther.*

abends im Bett: Anag., cinnb.

ZITTERN - *Herz* ...

Sitzen, im: Dig.

nachts: Ambr.

Bett, im: Thuj.

anfallsweise: Nit-ac.

Druck, bei: Kali-bi.

Erwachen, beim: Agar., *lach.*, *merc.*

Liegen agg.: Iod.

Seite agg., auf der linken: *Camph.*, *tab.*

Menses, nach den: Nat-p.

Sitzen, im: Iod.

Treppensteigen, beim: *Nat-p.*

ZUCKEN:

Herzgegend: *Aesc.*, *arg-m.*

Liegen auf dem Rücken; beim: *Arg-m.*

Muskeln: Agar., anac., coloc., dulc., kali-c., lyc., nat-c., nat-m., seneg., sep., stann.

ZUSAMMENSCHNÜREN (= Spannung, Enge): **Acon.**, *aesc.*, *agar.*, ail., *all-c.*, *alum.*, alumn., am-c., am-m., ambr., anac., *ang.*, *ant-t.*, apis, aral., *arg-n.*, *arn.*, **Ars.**, *ars-h.*, *ars-i.*, *asaf.*, asar., asc-t., aspar., **Aur.**, *aur-m.*, *bapt.*, *bar-c.*, **Bell.**, bism-o., *bor.*, bov., **Brom.**, **Bry.**, bufo, **Cact.**, *cadm.*, cahin., **Calc.**, *calc-p.*, calc-s., *camph.*, cann-i., cann-s., canth., *caps.*, *carb-ac.*, *carb-an.*, *carb-o.*, **Carb-s.**, **Carb-v.**, carl., **Caust.**, *cham.*, **Chel.**, chin., chin-a., chlol., *chlor.*, *cic.*, *cimx.*, cina, cinnb., clem., *coc-c.*, *cocc.*, coff., *colch.*, *coloc.*, **Con.**, cop., *crot-c.*, crot-h., *crot-t.*, *cupr.*, cupr-s., cycl., *dig.*, dios., *dros.*, *dulc.*, elaps, *euph.*, *ferr.*, ferr-ar., ferr-i., ferr-p., gamb., *gels.*, gins., *glon.*, **Graph.**, *hell.*, *hep.*, hydr-ac., *hyos.*, *hyper.*, **Ign.**, *iod.*, *ip.*, iris., jatr., *kali-ar.*, *kali-bi.*, *kali-c.*, *kali-chl.*, kali-i., *kali-n.*, kali-p., kali-s., kreos., **Lach.**, *lact.*, *laur.*, lec., *led.*, lith-c., **Lob.**, **Lyc.**, *lycps.*, *mag-c.*, *mag-m.*, *mag-p.*, *manc.*, mang., *merc.*, *merc-c.*, merc-i-r., *mez.*, morph., mosch., mur-ac., *naja*, *nat-ar.*, *nat-c.*, **Nat-m.**, nat-p., *nit-ac.*, *nux-m.*, *nux-v.*, olnd., *op.*, osm., ox-ac., petr., ph-ac., **Phos.**, phys., pic-ac., *plat.*, plb., podo., poth., psor., *puls.*, rat., *rhod.*, *rhus-t.*, ruta, sabin., samb., *sars.*, **Seneg.**, *sep.*, **Sil.**, *spig.*, *spong.*, squil., **Stann.**, *staph.*, *stram.*, stront., stry., sul-ac., sul-i., **Sulph.**, sumb., *tab.*, tarent., ter., thea, thuj., upa., **Verat.**, verb., xan., zinc.

tagsüber: Mez., phos.

morgens: *Arg-n.*, calc., carb-v., cycl., lyc., nat-m., phos., *puls.*, sars., sep.

Erwachen, beim: Sep.

ZUSAMMENSCHNÜREN - morgens ...

nüchtern, wenn: Sulph.

mittags: Agar.

nachmittags: Bapt., eupi., lac-c., mag-c., nat-m., petr., sulph.

abends: *Ars.*, *bry.*, calc-p., carb-s., carb-v., hyper., *puls.*, raph., rhus-t., *stann.*, sulph., verb., *zinc.*

Bett, im: *Ars.*, bell., berb.

nachts: Alum., aral., *bry.*, coloc., *ferr.*, kali-n., *lach.*, *mez.*, myric., *puls.*, seneg., sep., sil., stram., *tab.*

Bett, im: *Ferr.*, *nux-v.*

abwechselnd mit plötzlicher Ausdehnung: Sars.

Schmerz im Abdomen: *Calc.*

Abendessen agg., nach dem: Mez.

Anstrengung, durch: *Ars.*, *calc.*, ferr., *nat-m.*, nux-v., *spong.*, *verat.*

Arme Zusammenbringen vor der Brust, durch: *Sulph.*

asthmatisch: Ang., coff., *led.*, mez., naja, nux-v., sulph.

Atmen, beim tiefen: Agar., aspar., *caust.*, cham., *cic.*, *coc-c.*, dulc., euon., *ferr.*, ham., kali-bi., kali-n., lact., lyc., mag-m., mosch., nat-c., nux-v., *puls.*, sang., seneg., stry., *sulph.*, tab., tarax., thuj.

amel.: Sulph.

Aufrichten, beim: Sars.

amel.: Mez.

Ausatmen, beim: Bor., *caust.*, chel., *kali-c.*

Auswurf amel.: *Calc.*, *manc.*

Band, wie durch ein: **Acon.**, *aml-n.*, *arg-n.*, *ars.*, bry., **Cact.**, chlor., led., *lob.*, *lyc.*, op., **Phos.**, pic-ac., sil.

unterer Teil der Brust: Agar., chlor., thuj.

Berührung agg.: Arn., cupr.

Bettdecke agg.: *Ferr.*

Bettwärme amel.: Phos.

Beugen, beim:

amel.: Caust.

hinten, nach: Nit-ac.

vorne, nach: Dig.

Bewegung agg.: Agar., ang., *ars.*, *ferr.*, *led.*, lyc., nux-v., *spong.*, *verat.*

ZUSAMMENSCHNÜREN - Bewegung ...

amel.: *Seneg.*

Blähungen, durch: **Nux-v.**, *rheum*, sil.

Bücken, beim: Alum., laur., merc., mez., seneg.

Einatmen, beim: Agar., aspar., cham., chel., con., dros., mez., raph., sabad., seneg., *sulph.*

Einschlafen, beim: Bry., *graph.*, *lach.*

Erbrechen, vor: *Cupr.*

nach: Verat-v.

Erwachen, beim: Alum., dig., *graph.*, **Lach.**, *lact.*, seneg., sep.

nach: Dig., psor.

Essen, nach dem: Arn., carb-an., cupr., hep., phel., *puls.*

amel.: Sulph.

Froststadium im Fieber, während: *Ars.*, *cimx.*, *kali-c.*, **Nux-v.**, *phos.*

Frühstück, nach: Agar., sulph.

Gehen, beim: Am-c., *anac.*, ang., **Ars.**, *dig.*, ferr., *jug-c.*, *kali-c.*, led., *lyc.*, nux-v., puls., sulph., *verat.*

amel.: Ferr.

Freien, im: Am-c., *calc.*, lith-c.

amel.: Alum., chel., dros., *puls.*

schnellem, bei: *Puls.*

Husten, während: Calc., *cham.*, cimx., *con.*, *cupr.*, *form.*, *hell.*, lyc., *mag-p.*, merc., *myrt.*, **Phos.**, *puls.*, stram., *sulph.*

Hustenreiz, durch: *Sep.*

Keuchhusten, bei: *Caust.*, mur-ac., spong.

Krampfhusten, bei: *Mosch.*

Hydrothorax, bei: *Apis*, apoc., colch., lact., merc., psor., *spig.*, stann.

kalt:

Abkühlung: Mosch., *phos.*

Baden, bei kaltem: Nux-m.

Luft, durch kalte: Bry., *phos.*, sabad.

Koitus, nach: Staph.

konvulsivisch: **Asaf.**, **Bell.**, **Cupr.**

körperliche Arbeit, durch: *Calc.*

Liegen, beim: Aral., lach., nat-m., nux-v.

amel.: *Calc-p.*

ZUSAMMENSCHNÜREN - Liegen, beim ...

Kopf hoch gelagert amel.: *Ferr.*

Seite agg., auf der rechten: *Lycps.*

linken: Myric.

still Liegen agg.: Caps.

Menses, vor: Phos.

während: Sep.

Mittagessen, nach dem: Carb-s., hep., phel.

Panzerhemd, wie durch ein: Chel.

Rüstung, wie durch eine: **Cact.**, *crot-c.*

Schlucken, beim: *Kali-c.*

schmerzhaft: *Sulph.*, *verat.*

Schwefel, wie durch: Kali-chl.

Schweiß amel.: Sulph.

Fußschweiß, nach unterdrücktem: **Sil.**

Sitzen, im: Agar., ars., mez., nit-ac.

amel.: Nux-v.

gebeugtem, bei: Alum.

amel.: Lach.

spasmodisch: Am-c., **Asaf.**, *aur.*, calc., carb-s., carb-v., *caust.*, *cupr.*, glon., *hep.*, **Ign.**, ip., *kali-c.*, kali-p., lact., led., nat-m., *op.*, *phos.*, sars., sec., *sep.*, *spong.*, *sulph.*, verat.

Sprechen, nach: *Hep.*

verhindert: *Cact.*

Stehen, beim: Verat.

amel.: Mez.

Steigen, beim: Ang., **Ars.**, **Calc.**, led., *mag-c.*, nux-v.

Strecken, beim: Nat-m.

Stuhlgang, beim: Coloc.

Trinken, nach dem: *Cupr.*

Weinen amel.: Anac.

Ziehen der Schultern nach hinten amel.: **Calc.**

Zorn, durch: *Cupr.*

Brustbein: Acon., cann-s., lob., mur-ac., nux-m., *phos.*, rhus-t., sabin., sulph., zinc.

Bewegung, bei: **Cact.**, op.

Essen, beim: Led.

Husten, beim: **Phos.**

Herz: Aeth., agar., *ail.*, alum., aml-n., ang., *anth.*, apis, *arn.*, **Ars.**, **Ars-i.**, asaf., asc-t., aur., berb., bufo, **Cact.**, cadm., calc., *calc-ar.*, cann-i., cann-s., chlor., cocc., cund., *dig.*, ferr., ferr-ar., ferr-i., ferr-p., graph., hydr., *ign.*, **Iod.**, *kali-ar.*, kali-bi., *kali-c.*, kali-chl., kali-p., *lach.*, lac-ac., *laur.*, **Lil-t.**, lyc., *lycps.*, lyss., merl., mur-ac., *naja*, *nat-m.*, nit-ac., *nux-m.*, nux-v., phos., phyt., *plb.*, rhus-t., samb., *spig.*, *spong.*, tarent., verat., zinc.

nachts: *Lil-t.*

Anstrengung, bei: Asaf., bry.

Beugen der Brust nach vorne amel.: Lac-ac., lil-t.

epileptischen Anfällen, vor: *Calc-ar.*, *lach.*

Essen agg.: Alum.

gehen, kann nicht aufrecht: *Lil-t.*

greifendes, packendes Gefühl: Arn., **Cact.**, **Iod.**, *lach.*, *laur.*, **Lil-t.**, *nux-m.*, rhus-t., *spig.*, *tarent.*

rechten Brustseite, und auf der: Bor.

Kummer, nach: *Ign.*

Stuhldrang, mit: Calc-ar.

Trinken (von Wasser) amel.: *Phos.*

erstreckt sich zum Rücken: *Lil-t.*

Lungen, wie mit einem Draht: Asar.

Mammae: Lil-t., sang., stram., verat.

links, wenn das Kind rechts gesäugt wird: *Bor.*

Einatmen, beim tiefen: Sang.

Mitte der Brust: Lob., ol-an.

abends, 18 Uhr: Mag-c.

Schnur, wie mit einer: Led.

oberer Teil der Brust: Cham., phos., rhus-t.

Seiten: *Acon.*, aeth., aloe, alum., asar., bell., colch., kali-n., lil-t., mez., myric., nit-ac., plat., puls., thuj.

rechts: Cocc., zinc.

eine Seite: Cocc., zinc.

Hinlegen agg.: Lil-t., plat.

Sitzen, im: Nit-ac.

unterer Teil der Brust: Aesc., agar., am-m., bry., **Cact.**, chlor., *dros.*, *gels.*, *ham.*, lact., lil-t., lycps., *nux-v.*, *puls.*, *ran-b.*, *spig.*, *sulph.*, thuj.

ZUSAMMENSCHNÜREN - *unterer Teil der Brust ...*

Liegen auf der rechten Seite agg.: Lycps.

ZYANOSE: *Ant-t.*, *bor.*, carb-an., *dig.*, *ip.*, **Lach.**, **Laur.**

Schlüsselbeingegend: Thuj.

RÜCKEN

ABMAGERUNG: Tab.

Dorsalregion, Muskulatur der Schulterblätter: Plb.

Lumbalregion: Plb., sel.

Zervikalregion: *Calc.*, iod., *lyc.*, **Nat-m.**, *sanic.*, *sars.*

ABSZESS: Asaf., *hep.*, iod., lach., mez., *ph-ac.*, *sil.*, staph., *sulph.*, *tarent-c.*

Lumbalregion: *Calc-p.*

Psoasmuskel: Ars., *cupr.*, *ph-ac.*, *sil.*, staph., symph., syph.

Zervikalregion: *Lach.*, *lyc.*, *petr.*, ph-ac., psor., sec., sil., *tarent-c.*

Narben; in alten: Sil.

AMEISENLAUFEN: **Acon.**, aesc., *agar.*, agn., *all-c.*, anac., apoc., arg-m., *arn.*, *ars.*, ars-m., arund., asaf., atro., bar-c., bell., berb., bov., carl., caust., *cham.*, *cocc.*, con., crot-h., euon., graph., *lach.*, lact., mag-s., manc., merc-c., nat-ar., *nat-c.*, *nux-v.*, *osm.*, ox-ac., pall., *ph-ac.*, **Phos.**, ran-s., rat., rhod., sabad., sars., **Sec.**, sulph.

morgens: Ars-m.

nachmittags: Asaf., mag-s.

abends: *Lyc.*, mag-s., osm.

nachts: Bar-c., bov., zinc.

erstreckt sich zu den Fingern und Zehen: Sec.

Gliedern: **Phos.**

oben und unten, nach: *Crot-h.*, *lach.*, manc.

unten, den Rücken nach: Carl.

Dorsalregion, Schulterblätter: *Anac.*, sil., zinc.

Schultern, zwischen den: Carl., laur., viol-t.

Lumbalregion: Acon., ars., arund., bufo-s., canth., crot-t., meny., merc-c., ph-ac., stann., tarax., thuj.

anfallsweise: Thuj.

Sitzen, im: Canth.

erstreckt sich zum Gesicht: Arund.

Schultern: Arund.

Sakrum: Bor., crot-t., ph-ac., sars.

Wirbelsäule: **Acon.**, **Agar.**, *ars.*, arund., con., kali-p., *lach.*, nat-c., *sal-ac.*

Zervikalregion: Arund., *carl.*, dulc., lac-c., phos., sabin., *sec.*, spong.

AMEISENLAUFEN - nachts - *Zervikalregion* ...

Eintritt ins Haus, beim: Phos.

BALKENS im Rücken, Gefühl eines: Ars., lach.

BEBEN in der *Zervikalregion*: *Ang.*

BLÄULICH:

Nacken: Ars., *lach.*, *rhus-t.*

rechte Seite des Rückens: Vip.

BLUTANDRANG im Nacken, erstreckt sich über den Scheitel zur Stirn, nachmittags bei Bewegung: Mang.

BLUT in der Lumbalregion, Extravasation von: Crot-h.

BRAUNE Flecken auf dem Rücken: Sep.

Schultern; auf den: Ant-c.

Zervikalregion braun und fettig, Haut der: Apis, *lyc.*, *petr.*, sep., thuj.

EINGESCHLAFEN am Schulterblatt, Gefühl wie: Anac.

EKCHYMOSE in der Lumbalregion: Merc-c., vip.

EMPFINDLICHKEIT in der Lumbalregion gegen einen heißen Schwamm: *Agar.*

EMPROSTHOTONUS: *Canth.*, *ip.*, lach., nux-m.

ENTZÜNDUNG:

Halslymphdrüsen: *Calc.*

Rückenmark: Acon., *alum-m.*, *apis*, *ars.*, bar-m., *bell.*, *benz-ac.*, calc., camph., canth., caust., cedr., cic., cocc., colch., crot-h., *dulc.*, **Gels.**, hyos., kali-i., *lach.*, lyc., merc., nat-m., *nat-s.*, *nux-v.*, **Op.**, ox-ac., *par.*, **Phos.**, phys., *pic-ac.*, plb., rhus-t., sec., sil., sulph.

Erstickungsgefühl mit, agg. im warmen Zimmer: **Apis**, op.

Hautausschläge sich nicht entwickeln, wenn: Bry., dulc.

Zervikalregion: Par.

Rückenmarkshaut (= Meningitis spinalis): *Acon.*, **Apis**, **Bell.**, *bry.*, *calc.*, *cic.*, *cimic.*, cocc., crot-h., cupr., dulc., **Gels.**, *hyos.*, hyper., *ip.*, kali-i., merc., *nat-m.*, *nat-s.*, nux-v., *op.*, ox-ac., *plb.*, *rhus-t.*, sec., verat-v., zinc.

Quecksilber, nach Missbrauch von: *Kali-i.*

Scharlach oder Masern, das Exanthem entwickelt sich nicht; bei: Dulc.

EPILEPTISCHE Aura kriecht die Wirbelsäule hinunter: *Lach.*

ERSCHÜTTERUNG des Rückgrats: **Hyper.**

Zervikalregion: Mez.

ERWEICHUNG des Rückenmarks: Crot-h., **Kali-p.**, merc., *phos.*, *sulph.*

ERYSIPEL: *Apis*, graph., kali-i., *merc.*, ph-ac., *rhus-t.*

Lumbalregion: *Merc.*

Schultern, quer über die: *Apis*

Zervikalregion: Graph., kali-i., ph-ac.

erstreckt sich zum Gesicht: Rhus-t.

EXOSTOSEN am Sakrum: Rhus-t.

FISTELN: *Calc-p.*, *hep.*, *ph-ac.*, **Phos.**, **Sil.**, **Sulph.**

FLATTERN:

beginnt im Kreuzbein und steigt allmählich bis zum Hinterkopf: Ol-j.

Schultern, zwischen den: *Cupr.*

Lumbalregion: Berb., chim.

FLECKEN: Calc., cist., lach., *lyc.*, sep., spong., sulph., sumb., zinc.

braun: Thuj.

rot: Ant-c., bell., carb-v., cist., cocc., lach., sep., stann., vip.

Schulterblättern, an den: Calc., cist., lach., sumb.

Zervikalregion: *Carb-v.*, hyos., petr.

gelb: Iod.

rot: *Carb-v.*, *lyc.*, sep., stann.

FRÖSTELN (s. SCHAUER)

FURUNKEL (s. HAUTAUSSCHLÄGE)

GEFÜHLLOSIGKEIT, Taubheit (vgl. EINGESCHLAFEN): Acon., *agar.*, berb., calc., *calc-p.*, *cocc.*, cupr-ar., nux-v., ox-ac., phys., sec., sil.

gelegen ist; des Teiles, auf dem er: Calc.

Lumbalregion: **Acon.**, ars., **Berb.**, carb-v., *sil.*, spong.

Empfindungslosigkeit: *Ars.*, bry., con., cupr-ac., kali-n., zinc.

morgens, beim Aufstehen: *Nat-m.*

abends: Alum., mag-m.

erstreckt sich zu den Beinen: *Acon.*

Sakrum: Berb., *calc-p.*, *graph.*, ox-ac., plat., spong.

GEFÜHLLOSIGKEIT - *Sakrum ...*

Beine und Sakrum: *Calc-p.*

Sitzen, im: Plat.

Schulterblätter: Anac.

Steißbein: Berb., **Plat.**

Menses, während: Plat.

Sitzen, im: **Plat.**

Zervikalregion: Berb., cast-eq., *chel.*, dig., hura, merc-i-f., par., *plat.*, rhus-t., tell.

GESCHWÜRE: *Cist.*, *merc-c.*

Dorsalregion, Schulterblätter: Kali-bi., merc.

Sakrum: *Arg-n.*, *ars.*, crot-h., *paeon.*, *zinc.*

brennen wie Feuer: *Ars.*

Steißbein: Paeon.

Zervikalregion: Sil.

GLUCKERN im Rücken, Gefühl von: Petros., tarax.

Dorsalregion, Schulterblätter: Berb., *tarax.*

links: Spig.

rechts: *Tarax.*

unterhalb des Schulterblattes: Lyc., squil.

Lumbalregion, Liegen und Aufstehen vom Sitzen agg.: Berb.

HAUTAUSSCHLÄGE: Alum., am-m., ant-c., ant-t., arg-n., arn., *ars.*, bar-c., bell., berb., bry., calc., calc-s., cann-s., carb-s., *carb-v.*, *caust.*, chin., chin-a., cina, cist., clem., cocc., con., dulc., euon., fago., hep., *jug-r.*, kali-p., lach., led., *lyc.*, *merc.*, **Mez.**, nat-m., *nit-ac.*, *petr.*, ph-ac., phos., **Psor.**, puls-n., *rhus-t.*, rhus-v., rumx., *sep.*, *sil.*, squil., staph., stram., **Sulph.**, sumb., tab., til., zinc.

Akne: Carb-v.

Zervikalregion: Amph., jug-r.

beißend: Bry.

Bläschen: Arn., bry., calc-caust., cist., graph., hura, *kali-c.*, *lach.*, nat-c., petr., rhus-t., *sep.*, wies.

abends, jucken beim Entkleiden: Nat-c., nat-s.

Basis; auf einer roten, erhabenen: Kali-bi.

Schulterblättern, auf den: Am-c., am-m., ant-c., caust., cic., lach., vip.

Schultern, zwischen den: Sep.

HAUTAUSSCHLÄGE - Bläschen - *Schultern* ...

umgeben von einem roten Hof: Crot-h.

Zervikalregion: Calc-caust., camph., clem., mag-c., naja, nat-h., nat-p., petr., zinc-s.

brennend: Am-m., cist., rhus-t.

Kratzen, nach: Til.

Ekzem: Arn., merc., *sil.*

Zervikalregion: Anac., *lyc.*, psor., *sil.*

Erythem, *Zervikalregion*: Chlol., gels., hyos.

Exanthem, flüchtiges (frühere Bezeichnung: Friesel): *Calc.*, con., merc., mez., psor., stram., tab.

Zervikalregion: Ant-c., bry., caust., **Chel.**, mez., nat-ar., sec.

erysipelatös: Hydr.

Hitze, durch: **Sulph.**

juckend: Calc., *mez.*

miliar: Nat-ar.

rot: Nat-ar.

violett: Hyos.

Lumbalregion: Cham.

fein: Con., rhus-v.

feucht: *Clem.*, nat-m., psor.

Sakrum, am: Graph., led.

Steißbein, am: *Arum-t.*, graph., led., nit-ac.

Fischschuppen, wie: Ars-i., *mez.*

Flecken: Calc., kali-ar., mez.

Flecken; große, entzündliche: Lach., mez., phos., zinc.

Flohbisse, wie: Phys.

Furunkel: Caust., coloc., *crot-h.*, graph., kali-bi., **Kali-i.**, *lach.*, mur-ac., ph-ac., *phyt.*, sanic., sul-ac., sulph., tarent-c., *thuj.*, zinc.

Blutbeule: *Carb-an.*, *caust.*, *graph.*, hep., iris., kali-bi., sul-ac., thuj.

gruppenweise angeordnet: Berb.

Lumbalregion: *Hep.*, psor., rhus-t., thuj.

Sakrum: Aeth., thuj.

Schulterblattgegend: Am-c., bell., led., lyc., *nit-ac.*, zinc.

HAUTAUSSCHLÄGE - Furunkel ...

Schultern, zwischen den: Iod., tarent-c., zinc.

Zervikalregion: *Calc.*, carb-an., coloc., crot-h., cypr., dig., *graph.*, *hep.*, indg., **Kali-i.**, *lach.*, nat-m., *nit-ac.*, *petr.*, *phos.*, *psor.*, rhus-v., sec., **Sil.**, **Sulph.**, thuj., ust.

Herpes: All-s., ars., lach., nat-c., sep., zinc.

zoster: *Cist.*, *lach.*, *merc.*, rhus-t.

Zervikalregion: Ars., carb-an., caust., clem., *con.*, *graph.*, hyos., kali-n., lac-d., *lyc.*, nat-m., *petr.*, psor., *sep.*, sulph.

feucht: Carb-an., caust., nat-m., sep.

juckend: Caust.

Impetigo: *Nat-m.*, *petr.*

juckend: Bar-c., bar-m., *bry.*, calc., cann-s., carb-v., *caust.*, cham., lyc., *mez.*, puls., rat., rhus-t., sep., squil., staph., tab., thuj., til., zinc.

abends: Fago.

und nachts: *Sep.*

Zubettgehen, beim: Rumx.

fleckförmig angeordnet: Zinc.

Kratzen, nach: Mez.

warm, wenn: Cocc.

Lumbalregion: Arund., lyc.

Steißbein: *Graph.*

Karbunkel: **Anthr.**, ars., *crot-h.*, *lach.*, *sil.*

Dorsalregion: *Hep.*, *lach.*, tarent.

Zervikalregion: *Anthr.*, *caust.*, crot-h., *hep.*, **Lach.**, rhus-t., **Sil.**, sulph.

Knoten:

rot: Petr.

schmerzlos, *Zervikalregion*: *Graph.*, psor.

krätzeartig: Arg-n., bar-c., psor.

Krusten: Arn., graph., nat-m.

Maculae syphiliticae: Syph.

masernartige Flecken, *Zervikalregion*: Ars., cop., morph.

miliar: Ant-c., ant-t., bry., caust., **Chel.**, cocc., hydrc., nat-ar., ph-ac., prun-s., psor., sec., sumb., valer.

HAUTAUSSCHLÄGE ...

Pickel: Agar., alum., arg-n., arn., bell., berb., calc., cann-s., carb-v., cham., chel., chlor., cocc., con., crot-h., dig., fl-ac., hura, hyper., iod., jug-r., kali-bi., *kali-c.*, kali-p., lach., led., lyc., mag-m., mag-s., meph., *nat-m.*, nicc., petr., ph-ac., psor., *puls.*, rhus-v., rumx., sars., *sel.*, sil., *squil.*, staph., tab., tep., til., vesp., zinc.

abends: Cocc., fl-ac., ph-ac., rumx.

eiternd: Chlor., kali-bi.

juckend: Arg-n., asc-t., calc., cann-s., carb-an., crot-t., fl-ac., led., mag-m., mill., rat., rhus-t., sel.

Kratzen, nach: Psor.

wunder, drückender Schmerz bei Berührung: Zinc.

Dorsalregion: Am-m., berb., *cic.*, *cist.*

Schulterblätter: Ant-c., berb., com., con., crot-h., mag-m., merc., *puls.*, rat., squil.

Schultern, zwischen den: Gels., lyc., mag-m., ph-ac., rat., squil.

Lumbalregion: Ars-h., calc., chel., chin., clem., kali-c., nat-c., nicc.

brennend: Lyc.

entzündet: Sulph.

juckend: Lyc., tab.

Kratzen, nach: Chin., nicc.

nässend beim Kratzen: Sulph.

rot, morgens amel.; nachts beim Kratzen: Apoc.

Zervikalregion: Agar., alum., berb., cann-s., carb-an., carb-v., cinnb., *clem.*, crot-t., *gels.*, hep., hyos., jug-r., kali-bi., kali-c., kali-n., lyc., meph., nat-ar., nat-m., nicc., pall., petr., ph-ac., psor., *puls.*, rhus-t., *sil.*, *staph.*, sul-ac., *sulph.*, thuj., trom., verb., zing.

abgeflacht: Rhus-t.

brennend: Am-c.

eiternd: Calc-p., nat-c.

entzündet: Sulph.

feucht: *Clem.*

hart: Crot-t.

juckend: *Sil.*, *staph.*

Kratzen, beim: Carb-an., nicc., *puls.*

HAUTAUSSCHLÄGE - **Pickel** - *Zervikalregion ...*

schmerzhaft bei Berührung: Hep. sulph.

tiefsitzend: Til.

zusammenfließend: Tarent.

erstreckt sich zur Kopfhaut: Clem.

Psoriasis, in großen Flecken angeordnet Calc., kali-ar., mez.

Purpura, *Zervikalregion*: Ars.

Pusteln: Agar., aur-m-n., bell., berb., calc. chin., chlor., clem., crot-t., dulc., kali-bi. kali-br., *lach.*, nat-c., nat-m., petr., rhod. *sep.*, *sil.*, sulph.

empfindlich: Nat-c.

pockenartig: Ant-t., sil.

schmerzhaft: Ant-t., **Sil.**

schwarzen Spitzen, mit: Kali-bi.

Lumbalregion: Calc., chlor., clem. nat-c.

Zervikalregion: Ant-c., aur., bell. kali-n., nat-ar., nat-c., psor., sars., tab. thuj., zinc-ac.

Kuhpocken, wie: Ant-t.

rot: Bell., *bry.*, calc., **Chel.**, cocc., rhus-t. spig., tab., verb.

schmerzhaft: Lyc., spig.

Berührung; bei: Cist., hep., ph-ac. psor., spig., squil., verb.

Schorfe, blutige: Rhus-v.

Sakralregion: *Sil.*

Steißbein: Bor., *graph.*, *sil.*

Zervikalregion: Ant-t.

Schuppen: Am-m., ars-i., *mez.*

Schulterblatt, rechtes: Am-m.

Zervikalregion, weiß: Graph., *sil.*

schwammartige Wucherungen (Hämangiom) am Hals: Thuj.

Sudamina (Tropenkrankheit): *Apis*

trocken in der *Zervikalregion*, schält sich in feinen, mehligen Schuppen: Graph.

Tuberkel: Am-c., am-m., caust., lyc., nicc. squil.

Zervikalregion: Ant-c., carb-an., caust nicc., zinc.

RÜCKEN

HAUTAUSSCHLÄGE ...

Urtikaria: Apis, lach., lac-ac., sulph.

Kratzen, nach: Lyc.

warm, wenn: Cocc., stram.

wund beißend: Bry., spig.

Lumbalregion: Arund., rhus-t.

Steißbein: Bor., graph., merc.

Zervikalregion: *Agar.*, ant-c., ant-s., ars., bar-m., bell., berb., bry., caust., cham., chel., *clem.*, *graph.*, *hep.*, *kali-bi.*, lyc., mang., nat-ar., nat-m., *petr.*, psor., rhus-t., sec., sep., **Sil.**, staph., stram., sulph., thuj.

feucht: Caust., *clem.*

Haaransatz: Nat-m., petr.

HITZE: Aesc., *agar.*, *alum-m.*, alumn., *apis*, *ars.*, asaf., aur., bar-c., berb., calc., calc-s., camph., carb-v., carl., cham., chin., *coff.*, con., dig., *dulc.*, gels., *glon.*, hell., helon., hyos., laur., *led.*, lob-s., *lyc.*, *med.*, meny., *merc.*, nat-c., nat-m., ol-an., op., par., ph-ac., **Phos.**, *pic-ac.*, plb., rhus-v., sars., *sil.*, sol-n., spig., stann., staph., *sulph.*, *sumb.*, verat., *zinc.*

morgens, beim Erwachen: Con.

vormittags: Hell.

abends: Cham., phys.

abwechselnd mit Kälte: Carl., cham., verat.

Schauder: Cham.

Bettwärme, in der: Pic-ac.

erregender Neuigkeiten, beim Lesen: *Gels.*

Erregung, bei: Pic-ac.

Essen, nach dem: Staph.

Gehen, beim: Verat.

Freien, im: Merc., ph-ac., sil., sol-n.

geistiger Anstrengung, bei: *Pic-ac.*, *sil.*

Hitzewallungen: *Acon.*, bapt., brom., clem., dig., *mang.*, merl., **Sumb.**

morgens: Lil-t.

abends: Ph-ac., sol-n.

Abendessen, nach: Spig.

Gehen; bei fortgesetztem, längerem: Glon.

Stuhlgang, nach: *Podo.*

Stuhlgang, während: *Podo.*

nach: *Podo.*

erstreckt sich über den Körper: **Sumb.**

Lumbalregion: Calc-p., sumb.

HITZE - Hitzewallungen ...

Wirbelsäule, in der: **Bol.**

warme Luft die Wirbelsäule hinauf in den Kopf strömen würde, als ob: *Ars.*, *sumb.*

Wellen, steigt hoch in: *Lyc.*

Zervikalregion: Aesc., fl-ac., hydr., *lach.*, *med.*, **Phos.**, podo., sarr.

Menses, während: *Phos.*

Sitzen, im: Meny., *zinc.*

strömt nach oben: *Ars.*, *lyc.*, *verat.*

Wein, nach: Gins., *zinc.*

erstreckt sich den Rücken nach unten: Coff., con., laur., par., phys., sulph.

oben, den Rücken nach: *Ars.*, cann-i., hyos., *lyc.*, **Phos.**, *podo.*, sarr., verat.

Menses, während: *Phos.*

Stuhlgang, bei: Podo.

Dorsalregion: Merc., *phos.*, **Pic-ac.**

breitet sich zu den Extremitäten aus: *Camph.*

Schulterblätter: *Chel.*, mur-ac.

zwischen den Schulterblättern: Arg-n., **Lyc.**, *naja*, *phos.*, *pic-ac.*

Lumbalregion: Ars-i., arund., aur., aur-s., bapt., *berb.*, colch., hura, hyos., kalm., lac-c., *nat-m.*, nit-ac., *nux-v.*, *phos.*, *pic-ac.*, plb., raph., sarr., sel., sulph., thuj.

Atmen, bei tiefem: Sep.

äußerlich: Clem.

Essen, nach dem: Sel.

Fahren im Wagen, nach: Hura

Freien, im: Hyos.

Gehen im Zimmer, beim: Hyos.

heißes Wasser hineinfließen würde, als ob: Sumb.

Mittagsschlaf, nach dem: Sel.

Sitzen, im: Colch., hyos.

erstreckt sich zum Gesicht: Arund.

Rektum: Colch.

Sakrum: Sars., sep., sulph.

Steißbein: Agar., alum., arn., ars., bor., *calc.*, carb-an., carb-v., caust., chin., colch., graph., hep., ign., laur., led., merc., mur-ac., ph-ac., phos., plat., rhus-t., spig., staph., sulph., zinc.

HITZE ...

Wirbelsäule, in der: *Alum.*, *ars.*, bry., cann-i., carb-v., coloc., hyos., *lyc.*, *med.*, *nat-m.*, op., *phos.*, *pic-ac.*, plb., sarr., *sil.*, sin-n., spig., *sumb.*, verat-v., *zinc.*

Flecken: *Phos.*

heißes Wasser hineinfließen würde, als ob: *Sumb.*

erstreckt sich nach oben: *Ars.*, *lyc.*, *phos.*, *podo.*, sarr.

Zervikalregion: Aesc., agar., aml-n., *calc.*, coloc., com., cycl., fago., *fl-ac.*, *glon.*, hydr., kalm., *lach.*, merc-i-f., *nux-v.*, ol-an., *par.*, phel., *phos.*, rhus-t., sars., *sumb.*, tarent.

nachmittags: Con.

kalten Händen, mit: Sumb.

19-20 Uhr: Fl-ac.

Sitzen, im: Dig.

erstreckt sich den Rücken nach unten: Glon., *par.*

oben, den Rücken nach: Calc., *fl-ac.*, *glon.*

Richtungen; in alle: Rhus-t.

HYPERÄSTHESIE der Haut: Merc., petr., plat.

JUCKEN: Agar., all-s., aloe, *alum.*, am-m., **Ant-c.**, arg-m., arn., ars-i., asc-t., aur., *bar-c.*, calc., calc-s., carb-ac., carb-s., carb-v., **Caust.**, chel., cist., clem., coc-c., cocc., corn., daph., dios., fago., fl-ac., glon., *graph.*, guaj., hep., hura, kali-bi., *kali-c.*, kali-n., kali-p., lac-ac., *lyc.*, mag-c., mag-m., mag-s., med., *merc.*, merc-i-f., **Mez.**, mill., mur-ac., *nat-c.*, nat-m., nat-p., *nat-s.*, nicc., **Nit-ac.**, ol-an., osm., pall., ph-ac., phos., *puls.*, raph., *rhus-t.*, *sars.*, seneg., *sep.*, *sil.*, spig., spong., **Sulph.**, tell., ther., *thuj.*, zinc.

morgens: Asc-t., lyc.

6-10 Uhr: Kali-bi.

7 Uhr: Pall., rhus-t.

Bett, im: Rhus-t.

vormittags: Fl-ac.

nachmittags: Fago., sars.

abends: Con., fago., fl-ac., lyc., rat., sulph., thuj.

Bett, im: Calc., lyc., merc., nat-m.

Entkleiden, beim: Cocc., hyper., mag-m., nat-c., *nat-s.*, osm., puls.

nachts: Agar., ail., apoc., ars., asc-t., fl-ac., *mez.*, phos., rhus-v.

JUCKEN - nachts ...

Bettwärme, in der: Nat-ar., rhus-v., sulph.

Liegen, beim: Mag-c.

brennend: Agar., alum., berb., *calc.*, daph., kali-c., mag-c., mez., *nux-v.*, raph.

morgens beim Anziehen: Nux-v.

abends beim Entkleiden: Nux-v.

nachts: Nux-v., spong.

Gehen im Freien, beim: Merc.

Kratzen, nach: Alum., squil.

friert, wenn er: Lyc., spong.

kalter Luft, in: Rhus-v.

Kratzen amel.: Mag-c., mag-m., mez., nat-c., pall., rat., rhus-v.

Schmerz nach Kratzen: Nit-ac.

wechselt den Ort nach Kratzen: Mez., pall.

stechend, fein: Alum., anac., arn., caust., squil.

Kratzen amel.: Anac.

plötzlich amel. durch Kratzen: Ph-ac.

Dorsalregion, Schulterblätter: Alum., am-m., arn., asaf., bar-c., calc., com., crot-h., cund., dios., form., laur., merc., merc-i-f., mez., olnd., petr., phel., rat., ruta, seneg., sil., spig., stront., ther., viol-t., zinc.

Reiben amel.: Grat.

Stellen, an kleinen: Fl-ac.

zwischen den Schulterblättern: All-s., alum., am-m., arg-m., calc., calc-s., caust., chin-s., dios., *hipp.*, laur., mag-c., mag-m., mosch., rat., stront., *zinc.*

abends: Dios., mag-m., zinc.

nachts: Am-m., cocc.

Entkleiden, beim: Sulph.

Kratzen amel.: Mag-c.

brennt nach Kratzen: Rat.

Lumbalregion: *Bar-c.*, *berb.*, bufo-s. carb-v., caust., chin., con., dig., fl-ac., hep., iod., kali-bi., kali-c., kali-n., lach., led., lyc. mag-c., *mag-m.*, *merc.*, merc-c., mez. morph., *nat-m.*, nicc., ol-an., phyt., psor. *puls.*, sulph.

kratzen, bis die Stelle roh ist; muss *Bar-c.*

JUCKEN - *Lumbalregion* ...

erstreckt sich mit Brennen zu Abdomen und Oberschenkel: Nat-m.

Sakrum: Agar., alum., bor., bov., fl-ac., graph., laur., led., med., merc., par., plb.

Gehen, beim: Merc.

Steißbein: Agar., alum., bar-c., bor., *bov.*, con., fl-ac., *graph.*, lyc., spig.

Bettwärme agg.: *Petr.*

brennend: Fl-ac.

Menses, während: Dros., graph., ph-ac.

Zervikalregion: Agar., agn., **Alum.**, ammc., anac., *ant-c.*, arg-n., ars., benz-ac., *berb.*, carb-ac., carb-v., caust., cycl., *gels.*, grat., hydr., hydr-ac., ign., jug-c., kali-bi., kali-n., laur., lyc., mag-c., mag-m., mang., merc-i-r., mez., morph., myric., nat-ar., nat-c., **Nat-m.**, nat-p., nicc., nit-ac., ox-ac., pall., *puls.*, rat., *rhus-t.*, rumx., sars., sep., sil., squil., staph., **Sulph.**, tarent., ther., thuj., trom.

morgens: Fl-ac., nat-m., sulph., ther.

Aufstehen, nach dem: Sulph.

abends: Calc., carb-v., fl-ac., mag-c., stront., ther., trom.

Bett, im: Calc., sulph.

Entkleiden, beim: Am-m., hyper.

Zubettgehen, vor dem: Mag-m.

nachts: Ail., hydr.

Bettwärme, in der: *Sulph.*

Berührung, bei: Psor.

brennend: Berb., *calc.*, *kali-bi.*

Gehen im Freien, beim: Nit-ac.

Kratzen, nach: Nat-m.

wechselt den Ort nach Kratzen: Sars.

Menses, während: Mag-c.

erstreckt sich in alle Richtungen, Kälte amel., Wärme agg.: Rhus-t.

KÄLTE (einschließlich Frost): Acon., aesc., agar., alum., am-br., am-c., *am-m.*, anac., anag., aphis., apis, *arg-m.*, arn., *ars.*, *asaf.*, aur., aur-m-n., bapt., *bell.*, benz-ac., berb., **Bol.**, brom., *bry.*, **Cact.**, calad., *calc.*, calc-s., *camph.*, *canth.*, **Caps.**, carb-an., carb-s., carb-v., cedr., *cham.*, chel., chin., chin-a., chlf., cic., coc-c., *cocc.*, coff., colch., com., *con.*, croc., *crot-t.*, *dig.*, dios., *dulc.*, elaps, **Eup-per.**, **Eup-pur.**, ferr., ferr-ar., ferr-p., *gels.*, gins., grat., *ham.*, hell., hep., hipp., hydr., *hyos.*, hyper., ign., ip., jatr., kali-ar., kali-bi., kali-c., kali-i., kali-n., kali-p., kali-s., kalm., *lac-d.*, **Lach.**, lachn., lact., laur., *led.*, *lil-t.*, *lob.*, lyc., mag-c., *meny.*, merc., merc-c., merc-i-r., *mez.*, mur-ac., nat-ar., **Nat-m.**, **Nat-s.**, *nit-ac.*, nit-s-d., *nux-v.*, op., ox-ac., *phos.*, phys., plat., **Puls.**, *raph.*, *rhus-t.*, rhus-v., ruta, sabad., sanic., sarr., *sec.*, seneg., sep., **Sil.**, spig., *spong.*, *stann.*, staph., *stram.*, *stry.*, **Sulph.**, sumb., tarent., thuj., valer., **Verat.**

morgens: Arn., bry., con., ferr., mez., nit-s-d., **Nux-v.**, sumb.

7 Uhr: Ferr.

Erwachen, beim: Con.

Menses, nach: Kali-c.

vormittags: Ang., asaf., berb., cham., con., hydr., lyc.

8.30-9 Uhr: Asaf.

10 Uhr: Con.

11 Uhr: Cham.

Gehen im Zimmer, beim: Ang.

Freien, im: Hydr.

mittags: Arg-n., rhus-t.

nachmittags: Alum., apis, asaf., cast., cic., cimic., *cocc.*, fago., guaj., hyos., lyc., nat-ar., rumx., stram., thuj.

14 Uhr: Cic., nat-s.

15 Uhr: *Apis*, lyc.

16 Uhr: Mag-c.

Stuhlgang, nach: Fago.

abends: *Ars.*, bapt., berb., caps., cast., cimic., *cocc.*, coff., *dulc.*, kreos., *lyc.*, *mur-ac.*, nat-m., nux-v., **Puls.**, *rhus-t.*, sang., sep., *stann.*, **Sulph.**, tab., thuj.

18 Uhr, im warmen Zimmer: Lyc.

19 Uhr: Cast., lyc.

21 Uhr: Cast., kreos.

Hinlegen, nach dem: *Coff.*, *lyc.*, *nux-v.*, sang.

nachts: *Ars.*, arum-t., chin., chin-a., chin-s., coc-c., lil-t., lyc., nat-ar., nat-m., *puls.*, stront., thuj.

Zubettgehen, beim: Coc-c., lil-t.

Anziehen, beim: Anth.

äußerlich: Coc-c., lyc.

Bewegung, bei: Asaf., *eup-pur.*, phys., sulph., thuj.

KÄLTE ...

Eis, wie durch: *Am-m.*, cocc.

eisige Kälte läuft vor einem epileptischen Anfall den Rücken herunter: *Ars.*

Erwachen, beim: Dig.

Essen, beim: Raph.

nach dem: Crot-c., sil.

Freien, im: Acon., dulc.

Gehen, beim: Asaf., hyos., nit-s-d.

Freien, im: Chin.

Jucken, endet mit: *Am-m.*

kaltes Wasser darauf gespritzt würde, als ob: Caust., lyc., **Puls.**

Liegen amel.: Cast., kali-n., sil.

Luft, in kalter: *Stront.*

wie durch: Benz-ac., camph., caust., coff.

erstreckt sich von der Wirbelsäule über den Körper, wie eine epileptische Aura: Agar.

Menses, während: Bell., kreos.

nach: Kali-c.

Mittagessen, nach dem: Cedr., cycl.

Mittagschlaf, nach: Cycl.

Sitzen, im: Brom.

Stuhlgang, vor: Ars.

während: Colch., *trom.*

nach: Fago., *puls.*, sumb.

Urinieren, nach: *Sars.*

Wärme agg.: Apis

warmen Ofen, nahe am: Jug-c.

erstreckt sich ins Abdomen: Crot-t., *phos.*, *sec.*, *spig.*

Arme, in die: Gins., verat.

Beine: Acon., ferr., ham.

Füße: Croc.

Glieder: Gins.

Körper, über den ganzen: Amyg., bell., *lyc.*

18.30 Uhr: Lyc.

oben; den Rücken nach: Aesc., am-m., arg-n., ars., bar-c., bol., *calc-p.*, *cina*, *colch.*, con., *eup-per.*, *gels.*, hyos., ip., kali-bi., kali-i., kali-p., **Lach.**, mag-c.,

KÄLTE - *erstreckt sich* - oben, den Rücken nach ...

merc-sul., *nat-s.*, ol-an., phos., phys., *puls.*, rhus-v., ruta, **Sulph.**

14 Uhr: Nat-s.

16 Uhr: Mag-c.

abends: Kali-p.

Bewegung, durch: Sulph.

Eintritt aus dem Freien agg., beim: Arg-n.

Essen, nach dem: Arg-n.

Frösteln nach dem Urinieren, mit: *Sars.*

Menses, während: Kreos.

oben und unten, den Rücken nach: Aesc., all-c., aphis., bapt., **Eup-pur.**, **Gels.**, hell., *ip.*, lach., med., ruta, *sulph.*

nachmittags: Rumx.

unten, den Rücken nach: Abies-c., acon., **Agar.**, *all-c.*, alum., arg-n., ars., asaf., bar-c., bell., brom., bry., carl., cedr., chel., *cocc.*, coff., *colch.*, crot-t., *eup-per.*, *eup-pur.*, glon., *hyper.*, iris., lil-t., *lob.*, lyc., mag-c., ol-an., pic-ac., **Puls.**, pyrus., ruta, sabad., *samb.*, sep., *sil.*, staph., **Stram.**, stry., *zinc.*

21 Uhr: All-c.

22 Uhr: Sep.

Bewegung, bei: Rumx.

kaltes Wasser hinuntergegossen würde, als ob: Agar., alumn., anac., ars., lil-t., *lyc.*, **Puls.**, sabad., stram., vario., zinc.

herabrinnen würde, als ob kaltes Wasser: Ars., caps., caust.

Dorsalregion: Agar., croc., *sil.*, spong., thuj.

Schulterblätter: Camph., chin-s., croc., dios., phos., rhus-t.

unter den Schulterblättern: Agar.

zwischen: Abies-c., agar., *am-c.*, *am-m.*, *arg-m.*, aur., **Bol.**, cann-i., **Caps.**, carl., caust., chel., *eup-per.* lac-d., *lachn.*, led., nat-c., petr. *puls.*, *rhus-t.*, sarr., *sep.*, *sil.*, sulph., tab., viol-t.

Eis, wie: Agar., am-m., arg-m. *lachn.*

Husten, mit: *Am-m.*

KÄLTE - *Dorsalregion* - Schulterblätter, zwischen ...

kaltes Wasser, wie durch: Abies-c.

Wind, wie durch: Caust., hep., sulph.

Wirbelsäule: Am-m., cham., haem., iris-foe., *meny.*

Lumbalregion: Asaf., *camph.*, cann-i., canth., *carb-an.*, carb-s., carb-v., cham., chin., cupr., *dulc.*, **Eup-pur.**, hell., **Lach.**, led., med., nat-m., nux-m., ox-ac., podo., *puls.*, spong., *sulph.*, *sumb.*, tarent.

rechte Seite: *Med.*

morgens: Cham., *sumb.*

abends, beim Sitzen agg.: Canth.

nachts: Nat-m., podo.

Abendessen, beim: Hell.

Bewegung agg.: Podo.

Gehen agg.: *Camph.*

Husten, mit: *Carb-an.*

Luft über den Rücken strömen, als würde kalte: *Sulph.*, *sumb.*

Luftzug agg., kalter: Tarent.

Ofenwärme amel.: Hell.

Sitzen, im: Chin.

Stuhlgang, vor: Nux-m.

nach: *Puls.*

erstreckt sich nach dem Urinieren zum Abdomen: Sulph.

Sakralregion: Arg-m., benz-ac., *dulc.*, hyos., laur., lyc., ox-ac., *puls.*, *sanic.*, stront., sulph.

Frösteln, mit: Lyc., **Puls.**, sulph.

Froststadium im Fieber, während: Aesc., asaf., eup-pur., *puls.*, sulph.

Menses, während: *Puls.*

Stuhlgang, beim: Ptel.

erstreckt sich nach oben: **Sulph.**

Wirbelsäule: Acon., *aesc.*, agar., atro., bol., bry., canth., chlf., coc-c., *crot-c.*, *gels.*, gins., *hyos.*, jug-c., kali-n., lept., meny., merc., *mez.*, mosch., op., ruta, *sanic.*, stry., *sumb.*, tab., thuj., trom.

Gehen, beim: Gins.

Stuhlgang, beim: Trom.

KÄLTE - *Wirbelsäule* ...

erstreckt sich nach unten: Canth., *ruta*, stry.

Zervikalregion: *Calc.*, cann-i., carb-s., chel., chr-ac., *dulc.*, fl-ac., iris-foe., kali-chl., laur., lyc., nat-s., op., ran-s., **Sil.**, *spong.*, zinc.

morgens: Ran-s.

abends: Dulc., *spong.*

kriechende Kälte: Sil.

Zugluft, empfindlich gegen: *Hep.*, *merc.*, *sil.*

erstreckt sich zum Hinterkopf: Chel.

Sakrum beim Hinlegen: Thuj.

KARBUNKEL (s. HAUTAUSSCHLÄGE)

KARIES der Wirbelsäule (s. KRÜMMUNG)

Lendenwirbel: *Sil.*

KLUMPENS, Knotens; Gefühl eines: Arn.

Schulterblätter: Am-m.

KNACKEN:

Lumbalregion, beim Bücken: Agar., rhus-t.

Gehen, beim: **Zinc.**

erstreckt sich zum After: Sulph.

Schulterblatt, beim Heben der Arme: Anac.

Wirbelsäule, bei Bewegung: *Agar.*, cocc., kali-bi.

Zervikalregion: *Agar.*, agn., aloe, anac., aur-m-n., *chel.*, chin., *cocc.*, *nat-c.*, *nicc.*, nit-ac., nux-v., ol-an., *petr.*, puls., raph., spong., stann., *sulph.*, thuj.

Aufstehen vom Bücken, beim: Nicc.

Bücken, beim: Spong.

KNOTEN zwischen den Schulterblättern: Calc., mag-s.

KONGESTION der Zervikalregion: Bell., carb-h., **Gels.**, glon., *kali-c.*

KRABBELN wie Insekten (s. AMEISENLAUFEN)

KRAMPF (vgl. KRAMPFHAFTES Ziehen; SCHMERZ - krampfartig): Bell., calc-p., iod., kali-bi., lyc., naja, nux-v., plb.

KRAMPFHAFTES Ziehen (vgl. KRAMPF; SCHMERZ - krampfartig; SPANNUNG - Zervikalregion)

Dorsalregion, Gefühl von krampfhaftem Ziehen zwischen den Schultern beim Gehen: Calad.

KRAMPFHAFTES Ziehen - *Dorsalregion* ...

morgens: Apis, cham., meny., staph.

Zervikalregion (Kopf krampfhaft nach hinten gezogen): *Acon.*, alum., ant-c., *apis*, **Bell.**, calc., camph., cann-i., cedr., *cham.*, chin., **Cic.**, **Cimic.**, *cina*, *cupr.*, eup-per., *gels.*, *glon.*, *hell.*, *hep.*, hyos., hyper., *ign.*, *ip.*, kreos., *lyc.*, *mez.*, mur-ac., *nat-m.*, *nat-s.*, *nux-v.*, **Op.**, *phel.*, samb., stram., *tab.*, verat-v., *zinc.*

abends: Ant-c.

Liegen, im: Ant-c.

Schlaf, im: Alum.

KRIBBELN (s. AMEISENLAUFEN)

KRÜMMUNG der Wirbelsäule: *Bar-m.*, **Calc.**, **Calc-f.**, *calc-p.*, **Calc-s.**, carb-s., *carb-v.*, *con.*, *lyc.*, *merc.*, **Merc-c.**, op., **Ph-ac.**, *phos.*, psor., *puls.*, **Sil.**, **Sulph.**, tarent., thuj.

liegt mit angezogenen Knien auf dem Rücken: **Merc-c.**

Schmerz im Rückgrat: *Aesc.*, **Lyc.**, **Sil.**

Brustwirbelsäule: Bar-c., bufo, *calc.*, *calc-s.*, *con.*, *lyc.*, plb., *puls.*, *rhus-t.*, *sil.*, *sulph.*, *syph.*, thuj.

Halswirbelsäule: *Calc.*, phos., *syph.*

LÄHMUNG der Rückenmuskeln: *Cupr.*, *gels.*, *led.*

Sakrum, Gefühl einer Lähmung: *Phos.*

Wirbelsäule: **Aesc.**

MAUS den Rücken hinauflaufen; Gefühl, als würde eine: *Sulph.*

OPISTHOTONUS (vgl. SPASMEN): *Absin.*, acon., agar., amyg., apis, *ars.*, **Bell.**, berb., both., brach., bry., calc-p., *camph.*, *canth.*, carb-an., *cham.*, *chen-a.*, **Cic.**, *cina*, cor-r., **Cupr.**, *cupr-ar.*, dig., **Hyos.**, hyper., *ign.*, *ip.*, *lach.*, led., med., *morph.*, nat-s., **Nux-v.**, oena., **Op.**, petr., phos., *phyt.*, *plat.*, plb., *rhus-t.*, *sec.*, *stann.*, **Stram.**, **Stry.**, *tab.*, ter., *verat-v.*, *zinc.*

POLYP: *Con.*

PRELLUNGEN des Rückgrats (s. VERLETZUNGEN)

PRICKELN, Kribbeln: Acon., aesc., apis, aur., aur-m., ox-ac., ran-s., sol-t-ae., verat.

Schlaf, im: Sol-t-ae.

Schulterblätter: *Mez.*

Zervikalregion: *Carb-an.*

PULSIEREN: Agar., aloe, ars., asc-t., **Bar-c.**, bell., berb., calc-ar., calc-p., cann-i., cann-s., carb-s., chin., cimic., cur., daph., *eup-pur.*, ferr., ferr-ar., glon., iod., *kali-c.*, lac-c., *lach.*, lyc., **Nat-m.**, *nit-ac.*, *phos.*, puls., sep., *sil.*, sumb., *thuj.*

abwechselnd mit Schmerzen im Rücken: *Kali-c.*

ausdrücken will, wenn er einen Gedanken: Raph.

Bewegung, bei: Phos.

amel.: Bar-c.

Gemütserregung, nach: Bar-c.

Husten agg.: *Nit-ac.*

Sitzen, im: Calc-p., cur., thuj.

Stuhlgang, nach: Alum., caps.

Dorsalregion: Calc-p., carb-s., cur., phos.

Schulterblätter: Bar-c., calc-p., kali-c., merc., ph-ac., phos., zinc.

Aufrichten vom Bücken: Kali-n.

rechten Schulterblatt; unter dem: Merc-i-f.

links: Zinc.

zwischen den Schulterblättern: *Bar-c.*, hura, kali-i., merc-i-f., *phos.*, plan., sumb., ter.

Wirbelsäule: Dulc., *lach.*, **Phos.**

Lumbalregion: Am-c., **Bar-c.**, *bry.*, *caust.*, cimic., colch., *coloc.*, graph., hura, kali-c., **Lac-c.**, lach., *nat-m.*, *nit-ac.*, ruta, **Sep.**, **Sil.**, sulph., sumb., thuj., vib.

abends, nach dem Hinlegen: Nat-m.

nachts: Ars.

abwechselnd mit Schmerz: Kali-c.

Bewegung amel.: Am-c., bar-c.

Einatmen, beim tiefen: Benz.

Fieber, bei: Hura

Froststadium im Fieber, während: Nux-v.

Menses, vor: *Nit-ac.*

Sitzen, beim: Colch.

Stuhlgang, nach: Alum.

Hüfte, über der: *Coloc.*

Sakralregion: *Bar-c.*, berb., caust., graph., ign., kali-c., lach., **Nat-m.**, nit-ac., nux-v., ol-an., sabin., sars., sep., *sil.*, tab.

abends: Tab.

PULSIEREN ...

Steißbein: Agar., par.

Wirbelsäule: Agar., bar-c., carb-s., cur., **Lach.**, thuj.

Zervikalregion: **Apis**, *calc-p.*, chel., con., cur., daph., *eup-per.*, ferr., glon., lyss., manc., nat-m., *nat-s.*, *nit-ac.*, op., *phos.*, raph., staph., sulph., sumb., **Verat-v.**

Bewegung agg.: *Ferr.*

Halten des Kopfes nach hinten amel.: Lyss., manc.

Hinlegen, beim: Plb.

Menses, vor: *Nit-ac.*

während: *Nit-ac.*, **Verat-v.**

Schreiben agg.: Manc.

Sitzen, im: *Calc-p.*

erstreckt sich zur Lumbalregion: Cur.

Schulter: **Apis**, con.

Stirn, beim Bewegen oder Bücken: Ter.

Stirn und Hinterkopf: Chel.

REIZUNG des Rückgrats (s. SCHMERZ - wund)

RÖTE der Zervikalregion: Aml-n., *bell.*, *crot-h.*, iod., lac-d., merc., *rhus-t.*, vesp.

RUCKEN der Halsmuskeln: Aeth., coloc., sep.

RUHELOSIGKEIT in der Lumbalregion: *Bar-c.*, *calc-f.*, cedr., chin-s.

Flatus amel., Abgang von: *Bar-c.*

SCHAUDER: Acon., agar., all-c., anac., apis, ars., bar-ac., bell., bor., bry., calc., caps., carb-v., carl., cast., cham., clem., cocc., coff., *colch.*, crot-t., dig., eup-per., gamb., gels., guaj., ign., kali-bi., lach., lyc., mag-c., mang., meny., *mez.*, nat-m., nicc., osm., phos., puls., rhus-t., rumx., ruta, sabad., sang., sec., seneg., sep., spong., *stann.*, staph., stram., stront., *sulph.*, thuj., verat.

morgens: Apis, cham., meny., staph.

Aufstehen, nach: Staph.

Bett, im: Kali-c.

vormittags: Graph., mag-c.

nachmittags: Mag-c.

abends: Apis, bry., canth., caps., cham., cocc., mag-m., mag-s., verat.

Bett, im: Sang.

nachts: Carb-v.

Bett, im: Raph.

SCHAUDER ...

Hinlegen, beim: Nat-c.

Stuhlgang, bei: Coloc., trom.

warmen Zimmer, im: Petr.

Ofen amel.; am warmen: Nicc.

erstreckt sich den Rücken nach unten: Agar., all-c., bry., calc-caust., chel., *colch.*, mag-c., rhus-v.

oben; den Rücken nach: Canth., dig., puls., rhus-v.

Lumbalregion: Coff-t., jatr., lyc., petr.

Stuhlgang, nach: *Puls.*

warmen Zimmer; im: Petr.

SCHLÄGE:

elektrische Schläge entlang der Wirbelsäule, wie: Agar., ang., cic., corn.

Dorsalregion: Bell., cic.

Flanke, in der linken: Stann.

Sakrum, im: Cupr.

Schulterblätter, zwischen den: Bell.

Zervikalregion: Corn., *manc.*

Erwachen, beim: *Manc.*

SCHMERZ: Abies-n., acon., **Aesc.**, *aeth.*, *agar.*, ail., aloe, **Alum.**, *alumn.*, am-c., *am-m.*, ambr., anac., anan., *ang.*, ant-c., ant-t., *apis*, aran., *arg-m.*, *arg-n.*, **Arn.**, ars., ars-i., asaf., asar., *atro.*, *aur.*, aur-m., **Bar-c.**, **Bell.**, *berb.*, *bism-o.*, *bol.*, bor., brach., brom., **Bry.**, cahin., **Calc.**, **Calc-p.**, calc-s., *camph.*, cann-s., canth., *caps.*, carb-ac., *carb-an.*, **Carb-s.**, *carb-v.*, card-m., *caul.*, *caust.*, *cham.*, *chel.*, chen-a., chin., chin-a., *chin-s.*, chr-ac., cic., *cimic.*, cina, cinnb., clem., cob., coc-c., *cocc.*, *colch.*, *coloc.*, *con.*, cor-r., *crot-h.*, *cub.*, cupr., cycl., dios., *dor.*, dros., dulc., elaps, **Eup-per.**, **Eup-pur.**, *euph.*, euphr., *ferr.*, ferr-ar., ferr-p., *form.*, gamb., *gels.*, **Graph.**, grat., **Guaj.**, gymn., hell., *helon.*, *hep.*, *hydr.*, hyos., *hyper.*, *ign.*, ind., iod., **Ip.**, *ipom.*, kali-ar., *kali-bi.*, **Kali-c.**, *kali-i.*, *kali-n.*, kali-p., *kali-s.*, *kalm.*, kreos., **Lac-c.**, *lach.*, lact., laur., *led.*, lil-t., lith-c., *lob.*, **Lyc.**, lyss., mag-c., *mag-m.*, mag-p., mag-s., manc., *med.*, meph., *merc.*, *merc-c.*, *mez.*, **Mur-ac.**, *murx.*, *naja*, nat-ar., *nat-c.*, **Nat-m.**, nat-p., **Nat-s.**, *nit-ac.*, **Nux-m.**, **Nux-v.**, oena., ol-an., ol-j., op., ox-ac., pall., **Par.**, *petr.*, ph-ac., **Phos.**, phys., phyt., plat., *plb.*, podo., **Psor.**, **Puls.**, *ran-b.*, rat., *rhod.*, *rhus-r.*, **Rhus-t.**, *ruta*, sabad., sabin., *samb.*, sang., sarr., sars., *sec.*, sel., senec., seneg., **Sep.**, **Sil.**, *sol-n.*, spig., spong., stann., *staph.*, stram.,

SCHMERZ ...

stront., *sul-ac.*, **Sulph.**, tarax., tarent., tep., thuj., ust., valer., verat., viol-t., *zinc.*, zing.

tagsüber: *Camph.*

morgens: *Agar.*, all-s., aur., berb., bor., bry., calc-p., canth., cimic., cinnb., dios., dros., equis., eug., euph., eupi., hep., ign., kali-c., mag-s., naja, *nux-v.*, phyt., podo., puls., *ran-b.*, rhod., ruta, stront., thuj., zinc.

Aufstehen, beim: Am-m., calad., caust., cedr., graph., *hep.*, *lyc.*, *nat-m.*, nit-ac., ran-b., stann., sulph., thuj., verat.

amel.: *Lach.*, nat-c., nat-m., nit-ac.

Bett, im: Ang., berb., carb-v., euph., hep., kali-n., mag-s., nat-m., nit-ac., *petr.*, puls., rat., rhod., *ruta*, staph.

Erwachen, beim: Aeth., *agar.*, arg-m., berb., calc-p., cham., chel., grat., kali-bi., lac-c., *lach.*, mag-m., mag-s., myric., nat-m., nit-ac., ptel., ran-b.

vormittags: Ars., *cham.*, equis., *nat-m.*, nat-s., ptel.

10 Uhr: Am-m.

mittags: Dios., eupi., rhus-t.

nachmittags: Abrot., agar., bov., canth., caust., cham., chel., equis., glon., hyos., mag-c., mag-m., nicc., pall., plb., ptel., rumx., ruta, *sep.*, zing.

abends: Acon., agar., alumn., *ars.*, *calc-p.*, carb-v., cham., chel., cist., cocc., coloc., cupr-ar., ferr-i., gels., kali-ar., kali-n., *kali-s.*, *kalm.*, *lach.*, led., lil-t., *lyc.*, mag-c., mag-m., *naja*, nat-ar., nat-m., nat-s., nit-ac., nux-v., phys., psor., *rhus-t.*, ruta, sarr., *sep.*, sin-n., *sulph.*, ter., thuj., zing.

Sonnenuntergang bis Sonnenaufgang, von: **Syph.**

nachts: Acon., agar., aloe, *am-m.*, ang., apis, arg-m., *arg-n.*, *ars.*, *berb.*, bry., calc., calc-s., carb-an., carb-s., carb-v., *cham.*, chel., cinnb., *dulc.*, *ferr.*, ferr-ac., ferr-i., ferr-p., hell., *helon.*, hep., ign., kali-i., kali-n., *kalm.*, *kreos.*, lil-t., lyc., *mag-c.*, mag-m., mag-s., mang., *merc.*, **Merc-c.**, *naja*, *nat-ar.*, *nat-c.*, *nat-m.*, nat-p., *nat-s.*, *nit-ac.*, *nux-v.*, ph-ac., phos., phys., plb., podo., rhod., sars., senec., *sil.*, **Sulph.**, **Syph.**, tab.

23-0 Uhr mit heftigen Kopfschmerzen: *Am-m.*

Mitternacht, erwacht durch: *Chin-s.*, nat-c.

SCHMERZ - nachts ...

vor Mitternacht: Kalm.

nach Mitternacht: Mag-s.

3 Uhr: **Kali-c.**, kali-n., nat-c.

treibt ihn aus dem Bett: **Kali-c.**

4 Uhr: *Nux-v.*, ruta

treibt ihn aus dem Bett: *Nux-v.*

abwechselnd mit Kopfschmerz: Aloe, brom., meli.

Abendessen, nach dem: Sulph.

absteigend: Acon., *aeth.*, alum., am-c., chel., cimic., cina, cocc., con., cur., elaps, ferr-s., *glon.*, kali-bi., *kali-c.*, *kalm.*, lil-t., mag-c., mang., merc., nat-m., nat-s., *nux-m.*, nux-v., ox-ac., phys., *phyt.*, *pic-ac.*, podo., psor., rat., sang., sep., thuj., ust., zing.

Entbindung, bei der: *Nux-v.*

anfallsweise: Asaf., kalm., lyss., nat-c., pall., phos.

Anlehnen mit dem Rücken gegen den Stuhl agg.: Agar., *ther.*

amel.: Eupi., sarr., zing.

Anstrengung, durch: *Agar.*, asaf., calc., calc-p., ox-ac., ruta, *stry.*, sulph.

amel.: Ruta, *sep.*

Apyrexie, in der: Arn., ars., *calc.*, caps., cham., cina, ign., *nat-m.*, nit-ac., nux-v., petr., samb., sep., sil., spig., stram., thuj., verat.

Ärger, nach: Nux-v.

Atmen, beim: Acon., aesc., alum., alumn., *am-m.*, apis, arn., asar., *aur.*, berb., calc., cann-s., carb-an., carb-s., carb-v., cham., chel., cinnb., **Coloc.**, conv., *cop.*, cupr., cupr-ar., dig., dulc., inul., kali-bi., *kali-c.*, kali-n., kali-p., kali-s., kalm., led., lob., merc., mur-ac., nat-ar., nat-c., nat-m., nux-v., par., petr., prun-s., *psor.*, ptel., puls., raph., ruta, sabin., sang., sars., seneg., *sep.*, spig., stann., *sulph.*, thuj.

Aufrichten des Rückens: Aeth., agar., bufo, calc., *cann-i.*, carb-ac., chel., *kali-bi.*, kali-c., lach., nat-c., *nat-m.*, nux-v., *psor.*, *sep.*, *sulph.*, *thuj.*

amel.: Bov., laur.

Aufstehen vom Sitzen, beim (vgl. AUFRICHTEN): Aesc., **Agar.**, alum., ant-c., apis, aran., arg-n., *ars.*, **Berb.**, bry., *calc.*, *calc-s.*, cann-i., *canth.*, carb-an.,

SCHMERZ - Aufstehen vom Sitzen, beim ...

Caust., con., ferr., ferr-p., iris., *kali-bi.*, kali-p., *led.*, lyc., **Merc.**, merl., petr., **Phos.**, ptel., **Puls.**, rhod., **Rhus-t.**, ruta, sep., *sil.*, *staph.*, **Sulph.**, tab., tell., thuj., tus-p., *zinc.*

nach langem Sitzen ist das Aufstehen fast unmöglich: *Aesc.*, *agar.*, am-c., *bell.*, *berb.*, *calc.*, *phos.*, **Puls.**, **Rhus-t.**

aufsteigend (s. erstreckt sich – oben)

Aufstoßen amel.: *Sep.*

Auftreten, beim (vgl. ERSCHÜTTERUNG): Acon., carb-ac., carb-an., sep., spong., *sulph.*, *ther.*, *thuj.*

Fehltritt, bei: Podo., *sep.*, *sulph.*, *ther.*, *thuj.*

Beugen nach hinten agg.: Arg-m., bar-c., *calc.*, *calc-p.*, *chel.*, *cimic.*, con., dios., kali-c., lam., mang., plat., puls., sel., stann.

amel.: Acon., aeth., am-m., bell., cycl., eupi., fl-ac., hura, lach., petr., puls., rhus-t., sabad., sabin., sil.

vorn agg.; nach: *Pic-ac.*

amel.: Chel., meny., nat-ar., ph-ac., puls., sang., sec., sep., thuj.

Bewegung agg.: Acon., **Aesc.**, **Agar.**, alum., am-c., ang., *arn.*, asar., **Bell.**, brom., **Bry.**, bufo, calc., calc-p., calc-s., caps., carb-s., *carb-v.*, *caust.*, cham., *chel.*, *chin.*, cimic., cinnb., *cocc.*, **Colch.**, *coloc.*, *croc.*, cupr-s., *dig.*, dios., equis., eupi., ferr., ferr-p., *graph.*, *guaj.*, ign., iris., *kali-bi.*, kali-i., *kalm.*, lach., **Led.**, lob., lyc., mang., meph., *merc.*, mez., naja, *nat-c.*, nat-p., nat-s., nit-ac., **Nux-v.**, ox-ac., *petr.*, phel., *phos.*, *phyt.*, *pic-ac.*, plan., podo., *psor.*, ptel., puls., *ran-b.*, *rhus-t.*, ruta, samb., *sars.*, sep., sil., stann., stram., sul-ac., **Sulph.**, *tarent.*, tell., *zinc.*

amel.: Aesc., aloe, alum., am-c., *am-m.*, bry., calc-f., calc-p., cina, coloc., cupr., dios., **Dulc.**, fl-ac., graph., *kali-c.*, kali-n., kali-p., *kali-s.*, kreos., lach., laur., **Lyc.**, mag-c., mag-m., mang., nat-ar., nat-c., *nat-s.*, nux-m., ox-ac., *ph-ac.*, phos., *puls.*, rat., *rhod.*, **Rhus-t.**, samb., *sep.*, sin-n., *spig.*, staph., stront., sulph., ust., vib.

Beginn der Bewegung, zu: Bry., **Caps.**, *carb-v.*, caust., **Con.**, **Ferr.**, *kali-p.*, **Lyc.**, *phos.*, **Puls.**, **Rhus-t.**, sep., sil., tab., zinc.

muss sich im Bett dauernd bewegen: Phos., *puls.*, **Rhus-t.**

SCHMERZ - Bewegung - Beginn der Bewegung, zu ...

ohne Erleichterung: *Lact.*, **Puls.**

sanfte Bewegung amel.: Bell., *calc-f.*, ferr., *kali-p.*, **Puls.**

Bücken, beim: *Aesc.*, **Agar.**, *alum.*, arn., bor., bov., *bry.*, bufo, caps., *carb-v.*, *cham.*, *chel.*, clem., *cocc.*, con., corn., daph., dig., dios., *dulc.*, hep., hura, hyos., kali-bi., *kali-c.*, kali-n., lyc., mang., meny., nat-m., nux-v., ol-an., par., pic-ac., plb., puls., rhod., *rhus-t.*, ruta, sabin., sars., **Sep.**, *sil.*, stront., sul-ac., *sulph.*, tell., thuj., verat., *zinc.*

langes Bücken, durch: **Nat-m.**

Aufrichten vom Bücken: *Aesc.*, agar., am-m., *berb.*, bism-o., chel., *eupi.*, kali-bi., lach., *lyc.*, med., mur-ac., *nat-m.*, ph-ac., *phos.*, **Puls.**, *rhus-t.*, sars., *sil.*, *sulph.*, verat., *zinc.*

nach langem Bücken: *Nat-m.*, **Puls.**

Drehen, beim: *Agar.*, am-m., bov., *bry.*, dios., hep., kali-bi., merc., *nux-v.*, *sanic.*, sars., sep., sil., thuj., verat.

Bett, beim Umdrehen im: Acon., *bry.*, calad., hep., ign., kali-bi., kali-n., mag-m., merc., nat-c., *nux-v.*, sep., *staph.*, sulph., zinc.

amel.: Nat-m.

aufsetzen, um sich umzudrehen; muss sich: Kali-p., **Nux-v.**

zwingt zum Umdrehen: Phos., **Rhus-t.**

Kopfes agg., des: *Caust.*, lachn., sanic.

plötzliches Drehen des Kopfes agg.: Mag-m.

Trapeziusmuskel beim Drehen des Kopfes nach links, Schmerz im: Bry.

Druck agg.: Acon., aesc., agar., ang., arn., canth., chel., chin-s., cocc., *colch.*, coloc., crot-t., *hep.*, lach., phos., plat., plb., ruta, sulph., thuj., verb.

amel.: Aur., camph., carb-ac., cimic., *dulc.*, fl-ac., **Kali-c.**, led., mag-m., *nat-m.*, ph-ac., plb., *rhus-t.*, ruta, **Sep.**, verat., vib.

Entbindung, bei der: *Caust.*, cocc., coff., **Gels.**, **Kali-c.**, *nux-v.*, *petr.*, **Puls.**

Erkältung, bei: *Dulc.*, mag-p., nit-ac., sars.

SCHMERZ ...

Erschütterung agg.: Acon., **Bell.**, *carb-ac.*, *carb-an.*, **Graph.**, podo., seneg., *sep.*, **Sil.**, sulph., *ther.*, *thuj.*

Erwachen, beim: Abrot., aesc., arg-m., berb., calc-p., chel., hep., *lach.*, mag-m., mag-s., myric., ptel., puls., rhod.

Essen, beim: Chin., coc-c.

nach: Agar., ant-t., bry., cham., cina, *daph.*, *kali-c.*

amel.: Kali-n.

Fahren im Wagen, beim: Calc., carb-ac., fl-ac., kali-c., lac-c., **Nux-m.**, *petr.*, sep., sulph., ust.

Fieber, im: Alst., arn., ars., *bell.*, calc., *caps.*, carb-v., caust., chin., chin-s., cocc., eug., *eup-per.*, hyos., ign., kali-ar., kali-c., lach., laur., *lyc.*, *nat-m.*, nat-s., **Nux-v.**, *puls.*, *rhus-t.*, sulph., *ziz.*

Flatus amel., Abgang von: Berb., coc-c., ruta

Freien amel., im: Acon., nux-v., *vib.*

Froststadium im Fieber, vor: **Aesc.**, aran., *ars.*, bry., carb-v., daph., *dios.*, *eup-per.*, eup-pur., *ip.*, **Podo.**, rhus-t.

während: Ant-t., apis, *arn.*, *ars.*, *bell.*, **Bol.**, calc., *caps.*, carb-s., carb-v., caust., *cham.*, chin., chin-a., **Chin-s.**, elat., *eup-per.*, gamb., hyos., ign., *ip.*, lach., lac-ac., lyc., mosch., myric., *nat-m.*, **Nux-v.**, phos., podo., *puls.*, sang., sep., sulph., verat., zinc.

erstreckt sich zum Hinterkopf und Scheitel: **Puls.**

Gähnen, beim: Calc-p., plat.

Gehen, beim: **Aesc.**, *agar.*, alum., am-c., am-m., arg-n., arn., *asaf.*, bapt., bell., bor., *bry.*, canth., carb-an., *caust.*, cham., *chel.*, *cocc.*, coff., coloc., con., dios., euphr., ferr., ferr-p., grat., hep., hyos., hyper., iris., kali-bi., **Kali-c.**, kali-p., lyc., *mag-m.*, meny., mez., mur-ac., nat-ar., nat-c., nux-v., phos., phyt., plat., podo., *psor.*, **Ran-b.**, rhus-t., *ruta*, *sars.*, sep., spig., spong., stront., *sulph.*, tab., *thuj.*, verat., zinc., zing.

nach: Alum., *nat-c.*, *phos.*, stry.

amel.: Am-c., ant-c., ap-g., **Arg-m.**, *arg-n.*, arn., ars-m., asar., bar-c., *bell.*, bry., calc-f., cob., **Dulc.**, ferr., gamb., kali-n., kali-s., kreos., mag-s., merc., nat-ar., nat-m., *nux-v.*, *ph-ac.*, phos.,

SCHMERZ - **Gehen,** beim - amel. ...

puls., **Rhus-t.**, *ruta*, *sep.*, staph., stront., tell., thuj., vib., *zinc.*

Freien, beim: Nit-ac., ter., *zinc.*

gebeugt gehen, muss: *Cann-i.*, *kali-c.*, psor., *sep.*, *sulph.*

langsam Gehen amel.: **Ferr.**, *puls.*

geistiger Anstrengung, bei: Cham., con., nat-c.

Geräusche agg.: Ars., **Ther.**

Wasser, von fließendem: *Lyss.*

Gewitter agg., bei: Agar., rhod.

Harndrang, mit: Clem., eupi., *lach.*, nat-s.

Heben einer Last, durch: Anag., bor., **Calc.**, **Graph.**, **Lyc.**, *nux-v.*, ph-ac., **Rhus-t.**, sang., *sep.*

Heben der Arme, beim: *Graph.*

Hochlangen, beim: **Rhus-t.**

Husten, beim: *Acon.*, *am-c.*, arn., arund., **Bell.**, **Bry.**, *calc.*, calc-s., *caps.*, carb-an., chin., chin-s., cocc., cor-r., *kali-bi.*, kali-c., kali-n., kreos., *merc.*, *nit-ac.*, ph-ac., phos., puls., rhus-t., rumx., seneg., *sep.*, stram., sulph., tell.

Kaffee agg.: *Cham.*

kalter Luft, in: Agar., bar-c., *dulc.*, merc., nit-ac., *nux-v.*, *rhus-t.*, sabad., sep.

amel.: **Kali-s.**

Knien, beim: Euphr., *sep.*

Koitus, nach dem: Cann-i., **Nit-ac.**, *sabal.*

Konvulsionen, mit: Acon.

körperliche Arbeit, durch: *Sulph.*

Lachen agg.: **Cann-i.**, phos., plb., tell.

Lesen, beim: Nat-c.

Liegen, im: Agar., *arn.*, *berb.*, calc., carb-an., *chin.*, coloc., *cur.*, daph., euph., *ferr.*, hep., *ign.*, kali-i., kali-n., *kreos.*, lyc., mag-m., naja, nat-m., *nux-v.*, *puls.*, *rhus-t.*, spig., staph., tab., tarax., vib.

amel.: Agar., ars., asar., bry., cob., kali-c., *nat-m.*, *nux-v.*, *phos.*, *psor.*, *ruta*, sars., sil.

Abdomen, auf dem: Arg-n., ust.

amel.: *Acet-ac.*, chel., mag-c., *nit-ac.*, sel.

Hartem amel., auf etwas: Am-m., bell., *kali-c.*, lyc., **Nat-m.**, puls., *rhus-t.*, *sep.*, stann.

SCHMERZ - Liegen, im ...

Kissen amel.: *Carb-v.*, sep.

Rücken, auf dem: Am-m., ap-g., apis, bell., berb., bry., carb-an., *chin.*, cina, **Coloc.**, cur., euph., euphr., hyos., ign., kali-n., lyc., mag-s., nat-m., *nit-ac.*, prun-s., psor., puls., sep., staph., tell., zinc.

amel.: Ambr., bufo, chin., cob., colch., equis., ign., *kali-c.*, lach., **Nat-m.**, nux-v., *phos.*, puls., *rhus-t.*, **Ruta**, sanic., sep., sil.

Seite, auf der: Cina, ign., *nat-s.*, puls., staph.

amel.: Kali-n., nat-c., nux-v., *puls.*, zinc.

linken Seite agg., auf der: Ph-ac.

rechten Seite amel., auf der: Kali-n., nat-s., ust.

Luftzug, bei jedem: *Nux-v.*, verat.

Menses, vor: Acon., am-c., asar., bar-c., *berb.*, bor., brom., *calc.*, carb-an., *caust.*, cinnb., cocc., dig., eupi., *gels.*, *hydr.*, hyos., hyper., **Kali-c.**, *kali-n.*, *kreos.*, *lach.*, *lyc.*, *mag-c.*, mag-m., nit-ac., *nux-m.*, *nux-v.*, ol-an., phos., plat., *podo.*, **Puls.**, ruta, sang., *spong.*, *ust.*, *vib.*, zinc.

während: Acon., agar., aloe, *am-c.*, *am-m.*, arg-n., arn., ars., ars-i., bar-c., *bell.*, *berb.*, brom., **Bry.**, *calc.*, *calc-p.*, calc-s., carb-s., carb-v., caul., **Caust.**, cham., *chel.*, *cimic.*, *coc-c.*, croc., crot-h., eupi., ferr., ferr-ar., ferr-i., ferr-p., *graph.*, ham., *hell.*, hydr., *ign.*, *iod.*, kali-ar., *kali-c.*, kali-n., *kali-p.*, kali-s., *kalm.*, kreos., *lac-c.*, lac-d., *lach.*, lachn., *lob.*, *lyc.*, mag-c., *mag-m.*, mag-s., nat-c., nat-p., nicc., *nit-ac.*, *nux-m.*, nux-v., ol-an., *phos.*, phys., plat., podo., prun-s., *puls.*, rat., rhus-t., *sabin.*, sang., *sars.*, sec., senec., sep., *sil.*, **Sulph.**, tarent., *thuj.*, vib., xan., zinc., zing.

nach: Berb., bor., calc-p., kali-c., mag-c., puls., verat.

einsetzen würden, als ob sie: Apis, calc., calc-p., cocc., mosch., *vib.*

Einsetzen, beim: Acon., aloe, *asar.*, berb., caust., nit-ac.

unterdrückten, bei: **Aesc.**, am-c., apis, *bell.*, *cocc.*, graph., *kali-c.*, *nux-m.*, nux-v., podo., **Puls.**, sang., *sep.*, *sil.*

SCHMERZ ...

Mittagessen, nach dem: Agar., cob., indg., phel., phos., sep., sulph.

Musik, durch: Ambr.

Nähen, beim: Iris., sec.

Niesen, vor dem: Anag.

beim: Arn., arund., *sulph.*

nüchtern, wenn: Kali-n.

periodisch: *Ars.*, *chin-s.*, kali-s.

pulsierend: Am-c., sil.

Reiben amel.: Aeth., kali-n., lach., lil-t., nat-s., **Phos.**, plb., puls., thuj.

Reiten, beim: Ars.

Samenabgang, nach: Ant-c., cob., kali-br., ph-ac., sars., *staph.*

Säuren, nach: *Lach.*

Schlaf, im: *Am-m.*, ars., kalm., lach., puls., zinc.

Einschlafen, beim: Mag-m.

Tiefschlaf fällt, nachdem er in: *Am-m.*, kalm., *lach.*

Schlucken, beim: *Caust.*, *kali-c.*, raph., *rhus-t.*

Schreiben, beim: Laur., lyc., mur-ac., sep.

fortgesetztem Schreiben, nach: Lyc., mur-ac., sep.

Schweiß, beim: Carb-v., **Merc.**

sexuelle Exzesse, durch: Ars., calc., carb-v., *chin.*, *nat-m.*, *nat-p.*, **Nux-v.**, **Ph-ac.**, *phos.*, *puls.*, *sep.*, **Staph.**, *sulph.*

Sitzen, beim: **Agar.**, aloe, am-m., ambr., *ant-t.*, apis, **Arg-m.**, arg-n., asaf., asar., aspar., bar-c., *berb.*, bor., *bry.*, *calc.*, calc-f., *cann-i.*, carb-an., carb-s., *carb-v.*, *caust.*, cham., chin., chin-s., cimx., cist., cob., cocc., coff., con., cycl., dros., dulc., equis., euphr., ferr., ferr-p., fl-ac., helon., hep., hura, hyos., kali-bi., *kali-c.*, kali-i., kali-n., kali-p., kali-s., *lach.*, *led.*, *lyc.*, mag-c., mag-m., meny., merc., mur-ac., nat-ar., nat-c., nat-m., nat-p., *nat-s.*, *nux-v.*, ol-an., ox-ac., pall., *par.*, *ph-ac.*, phel., *phos.*, pic-ac., podo., *prun-s.*, *puls.*, *rhod.*, **Rhus-t.**, *ruta*, sabad., **Sep.**, sil., spong., stann., *sulph.*, tab., ter., *thuj.*, ust., **Valer.**, **Zinc.**

amel.: Aeth., bor., caust., mag-c., meny., mur-ac., plb., sars., staph.

Atemnot, mit: Lyc.

SCHMERZ - Sitzen, beim ...

aufrecht Sitzen agg.: **Kali-c.**, spong., **Sulph.**

gebeugt Sitzen agg.: Chel., chin-s., kali-i., laur., nat-c., phos., ran-b., sec., sep., thuj.

muss gebeugt Sitzen: **Kali-c.**, **Sulph.**

langem Sitzen, nach: Aloe, asaf., berb., *calc.*, *cupr-ar.*, *led.*, lith-c., *ph-ac.*, *phos.*, **Puls.**, *rhod.*, *rhus-t.*, thuj., valer.

Sprechen, beim: Cocc.

verhindert das: Cann-i.

Stehen, beim: *Agar.*, agn., asar., berb., *bry.*, *calc.*, cann-i., caps., cocc., coff., *con.*, hep., ign., ind., kali-bi., kali-c., kali-p., *kali-s.*, lil-t., lith-c., lyc., meny., merc., mur-ac., nit-ac., petr., *ph-ac.*, *phos.*, plan., plb., podo., puls., rumx., *ruta*, *sep.*, spong., **Sulph.**, thuj., tus-p., **Valer.**, verat., zinc.

amel.: *Arg-n.*, *bell.*, mur-ac.

aufrecht Stehen ist nach Sitzen beinahe unmöglich: *Thuj.*

Seitwärtslehnen im Stehen, beim: Thuj.

Stillen, beim: Cham., crot-t., puls., **Sil.**

Strecken, beim: Calc., mag-c.

Stuhlgang, vor: Bapt., cic., kali-n., *nux-v.*, petr., puls.

während: Apis, *ars.*, carb-an., colch., coloc., cupr., cycl., *dulc.*, ferr., ferr-ar., kali-i., *lyc.*, manc., nicc., nux-v., phos., *podo.*, *puls.*, rheum, squil., stront., sulph., tab., zing.

nach: Aesc., aloe, alum., asaf., berb., caps., colch., dig., dros., *ferr.*, mag-m., nat-m., podo., *puls.*, rheum, tab.

amel.: Nux-v., ox-ac., puls.

Stuhldrang, bei: Zing.

Trinken, beim: Chin.

Urins, beim Verhalten des: Arn., con., *nat-s.*, rhus-t.

Urinieren, vor: Graph., *lyc.*

während: *Ant-c.*, *ip.*, *kali-bi.*, phos., *sulph.*

nach: Caust., *syph.*

amel.: **Lyc.**, med.

Verletzung, nach: Calc., *con.*, **Hyper.**, *kali-c.*, *nat-s.*, rhus-t., *thuj.*

SCHMERZ ...

wandernd: Ang., chel., cimic., dros., *kali-s.*, *mag-p.*, sang., sec., senec., tarent.

warme Anwendungen amel.: Calc-f., caust., cinnb., *nux-v.*, **Rhus-t.**

Bett agg., im warmen: Lil-t., sulph.

Zimmer agg., im warmen: Gels., *kali-s.*

Wetter, bei nassem: **Calc.**, **Dulc.**, *nux-m.*, *phyt.*, *rhod.*, **Rhus-t.**, sep.

Wetterwechsel zu kalt, bei: **Calc-p.**, **Dulc.**, rhod., *rhus-t.*

Ziehen agg.: Dios.

Zurückwerfen der Schultern amel.: Cycl.

erstreckt sich zum Abdomen: Cham.

Arme: *Calc.*, calc-ar.

Becken: *Eupi.*

Beine: Agar., ars., bell., *calc.*, *calc-ar.*, camph., *kali-c.*, lach., lob-c., *phos.*, **Rhus-t.**

Fersen: Colch., *sep.*

Füße: Bor., sep.

Halsmuskulatur: Sang.

Herz: Nat-m.

Hinterkopf: *Gels.*, *puls.*

Scheitel während des Froststadiums im Fieber, und zum: **Puls.**

Hoden: Sulph.

Hüfte: Bol., cimic., *lach.*, *lyss.*, mosch.

Knie: Arn., *kali-c.*

Kopf: *Calc.*, *chin-s.*, hell., nat-m., sep., sil.

Anstrengung, nach: Nat-m.

Schritt, bei jedem: Sep.

Leiste: *Sabin.*, *sulph.*

Magen: **Cupr.**, lyc., nicc., nit-ac., puls., rhod., thuj.

Druck, bei: *Bell.*

Sitzen, im: Bry., nicc.

Nacken, abends nach dem Hinlegen: Nat-c.

oben, nach: Agar., *alum.*, arn., ars., *chin-s.*, clem., *cocc.*, *coloc.*, corn., cycl., dirc., eup-pur., **Gels.**, kalm., kreos., *lach.*, led., mag-m., meny., nat-m., **Nit-ac.**, nux-m., nux-v., ox-ac., *petr.*, phos., *phyt.*, plb., podo., sep., sil., stann., staph., sulph., ust.

SCHMERZ - *erstreckt sich ...*

breitet sich fächerartig nach oben aus: *Lach.*

Bücken, beim: Arn., *sil.*

Entbindung, bei der: **Gels.**, *petr.*

Hinlegen, nach dem: Mag-m.

Schritt, bei jedem: Sep.

Sitzen, im: Meny.

Stuhlgang, beim: Phos., podo.

unten, und geht wieder nach: Kali-c.

zuckt den Rücken hinauf, amel. beim Zurückziehen der Schultern: Cycl.

Zusammenschnüren des Afters, mit: *Coloc.*

Oberschenkeln, zu den: Cimic., *kali-c.*, *lyc.*, *nux-v.*, ox-ac.

hinunter: *Cimic.*, *nit-ac.*, ox-ac., *sep.*

Ohren: Gels.

Sakrum: Con., tep.

Schulter: Chel., chin., *kalm.*, lyc.

Dorsalregion: Aesc., *agar.*, *alumn.*, apis, arg-m., asaf., aur., aur-m., *bell.*, berb., brom., *bry.*, calc., calc-ar., *calc-p.*, cann-i., *cimic.*, cocc., coloc., daph., dios., ferr-i., guaj., hura, *hyper.*, ind., iodof., *kali-c.*, kali-p., *kali-s.*, *kalm.*, lach., led., lil-t., lob., lyc., *merc.*, *naja*, nat-c., *nat-m.*, nat-p., *nat-s.*, onos., petr., *ph-ac.*, *phos.*, pic-ac., psor., *ran-b.*, rhus-t., ruta, sang., seneg., *sep.*, stann., staph., stram., **Sulph.**, verat., *zinc.*

Atmen, behindert das: Apis, berb., *bry.*, phys., psor., sulph., thuj.

Auftreten, bei hartem: Seneg.

Beugen nach hinten, beim: Aur.

vorn, nach: **Cimic.**

Bewegung, bei: Agar., bry., cupr-ar., psor., zinc.

Kopfes, des: Agar., sang.

Drehen des Kopfes, beim: *Bry.*, ind.

Einatmen, beim: Bry., *chel.*, mur-ac.

Entbindung, bei der: Petr.

Fahren oder Reiten, beim: Fl-ac., ind.

Froststadium im Fieber, während: *Chin-s.*, sang.

SCHMERZ - *Dorsalregion ...*

Gehen, beim: *Agar.*, bell., coloc., nat-c., *psor.*, seneg., *sulph.*

Husten, beim: Calc., caps., *kali-bi.*, merc., sil., stram.

rheumatisch: **Cimic.**, *dulc.*, *rhus-t.*, ruta

Sitzen, im: *Arg-m.*, bry., fl-ac., kali-c., mang., ph-ac., *phos.*, tub.

Hinsetzen, beim: Hura, lach.

erstreckt sich zu Armen und Beinen: *Calc.*

Brustbein: *Kali-bi.*, laur.

Brustwarze, linke: *Asaf.*

Hinterkopf: *Cocc.*, ind., *kalm.*, petr.

Magen: Bry., rhod.

Druck, bei: Bell.

Schulterblätter: Acon., aesc., aeth., alum., anac., apis, arn., ars., *aspar.*, bell., berb., bor., *calc.*, calc-p., camph., *carb-v.*, caust., cham., **Chel.**, *chin.*, chin-a., *cimic.*, cina, cocc., *coloc.*, con., cor-r., cund., *dig.*, elaps, graph., hell., hep., *hydr.*, kali-ar., *kali-c.*, *kali-chl.*, kali-p., kalm., *kreos.*, lach., laur., led., lil-t., lob., lyc., meny., merc., merc-i-f., *mez.*, naja, nat-ar., nat-c., nat-m., nit-ac., *nux-v.*, ph-ac., *phyt.*, plb., *ran-b.*, ran-s., rhod., rhus-t., rumx., ruta, sang., seneg., *sep.*, sil., spong., sulph., *tarent.*, **Tell.**, tep., *valer.*, verat-v., vesp., zinc.

links: Agar., aloe, am-m., ambr., anac., asaf., *cact.*, carb-v., card-m., colch., coloc., con., cund., dig., *gels.*, led., lil-t., mang., merc-c., nat-p., phos., phyt., ptel., sang., *squil.*, sulph., thuj.

dann rechts: Cund.

Fahren oder Reiten, beim: Agar.

innerer Winkel des linken Schulterblattes: Chel., chr-ac., *ran-b.*, sanic.

Beugen des Kopfes nach hinten, beim: Sanic.

Kante, an der: Brom.

Rand, agg. beim Atmen; am: *Sang.*

unter dem linken Schulterblatt: Ail., *apis*, arund., bry., *cact.*,

SCHMERZ - *Schulterblätter* - unter dem linken Schulterblatt ...

cench., chen-v., *cimic.*, corn., *crot-h.*, cund., cupr-ar., daph., dol., **Gels.**, hydr., *ind.*, *kreos.*, *lac-c.*, *lach.*, led., med., *merc.*, *naja*, *ox-ac.*, par., phyt., *psor.*, sabin., sang., seneg., *sep.*, sulph., tarent., thuj., xan., zinc.

Ausatmen agg.: Sep.

Bewegung, bei: Kreos., *psor.*

Druck amel.: Kreos.

Fahren im Wagen, beim: Kreos., phyt.

abends: Phyt.

Husten, beim: *Stict.*

Liegen mit der Schulter auf etwas Hartem amel.: Agar., kreos.

rheumatisch: Alumn.

Sitzen abends, beim: Seneg., sulph.

gebeugt Sitzen amel.: Merc.

rechts: *Aesc.*, *ail.*, *all-c.*, ambr., anac., arn., cahin., **Chel.**, **Coloc.**, con., cund., jug-c., *kali-c.*, lob., lyc., plb., ran-b., *sep.*, sulph., tell., zinc.

dann links: Kali-p., tell.

nachts, 4 Uhr beim Erwachen: *Chel.*

Atmen, beim: *Aesc.*, *chel.*, kali-c.

Beugen nach vorn agg.: Lob.

Schultern nach hinten amel., der: Conv.

Bewegen des Armes, beim: Ail., con., ruta

rechten, des: *Chel.*

Bewegung, bei: Calc., petr.

Bücken, beim: Jug-c.

Liegen, im: *All-c.*

pulsierend: Merc-i-f.

Sitzen, wie durch zusammengekrümmtes: Anac.

SCHMERZ - *Schulterblätter* ...

erstreckt sich zur Schulter: *Chel.*

innerer Rand des Schulterblattes, nahe der Wirbelsäule: Alumn., *card-m.*, *chel.*, nat-c.

unter dem rechten Schulterblatt: *Abies-c.*, aesc., *all-c.*, bad., bry., *card-m.*, **Chel.**, **Chen-a.**, con., conv., cupr., ind., lac-c., *lycps.*, med., nat-m., nux-v., phos., phys., *pic-ac.*, *podo.*, rhod., *ruta*, *senec.*

Beugen nach vorn, beim: Lob.

Husten, beim: Seneg.

Sitzen, nach: *All-c.*

Zurückwerfen der Schultern, beim: Bad.

morgens: **Chel.**, kali-p., *mez.*, nat-m., nat-s.

4 Uhr: *Chel.*

abends: Chel., lyc., nat-p., ran-b.

Atmen, beim: *Aesc.*, alumn., calc., sang.

verhindert das Atmen: Calc., cann-s., kali-n., *puls.*, sulph.

Beugen des Armes, beim: Carb-v.

Körpers nach hinten, des: Aur., sep.

Bewegung, bei: Calc., hell., mez., naja, petr.

amel.: Am-m., sabin.

Armes, des: Chel., ign.

Halses, des: Ant-t.

Kopfes, des: Cupr., merc., nat-s.

Bücken, beim: Cham., sulph.

Drehen des Körpers nach links, beim: Am-m.

Druck agg.: *Chin.*

Einatmen, beim: Dulc., ferr-m., sep.

Froststadium im Fieber, während: Chin., rhus-t., **Sep.**

SCHMERZ - *Schulterblätter ...*

Gehen, beim: Asaf., coloc., *kali-p.*, nat-s., nit-ac.

Hängenlassen des Armes, beim: Ign.

Husten, beim: Cor-r., sulph.

rheumatisch: Aesc., alumn., ambr., asaf., *bry.*, calc., carb-v., chin-s., colch., ferr-m., graph., hyos., lyc., mag-s., *mez.*, *ran-b.*, rhod., *rhus-t.*, valer.

Schlucken, beim: Caust.

Schnappen nach Luft, beim: Berb.

Schreiben, beim: Carb-v.

fortgesetztem Schreiben, nach: Mur-ac.

Sitzen, im: Ant-c., ind., mang.

Stillen, beim: Crot-t.

erstreckt sich zum Arm: Aeth., coc-c.

Brust: Bar-c., kali-c., sars., sep.

Brustbein: *Chel.*

Magen: Bor.

Schlüsselbein: Mag-m.

Schultern und Gesicht: Valer.

Rand des Schulterblattes, innerer: Alumn.

unterer: Seneg.

unter den Schulterblättern: Apis, asaf., brom., **Calc.**, *calc-p.*, card-m., cimic., con., *elat.*, fl-ac., hell., kali-bi., kali-n., lyc., mez., nat-s., nit-ac., *puls.*, *ran-b.*, rhus-t., rumx., stann., *sulph.*, verat.

morgens: Apis

nachmittags: Cedr.

nachts: Kali-bi.

Bewegung, bei: Apis, hell., stann.

Arme, der: Con.

Froststadium im Fieber, während: Sang.

Nähen, beim: Ran-b.

Ruhe, in der: Con., sabin.

Schreiben, beim: Ran-b.

SCHMERZ - *Schulterblätter ...*

Sitzen, im: Psor.

Winkel des Schulterblattes: Iod.

oberer: Kali-bi.

unterer: Alumn., apis, arn., calc., chel., kali-bi., led., rhus-t., sulph.

Atmen, beim: Alumn., chel., clem.

Bewegung amel.: Alumn.

Heben der Schultern, beim: Rhus-t.

zwischen den Schulterblättern: Acon., aesc., *agar.*, alum., *am-c.*, am-m., ambr., anac., *ang.*, arg-n., arn., **Ars.**, arum-t., bar-c., *bell.*, berb., bol., bov., *bry.*, calad., **Calc.**, calc-p., *calc-s.*, camph., carb-an., carb-s., carb-v., caust., *chel.*, *chin.*, chin-a., *cimic.*, cob., coc-c., colch., coloc., com., *con.*, crot-t., cupr., cur., *dros.*, echi., elaps, *eup-per.*, eupi., *ferr.*, *ferr-ar.*, ferr-p., glon., *graph.*, *guaj.*, hell., *hep.*, hura, hyper., ind., ip., *kali-ar.*, *kali-bi.*, kali-br., kali-c., kali-n., *kali-p.*, kali-s., *kalm.*, *kreos.*, lac-c., *lach.*, lap-a., laur., led., lil-t., lob., lyc., mag-m., mag-s., *med.*, meny., merc., mur-ac., *naja*, *nat-ar.*, nat-c., nat-m., nat-p., **Nat-s.**, **Nit-ac.**, *nux-m.*, *nux-v.*, ox-ac., *par.*, petr., *ph-ac.*, *phos.*, plb., *podo.*, psor., *puls.*, ran-b., rhod., *rhus-t.*, *rhus-v.*, ruta, seneg., *sep.*, *sil.*, sol-n., stann., stict., *sulph.*, syph., tab., tell., ter., ther., *thuj.*, *verat.*, *zinc.*

morgens: Podo., **Ran-b.**

Erwachen, beim: Aeth., arg-n., kali-bi., ran-b.

nachmittags: Alum., canth., caust., chel., ruta

abends: Bell., cocc., kali-n., lac-c., lyc., nat-ar., sulph., thuj.

nachts: Podo., rhus-t., sil., tab.

Mitternacht, nach: Mag-s.

Atmen, beim: Berb., *guaj.*, nit-ac., nux-v., prun-s., *puls.*, stann.

Aufrichten amel.: Bov.

SCHMERZ - *Schulterblätter* - zwischen den Schulterblättern ...

Bücken, vom: Puls.

Aufstehen, beim: Carb-v.

Ausatmen, beim: Raph., sep.

Beugen nach vorn agg.: Lac-c.

amel.: Nat-ar.

hinten agg., nach: Stann.

amel.: Sil.

Bewegung, bei: Bry., *calc.*, colch., ip., kali-bi., nux-v., ox-ac., petr., podo., puls., rhod., sil., stann., sulph.

amel.: Kali-c., laur., ph-ac., sulph.

Arme, der: Colch., naja, sil.

Kopfes, des: Nux-v.

Bier agg.: Phos.

Bücken, beim: Bor., cham., nux-v., prun-s.

Drehen, beim: Calad., merc., verat.

Einatmen, beim: Nat-ar., puls.

Essen, nach: *Arg-n.*

Freien, im: Nat-c.

Froststadium im Fieber, während: Sang.

Gehen, beim: Bell., coloc., seneg.

amel.: Bry., ferr., puls.

Husten, beim: Calc., stram., sul-ac.

kalter Luft, in: Rhus-t.

Liegen, im: Nat-m.

amel.: Ars.

linken Seite agg., auf der: Ph-ac.

rechten Seite amel., auf der: Kali-n.

Rücken, auf dem: Kali-n.

Menses, während: *Am-c.*, sil.

pulsierend: Merc-i-f., *phos.*

rheumatisch: Aspar., calad., lob., lycps., mag-s., *rhus-t.*, *rhus-v.*, verat.

SCHMERZ - *Schulterblätter* - zwischen den Schulterblättern ...

Schlucken, beim: *Rhus-t.*

Sitzen, im: Bell., bry. calc-caust., nat-m.

gebeugt Sitzen, beim: Bov.

Stehen, im: Rumx.

Wärme amel.: *Rhus-t.*

Wein agg.: Ph-ac.

Wetter; bei kaltem, feuchtem: *Nux-m.*

erstreckt sich die Arme hinunter: Echi.

Brustbein, zum: *Kali-bi.*, lac-c.

Kopf in die Schläfen, über den: *Kalm.*

Lenden: Ox-ac.

Nacken: Stict.

Sakrum: *Zinc.*

Schultern: *Kalm.*, valer.

Gesicht, und: Valer.

unten, nach: *Verat.*

Wirbelsäule: Ail., **Alum.**, am-c., arn., asaf., *calc.*, *chel.*, cina, cinnb., com., crot-t., gins., hell., *kalm.*, lob., mez., *naja*, nat-m., **Nat-s.**, *nux-m.*, *nux-v.*, par., *ph-ac.*, *phos.*, psor., *ruta*, sabin., seneg., *sep.*, **Sil.**, stann., *thuj.*, *verat.*, zinc.

Bewegung, bei: Cocc.

bücken, muss sich: **Cann-i.**

Sitzen, im: *Ph-ac.*

Sturz, wie durch einen: *Ruta*

tiefen Einatmen, beim: Alum.

zwischen Schulterblatt und Wirbelsäule: Ran-b.

Lumbalregion: Acon., **Aesc.**, aeth., *agar.*, all-c., all-s., aloe, *alum.*, am-c., *am-m.*, ambr., anag., anan., ang., ant-c., *apis*, apoc., **Arg-m.**, *arg-n.*, *arn.*, ars., ars-m., arund., asaf., asar., aur., aur-m., aur-s., *bapt.*, **Bar-c.**, bell., **Berb.**, *bol.*, bor., bov., brom., **Bry.**, bufo, cahin., **Calc.**, *calc-ar.*, calc-f., *calc-p.*, calc-s., camph., cann-i., cann-s., **Canth.**, caps., *carb-ac.*, *carb-an.*, *carb-s.*, *carb-v.*, *card-m.*, carl., *caul.*, *caust.*, *cham.*,

SCHMERZ - *Lumbalregion* ...

chel., **Chin.**, chin-a., chr-ac., *cimic.*, *cimx.*, cinnam., cinnb., clem., cob., coc-c., *cocc.*, coff., *colch.*, *coloc.*, *con.*, cop., cor-r., corn., croc., crot-h., crot-t., cund., cupr., cupr-ar., *cur.*, cycl., dig., dios., **Dulc.**, *echi.*, elaps, **Eup-per.**, eupi., *ferr.*, ferr-ar., ferr-i., *ferr-p.*, fl-ac., gamb., *gels.*, **Graph.**, grat., *guaj.*, *ham.*, hell., *helon.*, *hep.*, hura, *hydr.*, hydrc., hyos., hyper., ign., ind., iod., *ip.*, iris., jug-c., kali-ar., *kali-bi.*, *kali-c.*, *kali-i.*, *kali-n.*, *kali-p.*, *kali-s.*, *kalm.*, kreos., *lac-c.*, *lac-d.*, *lach.*, lact., lec., **Led.**, *lil-t.*, lob., lyc., lycps., *lyss.*, mag-c., *mag-m.*, *mag-p.*, mag-s., mang., med., meli., *meny.*, merc., merl., *mez.*, *mur-ac.*, murx., naja, nat-ar., *nat-c.*, *nat-m.*, *nat-p.*, *nat-s.*, nicc., *nit-ac.*, **Nux-m.**, **Nux-v.**, ol-an., ol-j., onos., *op.*, osm., ox-ac., petr., *ph-ac.*, **Phos.**, *phyt.*, *pic-ac.*, plan., *plat.*, plb., *podo.*, *psor.*, ptel., **Puls.**, ran-b., *ran-s.*, rat., rheum, *rhod.*, **Rhus-t.**, rhus-v., rob., *ruta*, sabin., samb., sang., *sec.*, senec., **Sep.**, *sil.*, sin-n., stann., *staph.*, stram., *stront.*, *stry.*, *sul-ac.*, sul-i., **Sulph.**, syph., tarax., tarent., ter., thuj., *valer.*, **Vario.**, verat., vib., *zinc.*

morgens: Alum., ang., arg-n., bor., bufo, *carb-s.*, carb-v., chel., *cimic.*, *colch.*, dios., *eup-per.*, *hep.*, kali-c., *kali-p.*, naja, **Nux-v.**, onos., *petr.*, plan., ran-b., sang., senec., staph., stront., *stry.*

Aufstehen aus dem Bett, beim: Arg-n., *calc.*, chel., graph., *kali-c.*, *lyc.*, nat-m., petr., rat., *sil.*, thuj., valer.

nach dem Aufstehen amel.: Cocc., form., kali-p., staph.

Bett, im: Carb-s., cocc., form., hep., *nux-v.*, petr., puls., ruta, staph.

Beugen nach vorn, beim: Cocc., puls.

links, nach: Mang.

vormittags: Jug-c., stront., sulph.

mittags: Thuj.

nachmittags: Bry., carb-s., coloc., hyos., mag-c., mag-m., naja, nicc., petr., plb., **Sep.**

abends: Alum., *bar-c.*, *coloc.*, dios., iris., kali-n., lach., mag-c., mag-m., meny., naja, nat-c., *nat-s.*, nit-ac.,

SCHMERZ - *Lumbalregion* - abends ...

nux-m., pic-ac., *sep.*, sin-n., stront., **Sulph.**, zing.

19.30 Uhr, beim Erwachen aus einem Nickerchen: Sep.

Hinlegen, nach dem: Alum., kalm., mag-m., naja

Menses, während den: Kali-n.

nachts: Am-c., **Am-m.**, *ars.*, bry., *cham.*, *chin.*, eupi., *ferr.*, ferr-i., fl-ac., kali-n., lac-ac., laur., *lil-t.*, *lyc.*, mag-c., mag-m., mag-s., *nat-s.*, podo., rhus-t., sars., *sep.*, *sil.*, staph., *sulph.*, zinc.

Mitternacht, vor: Laur., rhus-t.

1-4 Uhr: Am-m.

2 Uhr: Kali-n.

3 Uhr, treibt ihn aus dem Bett: **Kali-c.**, kali-n.

Bett, im: **Am-m.**, kalm., lil-t., *naja*, puls., zinc.

Schlaf, im: **Am-m.**

weckt ihn um 4 Uhr: Staph.

abwechselnd mit Kopfschmerz: Aloe, brom.

Hämorrhoiden: Aloe

Oberschenkeln, Schmerz in den: Am-c.

Ärger, nach: Nux-v.

Anstrengung, bei: *Agar.*, *calc-p.*, phys.

Anziehen der Beine agg.: Arg-m.

Atmen, beim: Alum., am-c., carb-an., carb-v., coloc., kali-bi., *kali-c.*, merc., prun-s., *sulph.*

gebeugt Sitzen, beim: Dulc.

tiefen Atmen, beim: Arn., asar., aur., conv., kali-n., nat-m., phel., sars.

Aufrichten, beim: Carb-ac., kali-bi., nat-c., nat-m., *sulph.*

Aufstehen vom Sitzen, beim: **Aesc.**, agar., am-m., ant-c., *arg-n.*, ars., bar-c., **Berb.**, **Calc.**, *calc-s.*, canth., carb-an., **Caust.**, *cham.*, *cob.*, cycl., hydr., iris., *lach.*, *led.*, merl., nat-m., *petr.*, **Phos.**, ptel., **Puls.**, **Rhus-t.**, sep., *sil.*, *staph.*, **Sulph.**, tab., *thuj.*, tus-p., verat., zinc.

amel.: *Com.*, ferr., ptel., *ruta*, sulph.

SCHMERZ - *Lumbalregion ...*

Bücken, vom: Am-m., berb., chel., kali-bi., *lyc.*, mur-ac., nat-m., ph-ac., *phos.*

langem Sitzen, nach: Am-c., carb-an., thuj.

Auftreten, beim: Acon., carb-ac., *carb-an.*, spong., *sulph.*

Beugen nach hinten agg.: Bar-c., cina, con., kali-c., *mang.*, plat., puls., rhus-t., sabin., sel., thuj.

amel.: Acon., am-m., fl-ac., hura, sabad., sabin.

links, nach: Plb.

vorn im Sitzen, nach: Cocc., lac-c., pic-ac., puls.

amel.: Chel.

Bewegung, bei: Acon., **Aesc.**, *agar.*, alum., am-c., ambr., arg-m., *arn.*, asar., **Bry.**, calc., calc-p., canth., caps., *caust.*, chel., **Chin.**, cimic., colch., *coloc.*, conv., croc., dulc., ign., iris., kali-bi., kali-c., kali-i., kali-n., kalm., lach., *lyc.*, meph., mez., nat-c., *nat-s.*, nit-ac., **Nux-v.**, phos., phyt., pic-ac., plan., plb., podo., *psor.*, ptel., *puls.*, *ran-b.*, **Rhus-t.**, *sars.*, *sep.*, stann., **Sulph.**, tep., zinc., ziz.

amel.: Aesc., alum., am-c., bry., calc., calc-f., cupr., dios., ferr., *fl-ac.*, graph., kali-c., kali-n., kali-p., *kreos.*, nat-ar., nat-s., nux-m., nux-v., ox-ac., ph-ac., phos., podo., puls., rat., *rhod.*, **Rhus-t.**, *ruta*, *staph.*, stront., vib.

Arme, der: *Kreos.*

Beginn der Bewegung nach Hinlegen, zu: Dig.

muss sich bewegen, aber ohne Erleichterung: *Puls.*

nach Bewegung agg.: *Rhus-t.*

vorsichtige Bewegung amel.: Prun-s.

Bücken, beim: *Aesc.*, *agar.*, alum., am-c., ang., ars., bor., bry., *cham.*, *chel.*, clem., colch., con., cur., cycl., dig., dios., *dulc.*, *echi.*, graph., hyos., kali-bi., kali-n., kreos., lac-ac., lyc., mag-m., mang., meny., nat-ar., nat-c., nat-m., nux-v., ol-an., petr., plb., puls., rhod., ruta, sabad., sars., *sil.*, **Sulph.**, *thuj.*, tus-p., verat., zinc.

SCHMERZ - *Lumbalregion* - Bücken, beim ...

amel.: Chel., meny., ph-ac., puls., sang.

langem Bücken, wie nach: **Dulc.**

Drehen, beim: Bov., **Bry.**, kali-bi., *nux-v.*, sars., sil., sulph., thuj., zinc.

Bett ist fast unmöglich, Umdrehen im: **Bry.**, dios., kali-n., *nux-v.*, *zinc.*

Körpers, des: Alum., mag-m., *nux-v.*, sars., thuj.

Gehen, beim: Hep.

Druck agg.: Acon., canth., colch., cycl., plat., plb.

amel.: Aesc., arg-m., aur., carb-ac., dig., dulc., fl-ac., led., *nat-m.*, ph-ac., plb., *rhus-t.*, ruta, sabad., *sep.*, *vib.*

Erkältung, durch: **Dulc.**, *nit-ac.*, **Rhus-t.**

Erschütterung, bei: Carb-ac., cocc., podo., *thuj.*

Erwachen, beim: Bry., *card-m.*, colch., puls., *sep.*

Essen, nach dem: *Bry.*, cina, kali-c.

Fahren oder Reiten, beim: Calc., sep.

Fehltritt, bei einem: Carb-ac., cocc., podo., thuj.

Flatus amel.; Abgang von: Am-m., bar-c., coc-c., kali-c., **Lyc.**, *pic-ac.*, *ruta*

Freien, im: Lyc.

Froststadium im Fieber, vor: **Aesc.**, *eup-pur.*, **Podo.**

während: Ars., *calc.*, *nux-v.*, ph-ac., phos., puls., rhus-t., sep., sil.

Gehen, beim: **Aesc.**, aeth., *agar.*, alum., am-c., am-m., arg-m., arn., bor., *bry.*, canth., *carb-an.*, caust., *cham.*, chel., *cocc.*, coff., coloc., con., ferr., hep., hyos., *kali-c.*, *kali-i.*, *kali-s.*, meny., mez., nat-ar., nat-c., nit-ac., ol-j., onos., plat., podo., puls., *ran-b.*, ran-s., sars., **Sep.**, stront., *sulph.*, *thuj.*, tus-p., verat., *zinc.*

amel.: Am-c., ant-c., apoc., **Arg-m.**, *arg-n.*, ars-m., asaf., cob., dulc., gamb., kali-n., mag-c., meli., nat-ar., *ph-ac.*, phel., phos., puls.,

SCHMERZ - *Lumbalregion* - Gehen, beim - amel. ...

ruta, sabad., **Sep.**, *staph.*, sulph., thuj., vib., *zinc.*

gebeugt gehen, muss: Am-m., kali-c., *sulph.*

langsam Gehen amel.: **Ferr.**, *puls.*

Stock amel.; Gehen mit quer über den Rücken gedrückten: Vib.

unebenem Boden, auf: Podo., *thuj.*

geschwürig: Cann-s., kreos., nat-s., prun-s.

Heben des Oberschenkels, beim: Aur.

Heben einer Last, beim: *Calc.*, *calc-p.*, med., nit-ac., *nux-v.*, ph-ac., *sang.*, sep., *staph.*

Husten, beim: *Am-c.*, arn., bell., bor., bry., calc., *calc-s.*, caps., *kali-bi.*, kali-n., merc., nit-ac., ph-ac., *puls.*, sep., sulph.

kalter Luft, in: *Bar-c.*, *nit-ac.*, sep.

Koitus, beim: Cann-i., nit-ac.

Kränkung, nach: Nux-v.

Lachen, beim: **Cann-i.**, *con.*, *phos.*, plb., tell.

lähmungsartig: *Cocc.*, kalm., nat-m., ran-s., sabin., sel., zinc.

Lehnen nach vorn, beim: Hura, lac-c.

Liegen, im: Agar., *arn.*, **Berb.**, bry., *calc.*, *carb-an.*, cham., ign., kali-i., mag-m., nux-v., prun-s., *puls.*, **Rhus-t.**, tab., vib.

amel.: Bry., *cob.*, colch., cop., kali-c., *nat-m.*, nux-v., ruta, sars.

Abdomen amel., auf dem: Chel., nit-ac., sel.

gebeugt liegen amel., nach hinten: Cahin.

Rücken agg., auf dem: Bry., carb-an., *chin.*, *coloc.*, ign., kali-n., *lyc.*, mag-s., prun-s., **Rhus-t.**, sep., zinc.

amel.: Ambr., cob., colch., *kali-c.*, *nat-m.*

Hartem liegen amel., auf etwas: **Nat-m.**, **Rhus-t.**

Seite liegen amel., auf der: Zinc.

links liegen agg.: Agar., **Sulph.**

SCHMERZ - *Lumbalregion* - Liegen, im ...

rechten Seite liegen, kann nur auf der: Nat-s.

Menses, vor: Acon., am-c., apis, *asar.*, bar-c., berb., brom., *calc.*, *calc-p.*, canth., *caul.*, caust., cimic., *ham.*, hyos., iod., kali-n., *mag-c.*, nat-m., *nit-ac.*, nux-m., ol-an., phos., puls., sabin., **Sep.**, *spong.*, *sulph.*, tril., ust., *vib.*

Beginn der, zu: Acon., aloe, *asar.*, berb., *caust.*, *kali-s.*, **Lach.**, mag-c., *nit-ac.*, *vib.*

während: Acon., agar., aloe, **Am-c.**, *am-m.*, arg-m., *arg-n.*, ars-i., bar-c., *bell.*, *berb.*, *brom.*, *bry.*, *calc.*, calc-s., *cann-i.*, *carb-an.*, carb-s., carb-v., carl., caul., *caust.*, *cham.*, **Cimic.**, coc-c., *cocc.*, cycl., eupi., ferr., ferr-i., *ferr-p.*, *graph.*, ham., *helon.*, hyos., ign., iod., *kali-c.*, kali-i., kali-n., *kali-p.*, *kali-s.*, *kalm.*, kreos., **Lach.**, lachn., lac-ac., *lyc.*, *mag-c.*, *mag-m.*, mag-s., mang., nat-c., nat-p., *nicc.*, *nit-ac.*, **Nux-m.**, *nux-v.*, *phos.*, plat., plb., prun-s., **Puls.**, rat., sabin., senec., sep., sul-ac., **Sulph.**, *tarent.*, *thuj.*, ust., *xan.*, zinc., zing.

nach: Berb., calc-p., kali-n., mag-c., puls., *sep.*, ust.

anstatt: *Spong.*

einsetzen würden, als ob die Menses: *Apis*, *calc-p.*

Unterdrückung der Menses, bei: Kali-c., *nux-m.*, **Puls.**

Mittagessen, nach dem: Phos., sulph.

Nähen, beim: Iris., *lac-c.*

Niesen, beim: Arund., *con.*, *sulph.*

periodisch: Ars.

pulsierend: Am-c., mez.

Reiben amel.: Kali-c., kali-n., lil-t., nat-s., **Phos.**, plb.

rheumatisch: Acon., *ant-c.*, **Berb.**, **Bry.**, cact., *carb-an.*, **Cimic.**, *colch.*, *coloc.*, *dulc.*, *ferr.*, iod., **Nux-v.**, *phyt.*, rhod., **Rhus-t.**, spong., stram., stry., *sulph.*, ter.

Schlaf, vor: Nat-m.

Schneesturm, vor einem: Ferr.

Schnäuzen der Nase, beim: Calc-p., dig.

SCHMERZ - *Lumbalregion* ...

Schreiben, beim: Laur.

Sitzen, im: **Agar.**, ambr., ang., **Arg-m.**, *arg-n.*, asaf., asar., aur., bar-c., **Berb.**, bor., *bry.*, *calc.*, calc-f., calc-s., canth., carb-an., carb-s., *carb-v.*, caust., chin-s., *cimx.*, *cob.*, coff., coloc., dig., dulc., hep., hura, hyos., kali-c., kali-i., kali-n., kali-p., kali-s., led., *lyc.*, mag-c., mag-m., meli., meny., merc., mur-ac., nat-ar., nat-c., *nat-m.*, nux-v., ol-an., pall., petr., ph-ac., phel., *phos.*, *prun-s.*, *puls.*, *rhod.*, **Rhus-t.**, *ruta*, sabad., stann., stront., sul-ac., *sulph.*, tab., *thuj.*, **Valer.**, *zinc.*

amel.: Aeth., bor., caust., mag-c., meny., ph-ac., plb., sars.

aufrecht Sitzen, beim: Conv., zing.

gebeugt Sitzen, beim: Chin-s., kali-i., *lac-c.*, phos.

amel.: Chel., *ran-b.*

Heben des Oberschenkels im Sitzen, beim: Agar.

langem Sitzen, nach: *Phos.*

Stehen, beim: Agar., berb., *bry.*, caps., *carb-an.*, coff., *con.*, *kali-c.*, led., *lyc.*, meny., mur-ac., ph-ac., phos., plan., plb., podo., puls., *ruta*, sep., sul-ac., *sulph.*, tarax., thuj., tus-p., **Valer.**, verat., zing.

amel.: *Arg-n.*, kreos., meli.

aufrecht Stehen ist unmöglich: *Bry.*, cocc., *petr.*, phos., *sulph.*

vorgebeugt Stehen, beim: Sulph.

Seite gelehnt Stehen agg., zur: Thuj.

Strecken, beim: *Calc.*, mag-c.

Stuhlgang, vor: Berb., carb-v., nat-c., *puls.*, sulph.

während: Agar., *arg-n.*, *carb-an.*, coloc., grat., ox-ac., rheum, spong., squil., sulph., tab.

amel.: Indg.

hartem Stuhl agg., bei: Bry., stront.

weichem Stuhl agg., bei: Nicc., *podo.*, rheum, tab.

nach: *Aesc.*, *carb-v.*, colch., dig., dros., lyss., mag-m., nat-m., *podo.*, sil., tab.

SCHMERZ - *Lumbalregion* - Stuhlgang, nach ...

amel.: Ox-ac.

Pressen, beim: Colch., sin-a.

Stuhldrang, bei: Rat.

Treppensteigen, beim: Alum., carb-s.

Urinieren, vor: Graph., *nat-s.*

während: Phos., sulph., syph.

nach: Syph.

amel.: **Lyc.**, med.

Harndrang, bei: Nat-s., raph.

Verletzung, nach: Kali-c.

Wärme amel.: *Calc-f.*, caust., *rhus-t.*

Wetter, bei nassem: *Calc.*, **Dulc.**, *ran-b.*, **Rhod.**, *rhus-t.*

Ziehen agg.: Dios.

Zugluft, durch: Nux-v.

erstreckt sich zum Abdomen: *Berb.*, bry., cham., kreos., lach.

um das Abdomen herum: **Berb.**

Darmbein zu den Ovarien und zum Uterus, über das: Vib.

Arme: Rhod.

Becken: Aloe, tep.

hinteres Becken und Oberschenkel: **Berb.**

Blase und Leiste: Bell.

Brustmuskeln und Armen, nach Reiten oder Fahren: Brach.

Epigastrium, nachts: Lyc.

Füße: *Bor.*, lyc., lyss., sep., still.

Genitalien: *Carl.*, dros., erig.

Gesäß: **Kali-c.**, thuj.

Gesäßmuskeln und Oberschenkel: **Kali-c.**

Glieder beim Beugen nach hinten und Aufrichten des Körpers: Carl.

Hoden: Abrot., sulph.

Husten, beim: Osm.

Hüfte: *Aesc.*, am-c., *am-m.*, *bol.*, carb-v., gels., kali-bi., *lach.*, mosch., *nux-v.*, pall., *sep.*, *sil.*

morgens, beim Aufstehen: Euphr., thuj.

SCHMERZ - *Lumbalregion* - Hüfte ...

Nabelgegend, amel. durch Reiben; über die Hüfte zur: Lil-t.

Hüfte und Beine, nachmittags: Ars., dios.

Menses, während den: Nit-ac.

Hypochondrium, morgens beim Erwachen: Kali-n.

Knie: Plb., psor.

Kniescheibe und zurück: Tarent.

Körper herum, um den: Acon., caust., cham., *cimic.*

über den ganzen Körper: Mez.

Leisten: *Bell.*, *sulph.*

abends: Lact.

Beine nach unten, und die: Plat.

Menses, während: Sulph.

Lunge, zur linken: Sep.

Magen: Nicc., nit-ac., puls., thuj.

Nabel: Prun-s., rhus-v.

oben, nach: Alum., ars., clem., dirc., kreos., lach., led., nux-v.

Bücken agg.: Arn., *sil.*

Fächer, wie ein: *Lach.*

Sitzen, im: Meny.

Oberarm und linken Unterarm, zum rechten: Alum.

Oberschenkel: Agar., am-m., **Berb.**, carb-ac., coloc., dulc., hep., *kali-bi.*, *kali-c.*, kreos., *lyc.*, nat-m., nit-ac., nux-v., sep.

Atemzug, bei jedem: Carb-an., nat-m.

Hinterseite: **Berb.**

Stuhlgang, beim: Stann.

Perineum: Canth.

Rektum: Aloe, calc., coc-c., lyc.

Rücken hinauf, den: Ars., dirc., nat-ar., nux-v.

Sakrum: Cimic., *nux-m.*

Oberschenkel, und: Kali-bi.

Steißbein: Sulph.

Samenstrang hinab, nach Samenverlust; den: Sars.

SCHMERZ - *Lumbalregion* ...

Schambein: Mag-c., **Sabin.**

Schulterblätter: Sulph.

Schultern: Ars., indg.

Seite beim Aufrichten aus gebückter Stellung, nach der rechten: Ox-ac.

Steißbein entlang, das: Carb-v., equis., hura

unten, nach:

Bücken agg.: Staph.

oben, und nach: *Kali-c.*

Gehen agg.: Hep.

Unterschenkel hinunter, die: Agar., *berb.*, bor., carl., coloc., dios., ign., **Kali-c.**, lyc., lyss., nat-ar., nit-ac., ox-ac., ph-ac., pic-ac., plat., sep., *sil.*, stann., stry., tarent.

Bewegung agg.: Pic-ac.

Stuhlgang, beim: Agar., grat.

Uterus: Elaps, helon., *nat-m.*

Vagina: Kreos.

Waden, zu den: Berb., ph-ac., tep.

Darmbein: Agar., eupi., form., hell., iris.

Muskelansätze: Camph., *form.*, *tarent.*

Darmbeinkamm, rechts, morgens beim Hinsetzen agg., aber Stehen oder Gehen amel.; erstreckt sich zum Oberschenkel: Staph.

Wirbelsäule: Bell., cact., *calc.*, *calc-p.*, *chel.*, kali-i., *kalm.*, kreos., plb., psor., sabin., sarr., thuj.

vormittags: Bry.

Bewegung, bei: Lyc.

Lumbosakralregion: **Aesc.**, carb-ac., carb-an., carb-s., *cimic.*, coloc., helon., lil-t., **Onos.**, **Puls.**, sil.

morgens: Carb-s., ign.

nachts: Carb-ac.

Bücken, beim: *Aesc.*

Heben von zu schweren Lasten, beim Stehen und Gehen wie durch: Phos.

Herumdrehen im Bett, beim: Sulph.

Husten, beim: Phos.

SCHMERZ - *Lumbosakralregion ...*

Liegen auf der Seite agg.: Puls.

Rücken amel., auf dem: Puls.

erstreckt sich über das Ilium und endet mit einem Krampf im Uterus: Sep., vib.

Uterus: Helon.

Sakralregion: Abrot., absin., acon., act-sp., **Aesc.**, **Agar.**, ail., all-s., aloe, *alum.*, am-c., am-m., ang., ant-c., **Ant-t.**, *apis*, *arg-m.*, arg-n., arn., *ars.*, ars-i., asaf., aur., bad., *bapt.*, *bar-c.*, *bell.*, **Berb.**, bor., *bry.*, calad., **Calc.**, *calc-p.*, calc-s., canth., *caps.*, carb-ac., *carb-an.*, carb-s., *carb-v.*, caul., *caust.*, cham., chel., *chin.*, chin-a., cic., *cimic.*, *cimx.*, cina, cinnb., cob., coc-c., cocc., coff., colch., *coloc.*, con., cor-r., croc., cupr., cupr-ar., dig., *dios.*, *dulc.*, eup-per., eup-pur., ferr., ferr-i., fl-ac., form., gamb., **Gels.**, glon., *graph.*, ham., *helon.*, *hep.*, *hyper.*, *ign.*, iod., kali-ar., *kali-bi.*, *kali-c.*, kali-i., kali-n., *kali-p.*, kali-s., *kreos.*, *lac-c.*, *lach.*, lact., lam., *laur.*, lec., led., *lept.*, *lil-t.*, lith-c., *lob.*, **Lyc.**, *lyss.*, mag-c., mag-m., mag-s., *med.*, meli., meny., *merc.*, mez., mosch., **Mur-ac.**, murx., naja, nat-ar., nat-c., *nat-m.*, nat-p., *nat-s.*, **Nit-ac.**, **Nux-m.**, *nux-v.*, ol-an., ol-j., **Onos.**, op., ox-ac., petr., phel., *phos.*, phys., *phyt.*, pic-ac., plan., plat., *podo.*, *psor.*, ptel., **Puls.**, ran-b., ran-s., rhod., *rhus-r.*, *rhus-t.*, *ruta*, sabin., samb., sang., sarr., sars., *sec.*, seneg., **Sep.**, *sil.*, spong., staph., stram., stront., sul-ac., *sulph.*, tarax., **Tell.**, ter., *thuj.*, ust., valer., **Vario.**, verat., xan., zinc., zing.

tagsüber: Lil-t.

morgens: Ang., calad., ign., kali-n., lac-c., lil-t., nat-m., petr., phos., *puls.*, sel., *staph.*, sulph., thuj., verat.

Erwachen, beim: Carb-s., carb-v., *kali-bi.*

Koitus, beim: Kali-bi.

nachmittags: Colch.

abends: Agar., bar-c., lac-c., led., naja, nit-ac., puls., sep., ter.

amel.: Lil-t.

nachts: Am-c., ang., arg-n., cham., chin., colch., lach., lyc., mag-c., mag-s., nat-s., nux-v., *puls.*, staph.

1 Uhr: Staph.

weckt ihn häufig: Colch.

SCHMERZ - *Sakralregion ...*

abwechselnd mit Drücken im Hinterkopf: Alum., carb-v.

Anlehnen mit dem Rücken gegen den Stuhl, beim: Agar.

Anstrengung, bei: Agar.

Atmen, beim: Berb., carb-an., carb-v., **Merc.**, ruta, sel., spig., sulph., tarax.

Aufrichten vom Bücken, beim: *Lyc.*, *phos.*, sars., verat.

Aufstehen vom Sitzen, beim: **Aesc.**, ant-c., bar-c., **Calc.**, *caust.*, con., ferr., *kali-bi.*, *lac-c.*, **Lyc.**, petr., *phos.*, psor., *puls.*, rhod., **Sil.**, *staph.*, **Sulph.**, tell., thuj., verat.

Berührung agg.: Colch.

Beugen nach hinten agg.: Bar-c., con., plat., *puls.*, rhus-t.

amel.: Lac-c., puls.

vorn amel., nach: Sang.

Bewegen des Armes, beim: Chel.

Bewegung, bei: *Aesc.*, *agar.*, caust., chel., *chin.*, coloc., form., hura, kali-bi., lil-t., lyc., phos., phys., phyt., plan., psor., **Puls.**, sars., sec., tell.

amel.: Aloe, ang., coloc., fl-ac., *lac-c.*, *lyc.*, **Nux-m.**, psor., **Puls.**, **Rhus-t.**, thuj.

vorsichtige Bewegung amel.: **Puls.**

Bücken, beim: **Aesc.**, bor., bufo-s., lac-c., lyc., meny., ol-an., plb., ruta, sars., sulph., *tell.*, thuj., verat.

kann sich nicht: Aesc., bor., puls.

Drehen, beim:

Bett, im: *Bry.*, *nux-v.*, *staph.*

links amel., nach: Agar.

Druck amel.: Kali-c., led., mag-m., *sep.*

Dysenterie, Ruhr; bei: *Caps.*, *nux-v.*

Erkältung, durch: *Dulc.*, nit-ac.

Fahren im Wagen, beim: Lac-c., **Nux-m.**

Flatus, amel.; Abgang von: *Pic-ac.*

Froststadium im Fieber, während: Ars., gamb., hyos., **Nux-v.**, psor., verat.

Gehen, beim: Acon., **Aesc.**, agar., bor., bry., form., ham., kali-bi., *kali-c.*, *phos.*, sabad., sars., spong., sulph., verat., zinc.

SCHMERZ - *Sakralregion* - Gehen, beim ...

amel.: Ang., arg-m., arg-n., *lyc.*, merc., nat-ar., psor., staph., *tell.*, thuj.

Auftreten mit dem linken Fuß, beim: Spong.

Freien amel., im: Ruta, *tell.*

langsam Gehen amel.: Bell., **Puls.**

geschwürig: *Puls.*

Heben einer Last, beim: Anag., bry.

durch: *Calc.*, *puls.*, *rhus-t.*, *sang.*, staph.

Heben des Beines, beim: Bry.

Hitzestadium im Fieber, während: Chin.

Husten, beim: Am-c., *bry.*, *chel.*, merc., nit-ac., sulph., *tell.*

Koitus, beim: *Agar.*, calc., *calc-p.*, *kali-c.*, nat-c., *petr.*, *phos.*, **Sep.**, **Sil.**, staph.

künstlicher Entbindung, nach: **Hyper.**

lähmungsartig: Arg-n., *graph.*

Lachen, beim: *Tell.*

Liegen, beim: Agar., **Berb.**, chin., naja, nux-v., puls., tarax., thuj., zing.

amel.: **Agar.**, kali-c.

aufstehen; kann nicht: **Agar.**, sil.

gebeugtem Körper amel., mit: Bry.

Gesicht amel.; auf dem: Bapt.

muss liegen: **Agar.**, calc-p., cimx.

Rücken, auf dem: Bapt., bell., *ign.*, lyc., puls., *tell.*

amel.: *Agar.*, calc-p., puls.

Seite, auf der: Act-sp., *nat-s.*, puls.

amel.: *Puls.*

rechten agg., auf der: Agar.

Menses, vor: Am-c., bar-c., carb-an., caust., kali-n., lach., mag-c., nux-v., puls., *vib.*

während: *Am-c.*, *am-m.*, *berb.*, bor., calc., calc-s., carb-s., carb-v., *caust.*, cham., cimic., con., ferr., *kali-c.*, kali-n., *kali-p.*, kreos., *lob.*, lyc., mag-c., mag-m., *nat-c.*, nat-p.,

SCHMERZ - *Sakralregion* - Menses, während ...

phos., prun-s., *puls.*, rat., *sabin.*, sang., *sars.*, *senec.*, *sulph.*, zinc., zing.

Nachwehen, bei: Sulph.

Niesen, beim: Arg-n.

rheumatisch: Kali-bi., sulph., zinc.

Samenabgang, nach: *Graph.*

Schnäuzen der Nase, beim: Arg-n.

Sitzen, beim: **Agar.**, aloe, ang., ant-t., *apis*, *arg-m.*, *arg-n.*, asaf., asar., bar-c., *bell.*, **Berb.**, bor., bufo, caust., cist., cob., kali-bi., *kreos.*, *lac-c.*, *lyc.*, meny., merc., nat-ar., nat-c., nat-s., ol-an., phel., prun-s., *puls.*, **Rhus-t.**, ruta, sabad., spig., ter., *thuj.*

muss nach vorn gebeugt sitzen: Lyc.

Weile, nach einer: Aloe, asaf., berb., phos., puls.

Stehen, im: *Agar.*, **Con.**, led., *lil-t.*, *lith-c.*, merc., *phos.*, plan., puls., rhus-t., spong., verat.

amel.: Arg-n., bell.

Strecken amel.: Alum.

Beines agg., Ausstrecken des: Bry.

Stuhlgang, vor: Berb., carb-v., *dios.*, kali-n., nat-c., sars., zing.

während: *Agar.*, *arg-n.*, **Carb-an.**, *merc-c.*, **Nux-v.**, *podo.*, sars., *tell.*

nach: Aesc., *podo.*, tab.

amel.: Berb., indg.

Pressen zum Stuhl, beim: *Agar.*, *carb-an.*, *tell.*

Stuhldrang, mit: Am-be., lil-t., *merc-c.*, **Nux-v.**

Sturz, durch einen: Kali-c.

Urinieren, beim: *Graph.*

Urins, beim Zurückhalten des: *Nat-s.*

erstreckt sich zu den Beinen: *Cimic.*, cimx., *lac-c.*, *lil-t.*, *sep.*

Füße: Lyc.

Hüfte: **Aesc.**, berb., cimx., coloc., *lac-c.*, pall., phyt., puls., **Sep.**, ust.

Becken, und: Arg-n.

Oberschenkel, und: *Cimic.*, *lac-c.*, *sep.*

SCHMERZ - *Sakralregion - erstreckt sich* - Hüfte ...

Entbindung, bei der: *Cimic.*

Sitzen, im: Thuj.

rechten Hüfte, zur: *Sulph.*

Leiste: Plat., *sabin.*, **Sulph.**

Menses, während den: Arn., *sabin.*, **Sulph.**

Oberschenkel: Arn., berb., *cimic.*, *coloc.*, kali-c., kreos., nux-v., *sec.*, *sep.*, *sulph.*, *tell.*

rechts, Pressen zum Stuhl oder Husten agg.: **Tell.**

Sitzen, beim: Thuj.

Ovarialregion: Ust.

Schambein: Arg-m., helon., *laur.*, **Sabin.**, *sulph.*

Steißbein im Sitzen: Kreos.

unten, die Beine nach: *Agar.*, arn., cimx., *coloc.*, *graph.*, *lac-c.*, lyc., *med.*, *pic-ac.*, plat., plb., *sep.*

Großen Zeh, zum: Arn.

Stuhlgang, nach: Rhus-t.

Uterus: *Cham.*, helon., nat-m.

Vorderseite des Körpers: *Arg-m.*

Sakroiliakalgelenk: **Aesc.**, *ant-t.*, apis, *arg-n.*, *bry.*, *calc-p.*, *cimic.*, *coloc.*, dios., ferr., gels., hep., jug-c., nat-p., ol-j., plb., rhus-t., rumx., sabad., spong., sulph., *thuj.*

rechts: Nat-p.

getrennt, wie: Calc-p.

erstreckt sich zur Leiste: *Thuj.*

Ischiasnerv herunter bei Wehen, den: *Cimic.*

Steißbein: Aesc., agar., agn., alum., am-c., *am-m.*, **Apis**, arg-n., ars-i., asaf., bell., bor., bov., *calc.*, *calc-p.*, calc-s., cann-i., *cann-s.*, *canth.*, *carb-an.*, *carb-s.*, *carb-v.*, cast-eq., **Caust.**, cic., cimic., *cist.*, colch., *con.*, dios., *euph.*, *fl-ac.*, *gamb.*, graph., grat., hep., *hyper.*, ign., iod., *kali-bi.*, *kali-c.*, kali-i., *kali-p.*, **Kreos.**, *lach.*, lact., led., lil-t., lob., *mag-c.*, *med.*, *merc.*, mur-ac., nat-m., *nit-ac.*, nux-m., *par.*, *petr.*, ph-ac., *phos.*, pic-ac., plat., plb., *rhus-t.*, *ruta*, *sep.*, *sil.*, staph., sulph., syph., tarent., *thuj.*, verat., xan., **Zinc.**

morgens beim Erwachen: *Kali-bi.*

SCHMERZ - *Steißbein* ...

abends: Alum., *apis*, *cast-eq.*, *caust.*, graph., *kali-bi.*

Aufstehen vom Sitzen agg.: *Caust.*, *euph.*, *kali-bi.*, **Lach.**, **Sil.**, *sulph.*

amel.: Kreos.

Berührung, bei: Alum., bell., *calc-p.*, *carb-an.*, cist., *euph.*, fl-ac., *kali-bi.*, lach., petr., phos., **Sil.**, xan.

Bewegung, bei: *Caust.*, euph., fl-ac., kali-bi., *phos.*, tarent.

behindert die Bewegung: Lach., *phos.*

Bücken, beim: Sulph.

Druck, bei: *Arum-t.*, *calc-p.*, *carb-an.*, *carb-v.*, *euph.*, fl-ac., *kali-bi.*, *petr.*, **Sil.**, tarent., xan.

Abdomen amel.; Druck auf das: Merc.

Entbindung, nach der: Tarent.

Fahren im Wagen, beim: Nux-m., *sil.*

langen Wagenfahrt, wie nach einer: **Sil.**

Gehen, beim: Bry., *kali-bi.*

langsam Gehen amel.: Bell.

geschwürig: *Carb-an.*, *phos.*

Koitus, beim: Kali-bi.

Liegen, im: *Carb-an.*

Rücken, auf dem: Bell.

Menses, während: Bell., canth., carb-an., *caust.*, *cic.*, *cist.*, graph., kali-c., kreos., merc., ph-ac., thuj., zinc.

unterdrückten, bei: Bell., caust., kali-c., mag-c., merc., petr., phos., plat., ruta, thuj., zinc.

Schlaf, im: *Am-m.*

Sitzen, im: *Am-m.*, *apis*, arg-n., bell., *carb-an.*, *cast-eq.*, cist., **Kali-bi.**, *lach.*, led., *par.*, *petr.*, plat., rhus-t., syph., tarent., thuj., xan., zinc.

aufstehen nach Sitzen, kann nicht: Bell.

Scharfem sitzen würde, als ob er auf etwas: *Lach.*

Stehen, beim: Verat.

amel.: Arg-n., bell., tarent.

aufrecht Stehen agg.: Thuj.

SCHMERZ - *Steißbein ...*

Strecken amel.: Alum.

Stuhlgang, nach: Grat., sulph.

Sturz, nach einem: **Hyper.**, *mez.*, **Sil.**

wie von einem: Kali-i.

Urinieren, vor: Kali-bi.

beim: *Graph.*

verrenkt, wie: Agar., sulph.

erstreckt sich zur Harnröhre vor dem Urinieren: *Kali-bi.*

Rektum und Vagina: *Kreos.*

Wirbelsäule zum Scheitel beim Stuhlgang und zieht den Kopf nach hinten, durch die: *Phos.*

Wirbelsäule: Acon., aesc., *aeth.*, **Agar.**, *ang.*, aran., *arn.*, ars., aur., aur-s., *bell.*, benz-ac., *berb.*, brach., cact., camph., *caps.*, carb-v., *caust.*, **Chel.**, chin., chin-a., **Cimic.**, *cina*, cinnb., cob., *cocc.*, colch., coloc., *con.*, *crot-c.*, cur., cycl., daph., dios., elaps, *gels.*, glon., hura, hyper., ign., iodof., jatr., kali-a., kali-bi., *kali-p.*, *kalm.*, *lach.*, lact., lac-ac., *led.*, lycps., mag-c., mag-m., mang., med., meph., *merc.*, morph., mosch., mur-ac., *naja*, **Nat-m.**, nit-ac., *nux-m.*, *nux-v.*, oena., ol-j., olnd., *petr.*, *ph-ac.*, **Phos.**, plb., ran-b., **Ruta**, **Sil.**, spig., spong., staph., stry., sul-ac., sulph., tanac., tarent., *tell.*, thuj., verat., xan., **Zinc.**

morgens: Aur., euphr.

Aufstehen, nach: Sulph.

Erwachen, beim: Euphr.

nachmittags: Stront.

abends im Bett: Kali-bi., mag-m.

nachts, mit Schwäche der Extremitäten: Arg-n.

Mitternacht, nach: Ant-s.

alkoholischen Getränken, nach: *Zinc.*

Atmen, beim tiefen: *Chel.*, led., *ruta*

Beugen nach hinten, beim: *Calc.*, *chel.*, dios., mang., peti.

Bewegung, bei: *Agar.*, meph., *merc.*

amel.: Euphr., *ph-ac.*

Bücken, beim: *Agar.*, zinc.

Druck amel.: Verat.

Erschütterung agg.: Acon., **Bell.**, **Graph.**, podo., *sulph.*, *ther.*, *thuj.*

SCHMERZ - *Wirbelsäule ...*

Essen, nach dem: *Agar.*, *kali-c.*

Gehen, beim: *Mur-ac.*, par., *ruta*, sep., stront., verat.

amel.: *Ph-ac.*

Geräusche agg.: Ars.

Hinlegen, beim: *Nat-m.*

Husten, beim: **Bell.**

Koitus, nach: Nit-ac.

Konvulsionen, nach: Acon.

Kopfschmerz, amel. den: Kali-p.

Liegen auf dem Rücken, beim: *Nat-m.*

Mittagessen, nach dem: *Agar.*, cob.

pulsierend: *Lach.*

Schlag, eine Erschütterung, beim Fahren im Wagen; wie ein: Petr., *ther.*

Schlucken, beim: Caust., kali-c.

Sitzen, im: Helon., *ph-ac.*, *ruta*, spong., *zinc.*

amel.: Mur-ac.

Stehen, im: Nit-ac., *ph-ac.*

amel.: Mur-ac.

Stimulanzien (s. alkoholischen Getränken)

Stuhlgang, beim: *Phos.*

erstreckt sich zu den Beinen: Agar.

Epigastrium: Nicc., rat., thuj.

Hinterkopf: *Phos.*, plb.

Steißbein zum Hinterkopf, zieht den Kopf nach hinten; vom: *Phos.*

oben, die Wirbelsäule nach: Agar., caust., mag-m., nux-v., petr., phos., sulph.

Bücken, beim: Sulph.

unten, nach: **Berb.**, cur., cycl., glon., mang., nat-m., phys., ust.

Zervikalregion: Abrot., *acon.*, *aesc.*, *aeth.*, *agar.*, ail., all-c., all-s., *alum.*, alumn., *am-c.*, am-m., ambr., *anac.*, ang., ant-c., *apis*, arg-m., arn., **Ars.**, *ars-i.*, arum-t., *asar.*, *atro.*, aur-m-n., bar-c., **Bell.**, berb., bor., *bry.*, cact., *calc.*, *calc-p.*, calc-s., *camph.*, cann-i., cann-s., canth., carb-ac., carb-an., carb-s., *carb-v.*, card-m., **Caust.**, *chel.*, *chin.*, chin-a., *chin-s.*, **Cic.**, cimic., *cinnb.*, clem., coc-c., *cocc.*, cod., colch.,

SCHMERZ - *Zervikalregion ...*

coloc., *con.*, crot-c., crot-h., cund., cupr., cupr-ar., cur., cycl., *daph.*, dig., dios., dol., *dros.*, *dulc.*, echi., eup-per., ferr., ferr-ar., *ferr-p.*, *fl-ac.*, *form.*, gamb., **Gels.**, *glon.*, **Graph.**, grat., *guaj.*, *hell.*, *hep.*, *ign.*, *ip.*, jac-c., *kali-ar.*, *kali-bi.*, kali-c., kali-cy., kali-n., *kali-p.*, kali-s., *kalm.*, **Lac-c.**, *lach.*, lachn., lact., laur., led., lil-t., *lyc.*, *lyss.*, mag-c., *mag-p.*, *med.*, meph., *merc.*, *mez.*, mosch., myric., naja, nat-m., *nat-s.*, nit-ac., *nux-m.*, nux-v., ol-an., olnd., onos., ox-ac., pall., **Par.**, petr., **Ph-ac.**, *phos.*, phys., *phyt.*, pic-ac., pip-m., plb., podo., psor., *puls.*, *ran-b.*, raph., rat., **Rhod.**, rhus-t., rumx., ruta, sabin., samb., *sang.*, sarr., sars., sel., sep., *sil.*, spig., stann., staph., stram., stry., sulph., *tab.*, tarax., tarent., ter., thuj., vario., verat., vesp., *zinc.*

linke Seite: *Con.*

rechte Seite beim Kopfdrehen: Cinnb., *mez.*

morgens: Ant-c., arg-m., asaf., bar-c., chel., eupi., ferr-ma., ferr-p., kali-c., nat-c., *nux-v.*, *rhod.*, sil., spig., staph., *stram.*, sulph., thuj., *zinc.*

Erwachen, beim: Aloe, alum., ars., asaf., kali-bi., psor., thuj., verat.

vormittags: Agar., stry.

mittags: Ptel.

nachmittags: Calc-p., chel., chin-s., mag-p., nux-v., thuj.

16 Uhr: *Chin-s.*

abends: Alum., brach., dios., fl-ac., form., *kali-s.*, nat-m., *nux-v.*, olnd., thuj.

18-4 Uhr: Guaj.

Blicken nach oben, beim: Form.

Zubettgehen, beim: Alum.

nachts: Carb-an., caust., glon., guaj., *kalm.*, lach., merc-c., nat-s., *olnd.*, *puls.*, sang., stann., sulph., *zinc.*

Mitternacht: Lach., mag-s.

vor: Sulph.

abwechselnd mit Kopfschmerz: Hyos.

anfallsweise: Anac., *kalm.*, nux-v., sil., *stry.*

Atmen, beim tiefen: *Chel.*

Aufrichten vom Bücken, beim: Nicc.

Berührung, durch: Chin., *nux-v.*

SCHMERZ - *Zervikalregion ...*

Beugen nach vorn, beim: Graph., stann.

hinten, nach: Bell., chel., cic., cinnb., kali-c., laur., lyc., valer.

amel.: Cycl., lac-c., *lyss.*, manc., syph.

Kopfes nach vorn amel., des: Gels., laur., sanic.

links, nach: Par.

Bewegen des Kopfes, beim: *Aesc.*, *agar.*, *alum.*, am-m., asaf., bad., bapt., *bell.*, brach., *bry.*, cann-s., canth., *chel.*, chin., *cocc.*, colch., *coloc.*, *dros.*, form., glon., *hyper.*, ip., kali-bi., merc., mez., nat-s., nux-v., podo., *ran-b.*, *rhus-t.*, sabad., sars., stram., *sulph.*, *tarent.*, verat-v.

Seite, auf eine: *Agar.*

Bewegung amel.: Aur-m-n.

Blicken nach oben, beim: **Graph.**

Bücken, beim: Agar., ant-c., berb., canth., gran., graph., kali-bi., lac-ac., manc., par., *rhus-t.*, spig., sulph.

Drehen des Kopfes, beim (vgl. Bewegen): Acon., agar., alumn., am-c., am-m., ant-c., aur-s., bell., *bry.*, *calc.*, canth., carb-s., chel., coloc., dulc., eup-per., graph., hyos., nat-m., nat-s., plat., *ran-b.*, sanic., sep., spong., stram., tarent., verat.

links, nach: *Alum.*, *ant-c.*

Erkältung im Freien, durch: Phos.

Erwachen, beim: Psor., thuj.

Essen, nach: *Nux-v.*

Fahren im Wagen, beim: Form.

Freien, im: Laur.

amel.: Psor.

Froststadium im Fieber, während: Ail., ars-h.

Gähnen, beim: Nat-s.

Gehen, beim: Calc-p., con., ph-ac., tab.

nach: Cur.

geistiger Anstrengung, bei: Par.

Heben der Arme, beim: *Ang.*, ant-c., *graph.*

Kopfes, des: Ars., chel., senn.

Husten, beim: *Alum.*, *bell.*, *caps.*, lact., **Sulph.**

SCHMERZ - *Zervikalregion ...*

körperliche Anstrengung, durch: Ant-c.

lähmungsartig: Nat-m.

Lesen, beim: Nat-c.

Liegen, im: *Glon.*, kali-i., *lyc.*

Rücken, auf dem: Graph., spig.

Seite, auf der rechten: Ferr.

Luft agg.; kalte, feuchte: Nux-m., *ran-b.*

Zugluft, durch: **Calc-p.**, cimic., **Rhus-t.**

Menses, vor: Nat-c., nux-v., sulph.

während: *Calc.*, mag-c.

Mittagessen, nach dem: Con.

Niesen, beim: Am-m., arn., mag-c.

periodisch: *Chin-s.*, colch., *kali-s.*

pulsierend: *Eup-per.*, lyss.

rheumatisch: Acon., ambr., anac., *ant-c.*, bapt., berb., bism-o., bor., *bry.*, calc., *calc-p.*, carb-s., caust., **Cimic.**, *colch.*, *con.*, cycl., *dulc.*, gels., graph., *guaj.*, iod., *merc.*, mez., *nux-v.*, *puls.*, **Ran-b.**, *rhod.*, **Rhus-t.**, *sang.*, *sil.*, *spig.*, *staph.*, stict., *sulph.*, tarent., verat.

Schlucken, beim: Calc-p.

Schnäuzen der Nase, beim: *Kali-bi.*

Schreiben, beim: Carb-an.

Schwitzen amel.: Thuj.

Sitzen, im: Aur-m., lyss., nux-v.

Sprechen, beim: *Calc.*, sulph.

Stehen in einer Stellung, beim: Cham.

Stuhlgang amel., nach: Asaf.

Treppensteigen, beim: Ph-ac.

Überheben, nach: *Calc.*

wandernd: **Lac-c.**

Wärme amel., äußere: *Rhus-t.*

warmen Zimmer, im: *Kali-s.*, psor.

Wetter, bei windigem: *Calc-p.*

Zimmer agg., im: Psor.

erstreckt sich zum Arm: Nat-m., *nux-v.*

linken: Kalm., *lach.*, par.

Fingern, und: *Kalm.*, nux-v., par.

Auge: Gels., sel., **Sil.**, sulph., thea

SCHMERZ - *Zervikalregion - erstreckt sich ...*

Epigastrium: Crot-c.

Gehirn: Ferr., kalm., *par.*

Hals, innen: Chin.

Handgelenke: Chel.

Hinterkopf: Calc-p., chel., *cinnb.*, dulc., eup-per., *ferr.*, **Gels.**, glon., hell., kali-c., kalm., nat-c., nat-m., *nat-s.*, *phyt.*, **Sil.**, valer.

Kopf nach hinten gebeugt ist, wenn der: Cinnb.

Kopf: Apis, *carb-v.*, *ferr.*, meny., *par.*, *puls.*, **Sil.**, stront.

durch den: Fl-ac.

über den ganzen: Carb-v., **Gels.**, grat., kalm., nat-s.

oben, nach: Aml-n., berb., calc., cann-s., canth., dios., form., **Gels.**, lach., *nat-s.*, *petr.*, sep., **Sil.**, stram., ter., *verat-v.*

Ohr: Bov., calc-p., cann-s., colch., elaps, lyss., thuj.

hinter das linke: Apis

rechte: Elaps

Sakrum: Chel., guaj., lyc.

Scheitel: *Bell.*, berb., calc., carb-v., caust., *chel.*, *cimic.*, ferr., fl-ac., **Gels.**, *glon.*, *hell.*, *kalm.*, puls., rhus-t., *sang.*, sep., **Sil.**, *stram.*, verat-v.

Nacken, vor und zurück zum: *Chel.*

Schlüsselbeine: *Gels.*, nat-s.

Schultern: Alum., bor., calc-p., camph., caust., crot-h., daph., dios., gels., graph., ip., kali-n., kalm., lach., laur., mez., mosch., nat-m., phyt., sang., stry., thuj., *verat-v.*

abends, nach dem Hinlegen: Lyc.

Bewegung, bei: Equis.

links: Bor., ran-b.

Gehen, beim: Bor.

rechts: *Acon.*, alum., hydr.

zwischen die Schultern: Am-m., *apis*

Stirn: Daph., mez., rat., sars.

Gehen, beim: Rat.

SCHMERZ - *Zervikalregion - erstreckt sich ...*

unten, den Rücken nach: Aeth., am-c., chel., cimic., *cocc.*, glon., graph., guaj., *kalm.*, lil-t., mag-c., nat-m., phyt., podo., psor., rat., sang., sep., stry., thuj., verat.

Stuhlgang, beim: Verat.

bohrend: Acon., agar., ang., asaf., bar-c., *bism-o.*, brom., carb-ac., cocc., *ham.*, laur., *lyc.*, mag-p., nat-c., psor., thuj.

Bohrer, wie mit einem: *Lyc.*

Stellen, an kleinen: Thuj.

Zervikalregion: Bar-c., *mag-p.*, psor.

Dorsalregion:

Schulterblätter: Acon., aur-m-n., corn., dig., meny., paeon.

links: Dig., meny.

Spitze des Schulterblattes: Nat-c.

rechts: Acon.

erstreckt sich zur Vorderseite der Brust: Acon.

Bewegung amel.: Paeon.

Einatmen, beim tiefen: Acon.

Wirbelsäule: *Lyc.*, mez., naja, phos., psor.

zwischen den Schulterblättern: *Ph-ac.*, psor., thuj.

zwischen den Schultern: Laur., ph-ac.

Ruhe, in der: Laur.

Lumbalregion: Agar., asaf., canth., *carb-ac.*

rechts: *Carb-ac.*

Sakralregion: Acon., calad., led.

brennend: Acon., *agar.*, alumn., am-c., ant-t., apis, arn., **Ars.**, asaf., asar., aur-m., aur-s., *bar-c.*, bell., berb., *bism-o.*, bor., bry., calc., cann-i., *carb-an.*, carb-s., carb-v., carl., chel., chr-ac., clem., coloc., com., cupr., daph., dulc., *glon.*, helon., hyper., kali-bi., *kali-c.*, kali-i., kali-n., *kali-p.*, kali-s., *kalm.*, *kreos.*, *lach.*, lachn., lil-t., lob., *lyc.*, lyss., mag-c., mag-m., *med.*, *merc.*, mez., mur-ac., naja, nit-ac., nux-m., *nux-v.*, olnd., *ph-ac.*, **Phos.**, *pic-ac.*, rhus-t., rumx., sel., seneg., *sep.*, *sil.*, **Sulph.**, *thuj.*, verat., *zinc.*

SCHMERZ - brennend ...

morgens: Mag-m., zinc.

3 Uhr, amel. durch Aufstehen: Nat-c.

Aufstehen, amel. bei Bewegung; beim: Rat.

Koitus, agg. durch Ruhe, amel. bei Bewegung; nach: Mag-m.

vormittags: Kali-bi.

mittags: Rhus-t.

nachts: Helon., *ph-ac.*

Bewegung amel.: Mag-m., *pic-ac.*, rat.

Dampf agg., Einwirkung von heißem: Kali-bi.

Gehen im Freien, beim: Arn., kali-c., *sil.*

amel.: Kali-n.

geistiger Anstrengung, bei: *Pic-ac.*, sil.

Koitus, nach: *Mag-m.*

Kratzen, nach: Mag-c.

amel.: Rhus-v.

Kummer, nach: Naja

Liegen, im: *Lyc.*

Rücken, auf dem: Ars.

Menses, vor: Kreos.

Samenabgang, nach: *Merc.*, phos.

Sitzen, im: Ars., asar., bor., **Zinc.**

Stellen, an kleinen: Nit-ac., *ph-ac.*, **Phos.**, *zinc.*

Warmwerden im Bett, beim: Sil.

Dorsalregion: Caps., dios., mang., *zinc.*

Näharbeit oder Schreiben, durch: Ran-b., *sep.*

Schulterblätter: Alum., **Bar-c.**, carb-s., *carb-v.*, caust., cund., iod., kali-c., lachn., laur., lyc., mang., **Merc.**, mez., mur-ac., nat-c., nat-m., nux-v., rob., seneg., *sep.*, *sil.*, stann., sul-ac., sulph., *zinc.*

links: Ambr., bar-c., card-m., com., euphr., fl-ac., nat-m., sil., teucr., zinc.

nachts: Bar-c.

Jucken an einer Stelle rechts unterhalb davon; mit: Pall.

stechend, und fein: Fl-ac.

SCHMERZ - brennend - Schulterblätter ...

Levator Scapulae, beim Gehen and Schreiben: Agar.

oberer Winkel, amel. durch Reiben: *Alum.*

unter dem Schulterblatt: Bry., *cund.*, tab.

rechts: Bar-c., cann-s., *carb-v.*, caust., iod., lachn., laur., *lyc.*, plb., seneg., sulph., verat., zinc.

unter dem Schulterblatt: Bry., cann-s., lob., pall., staph., tab.

Gehen amel.: Bar-c.

Nähen, beim: Ran-b.

Schreiben, beim: Ran-b.

oberer Teil der Schulterblätter: Bar-c., carb-v., chel.

Spitze des Schulterblattes: Plb.

unterer Rand der Schulterblätter: Nat-c., ran-b.

Nähen, vom: Ran-b.

Winkel der Schulterblätter, unterer: Sulph.

oberer: Alum.

zwischen den Schulterblättern: Acon., alumn., ars-m., *berb.*, bry., cur., glon., graph., helon., **Kali-bi.**, **Lyc.**, mag-m., *med.*, merc., *nux-v.*, ox-ac., ph-ac., **Phos.**, sabad., senec., *sil.*, *sulph.*, *thuj.*, *zinc.*

13 Uhr: Chel.

abends im Bett: Ferr.

Liegen, beim: Sulph.

anfallsweise, agg. durch Bewegung: Plb.

geistiger Anstrengung, bei: Helon., *pic-ac.*, *sil.*

juckend und stechend: Calc.

Kratzen, nach: Mag-c.

pulsierend: *Phos.*

Reiben amel.: Phos.

Sitzen, im: Thuj., *zinc.*

Sommer, im: *Lyc.*

stechend, und fein: Rumx., sabad.

SCHMERZ - brennend - zwischen den Schulterblättern ...

erstreckt sich den Rücken nach unten: Merc.

Nacken: *Nat-s.*

Wirbelsäule: Ars-m., *graph.*, lach., pic-ac., sep., *sil.*

Lumbalregion: Acon., aesc., alumn., am-c., ant-s., arg-m., ars-i., arund., asar., aur., bar-c., bell., *berb.*, bor., cedr., cham., chel., clem., *coloc.*, cupr., guare., *helon.*, *kali-c.*, kali-p., *kalm.*, *kreos.*, lac-d., *lach.*, lachn., mag-c., *mag-m.*, *med.*, *merc-c.*, mur-ac., murx., nat-c., nat-p., *nit-ac.*, *nux-v.*, *ph-ac.*, *phos.*, pic-ac., *ran-b.*, *rhus-t.*, *sep.*, sil., stann., sul-ac., sulph., **Ter.**, thuj., verat., zinc., ziz.

morgens: Zinc.

nachmittags: Mag-m.

abends: Mag-m.

17 Uhr: Dios.

Hinlegen, nach dem: Sulph.

nachts: Bar-c., mag-m., *phos.*

3 Uhr: *Kali-c.*

Atmen, beim tiefen: Sep.

Aufstehen vom Sitzen, beim: Arg-m., bar-c., berb.

Druck oder beim Aufstehen, bei: Arg-m.

Gehen, beim: Nux-v., *ran-b.*

amel.: Bar-c.

Liegen, im: Lac-d.

Menses, vor: Kreos.

während: Med., phos.

plötzlich, wie von einer heißen Nadel: Aeth.

Schlaf, im: Zinc.

Schwangerschaft, in der: Rhus-t.

Sitzen, im: Asar.

Stelle, an einer kleinen: Bar-c., *ph-ac.*, zinc.

tiefsitzend: Clem.

erstreckt sich quer über das Abdomen: Bar-c.

Seite und Schulter, zur rechten: Clem.

SCHMERZ - **brennend** - *Lumbalregion* - *erstreckt sich ...*

Wirbelsäule bis zwischen die Schulterblätter hinauf, die: Ars., phos., sep., sil., thuj.

letzter Lendenwirbel: Acon., aesc., cham., pic-ac.

nahe der letzten Rippe: Kali-bi., lyss.

Sakralregion: Bor., *carb-v.*, colch., coloc., *ferr.*, *helon.*, lachn., mur-ac., murx., ph-ac., phos., *podo.*, rhus-t., sabin., sep., sil., sulph., tarent., thuj.

16 Uhr: Lachn.

Bettwärme agg.: *Coloc.*

Menses, während: Carb-v., ferr.

Sitzen, im: Bor.

stechend: Mur-ac.

Stuhlgang, nach: Coloc.

Sakroiliakalgelenk: Rumx.

Steißbein: Apis, canth., cist., colch., laur., mur-ac., *phos.*, staph.

abends: Apis

Berührung, bei: *Carb-an.*, cist.

Menses, während: Carb-v., mur-ac.

Sitzen, im: *Apis*, cist.

erstreckt sich die Wirbelsäule hinauf: Mur-ac.

Wirbelsäule: Acon., agar., **Ars.**, *asaf.*, *bell.*, cham., *gels.*, glon., helon., *kalm.*, **Lach.**, lachn., *lyc.*, mag-m., *med.*, *nat-c.*, *nat-p.*, *ph-ac.*, **Phos.**, *pic-ac.*, plb., puls., **Sec.**, *sep.*, *thuj.*, *verat.*, *zinc.*

nachts: *Ph-ac.*

Eisen durch die untersten Wirbel gestoßen würde, als ob ein heißes: *Alum.*

Gehen, amel.: Zinc.

geistiger Anstrengung, bei: *Pic-ac.*, *sil.*

kleinen Stelle, an einer: Agar.

Liegen, im: *Lyc.*

Reiben amel.: Phos.

schießend: Acon.

Sitzen, im: **Zinc.**

stechend: Mag-m., zinc.

Bewegung amel.: Mag-m.

SCHMERZ - **brennend** - *Wirbelsäule ...*

Stellen, an kleinen: Agar., *phos.*

Kreuz, über dem: *Zinc.*

Zervikalregion: Am-c., *apis*, *ars.*, aur-m-n., *bar-c.*, bell., *calc.*, carb-v., *caust.*, grat., kali-bi., kali-n., lil-t., lyc., lyss., *med.*, **Merc.**, naja, nat-c., *nat-s.*, nicc., pall., **Ph-ac.**, phel., *phos.*, *rhus-t.*, stront., tab., vesp.

morgens: Am-c.

nachmittags: Fago.

abends: Mag-c.

anfallsweise: Plb.

äußerlich: Arn., aur-m-n., *calc.*, colch., ign., mez.

Berührung, bei: Nat-m.

Bewegen des Kopfes agg.: Nat-s., plb.

Drehen und Winden des Kopfes, wie verbrannt beim: Calc.

durchdringend stechend: Apis

juckend und stechend: *Calc.*

Kratzen, nach: Mag-c.

Schlaf amel.: *Calc.*

Schlucken, beim: *Petr.*

stechend, fein: Glon.

Stellen, an kleinen: Kali-br.

erstreckt sich zum Hinterkopf: *Calc.*

Schlüsselbein: Nat-s.

unten, den Rücken nach: *Med.*

drückend: Acon., aeth., *agar.*, am-c., ambr., anac., apis, arg-n., arn., aur., **Bell.**, berb., bor., calc., calc-s., caps., carb-an., carb-s., carb-v., card-m., caust., *chel.*, cocc., con., cycl., *dulc.*, elaps, euph., euphr., graph., hyper., *kali-c.*, kali-n., kali-p., lach., led., lyc., mag-m., merc., *mur-ac.*, nat-m., nat-s., nit-ac., *nux-m.*, ol-an., pall., petr., *phos.*, plat., *psor.*, puls., rhod., sabin., *samb.*, sars., seneg., *sep.*, sil., spong., *stann.*, staph., sulph., tarax., *thuj.*, ust., verat., *zinc.*

morgens im Bett, amel. nach dem Aufstehen: Nat-m.

vormittags: Nat-m.

Bewegung, bei: *Zinc.*

Bücken, beim: Bor.

SCHMERZ - drückend ...

Gehen, beim: Bor., *caust.*, mur-ac., *psor.*

amel.: Puls.

Liegen auf einem Kissen amel.: *Carb-v.*

Menses, vor: Nux-m., podo.

während: Agar., *nux-m.*, phys.

Pflockes, Gefühl eines: *Carb-v.*, lach., plat.

pulsierend: Sil.

Sitzen, im: Bor., cocc., puls.

amel.: Mur-ac.

gebeugt Sitzen agg., aufrecht Sitzen amel.: Chel.

Stehen, im: Nit-ac., puls.

amel.: Mur-ac.

Stuhlgang, bei schwierigem: *Puls.*

erstreckt sich zu den Schultern: Chel.

Dorsalregion: Con., kali-c., mur-ac.

Schulterblätter: Anac., arg-m., arn., aur-m-n., bell., bry., *calc.*, caust., chel., *cocc.*, cor-r., elaps, graph., ind., kali-c., kalm., lach., laur., led., lyc., mez., nat-m., nat-s., nit-ac., nux-v., phyt., ran-s., rhus-t., ruta, seneg., sep., tell., zinc.

links, wie von einem Pflock: Phos.

rechts: *Chel.*, lyss.

morgens, im Bett: Nat-m., nat-s.

Sitzen, im: Ind.

erstreckt sich zum Brustbein: *Chel.*

Kreuz beim Fahren oder Reiten, zum: Kali-c.

Sakrum: Coc-c.

unter den Schulterblättern: Apis, brom., **Calc.**, card-m., chel., ind., lyc., lyss., nat-c., nat-s., phos., rhus-t., sulph., zinc.

links: Ind., zinc.

Schulterblattwinkel: Ruta

zwischen den Schulterblättern: Am-c., ant-s., *arn.*, **Bell.**, bry., **Calc.**, carb-v., *chin.*, coc-c.,

SCHMERZ - drückend - *Dorsalregion - zwischen den Schulterblättern ...*

cocc., crot-t., elaps, graph., hura, indg., kali-bi., kali-br., kali-c., lach., laur., led., lob., lyss., *nux-v.*, petr., psor., seneg., sep., sil., ter., thuj.

morgens, beim Erwachen: Arg-n.

Atem, versetzt den: **Calc.**

Aufstehen, beim: Carb-v.

Bewegen des Armes, beim: Sil.

Bewegung, bei: *Calc.*

Bücken, als ob ein Pflock hineingetrieben würde; beim: Prun-s.

Erwachen, beim: Thuj.

Gehen, beim: Coc-c.

amel.: Bry.

Menses, während: Am-c.

Sitzen, im: Bell., bry.

Wirbelsäule: Ail., asaf., **Bell.**, gins., mur-ac., sabin., sep., zinc.

Einatmen, beim: Mur-ac.

Lumbalregion: Acon., aeth., agar., all-c., ambr., anag., ang., arg-m., arn., ars., asaf., aur., *bell.*, berb., bor., bry., *calc.*, calc-p., calc-s., *camph.*, canth., *carb-an.*, carb-s., *carb-v.*, **Caust.**, chel., clem., coc-c., cocc., coloc., con., cycl., elaps, graph., *kali-c.*, *kali-i.*, lach., *led.*, *lyc.*, merl., *mur-ac.*, nat-m., *nit-ac.*, *nux-v.*, ol-an., osm., *phos.*, *plat.*, *plb.*, **Psor.**, **Puls.**, ran-s., rat., *rhus-t.*, **Sabin.**, samb., sep., sil., *spong.*, stann., *stront.*, **Sulph.**, tarax., thuj., *zinc.*

morgens: Kali-c.

Aufstehen amel., nach dem: Cocc., form., staph.

Bett, im: Cocc.

Beugen nach links, beim: Mang.

nachts, weckt um 4 Uhr: Staph.

Auftreten, beim: Acon.

Bewegung, bei: **Psor.**

Bücken, beim: Bor., clem., cycl., sabin., sulph.

Druck agg.: Cycl.

SCHMERZ - drückend - *Lumbalregion ...*

Essen, beim: Bry.

Flatus, durch eingeklemmten: Coc-c., *kali-c.*, **Lyc.**

Freien, im: Lyc.

Gehen amel.: Puls., sulph.

lähmungsartig: Cocc.

Menses, während: Am-m., *carb-an.*, carb-v., *ferr-p.*, *kali-c.*, *lach.*, plat., plb., **Puls.**, **Sulph.**

einsetzen würden, als ob sie: *Apis*, *calc-p.*

Pflock, legt ein Kissen unter; wie ein: *Carb-v.*

Schlaf, vor dem: Nat-m.

Schraubstock, wie in einem: *Kali-i.*

Sitzen, im: Ang., bor., carb-v., coloc., puls., **Rhus-t.**

Stehen, im: Puls., tarax.

vorgebeugtem, beim: Sulph.

Stuhlgang, vor: Berb., *carb-v.*

während: Spong.

hartem Stuhl, bei: Bry.

nach: Dig.

Urinieren, vor: Graph.

erstreckt sich zu den Beinen: Berb.

Blase und Leisten: Bell.

Füße: Bor.

Hoden, beim Husten: Osm.

kurze Rippen, unter die: **Lyc.**

Leiste: **Sulph.**

oben; nach: Clem.

Sakralregion: Acon., agar., *all-c.*, aloe, ang., arg-m., *berb.*, bor., cann-s., **Carb-an.**, *carb-v.*, caust., chel., *ferr.*, *ign.*, *lyss.*, meny., mosch., **Nux-v.**, *puls.*, ruta, sabin., samb., *sec.*, sep., spong., tarax., verat., zinc.

abends: *Puls.*

nachts: Ang.

Anlehnen gegen einen Stuhl, beim: Agar.

Auftreten, beim: Acon.

Bewegung amel.: Aloe

Gehen, beim: Acon., spong.

SCHMERZ - drückend - *Sakralregion ...*

herabdrückender Schmerz: Bell., berb., merl., **Nux-v.**, sec., *sep.*

Instrument, wie von einem stumpfen: Mosch.

Liegen, im: *Berb.*

Menses, während: Ferr.

Sitzen, im: Agar., aloe, *berb.*

Stuhldrang, bei: *Merc-c.*, **Nux-v.**

Steißbein: Aloe, apis, calc., calc-p., cann-i., *cann-s.*, *carb-an.*, *carb-v.*, chin., hep., merc., ph-ac., phos., *sep.*, valer., zinc.

abends: *Apis*, kali-bi.

Sitzen, im: *Apis*

Wirbelsäule: Benz-ac., led., phos., spong.

Druck amel.: Verat.

Einatmen, beim: Led.

Faust im unteren Teil der Wirbelsäule; wie eine: Lyc.

Gehen, beim: Mur-ac.

Pflock in der Mitte der Wirbelsäule, wie durch einen: Plat.

Schlucken, beim: Kali-c.

Sitzen amel.: Mur-ac.

aufrecht Sitzen agg.: Spong.

Stehen amel.: Mur-ac.

Zervikalregion: Agar., agn., ambr., *anac.*, ant-s., *ars.*, *bar-c.*, **Bell.**, benz-ac., bry., canth., *carb-v.*, card-m., *chel.*, *cocc.*, *coloc.*, crot-t., cupr., dig., *elaps*, *glon.*, graph., grat., *lach.*, *laur.*, lyc., lyss., merc., mosch., *nat-m.*, *nat-s.*, nit-ac., ol-an., **Par.**, ph-ac., **Phos.**, *puls.*, samb., sars., sil., spong., *staph.*, tarax., thuj.

morgens: Sil.

Erwachen, beim: Asaf.

abends: Fl-ac.

Aufstehen aus dem Bett, beim: Cinnb.

Beugen des Kopfes nach hinten, beim: Bell.

zwingt zum Beugen nach vorn: *Laur.*

Bücken, beim: Canth.

SCHMERZ - drückend - *Zervikalregion* ...

Drehen des Kopfes, beim: Canth., *coloc.*, *nat-s.*

Freien, im: *Laur.*

Gewicht, wie von einem: Coloc., **Par.**

Gehen, nach: **Rhus-t.**

Husten, beim: *Bell.*, *caps.*

intermittierend: *Anac.*

Liegen, im: *Glon.*, *lyc.*

Schlucken, beim: Colch.

Sprechen, beim: Sulph.

Stellen, an kleinen: Lyc.

erstreckt sich zum Hinterkopf: Nat-c., nat-s.

Kopf: Grat.

Schlüsselbein: Nat-s.

geschlagen, Drücken gegen etwas Hartes amel.; wie mit einem Hammer: **Sep.**

geschwüriger Schmerz im Rücken: Kreos., puls.

grabend: Acon., *dulc.*, sep., *thuj.*

rechte Seite: *Thuj.*

Heben des rechten Armes, beim: Thuj.

Splitter, wie mit einem: Agar.

Lumbalregion: Arg-n., berb., dulc.

Sitzen und Stehen, amel. beim Gehen; im: *Ruta*

Wirbelsäule: Kali-i.

Zervicalregion: Mang., *thuj.*

nachts: Mang.

Bewegen des Kopfes, beim: Thuj.

krallend: Arg-n.

Lumbalregion: Calc., ign., *merc.*

krampfartig: *Arg-n.*, bell., bry., calad., chin., con., euph., *euphr.*, lyc., *mag-p.*, nit-ac., nux-v., sep., viol-t.

Dorsalregion, Schulterblätter:

rechts: Chel.

innere Kante: Chel.

innerer Winkel der Schulterblätter: *Chel.*

innerer Rand: Chel.

zwischen den Schulterblättern: Ip., **Phos.**

SCHMERZ - krampfartig - *Dorsalregion* - zwischen den Schulterblättern ...

Bewegung, bei: *Ip.*

Lumbalregion: *Bell.*, *calc.*, **Caust.**, **Chin.**, *chin-s.*, graph., *iris.*, lyc., mag-m., merc., oci., ph-ac., sil.

abends: Dios., iris.

anfallsweise: Plb.

Bewegen des Fußes nach Stehen, beim: Thuj.

Bewegung, bei: **Chin.**, plb.

Druck amel.: Plb.

Gehen, amel.: Merc.

Versuch zu gehen nach langem Stehen, beim: Thuj.

Menses, während: Bell., calc., *nux-v.*

Sitzen, im: *Caust.*

Stehen, im: Merc.

Stillen, beim: Arn., *cham.*, *puls.*

erstreckt sich zur Blase und Leisten: Bell.

Epigastrium nachts: Lyc.

Sakrum: *Bell.*, thuj.

Steißbein: *Bell.*, grat.

Menses, während: *Bell.*

Zervikalregion: Arn., *asar.*, *calc-p.*, **Cic.**, cimic., glon., plat., *spong.*

Schlucken, beim: *Zinc.*

Lahmheit: Abrot., *aesc.*, **Berb.**, cupr-ar., *dios.*, *dulc.*, fl-ac., helon., *hyper.*, kali-c., kali-p., lyss., **Nat-m.**, *nux-v.*, phys., plb., puls-n., **Ruta**, zing.

morgens: Dios.

Aufstehen, beim: Nat-m.

abends: Cupr-ar.

Aufstehen, beim: Ptel.

Bewegend des Kopfes, beim: Bapt., cupr-ar.

Erkältung, durch: **Dulc.**

Erwachen, beim: Abrot., **Aesc.**, ptel., puls-n.

Gehen, nach: Zing.

SCHMERZ - Lahmheit ...

langes Sitzen oder durch Heben; wie durch: Calc., *lyc.*, mur-ac., olnd., **Rhus-t.**, valer.

Weile, nach einer: Cupr-ar.

Lumbalregion: *Aesc.*, agar., ang., *caust.*, con., *cupr-ar.*, cur., dios., *dulc.*, hep., *hyper.*, iris., *kali-c.*, **Lach.**, *lept.*, *nat-m.*, *nux-v.*, **Phos.**, ptel., puls-n., **Rhus-t.**, *ruta*, sel., sil.

morgens: Dios., sel.

Aufstehen, beim: Nat-m., sil.

abends: Bart.

Bett, im: *Kalm.*

Anstrengung, bei: Phys.

Aufstehen, beim: Ptel.

Bewegung, bei: Cupr-ar.

amel.: Dios.

Bücken, beim: Ang., cur., dios.

Entbindung, nach einer schweren: *Nux-v.*

Erkältung, durch: **Dulc.**

Erwachen, beim: Puls-n.

Gehen, beim: Agar., zing.

Herumdrehen im Bett ist beinahe unmöglich: Dios.

Nasswerden, nach: **Dulc.**

Stehen, im: Agar., coff., zing.

Ziehen agg.: Dios.

Sakralregion: **Aesc.**, *calc-p.*, com., phos., *rhus-t.*, **Sil.**

Aufstehen vom Sitzen, beim: Phos., **Sil.**, *sulph.*

Gehen, beim: **Aesc.**, com.

Überanstrengung oder Überheben, wie durch: **Rhus-t.**, staph.

lanzinierend: Ant-o., *coloc.*, elaps, kali-c., kali-i., *nat-s.*, *nit-ac.*

Dorsalregion: Bad., *gins.*, hura, rob.

Stößen, wie mit: Euon., ran-b.

Schulterblättern, zwischen den: *Gins.*

unteren Rückenwirbeln durch die Brust, von den: Berb.

Lumbalregion: Anan., asaf., aur-s., **Coloc.**, cupr., *elaps*, ign., *kali-c.*, lac-c., plb., *senec.*, **Verat-v.**

SCHMERZ - lanzinierend - *Lumbalregion* ...

21 Uhr: Hura

anfallsweise: Plb.

Bewegung agg.: Plb.

amel.: *Nat-s.*

Druck amel.: Plb.

Einatmen, beim: Aur., **Coloc.**

Eisen; morgens, wie von einem heißen: Bufo

Heben der Arme, beim: *Elaps*

Liegen, im: Berb.

auf dem Rücken: **Coloc.**

Reiben amel.: Nat-s.

Stehen amel.: Berb.

Stößen, wie von: Anan., **Verat-v.**

Verletzung, nach: Nat-s.

erstreckt sich zum Steißbein: Hura

oben, nach: *Coloc.*

unten, nach: *Elaps*

Sakrum: Cupr., *plb.*, *zinc.*

Steißbein: *Canth.*, *tarent.*

Wirbelsäule, obere: Cina, gins.

erstreckt sich zum Kreuzbein: Gins.

Zervikalregion: Bell., canth., elaps

nagend: Agar., *alum.*, hell., lil-t., stry.

Gehen, beim: *Canth.*, stront.

Mittagessen, nach dem: Sep.

Stelle, an einer kleinen: Sulph.

erstreckt sich zur Halsmuskulatur nach dem Hinlegen: Mag-m.

Dorsalregion, Schulterblätter: Alum., ph-ac.

unter den Schulterblättern: Agar.

zwischen den Schulterblättern: Nat-c.

Lumbalregion: Alum., *alumn.*, am-c., *berb.*, canth., hura, lil-t., mag-m., nicc., ph-ac., *phos.*, plb., stront., *sulph.*

abends nach dem Hinlegen: Mag-m.

nachts: Am-c.

Bett, im: Lil-t.

Gehen, beim: Stront.

SCHMERZ - nagend - *Lumbalregion* - Gehen, beim ...

amel.: Am-c.

Reiben amel.: *Phos.*

erstreckt sich zur Zervikalregion: Alum.

Sakrum: Alum., phos.

abends: Canth.

Zubettgehen, nach dem: Naja

Strecken amel.: Alum.

Steißbein: Agar., alum., *gamb.*, *kali-c.*, ph-ac.

Menses, während: Kali-c.

Wirbelsäule: **Bell.**, mag-m.

Zervikalregion: *Nat-s.*, *thuj.*

reißend: *Aesc.*, agar., alum., alumn., am-c., ant-c., *arn.*, *ars.*, asar., berb., calc., *calc-p.*, *canth.*, *caps.*, carb-s., carb-v., caust., *cham.*, *chel.*, *chin.*, *cina*, cinnb., cocc., colch., cupr., dros., ferr., ferr-ar., ferr-p., gad., guaj., kali-c., kali-n., kali-p., led., *lyc.*, *mang.*, merc., mez., **Nit-ac.**, *nux-v.*, op., petr., *ph-ac.*, **Phos.**, puls., sep., *sil.*, *stann.*, stry., sulph., zinc.

morgens: *Canth.*, kali-c., mez., puls., stry.

Aufstehen, nach dem: Am-m.

abends, im Bett: Sulph.

nachts: Cinnb., nit-ac., ph-ac., **Rhod.**

Berührung, bei: Chel.

Beugen nach hinten, beim: *Chel.*

vorn, nach: Camph.

Bewegung, bei: Alum., am-m., *caust.*, cinnb., dig., nit-ac.

amel.: Alumn.

Bücken, beim: Bry., *chel.*

Essen, nach dem: Cham.

Gehen, beim: Canth., *chel.*

Liegen, im: Ferr.

Menses, während: Agar., *caust.*, phos., **Sep.**

krampfartiges Reißen: Bell.

Ofenwärme amel.: Cinnb.

Sitzen, im: Alumn., *berb.*, ferr., *lyc.*, spong.

stechend, amel. wenn der Rücken gegen etwas Hartes gedrückt wird: Sep.

SCHMERZ - reißend ...

Stehen, im: *Berb.*, bry., stann.

ziehend: Cham., nux-v., op., stram.

erstreckt sich zum Abdomen: Cham.

Glieder: *Ars.*, *chel.*, **Phos.**

nach oben: Stann.

Nacken, beim Gehen: Nat-s.

Oberschenkel: Chin.

unten, den Rücken nach: Berb., *cina*, *mang.*, nat-s.

Dorsalregion: Aur., berb., brom., *calc.*, *kali-c.*

Beugen nach hinten, beim: Aur.

brennend: Kali-c.

Hinsetzen, beim: Arg-m., hura

Reiben amel.: Phos.

Schulterblätter: *Acon.*, *alum.*, am-m., *anac.*, *aur.*, berb., bov., carb-v., *caust.*, chel., chin., cycl., dios., dulc., *guaj.*, *kali-c.*, kali-n., lach., led., *mag-m.*, manc., merc., mez., nat-c., nat-m., nat-s., nicc., nit-ac., ph-ac., phos., plb., psor., ptel., sars., *sep.*, stann., *sulph.*, thuj., zinc.

links: Alum., ambr., **Anac.**, arg-m., carb-v., card-m., mang., sep., thuj.

abends: Alum.

Drehen des Armes nach hinten, beim: Carb-v.

Sitzen, im: Mang., sulph.

rechts: Anac., *kali-c.*, mag-m., plb., zinc.

Atmen, beim: Kali-c.

unter dem rechten Schulterblatt: Dig.

zwischen Wirbelsäule und rechtem Schulterblatt: Zinc.

morgens: *Kali-c.*

abends: Alum., olnd.

Beugen nach hinten, beim: Aur., sep.

Bewegen des Kopfes, beim: Nat-s.

Einatmen, beim: Chin.

Erwachen, beim: Nicc.

SCHMERZ - **reißend** - *Dorsalregion* - Schulterblätter ...

Gehen, beim: Nat-s.

Reiben amel.: Phos.

Sitzen, im: Mang.

gebeugt: Bov., ph-ac.

erstreckt sich zu den Armen: Coc-c.

Seiten: Anac.

innere Kante der Schulterblätter: Aur.

Beugen nach hinten oder nach links agg.: Aur.

Spitze der Schulterblätter: Alumn., berb., mez.

Bewegung amel.: Alum.

unter den Schulterblättern: Agar., alumn., dig., lyc., *sil.*

Gehen, beim: *Sil.*

zwischen den Schulterblättern: Agar., anac., bar-c., *berb.*, bor., *calc.*, calc-caust., canth., *caust.*, cocc., ferr., kali-c., kali-n., *lach.*, mag-m., meny., nat-c., *nat-s.*, petr., psor., puls., rhus-t., *sil.*, thuj., zinc.

morgens, beim Erwachen: *Kali-bi.*

nachmittags: Canth., caust.

16 Uhr: Caust.

abends: Cocc., sulph.

Bett, im: Thuj.

Mitternacht, nach: Mag-s.

Atmen, beim tiefen: Meny.

Bewegung, bei: Petr.

Bücken agg.: Bor.

Drehen, beim: Verat.

Gehen, beim: Ferr.

Wirbelsäule: *Berb.*, bor., mag-m., nat-c., *nat-s.*, psor., *sil.*, zinc.

Lumbalregion: Acon., *aesc.*, *agar.*, **Alum.**, ambr., ant-c., arn., *ars.*, *berb.*, brom., *bry.*, calc., *calc-p.*, canth., carb-s., *carb-v.*, carl., *caust.*, *chel.*, chin., cina, cinnb., coc-c., cocc., *colch.*, croc., cupr., dig., eupi., *ham.*, hura, ign., *kali-c.*, kali-p., lyc., mag-c., *mag-m.*, mag-s., merl., *mez.*, mur-ac., nat-c., *nat-s.*, nux-v., ph-ac., *phyt.*, *rhod.*, rhus-t., sabin., sep., spig., *stann.*, stront., thuj.

morgens: Stront.

4 Uhr: Ruta

9 Uhr amel.: Ruta

nachmittags: Mag-m.

Stehen, im: Plb.

abends im Bett: Alum.

nachts: Mag-m., mag-s.

Atmen agg.: *Kali-c.*

Aufstehen, beim: Iris.

Bücken, vom: Berb., chel. ph-ac.

Sitzen, vom: Merl.

Beugen nach vorn, beim: Chel.

Bewegung, bei: Brom., *bry.*, calc-p., *caust.*, croc., stann., sulph.

Bücken, beim: *Bry.*, chel., sabin.

Druck, bei: Acon.

Gehen, beim: *Aesc.*, agar., nux-v.

Liegen, im: Berb.

amel.: *Bry.*, nux-v.

Rücken, auf dem: Mag-s.

amel.: Ambr.

Menses, beim Einsetzen der: *Caust.*

vor: Eupi.

während: *Caust.*, guare., lachn.

Sitzen, im: Asaf., berb., bry., kali-c., *lyc.*, nux-v.

Stehen, im: Berb., bry., ph-ac.

amel.: Berb.

Lebendem, wie von etwas: Ph-ac.

erstreckt sich zum Hinterkopf: Led.

Hüften: Carb-v.

Linea alba, im Kreis bis zur: Caust.

Rippen und Darmbein, zwischen: *Teucr.*

Zehen: Eupi.

SCHMERZ - reißend ...

Sakrum: *Aesc.*, asar., *bry.*, *coloc.*, helon., *lyc.*, mag-m., *mez.*, mur-ac., spong.

Druck amel.: Mag-m.

Gehen, beim: Asar.

Hüften beim Gehen, Sakrum und: **Aesc.**

Sitzen, beim aufrechten: Lyc.

erstreckt sich zum Hinterkopf: Led.

Lumbalregion: Mur-ac.

Ischiasnerv hinunter, den: *Coloc.*

Steißbein und Oberschenkel: Thuj.

Sakroiliakalgelenk: *Bry.*

Steißbein: Ant-c., *calc-caust.*, *calc-p.*, *canth.*, *cic.*, *mag-c.*, *merc.*, nat-s., *sil.*

Drücken auf das Abdomen amel.: *Merc.*

Menses, während: Canth., *cic.*, merc.

Sitzen, im: Par., rhus-t., zinc.

Wirbelsäule: Aur-s., berb., camph., caps., chel., chin., chin-s., *cina*, cocc., **Hyper.**, mag-c., *mang.*, nat-m., *nat-s.*, nux-v.

erstreckt sich nach unten: *Cina*, *mang.*, nat-m.

Spina iliaca anterior superior, links: Dros.

oberer Teil: Cina

unterer Teil: Ars., chel.

Zervikalregion: **Acon.**, aeth., **Am-m.**, arn., asaf., aur., berb., *calc.*, calc-caust., camph., *canth.*, *caps.*, carb-s., **Carb-v.**, *caust.*, chel., *chin.*, cic., clem., coc-c., con., cupr., dig., gels., *glon.*, graph., *kali-c.*, kalm., *lach.*, laur., led., *lyc.*, lyss., mag-c., mag-m., *merc.*, nat-c., *nat-s.*, *nux-v.*, olnd., phos., plb., psor., rat., *rhod.*, rhus-v., sars., sel., sil., *spig.*, stront., sulph., *thuj.*, verat., *zinc.*

links: Rat.

morgens: Kali-c., *stram.*

abends: *Nux-v.*

nachts: Rhod.

SCHMERZ - reißend - *Zervikalregion* ...

Mitternacht, beim Erwachen; vor: Sulph.

anfallsweise: Nux-v.

Bewegung, bei: Carb-v., dig., ign., kali-bi., verat.

Kopfes, des: *Am-m.*, canth., nat-c., *sulph.*

Druck amel.: Zinc.

Froststadium im Fieber, während: Ars-h.

Gehen, beim: Rat.

Liegen, im: *Lyc.*

Menses, während: Am-m., mag-c.

Niesen, beim: Am-m.

Stuhlgang amel., nach: Asaf.

ruckend: Aur., *caps.*, rat.

erstreckt sich nach oben: Berb., canth., *lach.*

oben zum Kopf, an einer Seite nach: *Lach.*

Ohr: Thuj.

Rücken hinunter, den: Mag-c., rhod.

Scheitel: Rat.

Schulter: Alum., am-m., thuj., til.

rechte Schulter, abends nach dem Hinlegen: Lyc.

Stirn: Rat., sars.

Wirbelsäule: *Lach.*

nachts: Caust.

rheumatisch: Acon., ambr., anac., ant-t., *ars.*, asar., aspar., aur., bapt., bar-c., bell., **Bry.**, *calc.*, *calc-p.*, calen., *carb-v.*, cham., *chel.*, **Cimic.**, *colch.*, com., *corn.*, cycl., dros., *dulc.*, *ferr.*, graph., *guaj.*, *hep.*, *kali-bi.*, *kali-i.*, lach., lyc., *lycps.*, *med.*, mez., **Nux-v.**, ol-an., petr., *phyt.*, *puls.*, ran-b., **Rhod.**, **Rhus-t.**, *ruta*, *sang.*, squil., stram., *sulph.*, teucr., ust., valer., verat., zinc.

ruckend: Ang., calc., calc-p., chin., cinnb., euph., *ferr.*, laur., nat-m., petr., ran-s., sulph.

Bewegung amel.: Petr.

öffnen; beim Versuch, den Mund zu: Stry.

Schlafen, beim: Am-c.

SCHMERZ - ruckend ...

Schlucken, beim: Petr.

stechend beim Beugen nach hinten: Chel.

unwillkürliches Rucken bei Druck auf die Rückenwirbel: Arn.

erstreckt sich zum Herzen: Nat-m.

Lumbalregion: Alum., am-c.

Sakralregion: Chin., fl-ac.

Schulterblätter: Calc-p.

Steißbein: Alum., calc., carb-an., caust., chin., *cic.*, rhus-t., sulph.

Menses, während: *Cic.*

Wirbelsäule, Mitte der: Cina

Zervikalregion: Aeth., aur., *chin.*, tarax.

schießend (s. stechend)

schneidend: Ail., *alum.*, *arg-n.*, aur., aur-m., *bell.*, calc., *calc-p.*, canth., caust., *coloc.*, *con.*, cupr., elaps, *eup-pur.*, *gels.*, graph., guaj., guare., helon., hyper., ign., iod., *kali-bi.*, *lith-c.*, mag-p., **Nat-m.**, *nat-s.*, nux-v., petr., plat., sars., seneg., sep., sil., staph., stry.

linke Seite: Cupr., stry.

morgens: All-s.

abends: Nat-m., nat-s.

Menses, während: Ars., *con.*

Sitzen, im: Nat-s.

Stuhlgang, während: *Coloc.*

erstreckt sich nach oben: *Coloc.*

Uterus, bis zum: Helon.

Dorsalregion: Agar., asaf., asc-c., daph., hyper., *kali-bi.*, nat-s., staph., stry.

erstreckt sich zum Brustbein: Kali-bi., lac-c.

Schulterblätter: Alumn., dios., merc-i-f., rhus-t., thuj.

unter den Schulterblättern: Asaf., thuj.

links: Carb-s., daph., hyper., *lac-c.*, lyc., thuj.

Einatmen, beim: Carb-s.

erstreckt sich in die Brust: *Lyc.*

SCHMERZ - schneidend - *Dorsalregion* - Schulterblätter ...

zwischen den Schulterblättern: Alum., arn., bov., *calc.*, *hyper.*, kali-n., meny., **Nat-s.**

nachmittags: Bov.

Aufrichten amel.: Bov.

Ruhe, in der: *Calc.*

Wirbelsäule: Euon., thuj.

Lumbalregion: All-s., *alum.*, *arg-n.*, *arn.*, aur., *bell.*, calad., calc-p., cann-s., canth., *chel.*, dig., *dulc.*, *eup-per.*, gels., hep., kali-bi., *kali-c.*, mez., nat-c., *nat-m.*, petr., psor., rheum, senec., stry., *sulph.*

morgens: Petr.

Aufstehen, nach: Petr.

Bewegen, nach: Petr.

Bücken, beim: Petr.

nachmittags: Canth., naja, petr.

Bewegen, beim: Petr.

Bücken, beim: Petr.

Bewegung, bei: Kali-bi., zinc.

Drehen agg.: Kali-bi.

Druck amel.: Dig., *dulc.*

tiefes Eindrücken amel.: *Dulc.*

Entbindung, bei der: Kali-c.

Gehen, beim: Thuj.

Liegen, im: *Arn.*

Menses, vor: *Ol-an.*

Sitzen, amel. beim Gehen; im: Mag-c.

während den Menses: *Arg-n.*, caust., helon., zinc.

Sitzen, im: Aur., canth., mag-c.

Stehen amel., aufrechtes: Petr.

Stuhlgang, vor: Nat-c.

während: Rheum

Urinieren, vor: Graph.

erstreckt sich bis zu den Hüften: Gels.

außen, nach: Ang.

oben, agg. beim Bücken; nach: Arn.

Rücken: *Chel.*

Schambein: Mag-c.

SCHMERZ - schneidend - *Lumbalregion - erstreckt sich ...*

Uterus: Helon.

Waden und Füße bei Bewegung: Zinc.

Sakralregion: Ail., all-s., alum., *bell.*, *calc-p.*, dig., gamb., *gels.*, guare., helon., kali-bi., lob., mag-m., nat-m., nat-p., nat-s., rhus-t., samb., senec., *sulph.*

morgens: All-s.

Beugen nach hinten, beim: Rhus-t.

vorn, nach: Samb.

Bücken agg.: Samb.

Menses, während: *Senec.*

Stehen, im: Rhus-t.

Wärme amel.: Sulph.

Hüften und Sakrum: Ail.

Sakroiliakalgelenk: Nat-p.

Steißbein: Canth.

Wirbelsäule, ganze: Ang., cina, *elaps*, mang.

Gelenken der Wirbelsäule, Bewegung agg.; in den: Cocc.

Kreis von der Wirbelsäule zum Abdomen, in einem: Acon.

stechend in der Wirbelsäule, durchdringend: Bell.

erstreckt sich zum Magen: *Thuj.*

Zervikalregion: Canth., dig., eup-per., glon., graph., grat., *kali-bi.*, naja, samb., stry.

Schulter, und rechte: Gamb.

stechend, schießend: Acon., aesc., **Agar.**, ail., all-c., all-s., aloe, *alum.*, alumn., am-c., am-m., ambr., anac., apis, arg-m., arg-n., arn., arund., asaf., asar., asc-t., aur., aur-m., bar-c., *bell.*, **Berb.**, *bov.*, brom., **Bry.**, calad., *calc.*, calc-ar., calc-s., cann-s., carb-an., carb-s., carb-v., **Caust.**, *cham.*, chel., *chin.*, *cimic.*, cinnb., cocc., *colch.*, coloc., com., *con.*, corn., cycl., dig., *dulc.*, elat., eug., euon., ferr., ferr-i., ferr-p., form., gamb., graph., *guaj.*, hell., *hep.*, hura, hyos., hyper., *ign.*, iod., *kali-bi.*, **Kali-c.**, kali-i., kali-n., *kali-p.*, **Kali-s.**, kalm., *kreos.*, *lach.*, laur., led., lob-s., **Lyc.**, lyss., mag-c., mag-m., *mag-p.*, manc., mang., meph., *merc.*, merc-i-f., *mez.*, *mur-ac.*, *nat-c.*, nat-m., nat-p., nicc., **Nit-ac.**, *nux-v.*, olnd., paeon., *par.*, phos., *phyt.*, *plat.*, plb., psor.,

SCHMERZ - stechend, schießend ...

puls., rat., *rhus-t.*, sabad., sabin., *sanic.*, *sars.*, sec., *sep.*, *sil.*, *spig.*, spong., *stann.*, staph., stram., stront., sul-ac., *sulph.*, tarax., tell., **Thuj.**, verat., verb., *zinc.*

tagsüber: Agar., nicc.

morgens: Bor., bry., nat-p.

Bett, beim Beugen nach vorn; im: Puls.

vormittags: Cham.

nachmittags: Lyc., nicc., plb., stry.

abends: Bor., cham., lach., rhus-t., stront.

nachts: Apis, ars., bry., dulc., nat-c., nit-ac., phos., puls.

3 Uhr, muss aufstehen und herumgehen: **Kali-c.**

Anstoßen des Fußes, bei: *Sep.*

Zehen, der: *Sep.*

Atmen, beim: Am-m., arn., berb., *calc.*, lyc., *merc.*, nat-m., nat-p., psor., *sulph.*

Aufrichten vom Bücken, beim: Mur-ac., *rhus-t.*

Aufstehen vom Sitzen, beim: Canth., rhus-t.

Berührung, bei: Calc., merc., mur-ac.

Bettwärme amel.: Rhus-v.

Beugen nach vorn im Sitzen, beim: Pic-ac.

hinten, nach: Kali-p.

Bewegung, bei: Am-m., **Bry.**, colch., dig., lach., meph., phel., phos., *rhus-t.*, *sars.*

amel.: *Dulc.*, kali-i., mur-ac., staph.

Kopfes, des: Acon.

Bücken, beim: Caj., *rhus-t.*, sabin., verat., zinc.

Drehen des Körpers, beim: Bov., *nux-v.*, sars., sep.

Einatmen, beim: Acon., alum., arn., calc., cham., mez., nat-c., sars., sulph.

Essen, beim: Chin.

Gehen, beim: Arn., calc., canth., chel., kali-p., ran-b., rhus-t., sulph., thuj., zinc.

amel.: *Kali-c.*

Heben, beim: Ph-ac., rhus-t., *sep.*

SCHMERZ - stechend - Heben, beim ...

nach: *Bor.*

Herpes zoster, nach: *Lach.*

Husten, beim: *Acon.*, **Bry.**, *caps.*, chin., *kali-bi.*, kali-c., *merc.*, nit-ac., puls., *sep.*

Kälteeinwirkung beim Schwitzen, durch: *Dulc.*

krampfartig: Cina, mag-c.

Liegen, im: *Kali-c.*

Bauch, auf dem: *Arg-n.*, tarax.

Rücken, auf dem: Kali-p., stann.

Niesen, beim: Arund.

pulsierend: Dulc., kali-c.

Sitzen, im: Ambr., ang., asar., *chin.*, dulc., kali-i., kali-n., lyc., mur-ac., nat-c., nicc., par., ph-ac., ruta, *zinc.*

stechend, fein: *Apis*, cham., chlor., rumx., sulph., *zinc.*

Stehen, beim: Con., zinc.

amel.: Calc.

Stuhlgang, bei: *Coloc.*, nicc., *phos.*

Treppensteigen, beim: Alum.

Trinken, beim: Chin.

unten, nach: Paeon.

erstreckt sich in die Arme und Beine: Calc-ar.

Brust: *Kali-c.*, sars.

Brustbein: Laur.

Hypochondrium, beim Liegen oder Husten, amel. im Stehen oder Sitzen: Cinch.

Knie: Arn.

Kopf: Kalm., petr., sep.

Schritt, bei jedem: Sep.

Stuhlgang, während: *Phos.*

Magengrube, im Sitzen: Nicc.

Oberarmes, zur Mitte des linken: Nat-m.

Rippen: Alum.

Sakrum: Lyc.

Scheitel: Rhus-t.

Schulter, zur rechten: Alum.

Schulterblatt: Lyc., *puls.*

SCHMERZ - stechend - *erstreckt sich ...*

Seite, beim Gehen, zur linken: Spig.

Dorsalregion: *Agar.*, arg-m., *asaf.*, bor., *bry.*, *cact.*, calc., *colch.*, dros., fl-ac., kali-bi., kali-c., kali-p., *lach.*, nat-s., **Petr.**, rat., sabad., sabin., *zinc.*

Atem, versetzt den: Berb., *sulph.*

Atmen, beim tiefen: Alum., aur., carb-an., kali-n., psor., sabin., spig., *sulph.*

Bücken, beim: *Cocc.*

Einatmen, beim: Calc.

Entbindung, bei der: Petr.

Gehen, beim: *Asaf.*, *cocc.*, psor.

Husten, beim: Caps., **Merc.**

Liegen amel.: *Psor.*

erstreckt sich zu den Armen: *Calc.*

Hinterkopf: *Cocc.*, kali-c.

Entbindung, bei der: **Petr.**

Magengrube: Rhod.

Rippen: *Asaf.*

Schulterblätter: Agar., alum., alumn., am-m., ambr., **Anac.**, *bar-c.*, *bell.*, berb., *bov.*, *bry.*, *calc.*, *camph.*, cann-s., *carb-an.*, carb-s., *caust.*, cham., chin., coc-c., *cocc.*, colch., *coloc.*, *dulc.*, ferr., ferr-m., graph., *guaj.*, hep., hyos., hyper., iod., *kali-bi.*, *kali-c.*, kalm., kreos., lach., lact., laur., lyc., manc., med., meny., merc., merc-i-f., *mur-ac.*, *nat-c.*, nat-m., **Nit-ac.**, nux-v., op., ox-ac., paeon., *par.*, *phos.*, *plb.*, prun-s., puls., *ran-b.*, samb., *sars.*, seneg., *sep.*, sil., spig., spong., *stann.*, stram., *sulph.*, tab., tarax., tarent., *thuj.*, verb., *zinc.*

links: Ambr., **Anac.**, bar-c., grat., mill., *sulph.*

Atmen oder Husten, beim: Sep.

Ruhe, in der: Am-m., *kalm.*, manc., *sep.*, verb.

erstreckt sich zu Schulter und Mamma: Grat.

Hals, zum inneren: Zinc.

Rand des linken Schulterblattes: Dulc.

SCHMERZ - stechend - Schulterblätter ...

unter dem linken Schulterblatt: Anac., carb-s., cupr., kali-bi., lac-ac., *sulph.*, tarent.

Husten, beim: Sulph.

erstreckt sich zum Herzen: *Bry.*, staph.

rechts: Am-m., *asaf.*, *kali-c.*, merc., phos., samb., *sep.*, *sil.*, spong., tarax.

Einatmen, beim: Am-m., **Chel.**, kali-c.

erstreckt sich durch die Brust: *Merc.*

Schulterblatt, zum linken: Cocc.

unter dem rechten Schulterblatt: Aur., *bad.*, **Chel.**, *guaj.*, kali-bi., thuj.

Atmen agg., tiefes: *Guaj.*

Zurückwerfen der Schultern agg.: *Bad.*

morgens: Calc., hyper., ran-b.

9 Uhr: Calc.

Gehen, beim: Ran-b.

nachmittags: Mez., thuj.

abends: Canth., kali-n.

nachts: Kali-bi., puls., *sulph.*

Bett, im: Nat-m., *sulph.*

Atmen, beim: Acon., guaj.

Aufstoßen agg.: Zinc.

Beugen des Armes, beim: Carb-v.

Aufstützen mit dem Arm, beim: Sulph.

Bewegung, bei: Mez., sulph., tarent.

amel.: Am-m., samb.

Bücken, beim: Sulph.

Drehen des Körpers nach links, beim: Am-m.

Einatmen, beim: Dulc., ferr-ma., kali-c., mill., sep.

Freien, im: Seneg.

Gehen, beim: Coloc., nit-ac.

SCHMERZ - stechend - Schulterblätter ...

Husten, beim: Med.

körperlicher Arbeit, bei: Ferr.

Menses, während: Phos.

Schlucken, beim: Caust.

Schnäuzen der Nase, beim: Hep.

Senken der Schulter, beim: Am-m.

Sitzen, im: Ant-c., colch.

Sprechen, beim lauten: Caust.

erstreckt sich zur Brust: Bar-c., kali-c., sars., sep.

Herz: Thuj.

Hinterkopf: *Grat.*, *guaj.*, **Petr.**

Mammae: Grat.

Rippen: Asaf.

unter den Schulterblättern: Agar., all-s., aloe, arum-t., asar., aur., bad., bry., calc., cann-s., canth., **Chel.**, cimic., corn., cupr., guaj., *jug-c.*, kali-bi., kali-c., kali-n., *kreos.*, lach., lyc., mez., nat-c., nat-m., olnd., par., *phos.*, pic-ac., plb., **Sulph.**, tarent., thuj., zinc., zing.

nachmittags, 15 Uhr: Kreos.

Atmen, beim tiefen: Plb.

Bewegung, bei: Tarent.

amel.: Olnd.

Bücken, beim: Asaf.

Einatmen, beim: Guaj.

Sitzen, im: Samb.

Winkel der Schulterblätter: Ruta

unterer: Apoc., chin-s., kali-bi., lach., sulph.

morgens: Sulph.

Beugen nach hinten amel.: Lach.

Sitzen, beim langen: Lach.

erstreckt sich durch die Brust: Chel.

zwischen den Schulterblättern: Acon., aeth., *agar.*, aloe, alum., alumn., ang., asaf., asc-t., *berb.*, bov., *bry.*, *calc.*, *camph.*, cann-s., carb-an., carb-v., carl., cham., chel., chin., *coc-c.*, *cocc.*, *colch.*, con., cop., cupr., dig., dulc., ferr.,

SCHMERZ - stechend - Schulterblätter - zwischen den Schulterblättern ...

guaj., hep., hura, hyper., indg., kali-c., kali-n., kreos., **Lac-c.**, lach., laur., lyc., mag-m., mag-s., mang., mez., mill., nat-ar., nat-c., **Nit-ac.**, nux-v., ol-an., *par.*, **Petr.**, plb., prun-s., psor., *puls.*, *ran-b.*, sars., *seneg.*, sep., sil., stann., tab., thuj., verat.

morgens: Psor., ran-b.

nachmittags: Bov.

abends: Sulph.

Bett, im: Thuj.

nachts: Carb-v.

Bett, im: Ang.

Atmen, beim: Acon., berb., carb-v., cop., *guaj.*, kali-c., nit-ac., nux-v., prun-s., psor., puls., stann.

tiefen Atmen, beim: Acon., nat-ar., prun-s.

Aufrichten amel.: *Bov.*

Aufstoßen, beim: Sep.

Bewegung, bei: Ang., arn., canth., ip., nux-v., *puls.*, verat.

amel.: Calc., mag-m., mez., nicc.

Rumpfes, des: Bry.

Bücken, beim: Nit-ac.

Einatmen, beim: Berb., nat-ar., nat-c.

Herumdrehen, beim: Verat.

Liegen, im: Bry.

Rücken, auf dem: *Kali-n.*

Mittagessen, nach dem: Indg., phel.

Sitzen amel.: Cann-s., chel.

Stehen, im: Nicc.

Zuschnüren des Korsetts, beim: Laur.

erstreckt sich zum Magen: Bry.

Wirbelsäule: **Agar.**, ang., arg-m., crot-h., dig., euon., hura, merc., **Petr.**, raph., ruta, sabin., stann.

erstreckt sich zum Brustbein: Kali-bi., **Lac-c.**

SCHMERZ - stechend ...

Lumbalregion: **Acon.**, aeth., **Agar.**, all-c., aloe, *alum.*, am-c., am-m., ambr., *anac.*, ant-s., *arg-m.*, arn., arund., *asaf.*, aspar., *aur.*, aur-m., *bar-c.*, *bell.*, **Berb.**, bor., bov., **Bry.**, *calc.*, calc-ar., calc-caust., *calc-p.*, calc-s., cann-i., canth., caps., carb-an., carb-s., carb-v., *caust.*, cham., *chel.*, chin., cina, clem., *coc-c.*, *cocc.*, *colch.*, *coloc.*, *con.*, cupr., cycl., dig., dios., dulc., elat., eupi., form., gamb., graph., hep., hyos., *hyper.*, ign., indg., iod., jatr., jug-c., *kali-bi.*, **Kali-c.**, *kali-i.*, kali-n., kali-p., kalm., kreos., *lach.*, lac-ac., laur., *led.*, *lil-t.*, *lyc.*, mag-c., *mag-m.*, *mag-p.*, *merc.*, mosch., *nat-c.*, *nat-m.*, nat-p., *nicc.*, *nit-ac.*, *nux-v.*, ol-an., par., *ph-ac.*, *phos.*, *plat.*, *plb.*, *prun-s.*, *puls.*, *ran-b.*, rat., ruta, sars., *sec.*, *sep.*, *sil.*, spig., spong., staph., stram., *stront.*, *stry.*, **Sulph.**, tarax., tarent., *thuj.*, til., verat., *zinc.*, zing.

morgens: Bor.

Aufstehen, beim: Chel.

Bett, beim Vorwärtsbeugen; im: Puls.

nachmittags: Coloc., mag-c., nicc., plb.

abends: Lach., nat-c., pic-ac., stront.

Bett, im: Alum.

nachts: Ars., bry., laur., rhus-t.

Mitternacht, vor: Laur., rhus-t.

3 Uhr: **Kali-c.**

Atmen, beim: Ammc., carb-an., *merc.*, prun-s.

tiefen Atmen, beim: Arn., cycl., nat-m., phel.

Aufrichten vom Bücken, beim: *Lyc.*, mur-ac.

Kauern, Hocken; vom: Ph-ac.

Aufstehen vom Sitzen, beim: Canth.

Auftreten, beim: Sulph.

Ausatmen, beim: *Sulph.*

ausstrahlend: **Berb.**

Beugen nach vorn im Sitzen, beim: Pic-ac.

links, nach: Plb.

SCHMERZ - stechend - *Lumbalregion ...*

Bewegung, bei: Ambr., chel., **Coloc.**, *kali-bi.*, kalm., lach., meph., nat-c., ptel.

amel.: Asaf., *dulc.*, ox-ac., ph-ac., *staph.*

Blähungen, durch: Sil.

Bücken, beim: Bor., caj., lac-ac., puls., ruta, sabin., verat.

Drehen des Körpers, beim: Bov., nux-v., sars.

Druck amel.: Arg-m., aur., dulc., *kali-c.*, plb., ruta

Einatmen, beim: Alum., aur., *coloc.*

Sitzen, bei gebeugtem: Dulc.

Essen, nach dem: Kali-bi., *ran-b.*

Gehen, beim: Arn., bor., canth., chel., coloc., ferr., *merc.*, *ran-b.*, ran-s., ruta, sulph., thuj., *zinc.*

amel.: Asaf., *dulc.*, gamb., *kali-c.*, *staph.*

aufrechtes Gehen ist unmöglich: Arg-m., *kali-c.*

Heben einer Last, beim: Nit-ac., ph-ac.

Heben der Oberschenkel im Sitzen, beim: Agar.

Husten, beim: *Acon.*, am-c., arn., bell., bor., *bry.*, caps., merc., *nit-ac.*, puls., pyrog., sep., sulph.

Lachen, beim: Plb.

Liegen auf dem Gesicht amel.: Chel.

Hinlegen amel.: Ruta

Rücken agg., auf dem: *Coloc.*, prun-s.

Menses, vor: *Nat-m.*

Niesen, beim: Arund.

Reiben amel.: Plb.

Sitzen, im: Ambr., ang., arg-m., asar., bar-c., dig., dulc., euphr., kali-i., kali-n., lyc., *nat-c.*, ph-ac., ruta, stann., *zinc.*

amel.: Bor., plb.

stechend, fein: *Aur-m.*

Stehen, im: *Con.*, plb.

SCHMERZ - stechend - *Lumbalregion* - Stehen, im ...

Lehnen auf die Seite, und: Thuj.

Stuhlgang, bei: Coloc., nicc.

amel.: Indg.

Treppensteigen, beim: Alum.

erstreckt sich bis zum Abdomen: Puls., *ran-b.*

Achselhöhle: Canth.

außen um das Abdomen herum, nach: **Berb.**

Extremitäten: *Ign.*, *kali-c.*

Gesäß, 3 Uhr: **Kali-c.**

Gesäßgegend und Hüfte: **Kali-c.**

Harnröhre: Lach.

Knie: Psor.

Leber: *Lach.*

Leiste, beim Gehen: Coloc.

rechts: Ran-b.

Lunge, linke: Sep.

Magen: Nicc.

Grube: Nicc., rat., thuj.

Nabel: Prun-s.

Oberschenkel: *Kali-bi.*, *kali-c.*, nit-ac., *nux-v.*

Atemzug, bei jedem: Carb-an., nat-m.

Penis: Dros.

Rektum: Lyc.

Rippen: Caust.

Schambein und Leistengegend: Carl., kreos.

unten, nach: Aloe, *kali-c.*

Beine nach unten: Eupi., *kali-bi.*, ox-ac., *sil.*, stry.

Uterus: *Nat-m.*

Vagina: Kreos.

Wirbelsäule entlang im Zickzack bis zur Schulterblattgegend, die: Euon.

Zehen: Eupi.

letzte Rippe: *Caust.*, merc.

über den Hüften: Caust., thuj.

SCHMERZ - stechend - *Lumbalregion - erstreckt sich* ...

zwischen Rippen und Darmbein: Caust.

Sakralregion: Acon., **Agar.**, agn., aloe, ambr., ang., arn., ars., asaf., bar-c., bell., berb., *bry.*, calc., *calc-p.*, calc-s., *carb-an.*, carb-v., cocc., coloc., **Con.**, dulc., hyper., ign., jug-r., kali-bi., kali-c., kali-i., kali-n., *lith-c.*, lyc., mag-c., merc., mur-ac., nat-c., nat-m., nat-s., nicc., nit-ac., ox-ac., *phos.*, *phyt.*, plb., puls., ruta, sil., spong., squil., staph., *sulph.*, tarax., tell., verat., *zinc.*

Atmen, beim: **Merc.**, spig.

Bewegung, bei: Coloc.

Gehen, beim: *Agar.*, calad.

amel.: Staph.

Freien, im: *Agar.*

Husten, beim: Bry.

liegen; muss auf dem Rücken: *Agar.*, calc-p.

Schwangerschaft, in der: **Kali-c.**

Sitzen, im: Bar-c., nat-s., spig.

Stehen, im: **Con.**, *lith-c.*

Stuhlgang amel., nach: Indg.

erstreckt sich zum Anus: Asaf.

Gesäßregion und Hüften: **Kali-c.**

Hoden, von der linken Seite zum linken: Thuj.

Hüften hinunter zu den Füßen, an der Außenseite der: Coloc., *phyt.*

Sakroiliakalgelenk: Phos.

Steißbein: Agn., am-c., arg-m., calc., calc-p., *canth.*, *caust.*, colch., dios., lact., *mag-c.*, mur-ac., nat-m., nicc., *par.*, ph-ac., phos., *pic-ac.*, *rhus-t.*, **Sil.**, *tarent.*, *thuj.*, verat., zinc.

auffahren, lässt ihn: Calc-p., mur-ac.

Aufstehen vom Sitzen, beim: **Sil.**

Druck, bei: *Sil.*

juckend: Dros., ph-ac.

Menses, während: Caust., ph-ac.

pulsierend: Ign., par.

ruckend: Carb-v.

SCHMERZ - stechend - *Steißbein* ...

Sitzen, im: Dros., lach., par.

juckend im Sitzen: *Par.*

stechend, fein: Sil.

Stehen, im: Verat.

Stuhlgang, vor: Sep.

während: *Phos.*

erstreckt sich zum Anus: Thuj.

Rücken hinauf, den: Mur-ac., *phos.*

Wirbelsäule: **Agar.**, *bell.*, **Berb.**, *cocc.*, dulc., elaps, *hyper.*, ign., kali-bi., led., meph., mez., *nit-ac.*, olnd., *petr.*, *phos.*, rat., sul-ac., tanac.

morgens, beim Erwachen: Euphr.

abends: Mez.

Bewegung, bei: Meph.

Herumgehen amel.: Euphr.

pulsierend: Dulc.

Sitzen, im: Ruta

Stehen, im: Nit-ac.

erstreckt sich zum Epigastrium: Nicc., rat., thuj.

Kreuz entlang zur Blasengegend; das: **Berb.**

oben, nach: Cocc., *petr.*

Spina iliaca anterior superior, links: Dros.

Zervikalregion: Acon., aeth., agar., alum., ang., arn., aur., bad., bar-c., *bov.*, bry., calc., *carb-an.*, carb-s., carb-v., chel., *chin.*, coc-c., cocc., con., dig., elaps, ferr-p., guaj., ign., kali-c., lach., lyc., lyss., mag-s., merc., *nat-m.*, *nat-p.*, nat-s., nicc., ph-ac., psor., puls., *rhus-v.*, *sars.*, senec., sep., sil., spong., *stann.*, staph., *stry.*, *sulph.*, tarax., thuj., verat., zinc.

nachmittags: Stry.

abends: Bov., coc-c., thuj.

Bett, im: Lyc.

nachts: Kalm., nat-m., nat-s.

Ausstrecken amel., beim: Sulph.

Bewegung, bei: Alum., dig., guaj., merc., sars.

Kopfes, des: Acon., bad., dig.

SCHMERZ - stechend - *Zervikalregion - Bewegung, bei* ...

vorwärts und rückwärts: Cocc.

Bücken, beim: Agar., sulph.

Drehen des Kopfes, beim: Alum., verat.

Gehen, beim: Ph-ac.

Liegen, im: Kali-i.

Niesen, beim: Am-m., lyc., mag-c.

pulsierend: Cocc.

Schlucken amel.: *Spong.*

Sitzen, im: Lyc.

vorgebeugt: Sulph.

Sprechen, beim: *Calc.*

stechend, fein: *Apis*, bar-c., calc., lyss., phyt.

Treppensteigen, beim: Ph-ac.

erstreckt sich zum Auge: Sel.

Hinterkopf: Kali-c.

Kopf: Kalm.

Lendenregion: Stry., tep.

oben, nach: Berb., lyc.

Ohr: Bov., stry., thuj.

Sakrum: Lyc., stry.

Scheitel: Rhus-r., *sil.*

Schulter: Am-m., laur., stry., thuj.

rechts: Alum.

verrenkt, wie:

Dorsalregion: *Thuj.*

Lumbalregion: Bell., con.

22 Uhr: Carb-s.

Körperübungen, bei: Con.

Sakrum: Agar., nux-v.

Sakroiliakalgelenke auseinander getrennt wären, als ob die: Calc-p.

Gehen, beim: *Calc-p.*

Zervikalregion: Ang., asar., calc., cinnb., lachn.

Drehen des Kopfes, beim: Calc., lachn.

Heben des Armes, beim: *Ang.*

erstreckt sich über Kopf und Schultern: Asar.

SCHMERZ ...

verstaucht, wie: Agar., arg-n., *arn.*, *bell.*, **Calc.**, con., **Graph.**, lyc., nux-v., olnd., petr., *puls.*, rhod., **Rhus-t.**, sep., sulph.

Dorsalregion:

Schulterblatt: Bar-c., chel., chin., coloc., kali-c., nux-v., petr., sulph.

zwischen den Schulterblättern: Am-m., bell., nux-v.

Lumbalregion: Agar., arg-m., arg-n., **Arn.**, **Calc.**, *con.*, gamb., *lach.*, mur-ac., ol-an., **Puls.**, *rhod.*, **Rhus-t.**, *sep.*, *staph.*, sulph., **Valer.**

morgens: Arg-n., petr.

Aufstehen, beim: Arg-n.

Bett, im: Petr.

Auftreten, beim: *Sulph.*

Bewegung, bei: Caust., kali-bi., **Puls.**

Bücken, beim: Ars., ol-an.

Drehen des Körpers beim Gehen, beim: Hep.

Gehen amel.: Staph.

Sitzen, im: Hep., petr., **Valer.**

Stehen, im: **Valer.**

Stuhldrang, bei: Sin-a.

erstreckt sich zum Abdomen: Lach.

Gesäßmuskeln: *Aesc.*

Hüften, nachmittags und abends: Sep.

über die Hüfte, im Sitzen und Stehen: **Valer.**

Sakrum: Agar., *calc.*, lach., ol-an., rhod., sulph.

Steißbein, nach Stuhlgang: **Grat.**

Zervikalregion: *Agar.*, *ars.*, *calc.*, cinnb., *con.*, lyc., nat-m., nicc., *ruta*, sep., *sulph.*

links: *Con.*

Aufrichten vom Bücken, beim: Nicc.

wehenartig: Acon., *aloe*, *carb-v.*, *cocc.*, *coff.*, eup-pur., ferr., **Kali-c.**, *kreos.*, *lyc.*, *nux-v.*, **Puls.**, **Sabin.**, sec., *sep.*

erstreckt sich zur Leiste und Oberschenkel: *Sabin.*

Kreuz (unterer Rücken): Acon., *kreos.*, *lil-t.*, *nux-v.*, **Puls.**, sabin.

Menses, während: Agar., am-m., *calc.*, *cham.*, *cimic.*, *cycl.*, graph., kreos., *lyc.*, *nit-ac.*, **Puls.**, *sulph.*

Stuhldrang, mit: Kreos., **Nux-v.**

erstreckt sich in die Gesäßmuskeln: **Kali-c.**

Lenden und Schambein: *Vib.*

Schambein: *Sabin.*

Sakrum: *Cham.*, *cimic.*, croc., *kali-c.*, kali-i., kreos., **Puls.**, *sars.*, sec., sep., *sulph.*

morgens: *Puls.*

Wehtun (= unbestimmt, drückend): Abrot., *aesc.*, aeth., agar., ail., all-s., *aloe*, alum., am-c., am-m., ant-c., apis, apoc., *arg-n.*, *ars.*, *asaf.*, asc-t., aur-m., *bapt.*, bar-c., bar-m., **Bell.**, benz-ac., *berb.*, *bism-o.*, bol., **Bry.**, calad., *calc.*, calc-f., calc-p., calc-s., *cann-i.*, cann-s., canth., carb-ac., *carb-an.*, *carb-s.*, *casc.*, caul., caust., cham., chel., chin-s., cimic., cinnb., *cob.*, coc-c., cocc., colch., com., *con.*, crot-t., *cupr-ar.*, dig., dios., elaps, eug., **Eup-per.**, **Eup-pur.**, eupi., ferr., ferr-ar., ferr-i., ferr-p., *gels.*, **Graph.**, ham., hell., helon., hyos., hyper., ind., **Ip.**, iris., kali-ar., *kali-bi.*, *kali-c.*, kali-n., *kali-s.*, *kalm.*, kreos., lac-c., lach., lac-ac., laur., *lil-t.*, lob., lyc., lycps., *lyss.*, med., meph., merc-i-f., mez., *morph.*, **Mur-ac.**, nat-ar., *nat-c.*, **Nat-m.**, *nat-p.*, nit-ac., **Nux-v.**, olnd., op., osm., ox-ac., petr., *phos.*, phys., *pic-ac.*, plb., *psor.*, ptel., **Puls.**, **Ran-b.**, raph., rhod., *rhus-t.*, rhus-v., rumx., *ruta*, sabin., sang., *sec.*, seneg., **Sep.**, *sil.*, sin-a., stront., stry., sul-ac., *sulph.*, tarent., **Tell.**, *ter.*

links: Bism-o., carb-an., cocc., mez., tarent.

rechts: Asaf., bar-c., bell., benz-ac., blatta., dios., lyc., merc-i-f.

morgens: Berb., dios., equis., eug., euph., eupi., mag-s., phyt., rhod., thuj.

Aufstehen, beim: Caust., cedr., graph., hep., ran-b.

Bett, im: Ang., berb., euph., kali-n., mag-s., petr.

Erwachen, beim: Berb., cham., ptel.

vormittags: Equis., ptel.

10 Uhr: Am-m.

mittags: Dios., eupi., rhus-t.

nachmittags: Abrot., agar., cham., chel., equis., glon., hyos., pall., plb., ptel., rumx., sep., zing.

abends: Acon., agar., alumn., *ars.*, cham., cist., ferr-i., kali-s., led., lil-t., phys., sarr.

Anstrengung amel., nach: Ruta

nachts: Agar., aloe, *am-m.*, *arg-n.*, berb., helon., lycps., mag-c., mag-m., nat-c., phys., senec., **Sulph.**

Menses, während: Am-m.

Schlaf, nach: Am-m.

23-24 Uhr: *Am-m.*

Mitternacht, krampfhaft, drückend, agg. beim Einatmen; nach: *Nit-ac.*

Abendessen nach: Sulph.

anfallsweise: Asaf., phos.

Anlehnen gegen etwas amel.: Eupi., zing.

Atem, versetzt den: Cann-s.

Atmen, beim: Inul., raph.

tiefen Atmen, beim: Nat-c.

Aufstehen vom Sitzen, beim: *Aesc.*, ars., bell., calc.

Balken, wie von einem: Ars., lach.

Bett, fesselt ihn an das: Ars-s-f.

Beugen nach hinten amel.: Aeth.

Bewegung agg.: *Aesc.*, agar., am-c., equis., ferr., gent-l., ox-ac., *petr.*, sil., stry.

amel.: Graph.

Schultern, der: Cocc.

Bücken, beim: *Agar.*, bor., bov., caps., *cham.*, kali-n., *sulph.*

nach: **Aesc.**, agar., chel.

Drehen, muss sich im Bett aufsetzen zum: **Nux-v.**

Druck amel.: **Kali-c.**, *nat-m.*, *sep.*

Dysurie (s. Urinieren - schmerzhaftem)

Entbindung, nach der: *Hyper.*

Erwachen, beim: Hep., myric., ptel.

Essen, beim: Crot-c.

nach: Agar., ant-t.

SCHMERZ - Wehtun ...

Fahren im Wagen, nach: **Nux-m.**

Fehltritt, bei einem: *Sulph.*

Fieber, bei: Eug., ziz.

Froststadium im Fieber, vor: Carb-v., daph., *dios.*, **Eup-per.**, ip., **Podo.**, rhus-t.

während: *Ant-t.*, *eup-per.*, *ip.*

Gehen, beim: **Aesc.**, bapt., bor., cham., euphr., iris., **Kali-c.**, lyc., **Psor.**, sep.

nach: *Nat-c.*, phos., stry.

Husten, beim: Am-c., kali-n., merc., puls., sep.

Kaffee agg.: Cham.

kalt:

Abkühlung, bei: Nit-ac.

Waschen amel., kaltes: Vesp.

Liegen, im: *Berb.*, *cur.*

Bauch amel., auf dem: Nit-ac.

Rücken, auf dem: Carb-an., nit-ac.

amel.: Equis., *nat-m.*

Luft amel., kühle: Kali-s.

Freien, im: *Nux-v.*

Menses, vor: Berb., brom., calc., *caust.*, eupi., *gels.*, hyos., hyper., nux-v., **Puls.**, spong.

während: Acon., agar., am-m., *bell.*, berb., bry., calc-p., caul., cimic., crot-h., eupi., ferr., graph., inul., *kali-c.*, nat-c., nat-h., nat-p., *phos.*, phys., rhus-t.

nach: Berb., *kali-c.*, mag-c., *verat.*

unterdrückten, bei: **Aesc.**, *kali-c.*, *sep.*, *sil.*

Mittagessen, nach dem: Agar., cob.

nüchtern, wenn: Kali-n.

Reiten, nach: Ars.

rheumatisch: Arn., ind., kali-c., plb., stram., stry.

abends: Colch.

nachts: Gels.

Samenabgang, nach: Ant-c., cob., kali-br., ph-ac., sars., *staph.*

Schlucken, beim: Kali-c., raph.

Schreiben, nach fortgesetztem: Lyc., mur-ac., sep.

SCHMERZ - Wehtun ...

Sitzen, im: Berb., bism-o., bor., cann-i., cham., cob., cocc., equis., euphr., helon., nat-c., nux-v., ox-ac., pic-ac., plb., podo., puls., **Sep.**, thuj., **Zinc.**

gebeugtem, bei: Sep.

Hinsetzen, beim: Cob.

langem Sitzen, nach: Lith-m., phos., **Puls.**

Stehen, im: Lyc., tus-p.

Stuhlgang, bei: Manc.

schwierigem Stuhl, bei: *Puls.*

nach: Rheum

Tragen eines Korbes, beim: Phos.

Urinieren amel.: **Lyc.**

schmerzhaftem Urinieren (Dysurie), bei: Vesp.

warmen Zimmer, im: Kali-s.

Dorsalregion: Aesc., bol., calc., *calc-ar.*, *cann-s.*, pic-ac., rhus-t., tep.

morgens: Calc-p.

nachmittags: Calc-s., erig.

abends: Calc-s., erig.

nachts, in der zweiten Nachthälfte: Calc-p.

Schulterblätter: Aeth., asaf., calc-p., *chin.*, cor-r., hell., jug-c., lil-t., lyc., merc-i-f., mur-ac., petr., phyt., verat-v.

Schreiben, beim: Mur-ac., petr.

unter den Schulterblättern: Agar., arn., bell., calc., **Chel.**, cupr., ind., kali-bi., kreos., laur., merc., myric., nat-m., phys., rumx., *sulph.*, tarent.

links: Cench., crot-h., lach., med., naja

rechts: *Chel.*, ind.

abends: Seneg., *sulph.*, tarent.

19 Uhr: Gels.

nachts: Tarent.

Ausatmen, beim: *Sep.*

Bewegung, bei: Chel., tarent.

Armes, des: Led.

Fahren oder Reiten, beim: Phyt.

Gehen, beim: Led., med.

SCHMERZ - **Wehtun** - unter den Schulterblättern ...

Sitzen, im: Seneg.

Wirbelsäule: Ail., arund., calc., phos.

Atmen agg.: Calc.

zwischen den Schulterblättern: *Aesc.*, ail., arn., arum-t., *bell.*, calad., calc-ar., calc-caust., carb-an., clem., dros., dulc., kali-p., lac-c., lob., merc., naja, *nux-v.*, ox-ac., phos., plb., ran-s., rhod., rhus-t., rhus-v., seneg., *sep.*, staph., tab.

morgens: Staph.

Anlehnen des Rückens amel.: Lac-c.

Auftreten, beim harten: Seneg.

Ausatmen agg.: Sep.

Gehen, beim: Bell.

Husten, beim: Calc., kali-bi., stram.

Stehen, im: Rumx.

Warmwerden, beim: Lac-c.

Lumbalregion: Acon., **Aesc.**, aeth., aloe, alum., am-c., am-m., aml-n., ant-t., anth., *apis*, apoc., arg-n., arn., *ars.*, *ars-h.*, ars-m., arum-t., asaf., asar., asc-t., bad., bapt., *bar-ac.*, bar-c., bell., **Berb.**, bol., brach., *brom.*, **Bry.**, bufo, **Calc.**, *calc-ar.*, calc-f., calc-p., camph., cann-s., *canth.*, *carb-ac.*, carb-an., *carb-s.*, *carb-v.*, carl., casc., caul., *caust.*, cham., *chel.*, *chin.*, chin-s., cic., *cimic.*, cimx., cinnb., *clem.*, cob., *coc-c.*, coff., colch., *coloc.*, com., con., crot-t., cupr., cupr-ar., cycl., dig., dios., *dor.*, **Dulc.**, equis., eup-per., fl-ac., **Gels.**, glon., gnaph., *graph.*, gymn., ham., hell., *helon.*, hep., hipp., *hura*, *hydr.*, hyos., *hyper.*, ign., *ind.*, iodof., iris., jatr., jug-c., kali-bi., kali-br., *kali-c.*, kali-chl., *kali-n.*, *kali-p.*, *kalm.*, *kreos.*, lach., *lac-ac.*, lept., *lil-t.*, lob., lyc., lyss., mag-m., mag-s., merc., merc-i-f., mez., morph., *mur-ac.*, murx., myric., naja, nat-ar., nat-c., nat-p., nat-s., nicc., nit-ac., nux-m., **Nux-v.**, ol-an., op., osm., *ox-ac.*, petros., *phos.*, phys., *phyt.*, *pic-ac.*, plan., plb., *podo.*, prun-s., *psor.*, ptel., *puls.*, raph., *rhod.*, rhus-t., rumx., sabin., samb., sang., sarr., *sars.*, *sec.*, *senec.*, **Sep.**, *sil.*, *staph.*, stram., stront., *stry.*, *sul-ac.*,

SCHMERZ - **Wehtun** - *Lumbalregion* ...

Sulph., sumb., tab., *tarent.*, thuj., trom., ust., verat., vip., *zinc.*, zing., ziz.

tagsüber: Ant-c., ox-ac.

Ruhe, in der: Am-c.

morgens: Aml-n., bufo, chel., cimic., cinnb., cop., croc., *dios.*, hura, ign., *kali-bi.*, lac-ac., lyc., mag-m., mur-ac., naja, nicc., **Nux-v.**, plan., *puls.*, ran-b., **Rhus-t.**, sang., sars., *senec.*, stann.

Aufstehen, beim: Aloe, calc., cedr., hipp., lyc., ox-ac.

amel.; nach dem: Nat-s.

Bett, im: Chr-o., *nux-v.*

Erwachen, beim: Carb-s., erig., op., plan.

vormittags: Jug-c., stront., sulph.

11 Uhr: Lac-ac.

Sitzen, im: Jug-c., sulph.

mittags: Lycps.

nachmittags: Calc-f., coc-c., dios., erig., fago., jug-c., kali-c., lycps., ptel., rhus-t., *sep.*, stry.

14 Uhr, im Sitzen: Hura

Einatmen, beim tiefen: Sars.

Fieber, bei: Trom.

abends: Alum., apoc., cob., coc-c., dios., dirc., erig., ferr., hura, kalm., lycps., murx., naja, nux-m., pic-ac., stry., sulph., sumb., tanac.

19.30 Uhr, beim Erwachen: Sep.

nachts: *Aesc.*, agar., arg-n., coc-c., fl-ac., lyc., mag-c., mag-m., nicc., nit-ac., *nux-v.*, podo., sang., senec., **Sep.**, *sil.*, sulph., zinc.

Bett, im: Croc., lac-ac., naja

Einschlafen, beim: Bapt., sin-n.

Herumdrehen im Bett, beim: Zinc.

abwechselnd mit Kopfschmerz: Aloe, brom.

Schmerz in den Oberschenkeln: Am-c.

Anlehnen gegen etwas amel.: Zing.

Seite amel., an die: Raph.

SCHMERZ - Wehtun - *Lumbalregion ...*

Aufrichten, beim (vgl. Geraderichten): Nat-m.

Aufstehen agg.: Aesc., agar., am-m., ant-c., *ars.*, *calc.*, carb-an., led., nat-m., petr., phos., puls., *sil.*, sulph., tus-p., verat.

amel.: Cob., ferr., ptel., *ruta*, sulph.

Beginn zu gehen, und beim: Tab., zinc.

Auftreten agg.: Acon., carb-ac., spong.

Berührung, bei: Bry.

Beugen amel.: Caust., psor.

hinten, nach: Asaf., con., kali-c., puls., sabin., sel.

amel.: Fl-ac., puls., sabad., sabin.

vorn, nach: Asaf.

Bewegung, bei: **Aesc.**, alum., am-c., asar., canth., chel., colch., croc., hydr., ign., iris., kali-bi., kali-n., lyc., nit-ac., *ox-ac.*, *phyt.*, *pic-ac.*, plan., podo., *psor.*, **Rhus-t.**, sars., *sep.*, tep., ziz.

amel.: Alum., calc-caust., calc-f., kali-n., kreos., nux-v., rhod., staph., stront.

Beginn der Bewegung, zu: Dig., *led.*, tab.

plötzlicher Bewegung, bei: Rumx.

Bücken agg.: *Aesc.*, alum., am-caust., cham., con., dig., dios., *dulc.*, hura, hyos., jug-c., kali-bi., lyc., mang., meny., nat-m., plb., puls., rhod., sabad., sars., *sil.*, **Sulph.**, *thuj.*, zinc.

amel.: Chel., puls., sang.

Gartenarbeit, nach: Agar.

Drehen, bei plötzlichem: Mag-m.

aufsetzen beim Umdrehen im Bett, muss sich: **Nux-v.**

Druck agg.: Canth., *graph.*

amel.: Carb-ac., fl-ac.

Erektionen, nach heftigen: Mag-m.

Erschütterung, bei: Carb-ac., podo.

Essen, beim: Coc-c.

SCHMERZ - Wehtun - *Lumbalregion ...*

Fahren und Reiten, beim: Calc., carb-ac.

fehlt, als ob der dritte Lendenwirbel: *Psor.*

Fehltritt, bei einem: Carb-ac., podo.

Flatus amel., Abgang von: Coc-c.

Froststadium im Fieber, während: Gamb., myric.

Gehen, beim: *Aesc.*, agar., alum., am-c., am-m., apoc., bapt., brach., coff., colch., con., dios., grat., hyos., kali-bi., mez., nat-c., podo., rhus-v., sep., spong., stry., *sulph.*, tab., tus-p., ust., verat., zinc.

amel.: Ant-c., *arg-n.*, cob., *kali-p.*, kreos., phos., *ruta*, staph., tab.

fortgesetztes Gehen amel.: Zinc.

gebeugt Gehen amel.: *Sulph.*

Menses, während: Mag-m.

Geraderichten agg.: Carb-ac., kali-bi.

amel.: Nat-m.

Harndrang, bei: Raph.

Husten, beim: Arund., kali-n., merc., tell.

Knie-Ellbogen-Lage amel.: Coloc.

Knien, beim: Euphr.

Koitus, nach: Cann-i.

Lachen, beim: **Cann-i.**, tell.

lähmungsartig: Carl., *cocc.*, kalm., nat-m., ran-s., *sabin.*, sel., zinc.

Liegen, im: Agar., aml-n., mag-m., *nux-v.*, tab.

amel.: Cob.

Bauch liegen, kann nur auf dem: Nit-ac.

Rücken agg., auf dem: Ign., lyc.

Menses, vor: Am-c., arum-d., berb., caust., *mag-c.*, phos.

Einsetzen, beim: Acon., aloe, berb., nit-ac.

während: Aloe, *am-m.*, berb., cast., caust., *coc-c.*, cop., eupi.,

SCHMERZ - **Wehtun** - *Lumbalregion* - Menses, während ...

graph., iod., *lach.*, lyc., mag-c., mag-m., nit-ac., prun-s., rat., **Sulph.**, tarent., zing.

nach: Berb., calc-p., kali-n., puls.

verzögerten, bei: Sul-ac.

Mittagessen, nach: Phos., sulph.

Nähen, beim: Iris.

Niesen, beim: *Sulph.*

Obstipation, bei: Kali-bi., tep.

periodisch: Ars.

Samenabgang, nach: Ham.

Sitzen, im: *Agar.*, carb-an., caust., chin-s., *cob.*, equis., hura, lyc., mag-c., mag-m., mur-ac., nux-v., ol-an., pall., *phos.*, *prun-s.*, puls., rhod., **Rhus-t.**, *sulph.*, tab.

amel.: Mag-c., meny.

gebeugt Sitzen agg.: Chin-s., phos.

Spaziergang, nach einem: Ruta

Stehen, beim: Kali-c., meny., mur-ac., phos., podo., stry., verat.

amel.: *Arg-n.*

Stuhlgang, vor: Kali-n., ox-ac.

während: Nicc., squil., sulph., tab.

hartem Stuhl, bei: Stront.

harter Stuhl amel.: Ox-ac.

nach: Colch., dros.

amel.: Coc-c.

Treppensteigen, beim: Tus-p.

Urinabgang, nach reichlichem: Caust.

Urinieren, beim: Sulph.

nach amel.: **Lyc.**

warm:

Anwendung amel., warme: Calc-f., caust., *rhus-t.*

Zimmer, beim Eintritt in ein warmes: Gels.

Waschen, nach: Aloe, aml-n., calc-caust., equis., gamb., myric., *podo.*, ptel., *sulph.*

SCHMERZ - **Wehtun** - *Lumbalregion ...*

wehenartig: Acon., *kreos.*, nux-v., **Puls.**

Hüfte, über der: Bell., dulc., kali-bi.

Taille: Calc., mur-ac., rumx., sars., sil., tarent.

Lumbosakralregion: **Aesc.**, asc-t., aspar., *cimic.*, colch., dios., gels., hura, lil-t., **Onos.**, *phos.*, sil.

nachts: *Aesc.*

Sakrum: Acon., **Aesc.**, **Agar.**, alum., arg-n., aur., *bapt.*, calad., *calc.*, *calc-p.*, *calc-s.*, canth., carb-an., carb-s., *carb-v.*, cham., chin., *cimic.*, *coff.*, colch., con., eug., eup-pur., fl-ac., **Gels.**, graph., *helon.*, hep., *ign.*, *kali-bi.*, kali-c., *lach.*, lil-t., lyc., *merc.*, **Mur-ac.**, nat-m., *nux-v.*, ol-j., op., *phyt.*, ptel., **Puls.**, *rhus-t.*, *sep.*, *sil.*, staph., stram., *sulph.*, vario., verat.

morgens: Ang., calad., kali-n., nat-m., sel., *staph.*, thuj.

abends: Led., *sep.*, ter.

nachts: Arg-n.

Bewegung, bei: *Aesc.*, *colch.*

Bücken, beim: **Aesc.**

Druck amel.: Colch., *sep.*

Fleisch von den Knochen gelöst sei, als ob das: Acon., kali-bi.

Gehen, beim: **Aesc.**, *colch.*

Menses, vor: *Vib.*

Sitzen, im: **Agar.**

erstreckt sich in die Beine: Calc-ar., *cimic.*, *lil-t.*, *sep.*

Sakroiliakalgelenke: **Aesc.**, *coloc.*, jug-c., *sulph.*

Steißbein: Calc-p., carb-v., caust., *fl-ac.*, *kali-bi.*, sulph., xan., *zinc.*

Menses, während: Zinc.

Sitzen, im: Petr., plat.

Stuhlgang, nach: Sulph.

Wirbelsäule: **Agar.**, asaf., *carb-v.*, *chel.*, chin-a., *lac-c.*, *lach.*, lac-ac., lycps., lyss., *nux-m.*, ol-j., *sil.*, **Tell.**, *zinc.*

dumpfes Gefühl wie von Blutüberfüllung: Phos.

SCHMERZ - Wehtun - *Wirbelsäule* ...

Erschütterung des Bettes, durch: **Bell.**, **Graph.**

Gehirnbasis bis zum Steißbein, von der: *Lac-c.*, lac-ac.

Sitzen, im: Helon.

Zervikalregion: Acon., *aesc.*, ambr., bar-c., bell., *calc.*, *calc-caust.*, cann-i., carb-v., *cimic.*, con., dig., dios., **Gels.**, *guaj.*, hell., ign., iod., lil-t., *merl.*, myric., naja, nat-m., petr., ran-b., rhus-v., sep., *syph.*, *verat-v.*, vesp., *zinc.*

morgens: Aml-n., thuj.

Aufstehen, beim: Calc-caust.

Erwachen, beim: Ars.

vormittags: Agar.

abends: Alum., olnd., **Zinc.**

Abendessen, amel. nach dem: Sep.

Beugen des Kopfes nach hinten amel.: Cycl., lac-c.

Bewegung, bei: *Aesc.*, glon., mez., sars., verat-v.

Eintritt in ein Zimmer aus dem Freien; beim: Ran-b.

Husten, beim: *Bell.*

Luftzug, beim geringsten: Calc-p.

Schreiben, beim: Carb-an., **Zinc.**

erstreckt sich zu den Armen: Plect.

Hinterkopfregion: Aml-n.

Kopf und Schultern: Dios.

Kreuz beim Stuhlgang: Verat.

Schultern: *Verat-v.*

Wirbelsäule: Hell.

wühlend:

Lumbalregion: Dulc., kreos.

Gehen amel.: Dulc.

Sakrum: Calad.

wund schmerzend, wie zerschlagen: *Acon.*, *agar.*, **Alum.**, alumn., am-m., anac., ang., *apis*, **Arn.**, *ars.*, ars-i., asar., berb., *calc.*, calc-s., carb-ac., carb-s., carb-v., *cham.*, chin., cic., *cina*, cinnb., clem., coc-c., coloc., *con.*, conv., cor-r., corn., dig., *dros.*, dulc., **Eup-per.**, grat., hep., hyos., kali-ar., **Kali-c.**, kali-n., kali-p., kali-s., lyss., mag-c., *mag-m.*, mag-s., *merc.*, myric., nat-ar.,

SCHMERZ - wund schmerzend, wie zerschlagen ...

nat-c., **Nat-m.**, nat-p., *nat-s.*, *nux-m.*, **Nux-v.**, ox-ac., **Phos.**, *phyt.*, **Plat.**, *psor.*, *puls.*, *ran-b.*, rat., *rhod.*, *rhus-t.*, **Ruta**, sabad., *sang.*, sol-n., *spig.*, *stann.*, stram., stront., sul-ac., **Sulph.**, tep., ther., *thuj.*, verat., vib., *zinc.*

morgens: *Dros.*, ox-ac.

Aufstehen, beim: Am-m., calad., nat-m., stann., thuj.

nach, amel.: *Rat.*

Bewegung amel., Am-m.

Erwachen, beim: Arg-m., grat., mag-m., mag-s.

abends: Psor.

nachts: *Am-m.*, cham., mag-m., *nat-c.*

Mitternacht, weckt ihn aus dem Schlaf: Nat-c.

3-4 Uhr: **Nux-v.**

Bett, amel. durch Bewegung; im: Mag-c.

Aufrichten nach langem Bücken, beim: *Nat-m.*

Aufstehen nach Sitzen, beim: Apis, *psor.*, **Sulph.**

Bewegung, bei: Chel., chin., merc., ran-b., stram.

amel.: *Am-m.*, **Kali-c.**, mag-c., rat.

Bücken, beim: Cham., lec., stront.

Drehen des Körpers, beim: Thuj.

Druck agg.: Sulph.

amel.: Vib.

Erwachen, nach dem: Mag-s.

Freien, im: *Merc.*

Frösteln, bei: **Arn.**

Gehen, beim: Hyos., *ruta*

amel.: *Puls.*, thuj.

Freien, im: Merc., *zinc.*

Liegen, im: Hep., nat-m., *puls.*

amel.: Asar.

Rücken, auf dem: Am-m., bry., hyos.

Seite, auf der: Ign.

amel.: Nat-s.

Menses, agg. nachts; vor den: *Berb.*

SCHMERZ - wund schmerzend - Menses ...

während: *Mag-m.*, phos., *thuj.*

Knochen, wie in den: Carb-v.

Sitzen, im: *Calc.*, hep., hyos., nat-m., ph-ac., *ruta*, sabad.

Stehen, im: Asar., *calc.*, hep., thuj.

erstreckt sich zum Sakrum: Gins.

Kreuz und Abdomen: Caust.

Nacken, abends nach dem Hinlegen: Nat-c.

Schultern zu den Lenden beim Erwachen, von den: Ox-ac.

Dorsalregion: *Apis*, calc-p., nat-m., *nat-s.*, pall., ph-ac., plb., sep., stann.

morgens beim Erwachen, amel. durch Körperübungen: Calc-p.

Schulterblätter, in den: Anac., ant-t., *arn.*, ars., bar-c., berb., calc-p., chel., con., dios., graph., hell., *kreos.*, lyc., merc., merc-i-f., nat-m., nux-v., phos., ran-b., sil., spong., thuj., verat., vesp., zinc.

links: Card-m., coloc., phyt.

rechts: Ars., chel., *cic.*

morgens im Bett: Nat-m.

Bewegung, bei: Chin., cocc., kali-c.

amel.: Coloc.

Drehen des Kopfes, beim: Merc.

Gähnen, beim: Nat-s.

erstreckt sich den Rücken hinunter: Chel.

zwischen den Schulterblättern: *Acon.*, am-m., ars., bar-c., chin., crot-c., dig., *gran.*, *hell.*, kali-c., lach., mag-m., mag-s., *meny.*, merc-i-f., nat-m., nux-v., *phos.*, podo., rhus-t., *sil.*, sulph., ther.

Bewegung amel.: Kali-c.

Bücken, beim: Cham., nux-v.

Husten, beim: Sul-ac.

Liegen, im: Nat-m.

linken Schulterblatt und der Wirbelsäule, amel. durch Druck, Ruhe und Wärme; zwischen dem: *Phos.*

agg. durch Heben, Arbeiten, während den

SCHMERZ - wund schmerzend - *Dorsalregion* - zwischen den Schulterblättern ...

Menses und durch Ärger: *Phos.*

Keuchen, Pfeifen in der Luftröhre, mit: Ars.

Sitzen, im: Nat-m.

Spitze der Schulterblätter: Cimx.

unter den Schulterblättern: Cist., cund., led., nat-ar., nat-c., ol-j., sul-i., thuj.

morgens: Ox-ac.

Brennen, zwischen Anfällen von: Plb.

Lumbalregion: Acon., aesc., **Agar.**, *alum.*, am-c., *am-m.*, ang., ant-o., apoc., arg-m., *arg-n.*, **Arn.**, *ars.*, **Aur.**, aur-m., bar-c., bell., **Berb.**, brom., **Bry.**, calad., *calc-p.*, *caps.*, *carb-ac.*, carb-s., *caust.*, *cham.*, *chel.*, **Chin.**, *cimic.*, *cimx.*, *cina*, cinnb., clem., coc-c., cocc., *colch.*, *coloc.*, conv., cor-r., corn., cupr-ar., cur., **Dulc.**, **Eup-per.**, *ferr.*, ferr-ar., gamb., *graph.*, grat., hell., *hep.*, hura, hydrc., indg., jatr., kali-br., kali-i., *kali-n.*, lac-c., lact., lept., *lil-t.*, lob., lyc., *mag-m.*, mag-s., med., *meny.*, *merc.*, *naja*, nat-c., *nat-m.*, *nat-s.*, *nux-m.*, **Nux-v.**, ox-ac., phos., phys., pic-ac., *plat.*, plb., ptel., *ran-s.*, **Rhod.**, **Rhus-t.**, *ruta*, *sil.*, staph., stry., *sul-ac.*, sul-i., **Sulph.**, *tab.*, *thuj.*

morgens: Alum., *arg-m.*, calc-p., colch., dios., sil.

abends, bis: Nat-s.

14 Uhr, bis: Mag-c.

Aufstehen, beim: *Calc-p.*, kali-c., *nat-m.*, rat., *stry.*, thuj., valer.

amel.: Aur., nat-s.

Bett, im: *Agar.*, aur., *nux-v.*, *ruta*

vormittags: Nat-c.

nachmittags: Cob., plb., *sulph.*

Schmerz, nach: Sang.

abends: Caust., cob., *coloc.*, mag-c., meny., stront., *sulph.*

nachts: **Am-m.**, *naja*, **Sil.**, **Sulph.**

2 Uhr: *Nat-s.*

SCHMERZ - **wund** schmerzend - *Lumbalregion* - nachts ...

3 Uhr: Kali-n., *nux-v.*

Anlehnen gegen die Stuhllehne, beim: Plb.

Atmen agg., tiefes: Conv., sang.

Aufrichten vom Bücken, beim: Nat-m., *sulph.*

Aufstehen agg.: Ferr., sulph., thuj.

Auftreten, beim: Berb., *carb-an.*, *thuj.*

Beugen nach hinten, beim: Nux-v., plat.

Bewegung, bei: Arg-m., bufo, *calc.*, **Chin.**, conv., dig., eup-per., nux-v., sul-ac.

amel.: Aur., bry., rat., **Rhod.**, **Rhus-t.**, *ruta*

Beginn der Bewegung, nach Hinlegen; zu: Dig.

Bücken, beim: Alum., aur-m., cham., graph., lec., *meny.*, nat-m., nux-v., *sil.*, *sulph.*, *thuj.*

Drehen, beim: Alum., sil., *thuj.*

Druck agg.: Plat.

amel.: Verat.

Entbindung, bei der: *Caust.*

Erkältung, durch: **Dulc.**

Gehen, beim: Alum., caust., hep., hyos., *meny.*, *thuj.*, zing.

amel.: Apoc., aur., bry., mag-s., phel., puls., ruta, thuj.

langsames Gehen amel.: *Puls.*

Spaziergang, nach einem kurzen: Grat.

Liegen, im: Agar., berb., *bry.*, cham., puls., **Rhus-t.**

Rücken, auf dem: Am-m., *ars.*, *bry.*, ign., *rhus-t.*

Seite, auf der: Am-m.

rechten Seite amel., auf der: Nat-s.

Menses, vor: Spong.

während: Am-c., bar-c., carb-v., caust., *cimic.*, kali-i., mag-c., mag-m., mag-s., thuj.

nach: Mag-c.

SCHMERZ - **wund** schmerzend - *Lumbalregion* ...

Schlaf, beim Erwachen aus dem: Berb.

Schnäuzen der Nase, beim: Dig.

Schwangerschaft, in der: Lyss.

Sitzen, im: Agar., berb., bry., kali-c., mag-s., meny., merc., nat-m., phel., **Rhus-t.**, stront., sul-ac.

amel.: Caust.

aufrecht Sitzen agg.: Conv.

gebeugt Sitzen agg.: *Kali-i.*

Stehen, im: Agar., mag-s., sul-ac., thuj., zing.

Stuhlgang, nach: Nat-m.

Wetter, bei nassem: **Rhod.**, **Rhus-t.**

erstreckt sich zu den Beinen: Berb., hep.

Oberschenkel: Lyc.

Hüften, über den: Ars., cast., dulc., staph.

Lendenwirbel, letzter: Acon., aesc., cham., *nat-s.*, plat.

Rippe, letzte: Ph-ac., **Ran-b.**

Sakralregion: *Acon.*, *agar.*, **Alum.**, am-c., *am-m.*, ang., arg-m., *arn.*, ars., bapt., *berb.*, *bry.*, *calad.*, carb-s., *caust.*, chin., cina, cinnb., *colch.*, coloc., cor-r., dig., eup-per., ferr., *fl-ac.*, gamb., *graph.*, *hep.*, hyper., ign., kali-bi., kali-i., kreos., lact., *lob.*, mag-c., mag-m., meny., *merc.*, nat-ar., nat-c., *nat-m.*, *nat-s.*, *nux-m.*, *nux-v.*, ox-ac., phel., *phos.*, phyt., *plat.*, ran-b., ran-s., rhod., **Rhus-t.**, *ruta*, *sabad.*, sars., *sep.*, sil., spong., staph., stront., *sulph.*, *tell.*, thuj., *verat.*

Berührung der Kleidung, empfindlich gegen: *Lob.*

Bewegung amel.: **Rhus-t.**

Bücken, beim: Nat-ar.

Gehen, beim: Nat-ar.

lähmungsartiger Schmerz in den Knien beim Aufstehen vom Sitzen: *Verat.*

Liegen auf der Seite, beim: Act-sp., *nat-s.*

SCHMERZ - wund schmerzend - *Sakralregion* ...

Stillliegen auf dem Rücken, beim: **Rhus-t.**

Menses, vor: *Spong.*

Sitzen, im: *Merc.*, **Rhus-t.**

Sakroiliakalgelenke: *Calc-p.*, coc-c., hep., rumx., verat.

Menses, während: Thuj.

Steißbein: Alum., *am-m.*, calc-p., *carb-an.*, *carb-v.*, **Caust.**, *cist.*, *euph.*, fl-ac., **Hyper.**, *kali-bi.*, *kali-i.*, lach., *mez.*, nat-m., *petr.*, phos., *ruta*, **Sil.**, **Sulph.**, xan.

Aufstehen vom Sitzen, beim: **Sulph.**

Bücken agg.: Sulph.

Liegen agg.: Carb-an.

Menses, während: Bell., carb-an., caust., kreos.

Schlaf, im: *Am-m.*

Sitzen, im: *Am-m.*, carb-an., *cist.*, *kali-bi.*, **Sil.**

Verletzung, durch: *Carb-an.*, **Hyper.**, *mez.*, **Sil.**

erstreckt sich zum Sakrum: Ruta

Wirbelsäule, Spinalirritation: Aesc., **Agar.**, *ang.*, ant-c., apis, *arn.*, ars., *atro.*, bapt., **Bell.**, *benz-ac.*, berb., *calc.*, *carb-ac.*, caust., *chel.*, *chin.*, chin-a., **Chin-s.**, *cimic.*, *cocc.*, *crot-c.*, crot-h., *cupr.*, *dios.*, eup-per., gels., *glon.*, **Graph.**, *hep.*, hyper., iod., iodof., *kali-ar.*, *kali-c.*, kali-i., **Kali-p.**, *lac-c.*, **Lach.**, *lec.*, lil-t., **Lyss.**, mag-m., *med.*, merc-i-r., *naja*, *nat-ar.*, *nat-c.*, **Nat-m.**, **Nat-p.**, *nat-s.*, nicc., **Nux-v.**, *ol-j.*, ox-ac., *ph-ac.*, **Phos.**, phys., *phyt.*, plan., *plat.*, podo., *puls.*, *ran-b.*, *rat.*, *rhus-t.*, **Ruta**, sabad., *sang.*, *sars.*, sec., *sep.*, **Sil.**, spig., squil., stram., sulph., tanac., *tarent.*, *tell.*, **Ther.**, *thuj.*, verat., *vib.*, **Zinc.**

morgens: Agar.

Anlehnen gegen die Stuhllehne agg.: **Agar.**, plb., **Ther.**

Auftreten, beim: *Nux-v.*, **Ther.**

Erschütterung des Bettes, durch: **Bell.**, *graph.*, *lach.*, **Sil.**, **Ther.**, *thuj.*

Fieber, bei: *Chin-s.*, *cocc.*

SCHMERZ - wund schmerzend - *Wirbelsäule* ...

Gehen, beim: *Ruta*

Gewitter, vor: *Agar.*, *phos.*

Liegen auf etwas Hartem amel.: *Nat-m.*

flaches Liegen auf dem Rücken mit kräftigem Druck amel.: *Nat-m.*

Menses, während: Thuj.

Nähmaschine, durch Arbeit an der: *Nux-v.*

Strecken, beim: Med.

Dorsalregion: Acon., aesc., *agar.*, ail., arn., ars-m., asaf., *bell.*, brach., cact., *card-m.*, *chel.*, **Chin-s.**, *cimic.*, *cocc.*, colch., *coloc.*, *cupr.*, gins., *graph.*, *hell.*, hyper., merc., nux-v., ph-ac., **Phos.**, plb., podo., *ruta*, sec., *sil.*, **Tell.**, **Ther.**, *zinc.*

Lumbalregion: Agar., *arg-n.*, bar-c., bell., *chel.*, colch., *graph.*, *lil-t.*, lyc., mag-m., med., *phos.*, pic-ac., *plat.*, tab., **Thuj.**

Auftreten, beim: Berb., *carb-an.*, **Thuj.**

Anlehnen gegen die Stuhllehne, beim: Plb.

Menses agg.: Thuj.

Lumbosakralregion: Nat-p.

Sakralregion: Am-c., ang., *berb.*, *colch.*, kali-bi., *lob.*, nat-ar., rhus-t., sarr., *sep.*, *sil.*

Bücken oder Gehen agg.: Nat-ar.

Menses, vor den: *Spong.*

Sakroiliakalgelenk: *Calc-p.*, rumx.

Menses, während: Thuj.

Zervikalregion: *Aesc.*, *ang.*, *arn.*, carb-ac., *card-m.*, **Chin-s.**, *cimic.*, cinnb., *cocc.*, *coloc.*, con., dios., *gels.*, *ham.*, *hyper.*, *lach.*, nat-ar., *nat-s.*, ox-ac., **Par.**, plan., stram., **Sulph.**, *tell.*

Zervikalregion: Acon., *aesc.*, *agar.*, ambr., arg-m., arn., *ars.*, ars-i., *bad.*, bapt., *bell.*, bov., brach., calc-p., *carb-ac.*, caust., cic., coloc., dig., dros., dulc., *ferr.*, fl-ac., *gels.*, graph., ham., iod., kali-bi., *kalm.*, *lach.*, lec., lyc., merc-i-f., naja, nat-c., *nat-m.*, **Nat-s.**,

SCHMERZ - wund schmerzend - *Zervikalregion ...*

nit-ac., nux-m., nux-v., **Ph-ac.**, *phos.*, phys., podo., psor., puls., ruta, sabin., sang., sep., **Sil.**, sol-n., stram., sulph., tarent., tep., *thuj.*, *zinc.*

morgens nach dem Erwachen: Arg-m., ph-ac.

Bewegen des Kopfes, beim: Kali-c., *kalm.*, merc-i-f., podo.

Bewegung, bei: Asar., nux-v.

amel.: *Sulph.*

brennend: Ph-ac.

Bücken, beim: Nux-v.

Gähnen, beim: Nat-s.

Gehen amel.: Mag-s.

Liegen, beim: Lyc.

Strecken, beim: Nat-s.

Zurückbeugen des Kopfes, beim: *Bad.*, cic., hep.

Halswirbel, siebter: Carb-ac., con., *gels.*

zerbrechen würde, als ob der Rücken: *Aesc.*, *alum.*, **Bell.**, chel., cocc., *kali-c.*, kalm., kreos., *nat-m.*, *nux-v.*, vario.

Menses, während: **Bell.**, *nux-v.*, *vib.*

unterdrückten, bei: **Bell.**, *nux-v.*

Dorsalregion: *Lil-t.*

Lumbalregion: Aloe, arg-m., **Bell.**, chel., *ham.*, *kreos.*, **Lyc.**, nat-m., nux-v., plat.

Bewegung amel.: Kreos.

Bücken, beim: **Chel.**

Sakrum: Aloe, *berb.*, cimic., kali-c.

Liegen, im: Berb.

Sitzen, im: Berb.

Zervikalregion: **Bell.**, *chel.*, form.

zerbrochen, wie: Agar., arn., cina, conv., **Eup-per.**, *kali-c.*, merc., *nat-m.*, *nux-v.*, **Phos.**, plat., ruta, verat.

Bücken und Aufrichten vom Bücken, beim: Verat.

Gehen, nach dem: Plat.

Liegen auf dem Rücken, beim: Cina

Stuhlgang, vor: *Nux-v.*

SCHMERZ - zerbrochen, wie ...

Lumbalregion: Arg-m., *ars.*, bry., *carb-an.*, *cham.*, chel., clem., con., cor-r., ferr-i., *graph.*, *ham.*, *kali-c.*, kreos., **Lyc.**, mag-m., meli., **Nat-m.**, *nux-m.*, ox-ac., **Phos.**, plan., plat., psor., *rhus-t.*, *sep.*, staph., sulph.

morgens im Bett: Ang., *staph.*

abends in der Ruhe: Nux-m.

nachts: Ferr-i., *mag-c.*

abgeschlagen, wie: Arg-m.

Berührung, bei: *Graph.*

Beugen nach hinten agg.: Plat.

Bewegung, bei: Chel., con., kali-c., *rhus-t.*

amel.: *Kreos.*, nux-m.

Bücken, beim: Clem., mag-m.

Gehen, nach: Carb-an., plat., sep.

amel.: Meli.

Husten, beim: *Rhus-t.*

Körperübungen, bei: Con.

Liegen, im: Carb-an.

Luftzug, durch: *Nux-v.*

Sitzen, im: Meli.

Stehen, beim: Carb-an.

amel.: Meli.

Strecken, beim: Mag-m.

Stuhlgang, während: **Lyc.**

Sakrum: Acon., *aesc.*, agar., alum., am-m., ang., arn., *ars.*, bry., *calc-p.*, *eupi.*, graph., hep., meli., nux-m., nux-v., *phos.*, plat., rhus-t., ruta, *staph.*, verat.

morgens, im Bett: Staph.

nachts, im Bett, amel. beim Aufstehen und Umhergehen: Ang.

Gehen, beim: *Calc-p.*

Husten, mit: *Phos.*

Schulterblätter: Hell., kreos., merc-i-f., ran-b., sil.

Steißbein: Cist.

Zervikalregion: Acon., agar., caust., chel., gels., nux-v., sabin., thuj.

Bewegen oder Heben des Kopfes, beim: Chel.

SCHMERZ - zerbrochen, wie - *Zervikalregion* ...

linken Seite beim Fahren im Wagen; als würde der Hals entzweibrechen, agg. auf der: Form.

zerquetscht, wie:

Lumbalregion: **Berb.**, **Chin.**, phos.

Bewegung, bei: **Chin.**

Sakrum: Sil.

zerrend (Schweregefühl): Agar., calc., canth.

Bewegung, bei: Agar.

Dorsalregion zwischen den Schulterblättern: Naja

Lumbalregion: Arn., bar-c., coc-c., colch., *con.*, ery-a., *ferr.*, *ham.*, kali-chl., merl., myric., phos., *pic-ac.*, plb., **Sabin.**, *sep.*

morgens, bei Anstrengung: Ust.

Erwachen, beim: Myric.

Menses, vor: Canth.

einsetzen würden, als ob sie: *Apis*, sulph.

Sitzen, im: Mag-c.

während: *Kali-c.*, sulph., zinc.

nach: Ust.

Urinieren, vor: Graph.

beim: Sulph.

erstreckt sich zu den Leisten während Menses: *Sulph.*

Rektum: Calc.

Sakrum: *Carb-v.*, helon., *sep.*, ust.

Zervikalregion: *Gels.*, pic-ac.

zerschlagen (s. wund)

ziehend: *Agar.*, *alum.*, am-c., ambr., *ang.*, ant-t., arg-n., *ars.*, aster., aur., bad., bar-c., bell., bol., *bry.*, calc-p., calc-s., *canth.*, *caps.*, *carb-an.*, *carb-v.*, **Card-m.**, *cham.*, *chel.*, *chin.*, **Cimic.**, cina, coc-c., cocc., *colch.*, con., crot-c., crot-h., cupr., cycl., dig., dros., dulc., eupi., *graph.*, *guaj.*, *hep.*, *hyper.*, ign., kali-bi., *kali-c.*, kali-p., kali-s., kalm., *lach.*, lact., *lil-t.*, *lyc.*, *merc.*, mez., mill., mosch., nat-ar., nat-c., *nat-m.*, nat-p., **Nux-v.**, op., *petr.*, *phos.*, pic-ac., psor., *puls.*, rat., rhod., rhus-r., rhus-t., ruta, sabad., sang., seneg., stann., stram., *stront.*, sul-ac., *sulph.*, ter., teucr., *thuj.*, valer., verat., viol-t., zinc., zing.

links: Rhod., til.

rechts: Bad., carb-v., cupr., sep.

morgens: Calc-p., *cimic.*, hep., zinc.

4 Uhr beim Erwachen: Calc-p., chel.

Aufstehen, nach: *Hep.*

Bett, im: Hep., rhod.

vormittags: Ars.

abends: Agar., *calc-p.*, carb-v., chel., *lach.*, lyc., nit-ac., rhus-t.

nachts: Ars., chel., hep., nat-m.

Umdrehen amel., häufiges: Nat-m.

anfallsweise: Nat-c.

Beugen nach hinten agg.: Calc-p., **Cimic.**

amel.: Petr.

Bewegung, bei: Caps., carb-v., eupi., sul-ac.

amel.: Alum., bry., colch., **Rhus-t.**

Bücken, beim: *Carb-v.*, sul-ac., sulph.

Drehen agg.: *Bry.*, hep.

amel.: Nat-m.

Froststadium im Fieber, während: *Puls.*

Gähnen, beim: Calc-p.

Gehen amel.: Bry., **Rhus-t.**, *sulph.*

Freien agg., im: Ter.

Lachen, beim: Phos.

Lesen, beim: Nat-c.

Luftzug, beim geringsten: Verat.

Menses, vor: Hyos.

während: *Sil.*, zinc.

Mittagessen, nach dem: Rat.

Schlaf, im: Zinc.

sexuellen Exzessen, nach: *Ars.*

Sitzen, im: *Bry.*, calc., *carb-v.*, lyc., nat-c., **Rhus-t.**, ter., *thuj.*

Stehen, im: Caps., con., ign.

Stillliegen, beim: Colch., nat-c.

Stuhlgang, während: *Puls.*

nach: Caps.

Stuhldrang, bei: Zing.

SCHMERZ - ziehend ...

Urinieren, beim Drang zum: *Lach.*

Zurückwerfen der Schultern amel.: Cycl.

erstreckt sich zum Anus: Nat-c.

Beine: Ars., bell., lach., *phos.*

Halsmuskulatur: Sang.

Hinterkopf und Scheitel, während des Froststadiums im Fieber: **Puls.**

Hoden, agg. beim Gehen oder Aufstehen vom Sitzen: *Sulph.*

Hüften: *Lach.*, mosch., *nat-m.*

Kopf, agg. nach Anstrengung: Nat-m.

Leiste, agg. beim Gehen oder Aufstehen vom Sitzen: *Sulph.*

oben, nach: Lach., nat-m.

Bücken, beim: Sulph.

Sakrum: Con., tep.

unten, nach: Bry., merc.

Dorsalregion: Alum., *ars.*, aur-m., bell., *card-m.*, **Cimic.**, coloc., **Guaj.**, ind., med., nit-ac., ph-ac., stann.

Bewegung amel.: Alum.

Sitzen, im: Ph-ac.

Schulterblätter: Acon., ars., asaf., *berb.*, bor., *calc.*, camph., *carl.*, *caust.*, cham., *chel.*, *chin.*, cimic., *coloc.*, con., hep., ind., kali-c., kali-n., lyc., med., mez., mur-ac., *nux-v.*, rhod., ruta, sars., seneg., sep., sil., *squil.*, *sulph.*, tell., thuj.

links: Asaf., card-m., con., mez., ptel., sep., *squil.*

rechts: **Coloc.**, tell.

innerer Rand des Schulterblattes: *Card-m.*

abends: Chel., lyc.

Erwachen, beim: Rhod.

Gehen, beim: Asaf.

unter den Schulterblättern: Asaf., *card-m.*, cimx., cocc., con., mez., nat-s., rhus-t., sulph., thuj.

Gehen, beim: Cocc.

Heben des Armes, beim: Con.

Stehen, im: Cocc.

SCHMERZ - ziehend - *Dorsalregion* - unter den Schulterblättern ...

erstreckt sich zu den Fingern: Cimx.

zwischen den Schulterblättern: Acon., *alum.*, am-c., *ars.*, bell., bor., bry., **Calc.**, carb-an., chel., **Cimic.**, coloc., *dros.*, eupi., graph., grat., **Guaj.**, *hep.*, kali-bi., kali-n., lob., *lyc.*, mur-ac., nat-c., nat-m., *nat-s.*, nux-v., *ph-ac.*, *phos.*, *puls.*, *rhus-t.*, sep., *sil.*, stann., thuj., viol-t., *zinc.*

morgens im Bett: Ang.

vormittags: Alum.

nachmittags: Chel.

abends: Bell., kali-n., lyc., zing.

18 Uhr: Kali-n., zing.

nachts: Rhus-t., sil.

Aufrichten agg.: Coloc.

Beugen nach hinten amel.: Sil.

vorn agg., nach: **Cimic.**

Bewegung, bei: Bry., stann., sulph.

Bücken, beim: Bor., nux-v.

Freien, im: Nat-c.

Gehen, beim: Coloc.

Liegen amel.: *Ars.*

Menses, während: *Am-c.*, *sil.*

Reiben amel.: Carb-an.

Lumbalregion: Acon., agar., aloe, am-c., am-m., ambr., *arg-m.*, arg-n., arn., *ars.*, *aur.*, *bar-c.*, *bell.*, benz-ac., *berb.*, *bry.*, *calc.*, calc-s., *carb-an.*, carb-s., carb-v., card-m., carl., *caust.*, *cham.*, *chel.*, *chin.*, cinnb., clem., coc-c., *cocc.*, colch., *coloc.*, *con.*, cycl., dig., *dulc.*, eupi., hep., hipp., hura, hyos., ign., indg., *kali-bi.*, *kali-c.*, kali-n., kali-p., kreos., *lach.*, *led.*, *lyc.*, mag-m., *mez.*, *mur-ac.*, *nat-m.*, *nit-ac.*, *nux-v.*, **Ph-ac.**, plb., psor., *puls.*, *rhod.*, rhus-v., **Sabin.**, *sep.*, *sil.*, *stram.*, *stront.*, sul-ac., *sulph.*, ter., *thuj.*, verat., *zinc.*, zing.

morgens: Carb-s., dios., hipp., sulph., thuj., zinc.

Bett, im: Hep., nux-v.

mittags: Sulph., thuj.

SCHMERZ - ziehend - *Lumbalregion ...*

nachmittags: Bry., carb-s.

abends: *Bar-c.*, meny., nit-ac., stront., sulph., zing.

nachts: Ars., bry., cinnb., colch., eupi., sulph.

anfallsweise: Ph-ac.

Atmen, beim: Coloc.

Aufstehen, beim: Bar-c., *sulph.*

Beugen nach hinten agg.: Bar-c., sabin.

amel.: Acon., am-m., hura

Bewegung, bei: Acon., caps., colch., kali-n.

amel.: Am-c., colch., *dulc.*, indg.

Bücken, beim: Clem., meny.

amel.: Ph-ac.

Drehen im Bett, beim: Bry., lil-t.

Drehen des Rumpfes, beim: Thuj.

Druck amel.: Dig., led., ph-ac.

Erwachen, beim: Bry., colch.

Essen, nach dem: Bry.

Gehen agg.: Acon., aeth., arg-m., *carb-an.*, cocc., thuj.

amel.: Am-c., ph-ac., thuj.

Koitus, nach: Nit-ac.

Lehnen nach vorn, beim: Hura

Liegen, im: Carb-an., colch.

amel.: *Kali-c.*

Rücken, auf dem: **Coloc.**, sep.

ruhig Liegen, amel. bei Bewegung; beim: Colch.

Menses, vor: *Hyos.*

während: Am-m., calc., carl., cham., mag-c., sep.

Sitzen, im: Ang., calc., *caust.*, stront., sulph., *thuj.*

amel.: Aeth., ph-ac.

aufrecht Sitzen agg.: Zing.

nach langem Sitzen kann er nicht aufrecht stehen: *Thuj.*

Stehen, im: Caps., *carb-an.*, con., led., ph-ac.

Strecken, beim: Mag-c.

SCHMERZ - ziehend - *Lumbalregion ...*

Stuhlgang, nach: *Chin.*, mag-m.

Treppensteigen, beim: Carb-s.

Urinieren, nach: Sul-ac.

erstreckt sich zu den Armen: Carb-v., kali-bi.

Bauchdecke: Cham.

Becken: Tep.

Beine: Am-c., cinnb., *lach.*, sep.

Gesäß, morgens beim Aufstehen: Thuj.

Hoden: Erig.

Hüften: Lach., rhus-v.

Leiste, abends: Lact.

Urinieren, nach dem: Sul-ac.

Magen: Nit-ac., puls.

Oberschenkel: Agar., berb., cinnb., *dulc.*, kali-bi., kreos.

Entbindung, bei der: Bell.

Stuhlgang, beim: Stann.

Penis: Dros.

Rektum: Coc-c.

Rücken hinauf, den: *Ars.*, *lach.*, led., nux-v.

Schambein: **Sabin.**

Schultern: *Ars.*, indg.

Steißbein: Carb-v.

Waden: Tep.

Hüfte beim Bewegen im Bett, über der: Lil-t.

Sakralregion: Acon., *am-c.*, *ant-c.*, arg-n., aster., **Bar-c.**, bell., *chel.*, *chin.*, cocc., colch., croc., dig., *dios.*, dulc., *helon.*, hep., ign., kali-bi., **Kali-c.**, led., lyc., mur-ac., nat-c., nat-m., **Nux-v.**, sabin., samb., sil., spong., stram., sul-ac., *sulph.*, ter., *thuj.*, valer., verat., zing.

morgens: Kali-bi., lil-t.

abends: Bar-c.

Aufstehen vom Sitzen agg.: *Bar-c.*, *thuj.*

Beugen nach hinten, beim: Bar-c.

Druck amel.: Led.

Gehen agg., schnelles: Bell., *bry.*

SCHMERZ - ziehend - *Sakralregion* - Gehen ...

langsames Gehen amel.: Bell., kali-bi.

Liegen auf dem Rücken, beim: Bell.

Menses, während: Cham., con., zing.

Sitzen, im: *Bell.*, *thuj.*

Stehen, beim: Led.

amel.: Bell.

Stuhlgang, vor: Zing.

erstreckt sich in die Oberschenkel: Nux-v.

Steißbein: *Calc.*, carb-v., **Caust.**, graph., kreos., lil-t., mur-ac., *rhus-t.*, *thuj.*

abends: *Caust.*, graph.

anfallsweise: Thuj.

Aufstehen vom Sitzen amel.: Kreos.

Menses, während: Caust., *cic.*, graph., kreos., thuj.

Sitzen, im: *Kreos.*, *thuj.*

stechend beim Gehen: Bry.

Urinieren, verhindert das: Thuj.

ziehendes Gefühl von der Spitze aus, nach oben: Lil-t.

erstreckt sich zu Rektum und Vagina: *Kreos.*

oben, nach: Mur-ac.

Oberschenkel: *Thuj.*

Wirbelsäule: *Bell.*, berb., *caps.*, carb-v., chin-a., **Cimic.**, *cina*, colch., *con.*, cycl., daph., mosch., *nat-m.*, *ruta*, sulph., *thuj.*, verat., *zinc.*

nachmittags, beim Gehen: Stront.

abends im Bett: Kali-bi.

Mitternacht, nach: Ant-s.

Koitus, nach: Nit-ac.

Sitzen und Bücken, wie eine schmerzhafte Schwäche; beim: Zinc.

erstreckt sich nach oben beim Bücken: Sulph.

unten, Werfen der Schultern nach vorn agg., nach hinten amel.; nach: Cycl.

SCHMERZ - ziehend ...

Zervikalregion: Acon., *aesc.*, *agar.*, ail., all-s., *alum.*, *am-c.*, ambr., anac., *ang.*, ant-c., apis, asaf., aur., bad., bapt., *bell.*, berb., bor., *bry.*, *calc-p.*, camph., cann-i., cann-s., canth., carb-ac., carb-s., *carb-v.*, carl., caul., **Chel.**, *chin.*, cic., **Cimic.**, clem., coc-c., cocc., *coloc.*, con., crot-t., cur., dig., dios., *ferr.*, fl-ac., kali-bi., kali-c., *kali-n.*, lact., *lil-t.*, *lyc.*, lyss., med., *merc.*, mosch., *nat-c.*, *nat-m.*, *nat-s.*, nicc., *nux-m.*, *nux-v.*, pall., *petr.*, ph-ac., phys., plb., psor., *puls.*, raph., rat., *rhod.*, ruta, sep., sil., stann., *staph.*, *sulph.*, tep., ter., **Thuj.**, viol-o., zinc.

morgens: Ant-c., cimic., nux-v.

Beugen des Kopfes nach vorn, beim: *Cimic.*

Erwachen, beim: Aloe, alum.

nachmittags: Calc-p., mag-c., nux-v., thuj.

abends: Nat-m., thuj.

anfallsweise: Sil.

Bewegung, bei: Acon., asaf., *bell.*, caps., *coloc.*, hyos., *rhus-t.*, vario.

amel.: Alum.

Bücken, beim: Berb., canth., rhus-t.

Drehen des Kopfes, beim: Ant-c., chel., hyos.

links, nach: *Ant-c.*

Gehen, beim: Calc-p., con.

Freien, im: Con.

körperliche Anstrengung agg.: Ant-c.

kalter, feuchter Luft; in: *Nux-m.*

lähmungsartig: Cocc.

Lesen, beim: Nat-c.

Menses, vor: *Nat-c.*, nux-v.

rheumatisch: Anac., bor., sep., *staph.*

Sitzen, im: Aur-m., nux-v.

Wetter, bei windigem: Calc-p.

Zurückbeugen des Kopfes, beim: Valer.

erstreckt sich ins Epigastrium: Crot-c.

Hinterkopf: Nat-m., *petr.*, pin-s., valer.

SCHMERZ - **ziehend** - *Zervikalregion* - *erstreckt sich*

Kopf: Apis, *carb-v.*, *ferr.*

oben, nach: Calc., cann-s., *petr.*, ter.

Ohr: Cann-s., colch.

Schulter: Bor., camph., *chel.*, crot-h., mosch., phyt.

linke Schulter und Schulterblätter beim Gehen im Freien: Bor.

unten, nach: Am-c., asaf., *chel.*, coloc., nat-c., nux-v., psor., rat., spong.

zusammendrückend: Con.

Lumbalregion: Bell., bov., *caust.*, stront., *thuj.*

Zervikalregion: Crot-h., pip-m.

zusammenschnürend:

Dorsalregion, im Sitzen, amel. beim Rückwärtsbeugen, agg. beim Vorwärtsbeugen: *Rhus-t.*

Lumbalregion: Am-c., arund., hell., lach., lyc., meny., *puls.*, tanac.

abends: Alum.

Atem, nimmt den: **Puls.**

Stuhlgang, nach: Tab.

Zubettgehen, beim: Naja

erstreckt sich zum Rektum und Vagina, amel. im Stehen: Kreos.

Seite, in die: Nux-v.

Zervikalregion: *Ferr.*, *glon.*

zusammenschnürend, zusammenziehend: Canth., cocc., mag-m., *nux-v.*, sabad.

zusammenziehend: *Bry.*, cham., *graph.*, **Guaj.**, mez., viol-t.

Dorsalregion: Guaj.

Schulterblättern, zwischen den: **Guaj.**

Lumbalregion: Mag-m.

Menses, während: Am-m.

Zervikalregion, Nacken: Nux-m.

SCHWÄCHE (Ermüdungsgefühl in der Wirbelsäule): Abrot., *aesc.*, aeth., *agar.*, alumn., anan., ant-t., apis, **Ars.**, bar-c., berb., *brach.*, **Calc.**, calc-s., carb-ac., carb-s., carb-v., *casc.*, cast., chin-a., *cic.*, cimic., coloc., cupr-ar., cur., *eup-per.*, *gels.*, gins., **Graph.**, guaj., helon., hep., hydr., iris., kali-cy., kali-p., *lach.*, lob., *lyss.*, med., *murx.*, nat-ar., **Nat-m.**, nat-p., nit-ac., **Nux-v.**, ol-j., ox-ac., pall., petr., **Ph-ac.**, *phos.*, phys., *pic-ac.*, plb., podo., psor., *puls.*, raph., *rhus-t.*, sarr., **Sel.**, **Sep.**, **Sil.**, sul-ac., **Sulph.**, tell., ther., verat-v., **Zinc.**

morgens: Coloc., dios., ox-ac., pall., ther.

Aufstehen, beim: Nat-m.

vormittags: Calc-s.

abends: Nat-p.

nachts: Petr.

Atmen, beim tiefen: Carb-v.

Bewegen der Arme, beim: Clem., *par.*, *sil.*

Ejakulationen, durch: **Sel.**

Essen agg.: *Nat-m.*

Fahren und Reiten, beim: Calc-s.

Fluor, bei: Graph.

Gehen, beim: *Graph.*, sabad., sep., **Sulph.**

nach: Bapt., petr.

amel.: *Hydr.*

geistiger Anstrengung, nach: *Calc.*

körperlicher Arbeit, bei: *Lach.*, **Nat-m.**, *sil.*

Liegen, beim: Cic., phos.

amel.: *Casc.*, *nat-m.*

Schreiben, beim: Lyc.

sexuelle Exzesse, durch: Agar., *calc.*, *nat-m.*, **Nux-v.**, **Ph-ac.**, *phos.*, **Sel.**

Sitzen, beim: Agar., **Calc.**, cic., *graph.*, *lyss.*, **Sulph.**, **Zinc.**

nach: *Sil.*

Stehen ist fast unmöglich: Sul-ac.

Stuhlgang, nach: Sumb.

Typhus, nach: **Sel.**

Dorsalregion

Schulterblätter; Anlehnen an etwas amel.: Sarr.

Bücken amel.: Alumn.

zwischen den Schulterblättern: *Agar.*, sarr.

Lumbalregion: *Aesc.*, *agar.*, all-s., *alum.*, alumn., am-c., ambr., *arg-n.*, arn., **Ars.**, aur., aur-m., bar-c., *bell.*, benz-ac., **Calc.**, **Calc-s.**, camph., carb-ac., carb-s., carl., chel., cimic., cimx., *cina*, clem., **Cocc.**,

SCHWÄCHE - *Lumbalregion* ...

coloc., con., dios., *eup-per.*, *graph.*, *helon.*, *hep.*, hura, hydr., *kali-bi.*, *kali-c.*, kali-cy., kali-i., kali-s., *lach.*, laur., *lec.*, *led.*, lil-t., *lycps.*, lyss., manc., meph., *merc.*, merc-i-f., morph., *mur-ac.*, *murx.*, naja, nat-c., **Nat-m.**, nat-p., *nux-m.*, nux-v., *nym.*, *ox-ac.*, *pall.*, petr., *phos.*, phyt., **Pic-ac.**, plan., *psor.*, ptel., **Puls.**, raph., **Rhus-t.**, *rhus-v.*, rumx., *ruta*, sabin., sanic., *sec.*, **Sel.**, senec., **Sep.**, *sil.*, sul-ac., sul-i., **Sulph.**, thuj., *zinc.*

morgens: Hura

abends: Alum., alumn., *coloc.*, hura

Anstrengung, nach: Phys., plan.

Bewegung, bei: Pic-ac., *sulph.*

Ejakulationen, nach: Ham., *nat-p.*, phos.

Essen agg.: Nat-m.

Fahren und Reiten, beim: Berb., cere-b.

Fieber, im: Hura

Fluor, bei: *Con.*, **Graph.**

Gehen, beim: Brach., camph., **Cocc.**, petr., *zinc.*

Beginn des Gehens, zu: *Zinc.*

Kind lernt nicht laufen: All-s.

Liegen auf dem Rücken, beim: Calc-s., nat-p.

amel.: Nat-m.

Sitzen, beim: Alum., canth., *ferr-p.*, helon., hep., iris-foe., *phos.*, thuj., zinc.

Stehen, beim: *Chel.*, *cic.*, **Sulph.**

Urinieren, beim: Puls.

Sakrum: Ars., coloc., helod., kalm., lith-c., merc., nat-ar., nat-m., nux-m., petr., *phos.*, pic-ac., *sep.*, sil., sulph., *zinc.*

nachts: *Lith-c.*

Sakroiliakalgelenke: Arg-n., *sep.*

Zervikalregion: Acon., *aesc.*, *agar.*, aloe, ars-m., *cact.*, cimic., **Cocc.**, *gels.*, *glon.*, *kali-c.*, *lach.*, nit-ac., *par.*, petr., phos., pic-ac., *plat.*, *sil.*, *stann.*, staph., *verat.*, viol-o., *zinc.*

körperlicher Arbeit, bei: *Agar.*, *kali-c.*, *lach.*, nit-ac., *sil.*, verat.

Schreiben, beim: **Zinc.**

SCHWEISS: Acon., **Anac.**, ars., *calc.*, calc-s., camph., casc., caust., **Chin.**, **Chin-s.**, coff., dig., *dulc.*, guaj., hep., hyos., ip., kali-bi., lac-c., lach.,

SCHWEISS ...

laur., *led.*, *lyc.*, morph., *mur-ac.*, nat-c., nat-p., nit-ac., **Nux-v.**, par., *petr.*, *ph-ac.*, *phos.*, *puls.*, *rhus-t.*, sabin., **Sep.**, sil., stann., stram., *sulph.*

tagsüber, in Ruhe: Petr.

morgens: Chim.

nachts: Anac., ars., calc., coc-c., coff., guaj., lyc., *sep.*

Mitternacht, nach: **Hep.**

3 Uhr: **Rhus-t.**

4 Uhr, weckte ihn um: Petr.

Bewegung, bei: **Chin.**

Erwachen, beim: Hep.

Essen, nach dem: Card-m., par.

Froststadium im Fieber, während: Cann-s.

Gehen, beim: *Caust.*, lach., lac-ac., nat-c., petr., phos., *rhus-t.*, *sep.*

kalter Schweiß: Acon., chin., colch., cub., ph-ac., *sep.*

Husten, während und nach: Cub.

Menses, vor: *Nit-ac.*

während: *Kreos.*

Samenabgang, nach: Sil.

Schlaf, im: Tab.

Stuhlgang, beim Pressen zum: *Kali-bi.*

Lumbalregion: Asaf., clem., hyos., **Sil.**

nachts: Sil.

kalter Schweiß: Plan.

Menses, vor den: *Nit-ac.*

Sakrum: Plan.

kalter Schweiß: Plan.

Zervikalregion: *Anac.*, ars., **Calc.**, cann-s., chel., **Chin.**, elaps, ferr., fl-ac., mag-c., mosch., *nit-ac.*, nux-v., **Ph-ac.**, phel., *sep.*, *sil.*, spig., stann., **Sulph.**

tagsüber: Ph-ac.

morgens: Nux-v.

abends: Fl-ac.

nachts: *Calc.*, *sulph.*

Bewegung, bei der geringsten: **Chin.**

Gehen, beim: Camph.

Menses, vor: *Nit-ac.*

Schlaf, im: **Calc.**, *lach.*, ph-ac.

amel.: Samb.

SCHWELLUNG des Nackens: Apis, *bar-c.*, der., puls., sep., sumb.

Nackendrüsen: **Bar-c.**, *bell.*, *calc.*, *carb-v.*, *hell.*, iod., kali-p., mur-ac., nat-p., *petr.*, phos., *sil.*, staph., sulph.

Dorsalregion: Am-m., **Calc.**, *carb-an.*, *kali-c.*, lyc., sil., spig., spong.

SCHWERE (= wie ein Gewicht, eine Last): Ambr., arg-m., arg-n., arn., **Bar-c.**, *bov.*, carb-v., **Cimic.**, colch., coloc., crot-c., equis., euphr., *hydr.*, kali-c., kali-chl., kali-p., lil-t., mag-s., mang., nat-c., *nat-m.*, nat-p., *par.*, petr., ph-ac., *phos.*, *pic-ac.*, puls., rhod., *rhus-t.*, *sep.*, sulph.

morgens, im Bett: Ant-t., euphr., pic-ac., *sep.*, sulph.

Aufstehen, beim: Ant-t., euphr.

Erwachen, beim: Pic-ac., *sep.*

vormittags: Sulph.

Sitzen, beim: Nat-c.

nachts: Carb-v.

Aufstehen agg.: Ant-t.

Bewegung amel.: Rhod.

Liegen, beim: Phos.

Dorsalregion: Carb-s., phyt., sil.

Schulterblätter: Phyt., sil.

zwischen den Schulterblättern, wie von einer Last: *Carb-s.*

Lumbalregion: *Arg-n.*, arn., *bar-c.*, bov., carb-ac., **Cimic.**, colch., coloc., *con.*, *hydr.*, *kali-c.*, kali-p., *lil-t.*, mag-s., *merc.*, nat-c., *ph-ac.*, *phos.*, *phyt.*, **Pic-ac.** **Rhus-t.**, syph.

Mitternacht: *Pic-ac.*

Bewegung agg.: *Phos.*, *pic-ac.*

amel.: Nat-c.

Erwachen, beim: *Pic-ac.*

Herumdrehen im Bett agg.: *Corn.*

Liegen auf der linken Seite amel.: *Coloc.*

Menses, vor: Bov.

während: *Cimic.*, *kali-c.*

Sakralregion: *Arg-n.*, berb., **Chin.**, cimic., con., dios., *ferr.*, hura, mag-s., *phyt.*, *rhus-t.*, *sec.*, *sep.*, zing.

Gehen, beim: Arg-n.

Gewicht, wie ein: **Arg-n.**, **Chin.**, *cimic.*, *con.*, *ferr.*

Sitzen, beim: Aloe, *arg-n.*, hura, **Rhus-t.**

SCHWERE - *Sakralregion* ...

Stehen amel.: *Arg-n.*

Stuhlgang, beim: *Arg-n.*

Steißbein: Ant-c., *ant-t.*, *arg-n.*

Stehen amel.: Arg-n.

Stuhlgang, beim: Arg-n.

zerren würde; Gefühl, als ob ein schweres Gewicht daran: *Ant-t.*

Zervikalregion: *Agar.*, asar., *calc-p.*, cann-i., carb-ac., *chel.*, kali-c., meny., nux-v., **Par.**, *petr.*, *phos.*, plb., **Rhus-t.**, samb., sep., tab., verat.

morgens: Nux-v.

Gehen, nach: *Rhus-t.*

Gewicht, wie von einem: **Par.**, *phos.*, rhus-t.

SPANNUNG: Aeth., *agar.*, am-m., arg-n., *ars.*, bar-c., berb., bry., coloc., con., hep., ign., *lil-t.*, *lyc.*, med., mez., mosch., nat-c., nat-m., ol-an., olnd., *puls.*, rat., sars., sep., *sulph.*, tarax., teucr., thuj., zinc.

rechte Seite: Sep.

vormittags: Bry.

nachts: Nat-c.

Drehen des Körpers, beim: Hep.

aufzurichten; beim Versuch, sich: Bell.

Bewegen, beim:

Armes, des: Sulph.

Rumpfes, amel. beim Gehen abends; des: Nat-c.

Bewegung, bei: Colch.

amel.: Am-m.

Liegen auf der anderen Seite agg.: Sep.

Mittagessen, vor: Nicc.

nach: Nat-c.

Sitzen, beim: Am-m., nat-c.

gebeugtem Sitzen; bei: Sulph.

Stehen, beim: Ign.

erstreckt sich zum After im Liegen und Sitzen: Nat-c.

Brust, agg. beim Bücken: Chel.

Halsmuskulatur: Laur.

Dorsalregion: Aur-m., crot-c., lyc., mag-s., *rhus-t.*, *zinc.*

Gehen amel.: Mag-s.

SPANNUNG - *Dorsalregion ...*

Schulterblätter: Alum., *bar-c.*, **Carb-an.**, cic., colch., *coloc.*, con., kali-c., lyc., mag-m., merc., merc-c., *mez.*, mur-ac., nat-c., *nux-v.*, op., *rhus-t.*, sep., sil., sulph., zinc.

abends: Sep.

Drehen des Kopfes, beim: Caust., merc.

unter den Schulterblättern: Con., zinc.

Heben des Armes, beim: Con.

zwischen den Schulterblättern: *Colch.*, ferr., *hep.*, *nat-c.*, *nux-v.*, zinc.

Bewegung, bei: Sulph.

Erregung, nach: Phos.

Liegen, beim: Sulph.

Lumbalregion: Acon., *agar.*, ambr., aur-m., *bar-c.*, **Berb.**, bov., brom., bry., carb-s., carb-v., *carl.*, caust., *chin.*, clem., coc-c., *colch.*, cycl., lyc., merl., *nat-m.*, nit-ac., *nux-v.*, *phos.*, *puls.*, rheum, sep., sil., *sulph.*, thuj., verat., *zinc.*

morgens, im Bett: Sulph.

4 Uhr, beim Erwachen: Sulph.

abends: *Bar-c.*

Auftreten, beim: Acon.

Stehen, beim: Agar.

Aufstehen, beim: Bar-c., sulph.

Berührung agg.: Agar.

Beugen nach hinten amel.: Acon.

Bewegung, bei: Brom.

Bücken, beim: Sabin., **Sulph.**

Freien, im: Lyc.

Gehen, beim: Bry., lyc.

Sitzen, beim: Zinc.

Stehen, beim: Agar., lyc.

aufrechtem, bei: Ign.

Strecken agg.: Agar.

Stuhlgang, nach: Berb., plat.

Treppensteigen, beim: Carb-s.

Sakrum: *Bar-c.*, berb., caust., puls., sars., *sulph.*, tarax., *zinc.*

abends: Bar-c.

Liegen, beim: *Berb.*

SPANNUNG - *Sakrum ...*

Sitzen, beim: *Berb.*

Steigen agg.: Carb-s.

Zervikalregion (vgl. KRAMPFHAFTES Ziehen): Agar., aloe, **Alum.**, am-m., ant-c., *apis*, aur., *bar-c.*, **Bell.**, berb., bov., *bry.*, calc., camph., carb-an., *carb-s.*, *carb-v.*, *caust.*, *chel.*, **Cic.**, **Cimic.**, cinnb., colch., cupr., dig., dulc., elaps, euph., *gels.*, glon., graph., *hell.*, hyos., hyper., iod., ip., kali-c., kali-s., *lac-c.*, *lyc.*, *mag-s.*, med., mez., mosch., *nat-c.*, *nat-m.*, *nat-s.*, nicc., nit-ac., *nux-m.*, *ol-an.*, par., *plat.*, plb., psor., *puls.*, *rat.*, *rhod.*, *rhus-t.*, sars., sep., sil., *spong.*, *staph.*, *stram.*, stront., *sulph.*, *thuj.*, verat., verat-v., *zinc.*

links: Rat.

morgens: Mag-s., sulph.

Aufstehen, beim: Mag-s.

abends: Am-m., nat-m., rat.

Mitternacht, vor: *Sulph.*

Ausstrecken amel.: Sulph.

Bewegung, bei: Bry., graph., kali-c., nat-c., nicc., *rhus-t.*, sars.

amel.: Con., *rhod.*, *rhus-t.*

Bücken, beim: Am-c., ant-c., aur., *canth.*

Drehen des Kopfes, beim: Spong., *verat.*

Erwachen, beim: Anac., psor.

Erwärmung amel.: Mosch.

Gehen, beim: Nat-c.

amel.: Mag-s., *rhod.*, *rhus-t.*, sulph.

Freien, im: *Lyc.*

kalter, feuchter Luft; in: *Nux-m.*

Menses, vor: Iod., *nat-c.*, nux-v.

Schlaf, im: Alum.

Schreiben, beim: Lyc.

Sitzen, beim: Nat-c., sulph.

Stehen, beim: Rat.

SPASMEN (vgl. OPISTHOTONUS): Acon., *ars.*, *calc-p.*, *crot-c.*, *lach.*, *mygal.*, *nat-m.*, *nat-s.*, *nux-v.*, oena., *phys.*, stram., syph., tab.

Berührung, bei: Acon.

Stillen, beim: Arn., *cham.*, *puls.*

SPINA bifida: Arn., ars., asaf., bar-c., *calc.*, calc-p., *calc-s.*, carb-v., dulc., graph., hep., lach.,

SPINA bifida ...

lyc., merc., mez., nit-ac., phos., *psor.*, ruta, **Sil.**, staph., sulph.

STEIFHEIT: Acon., aesc., *agar.*, *alum.*, *am-m.*, *anac.*, anan., *ang.*, *apis*, arg-n., *ars.*, aur., aur-m., *bapt.*, *bar-c.*, *bell.*, *benz-ac.*, **Berb.**, *bol.*, *bry.*, *calc.*, *calc-s.*, *carb-an.*, carb-s., *carb-v.*, *carl.*, **Caust.**, cedr., *chel.*, *cic.*, **Cimic.**, cocc., con., cop., cupr., cupr-ar., dig., gins., *guaj.*, *helon.*, hydr., *ign.*, ind., iris., jac., *kali-ar.*, kali-bi., *kali-c.*, *kali-p.*, *kali-s.*, *lach.*, **Led.**, *lyc.*, *manc.*, med., nat-ar., nat-m., nat-s., *nit-ac.*, **Nux-v.**, ol-an., olnd., op., *petr.*, *phos.*, *phyt.*, *prun-s.*, *puls.*, rheum, **Rhus-t.**, rhus-v., **Sep.**, **Sil.**, *staph.*, *stram.*, *stry.*, sul-ac., **Sulph.**, tab., *thuj.*, tub., verat., zinc., zing.

morgens: Ang., carb-v., ox-ac., *phyt.*, *sep.*, stry., sul-ac., *zinc.*

Aufstehen, beim: Bar-c., calc-s., *carb-v.*, ferr-i., ign., staph., sul-ac.

Bett, amel. beim Aufstehen; im: Anac.

Erwachen, beim: Calc., *lach.*, *led.*, *sep.*

mittags: Valer.

abends: Bar-c., dios., lyc., petr.

nachts: *Lyc.*

Anstrengung, nach: Lyc.

Aufrichten ist erst möglich, nachdem er einige Zeit gegangen ist: Hydr.

Aufstehen, beim: *Agar.*, *bry.*, cham.

Sitzen, vom: *Agar.*, am-m., **Ambr.**, anac., *bar-c.*, **Bell.**, berb., bry., carl., **Caust.**, *hydr.*, ind., *led.*, *lyc.*, *petr.*, *puls.*, **Rhus-t.**, *sil.*, *sulph.*

Bewegung, bei: Acon., *aesc.*, *calc.*, *cupr-ar.*, *guaj.*

amel.: **Rhus-t.**, sul-ac.

Beginn der Bewegung; zu: *Aesc.*, anac., con., cupr-s., ind., *lyc.*, **Rhus-t.**

Schulterbewegung agg.: Cocc., guaj.

Bücken, beim: *Berb.*, caps., cic., kali-c.

nach: Bov.

Froststadium im Fieber, während: *Lyc.*, *nat-s.*, *tub.*

krampfartig: *Nit-ac.*

Gehen, beim: Aur., stry.

amel.: Bry., calc-s., cop., **Rhus-t.**, sep., *sulph.*

Herumdrehen im Bett, beim: *Sulph.*

Liegen, beim: Puls.

STEIFHEIT ...

Luftzug, durch einen: **Rhus-t.**

schmerzhaft: *Am-m.*, *calc.*, **Caust.**, *helon.*, *manc.*, *nit-ac.*, *puls.*, **Rhus-t.**

Schreiben, beim: Laur.

Sitzen, nach: Am-m., **Ambr.**, *bar-c.*, *bell.*, caust., cham., con., cupr-ar., ind., led., *phos.*, **Rhus-t.**, *sil.*, *sulph.*

gebeugtes Sitzen amel.: Anac.

Stehen, beim: Stry.

aufrechtem, bei: Bry.

Stuhlgang, nach: Sep.

Wetter, bei nassem: *Phyt.*, **Rhus-t.**

Sakralregion: Acon., am-m., apis, *bar-c.*, berb., *bry.*, *caust.*, *lach.*, laur., *led.*, *lyc.*, mang., meph., prun-s., puls., rheum, *rhus-t.*, sil., *sulph.*, thuj.

morgens: Thuj.

abends: Bar-ac.

Bewegung, zu Beginn der: *Lach.*

Sitzen, nach: Ambr.

Zervikalregion: Acon., *aesc.*, **Agar.**, alum., am-c., *am-m.*, **Anac.**, anan., *ang.*, *ant-t.*, *apis*, **Arg-m.**, *ars.*, arum-t., asar., aur., bad., *bapt.*, **Bar-c.**, **Bell.**, berb., brach., *brom.*, *bry.*, calad., **Calc.**, *calc-p.*, calc-s., camph., cann-i., *canth.*, caps., carb-ac., carb-an., carb-s., *carb-v.*, caul., **Caust.**, *cedr.*, **Chel.**, *chin.*, chin-a., **Cic.**, **Cimic.**, *cocc.*, colch., *coloc.*, com., *con.*, cor-r., cupr-ac., cupr-ar., cycl., *dig.*, *dros.*, *dulc.*, elaps, eup-pur., **Euph.**, fago., *ferr.*, ferr-ar., ferr-i., ferr-p., *fl-ac.*, form., *gels.*, *glon.*, *graph.*, *guaj.*, **Hell.**, *hep.*, hura, hyos., **Ign.**, **Ind.**, *kali-bi.*, **Kali-c.**, *kali-chl.*, *kali-i.*, *kali-n.*, kali-p., *kali-s.*, kalm., *lac-c.*, **Lach.**, **Lachn.**, laur., *led.*, **Lyc.**, *lyss.*, **Mag-c.**, *manc.*, *mang.*, meny., *merc.*, merc-i-f., *mez.*, morph., myric., nat-ar., *nat-c.*, *nat-m.*, nat-p., *nat-s.*, **Nit-ac.**, **Nux-v.**, ol-an., pall., *par.*, *petr.*, ph-ac., *phos.*, *phys.*, *phyt.*, *plat.*, plb., *podo.*, *psor.*, *puls.*, *rat.*, *rhod.*, **Rhus-t.**, *rhus-v.*, *sang.*, sec., sel., *sep.*, **Sil.**, *spig.*, *spong.*, squil., *staph.*, stram., *stry.*, *sulph.*, *syph.*, *tab.*, *tarent.*, tep., *thuj.*, verat., *zinc.*, zing.

morgens: Ang., asar., bov., *brom.*, bufo, *calc.*, *chel.*, dig., ferr., *kali-c.*, lyss., manc., *rhod.*, ruta, spig., *sulph.*, *zinc.*

Aufstehen, beim: Bov., rhod.

STEIFHEIT - *Zervikalregion* - morgens ...

Erwachen, beim: Anac., arg-m., *calc.*, eupi., *kali-c.*, manc., *phyt.*, *rhod.*

nachmittags: Brom., ptel., thuj.

Erwachen, beim: Bar-c.

abends: Acon., am-m., cast., cimic., meny., sel.

nachts: *Dulc.*, gels., kali-c., **Phyt.**

Bewegung amel.; heftige: Rat.

Drehen des Kopfes, beim: Alum., am-c., *am-m.*, aur., *bry.*, calad., *calc.*, *chel.*, *coloc.*, *dulc.*, kali-n., par., rat., tarent.

links, nach: Alum.

schmerzhaften Seite, nach der: Anac.

Erkältung, nach einer: *Dulc.*, *guaj.*, *nit-ac.*, **Rhus-t.**

Erwachen, beim: Anac., kali-c., *lach.*, *manc.*, phys.

Essen, nach dem: *Nux-v.*

Gähnen, beim: Nat-m.

Gehen im Freien, beim: *Camph.*, *lyc.*

Heben, durch: **Calc.**, lyc., **Rhus-t.**

Kopfschmerz, bei: Am-c., ant-c., arg-m., bar-c., *bell.*, *calc.*, caps., carb-s., crot-h., cur., cycl., *glon.*, *graph.*, *ign.*, kali-c., kali-n., *lach.*, mag-c., merc-i-f., mur-ac., myric., nat-c., ph-ac., sang., sep., sil., spig., tarent., verat.

Hinterkopf, im: Graph.

Liegen auf dem Rücken, beim: Spig.

Menses, während: *Calc.*

Ruhe, in der: Ph-ac., rat., *rhod.*, *rhus-t.*

Schlaf, im: *Alum.*

Schnupfen, bei: Ars., *bell.*, dulc., **Lach.**, lachn., *lyc.*, *nux-v.*, *rhus-t.*, sulph.

Stuhlgang, nach: *Puls.*

Waschen, durch: *Dulc.*, **Rhus-t.**

Wechselfieber, bei: *Cocc.*

Zugluft, bei: **Calc-p.**, *cimic.*, **Rhus-t.**

TUBERKEL im rechten Schulterblatt, nicht eiternde: Am-m.

TUMOREN:

gestielt, bläulich, so groß wie eine Kirsche: *Con.*, thuj.

Sarkom: *Bar-c.*

Zervikalregion, bösartige: Calc-p.

fettig (Lipom): **Bar-c.**, calc., *thuj.*

VERHEBEN, leichtes: Bor., **Calc.**, **Graph.**, **Lyc.**, *nux-v.*, ph-ac., **Rhus-t.**, sang., *sep.*

VERKÜRZT (s. SPANNUNG)

VERLETZUNGEN der Wirbelsäule: *Apis*, *arn.*, *calc.*, *con.*, **Hyper.**, *led.*, **Nat-s.**, *nit-ac.*, *rhus-t.*, *ruta*, *sil.*, *thuj.*

Erschütterung der Wirbelsäule durch Schlag, Stoß: *Arn.*, *hyper.*, *nit-ac.*

Heben einer Last, durch: **Calc.**, **Rhus-t.**

nach einer Verletzung liegt er auf dem Rücken und der Kopf zuckt nach hinten: *Hyper.*

Lumbalregion bleibt empfindlich gegen die Erschütterung beim Gehen: *Thuj.*

Steißbein: *Carb-an.*, **Hyper.**, *mez.*, **Sil.**

Zervikalregion: Mez.

VERRENKUNGSGEFÜHL in den letzten Lendenwirbeln: Sanic.

WARME Luft die Wirbelsäule hinauf in den Kopf strömen würde, als ob (vgl. HITZE - Hitzewallungen - Wirbelsäule - warme Luft): *Ars.*

WARZEN: Nit-ac., sil., thuj.

Zervikalregion: Nit-ac., thuj.

WELLEN den Rücken hinauf, wie: Laur.

WIND blasen würde, als ob:

Lumbalregion: *Sumb.*

Schultern, zwischen den: Caust., *hep.*, sulph.

ZITTERN: Apis, carb-v., cimic., *cocc.*, eup-per., lil-t.

morgens: Apis

anfallsweise: Carb-v.

Fieber, bei: *Eup-per.*

Lumbalregion: Benz-ac., berb., cimic., merc., oci.

Schulterblätter: *Sulph.*

vormittags: Sulph.

ZUCKEN: *Agar.*, alum., calc., chel., jatr., kali-bi., merc., mez., morph., mygal., nat-m., petr., phys., spig., stry., sulph., *zinc.*

ZUCKEN ...

rechts: Calc.

Atmen, beim: Alum., calc.

elektrische Schläge, wie: *Ang.*, *nux-v.*

Liegen auf dem Rücken, beim: Agar.

Öffnen des Mundes, beim: Stry.

Dorsalregion: Nit-ac., *stry.*

körperlicher Arbeit, bei: Nit-ac.

Schulterblätter: Calc., calc-p., lyc., merc., mez., nat-c., phos., rhus-t., sep., squil., thuj.

Lumbalregion: *Agar.*, *alum.*, calc., *coloc.*, con., crot-t., dulc., lach., petr., rat., sumb.

13 Uhr: Mag-c.

abends: Agar.

Bett, im: Sulph.

Bewegung, bei: Petr.

Bücken, beim: Kali-c.

Gehen, beim: Rhus-t.

Heben, nach: Nat-c.

Liegen, beim: Bry.

Sitzen, beim: Bry., meny.

Steißbein: Alum., *cic.*

Menses, während: *Cic.*

schmerzhaft: Alum.

Zervikalregion: Aeth., arn., bufo, caust., coloc., mag-m., nat-m., ph-ac., ran-b., sep., sulph.

Ruhe, in der: Ph-ac.

erstreckt sich beim Gehen reißend in den Scheitel: Rat.

ZUGLUFT vertragen, kann keine:

Nacken, am: *Hep.*, *merc.*, *sil.*

Wirbelsäule: *Sumb.*

ZUSAMMENSCHNÜRUNG oder eines Bandes, Gefühl von: Alum., anac., arg-n., *cham.*, *cocc.*, *dulc.*, graph., guar., kali-c., mez., nit-ac., rhus-t.

Lumbalregion, wie von einem straff angezogenen Band: Cina, **Puls.**

Schulterblatt: Mag-m.

Zervikalregion: Agar., apis, asar., *bell.*, chel., *glon.*, *lach.*, *nux-m.*, sep.

EXTREMITÄTEN

ABBLÄTTERN der Nägel: Alum., ant-c., apis, ars., cast-eq., chlor., crot-h., form., **Graph.**, *hell.*, *merc.*, rhus-t., sabin., *sec.*, sep., *sil.*, squil., sulph., thuj., *ust.*

ABGESTORBEN, wie (s. GEFÜHLLOSIGKEIT)

ABGETRENNT, Gefühl wie:

Arme: Cinnb., daph., *stram.*

Reiten, beim: Daph.

Schreiben, beim: Cinnb.

Beine: Nux-v., op., stram.

Unterschenkel, und krampfhaftes Zueinanderziehen: Lyc., op.

Körper abgetrennt, wie vom: Op., *stram.*

Stehen, im: Phos.

ABMAGERUNG: Ars., *calc.*, carb-s., clem., nit-ac., phyt., **Plb.**, *sec.*, stront., **Sulph.**

erkranktes Glied: *Ars.*, bry., carb-v., dulc., *graph.*, **Led.**, *mez.*, nat-m., nit-ac., ph-ac., phos., **Plb.**, **Puls.**, *sec.*, sel., *sep.*, sil.

gelähmtes Glied: *Kali-p.*, nux-v., **Plb.**, *sec.*, *sep.*

Arme: Ars., carb-an., chin., cupr., graph., *iod.*, *lyc.*, **Plb.**, sel., syph., thuj.

rechts: Carb-an., cupr., *plb.*, thuj.

Impfung, nach: Maland., thuj.

Schulter: *Plb.*, sumb.

Oberarm: *Nit-ac.*, plb.

Innenseite: Plb.

Unterarm: *Phos.*, **Plb.**

Handgelenk: **Plb.**

Hand: Ars., chin., cupr., graph., *phos.*, **Plb.**, **Sel.**

Finger: Lach., *sil.*, thuj.

Fingerspitzen: Ars.

Zeigefinger: Lach., thuj.

Daumen: Thuj.

Beine: *Abrot.*, am-m., *apis*, arg-m., *arg-n.*, *ars.*, berb., *calc.*, chin., dulc., lath., nat-m., nit-ac., ph-ac., *plb.*, *sanic.*, sel.

schmerzhaftes Bein: *Ol-j.*, *plb.*

Gesäß: Bar-m., *lach.*, nat-m., sacc.

Hüfte: Calc.

Gesäßmuskeln: Lath., plb.

ABMAGERUNG ...

Oberschenkel: Bar-m., *calc.*, *nit-ac.*, plb., sacc., *sel.*

Unterschenkel: *Abrot.*, *apis*, benz-ac., berb., *bov.*, *calc.*, *caps.*, chin., nit-ac., **Nux-v.**, **Rhus-v.**, sarr., sel., syph., thuj.

Wade: Sel.

Fuß: *Ars.*, **Caust.**, chin., nat-m., plb.

ABSCHUPPUNG (s. HAUTAUSSCHLÄGE - abschilfernd)

ABSZESS:

Gelenke: Calc-p., *hep.*, *merc.*, *phos.*, *sil.*

Sehnen: *Mez.*

Arme: Anan., sil.

gangränös: Anan.

Sektionsverletzungen, nach: *Ars.*, *lach.*, *sil.*

Oberarm: Agar.

Deltoid: Agar.

Ellbogen: Crot-h.

Unterarm: Plb.

Hand: Anan., lach.

Handrücken: Plb.

Handfläche: Ars., cupr., fl-ac., sulph.

Finger: *Fl-ac.*, *hep.*, *lach.*, *mang.*

Beine: *Anan.*, chin.

Psoasmuskel: Arn., asaf., chin., *cupr.*, *ph-ac.*, *sil.*, staph., *sulph.*, symph., *syph.*

Gesäß: Carb-o., *sulph.*, thuj.

Oberschenkel: *Hep.*, lach., **Sil.**, tarent.

Knie: *Bell.*, *calc.*, *guaj.*, hep., hippoz., *iod.*, *ol-j.*, **Sil.**

Kniegelenkstuberkulose, chronische: *Ars.*, **Calc.**, *iod.*, **Sil.**

Unterschenkel: Sulph.

Wade: Chin.

Fußgelenk: Ang., guaj., *ol-j.*, sil.

Fuß: *Merc.*, sil., tarent.

Ferse: Am-c., ars., lach.

Zehen: Cocc.

AGILITÄT (s. BEWEGUNG - Agilität; RUHELOSIGKEIT)

AMEISENLAUFEN: *Acon.*, *agar.*, *alum.*, *arg-n.*, ars., ars-h., *bar-c.*, cact., *camph.*, caps., carb-ac., carb-s., carl., caust., crot-c., hep., hipp.,

AMEISENLAUFEN ...

hydr-ac., *ign.*, kali-ar., kali-c., lach., *laur.*, **Lyc.**, *mez.*, *nux-v.*, **Ph-ac.**, *phos.*, plb., psor., *puls.*, *rhod.*, **Rhus-t.**, sabad., **Sec.**, stram., stry., **Tarent.**, teucr., verat., *zinc.*

rechts: Agar., hipp.

morgens, im Bett: Teucr.

Erwachen, beim: *Puls.*

Seite, auf der er liegt; auf der: *Puls.*

Gehen, beim: Graph.

Konvulsion, nach einer: Stry.

Lähmung, bei: **Phos.**

Menses, während: *Graph.*

Sitzen, im: Kali-c., teucr.

Wetter, bei rauem: Rhod.

Gelenke: Arn., carl., ip., sec.

Arme: **Acon.**, *alum.*, apis, arn., arum-t., arund., atro., *bell.*, cact., caps., carb-s., caust., chin., cic., *cocc.*, con., *graph.*, guare., *hep.*, kali-n., lach., nat-c., nat-m., nat-p., nux-m., pall., phos., plat., plb., *rhod.*, rhus-v., rumx., sarr., **Sec.**, stry., sulph., urt-u., vip.

tagsüber: *Arg-n.*

abends: Nat-c.

Bett, im: *Sulph.*

Gehen, beim: *Graph.*

Mitternacht, beim Erwachen; vor: Caust.

Bettwärme agg.: Rhod.

Liegen, beim: Rumx.

Quecksilbermissbrauch, nach: Hep.

Schulter: Ars-h., arund., berb., caust., chin-s., cocc., fl-ac., lac-c., lyc., mag-c., osm., sarr., thuj., urt-u.

morgens: *Mag-c.*

abends, im Bett: Osm., thuj.

Urinieren, beim: Hep.

Oberarm: Sep., thuj.

Unterarm: Acon., alum., arn., carb-an., carb-s., *caust.*, chin., chlor., con., lach., merc., plb., *sec.*

Hand: **Acon.**, agn., arn., ars., ars-h., arund., atro., bar-c., bry., canth., carb-s., caust., chel., cupr., dulc., *graph.*, guare., *hyos.*, *hyper.*, kali-n., kreos., lach., lac-ac., lyc.,

AMEISENLAUFEN - *Hand* ...

mez., nux-v., op., ph-ac., phos., *plat.*, *rhod.*, **Sec.**, seneg., spig., *sulph.*, thuj., verat.

morgens: *Hyper.*, nat-c.

abends: Lac-ac.

nachts: Ars.

Froststadium im Fieber, während: Canth.

Gähnen im Freien, beim: *Phos.*

Menses, während: *Graph.*

Wasser getaucht hat, nachdem er sie in: *Sulph.*

Handfläche: Bar-c., berb., ol-an., par., seneg., spig., vip.

Ulnarseite: Agar.

Schreiben, nach: Agar.

Finger: **Acon.**, aeth., agar., alum., ars., brom., *calc.*, *caust.*, colch., gins., graph., hep., kali-c., kreos., lach., **Lyc.**, *mag-c.*, *mag-s.*, mez., mur-ac., *nat-c.*, *nat-m.*, nit-ac., op., paeon., phos., plat., plb., psor., ran-b., *rhod.*, *rhus-t.*, samb., sep., *sil.*, staph., sul-ac., *thuj.*, verat.

morgens, im Bett: Psor.

abends: Alum., ars., colch.

Angst, durch: Verat.

Schreiben, beim: *Acon.*

Fingerrücken: Bar-ac., ran-b.

Fingerspitzen: **Am-m.**, cann-s., cupr., glon., graph., hep., mag-s., morph., **Nat-m.**, *nat-s.*, plat., **Sec.**, sep., spig., stry., sulph., tep., *thuj.*

nachmittags: *Am-m.*

abends: Nat-c.

Zeigefinger: Croc., mag-s., phos., tab.

Spitze: Graph., nat-m.

Mittelfinger: Acon., mag-s., mez., tab.

Spitze: Kali-c.

Ringfinger: *Aran.*, caust., mag-s., sulph., tab.

kleiner Finger: Agar., *aran.*, mag-s., phos., rhod.

Daumen: Alum., chel., mez., phos., plb., rhod., zinc.

Spitze: Am-m., cina, nat-m.

AMEISENLAUFEN ...

Beine: Aesc., arn., *ars.*, aster., bov., **Calc.**, *calc-p.*, caps., caust., euphr., graph., *helod.*, hep., lachn., nit-ac., op., *plat.*, rhod., rumx., sabad., **Sec.**, *sep.*, stry., sulph.

abends, im Bett: Sulph.

nachts im Bett: Helod.

Fahren oder Reiten, beim: *Calc-p.*, rumx.

gelähmten Bein, im: *Nux-v.*

Menses, während: Graph., *puls.*

Sitzen, nach: *Calc-p.*, sep.

Knochen: *Guaj.*

Gesäß: Ars.

Oberschenkel: Acon., ars., caust., euph., *guaj.*, hydr-ac., *nat-c.*, nit-ac., *pall.*, phos., **Sec.**, sep., spig., staph., stram., sul-ac.

gefühllos, taub, beim Sitzen: Hep.

erstreckt sich zum Abdomen: Ars.

Zehen: Sep.

Knie: Apis, crot-t., cycl., gent-l., kali-c., rat., rhus-t., zinc.

Unterschenkel: Agar., alum., amyg., apis, *arg-n.*, *arn.*, ars., aster., bar-c., bov., calc., *calc-p.*, caps., carb-o., carb-s., caust., graph., guaj., *hep.*, jatr., *kali-c.*, kreos., lach., lac-ac., lil-t., morph., naja, nicc., **Nux-v.**, op., pall., *ph-ac.*, phos., pic-ac., *plat.*, puls., *rhod.*, **Sec.**, **Sep.**, stann., staph., stram., sul-ac., sulph., *tab.*, tarent., tax., verat., *zinc.*

abends: Lac-ac., *plat.*

Gehen, beim: Graph.

nachts im Bett: *Zinc.*

Sitzen, im: Ol-an., *plat.*

Wade: Agar., alum., ant-c., bar-c., cast., caust., *cham.*, coloc., ip., lach., nux-v., onos., plb., rhus-v., sang., sol-n., spig., sul-ac., sulph., zinc.

abends: Alum.

Gehen, beim: Sul-ac.

Freien, nach Gehen im: Nux-v.

Sitzen, im: Bar-c.

Stehen, im: Verat.

Knöchel: Ars-i., meph., pall., rhus-v.

erstreckt sich zum Felsenbein: Rhus-v.

Fuß: Acon., aeth., **Agar.**, alum., am-c., ang., ant-c., apis, arn., ars., ars-h., ars-i., arund., bell., bor., canth., caps., carb-an., carb-s., carl., *caust.*, chel., cic., clem., coloc., con., croc., *crot-c.*, dulc., euph., graph., guaj., hep., hyper., ign., jatr., kali-c., kali-n., kreos., lyc., mag-c., manc., mang., mez., *nat-c.*, *nat-m.*, nat-p., nux-v., op., par., phos., plb., *rhod.*, *rhus-t.*, rhus-v., sars., **Sec.**, *sep.*, spong., *stann.*, stram., stront., *sulph.*, tarax., tax., zinc.

morgens: *Hyper.*, nat-c.

Auftreten, beim: Puls.

Bett, im: *Rhus-t.*

nachts: Phos.

Froststadium im Fieber, während: Canth.

Gehen im Freien amel.: Bor., zinc.

Hitze, nach: *Sulph.*

Sitzen, im: Carl.

Stehen, im: Mang., sep.

erstreckt sich zum Rumpf: Caps., nat-m.

Ferse: Agar., am-c., bell., caust., ferr-ma., *graph.*, nat-c., par., phos., stront., *sulph.*, zing.

morgens, im Bett: *Graph.*

stechend: *Sulph.*

Fußsohle: Agar., am-c., bell., berb., calc-p., **Caust.**, cic., *coloc.*, con., fl-ac., hep., hura, kali-c., laur., mag-m., nat-m., pic-ac., plb., raph., sep., spong., staph., vip., zing.

abends: Zing.

Sitzen, im: Zing.

Gehen, beim: Con., plb., spong.

Ruhe agg.: Sep.

Sitzen, im: Mag-m., staph.

Stehen, im: Plb., zing.

Zehen: Agar., alum., am-c., *am-m.*, ars., berb., caust., chel., cic., colch., con., euph., euphr., guaj., hep., jatr., kali-c., lach., lyc., mag-c., mag-m., nat-c., nat-m., nicc., phos., plat., plb., ran-s., *rhod.*, *sec.*, sep., stram., sulph., thuj., zinc., zing.

abends: Ars., lyc., puls.

Gehen, beim: Lyc.

nachts: Nicc.

Zehenspitzen: Acon., agar., **Am-m.**, colch.

AMEISENLAUFEN - *Zehen* ...

große Zehe: Alum., brom., *caust.*, chin., gins., jatr., phos., plat., plb.

abends: Nit-ac.

17 Uhr: Cast.

nachts: Brom., mez.

Erfrierung, wie nach: Alum.

Erwachen, beim: Brom.

Zuckungen, mit: Crot-t.

Ballen des großen Zehs: Caust.

fünfte Zehe: Crot-t., phos.

ANÄSTHESIE (s. GEFÜHLLOSIGKEIT)

ANALGESIE (s. EMPFINDUNGSLOSIGKEIT; GEFÜHLLOSIGKEIT)

ANGEFÄCHELT werden; möchte, dass Hände und Füße: **Med.**

ANGIOM (= Fungus haematodes; Hämangiom): *Phos.*, sang.

Finger: *Phos.*

Oberschenkel: *Phos.*

ANKYLOSE (= Versteifung):

Ellbogen: Sil.

Finger, Grundgelenke: Crot-h.

Endgelenke: Fl-ac.

ANTHRAX (Milzbrand): *Anthr.*, *ars.*, *sec.*

ANZIEHEN der Glieder agg.: *Agar.*, alum., am-m., *anac.*, *ant-t.*, asar., bell., bor., bry., **Carb-v.**, cham., chel., chin., coff., coloc., dig., dros., dulc., ferr., *guaj.*, hep., ign., kali-c., mag-c., mez., mur-ac., nat-m., nux-v., olnd., par., petr., plat., **Puls.**, rheum, rhod., **Rhus-t.**, sabad., sabin., **Sec.**, stann., staph., thuj., verb., zinc.

amel.: Acon., agar., *alum.*, *am-c.*, am-m., anac., *ant-c.*, arg-m., arn., aur., *bar-c.*, bar-m., bell., bov., *bry.*, **Calc.**, calc-s., cann-s., caps., *carb-v.*, caust., cham., chin., cina, clem., colch., con., croc., dig., dros., dulc., ferr., graph., guaj., *hell.*, *hep.*, ign., *kali-c.*, kali-i., lac-c., laur., *mang.*, meny., *merc.*, **Merc-c.**, mur-ac., *nat-m.*, nux-v., petr., phos., plat., plb., *puls.*, **Ran-b.**, rheum, *rhus-t.*, *ruta*, sabin., sel., **Sep.**, spig., spong., stann., staph., **Sulph.**, **Thuj.**, valer., verat.

ÄRGER wird in den Beinen empfunden: *Nux-v.*

ATAXIE (vgl. KOORDINATION - fehlende): *Agar.*, **Alum.**, *arg-n.*, ars., *calc.*, *caust.*, *cocc.*, crot-c., *fl-ac.*, *gels.*, *graph.*, *hell.*, *helod.*, *kali-br.*,

ATAXIE ...

lach., *lil-t.*, naja, nux-m., *nux-v.*, *onos.*, *phos.*, *plb.*, *sil.*, *stram.*, *sulph.*, *zinc.*

ATHEROM an den Händen: Ph-ac., plb., sil.

ATROPHIE (s. ABMAGERUNG)

AUFFAHREN (s. RUCKEN)

AUFGESCHEUERT, wundgerieben (s. EXKORIATION)

AUFGESPRUNGENE Hände (vgl. RAUHEIT - Hand; RISSIG - Hand): *Aesc.*, *alum.*, am-c., *anan.*, apis, *arn.*, aur., **Calc.**, **Calen.**, carb-ac., **Graph.**, ham., **Hep.**, hydr., *kali-c.*, kreos., *lyc.*, *mag-c.*, *merc.*, *nat-c.*, *nat-m.*, **Petr.**, puls., **Rhus-t.**, **Sars.**, **Sep.**, *sil.*, **Sulph.**, *zinc.*

Arbeiten in Wasser, von: Alum., ant-c., **Calc.**, cham., hep., merc., *rhus-t.*, sars., *sep.*, **Sulph.**

Finger: **Nat-m.**

Nägel herum, um die: **Nat-m.**

Fingerspitzen: Bar-c.

AUFTREIBUNG (s. VÖLLE)

AUSDEHNUNG (s. VERGRÖSSERUNG)

AUSGESTRECKT:

Hand: Bell., dulc.

greifen, wie um nach etwas zu: Dulc., phos.

Finger, krampfhaft: Sec.

Beine: Ambr., merc., nat-m., nux-v., *oena.*, phos., spong., stry., sul-ac.

Unterschenkel: Cham., dig., lach., led., nat-c., *plat.*, *rhus-t.*, ruta, spong., stann., sulph.

morgens, im Bett: *Rhus-t.*

Erwachen, beim: *Plat.*

mittags: Am-c.

abends: Nat-c.

nachts: Stann.

epileptischen Anfällen, vor: *Bufo*

Fuß: Phos.

konvulsivisch: Cina

Neigung zum Strecken: Am-c., op., puls.

morgens, im Bett: *Rhus-t.*

Sitzen, im: *Puls.*

Fußsohle, schmerzhaft: Aster.

BALLEN:

Finger krampfhaft zur Faust gebeugt (vgl. GEBEUGT - Finger): Am-c., *apis*, arg-n., *ars.*, *bell.*, *chin.*, chin-a., *cic.*, *coloc.*, **Cupr.**, *glon.*, *hydr-ac.*, *hyos.*, *ip.*, lach., *laur.*, lyc., *med.*, meny., *merc.*, *nux-m.*, *nux-v.*, *oena.*, op., par., phos., *plat.*, sang., *stry.*, ter.

mittags: Am-c.

Ausstrecken der Arme, beim: Stry.

epileptischen Konvulsionen, bei: *Lach.*, *mag-p.*, *oena.*

Froststadiums im Fieber, zu Beginn des: *Cimx.*

greift, wenn er etwas: Arg-n., *dros.*, stry.

konvulsivisch: Glon., mag-p., nux-m., *nux-v.*

Daumen: *Aeth.*, *apis*, ars., art-v., arum-t., bell., brach., *bufo*, *camph.*, *caust.*, *cham.*, *cic.*, *cocc.*, **Cupr.**, *glon.*, hell., hyos., ign., *lach.*, mag-p., **Merc.**, oena., phyt., *sec.*, *stann.*, staph., stram., sulph., viol-t.

Epilepsie, bei: *Bufo*, *caust.*, *cic.*, *lach.*, *stann.*, staph., sulph.

Schreck, nach: *Ign.*

Fallen auf den Kopf, mit: *Cupr.*

Rheumatismus, bei: Kali-i.

Schlaf, im: Viol-t.

BANDAGIERT, umwickelt; Gefühl wie (vgl. ZUSAMMENSCHNÜRUNG): Arund., *chin.*, **Plat.**

Ellbogen: *Caust.*

Beine: Alumn., anac., benz-ac., *plat.*, til.

Gehen, beim: Til.

Oberschenkel: Acon., *plat.*, sulph.

Gehen, beim: *Acon.*, tarent.

Knie: *Anac.*, ars., **Aur.**, coloc., *graph.*, mag-m., *nat-m.*, nit-ac., nux-m., plat., **Sil.**, sulph., zinc.

rechts: Graph., mag-s.

Gehen, beim: *Aur.*, coloc., graph.

Sitzen, im: *Anac.*, graph.

Unterschenkel: Ant-c., chlor., lyc., nat-m., petr., pic-ac., stann., sul-ac., sulph.

abends: Nat-m.

Wade: Card-m., nat-p.

Knöchel: Acon., calc., helod., petr.

BANDAGIERT, umwickelt; Gefühl wie ...

Fuß, wie mit einem Eisenband umwickelt: Ferr.

Zehe, große: *Plat.*

BEBEN (s. ZITTERN)

BEDECKEN; Verlangen, die Hände zu: Ign.

BERÜHREN; erträgt es nicht, wenn die Finger sich untereinander: Lac-c., *lach.*, sec.

BEUGEN; unwiderstehliches Verlangen, den Arm zu: **Ferr.**

BEWEGUNG (vgl. GEMÜT - GESTEN): *Bell.*, nux-v., sars., stram.

anhaltende: *Ars.*, *bell.*

Konvulsionen, zwischen: *Arg-n.*

Schlaf, im: **Caust.**

Beweglichkeit, große: *Stram.*

Kontrolle über die Bewegungen verloren: *Bell.*, chin-s., *gels.*, merc-c., op., *stram.*

konvulsivische: Absin., acon., **Agar.**, agar-ph., *arg-n.*, aster., aur-m., **Bell.**, calc-p., cann-i., carb-s., *caust.*, *chlor.*, cocc., colch., crot-h., *cupr.*, kali-c., lyc., *merc-c.*, mygal., **Op.**, phos., *plb.*, rhus-t., *santin.*, *sec.*, **Stram.**, sul-ac., verat., *zinc.*, *ziz.*

abwechselnd mit Zittern des Körpers: Arn.

Bewegung, bei: Cocc.

gebrauchen; beim Versuch, die Glieder zu: Cocc., **Pic-ac.**

Liegen auf dem Rücken, beim: Calc-p.

Seite amel., auf der: Calc-p.

mal in den Armen, mal in den Beinen: Hyos.

lächerliche: Zinc.

langsame: Merc-n.

oben, dann mit Gewalt nach unten geworfen; nach: **Bell.**

oszillierende, hin- und hergehende: Acon., zinc.

Schlaf, im: *Caust.*

schwierig: Acon., anac., ars., atro., *camph.*, carb-ac., chel., *con.*, *cupr.*, cycl., dulc., gels., hydr-ac., lyc., *pic-ac.*, stront.

Gehen, nach: Gels.

unregelmäßige: *Agar.*, *bell.*, **Hyos.**, kali-br., lach., *plb.*, *sec.*, stram., **Tarent.**

EXTREMITÄTEN

BEWEGUNG ...

unwillkürliche: Agar., alum., bell., calc., *crot-c.*, *cupr.*, *hell.*, *merc.*, nat-m., op., phos., *stram.*

eine Seite: *Alum.*

ein Arm und ein Bein: *Apoc.*, *cocc.*, *hell.*

gelähmte Extremität: Arg-n., merc., phos.

tägliche Arbeit charakteristisch sind, die für die: Bell.

Verlust der Kraft zur Bewegung: *Apis*, ars., *bell.*, canth., carb-h., cocc., hydr-ac., lath., lyc., naja, oena., op., sars., sec., *stram.*, stry., *tarent.*

morgens, beim Erwachen: Sil., zinc.

wellenartige, winkende Bewegung des linken Armes und Beines mit Seufzen: Bry.

Arme:

eine Seite: *Alum.*, apis, bell., *hell.*

anhaltende: *Bell.*

automatische: *Cocc.*, *hell.*, op.

Geige spielen, als würde er: Clem.

Gesicht hin, zum: Stry.

hastige: *Agar.*, *bell.*

herauf und herab: Cupr-ar.

langsam: Ars.

hinten und vorne, nach: Morph.

idiotischer Manier, in: Merc.

konvulsivische: Apis, *arg-n.*, aur-m., *bell.*, *caust.*, con., *merc-c.*, mez., *mygal.*, *op.*, plb., *stram.*, sul-ac., tab., zinc-s.

oben und außen, nach: *Arg-n.*

schlägt mit dem einen, greift mit dem andern: *Stram.*

schwierig: Ars., aur., cinnb., clem., con., eupi., glon., merc., stann., ter., thuj.

Gehen im Freien, beim: Anac.

Seite zur andern, von einer: Cupr-ar.

trocken, als wären die Gelenke: Thuj.

unregelmäßige: *Agar.*, *bell.*, merc., tab., tarent.

linker Arm: *Cimic.*

unruhige Bewegungen der Arme, Beine ruhig: Stram.

BEWEGUNG - *Arme* ...

unwillkürliche: *Cocc.*, hell., op.

vorne über die Brust bei einem klonischen Krampf, nach: Atro.

heftig nach vorne geworfen: Ip.

Oberarm, schwierig: Coc-c.

Unterarm; beeinträchtigt, behindert: Ars., clem.

schwierig: Chel., con., merc.

Handgelenk, schwierig: Rhod., tep.

unmöglich: Tep.

Hände:

automatische: *Acon.*, cann-i., coca, *kali-i.*, nux-v., zinc.

Gesicht, schlägt sich ins: Acon.

Kopf, zum: Plb.

Gesicht, zum: Stry.

ballende: *Hyos.*

hastige: *Bell.*

konvulsivische: Apis, bell., *kali-c.*, *nat-m.*, *op.*, plb., *zinc.*

Koordination; fehlende, gestörte: *Bell.*, *cupr.*, *gels.*, merc., plb., puls.

schreiben, beim Versuch zu schreiben unwillkürliches Abweichen aus der Richtung: Aesc., ter.

spielt mit den Händen: *Mur-ac.*

verminderte Kraft: Carb-s., con., *plb.*

Finger: Agar., fl-ac., *lach.*, ox-ac., *stram.*, tarent.

anhaltende: Kali-br., *stram.*, sulph.

automatische: Zinc.

schwierig: Plb., rob., tarent., vip.

nachmittags: Mag-s.

unregelmäßige: *Cupr.*

zählt, als ob er mit den Händen: Mosch.

Zeigefinger, krampfhafte: Con., ign.

Daumen, konvulsivische: Calc., calc-p., cocc., con., crot-c.

Beine:

Chorea, wie: Agar., *arg-n.*, coff., *mygal.*

Kontrolle über die Bewegungen verloren: Alum., cann-i., chlor., *gels.*, glon., *plb.*, stram.

BEWEGUNG - *Daumen...*

konvulsivische: *Merc-c.*, *mygal.*, *plb.*, stram.

langsame: Merc.

schwierig: Carb-s., *plb.*

unwillkürliche: Merc., stram.

Oberschenkel, unwillkürliche: Op.

Knie, schwierig: Dios.

unmöglich: *Chel.*

unwillkürlich, hin und her: Thuj.

Unterschenkel: Caust.

nachts im Schlaf: *Caust.*

automatische: Hell.

eines Unterschenkels: Hell.

konvulsivische: Acet-ac., agar., *caust.*, merc-c., *mygal.*, op., plb., sul-ac.

Scheu vor Bewegungen: Ham.

schwierig: Camph., chel., kali-n., nat-m., ox-ac., pic-ac., **Plb.**

ungeschickte: Con.

unten, beim Niesen; nach: Spig.

unwillkürliche: Bry., crot-c., stict.

nachts: *Stict.*

wellenartige: Sep.

Fuß:

konvulsivische: Op., plb., *zinc.*

nervöse, im Bett: *Zinc.*

schwierig: Nat-m.

ständiger Bewegung, in: *Lach.*

unten, als würde er Aufstampfen; nach: Cina

Zehen: Fl-ac.

eingeschränkt: Ars.

unwillkürlich: Op.

BEWUSST, ist sich der Glieder nicht: *Agar.*, camph., cann-s., stram.

Gehen, beim: Stram.

BLASEN würde, als ob Wind aus den Zehen: Cupr.

BLUBBERNDES, glucksendes Gefühl: Rheum

Schulter: Berb., mang., puls., tarax.

nachmittags: Puls.

Oberarm: Berb., colch., cupr., nux-m., petros., squil., zinc.

BLUBBERNDES, glucksendes Gefühl - *Oberarm ...*

links: Zinc.

rechts: Berb.

Ellbogen: Kreos., mang., rheum, spong.

Unterarm: Spong., zinc.

Rückseite: Colch.

Gesäß: Ant-c., zinc.

Stehen, im: Ant-c.

Hüften: *Led.*

Oberschenkel: Berb., olnd., sil.

Knie: Arg-m., bell., berb., nat-m.

Kniekehle: Rheum

Kniescheibe: Asar.

Unterschenkel: Ant-c., arn., berb., con., rheum, rhus-t.

Wade: Crot-h., rheum, spig.

Fuß: Bell., berb., chel., lach.

BLUT sickert aus den Fingernägeln: *Crot-h.*

BLUTANDRANG zu:

Arme: Calc., *nux-v.*, rhod., sil., **Sulph.**

Hände: Elaps, nat-s., *nux-m.*, ph-ac., phos.

nachmittags: Nat-s.

Herunterhängenlassen des Armes, beim: Ph-ac.

Magen ausgehend; vom: Phos.

Finger: Phos.

Herunterhängenlassen des Armes, beim: Phos.

Nägel: *Op.*

Beine: **Aur.**, calc., elaps, zinc.

Knie: Lact., phel.

13 Uhr: Phel.

Sitzen, im: Phel.

Stehen, im: Phel.

Unterschenkel: Lact., meph., nux-m., phos., **Spong.**, **Sulph.**, *zinc.*

links: Nux-m.

nachts, beim Erwachen: Meph.

Füße, im Stehen: Graph.

BLUTWALLUNG (s. BLUTANDRANG)

BRUMMEN (s. VIBRATION)

BURSAE: **Arn.**, calc-p., cann-s., **Nat-m.**, **Sil.**, stann., **Stict.**

BURSAE ...

Zysten: Cann-s., caust., *graph.*, iod., kali-br., *sil.*, *sulph.*

Handgelenk: Ruta, stann.

rechts: Stann.

BURSITIS bei Hallux valgus, chronische: Am-c., hyper., *kali-chl.*, ph-ac., *phos.*, plb., **Sil.**, zinc.

Erfrierung, nach: *Calc.*

Fußsohlen: Calc.

geschwürig: *Calc.*

CHOREA: **Agar.**, apis, *arg-n.*, *ars.*, *asaf.*, *bell.*, *calc.*, **Caust.**, *cedr.*, *cham.*, *chel.*, chin., *chlol.*, *cic.*, *cimic.*, cocc., coff., con., *croc.*, *cupr.*, dulc., *hyos.*, *ign.*, iod., ip., kali-c., *lach.*, laur., lyc., merc., mez., **Mygal.**, *nat-m.*, nux-v., *op.*, plat., puls., rhod., rhus-t., sabin., sec., *sep.*, sil., stann., *stram.*, stront., sulph., tanac., **Tarent.**, verat-v., zinc.

Furcht, durch: *Calc.*, **Caust.**, *ign.*, *kali-br.*, *laur.*, *nat-m.*, *stram.*, zinc.

Koitus agg.: *Cedr.*

Unterschenkel: *Cocc.*, rhod., stict.

DEFORMIERTE Nägel: Alum., anan., calc., *fl-ac.*, **Graph.**, merc., sabad., *sep.*, **Sil.**, sulph., *thuj.*

Zehennägel: Anan., **Graph.**, merc., sep., thuj.

DICK:

Nägel: Alum., *ant-c.*, calc., **Graph.**, merc., sabad., sep., **Sil.**, sulph., *ust.*

Fingernägel: Alum., **Graph.**, sabad.

Zehennägel: *Graph.*, *sec.*

Schienbein: *Sil.*

DICKE Haut der Fußsohlen: **Ars.**

DÜNNE Nägel: Ars., op.

EINGESCHLAFEN (s. GEFÜHLLOSIGKEIT; PRICKELN)

EINGEWACHSENE Zehennägel: Alum., *caust.*, colch., **Graph.**, kali-c., kali-chl., **Mag-aust.**, *nat-m.*, *nit-ac.*, *ph-ac.*, plb., **Sil.**, *sulph.*, **Teucr.**, *thuj.*, tub.

Granulationen, mit krankhaften: *Lach.*, sang.

Ulzeration, mit: *Nit-ac.*, **Sil.**, *teucr.*

EINWÄRTS gedrehter Fuß: Nux-v., sec.

EITERUNG:

Ellbogen (vgl. ABSZESS - Ellbogen): Dros., tep.

Unterarm: Lyc., plb.

Finger: Bor., mang.

Impfung, nach: **Thuj.**

Nägel (vgl. NAGELBETTEITERUNG)

rund um die Nägel: Con., ph-ac.

unter den Nägeln: Form.

Zeigefinger: Calc., nat-s.

Hüfte (vgl. HÜFTGELENKSENTZÜNDUNG): *Ars.*, asaf., asar., *aur.*, *calc.*, *calc-p.*, calc-s., calc-sil., **Chin.**, graph., *hep.*, *merc.*, *ph-ac.*, *puls.*, rhus-t., *sep.*, **Sil.**, staph., *stram.*, sulph.

Knie: Hippoz., *iod.*

Knöchel: Arn., hep.

Fuß: Rhus-v., *sec.*, vip.

Schorf: *Sil.*

Ferse: Berb., bor., fago.

Fußsohle, Gefühl von Eiterung: Calc., kali-n., lyc., prun-s., spig.

Zehen, unter dem Nagel der linken Großzehe: Caust.

ELEKTRISCHEM Strom, Gefühl von (vgl. SCHLÄGE): Agar., ail., dor., gels., polyg-h.

Arme: Dor., gels., polyg-h.

Hände: Gels.

Finger, beim Berühren von Gegenständen: *Alum.*

Unterschenkel: Dor., polyg-h.

Fuß: Gels.

EMPFINDLICHKEIT: Camph., coff., *cupr.*, cycl., *ferr-p.*, lath., *mang.*, sul-ac., tarax., ter., verat-v., zinc.

Kälte: Am-c., ars.

Arme: Agar., calc-p.

Oberarm: Nat-m.

Finger: Agar., sec.

Haut an den Nägeln: Ant-c.

Fingerspitzen: Cist.

Unterschenkel, gegen Luftzug: *Zinc.*

Fuß: Alum., am-c., zinc.

Seite, nicht gelähmte: Plb.

Wärme, gegen: *Sulph.*

EXTREMITÄTEN

EMPFINDLICHKEIT ...

Schulter: *Apis*, aspar., cina, con., ferr., lach., pall.

Handfläche: Merc-c.

Finger: *Lac-c.*, lach., *led.*, *sec.*

auseinander halten, muss die Finger: Lac-c., lach.

Fingerspitzen: *Staph.*

Nägel: Berb., *nat-m.*, nux-v., petr., *sil.*, squil., sulph.

Beine: *Agar.*, ars., aur., *mag-m.*, *petr.*, plb., sep., sil., zinc.

Gesäß: *Ars.*

Hüfte: Bapt., *coloc.*

Oberschenkel: *Agar.*, *gels.*, *merc.*, rhus-t., ruta, sulph.

Knie: Ars., bry., *lach.*, rhus-t., *sars.*, *sep.*, sulph., verat.

Unterschenkel: Berb., *calc.*, calc-s.

Schienbein: *Puls.*

Wade: *Nat-m.*, plb., sil.

Knöchel: Ars-h., graph., sars.

Fuß: Agar., aloe, anac., ant-c., apis, calc-s., *kali-c.*, lac-f., *lach.*, led., **Lyc.**, med., *merc-i-r.*, *mez.*, *petr.*, rumx., *sil.*, stann., *staph.*, sulph.

Gehen, beim: Alum.

Ferse: Jatr., med.

Fußsohle: Aloe, *alum.*, ant-c., carb-v., **Kali-c.**, **Lyc.**, **Med.**, mez., sabad., *staph.*, zinc.

Zehen: *Calc.*, *carb-an.*

großer Zeh: Ars-h., eup-per.

Gehen, beim: Calc.

EMPFINDUNGSLOSIGKEIT:

Unterarm gegen Ofenhitze: *Plb.*, thuj.

Schmerz, gegen: Kreos., *plb.*

Hand, gegen Verbrennung: *Plb.*

Schmerz, gegen: Kreos., plb.

Stiche, gegen: Plb.

Finger, gegen Ofenhitze: *Plb.*, thuj.

ENTBLÖSSEN agg.: Aur., *bry.*, con., **Hep.**, *nat-m.*, **Rhus-t.**, **Sil.**, squil., stront., **Thuj.**

Neigung zum Entblößen (vgl. HITZE):

Arme: Con., zinc.

Schlaf, im: Con.

ENTBLÖSSEN agg. - **Neigung** zum Entblößen ...

Beine: Crot-c., *plat.*, sec., zinc.

nachts: *Plat.*, zinc.

Unterschenkel, morgens beim Erwachen: *Plat.*

Füße: Agar., **Cham.**, *cur.*, fl-ac., *mag-c.*, **Med.**, *petr.*, **Puls.**, *sang.*, *sanic.*, sep., **Sulph.**

gegen Morgen: Cur.

ENTZÜNDUNG: *Lach.*, merc-n., vip.

erysipelatös: Anan., **Lach.**, vip.

Knochen: *Asaf.*, *aur.*, *calc.*, **Fl-ac.**, **Merc.**, *mez.*, **Ph-ac.**, *rhus-t.*, **Sil.**

Gelenke: **Acon.**, *ang.*, **Apis**, *arn.*, *aur.*, **Bell.**, **Bry.**, *calc.*, *caust.*, *ferr-p.*, *guaj.*, hyper., *iod.*, *kali-c.*, *kali-i.*, *kalm.*, *kreos.*, lach., *lac-ac.*, **Led.**, lith-c., *lyc.*, *mang.*, meny., *merc.*, *nat-m.*, *nat-s.*, *phyt.*, *psor.*, *puls.*, *rhod.*, *rhus-t.*, *ruta*, sabin., *sars.*, *sep.*, **Sil.**, *sulph.*, verat-v.

abends: Acon.

nachts: Acon., **Iod.**, mang., *rhod.*

erysipelatös: *Bry.*, rhod.

Hitze agg.: Guaj., led.

Synovitis: Apis, bell., bry., calc., caust., ferr-p., iod., kali-c., kali-i., led., lyc., merc., phyt., puls., rhus-t., sep., sil., sulph., verat-v.

Lymphgefäße des Armes: **Bufo**

Sehnen: *Rhod.*, *rhus-t.*

Arme: Arg-m., crot-h., cupr., kali-bi., kali-i., lach., merc., petr., ran-b., *rhus-t.*, rhus-v., sep.

erysipelatös: Am-c., *apis*, arn., *ars.*, bell., bufo, *carb-ac.*, form., *hippoz.*, *kali-c.*, kalm., **Lach.**, petr., *ph-ac.*, **Rhus-t.**, rhus-v.

phlegmonös: Rhus-t., rhus-v.

Stellen, an kleinen: Merc-c.

Oberarm, erysipalatös: Bell., petr.

Ellbogen: Ant-c., lach., lac-ac., sil.

erysipelatös: Ars., lach., sulph.

Unterarm: *Ars.*, lyc., *rhus-t.*

erysipelatös: Anan., ant-c., apis, bufo, *kali-c.*, **Lach.**, merc., petr.

Periost: *Aur.*

Handgelenk: Euph., rhus-t.

ENTZÜNDUNG ...

Hand: Anac., *anthr.*, arn., ars., *bry.*, bufo, cocc., *crot-h.*, cupr., ferr., hep., *kalm.*, *lach.*, *lyc.*, manc., *rhus-t.*, *sil.*, sulph., vesp.

dunkelrot: Anthr., *lyc.*, rhus-t.

Schwielen, entzündete: *Phos.*

erysipelatös: Graph., *lach.*, *rhus-t.*

Handfläche: Bry.

Finger: **Am-c.**, apis, calc-s., con., *cupr.*, *hep.*, kali-c., lyc., *mag-c.*, mang., nat-m., nit-ac., puls., ran-b., *sil.*, tarent.

erysipelatös: Rhod., rhus-t., sulph., thuj.

Gelenke: *Lyc.*

Schleimbeutelentzündung (Bursitis): *Ruta*

Knochen: *Staph.*

Periost: **Led.**

Nägel: Kali-c.

um die: Con., *nat-m.*, *nat-s.*, ph-ac.

Nagelbett: *Hep.*, *stict.*

Fingerspitzen: *Thuj.*

Beine, Psoasmuskel: *Calc.*

erysipelatös: *Sulph.*

Hüftgelenk: Apis

Oberschenkel: Nat-c., rhus-t., *sil.*

Periost des Oberschenkelknochens: *Aur.*, *mez.*, *phyt.*

Knie: *Apis*, *arn.*, *bar-m.*, *benz-ac.*, **Bry.**, *calc.*, *cocc.*, *fl-ac.*, *guaj.*, *iod.*, lac-ac., *led.*, *nux-v.*, *phos.*, phyt., *psor.*, **Puls.**, *rhus-t.*, *sars.*, sil., *sulph.*, tub.

erysipelatös: Nux-v., **Rhus-t.**, sulph.

Gonorrhö, durch unterdrückte: *Med.*, sil.

Unterschenkel: *Acon.*, *bor.*, bov., *calc.*, com., nat-c., sulph.

erysipelatös: Anan., **Apis**, arn., ars., *bor.*, *bufo*, *calc.*, *hep.*, *hydr.*, **Lach.**, lyc., merc., *nat-c.*, *puls.*, *rhus-t.*, *sil.*, *sulph.*, *ter.*, zinc.

Nasenbluten, mit: Bor.

Tanzen, nach: Bor.

Achillessehne: *Sep.*, *zinc.*

Periost: **Asaf.**, *aur.*, *kali-bi.*, **Led.**, *merc.*, *ph-ac.*, **Phos.**, sil., still., *sulph.*

ENTZÜNDUNG - *Unterschenkel* ...

Schienbein: *Asaf.*, *aur.*, *calc.*, *guaj.*, hecla., kali-i., lach., **Ph-ac.**, **Phos.**, **Sil.**, *still.*, stront.

Knöchel: Arn., *mang.*, phyt.

erysipelatös: *Lach.*, *rhus-t.*, tep.

Fuß: Acon., arn., *ars.*, bor., **Bry.**, calc., calen., *carb-an.*, *com.*, dulc., kali-bi., *merc.*, mygal., *phos.*, *puls.*, *rhus-v.*, sil., **Sulph.**, zinc.

dunkelrot: Rhus-v., sil.

erysipelatös: *Apis*, *arn.*, *bry.*, dulc., nux-v., puls., *rhus-t.*, sil., sulph.

abschilfernd: Dulc.

Stellen, an kleinen: Apis

Tanzen, nach: Berb.

Knochen: Sarr.

Periost: *Aur-m.*, guaj.

Fußrücken: Calc., mag-c., puls., thuj.

Fußsohle: *Puls.*

Ferse: Ant-c., sabin.

rheumatisch: Sabin.

Zehen: Am-c., berb., carb-an., caust., lach., *nit-ac.*, ph-ac., phos., *puls.*, sep., sulph., tarent., teucr., *thuj.*, zinc.

erysipelatös: **Apis**

erfroren: *Agar.*

Nasswerden der Füße, nach: Nit-ac.

großer Zeh: *Am-c.*

EPILEPTISCHE Aura:

Arm: Calc., *lach.*, *sulph.*

Ferse zum Hinterkopf, von der: *Stram.*

ERBEBEN (= durch und durch gehender Schauer; Durchrieseln) (vgl. SCHAUDER): Nitro-o., nux-v.

Erregung, durch: Nux-v.

Gelenke: Cinnb.

Arme: **Cann-i.**

Hand: Bapt., **Cann-i.**

Fingerspitzen: Ail.

Knie: **Cann-i.**

Unterschenkel: **Cann-i.**, lyss., phys., stry.

Fuß: Bapt.

Zehen, große: Benz-ac.

ERFRIEREN, Beschwerden durch (s. FROSTBEULEN)

ERFROREN, Gefühl im Fuß wie: Pic-ac., puls.

ERSCHLAFFUNG: Arn., ars., asaf., bar-c., *carb-h.*, *carb-o.*, *carb-v.*, *chin.*, cic., clem., ferr., grat., hell., lyc., nit-ac., nux-m., nux-v., **Op.**, sep., tab., vip.

morgens, beim Erwachen: Lyc.

Aufstehen amel., nach dem: Lyc.

Freien, beim Aufenthalt im: *Nux-v.*, sep.

Mittagessen, nach dem: Nit-ac.

Gelenke: Bar-c., laur.

Arme: Guaj., hell., nux-m., plat.

Lachen, beim: Carb-v.

Hand: Gels., nat-c.

Beine: Am-m., ambr., ang., camph., canth., cic., guaj., hell., lach., lyc., nat-c., nit-ac., nux-m., op., phos., plb., puls., stram., verat.

Hüftgelenk: Apis, *calc.*, *thuj.*

Knie: Lith-c., phos., plb., sulph.

Gehen amel.: Phos.

Unterschenkel: Carb-v., kali-c.

Fuß: Ars., *gels.*, nat-c.

Liegen, im: Ars.

ERYSIPEL (s. ENTZÜNDUNG - erysipelatös)

EXKORIATION:

Gelenkbeugen: Bell., *caust.*, **Graph.**, lyc., *mang.*, *ol-an.*, *petr.*, *sep.*, squil., *sulph.*

Gesäßfalte (Rima ani): Arg-m., arum-t., bufo, carb-s., **Graph.**, nat-m., *nit-ac.*, puls., *sep.*, sulph.

Oberschenkeln, zwischen den: Aeth., *am-c.*, *ambr.*, anan., ars., bar-c., bufo, *calc.*, carb-s., **Caust.**, *chin.*, chin-a., goss., *graph.*, **Hep.**, kali-ar., **Kali-c.**, **Kreos.**, *lyc.*, **Merc.**, *nat-c.*, nat-m., *nit-ac.*, *petr.*, rhod., **Sep.**, squil., *sul-ac.*, **Sulph.**, zinc.

Gehen, durch: **Graph.**, ruta, sul-ac., *sulph.*

Kniebeuge: *Ambr.*, **Sep.**

Unterschenkel: Lach.

Zehen, zwischen den (vgl. SCHWEISS - Zehen - zwischen - Rohheit): Aur-m., berb., carb-an., clem., *fl-ac.*, *graph.*, lach., lyc., mang., merc-i-f., mez., *nat-c.*, nat-m., nit-ac., ph-ac., ran-b., *sep.*, **Sil.**, syph., zinc.

EXOSTOSEN: Aur., aur-m., **Calc-f.**, dulc., mez., ph-ac., rhus-t., **Sil.**, sulph.

EXOSTOSEN ...

Unterarm: *Dulc.*

Finger: *Calc-f.*

Kniescheibe: Calc-f.

Schienbein: *Ang.*, *aur.*, *aur-m.*, bad., calc-f., *calc-p.*, *cinnb.*, *dulc.*, *hecla.*, merc., **Nit-ac.**, *phyt.*, rhus-t., sars.

FALLEN, zu stürzen; Neigung zu: *Caust.*, iod., mag-c., nux-v., ph-ac., phos.

FALLENLASSEN von Gegenständen (s. UNGESCHICKLICHKEIT - Hände - fallen)

FALLHAND (Radialislähmung): Plb.

FARBE:

blass: Hydr-ac., naja, ox-ac., rob., sec.

blau: Agar., apis, bism-o., bol., **Carb-v.**, *crot-c.*, *dig.*, kali-ar., *lach.*, lyss., *merc.*, *op.*, rob.

bleifarben: Sec.

dunkel gefärbt: Vip.

Ekchymosen: Merc-c., *sec.*, **Sul-ac.**, *tarent.*, *vip.*

Flecken: Berb., cimx., cocc., hura

rote: Lach., sulph.

gelblich: Phos.

stellenweise: Vip.

gesprenkelt, fleckig: *Ars.*, **Lach.**

grünlich-gelb: Vip.

livide: Agar., bapt., chlol., ox-ac., phos., sul-ac.

gelblich: Vip.

stellenweise: Bapt., vip.

marmoriert: Berb., *thuj.*

rot: *Bell.*, carb-o., merc-n., sep., stram., vip.

abwechselnd mit lividen Stellen: Chlol.

Flecken: Lach., sulph.

stellenweise: Cadm., elaps, lach., vip.

blaurot: Vip.

brennend: Berb., sulph., tab.

geschwollen: Plb.

juckend: Berb., euph., zinc.

Waschen, nach: Sulph.

verschwindet bei Druck: Chin-s., kali-br., verat-v.

schwarz: Ars., tarent., vip.

violett: Apis, *verat-v.*, zinc.

FARBE - violett ...

stellenweise: Apis, *lach.*

Gelenke, Röte der: *Cocc.*, colch., *kalm.*, *merc.*, **Puls.**, **Rhus-t.**, *verat-v.*

Arme:

blau: *Apis*, arg-n., bism-o., elaps, morph., sulph.

Asthma, bei: *Kali-c.*

Flecken an beiden Armen, blaue: **Sul-ac.**

Herabhängen, beim: Sep.

rötlich: Vip.

braune Flecken: Guare., *lyc.*, *petr.*, thuj.

Ekchymosen: Vip.

Flecken, entzündete: Chlol., rhus-v.

gelb, an kleinen Stellen: Petr., vip.

Ringe: Nat-c.

gesprenkelt: Amyg., *lach.*, naja, nat-m.

kupferfarbene Flecken: *Nit-ac.*

Leberflecke: Ant-c., guare., lyc., *mez.*

dunkel, werden: *Mez.*

juckend: Lyc.

livid: Agar-ph., amyg., *ars.*, crot-h., *lyc.*, naja, ox-ac., vip., zinc-m.

Flecken: *Hell.*, lyc.

marmorierte Flecken: Berb.

orangefarben: Cinnb., kali-i., rhus-t., vip.

Petechien: Berb., cop., cupr., phos., phys.

Purpura haemorrhagica: *Lach.*, *phos.*, *sec.*, *sul-ac.*, ter.

rot: Acon., ant-c., apis, arn., ars., *bell.*, bry., chin-s., chlol., cit-v., cupr., hydr-ac., jac-c., jug-c., *kali-bi.*, merc., merc-c., rhus-v., **Ruta**, stram., sulph., vesp., vip.

abends: Fago.

Flecken: Apis, aster., berb., bry., cop., *cupr.*, dulc., elaps, *graph.*, kali-bi., kali-i., *lach.*, led., merc., oena., *phos.*, phyt., plat., *rhus-t.*, sabad., sep., *sulph.*, *thuj.*

Streifen: Apis, euph.

Trinken von warmen Getränken, beim: Phos.

schwarz: Vesp.

FARBE - *Gelenke*, Röte der - schwarz ...

stellenweise: Vip.

Stellen, an einzelnen: Am-c., ant-c., berb., bry., crot-h., led., oena., tep., vip.

violett: Naja, vesp.

stellenweise: Ars.

weiß: Berb.

stellenweise: Apis

Schulter:

Flecken: Berb., ph-ac., *sul-ac.*, tab.

gelbe Flecken: Ant-c.

marmorierte: Berb.

rot: Berb., chin., chin-s., lac-c., lach., ph-ac., puls-n., tab.

Schwarzfärbung an einzelnen Stellen: Vip.

Oberarm:

blaue Flecken: Plat.

Ekchymosen: Vip.

rot: Anac.

Ellbogen:

braune Flecke: Cadm., *lach.*, sep.

Flecken: Calc., *sep.*, vip.

rote Flecken: *Phos.*

Unterarm:

blau: Apis, arg-n., bism-o., plat., sep.

bläuliche Flecken: **Sul-ac.**

dunkel: Acon., ant-c., *ars.*, caust., com., sep.

Flecken, entzündliche: Cimx., hura

rote: Hura, kreos.

livid: *Ars.*, vesp., vip.

marmoriert: *Crot-h.*, **Lach.**

purpurne Flecken: *Kali-c.*, kali-p.

rot: Anac., *apis*, arn., bell., colch., kreos., mang., rhus-t.

Stellen, an kleinen: *Ars.*, berb., bor., chel., *euph.*, *merc.*, olnd., rhus-v., sulph., tarent., tax., thuj., vesp.

Streifen: Anthr.

Stellen, an einzelnen: Carb-o., mang., mill., nat-m.

weiße Flecken: *Berb.*

FARBE ...

Handgelenk:

braune Flecke: *Petr.*

rot: Apis, cub.

Stellen, an einzelnen: Dros., kali-c., *merc.*, *petr.*

Hand:

blass: *Ars.*, bell., *calc.*, *camph.*, cedr., con., ign., *ip.*, *plb.*, *sang.*, *sec.*, zinc.

blau: Acon., aesc., agar., am-c., *ant-t.*, *apis*, *arg-m.*, **Arn.**, *ars.*, bar-c., benz-n., bor., *brom.*, *cact.*, *camph.*, *carb-an.*, *carb-v.*, *chin-a.*, *cocc.*, con., *crot-h.*, crot-t., cupr., *dig.*, dros., elaps, helod., inul., *kali-c.*, **Lach.**, *laur.*, morph., **Nux-v.**, oena., ph-ac., phos., *plb.*, puls., rhus-t., samb., *spong.*, *stram.*, stry., tab., *verat.*, *verat-v.*, *zinc.*

morgens: Spong.

nachts: Phos., samb.

Erwachen, nach dem: Samb.

Froststadium im Fieber, während: *Camph.*, nux-v., *spong.*, stram., **Verat.**

Herunterhängenlassen, beim: Sep.

kaltem Wasser, nach Waschen in: Am-c.

Kälte, mit: *Nux-v.*, sep.

Konvulsion, bei einer: *Aesc.*

marmoriert: Cupr.

Stellen, an einzelnen: Nit-ac.

alten Menschen, bei: Bar-c.

Winter, im: Cupr.

bräunlich-rot: Arg-n., sul-ac., sulph.

nachmittags: Sulph.

Flecken: Arg-n., nat-m.

Streifen: Sul-ac.

Flecken: Ars., sep.

juckende: Sep.

gelb: Canth., *chel.*, cupr-ar., elaps, ign., *lyc.*, *sil.*, spig.

dunkel: Aran.

grünlich: Cupr-ar.

Stellen, an kleinen: Elaps, med.

grünlich: Crot-h.

kupferfarbene Flecke: Nit-ac.

FARBE - *Hand* ...

livid: **Ars.**, merc., morph., naja, nux-v., op., ox-ac., plb., stram., stry.

Flecken: Lyc.

marmoriert: **Lach.**, naja

rot: **Agar.**, **Apis**, bar-c., *bell.*, berb., bry., carb-an., *fl-ac.*, hep., mez., nat-s., nux-v., phos., plan., puls., rhus-t., seneg., staph., stram., sulph., sumb., vesp.

Flecken: All-s., alum., *bell.*, berb., *cor-r.*, elaps, kali-i., lach., mag-m., mang., merc., nat-c., nat-m., *ph-ac.*, sabad., sep., stann., tab., zinc.

schwarz: Sol-n., sul-ac., tarent., vip.

Pünktchen: Petr.

Stellen, an kleinen: Sol-n.

violett: Apis, kali-p., *lach.*, naja, op., *phos.*, rhus-t., sec., thuj., vip.

Flecken: *Kali-c.*

Frösteln, beim: Thuj.

Handrücken:

blau: Carb-o., plb.

Flecken: Sars., sec.

braun: *Iod.*, *thuj.*

Flecke: Cop., *lach.*, *nat-m.*, petr., sulph.

gequetscht, wie: *Nat-m.*

Flecken: Apis, arg-n.

juckend: Cit-v.

rot: Arg-n., cit-v.

stechend, fein: Apis

gelb, an einzelnen Stellen: Cop., crot-c.

Petechien: Berb.

Purpura haemorrhagica: *Lach.*, *phos.*

rot: Aur-s., berb., brom., cic., cimic., *crot-h.*, ferr., mur-ac., sul-ac., sulph., sumb., vip.

morgens: Sulph.

nachmittags: Cimic.

abends: Cimic., sulph.

Freien, im: Dulc.

FARBE - Handrücken - rot ...

Flecken: *Agar.*, bell., calc., cic., cop., hura, nat-c., osm., stann., sulph.

dunkel: Berb.

juckend: Brom.

weiß: *Berb.*, *calc.*, nat-c., nit-ac.

Nesseln, wie von: Nat-s.

Streifen, in: Vip.

Handfläche, braune Flecke: Iod., nat-c., *thuj.*

gelb: *Chel.*

rot: Fl-ac.

rote Flecke: Apis

Finger: Act-sp.

blau: Benz-n., caust., *cocc.*, corn., *crot-h.*, *cupr.*, nat-m., nux-m., nux-v., op., *petr.*, *sil.*, vip.

morgens: Petr.

braune Flecken: Ant-t.

Ekchymosen: Coca

Flecken: *Con.*, corn., lyc., mang., *nat-m.*, *ph-ac.*, *plb.*

gelb: Ant-t., *chel.*, con., elaps, ph-ac., sabad.

stellenweise: Ant-t., bism-o., con., elaps, sabad.

grünlich: Colch.

livid: Chin-s., ox-ac.

rot: *Agar.*, apis, apoc., arg-n., arum-i., benz-ac., berb., *bor.*, cann-i., *cit-v.*, fl-ac., graph., kali-bi., lach., *lyc.*, *nux-v.*, plb., sil., sulph., ther., zinc.

abends: Sulph.

Flecke: Benz-ac., cor-r., plb., zinc.

entzündete: Arg-n.

Pünktchen: Lach.

Streifen: Apis

schwarz: Sep., vip.

Sommersprossen: Ferr.

violett: Stry.

weiß: Gins., lach., vip.

Kälte, bei: Gins.

Gelenke: Cann-s., *cham.*, chel., cinnb., *lyc.*, pall., spong., sulph.

FARBE - *Finger* ...

Nägel: Ant-c., ars., graph., nit-ac., thuj.

blau: Acon., aesc., agar., apis, apoc., *arg-n.*, arn., *ars.*, asaf., aur., cact., *camph.*, carb-s., *carb-v.*, *chel.*, *chin.*, chin-a., *chin-s.*, chlf., cic., cocc., colch., con., *cupr.*, *dig.*, *dros.*, eup-pur., *ferr.*, ferr-ar., ferr-p., gels., gins., *graph.*, ip., manc., merc., merc-sul., *mez.*, mur-ac., *nat-m.*, *nit-ac.*, **Nux-v.**, op., *ox-ac.*, *petr.*, ph-ac., *phos.*, plb., rhus-t., sang., sars., sep., *sil.*, *sulph.*, sumb., tarent., *thuj.*, **Verat.**, *verat-v.*

Froststadium im Fieber, während: Apis, arn., **Ars.**, *asaf.*, carb-s., *carb-v.*, *chel.*, *chin.*, *chin-s.*, *cocc.*, con., *dros.*, *eup-pur.*, ip., kali-ar., mez., **Nat-m.**, **Nux-v.**, petr., ph-ac., **Rhus-t.**, sulph., thuj., verat.

Menses, während: *Arg-n.*, *thuj.*

Blut sammelt sich unter den Nägeln: Apis

dunkel: Morph., ox-ac.

gelb: Am-c., ambr., aur., bell., bry., canth., carb-v., cham., chin., **Con.**, ferr., ign., lyc., *merc.*, *nit-ac.*, *nux-v.*, op., plb., **Sep.**, **Sil.**, spig., *sulph.*

grau: Merc-c., *sil.*

livid: Ars., *colch.*, op., *ox-ac.*, sul-ac.

rot: Ars., crot-c., lith-c.

dann schwarz: *Ars.*

schwarz: *Ars.*, *graph.*

violett: Apis, ars., op., samb., sec., stram.

weiß: Cupr., nit-ac.

Flecken: Alum., ars., *nit-ac.*, sep., **Sil.**, sulph.

Fingerspitzen, blau: Agar., bor., colch., crot-c., op., phos.

abends: Phos.

gelb an einzelnen Stellen: Elaps

rot: Berb., calc., fago., mur-ac.

Frostbeulen, nach: Berb.

schwarz: Sol-n.

FARBE - *Finger* - Fingerspitzen ...

weiß: Alum., der., fl-ac.

Zeigefinger:

rote Flecken: Arg-n.

Fingerrücken: Arg-n.

schwarz: Phos.

Flecken: Apis, rhus-t.

Mittelfinger, Mittelgelenk verfärbt: Ars-h.

kleiner Finger, rot: Lyc.

Daumen:

bräunlich: Sulph.

dunkel: Cic.

gelb: Sulph.

rot: Cimic., lach., vesp.

schwarz: Vip.

weiß: Vip.

stellenweise: Sulph.

Beine:

bläulich: Bism-o., cupr., *ox-ac.*, sec., verat.

Flecken: Am-c., ant-c., con., lach., phos., **Sul-ac.**, *sulph.*

bräunlich: Arg-n.

Ekchymosen: Phos., *sul-ac.*

Flecken, entzündete: Ant-c., crot-t., lach., nat-c., sulph.

gelb: Kali-br., vip.

Streifen, in: Vip.

grünlich: Vip.

gelb wie durch ein Hämatom: Con.

livid: Kali-s., morph.

marmoriert: **Caust.**, lyc., thuj.

Purpura haemorrhagica: *Lach.*, *phos.*, *sec.*, ter.

purpurn an einzelnen Stellen: Bor., ptel.

rot: Petr., plb., ptel., sep., stram., vip.

Stellen, an kleinen: Ars., *calc.*, *caust.*, con., *graph.*, kali-i., *lach.*, lyc., merc., mez., petr., ph-ac., sil., *sul-ac.*, *sulph.*

Innenseite: Petr.

schwarze und schmerzhafte Flecken: Nux-v.

FARBE - *Beine* ...

Stellen, an einzelnen: Ant-c., bry., hyos., kali-br., kali-n., nat-c., sulph.

Gesäß:

rot: Cann-s., hyos.

stellenweise: Cann-s., mag-c.

Hüften:

rot: Lac-ac., ph-ac., rhus-t., vip.

Stellen, an kleinen: Lac-ac., rhus-t.

Streifen, erstrecken sich bis zum Nabel: Ph-ac.

schwarz: Crot-h.

Oberschenkel:

blau: Anthr., bism-o., both., kreos.

Flecken: Ant-c., *arn.*, kreos., morph., mosch., vip.

Male: Arn.

bräunlich, Innenseite des Oberschenkels: *Thuj.*

Flecke: Cann-s., *mez.*, nat-s.

Flecken, entzündete: Lac-ac.

gelbe Male: Arn.

grünlich: Kali-n.

livid: Anthr., arn.

marmoriert: **Caust.**

rot: Anac., bell., kali-c., nat-m., puls., rhus-t., sil., thuj.

nachts: Rhus-v.

Flecken: Bell., calc., caps., crot-t., cycl., *graph.*, med., merc., petr., plan., rhod., rhus-t., sulph.

brennend: Ph-ac.

juckend: Nat-m.

gekratzt wird, wenn: Med.

Stellen, an einzelnen: Am-c., ant-c., cann-i., cycl., *graph.*, mur-ac., rhod.

weiß, an einzelnen Stellen: Calc.

Zyanose: Ars.

Knie:

dunkle Flecke, vorderer Teil: Phos.

rot: Lachn., lac-ac., petr.

stellenweise: Lyc., petr.

Rückseite: Am-c., kreos.

Vorderseite: Merc., nat-m.

FARBE - *Knie* ...

Kniescheibe, beim Treppensteigen: Cann-s.

Unterschenkel:

blau: Ambr., *anthr.*, arg-n., *carb-an.*, *carb-s.*, con., elaps, kali-br., lyc., mur-ac., **Nux-v.**, ox-ac., plb.

links, während den Menses: Ambr.

Flecken: *Sars.*, *sul-ac.*

verhärtet: *Sars.*

Blutpünktchen: Phos.

braun, bläulich: *Anthr.*, vip.

Flecken: *Petr.*, thuj.

dunkel, beim Herunterhängenlassen des Beines: Hydr-ac.

Ekchymosen: Crot-h.

Flecken, entzündete: Lac-ac., *nat-c.*, phos.

gelbe Flecke: Carl., hydrc., stann., vip.

gesprenkelt, fleckig: Con., led.

Krusten: Mez.

marmoriert: **Caust.**

Purpura: Kali-i., *lach.*, **Phos.**, *sec.*

rötlich: Aeth., am-c., arn., arund., con., cop., elaps, hydr-ac., kali-bi., kali-br., *lach.*, lyc., merc., *nat-c.*, phos., puls., rhus-t., rhus-v., sulph., thuj.

abends: Fago.

Flecken: *Calc.*, con., dulc., graph., guare., kali-br., kali-n., lyc., merc., sars., sil., sul-ac., zinc.

bedecken sich mit Krusten: *Zinc.*

brennend: Ph-ac.

Gehen, beim: Nux-v.

schwarz: Iod., vip.

Stellen, an kleinen: Vip.

Stellen, an einzelnen: *Calc.*, *chel.*, con., *lyc.*, *phos.*, *stann.*, *zinc.*

violett: Led., vesp.

Flecke: **Apis**, *crot-h.*

weiße Flecke: Calc.

Zyanose: Con., elaps

Schienbein, Flecke: Ambr., ant-c., *caust.*, kali-n., *lach.*, mag-c., *phos.*, *sil.*, sul-ac.

FARBE ...

Wade:

blaue Flecke: Kali-p.

Flecken, entzündete: Petr.

gelbe Flecke: Kali-br.

Röte an einzelnen Stellen: *Con.*, graph., kali-br., lach.

Stellen, an einzelnen: Con., graph., *sars.*

Knöchel:

blaue Flecke: *Sul-ac.*

dunkel, breitet sich das Bein nach oben aus: Naja

Flechte; trockener Hautausschlag: All-s.

rot: Apis, ars-h., calc., *cham.*, *lach.*, lac-ac., lyc., rhus-t., sul-ac.

Stellen, an kleinen: Calc., **Sul-ac.**

nachmittags: Lyc.

Streifen: Ferr-ma.

weiß an einzelnen Stellen: *Calc.*

violett: Arn., *lach.*

Flecken: **Sul-ac.**

Fuß:

blass: **Apis**, chin., ph-ac.

blau: *Arg-n.*, arn., bor., dros., elaps, kali-br., *kali-c.*, lach., led., *mur-ac.*, oena., phos., puls., rhus-t., sep., stram., verat., vip.

Stellen, an kleinen: Kreos., sulph.

gelblich-grau: Vip.

livid: Merc-c., ox-ac., stram.

rot: Agar., apis, calc., *carb-s.*, carb-v., graph., hyos., lach., nat-c., phos., *puls.*, rhus-t., sars., sep., *sil.*, stann., thuj., vesp., vip., zinc.

abends: Apis

stellenweise: Apis, ars., bry., chin., elaps, *lach.*, led., lyc., mang., phyt., thuj.

Gelenke: Lyc., mang., stann.

schwarz: Crot-h., sol-n., vip.

violett: Op., sec.

Stellen, an kleinen: Apis

weiße Flecke: Apis

FARBE - *Fuß* - Fußrücken ...

blau: Vip.

marmoriert: *Caust.*, thuj.

rot: *Rhus-t.*, thuj.

8 Uhr: *Rhus-t.*

Flecken: Carb-o., puls., thuj.

Fußballen, Röte: Rhus-t.

Fußsohle, blaue Flecke: Kali-p.

rot: Bry., kali-c., phos., *puls.*

Stellen, an kleinen: *Ars.*

weiße Flecke: Nat-m.

gebleicht, wie: Bar-c., plb.

Ferse, purpurfarben: Puls.

rot: Ant-c., *petr.*

Zehen: *Sec.*

rot: *Agar.*, *alum.*, *am-c.*, apis, aster., aur., *aur-m.*, berb., bor., *carb-v.*, nat-m., nit-ac., *nux-v.*, phos., sep., thuj., zinc.

glänzend: Thuj.

Nasswerden der Füße, nach: Nit-ac.

schwarz: Crot-h., phos., *sec.*, sol-n.

violett: Stry.

Zehennägel: Apis, *ars.*, camph., dig., *graph.*, *nit-ac.*, *ox-ac.*, *sil.*

blau: Apis

Zehenspitzen, blau: Op.

rot: Mur-ac., thuj.

erster Zeh, rot: Alum., *am-c.*, arn., aster., *benz-ac.*, bry., coc-c., eup-per., *nat-m.*, *nit-ac.*, sabin.

Stellen, an kleinen: Nat-c.

schwarz: Iod.

fünfter Zeh, rot, morgens: Lyc.

Stellen, an kleinen: Staph.

zwischen den Zehen weiß, wie gebleicht: Bar-c., plb.

FESTGEBUNDEN, Gefühl wie:

Arme wie: Abrot., alum., caj., nux-m.

Handgelenk: Glon.

FISTELÖFFNUNGEN:

Gelenke: *Calc.*, hep., ol-j., **Phos.**, **Sil.**, *sulph.*

Handfläche: Ars.

FISTELÖFFNUNGEN ...

Hüfte: *Calc.*, *carb-v.*, *caust.*, **Lach.**, *ph-ac.*, **Phos.**, *sil.*

Oberschenkel: *Calc.*

Knie: *Iod.*

Unterschenkel: Ruta

Knöchel: *Calc-p.*

FLATTERN:

Oberarm, wenn er auf dem Tisch aufliegt: Phyt.

Oberschenkel: Cench.

FLECKEN (s. HAUTAUSSCHLÄGE)

FROSTBEULEN: Abrot., **Agar.**, all-c., aloe, *alum.*, *alumn.*, *arn.*, *ars.*, aur., *bad.*, *bell.*, bor., bufo, cadm., *carb-an.*, *carb-v.*, *cham.*, chin., *cop.*, *croc.*, *cycl.*, hyos., kali-ar., kali-c., kali-chl., kalm., *lyc.*, *mur-ac.*, **Nit-ac.**, *nux-v.*, **Petr.**, ph-ac., *phos.*, plan., **Puls.**, rhus-t., sep., stann., staph., sul-ac., *sulph.*, *thuj.*, *zinc.*

Blasen, mit: Carb-an., mag-c., *nit-ac.*, phos., **Rhus-t.**, sep., sulph.

entzündet: *Ars.*, cham., lyc., *nit-ac.*, *nux-v.*, **Puls.**, staph., *sulph.*

pulsierend: *Nux-v.*

schmerzhaft: Arn., *ars.*, aur., hep., *nit-ac.*, *petr.*, ph-ac., phos., *puls.*, sep.

Hände: *Agar.*, aloe, *croc.*, *kali-chl.*, *nit-ac.*, op., **Petr.**, **Puls.**, *stann.*, sul-ac., *sulph.*, *zinc.*

juckend: **Puls.**, *zinc.*

Schwellung, mit: *Zinc.*

Wetter, bei mildem: Stann.

Finger: Berb., carb-an., lyc., nit-ac., *nux-v.*, *petr.*, *puls.*, sul-ac., *sulph.*

juckend: Sulph.

schmerzhaft: Sul-ac.

Füße: Abrot., **Agar.**, *alumn.*, am-c., *anac.*, ant-c., aur., bad., *bell.*, berb., bor., bry., bufo, cadm., *carb-an.*, carb-v., *cham.*, *chin.*, colch., *croc.*, crot-h., cycl., hep., hyos., ign., kali-chl., kali-m., *lyc.*, *merc.*, mur-ac., naja, *nit-ac.*, nux-m., *nux-v.*, *op.*, **Petr.**, ph-ac., *phos.*, **Puls.**, ran-b., rhus-t., sep., stann., staph., sul-ac., *sulph.*, *thuj.*, **Zinc.**

eiternd: *Lach.*, *sil.*, *sulph.*

entzündet: *Lach.*, merc., nit-ac., **Petr.**

geschwollen: *Merc.*

rissig: Merc., nux-v., petr.

violett: *Lach.*, *merc.*, *puls.*, *sulph.*

FROSTBEULEN - *Füße* ...

Ferse, geschwollen und rot: Petr.

Zehen: **Agar.**, *alum.*, aur., bor., *carb-an.*, *croc.*, kali-c., nit-ac., *nux-v.*, **Petr.**, phos., **Puls.**, rhod.

FROST der Glieder (s. (KÄLTE; SCHAUDER)

FRÖSTELN: Agar., *ars.*, cham., chlor., cimic., coff., *gels.*, *hyos.*, lac-ac., *nat-m.*, *nux-v.*, plb., *psor.*, *rhus-t.*, sec., stram.

Arme: Astac., bar-c., *bell.*, berb., *calc.*, carb-ac., *caust.*, cham., cinnb., euphr., ign., mez., petr., *plat.*, *puls.*, thuj., zinc.

rechts: Phys., plat.

Freien, im: Lyss.

erstreckt sich zum Rücken und den Unterschenkeln: Mez.

abends nach dem Hinlegen: *Nux-v.*

Stuhlgang, nach: Plat.

Rückseite: Raph.

Schulter: Lept.

Oberarm: Chel.

Beine: Cocc., par., sep.

Hüfte: Ham.

Oberschenkel: Acon., arn., ars-i., *psor.*, *spong.*

Knie: Card-m., *coloc.*, ign.

Unterschenkel: *Ars.*, cinnb., *hep.*, mosch., par., rhod., samb., sep., spong.

Ischialgie, bei: *Nux-v.*

Füße: **Agar.**, ant-c., bry., cedr., *dros.*, *nit-ac.*, petr., *phos.*, *rhus-t.*, *sulph.*, thuj.

Bewegung, nach: Calc.

Sommer, im: Ant-c.

Zehen: **Agar.**, asar., bor., *carb-an.*, *carb-v.*, cast-eq., *croc.*, cycl., op., **Petr.**, phos., *puls.*, sulph., thuj., **Zinc.**

erster Zeh: Nit-ac.

Ballen des rechten großen Zehs: Ars-h.

FUSSGERUCH ohne Schweiß, übler: *Graph.*, sep., *sil.*

GANGLION:

Handgelenk: Am-c., aur-m., *calc.*, carb-v., *sil.*, sulph.

Handrücken: Am-c., *ph-ac.*, plb., *sil.*, zinc.

Handfläche: Ruta

Fußwölbung, in der: Ferr-m.

GANGLION ...

Fußsohle, rechts: Bufo-s.

GANGRÄN: **Ars.**, *carb-an.*, *carb-v.*, *chin.*, *crot-h.*, **Lach.**, *phos.*, *plb.*, **Sec.**, verat., vip.

Schwellungen, wie: Anthr.

stellenweise: Vip.

Arme: **Ars.**, *crot-h.*, *sec.*

kalt: *Sec.*

Schulter: *Crot-h.*

Hand: *Ars.*, *lach.*, *sec.*

Finger: *Sec.*

Beine: Anthr., *ars.*, crot-h., lach., sec.

Oberschenkel: Crot-h., *sec.*

Knie: Phos.

Unterschenkel: *Anthr.*, crot-h., iod., *sec.*

Fuß: Ant-c., ant-t., *ars.*, calen., *lach.*, merc., **Sec.**, vip.

brennenden, reißenden Schmerzen; mit: **Sec.**

kalt: *Sec.*

Zehen: Crot-h., cupr., iod., lach., **Sec.**

alten Menschen, bei: *Carb-an.*, *carb-v.*, cupr., *ph-ac.*, **Sec.**

GÄNSEHAUT: Acon., sec.

Arme: Chin-s., merl., phel., phos., sanic., spig., stann.

Oberarm: Ham., sulph.

Unterarm: Ign., ran-b.

Beine: Bapt., chin-a., rhod.

Oberschenkel: Aur., calc., ign., spig., staph.

Unterschenkel: Calc., rhod., staph.

GEBEUGT (vgl. GEZOGEN): Acon., ars., carb-h., carb-o., colch., sec.

Konvulsion, während einer: Colch., hydr-ac., *hyos.*, phos., plb.

Arme: Acon., ars., carb-o., hydr-ac., morph., plb., stry., tax.

links: Caust.

abwechselnd mit gestreckten Gliedern: Carb-o., *cic.*, *cupr.*, hyos., *lyc.*, nux-v., *plb.*, sec., *tab.*

Sitzen, im: Nit-ac.

Brust, über der: Morph., olnd., tab.

hinten, nach: Acon., lyc.

Schlaf, im: *Ant-t.*

GEBEUGT - *Arme* ...

spasmodisch: *Caust.*, hydr-ac., nux-m., nux-v., plb., stry.

Ellbogen, am: Lyc.

Handgelenk: *Plb.*

Finger (vgl. BALLEN - Finger): Ambr., *ars.*, caust., colch., **Cupr.**, *hyos.*, **Merc.**, nux-m., nux-v., *phos.*, *plat.*, **Plb.**, sec., *stram.*

Oberschenkel zum Abdomen: Arg-n., *ars.*, carb-v., cham., *cina*, *cupr.*, hydr-ac., *hyos.*, *merc-c.*, *mur-ac.*, ox-ac., *plb.*, verat., zinc.

gehen, beim Versuch zu: *Plb.*

Knie: Lyc., sulph.

Unterschenkel auf den Oberschenkel: Bufo, *hyos.*, *op.*, *plb.*

darf morgens im Bett gebeugt sein, kein Unterschenkel: *Zinc.*

gehen, beim Versuch zu: *Plb.*

schmerzhaft: Nux-v.

Zehen: *Ars.*, colch., *hyos.*

GEBUNDEN; linker Arm fühlt sich an, als sei er an die Seite: Cimic.

GEFLECKTE Nägel: Alum., ars., *nit-ac.*, ph-ac., sep., **Sil.**, sulph., tub.

GEFÜHLLOSIGKEIT, Taubheit (vgl. KRIBBELN): Abrot., *acon.*, **Agar.**, ail., *alum.*, *ambr.*, *ant-t.*, *apis*, **Arg-m.**, **Arg-n.**, *arn.*, *ars.*, ars-h., aster., atro., *aur.*, bar-m., bell., bry., bufo, *calc.*, *calc-p.*, *calc-s.*, camph., cann-i., cann-s., canth., *carb-ac.*, carb-an., carb-o., **Carb-s.**, **Carb-v.**, *carl.*, caust., cedr., *cham.*, chel., *chin.*, *chin-a.*, chin-s., cic., **Cocc.**, *con.*, *crot-c.*, *crot-h.*, cupr., cupr-ar., *dulc.*, eup-pur., fago., *fl-ac.*, **Gels.**, **Graph.**, **Guaj.**, ham., hyos., *hyper.*, ign., iod., *kali-ar.*, kali-c., kali-p., *kali-s.*, kalm., *kreos.*, lact., laur., *led.*, **Lyc.**, *merc.*, mez., naja, *nat-m.*, nat-p., nat-s., nit-ac., **Nux-m.**, *nux-v.*, oena., *onos.*, **Op.**, **Ox-ac.**, paeon., *petr.*, *phos.*, phys., plat., *plb.*, *psor.*, *puls.*, *rhod.*, **Rhus-t.**, sarr., **Sec.**, *sep.*, *sil.*, *stram.*, *sulph.*, tab., *tarent.*, tax., ter., thea, thuj., valer., verat., vip., xan., *zinc.*

eine Seite, die andere ist gelähmt: Cocc.

links: Caust., cupr-ar., dios., *sumb.*

Arm und rechtes Bein, linker: *Tarent.*

rechter Arm und linkes Bein: Ars., kali-c.

tagsüber: Lyc.

morgens: *Ambr.*, ox-ac., *zinc.*

10 Uhr: Ant-t.

GEFÜHLLOSIGKEIT - morgens ...

Erwachen, beim: Aur., bufo, calc-p., *zinc.*

nachmittags: Ham.

16 Uhr: Puls.

abends: Dulc.

lähmungsartig: Valer.

Schweiß, nach: Tax.

Verweilen in einer Position, beim: Fago.

nachts: Croc., graph., kali-c., lyc.

Erwachen, beim: Thuj.

abwechselnd in Armen und Beinen: *Phos.*

Anstrengung, bei: *Sep.*

Bewegung amel.: Am-c., anac., aur.

Erwachen, beim: *Aur.*, bry., bufo, erig., mez., puls., thuj.

Froststadium im Fieber, im: Rhus-t.

Gehen im Freien, beim: Alum., *graph.*

gehobener Stimmung, mit: Nat-m.

Hitzestadium im Fieber, im: Apis, carb-v., cocc., kali-c., **Lyc.**, nat-m., *nux-v.*, *puls.*, rhus-t.

Liegen, beim: Aloe, *aur.*, *carb-v.*, *chin.*, kali-c., *sulph.*, *verat.*, **Zinc.**

Arbeit, nach normaler: *Sep.*

auf den Gliedern: Am-c., arn., bar-c., bry., bufo, *calc.*, carb-an., **Carb-v.**, *chin.*, glon., *kali-c.*, lyc., mez., phel., *puls.*, rheum, rhod., **Rhus-t.**, *sil.*, *sumb.*

Essen, nach dem: Aloe

Stillliegen agg.: *Graph.*

Menses, während: *Graph.*

Seite, auf der er nicht liegt: Fl-ac.

Sitzen, im: Am-c., cham., cop., *graph.*, lact., sulph.

Wärme agg.: Sec.

wandernd: *Cocc.*

Gelenke: Alum., con., ip., *led.*, *lyc.*, plat., puls.

Kälte und Nässe, nach Einwirkung von: *Rhus-t.*

Rheumatismus, bei: Puls.

Arme: Abrot., **Acon.**, aesc., *aeth.*, ail., *alum.*, *alumn.*, am-c., am-m., *ambr.*, amyg., **Apis**, aran., arg-m., ars., ars-i., aur., *bar-c.*,

GEFÜHLLOSIGKEIT - *Arme* ...

bell., berb., both., *bufo*, *cact.*, calc-p., cann-i., canth., carb-o., **Carb-s.**, *carb-v.*, cast-eq., caust., cedr., *cham.*, chel., chin-a., chr-ac., cic., cimic., cinnb., **Cocc.**, cod., colch., *con.*, *croc.*, *crot-c.*, *cupr.*, cupr-ar., *cur.*, dios., *dulc.*, euphr., fago., *fl-ac.*, *gels.*, glon., **Graph.**, hell., helod., *hep.*, hura, iod., kali-ar., kali-bi., *kali-c.*, **Kali-n.**, kali-p., *kali-s.*, kreos., lac-c., *lach.*, led., **Lyc.**, lyss., *mag-m.*, med., meph., merc., merc-c., merc-i-f., nat-m., nat-p., nat-s., nit-ac., *nux-v.*, ol-j., *onos.*, **Ox-ac.**, *pall.*, petr., *phos.*, phys., **Plat.**, *plb.*, *psor.*, *puls.*, *rhod.*, **Rhus-t.**, sarr., *sec.*, *sep.*, sil., *spig.*, stann., stront., *sulph.*, sumb., tep., *thuj.*, urt-u., verat., vip., xan., **Zinc.**

links: *Acon.*, aesc., ail., ambr., anac., apis, *bar-c.*, bufo, **Cact.**, cham., cinnb., cupr-ar., glon., *graph.*, kalm., kreos., lac-c., *lach.*, lat-m., *med.*, mill., naja, nux-v., petr., *phos.*, rhod., sumb., tarax., tarent., xan.

Herzerkrankung, bei: **Acon.**, **Cact.**, cimic., dig., *glon.*, kalm., *lach.*, lat-m., *naja*, phos., **Rhus-t.**, *spig.*, *sumb.*

Liegen darauf, beim: Cact., *nat-m.*

rechtes Bein, linker Arm und: Tarent.

rechts: Am-c., am-m., ars., cast-eq., chel., *hep.*, kali-bi., lach., *lil-t.*, *lyc.*, lyss., mag-m., merc-i-f., nat-p., phys., *sil.*, thuj.

Herzerkrankung, bei: Lil-t.

Liegen auf der rechten Seite, beim: *Am-c.*, *ars.*, *carb-v.*, fl-ac., petr., *spig.*

linken Seite, auf der: *Mag-m.*

tagsüber: Ambr., anac.

Ruhe, in der: Ambr.

morgens: Crot-h., fl-ac., mag-m., nux-v., phos., psor., puls., zinc.

Bett, im: *Kali-c.*

Erwachen, beim: Aur., calad., fl-ac., *mag-m.*, mag-s., nit-ac., psor., teucr., zinc.

Liegen auf dem Arm, beim: Arg-m.

Arm unter dem Kopf, mit dem: Ph-ac.

GEFÜHLLOSIGKEIT - *Arme* - morgens ...

Schmerzen in der Herzgegend, mit: Pall.

vormittags: Fl-ac., mill., zing.

10 Uhr: Zing.

nachmittags: Calc-p., carl., nicc., teucr.

abends: Bry., lyss., merc-c., phos., plb.

19 Uhr: *Phys.*

20 Uhr: Cinnb.

nachts: *Ambr.*, carb-v., cop., *croc.*, hep., hyper., *ign.*, kali-c., *lyc.*, mag-m., merc., nit-ac., *nux-v.*, *pall.*, petr., ph-ac., phos., puls., sil.

22 Uhr: Fl-ac.

Liegen darauf, beim: Cop., hep., petr.

Schlaf, im: Croc.

Abkühlung, bei: Sumb.

Anstrengung, krampfartige Gefühllosigkeit bei: Alum.

Auflegen des Armes auf den Tisch, beim: Bar-c.

Aufstützen auf den Arm, beim: Ambr., carb-an., fl-ac.

Kopfes auf den Arm, des: *Phos.*, *rhus-t.*, sep.

Bett, im: Carb-an., *ign.*, mag-m., phos.

Einschlafen, beim: Psor.

Bettdecke, wenn unter der: Sep.

Bewegung agg.: Plb., ruta

amel.: *Ambr.*, *apis*, aur., dros., merc., rumx., sep., sulph.

epileptischen Anfällen, zwischen: Cupr.

Essen, beim: Cocc.

nach: Cocc., *kali-c.*

Fahren im Wagen, beim: Form.

Gebrauch der Arme, beim: *Puls.*, *spig.*

Greifen von etwas, beim festen: **Cham.**, chin., cocc.

Halten von etwas in den Händen, beim: *Apis*, com.

Heben der Arme senkrecht nach oben: *Puls.*, sep.

amel.: Ars.

Herunterhängenlassen, beim: Berb.

GEFÜHLLOSIGKEIT - *Arme* ...

Kolik, bei: Aran.

Körperübungen, nach heftigen: *Kali-c.*

Kratzen, nach: Sulph.

Liegen, beim: Aur., merc., rumx., sulph.

Arm, auf dem: *Ambr.*, arg-m., ars., *bar-c.*, bufo, *calc.*, carb-an., *carb-v.*, cop., *graph.*, hep., ign., *kali-c.*, *lach.*, *nat-m.*, pall., petr., *phos.*, **Puls.**, **Rhus-t.**, sep., *sil.*, *spig.*, sumb.

Masern, bei: Zinc.

Menses, während: Graph., kali-n., sec.

Mittagsschlaf, beim: Graph.

Schreiben, beim: Cere-b., *merc-i-f.*, spig.

Seite, auf der er nicht liegt: Fl-ac., mag-m.

Sitzen, im: *Graph.*, lyc., nicc., *teucr.*

Stützen auf den Arm, beim: Hep., petr., sil., sumb.

Tragen eines Gegenstandes, beim: *Ambr.*

Wechselfieber, bei: Agar., am-m., ars-s-r., cocc., merc-sul., zinc.

Wetter, bei kaltem: *Kali-c.*, *sumb.*

erstreckt sich zum Daumen: Sumb.

Vorderseite: Plan.

Schulter: Alumn., merc., ox-ac., plb., *puls.*, sep., *urt-u.*, zinc.

morgens: Zinc.

nachts: Sep.

Oberarm: Am-c., bry., carb-ac., carb-s., croc., fl-ac., hura, merc., plat.

morgens, Bett; im: Merc.

Sitzen, im: Merc.

Deltoids, Gegend des: Plb.

Ellbogen: All-c., cinnb., dig., dios., jatr., kali-n., phos., pip-m.

abends, im Liegen: Phos.

Bewegung agg.: All-c.

erstreckt sich zu den Fingerspitzen: Jatr.

Ellenbeuge: Hura, plb., sulph.

Unterarm: **Acon.**, aesc., agar., ail., aloe, alum., am-m., ars-m., bapt., berb., carb-an., *carb-s.*, carb-v., cedr., *cham.*, chin., chin-a., cinnb., *cocc.*, coloc., com., *crot-c.*, *cupr.*, dios., euphr., *fl-ac.*, *gels.*, *glon.*, **Graph.**, helod., hydrc., *kali-c.*, kali-n., *lyc.*, lyss., mag-m., med., merc., merc-sul., *nat-m.*, *nit-ac.*, nux-v., *op.*, *pall.*, *plb.*, *psor.*, puls., rheum, rhus-t., sec., sep., stront., *sulph.*, tell., thuj., zinc.

links: **Acon.**, alum., cinnb., fl-ac., kali-c., med., onos.

rechts: *Am-m.*, *chin.*, coloc., euphr., hep., *nit-ac.*, sulph.

morgens: Mag-m., nux-v.

Aufstehen, nach dem: Mag-m., nux-v.

Erwachen, beim: Kali-c.

vormittags: Fl-ac., zinc.

nachmittags, 17 Uhr: Phys.

abends, 22 Uhr: Tell.

nachts: Rhus-t.

5 Uhr: Fl-ac.

Liegen auf der rechten Seite, beim: Fl-ac.

Beugen, beim: Chin.

Bewegung amel.: *Cinnb.*, puls.

Greifen von etwas, beim: **Cham.**

Heben des Armes agg.: *Puls.*, sep.

Herunterhängenlassen des Unterarmes, beim: Berb.

Liegen, im: Puls.

Tisch beim Schreiben, beim Liegen des Unterarmes auf dem: Lyc.

ödematös: Chel.

schmerzhaft: Com.

Sitzen, im: Fl-ac., merc.

erstreckt sich zu den Fingern: Pall.

Spitze des kleinen Fingers, zur: Cinnb.

Vorderseite: Aloe, cham., fl-ac.

Rückseite: Berb., caj., plb.

Radialseite: Fl-ac.

Handgelenk: Acon., bov., carb-v., corn., hura, kali-n., *plb.*, **Zinc.**

Masern, bei: **Zinc.**

GEFÜHLLOSIGKEIT ...

Hand: Abrot., *acon.*, aesc., agar., aloe, alum., am-c., ambr., *apis*, arg-n., *ars.*, ars-h., asaf., asc-t., aster., atro., bapt., bar-c., bell., bor., bry., bufo, cact., *calc.*, calc-i., calc-p., calc-s., *camph.*, cann-s., carb-ac., **Carb-an.**, carb-o., *carb-s.*, *carb-v.*, *caust.*, cedr., chel., cimic., *coca*, **Cocc.**, *colch.*, com., *con.*, croc., **Crot-c.**, cub., *cupr.*, cycl., dios., *dulc.*, elaps, euphr., eupi., *ferr.*, ferr-ar., ferr-p., *fl-ac.*, *gels.*, gins., **Graph.**, guare., hell., helod., hydrc., *hyos.*, *hyper.*, *kali-ar.*, **Kali-c.**, **Kali-n.**, kali-p., *kali-s.*, *lach.*, **Lyc.**, lyss., manc., med., merc., merc-c., merc-i-f., merc-sul., *mez.*, naja, *nat-m.*, *nit-ac.*, nux-m., *nux-v.*, *onos.*, *op.*, ox-ac., **Phos.**, phys., pic-ac., *plb.*, *psor.*, ptel., *puls.*, pyrog., raph., sarr., sec., sep., *sil.*, *spig.*, stram., stront., stry., sulph., sumb., *thuj.*, verat-v., vip., *zinc.*

abwechselnde Seiten: **Cocc.**

links: Acon., aloe, aster., cact., *crot-h.*, dig., dios., euphr., ferr., fl-ac., *glon.*, *graph.*, *lac-c.*, *lach.*, *lat-m.*, med., merc-sul., mez., naja, *nit-ac.*, phyt., *rhus-t.*, stry.

Kälte der rechten Hand, mit: *Ferr.*

Menses, während den: *Graph.*

rechts: Am-c., asc-t., cann-s., cycl., elaps, *gels.*, graph., *hep.*, kali-p., lil-t., lyss., merc., nat-m., nit-ac., spig., thuj.

dann links: *Cocc.*

tagsüber: Apis, *zinc.*

morgens: *Carb-an.*, fl-ac., *kali-c.*, *nit-ac.*, *phos.*, sil., *spig.*, *thuj.*

7 Uhr: Dios.

Bett, im: *Carb-an.*, fl-ac., lyc., nit-ac., *phos.*

Erwachen, beim: Alum., calc-p., *ferr.*, *kali-c.*, *phos.*, *zinc.*

Waschen, beim: *Carb-v.*

nachmittags: Mez.

abends: Bor., nux-m.

nachts: Ambr., bry., carb-v., lyc., mag-m., pall., sep., **Sil.**

4 Uhr: Nat-c.

5 Uhr: Fl-ac.

Greifen von etwas, beim: Sep.

liegt; auf der er: Am-c., petr.

Schlaf, im: Croc.

GEFÜHLLOSIGKEIT - *Hand* ...

Aufstützen der Hand auf etwas, beim: Nit-ac.

Kopfes auf der Hand, des: Squil.

Bewegung, bei: Bapt.

amel.: Am-c., *apis*, cann-s., carb-an., *ferr.*, nat-m., spig., stront.

eine Hand taub, die andere eingeschlafen: *Phos.*

Erregung, bei: *Sulph.*

Erwachen, beim: Alum., calc-p., form., manc., mez.

Essen, nach: Lyc.

Fahren im Wagen: Form.

Froststadium im Fieber, während: *Apis*, *cimx.*, ferr., guare., *lyc.*, nux-m., nux-v., ph-ac., **Puls.**, sec., **Sep.**, stann.

Gebrauch der Hände, nach: Graph.

Gehen, beim: Rhod.

Greifen von etwas, beim: *Calc.*, *cham.*, sep.

amel.: Spig.

Körperübungen, bei: Ruta

lähmungsartig: Nit-ac.

Liegen, beim: Ambr., mag-c., nat-m.

Hartem, auf etwas: Nat-m.

liegt, auf der er: Am-c., ambr., graph., *kali-c.*, petr.

Luft, in kalter: Lyc.

Menses, während: *Graph.*, kali-n., sec.

Nähen, beim: *Crot-h.*

Nasswerden agg.: *Rhus-t.*

amel.: Spig.

Schreiben, beim: Agar., *zinc.*

Sitzen: Am-c., graph., merc.

Sprechen, beim: Lyc.

Tasche, beim Stecken der Hand in die: Nat-m.

Tragen eines Gegenstandes, beim: Ambr.

Wasser, nach Eintauchen in: Carb-v., sulph.

erstreckt sich zum Arm: Agar., aster., dios., fl-ac.

Handrücken: Caj., lam., med., phos.

GEFÜHLLOSIGKEIT - *Hand ...*

Handteller: Acon., bry., lob-s., op., phos., psor., stram., syph.

morgens: Psor.

Nervus radialis, im Gebiet des: Ph-ac.

Ulnarseite: Plb.

Schreiben, nach: Agar.

Finger: Abrot., *acon.*, act-sp., agar., ail., alum., am-c., am-m., *aml-n.*, anac., ant-t., *apis*, *ars.*, *ars-i.*, aster., atro., *bar-c.*, bar-m., bell., bry., bufo, **Calc.**, calc-i., *carb-an.*, carb-o., *carb-s.*, *carl.*, *caust.*, cham., *cic.*, *cimic.*, *cimx.*, coff., colch., *con.*, crot-h., cub., *cupr.*, **Dig.**, dios., euph., euphr., *ferr.*, ferr-ar., *ferr-i.*, ferr-p., fl-ac., gins., **Graph.**, *hep.*, hydrc., *iod.*, *kali-ar.*, kali-c., *kali-chl.*, kali-n., *kreos.*, lach., lil-t., **Lyc.**, mag-m., merc., merc-c., merc-i-f., morph., mosch., *mur-ac.*, nat-m., nat-p., nit-ac., nux-m., nux-v., ol-an., olnd., paeon., *par.*, ph-ac., **Phos.**, **Plat.**, *plb.*, podo., ptel., puls., rhod., **Rhus-t.**, sarr., sars., **Sec.**, *sep.*, *sil.*, spong., stann., staph., stram., stront., *sulph.*, ter., *thuj.*, verat., zinc.

eine Seite: Cact., ph-ac.

rechts: Hydrc., nat-p., sep.

morgens: Am-c., caust., cham., dios., *ferr.*, kreos., merc., phos., puls., rhus-t., *sulph.*

Aufstehen, beim: Stram.

Bett, im: Puls.

vormittags: Fl-ac., sulph.

abends: Sep., ter.

Hinlegen, beim: Mag-m.

nachts: Am-c., *mur-ac.*, puls.

Brustbeschwerden, mit: *Carb-an.*

epileptischen Anfällen, bei: Cupr.

Essen, nach dem: *Con.*

Fieber, bei: Thuj.

intermittierendem Fieber, vor einem Anfall von: Puls.

Froststadium im Fieber, während: Cedr., *cimx.*, ferr., **Sep.**, stann., thuj.

Greifen von etwas, beim: Acon., am-c., calc.

Klavierspielen, beim: Sulph.

Konvulsionen, zwischen: *Sec.*

Luft, in kalter: Nit-ac.

Schreiben, nach: Carl.

GEFÜHLLOSIGKEIT - *Finger ...*

Schwitzen, beim: Nux-v.

Sitzen, im: *Cham.*

Tragen einer Last auf dem Arm, beim: Carl.

erstreckt sich nach oben: *Ars.*

Fingerspitzen: Ant-t., *apis*, arg-n., ars., cann-s., carb-an., carb-s., *caust.*, chel., graph., kali-c., kali-p., *lach.*, mag-m., mez., mur-ac., ph-ac., **Phos.**, *sec.*, *spong.*, stann., *staph.*, sumb., tab., tell., thuj.

morgens: Kali-c., *lach.*

Froststadium im Fieber, während: Stann.

Keuchhusten, bei: *Spong.*

Nasswerden, nach: Rhus-t.

Strecken der Hände, beim: Tell.

Zeigefinger: Agar., apis, *caust.*, euphr., hura, kreos., lyc., nat-m., *par.*, phos., rhod., *rhus-t.*

morgens: Lyc., nat-m., *rhus-t.*

linke Hand: Anac., nat-m., rhus-t.

erstreckt sich die Radialseite des Armes hinauf: Anac., carb-an., phos.

Fingerspitze des Zeigefingers: Graph., spong.

Mittelfinger: Calc., carb-o., dig., euphr., gamb., lyc., mur-ac., nat-m., phos., rat., rhus-t.

morgens: Lyc., nat-m., rhus-t.

nachts: Mur-ac.

kalter Luft, in: Phos.

Ringfinger: Anac., *aran.*, arg-n., calc., carb-o., com., eupi., lyc., nat-m., nicc., op., phys., rat., sabad., sars., sulph., sumb., thuj.

links: Sumb., thuj.

rechts: Rat.

morgens: Lyc.

Erwachen, beim: Lyc.

nachmittags: Nicc.

abends, 19 Uhr: Phys.

Bett, im: Sulph.

Schreiben, beim: Com.

GEFÜHLLOSIGKEIT - *Finger* ...

kleiner Finger: Alum., anac., *aran.*, arg-n., calad., calc-s., coca, com., dios., eupi., inul., lyc., med., nat-c., nat-m., op., *plat.*, sars., sulph., sumb., thuj.

links: Dios., sumb., thuj.

rechts: Inul.

morgens: Calc-s., lyc.

Erwachen, beim: Lyc.

nachmittags: Calc-s., nicc.

abends: Sulph.

Bett, im: Sulph.

Erwachen, beim: Coca, lyc.

Reiben amel.: Nat-c.

Schreiben, beim: Com.

Sitzen, nach: Alum.

Fingerspitze des kleinen Fingers: Plb.

Daumen: Alum., calad., cann-i., *caust.*, euphr., hura, kali-c., nat-m., op., plat., plb., stront., stry., verb.

links: Alum., calad., nat-m.

rechts: Ox-ac., plb.

morgens: Nat-m.

nachmittags: Alum.

schmerzhaft: *Caust.*

Daumenballen: Gamb.

Daumenspitze: Cina, phos., zinc.

Beine: Acet-ac., acon., agar., ail., *alum.*, alumn., *ambr.*, ant-c., ant-t., *apis*, *arg-m.*, *arg-n.*, ars., ars-i., aster., aur., berb., bov., bufo, **Calc.**, *calc-p.*, calc-s., cann-i., *canth.*, *carb-an.*, carb-s., *carb-v.*, *chel.*, chin., chin-a., *chin-s.*, cic., cimic., cocc., colch., *con.*, croc., cupr., cupr-ar., euph., euphr., fl-ac., **Graph.**, guare., ign., iod., kali-ar., *kali-br.*, **Kali-c.**, kali-n., kali-p., *kali-s.*, kreos., lac-c., lact., led., *lyc.*, lyss., *merc.*, merc-c., mez., morph., mosch., naja, nat-m., nat-s., nux-m., *nux-v.*, olnd., *onos.*, op., ox-ac., *petr.*, ph-ac., *phos.*, *pic-ac.*, plat., **Plb.**, psor., **Puls.**, rheum, *rhod.*, *rhus-t.*, *sec.*, *sep.*, sil., *spong.*, squil., sul-ac., sulph., **Tarent.**, ter., teucr., thuj., vip.

links: Cupr-ar., kreos., lac-c., sep.

rechts: Alumn., **Kali-c.**

und linker Arm: Tarent.

morgens: Phos.

GEFÜHLLOSIGKEIT - *Beine* - morgens ...

Bett, im: *Aur.*, *sulph.*, teucr.

nachmittags, Sitzen, im: Teucr.

abends: Mez., sil., sulph.

Sitzen, im: Sil.

nachts: Alum., *calc-p.*

Anstrengung, krampfhafte Gefühllosigkeit bei: Alum.

Essen, nach dem: Kali-c.

Fahren und Reiten, beim: *Calc-p.*

Froststadium im Fieber, während: Con.

Gehen, beim: *Alum.*, **Kali-n.**, *plb.*, *rhus-t.*, *sep.*, *thuj.*

gichtige Beine: *Acon.*

Knien, nach dem: Op.

Liegen, im: Aur., sulph.

liegt, auf dem er: Alumn., am-c., bufo, *carb-an.*, *rhus-t.*

Menses, vor: Ang.

während: *Kali-n.*, **Puls.**, *sec.*

Mittagsschlaf, beim: Nat-m.

Ruhe, nach: Op.

Schmerz nachgelassen hat, nachdem der: Cocc.

Sitzen, im: *Ant-c.*, *ant-t.*, calc., *calc-p.*, chin., con., crot-h., euph., euphr., *graph.*, kali-c., lyss., nux-v., ph-ac., sep., sil., teucr.

nach: Sep.

Stehen, im: Sep.

Stuhlgang, nach: Trio.

Treppensteigen, beim: Nux-m.

Übereinanderlegen der Beine, beim: Agar., ang., *carb-an.*, *crot-h.*, fl-ac., laur., rheum, sep., squil.

erstreckt sich zur Gürtellinie: *Calc-p.*

Gelenke: Mosch.

Gesäß: *Calc-p.*, dig., plb., raph., spong., sulph.

Aufstehen nach Sitzen, beim: Calc-p.

Sitzen, im: *Alum.*, *calc-p.*, dig., guaj., *sulph.*

Hüfte: Agar., *apis*, ars-m., bapt., rhus-t., staph.

GEFÜHLLOSIGKEIT - *Hüfte ...*

erstreckt sich zum Abdomen im Stehen: Sulph.

Oberschenkel: Acon., *ars.*, asar., aster., berb., cadm., *calc.*, canth., carb-s., carb-v., chel., cic., *con.*, dig., euph., euphr., *ferr.*, *fl-ac.*, glon., *graph.*, guaj., iod., *kreos.*, *lac-d.*, *med.*, merc., nux-m., nux-v., oci., ox-ac., plat., *plb.*, podo., sec., *spong.*, tep.

links: Med., phos.

abends, beim Kreuzen der Beine: Fl-ac.

nachts: Plb.

Aufstehen vom Sitzen, beim: Chin., sulph.

Gehen, beim: Carb-v.

Hitzestadium im Fieber, während: Spong.

lähmungsartig: Acon.

Liegen, im: Merc.

liegt, auf dem er: Tell.

Menses, vor: Podo.

Sitzen, im: Graph., merc., puls., sil., thuj.

Essen, nach dem: Ign.

Stehen, im: Chin.

Übereinlegen der Beine, beim: Fl-ac., nux-m.

erstreckt sich zum Fuß: Con.

Außenseite: Caj., lac-d., *plb.*

Vorderseite: Chel., *lac-d.*, plan.

Knie: Alum., calc., carb-v., caust., cinnb., *coloc.*, fl-ac., graph., kali-c., lach., onos., *plat.*, thuj.

morgens: Caust.

Sitzen, im: Sulph.

abends, beim Bücken: *Coloc.*

nachts: Graph.

Gehen, beim schnellen: Kali-c.

Schlaf, im: Graph.

Sitzen, nach: Alum.

Kniekehle: Onos.

Unterschenkel: Acet-ac., *acon.*, agar., ail., aloe, *alum.*, alumn., *am-c.*, am-m., ambr., anac., anan., ang., *ant-c.*, ant-t., *apis*, *aran.*, *arg-m.*, *arg-n.*, arn., *ars.*, ars-i., asar., aster., atro., bapt., bell., bor., bov., bufo, cact., *calc.*, *calc-p.*, camph., canth., *carb-an.*,

GEFÜHLLOSIGKEIT - *Unterschenkel ...*

carb-s., carb-v., *caust.*, cedr., cham., chin., chin-a., *cocc.*, *coloc.*, **Con.**, *crot-h.*, cupr., dios., dulc., eup-per., *eup-pur.*, fago., ferr., ferr-ar., ferr-i., ferr-p., glon., **Graph.**, *ham.*, *hyper.*, ign., iod., *kali-c.*, kali-p., lac-c., lach., lact., laur., **Lyc.**, mag-m., med., *merc.*, *merc-c.*, mez., *nat-m.*, nit-ac., nux-m., **Nux-v.**, *onos.*, *op.*, *ox-ac.*, *phos.*, *phys.*, *phyt.*, pic-ac., **Plat.**, plb., *psor.*, *puls.*, rhod., **Rhus-t.**, rumx., samb., sec., **Sil.**, stram., sulph., tab., *tarent.*, thuj., verat-v., vip., zinc.

links: *Arg-n.*, asar., bor., cann-i., *crot-t.*, dios., fl-ac., *hyper.*, lac-c., *lil-t.*, med., nicc., onos., *phos.*, puls., sep., stram.

Liegen auf der linken Seite, beim: *Phos.*

Rücken, auf dem: Nicc.

rechts: Alumn., dios., eup-per., kali-c., lac-c., lyss., sabad., tarent., zinc.

dann links: Spong.

tagsüber: *Carb-an.*

morgens: *Ambr.*, caust., dios., hep., nicc.

Bett, im: *Ambr.*, hep., nicc.

mittags: Spong.

Schlaf, nach: Spong.

nachmittags: Bov., fago., nicc.

abends: *Calc.*, hyper., merc-c., *plat.*

Liegen darauf, beim: Alum.

Sitzen, im: *Calc.*, dios., graph., *plat.*

nachts: Alum., *am-c.*, kali-c., merc., nit-ac., phos., zinc.

Zubettgehen, beim: Psor.

Aufstehen, beim: Puls., sulph.

Sitzen, vom: *Puls.*

ausgestreckt, wenn: Cham.

Bett, im: Plat., zinc.

Bewegung, bei: Laur.

einem, Schmerzen im anderen Unterschenkel; in: Sil.

Erregung, bei: *Sulph.*

Freien amel., im: Pic-ac.

Froststadium im Fieber, während: Eup-pur., *nux-v.*

Gehen, beim: *Coloc.*, *rhus-t.*, *sep.*, thuj.

GEFÜHLLOSIGKEIT - *Unterschenkel* - Gehen, beim ...

Sitzen, nach dem: Nux-v.

gichtig: *Acon.*

Konvulsionen, vor: Plb.

Liegen, im: Aloe, bell., phos., sumb.

beim liegen darauf: Alumn.

liegt, auf dem er: Am-c.

Menses, während: **Puls.**

Reiben amel.: Stram.

Schlaf, nach: *Spong.*

Sitzen, im: Agar., am-c., am-m., *ant-c.*, bad., *calc.*, con., grat., ign., lyc., nicc., nux-v., *phos.*, *plat.*, *puls.*, sul-ac.

nach: **Acon.**, *graph.*, lyss.

Stehen, im: Am-c., nux-v.

Übereinanderlegen der Beine, beim: *Agar.*, carb-an., *crot-h.*, laur., phos., sep.

Wetter agg., kaltes: Apis

Wade: Acon., ars., berb., *bry.*, cham., *coloc.*, dulc., graph., lach., nux-v., phos., sil., verat-v.

nachmittags: Dulc.

abends: Dulc.

Schienbeins, in der Umgebung des: Kalm.

Knöchel: Caust., glon., hep., *lac-c.*, nat-m., rhus-t., sulph.

nachts: *Sulph.*

Fuß: Abrot., acet-ac., *acon.*, agar., *alum.*, alumn., am-c., am-m., ambr., ang., ant-c., ant-t., *apis*, *arg-m.*, **Arg-n.**, arn., **Ars.**, ars-h., ars-i., arund., asaf., asar., *bapt.*, bell., bry., cact., *calc.*, calc-p., calc-s., *camph.*, cann-i., *carb-an.*, carb-o., *carb-s.*, *carb-v.*, *caust.*, cham., cinnb., coca, **Cocc.**, colch., *coloc.*, **Con.**, croc., cub., cupr., dig., dios., euph., euphr., fago., ferr., ferr-ar., ferr-i., ferr-p., glon., **Graph.**, grat., hell., helon., hyper., ign., iod., *kali-ar.*, kali-c., kali-n., kali-p., kali-s., lach., laur., **Lyc.**, mag-m., mag-s., mang., merc-c., mez., mill., nat-ar., nat-c., nat-m., nat-p., *nit-ac.*, **Nux-v.**, op., **Ph-ac.**, **Phos.**, phys., pic-ac., *plat.*, *plb.*, psor., *puls.*, rhod., rhus-t., sabad., *sec.*, sep., sil., stram., sul-ac., sulph., sumb., *thuj.*, upa., verat-v., vip., zinc.

links: *Glon.*, *nat-m.*, ph-ac., *thuj.*

dann rechts: Mill.

GEFÜHLLOSIGKEIT - *Fuß* ...

Gehen, nur beim: Ph-ac.

rechts: Alum., ant-c., ars., mang., sep., zinc.

dann links: Coloc., mill.

tagsüber: *Carb-an.*

morgens: Alum., dios., nux-v., sil.

Bett, im: Alum., calc-p., mag-s.

vormittags: Am-m., nat-c.

nachmittags: Fago., mang., mez., phos.

14 Uhr: Mang.

16-20 Uhr mit Frost: Lyc.

abends: *Calc.*, phos., puls., zinc.

Bett, im: Carb-an.

nachts: Am-m., bry., *ferr.*, lyc., mag-m., zinc.

Bett, im: Alumn., *calc.*

abwechselnd mit Gefühllosigkeit der Hände: **Cocc.**

Bewegung, bei: Bapt.

Bücken, beim: Coloc.

Druck auf die Wirbelsäule, bei: *Phos.*

Erregung, bei: Sulph.

Essen, nach dem: **Kali-c.**

Fahren und Reiten, beim: *Calc-p.*

Wind, in kaltem: Ham.

Froststadium im Fieber, mit: Cedr., *cimx.*, ferr., *lyc.*, nux-m., **Puls.**, sep., stann., stram.

Gehen, beim: Ant-c., graph., ph-ac., *sec.*

nach: Rhod.

Freien amel., im: *Thuj.*

Liegen, im: Caust., sulph.

Menses, vor: Hyper.

Mittagessen, während dem: Kali-c.

nach: *Kali-c.*, mill.

schmerzhaft: Puls.

Sitzen, im: Am-c., *ant-t.*, *calc.*, calc-p., cann-s., caust., cham., coloc., euph., graph., grat., helon., jug-c., laur., lyc., mill., nat-c., *phos.*, *plat.*, *puls.*, rhod., sep., sul-ac.

Stehen, im: Mang., merc., *sec.*

Strecken, beim: Cham.

GEFÜHLLOSIGKEIT- *Fuß ...*

Treppensteigen, beim: Nat-m.

Übereinanderlegen der Beine, beim: Laur., *phos.*

Gelenke: Cann-i.

Fußrücken: Graph., thuj.

Gehen im Freien, beim: Graph.

Ferse: *Alum.*, arg-m., caust., chel., con., graph., ign., lyc., nux-v., rhus-t., sep., *stram.*, thuj.

morgens, beim Aufstehen: Stram.

Auftreten, beim: *Alum.*, arg-m., caust., rhus-t.

Sitzen, im: *Con.*

Fußsohle: *Alum.*, alumn., *ars.*, bry., *cann-i.*, cham., chel., **Cocc.**, cupr., eupi., fl-ac., laur., merc-sul., nat-c., *nux-v.*, olnd., plb., puls., raph., *sec.*, sep., sulph., syph., thuj., zinc.

links: Cann-i.

abends: Sulph.

nachts: Cham.

Gehen, beim: Cham., olnd., *sec.*

amel.: Puls., zinc.

Sitzen, im: **Cocc.**, thuj.

Stehen, im: Puls., *sec.*

erstreckt sich zu den Oberschenkeln: Ars.

Wölbung der Sohle: Bry., merc-sul.

Zehen: *Acon.*, apis, *ars.*, benz-ac., *calc.*, camph., *caust.*, *cham.*, *chel.*, *con.*, crot-h., cub., cycl., fago., glon., **Graph.**, lyc., ph-ac., *phos.*, plb., puls., **Sec.**, thuj.

morgens: Lyc.

Gehen, beim: *Acon.*, *caust.*, cycl., ph-ac.

Prickeln, heißes: Acon.

erstreckt sich nach oben: *Ars.*

Zehenspitzen: Acon., tab.

beginnt in den: Tab.

großer Zeh: Cham., nat-c., nat-s., nux-v.

morgens: Nat-s.

Sitzen, im: Nat-s.

nachmittags: Nat-c.

GEHEN:

Außenkante der Füße, geht auf der: Cic.

Hahnengang, Hahnentritt (= Gressus gallinaceus): *Aur.*, *ign.*, **Lach.**, mag-p., **Sil.**

Scherengang, wie eine Kuh (= Gressus vaccinus): *Iod.*, sec.

schwierig (vgl. Ungeschicklichkeit): Aur., chin., olnd., ter.

spätes Gehenlernen: *Agar.*, *bar-c.*, bell., **Calc.**, **Calc-p.**, **Caust.**, **Nat-m.**, nux-v., *sanic.*, *sil.*, sulph.

unsicher: Caust., kali-c., mag-c., *mag-p.*, nat-c., ol-an., phos., sulph.

GEHOBEN, angehoben:

Arme im Schlaf: Sep.

Schulter: Ferr., nat-m.

Atemnot, bei: Ant-c., eup-per.

Oberarm: Ferr., nit-ac., *sang.*

GEHÖREN würden, als ob seine Beine nicht zu ihm: *Agar.*, *bapt.*, op., sumb.

GEKRÜMMTE Fingernägel: *Nit-ac.*

Tuberkulose, bei: Med., tub.

GERIEFTE, gewellte Nägel: Ars., fl-ac., sabad., **Sil.**, *thuj.*

quer gerieft: Ars.

GERUNZELT: Ars., *sec.*

Handrücken: Mur-ac., *ph-ac.*

Finger: Ambr., cupr., *ph-ac.*, sol-n.

Unterschenkel: Rhod.

Füße: Ars.

GESCHLOSSEN;

Finger: Lyc., stry.

Schlaf, im: Hyos., sul-ac.

Daumen: Cocc., hyos.

GESCHWÜRE: Merc-c.

Varizen: Merc-c.

Gelenke: *Sep.*

Nägel: Alum., ant-c., **Ars.**, aur., bar-c., bor., bov., calc., caust., con., crot-h., *fl-ac.*, **Graph.**, *hep.*, *lach.*, lyc., *merc.*, *nit-ac.*, *puls.*, ran-b., *sang.*, sec., sep., **Sil.**, squil., **Sulph.**, thuj.

Arme: *Anan.*, kali-bi., kali-i., rhus-t., sil., stront.

bösartig: Lach.

phagedänisch: Rhus-v.

GESCHWÜRE - *Arme ...*

schmerzlos: Carb-v., plat., *ran-b.*, sep.

syphilitisch: Phyt., rhus-v.

Ellbogen: *Calc.*, hydr., lach., nat-s.

Blasen werden zu Geschwüren: *Calc.*

Unterarm: Kali-bi.

Handgelenk: Dros., kali-bi., lac-c., mez., psor.

Hand: *Anan.*, *ars.*, caust., kali-bi., naja, psor., rhus-v., sep., sil., stront., sul-ac.

rissig: *Merc.*

Handrücken: Dros., *hydr.*, psor., syph.

Handfläche: *Lyc.*, pip-m., psor.

Finger: Alum., *ars.*, *bor.*, *bov.*, *bry.*, *calc.*, carb-an., carb-v., caust., cupr-ac., *kali-bi.*, kreos., lyc., mang., mez., nat-m., petr., plat., *ran-b.*, *sep.*, sil., *sulph.*

Fingergelenke: *Bor.*, mez., *sep.*

Fingernägel: Alum., bar-c., *bor.*, caust., con., *hep.*, iod., kali-c., lach., lyc., *merc.*, *nat-m.*, plat., puls., sang., sep., **Sil.**, sul-ac., **Sulph.**, *thuj.*

um die Nägel: **Carb-s.**, chlol., con., hell., *nat-s.*, phos., *rhus-t.*, *sang.*, **Sil.**, *sulph.*

unter den Nägeln: **Ars.**

Fingerspitzen: Alum., ant-t., **Ars.**, carb-v., fl-ac., *nat-c.*, *petr.*, plat., sars., *sec.*, *sep.*

brennend: **Ars.**, *sep.*

übel riechend: *Petr.*

Zeigefinger: *Calc.*, kali-bi.

Nagel: Iod., nat-s.

Mittelfinger: Aloe

Daumen: Caust., kali-bi.

Nagel, unter dem: Kali-bi.

Daumenspitze: Caust., kali-i.

Beine: Am-c., anac., anan., *anthr.*, **Ars.**, *asaf.*, bell., *calc.*, canth., *carb-s.*, **Carb-v.**, card-m., caust., *cist.*, *com.*, *crot-h.*, *ferr-m.*, *graph.*, *grin.*, *hydr.*, *hydr-ac.*, ip., jac-c., kali-ar., *kali-bi.*, *kali-c.*, *kali-i.*, **Kali-s.**, *lac-c.*, **Lach.**, **Lyc.**, *merc.*, *mez.*, *mur-ac.*, murx., *nat-c.*, *nat-m.*, nux-m., paeon., pall., petr., ph-ac., phos., *phyt.*, **Psor.**, *puls.*, ran-b., *rhus-t.*, ruta, *sabin.*, sang., **Sec.**, sel., *sep.*, **Sil.**, *sin-n.*, still., *sul-ac.*, *sulph.*, tep., thuj.

GESCHWÜRE - *Beine ...*

atonisch: Pall.

aufgedunsen, ödematös: *Sabin.*

ausbreitend, sich: Paeon.

bläulichem Hof, mit: Aesc., **Ars.**, **Carb-v.**, **Lach.**, *puls.*, **Sil.**

blutend, leicht: Carb-v., **Merc.**, ph-ac.

brennend: **Anthr.**, **Ars.**, carb-ac., **Carb-s.**, **Carb-v.**, *caust.*, **Lyc.**, mag-c., **Merc.**, **Puls.**, **Sil.**, sulph., zinc.

Berührung, bei: *Merc.*

Eiter, mit wässrigem: *Com.*, sulph.

erhabene Ränder: Petr.

fistulös: Calc., ruta

flach: Lach., sel.

fressende Bläschen: Nat-c., sep.

gangränös: **Ars.**, *carb-v.*, **Lach.**, **Lyc.**, **Sec.**

glatt, weich: Sel.

hartnäckig: Petr., sulph.

Hochlegen des Beines amel.: *Bell.*, *calc.*, *carb-v.*

hohe Ränder: Hydr.

indolent: *Carb-v.*, *hydr.*, **Lach.**, *still.*

juckend: **Lyc.**, *ph-ac.*, *psor.*, **Sil.**

marmoriert: **Carb-v.**, **Lach.**, **Puls.**

nässend, absondernd: Petr.

oberflächlich: Lach., petr.

phagedänische Blasen: **Lach.**, nat-c., rhus-t., sep.

reißend: Lyc.

reizbar: *Hydr.*, *phyt.*

rote Basis: Lac-c., petr.

schmerzhaft, nachts: *Lyc.*

schmerzlos: Ars., carb-v., graph., plat., sep., sil., sulph.

schmutzige Basis: Lach.

schwarze Basis: *Anthr.*, **Ars.**, *asaf.*, **Carb-v.**, ip., **Lach.**, **Lyc.**, **Sec.**, *sil.*, *sul-ac.*

stechend: Ars., nat-c., sabin., sil.

stinkend: *Bry.*, **Carb-v.**, **Lach.**, **Merc.**, *mur-ac.*, **Psor.**, **Puls.**

tief: **Ars.**, *aur.*, **Calc.**, **Calc-s.**, com., **Merc.**, *nit-ac.*, **Psor.**, *puls.*, **Sil.**, **Sulph.**

GESCHWÜRE - *Beine* ...

Varizen: *Aesc.*, *carb-v.*, card-m., *graph.*, *ham.*, hydr-ac., kali-s., *nat-m.*, syph.

verhärtete, schwielige Ränder: Kali-chl.

Wärme agg.: *Carb-v.*, *sabin.*

Gesäß: Bor., sabin., sulph., vinc.

brennend: Vinc.

oberer Teil: Sabin.

Oberschenkel: *Calc.*, crot-h., kali-c., merc., *mez.*, *nat-s.*, nit-ac., sil., syph., thuj., *zinc.*

Außenseite: *Nat-s.*

Knie: Anac., *calc.*, ph-ac., *phos.*

Unterschenkel: Am-c., anac., anan., *anthr.*, **Ars.**, *asaf.*, *aur.*, bar-c., bar-m., *calc.*, *calc-s.*, canth., **Carb-s.**, **Carb-v.**, caust., *cist.*, clem., *crot-h.*, *ferr-m.*, *graph.*, *grin.*, hydr., ip., jac-c., *kali-ar.*, *kali-bi.*, *kali-c.*, *kali-i.*, **Kali-s.**, *lac-c.*, **Lach.**, **Lyc.**, **Merc.**, *mez.*, *mur-ac.*, murx., *nit-ac.*, nux-m., petr., *ph-ac.*, phos., *phyt.*, *psor.*, *puls.*, ran-b., *rhus-t.*, ruta, sel., **Sil.**, *sin-n.*, staph., still., *sulph.*, syph., tep., vip.

brennend: **Anthr.**, **Ars.**, *carb-v.*, *lyc.*, *merc.*, *nit-ac.*, puls., **Sil.**, syph.

gangränös: **Anthr.**, **Ars.**, *carb-v.*

Rupia (syphilitica): Kali-br.

schmerzhaft: **Anthr.**, **Ars.**, sil.

nachts: *Anthr.*, *carb-v.*, *lyc.*, *nit-ac.*, *sil.*

Wärme agg.: *Carb-v.*, *hydr.*, *merc.*, mez.

Schienbein, am: *Asaf.*, *cinnb.*, cist., *graph.*, lach., *mez.*, nit-ac., *ph-ac.*, **Psor.**, *sabin.*, sang., sulph., *syph.*, vip.

Knöchel: *Calc-p.*, carb-ac., cist., *hydr.*, merc-i-f., merc-sul., puls., rhus-t., sars., sil., sulph., *syph.*

ausbreitend, sich: *Merc.*

chronisch: *Carb-ac.*

fistulös: *Calc-p.*, sil.

schmerzhaft: *Lach.*, rhus-t.

schmerzlos: *Calc.*

stinkend: *Calc-p.*, *carb-ac.*, *lyc.*, sulph.

Malleolus: *Calc-p.*

Fuß: *Anan.*, **Ars.**, bar-c., canth., *carb-ac.*, carb-s., caust., cham., clem., *con.*, crot-h., *fl-ac.*, *graph.*, ip., *kali-bi.*, kali-c., lyc.,

GESCHWÜRE - *Fuß* ..

merc., nat-c., nit-ac., petr., *phos.*, *psor.*, *puls.*, sel., sep., sil., sol-n., sul-ac., *sulph.*, vip., *zinc.*

Blasen, entstehen aus: **Sulph.**, zinc.

blutend: *Ars.*

Fußrücken: *Psor.*, *sep.*, *sulph.*

Fußsohle: Anan., *ars.*, calc., caust., lach., phyt., pip-m., ruta, sec., **Sep.**, sulph.

Blasen, durch: **Ars.**

Ferse: Am-c., anac., aran., *ars.*, *caust.*, laur., *nat-c.*, *sep.*, **Sil.**

links: Aran.

ausbreitenden Blase, durch eine sich: *Caust.*, *nat-c.*, *sep.*

Reiben des Schuhes, durch: All-c., bor.

Zehen: *Ars.*, *bry.*, carb-v., caust., cupr-ar., *graph.*, *nit-ac.*, *petr.*, plat., *sep.*, *sil.*, *sulph.*, thuj.

Blasen hervorgerufen, durch: *Graph.*, *petr.*

gangränös: *Lach.*

leprös: *Graph.*

Nägel: *Caust.*, graph., hep., *mag-aust.*, merc., *sep.*, **Sil.**, **Sulph.**

Zehengelenke: *Ars.*, *bor.*, nat-c., *sep.*

phagedänisch: *Bor.*

Zehenspitzen: Ant-t., *carb-v.*

großer Zeh: *Paeon.*, *sil.*

am Rand: Graph.

kleiner Zeh: Ant-t.

GESPALTENE Nägel: **Ant-c.**, **Sil.**, *squil.*, sulph.

GESPREIZT:

liegt mit gespreizten Gliedern: **Cham.**, *psor.*, *sulph.*

Konvulsion, bei einer: Cupr., nux-v.

Finger, krampfhaft: *Glon.*, lac-c., **Sec.**

Beine: Colch., nux-v., plat., stry.

Stehen, im: Pic-ac.

Zehen, bei Wadenkrämpfen: Camph., *glon.*

GESTRECKT:

Arme: Benz-n., *chin.*, dig., nux-v., sep., *stram.*, stry.

GESTRECKT - *Arme ...*

abwechselnd gebeugt und gestreckt: Carb-o., *cic.*, *cupr.*, hyos., **Lyc.**, nux-v., sec., *tab.*

periodisch, jeden siebten Tag: Lyc.

Sitzen, im: Nit-ac.

Anfällen, bei: *Cic.*, **Cina**, stry.

greifen wollte, als ob er etwas: Dulc., phos.

steif: Merc.

GETRENNT, wie (s. ABGETRENNT)

GEWORFEN, Schulter nach hinten: Acon.

GEZOGEN:

außen gezogen, die linke Hand wird beim Klavierspielen nach: Merl.

hinten gezogen, Unterschenkel werden nach: Bufo, plb.

Sitzen, im: Spong.

Oberschenkel herangezogen, Unterschenkel werden an den: Canth., op., plb.

gehen, beim Versuch zu: Spong.

innen gezogen, Daumen werden nach: *Aeth.*, *apis*, ars., art-v., arum-t., *bell.*, brach., *bufo*, *camph.*, *caust.*, *cham.*, *cic.*, *cocc.*, **Cupr.**, *glon.*, hell., hyos., ign., *lach.*, mag-p., merc., oena., phyt., *sec.*, stann., staph., stram., sulph., viol-t.

Beine: Acon.

oben gezogen, Beine werden nach: Acon., agar., am-c., amyg., *arg-n.*, *ars.*, carb-an., *carb-v.*, caust., *cham.*, crot-h., cupr., *hell.*, *hep.*, *hyos.*, jatr., *merc.*, *nat-m.*, nux-v., op., ox-ac., *phos.*, *phyt.*, plat., *plb.*, pyrus., sec., stann., stry., sul-ac., tab., zinc.

morgens: Plat.

Erwachen, beim: Plat.

abends: Carb-an.

Stehen, im: Carb-an.

nachts: Stann.

Erwachen, beim: Stann.

abwechselnd mit Ausstrecken: Carb-o., *cic.*, *cupr.*, *lyc.*, nux-v., sec., tab.

Abdomen, zum: Arg-n., *ars.*, carb-v., cham., *cina*, *cupr.*, *hyos.*, jatr., *merc-c.*, *mur-ac.*, ox-ac., *plb.*, *verat.*, zinc.

Nekrose des Oberschenkelknochens, bei: *Sil.*

GEZOGEN - oben gezogen, Beine werden nach ...

Auftreten, beim: Caust.

Bewegung, bei: Tab.

Froststadium im Fieber, während: *Caps.*, cimx.

Gehen, beim: Am-c., ign., *plb.*, spong.

krampfartig: *Arg-n.*, *cupr.*, *hyos.*, nux-v., *plb.*, tab.

Lagewechsel, bei jedem: *Hell.*

periodisch: *Sec.*

unwillkürlich: Carb-v., *ign.*

zusammengezogen, Glieder werden: Ars., lyc.

spasmodisch: Lyc., merc.

GICHTKNOTEN: Abrot., agn., *ant-c.*, **Apis**, arn., *aur.*, **Benz-ac.**, *bry.*, **Calc.**, **Calc-f.**, *calc-p.*, *calc-s.*, carb-an., *caust.*, *cic.*, *clem.*, *colch.*, *dig.*, *elaps*, fago., *form.*, **Graph.**, *guaj.*, hep., iod., *kali-i.*, kali-s., **Led.**, **Lith-c.**, **Lyc.**, mang., *meny.*, *merc.*, nat-m., nux-v., plb., *puls.*, ran-b., *rhod.*, *rhus-t.*, sabin., *sil.*, *staph.*, sul-ac., *sulph.*, *urt-u.*

Kneifen und Knacken bei Bewegung: **Led.**

schmerzhaft: **Led.**

Gelenkköpfen, auf den: *Calc-p.*

Haut über den Gelenken, in der: **Led.**

Schulter: *Calc.*, *kali-i.*

Ellbogen, über: Mag-c.

Steifheit des Ellbogens: Lyc.

Ellbogenhöcker, auf dem: Still.

Unterarm: Am-c.

Handgelenk: *Benz-ac.*, *calc.*, *led.*, lyc., petr., rhod.

Rückseite des Handgelenks: Petr.

Hände: Ant-c., *benz-ac.*, *calc.*, carb-s., *hep.*, *led.*, plb.

Fingergelenke: *Aesc.*, agn., *ant-c.*, **Apis**, **Benz-ac.**, **Calc.**, *calc-f.*, *calc-p.*, **Caust.**, *clem.*, *colch.*, *dig.*, **Graph.**, hep., **Led.**, **Lith-c.**, **Lyc.**, ox-ac., ran-s., *rhod.*, *sil.*, *staph.*, *sulph.*, *urt-u.*

Steifheit, mit: *Carb-an.*, *graph.*, **Lyc.**

Knie: *Bufo*, *calc.*, *led.*, *nux-v.*

Fuß: Bufo, *kali-i.*, **Led.**, *nat-s.*

Zehen: Asaf., caust., *graph.*, ran-s., sabin., sulph., thuj.

fibrös, am großen Zeh: *Rhod.*

GLÜHEN von Kopf zu Fuß, Gefühl von: *Visc.*

HÄRTE:

Händen, Haut an den: Am-c., **Graph.**, rhus-v., **Sulph.**

Fingernägel: Ars.

Fußsohlen, Haut an den: **Ars.**

HAUTAUSSCHLÄGE: Agar., alumn., *am-c.*, am-m., anac., *apis*, **Ars.**, arund., *bar-c.*, bar-m., bell., bov., brom., *bry.*, **Calc.**, calc-p., calc-s., canth., carb-o., carb-s., carb-v., **Caust.**, chel., chin., chin-s., chlor., cimic., cob., con., cop., crot-c., crot-t., cupr., cupr-ar., elaps, euph., fago., fl-ac., *graph.*, guare., hep., iod., jug-r., *kali-ar.*, kali-bi., kali-br., **Kali-c.**, kali-p., kali-s., *kreos.*, lach., led., **Lyc.**, mag-s., manc., **Merc.**, **Mez.**, mur-ac., murx., nat-c., **Nat-m.**, nat-p., *nit-ac.*, nux-v., oena., petr., ph-ac., phos., pip-m., plan., podo., *psor.*, *puls.*, **Rhus-t.**, rhus-v., *rumx.*, ruta, sabad., sars., sec., sel., **Sep.**, **Sil.**, staph., stram., stront., **Sulph.**, tab., tarax., tep., *thuj.*, til.

abblätternd, bräunlich: Am-m., bar-m., cinnb., merc.

abschilfernd: Agar., *am-c.*, am-m., arn., *ars.*, bar-c., calc., chin-s., *crot-t.*, elaps, ferr., hydr., kreos., merc., **Mez.**, rhus-v., sep., sulph., thuj.

Bläschen: Acon., am-m., anac., **Ant-c.**, **Ant-t.**, arg-n., arn., **Ars.**, ars-i., bell., bov., brom., bufo, calad., *calc.*, calc-p., calc-s., cann-s., canth., carb-o., *carb-v.*, *caust.*, chin., chlor., cit-v., clem., crot-h., cupr., cupr-ar., daph., *dulc.*, elaps, fl-ac., graph., hep., hura, indg., iod., iris., kali-ar., kali-bi., kali-chl., kali-i., kali-s., *lach.*, lachn., mag-c., manc., mang., *merc.*, mez., nat-c., **Nat-m.**, nat-p., nit-ac., ph-ac., **Phos.**, **Ran-b.**, rhus-r., **Rhus-t.**, **Rhus-v.**, ruta, sabad., sars., sec., sel., sil., sol-n., spong., *sulph.*, verat., vip., zinc.

weiße: Agar.

Blasen: *Ars.*

Blutblasen werden gangränös: *Sec.*

blutend: *Calc.*

Kratzen, nach: Cupr-ar.

brennend: **Ars.**, bov., fago., lac-ac., **Merc.**, nux-v., **Rhus-t.**, til.

Kratzen, nach: Staph., til.

Ekzem: *Anil.*, arn., *ars.*, kali-br., merc., *psor.*

Erhabenheiten: Alumn., anac., aur., cic., cop., crot-h., crot-t., cupr., cupr-ar., dros.,

HAUTAUSSCHLÄGE - Erhabenheiten ...

gent-l., kali-br., merc., nat-m., nit-ac., petr., plan., plb., puls., sul-ac., thuj., urt-u.

erythematös: Ars., thuj.

Exanthem, flüchtiges: Alum., ant-t., *apis*, ars., bell., bry., calad., *chlol.*, cop., cupr., daph., *dig.*, form., kali-ar., led., mez., nat-m., nux-v., *petr.*, phyt., **Puls.**, rheum, *rhus-t.*, sep., sil., sul-i., *sulph.*, tep., *vesp.*, zinc.

feucht (vgl. sondern): Bry., *merc.*, nat-m.

Flecken angeordnet, in großen: *Carb-v.*, iris., jug-c., phos., *puls.*, *sars.*, thuj., viol-t.

Flecken; große, entzündliche: Ant-c., aur., berb., carb-v., cimx., cocc., hura, lach., merc., mur-ac., nat-c., nat-m., sars., sulph., zinc.

Flohbisse, wie: Sec.

Furunkel: All-c., am-c., apoc., ars., aur-m., *bell.*, *brom.*, calc., carb-s., clem., cob., elaps, graph., guare., **Hep.**, hyos., iris., kali-bi., kali-n., *lyc.*, *merc.*, mez., nat-m., nit-ac., nux-v., petr., ph-ac., psor., rat., *rhus-t.*, rhus-v., sec., sep., stram., **Sulph.**, thuj.

Gruppen, in: Nat-m.

hart: Bov.

heiß: Fago.

Herpes: Alum., bor., caust., com., *con.*, cupr., *dulc.*, *graph.*, led., *lyc.*, manc., mang., merc., mur-ac., *nat-m.*, nicc., nux-v., petr., psor., sars., sec., sep., staph., thuj., zinc.

Hof, mit rotem: Nat-m.

juckend: Agar., arg-n., *bov.*, bry., calc., fago., gent-l., lach., lac-ac., led., mag-s., merc., nat-m., nux-v., phos., puls., *rhus-t.*, rumx., sep., sulph., tarax., til., urt-u.

Knötchen: Petr., sep.

Knoten; rötliche, harte: Kali-bi.

krätzeartig: Ars., bry., *sulph.*

Masern, wie: Cop., rhus-t.

Petechien: *Ars.*, aur-m., berb.

Pickel: Acon., agar., am-c., am-m., anac., ant-c., ant-t., arg-n., arn., **Ars.**, asc-t., bar-c., bar-m., bell., berb., bov., **Bry.**, bufo, calc., *calc-p.*, *calc-s.*, cann-s., carb-an., carb-s., cast., **Caust.**, chel., chin-s., cit-v., clem., cob., com., *con.*, crot-c., cupr-ar., elaps, fago., *fl-ac.*, *graph.*, hura, iris-foe., iris., jatr., kali-ar., kali-br., *kali-c.*, kali-chl., kali-p., kali-s., kreos., *lach.*, lac-ac., *lyc.*, mag-c.,

HAUTAUSSCHLÄGE - Pickel ...

mag-m., mang., *merc.*, mez., morph., mur-ac., *nat-m.*, *nat-s.*, nicc., ol-an., op., osm., ph-ac., plan., plat., psor., puls., rat., **Rhus-t.**, rhus-v., rumx., sabad., sars., sel., **Sep.**, spig., stann., staph., stront., *sulph.*, tab., tarax., thuj., til., valer., *verat.*, zinc.

Pusteln: Am-c., anac., ant-c., arg-n., ars., asc-t., bry., chel., chlor., cocc., cop., crot-c., cupr., cupr-ar., elaps, fl-ac., hyos., iris., jug-c., kali-bi., kali-br., lach., lyc., merc., mez., rhod., *rhus-t.*, rhus-v., rumx., ruta, sars., sil., squil., staph., stram., **Sulph.**, tab., tarent., thuj., vac., verat.

rau: Rhus-v.

rissig: Phos.

Roseola, nach Quecksilber-Missbrauch: *Kali-i.*

rot: Bell., bov., chlol., crot-c., gins., jug-r., kali-bi., mag-s., merc., nat-m., rhus-v., valer.

Sandpapier, wie: Nat-m.

schmerzhaft: **Arn.**, bov., hep., merc.

Schorfe, Krusten: Arn., ars., cit-v., iris, kali-br., **Kali-s.**, *mez.*, mur-ac., phos., plb., podo., rhus-t., rhus-v., **Sil.**, staph., sul-ac., zinc.

Schuppen: Arn., *ars-i.*, *kali-s.*, *merc.*, *mez.*, phos., pip-m., rhus-t., rhus-v., sec., sulph., zinc.

schwarz: *Ars.*, *sec.*

sondern Flüssigkeiten ab: Crot-h., cupr., hell., *kali-s.*, *merc.*, *nat-m.*, rhus-v., sol-n.

dünnes Wasser: Crot-h., tarent-c.

gelbes Wasser: Cupr., hell., *rhus-v.* sol-n.

trocken: Bry., merc.

Tuberkel: Ant-c., caust., crot-h., nat-c.

Urtikaria: Acon., ant-c., *apis*, *bell.*, berb., *calc.*, chin-s., **Chlol.**, *cop.*, dulc., hydrc., hyper., indg., kali-br., kali-i., *lach.*, lyc., merc., *nat-m.*, *rhus-t.*, *rhus-v.*, *sulph.*, tarax., *urt-u.*

Verhärtungen nach Ausschlägen: Kali-br.

Windpocken, wie: *Ant-t.*

Wucherungen: Ars., thuj.

zusammenfließend: *Cop.*, phos., rhus-v.

Gelenke: Aeth., ant-c., *apis*, calc-p., hura, *merc.*, *nat-m.*, nat-p., phos., **Psor.**, **Rhus-t.**, sep., ust.

HAUTAUSSCHLÄGE - *Gelenke* ...

abschilfernd: Phos.

Bläschen: Nat-p., phos., **Rhus-t.**

Ekzem: Led., phos.

Herpes: Dulc., *kreos.*, staph.

juckend: Phos.

Pickel: *Calc-p.*, sep.

Schorfe, Krusten: *Staph.*

Urtikaria: Clem., verat.

Winter, im: *Merc.*, *psor.*, *rhus-t.*

Gelenkbeugen, in den: Caust., **Graph.**, *hep.*, led., *nat-c.*, *nat-m.*, *psor.*, staph.

Ekzem: Am-c., **Graph.**, led., merc., *sep.*, *sulph.*

Arme: Agar., alum., alumn., *ant-c.*, ant-t., arn., **Ars.**, brom., bry., **Caust.**, chel., cimic., cinnb., cob., com., con., cop., crot-h., cupr., elaps, euph., fl-ac., graph., guare., hep., jug-r., kali-ar., kali-br., lach., **Lyc.**, mag-s., merc., **Mez.**, mur-ac., nat-c., **Nat-m.**, nit-ac., nux-v., oena., petr., ph-ac., phos., *psor.*, **Rhus-t.**, *rhus-v.*, rumx., sars., **Sep.**, **Sil.**, **Sulph.**, tab., thuj., til., valer., vip., zinc.

abblätternd, bräunlich: Am-m., cinnb.

abschilfernd: Agar., *am-c.*, am-m., arn., bar-c, calc., chin-s., crot-t., ferr., hydr., led., *merc.*, **Mez.**, **Rhus-t.**, *rhus-v.*, sep., *sulph.*

dicke weißliche Schuppen: Crot-t.

Bläschen: Am-m., anac., anag., *ant-c.*, *ant-t.*, arn., *ars.*, asc-t., bell., bov., brom., bruc., bufo, calad., calc., calc-p., canth., caust., chin., chlor., cinnb., cit-v., com., *crot-h.*, cupr-ar., cycl., daph., dulc., elaps, fl-ac., hipp., hura, indg., iod., iris., *kali-ar.*, kali-bi., *kali-c.*, kali-chl., *kali-i.*, *lach.*, *mag-c.*, mang., *merc.*, merc-c., mez., *nat-c.*, *nat-m.*, phos., psor., *puls.*, *ran-b.*, **Rhus-t.**, *rhus-v.*, ruta, sars., **Sep.**, *sil.*, sol-n., *spong.*, *staph.*, *sulph.*, ter., vip.

faulig stinkend: *Ars.*

Geschwüren, werden zu: Calc.

juckend: Daph.

Kratzen, nach: *Calc.*

Luft, bei kalter: Dulc.

periodisch alle 4-6 Wochen: *Sulph.*

rot, klein: *Nat-m.*

HAUTAUSSCHLÄGE - *Arme* - Bläschen ...

schießender Schmerz: Mag-c.

schwarz: *Ars.*

sondern scharfes Serum ab: Rhus-t.

Waschen in kaltem Wasser agg.: Clem.

blutend, nach Kratzen: Cupr-ar.

brennend: Con., merc., *nat-c.*, **Rhus-t.**, spig.

Kratzen, nach: Staph., til.

Ekzem: *Canth.*, graph., *merc.*, mez., phos., *psor.*, *sil.*

Erhabenheiten: Alumn., anac., carb-v., cic., crot-h., crot-t., dros., graph., hep., kali-br., kreos., merc., nat-m., nit-ac., plb., sul-ac., urt-u.

bluten nach Kratzen: Cupr-ar.

Flecken: Syph.

glänzend: Crot-t.

Spitzen werden weiß und schuppig: Merc.

weißlich: Crot-t.

Exanthem, flüchtiges: Alum., ant-t., bell., berb., bry., calad., chlol., cupr., daph., dig., elaps, form., kali-ar., led., mag-p., *merc.*, *mez.*, nux-v., phyt., *puls.*, rheum, *rhus-t.*, sec., *sep.*, *sil.*, stram., *sul-i.*, *sulph.*, tep.

abwechselnd mit Asthma: Calad., mez.

bräunlich: Mez.

juckend: Alum., caust., nux-v., rheum, sep., sul-i.

rot: Mez., stram.

Exkoriation, Wundheit: Arn., ruta, sul-ac.

feucht (vgl. sondern): Alum., bov., con., kreos., rhus-t.

eitrige Absonderung: Lyc., rhus-t.

Flecken, große entzündliche: Cimx., hura, mur-ac., nat-m.

Furunkel: Aloe, am-c., ars., bar-c., *bell.*, *brom.*, *calc.*, carb-an., carb-v., cob., coloc., elaps, graph., guare., iod., iris., *kali-n.*, *lyc.*, mag-m., *mez.*, **Petr.**, ph-ac., **Rhus-t.**, *sil.*, sulph., syph., *zinc.*

gruppenförmig angeordnet: Rhus-t.

hart: Caust., mez., sep., sil.

HAUTAUSSCHLÄGE - *Arme* ...

Herpes: Alum., bor., **Bov.**, calc., caust., *con.*, cupr., dol., *dulc.*, *graph.*, kali-c., kreos., *lyc.*, mag-s., *manc.*, *mang.*, **Merc.**, *nat-c.*, *nat-m.*, nux-v., *phos.*, *psor.*, sars., sec., *sep.*, *sil.*

Gelenken, auf den: *Calc.*, merc.

krustig: Con., thuj.

kleieartiger Absonderung, mit: Merc., phos.

juckend: Agar., anag., ant-c., ant-t., berb., bov., calad., carb-an., carb-v., *caust.*, cupr., dulc., *jug-c.*, kali-c., kali-chl., kali-i., kreos., lach., *laur.*, *led.*, lyc., mag-c., mag-s., mang., *merc.*, *mez.*, nat-m., nat-s., nux-v., phos., psor., *puls.*, **Rhus-t.**, **Sep.**, spig., *sulph.*, tab., til., urt-u., zinc.

kleieartige Abschuppung: *Bor.*

Knötchen: Hippoz., petr., sep.

Knoten: Phos.

harte, bläuliche, absondernd und Krusten bildend: *Calc-p.*

krätzeartig: Alum., berb., graph., *lach.*, merc., nit-ac., phos., rhus-t., sars., sel., *sep.*, *sulph.*

kribbelnd: Lach.

lepraartig: *Meph.*, *phos.*

Masern, wie: Cop., rhus-v.

miliar: Alum., ant-t., bry., cop., merc., nux-v., rhus-v., sel., sulph.

Papeln: *Crot-h.*, *kali-bi.*

Pemphigus: Sep., ter.

Petechien: Berb.

Pickel: Acon., *agar.*, am-c., am-m., anac., ant-t., arg-n., arn., **Ars.**, arum-t., asc-t., bar-c., bell., berb., bov., bry., bufo-s., *calc-p.*, calc-s., cann-s., canth., *carb-an.*, carb-s., *carb-v.*, **Caust.**, chel., chin., chin-s., cob., com., crot-c., cupr-ar., dulc., elaps, *fl-ac.*, hura, *iod.*, jatr., kali-ar., kali-bi., kali-c., kali-chl., kali-n., kreos., lach., lac-ac., lyc., mag-c., mag-m., mang., merc., mez., mur-ac., nat-s., nit-ac., ol-an., op., osm., ph-ac., plat., psor., puls., rat., **Rhus-t.**, rhus-v., sabad., sars., sel., **Sep.**, spig., staph., *sulph.*, tab., tarax., thuj., til., valer., *zinc.*

blutet beim Kratzen: Cob.

HAUTAUSSCHLÄGE - *Arme* - Pickel ...

brennend: Am-c., bov., mag-m., nat-s., *rhus-t.*

Kratzen, nach: Canth., carb-an.

empfindlich: *Calc-s.*

entzündet: Calc-s.

hart: Arg-n., bov., calc-s., rhus-t., rhus-v., valer.

juckend: Acon., am-c., am-m., asc-t., bar-c., cann-s., carb-an., carb-s., caust., hura, kreos., lyc., mag-c., *mag-m.*, *merc.*, sabad., sel., sulph., ziz.

Kopf; mit schwarzem, eingedelltem: Calc-s.

Menses, während: Sulph.

rot: Acon., anac., ars., bov., chel., com., elaps, hura, kali-chl., mag-s., rhus-t., sulph., til.

schmerzhaft: Kali-chl., thea

schmerzlos, indolent: Chel.

stechend: Acon., arg-n.

weiß: Til., valer.

Psoriasis: *Iris.*, kali-ar., *kali-s.*, rhus-t., sil.

Pusteln: Anac., ant-c., arg-n., *ars.*, arund., asc-t., bor., calc., chel., chlor., cocc., cop., crot-h., cupr., elaps, fl-ac., iris., jug-c., *kali-bi.*, *kali-br.*, *merc.*, *mez.*, *nat-m.*, phos., *psor.*, *rhod.*, *rhus-t.*, rhus-v., ruta, sars., sec., *sep.*, *sil.*, spig., squil., *staph.*, still., **Sulph.**, tab., tarent.

Ekthym, wie: Phos.

entzündetem Hof, mit: Chlor., rhus-v., sep.

groß: Sep.

Haar im Zentrum, mit einem: Kali-br.

heilen sehr langsam: *Psor.*

schwarz: Anthr., *ars.*, lach., sec.

Spitze in der Mitte, mit einer dunklen: Kali-bi.

roten: Crot-t.

rissig: Phos.

rot: Am-c., ant-c., arg-m., cycl., dulc., gins., jug-r., mag-c., mag-s., *merc.*, *mez.*, nat-m., phos., sep., *staph.*, *sulph.*, valer.

HAUTAUSSCHLÄGE - *Arme* - rot ...

Scharlach, wie: Cocc.

schmerzhaft: Ars., kali-c., lyc., merc., petr.

Schorfe, Krusten: *Alum.*, am-m., *ars.*, *calc.*, cit-v., *jug-c.*, *jug-r.*, *mez.*, mur-ac., phos., plb., podo., *rhus-t.*, rhus-v., *sep.*, *staph.*, sul-ac., *sulph.*

feucht: Alum., staph.

gelblich-braun: Rhus-t.

juckend: Sep.

Serum, aus: Rhus-t., rhus-v.

weiß: Mez.

Schuppen: Agar., anthr., arn., **Ars.**, berb., cupr., *fl-ac.*, *iris.*, *kali-s.*, *merc.*, *phos.*, pip-m., puls., *rhus-t.*, sec., *sil.*, *sulph.*

blättern ab beim Kratzen: Sulph.

Stellen, an kleinen: Merc.

schwarz: Sec.

sondern dünnes Wasser ab: Crot-h.

gelbes Wasser: Cupr., hell., *rhus-t.*, sol-n.

stechend: Mag-c., puls.

trocken: Dol., hyper., merc., **Psor.**

Tuberkel: Ars., crot-h., *nat-c.*, phyt., rhus-t.

geschwürig, werden: *Nat-c.*

schmerzhaft: Ars.

Urtikaria: Acon., ant-c., *apis*, berb., calad., *carb-v.*, chin-s., *chlol.*, cop., hep., hydrc., hyper., indg., kali-i., lach., lyc., merc., *nat-c.*, *nat-m.*, nat-s., *phos.*, rhus-v., **Sulph.**, thuj., *urt-u.*

weiß: Agar., kali-c., kali-chl., merc., nat-m.

Windpocken, wie: Led.

Wucherungen: *Ars.*, *lach.*, *thuj.*

wund beißend: Anag., hyper., urt-u.

zusammenfließend: Cop., phos.

Schulter: Alumn., ars., nux-v., sep.

abschilfernd: *Ferr.*, merc.

Bläschen: Am-m., ant-c., chlor., crot-h., lach., mag-c., mang., *merc.*, rhus-t., vip.

brennend: Am-m.

Kratzen, nach: Mag-c., mang.

HAUTAUSSCHLÄGE - *Schulter ...*

Ekzem: Petr.

Erhabenheiten: Alumn.

Exanthem, flüchtiges: Berb., *calc.*, puls., tep.

Furunkel: Am-c., am-m., bell., hydr., *kali-n.*, nit-ac., ph-ac., sulph.

Blutgeschwüre, Große: *Calc.*, jug-r., lyc., zinc.

Herpes: Kali-ar.

Pickel: *Ant-c.*, berb., chel., *cist.*, cob., cocc., com., fl-ac., hura, jug-r., kali-c., kali-chl., mag-c., mag-m., puls., sulph., tab., zinc.

bluten nach Kratzen: Cob., mosch.

brennend: Mag-m.

Furunkel, wie: Zinc.

juckend: Hura, mag-m.

rot: Chel., com., hura, jug-r., kali-chl.

schmerzhaft: Kali-chl., thea

schmerzlos, indolent: Chel.

Pusteln: Ant-c., *calc.*, kali-bi., rhod.

Schorfe, Krusten: Ars.

schwarze Poren: *Dros.*

Tuberkel: Crot-h., kali-chl., phos., rhus-t.

Urticaria: Lach.

Oberarm: Ant-t., cinnb., grat., led., merc., nux-v., sep.

Bläschen: Aran.

Exanthem, flüchtiges: Ant-c., bry., mez., rheum

Flecken, abschuppende: Berb.

Furunkel: Aloe, *bar-c.*, carb-v., coloc., *crot-h.*, iod., jug-r., mez., *sil.*, *zinc.*

Herpes: Kali-c., mang., nat-m., sulph.

juckend: Mag-s.

kribbelnd: Lach.

Krusten: Anac.

Pickel: Anac., ant-c., ant-t., arn., carb-v., dulc., iod., *kali-c.*, lach., *laur.*, mang., mosch., sep., sulph., tax., til., valer.

bluten nach Kratzen: Mosch.

Pusteln: Anac., merc.

HAUTAUSSCHLÄGE - *Oberarm ...*

Tuberkel: Ars., caust., cocc., dulc., mang.

Ellbogen: Aster., berb., *brom.*, cact., cupr., hep., iris., *kali-s.*, kreos., lach., merc., *phos.*, *psor.*, sabin., *sep.*, *staph.*, sulph., tep., thuj., zinc.

abschilfernd: Sulph.

Bläschen: *Ars.*, calad., nat-p., sulph.

eiternd: Sulph.

gelb: Sulph.

schwarz: *Ars.*

weiß: Sulph.

Blase: Crot-h.

schwarz: Ars.

eiternd: Sulph.

Ekzem: Brom.

Erhabenheiten: Merc.

juckend und schuppig: Merc.

Exanthem, flüchtiges: Calad., *mez.*, sulph.

Herpes: Bor., cact., **Cupr.**, hep., *kreos.*, *phos.*, psor., *sep.*, *staph.*, *thuj.*

Herpes circinatus: Cupr.

juckend: Merc., *sep.*

Knötchen: Eupi., mur-ac.

Pickel: Ant-c., asc-t., berb., bry., *dulc.*, *hyos.*, kali-n., lach., merc., nat-c., ol-an., sabin., sep., *staph.*, sulph., tarax., thuj.

beißend: Kali-n.

brennend: Kali-n.

entzündeter Basis, auf: Tarax.

Psoriasis, in großen Flecken angeordnet: *Iris.*, kali-ar., *kali-s.*, *phos.*

Pusteln: Eup-per., hep., jug-r., lach.

gelb: Jug-r.

juckend: Hep.

rot: Cinnb., rhus-t.

schmerzhaft: Merc.

Schuppen: Calc., jug-r., *kali-s.*, merc., *sep.*, *staph.*, sulph.

Tuberkel: Am-c., caust., mag-c., mur-ac.

Urtikaria: Aran.

HAUTAUSSCHLÄGE - *Oberarm ...*

Ellenbogen: Am-m., bry., calad., calc., *cupr.*, *graph.*, *hep.*, merc., *mez.*, nat-c., nat-m., *psor.*, sep., staph., sulph.

Absonderung: Sulph.

Bläschen: *Calc.*, *nat-c.*, rhus-v., sulph.

rot: *Nat-c.*

Ekzem: *Cupr.*, *graph.*, *mez.*, **Psor.**

Exanthem, flüchtiges: Calad., *hep.*, sep., zinc.

Fissuren: *Kali-ar.*

Herpes: Cupr., graph., kreos., **Nat-m.**, sep., thuj.

Krusten, Borken: *Cupr.*, *mez.*, **Psor.**

Pickel: Ant-c., hura, hyos., ol-an., phos., *sep.*, thuj.

Pusteln: Sulph.

rot: *Cor-r.*, *rhus-t.*

Scabies: Bry., merc.

schmerzhaft: Am-m., ant-c., dros., dulc., hura, lachn., nat-c., ol-an., phos., rhus-t., sep.

trocken: *Mez.*

Ellbogenhöcker (Olecranon): Berb.

Pickel: Berb.

trocken, mit kleieartiger Schuppung: Aster., sep.

Unterarm: *Alum.*, ant-t., ars., bry., calad., *carb-an.*, *caust.*, cinnb., con., cupr., *graph.*, mag-s., mang., *merc.*, *mez.*, phos., rhus-t., sel., spong., *tarax.*, zinc.

Bläschen: Anac., ant-t., arn., ars., calad., carb-o., caust., chin., cit-v., hura, merc., petr., phos., rhus-r., rhus-t., rhus-v., sars., sil., spong., *staph.*, sulph.

brennend: Sil.

durchsichtig: Rhus-t.

Kratzen, nach: Sars.

stechend: Rhus-t.

weiß: Calad.

eitriger Absonderung, mit: Rhus-t.

Ekzem: *Graph.*, *merc.*, *mez.*, *sil.*, thuj.

Exanthem, flüchtiges: Am-c., ant-t., bry., calad., merc., mez., rheum, sel.

HAUTAUSSCHLÄGE - *Unterarm* - Exanthem, flüchtiges ...

abwechselnd mit Asthma: Calad.

exkoriiert, wund: Rhus-t.

feucht: *Alum.*, *merc.*, *mez.*, rhus-t.

Furunkel: *Calc.*, carb-v., cob., *iod.*, *lach.*, lyc., mag-m., *nat-s.*, petr., sil.

Herpes: *Alum.*, *con.*, mag-s., mang., **Merc.**, nat-m., sulph.

juckend: *Mez.*

Knötchen auf der Beugeseite: Hippoz.

Kratzen agg.: Mang., *mez.*

Krusten: *Mez.*

Pickel: Am-c., am-m., ant-t., ars., asc-t., bell., bor., bry., calad., calc-p., *carb-s.*, *caust.*, cit-v., fago., gamb., iod., *kali-bi.*, kali-n., lach., laur., lyc., mag-c., *mag-s.*, mang., merc., nat-m., *nat-s.*, ol-an., osm., ph-ac., rat., rhod., sabad., sars., *sulph.*, *tax.*, thuj., valer., zinc.

morgens: Mang.

nachmittags: Mag-c.

abends: Am-c., fago.

abwechselnd mit Asthma: Calad.

brennend: Am-c., calad., mang., nat-s.

juckend: Am-m., calad., carb-s., caust., gamb., lyc., nat-s., sabad., sulph., *zinc.*

Kratzen, nach: Am-m.

nässend: Kali-n.

Menses, während: Sulph.

Waschen, durch: Mag-c.

Psoriasis: *Rhus-t.*

Pusteln: Anac., ant-t., *calc.*, cop., rhod., rhus-t., *staph.*, tarent.

schmerzhaft: Tarent.

roh: Petr., rhus-t.

rot: Petr.

Rupia (syphilitica): Kali-i.

Schuppen: Alum., merc., petr.

gelb: Rhus-t.

weißlich: *Merc.*

Käse, riechen wie: *Calc.*

Tuberkel: *Agar.*, am-c., jug-r., kali-n., lach., mur-ac., ph-ac.

HAUTAUSSCHLÄGE - *Unterarm ...*

Urtikaria: Am-c., calad., chin., clem., lyc., *nat-m.*, sil.

morgens: Chin.

abends: Lyc.

Hitzestadium im Fieber, während: Calad.

Kratzen, nach: Calad., calc., chin.

Handgelenk: Am-m., *ant-c.*, ant-t., apis, ars., *ars-i.*, *calc.*, caust., cimic., crot-h., dros., euph., hep., led., merc., *mez.*, olnd., *psor.*, *rhus-t.*, sulph., tarax.

abblätternd, bräunlich: Am-m.

abschilfernd: Rhus-v.

Bläschen: Am-m., bufo, calad., calc-p., *crot-h.*, hep., iris., kali-i., merc., *mez.*, nat-m., *rhus-t.*, rhus-v., *sulph.*

abblätternd durch Kratzen: Am-m.

brennend: Am-m., bufo, *mez.*

Kratzen, beim: Am-m.

erysipelatös: Rhus-t., rhus-v.

harter Basis, mit: Am-m.

juckend: Am-m., bufo, calc-p., kali-i., nat-m.

Wasser, enthalten klares: Rhus-t.

gelbes: Rhus-t., *sulph.*

weiß: Calad.

Blasen, schorfbildende: Am-m.

brennend: Merc.

Ekzem: *Jug-c.*, *mez.*, *psor.*

Erhabenheiten: Merc.

Exanthem, flüchtiges: Calad., elaps, hydr., led.

brennend nach Kratzen: Calad.

juckend: Calad., led.

Fissuren: *Kali-ar.*

fleckförmig angeordnet: *Apis*, *calc.*, dros., jac-c., *merc.*

Flecken, große entzündliche: Aur-m., carb-v., cocc.

Furunkel: *Iod.*, sanic.

juckend: Merc., *mez.*, *psor.*, rhus-t.

krätzeartig: Ant-t., olnd., *psor.*, *sulph.*

Krusten, Borken: *Mez.*

Herpes: Ip., merc., *psor.*

HAUTAUSSCHLÄGE - *Handgelenk ...*

Pemphigus: Sep.

Pickel: *Ant-t.*, arg-n., arn., asc-t., bar-c., bry., bufo-s., calc-p., carb-an., crot-c., cycl., elaps, hura, jatr., mag-c., op., plan., psor., **Rhus-t.**, *rhus-v.*, sep., staph., sulph., tarax., ziz.

brennend nach Kratzen: Carb-an.

empfindlich wie wund: Sep.

harte Basis: Arg-n.

juckend: Bar-c., carb-an., mag-c., ziz.

sondern Wasser ab: Hura, psor., rhus-v.

Druck, bei: Mag-c.

stechend: Arg-n.

Pusteln: *Ant-c.*, arg-n., cocc., *crot-h.*, elaps, iris., sep., sulph.

hart: Cocc.

juckend: Cocc.

rot: Lyc.

roter Hof: Cocc.

Tumoren mit Pusteln: Cupr-ar.

zusammenfließend: Rhus-v.

Schorfe, Krusten: Am-m., mez., rhus-t.

Schuppen: Ars-i., merc., rhus-t.

trocken: Merc., *psor.*

Tuberkel: Am-c., crot-h., mag-c.

Vorderseite: Bry.

Bläschen: Rhus-t.

Erhabenheiten: Anac.

Pickel: Mang.

Pusteln: Anac.

Radialseite, Pickel: Ant-c.

Bläschen: Merc., nat-m., sars.

Rückseite, Bläschen: Rhus-v.

Pickel: Calc-p., cimic., *mez.*

Hand: Alum., am-m., anag., ant-t., ars., bar-m., **Carb-v.**, *cic.*, cist., *clem.*, cocc., com., con., cop., dulc., **Graph.**, *hep.*, *kali-s.*, kalm., kreos., *lach.*, **Lyc.**, med., *merc.*, *mez.*, *mur-ac.*, nat-c., *nat-m.*, *nat-s.*, *nit-ac.*, oena., *petr.*, phos., psor., puls., *rhus-t.*, rhus-v., ruta, sanic., *sars.*, sel., sep., *staph.*, still., *sul-ac.*, *sulph.*, zinc.

abschilfernd: All-s., alum., am-c., am-m., bar-c., ferr., *graph.*, laur., merc., mez., nat-m., *ph-ac.*, phos., rhus-t., *sep.*, sulph.

Abwerfen der Haut (Demarkation), mit: *Ars.*, kali-bi.

Bläschen: *Anag.*, ant-c., aran., arn., ars., bor., bov., **Carb-ac.**, carb-s., caust., chin., clem., cocc., com., hell., hep., kali-ar., kali-bi., kali-c., kali-i., *kali-s.*, *lach.*, lac-ac., mag-c., mag-m., *merc.*, merl., mez., *nat-m.*, *nat-s.*, *petr.*, phos., plan., *psor.*, ptel., *ran-b.*, *rhus-t.*, *rhus-v.*, ruta, sanic., sars., sec., *sel.*, *sep.*, *sil.*, spig., *squil.*, *sulph.*, ter., vip.

Abheilen erscheinen neue, nach dem: *Anag.*

brennend: *Canth.*, rhus-v.

entzündet: *Rhus-t.*

erhöhter Basis, auf: Kali-bi.

Flecken, in großen: Rhus-t.

fressend: Clem., *graph.*, kali-c., mag-c., nit-ac., sil.

gelblich: Rhus-v., *sulph.*

gruppenförmig angeordnet: *Anag.*

hart: Lach.

Hof, mit rotem: Bov., ruta

juckend: **Carb-ac.**

phagedänisch: Graph., kali-c., *mag-c.*, *nit-ac.*, sil.

rohen Stellen ohne Oberhaut, an: Nat-m.

schwarz: *Sec.*

Stellen, an kleinen: Cic.

wässrig: Anag., *ars.*, *nat-c.*, *psor.*, rhus-t., ruta

weiß, mit rotem Hof: Sanic., uran

zusammenfließend: Ruta

blutend: *Alum.*, *lyc.*, *merc.*, *petr.*

braun: Nat-m.

brennend: Bufo, rhus-t.

Berührung, bei: Canth., **Cic.**

Kratzen, nach: *Mez.*, **Staph.**

Ekzem: Ars., *canth.*, clem., **Graph.**, *jug-c.*, lyc., *merc.*, *mez.*, *nit-ac.*, phos., *sil.*

erhöht: Bar-m., **Cic.**, kali-c., lach., merc., nat-m., nit-ac., rhus-v., sul-ac., urt-u.

Exanthem, flüchtiges: *Agar.*, bry., *carb-v.*, cupr., dig., kali-ar., led., **Lyc.**, phyt., rhus-t., stram., verat.

Exsudation, mit gelber: *Rhus-v.*

fein: **Carb-v.**

feucht: *Clem.*, kali-c., kali-s., mang., merc., *mez.*, *petr.*, ran-s., rhus-t.

Flecken, große entzündliche: Arg-n., ars., carb-an., indg., kali-chl., merc., rhus-t., rhus-v., sep., spig., stann., sulph., urt-u.

Furunkel: *Calc.*, coloc., iris., lach., led., *lyc.*, *psor.*

kleine: Iris.

hart: Am-m., bov., led., ph-ac., rhus-t., spig.

Herpes: *Bor.*, *bov.*, *calc.*, cist., *con.*, **Dulc.**, *graph.*, kreos., merc., *mez.*, *nat-c.*, nat-m., ran-b., sars., sep., *staph.*, verat., **Zinc.**

hirsekornartig: Bar-m.

juckend: **Carb-v.**, daph., *graph.*, jug-r., *mez.*, phos., psor., sanic., staph., urt-u., zinc.

kleieartiger Schuppung, mit: *Alum.*

Knötchen: *Petr.*, sep.

krätzeartig: *Anan.*, *psor.*, *sep.*

Pickel: Acon., *agar.*, am-c., anac., ant-c., arg-n., ars., bell., *bov.*, bry., *canth.*, carb-s., *carb-v.*, chin-s., *cic.*, cupr-ar., dig., elaps, hep., iod., kali-ar., kali-chl., *kreos.*, lac-ac., *lyc.*, merc., mur-ac., nit-ac., ol-an., op., psor., *rhus-t.*, rhus-v., sarr., *sel.*, *sulph.*, *tarax.*, *zinc.*

abblätternd: Mur-ac.

brennend: Bov., rhus-t.

eiternd: Anac., elaps

grünlich: Cupr-ar.

hart: Bov., *rhus-t.*, rhus-v.

juckend: Acon., am-c., bov., kreos., *lyc.*, sel., sulph.

periodisch: Sulph.

HAUTAUSSCHLÄGE - *Hand* - Pickel ...

Warmwerden im Bett, beim: Mur-ac.

rot: Acon., anac., ars., bov., sulph., til.

stechend: Acon.

Psoriasis diffusa: *Ars.*, *calc.*, *clem.*, *graph.*, *kali-bi.*, *lyc.*, mez., **Petr.**, *rhus-t.*, *sulph.*

Pusteln: *Anac.*, asc-t., *carb-s.*, chel., cic., fl-ac., *kali-bi.*, *merc.*, nat-m., phos., *psor.*, rhus-t., rhus-v., ruta, sanic., sars., *sep.*, sil., squil., staph., **Sulph.**

eiternd: Anac., sars.

geschwollen: *Rhus-t.*

juckend: Asc-t., squil., **Sulph.**

krätzeartig: Ruta, *sulph.*

rot, abends: **Sulph.**

wässrig: Rhus-t.

zusammenfließend: Anac., rhus-v.

rissig: *Alum.*, *lyc.*, *merc.*, *petr.*

roh: *Petr.*, *sulph.*

rot: Bell., berb., bov., canth., carb-an., cic., cycl., jug-r., lyc., *merc.*, *ran-s.*, spig., spong., sul-ac., sulph., verat.

schorfig und voller Risse: *Anthr.*, **Graph.**, *petr.*, *sanic.*

Schuppen: Anac., *anthr.*, arn., *clem.*, *graph.*, hep., *merc.*, mur-ac., *petr.*, *psor.*, sars., sec., *sep.*

weiß: *Graph.*, *sep.*

Winter agg., im: *Petr.*, *sep.*

schuppig: Sars., sep.

schwarz: *Sec.*

trocken: Anag., bov., lyc., merc., *psor.*

Tuberkel: Ars., carb-an., hydrc., kali-chl., *merc.*, nit-ac., rhus-t., rhus-v., sep., spig., stram.

Urtikaria: Apis, berb., bufo, *carb-v.*, *hep.*, hyper., nat-c., *nat-m.*, nat-s., *sars.*, **Sulph.**, *urt-u.*

morgens: Chin.

Stellen, an kleinen: *Apis*

weißlich: Nat-m.

violett: *Petr.*

Wetter, bei kaltem: Sep.

HAUTAUSSCHLÄGE - *Hand* ...

zusammenfließend: Cic., cop., genist., phos.

Handrücken: Berb., bov., chel., cupr., jug-r., kali-chl., *kali-s.*, kreos., *merc.*, *mez.*, mur-ac., nat-c., phos., sanic., *sep.*, **Sulph.**

abschilfernd: Am-m., bar-c., calc., *graph.*, merc.

Bläschen: Anac., arg-n., brom., *calc.*, *canth.*, cic., *graph.*, indg., kali-chl., *kali-s.*, *mez.*, phos., psor., **Rhus-t.**, rhus-v., sol-n., **Sulph.**, zinc.

brennend: Mez.

Erkältung, durch: Zinc.

feucht: Mez.

gelb: Arg-n.

juckend: Cic., kali-chl., **Mez.**, phos.

rot: Psor.

sondern ein gelbliche Flüssigkeit ab: Sol-n.

scharfe: Sol-n.

Stellen, an kleinen: Rhus-t.

wässrig: Calc., rhus-v.

Ekzem: *Graph.*, *jug-c.*, *merc.*, **Mez.**, nat-c., phos., *sep.*

Erhabenheiten: Anac., dros., plb., sul-ac.

Exanthem, flüchtiges: *Dig.*

feucht: Bov., kreos., *mez.*

Furunkel: Calc.

Herpes: *Carb-s.*, *graph.*, lyc., nat-c., petr., sep., thuj.

juckend: Am-m., *merc.*, *mez.*, sanic., **Sulph.**

nachts: *Merc.*

Krusten, gelbe: *Merc.*, *mez.*

kupferfarben: Psor.

Masern, wie: Cop.

Pemphigus: Sep.

Petechien: Berb.

Pickel: Acon., **Agar.**, am-m., calc-p., canth., *carb-s.*, carb-v., cic., kali-chl., zinc.

HAUTAUSSCHLÄGE - *Hand* - *Handrücken* - Pickel ...

juckend: Am-m., zinc.

Psoriasis, chronische: *Ars.*, aur., bar-c., **Graph.**, hep., *lyc.*, *maland.*, **Petr.**, *phos.*, phyt., *rhus-t.*, sars., *sulph.*

Pusteln: Anac., cimic., sanic., *sil.*, sulph.

Risse: *Merc.*

rot: Jug-r.

Flecken angeordnet, in großen: Calc.

Schorfe, Krusten: Mur-ac., plb., *sep.*, sul-ac., sulph.

schuppiger Ausschlag: Lyc., sars., *sep.*, sulph.

syphilitsiche Psoriasis: *Ars.*, aur., *merc.*, phos.

Urtikaria: Acon., apis, berb., cop., hyper., indg., *sulph.*, thuj.

Abkühlung der Hände, bei: Thuj.

Wetter, bei kaltem: *Sep.*

Wucherungen, warzenartige: **Thuj.**

zusammenfließend: Cop.

Handfläche: Anag., arn., aur., crot-h., *graph.*, kali-c., *nat-s.*, *sep.*, *sulph.*

abschilfernd: Am-c., arn., chin-s., hydr., sabad., *sep.*, *sulph.*

Absonderung, dünne wässrige: Crot-h., *nat-s.*

Bläschen: *Anthr.*, bufo, canth., caust., *kali-c.*, mag-c., *merc.*, ran-b., rhus-t., rhus-v., ruta

durchsichtig: Merc.

gelb: Anthr., bufo, rhus-t., rhus-v.

groß: Anthr.

juckend: *Kali-c.*, rhus-t.

Blasen: Bufo, ran-b.

erhöhte rote Flecken: *Fl-ac.*

Exanthem, flüchtiges: Form.

glatte Flecke: Cor-r.

Herpes: *Aur.*, *kreos.*, psor., ran-b., *sep.*

kupferfarbene Flecke: Cor-r.

HAUTAUSSCHLÄGE - *Hand* - Handfläche ...

Pickel: Nat-s., psor., spig., thuj.

hart, juckend, mit harter Absonderung: Thuj.

Psoriasis: Aur., calc., *clem.*, crot-h., graph., hep., kali-s., *lyc.*, *merc.*, *mur-ac.*, *nat-s.*, petr., **Phos.**, *psor.*, sars., *sel.*, sil., sul-ac., *sulph.*

Pusteln: *Lach.*

roh: *Nat-s.*

rote Flecken: Apis

Schuppen: Hep., *lyc.*, *nat-s.*, petr., pip-m., rhus-t., sabad., sars., *sel.*, sep., *sulph.*

schuppiger Ausschlag: Cinnb., *lyc.*, *nat-s.*, sulph.

syphilitische Psoriasis: *Ars.*, *ars-i.*, aur., *merc.*, phos., *sel.*

trockener Ausschlag: *Caust.*, *nat-s.*, *sel.*, *sulph.*

Urtikaria: Rhus-v.

Handballen: Mez.

Ulnarseite des Handtellers, Furunkel: Coloc.

Bläschen: Ant-c., lach., sel.

Finger: Arn., ars., bor., canth., caust., *cist.*, cupr., cycl., fl-ac., graph., hep., *kali-s.*, *lach.*, mez., mur-ac., ph-ac., ran-b., rhus-t., rhus-v., sars., sep., sil., spig., sulph., tab., tarax., thuj.

abschilfernd: Agar., bar-c., elaps, *graph.*, merc., *mez.*, *rhus-v.*, sabad., *sep.*, still., *sulph.*

Bläschen: Bell., bor., calc., *cit-v.*, *clem.*, cupr., cupr-ar., cycl., fl-ac., *graph.*, hep., *kali-c.*, *kali-s.*, lach., mag-c., mang., *mez.*, *nat-c.*, *nat-m.*, nat-s., *nit-ac.*, *ph-ac.*, phos., *plb.*, *puls.*, *ran-b.*, *rhus-t.*, rhus-v., *sars.*, *sel.*, *sep.*, *sil.*, *sulph.*

Geschwüre, werden: Calc., graph., kali-c., mag-c., nit-ac., ran-b., sil.

bläulich: *Ran-b.*

brennend: Ran-b.

juckend: Ran-b.

brennend: Ran-b.

Ekzem: *Lyc.*, sil., staph.

schmerzhaft: Arn.

erhöhte Flecke: Syph.

Exanthem, flüchtiges: Hydr., sil.

Flecken, große entzündliche: Ant-c., arg-n., ars., berb., caust., cocc., con., lach., led., nat-c., rhus-t., verat.

Furunkel: Calc., *lach.*, sil.

Herpes: Ambr., caust., *cist.*, **Graph.**, *kreos.*, merc., nit-ac., psor., ran-b., thuj., zinc.

juckend: Ran-b.

kupferfarbene Flecke: Cor-r.

Pemphigus: Lyc.

phagedänische Bläschen: Calc., *graph.*, hep., kali-c., *mag-c.*, nit-ac., ran-b., sil., sulph.

Pickel: Anac., ant-c., arn., ars., bar-c., berb., canth., carb-ac., cycl., elaps, graph., *kali-c.*, *lyc.*, mez., mur-ac., *ph-ac.*, sars., *spig.*, tab., tarax., *ther.*, *zinc.*

Psoriasis: Lyc., teucr.

Pusteln: Anac., bar-c., bor., cinnb., cocc., cupr., kali-bi., rhus-t., sang., sars., spig., zinc.

schmerzhafte Knötchen: *Calc.*

Schorfe, Krusten: Anag., cit-v., kali-bi., lyc., mur-ac., rhus-v., thuj.

Schuppen, weiße: Lyc., *sep.*

trocken: Anag., psor.

Tuberkel: Berb., caust., *con.*, hydrc., *lach.*, *led.*, lyc., nat-c., rhus-t., verat., zinc.

Urtikaria: Hep., thuj., urt-u.

Abkühlung, bei: Thuj.

Wucherungen: Ars., thuj.

grünlich: Ars.

warzenartig: Thuj.

Fingergelenke: Cycl., hydr., *mez.*, **Psor.**

Geschwüre, juckende: *Mez.*

trocken: **Psor.**

Nägel, um die: Eug., merc., sel.

abschilfernd: Chlol.

Bläschen: Ail., *nat-c.*

Geschwüre: *Ars.*

Krusten: *Ars.*

Pusteln, die sich über die Hand zum Handgelenk ausbreiten: *Kali-bi.*

Fingerseiten: *Mez.*, sabad., tax.

Fingerspitzen: Ars., bar-c., *cist.*, cupr., elaps, *nat-c.*, psor.

abschilfernd: Bar-c., elaps, ph-ac., phos.

Bläschen: Ail., *ars.*, *cupr.*, *nat-c.*

gefüllt mit Blut: **Ars.**

Blasen: Alum., cupr.

Pickel: Elaps

Pusteln: *Psor.*

zwischen den Fingern: *Canth.*, carb-s., *graph.*, hell., lach., lyc., nit-ac., olnd., phos., *psor.*, puls., rhus-v., sep., sul-ac., *sulph.*

abschilfernd: Am-m.

Bläschen: Anag., *apis*, *calc.*, *canth.*, *hell.*, iod., laur., *nat-m.*, olnd., phos., **Psor.**, *puls.*, rhus-t., rhus-v., ruta, *sel.*, **Sulph.**

brennend: Canth.

juckend: Canth., *psor.*, **Sulph.**

feucht: *Graph.*

Herpes: Ambr., graph., merc., *nit-ac.*

juckend: Canth., lyc., **Psor.**, **Sulph.**

Pickel: Ars., lyc., ph-ac., puls.

Pusteln: Caps., rhus-t.

schuppig: Laur.

Urtikaria: Hyper., merc.

Zeigefinger: Agar., *calc.*, kali-c., mag-c., nat-c., sil.

Bläschen: *Calc.*, kali-c., mag-c., nat-c., sil., sulph.

kalt Waschen, nach: Nat-c.

phagedänisch: *Calc.*

sondern Wasser ab: Kali-c.

Pickel: Sulph.

Psoriasis: Anag., teucr.

Mittelfinger, Psoriasis: Anag.

Ringfinger: Cycl.

kleiner Finger: Cycl.

HAUTAUSSCHLÄGE - *Finger* - kleiner Finger ...

Bläschen: Graph.

zwischen Zeigefinger und Mittelfinger: Cic.

Mittelfinger und Ringfinger: *Sulph.*

Bläschen: *Sulph.*

Ringfinger und kleiner Finger: Mag-c.

Bläschen: Mag-c.

Pickel: Canth.

Daumen: Hep., sanic.

Bläschen: *Hep.*, *lach.*, mez., *nat-c.*, nat-s., nit-ac., *ph-ac.*, *sep.*

Blasen: Hep.

Furunkel: Hep., kali-n.

Pemphigus: Lyc.

Pickel: Ant-c., berb., *kali-c.*, *lyc.*, *ther.*

neben dem Daumenballen: Berb., ther.

Pusteln: Cic., sanic.

Tuberkel: *Ars.*

Daumenspitze: Ail.

Bläschen: Ail., nit-ac.

zwischen Daumen und Zeigefinger: Bruc.

abschilfernd: Am-m.

Bläschen: Grat., *nat-s.*, **Sulph.**

Pickel: Agar., arn., bry., canth., ham., sulph., thuj.

brennend bei Berührung: Canth.

juckend: Ars., sulph.

Herpes: Ambr.

Tuberkel: *Ars.*

Beine: Agar., am-c., am-m., *ant-c.*, apis, arn., **Ars.**, arund., *bar-c.*, bar-m., bell., *bov.*, bry., **Calc.**, *calc-p.*, carb-o., *carb-v.*, **Caust.**, chel., chin., chin-a., chin-s., chlor., *clem.*, con., cop., crot-c., *crot-t.*, cupr., cupr-ar., dulc., elaps, *euph.*, fago., *graph.*, iod., jug-r., *kali-ar.*, kali-bi., kali-br., *kali-c.*, *kali-s.*, kreos., lach., led., *lyc.*, mag-c., manc., mang., *merc.*, murx., nat-c., nat-m., nat-p., nit-ac., nux-v., **Petr.**, ph-ac., phos., phyt., plan., **Psor.**, *puls.*, **Rhus-t.**, *rhus-v.*, rumx., ruta, sabad., sars., sec., sel., **Sep.**, **Sil.**,

HAUTAUSSCHLÄGE - *Beine* ...

staph., stram., stront., **Sulph.**, tarax., tep., thuj., til.

abblätternd: Bar-m., *merc.*, *petr.*

Stellen, an kleinen: *Merc.*

abschilfernd: Agar., ars., calc-p., chin-s., crot-t., elaps, kreos., mag-c., merc., sulph., thuj.

Baden amel., kalt: *Lyc.*

Bläschen: Acon., am-c., *ant-c.*, apis, arn., **Ars.**, aster., bell., *bov.*, *bufo*, *calc.*, cann-s., carb-o., carb-v., **Caust.**, chin., clem., cupr., elaps, *graph.*, hyos., iod., kali-ar., kali-bi., lach., lachn., manc., **Nat-c.**, **Nat-m.**, nat-p., **Nit-ac.**, *petr.*, ph-ac., phos., **Rhus-t.**, rhus-v., sabad., sars., sec., sel., *sep.*, *sil.*, **Sulph.**, verat., zinc.

ausbreitend, sich: Nit-ac.

blutiges Serum enthaltend: *Nat-m.*

brennend: Verat.

fressend: Bor., caust., graph., sep., sil., sulph.

gelbe Flüssigkeit enthaltend: Ars., bufo

geschwürig: Sulph., zinc.

juckend: *Calc.*, carb-v.

Kälte hervor, treten in der: Dulc.

Kratzen, nach: Sars., sep.

rot: *Calc.*

stechend: *Rhus-t.*

Wasser, mit stinkendem: Ars.

weiß: Mez., thuj.

roten Rändern, mit: Corn-s.

Windpocken, wie: Ant-c.

bluten nach Kratzen: Calc., cupr.

brennend: Bov., fago., lac-ac., *merc.*, nux-v., til.

Kratzen, nach: Til.

Ekzem: *Anil.*, apis, ars., *bov.*, chel., jug-r., kali-br., merc., *petr.*, *psor.*, *rhus-t.*

Erhabenheiten: Aur., cop., cupr., kali-br., mag-c., petr., puls., thuj.

Exanthem, flüchtiges: Bry., mez., nat-m., nux-v., rhus-t., sep., tep., zinc.

HAUTAUSSCHLÄGE - *Beine* ...

feucht: *Bov.*, bry., chel., kreos., merc., nat-m.

Flecken, große entzündliche: Ant-c., lach., nat-c., sulph.

Flohbisse, wie: Sec.

fressend: Nux-v., *sulph.*

Furunkel: All-c., am-c., apoc., *ars.*, aur-m., bell., carb-s., clem., **Hep.**, hyos., kali-bi., nat-m., nit-ac., nux-v., petr., ph-ac., phos., *rhus-t.*, rhus-v., sec., sep., sil., stram., *sulph.*, thuj.

gangränös: Hyos.

geschwürig: Ph-ac.

glatt: Mag-c.

Gruppen, in: Nat-m.

hart: Aur., bov.

heiß: Chel., fago.

Herpes: *Alum.*, **Bov.**, caust., clem., com., **Graph.**, kali-c., lach., led., **Lyc.**, **Merc.**, mur-ac., **Nat-m.**, nicc., *petr.*, sars., *sep.*, sil., staph., **Tell.**, zinc.

juckend: *Agar.*, anac., arg-n., bov., bry., *calc.*, caust., daph., dulc., fago., jug-r., *kali-c.*, lach., lac-ac., led., mang., *merc.*, mur-ac., *nat-c.*, **Nat-m.**, nat-p., nicc., *nux-v.*, petr., puls., rhus-t., rumx., sel., **Sep.**, *sil.*, **Staph.**, sulph., tarax., til.

Knötchen: Petr., ther., thuj.

Knoten, rötliche, harte: Kali-bi.

knotig: Petr., ther., thuj.

krätzeartig: Ars., bry., chel., sulph.

miliar: Alum., ars., bov., daph., merc., nux-v., sil., sulph.

papulös: Lach., lachn., merc., nux-v., ph-ac., rhus-t., sel., sep., thuj.

Petechien: Am-m., ars., kali-i.

phagedänisch: Ars., nux-v., sulph.

Pickel: Agar., am-c., am-m., ant-c., arg-n., arn., asc-t., bar-c., bell., berb., bov., bry., calc., calc-p., cann-s., cast., chel., chin-s., clem., con., crot-c., elaps, fago., fl-ac., *graph.*, hura, iris-foe., iris., kali-bi., kali-br., kali-c., kali-chl., *kali-s.*, mag-c., mang., merc., mez., morph., nat-m., nat-p., nicc., petr., ph-ac., *puls.*, rumx., *sars.*, sep., sil., stann., staph., stront., sulph., thea, thuj., til., verat., zinc.

HAUTAUSSCHLÄGE - *Beine* - Pickel ...

blutend: Agar., thea

brennend: Mang.

Kratzen, beim: Staph.

flach: Ant-c., plan.

gelb: Ant-c.

hart: Plan.

juckend: Asc-t., bell., elaps, *hep.*, kali-bi., mang., petr., *ph-ac.*, sel., *sep.*, stann., staph., sulph.

Kratzen, nach: Mag-c.

rot: Asc-t., chel., clem., graph., kali-c., sars., sulph., thea, til.

schmerzhaft: Bry., thea

schmerzlos, indolent: Chel.

weiß: Plan.

Pusteln: Am-c., ars., bry., clem., crot-c., cupr-ar., dulc., hyos., jug-c., kali-bi., kali-br., lyc., mez., rhus-t., rumx., sars., stram., thuj., verat.

brennend: Mez.

eiternd: Con., thuj.

Gruppen, in: Hyos.

rot: Lyc., mez.

Hof: Ant-c.

schwarz: *Ars.*, nat-c., sec.

rau: Rhus-v.

rot: Bell., bov., chel., crot-c., kali-bi., mag-c., merc., nat-m., rhus-v.

schmerzhaft: Arn., bov.

Schorfe: Arn., ars., *bov.*, calc., iris-foe., *kali-br.*, *lach.*, mez., podo., rhus-v., *sabin.*, *sil.*, staph., zinc.

erhöhte, weiße: Mez.

Schuppen: Calc-p., clem., kali-ar., *kali-s.*, pip-m., rhus-v.

Stellen, an kleinen: *Merc.*, zinc.

schwarz: Sec.

Sandpapier, wie: Nat-m.

stechend: Ant-c., nux-v., petr., sabin.

trocken: Bry.

Urtikaria: *Apis*, *calc.*, **Chlol.**, clem., kali-i., merc., plan., sulph., zinc.

Kratzen, nach: Clem., zinc.

Verbrennung, Flecken wie eine: Lach.

HAUTAUSSCHLÄGE - *Beine* - Verbrennung, Flecken wie eine ...

weiß: Agar.

Windpocken, wie: Ant-t.

wund schmerzend, empfindlich: Merc.

zusammenfließend: Cop., rhus-v.

Gesäß: Ant-c., bor., canth., caust., *graph.*, mez., *nat-c.*, nat-m., nux-v., sel., thuj., til.

Bläschen: Bor., cann-s., carb-an., crot-t., iris., olnd., ph-ac., rhus-t.

fressend: Bor.

Erhabenheiten: Mez.

Exkoriation: *Rhus-t.*, thuj.

Flecken; große, entzündliche: Ant-c., bry., sars.

Furunkel: Agar., alum., am-c., aur-m., bar-c., bart., cadm., calad., graph., *hep.*, indg., *lyc.*, nit-ac., *ph-ac.*, phos., plb., psor., *rat.*, sabin., sars., sec., sep., *sil.*, *sulph.*, thuj.

Blutgeschwüre: Aur-m.

Herpes: Bor., caust., kreos., *nat-c.*, nicc.

juckend: Calc-p., caust., graph., thuj., til.

Knoten: Ther.

lepröse, ringförmige Stellen: *Graph.*

Pickel: Ant-c., ars-h., bar-c., berb., calc., canth., chel., cob., graph., ham., hura, kali-n., lyc., mag-c., mang., meph., merc., nat-p., nux-v., *petr.*, plan., rhus-t., sel., sulph., thuj., *til.*

juckend: Kali-n., lyc., *til.*

schmerzhaft: Ham., sulph.

Pusteln: Ant-c., calc., grat., hyos., jug-c., ph-ac.

schmerzhaft: Graph.

Schorfe: Chel., *graph.*, psor.

schuppig: Calc-p.

Tuberkel: Hep., mang., phos.

Urtikaria: Hydr., lyc.

oberer Teil des Gesäßes: Hep.

Rima ani (Gesäßfalte): Olnd.

Feuchtigkeit: Arum-t., thuj.

Pickel: Sulph.

Pusteln: Phos.

Hüfte: *Nat-c.*, nicc., osm.

HAUTAUSSCHLÄGE - *Hüfte* ...

Bläschen: Calc.

Furunkel: Alum., am-c., bar-c., graph., hep., jug-r., lyc., *nit-ac.*, *ph-ac.*, rat., sabin.

Herpes: *Nat-c.*, nicc., *sep.*

Pickel: Hyper.

Tuberkel: Rat., rhus-t.

Oberschenkel: Agar., ars., aster., bar-m., *calc.*, chin-s., crot-t., fago., *graph.*, kali-ar., kali-bi., kali-c., kreos., merc., *nat-c.*, nat-m., nit-ac., nux-v., osm., petr., phos., plan., *psor.*, *rhus-t.*, rhus-v., *sil.*, staph., sulph., thuj., *til.*

abblätternd: Bar-m., merc., *mez.*

Stellen, an kleinen: *Merc.*

abschilfernd: Chin-s., crot-t., kreos., sulph.

Bläschen: Ant-c., aster., cann-s., caust., clem., *crot-t.*, *kali-c.*, lach., nat-c., olnd., sars., sel., sulph., verat., vip.

brennend: Verat.

Geschwüre, werden: Aster.

Hof, mit rotem: Sulph.

juckend: Aster., clem.

Kratzen, nach: Sars.

schwarz: *Anthr.*

weiß mit roten Rändern: Cann-s.

Blasen nach Kratzen: Lach.

blaue Flecken: *Arn.*

brennend: Fago., til.

Kratzen, nach: Til.

Ekzem: Petr., *rhus-t.*

erhöht, erhaben: Plan.

Exanthem, flüchtiges: Bry., caust., cub., merc., mez., nat-m., *nux-v.*, ol-an., osm., *petr.*, rhus-t., **Sulph.**, ter.

bräunlich: Mez.

juckend, nach Kratzen agg.: Mez.

brennend während den Menses: Nux-v., rhus-v.

nagend nach Kratzen: Mez.

feucht: *Crot-t.*, merc., nat-m.

Flecken; große, entzündliche: Aur., carb-v., crot-h., merc., rhod., zinc.

HAUTAUSSCHLÄGE - *Oberschenkel* ...

Furunkel: Agar., all-s., alum., am-c., apoc., aur-m., *bell.*, *calc.*, carb-s., *clem.*, *cocc.*, *hep.*, *hyos.*, *ign.*, kali-bi., *lach.*, *lyc.*, mag-c., *nit-ac.*, *nux-v.*, *petr.*, ph-ac., phos., plb., rhus-v., *sep.*, **Sil.**, thuj.

rechts: Calc., hell., kali-bi., kali-c., rhus-v.

Herpes: *Clem.*, *graph.*, kali-c., *lyc.*, **Merc.**, mur-ac., **Nat-m.**, nit-ac., petr., sars., *sep.*, staph., zinc.

heiß: Fago.

juckend: Agar., *carb-v.*, fago., merc., nat-m., sep., *til.*

Hof, mit rotem: Nat-m.

Knoten, rötliche, harte: Kali-bi.

Krusten: Anac., *clem.*, graph., *ph-ac.*

kupferfarbene Flecken: *Mez.*

Petechien: *Ars.*

Pickel: Agar., ant-c., asc-t., bar-m., berb., bov., bry., calc., cann-s., cast., chel., clem., cocc., elaps, fago., fl-ac., graph., *kali-c.*, *kali-chl.*, kali-cy., *lach.*, lyc., mag-c., *mang.*, meph., *merc.*, *mez.*, *nat-m.*, *petr.*, *phos.*, plan., rumx., sars., *sel.*, *stann.*, staph., *sulph.*, thea, *thuj.*, *til.*, zinc.

brennend: Mang.

morgens und abends: Mang.

Kratzen, beim: *Staph.*, *til.*

flach: Ant-c., plan.

juckend: Asc-t., stann., staph., sulph., zinc.

morgens: Mang.

abends: Mang., sulph.

Kratzen, nach: Mag-c.

rot: Asc-t., chel., clem., graph., kali-c., sars., sulph., thea, *til.*

schmerzhaft: Bry., thea

schmerzlos, indolent: Chel.

weiß: Plan.

Pusteln: Am-c., *ant-c.*, dulc., grat., *hyos.*, *jug-c.*, lach., lyc., mez., staph., stram., *thuj.*, verat.

brennen: Mez.

gelb: *Ant-c.*

HAUTAUSSCHLÄGE - *Oberschenkel* - Pusteln ...

Gruppen, in: Hyos.

rot: Lyc., mez.

Spitzen; mit eingesunkenen: Verat.

rau: Kreos., rhus-v.

rot: Merc., rhus-v.

Flecken, Große: Calc.

schuppig: Mez.

schwarze Blasen: *Anthr.*

Tuberkel: *Nat-c.*

Urtikaria: All-c., clem., iod., merc., *zinc.*

Kratzen, nach: Clem., *zinc.*

Innenseite, während den Menses: Sil.

Vorderseite, rau: Kreos.

zwischen den Oberschenkeln: *Carb-v.*, hep., nat-m., nat-s., *petr.*, puls., sel.

Knie: Anac., ant-c., arn., canth., carb-v., *dulc.*, iod., *lac-c.*, lach., merc., *nat-m.*, nat-p., *nux-v.*, ph-ac., phos., *psor.*, rhus-t., sabad., samb., sars., sep., *thuj.*

Bläschen (vgl. Wasserbläschen):

Ant-c., arn., carb-v., *caust.*, iod., iris., nat-p., phos., rhus-t., sabad., sars., sep.

grünlich: Iod.

juckend: Carb-v.

Kratzen, nach: Sars., sep.

stechend: *Rhus-t.*

Windpocken, wie: Ant-c.

brennend: Nux-v.

Ekzema rubrum: Anil., arn., rhus-t.

Exanthem, flüchtiges: *Iod.*, *led.*, nux-v., sep., ter., zinc.

Flecken, große entzündliche: Ant-c., sulph.

Furunkel: Am-c., *calc.*, *nat-m.*, *nux-v.*

Herpes: Ars., carb-v., *dulc.*, *graph.*, kreos., merc., nat-c., **Nat-m.**, *petr.*, phos., *sulph.*

juckend: Nat-m., nux-v.

krustig: *Psor.*, sil.

kupferfarben: Stram.

Pickel: Ant-c., bry., hep., hura, nicc., ph-ac., puls., sars., sep., sulph., *thuj.*, zinc.

HAUTAUSSCHLÄGE - *Knie ...*

Psoriasis: *Iris.*, *phos.*

Pusteln: *Iris.*, *phos.*

Sandpapier, wie: Nat-m.

schmerzhaft: Arn.

schuppig: *Hydr.*

Urtikaria: Zinc.

Wasserbläschen, kleine: *Anthr.*

Kniekehle: **Ars.**, *bov.*, bry., calc., *carb-s.*, chin., dulc., **Graph.**, *hep.*, kali-c., led., *merc.*, *nat-m.*, petr., phos., *psor.*, sars., sep., tep., zinc.

Bläschen: Chin., iod., phos., puls., sars., sep.

brennend: *Merc.*

Ekzem: *Graph.*

Exanthem, flüchtiges: *Hep.*, sep., zinc.

feucht: *Graph.*, **Merc.**, **Sep.**

Flecken: Petr.

Herpes: **Ars.**, calc., *con.*, **Graph.**, kreos., led., nat-c., **Nat-m.**, *petr.*, phos., *psor.*, *sulph.*

juckend: Agar., **Ars.**, bry., led., *psor.*, zinc.

krustig: *Bov.*

Pickel: Sep.

Pusteln: Bry., *carb-s.*, *cinnb.*

roh: Ambr.

rot: Merc., nat-m.

Scabies: Ars., bry., merc.

Schorfe: Puls.

trocken: Bry., *psor.*

Urtikaria: *Zinc.*

wund: Merc.

Unterschenkel: Agar., alum., am-m., ars., arund., bov., bry., calc., *caust.*, chin-s., chlor., cupr., cupr-ar., daph., fago., kali-ar., kali-bi., kali-br., kali-c., lach., merc., mez., murx., *nat-c.*, *nat-m.*, nit-ac., *petr.*, ph-ac., *podo.*, puls., *rhus-t.*, rumx., *sec.*, sep., staph., stram., sulph., thuj., zinc.

abschilfernd: Agar., *carb-an.*, merc., *sulph.*, thuj.

Bläschen: *Ant-c.*, bov., **Caust.**, com., dulc., hyos., kali-bi., *kali-c.*, mang., *psor.*, **Rhus-t.**, *sec.*, staph., stram., *sulph.*, vip.

HAUTAUSSCHLÄGE - *Unterschenkel ...*

Blasen, schwarze: *Ars.*

bluten nach Kratzen: *Cupr-ar.*

brennend: Lac-ac., *rhus-t.*

Ekzem: *Apis*, **Ars.**, carb-v., **Graph.**, kali-br., *lach.*, led., *lyc.*, *merc.*, *nat-m.*, **Petr.**, *rhus-t.*, *sars.*, **Sulph.**

Erhabenheiten: Aur., cupr., kali-br.

Flecken: *Syph.*

Exanthem, flüchtiges: Calc., daph., hyos., *nat-m.*, sil.

Exkoriation: *Graph.*, *tarent-c.*

feucht: Apis, bry., *calc.*, *graph.*, *merc.*, *petr.*, *rhus-t.*, tarent-c.

Flecken; große, entzündliche: Ant-c., arg-n., aur., carb-v., cocc., hura, jug-r., kreos., lac-ac., merc., nat-c., petr., phos., rhod., thuj.

groß wie die Hand: Caust.

Furunkel: *Anan.*, *anthr.*, *ars.*, *calc.*, cast-eq., *mag-c.*, *nit-ac.*, nux-v., **Petr.**, **Rhus-t.**, *sil.*

Blutgeschwüre: Mag-c.

Gruppen, in: Nat-m.

Herpes: Ars., calc., calc-p., com., *graph.*, kali-c., *lach.*, lyc., lyss., mag-c., merc., nat-m., *petr.*, sars., *sep.*, staph., *zinc.*

juckend: Arund., *calc.*, carb-v., lac-ac., psor., puls., *rhus-t.*, rumx.

Knötchen: Agar., *merc.*

kupferfarbene Flecke: Graph.

lepröse Flecke: *Graph.*, *nat-c.*

Petechien: Am-m., phos.

Pickel: Agar., am-c., arg-m., arn., arum-t., bell., bov., chin-s., elaps, fl-ac., hura, iris-foe., kali-bi., kali-chl., merc., morph., *nat-m.*, nicc., *puls.*, sars., *sep.*, staph., stront., sul-ac., thuj., verat.

bluten leicht: Agar.

feucht: Puls.

juckend: Asc-t., bell., elaps, kali-bi., sep., stront., ziz.

rot: Iris-foe., kali-chl., rumx.

weiß: Staph.

HAUTAUSSCHLÄGE - *Unterschenkel* ...

Psoriasis: Kali-ar., **Phos.**

Pusteln: Arg-n., ars., *dulc.*, *kali-bi.*, kali-br., *lach.*, mez., *psor.*, rumx., staph., stram., **Sulph.**, *thuj.*

Impfung, nach: Sulph.

juckend: *Arg-n.*, asc-t.

rohe Stellen, ohne Oberhaut: Calc.

rot: Bell., kali-bi., merc., sulph.

Große Flecken: *Calc.*, sil., sul-ac.

Schorfe: Arn., calc-p., iris-foe., kali-br., *lach.*, **Nit-ac.**, ph-ac., podo., *sep.*, staph., **Sulph.**, zinc.

Schuppen an einzelnen Stellen: *Merc.*, zinc.

schuppig: Ars., calc., *kali-bi.*, sabin., sep., staph., zinc.

Stellen; während den Menses einzelne schmerzhafte: *Petr.*

trocken: Calc-p., clem., *dol.*

Tuberkel: Ant-c., caust., crot-h., nat-c., petr.

Geschwüre, werden: *Nat-c.*

Urtikaria: *Calc.*, *chlor.*, rhus-t., **Sulph.**

weiß: Agar.

Stellen, an kleinen: *Calc.*

Windpocken, wie: Ant-t.

Wade: Apis, bell., caust., kali-ar., mag-c., petr., phyt., sars., sep., *sil.*, thuj.

abschilfernd: Mag-c.

Bläschen: Caust., sars., sep.

Ekzem: *Graph.*

erhöht, erhaben: Mag-c.

Exanthem, flüchtiges: *Calc.*

Flecken; große, entzündliche: Aur., carb-v., lach., merc., petr., phos., thuj.

Furunkel: Bell., **Sil.**

glatt: Mag-c.

Herpes: Cycl., *lyc.*, sars.

juckend: Sil.

Knoten, Große: Nit-ac.

weiße: Thuj.

Pickel: Agar., arg-n., asc-t., bov., bry., elaps, hura, kali-bi., lach.,

HAUTAUSSCHLÄGE - *Unterschenkel* - Wade - Pickel ...

nat-c., ph-ac., puls., rumx., sabin., sars., *sep.*, staph., zinc.

geschwürig, werden: Ph-ac.

Pusteln: Kali-bi., kali-br.

rot: Mag-c.

Flecken: *Con.*, *lyc.*, phyt.

Schorfe: Kali-br.

Tuberkel: Petr.

Urtikaria: Carb-v.

Knöchel: Cact., *calc.*, calc-p., *chel.*, osm., *psor.*, puls., rhus-v., sel., sep., stront., tep.

Bläschen: Aster., rhus-v., sel.

Ekzem: *Chel.*, nat-p., *psor.*

Exanthem, flüchtiges: Osm., tep.

feucht: Chel.

Flecken angeordnet; in größeren: *Calc.*

fleckförmig angeordnet: Puls.

Furunkel: Merc.

Herpes: Cact., cycl., *kreos.*, nat-c., *nat-m.*, *petr.*, sulph.

Pickel: Calc-p., sep., stront.

Pusteln: Cupr-ar., *lach.*

rot: Calc., chel., sars.

trocken: Cact.

Urtikaria: *Nat-m.*

Malleolus: *Cact.*

Fuß: *Anan.*, *ars.*, aster., bar-c., bov., *calc.*, carb-o., *caust.*, chin-s., con., croc., crot-c., elaps, genist., lach., med., *mez.*, phos., *rhus-t.*, rhus-v., sec., sep., stram., sulph.

abblätternd: *Sil.*

abschilfernd: Chin-s., dulc., **Mez.**

Bläschen: *Ars.*, aster., carb-o., *caust.*, *con.*, elaps, *graph.*, lach., *manc.*, nit-ac., *phos.*, rhus-v., *sec.*, sel., sep., sulph., tarax., vinc., vip.

eiternd: *Con.*, *graph.*, *nat-c.*, *sel.*

phagedänisch: *Con.*, *sel.*, *sulph.*, *zinc.*

Reiben, durch: Caust.

schwarz: **Ars.**, nat-m.

wässrig: Rhus-v.

weiß: *Cycl.*, *graph.*, *lach.*, sulph.

HAUTAUSSCHLÄGE - *Fuß* - Bläschen ...

blutend: *Calc.*

brennend: Bov., mez.

Erhabenheiten: Cop.

Exanthem, flüchtiges: Bov., bry.

Flecken; große, entzündliche: Ant-c., jug-r., kreos., lyc., sep., sulph.

Flohbisse, wie: Sec.

Furunkel: Anan., calc., led., sars., sil., **Stram.**

hart: Bov., *lach.*

Herpes: **Alum.**, *mez.*, *nat-m.*, *petr.*, **Sulph.**

juckend: Aster., bov., calc., con., *mez.*, sep., sil.

beißend: *Calc.*

brennend: Bov., *mez.*

Knoten: *Ang.*

kupferfarbene Flecken: *Graph.*

miliar: Ars.

Pickel: Ars., bar-c., bov., bry., *carb-s.*, con., crot-c., cupr., led., mosch., sel., sep., sulph., zinc.

Pusteln: *Calc.*, *con.*, *merc.*, *rhus-t.*, sep.

rot: Bov., crot-c.

schmerzhaft: Lyc., phos., spig., sulph.

Schorfe: *Calc.*, rhus-v., *sil.*

schuppig: Rhus-v.

schwarz: *Ars.*, *sec.*

trocken: *Mez.*

Tuberkel: Carb-an., rhus-t.

Urtikaria: *Calc.*, sulph.

zusammenfließend: Cop., rhus-v.

Fußrücken: Aster., bov., carb-o., *caust.*, lach., led., med., merc., petr., *psor.*, puls., sars., tarax., thuj., zinc.

Bläschen: Aster., bov., carb-o., lach., zinc.

geschwürig: Zinc.

juckend: Aster.

Ekzem: Merc., *psor.*

Erhabenheiten: Petr., puls., thuj.

Impetigo: *Carb-s.*

HAUTAUSSCHLÄGE - *Fuß* - Fußrücken ...

juckend: Aster., *calc.*, lach., *psor.*, tarax.

Knötchen: Petr.

Pickel: *Caust.*, led., mosch.

Pusteln: Calc., con., sars., sep.

schmerzhaft: Bov., psor.

schuppig: Psor.

Fußsohle: Anan., ars., bell., bry., bufo, chin-s., con., elaps, kali-bi., manc., nat-m., pip-m., sulph.

abschilfernd: Ars., chin-s., elaps, *manc.*, sulph.

Bläschen: *Ars.*, bell., *bufo*, *calc.*, kali-bi., *kali-c.*, *manc.*, nat-m., sulph.

ausbreitend: **Ars.**, *calc.*

blutigem Serum, mit: Nat-m.

fressend, korrodierend: *Ars.*, sulph.

gelber Flüssigkeit, mit: *Ars.*, *bufo*

geschwürig: **Ars.**, *calc.*, psor., sulph.

stinkendem Wasser, mit: *Ars.*

Blasen: Ars., calc.

Furunkel: Rat.

Pickel: Con.

Psoriasis: *Phos.*

Schuppen: Pip-m.

Ferse, abschilfernd: Elaps

Blasen: Calc., *caust.*, graph., *lach.*, led., *nat-c.*, nat-m., *petr.*, *phos.*, sep., *sil.*

Furunkel: Calc., lach.

geschwürig: Nat-c.

Pusteln: *Nat-c.*

Zehen: Am-c., crot-c., cupr., cupr-ar., graph., kali-bi., lach., med., nat-c., nit-ac., ph-ac., rhus-v., ruta, *sil.*, *sulph.*, zinc.

Bläschen: *Caust.*, cupr., graph., *lach.*, *nat-c.*, nit-ac., *petr.*, ph-ac., rhus-v., *sel.*, *sulph.*, zinc.

ausbreitend: Graph., *nit-ac.*

wässrig: Rhus-v.

weiß: Graph.

HAUTAUSSCHLÄGE - *Zehen ...*

Blasen: Ars., nit-ac., ph-ac.

Flecken, große, entzündliche: Ant-c., lach., sulph., zinc.

Herpes: Alum.

Pickel: Am-c., bor., sulph., zinc.

Pusteln: Crot-c., cupr-ar., cycl., graph., kali-br., ph-ac.

Schorfe: **Sil.**

zwischen den Zehen: Alum., *petr.*

Bläschen: Hell., sil.

Gehen, durch: Sil.

Exanthem, flüchtiges: Rhus-t.

Herpes: Alum., graph.

Pickel: Mosch., sulph.

Wundsein: Berb., carb-an., *graph.*, lyc., merc-i-r., mez., nat-c., ph-ac., ran-b.

HEBEN:

Arme, der:

schwierig: Dig., gran., mag-c., phys.

unmöglich: Alum., cann-i., ferr., glon., lyc., mag-m., merc., nat-c., nat-m., nux-v., plb., sol-t-ae., *sulph.*

Unterschenkels schwierig, des: Chel., sulph.

Fußes, des:

schwierig: Tab., zinc.

vormittags: Mang.

unmöglich hochzuheben: Ars., nux-v.

HEBEN des betroffenen Gliedes (s. HERUNTERHÄNGENLASSEN)

HERABSINKEN des Armes: Acon., *nat-m.*

HERUMWERFEN (s. RUHELOSIGKEIT)

HERUNTERHÄNGENLASSEN der Glieder agg.: *Alum.*, *am-c.*, berb., **Calc.**, *carb-v.*, *caust.*, cina, dig., hep., ign., lyc., nat-m., nux-v., ox-ac., par., ph-ac., phos., phyt., plat., plb., *puls.*, ran-s., ruta, *sabin.*, stann., sul-ac., sulph., thuj., valer., *vip.*

amel.: Acon., am-m., anac., ant-c., arg-m., arg-n., *arn.*, asar., *bar-c.*, *bell.*, bor., *bry.*, camph., caps., caust., chin., cic., cina, *cocc.*, coff., colch., coloc., **Con.**, cupr., dros., euph., ferr., graph., hep., ign., *iris.*, *kali-c.*, kreos., *lach.*, *led.*, lyc., *mag-c.*, *mag-m.*, merc., *mez.*, nat-c., nat-m., nit-ac., nux-v., olnd., *petr.*, phos., plb., puls., ran-b.,

HERUNTERHÄNGENLASSEN der Glieder - amel. ...

rhus-t., ruta, *sil.*, stann., sul-ac., sulph., teucr., thuj., verat., verb.

Arme, amel.: *Acon.*, anac., *bar-c.*, bor., bry., caps., chin., **Con.**, cupr., *ferr.*, graph., lac-d., lach., *led.*, lyc., phos., plb., ran-b., *rhus-t.*, *sulph.*, thuj.

HITZE: Agar., bapt., brom., bufo, carb-ac., cupr., *guaj.*, lil-t., stann., *sulph.*, verat., *zinc.*

nachts: Arn.

Bett, im: Fago., *led.*

abwechselnd mit Kälte: Bell., *lyc.*, stram.

Bettwärme ist unerträglich: *Led.*

entblößen, muss sich: Agar.

Frösteln über den Rücken, während: Gins.

gelähmtes Glied: *Alum.*, phos.

kribbelnd: Op.

Gelenke: *Cimic.*, guaj., guare., *kalm.*, **Led.**, *stict.*

Arme: Aesc., alum., alumn., arund., aur., cann-i., chin., cic., con., graph., guare., *lach.*, lil-t., lyc., *nat-m.*, nux-v., ol-an., par., *phos.*, phys., rhus-t., spong., stram., tarent., verat., vip., zinc.

morgens: Alumn.

nachts: *Lach.*, phos.

äußerlich: Mez., *petr.*, rhus-v., ruta, stram.

brennende Hitze: Guare., urt-u.

Hitzewallungen: Caps., nux-v., rhod., sil.

prickelnde: Apis

Wasser durch die Arme laufen würde, als ob heißes: *Rhus-t.*

Schulter: Aesc., brom., nux-v., spong., urt-u.

Akromion: Phos.

Oberarm: Calc-p., cic., nat-m.

Ellbogen: Alum., arg-m., arund., berb., sep.

Unterarm: Anac., apis, aur-m-n., bry., nit-ac., *rhus-t.*, tarent.

Hinterseite: Bell.

Vorderseite, Hitzegefühl: Lyc.

Handgelenk: Arund., colch., hep., hydr., lac-ac., nit-ac., **Rhus-t.**, **Sulph.**

Hand: Acon., aesc., **Agar.**, aloe, alum., alumn., anac., *ant-t.*, apis, arg-n., ars-i.,

HITZE - *Hand ...*

arum-d., arund., asaf., *bar-c.*, bar-m., **Bell.**, berb., bol., bor., brom., bufo, cadm., calad., calc., calc-s., camph., cann-s., caps., carb-an., carb-s., *carb-v.*, cast., *cham.*, **Chel.**, chin., chin-a., chin-s., chlor., cina, clem., cocc., coff., colch., com., corn., croc., crot-t., cub., cur., *cycl.*, daph., dig., dros., dulc., eup-per., euphr., fago., ferr., ferr-i., ferr-ma., ferr-p., *fl-ac.*, form., gad., gamb., gels., *glon.*, gran., *graph.*, grat., *guaj.*, ham., hep., hura, hydr., hyos., ign., *iod.*, iris., *kali-bi.*, *kali-c.*, *kali-p.*, kali-s., kreos., **Lach.**, lact., lac-ac., laur., **Led.**, *lil-t.*, **Lyc.**, *mag-c.*, mang., merc., merl., mez., mill., morph., mur-ac., murx., **Nat-c.**, nat-m., nat-p., nat-s., nicc., **Nit-ac.**, **Nux-m.**, *nux-v.*, ol-an., **Op.**, ox-ac., *petr.*, *ph-ac.*, phel., **Phos.**, phys., pip-m., *plan.*, *psor.*, ptel., **Puls.**, raph., rat., rheum, **Rhod.**, rhus-t., rhus-v., ruta, *sabad.*, sang., sarr., sars., **Sep.**, sil., sol-t-ae., *spig.*, spong., *stann.*, **Staph.**, stront., **Sulph.**, sumb., tab., **Tarax.**, til., verat., zinc.

morgens: Alumn., calc., chin-s., cycl., fago., hura, nux-m., *nux-v.*, sulph.

8 Uhr: Fago.

Kälte, bei: Calc., fago., nux-m., nux-v., sulph.

Schreiben, beim: Chin-s.

vormittags, 10 Uhr: Fago., gels., pip-m.

mittags: Mag-c.

nachmittags: *Apis*, berb., fago., gels.

14 Uhr: Lyc.

15 Uhr bei kaltem Schweiß: Hura

15-17 Uhr: Sulph.

16 Uhr: Fago.

17 Uhr: Petr.

abends: Aloe, asaf., bell., cann-s., carb-an., dros., euphr., ferr., lac-ac., *led.*, lyc., murx., nat-m., nux-m., nux-v., rhus-t., sars., sep., *stann.*, sulph.

18 Uhr: Asaf.

19 Uhr: Cocc.

20 Uhr: Nicc.

21 Uhr: Sarr.

Freien, im: Carb-an.

Frösteln, bei: Asaf.

Lesen, beim: Ferr-p.

Liegen, im: Asar., sulph.

HITZE - *Hand* - abends - Liegen ...

nach: Carb-v.

Schauer, bei einem: *Sulph.*

nachts: Arg-n., *calc.*, com., *ign.*, sil., staph., sulph., til.

1.30 Uhr: Chin-s.

2-5 Uhr: Ign.

3 Uhr: Clem.

Bett, im: *Sil.*

Gehen im Freien, nach: Alum.

kalten Füßen, mit: *Sulph.*

kalten Unterschenkeln und Füßen, mit: Com.

abwechselnd mit Kälte: Cocc., sec.

Angst, mit: Carb-v., phos.

eine Hand, die andere kalt: Chin., cocc., *dig.*, *ip.*, mosch., *puls.*, tab.

Einschlafen, beim: Alum.

Erbrechen, nach: Verat.

Erregung, durch: Graph., phos., sep.

Essen, brennende Hitze nach dem: Lyc., phos., sulph.

Freien amel., im: Phos., verat.

Froststadium im Fieber, während: *Apis*, *chin.*, *cina*, *nat-c.*, nux-v., ph-ac., phos., puls., spong.

Hitzewallungen: Colch., hydr., pip-m., **Sulph.**

beginnen in den Händen: *Phos.*

kalt und blass, die andere heiß: Mosch.

Kälte, bei: Apis, cadm., nat-s., puls., rat.

linken Armes, des: Sep.

innerer, bei: Alum., coff.

nach: Sep.

Füße, der: Acon., calad., com., *nux-m.*, *sep.*

oder heiße Füße und kalte Hände: **Sep.**

Gesichts, des: Cina, nat-c.

Liegen auf dem Rücken, beim: Ign.

Menses, während: Carb-v., petr., sec.

plötzlich: Ferr-m., glon.

Schauder, bei einem: Ign.

Schreck, nach: Calc.

HITZE - *Hand ...*

Schreiben, beim: Chin-s., mez.

Schweiß, bei kaltem: Hura

Sitzen, im: Calc.

Sprechen, durch: Graph.

stechendem Schmerz, bei: Gamb.

Stuhlgang, bei: Hep.

Handballen: Carb-v.

Handrücken: All-c., ang., *apis*, chel., **Nat-c.**, nux-v., **Rhus-t.**, sep., sulph., thuj.

Handfläche: **Acon.**, am-m., anac., arg-n., ars-m., **Asar.**, bad., berb., *bor.*, **Bry.**, *calc.*, carb-an., carb-o., carb-s., carb-v., chin-a., coff., colch., com., crot-h., cub., *eup-per.*, *ferr.*, ferr-p., *fl-ac.*, *gels.*, ham., hep., hydr., ind., **Ip.**, iris., kreos., lac-c., **Lach.**, laur., *lil-t.*, *lyc.*, mag-m., *med.*, merc., **Mur-ac.**, naja, nit-ac., *nux-v.*, ol-an., ol-j., *petr.*, ph-ac., **Phos.**, raph., rheum, rhus-v., *samb.*, *sep.*, sil., *stann.*, **Sulph.**, sumb., tab., tarent., tax., til., verat., zinc., zing.

morgens: Carb-an., sil.

Bett, im: Nux-v.

vormittags: Fl-ac.

nachmittags: Arg-n., gels., stann., *sulph.*, *zinc.*

17 Uhr: Chel., lil-t., til.

abends: Acon., iod., mag-m.

Hinlegen, nach dem: Am-m., nux-v.

nachts: **Lach.**, *ol-j.*

breitet sich aus von der Handfläche: Chel.

Gehen im Freien, nach: Lyc.

Hitzewallungen: Cub.

Kälte, nach: Asar., merc., sulph.

Handrücken, mit Kälte der: Anac., coff.

Menses, während: Carb-v., *petr.*

Sitzen, im: Ferr-p.

trockene Hitze: Ars-m., chin-a., ferr-p., gad., gels., ptel.

Ulnarseite: Laur.

Finger: Apis, bor., fago., lact., mag-c., par., rhus-t., thuj.

HITZE - *Finger ...*

abwechselnd heiß und kalt wie abgestorben: Par.

Fingerspitzen: Daph., fago., hura, nat-c., rhod.

Nägel: Hura

Daumen: Phos., zinc.

Beine: Acon., bapt., bry., coloc., eupi., lil-t., mang., *mez.*, morph., nat-m., nit-ac., op., phys., plat., sol-t-ae., spig., stram., verat.

nachts: Acon., plat.

1 Uhr: Mang.

Erwachen, beim: Coloc., spig.

Frösteln, nach: Nit-ac.

Hitzegefühl: *Mez.*

Gelenke: Eupi.

Hüfte: *Chel.*, phos., rhus-t.

Oberschenkel: All-c., bor., carb-o., clem., coc-c., dros., kali-c., murx., nit-ac., rhus-t., staph., sulph.

nachts: Nit-ac.

kalten Händen und Füßen, mit: **Thuj.**

Rücken, mit kaltem: *Sulph.*

kribbelnde: Chin.

prickelnde: Osm.

Schwangerschaft, in der: Podo.

Sitzen agg., nach: Graph.

Stuhlgang, nach: *Lyc.*, trom.

trockene: *Sulph.*

Knie: Apoc., arund., aur-m., *bar-m.*, bry., camph., cina, coc-c., colch., hyos., ign., *lach.*, *lyc.*, meny., ol-j., phos., *sars.*, sulph., verat.

morgens: Sulph.

Sitzen, im: Sulph.

nachts: Coc-c.

heiße Luft durchblasen würde, als ob: *Lach.*

Kniekehle: Dros.

Unterschenkel: Acon., apoc., ars., bapt., berb., bor., calc., *calc-p.*, cic., *crot-c.*, crot-h., crot-t., cycl., graph., guaj., *ham.*, hyos., iod., kali-br., lil-t., *lyc.*, mang., *meph.*, mez., *nat-s.*, nit-ac., ox-ac., ph-ac., spig., staph., sulph., *verat.*

morgens: Nat-s., plat.

nachmittags, 3 Uhr: Gels.

HITZE - *Unterschenkel* ...

abends: Cycl., *nat-s.*

20 Uhr: Sulph.

nachts: *Meph.*

Zubettgehen, nach dem: Fago.

abwechselnd heiß und kalt: *Verat.*

entblößt sie: Crot-c.

Gehen, nach: Rhus-t.

Hitzewallungen: Cob.

Sitzen agg.: Berb.

Knöchel: Ang., hyos., *kali-bi.*, laur., lyc., osm., rat.

Fuß: Acon., agar., ang., *apis*, arn., ars., ars-h., *arund.*, aster., brom., bufo, calad., calc., camph., carb-an., carb-s., carb-v., *caust.*, **Cham.**, cimic., *cocc.*, coff., coloc., crot-h., cub., *glon.*, hyos., ign., kali-ar., *kali-bi.*, kali-chl., kali-i., lach., laur., led., *lyc.*, merc., mez., mill., morph., nat-c., nat-m., nat-p., *nat-s.*, nit-ac., *nux-v.*, par., *petr.*, ph-ac., phos., phyt., *psor.*, ptel., **Puls.**, rheum, rhus-t., rhus-v., *ruta*, *sec.*, *sep.*, *sil.*, spig., spong., stann., staph., **Sulph.**, sumb., til., vip., zinc.

morgens: Apis, nat-s., *nux-v.*, ptel.

nachmittags: Gels., hura

abends: Alum., bell., bry., carb-s., caust., *led.*, mag-m., *nat-s.*, nit-ac., nux-m., *sil.*

20 Uhr: Nicc.

kalten Hände, mit: Aloe

Hinlegen, nach dem: Stront.

nachts: Calc., *ign.*, *nat-s.*, ph-ac., *sep.*, *sil.*, staph., **Sulph.**

Bett, im: *Sil.*

Gehen im Freien, nach: *Alum.*

Liegen auf dem Rücken, beim: Ign.

Mitternacht, vor: Mag-m.

nach: Calad.

3 Uhr: Clem.

3-5 Uhr: Hyper.

abwechselnd heiß und kalt: *Gels.*, graph., sec.

Bett, im: Calc., fago., hep., hura, merc., mez., *sang.*, *sil.*, stront., **Sulph.**

brennend: *Agar.*, ars., aster., calc., cham., cocc., fl-ac., *graph.*, kali-ar., kali-c., *lyc.*, **Med.**, *nat-s.*, **Ph-ac.**, phyt., plan., **Puls.**, *sang.*, sanic., **Sec.**, *sep.*, stann., **Sulph.**, *zinc.*

entblößt sie: Agar., *cham.*, mag-c., **Med.**, **Puls.**, *sang.*, *sanic.*, **Sulph.**

ein Fuß, Kälte des andern: Chel., dig., ip., **Lyc.**, *puls.*

Einschlafen, beim: Alum.

Essen, nach dem: Calen.

Feuer zum Kopf drängen würde, als ob: Zinc.

Froststadium im Fieber, während: Cann-s., rat., *spong.*

Gehen, nach: Carl., puls.

Hitzewallungen: Colch., stann., **Sulph.**

kaltem Körper, mit: *Calad.*

Händen, mit kalten: *Aloe*, *calc.*, coloc., ph-ac., *sep.*

Schweiß der Hände, mit kaltem: Hura

kribbelnde: Berb., merc., sumb.

Liegen auf dem Rücken, beim: Ign.

Mittagessen, nach: Calen., phos.

prickelnd: Rhus-v.

Schweiß, nach kaltem: Hura

trockene Hitze: Bell., phos.

Fußrücken: Calc., coloc., cupr-s., plb., *puls.*, rhus-t.

plötzlich: Calc.

Fußsohle: Am-m., apoc., ars-s-f., bell., berb., *calc.*, carb-s., carb-v., *carl.*, *cham.*, clem., coc-c., *cocc.*, cub., dulc., eup-per., *ferr.*, ferr-p., fl-ac., *graph.*, kali-n., *lach.*, *lil-t.*, lith-c., **Lyc.**, *manc.*, mang., med., mur-ac., *nat-c.*, nat-m., nit-ac., nux-m., *nux-v.*, ox-ac., *petr.*, *ph-ac.*, *phos.*, plb., psor., *puls.*, samb., *sang.*, *sanic.*, sars., *sep.*, *sil.*, spig., stann., stram., **Sulph.**, verat., zinc.

morgens: Eup-per.

Bett, im: Nux-v.

vormittags: Nat-c.

nachmittags, beim Sitzen: Lyc.

abends: **Lach.**, *phos.*, *sang.*, zinc.

Hinlegen, nach dem: Am-m., nux-v., *sulph.*

Wein, nach: Psor.

HITZE - *Fuß* - Fußsohle ...

nachts: Fl-ac., **Lach.**, petr.

entblößt sie: *Calc.*, **Cham.**, cur., fl-ac., *petr.*, **Puls.**, *sang.*, *sanic.*, **Sulph.**

Fieber, während: Aesc., canth., cupr., *ferr.*, graph., *lach.*, **Sulph.**

Hitzewallungen, in: Cub.

Menses, während: Carb-v., cham., *petr.*, *sulph.*

Sitzen, nach: Cocc.

Ferse: Kali-bi., spong.

Zehen: Apis, asaf., aster., berb., bor., coc-c., cycl., hura, kali-bi., lach., mag-m., zinc.

nachmittags: Asaf.

nachts: Coc-c.

brennende: Bor.

kalten Füßen, mit: Apis

kribbelnde: Berb.

Zehenspitzen schießt die Hitze zum Kopf wie elektrische Funken; von den: Sep.

großer Zeh: Am-c., aster., *nit-ac.*, rhus-t.

Zehenballen: Am-c.

HÖLZERNES Gefühl:

Hand: **Kali-n.**

Beine: *Arg-n.*, *ars.*, chin-s.

Gehen, beim: **Kali-n.**, plb., rhus-t., thuj.

Fuß: Carl.

Fußsohle: Ars.

HORNHAUT, Schwielen:

Händen, an den: *Am-c.*, **Graph.**, kali-ar., rhus-v., sil., **Sulph.**

Rissen, mit tiefen: Cist., graph.

Fußsohlen: **Ant-c.**, *ars.*, *calc.*, plb., sil., sulph.

empfindlich: *Alum.*, lyc., med., *nat-s.*

Zehen, an den: Ant-c., *graph.*

HORNIG:

Auswüchse unter den Nägeln: *Ant-c.*, graph.

Wucherungen auf der Hand mit rissiger Basis: Thuj.

HÜFTGELENKSENTZÜNDUNG, tuberkulös: Am-c., anac., *ang.*, apis, *arg-m.*, arn., *ars.*, ars-i., *asaf.*, asar., *aur.*, *bell.*, *bry.*, **Calc.**, **Calc-p.**, *calc-s.*,

HÜFTGELENKSENTZÜNDUNG ...

canth., *caps.*, carb-ac., carb-s., *carb-v.*, **Card-m.**, *caust.*, *cham.*, **Chin.**, chin-a., cist., colch., **Coloc.**, dig., *fl-ac.*, graph., hecla., *hep.*, hippoz., hydr., iod., iris., **Kali-c.**, *kali-i.*, *kali-p.*, **Kali-s.**, lac-c., *lach.*, *lyc.*, *merc.*, *nat-m.*, nat-s., *nit-ac.*, *nux-v.*, *ol-j.*, *petr.*, **Ph-ac.**, *phos.*, *phyt.*, *puls.*, *rhus-t.*, sep., **Sil.**, staph., **Stram.**, *sulph.*, **Tub.**

links: *Stram.*

rechts: **Led.**, *phyt.*

HÜHNERAUGEN: *Acet-ac.*, *agar.*, *am-c.*, **Ant-c.**, *arn.*, *bar-c.*, *bor.*, bov., *bry.*, *calc.*, *calc-s.*, *carb-an.*, *caust.*, chin., coloc., *cur.*, *graph.*, *hep.*, *ign.*, **Lyc.**, lyss., nat-c., *nat-m.*, nit-ac., *nux-v.*, *rhus-t.*, **Sep.**, **Sil.**, staph., *sulph.*, ter.

bohrend: Calc., caust., nat-c., *nat-m.*, phos., *ran-s.*, *sep.*, *sil.*, thuj.

brennend: *Agar.*, *alum.*, am-c., *ant-c.*, *arg-m.*, bar-c., *bry.*, *calc.*, *calc-s.*, carb-v., caust., graph., *hep.*, **Ign.**, lith-c., *lyc.*, meph., *nat-m.*, *nux-v.*, *petr.*, *ph-ac.*, phos., *ran-b.*, *ran-s.*, *rhus-t.*, **Sep.**, sil., *sulph.*, thuj.

drückend: Agar., *ant-c.*, *bov.*, *bry.*, calc., *calc-s.*, carb-v., *caust.*, graph., iod., **Lyc.**, ph-ac., *sep.*, sil., **Sulph.**

entzündet: *Ant-c.*, calc., *lyc.*, *puls.*, *sep.*, **Sil.**, *staph.*, **Sulph.**

hornig: *Ant-c.*, graph., ran-b., sulph.

pulsierend: Calc., kali-c., *lyc.*, sep., sil., sulph.

reißend: Am-c., arn., *bry.*, calc., calc-s., cocc., kali-c., **Lyc.**, *sep.*, **Sil.**, sul-ac., **Sulph.**, thuj.

schießend: *Bov.*, **Nat-m.**

schmerzhaft: *Agar.*, alum., ambr., *ant-c.*, arn., aster., *bar-c.*, bov., bry., calad., calc., *calc-s.*, caust., *hep.*, ign., *iod.*, kali-c., lach., lith-c., *lyc.*, meph., nat-m., *nit-ac.*, nux-v., phos., puls., ran-s., rhus-t., sep., sil., spig., **Sulph.**

Berührung, bei: Bry., kali-c.

exkoriiert, wie: Am-c., bor.

stechend: *Agar.*, **Alum.**, am-c., ant-c., *bar-c.*, bor., *bov.*, **Bry.**, calad., **Calc.**, **Calc-s.**, carb-an., caust., hep., ign., kali-c., *lyc.*, mag-m., **Nat-c.**, **Nat-m.**, nat-p., *petr.*, ph-ac., *phos.*, ptel., *puls.*, *ran-s.*, *rhod.*, **Rhus-t.**, rumx., *sep.*, *sil.*, staph., sul-ac., **Sulph.**, *thuj.*, verat.

HÜHNERAUGEN ...

Wehtun, intensives: Ant-c., lyc., sep., sil., sulph.

wund schmerzend, empfindlich: Aesc., *agar.*, ambr., ant-c., *arn.*, *bar-c.*, *bry.*, *calc.*, *calc-s.*, *camph.*, **Carb-an.**, fl-ac., *graph.*, *hep.*, **Ign.**, lith-c., **Lyc.**, med., nat-c., nat-p., *nux-v.*, petr., phos., *puls.*, *ran-b.*, ran-s., *rhus-t.*, *sep.*, **Sil.**, *spig.*, *sulph.*, thuj., verat.

Zucken, mit: Dios., phos., **Sep.**, sul-ac., *sulph.*

zwickend: Bar-c.

Ferse: *Phos.*

Fußsohlen hornig: **Ant-c.**, *ars.*, *calc.*, kali-ar., sil.

HYPERÄSTHESIE (s. EMPFINDLICHKEIT)

HYPERTROPHIE (s. DICK)

INFILTRATION mit Serum;

Beine: Dig.

Gesäß: Vip.

INTERTRIGO (s. EXKORIATION)

ISCHIALGIE (s. SCHMERZ - Beine - Ischialgie)

JUCKEN: Abrot., **Agar.**, aloe, *alum.*, alumn., am-c., am-m., ambr., anac., ant-c., ant-t., apis, arn., *ars.*, ars-i., asc-t., aster., aur., bar-c., bar-m., bell., berb., *bism-o.*, bov., brach., bry., *calc.*, calc-i., *calc-s.*, cann-s., canth., carb-ac., carb-s., carb-v., *caust.*, chel., chin., chin-a., cimic., cinnb., clem., coc-c., cocc., coloc., com., con., corn., cupr., cycl., dig., dios., dulc., fago., gran., graph., grat., ham., hura, ign., indg., iod., jug-c., jug-r., *kali-ar.*, kali-bi., kali-br., kali-c., kali-i., kali-n., kali-p., kali-s., lach., lachn., lac-ac., laur., led., lyc., mag-c., mag-m., mag-s., mang., merc., merc-i-f., mez., mill., mur-ac., nat-ar., nat-c., nat-m., nat-p., **Nat-s.**, nicc., nit-ac., *nux-v.*, ol-an., olnd., op., osm., paeon., pall., ph-ac., *phos.*, phyt., plat., *plb.*, prun-s., *psor.*, puls., ran-b., *rhus-t.*, rhus-v., rumx., ruta, sabad., sars., sel., *sep.*, *sil.*, *spig.*, spong., **Sulph.**, tarent., **Tell.**, thuj., til., verat., zinc.

morgens, beim Aufstehen: *Rumx.*

vormittags: Com.

nachmittags: Fago.

abends: Com., daph.

nachts, im Bett: Rumx.

Ausziehen, beim: *Nat-s.*, rumx.

Bett, im: Fago., lyc., nux-v., rumx.

JUCKEN ...

brennend beim Kratzen: Lach., nat-p., phos., rumx., sabad., sabin., **Sulph.**

gelähmtes Glied: Phos.

Koitus, nach: Agar.

Kratzen agg.: *Alum.*, ars., *bism-o.*, corn., ham., *led.*, petr., ph-ac., rhus-v., stront., **Sulph.**

amel.: Alum., ant-t., bov., camph., cann-i., chel., chin., coloc., graph., *jug-c.*, *kali-c.*, laur., led., *mag-c.*, mag-m., *mang.*, merc., mill., **Nat-c.**, nat-s., nicc., ol-an., olnd., pall., ph-ac., tarax., *thuj.*

Streckseite: Coc-c.

Gelenke: Apis, clem., merc., nat-p., nux-v., sep., *spig.*, zinc.

Gelenkbeugen: Nit-ac., *ph-ac.*, sel., zinc.

Arme: *Agar.*, aloe, alum., alumn., am-c., am-m., ambr., anac., ang., ant-c., ant-t., anthr., apis, arg-m., arn., ars., ars-i., asc-t., aur., aur-m., bar-c., benz-ac., bor., **Bov.**, bry., calad., calc., calc-i., calc-p., camph., cann-s., canth., carb-ac., carb-an., carb-s., carb-v., **Caust.**, chel., chin., chin-s., cimic., cina, cinnb., cit-v., cob., coc-c., cocc., colch., coloc., com., con., cop., corn., cycl., dig., dios., dulc., euph., eupi., fago., fl-ac., form., gels., glon., gran., graph., grat., ham., hep., hura, hydr., hydr-ac., ign., ind., iod., jatr., jug-c., jug-r., kali-bi., kali-br., kali-c., kali-i., kali-n., kali-p., lach., lachn., lact., laur., led., lyc., *lyss.*, mag-c., mag-m., mag-s., manc., mang., merc., merc-i-f., merc-i-r., mez., mill., morph., mur-ac., myric., nat-ar., nat-c., nat-m., nat-p., nat-s., nicc., nit-ac., *nux-v.*, ol-an., olnd., op., osm., pall., per., petr., ph-ac., phos., phys., phyt., plan., plat., plb., podo., prun-s., psor., ptel., puls., ran-b., rat., rhod., *rhus-t.*, rhus-v., rumx., ruta, sabad., sars., sel., *sep.*, *sil.*, sin-a., sol-n., spig., spong., staph., stront., stry., **Sulph.**, tarent., tax., **Tell.**, teucr., *thuj.*, til., *urt-u.*, verat., verb., vesp., zinc.

tagsüber: Calc.

morgens: Am-m., ham., mag-c., ol-an., rhus-v., sulph., tax.

Anziehen, beim: Mag-m., nux-v., rhus-t., *sulph.*

Waschen, beim: Bov.

vormittags: Mag-c., sulph.

JUCKEN - *Arme ...*

nachmittags: Aloe, cimic., coc-c., fl-ac., form., jug-r., mag-c., nat-m., sulph.

14 Uhr: Ol-an.

Menses, während: Mag-c.

abends: Am-m., bov., calc-p., chin., cimic., dios., fago., fl-ac., hura, mag-c., merl., ol-an., sin-a., *sulph.*, thuj.

nachts: Agar., am-m., anac., ars., asc-t., canth., carb-v., cupr., dig., hydr., kali-br., merc., phos., rhus-v., ruta, sabad., sulph., *thuj.*, til.

21 Uhr: Asc-t., calc-p., hydr.

22 Uhr: Mag-c.

Mitternacht: Rhus-t.

beißend: *Berb.*

Berührung agg.: Crot-t., psor.

Bett, im: *Alum.*, cinnb., cupr-ar., kali-bi., kali-br., mag-c., mur-ac., nat-m., ph-ac., phos., rhus-v., sars., **Sulph.**, **Tell.**

Bewegung agg.: Crot-t.

amel.: Com., sars.

brennend: *Agar.*, berb., dulc., mez., nux-v., ran-b., spig., stann.

Brennnesseln, wie von: Lach., nit-ac., **Urt-u.**

Entkleiden, beim: Crot-t., cupr-ar., kali-br., mur-ac., nux-v., ph-ac.

Flohbissen, wie von: Nat-c., tab.

fressend: Chel., hell., led., merc.

Hautausschlägen, nach unterdrückten: *Hep.*

heißes Wasser amel.: *Rhus-t.*, rhus-v.

hier und da: Plat.

Hinlegen agg., nach dem: Calad.

kitzelnd: Kali-n., staph.

Kratzen agg.: Ars., ham., ph-ac., rhus-v., stront., **Sulph.**

amel.: Alum., ant-t., bov., camph., chel., coloc., graph., jug-c., led., mag-c., mang., merc., ol-an., olnd., ph-ac.

kribbelnd: Berb., thuj.

kühl, wenn: Thuj.

Menses, während: Mag-c.

plötzlich: Phos.

JUCKEN - *Arme ...*

Quecksilber, nach Missbrauch von: *Hep.*

Reiben, agg.: Crot-t., *nat-m.*, rhus-v.

amel.: Ang., berb., cupr-ar., ham., mag-s., ol-an.

Sitzen in der Kirche, beim: Com.

stechend: Berb., caust., lach., merc-i-f.

fein: Ars-i., phos., ran-b., ran-s.

stellenweise: Berb., cop., kali-bi., kali-n., merc., nat-m., psor., sulph.

Wärme agg.: Sulph.

warmen Zimmer, im: Nux-v.

Wasser, beim Eintauchen in: Rhus-v.

wollüstiges: Merc., *sulph.*

Gelenke: Merc., sep., zinc.

Schulter: Alumn., am-c., ars., bar-c., berb., bov., brom., carb-ac., caust., cob., coloc., cund., cycl., dios., fl-ac., *gels.*, hep., jug-c., kali-bi., kali-br., kali-c., mag-c., mag-m., mang., mez., *mill.*, myric., nat-c., nicc., op., osm., pall., puls., sars., stront., sulph., ther., thuj., *urt-u.*

morgens: Fl-ac.

Anziehen, beim: Mag-m.

vormittags: Mag-c.

nachmittags: Fl-ac., mag-c.

14 Uhr: Ol-an.

Menses, während: Mag-c.

abends: Fl-ac., hura, osm.

Einschlafen, vor dem: Mag-c.

Hinlegen, beim: Mur-ac., osm.

brennend: Mez.

Kratzen agg.: Stront.

amel.: Bov., ol-an.

Menses, während: Mag-c.

Oberarm: Acon., anac., anag., arn., berb., bov., bry., canth., carb-s., chel., coc-c., dulc., euph., kali-bi., kali-i., kali-n., lach., laur., led., lyc., mang., mez., *nux-v.*, olnd., pall., phos., *psor.*, ruta, sep., spong., stront., thuj.

morgens, beim Anziehen: Nux-v.

abends, beim Entkleiden: Nux-v.

brennend: Berb., dulc., nux-v.

fressend: Led.

Kälte, bei: Spong.

JUCKEN - *Oberarm* ...

Kratzen agg.: Stront.

amel.: Chel., led., mang., pall.

kribbelnd: Thuj.

stechend: Ran-s.

stellenweise: Berb.

Innenseite: Acon., bov., kali-i.

Außenseite: Mang.

Kratzen amel.: Chel., mang.

Rückseite: Tax.

Ellbogen: Agar., alum., arg-m., berb., calc-i., caust., crot-h., cycl., fago., ign., indg., kali-n., lachn., laur., mang., med., *merc.*, merc-i-f., mur-ac., **Nat-c.**, nat-p., ol-an., pall., petr., phos., psor., rhus-v., *sep.*, *sulph.*

abends agg.: *Sulph.*

Kratzen amel.: Ol-an.

Reiben amel.: Ol-an.

Ellenbeuge: Canth., carb-s., cupr., *hep.*, laur., nat-c., nit-ac., ol-an., petr., psor., rumx., **Sep.**, sulph., ter.

nachmittags: Sulph.

abends: Cupr.

Ellbogenhöcker (Olecranon): Agar., ars-m., mag-m., nit-ac., olnd., phos.

Unterarm: *Agar.*, am-c., am-m., anac., berb., bol., bor., bov., *carb-an.*, carb-s., caust., chin-s., cit-v., clem., colch., cop., dulc., euph., gels., hura, kali-bi., kali-n., laur., mag-c., mag-m., mag-s., mang., merc-i-f., mez., mur-ac., myric., ol-an., psor., *puls.*, rat., *rhus-t.*, rhus-v., rumx., sars., spig., stront., sulph., tax., til., verb.

morgens: Am-m., mag-c., tax.

abends: Am-m.

Bett agg., im: Sars.

nachts: Am-m., anac., asc-t., *mez.*

amel.: Tax.

brennend: Agar., calad., *kali-bi.*

Hinlegen, nach: Kali-bi.

Kratzen amel.: Mag-c., mill., ol-an.

stellenweise: Kali-n.

wollüstig: Merc.

vorderer Teil: Am-c., am-m., berb., bov., carb-an., mag-c., ol-an., sars.

JUCKEN ...

Handgelenk: Agar., alum., *anac.*, apis, ars., asc-t., aur., bar-c., berb., calc-p., cimic., cinnb., dios., hep., hydr., ign., kali-bi., kali-c., kali-i., mag-c., manc., mez., plat., psor., rhus-t., rhus-v., sars., *sulph.*, zinc.

nachmittags: Sulph.

abends: Calc-p., cimic., *sulph.*

21 Uhr: Calc-p.

nachts: Asc-t., hydr.

beißend: Berb.

Kratzen agg.: **Sulph.**

stellenweise: Kali-bi., psor.

Innenseite: Nat-m., plb., upa., verat.

Rückseite: Cimic., con.

Vorderseite: Com., con., mag-c., mang., rhus-v., sars., sel.

Hand: **Agar.**, aloe, *alum.*, ambr., **Anac.**, ant-s., *anthr.*, apis, arg-m., ars., asc-t., aur., bar-c., *berb.*, *bov.*, bry., calc., *camph.*, cann-s., canth., *carb-an.*, carb-s., *carb-v.*, *caust.*, chin-s., *cit-v.*, colch., dios., fago., fl-ac., glon., gran., graph., ham., *hep.*, jug-r., kali-ar., kali-bi., *kali-c.*, *kali-s.*, kreos., *lach.*, *lyc.*, med., *merc.*, mur-ac., *nit-ac.*, ol-an., osm., *petr.*, *ph-ac.*, *phos.*, phyt., plan., plat., *psor.*, ran-b., *rhus-t.*, rhus-v., ruta, sabad., sars., sel., *sep.*, sil., stann., **Sulph.**, tarax., zinc.

morgens, beim Aufstehen: Rhus-v., sulph.

Erwachen, beim: Ham., *sulph.*

abends: *Sulph.*

22 Uhr: Mag-c.

Bett, im: Phos.

Hinlegen, nach: Ph-ac.

nachts: Canth., *lith-c.*, ruta, sabad.

Mitternacht: Rhus-t.

Hinlegen, nach dem: Kali-bi.

Aufstehen aus dem Bett, beim: Rhus-t., sulph.

beißend: Berb.

Berührung, bei: Psor.

Bewegung amel.: Sars.

brennend: **Agar.**, apis, arg-m., *kali-bi.*

Brennnesseln, wie von: Nit-ac., urt-u.

Frostbeulen, wie von: **Agar.**, arg-m., *cit-v.*, *puls.*

JUCKEN - *Hand* ...

heißes Wasser amel.: *Rhus-t.*, rhus-v.

Kratzen agg.: Ars., ham., *ph-ac.*, **Sulph.**

amel.: Alum., anac., camph., merc., ol-an.

kribbelnd: Berb.

Reiben, nach: *Nat-m.*

amel.: Berb., ham.

stechend: Berb., lach., merc-i-f.

Wasser, beim Eintauchen in: Rhus-v.

Handrücken: **Agar.**, alum., anag., apis, ars-i., bor., calc., *camph.*, carb-an., caust., *cimic.*, cina, com., *dig.*, *euph.*, eupi., fago., gran., indg., jug-r., merc., merc-i-r., mez., nat-c., nat-s., ol-an., *ph-ac.*, phos., ptel., *puls.*, rhus-v., rumx., stann., **Sulph.**

vormittags: *Sulph.*

nachmittags: Cimic.

abends: Cimic., merl., **Sulph.**

nachts: Dig., phos., sulph.

Reiben, nach: Rhus-v.

brennend: Stann.

Flohbissen, wie von: Nat-c.

fressend: Merc.

Kratzen agg.: Ph-ac.

amel.: Alum., camph., merc., ol-an.

stechend: Ars-i., phos.

stellenweise: Sulph.

Wärme agg.: *Sulph.*

zwischen den Fingern: Alum., anac., aur., brom., carb-s., carb-v., caust., cycl., grat., nat-s., *ph-ac.*, *psor.*, *puls.*, rhod., rhus-v., sel., **Sulph.**

morgens: **Sulph.**

Erwachen, beim: Rhus-v., sulph.

abends: Ran-s.

zwischen Daumen und Zeigefinger: *Agar.*, ambr., aur., grat., hura, iod., jatr., kreos., plb., sumb.

nachts: *Agar.*

Handballen: Con., graph., *sep.*

stellenweise: *Sep.*

JUCKEN - *Hand* ...

Handfläche: Agar., alum., ambr., **Anac.**, apis, arg-n., ars., aur., *benz-ac.*, berb., calc., *camph.*, carb-v., *caust.*, chel., cinnb., com., con., crot-h., dios., form., *gran.*, graph., grat., *hep.*, hydr., ind., jatr., *kali-c.*, *kali-p.*, lyc., mag-c., mag-s., mang., merc., *mur-ac.*, nat-m., ol-an., petr., phys., ran-b., *rhus-t.*, *rhus-v.*, *sel.*, sil., spig., staph., stram., stry., **Sulph.**, ther.

morgens: Mag-c., ol-an.

nachmittags: Form., nat-m.

abends: Dios., mag-c., ol-an., sulph., ther.

nachts: **Anac.**, carb-v., hydr.

Mitternacht: Rhus-t.

brennend: Agar., aur-m., ran-b., spig.

Reiben, nach: **Sulph.**

Herumgehen amel.: Com.

Kratzen amel.: Chel., graph., mag-c., mang., ol-an.

periodisch, in Intervallen von 10 oder 12 Stunden: Rhus-v.

Reiben amel.: **Anag.**, mag-s.

stechend: Ran-b.

Waschen, nach: Rhus-v.

Fingerwurzel, nahe der: Kali-c., lyc.

Finger: *Agar.*, *alum.*, am-c., **Anac.**, apis, ars., ars-h., arum-d., asc-t., aur., berb., calad., calc., cann-s., carb-v., *caust.*, cit-v., coc-c., *con.*, euph., hep., jatr., jug-r., lach., lact., lyc., mag-c., mang., merc., mez., nat-c., nat-m., nux-v., ox-ac., petr., phos., plan., plat., prun-s., puls., ran-b., *rhod.*, rhus-v., sel., sil., stry., *sul-ac.*, **Sulph.**, tarent., thuj., **Urt-u.**, zinc.

nachmittags: Coc-c., jug-r.

abends: Calad., sulph.

Bett, im: Nat-m.

erfroren wären, als ob sie: *Agar.*

Kratzen agg.: Ars., arum-t.

kühl, wenn: Thuj.

Liegen, im: Calad.

Rauchen, durch: Calad.

warmen Zimmer agg., im: Nux-v.

JUCKEN - *Finger ...*

Zubettgehen, beim: Nux-v.

Gelenke: Alum., apis, *bor.*, bry., *camph.*, hydr., nux-v., petr.

Streckseite: *Bor.*

Fingernägel, rund um die: *Hep.*, merc.

Fingerrücken: Ars., berb., carb-an., **Con.**, merc-i-r., nat-m., sars., sulph.

Fingerspitzen: Ambr., plat., prun-s., spig., *sul-ac.*

Zeigefinger: Agar., anac., calc., carb-an., caust., crot-h., fl-ac., hell., hura, lach., nat-m., sil., teucr.

abends: Fl-ac.

Grundgelenke (Metakcarpale): Berb., fl-ac., verat.

Mittelgelenke: Manc.

Endgelenke: Petr.

Fingerspitze: Am-m., nat-m.

morgens: Am-m.

Kratzen amel. nicht: Am-m.

Mittelfinger: Ars., ars-h., chel., crot-h., crot-t., gran., kali-n., lith-c., nat-m., olnd., ph-ac., rhod., teucr., verat., verb.

Ringfinger: Asc-t., crot-h., crot-t., lith-c., *rhod.*, teucr., ther.

kleiner Finger: Asc-t., con., lach., lyc., ol-an.

nachts: Sulph.

Daumen: Aur-m., chel., cimic., con., kali-n., lach., mez., olnd., sep., vesp.

abends: Cimic.

brennend: Aur-m.

Brennnesseln, wie von: Lach.

kitzelnd: Kali-n.

Kratzen amel.: Chel., olnd.

Daumenballen: *Agar.*, aloe, gamb., manc., spong., verat.

Beine: **Agar.**, aloe, alum., alumn., *am-c.*, am-m., *ambr.*, anac., *ant-c.*, ant-s., ant-t., **Apis**, arn., **Ars.**, ars-i., arund., asaf., asc-t., aster., aur., *bar-c.*, bell., berb., *bism-o.*, *bov.*, brach., bry., bufo, cact., *calc.*, calc-i., cann-i., cann-s., canth., carb-ac., carb-s., **Carb-v.**, **Caust.**, cham., **Chel.**, chin., chin-a., cinnb., clem., coc-c., *cocc.*, coloc., com., con., corn., crot-c., cupr., cycl., dig., dios., dulc., elaps, euphr., fago., gins., gran., **Graph.**, grat., hep., hura, ign., iod., iris-foe., jug-c., jug-r., kali-ar., kali-bi., kali-c., kali-i., kali-n., kali-p., kalm., lach., lachn., lact., laur., led., lith-c., **Lyc.**, mag-c., mag-m., mag-s., mang., **Merc.**, merc-i-f., **Mez.**, mur-ac., nat-ar., nat-c., **Nat-m.**, nat-p., *nat-s.*, nicc., *nit-ac.*, nux-v., ol-an., *olnd.*, osm., paeon., pall., *petr.*, ph-ac., *phos.*, phyt., plat., plb., prun-s., **Psor.**, **Puls.**, ran-b., ran-s., **Rhus-t.**, rhus-v., rumx., ruta, sabad., sars., sec., sel., seneg., **Sep.**, **Sil.**, *spig.*, **Spong.**, stann., **Staph.**, stram., stront., stry., **Sulph.**, tab., tarax., **Tarent.**, *tell.*, thea, ther., *thuj.*, til., verat., *zinc.*

JUCKEN - *Beine ...*

tagsüber: Calc., ind.

morgens: Alumn., nat-c., rumx., sabad., sars., sep., sulph.

mittags: Nicc.

nachmittags: Coc-c., fago., nat-c.

14 Uhr: Ol-an.

17 Uhr: Fago.

abends: Alum., am-m., aster., clem., cycl., fago., ind., kali-c., kali-n., lyc., mag-c., mag-m., mang., merc., mez., nat-m., *nat-s.*, nicc., nit-ac., nux-v., phos., rhus-v., rumx., sars., sel., sep., stront., sulph., tarax., tell., thuj., zinc.

18 Uhr: Aster., fago.

20 Uhr: Con.

22 Uhr: Plan.

nachts: Am-m., bar-c., canth., cinnb., cocc., cupr-ar., dig., hep., hura, merc-i-f., *mez.*, nat-m., phos., phyt., **Rhus-t.**, rhus-v., rumx., sabad., *sulph.*, til., zinc.

Mitternacht: Puls.

Abkühlung, bei: Dios., tarent.

anfallsweise: Corn.

Anziehen, beim: Nux-v.

beißend: Alum., bell., *berb.*, spig., spong.

Berührung agg.: Nat-m.

Bett, im: Cupr-ar., kali-c., lyc., merc-i-f., nux-v., *puls.*, sil., staph., tarax., til., zinc.

Bewegung amel.: Mur-ac., olnd., psor., spig.

brennend: *Agar.*, alum., anac., apis, *berb.*, calc., dulc., hep., kali-n., led.,

JUCKEN - *Beine* - brennend ...

lith-c., mez., mur-ac., nat-c., nux-v., paeon., rhus-t., sars.

Einschlafen, beim: Mur-ac.

Kratzen, nach: Mag-c.

stellenweise: Rhus-t.

Einschlafen, beim: Mag-m., mur-ac., sep.

Entkleiden, beim: Agar., apis, cact., cupr., cupr-ar., dios., fago., ham., jug-r., mag-c., **Nat-s.**, *rumx.*, still.

erfroren, wie: Kali-c.

Erwachen, beim: Sulph.

Freien, im: Alum., aster., rumx., still.

fressend: Ars., bufo, chel., euph., led., tax.

frösteln beginnt; wenn er zu: Rhus-t.

Furunkels, an der Stelle eines abgeheilten: Graph.

Gehen, beim: Asaf., chel., chin., cocc., dios., mur-ac., nux-v., sulph.

nach: Alum.

Hitze, nach: *Rhus-v.*, **Sulph.**

kitzelnd: Alum., bry., cocc., coloc., euph., ign., kali-n., lach., pall.

Kratzen agg.: *Alum.*, *bism-o.*, corn., *led.*

amel.: Alum., bov., cann-i., chin., kali-c., laur., led., mag-c., mag-m., nat-c., nat-s., nicc., olnd., pall., tarax., thuj.

kribbelnd: Ars.

Menses, während: Inul.

Mittagessen, nach: Laur., mag-c.

prickelnd: Com.

prickelnd, kribbelnd: Crot-t.

Reiben agg.: Corn.

amel.: Cupr., paeon.

Schmerz, bei: Fl-ac.

Sitzen, im: Asaf., chin., fago.

stechend: Ant-c., *berb.*, calc., caust., graph., lach., plat., rhus-t., staph., zinc.

stellenweise: Calc.

feinem, mit: Dios., merc-i-f.

Stehen, im: Mang., verat.

stellenweise: Calc., graph., osm., phos., sars.

JUCKEN - *Beine* ...

Varizen, bei: Graph.

Wärme, agg.: Rhus-v.

amel.: Cocc.

Bettwärme agg.: *Agar.*, *alum.*, led., *sulph.*

Wein, nach: Psor.

wollüstig: Euphr., rat., *sulph.*

Gesäß: *Am-c.*, ant-t., asc-t., bar-c., calc., *calc-p.*, carb-ac., *caust.*, cham., con., dulc., gran., kali-c., lyc., *mag-c.*, mag-m., mez., olnd., *petr.*, prun-s., sel., *sil.*, staph., stront., **Sulph.**, ther., thuj., zinc.

morgens, beim Aufstehen: Nat-c.

abends: Sars.

Bett, im: Lyc.

Entkleiden, beim: Mag-c.

nachts: Petr.

Bett, im: Merc-i-f.

Bett, im: Rumx.

brennend: Am-c.

Freien, im: Rumx.

kaltes Wasser amel.: Petr.

Kratzen agg.: Petr.

amel.: Kali-i., olnd., thuj.

Mittagessen, nach dem: Laur.

Rima ani: Alum., *bar-c.*, con.

Hüfte: Agar., alum., aur., *bov.*, bry., caust., chel., dig., dios., lach., led., mag-c., mag-m., merc., nat-c., nat-m., nat-p., nicc., osm., ph-ac., phos., puls., sars., *sep.*, sulph., zinc.

morgens: Alumn.

Kaltwerden agg.: Dios.

mittags: Nicc.

abends: Mag-m., nicc., zinc.

Hinlegen, vor dem: Mag-m.

Bettwärme, in der: *Sulph.*

brennend nach Kratzen: Mag-c.

fressend: Led.

Gehen, beim: Chel.

stechend, fein: Dios.

Stehen, im: Mag-c.

stellenweise: Osm.

Gesäßgegend: Coloc., fl-ac., mur-ac., ph-ac., tarax.

JUCKEN ...

Oberschenkel: Agar., *alum.*, ant-c., *ars.*, ars-h., asc-t., aster., **Bar-c.**, *bar-m.*, berb., bry., **Calc.**, carb-ac., carb-s., *carb-v.*, *caust.*, chin., cinnb., clem., con., corn., crot-c., crot-t., dios., *euph.*, fago., gran., *guaj.*, kali-c., *kali-i.*, lach., lachn., lith-c., lyc., lyss., merc., mur-ac., nat-m., nit-ac., nux-v., osm., pall., petr., phos., plb., ran-b., rhus-v., *sars.*, sep., sil., *spig.*, spong., stann., stront., **Sulph.**, tab., thea, *thuj.*, til., *zinc.*

tagsüber: Calc.

morgens, beim Anziehen: Nux-v.

nachmittags: Nat-c.

17 Uhr: Dios., fago.

abends: *Ant-c.*, aster., fago., lyc., stront., *zinc.*

Bett, im: Nux-v., sil., zinc.

Freien, im: Aster.

nachts: *Bar-c.*, rhus-v., **Sulph.**, til., zinc.

Entkleiden, beim: Nux-v.

beißend: Alum., berb., lyc., spig.

Bettwärme, in der: *Alum.*, bar-c., *caust.*, *sulph.*

brennend: Agar., *alum.*, anac., apis, *bar-c.*, berb., calc., dulc., led., nux-v., rhus-t., sars.

stellenweise: Rhus-t.

Einschlafen, beim: Sep.

Freien, im: Aster.

fressend: Ars., chel., euph., led., tarax.

Furunkels, an der Stelle eines abgeheilten: Graph.

Froststadium im Fieber, beim: Dios.

Gehen, beim: Nux-v.

kitzelnd: Cocc., coloc., kali-n., lach., pall.

krätzeartig: Ol-an.

Kratzen agg.: Ars.

amel.: *Alum.*, led., pall.

Schmerz, bei: Fl-ac.

stechend: Ant-c., berb., calc., caust., rhus-t.

stellenweise: Calc.

stellenweise: Phos.

Innenseite: *Cinnb.*

JUCKEN - *Oberschenkel* ...

Genitalien, nahe den: Bar-c., *carb-v.*, caust., *graph.*, rhus-t., sabin.

zwischen den Oberschenkeln: Ars., *carb-v.*, cinnb., *kali-c.*, nat-m., nit-ac., petr., rhod., stann., sulph.

Knie: Acon., ambr., ars-m., asc-t., aster., aur., berb., bov., bry., calc-i., *caust.*, cinnb., cob., *coloc.*, fago., hep., hura, ign., kali-c., kalm., lach., lachn., lith-c., lyc., mag-m., *mang.*, merc-i-f., *mez.*, mur-ac., nat-c., nat-m., nat-p., nit-ac., petr., phos., *psor.*, rhus-t., sars., **Sulph.**, thuj., *zinc.*

abends: *Mang.*, zinc.

nachts: Cinnb.

brennend beim Einschlafen: Mur-ac.

Kratzen amel.: Bov., mag-m.

Sitzen, im: Fago.

stechend, fein: Merc-i-f.

Kniebeuge: Ars., bov., caust., *con.*, mang., *nat-c.*, nat-m., *psor.*, rat., *sars.*, *sep.*, spong., **Sulph.**, **Zinc.**

abends: Rat., *zinc.*

brennend nach Kratzen: Rat.

Kniescheibe (Patella): Aloe, asaf., bufo, caust., hydr., nit-ac., phos., samb., sars.

Unterschenkel: **Agar.**, aloe, *alum.*, anac., ant-t., arund., asc-t., aster., bell., berb., bism-o., brom., bufo, cact., **Calc.**, **Caust.**, chel., coc-c., coloc., con., corn., crot-h., cupr-ar., dulc., euph., hura, iod., iris-foe., jug-r., kali-bi., kali-c., kali-n., kali-p., lach., laur., *lyc.*, merc., **Mez.**, nat-c., nat-m., nicc., nux-v., osm., pall., *petr.*, *phos.*, phyt., *rhus-t.*, rumx., sabad., sars., seneg., **Sil.**, staph., stram., stront., **Sulph.**, tarent., thuj., verat., zinc.

morgens: Sabad.

Gehen, nach: Sulph.

nachmittags: Coc-c., fago.

abends: Fago., kali-c., kali-n., rumx., sulph.

18 Uhr: Aster.

20 Uhr: Con.

nachts: Cupr-ar., hura, *mez.*, nat-m., phyt., **Rhus-t.**, rumx., **Sulph.**

anfallsweise: Corn.

Berühren des Fußes, beim: **Kali-c.**

Berührung agg.: Nat-m.

JUCKEN - *Unterschenkel* ...

Bett, im: Carb-s., *cupr-ar.*, sulph.

Entkleiden agg.: Agar., cact., cupr-ar., dios., *rumx.*

Erwachen, beim: *Sulph.*

Freien, im: Aster.

fressend: Bism-o., bufo

kalt, wenn: Dios.

Kratzen amel.: Laur.

Luft, bei Einwirkung der: Still.

Menses, während: Inul.

Reiben agg.: Corn.

amel.: Cupr-ar.

stellenweise: Calc.

Wade: Aloe, alum., berb., cact., calc., carb-ac., carb-s., **Caust.**, chel., cinnb., cocc., crot-c., cycl., euphr., graph., *hep.*, hura, ip., kali-bi., laur., lyc., mag-c., mag-m., *mang.*, mez., nat-c., nat-m., *nit-ac.*, ol-an., paeon., phos., phyt., rumx., sabad., *sars.*, sul-i., *sulph.*, tarax., ther., thuj., verat., verat-v., zinc.

morgens: Rumx., sars.

abends: Cycl., daph., sars.

Hinlegen, beim: Tarax.

nachts: Rumx., *zinc.*

Gehen, beim: Cocc.

brennend: Berb., mez.

Entkleiden, beim: Cact.

Kratzen amel.: Laur., mag-c., mag-m., nat-c.

Reiben amel.: Paeon.

Stehen, im: Verat.

stellenweise: Graph., sars.

wollüstig: Euphr., *mang.*

Schienbein, über dem: Aster., bism-o., cact., *calc.*, chel., cocc., crot-t., grat., hep., kali-c., lach., *mang.*, *nit-ac.*, *ph-ac.*, phos., plb., *rumx.*, sars., sep., stront.

Knöchel: Apis, berb., bov., cact., calc., carb-ac., *chel.*, cocc., com., dios., hep., jug-c., kali-c., *lach.*, **Led.**, lith-c., lyc., *nat-p.*, olnd., osm., pall., ran-b., rhus-t., rhus-v., *sel.*, sep., sulph., thea, vinc.

morgens: Sep.

Bett, im: Kali-c.

JUCKEN - *Knöchel* ...

abends: Rhus-v., *sel.*, sep., sulph.

nachts: Hep.

beißend: Berb.

brennend: Berb., *lith-c.*

Gehen, beim: Cocc., dios.

Kratzen agg.: *Led.*

prickelnd: Com.

stechend: Berb.

stellenweise: Vinc.

Wärme agg.: **Led.**, rhus-v.

amel.: Cocc.

Fuß: *Agar.*, alum., am-c., anac., apis, *ars.*, arum-t., aur., *bell.*, *berb.*, bism-o., *bov.*, bry., *calc.*, cann-s., canth., *caust.*, cham., *chel.*, *cocc.*, coloc., con., corn., crot-c., dios., dulc., fago., hura, *ign.*, jug-r., kali-ar., kali-c., *lach.*, **Led.**, lyc., mag-c., merc-i-f., mur-ac., nat-m., nat-p., nit-ac., nux-v., ol-an., phyt., psor., puls., ran-s., *rhus-t.*, rhus-v., sabad., sars., *sel.*, **Sep.**, spong., stram., sul-i., **Sulph.**, tarent., *tell.*, thuj., verat., verat-v., *zinc.*

nachmittags: Fago.

abends: Kali-c., nux-v., sel., zinc.

nachts: *Apis*, canth., **Led.**, *lith-c.*, *rhus-t.*, sabad.

Mitternacht, vor: Puls.

beißend: Bell., berb., spong.

Bett, im: *Apis*, **Led.**, merc-i-f., *sulph.*, zinc.

Bewegung amel.: Psor., rhus-v., spig.

brennend: Berb., stram.

erfroren, wie: **Agar.**, kali-c.

Gehen, nach: Alum.

Kälte, durch: Tarent.

kitzelnd: Bry.

Kratzen agg.: Bism-o., corn., *led.*

amel.: Cann-i.

Reiben agg.: Corn.

stechend: Berb., lach., zinc.

Warmwerden agg., beim: Rhus-v.

Gelenke: Aur., calc., dig., kali-c., *mez.*, mur-ac., ph-ac., stann.

Innenseite: *Ambr.*, bov., bufo, laur.

Außenseite: Grat., merc-i-f., sars.

JUCKEN - *Fuß* - Außenseite ...

stechend, fein: Merc-i-f.

Fußrücken: Agar., alum., anac., apis, asaf., bell., berb., *bism-o.*, calc., **Caust.**, chel., dig., hep., lach., **Led.**, mag-m., nat-m., nat-s., nit-ac., puls., ran-s., *rhus-t.*, sars., spig., stann., *tarax.*, thuj.

morgens, im Bett: *Puls.*

abends: Nat-s.

Entkleiden, beim: Apis, *nat-s.*

nachts: Dig.

beißend: Berb.

Bettwärme, in der: Apis, **Led.**, merc-i-f., sulph., zinc.

brennend: Berb.

Kratzen agg.: Berb., *bism-o.*, *led.*

amel.: Mag-m., nat-s., tarax.

stechend: Berb.

Fußsohle: *Agar.*, *alum.*, *am-c.*, am-m., *ambr.*, ammc., aur., *berb.*, bov., brach., *calc-s.*, cann-i., caust., cham., *chel.*, con., crot-c., cupr., elaps, euph., ferr-ma., gins., graph., *hep.*, *hydrc.*, kali-n., *kali-p.*, kreos., lith-c., med., merc-i-f., mur-ac., nat-c., nat-m., ol-an., phos., psor., ran-s., rat., sars., sel., *sil.*, stry., *sulph.*, *zinc.*

nachmittags, 14 Uhr: Ol-an.

abends: Am-c., am-m., phos., sel.

nachts: *Zinc.*

beißend: Berb.

Bewegung amel.: Mur-ac., olnd.

brennend: Berb., kali-n.

Kratzen, nach: Am-c.

Gehen, beim: Chin., mur-ac., **Sulph.**

kitzelnd: Alum., euph., kali-n.

Kratzen amel.: Chin.

prickelnd: Crot-t.

Sitzen, im: Chin.

stechend: Berb.

Wein, nach: Psor.

wollüstig: Rat.

Kratzen, nach: Sil.

Ferse: Berb., bov., card-m., *caust.*, cham., fl-ac., lach., lob., lyc., nat-c.,

JUCKEN - *Fuß* - Ferse ...

nicc., olnd., *ph-ac.*, *phos.*, rat., sabin., staph., verat.

links: Nicc.

Bettwärme, in der: Caust.

Zehen: *Agar.*, *alum.*, am-c., *ambr.*, *arg-m.*, arn., ars., *berb.*, bry., *carb-an.*, caust., chel., *clem.*, *colch.*, *cycl.*, *graph.*, *hep.*, ind., iod., jatr., lach., lact., *mag-c.*, mag-s., *merc.*, *mez.*, mur-ac., nat-c., nat-m., nat-s., nit-ac., nux-v., paeon., ph-ac., phos., plat., *puls.*, rhod., rhus-v., ruta, sep., sil., *staph.*, *stront.*, **Sulph.**, thuj., verat., *zinc.*

tagsüber: Ind.

morgens, beim Einschlafen: Mur-ac.

abends: *Alum.*, ind., merc., nat-s., nit-ac., phos., zinc.

Entkleiden, nach dem: Nat-s.

Hinlegen, nach dem: *Clem.*

Kratzen agg., nach: *Alum.*

beißend: Berb.

brennend: Berb., hep., ind., mur-ac., nat-c., paeon.

erfroren waren; Zehen, die früher: **Agar.**, **Alum.**, nat-c., nux-v., paeon., *puls.*, *sil.*, staph., sulph., zinc.

Entkleiden, beim: *Nat-s.*

Freien, im: Alum.

Gehen, nach: Alum.

Hitze agg.: Rhus-v.

kratzen, bis es blutet; muss: *Arg-m.*

Kratzen agg.: *Alum.*, *arg-m.*, *zinc.*

Mittagessen, nach dem: Mag-c.

stechend: Berb., graph., plat., staph.

wollüstig: Thuj.

zwischen den Zehen: Cycl., graph., jatr., mang., med., merc., mosch., *nat-m.*, *nat-s.*, thuj.

großer Zeh: Alum., am-c., ars., cycl., graph., *kali-c.*, merc-i-f., nat-c., nit-ac., plat., ruta, staph., verat., zinc.

abends: Nit-ac.

brennend: Nat-c.

Erfrierung, nach: Am-c., zinc.

kribbelnd: Ars.

stechend: Graph., plat., staph.

Zehenballen: Am-c., *nat-s.*

JUCKEN - *Zehen* ...

Zehenspitze: Am-m., kali-c.

dritter Zeh: Nicc.

Kratzen amel.: Nicc.

vierter Zeh: Nicc.

Kratzen amel.: Nicc.

kleiner Zeh: Bor., nicc., staph.

abends: Staph.

16 Uhr: Ol-an.

Kratzen amel.: Nicc.

Zehenballen: Bor.

KALKABLAGERUNGEN in den Gelenken (s. GICHTKNOTEN)

KÄLTE: *Acon.*, aeth., *agar.*, alum., alumn., *ant-c.*, **Ant-t.**, anthr., *apis*, *arg-n.*, **Ars.**, *ars-h.*, *ars-i.*, atro., *aur-m.*, bell., bism-o., both., bry., bufo, *cact.*, **Calc.**, *calc-p.*, calc-s., **Camph.**, cann-i., cann-s., *canth.*, *caps.*, carb-ac., carb-an., *carb-h.*, *carb-s.*, **Carb-v.**, caust., cedr., *cham.*, *chel.*, chen-a., chin., chin-a., chin-s., *cic.*, cocc., *coff.*, **Colch.**, *coloc.*, con., *croc.*, *crot-h.*, *crot-t.*, **Cupr.**, cupr-ar., cycl., **Dig.**, dros., *dulc.*, echi., *eup-per.*, ferr., ferr-ar., *ferr-p.*, *gamb.*, *gels.*, gins., glon., *ham.*, hell., helon., hep., hydr-ac., *hyos.*, *iod.*, ip., *iris.*, jatr., jug-r., *kali-bi.*, *kali-br.*, *kali-c.*, kali-chl., kali-m., *kali-p.*, kali-s., *kalm.*, *lach.*, *laur.*, *led.*, *lept.*, lil-t., *lyc.*, *lycps.*, lyss., manc., *med.*, *merc.*, *merc-c.*, *mez.*, morph., *mur-ac.*, naja, *nat-c.*, *nat-m.*, nat-p., nit-ac., nux-m., *nux-v.*, olnd., *op.*, *ox-ac.*, paeon., pall., petr., *ph-ac.*, *phos.*, phys., *phyt.*, *pic-ac.*, plb., *puls.*, raph., *rhus-t.*, ruta, *sabad.*, sabin., sarr., **Sec.**, *sil.*, spig., spong., stann., **Stram.**, stront., stry., sul-ac., sulph., *tab.*, tarent., ter., **Verat.**, *verat-v.*, verb., vip., *zinc.*

links: Caust., *elaps*

tagsüber: Spig.

morgens: Anac., bry., calc-p., con., crot-h., lyc., *nux-v.*, *sulph.*, thuj.

nachmittags: Ars., chin-s., lyc., thuj.

abends: Ars., chin., jatr., merc-cy., nux-v., phyt., puls., rhus-t., sulph.

Stuhlgang, bei: Sulph.

warmen Zimmer, im: Brom.

nachts: Carb-v., stram.

Bett, im: Carb-an.

Hitze auf der anderen Seite, mit: *Puls.*

abwechselnd mit Hitze: Bell., *lyc.*, stram.

Bauch, mit Schmerzen im: Ars.

KÄLTE ...

Bettwärme ist jedoch unerträglich: **Camph.**, **Led.**, *mag-c.*, *med.*, **Sec.**

Bewegung amel.: *Acon.*

Diarrhö, bei: **Ars.**, **Camph.**, *carb-v.*, cop., *laur.*, nux-m., podo., *sec.*, *tab.*, **Verat.**

Eis, stellenweise wie: **Agar.**

Erregung, bei: *Lach.*

Fieber, bei: Carb-an., kali-ar., sep., **Stram.**

Freien, im: Chin.

Körperübungen, bei: Plb.

geistiger Anstrengung, bei: *Lach.*

gelähmtes Glied: *Ars.*, caust., cocc., dulc., *graph.*, *nux-v.*, **Rhus-t.**, zinc.

Gesellschaft, in: Aur.

Hitze des Körpers, mit: Chin., *colch.*, *rhus-t.*

Gesichtes, des: Cham., chin., hell.

Kopfes (s. KOPF - HITZE - Kälte - Extremitäten)

Konvulsionen, mit: Aeth., **Bell.**, *cic.*

Menses, während: Arn., *calc.*, cham., *sec.*, *sil.*

schmerzhafte Teile: Led., mez., sil.

Sitzen, im: Kreos.

Gelenke: *Camph.*, cinnb., *nat-m.*, petr., rhus-t., sumb.

morgens: Sumb.

Bett, im: Sumb.

Freien, im: Nat-m.

Arme: Acon., am-c., amyg., ant-t., ars., arund., asaf., aster., bar-ac., **Bell.**, berb., bry., *calc.*, *camph.*, carb-s., carb-v., *caust.*, chel., chin., chin-a., cic., cimic., con., crot-h., dig., *dulc.*, fl-ac., *graph.*, hell., hep., hyper., ign., iod., ip., kali-bi., kali-c., kali-chl., kali-s., kreos., *led.*, lyc., merc-c., merl., *mez.*, mosch., naja, nat-c., nat-m., nux-v., *op.*, ox-ac., pall., **Phos.**, *plb.*, **Puls.**, *rhus-t.*, ruta, sars., sec., sep., *sil.*, spig., staph., sulph., sumb., tep., thuj., verat., vip., zinc.

links: Ars., aster., *carb-v.*, fl-ac., naja, nux-m., rhus-t., sumb.

rechts: Am-c., ant-t., berb., chel., dulc., hell., merl., pall.

morgens: Caust., chel., dulc., hep.

vormittags: Berb.

KÄLTE - *Arme* ...

nachmittags: Nux-v., sil.

14 Uhr: Euphr.

17 Uhr: Chel.

abends: Nux-v.

Hinlegen, nach dem: Nux-v.

nachts: Am-c.

1 Uhr: Mang.

Menses, vor den: Mang.

Essen, nach dem: Ars.

Fieber, nach: Sil.

Froststadium im Fieber, während: Bell., dig., hell., mez.

Gehen im warmen Zimmer, beim: Squil.

gelähmter Arm: Am-c., *dulc.*, *rhus-t.*

Heben der Arme, beim: Verat.

Husten, beim: Ars., calc., ferr., *hep.*, kali-c., *rhus-t.*, rumx., sil.

Liegen auf dem Rücken, beim: Ign.

Luft, in kalter: Kali-c., lyss.

blasen würde; als ob Luft auf den linken Arm: Aster.

hinunterstreichen würde; als ob Luft zu den Fingern: Fl-ac.

Menses, vor: Mang.

während: Mang.

Rheumatismus, bei: *Sang.*

Ruhe, in der: *Dulc.*

Schauder den Arm hinunter, ein kalter: *Lyss.*

Schmerzen, bei: Chel., fl-ac.

Sitzen, im: Chin.

Steifheit und Taubheitsgefühl, mit: Aster., sulph.

Wasser bespritzt, wie mit kaltem: Mez.

Wind, wie durch kalten: Aster.

Schulter: Arg-n., aur., bry., *caust.*, cocc., hell., hydr., hyper., *kali-bi.*, *kreos.*, lyc., phos., sep., sil., spig., stry., tep., verat.

morgens: Aur., sil.

abends, nach dem Abendessen: Ran-b.

21 Uhr: Hydr.

22 Uhr: Sep.

Epilepsie, bei: *Caust.*

KÄLTE - *Schulter* ...

Essen, nach dem: Arg-n.

erstreckt sich zum unteren Rückenteil: Kreos.

Oberarm: Coloc., graph., *ign.*, mez., nat-m., ph-ac., puls., ran-b., rhus-t., sulph., sumb., tep.

Abendessen, nach dem: Ran-b.

Essen, nach dem: Coloc.

Brennen, mit: Graph.

Mittagessen, nach dem: *Puls.*

Wind auf sie blasen würde, als ob: Nat-m., tep.

Ellbogen: *Agar.*, cedr., gins., graph., iris-foe.

erstreckt sich zu den Händen gegen Mittag: Cedr.

Ellbogenhöcker (Olecranon): *Agar.*

Unterarm: *Arg-n.*, ars., *brom.*, bry., *calc.*, caust., *cedr.*, con., *crot-c.*, **Graph.**, hydrc., kali-chl., nux-v., **Phos.**, plb., rhus-t., verat-v.

rechts: Med.

morgens: Nux-v.

Aufstehen, nach dem: Nux-v.

eiskalt: **Brom.**, rhus-t., thuj.

Menses, während: *Arg-n.*

Handgelenk: *Gels.*, rhus-t., sang.

Kindbettfieber, bei: Puls.

Hände: Abies-c., acet-ac., *acon.*, *agar.*, aloe, alum., alumn., am-c., ambr., amyg., anac., ang., *ant-t.*, anth., *apis*, apoc., *arg-n.*, *arn.*, **Ars.**, **Ars-i.**, asaf., asar., atro., **Aur.**, aur-m-n., *bar-c.*, *bar-m.*, *bell.*, benz-ac., berb., *bov.*, brach., *brom.*, bry., *cact.*, *calc.*, **Calc-ar.**, **Calc-p.**, calc-s., **Camph.**, cann-i., cann-s., *carb-ac.*, *carb-an.*, *carb-s.*, **Carb-v.**, *caust.*, *cedr.*, cham., **Chel.**, **Chin.**, *chin-a.*, *chin-s.*, cimic., *cina*, cinnb., cocc., coff., colch., coloc., com., con., cop., *croc.*, *crot-c.*, crot-h., crot-t., *cupr.*, cupr-s., **Cycl.**, *dig.*, dor., *dros.*, elaps, *eup-per.*, eup-pur., euph., euphr., fago., **Ferr.**, ferr-ar., **Ferr-i.**, **Ferr-p.**, *gels.*, gins., glon., **Graph.**, grat., *hell.*, hep., hura, hydrc., hyos., ign., ind., indg., inul., **Iod.**, **Ip.**, iris, jatr., **Kali-ar.**, kali-bi., **Kali-c.**, kali-i., kali-n., **Kali-p.**, kali-s., kreos., lac-d., **Lach.**, lact., lac-ac., laur., *led.*, lil-t., lob-s., **Lyc.**, **Lycps.**, mag-s., manc., *mang.*, *med.*, **Meny.**, **Merc.**, merc-c., merc-i-r., merc-sul., *mez.*, morph., mosch., **Mur-ac.**, naja, **Nat-c.**, **Nat-m.**, **Nat-p.**, nat-s., *nit-ac.*, **Nux-m.**, *nux-v.*, oena., ol-an.

KÄLTE - *Hände ...*

Olnd., *op.*, *ox-ac.*, *pall.*, **Petr.**, **Ph-ac.**, *phos.*, *phyt.*, **Puls.**, *pyrog.*, ran-b., raph., *rhus-t.*, *rob.*, rumx., **Ruta**, **Sabin.**, **Samb.**, *sang.*, sars., **Sec.**, **Sep.**, sil., spig., spong., squil., stann., staph., *stram.*, stry., sul-ac., **Sulph.**, *sumb.*, *tab.*, tarax., tep., ther., *thuj.*, **Verat.**, *verat-v.*, verb., vip., *zinc.*

rechts: Ant-t., cann-i., chel., ferr., *gels.*, med., pall., sec.

dann links: Med.

Taubheitsgefühl links, mit: Ferr.

Wärme der linken Hand, mit: Lac-ac., mez., mosch.

tagsüber: Ars-m., phos.

morgens: Chel., chin., cina, coloc., cycl., fago., gels., lyc., mang., spong., stram., sumb.

7.30 Uhr: Ferr.

8 Uhr: Ferr.

8.30 Uhr: Mez.

Aufstehen, nach dem: Coloc.

vormittags: Calc., chin., grat., mez., nat-m.

9 Uhr: Dros., mez.

10 Uhr: Con., fago., led.

mittags: Zing.

nachmittags: Alumn., chin-s., gels., nux-v., sulph.

13 Uhr: Chel.

14-15 Uhr: Chel.

15 Uhr, nach: Eup-pur.

16 Uhr: Petr.

16.30 Uhr: Mez.

17 Uhr: *Rhus-t.*

abends: *Acon.*, agar., aloe, alumn., ambr., ars., aur., carb-an., *carb-v.*, carl., chel., chin., colch., coloc., graph., hep., nat-c., ox-ac., phos., sulph., thuj., verat.

19 Uhr: *Lyc.*, phos.

20 Uhr: Hep., tarax.

Bett, im: Aur., carb-an., colch.

Freien, im: Mang.

Hitzestadium im Fieber, während: Sabad.

nach: Thuj.

nachts: *Aur.*, bry., *phos.*, sep., thuj.

KÄLTE - *Hände ...*

abwechselnd mit Hitze: Bell., chin., cimic., cocc., fago., par.

kalten Füßen: Aloe, sep., zing.

Abdomen; mit Schneiden und Reißen im: *Ars.*

Ärger, nach: Phos.

alten Menschen, bei: Bar-c.

Aufstehen, nach dem: Fago.

Bewegung, nach: Alumn., *cocc.*

blaue Hände: *Arg-n.*, benz-n., *cact.*, *camph.*, cocc., con., *crot-h.*, crot-t., elaps, inul., morph., *nux-v.*, oena., plb., stram., stry., zinc.

Diarrhö, bei: Apis, brom., dig., **Phos.**

eine Hand: *Chin.*, dig., ferr., *mosch.*

die andere heiß: *Chin.*, cocc., *dig.*, *ip.*, *mosch.*, *puls.*, *tab.*

die andere schwitzt: Ip., mez., mosch.

kalt und rot, die andere heiß und blass: Mosch.

eisig: *Acon.*, agar., *ambr.*, anac., *arg-n.*, ars., asar., aur., *cact.*, *camph.*, *carb-v.*, *caust.*, cedr., coloc., *eup-per.*, lach., lyc., *manc.*, *meny.*, *nat-c.*, **Nux-m.**, *nux-v.*, *ph-ac.*, *plb.*, sanic., squil., **Verat.**

Erregung, durch: Lil-t.

Erwachen, beim: Dig.

Essen, nach dem: Aloe, camph., caps., con.

Fieber, bei: Arn., asaf., canth., cycl., euphr., hell., ip., nit-ac., puls., ran-b., sabad.

Froststadium im Fieber, während: Aur., cact., *camph.*, canth., *carb-v.*, cedr., chel., colch., con., hep., ip., lyc., *meny.*, **Mez.**, *nat-m.*, **Nux-v.**, *op.*, petr., **Phos.**, plb., samb., **Sec.**, stram., **Verat.**

Frühstück, nach dem: Verat.

gefühllos und kalt: Chel., *lach.*, *ox-ac.*

Gehen, beim: Asaf., camph., chin.

Freien, im: Phos., plb.

geistiger Anstrengung, bei: Lach., *ph-ac.*

heißem Gesicht, mit: Agar., **Arn.**, ars., asaf., chin., con., euph., hyos., ign., ruta, sabin., **Stram.**, sumb., *thuj.*

KÄLTE - *Hände* - heißem, mit ...

Füßen: *Aloe*, *calc.*, coloc., ph-ac., *sep.*

Körper: Ars-m.

eine Seite: *Ran-b.*

innerlich: *Arn.*

Kopf: **Arn.**, asaf., *aur.*, **Bell.**, **Glon.**, hell., iod., *nat-c.*, sumb.

Oberschenkel: Thuj.

Stirn: Ars., asaf., asar.

Husten, bei: Rumx., *sulph.*

Lesen, beim: Lyc.

Liegen, beim: Kali-c.

amel.: Phos.

Menses, während: Aesc., *arg-n.*, ferr., *graph.*, kali-i., *phos.*, sabin., sec., sulph., verat.

Schmerzen, mit: *Calc.*, *graph.*, *sabin.*

Mittagessen, nach dem: Cann-i.

Sakrum, bei Schmerzen im: Hura

Samenabgang, nach: *Merc.*

Schlaf, im: Ign., merc., samb.

Schreiben, beim: Chin-s., mez.

nach: Agar.

Schweiß, beim: Chin., dig., fago., *lil-t.*, merc-c.

Schwindel, mit: Merc.

Sprechen, beim: Am-c., ph-ac.

Übelkeit, bei: Gran.

Urinieren, beim: Dig.

warmen Zimmer, im: *Nux-v.*, plan.

Wein, nach: Verat.

Wetter, bei heißestem: *Asar.*

Handrücken: Anac., chin-s., naja, phos., rhus-t.

nachmittags: Chin-s.

Hitze in den Handflächen, mit: Anac., coff.

Handfläche: *Acon.*, dig., hyos., jatr.

Finger: *Acon.*, act-sp., ang., apis, calad., *calc.*, *calc-p.*, *carb-s.*, caust., *cham.*, **Chel.**, cic., cocc., colch., coloc., con., crot-h., *dig.*, gels., gins., **Graph.**, *hell.*, hydr-ac., **Kali-c.**, *lac-c.*, *lac-d.*, lyc., med., *meny.*, merc., mosch., mur-ac., par., *ph-ac.*, plan., plb.,

ptel., rat., rhod., *rhus-t.*, rumx., sars., sec., *sep.*, sulph., sumb., **Tarax.**, **Thuj.**, verat., vip.

morgens: Chin-s., rat.

nachmittags, 14 Uhr: Plan.

abends: Sulph., thuj.

nachts: *Mur-ac.*

abwechselnd mit Kopfschmerz: *Cupr.*

Froststadium im Fieber, im: *Apis*, *cact.*, dig., meny., *nat-m.*, nux-v., par., ph-ac., *rhus-t.*, *sep.*, verat.

Sitzen, im: Cham.

erstreckt sich zum Nacken: Coff.

Handflächen und Fußsohlen: Dig.

Mitte des Oberarms: Graph.

Gelenke: Chel.

Fingerspitzen: Abrot., *ant-t.*, *arn.*, brom., *caps.*, carb-v., *carl.*, **Chel.**, cist., coloc., hell., jatr., lac-d., lob., meny., merc., mur-ac., ph-ac., ran-b., sal-ac., sars., spig., sulph., sumb., *tarax.*, *thuj.*, *zinc.*

morgens, nach dem Aufstehen: Coloc.

empfindlich gegen Kälte: Sec.

Freien, im: Ph-ac.

Froststadium im Fieber, während: Ran-b.

Hitzestadium im Fieber, während: *Caps.*

Schreiben, nach: Carl.

übriger Körper heiß: Thuj.

Zeigefinger: Rhod.

Mittelfinger: Mur-ac., phos., rhod.

Gelenke: Agar.

Ringfinger: Rhod., sulph.

abends: Sulph.

kleiner Finger: Lyc.

Beine: *Aeth.*, agar., apis, *ars.*, *ars-i.*, asaf., bapt., **Bell.**, **Calad.**, calc., calc-s., carb-s., *chel.*, cic., coff., crot-c., crot-t., *dig.*, ip., **Lac-c.**, *led.*, lyc., *mez.*, mosch., mur-ac., nat-c., nat-m., **Nit-ac.**, nux-v., ol-an., **Op.**, *ox-ac.*, par., petr., *phos.*, plb., **Puls.**, rhod., rhus-t., *sec.*, **Sep.**, sil., spong., *stram.*, stront., stry., *sulph.*, tarent., verat.

tagsüber: Nat-c.

KÄLTE - *Beine* ...

vormittags: Rumx.

Zubettgehen, bis zum: Sep.

mittags: Nit-ac.

Bett, im: Chel., lyc., sars.

Heben der Bettdecke, beim: Lyc.

nachts: *Lac-c.*, petr., phos.

Erwachen, beim: *Nit-ac.*

abwechselnd mit Hitze im Kopf: Sep.

eiskalt: Apis, *sep.*

stellenweise: Agar., berb.

gelähmtes Glied: *Ars.*, *cocc.*, dulc., graph., *nux-v.*, *rhus-t.*

Kältegefühl: Agar., berb., carb-v., caust., euph., *merc.*, mez., nat-c., petr., rhod.

Menses, während: Bufo, calc., cham., lil-t., *sec.*, *sil.*

schmerzhaftes Glied: *Led.*, merc.

Übelkeit, bei: Arg-n.

Gesäß: Agar., daph., hydr.

vormittags, 11 Uhr: Hydr.

nachts im Bett: *Cench.*

Menses, vor den: Mang.

Gesäßgegend: Agar., calc.

Hüfte: Agar., gad., gran., ham., hura, merc., merl., mez., morph., tax., ther., valer.

links: Carb-v., caust., thuj.

rechts: Bry., kali-bi., merl., rhus-t.

morgens, 9 Uhr: Ham.

Oberschenkel: Aloe, arn., ars., bar-c., berb., bry., *calc.*, camph., chin., cimic., coc-c., cop., hura, ign., kali-bi., lyc., *merc.*, nit-ac., nux-v., op., phos., puls., ran-b., rhod., sabad., sars., **Spong.**, *sulph.*, tax., *tep.*, *thuj.*

rechts: Camph.

tagsüber: Lyc., tax.

morgens: Arn.

nachmittags: Lyc.

abends: Bry., *calc.*

18 Uhr: Puls.

Aufstehen vom Sitzen, beim: Rhod.

nachts: Coc-c., cop., ign., merc., nux-v.

KÄLTE - *Oberschenkel* ...

eiskaltes Wasser den Ischiasnerv entlang gegossen würde, als ob: Acon.

Froststadium im Fieber, während: *Thuj.*

kalte Luft darauf blasen würde, als ob: Camph.

Koliken, bei: *Calc.*

Konvulsionen, bei: *Calc.*

Schütteln, mit: *Thuj.*

Sitzen, im: Chin., ran-b.

Stehen, im: Berb.

Knie: Acon., **Agn.**, ambr., *apis*, **Ars.**, *asar.*, aur., *benz-ac.*, camph., cann-s., carb-s., **Carb-v.**, *card-m.*, *chin.*, *chin-a.*, *chin-s.*, *cimx.*, *colch.*, *coloc.*, cop., daph., euphr., graph., *ign.*, *lach.*, *merc.*, *nat-m.*, *nit-ac.*, petr., **Phos.**, *puls.*, raph., rhod., *sec.*, *sep.*, **Sil.**, stann., sulph., *verat.*

rechts: Chel.

vormittags: Thuj.

abends: Agn., euphr.

Erwachen, beim: Euphr.

nachts: **Carb-v.**, cop., euphr., **Phos.**, raph., sep., *verat.*

Bett, im: **Phos.**, sep.

Erwachen, beim: Euphr.

Froststadium im Fieber, während: **Apis**, **Carb-v.**, ign., **Phos.**, sil.

Gehen im Freien, nach: Sil.

geschwollenes Knie: *Led.*

Kältegefühl, obgleich warm: *Coloc.*

Liegen, im: Ars.

Menses, während: Cop.

Wasser darübergegossen würde, als ob kaltes: Verat.

Wetter, bei heißestem: *Asar.*

Wind, wie von: Benz-ac., *cimx.*

Kniekehle: Agar., ars-h.

Kniescheibe: Aur., nat-m.

Unterschenkel: Acon., agar., aloe, alum., alumn., ambr., ant-t., anthr., aphis., *apis*, *arg-n.*, *ars.*, ars-i., aur., bar-c., bell., brom., bry., **Calc.**, calc-p., calc-s., *camph.*, *carb-an.*, *carb-s.*, **Carb-v.**, *caust.*, cedr., *cham.*, *chel.*, *chin.*, *chin-a.*, *chin-s.*, cic., cocc., coff., *colch.*, com., *crot-c.*, *cupr.*, **Dig.**, dios., elaps, euph., euphr., *ferr.*, graph., ham., *hep.*, hura, hydrc., hyper., ign.,

KÄLTE - *Unterschenkel* ...

iod., kali-ar., kali-i., **Lac-c.**, **Lach.**, *laur.*, *led.*, lyc., mang., *med.*, *meny.*, *merc.*, mez., mosch., *naja*, *nat-c.*, nat-m., *nat-p.*, *nit-ac.*, *nux-m.*, *nux-v.*, *op.*, *ox-ac.*, *petr.*, *ph-ac.*, *phos.*, pic-ac., plan., plb., psor., puls., **Rhus-t.**, samb., sang., *sec.*, *sep.*, **Sil.**, spong., **Stram.**, stront., *stry.*, *sulph.*, sumb., *tab.*, ther., thuj., *tub.*, **Verat.**

links: *Hyper.*, ol-an., sang., tub.

Froststadium im Fieber, während: Carb-v., caust., thuj.

rechts: Ambr., *elaps*, sabin.

Froststadium im Fieber, während: *Bry.*, chel., elaps, sabad., *sep.*

morgens: Hep., hura

7 Uhr: Hura

nachmittags: Aloe, alumn., nux-v.

16 Uhr: Chel., sang.

18 Uhr: Puls.

abends: Aloe, chel., colch., euphr., puls., sang., *sil.*, sulph.

Bett, im: Colch., ph-ac., sep., tub.

Erwachen, beim: Euphr., *nit-ac.*

nachts: Agar., aloe, com., kali-ar., *merc.*, thuj., verat.

Erwachen, beim: Nit-ac.

Schneewasser, wie von: Verat.

Anziehen, beim: Anth.

Brennen im Oberschenkel, mit: Tab.

eiskalt: *Apis*, **Calc.**, *sep.*, *sil.*, *tab.*

Entblößen amel.: *Camph.*, *med.*, **Sec.**, *tub.*

Fieber, während: Carb-an., *eup-pur.*, meph., sep., **Stram.**

Freien, im: Ham.

Gehen, beim: *Nit-ac.*, plan.

Sonne, in der: *Lach.*

Hitze des Gesichts, mit: *Arn.*

Körpers, des: Tab.

Koitus, nach: *Graph.*

Liegen, im: Chin-s.

Menses, vor: *Lyc.*

während: Arg-n., bufo, *calc.*, lil-t., *sec.*, *sil.*

Mittagessen, nach dem: Cedr.

KÄLTE - *Unterschenkel* ...

rotem Gesicht, mit: *Op.*

Schnee, wie durch Stehen im: Verat.

Sitzen, im: Camph., hyper., led.

Stehen, im: Nat-m., samb.

warmen Zimmer, im: Acon., meny., **Sil.**

Wind, wie von: Bar-c., samb.

Wade: Ars., berb., bufo, chel., hyper., lach., mang., rumx.

vormittags: Berb.

abends: Mang.

Sitzen, amel. beim Aufstehen; im: Mang.

Schienbein: Samb.

Knöchel: *Acon.*, agar., berb., caust., chin., lach.

Gehen im Freien, beim: Chin.

Malleolus, stellenweise am inneren: Berb.

Fuß: Abrot., absin., acet-ac., *acon.*, agar., aloe, alum., alumn., *am-br.*, *am-c.*, am-m., ambr., *anac.*, ang., **Ant-c.**, **Ant-t.**, anth., aphis., **Apis**, apoc., *arg-n.*, *arn.*, **Ars.**, **Ars-i.**, asaf., *asar.*, asc-t., **Aur.**, bapt., *bar-c.*, bar-m., **Bell.**, benz-ac., berb., *bov.*, brach., **Brom.**, bry., bufo, *cact.*, calad., **Calc.**, calc-p., calc-s., *camph.*, cann-i., cann-s., *canth.*, *caps.*, *carb-ac.*, *carb-an.*, carb-o., **Carb-s.**, *carb-v.*, *caul.*, **Caust.**, cedr., *cham.*, *chel.*, **Chin.**, *chin-a.*, cic., cimic., *cimx.*, *cina*, cinnb., *cist.*, *cocc.*, coff., *colch.*, **Con.**, *crot-c.*, crot-h., *crot-t.*, **Cupr.**, cupr-ar., daph., **Dig.**, dor., **Dros.**, *elaps*, eup-per., fago., **Ferr.**, ferr-ar., **Ferr-i.**, *ferr-p.*, form., *gels.*, *glon.*, **Graph.**, *hell.*, *hep.*, hipp., hura, hydrc., hyos., hyper., iber., ign., ind., **Iod.**, **Ip.**, iris., **Kali-ar.**, kali-bi., **Kali-c.**, kali-chl., kali-i., **Kali-m.**, **Kali-p.**, **Kali-s.**, **Kreos.**, lac-d., **Lach.**, lact., lac-ac., laur., led., lil-t., **Lyc.**, *lycps.*, mag-c., mag-m., mag-s., manc., *mang.*, *med.*, **Meny.**, **Merc.**, *merc-c.*, mez., morph., *mur-ac.*, **Naja**, **Nat-c.**, **Nat-m.**, *nat-p.*, *nat-s.*, **Nit-ac.**, *nux-m.*, *nux-v.*, oena., ol-an., ol-j., olnd., op., *ox-ac.*, pall., **Par.**, **Petr.**, **Ph-ac.**, **Phos.**, *phyt.*, *pic-ac.*, pip-m., plan., plat., *plb.*, *podo.*, *psor.*, ptel., **Puls.**, raph., **Rhod.**, *rhus-t.*, rob., rumx., **Ruta**, sabad., *sabin.*, *samb.*, sang., *sars.*, **Sep.**, **Sil.**, spong., **Squil.**, *stann.*, staph., **Stram.**, *stront.*, stry., sul-ac., **Sulph.**, sumb., tab., *tarent.*, tell., **Thuj.**, *verat.*, *verat-v.*, verb., vesp., *zinc.*

rechts: Ambr., bar-c., *chel.*, *lyc.*, *sulph.*

Gehen, beim: Bar-c.

links: Aeth., hydrc., pip-m., sumb., *tub.*

tagsüber: **Hep.**, mag-s., nit-ac., phos., *sep.*, *sil.*, sulph.

Menses, während: Nat-p.

morgens: Anac., caps., chel., coc-c., graph., hura, lyc., mag-m., merc., nux-v., **Sep.**, *spig.*, stram., sumb.

5 Uhr: Hura

7.30 Uhr: Ferr.

Frühstück, nach dem: Verat.

Kopfschmerz, bei: **Sep.**

vormittags: *Carb-an.*, chin-s., cop., fago., hura, mez., petr., sep.

8 Uhr: Ferr., hura, meny.

9-15 Uhr: *Carb-an.*

10 Uhr: Fago., med.

11 Uhr; Hinlegen amel.: *Sep.*

15 Uhr, bis: Petr.

mittags: Chin-s., nit-ac., zing.

brennt; während der andere: Hura

Röte und Hitze im Gesicht, mit: Sep.

nachmittags: Bar-c., chel., chin-s., coca, colch., *gels.*, mez., nux-v., sang., *sep.*, squil., *sulph.*

13 Uhr: Chel.

14 Uhr: Chel., lyc., sars.

15 Uhr: Eup-pur., lyc.

16 Uhr: Coff., sang.

Freien amel., im: Coff.

17 Uhr: Graph.

heißem Gesicht, mit: Hura

abends: **Acon.**, aloe, am-br., *am-c.*, ars., **Calc.**, carb-an., carb-s., *carb-v.*, cham., chel., chin., con., graph., hell., kali-s., lyc., mag-c., mang., nat-n., nux-v., ox-ac., petr., ph-ac., plan., puls., rhod., **Sep.**, **Sil.**, stront., sulph., til., verat., *zinc.*

18 Uhr: Cedr.

20 Uhr: Bar-c., hep.

21 Uhr: Aloe, kreos.

23 Uhr: Fago.

Bett, im: Aloe, **Am-c.**, *am-m.*, aur., **Calc.**, carb-an., carb-s., *carb-v.*, carl., chel., *ferr.*, ferr-p., **Graph.**, kali-ar., *kali-c.*, kali-s., lyc., merc., nat-c., nit-ac., nux-v., par., petr., ph-ac., *phos.*, raph., rhod., **Sep.**, **Sil.**, staph., sulph., thuj., *zinc.*

amel.: Sulph.

Freien, im: Mang.

nachts: Aloe, am-c., am-m., ant-c., *aur.*, bov., bry., calad., **Calc.**, *carb-s.*, *carb-v.*, chel., com., cop., *ferr.*, ferr-i., iod., kali-ar., nit-ac., par., petr., *phos.*, psor., raph., rhod., sars., sep., *sil.*, sulph., thuj., verat., *zinc.*

Mitternacht: Calad.

Bett, im: Am-m., *aur.*, **Calc.**, carb-v., chel., *ferr.*, nit-ac., petr., phos., raph., rhod., sil., sulph., thuj., zinc.

Erwachen, beim: *Nit-ac.*, zinc.

abwechselnd mit kalten Händen: Aloe, sep., zing.

Hitze: Alum.

Schmerzen in den Gliedern: Rhus-t.

Abendessen, beim: Ign.

nach: Lyc.

Angst, bei: Cupr., graph., puls., sulph.

Bett, im: Alum., *ferr.*, kali-c., lach., naja, raph., rhod., thuj.

Bewegung, nach: *Cocc.*

Diarrhö, bei: Dig., *lyc.*, nit-ac.

ein Fuß kalt, der andere heiß: Chel., dig., ip., **Lyc.**, *puls.*

eiskalt: Agar., *apis*, aur., cact., calad., **Camph.**, **Carb-v.**, cedr., **Crot-c.**, *cupr.*, dor., **Elaps**, *eup-per.*, *gels.*, graph., *hep.*, **Lach.**, *lyc.*, manc., meny., *merc.*, *merc-c.*, nat-p., *nux-m.*, par., **Phos.**, *psor.*, samb., sars., **Sep.**, **Sil.**, squil., *sulph.*, **Verat.**, zinc.

brennenden Fußsohlen, mit: *Cupr.*

Froststadium im Fieber, während: Ant-c., aur., *ferr.*, **Meny.**, *phos.*, sep., **Verat.**, *zinc.*

Erbrechen, nach: Sin-a.

erkältet sich durch kalte Füße: Con., *sil.*

Erregung, bei: Mag-c.

KÄLTE - *Fuß* ...

Erwachen, beim: *Chel.*, *samb.*, verat., zinc.

Essen, beim: Ign.

nach: Aloe, calc., *camph.*, caps.

Fieber, bei: Am-c., *arn.*, ars., bar-c., bell., bufo, calad., calc., caps., carb-an., carb-v., chin., hell., ign., ip., *iris.*, kali-c., kali-s., *lach.*, meny., nux-v., petr., ptel., puls., ran-b., rhod., samb., stann., *stram.*, *sulph.*

Fußbad amel., heißes: Glon.

Fußschweiß, bei unterdrücktem: Con., *sil.*

Gehen, beim: *Anac.*, *aran.*, asaf., *chin.*, mang., mez., sil.

amel.: Aloe

nach: Nit-ac.

Freien, im: *Anac.*, bar-c., plan., plb.

schnell: *Phos.*

Sonne, in der: *Lach.*

geistiger Anstrengung, bei: Agar., *am-c.*, ambr., *anac.*, **Aur.**, bell., **Calc.**, calc-p., *carb-v.*, *caust.*, chin., cocc., *cupr.*, gels., kali-c., *lach.*, *lyc.*, **Nat-c.**, *nat-m.*, nit-ac., **Nux-v.**, petr., *ph-ac.*, **Phos.**, psor., **Puls.**, **Sep.**, **Sil.**

Haus amel., im: Mang.

heißem Gesicht, mit: Acon., *asaf.*, cocc., gels., ign., ruta, samb., *sep.*, **Stram.**

Hände: Acon., calad., com., *nux-m.*, sep.

Kopf: Alum., am-c., anac., *arn.*, ars., aur., bar-c., *bell.*, *cact.*, *calc.*, com., *ferr.*, gels., laur., *nat-c.*, *ph-ac.*, sep., squil., thuj.

Körpers im Schlaf, des: **Samb.**

Oberschenkel: Cocc., thuj.

Seite des Körpers, eine: Ran-b.

Kältegefühl, jedoch objektiv warm: *Sulph.*

Kopfschmerz, bei: *Arg-n.*, ars., aur., *bell.*, bufo, cact., *calc.*, camph., carb-s., *carb-v.*, chin., chr-ac., coca, dirc., *ferr.*, ferr-p., **Gels.**, lac-d., lach., laur., **Meli.**, *meny.*, *naja*, nat-m., phos., plat., *psor.*, sars., **Sep.**, stram., *sulph.*, verat-v.

Menses, nach den: *Ferr.*

KÄLTE - *Fuß* ...

Liegen, im: Tell.

amel.: Phos.

Menses, vor: Calc., hyper., *lyc.*, *nux-m.*

während: *Arg-n.*, *calc.*, cop., *crot-h.*, *graph.*, nat-p., *nux-m.*, *phos.*, sabin., **Sil.**

nach: *Carb-v.*, *chin-s.*

Mittagessen, während: Sulph.

nach: Cann-i., carb-v., *sulph.*

Samenabgang, nach: Aloe, nux-v.

Schlaf, im: Samb., zinc.

Hitze des Körpers, mit: Samb.

Schreiben, beim: Chin-s., sep.

Schwangerschaft, in der: *Lyc.*, **Verat.**

Sitzen, im: Ars., *sep.*

amel.: Mang.

Sprechen, beim: Am-c.

Stuhlgang, nach: Sulph.

Urinieren, beim: Dig.

warmen Zimmer, im: Kali-br.

Wasser wären; als ob sie in: Gels., meny., merc., **Sep.**

Wein, nach: Lyc.

Wetter, bei heißestem: *Asar.*

erstreckt sich zu den Knien: Aeth., chel., ign., *meny.*, nat-m.

Waden: Aloe, crot-t.

Fußrücken: Graph.

Gehen, beim: Graph.

Fußsohlen: Acon., ars., caust., chel., chin-s., colch., *coloc.*, hyper., laur., lith-c., merc., *nit-ac.*, nux-v., *sulph.*

morgens: Chin-s.

5 Uhr mit heißem Gesicht: Con.

abends, im Bett: *Aur.*, verat.

nachts: Nit-ac.

eiskalt: *Nit-ac.*

Freien, im: Laur.

Kältegefühl, obgleich nicht kalt: Coloc.

Menses, während: *Calc.*, *graph.*, *nux-m.*, *phos.*, *sil.*, verat.

Fersen: Sep.

KÄLTE ...

Zehen: **Acon.**, agar., card-m., *carl.*, chel., chin-s., cinnb., coff., con., daph., dig., *ferr.*, gels., lyc., *med.*, meny., nux-v., ol-an., *sec.*, *sulph.*

morgens: Chin-s.

Berührung, bei: Ant-t.

eiskalt: *Ferr.*

Gehen amel.: Bry.

Sitzen, im: Bry.

nach: *Carl.*

Zehenspitzen: Aloe

großer Zeh: Ant-t., brom., iod., ran-b.

KARBUNKEL: **Anthr.**, *arn.*, **Ars.**, *hep.*, **Lach.**, **Sil.**, **Sulph.**, tarent-c.

Unterarm: Hep.

Gesäß: Agar., thuj.

Oberschenkel: Agar., *arn.*, asim., *hep.*

KARIES der Knochen: *Ars.*, **Asaf.**, aur., *calc.*, calc-f., calc-p., *con.*, *fl-ac.*, graph., *guaj.*, *hep.*, **Lyc.**, **Merc.**, *mez.*, **Nit-ac.**, *ph-ac.*, *phos.*, *puls.*, ruta, sec., *sep.*, **Sil.**, *staph.*, *sulph.*, *ther.*

Gelenke: *Nit-ac.*

Arme: *Sil.*

Schultergelenk: Sil.

Oberarmknochen (Humerus): *Sil.*

Ellbogen: *Sil.*

Handgelenk: *Sil.*

Hände, Mittelhandknochen: Sil.

Finger: *Sil.*

Beine: Aur., aur-m., aur-m-n., *calc.*, *mez.*, *nit-ac.*, *sep.*, **Sil.**

Hüfte (s. Hüftgelenksentzündung)

Oberschenkelknochen (Femur): *Calc.*, **Sil.**, *stront.*

Knie: Sil.

Schienbein: *Asaf.*, *aur.*, *calc.*, *guaj.*, *hecla.*, kali-i., *lach.*, ph-ac., *phos.*, **Sil.**

Wadenbein (Fibula): **Sil.**

Knöchel: Asaf., *calc.*, *guaj.*, plat-m., *puls.*, *sil.*

innerer Malleolus: *Sil.*

Fuß: Asaf., calc., *hecla.*, *merc.*, **Sil.**

Ferse: *Calc.*, plat-m., *sil.*

Zehen, linker großer Zeh: **Sil.**

KITZELN (s. JUCKEN)

KLEIN; Gefühl wie zu:

Unterschenkel: Kali-c.

Fuß: Kali-c., raph.

KNACKEN der Gelenke: Acon., agar., am-c., anac., *ang.*, *ant-c.*, brom., calad., *calc.*, *camph.*, **Caps.**, carb-an., carb-s., carl., caul., *cham.*, chin., chlf., clem., *cocc.*, croc., *ferr.*, gins., guare., *kali-bi.*, *kali-c.*, *kali-s.*, **Led.**, *lyc.*, lyss., *merc.*, *nat-c.*, *nat-m.*, nat-p., *nat-s.*, **Nit-ac.**, *nux-v.*, **Petr.**, *phos.*, plb., raph., **Rhus-t.**, *sabad.*, *sep.*, *sulph.*, *thuj.*

morgens: Brom.

Aufstehen, nach dem: Brom.

Gehen, beim: Am-c., bry., caul., cocc.

Konvulsionen, bei: Acon.

Umdrehen, beim: Caul.

Armgelenke: Ant-t., benz-ac., brach., chin-s., *croc.*, kali-bi., merc., mur-ac., thuj.

Auflehnen auf den Arm, beim: Thuj.

Schulter: Aloe, anac., ant-t., bar-c., brach., *calc.*, carb-s., *cic.*, cinnb., *croc.*, ferr., gins., *kali-c.*, merc., mez., nat-ar., nat-m., phos., sabad., sars., thuj.

rechts: Carb-s.

morgens: Aloe

nachts im Bett: Mez.

Hochheben des Armes, beim: *Kali-c.*, nat-ar.

Strecken, beim: Sabad.

Ellbogen: Am-c., ant-c., brom., cinnb., con., dios., *kalm.*, merc., mur-ac., nat-m., sulph., tep., thuj., zinc., zing.

nachmittags: Kalm.

Strecken, beim: Thuj.

Handgelenk: *Arn.*, cic., *con.*, kali-bi., merc., ox-ac., phos., sel., tep.

abends: Con.

Reißen in den Händen nachts, mit: Sel.

Strecken, beim: Sel.

Fingergelenke: Ars-m., caps., *carb-an.*, kali-n., merc., sulph.

muss sie zum Knacken bringen: Meph.

schließen zur Faust, beim: Ars-m.

Endgelenk: Hydr., phos.

KNACKEN der Gelenke ...

Beine, Gelenke der: *Benz-ac.*, brach., bry., *camph.*, caust., *cham.*, cocc., con., led., nux-v., petr., puls., ran-b., sel., *sep.*, tab., thuj.

Auftreten, beim: Euphr., mag-s.

Bücken, beim: Croc.

Gehen, beim: Bry.

Hüfte: Aloe, anac., *camph.*, *cocc.*, *croc.*, glon., nat-m.

morgens beim Aufstehen: Aloe

Knie: Acon., alum., am-c., *ars.*, aster., *benz-ac.*, bry., calad., *calc.*, *camph.*, caps., **Caust.**, *cham.*, *cocc.*, *con.*, cop., *croc.*, gins., glon., hura, ign., lach., *led.*, mag-s., *mez.*, nat-ar., nat-m., nit-ac., *nux-v.*, petr., podo., *puls.*, raph., sel., *sep.*, **Sulph.**, tab., tep., thuj., verat.

links: Aster., calad.

rechts: Mez.

Ausstrecken des Beines, beim: Nat-ar.

Beugen, beim: Calad., nat-ar., sel.

Gehen, beim: Alum., *ars.*, bry., calad., *calc.*, **Caust.**, glon., hura, led., mag-s., nat-m., nit-ac., nux-v., tab.

Hinlegen, beim: Sel.

Meniskus heraustreten würde, als ob der: Petr.

schmerzlos: Acon.

Strecken, beim: Cop., mag-s., ran-b., rhus-t., thuj.

Treppensteigen, beim: Hura

Hinabsteigen, beim: **Caust.**, hura

Kniescheibe: Con., ran-b.

Knöchel: Am-c., ant-c., aster., *camph.*, **Canth.**, carb-s., caust., hep., kali-bi., mag-s., *nit-ac.*, nux-v., petr., ph-ac., *sep.*, sulph., thuj.

abends: Am-c.

Beugen, beim: Ant-c.

Seite zur anderen, von einer: Caust.

Fehltritt, bei einem: Caust.

Gehen, beim: Carb-s., *nit-ac.*, nux-v., sulph.

Strecken, beim: Ant-c., thuj.

Fuß: Caust., petr., ph-ac., sars., sulph., thuj.

KNOCHENERWEICHUNG:

Oberschenkelknochen (Femur): Sil.

Schienbein: *Guaj.*

KNOTEN in der Wade: Merc., nit-ac.

KNOTEN (vgl. Exostosen): *Agar.*, ars., carb-an., caust., lyc., mag-c., *mez.*, mur-ac., nat-m., nit-ac., ph-ac., sil., zinc.

Unterarm: Calc., mur-ac.

Beine: *Agar.*, carb-an., carb-v., *caust.*, dulc., hep., kali-c., mag-m., mang., merc., mez., petr., rhod., stront., thuj.

KNOTIGE Verdickung der Fingerspitzen: *Laur.*

KONTRAKTION von Muskeln und Sehnen: Acon., acon-c., *ars.*, *bar-c.*, *bell.*, bry., **Calc.**, canth., carb-s., carb-v., **Caust.**, cedr., **Coloc.**, con., *crot-c.*, *crot-h.*, *cupr.*, ferr., ferr-m., **Graph.**, *guaj.*, hydr-ac., hydrc., jatr., kali-ar., *kali-i.*, **Lyc.**, *merc.*, mill., mur-ac., *nat-c.*, *nat-m.*, *nux-v.*, oena., op., *phos.*, plb., *ruta*, **Sec.**, *sep.*, *sil.*, still., stram., sulph., syph., vib.

nachts: Plb.

Froststadium im Fieber, während: **Cimx.**

Lähmung der Streckmuskeln, durch: *Ars.*, **Plb.**

langsam: Stram.

periodisch: *Sec.*

plötzlich: Sec.

steif bei Schmerzanfall: *Phos.*

Gelenke: *Anac.*, *aur.*, *caust.*, *colch.*, *form.*, *graph.*, *merc.*, *nat-m.*, *nit-ac.*, petr., sec., stront.

Haut: Cupr.

Arme: Agar., all-s., ant-t., *ars.*, atro., bell., *calc.*, cann-i., carb-s., ferr., *hydr-ac.*, *ip.*, *lyc.*, merc., merc-c., nux-v., olnd., op., ox-ac., phos., plb., ran-b., rhod., *rhus-t.*, sec., tab.

Lähmung, bei: Carb-s.

spasmodisch: *Ip.*, tab.

trinken, beim Versuch zu: Atro.

Beugesehnen: Crot-h., sil.

Streckmuskeln beim Schreiben: Nat-p.

Schulter: Brom., elaps, kali-c., *mag-c.*, plb., rhod.

morgens: Mag-c.

erstreckt sich zum Rücken: Mag-c.

konvulsivisch: Cit-v.

KONTRAKTION von Muskeln und Sehnen - *Schulter ...*

plötzlich: Alum.

erstreckt sich zur Hand: Elaps

Rücken: Mag-c.

Oberarm: Calc., *nat-m.*, rhod., stram., sulph.

Sehnen: **Caust.**

Ellbogen: Ars., glon., lyc., nux-v., tep.

gebeut, als seien die Sehnen zusammengezogen: *Apis*, *caust.*

Ellbogenbeuge: *Caust.*, elaps, *puls.*, sars., sulph.

Unterarm: Calc., calc-ar., *caust.*, cina, coloc., con., hydrc., *meny.*, mez., nat-c., plb., rheum, rhod., sep., stann., verat.

Gehen, beim: Viol-t.

Handgelenk, nahe dem: Sil.

Handgelenk: Jatr.

Verkürzung der Beugesehnen: Carb-v., *caust.*

Hand: *Anac.*, ars., aur., bell., bism-o., calc., cann-s., carb-s., carb-v., *caust.*, cina, cinnb., colch., coloc., euphr., ferr-s., hydr-ac., kali-bi., lyc., mag-s., merc., merc-c., mur-ac., *nux-v.*, op., ph-ac., phos., *sec.*, *sil.*, sol-n., *stann.*, sulph., tab., zinc.

abwechselnd mit Kontraktion der Füße: Stram.

anfallsweise: Cann-s., cina, phos.

reißend: Sulph.

umklammert unwillkürlich Gegenstände, die er in die Hand genommen hat: Ambr., dros., sulph.

erstreckt sich über den Unterarm: Coloc.

Handteller: Carb-an., *caust.*, nux-v., sabad., stann., stry., *verat.*

Sehnen: Carb-v., *caust.*, lach., sulph.

Beugesehnen: *Plb.*

Finger: Aeth., alum., am-c., ambr., anac., *ant-t.*, *apis*, arg-m., *arg-n.*, *ars.*, bell., *calc.*, cann-s., carb-s., carb-v., **Caust.**, chel., chin., cina, cocc., coff., colch., crot-t., *cupr.*, cycl., *dros.*, *ferr.*, ferr-ar., ferr-p., gins., *graph.*, hyos., kali-cy., kali-i., lyc., mag-s., mang., med., *merc.*, morph., *nat-c.*, nux-v., oena., op., ox-ac., par., ph-ac., phos., *plat.*, plb., rhod., rhus-t., ruta, sabad., sabin., *sec.*, sel., sep., *sil.*, spig., stann., sulph., tarent., tell.

KONTRAKTION von Muskeln und Sehnen - *Finger ...*

morgens: Phos.

nachmittags: Morph.

Cholera, bei: Cupr.

Epilepsie, bei: *Lach.*, *mag-p.*, *merc.*

Erbrechen von Blut, nach: Ars.

Froststadium im Fieber, vor: *Cimx.*

Gähnen, beim: Crot-t., nux-v.

Greifen, beim: Arg-n., *dros.*, stry.

Konvulsionen, in den Pausen zwischen den: Sec.

Liegen auf der betreffenden Seite, beim: Crot-t.

periodisch: *Phos.*

spasmodisch: *Anac.*, *bell.*, *calc.*, caust., *cic.*, *cina*, colch., *dros.*, *glon.*, *hydr-ac.*, *ip.*, kali-c., *lach.*, *laur.*, *mag-p.*, med., meny., mosch., phos., phyt., *sec.*, ter.

Adduktoren: Arg-n.

Flexoren: *Ars.*, *caust.*, cimx., *sil.*

Zeigefinger: Alum., cycl., graph.

Mittelfinger: Cina, sil.

Ringfinger: Sabad.

kleiner Finger: Sabad., sulph.

Daumen: Colch., *hell.*, sec., staph.

rechts: Cycl.

Beine: Aesc., **Am-m.**, ambr., *ars.*, aster., *bar-c.*, bism-o., canth., **Caust.**, *coloc.*, *guaj.*, hydr-ac., nat-c., nat-m., nux-v., olnd., ph-ac., *phos.*, puls., *rhus-t.*, sec., sil., stry., tarent., tell., zinc.

abends: Olnd.

Aufstehen, beim: Olnd.

Menses, während: Phos.

Gesäß: Rhus-t.

Hüfte: Am-m., carb-v., coloc., euph., meny.

Oberschenkel: Ambr., asar., berb., carb-v., cham., mag-c., ol-an., plat., puls., *rhus-t.*, ruta, sabin.

Hinsetzen, beim: Sabin.

Menses, vor: Cham.

spasmodisch: Asar.

zusammengezogen, wie: Cann-s.

Oberschenkelbeuge: Agar., carb-an., *caust.*, *rhus-t.*

KONTRAKTION von Muskeln und Sehnen - *Oberschenkel* ...

Gehen, beim: *Rhus-t.*, thuj.

Kniesehnen: *Acon.*, agar., *am-m.*, *ambr.*, ant-c., ant-t., asar., *bar-c.*, *calc-p.*, carb-an., **Caust.**, *cimx.*, graph., **Guaj.**, kali-ar., led., *lyc.*, lyss., med., nat-c., **Nat-m.**, nat-p., *nit-ac.*, **Nux-v.**, phos., *phyt.*, puls., *rhus-t.*, *ruta*, samb., sulph.

Abszess, nach: *Lach.*

Froststadium im Fieber, während: Cimx.

Gehen, beim: Carb-an., **Nux-v.**, pall., *rhus-t.*

Menses, nach: Nat-p.

Kniekehle: *Am-m.*, ars., bell., berb., carb-an., carb-v., **Caust.**, *cimx.*, coloc., con., euphr., ferr., *graph.*, **Guaj.**, kreos., lach., led., med., merc., *mez.*, *nat-c.*, **Nat-m.**, nat-s., nit-ac., nux-v., ol-an., ox-ac., petr., phos., *rhus-t.*, rhus-v., ruta, samb., *staph.*, *sulph.*, syph., *tell.*, verat.

Froststadium im Fieber, während: *Cimx.*

Liegen auf dem Rücken, beim: Nat-s.

Unterschenkel: Am-c., **Am-m.**, apoc., *aster.*, bad., cann-i., canth., cedr., *cic.*, ferr., merc-c., mez., *nat-m.*, nux-v., ox-ac., *phyt.*, puls., sulph.

abends: Cedr.

Gehen, beim: Ferr.

Ischialgie, bei: *Nux-v.*

Achillessehne: Acon., *calc.*, *cann-s.*, *carb-an.*, cimic., *colch.*, euphr., *graph.*, *kali-c.*, *sep.*, zinc.

Wade: Agar., agn., arg-n., ars., *bov.*, calc-p., caps., *caust.*, jatr., led., med., nat-c., nat-m., puls., sil.

Gehen, beim: Agar., *lyc.*

krampfartig: Ferr.

spasmodisch: Ars., bart., merc., sil.

Fuß: Acon., *cann-s.*, carb-an., *caust.*, ferr-s., guare., ind., merc-c., nat-c., nat-m., plat., *sec.*, sep.

links: Cycl.

krampfartig: *Nat-m.*, phos.

spasmodisch: Acon., bism-o.

Ferse: *Colch.*, led., sep.

KONTRAKTION von Muskeln und Sehnen - *Fuß* ...

konvulsivisch, abends im Bett: Am-m.

Fußsohle: Berb., cham., nux-v., rhus-t., *syph.*

Zehen: Ars., asaf., crot-c., *ferr.*, ferr-ar., gamb., gels., guare., jatr., kali-n., mag-s., merc., paeon., phyt., plat., *sec.*

nachts: Merc.

Sitzen, im: Kali-n.

Gähnen, beim: Nux-v.

Gehen, beim: Hyos.

gezogen; werden nach oben: Apis, *camph.*, ferr-s., *lach.*, sec.

unten, nach: *Ars.*, chel., phyt.

krampfartig: Nux-v.

Sitzen, im: Kali-n.

KONVULSIONEN: Absin., *acon.*, aesc., *agar.*, ant-c., ant-t., aran., *ars.*, *art-v.*, aster., atro., *bell.*, bism-o., brom., *bufo*, *calc.*, *camph.*, canth., *carb-ac.*, carb-h., carb-o., *caust.*, *cham.*, chin-a., *chlf.*, *chlor.*, **Cic.**, **Cina**, *cocc.*, *con.*, *crot-c.*, **Cupr.**, cupr-ar., *cupr-s.*, *dig.*, glon., *hydr-ac.*, **Hyos.**, *hyper.*, *ip.*, jatr., kali-i., *lach.*, *lyc.*, *merc-c.*, *merc-cy.*, morph., *mosch.*, *nux-m.*, **Nux-v.**, *oena.*, olnd., **Op.**, ox-ac., phos., *plb.*, *puls.*, ran-s., sabad., santin., *sec.*, *sil.*, **Stram.**, **Stry.**, tab., tarent., thea, valer., *verat.*, verat-v.

links: *Ip.*

rechts: Chen-a.

linke Seite gelähmt: *Art-v.*

eine Seite: Elaps, plb.

andere gelähmt; die: Apis, *art-v.*, hell., *stram.*

morgens: Squil.

abwechselnd mit Zittern des Körpers: Nux-v.

abwechselnd in einzelnen Muskeln: Bell.

abwechselnd gebeugt und gestreckt: Carb-ac., *cic.*, *cupr.*, lyc., nux-v., *sec.*, *tab.*

Bewegung agg.: Cocc., nux-v.

Essen, beim: Plb.

Essig amel.: Stram.

Froststadium im Fieber, während: *Lach.*, merc., nux-v.

Husten, beim: *Cupr.*

Kaffee agg.: Stram.

KONVULSIONEN ...

klonisch: *Ars.*, atro., brom., carb-o., cocc., cupr., cupr-s., ign., nux-m., op., phos., *plb.*, **Sec.**, *stram.*, **Stry.**, sul-ac.

Koitus, beim: Bufo

Menses, vor: Puls.

während: Nux-m., tarent.

Schluckauf, nach: Bell.

Schwindel beim Aufstehen vom Sitzen; Konvulsionen nach: Nux-v.

Strecken des Gliedes amel.: Sec.

tetanisch: *Ars.*, hydr-ac., *hyper.*, mill.

tonisch: Carb-o., plb., *sec.*

unterbrochen durch schmerzhafte Erschütterungen: Stry.

Beugemuskeln: *Bell.*

Streckmuskeln: **Cina**

Arme: Acon., agar., am-c., ars., arum-t., **Bell.**, bry., camph., cann-i., caust., *cham.*, chin-a., *cic.*, *cocc.*, *crot-c.*, cupr., cupr-s., hydr-ac., hyos., *ign.*, *iod.*, *ip.*, jatr., kali-i., lyc., lyss., meny., *merc-c.*, nat-m., *op.*, phos., *plat.*, plb., ruta, sabad., *sec.*, *sil.*, squil., *stram.*, **Stry.**, sul-ac., *sulph.*, tab., verat., verat-v.

links: Caust.

rechts nach links, von: Visc.

eine Seite: Sabad.

nachts: Bell., nux-v., sulph.

1-4 Uhr: Tab.

abwechselnd mit Konvulsionen der Beine: *Hyos.*, stram.

Abort, nach: Ruta

Arbeit mit den Händen amel.; harte: Agar.

epileptische Konvulsionen gehen von den Armen aus: *Sulph.*

klonisch: Cupr-s., stry., sul-ac.

Versuch sie zu gebrauchen, beim: Plb.

Prosopalgie, bei: Plat.

Rotation, konvulsivische: *Camph.*

stärker als die Beine: Camph., *stram.*

tetanisch: Anthr., camph., cann-s.

ziehen den Arm nach hinten: *Am-c.*

erstreckt sich zu den Fingern: Acon.

KONVULSIONEN - *Arme - erstreckt sich* ...

Rumpf: Agar-ph.

auf und ab nach Anstrengung: Caust.

Unterarm: Chen., sec., zinc.

tetanisch: Zinc.

Beugemuskeln: Carb-o., cham.

Radialseite: Merc.

Handgelenk, 8 - 11 Uhr: *Nat-m.*

Hand: Acon., ambr., anac., arum-t., bar-m., *bell.*, bism-o., calc., *camph.*, cann-s., carb-s., carb-v., caust., coloc., dros., graph., *iod.*, kali-bi., kali-i., *merc.*, mosch., nat-m., paeon., plat., plb., *sec.*, *stram.*, *stry.*, sul-ac., tab., *zinc.*

Ergreifen eines Gegenstandes, beim: Ambr., *dros.*, stry., sulph.

klonisch: *Stry.*

Menses, während: Hyos.

tetanisch: Camph., zinc.

Finger: Am-c., arn., ars., *bell.*, *calc.*, cann-s., cham., **Chel.**, *cic.*, clem., cocc., coff., *cupr.*, dros., ferr., hell., *ign.*, iod., ip., kali-n., lach., lyc., merc-c., mosch., nat-m., nux-v., phos., plb., santin., *sec.*, stann., staph., sulph., tab., verat.

tonisch: Ars.

Zeigefinger: Cycl.

Daumen: Aesc., arum-t., *bell.*, *cocc.*, *cupr.*, cycl., nat-m.

Beine: Ars., cann-i., *cic.*, *cina*, cocc., *crot-c.*, *cupr.*, gamb., hydr-ac., *hyos.*, *ign.*, *ip.*, *lach.*, *lyss.*, *merc-c.*, mosch., nux-v., *op.*, phos., *plb.*, sec., spong., *squil.*, *stram.*, **Stry.**, tab.

nachts: Plb.

1-4 Uhr: Tab.

abwechselnd gebeugt und gestreckt: *Cic.*, *cupr.*, lyc., nux-v., tab.

Armen, dann in den: Phos.

klonisch: Cocc., *plb.*, sep.

schmerzhaft: Stry.

spasmodisch zusammengezogen: Lyc., *merc.*

tonisch: Phos., plb.

Gesäß: Bar-c., calc., nux-v., sep.

Hüfte: Phos.

KONVULSIONEN ...

Oberschenkel: Ars., dig., podo.

Knie: Berb.

Unterschenkel: Acet-ac., ant-t., ars., cann-i., card-m., cupr-s., *jatr.*, kali-i., *merc-c.*, podo., sep., stram., stry., tab., tarent., tell.

rechts: Acet-ac., podo., stram.

Wade: Berb., cupr., ferr-m.

Fuß: Bar-m., *calc.*, camph., *cupr.*, iod., *merc-c.*, *nat-m.*, *nux-v.*, op., phos., *sec.*, stram., *zinc.*

nachts: Iod.

Berührung, bei: *Nux-v.*

Menses, während: Hyos.

tetanisch: *Camph.*, *nux-v.*

tonisch: Phos.

erstreckt sich zu den Knien: Stram.

Zehen: **Chel.**, *cupr.*, *sec.*

großer Zeh: Apis

KOORDINATION; fehlende, gestörte (vgl. ATAXIE): *Agar.*, **Alum.**, arg-n., bell., *calc.*, carb-s., caust., chlol., coca, cocc., **Con.**, *cupr.*, *gels.*, merc., *onos.*, *ph-ac.*, *phos.*, *plb.*, sec., *stram.*, *sulph.*, tab., *zinc.*

Arme: Bell., cupr., *gels.*, *merc.*, *onos.*, plb.

Gehen, beim: Hyos.

Beine: *Alum.*, bell., chlol., crot-c., *nux-m.*, *onos.*, *phos.*, *plb.*, *sil.*, *sulph.*

KRABBELN, Kribbeln (s. AMEISENLAUFEN)

KRALLEN, Gefühl von:

Arme: Lach.

Handgelenk: Rhod.

Oberschenkel: Bry.

Unterschenkel, morgens: Stront.

KRALLENARTIGE Fingernägel: Ars.

KRAMPFADERN:

Arme: *Nux-v.*, *plb.*, **Puls.**, stront.

Beine: *Ambr.*, arg-n., **Arn.**, *ars.*, **Calc.**, calc-f., calc-p., *carb-s.*, **Carb-v.**, card-m., *caust.*, clem., *crot-h.*, *ferr.*, ferr-ar., **Fl-ac.**, *graph.*, **Ham.**, *hep.*, *kali-ar.*, *kreos.*, lac-c., *lach.*, **Lyc.**, **Lycps.**, *nat-m.*, *plb.*, **Puls.**, sabin., sars., sil., spig., sul-ac., *sulph.*, *thuj.*, vip., **Zinc.**

KRAMPFADERN ...

angeschwollen, aufgetrieben während den Menses: Ambr., lach., puls.

schmerzhaft, agg. durch Wärme: **Fl-ac.**, **Sulph.**

Schwangerschaft, in der: Acon., apis, *arn.*, *ars.*, **Carb-v.**, *caust.*, *ferr.*, **Fl-ac.**, *graph.*, *ham.*, *lyc.*, *mill.*, *nux-v.*, **Puls.**, *zinc.*

Oberschenkel: *Calc.*, ferr., **Ham.**, lac-c., *puls.*, sep., *zinc.*

Unterschenkel: *Calc.*, **Carb-s.**, **Carb-v.**, **Caust.**, coloc., ferr., *fl-ac.*, graph., **Ham.**, **Lyc.**, *mill.*, *nat-m.*, **Puls.**, sil., *sulph.*, **Zinc.**

links: Fl-ac.

Menses, während: Ambr.

blutend: *Ham.*, *puls.*

empfindlich: *Fl-ac.*, graph., *ham.*, lach., puls.

entzündet: Arn., *ars.*, *calc.*, *ham.*, kreos., lyc., lycps., *puls.*, sil., spig., sulph., zinc.

geschwürig: Ars., **Lach.**, lyc., puls., sil.

juckend: *Graph.*

reißend: Sul-ac.

schmerzhaft: Brom., *caust.*, *ham.*, *lyc.*, *mill.*, **Puls.**, *zinc.*

Menses, während: Graph.

schmerzlos: Calc.

Schwangerschaft, in der: **Ferr.**, *ham.*, *lyc.*, *lycps.*, *mill.*, **Puls.**, *zinc.*

stechend: *Apis*, graph., *ham.*, **Puls.**

Wade: Clem., *plb.*

Fuß: Ant-t., *ferr.*, lac-c., lach., **Puls.**, sul-ac., sulph., *thuj.*

KRÄMPFE: Anan., *ars.*, atro., **Bell.**, bufo, *calc.*, calc-s., camph., carb-o., carb-s., *caust.*, cedr., *cocc.*, colch., **Coloc.**, *con.*, *crot-c.*, crot-h., **Cupr.**, *dios.*, *dulc.*, eup-per., ferr., *graph.*, *hell.*, *hyos.*, ign., jatr., kali-bi., *kali-c.*, kali-p., kali-s., **Lyc.**, **Merc.**, merc-c., merc-sul., *mur-ac.*, nat-m., *nit-ac.*, nux-v., olnd., op., ox-ac., *petr.*, phos., *phyt.*, **Plat.**, *plb.*, *rhus-t.*, *rob.*, *sec.*, sel., **Sep.**, *sil.*, staph., **Sulph.**, *tab.*, tarent., *verat.*, *zinc.*, zinc-s.

rechts: Elaps

morgens: Sulph.

nachmittags: Sulph.

nachts: Merc.

KRÄMPFE ...

Anstrengung, nach: Mag-p.

Bewegung, bei: Nux-v.

Druck agg.: Zinc.

Ejakulation, bei: Bufo

Froststadium im Fieber, während: Cupr., *sil.*

intermittierend: Phyt.

kalte Luft agg.: Bufo

Schwangerschaft, in der: *Cupr.*, *verat.*, vib.

Stuhlgang, beim: Bell.

Gelenke: *Anac.*, ang., aur., *bell.*, *bry.*, **Calc.**, camph., canth., caust., cic., cocc., *hyos.*, *ign.*, lach., laur., merc., op., *par.*, ph-ac., **Plat.**, plb., rhus-t., *sec.*, *stram.*, *sulph.*, verat.

Arme: Agar., alum., **Am-c.**, ant-t., ars., *bell.*, bufo, cact., **Calc.**, caps., carb-s., carb-v., caust., cimic., cit-v., **Coloc.**, crot-c., cupr., dios., eupi., fl-ac., graph., guare., hura, hyper., iod., *jatr.*, kali-i., kali-s., lach., lyc., lyss., merc., *nat-m.*, nux-v., phos., plb., sec., sulph., *tab.*, tril., valer.

links: Cact.

rechts: Bufo

morgens: Fl-ac.

abends, 21 Uhr: Lyc.

Mitternacht, beim Erwachen: Caust.

nach: Sulph.

Schulter: Cimic., elaps, lil-t., naja, *plat.*

18 Uhr: Elaps

erstreckt sich zur Hand: Elaps

Oberarm: Agar., arg-m., bell., com., kali-bi., lil-t., lyc., mur-ac., petr., *ph-ac.*, rhus-t., sulph., valer.

Anstrengung, bei: Mur-ac.

Halten eines Gegenstandes in der Hand; beim: Rhus-t., valer.

Heben des Armes, beim: Arg-m.

Bizeps: Ruta, valer.

Innenseite: Sulph.

Unterarm: Am-c., anac., arn., berb., *calc.*, calc-p., cina, coloc., corn., ferr-ma., kali-i., lyc., mur-ac., ph-ac., plat., plb., ruta, sep.

morgens: Calc.

nachmittags: Lyc.

nachts, im Bett: Anac.

KRÄMPFE - *Unterarm* ...

Aufstützen des Ellbogens, beim: Plat.

Beugen des Unterarmes, beim: Arn., mur-ac.

Bewegung agg.: Kali-i., plb.

Gehen, beim: Sep.

Radialseite: Berb., plat., plb.

Streckmuskeln: Merc.

Beugemuskeln: Chin-s.

Handgelenk: Aml-n., anac., calc-p., cina, cit-v., com., euphr., hura, nat-p., *ph-ac.*, plb., staph., sulph.

links: Sulph.

rechts: Hura, staph.

ausgestreckt ist, wenn der Arm: Cina

Bewegung, bei: Calc-p.

Kälte im betroffenen Teil, mit: Plb.

Schreiben, beim: Aml-n., brach.

Hand: Acon., aeth., *agar.*, ambr., anac., ars., **Bell.**, bism-o., **Calc.**, calc-s., carb-v., caust., cina, cocc., *coloc.*, *cupr.*, dios., dulc., euphr., ferr-ar., ferr-ma., *graph.*, hep., jatr., *kali-bi.*, *kali-c.*, lact., lyc., mag-p., mang., merc., merc-c., merc-i-f., mur-ac., naja, *nat-m.*, nat-p., nit-ac., olnd., *phys.*, plat., plb., puls., ruta, sabad., sec., sil., stram., stry., sul-ac., sulph., tab.

links: Calc., euphr., nat-p., sulph.

rechts: Acon., merc-i-r., plb., sabad.

morgens: *Calc.*

nachmittags: Calc-s., dios.

15 Uhr: Dios.

abends: Lyc.

21 Uhr: Lyc.

nachts: *Calc.*

Bett, im: Plb.

abwechselnd mit Fußkrämpfen: Stram.

Trübsichtigkeit, mit: Bell.

Anstrengung, bei: Plat., sec., *sil.*

Aufstützen der Hand, nach: Plb.

Ausstrecken agg.: Plb.

Beugen, nach: Merc.

Bewegung agg.: Ars., merc., sec.

amel.: Acon.

Cholera, bei: **Cupr.**, *sec.*

KRÄMPFE - *Hand ...*

Greifen, beim: Ambr., **Dros.**, graph., lyc., nit-ac., plat., stann.

kalten Steines, eines: Nat-m.

quer über die Hand: Ruta

Schließen der Hand zur Faust, beim: Chin.

Schreiben, beim: *Alum-sil.*, *anac.*, *cycl.*, euph., gels., **Mag-p.**, *nat-p.*, pic-ac., plat., sil.

Handballen: Plat.

Handrücken, nachts im Bett: Anac.

Handteller: Coloc., mur-ac., naja, stry., zing.

Ulnarseite: Cocc., puls.

Finger: Anac., *arn.*, ars., calc., *carb-v.*, card-m., **Chel.**, com., con., *cupr.*, *cupr-ar.*, cycl., der., dulc., euph., ferr., graph., hyper., ign., kali-c., lil-t., lyc., mag-c., **Merc.**, *nat-m.*, nux-v., plb., sabad., *stann.*, *sulph.*, tab., tril., verat.

morgens: Tab.

abends: Ars.

nachts im Bett: Ars.

Mitternacht, im Bett: Nux-v.

aufzuheben, beim Versuch einen kleinen Gegenstand: *Stann.*

Bewegen, beim: Merc.

Cholera, bei: *Colch.*, **Cupr.**, sec., **Verat.**

Entbindung, bei der: **Cupr.**, **Dios.**

Klavier- oder Violinspiel, beim: *Mag-p.*

Nähen, beim: Kali-c.

periodisch: *Phos.*

Schneiden mit der Schere, beim: Con.

Schreiben, beim: Brach., cycl., *mag-p.*, **Stann.**, tril.

Schustern, beim: *Stann.*

Strecken der Finger, beim: Ars.

Zeigefinger: Cycl., kali-chl., nat-p.

Schreiben, beim: *Cycl.*

Mittelfinger: Am-m., hura, lil-t., plb., *sulph.*

Ringfinger: Hura, sep., *sulph.*

abends: Sep., *sulph.*

KRÄMPFE - *Finger ...*

erstreckt sich zum Ellbogen: Sep., sulph.

kleiner Finger: Cocc., com., *sulph.*

Schreiben, beim: Cocc.

Daumen: Agar., aml-n., asaf., mang., nat-m., valer.

Schreiben, beim: Aml-n., brach., *cycl.*

Zucken, mit: Valer.

Beine: Ambr., ant-t., ars., cahin., *calc.*, cedr., cimic., cina, **Coloc.**, crot-h., **Cupr.**, elaps, eup-per., *ferr.*, *ferr-m.*, graph., hyos., iod., jatr., kali-bi., kali-s., merc-n., merc-p-r., mur-ac., oena., ph-ac., phos., phyt., pic-ac., plb., sec., sep., sil., tarent., vip., zinc.

rechts: Bufo

morgens: Bov., bry., nit-ac.

abends: Jatr., sil.

nachts: *Ambr.*, ars., bry., calad., carb-v., eug., *eup-per.*, iod., ip., lachn., lyc., mag-c., mag-m., nit-ac., nux-v., *rhus-t.*, sec., sep., staph., sulph.

Anziehen des Stiefels, beim: *Calc.*

Ausschreiten, beim: Alum.

Beugen des Fußes nach vorn, beim: Coff.

Gehen, beim: Am-c., carb-v., *lyc.*, nit-ac., sep.

nach: Nit-ac.

Sitzen, nach dem: Rhus-t.

Heben der Beine, beim: Coff.

Kolik, bei: Coloc.

Sitzen, im: Olnd., paeon., *rhus-t.*

Stehen, im: Euph., euphr.

Strecken des Beines, beim: Bar-c., *calc.*

Treppenheruntersteigen, beim: Arg-m.

Übereinanderschlagen der Beine, beim: Alum.

Gesäß: Bell., bry., cann-s., caust., graph., rhus-t., *sep.*

nachts, im Bett: *Sep.*

Bücken, beim: Cann-s.

Stehen, im: Rhus-t.

Hüfte: *Ang.*, arg-m., aur., bell., cann-s., carb-v., caust., cimic., coloc., cop., cur.,

KRÄMPFE - *Hüfte ...*

jug-c., nat-m., *ph-ac.*, *phos.*, ruta, *sep.*, sul-ac., valer.

links: Jug-c.

rechts: Sul-ac.

nachts: Jug-c.

Entbindung, bei der: *Cimic.*

Essen, beim: Ph-ac.

Menses, während: Form.

Sitzen, im: Ph-ac.

Gesäßmuskeln: Agar., bell., gels., hyos., *hyper.*

Oberschenkel: *Agar.*, ambr., *arg-m.*, *ars.*, *asar.*, bell., brach., cann-s., carb-an., *carb-s.*, carb-v., cina, **Coloc.**, crot-h., cycl., dig., *ferr.*, ferr-ar., ferr-p., hep., *hyos.*, iod., ip., kali-ar., *kali-bi.*, *kali-c.*, kali-p., *lyc.*, lyss., mang., mur-ac., naja, ol-an., *petr.*, ph-ac., *plat.*, plb., *puls.*, ran-b., rhus-t., ruta, sabin., *sec.*, *sep.*, stry., **Sulph.**, tarent., tep., ter., valer., verat., *verb.*

links: Cina, rhus-t.

rechts: Sulph., tarent.

tagsüber: Petr.

abends: Bell.

Bett, im: *Ars.*

nachts: *Ambr.*, carb-an., hep., *ip.*, kali-c.

Gehen, beim: *Sep.*

Freien, im: *Verb.*

Menses, während: Wies.

Schlaf, im: *Kali-c.*

Einschlafen, beim: Tep.

Sitzen, im: Iod., plat.

Treppensteigen, beim: Carb-v.

Knie: Ang., arg-m., arn., arund., berb., bry., cadm., *calc.*, carb-an., carb-v., *coloc.*, crot-t., dios., hep., hyper., lach., led., petr., plb., sulph., tab., *zinc.*

abwechselnde Seiten: Sulph.

morgens: Dios.

nachmittags, 3 Uhr: Dios.

nachts: Bry.

22-23 Uhr: Sulph.

Anziehen des Stiefels, beim: Calc.

Erwachen, beim: Lach.

KRÄMPFE - *Knie ...*

Gehen, beim: Ang., carb-an., chin., petr.

Sitzen, im: Bry., paeon.

nach langem: Chin.

Stehen, im: Ang.

Kniekehle: Bell., berb., *calc.*, cann-s., caust., kali-n., lyc., paeon., petr., phys., plb., sulph.

Aufstampfen mit dem Fuß, beim: Berb.

Strecken des Beines, beim: *Calc.*

Unterschenkel: Acet-ac., agar., alum., am-c., ambr., anag., ang., *ars.*, arum-t., arund., bar-c., bell., blatta., *bov.*, bry., bufo, *calc.*, camph., *carb-an.*, *carb-s.*, *carb-v.*, caust., **Cham.**, chlor., cina, cit-v., *colch.*, **Coloc.**, crot-h., **Cupr.**, dig., dios., eug., *ferr.*, ferr-p., gels., glon., graph., iod., *jatr.*, kali-bi., **Kali-chl.**, lach., lact., lil-t., lyc., *mag-p.*, manc., merc-c., nat-c., *nat-m.*, *nit-ac.*, olnd., petr., *ph-ac.*, plat., plb., podo., *puls.*, *rhus-t.*, sars., sec., stry., **Sulph.**, tab., verat., verat-v., verb., zinc-s.

tagsüber: *Ferr-m.*, ox-ac.

morgens: Arum-t., crot-h.

4-5 Uhr: Bufo

Erwachen, beim: Arum-t.

vormittags, im Bett: Rhus-t.

abends: Orig., sep.

21 Uhr: Lyc.

Hinlegen, nach dem: *Puls.*

nachts: Ambr., carb-an., carb-v., merc., merc-d., nat-m., pall., *sulph.*

Anstrengung, bei körperlicher: Alum.

Ausstrecken des Beines, beim: *Sulph.*

Bett, im: Dios., nux-v., plb., *puls.*, rhus-t.

Bewegung, bei: Verat-v.

Druck auf die Beugemuskeln agg.: Lyc.

amel.: Ox-ac., rhus-t.

Einschlafen, beim: Hyper.

Entbindung, bei der: Cupr., mag-p.

Froststadium im Fieber, während: Cupr., elat., *nux-v.*

Gehen, beim: *Carb-an.*, *carb-v.*, cina, gels.

Heben einer Last, beim: Calc., iod.

KRÄMPFE - *Unterschenkel ...*

Husten, beim: Dros.

Liegen, im: Am-c.

Menses, während: *Gels.*, *graph.*

Schwangerschaft, in der: *Gels.*, ham., *vib.*

Sitzen amel.: Cina

Strecken, beim: *Calc.*, plb.

Stuhlgang, beim: Colch., cupr., *sulph.*, verat.

urinieren, beim Versuch zu: *Pareir.*

Schienbeingegend: *Am-c.*

Wade: *Acon.*, *agar.*, *alum.*, alumn., am-c., *ambr.*, *anac.*, anag., ant-t., arg-m., **Arg-n.**, *ars.*, aspar., bapt., bar-c., bell., berb., bov., bry., bufo, cadm., **Calc.**, *calc-p.*, calc-s., *camph.*, cann-i., carb-ac., carb-an., carb-s., carb-v., card-m., carl., *caust.*, **Cham.**, chel., chin., chin-a., clem., cocc., coff., *colch.*, **Coloc.**, *con.*, *crot-h.*, **Cupr.**, dig., dulc., elaps, euphr., eupi., *ferr.*, ferr-ar., ferr-m., ferr-p., gins., *gnaph.*, **Graph.**, guaj., **Hep.**, hydrc., hyos., ign., *iris.*, jatr., kali-ar., kali-bi., kali-br., *kali-c.*, kali-i., kali-p., lach., lachn., lact., lac-ac., led., lob., **Lyc.**, lyss., *mag-c.*, *mag-m.*, *mag-p.*, manc., *med.*, merc., merc-c., nat-ar., *nat-c.*, *nat-m.*, nat-p., *nit-ac.*, nux-m., *nux-v.*, oena., olnd., *petr.*, *ph-ac.*, *phos.*, **Plb.**, puls., *rhus-t.*, rhus-v., sang., sars., **Sec.**, *sel.*, *sep.*, **Sil.**, sin-n., sol-n., spig., stann., staph., stry., **Sulph.**, tab., tarent., thuj., *verat.*, *verat-v.*, *zinc.*

rechts: Agar., kali-c., lyss., trom.

tagsüber: Graph., *petr.*

Sitzen, bei gebeugtem: *Lyc.*

morgens: Bry., carb-an., lach., nit-ac.

Aufstehen, beim: Ferr., lac-ac.

Bett, im: Bov., *caust.*, graph., hep., ign., lach., lac-ac., nit-ac., sil., *sulph.*

Erwachen, beim: Lob.

vormittags: Nat-m., sulph.

nachmittags: Ant-t., elaps

abends: Kali-n., mag-c., nux-v., sel., sulph.

Bett, im: *Ars.*, mag-c., *puls.*

Einschlafen, beim: Berb., nux-m.

nachts: *Ambr.*, anac., arg-n., ars., berb., bry., **Calc.**, carb-an., carb-v., caust.,

KRÄMPFE - *Wade ...*

coca, cocc., dig., *eupi.*, *ferr.*, *ferr-m.*, *graph.*, *kali-c.*, **Lyc.**, lyss., *mag-c.*, *mag-m.*, med., *nit-ac.*, nux-m., *nux-v.*, petr., plb., rhus-v., sars., sep., stann., **Sulph.**, zinc.

Beugen des Fußes, beim: Chin.

Anziehen des Stiefels, beim: *Calc.*

Aufstehen von einem Sitz, beim: Alum., *anac.*

Bett: Ferr., mag-c.

Auftreten, beim: *Sulph.*

Ausstrecken beim Erwachen, beim: Aspar.

Beines, des: Bar-c., bufo, **Calc.**, carl., lyc., nux-v., sep., *sulph.*

Bett, im: **Calc.**, carl., cham., lyss., nat-c., pin-s., *sulph.*

Fußes, des: Chin., nit-ac., thuj.

Gehen, beim: Phos.

Bett, im: Ars., bov., **Calc.**, **Carb-s.**, *caust.*, *eupi.*, *ferr.*, *ferr-m.*, graph., hep., ign., *kali-c.*, lachn., lac-ac., mag-c., nux-v., phys., **Rhus-t.**, sep., sil., **Sulph.**

Beugen des Oberschenkels, beim: Nux-v.

Beugen des Beines, beim: Cocc., coff., kali-c., nux-v.

Knies, des: Cocc., hep., ign.

Bewegung, bei: Bapt., bufo, calc., coca, hyos., ign., lyc., nux-m.

amel.: Arg-m., bry., ferr., rhus-t.

Liegen agg., im: Nux-m.

Cholera, bei: *Ant-t.*, *camph.*, *colch.*, **Cupr.**, *jatr.*, *kali-p.*, *mag-p.*, **Sulph.**, **Verat.**

Denken daran, beim: Spong., staph.

Drehen des Fußes im Sitzen, beim: Nat-m.

Entbindung, bei der: Nux-v.

Erwachen, beim: Graph., lob., staph., verat-v.

Gehen, beim: Agar., am-c., **Anac.**, arg-m., arg-n., ars., berb., **Calc-p.**, cann-s., coca, dulc., ign., lact., lyc., mag-m., nat-m., nit-ac., puls., sul-ac., **Sulph.**

nach: Carb-an., plat., **Rhus-t.**

KRÄMPFE - *Wade* ...

Heben des Fußes, beim: Agar.

Hochziehen des Beines, beim: Kali-c., nit-ac.

Knies, des: Coff.

Koitus, während: Cupr., *graph.*

nach: Coloc.

Versuch zum Koitus, beim: *Cupr.*

Kränkung, nach: *Coloc.*

Liegen, im: Bry., led., mag-c., sel.

Wade, auf der man gelegen hat; in der: Staph.

amel.: Anac.

Menses, vor: *Phos.*

während: Cupr., phos., verat.

Schlaf, vor: *Nux-m.*

während: Ant-t., graph., inul., *kali-c.*, nat-m., tep.

Schwangerschaft, in der: *Sep.*

Sitzen, im: Ign., lyc., olnd., plat., **Rhus-t.**

Gehen, nach dem: Plat., **Rhus-t.**

Stehen, im: Euphr., ferr., nat-m.

langem, bei: Euphr.

Steigen, beim: Berb.

unten, nach: Coca

Stuhlgang, nach: Ox-ac., trom.

Tanzen, beim: *Sulph.*

Überkreuzen der Füße, beim: Alum.

Umdrehen im Bett, beim: Mag-c.

Knöchel: Agar., calc-p., carl., cupr., *plat.*, sel.

abends: Sel.

Liegen, im: Sel.

Gefühl, als ob die Glieder einschlafen wollten; mit: *Plat.*

erstreckt sich zur Wade: Cupr.

Fersen, über die: Agar.

Achillessehne: *Calc.*, *caust.*

nachts im Bett: *Caust.*

Fuß: *Acon.*, *agar.*, am-c., *ang.*, arg-c., arg-m., ars., *asc-t.*, **Bell.**, berb., bism-o., bry., *calc.*, calc-p., *camph.*, **Carb-s.**, **Caust.**, *colch.*, *coloc.*, **Cupr.**, dig., ferr., ferr-ar., ferr-i., ferr-p., form., gels., gnaph., graph., hep., hyper., iod., *jatr.*, *lac-c.*, lach., lachn., lil-t., *lyc.*, mag-m., manc., meph., *nat-c.*, *nat-m.*, nat-p., nux-m., nux-v., olnd., ox-ac., *petr.*, *ph-ac.*, phos., phys., plat., plb., ran-b., *rhus-t.*, sanic., *sec.*, *sep.*, *sil.*, spig., *stram.*, stry., sul-ac., *sulph.*, til., verat., verat-v., verb., zinc.

tagsüber: Ox-ac., *petr.*, *sep.*

morgens, 9 Uhr: Lachn.

abends, beim Anziehen der Beine: Ferr.

Gehen, beim: Verat.

21 Uhr: Lyc.

nachts: Form., lachn., lyc., nat-c., sanic.

abwechselnd mit Trübsichtigkeit: Bell.

Bett, im: Bry., graph., sanic.

Bewegung, bei: Calc., ph-ac.

ersten Bewegung nach Ruhen; bei der: Plb.

Cholera, bei: **Cupr.**, sec., **Verat.**

Einschlafen, beim: Hyper.

Froststadium im Fieber, während: *Cupr.*, elat., nux-v.

Gehen, beim: Sil.

Koitus, beim Versuch zum: *Cupr.*

Menses, während: Lachn., sulph.

Sitzen, im: Euph.

Stehen, im: Euph.

Strecken, beim: Caust., verat.

Fußrücken: Com., plb., ran-b., rhus-v.

Gehen, beim: Ran-b.

Innenseite: Crot-t.

Außenseite: Nicc.

Sitzen während den Menses, im: Nicc.

Fußsohle: Acon., *agar.*, *alumn.*, *am-c.*, ang., *apoc.*, ars., bar-c., bell., berb., bry., cact., calad., **Calc.**, **Carb-s.**, **Carb-v.**, card-m., **Caust.**, cham., chel., coff., *colch.*, com., crot-t., *elat.*, eug., *ferr.*, ferr-ar., form., gent-c., *hep.*, hipp., kali-c., kali-p., med., nat-ar., nat-m., *nit-ac.*, nux-v., olnd., *petr.*, *phos.*, plb., rhus-t., ruta, sang., sec., sel., sep., **Sil.**, stann., staph., *stront.*, *stry.*, **Sulph.**, *syph.*, tarent., thuj., til., *verat.*, *verb.*, zing.

tagsüber: Nux-v.

KRÄMPFE - *Fuß* - Fußsohle - tagsüber ...

aufzustehen, beim Versuch: Nux-v.

abends: Hipp., nat-m., zing.

Hinlegen, nach: *Carb-v.*

19 Uhr: Nat-ar.

nachts: *Agar.*, calad., calc., med., *nit-ac.*, *nux-v.*, *petr.*, **Sulph.**

3 Uhr: Ferr., form.

Aufstehen, beim: Plat.

Cholera, bei: **Sulph.**

Hinlegen, beim: Bry.

Hochziehen der Beine, beim: Kali-c., nux-v.

Liegen, im: Sel.

Anziehen des Stiefels, beim: *Calc.*

Auftreten, beim: Chel., sulph.

Bett, im: Bell., carb-v., sep., thuj.

Herausstrecken des Fußes aus dem Bett agg.: Chel.

Bewegung, bei: Eug., petr.

Fahren im Wagen, beim: Thuj.

Gehen, beim: *Bar-c.*, petr., *sil.*, *sulph.*, vib.

amel.: *Verb.*

nach: Calc.

Freien agg., im: Carb-v.

Herausstrecken des Fußes, beim: Chel., coff.

Herunterhängenlassen der Füße, beim: Berb.

Kolik, vor einer: Plb.

Menses, während: Sulph.

Rauchen, durch: Calad.

Schwangerschaft, in der: **Calc.**

Seite, auf der man liegt: Staph.

Sitzen, im: Bry., hipp., stann.

Stehen, im: Verb.

Strecken, beim: Caust.

Tanzen, beim: Bar-c.

Wechselfieber, bei: Elat.

Ferse: *Anac.*, bry., crot-c., eug., led., mag-c., sel.

KRÄMPFE ...

Zehen: *Am-c.*, arn., *ars.*, *asaf.*, bar-c., *bar-m.*, **Calc.**, cann-s., carb-an., carb-h., carb-s., **Caust.**, *cham.*, *chel.*, coc-c., *crot-h.*, *cupr.*, *cupr-ar.*, dig., *ferr.*, ferr-p., gels., *hep.*, hura, *kali-s.*, lil-t., *lyc.*, mosch., nat-c., nicc., *nux-v.*, ol-an., *ph-ac.*, phos., phyt., plat., plb., psor., rhus-t., sang., *sec.*, sep., sil., stry., sulph., tab., tarent., verat-v.

morgens, im Bett: Nicc.

abends, im Bett: Ars.

nachmittags, 17 Uhr: Lil-t.

nachts: Calc., coc-c.

Bett, im: *Ars.*, merc-i-f.

Mitternacht, im Bett: Nux-v.

abwechselnd mit Glottisspasmus: *Asaf.*

Ausstrecken des Fußes, beim: Psor., sulph.

Entbindung, bei der: Cupr.

Menses, während: Sulph.

Schwangerschaft, in der: *Calc.*

Beugesehnen: Dios.

großer Zeh: Calc-p., coloc., gamb., kali-c., nux-v., psor., sil., tarent.

Ausstrecken des Fußes, beim: Psor.

Bett, im: Gamb.

Gehen, beim: Gamb., *sil.*

zweiter Zeh: Sep.

dritter Zeh: Coc-c., iod.

nachts: Coc-c.

Liegen, im: Coc-c.

vierter Zeh: Coc-c.

nachts: Coc-c.

Liegen, im: Coc-c.

kleiner Zeh: Coc-c.

nachts: Coc-c.

im Liegen: Coc-c.

KRIBBELN, Prickeln (wie eingeschlafen) (vgl. GEFÜHLLOSIGKEIT): **Acon.**, *alum.*, *alumn.*, *ambr.*, anac., arg-n., *arn.*, ars., atro., bell., camph., *carb-an.*, carb-o., *carb-s.*, *carb-v.*, con., *cupr.*, *gels.*, **Graph.**, *ign.*, kali-bi., *kali-c.*, kreos., lach., *led.*, **Lyc.**, *merc.*, morph., *nat-m.*, op., ox-ac., **Petr.**, *ph-ac.*, **Phos.**, plb., psor., **Puls.**, *rhod.*, **Rhus-t.**, *sec.*, *sep.*, *sil.*, *stram.*, stry., *sulph.*, sumb., tanac., tep., teucr., thuj., *verat.*, verat-v., zinc.

KRIBBELN, Prickeln ...

morgens: Kali-bi., teucr.

Liegen, im: Kali-c.

Ruhe, in der: Anac., carb-an.

nachmittags: Teucr.

nachts: *Merc.*

Liegen, im: *Sulph.*

Arme: Acet-ac., *acon.*, ail., *alum.*, am-c., am-m., *ambr.*, apis, arn., ars., *aur.*, bapt., bell., cann-i., cann-s., caps., *carb-an.*, *carb-s.*, *carb-v.*, caust., chel., *cocc.*, con., corn., *dig.*, fl-ac., **Graph.**, hyos., ign., kali-c., kali-n., *mag-m.*, merc., mez., mill., morph., nat-s., ol-an., paeon., *ph-ac.*, **Phos.**, plat., puls., rhod., rhus-v., sabad., *sec.*, **Sil.**, stry., sulph., thuj., ust.

links: Elaps

Liegen auf dem Rücken, beim: Kali-n.

rechts: Am-m., carb-an., kali-bi., sil.

Liegen auf der linken Seite, beim: Mag-m.

Arm und linkes Bein nachts; rechter: Kali-c.

morgens: Ail., *mag-m.*

Erwachen, beim: Ail., *mag-m.*

vormittags: Mill.

Mitternacht, vor: Caust.

Schreiben, beim: Spig.

Seite, auf der er liegt: Ambr., arg-m., ars., *bar-c.*, bufo, *calc.*, carb-an., *carb-v.*, *chin.*, cop., *croc.*, glon., *graph.*, hep., *ign.*, kali-c., *lach.*, *phos.*, **Puls.**, *rheum*, **Rhus-t.**, samb., sep., sil.

nicht liegt: Fl-ac., mag-m.

Sitzen, im: *Graph.*, teucr.

Tragen von etwas, beim: *Ambr.*

erstreckt sich zu den Fingern: Carb-ac.

Schulter: Cham., verat., zinc.

Oberarm: Sep.

Ellbogen: Meny., verat.

Unterarm: Aesc., alum., am-m., ars., caps., *cham.*, *cocc.*, coloc., con., croc., *gels.*, lac-c., *lyc.*, mag-m., merc., nat-m., *nit-ac.*, nux-v., *ph-ac.*, phys., pip-m., psor., puls., sec., sep., sulph.

links: Alum.

rechts: Am-m., coloc.

KRIBBELN, Prickeln - *Unterarm* ...

erstreckt sich zu den Fingern: Carb-ac., phys., pip-m.

Hand: Acet-ac., **Acon.**, aesc., agar., ail., *alum.*, am-c., *apis*, arn., ars., arum-d., bapt., bar-c., bell., *calc.*, calc-p., *carb-an.*, *carb-s.*, **Cocc.**, colch., croc., crot-h., eupi., form., graph., hell., hyos., *kali-c.*, *kali-n.*, lac-c., *lach.*, lil-t., *lyc.*, mag-c., meny., *mez.*, mur-ac., nat-c., nat-m., nat-s., *nit-ac.*, *nux-v.*, *ph-ac.*, *phos.*, ptel., *rhod.*, rhus-t., ruta, *sel.*, sep., stram., stry., ust., *verat.*

links: Cact., *crot-h.*, *lach.*

rechts: Carb-an.

morgens: Calc-p., form., kali-c., nit-ac., *phos.*

nachts: Mag-m., sep., *sil.*

Mitternacht: Rhus-t.

abwechselnd mit Kribbeln der Füße: Carb-an., cocc.

Bewegung agg.: Bapt.

amel.: Am-c., carb-an., sep.

Erwachen, beim: Croc., *phos.*

Fahren oder Reiten, beim: Form.

Greifen von etwas, beim: Cham., rhus-t.

Klavierspielen, beim: Sulph.

liegt, auf der er: Am-c., ambr., ars., *chin.*, kali-c., petr.

schmerzhaft: Mag-m.

Schreiben, beim: Agar.

Sitzen, im: Am-c., *graph.*, sulph.

Stehen, beim: Agar.

Waschen, nach dem: Aesc., ars.

Handrücken: Apis, jatr., plat.

Handfläche: Apis, calad., cupr., *rhus-t.*, ruta, seneg., stry., sumb.

Finger: **Acon.**, ail., *alum.*, *am-m.*, ambr., apis, *ars.*, *bar-c.*, bell., *calc.*, calc-s., *carb-s.*, con., croc., cupr-ar., *dig.*, form., *glon.*, kali-c., lac-c., lact., lil-t., lob., *lyc.*, mag-c., *mag-m.*, mag-s., merc., nat-c., **Nat-m.**, ol-an., ox-ac., paeon., *par.*, ph-ac., ptel., *puls.*, *ran-b.*, rat., rhod., *rhus-t.*, *sec.*, sep., **Sil.**, spig., stry., sul-ac., sulph., tab., *thuj.*, *verat.*

morgens: Dios.

Erwachen, beim: Ail.

nachts, beim Erwachen: Bar-c.

KRIBBELN, Prickeln - *Finger* ...

Sitzen, im: Alum.

Gelenke: Verat.

Nägeln, unter den: Cann-s., colch., *nat-s.*

Fingerspitzen: Acon., acon-c., acon-f., **Am-m.**, cact., cann-s., *colch.*, croc., fl-ac., *hep.*, **Kali-c.**, lach., nat-m., *nat-s.*, rhod., *rhus-t.*, *sec.*, sep., sulph., *thuj.*

morgens: *Kali-c.*

Greifen von etwas, beim: *Rhus-t.*

Herunterhängenlassen des Armes, beim: Sulph.

Zeigefinger: Plat.

Mittelfinger: Apis

Ringfinger: Alum., sil.

kleiner Finger: Alum., carb-an.

Sitzen, im: Alum.

Daumen: Alum., ambr., fl-ac.

Daumenspitze: Am-m., ambr.

Beine: Agar., *alum.*, am-c., arn., aur., *calc-p.*, carb-ac., carb-an., carb-s., *carb-v.*, caust., com., dig., **Graph.**, grat., guaj., hyper., ign., **Kali-c.**, lachn., **Lyc.**, mag-m., *merc.*, merc-i-f., nat-m., nit-ac., nux-v., op., **Petr.**, *ph-ac.*, rumx., sanic., *sep.*, *sil.*, spig., sul-ac., *sulph.*, thuj., til.

rechts: Carb-an.

morgens, im Bett: *Sulph.*

nachts, im Bett: Sanic.

Ausruhen, nach: Op.

Knien, nach dem: Op.

Liegen, im: *Kali-c.*, *sulph.*

Bein, auf dem: Carb-an.

Menses, während: *Graph.*, *puls.*, sec.

Sitzen, im: *Calc-p.*, chin., *graph.*, ign., kali-c., lyc., mosch., nux-v., *op.*, *ph-ac.*, sep., *sil.*

warmen Zimmer agg., im: Com.

Gesäß: *Alum.*, calc-p., dig., sulph.

Sitzen, im: *Alum.*, calc., dig., sulph.

Hüfte: Bar-c., rhus-t.

nachts: Bar-c.

Gesäßmuskeln: Calc-p.

KRIBBELN, Prickeln ...

Oberschenkel: Arg-m., canth., caust., coc-c., *merc.*, nit-ac., ox-ac., sabad., sec., sil., thuj., verat.

Menses, während: Sec.

schmerzhaft: Caust.

Sitzen, im: Sil.

erstreckt sich zu den Hoden: Sabad.

Knie: Alum., ant-t., aur., hyper., plat., rhus-t.

Sitzen, im: Alum.

Unterschenkel: Acet-ac., agar., am-c., arn., asaf., bapt., bar-c., *calc.*, *calc-p.*, *carb-an.*, *carb-h.*, carb-s., con., corn., *crot-h.*, dig., euph., fl-ac., gels., hyper., ind., iod., *kali-c.*, kreos., lachn., lil-t., mag-m., manc., merc., merc-i-f., mez., naja, nux-m., nux-v., puls., *rhus-t.*, *sec.*, *sulph.*, thuj.

tagsüber: *Carb-an.*

nachmittags: *Gels.*

abends: *Calc.*, ign., manc.

Aufstehen nach dem Sitzen; beim: *Puls.*

Erregung, durch: Calc-p.

Gehen, beim: Asaf.

Sitzen, im: Am-c., bar-c., *calc.*, camph., crot-h., ign.

übereinandergeschlagenen Beinen, mit: Agar., carb-an., *crot-h.*, fl-ac., laur., *phos.*, sep.

Stehen, beim: Am-c., naja

Wade: Bar-c., berb., cham., lach., onos.

Knöchel, nachts beim Erwachen: Bar-c.

Fuß: **Acon.**, ail., all-s., *alum.*, am-c., am-m., ambr., ammc., arn., ars., arum-d., bapt., bar-c., berb., *calc.*, calc-p., *carb-s.*, caust., chel., **Cocc.**, *colch.*, *coloc.*, con., croc., dig., dulc., euph., ham., hell., hyos., hyper., *kali-c.*, lachn., lyc., mag-m., manc., merc-i-f., mez., naja, nat-c., nat-m., *nit-ac.*, onos., *ph-ac.*, *phos.*, *puls.*, ran-s., *rhod.*, *sec.*, *sep.*, sil., stann., stry., sul-ac., sulph., sumb., thuj., zing.

links: Crot-h., grat.

rechts: Alum., carb-an.

morgens: Calc-p.

nachts: Am-m., mag-m.

abends, im Bett: Carb-an.

KRIBBELN, Prickeln - *Fuß* ...

abwechselnd mit Kribbeln der Hände: **Cocc.**

Aufstehen vom Sitzen, beim: *Puls.*

Essen, nach dem: Kali-c.

Gehen, beim: Ant-c., berb., *sec.*

amel.: Am-c., *puls.*

Hitze agg.: Lachn.

Liegen im Bett, beim: Carb-an., *hyper.*

schmerzhaft: Mag-m.

Sitzen, im: Grat.

Stehen, beim: Naja, *puls.*, *sec.*

erstreckt sich nach oben: **Acon.**

Fußrücken: Am-c., ran-s.

Fußsohle: Am-c., arg-n., ars., *berb.*, bry., cahin., **Caust.**, *cic.*, *cocc.*, coloc., cub., ferr., *hep.*, lyc., nat-c., *nux-m.*, *nux-v.*, *olnd.*, *rhus-t.*, ruta, *sec.*, sep., *sil.*, staph., stry., zing.

abends: Rhus-t., zing.

Aufstehen aus dem Bett, beim: Lyc.

Sitzen, vom: *Puls.*

Gehen, beim: Berb., bry., *olnd.*, *rhus-t.*, *sec.*, zing.

Kratzen, nach: Sil.

Sitzen, im: Arg-n., **Cocc.**, staph., zing.

Stelle, an einer: Ol-an.

wollüstig: *Sil.*

Ferse: Alum., am-c., ferr-ma., *nux-m.*, rhod.

Sitzen, im: Alum., con.

Zehen: Ail., ars., arum-d., berb., cic., *colch.*, con., hell., *hep.*, *lach.*, merc., merc-i-f., *nux-m.*, sabad., sec., stry., verat., vip.

Nägeln, unter den: Elaps

Zehenspitzen: Acon-c., **Am-m.**, *nat-m.*

großer Zeh: Berb., bufo-s., camph., carb-ac., cic., ran-s.

zweiter Zeh: Crot-t.

vierter Zeh, Außenseite: Onos.

KRÜMMUNG und Biegung: *Calc.*, *calc-p.*, lyc., *sil.*

KUGELN in den Fersen am Morgen; Gefühl von: Kreos.

KURZ, Gefühl wie zu:

Arme: Aeth., alum., bell., sep.

Unterarm: Cham.

Handgelenk: Carb-v.

Beine: Ambr.

rechts: Merc.

links: Cinnb.

Wade: Carl., *sil.*

KÜRZER als das andere; ein Bein ist: Caust., cinnb., lycps., nat-m., sulph., til.

rechtes Bein erscheint kürzer: Crot-c.

LAHMHEIT: Abrot., *agar.*, aloe, *apis*, *ars.*, *aster.*, bov., bry., cann-i., *carl.*, *caust.*, *cham.*, chel., *chin.*, **Cinnb.**, cocc., **Colch.**, *con.*, cupr., *dros.*, *form.*, kali-chl., kali-n., kreos., **Merc.**, nat-c., *rhus-t.*, *ruta*, *sil.*, *spong.*, stram., verat., *zinc.*

linker Arm und Fuß nach Schreck: Stann.

morgens, beim Erwachen: Abrot., nat-c., *zinc.*

nachts: *Cham.*

Beugemuskeln: Calc-p.

Gelenke: Abrot., brom., cinnb., **Rhus-t.**, **Ruta**, *sil.*

Erwachen, nach: Nat-c.

Froststadium im Fieber, während: *Rhus-t.*, *tub.*

Verrenkung, Verstauchung; nach einer: Calc., **Rhus-t.**, **Ruta**

Arme: Abrot., *agar.*, alum., ars., **Bell.**, berb., bism-o., bov., *brom.*, **Calc.**, calc-p., carb-v., carl., *caust.*, *cinnb.*, *cocc.*, com., *cycl.*, dig., *dulc.*, *ferr.*, *fl-ac.*, glon., graph., hyper., kali-c., kreos., lyc., *mag-c.*, merc-i-f., mez., nat-s., ol-an., *phyt.*, plb., *psor.*, *rhus-t.*, *sep.*, **Sil.**, stann., sul-ac., thuj., verat.

links: Agar., hyper., lach., *rhus-t.*

rechts: Acet-ac., **Ferr.**, fl-ac., merc-i-f., **Sang.**

morgens: Fl-ac.

Erwachen, beim: Abrot.

vormittags: *Fl-ac.*

nachmittags: Agar.

nachts, 22 Uhr: Fl-ac.

Erwachen, beim: Abrot.

Gehen, beim: Dig.

geschlagen, wie: Verat.

LAHMHEIT - *Arme ...*

Heben des Armes, beim: Syph.

Liegen darauf, beim: Fl-ac.

Neuralgie, nach: Ars.

rheumatisch: *Calc-p.*, carb-v., **Rhus-t.**

Schreiben, nach: *Agar.*, fl-ac., *merc-i-f.*

Wetter agg., nasskaltes: **Rhus-t.**

Schulter: Abrot., aesc., *all-c.*, ambr., bism-o., bry., carb-ac., cimic., coc-c., dios., *fl-ac.*, kali-i., *lach.*, laur., *merc-i-f.*, *nat-m.*, phyt., psor., *rhus-t.*, sep., zing.

rechts: Merc-i-f.

morgens, beim Erwachen: Abrot., calc-ar.

abends, wenn erhitzt: Coc-c.

nachts, beim Erwachen: Coc-c.

Gehen, beim: Carb-ac.

Heben des Armes, beim: Bry.

Rauchen, beim: Carb-ac.

Schreiben, beim: Merc-i-f.

Oberarm: Abrot., act-sp., *agar.*, bell., bry., colch., com., iris., puls-n., thuj., zing.

links: Agar.

Fahren und Reiten, beim: Abrot.

Heben des Armes, beim: Bry.

Schreiben, durch: Agar.

erstreckt sich zum Nacken: Iris.

Ellbogen: *All-c.*, dios., dulc., hydr., iris., merc-i-f., mez., petr.

morgens: Dios.

Unterarm: Agar., bell., berb., *caust.*, colch., dulc., fl-ac., merc-i-f., myric., nat-m., *sil.*, stront., sulph., thuj.

nahe am Handgelenk: Myric.

Handgelenk: Acet-ac., all-c., asar., calc-p., cimic., com., dios., *kali-c.*, lac-c., lyss., *merc.*, mez., nux-v., plb., rhus-t., **Ruta**, sil.

morgens: Plb., sil.

Verrenkung, Verstauchung; nach einer: **Rhus-t.**, **Ruta**

zerschlagen, wie: Calc-p., **Ruta**

Hand: Abrot., acet-ac., agar., ars., *cupr.*, fl-ac., *kali-bi.*, nat-m., nat-s., phos., rhus-t., *sil.*, stront., *sulph.*, tab., *zinc.*

10 Uhr: Abrot.

Anstrengung, nach: *Sil.*

LAHMHEIT - *Hand ...*

plötzlich: Cann-s.

Schreiben, beim: *Sil.*

Finger: Bov., *calc.*, carb-v., hyper., kali-c., *sep.*

Mittelfinger: Cimic., rhus-t.

Ringfinger: Bry.

Schreiben, nach: Bry.

Daumen: Calc-s.

Beine: Aesc-g., apis, arn., ars., *bell.*, berb., calc-p., carb-v., caust., **Colch.**, dig., fl-ac., iod., lyc., **Nat-m.**, ox-ac., ph-ac., *phos.*, *plb.*, *rhus-t.*, sep., sil., stann., **Sulph.**, zinc.

morgens: Nat-m., *sil.*

nachmittags: Myric.

abends: *Lyc.*

Fieber, im: *Rhus-t.*, *tub.*

Froststadium im Fieber, während: Ign., *lyc.*, *rhus-t.*, *tub.*

Gehen, beim: Ammc., bell., calc., carb-an., *colch.*, coloc., dros., eup-per., kali-i., lyc., nit-ac., puls., *rhus-t.*, zinc.

Menses, vor: Nit-ac.

während: Mag-m., phos.

Schweiß, bei unterdrücktem: **Colch.**, **Rhus-t.**

Hüfte: Abrot., ammc., ars-n., bry., cocc., dios., fl-ac., rhus-t., zing.

links: Am-m., *fl-ac.*

nachmittags, 2 Uhr: Dios.

Aufstehen vom Sitzen, nach: Ars-m.

Baden, beim: Ars-m.

Gehen, beim: Dios., euph.

amel.: Ars-m.

Oberschenkel: Aloe, *ars.*, *ars-m.*, aur., bar-c., *calc.*, *carb-v.*, card-m., caust., *chin.*, cinnb., cocc., dros., hyper., *iris.*, *kali-c.*, lyss., *merc.*, nux-v., puls., sarr., *stann.*, sulph., *zinc.*

Bewegung amel.: Cocc.

Gehen, beim: Bar-c., cinnb., zinc.

Freien, im: Nux-v.

Menses, während: *Carb-an.*

Treppensteigen, beim: Bar-c.

Knie: Abrot., *all-c.*, ars., aur., *bar-c.*, berb., bry., *calc.*, calc-s., caps., carb-v., cinnb.,

LAHMHEIT - *Knie* ...

cocc., com., dios., fl-ac., *kali-c.*, merc., rheum, sep., *spong.*, *sulph.*

links: *Calc.*, calc-s.

rechts: Com., lyss., spong.

morgens: Abrot., caps., dios., lyss.

Aufstehen vom Sitzen, nach: *Berb.*

Gehen, beim: Bry., cinnb., merc.

Knien, beim: Ars-h.

Wade: Ars-i., pic-ac.

Knöchel: Abrot., aesc., *arn.*, bry., caps., cedr., com., dios., fl-ac., laur., lil-t., lyss., plb., **Ruta**

morgens: Dios., plb.

Aufstehen, nach: Caps.

abends, beim Gehen: Fl-ac.

Gehen, beim: *Nat-m.*

Freien, im: Com.

plötzlich: Com.

Sitzen, im: *Nat-m.*

Verrenkung, Verstauchung; nach einer: *Rhus-t.*, **Ruta**

Fuß: Abrot., am-br., *aur.*, bell., *colch.*, com., fl-ac., hyper., merc-i-f., nat-m., *rhus-t.*, sil., thuj., tub.

nachmittags: Thuj.

Schwangerschaft, in der: Sil.

Fußsohle: Cupr., kali-p.

Zehen: *Aur.*

LÄHMUNG: Abrot., **Acon.**, **Agar.**, *all-c.*, aloe, **Alum.**, ambr., *anac.*, *arg-n.*, *ars.*, *art-v.*, *aur.*, *bapt.*, *bar-c.*, bar-m., *bell.*, *bry.*, **Bufo**, *calc.*, calc-s., carb-o., carb-s., carb-v., **Caust.**, *chel.*, *chin.*, *cic.*, **Cocc.**, coff., *colch.*, *con.*, *crot-c.*, crot-h., *cupr.*, *cur.*, *dros.*, *dulc.*, ferr., *form.*, *gels.*, *guare.*, hydr-ac., hyos., *kali-ar.*, *kali-c.*, *kali-i.*, kali-n., *kali-p.*, *kalm.*, *lach.*, laur., lyc., meph., merc., *merc-c.*, mill., morph., *naja*, *nat-m.*, *nit-ac.*, *nux-v.*, *olnd.*, *op.*, ph-ac., *phos.*, pic-ac., *plat.*, **Plb.**, puls., rhod., **Rhus-t.**, *ruta*, *sec.*, *sep.*, **Sil.**, spong., stann., *stram.*, stront., **Sulph.**, tab., *tarent.*, tax., thuj., *verat.*, vip., *zinc.*

morgens, Bett, im: Phos., zinc.

abends: Cur., sil., stront.

nachmittags, 17-18 Uhr: *Con.*

absteigende Lähmung: *Bar-c.*, merc.

allmählich erscheinend: **Caust.**

LÄHMUNG ...

alten Menschen, bei: *Bar-c.*, *con.*, *kali-c.*

Anstrengung, nach: Ars., *caust.*, *gels.*, nux-v., *rhus-t.*

Apoplexie, nach: *Alum.*, anac., apis, *bar-c.*, cadm., *caust.*, *cocc.*, *crot-c.*, *crot-h.*, *cupr.*, *gels.*, **Lach.**, *laur.*, *nux-v.*, **Op.**, *phos.*, *plb.*, sec., stann., *stram.*, zinc.

Aufstehen agg.: Phos.

aufsteigende Lähmung: Agar., *ars.*, *con.*, hydr-ac., *kali-c.*, mang.

Bad in einem Fluss im Sommer; nach: *Caust.*

Cholera, nach: Verat.

Diphtherie, nach: Ant-t., apis, arg-m., arn., *ars.*, *camph.*, carb-ac., *caust.*, *cocc.*, *crot-h.*, gels., kali-br., kali-p., lac-c., *lach.*, *nat-m.*, nux-v., phos., sec., sulph.

einzelne Teile: Anac., *ars.*

Erkältung, nach: Dulc., rhod.

Gefühl von Lähmung: *Abrot.*, *aesc.*, *alum.*, apis, ars., bell., *bry.*, carb-h., *chel.*, cinnb., *cocc.*, *con.*, cupr., *dig.*, dros., ferr., *gels.*, **Graph.**, hell., hep., *kali-i.*, laur., merc., *mez.*, *nit-ac.*, *rhus-t.*, sabad., sil., zinc.

morgens: Sil., zinc.

nachts: *Led.*

Bewegung agg.: Plb.

Fieber, nach: Sil.

Gehen, beim: **Rhus-t.**

Beugemuskel: Colch.

Gelenke: Acon., arn., *caps.*, cham., croc., *led.*, par., plb., rhus-t., sulph.

nachts: *Led.*

Gemütsbewegungen, nach: *Apis*, **Ign.**, nat-m., nux-v., stann.

Hautausschlägen, nach Unterdrückung von: Caust., *dulc.*, hep., *psor.*, *sulph.*

Hemiplegie: Acon., *alum.*, *anac.*, *apis*, arg-n., *ars.*, bapt., bar-m., *both.*, *cadm.*, **Caust.**, coc-c., *cocc.*, cop., elaps, *graph.*, hyos., *kali-c.*, *kali-i.*, kali-p., *lach.*, *mur-ac.*, nat-c., *ph-ac.*, *phos.*, plb., **Rhus-t.**, *sars.*, *stann.*, staph., stront., *sul-ac.*, tab., thuj.

links: Acon., anac., **Apis**, arg-n., arn., *bapt.*, bar-m., bell., brom., caust., *elaps*, **Lach.**, lyc., nit-ac., **Nux-v.**, ox-ac., petr., podo., **Rhus-t.**, *stann.*, stram., sulph.

EXTREMITÄTEN

LÄHMUNG - Hemiplegie ...

rechts: *Apis*, arn., bell., calc., **Caust.**, colch., **Crot-c.**, *crot-h.*, elaps, *graph.*, nat-c., op., phos., *plb.*, *rhus-t.*, sang., sil., stront., sulph.

Erregung, nach: Stann.

Gefühllosigkeit der anderen Seite, mit: Cocc.

Masturbation, nach: Stann.

Schmerz, durch: Nat-m.

Schock, nach seelischem: Apis

Spasmen, nach: Stann.

Zorn, nach: Staph.

Zucken der anderen Seite: *Apis*, art-v., *bell.*, *stram.*

hysterisch: Cur., **Ign.**, plb., tarent.

Kälte der gelähmten Körperteile, mit: Caust., *cocc.*, dulc., graph., *nux-v.*, *rhus-t.*

Koitus, nach: Phos.

Nasswerden, nach: **Caust.**, *rhus-t.*

partiell: *Ars.*, *nux-v.*

rheumatisch: Bar-c., *caust.*, *cocc.*, lyc., rhus-t., sulph.

Schmerz, durch: Nat-m.

schmerzlos: Abies-c., acon., aeth., alum., ambr., anac., *arg-n.*, arn., *ars.*, *aur.*, *bapt.*, bar-c., bry., cadm., **Cann-i.**, **Cocc.**, colch., **Con.**, crot-h., *cupr.*, cur., **Gels.**, graph., **Hyos.**, kalm., *laur.*, **Lyc.**, *merc.*, nat-m., *nux-v.*, **Olnd.**, *op.*, *ph-ac.*, *phos.*, **Plb.**, *puls.*, rhod., **Rhus-t.**, *sec.*, sil., stram., sulph., *verat.*, *zinc.*

Schweiß, nach unterdrücktem: *Colch.*, *rhus-t.*

sexuellen Exzessen, nach: *Nat-m.*, *nux-v.*, *rhus-t.*

Steifheit, mit: Caust., con., lach., lyc., nat-m., rhus-t., sil.

toxisch: *Apis*, *ars.*, bapt., gels., lac-c., *lach.*, mur-ac., rhus-t.

Typhus, bei: *Agar.*, *lach.*, *rhus-t.*

Urticaria, nach dem Verschwinden der: Cop.

Wechselfieber, nach unterdrücktem: Nat-m., rhus-t.

Zorn, nach: Nat-m., *nux-v.*, staph.

Streckmuskeln: Alum., ars., calc., *cocc.*, *crot-h.*, **Plb.**

LÄHMUNG ...

Beugemuskel: Caust., *nat-m.*

Arme: *Acon.*, aesc., **Agar.**, ant-t., *apis*, arg-m., arn., *ars.*, *bar-c.*, bar-m., *bell.*, both., bry., *calc.*, calc-p., calc-s., **Cann-i.**, carb-o., **Caust.**, chel., chin., *cocc.*, colch., *con.*, *crot-c.*, cupr., *dulc.*, ferr., ferr-i., *gels.*, *hell.*, hep., kali-ar., *kali-c.*, kali-n., kalm., led., *lyc.*, mag-c., *merc.*, *merc-c.*, morph., *nit-ac.*, *nux-v.*, *op.*, phos., phyt., plat., **Plb.**, **Rhus-t.**, sec., sep., sil., *stann.*, *sulph.*, tep., verat., verat-v., vip.

links: Brom., cact., *calc.*, **Dig.**, lac-c., lat-m., pall., par.

Apoplexie, nach: Ars.

Gefühllosigkeit rechts, mit: Tarent.

Hysterie, bei: Sep.

Schwindel, bei: Arg-n.

rechts: *Aesc.*, **Am-c.**, arn., ars-s-r., bism-o., cann-i., *caust.*, colch., ferr-i., **Lyc.**, nit-ac., nux-v., *plb.*, sang., sil., **Sulph.**, ter.

Arm und linkes Bein: Ter.

Zungenlähmung, mit: *Caust.*

nachts: *Nux-v.*

Apoplexie, durch: Aesc., ars., bar-c., op., **Phos.**

Bleivergiftung, durch: Alumn., plb.

Brachialneuralgie, nach: Crot-t.

Diphtherie, nach: *Caust.*

Gefühl von: *Abrot.*, acon., **Aesc.**, agar., *alum.*, am-c., **Am-m.**, *ars.*, ars-i., bell., berb., brom., bufo, *calc.*, camph., *caust.*, cham., chel., *chin.*, cina, **Cocc.**, **Colch.**, coloc., croc., *crot-c.*, crot-t., *cycl.*, dig., dros., dulc., eupi., *ferr.*, ferr-i., *gran.*, graph., grat., hyper., *ign.*, *iod.*, kali-c., *lach.*, *lith-c.*, lob., meny., mez., nat-m., nat-s., *nux-v.*, ol-an., par., *phos.*, *plat.*, plb., psor., rhod., rhus-v., sars., sec., *sep.*, *sil.*, stann., sul-ac., sulph., *tab.*, tep., thuj., *verat.*, *zinc.*, zing.

links: *Calc.*, nux-v., *plat.*

Arm und rechter Fuß: Hyper., stann.

rechts: Aesc., **Am-c.**, **Am-m.**, *caust.*, cina, fl-ac.

morgens: Chel., *nux-v.*

Bett, im: Chel.

LÄHMUNG - *Arme* - Gefühl von - morgens ...

Erwachen, beim: Sulph.

nachmittags, Gehen, beim: Brom.

Schlummer, nach einem: Phos.

abends: Ferr-i., grat.

nachts: *Nux-v.*, **Rhus-t.**, til.

22 Uhr: Carb-s.

Bewegung, während: Arg-m.

amel.: Dulc.

Essen, nach dem: Cocc.

Schlaf, im: Plat.

Schreiben, beim: Cocc., sul-ac.

zu viel Schreiben, durch: Agar., *caust.*

Hautausschlägen, durch Unterdrückung von: Hep.

Herzschmerzen, mit: Crot-h., *lat-m.*, pall.

Kälte, mit: Caust., cocc., *dulc.*, nux-v., plb., *rhus-t.*, zinc.

Eiseskälte in der Ruhe: *Dulc.*

Meningitis, bei: *Acon.*

partiell: Atro-s., cic., kali-a., lac-c., *lat-m.*, merc., *nux-v.*, phos., plb.

plötzlich: *Nux-v.*

Quecksilbervergiftung, durch: *Hep.*, *nit-ac.*

Schlaf, im: Mill.

Schlägen, mit Gefühl von: **Nux-v.**

Schreck, durch: Stann.

Schreiben, durch: Cocc.

Unempfindlichkeit, mit: Plb., *rhus-t.*, zinc.

Schulter: *Caust.*, *cur.*

Gefühl von: Aeth., ambr., aur-m., bry., elaps, euph., *ferr-i.*, kreos., lact., mang., mez., mur-ac., nat-m., nux-v., puls., *rhus-t.*, sars., sep., stann., staph., sulph., tep., valer., verat.

links: Aur-m., brom., *ign.*, *rhus-t.*

rechts: Laur., merc-c., pall., psor.

morgens, beim Aufstehen: Lach.

abends: *Ambr.*

Aufstehen, nach dem: Aur-m.

Gehen, beim: Arn.

LÄHMUNG ...

Oberarm: Agar., arg-m., calc., calc-p., chel., nux-v.

morgens: Am-m.

abends: Am-m.

Gefühl von: **Bell.**, *chin.*, ferr-i., *plat.*, sulph., zinc.

morgens, nach dem Aufstehen: Sulph.

abends: Sulph.

Heben des Armes im Bett, beim: Mez.

abwechselnd mit Ziehen, Reißen: Sulph.

Bewegung amel.: Dulc.

Schreiben, beim: Agar., *caust.*, dulc.

Sitzen, im: Cycl.

partiell: Calc.

Biceps: Plb.

Deltoid: *Caust.*, *cur.*

Ellbogen: Fago., petr., sabin.

Gefühl von: Ambr., arg-m., mez., samb., stront., sulph., valer.

nachmittags: *Sulph.*

nachts: Stront.

Bewegung, bei: Arg-m.

Heben der Arme, beim: Mez.

Unterarm: Bar-c., calc-p., caust., colch., phos., plat., *plb.*, **Sil.**

links: Bar-c., calc-p.

rechts: *Plb.*, *rhus-t.*

Druck, wie durch: Cham.

Gefühl von: Acon., all-s., ambr., apis, bism-o., bov., chel., cocc., fl-ac., kreos., par., prun-s., **Rhus-t.**, seneg., staph., stront., sulph.

Schreiben, beim: Cocc., ferr-i.

Streckmuskel: Colch., merc., **Plb.**

Beugemuskel: Ars., *gels.*

Supinieren, beim: Plb.

Handgelenk: *Acon.*, hipp., merc., **Plb.**, ruta

rechtes Handgelenk und linker Knöchel: Nat-p.

morgens: Hipp.

LÄHMUNG - *Handgelenk ...*

Gefühl von: Agar., bism-o., bov., carb-v., kali-c., merc., mez., petr., thuj.

rechts: Euphr., laur., lyc., nat-p., ox-ac.

erstreckt sich zum Ellbogen: Euphr.

Streckmuskeln: Carb-s., cur., **Plb.**, rhus-t.

Klavierspielen, durch: Cur., *plb.*, rhus-t.

Hand: Act-sp., agar., ambr., *apis*, ars., bar-c., bar-m., calc., calc-caust., calc-p., cann-s., carb-o., **Caust.**, *cocc.*, colch., cupr., ferr., *gels.*, hydr-ac., kali-c., lach., laur., merc., nat-m., nux-v., phos., *plb.*, *rhus-t.*, ruta, *sil.*, tab., *zinc.*

links: Bar-c., calc-p.

rechts: **Caust.**, elaps, **Plb.**

Gefühl von: Acon., am-m., ambr., bism-o., *carb-an.*, **Caust.**, chel., *chin.*, kali-n., *kalm.*, lob., meny., nat-s., nit-ac., nux-v., phos., pip-m., prun-s., sil., staph., stront., sulph., *tab.*

morgens, nach Aufstehen: Phos.

3 Uhr: Plb.

Bewegung amel.: Acon.

Druck, bei: Nit-ac.

Klavierspielen, beim: Carb-an., cur., plb., rhus-t., zinc.

Reiben amel.: Chel.

Schlaf, im: Plat.

Schreiben, beim: Acon., agar., *caust.*, chel., *cocc.*

Stricken, beim: Am-m.

Handfläche: Plb.

Finger: *Calc.*, calc-p., *caust.*, *cocc.*, *mez.*, *phos.*, *plb.*

Gefühl von: Acon., ars., asar., aur., bry., *carb-v.*, *chin.*, cycl., dig., euon., gran., kreos, lact., lil-t., meny., *mez.*, phos., plb., staph.

Greifen eines Gegenstandes, beim: Carb-v., *mez.*

erstreckt sich über die ganze Seite: Both.

Gelenke: *Aur.*, calc-p., par., ptel., verb.

LÄHMUNG - *Finger ...*

Streckmuskel: *Ars.*, *caust.*, *cocc.*, *lach.*, **Plb.**

Beugemuskel: *Mez.*

Zeigefinger: Mag-c.

Krämpfen, mit: Carb-s.

teilweise: Mag-c.

Ringfinger: Plb.

Gefühl von: Nat-m.

kleiner Finger: Plb.

Gefühl von: Hell., lact., nat-m.

Ruhe amel.: Hell.

Daumen: Kali-c., mag-c.

abends: Mag-c.

Gefühl von: Lachn., merc-i-f.

rechts: Lachn.

Ausstrecken und Greifen, beim: Sulph.

Stricken, beim: Kali-c.

Beine: *Abrot.*, **Agar.**, *alum.*, anac., ang., apis, apoc., **Arg-n.**, arn., ars-i., bar-c., bar-m., *bell.*, berb., bry., *calc.*, calc-s., *camph.*, **Cann-i.**, canth., *caps.*, *carb-ac.*, carb-s., carb-v., caul., chin-s., *cic.*, *cocc.*, colch., *con.*, *crot-c.*, crot-t., *cupr.*, *dulc.*, form., *gels.*, hyos., *ign.*, iod., iris., kali-ar., *kali-c.*, *lach.*, *lath.*, lith-c., lyc., lycps., mang., merc., *merc-c.*, morph., *mygal.*, nat-m., *nux-m.*, **Nux-v.**, ol-an., *olnd.*, *op.*, *ox-ac.*, *phos.*, *pic-ac.*, **Plb.**, *psor.*, **Rhus-t.**, *ruta*, sars., *sec.*, sep., *sil.*, stann., *stram.*, *sulph.*, tab., *tarent.*, ter., *thal.*, *verat.*, verat-v., zinc.

links: Ter.

rechts: Abrot., lac-c., ox-ac., plb.

dann links: *Ox-ac.*

nachts: Phos.

Anstrengung, nach: **Nux-v.**, rhus-t.

Apoplexie, nach: **Nux-v.**, *phos.*

blitzartigen Schmerzen im Abdomen, mit: *Thal.*

Diphtherie, nach: **Ars.**, *cocc.*, *con.*, gels., *lach.*, nat-m., nux-v., *phos.*, *plb.*, *sec.*, *sil.*

Entbindung, nach der: *Caust.*, *plb.*, **Rhus-t.**

LÄHMUNG - *Beine* ...

Gefühl von: Acon., **Aesc.**, *alum.*, am-c., **Aur.**, berb., *calc-p.*, *chel.*, *dig.*, hyper., lach., rheum, *rhus-v.*, stront., *verat.*

rechts, dann links: *Verat.*

nachts: *Calc-p.*

Sitzen, im: *Calc-p.*

Hautausschlägen, nach Unterdrückung von: *Psor.*

Impfung, nach: *Thuj.*

Kälte, durch: *Cocc.*, *rhus-t.*

Kolik, mit: *Plb.*

Kummer, durch: Nat-m.

Nasswerden, durch: *Nux-v.*, **Rhus-t.**

plötzlich: *Nux-v.*

schmerzlos: *Alum.*, *arg-n.*, ars., bar-c., bell., calc., camph., cann-i., *carb-ac.*, carb-s., carb-v., cic., **Cocc.**, **Con.**, *cupr.*, *gels.*, kali-c., *lath.*, lyc., *merc.*, nat-m., nux-m., nux-v., **Olnd.**, *op.*, *phos.*, **Plb.**, **Rhus-t.**, *sec.*, sil., stram., sulph., zinc.

sexuellen Ausschweifungen, nach: *Nat-m.*, **Nux-v.**, *phos.*

Sitzen, nach: Sil.

Spasmen, nach: Stram.

Arme, der: Agar.

Stehen, im: Sep.

Tetanus, gefolgt von: Nux-v.

Wetter, bei feuchtem: Lath.

Zorn, nach: *Nat-m.*

Zucken der Augen, mit: Alum-m., arg-n.

erstreckt sich zu den Armen: Agar., *ars.*, *con.*, hydr-ac., *kali-c.*, mang.

Hüfte:

Gefühl von: Brom., nat-m., phos., plb., *verat.*

abends: Phos.

abwechselnd von einer Hüfte zur andern: Verat.

Gehen, beim: Verat.

amel.: Ph-ac.

Liegen amel.: Phos.

Sitzen amel.: Phos.

LÄHMUNG ...

Oberschenkel: *Chel.*, kali-c., manc., stram., sulph.

Gefühl von: Agar., aur., bar-c., berb., *chel.*, cocc., crot-t., lach., nux-v., *rhus-t.*, zinc.

Gehen, beim: Caust., dros.

Sitzen, im: Caust., *chel.*

erstreckt sich zu den Knien: Ferr-i., thuj.

Sitzen, im: Chel.

Streckmuskeln: *Calc.*

Innenseite: *Nux-v.*

Knie: Ambr., ars., chel., lath.

Gefühl von: Anac., berb., *chel.*, gels., jug-r., kali-c., op., phos.

vormittags, beim Gehen: Bry.

abends im Bett: Colch.

Aufstehen vom Sitzen, beim: Plb.

Gehen, beim: Berb., brom.

amel.: Lach.

nach: Aur., berb., *carb-v.*, croc., *hyper.*, lach.

Sitzen, im: *Chel.*

Treppensteigen, beim: Plb.

Sitzen, im: Chel.

Unterschenkel:

Gefühl von: *Acon.*, **Aesc.**, amyg., atro., bell., both., brom., camph., carb-o., *carb-v.*, chel., chin., lath., mag-c., manc., med., morph., *nat-m.*, *nit-ac.*, olnd., plb., *rhus-v.*, sep., tab., vip.

Froststadium im Fieber, während: Ars., ign., stram.

Gehen, beim: Stront.

nach: Croc.

rheumatisch: Chel., ph-ac.

Knöchel: *Abrot.*, ang., nat-m., ruta

Gefühl von: *Dros.*, nat-m.

Gehen, beim: *Dros.*

Gehen, beim: Nat-m.

Sitzen, im: Nat-m.

Fuß: Ang., apis, arn., *ars.*, bar-m., *bell.*, carb-o., *chin.*, *cocc.*, colch., *con.*, crot-h., hydr-ac., laur., *lyc.*, nux-v., *olnd.*, *phos.*, *plb.*, rhus-t., stram., sulph., vip., *zinc.*

LÄHMUNG - *Fuß* ...

Gefühl von: Asaf., asar., *cham.*, *chel.*, eug., kali-bi., led., mur-ac., nat-m., phos., sil., tab., zinc.

morgens, im Bett: Nat-m.

Aufstehen, nach dem: *Phos.*

abwechselnd mit Reißen: Hyper.

Auftreten, beim: Asaf.

partiell: Plb.

plötzlich: *Cham.*

Schreck, durch: *Stann.*

Beugemuskel: *Bar-c.*

Ferse: Graph.

Zehen: Ars.

ziehen sich nach unten beim Gehen: *Bad.*

Streckmuskel: Crot-h., plb.

LÄNGER, ein Bein ist: *Kali-c.*, kreos., stram., thuj.

nachts beim Hinlegen; erscheint länger: Carb-an.

LANGSAMES Wachstum der Fingernägel: *Ant-c.*

LEBENDIGEM, Gefühl von etwas: Ign.

Arme: *Ign.*

springen würde; als ob etwas Lebendiges in die Arme: Croc.

Schulter: Berb.

Unterschenkel: Sil.

LEICHTIGKEIT; Gefühl von: Agar., *asar.*, cann-i., carl., chin., *coff.*, dig., gins., hyos., nat-m., nux-m., *op.*, **Ph-ac.**, rhus-t., spig., stict., *stram.*, thuj.

Beine: *Ph-ac.*, stict.

Gehen, nach: Valer.

LOCKER; Gelenke scheinen: Croc., **Stram.**

Fingernägel (s. ABBLÄTTERN)

LOKOMOTORISCHE ATAXIE (s. ATAXIE)

LOSE, abgelöst; das Fleisch scheint: *Thuj.*

LUFT von der Schulter zum Finger hinabströmen; Gefühl, als würde: *Fl-ac.*

LUPUS eines Ellbogens: Hep.

MATTIGKEIT (s. SCHWERE)

MAUS die Glieder hinauflaufen; Gefühl, als würde eine: *Calc.*, sep., *sil.*, *sulph.*

Arme: **Bell.**, *calc.*, *sulph.*

MAUS die Glieder hinauflaufen; Gefühl, als würde eine ...

epileptischem Anfall, vor einem: **Bell.**, **Sulph.**

Beine: *Calc.*, *sep.*, **Sulph.**

hinablaufen: Lyss.

MÜDE (s. SCHWERE; SCHWÄCHE)

MUSIZIEREN; Beschwerden durch:

Geigespielen, durch: Calc., *kali-c.*, mag-p., viol-o.

Klavierspielen, durch: Anac., calc., cur., gels., kali-c., mag-p., *nat-c.*, *sep.*, sulph., zinc.

Schweregefühl: Anac.

Orgelspielen, durch: Lyc.

NACHSCHLEPPEN: Con., naja, *sulph.*

Gehen, beim: Naja

Unterschenkel: Bar-c., con., merc., *nux-v.*, *op.*, **Phos.**, plb., *sec.*

Gehen, beim: Atro., con., merc., *nux-v.*, *op.*, *plb.*, *sec.*, ter.

NAGELBETTEITERUNG (Panaritium, Umlauf etc.):

beginnt im Nagel: Par., petr., *phyt.*, plb., puls., *rhus-t.*, sep., **Sil.**, *sulph.*

Nagelwurzel, an der: Caust., graph.

kalte Anwengungen amel.: *Apis*, *fl-ac.*, *led.*, **Nat-s.**, **Puls.**

unter dem Nagel: Alum., caust., coc-c., sulph.

bösartig, mit Brennen: *Anthr.*, *ars.*, **Tarent-c.**

Demarkierung, mit: **Anthr.**, *ars.*, *carb-ac.*, *euph.*, *lach.*

Eiterungsstadium: *Calc-s.*, **Hep.**, **Sil.**

fehlbehandelt: *Hep.*, phos., *sil.*, stram., *sulph.*

gangränös: *Ars.*, *lach.*

juckend: **Apis**

Lymphgefäße sind entzündet: All-c., *bufo*, *hep.*, *lach.*, rhus-t.

Niednägel, durch: Lyc., *nat-m.*, sulph.

Panaritium: *All-c.*, alum., **Am-c.**, *am-m.*, *anac.*, **Anthr.**, **Apis**, arn., asaf., bar-c., *benz-ac.*, berb., bov., *bufo*, *calc.*, *caust.*, chin., *cist.*, con., cur., **Dios.**, eug., ferr., **Fl-ac.**, gins., **Hep.**, *hyper.*, *iod.*, *iris.*, kali-c., kalm., *lach.*, led., *lyc.*, *merc.*, *nat-c.*, *nat-h.*,

NAGELBETTEITERUNG - Panaritium ...

nat-m., *nat-s.*, **Nit-ac.**, par., petr., *phyt.*, plb., puls., *rhus-t.*, *sang.*, *sep.*, **Sil.**, *sulph.*, **Tarent-c.**, teucr.

brennend: **Anthr.**

tiefsitzend: Bry., hep., lyc., rhus-t.

periodisch, jeden Winter: **Hep.**

Schwefel, nach Missbrauch von: Apis

Splitter, durch: *Bar-c.*, hep., iod., lach., *led.*, nit-ac., petr., sil., sulph.

Splittergefühl, mit: Nit-ac.

stechender Schmerz: **Apis**, **Lach.**, sep., **Sil.**

Stich mit einer Nadel unter den Nagel; durch einen: All-c., bov., *led.*, sulph.

Umlauf: All-c., alum., *apis*, bov., bufo, *caust.*, con., crot-t., dios., eug., ferr., *fl-ac.*, graph., *hep.*, lach., *merc.*, *nat-h.*, *nat-m.*, *nat-s.*, par., phos., plb., puls., ran-b., rhus-t., ruta, *sang.*, sep., *sil.*, sulph., syph.

Impfung, nach: **Thuj.**

Lymphgefäße sind entzündet: All-c., hep., lach., op., rhus-t., sin-n.

Verletzung, durch eine: *Led.*

violett: *Lach.*

Knochen, Karies: Asaf., aur., fl-ac., *lach.*, lyc., merc., mez., ph-ac., **Sil.**, sulph.

übel riechendem Eiter, mit: Fl-ac.

tief sitzender Schmerz, agg. im warmen Bett: Sep.

Periost: *Am-c.*, asaf., calc., calc-p., canth., dios., *fl-ac.*, mez., phos., sep., **Sil.**, sulph.

Handfläche: Lach., *sil.*, sulph.

Sehnen sind angegriffen: Graph., *hep.*, lach., *led.*, *merc.*, *nat-c.*, nat-s., ran-b., rhus-t., **Sil.**, sulph.

Daumen: All-c., am-m., bor., *bufo*, eug., fl-ac., gran., *hep.*, kali-c., kali-i., nux-v., op., sep., *sil.*, sul-ac., *sulph.*

Beugeseite: Hep.

NARBEN auf den Händen; tiefe, stechende: Kali-bi.

NÄSSEN aus ödematösen Unterschenkeln: *Graph.*, **Lyc.**, tarent-c.

Nasswerden der Füße agg.: Cham., merc., *nat-c.*, *nat-m.*, *phos.*, *puls.*, rhus-t., *sep.*, **Sil.**, xan.

NERVÖSES Gefühl (s. RUHELOSIGKEIT)

NIEDNÄGEL: *Calc.*, lyc., *merc.*, **Nat-m.**, *rhus-t.*, sabad., sep., *sil.*, *stann.*, **Sulph.**, *thuj.*

NIEDNÄGEL ...

entzündet: Kali-chl.

schmerzhaft: Sel., stann.

ÖDEM (s. SCHWELLUNG)

PANARITIUM (s. NAGELBETTEITERUNG)

PELZIGES Gefühl: Hyper., **Sec.**

Hand: Hell., *hyper.*, merc.

morgens: Hyper.

Finger: Ars., colch.

Füße: Ars., hyper.

morgens: *Hyper.*

PHLEGMASIA alba dolens: *All-c.*, ant-c., apis, *arn.*, *ars.*, *bell.*, **Bry.**, *bufo*, **Calc.**, carb-s., *cham.*, *chin.*, crot-h., graph., *ham.*, hep., *iod.*, *kali-c.*, **Lach.**, *led.*, *lyc.*, merc., *nat-s.*, nux-v., *puls.*, rhod., **Rhus-t.**, *sep.*, *sil.*, *sulph.*, verat.

Kontraktionen, mit: *Sil.*

PRICKELNDES Gefühl (s. KRIBBELN)

PRONATION des Armes: Cupr., plb.

PULSIEREN: Ant-t., ars., bar-c., berb., chin-a., *ferr.*, *ign.*, *kali-c.*, *lach.*, nat-ar., ol-an., *rhus-t.*, sep., zinc.

nachts: *Ferr.*, sep.

Froststadium im Fieber, während: Zinc.

Gehen amel., langsames: Ferr.

Ruhe, in der: *Ferr.*

Gelenke: Am-m., arg-m., brom., led., *merc.*, mill., rhod., rhus-t., *ruta*, sabad., thuj.

Arme: Alum., asc-t., aster., berb., carb-v., caust., coloc., con., dig., hura, iod., *kali-c.*, lach., lyss., mag-c., mag-m., manc., merc-i-f., merc-sul., mur-ac., nat-c., nat-m., nux-v., petr., phys., sep., sil., sulph., thuj., zinc.

links: Nux-v., xan.

brennend: Phys.

Essen, nach dem: Sil.

Schulter: Am-m., arg-m., bar-c., bar-m., berb., brach., cocc., *coloc.*, dig., hura, *kali-c.*, *led.*, mez., mur-ac., ph-ac., *rhod.*, rhus-t., sol-t-ae., stann., sulph., tab., tarax., thuj.

rechts: Am-m., *led.*

abends: Dig., mez.

abwechselnd mit Reißen: Bar-c.

Bewegung agg.: Mez.

amel.: Am-m., arg-m.

PULSIEREN - *Schulter ...*

Gehen, beim: Dig.

amel.: Rhus-t.

kalte Luft amel.: Rhus-t.

Wärme agg.: Rhus-t.

Acromion: Merc.

Oberarm: Ars-h., dig., *kali-c.*, kali-n., rhod., sars., squil., tarax.

nachts: Kali-c.

intermittierend: Tarax.

Deltamuskel: Nat-m.

Schulternähe, in: Sars.

Ellbogen: Agar., grat., hura, indg., rhus-t., *still.*, ter., thuj.

abends: Still.

Ellbogenhöcker: Agar.

Unterarm: Bell., bufo, hura, kali-bi., lyss., olnd., plat., sabad.

Innenseite, nahe dem Handgelenk: Olnd.

Handgelenk: Bov., brach., grat., hura, *lach.*, merc., phos.

abends: Bov.

Bewegung agg.: Phos.

Hand: Am-m., bry., carb-v., cic., coc-c., fago., glon., phys., plb., rhus-t., sumb., thuj.

morgens: Fago.

Bett, im: Thuj.

vormittags: Nicc.

Berühren eines Gegenstandes, beim: Glon.

Bewegung amel.: Am-m.

brennend: Phys.

Hitze, in der: Sumb.

Mittagessen, nach dem: Plb.

Schreiben amel.: Nicc.

stechend: Thuj.

Stuhlpressen, beim: Cic.

Handrücken: Dros., nat-s.

Bewegung amel.: Nat-s.

Finger: *Am-m.*, anan., apis, bar-c., bor., fago., ferr-ma., fl-ac., glon., hura, kali-bi., lith-c., plat., *sulph.*, teucr., xan.

abends: Fl-ac.

PULSIEREN - *Finger ...*

Fingerspitzen: Aml-n., bell., carb-v., crot-h., gels., glon., phyt.

mittags: Gels.

Gelenke: Bufo, *hep.*

Nägel, um die: Con.

unter den Nägeln: Am-m., *graph.*, sep.

Zeigefinger: Gymn., hura, mag-s., sulph., til.

Spitze: Hura, nat-m.

abends: Nat-m.

Mittelfinger: Dios., hura, sabad.

Ringfinger: Crot-h., sol-t-ae.

kleiner Finger: Hura

Spitze: Nat-s., sep.

Daumen: Bor., carb-v., *hep.*, hura, nat-m., sars., stront., zinc.

nachts: Sars.

Essen, nach dem: Nat-m.

Sitzen, im: Nat-m.

Nagel, unter dem: **Am-m.**

Spitze: Bor., chin-s., ferr-ma., mag-c., zinc.

Beine: Ars-m., *kali-c.*, nat-m., nux-v., *sars.*, sep., *sulph.*

Gesäß: Phos., prun-s., rumx., sol-t-ae., zinc.

16 Uhr: Sol-t-ae.

Hüfte: Am-c., ars., ars-h., *coloc.*, crot-h., hep., *ign.*, mag-m., merc., rhod., sil., staph., til.

morgens: Ars-m.

abends: Am-c.

Oberschenkel: Ars., berb., bry., com., murx., nit-ac., plat., ruta, *sil.*, spong., stann., tarent.

nachts: Ars.

Knie: *Acon.*, arg-m., brach., brom., calad., *kali-c.*, kali-n., merc., tarent., verat-v., zinc.

morgens, beim Erwachen: Verat-v.

abends: Calad., kali-c.

Bewegung amel.: Kali-c.

Gehen, nach: Zinc.

Liegen, im: Calad.

schmerzlos: Merc.

PULSIEREN - *Knie* ...

Sitzen, im: Brom., zinc.

Stehen, im: Arg-m.

Kniekehle: Coloc., olnd.

Kniescheibe: Coloc., spig.

abends: Coloc.

Unterschenkel: Anac., ant-t., arg-m., ars-h., ars-m., brom., kreos., med., merc-i-f., nat-s., ph-ac., pic-ac., plat., rhus-t., sil., stann., still., stront.

abends: Still.

Gehen, beim: Nat-s.

Ruhe, in der: Arg-m., ph-ac.

Stellen, an kleinen: Plat.

Wade: Alum., jatr., nat-m., plat.

morgens: Alum.

Sitzen, im: Plat.

Achillessehne: Prun-s., zinc.

Knöchel: Dros., kali-c., ruta

nachts: Dros.

Liegen, im: Dros.

Fuß: Am-m., ang., arg-m., asaf., cann-s., carb-s., caust., eup-per., gels., kali-i., lil-t., mygal., nat-m., nux-m., plb., rhus-v.

rechts: Eup-per.

abends: Carb-s.

Liegen, im: Gels.

Mittagessen, nach dem: Plb.

Fußgelenke: Arg-m.

Fußrücken: Cann-s., rhus-t.

Ferse: Ars-m., *nat-c.*, phos., ran-b.

abends: Nat-c.

nachts: Phos.

Fußsohle: Arund., kali-n., petr., sars., sulph.

Ruhe, in der: Petr.

Sitzen, im: Sars.

Wölbung: Sulph.

Zehen: Am-m., asaf., cycl., gamb., kali-bi., ph-ac., plat., zinc.

große Zehe: Ars., *asaf.*, meph., ph-ac., plat., rhus-t.

Spitze: Asaf.

zweite: Gamb.

dritte: Gamb.

PULSIEREN - *Zehen* ...

vierte: Gamb.

fünfte: Agar.

RATTE das Bein hinauflaufen; Gefühl als würde eine: Ail., *calc.*

RAUHEIT:

Arme: Crot-h.

Unterarm: Rhus-t.

abends: Peti.

Handgelenk: Rhus-t.

Hand (vgl. aufgesprungene Hände): Alum., bar-c., *graph.*, **Hep.**, kali-c., laur., med., nat-c., nit-ac., *petr.*, ph-ac., phos., *rhus-t.*, rhus-v., sabad., sul-ac., *sulph.*, *zinc.*

abends: Sulph.

abgestorbene Haut: Mez.

kaltem Wetter, bei: *Zinc.*

Stellen, an einzelnen: Zinc.

Handrücken: *Ant-c.*

Handteller: Tab.

Finger: Ph-ac., zinc.

Fingernägel: *Graph.*, **Sil.**

gerippt: Thuj.

Längsfurchen: Fl-ac.

Fingerspitzen: **Petr.**

RHAGADEN (s. RISSIGE Haut)

RIGIDITÄT (s. STEIFHEIT)

RISSIGE Haut:

Gelenkbeugen: **Graph.**, hippoz.

Arme: Kali-ar., sil.

Schulter: Petr.

Handgelenk: Kali-ar.

Hände (vgl. aufgesprungene Hände, rau): *Aesc.*, **Alum.**, *am-c.*, anan., ant-c., arn., *aur.*, *aur-m.*, bar-c., **Calc.**, *carb-ac.*, cench., *cist.*, cycl., **Graph.**, *hep.*, kali-c., kali-s., kreos., *lach.*, *lyc.*, *mag-c.*, maland., *merc.*, *nat-c.*, *nat-m.*, **Nit-ac.**, **Petr.**, phos., *psor.*, *puls.*, *rhus-t.*, rhus-v., ruta, sanic., **Sars.**, sec., *sep.*, **Sil.**, **Sulph.**, **Zinc.**

brennend: *Petr.*, sars., zinc.

juckend: Merc., *petr.*

Kälte, durch: Sanic., zinc.

Nass werden, durch: Alum., ant-c., **Calc.**, *cist.*, kali-c., nit-ac., *puls.*,

RISSIGE Haut - *Hände* - Nasswerden, durch ...

rhus-t., rhus-v., sars., **Sep.**, **Sulph.**, zinc.

tief und blutend: Alum., *merc.*, **Nit-ac.**, **Petr.**, sanic., *sars.*

Winter, im: Alum., **Calc.**, *cist.*, *merc.*, **Petr.**, *psor.*, *sanic.*, **Sep.**, **Sulph.**

Handballen: Hep.

Handrücken: *Merc.*, nat-c., petr., *rhus-t.*, *sanic.*, **Sep.**

Handteller: *Cist.*, *merc-i-r.*, *petr.*, sulph.

Finger: Am-m., bar-c., **Calc.**, *cist.*, *hep.*, kali-c., mag-c., *merc.*, **Petr.**, phos., **Sars.**, sil., zinc.

Fingergelenke: *Graph.*, mang., merc., phos., *sanic.*, *sulph.*

geschwürig, werden: *Merc.*

Fingernägeln, an den: **Ant-c.**, ars., *nat-m.*, *sil.*

Fingerspitzen: *Aur-m.*, bar-c., **Graph.**, **Petr.**

Zeigefinger: Sil.

zwischen den Fingern: *Ars.*, *aur-m.*, *graph.*, sulph., zinc.

Daumen: Sars.

Beine: *Alum.*, *aur.*, *aur-m.*, bar-c., *calc.*, **Hep.**, lach., merc., nat-c., nat-m., petr., *sulph.*, *zinc.*

Füße: *Aur-m.*, com., *hep.*, **Sars.**, sulph.

Ferse: *Lyc.*

Fußsohlen: Ars.

Zehen, zwischen den: Aur-m., carb-an., eug., *graph.*, *lach.*, *nat-m.*, *sars.*, **Sil.**

tief: *Hydr.*

heftig juckend: *Nat-m.*

unter den Zehen: Sabad.

ROLLEN; Gefühl als würde etwas den Arm hinunter: Rhus-t.

Hand, in der: Op.

RUCKEN (vgl. ZUCKEN): Acon., aesc., *agar.*, *alum.*, *am-m.*, *ambr.*, *anac.*, *apis*, arg-m., *arg-n.*, *ars.*, *bar-m.*, bell., cadm., cann-i., *caust.*, **Cham.**, chel., *chin.*, **Cic.**, cimic., **Cina**, colch., crot-h., *cupr.*, *glon.*, graph., **Hyos.**, hyper., *ign.*, iod., *kali-i.*, *kali-n.*, kali-s., *lil-t.*, *lyc.*, **Merc.**, mur-ac., nat-c., *nat-m.*, nux-m., onos., op., phos., phyt., **Plb.**, sec., *sep.*, sil., *stram.*, sulph., sumb., *tarent.*, *valer.*, verat., *visc.*, *zinc.*

RUCKEN ...

linke Seite gelähmt, rechte Seite in Konvulsionen: Art-v.

rechts: Sep.

abends: Graph.

Bett, im: Kali-n.

nachts: *Ambr.*, *kali-i.*, phos., sec., sep., *visc.*

abwechselnd Beuge- und Streckmuskeln: *Plb.*

Bewegung agg.: Sep.

amel.: *Merc.*, *thuj.*, valer., zinc.

ein Bein und ein Arm: Apis, apoc., hell., stram.

eine Seite, die andere ist gelähmt: Apis, art-v., bell., *stram.*

Einschlafen, beim: *Agar.*, *alum.*, arg-m., **Ars.**, cob., *gels.*, hyper., **Ign.**, **Kali-c.**, *nat-ar.*, nat-m., *phys.*, *sel.*, sil., *sulph.*, *thuj.*

Gehen amel.: Valer.

gelähmte Körperteile: Arg-n., merc., *nux-v.*, *phos.*, *sec.*, *stry.*

Liegen, im: *Anac.*

Rücken, auf dem: Calc-p.

Seite, auf der: Onos.

periodisch: Bar-m.

Schlaf, im: *Ail.*, cann-i., cann-s., colch., *cupr.*, *kali-c.*, *lyc.*, merc-c., nat-c., phos., puls., *sil.*, **Zinc.**

schmerzhaft: Sec.

Seite, auf der er liegt: Cimic.

nicht liegt: Onos.

Arme: Aesc., *alum.*, amyg., *anac.*, aran., *arg-n.*, ars., asaf., aur., aur-m., *bar-m.*, bell., berb., camph., cham., chel., **Cic.**, **Cina**, cocc., coff., crot-h., *cupr.*, dulc., *graph.*, *hyos.*, hyper., *ign.*, inul., *ip.*, kali-br., kali-c., *lil-t.*, *lyc.*, meny., mez., mygal., nat-c., nit-ac., onos., plat., *puls.*, ran-b., sil., *stann.*, **Stram.**, stront., *stry.*, sul-ac., **Sulph.**, *tarent.*, *thuj.*, valer., verat., verat-v., *zinc.*

links: *Cic.*

rechts: Aesc., sep.

tagsüber: *Thuj.*

abends: Graph., sil.

nachts: Bar-m., graph., lyc.

Einschlafen, beim: Alum., graph., hyper., kali-c., sil., stront., *stry.*

RUCKEN - *Arme ...*

gelähmten Arm, im: Arg-n., *merc.*, *nux-v.*, phos., sec.

hinten, nach: Alum.

Schlaf, im: Ip., *lyc.*, nat-c.

warmes Zimmer amel.: Sulph.

windigem Wetter, bei: Sulph.

Schulter: Alum., ars., *lyc.*, puls., sil., spig., zinc.

plötzlich: Alum.

Oberarm: Anac., kali-bi., *lyc.*, meny., nat-m., nit-ac., ph-ac.

rechts: Am-c., kali-n., ran-b.

abends: Kali-bi.

Ellbogen: Nat-m., stram., zinc.

Unterarm: Caps., **Cic.**, *cupr.*, hyper., *ign.*, jal., staph.

abends: *Ign.*

Handgelenk: Anac., arund., pall.

rechts: Pall.

plötzlich: Pall.

schmerzhaft: Pall.

Hand: Bar-m., brom., *cina*, *cocc.*, *coff.*, *cupr.*, *graph.*, hyos., jug-r., *merc.*, nat-c., *nat-m.*, nux-v., pall., ran-b., sec., **Stram.**

Anstrengung, bei: *Merc.*

Einschlafen, beim: Nat-c.

elektrische Schläge, wie durch: Jug-r.

Greifen, beim: Nat-c.

konvulsivisch: Bar-m., merc.

Finger: Cadm., *calc.*, **Cic.**, **Cina**, *cocc.*, *merc.*, *merc-c.*, *nat-c.*, *op.*, stram.

Epilepsie, bei: **Cic.**

gastrischem Fieber, bei: Stram.

schmerzhaft: Cocc.

Schreiben, beim: Stann.

erstreckt sich zu beiden Armen bei Chorea: *Cupr.*

Schulter, in die: *Ars.*

Fingergelenke: Carb-s.

rheumatisch: Carb-s.

kleiner Finger: Com., meny.

Beine: *Agar.*, *alum.*, am-c., ambr., anac., ant-t., apoc., *arg-m.*, *arg-n.*, *ars.*, asaf., bar-c., berb., *calc.*, *carb-s.*, carb-v., chel.,

RUCKEN - *Beine ...*

chin-s., **Cic.**, **Cina**, cinnb., cocc., coff., crot-h., *cupr.*, *gels.*, *glon.*, guare., helod., hep., *ign.*, *kali-c.*, kali-i., *lil-t.*, *lyc.*, mag-c., *manc.*, meny., merc., *mygal.*, *nat-ar.*, *nat-c.*, *nat-m.*, nit-ac., **Nux-v.**, onos., *op.*, ph-ac., *phos.*, *plat.*, puls., sep., sil., squil., stann., **Stram.**, stront., *sul-ac.*, **Sulph.**, *tarent.*, thuj., *verat.*, **Zinc.**

links: Cod., mag-c., nit-ac.

rechts: Meny., mez., sep., zinc.

Einschlafen, beim: *Arg-m.*

Fremder das Zimmer betritt, wenn ein: Zinc.

nachmittags: *Ars.*

abends: Am-c., cinnb., hep., mag-c.

nachts: *Arg-n.*, *phos.*

Ausschreiten, beim: Coff., rhus-t.

Bewegung, bei: Mang.

amel.: Hep., *thuj.*, valer.

herunterhängen lassen, muss das Bein: *Verat.*

Husten im Sitzen, beim: *Stram.*

Liegen, im: Alum., am-c., anac., arg-n., *verat.*

Rücken, auf dem: Nat-s.

Schlaf, im: *Ant-t.*, *arg-n.*, cinnb., con., cupr., *kali-c.*, *lyc.*, mag-c., nat-c., *nat-m.*, nit-ac., ph-ac., *phos.*, *sulph.*, **Zinc.**

Einschlafen, beim: *Agar.*, *anac.*, *arg-m.*, cham., hyper., **Kali-c.**, mag-c., *nat-m.*, *sulph.*, *thuj.*, *zinc.*

ein Bein zuckt hoch: Sulph.

Schlaflosigkeit, bei: Thuj.

schmerzhaft: Hep., *meny.*

Sitzen, im: *Ars.*, lyc., *meny.*

Stehen, im: Mygal.

Hüfte: *Ars.*, cann-s., graph., mag-c., *pall.*, *puls.*, valer.

Ischialgie, bei: *Kali-bi.*

Hüftgelenk: Bell., nux-v., puls., sulph.

Oberschenkel: *Arg-n.*, caps., kali-bi., *kali-c.*, *kali-i.*, lach., lact., laur., lyc., *meny.*, nat-c., nat-m., nux-v., phos., plat., rhus-t., sep., stram.

rechts: Lyc., *meny.*

RUCKEN - *Oberschenkel* ...

Hochziehen des Beines oder Stehen amel.: *Meny.*

abends: Kali-bi.

Gehen, beim: Sep.

Sitzen, im: Meny.

Rückseite: Manc.

Knie: *Arg-n.*, *ars.*, colch., meny., *mez.*, **Puls.**, spig., stram., *sul-ac.*

oben, beim Husten; nach: Ther.

Sitzen, im: *Ars.*, lyc., *meny.*

Sitzen, im: Mez.

Unterschenkel: *Agar.*, *arg-n.*, ars., carb-v., dig., hyper., *kali-i.*, lyc., *meny.*, nat-c., *phos.*, plat., sep., sil., sul-ac.

nachmittags: Ars.

Bewegung amel.: Carb-v.

Einschlafen, beim: *Ars.*, hyper., **Kali-c.**, nat-c., sep.

Liegen auf dem Rücken, beim: Nat-s.

Schlaf, im: Cinnb.

Sitzen, im: Ars., carb-v., *meny.*

Achillessehne, abends: Rat.

Wade: *Graph.*, **Op.**, tarax.

Knöchel: *Calc.*

Fuß: Anac., ars., *bar-c.*, bar-m., *cic.*, cina, *graph.*, hyos., ip., *kali-br.*, lyc., nat-c., nat-s., nux-v., puls., *sep.*, **Stram.**, sul-ac.

Schlaf, im: Nat-c., phos., sep.

Einschlafen, beim: *Bell.*, *kali-c.*, *zinc.*

spasmodisch: *Cina*

Fußsohle: Crot-t., ferr-ma.

Zehen: **Agar.**, anac., berb., *calc.*, calc-p., *merc.*

RUHELOSIGKEIT: Acon., ail., all-c., *alum.*, aml-n., **Ars.**, aster., bell., canth., carb-v., *carl.*, *caust.*, chel., **Chin.**, *chin-a.*, cic., *cimic.*, *cimx.*, colch., coloc., *cupr.*, *dulc.*, eupi., fago., **Ferr.**, *ferr-ar.*, *glon.*, graph., hyos., *iod.*, jal., **Kali-br.**, *kali-c.*, *kali-p.*, **Lyc.**, mag-c., med., merc., merc-i-r., nat-ar., nat-c., *nat-m.*, *nit-ac.*, **Nux-v.**, op., ox-ac., petr., phys., *phyt.*, *plat.*, **Puls.**, **Rhus-t.**, *ruta*, sanic., sep., **Sil.**, squil., *stann.*, **Stram.**, stry., sumb., **Tarent.**, **Zinc.**

abends: Calc., **Caust.**, *kali-c.*, mag-c., merc-i-r., nat-c., *nit-ac.*

RUHELOSIGKEIT - abends ...

Bett, im: **Ars.**, carb-v., con., **Kali-c.**, *lyc.*

Sitzen, nach: *Mag-c.*

nachts: *Alum.*, bell., bufo, **Caust.**, *colch.*, hep., *lyc.*, *nit-ac.*, phyt., **Rhus-t.**, *sep.*, spig., **Zinc.**

Zubettgehen, vor dem: **Ars.**, **Kali-c.**, *lyc.*

Mitternacht, vor: Nux-v.

Bettwärme agg.: Aster., *lach.*

Bewegung amel.: Fago.

Gehen im Freien amel.: Sumb.

geistige Anstrengung amel.: *Nat-c.*

Konvulsionen, vor: Bufo

Liegen, im: Ars., merc.

Musik amel.: **Tarent.**

Schlaf, im: **Caust.**

Sitzen, im: Merc.

Zudecken agg.: Aster.

Gelenke: Sulph.

Arme: Acon., agar., ars., aster., atro., brom., bufo, canth., **Caust.**, cham., cina, coloc., dig., dirc., ferr., *glon.*, lac-c., lyc., *meph.*, merc., *mur-ac.*, naja, nat-ar., nat-c., nux-v., op., phos., phys., psor., rumx., sep., sil., stram., *tarent.*

morgens: Alum., glon.

vormittags: Cham.

Bewegung amel.: Cham.

Freien amel., im: Cham.

abends: Mur-ac., nux-v.

nachts: Caust., kali-bi., merc.

Schlaf, im: Abrot., **Caust.**, merc.

Oberarm: Agar.

Ellenbeuge zugedeckt ist, wenn die: Aster.

Handgelenk: Calc.

Hand: Acet-ac., *alum.*, arg-n., *ars.*, bell., calc., calc-ar., calc-s., camph., fago., fl-ac., glon., *hyos.*, **Kali-br.**, kali-c., lac-c., nat-m., phos., plb., rhus-t., stram., **Tarent.**

tagsüber: Rhus-t.

nachts: Arg-n.

Bett, im: Lac-c.

Schlaf, im: Rhus-t.

RUHELOSIGKEIT - *Hand ...*

Delirium, im: Stram.

Schlaf, im: Acet-ac., ars., calc., rhus-t.

Beine: Ail., *anac.*, **Ars.**, aster., *bell.*, *calc-p.*, *caust.*, chin., *chin-a.*, cop., graph., hep., kali-ar., **Kali-c.**, *lyc.*, med., *mez.*, mosch., nat-ar., nat-c., *nat-m.*, *phos.*, *phyt.*, *plat.*, prun-s., **Rhus-t.**, *sep.*, stann., *sulph.*, tab., **Tarent.**, **Zinc.**

morgens; Bett, im: **Caust.**

abends: Graph., kali-c., *nit-ac.*, sec., *sep.*, stann., *sulph.*, tab., **Tarent.**

Bett, im: **Caust.**, hep., *lyc.*, mez., *nat-m.*, **Tarent.**

nachts: **Ars.**, **Caust.**, hep., *lyc.*, nat-c., nat-m., *phyt.*, rhod., **Tarent.**, zinc.

Bett, im: **Caust.**, **Rhus-t.**, **Tarent.**

Bettwärme, in der: Aster., **Lach.**, mez.

Bewegung amel.: **Rhus-t.**, **Tarent.**

Einschlafen, vor dem: **Ars.**, **Kali-c.**, *lyc.*, *nat-m.*

Liegen, im: Alum., fago., hep., lyc.

Menses, während: Lac-c.

Sitzen, im: Alum., anac., *lyc.*, mosch., nat-m., plat., **Rhus-t.**

Stehen, im: Anac., plat.

Zimmer, im engen: Aster.

Hüfte, im Sitzen: Form.

Oberschenkel: *Anac.*, *camph.*, carb-v., caust., form., kali-c., *mag-m.*, ph-ac., *plat.*, puls., squil.

Sitzen, im: Anac., form., ph-ac., plat.

zittrig: Plat.

Knie: Alumn., *anac.*, asar., lach., *lyc.*, *rhus-t.*, spig., staph., thuj.

nachts, im Bett: Lyc.

Unterschenkel: Acon., agar., alum., **Am-c.**, *anac.*, *arg-n.*, **Ars.**, aster., *bell.*, cact., *calc.*, *calc-p.*, *camph.*, carb-s., *carb-v.*, *caust.*, chel., *chin.*, *chin-a.*, cimic., *cimx.*, con., eupi., **Ferr.**, ferr-ar., ferr-p., *glon.*, *graph.*, hep., hyos., *kali-c.*, kali-s., lac-c., *lach.*, *lyc.*, *mag-c.*, **Med.**, *meph.*, merc., *mez.*, *mosch.*, naja, nat-ar., nat-c., *nat-m.*, nat-p., *nit-ac.*, *nux-m.*, osm., ox-ac., *phos.*, *plat.*, prun-s., *psor.*, **Rhus-t.**, *ruta*, *sep.*, spong., squil., stann., *sulph.*, *tarax.*, **Tarent.**, **Tub.**, ust., **Zinc.**

tagsüber, in Ruhe: Hep.

RUHELOSIGKEIT - *Unterschenkel ...*

morgens, im Bett: **Caust.**, hep., *psor.*

abends: Alum., carb-v., *caust.*, kali-c., lyc., *merc.*, nat-c., *plat.*, *sep.*, stann., **Tarent.**, **Zinc.**

Einschlafen, vor dem: *Ars.*, *lyc.*, *nat-m.*, *tarent.*

nachts: *Ars.*, **Caust.**, *cham.*, con., eupi., mag-c., phos., *zinc.*

aus dem Bett strecken, um ihn abzukühlen; muss ihn: Mag-c., *sulph.*

Bett, im: *Bell.*, *carb-v.*, *caust.*, *lyc.*, *puls-n.*, **Rhus-t.**, *ruta*, **Tarent.**

Liegen, im: Ruta

Aufstehen, nach dem: *Psor.*

Gehen, beim: Anac.

Hitzestadium im Fieber, während: Bell., bor., **Calc.**, *nux-v.*, **Rhus-t.**, **Sabad.**, sep., sulph.

Schlaf, vor: **Ars.**, *lyc.*, *nat-m.*

während: **Caust.**, *nat-m.*

Sitzen, im: Alum., anac., *plat.*

Füße: Agar., *alum.*, arn., *ars.*, bar-c., carb-s., carb-v., caust., *cham.*, chin., chin-a., cimic., croc., ferr-i., fl-ac., glon., kali-p., lil-t., mag-m., **Med.**, *meph.*, nat-c., *nat-m.*, nat-s., ox-ac., plat., prun-s., *puls.*, **Rhus-t.**, sil., still., *stram.*, *sulph.*, *tarent.*, thuj., **Zinc.**

abends: Arn., mag-m., nat-m.

Bett, im: Sulph., **Zinc.**

Bier, nach: Nat-m.

nachts: *Cham.*, nat-c., puls., thuj., *zinc.*

Bier, nach: Nat-m., **Sulph.**

Erwachen, beim: Ferr-i.

Gehen amel.: *Nat-m.*

Hitze, nach: **Sulph.**

Liegen, im: Alum., **Sulph.**

Menses, während: Thuj., *zinc.*

Sitzen, im: Alum., bar-c., *puls.*, **Zinc.**

spasmodisch: Cina

Fußsohle: Croc.

RUNZELIG, geschrumpelt (wie nach Wasser): Ars., phyt., *rhod.*

RUNZELIG, geschrumpelt ...

Hand: Abies-c., ang., *ars.*, bism-o., camph., hep., *lach.*, *lyc.*, merc-c., *ph-ac.*, **Phos.**, **Verat.**

Haut der Hände: Aeth., mez.

Finger: Ambr., ant-c., crot-t., cupr., merc., ph-ac., *phos.*, sec., *verat.*

Schweiß, beim: Ant-c., canch., **Merc.**, ph-ac., pyrog., **Verat.**

Fingerspitzen: Ambr.

morgens, beim Erwachen: Ambr.

Fuß: Ars., merc-c., verat.

RUSSIGES Aussehen: Ars., sil.

SCHAUDERN (vgl. Frösteln), *Unterschenkel*: *Graph.*, *kali-c.*, meny.

SCHAUDER:

Schulter: Verat.

Hand: Chel., kali-i., laur., nicc., ran-b.

Gesäß: Croc.

sitzen, beim: Croc.

Hüfte: Gran., lyc., ptel.

Oberschenkel: Ran-b.

Frösteln, mit: Ang., arn., bry., cann-s., chin., cina, ign., kali-bi., lyc.

nachmittags: Lyc.

Knie: Lyc., nat-m.

laufen amel.: Nat-m.

Unterschenkel, mit Frösteln: Cinnb., con., dig., *graph.*, hura, kali-c., meny., mez.

Knöchel: Lyc.

SCHLÄGE (vgl. ELEKTRISCHEM Strom): *Agar.*, ail., alum., bell., *cic.*, *cocc.*, **Lyc.**, verat-v.

blitzartig: Plb.

Einschlafen, beim: *Agar.*, alum., **Arg-m.**, **Ars.**, ip., *nit-ac.*

Erschütterung des Wagens, bei: *Arn.*

Erwachen, beim: Lyc.

Geräusch, durch: Bar-c.

Arme: *Agar.*, aloe, apis, *arg-m.*, arn., aur-m., **Cic.**, fl-ac., lyss., manc., nat-m., *nux-v.*, op., phos., phyt., puls., tarax.

links: Agar., arg-m., *cic.*, manc.

abends: Manc.

gelähmter Teil: *Nux-v.*

Schreiben, beim: Manc.

SCHLÄGE - *Arme* ...

erstreckt sich zu den Händen: Fl-ac.

Schulter: Arg-m., manc.

links: Agar.

rechts: *Alum.*

abends, beim Schreiben: Manc.

Oberarm: *Agar.*, arg-m., ruta, *valer.*

Ellbogen: Agar., nat-m., verat.

Kopf, zum: Agar.

Hand: *Agar.*, sul-ac., valer., zinc.

Finger, sobald sie etwas berühren: *Alum.*

Beine: Agar., *ars.*, *cic.*, der., nux-v., op., phos., plb., sulph., thuj., *verat.*, zinc.

rechts, beim Einschlafen: *Arg-m.*

Schlaf, im: *Agar*, **Ars.**, zinc.

schmerzhaft: Ars.

so heftig, dass die Glieder zucken: Cic.

Gesäß: Cocc.

Hüfte: Agar., aloe, arg-m., bell., nat-m., verat.

links, dann rechts: *Arg-m.*

Oberschenkel: *Agar.*, dios., euphr., fl-ac., sep.

erstreckt sich nach oben: Agar., euphr.

unten, nach: Graph.

Knie: Agar., arg-m., carl., sul-ac., verat.

Einschlafen, beim: *Agar.*, *arg-m.*

Unterschenkel: Agar., plat., sep.

Fuß: Agar., all-s., cadm., *phos.*, spig., stann.

Einschlafen, vor dem: *Phos.*

Schlaf, im: All-s., cadm.

SCHLANGE die Beine hinaufkriechen; Gefühl als würde eine: Ail.

SCHMERZ: *Abrot.*, *acon.*, *aesc.*, aeth., **Agar.**, all-s., *alum.*, alumn., am-c., anac., ant-t., anthr., *apis*, apoc., arg-m., *arn.*, **Ars.**, ars-h., ars-i., asaf., asc-t., aster., *aur.*, *bapt.*, bar-c., **Bell.**, berb., *bol.*, both., **Bry.**, cact., *calc.*, calc-p., calc-s., cann-i., canth., caps., carb-an., carb-h., carb-o., carb-s., carb-v., *carl.*, *caul.*, **Caust.**, cedr., *cham.*, **Chel.**, *chin.*, chin-a., cimic., *cina*, cinnb., coca, cocc., coff., **Colch.**, *coloc.*, con., cop., crot-h., crot-t., cupr., dig., dios., *dros.*, *dulc.*, elaps, **Eup-per.**, eup-pur., euph., fago., *ferr.*, ferr-ar., form., *gels.*, glon., *graph.*, *guaj.*, ham., *hell.*, hep., hydr., hyos., ign., ind., indg., *ip.*, iris., jatr., jug-c., **Kali-ar.**, *kali-bi.*, *kali-c.*,

SCHMERZ ...

kali-i., kali-n., kali-p., **Kali-s.**, **Kalm.**, *kreos.*, lach., lact., lac-ac., led., lith-c., **Lyc.**, lycps., *lyss.*, mag-p., **Med.**, meph., **Merc.**, *merc-c.*, merc-i-f., merc-i-r., merl., mez., *mur-ac.*, naja, *nat-ar.*, *nat-c.*, nat-m., *nat-p.*, *nit-ac.*, **Nux-v.**, op., osm., ox-ac., *ph-ac.*, *phos.*, phys., **Phyt.**, plan., plat., **Plb.**, podo., psor., ptel., **Puls.**, **Rhod.**, **Rhus-t.**, *ruta*, sabad., sabin., *sang.*, *sars.*, *sec.*, sel., sep., sil., sol-n., squil., staph., stram., stront., *stry.*, sul-ac., **Sulph.**, sumb., tab., tarent., tax., tell., thuj., *valer.*, **Verat.**, vip., zinc.

abwechselnde Seiten: **Lac-c.**

links, dann rechts: *Colch.*, elaps, kali-c., *kreos.*, **Lach.**, naja, nit-m-ac., phyt., *plan.*, rhus-t.

rechts, dann links: Bell., **Lyc.**, mez., sang., sulph.

morgens: Arg-n., calc-p., cinnb., clem., kali-bi., lyc., phos., sulph.

4 Uhr: Gels.

gegen Morgen: *Ars.*, bov., *kali-c.*, *nux-v.*, rhus-t., thuj.

Bett, im: *Nux-v.*, **Puls.**, *rhus-t.*

Erwachen, beim: Aesc., aur., *hep.*, op., *puls.*, sulph., tell., zinc.

vormittags: Am-c., mag-m., merc., nat-ar., plan.

mittags: Bry., sulph.

bis Mitternacht: Bell., mag-s., rhus-t.

nachmittags: Calc., cina, glon., kali-c., lyc., lycps., nit-ac., ptel., staph., thuj.

abends: Am-c., apoc., *ars.*, *bell.*, cact., calc., calc-p., colch., *kali-s.*, *kalm.*, *led.*, mag-s., petr., ph-ac., plan., **Plb.**, *puls.*, *rhus-t.*, sol-n., sulph.

Hinlegen, nach dem: *Ars.*

nachts: Acon., *agar.*, alum., am-c., arn., *ars.*, *asaf.*, *aur.*, bry., calc., carb-v., **Cham.**, cinnb., dulc., *ferr.*, *fl-ac.*, gels., graph., *hep.*, kali-bi., *kali-c.*, *kali-i.*, kalm., *lach.*, lyc., **Merc.**, *merc-i-f.*, merc-sul., *mez.*, nat-m., *nit-ac.*, *nux-v.*, phos., *phyt.*, **Plb.**, podo., *puls.*, *rhod.*, *rhus-t.*, sabin., *sars.*, *sulph.*, syph., thuj.

Mitternacht: Sulph.

vor: Bry.

nach: **Ars.**, gels., *merc.*, *sars.*, *sulph.*, *thuj.*

2-3 Uhr: **Kali-c.**

SCHMERZ - nachts ...

Bett, treibt aus dem: **Cham.**, *ferr.*, **Merc.**

krampfartig: Phos.

abwechselnd in Armen und Beinen: Merc-i-r.

abwechselnd mit Frost und Hitze: Brom.

anfallsweise: **Carb-s.**, caul., *caust.*, *cocc.*, *mag-p.*, **Nux-v.**, phos., **Plb.**, **Puls.**, *sec.*

Anstrengung, nach geringer: *Agar.*, alum., bar-c., berb., calc., **Caust.**, cimic., con., gels., ign., kali-c., kali-n., mag-c., nat-c., *nat-m.*, phos., *rhus-t.*, *ruta*, sabin., *sep.*, sil., stann., sul-ac., sulph., zinc.

Berührung agg.: **Chel.**, *chin.*, cocc., vip.

ändert den Ort bei Berührung: *Sang.*

Bewegung, bei: Aesc., berb., **Bry.**, calc-p., caps., chin., *cocc.*, **Colch.**, *coloc.*, dulc., *euphr.*, *guaj.*, *kalm.*, *led.*, merc-c., naja, *nat-m.*, *nux-m.*, *nux-v.*, *ox-ac.*, *phyt.*, *plb.*, *ran-b.*, *sil.*, squil., zinc.

amel.: Agar., *arg-m.*, *aur.*, cham., chin., *con.*, dig., *dulc.*, *ferr.*, *kali-c.*, kali-p., **Kali-s.**, lach., *lyc.*, *med.*, merc., *mur-ac.*, *nat-s.*, psor., **Puls.**, **Pyrog.**, *rat.*, **Rhod.**, **Rhus-t.**, *ruta*, sep., thuj., *tub.*, *valer.*, *zinc.*

Beginn der Bewegung, zu: Agar., caps., carb-v., *caust.*, **Ferr.**, fl-ac., graph., *kali-p.*, lach., *led.*, **Lyc.**, *med.*, nit-ac., petr., *ph-ac.*, **Phos.**, plb., psor., **Puls.**, pyrog., rhod., **Rhus-t.**, ruta, *sil.*, valer.

fortgesetzte Bewegung amel.: Agar., **Cham.**, **Rhus-t.**

Denken an den Schmerz agg.: Ox-ac.

Druck agg.: Cina, cocc., merc., *plb.*

amel.: *Ars.*, bry., *mag-p.*, *plb.*

Entbindung, nach der: Rhod.

erscheint und verschwindet allmählich: *Stann.*

Essen, nach dem: Bry., *indg.*, kali-bi., sep.

amel.: Nat-c.

Fahren oder Reiten, beim: Bry.

Fieber, im: *Arn.*, ars., bell., **Bry.**, *calc.*, *chin.*, **Eup-per.**, *ferr.*, *merc.*, nat-m., **Nux-v.**, phos., ptel., puls., *pyrog.*, *rhod.*, *rhus-t.*, sec., sep., sulph., tub., valer.

Freien amel., im: **Kali-s.**, **Puls.**, sabin.

SCHMERZ ...

Froststadium im Fieber, vor: **Arn.**, *calc.*, *carb-v.*, *cina*, **Eup-pur.**, lyc., nux-v., rhus-t.

während: Ang., aran., arn., **Ars.**, asaf., aur., bar-c., **Bov.**, bry., *calc.*, calc-s., *caps.*, carb-s., caust., *chin-s.*, *cimx.*, *cina*, *cocc.*, **Coloc.**, cycl., **Dulc.**, **Eup-per.**, *eup-pur.*, *euph.*, *ferr.*, form., *gels.*, *graph.*, hell., *hep.*, *ign.*, **Ip.**, *kali-ar.*, *kali-c.*, **Kali-n.**, *kali-s.*, lach., led., **Lyc.**, **Mez.**, mur-ac., *nat-ar.*, nat-c., nat-m., **Nux-v.**, *op.*, petr., *ph-ac.*, plb., *psor.*, **Puls.**, **Pyrog.**, ran-b., **Rhus-t.**, sabad., **Sep.**, sil., squil., stram., sulph., **Tub.**, xan.

Gehen, beim: Coff., lyc., merc., op., ruta

amel.: *Agar.*, *arg-m.*, *ars.*, *cham.*, chin., *ferr.*, kali-i., *kali-s.*, *lyc.*, *merc.*, nat-ar., phos., *puls.*, *rhod.*, **Rhus-t.**, ruta, seneg., *valer.*, *verat.*

nach: Raph., rhod., rhus-t., *ruta*

geistiger Anstrengung, bei: Colch.

gelähmte Teile: *Agar.*, arn., *ars.*, bell., calc., *caust.*, cina, *cocc.*, crot-t., *kali-n.*, *lat-m.*, *phos.*, *plb.*, sil., sulph.

Geräusch, durch: Cocc., **Coff.**, *nux-v.*

geschwürig: Agar.

Gewitter agg.: **Med.**, *nat-c.*, **Rhod.**

Influenza, bei: *Acon.*, **Bry.**, *caust.*, *chel.*, **Eup-per.**, *euph.*, *gels.*, naja

Kaffee amel.: Arg-m.

kalte Anwendungen amel.: Apis, *guaj.*, *lac-c.*, **Led.**, **Puls.**, **Sec.**, thuj.

Abkühlung, bei: **Ars.**, bry., *calc.*, graph., *kalm.*, **Nux-v.**, *ph-ac.*, *phos.*, *puls.*, *ran-b.*, **Rhus-t.**, tarent.

Wasser agg., kaltes: Ant-c., *ars.*, *phos.*, *rhus-t.*, *tarent.*

amel.: Puls.

Koitus, nach: **Sil.**, tub.

Konvulsionen, nach: Plb.

Körperübungen, wie nach heftigen: Aesc.

lähmungsartig: *Aur.*, fl-ac., *mag-m.*, *merc-c.*, *nux-v.*, *rhus-t.*, sabad., thuj.

Liegen, beim: *Ars.*, bry., iod., lyc., *merc.*, nux-v., rhus-t., verat.

liegt; Körperteil, auf dem er: Dros., *graph.*, **Kali-c.**, **Nux-m.**, nux-v., sep.

SCHMERZ ...

Luft, durch kalte: **Ars.**, daph., kali-ar., *kalm.*, *sel.*, *tarent.*

Luftzug, sogar durch einen warmen: *Sel.*

Menses, während den: *Bell.*, berb., bry., cast., *cimic.*, con., *graph.*, kali-n., *kalm.*, nit-ac., nux-m., nux-v., phos., sep., spong., stram., verat.

neuralgisch: **Ars.**, cann-s., *cham.*, chel., colch., *coloc.*, *corn.*, *gels.*, *lyc.*, *mag-p.*, nat-ar., *plb.*, *puls.*, *tarent.*

pulsierend: Bell., **Kali-c.**

rheumatisch: *Abrot.*, *acon.*, act-sp., *aesc.*, *agar.*, alumn., am-m., *ant-t.*, *apis*, *arg-m.*, **Arn.**, **Ars.**, *ars-i.*, *aur.*, **Aur-m-n.**, **Bad.**, bapt., *bell.*, **Benz-ac.**, **Bry.**, *cact.*, *calc.*, *calc-p.*, *calc-s.*, *camph.*, cann-s., *caps.*, *carb-ac.*, *carb-s.*, *carb-v.*, card-m., *caul.*, **Caust.**, cedr., **Cham.**, **Chel.**, *chin.*, *chin-a.*, *cimic.*, clem., **Colch.**, *coloc.*, *corn.*, *crot-c.*, *crot-h.*, *crot-t.*, cupr., *dig.*, *dulc.*, elaps, eup-per., euph., *ferr.*, *ferr-ar.*, ferr-p., **Form.**, *gels.*, grat., *guaj.*, *ham.*, hell., *hep.*, hydrc., *ign.*, *kali-ar.*, *kali-bi.*, *kali-c.*, kali-chl., **Kali-i.**, kali-p., *kali-s.*, **Kalm.**, *lac-c.*, *lach.*, *lac-ac.*, led., **Lyc.**, *mag-c.*, mag-p., mag-s., **Med.**, meph., *merc.*, merc-i-f., merc-i-r., merc-sul., *mez.*, mill., mur-ac., **Nat-ar.**, *nit-ac.*, nux-m., *nux-v.*, ol-an., pall., *petr.*, *ph-ac.*, *phos.*, **Phyt.**, plat., *psor.*, **Puls.**, *ran-b.*, **Rhod.**, **Rhus-t.**, *ruta*, *sal-ac.*, **Sang.**, **Sars.**, sec., *sep.*, *sil.*, spig., squil., stann., *stel.*, stict., **Sulph.**, *syph.*, *tarent.*, ter., teucr., thuj., *valer.*, *verat.*, viol-t., zinc.

rechts, dann links; erst: **Lyc.**

links, dann rechts; erst: **Lach.**, naja, *rhus-t.*

abwechselnd mit Hautausschlägen: Crot-t., staph.

Brustkrankheiten: Led.

Diarrhö: Cimic., dulc., *kali-bi.*

Dyspnö: Guaj.

Hämorrhoiden: Abrot.

Herzschmerzen: Benz-ac.

Lungenbeschwerden: **Kali-bi.**

Magensymptomen: **Kali-bi.**

akut: **Acon.**, *ant-c.*, *ars.*, asc-c., *bell.*, **Bry.**, calc-s., caul., *cham.*, *chel.*, chin., chin-s., cimic., **Colch.**, *dulc.*, glon., ign., *kali-bi.*, *kalm.*, *lac-c.*, *lach.*, **Merc.**,

SCHMERZ - rheumatisch - akut ...

nux-v., *puls.*, *rhod.*, **Rhus-t.**, sal-ac., sang., verat.

Bett, treibt ihn aus dem: **Cham.**, *ferr.*, lac-c., led., **Merc.**, sulph., *verat.*

Diarrhö, nach unterdrückter: *Abrot.*

chronischer Diarrhö, bei: *Nat-s.*

nach Diarrhö: *Kali-bi.*

Erkältung, nach einer: Acon., arn., *bry.*, calc., *calc-p.*, *coloc.*, *dulc.*, gels., *guaj.*, *merc.*, *nit-ac.*, ph-ac., *rhus-t.*, sulph.

Frühling, im: *Colch.*

Gonorrhö, nach unterdrückter: *Clem.*, con., *cop.*, crot-h., daph., kalm., *lyc.*, **Med.**, *phyt.*, *puls.*, *sars.*, *sep.*, *sulph.*, **Thuj.**

Hämorrhoiden, bei unterdrückten: *Abrot.*

Hautausschlägen, nach akuten: Dulc.

Kälte amel.: *Guaj.*, *lac-c.*, **Led.**, **Puls.**, **Sec.**

Kaltwerden, bei: *Ph-ac.*, **Rhus-t.**

Quecksilber, nach Missbrauch von: Arg-m., arn., asaf., *bell.*, calc., *carb-v.*, *cham.*, **Chin.**, **Guaj.**, **Hep.**, *kali-i.*, *lach.*, lyc., mez., *nit-ac.*, ph-ac., *phyt.*, podo., puls., rhod., **Sars.**, *sulph.*, valer.

Schwitzen, mit: **Form.**, **Merc.**, *sulph.*, *til.*

Stellen, wo Knochen direkt unter der Haut liegen; an: Sang.

syphilitisch: *Benz-ac.*, *fl-ac.*, kali-bi., **Kali-i.**, kalm., *merc.*, *nit-ac.*, *phyt.*

Überhitzung und Anstrengung, durch: *Zinc.*

verletzte Teile: *Caust.*

Wetter, bei kaltem: Ars., **Bry.**, **Calc-p.**, carb-v., *colch.*, *dulc.*, *kali-bi.*, *kalm.*, nit-ac., *nux-v.*, *ph-ac.*, *phos.*, *puls.*, *rhod.*, **Rhus-t.**, sul-ac., *tub.*

warmem: **Colch.**, *kali-bi.*

ersten warmen Tagen, in den: Bry.

erstreckt sich nach oben: *Kalm.*, **Led.**

Beinen, zu den: *Kali-c.*

ruckend: Am-m., **Carb-s.**, *puls.*

Schlaf, im: *Ars.*

nach agg.: *Agar.*, *lach.*, merc-c., op.

SCHMERZ - Schlaf ...

Einschlafen, beim: *Kali-c.*

Schreck, durch: Merc.

Schweiß amel.: *Ars.*, *bry.*, *nux-v.*, thuj.

Sitzen, beim: *Pyrog.*, **Valer.**

Treppensteigen, beim: *Calc.*, phos.

Trinken agg.: **Crot-c.**

wandernd, von einer Stelle zur andern: Acon., agar., **Am-m.**, *arn.*, ars., asaf., bapt., bell., bry., *calc-p.*, **Carb-s.**, *caul.*, *caust.*, cedr., cham., chin-a., cinnb., colch., coloc., form., ign., *kali-bi.*, kali-n., **Kali-s.**, *kalm.*, **Lac-c.**, lac-ac., laur., *lyc.*, *mag-p.*, merc-i-r., *merl.*, mosch., nat-ar., nat-s., *nux-m.*, nux-v., *phyt.*, *plb.*, **Puls.**, *rhod.*, sabin., sars., sep., *still.*, sulph., *tarent.*, *tub.*, valer., *verat-v.*

Wärme agg.: Ant-t., apis, *bry.*, *guaj.*, iod., kali-i., ptel., *puls.*, **Sec.**, sep., stel., *sulph.*, thuj.

amel.: Aesc., agar., am-c., ant-c., arg-m., **Ars.**, *bry.*, cact., *caust.*, cham., chin., *colch.*, *coloc.*, *graph.*, **Kali-bi.**, *kali-c.*, **Kali-p.**, kalm., *lyc.*, **Mag-p.**, merc., *nux-v.*, *ph-ac.*, pyrog., **Rhus-t.**, **Sil.**, *sulph.*

Bettwärme agg.: Apis, *lac-c.*, *led.*, **Merc.**, phyt., stel., *sulph.*, *verat.*

amel.: **Ars.**, *kali-bi.*, *nux-v.*, *ph-ac.*, *pyrog.*, **Rhus-t.**

Wein, nach: Led., mez., zinc.

saurem: *Ant-c.*

Wetter, bei nassem: Am-c., ant-c., *arg-m.*, bell., bor., bry., **Calc.**, carb-v., caust., **Colch.**, con., *dulc.*, hep., lyc., **Merc.**, nat-s., *nit-ac.*, nux-m., *phyt.*, **Puls.**, **Rhod.**, **Rhus-t.**, ruta, *sars.*, *sep.*, *sil.*, sulph., *tub.*, **Verat.**

Wetterwechsel, bei: *Calc-p.*, **Rhod.**, *sil.*

Ansatzstelle der Muskeln: Phyt., rhod.

Knochen: *Arg-m.*, *arn.*, *ars.*, **Asaf.**, *aur.*, *calc.*, *calc-p.*, carb-v., caust., *cham.*, chin., cinnb., *cocc.*, *colch.*, *con.*, *cupr.*, **Eup-per.**, *ferr.*, *fl-ac.*, gels., graph., *guaj.*, *hep.*, iod., *ip.*, kali-c., *kali-i.*, lach., led., *lyc.*, mag-s., mang., **Merc.**, *merc-i-f.*, mez., mur-ac., nat-m., **Nit-ac.**, **Nux-v.**, **Ph-ac.**, *phos.*, **Puls.**, **Pyrog.**, *rhod.*, *rhus-t.*, **Ruta**, *sars.*, *sep.*, *sil.*, *staph.*, *sulph.*, ther.

Mitte der langen Knochen, in der: Bufo, *phyt.*

SCHMERZ ...

Beugemuskeln: Anac., arn., carb-s., caust., cic., dros., gels., kalm., merc., mez., op., *phos.*, plan., plb., rhus-t., sep.

morgens: Caust.

vormittags: Caust.

Anstrengung, durch: Gels.

Bewegung agg.: Nux-v.

Erwachen, beim: Sep.

rheumatisch: Merc-i-r.

Gelenke: Acon., aesc., agar., all-c., *alum.*, *apis*, *apoc.*, aran., **Arg-m.**, **Arn.**, *ars.*, *ars-i.*, asaf., asc-t., aster., aur., bar-c., *bell.*, *bol.*, **Bry.**, caj., *calc.*, **Calc-p.**, calc-s., cann-i., *caps.*, carb-ac., carb-an., *carb-s.*, *caust.*, cedr., *cham.*, *chin.*, chin-a., *cimx.*, *cinnb.*, cist., *cocc.*, *colch.*, *coloc.*, con., cop., croc., crot-t., cycl., daph., dig., dios., *dulc.*, *ferr.*, *ferr-ar.*, ferr-i., *ferr-p.*, gels., *guaj.*, hell., hydr., hydrc., ign., *iod.*, ip., iris., jac-c., jatr., *kali-bi.*, *kali-c.*, kali-n., *kali-p.*, *kalm.*, *lac-c.*, *lac-ac.*, **Led.**, *lyc.*, lyss., *mang.*, *merc.*, mez., morph., *nat-ar.*, nat-m., *nat-s.*, nit-ac., **Nux-v.**, ol-an., par., *ph-ac.*, *phos.*, *phyt.*, **Plb.**, **Puls.**, ran-s., raph., *rheum*, *rhod.*, **Rhus-t.**, *ruta*, sabad., *sabin.*, *sang.*, sel., senec., *sil.*, sol-n., sol-t-ae., *staph.*, sul-ac., *sulph.*, ter., thuj., verat-v.

abwechselnde Seiten: *Lac-c.*, mang.

morgens: *Aur.*, caust., dios., **Nux-v.**, staph., viol-o.

Bett, im: **Aur.**, *chin.*, **Nux-v.**, **Puls.**

Erwachen, beim: Sol-n., verat.

vormittags: Ars., caust., sabad.

Sitzen, im: Ars.

nachmittags: Dig.

Schlaf, nach: Dig.

abends: Hydr., *kalm.*, lac-ac., *led.*, nat-c., stront., teucr.

nachts: *Carb-an.*, cedr., dios., gels., hell., **Iod.**, *kali-bi.*, lac-ac., *led.*, *mang.*, **Merc.**, nat-c., plb., *rhod.*, sil., stront., *sulph.*

22 Uhr: Cedr.

22-6 Uhr: *Rhus-t.*

Mitternacht, nach: Nux-v.

amel.: *Ars.*, *mag-p.*, *plb.*

abwechselnd mit Gebärmutterblutungen: Sabin.

SCHMERZ - *Gelenke* ...

Gliedern; Schmerz in den: Bry.

Kolik: Plb.

Stirn; Schmerz in der: Sulph.

Amenorrhö, bei: *Lach.*

Anstrengung, nach: *Calc.*, sabin.

Berührung agg.: Cocc., *mang.*

Bett, im: Calc-p., hell., *kalm.*, *led.*, stront., *sulph.*

Beugen, beim: *Cocc.*, *ran-a.*, *ruta*

Bewegung, bei: Acon., *ant-t.*, *arn.*, **Bry.**, caps., *cham.*, *cocc.*, **Colch.**, croc., cycl., ferr-p., *guaj.*, *kali-bi.*, *kalm.*, *lac-c.*, *lac-ac.*, **Led.**, lyc., *mang.*, nux-v., par., phos., *phyt.*, plb., rheum, *ruta*

amel.: *Arg-m.*, **Aur.**, caps., cedr., chel., chin., dros., *ferr.*, nat-s., *phos.*, *rhod.*, **Rhus-t.**, sulph., teucr.

Druck amel.: Bry., form.

erschöpft, wie: Dig.

Erwachen amel., nach dem: Sul-ac.

Essen, nach dem: *Bry.*

falscher Stellung, in: Staph.

Freien, im: *Phyt.*, *rhus-t.*

Froststadium im Fieber, während: **Cimx.**, *ferr.*, *hell.*

Gefühllosigkeit, mit: *Lyc.*

Gehen, beim: Nat-s., *ran-b.*

nach: Bry., caj., calc-p., cann-i., caps., carb-ac., carb-s., cedr., cinnb., cist., crot-t., dios., *ferr.*, gels., jac-c., kali-bi., lac-ac., *led.*, lyss., merc., nat-m., nat-s., *nux-v.*, olnd., phys., phyt., plb., raph., rhus-t., ruta, sel., sol-t-ae., sulph.

gichtig: *Abrot.*, agar., **Agn.**, *alum.*, am-c., am-m., ambr., anac., anag., ant-c., *apis*, **Arg-m.**, **Arn.**, *ars.*, ars-h., *ars-i.*, *asaf.*, asar., aur., *bapt.*, *bar-c.*, **Bell.**, *benz-ac.*, bism-o., bor., bov., **Bry.**, *bufo*, **Calc.**, **Calc-p.**, **Calc-s.**, canth., carb-an., *carb-s.*, carb-v., **Caust.**, cham., *chel.*, *chim.*, *chin.*, *chin-a.*, *cinnb.*, *cocc.*, **Colch.**, *coloc.*, dros., *dulc.*, eup-per., *ferr.*, ferr-ar., ferr-i., ferr-p., *form.*, *graph.*, *guaj.*, hell., *hep.*, *hyos.*, *ign.*, *iod.*, *kali-ar.*, **Kali-c.**, *kali-i.*, kali-n., kali-p., *kalm.*, *laur.*, **Led.**, **Lyc.**, **Mag-c.**, mag-m., *mang.*, meny., **Merc.**, *mez.*, *nat-ar.*, *nat-c.*, *nat-m.*, nat-p., *nat-s.*, nit-ac., nux-m., **Nux-v.**, ol-j., petr., *ph-ac.*, *phos.*, *phyt.*, *plb.*, **Psor.**, *puls.*, *ran-b.*, ran-s., *rhod.*, **Rhus-t.**, ruta, **Sabin.**, *sal-ac.*, samb., *sang.*, *sars.*, sec., **Sep.**, *sil.*, *spig.*, **Spong.**, squil., *stann.*, **Staph.**, stram., *stront.*, sul-ac., **Sulph.**, tarax., *thuj.*, valer., verat., verb., viol-o., viol-t., zinc.

abwechselnd mit Asthma: Sulph.

Schmerz in der Stirn: Sulph.

geschwächten Männern, bei: *Staph.*

Magenbeschwerden, bei: *Ant-c.*

stärker, sowie der Husten nachlässt; werden: Coloc.

erstreckt sich von links nach rechts: *Colch.*

Husten nachlässt, wenn der: Coloc.

Kälteeinwirkung, nach: *Calc.*, **Calc-p.**, con., **Dulc.**, *kalm.*, *ph-ac.*, **Rhus-t.**

Erkältung, durch: *Calc-p.*, caps., *mang.*, *nux-m.*, **Rhus-t.**

lähmungsartig: Am-c., apis, arg-m., **Arn.**, asar., **Aur.**, bov., *calc.*, **Caps.**, *carb-v.*, *chin.*, **Colch.**, *croc.*, *dros.*, **Euph.**, kali-c., *led.*, *mez.*, nat-c., *par.*, *plb.*, *puls.*, *rhus-t.*, *sabin.*, sars., *seneg.*, **Staph.**, stram., **Valer.**

Liegen, im: Chin., ruta

linken Seite, auf der: Phos.

rechten Seite, auf der: Merc.

rheumatisch: Abrot., *acon.*, act-sp., agn., all-c., *ant-t.*, apoc., arg-m., *arn.*, ars., ars-i., *ars-s-f.*, asc-t., **Aur.**, *bell.*, *benz-ac.*, berb., **Bry.**, *cact.*, *calc.*, **Calc-p.**, *calc-s.*, cann-s., caul., **Caust.**, cedr., *cham.*, *chel.*, *chim.*, *chin-s.*, chlf., *cimic.*, clem., *cocc.*, **Colch.**, *coloc.*, *dulc.*, *ferr.*, ferr-i., **Ferr-p.**, **Form.**, gels., *guaj.*, ham., *hep.*, ign., indg., **Iod.**, **Kali-bi.**, kali-c., *kali-chl.*, *kali-i.*, *kali-s.*, *kalm.*, kreos., *lac-c.*, *lach.*, *lac-ac.*, *led.*, **Lyc.**, *mang.*, *merc.*, *nat-m.*, nat-p., *nat-s.*, *nux-v.*, ol-j., ox-ac., *phos.*, *phyt.*, pic-ac., *puls.*, ran-b., rheum, *rhod.*, **Rhus-t.**, *ruta*, sabin., *sal-ac.*, *sang.*, sec., senec., sep., **Spig.**, spong., *staph.*, stict., stront., *sulph.*, *ter.*, teucr., thuj., *verat-v.*, viol-t.

Gonorrhö, nach unterdrückter: Clem., con., cop., lyc., **Med.**, merc., phyt., psor., **Thuj.**

erstreckt sich von den Armen zu den Beinen: *Kalm.*

ruckend: Mang., nat-c., plat., sul-ac., verat.

Schlaf, im: Sul-ac.

Schwellung, ohne: Iod.

Seite, auf der er nicht liegt: Nux-v.

verrenkt, wie: Agar., anac., *arn.*, caps., kali-i., merc., nit-ac., phos., stram., sulph.

wandernd: Anag., *ant-t.*, *ars.*, **Aur.**, *calc-p.*, *camph.*, cedr., chel., *cinnb.*, coca, *cocc.*, *colch.*, form., hell., *hyper.*, *iris.*, **Kali-bi.**, *kali-s.*, *kalm.*, **Lac-c.**, *lach.*, lac-ac., *mang.*, *merc-c.*, nat-ar., nat-s., phyt., **Puls.**, *rhod.*, sabin.

Wärme agg.: Caust., cedr., *guaj.*, *lac-c.*, **Led.**, **Puls.**

amel.: **Ars.**, *bry.*, *caust.*, *lyc.*, **Nux-v.**, *rhus-t.*, *sulph.*

Bettwärme agg.: Calc., lac-c., **Led.**, *plb.*, *sabin.*, *sulph.*

Wein, nach: *Led.*

saurem, nach: **Ant-c.**

Wetter, bei nasskaltem: Ant-t., **Colch.**

kaltem Wetter, bei: **Calc.**, **Calc-p.**, **Dulc.**, *ph-ac.*

Winter: Calc-p., *kalm.*

Nägel: Am-m., ant-c., bell., *caust.*, *graph.*, *hep.*, kali-c., *merc.*, nat-m., *nit-ac.*, *nux-v.*, par., *petr.*, puls., ran-b., rhus-t., sabad., sep., *sil.*, *squil.*, stann., sulph., zinc.

Sehnen: Anac., calc-p., *rhod.*, *rhus-t.*

Sehnenansätze: *Phyt.*, *rhod.*, *rhus-t.*

Ausdehnung, bei: Agar., thuj.

Arme: Abrot., acon., *aesc.*, agar., *alum.*, alumn., am-c., aml-n., apis, apoc., arg-n., *ars.*, ars-h., ars-i., arund., asaf., asc-t., aur., aur-m., bad., bapt., *bar-c.*, bar-m., bell., berb., *bol.*, bov., **Bry.**, bufo, *cact.*, caj., calc., *calc-p.*, calc-s., camph., carb-an., carb-s., carb-v., cast-eq., caul., *caust.*, *cham.*, chel., chin-a., cimic., cina, cinnb., cit-v., cocc., *coff.*, **Colch.**, coloc., com., crot-c., crot-h., cupr., cupr-ar., *cycl.*, dios.,

SCHMERZ - *Arme ...*

dirc., dros., dulc., elaps, **Eup-per.**, ferr., ferr-ar., ferr-i., fl-ac., form., *gels.*, *glon.*, gran., *graph.*, *guaj.*, gymn., ham., hell., *hep.*, hura, hydr., ign., ind., iodof., kali-bi., kali-n., kali-p., *kalm.*, lach., *led.*, lil-t., lyc., *mag-p.*, mag-s., mang., *meph.*, merc., merc-c., merc-i-f., mez., mill., morph., mosch., mur-ac., myric., naja, *nat-ar.*, nat-m., *nux-v.*, ol-j., op., ox-ac., pall., par., petr., ph-ac., *phos.*, phys., *phyt.*, *pip-m.*, plan., plat., *plb.*, ptel., **Puls.**, *ran-s.*, rhod., **Rhus-t.**, rumx., *sang.*, sarr., sil., *spig.*, staph., stram., stry., *sulph.*, tab., *tarent.*, tax., tep., thuj., trom., urt-u., *verat.*, vip., wye., xan., zinc.

abwechselnde Seiten: **Lac-c.**, sulph.

links: *Aesc.*, agar., arg-n., asc-t., aster., aur., cur., fl-ac., *guaj.*, ind., iod., jac-c., *kalm.*, *lach.*, *lat-m.*, meny., merc-i-r., **Rhus-t.**, tab.

erst links, dann rechts: *Calc-p.*, form.

Angina pectoris, bei: Cimic., dig., *lat-m.*

Epilepsie, vor: Calc-ar.

Herzsymptomen, mit: Acon., agar., aur., **Cact.**, calc-ar., chim., *cimic.*, *crot-h.*, *dig.*, iber., **Kalm.**, *lat-m.*, lyc., med., **Rhus-t.**, spig., *tab.*

rechts: Cast-eq., *caust.*, cimic., cina, *cycl.*, eupi., fl-ac., kalm., *lyc.*, *merc-i-f.*, pall., phos., *phyt.*, pip-m., **Sang.**, *spig.*, xan.

erst rechts, dann links: Fl-ac.

Herzsymptomen, mit: *Lil-t.*

rechter Oberarm und linker Unterarm: Asc-t.

tagsüber: Bor., plb., sulph.

morgens: Ars., ars-i., chel., crot-h., dios., dulc., fago., jac-c., merc-i-f., ptel., rhus-t., staph., stict.

Aufstehen, beim: Merc-i-f., phos., staph.

Bewegung, bei: Ars., crot-h.

Erwachen, beim: *Aur.*, chel.

vormittags: Bry., carb-s., cham., fago., kalm., sulph.

mittags, nach dem Gehen: Pall.

nachmittags: Calc-p., chel., coloc., fago., naja, rumx., thuj., zinc.

SCHMERZ - *Arme ...*

abends: Calc., cimic., fl-ac., hyos., kalm., led., merc-c., merc-i-f., nat-ar., phos., psor., *puls.*, rhus-t., stann., sulph.

18 Uhr: Arg-n., elaps

Bett, im: Carb-v., kreos., mag-m.

nachts: Am-m., ambr., aran., *ars.*, asaf., bry., *calc.*, calc-s., carb-s., *carb-v.*, cast-eq., caust., cham., cit-v., coloc., croc., crot-t., dig., *dulc.*, gels., ign., *iod.*, kali-n., *lyc.*, mag-c., *merc.*, merc-i-f., mur-ac., nux-v., phos., phyt., puls., **Rhus-t.**, **Sang.**, *sil.*, staph., sulph.

Mitternacht, nach: Nux-v.

2 Uhr: *Ferr.*

3 Uhr: Dios.

3-4 Uhr: Gels.

3-6 Uhr: Thuj.

4 Uhr: Verat.

Liegen darauf, beim: Acon., *ars.*, *carb-v.*, *iod.*

abwechselnd Arme und Beine: Merc-i-r.

Amputation, nach (Phantomschmerz): *Hyper.*

anfallsweise: Arg-m., *caust.*, *cina*, *kalm.*, lach., lyc., *mag-p.*, meny., *ran-b.*, sul-ac.

Anstrengung, bei: Alum., cimic., iod., *merc.*, sulph.

nach: Gels., ruta, *sep.*, *sil.*

Aufstützen, beim: Ruta, sil., thuj.

Ausstrecken, beim: Alum., caust., sulph.

Berührung, bei: Agar., berb., carb-an., **Chin.**, cocc., euph., lob.

Bett, im: Cycl., *ferr.*, ign., iodof., *sulph.*, verat.

Gewicht der Bettdecke, durch das: Ferr.

Beugen des Armes, beim: Aeth.

amel.: Ferr.

Bewegung, bei: Aml-n., *ant-t.*, berb., **Bry.**, bufo, cann-s., *cham.*, chel., chin., cimic., cinnb., **Colch.**, *coloc.*, dros., ferr., *guaj.*, hyos., iod., iris., kali-c., *kalm.*, led., mag-c., mag-m., meph., merc-i-r., mez., *nux-v.*, op., *ox-ac.*,

SCHMERZ - *Arme* - Bewegung, bei ...

ph-ac., phys., *phyt.*, *plb.*, *ran-b.*, sil., staph., sulph.

amel.: Abrot., acon., agar., aur-m-n., camph., cina, cupr., cycl., *dulc.*, kali-p., *lyc.*, meph., phos., *puls.*, *rhod.*, **Rhus-t.**, sphing., stel., thuj.

behindert die Bewegung: Nux-v.

langsame Bewegung amel.: *Ferr.*

Denken daran, beim: *Ox-ac.*

Druck agg.: Berb., merc-i-f., rhus-v., sil., *spig.*

Entblößen amel.: Lac-c., **Led.**, **Puls.**, sulph.

epileptischen Anfällen, vor: *Calc-ar.*

Ergreifen von Gegenständen agg.: Am-c., arn., calc., carb-v., caust., cham., dros., led., plat., puls., **Rhus-t.**, sil., verat.

amel.: Lith-c.

erschöpft, wie: *Lach.*, *nux-v.*, verat.

Erwachen, beim: Abrot.

Essen, beim: Cocc.

nach: Ars., *indg.*

Freien, amel. im: Cham.

Froststadium im Fieber, vor: *Eup-per.*, *phel.*

während: Bry., chin., lyc., nux-v., ph-ac., phos., puls., rhus-t.

Gähnen, beim: Nux-v.

Gehen agg.: Arg-n.

amel.: Daph., *valer.*, verat.

nach Gehen agg.: Pall.

langsam Gehen amel.: *Ferr.*

gelähmtes Glied: Agar., *ars.*, bell., calc., caust., *cocc.*, crot-t., *kali-n.*, lat-m., plb., sil., sulph.

geschwollenen Achseldrüsen, mit: **Bar-c.**

geschwürig: Berb., thuj.

Heben einer Last agg.: Ruta, sep.

amel.: Spig.

Herbst, im: Rhus-t.

SCHMERZ - *Arme* ...

Herunterhängenlassen, beim: Alum., am-m., ang., berb., *bry.*, canth., *cina*, ign., kali-n., nat-m., nux-v., ol-an., par., ph-ac., phos., plat., ruta, sabin., sep., stront., sul-ac., sulph., thuj., valer.

Herzklopfen, mit: Agar., *cact.*, *calc.*, cimic.

Hochheben der Arme, beim: *Apis*, caj., calc., cocc., eup-pur., **Ferr.**, kali-p., lac-c., olnd., phyt., *sang.*, sulph., syph., tab., zinc.

Husten, beim: Dig., *puls.*

Klavierspielen, beim: *Gels.*

Kratzen, beim: Berb., lach.

lähmungsartig: Alum., arg-n., *calc.*, carb-s., *chel.*, cimic., cina, cocc., **Colch.**, coloc., crot-h., cur., guaj., kalm., mang., *merc.*, phos., *rhus-t.*, staph.

Liegen darauf, beim: Acon., **Ars.**, *calc.*, *carb-v.*, cocc., dros., *graph.*, *ign.*, *iod.*, **Kali-c.**, *spig.*, urt-u.

Luft, in kalter: *Ars.*, ign., nit-ac., *ran-b.*, *rhod.*

Menses, während: Agar., bry., *calc.*, elaps, eup-pur., nux-v., spong., stram., verat.

Mittagessen, beim: Kali-n.

Mittagsschlaf, im: Lyc.

Nähen, beim: Eupi.

neuralgisch: *Acon.*, aesc., arn., ars., crot-h., *crot-t.*, *ferr.*, graph., ign., iod., lyc., phos., ran-b., *rhus-t.*, sep., *staph.*, sulph., ter., verat.

periodisch, jedes Jahr: Vip.

Pronation (Einwärtsdrehung), bei: Petr.

Reiben agg.: Berb., kalm., merc-i-f.

Schmerz wandert von den Armen in die Beine: *Kalm.*

rheumatisch: Abrot., *aesc.*, alumn., am-c., *ant-c.*, *ant-t.*, arg-n., ars., ars-i., astac., bell., berb., **Bry.**, *cact.*, **Calc-p.**, *chel.*, chin., *cimic.*, **Colch.**, *coloc.*, com., dros., *dulc.*, **Ferr.**, ferr-ar., *ferr-i.*, fl-ac., grat., *guaj.*, ham., iod., kali-bi., *kalm.*, lach., *led.*, *lyc.*, med., meph., **Merc.**, *merc-i-f.*, mez., *nat-ar.*, nat-c., nit-ac., *nux-v.*, phel., phos., *phyt.*, podo., *puls.*, *ran-b.*, *rhod.*, **Rhus-t.**, rhus-v.,

SCHMERZ - *Arme* - rheumatisch ...

Sang., squil., stel., stict., *sulph.*, teucr., thuj., ust., *valer.*, verat., viol-o.

ruckend: *Ars.*, bell., ran-b., rhus-v., *valer.*

Schlaf, nach: Morph.

Schreiben, beim: Cere-s., cere-b., *cycl.*, **Mag-p.**, *merc-i-f.*, *pip-m.*, sul-ac.

Schwitzen amel.: Thuj.

Strecken des Armes agg.: Carb-s., hura, sulph.

amel.: Merc.

Supination (Auswärtsdrehung), bei: Cinnb.

Umdrehen amel.: Sphing.

im Bett agg.: Sang.

vibrierend: Berb.

wandernd: Ars., asaf., cact., cast-eq., *caul.*, chel., ery-a., fl-ac., *lac-c.*, med., *phyt.*, *pip-m.*, *puls.*, sol-n., sulph.

Wärme agg.: Ant-t., apis, bry., calc., caust., cham., dulc., *guaj.*, *lac-ac.*, **Led.**, nux-v., **Puls.**, sabad., *stel.*, stront., *sulph.*, thuj., zinc.

amel.: **Ars.**, cinnb., *graph.*, *mag-p.*, *sil.*

Waschen, beim: Am-c., *sulph.*

kaltem Wasser, in: Am-c., *ars.*

Wetter, bei feuchtem: *Dulc.*, *phyt.*, *ran-b.*, *rhod.*, *rhus-t.*, verat.

kaltes Wetter agg.: Agar., **Calc-p.**, kali-c., kalm.

amel.: Thuj.

stürmischem Wetter, bei: **Rhod.**, **Rhus-t.**

Winter, im: Petr.

erstreckt sich zur Brust: Vip.

Fingern, zu den:

Gesicht, vom: *Coff.*

Herzen, vom: *Aur.*, cocc., *cycl.*, *guaj.*, lat-m.

kleinen Finger, zum: Hura, nat-ar.

Achselhöhle, von der: Nat-ar.

Rücken, zum: Ars., caust., dios.

unten, nach: Aran., *arn.*, *aspar.*, carb-an., *guaj.*, kalm., nat-ar., **Rhod.**

SCHMERZ - *Arme* - *erstreckt sich* ...

Beugemuskeln, wenn etwas angefasst wird: *Nat-s.*

Streckmuskeln: Bufo, *iod.*, plan., plb.

Gelenke: Aur-m-n., **Calc.**, cupr., led., mang., nat-m., plb., teucr.

abends: Ign.

anfallsweise: Mang.

Beugen, beim: Stann.

Bewegung, bei: Nat-m.

amel.: Aur-m-n.

rheumatisch: Anan., asaf., bry., hep., kali-bi., lach., *led.*, *lyc.*, *merc.*, *petr.*, *phos.*, rhod., *rhus-t.*, sabin., sars., spig., stann.

Schreiben, beim: Cinnb.

Seite, auf der man liegt: *Ign.*

Knochen: Apis, ars., calc-p., *iod.*, kali-bi., **Lyc.**, mag-c., merc., plat., sabad., teucr.

Schulter: Abrot., acon., aesc., *agar.*, all-c., *alum.*, alumn., am-c., am-m., ammc., anag., apis, *arg-m.*, arn., *ars.*, asc-t., aspar., aster., aur., aur-m., bad., bapt., bar-c., *berb.*, brom., *bry.*, *cact.*, *calad.*, *calc.*, *calc-p.*, *calc-s.*, carb-ac., *carb-s.*, carb-v., card-m., *caust.*, cham., **Chel.**, chin., chin-a., chin-s., *cimic.*, cimx., *cist.*, coc-c., *colch.*, coloc., com., cop., *crot-c.*, *crot-h.*, cupr., daph., dig., dios., dirc., dros., *dulc.*, *echi.*, eup-per., fago., **Ferr.**, *ferr-ar.*, **Ferr-m.**, *ferr-p.*, fl-ac., gels., gins., glon., *graph.*, guaj., *ham.*, hell., *hep.*, hura, hyper., *ign.*, ind., *iod.*, *iris.*, jatr., jug-c., kali-ar., *kali-bi.*, kali-c., *kali-i.*, *kali-n.*, kali-p., *kalm.*, kreos., lac-c., *lach.*, lachn., lac-ac., laur., lec., *led.*, lil-t., lob., *lyc.*, lyss., *mag-c.*, *mag-m.*, mang., *med.*, *merc.*, merc-c., merc-i-f., merc-sul., *mez.*, mosch., mur-ac., myrt., naja, *nat-ar.*, *nat-c.*, nat-m., nat-s., nit-ac., nux-m., *nux-v.*, ol-an., olnd., pall., ph-ac., *phos.*, phys., *phyt.*, plan., *plb.*, prun-s., psor., ptel., *puls.*, *ran-b.*, raph., *rhod.*, **Rhus-t.**, rumx., **Sang.**, sars., sep., sil., *staph.*, stram., stront., stry., **Sulph.**, tab., tarent., *thuj.*, tril., trom., verat., vesp., vip., zinc.

abwechselnd links und rechts: **Lac-c.**

links: *Agar.*, alumn., ammc., arg-m., cinnb., guaj., ind., *iod.*, *kalm.*, **Led.**, mang-m., merc-c., nat-m., *ph-ac.*, *rhus-t.*, **Sulph.**

und rechte Hüfte: **Led.**, nux-m.

SCHMERZ - *Schulter* ...

erst links, dann rechts: Asc-t., *calc-p.*, lach., *med.*, naja

Husten, während: *Ferr.*, rhus-t.

Liegen auf der schmerzlosen Seite agg.: Nat-m.

rechts: Am-m., ammc., apis, berb., *calc.*, carb-v., **Chel.**, cimic., cimx., *coloc.*, *crot-c.*, **Ferr-m.**, fl-ac., iris., *kalm.*, lact., *led.*, *lept.*, lob., *lyc.*, lyss., mag-c., med., *nit-ac.*, pall., *phyt.*, **Sang.**, thuj.

erst rechts, dann links: Am-m., *apis*, bad., jatr., lac-c., lob., *lyc.*, lyss.

morgens: Arg-m., arg-n., ars., *caust.*, dios., kalm., ol-an., *phos.*, ran-b., sumb.

5-6 Uhr: Fago.

Aufstehen, beim: Kalm., phos., ran-b.

Bett, im: Mez., ol-an., staph.

Erwachen, beim: Fl-ac., kali-bi., kali-c., kalm.

vormittags: Cham., dios., hyper., *lyc.*

9 Uhr bis abends: Lyc.

10 Uhr: Kalm.

11 Uhr: Lac-ac.

nachmittags: Cham., chel., cupr., dios., mag-c.

abends: Chel., cist., fl-ac., led., lyc., mag-c., *mez.*, nat-s., pall., puls., stry.

18 Uhr beim Gehen: Rhus-t.

19 Uhr: Dios., stry.

Bett, im: Nux-v.

nachts: Abrot., bell., calc., cast., *caust.*, dig., *kali-bi.*, kali-c., *kali-n.*, mag-c., *merc.*, *phos.*, **Sang.**, sep., sil., stict., sulph.

2-8 Uhr: *Ph-ac.*

Bett, im: Naja, *sang.*

Liegen darauf, beim: Sulph.

Umdrehen im Bett, beim: **Sang.**

warm Einhüllen amel.: Sil.

abwechselnd mit Schmerz in der Hüfte: Kalm.

Abduktion agg.: *Chel.*

anfallsweise: Ind., lyc., *puls.*, sarr.

SCHMERZ - *Schulter* ...

Ärger, nach: *Coloc.*

Atmen, beim: Bry., sulph.

Berührung, bei: Acon., bry., mang.

Beugen des Kopfes, beim: Puls.

Bewegung, bei: Asc-t., *bry.*, carb-v., caust., chel., echi., fago., *ferr.*, ferr-p., *guaj.*, iris., kali-bi., kali-i., kali-n., kalm., lac-ac., *led.*, mag-m., nat-m., *phos.*, *ran-b.*, *staph.*

amel.: Alumn., arg-m., bapt., calc., cham., colch., dios., dros., euph., **Ferr.**, *ferr-p.*, kali-p., *lyc.*, mez., mur-ac., *ph-ac.*, **Rhus-t.**, *sep.*, stann., verb.

Armbewegung agg.: Asar., bell., calc., cann-s., caust., chel., croc., *ferr.*, *iris.*, *kali-bi.*, kali-c., kali-n., kreos., *lach.*, lac-ac., *led.*, mag-c., med., merc., mur-ac., nat-ar., olnd., petr., phyt., puls., *rhod.*, ruta, *sang.*, sep.

hinten, nach: Berb., dros., *ign.*, *kali-bi.*, laur., puls., sep., zinc.

Schulterbewegung amel.: Ph-ac.

Denken daran, beim: Bapt.

Drehen im Bett, beim: *Sang.*

Umdrehen amel.; nach: Nux-v.

Druck amel.: Coc-c., nat-c.

Erwachen, beim: Abrot., rumx., zinc.

Fahren und Reiten, beim: Cund., *rhus-t.*

festhält, wenn er etwas mit der Hand: Bry.

Gehen, beim: Arg-m., aur-m-n., brom., hydr., kali-n., nat-s., pall., phos., sulph.

amel.: Calc-s., euph., *rhod.*, **Rhus-t.**

langsam Gehen amel.: *Ferr.*

geschwürig: Berb., thuj.

Gewitter, vor: *Rhod.*

Heben, beim: Coloc., *ferr.*, ind., *sang.*, sep., stann., staph.

Heben der Arme agg.: *Alum.*, *bar-c.*, *bry.*, calc., card-m., chel., cocc., dros., *ferr.*, hep., *ign.*, *iris.*, *kali-bi.*, kali-n., kreos., lac-c., *led.*, lyc., mag-c., mag-m., nat-c., nat-m., *nit-ac.*, petr., *phos.*, phyt., prun-s., puls., *rhus-t.*, **Sang.**, *sanic.*, sep., sul-ac., *sulph.*, syph., thuj., zinc.

SCHMERZ - *Schulter* - Heben der Arme ...

amel.: Ph-ac.

Herunterhängenlassen des Armes, beim: Mez., nux-v., ruta, thuj.

amel.: *Phos.*

Husten, beim: Am-c., ars., *bry.*, chin., dig., *ferr.*, *lach.*, *phos.*, *puls.*, rhus-t., sang., thuj., xan.

kalte Luft amel.: Thuj.

Kaltwerden, beim: *Calc.*, *calc-p.*, *chel.*, *dulc.*, **Hep.**, *kali-c.*, *merc.*, **Nux-v.**, *phos.*, *psor.*, *rhod.*, **Rhus-t.**, **Sil.**, *sulph.*

lähmungsartig: Asar., *berb.*, brom., *caust.*, *chel.*, *ferr.*, ind., kali-bi., kali-i., kali-n., laur., lyc., lyss., mang., mez., mur-ac., *nat-m.*, nux-v., ph-ac., phos., prun-s., *rhod.*, stann., staph., stront., valer.

Legen des Armes auf den Rücken agg.: **Ferr.**, *rhus-t.*, **Sanic.**

Liegen amel., still: Sang.

schmerzhaften Seite agg., auf der: *Lach.*, nat-m., nux-v., *ph-ac.*, *rhod.*, *thuj.*

amel.: Coc-c., kali-bi., *lyc.*, nux-v., puls.

Menses, während: Mag-c.

Mittagessen, nach dem: Asc-t., mez., phos., phys.

pulsierend: *Led.*, mur-ac., ph-ac., thuj.

rheumatisch: Acon., agar., alumn., am-m., ammc., ant-t., apis, ars., aur., bapt., *berb.*, brom., *bry.*, *cact.*, *calc.*, *calc-p.*, carb-ac., carb-s., carb-v., card-m., *caust.*, *chel.*, *chim.*, *chin.*, chin-s., *cimic.*, **Colch.**, coloc., crot-c., dig., *dulc.*, ery-a., fago., **Ferr.**, *ferr-i.*, *ferr-m.*, *ferr-p.*, *fl-ac.*, form., graph., grat., *guaj.*, *ham.*, ign., ind., *iod.*, *iris.*, jatr., jug-c., *kali-bi.*, *kali-c.*, *kali-i.*, *kali-n.*, *kalm.*, lach., *lac-ac.*, *led.*, *lyc.*, lyss., mag-c., mag-m., mang., **Med.**, *merc.*, merc-i-f., naja, *nat-ar.*, *nat-c.*, *nat-m.*, nat-p., nit-ac., nux-m., nux-v., ol-an., olnd., pall., ph-ac., *phos.*, *phyt.*, plan., *puls.*, ran-b., **Rhod.**, **Rhus-t.**, sabin., *sang.*, *sanic.*, *staph.*, stict., stram., stront., stry., **Sulph.**, *thuj.*, trom., ust., zinc.

den Hals hinauf: Lac-ac.

SCHMERZ - *Schulter* ...

ruckend: Arn., ars., fl-ac., mez., mosch., puls., sil., tarax.

Schlucken der Speisen, beim: *Rhus-t.*

Schreiben, beim: Fl-ac., *merc-i-f.*, *valer.*

Schwitzen amel.: Thuj.

Seite, auf der er liegt: Rhod.

nicht liegt: Kali-bi.

Sitzen, nach langem: All-c., aur., coloc., led., rhod.

verrenkt, wie: Ant-t., caps., cor-r., *croc.*, fl-ac., ign., mag-c., mag-m., mez., myrt., nicc., olnd., **Rhus-t.**

wandernd: Cact., hyper., *kali-s.*, *phyt.*, senec.

Wärme agg.: *Guaj.*

amel.: Echi., *ferr.*, **Hep.**, *lyc.*, **Rhus-t.**, *sil.*, *thuj.*

Bettwärme agg.: Thuj.

Wein agg.: *Ph-ac.*

Wetter, bei feuchtem: **Dulc.**, *phyt.*, *ran-b.*, **Rhus-t.**

erstreckt sich zum Arm: Ars., bapt., brom., bry., cimx., glon., ind.

Brust: Sars.

Deltoid: Bol., chel.

Ellbogen: Abrot., cupr-ar., ferr., fl-ac., ind., petr., phos., plb.

Finger: Apis, *calc-p.*, *cocc.*, elat., ferr., fl-ac., naja, nux-v., rhus-t., thuj.

Hals: Anag., apis, lac-ac.

Hand: *Arn.*, chin-s., glon., jatr., lat-m., mag-m.

Handgelenk: Chel., *cimic.*, *guaj.*, lyc., *puls.*

Kopf: Ind.

Rücken: Ars., dios.

Seite herunter, die: Fago.

Acromion: Cham.

Oberarm: Abrot., alumn., **Anac.**, anag., ang., ant-c., apis, aran., arg-m., arg-n., ars-h., ars-i., ars-m., asaf., aspar., aur., *bar-c.*, **Bell.**, berb., bov., brach., bry., cact., calc., canth., card-m., cham., chel., chim., *chin.*, chin-s., cic., cinnb., clem., colch., crot-h., crot-t., *cycl.*, dulc., euon., euph.,

SCHMERZ - *Oberarm* ...

eupi., *ferr.*, ferr-i., fl-ac., form., gels., ham., ign., *iod.*, iris., jal., kali-bi., *kali-c.*, kali-p., *kalm.*, lach., led., lil-t., lyc., mag-c., *mag-p.*, *mang.*, merc-i-f., mez., mosch., mur-ac., murx., nat-ar., nat-c., nat-m., nit-ac., nux-m., osm., paeon., phos., phyt., plb., plumbg., *puls.*, *rhod.*, *rhus-t.*, sabad., sabin., *sang.*, sarr., sil., *staph.*, stry., sulph., sumb., tarax., tarent., tep., thuj., urt-u., *verat.*, verat-v., xan.

links: **Rhus-t.**

rechts: Canth., crot-h., *cycl.*, eupi., fl-ac.

morgens: Ars-i., chel., euph., lyc., mez., rhus-t.

Aufstehen, nach dem: Dulc.

Erwachen, beim: Ars-s-r., mez.

vormittags: Agar., bov., com.

mittags: Sulph.

Hinlegen, nach dem: *Rhus-t.*

nachmittags: Abrot., fl-ac., phos., stry.

13 Uhr, beim Reiten: Hydr.

14 Uhr: **Rhus-t.**

15 Uhr: Dios., phos., **Rhus-t.**, sarr.

abends: Anac., chin., colch., kali-bi., ox-ac., stry., sulph., zinc.

Bett, im: Dulc., led.

nachts: Ars., *cast.*, cham., crot-t., *ferr.*, mang., *merc.*, nat-m., nux-v., *phyt.*, puls., *sang.*, stry., sulph.

4 Uhr: Verat.

Liegen darauf, beim: Nat-m.

Schlaf, im: Sep.

anfallsweise: Gels., mur-ac.

Berührung agg.: Agn., arg-m., *chin.*, sabin., *staph.*

Bett, im: Dulc., led., *rhus-t.*

Beugen des Armes, beim: Ant-c.

hinten, nach: **Rhus-t.**

Bewegung, bei: Anag., berb., *bry.*, bufo, calc., *cocc.*, *colch.*, crot-t., *euph.*, *ferr.*, ferr-p., fl-ac., iris., *kalm.*, lac-c., *led.*, mag-c., *merc.*, nux-v., phyt., sabad., sabin., staph.

amel.: *Arg-m.*, aur-m-n., cina, cocc., cupr., *dulc.*, kali-bi., meph., ox-ac., paeon., **Rhus-t.**, thuj.

SCHMERZ - *Oberarm* - Bewegung, bei ...

langsame Bewegung amel.: *Ferr.*

Druck agg.: Berb., calc., phyt., sil.

amel.: Bov., indg., laur.

Einschlafen agg., beim: *Kali-c.*, *kalm.*

elektrische Schläge, wie: Tarax.

Erregung, bei: Coloc.

Froststadium im Fieber, nach: Ars-h.

Gehen, beim: Arg-n., merc-c.

Heben, nach: Berb.

Heben des Armes, beim: Agar., *bar-c.*, *bry.*, bufo, calc., *calc-p.*, cocc., colch., *ferr.*, nat-c., nat-m., olnd., phos., plb., *rhus-t.*, *sang.*, syph., teucr., zinc.

Herumdrehen im Bett agg.: *Sang.*

Herzbeschwerden, bei: Cact.

intermittierend: Asaf., led., sars.

kalter Luft, in: *Kalm.*

lähmungsartig: Aloe, alum., arg-m., arg-n., *bell.*, bry., cham., *chel.*, *chin.*, cina, cocc., con., ferr., kali-bi., mur-ac., nit-ac., *phos.*, sep., *staph.*, thuj.

Legen des Armes auf den Rücken, beim: Calc.

Liegen auf der schmerzhaften Seite, beim: *Mang.*

Oberarm; auf dem: Carb-an., *nat-m.*

Mantel anziehen, beim: Bry., chel., rhus-t., sang.

Menses, während: Berb.

neuralgisch: Hyper.

pulsierend: Ign., **Kali-c.**, mur-ac., nat-m.

rheumatisch: Alumn., *ars.*, aspar., bry., calc., calc-p., carb-s., chel., *chim.*, coff., *colch.*, crot-t., dulc., **Ferr.**, *ferr-i.*, ferr-p., *fl-ac.*, hyos., iod., iris., *kalm.*, merc., nat-m., phos., *phyt.*, ptel., *rhod.*, **Rhus-t.**, **Sang.**, urt-u., verat., zinc.

ruckend: Anac., chin., kali-bi., lact., puls., *ran-b.*, rhus-t., ruta, sil., tarax., valer.

Schlag, wie von einem: *Anac.*

Schwitzen amel.: Thuj.

Singen, beim: Stann.

SCHMERZ - *Oberarm ...*

spasmodisch: Agar., lact., mosch., olnd., valer.

Splitter, wie von einem: Agar., *nit-ac.*

Schreiben, beim: Ars-i., *cycl.*, *fl-ac.*, *valer.*

Strecken des Armes, beim: Phyt.

wandernd: Phyt.

Wärme amel.: Ferr.

Wetter, bei feuchtem: *Phyt.*, rhod., rhus-t., sanic.

erstreckt sich zu den Fingern: Chel.

Hals, während den Menses: Berb.

Hand und Daumen; in die: Kali-bi., *puls.*

unten; nach: Agar., berb., carb-v., dros., kali-bi., lach., *lyc.*, sulph.

Bizeps, nach Heben: Berb., chin-a., **Rhus-t.**, stict.

morgens: Agar.

Deltoid, Umgebung des: *Asar.*, aur., *bar-c.*, bufo, calc., caul., chel., coc-c., *colch.*, **Ferr.**, kali-bi., *kalm.*, lac-c., merc-c., nat-m., phos., phyt., rhod., *rhus-t.*, **Sang.**, viol-o., zinc.

links: Nux-m.

erst links, dann rechts: Ox-ac.

rechts: Agar., card-m., *cedr.*, *kalm.*, lob., *urt-u.*

Hand auf dem Tisch liegt, wenn die: Asar.

Knochen: Alumn., anac., ars-s-r., arum-d., aur., bar-c., berb., bry., carb-v., euon., ferr., *fl-ac.*, ham., hyos., ign., iod., kali-bi., *lyc.*, mag-s., mang., merc., *mez.*, murx., nit-ac., osm., ox-ac., phos., phyt., rhod., rhus-t., sarr., staph., sulph.

nachmittags: Fl-ac.

15 Uhr: Sarr.

nachts: Dros.

Berührung agg.: Staph.

gelähmt, wie: Nit-ac.

geschwürig: Bar-c.

rheumatisch: *Ars-i.*, *ferr.*, fl-ac.

Seite, auf der man liegt: *Iod.*

Innenseite: Bov., chel., crot-t., led., sil., tarent.

SCHMERZ - *Innenseite ...*

erstreckt sich zu den Fingern: Chel.

Außenseite: Phyt.

Rückseite: Hyos., *stict.*, stry.

Trizeps: *Stict.*

Ellbogen: Abrot., acon., agar., agn., all-s., aloe, *alum.*, *alumn.*, am-c., ant-c., ant-t., arg-m., ars-h., ars-i., aster., aur., bapt., *bry.*, calc., calc-p., calc-s., cann-i., carb-s., cast-eq., *caust.*, cedr., cham., chel., chin., cic., cimic., clem., *coloc.*, *corn.*, crot-c., crot-h., cupr., cycl., dig., dios., dulc., elaps, fago., ferr., ferr-ar., ferr-i., fl-ac., form., gels., glon., grat., *guaj.*, hep., hyos., hyper., *iod.*, iris., jac-c., jug-c., kali-ar., *kali-bi.*, kali-c., kali-n., kalm., lach., lachn., *lac-ac.*, laur., lept., lob., *lyc.*, lyss., mag-c., mag-s., manc., mang., merc., merc-i-f., mez., nat-ar., nat-c., nat-s., nux-m., nux-v., osm., petr., ph-ac., phos., phys., phyt., pip-m., plan., plat., plb., prun-s., puls., ran-b., *rhus-t.*, rhus-v., rumx., ruta, seneg., sep., *sil.*, spong., stry., sul-ac., sulph., tarent., tell., tep., ter., thuj., valer., verat., xan., zinc.

morgens: Brach., dios., lyc., ran-b., sep., sumb., thuj.

6 Uhr: Dios.

vormittags: Abrot., dios., plan.

mittags: Arg-m., cedr.

nachmittags: Sulph.

16 Uhr: Dios.

abends: Cast-eq., cop., dios., dulc., fl-ac., jac-c.

17 Uhr: Stry.

19 Uhr: Chin-s., dios.

21 Uhr: Calc-p., lyc.

Liegen, im: Nat-c., phos.

Ziehen der Türglocke, beim: Chin-s.

nachts: Dig., gels., kali-n., merc-i-f., *phos.*, ter.

23 Uhr bis morgens: *Sulph.*

Herausstrecken des Armes aus dem Bett; beim: Am-c.

abwechselnd mit Schmerzen in der Schulter: Kalm.

Knien, in den: Dios.

anfallsweise: Kreos., rat.

SCHMERZ - *Ellbogen ...*

Auflehnen auf den Arm, beim: Camph.

Ausstrecken des Armes vor sich her, beim: Am-c.

Berührung, bei: Ambr., calc-p., dulc., hyos., ph-ac.

Beugen des Armes, beim: All-s., chel., dulc., mag-c., mur-ac., puls.

Bewegung agg.: Agn., **Bry.**, *carb-s.*, *guaj.*, kali-bi., led., plb., sulph., ust.

amel.: *Arg-m.*, *aur-m-n.*, bism-o., dulc., *lyc.*, mez., **Rhus-t.**

Exanthems; beim Verschwinden eines: *Lept.*

Fahren und Reiten, nach: Verat.

Froststadium im Fieber, während: Ang., **Podo.**

Gehen, nach: Valer.

Gicht, bei: Ars-h., caust., kali-i.

krampfartig: Verb.

lähmungsartig: *Bry.*, cham., graph., lyss., prun-s.

Liegen, im: Carb-an., kreos., nat-s., phos.

gegenüberliegenden Seite, auf der: Nux-v.

rheumatisch: Acon., ammc., ant-t., ars., bapt., *bry.*, calc., carb-s., *colch.*, coloc., cupr., *ferr.*, form., grat., guaj., hydr., hyper., iris., *kali-bi.*, kalm., lach., lob., mag-s., mez., nat-ar., *nat-c.*, nicc., prun-s., ran-b., rhus-v., sal-ac., sep., ust., zinc.

ruckend: Rhus-t.

Schmerz in der Seite, mit: Fl-ac.

Sitzen, im: Phos.

Strecken des Armes, beim: Hep., kali-c., puls., ruta

Tragen einer Last, nach: *Cham.*

Wärme agg.: *Guaj.*

amel.: *Caust.*, **Rhus-t.**

wandernd: Cact.

Zubettgehen, nach dem: Dios.

erstreckt sich zur Hand: Kali-bi., lach., nicc., tarent.

Handgelenk: Ars., guaj., kali-n., phyt., prun-s., rhus-t.

SCHMERZ - *Ellbogen - erstreckt sich ...*

kleinen Finger: Aesc., arund., jatr., lyc., phyt., puls., seneg.

Schulter: Cycl., phos., still.

Ellenbogenbeuge: Alumn., anac., arg-m., aur-m-n., carb-an., caust., chel., cina, clem., cocc., gels., glon., graph., hep., hura, hyos., iod., lyc., merc-i-f., nat-c., plb., *puls.*, spig., still., thuj., valer., verat.

morgens: Alum., lyc., merc-i-f.

anfallsweise: Plb.

Berührung, bei: Nat-c.

Bewegung agg.: Hura, plb., *puls.*

amel.: Coc-c.

Druck amel.: Arg-m.

Gehen, beim: Gels.

Herunterhängenlassen, beim: Still.

lähmungsartig: Cina, cocc.

Schreiben, nach: Gels.

Strecken des Armes, beim: Alumn., **Caust.**, clem., graph., *hep.*, *puls.*, thuj.

erstreckt sich zu den Fingern: Hura

Handteller: Carb-an.

Schulter: Plb.

Olecranon: Alum., am-c., carb-an., caust., chin-a., hep., kali-n., rhod., spong., verat.

Bewegung, bei: Hep.

Unterarm: Acon., *aesc.*, agar., all-c., alum., am-c., am-m., anag., apis, apoc., *arg-n.*, ars., ars-i., arum-d., asaf., asc-t., aur., aur-m-n., bapt., bar-c., berb., bism-o., bor., bry., calad., calc., *carb-v.*, cast-eq., caul., cedr., *cham.*, chel., chin., cimic., coca, cocc., **Colch.**, coloc., cor-r., croc., cupr., *cycl.*, dios., euph., fl-ac., gels., hell., hura, hyper., iod., kali-bi., kali-chl., lach., led., lil-t., *mag-p.*, mang., med., merc., merc-i-f., *mez.*, murx., *nat-m.*, *nit-ac.*, ph-ac., phys., phyt., plan., plat., plb., *podo.*, prun-s., puls., **Rhod.**, *rhus-t.*, sabin., sars., sil., spig., spong., *staph.*, still., stront., sulph., tarent., tep., teucr., thuj., trom., upa., verat-v., verb.

links: Agar., *med.*

rechts: *Cycl.*, *merc-i-f.*

tagsüber: Plb., sulph.

SCHMERZ - *Unterarm ...*

morgens: Ars., bar-c., bry., chin-s., coloc., dios., kali-bi., *lyc.*, nat-ar., thuj.

Erwachen, beim: Alum., kali-bi.

vormittags: Sil., trom., verat-v.

mittags: Cedr., trom.

nachmittags: Agar., nat-s., sulph., thuj.

abends: All-c., alum., am-c., calc-s., cast-eq., fl-ac., stront., sulph.

20 Uhr: Phys.

nachts: Agar., aloe, *arg-n.*, *lyc.*, *mez.*, plan.

23 Uhr: Trom.

anfallsweise: Ang., arg-m., berb., calc., ferr., kreos., mosch., mur-ac., *ph-ac.*, plat., plb., ruta, verb.

Anfassen von Gegenständen, beim: Chel., lach.

Bett, im: Aloe, am-c., am-m., mez., sulph.

Berührung agg.: Cupr., sabin., *staph.*

amel.: Bism-o., meny.

Beugen des Armes, beim: Chin., sabad.

Bewegen der Finger, beim: Asaf.

Bewegung, bei: Anac., *calc.*, chel., croc., led., rhus-t., sabin., *staph.*

amel.: Alum., aur-m-n., bar-c., *bism-o.*, camph., cocc., **Rhus-t.**, spig., stront.

Erwachen, beim: Agar., lycps.

Herunterhängenlassen, beim: Berb., nat-m., zinc.

lähmungsartig: Aeth., bar-c., berb., caust., *cham.*, **Colch.**, graph., *med.*, ph-ac., sil., *staph.*, sulph.

Liegen, im: Aur-m-n.

neuralgisch: Chin-s., iod.

pulsierend: Lyss., merc-i-f.

rheumatisch: *Aesc.*, agar., asc-t., bapt., chel., chin-s., *colch.*, form., hydr., hyos., iris., lycps., merc., merc-i-f., *nit-ac.*, *phyt.*, *podo.*, *rhus-t.*, stry.

ruckend: Led., sil.

Schreiben, beim: Acon., anac., *cycl.*, fago., fl-ac., **Mag-p.**, *merc-i-f.*

Sitzen, im: Aur-m-n., led.

SCHMERZ - *Unterarm ...*

Wärmeanwendung amel.: *Chel.*, *chin.*, *dulc.*, ferr., gran., *kali-c.*, kalm., lyc., *nit-ac.*, **Nux-v.**, **Rhus-t.**, *sil.*, *zinc.*

wandernd: Nat-ar.

erstreckt sich zum Ellbogen: Spig.

Finger: Asc-t., cocc., con., *cycl.*, puls.

kleinen Finger: Agar., kreos.

Daumen: Agar., croc.

Beugemuskeln: Arn., *calc.*, gels., nux-v.

Radialseite: Chin-a., chin-s.

Streckmuskeln: Coloc., hep., mur-ac., sil.

Sehnen: *Calc.*, chel., chin., chin-s., sil.

Vorderseite: Asaf., gels., plb., spong., tarent.

Rückseite: Berb.

Knochen, zwischen den: Calad.

Speiche: All-c., fl-ac., gymn., *lyc.*, *mez.*, nat-c., nat-m., osm., rhus-t., sabin., verat-v.

Herunterhängenlassen des Armes, beim: Nat-m., osm.

Periost: Cycl., *merc.*, *mez.*, phos.

Radiusköpfchen: Fl-ac.

Radialseite: Agar., fl-ac., merc., rhus-t.

morgens: Merc.

Elle: *Arg-n.*, calc., calc-s., *caust.*, cham., chin., form., *plat.*, *podo.*, verat-v.

unterer Teil der Ulna beim Schreiben: Chin-s.

nahe dem Handgelenk: Asc-t., *calc.*, cham., com., mez., olnd., zing.

Handgelenk: Act-sp., am-c., anag., *ant-c.*, ant-t., *arg-n.*, ars., arund., asc-t., bell., brach., bry., bufo-s., *calc.*, calc-p., calc-s., camph., cann-i., carb-s., carb-v., cast-eq., *caul.*, cham., chel., cimic., cina, cist., clem., cob., cocc., colch., coloc., cop., cor-r., crot-c., cub., dios., dulc., *eup-per.*, euph., ferr., ferr-ar., fl-ac., form., gels., grat., *guaj.*, *hep.*, hipp., hura, hyos., jug-c., *kali-bi.*, *kali-n.*, *kalm.*, lach., lac-ac., led., lil-t., *lyc.*, lycps., mag-s., manc., mang., merc., merc-i-f., mez., nat-s., osm., *ox-ac.*, pall., phys., plan., plb., podo., ptel., *puls.*, *rhod.*, **Rhus-t.**, rhus-v., *ruta*, sabad., *sabin.*, sal-ac., sars., sol-n., squil., stann., still.,

SCHMERZ - *Handgelenk* ...

stry., sul-ac., **Sulph.**, tab., tarent., tep., trom., urt-u., *viol-o.*, xan., zinc.

abwechselnd links und rechts: Arund., *lac-c.*

links: Asc-t., brach., camph., cop., crot-c., dios., ferr., *guaj.*, kalm., mag-s.

und rechtes Fußgelenk: Lach.

rechts: Act-sp., arund., bufo-s., calc-p., chin-s., cimic., colch., lac-c., *lyc.*, nat-p., *ox-ac.*, petr., plb., *rhus-t.*, sulph., **Viol-o.**

morgens: Am-c., calc-p., carb-v., cupr., dios., dulc., hura, iod., kali-c., mag-m., merc-i-f., nux-v., osm., plb., puls., staph., sulph., zinc.

Bett, im: Calc., hyper., nat-c.

Erwachen, beim: Dulc., merc-i-f.

Drehen des Handgelenks, beim: Merc-i-f.

nachmittags: Calc-s., lycps., nux-v., sulph.

abends: Dios., *led.*, nat-s., phys., pip-m., rhod., sars., verat-v.

nachts: Kali-n., sil., tab., tarent.

Erwachen, beim: Mez.

anfallsweise: *Anac.*, *aur.*, bov., spig.

Anfassen eines Gegenstandes, beim: Bov., **Rhus-t.**

Anstrengung, nach: Alum., berb., kali-n., sulph.

Berührung, bei: Merc.

Beugen, beim: Arg-n.

Bewegung, bei: Act-sp., arn., *bry.*, calo., carb-v., euph., *guaj.*, hep., hyper., kali-c., *kalm.*, merc., *mez.*, ox-ac., plb., rhod., ruta, sabad., staph., still., sulph., tarent.

amel.: *Arg-m.*, aur-m-n., bism-o., hyos., nat-s., prun-s., *rhod.*, **Rhus-t.**, sulph.

heftige Bewegung amel.: Sulph.

Drehen der Hand, beim: Agn.

Druck, bei: Merc.

Heben, beim: Alum., *rhus-t.*

Hinlegen, nach dem: Nat-s.

SCHMERZ - *Handgelenk* ...

lähmungsartig: Acon., agn., arg-m., asar., carb-v., cham., coc-c., con., euph., *kalm.*, mez., nat-p., rhus-v.

Nähen, beim: Kali-c., lach.

pulsierend: Brach., kali-n., polyg-h.

Mittagessen, beim: Kali-n.

rheumatisch: *Act-sp.*, aesc., ammc., asc-t., *caul.*, chel., clem., *colch.*, crot-c., ery-a., ferr-p., form., grat., *guaj.*, *jug-c.*, *kali-bi.*, kalm., *lach.*, lac-ac., mag-s., nat-ar., nat-p., ptel., *puls.*, **Rhus-t.**, **Ruta**, stict., urt-u., *vac.*, *viol-o.*

Schreiben, nach: Chin-s.

Schnur, wie von einer: Manc.

Schreiben, beim: Ferr-p., lyc., **Mag-p.**

wie nach langem, schnellem Schreiben: Cor-r.

Stuhlgang, nach: Osm.

Verdrehen des Handgelenks agg.: Merc-i-f.

verrenkt, wie: *Arn.*, *eup-per.*, phos.

wandernd: *Kalm.*, polyg-h., *puls.*

Wärme agg.: *Guaj.*, *puls.*

Wetter, bei stürmischem: Rhod.

Wind, im: Carb-v.

Zucken, mit: Arund., calc., carb-s., kali-n.

erstreckt sich in den Arm: Arn., jug-c., plb.

Ellbogen: Lach.

Fingerknöchel: Kali-n.

Hand: Fago., rhod.

Unterarm: Ferr-p., pall., stann.

Schreiben, beim: Ferr-p.

Zeigefinger: Asaf.

Ulnarseite: Chel., ferr-p., phys., rumx., sulph.

rheumatisch: Ferr-p.

Schreiben, beim: Ferr-p.

Radialseite: Arg-m., sabin., stann.

Streckseite: Agar., all-c.

abends: All-c.

Beugeseite: Com., plb., tarent.

Bewegung agg.: Plb.

Gehen im Freien, nach: Com.

plötzlich: Com.

Hand: Abrot., acon., *act-sp.*, aesc., agar., alumn., am-m., anac., anag., apis, ars., arum-d., bar-c., bell., benz-ac., bol., brom., *calc.*, carb-s., carb-v., caul., cham., cic., cist., clem., cocc., *colch.*, com., crot-c., crot-h., cupr., *dig.*, dios., ery-a., euphr., fago., ferr., ferr-ar., fl-ac., gels., gent-l., grat., *guaj.*, gymn., *hep.*, hura, iodof., kali-bi., kalm., kreos., lach., led., lil-t., lith-c., lyc., *merc-i-f.*, merc-i-r., *mez.*, mosch., naja, nat-c., nat-s., phos., phys., phyt., plb., ptel., puls., ran-s., **Rhus-t.**, rhus-v., rumx., ruta, sabin., sang., sars., sol-n., *staph.*, stry., *sulph.*, tab., tarent., tell., ust., vesp.

morgens: Calc., dios., kali-bi., lyc., nat-c., ph-ac., sang.

Erwachen, beim: Agar.

vormittags: Dios., fago., hura

Schreiben auf einem kalten Tisch, durch: Fago.

nachmittags: Cist., rumx.

abends: Abrot., acon., cist., dios., led., nat-s., nit-ac., ph-ac., ptel.

nachts: Am-c., dios., merc-i-f., phos., sel., sulph.

abwechselnd mit Kopfsymptomen: Hell.

anfallsweise: Ang., arg-n., calc., cina, coloc., euph., *euphr.*, ferr-m., lyc., mang., *meny.*, merc., ph-ac., plat., ruta, sec., sil., tab., verb.

Anfassen eines Gegenstandes, beim: Get., kali-c., *nat-s.*

Berührung, bei: Myric., nit-ac., *sulph.*

Bett, im: Iodof., merc-i-f.

Bewegung, bei: Bapt., caps., form., gent-l., *guaj.*, laur., meny., plb., puls., sep.

amel.: Com., dios.

Entblößen der Hände bei Fieber; durch: *Nux-v.*, stram.

epileptischen Anfällen, vor (linke Hand): *Calc-ar.*

Erwachen, beim: Nit-ac.

Faustmachen, beim: Caul., dios., med., merc.

Festhalten eines Gegenstandes, beim: Coff., guaj., phos., sep., sil.

Froststadium im Fieber, während: Nux-v.

gichtig: *Carb-s.*, gins., lyc.

Kälte amel.: Guaj., lac-c., *led.*, *puls.*

Klavierspiel, beim: Merc.

lähmungsartig: *Act-sp.*, agar., cham., mez., nit-ac., sel., tab.

Laufen agg.: Agar.

pulsierend: Am-m., carb-v., gels., rhus-t., sulph.

rheumatisch: Act-sp., aesc., alumn., ammc., asc-t., bapt., **Caul.**, *clem.*, **Colch.**, com., ery-a., euphr., *guaj.*, *lac-c.*, lach., lyc., med., *merc-i-f.*, phyt., ptel., *puls.*, **Rhus-t.**, sang., *stry.*, ust., *viol-o.*, zinc.

ruckend: Chin., mez., nat-c., nat-n., puls.

Schreiben, beim: Acon., agar., ant-c., ars-i., bar-c., cinnb., euph., fl-ac., kali-c., **Mag-p.**, meny., *merc-i-f.*, sabin., samb., *sil.*, sul-ac., thuj., valer., zinc.

Wärme agg.: Bry., caust., *guaj.*, lac-c., led., *puls.*

wandernd: Ars-h., *iris.*, tell.

Waschen, beim: Alum., iod., merc., sulph.

Wetter, bei nassem: *Rhus-t.*

erstreckt sich zur Schulter: Fl-ac., ham., lat-m., vesp.

Gelenke: **Anac.**, bell., clem., coloc., con., kali-c., kalm., *lac-c.*, lach., nat-s., phos., phys., plb., *puls.*, thuj.

Erwachen, beim: Lach.

gichtig: Pin-s., plb.

Handballen: Aur., nat-c.

Schreiben, beim: Nat-c.

Handrücken: Am-c., arg-m., arg-n., arn., asar., bar-c., berb., carb-v., cycl., ferr., ham., hep., kali-bi., kali-c., merc., merc-i-f., nat-c., phys., tarent., verb., zing.

nachts: Am-c.

erstreckt sich zur Schulter: Ham.

SCHMERZ – *Hand ...*

Handteller: Anac., asc-t., aur-m., berb., calc., crot-c., crot-h., ill., led., merc-i-f., mez., *nat-ar.*, nat-s., phyt., *rhus-t.*, sabin., stry., tarent.

abends: Nat-s.

Bewegung, bei: Anac.

Brotschneiden, beim: *Calc.*

pulsierend: Berb., merc-i-f.

erstreckt sich zu den Fingern: Sabin.

Knochen, zuckend: Anac., chin.

Ulnarseite: Arum-d., nicc., rhus-t., sep.

nachts: Nicc.

ruckend: Arn.

Finger (ausgenommen Daumen): *Acon.*, agar., alum., alumn., am-c., ant-c., apis, ars., arund., bar-c., benz-ac., bol., bry., cact., *calc.*, calc-p., calc-s., *carb-an.*, **Caul.**, caust., chin-s., cist., clem., *colch.*, crot-h., *dios.*, elat., grat., *guaj.*, *hep.*, hydr., iodof., iris., kali-bi., kali-c., kalm., lach., lact., laur., lil-t., lyc., mang., mez., mosch., *nat-ar.*, nat-s., nicc., *nit-ac.*, nux-m., olnd., ox-ac., petr., *phyt.*, plat., *plb.*, raph., **Rhod.**, *rhus-t.*, *sars.*, sep., *sil.*, spig., *stry.*, sulph., tarent., tell., thuj., upa., urt-u., verat., vip.

morgens: Coloc., crot-h., kali-c., merc-i-r.

Aufstehen, nach dem: Coloc.

Bewegung; zu Beginn der: *Rhus-t.*

vormittags: Thuj.

abends: Lyc., sulph.

Schreiben, beim: Calc-p.

nachts: Bor., kali-n., *mag-s.*, *merc.*, puls., sulph.

anfallsweise: Agar., ang., calc., *euphr.*, *meny.*, mur-ac., olnd., ph-ac., plat., rat., ruta, sil., verb.

Anfassen eines Gegenstandes amel.: Lith-c.

Anstrengung, bei: Bry.

Bewegen der Finger, beim: *Guaj.*, hep., kali-c., nit-ac., rhus-t.

amel.: Lith-c.

Druck amel.: Lith-c.

Froststadium im Fieber, während: Nux-v.

Gehen, nach: Croc.

SCHMERZ - *Finger ...*

geschlossen, wenn: Nat-s., verat.

geschwürig: Am-m., berb., sars., **Sil.**, *sulph.*

Kälte agg.: Stram.

amel.: Caust., *lac-c.*

kalter Luft, in: Agar.

krampfartig: Lil-t.

kribbelnd: Acon.

lähmungsartig: Benz-ac., sil.

pulsierend: Anag.

rheumatisch: Alumn., bapt., *calc.*, *caul.*, clem., **Colch.**, grat., nicc., *phyt.*, ust.

ruckend: *Am-c.*, ars., *chin.*, meny., mez., ph-ac., ran-s., rheum, staph.

Schreiben, beim: Acon., bry., calc-p., cist., iris., mur-ac.

Spreizen der Finger, beim: Am-c.

syphilitisch: *Nit-ac.*

vibrierend: Berb.

wandernd: Ars-h., iris., nat-ar.

Wärme amel.: Agar., *ars.*, *bry.*, *calc.*, **Hep.**, lyc., rhus-t., stram.

warmes Wasser; beim Eintauchen der Hände in: *Caust.*, *phos.*

weckt aus dem Schlaf: Sabad.

Windpocken, bei: *Thuj.*

erstreckt sich zum Ellbogen: Nat-m., plat., *plb.*

Schulter: Nux-m., *plb.*

Gelenke: **Ant-c.**, ars., arund., aur., benz-ac., bry., *calc.*, calc-p., carb-v., **Caul.**, **Caust.**, cist., *colch.*, coloc., fl-ac., *guaj.*, hydr-ac., iris., kali-bi., kali-n., lac-ac., led., lith-c., manc., mez., nat-s., onos., ox-ac., phos., polyg-h., pyrus., rhod., sep., sil., staph., still., sulph., *tarent.*, upa.

abends: *Calc.*, staph.

anfallsweise: Anac., kali-n., mag-c.

Bewegung, bei: Ang., ars., sep.

Erwachen, beim: *Calc.*

gichtig: *Calc.*, *hep.*, **Lyc.**, *sulph.*

kurz, Sehnen wie zu: Nux-v.

lähmungsartig: Arg-m.

pulsierend: Polyg-h.

SCHMERZ - *Finger - Gelenke ...*

rheumatisch: *Act-sp.*, *aesc.*, alumn., *calc.*, **Caul.**, *colch.*, *coloc.*, ferr., *glon.*, *gran.*, *guaj.*, *kali-bi.*, lach., lac-ac., lith-c., *manc.*, plan., *podo.*, tell., teucr.

nachmittags: Chin-s.

Herzen; geht zum: Nat-p.

ruckend: Anac., nat-m., rhus-t.

wandernd: Coloc., polyg-h., psor., sulph.

erstreckt sich nach oben: Brom.

Grundgelenk: Arund., iris., upa.

abends: Iris.

pulsierend: Polyg-h.

rheumatisch: Arg-n., ferr., plan.

verrenkt, wie: Alum., ruta

wandernd: Polyg-h.

Mittelgelenk: Jac., lil-t.

Endgelenk: Ang., sep.

Bewegung, bei: Ang., sep.

Knochen: Alum., apis, ars., crot-h., dios., mez., **Sil.**, verat.

Anfassen eines Gegenstandes, beim: Verat.

Nägel: Alum., ant-c., *calc-p.*, *caust.*, colch., *graph.*, hep., merc., myris., naja, nat-m., *nit-ac.*, nux-v., *petr.*, puls., raph., **Sil.**, squil., sulph., teucr.

Berührung, bei: Caust., petr.

geschwürig: *Calc-p.*, nat-s., puls.

rund um die Nägel: Lith-c.

Nagelwurzel: Calc., *calc-p.*, sang.

unter den Nägeln: **Alum.**, ant-c., berb., bism-o., calc-p., caust., elaps, naja, *nat-s.*, *nit-ac.*, ran-b., raph., sars., *sil.*, *sulph.*

Berührung, bei: Caust.

Druck, bei: Sars.

hornige Wucherungen, durch: *Ant-c.*, *graph.*

Splitter, wie durch: Bell., carb-v., *fl-ac.*, hep., **Nit-ac.**, petr., plat., ran-b., *sil.*, *sulph.*

Fingerspitzen: Berb., caust., cist., colch., hyper., merc-i-f., paeon., *sars.*, sec., *sil.*, stry., sulph.

SCHMERZ - *Finger - Fingerspitzen ...*

morgens: Sulph.

abends: Caust., merc-i-f.

geschwürig: **Sil.**

Klavierspiel, bei: *Gels.*

erstreckt sich zur Schulter: Gels.

Beugesehnen: Aster.

Zeigefinger: Acon., ammc., cham., chel., chin., cocc., con., crot-h., *fl-ac.*, hura, hydr., ind., iris., jug-r., kali-n., kalm., lil-t., lyc., lyss., mag-m., mang., med., merc-i-f., nat-ar., nat-p., pall., plan., **Sil.**, spig., thuj.

vormittags: Thuj.

abends: Kalm., mang.

geschwürig: **Sil.**

lähmungsartig: Agar., *caust.*, crot-h., plan., sabad., verb.

rheumatisch: *Hydr.*

Ballen: Calc-p., kreos.

Gelenke: Acon., **Act-sp.**, arg-n., berb., caul., *coloc.*, nat-m., nat-p., nat-s., phys., rhus-t., spong., verat-v., viol-o., zinc.

Grundgelenk: Bry., calc., ham., jatr., mang., puls., rhus-t.

Mittelgelenk: Berb., rhod., rhus-t.

Nagel: Berb., con., kali-c., puls., ran-b., **Sil.**

Grundglied: Osm., plat.

Mittelglied: Staph.

Endglied: Mosch.

Fingerspitze: Berb., nat-m., teucr., zinc.

Mittelfinger: All-c., alum., bapt., carb-s., cinnb., crot-h., hura, iris., lact., lith-c., lyc., med., myric., nat-c., nat-p., nux-m., osm., ran-s., rhus-v., sil., sulph., upa., verat.

Bewegung, bei: Alum., verat.

Gelenke: Carb-ac., iris., nat-ar., nat-m., puls-n., stann., verat-v.

Grundgelenk: Nat-m., puls.

Mittelgelenk: Carb-ac., stann., stict., verat.

SCHMERZ - *Finger - Mittelfinger* ...

Endgelenk: Ant-t., bell., crot-h., iris.

Fingerspitze: Lyc., merl., par., zinc.

Ringfinger: All-c., *arn.*, colch., crot-h., *gymn.*, led., lil-t., naja, pip-m., thuj.

Kälte, bei: Crot-h.

rheumatisch: Thuj.

Innenseite: Glon.

Gelenke: *Calc.*, merc-c., op., rhus-t., stann., tarent., thuj., verat-v.

rheumatisch: Sang., thuj.

Grundgelenk: Lyss., verat-v.

Mittelgelenk: Rhus-t., stann.

Endgelenk: Plan.

Nagel: Nat-m.

Grundglied: *Arn.*

Mittelglied: Chel.

Fingerspitze: Cham., nat-ar.

kleiner Finger: All-c., aloe, canth., chel., cinnb., coca, coloc., con., dios., gels., hyos., kalm., lith-c., naja, nat-p., *phyt.*, rhod., rhus-t., stry., tarent.

morgens: Nat-ar., nux-m.

nachmittags: Calc-p., chin-s.

Gebrauch der Finger, beim: Tarent.

rheumatisch: Tell.

Sitzen und Lesen, beim: Com.

Gelenke: Aeth., aloe, ant-c., arg-m., aur., calc., colch., crot-h., kalm., lach., lyc., mur-ac., nat-p., rhod., sabad., teucr.

Beugen der Finger, beim: Mur-ac.

rheumatisch: Hyper., *lach.*

Grundgelenk: Calc., lach., teucr.

Mittelgelenk: Rhod.

Endgelenk: Aloe, hyper.

Fingerspitze: Ambr., carb-v., kali-c., myric., nat-ar., nat-c., spig., zinc.

zwischen den Fingern, abends: *Rhus-t.*

SCHMERZ ...

Daumen: Agar., am-c., anag., aster., bry., calc-p., calc-s., cham., chel., chin., chin-s., cinnb., coc-c., con., dios., dulc., ferr., jac-c., kali-bi., **Kreos.**, laur., led., mag-m., mang-m., merc., merc-i-f., nat-c., pall., phos., rumx., sang., *spong.*, stry., tarent., vip.

links: Anag., **Kreos.**, merc-i-f.

rechts: Ol-an., *spong.*

morgens, nach dem Aufstehen: Mag-m.

nachmittags: Calc-s., sulph.

abends: Dios., stry., tarent., thuj.

Adduktion, bei: Con.

anfallsweise: Agar., prun-s.

Bewegung, bei: Cham., coc-c., ferr., kali-bi., phos.

amel.: Jac.

Druck amel.: Tarent.

Heben, beim: Ruta

lähmungsartig: Acon., *caust.*, laur., prun-s., rhod.

pulsierend: Fl-ac., merc-i-f.

rheumatisch: Jac.

Schreiben, beim: Thuj.

zuckend: Acon.

erstreckt sich zum Ellbogen: Calc-s.

Schulter: Aster.

Ballen: Arn., bry., calc-p., lach., ox-ac., sang., *spong.*, xan.

abends: Chin-s.

erstreckt sich zum Hinterkopf und Hals: Plb.

Unterarm: Spong.

Gelenke: Ambr., asaf., berb., dios., erig., kali-c., kali-i., kali-n., mang-m., nat-m., osm., petr., sul-ac., *sulph.*, verat.

gichtig: Carb-v., lyc.

pulsierend: Caust., nat-m.

rheumatisch: Ambr., caul., *graph.*

Splitter, wie von einem: Colch.

erstreckt sich zur Schulter: Aster.

Nagel, geschwürig: Am-m., nat-s.

Fingerspitze: Carb-v., lyc., nat-m., sulph., zinc.

pulsierend: Bor.

Beine: Abrot., aesc., **Agar.**, alumn., *anac.*, ant-c., *apis*, *arg-m.*, arn., *ars.*, *ars-h.*, ars-i., *aur.*, bad., *bell.*, berb., *bol.*, *bov.*, *bry.*, cact., *calc.*, *calc-p.*, *calc-s.*, carb-ac., carb-s., *carb-v.*, *caust.*, cedr., *cham.*, *chel.*, *chin.*, chin-a., cimic., *coloc.*, con., cupr., dig., echi., elaps, *ferr.*, ferr-ar., *gels.*, graph., *guaj.*, ham., hell., *indg.*, kali-ar., kali-n., kali-p., *kalm.*, *lac-c.*, lach., *lil-t.*, *lith-c.*, *lyc.*, *mag-p.*, *med.*, *merc.*, merc-c., merc-i-f., merc-i-r., *mez.*, myric., nat-ar., *nat-c.*, *nat-m.*, *nit-ac.*, *nux-v.*, *petr.*, ph-ac., *phos.*, *phys.*, *phyt.*, pic-ac., plan., *plat.*, **Plb.**, plumbg., prun-s., psor., ptel., *puls.*, *ran-b.*, rhod., **Rhus-t.**, sang., sars., sec., seneg., *sep.*, *sil.*, sol-n., **Stann.**, stront., *sulph.*, *tarax.*, tarent., ter., *valer.*, vip., xan., *zinc.*

tagsüber: Phos., plumbg.

morgens: Anac., caust., phos., sang., sil., stann.

amel.: Aur., colch., merc., mez., nux-v., syph.

9 Uhr: Phys.

Aufstehen, beim: **Rhus-t.**, stann.

Bett, im: Ant-t., bov., bry., nit-ac., sulph.

Erwachen, beim: Aur.

nachmittags: Bell., sang.

16 Uhr: *Coloc.*

abends: Ambr., calc., ferr-ma., kali-c., **Kali-s.**, *led.*, *lyc.*, mez., *nat-m.*, nat-s., nit-ac., plan., plumbg., puls., sep., sil., stront., zinc.

Bett, im: Carb-an., ferr-ma., *kali-s.*, phos., sulph.

nachts: Alum., alumn., ambr., arn., *ars.*, *bell.*, *bry.*, carb-an., carb-v., cham., coloc., ery-a., *ferr.*, graph., hep., iod., kali-c., *lac-c.*, *lyc.*, mag-c., *mag-p.*, mag-s., mang., *med.*, **Merc.**, *mez.*, *nat-c.*, *nat-m.*, **Nit-ac.**, *nux-v.*, *phos.*, **Phyt.**, **Rhus-t.**, sang., sep., staph., *sulph.*, ter.

Mitternacht, vor: **Ferr.**, prun-s.

22 Uhr: Plan.

23-7 Uhr: *Sulph.*

nach: *Ars.*, nux-v.

3-5 Uhr: *Kali-c.*, sep.

4 Uhr: Coloc.

Bett, im: **Merc.**, *mez.*, *sulph.*, *verat.*

abwechselnd mit Augensymptomen: Kreos.

Ärger, nach: Sep.

anfallsweise: *Ars.*, **Bell.**, *caust.*, chin-s., *coff.*, *coloc.*, *gels.*, *ign.*, *kali-i.*, *lyc.*, *mag-p.*, nat-m., **Plb.**, **Rhus-t.**, *tarent.*, *tub.*

Anstrengung, durch: Alum., bar-c., **Calc.**, *caust.*, ign., phos., **Rhus-t.**, stann.

Ausschreiten, beim: Berb.

Ausziehen, beim: Nat-s.

Baden, beim: Sulph.

Berührung, durch: *Bell.*, berb., *bry.*, *chin.*, guaj., mez., nux-v., plat., puls., ruta, sulph.

Beugen des Beines, beim: Nux-v.

Bewegung, bei: Acon., alum., *apis*, berb., **Bry.**, calc-p., carb-s., cocc., *guaj.*, kali-p., kreos., *lac-c.*, *led.*, mang., *merc.*, nat-s., *nux-v.*, *phos.*, *phyt.*, *plb.*, puls., *ran-b.*, sulph.

amel.: *Agar.*, *arg-m.*, *aur-m-n.*, *bell.*, *calc.*, calc-p., caps., *coloc.*, cupr., euph., **Ferr.**, gels., *indg.*, *kali-bi.*, kali-p., **Kali-s.**, **Lyc.**, *merc.*, merc-i-r., *mur-ac.*, *nat-s.*, *ph-ac.*, *plan.*, **Puls.**, *rat.*, **Rhod.**, **Rhus-t.**, ruta, *sep.*, stront., sulph., *tarax.*, **Tub.**, *valer.*, *zinc.*

Beginn der Bewegung agg.; zu: Calc., carb-v., *caust.*, *ferr.*, gels., indg., *kali-p.*, **Lyc.**, mag-c., nit-ac., *petr.*, *plat.*, *rhod.*, **Rhus-t.**, thuj.

Druck agg.: *Phos.*, plb.

amel.: *Ars.*, **Mag-p.**

endet in Zucken: *Sil.*

Essen, nach dem: *Indg.*, kali-c.

Federbett, durch das: *Asaf.*

Freien, im: *Cocc.*, graph., *mag-p.*

Froststadium im Fieber, vor: *Nux-v.*

während: Arn., **Ars.**, bry., caps., **Chin.**, *ferr.*, led., lyc., mez., nat-m., **Nux-v.**, phos., *puls.*, **Pyrog.**, *rhus-t.*, sep., sulph., thuj.

SCHMERZ - *Beine* ...

Gehen, beim: Ambr., anac., ant-c., arn., asaf., berb., bry., calc-p., *coloc.*, gels., hep., hyos., led., lyc., merc., nit-ac., nux-m., *nux-v.*, ol-an., petr., *phos.*, *phyt.*, plb., *ran-b.*, sep., stann., stram., *sulph.*, tab., tarent., thuj., viol-t.

amel.: *Agar.*, am-c., *am-m.*, *arg-m.*, *ars.*, *bell.*, chin., dig., *dulc.*, **Ferr.**, *indg.*, *kali-i.*, *kali-s.*, **Lyc.**, *puls.*, **Pyrog.**, **Rhus-t.**, *seneg.*, sep., *tub.*, *valer.*, *verat.*

Freien; nach Gehen im: Phos.

geschwüriger Schmerz: Benz-ac.

gichtig: *Bry.*

Heben des Fußes verhindert der Schmerz das Beugen; beim: Berb.

Herunterhängenlassen des Beines amel.: **Bell.**, **Con.**, verat.

Ischialgie: Acon., agar., *am-m.*, anan., ang., *arg-n.*, *arn.*, *ars.*, asar., bar-c., *bell.*, *berb.*, **Bry.**, **Bufo**, *calc.*, *calc-p.*, caps., *carb-s.*, card-m., *caust.*, *cham.*, chel., chim., chin-s., *cimic.*, cist., coc-c., cocc., *coff.*, **Coloc.**, cur., *dios.*, dros., *elaps*, *elat.*, eup-pur., euph., *ferr.*, *ferr-ar.*, ferr-p., fl-ac., *gels.*, *gnaph.*, *guaj.*, hep., hyper., *ign.*, *indg.*, **Iris.**, *kali-ar.*, *kali-bi.*, kali-c., **Kali-i.**, *kali-p.*, *lac-c.*, lac-d., *lach.*, lachn., lac-ac., *led.*, *lyc.*, lyss., **Mag-p.**, *meny.*, merc., mez., nat-ar., *nat-m.*, *nat-s.*, nit-ac., *nux-m.*, **Nux-v.**, *ol-j.*, pall., *petr.*, ph-ac., *phos.*, *phyt.*, plan., *plb.*, *podo.*, psor., *puls.*, *ran-b.*, **Rhus-t.**, *ruta*, sal-ac., *sep.*, sil., *staph.*, *still.*, stram., *sulph.*, **Tell.**, ter., *valer.*, xan., *zinc.*

abwechselnde Seiten: **Lac-c.**

links: *Am-m.*, cimic., elat., eup-pur., iris., *kali-bi.*, *kali-c.*, lach., phos., tell., thuj.

rechts: Carb-s., chel., chin-s., *coloc.*, *dios.*, *lach.*, *lyc.*, *phyt.*, plan., sep., *tell.*

tagsüber: Coloc., sep.

morgens: Arg-n., ars., *bry.*, kali-bi., nux-v., staph., sulph.

vormittags: Sep.

mittags: Coloc., nat-m.

nachmittags: Am-m., bell., bry., chel., coff., indg., kali-bi., nux-v.

SCHMERZ - *Beine* - Ischialgie ...

abends: Am-m., bry., chel., coloc., ferr., hyper., indg., iris., kali-bi., *kali-i.*, led., meny., mez., pall., *phos.*, *puls.*, valer.

nachts, agg.: Arg-n., *ars.*, bell., cham., coff., *coloc.*, ferr., *ferr-ar.*, gels., gnaph., hyper., indg., iris., kali-bi., *kali-i.*, led., *merc.*, *mez.*, nux-v., pall., phyt., plb., *puls.*, *rhus-t.*, sep., staph., *syph.*, tell., verat., zinc.

amel.: Staph.

Mitternacht, um: Ferr., *nux-m.*

vor: Ferr., led.

nach: *Ars.*, rhus-t.

4 Uhr: Coloc.

abwechselnd mit Taubheitsgefühl: *Gnaph.*

Abwärtsbewegung, bei: Am-m., ruta

Ärger, nach: Coloc.

Atrophie, mit: *Ol-j.*, *plb.*

Aufstehen vom Sitzen, beim: Cham., coloc., ferr., kali-p., lach., *lyss.*, *nat-s.*, rhus-t., ruta, sep., staph., sulph., thuj.

Auftreten agg.: Asar., bar-c., gnaph., nux-m.

beginnt im Knöchel: Ars., cimic., plat.

Berührung agg.: Bell., berb., caps., **Chin-s.**, cocc., *coloc.*, ferr., gels., guaj., *kali-c.*, **Lach.**, *led.*, *mag-p.*, mez., sulph., verat.

Bett, im: Hyper., kali-bi., *kali-i.*, lyc., ruta, sep.

Beugen des Beines amel.: *Ars.*, coloc., guaj., *kali-bi.*, *kali-i.*, tell., *valer.*

Bauch amel.; zum: *Coloc.*

hinten, nach: Caps.

vorn, nach: Thuj.

Bewegung agg.: Acon., **Bry.**, calc., chel., *cocc.*, *coff.*, *coloc.*, *dios.*, eup-pur., gels., gnaph., *guaj.*, *iris.*, *kali-c.*, lac-c., lach., led., mag-p., merc., mez., nux-m., nux-v., pall., *phos.*, *phyt.*, plb., puls., *ran-b.*, sep., *staph.*, syph.

SCHMERZ - *Beine* - Ischialgie - Bewegung ...

amel.: Acon., agar., *arg-m.*, caps., cham., coc-c., *dulc.*, *euph.*, **Ferr.**, gels., indg., *kali-bi.*, *kali-i.*, *kali-p.*, kreos., lac-c., *lyc.*, meny., nat-s., *puls.*, rhod., **Rhus-t.**, *ruta*, sep., sil., sulph., ter., valer.

Beginn der Bewegung; zu: *Gels.*, **Rhus-t.**, ruta, thuj.

fortgesetzte Bewegung agg.: Coloc.

langsame Bewegung amel.: *Ferr.*, kali-p., *puls.*

braune Flecken auf der Haut: *Sep.*

Brennen, mit: Ars., bufo, coloc., gels., lach., lyc., *phos.*, *rhus-t.*, ruta

Bücken agg.: Agar., card-m., dros., nat-s., *tell.*

drehen, ehe er aus dem Bett aufstehen kann; muss sich auf die gesunde Seite: *Kali-c.*

Druck agg.: *Coloc.*, dros., *kali-bi.*, kali-c., *kali-i.*, *lyc.*, phyt., plb.

amel.: Ars., coff., coloc., **Mag-p.**, meny., phyt., *rhus-t.*

Entblößen der Beine, beim: *Mag-p.*

Erschütterung agg.: **Bell.**, *nux-m.*, *tell.*

Freien amel., im: **Kali-i.**, mez., **Puls.**, thuj.

Gefühllosigkeit, Taubheitsgefühl; mit: *Coloc.*, *gnaph.*, nux-v., *phyt.*, *rhus-t.*

Gehen agg.: Bar-c., berb., *chin-s.*, coff., *coloc.*, ign., lach., *led.*, nat-ar., nat-s., psor., *sulph.*, zinc.

amel.: Agar., am-m., caps., *coc-c.*, **Ferr.**, indg., *kali-bi.*, *kali-i.*, kali-p., **Lyc.**, ph-ac., **Rhus-t.**, ruta, sep., syph., *valer.*

geistige Anstrengung, durch: Mag-p.

Heben des Beines, beim: Nux-v.

herunterhängen, wenn die Beine zu den Bettseiten: *Verat.*

Herunterhängenlassen agg.: Valer.

Hitze agg.: *Led.*, verat., zinc.

SCHMERZ - *Beine* - Ischialgie ...

Husten agg.: *Caps.*, caust., sep., *tell.*

Kälte agg.: *Ars.*, asar., caust., coloc., *mag-p.*, pall., *phos.*, *ran-b.*, **Rhus-t.**, sil.

Kälteanwendung agg.: *Ars.*, *bry.*, *mag-p.*, *nux-v.*, *phos.*, **Rhus-t.**, ruta

kalten, feuchten Haus; durch Leben in einem: *Ars.*, *nat-s.*, *rhus-t.*

Kälte des schmerzhaften Gliedes, mit: *Led.*, merc., sil.

Lachen agg.: *Tell.*

Liegen, im: Coloc., ferr., gnaph., *kali-i.*, meny., *nat-m.*, ruta, sep., tell., valer.

amel.: **Am-m.**, bar-c., *bry.*, *dios.*, lach.

ausgestreckten Beinen, mit: Cham.

Rücken, auf dem: Kali-i., rhus-t.

amel.: *Phos.*

Seite, auf der linken: Kali-c., *phos.*

rechten Seite, auf der: Rhus-t.

amel.: *Phos.*

schmerzhaften Seite, auf der: Dros., *kali-c.*, **Kali-i.**, **Lyc.**, nux-v., *phos.*, **Rhus-t.**, sep., *tell.*

amel.: **Bry.**, *coloc.*

Niesen, beim: Sep., *tell.*

periodisch: *Chin-s.*, *lyc.*, lyss., *rhus-t.*

regelmäßigen Abständen, in: Carb-s.

Tag; jeden vierten: *Lyc.*

plötzlich; kommt und geht: **Bell.**, **Kali-bi.**, *mag-p.*, sulph.

pulsierend: Coloc., lac-ac.

Schlaf agg., nach: **Lach.**, led.

Schmerz in Wirbelsäule und überall, mit: *Petr.*

Sitzen agg.: **Am-m.**, berb., *bry.*, coloc., dios., ferr., indg., iris., kali-bi., kali-i., lach., **Lyc.**, lyss., *meny.*, merc., ruta, sep., staph., *valer.*

amel.: Gnaph., guaj., kali-i.

Sommer, mit Husten in Winter: Staph.

Stehen agg.: *Aesc.*, agar., bar-c., ferr., kali-bi., kali-i., nux-v., *sulph.*, *valer.*

amel.: Bell., mag-p., meny., staph.

Steigen, beim: Acon., agar., podo., ruta

Strecken des Beines agg.: Arn., berb., *caps.*, cham., guaj., *valer.*

Stuhlgang, beim Pressen zum: *Nux-v.*, *rhus-t.*, *sep.*, *tell.*

tonische Kontraktionen, chronische: *Nat-m.*, tell.

Überhitzung, durch: Zinc.

Umdrehen im Bett agg.: *Nat-s.*

Urinieren amel.: Tell.

Verletzungen, nach: *Arn.*, *hyper.*

Wärme agg.: *Guaj.*, **Led.**, verat., zinc.

amel.: **Ars.**, bell., caust., *coloc.*, kali-c., *kali-p.*, **Lyc.**, **Mag-p.**, nat-m., *nux-v.*, pall., *phos.*, **Rhus-t.**, *sil.*, staph., thuj.

Bettwärme agg.: *Coloc.*, led., *merc.*

amel.: *Ars.*, caust., **Lyc.**, *mag-p.*, *nux-v.*, *phos.*, *sil.*

warmen Zimmer agg.; im: **Puls.**

Waschen in kaltem Wasser, beim: *Calc.*, **Rhus-t.**, sulph.

Wetter, bei heißem: Kali-bi.

nassem Wetter, bei: *Phyt.*, ran-b., **Rhus-t.**, ruta

amel.: Asar.

Wetterwechsel, bei: *Kali-bi.*, lach.

Wind, vor einem kräftigen: Berb.

Winter, im: Ign.

erstreckt sich von der Hüfte zum Knie: Coloc., elat., *lach.*, plan.

Ferse, lokalisiert sich in der: Anan., sep.

Kälte amel.: *Apis*, *coff.*, *guaj.*, *lac-c.*, **Led.**, **Puls.**, **Sec.**

Kaltwerden, durch: *Agar.*, *ars.*, bry., calc., *dulc.*, graph., *kalm.*, **Nux-v.**, ph-ac., *phos.*, **Rhus-t.**, *tarent.*, *tub.*

lähmungsartig: Agar., *am-m.*, carb-v., *cham.*, chel., chin., cimic., cina, *cocc.*, dig., mez., *nat-m.*, podo., prun-s., *seneg.*, *sep.*, *sil.*, *stann.*, stront., *sulph.*, verat.

Liegen amel.: Am-m., *dios.*, ham.

Menses, vor: Berb., *caul.*, lach., nit-ac., nux-v., phos., sep., syph., vib.

während: Ambr., bell., bry., caul., *cham.*, con., cycl., graph., ham., kali-n., mosch., nux-m., nux-v., phos., rhus-t., sec., sep., spong., stram., verat.

neuralgisch: Cupr., ferr., nat-ar., plb., ter.

periodisch: *Ars.*, lyc., lyss., rhus-t.

rheumatisch: Ant-c., ant-t., *apis*, arg-m., cact., cadm., calc-s., *carb-s.*, *carb-v.*, *caust.*, cimic., *clem.*, colch., graph., *guaj.*, *kali-c.*, kali-n., *kalm.*, *lac-c.*, lact., **Led.**, *lith-c.*, mang., meph., merc-c., nat-m., nit-ac., *ph-ac.*, *phos.*, *phyt.*, plb., *rhod.*, rhus-r., *rhus-t.*, sang., *sep.*, stann., stront., sul-ac., *verat.*, *zinc.*

abwechselnde Seiten: *Lac-c.*

wandert von den Beinen zu den Armen: *Led.*

ruckend: *Valer.*

Schwäche, mit: Plb.

Schwitzen amel.: *Gels.*

Sitzen, im: *Agar.*, am-m., ant-c., **Arg-m.**, *aur-m-n.*, calc., cham., chin., cob., croc., ham., *indg.*, iod., led., **Lyc.**, mag-m., nit-ac., olnd., paeon., ph-ac., plat., *sep.*, staph., sulph., *valer.*, verat.

Stehen, im: Aesc., *agar.*, phyt., ptel., stann., *valer.*

aufrecht stehen agg.: Agar., bry., graph., puls.

amel.: Bell.

SCHMERZ - *Beine ...*

Stuhlgang, vor: Bapt.

während: Coloc., *nux-v.*, *rhus-t.*, *tell.*

Tanzen amel.: *Sep.*

Übereinanderlegen der Beine im Bett, beim: Phos.

wandernd: Aesc., ars-h., *caul.*, *iris.*, *kali-bi.*, *kalm.*, *lac-c.*, *lach.*, mag-p., *sang.*, vib.

warm, wenn: Hell., **Lac-c.**, *led.*, *puls.*, verat., zinc.

Wärme amel.: *Ars.*, *bar-c.*, *caust.*, graph., *lyc.*, nat-c., ph-ac., *phos.*, stront., sulph.

Bettwärme agg.: Coloc., *ferr.*, *guaj.*, led., **Merc.**, plb., *sulph.*, syph., **Verat.**

amel.: *Agar.*, *ars.*, bell., caust., *dulc.*, **Lyc.**, *mag-p.*, **Nux-v.**, *ph-ac.*, *phos.*, **Pyrog.**, **Rhus-t.**

wehenartig: Aloe

Wetter, bei wechselndem: *Berb.*, *kali-bi.*, lach., *ran-b.*, *rhod.*

nassem Wetter, bei: Bor., *ran-b.*, *rhod.*, *rhus-t.*, ruta, *ter.*, **Verat.**

windigem Wetter, bei: Lach.

erstreckt sich zum Fuß: *Apis*, *colch.*, lach., merc-i-f., phyt., sang., zinc.

oben, nach: Acon., agar., cimic., eup-pur., guaj., kali-p., lach., **Led.**, *nux-v.*, *phyt.*, *plb.*, podo., rhus-t., ruta, verat., zinc.

unten, nach: Aeth., aloe, am-c., am-m., *apis*, arg-n., ars., bar-c., berb., bry., *calc.*, cann-s., caps., carb-an., *carb-v.*, card-m., caust., cham., cocc., coloc., crot-h., dios., elat., eup-pur., ferr., gnaph., guaj., hyper., ind., iris., kali-ar., kali-bi., kali-c., *kali-i.*, kali-p., **Kalm.**, lac-c., **Lach.**, lyc., mag-p., mur-ac., nat-m., nit-ac., nux-m., *nux-v.*, ph-ac., *phyt.*, *plb.*, puls., *rhus-t.*, ruta, sep., staph., still., *sulph.*, tell., ther., thuj., verat., zinc.

Gelenke: Ambr., arn., *ars.*, *bar-c.*, bry., chel., cimic., *dig.*, *guaj.*, *kalm.*, *led.*, *lyc.*, *mang.*, phos., *phyt.*, *puls.*, rhod., *rhus-t.*, sabin., *sep.*, *sil.*, stront., sul-ac., *sulph.*

Innenseite: Petr.

SCHMERZ - *Beine ...*

Knochen: **Agar.**, aran., carb-v., chin., coloc., con., guaj., **Ip.**, kali-bi., kali-c., lyc., mag-m., *merc.*, mez., olnd., petr., *rhod.*, sabin., *sulph.*, valer., zinc.

Gehen, beim: Mag-m.

Gesäß: Agar., bry., *calc.*, calc-p., caust., cina, cist., coca, coloc., cupr., eup-per., euph., iod., kali-bi., kali-c., kalm., merc., mez., mill., nit-ac., *phos.*, plb., *puls.*, sep., staph., **Sulph.**, tarent.

morgens: Mill.

6 Uhr bis Mitternacht: Tarent.

nachmittags, 17 Uhr im Freien: Coca

abends: Mill.

nachts, beim Fahren im Wagen: Nit-ac.

Sitzen, nach: Staph.

behindert die Wehen: *Kali-c.*

Druck agg.: Mill.

Gehen, beim: *Mez.*

geschwürig: Calc., phos., *puls.*

Sitzen, im: Chin., cina, cycl., **Hep.**, *phos.*, sep., *staph.*, sulph.

Hüfte: Abrot., *acon.*, act-sp., *aesc.*, *agar.*, ail., alum., am-c., am-m., ammc., *anag.*, ant-c., apis, *arg-m.*, *arn.*, **Ars.**, *ars-i.*, arum-t., asar., asc-t., aster., *aur.*, bad., bapt., *bar-c.*, *bell.*, benz-ac., *berb.*, bov., brom., *bry.*, **Calc.**, *calc-p.*, *calc-s.*, cann-i., *canth.*, carb-ac., *carb-an.*, carb-s., **Card-m.**, *caust.*, cham., **Chel.**, *cimic.*, cimx., cinnb., clem., cocc., coff., **Colch.**, **Coloc.**, con., cop., *crot-t.*, cupr., dig., dios., dros., euon., *euph.*, fago., *ferr.*, *ferr-i.*, *fl-ac.*, form., gels., gran., grat., ham., helon., **Hep.**, hura, *hydr.*, hyper., *indg.*, *iod.*, jug-c., *kali-ar.*, *kali-bi.*, *kali-c.*, *kali-i.*, kali-n., *kali-p.*, *kali-s.*, *kalm.*, *kreos.*, lac-c., *lac-d.*, *lach.*, **Led.**, *lil-t.*, lith-c., lob-s., *lyc.*, *lyss.*, mag-c., mag-s., *med.*, *merc.*, merc-i-f., merc-i-r., mez., *murx.*, nat-ar., *nat-h.*, nat-m., *nat-s.*, nux-m., ox-ac., pall., *ph-ac.*, *phos.*, phys., *phyt.*, plat., plb., plumbg., podo., prun-s., psor., ptel., **Puls.**, rhod., **Rhus-t.**, rhus-v., ruta, sabad., sabin., sang., *sars.*, seneg., *sep.*, **Sil.**, sin-n., stann., staph., **Stram.**, *sulph.*, tarent., tax., tell., ter., *thuj.*, til., trom., ust., *valer.*, *verat.*, verat-v., xan., zing.

abwechselnde Seiten: **Lac-c.**, verat.

links: *Acon.*, agn., *am-m.*, ant-c., arg-n., ars-m., benz-ac., brom., **Caust.**, cocc.,

SCHMERZ - *Hüfte* - links ...

eup-per., laur., lyc., *nat-s.*, onos., pall., sang., *sanic.*, *stram.*, sulph., xan.

Liegen auf der rechten Seite; beim: Bell., *cham.*

rechts: Aesc., *agar.*, alum., bar-c., carb-an., corn., daph., indg., kali-bi., *kali-c.*, lac-c., **Led.**, lil-t., **Lyss.**, merc-i-r., mez., *murx.*, pall., phos., sep.

erstreckt sich nach links: Lith-c.

Oberschenkel: Lil-t.

tagsüber: Kali-bi., lyss.

morgens: Aesc., agar., am-c., aster., coloc., dios., ferr-ma., fl-ac., lyc., **Rhus-t.**, sabin., staph., stront.

5 Uhr: Verat.

Aufstehen amel.: Phos.

Bett, im: *Puls.*

Erwachen, beim: Am-c., kali-n., *med.*

vormittags: Equis., prun-s.

nachmittags: Abrot., agar., chel., naja, sulph.

13 Uhr: Hura

15 Uhr: *Lach.*

abends: Agar., ant-c., aster., dios., fago., *ferr.*, *kali-bi.*, merc-i-r., *tarent.*, ther., valer.

21 Uhr: Erig.

Gehen, beim: Ant-c., con., crot-h., erig., ran-b.

nachts: Bell., cham., *coloc.*, euph., ferr., ferr-ma., kali-bi., *kali-c.*, *kali-i.*, lach., merc., nat-s., petr., prun-s., *rhus-t.*, sin-n., *sulph.*, syph., tarent.

Mitternacht, vor: *Ferr.*, prun-s.

Bett, im: Hyper., *phos.*

anfallsweise: *Bell.*, bov., caust., cocc., coloc., zing.

Anstrengung, nach: **Calc.**, **Rhus-t.**

Ärger, durch: *Coloc.*

Aufstehen, beim: Aesc., sarr.

Sitzen, vom: Agar., *aur.*, card-m., chel., con., kali-n., led., lyc., nat-c., *nat-s.*, ph-ac., *rhus-t.*

Auftreten, beim: Arg-m., asar., *caust.*, kali-c., **Rhus-t.**, sabin.

SCHMERZ - *Hüfte* ...

Ausstrecken des Beines, beim: Ruta

Berührung, bei: *Bell.*, ruta, *sulph.*

Beugen des Beines amel.: Kali-bi.

Körpers nach hinten agg.; des: Caps., *puls.*

rechts, nach: *Rhus-t.*

Bewegung agg.: Acon., agar., agn., all-s., *carb-s.*, *coloc.*, euph., fl-ac., gels., helon., kali-bi., *kalm.*, *lac-c.*, *led.*, mag-c., merc., *nat-s.*, *nux-v.*, sanic., *sulph.*, zinc.

amel.: Arg-m., ferr., *gels.*, lil-t., *lyc.*, nat-ar., *puls.*, *rhus-t.*, *valer.*

Beginn der Bewegung agg., zu: *Caust.*, con., *ferr.*, *lyc.*, *ph-ac.*, *puls.*, *rhus-t.*, sabin.

Bett agg., Bewegung im: *Agar.*, nat-s., valer.

Bücken, beim: Agar., card-m., coloc., gent-l., lyc., *nat-s.*, sil.

Denken an die Schmerzen, beim: *Ox-ac.*

Einwärtsdrehen des Beines, beim: *Coloc.*

Entbindung, während: *Cimic.*

nach: **Hyper.**

Zangenentbindung, nach: Hyper.

Essen, beim: Ph-ac.

nach: *Indg.*

Froststadium im Fieber, während: Arn., calc., lyc., nux-v., rhus-t., sep.

Gähnen, beim: Arg-m.

Gehen agg.: Agar., *am-m.*, ammc., ant-c., arg-m., arg-n., ars-h., asar., *aur.*, calc., carb-an., carb-v., *coloc.*, con., dros., euph., ham., *hep.*, *hydr.*, iris., lac-c., *led.*, lyc., *med.*, mez., nat-s., pall., *ph-ac.*, psor., rhod., rumx., sep., stann., staph., *sulph.*

amel.: Am-c., *ferr.*, kali-bi., **Kali-s.**, **Lyc.**, **Puls.**, *rhus-t.*, *valer.*

Freien, im: Bar-c.

amel.: *Acon.*, lyc.

nach: Tell.

amel.: Am-c.

gichtig: Bell., *led.*, *nit-ac.*, petr.

SCHMERZ - *Hüfte* ...

Husten, beim: Arg-m., bell., **Caust.**, rhus-t., sulph., *valer.*

Lachen, beim: Arg-m.

lähmungsartig: Acon., am-m., arg-m., *aur.*, *bell.*, cham., chel., cocc., dros., euon., led., lyc., plb., sol-n.

Liegen, im: Coloc., kali-i., murx., plb., *valer.*

nach Liegen agg.: Acon.

Hüfte, auf der: Ars-m., bapt., kali-bi., rhod., **Rhus-t.**, verat-v.

Seite, auf der: Prun-s., **Rhus-t.**

gegenüberliegenden Seite; auf der: Bell., cham.

schmerzhaften Seite amel.; auf der: Bell., *coloc.*, ferr-ma.

Menses, vor: Calc., *cimic.*, lach., sars., thuj., ust.

während: *Calc.*, cop., *graph.*, sep., tarent.

Nachwehen, bei: *Sil.*

Niesen, beim: Arg-m.

Ovarialbeschwerden, bei: *Nat-h.*

plötzlich: Lyc.

pulsierend: Polyg-h., ptel.

rheumatisch: Abrot., *acon.*, all-s., ant-t., arn., cact., *carb-ac.*, *carb-s.*, **Colch.**, form., hydr., *kali-bi.*, *kalm.*, *lac-c.*, *led.*, *lyc.*, mag-s., *med.*, meph., merc-i-f., merc-i-r., nat-m., *nit-ac.*, ph-ac., *phos.*, *phyt.*, plb., podo., *puls.*, **Rhus-t.**, sabad., sang., sin-n., stann., stram., sulph., tarent., *valer.*, verat-v., zinc.

links: *Acon.*, lyc., sang., *sanic.*, *stram.*

und rechte Schulter: *Ferr.*

rechts: Calad., carb-ac., erig., nux-m., *sep.*

und linke Schulter: **Led.**

ruckend: Kali-bi., *lyc.*, mag-m., **Mez.**, *puls.*, sil., *sulph.*

Rucken der Glieder, mit: *Lyc.*

Schlaf, nach: Acon., *lach.*

Sitzen, im: Arn., asar., caust., chin., eup-per., petr., ph-ac., *rhus-t.*, staph., sulph., ther.

amel.: Aur., tarent.

SCHMERZ - *Hüfte* - Sitzen ...

Hinsetzen, beim: Nat-s.

Stehen, im: *Led.*, *valer.*

amel.: Staph.

Stuhlgang, bei: Pall.

Treppensteigen, beim: Bry., nat-s., *plb.*, podo., rhus-t., thuj., verb.

Übereinanderlegen der Beine, beim: All-s.

Umdrehen im Bett, beim: Am-c., *nat-s.*

Urinieren, beim: Berb.

wandernd: *Colch.*, *iris.*, med.

Wärme amel.: *Rhus-t.*, staph.

Wetter, bei nassem: *Phyt.*, *rhus-t.*, *sil.*

Zubettgehen, beim: Fl-ac.

erstreckt sich zur Vorderseite des Beines: Dios., *phyt.*

Ferse: Ars-m., *kali-i.*

Füße: Berb., cact., fago., lach., lyc., mag-p.

Hoden: Staph.

Hüfte zur andern, von einer: Thuj., ust.

Knie: Arg-n., bar-c., caps., carb-ac., coloc., *hydr.*, *kali-bi.*, *kali-c.*, *kalm.*, lach., *med.*, *nat-s.*, nux-m., *ph-ac.*, puls., rhus-t., rhus-v., *sep.*, xan.

Lebergegend: Grat.

Leiste: Phys.

Oberschenkel: Am-m., kreos., lil-t.

Rücken: Fago., rhus-t.

Sakrum: Ant-c., lyss.

unten, nach: Am-c., bar-c., *indg.*, **Kalm.**, *med.*, merc-i-r., plan., rhus-t.

Zehen: *Kalm.*, nat-ar.

Gesäßgegend: Eup-per., euphr., hura, kalm., laur., lepi., med., nit-ac., puls., rhus-t., sol-t-ae., spig., tab.

Gehen, beim: Spig., tab.

Sitzen, nach: Laur., puls.

Oberschenkel: Abrot., aesc., *agar.*, aloe, *alum.*, alumn., am-c., ammc., **Anac.**, ant-t., apis, arg-m., arn., *ars.*, ars-h., ars-i., arum-t., asc-t., aster., aur., *aur-m.*, bar-c., bar-m.,

SCHMERZ - *Oberschenkel ...*

bell., benz-ac., *berb.*, brach., *bry.*, calc., calc-p., calc-s., camph., cann-i., *caps.*, carb-ac., *carb-s.*, *carb-v.*, carl., *cast.*, cham., chel., *chin.*, *chin-s.*, *cimic.*, *cimx.*, *cist.*, cob., cocc., coff., colch., *coloc.*, com., cupr., cupr-ar., daph., dig., dios., dros., *dulc.*, echi., eug., euph., euphr., ferr., ferr-ar., ferr-i., ferr-p., fl-ac., form., *gels.*, *guaj.*, hell., *hep.*, hura, hydr., *hyper.*, *indg.*, iod., iris., jal., jug-c., kali-ar., *kali-bi.*, *kali-c.*, *kali-i.*, kali-n., *kalm.*, lach., lac-ac., laur., *led.*, lil-t., lith-c., *lyc.*, mag-c., mag-m., mag-s., *med.*, meny., *merc.*, merc-i-f., *mez.*, mosch., mur-ac., *murx.*, myric., naja, *nat-ar.*, *nat-m.*, *nit-ac.*, nux-m., op., *petr.*, *ph-ac.*, phos., phys., *phyt.*, pic-ac., **Plb.**, podo., puls., **Pyrog.**, *rhus-t.*, sabin., sarr., *sars.*, *sep.*, sil., spong., stann., *staph.*, stram., stront., stry., sul-ac., *sulph.*, syph., tarent., *thuj.*, trom., verat., *verb.*, xan., zinc.

links: Hura, iris., *rhus-t.*

rechts: Agar., cist., *coloc.*, kali-c., kalm., lith-c., stram.

tagsüber: Kali-c., mag-c.

morgens: Am-c., aur., caust., dios., sulph., sumb., viol-t.

9 Uhr: Trom.

Aufstehen, beim: Ars., *lac-d.*

Erwachen, beim: Sulph.

vormittags: Jug-c.

mittags: Stry.

Gehen, nach: Phys.

nachmittags: Agar., coff., lyc., sep., sulph.

abends: Agar., asc-t., aur., colch., dios., ferr., hyper., kali-c., murx., nit-ac., **Puls.**, stry., sulph., thuj., zinc.

16-20.30 Uhr: Rhus-t.

Hinlegen, nach: Sep.

Sitzen, im: Stront.

nachts: Aur., cham., cinnb., coff., dros., euph., ferr., kali-bi., lach., mag-s., *merc.*, *mez.*, nux-v., sep., stry., sulph.

Schlaf, im: Sep.

abwechselnd mit krampfartigen Schmerzen in den Armen: Sil.

Schmerz in der Lumbargegend, mit: Am-c.

Abwärtsbewegung, bei: **Sabin.**

SCHMERZ - *Oberschenkel ...*

anfallsweise: *Anac.*, *aur-m.*, bell., *kali-i.*, nit-ac., *plb.*, *rhod.*, sul-ac.

Anstrengung, durch: Am-c., anac., *caust.*, kali-c., *nat-c.*

Anziehen der Beine amel.: Cinnb., rhus-t.

arthritisch: Asc-t.

Aufstehen, beim: Arn., carb-s., cham., chin., *ferr.*, lycps., *rhus-t.*

Sitzen, vom: Cham., *ferr.*, nit-ac., ph-ac., thuj.

Auftreten, beim: Asar., petr.

Berührung, bei: Aur., nux-v.

Bett, im: Iodof.

Beugen des Knies amel.: Ars.

Bewegung, bei: *Berb.*, cocc., coff., colch., dig., gels., *guaj.*, iod., merc., nat-m., petr., plb., sanic., sep., sil., spig., *staph.*

amel.: Aeth., *agar.*, caps., cham., con., *dulc.*, **Ferr.**, hyos., *indg.*, kreos., *lyc.*, merc-i-f., mosch., **Puls.**, *rhod.*, **Rhus-t.**, sabin.

Fahren, beim: Asc-t.

flüchtiger Schmerz: Trom.

Freien, im: Ant-t., **Caust.**

Froststadium im Fieber, während: Ars., **Bor.**, chin., *cimx.*, *dulc.*, nat-m., puls., **Pyrog.**

Gehen agg.: Agar., *am-m.*, *arn.*, *ars.*, asar., aur., *berb.*, brach., calc-p., cham., chin., cist., *coloc.*, dios., *dros.*, euph., *guaj.*, kali-c., led., mag-s., *med.*, meny., nat-ar., nat-m., nux-m., ph-ac., plat., *pyrog.*, sabin., *spig.*, stann., *staph.*, sulph., tarent.

amel.: *Agar.*, *bell.*, *dulc.*, *ferr.*, *indg.*, **Kali-s.**, **Lyc.**, *merc.*, *puls.*, **Rhod.**, **Rhus-t.**

geschwürig: Arg-m., kali-c., sep., staph.

Heben des Beines, beim: Carb-v., cocc.

Husten, erstreckt sich zum Knie; beim: *Caps.*

Koitus, nach: Nit-ac.

Kratzen, nach: Euphr.

lähmungsartig: Aeth., agar., am-m., ars., bell., bry., carb-v., cham., chel.,

SCHMERZ - *Oberschenkel* - lähmungsartig ...

chin., *cina*, cocc., colch., dios., *ferr.*, ferr-ar., guaj., kali-c., kali-i., laur., nit-ac., nux-v., sil., staph., stront., sul-ac., tep., verat., zinc.

Liegen, im: Am-c.

Menses, vor: Cham., crot-h., mag-m., spong., vib.

während: Am-c., *berb.*, bov., *carb-an.*, carl., cast., *cham.*, cimic., con., *crot-h.*, *kali-i.*, kali-n., *kalm.*, lac-c., *mag-m.*, *nit-ac.*, nux-v., *puls.*, *sars.*, *xan.*

Mittagessen, nach dem: Carb-s., sulph.

Narbe, in einer alten: Lach.

neuralgisch: *Phyt.*, plb.

pulsierend: Bry., com., ol-an., tarent.

Reiben amel.: Tarent.

rheumatisch: Agar., ant-t., *arg-n.*, *ars.*, asc-t., bapt., bell., carb-s., *carb-v.*, dulc., *guaj.*, hydr., iod., kali-bi., *kali-c.*, lach., lyc., mag-s., merc., mez., naja, ph-ac., plb., sabin., sang., sanic., sep., *stann.*, stry., *zinc.*

ruckend: Ang., cinnb., *gels.*, led., mang., mez., nat-c., puls., rat., rhus-t., sil., valer.

Samenabgang, nach: *Agar.*

Schlaf, im: Bar-c., sep.

nach: Acon., *lach.*

amel.: Sep.

Schütteln des Beines, beim: Merc-i-f.

Sitzen, im: *Agar.*, am-c., anac., arn., cist., coloc., *ferr.*, *guaj.*, *hep.*, ind., kali-i., *kali-s.*, *lach.*, led., lil-t., **Lyc.**, mag-m., mill., mur-ac., **Pyrog.**, *rhod.*, ruta, sep., stront., *sulph.*, thuj., verb.

amel.: Aur.

Gehen agg., nach: Hydr.

Stehen, im: Aur., berb., calc., mag-s., syph., valer., verat., *zinc.*

amel.: Euph.

Stellen; an einzelnen: Mang.

Strecken des Beines, beim: *Ars.*, *caps.*, cham., cimx., ruta

amel.: Agar., dros., *ferr.*

SCHMERZ - *Oberschenkel* ...

Drehen von einer Seite zur andern amel.; und: Merc-i-f., **Rhod.**, **Rhus-t.**

Stuhlgang, bei: *Rhus-t.*

Pressen zum Stuhlgang, nach: Sep.

Treppensteigen agg.: Bar-c., kali-c., sep.

Übereinanderlegen der Beine, beim: *Agar.*, aur., dig.

Urinieren; beim Pressen zum: Carb-an., pareir.

wandernd: Fl-ac., hydr., *iris.*, *kali-bi.*, trom.

9 Uhr: Trom.

Wetter, bei feuchtem: Kali-c.

Wetterwechsel agg.: Berb.

Wind, vor einem kräftigen: Berb.

zerbrechen würde, als ob er: Thuj.

zuckend: *Coloc.*, phos.

erstreckt sich zur Brust: Puls.

Knie: *Aur-m.*, *guaj.*

Knöchel: Nat-ar.

oben, nach: Puls., sabin.

Oberschenkel hinunter beim Versuch zu urinieren: Pareir.

Husten, beim: Caps.

Stuhlgang, beim: *Rhus-t.*

unten, nach: *Aur-m.*, *guaj.*, *kali-c.*, *kalm.*, *murx.*, *nit-ac.*, sars.

Menses, während den: Berb., kali-i., *nit-ac.*, xan.

Ferse, zur: *Lac-d.*

Außenseite: Agar., am-m., anag., chin-s., com., fl-ac., kreos., lil-t., merc-i-f., *phyt.*

Hinterseite: *Agar.*, *am-m.*, *ars.*, camph., caps., carb-ac., cham., dios., dros., *hep.*, ind., lach., led., mez., naja, nit-ac., nux-m., sep., *sulph.*

Entspannen der Muskeln amel.: *Ars.*

Sitzen, im: *Am-m.*

Innenseite: Aloe, am-c., ars-h., calc-p., nat-ar., ol-an., sabin., sang., sars., sil., spong., sulph., tarax., verb.

über dem Knie: Alumn., ammc., calc-p., cann-i., chel., cina, dig., fl-ac., kreos., lil-t., puls., stry., sul-ac.

erstreckt sich zur Brust: Puls.

Kniekehlensehnen: *Am-m.*

Knochen, im: **Agar.**, am-c., aur., bry., cann-i., dros., *euph.*, fl-ac., *indg.*, ip., kali-bi., *led.*, *mez.*, naja, nat-m., nat-s., nit-ac., phos., puls., sep., thuj., verat., zinc.

vormittags: Verat.

abends, nach dem Hinlegen: Ip., verat.

nachts: Aur., dros., *mez.*

Schlaf, während: Dros.

Strecken des Beines amel.: Dros.

Sitzen, im: Sep.

Übereinanderlegen der Beine, beim: Aur.

Leiste, nahe der: Euph., *rhus-t.*

Mitte des Oberschenkels: Aeth., ars., asar., chel., chin., cocc., *indg.*, kali-i., lach., mag-m., murx., staph., sulph.

abends: *Kali-i.*, murx.

als ob die Sehnen beim Auftreten schnellen wollte: Plb.

Gehen agg.: Staph.

Menses, vor: Mag-m.

pulsierend: Bry.

Sitzen, im: Kali-i.

Vorderseite: Cob., **Sabin.**, sulph.

Gehen, beim: **Sabin.**

Ruhe, in der: Sabin.

Innenseite: Lil-t., ol-an., sulph., verat.

Rückseite: Am-br., dios., laur.

Nervus curalis: *Apis*, ars., coff., **Gnaph.**, *staph.*, xan.

über dem Knie: *Ph-ac.*, thuj., *tub.*

Vorderseite: All-c., ars., *aur-m.*, berb., bry., carl., *coff.*, cupr., cupr-ar., dig., hell., *hyper.*, kalm., led., *lil-t.*, lyss., naja, nat-s., pic-ac., *plb.*, *puls.*, *rhus-t.*, sanic., staph., sulph., syph., *thuj.*

morgens: Ars.

Gehen, beim: Euph., staph.

nahe der Leiste: Euph.

unterer Teil der Vorderseite: Agar., anac., *calc-p.*, *lyc.*, mag-c., *thuj.*, *tub.*

Knie: Abrot., *acon.*, *aesc.*, agar., *all-c.*, aloe, alumn., am-c., anag., *ang.*, ant-c., *ant-t.*, *apis*, apoc., *arn.*, *ars.*, *ars-i.*, asaf., asc-t., aster., **Aur.**, aur-m-n., bad., bapt., *bar-c.*, *bell.*, **Benz-ac.**, berb., *bol.*, brom., bry., cact., cahin., caj., calad., **Calc.**, *calc-p.*, *calc-s.*, cann-s., *canth.*, caps., carb-ac., carb-an., carb-s., carb-v., card-m., **Caust.**, cedr., cham., **Chel.**, *chin.*, chin-s., *cimx.*, *cinnb.*, cist., clem., *cocc.*, cod., colch., *coloc.*, *com.*, *con.*, *cop.*, crot-c., cupr., daph., dig., dios., elaps, erig., euon., ferr., ferr-ar., fl-ac., form., gamb., *gels.*, glon., *guaj.*, guare., ham., hell., hura, hydr., hyper., indg., *iod.*, jac-c., jug-c., kali-ar., kali-bi., **Kali-c.**, kali-chl., kali-i., kali-p., *kali-s.*, *kalm.*, *lac-c.*, *lach.*, *lac-ac.*, **Led.**, lil-t., lob., *lyc.*, lyss., mag-c., med., meli., *merc.*, merc-i-f., merc-i-r., *mez.*, mosch., murx., *myrt.*, nat-ar., *nat-m.*, nat-p., *nat-s.*, nit-ac., *nux-v.*, ol-j., op., ox-ac., petr., *phos.*, phys., *phyt.*, pic-ac., pip-m., *plat.*, *plb.*, podo., *psor.*, *puls.*, *pyrog.*, *rhod.*, **Rhus-t.**, *rhus-v.*, rumx., ruta, sanic., *sars.*, seneg., sep., sil., *stict.*, *stront.*, stry., sul-ac., *sulph.*, sumb., syph., tarent., tax., thuj., valer., **Verat.**, verat-v., *verb.*, xan., zinc.

links: Aster., bapt., benz-ac., brom., carb-ac., chin., kalm., pall., *plat.*

erst links, dann rechts: *Calc-p.*

rechts: Agar., *chin.*, fl-ac., meli., *verb.*

abwechselnd mit Schmerzen in der rechten Schläfe: Meli.

erst rechts, dann links: Benz-ac.

und linke Hand: *Agar.*

morgens: Abrot., ant-t., asc-t., bry., calc., carb-ac., coloc., dios., hyper., kali-bi., *lach.*, mez., nat-ar., *nux-v.*, phos., sep., sumb.

Aufstehen, beim: Agar., kali-bi., led., *rhus-t.*

vormittags: Coloc., dios., jug-c., merc-i-r., thuj.

9 Uhr: Trom.

mittags: Arund., cinnb., dios.

SCHMERZ - *Knie* ...

nachmittags: Abrot., arund., dios., erig., lycps., mag-c., *nat-m.*, phyt., rumx., sep., sulph.

abends: Carb-an., cast-eq., cist., cob., coloc., cycl., dios., dulc., erig., *kali-i.*, *led.*, lyc., lycps., murx., plan., *rhod.*, zinc.

Bett, im: Calad., colch.

nachts: Cact., caj., calc-p., cast., coc-c., dios., gels., *kali-bi.*, *kali-i.*, lach., *lyc.*, *merc.*, mez., *nat-m.*, *petr.*, phyt., *rhod.*, *sulph.*, zinc.

23-7 Uhr: *Sulph.*

abwechselnd mit Schmerz im Ellbogen: Dios.

Hitze und Druck auf der Stirn: Hell.

anfallsweise: Bell., nux-v., *plb.*

Anstrengung, nach: Caust., con., dulc., graph., *mag-c.*, nat-c., zinc.

Anziehen der Beine amel.: Cham.

Aufstehen vom Sitzen, beim: Asc-t., berb., carb-v., fago., kali-c., mez., *nux-v.*, **Rhus-t.**, rumx., **Sulph.**, *verat.*

Knien, vom: *Spig.*

Auftreten, beim: Caust., con.

Berührung, bei: Acon., *chin.*, hyper.

Beugen des Beines agg.: Phys.

amel.: Ferr.

Beugen nach vorn agg.: Canth., *spig.*, stann.

Bewegung, bei: Berb., bol., **Bry.**, bufo, cact., *carb-s.*, **Chel.**, *cocc.*, *guaj.*, ign., iris., kali-bi., *kalm.*, lac-c., lac-ac., *led.*, merc., nat-ar., petr., plan., *plb.*, rheum, staph., verat.

amel.: Agar., calc., colch., cycl., dios., indg., *jac.*, lob., **Lyc.**, mez., nat-s., pic-ac., **Puls.**, ran-b., *rhod.*, *rhus-t.*, sep., *stict.*, sulph., *verat.*

Beginn der Bewegung agg., zu: *Led.*, *puls.*, *rhus-t.*, verat.

fortgesetzte Bewegung amel.: *Jac.*

Bücken, nach: Anac., croc., graph., plan.

Denken daran, beim: Ox-ac.

Drehen des Beines, beim: Am-c., calc., verat-v.

SCHMERZ - *Knie* ...

Druck agg.: Ol-j., ran-b.

amel.: Acon-c., ars.

Erwachen, beim: Zinc.

Feuers, in der Nähe des: Sumb.

Freien, im: **Caust.**, *phyt.*

amel.: Pic-ac., sumb.

Froststadium im Fieber, während: Agar., ars-h., chin., *cimx.*, *cocc.*, *nat-m.*, *nat-s.*, *nux-v.*, podo., puls., rhus-t., sep., sulph.

Gehen, beim: Ammc., anac., ant-t., arg-n., asaf., asc-t., *aur.*, aur-m-n., *berb.*, *bry.*, *calc-p.*, caps., caust., **Chel.**, *cinnb.*, cist., clem., *coloc.*, crot-h., cycl., dig., dios., dros., euph., form., gels., grat., *guaj.*, hydr., iris., jac., jatr., kali-bi., *kali-c.*, *lach.*, *lac-ac.*, **Led.**, lil-t., *mag-c.*, *med.*, merc., merc-i-r., mez., *mygal.*, nat-c., nat-m., nat-s., nit-ac., petr., phys., plan., staph., stront., thuj., verb., vip.

amel.: *Agar.*, grat., *kali-s.*, **Lyc.**, nat-c., nat-s., *puls.*, *pyrog.*, *rhod.*, sulph., *valer.*, *verat.*

nach: Alum., berb., cycl., hydr., kali-n., mosch., phys., *rhus-t.*, valer.

fortgesetztes Gehen amel.: Dios.

Freien, im; amel.: sumb.

gichtig: **Benz-ac.**, **Calc.**, *eup-per.*, *guaj.*, *lach.*, *led.*, *nux-v.*

Hautausschlag, nach unterdrücktem: *Sep.*

Hocken, beim: Calc.

Husten, beim: Bry., caps.

Kälteeinwirkung agg.: *Calc-p.*, *kalm.*, *sep.*

amel.: *Led.*, plb., *puls.*

Knien, beim: *Bar-c.*

konvulsivisch: Nux-v.

lähmungsartig: All-c., anac., arg-m., berb., carb-v., chel., *chin.*, cocc., colch., coloc., crot-h., *euon.*, fago., *kali-c.*, mag-m., mosch., phys., plb., puls., ruta, sulph., verat.

links: Lach.

Liegen, im: Calad., carb-an., *kali-i.*, lil-t.

SCHMERZ - *Knie* - Liegen, im ...

amel.: Caj., sulph.

rechten Seite; auf der: Verat-v.

Menses, während: Cop.

neuralgisch: Bell., lac-ac., nat-ar.

pulsierend: Calad., calc., tarent.

Reiben amel.: Cast., cedr., *phos.*, tarent.

rheumatisch: *Acon.*, *agar.*, am-c., aml-n., apoc., *ars.*, ars-h., asc-t., aur., bapt., *benz-ac.*, *berb.*, bol., brom., **Bry.**, cact., **Calc.**, *calc-p.*, *caust.*, *cimic.*, *cinnb.*, *clem.*, *cocc.*, con., cop., ferr-p., form., gels., graph., *guaj.*, hydr., hyper., iris., *jac.*, jug-r., *kali-bi.*, **Kali-c.**, *kalm.*, *lac-c.*, *lach.*, lac-ac., *led.*, *lyc.*, *med.*, merc-i-r., mez., nat-m., nicc., *nux-v.*, ol-j., *petr.*, *phos.*, *phyt.*, plb., ptel., puls-n., *rhod.*, **Rhus-t.**, sal-ac., sanic., sep., *stict.*, stry., *thuj.*, trom., *verat-v.*, zinc.

links: Bapt., *berb.*, *glon.*, *phyt.*

rechts: Cinnb., jac., kali-bi., led., lob., nicc., phos., *phyt.*

ruckend: *Am-c.*, *anac.*, *chin.*

Sitzen, im: *Agar.*, asaf., asc-t., aur-m-n., bell., calc., camph., carb-v., cast-eq., cist., coloc., crot-h., graph., indg., lach., led., mez., nat-s., phys., **Rhus-t.**

nach: Bell., berb., con., dig., nit-ac., nux-v., **Rhus-t.**, sep., zinc.

Stehen, im: Alumn., arg-m., calc., carb-an., iod., lach., nux-v., podo., stront., *sulph.*, valer.

Strecken des Beines agg.: Chel., ferr., *kali-c.*

amel.: Ferr.

Strecken des Körpers agg.: Ant-c., calc-p., med.

amel.: Dros.

Stuhlgang, nach: Dios.

Treppensteigen, beim: Agar., *alum.*, arn., *bad.*, bell., cann-s., *carb-v.*, colch., dios., lith-c., nux-m., *plb.*

Hinabsteigen, beim: Arg-m., *bad.*, cann-s., eupi., merc., nit-ac., rhus-t., verat.

Übereinanderlegen der Beine, beim: Anag., petr.

SCHMERZ - *Knie* ...

wandernd: Clem., dios., iris., kali-bi., *kalm.*, lil-t., lycps., nat-s., osm., *puls.*, ran-a., tarent.

von einem Knie zum andern: Dios., **Lac-c.**

Wärme agg.: *Guaj.*, **Led.**

amel.: Canth.

Bettwärme agg.: Dios., **Led.**, mosch., *petr.*, plb., *puls.*, *sulph.*

Wetter, bei nassem: *Calc.*, *phyt.*, *rhus-t.*

erstreckt sich das Bein hinauf: Dios., rhus-t.

Füße: *Phos.*, *tarent.*

Fußsohlen: Plb.

Hüfte: Lach., *led.*, sol-n., tarent.

Leiste: Rhus-t.

Schienbein: Indg.

Spann: Elat.

unten, nach: Kali-p., *phos.*, rhus-t.

Zehen: Valer.

Kniekehle: Agar., *alum.*, anag., arg-m., ars., ars-h., berb., brom., calc., calc-p., carb-an., carb-s., card-m., cast-eq., chel., chin., colch., con., cupr., dios., dros., fago., fl-ac., gels., graph., gymn., hep., ip., jatr., kali-bi., kalm., lac-c., manc., mang., nat-ar., *nat-c.*, nat-m., *nit-ac.*, olnd., op., ox-ac., par., *plb.*, rhus-t., rhus-v., rumx.

links: Ars-h., nat-p.

rechts: Berb.

nachts: Alum.

Aufstehen vom Sitzen, beim: Ars-h.

Beugen des Knies, beim: Calc-p., cast-eq., chin., rhus-t.

Bewegung, bei: *Nat-c.*, *plb.*

Gehen, beim: Ars., card-m., *caust.*, chel., colch., fago., gels., mag-c., nat-ar., *nux-v.*, rhod., *rhus-t.*

Beginn des Gehens; zu: *Nit-ac.*

lähmungsartig: Con.

pulsierend: Olnd.

Sitzen, im: Berb.

Stehen, im: Graph., par., rumx.

SCHMERZ - *Knie - Kniekehle* - Stehen, im ...

zu kurz wären; als ob die Sehnen: Graph.

Strecken des Beines, beim: Carb-an., *rhus-t.*

erstreckt sich zur Achillessehne: Kali-bi.

Ferse: *Alum.*

unten, nach: *Alum.*, mang., merl.

Kniescheibe: Am-c., aml-n., ars-h., asaf., bell., berb., bry., cact., calc., *carb-ac.*, chel., clem., coc-c., kali-n., kalm., kreos., lac-ac., led., nat-c., *nit-ac.*, psor., rhus-t., sarr., stram., valer., zinc.

vormittags: Nat-c.

abends: Coc-c., zinc.

nachts: Zinc.

Aufstehen vom Sitzen, beim: Calc.

Beugen des Beines, beim: Nit-ac., pyrog.

Bewegung, bei: Aml-n., coc-c., ery-a.

amel.: Psor.

Druck agg.: Coc-c.

Gehen, beim: Acon., berb., coc-c., led., *nit-ac.*

geschwürig: Asaf.

lähmungsartig: Kali-n.

rheumatisch: Clem.

Sitzen, im: Bell., calc.

wandernd: Psor.

erstreckt sich zum Rücken: Tarent.

Sehne der Kniescheibe: *Chel.*, *zinc.*

Gehen, beim: *Zinc.*

Unterschenkel: Abrot., acet-ac., *aesc.*, **Agar.**, *alum.*, am-c., am-m., *anac.*, *apoc.*, *arn.*, *ars.*, asc-t., bad., bapt., bar-c., **Bell.**, benz-ac., berb., blatta., bov., calc-p., *caps.*, carb-s., carb-v., caul., *caust.*, cham., *cimx.*, cina, cinnb., coc-c., cocc., *coff.*, colch., coloc., crot-c., dios., *dulc.*, *eup-per.*, fago., fl-ac., form., *gels.*, glon., **Guaj.**, gymn., hell., *hydr.*, indg., *iod.*, jac., kali-ar., *kali-bi.*, *kali-c.*, *kali-i.*, *kali-n.*, **Kali-s.**, *kalm.*, *kreos.*, **Lach.**, *led.*, *lyc.*, lycps., lyss., mag-c., mag-s., manc., *merc.*, merc-c., merc-i-f., merl., *mez.*, murx., naja, nat-ar., nat-c., nat-m., nat-p., nit-ac., *nux-m.*, *nux-v.*, op., *petr.*, ph-ac., *phos.*, phys., *phyt.*, *plat.*, *plb.*, podo., *puls.*, *pyrog.*, **Rhod.**, **Rhus-t.**, *rhus-v.*, rumx., *sang.*, sarr., *sep.*, *stann.*, *staph.*, *stry.*, *sulph.*, *syph.*, tarent., ter., teucr., thuj., *tub.*, valer., *verat.*, xan.

links: Nat-c.

rechts: Benz-ac., bov.

tagsüber: Murx.

morgens: Aesc., agar., aur., dios., *eup-pur.*, lach., led., rhod., *sulph.*

5 Uhr: Kali-p.

Bett, im: Psor.

Erwachen, beim: Aur., kali-p.

nachmittags: *Coff.*, elaps, lycps., nux-m., podo., ptel., rumx., sep.

abends: Ars., caust., chel., cinnb., crot-h., fl-ac., kali-n., kalm., lyc., merc-c., *phos.*, plan., **Puls.**, staph., *sulph.*

18 Uhr: Elaps, ptel.

19 Uhr: Nat-ar.

Bett, im: Alum., staph.

nachts: **Agar.**, am-m., *bar-c.*, caust., *coff.*, croc., kali-bi., *kali-c.*, *kali-i.*, lyc., **Merc.**, mez., mur-ac., **Nit-ac.**, *petr.*, *ph-ac.*, *phos.*, **Phyt.**, *plb.*, *rhus-t.*, sec., spong., *sulph.*, **Syph.**, thuj.

amel.: *Puls.*

Bett, im: *Phos.*

abwechselnd mit kalten Füßen: Rhus-t.

Schweregefühl im Kopf: Hell.

anfallsweise: Cocc., *gels.*, plb., *rhod.*, **Rhus-t.**, sul-ac., thuj.

Anstrengung, bei: Lycps.

nach: Ing., *nat-m.*, sul-ac.

Ärger, nach: Sep.

aufschreien, lässt ihn: Sep.

Aufstehen, beim: Agar., plan., puls.

Berührung, bei: Acon., bor., puls.

Bettwärme agg.: *Guaj.*, **Merc.**, mez., petr., plb., psor., staph., *sulph.*, **Syph.**, **Verat.**

amel.: Agar., am-c., ars., **Nux-v.**, *ph-ac.*, *pyrog.*, *tub.*

SCHMERZ - *Unterschenkel ...*

Beugen des Beines, beim: Plan.

Fußes, des: Bad.

Bewegung agg.: Acon., alum., berb., *carb-s.*, *colch.*, *guaj.*, iod., kali-br., *kalm.*, laur., merc., nux-v., op., *staph.*, *tarax.*

amel.: *Agar.*, coloc., dios., *dulc.*, *gels.*, indg., *kali-p.*, **Kali-s.**, nit-ac., plan., **Puls.**, *pyrog.*, *rhod.*, **Rhus-t.**, *tub.*

Bücken, beim: Plan.

Diarrhö, bei: Manc.

einseitig, Taubheitsgefühl im anderen Unterschenkel: Sil.

Erkältung, durch: *Iod.*

Erwachen, beim: Abrot., aur., kali-p.

Essen, beim: Ph-ac.

nach: *Kali-c.*

Fieber, mit: *Puls.*, ran-a., **Rhus-t.**, *spong.*

Froststadium im Fieber, vor: *Eup-per.*, eup-pur., *puls.*

während: *Ars.*, *cimx.*, lyc., *nat-m.*, *puls.*, **Pyrog.**, sep., *spong.*, tub.

Gehen agg.: Am-m., bar-c., bry., carb-an., chel., cupr-ar., fago., ferr., *guaj.*, hep., ign., mag-s., nat-p., nux-v., petr., phyt., puls., tab.

amel.: *Agar.*, am-c., *dulc.*, *indg.*, kali-n., **Kali-s.**, **Lyc.**, *puls.*, **Rhus-t.**, *tub.*, *valer.*, **Verat.**

geschwürig: *Kreos.*, osm., puls.

gichtig: Anan., *apis*, *bry.*, psor., sars.

Herunterhängenlassen, beim: Bar-c., hep., *puls.*

Hochlegen der Füße amel.: Bar-c., dios.

Husten, beim: Bell., caps., *nux-v.*, *sulph.*

Kälteanwendung amel.: *Led.*, *puls.*, *syph.*, thuj.

kalte Luft agg.: Ars., *kalm.*, *rhus-t.*, tub.

Kaltwerden, beim: *Agar.*, *dulc.*, *kalm.*, ph-ac., *phos.*, *rhus-t.*, *tub.*

lähmungsartig: Acon., *agar.*, am-c., bar-c., cham., chel., chin., cocc., eug., kali-n., mosch., nat-m., *nit-ac.*, *phos.*, ruta, stront., sul-ac., sulph.

SCHMERZ - *Unterschenkel ...*

Liegen, im: Calc., *kali-i.*

Menses, während: *Ambr.*, *bell.*, bov., carb-an., con., spong.

nach: Calc-p.

Mittagessen, nach dem: Sulph.

Nasswerden, durch: *Rhus-t.*

neuralgisch: Ars., dirc., kalm., nat-ar.

rheumatisch: Am-c., aml-n., anac., anan., asaf., *bell.*, berb., *cact.*, *carb-s.*, carb-v., card-m., cimic., clem., com., *dulc.*, *elaps*, *guaj.*, ham., hyper., iod., *kali-c.*, kali-n., *kalm.*, *lach.*, *led.*, *lith-c.*, *lyc.*, lycps., lyss., mag-m., *med.*, mez., nat-m., *nit-ac.*, pall., petr., ph-ac., phos., *phyt.*, *rhod.*, *rhus-t.*, rumx., sep., stront., stry., ust., *verat.*, zinc.

links: Elaps, mag-s., zinc.

rechts: *Kalm.*, lach., ruta, viol-t.

Gonorrhö, nach: **Med.**, *sars.*

ruckend: Am-c., anac., cinnb., mez., nit-ac., phos., rat., rhus-t.

Schlaf amel., nach: Plan.

Einschlafen, beim: Kali-c., *kalm.*, *lach.*

Sitzen, im: Agar., am-m., arg-m., arg-n., ars., brom., carb-v., caust., clem., crot-h., dios., *dulc.*, **Kali-s.**, led., lob., mosch, nat-m., nat-s., *pyrog.*, *rhod.*

amel.: *Puls.*

Stehen, im: *Agar.*, berb., *kali-bi.*, mez., nat-s., podo.

Strecken des Körpers, beim: Ars., dros., plan., ruta

Treppensteigen, beim: Bad.

Übereinanderlegen der Beine, beim: Anag., phos., *rhus-t.*

Wachstumsschmerz: Bell., cimic., *eup-per.*, **Guaj.**, **Ph-ac.**

wehenartig: Carb-v.

wellenartig nach unten: Cocc.

Wetter, bei nassem: *Dulc.*, *rhus-t.*, **Verat.**

erstreckt sich zu den Füßen: Kalm., pic-ac., ptel., *rhod.*, still.

Hüfte: Nit-ac., nux-v.

Knöchel: Kali-bi., ptel.

SCHMERZ - *Unterschenkel* - erstreckt sich ...

Zehen: Kali-n., *rhod.*

Knochen: **Agar.**, dios., *dulc.*, *guaj.*, *kali-bi.*, *kali-i.*, *led.*, *lyc.*, *merc.*, *mez.*, nux-v., *phyt.*, **Syph.**

Bettwärme amel.: Agar., *merc.*, mez.

Sehnen, beim Gehen: Chin-s.

Achillessehne: Aesc., aur-m-n., benz-ac., berb., bry., calad., *calc.*, *cann-s.*, carb-ac., *carb-an.*, cimic., *cinnb.*, coc-c., *colch.*, euphr., ign., *kali-bi.*, laur., *led.*, *merc.*, merl., mill., mur-ac., nat-s., rat., rhod., rhus-t., thuj., *zinc.*

morgens: Sulph.

nachts: Mur-ac.

Anstrengung, bei: *Ign.*

Gehen, beim: Berb., bry., cimic., *cinnb.*, coc-c., *ign.*

nach: Cinnb., coc-c., merc.

fortgesetztes Gehen amel.: *Kali-bi.*, *rhod.*, *rhus-t.*

Zehenspitzen; beim Gehen auf: Kali-bi.

rheumatisch: Bry., cimic.

Stehen, im: Benz-ac., berb.

Treppensteigen, beim: Rhus-t.

Schienbein: **Agar.**, anac., anag., arg-m., ars., *aur.*, *aur-m-n.*, bad., bapt., bar-c., berb., calc., *calc-p.*, carb-ac., *carb-an.*, carb-v., card-m., *cast-eq.*, caust., cina, *clem.*, *dulc.*, ferr-i., hyper., *iod.*, kali-ar., *kali-bi.*, *kali-i.*, kalm., **Lach.**, *led.*, mang., *merc.*, *mez.*, nat-m., *nit-ac.*, *nux-m.*, *ph-ac.*, *phos.*, *phyt.*, pic-ac., *puls.*, **Rhus-t.**, sarr., sep., sil., stann., staph., tarent., thuj., verat., zinc.

morgens: *Agar.*

abends: *Led.*

nachts: *Aur.*, *kali-i.*, *ph-ac.*, *phyt.*, **Rhus-t.**

Bett, im: *Aur.*, carb-an., *merc.*, *mez.*, psor., **Rhus-t.**

Bewegung agg.: Berb.

amel.: *Agar.*, arg-m., aur-m-n., *dulc.*, psor., *rhus-t.*, verat.

Gehen, beim: Bry., carb-an., clem., coc-c., ign., merc., merl., mez.,

SCHMERZ - *Schienbein* - Gehen, beim ...

nat-m., nat-s., *nux-m.*, petr., phos., rhod., stry.

amel.: **Agar.**, aur-m-n., *dulc.*, *tub.*, verat.

Hochlegen des Beines amel.: Aur., bar-c.

lähmungsartig: Card-m.

pulsierend: Arg-m.

rheumatisch: Rumx.

Schmerz im Hinterkopf, mit: Carb-v.

Sitzen, im: *Agar.*, anac.

Stehen, im: Aur-m-n., rat.

Stellen; schmerzhafte: Ambr.

Strecken des Beines, beim: Aur.

Übereinanderlegen der Beine, beim: **Rhus-t.**

Wetter, bei nassem: *Dulc.*, mez., *phyt.*, *verat.*

Wade: Agar., *anac.*, ant-t., arg-n., *arn.*, *ars.*, arund., benz-ac., bor., *cact.*, **Calc.**, calc-p., canth., cham., chel., cic., colch., cupr., dig., *elaps*, eug., eupi., *gels.*, glon., hell., hyper., iod., jug-c., *kali-bi.*, kali-br., kalm., lach., lith-c., lyc., mag-c., merc-c., merc-cy., *merc-i-r.*, mez., nat-p., *nux-v.*, ox-ac., phos., pic-ac., pip-m., plb., *puls.*, *rhus-t.*, sabad., sang., sec., sel., sil., sin-n., stry., sul-ac., sulph., tarent., *ter.*, thuj., upa., verat., verat-v., xan.

morgens: Calc-p.

Erwachen, beim: Gels.

Treppen heruntergehen, beim: Rhus-t.

nachmittags: Rhus-t.

16 Uhr, beim Liegen auf dem Rücken mit gebeugten Beinen: Nat-m.

abends: Alum., calc., nux-v., *puls.*, staph., verat.

Bett, im: Staph.

Sitzen mit gebeugten Knien, beim: Coca

nachts: Anac., arg-n., cham., *gels.*, lyc., nux-v., pic-ac., sabad., sulph.

Aufstehen, beim ersten: Nat-p.

SCHMERZ - *Wade* ...

Baden, nach: Pip-m.

Berührung, bei: *Calc.*

Bettwärme amel.: *Nux-v.*

Beugen des Fußes, beim: Calc.

Bewegung agg.: Bry., *nux-v.*, rumx.

amel.: Agar., am-c., ars-i., cupr., *rhus-t.*

Füße; der: Cham.

Druck amel.: Eupi.

Froststadium im Fieber, während: *Ars.*, thuj.

Gehen, beim: Alum., anac., *ars.*, arund., **Calc.**, caps., *carb-an.*, gymn., ign., iris., jatr., lyc., mur-ac., *nux-v.*, onos., puls., spig., sulph., verat-v., zinc.

nach: Am-m., cinnb., *rhus-t.*

geschwürig: Agar.

Hochziehen der Füße amel.: Cham.

Husten, beim: *Nux-v.*

Menses, während: Berb.

rheumatisch: Ant-t., jal., lach., lycps., plb., puls.

Sitzen, im: Agar., puls., sul-ac., sulph.

spannend: Berb., cupr.

spasmodisch: Raph.

Stehen, im: Arn., arund., euphr., iris., nux-m.

tief innen: Glon.

Treppensteigen, beim: Arg-n., rhus-t., sulph.

Hinabsteigen, beim: *Arg-m.*, puls-n.

Übereinanderlegen der Beine, beim: Dig., valer.

Wellen, Schmerz in: Xan.

erstreckt sich die Tibia herunter: Led.

Knöchel: Abrot., acon., agar., *all-c.*, alum., alumn., ant-c., *ant-t.*, *arn.*, ars., asc-t., aster., bapt., bell., benz-ac., berb., *bol.*, bov., bry., cact., cann-i., *carb-an.*, *caul.*, *caust.*, *cham.*, *chel.*, colch., *cop.*, dios., dros., ferr., ferr-ar., ferr-p., form., gels.,

SCHMERZ - *Knöchel* ..

graph., *guaj.*, jatr., kali-n., *kalm.*, lac-c., lach., *lac-ac.*, **Led.**, lil-t., *lith-c.*, lob-s., *lyc.*, lyss., med., merc., *mez.*, nat-m., nat-p., nat-s., osm., ph-ac., *phos.*, *phyt.*, plat., plb., podo., puls., ran-b., rhus-v., rumx., *sal-ac.*, seneg., sep., sin-n., spig., spong., stict., stry., sulph., thuj., valer., verat., xan., zinc.

morgens: All-c., alumn., carb-ac., carb-s., dios., *led.*, mez., sep., sulph.

Gehen, beim: Alumn., mez., plb., psor.

amel.: Sulph.

nachmittags: Dios., rhus-v., verat.

15 Uhr: Lyc., tab., tax.

abends: Dios., led., nat-c., nat-s., plan.

Liegen, im: Nat-s., plan.

nachts: *Sulph.*

23-7 Uhr: Sulph.

2 Uhr: Agar.

anfallsweise: Coloc., hep., sil.

Auftreten, beim: Bry., **Led.**, *mez.*, nat-m., rhus-t., sil.

Berührung, bei: Ars., lyc., nat-m., sep.

Bewegung, bei: *Arn.*, bol., bry., bufo, *cham.*, *chel.*, cocc., *guaj.*, *kalm.*, *led.*, lil-t., sulph., zinc.

amel.: Aur-m-n., dios., nat-s., plan., valer.

Erschütterung, bei: Lil-t.

Erwachen, beim: Ambr., mez.

Fehltritt, durch einen: Caust., chel., coloc., **Led.**

Gehen, beim: Alumn., aster., bry., calc-p., caust., chel., cycl., *dros.*, fl-ac., kali-n., *kalm.*, *led.*, lith-c., mez., nit-ac., *phos.*, puls., rhus-v., ruta, stront., stry., sulph.

amel.: Ph-ac., *rhus-t.*, sulph., **Valer.**

gichtig: **Led.**, petr.

Gonorrhö, nach unterdrückter: *Med.*, thuj.

lähmungsartig: Caust., nat-p., par., ph-ac., plb.

Laufen, beim: Mez.

Menses, nach: Nat-p.

pulsierend: Lith-m., *ruta*

SCHMERZ - *Knöchel* ..

rheumatisch: Am-c., bapt., cact., *chel.*, chin-s., clem., colch., gnaph., *guaj.*, *kalm.*, *lac-c.*, *lyc.*, *ol-j.*, plan., sang., stict., syph., urt-u., *verat-v.*, viol-o., zinc.

Sitzen, im: Arg-n., aur-m-n., bry., *caust.*, led., nat-s., **Valer.**

Stehen, im: Cycl., rhus-v., stront., *sulph.*, **Valer.**

Treppensteigen, beim: Alumn., *plb.*

verrenkt, wie: Bry., *calc-p.*

Wärme agg.: *Guaj.*, lac-c., **Led.**, **Puls.**

amel.: Chel.

erstreckt sich nach außen: *Lith-c.*

Fußsohlen: Stann.

oben, nach: Bell., ferr., nat-s., phos., plb., puls.

Zehen: Lil-t.

Außenseite: Abrot., arg-n., fl-ac., rhus-t., verat.

abends: Fl-ac.

Gehen, beim: Rhus-t.

Innenseite: Ang., com., dios., hyper., lob-s., merc., trom.

Malleolus: Bry., calc., coloc., plb., sulph., verat-v.

innerer: Berb., bov., chel., hura, kali-bi., mez., verat-v.

rechts: Tarent.

äußerer: Am-c., carb-ac., cic., lach., laur., thuj.

Gehen, beim: Arg-m.

Vorderseite: Acon., berb., calc-p., chel., ruta

brennend: Berb.

pulsierend: Ruta

rheumatisch: Acon.

Fuß: Abrot., agar., ail., aloe, *alum.*, alumn., am-m., ambr., *anac.*, anag., ant-c., ant-t., *apis*, *arn.*, *ars.*, ars-h., ars-i., arum-t., arund., asaf., asc-t., aster., *aur.*, *aur-m.*, bell., berb., bism-o., blatta., *calc.*, calc-s., *cann-s.*, carb-ac., carb-o., *carb-v.*, *caul.*, *caust.*, *chin.*, cob., cocc., coff., colch., *coloc.*, con., crot-c., crot-h., crot-t., *cupr.*, *dig.*, dios., dirc., *dulc.*, eup-per., fago., ferr., ferr-ar., ferr-i., gels., *guaj.*, hell., hura, iod., jatr., kalm., *lach.*, *led.*, *lith-c.*, *lyc.*, *merc.*, merc-c., merc-i-f., *mez.*, mill., mosch., mur-ac., nat-ar., nat-c., *nat-m.*, *nat-s.*, nit-ac., nux-m., *nux-v.*, osm., *petr.*, phos., *phyt.*, pip-m., plan., plat., *plb.*, podo., polyg-h., psor., puls., *rhod.*, **Rhus-t.**, rhus-v., rumx., *ruta*, sabin., sang., sars., sec., sel., *sil.*, sol-n., spig., spong., stann., *staph.*, stram., stry., sulph., *syph.*, tarent., ter., teucr., *thuj.*, ust., *verat.*, verat-v., wies., zinc.

abwechselnde Seiten: *Lac-c.*, nat-p.

links: Ail., crot-h., hyper., mur-ac., murx., sang.

rechts: Kalm., lith-c.

morgens: Dios., **Rhus-t.**, sulph.

8 Uhr bis zum Nachmittag: Coloc.

11 Uhr: Hura

Aufstehen, beim: **Rhus-t.**

Erwachen, beim: *Sulph.*, tarent.

mittags: Arund.

nachmittags: Lith-c., mez., phos., rhus-v.

abends: Acon., all-c., ars-h., ferr-m., fl-ac., led., lyc., mag-c., phos., puls., sil., sulph.

nachts: Caul., cham., kali-c., lyc., *mez.*, phos., sil., spong., stront., *syph.*, verat.

anfallsweise: Sec.

Anstrengung, durch: Bar-c., caust., phos., **Rhus-t.**

Auftreten, beim: Bry., caust., **Ruta**, thuj.

Berührung agg.: Acon., bor., bry., chin., ferr-ma.

Beugen, beim: Coff., sel.

Bewegung agg.: Acon., bry., bufo, caust., coff., *guaj.*, *led.*, puls., sel., thuj.

amel.: Abrot., calo., cur., dios., psor., *rhod.*, **Rhus-t.**, *verat.*

Entblößen, beim: Stront.

Erwachen, beim: Abrot., sep.

Frostbeulen, wie von: Berb., bor., caust., cham., nux-v.

Froststadium im Fieber, während: Cupr.

Gehen, beim: Agn., ambr., ang., ant-t., ars-h., bar-c., carb-s., caust., clem., coloc., crot-h., ferr., *guaj.*, lith-c.,

SCHMERZ - *Fuß* - Gehen, beim ...

mag-c., nat-c., nit-ac., petr., phyt., plb., puls., rhus-v., sabad., stry., sulph., tax.

amel.: Dig., *puls.*, **Rhus-t.**, *verat.*

Gehen im Freien, nach: *Rhus-t.*

gelähmter Fuß: Am-m.

geschwürig: Bry., caust., hep., lyc., *mag-c.*, **Nat-m.**, nat-s.

Gewicht auf dem Fuß; bei einem: Calo.

gichtig: *Led.*, *nat-s.*

Heben, beim: Berb.

Hitze, bei: Ran-a.

Kaffee amel.: Calo.

lähmungsartig: Acon., ang., cham., *chin.*, eug., kalm., nat-m., ol-an., olnd., par., *plb.*, **Rhus-t.**, tab.

links: Hyper.

Menses, während: Am-m., ars., mag-c.

Mittagessen, nach dem: Carb-s.

rheumatisch: Ant-c., *aur.*, calc., *caust.*, colch., ferr-i., *guaj.*, **Hep.**, *lach.*, **Led.**, lith-c., mag-m., *merc.*, merc-i-r., nat-s., *nit-ac.*, phos., *phyt.*, plb., *rhod.*, *ruta*, sars., stram., stry., zinc.

ruckend: Kali-n., rat.

Sitzen, im: Alum., aur-m-n., dig., nat-c., **Rhus-t.**, tarax., valer.

Stehen, im: Chin., eup-per., *puls.*, rhus-v., tarax.

Fuß, auf dem: Calo.

Steigen, beim: **Led.**, mag-c.

Wärme agg.: *Guaj.*

Bettwärme agg.: *Mag-c.*, verat.

amel.: **Caust.**

wandernd: Ars-h., coloc., iris., *puls.*

Wetter, bei nassem: *Dulc.*, *rhod.*, *rhus-t.*

erstreckt sich zu den Hüften: *Nux-v.*

Knie: Dirc.

Körper: *Plb.*

oben, nach: Dirc., dros., ferr-i., **Led.**, nat-m., nit-ac., nux-v., *plb.*, *sil.*, sulph.

Schienbein: Nat-m.

Waden: Dros.

SCHMERZ - *Fuß - erstreckt sich ...*

Zehen: Chel.

Fußrücken: Aesc., agar., alum., asaf., aur., card-m., chel., coloc., *cop.*, eup-per., ferr., ferr-i., guaj., hell., lach., lil-t., merc-i-f., mez., nat-s., nux-m., *phyt.*, plan., plb., puls., sang., sil., syph., *tarax.*, xan.

abends: Agar., ferr., led.

Gehen, beim: Agar.

Auftreten agg.: Nux-m.

Ausstrecken, beim: Bry.

Berührung, bei: Puls.

Bettwärme amel.: **Caust.**

Bewegung, bei: Cop.

Gehen, beim: Agar., bry., calc., coloc.

Menses, während: Lyss.

rheumatisch: Chin., ferr., ferr-i., ol-j., rhus-t., syph., vesp.

Sitzen, im: Asaf., *tarax.*

erstreckt sich zum Becken: Ferr-i.

Zehen: Syph.

Gelenke: Ambr., aster., bell., *bry.*, *calc.*, cedr., clem., coloc., con., graph., *guaj.*, hell., *kali-c.*, mez., nat-m., nat-s., osm., ph-ac., *phos.*, *staph.*, stront., tarent., verat.

wandernd: Coloc.

Knochen: Acon., agar., *alum.*, ars., *asaf.*, aur., bell., bism-o., *carb-v.*, *chin.*, cocc., *cupr.*, lach., led., *merc.*, mez., nit-ac., plat., *ruta*, *sabin.*, spig., stann., *staph.*, teucr., verat., zinc.

Seiten: Arg-m.

Außenseite: Caust., zinc.

Ferse: Acon., agar., alum., am-c., *am-m.*, anag., aran., ars., ars-h., aur., bapt., berb., bor., *calc.*, calc-p., caps., *carb-an.*, cast-eq., cedr., cham., *chel.*, cinnb., clem., *coloc.*, crot-h., dios., eup-per., euph., *ferr.*, *ferr-ar.*, fl-ac., graph., hell., ign., kali-c., *kali-i.*, led., lyc., lyss., mang., meph., merc-i-f., *nat-c.*, nat-m., nat-s., osm., *petr.*, phos., phyt., **Puls.**, ran-b., ran-s., raph., **Rhod.**, *rhus-t.*, rhus-v., ruta, sang., sep., spong., sulph., thuj., upa., *valer.*, verat., xan., *zinc.*, zing.

SCHMERZ - *Fuß - Ferse ...*

links: Bry., xan.

rechts: *Am-m.*, ars-h., lyss., valer.

morgens: Am-c.

Erwachen, beim: Am-c., ars.

nachmittags: Clem.

abends: Am-m., *nat-c.*, **Puls.**, zinc.

nachts: *Am-m.*

3 Uhr: *Am-m.*

Bett, im: *Am-m.*

Aufstehen vom Sitzen, beim: Graph.

Gehen, beim: Acon., agar., am-c., ambr., *ars.*, berb., *caust.*, cinnb., euph., jatr., kali-bi., lyc., nit-ac., raph., spong., *zinc.*

amel.: Laur., **Valer.**

im Beginn des Gehens: Puls.

geschwürig: Am-c., *am-m.*, aur., berb., carb-an., *caust.*, graph., *kali-i.*, laur., *nat-s.*, *zinc.*

gichtig: Calc., kali-i., lyc., meph., sabin.

Hochlegen der Füße amel.: Phyt.

lähmungsartig: Caust., puls.

Nägel unter der Haut; wie: *Rhus-t.*

pulsierend: *Nat-c.*

Reiben amel.: *Am-m.*

rheumatisch: Anan., bapt., mang., meph., phyt., **Rhod.**, sabin.

Ruhen, mit den Stiefeln ausgezogen, amel.: Raph., valer.

Sitzen, im: **Valer.**

Splitter, wie von einem: *Petr.*, *rhus-t.*, sulph.

Stehen, im: Agar., am-c., berb., cham.

Treppensteigen, beim: Carb-s.

Wärme amel.: Stram.

Wein, nach: **Zinc.**

Knochen: Berb., caps., coloc., crot-h., ign.

Fußsohle: Agar., alum., am-c., anac., anag., *ars.*, bar-c., berb., bov., bry., cact., calc., *canth.*, carb-v., **Caust.**, croc., *crot-t.*, cupr., dios., gels., graph., hyos., *led.*, lith-c., *lyc.*, lyss., merc., merc-i-f., merc-i-r., mez., nat-p., pareir., *petr.*, *phos.*, pip-m., plat., plb., puls., ran-s., sec., *sil.*, *stann.*, *still.*, sulph., zinc.

SCHMERZ - *Fuß* - *Fußsohle ...*

morgens: Dios., zinc.

nachmittags: Crot-t.

16 Uhr: Plan.

abends: Berb., mag-m., sil.

nachts: Sil., sulph.

Aufstehen, beim: Sulph.

Sitzen, vom: Graph.

Auftreten, beim: *Alum.*, ars-h., berb., brom., bry., *cann-i.*, *canth.*, nat-c., puls., sulph., *zinc.*

Berührung agg.: Crot-t., puls.

Bewegung amel.: Aloe, coloc., puls.

blitzartig: Daph.

Gehen, beim: Aloe, alum., ambr., ant-c., *ars.*, ars-h., bar-c., berb., bry., cact., *cann-i.*, canth., carb-v., caust., coc-c., gels., hydrc., ign., kali-c., *led.*, lyc., med., merc., nat-c., olnd., par., phos., plb., puls., rhus-t., sil., sulph., viol-t., *zinc.*

geschwürig: Ambr., bar-c., calc., *canth.*, graph., kreos., lyc., *nat-s.*, phos., *puls.*, sulph., thuj., zinc.

Konvulsionen, bei: Ars.

konvulsivisch: Bar-c.

lähmungsartig: Par.

rheumatisch: Aphis., calc., med.

Sitzen, im: Asaf.

Splitter, wie von einem: Agar.

Stacheln treten würde; als ob man auf: *Cann-i.*

Stehen, beim: Anac., berb., croc., sul-i., syph.

amel.: Euph.

wandernd: Psor.

erstreckt sich zu den Knien: Kali-p.

Lumbalregion: Plb.

Zehen: Sep.

großen Zehe: *Crot-t.*, merc-i-f.

SCHMERZ - *Fuß - Fußsohle - erstreckt sich ...*

Wölbung der Fußsohle: Anag., cham., lith-c., mur-ac., myric., rhus-t., sanic.

Zehen: Am-m., aster., *aur.*, *benz-ac.*, berb., brom., *calc.*, calc-p., *caul.*, *caust.*, chel., cocc., *coloc.*, crot-h., dig., dulc., ferr., hell., hura, iod., kali-bi., kali-i., kali-p., lach., lact., lil-t., *lith-c.*, *lyc.*, merc., mez., naja, nat-m., nux-v., *phos.*, *phyt.*, pip-m., *plat.*, plb., puls., **Rhod.**, rhus-t., rumx., sabad., sang., sec., sel., sep., *sil.*, *stict.*, stry., *sulph.*, *syph.*, tarent., tell., thuj., *zinc.*

abends: Cist.

nachts: *Am-c.*, coc-c., kali-c., led., merc., merc-i-f., nat-c., plat., *syph.*

Auftreten, beim: Bor., bry., led., thuj.

Berührung, bei: *Chin.*, ph-ac.

Bewegung, bei: Am-c., thuj.

erfrorenen, in den früher: Phos.

Gehen, beim: Agn., am-c., ant-c., ars., bry., camph., caust., *kali-c.*, lyc., mez., nat-m., phos., **Sabin.**, sil., thuj.

geschwürig: Berb., carb-an., carb-v., caust., *kali-i.*, nat-c., ph-ac., sil., valer., zinc.

jährlich: Tarent.

lähmungsartig: Aur., *chin.*

rheumatisch: Arg-m., **Aur.**, kali-c., stict., stront., *teucr.*

ruckend: *Am-m.*, mez., par., ran-s.

Schlaf, im: Led.

Sitzen, im: Dig.

Stehen, im: Ars., calc., nat-m.

wandernd: Clem.

erstreckt sich zur Hüfte: *Nux-v.*, *pall.*

Knochen: Mez., sep.

Gelenke: Ambr., *arn.*, *colch.*, con., graph., led., plb., *sabin.*, sang., *sulph.*, upa.

Auftreten, beim: Bor.

gichtig: Arn., asaf., *caust.*, *dulc.*, graph., ran-s., *sabin.*, sulph., thuj.

kleine Gelenke: Caul.

Zehenballen: Am-c., tab.

Gehen, beim: Am-c.

SCHMERZ - *Zehen ...*

Zehennägel: Caust., *graph.*, hura, merc-sul., *teucr.*

Gehen, beim: Camph.

Splitter, wie von einem: Ars-h., coc-c., *nit-ac.*, *sil.*, *sulph.*

unter den Nägeln: Caust., eup-per., hep., merc., *sil.*, thuj.

Wechselfieber, bei: Eup-per.

großer Zeh: *All-c.*, *am-c.*, ammc., anag., asaf., aster., *aur.*, bapt., *benz-ac.*, *berb.*, both., bry., calc-p., carb-ac., carb-v., chin., *cimic.*, *colch.*, coloc., dios., *dulc.*, elat., *eup-per.*, gnaph., *graph.*, hell., hura, ind., *iod.*, lac-ac., **Led.**, *lyc.*, mang., meph., merc-i-f., merc-i-r., mez., nat-p., nat-s., ph-ac., phos., phys., *phyt.*, *pip-m.*, plat., *plb.*, puls., *ran-s.*, *rhod.*, sabin., *sil.*, sulph., tarent., *zinc.*

links: *Am-c.*, *eup-per.*

rechts, dann links: *Dulc.*, *pip-m.*, *ran-s.*

morgens: Anag., **Led.**, lyc., merc-i-r.

Gehen, beim: *Led.*

mittags: Pip-m.

abends: Nat-s., stry.

Bett, im: *Am-c.*

nachts: *Benz-ac.*, mang., *plb.*

abwechselnd mit Herzschmerzen: Nat-p.

Berührung agg.: Chin., mang., sabin.

Bewegung agg.: Aster., chin., sabin.

amel.: Ind.

blitzartig: Daph.

erfroren, wie: Bry., phos.

Gehen, beim: Aur., bry., calc-p., chin., **Led.**, pip-m., **Sil.**

geschwürig: Am-c., caust., nat-c., ol an., zinc.

Auftreten, beim: Sil.

Kälteanwendung amel.: Sabin.

Liegen amel.: Puls.

neuralgisch: Phyt.

plötzlich: Bry.

SCHMERZ - *Zehen - großer Zeh ...*

pulsierend: Asaf.

rheumatisch: Apoc., cinnb., crot-t., *led.*, ol-an., sabin.

links: Agn., *led.*

rechts: *Benz-ac.*, bry., cist., lac-c.

ruckend: Agar.

Schluckauf, durch: Ph-ac.

warmen Bett, im: *Am-c.*

Wetter, bei feuchtem: Am-c.

Ballen: Am-c., ambr., *bry.*, *colch.*, **Led.**, tab.

Gelenke: *Apoc.*, aster., *benz-ac.*, *cann-i.*, carb-v., *caust.*, coff., dulc., *eup-per.*, ind., *iris.*, **Led.**, nat-s., phos., prun-s., sabin., sang., sil., upa.

gichtig: Ambr., ammc., *arn.*, ars., asaf., aster., *benz-ac.*, *bry.*, calc., *calc-p.*, *caust.*, *cimic.*, *dulc.*, elat., *gnaph.*, kalm., **Led.**, **Lyc.**, phos., plat., *sabin.*, *sil.*, sulph., zinc.

links: Ammc.

Nagel wie eingewachsen: Colch., *graph.*, kali-c., teucr.

ausgerissen wäre; als ob der Nagel: Thuj.

Entzündung; wie von einer: Lyc., *sil.*

Splitter; wie von einem: Agar., **Nit-ac.**

unter dem Nagel: *Agar.*, **Nit-ac.**, *sil.*, *sulph.*

Spitze: Asaf., berb., calc.

zweiter Zeh: Berb., bry., coloc., fl-ac., mur-ac., nat-s.

dritter Zeh: Aloe, berb., chel., fl-ac., form., mag-m., mur-ac., thuj.

morgens: Mag-m.

geschwürig: Berb.

pulsierend: Mur-ac.

unter dem Nagel, wie von einem Splitter: Ars-h.

vierter Zeh: Asc-t., brom., calc-s., chel., dios., fl-ac., form., merc-i-f., mur-ac.

SCHMERZ - *Zehen - vierter Zeh ...*

pulsierend: Mur-ac.

kleiner Zeh: Aloe, anag., asar., asc-t., blatta., chel., con., fl-ac., hura, lith-c., merc-i-f., rumx., staph., ther.

morgens: Anag.

Frostbeulen, wie von: Aloe

Ballen: Nit-ac.

Gehen, beim: Nit-ac.

bohrend: *Carb-v.*, coloc., *mez.*, plan.

Froststadium im Fieber, vor: *Carb-v.*

rheumatisch: Plan.

Knochen: Arg-m., *carb-v.*, mang., phos.

Gelenke: Arg-m., clem., coloc., mang., *rhod.*, thuj.

Karies, bei: Aur-m.

Beugemuskeln: Plan.

Arme: Aran., aur., bar-c., bov., carb-v., caust., coloc., gran., mang., mez., nat-c., *nat-m.*, phos., plb., *rhod.*, stann., *thuj.*

morgens: Aran., plb.

nachmittags: Coloc.

erstreckt sich zu den Fingern: Gran.

Knochen: Ars., kali-bi., sabad.

Schulter: Arg-m., arg-n., aur., aur-m-n., coloc., *ferr.*, hell., *mez.*, nat-s., ph-ac., phos., *rhod.*

links: Aur., ph-ac.

rechts: Arg-m., arg-n.

morgens: Arg-m., arg-n.

Bett, im: Mez.

nachmittags, 16 Uhr: Arg-n.

Bewegung agg.: *Ferr.*, phos.

amel.: Mez.

Gehen, beim: Mez.

Gewicht der Bettdecke, vom: *Ferr.*

Hitze amel.: Ferr.

Liegen auf der schmerzhaften Seite, beim: Ph-ac.

Mittagessen, nach dem: Mez., phos.

Sitzen, im: Aur.

SCHMERZ - bohrend - *Schulter* ...

erstreckt sich zu den Ellbogen: Ferr.

Fingerspitzen: Ferr.

Oberarm: Aur., aur-m-n., canth., *cina*, *mang.*, merc-i-f., mez.

rechts: Merc-i-f.

morgens: Mez.

Erwachen, beim: Mez.

nachts: Mang.

Bewegung amel.: Cina, mang.

Liegen auf der schmerzhaften Seite, beim: Mang.

Knochen: *Carb-v.*, cocc., kali-bi., *mang.*, tep.

Ellbogen: Alum., am-c., aur., bufo, clem., crot-t., dulc., mez., nat-s., nux-m., nux-v., spong., thuj.

mittags: Crot-t.

Bewegung amel.: Dulc.

Liegen auf der gegenüberliegenden Seite, beim: Nux-v.

erstreckt sich zur Schulter: Phos.

Ellenbogen: Led.

Ellbogenhöcker: Alum., am-c., caust.

Unterarm: Am-c., arg-n., asaf., aur., aur-m-n., bov., calc., coloc., dulc., hell., hep., led., mez., nat-c., *ph-ac.*, plan., plb., ran-s., thuj.

nachts: Arg-n.

Sitzen, im: Led.

Knochen: Nat-c., *ph-ac.*

Elle: Arg-n.

Vorderseite: Asaf., plb., spong.

Handgelenk: Cina, coloc., *hell.*, mez., nat-s., plan., rhod.

8 Uhr: Arg-n.

Gehen, beim: Mez.

Sitzen, im: Mez.

Hand: Bism-o., daph., *nat-c.*, pall., ran-s.

Handrücken: Hep.

Handteller: Mez.

Gelenke: Coloc.

SCHMERZ - bohrend ...

Finger: Carb-v., cocc., daph., hell., lach., mag-c., mez., ran-s.

Streckseite: Lach.

Knochen: Aur-m-n., ran-s.

Gelenke: Aur., aur-m-n., carb-v., coloc., daph., hell., mez., nat-s.

Nägel: Colch.

Fingerspitzen: Sulph.

Zeigefinger, Gelenke: Nat-s.

Grundgelenk: Aur-m-n.

Mittelgelenk: Carb-v.

Mittelfinger, Mittelpunkt: Hell.

Endgelenk: Carb-v.

Endglied: Mez.

Daumen: *Led.*

Beine: Act-sp., aeth., am-m., apis, aran., cadm., canth., coloc., *ign.*, kali-bi., *merc.*, ran-b., ran-s., *rhod.*

Ausstrecken amel.: Act-sp.

Knochen: *Carb-v.*, coloc., kali-bi., nat-c., rhod.

Gelenke: Alum., coloc., mag-c., *zinc.*

abends: Coloc.

Gehen, beim: Coloc.

Gesäß: Cina, coloc., merc.

Sitzen, im: Cina

Hüfte: Arn., *coloc.*, kali-i., *kreos.*, lil-t., *mez.*, rhod.

nachts: *Kali-i.*

4 Uhr: *Coloc.*

Gesäßmuskeln: Merc., staph.

Oberschenkel: Act-sp., agar., ang., *apis*, carb-an., hell., ign., led., merc., merc-i-f., mez., nat-p., ran-b., rhus-t., sabad., spig., spong., staph., tarax.

Sitzen, im: Agar.

Nervus cruralis: *Apis*

Knochen: Carb-an., kali-bi., led., mez., phos.

Knie: Agar., alum., am-c., aur., *aur-m-n.*, bufo, calc-p., canth., *caust.*, chel., coloc., crot-t., grat., *hell.*, indg., mag-c., mez., nat-c., nat-p., nat-s., plan., ran-s., sep., zinc.

abends: Coloc., zinc.

SCHMERZ - bohrend - *Knie* ...

nachts: *Calc-i.*, calc-p.

Ausstrecken, beim: Calc-p.

Ausstrecken agg.: Calc-p.

Bewegung agg.: Bufo

amel.: Sep.

Gehen, beim: Mez.

Sitzen, im: Agar., *aur-m-n.*, coloc., grat., indg., mez.

wandernd: Nat-s.

Kniescheibe: Am-c., kreos., led., nat-c.

vormittags: Nat-c.

Unterschenkel: Aeth., *anac.*, aran., ars., bov., caust., hell., *ign.*, merc., merc-i-f., mez., *nux-m.*, phos., rhod., sil., stann., sulph.

morgens: Aran.

Achillessehne: Aur-m-n.

Malleolus: Cic., mez.

innerer: Led., sulph.

abends im Bett: Led.

äußerer, morgens im Bett: Arg-n.

Schienbein: Anac., ars., asc-c., **Aur.**, *aur-m-n.*, brom., chel., cina, *clem.*, coloc., grat., led., mang., **Merc.**, *mez.*, nat-c., trom.

links: Asc-c., aur-m-n.

morgens: Clem.

vormittags: Trom.

abends: Grat., nat-c.

nachts: **Aur.**, **Merc.**, *mez.*

Gehen agg.: Mez., nat-s.

amel.: *Aur-m-n.*

Sitzen, im: Agar., *aur-m-n.*, mez.

Wade: Coloc., *cupr.*, mez., sulph.

abends: Sulph.

Stehen, im: Coloc.

Knöchel: Agar., am-c., ang., apis, aur., aur-m-n., bufo, chel., clem., coloc., graph., grat., hell., led., *mez.*, nat-s., plan.

morgens: Mez.

Erwachen, beim: Mez.

SCHMERZ - bohrend - *Knöchel* ...

abends, beim Hinlegen: Plan.

Bewegung agg.: Bufo, mez.

Gehen, beim: Coloc., *mez.*

rheumatisch: Plan.

Sitzen, im: Agar., coloc., grat., led.

Stehen, im: Aur-m-n., *mez.*

Außenseite: Arg-n.

Vorderseite: Chel., merc-i-f.

Knochen: *Mez.*

Fuß: Aesc., ang., *bell.*, bufo, *caust.*, cocc., merc., mur-ac., *ran-s.*, sulph., *zinc.*

Bewegung agg.: Bufo

Fußballen: Ran-s.

Fußrücken: Aesc., aur., aur-m-n., coloc., lil-t., mez., nat-s.

Gehen, beim: Coloc.

Knochen: *Bism-o.*, led., mez.

morgens: Led.

Gehen, beim: Mez.

Gelenke: Coloc., *hell.*

Gehen, beim: Mez.

Seiten des Fußes: Arg-m.

Fußsohle: Bell., mez., nux-m., ran-s., tarax.

morgens: Nux-m.

nachts: Merc-i-f.

Ferse: Agar., aran., aur., aur-m-n., led., **Puls.**, *zinc.*

abends: **Puls.**

Wein, nach: **Zinc.**

Fersenbein, amel. bei fortgesetzter Bewegung: Aran.

Zehen: Aesc., coloc., merc., mez., *ran-s.*

großer Zeh: Agar., aur-m-n., ind., **Led.**, *nux-m.*, *ran-s.*, *sil.*

rechts: *Ran-s.*

morgens: **Led.**

abends: Ind.

Hinlegen, nach dem: *Nux-m.*

Ruhe, in der: Ind.

Gelenke: Ind., nat-s.

SCHMERZ - bohrend - *Zehen ...*

kleiner Zeh: Dios.

brennend: Abrot., anac., *ars.*, *bell.*, cann-i., carb-an., *carb-v.*, chin., cocc., coloc., *kali-ar.*, kali-br., kali-c., kali-p., kreos., laur., led., nit-ac., *ph-ac.*, phos., plan., plat., plb., staph., vip.

morgens: Phos.

nachmittags: Gels.

abends, im Bett: Carb-v.

nachts: Kali-c.

äußerlich: Carb-an.

Bett, im: Carb-v., fago., led.

Kratzen, nach: Kreos.

Menses, während: *Carb-v.*

Säfteverlust, bei: *Ph-ac.*

Stellen, an einzelnen: Plan.

wandernd: Plat.

Gelenke: Abrot., ant-t., *carb-v.*, guare., kali-c., *mang.*, *nat-c.*, nat-n., *nit-ac.*, *plat.*, thuj., zinc.

Nägel: Alum., ant-c., calc., caust., **Graph.**, hep., merc., nat-m., nux-v., puls., *sep.*, sulph.

Arme: Agar., alum., *ars.*, ars-h., arum-t., arund., *asaf.*, *aur.*, aur-m., aur-m-n., *bell.* berb., bov., bry., bufo calc., *carb-v.*, chin., *com.*, *con.*, corn., crot-t., *cur.*, dig., graph., hep., jug-c., jug-r., kali-bi., kali-c., lith-m., lyc., lyss., mag-m., med., merc., mez., mur-ac., nat-m., petr., *ph-ac.*, phos., plat., plb., puls., *rhus-t.*, rhus-v., sil., spong., stann., stram., sulph., thuj., *urt-u.*, zinc.

links: Cocc.

rechts: Plb.

morgens: Agar.

vormittags: Cast.

abends: *Puls.*

nachts: Chin., til.

Bett, im: Chin.

anfallsweise: Cocc., *plb.*

Ärger, nach: Nat-m.

Bedecken agg.: Rhus-v.

Berührung agg.: Crot-t.

Bewegung, bei: Crot-t.

SCHMERZ - brennend - *Arme ...*

Dampf agg., Einwirkung von: Kali-bi.

Entblößen agg.: Crot-t.

Kratzen, nach: Kreos., led., merc., til.

amel.: Jug-c.

lähmungsartig: Calc.

Reiben, beim: Crot-t.

Stellen, an einzelnen: Am-c., bry., merc., ph-ac.

Waschen, nach: Bov.

erstreckt sich zu den Fingern: Mag-m.

Hand: Fl-ac.

Körper, über den: Apis

Gelenke: *Carb-v.*, graph., *nat-c.*, stront.

Schulter: Alumn., am-m., ant-t., *ars.*, aur-m-n., berb., carb-s., *carb-v.*, clem., cocc., dios., graph., grat., *iris.*, kali-bi., kali-c., mag-m., mang., merc., mur-ac., par., ph-ac., *phos.*, puls., *rhus-t.*, sep., spong., stront., sulph., tab., tep.

rechts: Am-m., *carb-v.*

abends: Alumn., dios., sep., sulph.

Gehen, beim: Rhus-t.

Hinlegen, nach dem: Sulph.

nachts: Puls.

Kratzen, nach: Kali-c.

Sitzen, im: Merc.

Stellen, an einzelnen: Kali-bi., mang.

erstreckt sich über den Arm: Puls., sulph.

Hüfte: Mag-m.

Akromion: Mez.

oben auf der Schulter: *Carb-v.*

unterhalb der Schulter: **Ail.**, lyc., sulph

Oberarm: *Agar.*, alum., am-c., arg-n., arn., berb., bor., carb-s., carb-v., caust., colch., coloc., dig., dulc., graph., hura, kali-bi., kali-c., mang., mur-ac., nat-c., nat-m., nat-s., ph-ac., rhus-t., sep., sulph., thuj., zinc.

nachts, im Bett: Arg-n.

SCHMERZ - brennend - *Oberarm* ...

äußerlich: Fl-ac.

Kratzen, nach: Mosch.

Prickeln bei Bewegung: Coloc.

Stellen, an einzelnen: Berb., graph., sulph.

erstreckt sich nach unten: All-c.

Haut: Arg-n., aur., nat-c., phos., sep., sulph.

Bizeps, im Bett: Rhus-t.

Deltoid: Nux-v.

Rückseite: Mur-ac., zinc.

Innenseite: Berb., tarent.

unterer Teil: Led., mez.

Vorderseite: Zinc.

Ellbogen: Agar., alum., *arg-m.*, arund., asaf., bell., berb., calc-p., carb-an., carb-v., coc-c., colch., coloc., kali-n., merc., mur-ac., ph-ac., phos., *plat.*, sep., sulph., ter.

vormittags, 9 Uhr: Sulph.

abends: Arg-m., carb-an.

nachts: Sep.

Ellenbogenbeuge: Kali-n., laur., led., rat., rhus-v., sulph., tep., teucr.

Ellbogenhöcker: Chel., ph-ac.

Unterarm: *Agar.*, alum., am-c., am-m., asaf., aur., aur-m., aur-m-n., bell., *berb.*, bor., bov., calad., carb-an., carb-s., carb-v., card-m., *caust.*, chel., con., *graph.*, *kali-bi.*, laur., lyc., mag-m., mang., merc., mez., mosch., mur-ac., nat-m., nat-s., ol-an., osm., ph-ac., phos., plb., prun-s., ran-s., rat., rhus-t., rhus-v., *spong.*, staph., stram., *sulph.*, tarax., tarent., *thuj.*, *urt-u.*, vip., zinc.

nachts: Graph., *zinc.*

Liegen darauf; beim: Graph.

äußerlich: Aur-m-n., con., mur-ac.

Bewegung, bei: Thuj.

Druck agg.: Bell.

Kratzen, nach: Bor., caust., clem., laur., sulph.

Reiben amel.: Ol-an.

Stechen, stellenweise; mit: Ran-s.

Stellen, an einzelnen: Am-c., graph., sulph.

SCHMERZ - brennend - *Unterarm* ...

Außenseite: Osm.

rechts: Osm.

Rückseite: Berb., euph., ol-an., osm., prun-s.

Vorderseite: Agar., am-c., berb., calad., chel., ol-an., plb.

nahe dem Handgelenk: Agar., bov., caust., kali-bi., rhus-v., zinc.

Handgelenk: Agar., arg-m., arum-t., arund., asar., berb., bufo, calc-p., cocc., merc., mez., naja, nat-c., phos., plat., plb., stront., sulph., thuj., *tub.*, zinc.

nachmittags: Sulph.

abends: Stront.

Kratzen, nach: Calc-p., plb.

Reiben agg.: Berb.

erstreckt sich zum kleinen Finger: **Sulph.**

Zeigefinger: Arund.

Daumen, und: Agar., asar.

Hand: **Agar.**, *am-c.*, anac., ant-t., apis, arg-m., arg-n., *ars.*, ars-h., arund., aur-m., berb., bry., *calc.*, *calc-s.*, cann-s., canth., *caps.*, *carb-s.*, carb-v., cedr., cham., chel., con., corn., daph., elaps, fago., *fl-ac.*, graph., hep., hura, hyos., jug-r., kali-ar., kali-bi., kali-c., *kali-s.*, lach., laur., led., lil-t., lyc., mag-c., **Med.**, merc., mez., nat-c., nat-m., nat-p., nat-s., nit-ac., nux-m., nux-v., ox-ac., *petr.*, ph-ac., *phos.*, plat., *puls.*, ran-s., rhod., *rhus-t.*, rhus-v., sars., sel., *sep.*, sol-t-ae., *spong.*, *stann.*, stront., **Sulph.**, thuj., zinc.

morgens: Petr., sulph.

Erwachen, beim: Petr.

vormittags: Fago., nat-s.

kalt; die andere Hand ist: Fago.

mittags: Am-c., mag-c.

nachmittags: Cham., fago., phos.

14 Uhr: Laur.

abends: Cedr., phos., **Puls.**, **Sulph.**

nachts: Lac-c., pall.

Dampf, durch: Kali-bi.

eine Hand heiß und blass, die andere kalt und rot: Mosch.

SCHMERZ - brennend - *Hand* ...

Ekzem, bei: *Merc.*

Essen, nach dem: Sulph.

Fieber, bei: Hura

Froststadium im Fieber, während: *Spong.*

innerlich: Ph-ac.

kalt und gefühllos; oder: *Lyc.*

kalten und nassen Füßen, nach: Phos.

Menses, während: Carb-v., sec.

Nesseln, wie von: Carl., nat-m.

Stellen, an einzelnen: Cop., fl-ac., mang.

Warmwerden vom schnellen Gehen, nach: Dulc.

Waschen in kaltem Wasser agg.: *Caps.*

Handballen: Zinc.

Handrücken: Agar., apis, aur-m., berb., bry., *calc.*, carl., cop., dulc., fl-ac., laur., nat-s., *nux-v.*, rhus-v., *sulph.*

morgens: Sulph.

nachmittags: Nat-s.

abends: **Sulph.**

Nesseln, wie von: Carl.

Stellen, an einzelnen: Cop., fl-ac.

Warmwerden durch Gehen, nach: Dulc.

Handteller: Aesc., ail., all-s., apis, ars., *calc.*, *calc-s.*, *canth.*, carb-s., *carb-v.*, chel., cop., fl-ac., form., graph., ham., *ip.*, lac-c., *lach.*, *lachn.*, lil-t., *lyc.*, mag-c., *med.*, merc., mez., mur-ac., nat-c., nat-m., ox-ac., *petr.*, *phos.*, phys., rhus-t., rumx., sabad., *sang.*, sanic., sars., sec., *sep.*, **Stann.**, **Sulph.**, tarent., tep., upa.

abends: **Lach.**, rumx., upa.

nachts: **Lach.**

Handteller und Fußsohlen: *Lach.*

Mitternacht: Rhus-t.

Bad, nach einem warmen: Nat-c.

SCHMERZ - brennend - *Hand* - Handteller ...

Menses, während: Carb-v., petr.

Reiben, nach: **Sulph.**

Stechen, mit: Bor.

Radialseite: Phos.

Ulnarseite: Sep.

Gelenke: Nat-c.

abends: Nat-c.

zwischen Zeigefinger und Daumen: Alum., berb., iod., rhus-t., sulph.

zwischen den Fingern: Alum., rhus-v.

Finger: *Agar.*, alum., anan., apis, ars., asaf., *berb.*, bor., calc., carb-v., carl., caust., coff., coloc., con., croc., dig., fago., fl-ac., gamb., gran., graph., kali-ar., *kali-c.*, lyc., merc., mez., mosch., *nat-c.*, nicc., nit-ac., nux-v., *olnd.*, petr., plat., rhod., rhus-v., sec., *sil.*, staph., sul-ac., *sulph.*, tep., teucr., ther., vip.

vormittags: Fago.

abends: Alum.

äußerlich: Ars., fl-ac.

erfroren, wie: Agar., lyc.

Fingerballen: *Sulph.*

Fingerrücken: Brom., cocc., ran-s., sil.

Gelenke: Apis, bufo, cann-i., carb-v., caust., vinc.

Innenseite: Zinc.

Nägel, rund um die: Con.

unter den Nägeln: Calc., *caust.*, elaps, kali-c., merc., nit-ac., *sars.*

Fingerseiten: Sars.

Fingerspitzen: Am-m., anthr., apis, bell., caust., con., croc., crot-c., gins., mag-m., mur-ac., nat-s., sabad., *sars.*, *sil.*, *sulph.*, tab.

Zeigefinger: Acon., *agar.*, alum., arund., berb., card-m., chel., ferr-ma., hura, *kali-c.*, olnd., sil.

kribbelnd, und: *Agar.*

äußerlich: Chel.

Fingerrücken: Acon., berb.

Gelenke, Grundgelenk: Berb., fl-ac.

Mittelgelenk: Berb.

Endgelenk: Berb., nat-c.

Spitze: Kali-c., olnd.

Mittelfinger: Apis, coloc., *kali-c.*, mez., sul-ac.

Stellen, an einzelnen: Sul-ac.

Außenseite: Berb.

Grundgelenk: Berb., carb-v.

Nagel: Kali-c.

Fingerrücken: Nat-c.

Ringfinger: Osm., tarax.

Gelenke, Grundgelenk: Berb., carb-v.

Mittelgelenk: Nat-p., sil.

9 Uhr: Sil.

Nagel, am inneren Rand: Osm.

kleiner Finger: Spig., stann., tarax.

Außenseite: Apis, prun-s.

Innenseite: Fl-ac., mill.

Grundgelenk: Sabad.

Spitze: Apis, aur-m-n., fl-ac., kali-c., sul-ac.

Daumen: Agar., arum-t., arund., berb., chel., gran., graph., *hep.*, lach., laur., mag-arct., mag-aust., merc., nux-v., ol-an., olnd., sars., staph., vesp., zinc.

nachmittags: Agar.

nachts: Sars.

reißend: Agar.

Stellen, an einzelnen: Lach.

Ballen: Laur., lith-c., nux-v.

Gelenke: Spig.

Spitze: Con., croc., gymn., lach., mur-ac., olnd., sil., sulph., teucr.

Beine: Agar., alum., anac., *apis*, ars., bapt., bar-c., bufo, carb-v., cast-eq., caust., chin., chin-a., dulc., gels., *kali-c.*, lach., led., *lyc.*, mag-c., mag-m., mang., nat-c., nit-ac., ph-ac., *phos.*, plat., prun-s., ptel., puls., *rhus-t.*, ruta, *sil.*, thuj., *zinc.*

mittags: Agar.

nachts: Fago.

Bett, im: Kali-c.

Ausziehen, beim: Mez.

rheumatisch: Apis

Stellen, an einzelnen: Lyc., mag-c., ph-ac.

Ischiasnerv: *Ars.*, bufo, gels., lach., lyc., *phos.*, rhus-t., ruta

Knochen: Euph.

Gelenke: Bar-c., nat-c., phos., stront.

Stellen, an einzelnen: *Mang.*

Rückseite: *Helon.*, **Pic-ac.**

Gesäß: Bar-c., bry., calc-p., coloc., lyc., mag-m., mang., **Merc.**, mez., sep., stront., sulph.

abends, nach dem Hinlegen: Sulph.

Sitzen, im: Mang.

Rima ani: Arg-m., sep., thuj.

Hüfte: *Ars.*, arund., aur-m-n., bell., berb., *carb-v.*, cur., *euph.*, gels., hell., iod., *kali-c.*, kali-n., kreos., lith-c., mag-m., nicc., rhus-t., tarent., valer., *zinc.*

mittags: Nicc.

Kratzen, nach: Nicc.

nachmittags: Mag-m.

abends: Mag-m., nicc.

Hinlegen; nach dem: Mag-m.

Kratzen; nach: Mag-m., nicc.

nachts: Bell., *euph.*, mag-m.

äußerlich: Aur-m-n., carb-v.

Jucken, mit: Lith-c.

Menses, vor: *Kali-c.*

während: Med.

Ruhe, in der: Kali-n.

Stellen: Rhus-t.

erstreckt sich zur Ferse: Arund.

Gelenk: Iris., kali-n., nux-v.

reißend: Kali-n.

Gesäßmuskeln: Agar., euphr.

rechts: Euphr.

Oberschenkel: Agar., alum., am-c., *apis*, arg-m., *ars.*, arund., aur-m-n.,

SCHMERZ - brennend - *Oberschenkel* ...

berb., bor., bov., carb-an., carb-s., carb-v., clem., coloc., con., crot-c., crot-t., dulc., eup-per., *euph.*, grat., kali-i., lachn., laur., *lyc.*, *manc.*, merc., *mez.*, mur-ac., nat-c., olnd., ph-ac., *phos.*, plb., psor., rhod., rhus-t., sul-ac., *sulph.*, tab., til., *zinc.*

nachts, im Bett: Carb-v., *euph.*

bandförmig um den Oberschenkel: Bor.

Berührung agg.: Phos.

Gehen, beim: Coloc., ph-ac.

kalt; objektiv: Ph-ac.

Kratzen, nach: Grat., plan.

amel.: Alum.

Reiben, nach: Sulph.

Sitzen, im: Asaf., grat.

Stehen, im: Ph-ac.

erstreckt sich zu den Knöcheln: Apis, arund.

Leistenbeuge: Bar-c., nat-s.

abends: Nat-s.

Gehen, beim: Nat-s.

Sitzen, im: Bar-c.

Rückseite: Agar., ph-ac.

Innenseite: Agar., bry., cocc., *lachn.*, *lyc.*, mez., sars., sulph.

abends: Agar., bry.

Berührung, bei: *Lyc.*

Gehen, beim: Agar., *lyc.*

Menses, während: Sars.

Reiben, nach: Samb.

Genitalien, nahe den männlichen: Bar-c., crot-t., ferr-ma.

weiblichen: Bor., kreos., laur., sulph.

Knie: Am-c., anac., apis, *arg-m.*, arund., asaf., bar-c., bell., berb., brom., bry., cann-s., carb-v., **Chel.**, fl-ac., kali-n., lach., lyc., *mur-ac.*, nit-ac., petr., ph-ac., phos., plat., plb., *rhus-t.*, sabad., stann., stront., sul-ac., sulph., tab., tarax., tarent., tep., thuj.

morgens: Phos.

nachmittags: Lyc.

Gehen, beim: Stram.

SCHMERZ - brennend - *Knie* - Gehen, beim ...

amel.: Phos.

stechend, fein: Bell.

Treppensteigen, beim: Sulph.

Kniekehle: Am-c., ars-h., *bar-c.*, berb., cast-eq., *chel.*, grat., indg., *iod.*, lith-c., petr., sul-ac., sulph., thuj.

nachts, im Bett: Bell., chin., *sep.*

Empfindlichkeit, mit: Bar-c.

Gehen amel.: Grat.

kalte Hände agg.: Am-c.

Sitzen, im: Bar-c., grat.

warm, wenn: Chin.

erstreckt sich die Rückseite des Unterschenkels hinunter: *Bar-c.*

Kniescheibe: Bar-c., tarax.

Unterschenkel: *Agar.*, alum., anac., *apis*, **Ars.**, *asaf.*, bapt., bell., berb., bor., bov., calc., cast-eq., caust., chel., coc-c., con., crot-h., dig., hyos., jug-r., *kali-bi.*, kali-br., *kali-c.*, *led.*, lyc., merc-c., merl., mez., nat-c., *nat-s.*, pall., *petr.*, *pic-ac.*, prun-s., rhus-t., *sep.*, stront., *sulph.*, tarax., tarent., tep., thuj., *zinc.*

rechts: *Agar.*

morgens: Agar., nat-s., sulph.

Körperübungen, nach: Sulph.

nachmittags, im Sitzen: Sulph.

abends: Agar., *nat-s.*, sang., seneg., sulph.

nachts: Sep.

Aufstehen, beim: Sulph.

Ausstrecken des Beines agg.: Berb.

Berührung agg.: Bov., con.

Bettwärme, in der: Sep.

Funken, wie von: Anac.

Kratzen, beim: Corn., iris-foe., seneg., sulph.

Mittagessen, nach dem: Agar.

Schienbein: Agar., arn., bry., *caust.*, *kali-bi.*, lach., *mag-c.*, ph-ac., sabad., **Zinc.**

nachts: *Caust.*, *ph-ac.*

SCHMERZ - brennend - *Unterschenkel* - Schienbein ...

Stelle; an einer einzelnen: *Mag-c.*

Wade: Agar., alum., am-c., aur., dig., eupi., mez., plb., ran-s., rhus-t., sars., sulph., tarent.

rechts: *Agar.*

Gehen im Freien, beim: Mez.

Knöchel: Agar., berb., euph., kreos., laur., manc., nat-c., plat., *puls.*, sulph., *zinc.*

abends: Sulph.

Gehen, beim: Agar.

Reiben agg.: Sulph.

erstreckt sich über die Sohle zu den Zehen: Kreos.

Außenseite: All-c., ang.

Knochen: Ruta

Malleolus, innerer: Berb., laur., zinc.

äußerer, im Stehen: Ruta

auf der Knöchelspitze: *Puls.*

über der Ferse: Agar.

Fuß: Agar., *am-c.*, anac., ant-c., apis, *arn.*, *ars.*, aster., aur-m., *berb.*, bry., *calc.*, *calc-s.*, cann-s., caps., *carb-s.*, *caust.*, cham., chel., chin., chin-a., *cocc.*, coloc., con., corn., croc., dulc., eup-per., fago., *graph.*, *hep.*, hyos., kali-ar., *kali-c.*, kali-i., kali-p., *kali-s.*, kreos., *lach.*, lachn., led., lil-t., *lyc.*, **Med.**, *merc.*, merl., *mez.*, nat-ar., *nat-c.*, *nat-m.*, *nat-s.*, *nit-ac.*, ox-ac., petr., *ph-ac.*, *phos.*, phyt., plan., *puls.*, rat., rhus-t., rhus-v., sang., *sec.*, *sep.*, *sil.*, *spig.*, squil., *stann.*, *staph.*, *stram.*, stront., **Sulph.**, tarax., thuj., vesp., *zinc.*, zing.

morgens, im Bett: Hep., *nat-s.*

mittags: Am-c., hura

linker Fuß, der rechte ist kalt: Hura

abends: Calc., *nat-s.*, sang., *sulph.*

Bett, im: Calc., hep., merc., stront., **Sulph.**

nachts: Ars-m., coloc., lac-c., *nat-c.*, *sep.*, sil., **Sulph.**

Bett, im: Nat-p., **Sulph.**

SCHMERZ - brennend - *Fuß* - nachts ...

Menses, während den: Nat-p.

Schlaf, im: Ars-m.

Berührung agg.: Bor.

Bettwärme, durch: Agar., calc., merc., stront., **Sulph.**

Gehen, beim: Carb-an., *nat-c.*, nat-m., phyt.

nach: Kali-c.

Klimakterium, im: Sang.

Schwitzen, mit: *Sil.*

Fußrücken: Agar., bapt., berb., calc., canth., chin., hep., ign., mag-m., manc., **Puls.**, rhus-t., sil., spig., stram., *sulph.*, tarax., thuj.

morgens im Bett: Hep.

abends: Agar.

Knochen: *Ruta*

zwischen den Zehen: *Nat-c.*

Fußsohle: Aesc., ail., all-s., aloe, alum., am-c., *ambr.*, *anac.*, ars., ars-s-f., arum-d., aur-m., bar-c., bell., berb., bov., **Calc.**, *calc-s.*, *canth.*, *carb-s.*, *carb-v.*, *caust.*, *cham.*, chel., clem., coc-c., *cocc.*, *coloc.*, cop., croc., crot-h., crot-t., *cupr.*, dulc., eup-per., fl-ac., *graph.*, guare., hep., jal., kali-ar., kali-bi., kali-c., kali-n., kali-p., *kali-s.*, kreos., lac-c., *lach.*, *lachn.*, *lil-t.*, **Lyc.**, mag-c., *mag-m.*, *manc.*, *mang.*, med., merc., merl., mur-ac., myric., nat-ar., *nat-c.*, nat-m., nat-p., *nat-s.*, nux-v., ox-ac., petr., *ph-ac.*, *phos.*, phyt., *plb.*, *puls.*, *sang.*, sec., sep., *sil.*, squil., stann., *sul-i.*, **Sulph.**, tab., tarax., tep., *zinc.*

morgens: Ph-ac., phyt., zinc.

Bett, im: Hep.

nachmittags: Gels., ol-an.

abends: Berb., **Lach.**, lyc., mag-m., merc., nat-c., *phos.*, zinc.

Kratzen, nach: Am-c.

nachts: Aloe, bar-c., *calc.*, **Cham.**, fl-ac., **Lach.**, lyc., mag-m., nat-s., petr., *ph-ac.*, *sang.*, sil., **Sulph.**

SCHMERZ - brennend - *Fuß* - Fußsohle...

Aufstellen auf den Fußboden, beim: Mur-ac.

Fußsohlen und Handteller: *Lach.*

Bett, im: Canth., **Cham.**, hep., *ph-ac.*, *plb.*, *sang.*, **Sulph.**

amel.: Nat-c.

Essen, nach dem: Sil.

Gehen, beim: Carb-v., coc-c., graph., kali-c., lyc., *nat-c.*, **Sulph.**

amel.: Ol-an.

Freien, im: Hep.

Gehen nach langem Sitzen agg.: **Sulph.**

kalt; objektiv: *Sulph.*

Menses, während: Carb-v., petr.

Migräne, bei: *Sang.*

Sitzen, im: Anac., carb-v., lyc., mur-ac.

Sommer, im: Vesp.

Stehen, nach: Carb-v., merc., sul-i.

Ferse: Arg-m., arund., carl., *cycl.*, eupi., fago., *graph.*, *ign.*, *kali-n.*, puls., raph., rhus-t., sep., sul-ac., tep., verat., vip., zinc.

morgens: Eupi.

Bett, im: Fago., *graph.*

nachts im Bett: Kali-n.

erstreckt sich zur Zunge: Vip.

Zehen: Aesc., *agar.*, alum., ant-c., **Apis**, arn., ars., arund., *asaf.*, aur., *aur-m.*, *berb.*, *bor.*, calad., calc., carb-an., caust., *con.*, dulc., *ferr-p.*, fl-ac., *hep.*, ind., *kali-c.*, kali-p., lith-c., *lyc.*, merc., mez., mosch., mur-ac., nat-c., nit-ac., nux-v., paeon., ph-ac., phos., plat., *puls.*, sabin., sec., *staph.*, *tarax.*, thuj.

tagsüber: Ind.

nachts: Plat.

anfallsweise: *Tarax.*

Bettwärme agg.: Nux-v.

Erfrierung, nach früherer: Agar., carl.

Gehen, beim: Phos.

SCHMERZ - brennend - *Zehen*...

kalten Füßen, mit: Apis

Nasswerden der Füße, nach: Nit-ac.

Gelenke: Berb.

Nägel, Wurzeln der: Asaf.

Zehenspitzen: *Mur-ac.*, sars.

großer Zeh: Aesc., am-c., ant-c., ars., benz-ac., bor., *cimic.*, *colch.*, con., form., lachn., ph-ac., *ran-s.*, verat., viol-t.

links: Aesc., lachn.

rechts: Ant-c., *cimic.*, con., *ran-s.*, verat.

morgens im Bett: Ars.

nachts: Form.

drückend: Viol-t.

Gehen, beim: Bor., brach.

Ballen: Ant-c., *caust.*, *kali-c.*

Gelenke: *Cimic.*, ph-ac.

Nagel, unter dem: *Nit-ac.*

Spitze: Calc., con., olnd.

kleiner Zeh: Ars., carb-an., meph., staph., til.

nachmittags, beim Gehen: Nat-c.

drückend: Agar., arund., *asaf.*, bar-c., bell., *carb-v.*, chin., dig., dros., *gels.*, guare., kali-c., *led.*, *nat-m.*, nux-m., olnd., petr., phyt., spig., thuj.

Erwachen, beim: *Bar-c.*

Gehen im Freien, nach: *Chin.*

krampfartig: Dros.

rheumatisch: *Merc.*

wandernd: Agar., kali-c., nux-m.

Ziehen, mit: Thuj.

zusammenschnürend: Arund., *chin.*

Beugemuskeln: Arn., cic., *dros.*

Knochen: *Alum.*, coloc., kali-c.

Gelenke: Agn., *alum.*, calc., chin., clem., coloc., *kali-c.*, *led.*, nat-s., par.

Bewegung agg.: Led.

amel.: *Kali-c.*

reißend: Led.

Arme: *Anac.*, arg-m., asar., bell., berb., bism-o., calc., camph., carb-v., *caust.*,

SCHMERZ - drückend - *Arme* ...

cham., clem., coloc., *cycl.*, dig., *dulc.*, *fl-ac.*, ind., iod., kali-c., *kalm.*, lach., led., lil-t., lyc., manc., mur-ac., nat-s., nit-ac., petr., phos., puls., sars., sil., stann., staph., *sulph.*, tarent., thuj.

links: **Kalm.**

rechts: *Caust.*, *cycl.*

vormittags: Tarent.

nachmittags: Thuj.

abends: Fl-ac.

nachts: *Dulc.*, merc.

außen drückender Schmerz; nach: Lil-t.

Bewegung, bei: Staph., sulph.

amel.: Camph., dulc.

Heben des Armes, beim: Sulph.

Husten, beim: Dig.

innen drückender Schmerz; nach: Lach.

krampfartig: Petr.

lähmungsartig: Cham., coloc., staph.

Liegen, im: Iod.

reißend: Led.

rheumatisch: Dulc.

Stellen, an einzelnen: Nux-v.

Strecken des Armes, beim: Sulph.

ziehend: Thuj.

Knochen: *Anac.*, *coloc.*, con., kali-c., *mez.*, phos., thuj.

Bewegung amel.: Coloc.

Gelenke: Anac., calc., kali-c., mez., nit-ac., sep., sulph., zinc.

Schulter: Acon., aloe, am-c., am-m., ammc., *anac.*, ang., *arg-m.*, arg-n., arum-t., aur-m-n., *bell.*, bor., bov., brom., *bry.*, calc., camph., carb-an., card-m., **Caust.**, chel., clem., coloc., cop., cor-r., crot-t., dig., fl-ac., *hell.*, hydr., hyper., ind., kali-bi., kali-c., kali-n., kali-p., kalm., lach., *laur.*, **Led.**, *lyc.*, mag-c., mag-m., merc., mez., mur-ac., *nat-c.*, nat-m., nat-p., *nat-s.*, *nit-ac.*, nux-m., olnd., petr., ph-ac., phos., prun-s., puls., *ran-b.*, *rhus-t.*, sabad., **Sep.**, sil., stann., *staph.*, stront., **Sulph.**, thuj., verat., verb., zinc.

links: Bell.

SCHMERZ - drückend - *Schulter* ...

rechts: Apis, laur., prun-s.

morgens: *Phos.*

vormittags, 10 Uhr: Kalm.

abends: Chel., fl-ac., nat-s.

Sitzen, beim: Mez., *rhus-t.*

nachts: Cop., sep.

Bewegen des Armes agg.: Chel., kali-bi., led.

amel.: Calc.

Druck amel.: Nat-c.

Erwachen, beim: Zinc.

Gehen, beim: Aur-m-n., hydr., *led.*, nat-s., sulph.

Sitzen, nach: Ran-b.

Heben, beim: Coloc., ind., staph.

Heben des Armes, beim: Kali-bi.

Husten, beim: Dig.

reißend: *Led.*, zinc.

Oberarm: Acon., *agn.*, **Anac.**, asaf., **Aur.**, aur-m-n., **Bell.**, berb., bism-o., bry., *calc.*, camph., carb-s., *caust.*, chel., cic., clem., colch., coloc., con., crot-t., cupr., *cycl.*, euph., fl-ac., gins., hell., indg., jatr., kalm., *led.*, **Mez.**, mosch., mur-ac., nat-s., nux-m., petr., ph-ac., *sabin.*, sars., **Stann.**, *staph.*, teucr., zinc.

links: *Asaf.*, carb-s.

rechts: *Cycl.*

morgens: Fl-ac., mez.

Erwachen, beim: Euph., mez.

Aufstützen auf den Arm, beim: Carb-s.

Berührung, bei: *Agn.*, sabin., *staph.*

Bewegung agg.: Ang., berb., *colch.*, fl-ac., led., *sabin.*, *staph.*

amel.: Aur-m-n.

Beginn der Bewegung; zu: Mez.

Gehen im Freien amel.: Thuj.

Graben, mit Gefühl von: Clem.

intermittierend: Asaf., led.

krampfartig: Asaf.

lähmungsartig: **Bell.**, bism-o., chel., staph.

SCHMERZ - drückend - *Oberarm ...*

Menses, während: Berb.

reißend: Aur., thuj.

Sitzen amel.: Cycl., jal.

verdreht, wie: Clem.

zusammenschnürend: Coloc.

erstreckt sich zum Ellbogen: Fl-ac., mez.

Hals während den Menses: Berb.

Knochen, im: *Anac.*, bry.

Rückseite: Acon., aur.

Ellbogen: Acon., agar., agn., ang., aur-m-n., camph., *caust.*, clem., coc-c., coloc., cop., dig., gins., graph., hell., hep., indg., iod., *led.*, mez., nat-s., rat., ruta, *sars.*, spong., ter., verat., zinc.

abends: Cop.

Aufstützen, beim: Camph.

Bewegung agg.: Agn., led., sulph.

amel.: Aur-m-n., bism-o., mez.

Gehen, nach: Acon.

beim Gehen amel.: Gins.

Freien, im: Anac.

Mittagsschlaf, nach: Graph.

prickelnd: Verat.

rheumatisch: Zinc.

Sitzen, im: Gins.

Strecken des Armes, beim: Ruta

Wärme amel.: *Caust.*

erstreckt sich zum Unterarm: Aur-m-n.

Ellenbogenbeuge: Anac., aur-m-n., hyos., iod., rat.

Ausstrecken des Armes amel.: Rat.

Gehen, beim: Aur-m-n.

Unterarm: Agar., am-m., *anac.*, ant-c., arg-m., asaf., **Aur.**, aur-m-n., *bell.*, berb., bism-o., brom., bry., calc., camph., clem., cocc., coloc., con., crot-t., *cycl.*, dig., ferr-ma., fl-ac., gins., graph., hell., hep., hyper., indg., jatr., *led.*, lil-t., lyc., **Mang.**, meny., *merl.*, mez., mosch., mur-ac., nat-s., *olnd.*, osm., ph-ac., *plat.*, prun-s., puls., rhod., ruta, sabin., *sars.*, sep., stann., *staph.*, stront., tarax., *verat.*, verb.

SCHMERZ - drückend - *Unterarm ...*

rechts: *Cycl.*

morgens: Bry.

abends: Fl-ac.

anfallsweise: Arg-m.

Anfassen eines Gegenstandes agg.: Prun-s.

Berührung amel.: Bism-o., meny., *staph.*

Bett, im: Am-m.

Bewegung, bei: Anac., led., *staph.*

amel.: Am-m., aur-m-n., *bism-o.*, camph., cocc.

krampfartig: *Anac.*

lähmungsartig: *Cycl.*, graph., staph.

Liegen, im: Am-m., aur-m-n.

Schreiben, beim: Am-m., anac., *cycl.*

Sitzen, im: Aur-m-n.

erstreckt sich zu den Fingern: Con., *cycl.*

Handgelenk: Aloe, ang., arg-m., arg-n., aur., aur-m-n., bell., berb., *bism-o.*, brom., calc-p., camph., cann-i., card-m., coloc., dig., *guaj.*, hell., jatr., *led.*, lil-t., meny., *mez.*, nat-s., *sars.*, *spig.*, stann., viol-o.

links: Camph.

rechts: Led.

abends: Led., nat-s.

Hinlegen, nach dem: Nat-s.

auseinanderdrückend: Aloe

Bewegung agg.: Ruta, staph.

amel.: Aur-m-n.

Gehen, beim: Nat-s.

krampfartig: Meny.

reißend: Ruta

Sitzen, im: Aur-m-n., coloc., led.

ziehend: Coloc., spong., staph.

Hand: Anac., ang., arg-m., arg-n., arn., asaf., aur., bell., bry., carb-v., clem., coloc., cupr., cycl., dulc., fl-ac., hell., hep., kali-c., *lach.*, *led.*, lil-t., *mang.*, *merc.*, *mez.*, mur-ac., nat-m., nat-s., olnd., ph-ac., *plat.*, plb., puls., rhod., ruta, sars., sil., stann., staph., thuj., verb., zinc.

auseinanderdrückend: *Led.*

außen drückender Schmerz, nach: Lil-t.

Gehen, beim: Nat-s.

innen drückender Schmerz, nach: Lach.

Schließen der Hand, beim: Merc.

Handrücken: Ang., arg-m., arn., asaf., berb., cycl.

abends: Ang.

rheumatisch: Ang.

Handballen: Zinc.

Handteller: Asaf., olnd., plb.

zwischen den Fingern: Led., puls., thuj.

Gelenke: Ang., asaf., coloc., hell., kali-c.

Bewegung amel.: Kali-c.

Erwachen, beim: Asaf.

Ulnarseite: Led., nat-s.

Finger: *Agar.*, *anac.*, ang., arg-m., asaf., bell., bry., coloc., con., cycl., dig., euph., hell., *led.*, **Lyc.**, merc., *mez.*, mur-ac., *nat-s.*, nux-v., olnd., ph-ac., phos., *plat.*, rhod., ruta, sabin., *sars.*, sep., stann., staph., sulph., tarax., verb., zinc.

zerquetscht würden; als ob die Knochen: Olnd.

Gelenke: Arg-m., arn., asaf., coloc., con., hell., mez., nat-s., *sars.*, stann.

Bewegung amel.: Coloc.

Zeigefinger: Chel., nat-s., tarax.

Gelenke: Nat-s.

Mittelfinger: Nat-s., tarax.

Gelenke: Nat-s., spong.

kleiner Finger: Arg-n., aur., led., nat-s., tarax.

Gehen, beim: Nat-s.

Ruhe, in der: Aur.

Sitzen, im: Arg-n.

Daumen: Hell., nat-s., phos., verb.

Daumenballen: Meny.

Gelenke: Asaf., aur., indg., *led.*, mez., nat-s.

morgens: Mez.

abends: Nat-s.

Ruhe, in der: Aur.

Innenseite: Asaf.

Beine: *Arg-m.*, asaf., cic., cimic., cycl., dros., kalm., led., mez., nat-s., *olnd.*, ph-ac., ran-s., *rhod.*, ruta, *sars.*, *stann.*, *staph.*, sulph., *verat.*, zinc.

Gehen, beim: Asaf.

greifend: *Stront.*

krampfartig: Dros.

Sitzen, im: *Arg-m.*

ziehend: Ran-s.

erstreckt sich nach unten: Rhod.

Knochen: Con., *guaj.*, kali-c., kali-n.

Gelenke: Bar-c., naja, sep., stront.

Gesäß: Iod., mill., sep.

vormittags: Mill.

Gehen, beim: Mill.

Pflock; wie durch einen: *Anac.*

Hüfte: Acon., agar., arg-m., asar., aur-m., berb., caust., *cimic.*, *coloc.*, crot-t., *euph.*, ferr-ma., hell., kali-bi., *led.*, lyc., mez., mosch., nat-s., nit-ac., petr., *puls.*, **Rhus-t.**, sabad., *sep.*, *stann.*, *zinc.*

links: Acon., cocc., coloc., hell.

Kugel; wie durch eine: *Con.*

rechts: *Asar.*, *kali-bi.*, *led.*, **Lyss.**, nit-ac., sabad., *sep.*

morgens im Bett: Agar.

anfallsweise: Cocc., coloc.

Auftreten, beim: **Rhus-t.**

Bewegung agg.: *Led.*

Entbindung, bei der: *Cimic.*

Gehen, beim: Acon., coloc.

Husten, beim: *Caust.*

lähmungsartig: Cocc.

Liegen auf der rechten Seite, beim: Sabad.

Reiben amel.: Nat-s.

Sitzen, im: Arn., aur-m-n., petr.

Stuhlgang, beim: Pall.

SCHMERZ - drückend - *Hüfte* ...

reißend, von hinten nach vorn: Sep.

Gesäßgegend: Cact., cimic., mez.

Oberschenkel: Acon., *agar.*, all-c., *aloe*, *anac.*, ang., arn., asar., camph., caps., chel., coloc., con., crot-t., cupr., dros., eupi., *guaj.*, hell., ign., ind., kali-c., *kali-i.*, kali-p., *led.*, merc., mez., *mur-ac.*, nat-s., nux-v., *olnd.*, *ph-ac.*, phyt., prun-s., *ruta*, sabin., *sars.*, sil., *stann.*, sul-ac., tarent., thuj., verb.

nachts: Ruta

abwärtszerrend: Con., merc.

anfallsweise: **Anac.**

außen drückender Schmerz; nach: Aloe

bandagiert, wie: Tarent.

Bewegung amel.: Eupi., ind.

Gehen, beim: *Led.*

Husten, beim: Caps.

Menses, während den: *Carb-an.*, kali-i., lyc., nux-v.

Pflock, wie durch einen: *Agar.*, **Anac.**

pulsierend: Stann.

rhythmisch: **Anac.**

schießend: Sabin.

Sitzen, im: Coloc., *guaj.*, ind., led., mur-ac.

stechend: Olnd.

Stuhlgang, nach: *Lyc.*

tiefsitzend: Ign., merc.

unter der Leiste: Rhus-t.

Knochen: Guaj., *led.*, merc., nat-s.

Außenseite: Olnd.

Innenseite: Anac., mosch., sars., spong., tarax.

plötzlich: Mosch.

erstreckt sich nach hinten: Spong.

Rückseite: Dros., ind., *led.*

Bücken, beim: Dros.

Sitzen, im: Ind.

unterer Teil: Bism-o., hell., ph-ac., thuj., *tub.*

Leistenbeuge: Am-c., bar-c., dig., rhus-t., ruta

SCHMERZ - drückend ...

Knie: Alum., *anac.*, ang., arg-m., arg-n., asaf., *aur.*, aur-m-n., bor., brom., cadm., calad., *calc.*, *camph.*, chel., cic., clem., coloc., com., cop., cupr., cycl., dig., fl-ac., gins., hell., jatr., kali-c., lac-c., **Led.**, *mag-m.*, mang-m., mez., nat-s., ox-ac., rheum, sars., **Sil.**, stann., stront., **Sulph.**, tab., *thuj.*, verb.

abends: Coloc., fl-ac., led., nat-s.

Sitzen, im: *Led.*, nat-s.

nachts, beim Erwachen: Led.

anfallsweise: Coloc.

Bewegung, bei: Hep., lac-c., *led.*, *sulph.*

amel.: Arg-m., aur-m-n., com., kali-c., mez., tab.

Gehen, beim: Anac., arg-n., asaf., cop., cycl., *led.*, ran-s.

nach: Acon.

plötzlich: Nat-s.

reißend: Led.

Sitzen, im: *Anac.*, asaf., *aur-m-n.*, camph., coloc., gins., led., mez., nat-s., ran-a., verb.

Stehen, im: Verb.

verdreht, wie: Clem.

ziehend: Nat-s.

zusammenschnürend: *Anac.*, *aur.*, cann-s., **Sil.**

erstreckt sich nach unten: Mang-m.

Kniekehle: Alum., brom., chin., plat., *sulph.*

Gehen, beim: Alum., spong.

krampfartig: Sulph.

Sitzen, im: Plat., sulph.

erstreckt sich nach unten: *Sulph.*

Kniescheibe: Alum., coc-c., led., *sulph.*

Unterschenkel: *Agar.*, *anac.*, ang., arg-m., aur., *bell.*, camph., carb-an., carl., chel., cic., clem., euph., hell., indg., kali-c., kalm., lach., *led.*, lil-t., *mang.*, nat-c., nat-s., *ph-ac.*, ran-s., sars., *stann.*, teucr., thuj., verat., verb., zinc.

morgens: Led.

abends: Lach.

Sitzen, im: Nat-s.

Gehen, beim: Anac.

Menses, während: Carb-an.

rheumatisch: Anac.

Sitzen, beim: Anac., arg-m., nat-s.

Stellen früherer Geschwüre; an: Petr.

ziehend: Agar.

unter dem Knie: *Chel.*

Schienbein: Asaf., aur., bell., brom., carb-an., caust., kali-n., kalm., led., *merc.*, mez., ph-ac., puls., sil., stann., staph., zinc.

Ausstrecken des Beines, beim: Aur.

Gehen, beim: Carb-an.

amel.: Asaf., *ph-ac.*

Wade: Agar., *anac.*, *led.*

Knöchel: *Agar.*, all-c., ambr., arg-n., aur., aur-m-n., berb., brom., camph., *chel.*, clem., coloc., crot-t., dig., gins., hell., ign., indg., lac-c., *led.*, mang-m., mez., nat-s., seneg., sep., spig., sul-ac., verat., verb.

tagsüber: Mang-m.

morgens: *Led.*

Erwachen, beim: Mez.

abends: Crot-t., nat-s.

Hinlegen, nach dem: Nat-s.

Mitternacht, beim Erwachen: Ambr.

Bewegung agg.: *Led.*

anfallsweise: Coloc., indg.

Bewegung agg.: Lac-c., *led.*, nat-s.

amel.: Aur-m-n., indg., nat-s.

Erwachen, beim: Ambr., mez.

Gehen, beim: Camph., coloc., gins., nat-s.

krampfartig: Verb.

Mittagessen, nach dem: Indg.

Sitzen, im: Arg-n., aur-m-n., coloc., led., nat-s.

Stehen, im: Spig.

Knochen: *Bism-o.*, cupr., *led.*, sabin., staph.

Fuß: *Alum.*, anac., ang., arg-n., asaf., aur., aur-m-n., *bell.*, brom., caust., cinnb., dig., fl-ac., graph., kali-n., lach., *led.*, lil-t., lyc., *mang-m.*, mez., mur-ac., naja, nat-s., olnd., *ph-ac.*, *plat.*, *sars.*, *stann.*, stront., *sul-ac.*, thuj., verb.

abends: Fl-ac., lach., led.

außen drückender Schmerz; nach: Lil-t.

Essen, nach dem: Graph.

Gehen amel.: *Coloc.*

innen drückender Schmerz; nach: Lach.

Schreiben, beim: Coloc.

Sitzen, im: Aur-m-n., tarax.

spannend: Stront.

springt über zum Knie: Asaf.

stumpfen Körper; wie durch einen: Ang.

ziehend: Bry.

Fußrücken: Ang., arg-n., aur-m-n., brom., cahin., caust., ferr-m., hell., jatr., *led.*, *nat-c.*, tarax., thuj.

abends: Led.

22 Uhr: Arg-n.

Gehen im Freien, beim: Acon.

amel.: Coloc.

reißend: Camph.

Schreiben, beim: Coloc.

Sitzen, im: Cycl., *tarax.*

ziehend: Bry.

zwickend: Thuj.

zittrig: Plat.

Knochen: Bism-o., dig., mez.

Gelenke: *Agar.*, ang., asaf., aur., coloc., graph., hell., kali-c., led., lyss., merc., *mez.*, nat-m., nat-s., sep., stront.

Bewegung amel.: Kali-c.

Innenseite: *Led.*

Fußsohle: Aur., camph., jatr., led., nux-m., olnd., ph-ac., plat., rhus-t., sabad.

anfallsweise: Ph-ac.

Bewegung, bei: Led.

Gehen, beim: Led.

SCHMERZ - **drückend** - *Fuß* - Fußsohle - Gehen, beim ...

amel.: *Verb.*

krampfartig: Nat-c.

Sitzen, im: Plat.

Stehen, im: Sabad.

zwickend: Ph-ac.

erstreckt sich zum Oberschenkel: Led.

großen Zeh: Ph-ac.

Ferse: Alum., ang., carb-s., eup-pur., spong.

Schraubstock; wie in einem: Alum.

Zehen: Ang., brom., camph., caust., chel., clem., *colch.*, coloc., gins., graph., guare., hell., mez., nat-s., olnd., ph-ac.

nachmittags: Coloc.

abwechselnd mit Ziehen: Gins.

Bewegung amel.: Coloc.

zerquetscht, wie: Olnd.

Gelenke: Coloc., con., nat-s.

Zehenspitzen: Led., mosch.

großer Zeh: Carb-ac., coloc., cycl., gins., jatr., **Led.**, *nat-s.*, *plat.*, sep., sulph.

eingewickelt; wie fest: *Plat.*

Gelenke: Asaf., *caust.*, *coloc.*, **Led.**, nat-s., rhod.

Zehenballen: *Caust.*

vierter Zeh: Ph-ac.

fünfter Zeh: Ferr-ma., led., nat-s., olnd., paeon., ph-ac., ther.

durchdringend stechend (s. Stechend)

gebrochen, Gefühl wie: Aeth., carl., **Cocc.**, **Eup-per.**, *ip.*, plb., raph., tril.

Gelenke : Carb-an., par.

Bewegung, bei: Par.

Arme: Chel., nat-m., *puls.*, verat.

links: Cahin.

Bewegung agg.: *Puls.*

Druck agg.: *Puls.*

Schulter: *Chel.*, *cocc.*, nat-m.

Oberarm: Cocc., cupr., samb., sulph.

brechen würde, als ob er: Bor., cinnb.

SCHMERZ - **gebrochen** - *Oberarm* -

Heben des Oberarmes, beim: **Cocc.**

Ellbogen: *Bry.*, coc-c., phos.

Unterarm: Arn., calc-p., cupr.

Radius: Gymn.

Handgelenk: **Eup-per.**, *ruta.*, sil.

Finger, Zeigefinger: Cham.

Daumen: Cham.

Beine: Ars., **Ruta.**

Aufstehen nach dem Sitzen, beim: **Ruta.**

Hüfte: Zing.

Oberschenkel: Cocc., dros., ill., nit-ac., nux-v., plat., puls., *sulph.*, tep., *tub.*, valer., verat.

Sitzen, im: Ill.

Stehen, im: Valer.

amel. : Ill.

Knie: Chel., colch., cupr., dros., hep., lyc., merc.

Gehen, beim: Dros.

Liegen, im: Merc.

Treppensteigen, beim: Colch.

Kniescheibe: Bry., con.

Unterschenkel: Carb-an., graph., thuj., vac., *verat.*

nachts : *Merc.*

Erwachen und Umdrehen im Bett, beim: Carb-an.

Treppensteigen: *Ars.*, thuj.

Knöchel: Calc., carb-s., caust., hep.

morgens im Bett: Carb-s.

Gehen, beim: Caust., hep.

Fuß: Kali-bi., kali-c., lac-d., psor.

Zehen: Cocc.

grabend (s. bohrend)

kneifend, leicht stechend, zuckend:

Arme: Pyrus., *rhus-t.*, teucr.

Oberarm: Chin-s., hipp., sulph.

abends: Chin-s.

Schreiben, beim: Chin-s.

Gelenkköpfe: Merc.

Ellbogen: Carb-an.

abends: Carb-an.

SCHMERZ - **kneifend** ...

Unterarm: Chin-s., mang.

Streckmuskeln: Stram.

erstreckt sich zu den Fingern: Stram.

Finger: Rhus-t.

Streckseite: Rhus-t.

Wade, im Sitzen: **Valer.**

lanzinierend (s. schneidend; stechend)

nagend: *Ars.*, cocc., dros., eup-per., lach., merc., nit-ac.

nachts: Nit-ac.

Gelenke: *Dros.*, mag-c., mang., **Ran-s.**, zinc.

Karies, bei: *Aur-m.*

Beugemuskeln: Merc.

Arme: Alum., *ars.*, bry., canth., dros., dulc., graph., kali-bi., laur., mag-c., mang., phos., ran-s., sars., stront., sulph.

tagsüber: Sulph.

Schulter: Am-c., nicc., sulph.

nachts: Sulph.

Oberarm: Canth., ferr., laur., mang., phos.

links: *Ferr.*

rechts: Canth.

Bewegung agg.: *Ferr.*

Druck amel.: Laur.

Knochen: Canth.

Ellbogen: Dulc., indg., mag-c., phos., ran-s., stront.

Sitzen, im: Phos.

erstreckt sich zur Schulter: Phos.

Unterarm: Bry., *graph.*

abends: Stront.

Knochen: *Graph.*

Elle: Stront.

Handgelenk: Berb., *graph.*, plat., verat.

Hand: Bar-c., berb., cadm., gran., laur., merc., plat.

Handteller: Kalm., *ran-s.*

abends: Ran-s.

Ulnarseite, erstreckt sich zum Zeigefinger: Sulph.

SCHMERZ - **nagend** ...

Finger: Berb., cina, mag-c., olnd., ph-ac., santin., stront.

Konvulsionen, bei: Santin.

Fingerspitzen: Fago.

Gelenke, Grundgelenk: Kalm.

Knochen: Ran-s.

Nägeln, unter den: **Alum.**

Zeigefinger: Kali-bi., phos., ran-s.

Knochen: Ran-s.

Daumen: Kali-bi., olnd.

Kratzen, durch: Olnd.

Spitze: Nat-m.

Beine: *Ars.*, *bell.*, lyc., nit-ac., plat., ran-s., ruta

Gehen amel.: **Bell.**

Gesäß, wie von Hunden angenagt: Hura

Hüfte: Am-c., *am-m.*, benz-ac., *elat.*, **Eup-pur.**, *kali-i.*, pall.

nachts: *Kali-i.*

Sitzen, im: Am-m.

Oberschenkel: Benz-ac., berb., kali-i., kreos., par., stront., stry.

Außenseite: Kreos.

Sitzen, im: Kreos.

Rückseite: Berb., par.

Knochen: Bell., led., nit-ac.

Mark, wie im: Bell., stront.

Mitte des Oberschenkels, abends im Sitzen: Kali-i.

Vorderseite: Berb.

Knie: Benz-ac., kali-i., *merc.*, *nat-m.*, ran-s., zinc.

nachts: *Kali-i.*, *nat-m.*

Unterschenkel: Alum., ars., *aur.*, bell., brom., *kali-i.*, nat-c., nit-ac., phys., stront., tarax.

Stehen, im: Tarax.

Schienbein: *Carb-an.*, *kali-i.*, nit-ac.

Wade: Euph.

Knöchel: Berb., graph., laur., sars., sulph.

morgens, beim Erwachen: Sulph.

Knochen: Graph.

SCHMERZ - **nagend** - *Knöchel ...*

Vorderseite: Berb.

Fuß, Ballen: Ran-s.

Zehen: Benz-ac., hyper., kali-c.

großer Zeh: *Ran-s.*

reißend: **Acon.**, **Agar.**, alum., *am-c.*, *am-m.*, *ambr.*, anac., ant-c., ant-t., *arg-m.*, *arn.*, *ars.*, asar., **Aur.**, aur-m., *bar-c.*, bell., benz-ac., *berb.*, bism-o., bov., *bry.*, cact., *calc.*, calc-s., canth., *caps.*, *carb-s.*, *carb-v.*, *carl.*, *caust.*, cedr., *cham.*, *chel.*, **Chin.**, *chin-a.*, *cina*, coc-c., *cocc.*, *colch.*, *coloc.*, *con.*, crot-h., *cupr.*, *dulc.*, *euph.*, eupi., *ferr.*, form., *gels.*, *graph.*, *guaj.*, hell., hyos., iris., kali-ar., kali-bi., *kali-c.*, *kali-i.*, *kali-n.*, kali-p., kali-s., kalm., **Lach.**, lachn., lam., laur., led., *lyc.*, *lyss.*, *mag-c.*, *mag-m.*, mag-s., meph., **Merc.**, *merc-c.*, merl., mill., mur-ac., naja, nat-ar., *nat-c.*, nat-p., **Nat-s.**, *nit-ac.*, *nux-v.*, *ol-an.*, osm., paeon., *ph-ac.*, *phos.*, plb., *psor.*, *puls.*, **Rhod.**, **Rhus-t.**, sabin., sars., *sec.*, sel., sep., sil., **Spig.**, squil., sul-ac., sulph., *tab.*, thuj., **Tub.**, vinc., *zinc.*

eine Seite: **Ars.**

linker Arm und rechter Oberschenkel: Agar.

Arm und linkes Bein, linker: Form.

morgens: Hep., lyc., meph.

Erwachen, beim: Carb-v., *hep.*

abends: *Ars.*, *dulc.*, *ferr.*, mag-s., *puls.*, sul-ac., sulph.

Bett, im: Con., *ferr.*

Sitzen, im: Am-m.

nachts: *Calc.*, carb-v., *cham.*, *dulc.*, eupi., *ferr.*, *hep.*, *lyc.*, nux-v., *puls.*, *rhod.*, **Rhus-t.**, sabin., sars., *tub.*

treibt ihn aus dem Bett: *Cham.*, *ferr.*, *merc.*

abwechselnd mit Zahnschmerzen: Merc.

anfallsweise: Anac., paeon., **Plb.**

Anstrengung, nach: Zinc.

auseinandergerissen würden, als ob die Glieder: Nat-c.

Ausstrecken der Glieder, beim: Cham., hipp.

Berührung agg.: *Chin.*

Bettwärme, durch: Sulph.

Bewegung agg.: Naja, plb.

SCHMERZ - **reißend** - Bewegung ...

amel.: **Agar.**, *arg-m.*, *ars.*, *cham.*, *euph.*, *ferr.*, *lyc.*, mur-ac., psor., *puls.*, *rhod.*, **Rhus-t.**, sep., *sulph.*, thuj., *tub.*

langsame Bewegung amel.: *Ferr.*, **Puls.**

Beginn der Bewegung; zu: Agar.

brennend: *Ars.*, merl.

Druck agg.: Merc., plb.

Erkältung, nach: *Dulc.*, *guaj.*, sel.

Essen, nach: *Cocc.*

Federbett agg.: Sulph.

Fieber, bei: **Calc.**, **Carb-v.**, **Chin.**, *dulc.*, *ferr.*, *kali-c.*, **Lyc.**, *nux-v.*, phos., *puls.*, *rhus-t.*, *sep.*, *sil.*, *sulph.*, **Tub.**

Froststadium im Fieber, vor: Carb-v.

während: **Ars.**, **Bell.**, *caps.*, *ferr.*, graph., hell., *hep.*, *kali-c.*, kali-s., led., **Lyc.**, *nux-v.*, ph-ac., phos., *puls.*, **Rhus-t.**, *sabad.*, sulph., *tub.*

gelähmte Teile: Arn., *ars.*, bell., calc., caust., **Cham.**, *cocc.*, crot-t., *kali-n.*, lat-m., *nux-v.*, *phos.*, *plb.*, rhus-t., sil.

Gewitter, bei: *Nat-c.*

Herausstrecken der Glieder aus dem Bett; beim: Merc.

Herumwerfen im Bett amel.: Cham.

Kaltwerden, beim: *Phos.*

Speisen und Getränke, durch kalte: *Cocc.*

lähmungsartig: **Cham.**, *chin.*, **Colch.**, *mag-m.*, *phos.*, *plb.*

Liegen amel.: **Am-m.**

schmerzhaften Seite liegen agg., auf der: **Ars.**

Menses, vor: *Berb.*

während: Sul-ac.

unterdrückten Menses, bei: Dig.

Nass werden, nach: *Dulc.*, **Rhus-t.**

periodisch: *Gels.*, lyc.

plötzlich: Carb-s.

Reiben amel.: Canth., *phos.*

rheumatisch: Am-m., *colch.*, *guaj.*, *puls.*, **Rhus-t.**, *sulph.*

ruckend: **Chin.**, paeon.

SCHMERZ - **reißend** *...*

Sitzen, im: **Agar.**, **Am-m.**, zinc.

Überhitzung, nach: Zinc.

wandernd: **Am-m.**, arg-m., *carb-s.*, *caust.*, cham., *colch.*, *ferr.*, *kali-bi.*, laur., lyc., *merc.*, nat-s., *puls.*, rhod.

Wärme amel.: *Lyc.*

Wetter, bei nassem: *Dulc.*, lyc., *rhod.*, *rhus-t.*

warmes Wetter amel.: *Colch.*

Wetterwechsel, bei: *Gels.*

zuckend: *Am-m.*, cact., chin.

erstreckt sich zu den Füßen: Mag-s.

unten, nach: *Sulph.*

Gelenke: *Acon.*, *agn.*, aloe, am-c., *ambr.*, ant-s., ant-t., apis, **Arg-m.**, *ars.*, *ars-i.*, *aur.*, **Bell.**, *bov.*, *bry.*, cact., *calc.*, *camph.*, *carl.*, **Caust.**, *chin.*, cist., *colch.*, *coloc.*, *con.*, *dros.*, *graph.*, grat., **Guaj.**, *hyos.*, *iod.*, *kali-bi.*, **Kali-c.**, *kali-n.*, kali-s., kreos., *led.*, **Lyc.**, **Merc.**, nat-c., nat-m., nat-p., *nat-s.*, *nit-ac.*, *nux-v.*, petr., *ph-ac.*, *phos.*, *plat.*, **Puls.**, rhod., **Rhus-t.**, *sabin.*, *sars.*, *sep.*, *sil.*, spig., *staph.*, *stram.*, **Stront.**, **Sulph.**, tep., teucr., thuj., *tub.*, **Zinc.**

abends: *Merc.*, stront.

Hautausschlägen, bei: *Merc.*

nachts, im Bett: Hell., *hep.*, *led.*, **Merc.**

Bewegung agg.: Led.

amel.: *Coloc.*

Fieber, bei: *Calc.*, caust., *hell.*, lyc., merc., ph-ac., phos., **Rhus-t.**, *sulph.*, *tub.*

nicht liegt; in den Gliedern, auf denen er: Nux-v.

Froststadium im Fieber, während: *Cimx.*, *hep.*, led., lyc., nux-v., phos., **Rhus-t.**

lähmungsartig: **Bell.**, chin., cocc., dig., **Staph.**

Liegen auf der linken Seite, beim: Phos.

ruckend: Acon., caust., **Chin.**, **Rhus-t.**, sulph.

stechend: **Led.**, *zinc.*

unten, nach: *Sulph.*

wandernd: *Camph.*, *kali-bi.*

SCHMERZ - **reißend** - *Gelenke ...*

Wärme agg.: *Led.*

warmen Zimmer agg., im: *Sabin.*

ziehend, bei Anstrengung: Calc-caust.

zuckend: Led.

erstreckt sich zu den langen Knochen: *Caust.*

Knochen, Mitte der langen: *Zinc.*

Periost: Bry., *mez.*, ph-ac., *rhod.*

Nägel: Colch., *fl-ac.*, hep., *nit-ac.*, petr., plat., ran-b., *sil.*, *sulph.*

Arme: *Acon.*, aesc., agar., *alum.*, am-c., *am-m.*, *ambr.*, anac., ant-t., *arg-m.*, *arg-n.*, arn., *ars.*, ars-h., asaf., asar., aur., aur-m., *bell.*, benz-ac., berb., bism-o., bor., bov., brom., bry., bufo, *cact.*, *calc.*, *calc-p.*, camph., canth., *caps.*, carb-an., carb-s., carb-v., **Caust.**, cham., chel., *chin.*, chin-a., cic., *cina*, cinnb., clem., *cocc.*, coff., *colch.*, coloc., *con.*, crot-h., crot-t., *cupr.*, dig., dulc., *ferr.*, ferr-i., ferr-m., form., grat., *guaj.*, hep., *hyper.*, ign., indg., iod., *kali-ar.*, *kali-bi.*, *kali-c.*, *kali-n.*, *kali-p.*, kali-s., kalm., kreos., lach., lachn., *led.*, *lyc.*, lyss., *mag-c.*, **Mag-m.**, mag-s., mang., meny., *merc.*, mez., mur-ac., nat-ar., **Nat-c.**, nat-m., *nat-p.*, **Nat-s.**, nicc., *nit-ac.*, nux-v., ol-an., par., *ph-ac.*, phel., *phos.*, plat., **Plb.**, *psor.*, puls., ran-b., raph., *rhod.*, **Rhus-t.**, ruta, sabin., *sars.*, sep., **Sil.**, stann., stront., stry., sul-ac., **Sulph.**, tep., *teucr.*, *thuj.*, **Valer.**, verb., *zinc.*

abwechselnde Seiten: Lac-c., sulph.

links: Asar., cic., kali-c., kali-n.

rechts: Calc., chel., *cina*, nat-c., phos., **Sulph.**

Liegen auf der linken Seite, beim: *Mag-m.*

tagsüber: *Sulph.*

morgens: Cham., hyper., thuj.

Bett, im: Carb-v., eupi., mag-m.

Erwachen, beim: Cact.

vormittags, 11 Uhr: Sars.

mittags, während Menses: Nux-v.

nachmittags: Kali-n., sars.

SCHMERZ - **reißend** - *Arme ...*

abends: Alum., hyper., kali-n.

Luft; durch Einwirkung von: Cham.

nachts: Alum., ars., *calc.*, *ferr.*, hyper., kali-n., merc., plb., stront.

22 Uhr: Form.

3 Uhr: Am-c.

Bett, im: Stront.

anfallsweise: **Calc.**, kali-n., sep.

Ausstrecken der Arme, beim: Hipp.

Berührung, bei: *Chin.*

Bewegung, bei: Chel., dros., nit-ac., *sil.*

amel.: *Agar.*, am-m., arg-m., *ars.*, cina, *lyc.*, **Rhus-t.**, thuj.

Druck, bei: Plb.

Froststadium im Fieber, während: *Ars.*, ars-h., *rhus-t.*

Gehen amel.: Arg-m., *kali-s.*, *rhod.*, **Rhus-t.**, **Valer.**

kalte Luft, durch: Ign.

Speisen und Getränke, durch kalte: *Cocc.*

körperlicher Arbeit, bei: Iod., *rhus-t.*

krampfartig: Aur., nat-c., ruta

lähmungsartig: *Cham.*, *chin.*, *cina*, *ferr-m.*, mag-m., stann.

Liegen, im: Sabin.

Seite, auf der: Kali-n.

linken: *Phos.*

schmerzhaften: *Ars.*

Still liegen, beim: *Rhus-t.*

Menses, während: Bell.

ruckend: **Chin.**, puls., sil.

Schreiben, beim: Cinnb.

Sitzen, im: Nicc., **Valer.**

wandernd: *Kali-bi.*

erstreckt sich zu den Fingern: Alum., am-m., camph., caps., cham., *chin.*, *coloc.*, crot-t., lyc., mag-m., nat-c.

Daumen: Camph., cham., lyc., sil.

Zeigefinger: Aesc.

SCHMERZ - **reißend** - *Arme - erstreckt sich ...*

kleinen Finger: Aur-m.

Handgelenk, zum: Kali-c., kali-n., nat-c.

allen Teilen: Chin.

oben, nach: Arn., *ars.*, sep.

Rücken, zum: Caust.

Ulnaris entlang, den: Aesc., thuj.

unten, nach: *Aesc.*, calc., camph., cham., *chin.*, crot-t., kali-c., kali-n., lach., lyc., nat-c., puls., sabin.

Gelenke: Alum., am-c., bov., cact., calc., carb-v., caust., chin., coloc., con., dig., **Graph.**, grat., iod., kali-bi., **Kali-c.**, kali-n., lact., *lyc.*, nat-c., nit-ac., **Ph-ac.**, phos., puls., sep., sil., stram., *stront.*, *sulph.*, *teucr.*, *zinc.*

morgens: Stront.

Sitzen, im: Stront.

wandernd: Kali-bi.

Knochen: Aur., benz-ac., cact., carb-v., caust., *chin.*, iod., *kali-bi.*, *merc.*, mez., phos., *rhod.*, stront., sulph., *zinc.*

Schulter: Acon., aesc., agar., agn., *alum.*, alumn., am-c., am-m., *ambr.*, arg-m., *ars.*, aur-m., bar-c., *bell.*, berb., bism-o., bor., *bov.*, *bry.*, cact., calc., calc-p., cann-s., carb-an., carb-s., *carb-v.*, caust., cham., chel., *chin.*, chin-a., cic., cist., coc-c., cocc., colch., coloc., crot-t., dulc., *euon.*, **Ferr.**, ferr-ar., *ferr-m.*, *ferr-p.*, *gamb.*, *graph.*, grat., hell., hep., *hyper.*, inul., kali-ar., kali-bi., **Kali-c.**, kali-i., *kali-n.*, kali-p., kalm., lach., lachn., *laur.*, *led.*, **Lyc.**, *lyss.*, *mag-c.*, *mag-m.*, mag-s., *mang.*, *merc.*, merc-c., *mez.*, mosch., mur-ac., nat-c., *nat-m.*, nat-p., *nat-s.*, nicc., nux-m., nux-v., par., ph-ac., phel., *phos.*, plb., psor., *puls.*, *rat.*, *rhod.*, *rhus-t.*, sang., sars., sec., sep., sil., stann., *staph.*, *stront.*, sul-ac., **Sulph.**, tep., *thuj.*, verat., verb., **Zinc.**

links: Alumn., cic., ferr., graph., *phos.*

rechts: Agar., am-c., arg-m., cact., carb-v., *coc-c.*, *ferr-p.*, mag-m., *rat.*

morgens: Bry., coloc., lyc.

SCHMERZ - **reißend** - *Schulter* - morgens ...

2-5 Uhr: Kali-n.

6 Uhr: Bry.

Bett, im: Am-m., rhod., sulph.

Gehen, beim: *Carb-v.*, puls., sulph., verat.

vormittags: Mag-c.

nachmittags: Chel., kali-n., mag-s., psor.

16 Uhr: Indg., *lyc.*

17 Uhr: Arg-m., mag-c., sulph.

Heben des Armes, beim: Nicc.

abends: Kali-n., lyc., mez., psor., rhod., zinc.

Bett, im: Nat-m., rhod., sil., zinc.

nachts: Bell., coloc., *crot-t.*, graph., kali-bi., *merc.*, *sulph.*, tep.

Mitternacht: Ammc., cast.

Bett, im: Bar-c., coloc., *phos.*

Warmwerden im Bett, beim: Caust., merc., thuj.

Zubettgehen, vor dem: Am-m.

abwechselnd mit Pulsieren: Bar-c.

Berührung, bei: *Chin.*, mur-ac.

Bettwärme agg.: Caust., *ferr.*, *thuj.*

Bewegung, bei: Agn., berb., *camph.*, carb-v., chel., *ferr-m.*, ferr-p., *graph.*, *led.*, mag-m., *merc.*, mez., nat-c., sil., stann., sulph., verat.

amel.: Arg-m., carb-an., cocc., *ferr.*, *ferr-p.*, lyc., mag-s., nat-c., psor., **Rhus-t.**, sulph., thuj.

langsame Bewegung amel.: *Ferr.*, *ferr-m.*, *ferr-p.*, *puls.*

Bücken, beim: Bor.

Einatmen, beim: Agn.

Freien, im: Lact.

Gehen amel., langsames: *Ferr.*, *ferr-m.*

Haus, beim Eintritt ins: Bry.

heben, kann die Arme nicht: **Ferr.**, *ferr-m.*

Herunterhängenlassen des Armes, beim: Thuj.

Kaltwerden, beim: **Hep.**, *lyc.*, **Nux-v.**, *phos.*, **Rhus-t.**, *sil.*, *sulph.*

lähmungsartig: Agar., carb-v., *ferr.*, *ferr-m.*, kali-n., rhod.

Legen des Armes über den Kopf, beim: Thuj.

Liegen auf der linken Seite amel.: Nux-v.

schmerzhaften Seite agg., auf der: Thuj., zinc.

amel.: Lyc., puls.

Luft amel., kalte: Thuj.

Mittagessen, nach dem: Phos.

pulsierend: Sil.

Reiben amel.: Laur.

rheumatisch: *Bry.*, *ferr.*, *ferr-m.*, ferr-p., grat., kali-bi., nat-m., nux-m., puls., **Rhus-t.**

ruckend: *Chin.*, sulph.

Seite, auf der er liegt: Zinc.

nicht liegt: Kali-bi.

Stricken, beim: Kali-c.

Wetter, bei nasskaltem: **Rhus-t.**

ziehend: Alum., coc-c., dulc.

erstreckt sich zu den Armen: Ars., calc-p., coc-c., ferr., lach., *lyss.*, mang., nat-c., ol-an., rat., stront., sulph.

Brust: Am-c.

Ellbogen: Ars., *crot-c.*, *ferr-m.*, nat-c., sars.

Finger: *Lachn.*, lyss., mag-m., par., thuj., zinc.

Hals: Arg-m., berb.

Handgelenk: Mag-c., rat.

Handrücken: *Crot-t.*

Hinterkopf: Berb.

Schlüsselbein: Mag-c., mag-m.

Schulterblatt: Mag-c., par., sars.

Oberarm: Aesc., *agar.*, *alum.*, am-c., *am-m.*, arg-m., arn., **Ars.**, ars-h., aur., **Bell.**, *berb.*, bism-o., bov., *bry.*, calc., camph., canth., carb-an., carb-s., *carb-v.*, card-m., cast., caust., chel., *chin.*, cic., cimic., cina, clem., coc-c., colch., coloc., con., crot-t., dig., eupi.,

SCHMERZ - **reißend** - *Oberarm* ...

ferr., ferr-ar., ferr-p., *grat.*, guaj., hyos., hyper., ign., *indg.*, *kali-ar.*, kali-bi., *kali-c.*, kali-n., kali-p., kalm., *lach.*, lachn., laur., *led.*, lil-t., *lyc.*, *lyss.*, mag-c., *mag-m.*, mag-s., mang., meny., *merc.*, merl., mez., *mur-ac.*, myric., *nat-c.*, nat-m., nat-p., **Nat-s.**, ol-an., olnd., petr., ph-ac., phel., phos., **Plb.**, psor., *puls.*, *rat.*, rheum, *rhus-t.*, rhus-v., ruta, sabin., sars., sec., sep., **Sil.**, *stann.*, *staph.*, sul-ac., *sulph.*, tep., *thuj.*, *valer.*, **Zinc.**

links: Agar., *am-m.*, bov., caust., puls.

rechts: Canth., coc-c., eupi., ign., *ran-b.*

morgens: Eupi., mag-s., sulph.

6 Uhr: Bry.

vormittags: Agar., alum., chel.

11 Uhr: Bry.

mittags: Nicc.

nachmittags: Bov., canth., nat-s., thuj.

abends: Agar., alum., clem., con., kali-c., lyc., sars., sulph.

amel.: Nat-s.

Liegen amel.: Am-m.

nachts, in der Seite, auf der er nicht liegt: Kali-bi., puls.

23 Uhr: Am-m.

Mitternacht, nach: Carb-an.

abwechselnd mit reißenden Schmerzen in der Hüfte: Bry.

anfallsweise: Led., *zinc.*

Anstrengung, durch: **Rhus-t.**

Arbeit agg.: *Rhus-t.*

Aufstehen amel.: Bry., nat-c., sulph.

Ausstrecken des Armes amel.: Mur-ac.

Berührung, bei: Thuj.

Bett, im: Caust., con., *lyc.*, mag-s., sulph., til.

Beugen des Oberarmes agg.: Rat.

Bewegen des Armes amel.: Sulph.

Bewegung agg.: Carb-v., ferr., ferr-p., *sil.*, thuj.

SCHMERZ - **reißend** - *Oberarm* - Bewegung ...

amel.: Am-m., *arg-m.*, coc-c., con., *lyc.*, mur-ac., psor., *rhus-t.*, sars., thuj., valer.

verhindert die Bewegung: Tep.

drehendem Schmerz, mit: Cham.

Druck amel.: Cina, indg.

Drücken, mit: Aur., merl.

Entblößen des Armes, beim: Aur.

Froststadium im Fieber, während: *Rhus-t.*

Gehen, beim: Bry., dig., led., sulph.

amel.: Mur-ac.

Freien, im: Calc.

amel.: Sulph.

Halten eines Buches, beim: Coc-c.

Heben des Armes, beim: *Agar.*, carb-an., *ferr.*, mag-c.

Herunterhängenlassen amel.: Rat., *rhus-t.*

Husten, beim: Alum.

Kaltwerden, beim: Phos.

lähmungsartig: **Bell.**, carb-v., *chin.*, phos.

Liegen darauf, beim: Carb-an., cast.

gesunden Seite amel.; auf der: Cast.

Niesen, beim: Alum.

periodisch: Grat.

plötzlich: Crot-t., kali-c., meny.

Reiben amel.: Nat-c.

rheumatisch: Ferr-p., nat-m.

ruckend: *Chin.*, ph-ac., sulph.

Schreiben, beim: Mur-ac., *valer.*

Seite, auf der man liegt: Cast.

nicht liegt: Kali-bi.

Sitzen, im: *Am-m.*, mur-ac., *staph.*

wandernd: Merl.

warmen Bett, im: Caust.

ziehend: Bry., cina, coc-c., *thuj.*

zuckend: Mag-c., merc., merl., sulph.

zusammenschnürend: Merl.

erstreckt sich zur Achselhöhle: Ars.

Ellbogen: Rat.

Finger: Alum., am-m., aur-m.

Handgelenk: Am-m., mag-c., ol-an.

oben, nach: **Ars.**, kali-c., lach., led.

Schulter: Kali-c., lachn.

Schulterblatt: Alum.

unten, den Arm nach: Alum., am-m., canth., cast., caust., ferr., guaj., *lach.*, mag-c., merc., merl., mur-ac., ol-an., *rat.*, til., *zinc.*

Deltoid: Nat-c., staph.

Knochen: Acon., agar., alum., *am-m.*, ang., arn., bell., berb., bov., canth., carb-an., caust., *chin.*, eupi., kali-n., led., mag-m., merc., nat-c., *nat-s.*, phos., psor., ruta, *valer.*, zinc.

morgens: Eupi.

vormittags: Agar., alum., nat-s.

mittags: Nicc.

nachmittags: Nat-s.

abends: Sulph.

nachts, 23 Uhr: Am-m.

Bewegung amel.: Psor.

Druck amel.: Canth.

Gehen, beim: Psor., sulph.

lähmungsartig: Phos.

Sitzen, im: *Am-m.*, indg.

erstreckt sich zu den Gelenkköpfen: Thuj.

Ellbogen: Caust.

Innenseite: Berb., camph., laur., lyc., mang., merl., nat-s., phel., zinc.

Rückseite: Agar., alum., camph., hyos., nat-c., sil.

Ellbogen: Acon., agar., *alum.*, am-c., am-m., ambr., arg-m., arg-n., **Ars.**, ars-h., *ars-i.*, **Aur.**, aur-m-n., bar-c., *berb.*, **Bov.**, bry., cact., *calc.*, *carb-s.*,

caust., chin., *chin-a.*, cina, clem., coc-c., colch., coloc., con., croc., cycl., euphr., graph., *grat.*, hyper., indg., **Iod.**, **Kali-ar.**, kali-bi., **Kali-c.**, kali-i., *kali-n.*, kali-p., kalm., *lachn.*, lact., led., **Lyc.**, mag-c., mag-m., mag-s., *merc.*, *mez.*, mur-ac., nat-c., nat-p., *nat-s.*, nicc., nit-ac., par., ph-ac., phel., *phos.*, psor., puls., rat., **Rhus-t.**, rhus-v., ruta, sars., sep., sil., spong., *stront.*, **Sulph.**, tab., tell., tep., thuj., til., verb., *zinc.*

links: Agar., *iod.*

rechts: Arg-n., coloc., zinc.

morgens: Bov., lyc., *zinc.*

vormittags: Alum.

10 Uhr, beim Stricken: Mag-c.

Sitzen amel.; im: Indg.

nachmittags, 1 Uhr: Grat.

abends: Alum., lyc., merc., psor., rat., stront.

nachts: Am-c., **Ars.**, *phos.*

Bett, im: Ars.

abwechselnd mit Reißen in der Schulter: Tep.

Ausstrecken des Armes, beim: Lyc.

Beugen des Armes, beim: Puls., rat., spong., stront.

Bewegung agg.: Chin., graph., lyc., sil., thuj.

amel.: Am-m., aur-m-n., cast., *lyc.*, **Rhus-t.**, **Sulph.**

Festhalten, beim sich: **Calc.**

Freien, im: Lact.

Gehen im Freien, beim: Con.

Heben des Armes, beim: Graph., rat.

Herunterhängenlassen des Armes amel.: Rat.

Liegen auf der linken Seite, beim: *Phos.*

Reiben amel.: *Zinc.*

rheumatisch: *Ars.*, *calc.*, *lyc.*, **Rhus-t.**

Stricken, beim: Mag-c.

Wärme amel.: Caust., **Rhus-t.**

erstreckt sich zur Achselhöhle: *Ars.*

Fingern: Am-c., am-m., kalm., nat-c., puls., thuj.

Hand: Am-c., berb., kali-bi., merc.

Handgelenk: **Calc.**, colch., lyc., nicc., nit-ac., **Rhus-t.**

Schulter: Lachn., phos., rhus-v.

unten, nach: Am-c., berb., colch., kali-bi., kalm., lyc., merc., nat-c., nicc., nit-ac., rhus-t., rhus-v., ruta, thuj., til.

Ellenbogenbeuge: Bar-c., canth., **Kali-c.**, laur., nat-s., olnd., rat., zinc.

rechts: Canth.

Ausstrecken des Armes, beim: Hep.

Rückseite: Mag-c.

Ellbogenhöcker: Bov., lyc., nat-c., valer.

Ruhe, in der: Agar.

Unterarm: *Acon.*, *aesc.*, aeth., *agar.*, *alum.*, am-c., am-m., *ambr.*, arg-m., *ars.*, asaf., aur., aur-m., bar-c., bell., *berb.*, *bism-o.*, bor., bov., brom., *bry.*, cact., **Calc.**, calc-p., camph., canth., *carb-s.*, **Carb-v.**, **Caust.**, *cham.*, chel., *chin.*, cic., *cina*, cinnb., clem., cocc., *colch.*, *coloc.*, crot-t., cupr., cycl., *dig.*, *graph.*, *grat.*, *guaj.*, hell., hyos., *hyper.*, indg., *kali-bi.*, **Kali-c.**, kali-chl., kali-n., kali-p., kalm., lach., lact., laur., led., lyc., mag-c., *mag-m.*, mag-s., mang., meny., *merc.*, *merl.*, *mez.*, *mur-ac.*, myric., nat-c., nat-m., **Nat-s.**, *nicc.*, *nit-ac.*, ol-an., op., par., ph-ac., phel., *phos.*, plb., *puls.*, ran-b., rat., rheum, *rhod.*, *rhus-t.*, ruta, sabin., *sars.*, sep., *sil.*, stann., staph., *stront.*, *sulph.*, tab., tarax., tep., teucr., *thuj.*, til., *valer.*, verb., *zinc.*

links: *Asaf.*, camph., *carb-v.*, coloc., rat.

rechts: Arg-m., aur., *bism-o.*, canth.

dann links: Arg-m.

morgens: Alum., mez., phos.

Erwachen, beim: Alum., cact.

vormittags: Agar., ol-an.

11 Uhr: Mag-s.

nachmittags: *Nat-s.*, nicc., thuj.

Fahren, beim: Thuj.

abends: Alum., brom., nat-s., op., rhod.

nachts, im Bett: *Ars.*, *merc.*, *rhod.*

anfallsweise: Arg-m., aur., *calc.*, cocc.

Anfassen eines Gegenstandes, beim: *Calc.*

Berührung agg.: Nit-ac.

Beugen der Finger, beim: Asaf.

Bewegung amel.: *Agar.*, am-m., arg-m., bism-o., cina, cocc., *lyc.*, *rhod.*, *rhus-t.*, sars., *valer.*

Fingerbewegung agg.: Asaf.

heftige Bewegung amel.: Am-m.

Druck amel.: Sulph.

Herunterhängenlassen des Armes, beim: Stront.

kalt, wenn: Phos.

krampfartig: Cina, gran., ruta

lähmungsartig: *Bism-o.*, cocc., *colch.*, nat-m., phos., stann.

Ofenwärme amel.: Cinnb.

Schreiben, beim: Cic., cinnb., *ran-b.*

Sitzen, im: Cina, nat-s.

Wetter, bei nassem: *Rhod.*

erstreckt sich zu den Fingergelenken: *Coloc.*

Fingerspitzen: Alum., asaf., aur-m., sep.

Ringfinger: Rat.

Hand: *Agar.*, alum., am-m., *berb.*, *carb-v.*, caust., cham., coloc., grat., lyc., mag-m., mur-ac., rat., zinc.

Handgelenk: Bar-c., *calc.*

Beugemuskeln: *Colch.*

Streckmuskeln: Mur-ac.

Sehnen: *Calc.*, caust., coc-c., kali-n., mag-s., tab.

Speiche: Agar., arg-m., berb., calc., camph., carb-v., caust., kali-bi., *zinc.*

SCHMERZ - **reißend** - *Unterarm* - *erstreckt sich ...*

Ellbogenhöcker (Processus styloides): Kali-c., kali-n.

Elle: *Agar.*, bry., caust., chin., cupr., kali-bi., kali-chl., lyc., mez., sars., verb., *zinc.*

Rückseite: Dig., thuj.

Mitte der Elle, vormittags: Thuj.

Schreiben, beim: Thuj.

nahe dem Ellbogen: Phel., sil.

Handgelenk: *Acon.*, agar., alum., am-c., am-m., ammc., anac., *arg-m.*, arn., ars., **Aur.**, bar-c., bell., berb., *bism-o.*, bor., bov., *calc.*, *calc-p.*, carb-s., **Carb-v.**, caust., chel., chin., chin-a., colch., cycl., euphr., gran., grat., *guaj.*, inul., kali-ar., kali-bi., *kali-c.*, kali-chl., kali-i., *kali-n.*, lach., lact., laur., led., lyc., *mag-m.*, mag-s., meny., *merc.*, merl., mez., mur-ac., nat-c., nat-m., **Nat-s.**, nit-ac., ol-an., *ph-ac.*, phos., plb., ran-b., *rat.*, rhod., **Rhus-t.**, ruta, sabin., *sars.*, sep., *sil.*, **Stann.**, staph., **Stront.**, *sulph.*, tarax., teucr., thuj., *zinc.*

links: Am-m.

rechts: Bism-o., calc-p., caust., *rat.*

morgens: Lyc.

vormittags: Ran-b., sil., sulph.

nachmittags: Am-m., lyc., mag-s.

14 Uhr: Sars.

abends: Bov., lyc., phos., stront.

19 Uhr: Lyc.

nachts: Am-c., **Ars.**, *aur.*, *merc.*, sep.

23 Uhr: Nat-s.

Bett, im: **Ars.**, *merc.*, nat-m.

abwechselnd mit demselben Schmerz in der Hand: Berb.

Anfassen eines Gegenstandes, beim: *Carb-v.*

Aufstützen der Hand, beim: Merl.

Bettwärme amel.: Am-c., *ars.*, calc-p., **Rhus-t.**, *sil.*

Bewegung agg.: *Calc.*, kali-bi., meny., *merc.*, merl., *sil.*, stann.

amel.: Arg-m., *bism-o.*, mur-ac., rhod., **Rhus-t.**, sulph.

SCHMERZ - **reißend** - *Handgelenk* - Bewegung amel. ...

Handgelenks, des: Phos., sep.

drückend: Arg-m., guaj., stann.

Gehen im Freien, beim: Rhod.

Herunterhängenlassen, beim: *Sabin.*

konvulsivisch: Ph-ac.

lähmungsartig: Bell., *bism-o.*, meny., stann.

plötzlich: Bar-c.

quer über das Handgelenk: Ph-ac.

rheumatisch: Gran., zinc.

Schreiben, beim: Arn.

stechend: *Arn.*, calc., sep., staph.

Stricken, beim: Kali-c.

ziehend: Guaj., kali-bi., mez., **Rhus-t.**

Zubettgehen, beim: Stront.

zuckend: Colch., laur., **Rhus-t.**

erstreckt sich zu den Fingern: Am-c., bar-c., caust., plb.

Fingerspitzen des Ring- und kleinen Fingers: Chel.

Fingerknöchel: Kali-n.

Ringfinger: Kali-c.

Handrücken: Ran-b.

kleiner Finger: Am-c.

Schulter: Sep., *sil.*

Knochen: *Arg-m.*, *aur.*, bell., chin., cupr., lach., lact., nat-c., sabin., spig., teucr.

Streckseite: Berb., caust., merl.

erstreckt sich zum Mittelfinger: Caust.

Ulnarseite: Lach., merl.

erstreckt sich zu den Spitzen der beiden äußeren Finger: Lach.

Hand: *Acon.*, *agar.*, alum., am-c., am-m., *ambr.*, ammc., anac., arg-m., arn., ars., *aur.*, bapt., bar-c., *bell.*, berb., *bism-o.*, brom., calc., *calc-p.*, canth., carb-an., carb-s., *carb-v.*, **Caust.**, chel., *chin.*, chin-a., chin-s., *cina*, *colch.*, coll., *coloc.*, cupr., dig., dulc., euph., *graph.*, indg., kali-ar., kali-bi., **Kali-c.**, *kali-n.*, kali-p., kalm., kreos., lach., laur., led., *lyc.*, *mag-m.*, mag-s., *mang.*, meny., merc., merl., *mez.*, mur-ac., nat-c., nat-m., **Nat-s.**, *nit-ac.*, *ol-an.*, *petr.*, ph-ac., *phos.*, plat., plb., puls., *rat.*, rheum, *rhod.*, rhus-t., ruta, sars., sec., *sel.*, sep., *sil.*, *stann.*, staph., stront., *sulph.*, tab., tep., teucr., thuj., verb., *zinc.*

abwechselnde Seiten: Caust.

rechts: Canth., rat.

morgens: Carb-v.

vormittags: Thuj.

mittags: Thuj.

nachmittags: Kali-bi.

14 Uhr: Laur.

abends: *Alum.*, brom., graph., kali-n., led., lyc., nat-c., rhod., *sel.*, thuj.

Bett, im: Mag-m.

nachts: Merc., *sel.*

Bett, im: Phos.

anfallsweise: Rhod., thuj.

Berührung agg.: *Chin.*

Bett, nur im: *Lyc.*

brennend: Med.

Druck agg.: Chel.

Fahren im Wagen, beim: Zinc.

Federbett, unter dem: Lyc.

Herunterhängenlassen des Armes amel.: Arn.

Liegen auf der linken Seite, beim: *Phos.*

Reiben amel.: Kali-n., laur.

rheumatisch: Ammc., chel., *graph.*, puls.

Sitzen, im: Nat-s.

stechend: Zinc.

wandernd: Berb., stann.

wellenartig: Mez.

zuckend: Rat., stann.

erstreckt sich zu den Fingern: Kali-c., lyc.

Oberarm: *Ars.*, lach., lat-m.

Rücken: Caust.

Schulter: Lat-m.

SCHMERZ - reißend - *Hand* ...

Handballen: Mag-m., sil.

abends, im Bett: Mag-m.

Handteller: Bapt., bell., berb., calc., carb-v., caust., ill., inul., lyc., spig., stront., sulph., thuj., zinc.

abends: Stront.

erstreckt sich zum Unterarm: Stront.

Radialseite: Canth., caust., kali-bi., ol-an., sulph.

Fleisch vom Knochen gerissen würde, als ob das: Ol-an.

Knochen, wie im: Caust.

erstreckt sich zu den Fingern: Sulph.

zwischen Zeigefinger und Daumen: Zinc.

Gelenke: Cadm., *coloc.*, indg., lach., spig., sulph.

abends: Sulph.

nachts: *Phos.*

Bewegung, bei: Sulph.

Strecksehnen: Merl.

Ulnarseite: Arn., berb., cast., lyc., nicc., rhod., sep.

anfallsweise: Rhod.

Bewegung amel.: Nicc.

Schreiben, beim: Nicc.

erstreckt sich zum Ellbogen: Sep.

Handgelenk: Lyc.

kleinen Finger: Rhod.

zwischen den Fingern: Alum., cycl.

Zeigefinger und Daumen: Agar., *kali-c.*, lyc., ran-b., rat.

Schreiben, beim: *Ran-b.*

Mittel- und Ringfinger: Nat-s., phel.

Ring- und kleiner Finger: Aeth.

Handgelenk und Knöchel des Daumens: Lyc.

Finger: *Acon.*, *agar.*, agn., alum., am-c., *am-m.*, *ambr.*, anac., apis,

SCHMERZ - **reißend** - *Finger* ...

arg-m., arn., *ars.*, ars-i., asaf., *aur.*, bar-c., *bell.*, berb., bism-o., brom., bry., cact., calc., calc-p., carb-an., *carb-s.*, **Carb-v.**, **Caust.**, chel., *chin.*, *chin-a.*, clem., coff., *colch.*, *coloc.*, crot-t., cupr., daph., *dig.*, dios., gran., graph., guaj., hell., ign., iod., kali-ar., kali-bi., *kali-c.*, *kali-n.*, kali-p., kreos., *led.*, *lyc.*, *mag-c.*, mag-m., *mag-s.*, manc., *mang.*, meny., *merc.*, merc-c., *mez.*, mur-ac., nat-c., nat-m., nat-p., *nat-s.*, nicc., ol-an., olnd., *ph-ac.*, **Phos.**, plb., psor., puls., rhod., *rhus-t.*, ruta, sabad., sabin., samb., *sars.*, sep., *sil.*, *stann.*, *staph.*, *stront.*, sul-ac., **Sulph.**, tep., teucr., thuj., verb., *zinc.*

rechts: *Bism-o.*, chel.

morgens: Mez., nat-s.

vormittags: Ars., sulph.

abends: Brom., carb-v., lyc., stront.

18 Uhr: Lyc.

20 Uhr, beim Spinnen: Am-m.

Bett, im: Lyc.

Bewegen der Finger, beim: Sulph.

Einschlafen, vor dem: Sulph.

nachts, im Bett: Mag-s., phos.

Berührung, bei: *Chin.*

Bewegung, bei: Led., stann.

kalt Waschen agg.: Ol-an.

Kälte amel.: Led., puls.

lähmungsartig: Dig., meny.

Liegen auf der linken Seite, beim: *Phos.*

Schreiben, beim: Nat-s.

erstreckt sich zum Arm: Alum., merc.

Brust, Ellbogen, Schulter und Handgelenk: Vip.

Handgelenk: Mag-c., vip.

Gelenke: Acon., *agar.*, agn., am-c., arg-m., asaf., **Aur.**, berb., bry., calc., carb-s., carb-v., cist., clem., colch., *coloc.*, dig., hell., kali-bi., kali-c., kali-n., lachn., led., **Lyc.**, mag-c., merc., merc-c., phos., psor., puls., rheum, *rhus-t.*, sabin., samb., sars., **Sil.**, stann., stront., *sulph.*, teucr., thuj., zinc.

SCHMERZ - **reißend** - *Finger* - Gelenke ...

vormittags: Ars., mag-c., sulph.

abends: Lyc., stront.

nachts, Bett, im: *Phos.*

Aufstehen, nach: Asaf.

Bewegung, bei: *Led.*

Einschlafen, vor dem: Sulph.

Gichtknoten: Agn.

lähmungsartig: Dig.

erstreckt sich zum Handgelenk: Mag-c.

Schulter: *Ars.*

Grundgelenk: Agar., brom., kali-i., lyc., mag-c., *zinc.*

abends: Kali-i.

Mittelgelenk: Carb-v., sabin.

Endgelenk: Aur., bism-o., carb-v.

Nägeln, unter den: *Bism-o.*, calc-p., fl-ac., kali-c., kali-n., naja

Streckseite: Berb., nat-c., zinc.

Fingerspitzen: **Am-m.**, ambr., arn., *ars.*, berb., *bism-o.*, calc., caust., chel., cupr., mag-c., mag-s., *staph.*, zinc.

morgens, nach dem Aufstehen: Mag-c.

abends: **Am-m.**

nachts: Mag-s.

Druck agg.: Chel.

erstreckt sich zur Schulter: *Ars.*

Zeigefinger: Agar., am-m., ambr., bell., *bism-o.*, calc., caust., chel., gamb., iod., kali-bi., kali-i., kali-n., lyc., nat-c., nat-m., nicc., par., ran-b., rhod., sabad., til.

nachmittags, beim Spinnen: Nat-s.

abends: Agar., mag-c.

Bett, im: Mez.

Ausstrecken des Zeigefingers, beim: Am-m.

Schreiben, beim: Ran-b.

Splitter, wie von einem: Agar.

erstreckt sich zum Ellbogen: Kalm.

Gelenke des Zeigefingers: Ambr., **Bell.**, berb., calc., carb-v., caust., kali-c., nat-m., nux-v.

nachmittags: Lyc.

Wetter, bei rauem: Rhod.

abends: Agar., am-m.

Grundgelenk: Berb., calc., lyc., merc-c.

Mittelgelenk: Agar., **Bell.**, calc., kali-c., nat-m.

Endgelenk: Am-m., ambr., carb-v., nux-v.

Nagel: Am-m., colch., con., kali-c., sep.

nachmittags: Am-m.

Sehnen: Nat-m.

Seite: Berb., plb.

Außenseite: Merc.

Spitze: Kali-c., nat-m., zinc.

Streckseite: Grat.

Mittelfinger: Agar., am-m., aur-m., *bism-o.*, calc., calc-p., caust., cycl., form., iod., kali-i., kali-n., lyc., mag-m., merc., nat-s., plb., sabad., *sil.*, sulph., til.

nachmittags: Nat-s.

15 Uhr: Caust.

Spinnen, beim: Nat-s.

abends: Kali-i.

nachts: Lyc.

Federbett, unter dem: Lyc.

Mittagessen, nach: Aur-m.

Außenseite: Merl.

Fingerglied, Grundglied: Ph-ac.

Mittelglied: Nicc., ph-ac.

Gelenke: Agar., berb., brom., laur., lyc., mag-m., merl., par., sil.

Grundgelenk: Berb., laur., lyc., merl.

Mittelgelenk: Berb., brom., mag-m., sil.

Endgelenk: Am-m., arg-m.

Nagel: Ambr., teucr.

Sehnen: Merl., sil.

Beugen, beim: Sil.

Spitze: Lyc., merl., zinc.

Ringfinger: Agar., aloe, *bism-o.*, brom., calc., camph., carb-v., cycl., kali-i., mag-m., merl., ol-an., sabad., *sulph.*, til.

vormittags: Sulph.

abends: Ambr., kali-i.

Fingerglied, Grundglied: Arn.

Endglied: Colch.

Gelenke: Calc., merc-c., op., teucr., thuj.

Grundgelenk: *Benz-ac.*

Mittelgelenk: Calc., op., thuj.

Endgelenk: Teucr.

Spitze: Arn.

kleiner Finger: Agar., am-m., anac., bism-o., brom., canth., chel., coc-c., colch., inul., laur., mag-c., merc., mez., nat-c., nit-ac., sulph., tab., thuj.

vormittags: Sulph.

nachmittags: Canth., indg.

abends: Ambr., arn.

Bewegung agg.: Carb-v.

rheumatisch: Hell.

Ballen: Mur-ac.

Gelenke: Agar., arg-m., aur., calc., kalm., lyc., nat-s., sabin., teucr.

Grundgelenk: Agar., *benz-ac.*, calc., lyc., sabin.

Mittelgelenk: Agar., calc., mur-ac., sabin.

Endgelenk: Aeth., arg-m., aur., kalm., lyc., sabin., teucr.

Spitze: Anthr., arn., carb-v., kali-c., nat-c., spig., zinc.

SCHMERZ - **reißend** - *Finger* - kleiner Finger ...

Streckseite: Mag-c.

Daumen: Agar., am-c., am-m., anac., arg-mur., astac., berb., bov., brom., calc., carb-v., clem., hyper., indg., kali-bi., kali-c., kali-i., kali-n., laur., lyc., mag-c., mag-m., nat-m., nat-s., nicc., par., phel., phos., plb., rat., rhod., spig., *staph.*, sul-ac., sulph., zinc.

links: Bov.

abends: Hyper., mag-c.

abwechselnde Seiten: Rat.

anfallsweise: Nat-m.

brennend: Agar.

herausgerissen würde, als ob er: Kali-i.

plötzlich: Ran-b.

Schreiben, beim: Ran-b.

ziehend: Anac., clem., mag-m., zinc.

zuckend: Brom., rat., sul-ac.

erstreckt sich zum Ellbogen: Anac.

Spitze, beim Sitzen: Nat-s.

Ballen: Am-m., anac., berb., bism-o., dros., gamb., kali-c., lyc., merl., ran-b., *sil.*, staph., teucr.

Gelenke: Am-m., aur., aur-m., aur-m-n., benz-ac., calc., cast., chel., chin., cupr., iod., kali-bi., *led.*, *lyc.*, merc., merc-c., nat-m., nat-s., **Sil.**, sul-ac., sulph., tell., thuj., zinc.

anfallsweise: Lyc.

lähmungsartig: Chel.

Schreiben, beim: Grat.

Nagel, unter dem: Carb-v., fl-ac., kali-c., zinc.

nachts, im Bett: Sulph.

erstreckt sich nach oben: Berb.

Rand: Mang.

innerer: Kali-i.

äußerer: Mang.

Spitze: Carb-v., lyc., phel., *staph.*, zinc.

brennend: Carb-v.

zwischen Zeigefinger und Daumen: Rat.

SCHMERZ - **reißend** ...

Beine: *Acon.*, aeth., *agar.*, agn., **Alum.**, ambr., anac., ant-c., ant-t., *arg-m.*, arn., **Ars.**, *aur-m.*, bar-c., *bell.*, berb., *calc.*, *calc-ar.*, canth., *caps.*, carb-s., carb-v., **Caust.**, *cham.*, *chin.*, *chin-a.*, *cic.*, cina, *colch.*, **Coloc.**, *con.*, dulc., eupi., *ferr.*, *graph.*, hep., *ign.*, *indg.*, **Kali-ar.**, *kali-bi.*, **Kali-c.**, kali-n., kali-p., *kali-s.*, **Kalm.**, kreos., lach., **Lyc.**, mag-c., *mag-m.*, mag-s., merc., mez., nat-ar., *nat-c.*, nat-p., **Nat-s.**, nicc., **Nit-ac.**, nux-m., nux-v., par., ph-ac., phos., **Plb.**, *puls.*, rhod., **Rhus-t.**, sars., sep., *sil.*, stann., *stront.*, *sulph.*, *tarax.*, teucr., thuj., tub., valer., *verat.*, verb., *zinc.*

links nach rechts wandernd, von: Ambr.

morgens: Hep., stront.

abends: Alum., mag-s., nat-c.

Bett, im: *Ferr.*, *sulph.*

Gehen, beim: Sulph.

nachts: Alum., anac., *ars.*, *cic.*, *merc.*, **Nit-ac.**, *rhod.*, *verat.*

4 Uhr: Coloc.

Liegen darauf, beim: **Ars.**

Herausstrecken der Füße aus dem Bett amel.: Sulph.

Aufstehen vom Sitzen amel.: Mag-c.

Berührung agg.: *Chin.*

Bettwärme agg.: *Sulph.*

amel.: **Caust.**, *coloc.*, **Lyc.**, *rhus-t.*

Bewegung agg.: Alum., *bry.*, *kalm.*

amel.: *Arg-m.*, *ars.*, euph., *puls.*, *rhod.*, **Rhus-t.**, *tarax.*, valer., zinc.

Essen, beim: Ph-ac.

Freien, im: **Caust.**

Froststadium im Fieber, während: *Ars.*, **Rhus-t.**

Gehen, beim: Nicc., sep., *sil.*, stront.

amel.: **Bell.**, *ferr.*, *lyc.*, **Rhus-t.**, sulph., *valer.*, verat.

Herunterhängenlassen über die Bettseite amel.: Verat.

Husten, bei: *Caps.*

Kaltwerden, beim: *Phos.*, *rhus-t.*

lähmungsartig: *Cham.*

Liegen auf der schmerzhaften Seite agg.: **Ars.**

Menses, während: *Bell.*, *berb.*, bry., cham., con., rhus-t., sep., sul-ac.

Sitzen, im: Agar., *alum.*, arn., **Bell.**, ph-ac., valer.

Stehen, im: Sulph.

Stuhlgang, während: *Rhus-t.*

Sturm oder Gewitter, bei: Caust.

warme Umschläge amel.: *Caust.*, *cham.*

Wetter, bei nassem: *Dulc.*, *rhod.*, *rhus-t.*

erstreckt sich nach unten: *Ars.*, *bar-c.*, *cham.*, *cic.*, eupi., *kalm.*, mag-s., *sulph.*, valer., verat., verb.

oben, nach: *Bell.*, *nux-v.*, sep., stront.

Gelenke: *Bell.*, calc., kali-c., merc., *stront.*, *teucr.*, zinc.

Knochen: **Agar.**, am-m., arg-m., ars., aur., bar-c., carb-v., chin., *kali-c.*, *kali-n.*, lyc., mag-c., mag-s., *merc.*, mez., **Nit-ac.**, phos., *rhod.*, stront., teucr., thuj., *zinc.*

Gesäß: Agar., ambr., *bar-c.*, berb., cina, colch., dros., kali-c., kali-n., lyc., mag-m., merl., mez., mill., nat-c., thuj., zinc.

vormittags: Mill.

Aufstehen, beim: Dros.

amel.: Agar.

Bewegung amel.: Kali-n.

Gehen, beim: Berb., mag-m.

periodisch: *Bar-c.*

Sitzen amel.: Mag-m.

Stehen, im: Nat-c.

erstreckt sich zum Anus: Colch.

unten, nach: Aur-m., *bar-c.*, thuj.

Rima ani (Gesäßfalte): Ambr.

Hüfte: *Acon.*, aesc., agar., all-s., alum., am-m., ambr., *arn.*, *ars.*, aur-m., *berb.*, bry., *calc.*, calc-p., cann-s., *canth.*,

caps., *carb-v.*, *caust.*, cina, clem., colch., *coloc.*, dios., dulc., *euph.*, *ferr.*, ferr-i., ferr-p., gamb., graph., hep., *iod.*, iris., *kali-ar.*, kali-bi., **Kali-c.**, *kali-n.*, *kali-p.*, *kalm.*, lach., led., *lyc.*, mag-c., **Mag-m.**, mag-s., merc., merc-c., merc-i-f., *mez.*, *nat-c.*, nat-p., nicc., ol-an., par., ph-ac., *rat.*, rhod., *rhus-t.*, sabin., *sep.*, *sil.*, stann., stram., *syph.*, tab., tax., ter., thuj., *zinc.*

links: Acon., mag-c.

rechts: Agar., agn., coc-c., daph., lachn., *mag-m.*, *nat-c.*, ter.

morgens: *Ars.*, *mag-m.*, stront.

vormittags: Nat-c.

nachmittags: Kali-n., mag-m.

16 Uhr, dauert die ganze Nacht: Mag-c.

abends: Kali-c., mag-m., mag-s.

Zubettgehen, nach dem: *Ferr.*, lyc., *mag-m.*, nat-c.

nachts: Arn., mag-c., mag-m., *merc.*

abwechselnd mit Reißen im rechten Oberarm: Bry.

anfallsweise: *Alum.*, carb-v., *coloc.*

Atmen, beim: Alum.

Bettwärme, in: **Merc.**

Bewegung, bei: Acon., *calc.*, *coloc.*, *iod.*, *merc.*, sil.

amel.: Agn., alum., *euph.*, *ferr.*, kali-n., **Rhus-t.**

Druck amel.: *Merc-i-f.*

drückend: Zinc.

Gehen, beim: *Aesc.*, caust., *coloc.*, mag-m., *rhus-t.*, samb., *sil.*

amel.: *Ferr.*, stront.

Husten agg.: *Caps.*

Liegen, beim: Ferr., mag-m., nat-c.

gesunden Seite amel., auf der: Mag-m.

Menses, während: Nat-c.

pulsierend: *Merc.*

Reiben amel.: Ol-an.

rheumatisch: *Acon.*, *calc.*, graph., *kalm.*, *rhus-t.*

SCHMERZ - **reißend** - *Hüfte ...*

Sitzen, im: Am-m., caust., euph., kali-c., par., ph-ac.

Stehen, im: *Coloc.*, *rhus-t.*

ziehend: Acon., ars., aur-m., dulc., kali-bi., kreos., ter.

erstreckt sich zum Fuß: Caps., *kalm.*, lyc., mag-s., sep.

Ischiasnerv hinunter: Calc., *coloc.*, lyc.

Knie: Canth., *caps.*, colch., *coloc.*, *kali-c.*, *lyc.*, *mag-m.*, *rat.*, *rhus-t.*, sil.

Husten, beim: *Caps.*

Lumbargegend: Alum.

Magen: Bry.

Sakrum: *Carb-v.*

unten, nach: *Alum.*, am-m., caust., *coloc.*, *kalm.*, led., lyc., mag-m., mag-s., *rat.*, tep.

Zehen: Nicc.

Gesäßmuskeln: Agar., coc-c.

Oberschenkel: *Agar.*, aloe, **Alum.**, *am-c.*, *am-m.*, **Ars.**, asaf., asar., aur., *aur-m.*, *bar-c.*, *bell.*, benz-ac., berb., bor., bry., *calc.*, *camph.*, canth., caps., *carb-an.*, carb-s., carb-v., *caust.*, cham., chel., *chin.*, *chin-a.*, *cic.*, cina, cinnb., *clem.*, coc-c., coff., *colch.*, *coloc.*, con., cycl., *dulc.*, *euph.*, ferr., *ferr-ar.*, *graph.*, grat., *guaj.*, hep., hyper., *kali-ar.*, kali-bi., *kali-c.*, *kali-i.*, kali-s., *kalm.*, lach., laur., led., **Lyc.**, lyss., mag-c., mag-m., mag-s., mang., *merc.*, *merl.*, *mez.*, mur-ac., nat-ar., *nat-c.*, *nat-m.*, **Nat-s.**, nicc., nit-ac., nux-v., ol-an., par., petr., *ph-ac.*, phel., phos., *phyt.*, **Plb.**, prun-s., puls., *rat.*, rhod., *rhus-t.*, sabad., sabin., *sars.*, sec., sep., *sil.*, *spig.*, *stann.*, *stront.*, sul-ac., *sulph.*, *syph.*, tax., tep., ter., thuj., trom., *valer.*, *zinc.*

links: *Am-m.*, kali-i., sep.

rechts: *Am-m.*, clem., *phyt.*

morgens: Graph., ran-b., rhod., sulph.

Aufstehen, nach dem: Bar-c.

nachmittags: *Coff.*, graph., nat-c.

Menses, während: Nux-v.

Schlaf, nach: Nux-v.

SCHMERZ - **reißend** - *Oberschenkel ...*

abends: Am-m., colch., graph., lyc., nat-c., ran-b., stront.

nachts, im Bett: *Alum.*, coff., colch., puls., sulph., *syph.*

amel.: Tax.

Abendessen, nach dem: Sep.

anfallsweise: Alum., carb-s., carb-v., *chin.*, coff., *coloc.*, **Plb.**

Aufstehen vom Sitzen agg.: Cic., thuj.

amel.: Caust., kali-c., mag-c.

Berührung, bei: *Chin.*

Bettwärme agg.: Merc.

amel.: Bar-c., *caust.*, **Lyc.**

Beugen der Knie, beim: Lyc.

Bewegung, bei: Aur., berb., bry., calc., coff., *coloc.*, *kalm.*, *merc.*, *plb.*, sec.

amel.: *Alum.*, coc-c., *dulc.*, *euph.*, merc-i-f., mur-ac., *rat.*, *rhod.*, **Rhus-t.**, sep., *sulph.*, *valer.*, zinc.

brennend: Merl.

Druck amel.: Coff.

Essen, nach: Dros.

Fahren und Reiten, nach: Nat-m.

Freien agg., im: *Caust.*

Gefühllosigkeit, mit: Agar., rhod.

Gehen, beim: Agar., ars., aur., cic., *coff.*, con., dulc., *nit-ac.*, ran-b., sep.

amel.: *Alum.*, coc-c., *dulc.*, euph., **Lyc.**, mur-ac., rat., *rhod.*, **Rhus-t.**, sulph., syph., *valer.*

nach: Clem.

kalte Luft agg.: *Kalm.*, *rhus-t.*

lähmungsartig: Mez.

Liegen, beim: *Alum.*, clem.

amel.: *Phyt.*

Menses, während: Carb-an., kali-c., nux-v., *petr.*

Mittagessen, nach dem: Sep., sulph.

pulsierend: Caust., phos., sec., sil.

Reiben amel.: Sul-ac.

SCHMERZ - **reißend** - *Oberschenkel ...*

ruckend: *Rhus-t.*

Sitzen agg.: Agar., *alum.*, **Am-m.**, asaf., clem., coloc., *dulc.*, euph., hep., kali-c., **Lyc.**, mag-c., mur-ac., ph-ac., *phyt.*, *rat.*, *spig.*

amel.: Aur.

stechend: Coloc., dulc., iod., lyc., mur-ac., sep.

Stehen, im: Carb-an., mez., nat-c., *phyt.*, ran-b.

Strecken des Beines amel.: Agar.

übereinandergelegten Beinen, bei: Agar.

wund beißend: Graph., lyc.

ziehend: *Acon.*, *anac.*, *ars.*, carb-an., *chin.*, clem., *coloc.*, dulc., merc., nux-v., **Rhus-t.**, spig., stann., tep., thuj.

zuckend: Asaf., *chin.*, mag-c., nicc., stront.

erstreckt sich nach oben: Colch., nux-v., *valer.*, zinc.

unten, nach: Agar., *am-m.*, ant-t., *aur-m.*, canth., carb-v., caust., cham., *cic.*, kali-i., *kalm.*, lach., led., mag-c., mag-m., ph-ac., **Plb.**, rat., *rhus-t.*, sec., sil., tep., thuj.

Knochen: *Am-m.*, mur-ac., *nit-ac.*, thuj., *zinc.*

Außenseite: *Am-m.*, berb., carb-an., caust., cycl., kali-n., led., *phyt.*, ran-b., *rhus-t.*, *valer.*, zinc.

Innenseite: *Am-m.*, berb., caps., kali-bi., kali-c., merl., plb., sulph., zinc.

Rückseite: Canth., eupi., graph., hep., kali-bi., kali-i., *lam.*, phos., rat., *sel.*

rhythmisch, abends nach Liegen: Phos.

übereinandergelegten Beinen, bei: Rat.

Vorderseite: *Coff.*, **Plb.**

oberer Teil des Oberschenkels: Arn., colch., kali-c., lyc., mez., puls., thuj.

Leistenbeuge: Ant-t., gamb.

über dem Knie: Aloe, alum., carb-an., cast., colch., hep., kali-c., kali-i., kreos., led., mag-c., mag-m., mang., mez., *nit-ac.*, ol-an., puls., *rhus-t.*, sil., teucr.

morgens, im Bett: Hep.

abends: Colch., mag-m.

Bett, im: Colch.

nachts: Mag-m., sil.

anfallsweise: Alum.

Gehen, beim: Mez.

Stehen, im: Plb.

vor und zurück: Sil.

ziehend: Kreos.

zuckend: *Rhus-t.*

Knie: *Acon.*, *agar.*, **Alum.**, am-c., am-m., ambr., ammc., arg-m., *arg-n.*, *arn.*, ars-h., asar., asc-t., aur-m., **Bar-c.**, *bell.*, *berb.*, bry., *calc.*, camph., cann-i., canth., carb-an., carb-s., carb-v., *caust.*, cham., *chin.*, *cist.*, *clem.*, coc-c., cocc., *colch.*, coloc., con., crot-t., dios., dulc., euph., fl-ac., gran., grat., guaj., hep., hyper., ign., *indg.*, iod., iris., jatr., kali-bi., **Kali-c.**, kali-i., *kali-n.*, kali-p., *lach.*, lachn., lact., laur., **Led.**, **Lyc.**, lyss., mag-c., *mag-m.*, mag-s., mang., *merc.*, merl., mez., mill., *mur-ac.*, *nat-c.*, nat-m., nat-p., *nat-s.*, nicc., nit-ac., op., par., petr., *phos.*, *plb.*, psor., **Puls.**, rat., *rhod.*, **Rhus-t.**, *sars.*, *sep.*, *sil.*, *spig.*, *stann.*, *stront.*, sul-ac., *sulph.*, teucr., thuj., til., vip., **Zinc.**

abwechselnde Seiten: Ars., mag-m., puls.

links: Calad., *kali-i.*, lachn., *psor.*, sulph.

rechts: Agar., *coloc.*, rat., spig., zinc.

morgens: Lyc., stront., zinc.

Aufstehen, beim: Asc-t.

Bett, im: Merl.

mittags: *Sulph.*

nachmittags: Alum., carb-s., lyc., nicc.

13 Uhr: Sars.

14 Uhr: Sars.

15 Uhr: Sulph.

SCHMERZ - **reißend** - *Knie* - nachmittags ...

16 Uhr: Fago.

17 Uhr: Chin.

abends: Alum., ammc., *cist.*, coloc., kali-bi., kali-c., kali-n., led., **Lyc.**, petr., phos., *puls.*, *sulph.*

Gehen amel.: *Coloc.*

Liegen, nach: Alum., *nat-s.*

nachts: Carb-an., *kali-i.*, **Lyc.**, *puls.*

Bett, im: Carb-an., *merc.*, nat-c., nat-s., nit-ac., *puls.*, rhod., **Sulph.**

Mitternacht: Stront.

Abendessen, nach dem: Sep.

abgerissen, wie: Phos.

anfallsweise: Cast.

abgerissen, wie: Calad., mag-c.

Aufstehen vom Sitzen, beim: Caust., mur-ac.

Berührung, bei: *Chin.*

Bett, im: **Sulph.**

Bettwärme, in der: *Led.*, **Merc.**, plb.

amel.: **Caust.**

Zubettgehen, vor dem: Ammc.

Bewegung, bei: Ars., asar., *chin.*, kali-bi., **Led.**, *merc.*, plb.

amel.: *Agar.*, asar., *bell.*, kali-n., psor., *rat.*, **Rhus-t.**, *sil.*

bohrend: Canth.

Druck agg.: Plb., spig.

amel.: Plb.

Essen, nach dem: Bry.

Freien agg., im: **Caust.**

Gähnen, beim: Sars.

Gehen, beim: *Am-m.*, asc-t., berb., calc., camph., grat., lachn., **Led.**, merc., nit-ac., *spig.*, stront., *sulph.*, zinc.

nach: Clem., nit-ac.

amel.: *Agar.*, alum., bar-c., bell., coloc., grat., *indg.*, mur-ac., **Puls.**, **Rhus-t.**

Freien, im: Dulc.

Hinlegen amel., nach dem: Sulph.

SCHMERZ - **reißend** - *Knie* ...

Kaltwerden, beim: *Calc.*, *kali-c.*, *lyc.*, *merc.*, phos., **Rhus-t.**, sep., *sil.*

lähmungsartig: *Chin.*

Mittagessen, nach dem: Phos., sep.

amel.: Phos.

plötzlich: Lyc., op.

Reiben amel.: Canth., cast., ol-an., *phos.*, plb., *zinc.*

rheumatisch: Ars-h., asar., hyper., *lach.*, **Rhus-t.**

Sitzen, beim: *Agar.*, *arg-m.*, bar-c., con., dulc., kali-c., led., mag-m., merl., *mur-ac.*, puls., *rat.*, *sil.*, thuj.

amel.: Zinc.

Stehen, beim: *Agar.*, berb., mag-c.

amel.: Sil.

Stiche, wie: Alum., calc., sil.

Übereinanderlegen der Beine, beim: Mur-ac.

wandernd: Lact.

Wetterwechsel, bei: Vip.

ziehend: Arg-n., *sulph.*, thuj.

zuckend: Brom., kali-i., kreos., plb.

erstreckt sich zum Darmbeinkamm: Sulph.

Hüfte: Caust., mur-ac., nit-ac., puls.

Knöchel: Bry., indg.

Lumbaregion: Fago., stront.

oben, nach: Caust., *chin.*, dulc., fago., fl-ac., mez., mur-ac., nat-c., nicc., nit-ac., phos., puls., spig., stront., sulph., zinc.

Oberschenkel: Chin., nicc.

unten, nach: **Alum.**, *bar-c.*, bry., canth., indg., *lyc.*, merl., nat-c., nat-s., op., thuj.

Zehen: *Alum.*

Innenseite: Alum., bar-c., calc., ol-an., ran-b.

Gehen agg.: Ran-b.

amel.: Bar-c.

Außenseite: Canth., caust., hep., hyper., iod., kali-i., kali-n.

SCHMERZ - **reißend** - *Knie* - Außenseite ...

Sitzen, im: Kali-i.

Kniekehle: Ars., berb., calc., calc-caust., iod., kali-c., kali-n., mag-c., merl., *mur-ac.*, nat-m., ph-ac., phos., plb., *tarax.*, *valer.*, zinc.

morgens: Zinc.

nachts: Phos.

Gehen, beim: Kali-n.

Gehen, beim: Berb., *zinc.*

Sitzen, beim: Mur-ac., tarax.

amel.: *Valer.*, *zinc.*

ziehend: Ars.

erstreckt sich zum Oberschenkel: Mag-c., ph-ac.

Kniescheibe: **Alum.**, berb., caust., clem., *colch.*, con., kreos., lachn., merl., phos., psor., stront., *sulph.*, zinc.

nachts: Caust.

Bewegung, bei: Berb.

amel.: Psor.

Erwachen, beim: Clem.

Mittagessen, nach dem: Phos.

Reiben amel.: Phos.

ziehend: Cocc., merl.

Unterschenkel: *Acon.*, agar., agn., **Alum.**, *ambr.*, anag., arg-m., *arg-n.*, *ars.*, asaf., aur-m., bar-c., **Bell.**, berb., bor., brom., bry., cadm., *calc.*, calc-p., camph., caps., *carb-an.*, carb-s., *carb-v.*, **Caust.**, *cham.*, chel., chin., chin-a., chin-s., *cic.*, cina, *cinnb.*, colch., *coloc.*, con., croc., crot-t., cupr., cycl., *dulc.*, *euph.*, *ferr.*, *graph.*, *guaj.*, hell., hep., *hyper.*, *ign.*, *indg.*, iod., ip., kali-ar., kali-bi., *kali-c.*, *kali-i.*, *kali-n.*, kali-p., kali-s., *kalm.*, lach., lachn., lact., *led.*, *lob.*, *lyc.*, mag-c., *mag-m.*, *merc.*, merl., *mez.*, mill., nat-ar., nat-c., nat-m., nat-p., **Nat-s.**, nicc., *nit-ac.*, nux-v., ol-an., op., pall., petr., ph-ac., phos., *puls.*, rat., *rhod.*, **Rhus-t.**, sabad., samb., *sars.*, sel., *sep.*, *sil.*, spong., *stann.*, *staph.*, **Sulph.**, tab., *tarax.*, teucr., thuj., til., verat., verb., *zinc.*

rechts: Rat.

morgens: Ambr., dulc., sulph.

Bett, im: Sulph.

SCHMERZ - **reißend** - *Unterschenkel* ...

vormittags: Sil.

mittags: Sulph.

nachmittags: Alumn., indg., led., nicc., nux-v., sulph.

14-17 Uhr: Sil.

Gehen, beim: Nicc.

abends: Alum., caust., kali-bi., kali-i., kali-n., led., *lyc.*, nicc., *sulph.*

nachts: *Alum.*, anag., *ferr.*, *lyc.*, *merc.*, **Nit-ac.**, sulph.

22 Uhr: Form.

Mitternacht: Lyc.

anfallsweise: Aur-m.

arthritisch: Sil.

Bettwärme agg.: **Merc.**, plb., sil., *sulph.*

amel.: *Agar.*, **Caust.**, *cham.*, **Lyc.**, *tub.*

Bewegung amel.: Agar., *alum.*, arg-m., **Bell.**, ferr., kalm., *rat.*, *rhod.*, **Rhus-t.**, sil., *tarax.*, *tub.*

brennend: Bell.

Entblößen amel.: *Sulph.*

Essen, beim: Ph-ac.

Freien agg., im: **Caust.**

Froststadium im Fieber, während: *Ars.*, *ferr.*, *rhus-t.*, *sulph.*, *tub.*

Gefühllosigkeit im anderen Unterschenkel, mit: *Sil.*

Gehen, beim: Bar-c., *sil.*, stann., **Sulph.**

amel.: Agar., *alum.*, arg-m., asaf., *bar-c.*, **Bell.**, *euph.*, *ferr.*, grat., *indg.*, **Lyc.**, **Rhus-t.**, *tub.*, **Valer.**

Freien amel., im: Cina

konvulsivisch: Lyc.

lähmungsartig: Agar., *cham.*, til.

Liegen, im: *Alum.*

Menses, während: Mag-m.

pulsierend: Arg-m.

Reiben amel.: Phos.

rheumatisch: Ambr., *calc.*, **Caust.**, colch., graph., *kalm.*, *lyc.*, *merc.*, nit-ac., petr., rhod., **Rhus-t.**, *zinc.*

Schwangerschaft, in der: Verat.

Sitzen, im: Agar., *alum.*, cina, euph., *indg.*, ph-ac., sil., stann., staph., **Sulph.**, **Valer.**

wandernd: Lact., rhod.

warme Kleidung amel.: Agar., ars., **Lyc.**

erstreckt sich nach oben: **Bell.**, lach., sulph.

unten, nach: Agar., agn., ars., aur-m., *bar-c.*, calc-p., caust., *cham.*, chel., *lyc.*, nicc., nux-v., thuj., verb., *zinc.*

Zehen, zu den: **Alum.**, nux-v., zinc.

Achillessehne: *Alum.*, bell., berb., *calc.*, *caust.*, cic., *colch.*, *ign.*, *kali-c.*, mez., nat-s., rat., thuj., *zinc.*

abends: *Alum.*

Ansatz, am: Colch.

Anstrengung, durch: *Ign.*

Gehen, beim: *Ign.*

Stehen, im: Rat.

erstreckt sich nach oben: Rat.

Schienbein: Agar., alum., am-c., ambr., *arg-m.*, arg-n., *ars.*, bell., berb., *bry.*, carb-an., *caust.*, *colch.*, con., dulc., euph., *ferr.*, graph., grat., guaj., *kali-bi.*, **Kali-c.**, *kali-i.*, kali-n., lachn., *led.*, lyc., merl., mur-ac., nat-c., nat-s., **Nit-ac.**, *ph-ac.*, *phos.*, *puls.*, rat., *rhod.*, sep., *sil.*, spong., staph., *sulph.*, thuj., *zinc.*

rechts: Agar., arg-m., rat.

abends: Kali-i., kali-n., led., *sulph.*

Bett, im: Con.

nachts: Agar., carb-an., caust., hep., *ph-ac.*

Bewegung amel.: Arg-m., *rhod.*

Gehen, beim: Con., sulph., thuj.

Menses, während: Kali-c., *sep.*, *sil.*

Sitzen, im: Euph., grat., led., mang., mur-ac.

SCHMERZ - **reißend** - *Unterschenkel ...*

Wade: Agar., *alum.*, am-m., ambr., arn., ars., aur-m., berb., bry., calc., *calc-p.*, canth., carb-s., carb-v., cast., *caust.*, chin., cic., cina, colch., *coloc.*, croc., euph., *ign.*, *indg.*, kali-bi., kali-c., kali-i., kali-n., laur., led., lob., mag-c., mag-m., mang., merc., mez., mur-ac., nat-c., nat-m., **Nat-s.**, olnd., par., phel., plb., ran-b., raph., rat., sabad., sil., staph., sulph., tab., teucr., *valer.*, *zinc.*

rechts: Agar., *caust.*, rat.

nachmittags: Mag-c., nat-c., **Valer.**

16 Uhr, wenn das rechte Bein über das linke gelegt wird: *Valer.*

17 Uhr: Cast., valer.

abends: Am-m., mag-m., nat-s., ran-b., sulph.

Bett, im: Sil.

nachts: Mur-ac., sabad.

anfallsweise: Ambr., aur-m., plb.

Bett, im: Am-m.

Bettwärme, durch: Plb.

Bewegung agg.: Berb., plb.

amel.: Indg., *rat.*, sabad., sulph., *valer.*

Druck amel.: Plb.

drückend: Berb.

durchbohrend: Plb.

Essen agg., nach dem: Bry.

Gehen, beim: Canth., *ign.*, olnd., plb., ran-b.

amel.: Agar., kali-i., **Valer.**

krampfartig: Ran-b.

Liegen mit gekreuzten Beinen, beim: *Valer.*

Mittagessen, nach: Canth.

pulsierend: **Valer.**

Reiben amel.: Cast., nat-s.

Sitzen, im: Agar., am-m., ars., cina, coloc., euph., indg., mur-ac., rat., sulph., **Valer.**

stechend: Staph.

Stehen, im: Berb., coloc., euph., *ign.*, kali-i., sulph.

ziehend: Calc., kali-n.

zuckend: Am-m.

erstreckt sich zur Ferse: *Coloc.*

Kniekehle: Nat-s.

oben, nach: Arn., mag-m.

unten, nach: Arn., carb-v., caust., mag-m., phel., sulph., zinc.

Zehen: Sulph.

Knöchel: *Acon.*, *agar.*, alum., am-c., am-m., ambr., ammc., *arg-m.*, *arn.*, *ars.*, **Bell.**, berb., bism-o., calc., *calc-p.*, camph., carb-an., carb-s., cham., *chin.*, chin-a., clem., *colch.*, coloc., con., *dros.*, euph., gins., *guaj.*, hell., indg., kali-bi., **Kali-c.**, kali-n., lac-c., lact., led., *lyc.*, mang-m., mez., nat-ar., nat-c., *nat-s.*, puls., rat., **Rhus-t.**, rumx., sabin., samb., sil., spong., stann., staph., stront., sulph., tep., *teucr.*, thuj., trom., *zinc.*

rechts: Agar., dros., rat.

morgens: Puls.

Erwachen, beim: Nat-s.

mittags: Con., kali-bi.

bis abends: Con.

nachmittags: Carb-s., con., trom.

17 Uhr: Lyc.

nachts, beim Erwachen: *Lyc.*, nat-m.

Mitternacht: Stront.

Erwachen, beim: Coloc.

Bewegung agg.: Kali-bi.

amel.: Arg-m., cham., dros., **Rhus-t.**, sulph.

Gehen, beim: Camph., *dros.*, plan.

amel.: *Bell.*, teucr.

lähmungsartig: Til.

Liegen, beim: Ars.

amel.: Sil.

pulsierend: Ol-an.

Sitzen, im: Am-m., arg-m., coloc., teucr.

Stehen, im: Rat.

wandernd: Lact.

Wärme amel.: Am-c., ars.

Zubettgehen, vor dem: Ammc.

zusammenschnürend: Stront.

erstreckt sich zum Knie: Ars., *guaj.*, kreos., spong.

oben, nach: **Bell.**

Zehen: Hell.

Innenseite: Thuj.

Außenseite: Berb., bism-o., kali-n., merl., rat., thuj.

Malleolus: Alum., am-c., ambr., arn., berb., grat., mez., nat-m., par., phos., sil., spong.

innerer: *Agar.*, arg-m., berb., puls., zinc.

äußerer: Arn., canth., kali-n., mag-m., par., rhod., stront., zinc.

Vorderseite: Agar., berb., rumx.

Fuß: *Agar.*, agn., all-s., alum., am-c., am-m., ambr., ammc., ant-c., *arg-m.*, arn., **Ars.**, bar-c., *bell.*, berb., *bism-o.*, bov., bry., cahin., *calc.*, *camph.*, carb-s., carb-v., **Caust.**, *cham.*, *chin.*, chin-a., chin-s., cocc., *colch.*, *coloc.*, crot-t., *dulc.*, *graph.*, hep., hyper., kali-ar., kali-bi., *kali-c.*, *kali-n.*, kali-p., *kalm.*, lach., *lyc.*, *merc.*, *merc-i-r.*, merl., *mez.*, nat-ar., *nat-c.*, *nat-m.*, nat-p., **Nat-s.**, nit-ac., ol-an., *phos.*, *puls.*, *rat.*, *rhod.*, sars., sec., sep., *sil.*, spig., spong., *stann.*, *stront.*, sul-ac., *sulph.*, tep., *ter.*, thuj., trom., verat., *zinc.*

rechts: *Rat.*

nachmittags: Kali-bi.

abends: Graph., lach.

nachts: *Ars.*, hep., *merc.*, phos., rhod., *sulph.*

abwechselnd mit Lähmungsgefühl: Hyper.

Berührung, bei: *Chin.*

Bettwärme amel.: *Am-c.*, *caust.*, *cham.*

Bewegung agg.: Bar-c., *cham.*

Freien agg., im: *Caust.*

Froststadium im Fieber, nach: *Cham.*

Gehen agg.: Agn., *sil.*

amel.: Am-m., *bell.*

Menses, während: Am-m.

Mittagessen, nach dem: Cahin.

Nasswerden, nach: *Dulc.*

Schwangerschaft, in der: Phos.

rheumatisch: Crot-t., *graph.*, puls.

Stich, wie ein: Bry.

Sturm oder Gewitter, bei: Caust.

wandernd: Merl.

Wetterwechsel, bei: Vip.

ziehend: Ars., bov.

Zudecken im Bett agg.: Cham.

erstreckt sich zum Knie: Bar-c., bry.

Oberschenkel: Caust.

Zehen: Kali-bi., kali-c.

Innenseite: Cina, colch., **Kali-c.**

Außenseite: Am-m., graph., *zinc.*

Fußrücken: Aeth., ang., *arg-m.*, *arn.*, ars., berb., bry., *camph.*, canth., caust., colch., coloc., *con.*, cupr., graph., ign., jatr., kali-bi., kali-c., led., lyc., merc., merl., mez., *nat-s.*, plat., plb., *puls.*, rat., sabin., sil., sol-n., spig., sulph., tab., thuj., zinc.

rechts: Rat.

vormittags: Ars.

abends, im Bett: Con., nat-s.

anfallsweise: Plb.

arthritisch: Sil.

Berührung agg.: Sabin.

Bettwärme, durch: Plb.

Bewegung agg.: Ang., plb.

Gehen, beim: Plb.

amel.: Zinc.

Liegen, im: Ars.

Sitzen, im: Nat-s.

stechend: Berb.

ziehend: Berb., merl.

zuckend: Spig., tab.

erstreckt sich zur Ferse: Puls.

oben, nach: *Camph.*

Oberschenkel: *Camph.*

Zehen: Kali-c., merl.

Fußsohle: Agar., *alumn.*, am-c., ammc., *arg-m.*, *ars.*, aur., aur-m-n., bell., berb., calc., cic., *colch.*, coloc., con., crot-t., cupr., graph., hep., hyos., **Kali-c.**, kali-n., mag-m., *merc-i-r.*, merl., nat-c., *nat-s.*, olnd., par., phos., plb., psor., puls., sep., sil., *ter.*, valer., zinc.

vormittags: Nat-c.

nachmittags: Kali-n., nux-v.

Liegen, im: Nux-v.

abends: Mag-m., sil., sulph.

18 Uhr, bis: Sil.

Mitternacht: Sars.

anfallsweise: Plb.

Bettwärme, durch: Plb.

Bewegung agg.: Plb.

amel.: Coloc., hyos., psor., sabin.

blitzartig: Phel.

brennend: Sabin.

Druck agg.: Plb.

amel.: Plb.

Gehen, beim: Agar., bell., berb., con., graph., merl.

plötzlich: Ang., cic.

Reiben amel.: Plb., sulph.

Sitzen, im: Merl., nat-s.

stechend: Zinc.

ziehend: Colch.

zuckend: Kali-n.

Zusammenschnüren, mit: Stront.

erstreckt sich bis über die Knie: Puls., sil.

Rücken, zum: Puls.

Ferse: Aeth., am-c., **Am-m.**, anac., *arg-m.*, *arg-n.*, arn., *ars.*, bapt., berb., bism-o., calc-caust., caps., cina, *colch.*, graph., kali-i., kreos., led., *lyc.*, merl., mez., nat-s., par.,

SCHMERZ - **reißend** - *Fuß* - *Ferse* ...

petr., phyt., sep., *sil.*, staph., sul-ac., sulph., *ter.*, zinc.

morgens: Petr., sul-ac.

3 Uhr: Am-m.

Bett, im: Am-m., anac.

Erwachen, beim: Petr., sul-ac.

nachmittags, im Stehen: Nat-s.

abends, im Sitzen: Stront.

21 Uhr, beim Spinnen: Nat-s.

nachts: Am-m.

im Bett: Am-m.

anfallsweise: Caps.

Auftreten agg.: Sep.

Auftreten auf die Ferse, beim: Berb.

ausgerissen, wie: Stann.

Bett, im: Anac.

Bewegung, bei: Dros.

Gehen, beim: Berb., dros., nat-s.

amel.: Sulph.

krampfartig, bei gekreuzten Beinen: Ang.

Reiben amel.: Nat-s.

Sitzen, im: Cina, kali-i.

stechend: Merl.

Stehen, im: Berb., kali-i.

zuckend: Merl.

erstreckt sich nach oben: Plb., sulph.

Zehen: *Acon.*, agar., *agn.*, am-c., *am-m.*, *anac.*, *arg-m.*, asaf., aur., *benz-ac.*, berb., bism-o., bry., calc., camph., carb-an., carb-s., *carb-v.*, *caust.*, *chin.*, cic., cocc., *colch.*, *coloc.*, con., croc., crot-t., dios., *graph.*, hell., indg., jatr., **Kali-c.**, laur., *led.*, lyc., mag-m., mag-s., merl., mez., *nat-c.*, nat-m., nat-p., nat-s., nicc., ol-an., par., phos., *plat.*, plb., psor., *rat.*, sep., *sil.*, *stront.*, sulph., tarent., tep., teucr., thuj., valer., zinc.

links: *Agn.*

abends: **Am-m.**, lyc.

SCHMERZ - **reißend** - *Zehen* - abends ...

18 Uhr: Arg-m.

20 Uhr: Am-m.

nachts: Plat., sulph.

amel.: Nicc.

anfallsweise: Plb.

Aufstehen, nach dem: Asaf.

Berührung, bei: *Chin.*

Bett amel., im: Am-m.

Bettwärme, durch: Plb.

Bewegung agg.: Plb.

amel.: Cocc., psor.

Erwachen, beim: Nat-s.

Gehen, beim: *Agn.*, *camph.*, carb-v., crot-t., nat-s., plb.

gichtig: *Benz-ac.*, *graph.*

krampfartig: *Anac.*

Reiben amel.: Laur., nicc., phos.

rheumatisch: *Graph.*

Sitzen, im: *Am-m.*, berb., phos.

stechend: Zinc.

Stehen, im: Am-m.

verstaucht, wie: Crot-t.

wund beißend: Merl.

ziehend: Carb-an., clem., sulph., zinc.

zuckend: Chin.

Nägel: *Camph.*, *carb-v.*, caust., graph., hep., hura, thuj.

Gehen, beim: *Camph.*

Zehenspitzen: **Am-m.**, *camph.*

großer Zeh: Agar., am-c., *am-m.*, anac., *ant-c.*, aur-m., bar-c., *benz-ac.*, calc., carb-an., carb-s., caust., cic., coc-c., cocc., con., crot-t., dulc., graph., hep., indg., kali-bi., *kali-c.*, kali-i., kali-n., lachn., lyc., mag-c., mag-m., mag-s., merc., merl., mez., mur-ac., nat-c., nat-m., ol-an., par., plb., rat., ruta, sang., sars., *sil.*, *sulph.*, tarent., tep., thuj., *zinc.*

links: Coc-c., rat.

rechts: Cic., *zinc.*

vormittags: Nat-c.

11 Uhr: Sil.

SCHMERZ - **reißend** - *Zehen* - großer Zeh...

nachmittags: Am-m.

14 Uhr: Ol-an.

abends: Sars., sil.

Bett, im: Mag-m.

Hinlegen, vor dem: Mag-s.

nachts: Kali-i.

anfallsweise: Merc.

Berührung agg.: Arg-m.

Bewegung amel.: Cocc., dros., plb.

brennend: Con., rat.

Druck agg.: Ruta

Gehen, beim: Con., hep., mag-m., nat-m.

geschwürig: Ol-an., plat.

gichtig: Ant-c., benz-ac.

pulsierend: Dulc.

rheumatisch: Crot-t.

Sitzen, im: Agar., *am-m.*, par.

stechend: Berb., zinc.

Stehen, im: *Am-m.*, con., nat-m.

ziehend: Kali-bi., mez.

zuckend: Brom.

erstreckt sich zur Ferse: Nat-c.

Knie: Merc.

Nagel: Colch., hep., *thuj.*

Spitze: Arn., bar-c., bism-o., caust., **Kali-c.**

zweiter Zeh: Canth., carb-v., dulc., kali-i., lyc., plb., rat.

pulsierend: Dulc.

Gelenke: Berb., stront.

dritter Zeh: Ambr., bry., carb-v., lyc., mez., rat.

vierter Zeh: Carb-v., gamb., mag-c.

fünfter Zeh: Arn., caust., graph., kali-bi., lyss., mag-c., mag-m., mez., nat-s., sep., thuj., zinc.

abends: Zinc.

scharrend, schabend: Bry., **Chin.**, coloc., **Ph-ac.**, **Rhus-t.**, *sabad.*

Knochen: **Ph-ac.**

SCHMERZ - **scharrend** ...

Gelenke: Bry., *sabad.*

Arme: Sulph.

Ellbogen: Coc-c.

Unterarm: Bry.

Ellbogenhöcker: Asaf.

Handgelenk: Cist.

Oberschenkel: Am-c., *chin.*, grat.

abends: Am-c.

Knie: Samb.

Kniescheibe: Samb.

Unterschenkel, Knochen: Am-c., **Ars.**, *asaf.*, led., **Ph-ac.**, **Rhus-t.**

abends: Am-c.

Gehen amel.: Am-c.

heraufzucken, muss die Beine: Am-c.

schießend (vgl. stechend): *Acon.*, *aesc.*, *agar.*, aur., bufo, *calc.*, *con.*, *hep.*, iris., *kali-bi.*, *merc.*, plan., spig., xan.

links: Aesc.

morgens: Kali-bi.

Bewegung; zu Beginn der: Agar.

anhaltende Bewegung amel.: Agar.

Geräusch, durch: Cocc.

Husten, beim: Caps.

krampfartig: Plat.

Niesen, beim: Caps.

Gelenke: *Camph.*, *hep.*, plan., tep., trom., verat.

elektrische Schläge, wie: Verat.

Arme: Aesc., brach., calc-p., cann-s., cinnb., *con.*, crot-t., cupr., daph., *ferr.*, *lith-c.*, phos., pic-ac., *rhus-t.*, sep., sol-n., *still.*, sulph., valer.

abends: Sep., sulph.

Husten, beim: Puls.

periodisch: Cinnb.

Ruhe, in der: Sep.

erstreckt sich nach unten: Aesc., cann-s., daph., *ferr.*, *manc.*, phos., pic-ac., still.

Arme hinunter; die: Aesc.

Handgelenk, zum: Aesc.

SCHMERZ - schießend ...

Schulter: Ail., alum., alumn., asc-t., bell., *calc.*, calc-p., elat., *ferr.*, form., iris., lith-c., phys., ptel., *rhus-t.*, sulph., trom.

rechts: Iris.

morgens: Phys., trom.

Bett, im: Sulph.

Frühstück, nach dem: Gels.

abends: Sulph.

nachts vor dem Einschlafen: Sulph.

abwechselnd mit Schießen im Ellbogen: Tep.

Gehen, beim: Lac-ac.

Hitze agg.: Rhus-t.

Liegen auf der Seite, beim: Rhus-t.

unten, nach: *Ferr.*

Gelenk: Am-c., ferr., ox-ac., tep.

erstreckt sich zum Arm: Calc-p., ferr.

Oberarm: *Ferr.*, sulph., tep.

abends: Sulph.

Gehen, beim: Sulph.

Knochen, im: Arum-d., sulph.

Rückseite: Acon.

Ellbogen: Acon., bell., *calc-p.*, naja, plb., tarent., tep., trom.

links, dann rechts: *Calc-p.*

morgens: Trom.

mittags: Tarent.

nachmittags: Naja

abwechselnd mit Schießen in der Schulter: Tep.

erstreckt sich zum Handgelenk: Acon., *guaj.*

Finger: Plb., thuj.

Unterarm: *Acon.*, bell., form., ham., plb., still., thuj., trom.

Bewegung, bei: Acon.

erstreckt sich zu den Fingern: Plb., still., thuj.

Handgelenk: *Acon.*, bell., brach., ferr., merc-sul., sol-n., tarent., trom.

abends: Tarent.

erstreckt sich die Elle entlang zum Ellbogen: Acon., bell.

SCHMERZ - schießend ...

Hand: Acon., apis, calc-s., form., nicc-s., pic-ac., sulph.

Bewegung amel.: Acon.

Handrücken: Berb., ferr.

Handballen: Sulph.

Handteller: Sulph.

22 Uhr: Sulph.

Finger: Agar., ind., nicc-s., phyt., tep., trom.

Gelenke: *Acon.*, phyt., tep., trom.

vormittags: Trom.

Nägel, um die: Lith-c., merc.

unter den: Caust.

Fingerspitzen: *Am-m.*, bell., berb., elat., lept., *sulph.*

abends: *Am-m.*

nachts: *Sulph.*

Froststadium im Fieber, während: Bell.

Zeigefinger: Nat-p., stann., tarent.

Mittelfinger: Cinnb., nat-p., sumb.

Gelenke: Sumb.

Ringfinger: Crot-h., trom.

Daumen: Arum-d., dulc., sang.

Ballen: Tarent.

Spitze: Phyt.

Beine: Aesc., aeth., *alum.*, **Bell.**, *coloc.*, gels., *lach.*, mag-s., *nux-v.*, phos., **Plb.**

Bettwärme amel.: *Mag-p.*

Gehen amel.: **Bell.**

Stuhlgang, während: Rhus-t.

erstreckt sich nach unten: Aesc., anac., **Plb.**

Ischiasnerv nach unten, den: *Coloc.*, lach., *ruta*

Gesäß: Carb-o.

Hüfte: Ail., **Ars.**, bell., bry., *calc.*, calc-p., *chel.*, cinnb., *ferr.*, form., lach., sabad., *sulph.*, thuj.

rechts: Chel., sabad., sulph.

Aufstehen vom Sitzen, beim: Chel.

abends: *Ferr.*, *sulph.*

19 Uhr: Form.

SCHMERZ - **schießend** - *Hüfte ...*

nachts, vor dem Einschlafen: *Sulph.*

Bewegung amel.: Sulph.

Gehen amel.: *Ferr.*

Husten, beim: Caps.

reißend, erstreckt sich zum Unterschenkel: Colch.

erstreckt sich ins Abdomen: Chel.

Fuß: *Caps.*, lach., sulph.

Knie: *Caps.*, *nux-v.*

Oberschenkelknochen hinab, den: *Sulph.*

Wade: Thuj.

Gelenke: Colch., *ferr.*, sulph.

tagsüber: Sulph.

morgens: *Sulph.*

abends im Bett: *Ferr.*

nachts: Sulph.

Oberschenkel: Acon., aesc., *alum.*, anac., *apis*, **Ars.**, ars-i., arum-d., aur-m., **Bell.**, *calc-p.*, cinnb., form., iris., kali-bi., *kali-c.*, lec., myric., naja, sep., sil., stram., sulph., tarent., trom.

mittags: Form.

nachts: Kali-bi.

Einschlafen, vor dem: Sulph.

Gehen amel.: Sulph.

plötzlich: Sep.

Sitzen, im: Bell.

erstreckt sich nach unten: Aesc., apis, aur-m., calc-p., form., kali-bi., *kali-c.*, lec., sep.

Zehen: *Apis*, sep.

Rückseite: Ind., *kali-c.*

Nervus cruralis: Apis

Knie: *Acon.*, agar., apis, *bar-c.*, brach., bufo, *coloc.*, *ferr-p.*, *iod.*, *kali-bi.*, lyss., **Nit-ac.**, podo., rhus-t., sulph., tep., trom.

nachts: *Kali-bi.*

Bewegung agg.: Bufo, *coloc.*, *ferr-p.*

Gehen, beim: *Coloc.*, sulph.

Freien, im: Sulph.

Husten, beim: Nit-ac.

SCHMERZ - **schießend** - *Knie ...*

Knien, beim: *Bar-c.*

Stehen agg.: Nit-ac., sulph.

Treppensteigen, beim: Agar.

Kniekehle: Agn., bell., cupr-ar., sulph.

Sitzen, im: Sulph.

Stehen, im: Agn.

Seite zur andern; von einer: Rhus-t.

Kniescheibe: Bell., cupr-ar.

Unterschenkel: *Acon.*, aesc., aeth., anac., bell., cann-i., *con.*, *ferr.*, *gels.*, guaj., *hyper.*, iod., naja, *rhus-t.*, *sil.*

rechts: Iod.

abends im Bett: *Ferr.*

anfallsweise: *Gels.*

oben, nach: *Guaj.*, xan.

Periost, im: Hyper.

Wade: Alum., bell., *calc-p.*, *lyc.*, *plb.*, sulph., tarent.

abends: Sulph.

Anziehen der Stiefel, beim: Graph.

Knöchel: *Acon.*, apis, aur., berb., bufo, *calc-p.*, *ferr-p.*, naja, nux-v., osm., sep., trom., xan.

Bewegung agg.: Bufo

erstreckt sich über die Fersen: Agar.

Knie, zum: Guaj.

oben, nach: Aur., guaj., nux-v.

Fuß: Arg-m., aster., bell., daph., ferr., iris., **Kali-c.**, tarent., xan.

stechend, endet in elektrischen Schlägen: Daph.

Gehen, beim: Bell., tarent.

erstreckt sich zu den Knien: Xan.

Ferse: Trom.

Fußsohle: Agar., alum., bell., calc-p., daph., plb., sulph.

nachts, vor dem Zubettgehen: Sulph.

Gehen, beim: Agar., bell., plb.

Splitter, wie: *Agar.*

erstreckt sich zu den Hüften: Plb.

SCHMERZ - schießend ...

Zehen: *Acon.*, agar., apis, aster., calc-p., daph., dulc., *elat.*, med.

erstreckt sich zu den Hüften: Nux-v., *pall.*

Ballen: Alum., calc-p., daph.

Gelenke: *Cann-i.*

Zehenspitzen: *Am-m.*

abends: Am-m.

großer Zeh: Alum., daph., pip-m., sulph., tarent.

Gelenke: *Cann-i.*, kali-bi., *stann.*

Zehennagel: Sulph.

nachts im Bett: Sulph.

Zehenspitze: Stann.

schneidend: Apis, cina

Husten, beim: Caps.

Niesen, beim: Caps.

Gelenke: Cadm., guare., hyos., *sabad.*, vesp.

Arme: Am-m., *anac.*, apis, ars-h., arund., bell., caust., con., dig., kali-c., manc., mang., mur-ac., *nat-c.*, ox-ac., petr., ph-ac., sars., stann., stry., sul-ac.

Schulter: Anac., *bell.*, colch., *coloc.*, *dig.*, eup-per., manc., merc-i-f., sil., sul-ac., sulph., thuj., verat.

rechts: Sulph.

vormittags: Sulph.

Gehen, beim: Sulph.

Beugen des Armes nach vorn; beim: Ign.

durchbohrend, von innen nach außen: Bell.

Oberarm: Anac., bar-c., caust., *chel.*, lac-c., manc., *plat.*, spig.

Beugen des Armes, beim: Anac.

Schreiben, beim: Ars-i.

Strecken des Armes, beim: Anac.

Bizeps: Hydr., iris.

Deltoids; Gegend des: Caust., spig.

Ellbogen: Caust., cedr., hep., hydr., manc., med., ph-ac., tell.

Bewegen, beim: Med.

Gehen, beim: Bell.

SCHMERZ - schneidend - *Ellbogen* ...

Ellenbogenbeuge: Con., mur-ac.

Beugen, beim: Mur-ac.

Unterarm: Ars-m., bism-o., *bov.*, mosch., mur-ac., *teucr.*

nahe dem Ellbogen: Bell., mur-ac.

nahe dem Handgelenk: Dros., *teucr.*

Streckmuskeln: Mur-ac.

Handgelenk: Bell., ph-ac., rhus-v., stry.

abends: Rhus-v.

erstreckt sich in die Finger: Rhus-v.

Hand: Mur-ac., *nat-c.*, stann., stry., ust.

Finger, Gelenke: Bapt., mur-ac., ph-ac.

Mittelgelenk: Caul.

Fingerspitzen: Hyper., petr.

Daumen: Merc-i-f., stry.

Beine: Alum., bell., calc., dros., dulc., *graph.*, ign., lyc., mag-m., mur-ac., *nat-c.*, sep., sil., stann., sul-ac.

Gesäß: Alum.

vormittags: Alum.

Hüfte: Agn., alum., berb., *bry.*, calc., dig., gamb., gins., graph., *ign.*, kali-bi., lyc., mur-ac., nat-s., *phyt.*, tell.

links: Kali-i.

rechts: Agn.

Bewegung, bei: Lyc.

Sitzen, im: Calc.

erstreckt sich ins Abdomen: Gins.

Oberschenkel: Ant-t., *aur-m.*, *bell.*, *calc.*, dig., gels., stann., *stry.*, *sul-ac.*

Bewegung, bei: Calc.

Menses, während: Stram.

Sitzen, im: Bell.

Übereinanderlegen der Beine, beim: Dig.

Knie: *Acon.*, arg-m., bar-c., *calc.*, calc-p., form., graph., kali-bi., manc., mez., nat-p., plat., stry., *sul-ac.*, tax., verat.

nachts: Form.

Gehen, beim: *Calc-p.*

Kniekehle: Sep.

SCHMERZ - schneidend ...

Unterschenkel: Agar., *anac.*, ars-h., bell., calc., coloc., con., gamb., guare., mur-ac., ph-ac., *plat.*, *rhus-t.*, *thuj.*

anfallsweise: Thuj.

Bewegung, bei: Con.

Stehen, im: Arg-m.

Wade: *Chel.*, stry., *thuj.*

Gehen, beim: *Thuj.*

Schienbein: Carb-ac., mag-c.

Knöchel: Arg-m., benz-ac., *coloc.*, eup-per., iodof., lyss., merc-i-f., rhus-t., sang., stry., tell., tep.

Gehen im Freien, beim: Benz-ac., iodof.

Fuß: Alum., ambr., ars., calc., *chin-s.*, coloc., dulc., lyc., mag-m., mur-ac., *nat-c.*, osm., plat., thuj.

Froststadium im Fieber, während: *Chin-s.*

quer über den Fuß: Plat.

Fußsohle: Alum., ars., coloc., dios., dulc., elaps, mur-ac., ol-an., sil., sulph.

nachts: Sulph.

Sitzen, im: Elaps

erstreckt sich zum Oberschenkel: Ars.

Wölbung der Sohle: Mur-ac.

Ferse: Am-c., eup-per., mag-m., nat-s., puls., sulph.

Zehen: Aur-m., calc., cina, coloc., dios., led., paeon., ph-ac., puls., sep., *sil.*

nachts, im Schlaf: Led.

Liegen auf dem Rücken, beim: Sep.

Gehen, beim: Aur-m.

großer Zeh: Alum., ant-c., aur-m-n., con., sang., stry., sulph.

morgens: Alum., sulph.

rhythmisch: Ant-c.

Gehen, beim: Alum., aur-m.

erstreckt sich in die Ferse: Alum.

stechend: Abrot., *acon.*, *aesc.*, *agar.*, *alum.*, anan., ant-t., *apis*, *arg-m.*, arn., *ars.*, asar., aur., bar-c., bell., benz-ac., *berb.*, bov., *bry.*, *calc.*, calc-s., cann-i., *carb-s.*, carb-v., carl.,

SCHMERZ - stechend ...

caust., chin., cimic., cina, cocc., *colch.*, coloc., *con.*, dros., *dulc.*, *elat.*, *ferr.*, ferr-ar., ferr-i., ferr-p., *gels.*, *guaj.*, *hep.*, *iris.*, *kali-ar.*, *kali-bi.*, **Kali-c.**, *kali-i.*, kali-n., kali-p., **Kali-s.**, kalm., *laur.*, *lyc.*, *merc.*, merc-c., merl., *nat-h.*, *nat-p.*, *nat-s.*, *nit-ac.*, paeon., par., ph-ac., phos., phyt., plan., *plb.*, *psor.*, *puls.*, rhod., **Rhus-t.**, sec., senec., *sep.*, sil., *spig.*, staph., *stel.*, *sulph.*, *tarent.*, thea, thuj., **Valer.**, xan., zinc., zing.

links: *Aesc.*

morgens: *Kali-bi.*, phos.

Bett, im: *Nat-h.*

nachmittags: Plan.

16 Uhr: Elaps

abends: *Ars.*, calc., *dulc.*, *led.*, par., plan., plb., sil.

Schlaf, vor dem: Sulph.

nachts: *Dulc.*, *ferr.*, *hep.*, *sil.*

2-3 Uhr: **Kali-c.**

anfallsweise: Gels., ph-ac.

Bettwärme agg.: *Carb-v.*, *led.*, stel.

Bewegung, bei: *Guaj.*, hyos., *plb.*

amel.: Alum., *arg-m.*, *ferr.*, *kali-c.*, **Kali-s.**, *phos.*, psor., **Rhus-t.**, *stel.*, *tub.*, *valer.*

fortgesetzte Bewegung amel.: Agar.

brennend: **Ars.**, aur., spig.

Druck, durch: Phos., plb.

amel.: Ars., plb.

Erhitzung, nach: Zinc.

Fieber, im: *Dulc.*, psor., **Rhus-t.**, sulph.

Froststadium im Fieber vor: Calc., *plb.*, rhus-t.

während: *Ars.*, *hep.*, lyc., psor., *rhus-t.*

Gehen amel.: *Alum.*, *ars.*, *kali-c.*, *kali-s.*, *phos.*, psor., *rhus-t.*

gelähmte Teile: Ars., nux-v.

Geräusch agg.: Cocc.

Hautausschlag, nach: *Dulc.*

heißes Stechen in den gelähmten Teilen: **Ars.**

Husten, beim: Caps.

SCHMERZ - stechend ...

kaltes Stechen in den gelähmten Gliedern: Agar.

Körperübungen im Freien amel.: Plan.

krampfartig: Cimic., *cina*, plat.

Menses, während: *Graph.*

Niesen, beim: Caps.

Reiben amel.: *Plb.*

reißend: *Ars.*, *carb-s.*, coloc., *sec.*

ruckend: **Carb-s.**

Sitzen, im: Plan., zinc.

Splitter, wie durch: *Nit-ac.*

Stellen, an kleinen: Rhus-t.

wandernd: Arg-m., arn., aur., ferr., kali-n., *kali-s.*, kalm., lyc., merl., psor., *puls.*, *stel.*

warmen Zimmer, im: Plan., stel.

ziehend: *Puls.*

erstreckt sich nach innen: Phyt.

Gelenkköpfe: Agar.

Gelenke: Acon., agar., *agn.*, aloe, *apis*, *arn.*, *asaf.*, *bar-c.*, *bell.*, *bov.*, **Bry.**, **Calc.**, *camph.*, *carb-s.*, carl., *caust.*, cedr., cham., clem., *cocc.*, *colch.*, *con.*, dig., *dros.*, *graph.*, *guaj.*, **Hell.**, *hep.*, *hyos.*, *ign.*, ind., **Kali-c.**, *kali-i.*, *kali-n.*, kali-p., *kali-s.*, *kreos.*, lac-ac., *led.*, *mag-m.*, **Mang.**, *meny.*, **Merc.**, *merc-c.*, mill., *nat-m.*, par., *phos.*, phys., *plan.*, *puls.*, *rhod.*, **Rhus-t.**, **Sabin.**, *sars.*, *sep.*, **Sil.**, **Spig.**, *spong.*, *stann.*, *staph.*, stict., *stront.*, *sul-ac.*, **Sulph.**, **Tarax.**, **Thuj.**, trom., verat., **Zinc.**

abends: Acon., par.

nachts: Cedr., *kali-i.*, sil.

Aufstehen vom Sitzen, beim: *Rhus-t.*

Berührung, bei: Bry.

Bewegung, bei: *Bry.*, *hyos.*, sars.

amel.: Dros., *rhus-t.*

brennend: Ign.

Druck, bei: Zinc.

Erkältung, nach einer: Caust.

Fieber, im: *Hell.*, merc., **Rhus-t.**, sil., thuj.

Froststadium im Fieber, vor: *Calc.*

während: *Calc.*, **Hell.**

SCHMERZ - stechend - *Gelenke*...

Körperübungen, bei: Calc.

pulsierend: Led.

quer über die Gelenke: **Zinc.**

reißend: *Calc.*, camph., sabin.

Schläge, wie: Verat.

wandernd: Acon., cedr.

ziehend: Puls.

zuckend: Carb-s.

erstreckt sich in die Knochen: Cham.

Sehnen: **Kali-c.**

Nägel: Alum., *calc.*, caust., *graph.*, mosch., *nat-m.*, nit-ac., nux-v., *puls.*, rhus-t., sep., sil., sulph.

Arme: Acon., aesc., all-c., alum., am-c., ang., ant-c., ant-t., *apis*, arg-m., arn., ars-h., asaf., asar., aur., aur-m., benz-ac., berb., bov., brach., bry., bufo, calc., calc-p., cann-s., canth., carb-o., *carb-s.*, carb-v., cast-eq., caust., cham., chel., chlor., **Cic.**, *cina*, cinnb., cist., clem., *cocc.*, coloc., *con.*, *crot-t.*, *cupr.*, cycl., dor., dros., *dulc.*, elaps, euphr., eupi., fago., *ferr.*, ferr-p., fl-ac., form., glon., graph., guaj., hell., hyper., ind., iod., kali-bi., *kali-c.*, kali-i., lac-c., lach., led., lept., *lith-c.*, *lyc.*, *mag-m.*, manc., mez., nat-c., nat-m., nit-ac., nux-v., ol-an., ox-ac., pall., petr., ph-ac., phel., *phos.*, phys., *phyt.*, pic-ac., plat., plb., psor., puls., *ran-b.*, raph., rat., rheum, *rhod.*, **Rhus-t.**, rhus-v., ruta, sabad., sabin., sacc., *sars.*, senec., *sep.*, sil., sol-n., spong., stann., *stict.*, *still.*, stry., *sulph.*, *tarent.*, *thuj.*, urt-u., valer., viol-t., zinc.

rechts: *Caust.*

morgens, 7.30 Uhr: Fago.

abends: *Ars.*, fl-ac., gamb., lact., sep., sulph.

17 Uhr: Phys.

19 Uhr: Sulph.

nachts: Alum., calc., cham., dulc.

22 Uhr: Fl-ac.

Bewegung, bei: Urt-u., zinc.

amel.: Arg-m., ars., dulc., sep.

eingeschlafen, wie: *Sil.*

Erkältung beim Schwitzen, durch: *Dulc.*

Froststadium im Fieber, während: Ars-h.

Gehen, beim: Ant-c.

Husten, beim: *Puls.*

krampfartig: *Cina*

periodisch: Cist.

wandernd: Arg-m., ars-h., cast-eq., lac-c., *puls.*, sulph.

erstreckt sich nach unten: Aesc., cann-s., cupr., daph., *ferr.*, fl-ac., *manc.*, petr., phos., pic-ac., puls., **Rhus-t.**, still.

Fingerspitzen: Cist., puls.

Handgelenk: Asc-t.

Knochen: Bufo, calc., merc., mez., petr., *sars.*

Beugemuskeln: Asaf.

Innenseite: Arn., benz-ac., carb-o., chel., lept.

Gelenke: Bry., *calc.*, dros., ferr., graph., kali-n., laur., led., lyc., phos., puls., sars., *sep.*, *stann.*, staph., *sul-ac.*, *sulph.*, tab., thuj., viol-t.

Außenfläche: Benz-ac., tarax.

Schulter: Acon., aesc., *agar.*, ail., **Alum.**, alumn., am-c., ambr., ammc., ang., ars., ars-i., asaf., asar., asc-t., aur., **Bell.**, berb., bor., brom., *bry.*, **Calc.**, calc-p., calc-s., camph., canth., carb-an., **Carb-s.**, *carb-v.*, caust., cham., *chel.*, *chin.*, chin-a., *cic.*, cina, clem., *cocc.*, colch., crot-h., crot-t., cupr., dig., dulc., elat., euphr., **Ferr.**, ferr-ar., *ferr-i.*, ferr-p., form., glon., *graph.*, grat., *guaj.*, hell., hura, hydr., hyper., indg., inul., iod., *iris.*, *kali-c.*, kali-n., kali-p., kreos., lach., *laur.*, *led.*, lith-c., lob., *lyc.*, mag-c., mag-m., med., *merc.*, mez., mill., mur-ac., nat-c., nat-m., nat-p., nat-s., nicc., nit-ac., nux-m., *nux-v.*, ox-ac., pall., petr., *phos.*, phys., phyt., plat., plb., ptel., puls., **Ran-b.**, ran-s., raph., *rhus-t.*, ruta, sabad., sars., senec., *sil.*, squil., stann., *staph.*, stront., stry., sul-ac., sulph., tab., tep., *thuj.*, trom., *valer.*, verat., verb., viol-t., zinc.

links: *Bell.*, *graph.*, med.

Husten, beim: Sulph.

rechts: *Apis*, brom., carb-s., carb-v., caust., *chel.*, colch., iris., merc-i-f., pall., **Ran-b.**

Husten, beim: Bor.

morgens: Carb-an., carb-v., colch., gels., hura, lyc., nat-m., phys., sil., trom.

10 Uhr: Sil.

Bett, im: Sulph.

Bewegen des Armes, beim: Puls.

Essen, nach dem: Gels.

Husten, beim: Carb-an.

mittags, vor dem Essen: Senec.

nachmittags: Canth., chel., euphr., indg., kreos., mag-c., nicc., stront.

14 Uhr: Hyper., laur.

16 Uhr: Indg., ptel.

abends: Calc-s., fl-ac., lyc., merc., mur-ac., puls., sulph.

nachts: Alum., graph., phyt., *sulph.*

Atmen, beim: Berb., nit-ac., stann.

Ausatmen, beim: Caust.

Bettwärme, in der: *Sulph.*

Bewegung, bei: Carb-v., ign., *iris.*, staph., sulph.

amel.: *Cocc.*, iod., *kali-c.*, med., **Rhus-t.**

Armes, des: *Puls.*, **Rhus-t.**, staph.

Kopfes von einer Seite zur andern, des: Cupr.

brennend: Graph., plb., stann.

Akromion, im: Berb.

Einatmen, beim: Berb., hyper.

fröstelt, wenn er: Nit-ac.

Froststadium im Fieber, während: *Hell.*

Gehen, beim: Dig., lac-ac.

amel.: **Rhus-t.**, thuj.

Heben des Armes, beim: Agar., cic., *iris.*, *led.*, mag-m., sars., sul-ac.

Husten, durch: Bor., carb-an., hyper., merc., puls., *sep.*, sulph., verat.

SCHMERZ - **stechend** - *Schulter...*

Liegen, beim: **Rhus-t.**

darauf Liegen, beim: Sulph.

Menses, anstatt den: Ars.

Mittagessen, nach dem: Calc., phos., zinc.

reißend: Asar., caust., mosch., petr.

Schlaf, vor dem: Sulph.

Sitzen, im: Ox-ac.

Wetter, bei nasskaltem: Carb-s.

erstreckt sich *nach unten*: Carb-s., caust., *ferr.*, *kreos.*, *rhus-t.*, sabad., sil., squil., sulph.

Brust: *Camph.*, *sulph.*

Finger: *Kreos.*, *rhus-t.*

Halsmuskeln, zu den: Cham., chel.

Hand: Caust.

Oberarm: Abrot., agar., agn., all-c., *alum.*, anac., ant-c., arg-m., arn., ars-m., asaf., aur-m-n., bar-c., bell., berb., *bry.*, calc., calc-p., cann-s., canth., *carb-s.*, caust., chel., chin., chin-a., cina, coc-c., *cocc.*, coloc., con., dig., dulc., elaps, euphr., *ferr.*, form., graph., grat., *guaj.*, hell., ind., indg., *kali-c.*, kali-n., lact., laur., *led.*, lyc., mag-c., mang., merc-i-f., mez., nat-s., nux-m., olnd., ph-ac., *plat.*, plb., puls., rhod., *rhus-t.*, rumx., sabad., sabin., *sars.*, sil., stann., staph., stry., sulph., tarax., tep., ther., *thuj.*, zinc.

rechts: Caust., *cocc.*

morgens: Zinc.

nachmittags: Form.

abends: Calc., elaps, stry., sulph.

amel.: Nat-s.

nachts: Caust.

anfallsweise: Carb-s., tarax.

Berührung amel.: Thuj.

Bewegung, bei: **Bry.**, caust.

amel.: Chin., *cocc.*, *kali-c.*, **Rhus-t.**, sabad., tarax.

bohrend: Asaf., rhus-t.

brennend: Asaf., berb., calc-p., dig., rhus-t., zinc.

Gehen, beim: Dig., sulph.

amel.: Cina

SCHMERZ - **stechend** - *Oberarm ...*

Halten eines Buches, beim: Coc-c.

Heben des Armes, beim: Agar., bry., caust.

krampfartig: Cina

Mittagessen, nach dem: Canth., zinc.

Reiben amel.: Caust., tarax.

ruckend: *Carb-s.*

Sitzen, im: Calc.

Strecken des Armes agg.: Ind.

wandernd: Lyc.

ziehend: Plb., thuj.

erstreckt sich zum Ellbogen: Lyc.

Finger: *Rhus-t.*

Schulter: Mang., ther.

Unterarm: Chel.

Knochen: Bry., calc., canth., coloc., mez., sulph.

Gelenkköpfe: Ant-t., brom., indg., mang., merc., *sabin.*

äußerlich: Chin-s., stram.

abends: Chin-s.

Deltoid: Agar., caust.

Innenseite: Asaf., berb., chel., con., led., mang., nux-m., rumx., tarax.

Rückseite: Acon.

Ellbogen: Acon., agar., aloe, alum., am-c., ammc., apis, *arg-m.*, *asaf.*, aster., bell., berb., bov., brom., *bry.*, calc., *calc-p.*, calc-s., caps., caust., cedr., cham., chel., coc-c., colch., com., con., cupr., eupi., graph., grat., guare., hell., hep., hura, hydr., indg., iris., kali-bi., kali-c., kali-n., kalm., laur., lyc., mag-c., mag-m., *merc.*, mez., mur-ac., naja, phos., phys., plb., raph., rhod., sars., *sep.*, sil., *spig.*, spong., stry., tab., tarax., tep., ter., ther., *thuj.*, trom., viol-t., zinc.

links: Kali-bi.

dann rechts: *Calc-p.*

morgens, 8 Uhr: Mag-c., trom.

vormittags: Cham.

mittags: Cham., lyc., tarent.

nachmittags: Com., kali-n., naja

abends: Bov., eupi., lyc., mag-m., thuj., zinc.

17-22 Uhr: Chel.

Bewegung, bei: Mag-c., spong.

amel.: Arg-m.

brennend: *Arg-m.*

Froststadium im Fieber, während: Hell.

stechend, fein: Arg-m., berb., sil.

Strecken des Armes, beim: Mez.

erstreckt sich nach unten: Acon., bov., caps., cupr., *guaj.*, thuj.

Finger: Bov., cupr., thuj.

Handgelenk: Acon., *guaj.*

Schulter: Colch., indg.

Ellenbogenbeuge: Asaf., coc-c., coloc., grat., kali-c., led., merc-i-f., nat-c., rat., *spig.*, tarent.

rechts: Merc-i-f., rat.

morgens: Kali-c.

Froststadium im Fieber, vor: Rat.

Ruhe, in der: Coc-c., coloc.

erstreckt sich zur Spitze des Ellbogens: Grat.

Gelenkköpfe: Ant-t., brom., indg., merc., sabin.

Gehen, beim: Merc.

Ellbogenhöcker: Agar., arg-m., arg-n., bry., calc., coc-c., mur-ac., nat-m., sep., spig., spong.

nachts: Sep.

Beugen des Armes, beim: Bry.

Ruhe, in der: Arg-n.

Rückseite: Laur., sabad., thuj.

Bewegung amel.: Sabad.

Unterarm: *Acon.*, aesc., aeth., alum., anac., ant-c., apis, arg-m., asaf., asar., aur-m., bapt., bell., benz-ac., *berb.*, bor., *bov.*, bufo, calc., camph., *carb-an.*, carb-s., *caust.*, cham., chel., **Cic.**, clem., coloc., cupr., cycl., *dig.*, dios., *eupi.*, fl-ac., form., graph., *guaj.*, ham., iris., kali-i., kalm., lyc., mag-c., mag-m., merc., mez., myric., nat-c., ox-ac., *ph-ac.*, plb., *ran-b.*, *ran-s.*, raph., rhod., sabad., sabin., *sars.*, senec., *sil.*, spig.,

spong., staph., still., stram., stront., sul-ac., tab., tarax., *thuj.*, trom., viol-t., *zinc.*

links: Aesc.

rechts: Mag-c.

morgens: Mez.

Erwachen, beim: Kali-bi.

vormittags: Mag-c.

mittags, vor dem Essen: Senec.

abends: Fl-ac., thuj.

nachts: Alum.

akut: Berb., cast., merc., ph-ac.

Anstrengung, bei: Tab.

Berührung agg.: Cupr.

Bewegung, bei: Acon., spig.

brennend: *Berb.*, spig.

feines Stechen: Stram., tarax.

Schreiben, beim: Berb., lyc., ox-ac., thuj.

Sitzen, im: Sabin., thuj.

ziehend: Clem.

erstreckt sich nach unten: Chel., *ran-s.*, sars.

Finger: Eupi., plb., still., thuj.

oben, nach: Asaf., zinc.

Streckseite: Agar.

Flexoren: Tarent.

nahe des Ellbogens: Arn., eupi., meny., ol-an., thuj.

Speiche: Bapt.

Ulnarseite: Berb., cham., chin-s., con., ox-ac., thuj.

Handgelenk: *Acon.*, alum., anac., apis, arg-m., arn., ars., ars-i., aster., aur., aur-m., bapt., bar-c., bell., berb., *bov.*, brach., *bry.*, calc., calc-ar., canth., carb-s., caust., cham., chel., chin., chin-s., clem., cob., colch., com., con., corn., dulc., euphr., ferr., graph., ham., *hell.*, hura, hyper., indg., inul., iod., kali-bi., kali-c., kali-n., kalm., laur., *led.*, lyc., lycps., mang., meny., *merc.*, merc-sul., *nat-m.*, op., ox-ac., phos., plat., rhod., ruta, sabin., samb., sars., *sep.*, *sil.*, sol-n., spig., spong., squil., staph., *sulph.*, tarent., thuj., trom., zinc.

abwechselnde Seiten: Lyc.

SCHMERZ - **stechend** - *Handgelenk ...*

rechts: Canth.

morgens: Lyc.

nachmittags: Canth., lyc.

abends: Euphr., rhod., tarent.

Gehen im Freien, beim: Hell.

nachts: Calc.

akut: Arn., bov., phos.

Anfassen eines Gegenstandes, beim: Aur-m., bov., iod., nat-m.

Arbeit, bei der: Caust.

Bewegung, bei: Arn., calc., indg., kali-c.

amel.: Bar-c., dulc., samb., spong.

Gehen im Freien, beim: Clem.

Heben eines Gegenstandes, beim: Iod.

plötzlich: Lyc.

pulsierend: Canth.

Reiben amel.: Laur.

reißend: Calc., rhus-t., sabin.

rhythmisch mit dem Pulsschlag: Samb.

Schreiben, beim: Lyc., ox-ac., sil.

Warmwerden der Hände, beim: *Bry.*

Waschen, beim: Alum.

zuckend: *Bry.*, carb-s.

Zusammenbringen von Daumen und Zeigefinger: Bov.

erstreckt sich zu den Fingern: Lyc., sep.

oben, nach: Bell., bry., canth., cham., sabin., staph.

Schulter, zur: Staph.

Streckseite: Chin-s., led.

Vorderseite: Colch.

Radialseite: Arg-m., sars.

Ulnarseite: Bell., berb.

Hand: Acon., aesc., am-c., am-m., ambr., anac., ang., apis, arn., ars., arum-d., asaf., bapt., bar-c., *bell.*, berb., bov., bry., cahin., calc-s., camph., caps., carb-ac., *carb-an.*, carb-s., carb-v., *caust.*, cham., chel., chin., *cina*, *coloc.*, con., cycl., dios., euphr., ferr., form.,

SCHMERZ - **stechend** - *Hand ...*

gins., glon., graph., guaj., hell., hyper., ign., *kali-c.*, *kalm.*, lach., lac-ac., led., lil-t., lyc., mag-c., *mag-m.*, mag-s., manc., mez., mosch., mur-ac., nat-m., *nat-s.*, nit-ac., nux-v., ol-an., par., petr., ph-ac., phos., pic-ac., plat., *plb.*, puls., *ran-b.*, *rhus-t.*, sabad., samb., *sars.*, seneg., sep., sil., *spong.*, stann., staph., *sulph.*, tab., thuj., *verb.*, vip., *zinc.*

morgens, beim Erwachen: Thuj.

vormittags: Thuj.

abends: Lac-ac., mag-m., rhod.

Bett, im: Mag-m., plat.

nachts, 10 Uhr: Cham.

akut: Merc-i-f.

Atemzug, bei jedem: Am-c.

Berührung, bei: Lyc.

Bewegung, bei: Am-m., vip.

amel.: Acon., *rhus-t.*

brennend: Gamb., rhod., sulph.

Gehen im Freien: Am-m.

kaltes Wasser amel.: Apis

juckend: Nat-m.

reißend: Zinc.

Schlägen im Herzen, mit: Glon.

Schreiben, beim: *Coloc.*

Splitter, bei Berührung der Haare an der Hand; wie durch einen: Ign.

Haut, Gefühl eines Splitters unter der: Par.

stechend, fein: Aesc., ambr., arn., arund., clem., led., merc., nat-m., sulph.

stechend, wie mit einer Nadel: Plat.

wandernd: Con., plat.

Waschen, nach: Aesc.

zieht von einer Stelle zur anderen: Euphr.

Kehlkopf und zurück zur Hand, zum: Euphr.

zuckend: *Cina*, lyc., mez.

erstreckt sich zu den Fingern: Cina, euphr., gels., petr.

Ellbogen: Ang., *caust.*

Oberarm: Canth.

Handrücken: Berb., ferr.

SCHMERZ - **stechend** - *Hand ...*

Handballen: Carb-an., cham., cupr., mag-m., ran-s., sil., sulph.

abends, im Bett: Mag-c.

Handteller: Apis, berb., bor., calad., carb-an., caust., clem., *con.*, eupi., gamb., kali-a., lyc., mag-c., nat-m., nat-s., nicc., nit-ac., par., ph-ac., rhus-t., sel., seneg., sep., staph., **Sulph.**, thuj., verb.

morgens, im Bett: Calc.

abends: Bor., calad., lyc., thuj.

nachts, 22 Uhr: Sulph.

Mitternacht: Rhus-t.

akut: Gamb.

kaltes Wasser amel.: Apis

kribbelnd: Ill.

prickelnd: Staph.

reißend: Verb.

ziehend: Ph-ac.

erstreckt sich zur Rückseite des Unterarms: Gamb.

Ellbogen: Eupi.

Hohlhand: Acon., cann-s.

pulsierend: Acon.

Gelenke: Bry., sars., *sep.*, *spig.*, squil.

Radialseite: Cham., phos.

Ulnarseite: Berb., carb-an., merc-i-f., mill., tarent.

zwischen den Fingern: Carb-s., cycl., puls.

Zeigefinger und Daumen: Ol-an.

Zeigefinger und Mittelfinger: Ran-s.

Finger: Aesc., agar., agn., am-c., *am-m.*, ambr., *anac.*, *apis*, arn., ars., arund., bapt., bar-c., berb., bov., brom., bry., *calc.*, cann-i., carb-an., carb-s., *carb-v.*, *caust.*, **Cic.**, con., daph., *dig.*, dios., elaps, fl-ac., graph., hep., ind., jug-r., **Kali-c.**, kalm., lil-t., lyc., *mag-m.*, mag-s., mang., merc., *mez.*, mur-ac., *nat-m.*, nat-p., *nat-s.*, nit-ac., pall., par., petr., ph-ac., phos., phyt., plat., plb., ran-s., *rhod.*, *rhus-t.*, sabad., sabin., *sars.*, sep., sil., *stann.*, staph., *sul-ac.*, sulph., tab., tarent., tep., *thuj.*, trom., verb., viol-t., vip., xan., zinc.

morgens: Dios., mez.

7 Uhr: Dios.

vormittags: Trom.

nachmittags: Thuj.

abends: Ang., thuj.

anfallsweise: Ust., verb.

Atemzug, bei jedem: Am-c.

Aufstehen vom Sitzen, beim: Carb-v.

Bewegung amel.: Am-m.

brennend: Caust., iod.

Kälte, bei: Gins.

kalter Luft, in: Am-c.

ruckend: *Carb-s.*

Schreiben, beim: Bapt., *bry.*

Splitter, wie durch einen: **Arn.**, *bell.*, carb-v., colch., hep., lach., **Nit-ac.**, petr., puls., ran-s., sil., sulph.

stechend, fein: Ambr., *apis*, arund., sil.

erstreckt sich zu den Fingerspitzen: Berb.

Gelenke: *Acon.*, aloe, am-m., asaf., aur-m-n., bar-c., calc., camph., carb-s., *carb-v.*, cham., con., ferr-ma., *hell.*, hyper., indg., iod., mang., mosch., nat-m., nit-ac., paeon., ph-ac., phyt., plat., sars., *sep.*, spig., stann., stict., sul-ac., *sulph.*, tep., thuj., trom., zinc.

Grundgelenk: Aloe, calc., com., kali-bi.

Nägel, unter den: Calc., caust., con., graph., nat-m., nat-s., puls., sil., sulph.

um die: Lith-c., merc.

Beugeseite: **Rhus-t.**

Streckseite: Caust., sabad.

Fingerspitzen: Abrot., alum., am-c., **Am-m.**, ambr., arund., aur-m-n., bell., berb., bufo-s., carb-an., chin., coc-c., con., elat., graph., hyos., *lach.*, led., lept., mag-m., merl., mez., mur-ac., nicc., osm., **Petr.**, puls., **Rhus-t.**,

SCHMERZ - **stechend** - *Finger* - *erstreckt sich* - Fingerspitzen ...

sec., spig., *stann.*, **Sulph.**, *thuj.*, vip.

abends: *Am-m.*

nachts: *Sulph.*

Anfassen eines Gegenstandes, beim: **Rhus-t.**

erfroren, wie: Spig.

Froststadium im Fieber, während: Bell.

Gehen im Freien, beim: *Am-m.*

Herunterhängenlassen agg.: Sulph.

erstreckt sich über den Arm nach oben: Fago.

Zeigefinger: Aeth., agar., ambr., bapt., berb., calc., camph., carb-v., cham., chel., croc., dig., hura, kali-c., kalm., lyc., lyss., merc., nat-m., nat-p., par., phos., rhod., sabad., *sil.*, stann., tarent., thuj., verb.

morgens: Lyc.

abends, im Bett: Rhod.

17 Uhr: Thuj.

20 Uhr: Hura

Bewegung, bei: Verb.

Distel, wie von einer: Aeth.

erstreckt sich nach außen: Meny.

Streckseite: Grat., nat-m., par., rhus-t.

Gelenke: Bov., calc., nat-m., nat-s.

abends: Nat-m.

Arbeiten, beim: Bov.

Grundgelenk: Agar., bapt., berb., carb-ac., mag-c.

Mittelgelenk: Arn., carb-v., indg., kali-c.

Endgelenk: Agn., bar-c., cham., gamb., hura, lyc., petr., sulph.

Nagel: Coc-c., sep., thuj.

Haut: Berb., camph., carb-v., nat-m.

SCHMERZ - **stechend** - *Finger* - Zeigefinger - *erstreckt sich* ...

Fingerspitze: Berb., nat-c., nat-s., sulph., zinc.

Anfassen eines Gegenstandes, beim: *Rhus-t.*

Mittelfinger: Arn., calc., carb-an., chel., cinnb., cupr., dios., euphr., gamb., kali-bi., kali-c., lach., lyc., merc., nat-p., olnd., ox-ac., sil., sul-ac., sulph., sumb., thuj., verat.

nachmittags, 5 Uhr: Thuj.

abends: Lyc.

Gelenke, Grundgelenk: Carb-v., mang.

Mittelgelenk: Sep., thuj.

Endgelenk: Ant-t., arn., carb-v.

Fingerspitze: Arn., cast., lyc., mez., stann., viol-o.

21 Uhr: Cast.

Ringfinger: Ant-c., arg-n., cann-s., carb-s., caust., crot-h., hura, kali-c., nat-c., phyt., thuj., trom., viol-t.

Bewegung amel.: Viol-t.

Gelenke: Sil.

9 Uhr: Sil.

kleiner Finger: Asaf., berb., brom., cact., caps., carb-s., *caust.*, cham., kali-c., laur., led., merc-i-f., nat-m., phyt., sang., sil., tarax., verb., zinc.

Ballen: Berb., caps.

Gelenke: Aloe, bry., sars.

Grundgelenk: Aloe, anac., merc-i-f.

Mittelgelenk: Brom., bufo

Fingerspitze: Am-m., arg-n., aur-m-n., fl-ac., merl.

Daumen: Agar., ambr., ars., asaf., bapt., berb., bry., carb-s., cham., colch., dulc., elat., *guaj.*, hura, lith-c., lob-s., lyc., lycps., mag-c., meny., merc., nat-m., nat-s., pall., ran b., sabad., sang., **sil.**, *staph.*, stram., sulph., tab., tarent., thuj., *zinc.*

links: Lith-c., ox-ac.

rechts: Guaj.

morgens: Ars.

Bett, im: Ars., stram.

SCHMERZ - **stechend** - *Daumen ...*

nachmittags: Lyc.

abwechselnd mit Stechen im großen Zeh: Sulph.

brennend: Stram.

Druck amel.: Mag-c., tarent.

intermittierend: Berb.

juckend: *Staph.*

Nadeln, wie mit: Zinc.

prickelnd beim Schreiben: Sabad.

ruckend: *Carb-v.*

Schreiben, beim: Ox-ac., sabad.

ziehend: Bry.

zuckend: Nat-s.

erstreckt sich zum Handrücken: Asaf.

Daumenballen: Am-m., anac., berb., carb-an., carb-v., dig., gamb., graph., hura, lith-c., manc., ox-ac., petr., ph-ac., *sil.*, tarent., verat.

abends, beim Schreiben: Ox-ac.

gestochen, wie von einem Insekt: Hura

Gelenke: Clem., thuj.

Grundgelenk: Agn., bry., cham., grat., ign., led., nat-m., sars., thuj., til.

Endgelenk: Am-m., bar-c., gran., ign., laur., nat-c., spong., thuj.

Nagel, unter dem: Am-m., bapt., coc-c., *graph.*, *thuj.*, *zinc.*

Nagelwurzel: Fl-ac.

Daumenspitze: Agar., am-m., ambr., bar-c., berb., calc-p., graph., mag-s., mez., nat-m., nat-s., phyt., sabad., sep., staph., vip., *zinc.*

abends, im Sitzen: Am-m.

Gehen, beim: Merc-c.

Ergreifen eines Gegenstandes agg.: Mez.

Erwachen, beim: Nat-m.

Mittagessen, nach dem: Mag-s.

Beine: Aesc., aeth., *agar.*, ail., alum., apis, *arg-m.*, ars., ars-h., asar., bar-c.,

SCHMERZ - **stechend** - *Beine ...*

Bell., bov., bry., cahin., calc., carb-s., carb-v., cast-eq., caust., chlor., cic., cinnb., *cocc.*, coloc., con., dros., dulc., euphr., *ferr.*, gels., *grat.*, kali-ar., *kali-c.*, *kali-s.*, kalm., kreos., led., *lyc.*, *mag-c.*, *manc.*, mang., *merc.*, merc-c., mur-ac., nat-c., nat-m., *nat-p.*, nit-ac., nux-v., op., ph-ac., phos., phyt., **Plb.**, prun-s., *puls.*, **Rhus-t.**, *sars.*, *sep.*, *sil.*, *stann.*, staph., *sulph.*, *tarent.*, *thuj.*, tub., zinc.

abends: *Ars.*, nat-m.

nachts: *Merc.*

anfallsweise: *Gels.*

Aufstehen vom Sitzen, beim: Mag-c.

Auftreten, bei hartem: Merc.

Ausruhen, nach: Op.

Berührung, bei: Merc., *nit-ac.*

Bewegung amel.: Arg-m., *kali-c.*, *kali-s.*, stel.

brennend: Thuj.

eiskalte Nadeln, wie durch: Agar.

Froststadium im Fieber, während: Ferr., *tub.*

Gehen, während Frösteln: Sep.

amel.: Arg-m., ars., **Bell.**, *cocc.*, **Kali-c.**, **Kali-s.**, *lyc.*, **Puls.**, **Rhus-t.**, *stel.*, *tub.*

Knien, nach: Op.

Kratzen, durch: Prun-s.

Splitter, wie durch: *Nit-ac.*

Stuhlgang, während: *Rhus-t.*

erstreckt sich nach unten: Aesc., anac., *kali-c.*, *sil.*

oben, nach: Bar-c.

Knochen: Ars., *bell.*, carb-v., caust., graph., *iod.*, lyc., *merc.*, nit-ac., sil., stront., zinc.

Innenseite: Plb.

Gelenke: Acon., bar-c., cadm., calc., colch., dulc., mag-c., merc., nux-v., petr., phos., *sil.*, spig., stront., thuj.

Gesäß: *Alum.*, ant-c., bar-c., berb., *calc.*, **Calc-p.**, carb-o., cham., dulc., euphr., *guaj.*, laur., merc., ol-an., par., plb., prun-s., staph., sulph.

SCHMERZ - **stechend** - *Gesäß* ...

nachmittags, 3-30 Uhr: Ol-an.

abends im Bett: Staph.

Kratzen, durch: Prun-s.

amel.: Staph.

Mittagessen, beim: Laur.

Sitzen, im: Alum., calc-p., guaj.

Stehen, im: Berb.

Stellen, an kleinen: **Calc-p.**

Hüfte: Acon., aeth., *agar.*, agn., ail., **Alum.**, am-m., ammc., anan., ant-t., *apis*, apoc., arg-m., **Ars.**, aster., bar-c., *bell.*, *berb.*, *bry.*, *calc.*, calc-p., canth., caps., **Carb-an.**, *carb-s.*, cast., *caust.*, cham., *chel.*, chin., *chin-a.*, cic., *cina*, cinnb., clem., coca, cocc., colch., *coloc.*, con., crot-h., cupr., dulc., euon., euph., euphr., *ferr.*, ferr-ar., ferr-p., *fl-ac.*, form., gran., graph., grat., ham., *hell.*, hyos., ign., *kali-bi.*, *kali-c.*, *kali-i.*, kali-n., *kalm.*, kreos., lac-c., laur., led., lil-t., *lyc.*, *mag-c.*, mag-m., manc., mang., meny., *merc.*, *merc-c.*, mez., nat-ar., nat-c., *nat-m.*, nat-p., *nat-s.*, *nit-ac.*, nux-v., ox-ac., par., ph-ac., phos., phyt., **Plb.**, ptel., raph., *rhus-t.*, sabad., sabin., *sep.*, *sil.*, sol-n., sulph., tab., tell., teucr., thuj., verat-v., *zinc.*

links: Am-m., **Carb-an.**, cic., cocc., nat-s., sep., stram.

rechts: Chel., *coloc.*, fl-ac., lil-t., *lyc.*, merc-c., sabad., sep., sulph.

Aufstehen vom Sitzen, beim: Chel.

morgens, beim Aufstehen: Nat-m., *sulph.*

nachmittags: Canth., merc-c.

16 Uhr: Ptel.

Bewegen des rechten Armes nach links, beim: Plb.

abends: Sulph., tab.

Bett, im: Ant-t., *sep.*

nachts: *Am-m.*, **Lyc.**, *merc.*, *sep.*, sulph.

akut: Caust.

anfallsweise: Alum., cast., nat-c., par.

Aufstehen vom Sitzen, beim: Chel.

Berührung agg.: Bry.

SCHMERZ - **stechend** - *Hüfte* ...

Bewegung, bei: Agn., calc., *coloc.*, *merc.*, merc-c., nat-ar., *sulph.*

amel.: Caust., laur., *meny.*, *merc-c.*, nat-c., sabad., stel.

brennend: Mag-c.

Bücken, beim: Calc., *thuj.*

Druck amel.: *Am-m.*, sulph.

Einatmen, beim: Alum.

Gehen, beim: Arg-m., berb., calc., cocc., *coloc.*, euphr., gran., ham., merc., nat-c., *nat-s.*, sol-m.

amel.: *Ferr.*, *kali-i.*, plb.

Beginn des Gehens agg.; zu: Ph-ac.

gebeugtem, bei: *Bry.*

langsam gehen amel.: *Sep.*

Husten, beim: Bell., sulph.

juckend: Led., mag-c.

Kratzen agg.: Led.

krampfartig: Cina

periodisch: *Merc.*

plötzlich: Bar-c.

pulsierend: Arg-m.

Reiben amel.: Phos.

reißend: Colch., ph-ac.

rheumatisch: Chel., *lyc.*

Sitzen, im: **Carb-an.**, euph., kali-c., *kali-i.*, laur.

Stehen, im: Kali-c., *kali-i.*, kali-n., laur.

Stuhlgang, beim: Cinnb.

Tragen, beim: Caps.

Treppensteigen, beim: Ph-ac.

Wärme agg.: Still.

amel.: *Coloc.*

zuckend: Cina

erstreckt sich zum Abdomen: Chel., coca

außen, nach: Merc-c.

Brust: Phos.

Darmbein zum anderen, von einem: Lil-t.

Ferse: *Kali-i.*

Fuß: Bry., *caps.*, sulph.

SCHMERZ - **stechend** - *Hüfte* - erstreckt sich ...

Genitalien: Eupi.

hinten, nach: Laur.

Knie: *Bry.*, caps., colch., *coloc.*, *kali-c.*, *kali-i.*, mez., nat-ar., **Plb.**

Kreuz: Alum.

Schienbein: Ferr.

unten, nach: Aeth., aster., *bry.*, calc-caust., calc-p., cinnb., colch., ferr., *kalm.*, **Plb.**, *sil.*, *sulph.*

Gesäßmuskeln: Asaf., aur., cham., chin-s., con., meny., staph., tab., viol-t.

Oberschenkel: Acon., aesc., **Agar.**, *alum.*, ammc., *anac.*, ang., apis, *arg-m.*, **Ars.**, ars-i., arund., asaf., asar., aster., *aur-m.*, bar-c., **Bell.**, berb., *bov.*, *bry.*, calc., *calc-p.*, *carb-an.*, carb-s., carb-v., caust., cham., chel., chin., chin-a., chin-s., cinnb., coff., *coloc.*, con., dig., dros., dulc., eupi., *ferr.*, ferr-ar., ferr-ma., form., gels., graph., *guaj.*, hell., *ind.*, inul., ip., iris., *kali-c.*, *kali-i.*, *kali-s.*, *kalm.*, kreos., lach., laur., lith-c., lyc., mag-c., mag-m., manc., *mang.*, meph., *merc.*, merl., mez., *mur-ac.*, myric., naja, nat-ar., *nat-c.*, nat-m., nat-p., nit-ac., nuph., *nux-v.*, olnd., ox-ac., *pall.*, ph-ac., *phos.*, phyt., plb., *ptel.*, rat., rhod., *rhus-t.*, *sabad.*, *samb.*, *sars.*, *sep.*, *sil.*, *spig.*, spong., squil., *stann.*, staph., stict., stram., stront., sulph., tab., *tarax.*, *tarent.*, *thuj.*, trom., *zinc.*

morgens, beim Aufstehen: Nat-m.

Sitzen, im: Nat-c.

vormittags: Bry.

mittags: Form.

nachmittags, Gehen, beim: Nat-c.

nachts: Ars., calc., *cinnb.*, coff., kali-bi., nat-m., nit-ac.

Bett, im: *Ferr.*, graph., zinc.

amel.: *Kali-c.*, *staph.*

Anziehen des Beines amel.: Mag-m.

Aufstehen aus dem Bett, beim: Nat-c.

SCHMERZ - **stechend** - *Oberschenkel ...*

Auftreten, beim: *Calc.*

Bett, im: Lach., zinc.

Bewegung, bei: Coff., *coloc.*, iris., kreos., merc., nat-ar., ph-ac., plb., staph.

amel.: Alum., arg-m., *kali-c.*, *kali-s.*, *rhus-t.*

brennend: **Ars.**, arund., berb., carb-an., graph., iris., mur-ac., olnd., sulph.

Druck amel.: Dulc., nuph., plb.

elektrische Schläge, wie durch: Agar.

Gehen, beim: Berb., calc., carb-v., cocc., con., kali-c., *kali-i.*, lyc., nat-c., plb., sabad., sep., sil., *spig.*, staph.

amel.: *Agar.*, alum., *arg-m.*, *dulc.*, *ferr.*, *kali-c.*, *kali-s.*, lach., *rhus-t.*, sulph.

gebeugt Gehen, beim: *Bry.*

Beginn des Gehens, zu: Ferr., ph-ac.

Hinsetzen, beim: Bov.

Jucken, mit: *Spig.*, *staph.*

Liegen, im: Puls.

Menses, vor: Staph.

plötzlich: Chin-s., sep.

Pulsschlag, mit jedem: *Anac.*

quer über den Oberschenkel: **Zinc.**

Reiben amel.: Anac., mosch.

reißend: Hell., kali-c., kali-i., ph-ac., sep., zinc.

rheumatisch: Bapt.

Schlaf, vor: *Sulph.*

nach: **Lach.**

Sitzen, im: **Bell.**, *con.*, *dulc.*, kali-c., *kali-i.*, mur-ac., nat-c., ph-ac., *spig.*

Stehen, im: Calc., carb-an., euphr., rhus-t., stann.

wandernd: Graph.

ziehend: Sabad., thuj.

SCHMERZ - **stechend** - *Oberschenkel ...*

zuckend: Ang., carb-s., mag-m., sabad., stann., stram.

erstreckt sich zur Brust: Caust.

außen, nach: Berb., rhus-t.

Fußsohle: Kreos.

oben, nach: *Lach.*

unten, nach: Aesc., apis, *ars.*, *aur-m.*, *bry.*, calc-p., carb-v., cinnb., coloc., *kali-c.*, *kali-i.*, *kalm.*, mur-ac., *nux-v.*, pall., *sil.*, staph.

Zehen: *Apis*

Außenseite: Asaf., bar-c., bell., cham., cocc., iris-foe., mang., mur-ac., rhod.

abends: Cham.

Bewegung amel.: Rhod.

Gehen, beim: Mang., mur-ac.

pulsierend: Cocc.

Sitzen, beim: Bell., cocc., mur-ac.

amel.: Mang.

Innenseite: Arn., bar-c., calc., carb-s., chel., cocc., lac-ac., laur., nat-m., sabin., spong., stann., *staph.*, sulph., verb.

nachmittags: Stry.

Auftreten, beim: Berb.

Berührung, bei: Cocc.

Druck agg.: Laur.

Sitzen, im: Calc., tarax.

zuckend: Sabad.

Rückseite: Canth., con., euphr., iris., *kali-bi.*, *kali-c.*, *kali-i.*, laur., merc-i-f., nuph., *sil.*, staph., zinc.

abends, beim Gähnen: Zinc.

Gehen im Freien, beim: Con.

pulsierend: Berb.

Sitzen, im: Con.

Stehen, im: Euphr.

SCHMERZ - **stechend** - *Oberschenkel* - Rückseite ...

oberer Teil: Aeth., carb-v., cham., kali-i., mez., sil., spong., thuj.

erstreckt sich nach oben: Cham.

Leistenbeuge: Cann-s., caust., dig., gamb., grat., sil., spong.

Gehen, beim: Dig., spong.

nahe den männlichen Genitalien: Nat-m.

Nervus cruralis: *Apis*, ars., *coff.*, *staph.*

über dem Knie: Arn., asaf., **Bell.**, berb., cham., ferr., grat., guaj., kreos., led., mang., meny., nux-v., olnd., ruta, sars., spong., staph., *zinc.*

abends: *Mang.*, nux-v.

anfallsweise: Alum.

Gehen im Freien, beim: Sars.

pulsierend: Spong.

quer über den Oberschenkel: **Zinc.**

Sitzen, im: **Bell.**, phos., spong.

Knie: Acon., aeth., *agar.*, aloe, **Alum.**, am-m., ammc., anac., ant-c., ant-t., *apis*, apoc., *arg-m.*, arn., ars., ars-i., arund., asaf., asc-t., aur., aur-m., aur-m-n., bapt., *bar-c.*, bar-m., **Bell.**, berb., bov., brach., *bry.*, bufo, *calc.*, *calc-s.*, canth., *carb-an.*, carb-s., caust., cedr., cham., chel., chin., chin-a., cina, cinnb., clem., coc-c., cocc., *coloc.*, con., *elaps*, euph., euphr., ferr-ma., ferr-p., gran., graph., grat., *guaj.*, gymn., ham., *hell.*, hep., hura, hydr., hyper., ign., indg., *iod.*, iris., *kali-ar.*, **Kali-c.**, kali-chl., kali-n., kali-p., *kali-s.*, *kalm.*, lac-c., lach., lac-ac., laur., *led.*, lith-c., lyc., lyss., mag-c., mag-m., manc., mang., med., meny., *merc.*, merc-c., mez., mur-ac., myric., nat-ar., nat-c., *nat-m.*, nat-p., nat-s., **Nit-ac.**, nux-v., ol-an., olnd., *petr.*, ph-ac., *phos.*, phys., phyt., pip-m., plb., podo., ptel., *puls.*, rat., rheum, rhod., *rhus-t.*, sabad., sanic., *sars.*, *sep.*, *sil.*, spig., spong., *stann.*, *staph.*, stict., stront., stry., sul-ac., **Sulph.**, tab., tarax., tep., *thuj.*, trom., valer., verat., verb., viol-t., vip., zinc.

morgens: Calc., ign., lyc., nat-c., *staph.*

4-8 Uhr: Ign.

Aufstehen, nach: Phos., rhod., *staph.*

Bewegung, bei: Ign.

Gehen, beim: Nat-c.

Sitzen, im: Nat-c.

vormittags: Bov., calc.

mittags, beim Fahren oder Reiten: Calc.

nachmittags, 16 Uhr, beim Gehen: Pip-m.

abends: Aeth., *alum.*, *am-m.*, ant-t., calc., kali-c., lyc., plb., spong., stront., thuj.

21 Uhr: Ptel.

Bett, im: Ant-t.

Liegen, im: Spong.

nachts: Bell., *calc.*, *camph.*, carb-an., *kali-bi.*, phos.

22 Uhr: Chel.

anfallsweise: Phos.

Aufschrecken beim Einschlafen, beim: Merc.

Aufstehen vom Sitzen, beim: Agar., bov., rhus-t.

Auftreten, beim: Verb.

Ausstrecken des Knies agg.: Bov., laur., med.

amel.: Mur-ac.

Berührung, bei: Ant-c., *arn.*, tab.

Bett, im: Thuj.

Beugen, beim: Cham., mur-ac., tab.

Bewegen des Knies nach vorn und hinten amel.: Plb.

Bewegung agg.: *Bry.*, bufo, cham., coloc., *elaps*, ferr-p., led., merc-c., plb., spong., *staph.*, *sulph.*

amel.: *Calc.*, camph., *cham.*, *kali-c.*, merc-c., phos., viol-t.

bohrend: Hell.

brennend: Apis, *arg-m.*, lith-c., mur-ac., *staph.*, sul-ac.

Gehen, beim: Agar., aloe, am-m., aur-m-n., *bry.*, bufo, *calc.*, calc-caust., caust., cinnb., cocc., coloc., euphr., lach., *led.*, lyc., merc., mur-ac., petr., rheum, spig., sulph., thuj., *valer.*

amel.: Alum., *kali-c.*, nat-m., phos., *rhus-t.*

Freien, im: Hell., merc., sulph.

amel.: *Alum.*

Gewitter, bei: Med.

Husten, beim: Nit-ac.

juckend: Viol-t.

Knien, beim: Bar-c., *bar-m.*

plötzlich: Lyc.

quer über das Knie: Rhus-t.

reißend: Berb., bry., *calc.*, lyc., merc.

rheumatisch: Acon., asar., chel., **Kali-c.**, *lach.*

schießend: Berb.

Sitzen, beim: Alum., *am-m.*, asaf., aur-m-n., *calc.*, euph., indg., merc., *rhus-t.*, stann., staph.

amel.: Mur-ac., rat., sil.

Stehen, im: Aeth., hell., nit-ac., plb., rat., rhus-t., rumx., sulph.

Sitzen, nach: Rhus-t.

Treppensteigen, beim: Agar., bar-c., bry., sulph.

verstaucht, wie: *Arn.*, petr.

warm Zudecken, durch: Bry., *elaps*

Wetterwechsel, durch: Vip.

wund: Bry.

wund beißend: Sep.

Ziehen, nach: Guaj., *staph.*

zieht von einer Stelle zur andern: Cham., lyc.

im Sitzen: Asaf.

zuckend: Euphr.

erstreckt sich zur Hüfte: *Lach.*, lyc.

außen, nach: Cham.

Unterschenkel, in den: Ferr-p., mez.

Außenseite: Ant-c., cham., nicc., sabad., stann., staph., tarax., thuj.

Berührung, bei: Staph.

brennend: Merl., staph.

Gehen, beim: Cham., cocc., nit-ac., staph.

Sitzen, im: Sabad.

Stehen, im: Nicc., stann.

Innenseite: Bar-c., berb., bry., canth., cham., cinnb., euph., laur., meny., sars., staph., zinc.

morgens: Ammc.

Bewegung amel.: Zinc.

Gehen, beim: Rhus-t.

Mittagessen, nach dem: Grat.

Nägel, wie durch: Nat-m.

Schritt, bei jedem: Phos.

Sitzen, im: Euph., plb.

Stehen, im: Thuj.

erstreckt sich zur großen Zehe: Carb-s.

Kniekehle: Agar., agn., ammc., bell., berb., *bry.*, carb-an., carb-s., chel., coc-c., coloc., cupr-ar., mang., merc-i-f., mill., nat-m., ol-an., plb., rat., sep., stann., sul-ac., sulph., tab., thuj.

nachmittags, beim Gehen: Bry.

nachts: Lyc., nit-ac.

Aufstehen vom Sitzen, beim: Rat.

Bewegung, bei: Agn., coloc.

Froststadium im Fieber, während: *Lyc.*

Gehen, beim: Berb., *bry.*, carb-an., mang.

heiß: Sulph.

Sitzen, im: Mang., stann., sulph.

Stehen, im: Agn., berb.

Kniescheibe: *Bar-m.*, bell., *camph.*, carb-v., cham., cina, coc-c., cupr-ar., graph., kreos., lachn., lac-ac., nat-m., nicc., ph-ac., staph., thuj.

rechts: Nicc.

nachmittags: Nicc.

Aufstehen vom Sitzen, nach: Carb-v.

Bewegung agg.: Ph-ac., staph.

amel.: Viol-t.

brennend: Asaf., lachn.

elektrische Funken, wie: Coc-c.

Gehen, beim: Calc., coloc.

fortgesetztes Gehen amel.: Coloc.

Knien, beim: *Bar-m.*

Reiben amel.: Manc.

reißend: Arg-m.

Sitzen, im: Camph., merl., spig.

spannend: Spig.

Treppensteigen, beim: Thuj.

ziehend: Calc.

erstreckt sich zur Hüfte: Calc.

Sehnen: Ant-t., berb., con., euphr., merl., nat-m., ph-ac., phos., raph., *rhus-t.*, samb.

abends: Ant-t.

Aufstehen vom Sitzen, beim: *Rhus-t.*

Berührung, bei: *Rhus-t.*

Bewegung, bei: Ph-ac., *rhus-t.*

Gehen, beim: Ant-t., berb., euphr.

Freien, im: Con.

Stehen, im: Berb.

Unterschenkel: Acon., aesc., aeth., *agar.*, agn., *alum.*, alumn., am-c., *anac.*, ant-c., *apis*, ars., aster., atro., *bell.*, berb., bov., *bry.*, *calc.*, cann-i., caps., *carb-an.*, carb-s., carb-v., *caust.*, cham., chel., *chin.*, clem., cob., coc-c., *cocc.*, *coloc.*, *con.*, dig., dulc., echi., *euph.*, euphr., *ferr.*, *gels.*, glon., *graph.*, grat., *guaj.*, hell., *hyper.*, ind., jug-r., kali-c., *kali-i.*, kali-s., *kalm.*, lach., lac-ac., led., *lyc.*, *merc.*, merc-c., *mez.*, mosch., *mur-ac.*, naja, nat-ar., nat-c., nat-m., nit-ac., *nux-v.*, pall., petr., ph-ac., phos., pic-ac., *plat.*, *plb.*, ran-s., raph., rheum, *rhus-t.*, rhus-v., samb., sars., sec., senec., *sep.*, **Sil.**, staph., stram., sulph.,

SCHMERZ - stechend - *Unterschenkel ...* tarax., tarent., *thuj.*, *tub.*, verb., viol-t., vip., zinc.

rechts: Stict.

nachmittags: Lyc.

Sitzen, im: Alumn.

abends: *Ferr.*, lac-ac., lyc.

Bett, im: Alum., *ferr.*

anfallsweise: *Gels.*

Aufstehen, beim: Carb-an.

Bewegung, bei: Coloc., merc., sars.

amel.: Alum., *kali-c.*, *kali-s.*, *lyc.*, *rhus-t.*, *tub.*

Einschlafen, beim: *Lach.*

Essen amel.: *Nat-c.*

Fahren im Wagen, beim: Nat-m.

Froststadium im Fieber, während: Ferr., lyc.

Gehen, beim: *Sulph.*

amel.: Agar., *kali-c.*, *kali-s.*, lyc., *rhus-t.*, *tub.*

Menses, während: Raph.

pulsierend: Coc-c.

ruckend: *Carb-s.*

Schnäuzen der Nase, beim: Graph.

Sitzen, im: Euph., phos.

Stehen, im: Phos., sil., tarax.

Stuhlgang, beim: Rhus-t.

Übereinanderlegen der Beine, beim: Nux-v., phos.

erstreckt sich nach oben: *Guaj.*, xan.

unten, nach: Chel., *kalm.*, *sil.*

Achillessehne: Am-c., aur., berb., camph., cimic., hep., mur-ac., nat-m., rhus-t., sil., sul-ac., tarent., thuj.

Herunterhängenlassen der Beine, beim: Berb.

Ruhe, in der: Aur.

Schienbein: Alum., am-m., *ant-c.*, aur., berb., bov., bry., cham., chel., *chin.*, guaj., hyper., kali-c., kali-i., led., mez., puls., rhus-t., samb., **Sulph.**, thuj., *zinc.*

links: Aur., bov.

SCHMERZ - stechend - *Unterschenkel* - Schienbein ...

rechts: Alum.

abends im Bett: Alum.

Wade: *Agar.*, aloe, *alum.*, am-c., am-m., ang., arg-n., asaf., bell., berb., bry., calc., *calc-p.*, camph., carb-v., caust., chel., clem., coc-c., coloc., con., dros., dulc., eupi., gamb., *graph.*, grat., *guaj.*, hell., *indg.*, jatr., kali-n., led., *lyc.*, meny., merc., nat-p., nux-v., ph-ac., *plb.*, puls., *rhus-t.*, sars., sil., *spig.*, spong., *staph.*, *sulph.*, tarax., *tarent.*, thuj., upa.

nachmittags: Grat.

abends: Sulph.

anfallsweise: Caust., plb.

Anziehen der Stiefel, beim: Graph.

Auftreten, beim: Sil.

Bettwärme amel.: Plb., upa.

Beugen des Beines, beim: Chel.

Bewegung, bei: Berb., calc.

Druck amel.: Plb.

Gehen, beim: Arg-n., *chin.*, grat., nat-p., spong., staph.

amel.: *Dros.*, *rhus-t.*

Freien, im: Merc.

Liegen, im: Puls.

Mittagessen, nach dem: Grat.

Reiben, nach: Thuj.

reißend: Calc.

Sitzen, beim: Am-m., asaf., *dros.*, mang., *rhus-t.*

amel.: Tarax.

Spaziergang, nach einem: Am-m.

wandernd: Berb.

Zimmer amel., im: Grat.

erstreckt sich nach oben: *Guaj.*, xan.

innen nach außen, von: Berb.

unten, nach: Chel., eupi., ph-ac., *sulph.*

SCHMERZ - stechend ...

Knöchel: Abrot., *acon.*, agar., *alum.*, ambr., ang., ant-c., apis, apoc., arg-n., arn., ars-i., asar., aur., bapt., bar-c., berb., *bov.*, bufo, *calc.*, calc-p., cann-s., carb-s., carb-v., caust., cham., chel., chin-s., clem., coff., colch., coloc., crot-t., dios., dros., ferr-p., form., gins., gran., graph., guaj., ham., *hell.*, hep., ign., indg., kali-c., kreos., lach., led., *lith-c.*, lyc., mang., merc., mosch., naja, nat-c., nat-m., nux-v., ol-an., osm., petr., phos., psor., puls., rhod., *rhus-t.*, *ruta*, sang., sep., sil., spig., staph., stront., sulph., thuj., trom., verb., viol-t., xan., zinc.

morgens, bei jedem Schritt: Graph., psor.

vormittags: Chin-s.

abends: Merc., stront.

Bett, im: Lyc., zinc.

nachts, im Liegen: Dros.

Auftreten, beim: Alum., graph., kali-c., psor.

Bewegung, bei: Bar-c., bufo, kreos.

amel.: *Cham.*

Gehen, beim: Agar., berb., *lach.*, lyc., sulph.

Laufen, beim: Berb.

plötzlich: Indg.

reißend: Caust.

Stehen, im: Berb.

Waschen mit kaltem Wasser amel.: Cann-s.

erstreckt sich über die Ferse: Agar.

außen, nach: Lith-c., mosch.

Fuß: Hell., kreos.

Knie: Guaj.

oben, nach: Aur., guaj., nux-v.

Zehen: Hell., kreos.

Innenseite: Berb.

Vorderseite: Berb.

Knochen: Aur., puls.

Malleolus: Bapt., berb., iod., kali-c., lach., nit-ac., phos., valer.

innerer: Berb., chel., coc-c., coff., indg., nat-m., rhus-t.

SCHMERZ - stechend - *Knöchel* ...

Gehen, beim: Puls.

Sitzen, im: Berb., par., tarax.

äußerer: Apis, arg-m., arg-n., *bov.*, bry., chin-s., clem., dios., mang., sars., sulph., thuj.

Gehen, beim: Mang., sulph.

Sitzen, im: Arg-n.

Fuß: Acon., agar., agn., ail., *alum.*, am-c., ambr., *anac.*, ant-c., apis, arg-m., arg-n., arn., ars., arum-d., asaf., aster., aur., bar-c., *bell.*, berb., *bov.*, bry., calc., *calc-p.*, *canth.*, carb-an., carb-s., *carb-v.*, caust., cham., chel., chin., chin-a., cina, coloc., con., cupr., dig., dor., eup-per., euph., fago., *ferr-p.*, *fl-ac.*, *graph.*, *guaj.*, *hell.*, hep., hura, hyos., hyper., iris, kali-ar., **Kali-c.**, **Kali-s.**, *kalm.*, lyc., mag-c., mag-m., manc., mang., meli., meph., *merc.*, mez., **Mur-ac.**, *nat-c.*, nat-m., nat-s., *nit-ac.*, *nux-v.*, ol-an., olnd., par., petr., ph-ac., *phel.*, phos., pic-ac., puls., ran-b., ran-s., raph., rhod., rhus-t., rhus-v., ruta, samb., *sars.*, senec., *sep.*, *sil.*, spig., stann., stront., stry., sul-ac., *sulph.*, tarax., tarent., *thuj.*, viol-t., vip., xan., zinc., zing.

morgens beim Erwachen: Thuj.

10 Uhr: Sil.

nachmittags: Mez.

nachts: Phos.

Aufsetzen des Fußes auf den Boden, beim: Tarent.

Auftreten, beim: Ars., berb., calc-p., *nat-m.*, tarent.

Bewegung, bei: Bar-c., bufo, calc., chin., sulph.

amel.: Guaj., *kali-c.*, *kali-s.*, *lyc.*, *rhus-t.*

brennend: Bufo, coloc., rhus-t., *sulph.*

Druck, Gefühl wie ein: *Cina*

eingeschlafen, Gefühl wie: Lyc.

Essen, nach dem: Graph.

Froststadium im Fieber, während: *Eup-per.*

Gehen, beim: Tarent.

nach: Kali-c.

SCHMERZ - **stechend** - *Fuß* ...

Freien, im: Bell., lyc.

amel.: Nat-m.

krampfartig: Cina

reißend: Guaj., sil.

rhythmisch: Nat-m.

Schlägen, endet in: Daph.

Sitzen, im: Asaf., manc.

Stehen, im: Agn., nat-m., *puls.*, sil.

Wetterwechsel, bei: Vip.

zuckend: Carb-s., *cina*

erstreckt sich zum Knie: Xan.

oben, nach: Bar-c., *plb.*, ruta, xan.

Fußrücken: *Anac.*, *puls.*, ruta

Fußsohle: Aeth., *agar.*, agn., ail., alum., ang., ant-c., arn., ars., arum-t., asar., bell., berb., **Bor.**, bry., calc., calc-caust., calc-p., camph., carb-an., chin., cic., clem., coc-c., cocc., coloc., con., crot-h., cub., daph., dig., dros., elaps, eup-per., eupi., *fl-ac.*, gamb., gent-l., graph., hura, *ign.*, iris-foe., jatr., kali-n., *kalm.*, led., lob-s., lyc., mag-m., mag-s., meny., *nat-c.*, nat-p., nat-s., nicc., nit-ac., nux-v., ol-an., olnd., par., ph-ac., phos., plb., *puls.*, raph., rheum, *rhus-t.*, rhus-v., sabin., sars., sep., sil., spig., stry., sulph., tarax., thuj.

morgens, beim Aufstehen aus dem Bett: Fl-ac., nicc.

nachmittags: *Nat-c.*

abends: Dig., *rhus-t.*, sulph.

22.30 Uhr: Hura

Auftreten, beim: Bry., nicc., staph., sulph.

Berührung, durch: Sep.

Bewegung, bei: Spig.

amel.: Olnd.

brennend: Alum., berb., *fl-ac.*

Gehen, beim: Agar., bell., cocc., con., eupi., gent-l., plb., *rhus-t.*

Nadeln gehen würde, als ob er auf: *Rhus-t.*

juckend: Dros., tarax.

SCHMERZ - **stechend** - *Fuß* - Fußsohle ...

kribbelnd: Arn., berb., mag-m.

Menses, während: Raph.

prickelnd: Ant-c., sep.

pulsierend: Berb., clem.

Reiben, amel.: Alum., gamb., kali-n.

reißend: Chin., phos.

Schwitzen, beim: **Nit-ac.**

Sitzen, im: Dros., jatr., sars., sep., spig., tarax.

Splitter, wie ein: Agar.

Stehen, im: Berb.

zuckend: Dig., nat-s., ph-ac.

erstreckt sich zur Hüfte: Plb.

außen, nach: *Tarax.*, thuj.

äußerer Fußrand: Ars.

Fußballen: Am-c., aur-m-n.

Ferse: Aeth., agar., am-c., am-m., ambr., ang., ars., arund., bad., bar-c., berb., bry., calc., carl., chel., cic., cina, con., eup-per., euphr., eupi., ferr-ma., *graph.*, hep., ign., kali-ar., kali-c., kali-n., kreos., lyc., mag-c., *manc.*, meny., merc., nat-c., nat-m., nat-p., *nat-s.*, nit-ac., nux-v., ol-an., olnd., *petr.*, ph-ac., *puls.*, *ran-b.*, rhod., *rhus-t.*, ruta, *sabin.*, sang., sars., *sep.*, *sil.*, spong., stry., sulph., thuj., trom., **Valer.**, zinc.

links: Nicc., thuj.

rechts: Agar., chel., sulph.

morgens: Eupi., ign., *rhus-t.*

Bett, im: Bry., puls., sang.

nachmittags: Nat-m., *ran-b.*

Sitzen, im: Nat-s.

abends: Merc., thuj.

nachts: Calc., euphr., sep.

Bett, im: Am-m.

anfallsweise: Sep., spong.

Aufsetzen des Fußes, beim: Graph.

Aufstehen amel.: Bry., puls.

Auftreten auf den Fuß, beim: *Nit-ac.*, *rhus-t.*, sep.

Bewegung, bei: Kreos.

SCHMERZ - **stechend** - *Fuß* - Ferse ...

amel.: Spong.

bohrend: *Puls.*

brennend: Agar., sep., sul-ac.

Gehen, beim: Berb., con., nat-s., thuj.

nach: Berb., spong.

juckend: Berb., nat-m.

Kratzen, beim: Sars.

kribbelnd: Berb.

prickelnd: Carl.

pulsierend: *Ran-b.*

Reiben amel.: Am-m., nat-s.

reißend: Sil.

rhythmisch: Carl.

schießend: Eupi., rhod.

schneidend: Berb., eupi.

Sitzen, im: Berb., cic., cina, *rhus-t.*, ruta, sil., spong., **Valer.**

Splitter, wie ein: Mang., nat-c., nit-ac., *petr.*, ph-ac.

stechend, fein: Bad., berb., sep.

Stehen, im: Berb., con., ran-b., *rhus-t.*, sil., spong.

erstreckt sich zum Fußballen: Aeth.

oben, nach: Agar., spong.

Zehen: *Acon.*, *agar.*, ail., *alum.*, am-c., *am-m.*, ang., ant-t., apis, arg-n., arn., arum-d., arund., aster., aur., *aur-m-n.*, bar-c., *berb.*, bov., bry., bufo-s., cadm., *calc.*, calc-p., cann-i., *carb-s.*, *carb-v.*, *caust.*, chel., cina, cist., cocc., *coloc.*, crot-t., cycl., dulc., elat., fago., ferr-ma., graph., *hell.*, *hep.*, hyper., kali-bi., kali-c., *kalm.*, lach., led., *lyc.*, mag-c., mag-s., med., merc., merl., mez., nat-m., nat-s., **Nit-ac.**, *nux-v.*, olnd., *pall.*, par., petr., ph-ac., phos., plat., plb., *puls.*, ran-b., *ran-s.*, rhus-t., sabad., sabin., *sil.*, *stict.*, stry., sul-ac., *sulph.*, tarax., tarent., thuj., *verat.*, verb., zinc.

mittags, beim Beugen des Körpers nach links: Thuj.

nachmittags: Mez.

abends: Cist., lyc., nat-s.

Einschlafen, beim: Merl.

SCHMERZ - **stechend** - *Zehen* ...

nachts: *Nux-v.*

anfallsweise: Calc.

beißend: *Hyper.*

Bett, im: Agar.

Beugen des Körpers nach links, beim: Thuj.

Bewegung, bei: Nux-v.

amel.: Agar., cocc.

brennend: Arund., chel.

Froststadium im Fieber, während: Lyc.

Gehen, beim: Arn., carb-s., crot-t., *lyc.*, ran-b.

amel.: Calc.

heißes Stechen: *Acon.*

juckend: Ran-s.

Kälte amel.: Aster.

krampfartig: Calc., cina, sil.

Nadeln, wie mit: Calc.

reißend: Tarax.

sinkt langsam: Am-m.

Sitzen, im: Aur-m-n., calc.

stechend, fein: *Verat.*

Stehen, im: *Agar.*, calc., *verat.*

steigt langsam: Am-m.

Stuhlgang, bei: Nux-v.

verstaucht, wie: Crot-t.

wund beißend: Nat-m.

zuckend: Berb., carb-s., *cina*, merl.

erstreckt sich zur Hüfte: *Nux-v.*, pall.

oben, nach: Lach., *nux-v.*, pall.

Fußballen: Alum., calc-p., daph.

Gelenke: Asaf., berb., cann-i.

Zehenspitzen: Am-c., am-m., aur-m-n., berb., caps., chin., dig., fl-ac., kali-c., merc., mez., nat-s., puls., stry., sulph.

abends: Am-m., puls., ran-b.

Einschlafen, beim: Merl.

Gehen im Freien, beim: Am-m.

Liegen, im: Sulph.

Sitzen, im: Aur-m-n., sulph.

SCHMERZ - **stechend** - *Zehen* ...

großer Zeh: Agar., agn., alum., alumn., am-c., am-m., ammc., arn., ars., *asaf.*, aster., *aur-m.*, bar-c., *benz-ac.*, *berb.*, bov., bry., calc., *cann-i.*, caps., carb-v., carl., cast., *caust.*, chel., *cist.*, coloc., crot-t., daph., euphr., ferr-ma., form., gamb., gins., graph., *hep.*, hura, hyper., jatr., *kali-c.*, kali-n., *kalm.*, lach., laur., *led.*, *lyc.*, mag-c., mag-s., merl., nat-m., nat-s., nit-ac., ph-ac., phos., pip-m., *ran-s.*, rat., rhus-t., sabin., sang., *sil.*, sul-ac., sulph., tarax., tarent., thuj., verat., zinc.

links: Agn., alum., coc-c., kalm., led.

rechts: Alumn., benz-ac., *cist.*, lyc., *ran-s.*

morgens, im Bett: Ars.

abends: Alumn., *cist.*, euphr., lyc., nat-m., phos.

Bewegung, bei: Phos.

nachts: Alum., form.

Bett, im: Thuj.

abwechselnd mit Stechen im Daumen: Sulph.

anfallsweise, plötzlich: Lyc.

Aufstampfen amel.: Caps.

Auftreten, beim: Asaf., *aur-m.*, berb.

bohrend: Sabin.

brennend: Alum., berb., *caust.*, mag-c.

Druck, bei: *Hep.*, nat-s.

entsteht und vergeht langsam: Am-m.

erfroren, wie: *Nit-ac.*

feines Stechen: Caust., kali-c., led., mag-s., rhus-t., sulph.

Gehen, beim: Alumn., am-m., euphr., phos., tarax.

heißes Stechen: Thuj.

kitzelnd, wie elektrische Schläge: Sabin.

kribbelnd: Berb.

langanhaltendes Stechen: Arn., caust.

SCHMERZ - **stechend** - *Zehen* - großer Zeh ...

Mittagessen, nach dem: Mag-s.

plötzlich: Lyc., nat-m., nat-s.

prickelnd: Zinc.

pulsartig: Berb., hep.

reißend: Am-c.

rheumatisch: Hyper.

schneidend: Sil.

Sitzen, im: *Con.*, graph., nat-m., sabin.

Splitter, wie durch: Agar., coc-c.

Stehen, im: Am-m., sil.

Ziehen, mit: Bry.

zuckend: Berb., kali-n.

erstreckt sich zur Brust: Rhus-t.

Hüfte: *Hep.*

Knöchel: Bov.

oben, nach: Benz-ac., *hep.*

Fußballen: Alum., am-c., *cann-i.*, *caust.*

Gelenke: *Benz-ac.*, berb., *cann-i.*, kali-bi., *led.*, nat-s., sil., stann.

Nagel: Coc-c., *sil.*, sulph., *thuj.*

unter dem: Cahin., caust., coc-c.

Spitze: Aur-m-n., bry., carl., coc-c., colch., *con.*, *led.*, mez., nat-s., olnd., par., *ran-s.*, sep., stann., sulph., zinc.

brennend: Sep.

pulsierend: Zinc.

Sitzen, im: *Con.*

zweiter Zeh: Canth., cham., *led.*, spig.

dritter Zeh: Agar., asaf., chel., dros., *led.*, nat-s., sep., sulph.

vierter Zeh: Agar., berb., chel., mez., nat-s., ran-b., rhus-t., thuj.

zwickt und zieht: Berb.

kleiner Zeh: Am-m., apis, asaf., calc., cann-s., chel., con., hura, lyc., ph-ac., ruta, thuj.

SCHMERZ - **stechend** - *Zehen* - kleiner Zeh ...

Gehen, beim: Am-m.

pulsierend: Con.

Stehen, im: Am-m.

verrenkt, wie (vgl. verstaucht, wie)

Arme: *Ant-t.*, merc., rhus-t.

Gelenke: *Ign.*, puls.

links: Cahin.

Schulter: Agar., ant-t., caust., *ign.*, *mag-c.*, mag-m., merc., *sep.*, sulph.

Handgelenk, bei Bewegung: *Arn.*, *bry.*, *mez.*

Finger, Gelenke: Phos.

Daumen, Gelenke: Calc-p., cupr.

Beine: Merc., sarr.

Hüfte: Agar., *caust.*, *ign.*, ip., laur., merc., mosch., pall., psor., **Puls.**, sulph., thuj.

links: *Kreos.*, sulph.

Auftreten, beim: *Caust.*, psor., sulph.

Sitzen, im: Ip.

Knie: *Arg-m.*, *arn.*, gels., *ign.*, merc., pip-m., thuj.

Knöchel: *Bry.*, calc-p., kali-bi., verat-v.

Fuß: Arum-t., bell.

Zehen: Syph.

verstaucht, verzerrt; wie (vgl. verrenkt, wie): Carb-v., rhod., **Rhus-t.**

Gelenke: Agar., agn., alum., am-c., *ambr.*, arg-m., *arg-n.*, **Arn.**, ars., *arum-t.*, bar-c., bell., *bry.*, *calc.*, *calc-p.*, caps., carb-ac., *carb-an.*, *caust.*, cham., chel., cocc., *con.*, *cor-r.*, dig., ferr., fl-ac., *graph.*, *ign.*, kali-c., *kali-n.*, *lach.*, **Led.**, *lyc.*, mag-c., *merc.*, mez., *nat-m.*, nux-v., par., *petr.*, **Phos.**, *prun-s.*, **Puls.**, ran-b., *rhod.*, **Rhus-t.**, *ruta*, sabin., sars., *sep.*, sil., *spig.*, spong., *stann.*, staph., **Sulph.**, thuj., valer., verat.

Arme: *Ambr.*, *arn.*, aur-m., bell., bor., bov., *ign.*, jug-c., lach., lact., merc., nit-ac., olnd., *phos.*, prun-s., ter., thuj.

vormittags: Petr.

Schulter: Agar., **Alum.**, *ambr.*, arg-m., arn., asar., berb., bry., caust., coc-c., cycl., hep., *ign.*, lyc., mag-c., mang., merc., mur-ac., *nat-m.*, nicc., pall.,

SCHMERZ - **verstaucht** - *Schulter* ...

petr., phos., puls., rhod., **Rhus-t.**, ruta, *sabin.*, sep., spig., *staph.*, *sulph.*, ter., thuj.

abends: *Ambr.*

nachts: Sep.

Bewegen des Armes, beim: Asar., petr., ruta, sep., *staph.*, vesp.

Bewegung amel.: Arg-m., mur-ac., nicc.

Gehen amel.: Arg-m.

Heben des Armes, beim: **Alum.**, alumn., phos., *sulph.*

Liegen, im: Coc-c.

erstreckt sich zum Handgelenk: Puls.

Oberarm: *Rhus-t.*, ter.

Ellbogen: *Ambr.*, cur., ferr-m., gels., lach., mang., nicc., puls., tab., tell.

Unterarm: Aur-m., nat-c., tab.

nahe dem Handgelenk: *Calc.*

Handgelenk: Agar., alumn., *am-c.*, ambr., arg-n., **Arn.**, *bov.*, *bry.*, **Calc.**, **Carb-an.**, carb-v., cast-eq., *caust.*, *cina*, cist., dios., ferr., graph., hep., jug-c., kali-n., *lach.*, laur., lyc., mag-c., mez., nat-m., nux-v., *ox-ac.*, petr., phos., puls., *rhod.*, **Rhus-t.**, **Ruta**, sabin., sars., seneg., sil., stann., *stront.*, *sulph.*, tep., thuj., *verb.*, zinc.

links: *Agar.*, *rhus-t.*

rechts: **Calc.**, gels., *lyc.*, *ox-ac.*

morgens: Lyss.

vormittags: Ox-ac.

mittags: Alumn.

abends: Lach.

Anstrengung, bei: Lach.

nachts: Arg-n.

Anfassen eines Gegenstandes, beim: **Rhus-t.**

Arbeit, bei der: Caust.

Beugen des Handgelenks, beim: Ferr-m.

Bewegung, bei: Bov., *bry.*, hyper.

amel.: Prun-s., rhod.

Schreiben, beim: Lyc.

Wetter, bei rauem: *Rhod.*

SCHMERZ - **verstaucht** - *Handgelenk* ...

erstreckt sich beim Hängenlassen des Armes in Ringfinger und kleinen Finger: Cast-eq.

Hand: Acon., *am-c.*, ambr., *arn.*, bar-c., bov., *bry.*, **Calc.**, *carb-an.*, carb-v., *caust.*, dios., hep., kali-n., kalm., phos., prun-s., puls., rhod., *rhus-t.*, *ruta*, sabin., seneg., sil., sulph., thuj., verb., zinc.

Finger: Aloe, graph., kali-n., nat-m., phos., puls., sulph.

Gelenke, Grundgelenk: Nat-m.

Zeigefinger: Alum., cham., stann.

kleiner Finger: Nux-m.

Daumen: Calc-p., cham., kali-n., **Kreos.**, lachn., nat-m., phos., prun-s., rhod.

links: *Kreos.*

Greifen, beim: Phos.

Schreiben, beim: Prun-s.

Gelenke: Calc-p., kali-n., rhod., sulph.

Beine: *Arn.*, berb., carb-v., caust., nat-m., olnd., puls., rhus-t.

Sitzen, im: Ip.

Hüfte: Am-m., *arg-m.*, *arn.*, bar-c., *calc.*, *caust.*, cham., chin., con., *euph.*, hep., *ign.*, ip., kali-n., laur., lyc., merc-i-r., mez., *nat-m.*, nit-ac., nux-v., petr., *phos.*, psor., *puls.*, *rhod.*, **Rhus-t.**, rhus-v., seneg., sol-t-ae., stann., *sulph.*, tell.

links: Laur.

rechts: Pall., rhod.

morgens: Kali-n., lyc.

abends: Cham., con., merc-i-r.

anfallsweise: Caust.

Atmen, beim tiefen: Nat-m.

Auftreten, beim: Arg-n.

Bewegung, bei: *Euph.*, petr.

Gehen, beim: Arg-m., calc., con., lyc., mez., rhod., stann.

nach: Tell.

Freien, im: Cham., hep., mez.

Niesen, beim: Arg-m.

plötzlich: Lyc.

erstreckt sich zum Kreuz: Lyc.

SCHMERZ - **verstaucht** ...

Oberschenkel: Am-c., caps.

Strecken der Glieder, beim: Caps.

Knie: Agar., am-c., arg-m., calc., *calc-p.*, carb-s., caust., cod., con., elaps, gent-l., graph., hipp., *ign.*, kali-bi., kreos., *lach.*, *lyc.*, nat-m., nit-ac., phos., prun-s., rhod., **Rhus-t.**, sars., spig., sulph.

rechts: Arg-m., nux-m.

morgens: Cod.

Aufstehen, nach dem: Arg-m.

vormittags, beim Gehen: Nat-c.

Aufstehen, beim: Kali-c.

Sitzen, nach langem: Kali-bi.

Bewegung, bei: Arg-m., nux-m.

Drehen des Beines, beim: Am-c.

Gehen, beim: Agar., *calc-p.*, graph., ip., lyc., nat-m., *sulph.*

nach: Tell.

ebenem Boden amel., auf: Nit-ac.

Hinlegen amel.: *Sulph.*

Hitze, bei: Lach.

plötzlich: Lyc.

Sitzen, im: Am-c.

Treppensteigen, beim: Nux-m.

hinab: Nit-ac.

erstreckt sich zum Oberschenkel: Kali-n.

Unterschenkel: Agar., am-c.

Gehen, beim: Am-c.

Achillessehne: Kreos.

Knöchel: Agar., all-s., aloe, **Anac.**, ang., **Arn.**, ars., asc-t., bar-c., *calc.*, camph., caust., chel., chin-s., coca, cocc., cycl., dig., dros., eup-per., fl-ac., gran., graph., hell., hep., ign., kali-bi., kali-n., laur., **Led.**, lyc., *merc.*, mosch., nat-m., nat-s., nit-ac., nux-v., ph-ac., *phos.*, plat., plb., *prun-s.*, psor., puls., **Rhus-t.**, **Ruta**, *sil.*, stront., tep., *thuj.*, *valer.*, verat., zinc.

morgens: Plb.

Aufstehen, beim: Dig., nat-s., nit-ac.

Gehen, nach: Camph.

SCHMERZ - **verstaucht** - *Knöchel* - morgens ...

Gehen, beim: Ign., nux-v., plb., psor.

verhindert das Gehen: Dig., nat-s.

Stehen, im: Coca

abends: Gran.

Gehen, beim: Verat.

nachts, im Stehen: Coca

anfallsweise: Hep.

Auftreten mit dem linken Fuß, beim: **Anac.**

Ausstrecken, beim: Dig.

Beugen, beim: Chin-s.

Beugen von einer Seite zur andern, beim: Caust.

Bewegung, bei: Cocc., zinc.

Bücken, beim: Cycl.

Fehltritt, bei einem: Caust.

Gehen, beim: Caust., cycl., *dros.*, fl-ac., *phos.*, psor., puls., sulph.

amel.: **Valer.**

Freien, im: Graph.

Liegen im Bett, beim: Aloe

Sitzen amel.: Cycl.

Stehen, im: Chin-s., cycl., sulph., **Valer.**

Treppen, beim Hinaufsteigen von: **Valer.**

Zimmer amel., im: Graph.

Fuß: Ang., **Arn.**, ars., bar-c., berb., *bry.*, calc., *camph.*, carb-s., carb-v., caust., cop., crot-t., *cycl.*, dros., ferr-ma., *hep.*, hyper., *kalm.*, kreos., merc., nat-m., nux-v., phos., prun-s., puls., **Rhus-t.**, sanic., sil., sulph., til., valer., zinc.

links: Hyper., sanic.

morgens: **Rhus-t.**

Fußrücken: Bar-c.

Fußsohle: Cham., cupr., *cycl.*, mur-ac.

Zehen: Am-c., berb., coloc., zinc.

abends: Coloc.

Treppensteigen, beim: Coloc.

SCHMERZ - **verstaucht** - *Zehen ...*

Gelenke: All-s., bry.

großer Zeh: Aloe, *arn.*, jug-r., lyc., mez., mosch., sil.

morgens: Jug-r.

Bett, im: Jug-r.

nachts: Aloe

Bett, im: Aloe, jug-r.

Bewegung agg.: Mosch.

plötzlich: Lyc.

Gelenke: *Arn.*, prun-s., rat.

vierter Zeh: Berb.

Wehtun, quälendes: **Agar.**, am-c., *ant-c.*, apoc., *arn.*, *ars.*, *aur.*, *bapt.*, *bell.*, bov., *bry.*, *calc-p.*, cann-i., *carb-v.*, *carl.*, *cham.*, chin., chin-a., *cimic.*, *cocc.*, cupr., *cur.*, **Eup-per.**, fago., ferr., ferr-ar., *gels.*, glon., ham., hell., *hydr.*, hydrc., **Ip.**, jug-c., lac-c., lach., led., *lyc.*, lyss., *merc.*, merc-c., mez., mosch., *mur-ac.*, naja, nat-ar., *nat-m.*, nit-ac., **Nux-v.**, osm., *phyt.*, plb., podo., ptel., *puls.*, *pyrog.*, **Rhus-t.**, *samb.*, staph., still., stram., stront., sumb., *syph.*, *tub.*, *verat.*, zinc.

links: *Sumb.*

morgens, 7 Uhr: Myric.

vormittags: Am-c., nat-ar.

nachmittags: Nit-ac., ptel.

nachts: Am-c., *aur.*, *merc.*, *nux-v.*, podo.

Bett, im: Carl., **Merc.**

Bewegung amel.: Am-c., *mur-ac.*, *puls.*, **Rhus-t.**, *tub.*

Erwachen, beim: Puls., tell.

Fieber, im: Puls., *pyrog.*, *rhus-t.*, *tub.*

Froststadium im Fieber, während: Aran., arn., ars., **Eup-per.**, *ip.*, nat-m., *nux-v.*, **Pyrog.**, *rhus-t.*, sabad., tub.

Gehen, beim: Op.

amel.: Nat-ar., **Pyrog.**, **Rhus-t.**, *tub.*

Kälte, wie von: Nit-ac.

Koitus, nach: Tub.

Liegen auf den Gliedern, beim: Dros.

Gelenke: Aesc., all-c., bol., carb-an., *carl.*, *chin-s.*, clem., erig., *gels.*, kali-c., *kalm.*, led., merc., mosch., phos., ptel., pyrus., rhod., rhus-t.

Froststadium im Fieber, während: Cann-i.

Knochen: **Eup-per.**, form., **Ip.**, *lyss.*, *mur-ac.*, nit-ac., *tub.*

Froststadium im Fieber, während: *Arn.*, *ars.*, chin., **Eup-per.**, *ferr.*, **Ip.**, mag-c., mur-ac., nat-m., *puls.*, *pyrog.*, *rhus-t.*

Streckmuskeln: Calc-p.

Beugemuskeln: Ptel.

Arme: Alum., arg-n., *ars.*, asaf., benz-ac., berb., *bry.*, *cact.*, *calc.*, calc-p., cann-i., *carb-ac.*, carb-s., caust., cham., chin-s., com., croc., dios., dirc., dol., *dulc.*, **Eup-per.**, euphr., fl-ac., gamb., gels., glon., ham., ip., jug-c., kalm., lac-c., lach., lil-t., lob-s., lyc., lyss., merc., merc-i-f., mosch., myric., naja, nat-ar., *nit-ac.*, ph-ac., phyt., pip-m., puls-n., raph., rhod., staph., *sumb.*, tarax., thuj., verat-v., zing.

links: Sumb.

morgens: Fago.

vormittags: Jac-c., jug-c., verat-v.

nachmittags: Erig., verat-v.

Berührung agg.: Ip.

Bewegung agg.: Nat-ar.

Essen, nach dem: Cocc.

Schreiben, beim: Merc-i-f.

Singen, beim: Stann.

wandernd: Plan.

erstreckt sich nach unten: Sumb.

Finger, in die: Calc-p., euphr.

Unterarm, in den: Dios.

Knochen: Apis, *calc-p.*, **Eup-per.**, glon.

Schulter: Abrot., acon., aesc., agar., ail., arg-m., asaf., bor., *calc.*, calc-p., cann-i., carb-an., *caust.*, chel., coca, coloc., crot-t., cur., dios., ferr-i., hura, hydr., jatr., jug-c., kali-bi., kali-p., lac-c., lach., laur., led., lil-t., lob-s., lyss., merc-i-f., mez., mosch., myric., naja, *nat-m.*, *nit-ac.*, pip-m., plan., prun-s., sep., sil., sin-n., *staph.*, sumb., teucr., trom., ust., verat., verat-v., zinc.

morgens, im Bett: Sumb.

4 Uhr: Fago.

Erwachen, beim: Coca

mittags: Phyt.

nachmittags: Coloc., dios.

13 Uhr: Dios.

13.30 Uhr: Chel.

abends: Mez., still.

Beugen nach vorn, beim: Carb-ac.

nachts: Sil.

Atmen, beim tiefen: *Chel.*

Bett, im: Fago., sumb.

Beugen des Armes, beim: Laur.

Bewegung amel.: Calc., kali-p., verb.

Armes, des: Calc., croc., nat-ar.

Beginn der Bewegung, zu: Ind.

Gehen, beim: Arg-m., brom.

Heben des Armes, beim: Coloc.

Kaltwerden, durch: Sil.

Liegen auf der schmerzhaften Seite agg.: Nat-m.

rheumatisch: *Caust.*, nat-ar., plan.

erstreckt sich zum Arm: Brom.

Ellbogen: Abrot., plb.

Finger: Elat.

Oberarm: Abrot., anac., arg-m., arg-n., calc., cinnb., com., cupr., **Eup-per.**, gels., kali-n., kali-p., led., lob., merc-i-r., mez., paeon., **Rhus-t.**, rumx., sabad., sabin., stram., tep., vesp., zinc.

morgens, im Bett: Euph.

vormittags: Com.

abends: Anac., ox-ac.

Gehen im Freien, beim: Anac.

Sitzen, im: Anac.

Berührung, bei: Arg-m., sabin.

Bewegung, bei: Sabad., *sabin.*

amel.: Kali-p.

Fahren oder Reiten, beim: Abrot.

Singen, beim: Stann.

Knochen: Hyos., iod., mag-s., ox-ac., phyt., rhod., sulph.

abends: Ox-ac.

Bewegung, bei: Phyt.

um den Ellbogen: Still., verat.

äußerer Gelenkkopf: Asaf., sil., verat-v.

Rückseite: Jatr.

Ellbogen: Aesc., ang., asaf., caul., coc-c., dios., fl-ac., gels., glon., gymn., ham., hydr., led., merc-i-f., ol-j., phos., *podo.*, rumx., ruta, sep., thuj., ust., xan.

morgens: Sumb.

Bett, im: Sumb.

abends: Fl-ac., *still.*

abwechselnd mit Schmerz in den Knien: Dios.

Bewegung, bei: Hydr., prun-s.

amel.: Ol-an., ust.

Wetter, bei nassem: Erig.

erstreckt sich zum Unterarm: Dios., xan.

Ellenbogenbeuge: Arg-m., clem.

Ausstrecken des Armes, beim: Clem.

Druck amel.: Arg-m.

Ellbogenhöcker: Spong.

Bewegung, bei: Hep.

um den Ellbogen: Gels.

Unterarm: Agar., aloe, bell., *calc-p.*, *carb-ac.*, carb-an., carb-s., chlor., cic., cinnb., cocc., com., dios., elat., **Eup-per.**, fl-ac., hell., hyos., jatr., *merc.*, *merc-i-f.*, merc-i-r., nux-m., phys., phyt., *rhus-t.*, sabad., *sabin.*, sep., sil., spig., sulph., tarent., trom., verat-v.

links: *Carb-ac.*

morgens: Nat-ar.

vormittags: Trom.

nachmittags: Lycps., nat-s.

16 Uhr: Sulph.

abends: Com., dios.

Zubettgehen, nach dem: Phyt.

nachts: Aloe

23 Uhr: Com.

Berührung, bei: *Sabin.*

Beugen des Armes, beim: Sabad.

Bewegung, bei: Sabad., *sabin.*

amel.: **Rhus-t.**, spig.

Erwachen, beim: Lycps.

intermittierend: Trom.

Schreiben, beim: Anac.

Sitzen, im: Led., **Rhus-t.**

erstreckt sich zur Hand: Elat., fl-ac., nit-ac., trom.

außen, nach: Nux-v.

Rückseite: Berb., chin-s.

vormittags: Chin-s.

Speiche: *Sabin.*

Elle: Verat-v.

Handgelenk: Asaf., bar-c., bol., bry., calc-p., carb-ac., cast-eq., *caul.*, cic., dios., lach., *led.*, mang., mez., naja, nit-ac., phys., pip-m., ptel., rhus-t., rhus-v., rumx., sil., stann., still., tarent.

links: Lycps., sulph.

morgens: Stry., sulph.

Stuhlgang, nach: Osm.

vormittags: Lycps., pip-m.

nachmittags: Lycps.

abends: Led., verat-v.

21 Uhr: Gels.

Sitzen, beim: **Led.**

nachts, beim Erwachen: Mez.

Froststadium im Fieber, vor: Arn., podo.

krampfartig: Con.

lähmungsartig: Nat-p.

Menses, während: Nat-p.

rheumatisch: Nat-ar.

Schreiben agg.: Pip-m.

erstreckt sich zum Zeigefinger: Asaf.

Ellbogen: Lach.

Hand: Aesc., ang., asaf., calc-p., croc., dios., euphr., ham., kalm., led., mez., nit-ac., ptel.

morgens: Dios.

nachmittags, 13 Uhr beim Sitzen: Lycps.

abends: Led.

nachts: Dios.

Körperübungen amel.: Dios.

erstreckt sich zum Ellbogen: Cere-s.

Finger: Elat.

Gelenke: Clem., *kali-c.*, phys.

Handrücken: Arg-n., carb-v., hep., kali-c., merc., verb.

Mitternacht, nach: Hep.

Handteller: Merc-i-f., nat-s.

Finger: Abrot., ang., apis, bry., cic., dios., euphr., gymn., ham., hell., kalm., lob-s., mez., rhus-t.

morgens: Merc-i-r.

Schreiben, beim: Fago.

Gelenke: Bry., cann-i., coloc., com., kali-bi., led., tax.

Grundgelenk: Tax.

Fingerspitzen: Com., phyt.

Nägel, unter den: Caust.

Zeigefinger: Abrot., carb-ac., com., fl-ac., rhus-v., sabad., stann.

abends: Dios., rhus-v.

Bewegung, bei: Sabad.

Fingerballen: Calc-p.

Gelenke: Phys., spong., sumb.

Grundgelenk: Am-m., nat-m.

Mittelgelenk: Zinc.

Endgelenk: Sumb.

Fingerspitze: Teucr.

Mittelfinger: Phos., pip-m., rhus-t.

morgens, im Bett: Rhus-t.

Ringfinger: *Arn.*, led., naja, pip-m.

kleiner Finger: Arn.

Gelenke: Arn., gamb.

Daumen: Calc-p., chel., chin., laur., sang.

21 Uhr: Dios.

Gebrauch des Daumens, bei: Phos.

Daumenballen, rechts: Sang.

Gelenke: Asaf., berb., osm.

Beine: Aesc., aur., *calc-p.*, *cimic.*, cob., **Eup-per.**, **Gels.**, *med.*, merc., merc-i-f., nat-ar., ptel., **Rhus-t.**, rumx., *tub.*

morgens beim Erwachen: Aur.

abends: Still.

nachts: Med.

Bewegung, nach: Calc-p.

amel.: *Puls.*, **Rhus-t.**

Fahren oder Reiten, beim: Rumx.

Fieber, während: *Puls.*, **Rhus-t.**

Froststadium im Fieber, während: Nux-v., **Rhus-t.**

Gehen, beim: Merc., nux-m.

amel.: *Tub.*

Menses, während: Calc-p., caul., cimic.

Stehen, im: Aesc.

Wetter, bei nassem: *Calc-p.*

Knochen: Lyc., mag-m., *mez.*, ph-ac., phos., *puls.*, rumx., zinc.

Gelenke: Ferr-i.

Rückseite: *Helon.*, **Pic-ac.**

Gesäß: Bry., *calc.*, calc-p., cupr., staph.

Hüfte: *Aesc.*, ail., bapt., bry., carb-ac., carb-an., *caust.*, dios., eup-per., gamb., ham., lyss., med., merc-i-f., mosch., *phos.*, *phyt.*, puls., *rhus-t.*, staph., still., tab., tarent.

morgens: Aesc.

Aufstehen amel.: Phos.

abends: Dios.

nachts, beim Erwachen: Puls-n.

Bücken, beim: Gent-l.

Erwachen, beim: Hep.

Gehen, beim: Ham., staph.

Menses, vor: Lach.

Mittagessen, nach dem: Kali-bi.

Sitzen, im: Eup-per., *rhus-t.*, sabad., staph., verat.

erstreckt sich zum Knöchel: Aesc., merc-i-r., plan.

Ischiasnerv entlang, den: Carb-an.

SCHMERZ - **Wehtun** ...

Oberschenkel: Agar., anac., bol., calc-p., caust., chim., cinnb., cob., daph., ham., hep., *ip.*, kali-i., *lach.*, merc-i-f., mur-ac., nat-ar., nat-p., phyt., *pyrog.*, **Rhus-t.**, sabad., sep., spig., still., stry., *thuj.*, *tub.*, verat-v.

morgens, im Bett: Sumb.

nachmittags: Lycps.

abends, nach Schlaf: Cycl.

19 Uhr: Gels.

nachts: Cinnb., *kali-bi.*, sulph.

Aufstehen, beim: Lycps.

Bewegung, bei: Dig.

amel.: Mur-ac., **Rhus-t.**, tub.

Fieber, im: *Ip.*, pyrog., **Tub.**

Gehen, beim: Calc-p., meny., staph.

gelähmt, wie: Verat.

Treppensteigen, beim: Sep.

erstreckt sich nach unten: Caps., nat-ar., phys.

Knie beim Husten; ins: Caps.

Knochen: Bry., fl-ac., **Ip.**, *merc-i-r.*, phos., tep.

Außenseite: Nat-ar., still.

erstreckt sich zum Fuß: Still.

Rückseite: Carb-ac., dros., ind., led., mez., naja, ptel.

Mitte des Oberschenkels: Asar., chin., cocc., lach.

Vorderseite: Cupr., dig., hell., nat-ar., nat-s., pic-ac.

erstreckt sich zum Knöchel: Nat-ar.

unterer Teil der Vorderseite: Lyc., *thuj.*, tub.

Knie: *Aesc.*, apoc., asc-t., bell., brom., bry., calc., calc-p., cann-i., carb-ac., chel., cic., clem., cob., com., cop., corn., dios., *eug.*, fago., fl-ac., gamb., glon., hell., *hydr.*, jatr., lach., led., lil-t., lob-s., lyc., lyss., mang-m., med., *merc.*, mez., *mur-ac.*, nat-m., nux-v., *ol-j.*, op., osm., petr., phys., *podo.*, ptel., puls-n., pyrus., **Rhus-t.**, rhus-v., *stram.*, stront., syph., tab., upa., verat-v., xan., zinc.

morgens: Bry., carb-ac., dios., sumb.

SCHMERZ - **Wehtun** - *Knie* - morgens ...

Bett, im: Sumb.

Gehen, beim: Bry., *lach.*

mittags: Dios.

nachmittags: Dios., lycps.

abends: Cob., cycl., dios., erig., *led.*, lycps.

nachts: Coc-c., *kali-bi.*

abwechselnd in beiden: Cycl.

Bewegung agg.: Lycps.

amel.: *Agar.*, bar-c., cycl., dios., *mur-ac.*, **Rhus-t.**

Feuers, in der Nähe des: Sumb.

Froststadium im Fieber, während: *Nat-m.*, nux-v., *rhus-t.*

Gehen, beim: *Hydr.*, nat-m., stront.

Luft amel., in kühler: Sumb.

Hinlegen, nach dem: Lil-t.

Sitzen, im: Agar., bar-c., led., **Rhus-t.**

Stehen agg.: Stront.

wandernd: Clem.

Kniekehle: Arg-m., berb., brom., hep., ip., plb., rumx.

Stehen, im: Rumx.

Kniescheibe: Acon., calc., coc-c., tep.

Unterschenkel: Aesc., agar., alum., anac., *ars.*, aur., bapt., bol., *bry.*, *carb-ac.*, *carb-an.*, chel., chlol., com., dios., *eup-per.*, fago., ferr-s., fl-ac., gamb., ham., **Ip.**, *kali-c.*, *kali-i.*, **Lach.**, *lac-ac.*, laur., *led.*, lil-t., med., *merc.*, merc-i-f., *mur-ac.*, **Ph-ac.**, phos., *phyt.*, ptel., puls., **Pyrog.**, **Rhus-t.**, rumx., sep., sil., sin-n., still., sul-i., sumb., syph., **Tub.**, vac., verat-v., zinc.

morgens: Agar., aur.

Erwachen, beim: Aur.

vormittags: Ptel.

8 Uhr: Lach.

mittags: Com.

nachmittags: Erig., lycps., ptel., sep.

abends: *Erig.*, *still.*, uran

22 Uhr: Fago.

nachts: Caust., med.

SCHMERZ - **Wehtun** - *Unterschenkel* ...

Bewegung agg.: Dig., laur., merc-i-r.

amel.: Dios., *mur-ac.*, puls., **Rhus-t.**

Fieber, im: Puls., *pyrog.*, **Rhus-t.**, **Tub.**

Froststadium im Fieber, vor: *Eup-per.*, puls.

während: **Eup-per.**, *nat-m.*, nux-v., **Rhus-t.**, *tub.*

Gehen, beim: Bry., cupr-ar., phyt.

amel.: Kali-n., **Rhus-t.**

Hühneraugen, wie durch: Asc-t.

Husten, mit: *Carb-an.*

Liegen auf der linken Seite, beim: Com.

Menses, während: Ambr.

nach: Calc-p.

Sitzen, im: Agar., brom., led., **Rhus-t.**

wandernd: Chin-a.

erstreckt sich zur Ferse: Kalm.

Hüfte: Nit-ac.

Zehen: Kali-n.

Schienbein: Agar., anac., berb., bufo, *carb-ac.*, chin-a., clem., com., fago., fl-ac., gamb., ign., **Lach.**, mez., nat-m., nit-ac., **Ph-ac.**, sep., sil., stry.

tagsüber: Clem.

morgens: Lycps.

vormittags: Agar.

nachmittags, beim Sitzen: Agar.

Gehen, beim: Clem., ign., stry.

Sitzen, im: Agar., anac.

Stehen, im: Agn.

Knöchel: Chin-s., graph.

äußerer: Cic., laur.

innerer: Berb., mez., verat-v.

Wade: Ang., ars., berb., chlol., eup-per., fago., *gels.*, jatr., *kali-bi.*, led., lycps., lyss., merc., mur-ac., ptel., *puls.*, sep., sin-n., tarax., teucr.

SCHMERZ - **Wehtun** - *Unterschenkel* - Wade ...

morgens, beim Erwachen: Lycps.

Bewegung, bei: Rumx.

Gehen, beim: Myric.

Freien, im: Fago.

Knöchel: *Agar.*, cann-i., carb-ac., cast-eq., coloc., con., dios., hell., jug-c., *lac-d.*, laur., *led.*, naja, nat-p., ox-ac., plan., *podo.*, ptel., puls-n., *rhus-t.*, rhus-v., sep., sin-n., stront., stry., sul-i., tab., zinc.

morgens: Carb-ac.

Bewegung amel.: Plan., **Rhus-t.**

Gehen, beim: Calc-p., cycl., stront.

nach: *Rhus-t.*

Menses, nach: Nat-p.

Sitzen, im: Bry., chel., phys., **Rhus-t.**

amel.: Cycl.

Stehen, im: Cycl., stront.

Achillessehne: *Cimic.*

Fuß: Ang., bov., bry., calc., caust., clem., *coloc.*, *cur.*, dios., fago., gymn., ham., *kali-c.*, kalm., lac-ac., mez., nit-ac., olnd., petr., phos., phyt., ptel., still., *sulph.*, verat., vip.

nachmittags: Ptel.

nachts, beim Erwachen: Bar-c.

Sitzen, im: Olnd.

Gehen, beim: Phyt., stry.

Körperübungen amel.: Dios.

Liegen im Bett, beim: *Cur.*

erstreckt sich zu den Hüften: Nit-ac.

Gelenke: Clem., *kali-c.*, phos.

Periost, im: *Coloc.*

Fußrücken: Asaf., chel., *coloc.*, jatr., lil-t., merc-i-f., mez., xan.

Sitzen, im: Asaf.

Fußsohle: Asaf., caust., croc., dios., hydr., kali-c., *rhus-t.*, stry., sul-i., sumb., viol-t.

morgens: Dios., hydr.

Gehen, beim: Kali-c., *rhus-t.*, viol-t.

SCHMERZ - **Wehtun** - *Fuß* - Fußsohle ...

Sitzen, beim: Asaf.

Stehen, beim: Croc., sul-i.

Wölbung der Sohle: Rhus-t.

Ferse: Agar., calc-p., carb-s., carl., ferr., kali-c., phyt., puls., spong., zinc.

erfrorenen Ferse, in der vormals: Carl.

Gehen, beim: Spong.

Heben des Fußes amel.: Phyt.

Stehen, nach langem: Zing.

erstreckt sich zum Oberschenkel: Ferr.

Zehen: Arn., carl., coc-c., cupr., dios., euon., ham., hell., led., mez., mosch., phos., puls-n., pyrus., sulph.

erfrorenen Zehen, in den vormals: Carl.

Gehen, beim: Mez., phos.

pulsierend: Arn.

Zehenballen: Sulph.

großer Zeh: Calc., carb-ac., coc-c., graph., *kali-c.*, mag-c., phys.

Gelenke: *Cann-i.*, cimic., nat-s.

erstreckt sich durch die Beine nach oben: Cimic.

Nagelwurzel: Calc-p.

kleiner Zeh: Dios.

Gelenke: Coloc.

wund schmerzen, wie zerschlagen: Abrot., *acon.*, aesc., *agar.*, *all-c.*, *alum.*, alumn., am-c., ammc., anac., anthr., *apis*, apoc., *arg-m.*, arg-n., **Arn.**, ars., aster., *aur.*, aur-m-n., *bad.*, **Bapt.**, *bar-c.*, **Bell.**, bov., *bry.*, bufo, *calc.*, camph., *carb-ac.*, *carb-an.*, **Carb-s.**, **Carb-v.**, *caust.*, cham., **Chel.**, *chin.*, *chin-s.*, chlf., **Cimic.**, *cist.*, *clem.*, cob., cocc., *colch.*, *con.*, cupr., *daph.*, *dros.*, dulc., elaps, elat., **Eup-per.**, ferr., ferr-ar., ferr-i., ferr-p., *gels.*, gins., graph., *ham.*, hell., *hep.*, hyper., **Ip.**, kali-bi., kali-br., kali-c., kali-n., kali-p., *kalm.*, *kreos.*, *lac-c.*, *lach.*, lact., *lac-ac.*, *lec.*, *led.*, lil-t., *lyc.*, *lyss.*, mag-c., mag-s., manc., **Mang.**, *merc.*, merc-i-f., mez., nat-ar., nat-c., **Nat-m.**, nat-p., **Nit-ac.**, **Nux-v.**, petr., *ph-ac.*, *phos.*, *phyt.*, *pic-ac.*, plb., *puls.*, ran-s., **Rhus-t.**, rhus-v., **Ruta**, sec., sel., **Sil.**, sol-n., **Spong.**,

SCHMERZ - **wund** schmerzen ...

stann., **Staph.**, sul-ac., **Sulph.**, tarax., *thuj.*, til., *tub.*, valer., *zinc.*

rechts: Caust.

tagsüber: Sulph.

morgens: Aesc., apoc., arg-n., *aur.*, clem., **Nux-v.**, sulph.

4 Uhr: *Lyc.*

6 Uhr: Ptel.

Aufstehen, nach dem: *Nat-m.*, sulph.

amel.: *Aur.*

Bett, im: *Aur.*, *rhus-t.*, *staph.*, *zinc.*

vormittags: Mag-m.

mittags: Sulph.

nachmittags: Cina, cob., kali-c., pall., *staph.*, thuj.

abends: Am-c., ferr-i., petr.

Hinlegen, beim: Petr.

nachts: Nat-m., *nux-v.*

Schlaf, nach: Cycl.

Anstrengung, nach: *Agar.*, cimic., **Rhus-t.**

Aufstehen, beim: Ant-t.

nach, amel.: Naja, *nux-v.*

Bett; bei Berührung mit dem: **Arn.**, aur., merc-n., *nux-v.*, *rhus-t.*

Bewegung, bei: Aesc., agar., *bry.*, carb-an., chin., croc., *ham.*, lach., *nux-v.*

amel.: Aur., **Rhus-t.**, *tub.*

fortgesetzte Bewegung amel.: Nat-ar., **Rhus-t.**

Druck, bei: *Cina*

Erwachen, beim: Aesc., naja, sulph., *zinc.*

Froststadium im Fieber, während: *Arn.*, *bapt.*, *nux-v.*, *rhus-t.*, *tub.*

Gehen, beim: Apoc.

amel.: Agar., *aur.*, ruta

nach: Raph., rhod., **Ruta**

Freien amel., im: Clem.

gelähmten Teilen, in: Plb.

Hitzestadium im Fieber, während: Arn., ars., bell., **Chin.**, *nat-m.*, *nux-v.*, phos., **Puls.**, *rhod.*, *tub.*

SCHMERZ - **wund** schmerzen ...

Kälte, bei: Gins.

Kaltwerden, durch: *Ph-ac.*

Koitus, nach: **Sil.**

Liegen, im: Lyc., *nux-v.*

Glied, auf dem er liegt; in dem: **Arn.**, graph., **Ruta**

Seite, auf der er nicht liegt: *Rhus-t.*

Menses, vor: Phos.

während: Nit-ac., phos., sep.

spärlichen Menses, bei: Carb-v.

Schlaf, nach: *Arg-n.*, ptel.

Schreck, bei: Merc.

Sitzen, im: Asaf., bry., sabad.

Spaziergang, nach einem: *Ruta*

Stehen, im: Alum., sulph.

Stellen hier und da, an einzelnen: **Kali-bi.**

Treppensteigen, beim: Phos.

Wärme amel.: *Nux-v.*, **Rhus-t.**

Gelenke: Abrot., *agar.*, *alum.*, alumn., anac., ang., *apis*, apoc., **Arg-m.**, **Arn.**, **Aur.**, *bell.*, *bov.*, bufo, calad., *calc.*, carb-an., *carb-s.*, *carb-v.*, *caust.*, *cham.*, chel., **Chin.**, chlf., *cist.*, clem., cob., coff., coloc., *con.*, *crot-h.*, cupr., *dig.*, *dros.*, *ferr.*, hyos., *hyper.*, kali-i., *lac-c.*, *led.*, *lith-c.*, *mez.*, *mur-ac.*, *nat-m.*, nat-n., nat-p., *nit-ac.*, **Nux-v.**, par., **Ph-ac.**, phos., phys., pic-ac., plb., **Puls.**, **Rhus-t.**, *ruta*, *sep.*, *spig.*, squil., *sulph.*, tub., *verat.*, viol-o., zinc.

morgens: Aur., cob., nit-ac., **Ph-ac.**, pyrus., verat.

Bett, im: Anac., aur., carb-v., chin., coff., **Nux-v.**, *rhus-t.*

Erwachen, beim: Abrot.

vormittags: Aur.

abends: Cham.

19 Uhr: Cham.

nachts: *Con.*, spig.

Abwärtsbewegung, bei: *Arg-m.*

Aufstehen amel., beim: Aur., coff., *nux-v.*

Beugen, nach: Coff.

SCHMERZ - **wund** schmerzen - *Gelenke* ...

Bewegung, bei: Agar., *arg-m.*, *arn.*, *calc.*, nux-v.

amel.: *Chin.*, coloc., **Con.**, **Rhus-t.**, **Tub.**

Kaltwerden, durch: *Ph-ac.*

lähmungsartig: *Arn.*, *calc.*

Liegen agg.: Aur., *nux-v.*

schmerzhaften Seite amel., auf der: *Nux-v.*, *rhus-t.*

Nasenbluten, nach: Agar.

Sitzen, beim: Coloc.

Knochen: Anac., arg-m., *crot-h.*, **Eup-per.**, **Ip.**, *kali-bi.*, *lyss.*, *mang.*, *nit-ac.*, **Nux-v.**, sulph., verat.

morgens im Bett: **Nux-v.**

lähmungsartig: *Calc.*

Sitzen, im: Am-m.

lange Knochen: *Calc.*

Sehnen: Bry., *calc-p.*

Arme: Acon., aesc., agar., all-c., alum., am-c., aml-n., ammc., anac., ang., apis, arg-m., *arn.*, ars., asaf., aster., berb., bor., *bry.*, *calc.*, calc-p., calc-s., cann-s., *carb-ac.*, carb-s., carb-v., card-m., cast-eq., **Caust.**, chin-s., chlf., cist., clem., cocc., coloc., com., *con.*, *croc.*, crot-h., crot-t., *cur.*, *dulc.*, **Eup-per.**, *ferr.*, ferr-ar., graph., grat., hep., hyper., indg., kali-bi., kreos., *lach.*, laur., led., lyc., lyss., mag-c., meph., merc., merc-i-f., merc-i-r., mez., nat-m., nat-s., *nit-ac.*, nux-v., ol-an., *ph-ac.*, phos., pip-m., *plat.*, plb., plumbg., *puls.*, *rhus-t.*, rhus-v., rob., *ruta*, sang., sarr., *sep.*, sil., spong., stry., *sulph.*, sumb., tep., *verat.*, vip., zinc.

links: Merc-i-f., sumb.

rechts: *Merc-i-f.*

tagsüber: Sulph.

morgens: Ign., nux-v., *ph-ac.*, tab., zinc.

mittags: Merc-i-r.

abends: Mag-m., zinc.

amel.: Merc-i-r.

nachts: Anac., merc-i-f., plb.

Anfassen der Arme, beim: *Calc.*

Anziehen des Mantels, beim: Merc-i-r.

SCHMERZ - **wund** schmerzen - *Arme ...*

Arbeit amel.: Caust.

Bewegung, bei: Arg-m., *calc.*, croc., ferr., kali-bi., plb., sulph.

amel.: Caust., *dulc.*

passiver Bewegung, bei: Merc-i-f.

Druck, bei: *Cina, merc-i-f.*

Erwachen, beim: Chel., mag-s., rumx., sulph.

Essen, nach dem: Clem.

Gehen, beim: Dios.

amel.: Verat.

Heben des Armes agg.: *Nit-ac.*

Hitze amel.: *Ferr.*

lähmungsartig: Alum., dulc.

Liegen darauf, beim: Anac., cocc.

schmerzhaften Seite, auf der: Merc-i-f.

Reiben, beim: *Merc-i-f.*

Schreiben, beim: *Merc-i-f.*

Sitzen, im: Berb., bry., caust., coloc.

Gelenke: Alum., alumn., aur-m-n., ph-ac.

Beugen nach hinten, beim: Ign.

Schulter: Abrot., acon., aesc., alum., am-c., aml-n., arg-m., arn., aur., bapt., berb., brach., brom., calc-p., calc-s., camph., cann-s., chel., *chin.*, *cic.*, cocc., coloc., *con.*, cop., crot-c., crot-h., cupr., *dros.*, elaps, fago., *ferr.*, fl-ac., gels., *gran.*, ham., hep., *ign.*, ind., iod., *kali-c.*, kali-i., kali-n., laur., *led.*, *lyc.*, lyss., mag-c., merc-i-f., mez., mur-ac., nat-c., nat-m., nit-ac., **Nux-v.**, phos., pic-ac., plat., *podo.*, psor., ruta, sanic., sarr., sep., staph., stram., stry., sulph., thuj., verat.

links: Ind., *kali-i.*, sulph.

rechts: Coloc., *merc-i-f.*, psor.

morgens: Kali-n.

Aufstehen, beim: Cupr.

Erwachen, beim: Abrot., calc-s., chel., fl-ac.

abends: Am-c., calc-s.

nachts: *Sulph.*

SCHMERZ - **wund** schmerzen - *Schulter ...*

Liegen auf der Seite, beim: Acon., merc-i-f.

anfallsweise: Crot-h.

Beugen des Armes, beim: Crot-h.

Bewegen des Armes, beim: *Arg-m.*, cann-s., dros., fago., *ham.*, ign., kali-c., nat-m., sanic., sars., stram.

amel.: *Lyc.*

Erwachen, beim: Acon., chel., fl-ac., nux-v.

Freien amel., im: Calc-s.

Gähnen, beim: Mag-c.

Gehen, beim: Arg-m., carb-ac.

Heben des Armes, beim: Gran., nat-m.

Körperübungen, bei: Pic-ac.

lähmungsartig: *Led.*, mag-c.

Legen des Armes nach hinten auf den Rücken ist unmöglich: *Ferr.*

Liegen, im: *Lyc.*

liegt, auf dem er: *Ign.*, *lach.*

Schlaf, nach: Acon.

Sitzen, im: Coloc.

Warten, beim: Merc-i-f.

erstreckt sich zur Hand: Sarr.

Handgelenk: Brach., verat.

Gelenk: Cic., cupr., ign., *nux-v.*

unter der rechten Schulter: Kali-c.

linken: Kali-i.

Oberarm: Aesc., agar., *agn.*, am-m., ammc., anac., arg-m., ars-h., arum-t., asaf., bar-c., bell., bov., *calc.*, canth., cedr., cina, cinnb., cocc., coff., crot-h., cupr., cycl., **Eup-per.**, eupi., ferr-i., fl-ac., graph., grat., ham., hell., *hep.*, ign., indg., iod., iris., kreos., laur., led., lyc., lyss., mag-m., mez., mur-ac., nat-c., *nat-m.*, nicc., *nit-ac.*, ox-ac., petr., *ph-ac.*, *phos.*, phyt., plan., plat., sarr., *sep.*, *stann.*, stry., *sulph.*, *sumb.*, tep., *thuj.*, *verat.*, zinc.

rechts: Cinnb.

morgens: Bov., ham.

abends: Stry.

Berührung, bei: Cycl., kreos., mez., nat-c.

SCHMERZ - **wund** schmerzen - *Oberarm ...*

Bewegung, bei: Cocc., cycl., grat., ham., nat-c., plan., plat., sep.

amel.: Cupr., kali-c., *lyc.*, mur-ac.

Armes nach vorn und hinten; des: *Nat-m.*

Druck amel.: Bov.

Erwachen, beim: Fl-ac.

Heben des Armes: Grat., kali-c., nat-m., nit-ac., plan.

Mittagessen, nach dem: Thuj.

Sitzen, im: Phos.

Strecken des Armes agg.: Phyt., plat., verat.

Treppensteigen, beim: *Calc.*

erstreckt sich zur Schulter: Laur.

Handgelenk: Verat.

Bizeps: Brach., ham.

Knochen: Ang., bov., *cocc.*, croc., ham., **Hep.**, phos., sarr., *sil.*, thuj., zinc.

Gelenkköpfe: Glon., graph., laur., phos., thuj.

Streckmuskeln: Mur-ac.

Ellbogen: Agar., all-c., alumn., am-c., ang., asaf., aur-m-n., bar-c., bov., brom., calc-p., camph., *carb-v.*, caust., cedr., cinnb., clem., colch., con., cycl., dros., dulc., hep., ind., iod., lach., led., mag-s., merc-i-f., nat-s., *ol-j.*, phos., puls., ruta, sul-ac., *sulph.*, tell., ter., thuj., verat., zinc.

links: Agar.

morgens: Carb-v., puls.

Bett, im: *Carb-v.*

Bewegung, bei: Puls.

vormittags: Thuj.

abends: Am-c., still.

nachts: Merc-i-f.

Beugen des Ellbogens, beim: Dulc.

Bewegung, bei: Clem.

amel.: Aur-m-n.

Gehen, nach dem: Tell.

Heben, beim: Sulph.

erstreckt sich zum Unterarm: Led.

Ellenbogenbeuge: Caust., valer., zinc.

SCHMERZ - **wund** schmerzen - *Ellbogen* - Ellenbogenbeuge ...

Schreiben, beim: Valer.

Strecken des Armes, beim: Hep.

Ellbogenhöcker: Stann.

Beugen des Armes, beim: Stann.

Unterarm: Acon., ail., aloe, **Arn.**, ars-m., aur-m-n., bar-ac., *calc.*, calc-p., camph., canth., carb-an., **Caust.**, cedr., chel., *cic.*, coca, com., con., croc., crot-t., cupr., *cycl.*, dig., **Eup-per.**, ham., hep., hura, iod., kali-bi., led., lyc., merc., merc-i-f., merc-i-r., mur-ac., nit-ac., ol-an., *ph-ac.*, phos., plan., prun-s., *rhus-t.*, ruta, sabin., sal-ac., sil., sul-ac., sulph., thuj., *zinc.*

rechts: *Cycl.*, merc-i-f.

vormittags: Led.

nachts: Cycl.

Bewegung, bei: Nit-ac., zinc.

amel.: Aur-m-n.

Drehen des Armes, beim: Zinc.

Koitus, beim Beugen nach: Sabin.

Legen des Unterarms auf den Tisch, beim: Ph-ac.

erstreckt sich zu den Fingern: Iod.

Rückseite: Con.

Speiche: Phos., *rhus-t.*, sil.

Elle: Ars., ruta

nahe dem Ellbogen: Mez.

nahe dem Handgelenk: *Calc.*

Handgelenk: Alumn., ammc., arg-m., asaf., aur-m-n., bov., brach., *calc.*, camph., caust., cham., *dros.*, **Eup-per.**, led., lyss., nat-m., nat-p., nit-ac., pip-m., podo., **Ruta**, sep., tanac., thuj., zinc.

Ruhe, in der: Aur-m-n.

Wetter, bei nasskaltem: Ruta

Hand: Abrot., *arn.*, ars., bell., bism-o., calc-p., carb-v., crot-h., cupr-ar., ferr., *hep.*, *kali-bi.*, lil-t., mag-c., mez., nat-c., nat-m., nicc., olnd., ph-ac., phos., rhus-v., *ruta*, sil., sulph., vip.

Bewegen der Hand, beim: Sil.

gelähmt, wie: Ph-ac.

erstreckt sich in den Arm, wenn er ihn bewegt: Hep.

SCHMERZ - **wund** schmerzen - *Hand* ...

Gelenke: Alumn., *arg-m.*, asaf.

Handrücken: Carb-v., graph., hep., hura, *ruta*

Handteller: Am-m., ars., nat-c.

zwischen den Fingern: *Ars.*, graph.

Finger: Alum., am-c., apis, brach., bry., camph., com., croc., **Led.**, mez., nat-m., nit-ac., petr., rhus-t., ruta, sec., sep., sulph.

links, morgens: Merc-i-r.

Bewegung amel.: Ruta

Gelenke: Alum., bry., caul., iod., lac-ac., lyc., nat-m., sep., sulph.

Endgelenk: Alum., sep.

Periost: **Led.**

Nägel: *Petr.*

Fingerspitzen: Calc-p., nat-c., *sars.*

Zeigefinger, Gelenke: Caust., crot-h., lac-ac.

Mittelfinger: Cann-s., dios.

Gelenke: Agar., carb-an.

Ringfinger: Ruta

kleiner Finger: Chin-s., verb.

Gelenke: Chin-s.

Daumen: Am-c., brach., coc-c., kreos., vip.

links: Am-c., kreos.

Kaltwerden, beim: Am-c.

Daumenwurzel: Phos.

Daumenballen: Arn., hura, ran-b.

Spitze: Calc-p., vip.

Beine: Aesc., agar., alum., alumn., ant-t., apis, *arn.*, asar., aster., *bell.*, *berb.*, bufo, *calc.*, carb-an., carb-s., *carb-v.*, caul., **Caust.**, *chel.*, *cocc.*, *con.*, crot-t., cupr., **Eup-per.**, ferr-i., form., graph., ham., kali-bi., *led.*, mag-c., mag-m., manc., mang., merc., myric., *nat-c.*, nat-m., nat-p., nat-s., *nit-ac.*, *nux-v.*, *ph-ac.*, *phos.*, pic-ac., plb., ptel., puls., **Rhus-t.**, *rhus-v.*, **Ruta**, sanic., *sep.*, sil., spig., spong., *stann.*, *sulph.*, valer., verat., zinc.

morgens: Carb-an., *caust.*, *ph-ac.*

Aufstehen, beim: Nux-v.

vormittags: Nat-s., ptel.

SCHMERZ - **wund** schmerzen - *Beine* ...

nachmittags: Myric.

abends: Sulph.

nachts: Phos.

anfallsweise: Plb.

Aufstehen zum Gehen, beim: *Eup-per.*

Gehen, beim: Aesc., *chel.*

nach: Agar., *berb.*, **Ruta**

Freien, im: *Sulph.*

Menses, vor: Caul.

während: Caul., nit-ac., sep.

Sitzen agg.: Apis

Stehen, im: Alum., alumn.

Tanzen amel.: Sep.

Treppensteigen, beim: Stann.

Knochen: *Led.*, *mang.*, *nit-ac.*

Innenseite: Petr.

Gelenke: Agar., *arg-m.*, calc., *dig.*, nat-c., ph-ac., sarr., sep.

Abwärtsbewegung, bei: Arg-m.

Gesäß: Agar., arg-m., *ars.*, calc-p., card-m., caust., cist., *hep.*, lyc., mag-m., mag-s., merc., nat-m., nit-ac., nux-v., *puls.*, sanic., sel., sulph., zinc.

Gehen, beim: Mag-s.

Sitzen, im: Agar., caust., *hep.*, sel., sep.

Hüfte: Abrot., *acon.*, aesc., agar., all-c., alum., am-c., am-m., anac., apis, *arg-m.*, *arn.*, bov., bry., carb-ac., carb-an., *caust.*, *cina*, cob., cop., croc., crot-h., *ferr.*, fl-ac., form., gins., hura, kali-bi., *kali-c.*, kreos., *laur.*, lil-t., mag-m., manc., mang., *nat-c.*, nat-m., **Ph-ac.**, phyt., puls., **Ruta**, sars., **Sep.**, *sil.*, *staph.*, *sulph.*, tarent., tell., thuj., zinc., zing.

rechts: Lil-t., *sep.*

morgens: Agar., alum., bry., fl-ac., rat.

Aufstehen, nach dem: Agar., fl-ac.

Gehen, beim: Mag-m.

vormittags: Am-m., equis.

Menses, während: Nat-c.

SCHMERZ - **wund** schmerzen - *Hüfte* ...

nachts: Nat-m.

Bett, im: Form., phos.

Liegen darauf, beim: *Caust.*, kali-bi.

Aufstehen vom Sitzen, beim: Anac., kali-bi., nat-c., tarent.

Bewegen des Körpers auf eine Seite, beim: Sulph.

Bewegung, bei: *Arg-m.*, cob., croc., fl-ac., *kali-c.*

Beginn der Bewegung; zu: *Sep.*

Bücken, beim: *Sil.*

Druck, bei: Alumn., caust., *cina*

Froststadium im Fieber, während: **Arn.**

Gehen, beim: Alum., bry., caust., cop., kali-bi., mag-m., tarent., tell.

amel.: Agar., sep.

Beginn des Gehens; zu: Ph-ac.

Liegen, im: Staph.

Liegen, darauf beim: *Caust.*, cop., kali-bi., nat-m., sep.

Menses, vor: Calc., *lach.*

während: *Mag-m.*, *nat-c.*

Niesen, beim: *Kali-c.*

Sitzen, im: Kali-bi., sang., sulph.

amel.: Tarent.

Stehen, im: Tarent.

Treppensteigen, beim: Ph-ac.

erstreckt sich zu den Knöcheln: Manc.

Knie: Abrot.

unten, nach: Aesc.

Gesäßmuskeln: Arg-m., euph., hura, *puls.*, seneg., zinc.

Oberschenkel: *Acon.*, all-c., *am-c.*, am-m., ang., arg-m., *arn.*, ars., aur., bapt., bar-c., **Bell.**, berb., bry., *calc.*, *calc-p.*, calo., *camph.*, caps., carb-ac., carb-s., **Caust.**, cham., *chel.*, chin., clem., *cocc.*, *coff.*, crot-h., dig., dulc., ferr-i., fl-ac., gels., graph., grat., guaj., *ham.*, *hep.*, hyper., iod., kali-bi., kali-c., kali-n., lach., lact., laur., *led.*, *lyc.*, lyss., mag-c., *mag-m.*, mang., *meny.*, *merc.*, merc-i-f., mez., mosch., murx., nat-ar.,

SCHMERZ - **wund** schmerzen - *Oberschenkel* ...

nat-c., nat-s., nicc., *nit-ac.*, *nux-v.*, ol-an., olnd., *ph-ac.*, phos., *plat.*, plb., *puls.*, **Rhus-t.**, **Ruta**, sabin., sang., sanic., seneg., *sep.*, *sil.*, spig., squil., staph., *sulph.*, tab., *thuj.*, valer., viol-t., zinc.

rechts: *Camph.*

morgens: Lyc., *sulph.*, viol-t.

Aufstehen, nach dem: Valer.

Bett, im: **Caust.**

Erwachen, beim: *Sulph.*

nachmittags, beim Gehen: Hyper., nat-s., valer.

abends im Bett: Mag-c.

nachts, in dem Oberschenkel, auf dem er liegt: *Caust.*

anfallsweise: Sul-ac.

Anfassen des Oberschenkels, beim: Merc.

Anstrengung, bei: Ol-an.

Ausstrecken, beim: Caps., **Ruta**

Beugen des Knies, beim: *Puls.*

Bewegung, bei: Arg-m., dig., nux-v., phos.

amel.: Caps.

Erschütterung agg.: Valer.

Froststadium im Fieber, während: *Ars.*, eup-per.

Gehen, beim: Arn., chel., *guaj.*, mag-c., nat-c., nat-s., olnd., ph-ac., *sil.*, spig.

amel.: **Bell.**, caps.

nach: *Arn.*, calc., *camph.*, crot-h., mag-c., meny., merc., ph-ac., *ruta*

Beginn des Gehens, zu: Ph-ac., **Rhus-t.**

Freien, im: Guaj.

schnell Gehen agg.: Staph.

Sitzen, nach: Cocc.

Heben des Beines beim Sitzen; beim: Cocc.

hochgezogenem Bein, bei: Sabin.

Liegen, im: Sil., staph.

Liegen darauf ; beim: *Caust.*, kali-bi.

Menses, während: *Am-c.*, bov., *nit-ac.*

Schweiß amel.: *Gels.*

Reiben amel.: Am-c.

Schlittschuh gelaufen wäre, als ob er zu viel: Crot-h.

Sitzen, im: Chin., ign., kali-c., kreos., meny., sil., sulph.

Stehen, im: Grat.

Treppensteigen, beim: Calc., *ph-ac.*

Wetter, bei nasskaltem: **Calc-p.**

erstreckt sich zu den Waden: Chel., valer.

Rückseite: Chin., fl-ac., ign., *indg.*, mang., **Ruta**

Innenseite: *Camph.*, cocc., fl-ac., mez., nat-p., phel., spig.

Gehen, bei schnellem: Mez.

Lehnen auf die linke Seite amel.: Phel.

Menses, während: Phel.

Treppensteigen, beim: Nat-p.

Umdrehen in einem Kreis nach links, beim: Cocc.

Mitte des Oberschenkels: Ant-c., bar-c., bry., *calc.*, chel., cocc., graph., hep., kali-bi., laur., mag-m., nat-s., nicc., ph-ac., phos., plat., sabin., thuj., valer.

nachmittags, beim Sitzen: Nicc.

abends, im Bett: Mag-m.

Gehen im Freien, beim: Thuj.

Beginn des Gehens, zu: Ph-ac.

Menses, während: Am-c., indg.

Sitzen, im: Nicc., plat.

Stehen, beim: Valer.

Treppensteigen, beim: *Calc.*

Vorderseite: Arg-m., cham., *hep.*, laur., *lyss.*, nux-v., plb., **Ruta**, sabin., *sulph.*, zinc.

abends: *Sulph.*

Druck, bei: *Sulph.*

Gehen, beim: Olnd.

zwischen den Oberschenkeln: Am-c., ars., calc., **Caust.**, graph., kali-c., lyc., *nat-c.*, *nit-ac.*, rhod., *sep.*, squil., sulph.

Knochen: Bry., *calc.*, graph., meny., mez., nit-ac., phos., **Puls.**, **Ruta**, sabin., *sil.*, sulph.

nahe den Genitalien: **Graph.**, *merc.*, rhod.

männlichen Genitalien: Caust., *crot-t.*, nat-m., nit-ac.

weiblichen Genitalien: Kreos.

Leistenbeuge: Berb., bov., dig., laur., mang., nat-s., sars.

abends: Nat-s.

Gehen, beim: Nat-s.

Menses, vor den: Sars.

während: Bov.

Knie: Acon., aesc., ambr., ang., *arg-m.*, **Ars.**, ars-h., asaf., asar., *aur.*, bar-c., berb., brach., *bry.*, bufo, calc., calc-p., camph., canth., carb-ac., carb-an., caust., chel., *chin.*, chin-s., cic., cist., coloc., *con.*, cupr., cycl., elaps, **Graph.**, ham., hell., *hep.*, hura, hyos., jatr., *kali-ar.*, kali-bi., *kali-c.*, kali-p., lac-c., lach., lac-ac., **Led.**, lyc., mag-c., *meph.*, mez., mur-ac., myric., nat-c., nat-m., nat-p., nat-s., *nux-v.*, ol-an., *ol-j.*, petr., phos., *plat.*, plb., *puls.*, rhod., rhus-v., rumx., ruta, sabad., sarr., sep., spig., *stann.*, staph., sulph., tarent., tax., tell., thuj., urt-u., verat., zinc.

links: *Con.*

morgens: Graph., nux-v., zinc.

Bett, im: Aur., graph., nux-v.

Aufstehen amel., nach dem: Aur.

abends: Abrot., dios., lach.

Bett, im: Thuj.

nachts: **Graph.**

abwechselnd in beiden Knien: Cycl.

anfallsweise: Plb.

SCHMERZ - **wund** schmerzen - *Knie* ...

Aufstehen vom Sitzen, beim: Ars., *berb.*, sulph.

amel.: Phos.

nach dem Aufstehen amel.: Aur., graph.

Beugen des Knies, beim: Aspar., carb-an., hell., spig., sulph.

Bewegung, bei: *Arg-m.*, chin., *kali-c.*

amel.: Carb-ac., cycl., *puls.*, sulph.

Beginn der Bewegung, zu: Nat-ar.

Druck, bei: Caust., chel., hell.

Froststadium im Fieber, vor: Chin-s.

während: Chin-s., phos.

Gehen, beim: *Arg-m.*, *bry.*, *calc-p.*, carb-an., cycl., dios., mur-ac., nat-s., thuj., zinc.

nach: *Berb.*, tell.

amel.: Ars., *puls.*

Freien, im: Con.

Heben des Beines im Sitzen, beim: Phos.

Liegen auf der schmerzhaften Seite, beim: Nat-m.

Menses, während: Mag-c.

Niesen, beim: *Kali-c.*

Sitzen, im: Ang., arg-m., ars., asaf., bry., coloc., jatr., sabad., sep.

amel.: Zinc.

Stehen im Freien, beim: Con.

Treppensteigen, beim: Mur-ac.

hinab: Sulph., verat.

Kniekehle: Ambr., kali-n., manc., mez., plb., stann.

Kniescheibe: Acon., alum., *arg-m.*, bry., *carb-ac.*, chin., ery-a., hell., *led.*, nit-ac., petr., sil.

Beugen des Knies, beim: Hell.

Gehen, beim: Arg-m., *led.*, nit-ac.

ebenem Boden amel., auf: Nit-ac.

Sitzen amel.: Arg-m.

SCHMERZ - **wund** schmerzen - *Knie* - Kniescheibe ...

Treppen, beim Hinabsteigen von: Nit-ac.

Unterschenkel: Acon., agar., alum., alumn., am-m., ang., apis, asar., aur-m., bad., **Bell.**, *berb.*, brach., bry., *calc.*, canth., carb-ac., carb-an., carb-s., card-m., cast-eq., **Caust.**, chel., chin., chlor., cic., cimic., clem., coff., *coloc.*, con., croc., dig., **Eup-per.**, ferr., ferr-i., gels., graph., *guaj.*, hura, hyos., iod., **Kali-c.**, kali-n., kali-p., *led.*, lyc., lyss., mag-c., mag-m., merc., *mez.*, nat-ar., *nat-c.*, nat-m., nat-p., nat-s., *nit-ac.*, nux-m., osm., petr., *ph-ac.*, phos., *phyt.*, pic-ac., plb., prun-s., psor., *puls.*, *rhus-t.*, **Ruta**, *sep.*, sil., stann., *sulph.*, tarent., tep., thuj., valer.

morgens: Chlor., prun-s.

Aufstehen, nach dem: Plb.

Bett, im: **Caust.**, ferr.

Erwachen, beim: Kali-n.

abends: Alum., bry., lyss., mag-m.

nachts: Gels., *merc.*, *mez.*, nux-v., sulph.

abwechselnd mit zerschlagenem Gefühl in den Armen: Cic.

Aufstehen amel., nach dem: Ferr.

Bewegung, bei: *Bufo*, dig., nux-v., *puls.*

Erschöpfung, nach: Cham.

gefühllos: Bad.

Gehen, beim: *Aesc.*, aur-m., berb., canth., carb-an., chlor., coloc., ferr., graph., sol-n.

nach: Guaj., **Ruta**

Hinlegen, beim: Alum., calc.

Menses, während: Petr.

Sitzen, im: Bry., ruta, sep.

Stehen, im: Alumn.

Stellen, an einzelnen: Sil.

Urinieren, beim: *Nat-c.*

Treppensteigen, beim: Bad., nat-m.

Achillessehne: *Aesc.*, *bry.*, carb-ac., *cimic.*, coc-c., mill.

Schienbein: Agar., alum., asaf., *asar.*, *aur.*, *aur-m.*, *calc.*, carb-an., caust., coff., con., graph., hyos.,

SCHMERZ - **wund** schmerzen - *Unterschenkel* - Schienbein ...

kali-bi., kali-c., *kali-s.*, mag-c., *mang.*, *mez.*, nat-m., *nit-ac.*, nux-v., petr., **Phos.**, psor., *puls.*, *rhus-t.*, **Ruta**, sep., *sil.*, *syph.*, thuj.

morgens, im Bett: Psor.

abends: Alum.

nachts: *Mez.*, nit-ac., nux-v.

Bett, im: *Merc.*, *mez.*

Gehen, beim: Carb-an., mag-c.

Stehen, im: Alum., mag-c.

Wade: *Aesc.*, alum., ant-t., arn., ars-i., berb., *bry.*, caust., *chel.*, chim., clem., coca, croc., crot-h., **Eup-per.**, fago., *ferr.*, ferr-i., *gels.*, jatr., *kali-c.*, lac-ac., mag-m., merc-cy., mosch., nat-m., *nux-m.*, nux-v., pic-ac., plb., puls-n., rhus-t., stann.

abends: Ferr-i., stann.

Bett, im: Mag-m.

nachts: *Gels.*

Essen, nach dem: Clem.

Gehen, beim: Alum., *chel.*

Sitzen, im: Jatr.

Knöchel: Agar., agn., am-m., ars., berb., cann-s., cham., chlf., cinnb., clem., con., hyos., mag-c., *mez.*, nat-m., plat., rhus-v., ruta, sel., spig., valer.

morgens: Mag-c.

nachmittags: Hyos., *valer.*

Berührung, bei: Nat-m.

Bewegung amel.: Mez.

Erschütterung agg.: *Valer.*

Gehen, beim: Am-m., mag-c., mez., nat-m.

langes Gehen amel.: Mag-c.

plötzlich: Valer.

Sitzen, im: Gins.

Stehen, im: Mez., valer.

innerer Malleolus: *Arg-m.*

äußerer Malleolus: Valer.

Fuß: Alumn., ant-t., *arg-m.*, arn., arund., bar-c., bell., berb., bry., calc., calc-s., carb-ac., carb-an., carb-v., cham., chin., *cina*, clem., com., ferr., *graph.*, hyos., kali-ar., kali-bi., kali-n.,

SCHMERZ - **wund** schmerzen - *Fuß* ...

laur., lil-t., **Lyc.**, mag-c., mag-m., merc., *mez.*, nat-c., nat-m., nat-s., ol-j., op., ph-ac., phos., plb., puls., ran-b., rumx., **Ruta**, sep., **Sil.**, sulph., thuj., zinc.

morgens beim Erwachen: Mag-c., nat-s.

Auftreten, beim: Puls.

Liegen amel.: Mag-c.

nachmittags: Phos.

abends: *Arn.*

nachts: Plb., *sulph.*

Druck, bei: Cina

Essen, nach dem: Graph.

Gehen, beim: Alumn., cham., **Ruta**, **Sil.**

amel.: Arg-m., sep.

gelähmt, wie: Ph-ac.

Schweiß, durch: Graph., **Lyc.**

Sitzen, im: *Arg-m.*

Stehen, im: Ang., **Ruta**

Fußrücken: Carb-an., chin., cocc., com., eup-per., indg., kali-i., laur., sil.

links: Kali-i.

Ferse: Agar., am-m., bell., berb., bor., calc-p., caps., carl., caust., *cimic.*, cocc., *cycl.*, fago., jatr., kali-bi., **Led.**, mag-m., *mang.*, nux-m., nux-v., ph-ac., ran-b., sep., teucr., zinc.

links: Puls.

rechts: Euph.

Auftreten mit dem Fuß, beim: Agar., bell.

Gehen, beim: Am-m., bell., caust., *cycl.*, euph., fago., jatr., *kali-bi.*, *led.*, lyss., mang., nux-v., ph-ac., puls., sep.

Stehen, im: Agar., berb., mang.

Fußsohle: **Alum.**, alumn., ambr., **Ant-c.**, *arg-m.*, arum-t., aster., **Bar-c.**, berb., brach., calc., canth., *carb-s.*, caust., cham., *coloc.*, crot-h., graph., hep., *ign.*, kali-c., *lac-c.*, lact., **Led.**, lil-t., lyc., **Med.**, merc., **Nat-c.**, *nux-m.*, nux-v.,

SCHMERZ - **wund** schmerzen - *Fuß* - Fußsohle ...

phos., plb., psor., *puls.*, rhus-v., sabad., sars., *sil.*, stann., sul-ac., sul-i., sulph., syph., thuj.

morgens, im Bett: Psor.

Aufstehen, nach dem: Plb.

nachts: Bar-c.

entzündet, wie: Nit-ac.

Gehen, beim: *Aloe*, **Alum.**, alumn., ambr., **Ant-c.**, *arg-m.*, *ars.*, arum-t., *bar-c.*, calc., *canth.*, carb-s., carb-v., cham., chr-ac., *con.*, eup-per., graph., **Hep.**, lac-c., **Led.**, **Lyc.**, **Med.**, *mez.*, *nat-c.*, *nit-ac.*, nux-v., phos., *puls.*, **Ruta**, sabad., *sil.*, squil., staph., sulph., thuj., *zinc.*

amel.: Bar-c.

Körperübungen amel.: Plb.

Sitzen, im: Thuj.

Stehen, im: Sul-i.

Steinpflaster agg.: *Ant-c.*

Wärme amel.: Plb.

Zehen: *Ars.*, aster., aur., berb., calc., *canth.*, caust., *cina*, coff., *coloc.*, cycl., daph., graph., lyc., nat-c., *nat-m.*, **Nit-ac.**, ph-ac., plat., ran-b., ruta, sep., sulph., zinc.

Beugen des Fußes, beim: Hipp.

brennend: Lyc.

Druck, bei: *Cina*

Gehen, beim: Lyc., zinc.

geschwürig, wie: Ph-ac.

Schweiß, durch: Graph., sep.

Springen, beim: Cycl.

Stellen, an einzelnen: Ph-ac.

Zehenballen: Ph-ac., sil.

Gehen, beim: *Ars.*, caust., ph-ac., sil.

Gelenke: *Camph.*, puls.

zwischen den Zehen: Berb., carb-an., *fl-ac.*, *graph.*, lyc., merc-i-r., mez., *nat-c.*, *nat-m.*, ph-ac., ran-b., **Zinc.**

Zehenspitzen, abends: Ran-b.

SCHMERZ - **wund** schmerzen - *Zehen* ...

großer Zeh: Alum., *arn.*, *bry.*, *nat-c.*, *sulph.*

Ballen: **Led.**, lyc., pic-ac.

Gelenke: Bry., lob-s.

Spitze: Zinc.

vierter Zeh: Dios.

fünfter Zeh: Agar., bry., mur-ac., staph.

ziehend: Acon., agar., *alum.*, *am-c.*, anac., ang., ant-t., *arg-m.*, *ars.*, asaf., aur., aur-m., *bapt.*, bar-c., bell., *bry.*, calc., calc-p., calc-s., cann-s., canth., caps., carb-an., *carb-s.*, **Carb-v.**, carl., *caul.*, caust., cham., *chel.*, *chin.*, chin-a., cimic., cit-v., *cocc.*, colch., *coloc.*, con., *cupr.*, *dulc.*, ferr., *graph.*, *hep.*, hyos., hyper., ip., jatr., kali-ar., *kali-bi.*, *kali-c.*, kali-n., kali-p., kali-s., lach., lact., *led.*, *lyc.*, mag-m., mag-s., med., *merc.*, *mez.*, mill., naja, *nat-m.*, nat-p., **Nit-ac.**, nux-m., *nux-v.*, petr., ph-ac., phos., *plat.*, plb., *puls.*, *rhod.*, **Rhus-t.**, rhus-v., sabad., *sec.*, sep., sil., spong., stram., **Sulph.**, *thuj.*, *valer.*, verat., zinc., zing.

morgens: Acon., calc-p.

Erwachen, beim: *Aur.*, *hep.*, *nux-v.*

vormittags: Merc.

nachmittags: Calc., lyc.

abends: Calc-p., coloc., led., mag-s., ph-ac., *puls.*, rhus-t., **Sulph.**

18 Uhr: **Rhus-t.**

21 Uhr: Mag-s.

nachts: Bell., calc., **Carb-v.**, *cham.*, cit-v., hep., *lyc.*, merc., *nux-v.*, *puls.*, *rhod.*, **Rhus-t.**, sabin.

anfallsweise: *Cocc.*

beginnt mit einem Ruck: *Cocc.*

Bewegung, durch: Cann-s., caps., *led.*, naja, *nux-v.*, sabad., thuj., verat.

amel.: *Arg-m.*, ferr., led., *lyc.*, nux-m., *rhod.*, **Rhus-t.**, thuj., **Valer.**

Erkältung, nach: Zing.

Freien amel., im: Sabin.

Froststadium im Fieber, während: *Ars.*, ferr., *merc.*, *nux-v.*, *puls.*, **Rhus-t.**

nach: Puls.

Gehen, beim: Coloc., verat.

amel.: *Lyc.*, **Valer.**, verat.

SCHMERZ - ziehend ...

gelähmten Gliedern, in: *Cocc.*

Kälte, bei: Graph., *puls.*

Konvulsionen, vor: Ars.

krampfartig: Asaf., *graph.*, kali-n., petr., *plat.*

lähmungsartig: *Aur.*, *cocc.*, *hep.*, *mag-m.*, *nux-v.*, **Rhus-t.**, sabad.

Liegen, im: **Rhus-t.**

Menses, während: Con., **Nux-m.**, *spong.*, stram.

Sitzen, im: Coloc., led., **Valer.**

Strecken amel.: Nit-ac.

wandernd: Caust., *chin.*, *cocc.*, *colch.*, jatr., kali-n., *sulph.*

Wärme amel.: Cham., *nux-v.*, *rhus-t.*

warmen Bett, im: Sulph.

Wein agg., nach: *Led.*, mez.

erstreckt sich nach unten: Lyc.

Knochen: Cham., *chin.*, *cocc.*, gels., kali-c., led., merc., *mez.*, sulph.

lange Knochen: *Led.*

Gelenke: Acon., ant-s., ant-t., arg-m., *bry.*, *carl.*, cham., *cimx.*, *cist.*, clem., coc-c., coloc., hyos., kali-bi., *led.*, lyc., mez., nat-c., nat-m., nat-s., nit-ac., *nux-m.*, *par.*, phos., plat., *puls.*, rhod., sec., tep.

morgens: Cham.

Aufstehen, nach dem: Phos.

abends: Nat-c., nat-s., *puls.*

Bewegung amel.: Coloc., phos.

Erwachen, nach: Nat-c.

Froststadium im Fieber, vor: Calc.

während: **Cimx.**

Gehen, beim: Ang.

krampfartig: *Par.*, *plat.*

lähmungsartig: Cham., nat-m.

reißend: Coloc.

Sitzen, im: Coloc.

stechend: Calc.

wandernd: Acon., cham.

Wein, nach: *Led.*

Arme: Acon., aesc., *agar.*, am-c., anac., ant-c., apis, *arg-m.*, *arg-n.*, *ars.*, ars-h., asaf., aster., bapt., *bar-c.*, bell., bry.,

SCHMERZ - ziehend - *Arme* ...

cact., calad., *calc.*, calc-p., camph., caps., carb-ac., carb-an., carb-h., carb-s., *carb-v.*, cast-eq., **Caust.**, *chel.*, chin., chin-a., cic., cimic., *cina*, cinnb., cist., cit-v., *clem.*, cocc., *coloc.*, con., crot-h., crot-t., *cupr.*, cycl., dig., dulc., elaps, euph., ferr., ferr-ar., form., gins., gran., graph., grat., *guaj.*, ign., indg., kali-bi., kali-c., *kali-n.*, kali-p., kalm., kreos., lach., laur., led., *lyc.*, *mag-c.*, mag-m., mang., meph., merc., *merc-c.*, merl., mez., nat-m., nat-s., *nit-ac.*, nux-m., *nux-v.*, ol-an., pall., petr., ph-ac., phos., *phyt.*, *plat.*, plb., *puls.*, *rhod.*, **Rhus-t.**, *rhus-v.*, sang., sec., seneg., *sep.*, *sil.*, sol-n., stann., staph., stry., sul-ac., *sulph.*, tab., tell., *teucr.*, *thuj.*, til., *valer.*, verat., zinc., zing.

abwechselnde Seiten: Sulph.

links: **Rhus-t.**

rechts: *Arg-n.*, bar-c., caust.

morgens: Lyc.

vormittags: Sulph.

nachmittags: Elaps, thuj., zinc., zing.

abends: Crot-t., staph., zing.

nachts: Acon., *ars.*, *calc.*, **Carb-v.**, caust., phos., puls., **Rhus-t.**

Liegen darauf, beim: Acon., *carb-v.*

Berührung agg.: Staph.

Bewegung agg.: Meph., sulph.

amel.: Arg-m., bell., camph., coloc., lyc., *rhod.*, **Rhus-t.**, *valer.*

epileptischem Anfall, vor einem: Cupr.

Froststadium im Fieber, während: Ars-h.

Gehen amel.: **Valer.**

gezogen, Gefühl beim Hängenlassen des Armes wie nach vorn: Phos.

Heben des Armes, beim: Cocc.

Herabhängen, beim: *Cina*, kali-n.

innen, nach: Laur.

innerlich: Euph., sulph.

krampfartig: Anac., elaps, kali-n., nux-m.

lähmungsartig: Am-c., arg-n., chel., chin., cina, cist., meph., *nux-v.*, **Rhus-t.**, *rhus-v.*, seneg., staph.

Liegen auf dem Rücken, beim: Cham.

Seite amel., auf der schmerzhaften: Cham.

liegt; Arm, auf dem er: **Carb-v.**

Luftzug: Chin., verat.

Menses, während: Spong., *stram.*

oben, nach: *Ars.*, mag-c., nux-v.

auf und ab bei Bewegung: Con.

reißend: *Ars.*, carb-v., *caust.*, cham., *cina*, colch., coloc., grat., hell., ol-an., puls.

rheumatisch: Elaps, gran., *phyt.*, puls.

ruckartig: Nux-m.

Schreiben, beim: **Mag-p.**, sul-ac.

nach: Thuj.

Sitzen, im: **Valer.**

spannend: Arg-m.

stechend: Am-c.

unten, nach: Agar., apis, cycl., form., kali-c., lyc., *nux-v.*, pall., ph-ac., puls., rhus-t., rhus-v., seneg., *sep.*, sil.

Fingern, zu den: Agar., apis, cist., cycl., lyc., ol-an., puls., rhus-t., rhus-v., *sep.*, sil.

Hand, in die: Kali-c., rhus-v.

verstaucht, wie: Nit-ac.

vorn zu heben; beim Versuch, den Arm nach: Plb.

wandernd: Rhus-v.

warmen Zimmer, im: Zing.

Wetter, bei nassem: *Rhod.*, *rhus-t.*

stürmischem Wetter, bei: *Rhod.*

erstreckt sich in die Brust: Lach.

Finger: Aesc., bry., chel., crot-h., *lyc.*, *rhus-t.*, *sep.*

Handgelenk: Am-c., *puls.*

Knochen: Alum., bar-c., carb-v., caust., lyc., mag-c., nat-m., nit-ac., *rhod.*, sep., *thuj.*, *valer.*

Beugemuskeln: Asaf., bol., ham.

Gelenke: Caul., kali-bi., kreos., *mang.*, rhod.

Schulter: *Acon.*, aeth., agar., am-c., am-m., ambr., anac., anag., ang., apis, *arg-m.*, *arg-n.*, arn., ars., aur-m., aur-m-n., bapt., berb., bor., brom., *bry.*, camph., canth., carb-s., *carb-v.*, caust., cham., chel., cimx., clem., coc-c., colch., coloc., crot-h., cupr., dios., dros., elaps, euph., ferr-m., ferr-p., gent-c., gins., glon., hell., hep., ign., iod., *iris.*, jatr., kali-bi., *kali-c.*, kreos., lact., led., lil-t., *lyc.*, *mag-m.*, mang., mez., naja, nat-c., *nat-m.*, nat-p., nat-s., nux-v., ol-an., pall., petr., ph-ac., *phos.*, phys., *plat.*, *puls.*, ran-s., *rhod.*, rhus-t., sabad., sang., sanic., *sep.*, sil., stann., staph., *sulph.*, tab., teucr., thuj., verat., zinc.

links: Nat-p.

dann rechts: Aeth.

rechts: Am-c., am-m., carb-v., coc-c., euph., ferr-p., *lyc.*, thuj.

morgens: Dios., hyper., kali-c., naja, rhod., *sep.*, staph.

Bett, im: *Nat-m.*, staph.

Erwachen, beim: Coloc., kali-c., *nat-m.*

vormittags: Cham., lyc.

abends: Ambr., chel., lach., lyc., nat-m., nat-s.

nachts: Acon., coloc., thuj., zing.

Bett, im: Coloc.

abwechselnd mit Kratzen im Rachen: Sulph.

ziehendem Schmerz in den Hüften: Bry.

anfallsweise: Lyc.

Aufstehen, nach dem: Cocc., coloc., thuj.

Bett agg., im: Aur-m., coloc., lyc., nat-m., staph.

Bewegung agg.: Caust., ferr-p., *iris.*, mag-m., staph.

amel.: Am-m., *arg-m.*, cocc., ign., *rhus-t.*, sep., thuj.

SCHMERZ - **ziehend** - *Schulter ...*

Bücken, beim: Bor.

Druck agg.: Crot-h.

Entblößen des schmerzhaften Teils, beim: Nat-m.

Freien, im: Nat-c.

Gehen im Freien, beim: Brom.

nach: Pall.

amel.: Euph.

Heben der Arme, beim: Anag., bry., calc., coc-c., cocc., *iris.*, mag-m., sanic.

Essen, nach dem: Cocc.

krampfartig: *Plat.*

lähmungsartig: Chel., kali-bi., *phos.*, staph., thuj.

Liegen agg.: Stann.

schmerzhaften Seite, auf der: Thuj.

rheumatisch: Carb-v., lyc., naja, phys.

Sitzen, im: Coloc., led.

Stehen, beim aufrechtem: Arn.

Strecken des Armes, beim: Anag.

erstreckt sich zum Arm: Bry., chel., cimx.

Ellbogen: Carb-ac., petr.

Fingerspitzen: Apis, chel., elaps, *nux-v.*, *rhus-t.*

Hals: Anag.

Nacken: Anag., apis

Hand: Lyc.

Handgelenk: Chel., *puls.*

Oberschenkel: Nux-v.

Rücken, Dorsalregion: Dios.

Oberarm: Acon., *agar.*, aloe, alum., am-m., anac., ang., ant-c., ant-t., arg-m., arg-n., *ars.*, ars-h., asaf., aster., aur., aur-m., aur-m-n., *bell.*, *berb.*, bry., bufo, *calc.*, camph., canth., carb-ac., carb-s., *carb-v.*, card-m., *caust.*, clem., coc-c., cocc., coloc., com., con., dig., *dulc.*, ferr-ma., ferr-p., gins., graph., grat., hep., indg., ip., kali-bi., kali-c., *kali-n.*, lach., lact., led., **Lyc.**, mag-c., mag-m., mang., mez., mur-ac., nat-m., nat-s., nit-ac., *nux-v.*, ol-an., par., petr., *ph-ac.*, *phos.*, phyt., *plat.*, plb., *rhod.*,

SCHMERZ - **ziehend** - *Oberarm ...*

rhus-t., sabin., sanic., *sep.*, *sil.*, sin-n., spong., *stann.*, stram., sul-ac., *sulph.*, *thuj.*, *valer.*, vinc., zinc.

links: *Agar.*, alum., coloc.

rechts: Arg-m., arg-n., **Bell.**, *caust.*, coloc., ferr-p.

tagsüber: Coloc.

morgens: Lyc.

Erwachen, beim: Agar., kali-c.

vormittags: Agar., com.

abends: Com., kali-bi., sulph., zinc., zing.

Bett, im: Led., lyc.

nachts: *Ars.*

Mitternacht: Sulph.

anfallsweise: Ant-t., mag-c.

Aufstehen, nach dem: Arg-n.

Bewegung amel.: *Arg-m.*, aur., camph., coc-c., cocc., con., *valer.*

Druck agg.: *Arg-m.*

amel.: Mag-c.

epileptischen Anfall; vor einem: Cupr.

Gehen, beim: Camph.

Heben des Armes, beim: *Rhus-t.*

Hinlegen, nach dem: Ip.

krampfartig: Grat., mag-c., nat-m., *valer.*

lähmungsartig: Aloe, arg-m., arg-n., **Bell.**, bry., *caust.*, cina, cocc., con., kali-c., *phos.*, rhus-v., sabin., sep.

Mittagessen, beim: Canth.

pulsierend: Ign.

rheumatisch: Anac., card-m., chel., dulc., nat-m., sanic.

Schreiben, beim: Anag., *valer.*

Sitzen, im: Calc., dig.

stechend: Spong.

Wärme amel.: Ant-c.

Wetter agg.; nasses: Rhod., sanic.

erstreckt sich nach unten: *Agar.*, anac., berb., carb-ac., carb-v., kali-bi., lach., *lyc.*, sulph.

oben, nach: Ph-ac.

SCHMERZ - **ziehend** - *Oberarm* - erstreckt sich ...

Bizeps: Mang., ruta, *valer.*

Deltoids; Gegend des: Arg-m., asar., bell., card-m., caust., sanic.

Knochen: Agar., alum., aur., bar-c., carb-v., caust., cocc., euph., ip., kali-bi., mez., nit-ac., plb., sabin., *sulph.*, ter., zinc.

morgens: Ter.

vormittags: Agar.

Mitternacht, nach: *Sulph.*

Bewegung amel.: Aur.

Hinlegen, nach dem: Ip.

Gelenkköpfe: Arg-m., coc-c.

nachts: Coc-c.

Innenseite: Bell., bry., camph., con., led., *lyc.*, mang., nat-s.

erstreckt sich zum Handgelenk: Lyc.

unterer Teil: Agar., grat., sil.

Außenseite: *Sanic.*

Rückseite: Acon., con., lyc.

Ellbogen: Acon., agar., aloe, *arg-m.*, **Ars.**, aur-m., aur-m-n., *bell.*, berb., *bry.*, canth., carb-s., carb-v., caul., caust., cham., chel., coc-c., coloc., com., con., dig., dios., dulc., elaps, euphr., graph., grat., hell., kali-bi., *kali-c.*, kali-n., lach., lact., led., lyc., *mang.*, mez., *mur-ac.*, *nat-c.*, nat-s., petr., ph-ac., rhod., *rhus-t.*, rhus-v., ruta, sabad., sec., seneg., sil., stann., staph., stront., *sulph.*, tab., thuj., viol-o., zinc.

links: Agar.

rechts: Canth.

morgens: Lyc., thuj.

nachmittags: Sulph.

15 Uhr: Gels.

abends, im Bett: Mag-c., *nat-c.*

Liegen, im: *Nat-c.*

nachts: *Ars.*, *phos.*

Berührung agg.: Sil.

Beugen, beim: Chel., dulc.

Bewegung, bei: **Bry.**, *coloc.*, rhus-t., sil., staph.

amel.: Dulc., graph., mez., *rhus-t.*

SCHMERZ - **ziehend** - *Ellbogen* ...

Drehen, beim: Tab.

krampfartig: *Rhus-t.*

lähmend: Graph.

rheumatisch: Caust., euphr., mez., *rhus-t.*, zinc.

Sitzen, im: *Rhus-t.*, sulph.

Strecken des Armes, beim: Ruta

Wind, im: Carb-v.

erstreckt sich nach unten: Kali-bi., lach., mez., sec., seneg., thuj.

Achselhöhle: **Ars.**

Handgelenk: Rhus-t.

oben, nach: Stann.

Ellenbogenbeuge: Arg-m., *caust.*, hell., kali-n., *puls.*, *rat.*, thuj., valer., verat.

Schreiben, beim: Valer.

Strecken des Armes amel.: Rat.

Knochen: Sil.

Gelenkköpfe: Arg-m., coc-c.

Ellbogenhöcker: Carb-an., lact.

Unterarm: Acon., *agar.*, aloe, alum., am-c., am-m., ambr., anac., ang., *ant-c.*, arg-m., arg-n., ars., asaf., bar-c., bell., berb., brom., bry., bufo, **Calc.**, calc-p., canth., carb-s., *carb-v.*, **Card-m.**, **Caust.**, cham., *chel.*, chin., cimic., cina, cist., *clem.*, coc-c., coloc., com., con., croc., crot-t., cupr., *cycl.*, dios., *dulc.*, euph., ferr-ma., fl-ac., gels., gins., gran., graph., hell., hep., ind., kali-bi., kali-c., kali-chl., kalm., kreos., laur., led., lyc., mag-c., *mag-p.*, mang., *meny.*, merc-i-f., *mez.*, mosch., mur-ac., nat-c., nat-m., nat-p., nat-s., nit-ac., *nux-v.*, op., osm., pall., petr., phos., *phyt.*, *plat.*, *puls.*, ran-s., *rhod.*, **Rhus-t.**, *rhus-v.*, ruta, seneg., *sep.*, sil., spong., stann., staph., *sulph.*, tarax., tell., *thuj.*, *valer.*, *verat.*, zinc., zing.

links: *Agar.*, chel.

rechts: Ant-c., coloc., ferr-ma., mag-c.

morgens: Bry., eupi., lyc., thuj.

Erwachen, beim: Alum.

vormittags: Sil.

nachmittags: Ind., sulph., thuj.

abends: Alum., bufo, op., sulph.

Bett, im: Mosch.

abwechselnd mit Druck: Gins.

Anstrengung, bei: Berb.

Beugen des Armes, beim: Mur-ac.

Bewegung agg.: Carb-v.

amel.: Alum., *arg-m.*, calc., cina, con., mag-c., mosch., **Rhus-t.**, thuj.

Fahren oder Reiten, beim: Bry.

Freien amel., im: Pall.

intermittierend: Croc., lyc.

Kopfschmerz, mit: Verat.

krampfartig: Anac., ang., calc-p., cina, kalm., laur., lyc., *meny.*, mur-ac., nat-c., plat., *rhod.*, zinc.

lähmungsartig: Ant-c., arg-n., ferr-ma., mosch., nit-ac., ran-s., *rhus-v.*

Liegen, beim: Laur.

periodisch: Cist., gran.

rheumatisch: Chel., chin-s., lyc., *phyt.*, **Rhus-t.**

Schreiben, beim: **Mag-p.**

Strecken des Armes, beim: Cina

warme Anwendungen amel.: *Chel.*, *chin.*, *dulc.*, ferr., gran., *kali-c.*, kalm., lyc., *nit-ac.*, **Nux-v.**, **Rhus-t.**, sil., *zinc.*

erstreckt sich nach unten: Am-m., ant-c., calc., cham., chel., clem., cocc., com., cupr., ind., kali-c., kreos., nat-m., phos., *rhod.*, sulph., thuj.

Daumen: Cupr.

Finger: Agar., am-m., clem., ind., kreos., phos.

kleiner Finger: *Cist.*

Hand: Cocc., kali-c., lyc., mag c.

Handteller: Chel., *meny.*

Handgelenk: Cham.

oben, nach: Anac., ars., brom.

Beugemuskeln: Com., *hep.*

Streckmuskeln: Hep., mur-ac.

Sehnen: Hep., nat-c.

SCHMERZ - **ziehend** - *Unterarm ...*

Knochen: Acon., *arg-n.*, arn., bar-c., calad., canth., chin., kali-bi., led., *merc-i-f.*, sabin., zinc.

links: Merc-i-f.

Speiche: Euph., indg., samb., sulph., thuj.

unter dem Ellbogen: Staph.

Elle: Chin., *cycl.*, dulc., euph., kreos., lyc., nat-m., phyt.

Vorderseite: Aloe, arg-m., asaf., berb., carb-v., *hep.*, meny., nat-s., thuj.

morgens: Thuj.

Anstrengung, nach: Berb.

Rückseite: Acon., mang., petr.

Radialseite: **Card-m.**, *thuj.*

Ulnarseite: Arn., aster., cham., chin-s.

nachmittags, beim Schreiben: Chin-s.

nahe dem Ellbogen: Eupi., hell., staph., sulph.

nahe dem Handgelenk: Indg., mez., olnd., zing.

Handgelenk: Acon., aml-n., ammc., anag., arg-m., *ars.*, *asaf.*, asar., aster., bapt., bar-c., bov., calc., calc-p., carb-s., carb-v., *caul.* *caust.*, cham., chel., cina, cist., clem., com., con., *cycl.*, dig., dios., euph., euphr., fl-ac., guaj., ham., hell., hyos., hyper., kali-bi., kali-c., kali-chl., kali-n., led., *lyc.*, *mang.*, mez., morph., nat-m., nat-p., nat-s., nit-ac., ph-ac., ptel., *rhod.*, **Rhus-t.**, *rhus-v.*, sabin., samb., sars., sep., sil., spong., squil., staph., stront., sul-ac., *sulph.*, tarax., tep., thuj., upa., verb., *zinc.*

morgens: Carb-v.

Bett, im: Calc., hyper.

nachmittags: Aster., ptel.

abends: Com., euphr., lyc., *rhod.*, staph.

nachts: *Ars.*, fl-ac., nat-m.

20-23 Uhr: Fl-ac.

abwechselnd mit Schmerz in der Stirn: Sulph.

anfallsweise: Bor.

Anstrengung der Hand, bei: Sulph.

Aufstehen, nach dem: Coloc.

Bewegung agg.: Calc-p., caust., staph.

amel.: *Arg-m.*, carb-v., con., *rhod.*, **Rhus-t.**, samb., zinc.

gichtartig: Caust.

intermittierend: Ferr-ma.

krampfartig: Calc-p.

Menses, während: Nat-p.

lähmungsartig: Arg-m., con., *rhus-v.*, sabin.

Periost, beim Heben des Armes; wie im: Coloc.

reißend: Guaj., kali-bi., mez., **Rhus-t.**

rheumatisch: Chel., euphr., **Rhus-t.**, zinc.

stechend: Squil.

Syphilitikern, bei: *Asaf.*

verstaucht, wie: Zinc.

Wetter, bei stürmischem: Rhod.

Wind, im: Carb-v.

zuckend: Calc.

erstreckt sich zum Arm: Arg-m., bar-c., com.

außen, nach: Caust.

Ellbogen: Rhus-v.

Finger: Caust., grat., *rhus-v.*, tarax., thuj.

Zeigefinger: Hell.

Daumen, und: Asar.

Fingerspitzen: Thuj.

Radialseite: Arg-m., hydr., sabin., stann.

Hand: Aesc., agar., agn., aloe, am-c., anac., ang., arg-m., arg-n., asaf., aur., bry., calc., cann-s., canth., carb-an., carb-v., card-m., **Caust.**, cham., chel., chin., chin-s., *cina*, cist., clem., coloc., dios., euph., *euphr.*, grat., ham., kali-bi., kali-c., led., lyc., mag-c., mag-m., merc., mez., mur-ac., nat-c., nat-p., nat-s., *nit-ac.*, ol-an., petr., ph-ac., phos., plat., ptel., *rhod.*, **Rhus-t.**, sec., *sil.*, stann., staph., *stront.*, *sulph.*, tell., thuj., zinc.

morgens: Dios., kali-bi., lyc., ph-ac.

abends: Nat-s., nit-ac., ph-ac., ptel.

anfallsweise: Cann-s., lyc.

außen, beim Klavierspielen; nach: Merl.

Bewegung, bei: Caps., meny.

Erkältung, wie durch eine: Cham.

Erwachen, beim: Nit-ac.

innen, nach: Mag-c., mag-s., nux-v., sec.

krampfartig: Anac., ang., arg-m., aur., cann-s., chin., *cina*, euphr., grat., lact., lyc., mosch., ph-ac., *plat.*, *sil.*

lähmungsartig: Mez., nit-ac., sil.

Mittagessen, nach dem: Kali-bi.

Nassmachen der Hand mit warmem Wasser, nach: *Phos.*

ruckartig: Plat.

rheumatisch: Ant-t., euphr., puls., **Rhus-t.**, zing.

Schläge, wie durch: Phyt.

Schließen der Hand, beim: Chin.

Schreiben, beim: Euph., meny., *sil.*

Stellen, an einzelnen: Arn.

verstaucht, wie: Nit-ac.

erstreckt sich zum Arm: Nat-s.

Ellbogen: Phyt., tab.

Finger: Canth., colch., nat-s.

Ringfinger: Elaps

oben, nach: Nux-v.

Handballen: Aur-m., nat-c.

Schreiben, beim: Nat-c.

Handrücken: *Anac.*, arg-m., asaf., chel., *ferr-i.*, jatr., kali-bi., lyc., staph., viol-o., zing.

krampfartig: Anac., arg-m.

rheumatisch: Zing.

Handteller: Aloe, aur-m., *caust.*, chin., *coloc.*, led., nat-s., *rhus-t.*, sabin., zing.

abends: Nat-s.

erstreckt sich zu den Fingern: *Caust.*, sabin.

Gelenke: **Anac.**, ang., ars., aur-m-n., chel., clem., coloc., *mang.*, nat-p., nat-s., phos., thuj.

Ruhe, in der: Aur-m-n.

Sehnen: Spig.

Strecksehnen: Ferr-i.

Ulnarseite: Arn., sep.

zwischen Zeigefinger und Daumen: Agar.

Finger: Acon., agar., am-c., ambr., ang., **Ant-c.**, ant-t., arn., ars., asar., aur., aur-m-n., bar-c., *bell.*, bry., cact., *camph.*, carb-s., *carb-v.*, *caul.*, *caust.*, cina, *cit-v.*, clem., *coloc.*, com., con., dig., dios., ham., hell., hep., indg., kali-c., lyc., mag-s., mang., merc., mez., mosch., mur-ac., nat-c., nat-s., nit-ac., nux-m., nux-v., *petr.*, plat., plb., puls-n., **Rhus-t.**, rhus-v., sep., *sil.*, stann., *stront.*, sulph., thuj., zinc.

morgens: Kali-c.

vormittags: Thuj.

nachmittags: Sulph.

abends: Lyc., sulph.

Bett, im: Asar.

nachts: *Merc.*, phos.

lähmungsartig: *Sil.*

Nassmachen der Finger mit warmem Wasser, nach: Phos.

Schlaf, während: Rheum

Sitzen, im: Aur-m-n., **Rhus-t.**

erstreckt sich zum Ellbogen: Eupi., nat-m., plat.

Schulter: Nux-m.

Gelenke: Aloe, aml-n., **Ant-c.**, asaf., aur., *bar-c.*, carb-v., **Caust.**, cist., *coloc.*, euon., hyos., nat-s., ph-ac., phos., plan., plat., rhod., *rhus-t.*, seneg., sep., sil., stann., staph., sulph., tep., ust.

abends: Staph.

Bewegung amel.: Coloc., **Rhus-t.**

Grundgelenk: Card-m., com., croc., kali-c., ol-an., ph-ac., staph.

Bewegung agg.: Staph.

amel.: Com.

rheumatisch: Card-m.

Fingerspitzen: Am-c., *ars.*, kreos., petr., zinc.

erstreckt sich den Arm hinauf: *Ars.*, zinc.

Hand, zur: Am-c.

Zeigefinger: Acon., agar., alum., anac., carb-v., caust., chel., dig., kali-bi., mang., par., petr., plat., sabad., sulph., thuj., verb.

vormittags: Thuj.

11 Uhr: Thuj.

abends: Anac., mang.

Bett, im: Kali-bi.

lähmungsartig: Agar., sabad., verb.

erstreckt sich nach oben: Chin.

Gelenke: Ruta

Grundgelenk: Euon.

Mittelgelenk: Arg-n., berb., calc., camph., lyc., ust.

Mittelfinger: Am-m., ars., carb-v., chel., chin., cocc., crot-t., mang., par., stann., sulph., thuj.

nachmittags: Sulph.

abends, im Bett: Ars.

Gelenke: Arg-m., bell., upa.

Ringfinger: *Calc.*, cina, kali-bi., kreos., rat., stann., sulph.

Ruhe, in der: Cina, rat.

Gelenke: Arg-m., upa.

kleiner Finger: Arn., bry., calad., chel., com., kali-n., nat-s., phos., sil., sulph., thuj.

morgens, beim Aufstehen: Kali-bi.

abends: Arn.

Beugen amel.: Ph-ac.

Bewegung amel.: Thuj.

Gelenke: Caust., ruta

nachts: Ruta

Daumen: Acon., alum., ambr., anac., *arn.*, bry., *coloc.*, con., indg., kali-bi., nat-m., nat-s., par., puls., rhus-v., spong., sulph., thuj.

nachmittags: Sulph.

abends: Thuj.

abwechselnd mit Ziehen zum Hinterkopf: Arg-m.

anfallsweise: Ferr-ma., thuj.

Anstrengung agg.: Sulph.

Bewegung, bei: *Coloc.*

amel.: Thuj.

krampfartig: Anac.

lähmungsartig: Mosch., sabad.

plötzlich: Coc-c., ol-an.

Rucken der Arme, beim: Cocc.

Schreiben, beim: Thuj.

erstreckt sich die Arme nach oben: Ars., chin., colch., spong., zinc.

Ballen: Cupr., *spong.*

Gelenke: Aloe, chel., nat-s.

Grundgelenk: Colch., coloc., nit-ac., spig., thuj.

Endgelenk: Bar-c.

Nagel, unter dem: Nat-m.

Spitze: Zinc.

Beine: *Acon.*, *agar.*, *alum.*, am-c., am-m., anac., *ang.*, ant-c., ant-t., *arg-m.*, *arg-n.*, ars., ars-i., *bapt.*, **Bar-c.**, berb., *bry.*, calc., calc-p., carb-s., **Carb-v.**, *caust.*, *cham.*, **Chel.**, chin., cina, cinnb., cist., clem., *con.*, dig., *dulc.*, *ferr.*, ferr-i., *gels.*, **Graph.**, grat., **Hep.**, *iod.*, kali-ar., kali-bi., *kali-c.*, kali-n., kreos., lach., led., *lyc.*, mag-c., *merc.*, mez., nat-ar., *nat-c.*, *nat-m.*, *nit-ac.*, *nux-v.*, par., petr., ph-ac., *phos.*, pic-ac., plat., *puls.*, rat., **Rhus-t.**, rhus-v., *sep.*, *sil.*, stann., *stront.*, *sulph.*, thuj., *tub.*, *valer.*, verat., *zinc.*

links: *Bar-c.*, *carb-v.*

rechts: *Chel.*

morgens, im Bett: *Sulph.*

Aufstehen, nach dem: Kali-bi.

abends: *Nat-m.*, nit-ac., **Puls.**, sil., stront., sulph., zinc.

Bett, im: *Sulph.*

Bewegung amel.: Stront.

nachts: *Nat-c.*, nat-m., *tub.*

anfallsweise: Nat-m.

Bewegung, während: *Gels.*

amel.: *Arg-n.*, ferr., iod., merc-i-f., **Rhus-t.**, stront., *tub.*, **Valer.**

endet mit Zucken: *Sil.*

Gehen, beim: Asaf., coloc., *gels.*, *hep.*

amel.: *Lyc.*, **Rhus-t.**, *tub.*, **Valer.**

Kälteeinwirkung, durch: *Calc-p.*, *phos.*

krampfartig: *Arg-n.*, chin., gels., graph., *hep.*, iod., merc-i-f., phos., *sulph.*

lähmungsartig: **Carb-v.**, *chel.*, mez., par.

Menses, vor: Phos., sep.

während: Con., nux-m., rhus-t., sep., *spong.*

rheumatisch: Iod., *zinc.*

Sitzen, im: *Arg-n.*, chin., iod., **Valer.**

erstreckt sich nach unten: Chel., gels., nit-ac., *puls.*, sil.

Kopf, zum: Thuj.

Knochen: Anac., bar-c., calc., *chin.*, *con.*, graph., *kali-c.*, mag-c., *rhod.*, sabin., sep., **Valer.**, zinc.

Gelenke: Chel., lyc., *rhod.*, sep., stront.

Periost: Rhod.

nachts: Rhod.

Bewegung amel.: Rhod.

Wetter, bei nassem: Rhod.

Gesäß: Agar., aloe, bar-c., berb., bry., calc., *camph.*, *chin.*, crot-t., cupr., mang., mez., nat-m., nit-ac., ph-ac., *rhus-t.*, sil., zinc.

links: Ph-ac.

rechts: *Rhus-t.*

Druck amel.: *Rhus-t.*

Gehen, beim: Ph-ac.

krampfartig: Mang.

Sitzen, im: *Chin.*, cycl.

SCHMERZ - **ziehend** - *Gesäß* - Sitzen, im ...

amel.: Mang.

Stehen, im: Chin., mang.

amel.: Cycl.

Wein, nach: Zinc.

erstreckt sich zu den Füßen: Nit-ac.

Hüfte: Acon., aeth., am-c., am-m., *ant-c.*, arg-m., *arg-n.*, *arn.*, *ars.*, asar., aster., aur., bapt., benz-ac., bry., *calc.*, calc-p., *caps.*, *carb-an.*, *carb-s.*, *carb-v.*, caust., cham., **Chel.**, chin., cinnb., coc-c., *cocc.*, colch., *coloc.*, *con.*, crot-h., *dig.*, *dulc.*, ferr-ma., gels., hell., *hep.*, *kali-bi.*, *led.*, lil-t., lyc., mang., meph., naja, nat-c., *nat-m.*, nat-p., *nit-ac.*, par., petr., ph-ac., *phyt.*, plat., plb., **Puls.**, ran-b., rhod., *rhus-t.*, ruta, *sep.*, spig., stann., *stront.*, *sulph.*, ter., ther., *thuj.*, til., verat., **Zinc.**

links: *Acon.*, aeth., *am-m.*, **Ant-c.**, *sulph.*

rechts: *Chel.*, kali-bi., lil-t., nit-ac., ther.

morgens: Colch., stront.

vormittags: Sulph.

nachmittags: Chel., sulph.

abends: *Ant-c.*, ran-b., ther.

Gehen, beim: Ant-c., crot-h., ran-b.

nachts: *Coloc.*

anfallsweise: Arg-n., cocc., coloc., zing.

Aufstehen vom Sitzen, beim: Nit-ac.

Berührung agg.: *Caps.*

Beugen des Körpers nach hinten, beim: *Caps.*

Beines nach hinten, des: Ant-c.

Bewegung agg.: *Acon.*, gels., sep.

amel.: *Arg-m.*, lil-t., **Rhus-t.**, ther.

Beginn der Bewegung, zu: Nit-ac.

brennend: Til.

Druck amel.: *Bry.*

Gehen, beim: *Am-m.*, *ant-c.*, asar., bry., calc., *carb-v.*, coloc., *hep.*, ran-b., *sulph.*

SCHMERZ - **ziehend** - *Hüfte* - Gehen, beim ...

amel.: Chin., cinnb., *rhus-t.*, ther.

krampfartig: Aur., *coloc.*, plat., verat.

Liegen auf der schmerzhaften Seite amel.: Ferr-ma.

gebeugtem Bein amel., mit: *Coloc.*

rheumatisch: Lyc., meph., *rhod.*, *rhus-t.*

Schnupfen, bei: Sep.

Sitzen, im: Caust., chin., **Rhus-t.**, ther.

gestrecktem Oberschenkel, mit: *Arn.*

stechend: Arg-n., clem.

Stehen, im: Verat.

Stellen, an einzelnen: Til.

wandernd: Bry.

Ziehen des Beines nach hinten, beim: Ferr-ma.

zuckend: Colch.

erstreckt sich nach unten: Aeth., am-c., cann-s., *carb-an.*, carb-s., *carb-v.*, cinnb., crot-h., kali-bi., lil-t., nat-m., *puls.*, *rhus-t.*, sep., ther., thuj.

Fuß, in den: Thuj.

innen, nach: Thuj.

Sakrum, zum: Ant-c.

Gesäßmuskeln: Camph., cycl., gels., mosch., *sulph.*, verat.

Oberschenkel: Acon., *agar.*, agn., *alum.*, am-c., ambr., *anac.*, ang., ant-c., apis, *arg-n.*, *arn.*, ars., ars-i., asaf., asar., asc-t., aster., aur., bar-c., bar-m., *bell.*, berb., bry., calc-p., *camph.*, canth., carb-ac., carb-an., *carb-s.*, *carb-v.*, *caul.*, *caust.*, cham., **Chel.**, *chin.*, *chin-a.*, cinnb., *clem.*, coc-c., cocc., colch., *coloc.*, con., cupr., *cycl.*, dig., *dulc.*, euon., eupi., *ferr.*, ferr-ar., ferr-i., *gels.*, grat., *guaj.*, *hep.*, hyos., ind., iod., kali-bi., **Kali-c.**, kali-chl., kali-n., kali-p., kreos., lach., led., *lyc.*, mag-c., mang-m., meny., *merc.*, merc-c., *mez.*, mur-ac., nat-ar., nat-c., *nat-m.*, nat-s., *nit-ac.*, *nux-m.*, *nux-v.*, *ol-an.*, phos., *plat.*, plb., **Puls.**, *ran-b.*, rat., *rhod.*, **Rhus-t.**, rhus-v., ruta,

SCHMERZ - **ziehend** - *Oberschenkel* ...

sabad., sabin., samb., sars., *sep.*, *sil.*, spig., spong., squil., *stann.*, staph., *stram.*, **Sulph.**, tab., ter., *thuj.*, valer., verb., viol-t., *zinc.*, zing.

rechts: *Camph.*, *chel.*

morgens: Kali-n., *sulph.*

nachmittags: Agar., lyc., *ran-b.*, sep., sulph.

abends: Colch., kali-c., nit-ac., **Puls.**, rat., *sulph.*, thuj., *zinc.*

Bett, im: Carb-v., colch., kali-c., *sulph.*

Gehen, beim: *Sulph.*

Schlaf, nach: Cycl.

nachts: Ars., kali-c., nat-m., **Puls.**

Mitternacht, nach: Merc.

abwechselnd rechts, dann links: Sulph.

anfallsweise: Arg-n., ars., grat., nat-m., *rhod.*, sep., squil.

Anziehen der Beine amel.: *Caust.*, cinnb., guaj., *rhus-t.*

Aufstehen vom Sitzen, beim: Chin., rat., thuj.

Bewegung agg.: Iod., nat-m.

amel.: Arg-n., con., *dulc.*, *ferr.*, hyos., iod., **Puls.**, **Rhod.**, **Rhus-t.**

brennend: Rat.

Bücken, beim: Sulph.

Freien agg., im: **Caust.**

Froststadium im Fieber, vor: *Nux-v.*

während: Ferr., *puls.*

Gehen, beim: Agn., ang., asar., berb., *carb-s.*, carb-v., clem., **Coloc.**, con., gels., ind., kali-bi., kreos., *nux-v.*, plan., plat., squil., *sulph.*, *verb.*, *viol-t.*

amel.: Bar-c., *lyc.*, phos., **Rhus-t.**, *sulph.*, *valer.*

hinten ziehender Schmerz, nach: Sulph.

vorn, und: Phos.

Koitus, nach: Nit-ac.

krampfartig: Anac., arg-n., ars., carb-v., chin., *cycl.*, *gels.*, iod., lyc.,

SCHMERZ - **ziehend** - *Oberschenkel* - krampfartig ...

meny., plat., rhus-v., *sep.*, *sulph.*, thuj., valer., verat., *verb.*

lähmungsartig: Agar., bell., cocc., colch., hep., **Kali-c.**, *nux-v.*, staph., ter.

Liegen darauf amel.: Carb-v.

Menses, vor: Cham., spong., *vib.*

während: *Cham.*, *puls.*, spong., *stram.*

erscheinen würden, als ob sie: Bry.

Mittagessen, während: Sulph.

nach: Sulph.

reißend: *Acon.*, *anac.*, *chin.*, clem., *coloc.*, *dulc.*, *guaj.*, merc., nux-v., **Rhus-t.**, spig., stann., tep., thuj.

rheumatisch: Ang., carb-v., iod., meph., **Rhod.**, **Rhus-t.**, verat., *zinc.*

Schnupfen, bei: Sep.

Sitzen, im: Am-c., arg-n., chin., dig., iod., led., mang-m., meny., mur-ac., plat., ran-b., **Rhod.**, **Rhus-t.**, squil., *sulph.*, *thuj.*

amel.: Aur., kali-bi., sulph.

stechend: Hyos.

Stehen, im: Kali-c., viol-t.

Strecken des Beines amel.: Agar.

Treppensteigen, beim: *Bar-c.*, hyos., kali-bi., kali-c., lyc.

Übereinanderlegen der Beine, beim: Agar., *rhus-t.*

verstaucht, wie: Carb-v.

wandernd: Dulc., mez., nux-m., rhus-v.

warmen Bett, im: Kali-c., *lyc.*, *merc.*, *nat-m.*, **Puls.**

amel.: **Caust.**, *lyc.*

wellenartig: Mez.

zuckend, erstreckt sich in den Penis: Clem.

erstreckt sich nach unten: *Agar.*, anac., apis, asaf., bar-c., bell., bry., *calc-p.*, coc-c., coloc., kreos., merc., mur-ac., nux-v., *ran-b.*, sil.

außen, nach: Bell.

SCHMERZ - **ziehend** - *Oberschenkel* - *erstreckt sich ...*

Füße: Asaf., *sil.*

Fußsohle: Kreos.

Hüfte: Bry.

Knie: *Agar.*, coloc., grat.

Penis: Clem.

Zehen: Apis, *gels.*

Außenseite: Agar., anac., arg-mur., aster., berb., carb-v., cic., coloc., led., op., ter., thuj., valer., zinc.

Innenseite: Am-c., ant-c., asaf., berb., caul., chel., chin., *coloc.*, dig., gels., kali-bi., nat-p., nit-ac., par., ran-b., sil., stann., sulph., thuj., zinc.

vormittags: Sulph.

nachmittags: *Coloc.*, sulph.

abends: Kali-bi.

reißend: Berb.

Sitzen, im: Dig., ran-b.

Rückseite: *Agar.*, *am-m.*, ant-c., asar., bry., calc., *cycl.*, led., *lyc.*, *nat-m.*, ran-b., zinc.

abends: Calc.

Gehen, beim: *Agar.*, am-m., *ran-b.*

amel.: Zinc.

Liegen, im: Asar.

Sitzen: *Am-m.*, led.

Mitte des Oberschenkels: Kali-bi., mez., sulph., thuj.

Ruhe, in der: Thuj.

oberer Teil: Carb-an., mosch., *plat.*, thuj.

Vorderseite: Agar., ant-c., arg-m., arg-n., bar-c., bry., dig., dulc., kali-bi., lyc., *meny.*, rat., stram., *sulph.*, *vib.*

abends: Sulph.

Gehen amel.: Bar-c., *sulph.*

krampfartig: Meny.

lähmungsartig: Dulc.

Menses, vor: *Vib.*

erstreckt sich zum Knie: Agar., bar-c.

SCHMERZ - **ziehend** - *Oberschenkel* - *erstreckt sich ...*

Leistenbeuge: Chin., gamb., graph., merl., nat-m., thuj.

Oberschenkelknochen: Alumn., asar., bar-c., berb., *chin.*, cob., colch., coloc., graph., kali-bi., meny., merc-c., nat-m., sabin., sep.

über dem Knie: Am-c., led., mez., myric., nat-m., plat., thuj.

Sitzen, beim: Nat-m., thuj.

Knie: *Acon.*, *agar.*, aloe, *alum.*, am-c., ambr., ammc., *anac.*, ang., ant-c., arg-m., arg-n., ars., ars-i., asar., aster., aur., aur-m-n., bapt., benz-ac., **Bry.**, cact., *calc.*, cann-i., *caps.*, carb-s., carb-v., card-m., *caul.*, **Caust.**, cham., *chel.*, *chin.*, *chin-a.*, cist., clem., cocc., coloc., com., croc., crot-h., cupr., cupr-ar., cycl., dig., dios., gran., graph., grat., *guaj.*, hell., hep., indg., iod., jug-r., kali-ar., kali-bi., kali-c., kali-n., kali-p., kali-s., lach., *led.*, *lyc.*, mag-c., mag-m., med., merc-c., mez., mur-ac., naja, nat-ar., nat-c., *nat-m.*, nat-p., *nat-s.*, nit-ac., nux-v., ol-an., olnd., osm., *ox-ac.*, par., ph-ac., *phos.*, plat., ptel., **Puls.**, rat., *rhod.*, *rhus-t.*, rhus-v., sabad., sabin., sec., sep., sil., spig., spong., stann., staph., *stront.*, sulph., thuj., verat., *zinc.*

morgens: Dios., kali-bi., nux-v.

Aufstehen, nach dem: Kali-bi.

Bett, im: Nux-v.

vormittags: Coloc.

nachmittags: Ammc., cycl., dios., lyc., ptel., sep., stront., sulph.

19 Uhr: Lyc.

Schlaf, nach: Cycl.

nachts: Spong., sulph., zinc.

abwechselnd in beiden Knien: Bry., coloc., puls.

anfallsweise: Coloc., croc., lyc., phos.

arthritisch: Sep.

Aufsetzen des Fußes auf den Boden; beim: Aur.

Aufstehen, nach: Coloc.

Sitzen, vom: Cocc., sep.

Bett, im: Rhod.

Bettwärme agg.: **Caust.**, *lyc.*

SCHMERZ - **ziehend** - *Knie* ...

Beugen des Beines, beim: Anac.

Bewegung, bei: Coloc., staph.

amel.: Agar., arg-m., *rhod.*, *rhus-t.*

bohrend: Mez.

Erwachen, beim: Agar.

Freien agg., im: **Caust.**

Gehen, beim: Ang., aur., *calc.*, clem., coloc., *cupr.*, kali-c., *led.*, phos., sep., spig., staph., verat.

amel.: *Agar.*, chin., *lyc.*, **Puls.**, **Rhod.**, **Rhus-t.**

nach, amel.: Grat.

gichtig: *Ant-c.*, crot-h.

krampfartig: Arg-n., lyc., olnd., sulph.

lähmungsartig: Chel., nat-m., staph.

Liegen agg.: *Agar.*

Menses, während: Zinc.

periodisch: Sec.

reißend: Bry., clem., ol-an.

rheumatisch: Iod., *rhus-t.*, *zinc.*

Schwellung, mit: Lach.

Sitzen, im: *Agar.*, chin., coloc., cycl., dig., lach., led., mez., *nat-m.*, **Rhus-t.**, verat.

amel.: Chin., kali-c.

stechend: Nat-c., sil.

Stehen, im: Ang., *calc.*, carb-v., chin., cupr., cycl., stann., verat.

amel.: Chin.

Strecken agg.: Caust.

amel.: Anac.

Übereinanderlegen der Beine, beim: Anag.

Wein, nach: Benz-ac., zinc.

zuckend: Stann.

erstreckt sich nach unten: Cham., kali-n., lach., mag-c., nat-s., ph-ac., rhus-v., sec.

Füße: Kali-n.

Fußsohlen: Mag-c.

oben, nach: Indg., kali-c., nit-ac.

SCHMERZ - **ziehend** - *Knie* ...

Kniekehle: Agn., alum., *arg-m.*, *bry.*, calc-p., cann-s., canth., carb-an., carb-s., *caust.*, chin., cycl., graph., *led.*, lyc., mag-c., meny., mosch., mur-ac., *nat-m.*, nat-s., *nux-v.*, ol-an., ph-ac., phel., *phyt.*, rhod., *rhus-t.*, stann., staph., thuj., verat., zinc.

Aufstehen vom Sitzen, beim: *Nux-v.*, *rhus-t.*

Beugen des Knies, beim: *Rhus-t.*

Bewegung amel.: Nat-s., staph.

Druck amel.: Arg-m.

Gehen, beim: *Caust.*, graph., mag-c., nat-m., *nux-v.*, *phyt.*, rhod., zinc.

Hinlegen, beim: Staph.

reißend: Nat-m.

Sitzen: Mur-ac., nat-s.

übereinandergelegten Beinen, mit: *Lyc.*

Stehen, im: Cycl., graph.

Treppensteigen, beim: Alum.

Zittern, mit: Staph.

erstreckt sich zum Oberschenkel: Verat.

unten, nach: Agar., mosch., phel., stann.

Wade: Mosch., stann.

Kniescheibe: Berb., caust., crot-h., cycl.

Gehen, beim: Crot-h.

gichtig: Crot-h.

erstreckt sich in den Unterschenkel: Berb.

Unterschenkel: Acon., *agar.*, *alum.*, am-c., *am-m.*, *anac.*, ant-c., arg-m., arg-n., *ars.*, asaf., *bapt.*, *bar-c.*, *bell.*, bor., *bry.*, *calc.*, camph., carb-an., carb-s., carb-v., *caul.*, *caust.*, cham., **Chel.**, chin., cic., cina, cist., clem., coloc., con., crot-h., *cycl.*, dig., dulc., *ferr.*, ferr-m., fl-ac., *gels.*, goss., graph., *guaj.*, ham., hell., *hep.*, hyos., iod., kali-bi., *kali-c.*, kali-n., kali-p., kali-s., kreos., lach., lact., *led.*, *lyc.*, *mag-c.*, mang., *meny.*, *merc.*, merc-c., *mez.*, mosch., mur-ac., nat-c., *nat-m.*, *nat-s.*,

SCHMERZ - ziehend - *Unterschenkel* ...

nit-ac., *nux-v.*, ol-an., olnd., petr., ph-ac., phos., phyt., plat., **Puls.**, rat., *rhod.*, **Rhus-t.**, *rhus-v.*, sabad., sars., *sep.*, *sil.*, sol-t-ae., spong., squil., stann., staph., stront., stry., sulph., *tarax.*, thuj., til., *tub.*, viol-t., zinc.

rechts: *Agar.*, *chel.*

morgens: Ang., ars., indg., *sulph.*

nachmittags: Elaps

abends: Ant-c., arg-m., bar-c., caust., cham., fl-ac., lyc., phos., **Puls.**, rat., *sil.*, *sulph.*, zinc.

nachts: Anac., carb-an., cham., *lyc.*, phos., thuj., *tub.*, verat.

23 Uhr: Com., mill.

anfallsweise: Merc., ph-ac., thuj.

Anziehen des Beines amel.: Cinnb.

Aufsetzen der Füße auf den Boden beim Sitzen, beim: *Ars.*

Aufstehen, nach dem: Coloc.

Aufstehen vom Sitzen, beim: Rat.

Bett, im: Ign., *lyc.*

Bettwärme agg.: *Lyc.*

amel.: **Caust.**

Beugen nach hinten, beim: Clem.

Bewegung agg.: *Gels.*, iod.

amel.: *Iod.*, ph-ac., **Puls.**, **Rhod.**, **Rhus-t.**, *tarax.*

brennend: Rat.

endet mit Zucken: *Sil.*

Fahren oder Reiten, beim: Lyc.

Freien agg., im: *Caust.*, graph.

amel.: *Mez.*

Froststadium im Fieber, vor: *Nux-v.*

während: *Puls.*, *rhus-t.*, *tub.*

Gehen, beim: Anac., ang., coloc., *gels.*, hyos., nat-s., *nux-v.*, stront.

amel.: Agar., *lyc.*, ph-ac., *puls.*, **Rhod.**, **Rhus-t.**, sep., *tub.*

Freien, im: Cina, *lyc.*

Kaltwerden, durch: *Phos.*

krampfartig: Caust., chin., cina, graph., *meny.*, mosch., nat-c., petr., rhod.

SCHMERZ - ziehend - *Unterschenkel* ...

lähmungsartig: Acon., agn., arg-m., bell., chel., hep., hyos., meny., nat-m., nit-ac., *phos.*, *rhus-v.*

Menses, während: *Con.*, spong.

rheumatisch: Ang., carb-v., cimic., elaps, iod., lyc., *phos.*

Sitzen, im: Agar., am-c., arg-n., *ars.*, caust., chin., coloc., cycl., dig., iod., led., meny., mez., *tarax.*

amel.: Cina

Herunterhängenlassen des Fußes, beim: *Ars.*

Sprechen, beim: Ol-an.

Stehen, im: Mez., nat-s., tarax.

amel.: Cina

Übereinanderlegen der Beine im Bett, beim: *Phos.*

erstreckt sich nach unten: Calc., kali-c., lach., mag-c., mag-m., rhod., spig.

oben, nach: Lach., lact., nit-ac.

Zehen: Agar., calc., rhod., sep.

Sehnen: Nat-s., phys., pyrus.

Achillessehne: Aesc., alum., benz-ac., berb., *calc.*, *carb-an.*, chel., graph., *kali-bi.*, lyc., mag-c., mur-ac., nat-m., nat-s., sulph., thuj., *zinc.*

abends: Carb-an.

Bewegung amel.: Alum., **Valer.**

Gehen, bei schnellem: Mag-c., thuj.

Schienbein: Acon., *agar.*, **Anac.**, ang., *ant-c.*, *arg-m.*, ars., asaf., aur-m-n., bar-c., brom., bry., calc., *calc-p.*, carb-an., carb-v., caust., chel., *chin.*, clem., *coloc.*, crot-h., dig., graph., hyper., indg., kali-ar., kali-bi., *kali-c.*, kali-n., *led.*, mag-s., *mang.*, *merc.*, mill., mosch., nat-s., nit-ac., nux-v., petr., *puls.*, ran-a., *rhus-t.*, sabin., sil., *staph.*, sulph., zinc.

morgens: Kali-bi.

mittags: *Agar.*

nachmittags, beim Sitzen: Agar.

SCHMERZ - **ziehend** - *Unterschenkel* - Schienbein ...

abends: Ang., chin., *sulph.*, thuj.

18 Uhr: Arg-m.

19 Uhr: Sulph.

21 Uhr: Thuj.

Bewegung amel.: Arg-n., **Aur-m-n.**, *mang.*, **Valer.**

Gehen, beim: Crot-h., thuj.

amel.: *Agar.*, *aur-m-n.*, bar-c., chin., *mang.*, **Valer.**

Heruntersteigen von einem Berg; beim: Bar-c.

rheumatisch: Zinc.

ruckend: Carb-an.

Sitzen, im: *Agar.*, chin., coloc., staph., **Valer.**

Stehen, im: Agar., mang.

erstreckt sich zum Knöchel: Brom.

Füße: Sulph.

Wade: Acon., agar., agn., *alum.*, *anac.*, ang., ant-t., *arg-m.*, *arg-n.*, *ars.*, asaf., aster., aur-m-n., bapt., berb., bry., cahin., calc., *calc-p.*, camph., *cann-i.*, caps., **Carb-an.**, carb-s., cast., caul., caust., chel., *cic.*, cist., coc-c., cocc., colch., coloc., con., *cupr.*, dios., eupi., fl-ac., gels., gins., graph., *guaj.*, hell., hyper., *kali-bi.*, kali-i., kali-n., *kali-p.*, *led.*, lyc., manc., med., *mez.*, nat-ar., nat-c., nat-s., nux-m., *nux-v.*, plat., *puls.*, pyrus., rat., *rhus-t.*, rhus-v., rumx., sabin., sang., sec., **Sil.**, spig., *sulph.*, tab., thuj., upa., verat., viol-t., zinc.

rechts: *Agar.*

nachmittags: Cast.

abends: Alum., calc., *puls.*, rat., verat.

abwechselnd mit Druck: Gins.

Ziehen in der Fußsohle, mit: Sulph.

anfallsweise: Ant-t., cist., coc-c., graph., thuj.

Aufstehen, beim: Graph.

Bewegung, bei: Cocc.

SCHMERZ - **ziehend** - *Unterschenkel* - Wade ...

drückend: Bry., gins., nat-c.

Froststadium im Fieber, während: *Ars.*, thuj.

Gehen, beim: Alum., *anac.*, cann-i., **Carb-an.**, *lyc.*, nat-c., *nux-v.*, *sil.*, spig., verat-v., viol-t.

amel.: Agar., arg-m.

kneifend: Sulph.

krampfartig: **Anac.**, ang., arg-m., *carb-an.*, coloc., manc., plat., *sil.*, sulph.

lähmungsartig: *Nux-v.*

Liegen amel.: Nux-m.

reißend: Calc., kali-n.

Sitzen, im: Cast., coloc., kali-i., puls., sulph.

Stehen, im: Arn., nat-s., nux-m.

Treppensteigen, beim: Arg-n.

hinab: Arg-m.

erstreckt sich nach unten: Alum., chel., coc-c., fl-ac., sang., thuj., zinc.

Achillessehne: Fl-ac.

Fersen: Sang.

Knie: Chel.

Kniekehle: Rhus-t.

oben zum Rücken, nach: Manc.

Oberschenkel: Chel.

Knöchel: Abrot, *agar.*, alum., ang., arg-m., *ars.*, aster., aur-m-n., bapt., cact., camph., cann-s., *caul.*, caust., cham., chel., coloc., com., cupr., dig., dios., erig., fl-ac., indg., kali-bi., kali-c., kreos., *led.*, lyc., mang-m., med., mez., naja, nat-m., nat-s., nit-ac., ptel., puls-n., rhod., rhus-t., rhus-v., sil., spig., spong., staph., stram., stront., sulph., tarax., thuj., **Valer.**, zinc.

tagsüber: Mang-m.

morgens: Lyc., sulph.

Erwachen, beim: Sulph.

Gehen, beim: Ang.

vormittags: Cham.

nachmittags: Indg., ptel.

abends: Fl-ac., indg., lyc., nat-s., ptel., sulph.

Gehen, beim: Fl-ac.

nachts: Cham., nat-m.

Erwachen, beim: Nat-m.

anfallsweise: Coloc.

Aufstehen, nach dem: Coloc.

Auftreten, beim: Kali-c., nat-s.

Bewegung, bei: Fl-ac., staph.

amel.: Arg-m., indg., *valer.*

Gehen, beim: Coloc., erig.

amel.: Arg-m., **Valer.**

krampfartig: Arg-m., sulph.

Liegen, im: Aur-m-n.

reißend: Clem., kali-bi., spong., tarax.

rheumatisch: Stram.

Sitzen, im: Caust., dig., jug-r., nat-s., **Valer.**

Stehen, im: Camph., spig.

erstreckt sich nach oben: Ars., fl-ac., kreos., rhus-v.

Fuß: Agar., alum., am-c., ammc., *anac.*, ang., arn., *ars.*, asaf., *aur.*, aur-m-n., bapt., bar-c., bell., bor., bov., bry., calc., camph., cann-s., canth., carb-s., carb-v., *caul.*, *caust.*, **Chel.**, chin., chin-a., chin-s., clem., coc-c., cocc., *coloc.*, con., cupr., dig., dios., dros., ferr., ferr-i., fl-ac., ham., hep., hyper., indg., kali-ar., kali-bi., kali-c., lach., led., *lyc.*, *mag-c.*, mang., merc., *mez.*, mur-ac., naja, nat-c., nat-m., nat-p., nat-s., nit-ac., nux-v., *ol-an.*, olnd., petr., ph-ac., plb., **Puls.**, ran-b., rat., *rhod.*, **Rhus-t.**, rhus-v., sars., sec., sil., sol-n., spong., stann., *stront.*, *sulph.*, tarax., thuj., verat., vinc., zinc.

rechts: *Chel.*

morgens: Ang., kali-bi.

nachmittags: Com.

abends: Caust.

Bett, im: Ars.

Gehen, beim: Agar.

nachts: Agar., calc.

23 Uhr, beim Liegen auf der anderen Seite: Com.

anfallsweise: Coc-c., nat-m., ph-ac.

arthritisch: Arg-n.

Aufstehen, nach dem: Bry.

Bettwärme amel.: **Caust.**, **Rhus-t.**

brennend: Tarax.

Freien agg., im: **Caust.**

Gehen, beim: Bar-c., clem., coloc., crot-h., nit-ac., petr.

krampfartig: Arg-m., hyper., ph-ac.

lähmungsartig: Acon., aur., **Rhus-t.**

reißend, zerrend: Ars., bov.

schneidend: Bell.

Sitzen, im: Aur-m-n., carb-v., coloc., **Rhus-t.**

amel.: Tarax.

Stehen, im: Chin., tarax.

Stellen, an einzelnen: Arn.

zwickend: Kali-c.

erstreckt sich nach oben: Dros., nit-ac., *sil.*, *spong.*, sulph.

Hüften: Sulph.

Knie: Nit-ac., sil.

Rücken, zum: Nit-ac.

Waden: Dros.

Fußrücken: Arg-m., asaf., aster., *bry.*, camph., *caust.*, chel., chin., coloc., con., dig., ferr., gins., ham., indg., jatr., kali-bi., led., nat-s., nux-v., ran-b., rhus-v., sars., tarax., zing.

nachmittags: Com.

Bewegung, bei: Camph.

Gehen, beim: Coloc.

amel.: Arg-m.

krampfartig: Arg-m.

pulsierend: Arg-m.

Stehen: Chin., tarax.

Außenseite: Arn.

Gelenke: Am-c., *anac.*, ang., ars., bov., caust., dulc., merc., mosch., stront., thuj.

SCHMERZ - **ziehend** - *Fuß* ...

Ferse: Anac., ang., *ant-c.*, aur., aur-m-n., berb., cann-s., chin., con., led., lyc., merc., par., *plat.*, ptel., rhus-t., sep., sulph., thuj.

abends im Bett: Acon., lyc.

Einschlafen, beim: Aur.

Gehen, beim: Berb., led.

Sitzen, im: Cann-s., indg.

Stehen, nach: Berb.

Fußsohle: *Alumn.*, ammc., *anac.*, aphis., asc-t., aster., aur-m-n., bar-c., *bell.*, cact., caust., cham., cic., colch., coloc., com., con., crot-h., cupr., *hep.*, hyos., ign., *kali-p.*, led., mag-c., nux-v., sars., sil., sulph.

morgens, im Bett: Sulph.

abends: Com.

Auftreten, beim: Mez.

Gehen, amel.: Cupr.

krampfartig: Cact.

rheumatisch: Jatr.

erstreckt sich zum Oberschenkel: Spong.

Zehen: Aur-m-n., jatr.

Zehen: Agar., anac., ang., arg-n., asaf., asc-t., aster., *aur.*, *aur-m-n.*, bar-c., berb., cact., *camph.*, *caul.*, caust., chel., clem., cocc., colch., coloc., con., dig., ham., hell., indg., led., mag-m., mez., nat-c., nat-s., ol-an., plat., rat., rhus-v., ruta, sars., *sep.*, sil., stront., *thuj.*, vinc.

abends: Nat-s.

Bett, im: Asar., con.

Bewegung amel.: Lyc.

Gehen, beim: Aur-m-n.

krampfartig: *Anac.*, plat., vinc.

lähmungsartig: Aur.

reißend: Carb-an., clem., sulph., zinc.

Sitzen, im: *Aur-m-n.*

zieht von einer Stelle zur andern: Arg-n.

erstreckt sich nach oben: Anac., caust., dig., *thuj.*

SCHMERZ - **ziehend** - *Zehen* ...

Gelenke: Aur., berb., sabin., sil., verat.

großer Zeh: *Ant-c.*, aur., bry., caust., chel., colch., coloc., com., con., cycl., jatr., kali-bi., nat-m., plat., plb., rhus-t., sars., sulph., *thuj.*

abends: Com., thuj.

Bewegung, bei: Caust.

amel.: Plb.

krampfartig: Plat.

lähmungsartig: Aur.

plötzlich: Coc-c.

erstreckt sich nach oben: Bry.

Gelenke: Led., nat-s., *sulph.*

nachmittags: Sulph.

Spitze: Bar-c.

zweiter Zeh: Caust., colch., plb.

dritter Zeh: Colch.

vierter Zeh: Colch.

zwickend, kneifend: Carb-an., rhod.

Gelenke: Kreos., meny.

Schulter: Colch.

Deltoid, rechts: *Ferr.*

Oberarm: Arg-m., calc., cina, kali-n., nux-m., olnd., osm., ph-ac.

Bewegung amel.: Cina

Gehen im Freien, beim: Calc.

Knochen: Gamb.

Ellbogen: Bufo-s., merc-i-f., prun-s.

Unterarm: Calad., dulc., fl-ac., mang., nat-m., osm., ph-ac., spig., sulph.

abends: Fl-ac.

Druck amel.: Mang.

Ruhe, in der: Spig.

Hinterseite: Berb., merc-i-f.

Handgelenk: Nat-m., ph-ac.

Streckseite: Caust.

Hand: Bar-c., euphr., ol-an.

Handrücken: Euphr., ol-an.

Handteller: Mang.

Finger: Am-c., caust., colch., euphr., stront.

abends: Colch.

SCHMERZ - zwickend ...

Daumen: Bry., kali-i., mang.

Beine: Anac., bell., *calc.*, carb-v., graph., iod., kali-c., mez., *nat-c.*, nit-ac., ph-ac., phos., sep., sil., sulph., zinc.

abends: Mez.

Hüfte, nur in der Ruhe: Nat-s.

Oberschenkel: Colch., dulc., *led.*, mag-m., ph-ac., prun-s., sul-ac.

Innenseite: Mag-m., sul-ac.

Knie: Merc-i-f., sil.

Unterschenkel: Hyos., nux-m., sabad., sil.

Gehen, beim: Sabad.

Wade: Dig., hyos., mang., myris., nat-c., ph-ac., thuj.

Liegen, im: Berb.

Sitzen, im: Asaf., berb.

Knöchel, rechts: Osm.

Fuß: Hyos., ip.

Fußrücken: *Camph.*, par., thuj.

Bewegung agg.: *Camph.*

erstreckt sich zum Oberschenkel: *Camph.*

Fußsohle: Bry., upa.

Ferse: Alum., *chel.*

Zehen: Bar-c., puls.

Ausstrecken des Fußes, beim: Bar-c.

großer Zeh: Meph.

kleiner Zeh: Mosch.

SCHNURREN wie von einer Katze; Gefühl von: Sep.

Arme: Sep.

Beine: Sep.

SCHÜTTELN: Kali-br., *op.*

mittags, nach Essen: Graph.

abends: Nux-v.

nachts: Stram.

Ohnmacht, nach: Arn., asaf., colch., kali-br., kreos., lyc., merc-c., sec., stry.

schläft, wenn er nach dem Mittagessen: Nux-v.

Arme: *Agar.*, bell., bry., bufo, merc., op., **Plb.**

SCHÜTTELN ...

Schulter: Agar.

Hand: Atro., cann-i., lyc., **Plb.**

Beine: *Merc.*, tarent.

Unterschenkel: Con., lyc., stry., tarent.

Füße: Tab.

SCHWÄCHE: Abrot., acet-ac., acon., *agar.*, all-c., *alum.*, am-c., am-m., aml-n., *anac.*, *ant-c.*, *ant-t.*, *apis*, apoc., **Arg-m.**, **Arg-n.**, **Ars.**, *ars-h.*, *ars-i.*, atro., aur., aur-m., bar-c., *bar-m.*, bell., berb., bor., bov., brach., **Bry.**, cahin., **Calc.**, *calc-p.*, calc-s., cann-i., cann-s., *canth.*, caps., carb-h., carb-o., carb-s., *carb-v.*, carl., **Caust.**, *cham.*, chel., chin., chin-a., *chin-s.*, *cic.*, cimic., cimx., cinnb., clem., cob., *coc-c.*, cocc., coff., colch., **Con.**, croc., *crot-t.*, *cupr.*, cupr-ar., dig., *dulc.*, elaps, eup-pur., euphr., **Ferr.**, ferr-ar., *ferr-i.*, *ferr-m.*, ferr-p., **Gels.**, gent-l., gins., glon., *graph.*, grat., ham., hell., *hep.*, hura, hydr, hydr-ac., hyos., hyper., ign., ind., iod., iris., jac-c., jatr., *kali-ar.*, *kali-bi.*, *kali-br.*, **Kali-c.**, *kali-n.*, *kali-p.*, *kali-s.*, *kalm.*, kreos., *lach.*, lact., lob., **Lyc.**, mag-c., manc., meny., **Merc.**, *merc-c.*, merc-i-f., merl., mez., morph., mur-ac., *naja*, nat-ar., *nat-c.*, *nat-m.*, nat-p., *nit-ac.*, *nux-v.*, olnd., op., osm., ox-ac., pall., *petr.*, *ph-ac.*, **Phos.**, phys., pic-ac., plat., **Plb.**, psor., ptel., *puls.*, *ran-b.*, raph., **Rhus-t.**, rumx., ruta, *sabad.*, sabin., sars., *sec.*, sep., **Sil.**, sin-n., spig., spong., squil., *stann.*, **Staph.**, stry., *sulph.*, sumb., tab., *tarent.*, tep., ter., *thuj.*, til., upa., valer., **Verat.**, verat-v., *zinc.*, zing.

tagsüber: Sulph.

morgens: Alum., brach., cham., cinnb., colch., dulc., *nit-ac.*, ox-ac., pall., phos., sulph., til.

Aufstehen, beim: Bov., coc-c., hep., nat-ar., *nat-m.*, phos., puls.

Bett, im: Canth., nat-m., phos.

Erwachen, beim: Arg-m., bar-c., crot-t., euphr., *lyc.*, nat-c., pic-ac., sep., *zinc.*

vormittags: Ant-t., cham., grat., lach.

mittags: Gels., zinc.

nachmittags: Acon., bar-c., brach., mag-m., til.

16 Uhr: Pic-ac., **Rhus-t.**

Gehen, beim: Gins.

Sitzen, im: Thuj.

Spaziergang, nach einem kurzen: Ol-an.

SCHWÄCHE ...

abends: *Agar.*, am-c., bar-c., *calc.*, dulc., euphr., kali-bi., lyc., mez., naja, *nuph.*, paeon., phos., *rhus-t.*, sabad.

Hinlegen, beim: Naja

Spaziergang, nach einem kurzen: Nat-m.

nachts: *Cham.*, *merc.*, til.

Zahnschmerzen, bei: Clem.

Mitternacht: Pic-ac.

Anstrengung, nach der geringsten: *Anac.*, **Ars.**, bry., *calc.*, **Carb-v.**, cic., *kali-c.*, *phos.*

Aufstehen, nach: Chel.

Bett agg., aus dem: Phos., *puls.*

amel.: Arg-m., lyc., nat-m.

Sitzen, vom: Caust., dig.

Baden im Fluss, nach: Ant-c.

Bewegung agg.: Rumx.

amel.: Caps., cham., *lyc.*, phos., **Rhus-t.**

Druck, bei: Nit-ac.

Erwachen, beim: Chin., kali-n., sol-t-ae., tep.

Essen, nach dem: *Bar-c.*, cann-s., *clem.*

amel.: Paeon.

Froststadium im Fieber, während: Ant-t., cann-i., sep., thuj., verat.

Gehen agg.: *Anac.*, **Arg-m.**, berb., *bry.*, cob., colch., ham., lyc., naja, nat-p., petr.

amel.: Gins., phos., sulph.

Freien, im: Colch., *dig.*, euph., ferr., mag-m., merl., nux-v., pic-ac., raph., sang., *zinc.*

amel.: Am-c., cham., clem.

geistige Anstrengung, durch: Ph-ac.

Hitze, durch: Coloc.

lähmungsartig: Alum., *anac.*, ars., bell., carb-v., **Caust.**, *cham.*, ferr-ar., *kali-bi.*, *kali-br.*, *kali-c.*, merc-c., nux-v., phos., sabad., **Verat.**

Liegen im Bett, beim: Carl., sulph.

Seite, auf der linken: Merc-i-f.

Menses, während: Calc-p., mag-m.

Mittagessen, nach dem: Nit-ac.

periodisch: Ars., *calc.*, kreos.

plötzlich: **Cham.**, lyc., naja, nat-p.

SCHWÄCHE - **plötzlich** ...

Hungergefühl, mit: *Zinc.*

rheumatisch: Bov.

Samenabgang, nach: *Ph-ac.*

Schlaf, nach: Merc-c.

ungenügendem, nach: Am-c.

Schwangerschaft, während: Calc-p.

Sitzen, im: Arg-m., chel., merc., nux-v., ruta, thuj.

langem, nach: Sars.

Stehen, im: Anac., berb., dirc., hell., stann., zinc.

Steifheit, mit: Caust., con., lach., lyc., nat-m., rhus-t., sil.

Stuhlgang, nach: *Ars.*, colch.

Urinieren amel., nach: Spira.

Weinen, nach: Con.

erstreckt sich durch den Rücken während des Froststadiums im Fieber: Thuj.

Gelenke: *Acon.*, aesc., *aloe*, *arg-m.*, **Arn.**, ars., aur., bor., bov., *bry.*, **Calc.**, *carb-an.*, carb-s., carb-v., *caust.*, cham., chel., *chin.*, chin-a., cimic., clem., coloc., **Con.**, euph., *ferr.*, ferr-ar., ferr-p., graph., **Kali-c.**, *kali-s.*, *lach.*, *led.*, **Lyc.**, mang., **Merc.**, merc-c., mez., morph., murx., *nat-m.*, *nit-ac.*, *nux-v.*, *petr.*, *phos.*, plb., podo., **Psor.**, *puls.*, raph., rhod., **Rhus-t.**, **Sep.**, *sil.*, *staph.*, **Sulph.**, *verat.*, *zing.*

morgens, im Bett: Carb-v.

Bewegung, bei: Cimic.

vormittags: Ars.

Aufstehen amel.: Carb-v.

Bewegung, bei: Chlf., con.

Beginn der Bewegung, zu: *Euph.*

Bücken, beim: Graph.

Diarrhö, nach: Bor.

Froststadium im Fieber, während: Raph.

Gehen agg., nach: Zing.

amel.: Bor.

Sitzen, im: Ars., graph., phos.

Arme: Abrot., *acon.*, **Aesc.**, agar., *all-c.*, *alum.*, alumn., *am-c.*, ammc., *anac.*, ant-c., *apis*, arg-m., arn., *ars.*, ars-i., arund., asar., aur., bapt., **Bell.**, berb., *bism-o.*, bor., bov., brach., brom., bry., bufo, cact., *calc.*, calc-p.,

SCHWÄCHE - *Arme* ...

calc-s., camph., *carb-s.*, carb-v., *caust.*, cham., *chel.*, *chin.*, chin-a., chin-s., **Cic.**, coloc., com., **Con.**, corn., *crot-c.*, *crot-t.*, *cupr.*, *cur.*, **Dig.**, dios., dros., euph., eupi., ferr-m., *gels.*, gins., *glon.*, *gran.*, graph., grat., *guaj.*, ham., hep., hura, hyper., ign., *iod.*, kali-ar., kali-bi., **Kali-c.**, kali-i., kali-n., kali-s., *kalm.*, *lach.*, lact., led., lil-t., *lyc.*, lyss., mang., merc-i-f., merc-sul., mez., nat-ar., nat-c., *nat-m.*, nat-p., nat-s., nit-ac., *nux-v.*, par., *petr.*, *ph-ac.*, *phos.*, phyt., plat., plb., psor., *rhod.*, *rhus-t.*, ruta, sabad., sars., sec., *sep.*, *sil.*, spong., **Stann.**, *staph.*, stict., stram., stront., *sulph.*, sumb., tab., tarent., ter., *thuj.*, til., valer., zinc.

links: Agar., alumn., arn., brom., *calc.*, dig., nat-s., *nux-v.*, sars., *sumb.*, *tab.*

rechts: *Bism-o.*, carb-v., *caust.*, rhod.

morgens: Carb-s., dulc., *kali-c.*, lyc., *nux-v.*, sil., sulph., valer.

Aufstehen, beim: Caj., card-m.

Bett, im: Kali-c., sil.

Erwachen, beim: Arg-m., nit-ac., sep.

vormittags: Indg., ph-ac.

mittags: Colch., con.

nachmittags: Chin-s., nux-v.

14 Uhr: Sarr.

abends: Brach., ferr-i., nat-m.

Bett, im: Phos.

Erbrechen, nach: Sulph.

nachts: Ambr., lyc.

Anstrengung, nach leichter: *Cic.*, *lach.*, *stann.*

Bewegung, bei: Carb-v., *stann.*

amel.: Acon., *lyc.*, plat., *rhod.*, stront.

Essen, nach dem: Bar-c.

Faustmachen, beim: Chin.

Festhalten eines Gegenstandes, beim: Arn., **Ars.**, bov., carb-v., cina, colch., nat-m., sil.

Frösteln, während: Gins., *ph-ac.*

Herunterhängenlassen amel.: Asar.

Kälteeinwirkung, bei: *Rhod.*

Klavierspielen, beim: Gels.

Krämpfen, nach: **Cic.**

SCHWÄCHE - *Arme* ...

Mittagessen, nach dem: Grat.

plötzlich: Calc.

Samenabgang, nach: Staph.

Schreiben, beim: Acon., agar., brach., carb-v., *caust.*, cocc., kali-c., merc-i-f., mez., sabin.

Treppensteigen, beim: Nux-v.

Wetter, bei stürmischem: *Rhod.*

Zornanfall, nach einem: Nat-m.

Schulter: Acon., aloe, alumn., arg-m., bapt., bor., bov., brom., carb-an., carb-v., cedr., chin-a., cic., clem., *com.*, cupr-ar., gins., kali-n., laur., mag-c., nat-m., nux-v., pic-ac., plat., ran-s., sep., sil., stry., thuj., zing.

links: Alumn.

rechts: Carb-v.

morgens, beim Erwachen: Arg-m.

Beugen nach vorn, beim: Alumn.

Gehen, nach: Bapt.

lähmungsartig: Arg-m., carb-v.

schmerzhaft: Cedr., chin-a., *lach.*

Oberarm: Acon., *arg-m.*, arg-n., bell., brach., bry., carl., cic., clem., colch., crot-t., gins., jatr., kali-n., lact., mang., nat-m., *phos.*, phyt., sep., sil., stann., *sulph.*, *thuj.*

morgens, beim Erwachen: Arg-m.

Anstrengung, nach: *Arg-m.*

Aufstehen, beim: Thuj.

Beugen agg.: Phyt.

Bewegung, bei: Grat., phyt.

amel.: Arg-m.

Erwachen, nach dem: Arg-m.

hochgehoben, wenn: Grat.

lähmungsartig: *Arg-m.*, kali-n.

Schreiben, beim: Carl., cic., con.

erstreckt sich zur Hand: Crot-t.

Ellbogen: Ang., chin-s., coloc., dios., fago., glon., hyper., led., nat-s., op., plb., raph., sars., staph., *sulph.*, thuj., valer

17 Uhr: Valer.

Ellenbogenbeuge, in der: Cann-i.

Unterarm: Aeth., agar., ang., arg-m., **Ars.**, aur., aur-m-n., **Bell.**, bufo, camph., cham., coloc., con., *dig.*, dulc., indg., kali-n., merc., mez., nat-m., nit-ac., nux-v., op., osm.,

SCHWÄCHE - *Unterarm* ...

phos., plb., rhod., **Rhus-t.**, sabin., stront., sumb., thuj., verat.

rechts: Arg-m., *sil.*

morgens, beim Erwachen: Arg-m.

abends: *Dig.*

nachts: Kali-n.

Schreiben, beim: Agar., arg-m., coloc.

Stricken, beim: Aeth.

Handgelenk: Aloe, arn., ars., brach., *carb-v.*, *caust.*, *cur.*, dig., dor., *glon.*, hura, kali-c., kalm., lil-t., lyc., *merc.*, mez., nat-m., nat-p., phos., phys., *plb.*, podo., rhod., sep., *sil.*, spong., sul-ac., sulph.

rechts: *Sil.*

und linker Knöchel: Nat-p.

morgens: Lil-t.

abends: Phos.

Bewegung agg.: Dig.

amel.: Rhod.

Gebrauch der Hand, beim: Sep.

lähmungsartig: *Carb-v.*, phos.

Menses, nach: Nat-p.

Schreiben, beim: Calad., *kali-br.*

verstaucht, wie: Kali-c.

Hand: Acon., alumn., ang., arn., ars., bell., bism-o., *bov.*, bufo, canth., caps., carb-v., caust., cham., chin., chin-s., cimic., *cina*, colch., com., croc., cupr., cur., dios., *fl-ac.*, gels., glon., hell., hipp., jug-r., *kali-bi.*, kali-c., *kali-n.*, kreos., lach., lyc., *merc.*, merc-i-f., **Mez.**, nat-ar., nat-c., nat-m., nat-p., *nat-s.*, *nit-ac.*, nux-m., nux-v., phos., phys., plb., rhod., rhus-t., *ruta*, sabin., sec., sep., sil., *stann.*, sulph., sumb., tab., zinc.

morgens: Dios., lyc., nat-m.

Aufstehen, beim: Nat-m., plb., sulph.

Bett, im: Nat-m.

Erwachen, beim: Caust.

nachmittags: Bov.

17 Uhr: Cham.

Schlaf, nach: Nux-v.

abends: Dios.

nachts: Kali-n.

Fieber, nach: Nat-s.

Abendessen, nach dem: Nat-m.

SCHWÄCHE - *Hand* ...

Anfassen von Gegenständen, beim: Nat-m., *nat-s.*

Aufstehen, nach: Nux-m., plb.

Bewegung, bei: Plb., thuj.

Druck, bei: Mez., nit-ac.

Erwachen, beim: Mez.

Essen, nach dem: Bar-c.

Froststadium im Fieber, während: Lam.

gefühllos wie durch einen elektrischen Schlag: Fl-ac.

Gehen, beim: Grat., plb.

Kopfschmerz, während: Ol-an.

lähmungsartig: Act-sp., alumn., ang., **Ars.**, bism-o., *bov.*, crot-h., nat-m., *sil.*, *stann.*

Liegen amel.: Mag-c.

Hand auf dem Tisch liegt; wenn die: Stann.

harten Oberfläche liegt; auf einer: Nat-m.

Menses, während den: Alumn., ol-an., zinc.

Mittagessen, nach: Mag-m.

Schreiben, beim: *Aesc.*, aml-n., bism-o., brach., caps., chel., **Mez.**, sabin., *stann.*, *zinc.*

nach: Plb.

verstaucht, wie: Indg.

warmen Zimmer, im: *Caust.*

zittrig: Lycps., *stann.*

Finger: Ambr., **Ars.**, *bov.*, carb-an., *carb-v.*, cic., crot-h., cur., fago., hipp., hura, *kali-n.*, lact., led., lyc., *nat-m.*, par., phos., **Rhus-t.**, sil., zinc.

tagsüber: Phos.

nachts: Ambr.

fallen, lässt Gegenstände: *Ars.*, carb-an., *nat-m.*, *sil.*, *stann.*

Greifen eines Gegenstandes, beim: **Ars.**, carb-an., carb-v., kali-br., *sil.*

Klavierspiel, beim: *Cur.*, *stann.*, *zinc.*

lähmungsartig: **Ars.**, carb-v.

Schreiben, beim: Fago., kali-c.

Fingerspitzen: *Mez.*

Zeigefinger: Kali-c., nat-m.

SCHWÄCHE - *Finger* - Zeigefinger...

Schreiben, beim: Kali-c.

Mittelfinger: Nat-m.

Ringfinger: Plb.

Daumen: Kali-c., nat-m., sil., sulph.

Schreiben, beim: Kali-c.

Beine: Acet-ac., acon., **Aesc.**, aeth., *agar.*, ail., all-s., aloe, **Alum.**, alumn., am-c., *am-m.*, ambr., *ang.*, *apis*, **Arg-m.**, **Arg-n.**, **Ars.**, asar., **Aur.**, *bapt.*, bar-c., bell., benz-ac., berb., bor., brach., *bry.*, *bufo*, calad., **Calc.**, calc-i., calc-s., cann-i., cann-s., **Carb-ac.**, *carb-s.*, *carb-v.*, cast., **Caust.**, cham., chel., *chin.*, *chin-a.*, *cic.*, *cina*, cist., coc-c., **Cocc.**, colch., **Con.**, *corn.*, *crot-c.*, *crot-t.*, *cupr.*, dig., ery-a., euphr., *ferr-i.*, **Gels.**, **Glon.**, *graph.*, grat., guaj., ham., *hell.*, hipp., *hydr.*, *hyos.*, ind., ip., *kali-ar.*, kali-bi., *kali-br.*, *kali-c.*, *kali-n.*, *kali-p.*, lil-t., *lyc.*, *mag-m.*, *med.*, merc., *mez.*, mosch., **Mur-ac.**, murx., *nat-ar.*, **Nat-c.**, *nat-m.*, nat-p., nicc., *nit-ac.*, *nux-m.*, **Nux-v.**, olnd., *op.*, ox-ac., *petr.*, *ph-ac.*, **Phos.**, **Pic-ac.**, *plat.*, **Plb.**, puls., *ran-b.*, rhod., **Rhus-t.**, *ruta*, sang., *sars.*, *sec.*, seneg., *sep.*, **Sil.**, spong., *stann.*, *stront.*, stry., *sul-ac.*, *sulph.*, tab., tarent., *thuj.*, til., verat., verb., vip., xan., **Zinc.**

morgens: Ant-t., *arg-m.*, bar-c., carb-an., mur-ac., *nat-m.*, **Nux-v.**, *phos.*, *rhus-t.*, *sil.*, sulph.

Bett, im: Nat-m., plb., sulph., *zinc.*

Erwachen, beim: *Arg-m.*, nat-m.

vormittags: Arg-n., nat-m., ptel., *ran-b.*

11 Uhr: Arg-n., nat-m., zinc.

nachmittags: *Arg-n.*, nat-c., nux-v., pip-m., plb., rumx., zinc.

13 Uhr: Ham.

abends: Hydr-ac., indg., sulph., zinc.

Gehen, beim: Sang., thuj., verat.

Menses, während: Mag-m.

nachts, 22 Uhr: Plan.

Ärger, nach: Caust., lyc., nat-m., *nux-v.*

Anstrengung, nach: *Anac.*, **Calc.**, **Gels.**, **Rhus-t.**

Aufstehen vom Sitzen, beim: *Glon.*, mag-c., nat-m., ruta, zinc.

Entbindung, nach der: *Rhus-t.*

Essen, nach: Mur-ac.

SCHWÄCHE - *Beine* ...

Fehltritt, durch einen: Ph-ac.

Fieber, bei katarrhalischem: Sep.

Gehenlernen bei Kindern, spätes: **Calc.**

Gehen, nach: **Aesc.**, **Arg-m.**, bapt., berb., *bry.*, **Calc.**, *calc-s.*, carl., **Con.**, **Gels.**, glon., hell., kali-n., led., **Mag-m.**, mosch., *mur-ac.*, nux-v., *plb.*, *ran-b.*, **Rhus-t.**, *ruta*, *sil.*, stann., sulph., zinc.

amel.: Cann-s., nat-m., zinc.

Freien agg., im: Grat., sang., seneg., verat.

fortgesetztes Gehen amel.: Zinc.

Hunger, bei: *Zinc.*

Koitus, nach: *Calc.*

lähmungsartig: Anac., arg-n., **Cocc.**

Menses, während: Arg-n., *cocc.*, kali-n., mag-m., *nit-ac.*, nux-m., sulph., *zinc.*

Nasswerden der Füße, nach: Phos., *rhus-t.*

Rauchen, durch: *Clem.*

schmerzhaft: Aloe, nux-m., plan.

Schwangerschaft, in der: Plb.

Sitzen, im: Ars., led., mag-c.

Stehen, im: Agar., *anac.*, berb., *bry.*, dirc., hell., **Nux-m.**, plat., stann., zinc.

Stuhlgang, nach: Plect.

Temperaturwechsel, bei: Act-sp.

Treppensteigen, beim: Agar., *ars.*, asar., **Calc.**, lyc., nicc., nux-v., phos., pic-ac., *ruta*, sars., thuj.

herunter: Nux-m., *ruta*, sil., stann., sulph.

Gelenke: Cinnb., nit-ac., rhus-t., stront.

Hüfte: Agar., *all-c.*, apis, arg-m., brach., carb-v., chin., cinnb., ham., ign., *kali-c.*, mang., murx., *ox-ac.*, *pic-ac.*, podo., sars., sep., syph., tarent., thuj., *verat.*, zing.

rechts: *Arg-m.*

dann links: *Verat.*

morgens: Chin., mang.

Erwachen, beim: Arg-m.

abends: Tarent.

Zubettgehen, vor dem: Chin-s.

Aufstehen vom Sitzen agg.: Sep.

Gehen, beim: Chin-s., coca, *verat.*

SCHWÄCHE - *Hüfte* - Gehen, beim ...
fortgesetztes Gehen amel.: Sep.
Koitus, verhindert Beendigung des: All-c.
lähmungsartig: Arg-m., *kali-c.*
Stehen, im: Zing.
Treppensteigen, beim: Podo.
Oberschenkel: Acon., agar., all-c., aloe, *alum.*, am-c., ammc., anac., arg-m., *ars.*, arund., brach., bry., *calc.*, caps., carb-an., carb-s., caust., cham., chel., *chin.*, chin-a., chin-s., clem., coc-c., **Cocc.**, coloc., **Con.**, croc., crot-h., dulc., euph., gins., *glon.*, graph., *guaj.*, ham., hell., hura, ip., kali-bi., *kali-c.*, kali-i., lac-ac., lil-t., lyc., mag-s., mang., *merc.*, *merc-c.*, mez., **Mur-ac.**, nat-ar., nat-c., nat-m., nat-p., **Nat-s.**, nit-ac., *nux-v.*, *olnd.*, ph-ac., *phos.*, pip-m., *plat.*, *plb.*, puls., raph., rat., *rheum*, *ruta*, sars., *seneg.*, sep., sil., sol-n., spig., squil., *stann.*, staph., stront., sulph., tarent., thuj., verat., verb.
links: Chel., glon.
rechts: *Con.*, *kali-c.*
morgens: Brach., *calc.*, nat-c.
Aufstehen, nach dem: Phos., rhod., squil.
Froststadium im Fieber, während: Verat.
Gehens, zu Beginn des: *Calc.*
nachmittags: Fago.
abends: Chin., fago., mag-s., stront., tarent.
nachts: Ham.
Schlaf, im: Sep.
Mitternacht, nach: Merc.
Aufstehen, beim: Thuj.
Sitzen, vom: Ruta
Erwachen amel., beim: Sep.
Gehen agg.: Anac., arg-m., aur., bufo, *calc.*, chel., chin., con., hep., *kali-i.*, lycps., mag-c., mag-s., merc., mez., *olnd.*, puls., *ruta*
amel.: Mag-m., rat.
nach: Ind., nit-ac., sol-t-ae.
Freien, im: Ang., arg-m.
Koitus, nach: *Calc.*
lähmungsartig: Arg-m., puls.

SCHWÄCHE - *Oberschenkel* ...
Menses, während: Am-c., am-m., bov., carb-an., cast., nicc., sars.
plötzlich: Cic.
Samenabgang, nach: *Agar.*, calc.
Schwangerschaft, in der: *Ip.*
Sitzen, nach: Acon., anac., arg-m., croc., mag-c., mag-s., mang-m., ph-ac., plat.
Stehen, im: Mag-m., plat.
Stuhlgang, nach: Lyc.
Treppensteigen, beim: Ars., *bry.*, coloc., mez., sep.
Knie: Abrot., acon., act-sp., *agar.*, all-s., *alum.*, *ambr.*, *anac.*, ang., ant-t., *arg-m.*, *arg-n.*, arn., *ars.*, ars-h., ars-i., arund., asar., aur., bapt., *bar-c.*, bell., *bol.*, bor., *bov.*, *bry.*, cahin., caj., calad., *calc.*, calc-ar., calc-s., *camph.*, *cann-i.*, *canth.*, carb-s., carb-v., carl., *caust.*, cham., chel., *chin.*, *chin-a.*, *chin-s.*, cimic., cinnb., clem., cob., **Cocc.**, colch., *coloc.*, **Con.**, cor-r., croc., *cupr.*, cycl., *dig.*, *dios.*, *dulc.*, euphr., fago., *ferr.*, ferr-ar., *ferr-p.*, *gels.*, gins., *glon.*, graph., *hell.*, hura, *hydr.*, hyos., *ign.*, indg., iod., *ip.*, *iris.*, jac-c., jatr., kali-bi., kali-br., *kali-c.*, *kali-n.*, kali-s., kreos., *lach.*, lact., lac-ac., *lec.*, *led.*, lith-c., *lyc.*, mag-m., mang., med., *merc.*, merc-i-r., mez., mosch., **Nat-m.**, **Nat-s.**, *nit-ac.*, *nux-m.*, *nux-v.*, ol-an., olnd., op., osm., ox-ac., petr., *ph-ac.*, *phos.*, pic-ac., *plat.*, **Plb.**, podo., *psor.*, puls., ran-b., *rhus-v.*, *ruta*, sabad., sarr., *sars.*, sep., *sil.*, *stann.*, *staph.*, stry., sul-ac., sul-i., sulph., syph., tab., tax., tell., thea, *thuj.*, verat., zinc.
links: Chel.
morgens: Chin., *dios.*, *nat-m.*
Aufstehen, nach dem: Petr., phos., staph.
Bett, im: Sulph.
vormittags: Sulph., valer.
nachmittags: Caust., chin-s., ham.
Gehen, beim: Caust.
abends: Anac., bry., dios., nat-m., sang., sarr.
nachts: Calc.
Ärger, nach: Caust.
Aufstehen, nach dem: Ferr-ma.

SCHWÄCHE - *Knie* - Aufstehen, nach dem ...

Sitzen; nach Aufstehen vom: Berb., laur., puls.

Ausstrecken und Beugen amel.: Ferr.

Bad, nach einem warmen: Calc.

Berührung, bei: Chin.

Bewegung, bei: Cycl., phos.

amel.: Chin., phos.

Essen, nach dem: Anac., *lach.*

Gehen, beim: Acon., agar., *bry.*, calc., carb-v., caul., chel., *chin.*, **Cocc.**, **Coloc.**, con., *cupr.*, cycl., dig., dios., hyos., kali-c., *lec.*, *led.*, lil-t., mag-c., nat-n., *nat-s.*, petr., plat., puls., spong., staph., zinc.

amel.: Cham., dios., petr., phos.

nach: Aur., calc-s., caust., ind., phyt., *rhus-t.*, ruta

Freien, im: Calad., hyos., *zinc.*

Heben des Beines, beim: Colch.

Knien, beim: *Tarent.*

Koitus, nach: Agar., **Calc.**, con., kali-c., lyc., petr., *sep.*, sil.

Körperübungen, bei: Cob., equis.

lähmungsartig: Mosch., stann.

Mittagessen, nach: Phel., til.

plötzlich: Cham.

Ruhe amel.: **Bry.**

Schreck, nach: Cinnb., merc.

Sitzen, im: Camph., cic., coloc., mag-c., mosch., phos.

amel.: Staph.

Spaziergang, wie nach einem langen: Cocc., cor-r., dulc., euph.

Stehen, im: Acon., *anac.*, calad., carb-v., *cic.*, *cupr.*, iod., merc., *mosch.*, plat., prun-s., sul-ac.

Stuhlgang, nach: Trom.

Treppensteigen, beim: *Bry.*, *canth.*, caust., **Con.**, dig., dios., hura, hyos., iod., *kali-c.*, merc., ox-ac., *plat.*, plb., *ruta*, *stann.*, *sulph.*, *thuj.*

herunter: Bell., hura, *kali-c.*, lac-ac.

wandert von einem zum andern: Cic.

SCHWÄCHE - *Knie*...

zusammenschlagen würden, als ob die Knie: *Agar.*, berb., cinnb., *cocc.*, *colch.*, **Nux-v.**

Kniekehle: Aur., bov., ferr., plat., rheum, staph., valer., zinc.

morgens: Valer.

Aufstehen vom Sitzen, beim: Ferr., staph.

Gehen, beim: Zinc.

Stehen, nach: Ferr.

Sitzen, im: Plat.

Stehen, im: Rheum

Unterschenkel: Acet-ac., acon., act-sp., *aesc.*, *agar.*, all-c., aloe, *alum.*, alumn., *am-c.*, am-m., ambr., anan., *arg-m.*, *arg-n.*, *ars.*, arund., asaf., aspar., atro., *bar-c.*, bell., benz-ac., bor., *bov.*, brom., bry., bufo, *cact.*, *calc.*, *calc-p.*, *calc-s.*, camph., *cann-i.*, *canth.*, carb-o., carb-s., carb-v., *caust.*, cham., chin-s., chlor., *cic.*, cimic., clem., **Cocc.**, coloc., **Con.**, cop., corn., *cupr.*, cycl., dig., dios., dulc., elaps, eup-per., euph., *ferr.*, *ferr-m.*, ferr-p., fl-ac., form., gels., gins., *glon.*, grat., guaj., *ham.*, hell., hura, *hydr.*, hyos., ind., indg., iris., jab., jatr., *kali-bi.*, *kali-c.*, *kali-cy.*, *kali-n.*, kalm., kreos., *lach.*, led., lil-t., *lyc.*, mag-c., mag-s., med., *merc.*, mez., murx., *nat-ar.*, *nat-c.*, nat-m., nat-p., **Nat-s.**, nit-ac., nuph., **Nux-m.**, **Nux-v.**, *olnd.*, onos., *op.*, ox-ac., *petr.*, **Ph-ac.**, *phos.*, phys., phyt., *pic-ac.*, *plat.*, **Plb.**, psor., puls., **Rhus-t.**, rumx., ruta, sabad., sars., seneg., *sep.*, *sil.*, staph., stront., stry., *sulph.*, tarent., *thuj.*, valer., verat., vip., xan., *zinc.*

morgens: Acon., ambr., *arg-m.*, ars., bar-c., brach., chlor., dios., nux-v., sulph.

Aufstehen, beim: *Arg-m.*, hura, rat., rhod.

Bett, im: Sulph.

Erwachen, beim: *Arg-m.*, caust., sumb.

vormittags: Coloc., ptel., ran-b., rhus-t., sars.

mittags: *Rhus-t.*

nachmittags: Am-m., hura, nat-c., rat.

Gehen, beim: *Rhus-t.*

abends: Abrot., brach., coc-c., kali-n., merc., onos., phys.

Gehen, beim: Onos.

Treppensteigen, beim: Rhus-t., rumx.

nachts: Am-m., sulph.

Anstrengung, nach leichter: Cic., ziz.

Aufstehen, beim: Bry.

Sitzen, vom: Atro., puls.

nach, amel.: Caust.

Bewegung, bei: Clem., nat-s., pic-ac.

amel.: Aur-m-n., cham., dios., nat-s., stront.

Diarrhö, nach: Bov.

Entbindung, nach der: *Caust.*, *rhus-t.*

Erwachen, beim: Arg-m.

Essen agg.: Hyos.

Gehen, beim: Agar., am-c., *caust.*, chel., chin., *con.*, *gran.*, ind., lyc., mez., nit-ac., **Nux-m.**, onos., plat., plb., *rhus-t.*, stram., *sulph.*, tarax., tarent., zinc.

Freien, im: Grat.

Gehens, zu Beginn des: *Bry.*

lähmungsartig: Bell., cod., kali-n.

Menses, während: Bov., sars., sulph., zinc.

Mittagessen, nach dem: Agar.

Reise, nach einer: Pic-ac.

Schlaf, amel.: Tell.

schmerzhaft: Calc., cann-i., crot-h.

sexuellen Exzessen, nach: Staph.

Sitzen, beim: Acon., alumn., aur-m-n., camph., cic., indg., plat., **Rhus-t.**, sulph., *thuj.*

amel.: Valer.

Stehen, im: Aster., chin., nat-p., ol-an., samb., valer.

Steigen, beim: *Ruta*

Stuhlgang, nach: Con.

Temperaturwechsel, bei: Act-sp.

Treppensteigen, beim: Acon., *bry.*, corn., *hura*, hyos., ruta

Zimmer amel., im: Grat.

Wade: Aesc., aloe, *arg-n.*, calc., calc-i., *calc-p.*, calc-s., carb-v., cast., cham., chin-s., coc-c., croc., dulc., ferr., ferr-i., kali-c., kali-n., *kalm.*, kreos., *nat-m.*, nicc., osm., plb., sil., stront., sulph., thuj., valer., zinc.

nachmittags: Cast., valer.

abends: Dulc., eupi.

nachts: *Sulph.*

Aufstehen vom Sitzen, beim: Zinc.

Bewegung, bei: Cast.

Froststadium im Fieber, während: Thuj.

Gehen, beim: Aloe, croc., gran., nicc., osm.

amel.: Plb.

nach, amel.: Calc-s.

Knien, beim: Ars-i.

Sitzen, beim: Stront.

amel.: Nicc.

Achillessehne: Lyc., valer.

morgens: Lyc.

Sitzen, im: Valer.

Knöchel: Abrot., agn., aloe, arg-n., arn., ars., calc., calc-s., **Carb-an.**, carb-s., *caust.*, chlf., cic., com., dios., *ferr.*, ferr-ar., glon., kali-c., *lac-d.*, med., merc., mez., **Nat-ar.**, **Nat-c.**, *nat-m.*, **Nat-p.**, **Nat-s.**, **Nit-ac.**, nux-v., phys., plb., puls., *rhus-t.*, *rhus-v.*, *sep.*, **Sil.**, *sul-ac.*, *sulph.*, valer.

morgens: Agn., coca

Gehen, beim: Agn., valer.

nachts: Sulph.

Bad, nach einem warmen: Calc.

Bewegung, bei: Laur., nux-v.

Gehen, beim: Agn., aloe, carb-an., com., med., *nat-c.*, **Nit-ac.**, nux-v., plb.

amel.: Caust.

Kindern, beim Gehenlernen bei: **Carb-an.**, nat-p.

Laufen, beim: Mez.

plötzlich: Com.

Sitzen, im: Paeon.

Gehen, nach: Caust.

Stehen, im: Calc.

Fuß: Agar., am-c., ambr., **Ars.**, bell., bor., *bov.*, *calc.*, canth., carb-ac., carb-o., carb-s., *cham.*, *chin.*, chin-s., chlf., clem., coca, coff., colch., croc., crot-t., cycl., eup-pur., ferr., gamb., gels., gins., glon., graph., grat., *hell.*, hyos., ign., indg., ip., *lach.*, lath., laur., *lyc.*, mag-c., mag-s., merc., *mez.*, nat-ar., nat-c., *nat-m.*, nicc., nit-ac., nux-v., *ol-an.*, *olnd.*, petr., phel., *phos.*, phys., *plat.*, plb., *puls.*, ran-s., *rhus-t.*, ruta, sabad., sars., sec., seneg., *sil.*, stann., stram., stront., *sulph.*, sumb., *tab.*, tep., thuj., verat., xan., zinc.

morgens: Caust., lyc., mag-m.

4 Uhr: Plb.

Aufstehen, beim: Nat-m.

Bett, im: Zinc.

Gehen, beim: Lyc., mag-c., mag-m.

vormittags: Seneg.

mittags: Kali-bi.

nachmittags: Alum., bov., hydr-ac., lith-c., lyc., nux-v.

16 Uhr: **Lyc.**

17 Uhr: Cham.

Gehen, beim: Lyc.

abends: Agar., ign., merc-c., pic-ac., puls.

19 Uhr: Ant-c.

Gehen, nach: Coc-c.

nachts: *Carb-an.*, mag-s., nit-ac.

Menses, vor: Mang.

Beugen, beim: Led.

Erwachen, beim: Nat-m.

Essen, nach dem: Cahin., ferr.

Fahren und Reiten amel.: *Nat-m.*

Fieber, nach: Nat-s.

Frösteln, während: Hell.

Gehen, beim: Camph., chin., clem., croc., *graph.*, ham., kali-n., par.

amel.: Laur., nat-m., zinc.

Freien, im: Agar., arn., olnd., thuj.

heben; beim Versuch, den Fuß zu: Merc.

Koitus, nach: Calc-p.

Kopfschmerz, während: Ol-an.

lähmungsartig: Cham., nat-m., olnd., tab.

Liegen amel.: Mag-c., *nat-m.*

Menses, während: Ant-t., cast., *graph.*, mang., ol-an., zinc.

Mittagessen, nach dem: Mag-m.

Sitzen agg.: Anac., coc-c., *led.*, plat., *rhus-t.*, thuj.

amel.: *Nat-m.*

Stehen, im: Kali-n., *nat-m.*, sars.

Treppensteigen, beim: Acon., bor., bry., led., lyc., mag-c., nux-v.

zittrig: Caps.

Fußsohle: Cahin., carb-s., croc., kreos., led., nux-v., olnd., plb., sumb., tep., thuj.

Gehen, beim: Nux-v., olnd., thuj.

Mittagessen, nach dem: Carb-s.

Sitzen, im: Plb., thuj.

Zehen: Ars., crot-h., glon.

SCHWANKENDER, wankender Gang: Aesc., *agar.*, **Alum.**, *am-m.*, *ambr.*, *anac.*, *apis*, **Arg-m.**, arg-n., *ars.*, **Aur.**, **Bar-c.**, *calc.*, camph., *carb-ac.*, carb-an., *carb-v.*, **Caust.**, *chin.*, cic., **Cocc.**, **Con.**, *fl-ac.*, *gels.*, *glon.*, *hell.*, hyos., ign., *iod.*, *lach.*, *mag-p.*, *merc.*, *mur-ac.*, *nat-c.*, *nat-m.*, **Nux-v.**, *op.*, ox-ac., *ph-ac.*, **Phos.**, **Pic-ac.**, **Plb.**, rhod., **Rhus-t.**, *sars.*, sec., *sil.*, stram., *stry.*, *sulph.*, *tarent.*, teucr., verb.

SCHWEBEN; Gefühl, in der Luft zu (vgl. LEICHTIGKEIT): Nux-m., *ph-ac.*, stict.

SCHWEISS: Aur., aur-m., *carb-v.*, *con.*, cupr., glon., *lac-ac.*, ol-j., op., stram.

linker Arm und linkes Bein: Lac-d.

morgens: *Carb-v.*, con.

nachts: Calc., carl., con., kali-n.

gelähmtes Glied: Ars., caust., cocc., *merc.*, *rhus-t.*, stann.

kalt: *Ars.*, *asaf.*, aur-i., aur-m., bell., *cact.*, canth., dros., *lach.*, lachn., *merc-c.*, *morph.*, phos., *sec.*, spong., stram., *tab.*, *verat.*, *verat-v.*

Menses, während: Ars., phos., sec., **Verat.**

klebrig und kalt: Ars., *cact.*, chin-s., lil-t., merc-c., nux-m., op., phos., plb., *tab.*

Menses erscheinen sollten; wenn die: *Lil-t.*

Stuhlgang, bei: Gamb.

SCHWEISS ...

Gelenke: **Am-c.**, ars., bell., bry., calc., dros., led., *lyc.*, mang., nux-v., ph-ac., *rhus-t.*, sars., stann., sulph.

morgens: Am-c., lyc.

kalt: Rhus-t.

schmerzhafte Gelenke: Am-c., lyc.

Arme: Agar., asaf., asar., bry., caps., guare., hyos., ip., jab., merc., **Petr.**, stann., stront., zinc.

nachts: Ol-j.

kalt und klebrig: *Zinc.*

Koitus, nach: Agar.

Innenseite: Arn.

Schulter: Chin.

Koitus, nach: Agar.

unterhalb der Schulter, amel. beim Mittagessen: Phos.

Unterarm: *Petr.*

Handgelenk: Petr., syph.

Hand: Acon., **Agn.**, ambr., aml-n., anac., *ant-t.*, **Ars.**, ars-i., bar-c., bell., brom., **Calc.**, *calc-s.*, camph., canth., caps., carb-o., carb-s., carb-v., *caust.*, cham., chel., *cina*, *cit-v.*, cocc., coff., *coloc.*, *con.*, cupr., dig., dirc., dulc., *fago.*, *fl-ac.*, glon., graph., guare., hell., *hep.*, hura, *ign.*, iod., *ip.*, *kali-bi.*, kreos., lac-ac., laur., *led.*, lith-c., *lyc.*, *merc.*, *merc-c.*, nat-ar., nat-c., *nat-m.*, nat-p., **Nit-ac.**, *nux-v.*, oena., ol-an., op., ox-ac., *petr.*, ph-ac., phel., **Phos.**, phys., pic-ac., puls., pyrus., rhod., *rhus-t.*, sars., **Sep.**, **Sil.**, spig., stict., tab., **Thuj.**, verat., *zinc.*

tagsüber: Nit-ac., ol-an., pic-ac.

morgens: Lyc., phos., puls., sulph.

Aufstehen, nach: Puls.

Bett, im: Phos.

vormittags: Fago.

mittags bis abends, täglich: Lac-ac.

nachmittags: Bar-c.

abends: Glon., ign., sulph.

Hinlegen, vor dem: Sulph.

nachts: Coloc.

abwechselnd zwischen beiden Händen: Cocc.

Aufstehen, beim: Am-m., fago.

SCHWEISS - *Hand* ...

Augenentzündung, bei: Brom., cadm., *calc.*, *con.*, *dulc.*, **Fl-ac.**, gymn., ind., *iod.*, *led.*, *petr.*, **Sulph.**

Dysmenorrhö, bei: Tarent.

Einschlafen, beim: Ars.

erschöpfend: Nat-c.

Freien, im: Agn.

Froststadium im Fieber, während: Eup-per., *ip.*, *puls.*

Gehen im Freien, beim: Agn.

Hitze, mit: Nit-ac.

Husten, bei: Ant-t.

Jucken, mit: Sulph.

Kälte, bei innerer: Tab.

kalt: Acon., ambr., ant-c., ant-t., *ars.*, ars-i., *atro.*, bell., *brom.*, *calc-s.*, **Canth.**, caps., carb-ac., cham., *cimic.*, *cina*, cocc., *hep.*, iod., *ip.*, *kali-bi.*, kali-cy., *lach.*, *lil-t.*, *lyc.*, merc-c., morph., **Nit-ac.**, nux-v., *ox-ac.*, *ph-ac.*, *phos.*, phyt., pic-ac., plb., *psor.*, rheum, *rhus-t.*, sars., *sec.*, **Sep.**, *spig.*, *sulph.*, *tab.*, *thuj.*, *verat.*, *verat-v.*, zinc.

warmen Zimmer, im: Ambr.

kalter Nase, mit: *Nux-v.*

klebrig und kalt: Anac., *ars.*, carb-ac., ind., merc., nux-v., **Phos.**, pic-ac., plan., pyrog., spig., sulph., zinc.

Migräne, bei: *Calc.*

nur an den Händen: Agn.

reichlich: *Ip.*, *nit-ac.*, **Sil.**

Schreiben, beim: Coff.

Schwefel, riecht nach: Sulph.

Sitzen, im: Calc.

Stuhlgang, nach: *Sulph.*

übel riechend: Calc-s., coloc., hep., nit-ac.

Urin, riecht wie: Coloc.

Verletzungen der Wirbelsäule, bei: **Nit-ac.**

Vorfall der Gebärmutter, bei: *Lil-t.*

Handrücken: Lil-t., lith-c.

kalt: Lil-t.

Körperübungen, bei: Thuj.

Handfläche: *Acon.*, agar., *all-c.*, all-s., am-m., aml-n., anac., ant-t., bar-c.,

SCHWEISS - *Hand - Handfläche ...*

brom., bry., cadm., *calc.*, calc-p., camph., cann-i., caps., carb-v., caust., *cham.*, chel., coff., *con.*, dig., **Dulc.**, fago., *fl-ac.*, glon., gymn., hell., hep., hyos., **Ign.**, ind., *iod.*, jatr., *kali-c.*, kali-s., kreos., laur., *led.*, lil-t., lob., lyc., manc., *merc.*, naja, nat-m., nit-ac., **Nux-v.**, petr., *phos.*, *psor.*, rheum, **Sep.**, **Sil.**, spig., **Sulph.**, tab., tarent., *tub.*

tagsüber: Dulc.

nachmittags: Bar-c.

abends: Tab.

nachts: *Psor.*

Mitternacht, nach: Merc.

Anstrengung, bei: *Calc.*, *psor.*

Gehen im Freien, beim: Nux-v., rhus-t.

Kälte, bei: Gran.

Handrücken, auf dem: Hell.

Rücken, auf dem: All-c.

kalt: *Acon.*, *cham.*, coff., nux-v., rheum, spig.

klebrig und kalt: Anac., coff., spig.

Suppe, nach: Phos.

Zimmer, im: Caust.

Zusammenpressen der Hände, beim: Rheum

zwischen den Fingern: Sulph.

Finger: Agn., ant-c., bar-c., carb-v., ign., rhod., sulph.

Fingerspitzen: Carb-an., carb-v.

Beine: Ars., asaf., bor., calc., coc-c., coloc., con., croc., hep., **Hyos.**, **Kali-n.**, mang., merc., nux-v., *phos.*, *rhod.*, sec., *sep.*, ter., *verat.*, *zinc.*

morgens: Lyc.

Bett, im: Rhod.

Erwachen, nach: *Sep.*

abends, im Bett: Ter.

nachts: Ars., coloc., mang., *merc.*, rumx., ter., *zinc.*

Dysmenorrhö, bei: Ant-t.

Gehen, beim: Ery-a.

gelähmte Glieder: Stram.

Menses, während: Calc., lil-t.

SCHWEISS - *Beine - Menses, während ...*

stinkend: *Phos.*

Gesäß: Thuj.

Oberschenkel: Acon., **Ambr.**, **Ars.**, *bor.*, caps., *carb-an.*, coloc., crot-t., dros., eup-pur., euph., *hep.*, hyos., *kali-bi.*, merc., *nux-v.*, rhus-t., *sep.*, sulph., **Thuj.**

morgens: Euph., rhus-t., thuj.

nachts: *Carb-an.*, *merc.*, *sep.*

Mitternacht, nach: Ars., nux-v.

Einschlafen, beim: Ars.

kalt: Crot-t., *merc.*, *sep.*

Stellen, an kleinen: Caps.

zwischen den Oberschenkeln: Aur., *cinnb.*, hep., nux-v.

morgens: Carb-an., nux-v.

nachts: Aur., carb-an.

Gehen, beim: Ambr., *cinnb.*

übel riechend: *Cinnb.*

wundfressend: Cinnb.

Innenseite: *Thuj.*

Genitalien, nahe den: Thuj.

männlichen: Crot-t.

übelriechend: *Crot-t.*

Knie: Am-c., ars., bry., *calc.*, clem., dros., led., *lyc.*, plb., sep., spong., *sulph.*

nachts: Ars.

Fieber, nach: Plb.

kalt: Ars.

Schwellung, mit: Lyc.

umschrieben: Clem.

Kniekehle, in der: Bufo, *carb-an.*

Unterschenkel: Agar., am-c., ars., bry., *calc.*, *calc-p.*, *caps.*, coc-c., coloc., **Euph.**, hyos., kali-bi., **Mang.**, merc., mez., nux-v., **Petr.**, **Podo.**, *psor.*, rhod., rumx., *sep.*, *stram.*, *sulph.*, thuj.

morgens: Ars., euph., sulph.

5 Uhr: Sulph.

Erwachen, beim: Coloc.

abends, Bett, im: Agar., ter.

nachts: *Agar.*, am-c., *calc.*, coloc., mang., *merc.*, *sulph.*, thuj.

kalt: *Caps.*, euph., *merc.*, *phos.*, *psor.*

SCHWEISS - *Unterschenkel* ...

klebrig: *Calc.*

klebrig und kalt: Rumx.

stinkend: *Phos.*

Innenseite: Agar.

Fuß: Acon., am-c., am-m., ang., apis, arn., *ars.*, *ars-i.*, **Bar-c.**, *bar-m.*, *bell.*, benz-ac., brom., bry., **Calc.**, **Calc-s.**, camph., cann-s., *canth.*, carb-an., **Carb-s.**, **Carb-v.**, *caust.*, cham., chel., coc-c., **Cocc.**, coff., **Coloc.**, croc., *cupr.*, cycl., dros., euph., fago., *fl-ac.*, **Graph.**, hell., hep., hura, hyper., ind., **Iod.**, ip., jab., kali-ar., *kali-bi.*, *kali-c.*, kali-p., kali-s., kalm., kreos., lach., lact., *lac-ac.*, led., **Lyc.**, *mag-m.*, mang., med., **Merc.**, mez., mur-ac., naja, nat-ar., nat-c., *nat-m.*, nat-p., *nit-ac.*, ox-ac., *petr.*, ph-ac., *phos.*, phyt., pic-ac., plb., *psor.*, **Puls.**, rhus-t., sabad., sabin., sanic., sec., sel., **Sep.**, **Sil.**, *squil.*, *staph.*, **Sulph.**, tarent., **Thuj.**, *verat.*, **Zinc.**

links: Cham., nit-ac.

tagsüber: Pic-ac.

morgens: Am-m., bry., coc-c., lyc., merc., sulph.

Aufstehen, nach: Am-m.

Bett, im: Bry., lach., merc., phos., puls., sabin.

vormittags: Fago.

nachmittags: Graph., lac-ac.

abends: **Calc.**, cocc., graph., *mur-ac.*, pic-ac., podo.

Bett, im: Calc., clem., *mur-ac.*

nachts: Coloc., *nit-ac.*, *sulph.*, thuj.

23 Uhr: Hura

2 Uhr: *Ars.*

andauernd: **Sil.**, *thuj.*

Brennen, mit: *Calc.*, *lyc.*, mur-ac., petr., sep., *sulph.*, thuj.

Diarrhö, bei: Sulph.

Erwachen, beim: Mang.

Froststadium im Fieber, während: Cann-s.

Gehen, beim: Carb-v., graph., nat-c.

kalt: Acon., ars., **Bar-c.**, bell., benz-ac., **Calc.**, *calc-s.*, *canth.*, **Carb-s.**, **Carb-v.**, *caust.*, cimic., *cocc.*, *cupr.*, *dig.*, *dros.*, fago., graph., *hep.*, hura, ind., *ip.*, *kali-c.*, *kali-p.*, *kali-s.*, laur., *lil-t.*, **Lyc.**, *mag-m.*, med., *merc.*, mez., **Mur-ac.**, nit-ac., ox-ac., phos., pic-ac., plb., *psor.*, **Puls.**, *sanic.*, sec., *sep.*, *sil.*, squil., **Staph.**, stram., *sulph.*, thuj., **Verat.**

klebrig und kalt: Acon., cann-i., pic-ac., sep., sulph.

Menses, vor und während: *Calc.*

nach: *Calc.*, lil-t., *sep.*, *sil.*

reichlich: Ars., arund., carb-an., *carb-s.*, carb-v., cham., coloc., fl-ac., *graph.*, ind., *ip.*, *kali-c.*, kreos., lach., *lac-ac.*, **Lyc.**, merc., **Nit-ac.**, petr., phyt., *psor.*, puls., sabad., sal-ac., *sanic.*, sec., *sep.*, **Sil.**, staph., sulph., *thuj.*, *zinc.*

Schwellung der Füße, mit: Graph., iod., kali-c., kreos., *lyc.*, petr., ph-ac., plb., sabad.

Stuhlgang, nach: Sulph.

übelriechend: Am-c., am-m., anan., arg-n., ars., ars-i., arund., **Bar-c.**, bufo, *calc.*, *calc-s.*, carb-ac., *carb-s.*, cob., coloc., cycl., *fl-ac.*, **Graph.**, **Kali-c.**, kalm., **Lyc.**, nat-m., **Nit-ac.**, *petr.*, *phos.*, *plb.*, *psor.*, **Puls.**, *rhus-t.*, *sanic.*, *sec.*, *sep.*, **Sil.**, staph., *sulph.*, **Tell.**, **Thuj.**, *zinc.*

Eier, wie faule: Staph.

Menses, nach: *Sep.*, *sil.*

sauer: *Calc.*, cob., nat-m., *nit-ac.*, sil.

abends: *Sil.*

Schuhsohle, wie: Cob.

Urin, wie: Canth., coloc.

unterdrückter: Am-c., apis, ars., bad., **Bar-c.**, *bar-m.*, cham., coch., colch., *cupr.*, *form.*, graph., haem., *kali-c.*, lyc., merc., nat-c., *nat-m.*, nit-ac., ph-ac., phos., plb., *puls.*, rhus-t., sel., **Sep.**, **Sil.**, sulph., *thuj.*, **Zinc.**

Verletzung der Wirbelsäule, bei: **Nit-ac.**

warm: *Led.*

Winter, agg. im: Arg-n., med.

wund machend: *Bar-c.*, *calc.*, *carb-v.*, coff., **Fl-ac.**, graph., hell., *iod.*, *lyc.*, *nit-ac.*, ran-b., *sanic.*, *sec.*, *sep.*, *sil.*, squil., zinc.

SCHWEISS - *Fuß* - wund machend ...

Fußsohle: Acon., **Am-m.**, arn., *calc.*, chel., fago., hell., kali-c., *merc.*, *nat-m.*, **Nit-ac.**, *nux-m.*, petr., *plb.*, *puls.*, sabad., **Sil.**, *sulph.*

kalt: Acon., *sulph.*

juckend: **Sil.**, *sulph.*

roh; macht die Fußsohle: *Calc.*

übel riechend: *Petr.*, *plb.*, *sil.*

Ferse: Thuj.

Zehen: Acon., arn., clem., kali-c., lach., *phyt.*, *puls.*, sep., **Sil.**, squil., tell., *thuj.*, zinc.

morgens, im Bett: Lach.

Gehen, beim: Graph.

zwischen den Zehen: Acon., anac., arn., *bar-c.*, carb-v., *clem.*, cob., cupr., cycl., ferr., *fl-ac.*, *kali-c.*, *lyc.*, *nit-ac.*, *puls.*, sep., **Sil.**, squil., tarax., thuj., *zinc.*

abends: Clem.

übelriechend: *Bar-c.*, cob., cycl., *kali-c.*, lyc., nit-ac., *puls.*, *sep.*, **Sil.**, *thuj.*, *zinc.*

wundmachend: **Bar-c.**, *carb-v.*, *graph.*, *nit-ac.*, *sanic.*, *sep.*, *sil.*, **Zinc.**

unter den Zehen: Phyt., tarax.

SCHWELLUNG: Absin., apis, *arn.*, ars., *bar-c.*, both., chin., chin-s., crot-h., *dulc.*, kali-ar., kali-p., *kalm.*, lach., merc., **Merc-sul.**, nat-ar., op., *petr.*, plb., rhus-t., *sec.*, *sil.*, still., vip.

Gefühl, wie geschwollen: Ant-c., ars-m., chin., *glon.*

ödematös: Ant-c., **Apis**, apoc., **Ars.**, *ars-i.*, *aur.*, bell., bry., *cact.*, chel., *chin.*, chin-a., *colch.*, **Coll.**, *con.*, *crot-h.*, *dig.*, *dulc.*, *eup-per.*, *ferr.*, ferr-p., *fl-ac.*, *hell.*, *iod.*, kali-ar., kali-c., kali-n., kali-p., *kalm.*, led., *lyc.*, *merc.*, *merc-sul.*, mur-ac., *naja*, *nat-ar.*, op., plb., prun-s., puls., sabin., samb., seneg., *sep.*, squil., *sulph.*, *ter.*, xan.

periodisch, jedes Jahr bei heißem Wetter; zuerst dunkelrot: Vip.

schlaff, livid: Both.

teigig: Vip.

Gelenke: *Abrot.*, acon., **Act-sp.**, agn., anag., *ant-t.*, *apis*, apoc., *arn.*, *ars.*, asc-t., aur., *aur-m.*, **Bell.**, berb., **Bry.**, bufo, *calc.*, calc-f., chin., *cimic.*, clem., *cocc.*, **Colch.**, con., *ferr-p.*, *guaj.*, *ham.*, **Hep.**, *kali-chl.*, kali-i., *kalm.*, *lach.*, *lac-ac.*, **Led.**, *lyc.*, mang., med., *merc.*, *nat-m.*, *nux-v.*, *rhod.*, *rhus-t.*, sabin., *sal-ac.*, sil., sol-t-ae., stict., **Sulph.**, tarent., *ter.*, thuj., *verat-v.*

nachmittags: Chin.

Anstrengung, nach: Act-sp.

bläulich: **Lach.**

Gefühl, wie geschwollen: Caj., caps., *par.*, sabin.

ödematös: *Led.*, *thuj.*

wassersüchtig: Ant-t., apis, *caust.*, *nat-m.*

weiß: *Caust.*, kali-s., *sulph.*

Arme: Acon., agar., alum., anac., *anthr.*, *apis*, *aran.*, *ars.*, bar-c., *bell.*, both., *bry.*, *bufo*, cadm., *chin.*, chin-s., chlol., cinnb., colch., cop., *crot-h.*, crot-t., *cur.*, dig., dor., dulc., elaps, ferr., ferr-ar., *ferr-p.*, form., graph., *hydr.*, iod., kali-bi., kali-i., *lach.*, *lyc.*, manc., merc., merc-c., *mez.*, naja, nat-s., *phos.*, **Rhus-t.**, rhus-v., sep., sil., sol-n., stry., sul-ac., *sulph.*, vario., verat., vesp., vip.

nachmittags: Nat-c.

abends: *Cur.*, rhus-t., stann.

nachts: *Aran.*, dig., kali-n., phos.

Blasen; mit schwarzen, faulig riechenden: *Ars.*

blass: *Apis*, bry., nux-v.

bläulich: Ars., bufo, elaps, **Lach.**, samb.

brennend: Mur-ac., olnd., sulph.

Entblößen amel.: Chim.

glänzend: Bry., sulph.

hart: Ars., carb-an., lach., led., sulph.

heiß: Ant-c., *apis*, bry., bufo, *cocc.*, *hep.*, *merc.*, mez., rhus-t., sulph.

Herzkrankheiten, bei: Lycps.

kalt: Lach., *puls.*

knotige Schwellungen: *Agar.*, *ars.*, carb-an., *caust.*, dulc., lyc., *mag-c.*, mag-m., mang., *mez.*, mur-ac., nat-m., nit-ac., sil., stann., zinc.

Lähmung, nach: Sulph.

lymphatisch: Berb.

SCHWELLUNG - *Arme ...*

ödematös: *Apis*, *aur.*, aur-m., cact., calc-ar., crot-h., *ferr.*, *lach.*, *lyc.*, *merc-c.*, *phos.*, sil.

rot: Ant-c., **Bell.**, *bry.*, *bufo*, *hep.*, lac-d., *lyc.*, mag-c., *merc.*, sep., spong., *thuj.*

schmerzhaft: Ant-c., chin., hep., kali-c., *lach.*, *mosch.*, nux-v., sep., *sulph.*, *thuj.*

schmerzlos: Euphr., lyc.

schwarz: *Carb-v.*, *mur-ac.*

Steifheit, mit: Sulph.

weiß: *Apis*

Gelenke: Calc.

Knochen: Calc., dulc., lyc., mez., *sil.*, *sulph.*

Periost: *Aur.*, *merc.*, mez.

Schulter: Acon., apis, bry., calc., calc-p., carb-o., *coloc.*, crot-h., crot-t., kali-c., kali-chl., kali-i., lac-c., lach., merc., thuj., vip.

Impfung, nach: Apis, thuj.

Pusteln, nach: Kali-c.

Oberarm: Acon., anac., *apis*, aran., arn., berb., *bry.*, calc-p., coloc., *graph.*, kali-c., puls., sang., sep., sulph., tep., vip.

hart: *Sulph.*

heiß: *Sulph.*

Impfung, nach: **Sil.**, *sulph.*, **Thuj.**

knotige Schwellungen: Ars., nat-m., zinc.

schmerzhaft: *Puls.*

Knochen: Guare., tep.

Ellbogen: Acon., agar., benz-ac., *bry.*, calc-f., chel., cic., colch., *coloc.*, con., dios., hydr., lac-c., *lac-ac.*, **Merc.**, petr., puls., sil., spig., tep., ter.

heiß und rot: **Merc.**

rheumatisch: Agar., **Bry.**, chel., coloc., com., lyc.

Gelenkköpfe: **Calc-p.**, *mez.*

Unterarm: Anac., ant-c., apis, aran., arn., *ars.*, aur., berb., bufo, cadm., calc., caust., crot-c., crot-t., dig., *ferr-p.*, *graph.*, *lach.*, lyc., *merc.*, nux-v., op., plb., *rhus-t.*, sep., sulph., vesp., vip.

dunkelblau: Samb.

gangränös: **Lach.**

SCHWELLUNG - *Unterarm ...*

knotige Schwellungen: Eupi., mez., mur-ac., nat-m., zinc.

rot: Lac-d., sep., **Sil.**

linienförmig: *Lach.*

nahe dem Ellbogen: Lyc.

Radius: *Calc.*

Rückseite: Plb.

Handgelenk: *Act-sp.*, am-c., am-m., *apis*, aur., aur-m., *bufo*, *calc.*, carb-v., *crot-h.*, cub., dulc., euphr., kali-bi., kreos., *lach.*, *lac-ac.*, mag-c., *merc.*, phos., plb., rhod., **Rhus-t.**, *rhus-v.*, sabin., sec., sep., stry., sul-ac., tarent., tep., vip.

morgens: Lac-ac.

abends: Sep.

abwechselnd mit Knieschwellung: Kreos.

Bewegung, bei: Merc., phos.

Bursitis, wie: *Aur.*

knotige Schwellungen: Stann.

plötzlich: Rhod.

rheumatisch: Act-sp.

Schmerz, nach: Cub.

schmerzhaft, weich und wässrig: *Sec.*

Stellen, an kleinen: Kali-bi.

Beugeseite: Carb-v., rhus-t.

Hand: Acon., aesc., *agar.*, am-c., anac., ang., **Apis**, aran., arn., *ars.*, ars-i., arum-d., arum-t., arund., atro., *aur.*, bar-m., *bell.*, *bry.*, *bufo*, *cact.*, *calc.*, carb-ac., carb-s., caust., cham., chel., chin., chin-a., chin-s., clem., *cocc.*, **Colch.**, com., corn., crot-t., cub., cupr., *dig.*, elaps, euphr., *ferr.*, ferr-ar., ferr-p., fl-ac., grat., guare., *hep.*, hyos., iod., kali-ar., kali-c., kali-p., lac-c., *lach.*, *lyc.*, manc., *merc.*, mez., *mosch.*, mur-ac., naja, nat-c., nat-m., *nit-ac.*, nux-v., op., ph-ac., *phel.*, *phos.*, plan., plb., *psor.*, rhod., *rhus-t.*, *rhus-v.*, ruta, *samb.*, sanic., *sec.*, sil., sol-n., spong., *stann.*, *stict.*, stram., sul-ac., *sulph.*, tep., thuj., vesp., vip.

links, mit Herzsymptomen: *Cact.*

rechts: *Dig.*, hep., lyc., nat-m., phos.

tagsüber: Nat-m.

morgens: Nat-m.

Erwachen, beim: Sanic.

nachmittags: *Nat-c.*

SCHWELLUNG - *Hand ...*

abends: Aloe, lyc., *stann.*, sulph.

nachts: Aran., ars., caust., dig., kali-n.

Erwachen, beim: Samb.

blass: Bell., lyc., nux-v.

dunkel: *Bell.*, **Lach.**, *vip.*

Ekzem, mit: Psor.

Endocarditis, bei: *Aur-m.*, *cact.*

entzündlich: Aur., cupr.

erysipelatös: **Rhus-t.**, *rhus-v.*

gangränös: **Ars.**, **Lach.**, **Sec.**

Gefühl, wie geschwollen: Aesc., aeth., *aran.*, chel., chin-s., *cocc.*, laur., mang., mez., *op.*, raph.

Anfassen eines Gegenstandes, beim: **Caust.**

Gehen im Freien, nach: Mang.

glänzend: Bell., vip.

heiß: *Bell.*, *bry.*, chel., *cist.*, *rhus-t.*

juckend: Sol-n., *urt-u.*

knotige Schwellungen: Ars., nat-m., nit-ac., sul-ac.

Malaria, bei: *Lyc.*

Menses, während: *Graph.*, *merc.*

ödematös: **Apis**, *aur.*, *cact.*, *calc-ar.*, *canth.*, chin-a., crot-h., *lyc.*, *phos.*

phlegmonös: Plb.

schmerzhaft: Ars., *cur.*, dig., **Lach.**, vesp.

Schwindsucht, bei: *Stann.*

Waschen, beim: Aesc.

Zimmer, beim Eintritt ins: Aeth.

erstreckt sich zum Ellbogen: Crot-c., crot-h., ruta

Brustmuskeln: Crot-h.

Knochen: *Aur.*

hinter dem Daumen: Am-m.

Handrücken, links: *Calc-ar.*, chin.

Handfläche: Cham., *lyc.*

nachts: Ars.

Gefühl, wie geschwollen: Ars.

Sehnen: Plb.

Venen: Alum., *arn.*, ars-h., bar-c., calc., cast., *chel.*, *chin.*, *cic.*, crot-t., cycl., *fl-ac.*, *ham.*, *laur.*, *led.*, manc., meny., merc., *nux-v.*, olnd., *op.*, ph-ac., *phos.*, plan., plb., **Puls.**, rheum, rhod., *rhus-t.*, sars., stront., sulph., sumb., thuj.

vormittags: Indg.

nachmittags: Alum., mez.

17 Uhr: Chel.

Essen, nach dem: Ruta

Waschen in kaltem Wasser, nach: Am-c.

Finger: Act-sp., aeth., agar., alum., am-c., ammc., ant-c., *apis*, *ars.*, benz-ac., bor., *bry.*, bufo, calc-s., carb-an., carb-s., carb-v., *cit-v.*, cupr., *dig.*, euphr., *graph.*, hep., *kali-bi.*, *kali-n.*, lach., *lyc.*, *mag-c.*, *merc.*, mur-ac., nat-c., nat-p., nat-s., *nit-ac.*, nux-v., olnd., *phos.*, *phyt.*, plb., psor., ran-s., **Rhus-t.**, rhus-v., sec., sil., spong., *sulph.*, sumb., tab., tep., *thuj.*, verat-v., vip.

morgens: *Ars.*, calc-s., nat-c., nit-ac., ran-s., sec., sulph.

vormittags: Calc-s.

nachmittags: Calc-s.

abends: Stront., sulph.

nachts: Dig.

Mitternacht: Carb-an.

Brennen, mit: Olnd.

Gehen, nach: Act-sp.

Hautausschlägen, bei: Psor.

Herunterhängenlassen des Armes, beim: Am-c., phos.

knotige Schwellungen: Anac., *lyc.*, mag-c.

Sektionsverletzungen, durch: **Ars.**, *lach.*

Gelenke: Am-c., anag., ang., apis, *ars.*, berb., *bry.*, bufo, *calc.*, *caul.*, caust., *cham.*, chin., colch., euphr., *hep.*, hyos., iod., *lac-ac.*, *lyc.*, med., *merc.*, *nit-ac.*, *phyt.*, rhod., *rhus-t.*, spong.

Brennen und Pulsieren, mit: Bufo

Gefühl wie geschwollen, beim Greifen: Bry.

gichtig: Anag., *kali-i.*, **Lyc.**, *sulph.*

heiß: Bry., *hep.*

Grundgelenk: Merc., vinc.

Knochen: *Carb-an.*

SCHWELLUNG - *Finger ...*

Fingerspitzen: Fl-ac., kreos., mur-ac., *rhus-t.*, tab., *thuj.*

Zeigefinger: Chin-s., *fl-ac.*, *lach.*, lac-ac., *lyc.*, mag-c., merc., phos., staph., sulph., thuj.

Mittelfinger: Apis, bor., calc-s., iris., phos., sulph., syph., thuj.

nachmittags: Calc-s.

17 Uhr: Thuj.

Gelenke: Lyc.

Ringfinger: Bry., calc., olnd., sulph., thuj.

kleiner Finger: Bry., hyos., *mang.*, rhus-t.

Daumen: Berb., coc-c., cupr., hep., naja nux-v., rhus-t., sang., spig., sulph., vesp., vip.

Eiter, enthält: Sulph.

Gefühl, wie geschwollen: Berb., plb.

Gelenke des Daumens: Nux-v., spig., sulph.

Beine: Act-sp., am-c., apis, *ars.*, arund., aur-m., *bar-m.*, *berb.*, bry., *calc.*, carb-s., *carb-v.*, caust., *chel.*, con., *dulc.*, *graph.*, iod., *kali-ar.*, kali-bi., *kali-c.*, *kali-m.*, lach., *led.*, *lyc.*, merc., nat-c., nat-m., nat-p., nit-ac., nux-v., petr., *phos.*, plb., polyg-h., puls., *rhus-t.*, rhus-v., *sep.*, **Sil.**, sol-t-ae., **Sulph.**, verat.

tagsüber: Dig.

morgens: Sil.

abends: Am-c., cocc., hyper., nat-m., phos., puls., rhus-t., stann.

bläulich: Lach.

Chinin-Missbrauch, nach: **Puls.**, *sulph.*

durchsichtig: *Apis*, sulph.

entzündlich: Acon., calc., iod., puls., rhus-t., sil.

Gehen, beim: Phos., rhus-t.

Freien, im: Phos.

glänzend: Acon., arn., ars., bell., bry., merc., sabin., sulph.

groß: Sulph.

hart: Ars., aur., bov., chin., graph., led., mag-c., mez., rhus-t.

heiß: Acon., am-c., *arn.*, ars., *bry.*, calc., carb-an., *chin.*, coc-c., cocc., colch., graph., iod., kali-c., led., lyc., petr., puls., sars., sec., sep., stann.

SCHWELLUNG - *Beine ...*

juckend: Cocc.

kalt: Asaf.

lymphatisch: Bar-c., berb.

Menses, während: Apis, apoc., ars., calc., graph., lyc.

ödematös: Acet-ac., **Apis**, *apoc.*, arg-m., **Ars.**, *ars-i.*, arund., aur., *aur-m.*, *cact.*, cahin., *calc.*, calc-ar., calc-s., *carb-ac.*, *carb-s.*, *cench.*, *chel.*, *chim.*, **Chin.**, cocc., *colch.*, *dig.*, *dulc.*, eup-per., *ferr.*, ferr-i., *fl-ac.*, *graph.*, *hell.*, *hippoz.*, *hydr.*, iod., *kali-c.*, *lach.*, *led.*, **Lyc.**, *mag-m.*, *med.*, *merc.*, mur-ac., onos., phos., *phyt.*, plb., puls., rhod., *rhus-t.*, ruta, **Samb.**, sanic., sars., *senec.*, sulph., *ter.*, xan., *zinc.*

Albuminurie, bei: *Apis*, *ars.*, *calc-ar.*, *ferr.*, *lach.*, *sars.*, *ter.*

Scharlach, nach: **Apis**, bar-m., crot-h., *hell.*

Phlegmasia alba dolens (s. PHLEGMASIA alba dolens)

rheumatisch: Hep.

rot: Acon., am-c., ant-c., arn., bry., calc., carb-v., chin., hep., lach., nat-c., nux-v., petr., puls., sabin., sars., sil., stann., thuj.

hellrot: Iod.

Stellen, an einzelnen: Acon., chin.

blauschwarze Blasen, oder: Ars.

schmerzhaft: Acon., ant-c., arn., ars., carb-an., chin., con., daph., lach., mag-c., merc., nux-v., puls., sep., sil.

brennend: Ant-c., *ars.*, mur-ac., petr., ph-ac., puls.

drückend: Led.

pulsierend: Ph-ac., plat.

reißend: Colch., led., merc., plat., puls.

schneidend: Ph-ac.

spannend: Bry., chin., led., sars., thuj.

stechend: Acon., am-c., arn., bry., carb-v., cocc., graph., iod., led., lyc., merc., petr., *puls.*, sars.

ziehend: Arn., led., puls.

SCHWELLUNG - *Beine ...*

stechend, fein: **Apis**, graph., **Led.**, *puls.*

wächsern: Apis

weich: Chin., led.

weiß: Apis, ars., bell., *calc.*, graph., iod., kreos., lyc., merc., nux-v., rhus-t., sulph.

Gesäß: *Coloc.*, crot-t., dulc., ph-ac., sulph.

Hüfte: Plb.

Gefühl, wie geschwollen: Lil-t.

Oberschenkel: Agn., arn., ars., both., calo., carb-o., chin., *ham.*, kali-c., *lach.*, led., lyc., merc., puls., ter., vip.

abends: Agn.

Gefühl, wie geschwollen: Prun-s.

Leistenbeuge: Dig.

Oberschenkelknochen: *Mez.*, **Sil.**, *stront.*

Drüsen: *Calc.*

Knie: Acon., *aesc.*, ammc., ant-c., ant-t., *anthr.*, *apis*, *arn.*, *ars.*, *ars-i.*, arund., aur-m., *bar-m.*, benz-ac., **Berb.**, **Bry.**, bufo, **Calc.**, *calc-p.*, calc-s., *chin.*, *cic.*, *clem.*, coc-c., *cocc.*, *colch.*, con., *cop.*, ferr., ferr-ar., *fl-ac.*, **Hep.**, *iod.*, kali-ar., *kali-c.*, kali-s., kreos., *lac-c.*, *lach.*, lac-ac., **Led.**, **Lyc.**, merc., mur-ac., *nat-m.*, nit-ac., *nux-v.*, *phyt.*, **Puls.**, pyrus., *rhod.*, **Rhus-t.**, *sal-ac.*, *sars.*, *sep.*, **Sil.**, *sulph.*, tarent., ter., *tub.*

links: *Aesc.*, *cic.*

rechts: *Benz-ac.*, chin., *elat.*, **Sulph.**, *ter.*

nachts: *Calc.*

abwechselnd mit Schwellung des Handgelenks: Kreos.

entzündlich (s. ENTZÜNDUNG)

fettig: Dig.

Gefühl, wie geschwollen: Alum., am-c., canth., carb-v., dig., *kali-i.*, *lach.*, merc., nit-ac.

nachmittags: Alum.

nachts: *Kali-i.*

Sitzen, im: Am-c.

Kniekehle: *Nit-ac.*

gichtig: *Benz-ac.*, **Calc.**, *kali-i.*, **Led.**, *lyc.*, plb.

Gonorrhö, nach: *Clem.*, **Med.**

SCHWELLUNG - *Knie ...*

heiß: *Bell.*, *calc.*, *chin.*, *ferr-p.*, *iod.*, **Puls.**, **Verat-v.**

ödematös: *Ant-t.*, *apis*, *bry.*, *calc.*, *con.*, dig., *fl-ac.*, hyper., *iod.*, *merc.*, **Rhus-t.**, *sil.*, **Sulph.**

purpurfarben: Aran.

rheumatisch: *Acon.*, *apis*, *ars.*, berb., **Bry.**, calc-s., clem., **Led.**, *lyc.*, *rhus-t.*, sal-ac., verat-v.

Kälteanwendung amel.: *Lac-c.*, **Led.**, *puls.*

schmerzhaft: *Apis*, aur-m., *cic.*, *led.*, *mag-c.*, *nit-ac.*, *nux-v.*, **Puls.**, *rhus-t.*, sal-ac., sars., sep.

schmerzlos: *Lyc.*, **Puls.**

schwammig: *Calc.*, *kali-i.*, **Sil.**

skrofulös: Arn., *ars.*, **Calc.**, *ferr.*, *iod.*, *lyc.*, **Puls.**, *sil.*, **Sulph.**

weiße Knieschwellung (Gelenktuberkulose): *Ant-c.*, arn., *calc.*, *iod.*, *kali-i.*, *lyc.*, *ol-j.*, *phos.*, *puls.*, *rhus-t.*, *sil.*, *sulph.*, *verat-v.*

Kniekehle: Ars., *mag-c.*, *rhus-t.*

schmerzhaft: *Mag-c.*, *rhus-t.*

Kniescheibe: Coloc., sep.

Unterschenkel: Acet-ac., acon., agn., arn., **Ars.**, ars-i., *aur.*, *aur-m.*, *bad.*, bor., bov., *bry.*, bufo, *cact.*, *calc.*, calc-s., carb-s., *caust.*, *cench.*, chel., *chin.*, clem., *colch.*, coloc., cop., *crot-c.*, *crot-h.*, *dig.*, dulc., *ferr.*, ferr-i., *graph.*, *hell.*, iod., kali-ar., *kali-bi.*, kali-c., *kali-chl.*, kali-i., kali-n., kali-p., kali-s., *lach.*, **Led.**, **Lyc.**, manc., *med.*, *merc.*, morph., nat-ar., *nat-c.*, nux-v., plb., *puls.*, *rhod.*, rhus-t., rhus-v., ruta, **Samb.**, sec., *sep.*, **Sil.**, *stann.*, sulph., *syph.*, *ter.*, vip., *zinc.*

morgens: *Aur.*

nachmittags: Chel.

16 Uhr: Sang.

abends: Agn., bufo, dulc., mez., nat-m., sang., stront.

Anstrengung, durch: Rhod.

bläulich: **Lach.**, *led.*, *puls.*

Gehen amel.: *Aur.*, *sep.*

hart: Bov.

kalt: Nux-v.

Menses, während: Sulph.

SCHWELLUNG - *Unterschenkel ...*

rot: Bov.

schmerzhaft: Dig., **Led.**

Sitzen, im: Sep.

Stehen, im: Merc-cy., mez., sep.

Achillessehne: Berb., kali-bi., *mur-ac.*, *sep.*, *zinc.*

Schienbein: *Aur-m.*, *calc-p.*, graph., lach., *merc.*, *phos.*, rhus-t., stann., sulph., thuj.

Wade: Berb., bry., *calc.*, carb-v., chin., *dulc.*, graph., hyos., *led.*, mez., puls., sil., sulph.

Knöchel: Ant-s., **Apis**, apoc., arn., *ars.*, *asaf.*, aur-m., benz-ac., *cact.*, *calc.*, *cench.*, *chel.*, *coloc.*, *cop.*, *dig.*, *eup-per.*, *ferr.*, ferr-ar., *graph.*, *hep.*, *hydr.*, hyos., *lac-c.*, lac-d., *lach.*, *led.*, lil-t., *lyc.*, manc., mang., **Med.**, merc., merc-sul., *ol-j.*, onos., *phos.*, *phyt.*, plb., podo., prun-s., *psor.*, *puls.*, *rhus-t.*, rhus-v., *ruta*, sal-ac., samb., sep., sil., stann., stict., sulph., verat-v., xan., zinc., ziz.

abends: Sep., stann.

Gehen, beim: Merc.

Atemnot, mit: Hep.

Gefühl, wie geschwollen: Laur., ox-ac., *phos.*

kalt: Asaf.

Menses, während: Eup-per.

plötzlich: Stann.

rheumatisch: Cact., *chel.*, *kalm.*, *lach.*

schmerzhaft: *Led.*, plb.

Knochen: Merc., staph.

Venen: *Lac-c.*, *lyc.*, sars.

Fuß: Acet-ac., acon., aesc., alum., am-c., ambr., ant-c., **Apis**, apoc., arg-m., *arn.*, **Ars.**, *ars-i.*, arund., asaf., *aur.*, aur-m., bar-c., bar-m., *bell.*, berb., bov., **Bry.**, *cact.*, *calc.*, *calc-ar.*, calc-s., cann-s., *canth.*, *carb-an.*, *carb-s.*, carb-v., **Caust.**, cedr., *cench.*, cham., *chel.*, *chin.*, chin-s., *cocc.*, *colch.*, coloc., con., cop., corn., crot-h., *dig.*, dor., *elaps*, eup-per., *ferr.*, ferr-ar., *ferr-m.*, ferr-p., fl-ac., *glon.*, *graph.*, hep., *hyos.*, hyper., iod., kali-ar., *kali-c.*, kali-i., kali-n., kali-p., kali-s., kreos., lac-c., *lach.*, **Led.**, **Lyc.**, mang., **Med.**, *merc.*, *nat-ar.*, *nat-c.*, *nat-m.*, nat-p., *nit-ac.*, nux-v., op., pareir., *petr.*, ph-ac., *phos.*, *phyt.*, plb., prun-s., **Puls.**, *rhod.*, *rhus-t.*, rhus-v., ruta, sabad., *samb.*, sars., sec., *sep.*, **Sil.**, sol-n., stann., staph., *stict.*, stram., *stront.*, sul-ac., sulph., ter., ther., thuj., verat., vesp., vip., zinc.

SCHWELLUNG - *Fuß ...*

links: *Apis*, com., *elaps*, lach., lyc., sang., sil.

nach rechts: *Kali-c.*

rechts: Sec., spig., sulph.

tagsüber: Dig.

morgens: *Apis*, *aur.*, *manc.*, phyt., sabad., sil.

abends: *Apis*, bell., **Bry.**, carb-s., caust., chin-s., crot-h., *phos.*, puls., *rhus-t.*, sang., sars., stann., thuj.

amel.: Dig., sil.

Bett, im: Am-c.

Gehen, beim: Mang.

nachts: **Apis**, *carb-v.*

Anstrengung, bei ungewöhnlicher: Rhod.

Bettwärme, in der: Sulph.

blau mit roten Flecken: Elaps, *lach.*

brennend: Canth.

Chlorose, bei: *Ferr.*

entzündlich: Calc., carb-an., zinc.

Gefühl, wie geschwollen: **Apis**, ars-m., merc., nat-m., ox-ac., phos., sars., sep., til.

Gehen, beim: Sil.

nach: Aesc., *lach.*, *phos.*, sep.

Freien, im: Nit-ac., sulph.

gelbgrün: Ars.

glänzend: Alum., **Ars.**, *sabin.*, *sulph.*

hart: *Ars.*, vip.

heiß: *Ars.*, **Bry.**, chin., *lyc.*, puls., rhus-t.

Herausstrecken des Fußes aus dem Bett amel.: Sulph.

Hydrothorax, bei: *Apis*, merc-sul.

juckend: Ars., sol-n.

kalt: *Apis*, *calc.*, kreos.

Menses, vor: Bar-c., *lyc.*

während: *Calc.*, *graph.*, *lyc.*, *merc.*, sulph.

ödematös: Acet-ac., *anthr.*, **Apis**, *apoc.*, *arg-m.*, *arg-n.*, **Ars.**, arund., asaf., *aur.*,

SCHWELLUNG - *Fuß* - ödematös ...

aur-m., bov., bry., *cact.*, cahin., *calc.*, *calc-ar.*, calc-s., *camph.*, *canth.*, carb-ac., card-m., *cench.*, **Chel.**, *chin.*, chin-a., *cocc.*, colch., *dig.*, *eup-per.*, *ferr.*, *ferr-i.*, *ferr-m.*, **Graph.**, *hell.*, *hydr.*, *iod.*, *kali-c.*, kali-i., *lach.*, **Lyc.**, *lycps.*, mag-c., *mag-m.*, **Med.**, *merc.*, **Merc-c.**, *nat-ar.*, *nat-m.*, *nat-s.*, *nit-ac.*, *nux-m.*, petr., *phos.*, *plb.*, puls., pyrog., rhod., rhus-t., **Samb.**, sars., senec., sin-n., stann., *stront.*, *ter.*, thuj., vesp., *zinc.*

nur ein Fuß: *Kali-c.*

plötzlich: Arn., cham., verat.

rheumatisch: *Chel.*

rot: Ars., bry., *carb-v.*, chin., con., hep., kali-c., merc., mur-ac., nit-ac., *puls.*, rhus-t., sil., stann., thuj.

rotblau: Ars.

schmerzhaft: Apis, ars., aur., chin., *led.*, *merc.*, ph-ac., phos., rhus-t., sabad., *sulph.*

Schwangerschaft, in der: *Merc-c.*, *zinc.*

Sitzen, im: Carb-an., lach.

Stechen, mit feinem: *Carb-v.*, lyc., merc., *phos.*, **Puls.**

Tanzen, nach: Bor.

Treppensteigen, beim: *Nat-m.*

Tuberkulose, bei: Acet-ac., *stann.*

Waschen, nach: Aesc.

erstreckt sich zur Wade: Am-c., puls.

Gelenke: Ars., *calc.*, hep., lyc., mang., merc., phos., *rhod.*, stann., sulph.

Fußrücken: Ars., **Bry.**, calc., lyc., *merc.*, *puls.*, rhus-t., staph., *thuj.*

Fußsohle: Arund., *bry.*, *calc.*, cham., *chin.*, *coloc.*, kali-c., **Lyc.**, med., *nat-c.*, *petr.*, *puls.*

morgens: Nux-v.

Auftreten, beim: Kali-c.

Gefühl, wie geschwollen: *Alum.*, *coloc.*, zinc.

plötzlich: Cham.

weich: Chin.

Ferse: Ant-c., berb., con., hyper., kali-i., merc., petr., plb., raph.

Zehen: Am-c., ammc., *apis*, *arn.*, *aur-m.*, bar-c., *carb-an.*, *carb-v.*, chin., coc-c., *coloc.*, crot-h., *daph.*, **Graph.**, hyper., *led.*, *merc.*, mur-ac., *nat-c.*, *nit-ac.*, *paeon.*, *ph-ac.*, *phos.*, plat., pyrus., *sabin.*, *sulph.*, syph., tarent., *thuj.*, vip., zinc.

SCHWELLUNG - *Zehen* ...

abends: Am-c.

nachts: Coc-c.

Gefühl, wie geschwollen: **Apis**

Nasswerden der Füße, nach: Nit-ac.

rot: Am-c., *aur-m.*, carb-v., thuj.

Gelenke: Plb.

Zehenspitzen: Chin., mur-ac., thuj.

großer Zeh: *Am-c.*, *apis*, aster., bar-c., *benz-ac.*, bry., chin., coc-c., *led.*, *mang.*, med., nat-c., plb., ruta, sabin., sulph., tep.

links: Eup-per.

rechts: *Benz-ac.*

abends, im Bett agg.: *Am-c.*

nachts: Chin.

gichtartig: Aster., *benz-ac.*, eup-per., plb., *rhod.*, sabin.

schmerzhaft: Bar-c.

Gelenke: Apis, benz-ac., ph-ac., sang.

dritter Zeh: Crot-c.

kleiner Zeh: Phos.

Gefühl, wie geschwollen: Mur-ac.

SCHWEREGEFÜHL: Acon., aesc., *agar.*, ail., *aloe*, *alum.*, am-c., ambr., ammc., amyg., anac., ant-c., ant-t., *apis*, **Arg-m.**, *arg-n.*, *arn.*, **Ars.**, *ars-i.*, asaf., atro., bar-c., bar-m., **Bry.**, bufo, calad., *calc.*, calc-p., camph., cann-i., cann-s., caps., carb-an., *carb-s.*, *carb-v.*, *caust.*, *cham.*, **Chel.**, *chin.*, chin-a., cimic., *clem.*, coff., *coloc.*, **Con.**, cor-r., *crot-h.*, crot-t., *cupr.*, cycl., dig., *dulc.*, eupi., ferr., ferr-ar., ferr-i., ferr-p., **Gels.**, gins., glon., gran., *graph.*, **Hell.**, hep., hipp., hyos., hyper., iod., ip., *kali-ar.*, kali-bi., *kali-c.*, **Kali-p.**, kalm., kreos., lach., lact., led., *lyc.*, *lyss.*, manc., **Merc.**, *merc-c.*, merc-i-f., *mez.*, morph., *nat-m.*, nit-ac., **Nux-v.**, *onos.*, op., osm., paeon., par., petr., **Ph-ac.**, **Phos.**, phys., *pic-ac.*, pin-s., plb., *puls.*, ruta, *sabad.*, sabin., *sec.*, sel., *sep.*, *sil.*, spig., stann., stram., *sulph.*, tep., ter., ther., thuj., trom., verat., zinc., zing.

tagsüber: Sulph.

morgens: Calad., carb-an., caust., nat-m., *nit-ac.*, pall., *zinc.*

6 Uhr: Pic-ac.

SCHWEREGEFÜHL - **morgens** ...

Aufstehen, beim: Phos.

amel., nach: Lyc., nat-m.

Bett, im: Nat-m., *nit-ac.*, phos., *zinc.*

Erwachen, beim: Bar-c., clem., lyc., nat-m., phos., *sulph.*, verat., *zinc.*

Frühstück, nach: Verat.

Gehen, beim: Nux-v., pic-ac.

vormittags: Caust., cham., grat., *sabad.*, stront.

mittags, beim Gehen: Dig.

nachmittags: Mag-m.

15 Uhr: Plan.

16 Uhr: Pic-ac.

abends: Am-c., ammc., par., phos., *sabad.*

21 Uhr: Cocc.

nachts: Carb-v., caust., petr., sep.

3 Uhr, beim Erwachen: Mez.

4 Uhr: Lyc.

Anstrengung, bei: *Lach.*

Aufstehen nach Sitzen agg.: Carb-v.

amel.: Merc., nat-m.

Bewegung, bei: *Lach.*, mez.

amel.: Caps., cham.

Erwachen, beim: Cham., tep.

Fieber, während: **Calc.**, **Gels.**, **Nux-v.**, **Rhus-t.**, sulph.

Froststadium im Fieber, vor: Ther.

während: Coc-c.

Frühstück, nach: Ther.

Gehen, beim: Acon., *calc.*, paeon., **Pic-ac.**

Freien, im: Lyc., sil., zinc.

amel.: Carb-v.

geistige Anstrengung, durch: *Ph-ac.*

Klavierspielen, nach: Anac.

Koitus, nach: Bufo

lähmungsartig: Plb.

Liegen auf der linken Seite, beim: Merc-i-f.

Menses, vor: Bar-c., con., *lyc.*, merc., nit-ac., zinc.

während: Cocc., nat-m.

Mittagessen, nach dem: Ant-c., sulph.

Samenabgang, nach: Ph-ac., puls.

SCHWEREGEFÜHL ...

Schwangerschaft, in der: *Calc-p.*

sexuellen Exzessen, nach: *Puls.*

Sturm oder Gewitter, bei: *Phos.*

Treppensteigen, beim: Clem., lyc.

Gelenke: *Cham.*, *chin.*, *mez.*, *ph-ac.*, plb., *staph.*

Arme: Acon., aesc., *agar.*, aloe, *alum.*, *am-c.*, *am-m.*, anac., *ang.*, ant-c., *ant-t.*, *apis*, **Arg-n.**, arn., ars-h., *ars-m.*, arund., aster., aur., bar-c., *bell.*, benz-ac., berb., bism-o., brach., bry., bufo, cact., cadm., *calc.*, camph., cann-i., *carb-ac.*, carb-an., carb-s., carb-v., **Caust.**, chel., cic., cinnb., cocc., colch., **Con.**, cor-r., corn., croc., crot-h., crot-t., *cur.*, cycl., dig., dulc., *ferr.*, ferr-p., fl-ac., **Gels.**, *glon.*, *ham.*, hura, kali-i., **Kali-p.**, *lach.*, laur., *lec.*, led., *lyc.*, lyss., manc., *merc.*, *merc-c.*, *mez.*, mur-ac., *nat-c.*, **Nat-m.**, nat-p., nat-s., *nux-m.*, nux-v., *onos.*, op., par., petr., *ph-ac.*, *phos.*, phys., *pic-ac.*, pip-m., plan., plat., **Plb.**, **Puls.**, rhod., rhus-t., *sabad.*, sarr., sep., *sil.*, sol-n., spig., spong., *stann.*, *stram.*, sul-ac., *sulph.*, *sumb.*, *tarent.*, tep., teucr., thuj., til., valer., verat., zinc., zing.

links: Arg-n., arund., bar-c., *calc.*, camph., carb-v., *dig.*, merc-i-f.

rechts: *Am-c.*, **Am-m.**, *apis*, *caust.*, *fl-ac.*, rhod.

tagsüber: Sulph.

morgens: Ant-s., *iod.*, *sulph.*

Erwachen, beim: Fl-ac., *iod.*

Schreiben, beim: Phos.

Waschen, beim: *Phos.*

vormittags, 11 Uhr: Zing.

mittags: Sulph.

nachmittags: Nux-v.

15 Uhr: Plan.

abends: *Am-m.*

nachts: *Merc.*, stann.

Anstrengung, bei: *Phos.*, *pic-ac.*, *stann.*

Bett, im: Staph., til.

Bewegung, bei: Carb-v., grat., nat-c., *stann.*

amel.: *Apis*, camph., led., *rhod.*

Gefühllosigkeit, mit: *Ambr.*, *apis*, *bufo*, cham., croc., fl-ac., graph., kali-c., lyc., mag-m., *nux-v.*, puls., *sep.*, sil.

SCHWEREGEFÜHL - *Arme* ...

Gehen, beim: Anac., ang.

Heben der Arme, beim: Cic., cocc., merc., mur-ac., phos.

Herunterhängenlassen, beim: Valer.

Klavierspielen agg.: *Cur.*, *gels.*, merc-i-f.

Menses, bei unterdrückter: Graph.

Mittagessen, nach dem: Plect.

Samenabgang, nach: Staph.

Schreiben, beim: Caps., *carb-v.*, *caust.*, ferr-i., fl-ac., kali-c., mez., phos., spig.

Treppensteigen, beim: *Nux-v.*

Waschen, beim: Phos.

Schulter: Carb-an., *ferr.*, hep., *nat-m.*, nat-s., *nux-m.*, par., *puls.*, sulph., thuj., zinc.

Erwachen, beim: Zinc.

Ellbogen: Chin-a., con., samb.

Unterarm: Acon., aeth., alum., am-m., anac., aran., **Arg-n.**, aur., berb., cann-i., *croc.*, laur., lyc., *mur-ac.*, nux-v., ph-ac., sabad., spig., spong., sulph., *tell.*, teucr., thuj.

vormittags: Lyc.

nachts, 22 Uhr: Tell.

Erwachen, beim: Aran.

Koitus, nach: Sabin.

Ruhe, in der: Aur.

Hand: Acet-ac., acon., aesc., *alum.*, am-c., ang., *ars.*, *bar-c.*, **Bell.**, *bov.*, bry., cann-s., *caust.*, chel., cycl., iris., *kali-n.*, *lyc.*, manc., nat-m., nicc., ol-an., ox-ac., *ph-ac.*, **Phos.**, phyt., pic-ac., plb., puls., rhod., sars., sil., spong., stann., teucr., *zinc.*

rechts: Bov., cann-s.

abends: Lyc.

nachts: Kali-n.

Bettwärme agg.: Goss.

Bewegung amel.: Cann-s., nicc.

Menses, vor: Bar-c., kreos., zinc.

Schreiben, beim: Caps., *caust.*, *chel.*, lyc.

Finger: Berb., par., phos., *plb.*, rhus-v.

Beine: Acet-ac., acon., *agar.*, all-s., aloe, **Alum.**, alumn., am-c., am-m., ambr., anac., ant-t., *aran.*, **Arg-m.**, *arg-n.*, *arn.*, *ars.*,

SCHWEREGEFÜHL - *Beine* ...

asaf., asar., bar-c., *bell.*, **Berb.**, bov., brom., bry., cact., cahin., **Calc.**, calc-ar., calc-p., calc-s., *camph.*, **Cann-i.**, caps., *carb-ac.*, *carb-s.*, **Carb-v.**, cast., caust., cham., *chel.*, chin., chin-a., cic., *cimx.*, clem., coc-c., **Cocc.**, colch., *coloc.*, **Con.**, cor-r., crot-h., dig., dios., *dulc.*, eupi., ferr-i., fl-ac., **Gels.**, gins., *graph.*, *ham.*, *hell.*, *hep.*, *ign.*, ind., indg., iod., *kali-ar.*, kali-bi., *kali-c.*, kali-n., **Kali-p.**, kali-s., kreos., **Lach.**, laur., *lec.*, led., *lyc.*, lyss., *mag-m.*, *med.*, *merc.*, *merc-c.*, *merc-i-f.*, *mez.*, murx., nat-ar., **Nat-c.**, *nat-m.*, nat-p., nat-s., *nit-ac.*, *nux-m.*, *nux-v.*, *onos.*, op., osm., *petr.*, *ph-ac.*, *phos.*, phyt., **Pic-ac.**, *plat.*, plb., ptel., *puls.*, rat., rhod., **Rhus-t.**, *ruta*, *sabad.*, sanic., sec., senec., *seneg.*, *sep.*, **Sil.**, sin-a., spig., spong., *stann.*, staph., stry., sul-ac., **Sulph.**, *tarent.*, *thuj.*, til., verat., verb., xan., *zinc.*

tagsüber: *Puls.*

morgens: Ambr., ars., card-m., kreos., led., sil., sulph., verat.

Bett, im: Caust., mag-m., sulph.

Erwachen, beim: Phos., sumb.

vormittags: *Merc.*, puls.

11 Uhr: Zing.

nachmittags: **Arg-n.**, bry., fago., nux-v., phyt., zinc.

15 Uhr: Plan.

16 Uhr: Kali-cy.

abends: Alum., am-c., clem., *coloc.*, fago., nat-m., nicc., op., thuj.

18 Uhr: Op.

21 Uhr: Pic-ac.

Bett, im: Indg.

nachts: Carb-v., *sulph.*, thuj.

Mitternacht, nach: Crot-t.

Bett, im: Sulph.

Anstrengung, nach: **Con.**, **Gels.**, **Lach.**, **Pic-ac.**, **Rhus-t.**

Ärger, nach: Lyc., nux-v.

Bewegung, bei: **Lach.**

amel.: Nat-m., nit-ac.

Erschöpfung, wie durch: Arg-n., chen., kreos., lact., mag-m., merc-i-f., mosch., murx., nat-s., psor., puls., ruta, sulph.

Fahren oder Reiten, beim: Rumx.

SCHWEREGEFÜHL - *Beine* ...

Freien, im: Graph.

Gehen, beim: Anac., arn., bell., **Berb.**, bry., *calc.*, **Cann-i.**, **Carb-v.**, chin-s., **Con.**, crot-t., **Gels.**, hep., **Lach.**, *lec.*, lyc., *mag-m.*, *med.*, petr., phos., pip-m., puls., rhod., rhus-t., sars., *stann.*, *sulph.*, thuj., zinc.

nach: **Arg-m.**, kali-bi., kali-n., murx., ruta, *sulph.*

amel.: Rat., rhod.

Kränkung, nach: Puls.

Menses, vor: *Carl.*, *con.*, *graph.*, lach., *lyc.*, phel.

während: *Am-c.*, calc-p., cocc., *graph.*, kali-n., nicc., nit-ac., *sep.*, sulph., *zinc.*

unterdrückten, bei: *Graph.*, nat-m., nux-v., phos., rhus-t., ruta, verat.

Mittagessen, nach dem: Sulph.

Obstipation, bei: Tep.

periodisch: *Aran.*

Schlaf, nach: *Sep.*

Sitzen, im: **Alum.**, croc., mag-m., nat-c., nit-ac., plat., sars., spig., stann.

Stehen, im: Bry., sulph., valer.

Treppensteigen, beim: Bry., lyc., *med.*, thuj., verb.

Hüfte: Agar., all-c., *alum.*, ant-t., ars-m., *con.*, kreos., mag-s., nat-ar., ph-ac.

Gehen amel.: Ph-ac.

Oberschenkel: Agar., *agn.*, am-c., **Ang.**, aran., *arn.*, ars., *bell.*, *bry.*, *calc.*, cham., *chin.*, croc., crot-t., *dulc.*, *guaj.*, *ip.*, *kali-c.*, lach., *lyc.*, lyss., *merc.*, murx., nat-s., nux-v., petr., *puls.*, rheum, *rhod.*, *sars.*, *sep.*, *stann.*, *thuj.*, verb., zinc.

rechts: Rat.

morgens: *Calc.*

Mitternacht, nach: Crot-t.

Menses, vor: Bell., brom., carb-an., cocc., nux-m.

während: *Am-c.*, carb-an., *cast.*, cub., *graph.*, nit-ac., *sars.*

Sitzen, im: Rat.

Knie: Act-sp., anac., apis, asar., berb., camph., cann-s., caust., *con.*, *hyos.*, lach., *lec.*, merc., nat-m., nit-ac., **Nux-m.**, ox-ac.,

SCHWEREGEFÜHL - *Knie* ...

plat., puls., rhus-t., ruta, sanic., sars., spong., *stann.*, staph., sulph., verat.

Aufstehen vom Sitzen, nach: Berb.

Gehen, nach: Berb., calc-s.

Ruhe, agg. in: **Nux-m.**

Sitzen, im: Camph.

Treppensteigen, beim: Hyos.

Unterschenkel: *Aeth.*, *agar.*, **Alum.**, am-c., am-m., *ambr.*, ang., ant-t., *arg-n.*, ars., arum-t., asar., *bell.*, berb., brach., *bry.*, bufo, cact., cahin., *calc.*, *calc-p.*, *camph.*, **Cann-i.**, cann-s., *carb-ac.*, *carb-s.*, *carb-v.*, *caust.*, *cham.*, *chel.*, *chin.*, *cimx.*, clem., *colch.*, *coloc.*, croc., crot-t., dig., *ferr.*, ferr-p., *gels.*, *graph.*, ind., *kali-bi.*, *kali-c.*, kali-n., lact., *lyss.*, *mag-m.*, *med.*, merc., nat-ar., *nat-c.*, *nat-m.*, nat-p., **Nux-m.**, *nux-v.*, *onos.*, *petr.*, *phos.*, *phyt.*, *pic-ac.*, plat., *plb.*, *puls.*, **Rhus-t.**, ruta, sarr., sars., sec., *sil.*, spong., stann., stront., *sulph.*, *tarent.*, thuj., valer., verat., verb., zinc.

abends: Alum., am-c., *apis*, uran

nachts: *Caust.*

Anstrengung agg.: **Gels.**, pic-ac.

Essen, nach dem: Arn.

Froststadium im Fieber, vor: *Cimx.*

Gehen, beim: *Nat-c.*, stann., *sulph.*

amel.: Sec.

Menses, vor: *Lyc.*

während: *Calc-p.*, nicc., *sars.*

Sitzen, im: **Alum.**, *mag-m.*

Treppensteigen, beim: **Nat-m.**, *phos.*

Wade: Agar., *aloe*, *arg-n.*, ars-i., berb., cham., euphr., lyss., rhus-t., sep., sulph.

Knöchel: Cupr.

Fuß: Acon., *agar.*, *agn.*, **Alum.**, am-c., anac., ant-c., apis, aran., *arn.*, **Ars.**, *ars-i.*, *aur.*, bar-c., *bell.*, berb., bor., *bov.*, bry., cadm., *calc.*, calc-ar., cann-i., cann-s., canth., carb-ac., carb-s., *carb-v.*, carl., caust., clem., coca, *cocc.*, colch., coloc., croc., crot-h., *cycl.*, eup-per., ferr., ferr-ar., ferr-i., gamb., *graph.*, hell., *ign.*, ind., iod., *kali-ar.*, *kali-c.*, kali-p., kreos., lach., *led.*, lyc., **Mag-c.**, mag-m., mang., merc., *nat-c.*, **Nat-m.**, nat-p., nat-s., nicc., nit-ac., nux-v., *ol-an.*, op., *petr.*, **Phos.**, **Pic-ac.**, *plat.*, plb., **Puls.**, rhus-v., *sabad.*, sabin., *sars.*, **Sep.**,

SCHWEREGEFÜHL - *Fuß* ...

sil., spong., stann., stram., sul-ac., **Sulph.**, tab., tep., thuj., verat., verb., xan., zinc.

rechts: *Agn.*

morgens: Apis, carl.

Bett, im: Mag-m., *nat-m.*, sep., sulph.

Erwachen, beim: Nat-s.

vormittags: Bry., coloc.

nachmittags: Lyc., nux-v.

Erwachen, beim: Lyc.

Sitzen, im: Lyc.

abends: Am-c., apis, bor., mang., nat-m., thuj.

18 Uhr: Mang.

Entkleiden, beim: *Apis*

Gehen, beim: Lyc.

nachts: Apis, caust.

Bett, im: Caust.

Bewegung amel.: Nicc., zinc.

Essen, nach dem: Bry., cann-s., op.

Frösteln, bei: Hell.

Gehen, beim: Cann-i., kreos., manc., phos., plb., *sep.*, *sulph.*, verat.

amel.: Ars-i., **Mag-c.**, *nat-m.*, *sulph.*

nach: Alum., *arn.*, cann-s., caust., *con.*, murx., *rhus-t.*, ruta

Menses, vor: Bar-c., cycl., lyc., zinc.

während: Colch., nat-m., *sulph.*, zinc.

amel.: **Cycl.**

Mittagessen, nach dem: *Carb-v.*

Sitzen, im: Alum., anac., **Mag-c.**, *plat.*, **Rhus-t.**

Stehen, im: *Nat-m.*, phos.

Treppensteigen, beim: Cann-s., lyc., mag-c.

SCHWINGEN des Beines hin und her im Stehen: Cycl.

SEHNENHÜPFEN (s. ZUCKEN)

SPANNUNG: Bov., *bry.*, calc., *carl.*, *cimx.*, *euphr.*, hep., iod., mag-m., nux-v., *plat.*, plb., *puls.*, *rhus-t.*, sec., sulph., *thuj.*

morgens: *Nux-v.*

SPANNUNG ...

nachmittags: Calc.

nachts: Hep., *puls.*, rhod., sulph.

Aufstehen vom Sitzen, beim: *Rhus-t.*

Froststadium im Fieber, vor: *Rhus-t.*

während: Rhus-t.

stärker und hört plötzlich auf; wird allmählich: **Puls.**

Gelenke: Am-c., *am-m.*, anac., apis, arg-m., *bov.*, *bry.*, *caps.*, *carl.*, *caust.*, clem., croc., iod., *iris.*, *kali-c.*, **Led.**, *lyc.*, *mag-c.*, *mag-m.*, manc., *mang.*, *mez.*, mur-ac., **Nat-m.**, *nit-ac.*, *puls.*, rhod., *rhus-t.*, *seneg.*, *sep.*, stann., sul-ac., *sulph.*, *teucr.*, verat., zinc.

abends: *Iris.*

zieht hin und her: Iris.

Arme: *Alum.*, anac., arg-m., aur., bar-c., berb., carb-v., caust., chin., cic., coloc., *dig.*, dulc., hyper., kali-c., lach., mag-p., mang., meny., mez., mur-ac., nat-c., nat-m., nat-s., nit-ac., petr., phos., prun-s., puls., rhus-t., rhus-v., sep., sil., *sulph.*, tab., *thuj.*, vip., zinc.

Gehen, beim: Cic.

Kälte, wie durch: Alum.

Schreiben, beim: **Mag-p.**

Strecken, beim: Cimx.

erstreckt sich zu den Fingerspitzen: Puls.

Hals, während Menses: Berb.

Gelenke: Mang.

Schulter: Aeth., anac., *apis*, asar., berb., *bov.*, *bry.*, carb-v., casc., coc-c., coloc., crot-h., dig., *euph.*, eupi., hyos., iris., kali-bi., *kali-c.*, kali-i., kali-n., lach., lact., laur., *lyc.*, mag-m., mang., mez., nat-c., nat-m., nat-p., nit-ac., petr., phos., *sep.*, sulph., verat., *zinc.*

morgens: Calc., kali-c., sulph.

Bewegen des Armes, beim: Coloc., crot-h., euph., phos.

Freien, im: Nat-c.

Bewegung amel.: Sep.

Bewegen des Armes, beim: Dig.

brennend: Mag-m.

Erwachen, beim: Coloc.

Gehen im Freien, beim: Lyc.

SPANNUNG - *Schulter ...*

Heben des Armes, beim: Bry., hyos., *iris*.

lähmungsartig: Euph.

Menses, während: Berb.

rheumatisch: *Lyc.*, puls.

Schreiben, beim: Bov.

Zähneputzen, beim: Phos.

Oberarm: Agar., alum., berb., bry., bufo, carl., crot-t., prun-s., rhus-t., spig., sulph., zinc.

morgens, im Bett: Crot-t.

Bewegung, während: Carl.

bestimmten Bewegung, bei einer: Agar.

Freien, im: Rhus-t.

Gehen, beim: Spig.

erstreckt sich zu den Fingern: Crot-t.

Unterarm: Phos.

Bizeps: Agar.

Ellbogen: Acon., all-s., alum., berb., dros., kali-c., kali-n., kreos., lach., laur., manc., mang., *mez.*, *mur-ac.*, puls., rhus-t., *sep.*, stann., sul-ac., sulph., tab., ter., zinc.

abends, beim Gähnen: Zinc.

Beugen agg.: Berb., *merc.*

Ellenbogenbeuge: Arg-m., nat-m., *puls.*, rhus-t., sulph., thuj.

morgens: Sulph.

Schreiben, beim: Thuj.

Strecken des Armes, beim: **Caust.**, *rhus-t.*

Ellbogenhöcker: Arg-m., stann.

Armbeugen, beim: Arg-m.

Unterarm: Agar., ant-c., cadm., calc., camph., *caust.*, coloc., com., *crot-h.*, crot-t., kali-c., lach., mag-p., mang., nat-c., rat., stront., teucr., thuj., zinc.

abends: Camph.

Bewegung, bei: Calc.

Streckmuskeln, beim Schreiben: **Mag-p.**, thuj.

Handgelenk: Am-c., am-m., aml-n., arg-n., aur-m., bar-c., carb-an., carb-v., kali-c., lach., lyc., mang., *merc.*, nat-p., phos., puls., spong., thuj., verb., zinc.

SPANNUNG - *Handgelenk ...*

morgens im Bett: Lyc.

abends amel.: Arg-n.

Beugen, beim: Arg-n., aur-m.

Bewegung, bei: Am-c., carb-an., spong.

Hand: Alum., am-c., apis, arg-m., bell., canth., carb-v., caust., chin., clem., ferr-ma., hyper., kali-c., lach., laur., lyc., mang., meny., merc., nat-c., nat-p., plb., prun-s., psor., sep., stront., sul-ac., sulph., thuj., zinc.

abends: Sulph.

konvulsivisch: Lyc., *zinc.*

Strecken, beim: Laur.

amel.: Nat-c.

Finger: Aeth., alum., ambr., aml-n., apis, arg-m., benz-ac., carb-an., caust., coc-c., *crot-h.*, hep., hyos., iod., kali-c., mag-c., mang., nat-m., nat-s., nit-ac., ph-ac., *phos.*, psor., *puls.*, rhod., sulph., thuj.

abends: Sulph.

Beugen, beim: Thuj.

Bewegung, während: Hep., ph-ac.

behindert die Bewegung: *Coloc.*

Druck, bei äußerem: Phos.

Hautausschlag, mit: Psor.

Gelenke: Carb-an., *caust.*, croc., kali-c., kali-n., mag-c., *nat-m.*, nit-ac., phos., puls., sep., spong., sulph.

Zeigefinger: Sep.

kleiner Finger: Canth., hyper., phos.

Daumen: *Coloc.*, prun-s., sulph., thuj.

Beine: *Alum.*, ang., ant-t., aur., *bar-c.*, berb., calc., *carb-an.*, carb-v., caust., clem., *coloc.*, hep., mag-c., *mag-m.*, mang., merc., mez., mur-ac., *nat-c.*, *nat-m.*, nit-ac., *nux-v.*, ph-ac., phos., plat., *puls.*, rhus-t., sars., *sep.*, stann., sulph., *zinc.*

nachts: Merc., nat-c., *puls.*

Bettwärme, durch: *Puls.*

Gehen, beim: Nat-c., nat-m.

gelähmtes Bein: *Nux-v.*

Sitzen, im: Nat-c.

Stehen, im: *Bar-c.*

Gesäß: Ant-c., arg-m., arn., bell., berb., *merc.*, sil.

nachts: Merc.

SPANNUNG - *Gesäß - nachts ...*

Schlaf, im: Merc.

Liegen auf dem Rücken amel.: Merc.

Hüfte: Aeth., agar., *bell.*, berb., bry., *carb-v.*, coc-c., *coloc.*, con., crot-t., euph., ferr-ma., *lyc.*, *nat-m.*, nit-ac., plat., *rhus-t.*, sep., stront., sulph., thuj.

links: Lyc., *rhus-t.*, sulph.

rechts: Nit-ac.

nachmittags: Aeth.

abends amel.: Coc-c.

Gehen, beim: Carb-v., lyc., nit-ac., *sulph.*, thuj.

Sitzen, im: *Rhus-t.*

Stehen, im: Lyc.

erstreckt sich nach unten: Berb., sulph., thuj.

Leiste, zur: Thuj.

Oberschenkel: *Agar.*, *alum.*, **Am-m.**, ambr., ant-c., ant-t., arn., aur., *bar-c.*, bar-m., berb., bry., *camph.*, *carb-v.*, **Caust.**, cham., chel., chin., cic., *clem.*, *coloc.*, crot-t., eupi., *guaj.*, hell., hep., ind., *kali-bi.*, *kreos.*, *lac-d.*, *lach.*, *lyc.*, *mag-m.*, mang., meny., *merc.*, mez., *nat-m.*, *nux-v.*, ol-an., olnd., op., petr., plat., prun-s., **Puls.**, rat., rhod., *rhus-t.*, ruta, *sabin.*, *sep.*, spig., *spong.*, staph., sulph., tab., tarax., *tarent.*, *thuj.*

morgens: Carb-v.

vormittags: Sulph.

Gehen, beim: Sulph.

nachmittags: Nat-m.

abends: Ant-c., lyc., **Puls.**, rat., sulph.

nachts: *Alum.*, *lyc.*

Bettwärme, durch: *Puls.*

Bewegung amel.: *Bar-c.*, mag-m., *puls.*

brennend: Olnd.

Gehen, beim: Ambr., berb., chin., *guaj.*, ind., lyc., meny., nat-m., puls., *rhus-t.*, sep., spig., staph., thuj., til.

Liegen amel.: Bar-c.

Menses, während: Nat-m., spong.

rheumatisch: Mez.

Sitzen, im: Ant-c., *camph.*, lyc., meny., merc., *plat.*, spig., *tarent.*

amel.: Guaj.

SPANNUNG - *Oberschenkel ...*

Stehen, im: *Bar-c.*, nux-v., rat.

betreffenden Bein mit gebeugten Knien, auf dem: Cham.

Treppensteigen, beim: Nat-m.

ziehend: Coloc., **Puls.**

erstreckt sich nach unten: *Alum.*, *nat-m.*, rhus-t., sep., sulph.

Kniesehnen: Agar., *am-m.*, *ambr.*, ant-c., ant-t., asar., bar-c., *calc-p.*, carb-an., **Caust.**, cimx., graph., **Guaj.**, kali-ar., led., *lyc.*, lyss., med., nat-c., **Nat-m.**, nat-p., *nit-ac.*, phos., *phyt.*, puls., *rhus-t.*, *ruta*, samb., sulph.

Knochen: Lyc.

Leistenbeuge: Agar., berb., carb-an., *caust.*, zinc.

Knie: Acon., aesc., ant-t., *arn.*, ars., *bar-m.*, berb., *bry.*, calc., canth., caps., carb-v., *caust.*, cham., clem., coc-c., coloc., croc., crot-t., dig., euphr., hell., ign., kali-bi., kali-c., lach., laur., *led.*, *mag-c.*, merc., mez., mur-ac., **Nat-m.**, *nit-ac.*, nux-v., ol-an., pall., par., *petr.*, *phos.*, puls., rhod., *rhus-t.*, *seneg.*, *sep.*, sil., stann., *sulph.*, tab., thuj., zinc.

abends: Coloc.

Aufstehen vom Sitzen, beim: Petr., **Rhus-t.**, *sulph.*, thuj.

Bewegung, bei: Berb., kreos., nit-ac.

Gehen, beim: Ammc., berb., carb-v., *led.*, sep., sil., *sulph.*, tab., thuj., zinc.

Knien, beim: Sep.

Schlaf, nach: Carb-v.

Sitzen, im: Cycl.

Stehen, im: Croc., cycl.

Strecken agg.: Berb., *ign.*

Treppensteigen, beim: Nux-v., *sulph.*

Kniekehle: Aesc., *am-m.*, anag., ant-c., ant-t., ars., bell., *berb.*, *bry.*, *calc-p.*, *caps.*, carb-an., carb-s., carb-v., **Caust.**, cham., cic., *cimx.*, coc-c., coloc., corn., dig., *graph.*, hep., kali-ar., *lach.*, lact., *lyc.*, lyss., *mag-c.*, mag-s., med., meny., *nat-c.*, **Nat-m.**, nit-ac., *nux-v.*, olnd., pall., petr., phos., *phyt.*, plat., *puls.*, rheum, **Rhus-t.**, *ruta*, samb., sang., sep., stann., **Sulph.**, *thuj.*, valer., verat., vip., zinc.

SPANNUNG - *Knie - Kniekehle...*

tagsüber: Nat-m.

morgens, beim Aufstehen: Caust., *lyc.*

Aufstehen vom Sitzen, beim: Calc-p., lact., nat-m., **Nux-v.**, **Rhus-t.**

Bücken, beim: *Sulph.*

Gehen, beim: Carb-an., *caust.*, cic., coloc., graph., lact., mag-c., mag-s., merc., nat-m., *nux-v.*, *phyt.*, **Sulph.**, verat.

Beginn des Gehens, zu: *Caust.*

fortgesetztes Gehen amel.: *Calc-p.*, carb-an., *caust.*, *rhus-t.*

Freien, im: Plat., zinc.

krampfartig: Phos.

Menses, während: Nat-p.

Sitzen, im: Ars., *caust.*

Stehen, im: Ars., *bar-c.*, graph., nux-v., samb., verat.

Unterschenkel: *Agar.*, *alum.*, am-c., am-m., *anac.*, ant-c., ant-t., bar-c., bar-m., bor., bov., *bry.*, *calc.*, carb-an., carb-s., caust., cham., chel., cimx., coloc., con., dulc., graph., hep., ign., kali-bi., kali-c., laur., mag-m., mang., mez., mur-ac., **Nat-m.**, nux-v., ph-ac., phos., psor., *puls.*, rhod., *rhus-t.*, *sep.*, sil., spong., stann., stram., stry., sulph., tab., tarax., *thuj.*, *zinc.*

links: Bor.

rechts: *Agar.*

morgens: Sulph.

mittags: Thuj.

nachmittags: Bry., sulph.

abends: Ant-c., dulc., kali-bi., **Puls.**

nachts: Agar., alum., thuj.

Aufstehen, nach dem: Agar.

Gehen, beim: Graph., mang., rhod., *sulph.*, thuj.

amel.: *Am-m.*, bar-c.

Knien, beim: Calc.

Liegen, im: *Am-m.*

Menses, während: Spong.

Mittagessen, nach dem: Sulph.

rheumatisch: Mez., puls.

SPANNUNG - *Unterschenkel ...*

Sitzen, im: *Am-m.*, anac., ant-c., carl.

Stehen, im: Bar-c.

Achillessehne: Berb., *caust.*, cimic., graph., mag-c., mur-ac., phos., ran-b., *sep.*, sulph., teucr., *zinc.*

Wade: Acon., *alum.*, *anac.*, *arg-m.*, ars., asaf., bar-c., bell., berb., bov., *bry.*, calc., canth., caps., carb-an., card-m., cast-eq., caust., *cham.*, chel., cic., *cimx.*, cocc., colch., con., cupr., dulc., ign., *kali-bi.*, *kali-c.*, kali-i., kali-n., kreos., laur., led., lyc., mag-m., mur-ac., nat-c., **Nat-m.**, nat-p., nux-v., ox-ac., pall., *phos.*, plat., *puls.*, *rhus-t.*, rhus-v., *sabad.*, sep., *sil.*, staph., sulph., valer., zinc.

morgens: Ferr-ma., sulph.

Gehen, beim: Sulph.

vormittags: Sulph.

nachmittags: Ox-ac.

17 Uhr: **Valer.**

Gehen, beim: Ox-ac.

Stehen, im: Valer.

abends: *Alum.*, caust., chel., dulc.

Aufstehen vom Sitzen, beim: Alum., kali-c.

Beugen des Beines, beim: Chel.

Bewegung, bei: Berb., cocc., kali-n., nat-c.

brennend: Asaf.

Gehen, beim: *Alum.*, *anac.*, bar-c., berb., caps., *carb-an.*, colch., ign., led., nat-c., *nat-m.*, phos., psor., *rhus-t.*, sabad., *sil.*, zinc.

amel.: Alum., kali-i., *rhus-t.*, stann.

Freien, im: Bar-c., zinc.

krampfartig: Rhus-v., sil.

Mittagessen, nach: Canth.

Sitzen, im: Lyc., **Nat-m.**, plat., **Valer.**

Stehen, im: Alum., kali-c., kali-i., stann.

Strecken, beim: Ign.

amel.: Chel.

Stuhlgang, nach: Ox-ac.

SPANNUNG - *Unterschenkel* - Wade ...

Treppensteigen, beim: *Arg-m.*, prun-s., sulph.

herunter: *Arg-m.*

ziehend: Puls.

Knöchel: Aesc., bell., bry., calc., *caust.*, con., lyc., mang-m., med., *merc.*, *phos.*, seneg., sep., sil., sulph., tep., thuj., vip., zinc.

morgens: Con., lyc.

Bewegung agg.: **Bry.**

amel.: Calc., zinc.

Gehen, beim: Phos., sep., sulph., thuj.

Freien, im: Bell.

rheumatisch: Zinc.

schmerzhaft: Seneg.

Sitzen, im: Sil.

ziehend, drückend: Calc.

Fuß: Agar., ail., *alum.*, ambr., ant-t., bell., bor., bry., cann-s., carb-an., *caust.*, cham., clem., eupi., kali-c., *lyc.*, mag-m., mez., nat-m., petr., phos., plat., puls., rhus-t., sabad., sars., *seneg.*, *sep.*, stront., *sulph.*, thuj., zinc.

morgens: *Sulph.*

Frühstück, nach einem herzhaften: Puls.

mittags: Ambr.

nachmittags: Nat-m.

abends: *Bry.*, plat., thuj.

nachts: Agar.

Auftreten, beim: **Bry.**

Bewegen der Zehen, beim: *Sulph.*

Bewegung, bei: Thuj.

amel.: Mag-m.

brennend: Alum.

Gehen, beim: Ail., ant-t., bell., clem., petr., thuj.

Steinpflaster agg., auf: Sep.

Mittagessen, nach dem: *Sulph.*

Sitzen, im: **Bry.**, mag-m., plat., **Rhus-t.**

Außenseite: *Zinc.*

Fußrücken: Alum., ant-t., *bry.*, carb-an., caust., sec., thuj.

SPANNUNG - *Fuß* ...

Fußsohle: *Alum.*, bell., berb., *caust.*, hyper., lyc., spig., sulph., *zinc.*

vormittags: Alum.

mittags: Sulph.

Gehen, beim: Sulph.

nachmittags: Lyc.

abends: Zinc.

Auftreten, beim: Berb., bry., *caust.*, spig., sulph., zinc.

Druck amel.: Bell.

Sitzen, im: Lyc.

nahe der Ferse: Bell.

Ferse: Berb., *caust.*, led., nicc., phos., thuj.

morgens, im Bett: Phos.

Aufstehen nach langem Sitzen, beim: Thuj.

Gehen, beim: Berb., thuj.

stechend, agg. wenn er auftritt beim Aufstehen aus dem Bett: Nicc.

Stehen, im: Berb.

Zehen: Mez., nat-s., ph-ac., phos., plat., prun-s., sulph., thuj.

Auftreten, beim: Thuj.

Bewegung, bei: Sulph., thuj.

Gehen, beim: Ph-ac., sulph.

große Zehe: Plat., sulph.

SPASMEN der Glieder (s. KONVULSIONEN)

SPINNWEBEN auf den Händen; Gefühl von: Bor.

SPRINGEN; Gefühl, als würde etwas Lebendiges in den Armen: Croc.

SPRÖDE Fingernägel: *Alum.*, *ambr.*, ant-c., ars., calc., cast-eq., *dios.*, *fl-ac.*, **Graph.**, merc., *nit-ac.*, **Psor.**, sep., *sil.*, squil., *sulph.*, *thuj.*

Zehennägel: Cast-eq., *sil.*, *thuj.*

bröckelig: Ars., sep., *sil.*, *thuj.*

STEIFHEIT: Abrot., absin., acon., aeth., *agar.*, am-c., am-m., *aran.*, arg-m., **Ars.**, ars-i., ars-s-f., **Asaf.**, *bell.*, bov., brom., **Bry.**, *calc.*, calc-p., calc-s., camph., cann-i., cann-s., canth., *caps.*, *carb-ac.*, *carb-an.*, carb-o., *carb-s.*, carb-v., carl., **Caust.**, *cham.*, **Chel.**, *chin.*, chin-a., *cic.*, *cimic.*, **Cocc.**, *colch.*, **Cupr.**, cycl., dig., *dulc.*, eup-per., ferr-ar., graph., *guaj.*, *hell.*, hydr-ac., *hyos.*, iod.,

STEIFHEIT ...

kali-ar., kali-bi., *kali-c.*, kali-p., **Kalm.**, *lach.*, lath., *laur.*, **Led.**, lith-c., **Lyc.**, *med.*, meny., *merc.*, *merc-c.*, merc-i-r., merc-sul., mosch., naja, nat-ar., nat-c., *nat-m.*, *nat-s.*, nit-ac., nux-m., *nux-v.*, olnd., op., ox-ac., **Petr.**, ph-ac., *phos.*, *phyt.*, plan., *plat.*, plb., psor., *puls.*, **Rhus-t.**, *sang.*, sars., *sec.*, sel., **Sep.**, **Sil.**, *spong.*, *stram.*, *stry.*, **Sulph.**, tab., *thuj.*, verat., verat-v., *zinc.*

rechts: Am-m., kali-bi.

morgens: Am-c., cact., calc-p., caps., chlor., cimic., *kali-bi.*, *lach.*, *led.*, *petr.*, *phos.*, sel., sep.

Aufstehen, nach: Mag-c., *petr.*

Bett, im: Calc-p., *chin.*, *lach.*, *led.*, **Rhus-t.**, staph.

Erwachen, beim: Am-c., ox-ac., *zinc.*

kalt Baden amel.: Led.

vormittags, nach Stehen: Verat.

11 Uhr: Brom.

mittags: Am-c., bov.

nachmittags: Thuj.

abends: Calc-s., *puls.*, *sil.*, thuj.

Schlaf, nach: Cycl.

nachts: *Nux-v.*, *sil.*

Anfassen, beim: Am-c., cham.

Anstrengung, nach: Arn., calc., **Rhus-t.**, *tub.*

Aufstehen, beim: Agar., op., plan., psor., **Rhus-t.**

Bewegung, zu Beginn der: *Agar.*, *caps.*, kali-p., *lyc.*, *psor.*, **Rhus-t.**

epileptischen Anfällen, vor: Bufo

Freien, im: Acon.

Froststadium im Fieber, vor: *Chin-s.*, psor., *rhus-t.*

während: *Chin-s.*, eup-per., *nat-s.*, op., *rhus-t.*

Gehen, beim: Acon., ter.

amel.: Calc., carb-v., *lyc.*, *rhus-t.*

nach: **Rhus-t.**

Husten, vor: **Cina**

beim: Bell., caust., cina, *cupr.*, ip., led., mosch.

kalter Luft, in: Kali-c., rhus-t.

STEIFHEIT ...

Konvulsionen, während: Acon., alum., am-c., arg-m., ars., *asaf.*, *bell.*, *camph.*, canth., caust., cham., chin., *cic.*, *cina*, *cocc.*, coloc., *dros.*, hell., hyos., *ign.*, **Ip.**, kali-c., *laur.*, led., *lyc.*, *merc.*, **Mosch.**, nit-ac., nux-m., *oena.*, *op.*, *petr.*, phos., **Plat.**, plb., sec., sep., sil., stram., sulph., thuj., *verat.*, *zinc.*

lähmungsartig: *Cocc.*, lith-c., merc-c., nat-m., plb.

Menses, während: Calc-p., *rhus-t.*

Ohnmacht, bei: Bov.

Schlaf, nach: *Lach.*, morph., ox-ac., **Rhus-t.**, *sep.*

Schmerz im Hinterkopf, bei: *Petr.*

Schreck, nach: *Bry.*

tetanisch: Absin., hyos., *phyt.*, sang., zinc.

warmen Ofen nähert, wenn er sich einem: *Laur.*

Gelenke: Abrot., aesc., *agar.*, ant-s., apis, **Ars.**, *aur.*, bapt., *bell.*, cact., *calc.*, canth., *caps.*, *carb-an.*, *carb-s.*, **Caust.**, *chin-s.*, cimic., clem., *cocc.*, *colch.*, *coloc.*, ferr-ar., *form.*, graph., kali-ar., *kali-bi.*, *kali-c.*, *kali-i.*, kali-s., *lac-c.*, lach., lac-ac., **Led.**, **Lyc.**, *nat-ar.*, *nat-m.*, nat-p., *nux-v.*, **Petr.**, *phos.*, psor., *puls.*, **Rhus-t.**, **Sep.**, **Sil.**, *staph.*, *stict.*, **Sulph.**, *zinc.*

morgens: Ant-s., cimic., *kali-bi.*, *led.*, staph.

nachmittags, nach Schlaf: Chin.

abends, 21 Uhr: Phys.

Aufstehen, beim: *Agar.*, *calc.*, *carb-an.*, **Rhus-t.**, staph.

Bad, nach einem zu warmen: Rhus-t.

Froststadium im Fieber, während: Bry., *calc.*, **Caust.**, led., *lyc.*, nux-v., *op.*, petr., rhus-t., sep., sulph., thuj.

Gefühllosigkeit, mit: Colch.

Hinlegen, nach: Caps., caust.

Hitze agg.: *Lac-c.*

Kaltwasseranwendung amel.: *Led.*

lähmungsartig beim Aufstehen nach Schlaf: Chin.

rheumatisch: *Calc.*, *lyc.*, **Rhus-t.**

Schlaf, nach: Chin.

schmerzhaft: *Cocc.*

Sitzen, im: Caust.

STEIFHEIT...

Arme: Agar., *am-c.*, am-m., anac., ars-h., aur-m., bell., calc., camph., canth., caps., *caust.*, *cham.*, con., dulc., *ferr.*, ferr-ar., *ham.*, hyos., kali-bi., kali-c., kali-i., lil-t., lyc., manc., meny., merc., merc-i-r., nat-c., nat-m., *nux-v.*, *op.*, par., petr., ph-ac., phos., plat., puls-n., *rhus-t.*, sars., *sep.*, sil., stann., thuj., verat., zinc.

rechts: **Am-m.**, arn., kali-bi., kali-c.

morgens: *Petr.*

abends: Am-m.

nachts: Am-c., caust., kali-c., *nux-v.*

Anfassen, beim: Am-c., cham.

Bewegung, nach: Kali-c., *rhus-t.*

epileptischen Anfällen, vor: *Bufo*

Froststadium im Fieber, während: Eup-per.

Kaltwerden, beim: Am-c., kali-c., *tub.*

körperlicher Arbeit, nach: **Rhus-t.**

lähmungsartig: *Caust.*, kali-i., nit-ac., plat.

Schreiben, beim: *Caust.*

Schulter: Bapt., **Calc-s.**, caust., com., *cupr.*, elaps, euph., *fl-ac.*, graph., guaj., *ham.*, *ind.*, jatr., kali-bi., kali-c., *lyc.*, *merc-i-f.*, *nat-c.*, nat-s., *petr.*, *phos.*, **Rhus-t.**, sep., sil., staph., stry., verat.

rechts: *Merc-i-f.*

morgens: Calc-s., phos., staph.

abends: Calc-s., com.

nachts: Kali-c.

Gehen amel.: Calc-s.

Freien agg., im: Lyc.

lähmungsartig: Acon.

rheumatisch: Anac.

Bizeps: Agar.

Ellbogen: Acon., aeth., alum., am-c., anac., ang., asaf., bell., **Bry.**, *calc.*, *chel.*, ham., *kali-c.*, lach., lac-ac., *led.*, *lyc.*, phos., pip-m., puls., *sep.*, spig., stann., sulph., thuj., zinc.

morgens: Dios.

abends: Com., sep., valer.

Unterarm: Aur-m., bry., calc-s., *caust.*, *cham.*, coloc., hydr-ac., plat., prun-s., *rhus-t.*, stann., thuj.

STEIFHEIT - *Unterarm* ...

Anfassen, beim: *Cham.*

krampfartig: Plat., stann.

schmerzhaft: **Rhus-t.**, thuj.

Schreiben, beim: *Caust.*, prun-s.

Handgelenk: *Apis*, arg-n., ars., *bell.*, *chel.*, cub., dios., ham., ign., kali-c., lact., *led.*, *lyc.*, merc., merl., nat-ar., nat-c., nat-s., ph-ac., *phos.*, plb., *puls.*, rhod., **Rhus-t.**, rhus-v., ruta, *sabin.*, sel., *sep.*, staph., *sulph.*, thuj., wye., zinc.

morgens: Plb., sel., *sulph.*

abends: Chel., sep.

amel.: Arg-n.

Halten eines Glases, beim: Nat-c.

lähmungsartig: Ruta

Wetter, bei nasskaltem: **Rhus-t.**, ruta

Hand: *Agar.*, alum., *ars.*, ars-m., arum-t., arund., asaf., aster., aur., aur-m., bov., bry., *calc.*, *calc-s.*, carb-ac., *carb-an.*, carb-s., cham., chin-a., cocc., *coloc.*, *cupr.*, cur., dios., *ferr.*, ferr-ar., ham., hyos., kali-ar., kreos., lil-t., *lyss.*, merc., mosch., nit-ac., *nux-v.*, phos., plat., plb., ptel., sanic., sars., sep., sil., *stict.*, *stry.*, thuj., vip., wye., zinc.

morgens, beim Erwachen: Alum., *ars.*, *ferr.*, *lach.*, *led.*, sanic.

vormittags: Calc-s.

nachmittags: Calc-s.

abends: Calc-s.

Arbeit, bei der: Merc.

Bedeckung der Hand, durch: Sep.

Erwachen, beim: Alum., lach., *led.*

Frösteln, mit: Kali-chl.

Gehen amel.: Alum.

hält, wenn er etwas: Mosch., nit-ac.

Kälte, durch: Cham., phos.

Klavierspielen, beim: *Zinc.*

krampfartig: Plat., stann.

lähmungsartig: Cham.

rheumatisch: *Agar.*, *ars.*, bell., chel., *ferr.*, *kali-c.*, *lyc.*, *merc.*, nat-c., ph-ac., puls., **Rhus-t.**, *ruta*, sabin., sanic., sep., staph., *sulph.*, thuj., viol-o.

Schreiben, beim: Cocc.

STEIFHEIT ...

Finger: *Agar*., am-c., aml-n., ant-t., *apis*, *ars*., ars-i., aur-m., *bell*., berb., bov., bry., *calc*., *calc-s*., camph., cann-i., *carb-an*., *carb-s*., *caul*., *caust*., chin., chin-a., coloc., con., *cupr*., dig., dios., *dros*., dulc., eup-per., *ferr*., ferr-ar., fl-ac., graph., ham., hell., hep., hydr-ac., iod., kali-n., **Led.**, lil-t., **Lyc.**, lyss., *manc*., *merc*., merc-i-f., nat-m., nat-s., olnd., ox-ac., *petr*., plb., ptel., puls., **Rhus-t.**, rhus-v., sang., sec., *sil*., sol-n., spong., stann., stry., sulph., verat., zinc.

morgens: Am-c., *ars*., *calc*., calc-s., *ferr*., *lach*., *led*., *rhus-t*., thuj.

vormittags: Fl-ac.

abends: Petr.

Anfassen, beim: Am-c., *carb-an*., *dros*.

nach: Graph.

Anstrengung, nach: **Rhus-t.**, *stann*.

Ausstrecken des Armes, beim: Dulc.

Froststadium im Fieber, während: Eup-per., ferr., *rhus-t*.

gichtig: **Agar.**, *carb-an*., *lyc*., sulph.

Halten eines Buches, beim: Lyc.

Liegen, im: Hep.

Rückenmarkskrankheiten, bei: Apis

schmerzhaft: Manc.

Schneiden mit einer Schere, beim: Con.

Schreiben, beim: Aesc., cocc., stann.

Strecken der Finger, mit: Carb-s.

Zeigefinger: Acon., arg-n., *calc*., *kali-c*., sabad.

Schreiben, beim: *Kali-c*.

Mittelfinger: Bor., calc-s., carb-an., dros., *phos*., **Sil.**

Ringfinger: Mur-ac., sulph., til.

abends: Sulph.

nachts: Mur-ac.

kleiner Finger: Aloe, *calc-s*., con., hell., mur-ac., *sil*.

morgens: Calc-s.

nachts: Sil.

Ruhe amel.: Hell.

Daumen: Aeth., *calc-s*., cann-i., ferr., *kali-c*., **Kreos.**, *led*., puls., sabad.

nachmittags: Calc-s.

STEIFHEIT - *Daumen* ...

Nähen, beim: Aeth.

schmerzhaft: Ferr., kreos., sabad.

Schreiben, beim: *Kali-c*.

Beine: *Acon*., agar., alum., am-m., aml-n., anac., ang., ant-t., apoc., *arg-m*., arg-n., ars., ars-h., **Atro.**, aur., *aur-m*., bar-c., *bell*., **Berb.**, brom., *bry*., bufo, *calc*., calc-s., caps., carb-an., carb-o., *carb-s*., *carb-v*., chel., chin., chin-a., *cic*., *cina*, *coc-c*., *cocc*., con., cupr., dig., dros., **Eup-per.**, *ferr*., ferr-ar., ferr-p., *ham*., *hydr-ac*., ign., jatr., kali-i., *lac-c*., lact., *lath*., *lyc*., *mag-p*., *mang*., *merc*., merc-c., *nat-m*., *nat-s*., nit-ac., **Nux-v.**, ol-an., op., ox-ac., *petr*., phos., phys., **Plat.**, plb., podo., puls., ran-b., rhod., **Rhus-t.**, sars., sec., **Sep.**, **Sil.**, *spong*., stram., *stry*., sulph., tab., ter., thuj., *verat*., *zinc*.

links: *Arg-n*., stram.

rechts: *Coc-c*.

morgens: Bell., *petr*., rhod., **Rhus-t.**, staph., *verat*.

nachmittags: Brom.

abends: Arg-m., calc-s., *lyc*., *phos*., *plat*., *puls*., sil.

Aufstehen amel., beim: Mang.

Nickerchen, nach einem: *Carb-v*.

nachts: Alum., *lyc*., nit-ac.

anfallsweise: Stry.

Aufstehen, beim: Agar., **Eup-per.**, *hep*., psor.

Ausstrecken amel.: Stram.

Beugen, beim: Phos., plan.

Empfindlichkeit in der Achillessehne, durch: Cimic.

epileptischen Anfällen, vor: *Bufo*

Froststadium im Fieber, vor: Petr., *phos*., psor., rhus-t.

während: *Nat-s*., *tub*.

Gehen, beim: Ol-an., ran-b., thuj.

amel.: *Carb-v*., dig.

nach: **Rhus-t.**

Freien agg., im: **Berb.**, puls., **Rhus-t.**

Ischialgie, bei: Cur., *lyc*., *nux-v*.

Lähmung, mit: *Cocc*.

STEIFHEIT - *Beine* ...

Reiben amel.: Stram.

Schlaf, nach: *Sep.*

schmerzhaft: Cic., sec.

Sitzen, im: Mang., plat.

nach: Bell., *calc.*, carb-an., dig., nux-v., *puls.*, **Rhus-t.**, *sep.*, zinc.

Stehen, im: Verat.

Treppenabwärtsgehen, beim: *Rhus-t.*, stry.

Wetter; bei nasskaltem: *Lath.*

erstreckt sich zum Hüftgelenk: Sep.

Hüfte: Acon., agar., arg-m., ars., aur., *bapt.*, bar-c., *bell.*, chin-s., euphr., *ham.*, hell., *lyc.*, med., nat-m., *ph-ac.*, phys., rheum, *rhus-t.*, *sep.*, **Sil.**, *staph.*, *stry.*, sulph., *zinc.*

morgens: Arg-m., ars., chin-s., *staph.*

Aufstehen vom Sitzen, beim: Agar.

Bewegung, zu Beginn der: *Ph-ac.*, **Rhus-t.**, staph.

Gehen amel.: *Ph-ac.*

Umdrehen, beim: *Sulph.*

Oberschenkel: Am-c., am-m., ars., aur., aur-m., aur-s., bry., *calc.*, calc-s., carb-v., cham., cic., cocc., colch., *coloc.*, dig., dirc., gins., *graph.*, hell., hydr-ac., ign., lac-c., lil-t., merc., *nat-m.*, petr., phos., rhod., rhus-t., sars., sec., *stry.*, thuj.

morgens: Bry., *calc.*

Aufstehen, beim: Ign.

Gehens, zu Beginn des: *Calc.*

nachmittags: *Calc-s.*

abends, beim Aufstehen vom Sitzen: Rhod.

Gehen, beim: Am-c., bell., *calc.*, cic., graph., petr., *stry.*

krampfartig: Bry.

lähmungsartig: Cham., cocc.

Stehen, im: Carb-v.

zusammengezogen, wie: Sars.

Vorderseite, Muskeln der: *Calc.*, *stry.*

Knie: Aesc., alum., *am-m.*, *anac.*, ang., ant-c., *apoc.*, *ars.*, ars-m., **Atro.**, aur., aur-m., bell., *berb.*, bov., **Bry.**, bufo, calc., *calc-s.*, *cann-i.*, carb-s., *carb-v.*, card-m., **Caust.**, *chel.*, clem., cocc., *coloc.*, con., dig., dios., elaps, euph., ferr-ar., ferr-ma., *graph.*,

STEIFHEIT - *Knie* ...

hell., hydr., hyos., *ign.*, kali-ar., *kali-bi.*, kali-c., lach., lac-ac., **Led.**, lith-c., lob., **Lyc.**, merc., merc-sul., mez., mur-ac., *nat-m.*, *nat-s.*, *nit-ac.*, *nux-v.*, ol-an., op., *petr.*, *phos.*, phys., phyt., pin-s., pip-m., plan., **Plat.**, plb., podo., *psor.*, *puls.*, rheum, **Rhus-t.**, sang., sars., *sep.*, **Sil.**, spig., *stann.*, *staph.*, **Stry.**, **Sulph.**, sumb., tarent., tep., ter., vip., *zinc.*

abwechselnde Seiten: Coloc., nat-m.

morgens: Calc-s., stry.

Aufstehen, beim: *Aesc.*, ign., *lyc.*

abends: *Plat.*

nachts: *Lyc.*

abwechselnd mit reißenden Schmerzen: *Ars.*

Aufstehen vom Sitzen, beim: Aesc., mur-ac., nat-m., **Sulph.**

Ausstrecken, beim: Bov., *puls.*

Bewegung, zu Beginn der: *Carb-v.*, *caust.*, *euph.*, *lyc.*, puls., **Rhus-t.**

eingebunden, wie: *Anac.*

Gehen, beim: Bell., *caust.*, kali-bi., *led.*, ol-an., phyt., **Puls.**, sil., sumb.

nach: **Rhus-t.**

Freien, im: Hyos.

Hocke, kann nicht in die Hocke gehen: *Coloc.*, *graph.*

Knien, beim: Sep.

lähmungsartig: Aur.

plötzlich: Stann.

rheumatisch: **Bry.**, *lyc.*, merc., *phos.*, **Rhus-t.**

schmerzhaft: Ant-c., **Bry.**, *nit-ac.*

Sitzen, im: Anac., coloc., stry.

nach: *Lach.*, *lyc.*, **Rhus-t.**, stict., **Sulph.**

Stehen, im: Sil.

Treppensteigen, nach: Hydr., ign.

herunter: Merc.

wund: Stry.

Wade: *Arg-n.*

Knöchel: Ars., carb-an., **Caust.**, **Chel.**, cocc., *coloc.*, con., dios., dros., graph., hep., *hyper.*, lath., led., *lyc.*, med., nat-m., *petr.*,

STEIFHEIT - *Knöchel* ...

plb., *rhus-t.*, ruta, sep., **Sil.**, sul-ac., **Sulph.**, ter., verb., *zinc.*

morgens, beim Aufstehen: Carb-an.

abends: Sep.

Gehen, beim: Led., sul-ac., sumb.

Körperübungen amel.: Dios., sulph.

Fuß: All-s., alum., ambr., ang., ant-t., **Apis**, ars., ars-m., asaf., bry., calc-s., caps., caust., cham., chel., cic., *coloc.*, dios., dros., *ferr.*, ferr-ar., ferr-p., graph., ign., kali-ar., kali-bi., *kali-c.*, kali-s., kreos., laur., *led.*, merc., mosch., nat-m., nux-v., *op.*, *petr.*, phos., ran-b., **Rhus-t.**, sanic., *sec.*, *sep.*, *stict.*, stry., sul-ac., *sulph.*, tep., thuj., *zinc.*

morgens: Apis, ign., *led.*

Erwachen, beim: Alum.

abends: Calc-s., kali-s.

Entkleiden, beim: Apis

nachts: **Apis**

Aufstehen nach Sitzen, beim: Bry., caps., laur.

amel.: Alum.

Erwachen, beim: Alum.

Essen, nach: Graph.

Freien, im: Nux-v.

Gehen, beim: Ign.

amel.: Alum., laur.

Reißen im Fuß, nach: Sulph.

Zehen: **Apis**, ars., brom., *carl.*, *coloc.*, dios., ferr., *graph.*, *led.*, nux-v., *sil.*, stry., *sulph.*

morgens: Dios.

Sitzen, nach: Carl.

großer Zeh: **Atro.**, coloc., sulph.

nachmittags: Sulph.

zweiter Zeh: Colch.

STOLPERN (s. UNGESCHICKLICHKEIT)

STRECKEN:

Finger, schwierig: Arn., *ars.*, *camph.*, carb-s., *coloc.*, cupr., *cupr-ar.*, hyos., merc., mosch., plat., plb., stram., syph., tab.

Unterschenkel:

Anfall, vor einem: Bufo

während: Nux-v., stry.

krampfhaft: Bufo, cina

STRECKEN - *Unterschenkel* ...

Erwachen, beim: **Bell.**

notwendig: Sul-ac.

schwierig: Carb-o., pic-ac., stry.

unmöglich: Con., plb.

Sitzen, im: *Lath.*

Füße: Phyt., plat.

STRECKEN; Verlangen, den Arm zu: Am-c., bell., sabad., tab., verb.

TAUBHEIT (s. GEFÜHLLOSIGKEIT; PELZIGES Gefühl)

THROMBOSE der Beine: *Apis*

TRÄGHEIT (s. SCHWEREGEFÜHL)

TROCKENHEIT:

Gelenke: Canth., croc., lyc., **Nux-v.**, ph-ac., **Puls.**

Hände: Acet-ac., aesc., aeth., all-c., **Anac.**, anag., *ars.*, atro., **Bar-c.**, bell., *calc-p.*, cann-s., chel., cimic., clem., crot-h., fago., ham., *hep.*, iris., lach., lob., **Lyc.**, *nat-c.*, *nat-m.*, ol-j., op., *ph-ac.*, phos., plb., ptel., puls., rhod., *rhus-t.*, rhus-v., *sul-ac.*, **Sulph.**, sumb., *thuj.*, *zinc.*

vormittags: Sabad.

10 Uhr: Gels.

nachmittags: Fago., gels.

nachts: Til.

pergamentartig: *Anac.*, **Bar-c.**, crot-h., *sulph.*

Handfläche: Bad., bell., bism-o., haem., laur., *lyc.*, pip-m., rhus-v., sabad., tax.

Finger: Anag., nat-m., puls., *sil.*

nachmittags: *Sil.*

abends: Puls.

Nägel, um die: Nat-m., *sil.*

Fingerspitzen: Ant-t., *sil.*

Beine: Agar., op.

Kniegelenk: Ars-m., nux-v.

Gefühl wie trocken: Benz-ac.

Füße: Ars., chel., manc., phos., ptel., sep., sil.

Fußsohlen: Bism-o., manc.

Zehennägel: *Sil.*, *thuj.*

TUBERKEL (s. HAUTAUSSCHLÄGE)

TUMOREN:

Schulter, Lipom: Am-m.

Ellbogenspitze, Steatom: Hep.

Handgelenk: *Cupr-ar.*, *led.*

Hand, Atherom: Ph-ac., plb., sil.

Mittelhandknochen, zwischen den: Ph-ac., tarent.

Oberschenkel: Merc., phos.

zwischen Oberschenkel und Vulva: Goss.

Knie: Ant-c.

Kniekehle: Calc-f., phos., sil.

Unterschenkel: Tarent.

Krampfadergeschwür: Arn.

Schienbein, Osteosarkom: Syph.

Wade: Kali-br., *sulph.*

Knöchel: Cupr-ar.

ÜBEREINANDERLEGEN der Beine ist unmöglich: *Lath.*

ÜBERKREUZEN sich beim Gehen, die Beine: Lath.

UMLAUF (s. NAGELBETTEITERUNG)

UNGESCHICKLICHKEIT: Aeth., **Agar.**, ambr., anac., **Apis**, ars., asaf., asar., bell., **Bov.**, bry., **Calc.**, calc-s., camph., *caps.*, *caust.*, cocc., *con.*, **Hell.**, hep., *ign.*, **Ip.**, **Lach.**, *nat-c.*, *nat-m.*, *nux-v.*, op., plb., *puls.*, sabin., sars., sil., spong., stann., staph., stram., sulph., thuj., vip.

Hände: *Agar.*, *apis*, **Bov.**, carb-s., *con.*, graph., kali-n., *lach.*, *manc.*, *phos.*, plb., ptel., rhus-v., sep., sil.

Ablenkung oder beim Sprechen, bei: **Hell.**

fallen, lässt Gegenstände: Abrot., alumn., **Apis**, bell., **Bov.**, bry., *con.*, cycl., gins., hell., hyos., kali-bi., *lach.*, *nat-m.*, nux-v., sep., *stram.*, *sulph.*

Zügel, beim Fahren; die: Abrot., lyc.

Menses, während: Alumn.

Finger: Agar., *apis*, asaf., **Bov.**, *calc.*, calc-s., carb-s., graph., *hell.*, hyos., nat-m., *nux-v.*, plb., ptel., sep., *sil.*

Daumen wären, als ob die Finger: **Phos.**

Beine: **Agar.**, *alum.*, **Caust.**, *con.*, gels., *nux-m.*, sabad., *sil.*, verat.

UNGESCHICKLICHKEIT - *Beine ...*

stolpert beim Gehen: **Agar.**, *calc.*, caps., **Caust.**, *colch.*, *con.*, gels., *hyos.*, *ign.*, iod., **Ip.**, *lach.*, lil-t., mag-c., *mag-p.*, *nat-m.*, nux-v., op., *ph-ac.*, *phos.*, sabad., sil., verat.

stößt an Gegenstände: Caps., *colch.*, ip., nat-m., nux-v., op., vip.

UNRUHE (s. RUHELOSIGKEIT)

UNSICHERHEIT der Gelenke: Mez.

Arme: Phos.

Hand: Bell., chlf., elaps, lyc.

Schreiben, beim: Agar., hep., morph.

Beine: Acon., caust., lycps., *nux-v.*, phos., rhod., stram., *verb.*

Hüfte: Nat-m.

Oberschenkel: Calc., ruta

Knie: *Acon.*, ars., carb-v., chin., cycl., laur., mang., merc., phys., puls., stry.

Unterschenkel: Agar., bry., merc., ptel., *sulph.*

nachmittags: Sulph.

Fuß: Agar., camph., merc., sumb.

VERFEHLT Stufen beim Heruntersteigen von Treppen: *Stram.*

VERFORMTE Nägel (s. DEFORMIERTE Nägel)

VERGRÖSSERUNG der Gelenke (s. GICHTKNOTEN)

VERGRÖSSERUNGSGEFÜHL: Alum., ant-c., sep.

Arme: *Cupr.*, hyos., *lyc.*, manc., ptel., sep., verat.

Hände: Aran., bapt., cann-i., clem., *cupr.*, kali-n., ptel.

Finger: Benz-ac., calad.

Berühren eines Gegenstandes, beim: *Caust.*

Knie: Alum.

Unterschenkel: Cedr., nux-m., *plat.*, sep.

Fuß: **Apis**, *coloc.*, daph., mang.

Gehen im Freien, nach: Mang.

Zehen: Apis, *laur.*

VERHÄRTUNG:

Arme: Mag-c., petr., tab.

Unterarm: *Sil.*

EXTREMITÄTEN

VERHÄRTUNG ...

Hände: Ars., *sulph.*

Handfläche: *Cist.*, *lyc.*

Finger: Caust., crot-h., graph., med., phyt.

Fingersehnen: Carb-an., **Caust.**

Gesäß: Ph-ac., thuj.

Unterschenkel: Graph., *mag-c.*, sulph.

Fußsohlen: **Ars.**

Ferse: Aur., lyc.

VERKRÜPPELTE Fingernägel: Alum., *caust.*, **Graph.**, *nit-ac.*, *sabad.*, *sep.*, **Sil.**, sulph., *thuj.*

Zehennägel: Ars., *caust.*, **Graph.**, *nat-ar.*, *nit-ac.*, sabad., sep., **Sil.**, *thuj.*

VERKÜRZUNG (s. KONTRAKTION)

VERLÄNGERUNG (s. LÄNGER)

VERLETZUNGEN:

Schultern: *Ferr-m.*, *rhus-t.*, zinc.

rheumatischer Lahmheit, mit: *Ferr-m.*

Überanstrengung, nach: *Rhus-t.*

Handgelenk: *Arn.*, *calc.*, *rhus-t.*, *ruta*, sil., *stront.*

Hand, Quetschung (Kontusion): *Arn.*

komplizierte Fraktur: *Hyper.*

Lacerationen: **Calen.**, hyper.

Verrenkung: **Arn.**, *calc.*, *rhus-t.*, *ruta*

Finger, Phantomschmerz nach Amputation: Phos., *staph.*

Sektionsverletzungen: *Apis*, **Ars.**, **Lach.**

Nägel: Hyper., *led.*

Glassplitterverletzungen: *Sil.*

Risswunden: **Hyper.**

Daumen, nach Katzenbiss: *Lach.*, *led.*

Hüfte: Con., *rhus-t.*, sil., tarent.

Knöchel: *Ars.*, *calc.*, *rhus-t.*, *ruta*, *stront.*

VERRENKT, wie (s. SCHMERZ - verrenkt, wie)

VERRENKUNG:

Hüftgelenk, spontan: Bell., bry., calc., caust., *coloc.*, lyc., puls., *rhus-t.*, sulph., *thuj.*, zinc.

Hinsetzen, beim: Ip.

Schmerz, durch: Carb-an., dros., kali-i., nit-ac.

Kniescheibe: Gels.

VERRENKUNG - *Kniescheibe* ...

Treppensteigen, beim: Cann-s.

Knöchel: Bry., nat-c., nux-v., ruta, sulph.

links: Kali-bi.

VIBRATION, Gefühl von:

Arme: Am-c., dig., mosch., nit-ac., olnd., sep.

Hand: Berb., carb-s.

Unterschenkel: Ambr., berb., caust.

Wade: Phel.

Fußsohle: Olnd.

VÖLLE: *Aur.*, aur-m., nux-m., phos., *puls.*

Gelenke: Cinnb., ham.

Arme: Alumn., verat.

Schulter: Bry.

Hand: Brom., *caust.*, fl-ac., nat-s., *nux-m.*, puls., sumb.

nachmittags, beim Stricken: Nat-s.

abends: Nux-m.

Ergreifen eines Gegenstandes, beim: *Caust.*

Handfläche: Ars.

nachts: Ars.

Venen der Hand: Alum., alumn., am-c., arn., bar-c., calc., cast., **Chel.**, *chin.*, *cic.*, ind., laur., nux-v., olnd., op., *phos.*, **Puls.**, rheum, rhod., rhus-t., ruta, sul-ac., sulph., sumb., *thuj.*, **Vip.**

nachmittags: Alum.

abends: Alum.

Fieber, bei: Chin., hyos., *led.*, meny.

Froststadium im Fieber, während: **Chel.**, *meny.*

Waschen in kaltem Wasser, nach: *Am-c.*

Unterschenkel: Bell., clem., com., ham., mez., nat-c., osm., ph-ac.

Gelenke: *Ham.*

Venen des Unterschenkels: *Calc.*, *carb-v.*, *chin-s.*, puls., sulph., *vip.*

Fieber, bei: **Chin-s.**

Herunterhängenlassen, beim: *Carb-v.*

Menses, während: Ambr.

Fuß: Aesc., rhus-v., sumb.

VÖLLE - *Fuß* ...

Venen des Fußes: *Ant-t.*, ars., *carb-v.*, sul-ac., sumb.

Fußsohle, wie ein marmoriertes Netzwerk: Caust., lyc., thuj.

WACHSTUM der Nägel angehalten, wachsen nicht: *Ant-c.*

schnell, wachsen zu: Fl-ac.

WARZEN:

Arme: Ars., bov., **Calc.**, carb-an., *caust.*, dulc., kali-c., lyc., merc., **Nat-c.**, nat-m., *nat-s.*, *nit-ac.*, petr., phos., rhus-t., **Sep.**, *sil.*, *sulph.*, thuj.

Ellenbogenbeuge: Calc-f.

Unterarm: *Sil.*

Handgelenk: Ferr-ma.

Hand: Anac., *ant-c.*, **Bar-c.**, berb., bov., bufo, **Calc.**, **Caust.**, **Dulc.**, *ferr.*, ferr-ma., ferr-pic., *fl-ac.*, kali-c., kali-chl., *lach.*, *lyc.*, *nat-c.*, *nat-m.*, **Nit-ac.**, *ph-ac.*, phos., *psor.*, *rhus-t.*, *sep.*, sil., **Sulph.**, **Thuj.**

empfindlich: Nat-c.

wund, wie: Ambr., fl-ac., ruta

flache: Berb., **Dulc.**, lach., ruta, *sep.*

große: Dulc.

hornige: *Ant-c.*, *caust.*, *sep.*, *thuj.*

juckende: *Sep.*

Handfläche: *Anac.*, berb., *dulc.*, nat-c., *nat-m.*, ruta

flach: Dulc., nat-m., ruta

schmerzhaft bei Druck: Nat-m.

Knöchel: Pall.

Finger: Ambr., *bar-c.*, berb., *calc.*, carb-an., *caust.*, *dulc.*, *ferr.*, *fl-ac.*, **Lac-c.**, lach., lyc., *nat-m.*, *nit-ac.*, petr., psor., ran-b., *rhus-t.*, sang., sars., *sep.*, sulph., *thuj.*

Fingergelenke: Sars.

Fingerspitzen: **Caust.**, dulc., thuj.

Zeigefinger: *Caust.*, thuj.

hornig: *Caust.*

Mittelfinger: Berb., lach.

Ringfinger: *Nat-s.*

Nägeln, nahe an den: **Caust.**, dulc., fl-ac.

Daumen: Berb., lach., ran-b., thuj.

Gesäß: Con.

WARZEN ...

Oberschenkel: Med.

Zehen: Spig.

WÄSCHT häufig die heißen, trockenen Hände: *Phos.*

wäscht immer die Hände: *Syph.*

WASSER:

herabliefe; als ob kaltes Wasser vom Schlüsselbein in einem schmalen Streifen bis zu den Zehen: Caust.

Ellbogen, Gefühl, als ob kaltes Wasser davon herabtropfen würde: Stry.

Wasser durch den Ellbogen hindurchlaufen würde: Graph.

Hüfte scheint in heißem Wasser gebadet: Coc-c.

kaltes Wasser bis zu den Zehen läuft, als ob: Bell.

Oberschenkel, als ob kaltes Wasser an der Vorderseite heruntertropfen würde: Acon.

warmes herunterlaufen würde, als ob: Bor.

Unterschenkel heraussickern würde, als ob Wasser aus dem: Graph., **Lyc.**, sacc., tarent-c.

Fuß in kaltes Wasser getaucht wäre; Gefühl, als ob der: Carb-v.

gegossen würde, als ob kaltes Wasser auf die Füße: Verat.

heißes Wasser gesteckt würden, als ob kalte Füße in: Raph.

WASSERSUCHT (s. SCHWELLUNG)

WEICH, Gefühl in den Fußsohlen wie: *Alum.*

WELKE, faltige Haut der Hände: **Lyc.**, nat-c., nat-m., ph-ac.

WIND, Gefühl von:

Arme blasen würde, als ob kalter Wind auf die: Aster.

Schulter blasen würde; Gefühl, als ob ein Wind auf die: Lyc.

darüber streichen und sich zu den Fingern erstrecken würde, als ob Wind: Fl-ac.

Oberarm, wie Kälte in den Streckmuskeln: Phos.

Beine, Gefühl wie von einem kühlen Wind: Lil-t.

WINDEN, Drehen; Gefühl von:

Arme: **Bell.**, cit-v., iod., stry.

Schulter: Hura

Handgelenk: Plb.

Knie: Dios., sep.

WIRBELN, Gefühl von: Glon.

WUCHERUNGEN:

Hand: Lach.

hornige: Thuj.

Fußsohlen, hornige Auswüchse: **Ant-c.**, *graph.*

WUNDEN (s. VERLETZUNGEN)

WUNDHEIT (s. EXKORIATION)

ZÄHE Fingernägel: Chin-s.

ZERREN von der Hüfte zur Leiste, als ob alles herausgepresst wird: Ox-ac.

ZIEHEN, Zupfen: Bell.

Arme: Agar., hura, plb., raph.

Schwangerschaft, in der: Plb.

Unterarm, als ob die Haare gezupft würde: Thuj.

ZITTERN: *Acon.*, aeth., *agar.*, *alum.*, alumn., *ambr.*, *anac.*, ant-c., *apis*, **Arg-n.**, arn., **Ars.**, **Ars-i.**, *asaf.*, bar-m., bell., bor., bry., bufo, *calc.*, camph., *canth.*, caps., carb-ac., carb-an., carb-o., *carb-s.*, *carb-v.*, carl., cast., **Caust.**, **Chel.**, *chin.*, chin-a., *chin-s.*, *cic.*, *cimic.*, cob., **Cocc.**, coff., colch., *con.*, cop., *crot-c.*, crot-h., cupr., cupr-ar., dig., dor., dulc., euphr., eupi., ferr-i., ferr-ma., **Gels.**, glon., graph., hep., hydr-ac., *hyos.*, hyper., *ign.*, **Iod.**, kali-ar., kali-c., kali-i., kali-n., kali-p., kali-s., *kalm.*, *lach.*, lact., laur., lob., lyc., lyss., *mag-p.*, mang., med., meph., **Merc.**, *merc-c.*, *mez.*, morph., nat-m., **Nit-ac.**, **Nux-v.**, **Op.**, ox-ac., *petr.*, *phos.*, *plat.*, **Plb.**, *puls.*, ran-b., raph., rhod., **Rhus-t.**, *rhus-v.*, sabad., *sec.*, *sil.*, spig., *spong.*, squil., **Stram.**, stront., *sulph.*, *tab.*, thuj., til., *verat.*, viol-o., vip., *visc.*, zinc.

morgens: Carb-v., euphr., kali-a., nat-c., nat-m., **Nit-ac.**, *sil.*

Gehen, beim: Euphr.

nachmittags: Anac., carb-v., *gels.*

Gehen, beim: Ran-b.

abends: Agar., chel., *cocc.*, mez.

Gehen, beim: Dig.

nachts: Calc., hep., rhod.

Gehen, beim: Nat-m.

ängstliches: Merc., *puls.*

ZITTERN ...

Ärger, durch: Ran-b.

Anlehnen an einen Gegenstand amel.: Plb.

Anstrengung, nach: *Merc.*, nat-m., *phos.*, **Rhus-t.**, sec.

Ausstrecken, beim: Merc-c.

Bewegung, bei: **Merc.**, sulph.

Erbrechen, nach: Ars., eupi.

Erregung, bei: **Merc.**, phos.

erschreckt, wie: **Op.**, paeon., tarent.

etwas getan werden soll, wenn: **Kali-br.**

Fieber, im: *Zinc.*

Froststadium im Fieber, während: Anac., ang., ars., bry., chin., chin-s., cina, **Cocc.**, con., eup-per., ferr., *gels.*, merc., *par.*, petr., plat., sabad., sul-ac., zinc.

Gebrauch der Hände, beim: Ferr-i.

Gehen, beim: Acon., ars., cupr., ferr-i., **Merc.**, sulph.

Freien, im: *Nux-v.*, *phos.*

gelähmte Teile: **Caust.**, plb.

Gespräche, durch: *Ambr.*

Husten, durch: Bell., *cupr.*, *phos.*

innerlich: *Chin.*, gins., staph.

Koitus, nach: *Agar.*

Kolik, nach: Plb.

konvulsivisch: Acon., asaf., carb-h., crot-h., op.

Menses, vor: Hyos., kali-c., lyc., *nat-m.*

während: *Hyos.*, nat-m., *nit-ac.*, plat., stram.

Mittagessen, nach dem: Nit-ac.

Nachdenken, beim: Bor.

periodisch: *Merc.*

Samenabgang, nach: **Nat-p.**

Schreck, nach: **Op.**

sexueller Erregung, bei: Graph.

Stehen, im: Dirc., *merc-c.*, *zinc.*

Stuhlgang, nach: Ars., carb-v., *con.*

Trinkern, bei: **Ars.**, *bar-c.*, *nux-v.*

unsichtbar: *Chin.*

Weinen, beim: Tarent.

Widerspruch, bei: Nit-ac.

Zigarren, nach: Op.

ZITTERN ...

Zorn, nach: *Nit-ac.*

Gelenke: Cycl., mang.

Arme: Acon., *agar.*, alumn., ambr., anac., *arg-n.*, *ars.*, bar-c., bell., bry., calc., *calc-p.*, caps., *carb-s.*, caust., chel., *cic.*, *cocc.*, coff., colch., com., crot-h., *cupr.*, dor., eupi., ferr-m., graph., *hyos.*, hyper., ind., iod., kali-ar., kali-c., kali-s., lil-t., lyc., manc., med., meph., **Merc.**, murx., **Nit-ac.**, ol-an., onos., **Op.**, paeon., petr., ph-ac., *phos.*, phys., plan., **Plb.**, rhod., *rhus-t.*, sabad., sabin., seneg., *sil.*, *spig.*, spong., *stram.*, sulph., tab., thuj., verat., viol-o., zinc.

links: Hyper.

rechts: Eupi.

morgens: *Sil.*, sulph.

vormittags: Paeon.

11 Uhr: Phys., plb.

abends: *Hyos.*, phys., plan.

19 Uhr: Phys.

nachts, beim Erwachen: Verat.

anfallsweise: *Op.*

Anfassen eines Gegenstandes, beim: Verat.

Anstrengung, nach mäßiger: *Hyos.*, **Rhus-t.**, sil.

Arbeit, bei ermüdender: *Cupr.*, *plb.*

Aufstehen, nach: Alumn.

Aufstützen der Arme, beim: Astac., meph.

Bewegung, bei: Bell., led., plb.

nach: Hyos.

amel.: Com., **Rhus-t.**

geringster, bei: Bell., gels., iod., *mag-p.*

epileptischen Anfällen, vor: *Sil.*

Essen, beim: Sec., stram.

nach: Bism-o.

feiner Arbeit, bei: Sulph.

Festhalten eines Gegenstandes, beim: Coff., led., lyc., phos.

geistiger Anstrengung, bei: Vinc.

Konvulsionen, bei: Sulph.

Schlaf, im: Merc.

Schreiben, beim: Agar., ant-c., bar-c., caust., chin., cimic., coff., colch., hep., kali-c., **Merc.**, nat-m., nat-s., olnd., ph-ac., sabad., samb., sep., sulph., thuj., valer., zinc.

nach: Thuj.

Seite, auf der man liegt: *Camph.*

Sitzen, im: Merc.

Stehen, im: Merc.

Urinieren, bei Schwierigkeiten beim: Dulc.

Weinbrand, Brandy amel.: Plb.

Schulter: Aesc., asaf., com., dros., sulph.

Oberarm: Agar., ant-c., aran., asaf., carb-s., fl-ac., nit-ac.

Bewegung amel.: Asaf.

Unterarm: Agar., bar-c., *calc-p.*, carb-s., caust., cimic., colch., fl-ac., merc., nit-ac., *onos.*, plb., spong., zing.

rechts: *Dulc.*, *nit-ac.*

Anfassen eines Gegenstandes, beim: Verat.

Schreiben, beim: *Caust.*, com., **Merc.**

erstreckt sich zum Daumen: Agar.

Handgelenk: Acon., chel., glon., olnd., plb.

Bewegung, durch: Acon., plb.

Gemütsbewegung, durch: Plb.

Kopfschmerz, während: Glon.

Hand: *Acon.*, **Agar.**, all-c., alum., alumn., am-c., *aml-n.*, *anac.*, *ant-c.*, **Ant-t.**, *apis*, *arg-n.*, arn., *ars.*, *ars-i.*, atro., aur-m., bapt., bar-c., *bell.*, bism-o., bov., bry., cahin., **Calc.**, **Calc-p.**, *calc-s.*, camph., cann-i., carb-ac., *carb-an.*, *carb-h.*, *carb-s.*, **Caust.**, chel., *chin.*, chin-a., *cic.*, cimic., cist., coca, *cocc.*, *coff.*, colch., *cop.*, *crot-c.*, *crot-h.*, crot-t., cupr., cycl., dig., dios., dulc., elaps, *ferr.*, *gels.*, *glon.*, guare., helod., hydr-ac., *hyos.*, *ign.*, ind., *iod.*, kali-ar., kali-br., *kali-c.*, kali-i., kali-n., *kali-p.*, kali-s., *lac-c.*, lac-d., *lach.*, lact., laur., led., lil-t., lyc., lyss., mag-c., mag-m., *mag-p.*, mag-s., manc., med., **Merc.**, mez., morph., nat-ar., nat-c., **Nat-m.**, nat-p., nat-s., nicc., **Nit-ac.**, *nux-m.*, **Nux-v.**, *onos.*, *op.*, ox-ac., par., ph-ac., **Phos.**, phys., *phyt.*, *plat.*, **Plb.**, *psor.*, *puls.*, rheum, rhod., rhus-t., sabad., samb., sars., sep., *sil.*, spig., spong., **Stann.**, *stram.*, stry., **Sulph.**, tab., ter., thea, *thuj.*, tub., valer., **Zinc.**

links: Calc., *glon.*, lac-c., puls.

ZITTERN - *Hand ...*

rechts: All-c., anac., caust., mez.

morgens: Ars., aur-m., *kali-c.*, lyc., *nat-c.*, *nat-m.*, phos., sulph.

Aufstehen, beim: Crot-t.

Frühstück, beim: *Carb-an.*

vormittags: Sars., sulph., valer.

nachmittags: *Calc.*, lycps., mez., nat-c.

abends: *All-c.*, caust., ferr., mez., plan., *plb.*

Bett, im: Nat-m.

nachts: Am-c., bufo, carb-v.

Angst, mit: Am-c., bov., cic., *plat.*, puls.

Aufstehen, nach dem: Nux-m.

Bewegen der Hand, beim: Agar., ant-c., *camph.*, iod., *kali-br.*, *led.*, *plb.*, puls.

Typhus, bei: *Gels.*

Bewegung amel.: *Crot-h.*, zinc.

Delirium tremens, bei: *Coff.*, *kali-br.*, *lach.*, **Nux-v.**, *stram.*

Einfädeln der Nadel, beim: Ran-b., *sil.*

Erbrechen, beim: Calc-p., *sulph.*

Erwachen, beim: Ant-c., *nat-s.*

Essen, beim: Bism-o., **Cocc.**, olnd., stram.

Froststadium im Fieber, während: Canth., chin.

Gebrauch der Hände, beim: *Phos.*, *sil.*

Gehen, beim: *Led.*

nach: Sulph., ust.

Gemütsbewegungen, durch: Nat-m., plb.

Halten:

Gegenständen, von: *Agar.*, bism-o., cann-s., com., **Merc.**, **Plb.**, sabad., *sil.*, spig., *staph.*, stram.

Greifen, beim (Intentionstremor): Cann-s., *led.*, lyss., **Merc.**, *sil.*, stram., verat.

offen, ohne etwas zu halten: Cocc., **Merc.**, plat.

Stillhalten der Hände, beim: *Coff.*

Herunterhängenlassen, beim: Phos.

Hochheben der Hände, beim: **Cocc.**, **Merc.**

ZITTERN - *Hand ...*

Hunger, bei: Olnd.

intermittierend: *Calc.*

konvulsivisch: Colch., *hyos.*, *plb.*

Kopfschmerz, mit: Calc-p.

körperlicher Arbeit, bei: **Merc.**, plb., *sil.*

Körperübungen, nach: Ferr-ma., hyos.

lähmungsartig: Ant-c., *cocc.*, **Merc.**, **Plb.**

Legen der Hände auf den Tisch, beim: Stann., *zinc.*

Menses, während: Agar., *hyos.*, *zinc.*

Mittagessen, während: Grat., mag-m., tab.

Mund geführt wird, wenn etwas zum: Kali-br., **Merc.**, **Plb.**

Nephritis, bei: Lycps.

Neuigkeiten, nach unangenehmen: Nat-m.

Reiben amel.: *Nat-m.*

Schlaf, nach: Morph.

Schmerzen, bei: **Caust.**

Schreck, nach: Op., samb.

Schreiben, beim: Agar., *all-c.*, alum., *ant-c.*, bar-c., bism-o., camph., caps., *carb-ac.*, **Caust.**, chel., *chin.*, *cimic.*, *colch.*, ferr., hep., hyos., *ign.*, kali-br., *kali-c.*, lycps., *lyss.*, **Merc.**, morph., *nat-m.*, *nat-p.*, *nat-s.*, olnd., *ph-ac.*, *phos.*, **Plb.**, *puls.*, sabad., samb., *sil.*, stann., **Sulph.**, *zinc.*

Schriftsetzen (Bleivergiftung), durch: Plb.

Schwäche, bei: *Led.*, **Merc.**, plb., *stann.*

Schwindel, durch: Gran.

nach: *Zinc.*

Sitzen, im: *Led.*, sil.

Sorgen agg.: Plb.

Tabak, durch: *Nux-v.*

Typhus, bei: *Arg-n.*, *zinc.*

Vorzeigen der Hände, beim: Caust., *cocc.*, *coff.*, *gels.*, ign., **Merc.**, *merc-c.*, phos., plat., **Plb.**, *puls.*, tab.

Wetter, bei nassem: *Dulc.*

Widerspruch, nach: Cop., *nit-ac.*

ZITTERN - *Hand ...*

Zorn, nach: Sep.

Finger: Ars., bry., cic., cupr-ar., *glon.*, hyper., iod., *merc.*, morph., nat-m., nit-ac., olnd., phos., plat., plb., rhus-t., sep., stront.

nachts: Olnd.

Bewegung, bei: Plb.

Schreiben, beim: *Cimic.*

Zeigefinger: *Calc.*

konvulsivisch: *Calc.*

Daumen: Plat.

Beine: Acon., *agar.*, *ambr.*, anac., apis, *arg-m.*, **Arg-n.**, arn., *ars.*, ars-i., bell., *calc.*, calc-s., canth., caps., carb-s., carb-v., *caust.*, chin., chin-a., chin-s., *cic.*, *cimic.*, cist., cob., cocc., coloc., *con.*, corn., *crot-h.*, cupr., fl-ac., *glon.*, helod., hep., hyos., iod., ip., kali-ar., kali-bi., kali-c., kali-s., **Lach.**, lact., *lath.*, *led.*, lyc., manc., *med.*, *merc.*, nat-ar., nat-c., *nat-m.*, **Nit-ac.**, **Nux-v.**, olnd., **Op.**, petr., phos., phys., *phyt.*, pip-m., *plb.*, *puls.*, ran-b., raph., rhus-t., sars., sec., seneg., sep., sil., sol-n., stram., sulph., *verat.*, zinc.

morgens: *Arg-m.*, *nit-ac.*, puls.

vormittags, 10 Uhr: Gels., ptel.

abends: Lyc., plb., puls.

nachts: Hep.

Ärger, durch: Ran-b.

nach: Ran-b.

Alleinsein amel.: Ambr.

angesprochen, wenn: Merc.

Angst, mit: Bor., rhus-t., sars.

Aufstehen nach Sitzen, beim: *Nat-m.*, nux-m.

Bewegung, nach: Phos.

amel.: **Rhus-t.**

Gehen, beim: *Con.*, cur., led., merc., nux-m., **Nux-v.**

amel.: *Nat-m.*

Koitus, nach: **Calc.**

Liegen, im: Plb.

Menses, während: Agar., caust., graph., hyos., mag-c., nat-c.

rhythmisch: *Ign.*

Sitzen, im: Plan., plb.

Stehen, eine Zeit lang nach: *Led.*, olnd.

Stuhlgang, nach: Ars.

ZITTERN - *Beine ...*

Treppensteigen, beim: *Caust.*, corn., nat-m., nux-m.

Zurücklehnen, beim: Fl-ac.

Oberschenkel: Act-sp., *anac.*, apis, ars-h., asaf., bar-c., carb-s., cocc., *con.*, kali-c., laur., mag-m., ph-ac., *plat.*, rat., sep., sol-n.

rechts: Con., lac-c., rat.

abends: Rat.

Anheben des Oberschenkels, beim: Act-sp.

Gehen, beim: *Con.*

Knien, beim: Cocc.

Koitus, nach: **Calc.**

Sitzen, im: Plat.

Knie: Acon., agar., *alum.*, *anac.*, ant-t., bell., cadm., calad., calc., *camph.*, caps., *chel.*, chin-s., con., dios., *glon.*, hep., iris., kali-c., lach., laur., *led.*, lil-t., lyss., mang., merc., mur-ac., nat-m., nicc., nux-v., olnd., op., phos., *plat.*, plb., psor., *puls.*, rhus-t., *ruta*, sep., sil., stann., staph., stry., tarent., verb.

nachmittags: Nicc.

abends, im Stehen: Nux-v.

Gehen, beim: Mang.

nachts, beim Erwachen: Chel.

Aufstehen vom Sitzen, beim: Chin., nat-p.

Ersteigen einer Stufe, beim: Nat-m.

Gehen, beim: Dios., dros., *ind.*, *led.*, mang., tarent.

amel.: Chin.

Freien, im: *Hep.*, laur.

Samenabgang, nach: Nat-p.

Sitzen, beim: Bell., *led.*

amel.: Laur.

Stehen, im: Calad., nux-v., olnd., tarent.

Treppensteigen, beim: Dros., nat-m.

herunter: Coff.

Unterschenkel: Ail., am-m., arg-m., ars., bar-c., bell., bufo, canth., carb-s., *caust.*, cic., coca, coff., coloc., *cycl.*, dig., dios., dor., ferr., ferr-m., fl-ac., kali-c., lact., lyc., manc., med., merc., nat-c., *nat-m.*, ol-an., onos., *phos.*, pic-ac., *plat.*, *plb.*, *puls.*, *ruta*, *sil.*, *stry.*, sulph., tarent., zinc.

links: *Cic.*

ZITTERN - *Unterschenkel ...*

morgens: Bufo, phys.

Aufstehen, nach dem: *Arg-m.*

vormittags, 11 Uhr: Arg-n., nat-m.

abends: Plat.

Hinlegen, nach dem: Plat., *puls.*

nachts: Bufo

Bewegung, bei: Canth.

Einschlafen, beim: *Cham.*

Gehen, beim: *Led.*

Freien, im: Coloc.

Hochsteigen auf eine Leiter, beim: *Caust.*

Koitus, nach: **Calc.**

Menses, vor: Kali-c.

Sitzen, im: *Plat.*

Stuhlgang, nach: Ars.

Zimmer amel., im: Caust.

Wade: Meny., nat-m., sulph.

Fuß: Am-c., apis, ars., *bar-c.*, bell., bor., bov., calc., camph., canth., carb-s., chin-s., coff., coloc., crot-t., *cupr.*, cycl., *hyos.*, ip., kali-c., kali-n., kali-s., lyc., mag-c., mag-m., **Merc.**, mur-ac., nat-c., *nat-m.*, nicc., nux-m., ol-an., op., ox-ac., *plat.*, *psor.*, **Puls.**, sars., sec., *stram.*, *sulph.*, sumb., *tab.*, *thuj.*, verat., zinc.

morgens: Ars., nat-m.

Aufstehen, beim: Con., crot-t., merc-c.

vormittags: Nat-m., sars.

11 Uhr, beim Aufstehen aus dem Bett: Nat-m.

abends, im Bett: Canth., nat-m.

Stehen, im: Nux-v.

Bewegung, bei: *Camph.*

amel.: Mag-m.

Einschlafen, beim: Croc.

Froststadium im Fieber, während: Canth.

Gehen, beim: Merc., par., puls.

Freien amel., im: Bor.

Heben des Fußes, beim: Zinc.

konvulsivisch: Hyos., kali-cy.

Menses, wie durch die: Coloc.

ZITTERN - *Fuß ...*

während den Menses: *Hyos.*, zinc.

Unterdrückung der Menses, bei: *Puls.*

Mittagessen, nach dem: Mag-m.

Musik, durch: Thuj.

Schreck, wie durch: Coloc.

Sitzen, im: Mag-m., zinc.

amel.: Ol-an.

Stehen, im: *Bar-c.*, ol-an.

Treppenheruntersteigen, beim: Thuj.

ZUCKEN, fibrilläre Zuckungen (vgl. RUCKEN): *Agar.*, *alum.*, alumn., ambr., *apis*, arn., *ars.*, ars-i., asaf., **Bell.**, calad., calc., cann-i., carb-ac., carb-v., carl., caust., *cham.*, **Chel.**, *chin.*, *chin-s.*, *cic.*, cimic., **Cina**, *cocc.*, *coff.*, coloc., *crot-c.*, *cupr.*, cypr., dros., dulc., graph., *hell.*, **Hyos.**, **Ign.**, kali-ar., kali-c., kali-i., kali-n., kali-p., kali-s., kreos., lach., *merc.*, *merc-c.*, morph., mur-ac., *mygal.*, nat-ar., *nat-c.*, *nat-m.*, nat-p., nat-s., nit-ac., *nux-m.*, *nux-v.*, **Op.**, paeon., petr., ph-ac., phos., plb., puls., ran-s., **Rhus-t.**, *rhus-v.*, sec., *sep.*, *sil.*, **Stram.**, **Stry.**, sulph., **Valer.**, *visc.*, *zinc.*

eine Seite zuckt, die andere ist gelähmt: *Apis*, art-v., *bell.*, *stram.*

tagsüber: Carb-v., petr., *sep.*

morgens: Sulph.

Aufstehen, nach dem: Alumn.

Schlaf, im: Cham.

vormittags: Alum.

nachmittags, beim Versuch zu schlafen: Alum.

abends: Caust., graph.

Bett, im: *Carb-v.*, nux-v.

nachts: Ambr., calc., nat-c., phos., sep., staph., stront.

Bett, im: **Ars.**, merc-n., stry.

Ärger, nach: Ign., petr.

anfallsweise: Stram.

Atmung, synchron mit der: Hyos.

Berührung, bei: Puls.

Bett, im: Merc-n., nux-v., stry.

Bewegen der Glieder, beim: *Lyc.*, sep.

Bewegung amel.: *Ars.*, cop., phos., valer.

blitzartig: Stry.

ZUCKEN ...

elektrischen Schlag, wie durch einen: Agar., *ars.*, colch., nat-m., plat., *ter.*

Erbrechen, beim: Stram.

Erwachen, beim: Op.

Froststadium im Fieber, während: Acon., dig., jatr., lyc., nux-m., *nux-v.*, op., ox-ac., stram., tab.

nach: Puls.

Gefühllosigkeit, Taubheit; gefolgt von: **Rhus-t.**

gelähmte Körperteile: Apis, *arg-n.*, merc., nux-v., phos., *sec.*, stram., *stry.*

Gewitter, bei: Phos.

Hitzestadium im Fieber, während: All-s.

Konvulsionen, bei: *Op.*

nach: Nux-v.

körperliche Arbeit amel.: Agar.

lähmungsartig: Cina

Menses, während: *Coff.*, oena.

plötzlich: Arn.

Schlaf, vor: Alum.

während: Acon., alum., ambr., *ars.*, bell., cham., cob., *colch.*, cupr., *hell.*, hep., *kali-c.*, *lyc.*, morph., nat-c., nat-m., puls., *sep.*, sil., *stram.*, sulph., thuj., *zinc.*

Einschlafen, beim: Alum., **Ars.**, *cham.*, mag-c., *nat-m.*

Sitzen, im: **Valer.**

wandernd: Cast., cocc., coloc., graph., *merc.*, nat-s., plat.

Beugemuskeln: Op.

Gelenke: Alum., bell., bry., graph., nat-m., puls., sil., spig., spong., *sul-ac.*, sulph., *verat.*

Arm und ein Bein, ein: Apis, apoc., hell., stram., tub.

Arme: Aesc., agar., aloe, alumn., am-c., ambr., *ant-t.*, ars., ars-i., *asaf.*, atro., bar-c., bar-m., bell., berb., brom., bry., calc., carb-ac., carb-v., cast., *caust.*, *chel.*, chlf., **Cic.**, *cina*, *coff.*, con., *cupr.*, dulc., fl-ac., *graph.*, hell., hep., hyos., ign., iod., *kali-c.*, kali-n., lach., lact., *lyc.*, mag-c., mag-m., *meny.*, *merc.*, *merc-c.*, mez., morph., mosch., mygal., nat-ar., nat-c., nat-m., nit-ac., *nux-v.*, olnd., *op.*, petr., phos., phyt., plan., plat., plb., ran-b., rheum, *rhod.*, rhus-t., rumx., sabad., santin., sep., sil., squil., *stann.*, stram., stry., sul-ac., tarax., tarent., teucr., **Thuj.**, *valer.*, verat., zinc., zing.

tagsüber: Nat-c.

morgens: Caust.

Aufstehen, nach: Alumn.

Schlaf, im: Zinc.

vormittags: Fl-ac.

abends, beim Einschlafen: Cast., sil.

Bett, im: Carb-v., graph.

nachts: Aloe, bar-c., bar-m., calc., mag-c.

Bett, im: Hyos.

Einschlafen, beim: Con., nat-c., stry.

Arbeit mit den Händen amel., anstrengende: Agar.

Beugen, beim: Dulc.

Bewegen des Gliedes, beim: Chel.

Greifen, beim: Nat-c.

Schlaf, im: Cupr., graph., lyc.

Schulter: Agar., alum., arg-m., arn., ars-h., asaf., bell., calc., chel., cic., dios., *dros.*, fl-ac., graph., hyos., ign., *lyc.*, mag-c., merc., mez., ox-ac., petr., puls., sep., sil., spig., *spong.*, stry., sul-ac., sulph., tarax., zinc.

rechts: Dros.

Ruhe, in der: **Dros.**

Schlaf, im: Hyos.

Schreiben, beim: Sul-ac.

hinterer Rand der Achselhöhle: Arg-m.

Oberarm: Agar., am-c., arn., asaf., *calc.*, caust., *cina*, clem., cocc., crot-t., cupr., dig., dulc., hell., kali-bi., kali-c., kali-n., *lyc.*, mag-m., mang., meny., merc., mez., mur-ac., nat-m., nit-ac., olnd., ph-ac., phos., phyt., *ran-b.*, *sep.*, sil., spig., squil., stann., tarax., teucr., thuj., zing.

rechts: Am-c.

Beugen, beim: Dulc.

Bewegung amel.: Ph-ac., stann.

Mittagsschlaf, im: Mez., seneg.

Zurückziehen, beim: Dulc.

Bizeps: Mag-m., sep., teucr.

ZUCKEN - *Oberarm...*

Deltoid: Ign., *sulph.*

Streckmuskeln: Tarax., zing.

Ellbogen: Agn., aloe, am-c., arg-m., bell., carb-s., caust., graph., lact., *nat-m.*, rheum, ruta, sabad., sulph., zinc.

morgens: Nat-m.

mittags, im Liegen: Zinc.

nachmittags: Nat-m.

15 Uhr: Arg-m.

Ausstrecken des Armes amel.: Nat-m.

Bewegung amel.: Agn., arg-m.

Ellenbogenbeuge: Arg-n., bar-c.

Unterarm: Agar., aloe, alum., ars., asaf., atro., bar-c., calc., caps., cast., caust., fl-ac., graph., *led.*, merc., mez., nat-c., nat-m., nit-ac., nux-m., nux-v., olnd., plat., plb., puls., rhod., rhus-v., sabad., sars., sil., *spig.*, staph., stram., stry., *tarax.*, thuj., zing.

morgens, nach Gehen: Puls.

abends, 16 Uhr: Zing.

Ergreifen eines Gegenstandes, beim: *Nat-c.*

Froststadium im Fieber, während: Nux-m.

krampfartig: Asaf.

Niesen, beim: Cast.

Ruhe, in der: Asaf., *spig.*, staph.

Schreiben, beim: Caust., ox-ac.

Handgelenk: Agar., *bar-c.*, eupi., nat-c., pall., rhus-t., sulph., verat.

Bewegung, bei: *Rhus-t.*

elektrische Schläge, wie: Agar.

plötzlich: Pall.

Beugesehnen: Anac.

Hand: Aloe, alumn., ant-t., *asaf.*, bar-m., *bell.*, brom., canth., caust., *cina*, *cocc.*, *coff.*, colch., con., *cupr.*, dulc., *graph.*, **Hyos.**, ign., iod., kreos., *lach.*, lact., lyss., mag-s., manc., meph., merc., mez., *nat-c.*, nat-m., nat-s., nit-ac., nux-m., *nux-v.*, oena., *op.*, ph-ac., phyt., *plat.*, plb., ran-b., rheum, rhod., sabad., santin., sec., sep., *stann.*, *stram.*, stry., *sul-ac.*, sulph., thuj., valer., viol-t., zinc.

tagsüber: Sulph.

morgens: Cupr., nat-c.

Aufstehen, nach dem: Cupr.

ZUCKEN - *Hand...*

nachmittags, im Sitzen: Lach.

nachts: Canth., con., nat-c., nat-s.

Erwachen, beim: Stann.

Schlaf, im: Con., nat-s.

Mitternacht, vor: Nat-c.

nach: Nat-c.

Schlaf, im: Nat-s.

anfallsweise: Rhod.

Anstrengung agg.: *Merc.*

Aufstehen, beim: Cupr., nat-m.

Festhalten eines Gegenstandes, beim: Nat-c.

Froststadium im Fieber, während: Nux-m., nux-v.

Husten, beim: *Cina*

konvulsivisch: Brom., colch., nux-v., phyt.

Krampfes, am Anfang eines: Sulph.

Liegen, im: Merc.

Schlaf, im: Con., cupr., ign., nat-s., ph-ac., viol-t.

Schreck, nach: Op.

Sitzen, im: Lach.

zitternd: Sec.

zwischen Zeigefinger und Daumen: Mag-s., stann.

Handteller: Chel., sep.

Hohlhand: Caps.

Ulnarseite: Fago., ox-ac.

Finger: *Acon.*, *agar.*, *alum.*, am-c., *anac.*, ars., bism-o., bry., cadm., *caust.*, cham., chel., *chin.*, *cic.*, *cimic.*, *cina*, *cocc.*, crot-t., **Cupr.**, dig., dulc., ign., iod., kali-bi., kali-br., kali-c., lach., lith-c., lyc., mag-c., mang., *merc.*, *nat-c.*, nux-v., op., *osm.*, ox-ac., ph-ac., phos., plat., plb., puls., rhod., rhus-t., sabad., spig., *stann.*, stront., *sul-ac.*, sulph., tab.

tagsüber: Phos.

morgens: Pall.

Aufstehen, nach dem: Mag-c.

abends: Lyc., puls., sulph.

Hinlegen, nach dem: Puls.

nachts: Mag-c., nat-c.

Schlaf, im: Nat-c.

ZUCKEN - *Finger* ...

Bewegung, bei: Bry.

Nähen, beim: Kali-c.

Schlaf, im: Anac., cupr., lyc., nat-c., sulph.

Schreiben, beim: Caust.

Zahnschmerzen, mit: Mag-c.

Fingerspitzen: **Ars.**, merc., phos., staph., sul-ac., thuj.

Zeigefinger: Am-m., dig., lyc., mang., nat-ar., pall., rhod., sil.

abends: Am-m., mang.

Sitzen, im: Pall.

Mittelfinger: Arn., chin., fl-ac., kali-n., nat-ar., sil., stann., thuj.

Ringfinger: Chin., kali-n., mang., nat-c.

nachmittags: Mang.

kleiner Finger: Chin., con., kali-bi., meny., phos.

Daumen: Aeth., agar., am-c., anag., apis, arg-m., ars., asaf., calc., fl-ac., hell., lach., mosch., nat-c., phos., plb., rhus-t.

morgens, bed in: Ars.

nachmittags: Arg-m.

Schreiben, beim: Arg-m.

lähmungsartig: Mosch.

Schreiben, beim: Arg-m., phos.

sichtbar: Am-c.

Beine: Agar., *alum.*, *ambr.*, arg-m., ars., asaf., asar., bar-c., bell., berb., calc., camph., carb-an., *carb-v.*, caust., *chel.*, cic., *cina*, cocc., *cupr.*, dig., glon., graph., *hell.*, hep., ign., ip., jatr., kali-c., lach., mag-c., manc., mang., merc., mez., nat-c., nat-m., nit-ac., *nux-v.*, *op.*, ph-ac., **Phos.**, plat., rheum, *rhus-t.*, sec., sep., *sil.*, spong., *stront.*, *sulph.*, *teucr.*, thuj., *verat.*, viol-t., *zinc.*

vormittags, im Sitzen: Sep.

abends: Alum., mez.

Bett, im: Carb-v.

Einschlafen, nach dem: Mag-c.

nachts: Thuj.

Bett, im: *Ambr.*, mag-c., nit-ac., *phos.*, rhus-t., stront., *verat.*

Einschlafen, beim: Stront.

Ausschreiten, beim: *Rhus-t.*

Bettwärme agg.: *Rhus-t.*, *verat.*

ZUCKEN - *Beine* ...

Bewegung, bei: Chel., mang.

Einschlafen, beim: *Agar.*, *arg-m.*, *ars.*, carb-an.

Erwachen, beim: Nat-m.

Gehen, nach: Cocc., plat.

amel.: *Valer.*, *verat.*

gelähmtes Glied: *Nux-v.*

Körperübungen, bei: Mang.

Liegen, im: Merc.

Menses, während: Cocc.

Ruhe, in der: *Valer.*

Schlaflosigkeit, bei: Thuj.

schmerzhaftes Glied: Rhus-t.

Sitzen, im: Sep.

Herunterhängenlassen der Beine aus dem Bett amel., und: *Verat.*

Stuhlgang, während: Verat.

Gesäß: **Agar.**, ant-c., calc., kali-c., mag-m., nat-c., ph-ac., phos., prun-s., sep., spong., stann.

abends: Ant-c.

Sitzen, im: Ant-c., calc., nat-c.

Hüfte: *Ars.*, *calc.*, cocc., *coloc.*, mag-c., *mag-m.*, mez., ph-ac., sep., sil., stann., sulph., valer.

abends, im Bett: Sil.

Bewegung amel.: Sulph.

Oberschenkel: *Anac.*, ant-t., arg-m., arn., ars., asaf., aur., bar-c., bar-m., berb., calc., caps., carb-an., carb-v., *caust.*, chin., cimic., dig., *graph.*, guaj., iod., *kali-ar.*, kali-bi., **Kali-c.**, *kali-s.*, lach., lact., laur., lyc., *lyss.*, mag-c., *mang.*, meny., merc., *mez.*, mur-ac., nat-ar., nat-c., *nat-m.*, nux-v., petr., ph-ac., phos., plb., puls., rat., rheum, *rhus-t.*, sabad., *sep.*, sil., squil., stann., stram., stront., *sulph.*, tep., verat., zinc., zing.

morgens: Rat.

vormittags: Merc.

nachmittags: Lyc.

abends: Kali-bi., puls., zinc.

Bett, im: *Berb.*, carb-v., puls.

Berührung, bei: **Kali-c.**

Bewegung amel.: Kreos., *rhus-t.*, squil.

Frösteln, beim: Sep.

Gehen, beim: Sep.

ZUCKEN - *Oberschenkel* ...

plötzlich: Nat-c.

Schlaf, im: **Kali-c.**

Sitzen, im: Squil.

Außenseite: Laur.

Rückseite: Aur., canth., carb-v., lyc., ol-an., olnd., phos., rheum

morgens, im Bett: Carb-v.

Gehen im Freien, beim: Phos.

Sitzen, im: Rheum

Übereinanderlegen der Beine, beim: Aur.

Innenseite: Anac., asaf., chel., mosch., plb., zinc.

nachmittags: Plb.

intermittierend: Asaf.

lähmungsartig: Mosch.

nahe den Genitalien: Arn.

oberer Teil: Mosch., thuj.

unterer Teil der Vorderseite: *Berb.*

Knie: *Agar.*, aloe, am-c., anac., arg-m., asaf., *bell.*, brom., calc., carb-an., caust., chel., chin., eupi., graph., lyc., mag-c., meny., merc., mez., nat-p., nit-ac., ox-ac., phos., prun-s., puls., rhod., staph., sul-ac., thuj., verat.

nachmittags: Caust.

abends: Lyc.

Bewegung amel.: Meny.

Einschlafen, beim: Carb-an.

konvulsivisch: Lyc.

Sitzen, im: Arg-m., *mez.*

Stehen, im: Sul-ac.

Kniekehle: Agar., bell., dig., laur., nux-v., spong.

Berührung amel.: Dig.

Beugen, beim: Spong.

Gehen im Freien, nach: Nux-v.

rhythmisch: Dig., puls.

Stehen, im: Nux-v.

Kniescheibe: Am-c., caust., mez., spig., thuj.

abends: Am-c.

Stehen, im: Mez.

ZUCKEN - *Knie* ...

Außenseite: Arg-m., *asaf.*, canth.

intermittierend: Canth.

Sitzen, im: Arg-m.

Innenseite: Agar., *asaf.*, brom., canth., sul-ac.

Unterschenkel: Agar., agn., *alum.*, am-c., **Anac.**, ant-t., ars., ars-i., asaf., atro., bell., berb., bry., calc., *camph.*, carb-an., carb-v., carl., caust., cedr., *chel.*, con., crot-t., *cupr.*, dig., goss., *graph.*, guaj., guare., *hell.*, hyos., ign., iod., *ip.*, kali-n., kreos., *lach.*, lyc., lyss., mag-c., mag-m., mang., merc., *merc-c.*, mez., morph., *mosch.*, mygal., nit-ac., *op.*, petr., phos., phyt., plan., plat., *rhus-t.*, rumx., sep., sil., squil., stram., stry., sulph., teucr., til., valer., *verat.*

nachmittags, im Sitzen: Ars., lach.

abends: Alum., am-c., dig., lyc., mez.

Bett, im: Carb-v., kali-n.

Sitzen, im: Carb-an.

nachts: Bry., con., iris-foe., mag-c., stry.

Anstrengung, durch: Mang.

Ausschreiten, beim: *Rhus-t.*

Berührung, bei: Agn., ars.

Bewegung amel.: *Valer.*

Gehen, beim: Agn., phos.

konvulsivisch: Ars., bad., phyt., stram.

Mittagsschlaf, beim: Crot-t.

oben, nach: Kreos., morph.

Schlaf, im: *Agar.*, cinnb., crot-t., lyc., sep., verat.

schmerzhaft: Bell., *rhus-t.*

Sitzen, im: Anac., plat., squil.

Stechen, mit: Calc.

Stiche in der Fußsohle, durch: Dig.

erstreckt sich zum Magen: Lyc.

unten, nach: Plat.

Wade: Agar., ant-t., asar., bar-c., chel., coloc., eupi., **Graph.**, jatr., kali-bi., laur., mag-m., merc., nat-c., olnd., op., puls., ran-s., rat., rhus-t., tarax., viol-t., zinc.

morgens: Eupi.

Bett, im: Laur., puls., zinc.

vormittags, im Sitzen: Nat-c.

ZUCKEN - *Unterschenkel - Wade ...*

Ausstrecken des Fußes, beim amel.: Laur.

Berührung, bei: Tarax.

konvulsivisch: *Op.*

krampfartig: *Jatr.*

Achillessehne: Cedr., merc., tab.

sichtbar: Merc.

Knöchel: Agar., asaf., carb-s., mag-m., mez.

Fuß: *Alum.*, arg-m., arn., asaf., bar-c., bar-m., canth., carb-an., carb-s., cedr., chel., cimic., cina, crot-t., cupr., dulc., *graph.*, **Hyos.**, iod., *ip.*, laur., led., mag-c., merc., mur-ac., *nat-c.*, nat-s., nux-v., petr., phos., ruta, santin., *sep.*, sil., **Stram.**, stry., sulph., *thuj.*, verat.

tagsüber: Sulph.
morgens, nach dem Aufstehen: Mag-c.

nachmittags, im Schlaf: Ruta

abends: Alum., arg-m.

Einschlafen, beim: Carb-an.

nachts: Canth., mag-c., nat-s.

Mitternacht: Nat-c.

Mitternacht, im Schlaf; nach: Nat-s.

Bett, im: Arg-m., cimic., nat-c.

Beugen, beim: Led.

kribbelnd: Thuj.

Liegen auf dem Rücken agg.: Nux-v.

schmerzlosen Seite amel., auf der: Nux-v.

oben, nach: Mag-c., thuj.

Schlaf, im: Hyos., nat-s., sulph.

Einschlafen, beim: Carb-an.

Sitzen, im: Crot-t.

stechend: Nux-v.

Stehen, im: Verat.

Fußsohle: Crot-t., cupr., graph., plat., sul-ac., sulph.

Sitzen, im: Jatr.

Stehen, im: Plat.

Ferse: All-c., am-c., eupi., kalm., lith-c., mag-c., mag-m., nat-c.

Zehen: Acon., agar., anac., calc-p., cic., *cimic.*, *cupr.*, hyper., jatr., *merc.*, merl., nat-c., ph-ac., phos., stram.

ZUCKEN - *Zehen ...*

abends: Merc.

nachts: Hyper.

Einschlafen, beim: Hyper.

Berühren der großen Zehe, beim: Ph-ac.

sichtbar: Merc.

ziehend: Cic.

Zehenspitzen: *Am-m.*, thuj.

abends: *Am-m.*

großer Zeh: Agar., am-c., anac., ars., asaf., calc., calc-p., carl., ferr-ma., hell., mez., nat-c., par., phos., puls., ran-s., tep.

morgens: Ars., mez.

Bett, im: Ars., mez.

nachmittags: Nat-c.

abends: Calc.

Bett, im: Calc.

Sitzen, im: Par.

Gehen, beim: Carl.

intermittierend: Anac.

reißend: Ars., puls.

schießend: Tep.

Sitzen, im: Par., phos.

stechend: Hell.

zweiter Zeh: Iris-foe.

ZUSAMMENDRÜCKEN: Led., nat-s.

Gelenke: Coloc., merc.

Oberarm: Am-m., brom., led., nat-s.

Ellbogen: Chlor., nat-s.

abends: Nat-s.

Unterarm: Led., nat-s.

links: Led., nat-s.

Handgelenk: Led., nat-s.

Hüfte: Tarent.

Oberschenkel: *Plat.*, sabad., stront.

Bewegung agg.: Sabad.

fortgesetzte Bewegung amel.: Sabad.

Unterschenkel: Arg-n., led., nat-s.

Knie: Aur., led., nat-m., nat-s., plat., spig.

Gehen, beim: Spig.

Wade: Jatr., led., sol-n.

ZUSAMMENDRÜCKEN - *Wade ...*

Knöchel: Chlf., led., nat-m., nat-s., sep., thuj.

nach Gehen im Freien: Sep.

Fuß: Ang., cimic.

Ferse: Alum.

großer Zeh: Plat.

ZUSAMMENSCHNÜRUNG: Alumn., arund., carb-s., *chin.*, con., *lyc.*, nit-ac., rhus-t.

Gelenke: *Anac.*, *aur.*, calc., carb-an., *coloc.*, ferr., **Graph.**, *lyc.*, **Nat-m.**, **Nit-ac.**, *petr.*, sil., *stront.*

Arme: Alumn., brom., *chin.*, coloc., nit-ac., *nux-m.*, raph.

rechts: Cupr.

krampfartig beim Schreiben: Sul-ac.

Knochen: Con.

Schulter: Agar., bov., *cact.*, nit-ac.

links: Agar.

Oberarm: Alumn., bism-o., manc., mez., phys.

rechts: *Alumn.*

Schulter, nahe der: Alumn.

Ellbogen, über dem: Phys.

Ellbogen: Agar., caust., lach., mang., peti., rat., sep.

links: Agar.

morgens: Peti.

Schnur, wie mit einer: Rat.

Ellenbogenbeuge: Elaps, rat.

Beugen, beim: Rat.

Unterarm: Cupr., gins.

rechts: Cupr.

Gehen im Freien, beim: Mez.

Schraubstock, wie in einem: Brom.

Handgelenk: *Cocc.*, manc., sil.

Sehnen: Carb-v., ign., lach.

Hand: Cocc., *cupr.*, nux-v., prun-s.

Finger: Aeth., carb-an., croc., dros., elaps, lach., nux-v., phos., sep., spong.

periodisch: *Phos.*

Nägeln, krampfartig unter den: Elaps

Beine: Alum., alumn., ambr., *anac.*, ars., carb-an., carb-s., chin., graph., **Lyc.**, mur-ac., petr., *phos.*, *plat.*, stront., sul-ac., sulph.

Gesäß: Plat., thuj.

Hüfte: Anac., anag., *coloc.*, eug., lyc.

Oberschenkel: Acon., anac., carb-v., lyc., manc., mur-ac., nit-ac., **Plat.**, sul-ac., sulph.

Band, wie von einem: *Coloc.*, sulph.

Bandage, wie durch eine fest angezogene: Acon., **Plat.**

Gehen, beim: Lyc., olnd.

Schnur, wie mit einer: Am-br., lyc., manc.

Sitzen, im: *Plat.*

Knie: *Anac.*, nat-m., *nit-ac.*, *plat.*, sil., sulph., zinc.

Unterschenkel: *Anac.*, ars., benz-ac., **Chin.**, guaj., *lyc.*, manc., nit-ac., petr., *plat.*, stann., sul-ac., *sulph.*

schmerzhaft: Ant-c.

Strumpfband, wie von einem: Alumn., ant-c., card-m., **Chin.**, *cocc.*, *manc.*, raph.

Knöchel: Acon., cham., graph., helod., *plat.*

Schnur gebunden, wie mit einer: Acon., am-br.

Fuß: Anac., graph., nat-m., nit-ac., *petr.*, stront.

großer Zeh: *Plat.*

ZUSAMMENSTOSSEN, Zusammenschlagen: Agar., *con.*

Knie: Agar., arg-m., *arg-n.*, bry., *caust.*, chel., clem., coff., *colch.*, *con.*, *glon.*, nux-v.

Schreck; nach: Cinnb.

Füße: *Cann-s.*

Zehen: *Asaf.*, plat.

SCHLAF

ÄNGSTLICH (s. TRÄUME)

DÖSEN: Acon., arn., *ars.*, bell., bry., canth., *cham.*, cic., *cocc.*, dig., dulc., euph., graph., *hep.*, hyos., ign., kali-bi., kali-c., *lach.*, merc., naja, nit-ac., op., *par.*, *petr.*, phos., ran-s., rhus-t., sabad., samb., sel., sil., sul-ac.

morgens: Aloe, coff., pic-ac.

nachts; nach 3 Uhr: *Coff.*

Erbrechen, nach: *Aeth.*

EINSCHLAFEN morgens: Coca, hep., lyc.

vormittags: *Calc.*

Lesen, beim: Nat-s.

mittags: Aloe

Essen, beim: Puls.

nachmittags: Bar-c., cina, dios., fago., hyos., mag-c., nat-m., phys., sabad., sep.

Sitzen, im: Nat-m.

abends: Am-c., mez.

Essen, nach: Am-c., gels.

Lesen, beim: Mez.

Sitzen, im: Apis, hep., **Nux-v.**, tell.

17 Uhr: Nat-m.

Antworten, beim: **Arn.**, **Bapt.**, *hyos.*

Bier, nach: Thea

Erbrechen, beim: *Aeth.*, bell.

Essen, nach dem: Arum-t., bor., calc-p., gamb., lyc., mur-ac., nat-m.

früh: Alum., am-m., ant-c., bor., graph., grat., lact., nat-m., ph-ac., sep., spong., stann., sulph.

Frühstück, nach: Sumb.

geistige Anstrengung, durch die geringste: **Ars.**, chlor., ferr., **Hyos.**, ign., kali-br., *kali-c.*, nat-s., *nux-v.*, tarax.

Gesellschaft, in: Meph.

Hitzestadium im Fieber, während: *Ant-t.*, *apis*, **Calad.**, caps., cedr., chel., chin., **Eup-per.**, gels., *ign.*, **Lach.**, lachn., laur., lyc., **Mez.**, **Nat-m.**, *nux-m.*, **Op.**, **Podo.**, rhus-t., **Rob.**, **Samb.**, stram.

Koitus, während: Bar-c., *lyc.*

Lachen, nach: Phos.

Lesen, beim: Ang., cimic., *colch.*, ign., iris., lyc., mez., *nat-m.*, nat-s., plat., prun-s., ruta, sep.

Mittagessen, nach dem: Ant-t., caust., coca, cur., *mag-c.*, tab.

EINSCHLAFEN ...

Nähen, beim: Ferr.

Schmerz, nach: Phyt.

Schreiben, beim: Ph-ac., thuj.

Schwäche, durch: Petr., phos.

Schweiß, während (vgl. SCHWEISS - SCHLAF - während): Arn., *ars.*, bell., carb-an., chel., chin., cic., cina, cycl., euphr., ferr., hyos., ign., kali-c., lob., mez., mur-ac., nit-ac., nux-v., **Op.**, ph-ac., phos., plat., **Podo.**, psor., *puls.*, **Rhus-t.**, sabad.

Sitzen, im: Acon., ang., ant-t., apis, ars., arum-t., aur., calc-p., chin., cimx., *cina*, fago., ferr., ferr-ma., form., hep., ign., kali-br., kali-c., lyc., merc., mur-ac., nat-c., *nat-h.*, *nat-m.*, nat-p., **Nux-v.**, puls., *sep.*, tarent., tell., thuj.

spät (s. SCHLAFLOSIGKEIT)

Sprechen, beim: Caust., *chel.*, mag-c., morph., ph-ac.

Mittagessen, nach dem: *Mag-c.*

Stehen, im: Acon., mag-c., morph.

nach dem Mittagessen: *Mag-c.*

Stuhlgang, nach: *Aeth.*, elaps, *sulph.*

Unterhaltung, während einer: Caust., tarax.

Wein, nach: Thea

zuhört, wenn er einem Gespräch: Cinnb., tarax.

ERWACHEN, gegen Morgen: Phel., phos., staph.

Sonnenaufgang, bei: Lyc., lycps.

nachts:

Mitternacht, vor: Bor., mur-ac., nat-m., phel., puls., sil., tab.

23 Uhr: Chel., cimic., nat-m.

um: Agar., camph., chel., cimic., gent-l., merc-c., nat-c., nat-m., nat-p., plat., sil., spong., sulph.

Traum, nach einem: Fl-ac., zinc.

nach: Canth., caps., nux-v., phel., spig., sul-ac.

1 Uhr: Bor., **Kali-c.**, nat-c., nat-m., nux-v., ph-ac., rat., stront.

2 Uhr: *Bapt.*, *benz-ac.*, *caust.*, ferr., graph., **Kali-c.**, lach., lyc., mez., nat-s., **Nit-ac.**, phys., **Ptel.**, *rat.*, rumx., sars., staph., stront.

ERWACHEN - nachts - Mitternacht, nach ...

2-3 Uhr: Mag-c.

2-4 Uhr: Berb., **Kali-c.**, merc.

3 Uhr: Ars., bor., carl., chin., *coff.*, glon., graph., *kali-c.*, lil-t., mag-m., mez., nat-m., nicc., **Nux-v.**, *pic-ac.*, plat., sep., **Sulph.**, zing.

3-4 Uhr: Bad., bufo, fago., ind., nat-m., *nux-v.*, *sulph.*

4 Uhr: Bor., *lyc.*, mur-ac., nat-m., nit-ac., *nux-v.*, phos., plb., ptel., sep., staph., *sulph.*, trom.

5 Uhr: Aloe, con., fago., helon., lyc., lycps., mez., nat-m., nat-p., *sulph.*

Stuhldrang, mit: *Aloe*, op., **Sulph.**

Froststadium im Fieber, während: Ambr., ant-c., ant-t., **Apis**, cimx., gels., *kali-i.*, lyc., merc., *mez.*, *nat-m.*, **Nux-m.**, *nux-v.*, **Op.**, podo., psor., sil.

früh: Agar., alum., am-m., ambr., anag., ant-c., ant-t., arn., *ars.*, ars-i., asaf., *aur.*, bell., *bor.*, brom., bry., *calc.*, calc-p., caps., carb-s., carb-v., *caust.*, cham., chel., chin., chin-a., chin-s., cob., coca, *cocc.*, *coff.*, con., cop., corn., croc., cycl., dios., dros., *dulc.*, ery-a., euphr., ferr., ferr-ar., fl-ac., *form.*, gels., glon., *graph.*, guaj., hell., hep., hura, hydr., hyos., hyper., ign., ind., iod., *kali-ar.*, kali-bi., **Kali-c.**, kali-n., kali-p., kali-s., kreos., *lach.*, *lyc.*, lycps., *mag-c.*, mang., *meph.*, *merc.*, merc-i-f., mez., morph., *mur-ac.*, **Nat-ar.**, **Nat-c.**, *nat-m.*, *nat-p.*, **Nit-ac.**, **Nux-v.**, ol-an., *ph-ac.*, phel., phos., **Pic-ac.**, plat., prun-s., puls., **Ran-b.**, ran-s., rhod., rhus-t., sang., sars., *sel.*, *sep.*, *sil.*, spong., staph., *sul-ac.*, **Sulph.**, *thuj.*, verat., verb., viol-t., *zinc.*, zing.

Gefühllosigkeit, mit: *Erig.*

Geräusche, durch leise: Am-c., *calad.*, chin., nat-p., nux-v., ol-an., phos., sel.

Papierrascheln, durch: Calad.

häufig: *Acon.*, aeth., agar., agn., all-s., **Alum.**, am-c., am-m., *ambr.*, aml-n., anac., ang., *ant-c.*, ant-t., apis, aran., *arg-n.*, arn., *ars.*, atro., aur., **Bar-c.**, *bar-m.*, *bell.*, benz-ac., berb., bism-o., *bor.*, *bov.*, *bry.*, bufo, calad., **Calc.**, *calc-ar.*, cann-s., canth., caps., *carb-an.*, *carb-s.*, *carb-v.*, *card-m.*, *carl.*, cast., *caust.*, cedr., cham., chel., *chin.*, chin-a., *cic.*, cimic., *cimx.*, cina, cinnb., clem., coca, cocc., *coff.*, colch., coloc., con., cop., croc., cupr., cycl., *dig.*, *dros.*, dulc., *euph.*, *euphr.*, ferr-i., fl-ac., *graph.*, guaj., guare., **Hep.**, hura, hyos., ign., indg., ip., kali-ar., *kali-c.*, kali-n., kali-s., *lach.*, led., *lyc.*, *mag-c.*, mag-m., mag-s., mang., meny., *merc.*, merc-c., merl., mez., mosch., **Mur-ac.**, myric., naja, nat-ar., nat-c., *nat-m.*, nat-p., nat-s., nicc., *nit-ac.*, nux-m., *nux-v.*, olnd., ox-ac., par., petr., ph-ac., phel., **Phos.**, phys., plan., *plat.*, **Puls.**, *ran-b.*, rat., rhod., *rhus-t.*, ruta, sabad., sabin., samb., sang., sars., sel., senec., seneg., **Sep.**, *sil.*, *spig.*, spong., squil., *stann.*, *staph.*, stram., *stront.*, sul-ac., **Sulph.**, tarax., ter., teucr., thea, thuj., til., upa., verat., viol-o., viol-t., *zinc.*

Mitternacht, vor: Chel.

nach: Am-m., grat., mag-s., mez., sep., sil., **Sulph.**

Herzklopfen, mit: Am-c., benz-ac., *calc.*, kali-bi., *merc.*, *merc-c.*, *nat-c.*, *sep.*, sulph., zinc.

Hitze, durch: Alum., anac., ars., **Bar-c.**, *benz-ac.*, calc., caust., con., graph., *mag-c.*, nat-m., **Nit-ac.**, petr., ph-ac., **Phos.**, sec., sil., sul-ac., sulph., thuj.

2 Uhr: *Benz-ac.*

Hunger, durch: Chin., **Lyc.**, *ph-ac.*, *psor.*

Husten, durch: Alum., ars., bism-o., calc., caust., coc-c., graph., *hep.*, **Hyos.**, mag-m., mang., nit-ac., *nux-v.*, *op.*, psor., **Puls.**, rhus-t., sep., sil., stront., **Sulph.**, tab., thuj.

Menses, während: Zinc.

Kälte des Körpers, durch: Ambr., con., mang., sars.

Beine, durch kalte: **Carb-v.**

Menses, vor: Sul-ac.

während: Mag-c.

periodisch, zu einer bestimmten Stunde: *Sel.*

plötzlich: Ars., bry., carb-ac., crot-t., ferr-ma., kreos., phys., sec., til.

2 Uhr: Benz-ac., kreos.

3 Uhr: Bry.

Schlag, Ruck durch den Körper; mit einem: *Mag-m.*, manc.

Schreck, wie durch einen: Agn., *am-c.*, *ambr.*, *ant-c.*, aur., *bell.*, *bism-o.*, **Bor.**, *caps.*, chel., *chin.*, chlol., cimic., cina, *cocc.*, coff., *dig.*, *euphr.*, graph., guaj., *kali-c.*, kali-p., laur., **Lyc.**, merc., nat-ar., nat-c.,

ERWACHEN - Schreck, wie durch einen ...

nat-m., *nux-v.*, *puls.*, rat., sang., *sep.*, *spong.*, *stram.*, sul-ac., **Sulph.**

23 Uhr: Cimic.

Schweiß, durch: **Con.**

schwierig, kaum zu erwecken: Agar., aloe, berb., bry., *calc.*, *calc-p.*, *camph.*, carb-s., *carb-v.*, cham., *cic.*, clem., gels., *glon.*, graph., hyos., *kali-br.*, kreos., lob., lyc., mag-m., mur-ac., nat-c., nat-m., nit-ac., *nux-v.*, ph-ac., phos., podo., ruta, *sep.*, stram., sulph., sumb., teucr.

morgens: *Alum.*, *calc.*, **Calc-p.**, caust., *nux-v.*, *ph-ac.*, thuj.

spät: Agar., alum., ambr., *anac.*, ant-c., ant-t., *apis*, arn., asaf., aster., bell., berb., bor., brom., bry., bufo, **Calc.**, **Calc-p.**, carb-s., carb-v., *caust.*, cham., clem., *coca*, cocc., coloc., *con.*, corn., cur., *cycl.*, dig., dulc., *euphr.*, fl-ac., glon., **Graph.**, hep., hyos., hyper., ign., indg., kali-c., kali-n., *lach.*, laur., led., lyc., mag-c., *mag-m.*, manc., *merc.*, mez., morph., *nat-c.*, nat-m., *nat-p.*, nit-ac., **Nux-v.**, ol-an., petr., *ph-ac.*, phel., *phos.*, plat., ran-b., rhod., rhus-t., sang., **Sep.**, spig., stann., stram., sul-ac., **Sulph.**, sumb., verat., verb., zinc.

Träume, durch: Agar., *arn.*, atro., aur., bad., bar-c., *bell.*, bry., *cham.*, coca, colch., coloc., gran., graph., *hep.*, hyper., lyc., lyss., mag-s., *merc.*, nat-m., *nux-v.*, *ph-ac.*, phos., plan., puls., sars., sil., stann., staph., **Sulph.**

Übelkeit, durch: Merc.

unmöglich: Acon., bell., chlf., coff., con., *crot-h.*, op., tab.

FROSTSTADIUM im Fieber, schläft ein im (s. EINSCHLAFEN)

GÄHNEN: Abies-c., *acon.*, *aesc.*, agar., all-c., alum., am-c., am-m., ambr., ammc., anac., ang., ant-c., *ant-t.*, *apis*, arg-m., *arg-n.*, *arn.*, **Ars.**, ars-i., arum-t., asaf., asar., aspar., atro., aur., aur-m., bar-c., bell., bor., bov., *brom.*, *bry.*, bufo, cahin., calad., *calc.*, *calc-ar.*, *calc-p.*, camph., cann-s., canth., caps., carb-ac., carb-an., carb-s., carb-v., *carl.*, **Caust.**, *cham.*, **Chel.**, chin., chin-a., chin-s., chlf., cimx., **Cina**, *cit-v.*, *clem.*, cob., coc-c., coca, *cocc.*, coff., colch., coloc., con., cor-r., **Croc.**, crot-h., crot-t., *cupr.*, cycl., daph., dig., dros., dulc., elat., eup-pur., euph., euphr., eupi., fago., ferr., ferr-ma., form., gamb., gels., gent-l., glon., gran., **Graph.**, grat., guaj., hell., hep., hura, hydr., hydr-ac., hydrc., hyos., hyper., **Ign.**, ind., iod., ip., jab., jatr., jug-c., jug-r., **Kali-ar.**, kali-bi., *kali-c.*, kali-i., kali-n.,

GÄHNEN ...

kali-p., **Kreos.**, lach., lachn., lact., *laur.*, led., *lil-t.*, lob., *lyc.*, lycps., lyss., *mag-c.*, mag-m., *mang.*, med., meny., meph., merc., merl., mez., mill., morph., mosch., *mur-ac.*, naja, nat-ar., nat-c., *nat-m.*, nat-s., nicc., nit-ac., nux-m., **Nux-v.**, *ol-an.*, *olnd.*, **Op.**, ox-ac., *par.*, petr., ph-ac., phel., *phos.*, phys., phyt., plat., plb., psor., *puls.*, ran-b., raph., rat., rheum, rhod., **Rhus-t.**, rumx., ruta, *sabad.*, sang., sars., sec., sel., senec., seneg., *sep.*, *sil.*, spig., spong., *squil.*, *stann.*, *staph.*, stram., stront., sul-ac., sulph., tab., tarax., tarent., tax., tell., teucr., thea, thuj., til., valer., *verat.*, verb., vinc., *viol-o.*, xan., zinc.

tagsüber: Agar., brach., croc., lyc., *nat-c.*, **Nux-v.**, ph-ac., phys., phyt., *sulph.*

morgens: Agar., am-m., ang., ant-t., aspar., bar-c., brom., bry., carl., cedr., croc., cycl., ferr., hyper., ign., lach., mag-c., mang., mur-ac., nat-c., nat-m., nicc., *nux-v.*, rhus-t., tab., tarent., verat., viol-o., zing.

Aufstehen, beim: Acon., alum., plat., rhus-t., senec.

Bett, im: Sep.

Erwachen, beim: Agar.

nach: Apis, *nux-v.*

Gehen im Freien, beim: Agar.

vormittags: Agar., aloe, ant-t., *calc-p.*, *carb-an.*, caust., cham., coca, crot-t., graph., hell., hep., hyos., mag-c., mag-m., mez., rhus-t., senec., zinc.

10 Uhr: Arg-n.

11 Uhr: Arum-t., caust., rhus-t.

mittags: Bry., ign., psor., verat.

Gehen, nach dem: Sep.

nachmittags: *Arg-n.*, arum-t., *asar.*, bov., canth., caust., ign., jug-r., kali-chl., nat-ar., nux-v., par., plat., ran-s., *spong.*, stry.

13 Uhr: Form.

14 Uhr: Chel., grat.

15 Uhr: Com.

16-18 Uhr: Ph-ac.

17 Uhr: Arg-n., euphr.

Gehen, nach dem: Sep.

Sitzen, im: Nicc.

abends: Aloe, am-c., am-m., bell., bov., cann-s., carl., cast., chel., chin-s., coc-c., cocc., cupr., cycl., euphr., hura, lach., lyc., mez., nux-v., ox-ac., phos., psor., rat., rhus-t., sulph., sumb., thuj., verat.

GÄHNEN - abends ...

19 Uhr: Mag-c.

20 Uhr: Aloe

21-22 Uhr: Ph-ac.

Bett, im: Nat-m.

Lesen, nach: Lyc.

nachts: *Caust.*

Abendessen, vor dem: Merc.

nach: Coca, *lyc.*, ruta

Atemnot, bei: Sulph.

Brustbeklemmung, bei: Stann.

Diarrhö, nach: Nux-v.

Essen, nach dem: Ars., aur-m., con., ign., ip., nit-ac., plat.

Frösteln, mit: Olnd., par., sep.

Froststadium im Fieber, vor: Aesc., ant-t., arn., ars., chin., elat., *eup-per.*, ign., ip., nat-m., nicc., nux-v., rhus-t.

Mund bleibt lange Zeit offen: Ant-t.

während: Ars., ars-h., bol., *bry.*, calad., caps., caust., cimx., cina, cob., croc., **Elat.**, **Eup-per.**, gamb., laur., lyc., mag-m., *meny.*, merc., mez., *mur-ac.*, murx., **Nat-m.**, nat-s., *olnd.*, par., phos., ruta, *sep.*, sil., thuj.

Gehen, beim: Camph., chlf.

Freien, im: Eug., euphr., lycps., stann.

amel. durch: Plan.

nach: Nat-m.

häufig: *Acon.*, ant-t., bar-c., *brom.*, bry., cann-s., *caps.*, caust., **Chel.**, cimx., *cit-v.*, *cocc.*, coff., cor-r., croc., *cupr.*, elat., euph., **Graph.**, grat., ign., kali-i., kreos., laur., *lyc.*, lyss., mag-c., mag-m., meph., merc., *merc-c.*, mosch., myric., nat-ar., nat-c., nat-m., ol-an., *olnd.*, ph-ac., phel., rhus-t., sars., spig., squil., stann., staph., **Sulph.**, tab., zinc.

morgens: *Cocc.*, lycps.

vormittags: Indg., lyc., nat-c., nat-m., ph-ac., sars.

nachmittags: Mag-c.

Menses, während: Nat-m.

abends: Hep., lyc., mag-c., nat-c., ph-ac.

Fahren im Wagen, beim: Nat-m.

Lesen, nach: Lyc.

GÄHNEN ...

heftig: Agar., caust., cina, coff., *cor-r.*, hep., hyos., *ign.*, mag-c., mosch., nat-m., *plat.*, rhus-t., til.

Hinlegen, nach dem: *Cocc.*, plan.

Hitzestadium im Fieber, während: Aesc., calc., calc-p., chin-s., cina, kali-c., *rhus-t.*, ruta, sabad., thuj.

Husten, bei: *Bell.*

nach: Ant-c., **Ant-t.**, *ip.*, **Kreos.**, op.

Kälte, mit: Nat-c.

krampfhaft, spasmodisch: Acon., agar., am-c., ang., ant-t., arn., bry., calc., *cina*, cocc., coloc., *cor-r.*, croc., cupr., euphr., *hep.*, *ign.*, laur., *mag-p.*, med., mosch., *nat-m.*, nux-v., **Plat.**, **Rhus-t.**, sep., squil., *staph.*, sulph., tarent.

morgens: Ign.

abends: Am-c., ign., sulph.

Lachen, gefolgt von unfreiwilligem: Agar.

Lesen, beim: Euphr., nat-c., thuj.

laut Lesen, beim: Hyos., thuj.

Menses, vor: Carl., phel., **Puls.**

während: *Am-c.*, bell., *carb-an.*, mag-m., nat-m.

Mittagessen, vor: Alum., *bry.*, lyc., merc.

während: Zinc.

nach: Ars., canth., cob., colch., dig., kali-bi., *lyc.*, mag-c., mag-m., nat-c., nat-m., phel., plb., sul-ac., tab., zinc.

Schaudern, mit: Calad., *cina*, laur., *olnd.*

Schlaf, im: Cast.

Schläfrigkeit, ohne: Acon., alum., am-m., ant-t., arn., bry., canth., caust., cham., chin., cupr., cycl., hep., *ign.*, kali-i., lach., laur., lyss., mag-c., mosch., nat-m., phos., **Plat.**, **Rhus-t.**, *sep.*, spig., squil., staph., sulph., viol-o.

Schwindel, mit: Agar.

Sitzen, im: Carl., clem., cocc., nat-c., tarax.

Stuhlgang, vor: Form.

nach: Anac., op.

Trinken von kaltem Wasser, beim: Thuj.

unterbrochen: Lyc.

vergeblich, kann nicht ausgähnen: Acon., ant-t., cham., croc., ign., *lyc.*, manc., phos., ruta, stann.

SCHLAF

GÄHNEN ...

vergebliche Anstrengung zum Gähnen: *Lyc.*

warmen Bett, im: Chin-s.

Zimmer, im warmen: Mez.

Wein amel.: Nat-m.

zuhört, wenn er einem Gespräch: *Caust.*

GESTÖRT: Acon., ail., *apis*, arn., *ars.*, asaf., aster., bar-c., bell., cact., calad., *calc-p.*, cob., coca, cupr-ar., dig., dirc., dulc., fago., form., **Graph.**, ham., hyos., kali-bi., kali-i., *laur.*, lycps., merc., morph., naja, nat-ar., nat-m., op., phys., plan., plb., puls., ran-b., sep., **Sulph.**, tab., vesp.

morgens: Sabin.

3-5 Uhr: Cimic.

5 Uhr: Ham.

Mitternacht, vor: Calc-p., phyt.

Blutandrang, durch: Alumn.

Hitzestadium im Fieber, durch: Cycl., hep., kali-c., paeon., sol-t-ae.

Hunger, durch: Abies-n., chin., ign., lyc., teucr.

Menses, vor: *Alum.*

Träume, durch: Acon., agar., ambr., arn., *ars.*, atro., bell., benz-ac., bry., cact., calc-p., carb-s., carl., cham., cimic., coc-c., coloc., crot-t., cupr., *cycl.*, dig., dulc., euphr., *ferr.*, ferr-i., gamb., glon., *graph.*, hell., ign., *laur.*, lyc., lyss., mag-c., mag-s., merc., mur-ac., nat-m., nit-ac., nux-v., op., paeon., par., plb., psor., ptel., rhod., sin-n., sol-n., spig., *spong.*, sulph., tab., valer.

Visionen, durch: Acon., alum., apis, *arg-n.*, *arn.*, bell., *calc.*, *carb-an.*, carb-v., chin., coff., ign., lach., led., lyc., merc., ph-ac., phos., rhus-t., sil., spong., sulph., thuj.

erotische: Calc.

fürchterliche: Bell., calc., *carb-an.*, carb-v., merc., *nux-v.*, sil., sulph.

Schließen der Augen, beim: Apis, *calc.*, lach., led., lyc., spong., *thuj.*

HALBSCHLAF: **Bell.**, berb., bry., calc., casc., chin-s., dig., *gels.*, ign., kali-c., merc-i-r., olnd., ran-s., ruta

hört alles: Cocc., grat., op.

HITZESTADIUM im Fieber; schläft ein im (s. EINSCHLAFEN)

KOMATÖS: Acon., *aeth.*, *agar.*, *agn.*, *ant-c.*, **Ant-t.**, *apis*, **Arg-n.**, *arn.*, *ars.*, *asaf.*, aur., aur-m., **Bapt.**, *bar-c.*, **Bell.**, *bor.*, *bry.*, *bufo*, *calad.*, *camph.*, carb-ac., *caust.*, cham., *chin.*, *chlf.*, chlol., *cic.*, *cimic.*, cocc., *colch.*, coloc., *con.*, **Croc.**, *crot-c.*, *crot-h.*, cub., *cupr.*, *dig.*, *dor.*, *gels.*, *hell.*, hyos., kali-n., *lach.*, *laur.*, *led.*, *lyc.*, merc., mosch., *nat-m.*, **Nux-m.**, nux-v., **Op.**, *ph-ac.*, *phos.*, *plb.*, *puls.*, *rhus-t.*, *sec.*, sep., *stram.*, *sulph.*, ter., **Verat.**, *zinc.*, zing.

Tag und Nacht: Bar-c.

jeden zweiten Tag: Sep.

morgens: Phos.

vormittags: Ant-t.

nachmittags: Zing.

abends: Ant-t., ars.

abwechselnd mit Delirium: Plb.

Schlaflosigkeit: *Camph.*

Entbindung, bei der: Lach.

Hautausschlägen, nach unterdrückten: *Zinc.*

Konvulsionen, zwischen: Agar., aur., *bufo*, *ign.*, **Oena.**, **Op.**, plb.

Zahlen vor den Augen, durch: Ph-ac.

KONVULSIONEN, während: Rheum

KURZ: Acon., agar., anag., ant-c., ant-t., *arg-n.*, arn., ars-i., bov., cupr., kali-c., lyc., mag-c., merc., morph., myric., nat-ar., nat-c., nit-ac., nux-v., ox-ac., par., phos., plat., ruta, sin-n., spong., thuj., verat-v.

LAGE:

Arme auf dem Bauch: Cocc., **Puls.**

Kopf, über dem: Calc., chin., coloc., euph., ferr-ma., *lac-c.*, med., nit-ac., *nux-v.*, plat., **Puls.**, rheum, ruta, sulph., thuj., verat., viol-o.

unter dem: Acon., ambr., ant-t., ars., bell., cocc., coloc., ign., meny., *nux-v.*, plat., *puls.*, rhus-t., sabad., spig., viol-o.

Bauch, auf dem: Acet-ac., ars., *bell.*, bry., calc., calc-p., cina, cocc., *coloc.*, crot-t., ign., lac-c., podo., puls., stann., *stram.*

Arm unter dem Kopf, mit einem: Cocc.

Beine übereinander geschlagen: Rhod.

angezogen: Anac., *carb-v.*, *cham.*, chin., *hell.*, *lac-c.*, mang., meny., **Merc-c.**, nat-m., op., ox-ac., *plat.*, plb., *puls.*, rhod., *stram.*, viol-o.

LAGE - Beine ...

ausgestreckt: Agar., bell., cham., chin., dulc., plat., *puls.*, rhus-t.

hochgezogen, das andere: Lac-c., stann.

gespreizt: *Cham.*, mag-c., nux-v., plat., puls., viol-o.

entblößt haben, möchte die Beine: Plat.

Knien, das Gesicht in die Kissen gedrückt; auf den: Med.

gebeugte Knie: Ambr., viol-o.

kniend: Stram.

Kopf nach hinten geneigt: *Bell.*, chin., cic., *cina*, cupr., dig., hep., hyos., ign., *nux-v.*, sep., *spong.*, stann., viol-t.

Seite, nach einer: Cina, spong., tarax.

vorn geneigt, nach: Acon., cic., cupr., staph., viol-o.

tief liegendem Kopf, mit: Arn., cadm., *dig.*, hep., *nux-v.*, sil., *spong.*, sulph., zinc.

Liegen ist unmöglich: *Cham.*, lyc., sulph.

Rücken, auf dem: Acon., aloe, ambr., ant-c., ant-t., *apis*, arn., ars., aur., bism-o., **Bry.**, *calc.*, chin., *cic.*, *coca*, *colch.*, coloc., dig., dros., *ferr.*, *hell.*, hep., *ign.*, kali-p., kreos., *lac-c.*, *lyc.*, mang., med., **Merc-c.**, mez., nat-m., *nux-v.*, op., ox-ac., par., *phos.*, *plat.*, **Puls.**, rhod., **Rhus-t.**, ruta, sabad., sars., sol-n., spig., stann., stram., *sulph.*, verat., viol-o., zinc.

Kopf tief: *Dig.*, nux-v.

Hand flach unter dem Hinterkopf, mit einer: Ars., ing., nux-v.

über dem Kopf: *Lac-c.*

unmöglich: Acet-ac.

Seite, auf der: Acon., alum., **Bar-c.**, bor., caust., *colch.*, ferr., kali-n., merc., mosch., nat-c., nux-v., *phos.*, ran-b., sabad., sabin., spig., sulph.

links: Bar-c., bor., mag-m., sabin.

unmöglich: *Cocc.*, colch., *lach.*, lyc., **Phos.**

rechts: Ail., lach., **Phos.**

unmöglich: Bor., bry., psor.

unmöglich: Acon., aur., ferr., *merc.*, mosch., phos., ran-b., rhus-t., sabad., sulph.

LAGE ...

Sitzen, im: *Ars.*, bar-c., bell., cann-s., caps., carb-v., chin., cic., *cina*, dig., hep., *kali-c.*, kali-n., *lyc.*, phos., puls., *rhus-t.*, sabin., spig., *sulph.*

zusammengerollt wie ein Hund: Ars., bapt., bry.

RUHELOS: **Acon.**, aeth., agar., agn., *all-c.*, all-s., aloe, *alum.*, alumn., *am-c.*, am-m., *ambr.*, aml-n., anac., anag., ang., ant-c., *ant-t.*, *apis*, apoc., aran., *arg-m.*, *arg-n.*, *arn.*, **Ars.**, *ars-i.*, arum-t., *asaf.*, asar., aster., atro., *aur.*, **Bar-c.**, *bar-m.*, **Bell.**, berb., *bism-o.*, bor., bov., brach., brom., *bry.*, *cact.*, cahin., calad., *calc.*, **Calc-ar.**, calc-p., calc-s., camph., cann-s., carb-ac., carb-an., *carb-s.*, carb-v., *card-m.*, *carl.*, cast., cast-eq., *caust.*, cedr., *cham.*, *chel.*, **Chin.**, *chin-a.*, chin-s., cic., *cimic.*, cimx., **Cina**, *cinnb.*, clem., coc-c., coca, **Cocc.**, coff., colch., *coloc.*, con., *cop.*, croc., crot-t., **Cupr.**, *cycl.*, *dig.*, dios., dirc., dor., *dulc.*, elaps, eup-pur., euphr., *ferr.*, ferr-ar., ferr-i., ferr-m., ferr-p., gamb., *gels.*, gran., **Graph.**, ham., hell., *hep.*, hura, *hydr.*, *hyos.*, hyper., *ign.*, inul., iod., ip., iris., jac-c., jug-c., jug-r., **Kali-ar.**, *kali-c.*, kali-chl., kali-i., *kali-n.*, kali-p., *kali-s.*, *kreos.*, *lach.*, lachn., lact., led., lil-t., **Lyc.**, *mag-c.*, *mag-m.*, mag-s., manc., mang., med., meny., merc., merc-c., merl., mez., morph., mosch., *mur-ac.*, *nat-ar.*, *nat-c.*, *nat-m.*, nat-p., *nat-s.*, nicc., *nit-ac.*, nux-m., *nux-v.*, ol-an., **Op.**, ox-ac., paeon., par., *petr.*, ph-ac., phos., phys., phyt., *pic-ac.*, plan., plat., *plb.*, *podo.*, prun-s., psor., ptel., **Puls.**, ran-b., *ran-s.*, *raph.*, rat., *rheum*, rhod., **Rhus-t.**, rhus-v., rob., *rumx.*, ruta, *sabad.*, *sabin.*, samb., sang., sars., sec., senec., seneg., *sep.*, **Sil.**, *spig.*, spong., *squil.*, *stann.*, staph., *stram.*, *stront.*, **Sulph.**, tab., tarent., tax., ter., teucr., *ther.*, *thuj.*, til., trom., upa., valer., verb., viol-t., zinc.

morgens: Calc., ham., hell., kali-bi., mag-s.

nachmittags: Colch., glon., mez., tarent.

nachts, vor Anfällen: *Chin.*

Mitternacht, vor: Aeth., alum., *bell.*, *chel.*, coloc., nux-v., op., pic-ac.

2 Uhr, bis: Puls.

nach: Alum., am-m., aster., bry., coc-c., coloc., lyc., mag-s., pic-ac., ran-s., **Rhus-t.**, sep., sulph., verat.

2 Uhr, nach: Bapt.

3 Uhr, bis: Verat.

nach: **Ars.**, sulph.

3-5 Uhr: Cimic.

4 Uhr, nach: Aur., dulc.

RUHELOS ...

Essen, nach dem: Carb-v.

Froststadium im Fieber, vor: Anthr., arn., *chin.*

nach: Spong.

Kälte des Körpers, durch: Ambr.

Liegen auf der linken Seite, beim: Lyc.

Menses, vor: Alum.

während: Am-c., calc., kali-c., nat-p.

nach: Nat-p.

Pollutionen, nach: Aloe

Schmerzen in den Gliedern, durch: Sil.

Zucken der Glieder, durch: Ambr.

SCHLAFLOSIGKEIT: Abrot., absin., *acon.*, aeth., *agar.*, agn., *aloe*, alum., alumn., am-br., am-c., am-m., ambr., anac., ang., ant-c., ant-t., anthr., *apis*, apoc., aran., arg-m., **Arg-n.**, *arn.*, **Ars.**, *ars-i.*, *arum-t.*, arund., asc-t., *atro.*, *aur.*, aur-m., *bapt.*, bar-c., bar-m., **Bell.**, *benz-ac.*, *bor.*, **Bry.**, bufo-s., **Cact.**, cadm., cahin., calad., **Calc.**, *calc-p.*, calc-s., *camph.*, cann-i., cann-s., *canth.*, caps., carb-an., *carb-s.*, *carb-v.*, *carl.*, *caust.*, cedr., **Cham.**, **Chin.**, *chin-a.*, *chin-s.*, chlol., *cic.*, cimic., *cina*, cinnb., **Cit-v.**, clem., cob., coc-c., coca, *cocc.*, **Coff.**, colch., *coloc.*, *con.*, cop., *crot-h.*, crot-t., *cupr.*, **Cycl.**, daph., *dig.*, dios., dirc., *dros.*, *dulc.*, elaps, ery-a., eug., eup-pur., euph., fago., *ferr.*, *ferr-ar.*, ferr-i., ferr-p., *fl-ac.*, form., gamb., *gels.*, *glon.*, gran., *graph.*, *guaj.*, *hell.*, **Hep.**, hura, hydr., **Hyos.**, *ign.*, *iod.*, *ip.*, iris., jab., jac-c., *jal.*, jatr., jug-c., jug-r., **Kali-ar.**, *kali-bi.*, *kali-br.*, **Kali-c.**, kali-cy., *kali-i.*, kali-n., kali-p., *kali-s.*, kalm., *kreos.*, *lac-c.*, **Lach.**, *lachn.*, lact., lac-ac., laur., *led.*, lept., lil-t., *lyc.*, *mag-c.*, *mag-m.*, *mag-s.*, manc., *med.*, **Merc.**, **Merc-c.**, merc-cy., merc-i-f., merc-i-r., merl., mez., morph., mosch., mur-ac., myris., naja, nat-ar., *nat-c.*, *nat-m.*, *nat-p.*, *nat-s.*, nicc., *nit-ac.*, *nux-m.*, **Nux-v.**, olnd., **Op.**, petr., *ph-ac.*, **Phos.**, phys., phyt., pic-ac., plan., *plat.*, **Plb.**, prun-s., psor., ptel., **Puls.**, ran-b., ran-s., raph., rhod., **Rhus-t.**, rhus-v., *rumx.*, sabad., sabin., sang., sarr., sars., *sec.*, *sel.*, *senec.*, **Sep.**, **Sil.**, sin-n., sol-t-ae., spig., spong., squil., **Stann.**, **Staph.**, stram., stry., sul-ac., **Sulph.**, sumb., *syph.*, *tab.*, *tarent.*, tax., thea, **Thuj.**, til., *valer.*, verat., vesp., vinc., vip., zinc., zing.

morgens: Cinnb., cycl., dulc., kali-i., merc-i-r., *nat-m.*, ol-an., sol-t-ae.

bildhafte Vorstellung, durch: Acon.

abends: Aloe, *arn.*, bor., brom., bry., cact., calc., calc-p., calc-s., canth., carb-an., cob.,

SCHLAFLOSIGKEIT - abends ...

coca, *coff.*, fl-ac., grat., guaj., **Lach.**, lyc., *mag-c.*, merc., mez., nat-c., ol-an., petr., *phos.*, psor., **Puls.**, *rhus-t.*, sang., staph., stront., **Sulph.**, tab., *valer.*, zing.

Aufschrecken, durch: *Puls.*

Gehen, nach: Fl-ac.

Hitze, durch: Calc., **Puls.**, rhus-t.

Menses, während: Mag-m.

Wein, nach: Fl-ac.

Zubettgehen, nach: **Ambr.**, bor., carb-v., mag-c., *mag-m.*, *ph-ac.*, *phos.*

Schließen der Augen, und: *Mag-m.*

Nacht, im ersten Teil der: Cinnb., dig., form., gent-l., ham., lyc., lycps., ran-b., tab.

23 Uhr, bis: Chel.

23 Uhr, nach: Chel.

1 Uhr, bis: Am-c.

2 Uhr, bis: Coca

Mitternacht, vor: Acon., *agar.*, *aloe*, *alum.*, am-c., am-m., **Ambr.**, anac., ant-c., ant-t., *arg-n.*, arn., **Ars.**, asar., aur., bar-c., bar-m., *bell.*, bism-o., *bor.*, **Bry.**, cact., *calad.*, **Calc.**, **Calc-p.**, calc-s., camph., cann-s., canth., caps., *carb-an.*, *carb-s.*, **Carb-v.**, caust., *cham.*, chel., *chin.*, chin-a., clem., cocc., **Coff.**, coloc., **Con.**, cor-r., cupr., cycl., dig., dor., dulc., euph., euphr., *ferr.*, ferr-ar., ferr-p., *gels.*, *graph.*, *guaj.*, guar., *hep.*, hyos., *ign.*, ip., kali-ar., **Kali-c.**, kali-n., kali-s., kreos., *lac-c.*, *lach.*, laur., *led.*, lil-t., **Lyc.**, mag-c., **Mag-m.**, mag-s., *med.*, **Merc.**, merc-i-f., *mez.*, mosch., *mur-ac.*, **Nat-ar.**, **Nat-c.**, *nat-m.*, *nat-p.*, nit-ac., *nux-v.*, par., petr., *ph-ac.*, **Phos.**, phys., **Pic-ac.**, plat., plb., **Puls.**, *ran-b.*, ran-s., **Rhus-t.**, sabad., sars., *sel.*, seneg., **Sep.**, **Sil.**, *spig.*, spong., *stann.*, *staph.*, *stront.*, *sul-ac.*, **Sulph.**, tab., tarax., ter., *teucr.*, ther., *thuj.*, *valer.*, verat., verb., viol-t., zinc.

1 Uhr, bis: Am-c., atro., bry., calad., *carb-s.*, caust., con., gels., kreos., laur., mag-c., merc., merc-i-f., nat-p., nit-ac., phos., plan., thuj.

morgens: *Arn.*, **Aur.**, cahin., chin., chin-s., cimic., *coff.*, crot-h., cycl., *fl-ac.*, hyos., *kreos.*, *lyss.*, meph., merc., *nat-c.*, nat-m., sil., *staph.*, *valer.*, zinc.

Mitternacht, nach: *Acon.*, am-m., ant-c., apis, **Ars.**, *asaf.*, *asar.*, *aur.*, bell., *benz-ac.*, bry., *cann-s.*, **Caps.**, caust., chin., **Coff.**,

SCHLAFLOSIGKEIT - **Mitternacht,** nach ...

colch., *dulc.*, euphr., **Hep.**, *iod.*, **Kali-ar.**, **Kali-c.**, kali-p., laur., lyc., *mag-c.*, merc-sul., mur-ac., *nat-ar.*, *nat-c.*, nat-m., nat-p., **Nux-v.**, olnd., **Ph-ac.**, *psor.*, puls., *ran-b.*, *ran-s.*, rat., *rhod.*, *rhus-t.*, sabin., *sep.*, **Sil.**, *sul-ac.*, *syph.*, *thuj.*

1 Uhr: Spig.

bis: Ambr., *cocc.*, kali-n., merc-i-f., nat-c., sep.

1 oder 2 Uhr: Bry., kreos.

nach: **Kali-c.**

1-2 Uhr: *Sulph.*

1-4 Uhr: Bor., phos.

1-5 Uhr: Mag-c.

1.30-2.30 Uhr: Agar.

2 Uhr: All-c., anac., berb., bry., *cham.*, coca, com., cupr., dulc., euphr., graph., lyss., morph., nat-m., pall., phel., *puls.*, sil.

bis: Bor., cupr., mag-c.

nach: All-c., bapt., benz-ac., caust., coff., dios., graph., kali-bi., **Kali-c.**, *lec.*, *mag-c.*, mag-m., mez., nat-m., **Nit-ac.**, pall., *ptel.*, *sil.*, thuj.

2-3 Uhr: *Arn.*, calc., calc-p.

2-4 Uhr: Mag-m., ph-ac.

2-5 Uhr: Bell., bor.

2.30 Uhr: Arg-m., lyc., pip-m.

2 oder 3 Uhr: Mag-c.

3 Uhr: Am-m., ars., bry., chin., chin-a., com., euphr., eupi., mag-c., *merc.*, mez., mill., nat-p., ran-s., rhus-t.

bis: Nat-p., sulph.

nach: Ammc., *ars.*, *bor.*, *calc.*, calc-ar., *calc-s.*, *chin.*, clem., coff., euphr., graph., jug-c., kreos., **Mag-c.**, mag-m., mez., nicc., *nux-v.*, ol-an., op., plat., *psor.*, ran-s., rhus-t., *sel.*, **Sep.**, staph., **Sulph.**, *thuj.*

3-4 Uhr: Chel.

3-5 Uhr, durch Hitze: **Bor.**

4 Uhr: Acon-c., aloe, *am-c.*, *bor.*, cupr-s., nit-ac., tarent.

bis: Am-c., hep., op., thuj.

nach: Bor., bufo, caust., cycl., *mur-ac.*, ph-ac., phos., plan., ruta, sep., staph., **Sulph.**, trom., verb.

SCHLAFLOSIGKEIT - **Mitternacht,** nach ...

5 Uhr: Carb-an., tarent.

bis: Aloe, ran-b.

nach: Fago., nat-m., *ph-ac.*, **Sulph.**

Ärger, nach: Acon., ars., cham., kali-p., nux-v., petr., *staph.*

alten Menschen, bei: *Bar-c.*

Ameisenlaufen in den Beinen, durch: Zinc.

Angst, durch: Arn., **Ars.**, bell., bry., carb-an., *caust.*, **Cocc.**, cupr., kali-i., laur., lyss., mag-c., mag-m., merc., nat-c., nat-m., nux-v., rhus-t., stram., sulph., thuj.

Anstrengung, nach: Agar., ambr., **Ars.**, *aur-m.*, *coff.*, ferr., **Hyos.**, ign., kali-br., *kali-c.*, *kali-p.*, *lach.*, *lyc.*, *nux-v.*, *ph-ac.*, *pic-ac.*

Blutandrang, durch: Alumn., asar., bry., *calc.*, ign., mag-c., *merc.*, *phos.*, *puls.*, ran-b., rhus-t., *sel.*, **Sil.**, *sulph.*

Blutungen, durch: *Chin.*

Brennen in den Adern, durch: *Ars.*

Delirium tremens, Säuferwahn; im: *Gels.*, *nux-v.*

Erektionen, durch: Sep.

Erregung, durch: *Ambr.*, *arg-n.*, camph., canth., caps., chin., **Coff.**, *colch.*, hep., **Hyos.**, kali-p., *lach.*, laur., *lyc.*, *merc.*, mosch., nit-ac., **Nux-v.**, *puls.*, ran-b., *sep.*, sul-ac., sulph., teucr.

Erwachen, nach dem: Am-c., **Ars.**, *aur.*, bar-c., *bell.*, bor., brach., calc., caps., carb-s., carb-v., caust., clem., cocc., *dulc.*, *ferr.*, ferr-m., ferr-p., graph., kali-ar., kali-c., **Lach.**, laur., lyc., mag-c., mag-m., mang., *merc.*, mez., mur-ac., **Nat-m.**, *nux-v.*, ol-an., ox-ac., ph-ac., *phos.*, phyt., puls., *ran-b.*, ran-s., rat., rhus-t., ruta, sabin., *sars.*, sel., *sep.*, **Sil.**, spong., sul-ac., *sulph.*, zinc.

Fieber, bei schleichendem (typhösem): *Stram.*

Freude, durch übermäßige: **Coff.**

Frösteln, durch: Bry.

Froststadium im Fieber, während: Bry., lyc., *mur-ac.*

Gedankenandrang, überwach durch: *Aesc.*, agar., aloe, alum., *ambr.*, ant-t., *arg-n.*, **Ars.**, bar-c., bell., bor., *bry.*, cact., **Calc.**, *calc-s.*, *carb-s.*, caust., *chin.*, cinnb., *cocc.*, **Coff.**, coloc., con., cypr., dios., fago., *ferr.*, *fl-ac.*, *gels.*, *graph.*, grat., ham., hell., **Hep.**, *hyos.*,

SCHLAFLOSIGKEIT - Gedankenandrang, überwach durch ...

hyper., ign., kali-ar., *kali-c.*, *lach.*, *lyc.*, *nat-m.*, nat-p., **Nux-v.**, *pic-ac.*, plb., *psor.*, **Puls.**, *pyrog.*, sabad., *sep.*, *sil.*, spig., *staph.*, *sulph.*, teucr., thuj., *tub.*, viol-o., *zinc.*

derselbe Gedanke kommt immer wieder: Bar-c., *calc.*, *coff.*, *graph.*, petr., plat., **Puls.**

Gefühllosigkeit, durch: Cimic., cina

geistiger Anstrengung, nach: **Nux-v.**

Geräusch, durch ein leises: Am-c., *asar.*, *calad.*, chin., nat-p., *nux-v.*, ol-an., phos., *sel.*

Gespräch, nach einem: **Ambr.**

Gewitter, vor einem: Agar., sil.

Heimweh, durch: **Caps.**

Herzklopfen, durch: *Aur-m.*, *benz-ac.*, *calc.*, crot-t., dig., kali-bi., *nat-m.*, psor., sars., sil.

Hitze im Kopf, durch: Am-m., **Bor.**, verat.

Hitzestadium im Fieber, während: Alum., ant-t., *ars.*, *bar-c.*, **Bor.**, *bry.*, *calc.*, cann-s., carb-s., *carb-v.*, *caust.*, chin-s., clem., coc-c., cocc., colch., con., *ferr.*, graph., hep., mag-m., nat-m., nat-p., *nit-ac.*, *nux-v.*, *ph-ac.*, *phos.*, puls., ran-s., *rhus-t.*, sars., sep., thuj.

Hunger, durch: Abies-n., *chin.*, *ign.*, lyc., *phos.*, sanic., teucr.

hysterisch: Mosch.

Jucken, durch: Anac., ant-c., bar-c., carb-v., chlol., *gels.*, lach., lyss., *merc.*, *mez.*, **Psor.**, *puls.*, raph., zinc.

Kälte, durch: Aloe, alum., am-c., ambr., arg-n., ars., bov., calc., carb-v., daph., ferr., graph., kreos., lac-c., mag-s., merc., mur-ac., nat-m., nat-s., nux-v., phos., staph., sulph., thuj.

Füße, der: Aloe, am-m., *carb-v.*, chel., nit-ac., petr., *phos.*, raph., rhod., sil., zinc.

Hände, der: Verat.

Kaffee, nach Missbrauch von: Nux-v.

Kind muss gewiegt werden: Cina

getragen werden, muss: Cham.

Koitus, nach: Calc., cop., nit-ac., sep., sil.

Krankenpflege, bei: **Cocc.**, *coff.*

Kränkung, nach einer: *Coloc.*

SCHLAFLOSIGKEIT ...

Kummer, durch: *Ign.*, *kali-br.*, **Nat-m.**

Lebhaftigkeit, durch: Aur., *calc.*, graph., kali-c., merc., mez., *nit-ac.*, sep., *sil.*, *sulph.*

Liegen, im: *Cham.*, chin., lyss.

Unfähigkeit, auf der linken Seite zu liegen; aufgrund von: *Colch.*

Manie, bei: *Cocc.*

Menses, vor: Cycl.

während: Agar., am-c., cimic., eupi., gent-c., ign., mag-m., nat-m., senec., sep.

öffnen, kann die Augen nicht: Carb-v.

periodisch, jede zweite Nacht: Anac., lach.

Phantasiegebilde, Illusionen; durch: Alum., *arg-n.*, *bell.*, merc., nat-c., ph-ac., phos., thuj.

Pulsieren im Körper und besonders im Abdomen: *Sil.*

Ohr, im: Sil.

Rucke, Schläge; durch: Agar., alum., **Arg-m.**, **Ars.**, *bell.*, ip., nat-ar., *nat-m.*, *nit-ac.*, *phos.*

schläfrig den ganzen Tag, schlaflos die ganze Nacht, Körper schmerzt überall: **Staph.**

Schläfrigkeit, mit: *Acon.*, *agar.*, am-c., am-m., apis, apoc., arn., ars., bar-c., **Bell.**, bor., *bry.*, calad., *calc.*, camph., cann-i., canth., carb-s., carb-v., *caust.*, **Cham.**, **Chel.**, chin., cic., cina, clem., cocc., *coff.*, *con.*, corn., *crot-h.*, *cupr.*, daph., dirc., euphr., eupi., *ferr.*, ferr-ar., ferr-p., graph., *hep.*, hyos., kali-ar., *kali-c.*, kali-p., *lach.*, laur., lyc., mag-m., med., *merc.*, mosch., nat-ar., *nat-c.*, *nat-m.*, nat-p., nit-ac., *nux-v.*, **Op.**, *ph-ac.*, **Phos.**, plb., **Puls.**, ran-b., rhod., *rhus-t.*, sabad., sabin., *samb.*, sel., **Sep.**, *sil.*, spig., staph., *stram.*, sul-ac., *sulph.*, syph., thuj., verat., viol-o., zinc.

Schmerz beim Einschlafen, durch: Lil-t.

Schweiß, durch: *Ars.*, **Con.**, ferr., sulph., tarax., verat.

Schweregefühl in den Armen, durch: Alum.

Schwindel, durch: Am-c., arg-n., calad., calc., *merc-c.*, nat-c., nat-m., phos., spong., sulph., tell., ther.

Tabak, nach Missbrauch von: Nux-v.

Übermüdung, durch: **Ars.**

SCHLAFLOSIGKEIT ...

Unbehaglichkeit und Angst mit Hitze, muss sich entblößen, was Frösteln verursacht: *Mag-c.*

Visionen, Phantasiebilder; durch: *Arg-n.*, bry., calc., carb-an., lyc., merc., sulph.

warme Bedeckung, trotzdem sind die Glieder kalt; durch: **Camph.**, **Led.**, *med.*, **Sec.**

Wein, nach Missbrauch von: Coff., fl-ac., **Nux-v.**

Ziehen in den Beinen, durch: Carb-v.

Zimmer, in einem dunklen: Calc., **Stram.**

Zubettgehen, aber vorher schläfrig; nach dem: **Ambr.**

Zucken der Glieder, durch: *Alum.*, ambr., **Ars.**, bell., calc., canth., ign., *kali-c.*, merc-c., **Puls.**, rhus-t., sel., sep., stront.

SCHLÄFRIGKEIT: Abies-c., abies-n., abrot., *acon.*, aesc., *aeth.*, agar., agn., ail., all-c., *aloe*, **Alum.**, am-br., *am-c.*, am-m., ambr., aml-n., *anac.*, **Ant-c.**, **Ant-t.**, **Apis**, *apoc.*, arg-m., arg-n., *arn.*, **Ars.**, *ars-h.*, ars-i., arum-t., arund., *asaf.*, asar., asc-c., asc-t., atro., aur., aur-m., **Bapt.**, *bar-c.*, *bar-m.*, **Bell.**, benz-ac., *berb.*, bism-o., bor., both., *bov.*, brach., *brom.*, *bry.*, bufo, cact., cahin., *calc.*, calc-ar., *calc-p.*, calc-s., *camph.*, **Cann-i.**, cann-s., *canth.*, caps., carb-ac., carb-o., **Carb-s.**, **Carb-v.**, *carl.*, casc., cast., **Caust.**, cedr., *cham.*, **Chel.**, chim., **Chin.**, *chin-a.*, chin-s., chlf., chlol., chlor., cic., *cimx.*, cina, cinnb., cist., *clem.*, coc-c., coca, *cocc.*, cod., coff., *colch.*, coll., *coloc.*, *con.*, *cop.*, *cor-r.*, corn., **Croc.**, *crot-c.*, crot-t., cupr., *cycl.*, *dig.*, dirc., *dulc.*, elaps, equis., ery-a., eug., *eup-pur.*, *euph.*, euphr., eupi., *ferr.*, ferr-ar., ferr-i., *ferr-p.*, *fl-ac.*, form., *gamb.*, *gels.*, *glon.*, gran., **Graph.**, *grat.*, guaj., guare., ham., hell., *helon.*, *hep.*, hura, hydr., hydr-ac., hydrc., *hyos.*, hyper., ign., *ind.*, indg., iod., ip., iris., jab., jac-c., jatr., jug-c., jug-r., **Kali-ar.**, *kali-bi.*, *kali-br.*, *kali-c.*, kali-chl., kali-cy., kali-i., *kali-n.*, kali-p., kali-s., kalm., *kreos.*, lac-c., lac-d., **Lach.**, lachn., lact., *laur.*, *led.*, lil-t., lob., *lyc.*, lyss., *mag-c.*, *mag-m.*, mag-s., *manc.*, mang., meph., *merc.*, **Merc-c.**, merc-cy., merc-i-f., merc-sul., *merl.*, mez., mill., morph., *mosch.*, *mur-ac.*, myric., naja, nat-ar., *nat-c.*, *nat-h.*, *nat-m.*, nat-p., nat-s., nicc., *nit-ac.*, **Nux-v.**, oena., *ol-an.*, olnd., **Op.**, osm., ox-ac., *par.*, petr., **Ph-ac.**, *phel.*, **Phos.**, phys., phyt., **Pic-ac.**, plan., plat., *plb.*, **Podo.**, psor., ptel., **Puls.**, ran-b., ran-s., raph., rat., rheum, *rhod.*, *rhus-t.*, rob., rumx., *ruta*, sabad., *samb.*, sang., sarr., sars., *sec.*, sel., *senec.*, seneg., *sep.*, *sil.*, spig., spong., *stann.*, *staph.*, still., *stram.*, stront.,

SCHLÄFRIGKEIT ...

stry., *sul-ac.*, sul-i., **Sulph.**, sumb., tab., tarax., tarent., tax., tep., ter., thea, ther., **Thuj.**, til., trom., tub., valer., *verat.*, verat-v., verb., viol-o., vip., xan., zinc., zing.

morgens: Aesc., *agar.*, ail., *all-c.*, alum., anac., ant-c., *apis*, *asc-t.*, bart., berb., bism-o., cact., cahin., calad., **Calc.**, calc-ar., **Calc-p.**, camph., canth., *carl.*, *caust.*, *cinnb.*, *clem.*, coca, cocc., *con.*, crot-c., cur., cycl., *euphr.*, ferr-i., fl-ac., form., gamb., **Graph.**, guare., hep., hyos., ind., lach., laur., led., lith-c., lyc., mag-c., *mag-m.*, *meph.*, *merc.*, mur-ac., myric., *nat-c.*, nat-m., *nat-s.*, nux-m., **Nux-v.**, op., ox-ac., petr., *ph-ac.*, *phos.*, phys., plat., *podo.*, *puls.*, rat., rhus-t., sabad., **Sep.**, *sil.*, *spig.*, staph., sul-ac., **Sulph.**, sumb., tarent., ther., thuj., upa., xan., zinc., zing.

Aufstehen, beim: Aesc., ammc., cact., con., merc-sul., rhod.

nach: Agar., all-c., ant-c., ars., bell., bism-o., calad., kali-n., mur-ac., nit-ac., spig., sulph., verb.

Erwachen, beim: Bry., carb-v., clem., con., grat., hura, sep.

Essen, nach: Lach.

Fahren und Reiten, beim: Phys.

Hitzestadium im Fieber, nach: Nit-ac., sep.

Sitzen, im: Cimx., phos.

vormittags: Agar., ail., alum., am-c., ang., **Ant-c.**, ant-t., arn., bart., *bism-o.*, cadm., *calc.*, *calc-p.*, *cann-s.*, *carb-an.*, *carb-v.*, chel., chin-s., crot-h., cycl., fl-ac., gels., graph., hell., hydr., lach., lyc., mag-c., mag-m., merc-sul., *mosch.*, myric., *nat-c.*, nat-m., *nat-p.*, *nat-s.*, *nux-v.*, *phos.*, phys., plat., *podo.*, rhus-t., ruta, **Sabad.**, sars., sep., sil., sol-n., tab., thuj., til.

8 Uhr: Op., sulph.

9 Uhr: Phys., sep.

Sitzen, im: Ind.

10 Uhr: Ant-t., chel., hydr., merc., nat-p.

10.30 Uhr: Equis.

10-12 Uhr: Calc-s.

11 Uhr: Arum-t., hydr., nux-v., rhus-t., thuj.

bis: Phos.

11.30 Uhr: Crot-h., phys., stry.

SCHLÄFRIGKEIT - vormittags ...

11-12 Uhr: Kali-n.

Zuhören in einer Vorlesung, beim: Cinnb.

Gehen, beim: Rhus-t.

Kollern in den Därmen, mit: *Podo.*

Lesen, beim: Agar., carb-v., nat-s.

Rauchen, nach: Bufo

Schreiben, beim: Nat-s.

Sitzen, im: Carb-v., indg., nicc.

Stehen, im: Chin-s.

mittags: Acon., agar., aloe, asc-t., aur., bor., bry., bufo, calc., calc-ar., camph., *chin.*, clem., coloc., crot-h., crot-t., dros., eupi., ferr-i., graph., gymn., hura, ol-an., op., petr., phys., sep., sulph., tab.

15 Uhr, bis: Hyos.

Essen, nach dem: Cycl., euph., *graph.*, *puls.*

Frösteln, bei: Ferr-i.

Gehen, nach: Puls.

nachmittags: *Acon.*, aeth., *agar.*, am-c., *anac.*, ant-c., apoc., *arg-n.*, *ars.*, asc-t., aur., bar-c., bar-m., bov., brom., bry., cahin., calc-s., cann-i., canth., carb-ac., carb-an., carb-s., carb-v., caust., chel., **Chin.**, chin-a., chin-s., cic., cimic., cina, clem., coc-c., colch., con., *croc.*, cycl., dios., euphr., fago., *ferr.*, ferr-ar., fl-ac., form., gels., graph., *grat.*, guaj., ham., hyos., ind., indg., kali-ar., kali-c., kali-i., kali-s., *lach.*, laur., lec., lyc., mag-c., merc-c., merc-sul., mosch., mur-ac., nat-ar., nat-c., nat-m., nat-p., nat-s., nit-ac., **Nux-v.**, paeon., pall., par., *ph-ac.*, phos., phys., *puls.*, ran-b., raph., rhod., **Rhus-t.**, *ruta*, sabad., sep., sil., *spong.*, *staph.*, stront., **Sulph.**, sumb., thuj., verat., verb., viol-t., zinc., zing.

13-14 Uhr: Ail.

14 Uhr: *Chel.*, elaps, equis., glon., hura, ign., lyc., zinc.

14-15 Uhr: Sulph.

14-16 Uhr: Ign., staph.

14-17 Uhr: Clem., sil.

14.30 Uhr: Carb-v., grat.

15 Uhr: Kalm., murx., pall., phys., tell.

15-19 Uhr: Carb-s., nat-m.

16.30 Uhr: Ferr-p., sep.

16-18 Uhr: Ind.

SCHLÄFRIGKEIT - nachmittags ...

17 Uhr: Arg-n., bov., clem., dios., equis., hyper., jab., lach., nat-m., thuj.

Essen, nach dem: Rumx., sep.

Kirche, in der: Chin-s.

abends: *Agar.*, aloe, *alum.*, **Am-m.**, **Ambr.**, anac., *ant-c.*, *ant-t.*, *apis*, *arn.*, *ars.*, ars-i., arum-t., asaf., bapt., bar-c., bar-m., bell., benz-ac., berb., bor., *bov.*, brom., calad., **Calc.**, *calc-ar.*, *calc-p.*, **Calc-s.**, camph., cann-i., carb-an., *carb-s.*, *carb-v.*, caust., chel., chin., chin-a., chin-s., chlol., *cic.*, cimic., cimx., cina, *clem.*, cob., coca, coff., colch., *con.*, *croc.*, crot-h., cycl., dig., dros., euphr., fago, ferr., ferr-ar., ferr-i., ferr-p., *fl-ac.*, form., glon., gran., *graph.*, hell., *hep.*, hura, ind., indg., iod., kali-ar., kali-bi., **Kali-c.**, kali-p., *kali-s.*, lac-c., *lach.*, *laur.*, lil-t., lith-c., lyc., mag-c., mag-m., mag-s., mang., merc-c., merc-i-r., merl., mez., mur-ac., murx., naja, nat-m., nit-ac., nux-m., **Nux-v.**, pall., par., *petr.*, *ph-ac.*, *phos.*, phys., pic-ac., plat., plb., podo., psor., **Puls.**, ran-b., ran-s., rhus-t., ruta, sars., sel., seneg., *sep.*, *sil.*, spig., squil., staph., stram., *sulph.*, tab., tarent., ter., thuj., valer., xan., zing.

18 Uhr: Ant-c., hyper., laur., myric., *nat-m.*, sumb.

19 Uhr: *Ant-c.*, sil.

20 Uhr: Agar., kali-cy., lyc., sep., tarax., trom.

21 Uhr: Coca, nat-m., nat-s., pic-ac.

Dämmerung, in der: **Am-m.**

periodisch, jeden zweiten Tag: Lach.

Sonnenuntergang, bei: Dros.

Zorn, nach: Puls.

abwechselnd mit Schlaflosigkeit: Caust., *hyos.*, lach., sep.

Abendessen, nach dem: Am-c., arum-t., **Calc.**, carb-v., chim-m., chin., clem., colch., lach., mag-c., mez., nit-ac.

Alleinsein, beim: *Bry.*, *hell.*

Arbeit, während: Aur-m., bism-o., caust., lyc., nat-c., sulph.

nicht arbeitet, wenn er: Mosch.

Augenlider, mit Zusammenkrampfen der: *Ant-t.*, *con.*, croc., kali-c.

Bier, nach: Sulph., thea

Delirium, im: Acon., arn., *bry.*, camph., coloc., *puls.*

SCHLÄFRIGKEIT ...

Diarrhö, nach: *Nux-v.*

Entbindung, bei der: *Puls.*

Erbrechen, nach: Aeth., ant-c., bell., cupr., dig., **Ip.**

Erregung, nach: *Nux-m.*, stram.

Essen, vor dem: Calad., nat-m.

während: Agar., **Kali-c.**, *phos.*

nach: Acon., **Agar.**, all-s., aloe, am-c., *anac.*, ant-c., *apis*, arum-m., *arum-t.*, *bov.*, bry., bufo, **Calc.**, calc-p., canth., caps., *carb-s.*, *carb-v.*, *carl.*, chel., *chin.*, cic., cinnb., clem., coc-c., croc., cycl., dig., gamb., graph., grat., hyos., *kali-c.*, kali-p., kali-s., lach., *lyc.*, lyss., meph., *mur-ac.*, *nat-m.*, nit-ac., **Nux-v.**, *op.*, petr., ph-ac., *phos.*, *rhus-t.*, rumx., *ruta*, *sil.*, *staph.*, *sulph.*, tarax., *tell.*, *thuj.*, *verb.*, vib., zinc.

Fahren, beim: Bapt., brom., carb-ac., card-m., chin-s., lyc., op., phys., sulph.

Freien, im: Ant-t.

Straßenbahn, in der: Chin-s.

Wagen, im: Bapt., pall., phys., sulph.

Freien, im: Acon., ant-t., bufo, chel., guare., kali-bi.

Frösteln, beim: Ars., aspar., hell., nat-m., sumb., thuj.

nach: Nux-v.

Froststadium im Fieber, vor: Ars., nicc., puls., sabad., ther.

während: Aeth., ambr., ant-c., *ant-t.*, cimx., hell., iris., kali-bi., *kali-i.*, mez., *nat-m.*, *nux-m.*, nux-v., **Op.**, phos., tarax.

zwischen den Anfällen: *Nux-m.*

Frühstück, nach: Calad., clem., lach., manc., nat-s., still., sumb., ther., verat.

Gehen, beim: Acon., caust., chin-s., kali-n., rhus-t., verat.

Freien, beim Gehen im: Ars., *chel.*, con., eug., mosch., nux-v., sil.

nach: Arn., carb-an., con., lach., lyc., nat-m., phos., phys., stann., *sulph.*, sumb.

geistige Anstrengung, durch: **Ars.**, ferr., *gels.*, *hyos.*, nat-s., nux-v., tarax.

Gesellschaft, in: Meph.

Gespräch, bei einem: Caust., chin-s., tarax.

SCHLÄFRIGKEIT ...

Gewitter, bei (vgl. Sturm): Sil.

Haus, im: Plat., tab.

Herzklopfen, mit: Chin., crot-t.

Hitzestadium im Fieber, während: *Ant-c.*, *apis*, asaf., **Calad.**, calc., camph., cedr., chel., chin., crot-h., **Eup-per.**, *gels.*, *hell.*, hep., ign., **Lach.**, lachn., laur., *lyc.*, **Mez.**, nat-c., **Nat-m.**, nit-ac., *nux-m.*, **Op.**, *ph-ac.*, *phos.*, **Podo.**, *puls.*, rhus-t., **Rob.**, ruta, sabad., **Samb.**, stram., thuj., verat., verat-v.

Husten, bei: Ant-c., **Ant-t.**, *ip.*, *kreos.*, op.

nach: *Ign.*

Koitus, während: Bar-c., *lyc.*

nach: Agar., sep.

Kopfschmerz, bei: Acon., aesc., agar., ail., aml-n., ars., asar., bruc., camph., cham., chin-s., con., *corn.*, equis., gels., gins., glon., grat., hipp., hydr., ign., ind., ip., jug-r., kali-n., kreos., *lach.*, laur., lob., merc-i-r., mur-ac., myric., nat-s., *nux-m.*, op., phos., plb., puls., ran-b., *stann.*, stront., sul-ac., tanac., vip., zinc.

Lesen, beim: Anac., ang., aster., brom., *carb-s.*, *carb-v.*, cimic., *colch.*, coloc., *con.*, *gels.*, ign., iris., lyc., mang., mez., *nat-m.*, nat-s., plat., prun-s., ruta, sang., sep., *sulph.*, tab., tarax., urt-u., verat.

Menses, vor: Calc-p.

während: Eupi., *kali-c.*, **Nux-m.**, *phos.*, *sulph.*, uran

Mittagessen, vor: Calad., calc-p., lach., thuj.

während: Ang., bor., bov., *calc-p.*, cham., hyper., *kali-c.*, puls., rat., sarr.

nach: Acon., **Agar.**, alum., *anac.*, ant-c., ant-t., *apis*, *aur.*, *bapt.*, bar-c., bar-m., berb., *bov.*, calc., *calc-p.*, cann-s., canth., caps., carb-an., carb-s., *carb-v.*, caust., chel., *chin.*, *cic.*, cimic., cinnb., clem., coca, croc., cur., cycl., dios., euphr., ferr., graph., grat., ham., hura, ign., kali-bi., kali-c., kali-n., *lach.*, laur., **Lyc.**, mag-c., mag-m., mez., mur-ac., *nat-m.*, nat-p., nat-s., *nux-m.*, **Nux-v.**, ol-an., ox-ac., par., ph-ac., *phos.*, phys., plat., plb., ran-b., *rhus-t.*, sil., squil., sulph., tab., tarax., thuj., til., verb., vib., zinc.

Musik, durch: Stann.

Nachrichten, durch traurige: Ign.

SCHLÄFRIGKEIT ...

Nähen, beim: Ferr.

Rauchen, beim: Bufo

Rausch, wie im: *Led.*, **Nux-m.**

Reiten, beim: Lyc.

Schmerz, bei: Nux-m.

nach: Phyt.

Bauchschmerzen, bei: Ant-t.

Schreiben, beim: Bapt., brom., ph-ac., thuj.

Schwangerschaft, in der: Gels., *helon.*, *nux-m.*

Sehen auf eine Stelle, beim langen: Cic.

Sitzen, im: Acon., aesc., agar., anac., ang., ant-c., ant-t., apis, arg-n., ars., arum-t., aur., bapt., cadm., calc-p., *cham.*, chin., chin-s., cimx., cina, clem., coca, cycl., fago., ferr., ferr-ma., form., gels., *hep.*, ign., kali-br., kali-c., lyc., merc., mez., mur-ac., nat-c., *nat-h.*, *nat-m.*, nat-p., nicc., **Nux-v.**, par., petr., psor., puls., rat., *sep.*, staph., tarax., tarent., tell., thuj.

Arbeit, nach: *Sulph.*

Gehen, nach: Rhus-t.

schlaflos im Liegen: Cham.

Sprechen, beim: Caust., *chel.*, *mag-c.*, morph., ph-ac.

Stehen, im: Acon., alum., cor-r., mag-c., morph., phel.

Arbeit, bei der: Phel.

Studenten, Schülern; bei: *Gels.*

Stuhlgang, während: Bry., elaps, nux-m.

nach: Aeth., bry., colch., coloc., elaps, *nux-m.*, *sulph.*

Sturm, vor (vgl. Gewitter): Form.

Trinken, nach: Ph-ac.

überwältigend: *Aur.*, bar-c., calc., camph., cann-s., carb-s., carb-v., *cimx.*, *cocc.*, coff., coloc., *cor-r.*, ferr., gels., hyos., *lach.*, lact., laur., lyc., *mez.*, naja, nat-c., nat-m., nit-ac., **Nux-m.**, *nux-v.*, **Op.**, phos., spig., stann., sulph., tarent.

morgens: Mag-s., nux-v.

vormittags: Cann-s., lyc., spig.

mittags: Lyc.

nachmittags: Nat-c., **Puls.**

abends: Carb-v., lyc., mag-s., spig.

Wein, nach: Ail., carb-s.

SCHLÄFRIGKEIT ...

Zimmer, im warmen: Ant-t., chin-s., cinnb., ind., merl.

SCHLECHT: *Agar.*, aloe, canth., dirc., ferr-i., gymn., ham., inul., iod., lach., mag-c., merc., mill., naja, nat-ar., nit-ac., tab.

SCHWEISS, Einschlafen während (s. EINSCHLAFEN)

Schlaf, im (s. <u>SCHWEISS</u> - SCHLAF - während)

SCHWER, wie benommen: Acon., aesc., agar., ail., all-c., ant-c., asc-c., bell., berb., bufo carb-ac., carb-s., coloc., glon., hydr., jab., lact., lob., lyc., manc., morph., nat-c., nit-ac., op., phys., plan., *podo.*, ptel., spig., sulph., tab., thuj., til., verat., xan.

morgens: Ferr., glon., kali-i., *lach.*, meny., thuj.

Delirium, nach: Sec.

TIEF: Aesc., aeth., agar., ail., all-c., *alumn.*, anac., ant-c., **Ant-t.**, *apis*, apoc., aran., **Arg-n.**, *arn.*, *ars.*, atro., aur., **Bapt.**, *bar-c.*, **Bell.**, benz-ac., berb., brom., *bry.*, cact., *calad.*, *calc.*, *camph.*, cann-i., carb-ac., **Carb-h.**, **Carb-o.**, **Carb-s.**, **Carb-v.**, *carl.*, *caust.*, cedr., cham., *chel.*, *chin.*, chin-a., chin-s., chlf., chlol., *cic.*, *cina*, cinnam., coca, cocc., *colch.*, **Con.**, corn., **Croc.**, *crot-h.*, crot-t., *cupr.*, *cycl.*, dig., elaps, eug., euph., *fl-ac.*, *gels.*, glon., **Graph.**, grat., *hell.*, *hep.*, *hyos.*, *ign.*, jab., kali-br., kali-i., *kali-n.*, kali-p., **Kreos.**, *lach.*, *lact.*, *laur.*, **Led.**, lob., *lyc.*, merc., *merc-c.*, morph., *naja*, nat-ar., nat-c., *nat-m.*, nat-p., **Nux-m.**, **Nux-v.**, **Op.**, ox-ac., *ph-ac.*, *phos.*, *phys.*, pip-m., *plb.*, *podo.*, psor., **Puls.**, *rhod.*, *rhus-t.*, *sec.*, *seneg.*, sol-n., spig., spong., stann., *stram.*, sul-ac., *sulph.*, tab., tax., ther., *valer.*, **Verat.**, *zinc.*

tagsüber: Led., manc., phos.

morgens: Alum., bell., brom., bry., calc., calc-ar., **Calc-p.**, carb-s., con., gins., *graph.*, hep., led., *nux-v.*, op., phos., sulph., thuj.

5 Uhr, nach: Phys.

6 Uhr: Calad., euphr.

mittags: Eug.

nachmittags: Euph., merc-i-r., sel., sil.

Hitzestadium im Fieber, nach: Cina

Katalepsie, nach: Grat.

abends: Arg-n., *ars.*

Mitternacht, vor: Rhod.

nach: Nat-m.

Delirium, bei: Cocc., plb., stram., vip.

SCHLAF

TIEF - Delirium ...

nach: Bry., phos.

Erbrechen, bei: Crot-t.

Froststadium im Fieber, während: Bell., *hep.*, laur., *nat-m.*, **Op.**

nach: *Ars.*

Hitzestadium im Fieber, während: *All-c.*, **Apis**, aran., *arn.*, ars., cact., *calad.*, chin-a., con., ign., laur., *mez.*, *nux-v.*, **Op.**, *phos.*, **Rob.**, sep., spong.

Kindern, bei: Cupr.

Konvulsionen, nach: *Bufo*, canth., *caust.*, *hell.*, *hyos.*, *ign.*, *lach.*, **Nux-v.**, *oena.*, **Op.**, plb., sec., *sulph.*, tarent.

zwischen: Agar., *bufo*, *ign.*, **Oena.**, **Op.**, plb.

Menses, während: **Nux-m.**, *phos.*, sulph.

Mittagessen, nach dem: Agar., chel., til.

Schreiben, beim: Ph-ac.

Sitzen, im: Ox-ac.

Urämie, bei: Agar., anac., ars., bell., lact., op.

TRÄUME (s. TRÄUME)

UNERQUICKLICH: Abrot., acon., agar., ail., *alum.*, *am-c.*, ambr., ant-c., ant-t., apis, *arg-n.*, arn., *ars.*, aur., *bar-c.*, *bell.*, berb., bism-o., bor., brom., bry., calc., calc-f., camph., cann-s., carb-ac., carb-s., carb-v., *carl.*, caust., cham., *chel.*, *chin.*, chin-a., chin-s., chlol., cic., cinnb., *clem.*, *cob.*, *cocc.*, colch., coloc., con., corn., cupr., cupr-ar., *cycl.*, daph., *dig.*, equis., euphr., ferr-m., form., glon., gnaph., *guaj.*, ham., hep., hyos., ign., jac-c., jug-c., kali-bi., kali-i., kreos., **Lach.**, lact., *lec.*, *lyc.*, **Mag-c.**, **Mag-m.**, merl., mez., myric., nat-ar., nat-c., *nat-m.*, nat-n., nat-p., **Nit-ac.**, *nux-v.*, *op.*, paeon., *petr.*, **Phos.**, pic-ac., plan., *podo.*, psor., ptel., *puls.*, ran-b., rumx., sabad., santin., sarr., sars., sel., *sep.*, *sil.*, *spig.*, stann., staph., sul-i., *sulph.*, teucr., thuj., upa., *zinc.*, zing.

morgens: Bry., con., *gnaph.*, hep., *nux-v.*, op., **Sulph.**

nachmittags: Bar-c.

UNGENÜGEND (s. KURZ)

UNTERBROCHEN: Acet-ac., acon., agar., *alum.*, am-c., ambr., ant-t., ars., cact., cann-i., canth., chin-a., chlol., coc-c., coca, cocc., con., cycl., dig., dulc., equis., euphr., ferr., form., hura, ip., kali-c., lach., lyc., merc., merc-c., morph., myric., naja, nat-m., nit-ac., op., par., petr., ph-ac., phos., ptel., ran-s., rumx., sil., *stram.*, sulph., tab., thuj., zinc.

Mitternacht, nach: Lyc., nat-m., ran-s.

Brennen in den Venen, durch: Verat.

Brustbeklemmung, durch: Seneg.

Durst, durch: Nat-m.

Hitzegefühl, durch: *Bar-c.*

Krämpfe in den Zehen, durch: Carb-h.

Menses, während: Am-c.

Pollutionen, durch: Petr.

Zahnschmerz, durch: Cast.

Zucken in den Gliedern, durch: Sumb.

VERLÄNGERT, lang ausgedehnt: Agar., anac., *apis*, berb., *bor.*, camph., cann-i., carb-an., carb-h., carb-o., carb-s., carl., chin-s., chlol., gels., ham., hep., hura, hydr-ac., *hyos.*, mag-s., merc., merl., mez., morph., nat-c., nux-v., ol-an., op., ox-ac., phel., phos., plat., sep., stram., *sulph.*, sumb., tarent., ther., verat.

mittags: Calc., spig.

ABSURD: Apis, chin., cina, coloc., ferr-m., *glon.*, mygal., pip-m., rumx., *sulph.*, thuj.

ALPTRAUM: *Acon.*, aloe, *alum.*, alumn., *am-c.*, am-m., ambr., ant-t., ars., ars-i., arum-t., *bapt.*, bell., *bor.*, *bry.*, bufo, cadm., *calc.*, *camph.*, *cann-i.*, canth., *cham.*, chel., cina, *cinnb.*, *con.*, *cycl.*, daph., dig., elaps, *ferr.*, ferr-i., ferr-p., gels., *guaj.*, hep., ign., ind., *iod.*, iris., kali-ar., kali-bi., kali-c., *kali-i.*, kali-n., *led.*, lyc., mag-m., meph., merc., mez., nat-ar., *nat-c.*, nat-m., nat-p., *nit-ac.*, *nux-v.*, op., **Paeon.**, phos., plb., ptel., puls., rhus-t., ruta, *sil.*, **Sulph.**, tab., tell., ter., thuj., valer., *zinc.*

Liegen auf dem Rücken, beim: Card-m., guaj., **Sulph.**

Menses, vor: Sul-ac.

nach: Thuj.

ANFALL gehabt hat, dass er einen: Iris., mag-c., sil.

ANGELN, vom: Arg-m., chin-b., mag-c., verat-v.

ANGENEHM: Acon., agn., alum., am-c., am-m., ambr., *ant-c.*, ant-t., *arn.*, ars., asaf., aur., bar-c., bar-m., bell., bism-o., bor., bov., bry., **Calc.**, cann-s., canth., *carb-an.*, carb-v., caust., cham., chel., chin., cic., clem., cocc., *coff.*, coloc., com., *con.*, *croc.*, cycl., dig., dros., euph., *graph.*, grat., hell., hyos., ign., *kali-c.*, kali-i., kali-n., kali-p., kreos., *lach.*, laur., led., lyc., *mag-c.*, mag-m., mag-s., manc., mang., meny., merc., mez., mur-ac., nat-ar., **Nat-c.**, *nat-m.*, *nat-p.*, nicc., nit-ac., nux-m., *nux-v.*, olnd., **Op.**, par., petr., *ph-ac.*, *phos.*, *plat.*, plb., **Puls.**, ran-b., rhod., spong., squil., stann., **Staph.**, stram., stront., *sulph.*, tarax., tarent., tep., thuj., valer., verat., **Viol-t.**, zinc., zing.

ÄNGSTLICH: Abrot., **Acon.**, aesc., aeth., agar., agn., all-c., all-s., **Alum.**, **Am-c.**, **Am-m.**, *ambr.*, aml-n., ammc., *anac.*, anag., anan., ang., ant-c., ant-t., apis, *arg-m.*, *arg-n.*, **Arn.**, **Ars.**, *ars-i.*, asar., asc-t., *aur.*, aur-m., *bapt.*, **Bar-c.**, *bar-m.*, bart., *bell.*, berb., bism-o., *bor.*, bov., *bry.*, calad., **Calc.**, calc-p., calc-s., *camph.*, cann-i., cann-s., *canth.*, caps., carb-ac., carb-an., **Carb-s.**, *carb-v.*, carl., *caust.*, *cham.*, chel., *chin.*, chin-a., cic., *cimic.*, cina, cinnb., *cist.*, clem., coca, **Cocc.**, coff., colch., coloc., com., *con.*, cor-r., *croc.*, crot-h., crot-t., cupr., cycl., dig., dios., *dros.*, elaps, ery-a., euph., euphr., eupi., *ferr.*, *ferr-ar.*, ferr-i., *ferr-p.*, *gamb.*, glon., **Graph.**, guaj., guare., *hell.*, *hep.*, hydr., *hyos.*, *hyper.*, *ign.*, *iod.*, ip., iris., jug-c., *kali-ar.*, **Kali-c.**, kali-chl., kali-i., kali-n., kali-p., kali-s., *kreos.*, *lach.*, lachn., lact., *laur.*, *led.*, lil-t., lob., **Lyc.**, lycps., **Mag-c.**, *mag-m.*, *mag-s.*, *mang.*,

ÄNGSTLICH ...

merc., merc-c., merc-i-r., mez., *mur-ac.*, murx., *nat-ar.*, **Nat-c.**, **Nat-m.**, nat-p., *nat-s.*, nicc., **Nit-ac.**, **Nux-v.**, *op.*, paeon., par., *petr.*, *ph-ac.*, **Phos.**, plan., *plat.*, plb., *psor.*, **Puls.**, *ran-b.*, *ran-s.*, raph., *rheum*, rhod., **Rhus-t.**, rumx., sabad., sabin., *sang.*, sars., sec., sel., *sep.*, **Sil.**, spig., **Spong.**, squil., stann., staph., *stram.*, stront., *sul-ac.*, **Sulph.**, tab., tarax., ter., teucr., **Thuj.**, til., ust., valer., *verat.*, verb., *zinc.*, zing.

Einschlafen, beim: Dig., fl-ac., mez., *nat-c.*, nat-m., nit-ac.

Liegen auf der linken Seite, beim: Lyc., phos., *puls.*, sep., *thuj.*

Menses, vor: Canth., *caust.*, con.

während: Alum., calc., caust., con., kali-c., mag-c., nat-c., nat-m., thuj.

Kränkung, nach einer: *Puls.*

ANSTRENGUNG:

geistige: *Acon.*, alum., ambr., *anac.*, *arn.*, *bry.*, camph., *chin.*, cic., clem., coloc., *graph.*, **Ign.**, *lach.*, laur., led., mosch., *nat-m.*, **Nux-v.**, *olnd.*, *ph-ac.*, *phos.*, *puls.*, *rhus-t.*, *sabad.*, sabin., sars., sec., spong., staph., *sulph.*, *thuj.*, *viol-t.*, zinc.

körperliche: *Ars.*, rhus-t.

AUFREGEND: Coloc., kali-cy., nat-m., nux-v.

AUFRUHR: Bry., con., guaj., indg., kali-c., lyc., nat-c., nat-m., phos., puls., stann.

AUTOPSIEN: Rumx.

BADET in kochendem Wasser, Kind: Mag-c.

BANKETT zu sein, bei einem: Mag-s., ph-ac.

BEEINFLUSST das Gemüt: Bry., chin., *ign.*, *lach.*, nat-m., *nux-v.*, olnd., ph-ac., phos., sabad., sabin., sulph., thuj., viol-t.

BEERDIGUNGEN, von: Alum., bart., brom., *chel.*, form., hura, mag-c., nicc., rat.

BEGRABEN wird, dass er lebendig: *Arn.*, chel., ign.

BEKANNTE, entfernte: Fl-ac., plb., sel.

BELEIDIGUNGEN, von: Asar., nat-s., tarent.

BELEUCHTUNG: Crot-c.

BESCHÄFTIGT zu sein, sehr: Ambr., anac., apis, bell., **Bry.**, camph., canth., carb-ac., *carl.*, coca, hydr., hyos., hyper., ign., kalm., lach., led., lyc., mosch., osm., phos., sabad., sabin., sang., sep.

BESCHÄMEND: Alum., con.

BESCHMIERT, dass er sich selbst: Aloe, cast-v., iod., zinc.

BESCHMIERT zu sein, mit Exkrementen: Zinc.

BETET, dass er: Ars-h.

BLIND, er sei: Phys.

BLITZEN, von: *Arn.*, euphr., phel., spig.

getroffen zu werden, vom Blitz: *Arn.*

BLUMEN, von: Mag-c., nat-s.

BOOT sinkt: Alum., lyc., sil.

BRUNNEN heruntergelassen wird, dass er in einen: *All-c.*, merc-c.

DIEBEN, von (s. RÄUBERN)

DIEBSTAHLS beschuldigt zu werden, eines: Lach.

begangen zu haben, einen Diebstahl: Alum., plb.

DRACHEN: Op.

DROHUNGEN, Androhungen: Ars., sep.

Vergewaltigung, von: Sep.

DUELLE: Asc-t.

DUNKELHEIT: Ars., aur.

DURCHNÄSST zu werden, vom Regen: Mag-c.

DURSTIG zu sein: Dros., mag-c., **Nat-m.**

EILE: Coca, merc-c.

EINGEENGT zu sein: Ruta

EKELHAFT: Aloe, alumn., am-c., anac., arg-m., cast-v., chel., *chin.*, con., inul., *kreos.*, mag-m., mur-ac., nat-m., *nux-m.*, nux-v., phos., *puls.*, sulph., zinc.

beschmiert zu sein, mit Exkrementen: Zinc.

schmutzige Wäsche: Kreos.

ENTTÄUSCHUNGEN: Cann-s., ign., rumx., ust.

ERBRECHEN von Würmern: *Chin.*

ERDBEBEN: Rat., sil.

EREIGNISSEN, von kurz zurückliegenden: *Acon.*, aeth., am-c., anac., *ant-t.*, arg-m., asaf., aster., bov., *bry.*, calad., *calc-p.*, carb-s., chel., chin., *cic.*, coca, cocc., *croc.*, crot-t., elaps, euph., ferr-i., fl-ac., graph., ind., jatr., kali-c., kali-chl., *lach.*, nat-c., nat-p., nit-ac., nux-v., osm., ph-ac., phos., plan., *rhus-t.*, sang., sars., sel., senec., sep., **Sil.**, sol-t-ae., spig., sulph., sumb., thuj.

vergangenen, von längst: Am-c., calad., ferr., ferr-i., senec., **Sil.**, spig.

EREIGNISSEN - vergangenen, von längst ... setzt den gleichen Traum fort, nach dem Erwachen schläft er wieder ein und: Calad., nat-c.

vergessenen, von längst: Calad., sel.

Vorabends, des: Ph-ac.

Vortages, des: *Acon.*, arg-m., **Bry.**, calc-f., chel., *cic.*, cur., ferr., fl-ac., graph., kali-c., kali-chl., lach., lyc., mag-c., merc., *nux-v.*, *puls.*, rhus-t., sars., sep., sil., stann.

zukünftige: Mang., *sulph.*

ERFINDERISCH, einfallsreich: Apis, lach., sabin.

ERFOLGLOSEN Bemühungen: Am-m., calc., calc-f., carl., croc., dig., ign., mag-c., mag-s., mosch., op., ph-ac., plat., tab.

anzukleiden; sich für einen Ball: Mag-c., mag-s.

erreichen; einen entfernten Ort zu: Croc., plat.

schreien, zu (s. ALPTRÄUME)

sprechen, zu: Mag-c.

zurechtzufinden, sich im eigenen Haus: Mag-c.

ERFRIEREN: Grat.

ERINNERN, kann sich an die Träume nicht mehr: Agar., agn., aloe, arg-m., *arn.*, *aur.*, bapt., *bell.*, bov., *bry.*, *bufo-s.*, cact., calc., calc-ar., canth., *carb-ac.*, carb-an., carb-v., *carl.*, *chel.*, *cic.*, cinnb., cob., coca, cocc., con., eupi., fl-ac., gran., *hell.*, hydr., hyper., iod., ip., kali-i., lach., laur., *lyc.*, mag-c., mag-m., mang., meny., merc., mez., mur-ac., myric., naja, nat-c., *nat-m.*, nat-s., nicc., ol-an., ox-ac., paeon., ph-ac., phel., phos., plan., plat., *sabad.*, samb., *sel.*, seneg., *spig.*, stann., staph., sul-ac., *sulph.*, *tarax.*, tarent., til., *verat.*

ERNIEDRIGUNG, von: Alum., am-c., arn., *asar.*, con., ign., led., mag-m., mosch., mur-ac., *sil.*, staph.

EROTISCH: Acon., aesc., *alum.*, am-c., **Am-m.**, ambr., ang., *ant-c.*, *arg-n.*, arn., ars., ars-i., astac., *aur.*, bar-c., *bar-m.*, bism-o., bor., cact., cahin., *calc.*, calc-ar., calc-p., *camph.*, *cann-i.*, cann-s., *canth.*, *carb-ac.*, carb-an., carb-s., carb-v., carl., cast., caust., chel., *cic.*, cinnb., clem., *cob.*, coc-c., coca, coloc., *con.*, cop., *cycl.*, *dig.*, *dios.*, ery-a., euph., form., *gels.*, *graph.*, ham., hura, hydr., hyos., hyper., *ign.*, ind., inul., iod., *iris.*, kali-ar., *kali-br.*, *kali-c.*, kali-chl., kali-n., kali-p., *kalm.*, kreos., **Lach.**, lac-ac., led., *lil-t.*, lith-c., *lyc.*, mag-m., mag-s.,

EROTISCH ...

meny., merc., merc-c., merc-i-f., mez., mur-ac., myric., nat-ar., **Nat-c.**, *nat-m.*, nat-p., nit-ac., nux-m., **Nux-v.**, olnd., **Op.**, ox-ac., paeon., par., *petr.*, **Ph-ac.**, *phos.*, phys., pic-ac., pip-m., plan., *plat.*, plb., *psor.*, *puls.*, ran-b., raph., rhod., rhus-v., *sabad.*, samb., *sars.*, sel., senec., *sep.*, *sil.*, sin-n., sol-t-ae., spig., squil., stann., **Staph.**, stram., sul-ac., sulph., sumb., *tarax.*, *thuj.*, trom., ust., valer., vinc., **Viol-t.**

morgens: Aloe, colch., grat., lil-t., plb., sabin., sil., sumb.

Menses, vor den: *Calc.*, *kali-c.*

ERSCHÖPFEND: Aeth., alum., ant-c., ant-t., arn., asc-t., atro., aur., bell., bry., carb-s., graph., hyper., iod., lach., lyc., mag-c., ph-ac., phos., *puls.*, ruta, spig., spong., verat.

ERSTICKEN, zu: Arn., iris., kali-bi.

ERSTOCHEN zu werden: Chin., guaj., nat-c., op.

Furcht, erstochen zu werden: Lach.

ERTRINKEN: Alum., bov., ign., kali-c., lyc., merc., merc-i-f., nicc., ran-b., rumx., samb., sil., verat., zinc.

Boot, auf einem sinkendem: Alum., lyc.

Mann, von einem ertrinkenden: Sol-t-ae.

Mutter ist ertrunken: Nicc.

ERWÜRGT zu werden: Phos., sil., zinc.

ESSEN, vom: *Iod.*

Menschenfleisch: Sol-t-ae.

EXPLOSION, von einer: Stann.

FALLEN, zu Stürzen: Acon., alum., *am-m.*, aur., **Bell.**, bism-o., *cact.*, cahin., calc., canth., caps., chel., chin., *dig.*, dulc., elaps, eupi., ferr., ferr-p., *guaj.*, hep., ign., kali-c., kali-i., kali-p., *kreos.*, mag-m., *merc.*, mez., nat-s., nicc., nux-m., nux-v., op., ph-ac., plb., *puls.*, rumx., sabad., sabin., sang., *sars.*, sep., sol-t-ae., *sulph.*, sumb., **Thuj.**, zinc.

Abgrund, in einen: *Cham.*, elaps, eupi.

Grab, in ein: Iris.

Höhe, aus großer: Acon., alum., am-m., anan., aur., chin., *dig.*, guaj., hep., kali-c., *kreos.*, merc., *mez.*, nat-s., nicc., nux-m., op., phos., sep., sol-t-ae., *sulph.*, sumb., **Thuj.**, zinc.

Überschwemmung, in eine: Am-m.

FANTASTISCH: Acon., am-c., ambr., ant-t., arg-n., ars., bar-c., **Calc.**, **Carb-an.**, *carb-s.*, *carb-v.*, *cham.*, *con.*, ferr-i., *graph.*, hell., kali-ar.,

FANTASTISCH ...

kali-c., kali-n., kalm., **Lach.**, lyc., merc., morph., *nat-c.*, **Nat-m.**, *nat-s.*, nit-ac., nux-v., **Op.**, plan., ptel., sil., spong., *sulph.*, zinc.

FEINDE: Arg-m., con., ptel.

FENSTERN, von:

zerbrochenen: Hep.

kommen; versucht, aus dem Fenster zu: Calc-f.

springen, aus dem Fenster zu: Mag-m.

FEUER: Alum., **Anac.**, ant-t., *ars.*, bar-c., *bell.*, calc., *calc-p.*, *carb-ac.*, carb-v., chin., clem., *croc.*, *cur.*, daph., euphr., fl-ac., graph., **Hep.**, iris., kali-ar., kali-c., kali-n., *kreos.*, **Laur.**, **Mag-c.**, **Mag-m.**, *mag-s.*, *meph.*, merc., merc-c., naja, nat-c., *nat-m.*, nat-p., nat-s., osm., *phos.*, plat., rhod., *rhus-t.*, sil., spig., spong., stann., stront., sul-ac., *sulph.*, zinc., zing.

Himmel, fällt vom: *Sulph.*

Welt steht in Flammen: *Rhus-t.*

FIXIERT, Träume sind auf denselben Inhalt: Acon., ign., puls., stann.

FLIEGEN, vom: *Apis*, atro., indg., lyc., nat-s., xan.

FLIEHEN: Zinc.

FORTSETZUNG früherer Gedanken: Ant-t., asaf., ign., puls., rhus-t.

Einschlafen fortgesetzt, der vorherige Traum wird beim: Ars., calad., nat-c.

Erwachen, nach dem: All-s., arg-m., calc., *chin.*, ign., *lyc.*, nat-c., *nat-m.*, psor., zinc.

FREUNDEN, von alten: Ferr., rumx.

GEFAHR: Aloe, am-c., anac., *ars.*, bell., calc-f., calc-p., *cann-i.*, carb-s., chin., con., graph., *hep.*, iod., kali-bi., kali-c., kali-i., kali-n., *lach.*, lyc., mag-c., mag-s., mang., nat-c., nux-v., phos., psor., puls., ran-b., rumx., sulph., tarent., thuj.

entkommen, einer Gefahr zu: Hep.

Liegen auf der linken Seite, beim: Thuj.

GEFANGEN GENOMMEN zu werden: Nat-m.

GEHEN, vom: Med., rhus-t.

GEHENKT zu werden: Am-m.

Gehenkten, von: Merc-sul.

GELD: Alum., *cycl.*, mag-c., mag-m., phos., puls.

Falschgeld: Zinc-ox.

Goldmünzen: *Cycl.*, puls.

GELD ...

Streit um Geld: Chin.

GESCHÄFT: Anac., apis, asaf., bell., *bry.*, bufo, calc., camph., canth., carb-v., carl., *chel.*, cic., croc., *cur.*, elaps, gels., hep., hura, kali-c., *lach.*, *lyc.*, merc., **Nux-v.**, phos., psor., *puls.*, pyrog., **Rhus-t.**, sang., sars., *sil.*, staph., tarent.

Einschlafen, beim: Rhus-t.

erfolglos, ist (vgl. ERFOLGLOSE Anstrengung): Mag-m., *phos.*, sabad.

Tage, vom: Acon., arg-m., *bry.*, calc-f., chel., cic., cur., fl-ac., graph., kali-c., kali-chl., lach., lyc., mag-c., merc., nux-v., *puls.*, rhus-t., sars., sep., sil., stann.

vernachlässigte: Hyper., myris., sil., stann.

GESICHT ist mit Pusteln bedeckt: Anac.

GESPENSTERN, Geistern: Aesc., alum., am-c., *arg-n.*, asc-t., atro., bell., bov., *camph.*, carb-s., *carb-v.*, cham., *crot-c.*, eupi., *graph.*, ign., *kali-c.*, kali-s., mag-c., manc., *med.*, nat-c., nat-m., op., paeon., puls., sars., sep., *sil.*, spig., *sulph.*

kämpft mit Gespenstern: Sars., sep.

schwarzen: Ars.

verfolgt zu werden, von Gespenstern: Sil.

weißen: Sars.

GESTOCHEN zu werden, von einem Insekt: Phos.

GEWALTTÄTIGKEIT, von: Led.

GEWISSENSBISSEN, von: Sanic.

GEWITTER: *Arn.*, *ars.*, euphr., nat-c.

GIFT genommen zu haben: *Kreos.*

GRÄBERN: Anac., *arn.*, hura, iris., mag-c., ptel.

GRABSTÄTTEN: Anac.

leben, in Grabstätten zu: Nicc.

Kerzen auf Grabstätten zu stellen: Hura

GRAUSAMKEIT, von: Nat-m., nux-v., sel., sil., stann.

GROSS zu sein; sehr: Ferr-i.

GROTESK: Lil-t.

HAARE machen, muss sich in Gesellschaft die: Mag-c.

fallen aus: Mag-c.

HAUSHALTSANGELEGENHEITEN: Bell., *bry.*

HELLSICHTIG: Acon., ph-ac., phos., *sulph.*

HERVORRAGENDE geistige Arbeit zu leisten: Acon., anac., arn., *bry.*, camph., carb-an., graph., *ign.*, lach., *nux-v.*, puls., rhus-t., sabad., *sabin.*, *thuj.*

HISTORISCH: Am-c., ant-t., caust., *cham.*, croc., hell., *mag-c.*, merc., phos., sel., *sil.*, stram.

HOCHGELEGENE Orte: All-c., anac., brom., chin., laur., lyss.

HOCHZEIT: Alum., chel., mag-c., mag-s., nat-c., nat-s.

HUNDEN, von: Abrot., *arn.*, calc., graph., lyc., lyss., merc., nux-v., paull., puls., rumx., *sil.*, *sulph.*, verat., zinc.

erschreckt durch einen schwarzen Hund: Puls.

gebissen von einem, wird: Calc., lyss., merc., *sulph.*, verat.

großer Hund folgt ihm; ein: Sil.

schwarzen: *Arn.*

tollwütigen Hunden: Abrot., rumx.

tötet einen tollwütigen Hund: Rumx.

HUNGER, von: *Arg-n.*, bry., calc., ign.

INDIANERN zu sein, unter: Jug-c.

INSEKTEN (s. UNGEZIEFER)

INTRIGANTEN Charakter hat, dass er einen: Lach.

JAGD, von der: Hura, hyper., merc-i-r., verat.

KÄMPFEN, von: Aesc., *all-c.*, bapt., bell., brom., bry., calad., coca, con., crot-c., elaps, *ferr.*, ferr-i., guaj., guare., hyper., indg., iris., jab., jac-c., kali-bi., lyc., mag-c., mosch., nat-ar., *nat-m.*, nat-s., phos., pip-m., plat., ptel., *ran-s.*, rat., senec., sil., sol-t-ae., stann., *staph.*, verb.

kämpft und siegt: Bapt.

KATZEN, von: Arn., ars., calc-p., *daph.*, graph., hyos., lac-c., mez., nux-v., *puls.*

schwarze: Daph.

KELLER eingeschlossen und die Wände stürzen ein, ist im: Bov.

KINDERN, von: Am-m., hura, kali-n., mag-c., merl.

geschlagen, werden: Kali-n.

KIRCHEN: Asc-t., coc-c., lyss., zing.

KOMISCH: *Glon.*, *sulph.*

KÖRPER:

Ausschlag bedeckt, mit einem: Am-m.

einbalsamiert: Carb-ac.

KÖRPER ...

entstellt: Sep.

geschwollen: Squil.

Glieder gebrochen: Cimic.

Knie geschwollen: Cocc.

Vorhaut fällt ab: Linu-c.

KRANKHEIT, von: Am-m., anac., anan., apis, asar., bar-c., bor., *calc.*, caust., con., dros., eupi., fago., graph., hep., kali-c., kali-n., kali-s., *kreos.*, lac-c., *lyc.*, mag-c., meph., nat-s., **Nux-v.**, phos., prun-s., rat., sil., sulph., sumb., syph., upa.

Blutspucken: Hep., meph.

Blutung: Phos.

Ekel erregende Krankheit: Anac.

Epilepsie: Iris-foe., mag-s., sil.

Fieber: Sulph.

Furunkel: Prun-s.

Halsentzündung: Bar-c.

Menschen, von kranken: Calc., ign., mosch., rat., rheum, staph.

Ohnmacht: Graph.

Schlaganfall, die Tochter hat einen: Nat-s.

Tollwut: Anan.

LACHEN, von: Caust., coca, croc., kreos.

LÄCHERLICH: Bell., glon., jug-c., lach., merc-c., mez., mygal., phos., sol-t-ae., *sulph.*

LANDWIRTSCHAFT: Mag-s., merc-i-r.

LANGE andauernd: *Acon.*, bry., calc., chin., *coff.*, *ign.*, nat-c., puls.

LÄUSEN, von (s. UNGEZIEFER)

LEBHAFT: *Acon.*, agar., am-c., ambr., **Anac.**, ang., arg-m., *arn.*, ars., ars-i., asaf., aster., **Aur.**, bar-c., bar-m., *bell.*, bism-o., brom., *bry.*, calad., *calc.*, calc-f., *calc-p.*, cann-i., cann-s., canth., *carb-an.*, *carb-s.*, **Carb-v.**, carl., *cham.*, *chel.*, chin., chin-a., *cic.*, cinnb., clem., cob., coc-c., coca, *cocc.*, *coff.*, colch., coloc., *con.*, croc., *cycl.*, dig., dros., euph., *ferr.*, *ferr-i.*, ferr-p., fl-ac., form., **Graph.**, guaj., hyper., ign., ind., *iod.*, ip., jug-c., kali-ar., kali-bi., kali-c., kali-cy., kali-n., kali-p., kali-s., lach., lact., laur., led., **Lyc.**, *mag-c.*, mag-m., *mang.*, meny., meph., *merc.*, merc-c., merc-sul., mez., mosch., mur-ac., naja, nat-ar., *nat-c.*, **Nat-m.**, nat-p., nit-ac., nux-m., *nux-v.*, ol-j., op., ox-ac., paeon., *petr.*, *ph-ac.*, **Phos.**, phys., plan., plat., psor., ptel., *puls.*, ran-b., ran-s., raph., *rheum*, **Rhus-t.**, rhus-v., rumx., *ruta*, *sabad.*, samb., senec., *sep.*, **Sil.**, spig., *stann.*, stram., **Sulph.**, sumb., tab.,

LEBHAFT ...

tarax., *teucr.*, thuj., til., valer., verat-v., viol-t., zinc., zing.

LEICHEN: Alumn., am-c., **Anac.**, aur., *calc.*, *calc-sil.*, cann-s., carb-ac., *chel.*, *crot-c.*, dirc., elaps, hura, iris., jac-c., mag-m., mag-s., merc., nat-c., nat-p., nit-ac., ran-s., rumx., sol-t-ae., tarent., *thuj.*, verb., zinc.

Leichengeruch: Calc.

Sezieren von Leichen: Iris., sang.

LIEGT im Bett mit einer anderen Person: Petr.

LÖWE, ist ein: Phys.

MÄDCHEN, ist ein: Apis

MAGERT ab: Kreos.

MÄNNERN, von: Nicc., puls.

folgen ihr, um sie zu vergewaltigen: Kreos.

nackten: Eupi., *puls.*

MAULTIER, treibt ein: Chin-b.

MÄUSEN, von: Colch., mag-s., sep.

gelben: Mag-s.

MEER, vom: All-c., chin.

MENSCHEN, von: Bell., calc-ar., merc.

MENSES, vor den: Alum., calc., canth., caust., con., kali-c., sul-ac.

während: Alum., calc., cast., caust., con., kali-c., mag-c., nat-c., *nat-m.*, thuj.

MESSERN, von: Guaj., lach., nat-c.

ersticht seinen Gegner: Nat-c.

MORD: Am-m., *arn.*, bell., calad., calc., carb-an., cast., chel., guaj., hura, ign., kali-i., kalm., *kreos.*, lach., lact., led., lyc., mag-m., merc., merc-c., naja, nat-ar., nat-c., *nat-m.*, nicc., ol-an., *petr.*, puls., rhus-t., rumx., sanic., *sil.*, spong., *staph.*, sulph., thuj., zinc.

Männern, von ermordeten: Rumx.

ermordet zu werden: Am-m., chel., guaj., ign., kali-i., *lach.*, lact., lyc., merc., sil., zinc.

MUSIK, von: Sarr.

NACKTHEIT, von: Rumx.

NADELN, von: Merc.

OBST, von: Cast-eq.

OHREN werden abgeschnitten, seine: Nat-c.

ORT, wechselt häufig den: All-s., led., lyc.

PFERDEN, von: Alum., am-m., asc-t., atro., crot-c., indg., mag-s., merl., phos., tarent., ther., zinc.

PFERDEN, von ...

Arm gebissen, wird von einem Pferd in den: Am-m.

hässliche: Merl., phos.

Reiten: Nat-c., ther.

rennende, laufende: Atro., indg.

schlagen aus, treten: *Mag-s.*

stiehlt ein Pferd: Rumx.

verfolgen ihn: Alum.

verwandeln sich in Hunde: Zinc.

POETISCH: Bufo-s., lach., til.

PREDIGEN, vom: Anac., ant-t.

PROPHETISCH (vgl. HELLSICHTIG): Asaf., bor., *cann-i.*, mang., sulph.

RATTEN, von: Sep.

RÄUBERN, von: **Alum.**, *arn.*, *aur.*, bell., calc-p., carb-v., cast., ferr-i., jac-c., *kali-c.*, **Mag-c.**, mag-m., mag-s., *merc.*, nat-c., **Nat-m.**, petr., phel., phos., psor., ptel., *sanic.*, *sil.*, sin-n., verat., *zinc.*

entdecken, Räuber zu: Merc-i-r.

kämpfen, mit Räubern zu: Ferr-i., mag-c., nat-c., sil.

Menses, während: *Nat-m.*

schläft nicht wieder ein, bevor nicht das Haus durchsucht ist: **Nat-m.**, sanic.

verfolgen sie: Mag-m.

RAUCHEN, vom: Tell.

REISEN, vom: Am-c., am-m., anan., *apis*, brom., bufo, calc-f., *calc-p.*, *carb-ac.*, chel., chin., *crot-h.*, elaps, hura, hydr., hyper., ind., indg., **Kali-n.**, lac-c., lac-d., *lach.*, *mag-c.*, mag-m., mag-s., merc., merc-i-r., mez., *nat-c.*, nat-m., *op.*, psor., *rhus-t.*, sang., sel., *sil.*, ther.

Pferd, auf einem: Nat-c., ther.

Zug, mit dem: Apis

RIECHT Schwefel, Zunder: Anac.

RIESEN, von: Bell., lyc.

verfolgt von Riesen, wird: Bell.

ROMANTISCH: Am-c.

RUDERN, vom: Rhus-t.

RUFT, dass er laut: Kali-c., thuj.

Hilfe, um: Kali-c.

jemand ruft: Ant-c., merc., sep.

SÄRGEN, von: Brom., merc-i-f.

SCHIESSEN, vom: *Am-m.*, hep., *merc.*

erschossen, wird: Bell., lob., mag-s.

hört Schüsse: Hep.

SCHIFF (s. SEGELN)

SCHLACHTEN, von: *All-c.*, bell., bry., ferr., guaj., plat., ran-s., sil., stann., thuj., verb.

SCHLAMM, watet im: Iod.

SCHLANGEN, von: Alum., *arg-n.*, bov., grat., iris., kali-c., *lac-c.*, ptel., *ran-s.*, rat., sep., sil., sol-n., sphing., tab.

gebissen von Schlangen, ist: Bov.

SCHNEE, von: Art-v., bapt., *kreos.*

Arbeiten im Schnee: Bapt.

SCHNEIDEN, vom: Calc-f., chin., hura, mag-m., nat-c., nicc., op.

geschnitten, wird mit einem Messer: Guaj.

Frau wird zum Pökeln zerschnitten: Calc-f.

Mensch wird zerschnitten: Merc.

SCHRECKLICH: Abrot., acon., aeth., agar., agn., all-c., all-s., alumn., am-c., **Am-m.**, *ammc.*, ang., *ant-c.*, apis, *aran.*, *arg-m.*, *arg-n.*, *arn.*, **Ars.**, atro., **Aur.**, aur-m., bad., *bapt.*, bar-c., bar-m., *bell.*, *bism-o.*, **Bor.**, bov., *bry.*, bufo, cact., **Calc.**, **Calc-ar.**, *calc-f.*, *calc-p.*, *calc-s.*, *camph.*, cann-i., *cann-s.*, carb-an., carb-s., **Carb-v.**, carl., casc., cast., caust., *cham.*, *chel.*, *chin.*, chin-a., chin-s., *chlol.*, cimic., **Cina**, clem., **Cocc.**, cod., coff., *colch.*, coloc., **Con.**, cop., corn., *croc.*, **Crot-c.**, *cycl.*, dig., dios., dor., dros., dulc., elaps, *eup-pur.*, euphr., fl-ac., **Graph.**, grat., guaj., hep., hydr., *hyos.*, hyper., iber., ign., indg., ip., iris., jac-c., jug-c., jug-r., **Kali-ar.**, kali-bi., **Kali-br.**, **Kali-c.**, *kali-i.*, kali-n., kali-p., *kali-s.*, kalm., kreos., lach., *laur.*, lil-t., **Lyc.**, lyss., *mag-c.*, *mag-m.*, manc., mang., *med.*, *merc.*, merc-c., merc-i-f., merc-i-r., merc-sul., mez., mosch., mur-ac., myric., naja, *nat-ar.*, *nat-c.*, **Nat-m.**, nat-p., *nat-s.*, **Nicc.**, *nit-ac.*, nux-m., *nux-v.*, op., ox-ac., paeon., petr., ph-ac., phel., *phos.*, phys., plan., plat., psor., ptel., **Puls.**, *ran-s.*, rat., rhus-t., sabad., sang., sarr., sars., sec., sep., **Sil.**, sin-n., spig., stann., staph., stram., stront., *sulph.*, tab., thea, thuj., til., ust., verat., verat-v., verb., *zinc.*, zing.

abwechselnd mit Kopfschmerz: Chin.

Einschlafen, beim: Chin.

SCHREIBEN, vom: Senec.

schmutzigen Tisch, so dass das Papier beschmiert wird; auf einem: Prun-s.

SCHWANGER zu sein: Pic-ac.

SCHWARZEN Gestalten: Arn., ars., puls.

Tieren: *Puls.*

SCHWEBEN, zu: Hell.

SCHWELGEREI, Festmahl: Anan., ant-c., asaf., hura, mag-s., nit-ac., ph-ac., tril., zinc.

SCHWIERIGKEITEN, von: **Am-m.**, anac., ant-t., **Ars.**, cann-s., caps., croc., *graph.*, *mag-c.*, mag-m., mur-ac., *phos.*, plat., rhus-t.

SCHWIMMEN, vom: *Bell.*, hura, iod., lyc., merc-i-r., ran-b., rhus-t., sol-t-ae.

SCHWINDEL, von: Sil.

SEGELN, vom: Chin., hura, nat-s., sang., senec., verat-v.

SELBSTMORD, von: Naja

SKELETTEN, von: Op.

SOLDATEN, von: Chel.

verfolgt ihn, ein Soldat: Mag-s.

erschossen wird, sieht wie ein Soldat: Am-m.

SPINNEN, vom: Lachn., sars.

SPINNEN (Tiere), von: Cinnb., crot-c.

Ochse, so groß wie ein: Cinnb.

SPRINGEN, vom: Verat.

STEIGEN, auf eine Stufe zu: Brom., hyper., mur-ac., rhus-t.

STEIN liegt auf ihm, ein: Kali-c.

STERNSCHNUPPEN, von: Alum.

STIEHLT Obst: Plb.

Pferd, ein (s. Pferd)

STIEREN, wird verfolgt von: Ind., tarent.

STREITIGKEITEN, von: Alum., am-c., anan., ant-c., apis, *arn.*, aur., *bapt.*, bar-c., *bell.*, brom., *bry.*, calc., canth., carl., cast., *caust.*, cham., con., *crot-h.*, guaj., guare., hep., *kali-n.*, *mag-c.*, mag-s., mosch., nat-c., nat-m., nat-s., nicc., **Nux-v.**, op., paeon., ph-ac., *phos.*, plat., *puls.*, sabin., sel., sep., sil., spig., *stann.*, staph., tarax., verat., zinc.

STROM (Gewässer), von einem: Com.

STUHLGANG, von: Aloe, cast-v., psor., sars., zinc.

STÜRMEN, von: All-s., *ars.*, jac-c., mag-c., *sil.*

Schneestürme: *Kreos.*

See, auf: All-c., sil.

TANZEN, vom: Gamb., mag-c., mag-m., mag-s., zing.

TEUFEL, vom: Apis, arg-m., kali-c., lac-c., nat-c., nicc., sin-n.

TIEREN, von: Aloe, am-c., *am-m.*, **Arn.**, bell., bov., cham., daph., gran., hura, hydr., hyos., lyc., *merc.*, *nux-v.*, *phos.*, phys., *puls.*, ran-s., sil., sul-ac., sulph., tarent.

beißen, die: Daph., merc., *phos.*, puls.

schwarze: *Puls.*

wilde: Nux-v., sulph.

TOD, vom: Alum., alumn., am-c., arn., ars., aur., brom., *calc.*, calc-f., camph., cast., chel., chin., chin-a., cocc., coff., con., ferr-i., fl-ac., grat., hura, kali-ar., kali-c., kali-chl., kali-n., kali-s., **Lach.**, lyc., mag-m., mag-s., merc-c., nat-m., nit-ac., paeon., plan., raph., rat., rhus-v., sil., *sulph.*, tarent.

eigenen, und ordnet die sofortige Entfernung der Leiche aus dem Hause an; von seinem: Fl-ac.

Freundes, eines: Coff., con., fl-ac., kali-n., nicc.

steht nahe bevor: Kali-c., kali-chl., sil., *sulph.*, tab.

sterben, er muss: Nit-ac., sil.

er stirbt: Am-c., arn., brom., camph., chel., dulc., fl-ac., sulph., *thuj.*

Verwandten, von: Alumn., *calc-f.*, cast., chin., fl-ac., grat., mag-s., mur-ac., nicc., paeon., plan., plat.

TRAURIG: *Ars.*, asc-t., aur., cann-i., caps., carb-an., carb-s., caust., graph., guare., ign., laur., lepi., lyc., mag-c., manc., mur-ac., *nat-m.*, nit-ac., *nux-v.*, op., paeon., phos., plan., *puls.*, *rheum*, spong., stront., tarent., ust., zinc.

TRINKEN, vom: Dros., med.

TRINKGELAGE, von einem: Graph., kali-c., lyc., nat-c., nat-m., nit-ac., nux-v., petr., sil., sulph., zinc.

ÜBELKEIT, von: *Arg-m.*

ÜBERSCHWEMMUNG, von einer: Mag-c., merc., nat-c., rumx., *sil.*

UMHERZUSTREIFEN über die Felder: **Rhus-t.**

UNANGENEHM: Agar., alum., ang., ant-t., apis, arg-m., bry., calc., *cann-s.*, carb-s., cham., cic., *cimic.*, coca, coff., dig., fago., ferr., ferr-i., fl-ac., *gels.*, glon., ham., iod., kali-bi., kalm., lach., laur., lil-t., merc., merc-c., nat-m., nux-m., ox-ac., plan., ptel., rumx., sang., sep., staph., stry., **Sulph.**, tarent., ust.

UNFÄLLEN, von (vgl. UNGLÜCK; UNHEIL): Am-m., ant-c., arn., **Ars.**, bell., cham., chin., cinnb., con., **Graph.**, ind., iod., iodof., jab., kali-c., kreos., lyc., nat-s., *nux-v.*, puls., rumx., sars., sul-ac., sulph., thuj.

UNGEHEUERN, von: Aloe, hydr.

UNGEZIEFER, von: Am-c., chel., colch., gamb., lac-c., mag-s., mur-ac., *nux-v.*, phos., sep.

Insekten: Arg-n., sphing.

Läusen: Am-c., chel., *gamb.*, mur-ac., *nux-v.*, phos.

UNGLÜCK, von: Alum., *am-m.*, anac., ant-c., *arn.*, *ars.*, bar-c., bar-m., *bell.*, cann-s., carb-an., *cham.*, *chin.*, chin-a., clem., cocc., croc., **Graph.**, guaj., ign., *kali-ar.*, *kali-c.*, kali-n., kali-p., kali-s., laur., led., **Lyc.**, *mag-c.*, mang., *merc.*, mur-ac., **Nux-v.**, op., ph-ac., *phos.*, **Puls.**, ran-b., rhus-t., sars., sel., spong., stann., staph., *sul-ac.*, *sulph.*, tarent., **Thuj.**, verat., verb., zinc.

UNHEIL, von: Sars.

UNRAT fällt auf sie herab, während sie in einem fremdartigen Hause liegt: Mag-m.

UNZUSAMMENHÄNGEND, ohne Zusammenhang: Agar., *arn.*, chel., chin., cina, cinnb., coca, crot-t., equis., grat., lyc., myris., phos., plan., plat., *puls.*, sil., sol-t-ae., sulph.

URINIEREN, vom: Ambr., *kreos.*, lac-c., lyc., merc-i-f., *seneg.*, *sep.*, sulph.

VERBRECHEN: Hura, nat-ac., nat-m., nat-s., nit-ac., rumx.

angeklagt zu werden, fälschlich eines Verbrechens: Clem.

begangen zu haben, ein Verbrechen: Cocc., nat-s., petr.

VERDRIESSLICH, ärgerlich: Agar., *alum.*, am-c., am-m., *ambr.*, anac., ant-c., apis, *ars.*, **Asar.**, bor., bov., *bry.*, calc., *cann-i.*, *caust.*, cham., chin., chin-a., cina, *con.*, dig., dros., *gamb.*, *gels.*, **Graph.**, hep., *ign.*, junc., kali-chl., kali-n., lyc., mag-c., mag-m., mag-s., mang., *mosch.*, mur-ac., nat-ar., nat-c., *nat-m.*, nat-p., nat-s., *nit-ac.*, *nux-v.*, op., ph-ac., phos., plan., plat., ptel., rat., *rhus-t.*, sars., sep., sil., sol-t-ae., spong., *staph.*, **Sulph.**, zinc.

VERFOLGT zu werden: Arg-m., atro., bell., kreos., nux-m., nux-v., ph-ac., sep., *sil.*, *sulph.*, verat., *zinc.*

Feinden, von: Con.

Gespenstern, von: Sil.

Katzen und Hunden, von: *Nux-v.*, sil., verat.

laufen, muss rückwärts: Sep.

VERFOLGT zu werden ...

Mann, um sie zu vergewaltigen; von einem: Kreos.

Ochsen, von einem: Eupi.

Riesen, von: Bell.

Soldaten, von: Mag-s.

Stieren, von wütenden: Ind.

Tieren, von wilden: Sil., *sulph.*

VERGEWALTIGUNG, von:

Androhung einer Vergewaltigung, von einer: Sep.

sieht eine Vergewaltigung: *Cench.*

verfolgt, um vergewaltigt zu werden; wird: Kreos.

verübt hat, dass er eine: Petr.

VERGIFTET zu werden: *Kreos.*, nat-m., oci.

VERHAFTUNG, von seiner: Clem., mag-c.

VERLEGENHEIT: Alum., *am-m.*, *ars.*, graph., mag-c., phos.

VERLEUMDUNG: Mosch.

VERIRRT zu haben, sich im Wald: Am-m., ind., mag-c., mag-m., mag-s., sep.

VERLETZUNGEN, von: Am-m., ant-c., chin., nat-s., phos., sumb.

selbst zugefügten: Nicc.

VERRÜCKT: Aloe, apis

VERSTORBENEN, von: *Anac.*, *arg-n.*, *arn.*, **Ars.**, ars-i., aur., bar-c., bry., calad., *calc.*, calc-ar., calc-f., *calc-sil.*, cann-i., carb-s., caust., cench., chin-a., con., *crot-h.*, elaps, ferr., *graph.*, iod., iris., kali-ar., *kali-c.*, laur., lyc., **Mag-c.**, mag-m., mag-s., *med.*, ol-an., ph-ac., *phos.*, plat., sil., sin-n., sul-ac., *sulph.*, **Thuj.**

Freunden, von längst verstorbenen: Arg-n., ferr., nat-c.

Verwandten: Ferr., fl-ac., mag-c., mag-s., rheum, sars.

Schlafen auf dem Rücken, beim: Arn.

linken Seite, auf der: *Thuj.*

VERSTÜMMELUNG, von: Ant-c., con., hura, mag-c., merc., *nux-v.*

VERWORREN (vgl. UNZUSAMMENHÄNGEND): *Acon.*, agar., aloe, *alum.*, am-c., ammc., anag., ant-t., apis, arg-n., bar-c., bism-o., brach., *bry.*, calad., *calc.*, calc-f., camph., *cann-s.*, canth., carb-an., carl., caust., cedr., *chel.*, *chin.*, chin-s., *cic.*, clem., *coff.*, coloc., con., *croc.*, cycl., dig., *dulc.*, equis., erig., ery-a., euph.,

VERWORREN ...
euphr., eupi., *ferr.*, ferr-i., ferr-p., *glon.*, *hell.*, hydr., hyper., *ign.*, iod., *kali-br.*, laur., led., *lyc.*, mag-c., mag-s., mang., mez., nat-ar., *nat-c.*, *nat-m.*, nat-p., nicc., nit-ac., *nux-v.*, petr., phos., plat., **Puls.**, rumx., ruta, *sabad.*, sabin., sel., senec., *sep.*, sil., spig., *stann.*, stram., sul-i., *sulph.*, thuj., til., valer., verat.

Mitternacht, nach: Chin.

VERWUNDET zu werden: Ant-c.

VIELE Träume: Acon., agar., *alum.*, am-c., am-m., ang., *apis*, arn., asaf., bar-c., bell., bov., *bry.*, calc., caps., *carb-v.*, *chin.*, cic., clem., coloc., ferr., graph., ign., *kali-c.*, *lach.*, lyc., *mag-c.*, mag-m., mag-s., *mang.*, merc., nat-c., nat-m., nit-ac., *nux-v.*, *par.*, petr., ph-ac., *phos.*, plb., *puls.*, *rhus-t.*, sabad., sep., *sil.*, *stann.*, staph., stram., stront., *sulph.*, tarax., *ter.*, ther., thuj.

VISIONÄR: Aloe, am-c., arn., bell., *calc.*, camph., carb-an., cham., chin., coloc., graph., *kali-c.*, *kali-n.*, *lach.*, lachn., *lyc.*, mur-ac., nat-c., *nat-m.*, nicc., *nux-v.*, *op.*, *petr.*, plan., sep., *sil.*, *spong.*, sulph.

WACHSEIN, beim: *Acon.*, arn., bry., cham., chin., graph., hep., *ign.*, merc., *nux-v.*, *op.*, petr., *phos.*, rheum, sep., *sil.*, stram., *sulph.*

WAHR; erscheinen beim Erwachen: Am-m., *arg-m.*, nat-c., nat-m., verat.

WALD, von einem: Canth., mag-m., sep.

WARZEN, von: Mez.

WASSER, von: *All-c.*, *all-s.*, alum., **Am-m.**, arg-n., *ars.*, *bell.*, bov., carb-v., chin., com., *dig.*, eupi., *ferr.*, *graph.*, hura, ign., iod., *kali-c.*, kali-n., kalm., *lyc.*, mag-c., mag-m., mag-s., *meph.*, *merc.*, merc-i-r., murx., nat-c., nat-m., nat-s., nicc., ox-ac., ran-b., rhus-t., sang., *sil.*, sol-t-ae., sulph., tarent., valer., verat., *verat-v.*, zinc.

fällt ins Wasser: *Am-m.*, *dig.*, eupi., *ferr.*, ign., iod., mag-m., mag-s., merc., nicc.

Kind fällt ins Wasser, ihr: Eupi.

Mutter fällt ins Wasser, ihre: Nicc.

Tochter fällt ins Wasser, ihre: Iod.

fauligem: Arg-n.

Fische schwimmen im Wasser: Chin.

Gefahr durch Wasser: Ars., *graph.*, kali-n., *mag-c.*, merc., nat-c., sulph.

gegossen, wird auf ihn: Ox-ac.

gelbem: Hura

Männer springen ins Wasser: Mag-s.

WASSER ...

Leute baden im Wasser: Chin-b.

schwarzem: *Ars.*

Tochter ist im Wasser und ruft um Hilfe: Nat-s.

Waten im Wasser, vom: Merc-i-r.

Schlangen sind, in dem: Alum.

WEINEN, vom: Ang., elaps, *glon.*, kali-c., *kreos.*, mag-c., *sil.*, spong.

WIEDERHOLENDE, sich: *Arn.*, ign., nat-m.

WILD: Aloe, apis, cann-i., dor., glon., kalm., op., tab.

WÜRMERN, von kriechenden: Am-c., mur-ac., nux-v., phos.

ZÄHNE, brechen ab: Kali-n., ther., thuj.

fallen aus: Cocc., nicc., nux-v., tab.

gezogen, werden: Nat-m.

ZERQUETSCHT, zermalmt; er wird: *Sulph.*

ZORN (vgl. STREITIGKEITEN): All-c., alum., am-c., ant-c., apis, *arn.*, asar., aster., aur., brom., *bry.*, calc., canth., carl., cast., caust., cham., crot-h., kali-n., lach., *mag-c.*, mag-s., merc-i-r., myris., nat-ar., nat-m., nicc., **Nux-v.**, paeon., ph-ac., *phos.*, puls., rat., rumx., sabin., sel., sep., sil., stann., *staph.*, tarax., verat., zinc.

FROST, Kälte, Frieren im Allgemeinen: Acon., *aesc.*, aeth., *agar.*, agn., ail., alst., *alum.*, am-c., am-m., *ambr.*, *anac.*, *ant-c.*, **Ant-t.**, *anth.*, **Apis**, **Aran.**, arg-m., **Arn.**, **Ars.**, ars-i., arum-t., asaf., asar., aur., aur-m., bapt., bar-c., *bell.*, berb., bol., bor., bov., brom., *bry.*, bufo, cact., cadm., calad., *calc.*, *calc-ar.*, *calc-p.*, *camph.*, cann-i., **Canth.**, *caps.*, *carb-an.*, **Carb-s.**, **Carb-v.**, cast., caust., **Cedr.**, *cham.*, **Chel.**, **Chin.**, **Chin-s.**, *cic.*, cimic., *cimx.*, cina, coca, cocc., coff., *colch.*, coloc., con., cop., corn., croc., crot-h., crot-t., cupr., cupr-ar., *cycl.*, daph., *dig.*, dios., dros., dulc., *elaps*, elat., euon., **Eup-per.**, *eup-pur.*, eupi., *ferr.*, gamb., **Gels.**, *graph.*, grat., guaj., hell., **Helod.**, *hep.*, *hyos.*, **Ign.**, *iod.*, **Ip.**, kali-bi., *kali-c.*, *kali-i.*, kreos., lac-c., *lach.*, *lachn.*, laur., **Led.**, lil-t., lith-c., lob., **Lyc.**, lyss., mag-c., mag-m., mag-s., mang., **Meny.**, merc., merc-c., **Mez.**, mosch., *mur-ac.*, naja, *nat-ar.*, nat-c., **Nat-m.**, nat-p., nicc., **Nit-ac.**, **Nux-m.**, **Nux-v.**, *op.*, par., *petr.*, *ph-ac.*, phel., *phos.*, phyt., plan., plat., plb., *podo.*, *psor.*, **Puls.**, ran-b., **Rhus-t.**, *rob.*, *ruta*, **Sabad.**, sabin., *samb.*, sang., sarr., sars., **Sec.**, sel., senec., seneg., **Sep.**, *sil.*, spig., spong., stann., **Staph.**, *stram.*, *sul-ac.*, sulph., *sumb.*, *tarax.*, *tarent.*, teucr., ther., **Thuj.**, valer., **Verat.**, **Verat-v.**, vip.

tagsüber: Alum., ant-c., ars., arund., asar., bapt., camph., carb-an., **Chin.**, dros., gels., graph., kali-ar., kali-c., kali-p., lyc., mag-s., merc., mosch., nat-c., *nat-m.*, nat-s., nit-ac., plan., sabin., sars., *sil.*, tarent.

Fieber in der Nacht, mit: Alum.

Schweiß in der Nacht, mit: Ars.

morgens: Acon., agar., am-c., am-m., **Ang.**, *apis*, *arn.*, *ars.*, bar-c., bar-m., bell., berb., **Bov.**, **Bry.**, *calc.*, calen., canth., carb-v., caust., cedr., chin., chin-a., cimx, cocc., **Con.**, *cycl.*, dios., dros., **Eup-per.**, *ferr.*, *ferr-ar.*, *gels.*, *graph.*, *hell.*, *hep.*, kali-ar., kali-c., kali-n., kali-p., *led.*, *lyc.*, mag-c., mag-m., mag-s., meny., *merc.*, mez., *mur-ac.*, nat-ar., nat-c., **Nat-m.**, nat-s., **Nit-ac.**, nux-m., **Nux-v.**, petr., *phos.*, phyt., **Podo.**, *rhus-v.*, ruta, **Sep.**, sil., *spig.*, *staph.*, *sulph.*, *sumb.*, ther., thuj., **Verat.**

6 Uhr: *Arn.*, *bov.*, dros., eup-per., *ferr.*, graph., *hep.*, hura, *lyc.*, nat-m., *nux-v.*, ph-ac., sil., stram., **Verat.**

6-9 Uhr: Bov., chin-s., eup-per., nux-v.

6.30 Uhr: Hura

7 Uhr: Am-m., bov., dios., dros., **Eup-per.**, ferr., graph., *hep.*, hura, nat-m., nux-v., **Podo.**, sil., stram.

7-9 Uhr: Dros., **Eup-per.**, nat-m., *podo.*

FROST - morgens ...

heftiger Frost an einem Tag und ein geringer Frost mittags am folgenden Tag: **Eup-per.**

7.30 Uhr: Ferr.

8 Uhr: Bov., chin-s., cocc., dios., dros., **Eup-per.**, lyc., mez., nat-m., phos., podo., puls., sil., sulph.

8-9 Uhr: Ars., asaf., dros., eup-per., hura

8.30 Uhr: Chin-a.

anhaltend, den ganzen Vormittag: *Arn.*, ars., eup-per., *nat-m.*, petr., plb.

abends, bis: Bapt., hell., mag-c., nat-c., plb.

Aufstehen, nach dem: Acon., aloe, bor., **Calc.**, calc-p., canth., hep., mag-m., mang., meny., merc., nat-c., nat-s., nux-v., *spig.*, **Verat.**

Bett, im: *Ang.*, apis, *arn.*, *bov.*, carb-s., caust., chin., chin-a., *chin-s.*, con., *graph.*, kali-c., kali-n., *led.*, lyc., mag-s., **Merc.**, *mur-ac.*, **Nat-m.**, *nit-ac.*, **Nux-v.**, rhod., sars., staph., sulph., **Verat.**

Entlößen, beim: Clem., **Nux-v.**

Erwachen, beim: Ant-t., arn., ars., bry., canth., *chel.*, cimic., con., *lyc.*, mag-s., *merc.*, nat-c., nat-s., nit-ac., rhus-t., sep., sulph., tarent., thuj., trom., zinc.

Frühstück, während: Carb-an., eupi., gels., graph., verat.

nach: Calc-s., carb-an., eupi., gels., verat.

heftiger Frost am Morgen des einen Tages, geringer am Nachmittag des nächsten: *Eup-per.*

Menses, nach Ohnmacht während den: **Nux-v.**

Pollutionen, nach: Merc.

Schlaf, im: Caust., nat-m.

Schweiß, nach: Mag-s., op.

warmen Ofen, am: *Ferr-i.*, lyc., mag-c.

vormittags: Aeth., agar., alst., alum., am-c., *ambr.*, **Ang.**, *ant-c.*, ant-t., arg-n., *arn.*, **Ars.**, *asar.*, asc-t., bapt., bar-c., berb., bov., **Cact.**, **Calc.**, calen., *chin.*, *chin-a.*, chin-s., cimic., cocc., con., cop., **Cycl.**, **Dros.**, *eup-per.*, eup-pur., euphr., gamb., graph., grat., guaj., kali-ar., kali-c., kali-p., laur., *led.*, lyc., mag-m., merc-i-r., merl., mez., *nat-ar.*, *nat-c.*, **Nat-m.**, **Nux-v.**, petr., *ph-ac.*, phos., podo., sars., senec.,

FROST

FROST - vormittags ...

sil., stann., staph., *stront.*, **Sulph.**, thuj., *viol-t.*, zinc.

9 Uhr: Alst., ang., ant-t., asaf., carb-ac., dros., **Eup-per.**, hydr., ip., kali-c., *lyc.*, mag-c., merc-sul., mez., *nat-m.*, ph-ac., rhus-t., sep., staph., sulph.

9-10 Uhr: Bov., eup-per., ferr-i., rhus-t.

9-11 Uhr: *Alst.*, bol., **Nat-m.**, *stann.*

10 Uhr: Alst., *ars.*, bapt., berb., bol., cact., carb-v., chin., chin-s., cimic., colch., eup-per., fago., ferr-i., gels., led., mag-s., merc., **Nat-m.**, petr., ph-ac., phos., puls., rhus-t., sep., sil., **Stann.**, sulph., thuj.

10-11 Uhr: Agar., *ars.*, carb-v., lob., **Nat-m.**, *nux-v.*, sulph.

10-14 Uhr: Merc-sul.

10-15 Uhr: Sil., sulph.

10-17 Uhr: *Sulph.*

10.30 Uhr: Cact., *caps.*, hura, lob., nat-m.

11 Uhr: *Bapt.*, berb., bol., **Cact.**, calc., canth., carb-v., cast., cham., *chin-s.*, *cocc.*, hyos., *ip.*, lob., nat-c., **Nat-m.**, **Nux-v.**, op., podo., puls., *sep.*, sil., sulph.

11-12 Uhr: Cob., ip., kali-c., sulph.

11-16 Uhr: *Cact.*, gels.

23 Uhr; und: **Cact.**

einem Tag um 16 Uhr, am folgenden Tag um 11 Uhr; am: *Calc.*

11 Uhr, mit Widerwillen selbst gegen den Geruch von Speisen: *Cocc.*

17 Uhr, bis: Sulph.

Erwachen, beim: Canth.

plötzlicher Frost mit Gänsehaut und aufgerichteten Haaren: Bar-c.

Schlaf, im: Phos.

Stuhlgang, nach: Dios.

warm:

Ofen, nahe einem warmen: Bapt., ferr-i., lyc.

Zimmer, im warmen: Sil.

mittags: Agar., alum., anac., ant-c., apis, arg-m., *arg-n.*, *arn.*, *ars.*, bapt., bar-c., *bor.*, bry., chel., chin-a., chin-s., cic., cina, cocc., colch., croc., dig., *elaps*, *elat.*, *eup-per.*, ferr., ferr-ar., ferr-i., gels., graph., kali-bi., kali-c., kali-p., lach., lac-ac., **Lob.**, **Lyc.**, merc., merl., **Nat-m.**, nit-ac., op., petr., ph-ac., phos., **Puls.**, ran-b., rob.,

FROST - mittags ...

sabad., samb., sarr., senec., sil., spira., staph., *sulph.*, thuj., tub., zinc.

12 Uhr: Agar., *ant-c.*, apis, *chin.*, colch., *elaps*, elat., eup-per., ferr., ferr-i., gels., graph., *kali-c.*, *lach.*, lob., merc., nat-m., nux-v., petr., phos., senec., *sil.*, *sulph.*, thuj., zing.

12-14 Uhr: **Ars.**, bol., *lach.*, sulph.

Baden, nach: Sulph.

Hitze, gefolgt von: Colch.

Mittagessen, nach dem: Grat., mag-s.

Schlaf, nach: Bry.

nachmittags: Acon., alum., am-c., anac., *ang.*, ant-c., ant-t., **Apis**, *arg-m.*, arg-n., *arn.*, **Ars.**, arum-t., *asaf.*, bapt., bar-c., berb., *bor.*, *bry.*, canth., caps., **Carb-an.**, carb-s., cast., *caust.*, cedr., *chel.*, **Chin.**, **Chin-a.**, **Chin-s.**, cic., cimic., *cina*, *cocc.*, colch., *con.*, cop., croc., cur., dig., *dros.*, elaps, eup-per., euphr., **Ferr.**, ferr-p., **Gels.**, *graph.*, ip., *kali-ar.*, kali-bi., kali-c., kali-i., kali-n., kali-p., kreos., *lach.*, laur., **Lyc.**, mag-m., merl., nat-m., *nit-ac.*, **Nux-v.**, op., ox-ac., petr., *ph-ac.*, phos., plan., plb., podo., *psor.*, **Puls.**, *ran-b.*, *rhus-t.*, *sabad.*, sarr., *sil.*, *spig.*, *staph.*, *stram.*, *sulph.*, *thuj.*, verat., zinc.

Morgen, bis zum: Canth., kali-i., sars.

13 Uhr: **Ars.**, *cact.*, canth., chel., cina, coff., colch., elat., eup-per., ferr-p., gels., *lach.*, merc., nat-ar., nux-m., phos., **Puls.**, sabad., sars., sil., sulph.

13-14 Uhr: Arg-m., **Ars.**, eup-per., ferr., merc., nat-m., *puls.*

14 Uhr: **Ars.**, *calc.*, canth., caust., chel., cic., cur., *eup-per.*, *ferr.*, gels., hell., *lach.*, laur., lob., nat-ar., *nit-ac.*, plan., *puls.*, sang., sarr., sil., sulph.

14-15 Uhr: Cur., *lach.*

14-16 Uhr: Gels.

14-18 Uhr: Bor.

14.30 Uhr: Led.

15 Uhr: **Ang.**, **Ant-t.**, **Apis**, **Ars.**, ars-h., asaf., *bell.*, bol., calc., canth., **Cedr.**, *chel.*, **Chin-s.**, cic., coff., con., cur., ferr., kali-ar., kali-c., lyc., nux-v., petr., puls., sabad., *samb.*, sil., **Staph.**, **Thuj.**

15-16 Uhr: *Apis*, asaf., canth., *lach.*, med., puls.

15-17 Uhr: **Apis**, *con.*, ferr.

15-18 Uhr: *Ars.*, eup-per., ferr.

FROST - nachmittags ...

15-21 Uhr: Cedr.

dauert 12 Stunden (Tertiana): **Canth.**

Schlafenszeit, bis zur: Puls.

16 Uhr: Aesc., anac., **Apis**, ars., asaf., bol., bov., canth., caust., **Cedr.**, cham., chel., *chin-s.*, con., eupi., gamb., gels., graph., hell., *hep.*, ip., kali-ar., kali-c., kali-i., lec., **Lyc.**, mag-m., nat-m., *nat-s.*, *nux-v.*, petr., ph-ac., phel., **Puls.**, samb., sep., sil., sulph.

16-17 Uhr: **Apis**, cob., graph.

16-18 Uhr: Nat-m., sulph.

16-19 Uhr: Kali-c., kali-i., nat-m.

16-20 Uhr: Bell., *bov.*, graph., hep., kali-i., **Lyc.**, mag-m., *nat-s.*, sabad., zinc.

tauben Händen und eiskalten Füßen um 19 Uhr: *Lyc.*

Kälte und Gänsehaut, mit eisiger: Nat-s.

16-22 Uhr: Phel.

17 Uhr: Alum., am-m., apis, ars., bov., canth., caps., carb-an., cast., *cedr.*, chel., chin., cimic., coloc., con., dig., eup-per., ferr., gamb., gels., graph., hell., *hep.*, hura, ip., **Kali-c.**, kali-i., kali-s., **Lyc.**, mag-c., *nat-m.*, nux-m., nux-v., phos., *rhus-t.*, sabad., samb., sars., sep., sil., sulph., *tarent.*, **Thuj.**, *tub.*

17-18 Uhr: Am-m., caps., *cedr.*, chel., hell., *kali-c.*, phos., puls., sulph., *thuj.*

17-19 Uhr: Canth., *hep.*

17-20 Uhr: Alum., *carb-an.*, gamb., *hep.*, *nat-m.*, nat-s., sulph.

17.30 Uhr: *Nat-m.*

anhaltend, vier Stunden lang: Nux-v.

Diarrhö, nach: Ox-ac.

Gehen, nach: Graph.

heftiger Frost mit Durst und rotem Gesicht: **Ferr.**

Hitze, mit nachfolgender: Nux-v., **Puls.**, stram.

Schweiß um 17 Uhr, mit Hitze und: Nux-v.

langanhaltend (s. vorherrschend - langanhaltend)

Menses, während: Nat-c., nat-m., *nat-s.*

ersten Tag der Menses, am: Nat-m.

FROST ...

Mittagessen, nach: **Anac.**, bor., *carb-an.*, caust., coc-c., colch., cycl., mag-m., merl., nit-ac., nux-v., puls., spig., *sulph.*, thuj.

Schlaf, nach: Acon., *bry.*, con., cycl., merc., sabad.

Einschlafen am Abend, bis zum: Graph.

Schweiß, mit: Dig., nat-m.

kaltem: Gels., sarr.

ständig ansteigendes Frösteln ohne nachfolgende Hitze oder Schweiß: Lyc.

warmen Zimmer, selbst in einem: Mag-m., rhus-t.

abends: Acon., aesc., agar., **Alum.**, **Am-c.**, *am-m.*, ant-t., **Apis**, aran., arg-m., arg-n., **Arn.**, ars., aur., bapt., bar-c., bar-m., **Bell.**, berb., *bor.*, *bov.*, **Bry.**, *calad.*, *calc.*, calc-s., *canth.*, *caps.*, *carb-an.*, *carb-s.*, *carb-v.*, cast., caust., *cedr.*, cham., *chel.*, **Chin.**, chin-a., *chin-s.*, cimx., **Cina**, *cocc.*, colch., croc., **Cycl.**, dios., dulc., elaps, *ferr.*, ferr-ar., *gamb.*, *gels.*, *graph.*, grat., **Hep.**, hydr., hyos., *ign.*, kali-ar., kali-bi., *kali-c.*, kali-n., *kali-p.*, **Kali-s.**, *lach.*, lachn., laur., led., **Lyc.**, mag-c., *mag-m.*, mag-s., mang., **Merc.**, merl., mez., *mur-ac.*, naja, nat-ar., nat-c., nat-m., nat-p., nat-s., nicc., *nit-ac.*, nux-m., nux-v., ox-ac., *petr.*, *ph-ac.*, phel., **Phos.**, plat., plb., podo., psor., **Puls.**, **Pyrog.**, rat., **Rhus-t.**, sabad., samb., sarr., sel., **Sep.**, sil., spig., stann., *staph.*, **Sulph.**, *tarent.*, thuj., *zinc.*

18 Uhr: Am-m., ant-t., arg-n., ars., bell., bov., canth., caps., carb-an., *cedr.*, cham., chel., gamb., graph., hell., **Hep.**, **Kali-c.**, kali-i., kali-n., kali-p., kali-s., lyc., mag-m., *nat-m.*, nat-s., nux-m., *nux-v.*, *petr.*, ph-ac., phel., phos., puls., rhus-t., samb., sep., *sil.*, sulph., tarent., thuj.

18-19 Uhr: Hep., mur-ac., nicc., stram., *tub.*

18-20 Uhr: Ars., *hep.*, kali-i., mag-m., naja, sulph.

18-22 Uhr: Kali-i., phel.

18-0 Uhr: Lachn.

18-4 Uhr: Gamb.

18-5 Uhr: Gamb., **Hep.**, nicc.

19 Uhr: Alum., am-m., ars., *bov.*, calc., canth., carb-an., carb-s., cast., caust., *cedr.*, chel., *chin-s.*, colch., elaps, *ferr.*, *gamb.*, graph., hell., **Hep.**, kali-i., kali-n., *lyc.*, mag-c., mag-m., mang., nat-m., **Nat-s.**, nux-v., petr., ph-ac., phel., phos., *puls.*,

FROST - abends - 19 Uhr ...

Pyrog., **Rhus-t.**, sil., *sulph.*, *tarent.*, thuj., *tub.*

19-21 Uhr: Chel., mag-c.

19-22 Uhr: Bov., phos.

bespritzt mit eiskaltem Wasser, oder als würde kaltes Blut durch die Blutgefäße fließen, kalt bei Bewegung, verstärkt durch Essen und Trinken: **Rhus-t.**

19.30 Uhr: Calc., cast., caust., *ferr.*, mag-s., thuj.

20 Uhr: Alum., ars., bar-c., *bov.*, canth., carb-an., carb-s., cast., chel., *coff.*, *elaps*, form., gamb., graph., hell., *hep.*, kali-i., lyc., mag-c., mag-m., mag-s., naja, nux-v., ph-ac., phel., phys., pip-m., rat., *rhus-t.*, sil., sulph., tarax.

21 Uhr: *Ars.*, *bov.*, *bry.*, canth., carb-an., cedr., croc., cycl., gamb., gels., hydr., kali-n., laur., mag-c., mag-m., mag-s., merc., merl., nux-m., nux-v., ph-ac., phel., rat., sabad., sulph.

21-22 Uhr: Elaps, mag-c., mag-m., sarr.

21-24 Uhr: Am-c.

21-10 Uhr: *Mag-s.*

22 Uhr: *Ars.*, ars-h., *bov.*, cact., canth., carb-an., *chin-s.*, elaps, euph., hydr., *kali-i.*, lach., mag-c., *petr.*, ph-ac., phel., sabad.

Abdomen, mit Brennen im: Nat-c., *phos.*

anhaltend, die ganze Nacht: Bov., cina, gamb., hyos., ip., lyc., nux-v., puls., rhus-t., sarr.

Mitternacht, bis: Calad., *merc.*, phos., *tub.*

Aufstehen, beim: Bor., canth.

Bett, im: Agar., **Alum.**, am-c., ars., aur., bry., *calc.*, calc-ar., carb-an., cast., *chel.*, *chin.*, chin-s., coc-c., colch., *dros.*, ferr., guare., kali-n., lyc., mag-c., mag-s., *merc.*, mur-ac., nat-ar., nat-c., nat-m., nat-p., *nit-ac.*, nux-v., op., petr., *phos.*, raph., rhus-t., sang., *sil.*, *sulph.*, tarent., thuj., *tub.*

amel.: Chin-s., mag-c., mag-m., *nat-s.*, *rat.*

Bewegung, bei: Apis, brom., bry., calad., colch., nux-v.

Einschlafen, vor dem: Carb-v., lyc., nux-v., *phos.*

beim: Calc., graph., sil.

FROST ...

Entkleiden, beim: Acon., calc., cocc., fago., mag-c., *merc.*, nat-ar., nit-ac., op., plat., *rhus-t.*, spig., tarent., *tub.*

Erwachen, beim: Nat-c., nux-m.

Essen, beim: Bov., con.

nach: *Calc.*, *kali-c.*, nux-v.

gefolgt von Konvulsionen und Hitze, die die ganze Nacht anhält: Cina

Schweiß, von: Carb-an., cedr., sabad.

Gehen, beim: Petr.

Hitze, ohne nachfolgende: Calc., lyc., sabad., sulph.

Hitzewallungen, mit: Petr., thuj.

Kälte, durch äußerliche: Nux-m.

Kolik, mit: Led.

Liegen, nach: Acon., am-m., *aur.*, bov., bry., camph., caps., *cham.*, grat., hell., lac-c., lyc., merc., nat-c., nat-m., nicc., nit-ac., *nux-v.*, par., ph-ac., phos., *podo.*, **Puls.**, sabad., sars.

Schlaf, mit betäubendem: Lyc.

Schmerzen, bei den: Cycl., ign., **Puls.**

Schreiben, beim: Sulph.

Sonnenuntergang, bei: *Ars.*, carb-ac., *ign.*, *puls.*, thuj.

Stuhlgang, beim: Alum., sulph.

Tee, nach Trinken von: Ox-ac.

Trinken, nach: Nat-m.

vermischt mit Hitze, dann Hitze ohne Schweiß: *Kali-s.*

Wärme, bei äußerer: *Mur-ac.*

nicht amel. durch äußere Wärme: Calc., canth., chin., cina, laur., **Nux-v.**, rhus-t.

warmen Zimmer, im: Arg-n., chlor., laur., nat-m., puls.

nachts: Acon., *alum.*, *am-m.*, ambr., apis, *ars.*, *ars-i.*, arum-t., bar-c., *bell.*, berb., bor., bov., bry., cact., calad., canth., caps., **Carb-an.**, carb-s., carb-v., *caust.*, cham., chel., chin., chin-a., con., dros., **Eup-per.**, **Ferr.**, **Ferr-ar.**, **Ferr-i.**, ferr-p., gamb., **Hep.**, **Hyos.**, iod., ip., kali-ar., kali-c., kali-i., kali-s., *lach.*, lyc., mag-c., mag-s., meny., **Merc.**, merl., mur-ac., *nit-ac.*, **Nux-v.**, op., **Par.**, **Phos.**, puls., rhus-t., sabad., sarr., sep., sil., stram., **Sulph.**, thuj., *tub.*, verat.

FROST ...

Mitternacht: Ars., cact., canth., **Caust.**, *chin.*, chin-a., grat., mez., mur-ac., nat-m., raph., sep., *sulph.*

vor: Alum., am-c., *arg-m.*, arund., cact., carb-an., caust., *mur-ac.*, nit-ac., *phos.*, **Puls.**, sabad., sulph., verat.

22.30 Uhr: Chel.

23 Uhr: *Ars.*, **Cact.**, canth., *carb-an.*, euph., lec., naja, sulph.

um: *Ars.*, cact., canth., **Caust.**, *chin.*, chin-a., grat., mez., mur-ac., nat-m., nit-ac., raph., sep., *sulph.*

nach: **Ars.**, **Calad.**, coff., dros., *hep.*, mag-s., merc., *op.*, petr., sil., *thuj.*

häufige Fröste von 1-7 Uhr: *Sil.*

1 Uhr: **Ars.**, canth., kali-ar., nat-m., puls., sil.

1-2 Uhr: Aloe, dios.

2 Uhr: **Ars.**, canth., caust., hep., lach., nat-ar., puls., rhus-t., sarr., sil., tax.

2-4 Uhr: Bor.

3 Uhr: Aloe, am-m., canth., *cedr.*, cimic., cina, eup-per., **Ferr.**, led., lyss., nat-m., rhus-t., sil., *thuj.*

4 Uhr: *Alum.*, am-m., **Arn.**, **Cedr.**, con., ferr., nat-m., ph-ac., sil.

bis 5 Uhr: Bry., *nux-v.*, *sulph.*

und 16 Uhr: Cedr.

5 Uhr: Ant-t., *apis*, bol., *bov.*, *chin.*, coff., con., dios., dros., nat-m., sep., sil.

Nach 36 Stunden lang anhaltendem, Apis

Aufstehen, beim: Ant-t.

Bett, im: Canch., canth., **Carb-an.**, dros., euphr., *ferr-i.*, ferr-p., mag-c., mag-s., meny., sars., *sulph.*

Erwachen, beim: Aloe, carb-an., chel., graph., sars., sil.

heißem Kopf, mit: Colch.

Herausstrecken der Hand aus dem Bett, beim: *Canth.*, *hep.*, *sil.*

niemals nachts: Chin.

Schweiß, beim: Eup-per.

Übelkeit, nach: Phyt.

warmen Zimmer, in einem: Rat.

ABSTEIGEND (vgl. RÜCKEN - KÄLTE): Acon., **Agar.**, am-m., aml-n., apis, ars., ars-h., arum-t., bar-c., *bell.*, bor., brom., calad., canth., carb-ac., caust., cedr., chel., *cic.*, cocc., *coff.*, colch., croc., *eup-per.*, eup-pur., kreos., lach., lil-t., lob., mag-c., *mez.*, **Mosch.**, *phos.*, *psor.*, *sabad.*, *staph.*, **Stram.**, *sul-ac.*, sulph., thuj., *valer.*, **Verat.**, zinc.

ABWECHSELND mit:

Hitze (s. FIEBER - ABWECHSELND mit - Frost)

Schweiß: Ant-c., ars., calc., euph., led., lyc., nux-v., *phos.*, sabad., sulph., thuj., verat.

ÄRGER, nach: Acon., ars., bry., gels., merc., *nux-v.*, *rhus-t.*, *tarent.*

ALKOHOL, durch Missbrauch von: Led., *nux-v.*

ANGST, durch: Acon., ars., gels., *tub.*

ANSTRENGUNG, nach: Arn., *ars.*, bar-c., eup-per., kali-s., merc., nux-v., rhus-t., sil., sulph.

ANTEPONIEREND: Ant-t., **Ars.**, bell., **Bry.**, cham., chin., chin-a., **Chin-s.**, eup-per., gamb., ign., **Nat-m.**, **Nux-v.**, sep.

jeden Tag um zwei Stunden: Cham.

Zweiten Tag, jeden: Nat-m., nux-v.

eine Stunde, um: Ars., chin., ign., nat-m., nux-v.

zwei Stunden, um: Nux-m.

Tertiana, um mehrere Stunden: Ant-t.

postponierend, oder: *Bry.*, chin., gamb., *ign.*

zwei Stunden bei jedem Anfall, um etwa: *Chin-s.*

ARSEN, durch Missbrauch von: Ip.

AUFENTHALT, durch:

Malariagebieten, in: **Arn.**, carb-ac., **Cedr.**, *chin.*, chin-a., *chin-s.*, *eucal.*, eup-per., *ferr.*, *ip.*, *nat-m.*, *nat-s.*, *nux-v.*, **Psor.**, *sulph.*

Meer, am: *Nat-m.*, *nat-s.*

Sumpfgebieten, in: *Ang.*, *cedr.*, chin., *chin-s.*, eucal., *nat-m.*, **Nat-s.**, nux-v.

tropischen Ländern, in: *Ang.*, *bry.*, **Cedr.**, chin., *nat-m.*, **Nat-s.**, podo., ter.

Wasser:

Stehen im Wasser, durch: Arn., *calc.*, led., *rhus-t.*

Wasserläufen, an: *Calc.*, *nat-m.*, *nat-s.*, *nux-v.*

AUFSTEHEN, beim: Acon., arn., ars., *bell.*, *bry.*, cham., merc., **Merc-c.**, mur-ac., nux-v., phos., puls., *rhus-t.*, squil., sulph., verat.

amel.: *Rhus-t.*

AUFSTEIGEND (vgl. RÜCKEN - KÄLTE): *Acon.*, am-m., ammc., ang., ars., bar-c., benz-n., calc., *calc-p.*, canth., carb-an., caust., cimx., *cina*, coff., croc., *dig.*, dulc., eup-per., *gels.*, *hyos.*, kali-bi., kali-i., *lach.*, mag-c., mag-s., merl., nat-s., ox-ac., *phos.*, *puls.*, **Sabad.**, *sars.*, *sep.*, staph., **Sulph.**, verat.

ÄUSSERLICH: **Acon.**, *aeth.*, agar., *alum.*, am-c., **Am-m.**, *ant-t.*, *apis*, aran., arn., **Ars.**, *ars-i.*, bar-c., *bar-m.*, bell., bry., calc., **Camph.**, canth., caps., *caust.*, cham., chel., chin., cimic., cimx., cina, colch., con., cupr-ar., *dig.*, dulc., *euphr.*, ferr-m., gamb., gels., hyos., **Ign.**, iod., *ip.*, kali-ar., kali-bi., kali-c., kali-chl., kali-p., lach., laur., mag-c., meny., *merc.*, *merc-c.*, *mez.*, mosch., mur-ac., naja, nat-m., nat-s., **Nit-ac.**, nux-v., **Olnd.**, petr., *phos.*, plb., rhus-t., *sabad.*, *sec.*, sil., sul-ac., *sulph.*, til., **Verat.**, *verat-v.*, *verb.*, **Zinc.**

morgens: Acon., aeth.

nachmittags: Chel., puls.

Schwitzen, beim: Gels.

abends: Am-c., calc., dulc., *gamb.*, nux-m., ran-b., rhus-t.

anhaltend, bis 4 Uhr: Gamb.

Bett, im: Nat-m.

nachts: Nit-ac., phos.

Erwachen, nach: Bov., bry.

Schlaf, im: Crot-h.

anhaltend 36 Stunden lang, mit Durst, ohne Verlangen nach Wärme, oder Scheu vor dem Freien und ohne nachfolgende Hitze: *Mez.*

Cholera, wie bei: **Camph.**, colch., *sec.*, **Verat.**

Entblößen, beim: Arg-m.

Haare sträuben; mit Gefühl, als würden sich die: Am-c., *bar-c.*, calc., cina, dulc., meny., nit-ac., puls., *sil.*

Stellen, an einzelnen: *Ambr.*, ars., bell., bry., **Caust.**, *cham.*, hep., **Ign.**, *led.*, lyc., merc., **Mez.**, mosch., nux-v., *par.*, petr., **Puls.**, rhus-t., **Sep.**, *sil.*, *spig.*, thuj.

Stuhldrang, bei: Ant-c.

Stupor, bei: Hep.

BADEN, beim (vgl. WASSER): Bell., calc., calc-s., eupi., sulph., *tub.*

BADEN, beim ...

kaltem Wasser, in: Aran., cedr.

BEGINNT im und breitet sich aus vom:

Abdomen: **Apis**, *bell.*, calad., calc., *camph.*, cann-s., coloc., cur., **Ign.**, merc., par., teucr., verat.

erstreckt sich zu Fingern und Zehen: Calad.

Arme: **Bell.**, dig., **Hell.**, *ign.*, mez., plat.

linker Arm und Beine: *Nux-m.*

rechter Arm und rechte Seite: *Merl.*

beide Arme gleichzeitig: *Bell.*, hell., mez.

und Hand: *Carb-v.*

Oberschenkel, und: Psor.

Blasenhals, nach dem Urinieren: Sars.

Brust: **Apis**, ars., *carb-an.*, *cic.*, cina, kreos., lith-c., merl., nux-v., rhus-t., *sep.*, spig.

rechte Seite: *Merl.*

Finger: *Bry.*, coff., dig., **Nat-m.**, nux-v., *sep.*, *sulph.*

Fingerspitzen: **Bry.**, nat-m., puls.

Zehen, und: **Bry.**, cycl., dig., meny., nat-m., **Sep.**, stann., *sulph.*

Füße: Apis, arn., bar-c., bor., calc., calc-s., *chel.*, cimx., dig., **Gels.**, *hyos.*, kali-bi., lyc., mag-c., **Nat-m.**, nux-m., *nux-v.*, puls., *rhus-t.*, sabad., sars., *sep.*, *sulph.*

rechter Fuß: Chel., lyc., sabin.

Sohlen: Dig.

Zehen: *Bry.*, coff., **Nat-m.**, *sep.*, sulph.

Gesäß: Puls.

Gesicht: Acon., arn., bar-c., berb., bor., calc., carb-ac., *caust.*, *cham.*, ign., kreos., laur., merc., petr., phos., puls., *rhod.*, ruta, staph., stram.

Hände: Bry., *chel.*, dig., eup-per., **Gels.**, ip., *nux-v.*, puls., rhus-t., sabad., *sep.*, *sulph.*

linke Hand: *Carb-v.*, nux-m.

rechte Hand: Merl.

Handflächen und Sohlen: Dig.

und Füße: Apis, bry., carb-v., chel., dig., *ferr.*, *gels.*, **Nat-m.**, nux-m., op., sabin., samb., sulph.

Hals, äußerer: Puls., staph., valer.

innerer: Sep.

BEGINNT im und breitet sich aus vom ...

Handgelenk, linkes: *Nux-m.*

Knie: Apis, benz-ac., puls., thuj.

Knöchel: Chin., lach., puls.

Kopf: Bar-c., mosch., nat-m., stann., valer.

Scheitel: Arum-t.

Kopfhaut: Mosch.

Körper, rechte Seite: Bry., nat-m., rhus-t.

linke Seite: *Carb-v.*, caust.

Lippen: **Bry.**

Magengrube: *Arn.*, bar-c., *bell.*, cadm., **Calc.**, caust., cur., *helon.*, merl., spig.

Nabel: Puls.

Nase: Nat-c., sabad., sulph., tarax., tub., zinc.

Oberschenkel: Cedr., *cham.*, *rhus-t.*, ther., **Thuj.**

Rücken: Ant-t., *arg-m.*, bapt., bell., *bol.*, bov., cact., canth., **Caps.**, cedr., croc., **Dulc.**, *eup-per.*, *eup-pur.*, *gamb.*, gels., *hyos.*, kali-i., **Lach.**, led., lept., *lyc.*, nat-m., *nux-v.*, puls., *pyrog.*, *rhus-t.*, sarr., sep., spig., spong., staph., verat.

Dorsalregion: *Eup-per.*, gels., **Lach.**, nat-m.

Lumbalregion: *Eup-pur.*, hydrc., lach., **Nat-m.**, stront., tarent.

zwischen den Schulterblättern: Bol., **Caps.**, led., *pyrog.*, rhus-t., sarr., *sep.*

Sakrum: Puls.

Unterschenkel: Cedr., *chin.*, kali-bi., *nux-m.*, ox-ac., puls., rhus-t., sep., thuj.

Waden: *Lach.*, lyc., ox-ac.

Zehen: *Bry.*, coff., **Nat-m.**, *sep.*, sulph.

BERÜHRUNG agg.: **Acon.**, ang., apis, bell., cham., **Chin.**, colch., hep., hyos., *lyc.*, **Nux-v.**, phos., puls., sep., spig., staph., sulph.

BETT, im: Acon., **Alum.**, am-c., am-m., ambr., *ang.*, ant-t., arg-m., arn., *ars.*, ars-i., **Aur.**, bar-c., bar-m., *bell.*, bor., bov., *bry.*, calad., calc., canth., caps., **Carb-an.**, carb-v., caust., **Chel.**, **Chin.**, chin-a., clem., colch., coloc., dios., **Dros.**, **Ferr.**, ferr-ar., graph., guaj., hell., **Hep.**, **Hyos.**, iod., ip., *kali-c.*, kali-n., *kali-p.*, kreos., laur., *lec.*, *led.*, **Lyc.**, mag-c., mag-m., mang., meny., **Merc.**, *merc-c.*, *mur-ac.*, nat-ar., nat-c., nat-m., *nat-s.*, **Nit-ac.**, *nux-v.*, *par.*, petr., *ph-ac.*, *phos.*, plat., **Puls.**, *rhod.*, rhus-t., sabad., sabin., samb., sang., sars., sel., sep., **Sil.**, spig., spong., squil., stann., staph., stront., **Sulph.**, thuj., verat., *zinc.*

amel.: Am-c., bry., canth., **Caust.**, cimx., cocc., con., hell., **Kali-c.**, *kali-i.*, kali-n., *lachn.*, mag-c., **Mag-m.**, mag-s., mez., mosch., nat-c., nit-ac., *nux-v.*, *podo.*, puls., **Pyrog.**, *rhus-t.*, sars., *squil.*, stram., sulph.

Aufstehen, durch: Bar-c., bism-o., bor., **Calc.**, *canth.*, cham., ferr-i., mag-c., **Merc.**, mez., **Nux-v.**, *phos.*, *rhus-t.*, *sil.*

amel.: Am-c., ambr., ant-t., arg-m., ars., aur., bell., dros., euph., ferr., ign., **Iod.**, led., *lyc.*, mag-c., merc., merc-c., *nat-c.*, plat., *puls.*, rhod., rhus-t., sel., sep., stront., sulph., *verat.*

Herausstrecken der Hand aus dem Bett, beim: **Bar-c.**, *canth.*, **Hep.**, phos., **Rhus-t.**, *sil.*

Herumdrehen im Bett, beim: Acon., *bry.*, caps., hep., lyc., nat-m., **Nux-v.**, **Puls.**, sil., staph., *stram.*, sulph.

Kälte außerhalb des Bettes, Hitze im Bett: Mez.

BEWEGUNG, bei: *Acon.*, *agar.*, aloe, alum., ant-c., *ant-t.*, **Apis**, arn., ars., ars-i., asaf., asar., *bell.*, brom., **Bry.**, *camph.*, cann-s., *canth.*, **Caps.**, casc., caust., cedr., cham., chin., **Coff.**, colch., con., crot-t., *cur.*, cycl., eup-per., gels., hell., *hep.*, iod., kali-ar., *kali-c.*, kali-n., merc., **Merc-c.**, mez., *nat-m.*, *nit-ac.*, **Nux-v.**, petr., plan., *plb.*, podo., psor., **Rhus-t.**, rumx., sang., **Sep.**, **Sil.**, *spig.*, **Squil.**, staph., sul-ac., sulph., *thuj.*

nach: Agar., **Ars.**, cadm., kali-c., nux-v., phos., **Puls.**, rat., **Rhus-t.**, sep., stann., valer., zinc.

amel.: *Acon.*, apis, arn., asar., bell., *caps.*, cycl., *dros.*, *kreos.*, mag-m., merc., mez., nit-ac., nux-v., podo., **Puls.**, rhus-t., sep., sil., spig., staph., sul-ac., *tarent.*

BÖSARTIG: Apis, **Arn.**, *ars.*, *bell.*, *cact.*, *camph.*, *caps.*, chin-s., cur., elat., **Gels.**, *hyos.*, *lyc.*, *nat-s.*, **Nux-v.**, *op.*, **Psor.**, *puls.*, *stram.*, sul-ac., sulph., tarent., **Verat.**, verat-v.

Blutandrang, mit heftigem:

Kopfes, mit kaltem Körper und Durst, Frost wird am stärksten in der Magengrube verspürt; des: **Arn.**

warmen Zimmer und Frost, der in der Brust beginnt; mit Erstickungsgefühl im: *Apis*

BÖSARTIG - Blutandrang, mit heftigem ...

rotem Gesicht, Delirium und berstenden Kopfschmerzen, wenn er sich aufsetzt; mit blassem Gesicht, wenn er liegt; mit: *Bell.*

DENKEN an den Frost agg.: Chin-a.

Diarrhö, bei: Aloe, ambr., apis, kali-n., sulph.

EINGEHÜLLT (s. ÄUSSERLICH; ENTBLÖSSEN)

EINWIRKUNGEN, durch bestimmte:

Arbeiten, beim:

Lehm, in: **Calc.**

Wasser, in: **Calc.**, *rhus-t.*

Erde, durch frisch umgegrabene: *Nat-m.*

kaltes Baden, durch zu häufiges: Ant-c., *calc.*, *rhus-t.*, *tarent.*

Luftzug, durch einen: *Acon.*, bar-c., *calc.*, canth., *ferr.*, *hep.*, *merc.*, *tarent.*

erhitzt, wenn: Acon., carb-v., sil.

Nasswerden, durch: Acon., *aran.*, bar-c., bell., *bry.*, *calc.*, *cedr.*, *dulc.*, *nat-s.*, **Rhus-t.**, sep., *tarent.*

überhitzt, wenn: Acon., *calc.*, *clem.*, colch., **Rhus-t.**, sep., sil.

Regenwetter, von: *Aran.*, bell., *calc.*, cedr., cur., *dulc.*, *ferr.*, **Nat-s.**, **Rhus-t.**, zinc.

Sonnenhitze, von: Bell., *cact.*, glon., lach., nat-c.

Wetter, durch warmes (s. SOMMER; WETTER - heißem)

Zimmern, durch Schlafen in feuchten: Aran., *ars.*, *calc.*, carb-v., chin-a., lach., *nat-s.*, *rhus-t.*

EINZELNE Körperteile: **Ambr.**, ars., asar., bar-c., bell., bry., calad., *calc.*, *caust.*, cham., hep., **Ign.**, *led.*, lyc., **Mez.**, *mosch.*, nux-v., **Puls.**, rhus-t., **Sep.**, sil., thuj., verat.

EISIGE Kälte des Körpers: Acon-f., ant-t., **Ars.**, bism-o., *bry.*, cadm., *calc.*, **Camph.**, carb-s., **Carb-v.**, cic., con., **Cupr.**, hell., lachn., *merc-c.*, nat-m., nat-s., nux-v., **Sec.**, *sep.*, **Sil.**, stram., *tarent.*, verat., zinc.

bedeckt zu sein ist unerträglich, mit klebrigem Schweiß und Blaufärbung: **Sec.**

einzelnen Stellen, an: Ars., calad., camph., *meny.*

Flecken, an: Arg-m., par., petr., verat.

entblößen; mit Verlangen, sich zu: *Camph.*, **Sec.**

EISIGE Kälte ...

Haut, der:

blau, möchte sich jedoch entblößen; Haut trocken und: Camph.

ganzen Körpers, mit kaltem Atem; des: **Carb-v.**, verat.

Schweiß bedeckt und lividen Händen und Füßen; mit kaltem: *Stram.*, verat.

liegen würde, als ob er auf Eis: Lyc.

Menses, während: *Sil.*

ENTBLÖSSEN, Entkleiden; beim: *Acon.*, **Agar.**, am-c., *am-m.*, *arg-m.*, *arg-n.*, **Arn.**, *ars.*, ars-h., asar., aur., *bell.*, *bor.*, *calc.*, canth., *caps.*, carb-an., card-m., **Cham.**, **Chin.**, chin-a., *clem.*, cocc., colch., con., **Cycl.**, dig., dros., *eup-per.*, *ferr.*, **Hep.**, kali-n., lach., *mag-c.*, *merc.*, merl., mez., *mosch.*, nat-m., nit-ac., *nux-m.*, **Nux-v.**, *phos.*, plat., *puls.*, rhod., **Rhus-t.**, samb., *sep.*, **Sil.**, spong., *squil.*, **Stram.**, stront., *tarent.*, *thuj.*

amel.: *Apis*, **Camph.**, *ip.*, med., puls., **Sec.**, *sep.*

ENTBLÖSST zu werden bei kalter, trockener Haut; aber bei Hitze und Schweiß Verlangen, zugedeckt zu werden; Verlangen: *Camph.*

ENTKLEIDEN (s. ENTBLÖSSEN)

EPILEPTISCHEM Anfall, nach: Calc., **Cupr.**, sulph.

ERHITZUNG, wenn überhitzt; bei: Acon., *ant-c.*, ant-t., bell., *bry.*, camph., **Carb-v.**, dig., *kali-c.*, nat-m., *nat-s.*, *nux-v.*, op., phos., **Puls.**, rhus-t., sep., **Sil.**, *thuj.*, zinc.

ERKRANKTER Körperteile: Ars., caust., cocc., dulc., graph., lach., *led.*, merc., nux-v., petr., plat., plb., rhod., *rhus-t.*, *sil.*, thuj.

ERREGUNG, nach: Calc., cic., **Gels.**, ign., teucr.

ERSTRECKT sich vom (s. BEGINNT)

ERWACHEN, beim: **Alum.**, *ambr.*, **Arn.**, ars., *bry.*, calc., card-m., caust., hep., *lyc.*, merc., nit-ac., *nux-v.*, phos., puls., rhus-t., sabad., samb., sars., *sep.*, sil., staph., sulph., tarent., thuj., verat., zinc.

sooft er erwacht: **Am-m.**, arn.

ESSEN, beim: Apis, bov., carb-an., carb-v., cocc., con., *euph.*, kali-c., lyc., nit-ac., *ran-s.*, raph., *rhus-t.*, sep., sil., staph.

nach: Agar., alum., am-c., am-m., anac., *arg-n.*, **Ars.**, **Asar.**, **Bell.**, bor., *bry.*, *calc.*, camph., **Carb-an.**, carb-s., *carb-v.*, *caust.*, cham., chin., coc-c., coloc., con., croc., cycl., dig., *graph.*, ign., *ip.*, kali-ar., **Kali-c.**,

ESSEN, nach ...

kali-p., lach., *lyc.*, nat-c., nat-m., nat-p., nit-ac., *nux-v.*, *petr.*, ph-ac., phos., puls., **Ran-b.**, *rhus-t.*, sel., sep., sil., staph., *sulph.*, **Tarax.**, teucr., ther., verat., zinc.

amel.: Acon., **Ambr.**, *ars.*, bov., cann-s., chel., cop., *cur.*, ferr., ign., **Iod.**, kali-c., laur., mez., *nat-s.*, petr., *phos.*, rhus-t., sabad., squil., stront.

Unregelmäßigkeiten beim Essen, nach: Ant-c., cycl., **Ip.**, *nux-m.*, **Puls.**

warme Speisen agg.: *Alum.*, *bell.*, bry., **Puls.**

FAULSCHLAMMGAS, Vergiftung mit: *Pyrog.*

FESTGEHALTEN werden, möchte: *Gels.*, *lach.*

FREIEN, im: **Agar.**, *alum.*, *am-c.*, **Anac.**, *ant-t.*, **Ars.**, **Asar.**, **Bapt.**, *bar-c.*, bell., bol., bor., bov., brom., *bry.*, bufo, calad., **Calc.**, calc-p., calen., *camph.*, cann-s., canth., *caps.*, carb-ac., carb-an., carb-v., *cham.*, *chel.*, **Chin.**, *chin-a.*, cocc., **Coff.**, colch., *con.*, **Cycl.**, dulc., *euph.*, guaj., **Hep.**, **Ign.**, *kali-ar.*, kali-c., *kali-chl.*, kali-n., kali-p., kreos., *laur.*, mag-m., mag-s., mang., **Merc.**, *merc-c.*, *mosch.*, nat-m., *nit-ac.*, **Nux-m.**, **Nux-v.**, **Petr.**, ph-ac., phos., **Plat.**, **Plb.**, *puls.*, *ran-b.*, rhod., *rhus-t.*, sars., *seneg.*, **Sep.**, *sil.*, spig., stram., stront., sul-ac., sulph., tab., *tarax.*, thuj., viol-t., *zinc.*, zing.

amel.: Acon., alum., *ang.*, ant-c., **Apis**, arg-m., **Asar.**, **Bry.**, **Caps.**, cocc., *graph.*, **Ip.**, *mag-c.*, *mag-m.*, *mez.*, nat-m., phos., **Puls.**, *sabin.*, *staph.*, **Sul-ac.**

Gehen im Freien (s. GEHEN - Freien)

Körperübungen im Freien amel.: Alum., **Caps.**, mag-c., mag-m., **Puls.**, spong., staph., sul-ac.

FRÖSTELN (s. <u>ALLGEMEINES</u> - KÄLTE - Gefühl von): Abrot., acon., *aesc.*, aeth., *agar.*, *alum.*, am-c., am-m., **Anac.**, ang., ant-c., ant-t., *apis*, *aran.*, *arg-n.*, **Arn.**, *ars.*, *asaf.*, asar., asc-t., aur., aur-m., *bapt.*, **Bar-c.**, *bar-m.*, **Bell.**, bism-o., bol., bov., brom., **Bry.**, *cact.*, calad., **Calc.**, **Camph.**, caps., *carb-an.*, **Carb-s.**, **Carb-v.**, **Caust.**, cedr., *cham.*, **Chel.**, *chin.*, *chin-s.*, *cic.*, cimx., cist., *clem.*, cocc., coff., **Colch.**, con., corn., croc., crot-t., cupr., dig., *dros.*, dulc., **Euphr.**, **Ferr.**, ferr-p., gamb., *gels.*, **Graph.**, **Hep.**, hydr., *ign.*, *ip.*, kali-bi., kali-c., kali-p., *kali-s.*, kreos., lach., lachn., lact., lac-ac., *laur.*, *led.*, lept., **Lyc.**, meny., *merc.*, *merc-c.*, **Mez.**, mill., mosch., mur-ac., nat-ar., nat-c., *nat-m.*, nat-p., *nat-s.*, **Nit-ac.**, **Nux-m.**, **Nux-v.**, *olnd.*, op., ox-ac., par., *petr.*, ph-ac., *phos.*, *plat.*, **Plb.**, podo., **Puls.**, ran-b., *rhus-t.*, *sabad.*, **Sabin.**, **Sep.**, *sil.*, spig., squil., stram., stront., **Sulph.**, sumb., **Tarax.**, *tarent.*, ter., **Teucr.**, valer., viol-t., zinc.

morgens: Am-c., anac., ang., arg-m., *arn.*, asaf., bov., carb-an., chin-a., con., eup-per., euph., ferr., hep., mag-s., mang., mur-ac., nat-m., nit-ac., rhod.

anhaltend, den ganzen Tag: Ferr., mag-c., mang., mez., nat-m., sabin., **Sil.**

Vormittag, den ganzen: *Arn.*

Aufstehen, nach dem: Acon., arg-n., mang., mur-ac., nat-c., nux-v.

Erwachen, beim: Ang., *arn.*, chel., mag-s., rhod., zinc.

vormittags: Aeth., agar., ambr., arg-n., asar., bar-c., chin-s., gamb., guaj., kali-c., laur., led., mag-c., mag-m., mur-ac., **Nat-m.**

Haaresträuben, mit: Mag-m.

Mittagessen, Essen amel.; vor dem: Ambr.

mittags: Apis, lac-ac., lob.

Schlaf, nach: Bry.

nachmittags: *Acon.*, am-c., arg-m., *bar-c.*, carb-an., caust., chin-s., cina, con., *croc.*, cycl., dulc., graph., kali-chl., kali-n., *lyc.*, mag-m., meny., nit-ac., petr., phos., ran-b., stram.

16 Uhr: Mag-c.

Menses, während den: Nat-m.

Mittagessen, nach dem: Anac., ars., carb-an.

Mittagsschlaf, nach dem: Anac., *bry.*, merc.

nachfolgende Hitze, ohne: Nit-ac., ph-ac.

nicht amel. durch Ofenhitze, aber amel. durch warmes Zudecken im Bett.: *Podo.*

abends: *Acon.*, agar., all-c., am-c., *am-m.*, ambr., apis, arg-m., arn., aur., bell., bov., brom., bry., calad., *calc.*, canth., caps., carb-an., carb-s., carb-v., cham., cimx., cocc., colch., dulc., *ferr.*, graph., guaj., hep., ign., kali-c., kali-i., kali-n., kali-s., kreos., lyc., mag-m., mag-s., mang., meny., merc., *merc-c.*, *mur-ac.*, nat-c., nat-m., *nat-p.*, *nat-s.*, nit-ac., petr., phos., podo., *psor.*,

FRÖSTELN - abends ...

Puls., ran-b., *rhus-t.*, sep., sulph., *tarent.*, thuj., zinc.

anhaltend, mit kalten Beinen; die ganze Nacht: Aur.

Einschlafen, beim: Lyc., phos.

erwacht, sooft sie: **Am-m.**

Essen, nach dem: Croc., *kali-c.*

Gehen, beim: Puls.

Haare sträuben; Gefühl, als würden sich die: Am-c., *bar-c.*, calc., *dulc.*, nit-ac.

Hitzewallungen im Gesicht, mit: Nit-ac., petr.

Kopfschmerzen, mit: *Acon.*, bry.

Liegen im Bett, beim: Am-m., aur., bov., bry., colch., lyc., *merc.*, merc-c., *mur-ac.*, podo., *zinc.*

amel.: Kali-i., kali-n., mag-m., mag-s.

Schläfrigkeit, bei: Lycps., nat-m., op.

Übelkeit und kalten Gliedern, mit: Apis

warmer Ofen agg.: Merc.

nachts: Acon., agar., aloe, am-c., bov., caps., *card-m.*, caust., croc., kali-i.

21.30 Uhr, muss sich ins Bett legen, gefolgt von Schüttelfrost: *Sabad.*

Entkleiden, beim: Acon., *merc-c.*, op.

Hinlegen, und sooft sie erwacht, ohne Durst; nach dem: **Am-m.**

Menses, vor den: Aloe

während: *Lach.*

Schlaf, im: Am-c., grat.

anhaltend, die ganze Nacht: Graph.

Apyrexie, während der: Anac., *ars.*, bry., caps., cocc., daph., dig., *hep.*, led., nat-m., puls., ran-s., sabad., sil., verat.

aufregende Nachrichten, durch: Gels., sulph.

Bettes, jedoch Hitze im Bett; außerhalb des: Mez.

Bewegung der Bettdecken; durch die geringste: Acon., **Arn.**, *calc.*, **Nux-v.**, rhus-t., stram., sulph.

Erbrechen, beim: Dulc.

Erwachen, beim: Card-m., staph.

Essen, beim: Carb-an., euph., ran-s.

FRÖSTELN - Essen ...

nach: *Ars.*, asar., calc., carb-an., caust., kali-c., nux-v., rhus-t., sil., sulph., tarax., teucr., zinc.

Fieber, im (s. <u>FIEBER</u> - FRÖSTELN)

Gehen, nach dem: Gins.

Haare sträuben; Gefühl, als würden sich die: Am-c., bar-c., calc., caust., dulc., grat., mag-m., mur-ac., nit-ac.

Harndrang, bei: Hyper., *med.*

gefolgt von: Senec.

häufigen Anfällen, in:

kurzen Anfällen, in: Ferr.

Schlaf zwischen den Anfällen, mit: **Nux-m.**

Kaffee, nach Missbrauch von: *Cham.*, *nux-v.*

Koitus, nach: Nat-m.

Kopfschmerz, während: *Sil.*

Körperteiles, des berührten: Spig.

Luft:

Brust friert im Freien; die gut eingehüllte: Ran-b.

Freien und Hitze im Zimmer; im: *Chin.*

ganzen Körper, aber nicht im Freien; über den: Caust.

Gehen im Freien, beim: Acon., cham., chin., dig., euph., led., merc-c., plb.

kalte Luft auf entblößte Teile blasen würde; als ob: Mosch.

Menses, vor den: Aloe, am-c., *calc.*, *caul.*, *kali-c.*, *kreos.*, **Lyc.**, *mag-c.*, nat-m., nux-v., **Puls.**, *sep.*, **Sil.**, verat.

während: Am-c., bell., berb., *bry.*, bufo, calc., *carb-an.*, carb-s., cast., *caul.*, *cocc.*, cycl., *graph.*, ip., kali-i., kreos., mag-c., nat-m., nat-p., *nux-v.*, *phos.*, **Puls.**, *sec.*, **Sep.**, **Sil.**, **Sulph.**, *tab.*, zinc., zing.

nachfolgender Hitze, ohne: Agn., lyc.

schlechte Nachrichten, durch: Sulph.

Schmerzen, mit: *Ars.*, *caust.*, *puls.*, sep.

Schweiß, mit: Acon., ail., am-c., aml-n., ant-c., arg-n., ars., bry., *calc.*, *caps.*, chin., dig., **Eup-per.**, eup-pur., euph., led., *nat-m.*, **Nux-v.**, petr., phos., psor., puls., *pyrog.*, sabad., sang., sulph., thuj., **Tub.**

warm wird, sobald er im Bett: Arg-n.

FRÖSTELN ...

Stuhlgang, vor: *Ars.*, bapt., bar-c., benz-ac., calad., dig., ip., mang., *merc.*, *mez.*, nat-c., phos., puls., verat.

während: Aesc., *ars.*, bell., calc-s., mag-m., mez., rheum, *sil.*, stann., **Verat.**

nach: Bufo, grat., mag-m., *plat.*

Trinken, beim: Ars.

Urinieren, vor: *Med.*, nit-ac.

während: *Lyc.*, *nit-ac.*, **Plat.**, sep., *stram.*, thuj.

nach: Arn., **Plat.**, puls., sep., sulph., thuj.

amel.: Med.

warmen Zimmer, im: Carb-ac., cinnb., grat., iod., lact., *puls.*

Eintritt aus dem Freien, beim: Am-c., ars., bar-c., bry.

stärker im warmen Zimmer als im Freien: Bry., grat., *puls.*

Waschen, beim: Bry., zinc.

Wehen, nach: *Kali-c.*, *kali-i.*

FRÜHLING, im: *Ant-t.*, *ars.*, canth., *carb-v.*, cham., *gels.*, **Lach.**, nux-m., **Psor.**, sep., sulph.

GEHEN, beim: Arn., asaf., cham., *chin.*

Freien, im: Acon., anac., *ant-t.*, **Ars.**, bell., bor., bry., carb-an., carb-v., cham., **Chel.**, **Chin.**, chin-a., cocc., colch., con., dig., **Euph.**, hep., mag-m., mang., *merc.*, *merc-c.*, nux-m., **Nux-v.**, ph-ac., sel., *sil.*, *spig.*, sul-ac., *sulph.*, tarax.

nach: Am-c., anac., *ars.*, *bry.*, cann-s., carb-v., kali-c., laur., nit-ac., nux-v., *puls.*, *rhus-t.*, *sep.*, spong., staph., zinc.

GEISTIGER Anstrengung, nach: Aur., colch., *nux-v.*

GETRÄNKE:

warme Getränke agg.: *Alum.*, cham.

amel.: Bry., eupi.

vertragen, werden: *Ars.*, casc., *cedr.*, *eup-per.*, *lyc.*, *nux-v.*, *rhus-t.*, sulph.

HEFTIGER Frost:

Bewusstlosigkeit, mit: *Ars.*, *bell.*, camph., *hep.*, lach., **Nat-m.**, nux-v., op., puls., stram., valer.

bläulichem, kaltem Gesicht und Händen, gefleckter Haut: **Nux-v.**, *rhus-t.*

HEFTIGER Frost ...

Delirium, mit: *Arn.*, *ars.*, *bell.*, bry., cham., **Chin.**, **Nat-m.**, nux-v., puls., *sep.*, stram., sulph., *verat.*

Hitze, ohne nachfolgende: **Aran.**, bov., camph., hep., *led.*, *mez.*

rotem Gesicht und Durst, mit: **Ferr.**, *ign.*

HERBST, im: **Aesc.**, ars., bapt., **Bry.**, chin., **Colch.**, **Nat-m.**, *nux-v.*, rhus-t., **Sep.**, verat.

Frühling, und: Apis, ars., **Lach.**, *psor.*, sep.

HERUMDREHEN im Bett (s. BETT)

HITZE, mit (s. FIEBER - FROST)

ohne nachfolgende: Acon., *aran.*, bov., calc., camph., chin., *hep.*, led., lyc., mez., *mur-ac.*, nit-ac., ph-ac., ran-b., sabad., sep., staph., sulph.

HUSTEN, durch: Ars., bry., calc., carb-v., con., cupr., hyos., mez., nat-c., nux-v., phos., **Puls.**, rhus-t., sabad., sep., sulph., verat.

INNERLICH: *Acon.*, aeth., *agn.*, all-c., *alum.*, **Anac.**, ang., ant-c., **Apis**, *arn.*, **Ars.**, ars-i., bar-c., *bell.*, *berb.*, bov., *bry.*, **Calc.**, *canth.*, *caps.*, carb-v., **Caust.**, *cham.*, *chel.*, **Chin.**, *chin-s.*, cimic., **Cocc.**, *coff.*, colch., coloc., *con.*, cor-r., croc., **Dig.**, *dros.*, elaps, *euphr.*, eupi., guaj., hell., **Hep.**, ign., iod., *ip.*, kali-ar., kali-c., kali-p., lac-c., lach., laur., lyc., **Merc.**, merc-c., mez., nat-ar., nat-c., *nat-m.*, nat-p., *nat-s.*, **Nux-v.**, paeon., par., petr., ph-ac., **Phos.**, plb., *psor.*, **Puls.**, ran-b., *rhus-t.*, ruta, *sep.*, *sil.*, spig., squil., **Sulph.**, *tarent.*, ther., thuj., verat.

morgens: Arg-n., *con.*, *lyc.*, merc., sulph.

Bett, im: Lyc., merc.

Frühstück, während: Ther.

vormittags: *Merc.*, sulph.

mittags: Kali-c., psor.

nachmittags: *Ars.*, cocc., guaj., phos., psor.

folgt auf Hitze: Guaj.

ohne nachfolgende Hitze: Ang.

abends: Atro., caust., cocc., eupi., *gamb.*, guaj., lyc., nit-ac., par., petr., phos., plb., psor.

Einschlafen, beim: Phos.

Liegen, beim: **Hell.**

nachts: Ambr., *dros.*, nux-v., petr., *sil.*

Mitternacht: Caust.

Erwachen, beim: Arn.

Freien, im: Anac.

INNERLICH - nachts ...

kalte Luft durch die Knochen strömen würde, als ob: Verat.

Schlaf, im ersten: Dig.

warmen Zimmer, in einem: *Anac.*, cist., kreos., puls.

äußere Hitze agg.: *Ip.*

Kälte:

Blutgefäßen, in den: **Acon.**, ant-c., ant-t., **Ars.**, lyc., **Rhus-t.**, **Verat.**

Knochen, wie in den: Berb., elaps, merc., verat.

JÄHRLICH wiederkehrender Frost: *Ars.*, **Carb-v.**, **Lach.**, *nat-m.*, *psor.*, *rhus-r.*, **Rhus-v.**, *sulph.*, *thuj.*, tub., *urt-u.*

halbjährlich: Lach., *sep.*

KÄLTE im Allgemeinen (s. FROST)

Blutgefäßen, in den (s. INNERLICH - Kälte - Blutgefäßen)

Knochen, in den (s. INNERLICH - Kälte - Knochen)

Körpers, des (= allgemeine Kälte) (s. EISIGE Kälte; FROST; HAUT - KÄLTE)

KÄLTEEINWIRKUNG, nach: *Acon.*, ang., ant-c., *aran.*, arn., *ars.*, bar-c., bol., *bry.*, cact., **Calc.**, canth., carb-v., **Cedr.**, *chin.*, *chin-s.*, dros., *dulc.*, eucal., *eup-per.*, *hep.*, kali-c., lach., led., nat-m., *nat-s.*, **Rhus-t.**, sep., spig., *tarent.*, zinc.

KALTE Luft, beim Gehen in die: Aesc., **Agar.**, *ars.*, bry., *calc.*, *camph.*, **Caps.**, caust., cham., **Coff.**, **Cycl.**, dig., hell., hep., kali-ar., kali-c., **Mez.**, mosch., nat-ar., nat-c., nat-p., nux-m., **Nux-v.**, petr., phos., *rhod.*, *rhus-t.*, sabad., sep., sil., spig., verat., *zinc.*

warmen Zimmer, aus einem: *Puls.*

Sommertag, an einem kalten: Acon., aran., cham., dulc., rhus-t.

KRIECHEND: Acon., all-c., aloe, am-m., aml-n., anac., *ang.*, ant-t., apis, ars., ars-h., asaf., berb., bol., *bry.*, calad., calc., calc-p., camph., cham., chlor., cimx., clem., crot-h., crot-t., dig., dros., grat., kali-i., lyc., meny., merc., merc-sul., mez., *nat-m.*, ph-ac., *psor.*, rhus-t., ruta, samb., sec., *spig.*, stram., sul-ac., *sulph.*, *thuj.*, til., *tub.*, valer., verat., zing.

morgens: Cina, lyc., spig., viol-t.

Aufstehen aus dem Bett kriechende Kälte, Schauder auf dem Abdomen; beim: Meny.

KRIECHEND ...

vormittags: Chlor.

Eintritt in ein warmes Zimmer, beim: Aloe

nachmittags: Alum., arg-n., calc., calen., carb-an., caust., psor.

16-18 Uhr: Alum., arg-n.

Mittagessen, nach dem: Thuj.

Mittagsschlaf, nach dem: Bry.

abends: Am-m., arg-n., *ars.*, ars-h., bell., calc., chlor., gins., kali-i., lyc., nat-m., psor., *puls.*, rhus-t., sul-ac., thuj., *tub.*, zing.

nachts: Hep., merc-c., puls., tub.

abwechselnd mit Hitze: Anthr.

Aufstehen vom Sitzen, beim: Coff.

Bewegung, bei: Acon., sin-a.

kalter Luft, in: Anac., bufo

Stehen, im: Coloc., ham.

Stuhlgang, vor: *Mez.*

während: Nat-m.

nach: Ambr., grat.

Urinieren, nach: Eug., plat., sars., sep.

warmen Zimmer, in einem: Aloe, *puls.*, ran-b.

KUMMER, durch: *Gels.*, *ign.*

LANGANHALTEND (s. SCHÜTTELFROST)

LIEGEN, beim: Am-m., cham., *cimx.*, nux-v., phel., podo.

amel.: Arn., asar., *bry.*, canth., colch., kali-n., nat-m., *nux-v.*, sil., zinc.

nach, amel.: Kali-i., merl., nit-ac., rhus-t., sulph.

LUFT, in warmer (s. WARM - Zimmer)

Luftzug, durch den geringsten: *Bar-c.*, bell., bry., **Calc.**, canth., **Caps.**, carb-an., *cham.*, **Chin.**, dulc., hep., kali-c., mag-c., *merc.*, **Nux-v.**, pyrus., rhod., sel., sil., sulph., *zinc.*

MAGEN, bei verdorbenem: Ant-c., **Ip.**, *puls.*

MENSES, vor: Am-c., berb., *calc.*, *kali-c.*, *kreos.*, **Lyc.**, nux-v., **Puls.**, sep., **Sil.**, sulph., thuj., verat.

während: Aloe, *am-c.*, *bell.*, berb., bry., bufo, *calc.*, carb-an., cast., caul., *cham.*, coff., *cycl.*, eupi., *graph.*, ip., kali-i., *kreos.*, lach., *led.*, lyc., mag-c., nat-m., nat-p., *nat-s.*, *nux-v.*, *phos.*, **Puls.**, *sec.*, **Sep.**, **Sil.**, **Sulph.**, thuj., verat., *vib.*, zinc.

MENSES - während ...

anhaltender Frost: Cast., cycl., *kreos.*, rhus-t.

Aussetzen der Menses, bei zeitweiligem: Eupi.

Entblößung, bei: Mag-c.

Gehen, beim: Mag-c.

nach: Jug-r., kali-c., nat-m., *nux-v.*, phos., *puls.*

MONAT, jeden (s. PERIODISCH)

NERVÖS (s. ERREGUNG)

OBERKÖRPER, im: *Ip.*

PARTIELL (s. SEITEN; EINZELNE Körperteile)

PERIODISCH:

7 Tage, alle: Am-m., canth., *chin.*, lyc., plan.

14 Tage, alle: Am-m., **Ars.**, *calc.*, *chin.*, *chin-s.*, **Lach.**, plan., psor., *puls.*

21 Tage, alle: Chin-s., mag-c., psor., sulph., *tub.*

28 Tage, alle: Nux-m., **Nux-v.**, puls., **Sep.**, tub.

PERIODIZITÄT:

ausgeprägt, nicht: Acon., am-m., ambr., bell., camph., canth., carb-an., carb-v., caust., chel., cic., coloc., mag-c., **Psor.**, **Sep.**

regelmäßig und deutlich: Aesc., ang., apis, **Aran.**, *bov.*, **Cact.**, *caps.*, **Cedr.**, **Chin-s.**, cina, *ferr.*, *gels.*, *hell.*, lyc., *nat-s.*, podo., *pyrog.*, *sabad.*, *spig.*, stann., staph., *tarent.*, thuj.

Uhrwerk, wie ein: *Aran.*, cact., *cedr.*

unregelmäßig: **Ars.**, *eup-per.*, ign., *ip.*, kali-ar., *meny.*, mill., **Nux-v.** **Psor.** **Puls.**, samb., **Sep.**

POSTPONIEREND: Alst., bry., chin., cina, **Gamb.**, ign., *ip.*

QUARTANA: Acon., anac., ant-c., apis, *arn.*, **Ars.**, **Ars-i.**, bapt., bell., brom., bry., bufo, carb-v., chin., chin-a., chin-s., **Cimx.**, cina, clem., coff., cor-r., *elat.*, **Hyos.**, *ign.*, **Iod.**, ip., kali-ar., lach., **Lyc.**, *meny.*, mill., *nat-m.*, nux-m., *nux-v.*, plan., podo., **Puls.**, rhus-t., **Sabad.**, sep., sulph., thuj., **Verat.**

duplicata: *Ars.*, chin., **Dulc.**, eup-per., *eup-pur.*, gamb., lyc., nux-m., puls., rhus-t.

Diarrhö an den fieberfreien Tagen, mit ständiger: **Iod.**

QUOTIDIANA: Acon., aesc., agar., alum., anac., *ang.*, ant-c., ant-t., apis, **Aran.**, *arn.*, **Ars.**, arund., asaf., bapt., bar-c., bell., bol., bry., **Cact.**, *calc.*, camph., *caps.*, carb-v., *cedr.*, cham., chel., chin., chin-a., *chin-s.*, cic., *cina*, con., *cur.*, cycl., *dros.*, elaps, elat., *eup-per.*, eup-pur., *ferr.*, ferr-ar., gamb., *gels.*, graph., hep., ign., **Ip.**, *kali-ar.*, kali-bi., kali-c., kali-s., lach., led., lob., *lyc.*, mag-c., meny., **Nat-m.**, *nat-s.*, nit-ac., **Nux-v.**, op., petr., *phos.*, plan., *podo.*, **Puls.**, *pyrog.*, *rhus-t.*, sabad., *samb.*, sarr., sep., *spig.*, stann., staph., stram., sulph., *tarent.*, thuj., verat.

duplicata: Ant-c., apis, ars., bapt., *bell.*, *chin.*, dulc., **Elat.**, **Graph.**, led., nux-m., *puls.*, rhus-t., *stram.*, *sulph.*

heftiger Frost am Nachmittag des nächsten Tages, leichter Frost am Morgen des einen Tages: Eup-per.

SCHLAF, im: Aeth., *am-c.*, *ars.*, bell., **Bor.**, bov., bry., cadm., calc., carb-an., carb-s., carb-v., caust., cham., chin., grat., hep., hyos., *ign.*, indg., lyc., mur-ac., *nat-m.*, *op.*, *ph-ac.*, phos., *puls.*, sabad., samb., sep., sulph., zinc.

nach: Acon., *agar.*, **Alum.**, **Am-m.**, *ambr.*, arn., ars., bry., cadm., calc., caust., con., crot-t., cycl., *lyc.*, merc., nit-ac., nux-v., phos., puls., rhus-t., sabad., samb., sars., sep., sil., staph., sulph., tarent., thuj., verat., zinc.

amel.: Arn., ars., bry., calad., calc., caps., chin., colch., cupr., ferr., kreos., *nux-v.*, **Phos.**, rhus-t., samb., sep.

abwechselnd mit Anfällen von Kälte: *Nux-m.*

SCHLUCKEN agg.: *Merc-c.*

SCHMERZ, mit: Ang., *aran.*, *ars.*, asaf., aur., bar-c., **Bov.**, bry., caps., cocc., **Coloc.**, cycl., **Dulc.**, *euph.*, *graph.*, hep., *ign.*, *kali-bi.*, kali-c., **Kali-n.**, lach., *led.*, lyc., **Mez.**, nat-c., nat-m., petr., plb., **Puls.**, ran-b., *rhus-t.*, **Sep.**, sil., *squil.*, sulph.

SCHRECK, durch: Acon., **Gels.**, ign., lyc., *merc.*, nux-v., op., plat., *puls.*, sil., *verat.*

SCHREIBEN, beim: Agar.

SCHÜTTELFROST: Acon., *aesc.*, agar., aloe, alum., *am-c.*, anac., ang., ant-c., *ant-t.*, *apis*, *aran.*, arg-m., arg-n., arn., **Ars.**, *ars-i.*, asaf., asar., aster., aur., bapt., bar-c., bar-m., *bell.*, berb., bol., bor., bov., *brom.*, *bry.*, *cact.*, calad., *calc.*, calc-p., calc-s., **Camph.**, *cann-s.*, *canth.*, *caps.*, *carb-an.*, *carb-v.*, **Caust.**, cedr., cham., **Chel.**, **Chin.**, *chin-a.*, **Chin-s.**, *cina*, *clem.*, *cocc.*, *coff.*, **Colch.**, *coloc.*, con., croc., cupr., cycl., dig., *dros.*, dulc., *elaps*, *eup-per.*, *eup-pur.*,

SCHÜTTELFROST ...

euph., eupi., **Ferr.**, **Ferr-i.**, ferr-p., *gamb.*, *gels.*, graph., guaj., hell., **Hep.**, hyos., **Ign.**, *iod.*, *ip.*, kali-ar., *kali-c.*, kali-chl., *kali-i.*, kali-n., kali-p., kali-s., kalm., kreos., *lach.*, *laur.*, **Led.**, *lob.*, **Lyc.**, lyss., *mag-c.*, mag-m., mag-s., mang., *meny.*, *merc.*, merc-c., *mez.*, *mosch.*, *mur-ac.*, *nat-ar.*, *nat-c.*, **Nat-m.**, nat-p., *nat-s.*, nit-ac., nux-m., **Nux-v.**, olnd., *op.*, par., *petr.*, *ph-ac.*, **Phos.**, plan., *plat.*, plb., *podo.*, **Psor.**, **Puls.**, **Pyrog.**, **Rhus-t.**, **Ruta**, *sabad.*, sabin., *samb.*, sang., sarr., *sec.*, **Sep.**, *sil.*, spig., spong., stann., *staph.*, stram., **Sulph.**, *tab.*, *tarax.*, *tarent.*, ter., **Thuj.**, verat., *verb.*, zinc.

morgens: Ant-c., ars., caps., carb-v., chin., cocc., coff., cor-r., *hell.*, *mang.*, *merc.*, nat-ar., nat-c., *nat-m.*, nux-m., *podo.*, rat., sarr., spong., *verat.*

Aufstehen, beim: Acon., kreos., mag-s., nux-v.

Bett, im: Chin., coff., mag-s., nat-c.

Gehen, beim: Sep.

Hitze, ohne nachfolgende: Cocc.

vormittags: Ang., arg-n., carb-an., chin-s., **Nat-m.**, *nux-v.*, op., ph-ac., **Phos.**, podo., puls., staph.

11-16 Uhr: Sep.

fliegender Hitze, mit: Bov.

Hitze, ohne nachfolgende: Kali-n., nat-c.

mittags: Ant-c., *sep.*

Mittagessen, während: Grat.

nach: Mag-m.

nachmittags: *Ang.*, **Ars.**, *canth.*, cast., cham., chel., *chin.*, chin-s., cocc., coff., con., croc., **Ferr.**, ip., petr., ph-ac., **Phos.**, psor., *rhus-t.*, sabad., *staph.*, sulph.

anhaltend, bis zum nächsten Morgen: Kali-i.

bespritzt mit kaltem Wasser, wie: Sabad.

Freien, durch den geringsten Aufenthalt im: Nux-v.

Kälte und blaue Nägel für vier Stunden, gefolgt von Hitze ohne nachfolgenden Schweiß: *Nux-v.*

abends: Acon., agar., **Am-c.**, **Ars.**, asar., *caps.*, *carb-v.*, cham., **Chel.**, *chin.*, *cocc.*, croc., *elaps*, *ferr.*, gamb., graph., grat., *hep.*, hyos., **Ign.**, kali-i., **Kali-s.**, *lach.*, **Lyc.**, mag-c., mag-m., mag-s., mang., *merc.*,

SCHÜTTELFROST - abends ...

nat-m., nat-s., nit-ac., nux-m., ox-ac., *petr.*, ph-ac., *phos.*, puls-n., **Pyrog.**, rat., *sep.*, *sil.*, stront., sulph., tab., *tarent.*, thuj., *zinc.*

19-4 Uhr: Gamb.

20 Uhr, beginnt in den Füßen, mit Sträuben der Haare: Bar-c.

21-10 Uhr: Mag-s.

Bett, im: Am-c., *chel.*, chin., mag-c., *merc.*, *mez.*, nat-m., rhus-t., sabad., *sil.*, tab., thuj.

amel.: Mag-m., mag-s.

Einschlafen, beim: Am-c., phos., staph.

Entkleiden, beim: Agar., mag-c.

nach: Spong.

Freien, im: Mang.

Gehen im Freien, beim: **Ars.**, *chin.*

Haus, im: Mang.

Hitze, ohne nachfolgende: *Led.*

nachts: Acon., *calc.*, dros., gamb., kali-c., kali-i., merc., nat-m., nat-s., petr., *phos.*, rhus-t., sars., sulph.

Freien, im: **Ars.**, calc., calc-p., caust., *cham.*, chel., chin., coff., lach., mag-m., nux-v., plat., rhus-t., tab.

Hinlegen, beim: *Acon.*

Zubettgehen, vor dem: Cocc., laur., nat-m., *samb.*

Bewegung, bei: Alum., ant-t., *caps.*, cedr., eup-per., sang., sil., sulph., thuj.

Einatmen, beim: **Brom.**

Eintritt ins Haus aus dem Freien; beim: Aeth., arg-n., caust., chin.

Erbrechen, nach: Thuj., zinc.

Essen, während dem: Caps., graph., lyc., mag-m.

festgehalten werden, damit sie nicht so heftig bebt; möchte (vgl. HEFTIGER Frost): *Gels.*, *lach.*

Freien, nicht amel. durch Einhüllen; im: Rhus-t.

Gähnen, beim: Arn., cina

Gehen im Freien, beim: Chel.

Gesicht, mit lividem: *Rhus-t.*

Haaresträuben, mit: *Am-c.*, bar-c., calc., caust., cina, dulc., meny., nit-ac., puls., sil.

SCHÜTTELFROST ...

Haut, mit kalter und blauer: *Camph.*, carb-v., chin., nux-m., nux-v., *rhus-t.*, *sec.*

Herausstrecken der Hand aus dem Bett, beim: **Hep.**, phos., **Rhus-t.**

Hitze, mit: **Arn.**, *ars.*, *bell.*, bry., cann-i., cham., *chel.*, *chin.*, cocc., *hell.*, hep., hyos., ign., *lach.*, merc., mosch., puls., *rhus-t.*, sep., tab.

Gesichtes, des: *Thuj.*

Kopfes, des: **Arn.**, **Bell.**, bry., *cact.*, mang.

ohne nachfolgende Hitze: **Aran.**, bov., camph., canth., cocc., graph., hep., kali-c., kali-n., led., lyc., mez., mur-ac., **Staph.**, sulph., verat.

Durst, oder: **Sep.**, *staph.*, *sulph.*

Schweiß, oder: **Aran.**, bov., canth., cast.

Kaltem, beim Ergreifen von etwas: *Zinc.*

Konvulsionen, Rigor; während den: *Hell.*

langanhaltend (vgl. FIEBER - Abfolge von Stadien): Ant-t., **Aran.**, *ars.*, bapt., bov., calad., camph., canth., caps., cina, *gamb.*, hell., hyos., kali-i., kalm., kreos., *led.*, *lyc.*, *mez.*, nat-c., *nux-v.*, podo., puls., *rhus-t.*, sec., *sep.*, *verat.*

12 Stunden: Canth.

24 Stunden, ohne Hitze, Schweiß oder Durst: *Aran.*

36 Stunden, mit nachfolgender Hitze: Mez.

Hitze, kein Durst; geringe: Puls.

nichts lindert: **Aran.**, *nux-v.*

ganzen Tag, mit ziehenden Schmerzen in Hals und Rücken; den: Verat.

ohne Hitze und Schweiß: **Aran.**, bov., canth., *lyc.*

nachfolgende Hitze: **Aran.**, bov., camph., hep., led., lyc., mez., verat.

Luftzug, durch: Acon., bar-c., bry., *caps.*, **Chin.**, mosch., phys., verat.

manischem Delirium, mit: Cimx., tarent.

partiell: *Ars.*, *bry.*, caps., caust., *chin.*, cocc., graph., hell., hep., ign., *puls.*, rhus-t., sabin., samb., spig., spong., staph., thuj., *verat.*

pulsierendem Schmerz im Hinterkopf, mit: Bor.

SCHÜTTELFROST ...

Schlaf und Schnarchen, mit tiefem: *Op.*

Schlucken, während und nach: Merc-c.

Schmerzen, bei den: *Ars.*

Schreck, durch: Merc.

Schweiß, mit: Alum., cedr., cupr., *eup-per.*, **Nux-v.**, *rhus-r.*, *rhus-t.*, verat.

Stuhlgang, vor: Carb-an., caust., chin-s., mag-m., merc., mez.

während: *Bell.*, mag-m., nit-ac., stann.

nach: Carb-an., *plat.*

Trinken, beim: Alum., arn., ars., calc., calc-s., cann-s., **Caps.**, chel., *chin.*, elaps, lyc., **Nux-v.**

warmes Zimmer, beim Eintritt in ein: Colch., rhus-t.

SEITEN, einseitig: Alum., ambr., anac., ant-t., *arn.*, *bar-c.*, bell., **Bry.**, **Carb-v.**, **Caust.**, *cham.*, *chel.*, chin., cocc., croc., dig., dros., elat., ferr., ign., kali-c., kali-p., *lach.*, **Lyc.**, nat-c., nat-m., nat-p., **Nux-v.**, *par.*, ph-ac., *phos.*, plat., **Puls.**, ran-b., **Rhus-t.**, ruta, sabad., sabin., sars., *sep.*, **Sil.**, spig., stann., stram., sul-ac., *sulph.*, *thuj.*, verat., *verb.*

rechts: Arn., **Bry.**, caust., **Chel.**, eupi., *lyc.*, *nat-m.*, nux-v., *par.*, *phos.*, puls., ran-b., **Rhus-t.**, sabin.

links: *Bar-c.*, **Carb-v.**, **Caust.**, **Dros.**, elaps, ferr., *lach.*, **Lyc.**, nat-c., *rhus-t.*, ruta, *sil.*, spig., *stann.*, sulph., **Thuj.**

vor einem epileptischen Anfall: *Sil.*

Kälte auf der rechten Seite und Hitze auf der linken: *Rhus-t.*

Seite, auf der man liegt, in der: Arn., mur-ac.

nicht liegt: Ferr-ma.

Taubheitsgefühl, mit: *Puls.*

SITZEN amel.: Ign., nux-v.

SOMMER, im: Caps., casc., cedr., lach., nat-m., **Psor.**

Wetter, bei heißem (s. WETTER - heißem)

SONNENSCHEIN amel.: Anac., con.

STUHLGANG, vor: Aloe, ant-c., *ars.*, bapt., *bar-c.*, benz-ac., calad., chin-s., dig., ip., mag-m., *merc.*, *mez.*, nat-c., *phos.*, puls., *verat.*

während: Aloe, alum., ars., bell., bry., cact., calad., calc., caps., cast., coloc., con., *ferr-m.*, grat., ind., ip., jatr., lyc., mag-m., *merc.*, nat-c., phos., plat., *podo.*, *puls.*,

STUHLGANG - während ...

rheum, *rhus-t.*, sec., sil., spig., stann., *sulph.*, trom., *verat.*, vib.

nach: Ambr., bufo, *canth.*, dios., grat., lyc., mag-p., merc-c., mez., ox-ac., paeon., petr., *plat.*, stront.

TAG:

kalten Tag, an einem (s. KALT - Sommertag)

periodisch wiederkehrend (s. PERIODISCH)

TERTIANA: Aesc., alum., anac., ant-c., ant-t., *apis*, **Aran.**, arn., **Ars.**, ars-i., bar-c., *bar-m.*, bell., bol., *brom.*, **Bry.**, *calc.*, *canth.*, **Caps.**, carb-an., carb-v., *cedr.*, *cham.*, *chin.*, *chin-a.*, *chin-s.*, cic., *cimx.*, cina, cor-r., dros., dulc., elat., **Eup-per.**, **Eup-pur.**, *ferr.*, ferr-ar., gamb., gels., hyos., ign., iod., **Ip.**, kali-ar., *lach.*, *lyc.*, *mez.*, mill., *nat-m.*, nux-m., **Nux-v.**, petr., plan., *podo.*, **Puls.**, *rhus-t.*, sabad., sarr., sep., staph., sulph., *thuj.*, verat.

duplicata: Aesc., apis, **Ars.**, chin., dulc., elat., eup-pur., gamb., lyc., nux-m., puls., **Rhus-t.**, thuj., verat.

TRAURIGE Nachrichten, durch: Calc., cic., ign., teucr.

TRINKEN agg.: Alum., ant-t., arn., **Ars.**, **Asar.**, bry., cadm., **Calc.**, cann-s., **Caps.**, *chel.*, **Chin.**, *chin-a.*, cimx., coc-c., *con.*, croc., *elaps*, **Eup-per.**, hep., kali-ar., *lob.*, lyc., mez., nat-m., nit-ac., **Nux-v.**, puls., *rhus-t.*, sep., sil., sulph., *tarax.*, tarent., thuj., **Verat.**

amel.: Bry., carb-an., **Caust.**, **Cupr.**, *graph.*, *ip.*, mosch., nux-v., olnd., *phos.*, rhus-t., sil., spig., tarax.

beschleunigt und verstärkt den Frost und verursacht Übelkeit: *Eup-per.*

Eiswasser durch eine zylinderartige Öffnung in der linken Lunge aufsteigen und fallen würde, als ob: Elaps

Husten, verursacht: Cimx., *psor.*

kaltes Wasser, das man trinkt, außen am Brustkorb hinunter rinnt: *Verat.*

unerträglich; macht Kopfschmerzen und alle andern Symptome: **Cimx.**

verstärkt den Frost und verursacht Erbrechen: **Ars.**, cadm., nux-v.

ÜBERHITZUNG, bei (s. ERHITZUNG)

UNREGELMÄSSIG (s. PERIODIZITÄT - unregelmäßig)

URINIEREN, vor: Arn., bor., bry., coloc., hyper., med., **Nit-ac.**, nux-v., puls., rhus-t., sulph., thuj.

während: Bell., eug., *gels.*, *lyc.*, merc., *nit-ac.*, nux-v., phos., **Plat.**, puls., senec., sep., *stram.*, sulph., *thuj.*, verat.

nach: *Arn.*, calc., eug., hep., *med.*, nat-m., **Plat.**, puls., rhod., sars., sep., sulph., thuj.

beginnt im Blasenhals und breitet sich nach oben aus: Sars.

VORHERRSCHEND: Alum., am-m., **Ant-c.**, *ant-t.*, *apis*, **Aran.**, **Arn.**, ars., aur., bol., bor., *bov.*, **Bry.**, **Camph.**, **Canth.**, **Caps.**, carb-v., *caust.*, **Cedr.**, **Chin.**, **Chin-s.**, cimic., cina, *cocc.*, cycl., dros., elat., eup-per., *gamb.*, graph., hep., kali-c., kali-n., laur., led., *lyc.*, **Meny.**, meph., merc., merl., **Mez.**, mur-ac., nat-c., **Nat-m.**, nicc., **Nux-v.**, *petr.*, ph-ac., phos., plat., plb., podo., *puls.*, rhus-t., *rob.*, **Sabad.**, sarr., **Sec.**, sep., **Staph.**, sulph., thuj., **Verat.**

morgens: Bry., **Eup-per.**, hep., **Nat-m.**, **Nux-v.**, *podo.*, sep., **Verat.**

mittags: *Ant-c.*, elat., **Sulph.**

nachmittags: Apis, arn., **Ars.**, **Lyc.**, plb., **Puls.**, *rhus-t.*, thuj.

abends: Alum., arn., *cina*, cycl., *hep.*, *kali-s.*, mur-ac., ph-ac., *phos.*, **Puls.**, **Rhus-t.**, *sulph.*

nachts: Apis, gamb., *merc.*, phos.

langanhaltender Frost ohne Hitze, Schweiß oder Durst: **Aran.**, bov.

Hitze, kein Durst; geringe: *Lyc.*, puls.

nur aus Frost, der Anfall besteht: Aran., bov., camph., canth., hep., led., *lyc.*, mez., mur-ac., ran-b., sabad.

ohne Hitze oder Durst: Mur-ac., sep., staph., sulph.

WARM:

Ofen zu sein; Verlangen, nahe dem warmen: *Gels.*, mosch., *rhus-t.*

kalt und es wird ihm nahe dem Ofen übel, ihm ist: *Laur.*

verstärkt den Frost, aber es: Chin.

Zimmer, im warmen:

agg.: *Acon.*, **Apis**, *arg-n.*, bry., cinnb., **Ip.**, merc., nat-m., puls., **Sec.**, *sep.*, staph.

amel.: *Aesc.*, agar., am-c., **Ars.**, *bar-c.*, bell., brom., camph., canth., carb-an.,

WARM - Zimmer, im warmen - amel. ...

carb-v., *caust.*, **Chel.**, *chin.*, chin-a., *cic.*, con., gels., hell., *hep.*, **Ign.**, **Kali-ar.**, *kali-bi.*, **Kali-c.**, kreos., *lach.*, laur., mag-c., mang., **Meny.**, merc., merc-c., mez., nat-ar., **Nux-m.**, *nux-v.*, petr., *plat.*, ran-b., rat., rhod., *rhus-t.*, **Sabad.**, sel., *sep.*, sil., spig., *sul-ac.*, sulph., *tarent.*, *ther.*, valer., zinc.

nicht amel. im warmen Zimmer, nicht einmal am warmen Ofen: *Acon.*, *alum.*, **Anac.**, *ant-c.*, **Apis**, aran., arg-n., ars., ars-i., asar., *bapt.*, bell., **Bov.**, **Bry.**, cact., calc., canth., carb-ac., *chin.*, cic., *cina*, cinnb., clem., **Cocc.**, colch., dios., dros., *dulc.*, euphr., *ferr-i.*, guaj., hell., hep., iod., **Ip.**, kali-i., *kreos.*, lach., *laur.*, lyc., *mag-m.*, *merc.*, **Mez.**, *nat-m.*, nux-m., **Nux-v.**, ph-ac., *phos.*, *podo.*, **Puls.**, *ruta*, sabin., sars., *sep.*, *sil.*, *spong.*, *staph.*, stry., *sul-ac.*, sulph., teucr., thuj., til., **Verat.**

Eintritt aus dem Freien in ein warmes Zimmer, beim: *Arg-n.*

Erstickungsgefühl im warmen Zimmer: **Apis**

WÄRME (vgl. HITZE), **äußere Wärme** amel.: *Aesc.*, arg-m., arn., **Ars.**, *bar-c.*, **Bell.**, canth., **Caps.**, carb-an., *caust.*, chel., *chin.*, *chin-a.*, cic., cimx., cocc., colch., con., cor-r., *eup-per.*, ferr., *gels.*, *hell.*, *hep.*, hyos., **Ign.**, **Kali-c.**, kali-i., *lach.*, *lachn.*, laur., **Meny.**, merl., *mez.*, mosch., nat-c., **Nux-m.**, **Nux-v.**, *plat.*, *podo.*, **Rhus-t.**, **Sabad.**, samb., sep., sil., *squil.*, *stram.*, stront., sulph., *tarent.*, *ther.*

Bettwärme amel., aber nicht Ofenhitze: Kali-i., kreos., podo., *tarent.*

Einhüllen amel., gefolgt von heftigem Fieber und Schweiß: Sil.

Sonnenwärme, Verlangen nach: Anac., con.

unerträglich, ist: **Apis**, *camph.*, **Ip.**, **Puls.**, **Sec.**, **Sep.**, staph.

Verlangen nach Wärme, die jedoch nicht lindert: Acon., alum., **Aran.**, bell., bov., calc., camph., *chin.*, cic., *cina*, cocc., colch., con., dros., ferr., *hep.*, kali-i., **Lach.**, lyc., meny., *merc.*, *nat-m.*, **Nux-v.**, *phos.*, podo., *pyrog.*, sil., *tarent.*, verat.

WÄRME ...

Wärmflasche amel.: *Caps.*, **Lachn.**

Bedeckung, aber nicht durch äußerliche: Lachn.

WASSER:

Arbeiten in Wasser, durch: **Calc.**, *rhus-t.*

gespritzt würde, als ob kaltes Wasser: *Agar.*, ail., ant-t., apis, **Arn.**, ars., *bar-c.*, bry., *chel.*, *chin.*, lil-t., lyc., merc., mez., nat-m., nux-v., phel., *phos.*, *puls.*, **Rhus-t.**, *sabad.*, spig., thuj., *verat.*, verb.

herabrinnen würde, als ob Wasser den Rücken: Ars., caps., caust.

herunterlaufen würde, als ob Wasser den Rücken: Agar., alumn., ars.

Schlüsselbeinen über die Brust zu den Zehen hinab; in einem schmalen Band den: Caust.

Nasswerden, durch: Acon., *aran.*, bar-c., *bell.*, *bry.*, *calc.*, cedr., *dulc.*, *nat-s.*, **Rhus-t.**, *sep.*, sil.

überhitzt, wenn: Acon., *calc.*, *clem.*, colch., *rhus-t.*, sep., sil.

spritzen würde, als ob Wasser auf den Rücken: Caust., lyc.

übergossen würde, als ob er mit Wasser: *Anac.*, *ant-t.*, ars., *bar-c.*, *chin.*, cimx., *led.*, *mag-c.*, **Merc.**, mez., *rhus-t.*, stram.

WECHSELNDER Typus: *Elat.*, *eup-per.*, **Ign.**, meny., **Puls.**, sep.

WETTER; bei kaltem, feuchtem: Am-c., *aran.*, *calc.*, *dulc.*, lyc., mang., merc., **Nux-m.**, *rhus-t.*, sulph., verat.

heißem Sommerwetter, bei: Ang., bapt., bell., bry., chin.

stürmischem Wetter, bei: *Bry.*, cham., chin., nux-m., nux-v., phos., puls., rhod., *rhus-t.*, **Zinc.**

warmem Wetter, bei: Ant-c., *ars.*, bapt., *bell.*, *bry.*, calc., **Caps.**, carb-v., *cedr.*, chin., cina, *ip.*, **Lach.**, nat-m., puls., **Sulph.**, *thuj.*

WIND:

blasen würde, als ob kalter Wind über den Körper: Asar., camph., caust., *chin.*, cimx., croc., cupr., hep., *laur.*, mosch., rhus-t., sumb.

Schulterblättern, zwischen den: *Caust.*

Gehen, beim: Chin.

blasen würde, während der Körper schwitzt; als ob Wind auf die Sohlen: Acon.

WIND ...

kalte Luft vom Rückgrat aus über den ganzen Körper wie eine epileptische Aura ausbreiten würde; als ob sich: Agar.

ZITTERN und Schaudern, mit: Acon., *agar.*, agn., **Anac.**, **Ant-t.**, apis, arn., ars., asaf., bell., berb., bor., bov., brom., bry., calc., cann-s., canth., caps., carb-an., cham., chin., chin-s., cic., cimic., cina, cocc., con., *croc.*, *eup-per.*, ferr., ferr-ar., kali-n., *led.*, merc., merc-i-f., mygal., nat-c., nat-m., nux-v., olnd., op., par., petr., ph-ac., phos., **Plat.**, psor., *puls.*, rhus-t., sabad., **Sil.**, stram., sulph., *tarent.*, teucr., ther., *valer.*, zinc.

morgens: Anac.

mittags: Gels.

nachmittags: Asaf., carb-an.

abends: Nat-m., plat., teucr.

nachts: Bor.

innerlich: Par.

vormittags: Lyc., par.

abends: Par.

ZORN, nach: Acon., ars., **Bry.**, *cham.*, **Nux-v.**, teucr.

FIEBER, Hitze im Allgemeinen: **Acon.**, aesc., aeth., agar., agn., alst., alum., am-c., am-m., *ambr.*, anac., *ang.*, ant-c., **Ant-t.**, anthr., **Apis**, aran., arg-m., **Arn.**, **Ars.**, ars-h., *arum-t.*, asaf., aur-m., *bapt.*, *bar-c.*, **Bell.**, benz-ac., bol., brom., **Bry.**, **Cact.**, cadm., cahin., *calc.*, camph., *canth.*, *caps.*, carb-an., *carb-s.*, carb-v., casc., caul., caust., cedr., *cham.*, *chel.*, *chin.*, **Chin-s.**, cimic., cimx., *cina*, *cocc.*, *coff.*, *colch.*, **Con.**, cop., corn-f., croc., crot-h., cupr., *cur.*, *cycl.*, *dig.*, dros., *dulc.*, *elaps*, elat., eucal., *eup-per.*, eup-pur., euph., *ferr.*, **Ferr-p.**, *fl-ac.*, **Gels.**, *graph.*, *hell.*, *hep.*, *hyos.*, *ign.*, *iod.*, **Ip.**, kali-bi., kali-c., kali-chl., **Kali-i.**, *kreos.*, *lac-c.*, *lach.*, lachn., *laur.*, *led.*, lob., **Lyc.**, *mag-c.*, mag-m., mag-s., mang., meny., *merc.*, *merc-c.*, *merc-cy.*, *merl.*, **Mez.**, mill., mosch., *mur-ac.*, nat-c., **Nat-m.**, nat-s., *nit-ac.*, *nux-m.*, **Nux-v.**, *op.*, petr., *ph-ac.*, **Phos.**, plb., *podo.*, *psor.*, **Puls.**, **Rhus-t.**, *rhus-v.*, sabad., *sabin.*, *samb.*, *sang.*, sarr., *sec.*, seneg., *sep.*, **Sil.**, spig., **Spong.**, **Squil.**, *stann.*, *staph.*, **Stram.**, *sul-ac.*, *sulph.*, *sumb.*, **Tarax.**, *tarent.*, ter., teucr., thuj., *valer.*, **Verat.**, *verat-v.*, *viol-t.*, zinc.

tagsüber; fiebrige Hitze nur: Ail., ant-t., bell., berb., carb-v., *eup-per.*, ox-ac., sep., sulph., thuj.

periodisch am Tage: Sil.

morgens: Aeth., ail., *ang.*, **Apis**, *arn.*, ars., bell., bor., bry., *calc.*, carb-an., *caust.*, *cham.*, chel., chin., cimic., coff., cycl., dros., eup-per., fl-ac., glon., *hep.*, ign., kali-bi., kali-c., *kali-i.*, lach., mag-c., *nat-m.*, nicc., nux-m., nux-v., ox-ac., petr., phyt., podo., *rhus-t.*, sabad., sang., sarr., *sulph.*, teucr., thuj., vip.

Aufstehen, nach: Calc., carb-an., lach., mag-c., rhus-t., sabad.

Herumgehen, und beim: Aeth., camph., chel., petr., sep., sulph.

Bett, im: Ars., ign., nicc., nux-v., petr., **Puls.**, sulph.

5 Uhr, gefolgt von Schüttelfrost: *Apis*

Erwachen, beim: Acon-c., aeth., camph., chel., eup-per., lac-c., petr., sep., sulph.

Frösteln, mit: **Apis**, arn., **Ars.**, caust., cham., coff., kali-bi., kali-c., kali-i., sulph., thuj.

Frühstück, nach: Bar-c., calc., croc., ign., iod., sabad., staph.

Gehen im Freien, nach: Nux-v.

vormittags: Alum., *am-c.*, am-m., arg-m., ars., *bapt.*, berb., bry., cact., calc., caps., cedr., **Cham.**, *eup-per.*, gels., ham., kali-c., lyc.,

FIEBER - Vormittags ...

mag-c., **Nat-m.**, nux-m., *nux-v.*, *phos.*, *rhus-t.*, sars., sep., sil., sol-n., spig., sulph., thuj., verat., zinc.

9 Uhr: Am-c., **Cham.**

9 Uhr und 17 Uhr: *Kali-c.*

10 Uhr, wie mit heißem Wasser begossen oder als ob heißes Wasser durch die Blutgefäße laufen würde: **Rhus-t.**

11 Uhr, mit Durst und Frösteln: Sil.

11-13 Uhr: Arg-m.

abwechselnd mit Frost: Calc., cham., thuj.

Frösteln, mit: Ars., *bapt.*, **Cham.**, kali-c., sil., sulph., thuj.

Hitze des gesamten Körpers, außer am Kopf: Arg-m.

Menses, vor: Am-c.

mittags: Ars., ars-h., ferr-i., merc., spig., *stram.*, sulph.

nachmittags: Acon., agar., alum., am-m., ambr., *anac.*, *ang.*, ant-t., **Apis**, arg-n., *ars.*, *asaf.*, asar., aster., **Bell.**, berb., bov., *bry.*, cahin., calad., calc., calc-ar., calc-s., calen., *canth.*, caps., caust., *chel.*, *chin.*, cina, coff., *colch.*, con., croc., cur., dig., dros., eup-per., eupi., ferr., *ferr-ar.*, ferr-i., **Gels.**, hep., hyos., **Ign.**, iod., ip., iris., *kali-ar.*, *kali-c.*, *kali-n.*, kali-p., *lach.*, lac-ac., *lyc.*, lyss., mag-c., mag-m., mag-s., *nat-m.*, nicc., *nit-ac.*, nux-v., ph-ac., **Phos.**, phyt., podo., psor., **Puls.**, ran-b., rhod., rhus-t., *ruta*, *sang.*, sarr., senec., *sep.*, *sil.*, spong., *squil.*, *staph.*, stram., sul-ac., sulph., trom., zinc.

13 Uhr: Ars., cact., hura, lyc., still.

13-16 Uhr mit heftigem Kopfschmerz: Lac-ac.

14 Uhr: Chlor., mag-c., mag-s., **Puls.**, rhus-t., sang., sol-n.

gefolgt von Frost um 16 Uhr: **Puls.**

15 Uhr: Acon., coff., ferr., lyc., nicc., *sang.*

15-16 Uhr: Clem., lyc.

16 Uhr: Anac., chel., *hep.*, ip., *lyc.*

16-17 Uhr: Stann.

16-20 Uhr: *Hell.*, *lyc.*

Mitternacht, bis: *Stram.*

periodisch jeden Tag, amel. durch Essen: *Anac.*

17 Uhr: Con., kali-c., kali-n., nat-c., nit-ac., phos., rhus-t., sulph., thuj.

abwechselnd mit Frost: **Calc.**, kali-n.

FIEBER ...

Frösteln, mit: Anac., **Apis**, *ars.*, caust., coff., *colch.*, cur., hyos., kali-c., *podo.*, *rhus-t.*, sil., sulph.

gefolgt von Frösteln: Kali-n.

Freien, im: Kali-c.

Gehen, beim: Bry., thuj.

Freien, nach Gehen im: Meny.

Hinlegen, nach: Bry., carb-an., chel., coff., mag-m., nicc., **Puls.**, sul-ac., sulph., zinc.

Kälte, mit äußerlicher: Sulph.

Mittagessen, während: *Mag-m.*, sul-ac., thuj., valer.

nach: Alum., bar-c., dig., *lach.*, nit-ac., phos., plan., ptel., raph., sabin., sul-ac., til.

Schlaf, nach: Bor., *calad.*, ferr., nat-m.

abends: **Acon.**, aesc., *agar.*, alum., am-c., anac., ang., ant-t., anthr., apis, aran., arg-m., arn., *ars.*, ars-h., aster., bapt., bar-c., bar-m., **Bell.**, *berb.*, bor., bov., bry., calad., *calc.*, *calc-s.*, calen., caps., carb-s., *carb-v.*, caust., *cham.*, *chel.*, **Chin.**, chin-s., *cina*, clem., coc-c., cocc., coff., coloc., con., croc., cycl., dros., elaps, euphr., ferr., ferr-ar., ferr-i., hell., *hep.*, *hyos.*, ign., ip., kali-ar., *kali-c.*, kali-i., kali-n., kali-p., kali-s., **Lach.**, lec., led., **Lyc.**, mag-m., *merc.*, *mez.*, mosch., mur-ac., nat-m., nicc., nit-ac., nux-m., nux-v., petr., *ph-ac.*, **Phos.**, plat., plb., *psor.*, **Puls.**, ran-b., rhod., **Rhus-t.**, sabad., sabin., *sars.*, *sep.*, **Sil.**, spig., squil., stann., staph., stram., sul-ac., *sulph.*, *thuj.*, verat., vip., zinc.

morgens, und: *Hep.*

18 Uhr: Ant-t., arg-n., berb., bor., caust., chin., cocc., hep., kali-c., lac-ac., nux-v., rhod., *rhus-t.*

18-20 Uhr: Calc., **Lyc.**

19 Uhr: Ambr., bov., elaps, *lyc.*, mag-s., petr., puls., rhus-t.

20 Uhr: Ant-t., coff., ferr., hep., lachn., mur-ac., naja, nicc., *phos.*, sol-n., sulph.

20-21 Uhr: Ars., sulph.

21 Uhr: **Bry.**, lyc., mag-s., nit-ac.

anhaltend:

19 Uhr bis Mitternacht, auf Frost um 16 Uhr folgend: *Aesc.*

Nacht, die ganze: Acon., bol., cocc., graph., hep., lach., lyc., puls., *rhus-t.*, sarr., sil.

FIEBER - abends - anhaltend ...

gefolgt von Schaudern: Cocc.

Bett, im: *Acon.*, agn., arg-m., bor., calen., coc-c., coff., hep., kali-c., mosch., sars., thuj.

Hinlegen, nach dem: *Acon.*, asar., bar-c., **Bry.**, carb-an., chel., coff., hell., mag-m.

Schweiß, mit: Bor., bov., calc.

Delirium, mit: *Psor.*

Essen, nach: Anac., ang., raph.

Frösteln, mit: *Acon.*, anac., apis, arn., ars., bapt., bor., carb-v., caust., *cham.*, coff., *elaps*, ferr-i., hep., kali-c., kali-i., nat-m., sabin., *sil.*, sulph., thuj.

Frost, nach: Acon., apis, ars., berb., graph., guaj., petr., sulph.

Zimmer, beim Eintritt ins: Ang., nicc., **Puls.**, sul-ac., sulph., zinc.

nachts: *Acon.*, *agar.*, *alum.*, am-c., am-m., anac., ang., ant-c., ant-t., *apis*, *ars.*, ars-h., *ars-i.*, arum-t., arund., **Bapt.**, *bar-c.*, *bar-m.*, **Bell.**, berb., bol., bor., **Bry.**, cact., cadm., calad., *calc.*, calc-s., *canth.*, caps., carb-an., **Carb-s.**, *carb-v.*, caust., cedr., *cham.*, cic., *cimic.*, **Cina**, *cinnb.*, coca, cocc., coff., **Colch.**, con., cur., cycl., dig., *dros.*, dulc., elaps, ferr., *ferr-ar.*, *gels.*, glon., **Graph.**, *hep.*, hura, hydr., ign., *kali-bi.*, kali-p., kali-s., **Lach.**, lil-t., *lyc.*, mag-c., mag-m., mag-s., **Merc.**, *merc-cy.*, *morph.*, *mur-ac.*, *nat-ar.*, nat-m., *nat-s.*, nicc., *nit-ac.*, *nux-v.*, *op.*, paeon., *petr.*, *ph-ac.*, **Phos.**, plb., psor., **Puls.**, raph., **Rhus-t.**, *sabad.*, sarr., *sep.*, **Sil.**, staph., *stram.*, **Sulph.**, *tarent.*, thuj., *tub.*, ust., verat., zinc.

Mitternacht: **Ars.**, coc-c., elaps, lyc., mag-m., mag-s., nux-v., petr., *rhus-t.*, sep., *stram.*, sulph., verat.

vor: Acon., agar., alum., ant-c., ars., **Bry.**, cadm., **Calad.**, *carb-v.*, cham., *chin-s.*, elaps, eug., *graph.*, hydr., *laur.*, lyc., *mag-m.*, mag-s., nit-ac., petr., phos., puls., sabad., sep., verat.

22 Uhr: Ars., elaps, hydr., lach., petr.

23 Uhr: Mag-m.

nach: Ang., **Ars.**, bor., caust., chin., cic., cimic., dros., elaps, ferr., *ferr-ar.*, ign., *kali-c.*, *lyc.*, mag-c., mag-m., merc., nat-m., phos., ran-b., *ran-s.*, sabad., sars., sulph., thuj.

2 Uhr: Ars., bor., tax.

FIEBER - abends - Mitternacht - nach...

3 Uhr: Ang., thuj.

mittags, und: Ars., *elaps*, spig., stram., sulph.

Menses, vor den: Lyc.

Schlaf, vergeht beim Erwachen; im: *Calad.*

Schweiß beim Liegen auf dem Rücken, mit: *Cham.*

Angst und Schweiß, mit: Alum., calc.

Erwachen, beim: **Bar-c.**, benz-ac., carb-v., coloc., **Sulph.**, zinc.

amel.: *Calad.*

Frösteln, mit: Acon., *agar.*, apis, *ars.*, bapt., carb-s., carb-v., caust., cham., coca, coff., *colch.*, cur., *elaps*, *graph.*, *kali-bi.*, *rhus-t.*, *sil.*, **Sulph.**, thuj., tub.

frostig tagsüber, Hitze in der Nacht: Dros.

Schweiß, mit: Agar., alum., am-m., *ant-c.*, **Bell.**, bor., bry., calc., caps., carb-an., cedr., cina, *colch.*, *con.*, ferr., glon., ign., mag-c., mag-m., **Merc.**, nat-m., nit-ac., nux-v., op., **Phos.**, *psor.*, **Puls.**, **Rhus-t.**, sabad., *sep.*, staph., stram., **Sulph.**, thuj., verat.

kalter, klebriger Schweiß und schneller Puls: Cimic.

trockene, brennende Hitze: **Acon.**, anac., arn., **Ars.**, *bar-c.*, **Bell.**, **Bry.**, calc., carb-v., caust., cedr., chel., chin-s., *cina*, coc-c., coff., *colch.*, coloc., *con.*, dulc., *graph.*, hep., kali-n., *lach.*, lyc., *nit-ac.*, nux-m., *nux-v.*, **Phos.**, *puls.*, ran-s., rhod., **Rhus-t.**, rhus-v., spig., thuj., *tub.*

Angst, mit: Acon., *apis*, **Ars.**, bar-c., bry., rhus-t.

Durst, ohne: *Apis*, **Ars.**

Schlaflosigkeit, mit: Bar-c., *cham.*, graph., hyos., *phos.*

Wasser übergegossen würde, als ob er mit heißem: Ars.

ABFOLGE von Stadien:

Frost:

abwechselnd mit Durst, dann Schweiß: Sabad.

gefolgt von:

Durst, dann Schweiß: Kali-c.

dann Hitze ohne Durst: *Hep.*, kali-n., nat-m.

ABFOLGE von Stadien ...

Hitze: **Acon.**, *alum.*, am-c., am-m., ambr., ang., ant-c., *ant-t.*, apis, aran., *arn.*, ars., asar., bapt., bar-c., *bell.*, berb., bor., bry., cact., calc., camph., canth., **Caps.**, carb-an., *carb-v.*, caust., cham., *chin.*, *cina*, coff., *colch.*, *corn.*, croc., **Cycl.**, dig., *dros.*, dulc., elaps, *eup-per.*, *graph.*, guaj., hell., *hep.*, **Hyos.**, **Ign.**, **Iod.**, **Ip.**, kali-bi., kali-c., kali-n., kreos., lach., laur., **Lyc.**, *mag-c.*, mag-m., merc., *merc-c.*, mez., *nat-c.*, **Nat-m.**, *nat-s.*, nit-ac., nux-m., **Nux-v.**, *op.*, *petr.*, ph-ac., *phos.*, psor., **Puls.**, **Rhus-t.**, sabad., **Sang.**, *sec.*, seneg., sep., sil., *spig.*, *spong.*, squil., staph., *stram.*, **Sulph.**, thuj., *valer.*, *verat.*

dann Schweiß: Am-c., am-m., apis, **Ars.**, bell., bov., *bry.*, cact., caps., carb-an., carb-v., caust., cedr., cham., **Chin.**, cina, cocc., corn., dig., dros., *eup-per.*, *eup-pur.*, gels., *graph.*, hep., *ign.*, **Ip.**, kali-c., *lach.*, lyc., mag-m., nat-c., *nat-m.*, *nat-s.*, nit-ac., **Nux-v.**, op., **Puls.**, *rhus-t.*, *sabad.*, sabin., samb., sep., *spong.*, staph., *sulph.*, thuj., *verat.*

innerlichem Frost, dann Hitze und Schweiß; mit: Phos.

mit Durst: Rhus-t.

ohne Durst: Am-m., nit-ac.

saurer Schweiß: Lyc.

mit Schweiß: *Acon.*, alum., anac., ant-t., **Bell.**, bry., *caps.*, carb-v., **Cham.**, *chin.*, cina, eup-per., *ferr.*, graph., hell., *hep.*, ign., kali-c., mez., nat-m., nit-ac., *nux-v.*, **Op.**, phos., *puls.*, **Rhus-t.**, *sabad.*, spig., sulph.

Gesichtes, des: Alum.

ohne Schweiß: Graph., nat-m.

Schweiß (ohne Hitze dazwischen): Am-m., *bry.*, cact., **Caps.**, *carb-an.*, carb-s., carb-v., **Caust.**, cedr., cham., chel., cimx., *clem.*, *dig.*, hell., hyos., kali-c., kali-n., **Lyc.**, merc., merc-c., **Mez.**, nat-m., nat-s., nux-v., op., **Petr.**, ph-ac.,

FIEBER

ABFOLGE von Stadien - Schweiß ...

phos., *rhus-t.*, sabad., sep., spig., **Thuj.**, *verat.*

dann kalter Schweiß: Ars., verat.

Hitze: **Bell.**

ohne Hitze oder Durst: Am-m., bry., caust., *staph.*

dann Hitze: Bell.

Hitze:

abwechselnd mit:

Frost:

dann Hitze: Verat.

Ende Schweiß, am: Bry., kali-c., spig.

gefolgt von Schweiß: Kali-c., meny., verat.

gefolgt von:

Frost: Ail., am-m., ang., apis, asar., *bell.*, *bry.*, calad., **Calc.**, caps., *caust.*, chin., coloc., dulc., elaps, eup-pur., *hell.*, ign., kali-c., lyc., meny., merc., nat-m., nicc., nit-ac., **Nux-v.**, petr., *phos.*, **Puls.**, *pyrog.*, **Sep.**, **Stann.**, *staph.*, *sulph.*, thuj., *tub.*

dann Hitze: Am-m., stram.

dann Schweiß: *Rhus-t.*

Schweiß: *Am-m.*, ant-c., ant-t., **Ars.**, bell., bor., bry., calc., carb-an., *carb-v.*, **Cham.**, *chin.*, cina, **Coff.**, corn., graph., hell., hep., *ign.*, *ip.*, kreos., lach., lob., lyc., *mang.*, nit-ac., *nux-v.*, op., petr., puls., *ran-s.*, rhod., **Rhus-t.**, *sil.*, spong., staph., stront., sulph., **Verat.**

kalter Schweiß: Caps., *verat.*

mit äußerlicher Kälte:

dann Frost, dann Hitze mit äußerlicher Kälte: *Phos.*

dann Hitze: Aloe, am-c., ant-c., ant-t., calad., calc., carb-v., hell., ign., ran-s., sil.

Schweiß:

abwechselnd mit Frösteln: Ant-c., calc., nux-v., sacc.

ABFOLGE von Stadien - **Schweiß** ...

folgt auf Frost:

abwechselnd mit Hitze: Carb-ac., corn., kali-c., meny., verat.

dann Hitze: Bry.

mit Hitze: Calc., caps., sulph.

gefolgt von Frost: *Carb-v.*, *hep.*, *nux-v.*

dann Schweiß: Nux-v.

mit Hitze: Nux-v.

lange nachdem die Hitze abgeklungen ist, unter Erneuerung der früheren Symptome, erscheint: Ars.

mit Hitze: Apis

folgt auf Frost: Acon., alum., anac., ant-c., bell., caps., *cham.*, chin., cina, graph., hell., hep., ign., kali-c., nat-m., nicc., nit-ac., nux-v., op., phos., puls., rhus-t., sabad., spig., sulph.

gefolgt von trocker Hitze: Ant-c.

und Hitze, vermengen sich unregelmäßig: Cedr.

ABSTEIGENDE Hitze: Acon., agar., *alum.*, bar-c., *bell.*, calc-p., canth., *caust.*, chel., cic., coff., colch., croc., euphr., laur., mag-c., mez., mosch., nat-c., op., par., ruta, sabin., staph., stront., sul-ac., thuj., valer., verat., zinc.

ABWECHSELND mit:

Frost: Acon., agar., *agn.*, all-c., all-s., alum., am-c., **Am-m.**, *ant-t.*, arn., **Ars.**, *ars-i.*, aster., *bapt.*, *bar-c.*, **Bell.**, bol., bor., bov., brom., **Bry.**, bufo, **Calc.**, carb-ac., caust., *cham.*, chel., **Chin.**, chin-a., **Cocc.**, colch., cupr., cycl., *dig.*, dros., *elaps*, eup-per., graph., *hell.*, helon., **Hep.**, *hyos.*, *ign.*, *iod.*, *ip.*, kali-bi., kali-c., kali-i., kali-n., kali-p., *kalm.*, *kreos.*, lach., laur., lob., *lyc.*, *mag-m.*, mag-s., med., meny., **Merc.**, merc-c., mosch., nat-m., nat-s., **Nux-v.**, *ph-ac.*, *phos.*, *psor.*, puls., rheum, rhod., **Rhus-t.**, sabad., samb., *sang.*, *sec.*, *sel.*, *sep.*, *sil.*, sol-n., spig., stram., sul-ac., sulph., *tarent.*, thuj., *verat.*, *zinc.*

vormittags: Chin., *colch.*, elaps, thuj.

nachmittags: Calc., *chin.*, chin-s., kali-n., lob., myric., rhus-t., sep., sulph.

Essen, nach: Sep.

Freien, im: *Chin.*

abends: All-c., all-s., alum., am-c., ant-s., *bar-c.*, cocc., kali-c., kali-n., lyc., merc., ph-ac.

FIEBER

ABWECHSELND mit - **Frost** - abends ...

20 Uhr: Elaps

Bett, im: Am-c.

nachts: **Acon.**, ang., *bar-c.*, hura, ip., mag-s., *merc.*, phos., sabad., sep., sulph.

mit Schweiß: *Ip.*

Bewegung, bei: Ant-t.

Menses, während: Am-c., thuj.

Schreck, durch: Lyc.

Zuckungen, mit heißen: *Nat-m.*

Frösteln, trockene, brennende Hitze: *Bell.*, sang.

Schauder: Agar., ars., bov., caust., chin., cycl., *elaps*, hep., lach., lob., merc., mosch., nicc., ph-ac., podo., sabad., sang.

Schweiß: Apis, ars., bell., calad., calc., *euph.*, kali-bi., kali-i., *led.*, lyc., nux-v., phos., puls., sabad., sacc., sulph., thuj., *verat.*

Zittern, Schaudern: Ars., mag-s., mosch.

ANFÄLLE mit steigender Heftigkeit: Ars., *bry.*, eup-per., *nat-m.*, nux-v., *psor.*, **Puls.**

regelmäßige Anfälle: *Chin.*, **Chin-s.**, cina

unregelmäßige Anfälle: **Ars.**, carb-v., *eup-per.*, ign., *ip.*, *meny.*, **Nux-v.**, **Psor.**, **Puls.**, samb., **Sep.**

kurzer Frost, lange Hitze, kein Durst: **Ip.**

langer Frost, geringe Hitze, kein Durst: **Puls.**

Stadium fehlt, ein: *Apis*, aran., **Ars.**, bov., camph., dros., led., lyc., meny., mez., verat.

ANFALLSWEISE erscheinendes Fieber, in Schüben: Am-m., arund., *bry.*, *calc.*, camph., cham., cocc., hep., lyc., *merc.*, nit-ac., op., zinc.

morgens: Eup-per., kali-bi.

11 Uhr: Calc.

nachmittags: Calc., sil.

15 Uhr: Lyc.

abends: Calc., lyc.

19 Uhr: Lyc.

nachts: Kali-bi., **Merc.**

ÄNGSTLICHE Hitze (s. GEMÜT - ANGST)

ANSTRENGUNG, durch: Acon., alum., *ant-c.*, ant-t., arg-m., ars., *camph.*, *chin.*, ferr., merc.,

ANSTRENGUNG, durch ...

nit-ac., nux-v., olnd., ox-ac., *rhus-t.*, samb., *sep.*, spig., spong., stann., stram., *sumb.*, valer.

nach: Am-m., brom., fl-ac., pyrog., rhus-t., sep.

amel.: Ign., *sep.*, stann.

ANTEPONIEREND: **Nux-v.**

ÄRGER, Hitze durch: Acon., *cham.*, nux-v., *petr.*, ph-ac., phos., **Sep.**, staph.

AUFSTEIGENDE Hitze: *Acon.*, agar., alum., am-m., ang., ant-t., arund., bell., calad., canth., carb-an., *cina*, colch., crot-t., dig., glon., *hyos.*, kali-c., *lach.*, led., lyc., mang., *nat-m.*, **Phos.**, plb., sabad., sars., **Sep.**, **Sulph.**, sumb., *verat.*

AUSSCHLAGSFIEBER; Fieber bei Ausschlagserkrankungen:

Masern: **Acon.**, *am-c.*, *ant-c.*, **Apis**, ars., **Bry.**, camph., *carb-v.*, cham., *chel.*, chin., *chlor.*, *coff.*, cop., *crot-h.*, *dros.*, **Euphr.**, *gels.*, hep., hyos., ign., ip., *kali-bi.*, *phos.*, **Puls.**, *rhus-t.*, *squil.*, *stram.*, **Sulph.**, verat., zinc.

Scharlach: **Ail.**, **Am-c.**, **Apis**, *arg-n.*, arn., *ars.*, *arum-t.*, **Bell.**, *bry.*, *calc.*, canth., *carb-ac.*, *carb-v.*, *cham.*, chim., *crot-c.*, *crot-h.*, *cupr.*, **Echi.**, *gels.*, hep., hyos., ip., **Lach.**, **Lyc.**, **Merc.**, mur-ac., **Nit-ac.**, nux-m., *ph-ac.*, *phos.*, **Rhus-t.**, sec., *stram.*, *sulph.*, **Ter.**, *zinc.*

ÄUSSERLICHE Hitze: **Acon.**, aeth., ail., alum., am-c., *anac.*, *ant-t.*, apis, *arn.*, **Ars.**, *ars-i.*, asaf., bapt., **Bell.**, bism-o., **Bry.**, *calc.*, **Canth.**, *caps.*, carb-s., *carb-v.*, cedr., **Cham.**, chel., *chin.*, *chin-s.*, chlor., cic., cimic., coc-c., *cocc.*, coff., colch., coloc., con., cor-r., crot-h., cupr., dig., dulc., hell., hep., *hyos.*, **Ign.**, iod., ip., jatr., kali-ar., kali-bi., kali-c., kali-chl., kali-i., kali-n., *lach.*, *lyc.*, mag-c., *merc.*, *merc-c.*, *nux-v.*, *op.*, *phos.*, phyt., plb., **Puls.**, **Rhus-t.**, ruta, sec., sel., sep., **Sil.**, spig., **Stram.**, sul-ac., *sulph.*, *tarent.*, verat., zinc.

morgens: Bell.

10-15 Uhr: Canth.

nachmittags:

16 Uhr: Coff., ptel.

Frösteln, mit: Ars.

Röte ohne innerliche Hitze, und: **Ign.**

abends: Anac., iod., plb., rhus-t., sulph.

20 Uhr: Coff., nat-ar.

21 Uhr: Elaps

ÄUSSERLICHE Hitze - **abends** ...

22 Uhr: Ars.

Hinlegen, nach: Coff.

nachts: *Bry.*, *colch.*, kali-bi., phos., rhus-t.

23 Uhr: Nat-m.

2 Uhr, beim Erwachen: Hep.

angefächelt zu werden, während der Hitze anstatt Durst Verlangen: **Carb-v.**

Frösteln, mit: *Acon.*, agn., alum., *anac.*, *arn.*, **Ars.**, asar., atro., *bell.*, berb., *bry.*, **Calc.**, *calc-ar.*, cann-i., *cocc.*, *coff.*, coloc., dig., dros., gamb., *hell.*, hep., **Ign.**, *kali-n.*, lac-c., *lach.*, *laur.*, *lyc.*, *meny.*, merc., mur-ac., nat-m., **Nux-v.**, par., *phos.*, plb., **Pyrog.**, ran-b., raph., rat., rheum, **Sep.**, *sil.*, *squil.*, *sulph.*, tab., **Thuj.**, *verat.*

Gefühl der äußeren Hitze ohne wirkliche Hitze: **Cham.**, ign.

gelber Haut, mit: Merc-c.

Kältegefühl des ganzen Körpers, mit: Bar-c.

Mittagessen, nach dem: Ptel.

BEDECKTE Körperteile: Arg-n., *thuj.*

BETT, im (vgl. WÄRME; NACHTS): *Acon.*, agar., agn., am-c., am-m., ant-c., ant-t., *apis*, arg-m., *arn.*, asar., bapt., bor., *bry.*, *calc.*, calen., carb-an., *carb-v.*, cham., chel., chin-s., clem., coc-c., **Coff.**, con., eug., hell., hep., *kali-c.*, kali-chl., kali-p., *led.*, mag-c., **Mag-m.**, mag-s., **Merc.**, *mez.*, mosch., nicc., nit-ac., nux-v., ph-ac., phos., **Puls.**, *rhus-t.*, samb., sars., sil., spong., squil., **Sul-ac.**, *sulph.*, thuj.

amel.: Agar., bell., canth., *caust.*, cic., cocc., con., hyos., lach., *laur.*, *nux-v.*, sil., squil., staph., stram.

Hitzegefühl im Bett, jedoch Abneigung gegen Entblößen: *Coff.*, merc.

treibt nachts aus dem Bett: Graph., *merc.*

Aufstehen aus dem Bett, Hitze beim: *Thuj.*

und beim Herumgehen: Nicc.

Verlassen des Bettes, nach: Acon., agn., am-c., ambr., ant-t., ars., asar., bell., calc., carb-an., carb-v., chel., chin., coloc., dros., *hell.*, ign., iod., kali-c., mang., *merc.*, mez., petr., plat., sel., sep., spig., stront., sul-ac., sulph., valer., *verat.*

BEWEGUNG agg.: Agar., alum., am-m., ant-c., ant-t., ars., bell., bry., *camph.*, canth., **Chin.**, chin-s., con., cur., *nux-v.*, *sep.*, stann., stram., sul-ac.

BEWEGUNG ...

amel.: Agar., apis, **Caps.**, cycl., ferr., *lyc.*, merc-c., puls., rhus-t., sabad., samb., sel., tarax., valer.

Frösteln hervor, ruft: Ant-t., *apis*, *arn.*, *chin-s.*, *merc.*, **Nux-v.**, *podo.*, **Rhus-t.**, *stram.*

still bleiben, möchte in jedem Stadium: **Bry.**, gels.

BIER, durch: *Bell.*, *ferr.*, rhus-t., sulph.

BRENNENDE, glühende Hitze: **Acon.**, ant-t., **Apis**, arn., **Ars.**, bapt., bar-c., bar-m., **Bell.**, bism-o., *bry.*, bufo, cact., canth., caps., carb-s., *carb-v.*, *cham.*, chel., chin., chin-a., *chlor.*, *cina*, *con.*, crot-h., cur., dig., *dulc.*, *elaps*, **Gels.**, hell., *hep.*, ign., ip., *kali-ar.*, lach., *lyc.*, mag-c., manc., *med.*, merc., *merc-c.*, mosch., mur-ac., nat-m., nit-ac., *nux-v.*, **Op.**, petr., **Phos.**, plb., **Puls.**, *rhus-t.*, sabin., *samb.*, sarr., *sec.*, *spong.*, stann., staph., stram., sulph., *tarent.*, thuj., **Tub.**, verat.

morgens: Ars., *bry.*, *cham.*, ign., nat-m., nux-v., rhus-t., sulph., thuj.

vormittags: Bry., lyc., **Nat-m.**, *nux-v.*, *phos.*, rhus-t., sulph., thuj., verat.

9-12 Uhr: **Cham.**

nachmittags: **Apis**, *ars.*, **Bell.**, berb., *bry.*, *hep.*, hyos., ign., lyc., nat-m., nit-ac., *nux-v.*, **Phos.**, *puls.*, rhus-t., stram., sulph.

vorübergehenden Frösten, mit: Cur.

16 Uhr, dauert die ganze Nacht: *Hep.*

einige Stunden lang: **Lyc.**

abends: *Acon.*, agar., apis, *ars.*, **Bell.**, berb., *bry.*, *carb-v.*, *cham.*, cina, hell., hep., *hyos.*, ign., ip., **Lyc.**, *merc-c.*, mosch., nat-m., nit-ac., nux-v., **Phos.**, **Puls.**, **Rhus-t.**, staph., sulph., thuj., verat.

nachts: **Acon.**, agar., apis, **Ars.**, arund., *bapt.*, **Bell.**, *berb.*, *bry.*, **Cact.**, cann-s., canth., carb-s., *carb-v.*, *cham.*, cina, con., *hep.*, ign., lyc., merc., nat-m., nit-ac., nux-v., *op.*, petr., **Phos.**, **Puls.**, *rhus-t.*, staph., *stram.*, sulph., thuj., verat.

Mitternacht: **Ars.**, lyc., *rhus-t.*, stram., sulph., verat.

vor: Agar., ars., **Bry.**, *cham.*, laur., puls., sep., verat.

21-24 Uhr: *Bry.*

nach: **Ars.**, ign., lyc., merc., nat-m., *phos.*, sulph., thuj.

3 Uhr: *Thuj.*

FIEBER

BRENNENDE, glühende Hitze ...

Bett unerträgliche, brennende Hitze; im: **Puls.**

abwechselnd mit Frost: *Laur.*

Frösteln: **Bell.**

anhaltend, den ganzen Tag: Chin., thuj.

außer am Kopf und Gesicht, die mit Schweiß bedeckt sind: Stram.

breitet sich aus von den Händen über den ganzen Körper: **Chel.**

Durst auf kalte Getränken, mit: *Acon.*, **Phos.**

bedecken; und Verlangen, sich zu: Manc.

unstillbarem Durst, mit: **Ars.**, bell., colch., hep., **Phos.**

erweiterten Blutgefäßen, mit: Aloe, *bell.*, **Chin.**, chin-s., cycl., dig., ferr., *hyos.*, *led.*, **Merl.**, *puls.*, sars.

Funken, wie: Alum., ant-c., led., lyc., mez., sec., *sulph.*

Gehen im Freien agg.: Chin.

Hitze äußerlich, Kälte innerlich: **Ars.**

innen und außen heiß, Körper wird: **Bell.**

innerlich:

Blut scheint vor allem in den Adern zu brennen: **Ars.**, *bry.*, *med.*, **Rhus-t.**

Organen, in inneren: Mez.

Körperteile, auf denen man liegt: Lyss., manc.

Prickeln am ganzen Körper, mit: **Chin.**, gels.

rasendem Delirium, mit: **Bell.**, canth., **Stram.**, verat.

Schlaf, im: Gins., **Samb.**, thuj.

Schweiß:

mit (s. <u>SCHWEISS</u> - HEISS)

rotem Gesicht; Hitze, sogar wenn in Schweiß gebadet, mit: Op.

spürt, die er nicht: Canth.

stechendem Gefühl, mit: *Apis*, merc-c.

Stelle, die bei Berührung kalt ist; an einer: *Arn.*

Stellen, an einzelnen: Sel.

trockene, brennende Hitze, breitet sich vom Kopf und Gesicht aus, mit Durst auf kalte Getränke: *Acon.*

BRENNENDE, glühende Hitze ...

unterbrochen durch Schüttelfrost, dann innerliche, brennende Hitze mit großem Durst: Sec.

BÜCKEN, beim: Bry., *kali-c.*, **Merc-c.**, sep.

Kälte beim Aufstehen: *Merc-c.*

CONTINUA (= Flecktyphus, Typhus etc.): **Agar.**, ail., am-c., anthr., apis, arg-n., arn., **Ars.**, **Arum-t.**, **Bapt.**, **Bry.**, calad., calc., camph., *canth.*, *caps.*, carb-ac., *carb-an.*, **Carb-v.**, cham., chel., **Chin.**, *chin-a.*, *chin-s.*, **Chlor.**, cic., *cocc.*, **Colch.**, **Crot-h.**, **Echi.**, **Gels.**, *hell.*, hydr-ac., **Hyos.**, iod., ip., *kali-p.*, **Lach.**, *lyc.*, lycps., mang., merc., *mosch.*, *mur-ac.*, *nit-ac.*, nux-m., *op.*, petr., *ph-ac.*, **Phos.**, *psor.*, puls., *pyrog.*, **Rhus-t.**, *rhus-v.*, sang., *sec.*, *sil.*, **Stram.**, *sul-ac.*, sulph., *ter.*, verat., verat-v., zinc.

nachmittags: Agar., apis, ars., *bry.*, *canth.*, chin., colch., dig., *gels.*, *hyos.*, ip., **Lach.**, lyc., *nit-ac.*, nux-v., ph-ac., **Phos.**, puls., rhus-t., stram., sul-ac., sulph.

16-20 Uhr: *Lyc.*

16 Uhr bis Mitternacht: *Stram.*

17 Uhr: Kali-n., rhus-t., sulph.

abends: Arn., ars., **Bry.**, *carb-v.*, *cham.*, chin., hell., ign., ip., *lach.*, **Lyc.**, *mur-ac.*, nit-ac., nux-v., **Ph-ac.**, **Phos.**, **Puls.**, **Rhus-t.**, sul-ac., *sulph.*

19 Uhr: *Lyc.*, *rhus-t.*

20 Uhr: Hep., mur-ac., phos., sulph.

21-24 Uhr: *Bry.*

nachts: Am-c., apis, **Ars.**, arum-t., **Bapt.**, **Bry.**, calad., **Carb-v.**, cham., **Chin.**, **Chin-a.**, cocc., *colch.*, *kali-bi.*, **Lach.**, lyc., **Merc.**, *mur-ac.*, *nux-v.*, *op.*, *ph-ac.*, *phos.*, *puls.*, **Rhus-t.**, *stram.*, sul-ac., **Sulph.**

22 Uhr: Lach.

Temperatur steigt sehr hoch: **Bell.**, *bry.*, *hyos.*, rhus-t., *stram.*

Mitternacht, vor: Ars., *bapt.*, **Bry.**, calad., **Carb-v.**, lach., lyc., nux-v., *stram.*

um: *Ars.*, lyc., *rhus-t.*, *stram.*, *sulph.*, *verat.*

nach: **Ars.**, bry., chin., chin-a., lyc., nux-v., **Phos.**, **Rhus-t.**, *sulph.*

Ausschlagsfieber (= exanthematisches): *Ail.*, **Apis**, arn., ars., arum-t., **Bell.**, bry., calc., carb-v., chlor., *euphr.*, lach., merc., mur-ac., nux-m., ph-ac., phos., **Rhus-t.**, sec., stann., sulph.

kaltem, zähem Schweiß; mit: Chlor.

CONTINUA ...

Bewusstlosigkeit, mit vollständiger: **Hell.**, **Hyos.**, lyc., **Op.**, *ph-ac.*, stram.

Blutandrang, Kongestion; mit: Arn., *bry.*, *gels.*, glon., *lach.*, sang., verat.

drohender Lähmung des Gehirns, mit: Hell., *lach.*, *lyc.*, **Op.**, *ph-ac.*, *phos.*, tarent., zinc.

Kollaps: Carb-v.

Lungenlähmung: *Ant-t.*, ars., carb-v., *lyc.*, mosch., *phos.*, sulph.

Blutungen, mit: Carb-v., **Crot-h.**, *lach.*, *mill.*, **Phos.**, *sul-ac.*

Heraussickern von dunklem, dickem Blut aus den Kapillaren: Crot-h., *sul-ac.*

exanthematisch (s. Ausschlagsfieber)

Flecktyphus mit geschwollener Parotis und empfindlichen Knochen: *Mang.*

Lungenentzündung, bei: Am-c., *ant-t.*, **Bry.**, *carb-v.*, chel., chin., *hyos.*, kali-bi., *lyc.*, nit-ac., **Phos.**, *rhus-t.*, *sulph.*

Petechien, mit: Anthr., *arn.*, *ars.*, *bapt.*, camph., caps., *carb-v.*, *chin.*, **Chlor.**, *lach.*, **Mur-ac.**, nit-ac., *phos.*, *rhus-t.*, *sec.*, sulph.

faulem, aashaftem Geruch des Stuhls, brauner, trockener, wie Leder aussehender Zunge, extremer Schwäche; mit: **Ars.**

faulem Atem, sagt, es fehle ihm nichts; mit: **Arn.**

stinkender Stuhl, Darmblutungen, Sopor, so schwach, dass er im Bett wie ein Sack zusammensinkt: **Mur-ac.**

Stupor, mit: Apis, *arn.*, *ars.*, arum-t., **Bapt.**, *bry.*, **Carb-v.**, *chin.*, chin-s., cic., cocc., *crot-h.*, *gels.*, **Hell.**, **Hyos.**, *lach.*, lyc., **Mur-ac.**, nux-v., **Op.**, **Ph-ac.**, *phos.*, *rhus-t.*, sec., *stram.*, verat., **Zinc.**

Typhus abdominalis: Ant-t., apis, arn., *ars.*, *bapt.*, **Bry.**, canth., caps., carb-ac., **Colch.**, ip., *lyc.*, *mur-ac.*, *nit-ac.*, *ph-ac.*, **Phos.**, **Rhus-t.**, *sec.*, *sulph.*, *ter.*, verat.

gelbsüchtiger Haut, mit: Cham., chin., *crot-h.*, lyc., merc., *nat-s.*, sulph.

zerebral: *Apis*, arn., *bapt.*, *bry.*, canth., cic., *gels.*, **Hyos.**, *lach.*, *lyc.*, nux-m., *op.*, *ph-ac.*, *phos.*, *rhus-t.*, **Stram.**, verat., verat-v.

EINZELNER Körperteile: Stann., tub., zinc.

ENTBLÖSSEN amel.: Acon., *ars.*, *bov.*, *cham.*, chin., chin-a., coloc., ferr., ign., *led.*, lyc., mur-ac., nux-v., plat., *puls.*, *staph.*, verat.

Abneigung gegen: Acon., *arg-n.*, ars., aur., **Bell.**, *calc.*, *camph.*, carb-an., *chin-s.*, clem., coff., *colch.*, con., *gels.*, *graph.*, *hell.*, *hep.*, **Mag-c.**, *mag-m.*, manc., *merc.*, nat-c., nux-m., **Nux-v.**, ph-ac., phos., **Psor.**, **Puls.**, **Pyrog.**, **Rhus-t.**, **Samb.**, *sil.*, **Squil.**, **Stram.**, *stront.*, *tarent.*, **Tub.**

Frösteln durch: Acon., agar., *apis*, **Arn.**, bar-c., *bell.*, *calc.*, carb-an., cham., **Chin.**, *chin-s.*, **Nux-v.**, *psor.*, pyrog., **Rhus-t.**, sarr., *sep.*, squil., *tarent.*, **Tub.**

jedem Stadium; in: Arn., ars., aur., carb-an., *chin.*, *gels.*, graph., hell., *hep.*, **Nux-v.**, *pyrog.*, **Rhus-t.**, **Samb.**, squil., stram., *tarent.*

und Schmerz: Squil.

Verlangen, sich zu entblößen: **Acon.**, **Apis**, *arn.*, *ars.*, *ars-i.*, asar., *bar-c.*, bor., *bov.*, bry., calad., calc., cham., **Chin.**, *chin-a.*, *coff.*, **Euph.**, **Ferr.**, ferr-i., fl-ac., *hep.*, **Ign.**, iod., *lach.*, led., lyc., *mag-c.*, med., **Mosch.**, **Mur-ac.**, **Nat-m.**, *nit-ac.*, **Op.**, **Petr.**, *phos.*, *plat.*, **Puls.**, rhus-t., **Sec.**, spig., **Staph.**, *sulph.*, thuj., *verat.*

ENTZÜNDUNGSFIEBER: Acet-ac., *acon.*, apis, arn., ars., **Bell.**, **Bry.**, *cact.*, canth., *cham.*, chin., *colch.*, con., dig., dulc., *gels.*, hep., hyos., ip., kali-c., *lach.*, lyc., **Merc.**, nit-ac., nux-v., *phos.*, **Puls.**, **Rhus-t.**, sep., sil., sul-ac., *sulph.*, verat.

ERBRECHEN, während: Ant-c., *arn.*, ars., cham., lach., nux-v., stram., verat.

amel.: Acon., dig., puls., sec.

ERKRANKTER Körperteile: Acon., arn., bell., bry., sulph.

ESSEN, beim: Am-c., *bar-c.*, cham., mag-m., nux-v., psor., sil., spig., sul-ac., thuj., valer., viol-t.

amel.: **Anac.**, ign., lach., mez., zinc.

nach: Alum., *ang.*, arg-n., asaf., bell., bor., *bry.*, calc., *caust.*, cham., cycl., dig., fl-ac., graph., ign., ind., *lach.*, *lyc.*, mag-c., mag-m., nat-m., *nit-ac.*, *nux-v.*, petr., **Phos.**, psor., pyrog., raph., *sep.*, sil., sul-ac., sulph., viol-t.

amel.: **Anac.**, ars., **Chin.**, cur., ferr., ign., iod., nat-c., phos., rhus-t., stront.

FAHREN amel.: Kali-n., *nit-ac.*

Wagen agg., beim Fahren im: Graph., *psor.*

FAHREN ...

Wind, nach Fahren im: Nit-ac.

FREIEN, im: Chin., cur., **Nux-v.**

amel.: Canth., mosch., *nat-m.*

FROST fehlt (= Fieber ohne Frost): Acet-ac., acon., aesc., alum., ambr., *anac.*, *ang.*, ant-c., **Apis**, *arn.*, **Ars.**, *bapt.*, **Bell.**, benz-ac., bov., **Bry.**, cact., *calc.*, carb-s., carb-v., caust., **Cham.**, *chin.*, chin-a., *cina*, clem., coff., con., cur., elaps, eup-per., *ferr.*, *ferr-ar.*, *ferr-p.*, **Gels.**, graph., hep., *ip.*, kali-ar., kali-bi., kali-c., lach., *lyc.*, lyss., mang., merl., nat-m., nicc., nux-m., *nux-v.*, petr., podo., puls., **Rhus-t.**, spig., stann., *stram.*, sulph., *thuj.*

morgens: Arn., ars., bry., calc., caust., eup-per., hep., kali-bi., kali-c., nat-m., petr., podo., rhus-t., sulph., thuj.

6-10 Uhr: Rhus-t.

7 Uhr: Podo.

9 Uhr: Kali-c.

vormittags: Ars., bapt., cact., calc., *cham.*, **Gels.**, lyc., nat-m., nux-m., nux-v., rhus-t., spig., sulph., thuj.

9-12 Uhr: **Cham.**

10 Uhr: **Gels.**, **Nat-m.**, *rhus-t.*, thuj.

10-11 Uhr: Gels., **Nat-m.**, thuj.

11 Uhr: *Bapt.*, cact., *calc.*, med., **Nat-m.**, thuj.

mittags: Ars., spig., stram., sulph.

12-13 Uhr: Sil.

nachmittags: Aesc., anac., ang., apis, **Ars.**, **Bell.**, *bry.*, calc., caust., chin., chin-a., clem., coff., con., cur., eup-per., ferr., ferr-ar., *gels.*, graph., ip., kali-ar., kali-bi., kali-c., lyc., nat-m., nux-v., puls., rhus-t., *sang.*, *sil.*, sulph.

13-14 Uhr: **Ars.**

14 Uhr: **Puls.**

14-15 Uhr: Cur., kali-c.

15 Uhr: Ars., coff., cur., ferr., lyc., nicc.

15-16 Uhr: **Apis**, clem., lyc., *sang.*

16 Uhr: **Anac.**, *apis*, ars., graph., hep., *ip.*, kali-bi., **Lyc.**

16-20 Uhr: *Lyc.*

anhaltend, die ganze Nacht: Ars., *hep.*, puls., stann.

17 Uhr: Con., kali-bi., kali-c., petr., sabin., stann.

FROST fehlt - **nachmittags** ...

17-18 Uhr: Petr.

sehr schlechte Laune: Con.

17.30 Uhr, mit Stechen in der Zunge: Cedr.

abends: Acon., aesc., alum., ambr., anac., ang., ant-t., apis, arn., ars., *bapt.*, **Bell.**, bor., **Bry.**, calc., carb-v., caust., *cham.*, chin., chin-a., *cina*, coff., coloc., eup-per., ferr., ferr-ar., ferr-p., hep., ip., kali-ar., kali-bi., kali-c., lach., lyc., nat-m., nicc., nux-m., nux-v., *petr.*, plat., podo., **Puls.**, **Rhus-t.**, stann., sulph., thuj.

18 Uhr: Calc., carb-v., caust., kali-c., **Nux-v.**, petr.

18-19 Uhr: *Calc.*, nux-v.

18-20 Uhr: Ant-t., caust.

18-0 Uhr: Lachn.

anhaltend, die ganze Nacht: Cham., lyc., *nux-v.*, *rhus-t.*

19 Uhr: Aesc., bov., *calc.*, lyc., *nux-v.*, petr., rhus-t.

19-20 Uhr: Ambr.

19-0 Uhr: Aesc.

20 Uhr: Coff., ferr., hep., sulph.

periodisch, täglich zur gleichen Stunde, mit kurzem Atem: Cina

nachts: Acon., ang., ant-t., apis, **Ars.**, **Bapt.**, **Bell.**, **Bry.**, *calc.*, *carb-v.*, caust., cham., *cina*, *coff.*, ferr., *ferr-ar.*, gels., hep., ip., *kali-bi.*, lachn., lyc., nat-m., nicc., nux-v., petr., *phos.*, podo., *puls.*, **Rhus-t.**, stram., sulph., thuj.

Mitternacht, vor: Acon., ant-c., ars., **Bry.**, *carb-v.*, cham., elaps, lyc., mag-m., mag-s., nat-m., petr., puls., sabad.

22 Uhr: Ars., elaps, *hydr.*, lach., petr., sabad.

23 Uhr: Cact., *calc.*, mag-m.

um: **Ars.**, nux-v., stram., sulph.

0-2 Uhr: **Ars.**

0-3 Uhr: **Ars.**, kali-c., med.

nach: **Ars.**, bor., ferr., kali-c., lyc., nat-m., sulph., tax., thuj.

1-2 Uhr: **Ars.**

2 Uhr: **Ars.**, benz-ac.

2-4 Uhr: Kali-c.

FROST fehlt - **nachts** - Mitternacht, nach ...

3 Uhr: Ang., thuj.

4 Uhr: Arn.

FROST, mit: **Acon.**, ambr., anac., ant-c., **Ars.**, ars-i., asar., **Bell.**, benz-ac., *bry.*, bufo, **Calc.**, caps., carb-v., **Cham.**, *chel.*, chin., *chin-s.*, *cocc.*, coff., coloc., *dig.*, *dros.*, *ferr.*, ferr-ar., *graph.*, **Hell.**, **Ign.**, iod., ip., kali-ar., kreos., *led.*, lyc., *merc.*, *mez.*, nat-c., nat-m., *nat-s.*, nicc., **Nit-ac.**, **Nux-v.**, *olnd.*, petr., phos., *plb.*, *podo.*, *puls.*, *pyrog.*, ran-b., **Rhus-t.**, sabad., sabin., *samb.*, *sang.*, *sep.*, sil., spig., staph., *stram.*, **Sulph.**, *tarent.*, *thuj.*, *verat.*, *zinc.*

Hitze und Schweiß, mit: *Jab.*, *mez.*, *nux-v.*

Schüttelfrost, mit: *Sec.*

Schweiß, ohne nachfolgenden: *Graph.*

FRÖSTELN, mit: Acon., agar., *anac.*, **Apis**, *arn.*, *ars.*, bapt., bar-m., *bell.*, bor., **Calc.**, carb-v., *caust.*, *cham.*, **Coff.**, *colch.*, cur., dros., *elaps*, hep., kali-ar., **Kali-bi.**, *kali-c.*, kali-i., *kali-s.*, lach., lachn., led., *merc.*, nat-m., phos., *podo.*, **Puls.**, *pyrog.*, sabin., sec., *sep.*, sil., *spig.*, *squil.*, *sulph.*, *tarent.*, **Thuj.**, *tub.*, **Verat.**, *zinc.*

abwechselnd mit Hitze, die bei Berührung nicht zu spüren ist: Merc.

anhaltend, bis lange ins Hitzestadium: *Podo.*, *pyrog.*

Bewegung, bei der geringsten (s. BEWEGUNG)

Heben der Bettdecken (s. ENTBLÖSSEN)

Herausstrecken der Hände aus dem Bett, durch: Arn., *bar-c.*, bor., *hep.*, **Nux-v.**, pyrog., stram., *tarent.*, **Tub.**

FRÜHSTÜCK, nach dem: Bar-c., calc., croc., ign., iod., sabad., sulph.

GASTRISCHES Fieber: *Acon.*, **Ant-c.**, **Ant-t.**, **Ars.**, bapt., *bell.*, **Bry.**, canth., carb-v., *cham.*, *chel.*, chin., colch., coloc., cupr., eup-per., *gels.*, ign., **Ip.**, iris., mag-m., mag-s., *merc.*, mur-ac., nat-s., *nux-v.*, *phos.*, *podo.*, **Puls.**, rheum, *rhus-t.*, *sec.*, *sulph.*, tarax., *verat.*

GEHEN im Freien, beim: Am-c., am-m., arg-m., bell., bor., bry., **Camph.**, caust., chin., cur., hep., hyos., meny., *nux-v.*, ph-ac., rhus-t., sabad., *sep.*, spig., staph., tarax., thuj.

amel.: Alum., asar., caps., cic., lyc., mag-c., mosch., *phos.*, *puls.*, sabin., tarax.

nach: Ars., caust., *petr.*, **Ran-s.**, *rhus-t.*, sabin., *sep.*

GEISTIGER Anstrengung, nach: Ambr., bell., nux-v., olnd., phos., sep., sil.

GEISTIGER Anstrengung, nach ...

amel.: Ferr., nat-m.

GELBFIEBER: Acon., arg-n., **Ars.**, *ars-h.*, bell., *bry.*, *cadm.*, calc., camph., **Canth.**, **Carb-v.**, *chin.*, coff., **Crot-h.**, daph., hep., ip., lach., lob., *nat-s.*, **Nux-v.**, *phos.*, *psor.*, rhus-t., *ter.*, verat.

drittes Stadium, mit Blutungen, großer Blässe des Gesichts, heftigen Kopfschmerzen, großer Schwere der Glieder und Zittern des Körpers: **Carb-v.**

Schweiß durch Luftzug unterdrückt wird, wenn: *Cadm.*

GERÄUSCHE, durch: Bry.

GESPRÄCHE, durch: Sep.

GETRÄNKE, durch warme: Sumb.

HEKTISCHES Fieber: Abrot., *acet-ac.*, am-c., arg-m., arn., **Ars.**, **Ars-i.**, aur-m., bol., bry., *calc.*, *calc-p.*, *calc-s.*, **Caps.**, carb-an., *carb-v.*, *chin.*, *chin-a.*, *chlor.*, cocc., crot-h., *cupr.*, ferr-p., hep., **Iod.**, ip., **Kali-ar.**, *kali-c.*, *kali-p.*, *kali-s.*, *lach.*, **Lyc.**, med., *merc.*, mez., mill., nit-ac., nux-v., *ph-ac.*, **Phos.**, *puls.*, *pyrog.*, **Sang.**, *senec.*, **Sep.**, **Sil.**, *stann.*, sul-ac., *sulph.*, *tarent.*, thuj., **Tub.**

Hämoptoe, mit: Mill.

täglich, 11-12 Uhr oder 13 Uhr: Arg-m.

HERBST, im: Aesc., *ars.*, bapt., **Bry.**, *calc.*, *carb-ac.*, carb-v., chin., **Colch.**, *eup-per.*, lach., **Nat-m.**, *nux-v.*, puls., *rhus-t.*, **Sep.**, *verat.*

HITZE fehlt: Agar., am-m., **Aran.**, benz., *bov.*, camph., canth., *caps.*, *caust.*, *cimx.*, cocc., gamb., graph., *hep.*, kali-c., kali-n., led., *lyc.*, mag-c., *mez.*, mur-ac., nat-c., ph-ac., ran-b., rhus-t., *sabad.*, **Staph.**, sul-ac., **Sulph.**, *thuj.*, *verat.*

HUSTEN verstärkt die Hitze: Am-c., ambr., ant-t., *arn.*, *ars.*, bell., carb-v., hep., hyos., iod., ip., kreos., lach., led., lyc., mag-m., nat-c., nux-v., phos., puls., sabad., squil., sulph.

INNERLICHE Hitze: **Acon.**, aloe, anac., **Arn.**, **Ars.**, ars-i., **Bell.**, berb., **Bry.**, calad., *calc.*, *canth.*, caps., *carb-v.*, *caust.*, *cham.*, chel., chin., *cic.*, *con.*, croc., *ferr.*, ferr-ar., ferr-i., *ferr-p.*, *fl-ac.*, *hell.*, hyos., ign., *iod.*, ip., *kali-ar.*, *kali-c.*, kali-p., lach., **Laur.**, *lyc.*, **Mag-c.**, mag-m., *med.*, **Merc.**, *mez.*, *nit-ac.*, **Nux-v.**, **Ph-ac.**, **Phos.**, *puls.*, **Rhus-t.**, *sabad.*, *sec.*, *sep.*, *sil.*, *spig.*, *stann.*, **Sulph.**, *verat.*, *zinc.*

morgens: Alum.

8 Uhr: Caust.

abends: Anac., *puls.*

INNERLICHE Hitze ...

nachts, muss sich aufdecken, was Frösteln verursacht: **Mag-c.**

äußerlichem Frost, mit: **Acon.**, *arn.*, **Ars.**, ars-i., *bell.*, bry., *calc.*, **Camph.**, caps., *cham.*, *chel.*, *ferr.*, ferr-ar., *ferr-i.*, *ign.*, *iod.*, *ip.*, *kali-ar.*, *kali-c.*, *mez.*, **Mosch.**, nit-ac., *ph-ac.*, *phos.*, *puls.*, *rhus-t.*, sabad., sang., *sec.*, *sil.*, squil., sul-ac., sulph., **Verat.**, *zinc.*

brennend: *Ars.*, bell., brom., caps., hyos., mez., *mosch.*, **Sec.**

9 Uhr: Brom.

Blutgefäßen, in den: Agar., **Ars.**, *aur.*, *bry.*, *calc.*, *hyos.*, *med.*, nat-m., nit-ac., op., **Rhus-t.**, *syph.*, verat.

kalt anfühlt, während sich der Körper bei Berührung: *Carb-v.*, *ferr.*, sars.

Kälte einzelner Körperteile, mit: Chin., ign., *nux-v.*, *rhus-t.*

Schweiß, mit kaltem: Anac.

INTENSIVE Hitze: Abrot., **Acon.**, ant-t., *apis*, **Arn.**, **Ars.**, *arum-t.*, *aur.*, **Bell.**, *bry.*, cact., canth., caps., chel., chin., *chin-s.*, cina, coff., *colch.*, **Con.**, croc., crot-h., cupr., dig., dulc., ferr-ar., **Gels.**, hep., hyos., *kali-ar.*, kali-i., *lach.*, *lyc.*, mag-c., meny., merc-c., **Mez.**, **Nat-m.**, nat-s., nit-ac., nux-m., *nux-v.*, *op.*, ph-ac., *phos.*, **Puls.**, **Pyrog.**, **Rhus-t.**, samb., sang., **Sec.**, *sil.*, staph., *stram.*, thuj., *tub.*

Betäubung und Bewusstlosigkeit, mit: *Bell.*, *cact.*, **Nat-m.**, **Op.**, *phos.*

Delirium, mit: Ant-t., *apis*, **Ars.**, **Bell.**, *bry.*, carb-v., chin., *chin-s.*, *chlor.*, coff., hep., hyos., iod., **Nat-m.**, nux-v., **Op.**, **Puls.**, sarr., sec., **Stram.**

Konvulsionen, mit: **Bell.**, *cic.*, *hyos.*, op., **Stram.**

Kopf und Gesicht, Körper kalt; von: **Arn.**, *bell.*, *op.*, *stram.*

Schlaf, im: *Ant-t.*, apis, caps., chin., gels., *lach.*, lyc., **Mez.**, *nat-m.*, *nux-m.*, **Op.**, rhus-t., stram.

nach: Cina, op.

INTERMITTIERENDES, chronisches Fieber, Wechselfieber: Agar., alum., apis, **Ars.**, *ars-i.*, **Calc.**, *calc-p.*, calc-s., *carb-ac.*, *carb-v.*, *chin-a.*, **Ferr.**, ferr-ar., *ferr-i.*, graph., *hep.*, *iod.*, kali-ar., kali-c., **Kali-s.**, lach., **Lyc.**, **Nat-m.**, **Nat-s.**, **Nit-ac.**, nux-v., *phos.*, **Psor.**, **Pyrog.**, *sep.*, *sil.*, **Sulph.**, **Tarent.**, **Tub.**

alten Menschen, mit Koma; bei: Alum., nux-m., *op.*

INTERMITTIERENDES, chronisches Fieber, Wechselfieber ...

Gicht, mit: Ferr., led.

langandauernder Hitze, mit: **Ant-t.**, cact., canth., colch., *ferr.*, hep., ip., sec., sil., *tarent.*

Leber, mit vergrößerter: Ferr-ar., ferr-i., *lyc.*, nat-m., **Nit-ac.**

Lungenblutung, mit: *Arg-n.*

maskiert: *Ars.*, ip., nux-v., *sep.*, spig., *tarent.*, *tub.*

Milz, mit vergrößerter: *Carb-ac.*, ferr-ar., ferr-i.

Rheumatismus, bei: Led.

typhusartigem Verlauf tendiert, das zu: *Ars.*, gels.

unvollständig: *Ars.*

verdorben (durch falsche Behandlung): Ars., *calc.*, *ferr.*, *ip.*, nat-m., nux-v., **Sep.**, sulph., *tarent.*

KAFFEE, durch Trinken von: Canth., cham., rhus-t.

amel.: Ars.

KÄLTE, mit äußerlicher: Arn., *ars.*, bell., bry., calc., chin., euph., hell., iod., merc., mez., mosch., ph-ac., phos., puls., rhus-t., sabad., spong., stann., verat.

KATARRHALISCHES Fieber: **Acon.**, *ars.*, bar-m., **Bry.**, carb-v., con., *ferr-p.*, **Hep.**, kali-chl., *kali-i.*, lach., **Merc.**, ph-ac., *rhus-t.*, *sabad.*, sep.

Menses, während: *Graph.*

KINDBETTFIEBER, Puerperalfieber: *Apis*, *arg-n.*, arn., ars., *bapt.*, bell., *bry.*, **Carb-ac.**, cham., cimic., coff., coloc., **Echi.**, *ferr.*, gels., *hyos.*, ign., ip., kali-c., **Lach.**, **Lyc.**, mill., *mur-ac.*, nux-v., op., phos., plat., **Puls.**, **Pyrog.**, **Rhus-r.**, **Rhus-t.**, sec., sil., **Sulph.**, verat., verat-v.

Lochien; durch unterdrückte: *Lyc.*, mill., puls., **Sulph.**

KOITUS, nach: Graph., nux-v.

KÖRPER (vgl. SEITE):

hinterer Teil: Carb-an., carb-v., **Cham.**, lyc., mur-ac., nat-c., nat-m., sep., sulph., thuj.

oberer Teil: **Agar.**, *anac.*, *arn.*, bry., cina, dros., nux-v., *par.*, *puls.*, rhus-t., sel.

eiskalten Füßen, mit: Lact.

KÖRPER - oberer Teil ...

Kopf, aber weniger stark am: *Arg-m.*

unterer Teil: Caust., hep., lyc., nat-c., nat-m., *op.*, stann.

vorderer Teil: Canth., caps., *cham.*, cina, croc., **Ign.**, iod., led., mez., **Rhus-t.**, sec., sel.

LANGANHALTENDE Hitze: Acon., *ant-t.*, apis, *arn.*, *ars.*, aster., bar-m., *bell.*, bol., *cact.*, calc-f., *caps.*, **Cham.**, chin., colch., elaps, eup-per., *ferr.*, **Gels.**, graph., *hep.*, hyos., lach., laur., lyc., nat-m., *nux-v.*, *sec.*, sil., *sulph.*, *tarent.*

gefolgt von Frost: Apis

Schlaf, mit: *Chin.*

LUFT:

Freien, im (s. FREIEN)

kalte und warme Luft werden nicht vertragen: Cocc.

MENSES, vor: Am-c., calc., carb-an., con., cupr., iod., kali-c., lyc., nit-ac., puls., sep., thuj.

während: *Acon.*, aesc., *bell.*, bry., *calc.*, carb-an., gels., *graph.*, helon., kali-bi., kreos., mag-c., mag-m., merc., nat-m., nux-v., *phos.*, rhod., **Sep.**, *sulph.*

MITTAGESSEN, während: Mag-m., sul-ac., thuj., valer.

nach: Bar-c., *dig.*, nit-ac., phos., plan., ptel., sabin., sep., sul-ac., til.

REIZFIEBER: Acon., arn., **Ars.**, bapt., bell., *bry.*, *camph.*, canth., *carb-v.*, cham., *chin.*, *cocc.*, crot-t., cupr., dig., *gels.*, hell., hyos., **Lach.**, *lyc.*, merc., *mur-ac.*, *nat-m.*, *nux-v.*, op., *ph-ac.*, podo., *puls.*, *rhus-t.*, *sec.*, sulph., verat.

langsam ansteigend (vgl, CONTINUA): *Acet-ac.*, **Ars.**, *bry.*, calc-s., *camph.*, canth., *chin.*, cocc., hell., lach., *lyc.*, *mur-ac.*, *ph-ac.*, *phos.*, plb., *sec.*, sil., sulph., thuj.

REMITTIEREND: **Acon.**, *ant-t.*, arn., **Ars.**, bapt., **Bell.**, bol., **Bry.**, **Cham.**, chin., *cocc.*, coff., coloc., eup-per., ferr., *gels.*, ign., *ip.*, *lach.*, lept., *lyc.*, mag-c., mag-s., **Merc.**, mur-ac., *nat-s.*, *nux-v.*, ph-ac., phos., *podo.*, puls., rhus-t., sep., stram., *sulph.*, tarax., verat.

morgens: *Arn.*, bry., mag-c., podo., *rhus-t.*, sulph.

nachmittags: **Ars.**, **Bell.**, *bry.*, chin., **Gels.**, ign., **Lach.**, *lyc.*, nux-v.

abends: *Acon.*, arn., **Bell.**, *bry.*, chin., lach., **Lyc.**, mag-c., merc., mur-ac., nux-v., ph-ac., *phos.*, puls., **Rhus-t.**, *sulph.*

REMITTIEREND ...

nachts: Acon., ant-t., **Ars.**, bapt., cham., coff., lyc., mag-c., mag-s., **Merc.**, nux-v., ph-ac., *phos.*, *puls.*, **Rhus-t.**, *sulph.*

Herbst, jeden: Carb-ac.

Kleinkindern, bei: **Acon.**, ars., **Bell.**, *bry.*, **Cham.**, **Gels.**, *ip.*, nux-v., sulph.

Röte einer Wange und Blässe der anderen, mit: *Acon.*, **Cham.**

typhusartigem Verlauf, Tendenz zu: Ant-t., **Ars.**, *bapt.*, **Bry.**, carb-ac., colch., *gels.*, *mur-ac.*, ph-ac., phos., **Psor.**, **Rhus-t.**, sec., ter., tub.

Chinin, durch Missbrauch von: Arn., **Ars.**, *ip.*, puls., **Rhus-t.**

RÜCKFALLFIEBER: Ars., **Calc.**, **Ferr.**, **Psor.**, **Sulph.**, *tub.*

SCHAUDER, mit: Acon., anac., ant-t., *apis*, **Arn.**, *bell.*, bov., bry., *calc.*, carb-s., carb-v., **Caust.**, *cham.*, chin., chin-s., cina, cocc., coff., *cur.*, cycl., *dros.*, *elaps*, *eup-per.*, **Gels.**, graph., **Hell.**, *hep.*, ign., *lach.*, mag-m., *mag-p.*, meny., merc., **Nux-v.**, petr., ph-ac., *podo.*, psor., puls., *rhus-t.*, sabad., sep., **Sulph.**, *tarent.*, verat., *zinc.*

abwechselnd mit Hitze: Acon., ars., bell., bov., *bry.*, calc., caust., chin., *cocc.*, cycl., *dros.*, *elaps*, hep., *ip.*, kali-bi., lach., lob., merc., mosch., *nux-v.*, ph-ac., *plat.*, sabad.

Bewegung, durch: Apis, arn., **Nux-v.**, podo., stram.

Entblößen, durch: Apis, **Arn.**, bar-c., *calc.*, chin., *chin-s.*, lach., **Nux-v.**, *psor.*, *rhus-t.*, stram., *tarent.*, **Tub.**

Schweiß mit Hitze, und: **Nux-v.**, podo., *rhus-t.*, *sulph.*

Trinken, durch: Bell., **Caps.**, *eup-per.*, **Nux-v.**

SCHLAF, Hitze beginnt im: *Acon.*, *alum.*, anac., ant-t., apis, *ars.*, astac., *bar-c.*, bell., *bor.*, bov., *bry.*, **Calad.**, *calc.*, caps., cham., chin., chin-a., cic., *cina*, con., cycl., *dulc.*, gels., gins., ign., *lach.*, led., lil-t., *lyc.*, merc., **Mez.**, *nat-c.*, *nat-m.*, nat-p., *nit-ac.*, *nux-m.*, **Op.**, *petr.*, ph-ac., *phos.*, *puls.*, ran-b., *rheum*, *rhus-t.*, **Samb.**, sep., *sil.*, stram., tarax., thuj., *ust.*, vario., viol-t.

kalten Füßen und Schweiß beim Erwachen, mit: **Samb.**

trockene Hitze: Samb., thuj.

nach: Agar., anac., arn., ars., *bell.*, *bor.*, calad., calc., caust., cic., cina, cocc., coloc., con., *ferr.*, ferr-ar., ferr-p., hep., ip., kreos., lyc., mag-m., merc., *mosch.*, nat-m., nit-ac.,

SCHLAF, Hitze beginnt nach ...

op., petr., ph-ac., *phos.*, ptel., puls., *samb.*, *sep.*, *sil.*, **Sulph.**, **Tarax.**, thuj., zinc.

amel.: **Calad.**, chin., colch., hell., nux-v., *phos.*, *sep.*

SCHLEICHENDES Fieber: Acet-ac., *ars.*, *chin.*, cocc., colch., con., *sec.*, *sulph.*, *tub.*

SCHMERZ, Fieber durch: Carb-v., cham.

Magen, im: Sec.

SCHWEISS:

abwesend: Acon., alum., am-c., *apis*, *aran.*, arg-n., arn., **Ars.**, ars-i., **Bell.**, bism-o., *bov.*, **Bry.**, **Cact.**, calc., caps., carb-s., *cham.*, chin., coff., colch., cor-r., corn., crot-h., dulc., *eup-per.*, **Gels.**, *graph.*, *hyos.*, ign., iod., *ip.*, kali-ar., kali-bi., *kali-c.*, kali-p., *kali-s.*, lach., led., *lyc.*, mag-c., merl., nat-ar., nat-c., nat-m., nit-ac., **Nux-m.**, nux-v., olnd., op., *ph-ac.*, phel., *phos.*, *plat.*, *plb.*, *psor.*, puls., ran-b., *rhus-t.*, sabad., sang., sec., sil., spong., squil., staph., *sulph.*, tub., verb.

Hitze, während: Agar., **Alum.**, am-m., *ant-c.*, ant-t., apis, asc-t., *bell.*, berb., bor., bry., *calc.*, camph., canth., **Caps.**, carb-an., carb-v., cedr., *cham.*, chel., chin., cina, cob., colch., **Con.**, cor-r., *dig.*, eup-per., *ferr.*, gamb., glon., guare., **Hell.**, hep., hydr-ac., ign., *ip.*, kali-bi., *kali-i.*, lac-c., laur., mag-c., mag-m., *merc.*, **Mez.**, **Nat-c.**, nat-m., nat-p., *nat-s.*, nit-ac., *nux-v.*, **Op.**, ox-ac., *par.*, **Phos.**, *podo.*, **Psor.**, **Puls.**, **Pyrog.**, raph., *rhus-t.*, *sabad.*, samb., *sep.*, sol-t-ae., **Stann.**, *staph.*, **Stram.**, stront., **Sul-ac.**, **Sulph.**, *sumb.*, thuj., **Tub.**, valer., *verat.*

SEITE, einseitig: **Alum.**, arn., asaf., *bell.*, **Bry.**, carb-v., *caust.*, **Cham.**, chel., *clem.*, **Dig.**, *graph.*, *kali-c.*, **Lyc.**, mang., **Mosch.**, mur-ac., nat-c., **Nux-v.**, **Par.**, *ph-ac.*, *phos.*, plat., **Puls.**, *rhus-t.*, spig., staph., sul-ac., *sulph.*, *tarax.*, thuj., verat., verb., viol-o., zinc.

links: Anac., ant-c., bell., **Lyc.**, merc., *mez.*, nat-m., nux-v., *par.*, ph-ac., *plat.*, *ran-b.*, **Rhus-t.**, **Stann.**, *sulph.*, thuj.

Kälte der rechten Seite, mit: Par., **Rhus-t.**

rechts: **Alum.**, *bell.*, *bry.*, carb-v., *cham.*, fl-ac., kali-c., *mag-c.*, mag-m., mosch., nat-c., *nux-v.*, **Phos.**, *puls.*, *ran-b.*, sabad., spig., tub., verb.

einer Seite des Körpers sind rot und kalt, auf der andern Seite abends und nachts heiß; Hand und Fuß: *Puls.*

SEITE ...

liegt, auf der man: Mag-m.

Wange rot und heiß, die andere blass und kalt; eine: **Acon.**

SEPTISCHES Fieber (vgl. CONTINUA; KINDBETTFIEBER; ZYMOTISCHES etc.): Acet-ac., **Anthr.**, *apis*, **Arn.**, **Ars.**, **Bapt.**, *bell.*, berb., **Bry.**, *cadm.*, *carb-v.*, **Crot-c.**, **Crot-h.**, *cur.*, **Echi.**, **Kali-p.**, **Lach.**, **Lyc.**, *merc.*, **Mur-ac.**, op., *ph-ac.*, **Phos.**, *puls.*, **Pyrog.**, *rhus-t.*, *rhus-v.*, **Sulph.**, **Tarent-c.**

SITZEN, beim: Phos., sep.

amel.: Nux-v.

SOMMER, in der heißen Jahreszeit; im: Ant-c., *ars.*, *bell.*, *bry.*, *calc.*, *caps.*, carb-v., cedr., chin., cina, eup-per., *gels.*, *ip.*, *lach.*, nat-m., puls., *sulph.*, thuj., verat.

SONNE, beim Gehen in der: Ant-c.

Sonnenhitze, in der: *Ant-c.*, *bell.*, *cact.*, *glon.*, lyss., nat-c., puls., sep.

STADIEN, unregelmäßige (s. UNREGELMÄSSIGE)

STEHEN agg.: Arg-m., con., *mang.*, puls., rhus-t.

amel.: Bell., cann-s., iod., ip., phos., sel.

STUHLGANG, vor: Calc., crot-t., cupr., *mag-c.*, *merc.*, *phos.*, samb., verat.

während: Ars., cham., puls., rhus-t., sulph.

nach: Ars., bry., caust., nux-v., rhus-t., sel.

TABAKRAUCHEN, beim: Cic., ign., sep.

TRINKEN agg.: Bar-c., calc., cham., cocc.

TROCKENE Hitze: Acet-ac., **Acon.**, aesc., ail., am-c., aml-n., anac., ant-t., *apis*, *arn.*, **Ars.**, ars-i., arum-t., bapt., bar-c., bar-m., **Bell.**, bism-o., bol., **Bry.**, cact., *calc.*, calc-p., camph., carb-an., carb-s., carb-v., caust., *cedr.*, *cham.*, chel., *chin.*, chin-a., chlor., cimx., cina, clem., cocc., coff., *colch.*, coloc., con., cor-r., crot-h., **Dulc.**, elaps, *ferr.*, *ferr-ar.*, ferr-i., *ferr-p.*, hell., hep., hyos., hyper., ign., *iod.*, ip., *kali-ar.*, *kali-c.*, kali-cy., kali-n., kali-p., kali-s., lach., lact., led., *lyc.*, mag-s., meny., *merc.*, *mur-ac.*, nat-ar., nat-s., nit-ac., **Nux-v.**, *op.*, *petr.*, *ph-ac.*, **Phos.**, phys., plb., ptel., *puls.*, ran-s., *rhus-t.*, *samb.*, *sec.*, sep., sil., spig., *spong.*, squil., stann., staph., *stram.*, stront., *sulph.*, *sumb.*, *tarent.*, thuj.

tagsüber: Bar-m.

morgens: Ail., *ars.*, *bry.*, calc., cocc., nit-ac., sulph.

Erwachen, beim: *Arn.*

TROCKENE Hitze ...

nachmittags: Alum., *ars.*, elaps, ferr., gels., nat-s.

14 Uhr, abwechselnd mit Frost, wie mit kaltem Wasser bespritzt: Chel.

Frösteln, mit: Arg-n.

Schlaf, im: Alum.

abends: Aesc., apis, ars., bapt., bell., *calc-p.*, carb-v., **Chin.**, coff., coloc., elaps, graph., *kali-c.*, *plb.*, **Puls.**

19-21 Uhr, gefolgt von Frost bis 22 Uhr: Elaps

Bett, mit Frösteln im Rücken; im: Coff.

erweiterten Venen und brennenden Hände, die kühle Stellen suchen; mit: **Puls.**

nachts: **Acon.**, anac., ant-t., arn., **Ars.**, bapt., *bar-c.*, *bar-m.*, **Bell.**, *bry.*, calc., carb-an., *carb-s.*, carb-v., *caust.*, *cedr.*, chel., chin-a., chin-s., cina, *clem.*, *cocc.*, coff., *colch.*, coloc., con., dulc., *ferr.*, graph., hep., kali-n., *lach.*, lyc., mur-ac., *nit-ac.*, nux-m., *nux-v.*, **Phos.**, *puls.*, ran-s., raph., **Rhus-t.**, *rhus-v.*, *sumb.*, *tarent.*, thea, thuj.

aufsteigende Hitze und glühende Röte der Wangen, ohne Durst, nach dem Schlaf: Cina

Bewegung, bei: *Bry.*

Delirium, mit: **Ars.**, **Bell.**, *bry.*, *chin-s.*, *coff.*, *lach.*, *lyc.*, *phos.*, **Rhus-t.**

Geräusch, durch: Bry.

geschwollenen Venen an Armen und Händen, ohne Durst; mit: **Chin.**, sumb.

heiße Dämpfe zum Gehirn aufsteigen würden, als ob: Ant-t., sarr., sulph.

Menses, vor: Con.

Schlaf, im: Bov., bry., gins., ph-ac., **Samb.**, thuj., viol-t.

Einschlafen, beim: **Samb.**

schwitzenden Händen, beim Herausstrecken aus dem Bett, mit: *Hep.*

Stechen wie von Nadeln, mit: Bol., chin., gels., nit-ac.

treibt ihn aus dem Bett: Ant-t.

Würgen, mit krampfhaftem: **Cimx.**

bedeckter Körperteile: *Thuj.*

Gehen im Freien, beim: Arg-m., nat-m., *sumb.*

Koitus, nach: *Nux-v.*

TROPENFIEBER: **Cedr.**, *gels.*, nat-s., **Psor.**, *ter.*

UNREGELMÄSSIGE Stadien: **Ars.**, **Bry.**, *ip.*, **Nux-v.**, op., *sep.*

VERÄNDERLICHE, wechselnde Anfälle: *Elat.*, eupi., **Ign.**, meny., *psor.*, **Puls.**, sep.

häufig: *Elat.*, ign., *psor.*, *puls.*

keine zwei Anfälle gleichen einander: **Puls.**

Missbrauch von Chinin, nach: Arn., ars., *elat.*, *eup-per.*, ferr., ign., *ip.*, nux-v., **Puls.**

homöopathischen Potenzen, von: **Sep.**

WÄRME agg.: **Apis**, bry., ign., op., **Puls.**, staph.

WARMES Bedecken agg.: Acon., **Apis**, calc., *cham.*, coff., ferr., **Ign.**, *led.*, lyc., mur-ac., nux-v., op., *petr.*, **Puls.**, rhus-t., staph., sulph., verat.

Unverträglichkeit sowohl von warmer als auch kalter Luft: Cocc.

Zimmer agg., im warmen: *Am-m.*, ang., **Apis**, *bry.*, *ip.*, *lyc.*, mag-m., nat-m., nicc., plan., **Puls.**, sul-ac., *sulph.*, zinc.

unerträglich, Zimmerwärme ist: **Apis**

WASCHEN agg.: Am-c., rhus-t., sep., sulph.

amel.: **Apis**, bapt., **Fl-ac.**, **Puls.**

WASSER bespritzt, wie mit heißem (s. ALLGEMEINES - HITZEWALLUNGEN)

WASSER, durch Trinken von: Calc., canth., ign., *rhus-t.*, sep.

kaltes Wasser trinken amel.: Bism-o., **Caust.**, cupr., fl-ac., lob., op., *phos.*, sep.

Schauder hervor, ruft: *Bell.*, calen., **Caps.**, eup-per., *nux-v.*

WEIN, beim Trinken von: Ars., *carb-v.*, fl-ac., gins., iod., nat-m., nux-v., sil.

WINTER, im: Calc., carb-v., chin., nux-m., puls., *rhus-t.*, sulph., verat.

ZEREBROSPINALES Fieber: Acon., aeth., agar., am-c., ant-t., **Apis**, *arg-n.*, arn., ars., bapt., **Bell.**, bry., cact., camph., canth., *cic.*, *cimic.*, cocc., crot-h., cupr., dig., **Gels.**, glon., hell., hydr-ac., hyos., *ign.*, lyc., *nat-m.*, **Nat-s.**, *nux-v.*, **Op.**, *phos.*, plb., *rhus-t.*, sol-n., tarent., verat., **Verat-v.**, *zinc.*

ZITTERN, Schaudern:

abwechselnd mit Hitze: Bov.

während der Hitze (vgl. FROST; FRÖSTELN; KÄLTESCHAUER; STADIEN): Acon., *bell.*, caps., **Cham.**, *hell.*,

ZITTERN, Schaudern - **während** der Hitze ...

ign., *kali-i.*, nat-m., *nux-v.*, rheum, *rhus-t.*, zinc.

anhaltend, mit einer heißen und roten Wange: Coff.

ZORN ausgelöst, Anfälle werden durch: Acon., **Cham.**, *cocc.*, coloc., ign., nat-m., nux-v., *petr.*, **Sep.**, **Staph.**

ZYMOTISCHES Fieber (= bei Eiterungen): Acet-ac., anthr., apis, **Arn.**, **Ars.**, **Bapt.**, *bell.*, berb., **Bry.**, *cadm.*, **Carb-s.**, carb-v., **Crot-h.**, *cur.*, **Echi.**, hyos., ip., **Kali-p.**, **Lach.**, **Lyc.**, merc., **Mur-ac.**, nux-m., nux-v., op., ph-ac., *phos.*, *puls.*, *pyrog.*, **Rhus-t.**, rhus-v., **Sulph.**, tarent.

SCHWEISS im Allgemeinen: *Acet-ac.*, *acon.*, aesc., aeth., *agar.*, all-c., alst., alum., am-c., am-m., ambr., aml-n., anac., ang., *ant-c.*, **Ant-t.**, anthr., anthro., apis, apoc., arg-m., arg-n., arn., *ars.*, ars-i., arund., asaf., asc-c., aur., bapt., *bar-c.*, *bell.*, benz-ac., berb., bol., bov., brom., *bry.*, bufo, cact., cahin., calad., **Calc.**, camph., cann-i., *canth.*, *caps.*, carb-ac., *carb-an.*, *carb-v.*, caust., *cedr.*, cham., chel., **Chin.**, *chin-s.*, cic., cimx., cina, cinnb., clem., *cocc.*, coff., colch., coloc., con., corn., crot-c., crot-h., crot-t., cupr., cur., cycl., daph., *dig.*, dios., dros., *dulc.*, *elaps*, *elat.*, eup-per., eup-pur., eupi., **Ferr.**, fl-ac., gamb., *gels.*, glon., *graph.*, grat., *guaj.*, hell., **Hep.**, hydr-ac., *hyos.*, ign., *iod.*, **Ip.**, iris., jab., jatr., kali-bi., kali-c., kali-i., kali-n., kali-s., kalm., kreos., lach., lachn., lac-ac., laur., led., lil-t., lob., **Lyc.**, *mag-c.*, mag-s., mang., meny., *merc.*, merc-c., merc-cy., merl., *mez.*, morph., mosch., mur-ac., myric., naja, *nat-ar.*, nat-c., **Nat-m.**, nicc., nit-ac., nux-m., **Nux-v.**, **Op.**, *ox-ac.*, par., *petr.*, *ph-ac.*, **Phos.**, phys., plan., plat., plb., *podo.*, **Psor.**, puls., *ran-s.*, rheum, rhod., *rhus-t.*, rob., sabad., sabin., sal-ac., **Samb.**, sang., sarr., *sec.*, sel., senec., **Sep.**, **Sil.**, spig., spong., stann., staph., stram., stry., sul-ac., *sulph.*, sumb., tab., tarax., tarent., tax., teucr., ther., thuj., trio., *valer.*, **Verat.**, *verat-v.*, vip., zinc., *zing.*, ziz.

eine Seite: Acon., *ambr.*, aur-m-n., *bar-c.*, bell., *bry.*, cham., *chin.*, fl-ac., lyc., merc., merl., nux-m., **Nux-v.**, **Petr.**, *phos.*, **Puls.**, ran-b., rhus-t., sabin., stram., *sulph.*, **Thuj.**

linke Seite: **Bar-c.**, *chin.*, fl-ac., phos., **Puls.**, rhus-t., sulph.

rechte Seite: Aur-m-n., bell., bry., merl., nux-v., *phos.*, *puls.*, ran-b., sabin.

morgens: Acon., *alum.*, **Am-c.**, am-m., ambr., ang., *ant-c.*, *arg-n.*, *ars.*, ars-i., aur., bell., bor., bov., *bry.*, bufo, **Calc.**, canth., caps., carb-an., *carb-s.*, **Carb-v.**, *caust.*, cham., *chel.*, *chin.*, *chin-a.*, chin-s., cic., cimx., clem., cocc., *coff.*, coloc., con., dros., dulc., elaps, eug., *euph.*, eupi., **Ferr.**, *ferr-ar.*, ferr-i., ferr-p., gamb., graph., grat., guaj., *hell.*, **Hep.**, hyper., iod., kali-ar., kali-c., kali-n., kali-p., kali-s., kreos., lachn., *lyc.*, *mag-c.*, mag-m., mag-s., **Merc.**, merl., mez., *mosch.*, mur-ac., nat-ar., nat-c., nat-m., nat-p., nicc., **Nit-ac.**, nux-v., op., ox-ac., par., *ph-ac.*, **Phos.**, *puls.*, ran-b., *rhus-t.*, *sabad.*, **Samb.**, sang., senec., *sep.*, **Sil.**, spig., spong., *stann.*, sul-ac., *sulph.*, thuj., **Verat.**, zinc.

5-6 Uhr: Bov.

6 Uhr: Alum., sil.

6-7 Uhr: Sulph.

SCHWEISS ...

mittags, bis: *Ferr.*

Bett, im: Am-m., benz-ac., bufo, **Calc.**, caps., chin., con., **Ferr.**, kali-c., kali-i., kali-n., lyc., nat-c., nicc., phos.

Erwachen, nach: Acon-c., *ant-c.*, ant-t., bry., carb-an., carb-v., chel., chin., con., dig., ferr., gamb., hyper., mag-s., *nux-v.*, ph-ac., phos., phys., **Samb.**, **Sep.**, **Sulph.**

Frühstück, nach: Carb-v., grat.

Hitze, nach: Ars., graph., nit-ac., **Puls.**

Kaffee, nach: Cham.

Menses, vor: Nat-s.

periodisch jeden zweiten Morgen: *Ant-c.*, *ferr.*

ruhelosen Nacht, nach einer: Arg-n., lyc.

Schlaf, im: **Ant-c.**, bell., *bov.*, bufo, *chel.*, *chin.*, *chin-s.*, con., **Ferr.**, ign., lachn., **Puls.**, zinc.

vormittags: **Agar.**, ars., **Ferr.**, ign., sep., sul-ac., sulph.

7-12 Uhr: Phos.

9 Uhr, nach Stuhlgang: Sumb.

Anstrengung, bei: Gels., sulph., valer.

Menses, während: Agar., ars., sep., sulph.

Schlaf, im: Nux-m.

mittags: Acon., cham., cinnb., clem., valer.

nachmittags: All-s., am-m., ars., *berb.*, calc-s., canth., cina, ferr-i., fl-ac., *hep.*, kali-n., mag-m., mag-s., nat-ar., *nat-m.*, nat-p., nicc., nit-ac., *nux-v.*, op., ptel., sil., staph., sulph.

13-15 Uhr: Kali-c.

13-16 Uhr: Phos.

15 Uhr: Ferr., mag-s.

15-17 Uhr: Sil.

17 Uhr: Puls., sarr.

Hitze, in der: Ferr., gamb., nit-ac.

Kälte, bei: Gels.

Schlaf, im: Ant-t., calad., carb-an., nat-m., nit-ac.

abends: *Agar.*, anac., anthro., bell., berb., bov., cahin., calad., calc-s., canth., carb-s., carb-v., chel., chin-s., cocc., coloc., con., lach., mag-c., *meny.*, merc., merc-c., *mur-ac.*, nat-m., nat-p., *phos.*, psor., rat., rhus-t., *sarr.*, sep., spig., *sulph.*, sumb., thuj., verat.

18 Uhr: Dig., plb., *psor.*

SCHWEISS - abends ...

19 Uhr: Elaps, mag-s.

19-1 Uhr: **Samb.**

20 Uhr: Ferr., mag-s., sumb.

Übelkeit und Hitze, mit: Ferr.

anhaltend, die ganze Nacht: Bol., chel., cocc., **Hep.**, *kali-c.*, led., *meny.*, **Puls.**

Bett, im: *Agar.*, ars., asar., calc., eug., ferr., *meny.*, **Merc.**, rat., **Sulph.**, verat.

Hitze, bei der: Carb-v.

Ruhe, selbst in der: Cahin., *sarr.*

nachts: *Acet-ac.*, acon., *agar.*, agn., aloe, *alum.*, am-c., *am-m.*, *ambr.*, *anac.*, ang., ant-t., anthr., anthro., arg-m., *arg-n.*, *arn.*, **Ars.**, ars-h., *ars-i.*, ars-m., asc-t., aur., bar-c., bar-m., bell., berb., bol., bor., bry., *calc.*, *calc-p.*, calc-s., *canth.*, carb-ac., **Carb-an.**, *carb-s.*, **Carb-v.**, casc., **Caust.**, cham., *chin.*, *chin-a.*, *cic.*, cimx., cina, cist., *clem.*, coca, *cocc.*, colch., coloc., **Con.**, cupr., cur., cycl., dig., dios., dros., *dulc.*, *eup-per.*, euphr., eupi., fago., *ferr.*, *ferr-ar.*, *ferr-i.*, *ferr-p.*, gamb., *graph.*, guaj., hell., **Hep.**, hura, ign., *iod.*, *ip.*, **Kali-ar.**, kali-bi., **Kali-c.**, kali-n., *kali-p.*, **Kali-s.**, **Lach.**, laur., lec., *led.*, lob., *lyc.*, mag-s., manc., mang., med., **Merc.**, merc-c., *mur-ac.*, *nat-ar.*, *nat-c.*, *nat-m.*, nat-p., nat-s., *nit-ac.*, nux-v., op., ox-ac., petr., ph-ac., phos., phyt., plb., psor., ptel., **Puls.**, raph., rat., rheum, *rhus-t.*, sabin., **Samb.**, **Sep.**, **Sil.**, spig., spong., stann., *staph.*, stram., *stront.*, **Sulph.**, sumb., tab., **Tarax.**, tarent., ter., **Thuj.**, til., *valer.*, *verat.*, viol-t., zinc.

Mitternacht: Acon., alum., am-m., arg-m., arn., *ars.*, bar-c., bar-m., berb., canth., clem., con., dig., dros., *ferr.*, hep., ip., kali-ar., kali-c., lach., lyc., mag-m., mag-s., merl., *mur-ac.*, nat-m., nux-v., op., par., ph-ac., *phos.*, rhus-t., sabad., *samb.*, sil., staph.

vor: *Calc.*, carb-v., *mur-ac.*

22 Uhr: Bor.

22-10 Uhr: *Bry.*

morgens, bis: Laur.

Frösteln, beim: *Bry.*

23 Uhr: Sil.

nach: Acon., *agar.*, alum., am-m., *ambr.*, arg-m., ars., *bar-c.*, bol., carb-an., *chel.*, clem., coloc., *dros.*, **Ferr.**, graph., hell., kali-c., kali-s., lachn., lyc., mag-c., *mag-m.*, merc., merl., nicc., nux-v., phos., puls., sabad., *sil.*, sulph., **Tub.**

SCHWEISS - nachts - Mitternacht - nach ...

1 Uhr: Mag-c.

2-3 Uhr: Merc.

2-5 Uhr: Puls.

3 Uhr: Bry., *calc.*, calc-ar., carb-an., clem., ferr-m., merl., nat-c., nux-v., par., **Psor.**, stann., sulph.

3-4 Uhr: Eupi., rhus-t.

Schlaf, im: *Merl.*, nat-c.

4 Uhr: *Caust.*, *chel.*, *ferr.*, gamb., sep., *stann.*, tell.

Schlaf; im: *Carb-an.*, **Chel.**

Morgen, bis zum: Mag-c., mag-m., *phos.*

Erwachen, beim: Bell., bol., colch., con., phos., sulph.

Liegen auf dem Rücken, beim: Cham.

abwechselnd mit Trockenheit der Haut: *Apis*, **Nat-c.**

anhaltend, die ganze Nacht ohne Linderung: **Hep.**, kali-c., **Merc.**

Redseligkeit, mit: **Puls.**

Apyrexie, während der: Cimx.

dumpfem, benommenem Schlummer, bei: **Puls.**

Erwachen, beim: Alum., canth., *chin.*, *cycl.*, dros., hep., led., *mang.*, merc-c., nat-m., nux-v., sep., staph., thuj.

Hinlegen, nach: Ang., *hep.*, meny., rhus-t., sabad., sil.

Hitze, in der: Carb-v., stront., sulph.

lange anhaltender, modriger Nachtschweiß: *Cimx.*

Menses, vor: Bell., graph., sulph., **Verat.**

während: Asar., bell., kali-c., sulph.

miliarem, juckendem Hautausschlag, mit: *Rhus-t.*

Munterkeit, bei: Cham.

Schlaf, im: Agar., anac., ant-t., *bell.*, carb-an., chel., *chin.*, chin-s., con., cycl., eup-per., euphr., hyos., nat-c., nit-ac., phos., **Puls.**, thuj.

Stupor, mit: Puls.

zugedeckt ist, selbst wenn er so wenig wie möglich: *Chin.*

ABSTEIGEND: Sep.

SCHWEISS

ABWECHSELND mit Hitze (s. FIEBER - ABWECHSELND mit - Schweiß)

ABWESEND (s. FIEBER - SCHWEISS - abwesend)

ABZUWASCHEN, schwer: *Mag-c.*, *merc.*

ANGST, bei: Alum., am-c., *ambr.*, ant-c., arn., **Ars.**, bar-c., benz-ac., berb., bry., **Calc.**, calc-p., cann-s., carb-s., *carb-v.*, *caust.*, **Cham.**, **Chin.**, chin-a., cic., cimx., cocc., **Ferr.**, *ferr-ar.*, **Fl-ac.**, graph., kali-bi., kali-n., kreos., *mag-c.*, **Mang.**, *merc.*, *merc-c.*, mez., mur-ac., *nat-ar.*, *nat-c.*, nat-m., *nat-p.*, nit-ac., *nux-v.*, **Ph-ac.**, *phos.*, plb., *puls.*, *rhus-t.*, samb., sel., **Sep.**, sil., spong., stann., staph., stram., *sulph.*, tab., tarent., *thuj.*, verat.

abends: Ambr., sulph.

nachts: **Ars.**, carb-an., *carb-v.*, nat-m.

Mittagessen, nach: Calc.

ANSTRENGUNG:

während geringer Anstrengung (vgl. GEHEN - beim): Acon., aeth., **Agar.**, ambr., aml-n., *ars.*, **Ars-i.**, asar., bapt., bell., benz-ac., berb., *brom.*, *bry.*, **Calc.**, **Calc-s.**, camph., canth., caps., carb-an., *carb-s.*, carb-v., caust., *chel.*, **Chin.**, *chin-a.*, chin-s., cinnb., *cist.*, *cocc.*, corn., *cupr.*, *eupi.*, **Ferr.**, ferr-ar., **Ferr-i.**, *ferr-m.*, ferr-p., *gels.*, **Graph.**, *hep.*, **Iod.**, kali-ar., **Kali-c.**, kali-n., **Kali-p.**, *kali-s.*, kreos., lach., led., **Lyc.**, mag-c., *merc.*, *nat-ar.*, **Nat-c.**, *nat-m.*, *nat-p.*, **Nat-s.**, **Nit-ac.**, op., **Phos.**, phyt., **Psor.**, rheum, **Rhus-t.**, sabad., sel., **Sep.**, *sil.*, spig., stann., sul-ac., **Sulph.**, tab., thuj., valer., verat.

nach Anstrengung amel.: Agar., bry., polyg-h., sep.

ÄRGER, nach: Acon., bry., *cham.*, lyc., *petr.*, **Sep.**, staph., verat.

ATEMNOT, mit: Anac., *ant-t.*, apis, **Ars.**, arund., **Carb-v.**, *lach.*, lyc., mang., sil., sulph., thuj., verat.

AUFSTEIGEND: Arn., *bell.*

BEDECKTEN Körperteilen, an: **Acon.**, **Bell.**, *cham.*, **Chin.**, *ferr.*, led., *nit-ac.*, nux-v., *puls.*, sec., spig., *thuj.*

BESCHÄFTIGUNG, während: Berb.

BETT, im: *Alum.*, am-m., ang., ars., ars-i., asar., bry., bufo, **Calc.**, *camph.*, caps., *cham.*, dirc., dulc., eug., **Ferr.**, ferr-ar., ferr-i., *hell.*, iod., kali-ar., kali-c., kali-n., lyc., *merc.*, *mur-ac.*, nat-ar., nat-c., *nit-ac.*, nux-v., phos., plb., *rhus-t.*, *samb.*, *sel.*, sep., sol-n., *sulph.*, verat.

BETT ...

Verlassen des Bettes amel.: Ars., bell., *calc.*, *camph.*, *hell.*, hep., lach., lyc., *merc.*, *puls.*, **Rhus-t.**, *sep.*, sulph., **Verat.**

warm wird, Schweiß und Frösteln sobald ihm im Bett: Arg-n.

BEWEGUNG, bei: Agar., alum., am-m., *ambr.*, anac., ant-c., ant-t., *ars.*, ars-i., arund., bell., **Bry.**, **Calc.**, camph., canth., *carb-an.*, **Carb-s.**, carb-v., *caust.*, cham., **Chin.**, chin-a., *chin-s.*, *cocc.*, cur., **Ferr.**, ferr-ar., ferr-i., gels., **Graph.**, **Hep.**, iod., ip., kali-ar., *kali-bi.*, **Kali-c.**, mag-c., mag-m., **Merc.**, nat-ar., *nat-c.*, *nat-m.*, *nit-ac.*, **Nux-v.**, phos., **Psor.**, puls., *sel.*, **Sep.**, sil., **Stann.**, *stram.*, sul-ac., **Sulph.**, thuj., **Verat.**, *zinc.*

amel.: *Ars.*, **Caps.**, con., ferr., **Merc.**, *puls.*, **Rhus-t.**, sabad., **Samb.**, sep., *sul-ac.*, sulph., thuj., *valer.*, verat.

ruft Frösteln hervor: Eup-per., eup-pur., hep., **Nux-v.**, psor., *tub.*

verschwindet der Schweiß und Hitze tritt auf, bei jeglicher Bewegung: *Lyc.*

BLUTIG: Arn., calc., cham., chin., clem., **Crot-h.**, *cur.*, **Lach.**, *lyc.*, *nux-m.*, *nux-v.*, petr.

nachts: *Cur.*

BRENNEND: Merc., *mez.*, **Nat-c.**, verat.

Diarrhö, mit: *Acon.*, con., sulph., **Verat.**

EINZELNEN Körperteilen, an: *Acon.*, *ambr.*, ars., bar-c., bell., *bry.*, **Calc.**, *calc-p.*, cann-s., caps., **Caust.**, *cham.*, chin., hell., hep., **Ign.**, ip., *led.*, *lyc.*, merc., **Mez.**, nux-v., par., *petr.*, *psor.*, **Puls.**, *pyrog.*, rhus-t., *sel.*, **Sep.**, *sil.*, *spig.*, spong., *stann.*, *sulph.*, *thuj.*, *tub.*, verat., zinc.

oberer Teil des Körpers: Arg-m., **Asar.**, berb., camph., *carb-v.*, *cham.*, chin., cina, dig., dulc., eup-per., fl-ac., ip., **Kali-c.**, laur., *nit-ac.*, nux-v., **Op.**, **Par.**, *rheum*, *sec.*, sep., sil., spig., sul-ac., thuj., valer., verat.

Schlaf, vor: Berb.

Seite, auf der er liegt: *Acon.*, *bell.*, bry., **Chin.**, **Nit-ac.**, nux-v., puls., *sanic.*

nicht liegt: *Benz.*, thuj.

Unterkörper: Am-c., am-m., apis, ars., cinnb., coloc., **Croc.**, cycl., euph., *hyos.*, mang., merc., nit-ac., sep., thuj.

Vorderseite des Körpers: Agar., **Arg-m.**, arn., *calc.*, canth., **Cocc.**, *graph.*, kali-n., merc., nux-v., **Phos.**, **Sel.**

ENTBLÖSSEN:

amel.: Acon., *bell.*, calc., *camph.*, **Cham.**, *chin.*, led., **Lyc.**, *nit-ac.*, *puls.*, spig., *staph.*, sulph., *thuj.*, verat.

Abneigung gegen: Acon., aeth., arn., ars., aur., bar-c., *calc.*, carb-an., chin., *clem.*, colch., con., *eup-per.*, gels., *hell.*, hep., mag-m., nat-ar., *nat-c.*, nux-m., **Nux-v.**, **Rhus-t.**, **Samb.**, sil., squil., *stram.*, *stront.*, tub.

Verlangen, sich zu entblößen: *Acon.*, calc., *camph.*, ferr., iod., **Led.**, mur-ac., *nat-m.*, *op.*, **Sec.**, spig., staph., verat., *zinc.*

einzelner Körperteile: *Puls.*, thuj.

ERKRANKTEN Körperteile; an: **Ambr.**, **Ant-t.**, ars., bry., *caust.*, *cocc.*, *coff.*, fl-ac., **Merc.**, nat-c., nit-ac., nux-v., **Rhus-t.**, *sep.*, sil., *stann.*, stram., stront.

morgens: *Ambr.*

ERREGUNG, nach: Bar-c., graph.

ERSCHÖPFEND (s. <u>ALLGEMEINES - SCHWÄCHE</u>)

ESSEN, beim: Ant-t., arg-m., ars., *bar-c.*, *benz-ac.*, bor., bry., *calc.*, **Carb-an.**, **Carb-s.**, **Carb-v.**, cocc., *con.*, graph., guare., ign., kali-ar., **Kali-c.**, *kali-p.*, **Merc.**, nat-c., *nat-m.*, **Nit-ac.**, nux-v., ol-an., phos., *puls.*, sars., **Sep.**, sil., sul-ac., valer., viol-t.

amel.: Anac., *ign.*, lach., mez., **Phos.**, zinc.

Angst und kalter Schweiß beim Essen: **Merc.**

nach: Arg-m., ars., **Bry.**, **Calc.**, **Carb-an.**, **Carb-s.**, **Carb-v.**, *caust.*, *cham.*, con., *crot-c.*, crot-h., ferr., ferr-ar., graph., *kali-c.*, *laur.*, *lyc.*, nat-m., **Nit-ac.**, *nux-v.*, petr., ph-ac., **Phos.**, psor., sel., **Sep.**, *sil.*, **Sulph.**, thuj., *viol-t.*

amel.: Alum., *anac.*, *chin.*, cur., *ferr.*, **Lach.**, *nat-c.*, *phos.*, *rhus-t.*, sep., verat.

Frühstück, nach dem: *Carb-v.*, grat.

Mittagessen, nach dem: *Carb-an.*, dig., mag-m., phos., ptel., sep., thuj.

warmen Speisen, nach: *Bry.*, carb-an., *carb-v.*, cham., *ferr.*, *kali-c.*, lach., ph-ac., **Phos.**, puls., sep., **Sul-ac.**, *thuj.*

FÄRBT die Wäsche: Ars., bar-c., bar-m., **Bell.**, carb-an., chin., *graph.*, **Lach.**, mag-c., merc., rheum, sel.

abzuwaschen, schwer: *Mag-c.*, *merc.*

blutig: Calc., clem., crot-h., *cur.*, **Lach.**, lyc., **Nux-m.**

FÄRBT die Wäsche ...

bräunlich-gelb: Ars., bell., carb-an.

gelb: Ars., *bell.*, bry., cadm., **Carb-an.**, *chin.*, chin-a., *crot-c.*, *ferr.*, ferr-ar., **Graph.**, ip., lac-d., **Lach.**, *mag-c.*, **Merc.**, **Sel.**, *thuj.*, tub.

grün: Cupr.

rot: Arn., *carb-v.*, dulc., **Lach.**, **Nux-m.**, nux-v., thuj.

FIEBER, nach dem: Ant-t., **Ars.**, bell., bov., bry., *calad.*, calc., carb-v., *chin.*, *chin-a.*, *chin-s.*, coloc., *cupr.*, *ferr.*, *gels.*, glon., graph., hell., *hep.*, kali-n., *lach.*, *lyc.*, nat-ar., nat-c., nat-m., *nat-s.*, *nux-v.*, *phos.*, *puls.*, *rhus-t.*, spig., tab., thuj., *zinc.*

FLATUS, beim Abgang von: Kali-bi.

FLIEGEN anziehend, die: *Calad.*, puls., sumb., thuj.

FREIEN, im: *Bry.*, **Calc.**, caps., *carb-an.*, carb-v., *caust.*, *chin.*, guaj., hep., ip., kali-c., lach., **Psor.**, rhod., ruta, *sil.*, thuj., valer.

amel.: Alum., graph.

Körperübungen im Freien, bei: *Bry.*, calc., carb-an., caust., *chin.*

FREMDEN, in Gegenwart von: Ambr., **Bar-c.**, lyc., *sep.*, stram.

GEBADET in Schweiß: Acet-ac., **Ant-t.**, *ars.*, camph., *carb-v.*, **Chin.**, **Eupi.**, *lach.*, *lyc.*, mill., *nit-ac.*, *psor.*, *sec.*

GEFÜHL, als würde Schweiß ausbrechen, aber es tritt keine Feuchtigkeit auf: Alum., *am-c.*, bapt., bor., bov., calc., camph., cimx., croc., *ferr.*, glon., **Ign.**, iod., nicc., phos., puls., *raph.*, sars., senec., **Stann.**, sul-ac., sulph., thuj.

GEHEN, beim (vgl. ANSTRENGUNG): *Agar.*, ambr., benz-ac., *bry.*, **Calc.**, canth., carb-an., caust., chin-s., *coc-c.*, coloc., eug., ferr., ferr-m., hydr-ac., ip., *kali-c.*, led., *merc.*, nat-m., **Nux-v.**, op., **Psor.**, sel., **Sep.**, sil., **Sulph.**, sumb., ther., til., valer.

amel.: Cham., chel., *puls.*, *thuj.*

Freien, im: Ant-c., bell., **Bry.**, *calc.*, *carb-an.*, carb-v., **Caust.**, **Chin.**, coloc., *guaj.*, led., nit-ac., *phos.*, rhod., ruta, *sulph.*, sumb., zinc.

amel.: Alum., **Ars.**, bry., graph., puls., thuj.

GEISTIGER Anstrengung, bei: Act-sp., bell., bor., **Calc.**, graph., **Hep.**, hyos., *kali-c.*, **Lach.**, lyc., nat-m., nux-v., phos., *psor.*, **Sep.**, sil., **Staph.**, *sulph.*, tub.

GEISTIGER Anstrengung, bei ...

amel.: Ferr., nat-c.

GERUCH, **aashaft**: *Ars.*, art-v., thuj.

aromatisch: Benz-ac., guare., rhod.

Arzneimittel, ähnlich den entsprechenden: Asaf., benz., camph., carb-h., iod., phos., sulph., tab., valer.

bitter am Morgen: Verat.

Blut, nach: *Lyc.*

Eier, nach faulen: Staph., sulph.

faulig: *Bapt.*, **Carb-v.**, con., led., mag-c., **Psor.**, rhus-t., *spig.*, **Staph.**, stram., verat.

Holunderblüten, wie: *Sep.*

Honig, nach: Thuj.

Käse, nach: *Hep.*, plb., sulph.

kräftig riechend: Art-v., *bov.*, cop., ferr., goss., *lach.*, *lyc.*, *sep.*, *tell.*

Menses, während: *Stram.*, *tell.*

kränklich: *Chin.*, thuj.

modrig, schimmlig: Arn., *cimx.*, nux-v., *psor.*, *puls.*, *rhus-t.*, *stann.*

Moschus, nach: *Apis*, mosch., puls., *sulph.*, sumb.

pikant, gewürzig: Rhod.

ranzig, nachts: Thuj.

rauchig: Bell.

sauer: *Acon.*, *arn.*, **Ars.**, *asar.*, **Bry.**, calc., calc-s., *carb-s.*, *carb-v.*, *caust.*, *cham.*, chel., *cimx.*, **Colch.**, ferr., ferr-ar., ferr-m., fl-ac., *graph.*, **Hep.**, hyos., ign., **Iod.**, *ip.*, iris., kali-c., lac-ac., led., **Lyc.**, **Mag-c.**, **Merc.**, nat-m., *nat-p.*, **Nit-ac.**, *nux-v.*, **Psor.**, puls., *rheum*, *rhus-t.*, **Sep.**, **Sil.**, sul-ac., **Sulph.**, sumb., tarent., *thuj.*, **Verat.**, zinc.

morgens: *Bry.*, *carb-v.*, *iod.*, lyc., nat-m., rhus-t., sul-ac., **Sulph.**

vormittags: Sulph.

nachmittags: *Fl-ac.*

nachts: *Arn.*, ars., bry., carb-s., *caust.*, *graph.*, **Hep.**, iod., lyc., mag-c., nat-m., nit-ac., *sep.*, *sulph.*, *thuj.*

Schlaf, im: Bry.

Schwefel, nach: Phos.

stinkend, fötid: Aesc., am-c., anac., arn., *carb-ac.*, carb-an., con., *dulc.*, ferr., **Hep.**, led., lyc., *merc.*, *psor.*, pyrog., rob., tell., thuj., *tub.*, zinc.

GERUCH - stinkend, fötid ...

Hautausschlägen, bei: *Dulc.*

Husten, nach: *Hep.*

süßlich: Apis, *calad.*, merc., puls., thuj.

übel riechend: All-s., aloe, am-c., apis, **Arn.**, *ars.*, art-v., aur-m., *bapt.*, **Bar-m.**, bell., **Carb-an.**, **Carb-s.**, *carb-v.*, cimic., cimx., cocc., con., cycl., daph., *dulc.*, euphr., *ferr.*, ferr-ar., *fl-ac.*, **Graph.**, guaj., **Hep.**, kali-ar., kali-c., kali-p., *lach.*, led., **Lyc.**, mag-c., med., **Merc.**, *merl.*, **Nit-ac.**, **Nux-v.**, **Petr.**, *phos.*, *psor.*, **Puls.**, *pyrog.*, rhod., *rhus-t.*, rob., *sel.*, **Sep.**, **Sil.**, spig., stann., *staph.*, **Sulph.**, tarax., *tell.*, **Thuj.**, *verat.*

eine Seite: **Bar-c.**

morgens: Carb-v., dulc., merc-c., nux-v.

nachmittags: *Fl-ac.*

nachts: Ars., **Carb-an.**, carb-v., con., cycl., dulc., euphr., graph., mag-c., **Merc.**, nit-ac., nux-v., rhus-t., spig., staph., *tell.*, thuj.

Mitternacht, um: Mag-c., merl.

Schlaf, im: Cycl.

Anstrengung, bei: Nit-ac.

Bewegung, bei: Eupi., mag-c.

Husten, nach: Hep., merl.

Menses, während: Stram.

Urin, nach: Berb., **Canth.**, caust., coloc., ery-a., **Nit-ac.**

Pferdeharn, nach: **Nit-ac.**

verbrannt, wie: Sulph.

GESICHT; am ganzen Körper, außer am: *Rhus-t.*, *sec.*

GESPRÄCHE, durch: *Ambr.*

HEISS: **Acon.**, *aesc.*, asc-t., *bell.*, bry., calc., *carb-v.*, **Cham.**, chel., chin., cocc., **Con.**, corn., dig., **Ign.**, **Ip.**, merc-i-r., nat-c., **Nux-v.**, **Op.**, phos., **Psor.**, puls., *pyrog.*, sabad., **Sep.**, sil., *stann.*, staph., *stram.*, *sulph.*, thuj., verat., viol-t.

HERZKLOPFEN, bei: Agar., ars., *lach.*

HUSTEN, durch: Acon., ant-c., ant-t., apis, arg-n., **Ars.**, bell., brom., bry., *calc.*, caps., carb-an., carb-s., *carb-v.*, *caust.*, *cham.*, chin., chin-a., cimx., dig., *dros.*, eug., eupi., *ferr.*, ferr-ar., guare., **Hep.**, *ip.*, kali-c., *kali-n.*, lach., lyc., *merc.*, nat-ar., nat-c., nat-m., nat-p., *nux-v.*, ph-ac., **Phos.**, psor., puls., *rhus-t.*, *sabad.*, **Samb.**, sel., seneg., **Sep.**, sil., *spong.*, squil., sulph., tab., *thuj.*, *verat.*

HUSTEN, durch ...

nachts: Chin., dig., eug., kali-bi., lyc., *merc.*, nat-c., nit-ac., psor., sulph.

Hustenanfälle enden in Schweiß: Ars., brom., *ign.*

INTERMITTIEREND: Ant-c., bell., coloc., cupr-ar., ferr., kali-n., nux-v., *sep.*, sil.

KALT: Acet-ac., *acon.*, act-sp., aeth., *agar.*, ail., **Am-c.**, *anac.*, *ant-c.*, **Ant-t.**, *anthr.*, apis, *arn.*, **Ars.**, ars-i., *aur-m.*, bar-c., bar-m., bell., benz-ac., both., *bry.*, *bufo*, calad., *calc.*, calc-s., **Camph.**, cann-s., canth., caps., *carb-ac.*, *carb-s.*, **Carb-v.**, cham., **Chin.**, **Chin-a.**, *chlor.*, cimic., cina, *cist.*, **Cocc.**, coff., coloc., corn., croc., *crot-c.*, crot-h., cupr., *cur.*, dig., *dros.*, dulc., *elaps*, euphr., **Ferr.**, *ferr-ar.*, *ferr-i.*, gels., *hell.*, **Hep.**, hura, *hyos.*, *ign.*, iod., **Ip.**, jatr., kali-ar., kali-n., kalm., *lach.*, lachn., lac-ac., laur., *lob.*, **Lyc.**, manc., *merc.*, **Merc-c.**, *mez.*, morph., mur-ac., *nat-ar.*, *nat-c.*, nat-m., nat-p., nit-ac., *nux-v.*, op., ox-ac., *petr.*, *phos.*, plan., plb., podo., *psor.*, *puls.*, pyrog., rhus-t., *ruta*, sang., **Sec.**, seneg., **Sep.**, sil., *spig.*, *spong.*, stann., *staph.*, *stram.*, sul-ac., *sulph.*, sumb., *tab.*, ter., *ther.*, *thuj.*, *tub.*, **Verat.**, **Verat-v.**, vip., zinc.

morgens: *Ant-c.*, canth., chin., euph., ruta

nachmittags: **Gels.**, phos., verat-v.

abends: Anac., hura

18 Uhr: Psor.

nachts: Am-c., chin., coloc., croc., cupr., cur., *dig.*, fago., iod., lob., op., rhus-t., **Sep.**, thuj.

Anstrengung, nach der geringsten körperlichen oder geistigen: Act-sp., *calc.*, **Hep.**, **Sep.**

Bewegung, bei: Ant-c., sep.

Essen, beim: **Merc.**

nach: Sul-ac.

ganzen Körper, warmer Schweiß an den Handflächen; am: *Dig.*

klebriger, kalter Schweiß bei Blutung: **Chin.**

Frost, bei: Corn.

Konvulsionen, bei: *Ferr.*, stram.

Kopfschmerz, bei: Graph.

Luft; Schweiß in kalter: Ars., **Bry.**, **Calc.**, carb-an., *lyc.*, sep., verat.

Menses, während: Ars., coff., phos., *sars.*, *sec.*, **Verat.**

plötzlichen Anfällen, in: *Crot-h.*

KALT ...

Übelkeit und Schwindel, mit: Ail.

Schwitzen verstärkt das Frieren: Cinnb., cist.

Stuhlgang, beim: Merc., sulph., thuj., verat.

Urinieren, nach: Bell.

KÄLTE, während: *Arg-n.*, gels., lachn., psor., *puls.*, raph., **Verat.**

nach: Aml-n., carb-s., corn., kali-cy., mur-ac., petr., senec., sil., sulph., thuj.

KLAMM: Acet-ac., acon., aml-n., anac., ant-c., *ant-t.*, apis, arn., **Ars.**, brom., *calc.*, **Camph.**, canth., carb-an., carb-v., **Cham.**, chin., cimic., cocc., coff., colch., *corn.*, *crot-c.*, crot-h., cupr., daph., dig., elat., fago., **Ferr.**, **Ferr-ar.**, *ferr-i.*, **Ferr-p.**, *fl-ac.*, glon., *hell.*, *hep.*, hyos., iod., jatr., lach., lachn., **Lyc.**, **Merc.**, *merc-c.*, mez., morph., *mosch.*, *nux-v.*, op., ox-ac., **Ph-ac.**, **Phos.**, *plb.*, *psor.*, *sec.*, *spig.*, *spong.*, stann., *sul-ac.*, sumb., ter., *tub.*, **Verat.**, vip., zinc.

morgens: Mosch.

abends: Clem., sumb.

nachts: Cupr., fago., hep.

Auffahren aus dem Schlaf, mit: Daph.

KLEBRIG: Agar., ant-t., anthr., anthro., ars., both., brom., cann-i., canth., caust., chlor., crot-h., ferr., fl-ac., hep., iod., kali-bi., kali-br., lachn., op., phos., plb., tab., tax.

abends: Anthro., fl-ac.

KOITUS, nach: *Agar.*, *calc.*, chin., *eug.*, **Graph.**, nat-c., sel., **Sep.**

KOLIK, bei: Mez., nux-v., plan., plb., sulph.

KONVULSIONEN, während: Ars., *bell.*, **Bufo** camph., nux-v., op., sep.

nach: Acon., ars., cedr., cupr., sec., stry.

KOPF, generalisierter Schweiß außer am: *Bell.*, merc., nux-v., **Rhus-t.**, **Samb.**, *sec.*, *sep.*, **Thuj.**

KOPFSCHMERZ, während: Ant-c., apis, arg-m., arn., *ars.*, canth., caust., chin-s., glon., graph., hyos., kali-n., lachn., lyc., mag-s., *merc.*, nat-s., op., ox-ac., plat., puls., tarent.

KRITISCH (= Krisenschweiß): Bapt., bry., chlor., *pyrog.*

LANGANHALTEND: Am-c., am-m., anthro., *ars.*, **Caust.**, cimx., con., cupr., **Ferr.**, *ferr-ar.*, *gels.*, **Hep.**, *led.*, **Samb.**, *verat.*

Apyrexie anhaltend, während der: *Verat.*

LIEGEN, beim: Ars., *caps.*, chel., **Ferr.**, ferr-ar., ham., hep., lyc., *mag-s.*, **Meny.**, merc., op., podo., puls., **Rhus-t.**, **Samb.**, *sep.*, tarax., tarent.

MENSES, vor: Bell., calc., *graph.*, *hyos.*, nat-s., phos., *sulph.*, *thuj.*, **Verat.**

während: Agar., ars., asar., bell., *bor.*, *caust.*, coff., *graph.*, *hyos.*, kali-c., kreos., mag-c., *mag-m.*, murx., sec., *sep.*, sulph., **Verat.**

NEUIGKEITEN, durch unangenehme: Calc-p.

ÖLIG: Agar., arg-m., **Bry.**, bufo, calc., **Chin.**, **Mag-c.**, **Merc.**, nux-v., *rob.*, *sel.*, **Stram.**, sumb., **Thuj.**

tagsüber: Bry.

morgens: Bry., chin.

nachts: Bry., croc., **Merc.**

PERIODISCH: *Ars.*, sil.

Abend, jeden zweiten: *Bar-c.*

anhaltend, die ganze Nacht: Anthro., meny.

Nacht, jede zweite: Bar-c., kali-n., **Nit-ac.**

PLÖTZLICH auftretend: Aml-n., ars., bell., *carb-s.*, clem., *crot-h.*, *ip.*

nachmittags: Clem.

Gehen im Freien, mit Frösteln; beim: Led.

verschwindet plötzlich, und: **Bell.**

REICHLICH: Abrot., *acon.*, aesc., aeth., agar., alum., am-c., am-m., ambr., aml-n., ant-c., **Ant-t.**, anthro., apis, arg-n., **Ars.**, ars-i., asar., asc-c., aur., *aur-m.*, **Aur-m-n.**, bapt., *bar-c.*, **Bell.**, benz., bol., **Bry.**, bufo, cact., **Calc.**, calc-s., *camph.*, canth., *caps.*, carb-ac., **Carb-an.**, **Carb-s.**, **Carb-v.**, casc., cast., *caust.*, **Cedr.**, cham., chel., **Chin.**, **Chin-a.**, **Chin-s.**, chlor., *cist.*, clem., coc-c., cocc., *colch.*, *coloc.*, con., cop., corn., *crot-c.*, *cupr.*, *dig.*, dulc., elaps, elat., eup-per., eup-pur., **Ferr.**, **Ferr-ar.**, *ferr-i.*, *ferr-p.*, *fl-ac.*, *gels.*, graph., **Hep.**, hyos., iod., *ip.*, **Kali-ar.**, **Kali-bi.**, **Kali-c.**, kali-n., **Kali-p.**, kali-s., lac-c., *lach.*, lact., *lac-ac.*, lith-c., lob., **Lyc.**, *mag-c.*, mang., **Merc.**, merc-c., *mez.*, *nat-ar.*, *nat-c.*, **Nat-m.**, *nat-p.*, *nit-ac.*, *nux-v.*, *op.*, par., petr., **Ph-ac.**, *phos.*, podo., **Psor.**, *puls.*, pyrog., *rhus-t.*, rob., *sabad.*, sal-ac., **Samb.**, sang., sars., *sec.*, *sel.*, **Sep.**, **Sil.**, *spong.*, stann., staph., stram., *sulph.*, *tarax.*, *thuj.*, **Tub.**, valer., **Verat.**, verat-v., zinc.

tagsüber, im Schlaf: *Caust.*

Tag und Nacht ohne Besserung: **Hep.**, *merc.*, *samb.*

REICHLICH ...

morgens: Acon., am-c., am-m., ars., bry., carb-v., caust., chin., **Chin-s.**, dulc., **Ferr.**, *ferr-ar.*, **Mag-c.**, *merc.*, nat-c., nat-m., nat-p., *nit-ac.*, **Op.**, *ph-ac.*, **Phos.**, *puls.*, *rhus-t.*, sep., **Sil.**

anhaltend, den ganzen Tag: Ferr.

Bett, im: Am-m., **Ferr.**

Erwachen, nach dem: *Ferr.*, *sep.*, **Sulph.**

heiß, trocken: *Cham.*, chin., **Op.**, phos.

Schlaf, im: *Chin-s.*, *puls.*

nachmittags: *Fl-ac.*

Hitze, mit: Staph.

abends: Bar-c., chel., con., fl-ac., samb., sarr., sulph.

19-1 Uhr, trockene Hitze kehrt beim Einschlafen wieder: **Samb.**

anhaltend, die ganze Nacht: Bol.

Fieber, mit hohem: Con.

periodisch jeden zweiten Abend: Bar-c.

nachts: Acet-ac., am-m., ant-c., *ant-t.*, anthro., arg-n., *ars.*, ars-i., asar., bar-c., benz., berb., bol., *bry.*, cact., *calc-p.*, canth., caps., carb-ac., *carb-an.*, *carb-s.*, *carb-v.*, casc., caust., cham., chel., *chin.*, chin-s., *cic.*, *clem.*, coloc., cupr., fago., ferr-p., graph., **Hep.**, iod., **Kali-ar.**, **Kali-c.**, *kali-p.*, *lob.*, *lyc.*, **Merc.**, merc-i-r., merc-sul., nat-ar., *nat-c.*, *nat-m.*, nat-p., **Nit-ac.**, *ph-ac.*, **Phos.**, *psor.*, sabad., *samb.*, sarr., **Sil.**, *spong.*, stram., **Sulph.**, *tarax.*, **Thuj.**, valer., *verat.*

Mitternacht, vor: *Carb-v.*

nach: Acon., alum., am-m., ambr., ars., bol., clem., coloc., graph., **Kali-c.**, mag-c., mag-m., phos., sil., sulph.

3 Uhr, nach: Bry., clem., nat-c., par.

4 Uhr: *Stann.*

Morgen, bis zum: Graph., mag-c., *phos.*

Erwachen aufhörend und beim Einschlafen wiederkehrend, beim: Cham.

periodisch jede zweite Nacht: Bar-c., kali-n., *nit-ac.*

Schlaf, im: Carb-an., *chin.*, chin-s., nat-c., *phos.*, *thuj.*

REICHLICH - nachts ...

Schlaflosigkeit, mit: Bar-c., *cham.*, cic., corn., iod., **Sulph.**

Atemnot, mit: Mang.

bedeckten Körperteilen, an: Bell., **Cham.**, **Chin.**, *ferr.*, *nit-ac.*, nux-v., sec., *thuj.*

Delirium, bei: Carb-ac., stram.

Diarrhö und reichlichem Urinieren, mit: *Acon.*

entblößten Körperteilen, außer am Kopf; an: *Thuj.*

erkrankten Körperteilen, an: **Ant-t.**

Erwachen, beim: Am-m., canth., chin., *ferr.*, **Samb.**, *sep.*, **Sulph.**

Frost mit Blutandrang, nach: Nux-v.

Gehen, beim: Bry., canth., chin-s., kali-c., *merc.*, **Psor.**, sel., *sep.*, *sulph.*

Freien, im: **Caust.**, *chin.*, rhod., sel., *zinc.*

Herzsymptome, mit Besserung der: Dig.

Koitus, nach: *Agar.*

Menses, vor: Hyos., thuj.

während: *Graph.*, *hyos.*, *murx.*, *verat.*

Mittagsschlaf, beim: *Caust.*, sel.

Musik, durch: *Tarent.*

Schlaf, im: Camph., carb-an., *chin.*, chin-s., nat-c., *op.*, *phos.*, podo., *thuj.*

schwächend: Bry., *chin.*, chin-s., gels., *merc.*, *ph-ac.*, *phos.*, rhod.

nicht schwächend: Casc., rhus-t., **Samb.**

stinkend, und: Carb-an., merc.

Stillsitzen, beim: **Kali-bi.**

Urinieren und Diarrhö, reichliches: *Acon.*

Wachen, nur im: *Samb.*, sep.

Wutanfall, bei: Acon., ant-t., ars., *bell.*, hyos., lyc., merc., nat-c., nat-m., nit-ac., nux-v., *op.*, ph-ac., phos., puls., *stram.*, verat.

SAMENABGANG, nach: *Calc.*, puls., *sep.*, sulph.

SCHARF, wundmachend: All-s., *caps.*, **Cham.**, *con.*, fl-ac., graph., iod., ip., *lac-ac.*, lyc., merc., par., rhus-t., tarax.

SCHAUDER, nach: Rhus-v., stry., thuj.

SCHLAF:

während: Agar., anac., *ant-c.*, *ant-t.*, *ars.*, bar-c., **Bell.**, bor., bry., bufo, calc., camph., *carb-an.*, carb-s., carb-v., *caust.*, **Cham.**, **Chel.**, **Chin.**, *chin-a.*, *chin-s.*, cic., cina, clem., **Con.**, cycl., dig., dros., dulc., eup-per., euphr., *ferr.*, *ferr-ar.*, *ferr-p.*, hep., **Hyos.**, ign., kali-ar., kali-c., *kali-p.*, *lac-c.*, lachn., lyc., *merc.*, **Mez.**, mur-ac., nat-c., *nat-m.*, nit-ac., nux-v., *op.*, *ph-ac.*, *phos.*, **Plat.**, *podo.*, psor., **Puls.**, **Rhus-t.**, *sabad.*, **Sel.**, *sep.*, **Sil.**, stram., *sulph.*, tarax., **Thuj.**, tub., verat., zinc.

amel.: Ars., bell., bry., carb-an., chin., hep., *merc.*, *nux-v.*, ph-ac., *phos.*, puls., **Samb.**

Schließen der Augen, selbst beim bloßen: Carb-an., **Con.**

trockene Hitze im Schlaf, Schweiß beim Erwachen: **Samb.**

Beginn des Schlafes, zu: Aeth., am-c., ant-c., **Ars.**, *calc.*, carb-an., *con.*, lyc., *mag-c.*, **Merc.**, mez., **Mur-ac.**, op., *phos.*, puls., rhus-t., *sanic.*, sars., *sep.*, sil., **Sulph.**, tab., **Tarax.**, **Thuj.**, verat.

Einschlafen amel.: Bry., *merc.*, nux-m., ph-ac., phos., **Samb.**, *sep.*

Erwachen, nach dem: Alum., anac., *ant-c.*, ant-o., arn., *ars.*, bar-c., bell., bov., bry., *calad.*, *calc.*, canth., carb-an., carb-s., carb-v., caust., cedr., *chel.*, *chin.*, *chin-a.*, cic., *clem.*, colch., con., corn., cycl., dig., *dros.*, euphr., eupi., *ferr.*, ferr-ar., glon., graph., hep., hyper., ign., jug-c., lac-c., led., lyc., mag-c., mag-s., mang., *merc.*, merc-c., nat-m., nicc., *nux-v.*, ph-ac., *phos.*, pip-m., ptel., ran-b., rat., rumx., **Samb.**, **Sep.**, sil., stann., staph., **Sulph.**, *tarax.*, til.

amel.: Ant-c., ars., bell., *cham.*, **Chel.**, chin., cycl., *euphr.*, *hell.*, **Nux-v.**, op., **Phos.**, *plat.*, **Puls.**, sel., *sep.*, sil., stram., *sulph.*, **Thuj.**

Schließen der Augen, beim: *Bry.*, calc., carb-an., **Con.**, *lach.*, thuj.

SCHMERZEN, durch: Acon., *ant-t.*, bell., *bry.*, calc., caust., *cham.*, *chel.*, chin., *coloc.*, dulc., form., *hep.*, hyos., **Lach.**, lyc., **Merc.**, **Nat-c.**, *podo.*, *rhus-t.*, sel., **Sep.**, spig., still., stram., *sulph.*, sumb., *tab.*, thuj., til., verat.

nach Verschwinden der Schmerzen: Chel.

SCHMERZHAFTEN Körperteilen; an: Kali-c.

SCHRECK, durch: *Anac.*, bell., gels., lyc., **Op.**, sil.

SCHREIBEN, beim: Bor., *hep.*, *kali-c.*, *psor.*, **Sep.**, *sulph.*, *tub.*

SCHÜTTELFROST, mit: Aml-n., ant-t., arg-n., cedr., coff., eup-per., hell., led., lyc., *merc.*, **Nux-v.**, puls., pyrog., raph., *rhus-t.*, sep., sulph., tab., verat.

SITZEN, im: Am-c., *anac.*, **Ars.**, *asar.*, *calc.*, caps., caust., chin., *con.*, *ferr.*, *kali-bi.*, lyc., mang., nat-c., ph-ac., phos., rhod., *rhus-t.*, sep., spong., *staph.*, sul-ac., sulph., tarax., valer.

SPÄRLICHER Schweiß: Ant-c., apis, calad., casc., chin-s., cimx., *cina*, croc., cycl., dulc., elaps, *eup-per.*, eup-pur., gamb., ign., *ip.*, kali-c., kali-i., lach., led., nux-m., nux-v., phel., sep., sil.

Frost, nach heftigem: Eup-per.

SPRECHEN, beim: Ambr., graph., *iod.*, *sulph.*

STEIF, macht die Wäsche: Merc., sel.

STELLEN, an einzelnen: Merc.

STUHLGANG, vor: *Acon.*, ant-t., *bell.*, bry., calc., caps., caust., dulc., kali-c., **Merc.**, op., phos., rhus-t., **Trom.**, *verat.*

während: Acon., agar., ars., bell., calc., carb-v., cham., chin., crot-t., *dulc.*, ferr., ferr-ar., hep., ip., **Merc.**, nat-m., rhus-t., sep., *stram.*, *sulph.*, trom., **Verat.**

kalter Schweiß: Merc., sulph., verat.

nach: **Acon.**, aloe, ars., calc., camph., carb-v., **Caust.**, chin., crot-t., kali-c., lach., *merc.*, phos., rhus-t., *samb.*, *sel.*, sep., sulph., sumb., **Verat.**

SYMPTOME:

agg. beim Schwitzen: *Acon.*, ant-t., arn., **Ars.**, calc., **Caust.** **Cham.**, *chin.*, chin-a., cimx., croc., eup-per., *ferr.*, ferr-ar., **Form.**, ign., *ip.*, lyc., **Merc.**, nat-ar., nat-c., *nux-v.*, **Op.**, phos., *psor.*, puls., **Rhus-t.**, **Sep.**, spong., **Stram.**, **Sulph.**, **Verat.**

nach: *Acon.*, ant-t., calc., cham., **Chin.**, *con.*, ip., *merc.*, **Ph-ac.**, phos., *puls.*, **Sep.**, sil., *staph.*, *sulph.*

amel. während dem Schwitzen: *Acon.*, aesc., aeth., apis, *ars.*, bapt., bell., *bov.*, **Bry.**, *calad.*, camph., canth., *cham.*, *chin-s.*, cimx., **Cupr.**, elat., eup-per., **Gels.**, *graph.*, *hep.*, *lach.*, lyc., **Nat-m.**, psor., **Rhus-t.**, samb., sec., *stront.*, *thuj.*, *verat.*

Kopfschmerz, außer dem: *Nat-m.*

der sich agg.: Ars., chin-s., **Eup-per.**

TRAURIGKEIT, durch: Calc-p.

TRINKEN, nach: Aloe, ars., cast., cham., chin., *cocc.*, con., kali-p., *merc.*, *puls.*, rhus-t., *sel.*, sulph., sumb.

amel.: *Caust.*, *chin-s.*, cupr., nux-v., *phos.*, sil., thuj.

warmen Getränken agg., von: Bry., kali-c., *merc.*, phos., sul-ac.

Wein amel.: Acon., apis, con., lach., *op.*, sul-ac., thuj.

UNTERDRÜCKTEM SCHWEISS, Beschwerden nach (vgl. ALLGEMEINES – SCHWEISS - unterdrückt): Acon., anthr., apis, *ars.*, **Bell.**, **Bry.**, cadm., **Calc.**, *carb-s.*, *carb-v.*, **Cham.**, **Chin.**, *clem.*, **Colch.**, cupr., **Dulc.**, *eup-per.*, *graph.*, hep., kali-ar., *kali-c.*, led., *lyc.*, *merc.*, nat-c., nat-m., *nat-s.*, *nux-m.*, *nux-v.*, olnd., op., ph-ac., *phos.*, *plb.*, **Psor.**, puls., **Rhus-t.**, sabad., sec., sel., seneg., **Sep.**, **Sil.**, **Stram.**, **Sulph.**, teucr., verb.

WACHEN, nur im: **Samb.**, sep.

WARM: Acon., ant-c., asar., benz., camph., carb-v., cham., cocc., dros., ign., kali-c., lach., led., nat-m., nux-v., op., phos., sep., staph., stram.

Unbehaglichkeit, verursacht: **Calc.**, cham., nux-v., *puls.*, **Sep.**, *sulph.*

Stuhlgang, wird kalt und klebrig nach dem: **Merc.**

Zimmer ist unerträglich, warmes: Plan.

WIND agg., kalter: Cur.

ZIMMER, im: Acon., *apis*, bry., caust., cist., *fl-ac.*, **Ip.**, *nux-v.*, *phos.*, **Puls.**, rhod., rhus-t., sep., sulph., valer.

ZORN, durch: Acon., bry., *cham.*, cupr., lyc., *petr.*, **Sep.**, staph.

ABSCHÄLEN (s. HAUTAUSSCHLÄGE)

AMEISENLAUFEN: *Acon.*, acon-f., *aesc.*, *agar.*, agn., all-s., *alum.*, am-c., anac., apis, *aran.*, arg-m., *ars.*, *ars-i.*, arund., aur., *bar-c.*, bar-m., bell., bor., bov., bufo, calad., calc., calc-p., calc-s., cann-i., cann-s., canth., caps., *carb-s.*, carb-v., caust., cham., chel., chin., *chin-a.*, cist., *cocc.*, con., croc., *crot-c.*, dulc., *ferr.*, ferr-p., *hyper.*, *iod.*, kali-c., kali-s., lach., *laur.*, led., **Lyc.**, mag-c., *mag-m.*, mang., *med.*, merc., merc-c., *mez.*, mur-ac., nat-ar., *nat-c.*, *nat-m.*, nat-p., nit-ac., *nux-v.*, *olnd.*, onos., **Ph-ac.**, *phos.*, *pic-ac.*, *plat.*, plb., *puls.*, *ran-b.*, ran-s., **Rhod.**, **Rhus-t.**, *sabad.*, **Sec.**, *sil.*, spig., spong., *staph.*, **Sulph.**, tab., **Tarent.**, thuj., *urt-u.*, *viol-t.*, *zinc.*

morgens: Ferr., mag-c.

vormittags: Mag-c., sars.

abends: Gent-c., mag-c., **Sulph.**

Liegen, im: *Cist.*

nachts: Bar-c., *cist.*, mag-m., sulph.

Erwachen, beim: Carb-v.

Froststadium im Fieber, während: Gamb.

Hinliegen, nach: *Cist.*, ph-ac.

beginnt an den Füßen und breitet sich nach oben aus: Nat-m.

Erektion, bei einer: Tarent.

Froststadium im Fieber, während: Gamb.

Gefühllosigkeit, mit: Euphr.

gelähmten Teilen, in: *Phos.*, plb.

Haus, beim Eintritt ins: Phos.

Kratzen agg.: Dulc.

amel.: Croc., zinc.

Reiben amel.: Zinc.

Samenabgang, nach: Ph-ac.

Schweiß, beim: Rhod.

sexueller Erregung, bei: Mez., tarent.

Wärme amel.: Acon.

ANÄSTHESIE: Acon., *all-s.*, *alum.*, ambr., *anac.*, *arg-n.*, arn., *ars.*, ars-i., bell., bry., calc., *camph.*, cann-i., *caps.*, *carb-ac.*, *carb-s.*, carl., caul., caust., cham., **Chin.**, chin-a., chin-s., chlol., *cic.*, *cocc.*, con., cupr-ar., cycl., hell., hyos., iod., *kali-br.*, *kali-i.*, laur., lyc., meph., *merc.*, mosch., nat-m., **Nux-v.**, oena., **Olnd.**, *op.*, *petr.*, ph-ac., *phos.*, plat., *plb.*, **Puls.**, **Rhus-t.**, *sec.*, sep., stram., sulph., tarent., ter., verat-v., vinc., *zinc.*

ANÄSTHESIE ...

morgens, beim Erwachen: *Ambr.*

Hautausschlägen, nach unterdrückten: *Zinc.*

ATHEROME: *Agar.*, am-c., anac., ant-c., **Bar-c.**, **Calc.**, coloc., **Graph.**, *hep.*, kali-c., *nit-ac.*, ph-ac., rhus-t., *sabin.*, sil., spong., sulph., thuj.

AUFGESPRUNGEN: *Aesc.*, alum., ant-c., arn., aur., bry., **Calc.**, cham., *cycl.*, **Graph.**, **Hep.**, *kali-c.*, kreos., *lach.*, lyc., mag-c., mang., merc., nat-c., nat-m., nit-ac., petr., **Puls.**, **Rhus-t.**, ruta, **Sars.**, **Sep.**, sil., **Sulph.**, viol-t., zinc.

BEISSEN (s. SCHMERZ – beißend)

BLUBBERNDES, glucksendes Gefühl: Calc.

BRENNEN (s. SCHMERZ – brennend)

DICK (s. HART)

Kratzen, Haut wird dick nach Kratzen: Ant-c., ars., cic., *dulc.*, graph., *iod.*, *kali-bi.*, *lach.*, *ran-b.*, **Rhus-t.**, sep., thuj., verat.

EINGEDELLT, durch Druck leicht: Ars., **Bov.**, verat.

EIS oder eiskalten Nadeln, Gefühl von: *Agar.*, *ars.*

EKCHYMOSEN: Anth., arg-n., **Arn.**, bad., bar-c., bar-m., *bry.*, calc., *carb-v.*, cham., chin., chlol., coca, *con.*, *crot-h.*, dulc., euphr., *ferr.*, *hep.*, *lach.*, laur., **Led.**, *nux-v.*, par., **Ph-ac.**, **Phos.**, plb., *puls.*, rhus-t., ruta, **Sec.**, **Sul-ac.**, *sulph.*, *tarent.*, *ter.*

periodisch; Jahr, jedes: Crot-h.

ELASTIZITÄT, Mangel an (s. UNELASTISCH)

ELEKTRISCHE Funken, Gefühl wie: Agar., *arg-m.*, calc., *calc-p.*, nat-m., **Sec.**, *sel.*

EMPFINDLICHKEIT: *Acon.*, *agar.*, alum., am-m., ant-c., ant-t., **Apis**, *arg-n.*, arn., ars., aur., bar-c., **Bell.**, bov., *bry.*, bufo, *calc.*, *calc-s.*, camph., cann-s., canth., caps., carb-an., carb-v., cham., **Chin.**, *chin-a.*, *chlor.*, cimic., *coff.*, colch., *con.*, *crot-c.*, cupr., cycl., *ferr.*, ferr-ar., *ferr-p.*, gels., **Hep.**, *hyos.*, ign., *ip.*, kali-ar., kali-c., *kali-p.*, *kali-s.*, *kreos.*, **Lach.**, *led.*, lyc., **Lyss.**, *mag-c.*, **Merc.**, mez., *mosch.*, nat-c., *nat-m.*, nat-p., *nux-m.*, *nux-v.*, olnd., ox-ac., par., **Petr.**, **Ph-ac.**, phos., **Plb.**, puls., ran-b., ran-s., *rhus-t.*, *sang.*, *sec.*, *sel.*, *sep.*, **Sil.**, *spig.*, spong., squil., stann., staph., sul-ac., **Sulph.**, *thuj.*, verat., *zinc.*

linke Seite: *Lach.*

rechte Seite: *Crot-h.*

ENG; Gefühl, als wäre die Haut zu: *Crot-t.*

ENTZÜNDUNG: *Acon.*, agn., alum., *anac.*, ant-c., *apis*, *arn.*, *ars.*, *asaf.*, *aur.*, bad., bar-c., *bar-m.*, bell., bor., bry., *calc.*, camph., cann-s., canth., caust., **Cham.**, chlol., cina, cocc., colch., com., con., croc., crot-h., *dulc.*, euph., *gels.*, graph., **Hep.**, hyos., *kali-s.*, kreos., lach., lyc., mang., **Merc.**, mez., nat-c., nat-m., *nit-ac.*, petr., phos., *plb.*, **Puls.**, ran-b., **Rhus-t.**, ruta, sep., **Sil.**, *staph.*, *sulph.*, tarent-c., verat., zinc.

Neigung zur: Alum., ars., *asaf.*, *bar-c.*, bell., *bor.*, calc., camph., canth., **Cham.**, chel., con., croc., euph., graph., *hep.*, hyos., lach., mang., *merc.*, nat-c., nat-m., *nit-ac.*, *petr.*, plb., *puls.*, ran-b., **Sil.**, staph., *sulph.*

ERYSIPEL: **Acon.**, *am-c.*, am-m., *anac.*, anan., ant-c., *anthr.*, **Apis**, *arn.*, *ars.*, *ars-i.*, arund., *aur.*, bar-c., bar-m., **Bell.**, *bor.*, *bry.*, bufo, cadm., *calc.*, *camph.*, *canth.*, carb-ac., *carb-an.*, *carb-s.*, carb-v., caust., *cham.*, chel., *chin.*, *clem.*, colch., com., *crot-c.*, *crot-h.*, crot-t., cupr., dulc., *echi.*, **Euph.**, *gels.*, **Graph.**, *hep.*, hyos., *iod.*, *ip.*, *jug-c.*, kali-ar., *kali-c.*, *kali-chl.*, kali-i., *kali-p.*, kali-s., **Lach.**, led., *lyc.*, mag-c., mang., **Merc.**, mur-ac., nat-ar., nat-m., nat-p., nat-s., *nit-ac.*, petr., *ph-ac.*, *phos.*, plb., *puls.*, ran-b., rhod., **Rhus-t.**, *rhus-v.*, *ruta*, sabad., samb., sars., sep., *sil.*, *sulph.*, *tarent-c.*, *ter.*, *thuj.*, verat., vesp., zinc.

rechts nach links: *Apis*, arund., *graph.*, *lyc.*, sulph.

links nach rechts: Lach., *rhus-t.*

alten Menschen, bei: Am-c.

Bläschen, mit: Am-c., *anac.*, *ars.*, astac., bar-c., *bell.*, bry., *canth.*, carb-an., *carb-s.*, com., crot-t., **Euph.**, *graph.*, *hep.*, *kali-chl.*, kali-s., *lach.*, mez., petr., phos., puls., ran-b., **Rhus-t.**, *rhus-v.*, sabad., *sep.*, staph., stram., *sulph.*, urt-u.

chronisch: *Graph.*, *ter.*

gangränös: Acon., *anthr.*, *apis*, **Ars.**, *bell.*, *camph.*, **Carb-v.**, chin., com., **Crot-c.**, *hippoz.*, hyos., **Lach.**, mur-ac., *rhus-t.*, *sabin.*, **Sec.**, *sil.*, ter.

glatt: *Apis*, **Bell.**

Kratzen, nach, agg.: *Am-c.*, ant-c., arn., ars., *bell.*, bor., bry., calc., canth., carb-an., carb-v., *graph.*, *hep.*, hyos., *lach.*, *lyc.*, mag-c., **Merc.**, nat-ar., nat-c., nit-ac., petr., phos., puls., ran-b., **Rhus-t.**, samb., sil., spong., *sulph.*, thuj.

Menses, während: *Graph.*

ERYSIPEL ...

Schwellung, mit: *Acon.*, am-c., **Apis**, *arn.*, *ars.*, **Bell.**, bry., *calc.*, canth., carb-s., carb-v., caust., chin., **Crot-c.**, euph., *graph.*, *hep.*, kali-c., *lach.*, lyc., mag-c., **Merc.**, nat-ar., nat-c., nat-m., nit-ac., petr., ph-ac., phos., puls., **Rhus-t.**, rhus-v., ruta, samb., sars., sep., sil., *sulph.*, *thuj.*, *verat-v.*, zinc.

Streifen, in: *Graph.*

wandernd: Arn., bell., mang., *mur-ac.*, *puls.*, rhus-t., sabin., sulph.

wiederkehrend: *Apis*, *crot-h.*

EXKORIATION (vgl. INTERTRIGO): *Ars.*, *ars-i.*, **Bar-c.**, bell., **Calc.**, **Calc-s.**, canth., **Carb-s.**, *carb-v.*, *caust.*, *cham.*, clem., **Graph.**, hep., hydr., iod., kali-ar., kali-c., *kali-chl.*, kali-s., laur., **Lyc.**, *merc.*, *merc-c.*, *nat-m.*, nat-p., **Nit-ac.**, *olnd.*, *petr.*, ph-ac., phos., **Rhus-t.**, ruta, sars., **Sep.**, **Sulph.**

Kratzen, nach (muss kratzen, bis die Stelle wund ist): Agar., *alum.*, am-c., ant-c., arn., *bar-c.*, bov., calc., *carb-s.*, caust., chin., dros., **Graph.**, hep., kali-c., kreos., *lach.*, *lyc.*, mang., merc., *olnd.*, **Petr.**, phos., plb., puls., rhus-t., ruta, sabin., *sep.*, sil., squil., sul-ac., *sulph.*, *til.*

FARBE, blass: *Acet-ac.*, *anan.*, *apis*, *ars.*, bar-c., **Bell.**, benz-ac., **Calc.**, *calc-s.*, *carb-ac.*, carb-an., *carb-v.*, caust., *chin.*, *chin-a.*, **Cocc.**, *con.*, *cupr.*, *dig.*, **Ferr.**, *ferr-ar.*, *ferr-p.*, *fl-ac.*, graph., *hell.*, *helon.*, ign., kali-ar., *kali-c.*, *kreos.*, **Lyc.**, mang., *merc.*, *merc-c.*, *nat-m.*, *nat-s.*, **Nit-ac.**, *nux-v.*, olnd., op., ph-ac., *phos.*, **Plat.**, *plb.*, *podo.*, **Puls.**, sabin., sang., **Sec.**, *sep.*, *sil.*, *spig.*, staph., *sul-ac.*, **Sulph.**, sumb., tab., valer., **Verat.**, zinc.

Stellen, an einzelnen: Lach.

bläulich: Acon., *aeth.*, ail., am-c., *ant-t.*, *apis*, *arg-n.*, arn., *ars.*, aur., *bapt.*, *bell.*, bism-o., *brom.*, bry., bufo, cadm., calc., *camph.*, *carb-an.*, *carb-s.*, **Carb-v.**, chin., chin-a., coca, cocc., con., cop., **Crot-c.**, *crot-h.*, *cupr.*, cur., **Dig.**, *gels.*, *hydr-ac.*, *kali-bi.*, **Lach.**, laur., led., merc., mur-ac., naja, nat-m., *nux-m.*, **Nux-v.**, **Op.**, *ox-ac.*, ph-ac., phos., *phyt.*, plb., puls., rhus-t., samb., *sec.*, sil., spong., *stram.*, syph., *tarent.*, thuj., **Verat.**, **Verat-v.**, vip.

periodisch; jedes Jahr: *Crot-h.*

Stellen, an einzelnen: Aeth., anan., ant-c., anthr., apis, arg-n., **Arn.**, *ars.*, bad., bar-c., bar-m., berb., bor., *bry.*, calc., *carb-an.*, *carb-v.*, chlol., *con.*, **Crot-h.**, dulc., euphr., *ferr.*, *hep.*, *lac-c.*,

FARBE - bläulich ...

Lach., laur., *led.*, *lyc.*, merc., mosch., nit-ac., *nux-m.*, *nux-v.*, *op.*, **Ph-ac.**, **Phos.**, *plat.*, plb., *puls.*, rhus-t., ruta, *sars.*, **Sec.**, sil., **Sul-ac.**, *sulph.*, tarent., ter.

verhärtet: *Sars.*

braun, Leberflecken: Am-c., *ant-c.*, ant-t., *arg-n.*, arn., *ars.*, ars-i., *aur.*, bad., bor., bry., cadm., calc., calc-p., calc-s., canth., *carb-s.*, *carb-v.*, caust., *con.*, cop., cor-r., crot-h., **Cur.**, dros., *dulc.*, ferr., ferr-i., graph., *hyos.*, *iod.*, kali-ar., kali-bi., kali-c., kali-p., **Lach.**, *laur.*, **Lyc.**, **Merc.**, merc-i-r., *mez.*, nat-ar., *nat-c.*, nat-p., **Nit-ac.**, *nux-v.*, petr., *phos.*, *plb.*, puls., ruta, sabad., **Sep.**, sil., stann., sul-ac., **Sulph.**, tarent., *thuj.*, *tub.*

dunkle Flecken bei alten Leuten: Ars., aur., bar-c., *carb-an.*, *con.*, *lach.*, *lyc.*, op., *sec.*

Flecken, feucht: Ant-c., ars., carb-v., *crot-t.*, *hell.*, kali-c., lach., sel., **Sil.**, *sulph.*, tarax.

Flohbisse, wie: *Acon.*, pall.

glänzend: *Calc.*, phos.

glatt: Carb-an., carb-v., cor-r., lach., mag-c., petr., sumb.

klein: Ant-t., bry., lach., led., lyc., merc., op., rat., squil., *sul-ac.*, vip.

Kratzen, nach: *Am-c.*, ant-c., bell., calc., cocc., cycl., graph., mag-c., mang., merc., nit-ac., ph-ac., *phos.*, *rhus-t.*, sabad., sep., sil., sul-ac., *sulph.*, verat.

linsenförmig: Calc., rhus-t., vip.

periodisch, Jahr, jedes: *Crot-h.*

stechend, fein: Canth., chel., lach., lyc., merc., *nit-ac.*, *puls.*, **Sil.**

sternförmig: Stram.

Totenflecke bei alten Menschen: Ars., aur., bar-c., *con.*, *lach.*, *lyc.*, op., *sec.*

verbrannt, wie: Ant-c., *ars.*, carb-v., caust., *cycl.*, euph., hyos., kreos., rhus-t., sec., stram.

wund, beißend: Bry., *ferr.*, hep., *led.*, nat-m., ph-ac., *puls.*, sil., verat.

gelb (Gelbsucht usw.): **Acon.**, agar., agn., *aloe*, alum., *am-m.*, *ambr.*, ant-c., *ant-t.*, *arn.*, *ars.*, ars-i., asaf., astac., *aur.*, aur-m-n., *bell.*, *berb.*, *bry.*, bufo, *calc.*, *calc-p.*, calc-s., cann-s., *canth.*, carb-s., *carb-v.*, **Card-m.**, *caust.*, cedr., *cham.*, **Chel.**, **Chin.**, *chin-a.*, **Chion.**, cina, coca, cocc., **Con.**, *corn.*, corn-f., croc., **Crot-h.**, cupr., *dig.*, dol., dulc., elat., eup-per., euph., *ferr.*, ferr-ar.,

FARBE - gelb ...

ferr-i., gels., graph., hell., *hep.*, *hydr.*, *ign.*, **Iod.**, iris., kali-ar., kali-bi., kali-c., kali-p., **Lach.**, laur., *lept.*, **Lyc.**, mag-m., mang., med., **Merc.**, *merc-c.*, myric., nat-ar., nat-c., *nat-m.*, nat-p., **Nat-s.**, **Nit-ac.**, **Nux-v.**, olnd., *op.*, petr., ph-ac., **Phos.**, **Plb.**, *podo.*, *ptel.*, *puls.*, ran-b., rheum, rhus-t., sabad., *sang.*, *sec.*, **Sep.**, *sil.*, *spig.*, sul-ac., *sulph.*, tab., tarent., thuj., verat., vip.

Ärger, Verdruss; bei: *Cham.*, kali-c., *nat-s.*

Hitzestadium im Fieber, während: *Ferr.*, lach., *nux-v.*

Konvulsionen, mit: Agar.

Kränkung, nach: Bry., *lyc.*

Neugeborenen, bei: *Acon.*, *bov.*, *chin.*, *nat-s.*, sep.

Ringe: *Nat-c.*, nat-m.

Schwangerschaft, in der: Aur.

Sommer, jeden: Chin-a., *chion.*

Stellen, an einzelnen: Ambr., ant-t., **Arn.**, ars., canth., **Con.**, crot-c., elaps, **Ferr.**, hydrc., iod., kali-ar., kali-c., *lach.*, lyc., *nat-c.*, nat-p., **Petr.**, **Phos.**, *psor.*, *ruta*, sabad., **Sep.**, stann., **Sulph.**, *thuj.*, vip.

Wechselfieber, nach: Am-c., *ars.*, *chin-s.*, *con.*, ferr., nat-c., nat-m., *nux-v.*, *sang.*, **Sep.**, *tub.*

Zorn, nach: *Bry.*, cham., *nat-s.*, **Nux-v.**

graue Flecken: Iod., nit-ac.

grüne Flecken: *Arn.*, ars., *bufo*, carb-v., **Con.**, crot-h., *lach.*, med., nit-ac., sep., sul-ac., verat., vip.

Leberflecken (s. braun)

marmoriert: Ars., *carb-v.*, chlol., cop., *crot-h.*, **Lach.**, nux-m., *nux-v.*, ox-ac., *verat-v.*

Froststadium im Fieber, während: Ars., crot-h., *nux-v.*, rhus-t.

Waschen, nach: Kali-c.

rot: *Acon.*, **Agar.**, agn., *am-c.*, ant-c., **Apis**, *arn.*, **Bell.**, bov., *bry.*, calc., camph., canth., carb-v., chin., coc-c., cocc., coll., *com.*, con., cop., *crot-c.*, *crot-h.*, *crot-t.*, cur., cycl., *dulc.*, euph., ferr-p., **Graph.**, hyos., ign., kreos., lach., led., *lyc.*, *manc.*, **Merc.**, *nat-m.*, nit-ac., *nux-v.*, olnd., *op.*, paeon., petr., *ph-ac.*, *phos.*, phyt., plb., *puls.*, **Rhus-t.**, *ruta*, *sabad.*, sec., sep., sil., spong.,

FARBE - rot ...

squil., stann., **Stram.**, sul-ac., *sulph.*, *tarax.*, tell., teucr., til., zinc.

Kratzen, nach: Agar., am-c., ant-c., arn., *bell.*, bov., canth., chin., dulc., *graph.*, kreos., lyc., *merc.*, *nat-m.*, nux-v., *olnd.*, op., petr., ph-ac., puls., **Rhus-t.**, ruta, spong., tarax., teucr.

Streifen: Calc., carb-v., euph., par., ph-ac., *phos.*, *sabad.*

Stellen, an einzelnen: Acon., aeth., agn., *alum.*, **Am-c.**, am-m., *ambr.*, *ant-c.*, ant-t., *apis*, *arn.*, **Ars.**, ars-i., aur., bar-c., **Bell.**, benz-ac., *berb.*, brom., *bry.*, calad., **Calc.**, canth., caps., *carb-an.*, *carb-v.*, caust., cham., chel., chin., *chlol.*, cinnb., cist., clem., *coc-c.*, **Cocc.**, coff., *con.*, cor-r., croc., *crot-h.*, *crot-t.*, cupr., *cycl.*, *dros.*, *dulc.*, elaps, ferr., ferr-ar., ferr-i., *graph.*, hep., hyos., iod., *ip.*, *jug-c.*, kali-ar., kali-c., kali-i., kali-n., kali-s., **Lach.**, led., *lyc.*, *mag-c.*, mag-m., mang., **Merc.**, mez., nat-ar., nat-c., nat-m., nat-p., **Nit-ac.**, nux-v., oena., ol-j., op., par., *petr.*, *ph-ac.*, **Phos.**, phyt., *plb.*, puls., rhod., *rhus-t.*, **Sabad.**, *samb.*, sars., sec., **Sep.**, *sil.*, spong., squil., *stann.*, *stram.*, **Sul-ac.**, **Sulph.**, sumb., *tab.*, *teucr.*, thuj., verat., vip., zinc.

Abschälen der Haut, nach: *Carb-an.*, *fl-ac.*

Baden, nach: *Am-c.*

blassrot: Nat-c., phos., *sil.*, teucr.

bläulich-rot: *Anthr.*, apis, *ars.*, *bell.*, crot-h., elaps, *lach.*, **Phos.**

bräunlich-rot: Calc., cann-s., *carb-v.*, **Nit-ac.**, *phos.*, **Sep.**, thuj.

feucht: Crot-t.

feuerrot: Acon., bell., ferr-ma., stram.

glatt, verhärtet: *Carb-an.*

kupferfarben: Alum., *ars.*, calc., cann-s., **Carb-an.**, carb-v., *cor-r.*, crot-t., *kreos.*, **Lach.**, led., *mez.*, *nit-ac.*, phos., phyt., *rhus-t.*, *ruta*, syph., ust., *verat.*

Abschilfern, nach: *Carb-an.*, chlol.

Luft, in kalter: Sabad.

FARBE - rot - Stellen, an einzelnen ...

rosa: Cann-s., carb-an., carb-v., cocc., cop., rhod., sars., sep., tep., teucr.

Rotwein, wie: *Cocc.*, **Sep.**

scharlachrot: Acon., **Am-c.**, am-m., arn., *ars.*, bar-c., **Bell.**, *bry.*, *carb-an.*, carb-v., caust., cham., coff., *croc.*, dulc., euph., hep., *hyos.*, iod., ip., lach., **Merc.**, ph-ac., phos., rhus-t., *stram.*, *sulph.*

violett: Ferr., nit-ac., phos., verat.

Wärme agg.: Fl-ac.

schmutzig: Ars., bor., bry., bufo, *ferr.*, *ferr-i.*, *iod.*, merc., *nat-m.*, *nit-ac.*, phos., *plb.*, **Psor.**, sec., stram., **Sulph.**, tarent., *thuj.*, tub.

grau: *Iod.*

Stellen, an einzelnen: Berb., sabin., *sec.*

schwärzlich: Acon., ant-c., *apis*, *arg-n.*, **Ars.**, asaf., aur., *carb-v.*, chel., *crot-h.*, *lach.*, nit-ac., ph-ac., phyt., **Plb.**, **Sec.**, spig.

Stellen, an einzelnen: Aeth., *ars.*, *crot-h.*, ferr., *lach.*, rhus-t., sec., *vip.*

weiß: **Apis**, **Ars.**, calc., carb-v., *fl-ac.*, **Kali-c.**, lac-c., sumb.

Stellen, an einzelnen: *Alum.*, am-c., **Ars.**, *aur.*, *berb.*, *calc.*, carb-an., coca, *merc.*, *nat-c.*, nit-ac., *phos.*, *sep.*, **Sil.**, *sulph.*

mit dunklen Rändern: *Calc.*

werden bläulich: *Calc.*

FEUCHTIGKEIT: Alum., ars., bar-c., bell., *bov.*, bry., calc., carb-an., **Carb-v.**, caust., cic., *clem.*, con., dulc., **Graph.**, hell., hep., kali-ar., *kali-c.*, *kreos.*, *lach.*, *led.*, **Lyc.**, merc., mez., nat-c., nat-m., nit-ac., olnd., *petr.*, ph-ac., phos., **Rhus-t.**, ruta, sabin., *sel.*, *sep.*, sil., squil., *staph.*, sul-ac., sulph., tarax., thuj., viol-t.

Kratzen, nach: *Alum.*, ars., bar-c., bell., bov., bry., calc., carb-an., *carb-v.*, caust., cic., con., dulc., **Graph.**, hell., hep., kali-ar., *kali-c.*, kali-s., *kreos.*, **Lach.**, led., **Lyc.**, merc., *mez.*, nat-c., nat-m., nit-ac., *olnd.*, *petr.*, **Rhus-t.**, ruta, sabin., sars., sel., *sep.*, sil., squil., *staph.*, sul-ac., sulph., tarax., thuj., viol-t.

stellenweise: Ant-c., carb-v., *hell.*, kali-c., lach., led., petr., sabin., sel., **Sil.**, *sulph.*, tarax., vinc.

FROSTBEULEN (s. EXTREMITÄTEN)

HAUT

FUNGUS haematodes (s. WUCHERUNGEN)

GANGLIEN: Am-c., arn., aur-m., *carb-v.*, ph-ac., *phos.*, plb., rhus-t., *ruta*, sil., sulph., zinc.

GANGRÄN, alten Menschen, bei: *Carb-v.*, **Sec.**

feucht: *Carb-v.*, **Chin.**, *hell.*, ph-ac., *squil.*, tarent.

Flecken: Crot-h., cycl., *hyos.*, sec.

heiß: Acon., ars., bell., mur-ac., *sabin.*, *sec.*

kalt: Ant-t., **Ars.**, *asaf.*, bell., *canth.*, caps., *carb-v.*, con., crot-h., *euph.*, *lach.*, merc., **Plb.**, ran-b., **Sec.**, *sil.*, *squil.*, sul-ac., sulph., tarent-c.

Verbrennungen, oder gangränöse wunde Stellen; durch: *Agar.*, alum., ant-c., **Anthr.**, apis, **Ars.**, *asaf.*, calc., *canth.*, *carb-v.*, **Caust.**, cycl., euph., *kreos.*, lach., mag-c., ph-ac., *rhus-t.*, ruta, **Sec.**, *stram.*

GÄNSEHAUT: *Acon.*, aesc., aeth., agar., *ang.*, ant-t., arg-n., *ars.*, asar., aur., bar-c., bar-m., *bell.*, berb., bor., bov., *bry.*, *calc.*, *camph.*, *cann-s.*, canth., carb-an., *caust.*, chel., *chin.*, chin-a., chlor., *croc.*, crot-t., **Hell.**, ign., kali-i., laur., *led.*, *lyc.*, mag-m., mang., merc., merl., mez., mur-ac., *nat-m.*, *nat-s.*, nit-ac., **Nux-v.**, *par.*, *phos.*, plat., ruta, *sabad.*, sabin., sars., *sil.*, sphing., spig., stann., staph., sul-ac., tab., tarent., *thuj.*, **Verat.**

morgens: Chin-s., mang.

Essen, beim: Mag-m.

GÄNSEHAUT ...

Freien, im: Agar., caust., chin., sars.

Gehen, beim: Lyc.

Haus, im: Calc.

plötzlicher Frost mit Sträuben der Haare: Bar-c., dulc.

Stuhlgang, nach: Grat.

Trinken, nach dem: Cadm., *chin.*

warmen Zimmer, im: Mez.

GEFÜHLLOSIGKEIT, Taubheit: Acon., *ambr.*, **Anac.**, ant-t., cann-i., cham., con., *crot-c.*, cycl., euphr., *hyper.*, lach., *lyc.*, *nux-v.*, *olnd.*, *ph-ac.*, phos., plat., plb., *puls.*, **Sec.**, sep., stram., sulph.

morgens, beim Erwachen: *Ambr.*

Kratzen, nach: Ambr., *anac.*, cham., con., cycl., *lach.*, lyc., **Olnd.**, ph-ac., phos., plb., sep., *sulph.*

GELBSUCHT (s. FARBE - gelb)

GERUCH, übler (s. SCHWEISS)

GESCHWÜRE: Acon., agar., all-c., *alum.*, alumn., *am-c.*, ambr., anac., ant-c., ant-t., *anthr.*, arg-m., *arg-n.*, arn., **Ars.**, **Ars-i.**, **Asaf.**, *aur.*, bar-c., *bar-m.*, *bell.*, benz-ac., berb., bor., bov., *brom.*, *bry.*, calc., calc-p., *calc-s.*, camph., canth., carb-ac., carb-an., **Carb-v.**, *caust.*, *cham.*, chel., chin., chin-a., chlor., cic., cina, *cinnb.*, cist., clem., cocc., coff., colch., *con.*, croc., *cupr.*, cycl., dig., dros., dulc., euph., ferr., ferr-ar., ferr-p., *fl-ac.*, *graph.*, guaj., **Hep.**, hydr., hyos., ign., *iod.*, ip., *kali-ar.*, **Kali-bi.**, *kali-c.*, **Kali-chl.**, kali-p., **Kali-s.**, *kreos.*, **Lach.**, led., **Lyc.**, mang., **Merc.**, *mez.*, mur-ac., *nat-ar.*, *nat-c.*, *nat-m.*, nat-p., **Nit-ac.**, nux-m., nux-v., *paeon.*, par., *petr.*, *ph-ac.*, *phos.*, **Phyt.**, plb., *psor.*, **Puls.**, *pyrog.*, ran-b., ran-s., *rhus-t.*, ruta, sabin., samb., sang., *sars.*, *sec.*, sel., seneg., *sep.*, **Sil.**, spong., squil., *staph.*, stram., *stront.*, sul-ac., **Sulph.**, tarax., *thuj.*, verat., *zinc.*

Absonderungen, blutig: Ant-t., *anthr.*, arg-m., arn., **Ars.**, *ars-i.*, **Asaf.**, bell., calc-s., canth., carb-an., carb-s., *carb-v.*, *caust.*, com., *con.*, croc., *dros.*, graph., **Hep.**, hyos., iod., kali-ar., *kali-c.*, kali-s., *kreos.*, lach., *lyc.*, **Merc.**, mez., nat-m., *nit-ac.*, *petr.*, ph-ac., phos., *puls.*, pyrog., rhus-t., ruta, sabin., *sars.*, sec., sep., *sil.*, sul-ac., sulph., thuj., zinc.

bräunlich: Anac., *anthr.*, ars., *bry.*, calc., carb-v., con., puls., rhus-t., *sil.*

dünn: Ant-t., ars., **Asaf.**, *carb-v.*, **Caust.**, dros., *iod.*, *kali-c.*, *kali-i.*, *lyc.*, **Merc.**, nit-ac., *phos.*, plb., puls., *pyrog.*, ran-b., ran-s., rhus-t., ruta, *sil.*, staph., *sulph.*, thuj.

eiweißartig: *Calc.*, *puls.*

gallertartig: Arg-m., arn., bar-c., cham., ferr., merc., sep., *sil.*

gelb: Acon., alum., am-c., ambr., anac., arg-m., ars., aur., bov., bry., *calc.*, calc-s., caps., carb-s., *carb-v.*, *caust.*, cic., *clem.*, con., croc., dulc., graph., hep., *hydr.*, iod., **Kali-bi.**, kali-n., *kali-p.*, kali-s., *kreos.*, lyc., mang., *merc.*, **Mez.**, nat-ar., nat-c., nat-m., nat-p., *nit-ac.*, nux-v., *phos.*, **Puls.**, ran-b., rhus-t., ruta, sec., sel., *sep.*, *sil.*, spig., *staph.*, sul-ac., sulph., thuj., viol-t.

grau: Ambr., ars., carb-ac., **Caust.**, chin., *kali-chl.*, lyc., merc., sep., *sil.*, thuj.

grün: *Ars.*, *asaf.*, aur., *carb-v.*, *caust.*, clem., com., kali-chl., *kali-i.*, kreos., *lyc.*, merc., naja, nat-c., *nat-s.*, *nux-v.*,

GESCHWÜRE - Absonderungen - grün ...

par., *phos.*, *puls.*, rhus-t., sec., sep., *sil.*, staph., *sulph.*

jauchig: Am-c., ant-t., *anthr.*, **Ars.**, *asaf.*, aur., bov., calc., *carb-an.*, *carb-s.*, **Carb-v.**, *caust.*, *chin.*, cic., clem., *con.*, *dros.*, graph., *hep.*, *kali-ar.*, *kali-c.*, kali-i., *kali-p.*, kreos., *lach.*, **Lyc.**, mang., **Merc.**, *mez.*, mur-ac., **Nit-ac.**, nux-v., ph-ac., *phos.*, plb., *psor.*, *ran-b.*, *ran-s.*, **Rhus-t.**, *sang.*, sec., sep., **Sil.**, squil., *staph.*, sulph.

käsig: Merc.

Maden, mit: Ars., calc., merc., *sabad.*, *sil.*, sulph.

reichlich: Acon., arg-n., *ars.*, *asaf.*, bry., *calc.*, canth., carb-s., *chin.*, cic., *fl-ac.*, graph., **Iod.**, *kali-c.*, kreos., lyc., mang., *merc.*, mez., nat-c., ph-ac., *phos.*, **Puls.**, *rhus-t.*, ruta, sabin., **Sep.**, *sil.*, squil., *staph.*, sulph., thuj.

sauer riechend: Calc., graph., **Hep.**, *merc.*, nat-c., sep., *sulph.*

schwärzlich: *Anthr.*, bry., chin., lyc., *sulph.*

spärlich: Acon., *ars.*, bar-c., *bell.*, bov., bry., **Calc.**, carb-v., caust., chin., cina, clem., *coff.*, *cupr.*, dros., *dulc.*, *graph.*, *hep.*, hyos., ign., ip., kreos., **Lach.**, led., lyc., *mag-c.*, **Merc.**, nux-v., *petr.*, *phos.*, *plat.*, plb., puls., rhus-t., sars., *sep.*, **Sil.**, spong., *staph.*, sulph., *verat.*

Talg, wie: *Merc.*, *merc-c.*

übel riechend: Alum., *am-c.*, *anthr.*, *apis*, **Ars.**, *asaf.*, aur., **Bapt.**, bell., bov., *bry.*, *calc.*, calc-p., *calc-s.*, *carb-ac.*, **Carb-an.**, **Carb-s.**, **Carb-v.**, caust., *chel.*, *chin.*, cic., clem., com., *con.*, crot-h., cycl., *graph.*, grin., *guaj.*, **Hep.**, hydr., *hyper.*, *kali-p.*, kreos., **Lach.**, **Lyc.**, mang., *merc.*, *mez.*, *mur-ac.*, nat-c., *nat-p.*, **Nit-ac.**, nux-m., nux-v., **Paeon.**, *petr.*, **Ph-ac.**, *phos.*, plb., *psor.*, *puls.*, pyrog., rhus-t., ruta, sabin., *sars.*, *sec.*, *sep.*, **Sil.**, **Staph.**, sul-ac., **Sulph.**, thuj., vinc.

faulig: *Am-c.*, *anthr.*, **Ars.**, **Asaf.**, bapt., bell., bor., *calc.*, *calc-s.*, **Chel.**, chin., cycl., graph., **Hep.**, lach., lyc., *merc.*, **Mur-ac.**, *nit-ac.*, *ph-ac.*, *phos.*, **Psor.**, **Puls.**, rhus-t., *sars.*, *sep.*, **Sil.**, sulph.

Heringslake, wie: *Graph.*, *tell.*

GESCHWÜRE - Absonderungen - übel riechend ...

Käse, wie alter: *Hep.*, sulph.

wässrig: Ant-t., *ars.*, ars-i., *asaf.*, calc., carb-v., **Caust.**, clem., con., *dros.*, *graph.*, *iod.*, *kali-c.*, lyc., **Merc.**, nit-ac., nux-v., *petr.*, plb., puls., *ran-b.*, *ran-s.*, *rhus-t.*, ruta, *sil.*, squil., staph., sulph., thuj.

weißlich: *Am-c.*, ars., *calc.*, carb-v., hell., *lyc.*, **Mez.**, *puls.*, sep., sil., sulph.

wundfressend: Agar., am-c., anac., **Ars.**, **Ars-i.**, bell., calc., carb-an., *carb-v.*, **Caust.**, cham., chel., clem., con., crot-c., cupr., *fl-ac.*, *graph.*, *hep.*, hippoz., ign., *iod.*, **Kali-bi.**, *kali-i.*, kreos., lach., *lyc.*, **Merc.**, mez., nat-c., nat-m., *nit-ac.*, nux-v., *petr.*, *phos.*, plb., puls., *ran-b.*, *ran-s.*, **Rhus-t.**, ruta, sep., **Sil.**, spig., *squil.*, *staph.*, sul-ac., sulph., zinc.

zäh: Ars., asaf., *bov.*, cham., *con.*, *graph.*, *hydr.*, merc., mez., ph-ac., phos., sep., sil., staph., viol-t.

ausbreitend, sich: *Ars.*, bor., calc., *merc.*, *phyt.*, sabad., *sars.*, *sil.*, staph.

Bläschen, umgeben von: *Ars.*, bell., caust., *fl-ac.*, *hep.*, **Lach.**, *merc.*, **Mez.**, nat-c., *nat-m.*, petr., phos., *rhus-t.*, sep., *thuj.*

bläulich: Arn., **Ars.**, *asaf.*, *aur.*, bell., bry., calc., carb-an., *carb-v.*, *con.*, *hep.*, *kali-i.*, **Lach.**, *lyc.*, *mang.*, *merc.*, ph-ac., sec., seneg., **Sil.**, staph., verat.

Ränder: *Asaf.*, kali-s., *mang.*, nit-ac.

blutend: Ant-t., arg-m., *arg-n.*, arn., **Ars.**, *ars-i.*, *asaf.*, bell., *calc.*, calc-s., carb-an., carb-s., *carb-v.*, caust., *con.*, croc., *crot-h.*, dros., *graph.*, ham., **Hep.**, hydr., hyos., *iod.*, kali-ar., *kali-c.*, kali-s., kalm., kreos., **Lach.**, **Lyc.**, **Merc.**, *mez.*, nat-m., **Nit-ac.**, **Ph-ac.**, **Phos.**, *puls.*, *ran-b.*, *rhus-t.*, ruta, sabin., *sec.*, sep., *sil.*, *sul-ac.*, *sulph.*, thuj., zinc.

nachts: *Kali-c.*

Berührung, bei: *Carb-v.*, **Hep.**, *hydr.*, *lach.*, *mez.*, *nit-ac.*

Menses, während: **Phos.**

Ränder: **Ars.**, asaf., caust., hep., lach., *lyc.*, *merc.*, ph-ac., phos., puls., sep., *sil.*, sulph., thuj.

brennend: Ambr., **Anthr.**, **Ars.**, asaf., aur., bar-c., bar-m., bell., bov., bry., *bufo*, calc., calc-s., canth., *carb-ac.*, carb-an., **Carb-s.**,

GESCHWÜRE - brennend...

Carb-v., **Caust.**, *cham.*, chin., chin-a., cinnb., *clem.*, *con.*, *dros.*, ferr-ar., graph., *hep.*, *hydr.*, ign., kali-ar., *kali-c.*, kali-p., kali-s., *kreos.*, lach., **Lyc.**, mang., **Merc.**, *mez.*, mur-ac., *nat-ar.*, *nat-c.*, nat-m., nat-p., *nit-ac.*, nux-v., petr., ph-ac., *plb.*, **Puls.**, *ran-b.*, **Rhus-t.**, sars., sec., sel., sep., **Sil.**, squil., *staph.*, stront., **Sulph.**, syph., *thuj.*, zinc.

nachts: *Anthr.*, *carb-v.*, *hep.*, *lach.*, *merc.*, rhus-t., *staph.*

Berührung, bei: Ars., bell., canth., carb-v., *lach.*, *lyc.*, merc., mez., puls., rhus-t., sil., sulph.

Menses, während: *Carb-v.*

Rändern, an den: **Ars.**, asaf., carb-an., *caust.*, clem., *hep.*, *lach.*, **Lyc.**, **Merc.**, mur-ac., petr., ph-ac., phos., puls., ran-b., sep., **Sil.**, staph., sulph., thuj.

rund herum brennend: *Ars.*, *asaf.*, bell., *caust.*, cham., hep., *lach.*, *lyc.*, *merc.*, mez., mur-ac., nat-c., nux-v., petr., phos., **Puls.**, *rhus-t.*, sep., *sil.*, staph.

eiternd: Acon., am-c., ambr., anac., ant-c., ant-t., arg-m., arn., **Ars.**, ars-i., **Asaf.**, aur., bar-c., *bell.*, bor., bry., calc., *canth.*, caps., carb-an., carb-s., *carb-v.*, **Caust.**, cham., chel., chin., cic., clem., cocc., con., croc., dros., dulc., graph., hell., **Hep.**, hyos., ign., **Iod.**, ip., kali-ar., kali-c., kali-n., *kali-s.*, kreos., lach., led., *lyc.*, mang., **Merc.**, mez., mur-ac., nat-c., nat-m., nat-p., *nit-ac.*, nux-v., petr., *ph-ac.*, *phos.*, plb., **Puls.**, ran-b., ran-s., **Rhus-t.**, ruta, sabad., sabin., sars., sec., sel., *sep.*, **Sil.**, spig., spong., squil., *staph.*, sul-ac., **Sulph.**, thuj., viol-t., zinc.

empfindlich: Alum., am-c., anac., **Arn.**, *ars.*, ars-i., **Asaf.**, aur., *bell.*, carb-an., carb-s., carb-v., *caust.*, cham., *chin.*, chin-a., cic., *clem.*, *cocc.*, coff., con., *cor-r.*, croc., cupr., dig., *dulc.*, *graph.*, **Hep.**, *hydr.*, hyos., *iod.*, kreos., **Lach.**, led., **Lyc.**, *merc.*, *mez.*, mur-ac., nat-c., nat-m., nat-p., nit-ac., *nux-v.*, *paeon.*, *petr.*, *ph-ac.*, phos., **Puls.**, ran-b., ran-s., rhus-t., sabin., *sec.*, sel., *sep.*, *sil.*, squil., *staph.*, sulph., thuj., verat.

Ränder: **Ars.**, **Asaf.**, caust., clem., **Hep.**, *lach.*, *lyc.*, **Merc.**, mur-ac., petr., ph-ac., phos., puls., ran-b., sep., **Sil.**, sulph., *thuj.*

rund herum: *Ars.*, **Asaf.**, bell., caust., cocc., *hep.*, **Lach.**, lyc., merc., mez., mur-ac., nat-c., nux-v., petr., phos., **Puls.**, rhus-t., sep., sil.

Empfindungslosigkeit darin: *Iod.*

entzündet: **Acon.**, agn., ant-c., arn., **Ars.**, asaf., bar-c., *bell.*, bor., bov., *bry.*, *calc.*, caust., *cham.*, cina, cinnb., cocc., colch., con., croc., cupr., dig., **Hep.**, hyos., ign., kreos., *lac-c.*, *lach.*, led., *lyc.*, mang., **Merc.**, mez., nat-c., *nat-m.*, nat-p., *nit-ac.*, nux-v., petr., **Phos.**, plb., *puls.*, ran-b., *rhus-t.*, ruta, sars., sep., **Sil.**, *staph.*, *sulph.*, thuj., verat., zinc.

erhaben; mit verhärteten Rändern: *Apis*, **Ars.**, asaf., bry., carb-an., caust., cic., cina, cinnb., clem., *hep.*, hydr., *kali-ar.*, *kali-bi.*, lach., **Lyc.**, *merc.*, mur-ac., *nit-ac.*, *petr.*, ph-ac., *phos.*, *puls.*, ran-b., sep., **Sil.**, staph., *sulph.*, thuj.

faulig: *Am-c.*, *anthr.*, *ars.*, *asaf.*, aur., bell., bor., bry., *calc.*, *calc-s.*, *carb-v.*, caust., chel., *chin.*, cic., con., cycl., *graph.*, **Hep.**, kreos., lyc., mang., merc., mez., **Mur-ac.**, nat-c., nit-ac., nux-m., nux-v., *ph-ac.*, phos., plb., puls., *rhus-t.*, ruta, sabin., sec., sep., **Sil.**, staph., sul-ac., *sulph.*, thuj.

fistulös: *Agar.*, ant-c., ars., *asaf.*, aur., bar-c., *bell.*, **Bry.**, **Calc.**, *calc-p.*, calc-s., carb-ac., carb-s., *carb-v.*, **Caust.**, chel., *cinnb.*, clem., *con.*, *fl-ac.*, *hep.*, *hippoz.*, kreos., led., **Lyc.**, *merc.*, nat-c., *nat-m.*, nat-p., *nit-ac.*, *petr.*, **Phos.**, **Puls.**, rhus-t., ruta, sabin., sel., sep., **Sil.**, *staph.*, stram., *sulph.*, *thuj.*

flach (vgl. oberflächlich): *Am-c.*, *ars.*, *asaf.*, bell., *chin.*, cor-r., **Lach.**, **Lyc.**, **Merc.**, **Nit-ac.**, *ph-ac.*, *puls.*, *ran-b.*, sel., *sep.*, *sil.*, *thuj.*

Frühling, im: *Calc.*, *cench.*, *lach.*

Furunkel, durch: *Calc-p.*

gangränös: Am-c., *anthr.*, **Ars.**, *asaf.*, *bapt.*, bism-o., *carb-v.*, *chin.*, *cinnb.*, *con.*, *crot-c.*, *crot-h.*, euph., kali-bi., kali-p., *kreos.*, **Lach.**, **Lyc.**, mill., *mur-ac.*, rhus-t., sabin., *sars.*, **Sec.**, *sil.*, squil., sul-ac.

gelb: Calc., cor-r., nit-ac., plb., staph., sulph., zinc.

geschwollen: Acon., agn., arn., *ars.*, aur., bar-c., *bell.*, *bry.*, *calc.*, carb-an., carb-v., caust., cham., cic., cocc., *con.*, dulc., graph., *hep.*, iod., *kali-c.*, led., **Lyc.**, mang., **Merc.**, nat-c., *nat-m.*, nat-p., *nit-ac.*, nux-v., *petr.*, ph-ac., *phos.*, plb., **Puls.**, **Rhus-t.**, sabin., samb., **Sep.**, **Sil.**, staph., **Sulph.**, *vip.*

GESCHWÜRE - geschwollen ...

Hof: Acon., ars., *bell.*, caust., cham., *hep.*, lyc., *merc.*, nat-c., nux-v., petr., phos., **Puls.**, *rhus-t.*, *sep.*, sil., staph.

Ränder: *Ars.*, bry., *calc.*, carb-an., caust., cic., *hep.*, lyc., **Merc.**, petr., ph-ac., phos., *puls.*, *sep.*, **Sil.**, *sulph.*

gespannt: Arn., *asaf.*, aur., *bar-c.*, bell., bry., calc., carb-an., carb-v., *caust.*, cham., chin., clem., cocc., **Con.**, graph., hep., *iod.*, kali-c., kreos., *lach.*, lyc., *merc.*, mez., mur-ac., nat-c., nit-ac., nux-v., petr., ph-ac., *phos.*, *phyt.*, **Puls.**, *rhus-t.*, sabin., sep., sil., *spong.*, staph., **Stront.**, **Sulph.**, thuj., zinc.

Hof: *Asaf.*, bell., caust., cham., cocc., hep., *lach.*, lyc., merc., mez., mur-ac., nat-c., nux-v., petr., ph-ac., phos., **Puls.**, rhus-t., sabin., sep., sil., staph., *stront.*, *sulph.*

gezackten Rändern, mit: *Ars.*, *carb-v.*, hep., lach., **Merc.**, *nit-ac.*, *petr.*, **Ph-ac.**, *sil.*, staph., sulph., *thuj.*

zickzackartig: *Nit-ac.*

glänzend: *Lac-c.*, *phos.*, puls., staph., syph.

Ränder: Fl-ac., phos., puls., sil.

Granulationen, mit überschießenden: Alum., alumn., ant-c., *arg-n.*, **Ars.**, bell., *calc.*, *carb-an.*, *carb-s.*, *carb-v.*, caust., *cham.*, cinnb., clem., *crot-c.*, graph., *hydr.*, kreos., *lach.*, *merc.*, *nit-ac.*, *petr.*, phos., sabin., **Sep.**, **Sil.**, staph., *sulph.*, *thuj.*

herpetisch: *Sars.*

Hof; marmoriert, gesprenkelt: Arn., *ars.*, **Carb-v.**, **Con.**, *crot-h.*, ip., **Lach.**, *led.*, **Puls.**, *sul-ac.*

rot: *Acon.*, ant-c., arn., **Ars.**, *asaf.*, bar-c., bell., bor., bry., *calc.*, *cham.*, cocc., cupr., fl-ac., **Hep.**, hyos., ign., *kali-bi.*, kreos., *lach.*, led., *lyc.*, *merc.*, **Mez.**, nat-c., nat-p., nit-ac., nux-v., *petr.*, ph-ac., phos., plb., **Puls.**, ran-b., *rhus-t.*, sars., sep., **Sil.**, **Staph.**, **Sulph.**, thuj., verat., zinc.

verhärtet: Arn., *ars.*, **Asaf.**, *bell.*, caust., cham., cina, hep., **Lach.**, *lyc.*, merc., mez., nat-c., nux-v., petr., phos., **Puls.**, sep., sil., staph., sulph.

indolent: *Agar.*, agn., alum., *alumn.*, anac., **Ars.**, *ars-i.*, *calc.*, *calc-p.*, calc-s., camph., carb-an., carb-s., *carb-v.*, com., **Con.**, crot-h., *dulc.*, *euph.*, fl-ac., *graph.*, *hippoz.*, *hydr.*, *iod.*, ip., kali-ar., kali-c., kali-s., **Lach.**, *laur.*, **Lyc.**, *mur-ac.*, *nit-ac.*, olnd., *op.*, petr., **Ph-ac.**, phos., plb., *psor.*, *puls.*, rhus-t., *sang.*, *sars.*, *sec.*, *sep.*, **Sil.**, *still.*, stram., **Sulph.**, zinc.

juckend: Alum., am-c., ambr., anac., ant-c., ant-t., arn., *ars.*, bar-c., bell., bov., bry., calc., canth., carb-v., *caust.*, cham., chel., *chin.*, clem., con., dros., *graph.*, **Hep.**, ip., kali-n., kreos., lach., led., **Lyc.**, *merc.*, **Mez.**, nat-c., nat-m., *nit-ac.*, nux-v., petr., *ph-ac.*, phos., *psor.*, *puls.*, *ran-b.*, *rhus-t.*, ruta, sabad., sars., sel., *sep.*, **Sil.**, squil., *staph.*, *sulph.*, *thuj.*, verat., viol-t., zinc.

nachts: *Lyc.*, *staph.*

rund herum: Agn., ars., bell., caust., clem., **Hep.**, *lach.*, *lyc.*, merc., mez., nat-c., nux-v., petr., ph-ac., phos., **Puls.**, *ran-b.*, rhus-t., sabin., sep., **Sil.**, staph., sulph.

kalt; kalte Anwendung amel. den Schmerz: *Cham.*, *fl-ac.*, **Led.**, *lyc.*, **Puls.**

Kälte, kalte Luft amel.: *Dros.*, **Led.**, **Puls.**

Gefühl darin, mit einem kalten: *Ars.*, **Bry.**, merc., petr., plb., *rhus-t.*, *sil.*, thuj.

Kratzen, nach: Ant-c., *ars.*, *asaf.*, bar-c., bell., bry., calc., carb-an., carb-v., *caust.*, chin., con., graph., *hep.*, *iod.*, kreos., **Lach.**, *lyc.*, mang., *merc.*, mez., nat-c., *nit-ac.*, *petr.*, ph-ac., phos., puls., ran-b., *rhus-t.*, sabin., sep., *sil.*, staph., **Sulph.**, thuj.

krebsartig: *Ambr.*, ant-c., *anthr.*, apis, **Ars.**, *ars-i.*, aur., bell., **Bufo**, calc., *calc-s.*, *carb-ac.*, *carb-an.*, *carb-s.*, *carb-v.*, caust., chel., clem., *con.*, *crot-c.*, cund., dulc., *graph.*, **Hep.**, *hippoz.*, hydr., kali-ar., kali-c., *kali-i.*, *kreos.*, *lach.*, **Lyc.**, *lyss.*, mang., *merc.*, mur-ac., *nit-ac.*, petr., *ph-ac.*, *phos.*, *phyt.*, *rhus-t.*, rumx., sars., *sep.*, **Sil.**, spong., squil., *staph.*, **Sulph.**, *thuj.*

Kribbeln: Acon., ant-t., **Arn.**, bell., caust., *cham.*, *clem.*, colch., *con.*, croc., graph., hep., kali-c., *lach.*, merc., nat-c., nat-m., nat-p., nux-v., ph-ac., plb., puls., ran-b., **Rhus-t.**, sabin., sec., **Sep.**, spong., staph., sul-ac., sulph., thuj.

Krusten, mit: Ars., bar-c., *bell.*, bov., bry., **Calc.**, *calc-s.*, carb-an., cic., clem., **Con.**, *graph.*, *hep.*, *kali-bi.*, *kali-s.*, led., **Lyc.**, **Merc.**, **Mez.**, mur-ac., olnd., *ph-ac.*, puls., ran-b., **Rhus-t.**, sars., *sep.*, **Sil.**, staph., **Sulph.**, viol-t.

schwarzer Schorf: **Kali-bi.**

GESCHWÜRE ...

merkurialisch: *Asaf.*, *aur.*, *carb-v.*, *cist.*, **Hep.**, *kali-bi.*, **Kali-i.**, *lach.*, *lyc.*, **Nit-ac.**, **Ph-ac.**, **Phyt.**, **Sars.**, sep., **Sil.**, *sulph.*

multipel: *Bar-m.*

oberflächlich: Am-c., ant-c., ant-t., *ars.*, *asaf.*, bell., carb-an., carb-v., *chin.*, **Lach.**, **Lyc.**, *merc.*, *mez.*, nat-c., *nat-m.*, *nit-ac.*, petr., *ph-ac.*, phos., puls., ran-b., *sel.*, *sep.*, *sil.*, staph., sulph., thuj.

phagedänisch: Agar., *anthr.*, **Ars.**, aur-m-n., bor., *calc.*, **Carb-v.**, **Caust.**, cham., **Chel.**, cic., cinnb., clem., con., *crot-c.*, *crot-h.*, dulc., *graph.*, *hep.*, hydrc., *hyper.*, *kali-ar.*, *kali-c.*, *kali-p.*, *lach.*, led., **Lyc.**, **Merc.**, *merc-i-r.*, *mez.*, nat-ar., *nat-c.*, *nat-m.*, **Nit-ac.**, **Petr.**, *puls.*, **Ran-b.**, **Ran-s.**, *rhus-t.*, sars., *sep.*, **Sil.**, squil., staph., *sul-ac.*, *sulph.*, zinc.

Pickeln, umgeben von: Acon., *ars.*, bell., **Carb-v.**, *caust.*, cham., fl-ac., *hep.*, **Lach.**, lyc., merc., *mez.*, mur-ac., nat-c., *petr.*, phos., *puls.*, ran-s., *rhus-t.*, *sep.*, sil., staph., *sulph.*

prickelnd: Acon., arn., bell., caust., cham., clem., con., hep., lach., phos., rhus-t., sec., sep., sulph.

nachts: Rhus-t.

pulsierend: Acon., arn., ars., *asaf.*, bar-c., bell., bov., *bry.*, *calc.*, calc-s., caust., cham., chin., clem., con., *hep.*, hyos., ign., *kali-c.*, kali-s., kalm., *lyc.*, **Merc.**, mez., mur-ac., *nat-c.*, nat-m., nit-ac., petr., ph-ac., phos., puls., rhus-t., ruta, sabad., sars., sep., *sil.*, staph., **Sulph.**, thuj.

nachts: *Hep.*, **Merc.**

Pusteln, umgeben von: Calc., caust., clem., *hep.*, *mez.*, *mur-ac.*, ph-ac., rhus-t., *sil.*, sulph.

regelmäßigen Rändern, mit: Kali-bi.

Salzfluss, wie bei: **Ambr.**, **Ars.**, *graph.*, lyc., merc., petr., phos., puls., sep., *sil.*, *staph.*, sulph.

sarkomatös: Ant-c., *apis*, *ars.*, **Hep.**, kreos., *merc.*, **Nit-ac.**, *phos.*, sabin., sulph., thuj.

schmerzhaft: Arn., **Ars.**, *asaf.*, aur., **Bell.**, calc-s., *carb-an.*, carb-s., *carb-v.*, *caust.*, chin., con., cor-r., cupr., dulc., *fl-ac.*, *graph.*, *hep.*, hyos., *kali-bi.*, *kreos.*, *led.*, *lyc.*, *merc.*, *mur-ac.*, nat-m., *nit-ac.*, *nux-v.*, *ph-ac.*, phos., *phyt.*, *puls.*, ran-b., *sil.*, sulph., zinc.

GESCHWÜRE - **schmerzhaft** ...

nachts: *Asaf.*, cham., *cinnb.*, *con.*, *merc.*

beißend: Ars., bell., bry., calc., carb-an., caust., cham., chin., colch., dig., *euph.*, graph., *lach.*, *led.*, *lyc.*, mang., merc., mez., nat-c., nat-p., petr., ph-ac., **Puls.**, ran-b., rhus-t., ruta, sel., sil., staph., *sulph.*, thuj., zinc.

nachts: Rhus-t.

Bettwärme, durch: Cinnb., dros., *merc.*, *puls.*

bohrend: Arg-m., aur., bell., calc., caust., chin., hep., *kali-c.*, nat-c., nat-m., puls., ran-s., sep., *sil.*, *sulph.*, thuj.

drückend: Camph., carb-v., chin., *graph.*, mez., **Paeon.**, par., *phyt.*, **Sil.**

Eiterung, Schmerz wie bei: Am-c., anac., arn., ars., *asaf.*, aur., bar-c., *bry.*, *calc.*, *carb-v.*, chin., colch., *con.*, cycl., dros., euph., *graph.*, hep., hyos., iod., kali-c., kreos., led., nat-m., nit-ac., nux-v., par., petr., **Phos.**, **Puls.**, *ran-b.*, *rhus-t.*, ruta, sars., sec., **Sil.**, staph., *sulph.*, valer., verat., zinc.

kalt; Kälteanwendung amel.: *Led.*

Wetter, bei kaltem: *Kali-bi.*

Menses, während: *Cham.*

nagendem Schmerz, mit: Agar., *agn.*, bar-c., bell., calc., *cham.*, cycl., **Dros.**, *hep.*, hyos., *kali-c.*, lach., led., lyc., manc., *merc.*, mez., nat-c., ph-ac., *phos.*, *plat.*, *puls.*, *ran-s.*, rhus-t., *ruta*, sep., **Staph.**, sul-ac., *sulph.*, thuj.

Ränder: *Ars.*, asaf., hep., lach., lyc., *merc.*, *sil.*

Reißen, mit: *Ars.*, bell., bry., *calc.*, canth., carb-v., caust., clem., cocc., *cycl.*, *graph.*, kali-c., **Lyc.**, *merc.*, mez., nat-c., nit-ac., *nux-v.*, phos., puls., rhus-t., *sep.*, sil., *staph.*, **Sulph.**, zinc.

rund herum: *Ars.*, asaf., hep., *lach.*, **Puls.**

schießend: **Ars.**, *asaf.*, clem., *hep.*, **Lyc.**, *phyt.*, *puls.*, *staph.*

Schneiden, mit: *Arn.*, **Bell.**, *calc.*, cic., *clem.*, dros., graph., ign., *lyc.*, mag-m., mur-ac., *nat-c.*, ph-ac., plat., rhus-t., *ruta*, sep., *sil.*, sul-ac.

stechend: Acon., alum., ant-c., *apis*, arn., **Ars.**, *asaf.*, bar-c., *bell.*, bov., *bry.*, calc., camph., canth., *carb-an.*, carb-s., carb-v., *caust.*, cham., chin., chin-a., *cinnb.*, clem., cocc., con., cycl., *graph.*, *hep.*, *hydr.*, kali-n., led., *lyc.*, mag-c., mang., **Merc.**, mez., mur-ac., nat-ar., *nat-c.*, nat-m., nat-p., **Nit-ac.**, nux-v., *petr.*, phos., **Puls.**, ran-b., *rhus-t.*, sabad., sabin., sars., sel., *sep.*, **Sil.**, spong., squil., *staph.*, **Sulph.**, *thuj.*

nachts: Rhus-t.

Hof, im: Acon., *ars.*, **Asaf.**, bell., cham., cocc., hep., lyc., *merc.*, mez., mur-ac., nat-c., nux-v., petr., phos., **Puls.**, rhus-t., sabin., sep., *sil.*, staph., *sulph.*

Ränder: **Ars.**, *asaf.*, bry., clem., *hep.*, *lyc.*, **Merc.**, mur-ac., petr., phos., *puls.*, ran-b., sep., **Sil.**, staph., *sulph.*, thuj.

Berührung, bei: Clem.

Splitter, wie durch: Hep., **Nit-ac.**

verbrannt, wie: Alum., ant-c., **Ars.**, bar-c., bell., bry., calc., *carb-v.*, caust., *cycl.*, hyos., ign., kreos., lach., *nux-v.*, puls., sabad., *sec.*, sep., stram.

Wehtun (unbestimmt, drückend): Bell., camph., carb-v., chin., *graph.*, par., sil.

wund, beißend: Alum., ambr., ant-c., arn., ars., bell., bry., calc., canth., caust., *cham.*, cic., *graph.*, **Hep.**, hyos., ign., kali-c., *lyc.*, *merc.*, mez., *nat-m.*, nux-v., *ph-ac.*, *phos.*, **Puls.**, *rhus-t.*, *sep.*, sil., *staph.*, sul-ac., *sulph.*, *thuj.*, zinc.

nachts: *Hep.*, lyc., *merc.*, rhus-t.

zerschlagen, mit Schmerz wie: *Arn.*, cham., chin., cocc., *con.*, **Hep.**, hyos., nat-m., nux-v., rhus-t., ruta, *sulph.*

zuckenden Schmerzen, mit: Arn., *asaf.*, aur., bell., bry., *calc.*, **Caust.**, cham., chin., clem., cupr., graph., lyc., merc., nat-c., *nat-m.*, nit-ac., *nux-v.*, petr., phyt., **Puls.**, *rhus-t.*, ruta, sep., **Sil.**, *staph.*, sulph.

schmerzlos: Ambr., anac., ant-t., arn., *ars.*, aur., *bapt.*, bar-c., *bell.*, bov., *bry.*, *calc.*, camph., carb-an., *carb-v.*, cham., chel., chin., cic., *cocc.*, *con.*, croc., *dulc.*, fl-ac., graph., *hell.*, *hyos.*, ign., ip., *lach.*, laur., led., **Lyc.**, merc., nit-ac., nux-m., nux-v., *olnd.*, **Op.**, **Ph-ac.**, *phos.*, plat., *puls.*, rhus-t., *sec.*, *sep.*, staph., *stram.*, sulph., verat., zinc.

schmutzig aussehend: *Arn.*, *ars.*, calc., **Lach.**, *lyc.*, **Merc.**, *mosch.*, **Nit-ac.**, sabin., *sulph.*, *thuj.*

schwammartig: Alum., *ant-c.*, ant-t., **Ars.**, bell., calc., **Carb-an.**, *carb-s.*, *carb-v.*, caust., cham., *clem.*, con., graph., *hep.*, *iod.*, *kreos.*, **Lach.**, *lyc.*, **Merc.**, nit-ac., nux-v., *petr.*, *ph-ac.*, *phos.*, rhus-t., sabin., *sep.*, **Sil.**, *staph.*, *sulph.*, *thuj.*

Rändern, an den: **Ars.**, *carb-an.*, caust., clem., *lach.*, lyc., merc., petr., ph-ac., phos., sep., **Sil.**, staph., sulph., thuj.

schwarz: Ant-t., **Anthr.**, **Ars.**, *asaf.*, bell., *carb-s.*, **Carb-v.**, con., euph., grin., ip., **Lach.**, **Lyc.**, *mur-ac.*, *plb.*, rhus-t., sars., **Sec.**, *sil.*, squil., *sul-ac.*, *sulph.*

Basis: **Ars.**, ip., lach., plb., sil., sulph., thuj.

Flecken in der Mitte: *Kali-bi.*

Ränder: *Ars.*, con., **Lach.**, sil., sulph.

speckig: Ant-c., *ars.*, cupr., *hep.*, kali-bi., kreos., **Merc.**, *nit-ac.*, *phyt.*, sabin., sulph., thuj.

Basis: Ars., hep., *merc.*, nit-ac.

syphilitsch: Anan., **Ars.**, *aur.*, *aur-m.*, *aur-m-n.*, *carb-v.*, *cist.*, *crot-c.*, *hep.*, **Iod.**, *kali-bi.*, *kali-chl.*, **Kali-i.**, lac-c., *lach.*, **Merc.**, **Merc-c.**, *merc-i-r.*, mez., **Nit-ac.**, *petr.*, **Phyt.**, rumx., sang., *sars.*, *staph.*, *still.*, stram., *syph.*, **Thuj.**

tief: *Agar.*, *ant-c.*, *anthr.*, **Ars.**, *asaf.*, *aur.*, *bell.*, *bov.*, **Calc.**, **Calc-s.**, carb-s., *carb-v.*, caust., chel., clem., *com.*, *con.*, *hep.*, *hippoz.*, *hydr.*, **Kali-bi.**, *kali-i.*, kreos., **Lach.**, led., *lyc.*, **Merc.**, *merc-c.*, *mur-ac.*, nat-ar., nat-c., nat-m., nat-p., **Nit-ac.**, *petr.*, ph-ac., phos., *psor.*, **Puls.**, rhus-t., ruta, sabin., *sars.*, sel., *sep.*, **Sil.**, staph., stram., **Sulph.**, *syph.*, thuj.

trocken: **Kali-bi.**

Ränder: *Sang.*

ungesund: Alum., am-c., bar-c., bor., *calc.*, carb-v., caust., *cham.*, **Chel.**, clem., *con.*, croc., *graph.*, hell., **Hep.**, *hippoz.*, kali-c., *lach.*, lyc., mag-c., mang., *merc.*, mur-ac., nat-c., nat-p., **Nit-ac.**, nux-v., *petr.*, ph-ac., phos., plb., *rhus-t.*, *sep.*, **Sil.**, squil., *staph.*, *sulph.*, viol-t.

unterminiert: *Asaf.*, bell., bry., calc., carb-v., chin., lyc., nat-c., phos., ruta, sep., stront., sulph.

GESCHWÜRE ...

Varizen: Anac., ant-t., *ars.*, *calc.*, *carb-v.*, *card-m.*, **Caust.**, cinnb., crot-h., *fl-ac.*, graph., grin., ham., hydr., kreos., *lach.*, **Lyc.**, merc., mez., **Puls.**, pyrog., *rhus-t.*, sars., sec., *sil.*, sul-ac., *sulph.*, thuj., *zinc.*

verhärtet: Agn., *alumn.*, *arg-m.*, arn., *ars.*, ars-i., *asaf.*, *aur.*, bar-c., **Bell.**, brom., *bry.*, **Calc.**, calc-s., *carb-an.*, *carb-s.*, *carb-v.*, caust., cham., chel., *chin.*, cic., cina, *clem.*, *con.*, cupr., cycl., *dulc.*, *fl-ac.*, graph., *hep.*, *hydr.*, hyos., iod., *kali-bi.*, *lach.*, led., **Lyc.**, *mang.*, *merc.*, *merc-i-f.*, *merc-i-r.*, mez., nat-c., nux-v., petr., phos., plb., **Puls.**, ran-b., ran-s., sel., sep., **Sil.**, staph., sulph., thuj., verat.

glänzend: Fl-ac., phos., *puls.*, *sil.*

Ränder: Alumn., **Ars.**, *asaf.*, bry., **Calc.**, *carb-an.*, *carb-v.*, *caust.*, cic., cina, clem., *com.*, *fl-ac.*, *hep.*, *lach.*, **Lyc.**, **Merc.**, *nit-ac.*, petr., ph-ac., *phos.*, *puls.*, ran-b., *sang.*, sep., **Sil.**, staph., **Sulph.**, thuj.

Wärme agg.: *Cham.*, dros., euph., *fl-ac.*, hydr., led., *lyc.*, *merc.*, *sabin.*, *sec.*

amel.: *Ars.*, **Lach.**, **Sil.**, *syph.*

warzenförmig: Ars., calc., *nat-c.*, phos.

Waschen agg.: *Hydr.*

weißen Flecken, mit: *Ars.*, calc., con., **Lach.**, **Merc.**, phos., sep., **Sil.**, sulph., thuj.

Wiederaufbrechen von alten Geschwüren: *Ars.*, crot-h., *kreos.*, *lach.*, *sep.*, sil.

Frühling, im: Cench., *lach.*

geheilt, wenn teilweise: **Kreos.**

GESCHWÜRIGER Schmerz (s. SCHMERZ)

GLÄNZEND: **Apis**, **Bell.**, *chel.*, *colch.*, *kreos.*, med.

HAAR; Haarausfall: *Alum.*, ars., *calc.*, carb-an., *carb-v.*, *graph.*, hell., kali-c., lach., *nat-m.*, op., phos., sabin., *sec.*, *sel.*, sulph.

ungewöhnlichen Stellen, an: Thuj.

HART, abschälend: Am-c., ant-c., bor., dulc., *graph.*, *lach.*, ran-b., *rhus-t.*, *sep.*, *sil.*, sulph.

pergamentartig: Acon., aeth., **Ars.**, camph., *chin.*, cop., crot-h., dig., dulc., kali-c., led., *lith-c.*, *lyc.*, phos., rhus-t., *sars.*, *sil.*, squil.

Schwielen, Hornhaut; wie: Am-c., *ant-c.*, bor., *dulc.*, **Graph.**, lach., led., lyc., *ran-b.*, *rhus-t.*, **Sep.**, *sil.*, sulph., thuj.

HART ...

Verdickung, mit: Am-c., anac., **Ant-c.**, *ars.*, bor., *calc.*, cic., clem., *dulc.*, *graph.*, hydr-ac., kali-c., *lach.*, *lyc.*, par., phos., *ran-b.*, **Rhus-t.**, **Sep.**, sil., sulph., thuj., verat.

HAUTAUSSCHLÄGE: Acet-ac., *acon.*, agar., agn., alum., alumn., *am-c.*, am-m., ambr., anac., *ant-c.*, ant-t., *apis*, arg-m., arn., **Ars.**, **Ars-i.**, arund., asaf., asar., aster., aur., **Bar-c.**, bar-m., bell., bism-o., bor., bov., *bry.*, calad., **Calc.**, **Calc-s.**, camph., cann-s., canth., caps., *carb-an.*, *carb-s.*, *carb-v.*, **Caust.**, cham., chel., chin., chin-a., chin-s., chlor., *cic.*, cimic., cina, *cist.*, clem., cob., cocc., coff., colch., coloc., *con.*, cop., croc., *crot-t.*, cupr., *cycl.*, dig., dros., *dulc.*, elaps, euph., euphr., fl-ac., *graph.*, guaj., *hell.*, hep., hyos., ign., iod., *ip.*, **Jug-c.**, **Jug-r.**, *kali-ar.*, kali-bi., *kali-br.*, **Kali-c.**, kali-n., kali-p., **Kali-s.**, *kreos.*, lach., laur., led., **Lyc.**, mag-c., **Merc.**, **Mez.**, mosch., mur-ac., *nat-ar.*, nat-c., **Nat-m.**, nat-p., *nit-ac.*, *olnd.*, op., par., **Petr.**, ph-ac., phos., plat., plb., **Psor.**, *puls.*, ran-b., ran-s., rheum, rhod., **Rhus-t.**, *rhus-v.*, *rumx.*, ruta, sabad., samb., sars., sec., sel., seneg., **Sep.**, **Sil.**, spig., spong., squil., stann., *staph.*, stram., stront., sul-ac., sul-i., **Sulph.**, tarax., teucr., *thuj.*, tub., valer., verat., verb., *viol-t.*, zinc.

abwechselnd mit Asthma: Calad., mez., rhus-t., *sulph.*

Atembeschwerden: Crot-t., lach.

Diarrhö: Calc-p.

Enge der Brust: Calad., kalm., rhus-t.

inneren Krankheiten: Graph.

Ruhr: Rhus-t.

abschälend: Acet-ac., agar., **Am-c.**, *am-m.*, ant-t., apis, *ars.*, *ars-i.*, *arum-t.*, *aur.*, bar-c., **Bell.**, bor., *bov.*, calc, calc-s., canth., caps., carb-an., caust., cham., *clem.*, *coloc.*, con., crot-h., crot-t., cupr., dig., *dulc.*, elaps, euph., ferr., ferr-p., *graph.*, *hell.*, iod., *kali-ar.*, *kali-c.*, **Kali-s.**, kreos., lach., *laur.*, *led.*, *mag-c.*, manc., *merc.*, **Mez.**, mosch., *nat-ar.*, nat-c., nat-m., nat-p., **Olnd.**, op., par., *ph-ac.*, *phos.*, plat., plb., **Psor.**, *puls.*, ran-b., ran-s., *rhus-t.*, rhus-v., sabad., *sec.*, sel., **Sep.**, *sil.*, spig., *staph.*, sul-ac., *sulph.*, tarax., teucr., thuj., urt-u., verat.

absondernd, nässend: Alum., *anac.*, anag., *ant-c.*, *ars.*, *ars-i.*, *bar-c.*, bell., *bov.*, bry., bufo, cact., cadm., *calc.*, *calc-s.*, canth., caps., carb-an., **Carb-s.**, **Carb-v.**, *caust.*, cham., *cic.*, cist., *clem.*, *con.*, crot-h., *crot-t.*, cupr., **Dulc.**, **Graph.**, *hell.*, *hep.*, hydr., iod., *jug-c.*, *kali-ar.*, *kali-br.*, *kali-c.*, kali-p.,

HAUTAUSSCHLÄGE - absondernd ...

kali-s., *kreos.*, *lach.*, led., **Lyc.**, *manc.*, *merc.*, **Mez.**, mur-ac., nat-ar., nat-c., **Nat-m.**, nat-p., *nat-s.*, nit-ac., olnd., *petr.*, *ph-ac.*, *phos.*, phyt., *psor.*, ran-b., **Rhus-t.**, rhus-v., ruta, sabin., *sars.*, *sel.*, **Sep.**, **Sil.**, **Sol-n.**, squil., *staph.*, still., sul-ac., *sul-i.*, *sulph.*, tarax., *tell.*, *thuj.*, vinc., viol-t., zinc.

blutig: Ant-c., calc., crot-h., lach., merc., nux-v.

dünn: Cupr., *dulc.*, hell., **Nat-m.**, *rhus-t.*, rhus-v., sol-n.

Eiter: Clem., graph., *hep.*, lyc., nat-m., *nit-ac.*, *sulph.*

gelb: *Alum.*, *anac.*, **Ant-c.**, ars., bar-c., *calc.*, canth., carb-an., **Carb-s.**, **Carb-v.**, caust., *clem.*, cupr., *dulc.*, *graph.*, *hep.*, iod., *kali-c.*, *kali-s.*, lach., *lyc.*, merc., *nat-m.*, nat-p., **Nat-s.**, **Nit-ac.**, **Phos.**, **Puls.**, *rhus-t.*, **Sep.**, **Sil.**, sol-n., **Sulph.**, *thuj.*, *viol-t.*

grünlich: Ant-c., *kali-chl.*, rhus-t.

jauchig: Ant-t., clem., ran-s., *rhus-t.*

klebrig: *Calc.*, *carb-s.*, **Graph.**, *nat-m.*, sulph.

Kratzen, nach: Alum., ars., bar-c., bell., bov., bry., calc., carb-an., *carb-v.*, caust., cic., con., dulc., **Graph.**, hell., hep., *kali-c.*, *kreos.*, **Lach.**, led., **Lyc.**, merc., mez., nat-c., nat-m., nit-ac., *olnd.*, *petr.*, **Rhus-t.**, ruta, sabin., sars., sel., *sep.*, sil., squil., *staph.*, sul-ac., sulph., tarax., thuj., viol-t.

weiß: Bor., **Calc.**, *carb-v.*, caust., *dulc.*, graph., lyc., merc., *nat-m.*, *phos.*, **Puls.**, sep., **Sil.**

wundfressend: *Ars.*, *calc.*, caps., carb-s., *clem.*, *graph.*, merc., merc-i-r., *nat-m.*, ran-s., *rhus-t.*, **Sulph.**, *thuj.*

zerstört die Haare: Ars., lyc., merc., *nat-m.*, *rhus-t.*

ausbreitend, sich: *Clem.*, *hep.*, *psor.*, *sars.*, *sulph.*

behaarten Körperteilen, auf: Agar., calc., kali-i., lach., *lith-c.*, lyc., *merc.*, *nat-m.*, nit-ac., ph-ac., **Rhus-t.**, sil.

beißend: Agn., alum., am-c., *am-m.*, ant-c., arn., ars., bell., bor., bov., *bry.*, *calc.*, camph., canth., caps., carb-an., carb-s., carb-v., *caust.*, cham., chel., chin., cocc., *colch.*, coloc., con., dros., **Euph.**, hell., *ip.*, *lach.*, **Led.**, *lyc.*, mag-c., mang., merc., *mez.*,

HAUTAUSSCHLÄGE - beißend ...

mur-ac., nat-c., nat-m., nux-v., *olnd.*, op., petr., ph-ac., phos., plat., **Puls.**, ran-b., ran-s., rhod., *rhus-t.*, sel., sil., spig., *spong.*, still., stront., *sulph.*, thuj., verat., viol-t.

Blasen, große: Alum., am-c., *anac.*, **Ant-c.**, *ars.*, aur., bor., bry., *bufo*, canth., carb-an., carb-s., **Caust.**, *cham.*, *clem.*, crot-h., *dulc.*, *graph.*, hep., *kali-ar.*, *kali-c.*, kali-s., lach., *mag-c.*, *merc.*, nat-ar., *nat-c.*, nat-m., nat-p., nit-ac., *petr.*, phos., *ran-b.*, *ran-s.*, **Rhus-t.**, rhus-v., *sep.*, *sil.*, *sulph.*, verat., vip., zinc.

Verbrennung, wie durch eine: Ambr., aur., bell., *canth.*, carb-an., clem., lyc., nat-c., phos., sep., sulph.

Blasenausschlag: Agar., alum., am-c., *am-m.*, *anac.*, *ant-c.*, *ant-t.*, anthr., arg-m., arn., **Ars.**, aur., *bar-c.*, *bell.*, *bov.*, *bry.*, *bufo*, calad., *calc.*, calc-p., *calc-s.*, cann-s., **Canth.**, caps., **Carb-ac.**, *carb-an.*, *carb-s.*, carb-v., **Caust.**, cham., *chin.*, chin-a., *cic.*, cist., **Clem.**, cocc., com., con., cop., *corn.*, crot-h., **Crot-t.**, cupr-ar., cycl., dig., **Dulc.**, **Euph.**, *fl-ac.*, *graph.*, grin., *hell.*, *hep.*, hyos., ign., *iris.*, *jug-r.*, kali-ar., *kali-bi.*, *kali-c.*, *kali-chl.*, *kali-i.*, *kali-n.*, *kali-s.*, *kreos.*, lac-c., **Lach.**, *lact.*, laur., *lyc.*, *mag-c.*, **Manc.**, mang., *merc.*, *merc-c.*, *mez.*, nat-ar., **Nat-c.**, **Nat-m.**, *nat-p.*, nat-s., **Nit-ac.**, olnd., op., osm., *petr.*, ph-ac., **Phos.**, plat., plb., *psor.*, *puls.*, **Ran-b.**, *ran-s.*, rheum, **Rhus-t.**, *rhus-v.*, *rumx.*, ruta, sabad., *sabin.*, sal-ac., sars., *sec.*, *sel.*, seneg., *sep.*, *sil.*, spig., spong., *squil.*, staph., stram., sul-ac., **Sulph.**, tarax., *tell.*, ter., thuj., verat., vip., zinc.

abblätternd: Anac., hell., kali-bi., nat-c., nat-m., nit-ac., ran-b., sil., sulph.

abschälend: *Bry.*, puls., rhus-t.

bläulich: *Anthr.*, **Ars.**, bell., con., **Lach.**, **Ran-b.**, rhus-t., vip.

Blut, gefüllt mit: *Ail.*, **Ars.**, aur., bry., camph., canth., carb-ac., fl-ac., graph., kali-p., **Lach.**, nat-c., *nat-m.*, *sec.*, sulph.

braun: Anag., ant-c., carb-v., lyc., mez., nit-ac., phos., sep., thuj.

brennend: Agar., am-c., am-m., *anac.*, anag., ars., aur., *bar-c.*, bov., calc., caust., *crot-t.*, graph., guare., hep., lach., mag-c., mag-m., mang., merc., *mez.*, *mur-ac.*, nat-c., nat-m., nit-ac., phos., plat., *ran-b.*, seneg., sep., sil., *spig.*, spong., staph., sulph.

dicht zusammenstehend: Ran-b., rhus-t., verat.

durchsichtig: Kali-c., lach., *mag-c.*, mag-m., mang., merc., *ran-b.*

eiternd: *Am-m.*, aur., bov., calc., carb-v., graph., mag-c., *nat-c.*, nit-ac., petr., phos., puls., ran-b., ran-s., rhus-t., sars., sulph., vip., zinc.

entzündet: Am-m., anac., bar-c., bell., *crot-t.*, dulc., kali-n., rhus-t., rhus-v.

feucht: Hell., hep., lach., mang., *merc.*, phos., ran-b., ran-s., **Rhus-t.**, sulph., vip.

Flecken, bedeckt mit: Dulc., iod., lach., merc., rhus-t., spong.

Bläschen hinterlassen Flecken: Caust.

gangränös: *Ars.*, bell., *bufo*, *camph.*, carb-v., **Lach.**, mur-ac., *ran-b.*, *sabin.*, *sec.*, sil.

gelb: *Agar.*, am-m., anac., anag., ant-c., anthr., ars., bufo, calc-p., carb-s., chel., cic., clem., com., crot-h., crot-t., **Dulc.**, *euphr.*, *hydr.*, *kali-n.*, *kreos.*, lach., *manc.*, *merc.*, mur-ac., nat-c., nat-s., ph-ac., psor., ran-b., ran-s., raph., **Rhus-t.**, *rhus-v.*, sep., sulph., tab., vip.

geschwürig (vgl. phagedänisch): *Calc.*, caust., *clem.*, cupr-ar., graph., *merc.*, nat-c., **Sulph.**, *zinc.*

Gruppen, in: Rhus-v., sulph.

hart: Lach., ph-ac., sil.

Hof, rot: Anac., *calc.*, cann-s., crot-h., crot-t., kali-c., kali-chl., *nat-c.*, sil., sulph., tab., vip.

juckend: Aeth., am-m., *anac.*, ant-c., ant-t., apis, ars-h., bry., **Calc.**, *canth.*, *carb-ac.*, caust., crot-t., daph., *fl-ac.*, *graph.*, *jug-r.*, *lach.*, mag-c., *mez.*, *nat-c.*, *rhus-t.*, rumx., sel., *sep.*, sil., sulph., tell.

abends: Kali-c.

nachts: *Graph.*

entblößten Stellen, an: *Rumx.*

kalter Luft, in: *Rumx.*

Narben, um alte: *Fl-ac.*

warmen Bett, im: Aeth.

Zimmer: Apis

kalte Luft, durch: *Dulc.*

HAUTAUSSCHLÄGE - Blasenausschlag ...

klein: Am-m., cann-s., fl-ac., graph., hell., lach., mang., merc., nat-m., nit-ac., rhus-t., thuj.

Kratzen, nach: *Am-c.*, *am-m.*, ant-c., ars., bar-c., bell., bry., calc., caust., chin., *cycl.*, dulc., graph., grat., *hep.*, kali-ar., kali-c., kreos., **Lach.**, laur., mang., merc., nat-c., nat-m., nicc., ol-an., *phos.*, *ran-b.*, **Rhus-t.**, sabin., sars., sel., sep., spong., *sulph.*

phagedänisch: Am-c., ars., bor., *calc.*, caust., cham., clem., graph., hep., kali-c., *mag-c.*, merc., nat-c., *nit-ac.*, *petr.*, sep., *sil.*, *sulph.*

rissig, aufbrechend: *Bry.*, *crot-h.*, *lach.*, phos., *vip.*

roher Haut, bilden sich auf: Anag., rhus-t., staph.

rot: *Ant-c.*, calc-p., cic., crot-h., cycl., fl-ac., lach., mang., merc., nat-c., *nat-m.*, ol-an., sil., valer.

schmerzhaft: Bell., clem., kali-c., phos.

geschwürig, wie: Mez., mur-ac.

schießende Schmerzen: *Nat-c.*

schmerzlos: Stront., sulph.

schneidend: Graph.

schwarz: *Anthr.*, arg-n., **Ars.**, **Lach.**, nat-c., petr., vip.

Schweißfriesel, Sudamina: Am-c., apis, ars., bell., *bry.*, canth., chin-s., crot-t., graph., *hep.*, lac-c., lach., **Nat-m.**, ph-ac., **Rhus-t.**, *spong.*, sul-ac., valer.

Sonne, durch Aufenthalt in der: Camph.

Sonnenhitze, wie durch: Clem.

spannend: Am-m., kali-n., mag-c., mag-m., mur-ac., nat-c.

stechend: Am-c., calc., cham., crot-t., nat-m., **Nit-ac.**, sil., spong., *staph.*, *tell.*

traubenförmig angeordnet: Bufo, rhus-t.

trocken: Rhus-t.

wässrig: *Bell.*, bov., canth., clem., cupr., graph., kali-c., kali-n., merc., nat-c., ol-an., plat., plb., *rhus-t.*, rhus-v., sec., *sulph.*, tab., vip., zinc.

weiß: Am-c., berb., cann-s., caust., clem., graph., hell., hep., *kali-chl.*, *lach.*, *merc.*, mez., *nat-c.*, phos., sabad., sulph., *thuj.*, valer.

HAUTAUSSCHLÄGE - Blasenausschlag ...

wund, beißend: Con., graph., hell., mag-c., mang., nat-c., ph-ac., phel., plat., rhod., rhus-t., rhus-v., sil., staph., thuj.

Wunde, um eine: *Lach.*, rhus-t.

ziehend, schmerzhaft: Clem.

zusammenfließend: Alum., *cic.*, phel., rhus-t., *sulph.*

blutend: Alum., ant-t., apis, ars., calc., dulc., euph., hep., kali-ar., kali-c., kali-n., *lach.*, lyc., med., **Merc.**, merc-c., *nit-ac.*, olnd., *par.*, *petr.*, *psor.*, *sep.*, **Sulph.**

nach Kratzen: Alum., *ars.*, *bov.*, *calc.*, chin., cocc., cupr-ar., *dulc.*, *lach.*, *lyc.*, nux-v., petr., *psor.*, **Sulph.**, *til.*

bräunlich: Anag., dulc., nit-ac., ph-ac., phos.

brechen aus; wenn ein Hautausschlag nicht ausbricht; wenn ein Hautausschlag: *Ail.*, am-c.

brennend: Agar., alum., *am-c.*, am-m., *ambr.*, anac., ant-c., ant-t., **Apis**, arg-m., **Ars.**, aur., bar-c., *bell.*, berb., bov., *bry.*, bufo, calad., *calc.*, *calc-s.*, cann-s., canth., caps., **Carb-ac.**, *carb-an.*, *carb-s.*, *carb-v.*, **Caust.**, chin., chin-a., **Cic.**, *clem.*, cocc., coff., colch., com., *con.*, crot-t., cub., dig., dulc., euph., **Graph.**, guaj., hell., *hep.*, ign., kali-ar., *kali-bi.*, *kali-c.*, kali-i., kali-n., kali-s., kreos., *lach.*, laur., led., *lyc.*, mang., **Merc.**, *mez.*, nat-ar., nat-c., nat-m., nat-p., nit-ac., *nux-v.*, olnd., par., petr., ph-ac., *phos.*, plat., plb., *psor.*, *puls.*, *ran-b.*, **Rhus-t.**, sabad., sars., seneg., sep., *sil.*, spig., spong., squil., stann., *staph.*, stram., stront., *sulph.*, teucr., thuj., urt-u., verat., viol-o., *viol-t.*, zinc.

nachts: Ars., caust., *merc.*, **Rhus-t.**, staph., til.

Berührung agg.: Cann-s., canth., *merc.*

Freien, im: Led.

Kratzen agg. (s. BRENNEN - Kratzen)

amel.: *Kali-n.*

Waschen, beim: *Merc.*

mit kaltem Wasser, nach: Clem., thuj.

dunkelblau: *Ail.*, arg-n., *crot-h.*, *lach.*, *ran-b.*, sars., *sulph.*

durchscheinend: Merc.

durchsichtig: Cina, *merc.*, **Ran-b.**

HAUTAUSSCHLÄGE ...

eiternd: Alum., am-c., **Ant-c.**, ant-t., apis, *ars.*, *bar-c.*, bell., *bor.*, cadm., *calc.*, calc-s., *carb-s.*, carb-v., caust., **Cham.**, chel., *cic.*, *clem.*, cocc., *con.*, croc., cycl., *dulc.*, euphr., **Graph.**, hell., *hep.*, jug-c., kali-c., *kali-s.*, lach., led., **Lyc.**, mag-c., mang., **Merc.**, mur-ac., *nat-ar.*, *nat-c.*, nat-m., nat-p., **Nit-ac.**, nux-v., olnd., par., **Petr.**, ph-ac., phos., plb., *psor.*, puls., **Rhus-t.**, *samb.*, *sars.*, sec., **Sep.**, **Sil.**, spig., *squil.*, *staph.*, *sulph.*, tarax., thuj., verat., viol-o., *viol-t.*, *zinc.*

Ekthym (flache Hauteiterung): Ant-c., ant-t., arg-n., ars., bor., cham., cic., *crot-t.*, *jug-c.*, *kali-bi.*, kali-br., kali-i., lyc., merc., nit-ac., petr., rhus-t., sec., *sil.*, staph., sulph., thuj.

Ekzem: Alum., am-c., am-m., anac., ant-c., arg-n., **Ars.**, **Ars-i.**, astac., aur., *aur-m.*, **Bar-m.**, bell., bor., brom., bry., *calad.*, **Calc.**, **Calc-s.**, canth., carb-ac., carb-s., *carb-v.*, *caust.*, **Cic.**, clem., cop., **Crot-t.**, cycl., **Dulc.**, fl-ac., **Graph.**, **Hep.**, hydr., *iris.*, **Jug-c.**, **Jug-r.**, *kali-ar.*, kali-bi., kali-c., *kali-chl.*, *kali-s.*, lach., **Lappa-m.**, led., *lith-c.*, *lyc.*, *merc.*, **Mez.**, nat-m., nat-p., nat-s., nit-ac., **Olnd.**, **Petr.**, phos., *phyt.*, **Psor.**, *ran-b.*, **Rhus-t.**, rhus-v., *sars.*, *sep.*, *sil.*, *staph.*, **Sul-i.**, **Sulph.**, *thuj.*, *viol-t.*

abwechselnd mit inneren Krankheiten: *Graph.*

empfindlich: Ant-c., arg-m., bell., **Hep.**, lach., led., nit-ac., par., sabad., spig., stann., valer.

entzündet: Ars., calc., *lyc.*

erhaben: Anac., ars., asaf., *bry.*, calc., carb-v., caust., cop., crot-h., cupr-ar., dulc., graph., lach., merc., mez., op., phos., sulph., tab., tarax., valer.

Exanthem, flüchtiges: **Acon.**, *agar.*, *ail.*, alum., **Am-c.**, am-m., anac., *anan.*, *ant-c.*, *ant-t.*, *apis*, *arn.*, **Ars.**, ars-i., arund., asaf., bar-c., bar-m., **Bell.**, bov., **Bry.**, bufo, *calad.*, *calc.*, *calc-s.*, camph., *canth.*, carb-s., *carb-v.*, **Caust.**, **Cham.**, chel., chin-s., *chlol.*, *clem.*, cocc., *coff.*, *com.*, con., cop., corn., crot-t., cupr., dig., dros., *dulc.*, elaps, euph., euphr., *graph.*, hell., *hep.*, *hyos.*, iod., *ip.*, *jug-c.*, *kali-ar.*, *kali-bi.*, *kali-br.*, *kali-s.*, kreos., *lach.*, *led.*, lyc., **Merc.**, **Mez.**, *nat-m.*, nit-ac., nux-v., op., par., petr., **Ph-ac.**, phos., phyt., *psor.*, **Puls.**, rheum, **Rhus-t.**, sars., *sec.*, *sel.*, *sep.*, *sil.*, spong., *staph.*, **Stram.**, **Sulph.**, syph., tab., teucr., urt-u., valer., verat., viol-t., zinc.

HAUTAUSSCHLÄGE - Exanthem, flüchtiges ...

nachts: Chlol.

Beklemmung der Brust und mit Asthma abwechselnd, mit: *Calad.*

Belladonna, nach Missbrauch von: Hyos.

bläulich: **Acon.**, *ail.*, am-c., bell., *coff.*, **Lach.**, *phos.*, sep., stram., *sulph.*

bräunlich: Mez.

brennend und juckend: Agar., clem., teucr.

chronisch: Am-c., clem., mez., *staph.*

dicht, weiß, mit Brennen: Agar., bry., nux-v.

juckend, und: Agar., bry., calad., sulph.

Entbindung, während: *Bry.*, cupr., *ip.*

exkoriierter Haut, mit: *Sulph.*

feucht: Carb-v.

Flecken: *Ail.*

Flecken, große, entzündliche: *Agar.*, lyc.

kalter Luft, in: Apis, dulc., sars., sep.

Kindern, bei: Acon., *bry.*, *cham.*, ip., sulph.

Kratzen, nach: Am-c., am-m., ant-c., bov., bry., calc., carb-s., caust., dulc., graph., ip., *lach.*, led., *merc.*, mez., ph-ac., phos., puls., *rhus-t.*, sars., sel., sil., spong., staph., *sulph.*, verat., viol-t., zinc.

langsame Entwicklung des Ausschlags bei akuten Exanthemen: **Bry.**

Menses, vor: *Dulc.*

während: *Con.*

rot, feuerrot: **Acon.**, **Bell.**, stram., sulph.

scharlachrot: **Acon.**, **Am-c.**, ars., **Bell.**, **Bry.**, calc., carb-v., caust., *chlol.*, *coff.*, com., dulc., hyos., iod., *ip.*, *kali-bi.*, lach., *merc.*, ph-ac., phos., rhus-t., sulph., zinc.

schwarz: *Lach.*

stechend, beißend: Nat-m., viol-t.

überhitzt, wenn: Apis, lyc.

unterdrückt: Ip.

warme Zimmer; beim Eintritt aus dem Freien ins: Apis, ars.

weiß: Agar., *apis*, **Ars.**, bov., *bry.*, calad., ip., nux-v., *phos.*, rhus-v., *sulph.*, **Valer.**

Freien, im: Sars.

Zimmer, im: Calc.

Wetterwechsel, durch: *Apis*

Zurücktretend bei akutem Exanthem: **Bry.**

flach: *Am-c.*, ant-c., ant-t., *ars.*, *asaf.*, **Bell.**, carb-an., euph., **Lach.**, *lyc.*, merc., *nat-c.*, nit-ac., petr., *ph-ac.*, phos., puls., *ran-b.*, *sel.*, *sep.*, *sil.*, staph., sulph., thuj.

Flecken, entzündete: Anac., *ant-c.*, arn., *ars.*, *asaf.*, bar-c., *bell.*, berb., *bry.*, calc., caps., chel., chlol., cocc., coff., con., croc., *crot-h.*, crot-t., dulc., fl-ac., hell., *hep.*, *hyos.*, ign., kali-c., kreos., *lach.*, *led.*, lyc., *mag-c.*, *mang.*, *merc.*, nat-c., nat-m., *nit-ac.*, *nux-v.*, op., *petr.*, ph-ac., *phos.*, *puls.*, *rhus-t.*, *rhus-v.*, ruta, sabin., *sars.*, *sec.*, sel., sep., *sil.*, spig., *squil.*, staph., stram., sul-ac., sulph., valer., verat., vip.

entzündet: Hep., mang., *merc.*, *phos.*, *sil.*

gelb: Ant-c., sulph.

juckend, nässend: **Graph.**

Kratzen, nach: Kali-c., lach., lyc., merc., nat-c., nit-ac., op., rhus-t., spig., verat., zinc.

rot: Arg-n., carb-v., crot-t., fl-ac., merc., mur-ac., op., phos., urt-u.

abschälend: Fl-ac.

erhaben: Fl-ac., *rhus-t.*

stechend: *Petr.*, sars., stram., zinc.

verhärtet: Am-m., phos., sars.

wässrig: Graph., mag-c.

Flecken, große: Agar., ail., ars., berb., *calc.*, *carb-v.*, *graph.*, *iris.*, jug-c., *kali-bi.*, *kali-c.*, *lith-c.*, mang., phos., *puls.*, *sars.*, *sep.*, thuj., *viol-t.*

Frühling, im: *Nat-s.*, rhus-t., *sars.*, *sep.*

Furunkel: Abrot., agar., alum., alumn., am-c., am-m., *anac.*, *ant-c.*, ant-t., anth., *apis*, **Arn.**, *ars.*, *ars-i.*, aur., *bar-c.*, **Bell.**, brom., bry., bufo, *calc.*, calc-p., *calc-s.*, carb-an., carb-s., carb-v., chin., chin-a., cist., coc-c., cocc., *con.*, *crot-h.*, dulc., elaps, *euph.*, *graph.*, **Hep.**, *hyos.*, ign., *iod.*, jug-r., *kali-i.*, kali-n., kreos., **Lach.**, laur., *led.*,

HAUTAUSSCHLÄGE - Furunkel ...

Lyc., mag-c., mag-m., **Merc.**, mez., mur-ac., nat-ar., nat-c., *nat-m.*, nat-p., *nit-ac.*, nux-m., *nux-v.*, **Petr.**, *ph-ac.*, *phos.*, *phyt.*, pic-ac., **Psor.**, puls., **Rhus-t.**, sars., *sec.*, *sep.*, *sil.*, spong., stann., staph., stram., *sul-ac.*, **Sulph.**, tarent., *thuj.*, zinc.

bläulich: *Anthr.*, bufo, crot-h., lach.

Blutbeule: Alum., arn., *bell.*, bry., *calc.*, euph., hyos., *iod.*, iris., kali-bi., *led.*, *lyc.*, mag-c., mag-m., *mur-ac.*, *nat-m.*, nit-ac., ph-ac., **Phos.**, sec., sep., *sil.*, sul-ac., sulph., *thuj.*

Eiter, grünlicher: *Sec.*

Frühling, im: Bell., *crot-h.*, *lach.*

groß: Ant-t., *apis*, bufo, *hep.*, hyos., *lach.*, *lyc.*, merc., nat-c., *nit-ac.*, nux-v., phos., sil., viol-t.

klein: **Arn.**, bar-c., dulc., *fl-ac.*, **Kali-i.**, *lyc.*, mag-c., mag-m., nat-m., nux-v., sulph., tarent., viol-t., zinc.

langsam reifend: Hep., sil., sulph.

periodisch: **Ars.**, *hyos.*, *iod.*, *lyc.*, *merc.*, nit-ac., phos., phyt., sil., staph., *sulph.*

stechend bei Berührung: Mur-ac., sil.

verletzten Stellen, an: *Dulc.*

gelb: *Agar.*, anac., *ant-c.*, ars., aur., *bar-c.*, bar-m., bufo, cadm., calc-s., chel., *cic.*, cocc., cupr., *dulc.*, *euph.*, hell., kali-c., *kali-chl.*, kreos., lach., led., lyc., **Merc.**, *nat-c.*, nat-s., *nit-ac.*, par., ph-ac., ran-s., raph., *rhus-t.*, sep., *spong.*, tab., valer.

geschwürigen Schmerzen, mit: Am-c., *am-m.*, ant-c., ars., bar-c., caps., caust., con., graph., kali-c., laur., *mang.*, merc., *phos.*, *puls.*, *rhus-t.*, *sep.*, **Sil.**, *staph.*, sulph., tarax., zinc.

gespannt: Alum., ant-t., *arn.*, bar-c., bell., bry., canth., carb-an., **Caust.**, cocc., con., hep., kali-c., mez., olnd., *phos.*, puls., **Rhus-t.**, sabin., sep., spong., staph., *stront.*, sulph., thuj.

granulär (vgl. Exanthem, flüchtiges): *Agar.*, am-c., ars., *carb-v.*, cocc., graph., hep., kreos., led., nat-m., nux-v., par., phos., valer., vinc.

gruppenförmig angeordnet: *Agar.*, *calc.*, ph-ac., ran-b., rhus-t., staph., verat.

hart: Agar., *ant-c.*, aur., caust., mez., *ran-b.*, rhus-t., spig., valer.

HAUTAUSSCHLÄGE ...

Herpes: Acet-ac., agar., *alum.*, am-c., ambr., anac., *anan.*, *apis*, **Ars.**, *ars-i.*, aster., aur., *bar-c.*, *bar-m.*, bell., berb., bor., **Bov.**, *bry.*, bufo, cadm., calad., **Calc.**, **Calc-s.**, caps., *carb-an.*, **Carb-s.**, *carb-v.*, *caust.*, chel., *cic.*, *cist.*, **Clem.**, cocc., com., **Con.**, crot-h., *crot-t.*, cupr., cycl., dol., **Dulc.**, **Graph.**, grat., hell., *hep.*, hyos., iod., iris., *kali-ar.*, *kali-c.*, *kali-chl.*, *kali-i.*, kali-n., kali-p., *kali-s.*, kalm., *kreos.*, *lac-c.*, *lach.*, *led.*, **Lyc.**, mag-c., *mag-m.*, manc., mang., **Merc.**, mez., mosch., mur-ac., *nat-ar.*, *nat-c.*, **Nat-m.**, nat-p., *nat-s.*, nit-ac., nux-v., *olnd.*, par., *petr.*, ph-ac., *phos.*, plb., *psor.*, puls., *ran-b.*, ran-s., **Rhus-t.**, rob., rumx., ruta, sabad., *sars.*, **Sep.**, **Sil.**, spig., spong., squil., stann., *staph.*, sul-ac., **Sulph.**, tarax., **Tell.**, teucr., thuj., valer., viol-t., zinc.

abwechselnd mit Brustkrankheiten und dysenterischen Stühlen: Rhus-t.

aufspringend: Alum., aur., bry., cadm., *calc.*, cycl., graph., hep., kali-c., kreos., lach., lyc., mag-c., mang., merc., nat-c., nat-m., nit-ac., petr., *puls.*, *rhus-t.*, ruta, sars., **Sep.**, sil., **Sulph.**, viol-t., zinc.

ausbreitend: Alum., caps., carb-s., dulc., **Merc.**

blutend: Anac., dulc., lyc.

brennend: Agar., alum., am-c., ambr., anac., **Ars.**, aur., bar-c., bell., bov., bry., calad., *calc.*, caps., carb-an., carb-v., **Caust.**, cic., clem., cocc., *con.*, dulc., hell., hep., *kali-c.*, kali-n., kreos., lach., led., *lyc.*, *mang.*, **Merc.**, mez., nat-c., nat-m., nux-v., olnd., par., petr., ph-ac., phos., plb., *psor.*, puls., ran-b., **Rhus-t.**, sabad., sars., sep., *sil.*, spig., spong., squil., staph., stram., *sulph.*, teucr., thuj., verat., viol-t., zinc.

Drüsen bedeckt mit Herpes: Dulc., graph.

eiternd: Ars., bell., cadm., cic., clem., cocc., con., cycl., *dulc.*, hep., jug-c., led., *lyc.*, mag-c., **Merc.**, *nat-c.*, nat-m., *petr.*, plb., puls., **Rhus-t.**, sars., **Sep.**, sil., spig., staph., sulph., tarax., thuj., verat., viol-t., zinc.

feucht: Alum., am-c., anan., ars., bar-c., bell., *bov.*, bry., cact., cadm., **Calc.**, carb-an., *carb-v.*, **Caust.**, cic., cist., *clem.*, con., **Dulc.**, **Graph.**, grat., hell., hep., kali-c., **Kreos.**, lach., led., **Lyc.**, **Merc.**, mez., nat-c., nat-m., nit-ac., *olnd.*, petr., **Ph-ac.**, phos., *psor.*, ran-b.,

HAUTAUSSCHLÄGE - **Herpes** - feucht...

Rhus-t., ruta, **Sep.**, *sil.*, squil., staph., sul-ac., **Sulph.**, tarax., *tell.*, thuj., viol-t.

Fieber, bei: Carb-v., **Nat-m.**, rhus-t.

Flecken: *Ant-c.*, caust., con., crot-h., *graph.*, hyos., **Lyc.**, **Merc.**, mur-ac., *nat-c.*, nat-m., nit-ac., petr., phos., sabad., sars., **Sep.**, sil., **Sulph.**, zinc.

braun: **Sep.**

Frühling, jeden: **Sep.**

gelblich: Agar., ars., carb-s., cic., cocc., cupr., *dulc.*, hell., kreos., led., *lyc.*, *merc.*, nat-c., nit-ac., par., sep., *sulph.*

braun: Carb-s., cupr., dulc., lyc., *nat-c.*

grau: Ars.

gruppenförmig angeordnet: Dulc.

indolent: Lyc., mag-c., psor.

juckend: Agar., alum., am-c., ambr., anac., *ant-t.*, **Ars.**, bar-c., bell., *bov.*, bry., calad., calc., caps., carb-an., carb-v., *caust.*, chel., cic., **Clem.**, cocc., con., cupr., dulc., *graph.*, hep., jug-r., *kali-c.*, kreos., lach., *led.*, lyc., mag-c., mag-m., mang., *merc.*, mez., nat-c., nat-m., *nit-ac.*, nux-v., olnd., par., petr., ph-ac., phos., plb., puls., ran-b., ran-s., **Rhus-t.**, sabad., sars., **Sep.**, *sil.*, spig., spong., squil., stann., *staph.*, *sulph.*, tarax., thuj., valer., verat., viol-t., zinc.

kaltes Wasser agg.: Clem., *dulc.*, *sulph.*

Körper, am ganzen: Dulc., *psor.*, *ran-b.*

Krusten, bildet: Alum., am-c., ambr., anac., *ars.*, *aur.*, *aur-m.*, bar-c., bell., bov., bry., **Calc.**, caps., carb-an., carb-v., cic., *clem.*, **Con.**, cupr., *dulc.*, **Graph.**, hell., hep., kali-c., kreos., lach., *led.*, **Lyc.**, mag-c., **Merc.**, *mez.*, mur-ac., nat-m., nit-ac., nux-v., olnd., par., petr., ph-ac., phos., plb., puls., ran-b., **Rhus-t.**, sars., *sep.*, *sil.*, squil., staph., **Sulph.**, thuj., verat., *viol-t.*, zinc.

mehlig: Am-c., **Ars.**, aur., bov., bry., **Calc.**, cic., *dulc.*, graph., kreos., led., *lyc.*, merc., mur-ac., **Phos.**, *sep.*, **Sil.**, sulph., thuj., verat.

merkurialisch: Aur., mosch., *nit-ac.*

reißend: Ars., bell., bry., *calc.*, carb-v., caust., clem., cocc., dulc., graph., kali-c., **Lyc.**, merc., *mez.*, nat-c., nit-ac., nux-v., phos., puls., rhus-t., *sep.*, *sil.*, staph., *sulph.*, *zinc.*

HAUTAUSSCHLÄGE - **Herpes** ...

ringförmig (Ringelflechte): Anac., anag., *bar-c.*, *calc.*, clem., dulc., *eup-per.*, *graph.*, hell., hep., iod., *lith-c.*, mag-c., *nat-c.*, **Nat-m.**, phos., **Phyt.**, **Sep.**, spong., sulph., **Tell.**, thuj., **Tub.**

Frühling, jeden: *Sep.*

rot: Am-c., ars., *bry.*, cic., *clem.*, *dulc.*, kreos., *lach.*, led., *lyc.*, *mag-c.*, mag-s., *merc.*, olnd., petr., ph-ac., staph., tax., tell.

schuppig: Agar., anac., anan., ars., aur., bell., bov., cact., cadm., **Calc.**, cic., *clem.*, *con.*, cupr., *dulc.*, *graph.*, hep., hyos., kali-c., led., *lyc.*, mag-c., **Merc.**, nat-m., olnd., ph-ac., *phos.*, plb., *psor.*, ran-b., rhus-t., *sep.*, sil., staph., *sulph.*, teucr., thuj.

weiß: Anac., ars., graph., lyc., thuj., zinc.

trocken, mehlig: Ars., calc., dulc., lyc., sep., sil., thuj.

stechend, fein: Alum., *ars.*, bar-c., bell., bov., bry., calc., caps., carb-v., caust., **Clem.**, cocc., con., cycl., graph., hell., hep., kali-c., kreos., led., lyc., mag-c., *merc.*, mez., mur-ac., nat-c., nat-m., *nit-ac.*, nux-v., petr., phos., *puls.*, ran-b., ran-s., *rhus-t.*, sabad., **Sep.**, *sil.*, spong., squil., staph., *sulph.*, thuj., viol-t., zinc.

trocken: Alum., ars., *bar-c.*, *bov.*, bry., cact., *calc.*, carb-v., caust., clem., cocc., cupr., dol., *dulc.*, graph., *hep.*, hyos., kali-i., kreos., **Led.**, lyc., mag-c., med., *merc.*, nat-c., nat-m., nit-ac., par., petr., ph-ac., **Phos.**, psor., rhus-t., sars., **Sep.**, **Sil.**, stann., *staph.*, sulph., teucr., thuj., valer., verat., viol-t., *zinc.*

unterdrückt: Alum., ambr., *calc.*, *lach.*, *lyc.*, nat-c., sep., *sulph.*

weißlich: Anac., thuj., zinc.

wundfressend: Alum., am-c., bar-c., *calc.*, carb-v., caust., chel., *clem.*, *con.*, **Graph.**, hell., hep., kali-c., lach., lyc., mag-c., mang., merc., mur-ac., nat-c., nit-ac., nux-v., olnd., par., *petr.*, ph-ac., phos., plb., *rhus-t.*, *sep.*, **Sil.**, squil., staph., *sulph.*, tarax., viol-t.

Zoster, Zona: Agar., arg-n., arn., *ars.*, bry., bufo, canth., carbn-o., caust., cedr., cham., cist., *clem.*, com., crot-h., crot-t., dol., euph., *graph.*, *hep.*, iod., **Iris.**, *kali-bi.*, *kali-chl.*, kali-i., *lach.*, **Merc.**, **Mez.**, nat-c., *nat-m.*, *petr.*, puls.,

HAUTAUSSCHLÄGE - **Herpes** - Zoster ...

Ran-b., **Rhus-t.**, sel., *sep.*, *sil.*, staph., *sulph.*, *thuj.*, *vario.*, zinc.

zuckenden Schmerzen, mit: Calc., caust., cupr., lyc., puls., **Rhus-t.**, sep., sil., *staph.*

hornig: *Ant-c.*, *ran-b.*

Impetigo: Alum., am-c., ant-c., *ars.*, ars-i., bar-c., calc., carb-ac., carb-v., caust., cic., clem., con., crot-t., *dulc.*, graph., *hep.*, *iris.*, *jug-c.*, *kali-bi.*, kreos., lact., lyc., merc., nat-c., nat-m., *nit-ac.*, olnd., *ph-ac.*, phos., *rhus-t.*, sars., sep., sil., staph., sulph., viol-t.

juckend: Acon., *agar.*, agn., *alum.*, *am-c.*, am-m., ambr., *anac.*, anag., *ant-c.*, *ant-t.*, arg-m., *arn.*, **Ars.**, *ars-i.*, asaf., bar-c., bell., bov., *bry.*, bufo, *calad.*, *calc.*, *calc-p.*, *calc-s.*, *canth.*, caps., carb-an., carb-s., carb-v., **Caust.**, *cham.*, chel., chin-s., cic., cimic., cina, **Clem.**, cocc., con., *crot-t.*, cupr., dig., dulc., **Graph.**, guare., *hep.*, *ign.*, ip., iris., *jug-c.*, *jug-r.*, *kali-ar.*, kali-bi., kali-br., *kali-c.*, *kali-i.*, kali-n., kali-p., *kali-s.*, *kreos.*, *lach.*, laur., *led.*, *lyc.*, mag-c., mag-m., mang., *merc.*, **Mez.**, nat-ar., nat-c., **Nat-m.**, **Nit-ac.**, **Nux-v.**, *olnd.*, *par.*, *petr.*, ph-ac., *phos.*, *phyt.*, plb., *psor.*, *puls.*, *ran-b.*, ran-s., **Rhus-t.**, sabad., sabin., *sars.*, *sel.*, **Sep.**, *sil.*, spig., spong., *squil.*, stann., **Staph.**, stram., stront., sul-ac., **Sulph.**, tarax., teucr., thuj., valer., verat., *viol-t.*, zinc.

abends: *Alum.*, bor., graph., kreos., mag-m., staph.

nachts: Ant-c., ant-t., *ars.*, ars-i., *clem.*, crot-t., graph., *iris.*, kali-bi., kreos., **Merc.**, *mez.*, olnd., *rhus-t.*, staph., ust., verat., viol-t.

Berührung agg.: Mez.

Entkleiden, beim: *Ars-i.*, *kali-ar.*, nat-s., **Rumx.**

Flecke bluten nach Kratzen: **Sulph.**

Freien, im: Led., *nit-ac.*

kalte Luft agg., in: *Kali-ar.*, *psor.*, *rumx.*

amel.: Kali-bi.

Menses, während: Carb-v., *kali-c.*

Ofenhitze amel.: *Rumx.*, *tub.*

Sturm, Gewitter, vor: Graph.

HAUTAUSSCHLÄGE - **juckend** ...

Wärme agg.: *Alum.*, bov., *caust.*, *clem.*, *led.*, *lyc.*, **Merc.**, *mez.*, nat-ar., *psor.*, *puls.*, *sulph.*

Bettwärme agg.: Aeth., *alum.*, anac., ant-c., caust., *clem.*, cocc., *kali-a.*, kreos., mag-m., merc., mur-ac., **Psor.**, *puls.*, *rhus-t.*, sars., staph., **Sulph.**, *til.*, verat.

Feuerhitze agg.: *Mez.*

warmes Zimmer agg.: *Sep.*

Waschen agg.: Mez., sulph.

kaltem Wasser, in; agg.: *Clem.*

Kälte, Abkühlung, durch: **Ars.**, dulc., sars.

Luft, durch kalte: *Apis*, caust., dulc., kali-c., mang., *nit-ac.*, **Rhus-t.**, *rumx.*, sep.

amel.: Calc.

Karbunkel: Agar., ant-t., *anthr.*, *apis*, *arn.*, **Ars.**, **Bell.**, *bufo*, caps., carb-an., coloc., *crot-c.*, *crot-h.*, *echi.*, *hep.*, *hyos.*, *lach.*, mur-ac., nit-ac., *phyt.*, pic-ac., *rhus-t.*, *sec.*, **Sil.**, *sulph.*, *tarent-c.*

brennend: *Anthr.*, *apis*, *ars.*, coloc., *crot-c.*, crot-h., hep., **Tarent-c.**

stechend: **Apis**, carb-an., *nit-ac.*

violett, mit kleinen Bläschen in der Umgebung: *Crot-c.*, **Lach.**

Kratzen, nach: Agar., alum., **Am-c.**, am-m., ant-c., arn., *ars.*, *bar-c.*, bell., bov., bry., *calc.*, canth., carb-an., carb-s., carb-v., **Caust.**, chin., cic., con., *cycl.*, *dulc.*, euph., graph., hell., *hep.*, ip., *kali-c.*, kali-s., *kreos.*, lach., laur., **Lyc.**, mag-c., *merc.*, mez., nat-c., nat-m., nit-ac., nux-v., *olnd.*, *petr.*, ph-ac., phos., plb., *puls.*, rhod., **Rhus-t.**, sabin., *sars.*, *sep.*, *sil.*, spong., squil., *staph.*, stront., sul-ac., **Sulph.**, thuj., verat., viol-t., zinc.

Krusten, mit: *Agar.*, *alum.*, am-c., am-m., ambr., *anac.*, anag., *anan.*, **Ant-c.**, ant-t., anthr., apis, **Ars.**, **Ars-i.**, *aur.*, *aur-m.*, *bar-c.*, bar-m., *bell.*, bov., *bry.*, **Calc.**, **Calc-s.**, caps., *carb-an.*, **Carb-s.**, carb-v., *caust.*, cham., *chel.*, *cic.*, *cist.*, *clem.*, com., **Con.**, **Dulc.**, elaps, *fl-ac.*, **Graph.**, hell., *hep.*, *jug-c.*, *kali-ar.*, *kali-bi.*, *kali-c.*, kali-chl., *kali-i.*, kali-p., *kali-s.*, kreos., *lach.*, *lappa-a.*, *led.*, *lith-c.*, **Lyc.**, mag-c., **Merc.**, *merc-i-r.*, **Mez.**, mur-ac., **Nat-m.**, nat-p., **Nit-ac.**, nux-v., **Olnd.**, paeon., par., **Petr.**, ph-ac., *phos.*, *phyt.*, plb., *psor.*, *puls.*, **Ran-b.**, **Rhus-t.**, *rhus-v.*, *sabad.*, sabin.,

HAUTAUSSCHLÄGE - **Krusten**, mit ...

sang., *sars.*, *sep.*, **Sil.**, *spong.*, squil., *staph.*, sul-ac., **Sulph.**, tell., thuj., vac., verat., vinc., *viol-t.*, zinc.

ausbreitend, sich: *Clem.*, *psor.*, sulph.

blutend: Merc., *mez.*

braun: Am-c., ant-c., berb.

brennend: Am-c., *ant-c.*, calc., cic., puls., sars.

eiternd: *Ars.*, plb., sil., *sulph.*

entzündet: Calc., *lyc.*

erneuert, täglich: Crot-t.

feucht: Alum., anac., *anthr.*, **Ars.**, *bar-c.*, **Calc.**, **Carb-s.**, *cic.*, clem., **Graph.**, *hell.*, *hep.*, *kali-s.*, **Lyc.**, **Merc.**, **Mez.**, *olnd.*, phos., plb., ran-b., **Rhus-t.**, ruta, sep., *sil.*, **Staph.**, **Sulph.**

Flecken: Hydr., kali-c., *merc.*, **Nit-ac.**, sabin., sil., thuj., zinc.

gelb: *Ant-c.*, aur., aur-m., *bar-m.*, *calc.*, *calc-s.*, carb-v., *cic.*, cupr., dulc., hyper., iod., *kali-bi.*, *kali-s.*, kreos., *merc.*, *mez.*, nat-p., *petr.*, ph-ac., *spong.*, *staph.*, sulph., *viol-t.*

gelb-weiß: *Mez.*

grau: Ars., merc., *sulph.*

grünlich: Ant-c., calc., petr., sulph.

hart: **Ran-b.**

honigfarben: Carb-v.

hornig: Ant-c., graph., **Ran-b.**

Körper, am ganzen: Ars., **Dulc.**, *psor.*

Kratzen, nach: Alum., am-c., am-m., ant-c., ars., *bar-c.*, bell., bov., bry., *calc.*, caps., carb-an., carb-s., carb-v., cic., *con.*, *dulc.*, *graph.*, *hep.*, kali-ar., kali-c., kali-s., kreos., led., **Lyc.**, *merc.*, mez., nat-m., petr., phos., puls., ran-b., **Rhus-t.**, sabad., sabin., sars., sep., sil., *staph.*, **Sulph.**, thuj., verat., viol-t., zinc.

nässend, grünlich: Ant-c.

Quecksilber, nach Missbrauch von: **Kali-i.**

schwarz: *Ars.*, bell., chin., vip.

stinkend: Graph., lyc., *merc.*, plb., *psor.*, staph., **Sulph.**

trocken: *Ars.*, *ars-i.*, **Aur.**, **Aur-m.**, *bar-c.*, *calc.*, chin-s., graph., lach., led., merc., *ran-b.*, sulph., thuj., *viol-t.*

weiß: *Alum.*, *calc.*, *mez.*, **Nat-m.**, tell., thuj.

HAUTAUSSCHLÄGE - **Krusten**, mit - weiß ...

Wetter, bei warmem: Bov.

wund, beißend: Puls.

kupferfarben: Alum., *ars.*, *ars-i.*, aur., *calc.*, cann-s., **Carb-an.**, carb-v., cor-r., *kali-i.*, *kreos.*, led., *lyc.*, *merc.*, *mez.*, *nit-ac.*, phos., *psor.*, *rhus-t.*, ruta, syph., *verat.*

an bedeckten Körperteilen: *Led.*, *thuj.*

dicht: Agar., calc.

Flecke: *Merc.*, *mez.*, *nit-ac.*, ust.

Laktationsperiode, in der: *Sep.*

Lepra: Alum., anac., ant-t., *ars.*, bar-c., *calc.*, *carb-ac.*, *carb-an.*, *carb-s.*, *carb-v.*, *caust.*, com., con., crot-h., form., *graph.*, hell., hydrc., iod., *iris.*, kali-c., *kali-i.*, *lach.*, mag-c., mang., *meph.*, *nat-c.*, nat-m., nit-ac., *nuph.*, petr., *phos.*, *psor.*, **Sec.**, *sep.*, *sil.*, **Sulph.**, *tub.*, zinc.

Masern: **Acon.**, *am-c.*, *ant-c.*, **Apis**, *arn.*, *ars.*, *bell.*, **Bry.**, camph., *carb-s.*, *carb-v.*, cham., *chel.*, chin., *chlor.*, *coff.*, *cop.*, *crot-h.*, *dros.*, **Euphr.**, *ferr-p.*, *gels.*, hyos., ign., *ip.*, *kali-bi.*, kali-s., mag-c., nux-v., *phos.*, phyt., **Puls.**, *rhus-t.*, *squil.*, *stram.*, **Sulph.**, verat., zinc.

mehlig: Am-c., **Ars.**, aur., bov., bry., bufo, **Calc.**, cic., *dulc.*, graph., kreos., led., *lyc.*, merc., mur-ac., nit-ac., **Phos.**, *sep.*, **Sil.**, sulph., thuj., verat.

weiß: *Ars.*, *calc.*, dulc., **Kali-chl.**, lyc., sep., sil., thuj.

Menses, während: *Dulc.*, *graph.*, nux-m.

papulös: Aur., *calc.*, *caust.*, cham., cycl., gels., *grin.*, hippoz., *hydrc.*, *iod.*, *kali-bi.*, *kali-c.*, **Kali-i.**, kali-s., lyc., *merc.*, *petr.*, phos., pic-ac., *sep.*, sil., *sulph.*, *syph.*, zinc.

Pemphigus: Acon., *anac.*, *ars.*, bell., bufo, calc., canth., caust., chin., *crot-h.*, *dulc.*, hep., hydrc., jug-c., **Lach.**, *lyc.*, *merc.*, *nat-m.*, *nat-s.*, *nit-ac.*, ph-ac., phos., *psor.*, ran-b., ran-s., *rhus-t.*, *sars.*, *sep.*, *sil.*, sul-ac., *sulph.*, thuj.

Petechien: Apoc., *arn.*, **Ars.**, aur-m., *bapt.*, bell., berb., **Bry.**, *camph.*, canth., *con.*, *crot-h.*, cupr., dulc., eup-per., *hyos.*, *lach.*, led., nat-m., nux-v., *ph-ac.*, phel., **Phos.**, **Rhus-t.**, ruta, *sec.*, sil., squil., stram., sul-ac., ter.

alten Menschen, bei: *Con.*

phagedänisch: Alum., am-c., *bar-c.*, *bor.*, *calc.*, carb-s., carb-v., caust., **Cham.**, chel., *clem.*, *con.*, croc., **Graph.**, hell., *hep.*,

HAUTAUSSCHLÄGE - phagedänisch ...

kali-ar., kali-c., lach., lyc., mag-c., mang., merc., mur-ac., *nat-c.*, nat-m., nat-p., *nit-ac.*, nux-v., olnd., par., **Petr.**, ph-ac., phos., plb., *rhus-t.*, sars., *sep.*, **Sil.**, *squil.*, *staph.*, sulph., tarax., *viol-t.*

Pickel: *Acon.*, *agar.*, aloe, alum., am-c., am-m., ambr., anac., **Ant-c.**, *ant-t.*, aran., arg-m., arn., **Ars.**, ars-i., aster., *aur.*, bar-c., *bar-m.*, *bell.*, berb., bov., brom., *bry.*, bufo, *calad.*, calc., *calc-p.*, *calc-s.*, *canth.*, caps., *carb-an.*, *carb-s.*, carb-v., **Caust.**, *cham.*, chel., chin., chin-a., cimic., cina, *cist.*, clem., coc-c., *cocc.*, *con.*, crot-h., crot-t., cub., cupr., cycl., dros., *dulc.*, euphr., *fl-ac.*, *gamb.*, gels., *graph.*, hell., *hep.*, iod., *kali-ar.*, kali-br., *kali-c.*, kali-chl., kali-n., kali-p., kali-s., *kreos.*, *lach.*, *led.*, *lyc.*, mag-c., mag-m., mang., meph., **Merc.**, *merc-c.*, *mez.*, mosch., *mur-ac.*, nat-ar., *nat-c.*, **Nat-m.**, *nat-p.*, *nat-s.*, **Nit-ac.**, *nux-v.*, pall., par., petr., **Ph-ac.**, **Phos.**, plb., **Puls.**, **Rhus-t.**, ruta, sabad., *sars.*, sel., *seneg.*, **Sep.**, *sil.*, spig., *spong.*, *squil.*, stann., *staph.*, stront., sul-ac., **Sulph.**, tab., tarax., tarent., tell., *thuj.*, *til.*, valer., verat., viol-t., **Zinc.**

Berührung, empfindlich gegen: Berb., calad., **Hep.**

blutend: *Cist.*, par., rhus-t., stront., thuj.

brennend: Agar., **Ars.**, bov., canth., caust., graph., kali-c., mag-m., merc., nat-s., ph-ac., *rhus-t.*, squil., staph., stront., sulph., til.

dicht zusammenstehend: Cham., staph., thuj., verat.

entzündet: Agar., berb., bry., *chel.*, nit-ac., petr., stann., sulph.

feucht: *Calc.*, graph., kali-c., nat-s., ol-an., puls., sil., sulph., thuj., zinc.

geschwürig: *Merc.*, nit-ac., ph-ac., sabin., sep.

hart: Agar., *bov.*, nit-ac., rhus-t., sabin., valer., verat.

juckend: Acon., ambr., ammc., *ant-c.*, *apis*, *ars.*, bar-c., bov., *bry.*, calc., carb-an., carb-s., *caust.*, cham., cocc., *con.*, dulc., **Graph.**, *hep.*, kali-c., laur., lyc., mag-m., merc., mur-ac., nat-c., nat-m., nat-s., *nit-ac.*, ph-ac., *psor.*, puls., *sep.*, *sil.*, staph., stront., *sulph.*, **Tell.**, til., zinc.

warm, wenn: Caust., sars., *tell.*, til.

kitzelnd: Bell., caust., mag-m., verat.

HAUTAUSSCHLÄGE - Pickel ...

Kratzen, nach: Am-c., am-m., *ant-c.*, bar-c., bry., *caust.*, chin., cocc., con., cycl., dros., dulc., graph., hep., kali-c., laur., merc., nat-c., nat-m., *nit-ac.*, petr., ph-ac., phos., *puls.*, *rhus-t.*, sabad., sabin., sars., sel., **Sep.**, sil., spong., squil., staph., stront., *sulph.*, verat., *zinc.*

weiße Pickel: Agar., *ars.*, bov., bry., ip., sulph.

Kribbeln: Canth.

Krusten, mit: Calc., merc., squil.

grün: *Calc.*

kupferfarben: Kali-i.

nagend, juckend: Ant-c., ant-t., *caust.*, mang., nit-ac.

reißend: Dulc.

schmerzhaft: Ant-c., apis, arg-m., arn., *cist.*, cocc., con., dulc., graph., kali-c., kali-chl., kali-i., lach., mur-ac., nat-c., nit-ac., nux-v., phos., plb., puls., seneg., spong., squil., staph., sulph., verat.

schwarz: Carb-v., spig.

schwitzenden Teilen, an: Con.

spannend: Arn., bov., con., mang., nat-s.

Splitter, Schmerz wie ein: Arn., hep., *nit-ac.*

stechend, fein: Alum., ant-c., arn., *bell.*, calc-p., *canth.*, caps., caust., cocc., hell., kali-c., kali-n., kreos., nat-c., petr., squil., staph.

Trinkern, bei: Kreos., lach., led.

wund, beißend: Agar., bell., calc., cham., coloc., dig., kali-c., kali-n., lyc., merc., teucr., verat.

wund, wie exkoriiert: Alum., arg-m., bell., bov., calc., clem., guaj., *hep.*, hyos., mez., ph-ac., *rhus-t.*, sabin., sel., spig., stann., teucr., verat., zinc.

zusammenfließend: Cic., mur-ac., ph-ac., tarent., valer.

Pocken: Agar., am-m., *ant-c.*, **Ant-t.**, *apis*, *ars.*, *bell.*, *bry.*, canth., *carb-ac.*, carb-v., cham., clem., cocc., hyos., **Merc.**, *nat-m.*, nit-ac., *puls.*, **Rhus-t.**, sep., sil., stram., *sulph.*, *thuj.*, vario., *zinc.*

schwarz: Ant-c., **Ars.**, *bell.*, bry., hyos., *lach.*, *mur-ac.*, **Rhus-t.**, *sec.*, sep., sil., spig.

HAUTAUSSCHLÄGE ...

pockenartig: *Ant-c.*, *ant-t.*, *arn.*, *ars.*, bell., bry., caust., clem., cocc., euon., hyos., *kali-bi.*, *kreos.*, *merc.*, mill., psor., puls., *rhus-t.*, sil., sulph., thuj.

brennend: **Ars.**, lach., merc.

eiternd: Bell., *merc.*, sulph.

schwarz: *Ars.*, bell., hyos., lach., mur-ac., *rhus-t.*, sec.

weißlich: Iod., lyc.

Psoriasis: Alum., am-c., ambr., *ars.*, **Ars-i.**, aur., bor., bry., bufo, *calc.*, *calc-s.*, *canth.*, carb-ac., *chin.*, *clem.*, cor-r., cupr., dulc., iod., *iris.*, *kali-ar.*, kali-br., *kali-c.*, kali-p., *kali-s.*, led., *lob.*, **Lyc.**, mag-c., *mang.*, *merc.*, merc-c., merc-i-r., *mez.*, *nit-ac.*, nuph., *petr.*, ph-ac., *phos.*, **Phyt.**, *psor.*, *puls.*, ran-b., *rhus-t.*, *sarr.*, *sars.*, **Sep.**, *sil.*, *sulph.*, tell., teucr., thuj.

diffusa (generalisiert): Ars., ars-i., calc., cic., clem., dulc., *graph.*, lyc., merc-i-r., *mez.*, mur-ac., rhus-t., sulph., thuj.

inveterata (hartnäckig): Calc., carb-ac., clem., *kali-ar.*, *mang.*, merc., petr., puls., rhus-t., *sep.*, *sil.*, sulph.

syphilitisch: Ars., **Ars-i.**, aur., *cor-r.*, kali-br., **Merc.**, *nit-ac.*, **Phyt.**, *sars.*, thuj.

Pusteln: Agar., am-c., am-m., anac., *ant-c.*, *ant-s.*, **Ant-t.**, arn., **Ars.**, ars-i., *aur.*, *bell.*, bry., bufo, calad., *calc.*, calc-p., *calc-s.*, *carb-ac.*, *carb-s.*, *carb-v.*, *caust.*, cham., *chel.*, *cic.*, cina, *clem.*, cocc., *con.*, cop., *crot-h.*, *crot-t.*, cupr-ar., cycl., *dulc.*, euph., fl-ac., graph., *hep.*, hippoz., *hydrc.*, *hyos.*, iod., *iris.*, jug-c., jug-r., kali-ar., *kali-bi.*, *kali-br.*, kali-c., *kali-i.*, kali-s., *kreos.*, lach., *merc.*, *mez.*, *nat-m.*, *nit-ac.*, nux-v., *petr.*, ph-ac., phos., *psor.*, *puls.*, **Rhus-t.**, rhus-v., *sars.*, sec., *sep.*, *sil.*, squil., **Staph.**, **Sulph.**, tab., tell., thuj., viol-t., zinc.

abblätternd: Anac., ant-c., ant-t., bov., crot-t., dulc., *kali-chl.*, merc.

Ausschlägen, auf: Kreos.

Baden agg.: *Dulc.*

Bläschen, vermischt mit: Ant-t.

blutend: Ant-t.

bösartig: **Anthr.**, apis, **Ars.**, *bell.*, *bufo*, canth., *carb-v.*, cench., *crot-h.*, **Lach.**, *ran-b.*, *rhus-t.*, *sec.*, *sil.*, *tarent-c.*

braun: Ant-t.

brennend: Am-c., jug-r., petr.

HAUTAUSSCHLÄGE - **Pusteln** - brennend ...

Berührung, bei: Canth.

dünnwandig, brechen auf und entleeren ätzenden Eiter, der die Haut zerfrisst und sich ausbreitet: Ant-t.

entzündet: Anac., crot-t., *kali-bi.*, rhus-t., sep., stram.

fettig: Kreos.

feucht: Bell.

Flecken sind bedeckt von: Jug-r., lyc.

gelb: Anac., carb-v., hyos., *merc.*, staph., viol-t.

geschwürig: Ant-t., *ars.*, crot-t., cupr-ar., *dulc.*, mag-m., *merc.*, nat-c., *sars.*, sil.

grün: Jug-r., *sec.*, viol-t.

hart: Anac., ant-c., crot-h., nit-ac.

indolent: *Kali-br.*, *psor.*

juckend: Ant-t., anthro., berb., *crot-t.*, *dulc.*, graph., hydr-ac., *kali-bi.*, merc., nux-v., petr., *rhus-t.*, sars., *sulph.*

nachts: *Kali-bi.*

kitzelnd: Mez.

klein: Ant-t., hydrc., kali-i., kali-n., puls.

klumpig: Anthro., cham.

krätzeartig: Clem., grat.

Kratzen, nach: Am-m., ant-c., ars., bell., bry., cycl., hyos., merc., puls., **Rhus-t.**, sil., staph., *sulph.*

rissig: Rhus-t.

rosa: Ars., dulc.

rot: Anac., ant-t., ars., berb., caust., **Cic.**, cimic., crot-h., crot-t., graph., hydr-ac., hydrc., kali-c., mez., *nit-ac.*

Hof: Anac., ant-t., bor., calad., lach., nit-ac., par., thuj.

schmerzhaft: Ant-t., ars., berb., *kali-br.*, stram., viol-t.

schuppig: Merc.

schwarz: Ant-t., **Anthr.**, bry., **Lach.**, *mur-ac.*, nat-c., rhus-t.

spannend: Ant-t., crot-h., kali-n., mag-s.

stechend: Am-c., berb., dros., rhus-t., *sep.*

stinkend: Anthr., ars., bufo, viol-t.

syphilitisch: *Kali-bi.*

HAUTAUSSCHLÄGE - Pusteln ...

trocken: *Merc.*

Wasser, enthalten: Kali-i., rhus-t., stram.

weiß: Calad., cimic., cop., cycl.

Spitzen: *Ant-c.*, ant-t., puls.

wund: Calad., merc.

zusammenfließend: Ant-t., **Cic.**, *merc.*

reißenden Schmerzen, mit: Acon., arn., ars., *bry.*, *calc.*, canth., carb-v., caust., clem., cocc., dulc., graph., kali-c., **Lyc.**, merc., *mez.*, nat-c., nit-ac., phos., puls., *rhus-t.*, *sep.*, *sil.*, *staph.*, *sulph.*, zinc.

Rhusvergiftung: Agar., am-c., **Anan.**, arn., *bry.*, **Crot-t.**, cupr., *graph.*, *grin.*, kali-s., led., lob., *nuph.*, plan., *sang.*, *sep.*, sulph.

Roseola: **Acon.**, *bell.*, **Bry.**, carb-v., *coff.*, *hyos.*, ip., *merc.*, nux-v., phos., **Puls.**, rhus-t., sars., sulph.

syphilitisch: **Kali-i.**, *phos.*

rot: Acon., *agar.*, **Am-c.**, anac., *anan.*, ant-c., apis, *arn.*, *ars.*, aur., berb., *calc.*, cham., chel., chin-s., *chlol.*, cic., *clem.*, cocc., *com.*, con., cop., crot-t., cycl., *dulc.*, fl-ac., *graph.*, *kali-bi.*, **Kali-c.**, kali-s., lach., lyc., *mag-c.*, **Merc.**, *mez.*, *nit-ac.*, ox-ac., petr., ph-ac., **Phos.**, *rhus-t.*, sabad., sars., sep., sil., spig., staph., *stram.*, **Sul-ac.**, **Sulph.**, thuj., til., valer., vip.

gefleckt: Merc., verat.

Hof: Anac., ant-t., bor., cocc., tab.

scharlachrot: *Anan.*, cop.

Rupia: Alum., **Ars.**, bor., calc., caust., cham., clem., *fl-ac.*, *graph.*, *hep.*, kali-c., *kali-i.*, lyc., *maland.*, merc., *mez.*, nat-ac., nat-c., *nat-m.*, *nat-s.*, petr., *phyt.*, rhus-t., sep., sil., staph., sulph., *syph.*, thuj.

Scharlach: Acon., **Ail.**, **Am-c.**, **Apis**, arn., *ars.*, *arum-t.*, bar-c., **Bell.**, *bry.*, *calc.*, *carb-ac.*, *carb-v.*, *cham.*, *crot-h.*, *cupr.*, *gels.*, hep., *hyos.*, **Lach.**, **Lyc.**, **Merc.**, **Nit-ac.**, *ph-ac.*, *phos.*, phyt., **Rhus-t.**, *stram.*, *sulph.*, *zinc.*

Flecken, in größeren: *Ail.*

gangränös: *Ail.*, **Am-c.**, *ars.*, **Carb-ac.**, *lach.*, *phos.*

glatt: *Am-c.*, **Bell.**, euphr., hyos., merc.

zurücktretend: *Am-c.*, *phos.*, *sulph.*, **Zinc.**

HAUTAUSSCHLÄGE ...

schmerzhaft: Agar., alum., ambr., ant-c., apis, arg-m., **Arn.**, *ars.*, *asaf.*, aur., bar-c., **Bell.**, berb., bov., calc., cann-s., canth., caps., chel., *chin.*, cic., *clem.*, *con.*, *cupr.*, *dulc.*, guaj., *hep.*, kali-ar., *kali-c.*, kali-s., *lach.*, led., *lyc.*, *mag-c.*, *mag-m.*, merc., nat-ar., nat-c., nat-p., **Nux-v.**, par., petr., **Ph-ac.**, phos., *puls.*, ran-b., ran-s., rhus-t., ruta, sel., seneg., *sep.*, **Sil.**, *spig.*, *spong.*, squil., **Sulph.**, thuj., valer., *verat.*, verb.

Splitter, bei Berührung; wie durch: *Hep.*, *nit-ac.*

schmerzlos: *Ambr.*, anac., ant-c., ant-t., bell., cham., *cocc.*, *con.*, cycl., dros., *hell.*, *hyos.*, lach., laur., **Lyc.**, *olnd.*, ph-ac., phos., puls., rhus-t., samb., *sec.*, spig., staph., *stram.*, *sulph.*

schmutzig: Merc., *psor.*, *sulph.*, syph.

schuppig: Agar., *am-m.*, anac., ant-c., **Ars.**, *ars-i.*, *aur.*, *bar-m.*, *bell.*, bor., bufo, cact., cadm., *calad.*, *calc.*, calc-s., canth., cic., **Clem.**, com., cupr., cycl., dulc., *fl-ac.*, hep., *hydrc.*, hyos., iod., kali-ar., *kali-bi.*, kali-c., *kali-s.*, *led.*, *mag-c.*, *merc.*, mez., *nat-ar.*, *nat-m.*, *nit-ac.*, *olnd.*, petr., **Phos.**, **Phyt.**, *plb.*, *psor.*, *rhus-t.*, sang., *sars.*, **Sep.**, *sil.*, staph., *sulph.*, teucr., thuj.

Flecken: Hydrc., kali-c., *merc.*, **Nit-ac.**, *puls.*, sabin., sil., thuj., zinc.

gelb: **Kali-c.**

Ichthyosis: Anag., *ars.*, *ars-i.*, aur., calc., chin., clem., coloc., graph., hep., lac-c., lyc., mez., ol-j., petr., **Phos.**, plb., sep., sil., sulph., thuj.

kleieartig: Agar., alum., am-c., anac., arg-m., **Ars.**, ars-i., aur., bor., bry., **Calc.**, canth., carb-ac., carb-an., carb-v., chlor., *cic.*, clem., *dulc.*, graph., iod., *kali-ar.*, **Kali-chl.**, kali-i., **Kreos.**, lach., led., *lyc.*, mag-c., mang., merc., mez., *nat-ar.*, nat-m., *nit-ac.*, olnd., petr., phos., **Phyt.**, ran-b., rhus-t., *sep.*, **Sil.**, staph., sulph., *thuj.*

weiß: Anac., *ars.*, graph., **Kali-chl.**, lyc., thuj., zinc.

schwärzlich: Ant-c., **Ars.**, asaf., *bell.*, *bry.*, chin., con., crot-h., hyos., *lach.*, mur-ac., nit-ac., ran-b., *rhus-t.*, *sec.*, sep., *sil.*, spig., *still.*, vip.

Schwellung, mit: Acon., am-c., arn., ars., *bell.*, bry., calc., canth., carb-v., caust., chin., cic., con., euph., hep., *kali-c.*, lyc.,

HAUTAUSSCHLÄGE - **Schwellung,** mit ...

mag-c., **Merc.**, nat-c., nat-m., nit-ac., petr., ph-ac., phos., *puls.*, **Rhus-t.**, ruta, *samb.*, sars., *sep.*, sil., *sulph.*, *thuj.*

Skabies: Ambr., *ant-c.*, ant-t., **Ars.**, *aster.*, *bar-m.*, bry., *calc.*, canth., carb-ac., carb-an., **Carb-s.**, **Carb-v.**, **Caust.**, *clem.*, coloc., con., cop., crot-t., *cupr.*, *dulc.*, *graph.*, guaj., *hep.*, **Kali-s.**, *kreos.*, *lach.*, led., *lyc.*, *mang.*, *merc.*, merc-i-f., mez., *nat-c.*, olnd., petr., *ph-ac.*, **Psor.**, puls., sabad., **Sel.**, **Sep.**, *sil.*, squil., staph., *sul-ac.*, **Sulph.**, tarax., valer., *verat.*, *zinc.*

blutend: Calc., dulc., *merc.*, sulph.

fettig: Ant-c., *caust.*, clem., cupr., *kreos.*, **Merc.**, sel., *sep.*, squil., sulph.

feucht: Calc., *carb-v.*, caust., clem., con., dulc., graph., kreos., *lyc.*, merc., petr., sep., sil., squil., staph., sulph.

Prärieskabies: *Apis*, rumx.

trocken: *Ars.*, calc., carb-v., caust., cham., cupr., dulc., graph., *hep.*, kreos., *led.*, lyc., *merc.*, merc-i-f., nat-c., petr., ph-ac., *psor.*, **Sep.**, **Sil.**, staph., *sulph.*, valer., *verat.*, zinc.

unterdrückt: Alum., ambr., ant-c., ant-t., *ars.*, *carb-v.*, **Caust.**, *dulc.*, graph., kreos., lach., nat-c., nat-m., ph-ac., *sel.*, *sep.*, sil., **Sulph.**, verat., zinc.

Quecksilber und Schwefel, durch: Agn., ars., bell., calc., carb-v., **Caust.**, *chin.*, dulc., hep., iod., nit-ac., **Psor.**, *puls.*, rhus-t., sars., *sel.*, **Sep.**, sil., *staph.*, thuj., valer.

skorbutische Flecken: Anan., merc., merc-c.

Sommer, im: *Kali-bi.*, led.

stechend, fein: Acon., alum., am-m., *anac.*, ant-c., **Apis**, arn., *ars.*, asaf., *bar-c.*, bar-m., *bell.*, bov., *bry.*, calc., camph., canth., caps., carb-v., caust., cham., chin., **Clem.**, cocc., *con.*, *cycl.*, dig., *dros.*, graph., guaj., hell., *hep.*, ign., kali-ar., kali-c., kreos., *led.*, lyc., mag-c., *merc.*, mez., mur-ac., nat-ar., nat-c., *nat-m.*, **Nit-ac.**, nux-v., petr., phos., *plat.*, **Puls.**, *ran-b.*, ran-s., *rhus-t.*, sabad., *sabin.*, sel., **Sep.**, **Sil.**, spong., squil., *staph.*, stront., **Sulph.**, thuj., *urt-u.*, verb., *viol-t.*, zinc.

stinkend: *Ars.*, *graph.*, *hep.*, kali-p., *lach.*, *lyc.*, *merc.*, mez., *nit-ac.*, **Psor.**, rhus-t., *sep.*, *sil.*, staph., **Sulph.**, vinc.

HAUTAUSSCHLÄGE ...

syphilitisch: Arg-n., ars., **Ars-i.**, *aur.*, bad., dulc., *fl-ac.*, *guaj.*, *hep.*, *kali-bi.*, kali-chl., **Kali-i.**, kreos., *lach.*, *lyc.*, **Merc.**, **Merc-c.**, **Merc-i-f.**, **Merc-i-r.**, **Nit-ac.**, petr., *phyt.*, plat., rhus-t., rumx., sang., sars., sep., *sil.*, staph., still., **Syph.**, *thuj.*

traubenförmig angeordnet: Agar., **Calc.**, rhus-t., staph., verat.

trocken: *Alum.*, anac., anag., **Ars.**, **Ars-i.**, **Aur.**, **Aur-m.**, **Bar-c.**, *bor.*, *bry.*, bufo, *cact.*, calad., **Calc.**, **Calc-s.**, *carb-s.*, *carb-v.*, caust., clem., cocc., corn., *cupr.*, *dulc.*, *fl-ac.*, *graph.*, *hep.*, hydr-ac., hyos., *kali-ar.*, *kali-c.*, *kali-chl.*, kali-i., kali-s., *kreos.*, **Led.**, *lyc.*, *mag-c.*, *merc.*, **Mez.**, nat-c., nat-m., nat-p., par., *petr.*, *ph-ac.*, **Phos.**, *psor.*, rhus-t., *sars.*, sel., **Sep.**, **Sil.**, stann., *staph.*, *sulph.*, teucr., thuj., valer., **Verat.**, *viol-t.*, *zinc.*

blutend nach Kratzen: Alum., *ars.*, calc., *lyc.*, *petr.*, *sulph.*

Tuberkel: Agar., alum., am-c., *am-m.*, anac., ang., *ant-c.*, apis, aran., *ars.*, aur., *bar-c.*, bar-m., *bry.*, **Calc.**, calc-p., calc-s., *carb-an.*, carb-s., *carb-v.*, **Caust.**, *cic.*, cocc., *con.*, crot-h., *dulc.*, *fl-ac.*, *graph.*, hell., *hep.*, hydrc., kali-ar., *kali-bi.*, *kali-br.*, kali-c., *kali-i.*, kali-n., kali-s., **Lach.**, **Led.**, *lyc.*, mag-c., mag-m., mag-s., mang., *merc.*, merc-c., *mez.*, *mur-ac.*, nat-ar., *nat-c.*, *nat-m.*, *nit-ac.*, nux-v., *olnd.*, *petr.*, ph-ac., *phos.*, *rhus-t.*, sec., sel., sep., *sil.*, stann., *staph.*, sul-ac., *sulph.*, tarax., *thuj.*, valer., verat., *zinc.*

abblätternd: Sulph.

bösartig: Ars.

brennend: Am-c., am-m., calc., *carb-an.*, cocc., dulc., kali-i., mag-m., mag-s., mang., *merc.*, mur-ac., nicc., *nit-ac.*, phos., *staph.*

eiternd: Am-c., bov., *caust.*, *fl-ac.*, *kali-bi.*, nat-c., nit-ac., *sil.*

entzündet: Am-m., rhus-t.

erhaben: Olnd., rhus-v., valer.

erysipelatös: *Nat-c.*, *phos.*, sil.

feucht: Kali-n., sel.

gelb: *Ant-c.*, rhus-t.

genabelt: Kali-bi., *kali-br.*

geschwürig: Am-c., bov., *caust.*, *fl-ac.*, *nat-c.*, sec.

HAUTAUSSCHLÄGE - Tuberkel ...

glatt: Ph-ac.

hart: Am-c., am-m., ant-c., bar-c., bov., *bry.*, con., *lach.*, *mag-c.*, *mag-s.*, nat-m., phos., rhus-t., valer.

höckerig: *Kali-bi.*, *nat-c.*, phos., sil., *tub.*

juckend: Aur., canth., carb-an., cham., cocc., dulc., graph., kali-c., kali-n., lach., lyc., mag-c., mag-s., mur-ac., nat-m., nit-ac., op., rhus-t., staph., stram., stront., tub., zinc.

lepraartig: *Nat-c.*, phos., *sil.*

miliar: Nat-m.

nagend: Rhus-t.

reißend: Cham., con.

rot: *Am-c.*, berb., bov., carb-an., carb-v., dig., *hep.*, kali-chl., kali-i., *lach.*, *led.*, mag-c., mag-m., *merc.*, mur-ac., nat-m., nit-ac., op., ph-ac., puls., sep., spig., sulph., *thuj.*, verat.

Hof: Cocc., dulc., ph-ac.

schleimig: *Fl-ac.*, *nit-ac.*, *thuj.*

schmerzhaft: Am-c., ars., bell., bov., lach., lyc., ph-ac., zinc.

schmerzlos: Arn., bell., graph., ign., led., olnd., squil., verat.

Sommer, im: *Kali-bi.*

spannend: Caust., mur-ac.

stechend, fein: Calc., caust., dulc., kali-i., led., mag-c., phos., rhus-t., squil., stram.

Stichwunde, nach einer: Sep.

syphilitisch: Ars., *ars-i.*, dulc., fl-ac., hep., kali-bi., *kali-i.*, *merc.*, *nit-ac.*, phyt., sil., thuj.

violett: Tub.

warzenförmig: Lyc., *thuj.*

wässrig: Graph., mag-c.

weich: Bell., crot-h., lach.

weiß: Ant-c., dulc., sep., sulph., valer.

Winter, im: *Kali-br.*

wund: Sep.

schmerzhaft wie: Ant-c., caust., ph-ac.

ziehend, schmerzhaft: Cham.

HAUTAUSSCHLÄGE ...

Überhitzung, durch: *Bov.*, *carb-v.*, *con.*, **Nat-m.**, *psor.*, *puls.*

unterdrückt: Acon., alum., am-c., ambr., *ars.*, *ars-i.*, *bell.*, **Bry.**, calad., calc., carb-an., *carb-v.*, *caust.*, *cham.*, con., *cupr.*, **Dulc.**, *gels.*, *graph.*, *hep.*, **Ip.**, kali-c., *kali-s.*, lach., *lyc.*, merc., *mez.*, *nat-c.*, nit-ac., *nux-m.*, op., **Petr.**, **Ph-ac.**, phos., **Psor.**, *puls.*, *rhus-t.*, sars., sel., *sep.*, sil., *staph.*, **Stram.**, sul-ac., **Sulph.**, thuj., *tub.*, verat., *viol-t.*, **Zinc.**

Urtikaria: *Acon.*, agar., all-c., am-c., am-m., *ant-c.*, ant-t., **Apis**, arn., **Ars.**, *ars-i.*, **Astac.**, aur., bar-c., bar-m., bell., benz-ac., *bov.*, *bry.*, bufo, *calad.*, **Calc.**, **Calc-s.**, carb-an., **Carb-s.**, *carb-v.*, **Caust.**, cham., chin., chin-a., *chin-s.*, **Chlol.**, chlor., cic., cimic., coca, cocc., *con.*, **Cop.**, *corn.*, *crot-h.*, crot-t., cub., *cupr.*, **Dulc.**, *elat.*, ferr-i., *graph.*, **Hep.**, hydr., ign., iod., ip., *kali-ar.*, *kali-br.*, *kali-c.*, kali-i., kali-p., kali-s., *kreos.*, lach., **Led.**, *lyc.*, lycps., mag-c., merc., *mez.*, nat-ar., nat-c., **Nat-m.**, *nat-p.*, nit-ac., *nux-v.*, pall., *petr.*, ph-ac., *phos.*, *psor.*, *puls.*, **Rhus-t.**, rumx., ruta, *sal-ac.*, sars., sec., sel., *sep.*, sil., staph., stram., *sul-ac.*, *sul-i.*, **Sulph.**, ter., thuj., *til.*, **Urt-u.**, ust., valer., *verat.*, vesp., zinc.

morgens: *Bell.*

nachmittags: Chlol.

abends: *Kreos.*, *nux-v.*

nachts: **Apis**, *bov.*, chlol., *cop.*, hydr., *nux-v.*, *puls.*

abwechselnd mit Asthma: Calad.

Rheumatismus: *Urt-u.*

Anstrengung, nach heftiger körperlicher: *Con.*, *nat-m.*, *psor.*, *urt-u.*

asthmatischen Beschwerden, bei: *Apis*

Baden, nach: Phos., urt-u.

Erkältung, durch: **Dulc.**

Fieber, während: **Apis**, chlor., *cop.*, cub., **Ign.**, **Rhus-t.**, *rhus-v.*, *sulph.*

Fleisch, nach: **Ant-c.**

Froststadium im Fieber, vor: *Hep.*

während: Apis, *ars.*, ign., **Nat-m.**, **Rhus-t.**

nach: *Elat.*, *hep.*

Frühling, jeden: Rhus-t.

HAUTAUSSCHLÄGE - Urticaria ...

Gehen in kalter Luft, beim: *Sep.*

kalten Baden, nach: *Calc-p.*

Luft agg., in: Caust., kali-br., nat-s., *nit-ac.*, **Rhus-t.**, rumx., *sep.*

amel.: *Calc.*, *dulc.*

knötchenförmig: *Agar.*, *alum.*, am-c., am-m., anac., *ant-c.*, ant-t., **Apis**, arn., ars., aur., bar-c., bar-m., bell., *bry.*, **Calc.**, cann-s., canth., caps., *carb-an.*, carb-s., *carb-v.*, **Caust.**, *chel.*, chin., *chlol.*, chlor., cic., cocc., con., *cop.*, dig., dros., **Dulc.**, *graph.*, hell., *hep.*, ign., *iod.*, ip., *jug-c.*, kali-ar., *kali-br.*, kali-c., kali-i., kali-n., kali-s., kreos., **Lach.**, *led.*, *lyc.*, *mag-c.*, mag-m., *mang.*, merc., **Mez.**, mur-ac., nat-ar., nat-c., *nat-m.*, nat-p., nit-ac., nux-v., olnd., op., pall., *petr.*, ph-ac., phos., *puls.*, **Rhus-t.**, rhus-v., *ruta*, sabin., *sec.*, sel., *sep.*, *sil.*, spig., spong., squil., stann., *staph.*, stram., sul-ac., *sulph.*, tarax., thuj., urt-u., valer., verat., verb., viol-t., zinc.

rosa (Erythema nodosum): *Bell.*, *bry.*, *chlol.*, *chlor.*, coca, cop., crot-t., gels., jug-c., kali-br., kali-i., merc., *nat-c.*, petr., phos., phyt., **Rhus-t.**, sil., **Stram.**, ter.

Kratzen, nach: Agar., alum., am-c., am-m., ant-c., ars., bar-c., bry., *calc.*, carb-an., carb-s., carb-v., *caust.*, chin., chin-a., cic., cocc., con., **Dulc.**, *graph.*, hell., *hep.*, ip., **Lach.**, led., *lyc.*, mag-c., mag-m., mang., merc., **Mez.**, nat-c., nat-m., nit-ac., nux-v., olnd., *petr.*, puls., **Rhus-t.**, ruta, sel., sep., sil., spig., *staph.*, sulph., thuj., verat., zinc.

Liegen amel.: Urt-u.

livid: *Apis*

Luftveränderung und Wetterwechsel, bei: *Apis*

Meer, am: Ars., mag-m.

Menses, vor: *Dulc.*, *kali-c.*

während: Bell., *kali-c.*, puls., sec.

Nasswerden, durch: **Rhus-t.**

Rheumatismus, bei: **Rhus-t.**, **Urt-u.**

Schweiß, beim: **Apis**, **Rhus-t.**

Trinken von kaltem Wasser agg.: Bell.

Übelkeit, vor der: Sang.

HAUTAUSSCHLÄGE - Urticaria ...

Wärme und Körperübungen agg.: *Apis*, *bov.*, *con.*, *dulc.*, *kali-i.*, *led.*, *lyc.*, **Nat-m.**, nit-ac., *psor.*, *puls.*, *sulph.*, **Urt-u.**

amel.: *Hep.*, *sep.*

Wein, durch: *Chlol.*

Waschen agg.: Canth., **Clem.**, *dulc.*, hydr., mez., phos., *psor.*, sars., **Sulph.**, urt-u.

kaltem Wasser agg., in: **Clem.**, *dulc.*, sulph.

weißlich: Agar., anan., ant-c., **Ars.**, *ars-i.*, bor., bov., bry., com., ip., merc., *mez.*, phos., *puls.*, sulph., thuj., *valer.*, zinc.

Windpocken: Acon., **Ant-c.**, *ant-t.*, ars., asaf., *bell.*, canth., *carb-v.*, caust., coff., con., cycl., hyos., ip., *led.*, *merc.*, nat-c., nat-m., **Puls.**, *rhus-t.*, *sep.*, sil., **Sulph.**, *thuj.*

Winter, im: *Aloe*, alum., *calc.*, *dulc.*, *hep.*, kali-c., *mang.*, *merc.*, *mez.*, *petr.*, *psor.*, **Rhus-t.**, *sep.*, *stront.*, sulph.

wund beißend: Acon., agar., *alum.*, ambr., ant-c., apis, **Arg-m.**, ars., *aur.*, bar-c., *bry.*, *calc.*, cann-s., canth., caps., carb-an., carb-s., chel., chin., *cic.*, coff., *colch.*, dol., *dros.*, ferr., **Graph.**, hell., **Hep.**, ign., kali-c., *kali-s.*, lach., led., lyc., mag-c., *mang.*, merc., mez., nat-c., *nat-m.*, *nit-ac.*, nux-v., olnd., *par.*, *petr.*, *ph-ac.*, phos., plat., *puls.*, ran-b., *rhus-t.*, ruta, sabin., sars., sel., **Sep.**, sil., *spig.*, spong., *squil.*, staph., *sulph.*, teucr., valer., *verat.*, *zinc.*

zuckenden Schmerzen, mit: Asar., calc., *caust.*, cham., chin., cupr., lyc., *puls.*, **Rhus-t.**, sep., sil., *staph.*

zusammenfließend: Agar., *ant-t.*, *caps.*, *chlol.*, *cic.*, hyos., *ph-ac.*, phos., rhus-v., valer.

HEILT schlecht: Alum., am-c., *apis*, *bar-c.*, *bar-m.*, **Bor.**, *bufo*, **Calc.**, calc-s., caps., **Carb-s.**, *carb-v.*, **Caust.**, **Cham.**, chel., clem., con., croc., crot-h., *fl-ac.*, **Graph.**, ham., hell., **Hep.**, kali-c., **Lach.**, *lyc.*, mag-c., *mang.*, merc., mur-ac., nat-c., nat-p., nit-ac., nux-v., **Petr.**, ph-ac., *phos.*, plb., **Psor.**, puls., **Rhus-t.**, *sars.*, *sep.*, **Sil.**, squil., *staph.*, still., *sulph.*, tarax., *tarent.*

HITZE, ohne Fieber: Aloe, arn., ars., bell., bor., bry., chin., cocc., coloc., dulc., *graph.*, hep., hyos., iod., kali-bi., *lach.*, mag-c., mur-ac., nux-v., phos., puls., rhus-t., sang., sep., sil., sulph.

nachts: Fl-ac., **Graph.**, nat-m.

HITZE ...

Erwachen, beim: Fl-ac., nat-m., puls., *sil.*

Koitus, nach: *Graph.*

Körperübungen, bei: Calc., nat-m.

Kratzen, nach: Spong., sulph.

HYPERÄSTHESIE (s. EMPFINDLICHKEIT; WUND)

ICHTHYOSIS (s. HAUTAUSSCHLÄGE - abschälend)

INSEKTENSTICHE: Acon., ant-c., *anthr.*, *apis*, *arn.*, ars., *bell.*, bry., bufo, *calad.*, *carb-ac.*, caust., *cedr.*, coloc., hyper., kreos., *lach.*, **Led.**, merc., *nat-m.*, seneg., sep., sil., sul-ac., sulph., tarent., **Urt-u.**

INTERTRIGO: Acon., *am-c.*, *ambr.*, arn., ars., *bar-c.*, *bor.*, calc., *calc-s.*, *carb-v.*, **Caust.**, *cham.*, *chin.*, **Graph.**, *hep.*, *hydr.*, *ign.*, kali-ar., *kali-c.*, kali-chl., **Kreos.**, *lyc.*, *mang.*, *merc.*, *nat-m.*, *nit-ac.*, nux-v., ol-an., olnd., *petr.*, ph-ac., phos., *phyt.*, plb., puls., rhus-t., ruta, sabin., *sep.*, *sil.*, squil., *sul-ac.*, **Sulph.**, syph.

JUCKEN: Acon., **Agar.**, *agn.*, ail., aloe, *alum.*, *am-c.*, am-m., *ambr.*, anac., anag., *anan.*, *ant-c.*, ant-t., *anthr.*, **Apis**, *arg-m.*, arn., **Ars.**, *ars-i.*, asaf., asar., *astac.*, aur., aur-m., aur-m-n., *bar-c.*, bar-m., bell., bism-o., bor., **Bov.**, *bry.*, *calad.*, *calc.*, *calc-p.*, calc-s., camph., cann-s., canth., caps., *carb-ac.*, *carb-an.*, **Carb-s.**, **Carb-v.**, **Caust.**, cham., **Chel.**, chin., *chin-a.*, **Chlol.**, *cic.*, cina, cinnb., *cist.*, *clem.*, coc-c., *cocc.*, coff., colch., coll., coloc., *con.*, croc., *crot-h.*, *crot-t.*, *cupr.*, cupr-ar., *cycl.*, *dig.*, dios., *dol.*, dros., *dulc.*, euph., euphr., *fl-ac.*, *gamb.*, *gels.*, **Graph.**, guaj., hell., hep., *hydrc.*, hyos., ign., indg., iod., *ip.*, jug-c., *jug-r.*, *kali-ar.*, *kali-bi.*, kali-br., *kali-c.*, kali-n., kali-p., *kali-s.*, *kreos.*, *lach.*, laur., *led.*, **Lyc.**, **Mag-c.**, mag-m., mang., *med.*, meny., **Merc.**, merc-i-f., **Mez.**, mosch., mur-ac., *nat-ar.*, *nat-c.*, **Nat-m.**, nat-p., *nat-s.*, *nit-ac.*, *nux-v.*, **Ol-an.**, *olnd.*, *op.*, par., *petr.*, ph-ac., *phos.*, *plat.*, plb., **Psor.**, ptel., **Puls.**, ran-b., ran-s., rheum, rhod., **Rhus-t.**, rumx., *ruta*, *sabad.*, sabin., sal-ac., samb., *sars.*, sec., sel., seneg., **Sep.**, **Sil.**, spig., **Spong.**, *squil.*, stann., **Staph.**, stram., stront., sul-ac., **Sulph.**, *tab.*, tarax., **Tarent.**, tell., teucr., *thuj.*, *til.*, **Urt-u.**, valer., verat., *vesp.*, viol-o., *viol-t.*, zinc.

morgens: Am-c., *rhus-t.*, sars., staph., stram., sulph.

Aufstehen, beim: *Rumx.*, *sars.*

Bett, im: *Calc.*, coloc., petr., *rhus-t.*, spong., sulph.

Erwachen, beim: Stram.

JUCKEN ...

abends: Alum., am-m., anac., apis, calad., *carb-an.*, carb-v., cocc., coloc., *con.*, cycl., fl-ac., **Kreos.**, lyc., *merc.*, mez., mur-ac., *nux-v.*, olnd., *puls.*, sars., sel., sil., thuj., zinc.

amel.: Cact.

Bett, im: *Alum.*, bar-c., calad., *carb-an.*, carb-v., coloc., con., cycl., lyc., merc., mur-ac., nat-c., nux-v., *puls.*, sars., tell., thuj., til., zinc.

nachts: Ail., am-c., am-m., arg-n., bar-c., berb., bov., cadm., **Carb-s.**, card-m., *caust.*, **Chlol.**, *cist.*, *clem.*, cocc., croc., *dol.*, euphr., gamb., gels., *graph.*, iris., kali-ar., *kali-bi.*, kreos., *lach.*, lachn., *led.*, lyss., manc., merc., merc-i-f., *mez.*, nux-v., olnd., plan., puls., sars., *sil.*, stram., **Sulph.**, thuj., **Urt-u.**, zinc.

alten Menschen, bei: *Mez.*

Anstrengung, nach: *Nat-m.*

Baden amel.: Clem.

beißend: **Agar.**, *agn.*, alum., am-c., *am-m.*, ant-c., arn., bar-m., bell., berb., bor., *bov.*, *bry.*, *calc.*, calc-p., camph., canth., caps., carb-an., *carb-v.*, *caust.*, cham., chel., chin., cimic., coc-c., cocc., colch., coloc., *con.*, dros., *dulc.*, *euph.*, hell., ip., kali-n., *lach.*, **Led.**, *lyc.*, mag-c., mang., *merc.*, *mez.*, mur-ac., *nat-c.*, nat-m., nat-p., nicc., *nux-v.*, **Ol-an.**, **Olnd.**, op., *paeon.*, *petr.*, *ph-ac.*, phos., plat., *psor.*, ptel., **Puls.**, ran-b., ran-s., rhod., rhus-t., *rumx.*, ruta, sel., sep., *sil.*, spig., *spong.*, stront., *sulph.*, *tarent.*, *tell.*, *thuj.*, **Urt-u.**, verat., viol-t., zinc.

Schweiß, nach: Cocc.

brennend: *Acon.*, *agar.*, *agn.*, alum., am-c., ambr., anac., ant-c., *apis*, arg-m., arn., **Ars.**, ars-i., asaf., aur., *bar-c.*, *bell.*, berb., bism-o., *bov.*, **Bry.**, *calad.*, *calc.*, *calc-p.*, calc-s., camph., cann-s., canth., caps., carb-an., carb-v., *caust.*, cham., chin., chin-a., **Chlol.**, *cic.*, cinnb., clem., cocc., coff., colch., coloc., *com.*, *con.*, cupr., dig., dros., dulc., euph., **Graph.**, guaj., hell., *hep.*, hyos., ign., iod., *jug-c.*, *kali-ar.*, *kali-bi.*, *kali-c.*, kali-n., *kali-s.*, kreos., **Lach.**, lachn., laur., led., **Lyc.**, mag-c., mang., meny., *merc.*, *mez.*, mur-ac., nat-ar., nat-c., nat-m., nat-p., nit-ac., nux-v., olnd., op., pall., petr., ph-ac., phel., *phos.*, plat., plb., **Puls.**, ran-b., rhod., **Rhus-t.**, ruta, sabad., samb., sars., sec., sel., seneg., *sep.*, **Sil.**, *spig.*, spong., *squil.*, stann., staph., stram., stront., sul-ac., **Sulph.**, teucr., thuj., *urt-u.*, valer., verat., viol-o., viol-t., zinc.

JUCKEN - brennend ...

nachts: *Bov.*, lachn., *mez.*, *til.*

Nesseln, wie durch: Calc-p., **Chlol.**, cocc., **Urt-u.**

Entkleiden agg.: Am-m., anac., ars., asim., cact., *cocc.*, *dros.*, gamb., hyper., kali-ar., kali-br., mag-c., mez., mur-ac., *nat-s.*, nux-v., *olnd.*, pall., ph-ac., rhod., **Rumx.**, sil., stann., *staph.*, *tub.*

Essen, nach: Calc-p.

Fieber, im: Kali-br.

Flecken: Agn., am-m., arn., aster., *berb.*, *con.*, dros., euph., *fl-ac.*, *graph.*, *iod.*, jug-c., *kali-c.*, *lach.*, *led.*, *lyc.*, merc., mez., *nat-m.*, *nit-ac.*, op., par., sep., *sil.*, spong., *sul-ac.*, **Sulph.**, *zinc.*

Leberflecken: *Caust.*

schwitzen, die: *Tell.*

Fleisch, nach Essen von: Ruta

Froststadium im Fieber, während: *Hep.*, *petr.*

Frühling, im: Fl-ac., lach.

Gehen im Freien, beim: Cinnb., *sulph.*

geistige Anstrengung: *Agar.*

gelähmten Körperteilen, in: Phos.

Gelbsucht, bei: *Hep.*

Hautausschläge, ohne: **Alum.**, **Ars.**, cist., *dol.*, *gels.*, lach., med., *merc.*, **Mez.**, *petr.*, *psor.*, *sulph.*

unterdrückten, nach: *Ars.*

heftig: Agar., dros., dulc., ip., lach., mez., op.

kalte Luft, in kalter Luft agg.: Apis, cadm., kali-ar., lac-ac., nit-ac., *rumx.*, sep., spong., *staph.*, tell., *tub.*

amel.: *Kali-bi.*

kitzelnd: Acon., agar., alum., am-m., *ambr.*, *arg-m.*, bry., bufo, calc., canth., caps., chel., chin., cocc., *colch.*, dig., dros., euph., euphr., ign., mang., *merc.*, mur-ac., phos., *plat.*, prun-s., *puls.*, ran-b., *rhus-t.*, ruta, *sabad.*, sec., sel., *sep.*, **Sil.**, *spig.*, spong., squil., staph., *sulph.*, tarax., teucr.

Kratzen, nach: Agar., ambr., caps., chin., cocc., merc., **Sabad.**, *sil.*, spig., teucr.

Koitus, nach: *Agar.*

Körperteile, auf denen man liegt: Chin.

JUCKEN ...

Kratzen agg.: *Agar.*, *alum.*, am-m., **Anac.**, anag., *arg-m.*, *arn.*, **Ars.**, bar-c., *bism-o.*, *bov.*, *calad.*, calc., cann-s., canth., **Caps.**, carb-an., carb-v., *caust.*, cham., chel., cinnb., coff., *con.*, cupr., *dol.*, dros., guaj., ip., kreos., lachn., *led.*, mag-c., mang., merc., *mez.*, mur-ac., nat-ar., nat-c., par., ph-ac., phos., phyt., **Puls.**, **Rhus-t.**, rhus-v., seneg., sep., *sil.*, spig., spong., squil., stann., *staph.*, stram., *stront.*, **Sulph.**, *til.*

amel.: Agar., *agn.*, alum., am-c., am-m., ambr., anac., ant-c., ant-t., apis, arn., ars., **Asaf.**, bell., bor., bov., *brom.*, *bry.*, cadm., **Calc.**, calc-s., camph., *cann-s.*, *canth.*, caps., carb-an., caust., chel., chin., cic., *cina*, clem., coloc., com., con., *crot-t.*, **Cycl.**, dig., *dros.*, form., *guaj.*, hep., hydr., *ign.*, *jug-c.*, kali-ar., *kali-c.*, kali-n., kali-s., *kreos.*, laur., led., *mag-c.*, mag-m., *mang.*, meny., merc., mez., mosch., **Mur-ac.**, **Nat-c.**, nat-p., nit-ac., nux-v., olnd., ph-ac., **Phos.**, plat., *plb.*, prun-s., ran-b., rhus-t., *ruta*, sabad., sabin., sal-ac., samb., *sars.*, sec., sel., seneg., *sep.*, spig., spong., squil., stann., staph., sul-ac., *sulph.*, tarax., *thuj.*, valer., viol-t., *zinc.*

blutet, muss kratzen bis es: *Agar.*, *alum.*, *arg-m.*, **Ars.**, *bar-c.*, *bov.*, carb-v., *chlol.*, led., *med.*, *psor.*, *puls.*

roh ist, muss kratzen bis es: *Agar.*, *alum.*, am-c., ant-c., arn., bar-c., bov., calc., *carb-s.*, caust., chin., dros., **Graph.**, hep., kali-c., kreos., *lach.*, *lyc.*, mang., merc., *olnd.*, **Petr.**, phos., plb., *psor.*, puls., rhus-t., ruta, sabin., *sep.*, sil., squil., sul-ac., *sulph.*, *til.*

unverändert durch Kratzen: Acon., agar., agn., *alum.*, am-c., am-m., ambr., ant-c., ant-t., *arg-m.*, arn., asaf., aur., bar-c., bell., bism-o., bor., *bov.*, *calad.*, camph., carb-an., carb-v., caust., cham., chel., cina, clem., cocc., coff., colch., coloc., croc., cupr., dig., euph., euphr., *hell.*, hyos., iod., *ip.*, laur., *mag-m.*, *med.*, mur-ac., nat-c., nux-v., op., *plat.*, prun-s., **Puls.**, *ran-s.*, rheum, rhus-t., ruta, samb., sec., seneg., sil., *spig.*, **Spong.**, stann., stram., sul-ac., tarax., teucr., valer.

wechselt den Ort beim Kratzen: *Agar.*, alum., anac., calc., *canth.*, carb-an., chel., cycl., *ign.*, mag-c., mag-m., *mez.*, pall., *spong.*, *staph.*, *sul-ac.*, zinc.

JUCKEN ...

kribbelnd: *Acon.*, **Agar.**, agn., *alum.*, am-c., ambr., ant-c., *arg-m.*, *arn.*, ars., asaf., aur., *bar-c.*, bell., bor., bov., bry., calad., calc., calc-s., camph., cann-s., canth., caps., *carb-s.*, carb-v., *caust.*, chel., chin., cina, cocc., **Colch.**, *con.*, croc., *dig.*, euphr., graph., guaj., hep., ign., kali-ar., *kali-c.*, kali-p., kali-s., lach., laur., led., **Lyc.**, mag-c., mag-m., mang., *merc.*, mur-ac., nat-ar., *nat-c.*, nat-m., nat-p., nit-ac., *nux-v.*, *olnd.*, pall., par., *ph-ac.*, phos., **Plat.**, **Plb.**, **Puls.**, *ran-b.*, ran-s., *rhod.*, **Rhus-t.**, *sabad.*, sabin., *sec.*, sel., **Sep.**, *sil.*, **Spig.**, spong., squil., **Staph.**, sul-ac., **Sulph.**, **Tarent.**, teucr., thuj., verat., viol-t., zinc.

Liegen amel.: Urt-u.

März, im: Fl-ac.

Menses, während: *Graph.*, *kali-c.*, phos.

reißend: *Bell.*, bry., *lyc.*, sil., *staph.*, sulph., zinc.

ruckend: Calc., *carb-s.*, caust., *lyc.*, nat-m., puls., rhus-t.

Schlaf, während: Am-c., ars., *bar-c.*, carb-v., caust., con., dulc., mag-m., *phos.*, sars., sulph., zinc.

Einschlafen, beim: *Osm.*

Schmerzen aufhören, wenn: Ign., lyc., stront.

schmerzhafte Körperteile: Carb-s., ign., thuj.

Schweiß agg.: **Mang.**, *merc.*, rhod.

schwitzende Körperteile: All-s., am-c., benz-ac., calc., cann-s., cedr., *cham.*, coloc., fl-ac., ip., led., *lyc.*, **Mang.**, op., par., rhod., rhus-t., sabad., spong., sulph.

stechend: Acon., *agar.*, agn., alum., am-c., anac., ant-c., **Apis**, arg-m., *arn.*, ars., ars-i., asaf., asar., aur., *bar-c.*, bell., bov., **Bry.**, calad., calc., camph., cann-s., canth., caps., carb-an., carb-s., carb-v., *caust.*, cham., chel., chin., **Chlol.**, clem., coc-c., *cocc.*, coff., colch., *con.*, *cop.*, crot-h., *cycl.*, dig., *dros.*, dulc., euph., euphr., **Graph.**, guaj., hell., hep., hyos., ign., iod., kali-ar., *kali-c.*, kali-n., kali-p., kali-s., kreos., lach., laur., led., lyc., mag-c., mag-m., mang., meny., *merc.*, mez., mosch., *mur-ac.*, nat-c., *nat-m.*, nat-p., nit-ac., nux-v., olnd., op., par., petr., ph-ac., phos., plat., plb., **Puls.**, ran-b., ran-s., rheum, rhod., **Rhus-t.**, ruta, *sabad.*, sabin., samb., sars., sel., *sep.*, *sil.*, *spig.*, **Spong.**, squil., *stann.*, *staph.*, stram., stront., sul-ac., *sulph.*, tarax., tell., teucr., *thuj.*, *til.*, **Urt-u.**, verat., **Viol-t.**, zinc.

Trinkern, bei: Carb-v., lach., nux-v., sulph.

Übelkeit, vor: Sang.

kratzen bis er sich übergibt, muss: *Ip.*

übergibt; nicht gebessert, bis er sich: *Ip.*

Verzweiflung, treibt zur: **Psor.**

wandernd: *Agar.*, *bar-c.*, berb., *canth.*, caust., cham., *con.*, graph., jug-c., kali-c., mag-m., mang., *merc.*, mez., olnd., *puls.*, rat., rhus-v., spong., staph., zinc.

Wärme, Warmwerden, beim: *Aeth.*, *alum.*, arg-n., bov., clem., cob., cocc., com., *dol.*, gels., ign., *kali-ar.*, *led.*, *lyc.*, **Merc.**, mez., mur-ac., *nat-ar.*, **Psor.**, *puls.*, **Sulph.**, **Urt-u.**

Bett, beim Warmwerden im: *Aeth.*, *alum.*, *anac.*, *ant-c.*, *apis*, arg-n., bar-c., *bov.*, cadm., calad., *calc.*, calc-s., carb-an., *carb-s.*, *carb-v.*, card-m., caust., cinnb., *clem.*, cob., *cocc.*, coloc., cupr-ar., *cycl.*, *gels.*, *graph.*, *kali-ar.*, *kali-bi.*, kali-br., kali-c., kali-chl., *kali-s.*, *led.*, *lyc.*, lyss., mag-c., *merc.*, *mez.*, mur-ac., *nat-m.*, *nat-p.*, nux-v., ph-ac., *phos.*, **Psor.**, *puls.*, *rhus-t.*, sars., *sep.*, spong., **Sulph.**, thuj., *til.*, *urt-u.*, zinc.

Ofenhitze amel.: *Rumx.*, **Tub.**

Überhitzung, bei: Ign., *lyc.*

Wolle agg.: *Hep.*, phos., psor., puls., sulph.

wollüstig: Ambr., anac., arg-m., meny., *merc.*, mur-ac., plat., puls., sabad., sep., *sil.*, spig., spong., **Sulph.**

wund, beißend: Alum., am-m., ambr., *arg-m.*, arg-n., aur., berb., bry., calc., cann-s., colch., dros., *graph.*, hep., kali-c., led., lyc., mag-c., mang., merc., mez., mur-ac., nat-c., nux-v., olnd., par., petr., **Plat.**, puls., *rhus-t.*, ruta, sabin., sars., *sep.*, sil., squil., staph., *sulph.*, valer., verat., *zinc.*

KÄLTE: Acon., agar., agn., ail., alum., am-c., am-m., ambr., anac., *anan.*, ant-c., *ant-t.*, apis, arn., **Ars.**, *ars-i.*, asaf., asar., aur., bar-c., bar-m., *bell.*, bism-o., bov., bry., *cact.*, calad., **Calc.**, **Calc-p.**, **Camph.**, cann-s., canth., *caps.*, carb-ac., carb-an., **Carb-s.**, *carb-v.*, *caust.*, *cham.*, *chel.*, *chin.*, *chin-a.*, *cic.*, cina, *cocc.*, *coff.*, *colch.*, coloc., con., croc., *crot-h.*, *cupr.*, cycl., **Dig.**, *dios.*, dros., dulc., eup-pur., euph., euphr., *ferr.*, ferr-ar., *ferr-i.*, ferr-p., *graph.*, *hell.*,

KÄLTE ...

Helod., hep., **Hydr-ac.**, hyos., *ign.*, *iod.*, **Ip.**, *kali-ar.*, kali-br., *kali-c.*, kali-m., kali-p., *kali-s.*, kreos., *lach.*, lachn., **Laur.**, *led.*, *lyc.*, mag-c., mag-m., mang., meny., *merc.*, *merc-c.*, *merc-cy.*, *mez.*, mosch., mur-ac., nat-ar., nat-c., nat-m., nat-p., *nit-ac.*, **Nux-m.**, *nux-v.*, olnd., *op.*, **Ox-ac.**, par., petr., ph-ac., *phos.*, *phyt.*, *plat.*, *plb.*, *podo.*, puls., ran-b., rhod., **Rhus-t.**, ruta, sabad., sabin., *samb.*, sang., sars., **Sec.**, sel., seneg., **Sep.**, *sil.*, spig., spong., squil., stann., staph., stram., stront., sul-ac., **Sulph.**, *sumb.*, *tab.*, tarax., teucr., *ther.*, thuj., valer., **Verat.**, verat-v., verb., zinc.

links: Caust., dros., *lach.*, *sil.*

epileptischem Anfall, vor: *Sil.*

nachts: *Ars.*, *camph.*, *carb-v.*, *hyos.*, *mosch.*

abwechselnd mit Hitze: Stram.

Diarrhö, bei: Aeth., *camph.*, *jatr.*, *laur.*, tab., *verat.*

eine Körperseite bei Konvulsionen: *Sil.*

eiskalt: Ant-t., *ars.*, cadm., *calc.*, **Camph.**, **Carb-v.**, cupr., hell., lachn., *nat-m.*, *sec.*, tarent., *verat.*

Stellen, an kleinen: *Agar.*, arg-m., *bar-c.*, petr., **Verat.**

Entbindung, bei der: Coff.

entblößen, muss sich: *Camph.*, *sec.*

Essen, nach dem: Camph., ran-b.

Fieber, im: *Camph.*, iod.

Flecken: *Agar.*, arg-m., berb., caust., mosch., *par.*, petr., **Verat.**

Gefühl von Kälte: Arn., *calc.*, caust., chel., *merc.*, *mosch.*, *plat.*, puls., *rhus-t.*, sec., *verat-v.*

Hitze, mit innerlicher: Bar-c., euph., *ferr.*, *ign.*, *iod.*, mosch., *verat.*, *zinc.*

Konvulsionen, bei: Anan., *camph.*, caust., cic., *hell.*, hyos., mosch., **Oena.**, op., stram., *verat.*

Körperübungen, bei: Plb., *sil.*

Kratzen, nach: Agar., mez., petr.

leidende Körperteile: Caps., caust., *led.*, merc., mez., *sil.*

Menses, vor: *Sil.*

während: Coff., dig., *led.*, *tab.*, thuj., *verat.*

nach: Graph.

KÄLTE ...

Nerven, entlang schmerzhafter: *Led.*, merc., sil.

Oberkörper: Ip.

Schmerzen, bei den: Ars.

Schwangerschaft, in der: *Nux-m.*

Stuhlgang, nach: Crot-t.

verletzte Körperteile: **Led.**

Zittern, mit: Mosch., op.

KNOTEN (s. VERHÄRTUNG)

KOMEDONEN (s. GESICHT - Hautausschläge)

KONDYLOME (s. WUCHERUNGEN)

KRABBELN (s. AMEISENLAUFEN)

KREBS (s. ALLGEMEINES)

LÄUSE: Am-c., ars., lach., *lyc.*, *merc.*, nit-ac., olnd., *psor.*, *sabad.*, staph., *sulph.*, vinc.

LOSE herabhängen, als würede die Haut: Ant-c., bell., kreos., **Phos.**, sabad.

LUPUS: Agar., alum., alumn., ant-c., arg-n., **Ars.**, ars-i., aur-m., *bar-c.*, bell., calc., *carb-ac.*, *carb-v.*, *caust.*, cic., cist., graph., guare., hep., *hydrc.*, kali-ar., *kali-bi.*, kali-c., *kali-chl.*, *kali-s.*, *kreos.*, lach., **Lyc.**, mag-arct., merc-i-r., **Nit-ac.**, ol-j., *phyt.*, *psor.*, rhus-t., sabin., sep., *sil.*, spong., staph., sulph., **Thuj.**

NAEVI (Naevus flammeus, Feuermal) (vgl. FARBE – braun): **Acet-ac.**, *calc.*, *carb-v.*, **Fl-ac.**, *lyc.*, nux-v., **Phos.**, *thuj.*, vac.

pigmentiert (sowohl erhaben als auch im Hautniveau gelegen): *Calc.*, carb-v., graph., nit-ac., petr., ph-ac., **Puls.**, sil., sul-ac., *sulph.*, tarent., *thuj.*

juckend und stechend: Thuj.

NAGEN (s. SCHMERZ - nagend)

NARBEN, aufbrechend: Asaf., *bor.*, calc-p., *carb-an.*, caust., con., croc., *crot-h.*, *iod.*, *lach.*, nat-c., *nat-m.*, **Phos.**, **Sil.**, sulph.

Bläschen; umgeben von: *Fl-ac.*

Blasen bilden sich auf den Narben: Mag-c.

blau: Ant-c., *bad.*, cench., lach., sul-ac.

blutend: *Lach.*, phos.

eingesunken: Carb-an., *kali-bi.*, kali-i., sil.

erhaben: *Bad.*

glänzend: Sil.

hart: *Graph.*

juckend: Alum., *fl-ac.*, *iod.*

NARBEN ...

Knoten: Sil.

pickelig: Iod.

rot, werden: Ant-c., bad., *fl-ac.*, **Lach.**, *merc.*, nat-m., sil., stram., *sul-ac.*

Ränder, um die: *Fl-ac.*

schmerzhaft, brennen: Ars., *carb-an.*, *graph.*, lach.

stechend: *Sil.*

stechen, fein: *Carb-an.*, *sil.*, *sul-ac.*

werden: *Carb-an.*, crot-h., graph., *hyper.*, kali-c., *lach.*, lyss., *nat-m.*, *nit-ac.*, phos., **Sil.**, sul-ac.

Wetterwechsel, bei: Carb-an., *nit-ac.*

wund, werden: Caust., *fl-ac.*, nux-v., **Sil.**

schwarz: Asaf.

Venen, besät mit: Cench.

ÖLIGE Haut (s. GESICHT - FETTIG)

PERGAMENT (s. HART - pergamentartig)

PETECHIEN (s. HAUTAUSSCHLÄGE)

PITYRIASIS (s. HAUTAUSSCHLÄGE)

PRICKELN, Kribbeln: *Acon.*, agar., ant-t., **Apis**, bar-c., bell., berb., cann-i., cimic., *colch.*, croc., dros., **Ham.**, kali-ar., **Lob.**, **Lyc.**, mag-m., med., mez., mosch., nat-m., nit-ac., nux-v., **Plat.**, *ran-s.*, **Rhus-t.**, sabad., sep., sul-ac., **Sulph.**, sumb., *urt-u.*, zinc.

Gehen im Freien, beim: *Sulph.*

warm, wenn: Kali-ar., sumb.

im Bett: **Sulph.**

PSORIASIS (s. HAUTAUSSCHLÄGE)

PURPURA haemorrhagica: *Arn.*, ars., ars-i., bell., berb., bov., bry., *carb-v.*, chin-s., chlol., cor-r., *crot-h.*, *cupr.*, *ham.*, hyos., iod., *kali-i.*, **Lach.**, **Led.**, nux-v., *ph-ac.*, **Phos.**, *rhus-t.*, ruta, **Sec.**, sil., stram., **Sul-ac.**, sulph., **Ter.**

miliaris: Acon., am-c., am-m., arn., bell., coff., dulc., sul-ac., sulph.

senilis: Ars., bar-c., bry., con., *lach.*, op., rhus-t., **Sec.**, sul-ac.

RAU: *Alum.*, anag., ars., *ars-i.*, bar-c., bry., **Calc.**, crot-t., *graph.*, hep., *iod.*, kali-i., *lith-c.*, merc., mez., *nat-c.*, *nat-m.*, olnd., **Petr.**, ph-ac., phos., *plb.*, *rhus-t.*, sars., *sec.*, **Sep.**, stram., **Sulph.**

RISSE, Rhagaden: *Aesc.*, aloe, alum., am-c., *ant-c.*, *arn.*, *aur.*, *bad.*, bar-c., bry., **Calc.**, calc-s., *carb-an.*, **Carb-s.**, carb-v., *cham.*, com., *cycl.*, **Graph.**, *hep.*, hydr., iris., kali-c., *kali-s.*, *kreos.*, *lach.*, *lyc.*, mag-c., *mang.*, *merc.*, *nat-c.*, *nat-m.*, *nit-ac.*, olnd., osm., *paeon.*, **Petr.**, phos., *psor.*, **Puls.**, *rhus-t.*, ruta, **Sars.**, **Sep.**, *sil.*, **Sulph.**, teucr., viol-t., *zinc.*

brennend: Petr., sars., zinc.

feucht: Aloe

gelb: Merc.

geschwürig: Bry., merc.

juckend: Merc., *petr.*

merkurialisch: *Hep.*, *nit-ac.*, *sulph.*

neue Haut reißt ein und brennt: *Sars.*

schmerzhaft: *Graph.*, mang., zinc.

stinkend: *Merc.*

tief, blutend: *Merc.*, **Nit-ac.**, **Petr.**, puls., *sars.*, *sulph.*

Waschen, nach: Alum., *ant-c.*, bry., **Calc.**, *calc-s.*, cham., kali-c., lyc., nit-ac., *puls.*, rhus-t., sars., **Sep.**, **Sulph.**, zinc.

Winter, im: Alum., **Calc.**, *calc-s.*, **Carb-s.**, graph., **Petr.**, *psor.*, **Sep.**, **Sulph.**

ROHHEIT (s. EXKORIATION)

RUNZELIG, geschrumpft: Am-c., ambr., *ant-c.*, apis, *ars.*, *bor.*, bry., calc., camph., cham., chlor., *con.*, *cupr.*, graph., hell., hep., *kali-ar.*, *kreos.*, *lyc.*, manc., merc., *mez.*, mur-ac., nux-v., ph-ac., phos., phyt., plb., rheum, rhod., rhus-t., sabad., *sars.*, **Sec.**, *sep.*, spig., stram., *sulph.*, urt-u., *verat.*, verat-v., viol-o.

RUPIA (s. HAUTAUSSCHLÄGE)

SCHLAFFHEIT: Agar., ant-t., *apis*, bor., **Calc.**, *camph.*, *caps.*, cham., *chin.*, *clem.*, *cocc.*, con., croc., *cupr.*, dig., euph., *ferr.*, graph., hell., *hyos.*, iod., ip., *lach.*, *lyc.*, *mag-c.*, merc., nat-c., puls., rheum, sabad., sec., seneg., sil., *spong.*, sul-ac., sulph., *verat.*

SCHMERZ:

beißend: *Agar.*, agn., alum., am-c., *am-m.*, ant-c., arn., bar-m., bell., berb., bor., bov., *bry.*, *calad.*, *calc.*, camph., canth., caps., carb-an., *carb-v.*, *caust.*, cham., chel., chin., coc-c., cocc., *colch.*, coloc., *con.*, dros., **Euph.**, *gamb.*, hell., *ip.*, kreos., *lach.*, **Led.**, *lyc.*, lyss., mag-c., mang., merc., *mez.*, mur-ac., nat-c., nat-m., nat-p., nicc., *nux-v.*,

SCHMERZ - beißend ...

olnd., op., pall., petr., ph-ac., phel., phos., plat., **Puls.**, ran-b., ran-s., rhod., rhus-t., ruta, sel., sep., sil., spig., *spong.*, stront., *sulph.*, thuj., verat., viol-t., zinc.

nachts, im Bett: Coc-c.

Schlaf, vor dem: Coc-c.

Froststadium im Fieber, während: Gamb.

Kratzen, nach: Am-c., *am-m.*, bry., calc., canth., carb-an., carb-s., carb-v., *caust.*, chin., con., dros., *euph.*, hell., ip., kreos., **Lach.**, *led.*, *lyc.*, mang., merc., *mez.*, nat-c., nat-m., nux-v., **Olnd.**, petr., ph-ac., *puls.*, ran-b., ruta, sel., sep., sil., *spong.*, sulph., zinc.

Schweiß, durch: Tarax.

Stellen, an einzelnen: Nat-m.

brennend: Acon., agar., all-c., alum., am-c., am-m., *ambr.*, anac., anan., ant-c., *anthr.*, **Apis**, *arg-m.*, *arn.*, **Ars.**, ars-i., asaf., asar., aur., bar-c., bar-m., **Bell.**, berb., bism-o., bov., **Bry.**, *bufo*, calad., *calc.*, *calc-s.*, camph., cann-s., canth., *caps.*, *carb-an.*, *carb-v.*, *caust.*, cham., chel., chin., chin-a., *cic.*, clem., *cocc.*, coff., colch., coloc., con., cop., *crot-t.*, cupr., cycl., dig., dros., *dulc.*, *euph.*, *ferr.*, ferr-ar., ferr-i., ferr-p., graph., guaj., hell., *hep.*, *hyos.*, *ign.*, iod., kali-ar., **Kali-bi.**, *kali-c.*, *kali-n.*, kali-p., *kali-s.*, kreos., **Lach.**, laur., led., **Lyc.**, mag-c., mag-m., mang., meny., *merc.*, *mez.*, mosch., mur-ac., nat-ar., nat-c., *nat-m.*, nat-p., nit-ac., *nux-v.*, ol-an., olnd., *op.*, par., petr., ph-ac., **Phos.**, plat., plb., *puls.*, *ran-b.*, rhod., **Rhus-t.**, ruta, sabad., sabin., samb., sars., sec., sel., seneg., *sep.*, **Sil.**, *spig.*, spong., *squil.*, stann., *staph.*, stram., stront., sul-ac., **Sulph.**, tarent., teucr., thuj., *urt-u.*, valer., verat., viol-o., viol-t., zinc.

nachts: *Ars.*, *carb-v.*, cinnb., clem., *con.*, *dol.*, *merc.*, nux-v., *olnd.*, rhus-t.

Berührung, bei: *Canth.*, *ferr.*, sabin.

Erregung, durch geistige: *Bry.*

Flammen, wie von: Viol-o.

Funken, wie durch: Agar., arg-m., calc., *calc-p.*, nat-m., **Sec.**, sel.

kaltem Wasser, nach Arbeiten in: Thuj.

Koitus, nach: Agar.

Körperteile, auf denen man liegt: Lyss., manc., *sulph.*

SCHMERZ - brennend ...

Kratzen, nach: Agar., *am-c.*, am-m., ambr., anac., ant-c., arn., *ars.*, bar-c., *bell.*, bov., *bry.*, calad., calc., cann-s., canth., caps., carb-an., carb-s., carb-v., **Caust.**, chel., cic., cocc., coff., con., crot-t., cycl., dros., *dulc.*, euph., graph., *hep.*, kali-ar., kali-c., kali-p., *kali-s.*, *kreos.*, *lac-c.*, **Lach.**, laur., *led.*, *lyc.*, mag-c., mag-m., mang., **Merc.**, mez., mosch., nat-c., nat-m., nat-s., nit-ac., nux-v., **Olnd.**, par., *petr.*, ph-ac., *phos.*, puls., ran-b., rhod., **Rhus-t.**, sabad., sabin., samb., sars., sel., seneg., **Sep.**, **Sil.**, spig., spong., *squil.*, *staph.*, stront., **Sulph.**, thuj., *til.*, verat., viol-t., zinc.

Nesseln, wie durch: Calc-p., cocc., **Urt-u.**

Schlaf, nach: *Urt-u.*

Schweiß, durch: Merc., **Mez.**, **Nat-c.**, verat.

Stellen, an einzelnen: Agar., am-c., *am-m.*, apis, *ars.*, bell., canth., *carb-v.*, caust., chel., croc., cupr., ferr., *fl-ac.*, iod., kali-ar., *kali-c.*, lach., lyc., mag-c., mag-m., *merc.*, *mez.*, nat-s., **Ph-ac.**, plat., *rhus-t.*, sel., *sul-ac.*, **Sulph.**, tab., thuj., viol-o., zinc.

feinstechend (siehe stechend, fein)

geschwürig: Alum., am-c., **Am-m.**, ambr., anac., ars., bell., bov., *bry.*, canth., caps., carb-s., caust., cham., *chin.*, *cic.*, cocc., dros., ferr., **Graph.**, hep., ign., kali-ar., *kali-c.*, *kali-i.*, kali-n., kali-s., kreos., lach., laur., mag-c., mag-m., *mang.*, merc., mur-ac., nat-c., *nat-m.*, nat-p., nit-ac., nux-v., petr., ph-ac., *phos.*, **Puls.**, **Rhus-t.**, ruta, sars., *sep.*, sil., spig., spong., stann., staph., *sul-ac.*, sulph., tarax., *thuj.*, verat., zinc.

Berührung, bei: *Canth.*

Kratzen, nach: Am-c., **Am-m.**, arn., asaf., bar-c., bell., bry., calc., carb-v., caust., chin., cic., con., cycl., *graph.*, hep., kali-c., led., mag-m., mang., merc., nat-m., petr., *phos.*, *puls.*, ran-b., **Rhus-t.**, sep., **Sil.**, spig., staph., sul-ac., *sulph.*, thuj., verat., zinc.

Kratzen, nach: Agar., *alum.*, *ars.*, **Bar-c.**, bell., calc., caps., chin., cocc., con., euphr., kreos., led., nat-m., nux-v., par., *petr.*, ph-ac., plb., puls., rhus-t., sel., sep., **Sil.**, squil., staph., **Sulph.**, thuj., verat.

nagend, fressend: *Agar.*, **Agn.**, alum., ambr., anac., ant-c., arg-m., ars., *bar-c.*,

SCHMERZ - nagend ...

bell., bism-o., bry., canth., caps., cham., clem., cocc., con., *cycl.*, *dig.*, *dros.*, euph., graph., guaj., hell., hyos., kali-c., led., **Lyc.**, *meny.*, merc., mez., nat-c., nat-p., nux-v., **Olnd.**, par., ph-ac., phos., **Plat.**, puls., *ran-s.*, rhod., rhus-t., *ruta*, sep., spig., *spong.*, squil., stann., **Staph.**, sulph., tarax., thuj., *verat.*

Kratzen, nach: Agar., alum., ant-c., bar-c., canth., caps., cycl., dros., kali-c., led., *lyc.*, **Olnd.**, par., ph-ac., phos., puls., rhus-t., ruta, spong., *staph.*, tarax., verat.

reißend: Ambr., anac., arg-n., bar-c., bell., berb., *camph.*, cann-s., chlor., coloc., *graph.*, *kreos.*, *nit-ac.*, *phos.*, plan.

Kratzen, nach: Ars., bell., bry., calc., cycl., *lyc.*, puls., rhus-t., sep., sil., staph., **Sulph.**

schneidend: **Bell.**, calc., dros., graph., ign., lyc., mur-ac., *nat-c.*, ph-ac., rhus-t., sep., sil., sul-ac., *viol-t.*

Splitter, wie durch einen: Calad., **Hep.**, **Nit-ac.**

stechend: *Acon.*, *agar.*, agn., alum., am-c., am-m., anac., ant-c., **Apis**, *arn.*, ars., ars-i., *asaf.*, **Bar-c.**, bell., **Bry.**, bufo, *calc.*, *cann-s.*, *canth.*, caps., *carb-s.*, carb-v., *caust.*, chel., *chin.*, chin-a., clem., coc-c., *cocc.*, coff., *colch.*, con., *crot-h.*, *crot-t.*, *cycl.*, dig., dios., dros., dulc., euphr., **Graph.**, guaj., hell., hep., hyos., ign., iod., kali-ar., kali-c., kali-n., kali-p., kali-s., kreos., lach., **Lyc.**, mag-c., meny., *merc.*, mez., mur-ac., nat-c., nat-m., nat-p., *nit-ac.*, nux-v., olnd., par., ph-ac., *phos.*, plan., plat., plb., **Puls.**, ran-b., ran-s., rhod., **Rhus-t.**, ruta, *sabad.*, sabin., sars., sel., *sep.*, *sil.*, spig., **Spong.**, squil., *stann.*, *staph.*, stront., sul-ac., *sulph.*, *tarax.*, tell., teucr., *thuj.*, verat., **Viol-t.**, zinc.

abends im Bett: Alum., cycl., thuj., zinc.

nachts: Anac., cann-s., merc., thuj.

elektrischen Stom, wie durch: Agar.

Kratzen, nach: Alum., am-m., arn., ars., asaf., **Bar-c.**, bell., *bry.*, calc., cann-s., canth., carb-s., *caust.*, chel., chin., cocc., con., *cycl.*, dros., dulc., *graph.*, hell., kali-ar., kali-c., kali-s., *lach.*, lyc., *merc.*, mez., nit-ac., nux-v., par., ph-ac., *puls.*, ran-b., **Rhus-t.**, ruta, *sabad.*, sars., sel., sep., sil., *spong.*, *squil.*, staph., stront., **Sulph.**, tarax., teucr., thuj., *viol-t.*, zinc.

stechend, fein: *Acon.*, alum., anac., **Apis**, arg-m., arn., ars., ars-i., **Asaf.**, bar-c., bell., *bry.*, calc., cann-s., canth., caps., carb-v., caust., cina, *cocc.*, colch., con., dig., dros., dulc., **Ham.**, hell., hep., hyos., ign., iod., *kali-bi.*, kali-c., lach., *lyc.*, mag-c., meny., *merc.*, *mez.*, *nux-v.*, olnd., ph-ac., phos., plat., *puls.*, ran-b., ran-s., *rhus-t.*, sabad., samb., sel., sep., *sil.*, spig., spong., squil., stann., **Staph.**, *sul-ac.*, *sulph.*, **Thuj.**, **Urt-u.**, viol-t.

wund, Gefühl wie: Acon., *alum.*, ambr., *ant-c.*, arg-m., *arn.*, *ars.*, aur., bar-c., bor., *bry.*, *calc.*, cann-s., canth., caps., carb-an., carb-v., caust., chel., chin., chin-a., *cic.*, **Cimic.**, coff., colch., crot-h., *dros.*, **Eup-per.**, ferr., ferr-ar., ferr-p., *glon.*, *graph.*, ham., hell., **Hep.**, *ign.*, kali-c., kali-s., led., lyc., mag-c., mang., *merc.*, mez., mosch., nat-c., *nat-m.*, *nat-p.*, *nit-ac.*, *nux-v.*, olnd., par., *petr.*, ph-ac., phos., *plat.*, *puls.*, ran-b., *rhus-t.*, ruta, sabin., sars., sel., **Sep.**, sil., spig., spong., squil., *still.*, sul-ac., *sulph.*, teucr., valer., verat., **Zinc.**

stellenweise, Aloe, **Sulph.**

zerschlagen, Schmerz wie: Arg-m., *arn.*, cic., dros., dulc., olnd., plat., rhus-t., sul-ac.

SCHMUTZIG: *Apis*, *ars.*, bry., *caps.*, ferr., iod., merc., phos., **Psor.**, *sanic.*, sec., **Sulph.**, thuj.

SCHRUMPELIG (s. RUNZLIG)

SCHUPPIG (s. HAUTAUSSCHLÄGE)

SCHWELLUNG: Acon., agn., aloe, am-c., *ant-c.*, **Apis**, *arn.*, **Ars.**, *ars-i.*, *asaf.*, aur., *bar-c.*, bar-m., *bell.*, bor., **Bry.**, calc., canth., carb-an., carb-v., caust., chel., *chin.*, chin-a., **Cic.**, cina, clem., cocc., colch., coloc., *con.*, *cop.*, crot-h., dig., *dulc.*, **Euph.**, ferr., ferr-ar., ferr-i., fl-ac., graph., hell., hep., *hydrc.*, hyos., iod., *kali-ar.*, kali-bi., kali-br., kali-c., kali-n., kali-s., kreos., *lach.*, *led.*, *lyc.*, mag-c., mang., **Merc.**, mez., mur-ac., nat-ar., nat-c., *nat-m.*, nat-p., nit-ac., **Nux-v.**, olnd., op., petr., ph-ac., *phos.*, plb., **Puls.**, rhod., **Rhus-t.**, ruta, *sabin.*, *samb.*, sars., sec., seneg., sep., sil., spig., spong., squil., stram., stront., sul-ac., **Sulph.**, thuj., verat.

angegriffenen Teilen, an: Acon., agn., ant-c., arn., ars., asaf., aur., **Bell.**, *bry.*, *calc.*, *canth.*, carb-an., carb-v., *caust.*, chin., clem., cocc., con., dig., dulc., euph., ferr., graph., hell., *hep.*, iod., **Kali-c.**, lach., led., *lyc.*,

SCHWELLUNG - angegriffenen Teilen, an ...

mag-c., mang., **Merc.**, mur-ac., nat-c., nat-p., *nit-ac.*, nux-v., petr., ph-ac., *phos.*, plb., **Puls.**, rhod., **Rhus-t.**, ruta, sabin., *samb.*, sars., sec., **Sep.**, *sil.*, spig., *spong.*, stram., **Sulph.**, thuj.

blass: *Ant-c.*, **Apis**, *arn.*, *ars.*, bell., **Bry.**, calc., chin., cocc., con., dig., euph., ferr., graph., hell., hep., *iod.*, kali-c., kreos., lach., **Lyc.**, merc., nit-ac., nux-v., phos., plb., *puls.*, rhod., *rhus-t.*, *sabin.*, sep., sil., spig., *sulph.*

bläulich-schwarz: Acon., am-c., *arn.*, **Ars.**, aur., *bell.*, carb-v., con., *dig.*, hep., **Lach.**, mang., *merc.*, nux-v., *op.*, ph-ac., phos., plb., **Puls.**, samb., sec., seneg., sil., sul-ac., *verat.*

brennend: *Acon.*, ant-c., *arn.*, **Ars.**, *bell.*, **Bry.**, calc., carb-an., carb-v., caust., chin., cocc., colch., coloc., crot-h., dulc., euph., hell., hep., hyos., iod., kali-ar., kali-c., *lach.*, led., **Lyc.**, mang., *merc.*, mez., nat-ar., nat-c., nux-v., op., ph-ac., **Phos.**, *puls.*, *rhus-t.*, samb., sec., sep., *sil.*, *spig.*, spong., squil., stann., **Sulph.**

entzündet: *Acon.*, agn., am-c., ant-c., arn., *ars.*, asaf., bell., bor., **Bry.**, calc., canth., carb-v., caust., cocc., colch., con., crot-h., *hep.*, hyos., lach., lyc., mang., **Merc.**, mez., mur-ac., nat-c., nit-ac., petr., phos., **Puls.**, *rhus-t.*, sars., sep., *sil.*, *sulph.*, thuj., verat.

glänzend: *Arn.*, *ars.*, **Bry.**, merc., *rhus-t.*, sabin., *sulph.*

hart: Acon., agn., ant-c., *arn.*, ars., asaf., bell., **Bry.**, calc., *caust.*, chin., cina, con., dig., dulc., graph., hell., hep., lach., *led.*, lyc., merc., mez., nux-v., ph-ac., **Phos.**, plb., **Puls.**, **Rhus-t.**, sabin., *samb.*, sep., sil., spong., squil., *stront.*, *sulph.*, *ther.*

kalt: *Ars.*, asaf., bell., cocc., *con.*, cycl., dulc., lach., rhod., sec., spig.

Kratzen, nach: Ant-c., arn., ars., bell., bry., calc., canth., caust., chin., con., dulc., hep., kali-c., kreos., **Lach.**, led., *lyc.*, mang., *merc.*, mez., nat-m., nit-ac., phos., *puls.*, *rhus-t.*, sabin., samb., sep., sil., sul-ac., *sulph.*

kribbelnd: Acon., *arn.*, caust., chel., colch., con., lach., *merc.*, nat-c., nux-v., ph-ac., *puls.*, **Rhus-t.**, sec., *sep.*, spig., *sulph.*

ödematös: Acon., **Ant-c.**, **Ars.**, *ars-i.*, aur., *bell.*, **Bry.**, canth., chel., **Chin.**, chin-a., *colch.*, coloc., con., *dig.*, *dulc.*, eup-per., euph., *ferr.*, *ferr-ar.*, guaj., **Hell.**, hyos., iod.,

SCHWELLUNG - ödematös ...

kali-ar., kali-c., kali-n., kali-s., lach., *led.*, *lyc.*, *merc.*, mez., mur-ac., nat-c., *nat-m.*, nat-p., *nat-s.*, nit-ac., *nux-m.*, olnd., op., phos., plb., **Puls.**, rhod., *rhus-t.*, ruta, *sabin.*, *samb.*, sars., sec., seneg., sep., sil., **Squil.**, stram., **Sulph.**, **Tell.**, verat.

schwammig: *Ant-c.*, **Ars.**, ars-i., bell., calc., *carb-an.*, carb-v., caust., clem., con., graph., iod., kreos., **Lach.**, lyc., merc., nit-ac., nux-v., petr., ph-ac., *phos.*, rhus-t., sabin., sep., **Sil.**, *sulph.*, thuj.

stechend, fein: Acon., agn., ant-c., **Apis**, arn., ars., **Bry.**, canth., **Caust.**, chel., chin., *cocc.*, con., cycl., dig., ferr., *graph.*, kali-n., lach., led., mag-c., mang., mez., *nit-ac.*, nux-v., **Puls.**, *rhus-t.*, ruta, sabad., sep., sil., spong., *sulph.*, *thuj.*

SCHWELLUNGSGEFÜHL, wie: Alum., *am-m.*, ant-c., arn., *ars.*, aur., **Bell.**, *bry.*, canth., caps., carb-v., *chin.*, cocc., con., dig., dulc., guaj., hep., hyos., ign., *kali-n.*, kreos., lach., *laur.*, merc., nit-ac., nux-m., nux-v., *par.*, plat., **Puls.**, **Rhus-t.**, sabin., sars., seneg., sep., sil., *spig.*, spong., stann., *staph.*, sul-ac., sulph., verat., zinc.

SCHWIELIGE Haut (s. HART – Schwielen)

SOMMERSPROSSEN: *Am-c.*, *ant-c.*, ant-t., bry., *calc.*, carb-v., con., dros., *dulc.*, *ferr.*, *graph.*, hyos., iod., kali-c., lach., laur., **Lyc.**, merc., mez., *mur-ac.*, *nat-c.*, nat-p., *nit-ac.*, nux-m., petr., **Phos.**, plb., *puls.*, sec., *sep.*, sil., stann., *sulph.*, thuj.

SPANNUNG: Acon., agn., alum., am-c., am-m., anac., ant-c., arg-m., *arg-n.*, *arn.*, ars., ars-i., asaf., asar., aur., *bapt.*, *bar-c.*, bar-m., bell., berb., bor., bry., calc., canth., carb-an., carb-v., **Caust.**, cham., chin., colch., *coloc.*, *con.*, crot-h., dig., dulc., euph., guaj., hell., hep., iod., kali-c., kali-s., kreos., lach., laur., led., lyc., mag-m., mang., meny., merc., mez., mosch., mur-ac., nat-c., nat-m., nat-s., **Nit-ac.**, *nux-v.*, olnd., par., petr., ph-ac., **Phos.**, *plat.*, plb., *puls.*, rhod., *rhus-t.*, ruta, sabad., sabin., sars., *sep.*, sil., *spig.*, spong., stann., staph., **Stront.**, *sulph.*, tarax., thuj., verat., verb., *viol-o.*, viol-t., zinc.

Kratzen, nach: Caust., *lach.*, ph-ac., ruta, spig., *stront.*

SPLITTER; Schmerz wie durch einen (s. SCHMERZ - Splitter)

STECHEN (s. SCHMERZ – stechend)

TROCKEN: *Acon.*, acon-f., *alum.*, *am-c.*, ambr., ant-c., *ant-t.*, *anthr.*, *apis*, arg-m., arg-n., *arn.*, **Ars.**, *ars-i.*, asaf., bar-c., bar-m., **Bell.**,

TROCKEN ...

bism-o., bor., **Bry.**, bufo, **Calc.**, calc-s., *camph.*, *cann-s.*, canth., carb-an., *carb-s.*, *carb-v.*, caust., **Cham.**, *chel.*, **Chin.**, *chin-a.*, clem., cocc., *coff.*, **Colch.**, coloc., con., *crot-h.*, **Dulc.**, **Eup-per.**, *ferr.*, ferr-ar., ferr-p., *graph.*, hell., hep., *hydr-ac.*, *hyos.*, ign., *iod.*, *ip.*, **Kali-ar.**, kali-bi., **Kali-c.**, kali-n., kali-p., kali-s., kreos., *lach.*, laur., **Led.**, *lith-c.*, **Lyc.**, *mag-c.*, mang., *merc.*, mez., mosch., mur-ac., *nat-ar.*, *nat-c.*, *nat-m.*, nat-p., *nit-ac.*, **Nux-m.**, nux-v., **Olnd.**, **Op.**, par., **Petr.**, *ph-ac.*, **Phos.**, *phyt.*, *plat.*, **Plb.**, *psor.*, *puls.*, ran-b., ran-s., rhod., *rhus-t.*, rumx., ruta, *sabad.*, samb., **Sec.**, **Seneg.**, *sep.*, **Sil.**, spig., *spong.*, *squil.*, *staph.*, **Stram.**, stront., sul-ac., **Sulph.**, *sumb.*, **Teucr.**, thuj., ust., valer., *verat.*, **Verb.**, *viol-o.*, viol-t., zinc.

brennend: **Acon.**, alum., am-m., ambr., anac., ant-c., ant-t., *apis*, arg-m., *arn.*, **Ars.**, bar-c., bar-m., **Bell.**, bism-o., **Bry.**, *calc.*, camph., cann-s., canth., caps., carb-s., carb-v., caust., cham., *chel.*, chin., clem., *cocc.*, *coff.*, colch., coloc., con., croc., cupr., cycl., *dulc.*, ferr., graph., *hell.*, hep., hyos., ign., ip., *kali-ar.*, *kali-c.*, kali-n., kali-s., *kreos.*, **Lach.**, laur., *led.*, **Lyc.**, mang., *merc.*, mosch., mur-ac., nat-c., nat-m., nat-p., *nit-ac.*, nux-m., **Nux-v.**, **Op.**, par., *ph-ac.*, **Phos.**, **Puls.**, ran-b., rheum, rhod., *rhus-t.*, ruta, sabad., sabin., *samb.*, *sec.*, sel., *sep.*, *sil.*, spig., spong., *squil.*, *stann.*, *staph.*, **Stram.**, stront., sul-ac., *sulph.*, tarax., thuj., **Valer.**, verat., viol-t., zinc.

rau: Iod., *lith-c.*, merc., nat-c.

Schwitzen, kann nicht (vgl. UNTÄTIGKEIT): Acon., *alum.*, am-c., ambr., *anac.*, apis, apoc., arg-m., arn., **Ars.**, *ars-i.*, **Bell.**, bism-o., bry., calc., cann-s., *cham.*, *chin.*, coff., **Colch.**, *con.*, cupr., *dulc.*, eup-pur., **Graph.**, hyos., iod., ip., kali-ar., **Kali-c.**, kali-s., laur., *led.*, *lyc.*, mag-c., merc., merc-c., nat-m., nit-ac., **Nux-m.**, nux-v., olnd., op., *ph-ac.*, phos., plat., **Plb.**, *psor.*, puls., *rhus-t.*, sabad., *samb.*, sec., seneg., sep., **Sil.**, spong., **Squil.**, *staph.*, sulph., teucr., thuj., verb., viol-o.

bei Körperübungen: Arg-m., *calc.*, *nat-m.*, **Plb.**

TUMOREN (s. WUCHERUNGEN)

UNELASTISCH: Ant-c., ars., *bov.*, *cupr.*, dulc., lach., ran-b., *rhus-t.*, sep., verat.

UNTÄTIGKEIT, Inaktivität: Alum., ambr., **Anac.**, ant-c., ant-t., *ars.*, ars-i., bell., *bry.*, *calc.*, camph., carb-an., carb-v., caust., cham., chin., cocc., **Con.**, cycl., dig., *dulc.*, graph., hell., hep.,

UNTÄTIGKEIT ...

iod., *ip.*, **Kali-c.**, **Kali-p.**, kali-s., lach., *laur.*, led., **Lyc.**, merc., mur-ac., *nat-c.*, nat-m., *nat-p.*, *nit-ac.*, nux-v., *olnd.*, op., petr., **Ph-ac.**, phos., plat., plb., *psor.*, puls., rhod., rhus-t., ruta, sabin., sars., *sec.*, sep., *sil.*, spong., squil., staph., stram., *sulph.*, thuj., verat., zinc.

VENENNETZES, Durchzeichnung des: Berb., *calc.*, *carb-v.*, *caust.*, clem., *crot-h.*, lyc., nat-m., ox-ac., plat., sabad., thuj.

VERHÄRTUNGEN, Knoten etc.: *Agar.*, am-c., **Ant-c.**, arg-n., ars., *ars-i.*, aur., *bar-c.*, bor., bufo, **Calc.**, *carb-an.*, caust., *chel.*, chin., cic., *clem.*, **Con.**, *dulc.*, *graph.*, *iod.*, *kali-c.*, lach., *led.*, **Lyc.**, *mang.*, *merc.*, *mur-ac.*, par., **Phos.**, *ran-b.*, **Rhus-t.**, sars., **Sep.**, **Sil.**, squil., *staph.*, **Sulph.**, *thuj.*, verat.

bläulich: *Mang.*, mur-ac.

Flecken: *Phos.*, *sars.*

brennend: *Hep.*

hornig: *Ant-c.*, graph.

rot: Sabad.

VERHÄRTUNGEN - rot ...

hart und empfindlich: Petr.

VERWACHSEN: *Ars.*, par.

Knochengeschwüre, an: Arn., *asaf.*, aur., chin., hell., merc., *ph-ac.*, puls., ruta, sabin., *sil.*, staph.

WÄCHSERN: **Acet-ac.**, **Apis**, **Ars.**, chin., *cupr.*, **Ferr.**, *ip.*, lyc., **Lycps.**, *phos.*, *sil.*

WARZEN: Acet-ac., alum., am-c., ambr., anac., anan., *ant-c.*, arg-n., *ars.*, *aur.*, aur-m., aur-m-n., **Bar-c.**, **Bell.**, *benz-ac.*, *bov.*, bufo, **Calc.**, **Calc-s.**, carb-an., carb-v., **Caust.**, chel., cupr., **Dulc.**, euph., euphr., ferr., ferr-p., *fl-ac.*, graph., *hep.*, kali-ar., kali-c., *kali-chl.*, *lac-c.*, *lach.*, lyc., *med.*, **Merc-c.**, merc-i-f., mill., *nat-c.*, nat-m., nat-p., **Nat-s.**, **Nit-ac.**, *ox-ac.*, petr., *ph-ac.*, phos., phyt., *psor.*, ran-b., *rhus-t.*, ruta, sabin., sars., *sep.*, sil., spig., staph., sul-ac., **Sulph.**, **Thuj.**

alt: *Calc.*, *caust.*, *kali-c.*, *nit-ac.*, rhus-t., sulph., *thuj.*

blutend: **Caust.**, cinnb., hep., lyc., nat-c., *nit-ac.*, ph-ac., *rhus-t.*, staph., **Thuj.**

Waschen, durch: *Nit-ac.*

braun: *Sep.*, *thuj.*

brennend: Am-c., ars., hep., lyc., *petr.*, phos., *rhus-t.*, sep., sulph.

dünner Epidermis, mit: *Nit-ac.*

WARZEN ...

eiternd: Ars., *bov., calc., caust., hep., nat-c., sil., thuj.*

empfindlich gegen Berührung: *Caust., cupr.*, hep., *nat-c.*, nat-m., **Staph.**, *thuj.*

entzündet: *Am-c.*, bell., bov., *calc., caust., hep.*, lyc., nat-c., *nit-ac.*, rhus-t., sars., sep., *sil.*, staph., sulph., thuj.

feucht: *Caust.*, lyc., **Nit-ac.**, ph-ac., psor., *rhus-t.*, staph., **Thuj.**

flach: Acet-ac., berb., *caust.*, **Dulc.**, fl-ac., lach., ruta, *sep., thuj.*

fleischig: *Calc., caust., dulc.*, sil.

Geschwüren umgeben, von einem Kranz von: Ant-c., *ars., calc., nat-c.*, phos.

gestielt: **Caust.**, *dulc., lyc., med.*, **Nit-ac.**, ph-ac., *rhus-t.*, sil., *staph., thuj.*

gezackt: **Caust.**, *lyc.*, **Nit-ac.**, ph-ac., rhus-t., *sep.*, staph., **Thuj.**

gezähnt: Calc., euphr., lyc., nit-ac., *ph-ac.*, rhus-t., sabin., sep., staph., *thuj.*

glatt: **Ant-c.**, **Dulc.**, ruta

Groß: *Caust.*, **Dulc.**, kali-c., nat-c., **Nit-ac.**, ph-ac., *rhus-t., sep., sil.*, **Thuj.**

hart: *Ant-c., calc., caust.*, dulc., fl-ac., lach., ran-b., *sep., sil., sulph.*

hohl, werden: *Calc.*

hornig: **Ant-c.**, *calc., caust.*, dulc., graph., *nit-ac.*, ran-b., *sep., sulph.*, thuj.

isoliert: *Lyc., thuj.*

juckend: Euphr., *kali-c., nit-ac.*, phos., psor., *sep.*, thuj.

kalt Waschen agg.: Dulc.

klein: Bar-c., berb., *calc., caust.*, dulc., ferr., ferr-p., hep., lach., *nit-ac.*, rhus-t., *sars., sep., sulph., thuj.*

pulsierend: *Calc.*, kali-c., lyc., *petr.*, sep., *sil.*, sulph.

Quecksilbermissbrauch, nach: *Aur., nit-ac., staph.*

reißend: Am-c.

riechend; nach altem Käse: *Calc., graph., hep.*, **Thuj.**

rot: *Calc.*, nat-s., *thuj.*

rund: *Calc.*

schmerzhaft: Am-c., *bov., calc., caust.*, hep., kali-c., kali-s., lach., lyc., nat-c., nat-m., *nit-ac.*, petr., phos., rhus-t., ruta, sabin., sep., sil., sulph., *thuj.*

stechend, fein: Am-c., ant-c., bar-c., *calc.*, caust., *hep.*, lyc., **Nit-ac.**, rhus-t., sep., sil., staph., sulph., **Thuj.**

tief: *Bov.*, **Hep.**, **Nit-ac.**

syphilitisch: *Aur.*, aur-m., aur-m-n., *hep., merc.*, **Nit-ac.**, staph., *thuj.*

trocken: *Staph.*

weich: *Ant-c., calc.*, **Nit-ac.**, sil., *thuj.*

welk: *Ars.*, calc., camph., caps., cham., **Chin.**, clem., cocc., croc., *ferr., ferr-ar., ferr-p.*, hyos., *iod.*, kali-c., lyc., merc., *ph-ac.*, phos., rheum, rhod., *sars.*, **Sec.**, seneg., sil., spong., sulph., *verat.*

WARM (s. HITZE)

WUCHERUNGEN: *Ant-c.*, ant-t., ars., aur., bell., **Calc.**, *carb-an., carb-s., carb-v.*, **Caust.**, clem., cocc., *fl-ac.*, **Graph.**, *hep.*, iod., lach., **Lyc.**, nat-m., **Nit-ac.**, nux-v., ph-ac., phos., plb., puls., ran-b., rhus-t., sabin., *sil.*, **Staph.**, *sulph.*, **Thuj.**

feucht: Merc-c., *nit-ac.*, psor., *sabin.*, staph., sulph., **Thuj.**

fleischig: Ars., *staph., thuj.*

Fungus, blumenkohlartiger: **Ant-c.**, *ars.*, clem., *con.*, iod., *kreos.*, lac-c., **Lach.**, *nit-ac.*, petr., phos., rhus-t., sabin., sang., **Sil.**, *staph.*, sulph., **Thuj.**

Fungus haematodes: Ant-t., **Ars.**, bell., calc., **Carb-an.**, *carb-v.*, clem., *kreos., lach., lyc., merc., nat-m., nit-ac.*, nux-v., **Phos.**, *rhus-t.*, sep., **Sil.**, staph., *sulph.*, **Thuj.**

Fungus medullaris (Markschwamm): Bell., *carb-an., phos.*, sil., sulph., *thuj.*

syphilitisch: *Ars.*, **Ars-i.**, aur., aur-m., aur-m-n., *iod.*, **Lach.**, *manc.*, **Merc.**, **Merc-c.**, **Nit-ac.**, **Sil.**, staph., thuj.

geschwollene, entzündete, ödematöse Büschel: Ars., carb-an., hep., *nat-c., phos., sil.*, sulph.

glatt: *Thuj.*

hornig: **Ant-c.**, mez., *ran-b.*, sep., sulph., thuj.

Balggeschwülste: *Agar.*, am-c., anac., ant-c., **Bar-c.**, **Calc.**, coloc., **Graph.**, *hep.*, kali-c., *nit-ac.*, ph-ac., rhus-t., *sabin., sil.*, spong., sulph., thuj.

WUCHERUNGEN ...

Kondylome: Acet-ac., alumn., anac., ant-t., *apis*, arg-n., *aur.*, aur-m-n., benz-ac., *calc.*, caust., cham., *cinnb.*, euph., *euphr.*, *hep.*, *kali-chl.*, *kali-i.*, lac-c., *lyc.*, **Med.**, *merc.*, **Merc-c.**, **Nat-s.**, **Nit-ac.**, **Ph-ac.**, *phos.*, phyt., psor., *sabin.*, *sars.*, *sep.*, *staph.*, *sulph.*, *teucr.*, **Thuj.**

blutend: *Cinnb.*, *med.*, **Nit-ac.**, sulph., **Thuj.**

breit: Nit-ac., *thuj.*

brennend: Apis, *cinnb.*, *nit-ac.*, ph-ac., sabin., *thuj.*

eiternd: *Thuj.*

fächerförmig: *Cinnb.*, sulph., *thuj.*

feucht: *Apis*, caust., euphr., med., merc., merc-c., **Nit-ac.**, psor., sabin., staph., sulph., **Thuj.**

flach: Acet-ac.

gestielt: Caust., lyc., nit-ac., ph-ac., thuj.

hornig: Thuj.

juckend: Lyc., psor., *sabin.*, staph., thuj.

schnell wachsend: *Thuj.*

stechendem Schmerz, mit: **Nit-ac.**

syphilitisch: Aur., aur-m., aur-m-n., *cinnb.*, kali-i., *merc.*, **Nit-ac.**, staph., *thuj.*

trocken: Lyc., merc., merc-c., nit-ac., sars., staph., sulph., thuj.

übel riechend: Calc., hep., med., *nit-ac.*, thuj.

rot: **Nat-s.**, thuj.

WUND, Gefühl wie (s. SCHMERZ - wund)

WUNDLIEGEN, Dekubitus: *Agar.*, am-c., am-m., ambr., ant-c., *arg-n.*, **Arn.**, ars., bapt., bar-c., bell., bov., *calc.*, calc-p., canth., carb-an., *carb-v.*, caust., cham., **Chin.**, coff., colch., crot-h., dros., euph., fl-ac., **Graph.**, *hep.*, hydr., *ign.*, kali-ar., kali-c., kreos., **Lach.**, *lyc.*, mag-m., mang., *merc.*, mez., *nat-c.*, nat-m., nit-ac., nux-v., olnd., op., **Petr.**, ph-ac., phos., plb., *puls.*, rhus-t., ruta, sel., **Sep.**, **Sil.**, spig., squil., *sul-ac.*, *sulph.*, ter., zinc.

Kind, bei einem: Ant-c., bar-c., bell., *calc.*, **Cham.**, *chin.*, ign., kreos., *lyc.*, merc., puls., ruta, *sep.*, sil., squil., **Sulph.**

ZERSCHLAGEN, wie (s. SCHMERZ)

ZUSAMMENZIEHUNG: Alum., am-m., anac., asar., bell., bism-o., bry., carb-v., *chin.*, cocc., cupr., ferr., *graph.*, kali-c., kreos., lyc., merc., nat-m., nit-ac., *nux-v.*, olnd., par., petr., phos., *plat.*, plb., puls., ran-s., rhod., **Rhus-t.**, ruta, sabad., sec., *sel.*, sep., sil., spig., stann., stront., sul-ac., sulph., zinc.

ALLGEMEINES

TAGSÜBER: *Alum.*, am-m., cimic., *ferr.*, guaj., *med.*, *nat-ar.*, nat-c., *nat-m.*, *nit-ac.*, *puls.*, *rhus-t.*, *sang.*, **Sep.**, **Stann.**, **Sulph.**

MORGENS: *Abies-n.*, abrot., absin., *acon.*, aesc., **Agar.**, agn., *aloe*, *alum.*, am-c., **Am-m.**, *ambr.*, *anac.*, *ant-c.*, *apis*, **Arg-m.**, *arg-n.*, *arn.*, *ars.*, **Ars-i.**, asaf., asar., **Aur.**, *bapt.*, *bar-c.*, *bar-m.*, bell., benz-ac., *berb.*, bism-o., *bor.*, *bov.*, **Bry.**, bufo, calad., **Calc.**, **Calc-p.**, cann-s., *canth.*, *caps.*, **Carb-an.**, **Carb-s.**, **Carb-v.**, *caust.*, **Cham.**, **Chel.**, chin., *chr-ac.*, cic., cimic., **Cina**, *cinnb.*, *cist.*, clem., coc-c., *coca*, *cocc.*, cod., *coff.*, colch., coloc., *con.*, corn., **Croc.**, crot-h., crot-t., cupr., cycl., *dig.*, *dios.*, *dros.*, *dulc.*, *eup-per.*, euph., *euphr.*, *ferr.*, *ferr-ar.*, ferr-i., *ferr-p.*, form., *gamb.*, *gels.*, gran., *graph.*, grat., *guaj.*, hell., *hep.*, *hydr.*, hyos., *ign.*, iod., ip., *kali-ar.*, **Kali-bi.**, *kali-c.*, *kali-i.*, **Kali-n.**, *kali-p.*, *kalm.*, *kreos.*, **Lach.**, laur., led., lyc., *mag-c.*, *mag-m.*, mang., meny., *merc.*, merc-c., *merc-i-f.*, mez., mosch., mur-ac., **Nat-ar.**, *nat-c.*, **Nat-m.**, *nat-p.*, **Nat-s.**, nicc., **Nit-ac.**, *nux-m.*, **Nux-v.**, **Onos.**, *op.*, ox-ac., par., pareir., **Petr.**, **Ph-ac.**, **Phos.**, *phyt.*, pic-ac., *plan.*, *plat.*, plb., **Podo.**, *psor.*, ptel., **Puls.**, *ran-b.*, ran-s., *rheum*, **Rhod.**, **Rhus-t.**, **Rumx.**, ruta, sabad., *sabin.*, *sal-ac.*, samb., *sang.*, *sars.*, sec., *sel.*, *senec.*, *seneg.*, **Sep.**, *sil.*, **Spig.**, spong., **Squil.**, *stann.*, *staph.*, *stram.*, stront., *sul-ac.*, **Sulph.**, tab., *tarax.*, teucr., *thuj.*, **Valer.**, *verat.*, *verat-v.*, verb., viol-o., viol-t., *zinc.*

Sonnenaufgang, nach: Cham., *nux-v.*, puls.

7 Uhr: Eup-per., podo.

9 Uhr: *Cham.*, kali-c., podo., sumb.

10 Uhr: Cimic., gels., **Nat-m.**, nux-v.

11 Uhr: Arg-m., ars., arum-t., asar., berb., cact., cimic., cob., hydr., hyos., ip., phyt., **Sulph.**

VORMITTAGS: Aloe, alum., am-c., am-m., ambr., ant-c., ant-t., aran., *arg-m.*, ars., asaf., aur., bar-c., bar-m., bell., bor., bov., *bry.*, cact., calc., **Cann-s.**, canth., carb-an., carb-s., *carb-v.*, caust., cedr., cham., chel., chin., cocc., coloc., cupr., cycl., dros., dulc., euph., euphr., ferr., *guaj.*, hell., ign., ip., kali-ar., kali-c., kali-n., kali-p., kreos., lach., *laur.*, mag-c., mag-m., *mang.*, merc., mez., mosch., mur-ac., *nat-ar.*, **Nat-c.**, **Nat-m.**, nat-p., nit-ac., *nux-m.*, nux-v., par., petr., ph-ac., phos., plb., **Podo.**, puls., *ran-b.*, rhod., *rhus-t.*, rumx., **Sabad.**, *sars.*, *sec.*, sel., seneg., **Sep.**, *sil.*, *spig.*, **Stann.**, stront., **Sul-ac.**, **Sulph.**, *tarax.*, *teucr.*, valer., verb., *viol-t.*, zinc.

amel.: *Alum.*, **Lyc.**

MITTAGS: Alum., apis, **Arg-m.**, ars., carb-v., cic., kali-bi., *nux-m.*, paeon., phos., sep., *stram.*, sulph., *valer.*, *zinc.*

Essen amel., nach dem: **Chel.**

NACHMITTAGS: Acon., aeth., *agar.*, all-c., *aloe*, *alum.*, *am-c.*, *am-m.*, *ambr.*, anac., *ant-c.*, ant-t., *apis*, *arg-m.*, *arg-n.*, arn., *ars.*, ars-i., *asaf.*, *asar.*, aur., bar-c., *bar-m.*, **Bell.**, *bism-o.*, bor., *bov.*, *bry.*, cact., calad., calc., *calc-p.*, camph., cann-s., *canth.*, caps., carb-an., carb-s., carb-v., caust., cedr., cham., *chel.*, chin., *cic.*, *cimic.*, cina, coc-c., cocc., coff., colch., *coloc.*, con., croc., cycl., *dig.*, dios., dros., *dulc.*, euphr., ferr., ferr-ar., ferr-i., ferr-p., gels., hell., hyos., *ign.*, iod., ip., kali-ar., *kali-bi.*, kali-c., **Kali-n.**, kali-p., kreos., lach., *laur.*, *led.*, **Lyc.**, mag-c., mag-m., *mang.*, meli., meny., *merc.*, mez., *mosch.*, *mur-ac.*, nat-ar., *nat-m.*, nicc., *nit-ac.*, nux-m., *nux-v.*, *ol-an.*, op., par., petr., *ph-ac.*, *phos.*, phyt., plan., plb., *ptel.*, **Puls.**, ran-b., ran-s., rheum, rhod., **Rhus-t.**, *rumx.*, ruta, sabad., sabin., sal-ac., *sang.*, *sars.*, *sel.*, *seneg.*, **Sep.**, **Sil.**, **Sin-n.**, spig., squil., stann., *still.*, sul-ac., *sulph.*, tarax., *teucr.*, **Thuj.**, *valer.*, verb., *viol-t.*, **Zinc.**

amel.: Cinnb.

16 Uhr bis zum Zubettgehen amel.: Alum.

13 Uhr: Arg-m., mag-c.

14 Uhr: Calc., lach., lob., nit-ac., ol-an., puls., sang.

14.30 Uhr: Hell.

15 Uhr: *Apis*, ars., asar., **Bell.**, cench., clem., sil., staph., sulph., *thuj.*

15-17 Uhr: Sep.

16 Uhr: Alum., anac., arum-t., calc-p., carb-v., *caust.*, chel., cob., *coloc.*, gels., *hell.*, kali-c., lachn., **Lyc.**, mag-m., mur-ac., nat-s., puls., stront.

16-18 Uhr: Sep.

16-20 Uhr: Alum., bov., *hell.*, **Lyc.**, mag-m., nux-m., sulph.

16-22 Uhr: Alum., chel., plat.

17 Uhr: Cimic., *coloc.*, con., *hep.*, kali-c., puls.

17-20 Uhr: *Lil-t.*

ABENDS: Abrot., *acon.*, agar., agn., *all-c.*, aloe, **Alum.**, **Am-c.**, *am-m.*, **Ambr.**, *anac.*, **Ant-c.**, **Ant-t.**, apis, *arg-m.*, *arg-n.*, **Arn.**, *ars.*, *ars-i.*, *asaf.*, *asar.*, aur., *bapt.*, *bar-c.*, bar-m., **Bell.**, berb., bism-o., *bor.*, *bov.*, *brom.*, **Bry.**, *calad.*, **Calc.**, calc-p., *calc-s.*, camph., cann-s., canth.

ABENDS ...

Caps., **Carb-an.**, **Carb-s.**, **Carb-v.**, **Caust.**, cedr., **Cham.**, chel., chin., cic., *cimic.*, cina, clem., *cocc.*, coff., **Colch.**, *coloc.*, com., *con.*, *croc.*, crot-h., cupr., **Cycl.**, dig., dirc., dros., *dulc.*, **Euphr.**, *ferr.*, *ferr-ar.*, *ferr-i.*, *ferr-p.*, *fl-ac.*, *gamb.*, *graph.*, *guaj.*, **Hell.**, *hep.*, **Hyos.**, *ign.*, *iod.*, *ip.*, jatr., *kali-ar.*, *kali-bi.*, *kali-c.*, *kali-i.*, **Kali-n.**, *kali-p.*, *kali-s.*, *kalm.*, kreos., **Lach.**, *laur.*, *led.*, *lil-t.*, **Lyc.**, **Mag-c.**, *mag-m.*, *mang.*, **Meny.**, **Merc.**, *merc-i-r.*, **Mez.**, mosch., mur-ac., *nat-ar.*, *nat-c.*, *nat-m.*, **Nat-p.**, nicc., **Nit-ac.**, *nux-m.*, *nux-v.*, op., osm., *ox-ac.*, *petr.*, **Ph-ac.**, **Phos.**, phyt., pic-ac., plan., **Plat.**, **Plb.**, *psor.*, *ptel.*, **Puls.**, *ran-b.*, **Ran-s.**, rheum, *rhod.*, *rhus-t.*, **Rumx.**, **Ruta**, sabad., *sabin.*, sal-ac., *samb.*, *sang.*, *sars.*, sel., *seneg.*, **Sep.**, **Sil.**, **Sin-n.**, spig., *spong.*, squil., **Stann.**, staph., stict., **Stront.**, **Sul-ac.**, **Sulph.**, *sumb.*, *tab.*, tarax., teucr., *thuj.*, **Valer.**, verat., verb., vib., viol-o., viol-t., **Zinc.**

amel.: *Alum.*, arg-m., arn., asaf., **Aur.**, chel., lyc., *med.*, *sep.*

18 Uhr: Bapt., calc-p., caust., dig., hep., hyper., kali-i., lachn., *sumb.*

18-19 Uhr: *Hep.*

19 Uhr: Ant-c., bov., *lyc.*, petr., rhus-t.

20 Uhr: Merc-i-r., tarax.

21 Uhr: **Bry.**, mur-ac., sulph.

Dämmerung, in der: *Am-m.*, *ars.*, *calc.*, *caust.*, dig., nat-m., *phos.*, plb., **Puls.**, rhus-t., staph., sul-ac., valer.

amel.: Alum., bry., *phos.*

Einschlafen, vor dem: *Plat.*

Essen, nach dem: Indg.

amel.: *Sep.*

Freien, im: *Am-c.*, carb-an., carb-v., *merc.*, nit-ac., sulph.

Hinlegen, nach dem: Ars., *ign.*, *led.*, *phos.*, stront., *sulph.*, thuj.

amel.: Kali-n.

Sonnenuntergang, nach: Bry., ign., *puls.*, rhus-t.

Sonnenaufgang, bis: *Aur.*, cimic., colch., *syph.*

zweiten Abend, jeden: *Puls.*

NACHTS: Abrot., acet-ac., **Acon.**, agar., agn., aloe, alum., *am-br.*, am-c., *am-m.*, ambr., *ammc.*, anac., *ant-c.*, *ant-t.*, apoc., *aral.*, arg-m., **Arg-n.**, **Arn.**, **Ars.**, **Ars-i.**, *asaf.*, asar., *aur.*, *bar-c.*, *bar-m.*, *bell.*, benz-ac., bism-o., bor., *bov.*,

NACHTS ...

brom., *bry.*, cact., calad., **Calc.**, **Calc-i.**, **Calc-p.**, **Calc-s.**, *camph.*, *cann-i.*, *cann-s.*, *canth.*, *caps.*, carb-ac., **Carb-an.**, **Carb-s.**, *carb-v.*, *caust.*, cedr., **Cham.**, chel., **Chin.**, chin-a., cic., cina, **Cinnb.**, clem., coc-c., *cocc.*, *cod.*, **Coff.**, **Colch.**, *coloc.*, **Con.**, *croc.*, *crot-h.*, *cupr.*, **Cycl.**, *dig.*, dios., dol., *dros.*, **Dulc.**, elaps, *equis.*, eucal., *euphr.*, **Ferr.**, **Ferr-ar.**, **Ferr-i.**, *ferr-p.*, *fl-ac.*, *gamb.*, **Graph.**, guaj., *hell.*, **Hep.**, **Hyos.**, *ign.*, **Iod.**, **Ip.**, **Kali-ar.**, **Kali-bi.**, *kali-br.*, **Kali-c.**, **Kali-i.**, *kali-m.*, kali-n., *kali-p.*, kreos., **Lach.**, laur., *led.*, **Lil-t.**, *lyc.*, **Mag-c.**, **Mag-m.**, **Mang.**, meny., **Merc.**, *merc-c.*, *merc-i-f.*, *mez.*, mosch., *mur-ac.*, *nat-ar.*, *nat-c.*, *nat-m.*, *nat-p.*, *nat-s.*, **Nit-ac.**, *nux-m.*, *nux-v.*, *olnd.*, *op.*, *ox-ac.*, par., *petr.*, *ph-ac.*, **Phos.**, *phyt.*, *pic-ac.*, plat., **Plb.**, **Psor.**, **Puls.**, ran-b., ran-s., *rheum*, rhod., **Rhus-t.**, **Rumx.**, *sabad.*, sabin., sal-ac., *samb.*, sang., *sars.*, *sec.*, *sel.*, senec., seneg., **Sep.**, **Sil.**, sin-n., *spig.*, *spong.*, squil., *stann.*, *staph.*, stict., stram., **Stront.**, *sul-ac.*, **Sulph.**, tarax., tarent., **Tell.**, teucr., *thuj.*, valer., verat., *viol-t.*, **Zinc.**

22 - 6 Uhr: Kreos., *syph.*

22 Uhr: Cham., podo., puls.

23 Uhr: Bell., *cact.*, lach., rumx., sil.

periodisch, jede zweite Nacht: *Puls.*

Mitternacht, vor: Alum., am-m., ambr., anac., *ant-t.*, apis, **Arg-n.**, arn., **Ars.**, asar., *bell.*, brom., *bry.*, cann-s., *carb-s.*, **Carb-v.**, *caust.*, **Cham.**, chel., chin., **Coff.**, colch., *cupr.*, cycl., dulc., ferr., ferr-ar., *graph.*, *hep.*, ign., **Kali-ar.**, kali-c., *lach.*, **Led.**, **Lyc.**, *mang.*, *merc.*, *mez.*, mosch., *mur-ac.*, nat-m., *nit-ac.*, nux-v., osm., petr., **Phos.**, phyt., plat., *psor.*, **Puls.**, *ran-b.*, **Ran-s.**, rhod., *rhus-t.*, **Rumx.**, *ruta*, **Sabad.**, samb., *sep.*, *spig.*, *spong.*, **Stann.**, *staph.*, *stront.*, sulph., teucr., thuj., *valer.*, viol-t.

nach: Acon., alum., am-m., ambr., ant-c., ant-t., **Ars.**, *ars-i.*, asaf., aur., bar-c., bar-m., bell., bor., *bry.*, *calc.*, *cann-s.*, canth., caps., carb-v., caust., cham., *chel.*, chin., coc-c., cocc., coff., con., croc., *cupr.*, **Dros.**, dulc., euphr., *ferr.*, *ferr-ar.*, ferr-i., ferr-p., *gels.*, graph., hell., hep., *ign.*, iod., **Kali-c.**, **Kali-n.**, kali-p., *mag-c.*, *mang.*, *merc.*, *mez.*, mur-ac., **Nat-ar.**, nat-c., nat-m., nat-p., nat-s., nit-ac., **Nux-v.**, par., *ph-ac.*, **Phos.**, phyt., plat., **Podo.**, *puls.*, ran-b., *ran-s.*, rhod., **Rhus-t.**, rumx., sabad., sabin., *samb.*, sars., seneg., sep., **Sil.**, spig., *spong.*, *squil.*, staph., stram., sul-ac., *sulph.*, tarax., **Thuj.**, viol-o.

ALLGEMEINES

NACHTS - Mitternacht, nach ...

amel.: **Lyc.**

bis mittags: *Ars.*, cist.

1 Uhr: **Ars.**, caul., cocc., lachn., mag-m., mur-ac., psor.

1-3 Uhr: *Kali-br.*

2 Uhr: All-c., *ars.*, aur-m., benz-ac., dros., ferr., *hep.*, *kali-ar.*, *kali-bi.*, *kali-br.*, **Kali-c.**, lachn., mag-c., rumx.

2-4 Uhr: **Kali-c.**

3 Uhr: *Am-c.*, ant-c., ant-t., bapt., bor., calc., chin., con., dulc., euphr., iris., **Kali-c.**, kali-n., mag-m., nux-v., podo., sec., sep., staph., *thuj.*, zinc.

4 Uhr: Alum., Alumn., chel., podo.

4-16 Uhr: Nux-v.

5 Uhr: Bov., cob., helon., kali-i., *podo.*

6 Uhr: Aloe, calc-p., ox-ac., sep., sil., sulph., verat.

ABMAGERUNG, Marasmus: **Abrot.**, *acet-ac.*, *agar.*, *alum.*, alumn., am-c., am-m., *ambr.*, anac., ant-c., ant-t., *apis*, *arg-m.*, *arg-n.*, arn., **Ars.**, **Ars-i.**, asc-t., aur-m., **Bar-c.**, *bar-m.*, bor., *bry.*, *bufo*, *cact.*, **Calc.**, **Calc-i.**, *calc-p.*, *camph.*, *canth.*, *carb-s.*, *carb-v.*, *cham.*, *chel.*, **Chin.**, chin-a., *chion.*, *chlor.*, cina, *clem.*, *cocc.*, *colch.*, *coloc.*, con., cor-r., *crot-c.*, crot-t., *cupr.*, dig., dros., dulc., **Ferr.**, *ferr-ar.*, *ferr-i.*, *ferr-m.*, *fl-ac.*, **Graph.**, *guaj.*, **Hell.**, *helon.*, *hep.*, *hippoz.*, *hydr.*, *ign.*, **Iod.**, *ip.*, kali-ar., kali-bi., *kali-c.*, *kali-i.*, *kali-p.*, kali-s., *kreos.*, *lach.*, **Lyc.**, mag-c., mag-m., *merc.*, mez., *nat-ar.*, *nat-c.*, **Nat-h.**, **Nat-m.**, *nat-p.*, *nat-s.*, **Nit-ac.**, nux-m., **Nux-v.**, *ol-j.*, *op.*, *petr.*, *ph-ac.*, **Phos.**, **Plb.**, *psor.*, *puls.*, ruta, samb., *sars.*, *sec.*, **Sel.**, sep., **Sil.**, spig., spong., **Stann.**, staph., *stram.*, *stront.*, **Sulph.**, sumb., *tarent.*, *ter.*, **Tub.**, uran, *verat.*

alten Menschen, bei: *Ambr.*, **Bar-c.**, **Iod.**, **Lyc.**, *sec.*, *sel.*

einzelne Körperteile: Bry., calc., caps., carb-v., con., dulc., graph., *iod.*, led., *mez.*, nat-m., nit-ac., ph-ac., *sel.*, sil.

erkrankter Teile: *Ars.*, bry., *carb-v.*, dulc., **Graph.**, **Led.**, *lyc.*, *mez.*, nat-m., *nit-ac.*, nux-v., ph-ac., *phos.*, *plb.*, **Puls.**, **Sec.**, sel., sep., sil.

Geisteskrankheit, bei: Arn., ars., calc., chin., graph., lach., lyc., nat-m., nit-ac., nux-v., phos., puls., sil., sulph., verat.

ABMAGERUNG, Marasmus ...

Kindern; Marasmus bei: *Abrot.*, alum., ant-c., *arg-n.*, **Ars.**, **Ars-i.**, bar-c., **Calc.**, **Calc-p.**, *carb-v.*, caust., chin., cina, *hydr.*, **Iod.**, kali-c., *kreos.*, *lyc.*, *mag-c.*, **Nat-m.**, *nux-m.*, *nux-v.*, *ol-j.*, *op.*, petr., *phos.*, *plb.*, *psor.*, *puls.*, sars., *sep.*, **Sil.**, *sulph.*

Kummer, nach: Petr., ph-ac.

liebeskranken Jünglingen, bei: **Aur.**, **Lyc.**, *nat-m.*, **Tub.**

oben nach unten, von: Lyc., nat-m., sars.

Säfteverlust, durch: **Chin.**, **Lyc.**, **Sel.**

unten nach oben, von: Abrot., arg-n.

ABSZESSE: *Anan.*, ant-c., ant-t., anthr., ars., *ars-i.*, *asaf.*, *bar-c.*, *bry.*, calc., **Calc-i.**, **Calc-s.**, caps., *carb-v.*, cic., cocc., con., *croc.*, crot-h., *dulc.*, *guaj.*, **Hep.**, kali-c., kali-chl., **Lach.**, mag-c., **Merc.**, mez., nat-c., nat-m., *nit-ac.*, nux-v., *olnd.*, paeon., petr., puls., *pyrog.*, *sec.*, sep., **Sil.**, staph., *stram.*, *sulph.*, *tarent-c.*

brennend: **Anthr.**, **Ars.**, *pyrog.*, **Tarent-c.**

wiederkehrend: *Pyrog.*, *syph.*

Drüsen: Bar-m., *bell.*, brom., **Calc.**, **Calc-s.**, canth., carb-v., cist., coloc., crot-h., *dulc.*, *guaj.*, **Hep.**, hyos., ign., **Kali-i.**, kreos., *lach.*, *lyc.*, **Merc.**, *nit-ac.*, petr., *phos.*, *pyrog.*, *rhus-t.*, *sars.*, *sep.*, **Sil.**, squil., *stram.*, **Sulph.**, *syph.*, *tub.*

ABWÄRTSBEWEGUNG agg.: Acon., alum., am-m., *arg-m.*, bar-c., bell., **Bor.**, bry., canth., coff., *con.*, *ferr.*, *lyc.*, meny., nit-ac., plb., *rhod.*, rhus-t., *ruta*, sabin., stann., sulph., *verat.*, verb.

ALTE Menschen: *Acon.*, *agar.*, *aloe*, alumn., *am-c.*, **Ambr.**, *ammc.*, *anac.*, *ant-c.*, ant-t., *ars.*, **Aur.**, **Bar-c.**, bry., *calc-p.*, camph., *carb-an.*, *carb-v.*, *caust.*, cic., **Coca**, *colch.*, *con.*, *fl-ac.*, *iod.*, **Kali-c.**, **Lyc.**, *nat-m.*, *nit-ac.*, **Op.**, sabad., **Sec.**, **Sel.**, *seneg.*, sul-ac., sulph., *teucr.*

ALTERN, vorzeitiges: Agn., *ambr.*, *bar-c.*, bufo, *kali-c.*, lyc., **Sel.**

AMEISENLAUFEN:

äußerlich: **Acon.**, aesc., agar., all-s., *alum.*, am-c., am-m., ambr., anac., ant-c., ant-t., arg-m., **Arn.**, ars., ars-i., arund., asaf., asar., aur., *bar-c.*, bar-m., bell., bor., bov., bry., calad., calc., calc-p., camph., cann-i., cann-s., caps., carb-an., carb-v., *caust.*, cham., *chel.*, chin., cic., cina, cist., clem., *cocc.*, **Colch.**, coloc., con., *croc.*, dros., dulc., euphr., ferr., *gran.*, graph., guaj., hep., hyos., ign., iod., ip., kali-ar., *kali-c.*, kali-n.,

AMEISENLAUFEN - äußerlich ...

kreos., lach., laur., led., *lyc.*, mag-c., *mag-m.*, mang., *merc.*, merc-c., *mez.*, mosch., mur-ac., nat-ar., *nat-c.*, *nat-m.*, nat-p., nit-ac., nux-m., **Nux-v.**, olnd., onos., op., pall., par., *ph-ac.*, *phos.*, *pic-ac.*, **Plat.**, plb., *puls.*, *ran-b.*, ran-s., rheum, *rhod.*, **Rhus-t.**, *sabad.*, sabin., samb., sars., **Sec.**, sel., seneg., **Sep.**, sil., **Spig.**, spong., stann., staph., stram., stront., sul-ac., *sulph.*, tarax., *tarent.*, teucr., thuj., urt-u., valer., verat., verb., viol-t., *zinc.*

innerlich: *Acon.*, acon-f., agar., agn., alum., am-c., am-m., ambr., ant-t., arg-m., *arn.*, ars., asaf., bar-c., bell., *bry.*, calc., *canth.*, carb-v., caust., chel., *chin.*, cic., cocc., **Colch.**, coloc., cupr., dros., dulc., euphr., graph., guaj., hep., hyos., ign., iod., laur., led., meny., merc., mez., nat-ar., nat-c., nat-p., nux-m., nux-v., ph-ac., phos., **Plat.**, plb., *puls.*, rheum, rhod., **Rhus-t.**, *sabad.*, sabin., **Sang.**, *sec.*, sel., seneg., sep., sil., spig., spong., stann., staph., **Sulph.**, tarax., thuj., viol-o., *zinc.*

schmerzhaftes Kribbeln durch den ganzen Körper, wenn er sich anstößt: Spig.

Drüsen: Acon., *arn.*, bell., calc., cann-s., canth., **Con.**, ign., laur., merc., nat-c., ph-ac., *plat.*, puls., rhod., *rhus-t.*, sabin., *sep.*, *spong.*, sulph., zinc.

Knochen: Acon., arn., cham., colch., merc., nat-c., nat-m., nux-v., ph-ac., plat., *plb.*, puls., rhod., *rhus-t.*, sabad., sec., *sep.*, spig., sulph., zinc.

ANALGESIE (vgl.. REIZBARKEIT - Mangel): Bell., chel., *cic.*, **Cocc.**, con., hell., *hyos.*, ign., kali-br., laur., **Lyc.**, merc., mosch., **Olnd.**, **Op.**, **Ph-ac.**, phos., pic-ac., *plb.*, puls., *rhus-t.*, sec., **Stram.**, *sulph.*

erkrankter Teile: Anac., asaf., *cocc.*, con., *lyc.*, *olnd.*, **Plat.**, puls., rhus-t.

innere Organe: Ars., bell., bov., hyos., **Op.**, **Plat.**, spig.

ANÄMIE: *Acet-ac.*, acon., agar., alum., ambr., ant-c., *arg-m.*, *arg-n.*, *arn.*, **Ars.**, *ars-i.*, *bell.*, **Bor.**, bov., *bry.*, **Calc.**, **Calc-p.**, *carb-v.*, *caust.*, cedr., cham., **Chin.**, chin-a., cina, *cocc.*, coff., coloc., *con.*, *crot-h.*, cupr., *cycl.*, dig., **Ferr.**, **Ferr-ar.**, *ferr-i.*, *ferr-p.*, **Graph.**, **Hell.**, *helon.*, *ign.*, iod., **Kali-ar.**, *kali-bi.*, **Kali-c.**, **Kali-p.**, *lach.*, lyc., mag-c., mag-m., **Mang.**, **Med.**, **Merc.**, *merc-c.*, mez., nat-ar., *nat-c.*, **Nat-m.**, *nat-p.*, *nat-s.*, **Nit-ac.**, nux-m., *nux-v.*, ol-j., *olnd.*, petr., *ph-ac.*, **Phos.**, *pic-ac.*, **Plb.**, psor., **Puls.**, rhod., *rhus-t.*, ruta, sabin., *sec.*, *senec.*,

ANÄMIE ...

sep., sil., spig., **Squil.**, *stann.*, **Staph.**, **Sul-ac.**, **Sulph.**, ther., verat., *zinc.*

ANGST, Empfindung allgemeiner körperlicher: Acon., agar., am-m., *aml-n.*, *ant-t.*, **Arg-n.**, **Ars.**, ars-i., bar-c., bar-m., *brom.*, *bry.*, *calc.*, **Camph.**, cann-s., *canth.*, carb-v., **Cham.**, *chel.*, *chin.*, cic., cocc., *coff.*, *colch.*, con., *cupr.*, **Dig.**, euph., *ferr.*, *ferr-ar.*, *ferr-i.*, *ferr-p.*, guaj., ign., *iod.*, **Ip.**, laur., lob., *lyc.*, merc., mez., mosch., mur-ac., nat-m., **Nux-v.**, **Ph-ac.**, **Phos.**, plat., plb., **Puls.**, rhus-t., sabad., sabin., *sec.*, seneg., *sep.*, *stann.*, *staph.*, stram., sul-ac., **Sulph.**, *teucr.*, thuj., *verat.*, *zinc.*

ANSTRENGUNG, körperliche agg.: Acon., *agar.*, **Alum.**, *alumn.*, am-c., am-m., *ambr.*, *anac.*, ant-c., *ant-t.*, apis, apoc., *arg-m.*, *arg-n.*, **Arn.**, **Ars.**, **Ars-i.**, asaf., asar., aur., bar-c., *benz-ac.*, *bol.*, bor., bov., **Bry.**, *cact.*, **Calc.**, *calc-p.*, **Calc-s.**, *cann-s.*, *carb-v.*, *caust.*, *chel.*, *chin.*, chin-a., cic., cina, **Cocc.**, coff., *colch.*, **Con.**, croc., *crot-h.*, cycl., **Dig.**, euphr., *ferr.*, *ferr-ar.*, **Ferr-i.**, ferr-p., **Gels.**, graph., *guaj.*, *ham.*, hell., *helon.*, *hep.*, ign., **Iod.**, ip., *kali-ar.*, *kali-bi.*, *kali-c.*, kali-n., *kali-p.*, kali-s., *kalm.*, *kreos.*, *lach.*, **Laur.**, led., lil-t., *lob.*, *lyc.*, *lycps.*, meny., *merc.*, *merc-c.*, *mur-ac.*, murx., naja, **Nat-ar.**, **Nat-c.**, **Nat-m.**, *nat-p.*, nit-ac., nux-m., *nux-v.*, olnd., *ox-ac.*, *ph-ac.*, *phos.*, **Pic-ac.**, plat., *plb.*, *podo.*, *psor.*, *puls.*, *rheum*, rhod., **Rhus-t.**, *ruta*, sabad., *sabin.*, sang., sars., sec., **Sel.**, **Sep.**, *sil.*, sol-n., **Spig.**, **Spong.**, squil., **Stann.**, **Staph.**, sul-ac., **Sulph.**, *tarent.*, thuj., *tub.*, *valer.*, verat., *zinc.*

amel.: Canth., *ign.*, nat-m., plb., **Rhus-t.**, **Sep.**, sil., stann., tril.

APOPLEXIE: **Acon.**, *arn.*, *aur.*, bar-c., **Bell.**, *camph.*, carb-v., *chin.*, **Cocc.**, *coff.*, con., *crot-h.*, *cupr.*, *ferr.*, **Gels.**, *hyos.*, **Ip.**, **Lach.**, laur., *lyc.*, merc., nat-m., nit-ac., *nux-m.*, *nux-v.*, **Op.**, *phos.*, plb., *puls.*, rhus-t., sec., sep., *sil.*, *stram.*

ARSENVERGIFTUNG: Camph., chin., *ferr.*, graph., iod., *ip.*, *merc.*, nux-v., samb., *verat.*

ATHEROM (s. TUMOREN - ATHEROM)

ATROPHY der Drüsen: Anan., ars., *aur.*, bar-c., carb-an., *cham.*, *chin.*, **Con.**, **Iod.**, kali-ar., kali-c., **Kali-i.**, kali-p., kreos., lac-d., *nit-ac.*, nux-m., ph-ac., plb., sars., *sec.*, sil., *staph.*, verat.

AUFLEGEN der Hand auf die betroffene Stelle amel. (vgl. MAGNETISMUS): *Bell.*, calc., canth., *croc.*, dros., mang., *meny.*, mur-ac., nat-c., olnd., par., *phos.*, rhus-t., sabad., sep., spig., sulph., thuj.

AUFSTEHEN agg.: **Acon.**, alum., *am-m.*, anac., *ant-t.*, arg-m., *arn.*, *ars.*, asar., bar-c., bar-m., **Bell.**, bov., **Bry.**, cact., calad., *cann-i.*, *cann-s.*, caps., carb-an., caust., *cham.*, *chel.*, chin., *cic.*, **Cocc.**, colch., coloc., *con.*, croc., **Dig.**, dros., *ferr.*, hell., hep., *ign.*, kali-c., lach., laur., **Lyc.**, mag-m., mang., meny., merc., *mur-ac.*, *nat-c.*, *nat-m.*, *nit-ac.*, **Nux-v.**, **Op.**, *osm.*, ph-ac., *phos.*, plat., plb., *puls.*, ran-b., **Rhus-t.**, rumx., sabad., *sang.*, sars., seneg., sep., **Sil.**, spong., *squil.*, stann., staph., stram., sul-ac., **Sulph.**, tarax., verat., verat-v., *viol-t.*, zinc.

amel.: Acon., alum., **Am-c.**, am-m., *ant-t.*, **Ars.**, asaf., aur., bar-c., bell., *bor.*, bov., bry., **Calc.**, cann-s., canth., carb-v., caust., *cham.*, chel., chin., cic., coloc., con., *cupr.*, *dig.*, ferr., hell., hep., *hyos.*, *ign.*, *kali-c.*, laur., *lyc.*, mag-c., mang., merc., mosch., naja, nat-c., nat-m., nux-m., nux-v., olnd., petr., phos., puls., rhus-t., sabin., **Samb.**, **Sep.**, *sil.*, spig., squil., stann., sul-ac., sulph., teucr.

AUFSTOSSEN amel. (s. MAGEN - AUFSTOSSEN)

AUFTRETEN agg., beim (s. ERSCHÜTTERUNG)

BANDES, Gefühl eines (s. ZUSAMMENSCHNÜRUNG)

BADEN agg.: *Aesc.*, *aeth.*, **Am-c.**, am-m., **Ant-c.**, ant-t., *aran.*, *ars-i.*, *bar-c.*, *bell.*, bor., bov., bry., **Calc.**, **Calc-s.**, *canth.*, *carb-s.*, *carb-v.*, *caust.*, *cham.*, **Clem.**, con., *dulc.*, *graph.*, *kali-c.*, *kali-n.*, kali-s., *lac-d.*, laur., *lyc.*, mag-c., *mag-p.*, *mang.*, *merc.*, merc-c., *mez.*, mur-ac., nat-c., nat-m., *nit-ac.*, nux-m., nux-v., *petr.*, *phos.*, puls., **Rhus-t.**, *rumx.*, *sars.*, **Sep.**, sil., *spig.*, stann., staph., *stront.*, sul-ac., **Sulph.**, zinc.

Abneigung gegen Baden: **Am-c.**, am-m., **Ant-c.**, bar-c., bar-m., *bell.*, *bor.*, bov., *bry.*, *calc.*, *canth.*, *carb-v.*, *cham.*, **Clem.**, *con.*, dulc., kali-c., *kali-n.*, *laur.*, lyc., mag-c., merc., *mez.*, mur-ac., nat-c., nat-p., nit-ac., nux-m., nux-v., phos., **Psor.**, *puls.*, **Rhus-t.**, sars., **Sep.**, sil., **Spig.**, stann., *staph.*, *stront.*, sul-ac., **Sulph.**, *zinc.*

amel.: Acon., agar., *alum.*, *am-m.*, ant-t., *apis*, ars., **Asar.**, aur., *bor.*, bry., cann-i., *caust.*, cham., *chel.*, *euphr.*, *fl-ac.*, form., kali-chl., *lac-c.*, laur., **Led.**, mag-c., mez., mur-ac., nux-v., phyt., *pic-ac.*, *psor.*, **Puls.**, rhod., sabad., sep., *spig.*, staph., zinc.

Gesichts amel.; Waschen des: *Asar.*, *calc-s.*, mez., sabad.

BADEN ...

kaltes Bad agg.: **Ant-c.**, *bar-c.*, *bell.*, *caps.*, carb-s., *caust.*, *colch.*, elaps, *form.*, *kreos.*, *lac-d.*, **Mag-p.**, mur-ac., *nit-ac.*, phos., **Rhus-t.**, sars., *sep.*, **Tub.**

amel.: *Arg-n.*, *arn.*, asar., *aur-m.*, bism-o., *calc-s.*, *fl-ac.*, ind., iod., meph., *nat-m.*

Verlangen nach einem kalten Bad: Aster., meph., nat-m., phyt.

leidenden Teils amel., des: Alum., *am-m.*, ant-t., ars., **Asar.**, bor., bry., *caust.*, *cham.*, *chel.*, *euphr.*, laur., mag-c., mez., mur-ac., nux-v., **Puls.**, rhod., sabad., sep., *spig.*, staph., zinc.

Meer agg., im: *Ars.*, *mag-m.*, *rhus-t.*, sep.

BEBEN: *Am-c.*, **Bell.**, berb., bism-o., *calc.*, caps., caust., *clem.*, com., **Con.**, dig., hep., hyos., ign., iod., kali-c., kali-n., lyc., mag-c., mosch., *nit-ac.*, nux-v., petr., sars., *sep.*, sil., stann., stront., **Sulph.**, verb.

Körper, gefolgt von Schwindel; am ganzen: *Calc.*

Liegen, im: *Clem.*

Drüsen: Bell., calc., kali-c., mez., nat-c., sil.

BERÜHREN:

etwas berühren agg.: Acon., am-c., am-m., arg-m., arn., bell., bor., *bry.*, *calc.*, *cann-s.*, *carb-v.*, *caust.*, **Cham.**, chin., dros., kali-c., kali-n., led., lyc., merc., nat-c., phos., plat., *puls.*, sec., *sil.*, spig., verat.

kalte Gegenstände berühren agg.: Calc., **Hep.**, *lac-d.*, *merc.*, *nat-m.*, *pyrog.*, **Rhus-t.**, **Sil.**, thuj., zinc.

warme Gegenstände berühren agg.: *Sulph.*

BERÜHRUNG agg.: *Acon.*, *aesc.*, **Agar.**, *agn.*, aloe, am-c., am-m., ambr., anac., *ant-c.*, *ant-t.*, **Apis**, **Arg-m.**, *arn.*, *ars.*, **Asaf.**, asar., aur., bar-c., **Bell.**, bor., bov., **Bry.**, *cact.*, calad., calc., calc-p., camph., *cann-s.*, *canth.*, *caps.*, carb-an., *carb-v.*, caust., **Cham.**, *chel.*, **Chin.**, *chin-a.*, **Chin-s.**, *cic.*, *cina*, *cinnb.*, clem., **Cocc.**, **Coff.**, **Colch.**, *coloc.*, con., croc., **Crot-c.**, crot-h., **Cupr.**, cycl., dig., dros., dulc., *euph.*, euphr., ferr., ferr-i., graph., **Guaj.**, **Ham.**, hell., **Hep.**, **Hyos.**, ign., *iod.*, ip., **Kali-ar.**, *kali-bi.*, **Kali-c.**, *kali-i.*, *kali-n.*, *kali-p.*, kali-s., *kreos.*, **Lach.**, *laur.*, *led.*, **Lyc.**, *mag-c.*, *mag-m.*, **Mag-p.**, **Mang.**, *med.*, meny., *merc.*, *merc-c.*, *mez.*, mosch., mur-ac., nat-c., *nat-m.*, **Nit-ac.**, nux-m., **Nux-v.**, olnd., *op.*, osm., *par.*, petr., *ph-ac.*, *phos.*, plat., plb., *puls.*, **Ran-b.**, ran-s., **Rhod.**, **Rhus-t.**, ruta, sabad., **Sabin.**, sal-ac., *sang.*,

BERÜHRUNG agg. ...

sars., *sec.*, *seneg.*, **Sep.**, **Sil.**, *spong.*, squil., stann., **Staph.**, *stram.*, *stront.*, sul-ac., **Sulph.**, *tarax.*, *tell.*, *thuj.*, valer., *verat.*, verb., viol-o., viol-t., *zinc.*

leichte Berührung agg.: Ars., **Bell.**, **Chin.**, coff., *colch.*, *ign.*, **Lach.**, mag-m., **Merc.**, *mez.*, **Nux-v.**, ph-ac., *phos.*, *stann.*

amel.: Agar., alum., am-c., am-m., anac., ant-c., arn., *ars.*, bell., *bism-o.*, *bry.*, **Calc.**, canth., caust., chel., chin., *coloc.*, *con.*, **Cycl.**, dros., euph., euphr., lyc., *mang.*, *meny.*, **Mur-ac.**, nat-c., nat-m., olnd., petr., ph-ac., *phos.*, plb., sep., spong., sulph., tarax., **Thuj.**, viol-t.

Einbildungen von Berührung: Acon., *alum.*, anac., ant-t., arn., ars., *asaf.*, asar., bar-c., *bell.*, bism-o., bor., bov., bry., *calc.*, cann-s., canth., caps., caust., chel., coc-c., cocc., coloc., con., *croc.*, dros., dulc., glon., graph., guaj., hell., hep., hyos., *ign.*, indg., iod., kali-c., kali-n., kreos., *lach.*, laur., lyc., mag-c., mag-m., meny., merc., mosch., nat-c., nat-m., nux-v., olnd., op., *par.*, ph-ac., phos., plat., *plb.*, *puls.*, ran-b., ran-s., rheum, rhod., **Rhus-t.**, ruta, sabad., samb., seneg., sep., sil., *spig.*, spong., squil., staph., *stram.*, sul-ac., sulph., tarax., thuj., valer., verat., verb.

Schmerz verschwindet bei Berührung und erscheint an einer anderen Stelle wieder: Asaf., sang.

BEWEGUNG agg.: Abrot., *acon.*, *agar.*, *agn.*, aloe, alum., am-c., am-m., ambr., anac., ant-c., ant-t., *apis*, apoc., *arn.*, *ars.*, ars-h., *ars-i.*, *asaf.*, *asar.*, *aspar.*, *aur.*, bapt., *bar-c.*, **Bell.**, *berb.*, **Bism-o.**, bor., bov., **Bry.**, bufo, *cact.*, cadm., *calad.*, calc., *calc-p.*, *calc-s.*, *camph.*, cann-i., *cann-s.*, *canth.*, *caps.*, *carb-an.*, *carb-s.*, *carb-v.*, card-m., caust., cham., **Chel.**, **Chin.**, chin-a., *chion.*, cic., *cimic.*, *cimx.*, cina, *cinnb.*, clem., coc-c., **Cocc.**, *coff.*, **Colch.**, **Coloc.**, *con.*, *croc.*, *crot-h.*, crot-t., cupr., cupr-ar., *dig.*, dros., *eup-per.*, euph., *ferr.*, ferr-i., *fl-ac.*, form., *gels.*, *glon.*, *graph.*, **Guaj.**, *hell.*, *hep.*, hyos., ign., *iod.*, *ip.*, *iris.*, jac., *kali-bi.*, *kali-n.*, kali-p., *kalm.*, *lach.*, laur., **Led.**, lycps., mag-c., mag-m., *mag-p.*, *mang.*, *med.*, *meli.*, meny., **Merc.**, merc-c., mez., mosch., *nat-ar.*, *nat-m.*, *nat-p.*, *nat-s.*, *nit-ac.*, nux-m., **Nux-v.**, ol-an., olnd., *onos.*, op., osm., *ox-ac.*, pall., par., *petr.*, ph-ac., *phos.*, *phyt.*, plat., *plb.*, *psor.*, ptel., puls., **Ran-b.**, ran-s., *rheum*, rumx., sabad., **Sabin.**, *sang.*, *sanic.*, *sec.*, *sel.*, senec., seneg., *sep.*, **Sil.**, *spig.*, spong., *squil.*, *stann.*, *staph.*, stram., stront., sul-ac., **Sulph.**, sumb., tarax., teucr., *ther.*, thuj., tril., *verat.*, verb., viol-o., viol-t., *visc.*, *zinc.*

amel.: *Acon.*, *agar.*, *aloe*, *alum.*, *am-c.*, *am-m.*, ambr., *anac.*, ant-t., *arg-m.*, *arg-n.*, arn., *ars.*, asaf., asar., *atro.*, **Aur.**, **Aur-m.**, *aur-m-n.*, *bar-c.*, bar-m., benz-ac., *bism-o.*, bor., bov., *brom.*, calc., calc-p., canth., **Caps.**, carb-ac., carb-an., carb-v., *caust.*, cham., chin., *chin-a.*, cic., *cina*, coca, *cocc.*, *coloc.*, *com.*, **Con.**, cupr., **Cycl.**, *dios.*, *dros.*, **Dulc.**, **Euph.**, euphr., **Ferr.**, ferr-ar., ferr-p., *gamb.*, *gels.*, guaj., hep., hyos., ign., *indg.*, *kali-c.*, *kali-i.*, *kali-n.*, *kali-p.*, **Kali-s.**, *kreos.*, lach., laur., *lil-t.*, lith-c., lob., **Lyc.**, *mag-c.*, *mag-m.*, mang., *med.*, *meny.*, *merc-c.*, *merc-i-f.*, *mosch.*, *mur-ac.*, *nat-c.*, *nat-s.*, nit-ac., nux-m., olnd., op., par., petr., *ph-ac.*, *plat.*, **Puls.**, **Pyrog.**, *rat.*, **Rhod.**, **Rhus-t.**, *ruta*, **Sabad.**, **Samb.**, sel., seneg., *sep.*, spig., *stann.*, *stront.*, sul-ac., **Sulph.**, **Tarax.**, **Tarent.**, teucr., thuj., *tub.*, **Valer.**, verat., *verb.*, *vib.*, *viol-t.*, *zinc.*

Abneigung gegen Bewegung: **Acon.**, alum., am-c., ambr., anac., ant-c., ant-t., arn., **Ars.**, asar., *bar-c.*, **Bell.**, bor., **Bry.**, cadm., **Calad.**, **Calc.**, **Calc-s.**, canth., *caps.*, *carb-an.*, *carb-s.*, *carb-v.*, caust., cham., *chel.*, *chin.*, chin-a., cina, *cocc.*, coff., *con.*, croc., cupr., *cycl.*, *dig.*, dros., dulc., ferr., ferr-i., *gels.*, *graph.*, **Guaj.**, hyos., *ign.*, ip., kali-ar., *kali-bi.*, *kali-c.*, kali-p., **Lach.**, led., *lyc.*, mag-c., mag-m., merc., *mez.*, mur-ac., *nat-ar.*, nat-c., *nat-m.*, nit-ac., **Nux-v.**, op., petr., *ph-ac.*, phos., psor., puls., **Ruta**, *sang.*, sep., **Sil.**, stann., stront., **Sulph.**, tarax., teucr., *thuj.*, zinc.

Beginn der Bewegung agg., zu (vgl. GEHEN - Beginn): *Agar.*, ant-t., asar., cact., calc., **Caps.**, *carb-v.*, *caust.*, chin., cina, cocc., **Con.**, cupr., dros., **Euph.**, **Ferr.**, fl-ac., graph., *kali-p.*, lach., led., **Lyc.**, mag-c., nit-ac., petr., *ph-ac.*, *phos.*, plat., plb., *psor.*, **Puls.**, rhod., **Rhus-t.**, ruta, *sabad.*, sabin., *samb.*, sars., *sil.*, *ther.*, thuj., valer., verat., *zinc.*

erkrankter Teile agg.: *Acon.*, **Aesc.**, agar., am-c., anac., *ant-t.*, **Arn.**, *ars.*, asaf., asar., bar-c., *bell.*, **Bry.**, camph., *cann-s.*, *caps.*, caust., **Cham.**, chel., *chin.*, cic., cimic., clem., *cocc.*, coff., **Colch.**, *coloc.*, *com.*, con., croc., cupr., dig., ferr-ar., form., *gels.*, *glon.*, guaj., hep., ign., iod., kali-c., *kalm.*, *lach.*, **Led.**, mag-c., mang., meny., *merc.*, *mez.*, nat-c., nat-m., nux-m., nux-v., olnd., petr., *phos.*, phyt., plan., plat., *puls.*, *ran-b.*, *rheum*, *rhod.*, **Rhus-t.**, rumx., ruta, sabad.,

ALLGEMEINES

BEWEGUNG - erkrankter Teile agg. ...

sabin., samb., *sang.*, *sars.*, sel., sep., *sil.*, **Spig.**, *stann.*, staph., *sulph.*, thuj., zinc.

amel.: Abrot., acon., *agar.*, agn., *am-m.*, arn., *ars.*, ars-i., asaf., asar., *aur.*, calc., **Caps.**, cham., *chin.*, cina, *con.*, croc., **Dulc.**, *euph.*, **Ferr.**, *kali-bi.*, kali-c., *lyc.*, mag-c., *mag-m.*, meny., *mosch.*, mur-ac., nat-c., *ph-ac.*, **Puls.**, *rhod.*, **Rhus-t.**, *sabad.*, *samb.*, *sep.*, squil., stann., stront., **Sulph.**, *tarax.*, thuj., valer., verb., viol-t.

fortgesetzte Bewegung amel.: Agar., *am-m.*, *ambr.*, bry., *cact.*, **Caps.**, carb-v., caust., chin., *cina*, com., **Con.**, *cycl.*, *dros.*, **Euph.**, **Ferr.**, gels., ind., iris., kali-c., *lyc.*, plat., plb., *ptel.*, **Puls.**, *rhod.*, **Rhus-t.**, ruta, *sabad.*, sabin., **Samb.**, sep., *sil.*, tarax., thuj., *valer.*, *verat.*

nach Bewegung agg.: **Agar.**, am-c., *anac.*, arn., **Ars.**, aspar., calad., camph., **Cann-s.**, *carb-v.*, caust., cocc., coff., *croc.*, dros., *hyos.*, iod., *kali-c.*, laur., merc., *nit-ac.*, nux-v., olnd., phos., plb., **Puls.**, **Rhus-t.**, *ruta*, sabin., sep., spig., **Spong.**, **Stann.**, staph., *stram.*, sul-ac., **Valer.**, zinc.

BLEIVERGIFTUNG, chronische: *Alum.*, *alumn.*, ars., *bell.*, **Caust.**, chin., nux-v., *op.*, *plat.*, sul-ac., *sulph.*

BLUTUNG: Acet-ac., *acon.*, aloe, *alum.*, am-c., ambr., *ant-c.*, *apis*, *aran.*, *arg-n.*, **Arn.**, *ars.*, ars-i., *bar-c.*, bar-m., **Bell.**, **Both.**, *bov.*, *bry.*, *cact.*, **Calc.**, **Calc-s.**, **Canth.**, *caps.*, carb-an., *carb-s.*, **Carb-v.**, *cham.*, **Chin.**, chin-a., *cinnam.*, cinnb., *coff.*, *coloc.*, *croc.*, **Crot-h.**, *cupr.*, dig., *dros.*, *dulc.*, *elaps*, **Erig.**, **Ferr.**, *ferr-ar.*, *ferr-i.*, *ferr-p.*, *graph.*, **Ham.**, *hyos.*, *iod.*, **Ip.**, kali-c., *kali-chl.*, kali-i., kali-n., *kali-p.*, kreos., **Lach.**, *led.*, *lyc.*, **Meli.**, **Merc.**, **Merc-c.**, *mez.*, **Mill.**, mosch., mur-ac., nat-c., **Nat-m.**, **Nit-ac.**, nux-m., **Nux-v.**, *ph-ac.*, **Phos.**, *plat.*, *psor.*, **Puls.**, rhod., *rhus-t.*, **Sabin.**, sang., sars., **Sec.**, *senec.*, **Sep.**, *sil.*, squil., stann., *stram.*, **Sul-ac.**, **Sulph.**, *ter.*, thuj., tril.

amel.: Bov., sars., sel.

Anstrengung, nach: *Mill.*

gerinnungsfähig (= Hämophilie), nicht: Am-c., anthr., *apis*, ars., *both.*, *carb-v.*, chin., chlol., **Crot-c.**, *crot-h.*, dig., dor., *elaps*, *kali-p.*, **Lach.**, lat-m., nat-m., **Nit-ac.**, **Phos.**, *sec.*, *sul-ac.*

BLUTUNG ...

Körperöffnungen, aus allen: Aran., **Both.**, *chin.*, **Crot-h.**, elaps, ip., *lach.*, **Phos.**, *sul-ac.*

BLUTWALLUNGEN: **Acon.**, aloe, alum., alumn., *am-c.*, *am-m.*, *ambr.*, *aml-n.*, ant-c., ant-t., arg-m., **Arg-n.**, *arn.*, *ars-i.*, asar., **Aur.**, bar-c., **Bell.**, berb., *bov.*, *bry.*, **Calc.**, *calc-ar.*, calc-s., cann-i., cann-s., carb-an., **Carb-s.**, *carb-v.*, *caust.*, *cham.*, chin., cina, cocc., coff., *con.*, *croc.*, *cupr.*, dig., dulc., **Ferr.**, ferr-ar., *ferr-i.*, ferr-p., *gels.*, **Glon.**, *graph.*, guaj., *hep.*, hyos., ign., *iod.*, *kali-c.*, kali-p., kali-s., kiss., **Kreos.**, **Lach.**, lil-t., **Lyc.**, mag-m., mang., *meli.*, *merc.*, merl., mosch., nat-c., *nat-m.*, nat-p., nit-ac., *nux-m.*, *nux-v.*, *op.*, *petr.*, **Phos.**, plb., *puls.*, rhod., *rhus-t.*, sabad., sabin., *samb.*, sang., *sars.*, *seneg.*, *sep.*, *sil.*, **Spong.**, *stann.*, staph., **Stram.**, **Sulph.**, tab., tell., *thuj.*, *verat.*

morgens im Schlaf: Ang.

Aufstehen amel.: Nux-v.

Erwachen, beim: Graph., lyc., nux-v.

Schlaf, nach einem ruhelosen: Calc.

abends: Arn., asar., *caust.*, dig., lyc., petr., phos., rhus-t., thuj.

Hinlegen, nach dem: Ign., samb., sil.

sexueller Erregung, bei: Clem.

Sitzen amel.: Thuj.

nachts: *Am-c.*, arg-n., *calc.*, *carb-an.*, *carb-v.*, hep., ign., mag-c., *merc.*, mur-ac., *nat-c.*, nat-m., *phos.*, *puls.*, ran-b., *sep.*, *sil.*, *sulph.*

Bett, treibt ihn aus dem: Iod.

Bier, nach: Sulph.

Ärger, nach: *Acon.*, **Cham.**, coloc., ign., merc., *petr.*, **Sep.**, staph.

bewegen würde, als ob sich alles im Körper: Croc.

Bewegung oder Sprechen agg.: Iod., nat-c.

Einschlafen, beim: Petr.

Essen amel.: Alum., chin.

warmen Speisen, Essen von: Mag-c.

Gehen, nach: Arg-n., berb.

amel.: Mag-m.

Gemütsbewegungen, nach: *Acon.*, apis, *aur.*, *bell.*, bry., calc., **Cham.**, coff., colch., *coloc.*, *con.*, cupr., **Hyos.**, **Ign.**, kali-c., *kali-p.*, *lach.*, lyc., mag-c., nat-m., *nat-p.*, *nit-ac.*, *nux-v.*, op., *petr.*, *ph-ac.*, *phos.*, plat., **Puls.**, *sep.*, *staph.*, stram., teucr., thuj., verat.

BLUTWALLUNGEN ...

Koitus, nach: Am-c., *sep.*

Liegen auf der linken Seite, beim: *Bar-c.*

Menses, vor: *Alum.*, *cupr.*, merc.

während: *Calc.*, *merl.*

Nervosität, durch: Ambr., *bell.*, calc., ferr., kali-n., *merc.*, *nit-ac.*, *ph-ac.*, *phos.*, sep.

Schwindel, bei: Nat-c.

Sinneseindrücke, durch: *Phos.*

Sitzen, im: *Mag-m.*

Spaziergang, nach einem langen: *Arg-n.*

unangenehme Nachrichten, durch: Lach.

BRÜCHIGE Knochen (vgl. KARIES - Knochen): *Calc.*, *symph.*

CHINARINDE (ohne Chinakachexie), Folgen von: Led., *sel.*

CHININMISSBRAUCH, Folgen von: Am-c., *ant-t.*, *apis*, **Arn.**, *ars.*, asaf., *bell.*, bry., **Calc.**, caps., **Carb-v.**, cham., *cina*, cupr., cycl., dig., **Ferr.**, ferr-ar., gels., hell., **Ip.**, *lach.*, merc., **Nat-m.**, nux-v., *ph-ac.*, *phos.*, plb., **Puls.**, samb., *sep.*, stann., sul-ac., *sulph.*, *verat.*

CHLOROSE: *Acet-ac.*, *alet.*, *alum.*, alumn., *am-c.*, *ant-c.*, *arg-m.*, arg-n., **Ars.**, ars-i., bar-c., **Bell.**, **Calc.**, **Calc-p.**, carb-an., **Carb-s.**, *carb-v.*, caust., *chin.*, *chin-a.*, **Cocc.**, *con.*, *cupr.*, *cycl.*, dig., **Ferr.**, **Ferr-ar.**, *ferr-i.*, **Ferr-m.**, ferr-p., **Graph.**, *hell.*, *helon.*, *hep.*, ign., *kali-ar.*, *kali-c.*, *kali-fer.*, *kali-p.*, kali-s., **Lyc.**, *lyss.*, **Mang.**, merc., *nat-c.*, **Nat-m.**, nat-p., **Nit-ac.**, *nux-v.*, olnd., *petr.*, ph-ac., **Phos.**, pic-ac., **Plat.**, *plb.*, **Puls.**, sabin., **Senec.**, **Sep.**, *spig.*, staph., sul-ac., **Sulph.**, thuj., ust., valer., zinc.

Winter, im: *Ferr.*

zweiten Tag agg., Symptome sind jeden: Alum.

CHOREA: Acon., **Agar.**, *ant-t.*, apis, *arg-n.*, *ars.*, ars-i., **Art-v.**, *asaf.*, aster., *bell.*, *bufo*, *cact.*, **Calc.**, caul., **Caust.**, cedr., *cham.*, *chel.*, **Chin.**, chlol., **Cic.**, **Cimic.**, **Cina**, *cocc.*, coff., con., *croc.*, *crot-c.*, crot-h., **Cupr.**, *cupr-ar.*, cypr., *dios.*, dulc., *ferr.*, ferr-ar., *ferr-i.*, form., *hipp.*, *hyos.*, **Ign.**, *iod.*, ip., kali-ar., *kali-br.*, kali-i., kali-p., kali-s., *lach.*, laur., *lil-t.*, *mag-p.*, merc., mez., **Mygal.**, *nat-m.*, *nit-ac.*, *nux-m.*, *nux-v.*, *op.*, ph-ac., *phos.*, plat., plb., psor., *puls.*, rhod., *rhus-t.*, sabin., *samb.*, *sec.*, *sep.*, *sil.*, *stann.*, **Stram.**, *sulph.*, **Tarent.**, thuj., verat-v., visc., *zinc.*

links: *Cimic.*, *cupr.*, rhod.

rechts: *Ars.*, *caust.*, *nat-s.*, phys., *tarent.*

CHOREA ...

tagsüber: Art-v., tarent.

morgens: Mygal.

nachmittags: *Nat-s.*

abends agg.: *Zinc.*

nachts: *Arg-n.*, caust.

beginnt im Gesicht und breitet sich über den Körper aus: *Sec.*

Denken, beim daran: *Caust.*

einseitig: *Calc.*, *cocc.*, *cupr.*, nat-s., phys.

Erregung der Gefühle, durch: Agar., *ign.*, *laur.*, *op.*, *phos.*

Essen, nach dem: Ign.

Gewitter, vor: *Agar.*, *rhod.*, sep.

während: *Phos.*

Hautausschläge, durch unterdrückte: *Caust.*, **Sulph.**, zinc.

kalten Bad, nach einem: *Rhus-t.*

Kindern, die zu schnell gewachsen sind; bei: Phos.

Koitus, nach dem (Frauen): *Agar.*, *cedr.*

Körperübungen amel.: *Zinc.*

Kummer, nach: Ign.

laufen oder springen; kann nicht gehen, muss: Bufo, kali-br., nat-m.

Liegen auf dem Rücken amel.: *Cupr.*, *ign.*

Masturbation, durch: *Calc.*, chin.

Menses, während den: **Zinc.**

Mittagessen, nach dem: Zinc.

Nachahmung, durch: *Caust.*, *cupr.*, mygal., *tarent.*

Nasswerden, nach: *Rhus-t.*

periodisch: *Cupr.*, nat-s.

rheumatisch: **Caust.**, *cimic.*, kali-i., *rhus-t.*, stict.

Ruhe, in der: *Zinc.*

Säfteverlust, durch: *Chin.*

Schlaf amel.: **Agar.**, hell., ziz.

Schreck, durch: Acon., agar., *calc.*, **Caust.**, cupr., *gels.*, *ign.*, *kali-br.*, *laur.*, *nat-m.*, *op.*, phos., *stram.*, *zinc.*

Schwangerschaft, in der: *Caust.*, *cupr.*

Seite, auf der man liegt: Cimic.

spinal: Asaf., cic., cocc., cupr., mygal., nux-v.

CHOREA ...

Wein agg.: *Zinc.*

Wetter, bei trockenem: *Caust.*

Würmer, durch: *Calc.*, *cina*

DRUCK agg.: Acon., **Agar.**, alum., am-br., am-c., am-m., ambr., anac., ant-c., **Apis**, *arg-m.*, arn., *ars.*, *ars-i.*, asaf., *bapt.*, **Bar-c.**, bar-m., bell., bism-o., bor., bov., *bry.*, cact., *calad.*, calc., calc-p., camph., *cann-s.*, *canth.*, *caps.*, carb-an., carb-s., *carb-v.*, card-m., caust., *chel.*, chin., **Cina**, coc-c., cocc., coloc., crot-t., cupr., dig., dros., dulc., *guaj.*, hell., **Hep.**, hyos., ign., **Iod.**, ip., *kali-bi.*, *kali-c.*, *kali-i.*, kali-n., kali-p., **Lach.**, laur., led., **Lil-t.**, **Lyc.**, *mag-c.*, mag-m., mang., meny., *merc.*, **Merc-c.**, mez., *mosch.*, mur-ac., nat-ar., nat-c., *nat-m.*, *nat-s.*, *nit-ac.*, nux-m., *nux-v.*, *olnd.*, *op.*, ox-ac., ph-ac., phos., *plat.*, puls., *ran-b.*, *ran-s.*, rhus-t., *ruta*, sabad., *sabin.*, samb., sars., *sel.*, seneg., sep., **Sil.**, spig., *spong.*, *stann.*, *staph.*, stram., stront., sul-ac., sulph., *teucr.*, thuj., *valer.*, verat., *verb.*, zinc.

amel.: Abies-c., acon., agar., *agn.*, alum., *am-c.*, *am-m.*, ambr., anac., ant-c., *apis*, arg-m., *arg-n.*, arn., ars., *asaf.*, *aur.*, bell., bism-o., *bor.*, bov., **Bry.**, cact., calc., calc-f., camph., *canth.*, carb-ac., *carb-s.*, caust., *chel.*, **Chin.**, cina, cinnb., *clem.*, **Coloc.**, **Con.**, *croc.*, crot-t., dig., dios., **Dros.**, *dulc.*, form., *glon.*, graph., guaj., hell., ign., ip., *kali-bi.*, kali-c., *kali-i.*, kali-p., kreos., *lach.*, laur., led., **Lil-t.**, mag-c., **Mag-m.**, **Mag-p.**, *mang.*, **Meny.**, merc., mez., mosch., *mur-ac.*, **Nat-c.**, *nat-m.*, nat-p., *nat-s.*, *nit-ac.*, *nux-m.*, nux-v., olnd., *par.*, *ph-ac.*, phos., **Plb.**, **Puls.**, *rhus-t.*, ruta, sabad., sabin., sang., *sep.*, **Sil.**, *spig.*, stann., sul-ac., sulph., thuj., *tril.*, verat., verb., zinc.

schmerzlose Seite agg., auf die: *Ambr.*, arn., bell., **Bry.**, *calc.*, cann-s., carb-an., carb-v., *caust.*, *cham.*, *coloc.*, **Ign.**, *kali-c.*, lyc., nux-v., **Puls.**, *rhus-t.*, *sep.*, *stann.*, viol-o., *viol-t.*

EINGESCHLOSSEN von Drähten, die immer enger zusammengedreht werden: **Cact.**

EISENPRÄPARATEN, nach Missbrauch von: Ars., *puls.*, *sulph.*, *zinc.*

EITER (s. ABSZESSE)

EMPFINDLICHKEIT:

äußerlich: *Acon.*, *aesc.*, agar., aloe, *alum.*, am-c., am-m., ambr., ant-c., ant-t., **Apis**, arg-m., **Arn.**, ars., asaf., *aur.*, *bapt.*, *bar-c.*, **Bell.**, *bor.*, bov., bry., calc., calc-p., camph., cann-s., *canth.*, caps., carb-an., carb-v., caust., **Chin.**, **Chin-s.**, cimic., cina, *clem.*, coc-c., *coff.*, *colch.*, coloc., con., *crot-c.*, cupr., dig., *ferr.*, ferr-p., *gels.*, hell., *hep.*, *hyos.*, ign., ip., *kali-bi.*, *kali-c.*, kali-n., kali-p., kali-s., kreos., **Lach.**, led., lyc., mag-c., mag-m., ment., *merc.*, *mez.*, mosch., nat-ar., *nat-c.*, *nat-m.*, **Nat-p.**, nit-ac., nux-m., **Nux-v.**, olnd., *op.*, par., petr., ph-ac., **Phos.**, plb., psor., **Puls.**, **Ran-b.**, *ran-s.*, *rhus-t.*, sabad., *sabin.*, sal-ac., sars., sec., *sel.*, *seneg.*, *sep.*, **Sil.**, **Spig.**, spong., squil., *stann.*, **Staph.**, stront., sul-ac., *sulph.*, teucr., *thuj.*, verat., zinc.

innerlich: Acon., agar., *alum.*, *am-c.*, ant-c., ant-t., apis, arn., *ars.*, ars-i., asaf., *asar.*, aur., *bapt.*, bar-c., *bell.*, bism-o., *bor.*, bov., *bry.*, calad., calc., cann-s., **Canth.**, *carb-an.*, carb-s., carb-v., caust., *cham.*, chin., cic., clem., coc-c., *cocc.*, coff., colch., *coloc.*, con., croc., crot-h., cub., cupr., cycl., dulc., *equis.*, ferr., *graph.*, hell., helon., **Hep.**, *hyos.*, *iod.*, ip., *kali-bi.*, *kali-i.*, kali-p., **Lach.**, laur., led., *lil-t.*, mag-c., *mag-m.*, mang., meny., merc., *merc-c.*, *mez.*, mosch., nat-ar., *nat-c.*, **Nat-m.**, *nit-ac.*, *nux-v.*, olnd., *osm.*, par., **Phos.**, puls., ran-b., rhus-t., *ruta*, sars., *sec.*, sel., seneg., sep., **Sil.**, spong., *squil.*, stann., *stram.*, stront., *sul-ac.*, sulph., tarax., tarent., teucr., thuj., valer., verat., zinc.

Schmerz, gegen: *Acon.*, *agar.*, *alum.*, *am-c.*, *ambr.*, anac., *ant-c.*, ant-t., *arn.*, *ars.*, *ars-i.*, *asar.*, **Aur.**, *bar-c.*, *bell.*, *bry.*, *cact.*, calad., calc., calc-p., *camph.*, cann-s., *canth.*, caps., carb-an., carb-v., **Cham.**, *chin.*, chin-a., cina, *cocc.*, **Coff.**, *colch.*, *con.*, *cupr.*, dig., *ferr.*, ferr-p., graph., hell., **Hep.**, *hyos.*, **Ign.**, iod., ip., kali-ar., *kali-c.*, kali-p., **Lach.**, laur., led., **Lyc.**, *mag-c.*, mag-m., **Med.**, merc., mur-ac., *nat-c.*, nat-p., **Nit-ac.**, nux-m., **Nux-v.**, olnd., *petr.*, ph-ac., **Phos.**, *phyt.*, plb., **Psor.**, **Puls.**, *rhus-t.*, sabad., sabin., sars., sel., seneg., **Sep.**, **Sil.**, *spig.*, squil., **Staph.**, sulph., thuj., *tub.*, valer., verat., vesp., viol-o., *zinc.*

Drüsen: Arn., *aur.*, **Bar-c.**, bell., *cham.*, chin., clem., cocc., **Con.**, crot-h., cupr., graph., hep., ign., kali-c., laur., *lyc.*, mag-c., nat-c., nit-ac., nux-v., petr., ph-ac., **Phos.**, puls., *sep.*, *sil.*, spig., squil., sul-ac., zinc.

Knochen: Asaf., *aur.*, bell., bry., calc., carb-an., chel., chin., *chin-s.*, cupr., **Eup-per.**, guaj., hyper., lach., lyc., merc., *merc-c.*, mez., nat-c., **Phos.**, *puls.*, rhus-t., *sil.*, *stram.*, sulph., **Tell.**, zinc.

Knorpel: **Arg-m.**

EMPFINDLICHKEIT ...

Periost: Ant-c., aur., bell., *bry.*, *chin.*, ign., **Led.**, merc., *mez.*, *ph-ac.*, *puls.*, rhus-t., ruta, sil., spig., staph.

ENTBLÖSSEN agg.: *Acon.*, acon-f., *agar.*, *am-c.*, ant-c., arg-m., *arg-n.*, arn., **Ars.**, asar., *atro.*, *aur.*, *bell.*, *benz-ac.*, bor., *bry.*, camph., canth., *caps.*, *carb-an.*, *cham.*, *chin.*, *cic.*, *clem.*, *cocc.*, *coff.*, *colch.*, *con.*, dios., *dulc.*, *graph.*, hell., **Hep.**, hyos., *ign.*, **Kali-ar.**, *kali-bi.*, **Kali-c.**, kali-i., kreos., *lach.*, **Lyc.**, *lycps.*, *mag-c.*, *mag-m.*, **Mag-p.**, meny., *merc.*, mur-ac., *nat-c.*, *nat-m.*, **Nux-m.**, **Nux-v.**, *ph-ac.*, *phos.*, puls., rheum, **Rhod.**, **Rhus-t.**, *rumx.*, sabad., **Samb.**, sep., **Sil.**, **Squil.**, staph., stram., **Stront.**, thuj., **Zinc.**

einzelner Teile agg.: *Bry.*, **Hep.**, *nat-m.*, **Rhus-t.**, **Sil.**, squil., stront., *thuj.*

ENTKLEIDEN agg., nach dem: Am-m., **Ars.**, calc., *cocc.*, **Dros.**, hep., mag-c., mez., mur-ac., nat-s., **Nux-v.**, *olnd.*, plat., *puls.*, **Rhus-t.**, sep., *sil.*, *spong.*, stann.

Freien, im: Phos.

ENTZÜNDUNGEN:

äußerlich: *Acon.*, agar., am-c., ambr., ant-c., arn., **Ars.**, ars-i., asaf., asar., aur., bar-c., **Bell.**, bov., brom., *bry.*, *cact.*, *calc.*, camph., cann-s., canth., caps., carb-an., carb-v., caust., *cham.*, chel., chin., clem., cocc., coff., coloc., *con.*, crot-h., cupr., dig., dulc., **Echi.**, euph., *euphr.*, *ferr.*, *fl-ac.*, graph., hell., *hep.*, hyos., ign., iod., ip., *kali-ar.*, kali-c., kali-n., kreos., **Lach.**, led., *lyc.*, mag-c., mag-m., mang., *merc.*, mez., mur-ac., nat-ar., nat-c., nat-m., *nit-ac.*, nux-v., op., *petr.*, ph-ac., *phos.*, plb., **Puls.**, ran-b., *rhus-t.*, sabad., sabin., samb., sars., sep., **Sil.**, *spig.*, spong., stann., **Staph.**, stram., sul-ac., tarax., teucr., thuj., valer., verat., zinc.

innerlich: **Acon.**, agar., alum., ant-c., ant-t., *apis*, arg-m., arn., **Ars.**, ars-i., *arum-t.*, asaf., *aur.*, bar-c., **Bell.**, *berb.*, bism-o., **Bry.**, *cact.*, calad., calc., camph., *cann-s.*, **Canth.**, caps., carb-ac., carb-v., *cham.*, chin., cic., cina, clem., coc-c., cocc., coff., colch., coloc., *con.*, crot-h., *cub.*, cupr., dig., dros., dulc., **Echi.**, equis., euph., *ferr.*, **Gels.**, graph., guaj., ham., hell., hep., *hyos.*, ign., **Iod.**, ip., *kali-ar.*, *kali-c.*, *kali-chl.*, *kali-i.*, *kali-n.*, **Lach.**, laur., lil-t., *lyc.*, mag-m., mang., **Merc.**, mez., nat-ar., nat-c., nat-m., nit-ac., **Nux-v.**, op., par., pareir., petr., ph-ac., **Phos.**, phyt., **Plb.**, **Puls.**, ran-b., ran-s., rheum, rhus-t., ruta, sabad., sabin., samb., sang., sang-n., **Sec.**, senec., seneg., sep., sil., spig., spong., *squil.*, stann., stram., stront., sul-ac., *sulph.*, **Ter.**, thuj., uva, *verat.*

gangränös: **Ars.**, *bell.*, **Canth.**, *carb-an.*, *carb-v.*, *chin.*, *colch.*, *crot-h.*, hep., *iod.*, *kali-p.*, **Lach.**, merc., *phos.*, *plb.*, *rhus-t.*, **Sec.**, **Sil.**

Blutgefäße: Acon., *ant-t.*, **Arn.**, **Ars.**, ars-i., **Bar-c.**, calc., cham., *cupr.*, *ham.*, *kali-c.*, kreos., lach., lyc., *puls.*, sil., spig., **Sulph.**, thuj., zinc.

Drüsen (= Adenitis): *Acon.*, *alumn.*, *anan.*, arn., ars., ars-i., *aur.*, *aur-m.*, *bad.*, *bar-c.*, **Bar-m.**, **Bell.**, *brom.*, *bry.*, bufo, **Calc.**, *camph.*, canth., *carb-an.*, carb-v., *cham.*, *cist.*, clem., *con.*, *dulc.*, ferr-ar., *hep.*, kali-ar., *kali-c.*, *kali-i.*, *kali-p.*, lach., laur., *lyc.*, **Merc.**, *nit-ac.*, *nux-v.*, petr., ph-ac., **Phos.**, *phyt.*, plb., *psor.*, *puls.*, *rhus-t.*, samb., sars., *sil.*, spig., squil., staph., sul-ac., **Sulph.**, thuj., verat., zinc.

Knochen (= Ostitis): *Acon.*, ars., ars-i., *asaf.*, aur., *aur-m.*, *bell.*, bry., *calc.*, chin., clem., coloc., con., cupr., dig., euph., **Fl-ac.**, guaj., hep., iod., kreos., lach., *lac-ac.*, *lyc.*, mag-m., *mang.*, **Merc.**, **Mez.**, nat-c., *nit-ac.*, **Ph-ac.**, *phos.*, plb., *psor.*, **Puls.**, rhus-t., sep., **Sil.**, spig., **Staph.**, *sulph.*, thuj., verat.

Knorpel (= Chondritis, Perichondritis): **Arg-m.**, *nat-m.*

Nerven (= Neuritis): **Acon.**, *alum-sil.*, *ant-c.*, *ars.*, **Bell.**, *cact.*, caust., *cic.*, *coca*, *gels.*, *hep.*, *hyper.*, iod., *ip.*, kali-i., *kalm.*, lac-c., *lec.*, *led.*, *merc.*, *nat-m.*, *nux-v.*, **Phos.**, *puls.*, *rhus-t.*, *sil.*, stram., sulph., zinc.

Periost: Ant-c., *apis*, *ars.*, *asaf.*, aur., *aur-m.*, bell., chin., **Fl-ac.**, *kali-i.*, led., *mang.*, *merc.*, *merc-c.*, **Mez.**, *nit-ac.*, **Ph-ac.**, *psor.*, puls., rhus-t., *ruta*, *sil.*, *staph.*

seröse Häute: **Acon.**, *am-c.*, **Apis**, apoc., arg-m., **Ars.**, ars-i., asaf., *aur.*, *aur-m.*, bell., **Bry.**, **Calc.**, calc-p., *carb-v.*, colch., ferr., fl-ac., **Hell.**, indg., *iod.*, *kali-c.*, lach., *led.*, **Lyc.**, mag-m., *merc.*, *nat-m.*, *ph-ac.*, *phos.*, plat., *psor.*, *puls.*, samb., seneg., **Sil.**, *squil.*, *stram.*, *sulph.*, *ter.*, zinc.

ERBRECHEN agg.: Acon., *ant-t.*, arn., **Ars.**, *asar.*, bell., *bry.*, *calc.*, caps., cham., chin., cina, cocc., *colch.*, coloc., con., **Cupr.**, dig., *dros.*, ferr., graph., *hyos.*, iod., **Ip.**, lach., *lyc.*, mez., mosch., nat-m., *nux-v.*, op., *phos.*, *plb.*, **Puls.**, ran-s., ruta, sabin., *sars.*, sec., *sep.*, sil., stann., **Sulph.**, *verat.*

ALLGEMEINES

ERBRECHEN ...

amel.: Acon., agar., ars., carb-s., *coc-c.*, colch., *dig.*, hyos., nux-v., op., puls., *sang.*, *sec.*

ERHITZUNG agg.: Acon., am-c., **Ant-c.**, *arg-n.*, *arn.*, *bell.*, *brom.*, **Bry.**, calc-s., *camph.*, caps., *carb-v.*, coff., *cycl.*, *dig.*, dros., *ferr.*, *glon.*, hep., ign., **Iod.**, *ip.*, **Kali-c.**, **Kali-s.**, merc., mez., *nat-m.*, nux-m., nux-v., olnd., *op.*, *phos.*, **Puls.**, *ran-b.*, *sep.*, **Sil.**, staph., *thuj.*, *zinc.*

alten Trinkern, bei: *Bar-c.*

ERSCHLAFFUNG der Muskeln: *Agar.*, ambr., ant-t., arn., *ars.*, asaf., bor., bry., **Calc.**, camph., canth., **Caps.**, *cham.*, chin., chin-a., cic., *clem.*, **Cocc.**, *con.*, *croc.*, *crot-c.*, cupr., dig., *dios.*, euph., *ferr.*, ferr-ar., **Gels.**, *graph.*, *hell.*, hydr., *hyos.*, *iod.*, *ip.*, **Kali-c.**, lach., laur., *lyc.*, *mag-c.*, *merc.*, *mur-ac.*, nat-c., nux-m., op., oxyt., **Phos.**, plat., plb., puls., rheum, sabad., *sec.*, *seneg.*, *sep.*, sil., sol-n., spig., *spong.*, sul-ac., *sulph.*, thuj., verat-v., viol-o.

ERSCHÜTTERUNG, Auftreten, agg.: *Acon.*, alum., am-c., ambr., *anac.*, *ant-c.*, arg-m., *arg-n.*, **Arn.**, ars., *asar.*, bar-c., **Bell.**, bor., **Bry.**, *cact.*, calad., *calc.*, camph., canth., carb-s., *caust.*, cham., chel., *chin.*, **Cic.**, *cocc.*, coff., **Con.**, dros., dulc., euphr., *ferr.*, ferr-ar., glon., *graph.*, *ham.*, *hell.*, *hep.*, ign., kali-c., *kali-i.*, kali-n., **Lach.**, *led.*, *lil-t.*, *lyc.*, mag-c., *mag-m.*, meny., merc., nat-ar., *nat-c.*, *nat-m.*, nat-p., **Nit-ac.**, nux-m., *nux-v.*, *onos.*, par., petr., *ph-ac.*, *phos.*, plat., plb., *puls.*, rhod., **Rhus-t.**, ruta, *sabad.*, sabin., *sanic.*, seneg., *sep.*, **Sil.**, *spig.*, spong., stann., staph., *sulph.*, **Ther.**, *thuj.*, verb., viol-t.

amel.: Caps.

ERWACHEN, beim: Acon., agar., agn., alum., *am-c.*, **Am-m.**, **Ambr.**, anac., *ant-c.*, ant-t., *arn.*, **Ars.**, aur., bar-c., bell., *benz-ac.*, bism-o., bor., bov., bry., bufo, cact., cadm., calad., **Calc.**, calc-p., calc-s., cann-s., canth., *caps.*, *carb-an.*, *carb-v.*, **Caust.**, *cench.*, cham., *chel.*, *chin.*, cic., cina, clem., coc-c., *cocc.*, coff., colch., *con.*, corn., croc., *crot-h.*, crot-t., cupr., cycl., *dig.*, dros., dulc., euph., ferr., form., *graph.*, guaj., **Hep.**, *hydr.*, **Hyos.**, *ign.*, *ip.*, *kali-ar.*, **Kali-bi.**, *kali-c.*, kali-i., kali-n., *kali-s.*, kreos., **Lach.**, laur., led., *lyc.*, mag-c., mag-m., mang., meny., *merc.*, *merc-i-f.*, mez., mosch., mur-ac., naja, nat-c., *nat-m.*, **Nit-ac.**, nux-m., **Nux-v.**, **Onos.**, op., petr., ph-ac., **Phos.**, *phyt.*, plat., psor., **Puls.**, *ran-b.*, ran-s., rheum, rhod., *rhus-t.*, ruta, sabad., sabin., *samb.*, *sang.*, sars., sel., seneg., **Sep.**, *sil.*, spig., spong., squil., *staph.*, stram., stront., sul-ac., **Sulph.**, tarax., thuj., **Valer.**, verat., viol-o., viol-t., *zinc.*

ERWACHEN, beim ...

amel.: Am-m., ambr., *ars.*, bry., *calad.*, calc., cham., chin., cocc., *colch.*, hell., ign., ip., kreos., lach., nat-c., *nux-v.*, *onos.*, ph-ac., **Phos.**, puls., ruta, sabin., samb., sel., **Sep.**, spig., thuj.

ERWEITERUNG der Blutgefäße: Acon., agar., alum., *am-c.*, *arn.*, ars., *bar-c.*, *bar-m.*, **Bell.**, bry., calc., calc-f., *camph.*, *carb-s.*, *carb-v.*, *chel.*, **Chin.**, chin-a., *chin-s.*, cic., coloc., con., *croc.*, cycl., dig., **Ferr.**, ferr-ar., ferr-p., *graph.*, *ham.*, **Hyos.**, lach., *led.*, lyc., meny., merl., mosch., nat-m., *nux-v.*, olnd., op., ph-ac., *phos.*, *plb.*, *podo.*, **Puls.**, rhod., rhus-t., sars., sec., sep., sil., spig., *spong.*, staph., stront., *sulph.*, **Thuj.**, vip., zinc.

abends: **Puls.**

Fieber, im: *Agar.*, *bell.*, *camph.*, **Chin.**, *chin-s.*, **Hyos.**, **Led.**, **Puls.**

ESSEN, vor: Acon., alum., am-c., am-m., *ambr.*, anac., arn., ars., *ars-i.*, bar-c., bell., *bov.*, bry., *calc.*, *cann-s.*, carb-an., carb-s., carb-v., caust., cham., *chel.*, *chin.*, colch., *croc.*, dulc., euphr., *ferr.*, *graph.*, hell., hep., *ign.*, **Iod.**, kali-c., *lach.*, **Laur.**, mag-c., mang., meny., merc., mez., mosch., **Nat-c.**, *nat-p.*, nit-ac., nux-v., olnd., petr., **Phos.**, *plb.*, *puls.*, ran-b., *rhus-t.*, *sabad.*, sabin., sars., seneg., sep., sil., spig., squil., stann., staph., *stront.*, *sulph.*, *tarax.*, valer., verat., verb.

beim: Aloe, alum., **Am-c.**, am-m., ambr., ant-c., ant-t., arg-m., arn., ars., aur., *bar-c.*, bell., bism-o., *bor.*, bov., *bry.*, *calc.*, cann-s., canth., *carb-ac.*, **Carb-an.**, carb-s., **Carb-v.**, *caust.*, *cham.*, chin., *cic.*, clem., *cocc.*, coff., colch., **Con.**, cycl., dig., dros., dulc., euph., ferr., *graph.*, hell., *hep.*, ign., iod., **Kali-c.**, kali-n., kali-p., lach., laur., led., *lyc.*, mag-c., *mag-m.*, mang., merc., *nat-c.*, *nat-m.*, **Nit-ac.**, nux-m., nux-v., *olnd.*, *petr.*, ph-ac., *phos.*, *plb.*, *puls.*, ran-b., ran-s., rhod., rhus-t., *rumx.*, ruta, sabin., samb., sars., sec., *sep.*, sil., spig., spong., squil., staph., stram., sul-ac., **Sulph.**, tarax., teucr., thuj., valer., verat., zinc.

amel.: Aloe, *alum.*, am-m., *ambr.*, **Anac.**, arn., aur., bell., cadm., calc-p., cann-i., *caps.*, carb-an., carb-v., cham., *chel.*, chin., cocc., *croc.*, dig., dros., ferr., graph., **Ign.**, iod., **Lach.**, laur., led., lyc., mag-c., mang., merc., *mez.*, nat-c., nit-ac., nux-v., par., ph-ac., phos., puls., rheum, rhod., rhus-t., sabad., sabin., *sep.*, sil., *spig.*, spong., squil., stann., staph., sul-ac., sulph., tarax., **Zinc.**

ESSEN ...

nach: Abies-n., acon., *agar.*, agn., all-c., **Aloe**, alum., am-c., *am-m.*, ambr., **Anac.**, ant-c., ant-t., *apis*, apoc., *arg-n.*, arn., **Ars.**, *asaf.*, asar., aur., *bar-c.*, *bell.*, *bism-o.*, bor., bov., **Bry.**, bufo, cahin., calad., **Calc.**, **Calc-p.**, camph., cann-s., canth., caps., *carb-an.*, *carb-s.*, *carb-v.*, **Caust.**, *cham.*, *chel.*, *chin.*, cic., cina, clem., *coc-c.*, *cocc.*, *coff.*, colch., **Coloc.**, **Con.**, croc., *crot-t.*, *cycl.*, dig., dros., dulc., eup-per., euph., euphr., *ferr.*, ferr-ar., *ferr-i.*, ferr-p., *gran.*, *graph.*, grat., hell., hep., *hyos.*, ign., *indg.*, iod., ip., *jug-r.*, kali-ar., **Kali-bi.**, **Kali-c.**, kali-n., kali-p., kali-s., kreos., **Lach.**, laur., led., **Lyc.**, mag-c., mag-m., mang., merc., *mez.*, mosch., mur-ac., nat-ar., *nat-c.*, **Nat-m.**, nat-s., *nit-ac.*, nux-m., **Nux-v.**, olnd., op., *ox-ac.*, par., *petr.*, *ph-ac.*, **Phos.**, phyt., plat., plb., *podo.*, *psor.*, *ptel.*, **Puls.**, *ran-b.*, ran-s., *rheum*, rhod., *rhus-t.*, **Rumx.**, ruta, sabad., sabin., samb., sang., sars., sec., *sel.*, *seneg.*, **Sep.**, **Sil.**, sphing., spig., spong., squil., stann., staph., stront., sul-ac., **Sulph.**, *tarax.*, teucr., *thuj.*, tril., *trom.*, valer., verat., verb., viol-t., **Zinc.**

amel.: Acon., aloe, alum., alumn., am-c., am-m., ambr., *anac.*, arn., ars., ars-i., bar-c., *bov.*, brom., *bry.*, calc., *calc-s.*, *cann-s.*, carb-an., carb-s., *caust.*, cham., *chel.*, chin., dios., euphr., *ferr.*, fl-ac., gamb., *graph.*, hell., *hep.*, *ign.*, **Iod.**, kali-bi., kali-br., kali-c., *kali-s.*, lach., *laur.*, lith-c., mag-m., mang., meny., merc., mez., mosch., **Nat-c.**, *nat-p.*, nicc., nux-v., *onos.*, paeon., petr., **Phos.**, plan., *puls.*, ran-b., rhod., rhus-t., *sabad.*, sars., **Sep.**, sil., spig., **Spong.**, squil., stann., *stront.*, verat.

Sättigung, bis zur: Bar-c., *calc.*, carb-v., **Lyc.**, nat-c., nat-m., nux-v., **Puls.**, sep., sil., *sulph.*

amel.: Ars., *iod.*, phos.

schnelles: Ars., *ip.*, led., *nux-v.*, sulph.

EXOSTOSE: *Arg-m.*, **Aur.**, **Aur-m.**, calc., **Calc-f.**, crot-c., *dulc.*, *fl-ac.*, hecla., *kali-i.*, *merc-c.*, *mez.*, *nit-ac.*, **Phos.**, *puls.*, rhus-t., *ruta*, **Sil.**, sulph.

FADENS, Gefühl eines: Bry., coc-c., ign., lach., *osm.*, par., *plat.*, **Valer.**

FAHREN im Auto oder Zug agg.: *Arg-m.*, *arg-n.*, *arn.*, ars., *aur.*, *bor.*, bry., calc., carb-v., **Cocc.**, *colch.*, *con.*, croc., ferr., *hep.*, hyos., *ign.*,

FAHREN im Auto oder Zug agg. ...

iod., kali-c., *lach.*, lyc., *lyss.*, mag-c., meph., nat-m., *nux-m.*, op., **Petr.**, phos., plat., *psor.*, puls., rhus-t., *rumx.*, *sel.*, **Sep.**, *sil.*, staph., *sulph.*, *ther.*, thuj., valer.

amel.: *Ars.*, brom., kali-n., **Nit-ac.**, phos.

nach agg.: Graph., kali-n., nat-c., nat-m., *nit-ac.*, plat., **Sil.**

bergab agg.: **Bor.**, *psor.*

FEDERBETT agg.: *Asaf.*, cocc., *coloc.*, led., lyc., **Mang.**, *merc.*, *psor.*, *sulph.*

FETTLEIBIGKEIT: Agar., *am-m.*, ambr., *ant-c.*, asaf., *aur.*, bar-c., bor., bry., **Calc.**, *calc-ar.*, camph., canth., **Caps.**, chin., cocc., con., *cupr.*, euph., **Ferr.**, **Graph.**, guaj., iod., ip., *kali-bi.*, *kali-c.*, *lac-d.*, lach., laur., *lyc.*, mag-c., merc., mur-ac., nat-c., nux-m., olnd., op., plat., plb., *puls.*, sabad., sars., seneg., sep., sil., spig., spong., *sulph.*, thuj., verat.

alten Menschen, bei: *Kali-c.*

Beine dünn, aber Körper fett: *Am-m.*

FISTELN (s. ABSZESSE) der Drüsen: *Phos.*, *sil.*, *sulph.*

FLÜSSIGKEIT (s. SÄFTEVERLUST)

FREIEN, im: *Acon.*, *agar.*, agn., alum., *am-c.*, am-m., ambr., anac., ant-c., *ant-t.*, arn., *ars.*, aur., *bar-c.*, bar-m., *bell.*, bor., bov., *bry.*, bufo, cact., calad., *calc.*, *calc-p.*, canth., *caps.*, *carb-an.*, *carb-v.*, *caust.*, cedr., *cham.*, *chel.*, **Chin.**, chin-a., cic., cina, *clem.*, **Cocc.**, *coff.*, *coloc.*, *con.*, crot-t., dig., *dulc.*, euph., *ferr.*, ferr-ar., ferr-p., form., *graph.*, **Guaj.**, *ham.*, hell., *helon.*, **Hep.**, hyos., ign., iod., ip., *kali-ar.*, *kali-bi.*, **Kali-c.**, *kali-n.*, *kali-p.*, kalm., *kreos.*, *lach.*, laur., *lyc.*, *lyss.*, mag-c., *mang.*, meny., **Merc.**, *merc-c.*, *mur-ac.*, nat-ar., *nat-c.*, nat-m., nat-p., **Nit-ac.**, **Nux-m.**, **Nux-v.**, olnd., op., par., *petr.*, *ph-ac.*, *phos.*, phyt., plb., *psor.*, puls., ran-b., rheum, rhod., *rhus-t.*, **Rumx.**, ruta, *sel.*, senec., *sep.*, **Sil.**, *spig.*, *stann.*, *stram.*, *stront.*, *sul-ac.*, **Sulph.**, *teucr.*, thuj., *valer.*, verat., verb., viol-t., *zinc.*

amel.: Abrot., *acon.*, agar., *agn.*, *all-c.*, *aloe*, **Alum.**, *am-m.*, ambr., *aml-n.*, *ant-c.*, *apis*, *arg-m.*, **Arg-n.**, arn., **Ars.**, ars-i., *asaf.*, *asar.*, *atro.*, *aur.*, *bov.*, *bry.*, *cact.*, caj., *calad.*, *calc-s.*, *camph.*, **Cann-i.**, cann-s., canth., carb-ac., carb-an., *carb-s.*, *carb-v.*, *chel.*, *chlor.*, cic., *cimic.*, *cinnb.*, coc-c., coca, *coff.*, coloc., com., *con.*, **Croc.**, *crot-c.*, dig., *dios.*, euphr., ferr-i., *fl-ac.*, *gamb.*, gels., *graph.*, *hell.*, *hydr-ac.*, *hyos.*,

FREIEN, im - **amel.** ...

ind., **Iod.**, *ip.*, *kali-bi.*, **Kali-i.**, *kali-n.*, *kali-s.*, *lach.*, lact., laur., *lil-t.*, *lyc.*, **Mag-c.**, **Mag-m.**, mag-s., mang., *meli.*, meny., merc-i-r., *mez.*, *mosch.*, mur-ac., myrt., naph., nat-c., *nat-m.*, **Nat-s.**, nicc., op., *osm.*, ph-ac., *phos.*, *phyt.*, pic-ac., *plat.*, plb., *ptel.*, **Puls.**, ran-b., *ran-s.*, rat., **Rhus-t.**, **Sabad.**, **Sabin.**, sal-ac., sang., *sanic.*, *sec.*, *seneg.*, *sep.*, spig., *spong.*, *sulph.*, *tab.*, tarax., *tell.*, thuj., tril., *vib.*, viol-t., *zinc.*

Abneigung gegen frische Luft: Agar., alum., **Am-c.**, *am-m.*, ambr., anac., **Bapt.**, *bell.*, *bry.*, **Calc.**, **Calc-p.**, camph., canth., *caps.*, carb-an., carb-v., *caust.*, **Cham.**, chel., *chin.*, cina, *cist.*, **Cocc.**, **Coff.**, coloc., *con.*, *cycl.*, dig., *ferr.*, *ferr-ar.*, *graph.*, *guaj.*, *helon.*, *hep.*, **Ign.**, ip., kali-ar., **Kali-c.**, kali-n., kali-p., kreos., *lach.*, laur., *lyc.*, *lyss.*, mang., meny., *merc.*, merc-c., *mosch.*, **Nat-c.**, *nat-m.*, *nat-p.*, nit-ac., *nux-m.*, **Nux-v.**, op., **Petr.**, ph-ac., phos., *plb.*, *psor.*, rhod., *rhus-t.*, **Rumx.**, sel., seneg., *sep.*, **Sil.**, *spig.*, stront., *sul-ac.*, **Sulph.**, teucr., thuj., valer., verb., *viol-t.*

Verlangen nach frischer Luft: Acon., *agn.*, *alum.*, am-m., ambr., anac., *ant-c.*, ant-t., *apis*, arg-m., *arg-n.*, *arn.*, *ars.*, *ars-i.*, *asaf.*, *asar.*, aster., **Aur.**, **Aur-m.**, *bar-c.*, bar-m., *bor.*, bov., *brom.*, *bry.*, bufo, **Calc-i.**, *calc-s.*, carb-an., carb-h., *carb-s.*, **Carb-v.**, caust., **Croc.**, dig., *elaps*, *fl-ac.*, gels., *graph.*, *hell.*, **Iod.**, kali-c., **Kali-i.**, kali-n., **Kali-s.**, *lach.*, laur., *lil-t.*, **Lyc.**, *mag-c.*, *mag-m.*, mang., meny., *mez.*, mur-ac., nat-c., *nat-m.*, *nat-s.*, op., ph-ac., phos., *plat.*, *ptel.*, **Puls.**, rhus-t., sabin., *sanic.*, sars., *sec.*, seneg., sep., *spig.*, spong., stann., *stram.*, **Sulph.**, *tab.*, *tarax.*, *tarent.*, *tell.*, *teucr.*, thuj., viol-t., zinc.

FREMDKÖRPER oder Sandkörner unter der Haut, Gefühl als seien kleine: **Cocain.**

FROSTSTADIUM im Fieber, fühlt sich besser vor dem: Psor.

FRÜHLING (s. JAHRESZEITEN)

FRÜHSTÜCK, nach: *Agar.*, am-m., ambr., anac., ars., bell., bor., *bry.*, *calc.*, carb-an., carb-s., carb-v., *caust.*, **Cham.**, chin., *con.*, cycl., euph., form., *graph.*, hell., ign., *kali-c.*, *kali-n.*, laur., lyc., mag-c., mang., *nat-c.*, *nat-m.*, nit-ac., nux-m., **Nux-v.**, par., petr., ph-ac., **Phos.**, plb., puls., rhod., rhus-t., sars., *sep.*, sil., stront., *sulph.*, *thuj.*, valer., verat., **Zinc.**

amel.: *Calc.*, *croc.*, ferr., *iod.*, nat-m., *staph.*, valer.

GANGRÄN (s. ENTZÜNDUNG; SCHWARZFÄRBUNG)

GASVERGIFTUNG, durch: Arn., bov., *carb-s.*, carb-v.

GEFÜHLLOSIGKEIT:

äußerlich: Abrot., absin., *acon.*, agar., ail., alum., am-c., am-m., *ambr.*, **Anac.**, ant-c., *ant-t.*, *apis*, *arg-n.*, arn., ars., ars-i., asaf., asar., aur., *bapt.*, *bar-c.*, bar-m., *bell.*, **Berb.**, bism-o., bov., brom., bry., bufo, cact., caj., calc., camph., cann-i., cann-s., canth., carb-ac., *carb-an.*, **Carb-s.**, *carb-v.*, *caust.*, cedr., *cham.*, *chel.*, chin., chlor., *cic.*, cimic., cinnb., coca, **Cocc.**, colch., coloc., **Con.**, croc., *crot-c.*, *crot-h.*, cupr., cur., dig., dios., dulc., elaps, euphr., ferr., fl-ac., *gels.*, *glon.*, *gnaph.*, **Graph.**, *hell.*, hydr-ac., **Hyos.**, *hyper.*, *ign.*, iod., ip., iris., kali-br., **Kali-c.**, *kali-fer.*, *kali-n.*, kali-p., kalm., lach., laur., *led.*, **Lyc.**, mag-m., *merc.*, *mosch.*, *nux-m.*, *nux-v.*, **Olnd.**, onos., **Op.**, *ox-ac.*, oxyt., par., petr., **Ph-ac.**, **Phos.**, phys., *pic-ac.*, *plat.*, **Plb.**, *puls.*, rhod., *rhus-t.*, **Sec.**, *sep.*, sil., sphing., spong., staph., **Stram.**, sulph., tab., thea, *urt-u.*, valer., verat., verat-v., verb., *zinc.*

linke Körperhälfte: *Caust.*

epileptischen Anfall, vor einem: Bufo

ganzer Körper: Arg-n., *bar-m.*, cedr., **Kali-br.**, lyss., *ox-ac.*

innerlich: Acon., am-c., ambr., *ars.*, asaf., bar-c., *bell.*, *bov.*, calc., carb-an., carb-s., caust., cham., chin., cina, coff., colch., con., crot-t., cupr., dig., ferr., **Gels.**, graph., *hyos.*, ign., *kali-br.*, kali-c., laur., lyc., mag-c., mag-m., merc., mur-ac., nat-m., nit-ac., nux-m., olnd., *op.*, petr., phos., **Plat.**, plb., puls., ran-b., rheum, sars., seneg., sil., *spig.*, stann., stram., stront., thuj., valer., verat.

einzelner Körperteile: *Acon.*, agar., alum., am-c., am-m., *ambr.*, *anac.*, ant-c., *ant-t.*, *arg-m.*, *arg-n.*, arn., ars., ars-i., asaf., asar., aur., *bar-c.*, bell., bor., bov., bry., *calc.*, *calc-p.*, camph., cann-s., *canth.*, caps., **Carb-an.**, **Carb-s.**, *carb-v.*, caust., *cham.*, chel., *chin.*, cic., cina, **Cocc.**, colch., *coloc.*, con., **Croc.**, dig., dros., dulc., euph., euphr., *ferr.*, ferr-p., **Graph.**, *guaj.*, hep., hyos., *ign.*, iod., ip., kali-ar., **Kali-c.**, *kali-fer.*, **Kali-n.**, kali-p., kreos., laur., led., **Lyc.**, mag-c., *mag-m.*, mang., **Merc.**, mez., mosch., *mur-ac.*, nat-c., *nat-m.*, nat-p., nit-ac., *nux-v.*, olnd., op., *par.*, *petr.*, *phos.*, plat., plb., **Puls.**, *rheum*, *rhod.*, **Rhus-t.**, sabad., sabin., samb., *sars.*, *sec.*, *sep.*, **Sil.**,

GEFÜHLLOSIGKEIT - einzelner Körperteile ...

spig., spong., squil., stann., staph., *stram.*, sul-ac., *sulph.*, teucr., thuj., valer., *verat.*, *zinc.*

erkrankter Körperteile: *Acon.*, alum., ambr., *anac.*, ant-t., arn., *ars.*, ars-i., *asaf.*, aur., bell., bor., bov., bry., calc., cann-s., carb-an., carb-v., caust., **Cham.**, chel., chin., cic., cina, *cocc.*, coff., colch., coloc., **Con.**, croc., cupr., cycl., dig., dulc., elaps, euphr., ferr., ferr-ar., ferr-p., *gnaph.*, *graph.*, hell., hep., hyos., ign., iod., kali-c., **Kali-n.**, kreos., *lyc.*, mag-m., merc., mez., mur-ac., nat-m., nux-m., nux-v., *olnd.*, petr., ph-ac., phos., **Plat.**, **Plb.**, **Puls.**, rheum, rhod., *rhus-t.*, ruta, samb., sec., sep., sil., spong., stann., staph., stram., stront., sul-ac., sulph., thuj., verat., verb., viol-o., zinc.

geprellter Teile: *Arn.*

Körperteile, auf denen er liegt: Am-c., *ambr.*, ars., *bar-c.*, *calc.*, *carb-s.*, *carb-v.*, cop., *graph.*, ign., *kali-c.*, *lach.*, *nat-m.*, *phos.*, **Puls.**, **Rhus-t.**, sil., sumb., zinc.

oberen Körperhälfte, der: *Bar-c.*

Stellen, einzelner: *Lyc.*, *plat.*

Drüsen: Anac., asaf., bell., cocc., con., lyc., *plat.*, puls., rhus-t., sep., sil., spong.

GEHEN agg.: *Acon.*, **Aesc.**, *agar.*, *agn.*, aloe, *alum.*, am-c., am-m., *ambr.*, anac., ant-c., *ant-t.*, apis, arg-m., *arn.*, *ars.*, ars-i., asaf., *asar.*, *atro.*, aur., *bapt.*, bar-c., **Bell.**, *berb.*, *bov.*, **Bry.**, *cact.*, cadm., *calad.*, **Calc.**, **Calc-s.**, *camph.*, *cann-s.*, canth., caps., *carb-ac.*, *carb-an.*, *carb-s.*, carb-v., **Caust.**, cham., *chel.*, **Chin.**, *chion.*, cic., cina, clem., **Cocc.**, *coff.*, **Colch.**, *coloc.*, **Con.**, conv., *croc.*, cupr., cycl., *dig.*, dros., dulc., euph., euphr., *ferr.*, ferr-i., form., gels., *glon.*, *gran.*, *graph.*, guaj., *hell.*, *hep.*, hyos., ign., *iod.*, *ip.*, *kali-c.*, kali-n., kali-p., kreos., *lach.*, laur., **Led.**, *lil-t.*, lyc., mag-c., mag-m., *mag-p.*, mang., meny., *merc.*, *mez.*, mosch., *mur-ac.*, *murx.*, nat-c., *nat-m.*, *nat-p.*, *nat-s.*, **Nit-ac.**, nux-m., **Nux-v.**, olnd., op., paeon., par., *petr.*, *ph-ac.*, **Phos.**, *phyt.*, plat., plb., *psor.*, puls., *ran-b.*, ran-s., *rheum*, rhod., **Rhus-t.**, *ruta*, sabad., *sabin.*, samb., *sars.*, sec., *sel.*, seneg., **Sep.**, *sil.*, **Spig.**, *spong.*, *squil.*, **Stann.**, *staph.*, stram., stront., sul-ac., **Sulph.**, *tarax.*, *tarent.*, teucr., thuj., tub., valer., verat., *verat-v.*, verb., viol-o., viol-t., *zinc.*

amel.: *Acon.*, agar., agn., alum., alumn., am-c., *am-m.*, ambr., anac., ant-c., ant-t., apis, apoc., arg-m., arn., *ars.*, asaf., asar., **Aur.**, bar-c., bell., bism-o., bov., *brom.*,

GEHEN amel. ...

bry., canth., **Caps.**, carb-v., caust., cham., chin., cic., cina, cocc., coloc., crot-h., cupr., **Cycl.**, *dios.*, *dros.*, **Dulc.**, **Euph.**, euphr., **Ferr.**, ferr-ar., *fl-ac.*, glon., graph., guaj., hep., hyos., ign., indg., iod., kali-bi., kali-c., **Kali-i.**, kali-n., kali-p., *kali-s.*, kreos., lach., laur., *lyc.*, *mag-c.*, *mag-m.*, mang., *meli.*, *meny.*, *merc.*, mez., *mosch.*, mur-ac., nat-c., *nat-m.*, nit-ac., *nux-m.*, olnd., op., par., petr., *ph-ac.*, *plat.*, plb., **Puls.**, pyrog., *ran-b.*, raph., *rhod.*, **Rhus-t.**, *ruta*, **Sabad.**, sabin., **Samb.**, sars., sel., seneg., *sep.*, sil., spig., stann., staph., stront., sul-ac., **Sulph.**, **Tarax.**, teucr., thuj., **Valer.**, *verat.*, *verb.*, *viol-t.*, *zinc.*

Beginn des Gehens agg., zu: Acon., *agar.*, am-c., ambr., anac., ant-c., ant-t., arn., ars., asar., aur., bar-c., bell., bov., *bry.*, *cact.*, *calc.*, cann-s., canth., **Caps.**, carb-an., *carb-v.*, *caust.*, cham., chin., cic., cina, cocc., **Con.**, croc., cupr., cycl., dig., dros., **Euph.**, **Ferr.**, graph., kali-c., kali-n., lach., laur., led., **Lyc.**, mag-c., mang., merc., mur-ac., nat-c., nat-m., nit-ac., nux-v., olnd., petr., ph-ac., *phos.*, plat., plb., **Puls.**, ran-b., rhod., **Rhus-t.**, *ruta*, *sabad.*, sabin., *samb.*, *sars.*, sep., *sil.*, spig., staph., stram., stront., sulph., *thuj.*, valer., verat., *zinc.*

Freien agg., im: Acon., *agar.*, agn., alum., *am-c.*, am-m., ambr., anac., ant-c., arg-m., arn., **Ars.**, asar., aur., bar-c., *bell.*, bor., bov., *bry.*, calad., *calc.*, *camph.*, cann-s., canth., caps., *carb-ac.*, *carb-an.*, *carb-v.*, **Caust.**, cham., *chel.*, chin., chin-a., cic., *cina*, clem., **Cocc.**, *coff.*, *colch.*, coloc., *con.*, croc., dig., dros., dulc., euph., *euphr.*, ferr., graph., *guaj.*, hell., *hep.*, hyos., ign., iod., ip., *kali-c.*, kali-n., *kali-p.*, kreos., lach., laur., *led.*, lyc., mag-c., mag-m., **Mag-p.**, mang., meny., *merc.*, merc-c., mez., mosch., mur-ac., nat-ar., nat-c., nat-m., nit-ac., *nux-m.*, **Nux-v.**, olnd., op., par., petr., ph-ac., *phos.*, *plan.*, plat., plb., *psor.*, *puls.*, ran-b., *ran-s.*, rheum, rhod., *rhus-t.*, ruta, sabad., sabin., sars., **Sel.**, *seneg.*, *sep.*, *sil.*, **Spig.**, *spong.*, *stann.*, staph., *stram.*, stront., sul-ac., **Sulph.**, tarax., teucr., thuj., valer., verat., *verb.*, *viol-t.*, zinc.

amel.: Acon., agar., aloe, **Alum.**, am-m., ambr., anac., ant-c., arg-m., **Arg-n.**, arn., asaf., *asar.*, *aur.*, bapt., bar-c., bell., bism-o., bor., bov., *brom.*, *bry.*, calc., calc-s., caps., carb-ac., carb-s., carb-v., caust., cic., cina, *con.*, *dulc.*, **Fl-ac.**, gamb., *graph.*, hyos., ign., kali-c., **Kali-i.**, kali-n., **Kali-s.**, laur.,

GEHEN - Freien amel., im ...

lil-t., **Lyc.**, *mag-c.*, *mag-m.*, mang., meny., merc., *merc-i-r.*, mez., mosch., mur-ac., *naja*, nat-ar., nat-c., nat-m., nit-ac., op., ox-ac., par., petr., *ph-ac.*, phos., plat., plb., **Puls.**, rhod., **Rhus-t.**, *sabin.*, *sang.*, sars., sel., *seneg.*, *sep.*, spig., *stann.*, staph., stront., sul-ac., *sulph.*, *tarax.*, *teucr.*, *thuj.*, verat., verb., viol-t., zinc.

langsames Gehen amel.: Agar., **Aur.**, **Aur-m.**, cact., calc-s., **Ferr.**, ferr-ar., iris., *kali-p.*, **Puls.**, sep., *tarent.*

schnelles Gehen agg.: *Alum.*, *apis*, arg-m., *arn.*, **Ars.**, ars-i., *aur.*, *aur-m.*, **Bell.**, **Bry.**, *cact.*, *calc.*, *calc-s.*, *cann-s.*, *caust.*, chel., chin., cina, cocc., coff., **Con.**, croc., *cupr.*, dros., *ferr.*, ferr-ar., hep., hyos., *ign.*, *iod.*, ip., *kali-ar.*, *kali-c.*, kali-p., laur., *led.*, *lyc.*, *merc.*, mez., nat-ar., nat-c., *nat-m.*, nit-ac., nux-m., *nux-v.*, *olnd.*, **Phos.**, *plb.*, **Puls.**, rheum, *rhod.*, *rhus-t.*, ruta, sabin., *seneg.*, sep., **Sil.**, *spig.*, spong., squil., staph., sul-ac., **Sulph.**, verat., zinc.

amel.: *Arg-n.*, canth., carb-ac., *ign.*, nat-m., petr., **Sep.**, sil., *stann.*, *sul-ac.*, **Tub.**

Wind agg., im: Acon., *agar.*, *ars.*, *asar.*, aur., **Bell.**, *calc.*, carb-v., *cham.*, chin., *con.*, euphr., *graph.*, lach., *lyc.*, mur-ac., nat-c., nux-m., **Nux-v.**, *phos.*, plat., *puls.*, rhus-t., **Sep.**, spig., *stann.*, thuj.

GERÄUSCHE agg. (s. GEMÜT - EMPFINDLICH - Geräusche)

GESCHWÜRE der Drüsen: *Ambr.*, ant-c., arn., **Ars.**, asaf., aur., *bell.*, calc., *canth.*, carb-an., carb-v., caust., clem., coloc., *con.*, cupr., dulc., *hep.*, hyos., ign., kali-c., kali-p., kreos., *lach.*, lyc., merc., nit-ac., ph-ac., **Phos.**, *phyt.*, rhus-t., sars., sep., **Sil.**, spong., squil., sul-ac., *sulph.*, thuj., zinc.

GEWÖLBE, Kellerräume etc., agg.: **Ars.**, *bry.*, calc., *carb-an.*, caust., lyc., **Puls.**, *sep.*, *stram.*

GLUCKSEN, Blubbern; Gefühl von: Ambr., ant-c., asaf., bell., berb., colch., ip., lyc., nux-v., *puls.*, *rheum*, spig., squil., tarax.

GONORRHÖ, unterdrückte (vgl. SYKOSE): Agn., aur., benz-ac., brom., *calc.*, *clem.*, crot-h., daph., kalm., **Med.**, merc., mez., *nit-ac.*, *puls.*, *sars.*, *staph.*, **Thuj.**, verat., zinc.

HAARGEFÜHL: *Arg-n.*, *ars.*, carb-s., coc-c., *kali-bi.*, lyc., nat-m., nat-p., *puls.*, ran-b., **Sil.**, *sulph.*, thuj.

HALTUNG, gebeugt: **Sulph.**, *tub.*

HAUTÜBERZUGS über den inneren Organe; Gefühl eines: Caust., cocc., dros., merc., nux-m., *phos.*, *puls.*

HART, Gefühl als sei das Bett zu: Acon., agar., **Arn.**, *ars.*, *bapt.*, bar-c., bry., caust., con., dros., *ferr.*, *ferr-p.*, graph., ip., kali-c., lyc., mag-c., mag-m., manc., merc., nux-m., nux-v., op., phos., plat., puls., *pyrog.*, *rhus-t.*, *ruta*, sabad., **Sil.**, spong., stann., sulph., tarax., thuj., verat.

HEBEN, Überheben, Überanstrengung von Muskeln und Sehnen; durch: Alum., *ambr.*, **Arn.**, bar-c., *bor.*, *bry.*, **Calc.**, *calc-s.*, **Carb-an.**, *carb-s.*, *carb-v.*, *caust.*, chin., *cocc.*, coloc., **Con.**, croc., cur., *dulc.*, *ferr.*, ferr-p., **Graph.**, iod., *kali-c.*, lach., *lyc.*, merc., *mill.*, mur-ac., *nat-c.*, nat-m., nit-ac., nux-v., olnd., *ph-ac.*, phos., plat., rhod., **Rhus-t.**, ruta, *sec.*, sep., **Sil.**, spig., stann., staph., sul-ac., sulph., thuj., valer.

HERBST (s. JAHRESZEITEN)

HINLEGEN, Verlangen zum sich: **Acon.**, **Alum.**, *am-c.*, *ambr.*, *anac.*, *ant-c.*, ant-t., *apis*, **Aran.**, arn., **Ars.**, asar., *aur.*, *bapt.*, *bar-c.*, bar-m., *bell.*, bism-o., bor., bry., **Calad.**, *calc.*, canth., *caps.*, *carb-an.*, **Carb-s.**, *carb-v.*, *casc.*, *caust.*, **Cham.**, *chel.*, chin., chin-a., cina, *cocc.*, coff., *con.*, croc., cupr., *cycl.*, dig., dros., dulc., **Ferr.**, ferr-p., gels., *graph.*, *guaj.*, hipp., *ign.*, ip., **Kali-ar.**, *kali-bi.*, **Kali-c.**, kali-s., *lach.*, led., *lyc.*, mag-c., mag-m., merc., mur-ac., nat-ar., nat-c., *nat-m.*, nat-p., *nit-ac.*, **Nux-v.**, op., *petr.*, *ph-ac.*, *phos.*, *phyt.*, *pic-ac.*, *puls.*, ran-b., *rhus-t.*, ruta, sabad., **Sel.**, *sep.*, **Sil.**, *spong.*, *stann.*, staph., *stram.*, stront., *sulph.*, *sumb.*, tarax., *tarent.*, teucr., thuj., verat., *zing.*

Essen, nach dem: *Lach.*, *sel.*

will sich nicht hinlegen, sitzt aufrecht im Bett: Kali-br.

HITZEGEFÜHL: Agar., agn., *alum.*, am-c., ant-t., **Apis**, *arg-n.*, ars., ars-i., asaf., *aur.*, *aur-i.*, *aur-m.*, *bar-c.*, bov., bry., *calc.*, *calc-i.*, **Calc-s.**, *camph.*, **Cann-s.**, canth., caps., caust., chel., chin., cina, **Coc-c.**, cocc., **Coff.**, colch., com., *croc.*, cycl., *dros.*, euph., **Fl-ac.**, graph., hell., ign., **Iod.**, *ip.*, kali-c., *kali-i.*, kali-n., **Kali-s.**, kreos., *lach.*, *laur.*, **Lil-t.**, **Lyc.**, mag-c., *mag-m.*, *mang.*, *merc.*, nat-c., **Nat-m.**, **Nat-s.**, *nux-m.*, *nux-v.*, ph-ac., *phos.*, *plat.*, *psor.*, *ptel.*, **Puls.**, ran-b., rheum, rhod., rhus-t., *sabad.*, *sabin.*, samb., sars., **Sec.**, *seneg.*, *spong.*, staph., **Sul-ac.**, **Sul-i.**, **Sulph.**, teucr., thuj., valer., *verat.*, *zinc.*

abends im Bett: *Bry.*

nachts: Cham., nat-m., *phos.*, sil., zinc.

Anstrengung, bei: Alum., squil.

HITZEGEFÜHL ...

Erwachen, beim: **Bar-c.**, fl-ac., *graph.*, nat-m., *sil.*, zinc.

Essen von warmen Speisen, nach: *Carb-v.*, *ferr.*, *kali-c.*, lach., *mag-c.*, **Phos.**, **Puls.**, sep., *sul-ac.*

Blutgefäßen, in den: Agar., **Ars.**, *aur.*, *bry.*, *calc.*, *hyos.*, med., nat-m., nit-ac., op., **Rhus-t.**, *sulph.*, *verat.*

HITZE:

Hitzewallungen (vgl. SCHWÄCHE - Hitze - Hitzewallungen; GEMÜT - ANGST - Hitzewallungen): Acet-ac., acon., aesc., agn., ail., alum., *alumn.*, am-c., am-m., ambr., aml-n., ang., ant-t., apis, *arn.*, ars., *ars-i.*, arum-t., asar., aur., bapt., bar-c., bell., berb., bism-o., bor., bov., brom., bry., bufo, *cact.*, **Calc.**, *calc-s.*, carb-an., *carb-s.*, *carb-v.*, **Caust.**, cham., chel., *chin.*, chin-s., cimx., **Cocc.**, coff., *colch.*, coloc., corn., croc., crot-h., crot-t., cupr., dig., *elaps*, eup-per., *ferr.*, ferr-ar., ferr-i., ferr-p., gamb., **Glon.**, *graph.*, helon., hep., hura, hyos., *ign.*, *iod.*, *kali-s.*, *kreos.*, **Lach.**, lac-ac., lob., **Lyc.**, lyss., mag-m., **Mang.**, *meny.*, *merc.*, nat-ar., nat-c., nat-m., nat-p., **Nat-s.**, **Nit-ac.**, *nux-v.*, olnd., op., *ox-ac.*, *petr.*, ph-ac., **Phos.**, plat., podo., **Psor.**, puls., raph., *rhus-t.*, rumx., ruta, sabad., sabin., *sang.*, seneg., **Sep.**, *sil.*, spig., *spong.*, stann., **Sul-ac.**, **Sulph.**, **Sumb.**, teucr., **Thuj.**, **Tub.**, valer., *xan.*, zinc.

morgens: Bism-o., bor.

Essen, nach dem: Thuj.

nachmittags: Ambr., bell., colch., con., laur., meny., nat-p., plb., samb., **Sep.**

abends: Acon., all-c., arum-t., bor., carb-an., carb-v., elaps, *lyc.*, merc-c., nat-p., *nat-s.*, nit-ac., phos., *psor.*, **Sep.**, *sulph.*

20 Uhr mit Übelkeit: Ferr.

20.30 Uhr: Arum-t., cina, sep.

Einschlafen, vor dem: Carb-v.

Essen, nach dem: Carb-v.

nachts: Bar-c., spig.

3 Uhr, als ob Schweiß ausbrechen würde: Bapt.

abwechselnd mit Frost: Acon., ars., asar., calc., chin-s., corn., iod., *kali-bi.*, med., *sep.*, *spig.*

Anstrengung, durch die geringste: Alum., *sep.*, *sumb.*

HITZE - Hitzewallungen ...

Bewegung, durch: Helon.

Essen, beim: *Calc-s.*, nux-v., psor.

nach dem: Alum., arg-n., carb-v., par., sumb.

Frösteln, mit: Agar., apis, *ars.*, *carb-v.*, *colch.*, corn., eup-per., kali-bi., lach., lob., *merc.*, plat., puls., sep., sulph., ter., thuj.

Frost, vor: **Caust.**, sang.

Gehen im Freien, beim: Caust.

geistige Anstrengung, durch: Olnd.

Gemütsbewegungen, durch: Lach., *phos.*

Herzklopfen, mit: **Kali-c.**

Menses, vor: Alum., iod.

während: Nat-p.

Mittagessen, während: Calc-s., nux-v.

Schlaf, während: Cham., nat-m., *phos.*, sil., zinc.

Schweiß, mit: Acet-ac., am-m., ant-c., aur., bell., *carb-v.*, *hep.*, kali-bi., *lach.*, op., *sep.*, *sul-ac.*, *sulph.*, **Tub.**, *xan.*

Angst, und: Ang., kali-bi.

warmem Wasser, wie mit:

bespritzt: Calc., cann-s., nat-m., phos., *puls.*, *rhus-t.*, sep.

Gedanke kommt, wenn ihm lebhaft ein: *Phos.*

überschüttet: **Ars.**, bry., ph-ac., phos., **Psor.**, *puls.*, *rhus-t.*, **Sep.**

Zorn, nach: *Phos.*

erstreckt sich nach oben: Alum., alumn., ars., asaf., *calc.*, carb-an., carb-v., chin., cinnb., *ferr.*, ferr-ar., **Glon.**, *graph.*, indg., iris., kali-bi., *kali-c.*, laur., *lyc.*, mag-m., mang., nat-s., nit-ac., *phos.*, plb., *psor.*, **Sep.**, *spong.*, *sulph.*, *sumb.*, tarent., *valer.*

Hüften, von den: Alumn.

unten, nach: Glon., sang.

Kopf zum Magen, vom: *Sang.*

Lebenswärme, Mangel an: *Aesc.*, *agar.*, *alum.*, *alumn.*, *am-c.*, *am-m.*, *ant-c.*, **Aran.**, *arg-m.*, *arg-n.*, **Ars.**, *ars-i.*, *asar.*, *aur.*, **Bar-c.**, *bar-m.*, bor., *brom.*, bufo, cact., cadm., **Calc.**, **Calc-ar.**, *calc-f.*, **Calc-p.**, *calc-s.*, **Camph.**, caps., **Carb-an.**, *carb-s.*, *carb-v.*, *caul.*, **Caust.**, *chel.*, *chin.*, *cimic.*,

HITZE - Lebenswärme, Mangel an ...

cinnb., **Cist.**, *cocc.*, *con.*, **Crot-c.**, cycl., *dig.*, **Dulc.**, *elaps*, **Ferr.**, *ferr-ar.*, **Graph.**, *guaj.*, **Helod.**, **Hep.**, *ip.*, **Kali-ar.**, **Kali-bi.**, **Kali-c.**, **Kali-p.**, *kalm.*, *kreos.*, *lac-d.*, *lach.*, lac-ac., laur., **Led.**, *lyc.*, *mag-c.*, mag-m., **Mag-p.**, *mang.*, *med.*, *merc.*, *mez.*, *mosch.*, *naja*, *nat-ar.*, nat-c., *nat-m.*, *nat-p.*, **Nit-ac.**, *nux-m.*, **Nux-v.**, *ol-j.*, *petr.*, **Ph-ac.**, **Phos.**, *plb.*, **Psor.**, **Pyrog.**, *ran-b.*, *rhod.*, **Rhus-t.**, *rumx.*, *sabad.*, sars., *senec.*, *sep.*, **Sil.**, *spig.*, *stann.*, *staph.*, *stront.*, *sul-ac.*, *sulph.*, *sumb.*, *tarent.*, *ther.*, *thuj.*, *tub.*, zinc.

Gehen, nach dem: Gins.

Körperübungen, bei: Plb., *sil.*

warmes Zudecken bessert nicht: *Asar.*

HÖHE (s. STEIGEN - hoch)

HUNGER, durch: *Alum.*, *aur.*, *cact.*, canth., *caust.*, *crot-t.*, ferr., **Graph.**, hell., **Iod.**, **Kali-c.**, olnd., *phos.*, plat., *psor.*, rhus-t., **Sil.**, *spig.*, stann., **Sulph.**, valer., verat., *zinc.*

IMPFUNG, nach: Apis, *ars.*, echi., hep., kali-chl., **Maland.**, **Sil.**, **Sulph.**, **Thuj.**

JAHRESZEITEN:

Frühling, im: Acon., *ambr.*, *ant-t.*, *apis*, aur., bar-m., *bell.*, bry., calc., carb-v., *cench.*, *chel.*, *colch.*, dulc., hep., *iris.*, *kali-bi.*, **Lach.**, *lyc.*, nat-m., *nat-s.*, nux-v., *puls.*, *rhus-t.*, sars., sec., sep., sil., sulph., *verat.*

Sommer, im: *Aeth.*, *alum.*, *ant-c.*, arg-n., ars-i., bar-c., *bell.*, bor., *bry.*, *carb-s.*, *carb-v.*, cham., *chion.*, cinnb., **Fl-ac.**, graph., *guaj.*, *iod.*, **Kali-bi.**, *lach.*, lyc., *nat-c.*, *nat-m.*, *nux-v.*, *psor.*, *puls.*, *sel.*, thuj.

Herbst, im: *Ant-t.*, aur., bapt., bar-m., bry., *calc.*, *chin.*, cic., colch., graph., hep., *kali-bi.*, **Lach.**, merc., nux-v., **Rhus-t.**, *stram.*, *verat.*

Winter, im: *Acon.*, aesc., *agar.*, *alum.*, *am-c.*, ammc., *arg-m.*, *ars.*, **Aur.**, bar-c., *bell.*, bov., *bry.*, *calc.*, *calc-p.*, *camph.*, caps., carb-an., carb-v., *caust.*, cham., cic., cina, *coc-c.*, cocc., colch., con., *dulc.*, *ferr.*, ferr-ar., **Fl-ac.**, *hell.*, *hep.*, hyos., ign., ip., *kali-bi.*, *kali-c.*, *kali-p.*, lyc., mag-c., *mang.*, *merc.*, *mez.*, *mosch.*, nat-ar., nat-c., nat-m., *nux-m.*, **Nux-v.**, *petr.*, ph-ac., *phos.*, *psor.*, puls., rhod., **Rhus-t.**, ruta, *sabad.*, sars., *sep.*, *sil.*, spig., spong., *stront.*, sulph., *verat.*, viol-t.

JUCKEN der Drüsen: Am-c., *anac.*, ant-c., canth., carb-an., carb-v., *caust.*, cocc., **Con.**,

JUCKEN der Drüsen ...

kali-c., mag-c., merc., *phos.*, ran-s., rheum, rhus-t., sabin., sep., *sil.*, *spong.*

KÄLTE agg.: *Acon.*, aesc., *agar.*, *alum.*, alumn., *am-c.*, *ant-c.*, *apoc.*, *aran.*, *arg-m.*, arg-n., arn., **Ars.**, asar., *aur.*, *bad.*, **Bar-c.**, bar-m., *bell.*, *bor.*, *bov.*, *bry.*, cadm., **Calc.**, **Calc-ar.**, **Calc-f.**, **Calc-p.**, calc-s., **Calc-sil.**, canth., **Caps.**, *carb-an.*, *carb-s.*, *carb-v.*, **Caust.**, *cham.*, chel., **Chin.**, *chin-a.*, *cic.*, *cimic.*, cinnb., *cist.*, clem., *cocc.*, coff., *colch.*, *coloc.*, *con.*, *cycl.*, *dig.*, **Dulc.**, elaps, *ferr.*, *ferr-ar.*, **Graph.**, *guaj.*, gymn., *hell.*, *helon.*, **Hep.**, hydr., *hyos.*, **Hyper.**, *ign.*, *ip.*, **Kali-ar.**, *kali-bi.*, **Kali-c.**, **Kali-p.**, *kalm.*, *kreos.*, *lac-d.*, lach., laur., *led.*, **Lyc.**, lycps., *mag-c.*, mag-m., **Mag-p.**, *mang.*, meny., *merc.*, *mez.*, **Mosch.**, mur-ac., **Nat-ar.**, nat-c., *nat-m.*, *nat-p.*, **Nit-ac.**, *nux-m.*, **Nux-v.**, *ox-ac.*, *petr.*, *ph-ac.*, **Phos.**, *phyt.*, plb., **Psor.**, *puls.*, **Pyrog.**, **Ran-b.**, rheum, *rhod.*, **Rhus-t.**, **Rumx.**, *ruta*, **Sabad.**, samb., sars., *senec.*, seneg., **Sep.**, **Sil.**, **Spig.**, spong., squil., *stann.*, staph., stram., **Stront.**, *sul-ac.*, *sulph.*, *sumb.*, *tarent.*, teucr., *ther.*, *thuj.*, *tub.*, verb., viol-t., *zinc.*

Abkühlung, Kaltwerden; bei: Acon., aesc., *agar.*, *alumn.*, *am-c.*, ant-c., arg-n., *arn.*, **Ars.**, ars-i., asar., **Aur.**, *bad.*, **Bar-c.**, bar-m., bell., bor., bov., *bry.*, *calc.*, *calc-p.*, *camph.*, canth., *caps.*, *carb-an.*, *carb-s.*, *carb-v.*, *caust.*, *cham.*, chin., chin-a., cic., *cimic.*, clem., *cocc.*, *con.*, *dig.*, *dulc.*, elaps, *ferr.*, ferr-ar., ferr-p., *graph.*, hell., **Hep.**, *hyos.*, *hyper.*, ign., **Kali-ar.**, **Kali-bi.**, **Kali-c.**, kali-p., kali-s., *kreos.*, lach., **Lyc.**, *mag-c.*, mag-m., *mag-p.*, mang., *med.*, meny., merc., merc-i-r., mez., **Mosch.**, mur-ac., *nat-ar.*, nat-c., nat-m., *nat-p.*, nicc., nit-ac., nux-m., **Nux-v.**, *petr.*, **Ph-ac.**, *phos.*, *psor.*, **Pyrog.**, **Ran-b.**, rhod., **Rhus-t.**, *rumx.*, ruta, **Sabad.**, samb., sars., **Sep.**, **Sil.**, spig., spong., squil., staph., stram., *stront.*, **Sul-ac.**, *sulph.*, *sumb.*, *tarent.*, *thuj.*, verb., viol-t., *zinc.*

amel.: Acon., agn., alum., ambr., ant-c., ant-t., *arg-n.*, arn., aur., bar-c., bell., bov., *bry.*, calad., cann-s., carb-v., *cham.*, clem., cocc., coff., colch., coloc., croc., *dros.*, dulc., euph., *glon.*, hell., **Iod.**, ip., *lac-c.*, *lach.*, *led.*, **Lyc.**, mang., *merc.*, mez., mur-ac., nat-c., *nat-m.*, *nit-ac.*, olnd., op., *petr.*, ph-ac., phos., plat., **Puls.**, sabad., *sabin.*, sars., *sec.*, sel., seneg., spig., spong., staph., *sulph.*, teucr., thuj., verat.

nach, agg.: *Acon.*, agar., *alum.*, *alumn.*, *am-c.*, *ant-t.*, *arg-n.*, arn., **Ars.**, aur., **Bar-c.**, **Bell.**, bor., **Bry.**, **Calc.**, **Calc-p.**,

KÄLTE - Abkühlung - nach, agg. ...

calc-s., camph., *carb-s.*, *carb-v.*, **Cham.**, **Chin.**, cocc., *coff.*, *coloc.*, *con.*, croc., cupr., *cycl.*, dig., dros., **Dulc.**, ferr., **Graph.**, **Hep.**, **Hyos.**, hyper., ign., *ip.*, *kali-bi.*, *kali-c.*, kali-p., kalm., led., *lyc.*, mag-c., *mang.*, *med.*, **Merc.**, nat-c., *nat-m.*, nat-p., *nit-ac.*, *nux-m.*, **Nux-v.**, op., *petr.*, *ph-ac.*, **Phos.**, plat., *psor.*, **Puls.**, **Pyrog.**, **Ran-b.**, **Rhus-t.**, ruta, sabin., *samb.*, sars., sel., **Sep.**, **Sil.**, **Spig.**, *stann.*, staph., stront., **Sul-ac.**, *sulph.*, *tarent.*, *thuj.*, valer., *verat.*

Teil des Körpers agg.: *Bar-c.*, *bell.*, cham., *hell.*, **Hep.**, *led.*, ph-ac., puls., **Rhus-t.**, *sep.*, **Sil.**

Füße: *Bar-c.*, cham., *con.*, *cupr.*, puls., **Sil.**

Hand aus dem Bett: **Bar-c.**, canth., *con.*, **Hep.**, phos., **Rhus-t.**, *sil.*

Kopf: **Bell.**, led., puls., **Sep.**, **Sil.**

Erkältungsneigung: **Acon.**, **Alum.**, am-c., am-m., anac., *ant-c.*, ant-t., *arg-n.*, arn., ars., ars-i., **Bar-c.**, *bell.*, bor., **Bry.**, *calc.*, **Calc-p.**, *calc-s.*, camph., *carb-s.*, *carb-v.*, caust., **Cham.**, chin., chin-a., coc-c., cocc., coff., coloc., *con.*, croc., cupr., dig., dios., **Dulc.**, *ferr.*, ferr-ar., ferr-i., ferr-p., *form.*, *gels.*, goss., *graph.*, ham., **Hep.**, *hyos.*, ign., iod., ip., kali-ar., *kali-bi.*, **Kali-c.**, **Kali-p.**, kali-s., *lac-d.*, led., **Lyc.**, mag-m., **Merc.**, mez., **Nat-ar.**, *nat-c.*, **Nat-m.**, nat-p., **Nit-ac.**, *nux-m.*, **Nux-v.**, op., *petr.*, *ph-ac.*, *phos.*, plat., **Psor.**, *puls.*, *rhus-t.*, **Rumx.**, ruta, sabad., sabin., samb., sang., sars., sel., **Sep.**, **Sil.**, spig., stann., staph., *sul-ac.*, *sulph.*, **Tub.**, valer., verat.

Gefühl von Kälte in den Blutgefäßen: **Acon.**, ant-c., ant-t., **Ars.**, lyc., **Rhus-t.**, *verat.*

inneren Organen: Ars., *calc.*, *laur.*, lyc., meny., nux-v., par., sep., sulph.

Knochen: *Aran.*, *ars.*, *calc.*, elaps, lyc., merc., sep., sulph., *verat.*, zinc.

Hitze und Kälte: *Alum.*, *ant-c.*, *ars-i.*, *carb-s.*, *caust.*, cinnb., *cocc.*, **Fl-ac.**, *graph.*, *ip.*, kali-c., *lach.*, *lyc.*, mag-m., *merc.*, nat-c., *nat-m.*, *ph-ac.*, *psor.*, puls., *ran-b.*, *sep.*, *sil.*, *sulph.*

Luft agg., kalte: *Abrot.*, *acon.*, *aesc.*, **Agar.**, **All-c.**, *alum.*, *alumn.*, *am-c.*, ammc., ant-c., *aran.*, arn., **Ars.**, asar., **Aur.**, **Bad.**, **Bar-c.**, *bar-m.*, *bell.*, bor., bov., *bry.*, cadm., **Calc.**, **Calc-p.**, **Camph.**, canth., caps., *carb-ac.*,

KÄLTE - Luft agg., kalte ...

carb-an., *carb-s.*, *carb-v.*, **Caust.**, cham., chin., chin-a., cic., **Cimic.**, cina, **Cist.**, *coca*, *cocc.*, coff., *colch.*, *coloc.*, *con.*, *dig.*, **Dulc.**, *elaps*, *ferr.*, ferr-ar., ferr-p., fl-ac., *graph.*, **Hell.**, **Hep.**, *hyos.*, **Hyper.**, *ign.*, *ip.*, **Kali-ar.**, *kali-bi.*, **Kali-c.**, kali-p., *kreos.*, *lac-d.*, lach., laur., **Lyc.**, lycps., *mag-c.*, mag-m., **Mag-p.**, *mang.*, meny., *merc.*, mez., **Mosch.**, mur-ac., *nat-ar.*, nat-c., nat-m., *nat-p.*, nit-ac., **Nux-m.**, **Nux-v.**, *osm.*, par., *petr.*, *ph-ac.*, *phos.*, *plan.*, **Psor.**, *puls.*, **Ran-b.**, **Rhod.**, **Rhus-t.**, **Rumx.**, ruta, **Sabad.**, samb., sars., seneg., **Sep.**, **Sil.**, sol-n., spig., spong., squil., staph., stram., **Stront.**, *sul-ac.*, *sulph.*, *sumb.*, *tarent.*, *thuj.*, *verat.*, verb., viol-t., *zinc.*

Zimmer, beim Eintritt in ein kaltes: **Ars.**, calc-p., carb-v., caust., con., *dulc.*, *ferr.*, *ferr-ar.*, *graph.*, *hep.*, **Kali-ar.**, kali-c., kali-p., mosch., nux-m., *nux-v.*, *petr.*, phos., *psor.*, *puls.*, **Ran-b.**, *rhus-t.*, *sabad.*, **Sep.**, *sil.*, spong., stront., *tub.*, *verb.*

KARIES:

Knochen (vgl. BRÜCHIGE Knochen; NEKROSE - Knochen; KNOCHENERWEICHUNG)**:** **Ang.**, *ars.*, **Asaf.**, *aur.*, *aur-m.*, *aur-m-n.*, bell., bry., *calc.*, *calc-f.*, *calc-p.*, calc-s., caps., carb-ac., chin., *cist.*, clem., con., *cupr.*, dulc., euph., ferr., **Fl-ac.**, graph., *guaj.*, *guare.*, *hep.*, *iod.*, kali-bi., **Kali-i.**, kreos., lach., **Lyc.**, **Merc.**, *mez.*, nat-m., *nit-ac.*, op., petr., *ph-ac.*, *phos.*, *puls.*, rhod., rhus-t., ruta, sabin., sec., *sep.*, **Sil.**, spong., *staph.*, *sulph.*, **Ther.**, thuj.

Periost: Ant-c., **Asaf.**, aur., bell., *chin.*, cycl., hell., *merc.*, mez., **Ph-ac.**, puls., rhod., rhus-t., ruta, sabin., *sil.*, staph.

KATALEPSIE: Acon., *agar.*, aran., *art-v.*, bell., cann-i., cham., chlol., *cic.*, *cocc.*, *coff.*, *con.*, *cur.*, *ferr.*, *gels.*, **Graph.**, hyos., ign., *ip.*, lach., *nat-m.*, *nux-m.*, *op.*, *petr.*, *ph-ac.*, *plat.*, staph., stram., sulph., thuj., verat.

abends, im Bett: Cur.

Eifersucht, durch: *Hyos.*, **Lach.**

Erregung, durch religiöse: Stram., sulph., verat.

Freude, durch: **Coff.**

Kummer, nach: *Ign.*, *ph-ac.*, staph.

Liebe, durch enttäuschte: Hyos., *ign.*, lach., *ph-ac.*

Menses, während den: *Plat.*

Schreck, nach: *Acon.*, bell., *gels.*, ign., **Op.**

KATALEPSIE ...

sexuelle Erregung, durch: *Con.*, *plat.*, stram.

KATARRH, unterdrückter (s. NASE - ABSONDERUNG - unterdrückt)

KLAVIERSPIEL, Beschwerden durch: Anac., calc., kali-c., *nat-c.*, *sep.*, zinc.

KLEIDUNG, Unverträglichkeit von: *Am-c.*, *apis*, **Arg-n.**, arn., asaf., asar., *bov.*, *bry.*, **Calc.**, *caps.*, *carb-s.*, *carb-v.*, *caust.*, chin., coff., con., **Crot-c.**, *crot-h.*, *graph.*, *hep.*, ign., kali-bi., kali-c., kali-n., kreos., **Lach.**, **Lyc.**, *nat-s.*, **Nux-v.**, olnd., **Onos.**, op., *puls.*, *ran-b.*, *sanic.*, *sars.*, *sep.*, *spig.*, **Spong.**, *stann.*, sulph., *tarent.*

wollener Kleidung, von: Phos., psor., puls., *sulph.*

Lockern der Kleidung amel.: Am-c., arn., asar., *bry.*, **Calc.**, *cann-i.*, *caps.*, *carb-v.*, *caust.*, chel., chin., coff., *hep.*, **Lach.**, **Lyc.**, **Nit-ac.**, **Nux-v.**, olnd., op., *puls.*, ran-b., *sanic.*, *sars.*, *sep.*, *spig.*, *spong.*, *stann.*, *sulph.*

KLEINER zu sein, Gefühl: Acon., agar., *calc.*, croc., euphr., *glon.*, kreos., sabad., tarent.

KNIEN agg., beim: *Cocc.*, mag-c., sep.

KNOCHENERWEICHUNG (= Osteomalazie) (vgl. BRÜCHIGE Knochen; KARIES - Knochen; NEKROSE - Knochen): Am-c., **Asaf.**, *bell.*, **Calc.**, calc-f., calc-p., cic., ferr., *hep.*, iod., ip., *lyc.*, **Merc.**, mez., *nit-ac.*, petr., ph-ac., *phos.*, plb., *puls.*, rhod., ruta, *sep.*, **Sil.**, staph., *sulph.*, ther.

KOITUS, während: Anac., asaf., bar-c., calad., *canth.*, ferr., *graph.*, *kali-c.*, lyc., plat., *sel.*, sep., thuj.

nach: **Agar.**, agn., am-c., anac., anan., *apis*, arg-n., asaf., bar-c., bor., *bov.*, *calad.*, **Calc.**, canth., *cedr.*, *chin.*, *con.*, *graph.*, **Kali-c.**, **Kali-p.**, lyc., mag-m., mosch., *nat-c.*, nat-m., *nat-p.*, *nit-ac.*, *nux-v.*, *petr.*, *ph-ac.*, *phos.*, plb., rhod., *sel.*, **Sep.**, **Sil.**, *staph.*, tarent., ther.

KOLLAPS: Acet-ac., **Am-c.**, amyg., apis, **Ars.**, *ars-h.*, bar-c., **Camph.**, cann-i., canth., *carb-ac.*, **Carb-s.**, **Carb-v.**, cina, *crot-h.*, crot-t., *cupr.*, *cupr-ar.*, cupr-s., dor., euon., hell., iod., jab., kali-n., *laur.*, *med.*, merc., merc-c., morph., naja, olnd., op., ox-ac., *phos.*, phys., plb., *sec.*, stram., sul-ac., tab., tax., *verat.*, vip.

Diarrhö, nach: **Ars.**, **Camph.**, **Carb-v.**, **Verat.**

Erbrechen, während: *Ars.*

nach: **Ars.**, lob., phys., *verat.*

KOLLAPS ...

Lähmung, zu Beginn einer allgemeinen: Con.

plötzlich: **Ars.**, phos.

KONGESTION, Blutandrang: **Acon.**, **Aesc.**, *aloe*, *alum.*, am-c., am-m., ambr., ant-c., *apis*, *arn.*, asaf., *aur.*, bar-c., **Bell.**, *bor.*, bov., *bry.*, **Cact.**, *calc.*, camph., cann-s., canth., carb-an., *carb-s.*, *carb-v.*, caust., cham., chel., **Chin.**, clem., cocc., *coff.*, colch., coloc., con., conv., croc., cupr., cycl., dig., dulc., **Ferr.**, *ferr-i.*, ferr-p., **Glon.**, *graph.*, guaj., *ham.*, *hell.*, hep., *hyos.*, ign., iod., kali-c., kali-n., *lach.*, laur., led., *lyc.*, mag-c., mag-m., mang., **Meli.**, merc., mez., mosch., nat-c., *nat-m.*, *nit-ac.*, nux-m., **Nux-v.**, op., petr., ph-ac., **Phos.**, plat., plb., *psor.*, **Puls.**, *ran-b.*, rhod., *rhus-t.*, sabin., samb., sec., *seneg.*, *sep.*, *sil.*, spig., *spong.*, squil., staph., *stram.*, sul-ac., **Sulph.**, tarax., thuj., valer., verat., verat-v., **Viol-o.**

innerlich: *Aloe*, *apis*, ars., **Cact.**, *camph.*, canth., *colch.*, conv., cupr., *glon.*, *hell.*, **Meli.**, *phos.*, sep., *verat.*, verat-v.

KONVULSIONEN: Absin., acet-ac., *acon.*, aesc., aeth., *agar.*, alum., am-c., ambr., *ant-c.*, *ant-t.*, *apis*, *aran.*, *arg-n.*, *arn.*, **Ars.**, **Art-v.**, *asaf.*, aster., **Atro.**, aur., bar-c., *bar-m.*, **Bell.**, *bry.*, **Bufo**, cact., **Calc.**, *camph.*, cann-i., cann-s., *canth.*, *carb-ac.*, *carb-s.*, **Caust.**, **Cham.**, chen., chin., **Cic.**, **Cina**, clem., coc-c., coca, *cocc.*, coff., colch., coloc., *con.*, cop., croc., *crot-c.*, *crot-h.*, cub., **Cupr.**, *cupr-ar.*, cur., *dig.*, dulc., *eupi.*, ferr., ferr-ar., form., *gels.*, *glon.*, *graph.*, *hell.*, *hydr-ac.*, **Hyos.**, *ign.*, iod., *ip.*, *kali-br.*, *kali-c.*, *kali-chl.*, kali-i., kalm., lach., laur., **Lob.**, *lyc.*, *lyss.*, *mag-c.*, mag-m., *mag-p.*, manc., meli., meph., *merc.*, *merc-c.*, *mosch.*, *mur-ac.*, *nat-m.*, nat-s., nit-ac., **Nux-m.**, **Nux-v.**, *oena.*, olnd., **Op.**, ox-ac., petr., *phos.*, *phyt.*, plat., **Plb.**, *psor.*, *puls.*, ran-s., rhus-t., rob., ruta, sabad., samb., *sec.*, sep., *sil.*, sin-n., *sol-n.*, spig., squil., stann., staph., **Stram.**, stront., **Stry.**, *sulph.*, tab., tax., *ter.*, thea, valer., *verat.*, verat-v., vip., zinc., ziz.

linke Körperseite: *Calc-p.*, cupr., elaps, graph., *ip.*, nat-m., plb., *sulph.*

rechte Körperseite: *Bell.*, caust., **Lyc.**, *nux-v.*

links gelähmt: *Art-v.*

links, nach: Visc.

eine Seite: Apoc., *art-v.*, bell., *calc-p.*, caust., dulc., elaps, gels., graph., hell., *ip.*, *plb.*

gelähmten Seite, der: *Phos.*, sec.

KONVULSIONEN - Seite ...

Lähmung auf der anderen Seite: Apis, *art-v.*, bell., *stram.*

morgens: Arg-n., art-v., *calc.*, *caust.*, cocc., crot-h., kalm., *lyc.*, *mag-p.*, nux-v., plat., sec., sep., sulph., tab.

nachmittags: Arg-m., stann.

abends: Alum., **Calc.**, *caust.*, *croc.*, gels., laur., merc-n., *op.*, stann., stram., sulph.

20 Uhr: Ars.

21 Uhr: *Lyss.*

Freien, im: Caust.

nachts: *Arg-n.*, ars., *art-v.*, aur., bufo, *calc.*, calc-ar., *caust.*, *cic.*, *cina*, *cupr.*, dig., *hyos.*, kali-c., kalm., lyc., *merc.*, *nit-ac.*, nux-v., oena., **Op.**, *plb.*, *sec.*, **Sil.**, *stram.*, sulph., zinc.

Mitternacht, um: Bufo, cina, *cocc.*, santin., zinc.

nach: Nit-ac.

4-16 Uhr: *Calc.*

abwechselnd mit Erregung: **Stram.**

Bewusstlosigkeit: Agar., aur.

Tobsucht: **Stram.**

Abort, nach: Ruta

Absonderungen, durch Unterdrückung von: *Asaf.*, cupr., stram.

Sekrete und Exkrete: *Stram.*

Addison'scher Krankheit, bei: *Calc.*

Anstrengung, nach: Alum., *calc.*, *glon.*, kalm., *lach.*, *lyss.*, nat-m., petr., sulph.

apoplektisch: *Bell.*, *crot-h.*, *cupr.*, *lach.*, nux-v., stram.

Ärger, durch: Ars., bell., *calc.*, camph., **Cupr.**, *ign.*, *ip.*, nux-v., staph., sulph.

Aufstoßen amel.: *Kali-c.*

Augenlider, beim Berühren der: Coc-c.

Ausstrecken des Körpers amel., forciertes: Nux-v., stry.

befallenen Teile amel., der: Sec.

Glieder werden von den Krämpfen gestreckt, die: *Calc.*

beginnen im Abdomen: Aran., *bufo*

Arm: *Bell.*

Fingern und Zehen: *Cupr.*

Gesicht: Absin., *bufo*, cina, dulc., *hyos.*, *ign.*, *lach.*, santin., *sec.*

KONVULSIONEN - beginnen im ...

Kopf: Cic.

Rücken: Sulph.

Berührung, bei: Acon., *bell.*, *carb-o.*, **Cic.**, cocc., *lyss.*, *nux-v.*, *stram.*, *stry.*

Bestrafung, nach: *Cham.*, cina, **Ign.**

Beugen des Ellbogens amel.: Nux-v.

Kopfes nach hinten, durch: **Nux-v.**

Bewegung agg.: Ars., bell., *cocc.*, graph., *nux-v.*, *stry.*

Bewusstsein, mit: Ars., bell., calc., camph., *canth.*, caust., **Cina**, grat., *hell.*, hyos., *ip.*, kali-ar., *kali-c.*, lyc., *mag-c.*, merc., mur-ac., *nat-m.*, nit-ac., *nux-m.*, *nux-v.*, *phos.*, *plat.*, plb., sec., *sep.*, sil., **Stram.**, stry., sulph.

ohne: Absin., acet-ac., acon., *aeth.*, ant-t., **Arg-n.**, *ars.*, *aster.*, *aur.*, *bell.*, **Bufo**, **Calc.**, *calc-ar.*, *calc-s.*, *camph.*, **Canth.**, carb-ac., *caust.*, cham., chin., **Cic.**, cina, *cocc.*, crot-h., *cupr.*, dig., ferr., glon., hydr-ac., **Hyos.**, *ip.*, *kali-c.*, lach., laur., led., lyc., merc., *mosch.*, nat-m., nit-ac., nux-v., **Oena.**, op., phos., *plat.*, **Plb.**, sec., *sep.*, *sil.*, staph., *stram.*, *sulph.*, tanac., *tarent.*, verat., **Visc.**

Blutungen, bei: *Chin.*, hyos., *plat.*, *sec.*

Diarrhö amel.: Lob.

Diätfehler, durch: *Cic.*

Drehen des Kopfes, beim: Cic.

Druck auf den Magen, durch: Canth., cupr., nux-v.

Wirbelsäule, auf die: *Tarent.*

Eiterung, bei: *Ars.*, *bufo*, canth., lach., *tarent.*

Entrüstung, Empörung; durch: *Staph.*

epileptiforme Absencen (= Petit mal): Acon., aeth., **Agar.**, alum., am-c., *anac.*, ant-c., ant-t., *arg-m.*, **Arg-n.**, arn., *ars.*, asaf., aur., **Bell.**, bry., *bufo*, **Calc.**, calc-s., *camph.*, canth., carb-s., **Caust.**, *cedr.*, *cham.*, chin., **Cic.**, **Cina**, *cocc.*, coloc., con., **Cupr.**, *cur.*, dig., dros., dulc., ferr., ferr-ar., *gels.*, **Glon.**, hell., **Hyos.**, *hyper.*, ign., iod., *ip.*, kali-br., *kali-c.*, kali-s., *lach.*, laur., led., *lyc.*, mag-c., *med.*, merc., mosch., mur-ac., *nat-m.*, *nit-ac.*, *nux-m.*, *nux-v.*, oena., op., petr., ph-ac., phos., *plat.*, **Plb.**, *psor.*, *puls.*, *ran-b.*, ran-s., rhus-t., ruta, *sec.*, *sep.*, *sil.*, stann., staph., **Stram.**, *stry.*, **Sulph.**, tarax.,

KONVULSIONEN - epileptiforme Absencen ...

tarent., teucr., thuj., valer., verat., verat-v., **Visc.**, zinc.

epileptisch: *Absin.*, acet-ac., *aeth.*, *agar.*, *alum.*, am-c., anac., **Arg-m.**, **Arg-n.**, *ars.*, *art-v.*, *aster.*, *bar-c.*, **Bar-m.**, *bell.*, **Bufo**, *calc.*, **Calc-ar.**, *calc-p.*, *calc-s.*, camph., cann-i., *canth.*, *carb-an.*, carb-s., carb-v., **Caust.**, *cedr.*, *chin.*, chin-s., *cic.*, *cina*, *cocc.*, *con.*, *crot-c.*, *crot-h.*, **Cupr.**, *cupr-ar.*, *cur.*, dig., *form.*, *gels.*, *glon.*, *hell.*, hydr-ac., **Hyos.**, *ign.*, *indg.*, iod., *kali-br.*, kali-c., *kali-chl.*, kali-s., *lach.*, *laur.*, *lyc.*, *lyss.*, *mag-c.*, *mag-p.*, *med.*, merc., mosch., naja, *nat-m.*, nat-s., nit-ac., nux-m., *nux-v.*, **Oena.**, *op.*, *ph-ac.*, *phos.*, *plat.*, **Plb.**, *psor.*, *puls.*, ran-b., *sec.*, sep., **Sil.**, *stann.*, staph., *stram.*, *stry.*, **Sulph.**, *syph.*, tab., *tarent.*, verat., vip., **Visc.**

Aura vom Abdomen zum Kopf: *Indg.*

Armen, in den: Calc., *lach.*, *sulph.*

Ausdehnungsgefühl des Körpers: *Arg-n.*

Benommenheit des Gehirns: Bufo

Ferse zum Occiput, von der rechten: Stram.

Gebärmutter, in der: Bufo

Hals, zum: *Lach.*

Herz ausgehend, vom: **Calc-ar.**, lach., naja

kalte Luft über Rückgrat und Körper: Agar.

Kälte läuft das Rückgrat hinunter: Ars.

linken Seite, auf der: *Sil.*

Knien ausgehend, von den: Cupr.

Maus liefe, also ob eine: **Bell.**, **Calc.**, ign., nit-ac., *sil.*, *sulph.*

nervöses Gefühl, allgemeines: Arg-n., *nat-m.*

Plexus solaris ausgehend, vom: Art-v., bell., bufo, calc., *caust.*, **Cic.**, cupr., *indg.*, **Nux-v.**, *sil.*, **Sulph.**

Ruck im Nacken: Bufo

Schläge: Ars., *laur.*

warme Luft strömt das Rückgrat hoch: *Ars.*

KONVULSIONEN - epileptisch ...

wogendes Gefühl im Gehirn: Cimic.

Ziehen in den Gliedern: Ars.

Erbrechen, während: Guar., op.

amel.: Agar.

Erregung, durch: Acon., *agar.*, *aster.*, *bell.*, *cham.*, cic., cimic., *coff.*, *cupr.*, *gels.*, **Hyos.**, *ign.*, *kali-br.*, *nux-v.*, **Op.**, plat., *puls.*, sec., tarent.

Erwachen, beim: Bell.

Essen, beim: Plb.

nach dem: Cina, grat., hyos.

Exanthem unterdrückt wurde oder nicht zum Ausbruch kam; wenn ein: Ant-t., *bry.*, *camph.*, *cupr.*, *gels.*, *ip.*, *stram.*, *sulph.*, **Zinc.**

Fahren im Wagen amel.: *Nit-ac.*

Fallen, mit: *Agar.*, alum., am-c., *ars.*, *aster.*, **Bell.**, *calc.*, *calc-p.*, canth., *caust.*, *cedr.*, **Cham.**, cic., cina, cocc., *con.*, **Cupr.**, dig., dulc., **Hyos.**, ign., iod., ip., laur., lyc., merc., nit-ac., **Oena.**, op., petr., ph-ac., phos., plb., sec., sep., sil., *stann.*, staph., *stram.*, sulph., verat., zinc.

links, nach: Bell., caust., lach., sabad.

rechts, nach: Bell.

Läuft im Kreis und fällt nach rechts: *Caust.*

hinten, nach: *Bell.*, canth., chin., cic., *ign.*, *ip.*, nux-v., *oena.*, **Op.**, rhus-t., spig., *stram.*

vorne, nach: Arn., *aster.*, calc-p., canth., cic., cupr., ferr., rhus-t., sil., sulph., sumb.

fester Griff amel.: Nux-v.

festes Binden des Körpers amel.: Mez.

Fischgräte im Hals, durch: *Cic.*

Flüssigkeit, durch: *Bell.*, canth., hyos., **Lyss.**, **Stram.**

fremden Person, beim Anblick einer: Lyss.

Froststadium im Fieber, während: *Ars.*, *lach.*, merc., nux-v.

Fußschweiß, durch unterdrückten: **Sil.**

Gähnen, mit: Graph.

Gehirnerweichung, bei: *Caust.*

geistiger Anstrengung, nach: Bell., *glon.*

KONVULSIONEN ...

Geräusch, durch: Ant-c., arn., *cic.*, ign., *lyss.*, nux-v., stry.

unterbindet den Anfall: *Hell.*

Gerüche, durch starke: *Lyss.*, sil., stram., *sulph.*

geweckt wird, wenn er gewaltsam aus einem Trancezustand: *Nux-m.*

Gewitter, bei: Agar., *gels.*

glänzende Gegenstände, durch: Bell., **Lyss.**, **Stram.**

Hautausschlägen (vgl. Exanthem), beim Nichtherauskommen von: *Ant-t.*, **Cupr.**, **Zinc.**

unterdrückte, durch: *Agar.*, *bry.*, *calc.*, *caust.*, *cupr.*, *stram.*, *sulph.*, *zinc.*

helles Licht, durch: Bell., lyss., nux-v., op., **Stram.**

Herzklopfen, nach: Glon.

Hitzestadium im Fieber, während: *Cic.*, *cina*, cur., *hyos.*, **Nux-v.**, op., **Stram.**

Husten, nach: *Cupr.*, *ip.*

hysterisch: Absin., *alum.*, *apis*, ars., **Asaf.**, *aur.*, *bell.*, *bry.*, *calc.*, calc-s., cann-s., *caust.*, *cedr.*, cham., *cic.*, cimic., *cocc.*, coff., *coll.*, **Con.**, croc., *gels.*, hyos., **Ign.**, *iod.*, *ip.*, lach., lyc., *mag-m.*, merc., **Mosch.**, *nat-m.*, nit-ac., *nux-m.*, nux-v., op., petr., phos., *plat.*, plb., puls., sec., *sep.*, staph., *stram.*, sulph., sumb., tarent., valer., *verat.*, *verat-v.*, zinc.

Impfung, nach: **Sil.**

innerlich: Acon., agar., am-c., ambr., anac., arg-m., arn., ars., *asaf.*, *bell.*, bism-o., bov., *bry.*, calad., *calc.*, camph., canth., caps., *carb-v.*, **Caust.**, *cham.*, cina, **Cocc.**, coff., colch., coloc., con., *cupr.*, dig., *ferr.*, graph., **Hyos.**, **Ign.**, iod., *ip.*, *kali-c.*, kreos., lach., laur., led., *lyc.*, mag-c., *mag-m.*, *mosch.*, mur-ac., nat-c., nat-m., nit-ac., nux-m., **Nux-v.**, op., petr., ph-ac., *phos.*, *plat.*, plb., **Puls.**, rhod., sabad., *sec.*, seneg., *sep.*, sil., spong., **Stann.**, *staph.*, stram., stront., sul-ac., sulph., teucr., thuj., valer., verat., *zinc.*

intermittierend: Absin.

kalt:

Abkühlung, durch: Bell., *caust.*, cic., mosch., *nux-v.*

Getränke, durch kalte: Cupr.

Wasser amel., kaltes: *Caust.*

KONVULSIONEN - kalt ...

Luft, durch kalte: *Ars.*, bell., *cic.*, merc., *nux-v.*

Kälte des Körpers, mit: *Camph.*, caust., cic., *hell.*, hyos., mosch., **Oena.**, op., stram., *verat.*

Seite des Körpers, einer: *Sil.*

Kindern, bei: *Acon.*, *aeth.*, agar., *ambr.*, *apis*, **Art-v.**, **Bell.**, bry., *calc.*, *camph.*, caust., *cham.*, *cic.*, **Cina**, cocc., *coff.*, *crot-c.*, *cupr.*, dol., *gels.*, **Hell.**, *hep.*, *hydr-ac.*, *hyos.*, *ign.*, *ip.*, kali-c., *lach.*, laur., *lyc.*, *mag-p.*, *nux-v.*, **Op.**, plat., sec., *sil.*, **Stram.**, *sulph.*, **Verat.**, **Zinc.**

Fremde sich nähern, wenn: Op.

klonisch: Acon., **Agar.**, alum., am-c., am-m., ambr., anac., ant-c., ant-t., *arg-m.*, arn., ars., *art-v.*, asaf., aster., aur., *bar-c.*, bar-m., **Bell.**, bor., *bry.*, **Bufo**, *calc.*, *calc-p.*, camph., cann-s., canth., carb-o., *carb-s.*, carb-v., *caust.*, **Cham.**, chin., *chin-s.*, **Cic.**, cimic., *cina*, clem., cocc., coff., coloc., *con.*, croc., **Cupr.**, dig., dulc., graph., guaj., hell., hep., **Hyos.**, *ign.*, iod., *ip.*, kali-ar., *kali-c.*, *kalm.*, kreos., lach., laur., *lyc.*, **Lyss.**, mag-c., mag-m., *mag-p.*, mang., meny., *merc.*, *mez.*, mosch., mur-ac., mygal., nat-c., *nat-m.*, nit-ac., *nux-m.*, nux-v., *oena.*, *olnd.*, **Op.**, petr., ph-ac., phos., phys., *plat.*, **Plb.**, puls., ran-b., ran-s., rheum, rhod., rhus-t., ruta, sabad., samb., sars., *sec.*, sel., seneg., **Sep.**, *sil.*, spig., spong., squil., *stann.*, staph., **Stram.**, *stront.*, sul-ac., *sulph.*, tarax., tarent., teucr., thuj., verat., verat-v., visc., *zinc.*

abwechselnd mit tonischen: Stram.

Koitus, bei: *Bufo*

nach: *Agar.*

Koliken, bei: Plb.

Kränkung, durch: *Calc.*

Kummer, nach: Art-v., *hyos.*, ign., nat-m., *op.*

Lachen, mit: Coff., graph.

Lähmung, mit: Arg-n., bell., **Caust.**, cic., cocc., cupr., *hyos.*, lach., laur., *nux-m.*, *nux-v.*, *phos.*, plat., *plb.*, *rhus-t.*, sec., *stann.*, *tab.*, vib., zinc.

gefolgt von: **Caust.**

Laufen, durch: Sulph.

Licht agg.: *Bell.*, **Lyss.**, nux-v., *op.*, **Stram.**

Liebe, durch unglückliche: Hyos.

KONVULSIONEN ...

Liegen auf der Seite, beim: Puls.

Rücken, dreht sich in Konvulsionen auf den: *Cic.*

Masturbation, durch: *Bufo*, calad., *calc.*, dig., elaps, kali-br., *lach.*, naja, nux-v., **Plat.**, plb., sep., sil., stram., *sulph.*

Menses, vor: *Bufo*, carb-v., *caust.*, *cupr.*, *hyos.*, *kali-br.*, oena., *puls.*

während: Apis, *arg-n.*, *bell.*, *caul.*, caust., *cedr.*, *cimic.*, *cocc.*, *coll.*, *cupr.*, gels., *hyos.*, *ign.*, *kali-br.*, lach., *nat-m.*, nux-m., *nux-v.*, **Oena.**, phys., *plat.*, plb., puls., *sec.*, stram., *sulph.*, tarent., *zinc.*

nach: Syph.

anstatt der: Oena.

Unterdrückung der Menses, durch: *Bufo*, *calc-p.*, *cocc.*, cupr., *gels.*, *puls.*

Metastasis: *Cupr.*

Muttermilch, durch Unterdrückung der: *Agar.*

Nasswerden, durch: Calc., *cupr.*, rhus-t.

Nervosität, durch: *Arg-n.*

periodisch: Agar., ars., bar-m., calc., *cedr.*, chin-s., cupr., ign., indg., lyc., nat-m., sec., stram.

alle sieben Tage: *Agar.*, chin-s., *indg.*, nat-m.

14 Tage: Cupr., oena.

plötzlich: Stry.

Pocken nicht herauskommen, wenn: **Ant-t.**

Pubertät, in der: Caust.

Quecksilberdämpfe, durch: Stram.

Reiben amel.: *Phos.*, *sec.*

Samenabgang, bei: Art-v., grat., *nat-p.*

Schlaf, im: Bufo, *caust.*, *cic.*, *cupr.*, *hyos.*, *ign.*, *kali-c.*, *lach.*, oena., *op.*, sec., *sil.*, *stram.*

Schlafmangel, durch: Cocc.

Schließen einer Tür, beim: Stry.

Schlucken, beim Versuch zu: **Lyss.**, *mur-ac.*, nux-m., *stram.*

Schock, nach einem: *Op.*

Schreck, durch: *Acon.*, *agar.*, apis, *arg-n.*, *art-v.*, *bufo*, **Calc.**, *caust.*, cic., *cupr.*, **Hyos.**, **Ign.**, **Indg.**, *kali-br.*, lyss., **Op.**, *plat.*, *sec.*, *stram.*, sulph., tarent., verat., *zinc.*

Mutter (des Säuglings), der: **Op.**

KONVULSIONEN ...

Schwäche, bei nervöser: Sep.

Schwangerschaft (Eklampsie), in der: *Cedr.*, *cham.*, *cic.*, *cupr.*, *hyos.*, lyc., mill.

Schwingen mit den Beinen erzeugt Konvulsionen: Calc.

sexuelle Erregung, durch: *Bufo*, *lach.*, *plat.*

Spiegel (s. glänzende Gegenstände)

sprechen, beim Versuch zu: *Lyss.*

Streckmuskeln, in den: **Cina**

syphilitisch: *Nit-ac.*

tetanische Steifheit, Starrkrampf: Absin., *acon.*, aesc., alum., *am-c.*, *anac.*, *arn.*, *ars.*, asaf., *bell.*, *camph.*, cann-i., cann-s., *canth.*, carb-o., caust., *cham.*, *chin-s.*, *chlol.*, **Cic.**, *cocc.*, *con.*, *cupr.*, cupr-ar., *cur.*, dros., *gels.*, *hell.*, hep., *hydr-ac.*, *hyos.*, **Hyper.**, *ign.*, *ip.*, kreos., *lach.*, *laur.*, *led.*, *lob.*, *lyc.*, *lyss.*, *mag-p.*, *merc.*, *mosch.*, mur-ac., **Nux-v.**, *oena.*, *op.*, **Petr.**, phos., *phys.*, *phyt.*, **Plat.**, *plb.*, *puls.*, rhod., rhus-t., *sec.*, seneg., **Sep.**, *sol-n.*, *stram.*, *stry.*, sulph., teucr., *ther.*, verat., verat-v., zinc.

Abwischen des Schweißes vom Gesicht agg.: Nux-v.

Bespritzen des Gesichtes mit kaltem Wasser amel.: Benz-n.

verletzte Teile werden eiskalt und Krämpfe beginnen in den Wunden: **Led.**

Wunden an Fußsohlen, Fingern oder Handflächen: *Bell.*, **Hyper.**, *led.*

tonisch: Acon., agar., alum., am-c., am-m., anac., ant-t., apis, arg-m., arn., asaf., asar., **Bell.**, bor., bry., **Bufo**, *calc.*, camph., cann-s., canth., caps., carb-o., *caust.*, *cham.*, chin., **Cic.**, cina, clem., cocc., coloc., con., cupr., cycl., dig., dulc., euph., *ferr.*, ferr-ar., graph., guaj., hep., hyos., *ign.*, *ip.*, kali-c., laur., led., *lyc.*, mag-p., mang., meny., *merc.*, mez., *mosch.*, nat-c., nat-m., nit-ac., *nux-v.*, olnd., op., **Petr.**, ph-ac., *phos.*, **Plat.**, *plb.*, puls., rhod., rhus-t., sabad., sars., *sec.*, seneg., **Sep.**, sil., spig., spong., stann., *stram.*, *sulph.*, sumb., thuj., *verat.*, zinc.

Trinken, nach dem: Ars., bell., *hyos.*

Trinkern, bei: Glon., *nux-v.*, *ran-b.*

Unrecht beschuldigt wurde, nachdem er zu: Staph.

unten aus, breiten sich nach: *Cic.*, sec.

KONVULSIONEN ...

unterbrochen durch schmerzhafte Erschütterungen: Stry.

urämisch: Apoc., crot-h., *cupr.*, cupr-ar., *dig.*, hydr-ac., *kali-s.*, merc-c., *mosch.*, *plb.*, *ter.*

verändern den Charakter: *Bell.*, ign., *puls.*, **Stram.**

Verdauungsstörungen, durch: **Ip.**

Verletzungen, durch: Arn., art-v., *cic.*, **Hyper.**, *nat-s.*, oena., *op.*, *rhus-t.*, sulph., *valer.*

warmes Bad agg.: *Apis*, glon., nat-m., op.

Wasser, beim Anblick von: *Bell.*, **Lyss.**, **Stram.**

Widerspruch, durch: *Aster.*

Wochenbett, im: Ambr., apis, *arg-n.*, ars., art-v., **Bell.**, canth., *carb-v.*, caust., *cham.*, **Cic.**, cimic., *cocc.*, *coff.*, crot-c., *cupr.*, *gels.*, *glon.*, *hell.*, hydr-ac., **Hyos.**, *ign.*, *ip.*, *lach.*, *laur.*, *lyc.*, lyss., mag-p., *merc-c.*, mosch., *nux-m.*, *nux-v.*, oena., *op.*, *plat.*, puls., *sec.*, **Stram.**, *ter.*, *verat.*, verat-v., zinc.

mit Blindheit: Aur-m., cocc., cupr.

Blutung: *Chin.*, hyos., *plat.*, *sec.*

Würmer, durch: **Cina**, *hyos.*, *ign.*, sabad., sil., *stann.*, *ter.*

Zahnung, während der: *Acon.*, *aeth.*, art-v., *bell.*, **Calc.**, **Cham.**, *cic.*, *cina*, *cupr.*, hyos., *ign.*, *kreos.*, merc., *podo.*, *stann.*, *stram.*

Zorn, nach: Bufo, **Cham.**, cina, *kali-br.*, lyss., **Nux-v.**, *op.*, plat., sulph.

Zugluft agg.: Ars., *lyss.*, **Nux-v.**, **Stry.**

KONVULSIVISCHE Bewegungen: Acon., *agar.*, *alum.*, ant-t., apis, *arg-n.*, arn., ars., ars-i., *asaf.*, bar-c., **Bell.**, bry., *bufo*, cact., *calc.*, *camph.*, cann-s., *canth.*, *caust.*, **Cham.**, *chin-s.*, **Cic.**, *cina*, **Cocc.**, coff., *con.*, croc., **Cupr.**, cupr-ar., dig., dulc., *hell.*, **Hyos.**, **Ign.**, *iod.*, **Ip.**, kali-ar., lach., laur., lyc., *mag-p.*, meny., merc., mosch., *mygal.*, nat-c., nux-m., *nux-v.*, olnd., **Op.**, petr., ph-ac., phos., plat., *plb.*, ran-s., *rheum*, rhus-t., *ruta*, sabad., samb., **Sec.**, spig., spong., *squil.*, *stann.*, staph., **Stram.**, sulph., *tarent.*, *verat.*, *zinc.*

KRAFT, Gefühl von: *Agar.*, *bufo*, *coff.*, *fl-ac.*, **Op.**, stram.

KRAMPFADERN: *Alumn.*, *ambr.*, *ant-t.*, *arg-n.*, **Arn.**, *ars.*, asaf., *bell.*, **Calc.**, calc-f., calc-p., *carb-an.*, **Carb-v.**, *caust.*, clem., coloc., *crot-h.*, *ferr.*, ferr-ar., **Fl-ac.**, *graph.*, **Ham.**, *hep.*,

KRAMPFADERN ...

kreos., lach., *lyc.*, **Lycps.**, mag-c., mill., *nat-m.*, *nux-v.*, *paeon.*, *plb.*, **Puls.**, sabin., *sep.*, sil., *spig.*, sul-ac., *sulph.*, thuj., *vip.*, *zinc.*

blau: *Carb-v.*, *lycps.*

brennend: *Apis*, **Ars.**, *calc.*

nachts: **Ars.**

entzündet: Arn., *ars.*, *calc.*, *ham.*, kreos., lyc., *lycps.*, *puls.*, sil., spig., sulph., zinc.

geschwollen: *Apis*, berb., *puls.*

Geschwüre: Ars., **Lach.**, lyc., puls., sil.

juckend: *Graph.*

Netzwerk von Venen in der Haut: Berb., *calc.*, *carb-v.*, *caust.*, clem., *crot-h.*, *lach.*, lyc., nat-m., ox-ac., plat., sabad., thuj.

Pickeln, bedeckt mit: *Graph.*

Schwangerschaft, in der: **Ferr.**, *lyc.*, *lycps.*, *mill.*, **Puls.**, *zinc.*

schmerzhaft: *Brom.*, *caust.*, *ham.*, *lyc.*, *mill.*, **Puls.**, sang.

stechend, fein: *Apis*, graph., *ham.*, **Puls.**

stechend: Kali-c., lyc.

Wundheit: Graph., *ham.*, puls.

KREBSLEIDEN (vgl. TUMOREN): Acet-ac., alum., alumn., *ambr.*, *apis*, **Ars.**, *ars-i.*, *aster.*, *aur.*, *aur-m.*, bism-o., **Brom.**, *bufo*, *cadm.*, *calc.*, *calc-s.*, *carb-ac.*, **Carb-an.**, *carb-s.*, *carb-v.*, caust., *cist.*, clem., **Con.**, cupr., dulc., *graph.*, hep., *hydr.*, *kali-ar.*, *kali-bi.*, *kali-s.*, *kreos.*, *lach.*, *lap-a.*, **Lyc.**, *merc.*, *merc-i-f.*, nat-m., **Nit-ac.**, ph-ac., **Phos.**, **Phyt.**, sep., **Sil.**, sul-ac., *sulph.*, *thuj.*, zinc.

Drüsen: *Aur-m.*, **Carb-an.**, **Con.**

Epitheliom: Acet-ac., arg-m., arg-n., *ars.*, **Ars-i.**, aur., *bell.*, brom., calc., calc-p., clem., **Con.**, *hydr.*, *kali-s.*, *kreos.*, **Lyc.**, merc., phos., *phyt.*, *ran-b.*, sep., *sil.*, sulph., thuj.

Fungus haematodes: Ant-t., **Ars.**, bell., *calc.*, **Carb-an.**, *carb-v.*, clem., *kreos.*, **Lach.**, *lyc.*, *merc.*, *nat-m.*, *nit-ac.*, **Phos.**, *puls.*, sep., **Sil.**, staph., *sulph.*, **Thuj.**

Geschwüre der Drüsen: Arn., **Ars.**, aur., *bell.*, **Bufo**, calc., carb-an., carb-v., caust., clem., **Con.**, cupr., dulc., *hep.*, kali-c., *kreos.*, lyc., merc., merc-i-f., nit-ac., ph-ac., phos., rhus-t., *sep.*, *sil.*, *squil.*, sul-ac., **Sulph.**, zinc.

Haut, der (HAUT - GESCHWÜRE - krebsartig)

KREBSLEIDEN ...

Hirntumor: Acet-ac., *ars.*, *ars-i.*, *calc.*, carb-ac., *carb-an.*, caust., kali-i., *kreos.*, *lach.*, nit-ac., **Phos.**, *sil.*, sulph., *thuj.*

Melanom: *Arg-n.*, card-m., *lach.*, ph-ac.

Sarkom: Bar-c., calc-f.

Szirrhus: Alumn., arg-m., *ars.*, *aster.*, *calc-s.*, **Carb-an.**, *carb-s.*, *carb-v.*, **Con.**, *graph.*, *hydr.*, *lap-a.*, *phos.*, *phyt.*, sep., **Sil.**, staph., *sulph.*

KRIBBELN (s. AMEISENLAUFEN)

KUGEL im Inneren, Gefühl einer (vgl. VERKNOTET; PFLOCK; SCHROTKUGELN): Acon., *arg-n.*, asaf., *bell.*, brom., bry., calc., *cann-i.*, caust., coc-c., coloc., con., crot-t., cupr., graph., **Ign.**, kali-c., *lach.*, mag-m., nat-m., nux-m., par., phyt., plat., *plb.*, raph., rhus-t., ruta, senec., **Sep.**, sil., spig., staph., stram., sulph., tab., valer.

KUPFERDÄMPFE agg.: Camph., *ip.*, lyc., *merc.*, nux-v., op., *puls.*

LÄHMUNG:

links: *Anac.*, *apis*, arg-n., *arn.*, ars., bapt., *bar-m.*, bell., brom., cocc., elaps, gels., hydr-ac., **Lach.**, *nit-ac.*, **Nux-v.**, ox-ac., petr., podo., **Rhus-t.**, stann., *stram.*, sulph.

rechts: Apis, *arn.*, *bell.*, *calc.*, *canth.*, **Caust.**, colch., crot-h., *elaps*, *graph.*, kali-i., *nat-c.*, *op.*, *rhus-t.*, sil., stront.

eine Seite: Acon., agar., *alum.*, am-m., *anac.*, *apis*, arg-m., arg-n., arn., asar., bapt., bar-c., bar-m., *bell.*, bov., cadm., calc., carb-s., carb-v., **Caust.**, chel., chin., *coc-c.*, *cocc.*, colch., cop., cycl., dig., dulc., *elaps*, *graph.*, guaj., hell., hep., hyos., ign., *kali-c.*, *kali-i.*, kali-p., *lach.*, laur., led., lyc., merc., mez., *mur-ac.*, nat-c., nat-m., nit-ac., nux-v., olnd., *op.*, ox-ac., petr., *ph-ac.*, *phos.*, plb., podo., rhod., *rhus-t.*, sabin., *sars.*, sep., spig., stann., staph., *stram.*, stront., *sul-ac.*, syph., tarax., thuj., zinc.

Apoplexie, nach: Anac., arn., *bar-c.*, bell., con., lach., laur., nux-v., **Phos.**, stann., stram., *zinc.*

Hautausschlag, durch unterdrückten: *Caust.*, hep.

Hitze im gelähmten Teil, mit: Alum., phos.

Kälte des gelähmten Teils, mit: Ars., *caust.*, cocc., *dulc.*, graph., nux-v., plb., rhus-t, zinc.

Konvulsionen, nach: *Hyos.*

LÄHMUNG - eine Seite ...

Überempfindlichkeit der gesunden Seite, mit: Plb.

einzelne Körperteile: **Caust.**, *dulc.*

erscheint allmählich: **Caust.**

innerlich: *Acon.*, ant-c., *ars.*, bar-c., **Bell.**, calc., cann-s., canth., caps., caust., chin., cic., *cocc.*, coloc., *con.*, cycl., dig., **Dulc.**, euphr., *gels.*, graph., **Hyos.**, ip., kali-c., lach., *laur.*, lyc., meny., merc., mur-ac., nat-m., *nux-m.*, *nux-v.*, *op.*, petr., phos., plb., *puls.*, rheum, *rhus-t.*, sec., seneg., sep., sil., spig., **Stram.**, tarent.

Organen, von: Absin., *acon.*, agar., agn., alum., am-c., am-m., ambr., *anac.*, ant-c., ant-t., arn., ars., asaf., asar., aur., *bar-c.*, **Bell.**, bism-o., bor., bov., *bry.*, *calc.*, camph., cann-s., canth., *caps.*, carb-ac., carb-an., carb-s., carb-v., *caust.*, cham., chel., chin., cic., *cocc.*, colch., coloc., con., croc., cupr., cycl., dig., dros., **Dulc.**, euphr., gels., graph., hell., hep., hydr-ac., **Hyos.**, ign., iod., ip., kali-br., kali-c., kreos., lach., laur., led., *lyc.*, mag-c., mag-m., mang., meny., merc., mez., mur-ac., nat-c., nat-m., *nit-ac.*, nux-m., nux-v., *olnd.*, *op.*, par., *petr.*, ph-ac., *phos.*, *plb.*, **Puls.**, rheum, rhod., *rhus-t.*, *ruta*, sabad., sabin., sars., **Sec.**, seneg., *sep.*, **Sil.**, spig., spong., squil., stann., staph., *stram.*, stront., *sul-ac.*, *sulph.*, thuj., *verat.*, verb., zinc.

Parkinson, Morbus (= Paralysis agitans): Bar-c., bufo, *gels.*, helod., *hyos.*, *kali-br.*, *mag-p.*, **Merc.**, *phos.*, *plb.*, **Rhus-t.**, tab., *tarent.*, **Zinc.**

postdiphtheritisch: *Ars.*, *caust.*, **Cocc.**, *con.*, *crot-h.*, *gels.*, *hyos.*, *lac-c.*, *lach.*, *nat-m.*, nux-v., *phos.*, phyt., *plb.*, sec., sil.

schmerzlos: Absin., acon., aeth., alum., ambr., *anac.*, *arg-n.*, arn., *ars.*, *aur.*, *bapt.*, *bar-c.*, bell., bov., bry., *bufo*, cadm., calc., camph., **Cann-i.**, *carb-s.*, carb-v., *caust.*, cham., chel., chin., chin-s., chlor., cic., **Cocc.**, colch., coloc., **Con.**, crot-h., *cupr.*, *cur.*, ferr., **Gels.**, graph., hell., hydr-ac., *hyos.*, ign., ip., kali-c., kalm., laur., led., **Lyc.**, *merc.*, nat-m., nux-m., nux-v., **Olnd.**, *op.*, ph-ac., phos., **Plb.**, *puls.*, rhod., **Rhus-t.**, *sec.*, sil., staph., stram., stront., sulph., *verat.*, zinc.

Wechselfieber, nach: **Nat-m.**

erstreckt sich nach unten: *Bar-c.*, merc.

oben, nach: *Ars.*, *con.*, hydr-ac., mang.

LAUFEN agg.: Alum., arg-m., *arn.*, **Ars.**, ars-i., aur., *bell.*, bor., **Bry.**, calc., *cann-s.*, *caust.*, chel., chin., cina, *cocc.*, coff., *con.*, croc., *cupr.*, dros., *ferr.*, hep., hyos., *ign.*, iod., ip., *kali-c.*, laur., *led.*, *lyc.*, *merc.*, mez., nat-c., *nat-m.*, nit-ac., nux-m., *nux-v.*, *olnd.*, phos., plb., **Puls.**, rheum, *rhod.*, *rhus-t.*, ruta, sabin., *seneg.*, sep., *sil.*, *spig.*, spong., squil., staph., sul-ac., **Sulph.**, verat., zinc.

amel.: Caust., *ign.*, nat-m., **Sep.**, sil., stann.

LEUKÄMIE: Acet-ac., ars., *calc.*, *calc-p.*, *carb-s.*, carb-v., *chin.*, crot-h., ip., *kali-p.*, **Nat-ar.**, *nat-m.*, *nat-p.*, **Nat-s.**, nux-v., *pic-ac.*, sulph., thuj.

LIEGEN agg.: Abies-n., *acon.*, *agar.*, alum., am-c., *am-m.*, *ambr.*, anac., ant-c., *ant-t.*, **Apis**, *apoc.*, aral., *arg-m.*, arn., **Ars.**, ars-i., *asaf.*, asar., **Aur.**, *bapt.*, *bell.*, bism-o., bor., bov., *bry.*, cact., calad., calc., calc-p., camph., cann-i., cann-s., canth., **Caps.**, carb-an., carb-s., carb-v., caust., **Cham.**, chel., chin., cic., cina, clem., cocc., coff., colch., coloc., **Con.**, croc., crot-t., cupr., *cycl.*, dig., dios., **Dros.**, *dulc.*, **Euph.**, *euphr.*, **Ferr.**, ferr-ar., ferr-i., ferr-p., fl-ac., gels., *glon.*, graph., grin., guaj., *hell.*, hep., **Hyos.**, ign., iod., ip., kali-bi., *kali-br.*, **Kali-c.**, kali-i., *kali-n.*, kreos., *lach.*, lact., laur., led., **Lyc.**, mag-c., *mag-m.*, mang., **Meny.**, merc., mez., *mosch.*, *mur-ac.*, murx., naja, nat-ar., *nat-c.*, nat-m., **Nat-s.**, nit-ac., nux-m., *nux-v.*, olnd., *op.*, par., petr., *ph-ac.*, phel., **Phos.**, **Plat.**, plb., **Puls.**, *ran-b.*, raph., rheum, *rhod.*, **Rhus-t.**, **Rumx.**, *ruta*, *sabad.*, sabin., sal-ac., **Samb.**, **Sang.**, sars., sec., sel., seneg., *sep.*, spig., spong., squil., stann., staph., stict., stram., *stront.*, sul-ac., *sulph.*, **Tarax.**, teucr., thuj., *valer.*, verat., *verb.*, viol-o., *viol-t.*, zinc., *zing.*

amel.: Acon., agar., agn., alum., am-c., **Am-m.**, ambr., anac., ant-c., ant-t., arg-m., *arn.*, ars., **Asar.**, *bar-c.*, **Bell.**, bor., **Bry.**, calad., **Calc.**, *calc-p.*, camph., cann-s., *canth.*, caps., carb-ac., *carb-an.*, carb-s., *carb-v.*, *caust.*, chel., chin., cic., cimic., cina, clem., cocc., coff., *colch.*, coloc., con., conv., croc., cupr., dig., dios., dros., dulc., euph., **Ferr.**, *glon.*, *graph.*, guaj., hell., hep., hyos., *ign.*, iod., ip., kali-c., kali-n., kalm., kreos., lach., laur., *led.*, lyc., mag-c., mag-m., **Mang.**, merc., mez., mur-ac., nat-c., **Nat-m.**, *nit-ac.*, nux-m., **Nux-v.**, olnd., op., par., petr., ph-ac., phos., **Pic-ac.**, plb., *psor.*, ran-b., rheum, rhus-t., ruta, sabad., sabin., sars., sec., sel., seneg., sep., *spig.*, *spong.*, **Squil.**, *sulph.*

LIEGEN ...

nach, agg.: Acon., agar., agn., alum., *am-c.*, am-m., **Ambr.**, ant-c., ant-t., *arg-m.*, arn., **Ars.**, *asaf.*, asar., **Aur.**, bar-c., bell., bism-o., bor., bov., bry., calad., calc., canth., *caps.*, carb-an., carb-v., caust., *cham.*, chel., chin., *clem.*, cocc., coff., colch., coloc., *con.*, croc., cupr., *cycl.*, dros., **Dulc.**, *euph.*, *euphr.*, *ferr.*, graph., guaj., hell., hep., *hyos.*, ign., ip., *kali-c.*, kali-n., lach., laur., led., **Lyc.**, *mag-c.*, *mag-m.*, mang., *meny.*, merc., mez., mosch., mur-ac., nat-ar., nat-c., nit-ac., nux-m., nux-v., olnd., op., par., petr., ph-ac., phos., **Plat.**, *plb.*, **Puls.**, ran-b., ran-s., rhod., **Rhus-t.**, ruta, *sabad.*, sabin., **Samb.**, sars., sel., seneg., *sep.*, sil., spig., stann., staph., **Stront.**, sul-ac., *sulph.*, *tarax.*, teucr., thuj., valer., verat., verb., viol-o., viol-t., zinc.

amel.: Acon., agar., agn., am-m., ambr., anac., ant-c., ant-t., arg-m., arn., **Ars.**, asaf., aur., bar-c., *bell.*, bov., **Bry.**, caj., calad., **Calc.**, calc-f., camph., cann-s., *canth.*, caps., carb-an., *carb-s.*, *carb-v.*, caust., chel., chin., cic., *cina*, cocc., coff., colch., coloc., con., *croc.*, crot-h., cupr., dig., dios., dros., dulc., euphr., *fl-ac.*, *graph.*, guaj., hell., *hep.*, hyos., ign., *iod.*, ip., kali-c., kali-n., kreos., *lach.*, laur., led., lyc., mag-c., mag-m., meli., *merc.*, nat-c., **Nat-m.**, **Nit-ac.**, nux-m., **Nux-v.**, *olnd.*, pall., par., petr., ph-ac., phos., **Puls.**, ran-b., rheum, rhod., rhus-t., sabin., sars., sec., sel., *sep.*, sil., sin-n., *spig.*, spong., **Squil.**, stann., *staph.*, *stram.*, sul-ac., *sulph.*, sumb., tarax., thuj., valer., verat., verb.

Abdomen amel., auf dem: Acet-ac., aloe, am-c., ambr., ars., bar-c., **Bell.**, bry., calc., *chel.*, *cina*, *coloc.*, crot-t., *elaps*, lach., mag-c., *nit-ac.*, *phos.*, phyt., plb., rhus-t., sel., sep., *stann.*

Bett, im: Acon., *agar.*, aloe, alum., *am-c.*, am-m., **Ambr.**, anac., ant-c., *ant-t.*, *arg-m.*, arn., *ars.*, ars-i., asaf., asar., *aur.*, bar-c., bell., bism-o., *bor.*, bov., *bry.*, calad., calc., camph., cann-s., canth., caps., carb-an., carb-v., caust., cham., chel., chin., cic., cina, *clem.*, cocc., coff., colch., *coloc.*, con., croc., cycl., dig., dios., *dros.*, dulc., *euph.*, euphr., **Ferr.**, **Ferr-i.**, graph., guaj., hell., hep., hyos., ign., **Iod.**, *kali-c.*, kali-i., kali-n., kali-p., kali-s., *kalm.*, kreos., **Lach.**, laur., *led.*, *lil-t.*, *lith-c.*, **Lyc.**, *mag-c.*, *mang.*, meny., **Merc.**, *merc-i-f.*, *mez.*, mosch., meny., **Merc.**, *merc-i-f.*, *mez.*, mosch., mur-ac., nat-c.,

LIEGEN - Bett, im ...

nat-m., nit-ac., nux-m., *nux-v.*, olnd., op., *ox-ac.*, par., petr., *ph-ac.*, **Phos.**, phyt., *plat.*, *plb.*, **Puls.**, ran-b., rheum, *rhod.*, *rhus-t.*, **Rumx.**, ruta, sabad., sabin., samb., **Sang.**, *sars.*, sec., *sel.*, seneg., **Sep.**, **Sil.**, *spig.*, spong., squil., stann., staph., stict., stram., *stront.*, sul-ac., **Sulph.**, tarax., *tell.*, teucr., thuj., valer., *verat.*, verb., viol-o., viol-t., *zinc.*

amel.: *Acon.*, agar., *am-m.*, ambr., anac., ant-c., ant-t., arg-m., arn., *ars.*, asar., aur., *bar-c.*, bell., bov., **Bry.**, calad., calc., camph., cann-s., *canth.*, caps., carb-an., carb-v., *caust.*, cham., chel., chin., **Cic.**, cina, clem., *coc-c.*, **Cocc.**, coff., colch., coloc., *con.*, croc., cupr., dig., dulc., ferr., graph., guaj., hell., **Hep.**, hyos., ign., iod., ip., kali-c., kali-n., kreos., *lach.*, laur., led., *lyc.*, mag-c., merc., mez., mur-ac., nat-c., *nat-m.*, *nit-ac.*, nux-m., **Nux-v.**, olnd., par., petr., ph-ac., phos., puls., ran-b., rheum, rhod., *rhus-t.*, sabad., sabin., samb., sars., sec., sel., sep., *sil.*, spig., spong., **Squil.**, **Stann.**, *staph.*, *stram.*, stront., sul-ac., sulph., tarax., thuj., valer., verat., verb., viol-t.

Rücken, auf dem: Acet-ac., acon., aloe, alum., am-c., *am-m.*, *arg-m.*, arn., *ars.*, aur-m., bar-c., bell., bor., bry., bufo, calc., canth., *caust.*, *cham.*, chin., cina, clem., *coloc.*, *cupr.*, dulc., eup-per., euph., hyper., *iod.*, kali-c., lach., merc., nat-c., nat-m., *nat-s.*, **Nux-v.**, *op.*, par., **Phos.**, plat., ran-b., *rhus-t.*, *sep.*, *sil.*, *spig.*, spong., stront., *sulph.*, thuj.

amel.: *Acon.*, aeth., am-c., **Am-m.**, *anac.*, *apis*, arn., bar-c., bell., bor., **Bry.**, cact., calad., **Calc.**, *canth.*, *carb-an.*, caust., chin., cimic., cina, clem., *colch.*, con., conv., ferr., grat., hell., *ign.*, ip., *kali-c.*, *kalm.*, kreos., lach., *lyc.*, merc., **Merc-c.**, mosch., nat-c., *nat-m.*, *nat-s.*, nux-v., ox-ac., par., *phos.*, plat., **Puls.**, ran-b., **Rhus-t.**, sabad., *sang.*, senec., *seneg.*, sep., sil., spig., *spong.*, *stann.*, sulph., *thuj.*, verat., viol-t.

umdrehen; kann sich aus der Rückenlage nicht: *Cic.*, elaps

Seite, auf der: **Acon.**, am-c., am-m., **Anac.**, *arg-n.*, arn., aur., bar-c., bell., bor., **Bry.**, *calad.*, **Calc.**, canth., **Carb-an.**, caust.,

LIEGEN - Seite, auf der ...

chin., *cina*, clem., colch., *con.*, *ferr.*, *ign.*, ip., **Kali-c.**, *kreos.*, lach., **Lyc.**, *merc.*, *merc-c.*, mosch., nat-m., *nat-s.*, nux-v., *par.*, *ph-ac.*, *phos.*, plat., *puls.*, ran-b., **Rhus-t.**, sabad., *seneg.*, sep., *sil.*, spig., spong., **Stann.**, *sulph.*, *thuj.*, verat., viol-t.

amel.: Acon., alum., am-c., am-m., arn., ars., bar-c., bell., bor., bry., calc-p., canth., caust., cham., chin., cina, clem., **Cocc.**, colch., cupr., dulc., euph., ign., iod., kali-c., lach., nat-m., **Nux-v.**, par., *phos.*, plat., ran-b., rhus-t., *sep.*, spig., spong., stront., sulph., thuj.

rechten, auf der: Acon., *alum.*, *am-c.*, *am-m.*, anac., *benz-ac.*, *bor.*, bry., bufo, carb-an., cina, clem., con., ip., *kali-c.*, kali-i., kreos., lyc., *mag-m.*, **Merc.**, mur-ac., *nux-v.*, *phos.*, prun-s., psor., ran-b., seneg., *spong.*, sul-ac., sulph., thuj.

linken, auf der: *Acon.*, ail., anac., ant-t., *arg-n.*, arn., *bar-c.*, bell., bry., *cact.*, canth., carb-an., chin., *colch.*, con., eup-per., ip., kali-ar., kali-c., kalm., kreos., lyc., mag-m., merc., *naja*, *nat-c.*, *nat-m.*, nat-p., *nat-s.*, op., *par.*, petr., **Phos.**, plat., **Puls.**, rhus-t., seneg., *sep.*, sil., *sulph.*, tab., *thuj.*

schmerzhaften, auf der: *Acon.*, agar., am-c., am-m., ambr., anac., *ant-c.*, arg-m., arn., *ars.*, ars-i., *bapt.*, **Bar-c.**, *bell.*, bry., **Calad.**, calc., calc-f., cann-s., caps., carb-an., carb-v., caust., *chin.*, cina, clem., croc., cupr., dios., *dros.*, graph., guaj., **Hep.**, hyos., ign., **Iod.**, *kali-c.*, *kali-i.*, kali-n., led., *lyc.*, *mag-c.*, mang., *merc.*, mez., *mosch.*, mur-ac., nat-m., *nit-ac.*, **Nux-m.**, *nux-v.*, olnd., *par.*, petr., *ph-ac.*, *phos.*, plat., puls., ran-b., ran-s., *rheum*, rhod., *rhus-t.*, *rumx.*, **Ruta**, *sabad.*, sabin., samb., sars., sel., sep., **Sil.**, *spong.*, staph., stram., tarax., teucr., thuj., valer., verat., verb.

amel.: Ambr., arn., bell., **Bry.**, *calc.*, cann-s., carb-v., caust., *cham.*, *coloc.*, ign., kali-c., lyc., nux-v., *puls.*, rhus-t., *sep.*, stram., sulph., viol-o., viol-t.

schmerzlosen, auf der: *Ambr.*, *arg-m.*, arn., bell., **Bry.**, *calc.*, cann-s., carb-v., *caust.*, **Cham.**, chel., **Coloc.**, cupr., hyper., *ign.*, *kali-c.*, lyc., merc-i-r., naja, *nat-c.*, nux-v., phos., plan., **Puls.**,

LIEGEN - Seite - schmerzlosen, auf der ...

rhus-t., *sep.*, stann., sul-ac., viol-o., viol-t.

amel.: Acon., agar., am-c., am-m., ambr., anac., ant-c., arg-m., arn., ars., *bapt.*, *bar-c.*, *bell.*, bry., *calad.*, calc-f., cann-s., caps., carb-an., carb-v., caust., chin., cina, clem., croc., cupr., dios., dros., graph., guaj., *hep.*, hyos., ign., *iod.*, *kali-c.*, kali-n., lach., led., lyc., mag-c., mang., merc., mez., mosch., mur-ac., nat-m., nit-ac., *nux-m.*, *nux-v.*, olnd., par., petr., ph-ac., plat., puls., ran-b., ran-s., rheum, rhod., rhus-t., *ruta*, sabad., sabin., samb., sars., sel., sep., *sil.*, *spong.*, staph., stram., tarax., thuj., valer., verat., verb.

LUFT:

Freien, im (s. FREIEN)

Seeluft agg.: *Ars.*, kali-i., *mag-m.*, nat-m., nat-s., *sep.*

amel.: Med.

vorbeistreichender Luft in den Drüsen, Gefühl von: Spong.

Zugluft agg.: Acon., anac., *ars.*, **Bell.**, benz-ac., bov., bry., cadm., **Calc.**, **Calc-p.**, *calc-s.*, camph., *caps.*, carb-an., carb-s., *caust.*, *cham.*, *chin.*, *cist.*, cocc., coloc., *ferr.*, gels., *graph.*, *hep.*, *ign.*, kali-ar., **Kali-c.**, kali-n., kali-p., kali-s., lac-c., *lach.*, led., *lyc.*, *lyss.*, mag-c., *mag-p.*, *med.*, *merc.*, mur-ac., *nat-c.*, nat-m., nat-p., *nit-ac.*, *nux-m.*, *nux-v.*, *ol-j.*, *petr.*, *ph-ac.*, *phos.*, *psor.*, puls., *ran-b.*, **Rhus-t.**, *rumx.*, *sanic.*, sars., **Sel.**, *sep.*, **Sil.**, spig., stram., stront., **Sulph.**, *sumb.*, valer., verb., *zinc.*

Gefühl von Zugluft, angefächelt zu werden: Camph., canth., *chel.*, cor-r., croc., fl-ac., graph., *lac-d.*, *laur.*, *mosch.*, *nux-v.*, olnd., puls., rhus-t., sabin., samb., spig., squil., stram., *zinc.*

MAGERE Personen: **Ambr.**, *arg-n.*, bry., **Calc-p.**, caust., ign., *iod.*, lach., *lyc.*, *nit-ac.*, *nux-v.*, *phos.*, **Sec.**, sep., *sil.*, **Sulph.**, tub.

MAGNETISMUS amel.: Acon., bar-c., *bell.*, *calc.*, calc-p., chin., con., **Cupr.**, graph., ign., iod., nat-c., *nux-v.*, **Phos.**, sabin., sep., *sil.*, sulph., teucr., viol-o.

MASERN, Beschwerden nach: Ant-c., *bell.*, bry., **Camph.**, *carb-s.*, **Carb-v.**, cham., chin., *hyos.*, ign., mosch., nux-v., **Puls.**, *rhus-t.*, *sulph.*

MASTURBATION, Beschwerden durch: Agar., alum., *ambr.*, anac., ant-c., *arg-m.*, ars., bov., *bufo*, calad., **Calc.**, calc-s., *carb-v.*, **Chin.**, **Cocc.**, **Con.**, *dig.*, ferr., **Gels.**, *hyos.*, *iod.*, kali-c., *kali-p.*, *lyc.*, mag-p., *merc.*, merc-c., mosch., nat-c., *nat-m.*, **Nat-p.**, nux-m., *nux-v.*, **Orig.**, petr., **Ph-ac.**, *phos.*, plb., *puls.*, **Sel.**, **Sep.**, sil., *spig.*, squil., **Staph.**, **Sulph.**

MATTIGKEIT: **Acon.**, *aesc.*, aeth., ail., **Alum.**, **Am-c.**, *ambr.*, ant-c., *ant-t.*, **Apis**, apoc., **Aran.**, arg-m., *ars.*, *ars-i.*, asaf., asar., aster., *aur.*, aur-m-n., *bapt.*, bar-c., bar-m., *bell.*, *benz-ac.*, *berb.*, bism-o., bor., bov., bry., cact., **Calad.**, **Calc.**, *camph.*, cann-s., canth., *caps.*, *carb-ac.*, **Carb-s.**, *carb-v.*, *cast.*, *caust.*, cham., *chel.*, **Chin.**, *chin-s.*, *cic.*, cina, *cocc.*, coff., *colch.*, *coloc.*, **Con.**, cop., croc., **Crot-c.**, **Cupr.**, *dig.*, eucal., euphr., **Ferr.**, ferr-ar., ferr-p., *form.*, **Gels.**, **Graph.**, guaj., *hep.*, *hydr.*, hyos., *ign.*, iod., ip., *kali-c.*, kali-n., *kali-p.*, **Lach.**, *laur.*, led., *lob.*, *lyc.*, mag-c., mag-m., *mang.*, meny., *merc.*, *mez.*, mosch., mur-ac., nat-ar., *nat-c.*, *nat-m.*, nat-p., nit-ac., *nux-m.*, **Nux-v.**, olnd., *op.*, *ox-ac.*, oxyt., petr., **Ph-ac.**, *phos.*, phyt., **Pic-ac.**, plat., *plb.*, *psor.*, puls., *ran-b.*, rhod., *rhus-t.*, **Ruta**, sabad., sabin., *samb.*, **Sang.**, sec., sel., *seneg.*, *sep.*, **Sil.**, spig., *spong.*, *stann.*, staph., *stram.*, stront., **Sul-ac.**, *sulph.*, *tarax.*, **Tarent.**, *teucr.*, ther., thuj., *valer.*, verat., viol-t., **Zinc.**

morgens: Am-c., ant-c., lyc., nat-c., nat-p., nux-v., sumb.

vormittags: Alum., ran-b.

nachmittags: Arg-n., gels., lyc., thuj.

abends: Am-c., ars., carb-v., **Caust.**, *graph.*, naja, nat-m., spig., thuj.

abwechselnd mit Aktivität: *Aloe*, *aur.*

Bewegung, bei: *Phos.*

Essen, nach dem: *Lyc.*, mur-ac., **Ph-ac.**, *sel.*

Gehen im Freien amel.: *Alum.*, *am-c.*

Gespräche, durch: Sil.

Hinlegen vor dem Mittagessen, muss sich: *Mez.*

Koitus, nach: **Calc.**

Menses, vor den: Calc., lyc.

Schlaf, nach: Sil.

Sitzen, im: Phos.

Sprechen, nach: *Alum.*

Stuhlgang, nach: Mag-m.

warmen Zimmer, im: Iod.

Wetter, bei stürmischem: Psor., *sang.*, *tub.*

MATTIGKEIT - Wetter, bei ...

warmem: Nat-p.

MEER:

Baden im Meer (s. BADEN - Meer)

Luft am Meer (s. LUFT - Seeluft)

MENSES, vor: Alum., *am-c.*, am-m., arg-n., asaf., asar., *bar-c.*, bar-m., bell., bor., **Bov.**, bry., **Calc.**, **Calc-p.**, canth., carb-an., carb-s., *carb-v.*, caust., cham., chin., cina, cocc., coff., *con.*, croc., **Cupr.**, dulc., *ferr.*, ferr-i., gels., graph., hep., *hyos.*, ign., iod., ip., *kali-c.*, kali-n., *kreos.*, **Lach.**, **Lyc.**, mag-c., mag-m., *mang.*, *merc.*, mez., mosch., mur-ac., nat-c., **Nat-m.**, *nat-p.*, nux-m., nux-v., petr., *ph-ac.*, *phos.*, *plat.*, **Puls.**, rhus-t., ruta, sabad., sars., **Sep.**, sil., spig., spong., stann., staph., sul-ac., **Sulph.**, valer., **Verat.**, *vib.*, **Zinc.**

Beginn der Menses, zu: *Acon.*, asar., bell., bry., *cact.*, **Calc-p.**, *caust.*, *cham.*, cocc., coff., graph., **Hyos.**, ign., iod., ip., **Kali-c.**, lyc., mag-c., mag-m., merc., mosch., nat-m., nit-ac., *phos.*, *plat.*, *puls.*, ruta, sars., *sep.*, *sil.*, staph.

während: Acon., agar., aloe, alum., **Am-c.**, *am-m.*, ambr., *ant-c.*, **Arg-n.**, ars., ars-i., asar., bar-c., bar-m., bell., bor., **Bov.**, bry., *bufo*, calc., calc-p., cann-s., canth., caps., carb-an., **Carb-s.**, carb-v., caust., **Cham.**, chel., chin., *cimic.*, *cocc.*, *coff.*, con., croc, crot-h., cupr., ferr., ferr-i., *ferr-p.*, gels., **Graph.**, hep., **Hyos.**, *ign.*, iod., **Kali-c.**, kali-n., *kreos.*, lach., laur., *lyc.*, **Mag-c.**, *mag-m.*, merc., mosch., *mur-ac.*, nat-c., *nat-m.*, nat-p., nit-ac., nux-m., **Nux-v.**, oena., op., petr., ph-ac., *phos.*, plat., **Puls.**, rhod., rhus-t., sabin., sars., sec., sel., **Sep.**, *sil.*, spong., stann., stram., stront., sul-ac., **Sulph.**, thea, *verat.*, *vib.*, **Zinc.**

amel.: Alum., apis, aran., bell., calc., calc-f., cimic., cycl., kali-bi., *kali-c.*, kali-p., lac-c., **Lach.**, *mosch.*, phos., puls., rhus-t., senec., sep., *stann.*, sulph., ust., verat., *zinc.*

nach: Alum., am-c., **Bor.**, *bov.*, bry., calc., canth., carb-an., *carb-s.*, carb-v., chel., chin., *con.*, cupr., *ferr.*, ferr-i., **Graph.**, iod., *kali-c.*, **Kreos.**, **Lach.**, *lil-t.*, *lyc.*, mag-c., merc., *nat-m.*, nat-p., *nit-ac.*, **Nux-v.**, ph-ac., *phos.*, plat., puls., rhus-t., ruta, sabin., **Sep.**, sil., *stram.*, sul-ac., sulph., verat., *zinc.*

METASTASIERUNG (Verlagerung einer Erkrankung auf ein anderes Organ): **Abrot.**, *carb-v.*, colch., *cupr.*, lac-c., *puls.*, sang., sulph.

MONDLICHT agg.: *Ant-c.*, hell., thuj.

MÜDIGKEIT (vgl. SCHWÄCHE): Acon., aesc., agar., **Alum.**, *am-c.*, ambr., *anac.*, *ant-c.*, *ant-t.*, arg-m., *arg-n.*, *arn.*, ars., *ars-i.*, asaf., asar., aur., aur-m., *bapt.*, bar-c., bar-m., bell., **Benz-ac.**, berb., bism-o., bov., *bry.*, calc., **Calc-p.**, camph., **Cann-s.**, canth., caps., *carb-ac.*, carb-an., **Carb-s.**, *carb-v.*, caust., cham., **Chel.**, chin., cic., cimic., cimx., cina, clem., *coc-c.*, cocc., coff., colch., coloc., *con.*, **Croc.**, *crot-c.*, *cupr.*, cycl., dig., dros., dulc., euph., euphr., **Ferr.**, ferr-p., **Gels.**, **Graph.**, *ham.*, hell., helon., *hep.*, *hyos.*, ign., *ip.*, kali-c., kali-n., **Kali-p.**, kali-s., *kreos.*, **Lach.**, lac-ac., *laur.*, led., **Lyc.**, *mag-c.*, mag-m., mang., meny., **Merc.**, mez., mosch., *mur-ac.*, *nat-c.*, **Nat-m.**, *nat-s.*, nit-ac., *nux-m.*, **Nux-v.**, olnd., op., *par.*, *petr.*, **Ph-ac.**, **Phos.**, **Pic-ac.**, *plat.*, plb., *psor.*, **Puls.**, ran-b., *rheum*, *rhod.*, *rhus-t.*, **Ruta**, sabad., sabin., samb., sars., sec., senec., seneg., **Sep.**, **Sil.**, spig., spong., squil., *stann.*, **Staph.**, *stram.*, stront., *sul-ac.*, **Sulph.**, sumb., *tab.*, teucr., thuj., **Tub.**, valer., *verat.*, verb., viol-o., **Zinc.**

morgens: Am-c., ambr., *ars.*, calad., carb-s., *carb-v.*, *cham.*, *kali-chl.*, **Lach.**, lac-ac., mag-c., mag-m., *nat-m.*, **Nux-v.**, petr., **Sep.**, staph., *sulph.*, zinc.

abends: Berb., carb-v., ign., *mur-ac.*, pall., *sulph.*

Freien, im: *Carb-v.*

Essen, beim: *Kali-c.*

nach: Ant-c., **Ars.**, *bar-c.*, *carb-an.*, card-m., chin., kali-c., *lach.*, mur-ac., *nat-m.*, *nux-m.*, *rhus-t.*, ruta, sang.

Gehen, nach dem: *Mur-ac.*

geistige Anstrengung, durch: Alum., *aur.*, *lach.*, **Lec.**, **Pic-ac.**, *puls.*, *thuj.*

Gespräche, durch: Ambr.

Klavierspielen, durch: Anac.

Lesen, durch: *Aur.*

Menses, vor: Alum., *bell.*, *nat-m.*

während: *Am-c.*, bor., calc-p., *caust.*, *ign.*, iod., kali-c., mag-c., *nit-ac.*, *nux-m.*, *petr.*, thuj.

nach: Thuj.

Sitzen, im: *Merc.*

Sprechen, nach: **Alum.**, *calc-p.*, *sulph.*

Stehen, beim: *Mur-ac.*

NACHTSCHWÄRMEREI, Folgen von: Ambr., ant-c., *ars.*, bry., *carb-v.*, coff., colch., ip., *laur.*, led., **Nux-v.**, *puls.*, rhus-t., sulph.

NARKOTIKA agg.: Acon., agar., ars., aur., **Bell.**, bry., calc., canth., carb-v., caust., **Cham.**, chin., **Coff.**, colch., croc., cupr., *dig.*, dulc., euph., *ferr.*, *graph.*, hep., *hyos.*, ign., *ip.*, **Lach.**, lyc., merc., mosch., nat-c., nat-m., nit-ac., nux-m., **Nux-v.**, *op.*, ph-ac., phos., plat., plb., *puls.*, rhus-t., seneg., *sep.*, staph., sulph., *valer.*, verat., zinc.

NASS:

Anwendungen, nasse: **Am-c.**, am-m., **Ant-c.**, bar-c., *bell.*, bor., bov., bry., **Calc.**, *canth.*, carb-v., **Cham.**, **Clem.**, con., dulc., *kali-c.*, *kali-n.*, laur., *lyc.*, mag-c., *merc.*, mez., mur-ac., nat-c., nit-ac., nux-m., nux-v., phos., puls., **Rhus-t.**, sars., *sep.*, sil., *spig.*, stann., staph., *stront.*, sul-ac., **Sulph.**, zinc.

Nasswerden: Am-c., ant-c., *apis*, ars., *bell.*, bor., *bry.*, **Calc.**, calc-p., *calc-s.*, camph., carb-v., **Caust.**, *chin.*, *colch.*, *dulc.*, euph., *hep.*, *ip.*, lach., *lyc.*, nit-ac., *nux-m.*, phos., **Puls.**, **Rhus-t.**, *sars.*, sec., **Sep.**, sulph., verat., zinc.

Füße: Agn., *all-c.*, cham., *dulc.*, merc., nat-c., nat-m., *nux-m.*, *phos.*, **Puls.**, *rhus-t.*, *sep.*, **Sil.**, xan.

Kopf: Bar-c., **Bell.**, led., *puls.*

Schwitzen, beim: *Acon.*, calc., *colch.*, *dulc.*, *nux-m.*, **Rhus-t.**, *sep.*

Wetter, nasses (s. WETTER)

NEKROSE der Knochen (vgl. KARIES - Knochen; KNOCHENERWEICHUNG): **Ars.**, asaf., bell., carb-ac., con., euph., kreos., *merc.*, *merc-c.*, ph-ac., *phos.*, plb., *sabin.*, sec., sil., sulph., ther., thuj.

NÜCHTERN, wenn: Aloe, alum., am-c., am-m., *ambr.*, ars., *bar-c.*, **Calc.**, *carb-ac.*, *carb-an.*, carb-v., caust., *chel.*, chin., cina, *cocc.*, **Croc.**, ferr., ferr-p., *graph.*, hell., *hep.*, ign., **Iod.**, kali-c., kreos., **Lach.**, laur., lyc., mag-c., mag-m., merc., *mez.*, nat-c., nit-ac., *nux-v.*, petr., *phos.*, **Plat.**, **Plb.**, puls., **Ran-b.**, *rumx.*, *sabad.*, **Sep.**, *spig.*, **Staph.**, *sulph.*, **Tab.**, *tarax.*, teucr., *valer.*, verat., *verb.*

OBSTIPATION amel.: *Calc.*, merc., *psor.*

OHNMACHT, ohnmächtig werden: Abies-c., acet-ac., **Acon.**, *aesc.*, agar., all-c., *alum.*, alumn., am-c., am-m., ambr., anac., ant-c., *ant-t.*, apis, *arg-n.*, *arn.*, **Ars.**, ars-h., *ars-i.*, asaf., atro., bapt., bar-c., *bar-m.*, bell., benz-ac., berb., bor.,

OHNMACHT, ohnmächtig werden ...

bov., **Bry.**, *bufo*, *cact.*, *calad.*, *calc.*, *calc-p.*, *camph.*, cann-i., *cann-s.*, *canth.*, carb-ac., *carb-o.*, *carb-s.*, *carb-v.*, cast-eq., **Caust.**, cedr., cench., **Cham.**, *chel.*, chim., **Chin.**, *chin-a.*, chin-s., chlol., *chlor.*, cic., *cimic.*, cina, *cocc.*, colch., *coll.*, *coloc.*, *con.*, croc., *crot-c.*, **Crot-h.**, crot-t., cupr., cupr-ac., cupr-s., cur., cycl., **Dig.**, dios., dros., dulc., elaps, eup-pur., *ferr.*, *ferr-ar.*, *ferr-i.*, ferr-p., *form.*, gamb., gels., **Glon.**, *graph.*, grin., *hell.*, hep., hippoz., hura, hydr-ac., *hyos.*, **Ign.**, **Iod.**, *ip.*, iris., jab., jal., jug-c., kali-ar., kali-bi., kali-br., kali-c., kali-cy., kali-n., kali-p., kalm., *kreos.*, **Lach.**, lac-ac., *laur.*, *led.*, lept., *lil-t.*, *lyc.*, lyss., mag-c., *mag-m.*, manc., mang., merc., *merc-c.*, merc-cy., merc-d., mez., **Mosch.**, mur-ac., *naja*, *nat-h.*, *nat-m.*, nit-ac., **Nux-m.**, **Nux-v.**, oena., ol-an., olnd., *op.*, ox-ac., *petr.*, *ph-ac.*, *phos.*, phys., plan., **Plb.**, **Podo.**, *psor.*, ptel., **Puls.**, ran-b., ran-s., rhus-t., rob., ruta, sabad., *sang.*, *sars.*, *sec.*, *seneg.*, **Sep.**, *sil.*, sin-n., sol-t-ae., *spig.*, staph., **Stram.**, stry., sul-ac., **Sulph.**, **Sumb.**, *tab.*, tarent., tax., ther., thuj., til., ust., valer., **Verat.**, *verat-v.*, vesp., *vib.*, viol-o., vip., zinc., zinc-m., zing.

morgens: Alumn., **Ars.**, *carb-v.*, *cocc.*, *con.*, dios., *kreos.*, med., nat-m., **Nux-v.**, plb., puls., *sang.*, stram., stry., **Sulph.**

7 Uhr: Dios.

8-9 Uhr: Phos.

Aufstehen, beim: **Bry.**, **Carb-v.**, *cocc.*, *iod.*, kreos., *lach.*, sep.

schnell vom Bücken oder beim schnellen Kopfdrehen: *Sang.*

Essen, vor dem: *Calc.*

amel.: Nux-v.

während: Lach.

Freien, im: Mosch., nux-v.

Haus, beim Eintritt ins: Petr.

Stuhlgang, vor: Phys.

vormittags: Phos., sep., staph., stram.

11 Uhr: Ind., *lach.*, **Sulph.**

Aufrechtstehen, beim: Dios.

Gehen im Freien, beim: Lycps.

mittags: Bov.

nachmittags: Anac., *asar.*, bor., dios., sulph.

13 Uhr: Lycps.

14 Uhr, nach Frost: Gels.

OHNMACHT ...

abends: Alet., am-c., asaf., calc., glon., *hep.*, lyc., lycps., mosch., nat-m., nux-v., phos., *sep.*

17.30 Uhr: Nux-m.

18 Uhr: Glon.

19 Uhr: Lycps., seneg.

20-21 Uhr: *Nux-v.*

21 Uhr: Mag-m., meli., rhus-t.

Anstrengung, nach: Nat-m.

Entkleiden, beim: Chel.

Herzschwäche, durch: Lycps.

nachts: Am-c., bar-c., mosch., nit-ac., nux-m., *sil.*, ther.

Mitternacht: Sep.

3 Uhr: Dios.

Anstrengung, bei: *Ars.*, calc., *carb-v.*, *caust.*, *cocc.*, hyper., nat-m., nux-v., plan., plb., *senec.*, **Sep.**, sulph., *ther.*, *verat.*

Arzneimittel, beim Denken an: Asaf.

Atmen amel., tiefes: Asaf.

Aufstehen, beim: Ambr., *bry.*, calad., chel., crot-h., cupr., ind., plb.

Bett, aus dem: Acon., **Bry.**, calad., *carb-v.*, *cina*, iod., op., **Phyt.**, rhus-t., rob., sep.

Sitzen, vom: Staph., sumb., trom.

Aufsitzen, beim: **Acon.**, arn., **Bry.**, carb-v., dios., *ip.*, *nux-v.*, *phyt.*, sulph., verat-v., *vib.*

raschem Aufsitzen, beim: Ery-a., *verat-v.*

Aufstoßen, nach: *Nux-v.*

amel.: Mag-m.

Bett, im: Caust., dios.

Bewegung, bei: **Ars.**, *cocc.*, cupr., kali-c., *nit-ac.*, phys., **Spong.**, *verat.*

amel.: Jug-c.

schnelle Bewegung agg.: Samb.

Blicken auf irgendeinen Gegenstand direkt vor dem Auge, durch angestrengtes: Sumb.

Blut, beim Anblick von: Nux-m.

Brust, mit Zusammenschnüren der: Acon.

Bücken, beim: Elaps, sumb.

Diarrhö, vor: Ars., sulph., sumb.

nach: Ars.

OHNMACHT ...

Drehen des Kopfes, beim: Ptel.

dunklen Orten, an: *Stram.*

Eier, beim Geruch frisch aufgeschlagener: Colch.

engen, geschlossenen Raum; im: Acon., *asaf.*, ip., *lach.*, **Puls.**, *tab.*

Entbindung, bei der: Cimic., coff., **Nux-v.**, **Puls.**, **Sec.**, *verat.*

entmutigt, wenn: Ars.

Erbrechen, nach: **Ars.**, dig., elaps, *gamb.*

Erkältung, durch: Petr., *sil.*

Erregung, bei: Acon., am-c., *asaf.*, camph., *caust.*, *cham.*, **Coff.**, **Ign.**, **Lach.**, *nat-c.*, *nux-m.*, **Op.**, *ph-ac.*, **Sumb.**, verat.

Erwachen, beim: **Carb-v.**, dios., graph., lach., ptel.

beim Schlafen auf der linken Seite: Asaf.

Essen, vor dem: Asaf., bufo, ind., phos., *ran-b.*, sulph.

nach: Bar-c., bufo, caust., *mag-m.*, *nux-v.*, *ph-ac.*, plan., sang.

Fahren und Reiten, beim: *Berb.*, grat., *sep.*, sil.

Fieber, bei: *Acon.*, *arn.*, bell., *nat-m.*, nux-v., op., *phos.*, **Sep.**

Frühstück, nach dem: Bufo, naja

Froststadium im Fieber, während: Ars., asar., **Sep.**

Gehen, beim: Arn., *ars.*, bov., cur., dor., ferr., nat-s., *verat-v.*

nach dem: Berb., paeon.

andauerndes, fortgesetztes Gehen amel.: *Anac.*

Freien, im: Lycps., seneg., sep.

nach: *Nux-v.*

schnelles Gehen amel.: Petr.

Geräusch, durch: Asaf., merc.

Gerüche, durch: Ign., **Nux-v.**, *phos.*

Blumen: Phos., sang.

Fisch: Colch.

kochende Speisen: **Colch.**, ip.

Gewitter, vor: Petr., sil.

häufig: **Ars.**, *phos.*, **Sulph.**

OHNMACHT ...

Heben der Arme über den Kopf, beim: *Lac-d.*, lach., spong.

Kopfes, des: Apoc., *bry.*, ip.

Herzen, mit Druck am: Cimic., petr., plb.

Herzklopfen, bei: Cact., cimic., *cocc.*, *iod.*, **Lach.**, **Nux-m.**, petr., *verat.*

Hitze, dann Kälte; mit: **Sep.**

hochrennt, wenn er die Treppe: Sumb.

Hunger, durch: *Phos.*, *sulph.*

Husten, bei: *Ars.*, coff.

hysterisch: Ars., *cham.*, cimic., **Cocc.**, **Ign.**, lac-d., *mosch.*, *nat-m.*, *nux-m.*, *nux-v.*, puls., sumb., ter.

kaltes Wasser amel.: Glon.

Kirche, in der (s. Knien; Zimmer)

Kleinigkeiten, durch: *Sep.*

Knien in der Kirche, beim: **Sep.**

Koitus, nach: **Agar.**, asaf., *dig.*, *nat-p.*, *sep.*

Kopfschmerz, bei: Glon., stram., verat., zing.

langanhaltend: *Hydr-ac.*, *laur.*

lesen, beim Versuch im Stehen zu: Glon.

Lesen, nach: Asaf., cycl., tarax.

Lichtern, durch Aufenthalt in einem Raum mit vielen: Nux-v.

Liegen, im: Calad., iod., lyc., sulph.

amel.: Alumn., dios., *merc-i-f.*, *nux-v.*

nach: Calad., mag-c.

Seite, auf der: Lyc., sil.

Magen aufsteigt, Gefühl als ob etwas vom: Am-br.

Menses, vor: Cocc., lach., *lyc.*, *murx.*, *nux-m.*, nux-v., *sep.*, *thuj.*

während: Apis, berb., calc., cham., cimic., *cocc.*, *ign.*, **Lach.**, mag-m., *mosch.*, nat-m., nux-m., **Nux-v.**, plb., *puls.*, raph., *sars.*, **Sep.**, sulph., verat.

Schmerzen, durch die: Kali-s., *lap-a.*

nach: Chin., *lach.*, lyc.

Mittagessen, beim: Asaf., lyc., *mag-m.*, *nux-v.*

nachher, bei Körperübungen im Freien: Am-m.

Musik, beim Hören von: Cann-i., sumb.

OHNMACHT ...

Nachdenken, beim: Calad.

Nachwehe, nach jeder: Hep., *nux-v.*

Nasswerden, nach: *Sep.*

Obst amel., saures: Naja

periodisch: Cact., fl-ac., lyc.

plötzlich: *Phos.*, rhus-t., *sep.*

Rauchen, beim: Sil.

Säfteverlust, durch: **Chin.**, *ph-ac.*, *tril.*

Samenabgang, nach: **Asaf.**, *ph-ac.*

Schlafen auf der linken Seite, beim: Asaf.

Schläfen mit beiden Händen, beim Reiben der: Merc.

Schläfrigkeit, mit: Ars.

Schmerz, durch: Apis, asaf., *cham.*, *cocc.*, coloc., *hep.*, *nux-m.*, *nux-v.*, phyt., *valer.*, verat.

Bauch, im: *Cocc.*, plb.

Herz, im: Aur., **Lach.**

Magen, im: *Coll.*, puls., ran-s.

Zähnen, in den: Chin., *puls.*, verat.

Schreck, nach: **Acon.**, *gels.*, *ign.*, *lach.*, **Op.**, verat.

Schreiben, nach: Calad., mosch., op.

Schwangerschaft, in der: *Bell.*, *nux-m.*, *nux-v.*, *puls.*, sec., *sep.*

Schweiß, beim: Agar., apis, *ars.*, carb-v., hyos., *ign.*

Sitzen, im: Iod., kali-n., nat-s.

Sommerhitze, durch: *Ant-c.*, *ip.*

Sprechen, durch: *Ars.*

Stehen, im: **Alum.**, apis, *bry.*, *dig.*, lil-t., *nux-m.*, nux-v., phyt., rhus-r., sil., *sulph.*, *zinc.*

Kirche während der Menses, in der: *Lyc.*, *nux-m.*, *puls.*

Steigen auf einen Hügel, beim: Agar.

Treppensteigen, beim: *Anac.*, iod., lycps., plb.

Straße, auf einer überfüllten: Asaf.

Stuhlgang, vor: *Ars.*, dig., glon., puls., sars., sumb.

während: Aloe, coll., dios., *dulc.*, *nux-m.*, ox-ac., puls., sars., *sulph.*

nach: *Ars.*, calc., *cocc.*, colch., **Con.**, cur., dios., *lyc.*, morph., nat-s., *nux-m.*,

OHNMACHT - Stuhlgang, nach ...

phos., phyt., plan., **Podo.**, sulph., *ter.*, *verat.*

Geruch von Stuhl, durch: Dios.

Stuhldrang, bei: *Cocc.*

Urinieren, nach: **Acon.**, all-c., med.

warmes Bad, durch ein: *Lach.*

Zimmer, im warmen: *Acon.*, *ip.*, kreos., *lach.*, *lil-t.*, lyc., *nat-m.*, nux-v., **Puls.**, **Sep.**, spig., tab.

Wetter, bei kaltem: Sep.

Wunden, durch kleine: Verat.

Zimmer, im überfüllten: *Am-c.*, ambr., ars., bar-c., con., ign., *lyc.*, nat-c., *nat-m.*, nux-m., nux-v., *phos.*, *plb.*, **Puls.**, sulph.

Zorn, nach: *Gels.*

PERIODIZITÄT: Acon., agar., **Alum.**, am-br., *anac.*, *ant-c.*, ant-t., aran., **Arg-m.**, *arn.*, **Ars.**, *asar.*, *bar-c.*, bell., bov., bry., bufo, *cact.*, *calc.*, cann-s., *canth.*, *caps.*, *carb-v.*, **Cedr.**, **Chin.**, **Chin-a.**, **Chin-s.**, cina, clem., cocc., colch., croc., crot-h., cupr., dros., ferr., ferr-ar., *gels.*, graph., *ign.*, **Ip.**, *kali-ar.*, kali-bi., kali-n., *lach.*, *lyc.*, *mag-c.*, meny., merc., nat-ar., **Nat-m.**, *nat-s.*, **Nit-ac.**, *nux-v.*, petr., *phos.*, *plb.*, *puls.*, *rhod.*, *rhus-t.*, *sabad.*, samb., *sang.*, sec., **Sep.**, **Sil.**, *spig.*, *stann.*, *staph.*, *sulph.*, *tub.*, valer., *verat.*, zinc.

Jahr, jedes: Ars., cench., tarent., thuj.

Stunde, zur selben: Ant-c., *aran.*, *cact.*, cedr., ign., sabad., sil.

Neuralgie jeden Tag zur selben Stunde: **Kali-bi.**

Woche, jede: Am-m., canth., *chin.*, lyc., plan., rhus-t., sulph., tub.

zwei Wochen, alle: Am-m., **Ars.**, *calc.*, *chin.*, chin-s., *con.*, **Lach.**, plan., psor., *puls.*

drei Wochen, alle: Ant-c., *aur.*, *chin-s.*, mag-c., psor., sulph., *tarent.*, *tub.*

vier Wochen, alle: *Nux-m.*, **Nux-v.**, puls., **Sep.**, tub.

PFLOCKGEFÜHL, äußerlich: Agar., arn., *crot-t.*, hell., *kali-bi.*, lach., plat., ruta

innerlich: Acon., *agar.*, **Aloe**, am-br., am-c., ambr., *anac.*, *ant-c.*, arg-m., *arn.*, *asaf.*, aur., bar-c., bell., bov., calc., caust., cham., chel., coc-c., cocc., coff., con., croc., dros., ferr., graph., hell., *hep.*, **Ign.**, iod., kali-c., kreos., lach., led., lyc., merc., mez., mur-ac., nat-m., *nux-v.*, olnd., par., plat.,

PFLOCKGEFÜHL - innerlich ...

plb., ran-s., rhod., *ruta*, sabad., sabin., sang., sep., spig., *spong.*, staph., *sulph.*, **Thuj.**

PLETHORA: *Acon.*, alum., *am-c.*, ambr., *arn.*, *ars.*, **Aur.**, *bar-c.*, **Bell.**, *bov.*, **Bry.**, **Calc.**, canth., *carb-an.*, *carb-s.*, *carb-v.*, caust., cham., chel., *chin.*, clem., cocc., coloc., con., *croc.*, cupr., dig., dulc., *ferr.*, ferr-ar., ferr-p., *graph.*, guaj., hep., **Hyos.**, ign., iod., ip., **Kali-bi.**, *kali-c.*, kali-n., *lach.*, led., **Lyc.**, mag-m., *merc.*, mosch., nat-c., **Nat-m.**, nit-ac., *nux-v.*, *op.*, petr., *ph-ac.*, **Phos.**, *puls.*, rhod., *rhus-t.*, sabin., sars., sec., sel., seneg., **Sep.**, **Sil.**, spig., spong., stann., staph., *stram.*, *stront.*, **Sulph.**, *thuj.*, valer., verat., zinc.

POLYP: Ambr., ant-c., *aur.*, bell., **Calc.**, **Calc-p.**, *calc-s.*, *carb-an.*, *caust.*, **Con.**, graph., *hep.*, *lyc.*, *merc.*, *mez.*, nat-m., nit-ac., petr., ph-ac., **Phos.**, puls., sang., sep., *sil.*, **Staph.**, sul-ac., sulph., **Teucr.**, *thuj.*

PRICKELN, Kribbeln; äußerlich: Acon., agar., *ail.*, alum., ant-c., ant-t., bell., calc., cann-i., cann-s., caps., carb-s., caust., cimic., coloc., con., croc., *crot-c.*, *dros.*, glon., hep., kali-br., laur., *lob.*, lyc., med., *mez.*, mosch., *nux-m.*, onos., **Plat.**, **Ran-s.**, ruta, sabad., *sec.*, sep., staph., sul-ac., sulph., zinc.

innerlich: Abrot., acon., *ail.*, aur., cann-s., dios., lach., **Nit-ac.**, *osm.*, ph-ac., *phos.*, plat., *ran-b.*, *sabad.*, *sang.*, sec., seneg., *verb.*, viol-o.

PULS:

abnormal: **Acon.**, agar., agn., am-c., am-m., ambr., ant-c., *ant-t.*, arg-m., *arg-n.*, *arn.*, **Ars.**, **Ars-i.**, asaf., asar., aur., bar-c., **Bell.**, bism-o., bor., bov., *bry.*, calad., calc., *camph.*, cann-s., canth., caps., carb-an., *carb-s.*, *carb-v.*, caust., cham., chel., *chin.*, cic., cina, cocc., colch., coloc., *con.*, croc., **Cupr.**, **Dig.**, dulc., ferr., *gels.*, *glon.*, graph., guaj., hell., *hep.*, **Hyos.**, ign., **Iod.**, ip., *kali-c.*, kali-n., **Kreos.**, **Lach.**, *laur.*, led., lyc., mang., meny., *merc.*, mez., mosch., mur-ac., nat-m., nit-ac., nux-m., nux-v., olnd., **Op.**, par., petr., **Ph-ac.**, **Phos.**, plat., plb., puls., ran-b., ran-s., rheum, rhod., **Rhus-t.**, sabad., sabin., samb., sec., seneg., *sep.*, **Sil.**, spig., spong., squil., stann., staph., **Stram.**, stront., sul-ac., *sulph.*, thuj., valer., **Verat.**, viol-o., viol-t., zinc.

beschleunigt, jagend: **Acon.**, aesc., *aeth.*, *agar.*, *ail.*, all-c., aloe, alum., am-c., am-m., ambr., anac., ant-c., *ant-t.*, **Apis**, arg-m., *arg-n.*, **Arn.**, **Ars.**, **Ars-i.**, *asaf.*, asar., aster., **Aur.**, *aur-m.*, *bapt.*, bar-c., bar-m., **Bell.**,

PULS - beschleunigt, jagend ...

benz-ac., **Berb.**, bism-o., bor., bov., brom., **Bry.**, *calad.*, calc., *camph.*, cann-i., *canth.*, carb-v., caust., cedr., *cham.*, chel., chin., chin-a., *chin-s.*, *cina*, clem., coc-c., cocc., coff., *colch.*, **Coll.**, coloc., **Con.**, **Crot-c.**, crot-t., **Cupr.**, cycl., **Dig.**, *echi.*, euph., *ferr.*, ferr-i., **Ferr-p.**, fl-ac., **Gels.**, **Glon.**, grat., guaj., ham., *hell.*, hep., hipp., *hyos.*, *hyper.*, *ign.*, **Iod.**, ip., kali-bi., kali-c., kali-i., kali-n., kreos., *lach.*, *laur.*, lob., lyc., *lycps.*, *manc.*, mang., **Merc.**, merc-c., merc-cy., *mez.*, mill., *mosch.*, *mur-ac.*, *naja*, nat-ar., *nat-c.*, **Nat-m.**, *nat-s.*, nicc., *nit-ac.*, *nux-m.*, **Nux-v.**, olnd., onos., **Op.**, osm., ox-ac., par., petr., **Ph-ac.**, phel., **Phos.**, *phys.*, *phyt.*, pic-ac., *plat.*, *plb.*, podo., *puls.*, **Pyrog.**, ran-b., *ran-s.*, rheum, rhod., **Rhus-t.**, *rhus-v.*, sabad., samb., *sang.*, sars., **Sec.**, seneg., *sep.*, **Sil.**, **Spig.**, *spong.*, **Stann.**, staph., **Stram.**, sul-ac., **Sulph.**, *tab.*, *tell.*, ter., thuj., *valer.*, *verat.*, **Verat-v.**, vesp., **Zinc.**

tagsüber: Nat-ar., nat-m.

morgens: Agar., ail., *ars.*, asaf., *canth.*, cedr., chin., chin-a., *graph.*, ign., *kali-c.*, merc-c., ox-ac., phos., phys., podo., sang., sulph., thuj.

vormittags: Calc., chin., mez., op., plan.

nachmittags: Lyc.

abends: Acon., *arg-m.*, *arg-n.*, bry., *carb-an.*, **Caust.**, *cinnb.*, *crot-h.*, *dulc.*, euph., *ferr.*, hell., *lach.*, *lyc.*, mez., *mur-ac.*, murx., *nat-c.*, *nux-v.*, olnd., *ph-ac.*, *phos.*, plan., *puls.*, ran-b., sars., sep., *sil.*, *sulph.*, *thuj.*, *tub.*, *zinc.*

Mitternacht, nach: *Benz-ac.*

nachts, wenn man darauf achtet: *Arg-n.*

Ärger, nach: Acon., arg-n., **Cham.**, coloc., ign., *nat-m.*, *nux-v.*, *petr.*, **Sep.**, *sulph.*

Aufstehen, beim: *Bry.*, *dig.*

Bewegung agg.: Ant-t., arn., *bry.*, *dig.*, fl-ac., *gels.*, *graph.*, *iod.*, *lycps.*, **Nat-m.**, *nux-v.*, petr., *phos.*, sep., staph., stram.

Denken an vergangene Schwierigkeiten, beim: Sep.

Essen, nach dem: *Arg-n.*, *iod.*, **Lyc.**, *nux-v.*, *phos.*, *puls.*, rhus-t., *sulph.*

intermittierend, und: Acon., agar., aloe, alum., am-m., ars., *aur.*, bell., benz-ac., bism-o., cann-i., canth., chin., chin-s., colch., cupr., *dig.*, gels., glon., grat., hyos., ign., kali-chl., lob., merc-c., merc-cy., mez., mur-ac., nat-ar., nit-ac., nux-m., *nux-v.*, olnd., op., ox-ac., phos., phys., plb., sep., stram., *sulph.*, tab., verat-v., zinc.

klein, und: **Acon.**, aeth., alum., apis, arn., **Ars.**, *ars-i.*, asaf., *aur.*, *aur-m.*, bell., benz-ac., bism-o., bry., *camph.*, canth., chin., cocc., colch., coloc., *con.*, crot-t., *dig.*, fl-ac., gels., glon., grat., *hell.*, hyos., ign., *iod.*, kali-bi., kali-chl., lach., **Laur.**, led., lob., lyc., *lycps.*, merc-c., merc-cy., *mur-ac.*, nat-m., nit-ac., *nux-m.*, **Nux-v.**, olnd., op., ox-ac., petr., phos., phyt., pic-ac., puls., ran-s., raph., rhod., rhus-t., samb., **Sil.**, staph., **Stram.**, sul-ac., tab., **Verat.**, zinc.

kräftig und klein, und: Acon., apis, arn., ars., bell., chin., crot-t., gels., hyos., merc-c., merc-cy., op., raph., stram.

Ruhe, in der: *Mag-m.*

schneller als der Herzschlag: Acon., arn., *rhus-t.*, *spig.*

Sitzen, im: *Mag-m.*

Stuhlgang, nach: *Agar.*, **Con.**

warme Anwendungen, durch: Sulph.

dikroter Puls: Agar., bell., cycl., glon., *phos.*, plb., *stram.*

drahtig (vgl. gespannt): Ars., cupr., dig., gels., ham., kreos., ox-ac., phos., phys., sec., zinc.

erregt: Ant-t., iod., *nux-v.*, petr.

fadenförmig: Acon., alum., arn., *ars.*, bell., camph., canth., carb-v., colch., cupr., dig., hell., hyos., iod., kali-bi., naja, olnd., op., ox-ac., petr., phos., phyt., plb., rhus-t., sulph.

fiebrig: *Acon.*, alum., ars., *bell.*, bov., lac-ac., merc-c., mez., plb., sars., sec., *stram.*, thuj.

flatternd: Apis, *arn.*, *ars.*, colch., *crot-h.*, gels., *kali-bi.*, kali-n., **Nux-v.**, op., ph-ac., *phos.*, pyrog., *sec.*, stann., stram., zinc.

gespannt: All-c., am-c., *am-m.*, *ant-t.*, ars., bell., bism-o., camph., cann-i., canth., cham., chin., clem., colch., con., ferr., hyos., kali-i., *mez.*, nat-c., nit-ac., ox-ac., petr., plb., sabad., sang., sec., verat-v.

PULS ...

hart: **Acon.**, aesc., *all-c.*, am-c., am-m., ant-c., *ant-t.*, *arn.*, ars., ars-i., asaf., asar., aster., *bar-c.*, bar-m., **Bell.**, *benz-ac.*, **Berb.**, bism-o., brom., **Bry.**, *cact.*, calad., camph., *canth.*, cham., **Chel.**, *chin.*, cimic., *cina*, cocc., coff., colch., coloc., con., cor-r., *cupr.*, cycl., daph., *dig.*, dulc., *ferr.*, gels., glon., ham., hell., *hep.*, **Hyos.**, *ign.*, iod., kali-bi., *kali-c.*, kali-i., *kali-n.*, *kreos.*, *lach.*, *led.*, lyc., *merc.*, merc-c., merc-cy., mez., *mosch.*, mur-ac., nat-m., *nit-ac.*, *nux-v.*, olnd., op., ox-ac., par., petr., ph-ac., phel., *phos.*, phyt., plb., ran-b., ran-s., sabin., samb., sec., seneg., *sep.*, *sil.*, spig., spong., squil., **Stram.**, *sulph.*, tab., tarent., *ter.*, valer., verat., verat-v., viol-o., zinc.

morgens: Petr., phyt., zinc.

mittags: Ox-ac.

abends: All-c., *bapt.*, dulc., plb.

hörbar: Ant-t.

intermittierend: Acet-ac., *acon.*, *aeth.*, *agar.*, aloe, alum., am-c., am-m., ang., apis, *arg-n.*, *ars.*, asaf., *aur.*, bell., benz-ac., bism-o., brom., *bry.*, *camph.*, *canth.*, *caps.*, carb-ac., *carb-v.*, *cedr.*, **Chin.**, chin-s., *cimx.*, coff., *colch.*, *con.*, conv., *crot-h.*, cupr., daph., **Dig.**, ferr., *gels.*, glon., grat., *hep.*, hyos., ign., *iod.*, kali-bi., *kali-c.*, kali-chl., *kali-i.*, kali-p., *kalm.*, *lach.*, *laur.*, *lil-t.*, lob., *lycps.*, **Merc.**, *merc-c.*, mez., mur-ac., naja, nat-ar., **Nat-m.**, *nit-ac.*, nux-m., nux-v., olnd., *op.*, *ox-ac.*, **Ph-ac.**, phos., *phyt.*, *plb.*, *rhus-t.*, sabin., *samb.*, **Sec.**, *sep.*, *spig.*, *stram.*, sul-ac., *sulph.*, *tab.*, thea, thuj., verat., verat-v., *zinc.*

klein: **Acon.**, *agar.*, alum., ant-c., *ant-t.*, apis, arn., **Ars.**, *ars-i.*, asaf., *aur.*, *aur-m.*, bar-c., bar-m., *bell.*, benz-ac., bism-o., bry., calad., calc., **Camph.**, cann-i., cann-s., canth., carb-ac., **Carb-v.**, *cham.*, *chin.*, cic., *cocc.*, *colch.*, *con.*, cund., **Cupr.**, **Dig.**, *dulc.*, ferr., gels., grat., **Guaj.**, *hell.*, *hyos.*, ign., *iod.*, ip., kali-bi., *kali-c.*, kali-chl., kali-i., kali-n., *kreos.*, *lach.*, lac-ac., **Laur.**, led., *lob.*, lyc., mang., meny., *merc.*, merc-c., merc-cy., *mur-ac.*, nat-m., nit-ac., *nux-m.*, nux-v., *op.*, ox-ac., petr., *ph-ac.*, *phos.*, phys., phyt., pic-ac., *plat.*, plb., podo., puls., ran-b., ran-s., *raph.*, rhod., rhus-t., sabad., *samb.*, **Sec.**, seneg., **Sil.**, spig., squil., *stann.*, staph., **Stram.**, *sul-ac.*, *sulph.*, *ter.*, thuj., valer., **Verat.**, viol-o., zinc.

kräftig: Acon., aloe, am-c., ant-t., apis, arn., asar., *bell.*, cann-i., chin., con., crot-t., gels., hyos., merc-c., merc-cy., mill., op., phys., raph., sabad., sang., seneg., stram.

langsam: Acet-ac., *acon.*, acon-f., aeth., *agar.*, agn., *amyg.*, ant-c., *ant-t.*, apoc., arn., ars., asaf., *aspar.*, bapt., *bell.*, benz-ac., **Berb.**, brom., *camph.*, **Cann-i.**, *cann-s.*, *canth.*, *caps.*, caust., *chel.*, chin., *chin-s.*, cic., cimic., colch., coloc., *con.*, *crot-h.*, *cupr.*, **Dig.**, dulc., ferr., **Gels.**, glon., ham., *hell.*, hep., hydr-ac., hyos., ign., iod., iris., kali-bi., kali-c., kali-chl., kali-n., **Kalm.**, kreos., lach., lachn., *laur.*, *lob.*, *lycps.*, *manc.*, meny., merc., merc-c., merc-cy., mez., mosch., mur-ac., myric., *naja*, nit-ac., *nux-m.*, nux-v., olnd., **Op.**, ox-ac., par., petr., ph-ac., phos., phys., phyt., pic-ac., plb., *podo.*, puls., rhod., rhus-t., ruta, samb., *sang.*, sars., *sec.*, **Sep.**, sil., spig., spong., squil., **Stram.**, *tab.*, thuj., valer., *verat.*, *verat-v.*, zinc.

tagsüber: Mur-ac., sep.

morgens: Arg-m., chin-s., grat., olnd., petr.

vormittags: Cinnb.

nachmittags: Chin-s., ox-ac.

abends: Ars., *graph.*, nat-ar., phyt.

langsamer als der Herzschlag: Agar., cann-s., *dig.*, dulc., hell., *kali-n.*, laur., sec., verat.

leer: Camph., chin., petr.

mühsam: Cupr., iris., kreos., merc., op., stram.

reizbar: Arg-m., ars., colch., dig., iod., kali-br., meny., ox-ac., stram., tab.

ruckend: Acon., aur., bar-c., dulc., plb.

schnellend: Ars., benz-ac., camph., cann-i., canth., chin-s., eup-per., glon., iod., kali-chl., lil-t., naja, plan., raph.

schwach: Acet-ac., acon., aesc., aeth., aloe, am-m., **Ant-t.**, apis, *arn.*, **Ars.**, asaf., *aspar.*, **Aur.**, bapt., bell., **Berb.**, bry., **Camph.**, cann-i., *canth.*, carb-an., **Carb-v.**, cedr., *chin.*, *chin-a.*, cimic., *cimx.*, colch., **Crot-h.**, crot-t., *cupr.*, cycl., *dig.*, ferr-m., **Gels.**, *glon.*, ham., hell., hyos., *ign.*, iod., *ip.*, iris., *kali-bi.*, *kali-br.*, *kalm.*, kreos., **Lach.**, lac-ac., **Laur.**, lil-t., lob., *lycps.*, manc., mang., *merc.*, *merc-c.*, merc-cy., mez., *mur-ac.*, **Naja**, nat-m., nux-v., olnd., op., ox-ac., **Ph-ac.**, *phos.*, phys., phyt., plb., podo., *puls.*, rhod., *rhus-t.*, rhus-v., *sang.*,

PULS - schwach ...

sec., seneg., sep., *spig.*, *staph.*, *stram.*, sul-ac., *tab.*, verat., *verat-v.*, zinc.

schwer: Phos., stram.

spasmodisch: Ars., bism-o., cupr., merc., nux-m., sabad., sep., zinc.

unfühlbar: **Acon.**, agn., ant-t., *ars.*, bell., benz-ac., *cact.*, cann-i., cann-s., *canth.*, *carb-ac.*, **Carb-v.**, chel., chin., cic., *cocc.*, **Colch.**, coloc., crot-h., **Cupr.**, dulc., ferr., guaj., hell., hyos., *ip.*, kalm., kreos., lach., laur., *merc.*, merc-c., *naja*, nux-v., *op.*, ox-ac., ph-ac., phos., plat., plb., puls., rhus-t., *sec.*, **Sil.**, stann., stram., sul-ac., sulph., tab., **Verat.**, zinc.

fast: **Acon.**, am-c., ant-t., *apis*, *ars.*, bell., **Camph.**, chin., crot-h., dig., ferr., **Gels.**, glon., ham., hell., *ip.*, kali-bi., *lach.*, *laur.*, mang., *merc.*, *naja*, olnd., op., ox-ac., ph-ac., phos., plb., *podo.*, *puls.*, *rhus-t.*, seneg., *spong.*, *stram.*, *tab.*, ther., *verat.*, zinc.

Konvulsionen, bei: Nux-v., olnd.

Stupor, bei: Hep.

unregelmäßig: **Acon.**, *agar.*, aloe, alum., aml-n., ang., **Ant-c.**, ant-t., apoc., arg-m., *arg-n.*, arn., **Ars.**, *ars-i.*, *asaf.*, *aspar.*, *aur.*, bapt., bell., benz-ac., bism-o., *bry.*, *cact.*, calc., camph., cann-i., canth., *caps.*, carb-ac., carb-an., carb-v., cham., chel., **Chin.**, *chin-a.*, *cimic.*, cimx., coff., *colch.*, *con.*, cor-r., *crot-h.*, cupr., **Dig.**, *gels.*, glon., ham., hell., *hep.*, *hyos.*, ign., iod., *kali-bi.*, *kali-c.*, kali-chl., *kali-i.*, kali-p., *kalm.*, **Lach.**, laur., lob., *lycps.*, mang., meny., *merc.*, *merc-c.*, merc-cy., mez., *naja*, nat-ar., **Nat-m.**, nit-ac., nux-v., *olnd.*, *op.*, ox-ac., **Ph-ac.**, *phos.*, phys., *phyt.*, *plan.*, *plb.*, pyrog., *rhus-t.*, sabad., sabin., *samb.*, *sang.*, **Sec.**, seneg., *sep.*, *sil.*, *spig.*, *still.*, **Stram.**, sul-ac., *sulph.*, *tab.*, thea, thuj., valer., *verat.*, **Verat-v.**, zinc.

Anstrengung, bei der geringsten: *Arg-n.*, meny., *nat-m.*

langsam, und: Acon., arn., ars., asaf., bell., camph., cann-i., chel., chin., cimic., colch., **Dig.**, dulc., ham., hell., hyos., iod., **Kalm.**, laur., lob., merc-c., merc-cy., mez., *naja*, nit-ac., nux-v., olnd., op., ox-ac., ph-ac., phys., phyt., plb., rhus-t., seneg., sul-ac., tab., verat., **Verat-v.**, zinc.

Liegen auf dem Rücken, beim: Arg-n.

Stuhlgang, nach: *Agar.*

PULS ...

voll: Acet-ac., **Acon.**, aesc., *all-c.*, aloe, **Ant-t.**, apis, apoc., *arn.*, ars., ars-i., asaf., asar., bapt., bar-c., bar-m., **Bell.**, benz-ac., **Berb.**, bism-o., brom., **Bry.**, camph., *canth.*, cedr., cham., **Chel.**, *chin.*, chin-s., cimic., coff., colch., coloc., con., cor-r., crot-h., crot-t., *cupr.*, cycl., daph., **Dig.**, *dulc.*, *eup-per.*, ferr., ferr-p., **Gels.**, *glon.*, ham., hell., *hep.*, **Hyos.**, ign., iod., kali-bi., *kali-c.*, kali-chl., kali-i., **Kali-n.**, *lach.*, laur., *led.*, lyc., *merc.*, merc-c., merc-cy., *mez.*, mill., *mosch.*, mur-ac., *naja*, nat-m., nit-ac., *nux-v.*, olnd., *op.*, ox-ac., par., *petr.*, *ph-ac.*, phel., *phos.*, phyt., plan., plb., ran-b., ran-s., rhus-t., sabad., *sabin.*, samb., sang., sarr., sars., seneg., *sep.*, *sil.*, *spig.*, spong., **Stram.**, stront., sul-ac., *sulph.*, *tab.*, tarent., tell., thuj., valer., *verat.*, *verat-v.*, viol-o., zinc.

morgens: Phos., phyt., sep., zinc.

nachmittags: Iod., zinc.

abends: Acon., hell., olnd., ran-b., seneg., sulph., thuj., zinc.

nachts: *Merc.*

weich: Acet-ac., *acon.*, aesc., aeth., agar., agn., ant-c., **Ant-t.**, apis, apoc., arn., *ars.*, aster., *aur.*, bapt., bar-c., bar-m., bell., bism-o., bry., camph., cann-i., cann-s., canth., *carb-ac.*, **Carb-v.**, cham., chin., cic., cocc., *colch.*, con., conv., crot-h., **Cupr.**, **Dig.**, dulc., euph., ferr., ferr-m., *gels.*, *guaj.*, ham., hell., hep., hydr-ac., hyos., iod., ip., jal., kali-bi., kali-br., kali-c., kali-chl., kali-n., *kalm.*, kreos., **Lach.**, lac-ac., laur., *lob.*, lyc., mang., *merc.*, merc-cy., mez., **Mur-ac.**, *naja*, nat-ar., nat-m., nux-v., olnd., **Op.**, *ox-ac.*, ph-ac., *phos.*, phys., phyt., *plat.*, plb., puls., ran-s., rhus-t., *sang.*, sec., seneg., sil., *spig.*, **Stram.**, sul-ac., *tab.*, **Ter.**, thuj., valer., **Verat.**, *verat-v.*, zinc.

wellenförmig: *Ars.*, camph., crot-h., dig., op., plb.

zittrig: Acon., ambr., **Ant-t.**, *ars.*, *bell.*, **Calc.**, camph., cann-i., canth., carb-ac., *cic.*, cina, coc-c., crot-h., dig., gels., *hell.*, iod., kali-c., *kreos.*, lach., merc., merc-c., nat-m., nux-m., op., ox-ac., phos., plb., *rhus-t.*, ruta, *sabin.*, *sep.*, **Spig.**, *staph.*, stram., sul-ac., valer.

nachts: *Calc.*

Essen, nach: *Calc.*

zusammengezogen (klein und hart): Acet-ac., acon., agar., ant-t., arn., ars., *asaf.*, aster., bell., bism-o., calc., cann-i., canth.,

PULS - zusammengezogen ...

cina, colch., crot-t., hyos., iod., *kali-bi.*, laur., merc-cy., nit-ac., op., ox-ac., petr., phos., plb., *sec.*, stann., sul-ac., zinc.

PULSIEREN:

äußerlich: *Acon.*, *aesc.*, agar., alum., alumn., am-c., am-m., *ambr.*, ammc., anac., *ant-t.*, *arg-m.*, *arg-n.*, arn., *ars.*, *ars-i.*, *asaf.*, asar., *bar-c.*, bar-m., bell., benz-ac., berb., bov., brom., bry., *cact.*, calad., **Calc.**, *calc-p.*, *calc-s.*, cann-s., canth., caps., carb-an., *carb-s.*, *carb-v.*, *caust.*, cham., chel., chin., chin-a., chlol., cina, clem., coc-c., cocc., coff., *coloc.*, *con.*, cop., croc., cupr., dig., dros., dulc., euphr., **Ferr.**, ferr-ar., **Ferr-i.**, ferr-p., *fl-ac.*, gamb., gels., **Glon.**, **Graph.**, guaj., hell., helod., hep., hyos., *ign.*, *iod.*, kali-ar., *kali-bi.*, **Kali-c.**, kali-n., kali-p., **Kali-s.**, kiss., **Kreos.**, **Lach.**, laur., *lil-t.*, *lyc.*, *lyss.*, mag-c., mag-m., manc., mang., med., **Meli.**, *merc.*, mez., mosch., mur-ac., nat-ar., *nat-c.*, **Nat-m.**, *nat-p.*, *nat-s.*, *nit-ac.*, nux-m., *nux-v.*, **Olnd.**, op., par., petr., ph-ac., *phos.*, phys., phyt., *plat.*, plb., **Puls.**, ran-b., rheum, *rhod.*, rhus-t., *rumx.*, *ruta*, **Sabad.**, sabin., samb., sang., sars., sec., *sel.*, seneg., *sep.*, *sil.*, spig., spong., squil., stann., staph., *still.*, *stram.*, *stront.*, *sul-ac.*, **Sulph.**, *tarax.*, teucr., *thuj.*, til., *urt-u.*, verat., *zinc.*

morgens, beim Erwachen: *Bell.*

nachmittags, 14.30 Uhr: Pall.

abends: Arn., *carb-an.*, caust., nat-m., sep.

Ruhe, in der: Nat-m.

nachts: Am-m., *bry.*, cact., nat-m., *sil.*, sulph.

Mitternacht: Phys.

4 Uhr, nach: Iris.

halbwachem Zustand, in: Sulph.

Husten, durch: *Calc.*

Anstrengung, bei: Ferr., iod.

berührt, wenn der Körper irgend etwas: Glon.

Bett, im: Arn., carb-an., caust., nat-m., sep., upa.

Bewegung agg.: Ant-t., *graph.*, *iod.*

amel.: *Kreos.*, *nat-m.*

Erregung agg.: Ferr., kreos.

Erwachen, beim: Ferr-i.

PULSIEREN - äußerlich ...

Essen, nach dem: Arg-n., camph., *clem.*, lyc., **Sel.**

Freien amel., im: *Aur.*

Gehen, beim: Dig., ferr.

Gehen im Freien, nach: Ambr.

Husten, beim: *Calc.*

Kopfschmerz, bei: Lach.

Liegen, im: Calad., *glon.*

Menses, vor den: Cupr., thuj.

Musik agg.: Kreos.

schwermütige, traurige: Kreos.

Schlaf, im: Nat-m., sulph.

Schwangerschaft, in der: *Kali-c.*

Sitzen, im: Eupi., phys., *sil.*

Sprechen in Gesellschaft, beim: Carb-v.

Stehen, im: Alum.

zittrig: Nat-c.

innerlich: **Acon.**, aeth., agar., aloe, **Alum.**, am-c., *am-m.*, ambr., *aml-n.*, anac., ant-c., **Ant-t.**, arg-m., *arg-n.*, arn., *ars.*, *ars-i.*, *asaf.*, asar., *aur.*, bar-c., *bell.*, *bor.*, bov., **Bry.**, *cact.*, calad., **Calc.**, calc-p., *camph.*, **Cann-i.**, *cann-s.*, canth., *caps.*, carb-an., carb-s., carb-v., caust., cedr., *cham.*, chel., chin., chin-a., *cic.*, **Cocc.**, coff., colch., *coloc.*, *con.*, croc., crot-h., crot-t., cycl., *dig.*, dros., dulc., **Ferr.**, **Ferr-i.**, gels., **Glon.**, *graph.*, hell., hep., hyos., *ign.*, *iod.*, ip., kali-c., kali-n., *kreos.*, lach., *laur.*, led., lyc., mag-c., mag-m., mang., **Meli.**, *merc.*, *merc-c.*, mez., mosch., murx., nat-c., *nat-m.*, nat-p., *nat-s.*, nit-ac., nux-m., *nux-v.*, *olnd.*, op., par., petr., ph-ac., **Phos.**, phys., pic-ac., *plan.*, *plat.*, *plb.*, *psor.*, **Puls.**, ran-b., rheum, rhod., *rhus-t.*, ruta, *sabad.*, sabin., *sang.*, sars., sec., **Sel.**, seneg., **Sep.**, **Sil.**, *spig.*, *spong.*, stann., *stram.*, sul-ac., *sulph.*, *thuj.*, verat., verat-v., verb., *zinc.*

Drüsen: *Am-m.*, arn., asaf., bell., bov., bry., *calc.*, caust., cham., clem., *kali-c.*, lyc., **Merc.**, nat-c., nit-ac., *phos.*, rhod., *sabad.*, sep., *sil.*, *sulph.*, thuj.

Knochen: *Asaf.*, *calc.*, carb-v., lyc., *merc.*, nit-ac., phos., rhod., ruta, sabad., sep., sil., *sulph.*, thuj.

QUECKSILBER, nach Missbrauch von: *Ant-c.*, *arg-m.*, asaf., **Aur.**, *bell.*, *calc.*, **Carb-v.**, *chel.*, *chin.*, cic., *clem.*, *colch.*, con., *cupr.*, dulc., *euph.*, graph., *guaj.*, **Hep.**, *iod.*, kali-bi., **Kali-i.**, **Lach.**,

QUECKSILBER, nach Missbrauch von ...

led., *mez.*, *mur-ac.*, **Nat-s.**, **Nit-ac.**, *ph-ac.*, **Phyt.**, podo., *puls.*, rheum, rhod., *sars.*, sel., sep., *sil.*, spong., **Staph.**, stram., stront., **Sulph.**, thuj., valer., viol-t., zinc.

RAUCH agg., Einatmen von: Calc., caust., *euphr.*, nat-m., nux-v., olnd., *sep.*, **Spig.**, sulph.

RAUSCH, nach: Acon., agar., *am-m.*, arg-m., bell., *bry.*, *carb-v.*, chin., *cocc.*, *coff.*, ip., kali-c., kali-n., kreos., *laur.*, nat-m., nux-m., **Nux-v.**, **Op.**, ph-ac., *puls.*, rheum, samb., *spong.*, squil., *stram.*, teucr., valer.

REAKTIONSMANGEL: Agar., *alum.*, **Am-c.**, **Ambr.**, *anac.*, ant-c., ant-t., arn., *ars.*, *ars-i.*, *asaf.*, *bar-c.*, bism-o., *brom.*, bry., **Calc.**, *calc-i.*, *calc-s.*, *camph.*, **Caps.**, *carb-an.*, **Carb-v.**, *cast.*, caust., cham., *chin.*, cic., *cocc.*, coff., **Con.**, *cupr.*, *dulc.*, euph., *ferr.*, ferr-i., *fl-ac.*, **Gels.**, *graph.*, *guaj.*, **Hell.**, **Hydr-ac.**, hyos., *iod.*, *ip.*, *kali-br.*, *kali-c.*, *kali-s.*, *lach.*, **Laur.**, *lyc.*, mag-c., mag-m., **Med.**, *merc.*, mez., *mosch.*, *mur-ac.*, nat-c., nat-m., nat-p., *nux-m.*, **Olnd.**, **Op.**, petr., **Ph-ac.**, *phos.*, *plb.*, **Psor.**, *rhod.*, *sec.*, *seneg.*, *sep.*, spong., *stann.*, *stram.*, stront., **Sulph.**, *syph.*, **Tarent.**, *thuj.*, *valer.*, *verat.*, *verb.*, zinc.

REIBEN agg.: *Am-m.*, **Anac.**, arn., ars., *bism-o.*, bor., *calad.*, calc., cann-s., canth., *caps.*, carb-an., *caust.*, cham., chel., *coff.*, **Con.**, cupr., dros., guaj., kreos., *led.*, mag-c., mang., merc., *mez.*, mur-ac., nat-c., par., ph-ac., **Puls.**, seneg., **Sep.**, *sil.*, spig., spong., squil., stann., staph., stram., **Stront.**, **Sulph.**

amel.: Acon., agar., agn., *alum.*, am-c., *am-m.*, ambr., anac., ant-c., ant-t., *arn.*, *ars.*, *asaf.*, bell., bor., bov., bry., **Calc.**, camph., cann-s., **Canth.**, *caps.*, **Carb-ac.**, carb-an., caust., cedr., chel., chin., cic., cina, colch., *cycl.*, dios., *dros.*, *guaj.*, ham., hep., *ign.*, kali-c., kali-n., kreos., laur., lil-t., mag-c., mag-m., mang., meny., *merc.*, mosch., *mur-ac.*, **Nat-c.**, nit-ac., *nux-v.*, *ol-an.*, olnd., osm., pall., ph-ac., **Phos.**, plat., **Plb.**, ran-b., rhus-t., *ruta*, sabad., sabin., samb., sars., sec., sel., seneg., spig., spong., stann., staph., sul-ac., *sulph.*, tarax., *thuj.*, valer., viol-t., *zinc.*

vorsichtiges Streicheln agg.: Teucr.

REITEN agg.: Ars., *bell.*, bry., *graph.*, *lil-t.*, mag-m., meph., *nat-c.*, **Sep.**, sil., spig., *sul-ac.*, valer.

amel.: Brom., calc., lyc.

REIZBARKEIT, körperliche:

exzessiv: Absin., acon., agar., *ambr.*, anac., ant-c., *ant-t.*, **Apis**, **Arn.**, *ars.*, *asaf.*, **Asar.**, **Aur.**, bar-c., **Bell.**, bor., bov., bry., camph., cann-i., **Canth.**, carb-s., caust., *cham.*, **Chin.**, *chin-s.*, *cocc.*, **Coff.**, croc., cupr., *ferr.*, *gels.*, graph., hell., hep., hyos., *ign.*, kreos., *lach.*, laur., *lil-t.*, mag-c., mag-m., mang., **Med.**, **Merc.**, mez., *mosch.*, nat-ar., nat-c., *nat-m.*, nat-p., **Nit-ac.**, **Nux-v.**, par., petr., *ph-ac.*, *phos.*, plat., *puls.*, rhus-t., sabin., sec., sel., sep., **Sil.**, spig., squil., **Staph.**, stram., sulph., **Tarent.**, **Teucr.**, *valer.*, *verat.*

Medikamente einen überempfindlichen Zustand hervorgerufen haben und gut gewählte Arzneimittel wirkungslos bleiben; wenn zu viele: *Ph-ac.*, **Teucr.**

Mangel an, Unempfindlichkeit: Agn., *alum.*, *am-c.*, *ambr.*, *anac.*, ant-c., ant-t., arn., *ars.*, asaf., bar-c., bism-o., brom., bry., **Calc.**, **Calc-i.**, *camph.*, cann-s., **Caps.**, *carb-an.*, **Carb-v.**, caust., cic., *cocc.*, colch., coloc., **Con.**, croc., cupr., *dulc.*, euph., ferr., **Gels.**, graph., *guaj.*, **Hell.**, hyos., *iod.*, *ip.*, *kali-bi.*, kali-c., lach., **Laur.**, led., *lyc.*, mag-c., mag-m., mez., *mosch.*, mur-ac., nux-m., **Olnd.**, **Op.**, petr., **Ph-ac.**, phos., plb., **Psor.**, *rhod.*, rhus-t., sec., seneg., *sep.*, spong., stann., *stram.*, stront., *sulph.*, thuj., *valer.*, verb., *zinc.*

ROTZKRANKHEIT: *Ars.*, calc., ph-ac., sulph.

RUCKEN:

innerlich: *Acon.*, agar., ambr., anac., arn., ars., *bell.*, bov., bry., calad., **Calc.**, **Cann-i.**, cann-s., caust., cic., clem., coca, colch., *con.*, *croc.*, dig., dulc., **Glon.**, kreos., *lyc.*, mag-c., mang., mez., mur-ac., nat-c., nat-m., *nux-m.*, *nux-v.*, petr., phos., **Plat.**, **Puls.**, ran-s., rhod., rhus-t., ruta, samb., sep., *sil.*, **Spig.**, *spong.*, **Stann.**, stront., sul-ac., teucr., thuj., *valer.*

Konvulsionen, wie bei: Acon., agar., *alum.*, **Ambr.**, ant-c., arg-m., arn., *ars.*, bell., bry., *calc.*, camph., cann-s., caps., carb-v., **Caust.**, *cham.*, chin., *cic.*, coloc., *cupr.*, dig., dros., dulc., hep., *hyos.*, *ign.*, ip., kali-c., lach., laur., *lil-t.*, lyc., mag-c., *meny.*, *merc.*, mez., mur-ac., nat-c., **Nat-m.**, nit-ac., nux-v., op., *petr.*, *phos.*, plat., **Plb.**, *ran-b.*, rhod., sabad., *sec.*, sep., sil., squil., staph., *stram.*, stront., sul-ac., *sulph.*, thuj., verat., viol-t., *zinc.*

RUCKEN ...

Muskeln: Acon., aesc., *agar.*, alum., am-c., *anac.*, ant-c., *ant-t.*, *apis*, *arg-m.*, *arg-n.*, arn., ars., asar., *bar-c.*, *bell.*, *bry.*, cadm., calc., **Calc-p.**, *cann-i.*, caps., carb-s., cham., chin., *chion.*, **Cic.**, *cimic.*, cocc., *colch.*, *con.*, *croc.*, *cupr.*, dulc., euph., euphr., *ferr.*, ferr-ar., *gels.*, *glon.*, *graph.*, **Hyos.**, ip., kali-c., kali-i., kali-s., *lach.*, *lil-t.*, mag-c., *meny.*, *merc.*, merc-c., **Mez.**, mosch., *nat-c.*, nat-m., nit-ac., *nux-m.*, *nux-v.*, olnd., *op.*, petr., ph-ac., *phos.*, *plat.*, *plb.*, *puls.*, *rhus-t.*, ruta, sabad., sabin., **Sep.**, sil., *spig.*, *stann.*, staph., **Stram.**, *stront.*, **Sul-ac.**, **Sulph.**, *tarent.*, ter., *valer.*, viol-t., *visc.*, **Zinc.**

gelähmter Körperteile: *Arg-n.*, merc., *nux-v.*, phos., *stry.*

Schlaf, im: Agar., aloe, *alum.*, ambr., anac., ant-t., arg-m., *ars.*, *bell.*, bry., cast., cham., cimic., cob., *colch.*, *con.*, cor-r., *cupr.*, daph., dulc., hep., ign., ip., *kali-c.*, lyc., merc., nat-c., *nat-m.*, nat-s., nit-ac., op., phos., puls., ran-s., rheum, rhus-t., sel., sep., sil., stann., staph., stront., sul-ac., *sulph.*, thuj., viol-t., zinc.

Einschlafen, beim: Acon., *agar.*, *alum.*, arg-m., **Ars.**, cob., hyper., *ign.*, **Kali-c.**, phys., ran-b., *sel.*, sil., *stront.*, *stry.*, *sul-ac.*, *sulph.*, *zinc.*

Seite, auf der er liegt: *Cimic.*

RUHE (s. BEWEGUNG)

RUNZELIG, faltig: Am-m., *arg-n.*, arn., bism-o., chin., cupr., merc., rhod., verat., zinc.

SAMENABGANG agg.: Agar., *alum.*, ars., *bar-c.*, bor., bov., *calc.*, cann-s., carb-an., carb-v., caust., *chin.*, cob., dig., *iod.*, **Kali-c.**, led., *lyc.*, merc., mez., nat-c., **Nat-p.**, **Nux-v.**, petr., *ph-ac.*, *phos.*, *pic-ac.*, plb., *psor.*, puls., ran-b., rhod., sabad., **Sel.**, **Sep.**, *sil.*, *staph.*, *sulph.*, thuj.

SÄFTEVERLUST agg.: Agar., alum., anac., ant-c., ant-t., arg-m., arn., *ars.*, ars-i., bell., bor., bov., bry., *calad.*, **Calc.**, **Calc-p.**, cann-s., canth., caps., *carb-an.*, *carb-s.*, **Carb-v.**, caust., cham., **Chin.**, *chin-a.*, **Chin-s.**, cina, coff., *con.*, *crot-h.*, dig., dulc., *ferr.*, ferr-ar., *graph.*, hep., ign., *iod.*, ip., *kali-c.*, *kali-p.*, led., lyc., mag-m., *merc.*, mez., *mosch.*, nat-c., nat-m., *nat-p.*, nit-ac., *nux-m.*, *nux-v.*, petr., **Ph-ac.**, *phos.*, plb., **Puls.**, ran-b., rhod., rhus-t., ruta, sabad., samb., sec., **Sel.**, **Sep.**, *sil.*, spig., *squil.*, stann., **Staph.**, *sulph.*, thuj., valer., zinc.

SARKOM (s. KREBSLEIDEN - Sarkom)

SCHARLACH, Beschwerden nach: **Am-m.**, aur., bar-c., **Bell.**, *bry.*, *calc.*, *carb-ac.*, *carb-v.*, **Cham.**, dulc., euph., *hep.*, hyos., *lach.*, lyc., *merc.*, nit-ac., phos., rhus-t., *sulph.*

SCHAUDERN, nervöses: Acon., *am-m.*, anac., **Arn.**, aur., *bell.*, benz-ac., calc., camph., cann-s., caust., chin., cic., cina, *cocc.*, cupr., *gels.*, hyos., kreos., laur., *led.*, lyc., mag-m., mang., *mez.*, *nat-m.*, nux-m., **Nux-v.**, ph-ac., phos., *puls.*, *rhus-t.*, seneg., sep., *sil.*, *spig.*, staph., valer., verat., viol-t.

Denken an unangenehme Dinge, beim: Benz-ac., phos.

Gähnen, beim: *Cina*, olnd.

Körperteiles, des berührten: *Spig.*

Menses, vor den: *Sep.*

Stuhlgang, während: Alum., *bell.*, calad., cast., con., ind., kali-c., mag-m., nat-c., plat., spig., stann., verat.

SCHLAF:

vor: Acon., agar., *agn.*, alum., am-c., am-m., ambr., anac., ant-c., arn., **Ars.**, asar., aur., bar-c., *bell.*, bism-o., bor., **Bry.**, *calad.*, **Calc.**, camph., canth., caps., *carb-an.*, **Carb-v.**, *caust.*, cham., chel., *chin.*, clem., cocc., coff., coloc., con., cycl., dig., dulc., euph., euphr., *graph.*, guaj., *hep.*, *ign.*, ip., *kali-c.*, kali-n., *kreos.*, lach., laur., led., *lyc.*, mag-c., mag-m., mang., **Merc.**, mez., mosch., mur-ac., nat-ar., nat-c., nat-m., nit-ac., nux-m., nux-v., par., petr., *ph-ac.*, **Phos.**, plat., plb., **Puls.**, ran-b., rheum, rhod., **Rhus-t.**, sabad., sabin., samb., *sars.*, sel., seneg., **Sep.**, *sil.*, spig., spong., stann., staph., stront., sul-ac., **Sulph.**, tarax., thuj., verat., verb., viol-t., zinc.

während: *Acon.*, agn., alum., am-c., am-m., ambr., anac., ant-c., *ant-t.*, *apis*, *arg-n.*, **Arn.**, **Ars.**, aur., *bar-c.*, bar-m., **Bell.**, bism-o., **Bor.**, brom., **Bry.**, *calad.*, calc., camph., *cann-i.*, cann-s., canth., caps., carb-ac., carb-an., carb-s., carb-v., caust., **Cham.**, *chel.*, *chin.*, chin-a., cic., cina, clem., cocc., coff., colch., coloc., *con.*, croc., cupr., cycl., dig., dros., dulc., euph., ferr., ferr-ar., *graph.*, guaj., hell., **Hep.**, **Hyos.**, *ign.*, ip., *kali-ar.*, kali-br., *kali-c.*, kali-n., kali-p., kreos., *lach.*, laur., led., *lyc.*, mag-c., mag-m., mang., meny., **Merc.**, mez., mosch., *mur-ac.*, nat-ar., nat-c., *nat-m.*, *nit-ac.*, *nux-m.*, nux-v., **Op.**, par., petr., *ph-ac.*, *phos.*, plat., plb., **Puls.**, ran-b., ran-s., *rheum*, rhod., rhus-t., ruta, sabin., *samb.*, sars., sel., seneg., *sep.*, **Sil.**, spig., spong., squil., stann., staph., **Stram.**, stront.,

SCHLAF - während ...

sul-ac., **Sulph.**, thuj., valer., verat., verb., viol-t., **Zinc.**

amel.: Am-m., calad., hell., phos., samb.

nach: *Acon.*, aesc., am-m., ambr., anac., *apis*, *arn.*, *ars.*, asaf., bell., bor., bov., bry., cadm., calc., *camph.*, *carb-s.*, *carb-v.*, *caust.*, cham., *chel.*, chin., cina, *cocc.*, coff., *con.*, **Crot-c.**, dig., *euphr.*, *ferr.*, ferr-ar., graph., *hep.*, *hyos.*, ign., kali-ar., kali-c., kali-p., kreos., lac-c., **Lach.**, *lyc.*, mag-c., mur-ac., naja, nat-ar., nux-m., nux-v., olnd., *op.*, paeon., *ph-ac.*, *phos.*, *phyt.*, *puls.*, *rheum*, rhus-t., *sabad.*, samb., **Sel.**, *sep.*, spig., **Spong.**, stann., *staph.*, **Stram.**, **Sulph.**, thuj., *verat.*

amel.: Acon., agar., am-m., ambr., apis, *ars.*, bry., calad., calc., cham., chin., cocc., colch., con., ferr., hell., ign., ip., kreos., lach., *merc.*, nat-c., *nux-v.*, oxyt., **Ph-ac.**, **Phos.**, puls., ruta, sabin., samb., sang., sel., *sep.*, spig., thuj.

nachmittags agg.: Anac., *bry.*, chin., *lach.*, phos., *puls.*, spong., **Staph.**, *sulph.*

Beginn des Schlafes agg., zu: Agar., agn., am-m., aral., *arg-m.*, *arg-n.*, arn., **Ars.**, aur., bapt., bar-c., **Bell.**, bor., **Bry.**, calad., *calc.*, *caps.*, *carb-an.*, *carb-v.*, caust., *cench.*, chin., cocc., coff., con., **Crot-h.**, dulc., *graph.*, *grin.*, guaj., hep., ign., ip., *kali-ar.*, **Kali-c.**, kreos., *lac-c.*, **Lach.**, laur., *lyc.*, mag-c., mag-m., *merc.*, mur-ac., nat-c., nat-m., nux-v., *op.*, ph-ac., *phos.*, **Puls.**, ran-b., *rhus-t.*, sabin., sars., sel., **Sep.**, sil., *spong.*, staph., stront., *sulph.*, tarax., teucr., thuj., *valer.*, verat.

Einschlafen amel., beim: *Merc.*

Halbschlaf amel., im: *Sel.*

langer Schlaf agg.: Ambr., anac., arn., ars., asaf., bell., bor., bry., *calc.*, camph., carb-v., *caust.*, cham., cocc., *con.*, dig., *euphr.*, ferr., *graph.*, *hep.*, hyos., ign., kali-c., kreos., **Lach.**, lyc., mag-c., *nux-v.*, ph-ac., puls., rhus-t., spig., *stram.*, **Sulph.**, verat.

Schlafmangel, durch: Ambr., bry., *caust.*, chin., *cimic.*, **Cocc.**, *colch.*, *cupr.*, ip., lac-d., laur., nat-m., *nit-ac.*, **Nux-v.**, olnd., op., ph-ac., puls., ruta, sabin., *sel.*, sep., *sulph.*, zinc.

SCHLAFFES Gefühl: *Acon.*, agar., am-m., ambr., ant-t., arg-m., arn., **Ars.**, asar., *bar-c.*, bell., bov., bry., **Calc.**, *calc-p.*, calc-s., canth.,

SCHLAFFES Gefühl ...

Caps., carb-an., carb-v., **Caust.**, *cham.*, *chel.*, chin., cic., cina, clem., coff., **Croc.**, *cycl.*, *dig.*, euph., euphr., *ferr.*, *fl-ac.*, graph., hep., **Ign.**, iod., *ip.*, *kali-ar.*, *kali-c.*, kali-n., kali-p., kali-s., laur., **Lyc.**, mag-c., mag-m., meny., merc., *mosch.*, mur-ac., **Nat-c.**, nit-ac., nux-m., *nux-v.*, olnd., par., petr., **Phos.**, *plat.*, *psor.*, puls., rhod., rhus-t., *sabad.*, sabin., seneg., *sep.*, sil., spong., *staph.*, stront., **Sulph.**, *tarax.*, teucr., thuj., **Verat.**, *zinc.*

harten Körperteilen, in: Caust., *merc.*, mez., *nit-ac.*, nux-m.

innerlich: *Calc.*, kreos., **Sep.**

SCHLAG, Schock (vgl. VERLETZUNGEN)

elektrischer Schlag, wie ein: *Acon.*, *agar.*, ail., alum., *ambr.*, anac., ang., apis, **Arg-m.**, *arg-n.*, arn., **Ars.**, *art-v.*, bar-c., *bar-m.*, bell., bufo, calad., calc., *calc-p.*, *camph.*, cann-s., carb-ac., carb-v., caust., *cic.*, cimic., *cina*, *clem.*, *cocc.*, colch., con., croc., cupr., *dig.*, dulc., *fl-ac.*, graph., hell., hep., kali-c., kreos., *laur.*, *lyc.*, mag-m., manc., mang., mez., mur-ac., nat-ar., nat-c., *nat-m.*, nat-p., *nit-ac.*, *nux-m.*, *nux-v.*, ol-an., olnd., *phos.*, plat., puls., *ran-b.*, *ruta*, sep., spig., squil., stram., *stry.*, sul-ac., sulph., sumb., *tab.*, *thal.*, **Verat.**, xan., zinc.

rechte Körperseite: Agar.

Berühren eines Gegenstandes, beim: Alum.

Bewegung, zu Beginn der: *Arg-n.*

Bewegung oder Ruhe, bei: Graph.

epileptischem Anfall, vor einem: Ars.

Gehen, beim: Lyc., *mag-m.*, manc.

Gehirnerschütterung, durch: Cic.

hellwach ist, wenn er: Mag-m., nat-p.

Konvulsionen, vor: *Bar-m.*, *laur.*

unterbrochen durch schmerzhafte Erschütterungen: Stry.

langsamen Puls, mit: *Dig.*

Liegen, im: *Clem.*

Schlaf, im: *Arg-m.*, *ars.*, kreos., lyc., *nat-m.*, *nux-m.*

Einschlafen, beim: Agar., alum., **Arg-m.**, **Ars.**, *bell.*, *ip.*, nat-ar., *nat-m.*, *nit-ac.*, *phos.*, *stry.*

Wiedererlangen des Bewusstseins, beim: Cic.

SCHLAG, Schock ...

Verletzung, durch: **Acon.**, *am-c.*, **Arn.**, bell., **Camph.**, *caps.*, *carb-v.*, *cham.*, *cic.*, cocc., *coff.*, *cupr.*, *gels.*, **Hyper.**, *ip.*, **Lach.**, merc., **Op.**, psor., *ran-b.*, sec., *staph.*, stront., sulph., **Verat.**

SCHLEIMHAUTABSONDERUNG, vermehrte: Acet-ac., acon., agar., **All-c.**, *alum.*, am-c., *am-m.*, ambr., *ammc.*, ant-t., *arg-m.*, *arg-n.*, arn., *ars.*, ars-i., asar., aur., *bar-c.*, *bar-m.*, *bell.*, *benz-ac.*, bism-o., *bor.*, bov., bry., **Calc.**, camph., *cann-s.*, canth., *caps.*, carb-an., *carb-s.*, **Carb-v.**, *caust.*, *cham.*, chel., *chin.*, cina, *coc-c.*, cocc., coff., colch., coloc., *con.*, *cop.*, croc., cupr., dig., dros., **Dulc.**, euph., *euphr.*, *ferr.*, ferr-i., *graph.*, guaj., hell., *hep.*, **Hydr.**, *hyos.*, ign., **Iod.**, *ip.*, kali-ar., **Kali-bi.**, *kali-c.*, *kali-i.*, kali-n., kreos., **Lach.**, laur., **Lyc.**, mag-c., mag-m., **Merc.**, mez., nat-ar., *nat-c.*, *nat-m.*, *nit-ac.*, *nux-m.*, **Nux-v.**, *olnd.*, *par.*, **Petr.**, ph-ac., **Phos.**, plat., plb., podo., **Puls.**, ran-b., rheum, rhod., *rhus-t.*, *rumx.*, ruta, sabad., sabin., *samb.*, sars., sec., sel., *seneg.*, *sep.*, *sil.*, spig., *squil.*, *stann.*, staph., sul-ac., **Sulph.**, **Tab.**, teucr., thuj., valer., verat., zinc.

SCHMERZ:

erscheint allmählich: Acon., bry., carb-o., caust., con., ign., lact., lob., sars., sul-ac.

verschwindet allmählich, und: Acon., arn., ars., bar-c., bufo, crot-h., glon., jab., *kalm.*, mez., *nat-m.*, op., *phos.*, pic-ac., **Plat.**, psor., sabin., sars., *spig.*, **Stann.**, staph., stront., *sul-ac.*, sulph., verb.

plötzlich: *Arg-m.*, caust., *puls.*, *sul-ac.*

erscheint plötzlich: Agar., *arg-m.*, aster., **Bell.**, berb., camph., cimic., croc., ferr., lyc., mez., morph., **Nit-ac.**, phys., *puls.*, *sabin.*, sep., *tab.*, *valer.*

verschwindet plötzlich, und: *Arg-n.*, asaf., aster., **Bell.**, canth., carb-s., eup-pur., fl-ac., ign., **Kali-bi.**, kalm., lyc., mag-p., merc-c., **Nit-ac.**, *phyt.*, sabin., spig.

allmählich: Asaf., calc., fl-ac., *puls.*, ran-s.

Körperteile, gelähmte: Agar., arn., *ars.*, bell., calc., *caust.*, *cocc.*, crot-t., *kali-n.*, lat-m., nux-v., phos., *plb.*, rhus-t., sil., sulph.

liegt, Körperteile auf denen er: **Puls.**

Stellen, an kleinen: Fl-ac., ign., **Kali-bi.**, lil-t., lith-c., mag-p., nux-m., *onos.*, ox-ac., psor., ran-b., *thuj.*

SCHMERZ ...

wandernd: Acon., aesc., am-c., *am-m.*, apoc., arg-m., *arn.*, ars., asaf., *aur.*, bar-c., *bell.*, benz-ac., bry., *calc-p.*, camph., caps., *carb-s.*, *carb-v.*, *caul.*, *caust.*, cedr., chel., *chin.*, clem., *colch.*, croc., *dios.*, eup-pur., gels., goss., ign., iod., *iris.*, **Kali-bi.**, kali-c., *kali-fer.*, **Kali-s.**, *kalm.*, **Lac-c.**, *lach.*, **Led.**, lil-t., lycps., *mag-p.*, *manc.*, *mang.*, nat-m., nat-s., *nux-m.*, *phyt.*, plat., *plb.*, polyg-h., **Puls.**, *ran-b.*, rhod., *sabin.*, *sal-ac.*, sang., sars., sep., sphing., *still.*, sulph., tarent., *tub.*, valer., zinc.

Drüsen: Acon., *alum.*, *am-c.*, ambr., ant-c., ant-t., **Arn.**, ars., *ars-i.*, *aur.*, *bar-c.*, bar-m., **Bell.**, *bry.*, calc., *cann-s.*, canth., *carb-an.*, *carb-s.*, *carb-v.*, *caust.*, cham., chin., cic., clem., *coloc.*, con., dulc., graph., hell., hep., ign., *iod.*, kali-c., kali-s., **Lyc.**, mag-c., **Merc.**, *nat-m.*, *nit-ac.*, nux-v., petr., *ph-ac.*, **Phos.**, *puls.*, rheum, rhus-t., sel., sep., sil., *spig.*, spong., squil., stann., staph., stram., *sul-ac.*, *sulph.*, **Thuj.**, verat.

Knochen: Abies-n., acon., *agar.*, agn., am-c., am-m., anac., *arg-m.*, arn., ars., ars-i., **Asaf.**, *aur.*, bar-c., bell., berb., bism-o., bry., *calc.*, *calc-p.*, calc-s., cann-s., canth., *caps.*, carb-an., carb-s., carb-v., caust., *cham.*, chel., *chin.*, chin-s., cic., *cinnb.*, clem., *cocc.*, colch., coloc., *con.*, *cupr.*, cycl., dig., dios., dros., dulc., **Eup-per.**, euph., ferr., *fl-ac.*, glon., graph., guaj., hell., *hep.*, ign., iod., **Ip.**, kali-bi., kali-c., kali-s., kreos., lach., led., *lyc.*, *lyss.*, mag-c., mag-m., mang., **Merc.**, merc-i-f., *mez.*, nat-c., nat-m., **Nit-ac.**, olnd., op., petr., **Ph-ac.**, *phos.*, plb., **Puls.**, ran-s., *rhod.*, *rhus-t.*, **Ruta**, sabad., *sabin.*, samb., *sars.*, sec., *sep.*, *sil.*, spig., spong., *staph.*, still., stront., *sulph.*, teucr., ther., thuj., valer., verat., viol-t., zinc.

nachts: Asaf., **Aur.**, caust., *cham.*, cinnb., *fl-ac.*, **Kali-i.**, kalm., *mang.*, **Merc.**, *merc-i-f.*, *mez.*, **Nit-ac.**, *ph-ac.*, *phyt.*, *sars.*, thuj., verat.

Periost: Ant-c., **Asaf.**, aur., bell., bry., *camph.*, *cham.*, *chin.*, colch., coloc., *cycl.*, graph., hell., ign., *kalm.*, led., *mang.*, *merc.*, *mez.*, **Ph-ac.**, *phyt.*, puls., *rhod.*, rhus-t., *ruta*, sabad., sabin., *sil.*, spig., staph.

beißend: Acon., agar., agn., alum., am-c., *ambr.*, ant-c., ant-t., arg-m., arn., ars., asar., aur., bell., bry., calad., calc., camph., cann-s., *canth.*, *caps.*, carb-an., **Carb-v.**, caust., cham., *chin.*, *clem.*, cocc., colch., coloc., con., croc., *dros.*, dulc., *euph.*, *euphr.*, graph., *hell.*, hep., hyos., *ign.*, iod., *ip.*, *kali-c.*, kali-n., *kreos.*, lach., laur., led., lyc., mag-c., *merc.*, *mez.*, mosch., mur-ac., nat-c., nat-m., *nit-ac.*, nux-m., **Nux-v.**, olnd., op., paeon., par., petr., **Petros.**, ph-ac., phos., *prun-s.*, *puls.*, *ran-b.*, **Ran-s.**, rheum, rhod., *rhus-t.*, *ruta*, sabad., sabin., sars., sel., seneg., *sep.*, sil., spig., squil., stann., *staph.*, stram., stront., sul-ac., **Sulph.**, *teucr.*, thuj., valer., verat., viol-t., **Zinc.**

betäubend: *Acon.*, agar., agn., am-c., anac., ant-c., ant-t., arg-m., arn., asaf., asar., aur., bell., bov., bry., *calc.*, cann-s., carb-an., **Cham.**, chin., cic., *cina*, cocc., con., croc., cupr., cycl., dros., dulc., euph., euphr., *graph.*, hell., hep., hyos., ign., *iris.*, kali-n., laur., led., mag-c., mag-m., mang., meny., *mez.*, mosch., mur-ac., nat-c., nat-m., nux-m., **Olnd.**, op., par., ph-ac., phos., **Plat.**, *puls.*, *rheum*, rhus-t., ruta, **Sabad.**, sabin., *samb.*, seneg., sep., staph., sul-ac., sulph., tarax., valer., *verat.*, **Verb.**, zinc.

bohrend: Acon., *agar.*, aloe, alum., am-c., am-m., anac., ant-c., ant-t., apis, *arg-m.*, **Arg-n.**, arn., ars., *asaf.*, **Aur.**, bar-c., **Bell.**, **Bism-o.**, bor., bov., *calc.*, cann-i., canth., caps., carb-an., carb-s., carb-v., *caust.*, chin., cimic., *cina*, clem., coc-c., cocc., colch., coloc., con., cupr., cycl., dig., dios., dros., *dulc.*, euph., euphr., *hell.*, *hep.*, ign., ip., *kali-c.*, kali-n., kreos., *lach.*, laur., led., lyc., mag-c., mag-m., mang., meny., *merc.*, *mez.*, mur-ac., *nat-c.*, *nat-m.*, nit-ac., nux-m., nux-v., olnd., par., petr., *ph-ac.*, phos., plat., *plb.*, **Puls.**, ran-b., **Ran-s.**, *rhod.*, rhus-t., ruta, sabad., sabin., sel., *seneg.*, *sep.*, *sil.*, **Spig.**, spong., stann., staph., stram., stront., *sulph.*, *tarax.*, *thuj.*, valer., *zinc.*

außen, nach: Ant-c., asaf., bell., *bism-o.*, bov., calc., dros., *dulc.*, ip., puls., sep., *spig.*, spong., *staph.*

innen, nach: Alum., bell., calc., cocc., *kali-c.*, mang., zinc.

Drüsen: *Bell.*, puls., sabad.

Knochen: Agar., aran., *asaf.*, **Aur.**, *bar-c.*, *bell.*, brom., *calc.*, carb-an., clem., dulc., hell., hep., lach., *lyc.*, mang., **Merc.**, *mez.*, nat-c., nat-m., ph-ac., phos., *puls.*, rhod., rhus-t., sabad., sabin., *sep.*, *sil.*, *spig.*, staph., sulph., *thuj.*

äußerlich: *Acon.*, *agar.*, aloe, alum., am-c., *am-m.*, ambr., anac., ant-c., ant-t., *anthr.*, **Apis**, arg-m., *arn.*, **Ars.**, ars-i., **Arum-t.**, *asaf.*, asar., *bapt.*, *bar-c.*, bar-m., bell., berb., bism-o., *bor.*, bov., **Bry.**, *bufo*, calad., calc., *calc-p.*, camph., cann-s., *canth.*, *caps.*, carb-an., **Carb-s.**, **Carb-v.**, **Caust.**, cham., *chel.*, chin., cic., *cimic.*, cina, *clem.*, coc-c., cocc., coff., colch., *coloc.*, *con.*, *corn.*, croc., crot-h., crot-t., cupr., *cycl.*, dig., *dros.*, *dulc.*, euph., **Euphr.**, *ferr.*, *graph.*, *grat.*, guaj., hell., helon., hep., *ign.*, iod., ip., **Iris.**, kali-ar., *kali-bi.*, *kali-c.*, kali-n., kali-s., *kreos.*, *lach.*, laur., led., lob., *lyc.*, mag-c., mag-m., *manc.*, mang., meny., **Merc.**, *merc-c.*, mez., mosch., *mur-ac.*, *nat-ar.*, *nat-c.*, **Nat-m.**, *nit-ac.*, nux-m., **Nux-v.**, *olnd.*, *op.*, paeon., par., petr., **Ph-ac.**, **Phos.**, phyt., plat., plb., *prun-s.*, *psor.*, *puls.*, ran-s., **Rat.**, *rheum*, rhod., **Rhus-t.**, *rumx.*, *ruta*, *sabad.*, sabin., sal-ac., samb., sars., *sec.*, sel., seneg., **Sep.**, **Sil.**, spig., spong., squil., **Stann.**, *staph.*, stram., stront., sul-ac., **Sulph.**, *tarax.*, teucr., *thuj.*, valer., verat., viol-t., *zinc.*

linker oberer Teil des Körpers: Kreos.

innerlich: Abies-c., acet-ac., **Acon.**, acon-f., *agar.*, *alum.*, alumn., *am-br.*, am-c., *am-m.*, ambr., ant-c., ant-t., *apis*, arg-m., *arg-n.*, *arn.*, **Ars.**, ars-i., **Arum-t.**, *asaf.*, asar., *aur.*, *bapt.*, *bar-c.*, bar-m., **Bell.**, **Berb.**, *bism-o.*, bor., bov., **Bry.**, *bufo*, calad., *calc.*, *calc-p.*, camph., **Cann-i.**, cann-s., **Canth.**, caps., carb-ac., carb-an., **Carb-s.**, *carb-v.*, *caust.*, cedr., cham., *chel.*, *chin.*, *cic.*, cina, *clem.*, cocc., coff., *colch.*, *coloc.*, *com.*, *con.*, crot-t., cund., *cupr.*, dig., *dios.*, dol., *dros.*, *dulc.*, equis., eup-pur., *euph.*, euphr., *fl-ac.*, *gamb.*, **Graph.**, hell., hep., hydr., hyos., ign., iod., ip., *iris.*, kali-ar., **Kali-bi.**, kali-c., *kali-i.*, kali-n., kali-s., *kreos.*, *lach.*, *laur.*, led., *lil-t.*, *lith-c.*, *lob.*, *lyc.*, mag-c., mag-m., mang., **Merc.**, **Merc-c.**, *merc-i-f.*, **Mez.**, mosch., mur-ac., *nat-ar.*, *nat-c.*, *nat-m.*, **Nit-ac.**, nux-m., **Nux-v.**, *op.*, *osm.*, *ox-ac.*, par., *petr.*, *ph-ac.*, **Phos.**, phyt., plat., plb., **Prun-s.**, *psor.*, **Puls.**, *ran-b.*, ran-s., rat., *rhod.*, **Rhus-t.**, rob., *rumx.*, ruta, **Sabad.**, *sabin.*, **Sang.**, sang-n., *sars.*,

SCHMERZ - brennend - innerlich ...

Sec., *seneg.*, **Sep.**, *sil.*, sin-n., **Spig.**, **Spong.**, *stann.*, staph., stram., stront., sul-ac., **Sulph.**, tarax., *tell.*, *ter.*, *thuj.*, uran, ust., uva, *verat.*, verat-v., viol-o., viol-t., wye., **Zinc.**

Körperteile, die er mit der Hand anfasst: Bry., **Caust.**

Verbrennung, wie durch eine: *Agar.*, aloe, alum., ambr., *apis*, *arum-t.*, *bapt.*, *bar-c.*, bell., *berb.*, bry., cann-s., caust., chin., *coloc.*, ferr., hyos., *ign.*, **Iris.**, kali-c., *lil-t.*, *mag-m.*, merc., mez., mur-ac., nat-c., *nux-v.*, op., osm., par., phos., *phyt.*, *plat.*, *puls.*, *ran-s.*, *sabad.*, *sang.*, *sep.*, still., sul-ac., tarent., thuj., verat.

Blutgefäße: Agar., **Ars.**, *aur.*, *bry.*, *calc.*, *hyos.*, med., nat-m., nit-ac., *op.*, **Rhus-t.**, *sulph.*, verat.

Drüsen: Alum., ant-c., arn., **Ars.**, *bell.*, brom., bry., calc., *cann-s.*, carb-v., caust., cic., clem., cocc., *con.*, graph., *hep.*, *ign.*, kali-c., laur., merc., mez., nat-m., nux-v., *phos.*, phyt., plat., **Puls.**, rhus-t., *sep.*, *sil.*, staph., sul-ac., sulph., teucr., *zinc.*

Knochen: Ars., *asaf.*, *aur.*, bry., *carb-v.*, caust., con., *euph.*, form., *hep.*, ign., *lach.*, lyc., mang., merc., **Mez.**, nat-c., nit-ac., par., *ph-ac.*, phos., puls., *rhus-t.*, *ruta*, sabin., *sep.*, sil., staph., *sulph.*, thuj., **Zinc.**

nachts: Ph-ac.

Menses, während den: *Carb-v.*

drückend:

äußerlich: Abrot., *acon.*, *aesc.*, **Agar.**, agn., aloe, alum., *am-m.*, ambr., *ammc.*, *anac.*, ant-c., *ant-t.*, **Apoc.**, arg-m., arn., ars., ars-i., *asaf.*, asar., *aspar.*, *aur.*, *bapt.*, bar-c., bar-m., *bell.*, bism-o., bor., bov., *bry.*, *calad.*, *calc.*, *calc-p.*, *camph.*, **Cann-i.**, *cann-s.*, canth., caps., *carb-ac.*, carb-an., carb-s., **Caust.**, cedr., *cham.*, *chel.*, *chin.*, **Chin-s.**, cic., *cimic.*, cina, cinnb., clem., cob., coc-c., *cocc.*, coff., *colch.*, *coloc.*, *con.*, crot-t., cupr., *cycl.*, dig., dios., **Dros.**, *dulc.*, elaps, **Eup-per.**, euph., euphr., **Ferr.**, ferr-ar., *gels.*, *glon.*, *graph.*, *guaj.*, *hell.*, hep., *hyos.*, *ign.*, iod., *ip.*, **Kali-bi.**, kali-c., kali-n., kali-p., *kalm.*, *kreos.*, lach., *laur.*, *led.*, *lil-t.*, *lyc.*, mag-c., mag-m., mang., meny., merc., *mez.*,

SCHMERZ - drückend - äußerlich ...

Mosch., mur-ac., nat-ar., nat-c., *nat-m.*, **Nit-ac.**, nux-m., **Nux-v.**, *olnd.*, *ox-ac.*, par., pareir., *petr.*, *ph-ac.*, **Phos.**, phyt., plat., plb., **Podo.**, prun-s., *psor.*, **Puls.**, ran-b., ran-s., rheum, **Rhod.**, **Rhus-t.**, **Ruta**, *sabad.*, sabin., *samb.*, *sang.*, *sars.*, *sec.*, *seneg.*, **Sep.**, **Sil.**, **Spig.**, spong., *squil.*, **Stann.**, **Staph.**, *stict.*, stront., sul-ac., **Sulph.**, tab., *tarax.*, teucr., thuj., ust., valer., *verat.*, verb., vib., viol-o., viol-t., *zinc.*

innerlich: *Acon.*, aesc., agar., agn., *ail.*, *aloe*, *alum.*, am-c., am-m., *ambr.*, *anac.*, ant-c., ant-t., arg-m., **Arg-n.**, **Arn.**, **Ars.**, *ars-i.*, *arum-t.*, **Asaf.**, asar., *aur.*, bar-c., **Bell.**, berb., *bism-o.*, *bor.*, bov., **Brom.**, *bry.*, cact., calad., **Calc.**, *camph.*, *cann-i.*, cann-s., **Canth.**, caps., *carb-an.*, carb-s., **Carb-v.**, *caust.*, *cedr.*, cham., chel., chen., **Chin.**, cic., **Cimic.**, cina, clem., *coc-c.*, *cocc.*, *cod.*, coff., *colch.*, **Coloc.**, *con.*, cor-r., croc., crot-t., **Cupr.**, cycl., *dig.*, dios., dros., dulc., elaps, euph., euphr., *ferr.*, *gamb.*, *gels.*, *glon.*, goss., *graph.*, guaj., **Ham.**, *hell.*, hep., hydr., *hydr-ac.*, hyos., hyper., *ign.*, iod., ip., iris., kali-bi., *kali-c.*, *kali-i.*, kali-n., *kalm.*, kreos., **Lach.**, *laur.*, led., *lept.*, **Lil-t.**, *lith-c.*, **Lyc.**, mag-c., mang., **Meny.**, *merc.*, *merc-c.*, merc-i-f., *mez.*, mosch., mur-ac., murx., naja, nat-ar., nat-c., **Nat-m.**, *nit-ac.*, nux-m., **Nux-v.**, olnd., onos., **Op.**, osm., *ox-ac.*, par., **Petr.**, *ph-ac.*, **Phos.**, *phys.*, *phyt.*, *pic-ac.*, *plat.*, *plb.*, *podo.*, *prun-s.*, psor., **Puls.**, **Ran-b.**, ran-s., *rheum*, *rhod.*, **Rhus-t.**, *rumx.*, **Ruta**, sabad., *sabin.*, samb., **Sang.**, **Sang-n.**, sars., **Sec.**, **Seneg.**, **Sep.**, **Sil.**, **Spig.**, **Spong.**, *squil.*, **Stann.**, staph., stict., stram., stront., sul-ac., **Sulph.**, tab., *tarax.*, tarent., *ter.*, teucr., thuj., ust., **Valer.**, **Verat.**, *verat-v.*, verb., vesp., vib., viol-o., viol-t., vip., xan., **Zinc.**

außen, nach: *Acon.*, *aloe*, alum., am-c., am-m., anac., ant-c., arg-m., arn., **Asaf.**, asar., *aur.*, bar-c., *bell.*, berb., bism-o., bor., **Bry.**, calc., camph., cann-s., canth., caps., carb-v., caust., chel., chin., **Cimic.**, cina, clem., cocc., colch., coloc., con., *cor-r.*, croc., cupr., dig., *dros.*, dulc., euph., *ferr.*, graph., guaj., hell., hep., *ign.*, ip., kali-c., *kali-i.*, kali-n., kreos., lach., laur., led., *lith-c.*, lyc., mag-m., mang., meli., meny., *merc.*, *merc-c.*, *mez.*, *mur-ac.*, nat-c.,

SCHMERZ - drückend - außen, nach...

nat-m., nit-ac., nux-m., *nux-v.*, *olnd.*, op., *par.*, petr., ph-ac., *phos.*, plat., *prun-s.*, **Puls.**, ran-b., ran-s., rheum, rhod., *rhus-t.*, ruta, sabad., *sabin.*, samb., seneg., *sep.*, *sil.*, *spig.*, *spong.*, *squil.*, *stann.*, staph., stront., sul-ac., **Sulph.**, tarax., *teucr.*, *thuj.*, *valer.*, *verb.*, viol-t., zinc.

Gewicht, wie von einem: *Abies-n.*, **Acon.**, *aesc.*, agar., aloe, alum., am-c., *am-m.*, *ambr.*, *ant-t.*, aran., arg-m., *arg-n.*, arn., *ars.*, asaf., asar., aur., *bar-c.*, **Bell.**, bism-o., bor., bov., **Brom.**, **Bry.**, *cact.*, calad., calc., camph., cann-s., carb-an., carb-v., caust., cham., *chel.*, chin., cina, cinnb., cocc., colch., coloc., *com.*, *con.*, corn., croc., crot-t., *cupr.*, dig., ferr., gels., graph., hell., hep., hyos., ign., iod., **Ip.**, kali-c., kali-chl., kali-n., *kreos.*, laur., led., **Lil-t.**, lyc., mag-c., mag-m., mang., *meli.*, **Meny.**, merc., mosch., *nat-c.*, nat-m., nit-ac., nux-m., **Nux-v.**, olnd., *op.*, **Par.**, petr., *ph-ac.*, **Phos.**, plat., plb., *psor.*, *puls.*, **Ran-b.**, *rheum*, rhod., **Rhus-t.**, sabad., sabin., *samb.*, sars., *sec.*, seneg., **Sep.**, *sil.*, *spig.*, spong., squil., stann., staph., **Stict.**, stront., sul-ac., **Sulph.**, thuj., valer., *verb.*, viol-o., zinc., zing.

innen, nach: Acon., agar., alum., **Anac.**, ant-c., ant-t., asaf., asar., aur., bar-c., bell., bism-o., bor., bry., *calc.*, cann-s., carb-an., caust., *chel.*, chin., *cocc.*, coff., croc., cycl., *dulc.*, *hell.*, hep., ign., kali-c., *kreos.*, laur., mez., mosch., *nit-ac.*, nux-m., nux-v., *olnd.*, ph-ac., **Plat.**, ran-s., rheum, rhod., rhus-t., ruta, sabad., sabin., sars., sep., sil., *spig.*, **Stann.**, *staph.*, sul-ac., *sulph.*, tarax., teucr., thuj., valer., verb., viol-t., *zinc.*

tief innen, wie mit Instrumenten: *Bov.*, verat.

zusammendrückend: Acon., agar., **Alum.**, am-m., ambr., *anac.*, ant-c., ant-t., arg-m., *arn.*, *ars.*, asaf., **Asar.**, aur., bar-c., *bell.*, *bov.*, bry., calc., camph., *cann-s.*, *canth.*, caps., carb-an., carb-v., caust., cham., chel., chin., cic., cina, **Cocc.**, coff., coloc., con., cupr., dig., *dros.*, dulc., euph., ferr., graph., guaj., *hell.*, hyos., ign., iod., *ip.*, kali-c., kali-n., laur., led., lyc., mag-c., mag-m., meny., merc., mez., *mosch.*, *nat-m.*, nit-ac., nux-m., **Nux-v.**, olnd., op., petr., ph-ac., phos., **Plat.**, plb., puls., ran-s.,

SCHMERZ - drückend - zusammendrückend ...

rhod., rhus-t., ruta, sabad., sabin., *sars.*, seneg., sep., sil., spig., *spong.*, squil., *stann.*, staph., stram., stront., *sul-ac.*, **Sulph.**, tarax., teucr., thuj., valer., verat., viol-o., zinc.

Drüsen: Arg-m., ars., asar., aur., *bell.*, *calc.*, carb-v., caust., chin., cina, cocc., cycl., hyos., ign., kali-c., *lyc.*, mang., meny., **Merc.**, mur-ac., osm., par., ph-ac., puls., rheum, rhus-t., sabin., *spong.*, stann., *staph.*, stram., *sulph.*, verat., zinc.

außen, nach: Arg-m., cina, ign., lyc., mang., meny., *merc.*, par., puls., rhus-t., *spong.*, sulph.

innen, nach: Aur., *calc.*, cocc., cycl., rheum, *staph.*, zinc.

Gelenke, reißend: Anac., arn., asaf., bell., bism-o., carb-v., caust., cham., hyos., led., lyc., ruta, spong., stann.

Knochen: *Alum.*, anac., *arg-m.*, ars., asaf., aur., *bell.*, *bism-o.*, bry., cann-i., canth., carb-s., cham., cocc., colch., *coloc.*, con., *cupr.*, *cycl.*, dros., graph., *guaj.*, hell., hep., ign., *kali-c.*, kali-n., merc., mez., nux-m., *olnd.*, phos., plat., puls., rhod., *rhus-t.*, *ruta*, *sabin.*, sil., spong., stann., *staph.*, *thuj.*, valer., verat., viol-t., zinc.

stechend: Mez., staph.

reißend: Arg-m., bell., cham., coloc., thuj.

Muskeln: Agar., agn., am-m., *anac.*, arg-m., arn., *asaf.*, *asar.*, aur., bell., bism-o., bry., calc., camph., cann-s., *caps.*, *carb-an.*, caust., chel., chin., cina, clem., cocc., con., *cupr.*, **Cycl.**, dig., dros., euph., euphr., graph., hell., hep., *ign.*, kali-n., *led.*, lyc., mag-c., mag-m., mang., meny., merc., mez., *mosch.*, mur-ac., nat-c., nat-m., **Nux-m.**, nux-v., *olnd.*, petr., *ph-ac.*, *phos.*, *plat.*, plb., puls., ran-b., ran-s., rheum, rhus-t., **Ruta**, *sabad.*, sabin., samb., sil., spig., spong., *stann.*, *staph.*, stront., *sul-ac.*, sulph., *tarax.*, *teucr.*, thuj., *valer.*, *verat.*, **Verb.**, viol-t., zinc.

reißend: Agar., anac., arg-m., arn., asaf., asar., aur., *bell.*, bism-o., calc., *camph.*, cann-s., carb-v., chin., colch., cupr., cycl., hyos., led., meny., petr., ph-ac., ruta,

SCHMERZ - **drückend** - *Muskeln* - reißend ...

sars., sep., spig., spong., stann., sulph., zinc.

stechend: Anac., asaf., bell., calc., coloc., cycl., dros., euph., *ign.*, *mur-ac.*, olnd., plat., sars., sep., sul-ac., thuj.

gebrochen wären, als ob die Knochen: *Aur.*, *bry.*, cupr., hep., *nat-m.*, puls., *ruta*, sep., ther., *verat.*, *vip.*

gekratzt, geschabt; wie: *Acon.*, aesc., alumn., *arg-n.*, arn., asaf., *bell.*, **Brom.**, bry., carb-s., cham., *chin.*, *coc-c.*, coloc., *con.*, crot-t., dig., **Dros.**, *kali-bi.*, *kali-chl.*, *lach.*, led., *lyc.*, *mez.*, **Nux-v.**, *osm.*, *par.*, ph-ac., *phos.*, phyt., **Puls.**, *rhus-t.*, *rumx.*, *sabad.*, sel., seneg., spig., *stann.*, **Sulph.**, tell., **Verat.**

Periost: *Asaf.*, **Chin.**, coloc., **Ph-ac.**, puls., **Rhus-t.**, *sabad.*, spig.

lange Röhrenknochen: Bry., *sabad.*

geschwürig:

äußerlich: Acon., agar., alum., am-c., **Am-m.**, ambr., anac., ant-c., arg-m., arn., ars., aur., bar-c., bell., bov., **Bry.**, camph., cann-s., *canth.*, caps., carb-an., carb-v., *caust.*, cedr., cham., chin., *cic.*, cocc., colch., cycl., dros., dulc., ferr., *graph.*, hep., *ign.*, *kali-c.*, kali-n., **Kali-s.**, kreos., lach., laur., mag-c., mag-m., *mang.*, merc., *mur-ac.*, nat-c., *nat-m.*, nit-ac., *nux-v.*, petr., ph-ac., phos., plat., **Puls.**, **Rhus-t.**, ruta, sars., *sep.*, **Sil.**, spig., spong., staph., sul-ac., sulph., teucr., thuj., verat., *zinc.*

innerlich: Acon., *am-c.*, *arg-n.*, ars., bell., bor., bov., *bry.*, *cann-s.*, canth., *caps.*, carb-an., carb-s., carb-v., *caust.*, cham., chel., cocc., *coloc.*, cupr., dig., *gamb.*, hell., hep., kali-c., kreos., **Lach.**, laur., mag-c., mag-m., mang., *merc.*, mur-ac., nit-ac., *nux-v.*, ph-ac., phos., *psor.*, **Puls.**, **Ran-b.**, *rhus-t.*, ruta, sabad., sep., **Sil.**, spig., stann., staph., stront., *sulph.*, valer., verat.

Drüsen: Am-c., *am-m.*, aur., bell., bry., calc., canth., caust., cham., chin., cic., cocc., graph., hep., ign., kali-c., merc., mur-ac., nat-c., nat-m., nit-ac., petr., **Phos.**, *puls.*, *rhus-t.*, ruta, **Sil.**, staph., sul-ac., teucr., *zinc.*

Knochen: Am-c., am-m., *bry.*, caust., cic., graph., ign., mang., nat-m., *puls.*, rhus-t.

SCHMERZ ...

lähmungsartig: Acon., agar., agn., alum., am-c., am-m., ambr., ant-c., arg-m., ars., ars-i., asaf., asar., *aur.*, bar-c., **Bell.**, *bism-o.*, bov., *bry.*, calc., cann-s., canth., carb-v., caust., *cham.*, chel., *chin.*, **Cina**, **Cocc.**, coff., **Colch.**, coloc., con., croc., crot-h., **Cycl.**, dig., dros., *dulc.*, euph., euphr., *ferr.*, ferr-ar., graph., hell., hep., hyos., ign., iod., kali-c., kali-n., kali-p., kreos., *laur.*, led., lyc., mag-c., mag-m., mang., meny., merc., *mez.*, mosch., mur-ac., nat-c., *nat-m.*, **Nux-v.**, olnd., par., petr., ph-ac., phos., plat., plb., puls., ran-s., rhod., *rhus-t.*, ruta, sabad., **Sabin.**, sars., sel., seneg., sep., *sil.*, spig., stann., *staph.*, stram., stront., sul-ac., sulph., teucr., thuj., valer., *verat.*, verb., zinc.

Knochen: **Aur.**, bell., chin., *cocc.*, cycl., dig., led., mez., nat-m., nux-v., petr., puls., rhus-t., sabin., *sil.*, staph., verat., zinc.

nagend: *Ars.*, caust., **Merc.**, sil., staph., sulph.

äußerlich: Acon., agar., **Agn.**, alum., am-c., ambr., arg-m., arn., aur., *bar-c.*, bar-m., bell., bry., calad., calc., *canth.*, caps., *cham.*, *crot-t.*, cycl., dig., *dros.*, dulc., euph., ferr., *glon.*, graph., hell., hyos., ign., *kali-c.*, kreos., laur., led., lyc., mag-c., mag-m., mang., *meny.*, merc., mez., mur-ac., nat-c., nux-v., olnd., op., *par.*, *ph-ac.*, *phos.*, **Plat.**, plb., *puls.*, **Ran-s.**, rheum, rhod., rhus-t., *ruta*, samb., sep., sil., spig., **Spong.**, stann., **Staph.**, stront., sulph., *tarax.*, thuj., verat., zinc.

innerlich: Agar., alum., am-m., arg-m., *ars.*, bar-c., *bell.*, calad., *calc.*, cann-s., *canth.*, *carb-v.*, **Caust.**, chel., cocc., *coloc.*, *con.*, *cupr.*, dig., dros., dulc., *gamb.*, hep., iod., kali-bi., kali-c., *kreos.*, lach., *lyc.*, merc., mez., nux-v., olnd., ph-ac., phos., *plat.*, **Puls.**, *ran-s.*, rhod., **Ruta**, seneg., **Sep.**, sil., stann., sulph., teucr., verat.

Drüsen: Bar-c., cham., mez., ph-ac., *plat.*, ran-s., *spong.*, staph.

Knochen: Am-m., arg-m., **Bell.**, brom., canth., con., *dros.*, graph., kali-i., lyc., *mang.*, *ph-ac.*, phos., puls., *ruta*, samb., *staph.*, stront.

reißend:

äußerlich: **Acon.**, aesc., *agar.*, agn., *alum.*, *am-c.*, *am-m.*, *ambr.*, *anac.*, ant-c., ant-t., arg-m., **Arn.**, *ars.*, *asaf.*,

SCHMERZ - reißend - äußerlich ...

asar., aur., bar-c., bar-m., **Bell.**, **Berb.**, *bism-o.*, bor., bov., brom., **Bry.**, cact., calad., *calc.*, calc-p., camph., cann-s., canth., *caps.*, carb-an., **Carb-s.**, *carb-v.*, *caust.*, *cedr.*, *cham.*, *chel.*, **Chin.**, chin-a., cic., cina, clem., coc-c., coff., **Colch.**, *coloc.*, con., croc., crot-t., cupr., cycl., dig., dros., *dulc.*, euph., euphr., *ferr.*, *ferr-ar.*, ferr-p., *gamb.*, *gels.*, graph., *guaj.*, hell., hep., hyos., **Hyper.**, ign., *indg.*, iod., ip., kali-ar., *kali-bi.*, **Kali-c.**, *kali-i.*, *kali-n.*, **Kali-p.**, **Kali-s.**, *kreos.*, lach., laur., **Led.**, **Lyc.**, lyss., *mag-c.*, mag-m., mang., meny., *merc.*, *mez.*, mosch., mur-ac., *nat-ar.*, *nat-c.*, **Nat-m.**, nat-p., **Nat-s.**, *nicc.*, **Nit-ac.**, nux-m., *nux-v.*, olnd., op., par., petr., ph-ac., phyt., plat., plb., **Puls.**, *ran-b.*, ran-s., *rat.*, rheum, *rhod.*, *rhus-t.*, ruta, sabad., sabin., samb., sars., sec., *sel.*, seneg., **Sep.**, **Sil.**, *spig.*, spong., squil., stann., staph., stram., *stront.*, sul-ac., **Sulph.**, tarax., teucr., thuj., *valer.*, verat., verb., viol-o., viol-t., **Zinc.**

innerlich: Acon., aesc., *agar.*, agn., aloe, alum., am-c., am-m., *ambr.*, anac., ant-c., *ant-t.*, apis, *arg-m.*, arn., ars., ars-i., asaf., asar., *aur.*, bar-c., **Bell.**, **Berb.**, bism-o., bor., bov., **Bry.**, calad., calc., camph., cann-s., canth., *caps.*, carb-an., *carb-s.*, **Carb-v.**, caust., *cham.*, *chel.*, chin., chin-a., cic., cina, clem., cocc., coff., colch., *coloc.*, **Con.**, croc., crot-h., cupr., cycl., dig., dios., dros., dulc., euph., euphr., ferr., *gran.*, graph., guaj., hell., hep., hyos., *ign.*, iod., ip., kali-ar., kali-c., *kali-n.*, **Kali-s.**, *kalm.*, kreos., *lach.*, laur., **Led.**, **Lyc.**, *mag-c.*, mag-m., mang., *meny.*, **Merc.**, mez., mosch., mur-ac., nat-ar., nat-c., *nat-m.*, nit-ac., nux-m., **Nux-v.**, olnd., op., par., petr., ph-ac., *phos.*, plat., plb., **Puls.**, ran-b., ran-s., *rhod.*, rhus-t., ruta, sabad., sabin., samb., sang., sars., sec., sel., seneg., **Sep.**, **Sil.**, **Spig.**, spong., squil., *stann.*, staph., stram., stront., sul-ac., **Sulph.**, *tarax.*, thuj., uva, valer., verat., *verat-v.*, verb., viol-o., viol-t., *zinc.*

abreißend: Act-sp., coloc., dig., hep., **Kali-bi.**, led., mosch., nux-v., paeon., petr., phos., *plb.*, **Rhus-t.**, sep., sulph., thuj.

auseinanderreißend: Agar., alum., am-m., anac., arn., ars., asar., calc., carb-an., carb-v., caust., **Coff.**, colch.,

SCHMERZ - reißend - auseinanderreißend ...

con., dig., ferr., graph., ign., *mez.*, mur-ac., nat-m., **Nit-ac.**, **Nux-v.**, op., puls., rhus-t., sabin., sep., spig., *staph.*, sul-ac., sulph., *teucr.*, thuj., zinc.

außen, nach: All-c., am-c., bell., bov., *bry.*, *calc.*, cann-s., caust., *cocc.*, cycl., elaps, euph., ip., mang., mez., mur-ac., nat-c., par., ph-ac., **Prun-s.**, puls., *rhus-t.*, *sil.*, *spig.*, spong., stram.

oben, nach: Acon., alum., *anac.*, ant-c., arn., *ars.*, asaf., aur., **Bell.**, bism-o., bor., calc., carb-v., caust., chin., clem., colch., *con.*, *dulc.*, euphr., mag-c.,

meny., merc., *nat-ar.*, *nat-c.*, nat-m., *nit-ac.*, *nux-v.*, ph-ac., phos., puls., rhod., rhus-t., samb., sars., **Sep.**, **Sil.**, **Spig.**, spong., *stront.*, sulph., thuj., valer.

unten, nach: *Acon.*, *agar.*, *agn.*, alum., anac., ant-c., ant-t., ars., asaf., aur., *bar-c.*, bar-m., **Bell.**, bism-o., *bry.*, calc., canth., **Caps.**, *carb-s.*, *carb-v.*, caust., chel., *chin.*, cina, colch., *coloc.*, con., croc., dulc., euphr., *ferr.*, ferr-p., *graph.*, ign., *kali-c.*, kali-n., kali-p., *kali-s.*, laur., **Lyc.**, mag-c., *meny.*, *merc.*, mez., mur-ac., nat-ar., *nat-c.*, nat-m., nit-ac., *nux-v.*, ph-ac., phos., *puls.*, rhod., **Rhus-t.**, sabin., sars., seneg., *sep.*, sil., *spig.*, squil., stann., staph., **Sulph.**, thuj., valer., *verat.*, verb., zinc.

Drüsen: Agn., am-c., *ambr.*, *arn.*, bar-c., *bell.*, bov., *bry.*, *calc.*, cann-s., *caps.*, *carb-an.*, *carb-v.*, caust., *cham.*, **Chin.**, cocc., con., cycl., *dulc.*, ferr., graph., ign., *kali-c.*, kali-s., kreos., *lyc.*, **Merc.**, mez., nat-c., nit-ac., nux-v., phos., **Puls.**, *rhod.*, *rhus-t.*, sel., seneg., sep., *sil.*, *sulph.*, thuj., *zinc.*

Knochen: Acon., *agar.*, alum., *am-m.*, anac., *arg-m.*, arn., ars., asaf., **Aur.**, *aur-m.*, *bar-c.*, *bell.*, *berb.*, bism-o., bor., bov., bry., calc-p., cann-s., canth., *caps.*, *carb-v.*, *caust.*, cham., chel., **Chin.**, *cina*, *cocc.*, coloc., con., crot-t., *cupr.*, *cycl.*, dig., *dros.*, dulc., *ferr.*, graph., hell., hep., ign., iod., **Kali-c.**, *kali-n.*, **Lach.**, laur., *lyc.*, *mag-c.*, mag-m., mang., **Merc.**, *merc-c.*, *mez.*, nat-c., nat-m., *nit-ac.*, nux-v., *ph-ac.*, *phos.*, plb., puls., **Rhod.**, rhus-t., *ruta*, *sabin.*, samb., sars., sep., **Spig.**, spong., stann., *staph.*, *stront.*, sul-ac., sulph., *tab.*, *thuj.*, valer., verat., verb., *zinc.*

brennend: Sabin.

drückend: **Arg-m.**, arn., asaf., bism-o., bry., coloc., **Cycl.**, staph., teucr.

krampfartig: Aur., olnd., *valer.*

lähmungsartig: Bell., *bism-o.*, chel., chin., *cocc.*, dig.

ruckend: Ang., *bry.*, **Chin.**, cupr., mang.

stechend: Bell., cina, mur-ac., sabin.

Muskeln: Acon., agar., agn., alum., am-c., *am-m.*, *ambr.*, anac., ant-c., ant-t., *arg-m.*, arn., *ars.*, ars-i., *asaf.*, asar., *aur.*, bar-c., bar-m., *bell.*, *bism-o.*, *bor.*, bov., *bry.*, **Calc.**, camph., *canth.*, caps., *carb-an.*, **Carb-s.**, **Carb-v.**, **Caust.**, cham., *chel.*, *chin.*, cic., *cina*, clem., cocc., *colch.*, coloc., con., croc., cupr., cycl., dig., dros., euph., ferr., *graph.*, guaj., hell., *hep.*, hyos., ign., iod., ip., **Kali-c.**, kali-n., kali-s., kreos., lach., laur., led., **Lyc.**, *mag-c.*, *mag-m.*, *mang.*, meny., **Merc.**, mez., mosch., *mur-ac.*, *nat-c.*, *nat-m.*, **Nit-ac.**, nux-v., olnd., par., petr., ph-ac., *phos.*, plat., plb., *puls.*, ran-b., rheum, **Rhod.**, rhus-t., *ruta*, sabad., *sabin.*, samb., sars., sec., sel., seneg., **Sep.**, **Sil.**, spig., spong., squil., *stann.*, **Staph.**, **Stront.**, sul-ac., **Sulph.**, tarax., *teucr.*, thuj., valer., verat., verb., viol-o., viol-t., **Zinc.**

brennend: Bell., *carb-v.*, caust., kali-c., led., lyc., *nit-ac.*, ruta, sabin., tarax., zinc.

drückend: Acon., ambr., anac., ant-c., arg-m., arn., asar., bism-o., camph., cann-s., **Carb-v.**, caust., chin., colch., cupr., cycl., dig., euph., guaj., *kali-c.*, kali-n., laur., led., lyc., ph-ac., ran-b., ruta, sabin., sars., sep., spig., **Stann.**, *staph.*, stront., sulph., teucr., viol-t., zinc.

krampfartig: **Anac.**, ant-c., arg-m., asaf., aur., bism-o., *calc.*, caust., chel., *chin.*, dulc., euph., graph., iod., kali-c., mang., *meny.*, mosch., *mur-ac.*, **Nat-c.**, nat-m., nux-v., *petr.*, ph-ac., phos., **Plat.**, ran-b., ruta, samb., sil., stann., stront., thuj., valer.

lähmungsartig: Agn., ant-c., asaf., carb-v., cham., *chin.*, cic., *cina*, cocc., con., dig., graph., *hell.*, **Kali-c.**, mez., mosch., nat-m., nit-ac., phos., *sabin.*, *sars.*, seneg., sil., stann., verb.

ruckend: Acon., agar., agn., alum., bell., calc., camph., **Chin.**, cina, *cupr.*, dig., dulc., guaj., lyc., mang., merc., nat-c., ph-ac., phos., plat., **Puls.**, rhus-t., spig., *staph.*, stront., sul-ac., sulph.

stechend: Acon., agn., ambr., ant-t., arg-m., arn., bar-c., bell., bry., camph., cann-s., canth., caps., chin., cic., *colch.*, coloc., con., dros., dulc., *euph.*, guaj., hyos., ign., iod., kali-c., *lyc.*, mag-c., mang., merc., mur-ac., nat-m., ph-ac., phos., rheum, sars., spong., staph., sulph., teucr., thuj., **Zinc.**

Periost: Bry., *mez.*, ph-ac., *rhod.*

ruckend:

äußerlich: Acon., agar., agn., *alum.*, ambr., anac., ant-c., ant-t., arg-m., *arn.*, ars., **Asaf.**, asar., *aur.*, bar-c., *bar-m.*, *bell.*, bism-o., bor., bov., *bry.*, **Calc.**, camph., canth., *caps.*, *carb-s.*, carb-v., **Caust.**, cham., *chin.*, cic., *cina*, *clem.*, cocc., coff., colch., coloc., iod., kali-c., kali-s., kreos., lach., laur., led., *lyc.*, mag-c., *mag-p.*, mang., **Meny.**, *merc.*, mez., mosch., mur-ac., *nat-c.*, **Nat-m.**, *nit-ac.*, **Nux-v.**, olnd., op., par., *petr.*, ph-ac., phos., phyt., plat., plb., **Puls.**, *ran-b.*, ran-s., rheum, rhod., **Rhus-t.**, ruta, sabad., sabin., sec., *sep.*, *sil.*, spig., spong., *squil.*, *stann.*, staph., stront., sul-ac., sulph., **Tarax.**, teucr., thuj., **Valer.**, verat., verb., viol-t., zinc.

erkrankten Teilen, in: *Merc.*

innerlich: Acon., agar., aloe, am-m., ambr., anac., arn., ars., **Bell.**, bor., bry., *calc.*, cann-s., carb-v., caust., cham., **Chin.**, clem., cocc., colch., con., croc., graph., **Ign.**, **Kali-c.**, lyc., mang., meny., *merc.*, mez., nat-m., **Nit-ac.**, nux-v., petr., ph-ac., plat., plb., **Puls.**, ran-b., ran-s., rhus-t., *sep.*, **Sil.**, *spig.*, *stann.*, stront., sul-ac., **Sulph.**, teucr., **Thuj.**, *valer.*

Drüsen: Arn., asaf., aur., bell., bry., *calc.*, caps., caust., chin., *clem.*, graph.,

SCHMERZ - ruckend - *Drüsen* ...

lyc., meny., merc., nat-c., *nat-m.*, nit-ac., nux-v., petr., *puls.*, rhus-t., sep., sil., sulph.

Knochen: **Asaf.**, aur., bell., *calc.*, caust., *chin.*, clem., colch., lyc., merc., *nat-m.*, nux-v., petr., phos., *puls.*, rhod., rhus-t., sep., sil., **Sulph.**, *valer.*

schneidend:

äußerlich: Acon., *alum.*, ambr., anac., ant-c., arg-m., arn., asaf., asar., aur., **Bell.**, bism-o., bor., brom., bry., **Calc.**, camph., cann-s., canth., carb-s., caust., chin., cimic., clem., colch., *coloc.*, **Con.**, conv., dig., **Dros.**, dulc., euph., *graph.*, hell., hep., hyos., *ign.*, kali-c., kali-s., led., *lyc.*, mag-m., mang., meny., *merc.*, mez., mosch., *mur-ac.*, **Nat-c.**, nat-m., nit-ac., *nux-v.*, olnd., osm., oxyt., par., **Petr.**, *ph-ac.*, phos., plat., puls., ran-b., rhod., *rhus-t.*, ruta, sabad., *samb.*, sars., seneg., *sep.*, *sil.*, spig., stann., staph., stram., sul-ac., *sulph.*, teucr., thuj., verat., *viol-t.*, zinc.

innerlich: Abies-n., acon., aesc., aeth., agar., agn., all-c., alum., am-c., am-m., ambr., anac., ant-c., ant-t., arg-m., arg-n., *arn.*, ars., asaf., asar., aur., bar-c., bar-m., **Bell.**, *berb.*, bism-o., bor., bov., bry., *calad.*, **Calc.**, calc-p., camph., cann-i., cann-s., **Canth.**, caps., carb-an., carb-v., caust., cham., *chel.*, *chin.*, cic., cina, clem., coc-c., cocc., coff., colch., *coll.*, **Coloc.**, **Con.**, conv., croc., crot-h., crot-t., cub., cupr., cycl., dig., **Dios.**, dros., *dulc.*, *elat.*, *equis.*, ferr., **Gamb.**, gels., graph., guaj., hell., hep., hydr., **Hyos.**, ign., iod., *ip.*, iris., **Kali-c.**, kali-chl., *kali-n.*, *kali-s.*, lach., laur., led., **Lyc.**, mag-c., mag-m., mang., meny., **Merc.**, merc-c., mez., mosch., *mur-ac.*, nat-c., **Nat-m.**, nit-ac., nux-m., **Nux-v.**, *op.*, *par.*, *petr.*, ph-ac., *phos.*, plat., plb., **Puls.**, ran-b., ran-s., *rheum*, rhod., rhus-t., ruta, sabad., sabin., samb., sars., sel., seneg., *sep.*, **Sil.**, *spig.*, spong., squil., *stann.*, *staph.*, *stront.*, sul-ac., **Sulph.**, teucr., thuj., valer., **Verat.**, verb., *vib.*, viol-t., **Zinc.**, zing.

Knochen, in den langen Röhrenknochen: Calc., osm., sabad.

Drüsen: Arg-m., *bell.*, calc., con., graph., ign., *lyc.*, nat-c., ph-ac., *sep.*, sil., staph., sulph.

SCHMERZ ...

Splitterschmerz: *Aesc.*, **Agar.**, *alum.*, **Arg-n.**, *bar-c.*, *carb-v.*, cic., colch., coll., *dol.*, *fl-ac.*, **Hep.**, **Nit-ac.**, petr., plat., ran-b., *sil.*, sulph.

stechend:

äußerlich: Abrot., *acon.*, *agar.*, agn., *aloe*, *alum.*, am-c., *am-m.*, ambr., anac., ant-c., ant-t., apis, arg-m., *arn.*, ars., ars-i., **Asaf.**, asar., aur., *bar-c.*, bar-m., **Bell.**, *berb.*, bism-o., bor., bov., **Bry.**, calad., **Calc.**, *calc-p.*, camph., *cann-i.*, cann-s., canth., *caps.*, carb-ac., carb-an., **Carb-s.**, carb-v., *caust.*, cedr., cham., *chel.*, *chin.*, chin-a., **Cic.**, *cimic.*, cina, cinnb., *clem.*, *cocc.*, colch., *coloc.*, **Con.**, croc., crot-h., crot-t., cupr., cycl., dig., *dios.*, *dros.*, dulc., euph., euphr., *ferr.*, ferr-ar., ferr-p., form., *gels.*, *graph.*, *guaj.*, *hell.*, hep., hydr., hyos., *ign.*, *indg.*, iod., ip., kali-ar., *kali-bi.*, **Kali-c.**, *kali-n.*, **Kali-p.**, **Kali-s.**, kreos., lach., laur., **Led.**, *lith-c.*, *lob.*, *lyc.*, mag-c., mag-m., *manc.*, mang., *med.*, *meny.*, **Merc.**, *mez.*, mosch., *mur-ac.*, naja, nat-ar., *nat-c.*, *nat-h.*, *nat-m.*, *nat-p.*, *nat-s.*, **Nit-ac.**, nux-m., *nux-v.*, *ol-an.*, olnd., *ox-ac.*, *par.*, petr., *ph-ac.*, *phos.*, *phyt.*, plat., *plb.*, psor., **Puls.**, **Ran-b.**, *ran-s.*, *rat.*, rheum, rhod., **Rhus-t.**, ruta, *sabad.*, *sabin.*, samb., sang., sars., sel., seneg., *sep.*, *sil.*, **Spig.**, *spong.*, squil., *stann.*, **Staph.**, still., stram., stront., sul-ac., **Sulph.**, **Tarax.**, teucr., **Thuj.**, *valer.*, verat., verb., viol-o., *viol-t.*, **Zinc.**

Ärger, nach: Rhus-t.

innerlich: *Abrot.*, *acon.*, *aesc.*, *agar.*, agn., all-c., aloe, *alum.*, am-c., am-m., ambr., ammc., anac., ant-c., ant-t., apis, arg-m., arg-n., arn., *ars.*, ars-i., **Asaf.**, *asar.*, *aspar.*, *aur.*, bar-c., bar-m., *bell.*, **Berb.**, bism-o., **Bor.**, *bov.*, **Bry.**, *cact.*, calad., *calc.*, calc-p., camph., **Cann-i.**, **Canth.**, caps., carb-an., **Carb-s.**, carb-v., card-m., *caust.*, cham., **Chel.**, **Chin.**, chin-a., cic., cimic., *cina*, clem., *coc-c.*, cocc., coff., colch., coll., *coloc.*, *con.*, *croc.*, crot-t., cupr., cycl., dig., dios., dol., dros., *dulc.*, euph., euphr., *ferr.*, *gamb.*, gels., *glon.*, graph., *guaj.*, hell., hep., hydr., hyos., **Ign.**, iod., ip., kali-ar., *kali-bi.*, **Kali-c.**, *kali-i.*, *kali-n.*, **Kali-s.**, *kalm.*, *kreos.*, **Lach.**, *laur.*, **Led.**, *lyc.*, *mag-c.*, *mag-m.*, mang., meny., **Merc.**, **Merc-c.**, merc-i-r.,

SCHMERZ - stechend - innerlich ...

merc-n., mez., mosch., mur-ac., *naja*, nat-ar., *nat-c.*, *nat-m.*, *nat-s.*, **Nit-ac.**, *nux-m.*, *nux-v.*, *ol-an.*, olnd., op., ox-ac., *par.*, petr., *ph-ac.*, phel., **Phos.**, phyt., plan., plat., **Plb.**, prun-s., psor., **Puls.**, **Ran-b.**, *ran-s.*, rheum, rhod., *rhus-t.*, *rumx.*, ruta, *sabad.*, sabin., samb., sang., *sars.*, sec., sel., *seneg.*, **Sep.**, **Sil.**, **Spig.**, spong., **Squil.**, stann., *staph.*, stram., stront., sul-ac., *sulph.*, tab., *tarax.*, teucr., *thal.*, *ther.*, *thuj.*, valer., verat., verb., *viol-t.*, *zinc.*, *ziz.*

mit Brennen: **Ars.**, aur., *mez.*, *ol-an.*, spig.

kalte Nadeln, wie durch: **Agar.**

außen, nach: *Alum.*, am-m., ant-c., **Arg-m.**, arn., **Asaf.**, asar., *bell.*, *bry.*, *calc.*, cann-s., canth., carb-v., *caust.*, cham., **Chel.**, **Chin.**, clem., cocc., coff., colch., **Con.**, dros., *dulc.*, hell., hyos., kali-c., *lach.*, *laur.*, *lith-c.*, *lob.*, *lyc.*, mang., meny., **Merc.**, *mez.*, mur-ac., *nat-c.*, nat-m., nit-ac., *ol-an.*, olnd., ph-ac., **Phel.**, phos., phyt., **Prun-s.**, puls., rhod., *rhus-t.*, *sabad.*, *sabin.*, *sil.*, **Spig.**, **Spong.**, **Stann.**, *staph.*, stront., **Sulph.**, *tarax.*, ther., thuj., **Valer.**, verat., verb., *viol-o.*, viol-t.

Fingerspitzen, bis zu den: *Lob.*

innen, nach: Acon., alum., am-m., arg-m., **Arn.**, *asaf.*, bar-c., bell., bov., *bry.*, *calc.*, cann-s., **Canth.**, caps., carb-v., caust., cina, clem., cocc., coloc., croc., dros., guaj., hyos., *ign.*, ip., *laur.*, mang., meny., mez., nux-v., olnd., par., petr., ph-ac., phos., *phyt.*, *plb.*, **Ran-b.**, rhus-t., *sabin.*, samb., sel., squil., staph., sul-ac., tarax., thuj., verb.

oben, nach: Acon., alum., arn., ars., bar-c., **Bell.**, bry., calc., canth., carb-v., caust., *cham.*, chin., cimic., cina, coloc., dios., *dros.*, euphr., gels., *glon.*, *guaj.*, kali-c., *lach.*, *lith-c.*, mang., *meny.*, merc., nat-s., petr., **Phyt.**, *plb.*, puls., rhus-t., rumx., ruta, **Sep.**, *spong.*, *stann.*, *sulph.*, *tarax.*, *thuj.*

quer von einer Seite zur anderen: Acon., ambr., anac., arg-m., *asc-t.*, *atro.*, **Bell.**, bov., bry., calc., canth., caust., cham., *chin.*, cimic., cocc., cupr., dig., *kali-bi.*, kali-c., laur., lyc., merc., mur-ac., phos., *plb.*, *ran-b.*, rhod., rhus-t., seneg., *sep.*, *spig.*, *stict.*, stront., sul-ac., *sulph.*, tarax.

SCHMERZ - stechend ...

unten, nach: Ant-c., arn., *asc-t.*, bell., bor., canth., caps., **Carb-v.**, *caust.*, chel., cimic., cina, coloc., dios., dros., **Ferr.**, gels., kreos., lyc., mang., mez., nit-ac., nux-v., pall., petr., ph-ac., *phyt.*, *puls.*, *ran-s.*, **Rhus-t.**, sabin., sars., sep., squil., still., *sulph.*, tarax., ust., *valer.*, zinc.

Drüsen: Acon., agn., alum., *am-m.*, arg-m., arn., *asaf.*, bar-c., bar-m., **Bell.**, bor., *bry.*, *calc.*, carb-an., caust., chin., *cocc.*, *con.*, cupr., cycl., euph., graph., hell., hep., *ign.*, *iod.*, kali-c., kreos., lach., lyc., **Merc.**, *mez.*, mur-ac., *nat-c.*, *nat-m.*, **Nit-ac.**, *nux-v.*, ph-ac., *phos.*, plb., **Puls.**, *ran-s.*, rheum, *rhus-t.*, sabad., *sep.*, sil., spig., *spong.*, stann., staph., sul-ac., *sulph.*, thuj., verat., zinc.

Knochen: Acon., agar., agn., am-c., anac., ant-c., arg-m., ars., *asaf.*, aur., **Bell.**, **Bry.**, **Calc.**, canth., carb-v., **Caust.**, cedr., chel., *chin.*, cocc., colch., **Con.**, *dros.*, dulc., euph., graph., **Hell.**, iod., kali-c., *kalm.*, *lach.*, lyc., mag-c., mang., **Merc.**, mez., nit-ac., nux-v., par., petr., ph-ac., phos., **Puls.**, *ran-s.*, *ruta*, sabin., samb., **Sars.**, **Sep.**, sil., spig., staph., stront., **Sulph.**, *thuj.*, valer., verb., viol-t., zinc.

Muskeln: *Acon.*, agar., agn., *alum.*, am-c., *am-m.*, ambr., anac, ant-c., ant-t., arg-m., *arn.*, ars., *ars-i.*, **Asaf.**, asar., aur., bar-c., bar-m., **Bell.**, bism-o., bor., bov., **Bry.**, calad., **Calc.**, camph., cann-s., canth., caps., carb-an., carb-v., *caust.*, cham., chel., *chin.*, cic., cina, clem., *cocc.*, colch., coloc., *con.*, croc., cupr., cycl., dig., dros., dulc., euph., euphr., ferr., *graph.*, *guaj.*, *hell.*, hep., hyos., *ign.*, iod., **Kali-c.**, kali-n., kreos., lach., *laur.*, led., lyc., *mag-c.*, mag-m., mang., *meny.*, **Merc.**, mez., mosch., *mur-ac.*, *nat-c.*, *nat-m.*, *nit-ac.*, nux-m., nux-v., olnd., *par.*, petr., ph-ac., *phos.*, plat., plb., **Puls.**, ran-b., *ran-s.*, rheum, rhod., **Rhus-t.**, ruta, *sabad.*, *sabin.*, samb., *sars.*, *sep.*, *sil.*, **Spig.**, *spong.*, squil., *stann.*, **Staph.**, stront., sul-ac., **Sulph.**, **Tarax.**, **Thuj.**, valer., verat., verb., *viol-t.*, *zinc.*

Bettwärme, in der: Carb-v.

brennend: *Acon.*, *alum.*, am-m., anac., *arg-m.*, arn., **Asaf.**, aur., bar-c., bry., calc., caust., cic., cina, **Cocc.**, colch., *dig.*, euph., ign., laur., lyc., mag-c., mang., merc., **Mez.**, mur-ac., **Nux-v.**, *olnd.*, par., phyt., plat., plb., rhod., **Rhus-t.**, *sabad.*, sabin., samb., sep., spig., stann., **Staph.**, **Sul-ac.**, tarax., **Thuj.**, viol-t., zinc.

heiße Nadeln, wie durch: **Ars.**, ol-an.

reißend: Acon., agn., alum., am-c., am-m., ambr., **Anac.**, arg-m., *ars.*, asaf., asar., aur., bell., bism-o., bor., **Calc.**, *camph.*, cann-s., canth., caps., caust., chel., *chin.*, cina, clem., coloc., con., cycl., dig., dros., **Guaj.**, hell., kali-c., kreos., led., **Mang.**, merc., mez., mur-ac., nat-m., nux-v., olnd., ph-ac., phos., **Puls.**, rheum, *rhus-t.*, ruta, sabin., samb., *sars.*, sep., sil., spig., spong., squil., staph., sul-ac., tarax., **Thuj.**, verb., zinc.

ruckend: Arn., *bry.*, *calc.*, carb-s., caust., **Cina**, cocc., coff., *coloc.*, euph., guaj., *lyc.*, mang., *meny.*, mez., mur-ac., **Nux-v.**, ph-ac., plb., sep., sil., spong., **Squil.**, stann., zinc.

wellenförmig, undulierend: Acon., anac., ant-t., arn., asaf., chin., cocc., dulc., mez., olnd., plat., rhod., sep., spig., teucr., viol-t.

windend, drehend: *Agar.*, alum., am-m., anac., ant-c., ant-t., *arg-n.*, ars., asaf., bar-c., *bell.*, berb., bor., *bry.*, calad., calc., canth., *caps.*, cham., *cina*, con., dig., *dios.*, dros., dulc., *ign.*, ip., kali-c., kali-n., led., *merc.*, mez., nat-c., nat-m., nux-m., *nux-v.*, olnd., ox-ac., ph-ac., phos., *plat.*, plb., podo., ran-b., ran-s., *rhus-t.*, ruta, *sabad.*, sabin., sars., seneg., sep., **Sil.**, staph., sul-ac., sulph., thuj., valer., **Verat.**

wühlend, grabend (als ob etwas mit den Wurzeln ausgerissen würde): *Acon.*, *agar.*, alum., am-c., *am-m.*, ambr., anac., ant-c., ant-t., arg-m., arg-n., *arn.*, ars., *asaf.*, asar., aur., bar-c., bar-m., *bell.*, bism-o., bor., *bov.*, *bry.*, *calc.*, cann-s., canth., caps., carb-an., carb-v., *caust.*, cham., chel., chin., *cina*, clem., cocc., colch., *coloc.*, con., croc., dig., dros., **Dulc.**, euph., ferr., graph., hell., hep., ign., *kali-bi.*, *kali-c.*, kali-n., kreos., laur., led., lyc., mag-c., mag-m., mang., merc., mez., mur-ac., *nat-c.*, nat-m., nux-m., nux-v., olnd., petr., ph-ac., *phos.*, *plat.*, puls., rheum, **Rhod.**, *rhus-t.*, *ruta*, sabad., sabin., samb., seneg., *sep.*, sil., **Spig.**,

spong., squil., *stann.*, staph., stront., sul-ac., sulph., thuj., valer., zinc.

Drüsen: Acon., am-m., arn., asaf., bell., bov., bry., calc., *dulc.*, kali-c., nat-c., phos., plat., *rhod.*, rhus-t., ruta, sep., spig., stann.

Knochen: Aran., asaf., calc., *carb-an.*, *cocc.*, dulc., *mang.*, rhod., ruta, sep., spig., thuj.

wund schmerzend, wie zerschlagen: *Acon.*, *aesc.*, *agar.*, agn., aloe, *alum.*, alumn., *am-c.*, ammc., ant-c., ant-t., apis, **Arg-m.**, **Arn.**, arum-t., *asar.*, *bad.*, *bapt.*, bar-c., bar-m., berb., bor., bov., *bry.*, calc., calen., *canth.*, carb-ac., carb-an., *carb-s.*, carb-v., *caust.*, cedr., cham., chel., chlor., **Cic.**, **Cimic.**, **Cina**, clem., cob., coloc., con., crot-h., crot-t., cupr., cycl., dig., **Dros.**, dulc., elaps, euph., eupi., fago., ferr-ar., ferr-p., gamb., goss., grat., **Ham.**, hep., hipp., hyos., ign., iod., ip., kali-c., kali-n., kalm., lach., *lec.*, *led.*, lil-t., *lith-c.*, lyc., mag-m., mag-s., *mang.*, *med.*, merc., merc-i-r., mosch., *nat-ar.*, nat-c., nat-m., nit-ac., *nux-m.*, nux-v., *olnd.*, par., petr., *phos.*, *phyt.*, **Plat.**, plb., *puls.*, **Pyrog.**, *ran-b.*, raph., *rhod.*, **Rhus-t.**, **Ruta**, sabad., sabin., seneg., sep., **Sil.**, sol-n., spig., spong., *sul-ac.*, sulph., tarent., tell., teucr., thuj., *tub.*, verat., verb., viol-o., wies., zinc.

äußerlich: *Acon.*, *aesc.*, agar., aloe, *alum.*, am-c., am-m., anac., ant-t., *apis*, **Arg-m.**, **Arn.**, ars., asaf., *asar.*, *aur.*, *bad.*, **Bapt.**, bar-c., **Bell.**, *berb.*, bov., *bry.*, calad., *calc.*, camph., cann-s., canth., caps., carb-an., carb-s., carb-v., *caust.*, cedr., *cham.*, chel., **Chin.**, cic., *cina*, *clem.*, **Cocc.**, coff., *colch.*, *coloc.*, con., *croc.*, cupr., cycl., dig., dros., *dulc.*, **Eup-per.**, euph., *ferr.*, fl-ac., form., *gran.*, graph., guaj., **Ham.**, hell., **Hep.**, hyos., *ign.*, ip., kali-c., *kalm.*, *kreos.*, lach., laur., *led.*, *lith-c.*, *lyc.*, *mag-c.*, mag-m., *mang.*, med., meny., merc., mez., mur-ac., *nat-c.*, **Nat-m.**, *nit-ac.*, *nux-m.*, **Nux-v.**, *ox-ac.*, par., petr., *ph-ac.*, *phos.*, *phyt.*, plat., plb., *puls.*, **Pyrog.**, **Ran-b.**, ran-s., rheum, *rhod.*, **Rhus-t.**, **Ruta**, *sabad.*, **Sabin.**, samb., sars., seneg., *sep.*, **Sil.**, *spig.*, **Spong.**, squil., *stann.*, staph., stram., stront., sul-ac., **Sulph.**, tarax., *thuj.*, *valer.*, **Verat.**, viol-t., *zinc.*

innerlich: Acon., *aesc.*, agar., alum., am-m., ambr., anac., *apis*, arn., *ars.*,

SCHMERZ - wund schmerzend - innerlich ...

ars-i., asaf., *aur.*, **Bapt.**, bar-c., bar-m., bov., bry., **Camph.**, cann-i., cann-s., carb-ac., carb-an., carb-s., carb-v., caust., cham., **Chin.**, cina, clem., *cocc.*, coff., *coloc.*, con., *cupr.*, *dros.*, euph., euphr., ferr., **Gels.**, glon., graph., *hell.*, hep., ign., iod., *ip.*, kali-c., kreos., lach., *laur.*, led., lyc., mag-c., mag-m., *mang.*, meny., merc., **Merc-c.**, mosch., mur-ac., nat-c., nit-ac., *nux-v.*, *op.*, ph-ac., phos., phyt., **Puls.**, **Pyrog.**, **Ran-b.**, ran-s., rhod., rhus-t., rumx., ruta, sabin., samb., sars., sep., *sil.*, spig., spong., **Stann.**, staph., stram., stront., sul-ac., *sulph.*, thuj., valer., *verat.*, viol-t., *zinc.*

morgens: Aesc., bry., carb-an., euphr., form., lyc., ox-ac., tab., thuj.

Aufstehen, beim: Nat-ar.

nach: Am-m., phos., sulph.

Bett, im: Grat., nat-m., rhod.

Erwachen, beim: Aesc., bar-c., thuj., til.

nach: Crot-h.

Schlaf, nach ungenügendem: Mag-m.

abends: Am-c., lyc.

23 Uhr: Fago.

Hinlegen, nach dem: Mag-m., mag-s.

Sitzen, im: Brom.

nachts: Ferr-i., *sil.*

Mitternacht, nach: Caust.

Anstrengung, wie nach großer: Clem.

Arbeit amel.: Caust.

Aufstehen amel.: Grat., mag-c.

Bewegung, bei: Bapt., *bry.*, chel., lach., phyt., plb.

amel.: Caust., *pyrog.*, *rhus-t.*, *tub.*

Bett, im: Sol-t-ae.

Bücken, nach: Berb.

Druck, bei: **Plat.**, plb.

Erhitzung beim Gehen und schneller Abkühlung, nach: *Bry.*, **Rhus-t.**

Erwachen, beim: Carb-ac., hydrc., spong., sulph., thuj.

nach: Mag-s., sep.

SCHMERZ - wund schmerzend ...

Freien amel., im: Caust.

Froststadium im Fieber, während: Tarent.

Gehen, beim: *Staph.*

amel.: Coloc.

Koitus, nach: **Sil.**

Kopfschmerz, bei: Seneg.

Marsch, wie nach einem langen: Chel.

Menses, während den: Nat-c.

Mittagsschlaf, nach dem: Eug.

roten harten Knötchen, in: Petr.

Stellen, an kleinen: Aloe, **Arn.**, calc-p., **Kali-bi.**, *nux-v.*, *ox-ac.*, petr., plat., **Sabad.**

Teilen auf denen man liegt, in: **Arn.**, *bapt.*, *hep.*, *mosch.*, *nux-m.*, **Pyrog.**, **Ruta**, *sep.*, thuj.

krampfartige Schmerzen hat, in denen er: **Plat.**

Wetter, bei stürmischem: Cham.

Drüsen: Alum., ant-c., arg-m., *arn.*, ars., bry., calc., *carb-an.*, caust., *cic.*, **Con.**, cupr., *graph.*, *hep.*, iod., kali-c., merc., mez., nat-m., phos., plat., *psor.*, puls., rhod., rhus-t., *ruta*, *sep.*, staph., sul-ac., sulph., teucr., zinc.

Knochen: Acon., *agar.*, am-m., **Arg-m.**, *asaf.*, aur., bar-c., bov., *calc.*, cann-s., chin., **Cocc.**, *con.*, *cor-r.*, *cupr.*, graph., **Hep.**, *ign.*, **Ip.**, *kali-bi.*, *led.*, *lith-c.*, mag-c., *mang.*, *mez.*, nat-m., nux-v., *par.*, petr., *ph-ac.*, *phos.*, *puls.*, **Ruta**, sabad., sep., *sil.*, *spig.*, valer., *verat.*, zinc.

Knorpel: **Arg-m.**, *rhod.*, *rhus-t.*

zerschlagen (s. wund)

ziehend: Acon., aloe, am-c., anac., arg-m., bar-c., *bry.*, *camph.*, **Carb-v.**, *caul.*, caust., **Chel.**, chin-a., clem., coc-c., colch., **Coloc.**, *crot-t.*, dig., euon., eupi., ferr-ar., *gamb.*, goss., **Graph.**, guare., hydrc., kali-bi., kali-c., kreos., lach., lact., lyc., *mang.*, merc., mez., **Nit-ac.**, *nux-v.*, *ol-an.*, phos., plat., *puls.*, raph., rhod., sec., sep., stann., staph., sulph., tab., thuj., **Valer.**

morgens, nach dem Erwachen: Coloc.

Aufstehen, nach dem: *Graph.*

abends: Coc-c., raph.

SCHMERZ - ziehend - abends ...

20 Uhr: Rhus-t.

nachts: Coc-c.

22 Uhr: Bry.

abwechselnd mit Herzsymptomen: Acon.

Aufstehen, nach dem: Coloc.

Bewegung, bei: Calc., cycl.

Gehen agg.: Calc., coca

lähmungsartig: Coc-c.

Menses, während den: Phos.

oben, nach: *Ol-an.*

rheumatisch: Carb-v., chel., sul-ac.

Sitzen, im: Samb., **Valer.**

Wetter agg., schlechtes: Rhod.

erstreckt sich zu den Fingern: Apis

Zehen: Apis

Knochen wie durch einen Faden, in den: Bry.

zusammenschnürend:

äußerlich: Acon., agar., alum., *am-c.*, ambr., *anac.*, arg-m., *arg-n.*, arn., bar-c., *bell.*, bry., calad., *calc.*, camph., cann-s., *carb-v.*, caust., cham., chel., cic., *cina*, cocc., colch., coloc., croc., cycl., *dig.*, dros., dulc., euphr., graph., hyos., iod., kali-c., *kali-n.*, kreos., led., lyc., mang., meny., merc., mez., mosch., nat-c., *nit-ac.*, *nux-v.*, olnd., petr., ph-ac., *phos.*, **Plat.**, **Puls.**, ran-b., rhod., rhus-t., ruta, sabad., sep., sil., spig., squil., stront., sulph., sumb., teucr., thuj., valer., verat., verb., viol-t., zinc.

innerlich: *Acon.*, agn., am-m., **Ambr.**, anac., ant-t., arg-m., arn., ars., asaf., asar., aur., bar-c., bell., bism-o., bor., bry., *calc.*, camph., canth., caps., carb-an., *carb-v.*, cham., chel., chin., cina, *cocc.*, *colch.*, *coloc.*, con., croc., cycl., dig., dros., dulc., ferr., graph., hyos., **Ign.**, iod., *kali-c.*, lach., led., lyc., mag-c., meny., merc., *mez.*, mur-ac., nat-m., *nux-v.*, olnd., petr., **Ph-ac.**, phos., **Plat.**, puls., ran-s., rheum, rhod., rhus-t., sabin., sars., sel., seneg., sep., sil., spong., squil., stann., *staph.*, stram., stront., sul-ac., *sulph.*, *teucr.*, thuj., valer., verat., *zinc.*

Drüsen: Am-c., anac., bell., *calc.*, carb-v., caust., chin., ign., iod., kali-c., lyc., nat-c., nux-v., ph-ac., *plat.*, *puls.*, sabad., sep., sil., spong.

Knochen: Alum.

zwickend, kneifend: Agar., alum., ambr., anac., **Arn.**, *ars.*, ars-i., asar., **Bell.**, bov., bry., *calc.*, cann-s., canth., *caps.*, carb-an., carb-v., caust., *cham.*, cina, clem., cocc., *colch.*, coloc., con., croc., dros., dulc., *euph.*, guaj., hell., hep., ign., iod., kali-c., kali-n., kreos., *laur.*, lyc., mag-m., mang., meny., *merc.*, *mez.*, mur-ac., *nat-c.*, nat-m., nit-ac., nux-m., **Nux-v.**, op., par., petr., *phos.*, *plat.*, *puls.*, ran-b., ran-s., *rheum*, rhod., *rhus-t.*, ruta, *sabad.*, sabin., sars., seneg., sep., sil., spig., *spong.*, stann., staph., stront., *sulph.*, teucr., thuj., valer., verat., verb., zinc.

äußerlich: Acon., anac., ant-c., arg-m., arn., bell., bry., *calc.*, cann-s., caps., carb-v., caust., chel., chin., cina, *clem.*, cocc., con., croc., dig., dros., dulc., euph., euphr., *hyos.*, *ip.*, kali-c., kreos., led., mang., **Meny.**, *mur-ac.*, nat-c., nit-ac., nux-v., olnd., *osm.*, par., ph-ac., phos., **Rhod.**, *rhus-t.*, ruta, **Sabad.**, sabin., samb., sars., sil., *spig.*, **Spong.**, **Stann.**, staph., sul-ac., *sulph.*, thuj., verat., **Verb.**, viol-t., zinc.

innerlich: Acon., *agar.*, agn., alum., *am-c.*, am-m., anac., ant-c., ant-t., arg-m., arn., ars., ars-i., asaf., asar., aur., bar-c., *bell.*, *bism-o.*, bor., bov., *bry.*, **Calc.**, camph., *cann-s.*, *canth.*, *caps.*, carb-an., *carb-v.*, caust., cham., **Chel.**, *chin.*, cic., *cina*, coc-c., **Cocc.**, coff., *colch.*, **Coloc.**, con., croc., cupr., cycl., dig., dros., *dulc.*, euph., euphr., *gamb.*, **Graph.**, guaj., *hell.*, hep., hyos., **Ign.**, iod., *ip.*, *kali-c.*, kreos., **Lyc.**, mag-c., mag-m., mang., *meny.*, *merc.*, mez., mosch., *mur-ac.*, *nat-c.*, *nat-m.*, nit-ac., nux-m., nux-v., olnd., *par.*, *petr.*, ph-ac., *phos.*, plat., *plb.*, *puls.*, *ran-b.*, ran-s., rheum, *rhod.*, *rhus-t.*, *ruta*, *sabad.*, sabin., samb., sars., seneg., *sep.*, sil., *spig.*, *spong.*, squil., *stann.*, *staph.*, stront., sul-ac., *sulph.*, tarax., teucr., *thuj.*, valer., verat., **Verb.**, viol-t., *zinc.*

Drüsen: Bry., *calc.*, meny., mur-ac., *rhod.*, rhus-t., sabad., stann., sulph., verat.

Knochen: Bell., calc., cina, ign., mez., osm., petr., *ph-ac.*, plat., **Verb.**

SCHMERZ ...

zwickend, zuckend, stechend: Aloe, alum., **Am-m.**, ant-c., apis, aur., bell., berb., *bov.*, canth., carb-an., caust., *chel.*, cocc., coloc., *crot-t.*, dros., *ferr.*, iod., kali-c., **Laur.**, lyc., *mag-c.*, mag-m., merc., **Mosch.**, mur-ac., nat-p., ph-ac., phos., plan., **Plb.**, *prun-s.*, *rhus-t.*, sabin., sars., seneg., sil., staph., stront., sul-ac., *valer.*

SCHMERZLOSIGKEIT von Beschwerden, die normalerweise schmerzhaft sind: *Hell.*, **Op.**, **Stram.**

SCHNEELUFT agg.: *Calc.*, *calc-p.*, caust., cic., **Con.**, *lyc.*, mag-m., merc., nat-c., *nux-v.*, *ph-ac.*, *phos.*, *puls.*, rhod., *rhus-t.*, **Sep.**, *sil.*, *sulph.*, urt-u.

SCHROTKUGELN, die durch die Arterien rollen; Gefühl von: Nat-p.

SCHWÄCHE (vgl. ERSCHLAFFUNG - Körper; MATTIGKEIT; SCHLAFFES Gefühl): Abies-c., abies-n., abrot., absin., *acet-ac.*, *acon.*, aesc., *aeth.*, agar., *agn.*, ail., all-c., all-s., *aloe*, *alum.*, alumn., **Am-c.**, am-m., *ambr.*, **Anac.**, *ant-c.*, **Ant-t.**, anthr., **Apis**, apoc., *aran.*, **Arg-m.**, *arg-n.*, **Arn.**, **Ars.**, ars-h., **Ars-i.**, *ars-m.*, ars-s-f., arum-m., arum-t., asaf., asar., asc-t., aster., *aur.*, **Bapt.**, **Bar-c.**, *bar-m.*, bell., benz., *benz-ac.*, berb., *bism-o.*, *bol.*, bor., bov., brach., **Brom.**, *bry.*, bufo, *cact.*, cahin., calad., **Calc.**, calc-i., *calc-p.*, calc-s., *camph.*, cann-i., cann-s., *canth.*, caps., **Carb-ac.**, *carb-an.*, carb-h., *carb-s.*, *carb-v.*, card-m., cast-v., *caul.*, *caust.*, cedr., *cham.*, **Chel.**, *chim.*, **Chin.**, chin-a., **Chin-s.**, chion., chlf., chlol., *cic.*, cimic., cimx., *cina*, cinnb., *clem.*, cob., coc-c., *cocc.*, *coff.*, **Colch.**, coloc., com., **Con.**, cop., croc., *crot-c.*, *crot-h.*, *crot-t.*, cub., *cupr.*, *cupr-ar.*, cupr-s., cur., *cycl.*, **Dig.**, dios., dor., *dros.*, *dulc.*, elat., eug., eup-per., eup-pur., euph., euphr., fago., **Ferr.**, ferr-ar., **Ferr-i.**, **Ferr-m.**, ferr-p., *fl-ac.*, *form.*, **Gels.**, gent-l., glon., goss., gran., **Graph.**, grat., guaj., guare., *ham.*, *hell.*, helon., **Hep.**, *hipp.*, hura, *hydr.*, *hydr-ac.*, **Hyos.**, *hyper.*, *ign.*, ind., indg., **Iod.**, *ip.*, iris., jab., jatr., jug-r., **Kali-ar.**, *kali-bi.*, kali-br., **Kali-c.**, kali-chl., **Kali-fer.**, *kali-i.*, kali-n., **Kali-p.**, kali-s., **Kalm.**, kreos., *lac-c.*, **Lach.**, lachn., lac-ac., **Laur.**, **Lec.**, led., lepi., lept., lil-t., lob., lob-s., *lyc.*, lycps., lyss., mag-c., mag-m., mag-s., manc., **Med.**, meli., meny., meph., **Merc.**, **Merc-c.**, **Merc-cy.**, merc-i-f., merc-i-r., mez., mill., morph., mosch., **Mur-ac.**, murx., mygal., naja, nat-ar., *nat-c.*, **Nat-h.**, **Nat-m.**, nat-n., **Nat-p.**, **Nat-s.**, nicc., **Nit-ac.**, nuph., *nux-m.*, *nux-v.*, oena., ol-an., *ol-j.*, **Olnd.**, op., osm., *ox-ac.*, paeon., pall., par., ped., *petr.*, **Ph-ac.**, phel., **Phos.**, *phys.*, *phyt.*, **Pic-ac.**,

SCHWÄCHE ...

plan., *plat.*, **Plb.**, podo., polyg-h., **Psor.**, ptel., *puls.*, **Ran-b.**, ran-s., *raph.*, rat., rheum, rhod., **Rhus-t.**, *rumx.*, ruta, *sabad.*, sabin., samb., *sang.*, *sanic.*, sarr., *sars.*, **Sec.**, **Sel.**, senec., *seneg.*, **Sep.**, **Sil.**, sin-n., sol-n., sol-t-ae., spig., *spong.*, **Squil.**, **Stann.**, **Staph.**, *stict.*, still., *stram.*, stront., stry., **Sul-ac.**, sul-i., **Sulph.**, sumb., syph., **Tab.**, tarax., **Tarent.**, *tell.*, **Ter.**, teucr., *ther.*, *thuj.*, til., tril., trom., **Tub.**, ust., valer., **Verat.**, verat-v., verb., vesp., vinc., viol-t., vip., xan., *zinc.*, zing.

tagsüber: Agar., *am-c.*, corn., graph., indg., iod., lyc., mag-c., mosch., nat-ar., nat-c., *nat-m.*, nit-ac., op., ph-ac., phos., phys., pip-m., plan., *stann.*, *sulph.*, tarent., ter.

Gehen amel.: Ph-ac.

Tageshitze, während der: Sel.

morgens: Agar., am-c., am-m., *ambr.*, ant-c., ant-s., apoc., *arg-m.*, **Ars.**, *ars-i.*, asc-t., atro., aur., bell., bor., *bry.*, bufo, *calc.*, *calc-s.*, caps., carb-an., carb-s., *carb-v.*, cham., chel., chin-s., cimic., cinnb., clem., coc-c., colch., *con.*, *croc.*, crot-h., cycl., dig., dios., dros., erig., euphr., eupi., fago., form., *gels.*, gnaph., *graph.*, ham., hyper., *iod.*, jal., kali-bi., kali-c., kali-n., kali-p., lac-c., **Lach.**, lac-ac., **Lyc.**, *mag-c.*, *mag-m.*, meli., *merc.*, merc-c., morph., mur-ac., naja, *nat-ar.*, *nat-c.*, *nat-m.*, *nat-p.*, *nat-s.*, *nit-ac.*, *nux-v.*, op., osm., ox-ac., ped., *petr.*, **Ph-ac.**, *phos.*, pic-ac., plat., prun-s., *puls.*, ran-b., *rhus-v.*, rob., ruta, sabad., sang., **Sep.**, *sil.*, *spig.*, *stann.*, *staph.*, *stront.*, *sulph.*, sumb., syph., tab., ther., thuj., til., valer., *verat.*, viol-t., zinc.

6 Uhr: Pic-ac.

6.30 Uhr: Ham.

7 Uhr: Cham., elat., graph.

8 Uhr: Dios., phys.

8.30 Uhr: Fago.

9 Uhr: Chin-s., cocc., merl., nat-s., ox-ac., ped., peti., phys., ptel., sep.

amel.: Tarent.

10 Uhr, bis: Nit-ac.

Aufstehen, beim: Alum., asc-t., aur-m-n., bov., **Bry.**, caust., chin., cina, colch., corn., crot-t., dig., dios., *dulc.*, eupi., *ferr.*, ham., hep., ign., iris., **Lach.**, lac-ac., *lyc.*, mez., nux-v., op., petr., **Ph-ac.**, phos., plb., puls-n., rhus-v., *sep.*, *sil.*, *stann.*, sulph., thuj., ust.

SCHWÄCHE - morgens - Aufstehen, beim ...

amel.: Acon., carb-v., caust., con., kali-c., mag-c., nat-c., nat-m., phos., *puls.*

nach: Alumn., *arg-m.*, *arg-n.*, bry., carb-an., hep., kali-n., *lach.*, *nit-ac.*, *nux-v.*, **Ph-ac.**, rhod., til.

Bett, im: *Ambr.*, arn., *carb-v.*, caust., chin., *con.*, hell., hep., lach., mag-c., *nat-m.*, phos., **Puls.**, *sil.*, *staph.*, stront.

Aufsitzen, beim: Nat-m.

Erwachen, beim: Acon., agar., alum., ambr., ant-c., *arg-m.*, aur., berb., *bry.*, *calc.*, cann-s., carb-an., carb-v., cast., cham., chel., chin., clem., coca, colch., coloc., con., corn., crot-t., cycl., dros., *dulc.*, fago., gels., gnaph., graph., grat., hep., hyper., ign., jab., kali-c., *lach.*, *lyc.*, mag-c., nat-m., **Nux-v.**, *phos.*, pic-ac., podo., rhus-t., sabad., *sang.*, *sep.*, *sil.*, *spig.*, *staph.*, stram., tab., ter., verat., xan., zinc.

Gedankenandrang nachts, nach starkem: Tab.

Liegen, im: **Puls.**

nüchtern, wenn: Con.

vormittags: Acon., alum., am-c., ambr., ang., ant-t., **Bry.**, carb-an., carb-v., corn., fago., fl-ac., graph., grat., hell., indg., kali-cy., kali-n., lach., *lyc.*, mag-m., mang., nat-m., nux-m., ox-ac., *ph-ac.*, phel., phys., *plat.*, ptel., ran-b., sabad., sars., sep., tab., tarent.

9-11 Uhr: Tarent.

10 Uhr: Cast., equis., gels., lycps., merc-d., phys.

amel.: *Gels.*

10-12 Uhr: Calc-s.

11 Uhr: Arg-m., ptel., *sulph.*, thuj., zinc.

mittags: Bov., carb-v., caust., clem., con., cycl., fago., helon., hyper., nat-m., nit-ac., phos., phyt., ptel., sil., sulph., teucr., thuj.

amel.: Hyper.

12.30 Uhr: Gels., sol-t-ae.

15 Uhr, bis: Hyos.

18 Uhr, bis: Ptel.

nachmittags: Acon., aeth., *alet.*, am-c., amyg., anac., apis, arg-n., aur., bell., brom., *bry.*, cast., cinch., coc-c., coca, coloc., com., erig., fago., ferr., *gels.*, glon., ham., helon., hydr-ac., hyos., ign., iris, lyc., lycps., mag-c., merl., mez., mur-ac., nat-m., nat-p., nat-s., nit-ac., nux-v., phys., phyt., ptel., rhus-t., ruta, sang., *sil.*, staph., stram., stry., **Sulph.**, thuj., zinc., zing.

13 Uhr: Ferr-p., phys., pic-ac., verat-v.

13.30 Uhr: Lyc.

14 Uhr: Chel., gels., nux-v., sulph.

15 Uhr, bis: Sulph.

16 Uhr, bis: Ign.

15 Uhr: *Ham.*, mag-c., nat-s.

16 Uhr: Caust., hydr., iris, lyc., mang., merc-i-f., phys.

17 Uhr: Coff., colch., lyc.

5 Uhr, bis: Tarent.

18 Uhr, oder: Merc.

Gehen, beim: Lyc., mag-c., pic-ac., ran-b.

nach: Ery-a., euph., hyper.

Schlaf, nach: Chin-s., ferr., gels.

abends: Acon., aloe, *am-c.*, apis, apoc., ars., asaf., bapt., berb., bor., bov., brom., bry., calc., calc-p., *calc-s.*, carb-v., carl., *caust.*, clem., cob., coc-c., coca, coloc., con., *croc.*, cycl., dios., dirc., euphr., eupi., fago., ferr., form., *graph.*, grat., haem., helon., hep., hydr., hydr-ac., *ign.*, indg., iris., jac., *kali-bi.*, kali-c., kalm., *lach.*, lob., lyc., lycps., mag-c., merc., merl., mez., mur-ac., murx., naja, **Nat-m.**, nat-n., nit-ac., nux-v., ox-ac., pall., *petr.*, phos., plat., plb., psor., puls-n., rhus-g., rhus-t., rumx., ruta, senec., *sep.*, sil., stront., *sulph.*, sumb., tab., thuj., upa., valer., zinc.

amel.: Asc-t., calc-s., colch., nit-ac.

17.30 Uhr: Stram.

18 Uhr: Helon., lyc.

19 Uhr: Gins., mag-c., nat-m., phys., pic-ac., sep., verat-v.

20 Uhr: Bar-c., mang., phys., sep.

20.30 Uhr: Pip-m.

21 Uhr: Dirc., mag-s., op., phys., pic-ac.

amel.: Phos.

21.30 Uhr: Lyc., sep.

Bett, im: Lyc.

Essen, nach dem: *Croc.*

SCHWÄCHE ...

nachts: Ambr., ant-c., anthr., calc., canth., carb-an., carb-v., chel., coca, ferr-i., gnaph., hell., hyper., kreos., naja, nat-m., nux-v., rhus-t., *sil.*, sulph., tab., thuj.

Mitternacht, um: Ambr., op., *rhus-t.*

vor:

22 Uhr: Elat., fago., phys.

23 Uhr: Nat-m.

nach: Nat-m., rhus-t.

3 Uhr: Nat-m.

4 Uhr: Sulph.

abwechsend mit Zittern: Ferr.

Abendessen, nach dem: Alum., bov., chin., lach., mag-c., sil.

alkoholische Getränke amel.: *Canth.*

alten Menschen, bei: *Ambr.*, aur., **Bar-c.**, *con.*, *cur.*, *nux-m.*, op., *phos.*, sec., *sel.*, *sul-ac.*

Anlehnen des Kopfes und Schließen der Augen amel.: Anac.

Anstrengung, bei der geringsten: Acon., *agar.*, ail., alum., *am-c.*, anac., apis, **Ars.**, *ars-i.*, bapt., berb., **Bry.**, **Calc.**, *carb-v.*, cham., clem., *cocc.*, *colch.*, **Con.**, **Crot-h.**, dor., *ferr.*, ferr-i., *gels.*, ign., jatr., kali-c., kali-n., kalm., **Lach.**, *lyc.*, *mag-m.*, *merc.*, *merc-c.*, *nat-ar.*, **Nat-c.**, *nat-m.*, *nat-p.*, nux-m., petr., **Ph-ac.**, **Phos.**, **Pic-ac.**, plb., *psor.*, ptel., **Rhus-t.**, **Sel.**, *sep.*, sol-n., *spig.*, **Spong.**, *stann.*, *staph.*, stram., *sulph.*, sumb., ther., thuj., verat., ziz.

besser: Ferr., kali-n.

Ärger, nach: *Ars.*, *calc-p.*, lyc., *nat-m.*, nux-v., petr., verat.

Aufstehen, beim: Acon-c., ammc., arn., **Ars.**, atro., **Bry.**, clem., coca, fago., ham., hydr., hyper., jab., lyc., mag-c., nat-ar., *nat-m.*, olnd., osm., phyt., pic-ac., ptel., *rhus-t.*, sol-t-ae., teucr., thuj., uran

nach dem: Am-c., coc-c., hydr., mag-c.

Sitzen, vom: *Chin.*

Bewegung, durch: Agar., ammc., apoc., *arg-m.*, **Ars.**, asaf., bry., cann-s., cocc., hydr-ac., kali-bi., kali-n., lach., merc., merl., nux-v., phel., *phos.*, plb., **Spong.**, staph., sulph., tab.

amel.: Colch., coloc., cycl., gels., kreos., *lyc.*, mosch., pip-m., *plat.*, plb., *rhod.*

SCHWÄCHE - Bewegung, durch ...

Arme, der: Nat-m.

horizontaler Lage bewegt wird, wenn er aus: Rob.

langsame, vorsichtige Bewegung amel.: Kali-n.

Bier, nach: Coc-c.

amel.: Thea

Bücken, beim: Graph.

Diarrhö, durch: *Alum.*, ambr., *apis*, **Ars.**, *bor.*, both., bry., carb-v., **Chin.**, coloc., con., *dulc.*, *ferr.*, gnaph., *graph.*, hura, hydr., *iod.*, *ip.*, iris., kali-c., kali-chl., lil-t., mag-c., merc., merc-cy., **Nat-s.**, **Nit-ac.**, *nux-v.*, **Olnd.**, op., ox-ac., petr., **Phos.**, phyt., **Pic-ac.**, **Podo.**, *sec.*, senec., sep., **Sil.**, *sul-ac.*, *tab.*, *tarent.*, **Verat.**, zinc.

Erektionen, durch: Aur., carb-s.

Erregung, nach: *Con.*, stry., thea

Erwachen, beim: Aeth., aloe, ambr., arg-m., ars-h., bell., bism-o., bry., carb-s., card-m., cham., chel., chin., clem., *cycl.*, dig., dios., equis., erig., ferr., ferr-p., form., hipp., hura, lac-c., lyc., mang., myric., nat-ar., nat-m., nat-p., nux-m., op., ph-ac., podo., ptel., **Puls.**, rhod., rhus-t., sang., *sep.*, sulph., sumb., tab., teucr., thuj., upa., xan.

nach dem: Arg-m., calc-s., cedr., cycl., iod., wild.

Traum, aus einem: Op., teucr.

Essen, vor: Cinnb.

während: Bufo, mag-c., ptel.

nach: Act-sp., *anac.*, **Ars.**, **Bar-c.**, brom., calc-p., cann-s., carb-an., *chin.*, clem., *con.*, *croc.*, crot-c., cycl., dig., ferr-ma., hep., hyper., kali-c., *lyc.*, mag-c., meph., merc-c., mur-ac., nat-m., nux-v., **Ph-ac.**, phos., rhod., rhus-t., ruta, sang., sel., *sil.*, *staph.*, sul-ac., sulph., tell., teucr., thea, thuj.

amel.: Aster., petr., sil.

Exzess, nach irgendeinem: Plb.

Fahren und Reiten, durch: Cocc., petr., psor., sep., sulph., ter.

Freien amel., im: Cinnb.

Feuchtigkeit, durch Nasswerden; durch Einwirkung von: Ars.

Fieber, bei: Acon., ant-t., aran., **Ars.**, *bapt.*, *bry.*, carb-v., eup-pur., ferr., *ign.*, lyc.,

SCHWÄCHE - Fieber, bei ...

mur-ac., nat-c., *nat-m.*, nit-ac., *ph-ac.*, **Phos.**, *puls.*, *rhus-t.*, *rob.*, sarr., sulph.

nach: *Aran.*

lang anhaltendem Fieber, nach: **Sel.**

Freien, im: Am-c., am-m., ambr., bry., calc., chin., clem., coff., coloc., con., ferr., grat., kali-c., mag-c., merc., mur-ac., nux-v., *plat.*, sang., *spig.*, verat.

amel.: Chel., colch., **Con.**, croc., gels., grat., naja, nat-m., pic-ac., sabad.

frische Luft amel.: Calc.

Mangel an frischer Luft, aus: Meli.

Freude, durch: Crot-c.

Froststadium im Fieber, vor: *Ars.*, *chin.*, nat-m., thuj.

während: Arn., ars., *chin.*, coc-c., ip., lach., *nat-m.*, *phos.*, psor.

Frühling, im: Apis

Frühstück, nach dem: Arg-n., brom., carb-v., dig., lach., nux-v., *ph-ac.*, sil., thea, verat.

amel.: *Calc.*, *con.*, nat-m., nux-v., *staph.*

Zeit des Frühstücks, um die: Sep.

Füßewaschen, beim: Merc.

Gehen, durch: Acon., aesc., agar., **Alum.**, *anac.*, arn., **Ars.**, *ars-i.*, bar-c., bar-m., *berb.*, bov., brom., **Bry.**, **Calc.**, **Cann-i.**, *carb-an.*, *carb-s.*, *carb-v.*, cham., chel., *chin.*, chin-a., coca, cocc., *coloc.*, **Con.**, cupr., *cupr-ar.*, euph., **Ferr.**, ferr-ar., ferr-i., ferr-ma., *fl-ac.*, gins., ham., helon., hep., hyper., ind., indg., *iod.*, *kali-c.*, kali-p., *lac-d.*, **Lach.**, *lyc.*, mag-c., mag-m., *med.*, meny., merc., merl., mez., **Mur-ac.**, *nat-ar.*, *nat-c.*, nat-h., *nat-m.*, *nat-s.*, **Nit-ac.**, nux-m., pall., petr., **Ph-ac.**, **Phos.**, phys., phyt., **Pic-ac.**, *plb.*, polyg-h., **Psor.**, *puls.*, puls-n., rheum, rhod., **Rhus-t.**, ruta, sabin., **Sep.**, *sil.*, spig., **Squil.**, stann., *staph.*, stram., **Sulph.**, sumb., tarent., tell., thuj., til., tril., *verat.*, *zinc.*

amel.: Anac., coloc., merc., nat-m., **Rhus-t.**, *ruta*, **Sulph.**

Beginn des Gehens, zu: *Carb-v.*

Fahren und Reiten, beim Gehen nach: Petr.

Freien, im: Act-sp., agar., **Alum.**, *am-c.*, ambr., arg-m., bry., *calc.*, carb-v., caust., chel., **Cocc.**, coff., *coll.*,

con., ferr., graph., hep., hyos, kali-bi., kali-c., lact., mag-c., merc., nat-m., *nux-v.*, puls., rhod., **Rhus-t.**, sang., sep., *sil.*, *spig.*, sulph., *zinc.*

amel.: Agar., am-c., caust., *fl-ac.*, *kali-i.*, ox-ac., *sulph.*

Frühstück amel., nach dem: Coca

Haus, im: Agar., ferr-ma., sec., sumb.

Husten und Auswurf, durch: Nux-v.

langsam Gehen amel.: *Ferr.*

Menses, während den: Phel.

Rauchen, nach: Sulph.

schnellem Gehen, bei: Agar., coc-c., olnd.

amel.: *Stann.*

Sonnenhitze, in der: *Lach.*, *nat-c.*

Sturmes oder Gewitters, vor und während eines: Sil.

geistige Anstrengung, durch: *Aloe*, apis, arn., ars., aur., *bell.*, **Calc.**, cham., cocc., **Cupr.**, **Ferr-pic.**, ign., *kali-c.*, kali-n., **Lach.**, **Lec.**, *lyc.*, **Nat-c.**, nat-m., *ph-ac.*, **Psor.**, **Puls.**, sabad., **Sel.**, sep., sil., spong., *sulph.*, thuj.

amel.: *Croc.*

Gewitter, bei: Caust., nat-c., nat-p., nit-ac., petr., rhod., sil.

Heben einer Last, durch: **Carb-an.**

Heiterkeit, wie nach großer: Cinnb.

Hitze, durch: Aster., *carb-s.*, coc-c., *lach.*, *nat-c.*, nat-p., *puls.*, rhod., **Sel.**, *sulph.*, tab., vesp.

Bettwärme: Aster.

Gehen und schneller Abkühlung danach, nach Erhitzung durch: *Rhus-t.*

Hitzewallungen, durch: Cocc.

Sommerhitze, in der: Alum., *corn.*, **Iod.**, *lach.*, **Nat-c.**, nat-m., **Sel.**

Sonnenhitze, in der: **Nat-c.**, **Sel.**

Zimmer, in einem heißen: Cinnb., *puls.*

Eintritt ins, aus dem Bett: Aloe

Hunger, durch: *Alum.*, **Iod.**, *phos.*, spig., **Sulph.**, *zinc.*

intermittierend: *Apis*, nat-s.

Kaffeegeruch, durch: Sul-ac.

SCHWÄCHE ...

Kälte, bei: Aeth., apis, con., guare., nat-m., thuj.

Kindern, bei: Bar-c., bell., calc., lach., *lyc.*, nux-v., sil., *sulph.*

Koitus, nach: *Agar.*, berb., **Calc.**, chin., clem., *con.*, *dig.*, *graph.*, *kali-c.*, *kali-p.*, lil-t., lyc., mosch., *nat-m.*, nit-ac., petr., *ph-ac.*, *phos.*, **Sel.**, *sep.*, *sil.*, staph., tarent.

Konvulsionen, nach: Acon., ars., merc-c., sec., stry., tab.

epileptischen: Camph.

hysterischen: Ars.

Kopfschmerz, durch: Ars-h., bufo, cob., fago., glon., naja

Kränkung, nach: Ign.

Krankenpflege, durch: *Cimic.*, **Cocc.**, *nit-ac.*, olnd., zinc.

Kummer, durch: *Caust.*, *ign.*, *ph-ac.*

lähmungsartig: *Alum.*, am-m., *arg-m.*, **Ars.**, *bar-c.*, *bar-m.*, bell., *bism-o.*, bry., *calc.*, camph., canth., carb-v., *caust.*, *cham.*, chel., *chin.*, cina, **Cocc.**, *colch.*, con., crot-h., dig., dros., euph., *ferr.*, ferr-ar., **Gels.**, **Hell.**, hyos., ind., kali-n., lach., laur., *merc.*, mez., mosch., **Mur-ac.**, nat-c., nat-p., *nit-ac.*, nux-v., *olnd.*, **Ph-ac.**, **Phos.**, plb., *puls.*, *rhod.*, *rhus-t.*, sabad., sil., *stann.*, stront., valer., **Verat.**

Bewegung, bei: Aeth., arg-m.

Hinuntergleiten im Bett: *Apis*, *ars.*, arum-t., carb-v., *hell.*, *lach.*, mosch., **Mur-ac.**, *nit-ac.*, nux-m., **Ph-ac.**, **Phos.**, *rhus-t.*

Schmerz, bei: *Arg-m.*, *verat.*

schmerzhaften Teilen, in: Cham., *verat.*

Lehnen nach links während den Menses amel.: Phel.

Lesen, durch: Anac., *aur.*, ph-ac., plb., *sumb.*

lautes, durch: Stann.

Liebe, durch unglückliche: *Ph-ac.*

Liegen, beim: Agar., alum., bar-c., bry., carb-v., carl., coca, cycl., gels., nat-c., nat-m., nit-ac., nux-v., petr., phys., pip-m., *puls.*, spig., zinc-m.

amel.: Acon-f., ars., lach., mag-c., *psor.*, *sep.*

Rücken amel., auf dem: Cast.

SCHWÄCHE - Liegen, beim...

Regenschauer, vor einem: Gels.

Meer, nach einem Bad im: *Mag-m.*

Menses, vor: Aur-s., *bell.*, brom., carb-ac., cimic., *cocc.*, ferr., iod., *mag-c.*, *nat-m.*, nux-m., phel., zinc.

während: *Agar.*, *aloe*, *alum.*, *am-c.*, am-m., *ars.*, ars-i., bar-c., bell., berb., bor., bov., bufo, cact., calc., calc-p., *calc-s.*, **Carb-an.**, *carb-s.*, *carb-v.*, caul., *caust.*, cimic., *cinnb.*, *cocc.*, eupi., ferr., ferr-i., *graph.*, *helon.*, ign., *iod.*, ip., *kali-c.*, *kali-s.*, *lach.*, *lil-t.*, lyc., *mag-c.*, *mag-m.*, mosch., *murx.*, nat-ar., nat-c., *nat-m.*, *nicc.*, *nit-ac.*, nux-m., *nux-v.*, *petr.*, phel., *phos.*, *sabin.*, *sec.*, senec., **Sep.**, stann., *sulph.*, tarent., thuj., tril., tub., *uran*, *verat.*, vinc.

amel.: **Sep.**

atmen, muss sich hinlegen; kann kaum: *Nit-ac.*

hinzulegen, mit dem Verlangen sich: Bell., ip., *nit-ac.*

schmerzhaft: Bell., bufo

sprechen, kann kaum: *Carb-an.*, *stann.*

Stuhlgang, nach: Nux-v.

Treppensteigen, beim: *Iod.*

nach: *Alum.*, benz-ac., berb., calc-p., *carb-an.*, *chin.*, *cimic.*, iod., **Ip.**, nat-m., *phos.*, plat., sec., sulph., thuj.

Verhältnis zum Blutverlust. in keinem: *Ip.*

Beginn der Menses, zu: Phel.

Ende, am: Bov., iod.

Erscheinen der Menses amel.: Cycl., mag-m.

Mittagessen, vor: Nat-m., thuj.

während: Bov., nat-s., teucr.

nach: Am-c., am-m., ant-c., ars., asar., bapt., bov., cahin., calc., carb-v., cast., chel., *chin.*, *cob.*, cycl., dig., graph., grat., ign., indg., iod., lyc., mag-c., nat-m., nat-p., ol-an., ox-ac., *ph-ac.*, phel., phos., plat., plect., sars., *sil.*, squil., *sulph.*, *thuj.*, zinc.

amel.: Ambr.

Nervenschwäche: Acon., *alum.*, am-c., ambr., arn., ars., *asar.*, aur., *bar-c.*, *bell.*, bry., *calc.*, calc-p., camph., carb-an., carb-s.,

SCHWÄCHE - Nervenschwäche ...

carb-v., cham., **Chin.**, *cic.*, **Cocc.**, *coff.*, colch., *con.*, croc., *cupr.*, cur., dig., graph., *guaj.*, hell., hep., hyos., *ign.*, *iod.*, kali-n., **Kali-p.**, lach., lact., laur., **Lec.**, led., lyc., *merc.*, mosch., mur-ac., **Nat-c.**, nat-m., **Nat-p.**, **Nit-ac.**, nux-m., **Nux-v.**, op., petr., *ph-ac.*, **Phos.**, **Pic-ac.**, *plat.*, *plb.*, **Puls.**, rhus-t., sabin., sars., sec., sel., **Sep.**, **Sil.**, spig., spong., squil., **Stann.**, **Staph.**, stram., sul-ac., *sulph.*, *teucr.*, *valer.*, verat., *viol-o.*, zinc., zinc-m.

nachmittags: Cimic.

Gehen, nach: Petr.

periodisch: **Arg-n.**

Morgen, jeden zweiten: Nit-ac.

plötzlich: *Acon.*, act-sp., *apis*, *arg-m.*, **Ars.**, ars-h., calc., camph., *carb-v.*, cham., colch., con., **Crot-h.**, cupr-ar., **Graph.**, *hep.*, *ip.*, lach., laur., lyc., *nux-v.*, *phos.*, ran-b., sec., *sel.*, **Sep.**, spong., stann., stram., tarent., tax., *verat.*

täglich: *Hep.*

nachmittags: Lyc., ran-b.

13.30 Uhr: Iodof.

Gehen, nach: Graph.

abends: Fl-ac.

Anziehen nach dem Aufstehen, beim: *Stann.*

Frösteln, bei: Sep.

Gehen, durch: Sabad., wild.

Hautausschläge herausgekommen sind, nachdem: Ars.

Sinne schwinden wollten, als ob die: Ran-b.

Sitzen, im: Cham., lyc., ran-b.

Rauchen, durch: Asc-t., *hep.*

Samenabgang, nach: Acet-ac., agar., aur., *bar-c.*, *calc.*, canth., carb-an., carl., *chin.*, *con.*, cupr., *dig.*, *gels.*, *hydr.*, iod., *kali-c.*, **Lyc.**, naja, *nat-m.*, nat-p., **Nux-v.**, **Ph-ac.**, **Phos.**, *pic-ac.*, plb., puls., *sars.*, *sel.*, *sep.*, **Sil.**, *stann.*, **Staph.**, ust.

Schlaf, im: Bufo

nach: Agar., bor., bor-ac., camph., carl., chin., chin-s., coca, colch., con., cycl., dor., ferr., gels., gent-l., *lach.*, lyc., mez., nat-n., sec., sep., sil., zinc.

amel.: Mez., *ph-ac.*, *phos.*

Schlafmangel, durch: **Cocc.**

SCHWÄCHE ...

Schläfrigkeit, durch: *Coff.*, gran., nit-ac.

morgens: Verat.

nachmittags, Gehen amel.: Ruta

wie durch Schläfrigkeit: Cimic., dig., kali-n., petr., phel., plat., *rhus-t.*, thuj.

Schlafwandeln, nach: Sulph.

Schmerz, durch: *Arg-m.*, **Ars.**, carb-v., hura, kali-p., plb., *rhus-t.*

Magen, im: *Podo.*

Rücken, und: Sep.

Sakrum, im: *Sep.*

schnell zunehmend (vgl. plötzlich): **Ars.**, aur., *sep.*, **Verat.**

Schreck, durch: Coff., merc., op.

Schreiben, durch: Cann-s., ran-b., sil.

Schwitzen, durch: Acon., agar., am-c., ambr., aml-n., ant-c., anthr., apis, *ars.*, *bar-c.*, benz., bov., **Bry.**, *calad.*, *calc.*, **Camph.**, **Carb-an.**, carb-v., **Chin.**, *chin-a.*, **Chin-s.**, cocc., croc., dig., **Ferr.**, *ferr-ar.*, *ferr-i.*, ferr-p., graph., hyos., ign., **Iod.**, kali-bi., kali-n., lac-c., lyc., **Merc.**, nat-m., *nit-ac.*, op., *ph-ac.*, **Phos.**, **Psor.**, puls., *pyrog.*, rhod., **Samb.**, *sec.*, **Sep.**, *sil.*, *stann.*, *sulph.*, *tarax.*, **Tub.**, *verat.*, *verat-v.*

nachts: Ars., bar-c., bry., *carb-an.*, *chin.*, eupi., ferr., *merc.*, *samb.*, stann., tarax., **Tub.**

Wachsein, mit trockener, brennender Hitze im Schlaf; beim: **Samb.**

Sehen nach unten, beim: Kali-c.

Sitzen, im: Agar., anac., *ars.*, aur., bry., carl., chel., chin., cocc., colch., fago., graph., kali-n., *lyc.*, *mag-c.*, mang., merc-i-f., *nat-m.*, nit-ac., *plat.*, plb., ptel., **Rhus-t.**, ruta, sabad., staph., *sulph.*

amel.: Bry., glon., nux-v.

Spaziergang, nach einem: **Ruta**

Speisen, durch saure: Aloe

Sprechen, durch: Act-sp., **Alum.**, am-c., ambr., *calc.*, *cocc.*, dor., *ferr.*, *hyos.*, iod., *nat-m.*, *ph-ac.*, *psor.*, sep., sil., **Stann.**, **Sulph.**

sprechen hört, wenn er andere Leute: Alum., am-c., ars., verat.

Stehen, im: Agn., asaf., berb., *cic.*, crot-h., cur., merc., mur-ac., nat-m., ran-b., spig., *sulph.*, zing.

SCHWÄCHE ...

stillenden Frauen, bei: *Carb-an.*, **Chin.**, olnd., **Ph-ac.**

Stimulantien amel.: Phos.

Stuhlgang, vor: Hydr., mez., nat-h., *rhus-t.*, *verat.*

während: Aesc., apis, atro., bell., *bor.*, carb-s., cob., colch., crot-h., kali-i., lact., pic-ac., plan., **Plat.**, *sec.*, verat.

nach: Aeth., *aloe*, ant-t., apis, apoc., arn., **Ars.**, **Ars-m.**, bism-o., bov., *calc.*, *carb-s.*, *carb-v.*, caust., chin., *chin-s.*, clem., colch., coloc., com., **Con.**, cop., crot-h., crot-t., dios., *dulc.*, eupi., ferr-ma., *graph.*, ign., *iod.*, ip., *lach.*, lil-t., *lyc.*, mag-c., *med.*, **Merc.**, mez., nat-m., **Nat-s.**, **Nit-ac.**, *nux-v.*, *petr.*, *phos.*, phys., **Pic-ac.**, plan., **Podo.**, sabad., sacc., **Sec.**, *sep.*, *sulph.*, *ter.*, thuj., tril., trom., **Verat.**, vinc.

Sturmes (vgl. Gewitter), vor und während eines: Sil.

Tod, wie bei bevorstehendem: *Ars.*, olnd.

Traum, nach einem: *Calc-s.*

Treppen, beim Hinuntergehen von: Stann.

Treppensteigen, beim: *Anac.*, ars., ars-i., **Calc.**, *calc-p.*, coff., colch., fago., **Iod.**, *lyc.*, nat-m., ox-ac., ph-ac., phys., pic-ac., puls., spig., *stann.*, sulph.

Urinieren, nach: Cimic., *lyss.*, *phos.*

reichlichem, nach: Caust., gels., med.

Versammlung amel., bei einer interessanten: Pip-m.

warmen Zimmer, im: Aloe, ambr., croc., *iod.*, merl., **Puls.**

Wein amel.: Ars., lyc., phos., *thuj.*

Wetter, bei kaltem: Apis, lach.

warmem Wetter, bei: **Ant-c.**, *iod.*, *nat-ar.*, nat-m., nat-p., *sel.*, *sulph.*

wolkigem, feuchtem Wetter, bei: Sang.

Ziehen und Zucken in den Gliedern, nach: Sulph.

zittrig: *Agar.*, *alum.*, *anac.*, *apis*, **Arg-n.**, *ars.*, *bapt.*, carb-v., caul., clem., *cocc.*, **Con.**, *crot-h.*, *gels.*, hep., kali-n., *kalm.*, lyc., *nit-ac.*, ox-ac., *phos.*, *plat.*, *puls.*, *sep.*, **Stann.**, ther.

nachts, beim Erwachen: Brom.

Mittagessen, nach dem: Ant-c.

SCHWÄCHE - zittrig ...

Stuhlgang, nach: **Ars.**, carb-v., caust., **Con.**

Zorn, nach: Zinc.

Zubettgehen, beim: Arn., cinnb., lycps., mur-ac., rumx., ter.

SCHWARZFÄRBUNG äußerer Körperteile: *Acon.*, *agar.*, alum., am-c., ant-c., *anthr.*, apis, *arg-n.*, arn., **Ars.**, ars-i., asaf., asar., aur., bar-c., bell., bism-o., bry., calc., camph., canth., *carb-an.*, *carb-v.*, caust., cham., *chin.*, chin-a., cic., cina, cocc., *con.*, *crot-h.*, **Cupr.**, *dig.*, dros., *echi.*, *ham.*, hyos., iod., ip., *lach.*, lyc., **Merc.**, nat-m., nit-ac., *nux-v.*, **Op.**, *ph-ac.*, *phos.*, phyt., *plb.*, puls., sabad., *samb.*, sars., **Sec.**, sep., sil., spig., spong., squil., stann., stram., thuj., **Verat.**

SULPHUR, Missbrauch von: Ars., *calc.*, chin., *merc.*, **Puls.**, sep.

SCHWEFEL, Folgen des Missbrauchs von: Ars., *calc.*, chin., *merc.*, **Puls.**, sep.

SCHWEISS:

amel.: *Ars.*, *bov.*, **Bry.**, *calad.*, calc., **Cupr.**, lyc., nat-c., rhus-t.

nach, agg.: Ars., bell., bry., *calc.*, carb-v., **Chin.**, con., ign., iod., kali-c., lyc., *merc.*, nat-c., nat-m., nux-v., petr., **Ph-ac.**, *phos.*, *puls.*, sel., **Sep.**, sil., spig., squil., *staph.*, *sulph.*

amel.: *Acon.*, aesc., am-m., ambr., ant-t., *ars.*, bar-c., bell., bov., *bry.*, *calad.*, *canth.*, **Cham.**, chel., clem., cocc., coloc., **Gels.**, *graph.*, hell., *hep.*, hyos., ip., kali-n., led., lyc., mag-m., **Nat-m.**, nit-ac., nux-v., *olnd.*, op., **Psor.**, puls., rhod., **Rhus-t.**, sabad., sabin., samb., sel., spong., stram., *stront.*, sul-ac., *sulph.*, tarax., *thuj.*, valer., *verat.*

kalter: Nux-v.

keine Linderung, verschafft: *Acon.*, anac., *ant-c.*, *ant-t.*, arn., **Ars.**, bar-c., bell., benz-ac., *calc.*, camph., cann-s., carb-v., **Caust.**, **Cham.**, chel., *chin.*, cimx., cina, cinnb., *cocc.*, coff., colch., coloc., con., croc., *dig.*, dros., dulc., eup-per., *ferr.*, ferr-ar., **Form.**, graph., *hep.*, hyos., *ign.*, *ip.*, *kali-c.*, kali-n., kreos., led., lyc., *mang.*, **Merc.**, mez., mosch., mur-ac., nat-ar., *nat-c.*, nat-m., *nit-ac.*, **Nux-v.**, **Op.**, par., ph-ac., *phos.*, plb., psor., *puls.*, ran-b., rhod., **Rhus-t.**, *sabad.*, sabin., samb., sel., **Sep.**, spong., stann., staph., **Stram.**, stront., **Sulph.**, tarax., thuj., *til.*, valer., **Verat.**, *verat-v.*

SCHWEISS ...

unterdrückten Schweiß, Beschwerden durch: Acon., am-c., anthr., apis, arn., ars., **Bell.**, *bry.*, cadm., **Calc.**, **Calc-s.**, cann-s., *carb-s.*, *carb-v.*, **Cham.**, **Chin.**, *clem.*, coff., **Colch.**, coloc., cupr., **Dulc.**, *eup-per.*, *ferr.*, *graph.*, *hep.*, hyos., iod., ip., *kali-c.*, led., *lyc.*, mag-c., *merc.*, nat-c., *nat-m.*, *nat-s.*, nit-ac., *nux-m.*, *nux-v.*, olnd., op., ph-ac., *phos.*, plat., *plb.*, **Psor.**, puls., **Rhus-t.**, sabad., sec., sel., seneg., **Sep.**, **Sil.**, spong., squil., staph., **Stram.**, **Sulph.**, teucr., verb., viol-o.

SCHWELLUNG im Allgemeinen: *Acon.*, agar., agn., alum., am-c., am-m., ambr., anac., ant-c., **Apis**, arg-m., *arn.*, **Ars.**, ars-i., asar., aur., *bar-c.*, **Bell.**, bism-o., bor., bov., **Bry.**, bufo, calad., *calc.*, camph., cann-s., *canth.*, caps., carb-an., *carb-s.*, carb-v., caust., *cham.*, chel., *chin.*, cic., clem., cocc., coff., colch., coloc., com., con., cop., croc., crot-h., cupr., cycl., dig., dros., *dulc.*, euph., euphr., *ferr.*, graph., guaj., hell., *hep.*, hyos., ign., iod., *kali-ar.*, **Kali-bi.**, *kali-c.*, kali-n., kreos., lach., laur., led., *lyc.*, mag-c., mag-m., mang., **Merc.**, mez., mosch., mur-ac., naja, *nat-c.*, nat-m., *nit-ac.*, nux-m., **Nux-v.**, olnd., op., par., petr., *ph-ac.*, *phos.*, *plb.*, **Puls.**, ran-b., rhod., **Rhus-t.**, ruta, sabad., sabin., samb., sars., sec., seneg., *sep.*, *sil.*, *spig.*, spong., squil., stann., staph., *stram.*, stront., sul-ac., *sulph.*, *thuj.*, valer., verat., *vip.*, zinc.

aufgedunsen, ödematös: *Acon.*, *agar.*, am-c., *am-m.*, **Ant-c.**, **Apis**, *apoc.*, arn., **Ars.**, *asaf.*, aur., *aur-m.*, bar-c., *bell.*, *bry.*, **Calc.**, **Caps.**, *carb-s.*, cedr., cham., chin., cina, cocc., colch., coloc., con., **Cupr.**, **Dig.**, dros., *dulc.*, **Ferr.**, **Graph.**, guaj., **Hell.**, hyos., *iod.*, ip., kali-c., kreos., lach., laur., led., *lyc.*, mag-c., merc., mez., mosch., nat-c., *nit-ac.*, nux-m., **Olnd.**, op., phos., *phyt.*, plb., puls., rheum, *rhus-t.*, samb., sars., *seneg.*, *sep.*, sil., *spig.*, spong., **Squil.**, staph., stram., *sulph.*, *teucr.*, verat., *verb.*, zinc.

entzündlich: **Acon.**, agn., alum., am-c., ant-c., *apis*, arn., **Ars.**, ars-i., asaf., bar-c., **Bell.**, *bry.*, **Calc.**, cann-s., **Canth.**, carb-an., carb-v., *caust.*, chin., cocc., colch., *con.*, cupr., euph., graph., guaj., hep., *iod.*, *kali-ar.*, **Kali-bi.**, **Kali-c.**, *kali-i.*, led., *lyc.*, mag-c., **Merc.**, nat-c., *nat-m.*, *nit-ac.*, nux-v., petr., *phos.*, *phyt.*, plb., *puls.*, *rhus-t.*, sabin., samb., sars., sec., **Sep.**, *sil.*, spong., stann., *sulph.*, thuj., zinc.

erkrankter Körperteile: **Acon.**, **Act-sp.**, agn., alum., ant-c., ant-s., *apis*, arn., *ars.*, *ars-i.*, asaf., aur., bar-c., **Bell.**, bov., **Bry.**,

SCHWELLUNG - **erkrankter** Körperteile ...

calc., cann-s., *canth.*, carb-an., carb-v., *caust.*, cedr., cham., chin., cic., clem., cocc., colch., coll., con., **Crot-h.**, crot-t., cub., cupr., dig., dulc., euph., **Euphr.**, *ferr.*, *ferr-p.*, *fl-ac.*, **Gels.**, graph., guaj., hell., *hep.*, hydr., ign., *iod.*, *kali-bi.*, *kali-i.*, *lach.*, *led.*, *lyc.*, mag-c., mang., **Merc.**, **Merc-c.**, *mur-ac.*, *nat-c.*, *nat-m.*, *nit-ac.*, *nux-v.*, ox-ac., *petr.*, ph-ac., *phos.*, *phyt.*, plb., *psor.*, **Puls.**, ran-b., **Rhod.**, **Rhus-t.**, ruta, sabin., *samb.*, sang., sars., sec., **Sep.**, **Sil.**, spig., **Spong.**, *stann.*, *stram.*, **Sulph.**, thuj., *valer.*, zinc.

Drüsen: Acon., *aesc.*, agn., alum., am-c., *am-m.*, ambr., ant-c., ant-t., *anthr.*, arg-m., arn., ars., **Ars-i.**, *arum-t.*, asaf., aur., bapt., **Bar-c.**, **Bar-i.**, **Bar-m.**, **Bell.**, bor., bov., **Brom.**, *bry.*, *bufo*, calad., *calc.*, **Calc-i.**, calc-p., **Calc-s.**, camph., cann-s., *canth.*, caps., **Carb-an.**, *carb-s.*, **Carb-v.**, caust., *cham.*, chin., cic., **Cist.**, **Clem.**, cocc., coloc., **Con.**, croc., crot-h., cupr., cycl., dig., **Dulc.**, euph., *ferr.*, ferr-ar., ferr-i., **Graph.**, hell., **Hep.**, hyos., ign., **Iod.**, *kali-ar.*, *kali-c.*, *kali-chl.*, *kali-i.*, lach., led., **Lyc.**, mag-c., mag-m., mang., med., **Merc.**, **Merc-c.**, merc-d., *merc-i-f.*, *merc-i-r.*, mez., mur-ac., *nat-c.*, nat-m., **Nit-ac.**, *nux-v.*, petr., *ph-ac.*, **Phos.**, *phyt.*, plb., psor., *puls.*, ran-b., ran-s., rhod., **Rhus-t.**, ruta, sabad., sabin., samb., sars., *sep.*, **Sil.**, spig., **Spong.**, squil., *stann.*, staph., stram., stront., *sul-ac.*, **Sulph.**, teucr., **Thuj.**, *verat.*, viol-o., *zinc.*

bläulich: Arn., ars., aur., *carb-an.*, carb-v., con., ferr-i., hep., *lach.*, mang., merc., merc-i-f., puls., sil., sul-ac.

entzündlich: *Acon.*, agn., am-c., ant-c., *arn.*, ars., asaf., *bad.*, *bar-c.*, **Bell.**, bor., *bry.*, calc., *carb-an.*, *carb-v.*, caust., cinnb., *clem.*, cocc., **Con.**, *hep.*, hyos., *kali-i.*, *lyc.*, mang., **Merc.**, mez., mur-ac., nat-c., petr., *phos.*, *phyt.*, puls., *rhus-t.*, sars., **Sil.**, sulph., *thuj.*

hart: Agn., ant-c., arn., ars., asaf., *bry.*, *carb-an.*, caust., chin., **Con.**, dig., graph., **Iod.**, *kali-i.*, lach., led., merc., mez., nux-v., *phos.*, *puls.*, **Rhus-t.**, sabin., samb., *spong.*, stront., *sulph.*

heiß: *Acon.*, am-c., ant-c., arn., asaf., **Bell.**, **Bry.**, *calc.*, canth., *carb-an.*, carb-v., chin., clem., cocc., euph., *hep.*, kali-c., led., **Merc.**, nux-v., petr., **Phos.**, *phyt.*, puls., rhus-t., sars., sil., *sulph.*

kalt: *Ars.*, asaf., bell., *cocc.*, **Con.**, cycl., dulc., lach., rhod., spig.

SCHWELLUNG - *Drüsen ...*

Knoten, wie: Bry., nit-ac.

Menses, während den: Kali-c., lac-c.

perlschnurartig: **Bar-m.**, *calc.*, *cist.*, con., *dulc.*, hep., *iod.*, lyc., rhus-t., *sil.*, tub.

Scharlach, nach: **Bar-c.**

schmerzhaft: Acon., ant-c., *arn.*, aur., **Bar-m.**, **Bell.**, calc., canth., *carb-an.*, *chin.*, clem., cor-r., *hep.*, *iod.*, *kali-i.*, *nit-ac.*, nux-v., phyt., *puls.*, rhus-t., *sil.*, spig., stann., staph.

schmerzlos: Ars., asaf., **Calc.**, *cocc.*, *con.*, cycl., dulc., *ign.*, lach., *nit-ac.*, *ph-ac.*, plb., *sep.*, sil., staph., thuj.

Knochen: Am-c., **Asaf.**, *aur.*, bell., bry., **Calc.**, *calc-p.*, carb-an., clem., coloc., con., dig., dulc., euph., ferr., fl-ac., guaj., hep., iod., *kali-i.*, kreos., lach., *lac-ac.*, *lyc.*, mang., *merc.*, *mez.*, nat-c., nat-m., *nit-ac.*, petr., **Ph-ac.**, **Phos.**, plb., **Puls.**, rhod., rhus-t., *ruta*, sabin., sep., **Sil.**, spig., **Staph.**, **Sulph.**, thuj., verat.

Knorpel: **Arg-m.**

Periost: Ant-c., **Asaf.**, *aur.*, bell., bry., chin., *kali-i.*, mang., *merc.*, mez., *nit-ac.*, **Ph-ac.**, *puls.*, rhod., rhus-t., ruta, sabin., *sil.*, staph.

SCHWELLUNGSGEFÜHL: *Acon.*, agar., aloe, alum., am-m., ambr., anac., ant-c., ant-t., apis, *aran.*, arg-m., *arg-n.*, arn., ars., asaf., asar., aur., bapt., bar-c., *bell.*, *bism-o.*, bov., bry., caj., calad., calc., *calc-p.*, cann-i., canth., *caps.*, carb-ac., carb-s., carb-v., caust., *cedr.*, cham., chin., cimic., cina, *coc-c.*, *cocc.*, colch., *coloc.*, *com.*, con., *cor-r.*, crot-h., crot-t., *cupr.* cycl., dig., dulc., euph., *euphr.*, *glon.*, **Guaj.**, hell., hep., hyos., ign., *ip.*, kali-c., kali-n., kreos., **Lach.**, *laur.*, led., lyc., mag-c., mang., **Merc.**, **Merc-i-f.**, mez., mosch., nit-ac., nux-m., nux-v., olnd., *op.*, **Paeon.**, **Par.**, petr., ph-ac., phos., plat., plb., **Puls.**, ran-b., ran-s., rhod., **Rhus-t.**, sabad., sabin., samb., *sang.*, sars., *seneg.*, sep., sil., **Spig.**, spong., stann., staph., stram., sul-ac., *sulph.*, tarax., thuj., valer., verat., zinc.

Drüsen: Ant-c., aur., *bell.*, bry., carb-v., chin., clem., con., dulc., hep., ign., kali-n., lach., merc., nit-ac., nux-m., nux-v., **Puls.**, *rhus-t.*, sabin., spig., *spong.*, staph., zinc.

Knochen: Ant-c., bell., chel., guaj., *puls.*, rhus-t., spig.

SCHWEREGEFÜHL, äußerlich: Acon., **Aesc.**, agar., agn., aloe, *alum.*, am-c., ambr., anac., ant-c., ant-t., arn., *ars.*, *ars-i.*, asaf., asar., aur., *bar-c.*, bar-m., **Bell.**, bor., bov., **Bry.**, cact., calc., camph., cann-i., cann-s., canth., caps., carb-ac., *carb-s.*, *carb-v.*, caust., cham., chel., *chin.*, cic., clem., cocc., coff., colch., coloc., **Con.**, croc., crot-h., crot-t., cupr., cur., dig., dulc., euph., euphr., *ferr.*, **Gels.**, graph., hell., hep., ign., iod., *ip.*, kali-c., kali-n., kali-s., *kreos.*, laur., *led.*, lyc., mag-c., mag-m., *meli.*, meny., *merc.*, *mez.*, mosch., mur-ac., *nat-c.*, *nat-m.*, nit-ac., nux-m., **Nux-v.**, *onos.*, op., par., *petr.*, ph-ac., **Phos.**, pic-ac., plat., plb., *psor.*, **Puls.**, ran-b., rheum, *rhod.*, **Rhus-t.**, *ruta*, *sabad.*, sabin., samb., sars., sec., **Sep.**, *sil.*, **Spig.**, *spong.*, squil., **Stann.**, *staph.*, stram., stront., sul-ac., **Sulph.**, *thuj.*, valer., *verat.*, verb., viol-o., *zinc.*

innerlich: **Acon.**, *agar.*, agn., **Aloe**, alum., *am-c.*, *am-m.*, ambr., anac., ant-t., arg-n., arn., ars., asaf., asar., aur., *bar-c.*, bar-m., *bell.*, **Bism-o.**, *bor.*, *bov.*, *bry.*, calad., **Calc.**, *camph.*, *cann-i.*, cann-s., canth., carb-ac., *carb-an.*, carb-s., *carb-v.*, caust., cham., **Chel.**, *chin.*, cic., clem., *cocc.*, coff., colch., *coloc.*, *con.*, *croc.*, *cupr.*, *dig.*, dros., *dulc.*, euphr., ferr., **Gels.**, *graph.*, *hell.*, hep., hyos., ign., iod., *iris.*, *kali-c.*, kali-n., kreos., *lach.*, *laur.*, *lob.*, *lyc.*, *mag-c.*, *mag-m.*, mang., *meny.*, *merc.*, mez., mosch., *mur-ac.*, nat-c., **Nat-m.**, nit-ac., *nux-m.*, **Nux-v.**, *olnd.*, *onos.*, *op.*, par., **Petr.**, ph-ac., **Phos.**, plat., *plb.*, *prun-s.*, **Puls.**, ran-b., ran-s., rheum, rhod., **Rhus-t.**, ruta, *sabad.*, *sabin.*, samb., *sang.*, sars., sec., sel., *senec.*, *seneg.*, **Sep.**, **Sil.**, *spig.*, spong., squil., **Stann.**, *staph.*, stram., stront., sul-ac., **Sulph.**, tarax., thuj., valer., verat., verb., viol-o., viol-t., zinc.

SEITE, Symptome auf einer: *Aesc.*, *agar.*, agn., **Alum.**, am-c., am-m., *ambr.*, **Anac.**, ant-c., ant-t., aphis., *arg-m.*, *arg-n.*, arn., ars., **Asaf.**, asar., aur., *bar-c.*, bar-m., bell., bism-o., bor., **Bry.**, *calc.*, camph., cann-s., *canth.*, caps., carb-an., carb-v., caust., cham., chel., chin., cic., *cina*, clem., cocc., coff., colch., coloc., con., croc., cupr., *cycl.*, dig., dros., *dulc.*, euph., euphr., ferr., graph., *guaj.*, hell., hep., hyos., ign., iod., iris., **Kali-c.**, kali-n., **Kali-p.**, **Kreos.**, **Lach.**, laur., led., **Lyc.**, **Lyss.**, mag-c., mag-m., *mang.*, meny., merc., *mez.*, mosch., *mur-ac.*, nat-c., nat-m., *nit-ac.*, nux-m., nux-v., *olnd.*, *par.*, petr., **Ph-ac.**, *phos.*, **Plat.**, *plb.*, puls., ran-b., ran-s., rheum, rhod., rhus-t., ruta, *sabad.*, *sabin.*, samb., **Sars.**, sel., seneg., sep., sil., *spig.*, spong., squil., stann., *staph.*, *stront.*, **Sul-ac.**, sulph., tarax., teucr., thuj., valer., verat., **Verb.**, viol-o., viol-t., *zinc.*

abwechselnde Seiten: Agar., ant-c., cimic., iris., **Lac-c.**, merc., onos., phos., plat., puls., sep.

SEITE ...

links: Acon., *all-c.*, aloe, *am-br.*, *anac.*, *ant-c.*, *ant-t.*, *apis*, *arg-m.*, **Arg-n.**, *arn.*, arum-t., **Asaf.**, **Asar.**, *asc-t.*, *aster.*, aur-m-n., bar-m., *berb.*, bism-o., *brom.*, *bry.*, *calc.*, cann-s., canth., **Caps.**, caust., *cham.*, *chel.*, *chin.*, *cimic.*, **Cina**, **Clem.**, cocc., *colch.*, *coloc.*, **Croc.**, *crot-t.*, *cupr.*, *dulc.*, **Euph.**, *euphr.*, *ferr.*, ferr-p., gels., **Graph.**, *guaj.*, hep., ign., ip., iris., *kali-chl.*, **Kreos.**, **Lach.**, *lith-c.*, mag-m., mang., meny., *merc.*, *merc-c.*, *merc-i-r.*, **Mez.**, mosch., *mur-ac.*, naja, nat-s., *nit-ac.*, nux-m., **Olnd.**, *onos.*, *osm.*, ox-ac., *par.*, **Phos.**, phys., plb., ran-b., *ran-s.*, *rhod.*, *sabin.*, sal-ac., **Sel.**, **Sep.**, *sil.*, *spig.*, **Squil.**, **Stann.**, staph., stront., sul-ac., **Sulph.**, tab., *tarax.*, teucr., ther., thuj., ust., vesp., *viol-o.*, *viol-t.*, xan.

dann rechts: Acon., aloe, calc-p., *colch.*, dulc., elaps, kali-c., kreos., **Lach.**, naja, nit-m-ac., phyt., rhus-t.

rechts: Abies-c., *acon.*, *aesc.*, *agn.*, *alum.*, *am-c.*, **Apis**, **Arg-m.**, *arn.*, **Ars.**, ars-i., **Aur.**, **Bapt.**, **Bell.**, *bism-o.*, **Bor.**, brom., **Bry.**, **Calc.**, *calc-p.*, cann-i., cann-s., **Canth.**, caps., *caust.*, cedr., cham., **Chel.**, chin., *cocc.*, *colch.*, **Coloc.**, **Con.**, **Crot-c.**, **Crot-h.**, *dros.*, dulc., euphr., form., guaj., *hep.*, *ign.*, *ip.*, *iris.*, kalm., kreos., lil-t., *lith-c.*, **Lyc.**, **Lyss.**, *mag-m.*, *mang.*, meny., *merc.*, *merc-i-f.*, *mez.*, *mosch.*, mur-ac., nat-ar., *nat-c.*, nit-ac., *nux-m.*, **Nux-v.**, op., pall., par., *petr.*, phyt., *plb.*, *podo.*, *prun-s.*, **Puls.**, *ran-b.*, **Ran-s.**, **Rat.**, *rhod.*, *sabad.*, *sabin.*, *sang.*, **Sars.**, **Sec.**, *sil.*, spig., *staph.*, *stront.*, **Sul-ac.**, *sulph.*, tarax., tell., *teucr.*, thuj., viol-o., viol-t., *zinc.*

dann links: Acet-ac., acon., ars-n., aspar., bell., **Lyc.**, mez., sang., spong., sulph.

diagonal, kreuzweise; links oben und rechts unten: **Agar.**, *alum.*, *anac.*, *arn.*, ars., bar-c., bell., brom., camph., caps., *carb-an.*, cham., chel., chin., coff., con., cycl., euphr., *fl-ac.*, hep., hyper., *kali-c.*, kali-n., *lach.*, laur., **Led.**, mag-m., meny., merc., mill., mur-ac., nat-m., nit-ac., nux-m., nux-v., olnd., op., par., ph-ac., puls., ran-s., rhod., **Rhus-t.**, sabad., sabin., samb., sars., sec., seneg., spong., *squil.*, *stann.*, staph., stram., sulph., **Tarax.**, teucr., *thuj.*, valer., *verat.*, *verb.*, *viol-t.*

links unten und rechts oben: Acon., agn., am-c., am-m., **Ambr.**, *ant-c.*, ant-t., arg-m., ars-i., asar., bism-o., *bor.*,

SEITE - diagonal, kreuzweise - links unten und rechts oben ...

bov., bry., calad., *calc.*, cann-s., carb-v., *caust.*, chel., cic., cina, colch., coloc., croc., cupr., dig., dulc., euph., *euphr.*, *ferr.*, graph., hell., hyos., ign., iod., ip., *lyc.*, mag-c., mang., *merc-i-f.*, mez., mur-ac., *nat-c.*, nux-v., **Phos.**, plat., *plb.*, ran-b., rheum, rhus-t., ruta, sel., *sil.*, spig., **Sul-ac.**, viol-o.

SEPSIS: Anthr., *apis*, arg-n., *arn.*, **Ars.**, *bapt.*, *bry.*, **Carb-v.**, *cench.*, **Crot-h.**, *ferr.*, *hippoz.*, *kali-p.*, **Lach.**, *lyc.*, *phos.*, *puls.*, **Pyrog.**, *rhus-t.*, *sulph.*, tarent.

SEXUELLEN Exzessen, nach: Acon., **Agar.**, agn., alum., anac., ant-c., arn., *ars.*, asaf., aur., bar-c., bell., bor., *bov.*, bry., calad., **Calc.**, *calc-s.*, cann-s., canth., caps., carb-an., *carb-v.*, caust., cham., *chin.*, *chin-a.*, cina, cocc., coff., **Con.**, *dig.*, dulc., ferr., *gels.*, graph., ign., *iod.*, *ip.*, *kali-br.*, *kali-c.*, kali-n., **Kali-p.**, led., *lil-t.*, **Lyc.**, mag-m., *merc.*, mez., *mosch.*, *nat-c.*, **Nat-m.**, **Nat-p.**, *nit-ac.*, **Nux-v.**, op., petr., **Ph-ac.**, **Phos.**, plat., plb., *puls.*, ran-b., rhod., rhus-t., ruta, sabad., samb., sec., **Sel.**, **Sep.**, **Sil.**, *spig.*, squil., stann., **Staph.**, **Sulph.**, thuj., valer., zinc.

Erregung agg., sexuelle: *Bufo*, **Lil-t.**, sars.

Verlangens agg., Unterdrückung des sexuellen: **Apis**, berb., calc., **Camph.**, *carb-o.*, **Con.**, *hell.*, *lil-t.*, *ph-ac.*, pic-ac., plat., **Puls.**

amel.: Calad.

SILICEA, Folgen des Missbrauchs von: **Fl-ac.**

SITZEN agg.: Acon., **Agar.**, agn., *aloe*, alum., am-c., **Am-m.**, *ambr.*, anac., ant-c., ant-t., *arg-m.*, arn., **Ars.**, *asaf.*, *aur.*, *aur-m.*, *aur-m-n.*, *bar-c.*, bar-m., bell., bism-o., bor., bov., *bry.*, cact., calad., calc., camph., cann-s., canth., **Caps.**, carb-an., carb-v., caust., cham., chel., *chin.*, cic., *cina*, clem., cob., *cocc.*, coff., colch., *coloc.*, **Con.**, croc., cupr., **Cycl.**, *dros.*, **Dulc.**, **Euph.**, *euphr.*, *ferr.*, fl-ac., *gamb.*, graph., guaj., *hell.*, hep., hyos., ign., iod., ip., *kali-bi.*, kali-c., kali-n., kali-p., kali-s., kreos., *lach.*, laur., *led.*, **Lyc.**, mag-c., *mag-m.*, mang., *meny.*, *merc.*, mez., *mosch.*, *mur-ac.*, *nat-c.*, nat-m., nat-p., nit-ac., nux-m., nux-v., olnd., op., par., *petr.*, *ph-ac.*, **Phos.**, **Plat.**, plb., *prun-s.*, **Puls.**, ran-b., *ran-s.*, rheum, rhod., **Rhus-t.**, *ruta*, *sabad.*, sabin., samb., sars., sec., sel., *seneg.*, **Sep.**, sil., *spig.*, spong., squil., stann., staph., stram., stront., sul-ac., **Sulph.**, *tarax.*, teucr., *thuj.*, **Valer.**, verat., **Verb.**, viol-o., **Viol-t.**, **Zinc.**

SITZEN ...

amel.: *Acon.*, agar., agn., alum., am-c., am-m., *anac.*, *ant-t.*, arn., ars., asaf., aur., bar-c., bell., bor., **Bry.**, cadm., *calad.*, calc., camph., cann-s., canth., caps., carb-an., carb-v., caust., cham., chel., chin., chion., cic., cina, clem., cocc., *coff.*, **Colch.**, *coloc.*, con., croc., cupr., cycl., ferr., gels., *glon.*, graph., guaj., hell., hep., hyos., ign., iod., ip., kali-c., kali-n., kreos., laur., led., mag-c., mag-m., mang., meny., *merc.*, mez., mosch., nat-ar., nat-m., nit-ac., nux-m., **Nux-v.**, op., par., petr., ph-ac., phos., plb., *puls.*, ran-b., ran-s., *rheum*, sabin., samb., sars., sec., sel., *sil.*, spig., spong., *squil.*, stann., staph., stram., sul-ac., sulph., sumb., tarax., thuj., valer., verat., zinc.

Hinsetzen, beim: *Agn.*, alum., **Am-m.**, *ant-t.*, arg-m., aur., bar-c., bov., bry., caust., *chel.*, chin., *coff.*, croc., cycl., graph., *hell.* *ip.*, iris., kali-c., lyc., *mag-c.*, mang., merc., murx., nit-ac., ph-ac., phos., puls., ruta, sabin., *samb.*, sars., **Spig.**, *spong.*, squil., thuj., *valer.*, verat., viol-t.

amel.: Acon., ambr., anac., ant-c., ant-t., arn., ars., asar., aur., *bar-c.*, *bell.*, bov., bry., calc., cann-s., canth., **Caps.**, carb-an., *carb-v.*, caust., cham., chin., cic., cocc., **Con.**, croc., dig., dros., *euph.*, *ferr.*, graph., kali-c., kali-n., lach., *laur.*, *led.*, lyc., mang., merc., mur-ac., nat-c., nat-m., nit-ac., *nux-v.*, *olnd.*, *petr.*, ph-ac., *phos.*, plat., puls., ran-b., rhod., *rhus-t.*, ruta, sabad., *sep.*, sil., *spig.*, *staph.*, stram., stront., *sulph.*, thuj., *verat.*

muss sich im Bett mit angezogenen Knien aufsetzen; legt Kopf und Arme auf die Knie: **Ars.**

SKORBUT: Alum., *am-c.*, ambr., ang., ant-c., arg-m., ars., ars-i., aur., bell., bor., bov., bry., *calc.*, canth., caps., *carb-an.*, **Carb-v.**, *caust.*, chin., cic., *cist.*, cit-v., con., *dulc.*, graph., *hep.*, *iod.*, *kali-c.*, kali-n., kreos., lyc., mag-m., **Merc.**, **Mur-ac.**, *nat-m.*, *nit-ac.*, nux-m., **Nux-v.**, petr., ph-ac., phos., rhus-t., ruta, sabin., sep., *sil.*, stann., **Staph.**, sul-ac., *sulph.*, zinc.

SOMMER (s. JAHRESZEITEN)

SONNE, durch Aufenthalt in der: *Agar.*, **Ant-c.**, *arg-m.*, *bar-c.*, *bell.*, brom., *bry.*, cadm., calc., *camph.*, *carb-v.*, clem., *euphr.*, gels., **Glon.**, graph., ign., iod., ip., *kalm.*, *lach.*, *lyss.*, mag-m., **Nat-c.**, **Nat-m.**, *nux-v.*, *op.*, *psor.*, **Puls.**, *sel.*, stann., sulph., *valer.*, *zinc.*

Anstrengung in der Sonne: **Ant-c.**

SPANNUNG:

äußerlich: Acon., agar., agn., aloe, *alum.*, am-c., *am-m.*, ambr., anac., ant-c., ant-t., arg-m., *arg-n.*, *arn.*, ars., *asaf.*, asar., *aur.*, **Bar-c.**, bar-m., *bell.*, berb., bism-o., bor., bov., **Bry.**, calc., camph., cann-s., canth., caps., *carb-an.*, carb-v., **Caust.**, cham., *chel.*, chin., cic., clem., cocc., colch., **Coloc.**, **Con.**, croc., crot-h., *cupr.*, dig., dros., dulc., euph., euphr., *ferr.*, glon., graph., guaj., hell., hep., hyos., ign., iod., ip., kali-ar., *kali-c.*, kali-n., kreos., lach., laur., *led.*, lyc., mag-c., mag-m., mang., meny., *merc.*, mez., *mosch.*, mur-ac., *nat-c.*, nat-m., nat-p., nit-ac., nux-m., *nux-v.*, *olnd.*, op., par., *petr.*, ph-ac., **Phos.**, **Plat.**, plb., **Puls.**, ran-b., *rheum*, rhod., **Rhus-t.**, ruta, sabad., *sabin.*, samb., sars., *sec.*, seneg., *sep.*, sil., *spig.*, *spong.*, squil., stann., *staph.*, stram., **Stront.**, sul-ac., **Sulph.**, tarax., teucr., *thuj.*, valer., verat., **Verb.**, *viol-o.*, viol-t., zinc.

innerlich: Acon., aesc., agar., agn., alum., am-m., ambr., anac., ant-c., *ant-t.*, arg-m., arn., *ars.*, **Asaf.**, asar., *aur.*, bar-c., **Bell.**, *berb.*, bov., bry., *calc.*, camph., cann-s., *caps.*, *carb-ac.*, carb-an., carb-v., *caust.*, cham., chel., chin., *cic.*, *clem.*, coc-c., cocc., coff., colch., *coloc.*, com., con., croc., crot-t., cupr., cycl., dig., dros., *dulc.*, euph., euphr., ferr., gels., *glon.*, *graph.*, hell., hep., hydr-ac., hyos., *hyper.*, ign., iod., ip., kali-c., *kali-n.*, kreos., lach., laur., led., lob., **Lyc.**, mag-c., mag-m., mang., meny., *merc.*, mez., *mosch.*, mur-ac., naja, nat-c., nat-m., *nit-ac.*, nux-m., **Nux-v.**, olnd., *op.*, osm., **Par.**, petr., ph-ac., **Phos.**, plat., plb., **Puls.**, **Ran-b.**, ran-s., *rheum*, rhod., *rhus-t.*, ruta, sabad., sabin., samb., sec., seneg., **Sep.**, sil., *spig.*, spong., squil., *stann.*, *staph.*, *stram.*, **Stront.**, sul-ac., **Sulph.**, tab., tarax., teucr., thuj., valer., *verat.*, verb., *zinc.*

Drüsen: Alum., ambr., arg-m., arn., aur., *bar-c.*, bell., bov., *bry.*, calc., carb-an., *caust.*, clem., coloc., *con.*, dulc., graph., kali-c., lyc., merc., mur-ac., nux-v., **Phos.**, *puls.*, *rhus-t.*, sabad., sabin., sep., sil., *spong.*, staph., stront., *sulph.*, thuj.

Knochen: Agar., asaf., **Bell.**, bry., cimic., cocc., *con.*, crot-h., dig., dulc., kali-bi., merc., nit-ac., rhod., *ruta*, *sulph.*, *valer.*, zinc.

Muskeln: **Acon.**, am-m., anac., ant-c., arn., ars., bell., cann-i., cann-s., canth., carb-v., caust., chin., dulc., graph., *guaj.*, kali-c., lach., led., *mosch.*, *nat-c.*, *nat-m.*, **Nit-ac.**, **Nux-v.**, olnd., ph-ac., **Phys.**, phyt., *plat.*,

SPANNUNG - *Muskeln* ...

plb., *puls.*, *rhus-t.*, **Sep.**, *sil.*, stann., staph., sulph., verb., zinc.

SPEISEN und Getränke:

Alkohol agg.: Acon., *agar.*, alum., alumn., am-m., anac., *ant-c.*, *arg-n.*, arn., **Ars.**, **Asar.**, **Bar-c.**, *bell.*, bor., bov., cadm., *calc.*, *calc-ar.*, carb-an., *carb-s.*, *carb-v.*, caust., *chel.*, *chin.*, chlol., cocc., *coff.*, *con.*, *crot-h.*, *dig.*, gels., hep., hyos., *ign.*, kali-bi., **Lach.**, laur., *led.*, *lyc.*, naja, *nat-c.*, *nat-m.*, *nux-m.*, **Nux-v.**, **Op.**, *petr.*, *puls.*, **Ran-b.**, *rhod.*, *rhus-t.*, *ruta*, sabad., *sang.*, **Sel.**, sep., *sil.*, *spig.*, *stram.*, stront., *stroph.*, **Sul-ac.**, **Sulph.**, tab., thuj., verat., zinc.

Anblick von Speisen agg.: Ant-t., **Colch.**, *kali-bi.*, kali-c., *lyc.*, merc-i-f., mosch., ph-ac., sabad., spig., **Sulph.**, xan.

Austern agg.: *Aloe*, *brom.*, bry., *lyc.*, *podo.*, *sul-ac.*

Bier agg.: Acon., *aloe*, ars., asaf., bell., *bry.*, cadm., carb-s., chel., chin., chlol., coc-c., coloc., crot-t., euph., *ferr.*, ign., *kali-br.*, *led.*, lyc., mez., mur-ac., *nux-v.*, puls., *rhus-t.*, sep., sil., stann., staph., stram., sulph., teucr., verat.

Birnen agg.: Bor., bry., *verat.*

blähende Speisen agg.: Ars., **Bry.**, calc., carb-v., *chin.*, cupr., hell., kali-c., **Lyc.**, nat-m., **Petr.**, puls., sep., sil., verat.

Brot agg.: *Ant-c.*, *bar-c.*, **Bry.**, carb-an., *caust.*, chin., clem., coff., crot-h., crot-t., kali-c., *merc.*, *nat-m.*, *nit-ac.*, *nux-v.*, olnd., ph-ac., phos., **Puls.**, ran-s., *rhus-t.*, ruta, *sars.*, sec., *sep.*, staph., sul-ac., *sulph.*, teucr., *zinc.*, zing.

Butterbrot agg.: Carb-an., caust., *chin.*, crot-t., cycl., meny., nat-m., *nit-ac.*, nux-v., phos., **Puls.**, *sep.*, sulph.

Schwarzbrot agg.: Bry., ign., *kali-c.*, *lyc.*, nat-m., nit-ac., nux-v., *ph-ac.*, phos., *puls.*, sulph.

Buchweizen agg.: Ip., **Puls.**, verat.

Butter agg.: Acon., ant-c., ant-t., *ars.*, asaf., bell., carb-an., **Carb-v.**, caust., chin., colch., *cycl.*, dros., euph., *ferr.*, ferr-ar., hell., hep., ip., mag-m., meny., nat-ar., nat-c., nat-m., nat-p., nit-ac., nux-v., *phos.*, *ptel.*, **Puls.**, *sep.*, spong., sulph., *tarax.*, thuj.

Eier agg.: Chin-a., colch., *ferr.*, ferr-m.

Geruch von: *Colch.*

Erdbeeren agg.: Ant-c., ox-ac., sep.

SPEISEN und Getränke ...

Essig agg.: Aloe, **Ant-c.**, *ars.*, *bell.*, bor., calad., caust., dros., *ferr.*, ferr-ar., kreos., lach., nat-ar., nat-c., nat-m., *nat-p.*, nux-v., ph-ac., phos., ran-b., *sep.*, staph., *sulph.*

amel.: *Asar.*, bry., ign., meny., op., *puls.*, stram.

Fett agg.: Acon., ant-c., ant-t., *ars.*, *asaf.*, bell., bry., carb-an., carb-s., **Carb-v.**, *caust.*, chin., *colch.*, **Cycl.**, *dros.*, euph., **Ferr.**, *ferr-ar.*, *ferr-m.*, *hell.*, hep., *ip.*, kali-ar., kali-c., *kali-chl.*, kali-n., mag-c., *mag-m.*, meny., merc., merc-c., *nat-ar.*, nat-c., nat-m., *nat-p.*, *nit-ac.*, nux-v., phos., *ptel.*, **Puls.**, rob., ruta, *sep.*, sil., *spong.*, staph., *sulph.*, **Tarax.**, *thuj.*, verat.

Fisch agg.: Calad., carb-an., chin-a., kali-c., *plb.*

verdorbener Fisch agg.: Ars., *carb-v.*, chin., *puls.*

Fleisch agg. (vgl. Hammelfleisch, Schweinefleisch, Kalbfleisch): Carb-an., caust., *colch.*, cupr., *ferr.*, *kali-bi.*, *lyss.*, mag-c., mag-m., merc., *ptel.*, *puls.*, ruta, sil., staph., sulph., ter.

frisches Fleisch agg.: *Caust.*

Geruch kochenden Fleisches agg.: Ars., colch.

verdorbenes Fleis agg.: **Ars.**, *carb-v.*, chin., *crot-h.*, *lach.*, *puls.*, *pyrog.*

Gebäck agg.: Ant-c., arg-n., ars., carb-v., ip., *kali-chl.*, *lyc.*, *phos.*, **Puls.**

gefrorene Speisen agg.: Arg-n., *ars.*, bry., *calc-p.*, *carb-v.*, dulc., ip., **Puls.**, rumx.

gehaltvolle, üppige Speisen agg.: Ant-c., arg-n., *bry.*, carb-an., **Carb-v.**, cycl., dros., ferr., *ip.*, kali-chl., nat-m., *nat-s.*, *nit-ac.*, phos., **Puls.**, *sep.*, staph., tarax., thuj.

Gemüse agg.: *Alum.*, ars., *bry.*, cupr., *hell.*, lyc., *nat-c.*, **Nat-s.**, verat.

geräucherte Speisen agg.: *Calc.*, *sil.*

Geruch von Speisen agg.: *Ars.*, *cocc.*, **Colch.**, *dig.*, eup-per., *ip.*, *sep.*, stann., *thuj.*

Gewürze (= stark gewürzte Speisen) agg.: Phos.

Hammelfleisch agg.: Lyss., ov.

heiße Speisen agg.: Arum-t., *bry.*, caps., carb-v., coff., ferr., graph., *nat-s.*, phyt., *puls.*, *sep.*

amel. (siehe kalte Speisen)

SPEISEN und Getränke ...

Honig agg.: Nat-c.

Hülsenfrüchte agg.: Ars., **Bry.**, *calc.*, carb-v., chin., cupr., hell., kali-c., **Lyc.**, nat-m., *petr.*, puls., sep., sil., verat.

Kaffee agg.: *Aeth.*, all-c., ars., arum-t., aster., bell., bov., bry., *cact.*, calc., *calc-p.*, **Canth.**, *caps.*, carb-v., **Caust.**, **Cham.**, cist., *cocc.*, colch., cycl., fl-ac., form., glon., grat., *hep.*, **Ign.**, *ip.*, kali-bi., kali-n., lyc., mag-c., mang., *merc.*, nat-m., *nat-s.*, nit-ac., **Nux-v.**, ox-ac., *ph-ac.*, plat., *puls.*, rhus-t., sep., stram., sul-ac., sulph., *thuj.*, vinc.

amel.: Acon., agar., arg-m., *ars.*, cann-i., canth., **Cham.**, *coloc.*, eucal., euphr., hyos., lach., op., phos.

Geruch von Kaffee agg.: Sul-ac.

Kalbfleisch agg.: Ars., *calc.*, *caust.*, chin., **Ip.**, **Kali-n.**, nux-v., *sep.*, sulph., verat., *zinc.*

kalte Getränke agg.: *Agar.*, *alum.*, anac., *ant-c.*, apis, *apoc.*, arg-n., *ars.*, *bell.*, bor., calc., calc-p., **Canth.**, carb-an., *carb-v.*, *chel.*, clem., *cocc.*, coloc., *croc.*, *dig.*, dulc., **Ferr.**, ferr-ar., *graph.*, grat., hyos., *ign.*, kali-ar., kali-c., kali-i., kali-p., *lyc.*, *mag-p.*, mang., merc., mur-ac., nat-ar., *nat-c.*, nat-p., *nux-m.*, *nux-v.*, *ph-ac.*, puls., *rhod.*, **Rhus-t.**, sars., *sil.*, *spig.*, stram., *sul-ac.*, *sulph.*, *tarent.*, *teucr.*, thuj., verat.

amel.: Acon-f., all-c., aloe, *ambr.*, anac., *ant-t.*, apis, ars., *asar.*, **Bism-o.**, bor., **Bry.**, calc., **Caust.**, cham., *clem.*, coc-c., coff., *cupr.*, kali-c., laur., *onos.*, **Phos.**, *puls.*, **Sep.**, sumb., thuj., verat., zinc.

Erhitzung, bei: *Kali-ar.*, *kali-c.*, *nat-c.*, samb.

heißem Wetter, bei: *Bry.*, *kali-c.*, *nat-c.*

kalte Speisen agg.: Acet-ac., agar., alum., *ant-c.*, *arg-n.*, **Ars.**, bar-c., *bov.*, brom., *bry.*, calad., calc., calc-f., *calc-p.*, canth., *carb-s.*, *carb-v.*, caust., cham., chel., *cocc.*, coloc., *con.*, dig., **Dulc.**, *graph.*, hell., *hep.*, ign., kali-ar., *kali-c.*, kali-i., *kali-n.*, *kreos.*, **Lach.**, **Lyc.**, mag-c., mag-m., *mang.*, *merc.*, mur-ac., nat-ar., nat-c., nat-m., nat-p., *nat-s.*, *nit-ac.*, *nux-m.*, **Nux-v.**, par., *ph-ac.*, plb., *puls.*, *rhod.*, **Rhus-t.**, rumx., sabad., sep., **Sil.**, *spig.*, *sulph.*, thuj., *verat.*

Kartoffeln agg.: *Alum.*, am-m., calc., *coloc.*, mag-s., merc-c., *nat-s.*, *sep.*, *verat.*

SPEISEN und Getränke ...

Käse agg., alter: *Ars.*, *bry.*, coloc., ph-ac., *ptel.*, *rhus-t.*

Kohl agg.: Ars., **Bry.**, calc., carb-v., *chin.*, cupr., hell., kali-c., **Lyc.**, *mag-c.*, nat-m., *nat-s.*, **Petr.**, *puls.*, sep., sil., verat.

Kohlrüben agg.: *Bry.*, calc-ar., *lyc.*, *puls.*

Limonade agg.: Phyt., *sel.*

Maismehl agg.: Calc-ar.

Mehlspeisen, Teigwaren agg.: *Caust.*, lyc., *nat-c.*, **Nat-m.**, **Nat-s.**, nux-v., sulph.

Milch agg.: **Aeth.**, *alum.*, *ambr.*, *ant-c.*, ant-t., *arg-m.*, *ars.*, brom., *bry.*, **Calc.**, **Calc-s.**, carb-an., carb-s., *carb-v.*, *cham.*, *chel.*, **Chin.**, *cic.*, **Con.**, crot-t., *cupr.*, ham., hell., ign., *iris.*, kali-ar., *kali-c.*, *kali-i.*, kali-p., **Lac-d.**, lach., *lyc.*, *mag-c.*, **Mag-m.**, *nat-ar.*, *nat-c.*, *nat-m.*, *nat-p.*, *nat-s.*, **Nit-ac.**, nux-m., *nux-v.*, *ol-j.*, *phos.*, *psor.*, *puls.*, rhus-t., sabin., samb., **Sep.**, sil., spong., stram., sul-ac., **Sulph.**, valer., *zinc.*

amel.: *Apis*, *ars.*, iod., mez., ruta, verat.

warme Milch agg.: *Ambr.*

amel.: *Chel.*

Mohrrüben agg.: Calc., *lyc.*

Obst agg.: Acon., *aloe*, *ant-c.*, *ant-t.*, **Ars.**, *bor.*, **Bry.**, calc., *calc-p.*, *carb-v.*, **Chin.**, *chin-a.*, *cist.*, **Coloc.**, *crot-t.*, cub., *ferr.*, *ign.*, *ip.*, *iris.*, kreos., lach., lith-c., *lyc.*, mag-c., *mag-m.*, *mur-ac.*, *nat-ar.*, *nat-c.*, nat-p., **Nat-s.**, *olnd.*, *ph-ac.*, phos., *podo.*, *psor.*, **Puls.**, rheum, *rhod.*, ruta, *sel.*, sep., sul-ac., tarax., trom., **Verat.**

amel.: Lach.

saures Obst agg.: *Ant-c.*, *ip.*, *ph-ac.*, *psor.*

Pfannkuchen agg.: *Bry.*, ip., *kali-c.*, **Puls.**, verat.

Pfirsiche agg.: Psor.

Pfeffer agg.: Ars., *cina*, nat-c., sep., sil.

rohe Speisen agg.: Ars., bry., chin., lyc., *puls.*, **Ruta**, *verat.*

Salat agg.: Ars., bry., *calc.*, carb-v., lach., lyc.

Salz agg.: *Alum.*, ars., calc., *carb-v.*, *dros.*, lyc., mag-m., nux-v., **Phos.**, *sel.*

Sauerkraut agg.: Ars., **Bry.**, *calc.*, carb-v., *chin.*, cupr., hell., *lyc.*, nat-m., **Petr.**, *phos.*, *puls.*, sep., verat.

SPEISEN und Getränke ...

saure Speisen und Getränke agg.: **Ant-c.**, ant-t., *arg-n.*, *ars.*, *bell.*, bor., brom., calad., caust., chin., cub., dros., *ferr.*, ferr-ar., ferr-p., kreos., lach., merc-c., nat-c., nat-m., *nat-p.*, nux-v., ph-ac., phos., ran-b., sel., *sep.*, *staph.*, *sulph.*

saure Gerüche agg.: Dros.

Schalentiere agg.: Carb-v., *lyc.*, *urt-u.*

Schweinefleisch agg.: Acon., *ant-c.*, ant-t., ars., asaf., bell., **Carb-v.**, caust., *colch.*, **Cycl.**, ham., *ip.*, *nat-ar.*, *nat-c.*, *nat-m.*, **Puls.**, **Sep.**, tarax., thuj.

schwere Speisen agg.: Bry., calc., *caust.*, cupr., **Iod.**, lyc., nat-c., *puls.*, sulph.

Speck, Schinken amel.: Ran-b., ran-s.

Süßigkeiten agg.: Acon., am-c., *ant-c.*, **Arg-n.**, calc., *cham.*, fl-ac., *graph.*, **Ign.**, *merc.*, nat-c., ox-ac., phos., *sel.*, spig., *sulph.*, thuj., zinc.

Tee agg.: *Aesc.*, *chin.*, coff., dios., *ferr.*, lach., rumx., **Sel.**, *thuj.*, verat.

amel.: Carb-ac., dig., ferr.

trockene Speisen agg.: Agar., calc., chin., ip., *lyc.*, *nat-c.*, nit-ac., nux-v., petr., ph-ac., *puls.*, sars., sil., sulph.

warme Getränke amel.: *Alum.*, arg-n., **Ars.**, *bry.*, *carb-s.*, *cedr.*, *chel.*, *graph.*, guare., *lyc.*, *mang.*, *nux-m.*, **Nux-v.**, pyrus., **Rhus-t.**, spong., *sulph.*, verat.

warme Speisen agg.: Acon., agn., all-c., alum., am-c., *ambr.*, *anac.*, ant-t., asar., *bar-c.*, *bell.*, bism-o., bor., **Bry.**, calc., canth., carb-s., *carb-v.*, caust., *cham.*, clem., *coc-c.*, *cupr.*, dros., *euph.*, ferr., gran., hell., *kali-c.*, **Lach.**, laur., *mag-c.*, mag-m., merc., *mez.*, nat-m., *nit-ac.*, nux-m., nux-v., par., *ph-ac.*, **Phos.**, **Puls.**, rhod., *rhus-t.*, sars., sep., sil., spig., squil., stann., sul-ac., sulph., thuj., verat., zinc.

Wein agg.: Acon., agar., alum., am-m., *ant-c.*, *arn.*, **Ars.**, aur., aur-m., bell., *bor.*, bov., bry., cact., *calc.*, carb-an., carb-s., carb-v., *chin.*, chlol., coc-c., **Coff.**, coloc., *con.*, cor-r., *fl-ac.*, *gels.*, *glon.*, ign., kali-chl., *lach.*, *led.*, **Lyc.**, *naja*, *nat-ar.*, *nat-c.*, *nat-m.*, *nux-m.*, **Nux-v.**, **Op.**, ox-ac., petr., puls., **Ran-b.**, *rhod.*, rhus-t., ruta, *sabad.*, *sel.*, **Sil.**, stront., thuj., verat., **Zinc.**

amel.: *Acon.*, agar., ars., bell., brom., bry., *canth.*, *carb-ac.*, chel., cocc., *con.*, gels., glon., graph., lach., mez., nux-v.,

SPEISEN und Getränke - **Wein,** amel. ...

op., osm., phos., sel., sul-ac., sulph., thea

saurer, agg.: **Ant-c.**, ant-t., *ars.*, ferr., sep., sulph.

Weinbrand, Brandy agg.: Agar., *ars.*, bell., calc., chin., cocc., hep., hyos., ign., lach., laur., *led.*, **Nux-v.**, **Op.**, puls., *ran-b.*, rhod., *rhus-t.*, ruta, spig., *stram.*, sul-ac., **Sulph.**, verat., zinc.

Wurst agg., verdorbene: **Ars.**, **Bell.**, *bry.*, ph-ac., rhus-t.

Zwiebeln agg.: **Lyc.**, nux-v., *puls.*, thuj.

SPLITTER (s. SCHMERZ - Splitter)

STAGNIEREN; Gefühl, als würde das Blut: Acon., bar-c., bell., bry., *carb-v.*, caust., croc., crot-t., dig., gels., hep., ign., *lyc.*, nux-v., olnd., *pic-ac.*, puls., rhod., *sabad.*, seneg., sep., sulph., sumb., zinc.

STEHEN agg.: Acon., *agar.*, agn., aloe, *alum.*, am-c., *am-m.*, ambr., arg-m., arn., ars., asaf., asar., *aur.*, bar-c., bar-m., *bell.*, *berb.*, bism-o., bor., *bry.*, cact., *calc.*, calc-s., *camph.*, cann-s., *canth.*, *caps.*, carb-an., *carb-s.*, carb-v., *caust.*, cham., chel., *chin.*, chin-a., cic., cina, **Cocc.**, coff., **Con.**, croc., cupr., **Cycl.**, *dig.*, dros., dulc., *euph.*, *euphr.*, *ferr.*, ferr-ar., ferr-p., *fl-ac.*, graph., guaj., hell., hep., ign., *kali-bi.*, kali-c., kali-n., kali-p., lach., laur., led., **Lil-t.**, mag-c., mag-m., mang., meny., merc., mez., mosch., mur-ac., *murx.*, nat-c., nat-m., *nit-ac.*, nux-m., nux-v., olnd., op., par., petr., *ph-ac.*, phos., *plat.*, plb., **Puls.**, *ran-b.*, *rheum*, rhod., *rhus-t.*, *ruta*, *sabad.*, *sabin.*, *samb.*, **Sep.**, *sil.*, spig., spong., stann., staph., stram., stront., sul-ac., **Sulph.**, *tarax.*, teucr., thuj., *tub.*, **Valer.**, *verat.*, *verb.*, viol-t., *zinc.*

amel.: Agar., agn., am-c., anac., ant-t., arn., **Ars.**, *asar.*, bar-c., **Bell.**, bor., bry., *calad.*, calc., camph., *cann-s.*, canth., carb-an., carb-v., chel., chin., cic., cina, cocc., coff., *colch.*, croc., cupr., dig., dios., euph., graph., guaj., hell., hep., ign., *iod.*, ip., kreos., *led.*, mang., meny., merc., mez., mur-ac., naja, nat-m., nux-m., *nux-v.*, par., petr., *phos.*, plb., *ran-b.*, rheum, ruta, sars., sec., *sel.*, *spig.*, spong., *squil.*, stann., staph., stram., sul-ac., tarax., tarent., thuj.

STEIGEN agg.: Acet-ac., acon., aloe, alum., *am-c.*, anac., ant-c., arg-m., arg-n., arn., **Ars.**, asar., aur., *bar-c.*, bar-m., bell., *bor.*, **Bry.**, cadm., **Calc.**, *calc-p.*, cann-i., cann-s., canth., *carb-s.*, *carb-v.*, caust., chin., **Coca**, coff., conv., *cupr.*, dig., dios., dros., euph., gels., *glon.*, graph., hell., hep., hyos., ign., kali-ar., kali-c.,

STEIGEN agg. ...

kali-i., kali-n., kali-p., *kalm.*, kreos., lach., led., lyc., mag-c., mag-m., meny., *merc.*, mosch., mur-ac., nat-ar., nat-c., *nat-m.*, nat-p., nit-ac., nux-m., *nux-v.*, *ox-ac.*, par., petr., ph-ac., *phos.*, plat., plb., ran-b., rhus-t., *ruta*, sabad., *seneg.*, *sep.*, sil., *spig.*, **Spong.**, squil., *stann.*, staph., sul-ac., *sulph.*, *tab.*, *tarax.*, thuj., verb., *zinc.*

hoch hinauf agg.: Acon., bry., *calc.*, coca, *conv.*, *olnd.*, *spig.*, sulph.

STEINSTAUB, Silikose; Folgen des Einatmens von: **Calc.**, ip., *lyc.*, nat-c., nit-ac., ph-ac., *puls.*, **Sil.**, sulph.

STILLEN agg.: Acon., agn., *ars.*, *bell.*, **Bor.**, *bry.*, **Calc.**, *calc-p.*, carb-an., carb-v., *cham.*, chel., *chin.*, *cina*, con., crot-t., *dulc.*, ferr., graph., *ign.*, iod., *ip.*, kali-c., lach., lyc., *mag-c.*, merc., nat-c., nat-m., **Nat-p.**, *nux-v.*, *ph-ac.*, phel., phos., phyt., **Puls.**, rheum, *rhus-t.*, samb., sec., sel., **Sep.**, sil., spig., *squil.*, stann., *staph.*, stram., *sulph.*, zinc.

STRECKEN: Acon., *aesc.*, agar., *am-c.*, ambr., ang., ant-t., apis, arn., **Ars.**, arum-t., bar-c., *bell.*, bov., brach., *brom.*, caj., calad., *calc.*, calc-p., camph., cann-s., canth., caps., carb-an., *carb-v.*, **Caust.**, **Cham.**, chel., chin., chlf., cimic., cimx., cina, colch., cycl., daph., dig., dios., dros., ferr., form., gins., gran., *graph.*, guaj., haem., hep., hyos., ind., kali-bi., kalm., kreos., lach., laur., led., lil-t., lob., mag-c., meph., *merc.*, *merc-c.*, merc-i-r., *mez.*, nat-c., *nat-m.*, nat-s., **Nux-v.**, op., ox-ac., petr., ph-ac., phel., *phos.*, plan., *plat.*, plb., prun-s., **Puls.**, *ran-b.*, raph., **Rhus-t.**, *rhus-v.*, *sabad.*, sel., *sep.*, sil., spong., squil., stann., staph., sulph., tarent., *teucr.*, valer., verb., viol-o., wild., zinc.

tagsüber: Mang.

morgens: Ars., *calc.*, *carb-v.*, ferr., lyc., nux-v., phos., tab., tarent., verat.

6 Uhr: Sep.

7 Uhr: Cedr.

benommen, wie: Meph.

Bett, im: Hell., petr., rhod., sep.

Erwachen, beim: Dulc., sep.

vormittags: Aloe, ant-t., bov., mag-c., mez., mill., mur-ac., nat-m.

11 Uhr: Mit.

mittags: Am-c.

nachmittags: Arum-t., jug-r., nux-v., plat., rhus-t.

13 Uhr: Form.

16 Uhr: Cina, plan.

STRECKEN - nachmittags ...

Schlaf, nach: Verat.

abends: Cann-s., graph., nat-c., rhus-t., sumb., tab., verat.

Froststadium im Fieber, während: Tab.

nachts: **Caust.**, nat-c., sulph.

Bett, im: *Cocc.*

Erwachen, beim: Merc.

Schlaf, im: Nat-m.

Abendessen, nach dem: Nit-ac.

Angst, aus: Nat-c.

quälende Angst bei bevorstehenden Menses: Carl.

Essen, nach dem: Ip.

Fieber, bei: Thuj.

Freien amel., im: Ol-an.

Froststadium im Fieber, vor: *Aesc.*, ant-t., arn., *ars.*, *bry.*, *eup-per.*, ign., ip., *nat-m.*, nux-v., plan., rhus-t.

während: Alum., ars., bry., caps., coff., daph., elat., *eup-per.*, ip., *kreos.*, laur., mur-ac., *nat-s.*, nit-ac., nux-v., petr., rhus-t., ruta, tab., teucr.

Frühstück, nach dem: Lach.

Gehen im Freien amel.: Ox-ac., plan.

Haus, im: Ruta

hinten, nach: Glon., hydr.

Husten, nach: Sang.

Kältegefühl, bei innerem: Nat-s.

Koliken, bei: Haem.

konvulsivisch, anfallsweise: Bell., carb-h., *chin.*, cina, hydr-ac., lyc.

Menses, vor den: Puls.

während: *Carb-an.*

Mittagessen, nach dem: Mag-c.

Schaudern, bei: Ars., *puls.*

schmerzhaft: Sec.

Sitzen und Lesen, beim: Euphr.

Schlaf gehabt, als hätte er nicht genügend: Am-c., mill.

unbefriedigend: *Graph.*

unmöglich: Acon., phos.

Urinieren, vor dem: **Puls.**

STRÖMEN des Blutes, spürt das: *Ox-ac.*

SYKOSE: *Agar.*, alum., alumn., anac., ant-c., ant-t., *apis*, aran., **Arg-m.**, **Arg-n.**, *aster.*, aur., *aur-m.*, *bar-c.*, bry., *calc.*, carb-an., carb-s., carb-v., *caust.*, cham., cinnb., con., *dulc.*, euphr., *ferr.*, *fl-ac.*, *graph.*, hep., *iod.*, kali-c., **Kali-s.**, *lach.*, *lyc.*, *mang.*, **Med.**, merc., *mez.*, **Nat-s.**, **Nit-ac.**, petr., *phyt.*, puls., sabin., *sars.*, *sec.*, *sel.*, **Sep.**, *sil.*, **Staph.**, *sulph.*, **Thuj.**

SYPHILIS: Arg-m., *ars.*, **Ars-i.**, *ars-s-f.*, *asaf.*, **Aur.**, **Aur-m.**, **Aur-m-n.**, bad., benz-ac., *calc-i.*, *calc-s.*, *carb-an.*, carb-v., *cinnb.*, clem., *con.*, cor-r., crot-h., *fl-ac.*, guaj., *hep.*, *iod.*, *kali-ar.*, *kali-bi.*, *kali-chl.*, **Kali-i.**, **Kali-s.**, *lach.*, *led.*, **Merc.**, **Merc-c.**, **Merc-i-f.**, **Merc-i-r.**, *mez.*, **Nit-ac.**, petr., *ph-ac.*, *phos.*, **Phyt.**, *sars.*, **Sil.**, *staph.*, **Still.**, *sul-i.*, *sulph.*, **Syph.**, *thuj.*

TABAK agg.: Acon., agar., *alum.*, ambr., *ant-c.*, arg-m., arg-n., **Ars.**, bell., *bry.*, *calad.*, calc., camph., carb-an., carb-s., chel., chin., cic., *clem.*, coc-c., coca, *cocc.*, coloc., con., *cycl.*, dig., *euphr.*, ferr., *gels.*, *hell.*, hep., hydr., **Ign.**, iod., *ip.*, *lach.*, lac-ac., *lyc.*, *mag-c.*, *meny.*, *nat-m.*, **Nux-v.**, osm., *par.*, petr., *phos.*, **Plan.**, **Puls.**, ran-b., rhus-t., *ruta*, sabad., sabin., sars., *sel.*, sep., sil., **Spig.**, **Spong.**, **Staph.**, sul-ac., sulph., *tarax.*, *thuj.*, verat.

amel.: Aran., bor., carb-ac., coloc., *hep.*, merc., nat-c., *sep.*, spig.

Aufhören zu Rauchen, beim: Calad.

Kauen von Tabak agg.: **Ars.**, carb-v., lyc., *nux-v.*, *plan.*, verat.

THROMBOSE: Ars.

TRAGEN auf dem Rücken agg.: Alum.

Kopf agg., auf dem: Calc.

TRÄGHEIT, körperliche: *Am-m.*, anac., arn., ars., calc., camph., *caps.*, carb-an., *carb-v.*, *chel.*, cinnb., cocc., *con.*, cur., dulc., *gels.*, guaj., iod., ip., kali-c., kali-p., laur., lyc., mag-m., merc., mez., mur-ac., nat-c., nat-m., nit-ac., nux-v., olnd., *op.*, petr., ph-ac., phos., *plb.*, puls., rhod., *sec.*, *sep.*, stann., stram., *sulph.*, verb.

morgens: Carb-an., chel., nat-c., nat-m., verb.

Sitzen, im: Chel.

TROCKENES Wetter (s. WETTER - trocken)

TRÖPFELN, Tropfen; Gefühl von: Ambr., arn., bell., **Cann-s.**, sep., spig., thuj., verat.

TUMOREN (vgl. KREBSLEIDEN):

Atherom: Bar-c.

eiternd: *Calc.*, *carb-v.*

TUMOREN - Atherom ...

rezidivierend, alle vier Wochen: *Calc.*

erektil: *Lyc.*, *nit-ac.*, *phos.*, staph.

Fibrom: *Calc.*, **Calc-f.**, *calc-s.*, *con.*, **Phos.**, **Sil.**

Keloid: Sil.

Lupus vulgaris: Agar., alum., alumn., ant-c., arg-n., **Ars.**, *ars-i.*, aur-m., *bar-c.*, calc., *carb-ac.*, *carb-s.*, *carb-v.*, caust., *cist.*, graph., hep., *hydrc.*, kali-ar., *kali-bi.*, kali-c., *kali-chl.*, kali-s., *kreos.*, lach., **Lyc.**, *nit-ac.*, *phyt.*, *psor.*, sep., *sil.*, spong., staph., sulph., **Thuj.**

ringförmig: *Sep.*

Neurom: Calc., staph.

Noma: Alum., alumn., *ars.*, calc., carb-v., *con.*, elat., *kali-p.*, merc., sil., sulph.

zystisch: Agar., apis, **Bar-c.**, *brom.*, *calc.*, *calc-s.*, **Graph.**, hep., nit-ac., sil., sulph.

ÜBERANSTRENGUNG (s. HEBEN - durch)

ÜBERFÜLLTES Zimmer (s. ZIMMER - überfülltes)

UNSAUBERKEIT agg.: **Caps.**, *chin.*, *psor.*, puls., *sulph.*

VERÄNDERUNG, Wechsel:

Lage, der: Acon., *bry.*, **Caps.**, *carb-v.*, caust., *chel.*, *con.*, **Euph.**, **Ferr.**, *lach.*, *lyc.*, petr., ph-ac., *phos.*, plat., plb., **Puls.**, ran-b., rhod., rhus-t., sabad., *samb.*, sil., thuj.

amel.: Agar., ars., *cham.*, **Ign.**, *meli.*, *nat-s.*, *ph-ac.*, puls., **Rhus-t.**, teucr., valer., zinc.

Temperatur, der: Acon., alum., **Ars.**, *carb-v.*, caust., graph., lyc., *mag-c.*, nux-v., phos., *puls.*, **Ran-b.**, ran-s., rhus-t., *sabin.*, spong., sulph., verat., **Verb.**

Wetterwechsel (s. WETTER - Wetterwechsel)

VERBRENNUNGEN: Agar., alum., ant-c., **Ars.**, calc., **Canth.**, carb-ac., *carb-v.*, *caust.*, cycl., euph., *kreos.*, lach., mag-c., plb., *rhus-t.*, ruta, *sec.*, stram.

VERHÄRTUNGEN: *Agn.*, alum., *alumn.*, ambr., *anthr.*, *arg-m.*, *arg-n.*, arn., *ars.*, ars-i., asaf., *aur.*, *aur-m.*, **Bad.**, *bar-c.*, **Bell.**, *bry.*, *calc.*, **Calc-f.**, camph., cann-s., caps., **Carb-an.**, carb-s., **Carb-v.**, caust., cham., chel., **Chin.**, cina, **Clem.**, coloc., **Con.**, cupr., cycl., dulc., ferr., ferr-ar., *graph.*, *hep.*, hyos., ign., *iod.*, kali-c., *kali-chl.*, *kali-i.*, **Lach.**, led., *lyc.*, mag-c.,

VERHÄRTUNGEN ...

Mag-m., *merc.*, mez., nat-c., nux-v., op., **Phos.**, *plb.*, *psor.*, *puls.*, ran-s., rhod., **Rhus-t.**, sec., **Sel.**, **Sep.**, **Sil.**, spig., spong., **Staph.**, stram., *sulph.*, thuj., valer., verat.

Drüsen: Agar., agn., *alum.*, am-c., ambr., ant-c., arn., ars., ars-i., *aur.*, *aur-m.*, **Bad.**, *bar-c.*, **Bar-m.**, **Bell.**, bov., **Brom.**, *bry.*, **Calc.**, **Calc-f.**, camph., cann-s., canth., caps., **Carb-an.**, carb-s., *carb-v.*, caust., cham., *chin.*, cist., **Clem.**, *cocc.*, coloc., **Con.**, cupr., cycl., *dig.*, *dulc.*, ferr., *ferr-i.*, *graph.*, hep., hyos., ign., **Iod.**, kali-c., *kali-chl.*, *kali-i.*, *lyc.*, *mag-m.*, mang., *merc.*, nat-ar., *nat-c.*, nit-ac., nux-v., petr., phos., **Phyt.**, plb., *psor.*, *puls.*, rhod., *rhus-t.*, *sars.*, sep., *sil.*, spig., **Spong.**, squil., staph., **Sulph.**, thuj., verat.

Fremdkörpern, Gefühl wie von kleinen: Cocain.

Knoten unter der Haut, wie: Bry., *calc.*, caust., mag-c., nit-ac.

perlschnurartig: **Bar-m.**, *calc.*, *cist.*, con., *dulc.*, hep., *iod.*, lyc., rhus-t., *sil.*, *tub.*

Verletzungen, nach: **Con.**

Muskeln: Alum., *anthr.*, *bad.*, bar-c., *bry.*, *calc-f.*, carb-an., carb-v., *caust.*, con., dulc., hep., hyos., iod., kali-c., kali-chl., lach., *lyc.*, nat-c., nux-v., ph-ac., puls., ran-b., rhod., rhus-t., sars., sep., sil., spong., sulph., thuj.

VERHUNGERN: *Ign.*

VERKNOTET, Gefühl wie innerlich (vgl. KUGEL): Ambr., ant-t., arn., *ars.*, bry., carb-an., cham., cic., con., cupr., gels., hydr-ac., kreos., **Lach.**, mag-m., *merc-i-r.*, nux-v., petr., *phyt.*, puls., *rhus-t.*, *sabad.*, sec., sep., **Spig.**, staph., stict., **Sulph.**

VERKÜRZTE Muskeln und Sehnen (s. EXTREMITÄTEN - VERKÜRZTE)

VERLETZUNGEN (einschließlich Schläge, Prellungen, Stürze): **Arn.**, *bad.*, bell-p., bry., calc., canth., *carb-v.*, cham., chin., *cic.*, **Con.**, croc., *dulc.*, euphr., **Hep.**, hyos., **Hyper.**, *iod.*, kali-c., kreos., *lach.*, laur., *led.*, lyc., merc., mez., nat-c., nat-m., *nat-s.*, *nit-ac.*, nux-v., par., ph-ac., *phos.*, plat., plb., **Puls.**, **Rhus-t.**, *ruta*, samb., sec., seneg., *sil.*, *staph.*, **Sul-ac.**, *sulph.*, *symph.*, verat., zinc.

Extravasaten, mit: **Arn.**, *bad.*, bry., cham., chin., cic., *con.*, dulc., euphr., ferr., *hep.*, iod., *lach.*, laur., nux-v., par., plb., *puls.*, rhus-t., *ruta*, sec., **Sul-ac.**, *sulph.*

VERLETZUNGEN ...

Knochenbrüchen, langsame Heilung von: Asaf., **Calc.**, **Calc-p.**, ferr., lyc., merc., mez., nit-ac., *ph-ac.*, phos., puls., ruta, sep., *sil.*, staph., sulph., *symph.*

Drüsen: *Arn.*, cic., **Con.**, *dulc.*, hep., *iod.*, merc., *phos.*, puls., rhus-t., *sil.*, *sul-ac.*

Knochen: Calc., calc-p., **Ruta**, *sul-ac.*, *symph.*

Nerven mit heftigen Schmerzen: **Hyper.**, *phos.*

Periost: Ruta

Sehnen: *Anac.*

Weichteile: **Arn.**, cham., **Con.**, dulc., euphr., lach., *puls.*, samb., *sul-ac.*, sulph.

VÖLLEGEFÜHL äußerlich: *Aesc.*, ars., aur., aur-m., caust., kali-n., laur., nux-m., par., phos., verat.

innerlich: **Acon.**, **Aesc.**, agar., alum., am-c., am-m., aml-n., anac., ant-c., *ant-t.*, *apis*, *arn.*, ars., asaf., *asar.*, aur., *bar-c.*, bar-m., *bell.*, bor., bov., *bry.*, cact., calc., calc-i., camph., cann-i., cann-s., *canth.*, *caps.*, *carb-an.*, *carb-s.*, *carb-v.*, caust., *cham.*, chel., **Chin.**, cic., **Cimic.**, cocc., coff., *colch.*, coloc., com., *con.*, croc., *crot-t.*, *cycl.*, *dig.*, *ferr.*, **Glon.**, *graph.*, guaj., *ham.*, *hell.*, hyos., ign., iod., *iris.*, *kali-c.*, *kali-n.*, kreos., lach., laur., led., *lyc.*, mag-c., mag-m., mang., **Meli.**, meny., merc., mez., **Mosch.**, mur-ac., *nat-ar.*, nat-c., nat-m., *nit-ac.*, *nux-m.*, *nux-v.*, olnd., op., par., petr., ph-ac., **Phos.**, *phyt.*, plat., plb., *psor.*, *puls.*, *ran-s.*, rheum, rhod., **Rhus-t.**, ruta, sabad., *sabin.*, sars., *sep.*, sil., spig., spong., stann., staph., stict., stront., sul-ac., **Sulph.**, thuj., *valer.*, verat., verat-v., verb., zinc.

WÄRME agg.: Acon., *agar.*, agn., *all-c.*, **Alum.**, ambr., *ant-c.*, *ant-t.*, **Apis**, *arg-n.*, arn., **Ars-i.**, aur., *aur-m.*, bar-c., bell., *bism-o.*, *bor.*, *bry.*, calad., *camph.*, cann-s., canth., *carb-s.*, carb-v., caust., cham., cina, coc-c., cocc., colch., coloc., croc., dig., *dros.*, *dulc.*, euph., euphr., ferr-i., gels., *glon.*, *graph.*, *guaj.*, hell., ign., *ind.*, **Iod.**, *ip.*, kali-br., *kali-s.*, *lac-c.*, *lach.*, laur., **Led.**, *lyc.*, *merc.*, *mez.*, mur-ac., nat-c., *nat-m.*, *nat-s.*, *op.*, ph-ac., *phos.*, plat., **Puls.**, sabad., sabin., **Sec.**, sel., *seneg.*, spig., spong., staph., *sulph.*, *tab.*, teucr., thuj., *verat.*, *zinc.*

Bettwärme agg.: Aeth., agn., *alum.*, ambr., *ant-c.*, *ant-t.*, **Apis**, arg-n., arn., ars-i., *asaf.*, aur., *aur-m.*, bar-c., bov., *bry.*, calad., calc.,

WÄRME - Bettwärme agg. ...

calc-s., *camph.*, cann-s., *carb-v.*, cedr., **Cham.**, chin., cina, *clem.*, *coc-c.*, *cocc.*, colch., croc., daph., **Dros.**, dulc., *euph.*, *fl-ac.*, *glon.*, goss., *graph.*, hell., hyos., ign., *iod.*, *ip.*, *kali-chl.*, *kali-s.*, *lac-c.*, *lach.*, **Led.**, *lyc.*, *mag-c.*, **Merc.**, *mez.*, mur-ac., nat-c., *nat-m.*, nit-ac., **Op.**, *ph-ac.*, phos., phyt., *plat.*, psor., **Puls.**, sabad., **Sabin.**, sars., **Sec.**, sel., *seneg.*, spig., *spong.*, staph., stram., **Sulph.**, teucr., *thuj.*, *verat.*

amel.: Agar., *am-c.*, arn., **Ars.**, *aur.*, bar-c., bell., **Bry.**, *calc-p.*, camph., canth., *caust.*, cic., cocc., *coloc.*, con., *dulc.*, *graph.*, **Hep.**, hyos., *kali-bi.*, **Kali-c.**, *kali-i.*, kali-p., lach., **Lyc.**, *mag-p.*, mosch., nit-ac., **Nux-m.**, **Nux-v.**, petr., ph-ac., *phos.*, **Rhus-t.**, *rumx.*, *sabad.*, *sep.*, **Sil.**, spong., squil., *stann.*, staph., stram., stront., sulph., *tarent.*, **Tub.**

Einhüllen agg., warmes: *Acon.*, **Apis**, *arg-m.*, *arg-n.*, *ars-i.*, aur., *aur-m.*, *bor.*, *bry.*, *calc.*, calc-s., *camph.*, carb-s., carb-v., *cham.*, chin., *coc-c.*, coff., *ferr.*, ferr-i., *fl-ac.*, glon., ign., **Iod.**, **Kali-s.**, *lac-c.*, lach., **Led.**, **Lyc.**, merc., mosch., mur-ac., *nit-ac.*, nux-v., op., phos., plat., **Puls.**, rhus-t., **Sec.**, *seneg.*, sep., *spig.*, staph., **Sulph.**, tab., thuj., *verat.*

amel. (s. ENTBLÖSSEN)

Luft, warme: Agn., *aloe*, ambr., *ant-c.*, *ant-t.*, *arg-n.*, ars-i., aur., *aur-m.*, *bry.*, calad., *calc.*, *calc-s.*, cann-s., *carb-v.*, cham., cina, *cocc.*, colch., croc., dros., *euph.*, *fl-ac.*, **Glon.**, ign., *ind.*, **Iod.**, *ip.*, kali-bi., **Kali-s.**, **Lach.**, led., *lyc.*, **Merc.**, *mez.*, *nat-m.*, *nat-s.*, nux-m., nux-v., *op.*, *phos.*, *pic-ac.*, plat., podo., **Puls.**, sabin., sars., **Sec.**, sel., *seneg.*, *sulph.*, teucr., thuj., xan.

Ofenwärme agg.: *Ant-c.*, *apis*, *arg-n.*, *bry.*, bufo, *cocc.*, *con.*, *euph.*, **Glon.**, *iod.*, *kali-i.*, *laur.*, mag-m., *merc.*, nat-m., op., puls., **Sec.**

amel.: Acon., agar., am-c., **Ars.**, aur., bar-c., bell., bor., camph., canth., caps., caust., cic., cocc., con., conv., *dulc.*, hell., **Hep.**, hyos., **Ign.**, kali-c., mag-c., **Mag-p.**, mang., mosch., *nux-m.*, **Nux-v.**, petr., ran-b., rhod., **Rhus-t.**, sabad., **Sil.**, *stront.*, sulph.

kalt und steif, wenn er sich dem Ofen nähert; er ist: *Laur.*

Warmwerden im Freien, beim: Acon., agn., alum., ambr., *ant-c.*, aur., *aur-m.*, bar-c., *bell.*, bor., bov., **Bry.**, calad., calc., cann-s., *carb-v.*, caust., cham., chin., cina, cocc., coff., colch., coloc., croc., dros., *dulc.*, euph., *glon.*, graph., ign., **Iod.**, ip., kali-c., lach., led., **Lyc.**, mang., *merc.*, mez., nat-c., nat-m., *nat-s.*, nit-ac., olnd., *op.*, petr., ph-ac., *phos.*, plat., **Puls.**, *sabad.*, sabin., *sec.*, sel., *seneg.*, sep., *sil.*, *spig.*, spong., staph., *sulph.*, teucr., thuj., *verat.*

Zimmer, im warmen: Acon., *agn.*, *alum.*, ambr., *ant-c.*, ant-t., **Apis**, *arg-n.*, arn., ars-i., *asaf.*, aur., *aur-m.*, bar-c., bell., bor., *brom.*, *bry.*, bufo, calad., calc., calc-p., **Calc-s.**, cann-s., *carb-ac.*, **Carb-s.**, *carb-v.*, caust., cina, *coc-c.*, cocc., colch., **Croc.**, *dros.*, dulc., *fl-ac.*, *glon.*, **Graph.**, *hell.*, hyos., ign., *ind.*, **Iod.**, *ip.*, kali-c., **Kali-i.**, **Kali-s.**, laur., *led.*, *lil-t.*, **Lyc.**, mag-m., merc., *merc-i-f.*, mez., mosch., mur-ac., nat-ar., *nat-c.*, nat-m., *nat-s.*, nit-ac., *op.*, oxyt., ph-ac., phos., *pic-ac.*, plat., *ptel.*, **Puls.**, ran-b., **Sabin.**, *sanic.*, **Sec.**, sel., **Seneg.**, spig., *spong.*, staph., **Sulph.**, *tab.*, *thuj.*, *til.*, *tub.*, *verat.*

WASSER gegen innere Organe spritzen würde; Gefühl, als ob: Bell., cina, **Crot-t.**, dig., ferr., hell., laur., ph-ac., *rhod.*, *spig.*

WASSERSUCHT:

äußerlich: Acet-ac., agar., **Ant-c.**, *ant-t.*, **Apis**, *apoc.*, **Ars.**, ars-i., *asc-c.*, aur., *aur-m.*, *bell.*, *bism-o.*, *bry.*, *cact.*, calad., *calc.*, *calc-ar.*, camph., *canth.*, *carb-s.*, *card-m.*, cedr., chel., **Chin.**, *chin-a.*, cinnb., coca, **Colch.**, *coll.*, coloc., *con.*, conv., cop., *crot-h.*, **Dig.**, *dulc.*, eup-pur., euph., *ferr.*, ferr-ar., *ferr-i.*, ferr-p., **Graph.**, guaj., **Hell.**, hyos., **Iod.**, kali-ar., *kali-c.*, *kali-i.*, kali-n., kali-p., kali-s., *lac-d.*, *lach.*, *led.*, *lyc.*, **Med.**, *merc.*, mez., mur-ac., nat-ar., nat-c., *nit-ac.*, *nux-m.*, **Olnd.**, **Op.**, phos., pic-ac., plat., *plb.*, *puls.*, rhod., rhus-t., *ruta*, *sabin.*, *samb.*, sars., sec., *seneg.*, *sep.*, sil., **Squil.**, stram., *sulph.*, **Ter.**, *teucr.*, *verat.*, *verb.*, zinc.

morgens: Chin., *nat-c.*

innerlich: Agn., am-c., ambr., ant-c., *ant-t.*, **Apis**, *apoc.*, arg-m., arn., **Ars.**, ars-i., aur., *aur-m.*, **Bell.**, *bry.*, *calc.*, camph., cann-s., canth., caps., carb-v., **Card-m.**, **Chin.**, *chin-a.*, cina, **Colch.**, coloc., *con.*, **Dig.**, *dulc.*, euph., *ferr.*, ferr-ar., ferr-p., guaj., **Hell.**, hep., hyos., iod., *ip.*, *kali-ar.*, *kali-c.*, kali-p., kali-s., lach., lact., laur., *led.*, lyc., *merc.*, mez., mur-ac., nit-ac., ph-ac., phos., puls., *rhus-t.*, sabad., samb., sars., *seneg.*, *sep.*, sil., spig., spong., *squil.*, stann., stram., **Sulph.**, **Ter.**, teucr., verat., viol-t.

WELLEN; Gefühl von: Am-c., **Bell.**, *bism-o.*, caps., caust., clem., con., dig., iod., kali-c., kali-n., lyc., mag-c., *nit-ac.*, nux-v., petr., sars., *sep.*, sil., stann., stront., **Sulph.**, verb.

WETTER:

bewölktes Wetter agg.: Am-c., bry., calc., *cham.*, *chin.*, dulc., *mang.*, merc., *nux-m.*, plb., *puls.*, rhod., **Rhus-t.**, *sep.*, sulph., verat.

Gewitter, während: Agar., aur., *bry.*, carb-v., caust., *gels.*, *lach.*, *med.*, **Nat-c.**, nat-m., nat-p., nit-ac., petr., *phos.*, psor., *rhod.*, *sep.*, *sil.*, syph., thuj.

Herannahen eines Gewitters, beim: *Agar.*, aur., bry., caust., *cedr.*, *gels.*, hyper., *kali-bi.*, *lach.*, *lyc.*, med., meli., *nat-c.*, nat-m., nat-p., nit-ac., petr., *phos.*, **Psor.**, puls., *ran-b.*, **Rhod.**, *rhus-t.*, *sep.*, sil., sulph., syph., thuj., *tub.*

klares Wetter agg.: Acon., asar., *bry.*, *caust.*, *hep.*, *nux-v.*, plb., sabad., spong.

nasses Wetter agg.: Agar., **Am-c.**, ant-c., *ant-t.*, *aran.*, arg-m., *arg-n.*, **Ars.**, *ars-i.*, aur., **Bad.**, bar-c., bar-m., bell., bor., bov., brom., bry., **Calc.**, *calc-p.*, *calc-s.*, canth., *carb-an.*, *carb-v.*, cham., chin., *cist.*, clem., *colch.*, con., cupr., **Dulc.**, elaps, *ferr.*, *ham.*, *hep.*, hyper., *iod.*, ip., kali-c., *kali-i.*, kali-n., *lach.*, laur., *lem-m.*, *lyc.*, mag-c., *mag-p.*, *mang.*, meli., *merc.*, mez., mur-ac., *naja*, *nat-ar.*, *nat-c.*, **Nat-h.**, **Nat-s.**, *nit-ac.*, **Nux-m.**, nux-v., paeon., petr., phos., *phyt.*, **Puls.**, *ran-b.*, **Rhod.**, **Rhus-t.**, *ruta*, sang., sars., seneg., *sep.*, *sil.*, spig., stann., staph., *stront.*, sul-ac., *sulph.*, sumb., teucr., *thuj.*, *tub.*, *verat.*, *zinc.*

nasskaltes Wetter agg.: *Agar.*, all-s., **Am-c.**, *ant-c.*, *apis*, *aran.*, *arg-m.*, *arg-n.*, **Ars.**, ars-i., asc-t., *aster.*, aur., *aur-m-n.*, **Bad.**, *bar-c.*, bell., *bor.*, bov., bry., **Calc.**, **Calc-p.**, calc-s., canth., carb-an., *carb-s.*, *carb-v.*, cham., chin., clem., **Colch.**, con., cupr., **Dulc.**, *ferr.*, *fl-ac.*, *form.*, *gels.*, *graph.*, hep., *hyper.*, *iod.*, ip., *kali-bi.*, kali-c., kali-i., kali-n., kali-p., *lach.*, *lath.*, laur., *lyc.*, mag-c., *mang.*, **Med.**, *merc.*, merc-i-f., *mez.*, mur-ac., *nat-ar.*, *nat-c.*, **Nat-s.**, *nit-ac.*, **Nux-m.**, nux-v., paeon., *petr.*, phos., *phyt.*, *puls.*, **Pyrog.**, *ran-b.*, **Rhod.**, **Rhus-t.**, *ruta*, sars., seneg., sep., **Sil.**, *spig.*, stann., staph., *stront.*, *sul-ac.*, *sulph.*, *tarent.*, *thuj.*, **Tub.**, *verat.*, zinc.

nebliges Wetter agg.: Bry., cham., chin., **Hyper.**, mang., mosch., nux-m., plb., *rhod.*, **Rhus-t.**, sep., *sil.*, sulph., verat.

WETTER ...

trockenes Wetter agg. (vgl. trocken kaltes Wetter): Alum., ars., **Asar.**, *bry.*, carb-an., carb-v., **Caust.**, **Hep.**, *kali-c.*, **Nux-v.**, phos., sabad., *sep.*, sil., *spong.*, staph., sulph., zinc.

trocken kaltes Wetter agg.: **Acon.**, *ars.*, **Asar.**, bell., bor., *bry.*, carb-an., carb-v., **Caust.**, cham., *crot-h.*, **Hep.**, *ip.*, **Kali-c.**, laur., mag-c., mez., mur-ac., **Nux-v.**, rhod., *sabad.*, sep., *sil.*, spig., *spong.*, staph., sulph., zinc.

warmes, nasses Wetter agg.: **Carb-v.**, *gels.*, *iod.*, *kali-bi.*, **Lach.**, **Nat-s.**, *sil.*

Wetterwechsel agg.: Abrot., alumn., am-c., ant-c., *ant-t.*, apis, ars., *bell.*, benz-ac., bor., brom., *bry.*, *calc.*, *calc-p.*, carb-s., *caust.*, *chel.*, colch., *dig.*, **Dulc.**, euph., *gels.*, graph., hep., hyper., kali-bi., *kali-c.*, lach., *mang.*, meli., merc., *mez.*, *nat-c.*, nit-ac., **Nux-m.**, nux-v., *petr.*, *ph-ac.*, **Phos.**, **Psor.**, *puls.*, **Ran-b.**, rheum, **Rhod.**, **Rhus-t.**, *rumx.*, sep., **Sil.**, stront., *sulph.*, **Tub.**, verat.

kalt nach warm agg.: **Bry.**, carb-v., *chel.*, *ferr.*, gels., **Kali-s.**, *lach.*, *lyc.*, *nat-m.*, *nat-s.*, **Psor.**, *puls.*, **Sulph.**, **Tub.**

windiges und stürmisches Wetter agg.: *Acon.*, ars., asar., aur., **Bad.**, bell., bry., carb-v., *cham.*, *chin.*, chin-a., con., euphr., graph., *hep.*, *lach.*, lyc., mag-c., *mag-p.*, *mur-ac.*, nat-c., **Nux-m.**, *nux-v.*, petr., *phos.*, plat., *psor.*, *puls.*, **Rhod.**, rhus-t., ruta, *sep.*, spig., sul-ac., sulph., thuj.

WIDERSPRÜCHLICHE und abwechselnde Zustände: Croc., **Ign.**, *nat-m.*, plat., **Puls.**, thuj.

WIND: *Acon.*, *ars.*, ars-i., asar., aur., *bell.*, bry., bufo, calc., *calc-p.*, carb-v., caust., **Cham.**, *chin.*, con., cupr., elaps, *euphr.*, graph., *lach.*, **Lyc.**, mur-ac., nat-c., nux-m., **Nux-v.**, **Phos.**, plat., *psor.*, **Puls.**, **Rhod.**, spig., sul-ac., sulph., thuj., zinc.

Gefühl von Wind: Canth., *chel.*, cor-r., graph., **Lyss.**, *mosch.*, *nux-v.*, olnd., puls., rhus-t., sabin., spig., squil., stram.

bläst auf bedeckte Körperteile: *Camph.*

kaltem: Camph., croc., *lac-d.*, *laur.*, **Lyss.**, *mosch.*, rhus-t., samb.

kalter: *Acon.*, *ars.*, ars-i., *asar.*, **Bell.**, *bry.*, calc-p., carb-an., carb-v., *caust.*, *cham.*, cupr., ferr-ar., **Hep.**, ip., *kali-bi.*, **Nux-v.**, psor., sabad., *sep.*, *sil.*, **Spong.**

Fahren im kalten Wind amel.: *Arg-n.*

warmer Südwind: *Ars-i.*, *ip.*

WINTER (s. JAHRESZEITEN)

WUNDEN: *Apis*, *arn.*, bor., carb-v., cic., con., croc., hep., iod., kreos., *lach.*, **Led.**, merc., mez., nat-c., nat-m., nit-ac., ph-ac., *phos.*, plb., *puls.*, rhus-t., ruta, seneg., sil., *staph.*, *sul-ac.*, sulph., zinc.

Bisse giftiger Tiere: *Apis*, arn., *ars.*, aur., bell., calad., *cedr.*, *echi.*, hyper., *lach.*, **Led.**, seneg., stram., sul-ac.

bluten reichlich: Aran., *arn.*, *carb-v.*, cench., croc., crot-h., ferr., hep., *kreos.*,

WUNDEN - bluten reichlich ...

Lach., merc., mill., nat-m., ph-ac., **Phos.**, puls., rhus-t., sul-ac., *sulph.*, *zinc.*

durchdringend, durchstochen: **Apis**, *carb-v.*, cic., hep., *hyper.*, **Led.**, **Nit-ac.**, plb., sil., sulph.

Handflächen und Fußsohlen: **Hyper.**, **Led.**

eiternd (s. HAUT - HEILT schlecht)

gequetschte und lazerierte Fingerspitzen: **Hyper.**, *led.*

geschwürig (s. HAUT - GESCHWÜRE)

Heilungstendenz, langsame: Alum., am-c., *bar-c.*, *bor.*, *calc.*, *carb-v.*, caust., *cham.*, chel., con., crot-h., *graph.*, **Hep.**, kali-c., **Lach.**, lyc., mag-c., mang., *merc.*, *merc-c.*, mur-ac., **Nit-ac.**, **Petr.**, ph-ac., phos., plb., puls., *rhus-t.*, sep., **Sil.**, *staph.*, **Sulph.**

Insektenstiche (s. HAUT - INSEKTENSTICHE)

kalt, werden: *Led.*

konstitutionelle Folgen von: Arn., carb-v., con., hep., *iod.*, *lach.*, **Led.**, nat-m., *nit-ac.*, *phos.*, puls., rhus-t., *staph.*, *sul-ac.*, zinc.

schmerzhaft: *Apis*, **Hyper.**, led., nat-m., *nit-ac.*, nux-v., **Staph.**, sulph.

stechend: Acon., *apis*, arn., bar-c., bry., caust., *led.*, merc., nat-c., *nit-ac.*, *staph.*, sulph.

Schnittwunden: *Arn.*, led., merc., nat-c., ph-ac., sil., **Staph.**, *sul-ac.*, sulph.

Sektionswunden: *Anthr.*, *apis*, *ars.*, *lach.*, led., *pyrog.*

Splittern, von: Acon., *apis*, *arn.*, *carb-v.*, **Cic.**, colch., *hep.*, **Hyper.**, lach., *led.*, *nit-ac.*, petr., plat., ran-b., *sil.*, *staph.*, sulph.

Stichwunden: *Apis*, arn., carb-v., cic., lach., nit-ac., sil., *staph.*

WÜRMERN unter der Haut, Gefühl von: **Cocain.**

ZERBRECHLICH, als sei der Körper: *Thuj.*

ZIMMER agg., überfülltes (vgl. GEMÜT - ANGST - Menschenmenge): *Ambr.*, *ant-c.*, *arg-n.*, ars., bar-c., carb-an., con., *hell.*, *lyc.*, *mag-c.*, nat-c., nat-m., petr., *phos.*, *plb.*, *puls.*, sabin., *sep.*, stann., stram., *sulph.*

ZITTERN:

äußerlich: Abrot., absin., acet-ac., *acon.*, acon-f., *agar.*, agn., alum., alumn., am-c., am-m., **Ambr.**, aml-n., *anac.*, ant-c., **Ant-t.**, *apis*, aran., *arg-m.*, **Arg-n.**, *arn.*, **Ars.**, ars-i., asaf., *aur.*, bar-c., bar-m., *bell.*, bism-o., *bor.*, bov., brom., *bry.*, bufo, cadm., *calad.*, *calc.*, *calc-p.*, *camph.*, cann-s., canth., caps., *carb-ac.*, *carb-s.*, carb-v., *caust.*, *cedr.*, cham., *chel.*, chin., *chin-a.*, *chin-s.*, **Cic.**, **Cimic.**, *cina*, clem., **Cocc.**, cod., *coff.*, *colch.*, coloc., **Con.**, croc., **Crot-c.**, *crot-h.*, crot-t., *cupr.*, cur., dig., dios., dros., *dulc.*, euphr., *ferr.*, ferr-ar., ferr-p., **Gels.**, glon., *graph.*, helod., hep., *hyos.*, *ign.*, *iod.*, *kali-br.*, *kali-c.*, *kali-fer.*, kali-s., *kalm.*, kreos., **Lach.**, lac-ac., laur., *lec.*, *led.*, lyc., *lyss.*, mag-c., mag-m., mag-p., mag-s., mang., *med.*, meny., meph., **Merc.**, *merc-c.*, *mez.*, *mosch.*, mygal., **Nat-ar.**, nat-c., *nat-m.*, *nat-s.*, *nit-ac.*, nux-m., *nux-v.*, *olnd.*, onos., **Op.**, ox-ac., pall., par., petr., *ph-ac.*, *phos.*, *phyt.*, *pic-ac.*, plan., **Plat.**, *plb.*, polyg-h., *psor.*, **Puls.**, ran-b., ran-s., rheum, rhod., **Rhus-t.**, ruta, *sabad.*, sabin., samb., sars., *sec.*, *seneg.*, *sep.*, *sil.*, spig., spong., *stann.*, staph., **Stram.**, stront., *stry.*, sul-ac., **Sulph.**, sumb., *tab.*, *tarent.*, teucr., thea, **Ther.**, *thuj.*, valer., *verat.*, verb., viol-o., *visc.*, **Zinc.**

morgens: Alumn., *arg-m.*, *arg-n.*, ars., bar-c., calc., cimic., *con.*, *dulc.*, graph., lyc., mag-c., nat-m., *nux-v.*, petr., phos., sil., sulph.

Erwachen, beim: *Arg-m.*, caust., *dulc.*, hyper., mag-c., nit-ac., phos., tarent.

Frühstück, vor dem: *Calc.*, *con.*, nat-m., nux-v., staph.

vormittags: Ars., carb-o., lyc., nat-m., *plat.*, sars.

10 Uhr: *Bor.*

Anstrengung, bei: Gels.

mittags nach Schlaf: Nat-m.

nachmittags: Carb-v., *gels.*, lyc., lyss., pic-ac.

ZITTERN - äußerlich ...

abends: Chel., lyc., mez., mygal., nat-m., plb., stront., sulph.

Bett, im: Eupi., lyc., nux-v., samb.

Gehen, nach: *Sil.*

Schlaf, nach: Carb-v.

nachts: *Bell.*, hyos., lyc., phos.

3 Uhr: *Rhus-t.*

Schlaf, nach: *Sil.*

Träumen, nach: Phos., sil.

Abendessen, nach dem: Alum., caust.

Ärger, durch: Acon., *aur.*, lyc., nit-ac., ran-b.

anfallsweise: *Merc.*

Angst, durch: Ambr., **Ars.**, aur., bell., bor., *calc.*, canth., carb-v., caust., *cham.*, chel., *coff.*, *con.*, croc., cupr., graph., *lach.*, lyc., mag-c., mez., mosch., *nat-c.*, nit-ac., nux-m., phos., *plat.*, psor., *puls.*, *rhus-t.*, samb., sars., sep., valer.

Anstrengung, bei der geringsten: Bor., *cocc.*, ferr., *merc.*, phos., *plat.*, *plb.*, polyg-h., *rhus-t.*, sec., *stann.*, *zinc.*

Aufstehen vom Sitzen in den leidenden Teilen: **Caust.**

Berührung, durch unerwartete: *Cocc.*

Bewegung, bei: Anac., arg-n., iod., phyt., zinc.

amel.: Merc., plat.

Erschöpfung, nach: Plb.

Erwachen, beim: Abrot., calc., *cina*, lach., *merc.*, nit-ac., rat., tarent.

Essen, nach dem: Alum., ant-c.

Fieber, bei: Ars., calc., camph., cist., eup-per., kali-c., lach., mag-c., mygal., sep.

Freien, im: Calc., kali-c., laur., *plat.*

amel.: Clem.

Freude, durch: Acon., aur., coff., merc., valer.

Freunde trifft, wenn man: Tarent.

Frühstück, nach dem: Arg-n.

amel.: *Calc.*, *con.*, nat-m., nux-v., staph.

ZITTERN - äußerlich ...

Gehen, beim: Am-c., lac-ac., merc., nux-v.

nach dem: Ust.

geistige Anstrengung, durch: Aur., *bor.*, plb., vinc.

Gemütsbewegungen, nach: Arg-n., **Cocc.**, ferr., hep., merc., nat-c., nat-m., *plb.*, *psor.*, **Staph.**, stram., *zinc.*

Geräusch, durch: Bar-c., caust., *cocc.*, hura, *kali-ar.*, mosch., tab.

Gesellschaft agg., in: *Ambr.*, lyc.

getan werden muss, wenn etwas: **Kali-br.**

Gewitter, bei: Agar., *morph.*, nat-p., *phos.*

Hunger, bei: *Alum.*, *crot-h.*, olnd., stann., *sulph.*, *zinc.*

Husten, durch: Bell., *cupr.*, *phos.*

kalte Getränke amel.: Phos.

Kälte, bei: Bor.

Liegen, im: Clem.

Menses, vor: Alum.

während: Arg-n., calc-p., *graph.*, *hyos.*, *lec.*, merl., *nit-ac.*

nach: *Chin.*

Mittagessen, beim: Mag-m.

Musik, durch: **Ambr.**

periodisch: **Arg-n.**

Rauchen, durch: *Hep.*, nat-m., sil., sulph.

Schlaf, vor: Nat-m.

während: Con.

Schmerzen, bei den: *Cocc.*, **Nat-c.**, *plat.*, puls.

Schreck, durch: Arg-n., *aur.*, *coff.*, glon., hura, ign., mag-c., merc., nicc., *op.*, puls., rat., rhus-t., sep.

Schreiben, beim: *Phos.*, *sil.*

Sehen nach unten, beim: Kali-c.

Stehen, im: Merc.

Stillen, nach dem: *Olnd.*

Stuhlgang, vor: Hydr., merc., sumb.

während: Carb-s.

nach: *Ars.*, carb-v., caust., **Con.**, lil-t.

ZITTERN - äußerlich ...

Treppensteigen, beim: Merc.

Trinken, nach übermäßigem: Plb.

Unterhaltung, durch: *Ambr.*, bor.

innerlich: Ambr., *ant-t.*, *arg-n.*, asaf., bell., *brach.*, bry., calad., **Calc.**, *camph.*, caps., carb-s., carb-v., *caul.*, *caust.*, cina, *clem.*, cocc., colch., *con.*, *crot-h.*, cycl., *eup-per.*, **Graph.**, **Iod.**, *kali-c.*, *kali-n.*, kreos., *lec.*, lil-t., *lyc.*, meph., merc., mosch., nat-ar., *nat-c.*, *nat-m.*, nit-ac., nux-m., *nux-v.*, par., petr., *phos.*, *plat.*, *puls.*, **Rhus-t.**, ruta, *sabad.*, sabin., samb., *seneg.*, *sep.*, sil., *spig.*, **Stann.**, **Staph.**, *stront.*, **Sul-ac.**, *sulph.*, *teucr.*, valer., zinc.

Klavierspiel, beim: Nat-c.

Seite, auf der man liegt: Clem.

Wein: *Con.*

Wohlgefühl, mit: Calc.

Zärtlichkeiten, beim Austausch von: Caps.

Zorn, durch: Acon., ambr., arg-n., *aur.*, chel., cop., daph., lyc., merc., *nit-ac.*, pall., phos., ran-b., sep., *staph.*, *zinc.*

ZUCKEN: Acon., **Agar.**, agn., alum., am-c., am-m., *ambr.*, ant-c., *ant-t.*, apis, *arg-m.*, *arg-n.*, *ars.*, *ars-i.*, **Asaf.**, aster., atro., *bar-c.*, bar-m., *bell.*, bor., brom., *bry.*, bufo, **Cact.**, *calc.*, *calc-s.*, *camph.*, cann-i., *canth.*, caps., carb-ac., *carb-s.*, carb-v., *caust.*, cham., *chel.*, *chin.*, *chin-s.*, chlor., *cic.*, *cimic.*, *cina*, *clem.*, *cocc.*, *cod.*, colch., coloc., *con.*, croc., crot-h., *cupr.*, dig., dros., *graph.*, guaj., *hell.*, **Hyos.**, **Ign.**, **Iod.**, ip., *kali-ar.*, kali-br., **Kali-c.**, kali-p., kali-s., kreos., *lach.*, laur., *lyc.*, *lyss.*, mag-m., mag-p., meny., *merc.*, *merc-c.*, **Mez.**, *mur-ac.*, mygal., *nat-ar.*, **Nat-c.**, *nat-m.*, *nat-p.*, *nit-ac.*, *nux-v.*, olnd., *op.*, ox-ac., *par.*, petr., *ph-ac.*, *phos.*, plat., *plb.*, psor., puls., rhod., *rhus-t.*, ruta, sabin., *sec.*, sel., seneg., *sep.*, *sil.*, *spig.*, spong., *stann.*, **Stram.**, stront., *stry.*, sul-ac., *sulph.*, tanac., tarax., thuj., valer., viol-t., *visc.*, **Zinc.**

rechts: Caust.

Berührung agg.: *Stry.*

hier und da: Agar., *cocc.*, colch., *kali-c.*, kali-n., lyc., mez., nat-m., ph-ac., phos., rhod., sep., *stry.*, sulph., **Zinc.**

innerlich: Atro., bov., *cann-s.*, seneg.

Schlaf, während: Alum., anac., *ars.*, bell., caust., cinnb., con., *cupr.*, dulc., *kali-c.*, mag-c., mez., nat-c., nat-m., ph-ac., phos., seneg., sil., stann., *stront.*, sul-ac., *sulph.*, thuj., **Zinc.**

Einschlafen, beim: Acon., *agar.*, *alum.*, arg-m., **Ars.**, cob., hyper., *ign.*, **Kali-c.**, phys., *sel.*, *stront.*, *stry.*, *sul-ac.*, *sulph.*, *zinc.*

Schreck, nach: *Op.*, *stram.*

Sehnenhüpfen: *Agar.*, am-c., ambr., *ars.*, *asaf.*, bell., *calc.*, *camph.*, *canth.*, *chel.*, *chlor.*, **Hyos.**, **Iod.**, *kali-i.*, *lyc.*, *mez.*, *mur-ac.*, *ph-ac.*, *phos.*, *rhus-t.*, *sec.*, *stry.*, **Zinc.**

ZUSAMMENSCHNÜRUNG:

äußerlich: Abrot., *acon.*, *aesc.*, aeth., *agar.*, *all-c.*, alum., am-c., am-m., *aml-n.*, *ammc.*, *anac.*, ant-c., *ant-t.*, *apis*, aral., arg-m., arg-n., arn., *ars.*, *ars-i.*, *arum-t.*, asaf., *asar.*, aur., *bar-c.*, bell., berb., *bism-o.*, bor., bov., *bry.*, *cact.*, calc., *calc-p.*, cann-i., cann-s., canth., *caps.*, carb-ac., carb-an., *carb-s.*, carb-v., caust., cham., *chel.*, *chin.*, **Cimic.**, cina, **Cocc.**, coff., colch., *coloc.*, con., *cupr.*, dig., dios., *dros.*, dulc., euphr., *ferr.*, gels., *glon.*, **Graph.**, guaj., *hell.*, hep., hydr-ac., **Hyos.**, *iod.*, *ip.*, kali-c., kali-n., kreos., *lach.*, laur., led., lil-t., *lob.*, *lyc.*, mag-c., mag-m., *mag-p.*, mang., meny., **Merc.**, *merc-c.*, *merc-i-r.*, *mez.*, mosch., mur-ac., naja, nat-c., nat-m., **Nit-ac.**, nux-m., **Nux-v.**, olnd., *op.*, *ox-ac.*, *par.*, petr., *phos.*, *plat.*, **Plb.**, *puls.*, ran-b., ran-s., rheum, rhod., **Rhus-t.**, ruta, sabad., sabin., sars., sec., sel., *sep.*, sil., spig., *spong.*, squil., **Stann.**, staph., **Stram.**, *stront.*, *sul-ac.*, *sulph.*, *tab.*, thuj., *verat.*, verb., viol-t., zinc.

Drähten eingeschlossen, die immer enger zusammengedreht werden; wie von: **Cact.**

innerlich: Acon., *aesc.*, agar., agn., *alum.*, am-c., ambr., aml-n., anac., ant-c., ant-t., arg-m., *arn.*, ars., ars-i., asaf., *asar.*, aur., *bapt.*, bar-c., **Bell.**, benz-ac., bism-o., bor., bov., *brom.*, *bry.*, **Cact.**, *calad.*, *calc.*, *camph.*, cann-i., cann-s., *canth.*, caps., carb-an., carb-s., carb-v., caust., *cham.*, *chel.*, **Chin.**, *chlol.*, cic., cina, *clem.*, *cocc.*, coff., colch., **Coloc.**, *con.*, croc., crot-h., crot-t., cub., *cupr.*, *dig.*, dios., *dros.*, dulc., euph., ferr., glon., graph., guaj., hell., hep., hyos., **Ign.**, *iod.*, *ip.*, kali-c., kali-n., kreos., *lach.*, *laur.*, *led.*, lyc., mag-c., mag-m., **Mag-p.**, mang., meny., merc., merc-c., mez., *mosch.*, mur-ac., *naja*, nat-ar., nat-c., **Nat-m.**, **Nit-ac.**, *nux-m.*, **Nux-v.**, olnd., op.,

ZUSAMMENSCHNÜRUNG - innerlich ...

ox-ac., par., petr., *ph-ac.*, *phos.*, **Plat.**, **Plb.**, **Puls.**, ran-s., rheum, rhod., rhus-t., ruta, sabad., *sabin.*, samb., *sars.*, sec., sel., seneg., *sep.*, sil., *spig.*, spong., *squil.*, stann., staph., still., **Stram.**, stront., *sul-ac.*, **Sulph.**, *sumb.*, tarax., teucr., *thuj.*, valer., *verat.*, *verat-v.*, verb., viol-t., zinc.

Bandes, Gefühl eines: Acon., *alum.*, alumn., am-br., *ambr.*, **Anac.**, ant-c., ant-t., *arg-n.*, arn., ars., asaf., *asar.*, *aur.*, *bell.*, benz-ac., brom., bry., **Cact.**, calc., cann-i., **Carb-ac.**, *carb-s.*, carb-v., caust., **Chel.**, *chin.*, coc-c., *cocc.*, colch., coloc., **Con.**, croc., dig., gels., *graph.*, hell., hyos., iod., kreos., laur., lyc., mag-m., *mag-p.*, manc., *merc.*, *merc-i-r.*, mosch., *nat-m.*, **Nit-ac.**, nux-m., nux-v., olnd., op., petr., *phos.*, **Plat.**, **Puls.**, sabad., sabin., sang., sars., **Sil.**, *spig.*, stann., sul-ac., **Sulph.**, tarent., til., zinc.

Knochen: Am-m., anac., aur., chin., cocc., *coloc.*, *con.*, *graph.*, kreos., lyc., merc., nat-m., **Nit-ac.**, nux-v., petr., phos., **Puls.**, rhod., *rhus-t.*, *ruta*, sabad., sep., sil., stront., **Sulph.**, zinc.

Körperöffnungen: *Acon.*, alum., ars., ars-i., bar-c., **Bell.**, *brom.*, **Cact.**, calc., carb-v., *chel.*, cic., cocc., colch., con., crot-h., dig., dulc., ferr., form., graph., hep., *hyos.*, ign., iod., ip., **Lach.**, *lyc.*, **Merc.**, *merc-c.*, mez., *nat-m.*, **Nit-ac.**, *nux-v.*, op., phos., plat., *plb.*, rat., rhod., **Rhus-t.**, sabad., sars., sep., **Sil.**, *staph.*, **Stram.**, sulph., sumb., tarax., *thuj.*, *verat.*, *verat-v.*

ZUSAMMENZIEHUNGEN, Strikturen, Stenosen, nach Entzündung: *Agar.*, alum., ant-c., arg-m., asaf., *bell.*, bry., calc., *camph.*, canth., caust., chel., *chin.*, **Cic.**, *clem.*, *cocc.*, con., dig., dros., dulc., euph., lach., led., **Merc.**, *mez.*, nat-m., nit-ac., **Nux-v.**, petr., *phos.*, plb., *psor.*, *puls.*, ran-b., **Rhus-t.**, ruta, sabad., sep., *spong.*, squil., staph., stram., sulph., teucr., thuj., zinc.

ZWERGWUCHS: **Bar-c.**, *bar-m.*, *calc.*, **Calc-p.**, *carb-s.*, iod., lyc., *med.*, merc., *ol-j.*, sec., *sil.*, **Sulph.**, zinc.

ZYANOSE: Acon., agar., alum., *am-c.*, ant-c., *ant-t.*, *arg-n.*, arn., *ars.*, asaf., asar., aur., bar-c., *bell.*, bism-o., bry., calc., **Camph.**, carb-an., **Carb-v.**, caust., cedr., cham., chel., chin., chin-a., cic., cina, cocc., *con.*, **Cupr.**, **Dig.**, dros., ferr., hep., hyos., ign., *ip.*, *kali-chl.*, **Lach.**, **Laur.**, led., lyc., mang., merc., mosch., mur-ac., *naja*, nat-m., nit-ac., nux-m., nux-v., **Op.**, ph-ac., phos., plb., puls., ran-b., *rhus-t.*, ruta, sabad., *samb.*, sars., *sec.*, seneg., sil., spong., staph., stram., sul-ac., sulph., thuj., **Verat.**, xan.

ZYANOSE ...

Kleinkindern, bei: Arn., ars., *bor.*, *cact.*, *camph.*, *carb-v.*, chin., **Dig.**, **Lach.**, **Laur.**, *naja*, op., *phos.*, psor., rhus-t., sec., sulph.

Anhang

MITTELBEZEICHNUNGEN

Abies-c.	Abies Canadensis
Abies-n.	Abies Nigra
Abrot.	Abrotanum
Absin.	Absinthium
Acal.	Acalypha Indica
Acet-ac.	Acetic Acid.
Acon-c.	Aconitum Cammarum
Acon-f.	Aconitum Ferox
Acon-l.	Aconitum Lycotonum
Acon.	Aconitum Napellus
Act-sp.	Actaea Spicata
Aesc-g.	Aesculus Glabra
Aesc.	Aesculus Hippocastanum
Aeth.	Aethusa Cynapium
Agar-em.	Agaricus Emeticus
Agar-ph.	Agaricus Phalloides
Agar.	Agaricus Muscarius
Agn.	Agnus Castus
Ail.	Ailanthus
Alco.	Alcohol
Alet.	Aletris Farinosa
All-c.	Allium Cepa
All-s.	Allium Sativum
Aloe.	Aloe Socotrina
Alst.	Alstonia Constricta
Alum-m.	Aluminium Metallicum
Alum-sil.	Alumina Silicata
Alum.	Alumina
Alumn.	Alumen
Am-be.	Ammonium Benzoicum
Am-br.	Ammonium Bromatum
Am-c.	Ammonium Carbonicum
Am-caust.	Ammonium Causticum
Am-m.	Ammonium Muriaticum
Ambr.	Ambra Grisea
Aml-n.	Amyl Nitrite
Ammc.	Ammoniacum Gummi
Amph.	Amphisboena
Amyg.	Amygdalae Amarae Aqua
Anac-oc.	Anacardium Occidentale
Anac.	Anacardium Orientale
Anag.	Anagallis Arvensis
Anan.	Anantherum Muricatum
Ang.	Angustura Vera
Anil.	Anilinum
Anis.	Anisum Stellatum
Ant-a.	Antimonium Arsenicosum
Ant-c.	Antimonium Crudum
Ant-chl.	Antimonium Chloridum
Ant-o.	Antimonium Oxydatum
Ant-s.	Antimonium Sulph. Auratum
Ant-t.	Antimonium Tartaricum
Anth.	Anthemis Nobilis
Anthr.	Anthracinum
Anthro.	Anthrokokali
Ap-g.	Apium Graveolens
Aphis.	Aphis Chenopodii glauci
Apis	Apis Mellifica
Apoc-a.	Apocynum Androsaemifolium
Apoc.	Apocynum Cannabinum
Apom.	Apomorphium
Aral.	Aralia Racemosa
Aran-s.	Aranea Scinencia
Aran.	Aranea Diadema
Arg-c.	Argentum Cyanidum
Arg-m.	Argentum Metallicum
Arg-mur.	Argentum Muriaticum
Arg-n.	Argentum Nitricum
Arn.	Arnica Montana
Ars-h.	Arsenicum Hydrogenisatum
Ars-i.	Arsenicum Iodatum
Ars-m.	Arsenicum Metallicum
Ars-n.	Arsenicum Nitricum
Ars-s-f.	Arsenicum Sulphuratum Flavum
Ars-s-r.	Arsenicum Sulphuratum Rubrum
Ars.	Arsenicum Album
Art-v.	Artemisia Vulgaris
Arum-d.	Arum Dracontium
Arum-i.	Arum Italicum
Arum-m.	Arum Maculatum
Arum-t.	Arum Triphyllum
Arund-d.	Arundo Donax
Arund.	Arundo Mauritanica
Asaf.	Asa Foetida
Asar.	Asarum Europaeum
Asc-c.	Asclepias Cornuti (Syriaca)
Asc-t.	Asclepias Tuberosa
Asim.	Asimina Triloba
Aspar.	Asparagus Officinalis
Astac.	Astacus Fluviatilis
Aster.	Asterias Rubens
Atro-s.	Atropia Sulphurica
Atro.	Atropinium
Aur-a.	Aurum Arsenicum
Aur-i.	Aurum Iodatum
Aur-m-n.	Aurum Muriaticum Natronatum
Aur-m.	Aurum Muriaticum
Aur-s.	Aurum Sulphuratum

MITTELBEZEICHNUNGEN

Aur.	Aurum Metallicum
Bad.	Badiaga
Bals.	Balsamum Peruvianum
Bapt.	Baptisia Tinctoria
Bar-ac.	Baryta Acetica
Bar-c.	Baryta Carbonica
Bar-i.	Baryta Iodata
Bar-m.	Baryta Muriatica
Bart.	Bartfelder (acid spring)
Bell-p.	Bellis Perennis
Bell.	Belladonna
Benz-ac.	Benzoic Acid.
Benz-n.	Benzinum Nitricum
Benz.	Benzinum
Berb.	Berberis Vulgaris
Bism-o.	Bismuthum Oxidum
Blatta.	Blatta Orientalis
Bol.	Boletus Laricis
Bor-ac.	Boracicum Acidum
Bor.	Borax
Both.	Bothrops Lanceolatus
Bov.	Bovista
Brach.	Brachyglottis Repens
Brom.	Bromium
Bruc.	Brucea Antidysenterica
Bry.	Bryonia Alba
Bufo.	Bufo Rana.
Bufo-s.	Bufo Sahytiensis
Cact.	Cactus Grandiflorus
Cadm.	Cadmium Sulphuratum
Cahin.	Cahinca
Caj.	Cajuputum
Calad.	Caladium Seguinum
Calc.	Calcarea Carbonica
Calc-ac.	Calcarea Acetica
Calc-ar.	Calcarea Arsenica
Calc-caust.	Calcarea Caustica
Calc-f.	Calcarea Fluorata
Calc-i.	Calcarea Iodata
Calc-p.	Calcarea Phosphorica
Calc-s.	Calcarea Sulphurica
Calc-sil.	Calcarea Silicata
Calen.	Calendula Officinalis
Calo.	Calotropis Gigantea
Camph.	Camphora Officinarum
Canch.	Canchalagua
Cann-i.	Cannabis Indica
Cann-s.	Cannabis Sativa
Canth.	Cantharis
Caps.	Capsicum
Carb-ac.	Carbolic Acid.
Carb-an.	Carbo Animalis
Carb-h.	Carboneum Hydrogenisatum
Carb-o.	Carboneum Oxygenisatum
Carb-s.	Carboneum Sulphuratum
Carb-v.	Carbo Vegetabilis
Card-b.	Carduus Benedictus
Card-m.	Carduus Marianus
Carl.	Carlsbad
Casc.	Cascarilla
Cast-eq.	Castor Equi
Cast-v.	Castanea Vesca
Cast.	Castoreum
Caul.	Caulophyllum Thalictroides
Caust.	Causticum
Cean.	Ceanothus Americanus
Cedr.	Cedron
Cench.	Cenchris Contortrix
Cent.	Centaurea Tagana
Cere-b.	Cereus Bonplandii
Cere-s.	Cereus Serpentaria
Cham.	Chamomilla
Chel.	Chelidonium Majus
Chen-a.	Chenopodium Anthelminticum
Chen-v.	Chenopodium Vulvaria
Chen.	Chenopodium Glauci Aphis
Chim-m.	Chimaphila Maculata
Chim.	Chimaphila Umbellata
Chin-a.	Chininum Arsenicosum
Chin-b.	Chininum Brom.
Chin-s.	Chininum Sulphuricum
Chin.	China Officinalis
Chion.	Chionanthus Virginica
Chlf.	Chloroformium
Chlol.	Chloralum
Chlor.	Chlorum
Chol.	Cholesterinum
Chr-ac.	Chromicum Acidum
Chr-o.	Chromicum Oxydatum
Cic.	Cicuta Virosa
Cimic.	Cimicifuga Racemosa
Cimx.	Cimex
Cina	Cina
Cinch-b.	Cinchona Boliviana
Cinch.	Cinchonium Sulphuricum
Cinnam.	Cinnamomum
Cinnb.	Cinnabaris
Cist.	Cistus Canadensis

MITTELBEZEICHNUNGEN

Cit-ac.	Citricum Acidum
Cit-v.	Citrus Vulgaris
Clem.	Clematis Erecta
Cob.	Cobaltum
Coc-c.	Coccus Cacti
Coca	Coca
Cocain-m.	Cocainum Muriaticum
Cocc-s.	Coccinella Septempunctata
Cocc.	Cocculus Indicus
Coch.	Cochlearia Armoracia
Cod.	Codeinum
Coff-t.	Coffea Tosta
Coff.	Coffea Cruda
Colch.	Colchicum Autumnale
Coll.	Collinsonia Canadensis
Coloc.	Colocynthis
Colos.	Colostrum
Com.	Comocladia Dentata
Con.	Conium Maculatum
Conv-d.	Convolvulus Duartinus
Conv.	Convallaria Majalis
Cop.	Copaiva Officinalis
Cor-r.	Corallium Rubrum
Cori-r.	Coriaria Ruscifolia
Corn-f.	Cornus Florida
Corn-s.	Cornus Seriea
Corn.	Cornus Circinata
Cot.	Cotyledon Umbilicus
Croc.	Crocus Sativus
Crot-c.	Crotalus Cascavella
Crot-h.	Crotalus Horridus
Crot-t.	Croton Tiglium
Cub.	Cubeba Officinalis
Culx.	Culex Moscae
Cund.	Cundurango
Cupr-ac.	Cuprum Aceticum
Cupr-ar.	Cuprum Arsenicosum
Cupr-n.	Cuprum Nitricum
Cupr-s.	Cuprum Sulphuricum
Cupr.	Cuprum Metallicum
Cur.	Curare
Cycl.	Cyclamen Europaeum
Cypr.	Cypripedium Pubescens
Daph.	Daphne Indica
Der.	Derris Pinnata
Dig.	Digitalis Purpurea
Dios.	Dioscorea Villosa
Dirc.	Dirca Palustris
Dol.	Dolichos Pruriens
Dor.	Doryphora
Dros.	Drosera Rotundifolia
Dub.	Duboisinum
Dulc.	Dulcamara
Echi.	Echinacea Angustifolia
Elaps	Elaps Corallinus
Elat.	Elaterium
Epig.	Epigea Repens
Equis.	Equisetum Hyemale
Erech.	Erechthites Hieracifolia
Erig.	Erigeron Canadense
Ery-a.	Eryngium Aquaticum
Ether.	Ether
Eucal.	Eucalyptus Globulus
Eug.	Eugenia Jambos
Euon.	Euonymus Europaeus
Eup-per.	Eupatorium Perfoliatum
Eup-pur.	Eupatorium Purpureum
Eupho.	Euphorbium
Euphr.	Euphrasia Officinalis
Eupi.	Eupion
Fago.	Fagopyrum
Ferr-ac.	Ferrum Aceticum
Ferr-ar.	Ferrum Arsenicosum
Ferr-i.	Ferrum Iodatum
Ferr-m.	Ferrum Muriaticum
Ferr-ma.	Ferrum Magneticum
Ferr-p.	Ferrum Phosphoricum
Ferr-pic.	Ferrum Picricum
Ferr-s.	Ferrum Sulphuricum
Ferr.	Ferrum Metallicum
Fil.	Filix Mas
Fl-ac.	Fluoricum Acidum
Form.	Formica Rufa
Frag-v.	Fragaria Vesca
Gad.	Gadus Morrhua
Gall-ac.	Gallicum Acidum
Gamb.	Gambogia
Gels.	Gelsemium Sempervirens
Genist.	Genista Tinctoria
Gent-c.	Gentiana Cruciata
Gent-l.	Gentiana Lutea
Ger.	Geranium Maculatum
Get.	Gettisburg Water
Gins.	Ginseng
Glon.	Glonoin
Gnaph.	Gnaphalium
Goss.	Gossypium Herbaceum
Gran.	Granatum Punica

MITTELBEZEICHNUNGEN

Graph.	Graphites
Grat.	Gratiola Officinalis
Grin.	Grindelia Robusta
Guaj.	Guajacum
Guano.	Guano Australis
Guar.	Guarana
Guare.	Guarea
Gymn.	Gymnocladus
Haem.	Haematoxylon
Ham.	Hamamelis Virginica
Hecla.	Hecla Lava
Hedeo.	Hedeoma Pulegioides
Hell.	Helleborus Niger
Helod.	Heloderma
Helon.	Helonias Dioica
Hep.	Hepar Sulphuris Calcareum
Hipp.	Hippomanes
Hippoz.	Hippozaenium
Hom.	Homarus
Hura.	Hura Braziliensis
Hydr-ac.	Hydrocyanicum Acidum
Hydr.	Hydrastis Canadensis
Hydrang.	Hydrangea Arborescens
Hydrc.	Hydrocotyle Asiatica
Hyos.	Hyoscyamus Niger
Hyper.	Hypericum Perforatum
Iber.	Iberis Amara
Ign.	Ignatia Amara
Ill.	Illicium Anisatum
Ind.	Indium Metallicum
Indg.	Indigo
Ing.	Ingluvin
Inul.	Inula Helenium
Iod.	Iodium
Iodof.	Iodoformum
Ip.	Ipecacuanha
Ipom.	Ipomia Purpurea
Iris-fl.	Iris Florentina
Iris-foe.	Iris Foetidissima
Iridium	Iridium
Iris.	Iris Versicolor
Jab.	Jaborandi
Jac-c.	Jacaranda Caroba
Jac.	Jacaranda Gualandai
Jal.	Jalapa
Jatr.	Jatropha Curcas
Jug-c.	Juglans Cinerea
Jug-r.	Juglans Regia
Junc.	Juncus Effusus
Juni.	Juniperus Virginiana
Kali-a.	Kali Aceticum
Kali-ar.	Kali Arsenicosum
Kali-bi.	Kali Bichromicum
Kali-br.	Kali Bromatum
Kali-c.	Kali Carbonicum
Kali-chl.	Kali Chloricum
Kali-cy.	Kali Cyanatum
Kali-fer.	Kali Ferrocyanicum
Kali-i.	Kali Iodatum
Kali-m.	Kali Muriaticum
Kali-ma.	Kali Manganicum
Kali-n.	Kali Nitricum
Kali-ox.	Kali Oxalicum
Kali-p.	Kali Phosphoricum
Kali-s.	Kali Sulphuricum
Kalm.	Kalmia Latifolia
Kaol.	Kaolin
Kino.	Kino
Kiss.	Kissingen
Kreos.	Kreosotum
Lac-ac.	Lactic Acid.
Lac-c.	Lac Caninum
Lac-d.	Lac Defloratum
Lac-f.	Lac Felinum
Lach.	Lachesis
Lachn.	Lachnanthes Tinctoria
Lact.	Lactuca Virosa
Lam.	Lamium Album
Lap-a.	Lapis Albus
Lappa-a.	Lappa Arctium
Lappa-m.	Lappa Major
Lat-m.	Latrodectus Mactans
Lath.	Lathyrus Sativus
Laur.	Laurocerasus
Lec.	Lecithin
Led.	Ledum Palustre
Lem-m.	Lemna Minor
Lepi.	Lepidium Bonariense
Lept.	Leptandra Virginica
Lil-t.	Lilium Tigrinum
Linu-c.	Linum Cathar
Lith-c.	Lithium Carbonicum
Lith-m.	Lithium Muriaticum
Lob-c.	Lobelia Cardinalis
Lob-s.	Lobelia Syphilitica
Lob.	Lobelia Inflata
Lyc.	Lycopodium Clavatum
Lycpr.	Lycopersicum

Lycps.	Lycopus Virginicus
Lyss.	Lyssin (Hydrophobinum)
Mag-arct.	Magnetis Polus Arcticus
Mag-aust.	Magnetis Polus Australis
Mag-c.	Magnesia Carbonica
Mag-m.	Magnesia Muriatica
Mag-p.	Magnesia Phosphorica
Mag-s.	Magnesia Sulphurica
Maland.	Malandrinum
Malar.	Malaria Officinalis
Manc.	Mancinella (Hippomanes)
Mang-m.	Manganum Muriaticum
Mang.	Manganum
Med.	Medorrhinum
Meli.	Melilotus Alba
Menis.	Menispermum
Ment.	Mentha Piperita
Meny.	Menyanthes
Meph.	Mephitis
Merc-ac.	Mercurius Aceticus
Merc-c.	Mercurius Corrosivus
Merc-cy.	Mercurius Cyanatus
Merc-d.	Mercurius Dulcis
Merc-i-f.	Mercurius Iodatus Flavus
Merc-i-r.	Mercurius Iodatus Ruber
Merc-n.	Mercurius Nitrosus
Merc-p-r.	Mercurius Praecipitatus Ruber
Merc-sul.	Mercurius Sulphuricus
Merc.	Mercurius Vivus
Merl.	Mercurialis
Mez.	Mezereum
Mill.	Millefolium
Mit.	Mitchella Repens
Morph.	Morphinum
Mosch.	Moschus
Mur-ac.	Muriaticum Acidum
Murx.	Murex
Mygal.	Mygale Lasiodora
Myos.	Myosotis
Myric.	Myrica Cerifera
Myris.	Myristica Sebifera
Myrt.	Myrtus Communis
Naja	Naja Tripudia
Naph.	Naphthalin
Narcot.	Narcotinum
Nat-ac.	Natrum Aceticum
Nat-ar.	Natrum Arsenicatum
Nat-c.	Natrum Carbonicum
Nat-h.	Natrum Hypochlorosum
Nat-m.	Natrum Muriaticum
Nat-n.	Natrum Nitricum
Nat-p.	Natrum Phosphoricum
Nat-s.	Natrum Sulphuricum
Nicc-s.	Niccolum Sulph.
Nicc.	Niccolum
Nit-ac.	Nitricum Acidum
Nit-m-ac.	Nitro Muriatic Acid.
Nit-s-d.	Nitri Spiritus Dulcis
Nitro-o.	Nitrogenium Oxygenatum
Nuph.	Nuphar Luteum
Nux-j.	Nux Juglans
Nux-m.	Nux Moschata
Nux-v.	Nux Vomica
Oci.	Ocimum Canum
Oena.	oenanthe Crocata
Ol-an.	Oleum Animale
Ol-j.	Oleum Jecoris Aselli
Olnd.	Oleander
Onos.	Onosmodium
Op.	Opium
Orig.	Origanum Majorana
Osm.	Osmium
Ov.	Ovinine
Ox-ac.	Oxalicum Acidum
Oxyt.	Oxytropis Lamberti
Ozone.	Ozone (Oxygenium)
Paeon.	Paeonia Officinalis
Pall.	Palladium
Par.	Paris Quadrifolia
Pareir.	Pareira Brava
Paull.	Paullinia Pinnata
Ped.	Pediculus Capitis
Pen.	Penthorum
Per.	Persica
Peti.	Petiveria
Petr.	Petroleum
Petros.	Petroselinum
Ph-ac.	Phosphoricum Acidum
Phal.	Phallus Impudicus
Phel.	Phellandrium
Phos.	Phosphorus
Phys.	Physostigma
Phyt.	Phytolacca Decandra
Pic-ac.	Picricum Acidum
Pin-s.	Pinus Sylvestris
Pip-m.	Piper Methysticum
Pip-n.	Piper Nigrum
Plan.	Plantago Major

MITTELBEZEICHNUNGEN

Plat-m.	Platinum Muriaticum
Plat.	Platinum Metallicum
Plb.	Plumbum Metallicum
Plect.	Plectranthus
Plumbg.	Plumbago Littoralis
Podo.	Podophyllum Peltatum
Polyg-h.	Polygonum Hydropiperoides
Pop-t.	Populus Tremuloides
Poth.	Pothos Foetidus
Prun-p.	Prunus Padus
Prun-s.	Prunus Spinosa
Psor.	Psorinum
Ptel.	Ptelea Trifoliata
Puls-n.	Pulsatilla Nuttaliana
Puls.	Pulsatilla Nigricans
Pulx.	Pulex Irritans
Pyrog.	Pyrogenium
Pyrus.	Pyrus Americana
Rad.	Radium
Ran-a.	Ranunculus Acris
Ran-b.	Ranunculus Bulbosus
Ran-s.	Ranunculus Sceleratus
Raph.	Raphanus
Rat.	Ratanhia
Rheum	Rheum
Rhod.	Rhododendron
Rhus-a.	Rhus aromatica
Rhus-g.	Rhus Glabra
Rhus-r.	Rhus Radicans
Rhus-t.	Rhus Toxicodendron
Rhus-v.	Rhus Venenata
Rob.	Robinia Pseudacacia
Rumx.	Rumex Crispus
Ruta.	Ruta Graveolens
Sabad.	Sabadilla
Sabal.	Sabal Serrulata
Sabin.	Sabina
Sac-l.	Saccharum Lactis
Sacc.	Saccharum Album
Sal-ac.	Salicylicum Acidum
Sal-n.	Salix Niger
Salam.	Salamander
Samb.	Sambucus Nigra
Sang-n.	Sanguinaria Nitrica
Sang.	Sanguinaria Canadensis
Sanic.	Sanicula Aqua
Santin.	Santoninum
Sarr.	Sarracenia Purpurea
Sars.	Sarsaparilla
Scut.	Scutellaria Lateriflora
Sec.	Secale Cornutum
Sel.	Selenium
Senec.	Senecio Aureus
Seneg.	Senega
Senn.	Senna
Sep.	Sepia
Serp.	Serpentaria
Sil.	Silicea
Sin-a.	Sinapis Alba
Sin-n.	Sinapis Nigra
Sol-m.	Solanum Mammosum
Sol-n.	Solanum Nigrum
Sol-t-ae.	Solanum Tuberosum aegrotans
Sol-v.	Solidago Virg. aur.
Sphing.	Sphingurus Martini
Spig-m.	Spigelia Marilandica
Spig.	Spigelia Anthelmia
Spira.	Spiranthes
Spong.	Spongia Tosta
Squil.	Squilla hispanica
Stann.	Stannum Metallicum
Staph.	Staphysagria
Stel.	Stellaria Media
Stict.	Sticta Pulmonaria
Still.	Stillingia Sylvatica
Stram.	Stramonium
Stront.	Strontium
Stroph.	Strophanthus Hispidus
Stry.	Strychninum
Sul-ac.	Sulphuricum Acidum
Sul-i.	Sulphur Iodatum
Sulph.	Sulphur
Sumb.	Sumbul
Sym-r.	Symphoricarpus Racemosus
Symph.	Symphytum Officinale
Syph.	Syphilinum
Tab.	Tabacum
Tanac.	Tanacetum Vulgare
Tarax.	Taraxacum
Tarent-c.	Tarentula Cubensis
Tarent.	Tarentula Hispanica
Tart-ac.	Tartaricum Acid.
Tax.	Taxus Baccata
Tell.	Tellurium
Tep.	Teplitz
Ter.	Terebinthina
Teucr.	Teucrium Marum Verum
Thal.	Thallium

MITTELBEZEICHNUNGEN

Thea	Thea Sinensis
Ther.	Theridion
Thlas.	Thlaspi Bursa Pastoris
Thuj.	Thuja Occidentalis
Til.	Tilia Europoea
Tong.	Tongo
Trif-p.	Trifolium Pratense
Tril.	Trillium Pendulum
Trio.	Triosteum Perfoliatum
Trom.	Trombidium Muscae Domesticae
Tub.	Tuberculinum
Tus-p.	Tussilago Petasites
Upa.	Upas Tiente
Uran	Uranium Nitricum
Urt-u.	Urtica Urens
Ust.	Ustilago Maydis
Uva	Uva Ursi
Vac.	Vaccininum
Valer.	Valeriana
Vario.	Variolinum
Verat-v.	Veratrum Viride
Verat.	Veratrum Album
Verb.	Verbascum Thapsus
Vesp.	Vespa Crabro
Vib.	Viburnum Opulus
Vinc.	Vinca Minor
Viol-o.	Viola Odorata
Viol-t.	Viola Tricolor
Vip.	Vipera
Visc.	Viscum Album
Wies.	Wiesbaden
Wild.	Wildbad
Wye.	Wyethia Helenioides
Xan.	Xanthoxylum Fraxineum
Yuc.	Yucca
Zinc-ac.	Zincum Aceticum
Zinc-m.	Zincum Muriaticum
Zinc-ox.	Zincum Oxydatum
Zinc-s.	Zincum Sulphuricum
Zinc.	Zincum Metallicum
Zing.	Zingiber
Ziz.	Zizia Aurea

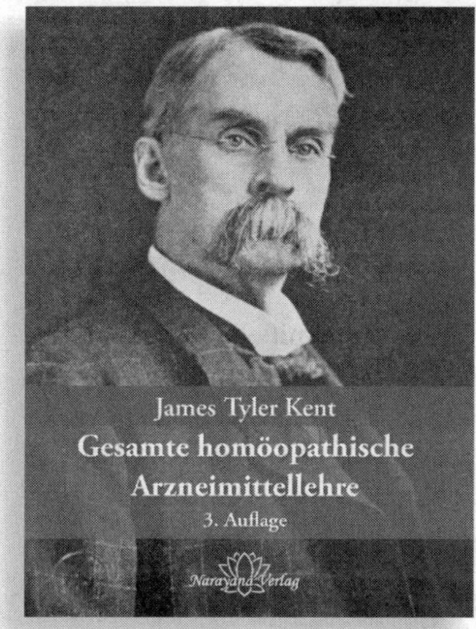

James Tyler Kent

Gesamte homöopathische Arzneimittellehre

Kents Vorlesungen über die homöopathische Materia Medica einschließlich seiner "Neuen Arzneimittel"

1232 Seiten, geb., mit Goldprägung, € 98,-

Kents Vorlesungen über homöopathische Materia Medica sind legendär. Man spürt bei den über 200 geschilderten Mitteln, dass sie vor dem geistigen Auge dieses Altmeisters eine so klare Gestalt angenommen hatten, dass er sie wie lebendige Wesen vor sich sah. Das war damals ein Durchbruch in der Darstellung der Arzneien, die zuvor nur in Form von Symptomlisten weitergegeben wurden.

Kent war früher Anatom und hatte auch als Homöopath gelernt, analytisch genau nach Symptomen vorzugehen, was ihn aber nicht voll befriedigte. Mit wachsender Erfahrung begann sein klarer Geist den inneren Sinn der Symptome zu begreifen, der jedes einzelne Mittel als Genius zusammenhält und seinen spezifischen Charakter ausmacht.

Als Lehrer hatte Kent die seltene Fähigkeit, klinische Sachverhalte umgangssprachlich auszudrücken. Diese seltene Verbindung von Wissenschaft, Kunst und einfacher Ausdrucksweise macht den unnachahmlichen Reiz seiner Vorlesungen aus. Seine Schüler waren begeistert und stenographierten alles mit. Kent editierte diese Aufzeichnungen selbst. So gelangte ein Grundlagenwerk der Materia Medica zu uns, das über all die Jahre nichts von seiner Authentizität eingebüßt hat. Diese Sammlung ist hiermit zum ersten Mal in einem Band erhältlich.

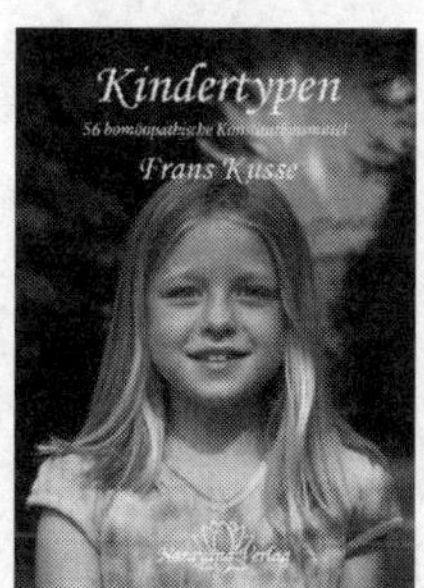

Frans Kusse

Kindertypen

57 homöopathische Konstitutionsmittel

280 Seiten, geb., € 39.-

Der liebenswürdige holländische Arzt Dr. Frans Kusse hat hier ein wunderbares neues Werk über die Typologie von 56 wichtigen homöopathischen Mitteln bei Kindern geschaffen. Mit einfachen, wohl abgewogenen Worten fasst er auf geniale Weise die Charakterzüge dieser Mittel. Man denkt, man kennt viele dieser Mittel schon - und ist jedesmal überrascht, wie neu und klar sie hervortreten. Dabei schildert er auch neue Mittel wie Beryll, Lithium, Mangan, Helium, Hydrogen oder Saccharum officinale, die bei Kindern sehr oft angezeigt sind und doch bisher nur in Werken über die Behandlung Erwachsener oder einzeln verstreut in Fachzeitschriften zu finden waren. Viele Mittelbeschreibungen sind durch Fotos von geheilten Kindern bereichert.

Möge dieses zauberhafte Buch auch allen Eltern, Lehrern und Psychologen eine Hilfe sein, die angezeigten Mittel bei den Kindern besser zu erkennen!

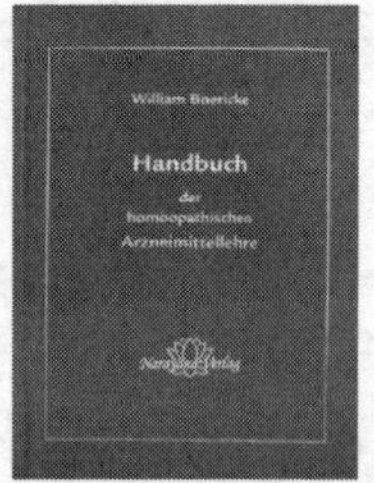

William Boericke

Handbuch der homöopathischen Arzneimittellehre

712 Seiten, geb., mit Goldprägung, € 35,-

"Der Boericke" ist eine sehr umfangreiche Arzneimittellehre, die mit ihren ca. 1500 beschriebenen Mitteln auch von mehrbändigen Enzyklopädien oft nicht erreicht wird und trotzdem handlich ist. Man staunt immer wieder, wie viele seltenste und kleinste Mittel hier zu finden sind. Erreicht wurde dies, indem sich der Autor bei jedem Mittel kurz fasste und auf das Wesentliche konzentrierte. Nicht umsonst ist es seit Jahrzehnten das weltweit beliebteste homöopathische Nachschlagewerk.

Die vorliegende Neuübersetzung ist die preislich günstigste und gleichzeitig umfassendste Boericke-Ausgabe. Außer den ausführlicheren Mitteln skizzierte Boericke im Anhang 700 weitere seltene Mittel, die wegen spärlicher Information oft nur bruchstückhaft beschrieben wurden und sonst nirgends zu finden sind. Diese Mittel wurden nun alphabetisch integriert, damit man nicht immer doppelt nachschlagen muss.

Über 40 neue Arzneimittel, darunter Louis Kleins neue Mittel, wurden aufgenommen. Bei Pflanzen wird jedesmal die botanische Familie genannt. Bei fast 800 Mitteln ist die neue Information der Farbvorliebe vermerkt, die so bisher in keiner Materia Medica erschien. Allein schon dadurch ist das Werk einzigartig. Ein ideales Nachschlagewerk mit Pfiff!

„Den guten Homöopathen erkennt man daran, dass auf seinem Schreibtisch der Kent und der Boericke liegen" *A. Voegeli*

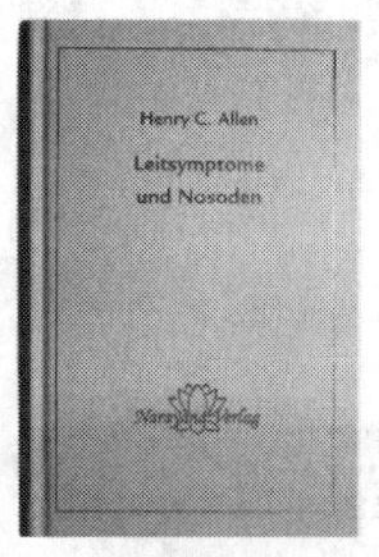

Henry C. Allen

Leitsymptome und Nosoden

ca. 600 Seiten, geb., mit Goldprägung, € 35,-

„Der Allen" vermittelt ein solides Basiswissen der Leitsymptome, eine ideale Erweiterung zum „Nash". Enthält viele differentialdiagnostische Hinweise. Viele klassische Homöopathen, vor allem die bekannte indische Schule von Calcutta, praktizieren nach diesem Werk.

215 Arzneimittel, darunter auch „kleine" Mittel wie Collinsonia canadensis, Ratanhia oder Terebinthiniae werden beschrieben. Am Ende des Buches folgt eine Darstellung der wichtigsten Darmnosoden.

Neuübersetzte überarbeitete Auflage, wobei die Leitsymptome nach dem bewährten Kopf-zu-Fuß-Schema gegliedert wurden. Dies ist die derzeit günstigste deutsche Ausgabe des Klassikers, gebunden und mit Goldprägung.

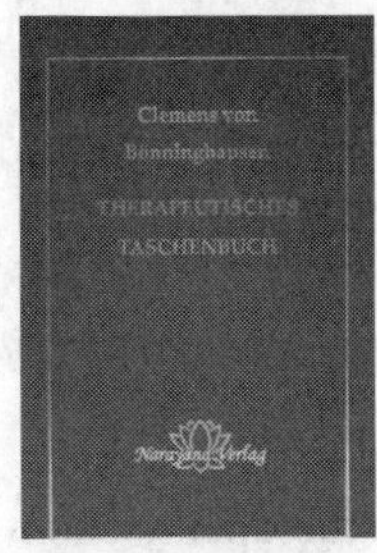

Clemens von Bönninghausen

Therapeutisches Taschenbuch

576 Seiten, geb., mit Goldprägung, € 35,-

Bönninghausens Methode kann als wertvolle Ergänzung des Kent'schen Ansatzes gesehen werden.

Während Kents Repertorium auf akribische Detailgenauigkeit der Symptome Wert legt und damit der Strukturgeber aller neueren großen Repertorien wurde, benützt Bönninghausen oft zusätzlich einzelne Teile vollständiger Symptome wie Bausteine und generalisiert diese. Er nähert sich auch den Mittelbildern flexibler.

Sein Therapeutisches Taschenbuch ist eher wie ein Baukasten-system aufgebaut, und wer mit seinen Elementen zu spielen gelernt hat, kann wunderbar flexibel arbeiten. Boger und Phatak führten diesen Ansatz weiter. Das Therapeutische Taschenbuch ist ein echter zeitloser Klassiker mit Arzneimittellehre und kurzem Repertorium in einem Band.

Neugesetzte Auflage, die Mittelabkürzungen wurden auf den heutigen Stand gebracht. Der Text der Originalfassung von 1846 wurde beibehalten.

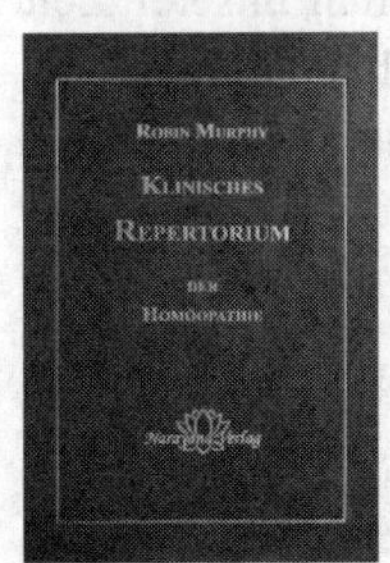

Robin Murphy

Klinisches Repertorium

2.304 Seiten, geb., mit Goldprägung, € 148,-

Deutsche Erstausgabe des "Homeopathic Clinical Repertory", das in den USA bereits große andere Repertorien überholt hat.

Ein Vorteil ist seine einfache alphabetische Struktur, die die Handhabung erleichtert und selbst Anfängern einen schnellen Zugang ermöglicht. Viele Homöopathen bestätigten uns, dass das Werk handlich und praktisch ist, und dass sie nur noch mit dem Murphy arbeiten, seit sie ihn kennengelernt haben. Vom Umfang steht es anderen großen Repertorien nicht nach (über 2.300 Arzneimittel).

Einzigartig bei diesem Repertorium ist ein klinischer Teil, der Krankheitsbilder und Diagnosen zusammenfasst, die in anderen Repertorien über die Rubriken verstreut sind.

Außerdem gibt es Kapitel über Impfungen, Konstitution und Vergiftungen mit verschiedenen Substanzen und einen Wortindex, wie man es in anderen Repertorien so nicht findet. Enthält neue klinische Rubriken wie Ebola, ADHS, Chronic Fatigue und Multiple Sklerose.

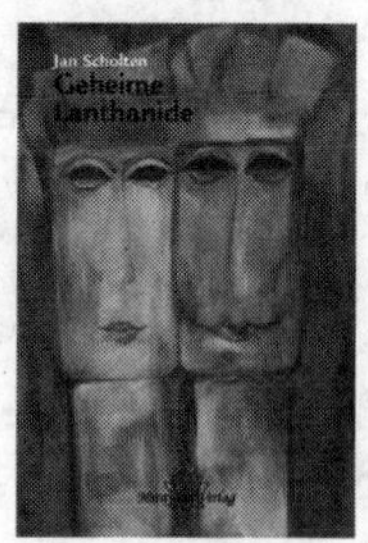

Jan Scholten

Geheime Lanthanide

560 Seiten, geb., € 75,-

Jan Scholten hat hier ein Jahrhundertwerk der Homöopathie geschrieben, das unsere Medizin ebenso nachhaltig beeinflussen wird wie das Organon. Er schenkt uns hier nicht nur den lange verborgenen Schlüssel zur therapeutischen Anwendung der Seltenen Erden, sondern präsentiert uns gleichzeitig eine abgerundete Methodik zur Mittelfindung aller anderen Elemente des Periodensystems, deren allgemeine Tragweite für eine Gesamtsystematik der homöopathischen Mittel man erst zu ahnen beginnt. Nachdem die „Theorie der Elemente" gegen Ende des 20. Jahrhunderts allmählich eine Revolution in der Homöopathie auszulösen begann, krönt dieses neue Buch zum Beginn des neuen Jahrhunderts das begonnene Werk.

Es ist das konzentrierteste, rundeste und beste Werk des Autors. Es präsentiert eine völlig neu entdeckte Mittelgruppe, die den Arzneischatz der Homöopathie entscheidend bereichert. Die Lanthanide werden für die homöopathische Medizin bald ebenso unersetzlich sein, wie sie es seit Jahrzehnten für die moderne Technik geworden sind. Ein Hauptthema dieser Elemente ist die Selbstbestimmung und das innere Bedürfnis nach Unabhängigkeit, was auch ein Hauptthema unserer Zeit widerspiegelt.

In 76 Fallbeispielen wird gezeigt, dass viele schwer therapierbare Krankheiten unserer Zeit nun durch diese Mittel bessere Erfolgschancen haben: Autoimmunkrankheiten, Migräne, Legasthenie, zahlreiche Augenkrankheiten, chronische rheumatische Erkrankungen, Morbus Crohn und Colitis ulcerosa sind nur einige Indikationen.

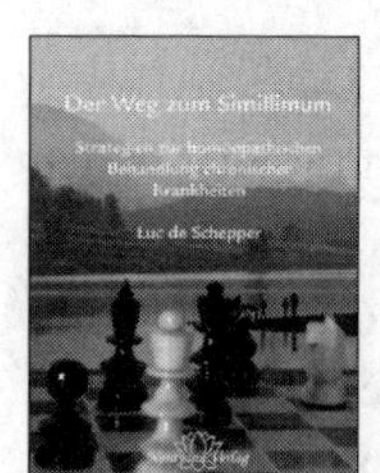

Luc de Schepper

Der Weg zum Simillimum

Strategien zur homöopathischen Behandlung chronischer Krankheiten

432 Seiten, geb., € 65,-

Sie haben ein gutes Mittel gefunden, und dem Patienten geht es besser. Die Partie ist eröffnet – doch wie geht es weiter? Der Autor zeigt die strategische Kunst Hahnemanns, wie man die Behandlung chronischer Krankheiten richtig beginnt, sie fortführt und bis zur Heilung vollendet.

„ … eine ganz erstaunliche Neuerscheinung, die sich rasch als der beste Leitfaden für Lernende etablieren wird und gleichzeitig das beste Buch zur Fortbildung für erfahrene Praktiker darstellt. Der Autor hat mit äußerster Sorgfalt die Spätwerke Hahnemanns analysiert und dann seine berühmtesten frühen Nachfolger wie Lippe oder Kent und später Vithoulkas oder Sankaran im Lichte dieser Entdeckungen unter die Lupe genommen… So wird gezeigt, wie Hahnemann selbst die Potenzen wählte… Das Buch ist außerordentlich reichhaltig und vielschichtig. Es hat mich inspiriert, Patienten erneut zu überdenken, bei denen ich nicht vorwärts kam."

Francis Treuherz

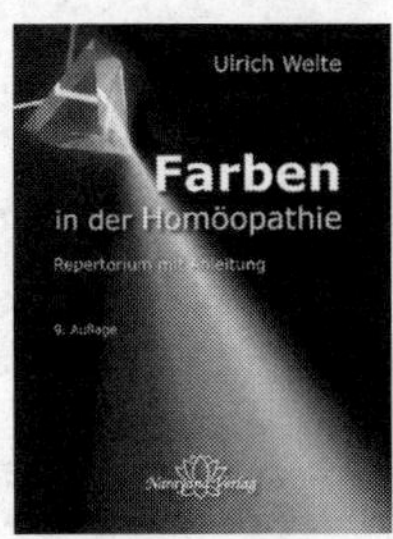

Ulrich Welte

Farben in der Homöopathie

Colors in homeopathy

Spiralbindung, 68 kartonierte Seiten - 120 Farbfelder -

4 Tabellen., 2-sprachige Ausgabe (deutsch/englisch), € 58,-

Dieses Buch ist ein Farbrepertorium, an dem Jan Scholten aktiv mitgearbeitet und auch das Vorwort dazu geschrieben hat.

Die Farbvorliebe kann als direkter Ausdruck der inneren Verfassung des Patienten betrachtet werden. Damit ist sie ein signifikantes und spezifisches homöopathisches Symptom. In zahlreichen Fällen hat sie sich als Hinweisgeber oder als bestätigendes Symptom für die korrekte Diagnose eines Heilmittels nützlich gezeigt. 18 Jahre klinischer Erfahrung mit diesem Symptom und Tausende von Fällen stehen hinter diesem Buch.

Die Farbvorliebe als homöopathisches Symptom wurde 1985 von H.V. Müller entdeckt und damals noch nach einem altenSystem bestimmt. Die 120 Farben dieses völlig neuen Buches wurden erstmalig speziell nach homöopathischen Gesichtspunkten und klinischer Relevanz ausgesucht und gestatten nun die einfache und genaue Bestimmung der Farbvorliebe. Die entsprechenden Mittel kann man dann in einer Liste wie in einem Repertorium in gewohnter Weise nachschlagen. Sie umfasst in der gedruckten Version inzwischen mehr als 450 gesicherte Mittel. In der Webseiten-Liste des Verlags stellen wir mit regelmässigen Updates aus einer weltweiten Zusammenarbeit auch die neuesten Farbbeziehungen mit über 700 Mitteln kostenlos zur Verfügung.

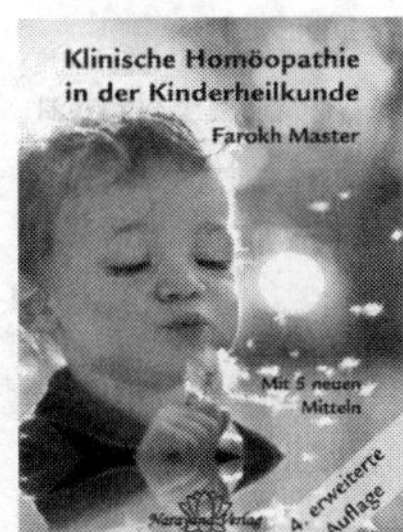

Farokh J. Master

Klinische Homöopathie in der Kinderheilkunde

820 Seiten, geb., € 79,-

Das Herzstück des Buches ist seine Arzneimittellehre, die mit über 78 ausführlichen Arzneimitteldarstellungen umfassender ist als sämtliche vergleichbaren Werke der Kinderheilkunde. Jedes Mittel wird zuerst kurz charakterisiert, bevor es im Kopf-Fuß-Schema detailliert beschrieben wird. Diese vorangestellten Schlüsselsymptome sind grau unterlegt. Damit wird ein rasches Nachschlagen in der Praxis erleichtert. Auch kann man so die Essenzen der Mittel leichter lernen. Die große pädiatrische Erfahrung des Autors schlägt sich in der Darstellung der Mittel nieder, denn er schildert sie so, wie er sie selbst klinisch beobachtet hat.

Der theoretische Teil des Werks schildert die Stadien der kindlichen Entwicklung und stellt viele wichtige Details für die Behandlung von Kindern dar. Den abschließenden Teil bildet ein klinisches Repertorium, das die Auffindung der Mittel erleichtert. Das Buch ist damit ein abgerundetes Werk und in seiner Art einzigartig.

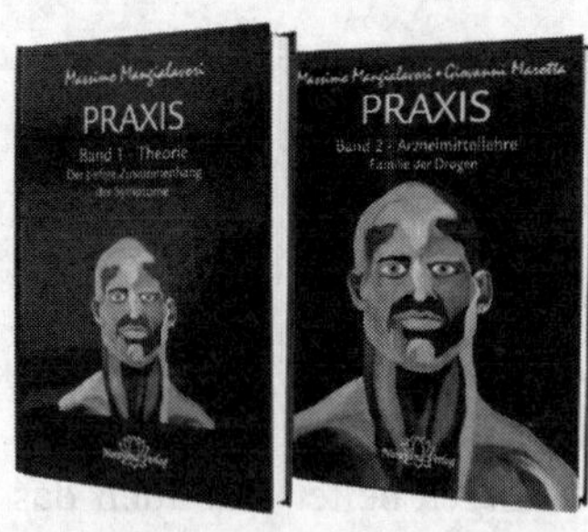

Massimo Mangialavori

Praxis

Band 1,Theorie: Der tiefere Zusammenhang der Symptome

Band 2, Arzneimittellehre: Familie der Drogen

760 Seiten, geb., € 110,-

Das erste Werk von Massimo Mangialavori, in dem er seine neue Klassifikation der Mittel aus eigener Feder schildert.
Band 1 gibt eine Einführung in die theoretischen Grundlagen seiner Arbeitsweise.
Band 2 erläutert seine neue Klassifikation der Mittel, die „Methode der Komplexität". Er wendet sie hier praktisch auf die „Familie der Drogen" und verwandte ähnliche Arzneien an. Symptome, die früher isoliert gesehen wurden, bekommen nun einen sinnvollen Zusammenhang, wodurch sich neue Gruppierungen von Arzneimitteln ergeben. Ausführliche Darstellung der Bilder von Anhalonium Lewinii, Psilocybe caerulescens, Agaricus muscarius, Bovista lycoperdon, Convolvulus duartinus und Nabalus serpentaria, die mit Fallbeispielen von allerhöchster Qualität illustriert werden.

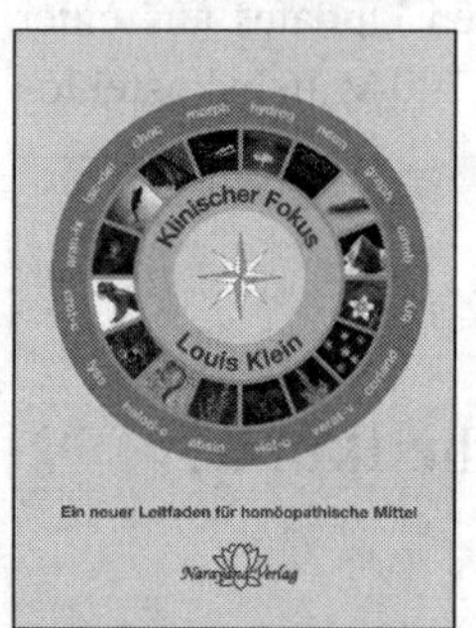

Louis Klein

Klinischer Fokus

292 Seiten, geb., € 39.-

27 interessante Mittel werden hier so neu und lebendig beschrieben, dass sie dem Leser wie treffend charakterisierte Menschen begegnen. Damit erkennt man sie auch leicht im Praxisalltag.

Neu geprüfte Mittel wie Wasserstoff, Neon, Regenwurm und Koriander sind darunter, doch auch alte Bekannte wie Bryonia, Graphit und Karbolsäure erscheinen in zeitgemäßem neuem Licht. Der Autor sichtete und 'fokussierte' das Rohmaterial der Prüfungssymptome mit Hilfe seiner klinischen Erfahrung.
Dieser „klinische Fokus"'ist eine probate Methode, um zum Kern eines Mittels zu gelangen. Der Autor verglich seine besten klinischen Fälle eines Mittels und unterschied so, welche Prüfungssymptome die Idee des Mittels zum Ausdruck bringen und welche eher dem Prüfer als dem Mittel zuzuordnen sind. Völlig neue Mittel wie Helodrilus caliginosus (Regenwurm) und Loxosceles reclusa (Einsiedlerspinne) wurden von Louis Klein erstmals geprüft und in die Therapie eingeführt. Er beschreibt sie hier ebenso leicht nachvollziehbar wie altbekannte Mittel.
„Lou's homöopathische Verschreibungen sind von unvergleichlicher Tiefe und Subtilität, und seine Arzneimittelkenntnisse sind enorm; dieses Buch sollte jeder Homöopath gelesen haben."
Jan Scholten

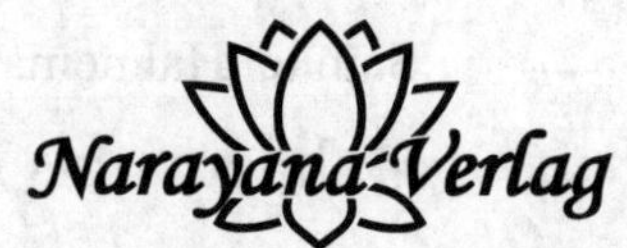

Blumenplatz 2, D-79400 Kandern

Tel: +49 7626-974970-0, Fax: +49 7626-974970-9

info@narayana-verlag.de

Online Buchhandlung: www.narayana-verlag.de